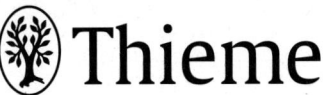

Leitlinien für Diagnostik und Therapie in der Neurologie

Herausgegeben von der Kommission
„Leitlinien" der Deutschen Gesellschaft für Neurologie (DGN)

H. C. Diener, C. Weimar
P. Berlit, G. Deuschl, C. Elger, R. Gold, W. Hacke, A. Hufschmidt,
H. Mattle, U. Meier, W. H. Oertel, H. Reichmann, E. Schmutzhard,
C.-W. Wallesch, M. Weller

unter Mitarbeit der Expertengruppen mit den federführenden Autoren

Hermann Ackermann
Gabriele Arendt
Ralf Baron
Peter-Dirk Berlit
Christian Bien
Frank Birklein
Armin Curt
Marcus Deschauer
Günther Deuschl
Rolf R. Diehl
Hans-Christoph Diener
Marianne Dieterich
Karla Eggert
Christian E. Elger
Matthias Endres
Stefanie Förderreuther
Christian Gerloff
Franz Xaver Glocker
Ralf Gold
Gerhard F. Hamann
Josef Georg Heckmann
Michael G. Hennerici

Wieland Hermann
Stefan Hesse
Dieter Heuß
Wolfgang Jost
Eric Jüttler
Reinhard Kaiser
Hans-Otto Karnath
Oliver Kastrup
Thomas Klockgether
Cornelia Kornblum
Frank Lehmann-Horn
Frank Leypoldt
Joachim Liepert
Rainer Lindemuth
Albert C. Ludolph
Matthias Maschke
Arne May
Geert Mayer
Hans-Michael Meinck
Uta Meyding-Lamadé
Sandra Verena Müller
Kirsten Müller-Vahl

Roland Nau
Gereon Nelles
Wolfgang H. Oertel
Walter Paulus
Hans-Walter Pfister
Marcus Pohl
Mario Prosiegel
Sebastian Rauer
Heinz Reichmann
E. Bernd Ringelstein
Felix Rosenow
Carsten Saft
Dirk Sander
Konrad Scheglmann
Uwe Schlegel
Erich Schmutzhard
Christiane Schneider-Gold
Ludger Schöls
Paul W. Schönle
Jörg B. Schulz
Claudia Sommer
Thorsten Steiner

Helmuth Steinmetz
Andreas Straube
Dominik Straumann
Michael Strupp
Walter Sturm
Martin Tegenthoff
Eckhard Thiel
Angelika Thöne-Otto
Claudia Trenkwalder
Roland Veltkamp
Jens Volkmann
Gunnar Wasner
Jörg R. Weber
Christian Weimar
Michael Weller
Heinz Wiendl
Dirk Woitalla
Ullrich Wüllner
Inga Zerr
Wolfram Ziegler
Josef Zihl

5., vollständig überarbeitete Auflage

46 Abbildungen

Georg Thieme Verlag
Stuttgart · New York

Impressum

*Bibliografische Information
der Deutschen Nationalbibliothek*

Die Deutsche Nationalbibliothek verzeichnet diese Publikation in der Deutschen Nationalbibliografie; detaillierte bibliografische Daten sind im Internet über http://dnb.d-nb.de abrufbar.

1. Auflage 2002
2. Auflage 2003
3. Auflage 2005
4. Auflage 2008

Wichtiger Hinweis: Wie jede Wissenschaft ist die Medizin ständigen Entwicklungen unterworfen. Forschung und klinische Erfahrung erweitern unsere Erkenntnisse, insbesondere was Behandlung und medikamentöse Therapie anbelangt. Soweit in diesem Werk eine Dosierung oder eine Applikation erwähnt wird, darf der Leser zwar darauf vertrauen, dass Autoren, Herausgeber und Verlag große Sorgfalt darauf verwandt haben, dass diese Angabe **dem Wissensstand bei Fertigstellung des Werkes** entspricht.

Für Angaben über Dosierungsanweisungen und Applikationsformen kann vom Verlag jedoch keine Gewähr übernommen werden. **Jeder Benutzer ist angehalten,** durch sorgfältige Prüfung der Beipackzettel der verwendeten Präparate und gegebenenfalls nach Konsultation eines Spezialisten festzustellen, ob die dort gegebene Empfehlung für Dosierungen oder die Beachtung von Kontraindikationen gegenüber der Angabe in diesem Buch abweicht. Eine solche Prüfung ist besonders wichtig bei selten verwendeten Präparaten oder solchen, die neu auf den Markt gebracht worden sind. **Jede Dosierung oder Applikation erfolgt auf eigene Gefahr des Benutzers.** Autoren und Verlag appellieren an jeden Benutzer, ihm etwa auffallende Ungenauigkeiten dem Verlag mitzuteilen.

© 5. Aufl. 2012 Georg Thieme Verlag KG
Rüdigerstraße 14
70469 Stuttgart
Deutschland
Telefon: +49/(0)711/8931-0
Unsere Homepage: www.thieme.de

Zeichnungen: Joachim Hormann, Stuttgart; Helmut Holtermann, Dannenberg; Heike Hübner, Berlin; WEYOU, Leonberg
Umschlaggestaltung: Thieme Verlagsgruppe
Umschlaggrafik: Martina Berge, Bad König
Redaktion: Brigitte Söllner, Erlangen
Satz: Medionet AG, Berlin
gesetzt aus Adobe InDesign CS5
Druck: L.E.G.O. s.p.A., in Lavis (TN)

ISBN 978-3-13-132415-3   1 2 3 4 5 6

Auch erhältlich als E-Book:
eISBN (PDF) 978-3-13-155455-0

Die DGN Leitlinien App ist für iPad, iPhone und iPod touch im Apple App Store erhältlich

Geschützte Warennamen (Marken) werden **nicht** besonders kenntlich gemacht. Aus dem Fehlen eines solchen Hinweises kann also nicht geschlossen werden, dass es sich um einen freien Warennamen handelt.

Das Werk, einschließlich aller seiner Teile, ist urheberrechtlich geschützt. Jede Verwertung außerhalb der engen Grenzen des Urheberrechtsgesetzes ist ohne Zustimmung des Verlages unzulässig und strafbar. Das gilt insbesondere für Vervielfältigungen, Übersetzungen, Mikro-verfilmungen und die Einspeicherung und Verarbeitung in elektronischen Systemen.

Vorwort zur 5. Auflage

Liebe Leserinnen und Leser,
Die Kommission „Leitlinien" der Deutschen Gesellschaft für Neurologie freut sich, Ihnen die 5. Auflage der *Leitlinien für Diagnostik und Therapie in der Neurologie* zu präsentieren. Die Leitlinien werden zunächst in Buchform sowie parallel als App erscheinen, dann Anfang 2013 auf der Webseite der Deutschen Gesellschaft für Neurologie und der Arbeitsgemeinschaft der wissenschaftlich-medizinischen Fachgesellschaften (AWMF) zur Verfügung stehen.

Die Mitglieder der Kommission Leitlinien der DGN sind: H. C. Diener, (Essen, Vorsitzender und Herausgeber), C. Weimar (Essen, Herausgeber), G. Deuschl (Kiel), R. Gold (Bochum), C. Elger (Bonn), W. Hacke (Heidelberg), W. H. Oertel (Marburg), A. Hufschmidt (Wittlich, verantwortlich für die Clinical Pathways), H. Reichmann (Dresden), C.-W. Wallesch (Magdeburg, für die Rehaleitlinien), M. Weller (Zürich), P. Berlit (Essen, als Vertreter der Chefärzte), U. Meier (Grevenbroich, als Vertreter des BDN), E. Schmutzhard (Innsbruck, für Österreich), H. Mattle (Bern, für die Schweiz).

Diese Neuauflage beinhaltet wesentliche Neuerungen:
Ein Teil der Leitlinien wurde durch Beschluss der Leitlinien-Kommission neu vergeben. Dies betraf Leitlinien, die neu zu erstellen waren, bei denen wir konstruktive Kritik erhielten, die von den Autoren der 4. Auflage nicht zeitgerecht abgegeben worden waren, und solche Leitlinien, bei denen wir eine Erweiterung des Expertenkreises für erforderlich hielten.

Bewährte Dinge aus den letzten Auflagen haben wir beibehalten.
- Jede Leitlinie beginnt mit dem Abschnitt „Was gibt es Neues?", gefolgt von den wichtigsten Therapie-Empfehlungen auf einen Blick.
- Herr Hufschmidt hat in bewährter Form wieder für die wichtigsten Leitlinien Clinical Pathways erstellt.
- Jede Leitlinie wurde von jeweils 2 Mitgliedern der Leitlinien-Kommission gegengelesen.
- Wir haben für jede der Leitlinien die Österreichische Gesellschaft für Neurologie sowie Herrn Mattle als Schweizer Vertreter gebeten, je einen Vertreter der entsprechenden Fachgesellschaft als Mitautor zu nominieren. Bei einem Teil der Leitlinien wird auch am Ende der jeweiligen Leitlinie auf die speziellen Belange in Österreich und der Schweiz verwiesen.
- Für fast alle Leitlinien ist es wieder gelungen, einen Vertreter des Berufsverbandes der Neurologen als Koautor zu gewinnen.
- Eine Reihe von Krankheitsbildern findet sich jetzt erstmalig in Form einer Leitlinie abgehandelt.
- Diese Neuauflage enthält auch aktualisierte Leitlinien zur Diagnostik und Therapie in der neurologischen Rehabilitation, koordiniert durch Herrn Wallesch.

Was hat sich nun gegenüber den früheren Auflagen verändert?

Alle Leitlinien wurden nach den Vorgaben der AWMF erstellt. Evidenzgrade und Empfehlungsstärken erscheinen daher nur noch bei solchen Leitlinien, denen eine systematische Recherche, Auswahl und Bewertung wissenschaftlicher Belege (Evidenz) zu den relevanten klinischen Fragestellungen zugrunde liegt (AWMF Entwicklungsstufen S2e und S3). Alle anderen Leitlinien enthalten keine Evidenzgrade und nur verbale (soll, sollte, kann) Empfehlungen im Text.

Die S3-Leitlinie Sekundärprophylaxe des ischämischen Schlaganfalls wurde rechtzeitig zur Drucklegung nur für einen Teil der Schlüsselfragen fertig gestellt. Ein zweiter Teil dieser Leitlinie befindet sich noch in Bearbeitung und wird voraussichtlich 2014 veröffentlicht werden.

Die neue Definition der Evidenz- und Empfehlungsgrade ist wie folgt:

Evidenzgraduierung: Studien zu *diagnostischen* Interventionen	
Ia	Evidenz aus einem systematischen Review guter Diagnosestudien vom Typ Ib
Ib	Evidenz aus mindestens einer Studie an einer Stichprobe der Zielpopulation, bei der bei allen Patienten der Referenztest unabhängig, blind und objektiv eingesetzt wurde
II	Evidenz aus einem systematischen Review von Diagnosestudien vom Typ II oder mindestens eine, bei der an einer selektierten Stichprobe der Zielpopulation der Referenztest unabhängig, blind und objektiv eingesetzt wurde
III	Evidenz aus einem systematischen Review von Diagnosestudien vom Typ III oder mindestens eine, bei der der Referenztest nicht bei allen Personen eingesetzt wurde
IV	Evidenz aus Berichten von Expertenkomitees oder Expertenmeinung und/oder klinische Erfahrung anerkannter Autoritäten

Evidenzgraduierung: Studien zu *therapeutischen* Interventionen	
Ia	Evidenz aus einer Metaanalyse von mindestens drei randomisierten kontrollierten Studien (randomized controlled trials, RCTs).
Ib	Evidenz aus mindestens einer randomisiert kontrollierten Studie oder einer Meta-Analyse von weniger als drei RCTs
IIa	Evidenz aus zumindest einer methodisch gut kontrollierten Studie ohne Randomisierung.

Vorwort zur 5. Auflage

Evidenzgraduierung: Studien zu *therapeutischen* Interventionen	
IIb	Evidenz aus zumindest einer methodisch guten, „quasi-experimentellen" deskriptiven Studie.
III	Evidenz aus methodisch guten, nichtexperimentellen Beobachtungsstudien, wie z. B. Vergleichsstudien, Korrelationsstudien und Fallstudien.
IV	Evidenz aus Berichten von Expertenkomitees oder Expertenmeinung und/oder klinische Erfahrung

Empfehlungsgrade	
A	„Soll"-Empfehlung: Zumindest eine randomisierte kontrollierte Studie von insgesamt guter Qualität und Konsistenz, die sich direkt auf die jeweilige Empfehlung bezieht und nicht extrapoliert wurde (Evidenzebenen Ia und Ib).
B	„Sollte"-Empfehlung: Gut durchgeführte klinische Studien, aber keine randomisierten klinischen Studien, mit direktem Bezug zur Empfehlung (Evidenzebenen II oder III) oder Extrapolation von Evidenzebene I, falls der Bezug zur spezifischen Fragestellung fehlt.
0	„Kann"-Empfehlung: Berichte von Expertenkreisen oder Expertenmeinung und/oder klinische Erfahrung anerkannter Autoritäten (Evidenzkategorie IV) oder Extrapolation von Evidenzebene IIa, IIb oder III. Diese Einstufung zeigt an, dass direkt anwendbare klinische Studien von guter Qualität nicht vorhanden oder nicht verfügbar waren*.
GCP	„Good Clinical Practice" (auch: „Klinischer Konsenspunkt", KKP): Empfohlen als gute klinische Praxis im Konsens und aufgrund der klinischen Erfahrung der Mitglieder der Leitliniengruppe als ein Standard in der Behandlung, bei dem keine experimentelle wissenschaftliche Erforschung möglich oder angestrebt ist.

Grundlage der Empfehlungsgrade ist die vorhandene Evidenz für den Effekt eines Verfahrens. Zusätzlich werden bei der Vergabe der Empfehlungsgrade neben der Evidenz auch klinische Aspekte berücksichtigt. Konkret wurden dabei v.a. folgende Aspekte berücksichtigt:
- Konsistenz der Studienergebnisse,
- klinische Relevanz der Studienendpunkte und der Effektstärken,
- Nutzen-Risiko-Abwägung (Ausmaß erwünschter/unerwünschter Effekte),
- Übertragbarkeit der Studien (Möglichkeit der Extrapolation auf erweiterte Patientenzielgruppen, zu erwartende Effektstärken im Alltag),
- Umsetzbarkeit der Empfehlungen (Bedarf an Strukturen und Ressourcen),
- Präferenzen der Patienten,
- ethische Verpflichtungen (z. B. Handlungsbedarf bei mangelnder Datenlage).

Entsprechend dieser Konsensusaspekte kann eine Auf- oder eine Abwertung des Empfehlungsgrades gegenüber der Evidenzebene erfolgen.

Hinweis zur Benutzung der Clinical Pathways
Die Tabelle entspricht einem Flussdiagramm und wird von links nach rechts gelesen. Es können/müssen oft mehrere Zeilen parallel verfolgt werden. Diagnosen sind hellgrau, Therapiemaßnahmen dunkelgrau unterlegt.
Legende:
○ Befunde/Entscheidungskriterien
▶ Diagnostische/therapeutische Maßnahmen

Neben den in diesem Buch zusammengestellten Leitlinien gibt es weitere, an denen die Deutsche Gesellschaft für Neurologie beteiligt ist und die von ihr konsentiert wurden, so z.B.:
- die Leitlinien zur neurologischen Begutachtung, die gemeinsam mit der Arbeitsgemeinschaft Neurologische Begutachtung und anderen Fachgesellschaften erarbeitet wurden,
- die Leitlinien „Enterale Ernährung bei Patienten mit Schlaganfall", gemeinsam mit der Deutschen Gesellschaft für Ernährungsmedizin und der Deutschen Gesellschaft für Geriatrie,
- die gemeinsame S3-Leitlinie Demenz mit der DGPPN,
- sowie mehrere Leitlinien der Deutschen Migräne- und Kopfschmerzgesellschaft.

Die Deutsche Gesellschaft für Neurologie legt ganz besonderen Wert darauf, dass diese Leitlinien ohne Einflussnahme der Industrie entstanden sind. Für die online-Versionen haben zudem alle Autoren ihre potentiellen Interessenskonflikte offen gelegt. Alle anfallenden Kosten beispielsweise für Treffen von Konsensusgruppen oder Telefonkonferenzen wurden entweder aus Mitteln der Autoren oder aus Mitteln der Deutschen Gesellschaft für Neurologie und damit aus den Mitgliedsbeiträgen der deutschen Neurologinnen und Neurologen bezahlt.
Unser besonderer Dank als Herausgeber gilt den Mitgliedern der Kommission Leitlinien der DGN für den hohen Zeitaufwand und die konstruktive Kritik an den Leitlinien. Unser Dank gilt auch den Mitarbeiterinnen des Thieme Verlags, die in bewährter Weise alle verlagstechnischen Aufgaben perfekt abgewickelt haben. Unser Dank gilt nicht zuletzt den Autorengruppen und insbesondere den federführenden Autorinnen und Autoren, die mit großem Einsatz Ihre Beiträge fertig gestellt haben.
Wir hoffen, dass diese Neuauflage der Leitlinien dazu verhilft, dass noch mehr Patienten, die in Deutschland, Österreich und der Schweiz an neurologischen Leiden erkranken, eine optimale Diagnostik und Therapie erfahren.

Essen, im Juli 2012
H. C. Diener,
C. Weimar

Vorwort zur 1. Auflage

Leitlinien sind Handlungsanleitungen für die Diagnostik und Therapie einer Erkrankung oder eines Symptomkomplexes. In Zeiten Evidenz-basierter Medizin sowohl im Bereich Diagnostik wie im Bereich Therapie werden sie im klinischen Alltag immer wichtiger. Die Deutsche Gesellschaft für Neurologie hat daher eine Kommission berufen, die bis Ende 2001 insgesamt 27 Leitlinien der Entwicklungsstufe 2 entwickelt hatte und die auf den Web-Seiten der Arbeitsgemeinschaft der wirtschaftlich-medizinischen Fachgesellschaft (AWMF) nachzulesen sind. Der Kommission gehören bis zu diesem Zeitpunkt an: P. Berlit, Essen, V. Hömberg, Düsseldorf, H. Ch. Hopf, Mainz, Th. Klockgether, Bonn, C. H. Lücking, Freiburg, U. Meier, Grevenbroich, H. Prange, Göttingen und A. Straube, München. Federführend war Prof. Dr. med. Klaus Kunze, ehem. Direktor der Neurologischen Universitätsklinik Hamburg-Eppendorf. Diese Kommission hatte selbst alle Leitlinien verfasst. Angesichts der Fülle neuer Entwicklungen entschloss sich der Vorstand der DGN Ende 2001, das Verfahren zu ändern und eine neue Leitlinienkommission einzurichten, deren Aufgabe es ist, die einzelnen Leitlinien an Experten-Gruppen zu vergeben und die eingegangenen Leitlinien dann kritisch zu korrigieren und zur Veröffentlichung vorzubereiten.

Die neue Kommission setzt sich zusammen aus H. C. Diener, Essen (Vorsitz), W. Hacke, Heidelberg, W. Oertel, Marburg, P. Riekmann, Würzburg, A. Hufnagel, H. Reichmann, Dresden, W. Prange, Göttingen, C.-W. Wallesch, Magdeburg, M. Weller, Tübingen, P. Berlit, Essen (für die leitenden Krankenhausärzte) und U. Meier, Grevenbroich (für den Berufsverband).

Wir sind diesmal wie folgt vorgegangen:
1. Zunächst wurden alle Ordinarien für die Neurologie, die Chefärzte für Neurologie und der Berufsverband der Neurologen angesprochen und gebeten, Vorschläge zu machen, welche Krankheitsbilder im Rahmen von neurologischen Leitlinien behandelt werden sollten. Auf diese Art kamen 91 Vorschläge zusammmen.
2. In einem nächsten Schritt wurde derselbe Personenkreis erneut angesprochen mit der Bitte, Personen zu benennen, die für die Mitarbeit an einer Leitlinie gewonnen werden könnten. Aus dem Kreis der genannten Personen wurde dann durch die Kommission Leitlinien der Deutschen Gesellschaft für Neurologie der oder die jeweils Federführende für die entsprechende Thematik benannt.
3. Im Herbst 2001 wurden die 91 Federführenden von ihrem Auftrag, eine Leitlinien zu entwicheln, benachrichtigt und gebeten, eine S2-Leitlinie mit Evidenz-Basierung bis zum Mai 2002 zu entwickeln.
4. Jeder der Leitlinienentwürfe wurde von der Kommission korrigiert und überarbeitet und anschließend dem Vorstand der DGN zur Verabschiedung vorgelegt.
5. Einige Leitlinien, bei denen es Überschneidungen mit Nachbargebieten gilt, wurden entsprechenen Fachgesellschaften wie beispielsweise die Deutsche Gesellschaft für Neurologie, die Deutsche Gesellschaft für Neuroradiologie oder die Deutsche Gesellschaft für Psychiatrie angeschrieben und gebeten, aus ihrem Kreise Personen zu benennen, die an der Leitlinien-Entwicklung teilnehmen. Auf diese Weise konnten wir erreichen, dass ein Teil der Leitlinien mit den Nachbardisziplinen angestimmt ist.

Die neueste Version der Leitlinien, bei denen es schon bei der Entwicklung der entsprechenden Leitlinie deutliche Kontroversen gab, haben wir in vorläufiger Form in den Zeitschriften *Aktuelle Neurologie, Nervenarzt, Stroke News* oder *Kopfschmerz News* publiziert, um aus dem Kreis der Leser dieser Zeitschriften Feedback zur Verbesserung der entsprechenden Leitlinien zu erhalten.

Die aktuellen Versionen der Leitlinien sollen zeitgleich im September 2002 auf der web-page der Deutschen Gesellschaft für Neurologie (www.dgn.de) und auf der web-page der AWMF bekannt gemacht werden. Zur selben Zeit erscheinen die Leitlinien, die fertiggestellt sind, in einem Sonderband der Referenzreihe Neurologie im Thieme-Verlag. Wir werden in Zukunft alle 2 Jahre die Leitlinien in überarbeiteter Form in beiden Medien, in Druckform und im Internet zur Verfügung stellen. Veränderungen gegenüber der jeweiligen Vorauflage werden in Zukunft farblich gekennzeichnet sein, so dass ein rasches Erkennen der Dinge, die sich geändert haben, möglich ist.

Die Kommission ist sich bewusst, dass Leitlinien diagnostische und therapeutische Fragen nur prototypisch vorgeben können. Für viele Situationen liegt keine ausreichende Evidenz vor. Die Autoren der Leitlinien haben das Evidenzniveau der Kernaussagen jeweils bewertet. Die Kommission betont, dass Leitlinien nicht mit verbindlichen Richtlinien, deren Einhaltung dann auch justiziabel ist, verwechselt werden dürfen.

Es muss offen bleiben, ob Gerichte der Kommission in der Bewertung der Leitlinien stets folgen. Ärztliches Handeln und Unterlassen muss in jedem Fall begründet werden können, dies gilt auch für das Befolgen oder Nichtbefolgen von Leitlinien wie den hier vorgestellten.

Für das Jahr 2003 ist geplant, große Themen wie Demenz, Migräne, Epilepsie, Schlaganfall, Multiple Sklerose, Idiopathisches Parkinsonsyndrom zu S3-Linien weiterzuentwickeln. Dies erfolgt dann in Absprache mit den entsprechenden Fachgesellschaften wie der Deutschen MS-Gesellschaft der Deutschen-Parkinson-Gesellschaft, der Deutschen Schlaganfall-Gesellschaft und der NOA.

Essen und Heidelberg, im Juni 2002

H. C. Diener   *W. Hacke*
Vorsitzender der Leitlinien   1. Vorsitzender der DGN
Kommission der DGN

Anschriften zur 5. Auflage

Prof. Dr. med. Hermann Ackermann, M.A.
Fachklinik Hohenurach
Neurologie
Immanuel-Kant-Str. 33
72574 Bad Urach

Prof. Dr. Gabriele Arendt
Neurologische Klinik der
Heinrich-Heine Universität Düsseldorf
Moorenstr. 5
40225 Düsseldorf

Prof. Dr. med. Ralf Baron
Klinik für Neurologie, Sektion für Neurologische
Schmerzforschung und -therapie
Universitätsklinikum Schleswig-Holstein, Campus Kiel
Arnold-Heller-Str. 3
24105 Kiel

Prof. Dr. med. Peter-Dirk Berlit
Alfried Krupp Krankenhaus gGmbH
Klinik für Neurologie
Alfried-Krupp-Str. 21
45131 Essen

Prof. Dr. med. Christian Bien
Krankenhaus Mara gGmbH
Epilepsie-Zentrum Bethel
Maraweg 21
33617 Bielefeld

Univ.-Prof. Dr. med. Frank Birklein
Universitätsmedizin Mainz
Klinik und Poliklinik für Neurologie
Langenbeckstr. 1
55131 Mainz

Prof. Dr. med. Armin Curt
Zentrum für Paraplegie
Universitätsklinik Balgrist
Forchstrasse 340
8008 Zürich
Schweiz

Priv.-Doz. Dr. med. Marcus Deschauer
Klinik und Poliklinik für Neurologie
Universitätsklinikum Halle (Saale)
Ernst-Grube-Str. 40
06097 Halle

Prof. Dr. med. Günther Deuschl
Universitätsklinikum Schleswig-Holstein
Campus Kiel
Klinik für Neurologie, Neurozentrum
Arnold-Heller-Str. 3
24105 Kiel

Prof. Dr. rer. nat. Dipl.-Psych. Rolf R. Diehl
Alfried Krupp Krankenhaus
Klinik für Neurologie
Alfried-Krupp-Str. 21
45131 Essen

Prof. Dr. med. Hans-Christoph Diener
Universitätsklinikum Essen
Klinik für Neurologie
Hufelandstr. 55
45147 Essen

Prof. Dr. med. Marianne Dieterich
Klinik und Poliklinik für Neurologie
Ludwig-Maximilians-Universität München
Campus Großhadern
Marchioninistr. 15
81377 München

Priv.-Doz. Dr. med. Karla Eggert
Universitätklinik Gießen / Marburg GmbH
Standort Marburg
Klinik für Neurologie
Baldingerstr.
35043 Marburg

Prof. Dr. med. Christian E. Elger, FRCP
Universitätsklinikum Bonn
Universitätsklinik für Epileptologie
Sigmund-Freud-Str. 25
53127 Bonn

Prof. Dr. med. Matthias Endres
Charité Universitätsmedizin Berlin
Klinik und Hochschulambulanz für Neurologie
Charitéplatz 1
10117 Berlin

Priv.-Doz. Dr. med. Stefanie Förderreuther
Neurologische Klinik und Poliklinik
der Ludwig-Maximilians-Universität
Ziemssenstr. 1
80336 München

Anschriften zur 5. Auflage

Prof. Dr. med. Christian Gerloff
Universitäts-Klinikum Hamburg-Eppendorf
Klinik und Poliklinik für Neurologie
Martinistr. 52
20251 Hamburg

Prof. Dr. med. Franz Xaver Glocker
Universitätsklinikum Freiburg
Neurologie im Neurozentrum
Breisacher Str. 66
79106 Freiburg

Prof. Dr. med. Ralf Gold
Klinikum der Ruhr-Universität Bochum
St. Josef-Hospital Bochum
Neurologische Klinik
Gudrunstr. 56
44791 Bochum

Prof. Dr. med. Dr. h.c. Werner Hacke
Universitätsklinikum Heidelberg
Neurologische Klinik
Im Neuenheimer Feld 400
69120 Heidelberg

Prof. Dr. med. Gerhard F. Hamann
Dr. Horst Schmidt Klinik
Klinik für Neurologie
Ludwig-Erhard-Str. 100
65199 Wiesbaden

Prof. Dr. med. Josef Georg Heckmann, MME
Klinikum Landshut gGmbH
Neurologische Klinik
Robert-Koch-Str. 1
84034 Landshut

Prof. Dr. med. Michael G. Hennerici
Ruprecht-Karls-Universität Heidelberg
Universitäts-Klinikum Mannheim
Neurologische Klinik
Theodor-Kutzer-Ufer 1-3
68167 Mannheim

Prof. Dr. med. habil. Wieland Hermann
Paracelsus-Klinik Zwickau
Neurologie
Werdauer Str. 68
08060 Zwickau

Prof. Dr. med. Stefan Hesse
Medical Park Berlin
Humboldtmühle AG
An der Mühle 2-9
13507 Berlin

Prof. Dr. med. Dieter Heuß
Neuromuskuläres Zentrum
Neurologische Klinik
Universitätsklinikum Erlangen
Schwabachanlage 6
91054 Erlangen

Priv.-Doz. Dr. med. Andreas Hufschmidt
Verbundkrankenhaus Bernkastel-Wittlich
St. Elisabeth-Krankenhaus
Abteilung für Neurologie
Koblenzer Str. 91
54516 Wittlich

Prof. Dr. med. Wolfgang Jost
Deutsche Klinik für Diagnostik
Fachbereich Neurologie
Aukammallee 33
65191 Wiesbaden

Dr. med. Eric Jüttler, MSc
RKU - Universitäts- und Rehabilitationskliniken Ulm
Neurologische Klinik
Oberer Eselsberg 45
89081 Ulm

Prof. Dr. med. Reinhard Kaiser
Klinikum Pforzheim GmbH
Neurologische Klinik
Kanzlerstr. 2-6
75175 Pforzheim

Prof. Dr. med. Dr. phil. Hans-Otto Karnath
Universitätsklinikum Tübingen
Zentrum für Neurologie
Sektion Neuropsychologie
Hoppe-Seyler-Str. 3
72076 Tübingen

Dr. med. Oliver Kastrup
Universitätsklinikum Essen
Klinik und Poliklinik für Neurologie
Hufelandstr. 55
45147 Essen

Prof. Dr. med. Thomas Klockgether
Universitätsklinikum Bonn
Klinik für Neurologie
Sigmund-Freud-Str. 25
53127 Bonn

Priv.-Doz. Dr. med. Cornelia Kornblum
Universitätsklinikum Bonn
Klinik und Poliklinik für Neurologie
Sigmund-Freud-Str. 25
53105 Bonn

Anschriften zur 5. Auflage

Prof. Dr. Dr. h.c. Frank Lehmann-Horn
Division of Neurophysiology
Universität Ulm
Albert-Einstein-Allee 11
89081 Ulm

Dr. med. Frank Leypoldt
Universitätsklinik Hamburg-Eppendorf
Neurologische Klinik
Martinistr. 52
20251 Hamburg

Prof. Dr. med. Joachim Liepert
Kliniken Schmieder
Abteilung für Neurorehabilitation
Zum Tafelholz 8
78476 Allensbach

Dr. med. Rainer Lindemuth
Neurologisch-psychiatrische Gemeinschaftspraxis
Obergraben 23
57072 Siegen

Prof. Dr. med. Albert C. Ludolph
RKU - Universitäts- und Rehabilitationskliniken Ulm gGmbH
Neurologie
Oberer Eselsberg 45
89081 Ulm

Prof. Dr. med. Matthias Maschke
Krankenhaus der Barmherzigen Brüder
Abteilung für Neurologie und Neurophysiologie
Nordallee 1
54292 Trier

Prof. Dr. med. Heinrich Mattle
Universitätsklinik für Neurologie
Inselspital
Freiburgstrasse 10
3010 Bern
Schweiz

Prof. Dr. med. Arne May
Universitätsklinikum Hamburg-Eppendorf
Institut für Systemische Neurowissenschaften
Martinistr. 52
20251 Hamburg

Prof. Dr. med. Geert Mayer
Hephata Klinik
Neurologische Klinik
Schimmelpfengstr. 6
34613 Schwalmstadt

Dr. med. Uwe Meier
Neuro-Centrum am Kreiskrankenhaus
Am Ziegelkamp 1f
41515 Grevenbroich

Prof. Dr. med. Hans-Michael Meinck
Universitätsklinikum Heidelberg
Neurologische Universitätsklinik
Sektion Klinische Neurophysiologie
Im Neuenheimer Feld 400
69120 Heidelberg

Prof. Dr. med. Uta Meyding-Lamadé
Krankenhaus Nordwest
Neurologische Klinik
Steinbacher Hohl 2-26
60488 Frankfurt

Prof. Dr. rer. nat. habil. Sandra Verena Müller
Ostfalia Hochschule für angewandte Wissenschaften
Fakultät für Soziale Arbeit
Salzdahlumer Str. 46-48
38302 Wolfenbüttel

Prof. Dr. med. Kirsten Müller-Vahl
Medizinische Hochschule Hannover
Klinik für Psychiatrie, Sozialpsychiatrie und Psychotherapie
Carl-Neuberg-Str. 1
30625 Hannover

Prof. Dr. med. Roland Nau
Ev. Krankenhaus Göttingen-Weende gGmbH
Standort Göttingen-Weende, Geriatrisches Zentrum und Abteilung Neuropathologie, Universitätsmedizin Göttingen
An der Lutter 24
37075 Göttingen

Prof. Dr. med. Gereon Nelles
Gemeinschaftspraxis für Neurologie am St.-Elisabeth-Krankenhaus Köln
Werthmannstr. 1c
50935 Köln

Prof. Dr. Dr. h.c. Wolfgang H. Oertel
Philipps-Universität Marburg
Klinik für Neurologie mit Poliklinik
Baldingerstr.
35043 Marburg

Prof. Dr. med. Walter Paulus
Universitätsklinikum Göttingen
Abteilung Klinische Neurophysiologie
Robert-Koch-Str. 40
37075 Göttingen

Prof. Dr. med. Hans-Walter Pfister
Ludwig-Maximilians-Universität
Neurologische Klinik Großhadern
Marchioninistr. 15
81377 München

Prof. Dr. med. habil. Marcus Pohl
Klinik Bavaria in Kreischa
Abteilung Neurologie und Fachübergreifende Rehabilitation
An der Wolfsschlucht 1-2
01731 Kreischa

Dr. med. Mario Prosiegel
m&i-Fachklinik Bad Heilbrunn
Abt. für Neurologie & Neuropsychologie
Zentrum für Schluckstörungen
Wörnerweg 30
83670 Bad Heilbrunn

Prof. Dr. med. Sebastian Rauer
Universitätsklinikum Freiburg
Neurozentrum
Breisacher Str. 64
79106 Freiburg

Prof. Dr. med. Heinz Reichmann
Universitätsklinikum Carl Gustav Carus Dresden
Klinik und Poliklinik für Neurologie
Fetscherstr. 74
01307 Dresden

Prof. Dr. med. E. Bernd Ringelstein
Universitätsklinikum Münster
Klinik und Poliklinik für Neurologie
Albert-Schweitzer-Str. 33
48149 Münster

Prof. Dr. med. Felix Rosenow
Universitätsklinikum Gießen und Marburg GmbH
Neurologische Klinik, Standort Marburg
Epilepsiezentrum Hessen
Baldingerstr.
35043 Marburg

Priv.-Doz. Dr. med. Carsten Saft
St. Josef-Hospital
Klinikum der Ruhr-Universität Bochum
Neurologische Klinik
Gudrunstr. 56
44791 Bochum

Prof. Dr. med. Dirk Sander
Benedictus Krankenhaus Tutzing
Abteilung für Neurologie
Bahnhofstr. 5
82327 Tutzing

Dr. med. Konrad Scheglmann
Neurologische Klinik mit klinischer Neurophysiologie
Klinikum Augsburg
Stenglinstr. 2
86156 Augsburg

Prof. Dr. med. Uwe Schlegel
Klinikum der Ruhr-Universität Bochum
Knappschaftskrankenhaus
Neurologische Klinik
In der Schornau 23-25
44892 Bochum

Univ.-Prof. Dr. med. Erich Schmutzhard
Universitätsklinik für Neurologie
Neurologische Intensivstation
Anichstraße 35
6020 Innsbruck
Österreich

Priv-Doz. Dr. med. Christiane Schneider-Gold
Klinikum der Ruhr-Universität Bochum
St. Josef-Hospital Bochum
Neurologische Klinik
Gudrunstr. 56
44791 Bochum

Prof. Dr. Ludger Schöls
Sektion Klinische Neurogenetik
Neurologische Klinik und Hertie-Institut für klinische Hirnforschung
Hoppe-Seyler-Str. 3
72076 Tübingen

Prof. Dr. Dr. med. Paul W. Schönle
Maternus-Klinik für Rehabilitation
Am Brinkkamp 16
32545 Bad Oeynhausen

Prof. Dr. med. Jörg B. Schulz
Universitätsklinikum der RWTH Aachen
Neurologische Klinik
Pauwelsstr. 30
52074 Aachen

Prof. Dr. med. Claudia Sommer
Universitätsklinikum Würzburg
Neurologische Klinik und Poliklinik
Josef-Schneider-Str. 11
97080 Würzburg

Prof. Dr. med. Thorsten Steiner
Klinikum Frankfurt Höchst GmbH
Klinik für Neurologie
Gotenstr. 6-8
65929 Frankfurt

Anschriften zur 5. Auflage

Prof. Dr. med. Helmuth Steinmetz
Klinikum der Johann Wolfgang Goethe-Universität
Zentrum der Neurologie und Neurochirurgie
Klinik für Neurologie
Schleusenweg 2-16
60528 Frankfurt

Prof. Dr. med. Andreas Straube
Universitätsklinikum Großhadern
Ludwig-Maximilians-Universität München
Neurologische Klinik und Poliklinik
Marchioninistr. 15
81377 München

Prof. Dr. med. Dominik Straumann
Universitätsspital Zürich
Klinik für Neurologie
Frauenklinikstrasse 26
8006 Zürich
Schweiz

Prof. Dr. med. Michael Strupp
Neurologische Klinik und JFB LMU
Klinikum der Universität München
Campus Großhadern
Marchioninistr. 15
81377 München

Prof. Dr. rer. nat. Walter Sturm
Neurologische Klinik, Klinische Neuropsychologie
Universitätsklinikum der RWTH Aachen
Pauwelsstr. 30
52074 Aachen

Prof. Dr. med. Martin Tegenthoff
Neurologische Klinik und Poliklinik
Berufsgenossenschaftliches Universitätsklinikum Bergmannsheil
Ruhr-Universität
Bürkle-de-la-Camp-Platz 1
44789 Bochum

Prof. Dr. med. Eckhard Thiel
Charité Campus Benjamin Franklin
Universitätsmedizin Berlin, Medizinische Klinik III
Hämatologie, Onkologie, Transfusionsmedizin
Hindenburgdamm 30
12203 Berlin

Dr. phil. Angelika Thöne-Otto
Universitätsklinikum Leipzig
Tagesklinik für kognitive Neurologie
Liebigstr. 16
04103 Leipzig

Prof. Dr. med. Claudia Trenkwalder
Paracelsus-Elena-Klinik
Klinikstr. 16
34128 Kassel

Prof. Dr. med. Roland Veltkamp
Neurologische Universitätsklinik
Universitätsklinikum Heidelberg
Im Neuenheimer Feld 400
69120 Heidelberg

Prof. Dr. med. Jens Volkmann
Universitätsklinikum Würzburg
Neurologische Klinik und Poliklinik
Josef-Schneider-Str. 11
97080 Würzburg

Prof. Dr. med. Claus-Werner Wallesch
BDH-Klinik Elzach
Klinik für Neurologische Rehabilitation
Am Tannwald 1
79215 Elzach

Prof. Dr. med. Gunnar Wasner
Universitätsklinikum Schleswig-Holstein - Campus Kiel
Klinik für Neurologie, Sektion für Neurologische
Schmerzforschung und -therapie
Arnold-Heller-Str. 3 Haus 41
24105 Kiel

Univ.-Prof. Dr. Jörg R. Weber
Klinikum Klagenfurt
Neurologische Abteilung
Feschnigstr. 11
9020 Klagenfurt
Österreich

Prof. Dr. med. Christian Weimar
Universitätsklinikum Essen
Klinik für Neurologie
Hufelandstr. 55
45147 Essen

Prof. Dr. med. Michael Weller
Klinik für Neurologie
Universitätsspital Zürich
Frauenklinikstrasse 26
8006 Zürich
Schweiz

Prof. Dr. med. Heinz Wiendl
Klinik und Poliklinik für Neurologie
Abteilung für Entzündliche Erkrankungen
des Nervensystems und Neuroonkologie,
Universitätsklinikum Münster
Albert-Schweitzer-Campus 1
48149 Münster

Anschriften zur 5. Auflage

Priv.-Doz. Dr. med. Dirk Woitalla
St. Josef-Hospital Bochum
Neurologische Universitätsklinik
Gudrunstr. 56
44791 Bochum

Prof. Dr. med. Ullrich Wüllner
Universitätsklinikum Bonn
Klinik und Poliklinik für Neurologie
Sigmund-Freud-Str. 25
53127 Bonn

Univ.-Prof. Dr. med. Inga Zerr
Georg-August-Universität Göttingen
Neurologische Klinik und Poliklinik
Robert-Koch-Str. 40
37075 Göttingen

Prof. Dr. rer. nat. Wolfram Ziegler
Entwicklungsgruppe Klinische Neuropsychologie (EKN)
Städt. Klinikum München GmbH
Dachauer Str. 164
80992 München

Prof. Dr. phil. Josef Zihl
Ludwig-Maximilians-Universität München
Department für Psychologie - Neuropsychologie
Leopoldstr. 13
80802 München

Abkürzungen

AABT	Aachener Aphasie-Bedside-Test	APBD	adulte Polyglukosankörperchen-Erkrankung
AAP	atypisches Antipsychotikum	APS	Anti-Phospholipid-Syndrom
AAV	ANCA-assoziierte Vaskulitiden	APT	Attention-Process-Training
ABC	Abacavir	AQP4-Ak	Aquaporin-4-Antikörper
ABL	Abetalipoproteinämie	Ara-C	Cytarabin
ACA	A. cerebri anterior	ARAT	Action Research Arm Test
ACD	alkoholische Kleinhirndegeneration	ARDS	Adult Respiratory Distress Syndrome
ACE	Arteria carotis externa	ARSACS	autosomal-rezessive spastische Ataxie Charlevoix-Saguenay
ACER	adulte zerebrale Form der ALD		
ACh	Acetylcholin	ARVC	arrhythmogene rechtsventrikuläre Kardiomyopathie
AChR-AK	Acetylcholin-Rezeptor-Antikörper		
ACI	A. carotis interna	AS	Absence-Status
ACM	A. cerebri media	ASI	Antikörper-Synthese-Indizes
ACNU	1-[(4-Amino-2-methylpyrimidin-5-yl)methyl]-3-(2-chlorethyl)-3-nitrosoharnstoff	ASL	Arterial Spin Labeling
		ASS	Acetylsalicylsäure
ACP	A. cerebri posterior	AST	Antistreptolysintiter
AD	Alzheimer Demenz	AT	Ataxie-Teleangiektasie
ADC	Apparent Diffusion Coefficient	atDCS	anodale transkranielle Gleichstromstimulation
ADCA	Acrodermatitis chronica atrophicans		
ADEM	akute disseminierte Enzephalomyelitis	ATG	Anti-Thymozyten-Globulin
ADHS	Aufmerksamkeitsdefizit-Hyperaktivitätsstörung	ATV	Atazanvir
		AV	A. vertebralis
ADL	Activities of Daily Living	AVED	Ataxie mit Vitamin-E-Defizienz
ADLD	autosomal-dominante Leukodystrophie	AVF	arteriovenöse Fistel
adPEO	autosomal-dominante chronisch-progressive externe Ophthalmoplegie	AVLT	auditiv verbaler Lerntest
		AVM	arteriovenöse Malformation
AEP	akustisch evozierte Potenziale	AWMF	Arbeitsgemeinschaft der Wissenschaftlichen Medizinischen Fachgesellschaften
AFP	α-Fetoprotein		
AFT	Arm-Fähigkeits-Training	AZA	Azathioprin
AGI	autobiografisches Gedächtnisinventar	AZM	Acetazolamid
AGNA	antigliale nukleäre Antikörper	AZT	Azidothymidin
AHA	American Heart Association	BADS	Behavioral Assessment of the Dysexecutive Syndrome
AHI	Apnoe-Hypopnoe-Index		
AHLE	akute hämorrhagische Leukoenzephalitis	BAR	Bundesarbeitsgemeinschaft für Rehabilitation
AI	Antikörperindex	BBS	Berg Balance Scale
aiLEMS	autoimmunes Lambert-Eaton-(Myasthenie) Syndrom	BCI	Brain-Computer-Interface
		BCNU	1,3-Bis(2-chlorethyl)-1-nitrosoharnstoff
AION	anteriore ischämische Optikusneuropathie	BDN	Berufsverband Deutscher Neurologen
AK	Antikörper	BfArM	Bundesinstitut für Arzneimittel und Medizinprodukte
ALA	5-Aminolävulinsäure		
ALD	Adrenoleukodystrophie	BFMDRS	Burk Fahn Marsden Dystonia Rating Scale
ALS	amyotrophe Lateralsklerose	BGSW	berufsgenossenschaftliche stationäre Weiterbehandlung
AMN	Adrenomyeloneuropathie		
AMPA	α-Amino-3-Hydroxy-5-Methyl-4-Isoxazol-Propionsäure-Rezeptor	BI	Barthel-Index
		BMD	Becker'sche Muskeldystrophie
AMPS	Assessment of Motor and Process Skills	BMI	Body-Mass-Index
ANA	antinukleäre Antikörper	BNP	Brain Natriuretic Peptide
ANCA	antineutrophile zytoplasmatische Antikörper	BoNT	Botulinum-Neurotoxin (s. BTX)
ANELT	Amsterdam-Nijmegen-Everyday-Language-Test	BPPV	benigner peripherer paroxysmaler Lagerungsschwindel
ANNA	antinukleäre neuronale Antikörper	BPS	Behavioural Pain Scale
ANPD	asymptomatisches neuropsychologisches Defizit	BRB-N	Brief Repeatable Battery of Neuropsychological Tests
ANT1	Adenin-Nukleotid-Translokator 1	BRIEF	Behavior Rating Inventory of Executive Functions
AOA	Ataxie mit okulomotorischer Apraxie		

Abkürzungen

BSG	Blutkörperchensenkungsgeschwindigkeit	CMRO2	zerebrale Stoffwechselrate für Sauerstoff, zerebraler Sauerstoffverbrauch
BtMG	Betäubungsmittelgesetz	cMRT	kraniale Magnetresonanztomografie
BTX	Botulinum-Toxin	CMT	Charcot-Marie-Tooth-Neuropathie
CAA	hereditäre Amlyoidangiopathie	CMV	Zytomegalievirus
CACN1AS	Gen für die alpha-Untereinheit des skelettmuskulären Calciumkanals Cav 1.1	COMT	Catechol-O-Methyltransferase
CADASIL	Cerebral Autosomal Dominant Arteriopathy with Subcortical Infarcts and Leucoencephalopathy	COPD	chronische obstruktive Lungenerkrankung
		COPM	Canadian Occupational Performance Measure
		COWAT	Controlled Oral Word-Association Test
CAI	Carboanhydraseinhibitor	COX	Cytochrom-c-Oxidase
CANTAB	Cambridge Neuropsychological Test Automated Battery	cPAN	Polyarteriitis nodosa
		CPAP	Continuous Positive Airway Pressure
CANVAS	Cerebellar Ataxia with Neuropathy and Vestibular Areflexia Syndrome	CPD	krikopharyngeale Dysfunktion
		CPEO	chronisch-progressive externe Ophthalmoplegie
cART	Combination Antiretroviral Therapy		
CASPR2	Contactin-2-associated Protein (spannungsabhängiges Kaliumkanal-assoziiertes Protein)	CPH	chronische paroxysmale Hemikranie
		CPK	Kreatinphosphokinase (s. CK)
		CPM	krikopharyngeale Myotomie
CB	Conduction Block	CPP	Cerebral Perfusion Pressure
CBA	Cell Based Assay	CPSP	Central Post-Stroke Pain
CBD	kortikobasale Degeneration	CPT	Carnitin-Palmitoyl-Transferase
CBDS	Central Periodic Breathing During Sleep	CrCl	Kreatinin-Clearance
CBF	Cerebral Blood Flow	CRP	C-reaktives Protein
CBT	kognitive behaviorale Therapie	CRPS	Complex Regional Pain Syndrome
CBV	zerebrales Blutvolumen	CSA	Ciclosporin A
CBZ	Carbamazepin	cSK	chronischer Spannungskopfschmerz
CCHS	kongenitales zentrales alveoläres Hypoventilationssyndrom	CSS	Churg-Strauss-Syndrom
		CT	Computertomografie
CCNU	1-(2-Chlorethyl)-3-cyclohexyl-1-nitrosoharnstoff	CTA	computertomografische Angiografie
		CTP	Computertomografie Perfusion
cCT	kraniale Computertomografie	CTV	Computertomografie Venen
CDC	Center for Disease Control and Prevention	CTX	zerebrotendinöse Xanthomatose
CDCA	Chenodeoxycholsäure	cVEMP	zervikale vestibulär evozierte Potenziale
CDH	Chronic Daily Headache	CVLT	California Verbal Learning Test
CDT	Carboanhdyrase defizientes Transferrin	CYC	Cyclophoshamid
CGRP	Calcitonin Gene-Related Peptide	DAP	Diaminopyridin
ChEI	Cholinesterase-Inhibitoren	DAT-SCAN	Dopamin-Transporter-Szintigrafie
CHEPS	Contact Heat Evoked Potential Stimulator	DAVF	durale arteriovenöse Fistel
CIAP	chronisch inflammatorische axonale Polyneuropathie	DBS	Deep Brain Stimulation
		DCS	Gleichstromstimulation
CIAT	Constraint Induced Aphasia Therapy	DDCI	Dopa-Decarboxylase-Inhibitor
CIC	zirkulierende Immunkomplexe	DEX	dysexekutives Syndrom
CIDP	chronisch inflammatorische demyelinisierende Polyradikuloneuropathie	DGN	Deutsche Gesellschaft für Neurologie
		DGPPN	Deutsche Gesellschaft für Psychiatrie, Psychotherapie und Nervenheilkunde
CIMT	Constraint-Induced Movement Therapy"		
CIP	Critical-Illness-Polyneuropathy	DGPSF	Deutsche Gesellschaft für psychologische Schmerztherapie und -forschung
CIQ	Communitiy Integration Questionnaire		
CISS-Sequenz	Contructive Interference in Steady-State	DHH	Deutsche Huntington Hilfe
		DIAM	medikamenteninduzierte aseptische Meningitis
CIWA-Ar	Clinical Institute Withdrawal Assessment for Alcohol		
		D-KEFS	Delis-Kaplan Executive Function Systems
CJK	Creutzfeldt-Jakob-Erkrankung	DLK	Demenz vom Lewy-Körper-Typ
CK	Kreatinkinase	DM 1/2	myotone Dystrophie Typ 1/2
CLIPPERS	Chronic Lymphocytic Inflammation with Pontine Perivascular Enhancement Responsive to Steroids	DM	Dermatomyositis
		DMD	Duchenne'sche Muskeldystrophie
		DMG	Deutsche Myasthenie Gesellschaft
CMD	kraniomandibuläre Dysfunktion	DMKG	Deutsche Migräne- und Kopfschmerz-Gesellschaft
CMP	Kardiomyopathie		

Abkürzungen

DMSO	Dimethylsulfoxid	**FE**	fokale Epilepsie
DN4	Douleur Neuropathique en 4 Questions	**FEDA**	Fragebogen erlebter Defizite der Aufmerksamkeit
DP	Differenzialdruck	**FEES**	Flexible Endoscopic Evaluation of Swallowing
DPA	D-Penicillamin	**FES**	funktionelle Elektrostimulation
DPTA	Diethylentriaminpentaessigsäure	**FET**	Fluoroethyltyrosin
DRPLA	dentato-rubrale-pallido-luysische Atrophie	**FFI**	Fatal Familial Insomnia
DRV	Darunavir	**FFP**	gefrorenes Frischplasma
DSA	digitale Subtraktionsangiografie	**FIM**	Functional Independent Measure
DT	Delirium tremens	**FISH**	Fluoreszenz-in-situ-Hybridisierung
DVA	Developmental Venous Anomaly	**FLAIR**	Fluid Attenuated Inversion Recovery
DWI	Diffusion Weighted Imaging	**FLS**	Frontallappen-Score
EA	episodische Ataxie	**fMRT**	funktionelles MRT
EBV	Epstein-Barr-Virus	**FPV**	Fosamprenavir
ECoG	Elektrokortikografie	**FRDA**	Friedreich-Ataxie
EDH	epidurales Hämatom	**FrSBe**	Frontal Systems Behavior Scale
EDSS	Expanded Disability Status Scale	**FSHD**	fazioskapulohumerale Muskeldystrophie
EDTA	Ethylendiamintetraacetat	**FTA-Abs**	Fluoreszenz-Treponema-Antikörper-Absorption-Test
EEG	Elektroenzephalogramm	**FTC**	Emtricitabin
EF	exekutive Funktionen	**FUS**	Fused in Sarcoma
EFNS	European Federation of Neurological Societies	**FXS**	fragiles X-Syndrom
EFV	Efavirenz	**FXTAS**	fragiles X-assoziiertes Tremor-Ataxie-Syndrom
EGFR	Epidermal Growth Factor Receptor	**GABA**	Gamma-Aminobuttersäure
EGP	eosinophile Granulomatose mit Polyangiitis	**GAD**	Glutamatdekarboxylase
EHDN	European Huntington's Disease Network	**GBP**	Gabapentin
EKT	Elektrokrampftherapie	**GBS**	Guillain-Barré-Syndrom
ELISA	Enzyme-linked Immunosorbent Assay	**GCP**	Good Clinical Practice
EMA	European Medicines Agency	**GCS**	Glasgow Coma Scale
EMG	Elektromyografie	**GDS**	Geriatric Depression Scale
ENF	Enfuvirtid	**GenDG**	Gendiagnostikgesetz
EOMG	„early-onset" Myasthenia gravis	**GfH**	Gesellschaft für Humangenetik
EORTC	European Organization for Research and Treatment of Cancer	**GHB**	Gamma-Hydroxybuttersäure
EPC	Epilepsia partialis continua	**GKS**	Glukokortikosteroide
ERPT	Exposure and Response Prevention Training	**GKV**	gesetzliche Krankenversicherung
eSK	episodischer Spannungskopfschmerz	**GLOA**	ganglionäre lokale Opioidanalgesie
ESM	Ethosuximid	**GM**	Grand mal
ESS	Epworth Sleepiness Score	**GOS**	Glasgow Outcome Score
ESSTS	European Society for the Study of Tourette Syndrome	**GPAS**	Graded Prognostic Assessment Skala
ETP	epilepsietypische Potenziale	**GPA**	Granulomatose mit Polyangiitis
ETR	Etravirin	**GPi**	Globus pallidus internus
EUCALB	European Union Concerted Action on Lyme Borreliosis	**GRV**	gesetzliche Rentenversicherung
EVD	externe Ventrikeldrainage	**GSS**	Gerstmann-Sträussler-Scheinker-Syndrom
FAC	Functional Ambulation Categories	**GUMG**	Bundesgesetz über genetische Untersuchungen beim Menschen
FAF	Fragebogen zur Erfassung von Aggressionsfaktoren	**GUSS**	Gugging Swallowing Screen
FAST	Face Arm Speech Test	**HAART**	hochaktive antiretrovirale Therapie
FBD	Familial British Dementia	**HAD**	HIV-assoziierte Demenz
FBI	Frontal Behavior Inventory	**HBO**	hyperbarer Sauerstoff
FBI	Frühreha-Barthel-Index (s. BI)	**HBV-PAN**	Hepatitis-B-assoziierte Polyarteriitis nodosa
FBM	Felbamat	**HC**	Hemicrania continua
FDA	Food and Drug Administration	**HCG**	humanes Choriongonadotropin
FDD	Familial Danish Dementia	**HCHWA-D**	Hereditary Cerebral Hemorrhages with Amyloidosis of the Dutch Type
FDG	Fluordesoxyglucose	**HDLS**	Hereditary Diffuse Leukoencephalopathy with Spheroids
FDG-PET	Fluor-Desoxy-Glucose-Positron-Emissions-Tomografie	**HE**	hypoxische Enzephalopathie

Abkürzungen

HHV6	humanes Herpesvirus 6
Hib	Haemophilus influenzae Typ B
HIT	Heparin-induzierte Thrombozytopenie
HITS	High Intensity Transient Signals
HIV	humanes Immundefizienz-Virus
HIVM	HIV-1-assoziierte Myelopathie
HLA	humane Leukozyten-Antigene
HNPP	Hereditary Neuropathy with Liability to Pressure Palsies
HOCM	hypertrophe obstruktive Kardiomyopathie
Holo-TC	Holo-Transcobalamin
HR	Hazzard Ratio
HRT	Habit Reversal Training
HRV	Herzfrequenzvariabilität
HSAN	hereditäre sensibel-autonome Neuropathie
hsCRP	high sensitive C-reaktives Protein
HSV	Herpes-simplex-Virus
HSVE	Herpes-simplex-Virus-Enzephalitis
HSZT	hämatopoetische Stammzelltransplantation
hTIG	humanes Tetanus-Immunglobulin
HVS	Hochvoltstimulation
HW	Heidelberger Winkel
HWI	Harnwegsinfekt
HWS	Halswirbelsäule
HWZ	Halbwertszeit
IASP	International Association for the Study of Pain
IBM	Inclusion Body Myositis
ICB	intrazerebrale Blutung
ICCA	paroxysmale Choreoathetose mit infantilen Fieberkrämpfen
ICD	International Classification of Diseases
ICD	interner Cardioverter Defibrillator
ICF	International Classification of Functioning, Disability and Health
ICH	Immunhistochemie/-fluoreszenz
ICIDH	International Classification of Impairments, Disabilities and Handicaps
ICP	intrazerebraler Druck
ICRU	International Commission on Radiological Units
ICSD-2	International Classification of Sleep Disorders, 2. Auflage
IDH	Isozitratdehydrogenase
IDV	Indinavir
IFN-β	Interferon-beta
IfSG	Infektionsschutzgesetz
IGE	idiopathische generalisierte Epilepsie
IgG	Immunglobuline
IH	intrakranielle Hypertension
IHS	International Headache Society
IIEF	International Index of Erectile Function
IIH	idiopathische intrakranielle Hypertension
IL	Interleukin
ILAE	International League Against Epilepsy
ILR	implantierbarer Loop-Rekorder
IM	interstitielle Myositis
IMACS	International Myositis Outcome Assessment Collaborative Study Group
IMPDH	Inosin-Monophosphat-Dehydrogenase
IMRT	intensitätsmodulierte Radiotherapie
INO	internukleäre Ophthalmoplegie
iNPH	idiopathischer Normaldruckhydrozephalus
INR	International Normalized Ratio
IPK	intermittierende pneumatische Kompression
IPS	idiopathisches Parkinson-Syndrom
IQWiG	Institut für Qualität und Wirtschaftlichkeit im Gesundheitswesen
IRIS	Immune Reconstitution Inflammatory Syndrome
IRLS	International RLS Severity Scale
IRSPC	Iowa Rating Scales of Personality Change
ISH	International Headache Society
ISI	Imaging Severity Index
ISNCSCI	International Standards for the Neurological Classification of Spinal Cord Injury
ISUIA	International Study of Unruptured Intracranial Aneurysms
ITB	intrathekale Baclofen-Behandlung
ITP	idiopathische thrombozytopenische Purpura
ITT	Intention to Treat
IVIG	intravenöse Immunglobuline
JEV	Japanisches Enzephalitis-Virus
KAFO	Knie-Fuß-Orthese
KCNJ2	Potassium Channel, inwardly rectifying, Type J, Member 2
KHK	koronare Herzkrankheit
KI	Konfidenzintervall
KIS	klinisch isoliertes Syndrom
KM	Kontrastmittel
KSS	Kearns-Sayre-Syndrom
KSU	klinische Schluckuntersuchung
ktDCS	kathodale transkranielle Gleichstromstimulation
KTL	Klassifikation therapeutischer Leistungen
KTS	Karpaltunnelsyndrom
Kv1.4	spannungsgeladener Kanal 1.4 (voltage-gated channel 1.4)
KVT	kognitive Verhaltenstherapie
LANSS	Leeds Assessment of Neuropathic Symptoms and Signs
LBSL	Leukencephalopathy with Brainstem and Spinal Cord Involvement and Elevated Lactate
LCM	Lacosamid
LCMV	lymphozytäres Choriomeningitisvirus
LDL	Low Density Lipoprotein
LE	Lungenembolie
LEMS	Lambert-Eaton-Myasthenie-Syndrom
LEP	Laser-evozierte Potenziale
LEV	Levetiracetam
LFH	lymphofollikuläre Hyperplasie
LGI1	Leucine-rich Glioma Inactivated Protein 1
LGMD	Muskeldystrophie Gliedergürtel-Typ
LGS	Lennox-Gastaut-Syndrom

Abkürzungen

LHON	hereditäre Leber-Optikus-Neuropathie	MNGIE	mitochondriale neurogastrointestinale Enzephalomyopathie
LOMG	„late-onset" Myasthenia gravis	MoCA	Montreal Cognitive Assessment
LP	Liquorpunktion	MOG	Myelin-Oligodendrozyten-Glykoprotein
Lp(a)	Lipoprotein(a)	MOH	Medication Overuse Headache
LPV	Lopinavir	MOR-NRI	Morphin-Agonist-Noradrenalin-Wiederaufnahme-Hemmer
LQTS	Long QT-Syndrom	MP	Morbus Parkinson
LRP4	Low-Density Lipoprotein Receptor-Related Protein 4	MPA	mikroskopische Polyangiitis
LSVT	Lee Silverman Voice Treatment	MPO	Myeloperoxidase
LTG	Lamotrigin	MR	Magnetresonanz
LTT	Lymphozyten-Transformationstest	MRA	Magnetresonanzangiografie
LUS	Liquorunterdruck-Syndrom	MRS	Magnetresonanzspektroskopie
LVEF	kardiale linksventrikuläre Ejektionsfraktion	MRT	Magnetresonanztomografie
LVT	Linienverfolgungstest	MRV	Magnetresonanzvenografie
LZP	Lorazepam	MS	Multiple Sklerose
MACFIMS	Minimal Assessment of Cognitive Function in MS	MSA	Multisystematrophie
MAD	Myoadenylatdeaminase	MSAP	motorische Summenaktionspotenziale
MAK	mikrosomale Antikörper	MSFC	Multiple Sclerosis Functional Composite
MAL	Motor Activity Log	MSLT	Multiple Sleep Latency Test
MAMG	Anti-MuSK-assoziierte Myasthenia gravis	MSM	Mesuximid
MAO	Monoaminooxidase	MSP	Methylierungs-spezifische PCR (Polymerasekettenreaktion)
MAP	mittlerer arterieller Blutdruck		
MAS	Motor Assessment Scale	MSS	Marinesco-Sjögren-Syndrom
MCI	Mild Cognitive Impairment	MSS	myofasziales Schmerzsyndrom
MCS	Minimal Consciousness State	MSTKG	Multiple Sklerose Therapie Konsensus Gruppe
MCTD	Mixed Connective Tissue Disease		
MCV	mittleres korpuskuläres Volumen	5-MTHF	5-Methyltetrahydrofolat
MDD	Major Depressive Disorder	mTOR	mammalian Target of Rapamycin
MdK	Medizinischer Dienst der Krankenversicherung	MTX	Methotrexat
		MUSE	Medical Urethral System for Erection
MEDIC	Multi-Echo Data Image Combination	MuSK	muskelspezifische Tyrosinkinase
MELAS	mitochondriale Enzephalomyopathie, Laktatazidose und schlaganfallähnliche Episoden	MVC	Maraviroc
		NAA	N-Acetylaspartat
MEP	motorisch evozierte Potenziale	NAB	neutralisierende Antikörper
MET	Methionin	NAC	N-Acetylcystein
MFAS	Motor Function Assessment Scale	(n)AChR	(nikotischer) Acetylcholin-Rezeptor
MG	Myasthenia gravis	NARI	Noradrenalin-Reuptake-Inhibitor
mGluR1	metabotroper Glutamatrezeptor 1	NARP	Neuropathie, Ataxie und Retinitis pigmentosa
mGluR5	metabotroper Glutamatrezeptor 5	NASCIS	National Acute Spinal Cord Injury Study
MGMT	Methylguanylmethyltransferase	NBIA	Neurodegeneration with Brain Iron Accumulation
MGUS	monoklonale Gammopathie unklarer Signifikanz		
		NBRS	Neurobehavioral Rating Scale
MHC	Major Histocompatibility Complex	NGS	nasogastrale Sonde
MHK	minimale Hemmkonzentration	NHL	Non-Hodgkin-Lymphom
MHRA	The Medicines and Healthcare Products Regulatory Agency	NICE	National Institute for Health and Clinical Excellence
MILS	Maternally Inherited Leigh Syndrome	NIH	National Institute of Health
MKS	Marburger Kompetenz-Skala	NIHSS	National Institutes of Health Stroke Scale
MLC	megaenzephale zystische Leukenzephalopathie	NIV	nicht invasive Beatmung
		NLG	Nervenleitgeschwindigkeit
MLD	metachromatische Leukodystrophie	NMDA	N-Methyl-D-Aspartat
MLPA	Multiplex-Ligation-Probe-Amplifikation	NMDAR	N-Methyl-D-Aspartat-Rezeptor
MM	mitochondriale Myopathie	NMH	niedermolekulares Heparin
MMF	Mycophenolatmofetil	NMO	Neuromyelitis optica
MMN	multifokale motorische Neuropathie	NMR	Nuclear Magnetic Resonance
MMSE	Mini-Mental State Examination	NNRTI	Nicht-Nukleosid-analoge Reverse-Transkriptase-Hemmer
MNCD	mildes neurokognitives Defizit		

Abkürzungen

NNT	Number Needed to Treat	PI	Proteasehemmer
NOA	Neuroonkologische Arbeitsgemeinschaft	PID	genetische Präimplantationsdiagnostik
NPH	Normal Pressure Hydrocephalus	PKAN	Panthotenkinase-assoziierte Neurodystrophie
NPI	Neuropsychiatric Inventory	PKD	paroxysmale kinesiogene Dyskinesie
NPQ	Neuropathic Pain Questionnaire	PKV	private Krankenversicherung
NPSI-G	Neuropathic Pain Symptom Inventory-Germany	PLAP	Plazenta-spezifische alkalische Phosphatase
NRS	numerische Rating-Skala	pLEMS	paraneoplastisches Lambert-Eaton-(myasthenes) Syndrom
NRTI	Nukleosid-analoge Reverse-Transkriptase-Hemmer	PLMD	Periodic Limb Movement Disorder
NSAR	nicht steroidale Antirheumatika	PLMS	Periodic Leg Movements in Sleep
NSE	Neuronen-spezifische Enolase	PLMW	Periodic Leg Movements during Wakefulness
NST	Nucleus subthalamicus	PLS	primäre Lateralsklerose
NSVN	nicht systemische vaskulitische Neuropathie	PM	Polymyositis
NVP	Nevirapin	PMA	progressive Muskelatrophie
OAE	otoakustisch evozierte Potenziale	PML	progressive multifokale Leukenzephalopathie
OCT	optische Kohärenztomografie	PMR	Polymyalgia rheumatica
OKS	optokinetische Stimulation	PNF	propriozeptive neuromuskuläre Fazilitation
OMG	okuläre Myasthenia gravis	PNKD	paroxysmale nicht kinesiogene Dyskinesie
OPA1	Optic Atrophy 1	PNP	Polyneuropathie
OPMD	okulopharyngeale Muskeldystrophie	PNS	paraneoplastische neurologische Syndrome
OR	Odds Ratio	PNTML	Pudendal Nerve Terminal Motor Latency
OSAS	obstruktives Schlaf-Apnoe-Syndrom	pO_2	Sauerstoff-Partialdruck
oVEMP	okuläre vestibulär evozierte Potenziale	POEMS	Syndrom mit Polyneuropathie, Organomegalie, endokrinen Störungen, monoklonaler Gammopathie und Hautveränderungen (Skin)
OXC	Oxcarbazepin		
PACNS	primäre Angiitis des ZNS	POLD	Familial Pigmentary Orthochromatic Leukodystrophy
paCO2	arterieller Kohlendioxid-Partialdruck	POLG	mitochondriale DNA-Polymerase-Gamma
PAGF	Pure Akinesia with Gait Freezing	POTS	posturales Tachykardiesyndrom
PAM	Potassium Aggravated Myotonia	PP	periodische Paralyse
PAN	periodisch alternierender Nystagmus	PPI	Protonenpumpen-Inhibitor
PANDA	Parkinson Neuropsychometric Dementia Assessment	PPRF	pontine paramediane retikuläre Formation
PANDAS	Pediatric Autoimmune Neuropsychiatric Disorders Associated with Streptococcal Infections	PPS	postpunktionelles Syndrom
		PREP	„Pain Related" evozierte Potenziale
		PRM	Primidon
PAP	Positive Airway Pressure	pROM	passive Range of Motion
PAS	Penetrations-Aspirations-Skala	PROMM	proximale myotone Myopathie
PASAT	Paced Auditory Serial Addition Test	PRP	progressive Rubella-Panenzephalitis
PCA	paraneoplastische zerebelläre Ataxie	PRx	Pressure Reactivity Index
PCD	paraneoplastische Kleinhirndegeneration	PS	Parkinson-Syndrom
pCO2	Kohlendioxid-Partialdruck	PSA	prostataspezifisches Antigen
PCR	Polymerasekettenreaktion	PSG	Polysomnografie
PCV	Procarbazin + CCNU + Vincristin	PSHA	penile sympathische Hautantwort
pCYC	Pulsgabe von Cyclophosphamid	PSP	progressive supranukleäre Lähmung
PDE	Phosphodiesterase	PSR	Patellarsehnenreflex
PDSS	Parkinson's Disease Sleep Scale	PSWCs	Periodic Sharp and Slow Wave Complexes
PE	Lungenembolie (s. LE)	PTT	partielle Thomboplastinzeit
PE	Plasma Exchange	PWI	Magnetresonanz, perfusionsgewichtete Bilder
PEA	pulslose elektrische Aktivität	QLL	Quellleitlinie
PEG	perkutane endoskopische Gastrostomie	QSART	Quantitative Sudomotor Axon Reflex Testing
PEM	paraneoplastische Enzephalomyelitis	QST	Quantitative Sensory Testing
PERM	progrediente Enzephalomyelitis mit Rigidität und Myoklonien	QTF	Quebec-Task-Force-Klassifikation
		RAL	Raltegravir
PET	Positronenemissionstomografie	RAMPART	Rapid Anticonvulsant Medications Prior to Arrival Trial
PFO	offenes Foramen ovale		
PGB	Pregabalin	RAPSN	Receptor-Associated Protein of the Synapse
PHT	Phenytoin	RAVLT	Rey Auditory Verbal Learning Test

Abkürzungen

RBD	REM Sleep Behaviour Disorder	**SIGN**	Scottish Intercollegiate Guidelines Network
RBMT	Rivermead Behavioural Memory Test	**SIH**	sekundäre intrakranielle Hypertension
RCT	Randomized Controlled Trial	**SKAT**	Schwellkörperautoinjektionstherapie
RDI	Respiratory Disturbance Index	**SLE**	systemischer Lupus erythematodes
REM	Rapid Eye Movement	**SLP**	Standardisierte Linksche Probe
RERA	Respiratory Effort Related Arousals	**SLS**	Stiff-Leg-Syndrom
RFFT	Ruff Figural Fluency Test	**SMEI**	Severe Myoclonic Epilepsy in Infancy
rFVIIa	rekombinanter Faktor VIIa	**sMRT**	spinale MRT
RIA	Radioimmunopräzipitationsassay	**SMS**	Stiff-Man-Syndrom
RKI	Robert-Koch-Institut	**SMUNT**	Submuscular Ulnar Nerve Transposition
RLS	Restless-Legs-Syndrom	**SNAP**	sensible Nervenaktionspotenziale
RPA	rekursive Partitionsanalyse	**SNP**	Single Nucleotide Polymorphism
RR	relatives Risiko	**sNPH**	sekundärer Normaldruckhydrozephalus
RRMS	schubförmig-remittierende Multiple Sklerose	**SNRI**	Serotonin-Noradrenalin-Reuptake-Inhibitor
RRR	relative Risikoreduktion	**SNS**	Swiss Narcolepsy Score
RSE	refraktärer Status epilepticus	**SOD**	Superoxiddismutase
RSS	Richmond Agitation Sedation Scale	**SOREM**	Sleep-Onset-REM
RTG	Retigabin	**SPECT**	Single Photon Emission Computed Tomography
RTOG	Radiation Therapy Oncology Group		
rtPA	Recombinant Tissue Plasminogen Activator	**SQV**	Saquinavir
RTV	Ritonavir	**SREAT**	Steroid-responsive Enzephalopathie assoziiert mit Autoimmunthyreoiditis
RUF	Rufinamid		
RVCS	reversibles Vasokonstriktionssyndrom	**SRP**	Signal Recognition Particle
RWT	Regensburger Wortflüssigkeitstest	**SRT**	Selective Reminding Test
RZA	Riesenzellarteriitis	**SS**	Sjögren-Syndrom
SAB	Subarachnoidalblutung	**SSEP**	somatosensibel evozierte Potenziale (s. SEP)
SANAD	Standard and New Antiepileptic Drugs	**SSID**	Single Strategic Infarct Dementia
SAOA	Sporadic Adult Onset Ataxia of Unknown Aetiology	**SSNRI**	selektive Serotonin-Noradrenalin-Wiederaufnahme-Hemmer
SARD	sakrale Hinterwurzeldeafferenzierung	**SSPE**	subakute sklerosierende Panenzephalitis
SARS	sakrale Vorderwurzelstimulation	**SSR**	Sympatic Skin Response
SAS	Schlaf-Apnoe-Syndrom	**SSRI**	selektive Serotonin-Wiederaufnahme-Hemmer
SBAS	schlafbezogene Atmungsstörung		
SCA	spinozerebelläre Ataxie	**STIR**	Short Tau Inversion Recovery
SCD	Sudden Cardiac Death	**STM**	Sultiam
SCIE	Social Care Institute for Excellence	**STN**	Nucleus subthalamicus (s. NST)
sCJD	sporadische Creutzfeldt-Jakob-Krankheit	**STP**	Stiripentol
SCLC	kleinzelliges Bronchialkarzinom	**SUDEP**	Sudden Unexpected Death in Epilepsy
SCNA4	Sodium Channel, Voltage gated, Type IV, alpha Subunit	**SUNCT**	Short-lasting Unilateral Neuralgiform Headache with Conjunctival Injection and Tearing
SCOPA-S	Scales for Outcome in PD Sleep Scale	**SVE**	subkortikale vaskuläre Enzephalopathie
SCP	klinische Skala für Contraversive Pusher-Symptomatik	**SVV**	subjektive visuelle Vertikale
		SWI	Susceptibility Weighted Imaging
SCS	Spinal Cord Stimulation	**T1, T2**	Relaxationszeiten im MRT
SDH	subdurales Hämatom	**TA**	Takayasu-Arteriitis
SE	Status epilepticus	**TAH**	Thrombozytenaggregationshemmer
SEP	somatosensibel evozierte Potenziale	**TAK**	trigeminoautonome Kopfschmerzen
SFI	Sporadic Fatal Insomnia	**TAMG**	Thymom-assoziierte Myasthenia gravis
SFN	Small-Fiber-Neuropathie	**TAP**	Testbatterie zur Aufmerksamkeitsprüfung
SGB	Sozialgesetzbuch	**TAPAT**	Training tonischer und phasischer Alertness
SGO	Sprunggelenkorthese	**TAVT**	tachistoskopischer Verkehrsauffassungstest
SGTKA	Status generalisierter tonisch-klonischer Anfälle	**TBFN**	Testbatterie zur forensischen Neuropsychologie
SHA	sympathische Hautantwort	**TBVT**	tiefe Beinvenenthrombose (s. TVT)
SHT	Schädel-Hirn-Trauma	**TCD**	transkranielle Doppler-/Duplexsonografie
SIADH	Syndrom der inadäquaten antidiuretischen Hormon-Synthese	**TD**	Tagesdosis
		TDF	Tenofovir
(s)IBM	(sporadische) Einschlusskörpermyositis	**TdP**	Torsade de points

TEE	transösophageale Echokardiografie	VCIND	Vascular Cognitive Impairment No Dementia
TENS	transkutane elektrische Nervenstimulation	vCJK	Variante der Creutzfeldt-Jakob-Erkrankung
TFH	Thrombozytenfunktionshemmer (s. TAH)	VCS-Test	Visual Contrast Sensitivity Test („Graustufentest")
Tg	Thyreoglobulin	VDR	Verband Deutscher Rentenversicherungsträger
TGA	transiente globale Amnesie		
TGB	Tiagabin	VDRL	Veneral Disease Research Laboratory
TGD	Tourette-Gesellschaft Deutschland e. V.	VEGF	vaskulärer endothelialer Wachstumsfaktor
TGF	Transforming Growth Factor	VEP	visuell evozierte Potenziale
THC	Tetrahydrocannabinol	VFSS	Videofluoroscopic Swallowing Study
THS	tiefe Hirnstimulationen	VFT	visuelles Feedback-Training
TIA	transitorische ischämische Attacke	VGB	Vigabatrin
TLOC	Transient Loss of Consciousness	VGCC	Voltage-Gated Calcium Channel
TMS	transkranielle Magnetstimulation	VGKC	Voltage-Gated Potassium (Kalium) Channel
TMT	Trail Making Test	Vim	Nucleus ventralis intermedius thalami
TNF-α	Tumornekrosefaktor-alpha	VKA	Vitamin-K-Antagonist
TPHA	Treponema-pallidum-Hämagglutinations-Assay	VLCFA	Very Long Chain Fatty Acids
		VNS	Vagusnervstimulation
TPM	Topiramat	VOI	Nucleus ventralis oralis intermedius
TPMT	Thiopurin-S-Methyl-Transferase	VOR	vestibulookulärer Reflex
TPO	Thyreoidea-Peroxidase	VOSP	Visual Object and Space Perception Battery
TPPA	Treponema-pallidum-Partikel-Agglutination	VPA	Valproat
TPV	Tipranavir	VRR	Virchow-Robinsche Räume
TS	Tourette-Syndrom	VT	Verhaltenstherapie
TSE	Turbo-Spin-Echo	VVM	visueller und verbaler Merkfähigkeitstest
TTE	transthrorakale Echokardiografie	VWMD	Vanishing White Matter Disease
TTF	Thyroid Transcription Factor	VZV	Varicella-Zoster-Virus
TTR	Transthyretin	WAD	Whiplash Associated Disorders
TTX	Tetanus-Toxin	WCST	Wisconsin Card Sorting Test
TTX-Td	Tetanus-Toxoid	WHO	World Health Organization
TVT	tiefe Beinvenenthrombose	WIE	Wechsler-Intelligenztest für Erwachsene
U	Unit	WML	White Matter Lesion
UAW	unerwünschte Arzneimittelwirkung	WMS-R	Wechsler Memory Scale-Revised
UHDRS	Unified Huntington's Disease Rating Scale	WNV	West-Nil-Virus
UNS	Ullanlinna Narcolepsy Score	X-ALD	X-chromosomale Adrenoleukodystrophie
UPDRS	Unified Parkinson's Disease Rating Scale	ZAVM	zentrale arteriovenöse Malformation
VAD	vaskuläre Demenz	ZNS	zentrales Nervensystem
VaMCI	vaskuläres mildes kognitives Impairment	ZON	Zonisamid
VAS	visuelle Analogskala	ZSM	zervikale spondylotische Myelopathie
VAT-T	videoassistierte thorakoskopische Thymektomie	ZVD	zentraler Venendruck
		ZVE	zerebrovaskuläre Erkrankungen
VCI	Vascular Cognitive Impairment		

Inhaltsverzeichnis

Anfälle und Bewusstseinsstörungen … 27

1 Erster epileptischer Anfall und Epilepsien im Erwachsenenalter … 28
2 Status epilepticus im Erwachsenenalter … 48
3 Synkopen … 58
4 Transiente globale Amnesie (= amnestische Episode) … 74

Schlafstörungen … 81

5 Narkolepsie … 82
6 Restless-Legs-Syndrom (RLS) und Periodic Limb Movement Disorder (PLMD) … 89
7 Schlafbezogene Atmungsstörungen (SBAS) bei neurologischen Erkrankungen … 108
8 Insomnie … 115

Extrapyramidalmotorische Störungen … 123

9 Parkinson-Syndrome – Diagnostik und Therapie … 124
10 Chorea (Morbus Huntington) … 163
11 Dystonie … 171
12 Tics … 180
13 Tremor … 186
14 Morbus Wilson … 200

Degenerative Erkrankungen … 211

15 Diagnose und Therapie von Demenzen … 212
16 Normaldruckhydrozephalus … 233
17 Vaskuläre Demenzen … 243
18 Amyotrophe Lateralsklerose (Motoneuronerkrankungen) … 254
19 Ataxien des Erwachsenenalters … 264
20 Mitochondriale Erkrankungen … 275

Vaskuläre Erkrankungen … 293

21 Diagnostik akuter zerebrovaskulärer Erkrankungen … 294
22 Akuttherapie des ischämischen Schlaganfalls … 307
23 Sekundärprophylaxe des ischämischen Insults … 324
24 Spontane Dissektionen der extrakraniellen und intrakraniellen hirnversorgenden Arterien … 348
25 Unrupturierte intrakranielle Aneurysmen … 356
26 Subarachnoidalblutung (SAB) … 360
27 Zerebrale Gefäßmalformationen (arteriovenöse Malformationen, arteriovenöse Fisteln, Kavernome) … 368
28 Intrazerebrale Blutungen … 380
29 Zerebrale Sinus- und Venenthrombose … 398
30 Zerebrale Vaskulitis … 406

Entzündliche und erregerbedingte Krankheiten … 429

31 Diagnose und Therapie der Multiplen Sklerose … 430
32 Immunvermittelte Erkrankungen der grauen ZNS-Substanz sowie Neurosarkoidose … 476
33 Atypische erregerbedingte Meningoenzephalitiden … 488
34 Ambulant erworbene bakterielle (eitrige) Meningoenzephalitis … 494
35 Hirnabszess … 505

36	Neuroborreliose 513	41	Frühsommer-Meningoenzephalitis (FSME) 554
37	Neurosyphilis 523	42	Diagnostik und Therapie HIV-1-assoziierter neurologischer Erkrankungen 560
38	Tetanus 530	43	Creutzfeldt-Jakob-Krankheit 570
39	Botulismus 536		
40	Virale Meningoenzephalitis 542		

Erkrankungen peripherer Nerven 577

44	Diagnostik bei Polyneuropathien 578	46	Karpaltunnelsyndrom (KTS) 608
45	Therapie akuter und chronischer immunvermittelter Neuropathien und Neuritiden 592	47	Diagnostik und Therapie der chronischen Ulnarisneuropathie am Ellenbogen (ulnar neuropathy at the elbow, UNE) 615

Hirnnervensyndrome und Schwindel 621

48	Schwindel – Diagnose 622	50	Augenmotilitätsstörungen inklusive Nystagmus 648
49	Schwindel – Therapie 636	51	Therapie der idiopathischen Fazialisparese (Bell's Palsy) 656

Kopfschmerzen und andere Schmerzen 667

52	Diagnostik und apparative Zusatzuntersuchungen bei Kopfschmerzen 668	58	Trigeminusneuralgie 739
53	Anhaltender idiopathischer Gesichtsschmerz 675	59	Diagnostik und Therapie des postpunktionellen und spontanen Liquorunterdruck-Syndroms 748
54	Clusterkopfschmerz und trigeminoautonome Kopfschmerzen 681	60	Idiopathische intrakranielle Hypertension 755
55	Therapie der Migräne 688	61	Diagnostik neuropathischer Schmerzen . . . 761
56	Therapie des episodischen und chronischen Kopfschmerzes vom Spannungstyp und anderer chronischer täglicher Kopfschmerzen 719	62	Pharmakologische nicht interventionelle Therapie chronisch neuropathischer Schmerzen 771
57	Kopfschmerz bei Übergebrauch von Schmerz- und Migränemitteln 731	63	Diagnostik und Therapie komplexer regionaler Schmerzsyndrome (CRPS) 784

Erkrankungen der Muskulatur 797

64	Diagnostik von Myopathien 798	68	Diagnostik und Therapie der Myasthenia gravis und des Lambert-Eaton-Syndroms 830
65	Crampi/Muskelkrampf 807		
66	Myotone Dystrophien, nicht dystrophe Myotonien und periodische Paralysen 810	69	Myositissyndrome 857
67	Diagnostik und Differenzialdiagnose bei Myalgien 818	70	Stiff-Man-Syndrom (Synonym: Stiff-Person-Syndrom) 872

Neurotraumatologie und Erkrankungen von Wirbelsäule und Nervenwurzel ... 877

71 Querschnittlähmung ... 878
72 Beschleunigungstrauma der Halswirbelsäule ... 887
73 Zervikale spondylotische Myelopathie ... 895
74 Zervikale Radikulopathie ... 902
75 Lumbale Radikulopathie ... 908

Hirntumoren ... 921

76 Gliome ... 922
77 Metastasen und Meningeosis neoplastica ... 941
78 Primäre ZNS-Lymphome (PZNSL) ... 959
79 Paraneoplastische neurologische Syndrome ... 966

Verschiedenes ... 979

80 Leukodystrophien im Erwachsenenalter ... 980
81 Hypoxische Enzephalopathie (HE) ... 989
82 Diagnostik und Therapie der erektilen Dysfunktion ... 1000
83 Diagnostik und Therapie von neurogenen Blasenstörungen ... 1009
84 Diagnostische Liquorpunktion ... 1017
85 Alkoholdelir und Verwirrtheitszustände ... 1024
86 Intrakranieller Druck (ICP) ... 1032

Rehabilitation ... 1043

87 Multiprofessionelle neurologische Rehabilitation ... 1044
88 Rehabilitation von sensomotorischen Störungen ... 1051
89 Therapie des spastischen Syndroms ... 1062
90 Neurogene Sprech- und Stimmstörungen (Dysarthrie/Dysarthrophonie) ... 1072
91 Neurogene Dysphagien ... 1078
92 Rehabilitation aphasischer Störungen nach Schlaganfall ... 1087
93 Diagnostik und Therapie von Aufmerksamkeitsstörungen bei neurologischen Erkrankungen ... 1096
94 Diagnostik und Therapie von Gedächtnisstörungen ... 1112
95 Diagnostik und Therapie von exekutiven Dysfunktionen bei neurologischen Erkrankungen ... 1133
96 Rehabilitation bei Störungen der Raumkognition ... 1144
97 Technische Hilfsmittel ... 1150

Sachregister ... 1161

Anfälle und Bewusstseinsstörungen

1 Erster epileptischer Anfall und Epilepsien im Erwachsenenalter

Was gibt es Neues?

- Die Internationale Liga gegen Epilepsie hat 2 neue Empfehlungen ausgesprochen:
  - Definition der Pharmakoresistenz: Hiernach soll von Pharmakoresistenz gesprochen werden, wenn nach adäquaten Behandlungsversuchen mit 2 vertragenen, geeigneten und angemessen angewendeten Antiepileptika (entweder als Monotherapie oder in Kombination) keine anhaltende Anfallsfreiheit erreicht wird. Daraus folgt, dass die Zuweisung zur präoperativen Diagnostik zur Klärung epilepsiechirurgischer Optionen deutlich früher erfolgen soll.
  - Neue (vorgeschlagene) Klassifikation von Anfällen und Epilepsien: Hier werden z. B. die Begriffe „idiopathisch" durch „genetisch" und „symptomatisch" durch „strukturell/metabolisch" ersetzt.
- Eine hochwertige Studie konnte die hervorragende Wirksamkeit und Verträglichkeit von Ethosuximid im Vergleich zu Valproat und Lamotrigin bei der Absence-Epilepsie des Schulalters zeigen.
- In einer prospektiven Studie mit ausreichender Power konnte die Wirksamkeit der tiefen Hirnstimulation bei Epilepsie nachgewiesen werden (SANTE-Studie, Fisher et al. 2010).
- Die Medikamente Lacosamid (Ben-Menachem et al. 2007, Halasz et al. 2009, Chung et al. 2010), Eslicarbazepinacetat (Elger et al. 2009, Gil-Nagel et al. 2009, Ben-Menachem et al. 2010) und Retigabin (Brodie et al. 2010, French et al. 2011) sind zur Zusatztherapie von Epilepsien mit fokalen und generalisierten tonisch-klonischen Anfällen zugelassen.
- Zonisamid (Baulac et al., 2012) hat die Zulassung als Monotherapie für die Behandlung von fokalen Anfällen (mit oder ohne sekundäre Generalisierung) bei Erwachsenen mit neu diagnostizierter Epilepsie erhalten.
- Seit Juli 2012 ist ebenfalls der AMPA-Rezeptor-Antagonist Perampanel (Krauss et al., 2012; French et al., 2012) zur Zusatzbehandlung von fokalen Anfällen mit oder ohne sekundäre Generalisierung bei Epilepsiepatienten ab 12 Jahren zugelassen.

Die wichtigsten Empfehlungen auf einen Blick

- Bei erhöhter Epileptogenität kann bereits der erste Anfall Beginn einer Epilepsie sein und zu einer medikamentösen Behandlungsempfehlung führen.
- Bei fokalen Epilepsien werden Lamotrigin und Levetiracetam als bevorzugte Mittel der ersten Wahl empfohlen.
- Bei generalisierten oder unklassifizierbaren Epilepsien wird weiterhin Valproat als bevorzugtes Mittel der ersten Wahl empfohlen. Hierbei muss die besondere Situation bei Schwangerschaft berücksichtigt werden (s. ▶ S. 37).
- Da 2 Drittel aller Epilepsiepatienten lebenslang therapiert werden, sollten statt Enzyminduktoren und Enzymhemmern Medikamente ohne Interaktionspotenzial vorgezogen werden.
- Generika tragen wesentlich zum Einsparpotenzial bei. Wegen der variablen Bioverfügbarkeit und des damit verbundenen Rückfallrisikos (Fahrtauglichkeit!) sollten vor allem bei anfallsfreien Patienten vor einem Wechsel eine sorgfältige Risikoabwägung und Aufklärung erfolgen. Die Neu- und Daueinstellung auf ein bestimmtes Generikum ist medizinisch unproblematisch.
- Die Grundlage für eine epilepsiechirurgische Maßnahme ist unter anderem die Pharmakoresistenz. Obwohl auch noch nach langjähriger Pharmakoresistenz Anfallsfreiheit durch „neue" Antikonvulsiva erreicht werden kann, sollte die Resistenzprüfung von der Eignung des Patienten für einen epilepsiechirurgischen Eingriff abhängen. Bei geeigneten Kandidaten beträgt die Pharmakoresistenz weniger als 5 Jahre.
- Die neue Definition der Pharmakoresistenz der Internationalen Liga gegen Epilepsie unterstützt die rasche Zuweisung zur Epilepsiechirurgie nach dem Versagen zweier Medikamente, einzeln und/oder in Kombination.
- Die tiefe Hirnstimulation (anteriorer thalamischer Nukleus) ist als weiteres Stimulationsverfahren bei schwer behandelbaren Epilepsien einsetzbar.
- Akute symptomatische Anfälle sind epileptische Ereignisse in akutem Zusammenhang mit einer ZNS-Infektion, einem Schlaganfall, einem Schädel-Hirn-Trauma oder ähnlichem. Hier ist der Anfall ein akutes Symptom einer „Reizung" des Gehirns. Der Übergang in einen Zustand mit Anfällen auf der Basis chronischer Folgezustände tritt in etwa 20–30 % der Fälle ein (Hesdorffer et al. 2009, Leung et al. 2010). Eine Kurzzeittherapie (ca. 3–6 Monate) ist hier in Abhängigkeit vom Einzelfall (Ort und Ursache der Läsion) möglich.
- Die Vagus-Nerv-Stimulation ist eine bei über 100.000 Patienten durchgeführte Therapiemaßnahme. Durch diese Behandlung können eine Anfallsreduktion und ein antidepressiver Effekt erzielt werden, Anfallsfreiheit wird selten erreicht.

- Das Ende einer antiepileptischen Therapie sollte nicht ausschließlich anhand der Zahl der anfallsfreien Jahre bestimmt werden. Vielmehr sollte geprüft werden, ob die epilepsieauslösende Ursache wirklich weggefallen ist (z. B. keine Änderung der genetischen Disposition bei vielen idiopathischen generalisierten Epilepsien, strukturelle Veränderungen persistieren etc.). Nur Patienten, die dieses Kriterium erfüllen, haben nach Ende der Therapie ein geringes Rückfallrisiko.

■ Definition und Klassifikation

Begriffsdefinition

Epileptische Anfälle sind in der Regel vorübergehende, plötzliche Dysfunktionen des zentralen Nervensystems, deren Phänomenologie auf abnormen neuronalen Entladungen der Hirnrinde basiert. Es kommt zu hochsynchronen und hochfrequenten pathologischen, zeitlich begrenzten Entladungsfolgen topologisch variabler und unterschiedlich großer Gruppen von Nervenzellen. Die Phänomenologie variiert je nach Ursprungsort erheblich. Sie reicht von nur wenige Sekunden dauernden Aussetzern (Absences) über Abläufe mit Zuckungen einer Extremität bis hin zu komplexeren Bewegungs- und Bewusstseinsphänomenen und zu klassischen tonisch-klonischen Anfällen.

Epileptische Anfälle dauern in der Regel nicht länger als 2 Minuten. Der Patient befindet sich dabei im **iktualen** (**iktalen**) Zustand. Vielen Anfällen folgt eine Nachphase (**postiktual, postiktal**), die vor allem im höheren Lebensalter auch 24 Stunden und länger anhalten kann. Obwohl die Neurone dann keine exzessiven Entladungen mehr aufweisen, kommt es zu Sprachstörungen, Lähmungen, Gedächtnisstörungen, aber auch zu psychischen Störungen wie Depression oder selten psychotischen Episoden oder aggressiven Zuständen. **Auren** sind bereits Teil des Anfalls oder der Anfall selbst und bestehen aus subjektiven Phänomenen (begrenzter Anfall mit psychischen, kognitiven oder sensorischen Sensationen).

Nach Abklingen der postiktualen Phase befindet sich der Patient bis zum nächsten Anfall im **interiktualen** (**interiktalen**) Zustand. Die Leistungsfähigkeit und das Verhalten des Patienten werden hier vorwiegend durch die Ursache der jeweiligen Epilepsie geprägt. Komorbiditäten wie Depressionen oder Angsterkrankungen sind häufig. Dazu kommen bei Patienten mit Temporallappenepilepsie Gedächtnisstörungen.

Epilepsie ist ein Zustand des Gehirns, der gekennzeichnet ist durch eine andauernde Prädisposition, epileptische Anfälle zu generieren. Die Ursachen dafür sind vielfältig. Die Diagnose einer Epilepsie ist gerechtfertigt, wenn mindestens ein epileptischer Anfall aufgetreten ist und Befunde vorliegen, die auf die Prädisposition für weitere epileptische Anfälle hinweisen (Fisher et al. 2005).

Ätiologie

Epilepsien und die damit verbundenen Anfälle haben eine Vielzahl von Ursachen. Diese reichen von genetischen Dispositionen (z. B. Ionenkanal- oder Transmitterrezeptormutation) über verschiedene Stoffwechseldefekte, angeborene und perinatal erworbene Hirnmissbildungen/-schäden, über Entzündungs- und Traumafolgen bis hin zu Hirntumoren, vaskulären Läsionen, tuberöser Sklerose etc. Aus pragmatischen Gründen teilte man die Epilepsien differenzialätiologisch bislang in symptomatische, idiopathische und kryptogene Epilepsien ein. Im neuen Klassifikationsvorschlag (Berg et al. 2010a, Berg et al. 2010b, vgl. ▶ Tab. 1.1 und ▶ Tab. 1.2) wird eine Änderung der differenzialätiologischen Bezeichnung in „strukturell/metabolisch" statt „symptomatisch", „genetisch" statt „idiopathisch" und „ungeklärt" statt „kryptogen" vorgeschlagen.

Bei bislang **symptomatisch** klassifizierten Epilepsien lässt sich eine identifizierbare, strukturelle Veränderung bzw. Grunderkrankung im Zentralnervensystem diagnostizieren. Mit dem zunehmenden Einsatz hochwertiger bildgebender Verfahren nimmt die Gruppe der sogenannten **kryptogenen** Epilepsien ab, bei denen sich mit den heutigen Untersuchungsmethoden keine Ursachen finden lassen, aber eine (fokale) Ursache im Gehirn möglich oder gar wahrscheinlich ist (von Oertzen et al. 2002).

Bislang **idiopathische** Epilepsien genannte Syndrome können fokale pathophysiologische Ursachen haben oder generalisierten Epilepsien entsprechen. Bei ihnen wird vermutet oder es ist bereits nachgewiesen, dass genetische Veränderungen unter anderem an Ionenkanälen oder Transmitterrezeptoren wesentlich zur Entstehung beitragen.

Epidemiologie

Die Epilepsien sind sehr häufige neurologische Erkrankungen. Zahlreiche Untersuchungen zeigen eine Prävalenz in der Bevölkerung von 0,7–0,8 %. Die Neuerkrankungsrate liegt bei 46/100.000 Menschen pro Jahr, wobei etwa ein Drittel der Epilepsien erstmals jenseits des 60. Lebensjahres (mit zunehmendem Lebensalter steigend) auftreten. Ein Drittel beginnt im Kindesalter mit absteigender Wahrscheinlichkeit bis zum 18. Lebensjahr. Die Wahrscheinlichkeit, im Laufe des Lebens an einer Epilepsie zu erkranken, liegt mit zunehmender Tendenz aufgrund der epidemiologischen Altersentwicklung bei > 5 %. Die Wahrscheinlichkeit eines einmaligen epileptischen Anfalls im Laufe des Lebens liegt bei > 10 %.

Leitlinienrelevant ist vor allem die Zunahme von Epilepsien bei alten Menschen, da diese erhebliche diagnostische und therapeutische Konsequenzen haben.

Erster epileptischer Anfall und Epilepsien im Erwachsenenalter

Klassifikation

Trotz verschiedener neuer Ansätze zur Klassifikation von Anfällen und Epilepsien hat sich aus therapiepragmatischen Gründen die Klassifikation der Internationalen Liga gegen Epilepsie von 1981 und 1989 bewährt. Hierbei wird prinzipiell zwischen **lokalisationsbezogenen** und **generalisierten Anfällen, Epilepsien und Syndromen** unterschieden.

Eine Kommission der Internationalen Liga Gegen Epilepsie hat einen überarbeiteten Vorschlag zur Terminologie von Anfällen und Epilepsien erarbeitet, dem auch ein neues Konzept zu Grunde liegt (Berg et al. 2010a, Berg et al. 2010b). Die Prinzipien sind in ▶ Tab. 1.1 und ▶ Tab. 1.2 dargestellt. Vor allem bei der Klassifikation von Epilepsien wird eine Einteilung auf der Ebene der Ursachen *genetisch, strukturell/ metabolisch* und *unbekannt* vorgenommen.

Die neue Klassifikation wird noch nicht in den Leitlinien konsequent umgesetzt, weil:
6. es zunächst ein Vorschlag ist, dessen Umsetzung und Verbreitung abgewartet werden muss;
7. alle Studien, deren Ergebnisse in den Leitlinien berücksichtig sind, auf der Basis der alten Klassifikation durchgeführt wurden;
8. die Begriffe *metabolisch/strukturell* und *unbekannt* abhängig von der Qualität der Diagnostik sind und einem großen Wandel durch neue wissenschaftliche Erkenntnisse unterliegen dürften.

Klassifikation von epileptischen Anfällen (▶ Tab. 1.1)

▶ **Lokalisationsbezogene (fokale, partielle) Anfälle.** Sie entstehen in definierten Regionen des Gehirns, die klinisch durch die Phänomenologie des Anfalls und/oder apparative Zusatzuntersuchungen wie EEG und MRT bestimmt werden können.

Gehen sie mit Bewusstseinsstörungen einher, werden sie als **komplex**-fokale oder **komplex**-partielle Anfällen bezeichnet. Eine Unterteilung in Epilepsien nach dem Ursprungsort der Anfälle, z.B. Temporallappen- oder Frontallappenepilepsie, ist vor allem bei epilepsiechirurgischem Vorgehen notwendig.

Einseitige isolierte Zuckungen von Extremitäten weisen auf die Zentralregion hin. Orale Automatismen finden sich bei Temporallappenanfällen, höchst „komplexe" Bewegungsabläufe oft bei frontalen Anfällen. Die Abgrenzung von epileptischen zu nicht epileptischen Anfällen ist außerordentlich wichtig und daher auch leitlinienrelevant (vgl. ▶ Tab. 1.3 und ▶ Abb. 1.2).

▶ **Sekundär generalisierte (fokal eingeleitete) Anfälle.** Sie entstehen durch die Ausbreitung fokal eingeleiteter Anfälle. Sie sind nicht identisch mit primär generalisierten Anfällen. Die Wirksamkeit eines Therapieverfahrens gegen sekundär tonisch-klonische Anfälle bedeutet daher nicht, dass hiermit auch primär generalisierte Anfälle (Epilepsien) erfolgreich behandelt werden können.

Tab. 1.1 Klassifikation von epileptischen Anfällen.

Bisherige Klassifikation	Neue Klassifikation

Generalisierte Anfälle
 • tonisch-klonisch (Grand mal)
 • Absencen
 • myoklonisch
 • klonisch
 • tonisch
 • atonisch (astatisch)
	Generalisierte Anfälle
	 • tonisch-klonisch (in jeder Kombination)
	 • Absencen
	   – Lidmyoklonien mit Absence
	   – typisch
	   – atypisch
	   – mit speziellen Merkmalen
	   – myoklonische Absence
	 • myoklonisch
	   – myoklonisch
	   – myoklonisch-atonisch
	   – myoklonisch-tonisch
	 • klonisch
	 • tonisch
	 • atonisch

Lokalisationsbezogene (fokale, partielle) Anfälle
 • einfach-fokal (einfach-partiell)
   – fokal-motorisch
   – Aura
   – Automatismen
 • komplex-fokal (komplex-partiell), psychomotorisch
 • sekundär-generalisiert
	Fokale Anfälle
	 Beschreibungsmerkmale fokaler Anfälle in Abhängigkeit von der Beeinträchtigung während des Anfalls:
	 • ohne Einschränkung des Bewusstseins oder der Aufmerksamkeit
	   – mit beobachtbaren motorischen oder autonomen Komponenten
	   – mit nur subjektiven sensiblen/ sensorischen oder psychischen Phänomenen
	 • mit Einschränkung des Bewusstseins oder der Aufmerksamkeit: dyskognitiv
	 • mit Entwicklung zu einem bilateralen konvulsiven Anfall (mit tonischen, klonischen oder tonisch-klonischen Elementen)

Nicht klassifizierbar	**Unbekannt** • epileptische Spasmen

▶ **Primär generalisierte Anfälle.** Sie erfassen von Anfang an die Hirnrinde beider Großhirnhemisphären. Trotzdem kann ihre Phänomenologie stark variieren. Typische Absencen sind ebenso wie viele tonische, klonische, myoklonische Anfälle oder tonisch-klonische Anfälle primär generalisiert.

Klassifikation von Epilepsien und Epilepsiesyndromen (▶ Tab. 1.2)

▶ **Generalisierte Epilepsien oder Epilepsiesyndrome.** Sie müssen von fokalen Epilepsien oder von fokalen Epilepsiesyndromen aus therapeutischen und prognostischen Gründen abgegrenzt werden. Bei beiden gibt es idiopathische oder symptomatisch-kryptogene Formen.

Erster epileptischer Anfall und Epilepsien im Erwachsenenalter

Tab. 1.2 Klassifikation von Epilepsien.

Bisherige Klassifikation	Neue Klassifikation
Idiopathisch	**Genetisch**
	Die Anfälle sind nach bestem derzeitigen Wissen das direkte Ergebnis eines oder auch mehrerer bekannter oder vermuteter genetischer Defekte, bei denen die epileptischen Anfälle das führende Symptom der Erkrankung sind
Symptomatisch	**Strukturell/metabolisch**
	Es handelt sich dabei um einen völlig anderen Zustand oder eine andere Krankheit, von denen in adäquaten Studien nachgewiesen wurde, dass sie mit einem deutlich erhöhten Risiko einhergeht, eine Epilepsie zu entwickeln
Kryptogen	**Unbekannte Ursache**
	Unbekannt ist als neutrale Bezeichnung dafür gemeint, dass die Art der zugrunde liegenden Ursache bisher nicht aufgeklärt werden konnte

Bei den generalisierten Epilepsien sind die symptomatischen oder kryptogenen Formen das West-Syndrom und das Lennox-Gastaut-Syndrom, die eine vielfältige Ätiologie haben können. Nur das zuletzt genannte Syndrom spielt im Erwachsenenalter eine Rolle.

Bei den idiopathischen generalisierten Epilepsien finden sich – für Leitlinien des Erwachsenenalters relevant – die Absence-Epilepsie des Schulalters, die juvenile myoklonische Epilepsie, die juvenile Absence-Epilepsie sowie die Aufwach-Grand-mal-Epilepsie. Diese Epilepsieformen können kombiniert auftreten.

▶ **Idiopathische fokale Epilepsien oder Epilepsiesyndrome.** Bei den fokalen Epilepsien sind die idiopathischen Formen streng altersgebunden und gehören überwiegend in den Bereich der benignen Partialepilepsien (z.B. Rolando-Epilepsie) des Kindes- und Jugendalters. Neuerdings zählt man noch seltene familiäre fokale Epilepsien ohne Altersbindung zu dieser Gruppe, z.B. die nächtliche Frontallappenepilepsie und die familiäre Temporallappenepilepsie.

▶ **Symptomatische oder kryptogene fokale Epilepsien.** Symptomatische oder kryptogene fokale Epilepsien können im Temporallappen, Frontallappen, Parietallappen oder Okzipitallappen entstehen. Wenn dieses genau bekannt ist, sollte es auch im Sinne einer Syndromdiagnose spezifiziert werden, z.B. fokale Epilepsie temporalen Ursprungs auf der Basis einer Ammonshornsklerose etc.

Die Einteilung in fokale und idiopathische generalisierte Epilepsien ist bedeutsam, da in der Gruppe der generalisierten Epilepsiesyndrome nur wenige Medikamente gut wirksam sind und teilweise durch bestimmte Antikonvulsiva Anfälle sogar provoziert werden können (Carbamazepin, Gabapentin, Oxcarbazepin, Phenytoin, Vigabatrin; vgl. ▶ Tab. 1.5).

Die in dieser vereinfachten Klassifikation aufgezeigten Möglichkeiten sollten vor Therapiebeginn zur Entscheidung für ein bestimmtes Medikament genutzt werden. Bei fehlendem Therapieerfolg müssen die Klassifikation und die Diagnose überprüft werden, da die Wahl der Antiepileptika prinzipiell auf der Ebene der Unterteilung fokal versus generalisiert erfolgen soll und in dieser Konstellation Fehldiagnosen häufig sind.

Akute symptomatische Anfälle

Akute symptomatische Anfälle sind Anfälle, die auf eine akute Ursache im ZNS zurückzuführen sind. Die Ursachen sind vielfältig wie Entzündungen, Schädel-Hirn-Traumata, Schlaganfälle, metabolische Entgleisungen, postoperative Zustände etc. Sie sind nicht von den Klassifikationen erfasst. Da sie jedoch häufig sind und aus therapeutischer Sicht immer wieder Unsicherheiten bezüglich der Therapiedauer auftreten, sollen sie hier als eigene Entität erwähnt werden (Kwan u. Wood. 2010, Leung et al. 2010).

■ Diagnostik

▶ **Erster epileptischer Anfall:** Ein epileptischer Anfall ist zunächst eine unspezifische Reaktion des zentralen Nervensystems auf einen internen oder externen Reiz. Beim Patienten kann er erhebliche soziale Auswirkungen haben. Da hier in der Regel die Weichen für weitreichende Konsequenzen gestellt werden, ist an dieser Stelle eine besonders sorgfältige Diagnostik indiziert, ob es sich tatsächlich um ein epileptisches Ereignis gehandelt hat. Prinzipiell müssen folgende Fragen geklärt werden:
1. Handelt es sich um einen epileptischen Anfall?
2. Hat dieser Anfall eine primär behandlungsbedürftige Ursache?
3. Handelt es sich bei dem Anfall um einen akut symptomatischen Anfall?
4. Ist der erste Anfall bereits Beginn einer Epilepsie?
5. Lässt sich bereits der erste Anfall einem Epilepsiesyndrom zuordnen?

Die wichtigsten **Differenzialdiagnosen** zu einem epileptischen Ereignis sind psychogene nicht epileptische Anfälle, (konvulsive) Synkopen und bei Anfällen aus dem Schlaf im höheren Lebensalter REM-Schlaf-Verhaltensstörungen (▶ Tab. 1.3).

Da gerade beim ersten Anfall oft nur wenige Informationen über den Ablauf vorliegen, sollte durch das Abfragen charakteristischer Symptome und postiktualer Phänomene die Zuordnung erfolgen, die dann durch technische Untersuchungen weiter bestätigt oder widerlegt wird (▶ Abb. 1.1).

Eines der wichtigsten Phänomene, das auch von Laien gut wiedergegeben werden kann, betrifft die Augen

Erster epileptischer Anfall und Epilepsien im Erwachsenenalter

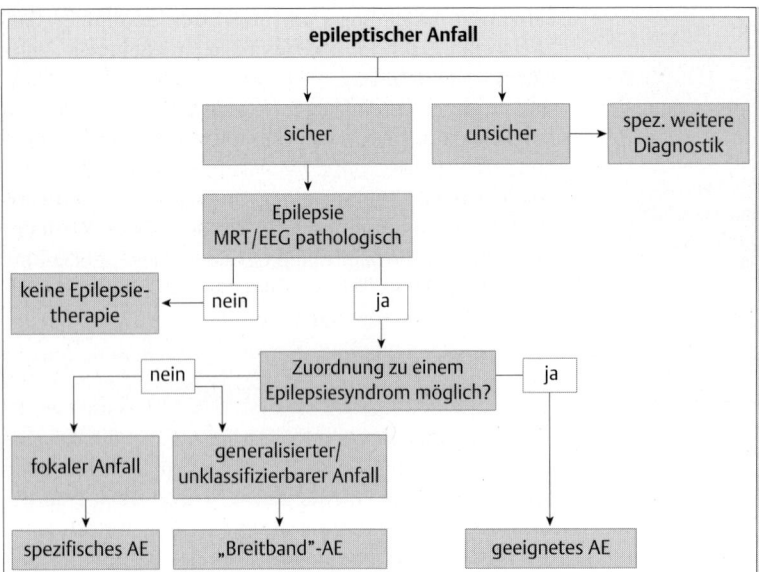

Abb. 1.1 Algorithmus für das diagnostische Vorgehen beim ersten epileptischen Anfall. AE = Antiepileptikum.

Tab. 1.3 Wichtige iktuale Phänomene zur Differenzialdiagnose anfallsartiger Störungen.

Differenzialdiagnose bei anfallsartigen Störungen

Epileptischer Anfall
- Augen offen, starr, leer oder verdreht
- Dauer: < 2 Minuten
- höchst unterschiedliche Anfallsphänomene (oft konstant von Anfall zu Anfall)
- Reorientierung postiktual variabel – oft verlangsamt
- bei tonisch-klonischen Anfällen Muskelkater am Folgetag

Psychogener nicht epileptischer Anfall
- Augen oft geschlossen („wie schlafend", u. U. zugekniffen)
- Dauer: oft > 2 Minuten
- variable Anfallsphänomene von Anfall zu Anfall
- häufig atonisch
- oft verzögerte Reorientierung mit Gedächtnislücke für das Ereignis

(Konvulsive) Synkope
- Augen offen, nach oben verdreht
- asynchrone Myoklonien und variable Abläufe
- oft: Armbeugung, Beinstreckung, rasche Reorientierung (< 1 Minute)

REM-Schlaf-Verhaltensstörung
- Augen geschlossen
- in der zweite Nachthälfte
- oft jede Nacht
- Unruhe, periodisch, mit komplexen Handlungen und Bewegungen, oft wiederholt („an- und abschwellende" Phänomenologie)
- nach dem Wecken (unmittelbar) Traumerinnerung

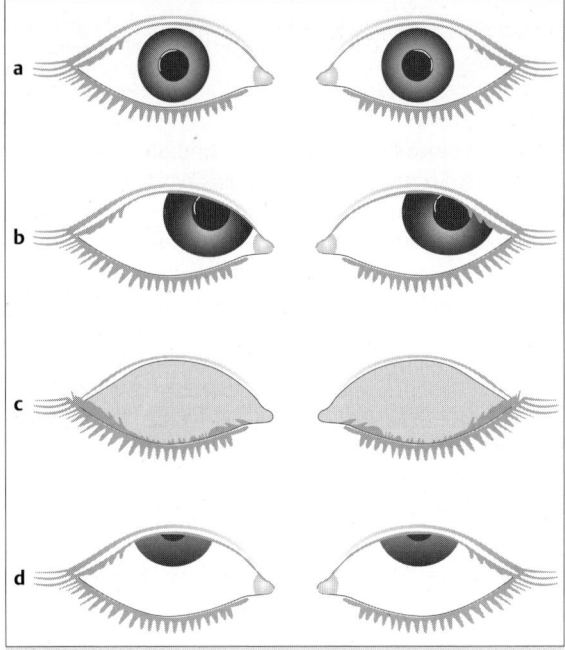

Abb. 1.2 Augenstellung bei anfallsartigen Störungen: a = temporaler Anfall, b = extratemporaler Anfall, c = psychogener nicht epileptischer Anfall, d = Synkope.

Bildgebende Untersuchungen

Da ein epileptisches Ereignis (erstes) Symptom einer neurologischen Erkrankung sein kann, ist neben der klinisch-neurologischen Untersuchung die Suche nach einer strukturellen Veränderung im Gehirn mittels Magnetresonanztomografie (MRT) zwingend. Das **MRT** sollte nach den Empfehlungen in ▶ Tab. 1.4 durchgeführt werden. Entwickelt sich eine chronische Epilepsie ohne Anfallsfreiheit, sollte bei fehlender Auffälligkeit (kryptogene Epilepsie) das MRT in mehrjährigen Abständen, unter Umständen auch in einer speziellen Einrichtung wieder-

(▶ Tab. 1.3, ▶ Abb. 1.2). Finden sich bei einem Anfallsereignis (aus dem Wachen) geschlossene Augen, muss die epileptische Natur des Ereignisses über die Anamnese hinaus bewiesen werden (Beweislastumkehr, Video-Doppelbildaufzeichnung).

Tab. 1.4 Empfehlung für die Durchführung eines MRT beim ersten epileptischen Anfall (Minimalanforderung unter epileptologischen Gesichtspunkten).

Wichtung	Ebene	Orientierung
T1	sagittal	Standard
T2 – TSE	axial	Standard
FLAIR	axial/koronar	Standard
T1	koronar	Standard
T2 – TSE	koronar	temporal anguliert

Schichtdicke: 4 mm und kleiner; Kontrastmittel beim Vorliegen einer Läsion

holt werden, da Läsionen die Perspektive des Patienten in Richtung chirurgische Therapie verbessern.

Die Anforderungen an die Bildgebung in der Epileptologie sind bei fokalen Epilepsien besonders hoch. Dazu kommen computerisierte Nachbearbeitungen, die insbesondere bei kortikalen Missbildungen (z. B. kortikalen Dysplasien) wesentlich zum Auffinden beitragen können (Huppertz et al. 2008).

Das **cCT** kann in Notfällen und bei unklaren Läsionen oder läsionsfreien Patienten ergänzend sinnvoll sein, um unter anderem intrakranielle Blutungen und Verkalkungen zu identifizieren.

EEG

Das EEG ist der einzige direkte Hinweis auf pathologisch entladende Neuronenverbände und kann bei einem Patienten mit epileptischen Anfällen bei der Zuordnung zu einem Epilepsiesyndrom helfen, ist aber alleine nicht geeignet, um eine Epilepsie zu belegen oder auszuschließen. Die Epilepsie kann nur klinisch durch den Beleg von Anfällen diagnostiziert werden. Die Beschreibung von EEG-Befunden sprengt den Rahmen dieser Darstellung. Bei unklaren Ereignissen sollte man sich vergegenwärtigen, dass die Aussicht auf den Nachweis epilepsietypischer Potenziale nach 4 unauffälligen Routine-EEG-Ableitungen so gering ist, dass auf weitere solcher Ableitungen verzichtet werden kann und eine weiterführende EEG-Diagnostik erwogen werden sollte. Spezielle EEGs wie Schlaf- und Schlafentzugs-EEGs sowie das mobile Langzeit-EEG sollten dann durchgeführt werden, wenn die Untersuchung einen diagnostischen Informationsgewinn ermöglicht. Bei Kindern und Jugendlichen mit spezifischem fokalem EEG-Befund kann z. B. ein Schlaf-EEG zur eindeutigen Diagnose einer benignen Partialepilepsie führen. Bei einer idiopathischen generalisierten Epilepsie mit unauffälligem Standard-EEG kann sich spezifische Aktivität im Sinne von 3/s Spike-Wave-Aktivität im Schlafentzugs-, Schlaf- oder Langzeit-EEG zeigen. Beim Vorhandensein von 3/s Spike-Wave-Abläufen im Routine-EEG kann allerdings auch ein dann unnötiges Schlafentzugs-EEG zum Auftreten eines tonisch-klonischen Anfalls führen. In unklaren Fällen anfallsartiger Störungen sollte zur Diagnosesicherung eine Aufzeichnung des Phänomens selbst zusammen mit dem EEG im Sinne einer Video-Doppelbildaufzeichnung durchgeführt werden.

Aufzeichnungen (Gesicht) mit privaten Videokameras oder mit Mobiltelefonen sind hilfreich, oft aber qualitativ nicht ausreichend. Die Konfrontation von Augenzeugen mit Videoaufzeichnungen typischer zur differenzialdiagnostischen Debatte stehender iktualer (iktaler) Phänomene kann ggf. wesentlich zur richtigen Diagnose beitragen.

Eine Syndromzuordnung nach einem ersten Anfall ist nur dann möglich, wenn spezifische Befunde im EEG (z. B. generalisierte Spike-Wave-Muster) vorliegen oder ein für ein bestimmtes Syndrom charakteristischer MRT-Befund (z. B. Ammonshornsklerose) erhoben werden kann. Ein tonisch-klonischer generalisierter Anfall oder „Absencen" als isoliertes Phänomen reichen für die Syndromzuordnung nicht aus. Umgekehrt müssen auffällige EEG- und MRT-Befunde im pathophysiologischen Kontext des Einzelfalls sinnvoll sein und dürfen nicht isoliert die Diagnose und Klassifikation einer Epilepsie bestimmen.

Sowohl ein spezifischer EEG-Befund als auch eine zusätzliche MRT-Veränderung, die potenziell epileptogen ist und sich im individuellen Fall sinnvoll syndromatologisch einordnen lässt, können bei einem Anfall als Argument für den Beginn einer Epilepsie gewertet (siehe Definition) und in therapeutische Konsequenzen umgesetzt werden, weil die Wahrscheinlichkeit weiterer Anfälle innerhalb der nächsten Monate hoch ist. Hier muss ein zweiter Anfall für eine medikamentöse Therapie nicht abgewartet werden (Kim et al. 2006).

Laboruntersuchungen

Laboruntersuchungen (Liquordiagnostik) nach dem ersten Anfall dienen bei entsprechendem Verdacht (Enzephalitis etc.) der Diagnostik der anfallsauslösenden Grunderkrankung. Die Vorgehensweise ist dort beschrieben. Unter den Laborparametern ist lediglich die Kreatinkinase (CK) weithin hilfreich bei der Frage der Einordnung eines Ereignisses als epileptisch (tonisch-klonischer Grand mal). 24–48 Stunden nach einem Grand mal können sich CK-Erhöhungen von bis zu > 1000 U/l zeigen. Prolaktinbestimmungen zum Beleg oder Ausschluss epileptischer Anfälle sollten Spezialeinrichtungen vorbehalten sein, da falsch positive und falsch negative Befunde schwierig zu bewerten sind (Chen et al. 2005).

■ Therapie

Allgemeine Empfehlungen

Nach dem ersten Anfall kann, nach mehreren Anfällen sollte eine Therapie der Epilepsie begonnen werden, da von einer chronischen Anfallsdisposition ausgegangen werden muss. Das Unterlassen einer Therapie steigert das Gefährdungsrisiko. Ausnahme sind sehr seltene Anfälle

(< 2 pro Jahr) oder klinisch geringfügige, die Lebensqualität wenig belastende Anfälle bei einer über einen längeren Zeitraum berechenbar stabilen Gesamtsituation. Hier muss der Nutzen gegen das Risiko einer Therapie auch unter Compliance-Gesichtspunkten abgewogen werden.

Medikamentöse Therapie

Entgegen ihrer Bezeichnung wirken die sog. Antiepileptika nicht antiepileptisch im eigentlichen Sinn, d. h., sie beeinflussen den Prozess der zugrunde liegenden Epilepsie nicht. Sie sind vielmehr „Anfallsblocker" und erhöhen damit die „Schwelle" des Gehirns für das Auftreten von Anfällen bei dem gegebenen chronischen Zustand mit erniedrigter „Schwelle". Das bedeutet, dass eine pharmakologische Therapie nicht als kurativ angesehen werden kann und Antiepileptika besser als Antikonvulsiva bezeichnet werden sollten. Wird die Therapie bei nach wie vor gegebener Epileptogenität (Nachweis durch eine epileptogene Läsion im MRT und/oder spezifisch pathologische EEG-Aktivität) beendet, sind häufig Anfallsrezidive zu erwarten. Insgesamt stehen mehr als 20 Medikamente zur Anfallsbehandlung zur Verfügung (▶ Tab. 1.5).

In Gruppe I finden sich die zurzeit häufig eingesetzten Antikonvulsiva, in Gruppe II Benzodiazepine, die eher zur Akuttherapie geeignet sind, und in Gruppe III Antikonvulsiva, die in Kombination oder nur selten eingesetzt werden bzw. speziellen Indikationen vorbehalten sind.

Ersttherapie

Die Auswahl der Medikamente in der Ersttherapie ist nicht ganz einfach. Prinzipiell gilt Folgendes: Bei fokalen Epilepsien haben alle Medikamente der Gruppe I – mit Ausnahme von Gabapentin – eine vergleichbare Wirksamkeit auf die Anfallskontrolle (für Zonisamid liegen noch keine Monotherapie-Daten in Europa vor). Bei generalisierten oder unklassifizierbaren Epilepsien sind **Valproat** und **Topiramat** wirksamer als **Lamotrigin**. Dies wurde durch eine umfangreiche Untersuchung bestätigt (SANAD-Studie; Marson et al. 2007a, Marson et al. 2007b). Medikamente gegen fokale Anfälle können sogar generalisierte Anfälle provozieren. Die Auswahl, welches Medikament nun eingesetzt werden kann, ist auf der Basis der bisher erstellten Leitlinien schwierig (French et al. 2004a, French et al. 2004b, French et al. 2004c, Beghi et al. 2006, Glauser et al. 2006). Es muss individuell für jeden Patienten eine Entscheidung getroffen werden, da neben der oben erörterten Wirksamkeit weitere Kriterien wie Verträglichkeit, Sicherheit, Pharmakokinetik, Preis und spezifische Patientenbedürfnisse (Komedikation, Übergewicht etc.) mit eingehen.

Erwachsene Patienten können mit dem ersten Medikament zu 50 % und mit Änderungen der Medikamente in weiteren 20 % der Fälle anfallsfrei werden. Da nur etwa die Hälfte aller anfallsfreien Patienten auch nach geplantem Absetzen der Medikamente anfallsfrei bleibt, müssen etwa 60 % aller Patienten lebenslang ein Epilepsiemedikament einnehmen. Daher sind negative Langzeiteffekte, die naturgemäß in den meist kurzen Studien nicht berücksichtigt werden können, von großer Bedeutung. Besonders beeinträchtigend ist hier potenziell die deutliche Enzyminduktion der sogenannten klassischen Antiepileptika wie z. B. **Carbamazepin**, **Phenytoin** und **Phenobarbital**. Die permanente Enzyminduktion wirkt sich nicht nur negativ auf den Knochenstoffwechsel und die oralen Kontrazeptiva aus, sondern kann für die Patienten dann lebensbedrohlich werden, wenn andere wichtige Medikamente wie Steroide, Marcumar, Zytostatika oder Immunsuppressiva eingenommen werden müssen (Relling et al. 2000, Sheth u. Harden 2007). Über eine Metabolismusbeschleunigung müssen teilweise kritische Wirksamkeitseinschränkungen der oft lebenswichtigen Medikamente in Kauf genommen werden.

Gegen den frühzeitigen Einsatz von Enzyminduktoren sprechen auch neue Publikationen, die zeigen, dass die Werte von Lipiden, Homocystein und C-reaktivem Protein beim Wechsel von Enzyminduktoren zu Nicht-Enzyminduktoren abfallen (Mintzer et al. 2009). Auch können Enzyminduktoren zu einem kritischen Vitaminmangel führen (Linnebank et al. 2011).

Diese Aspekte können bei Studien zur Wirksamkeit und Sicherheit von Antiepileptika oft nicht berücksichtigt werden. Daher sind bei gleicher Wirksamkeit der in Gruppe I genannten Antiepileptika, sofern sie eine Zulassung zur Ersttherapie haben, Medikamente nach den Bedürfnissen der Patienten – nämlich Verträglichkeit und Beeinflussung von Komorbiditäten – und unter Berücksichtigung einer Langzeittherapie zu bevorzugen. Hierzu gehören **Lamotrigin** und **Levetiracetam**, bei denen Wirkungsgleichheit zu Carbamazepin nachgewiesen wurde (Brodie et al. 2007, Marson et al. 2007a, Marson et al. 2007b). Beide Substanzen provozieren in der Regel bei idiopathischen generalisierten Epilepsien keine Anfälle. Allerdings wurde unter Lamotrigin beim Dravet-Syndrom, aber auch bei juveniler myoklonischer Epilepsie, eine gelegentliche Zunahme myoklonischer Anfälle beschrieben. Levetiracetam wird darüber hinaus – mit Ausnahme einer nicht hepatischen Hydrolyse – nicht metabolisiert und muss nicht langwierig aufdosiert werden. Es verursacht keine idiosynkratischen Hautreaktionen und führt nicht zu störenden Interaktionen. Das insgesamt geringe Risiko psychiatrischer Nebenwirkungen ist allerdings zu beachten. Diese Substanz hat insgesamt im Vergleich zu den klassischen Antikonvulsiva erhebliche Vorteile in der täglichen Therapie.

Bei generalisierten und unklassifizierbaren Epilepsien weist die SANAD-Studie hinsichtlich des Wirksamkeits-/Nebenwirkungsprofils eine Überlegenheit der **Valproinsäure** gegenüber Topiramat und Lamotrigin auf. Die Unterschiede zu Topiramat liegen nicht in der Wirksamkeit, sondern in der besseren Verträglichkeit von Valproinsäure. Als Empfehlung gilt hier, wenn möglich unter Berücksichtigung aller individuell wesentlichen Gesichtspunkte, Valproinsäure auch weiterhin als Erstmedikation einzusetzen.

Tab. 1.5 Medikamente zur Anfallskontrolle.

	Substanzname	Kürzel	Erste Zieldosis	Maximaldosis*	Titrationsgeschwindigkeit	Interaktionspotenzial	Zulassung
I	Carbamazepin +	CBZ	600 mg/d	1600 mg/d	m	+	MT, FE
	Gabapentin (+)	GBP	900 mg/d	3600 mg/d	s	–	MT, FE
	Lacosamid***	LCM	200 mg/d	400 mg/d	s – m	(–)	Add-on, FE
	Lamotrigin**	LTG	100 mg/d	600 mg/d	l	(–)	MT, FE, IGE
	Levetiracetam***	LEV	1000 mg/d	4000 mg/d	s	–	MT, FE, IGE (Add-on)
	Oxcarbazepin**** +	OXC	900 mg/d	2400 mg/d	m	(+)	MT, FE
	Phenobarbital	PB	100 mg/d	300 mg/d	l	+	MT, FE, IGE
	Phenytoin*** +	PHT	200 mg/d	400 mg/d	s – m	+	MT, FE
	Pregabalin	PGB	300 mg/d	600 mg/d	s	–	Add-on, FE
	Topiramat	TPM	100 mg/d	400 mg/d	m – l	(–)	MT, FE, IGE
	Valproat***	VPA	750 mg/d	2000 mg/d	m	+	MT, FE, IGE
	Zonisamid	ZON ZNS	200 mg/d	500 mg/d	l	–	MT, FE
II	Clobazam	CLB	15 mg/d	30 mg/d	s	–	FE, IGE
	Clonazepam***	CLZ CZP	2 mg/d	6 mg/d	s	–	FE, IGE
	Lorazepam***	LZP	1 mg	– 5 mg	s	–	Akuttherapie
III	Acetazolamid	AZA	250 mg/d	1000 mg/d	s	(–)	Add-on
	Bromid	Br	1000 mg/d	4000 mg/d	l	(–)	MT, IGE
	Eslicarbazepinacetat	ESC ESL	800 mg/d	1200 mg/d	s – m	(+)	Add-on, FE
	Ethosuximid	ESM	1000 mg/d	2000 mg/d	m	(–)	MT, (nur Absencen)
	Felbamat	FBM	1200 mg/d	3600 mg/d	l	+	MT, nur LGS
	Fosphenytoin***		1200 mg/d	angepasst	–	+	Status epilepticus
	Mesuximid	MSM	600 mg/d	1200 mg/d	l	+	MT, IGE, FE (Add-on)
	Perampanel	PER	4 mg/d	12 mg/d	m – l	(+)	Add-on, FE
	Primidon	PRM	750 mg/d	1500 mg/d	l	+	MT, FE, IGE
	Retigabin §	RTG	600 mg/d	1200 mg/d	m	(–)	Add-on, FE
	Rufinamid	RUF	1000 mg/d	3200 mg/d	m	+	Add-on, LGS
	Stiripentol*****	STP	50 mg/kg KG/d		m – l	+	Add-on (nur SMEI)
	Sultiam	STM	200 mg/d	400 mg/d	s	+	Add-on, FE
	Tiagabin	TGB	15 mg/d	30 mg/d	l	–	Add-on, FE
	Vigabatrin (+)	VGB	2000 mg/d	4000 mg/d	l	+	Add-on, FE

MT = Monotherapie, Add-on = Zusatztherapie (Stand 1.1.2011), FE = fokale Epilepsie, IGE = idiopathische generalisierte Epilepsie, LGS = Lennox-Gastaut-Syndrom, SMEI = Severe Myoclonic Epilepsy in Infancy
Titration: l = langsame Titrationsgeschwindigkeit, m = mittlere Titrationsgeschwindigkeit, s = sehr rasche Titration möglich
* Höhere Dosis bei guter Verträglichkeit möglich. Einige der hier als Obergrenze angegebenen Dosen liegen oberhalb der in Deutschland, Luxemburg, Österreich und der Schweiz zugelassenen Bereiche. Daher bedeutet dies eine „off label"-Therapie.
** Kombination mit VPA (Enzymhemmer): besondere Vorsicht; Kombination mit Enzyminduktoren: Dosisverdopplung möglich.
*** Intravenös verfügbar (Fosphenytoin ist in Deutschland und in der Schweiz zugelassen, aber nicht im Handel)
**** Die retardierte Form ist besser verträglich.
***** Wenn die Anfälle mit Clobazam und Valproat nicht ausreichend kontrolliert werden können.
§ z. Zt. in Deutschland nicht verfügbar, Bezug nur über das Ausland möglich
+ Substanz kann Anfälle bei idiopathischer generalisierter Epilepsie provozieren.

In einer neuen Vergleichsstudie mit **Ethosuximid**, Valproat und Lamotrigin bei der Absence-Epilepsie des Schulalters (Childhood Absence Epilepsy, im angloamerikanischen Sprachraum bereits ab einem Alter von ca. 4 Jahren) zeigte sich, wie erwartet, eine überlegene Wirksamkeit von Ethosuximid und Valproat bei der Behandlung von Absencen in diesem Syndrom. Ethosuximid war hinsichtlich des Nebenwirkungsprofils Valproat überlegen (Glauser et al. 2010).

Nach klinischen Erfahrungen ist Ethosuximid auch ein sinnvolles Add-on-Präparat bei der Behandlung von Absencen bei anderen idiopathischen generalisierten Epilepsien. Obwohl nicht zugelassen, gibt es gute Erfahrungen für Levetiracetam bei „reiner" juveniler myoklonischer Epilepsie in der Monotherapie (Sharpe et al. 2007, Specchio et al. 2008).

Umsetzen auf ein zweites Medikament

Ist die Ersttherapie, wie bei < 50% der Patienten, nicht erfolgreich, erfolgt eine vollkommene Umsetzung auf ein zweites antiepileptisches Medikament. Natürlich bedeutet dies, dass in der klinischen Praxis üblicherweise ein zweites, später als alternative Monotherapie geplantes Medikament in die Therapie eingeführt wird. Im individuellen Fall ist denkbar und möglich, dass dann eintretende Anfallsfreiheit die Fortsetzung der Kombinationstherapie nahelegt, wenn dies der Patient wünscht. Erst dann sollten Zweifachtherapien oder gar Polytherapien eingesetzt werden. Die Umsetzung auf ein zweites Medikament hat bei nicht ausreichender Wirkung der Ersttherapie eine Erfolgschance von etwa 10–15%. Neuere, allerdings kleinere Studien deuten die Möglichkeit an, dass auch bei anscheinend pharmakoresistenten Patienten durch den Einsatz weiterer (moderner) Antikonvulsiva noch eine 10–15%ige Chance besteht, Anfallsfreiheit zu erreichen (Callaghan et al. 2007, Luciano u. Shorvon 2007).

Insgesamt ist jedoch die Perspektive eines Austausches von Medikamenten bei schwer behandelbaren Epilepsien (ca. ein Drittel aller Epilepsien) gering. Eine Metaanalyse der Zugabe moderner Antiepileptika in placebokontrollierten Studien zeigt 8% Anfallsfreiheit gegenüber 2% bei Placebo (Beyenburg et al. 2010). Eine Metaanalyse auf der Basis klinischer Erfahrung wird allerdings den spezifischen Anforderung dieser komplexen Therapien nicht gerecht. Detaillierte pharmakologische Kenntnisse der Antiepileptika helfen, bei Kombinationstherapien Nebenwirkungen zu vermeiden und den klinischen Nutzen einer neuen Substanz voll auszuschöpfen. Insbesondere pharmakodynamische Nebenwirkungen verhindern dies. Hier empfiehlt sich die sogenannte 1½-Therapie. Dies bedeutet, dass spätestens bei Nebenwirkungen einer Kombinationstherapie nicht das hinzugegebene, sondern das bereits vorhandene Medikament um bis zu 50% herabdosiert wird.

Einsatz generischer Antiepileptika

Einsparungen im Gesundheitswesen erzwingen zunehmend den Ersatz des Originalpräparats. Die zulässige Spannbreite der Schwankung der Bioverfügbarkeit gegenüber dem Originalpräparat beträgt 25% nach oben und 20% nach unten (Bialer 2007). Schwankungsbreiten von 10–20% kommen bei vielen Patienten bei Mehrfachmessungen und wechselndem Einnahmezeitpunkt eines Medikamentes vor. Fallberichte zeigen allerdings, dass eine langjährige Anfallsfreiheit durch den Wechsel von einem Originalpräparat auf ein Generikum beendet wurde. Im Einzelfall muss daher dieses Risiko abgeschätzt und der Nutzen gegen das Risiko abgewogen werden, da der Arzt für die Medikamentenentscheidung auch die juristische Verantwortung trägt und dies auch auf dem Rezept durchsetzen kann („aut idem"-Kreuz; Haeney u. Sander 2007, Krämer et al. 2007). Es muss die besondere Situation der Epilepsie berücksichtigt werden, bei der das Symptom Anfall selten, u.U. mit deutlicher Verzögerung, dann aber oft schwerwiegend in Erscheinung tritt (Fahrtauglichkeit).

Ein permanenter Wechsel zwischen verschiedenen generischen Präparaten ist aus den oben genannten Gründen für Anfallspatienten als kritisch anzusehen, da Blutspiegelschwankungen der Substanz von bis zu 45% möglich sind. Die Leitlinienempfehlung zum Einsatz von Generika in der Epilepsietherapie lautet daher:

Eine Ersteinstellung auf generische Präparate ist prinzipiell möglich, ein Wechsel sollte vor allem bei anfallsfreien Patienten vermieden werden. Ein Umsteigen vom Originalpräparat kann diskutiert werden. Hier ist über eine Medikamentenanamnese in Betracht zu ziehen, wie schwierig oder leicht es war, den Patienten einzustellen. Keinesfalls dürfen aus Kostengründen die Anfallsfreiheit und die wiedergewonnenen sozialen Vorteile eines Patienten gefährdet werden, was z.B. mit einem Verlust der Fahrtauglichkeit einhergehen würde. Hier bestehen u.U. auch Haftungsansprüche gegenüber dem Arzt oder dem Apotheker. Zudem ist der Arzt verpflichtet, den Patienten über das Risiko jedes Medikamentenwechsels aufzuklären; das schließt den Wechsel vom Original zum Generikum (und umgekehrt) ein.

Neben dem oben aufgeführten Problem wird durch wirtschaftliche Analysen deutlich, dass Generika wegen der Folgekosten (Krankenhausaufenthalte, Notfallversorgung) häufig nicht den erwünschten Einspareffekt haben (Steinhoff et al. 2009, Elger u. Gaudig 2010, Helmers et al. 2010).

Pharmakotherapie bei speziellen Patientengruppen

Ältere Patienten

Jenseits des 60. Lebensjahres beginnen ein Drittel aller Epilepsien. Die Behandlung mit Antiepileptika ist durch Veränderungen der Pharmakokinetik und Pharmakodynamik in dieser Patientengruppe besonders nebenwirkungsreich. Es liegen wenige Studien mit ausreichender Patientenzahl vor. Die Studie von Rowan et al. (2005) zeigt, dass nicht retardiertes Carbamazepin in dieser Altersgruppe im Vergleich zu Lamotrigin und Gabapentin schlechter vertragen wird. Ein Unterschied in der Wirksamkeit zwischen diesen 3 Substanzen konnte nicht erfasst werden. Retardiertes Carbamazepin hatte in einer europäischen Studie geringere Nachteile im Vergleich zu Lamotrigin (Saetre et al. 2007). Neben Gabapentin und Lamotrigin ist Levetiracetam aus pharmakologischen Überlegungen heraus eine weitere sinnvolle, gut verträgliche Substanz (Werhahn et al. 2011). Kleine Studien zeigen, das Valproat bei älteren Patienten ebenfalls gut einsetzbar ist. Grundsätzlich gilt in dieser Altersgruppe der Grundsatz „low and slow", d. h. eine niedrige erste Zieldosis und langsame Titration.

Eine Besonderheit stellen alt werdende Epilepsiepatienten dar. Bei ihnen wird die über Jahre eingenommene Substanz, auch wenn dies z. B. Phenobarbital ist, oft gut vertragen. Ein Umsetzen auf theoretisch besser verträgliche Substanzen sollte daher gründlich überlegt werden, da es häufig zu erneuten Anfällen kommt.

Oxcarbazepin ist in dieser Altersgruppe problematisch, da häufig Diuretika eingesetzt werden und die Hyponatriämie, die ohnehin eine häufige Begleiterscheinung dieser Therapie ist, dabei ein besonderes Problem darstellt. Dies gilt vermutlich auch für Eslicarbazepinacetat.

Patienten mit kognitiven Einschränkungen

Bei intelligenzgeminderten Menschen besteht eine hohe Prävalenz von epileptischen Anfällen. Die Lebensqualität kann durch Unfälle und Nebenwirkungen von Medikamenten erheblich eingeschränkt sein. Darüber hinaus ist die Sterblichkeit erhöht. Bei diesen Patienten kann die Unterscheidung zwischen epileptischen Anfällen, Verhaltensauffälligkeiten und Bewegungsstörungen besonders schwierig sein, da die Kommunikation mit dem Patienten erheblich eingeschränkt ist. Neben einer besonders intensiven Anamnese, die die Betreuungspersonen mit einschließt, sind unter Umständen spezielle diagnostische Methoden wie Video-EEG-Doppelbildaufzeichnung zur differenzialdiagnostischen Einordnung erforderlich. Bei der Behandlung von Menschen mit kognitiver Einschränkung und Epilepsie sollte ausreichende Zeit für die Konsultation vorhanden sein. Die Betreuer sind in die Beratung und die Therapie der Epilepsie einzubeziehen. Informationen über das Krankheitsbild und die Behandlung sollten in nachvollziehbarer Weise für Betroffene und Betreuer übermittelt werden. Zu beachten ist der Umstand, dass Verhaltensauffälligkeiten, die durch „neue" Medikamente ausgelöst wurden, auch nur Ausdruck eines erhöhten Umweltinteresses des betroffenen Patienten sein können, der mit einem erhöhten und für den Betreuer manchmal belastenden Überwachungsbedarf einhergeht. Intelligenzgeminderte Menschen mit Epilepsie stellen ein besonderes Behandlungsproblem dar, da sie oft schwer einstellbar sind und Nebenwirkungen schwierig einzuschätzen sind. Darüber hinaus ist zum einen die Kommunikationsfähigkeit für Beschwerden bei Nebenwirkungen eingeschränkt und zum anderen zeigen sie epilepsie- und medikamentenunabhängig Verhaltensauffälligkeiten, die durch Antiepileptika verstärkt, aber auch erst ausgelöst werden können. Dazu kommt, dass vor allem Erwachsene auf Medikamente seit ihrer Kindheit eingestellt sind, die heute Medikamente der zweiten Wahl wären (z. B. Primidon, Phenobarbital, Phenytoin). Auf der Basis von kontrollierten Studien gibt es keine wirklichen Empfehlungen. Empfohlene Regeln könnten sein:

1. Anfallsfreie Patienten sollten nur dann auf „neue" Antiepileptika eingestellt werden, wenn Verhaltensauffälligkeiten oder andere Nebenwirkungen sicher medikamentös bedingt sind.
2. Der Einsatz von Levetiracetam kann zu kritischen Verhaltensauffälligkeiten führen und ist daher mit besonderer Vorsicht vorzunehmen (Rücksprache mit dem Betreuer). Allerdings kann die Umstellung auch zu Verbesserungen führen (Helmstaedter et al. 2008).

Patientinnen

Informationen über **Kontrazeption** sollten jungen Frauen mit Epilepsie frühzeitig – möglichst vor Beginn der sexuellen Aktivität – vermittelt werden; dabei ist vor allem die Aufklärung über die Wechselwirkungen von (enzyminduzierenden) Antikonvulsiva und hormoneller Kontrazeption („Pille") wichtig. Prinzipiell gehören alle enzyminduzierenden Antiepileptika dazu (vgl. ▶ Tab. 1.5, Interaktionspotenzial). Zu berücksichtigen ist auch, dass der Einsatz der „Pille" durch ihre enzyminduzierenden Eigenschaften (auf die Glukuronidierung) auch zur Clearancesteigerung (Wirksamkeitsreduktion) von bestimmten Antikonvulsiva (z. B. Lamotrigin) führt und damit eine bestehende Anfallsfreiheit gefährden kann (Sabers 2008). Der Arzt ist verpflichtet, hierüber aufzuklären.

Die (geplante) **Schwangerschaft** von Epilepsiepatientinnen führt zu einem erheblichen Aufklärungsbedarf. Neben der genetischen Komponente, die ggf. durch eine genetische Beratung geklärt werden muss, sind es vor allem die Anfälle in der Schwangerschaft und die Auswirkungen der eingenommen Medikamente auf das ungeborene Kind, die der Mutter Sorgen bereiten. Der teratogene Effekt von Antiepileptika wird in zahlreichen Schwangerschaftsregistern dokumentiert. Eine sehr solide Datensammlung liegt mit dem britischen Schwangerschaftsregister vor, das in der letzten Publikation 3.607 Fälle erfasst hat (Morrow et al. 2006). Hier liegt die Rate für größere kongenitale Malformationen bei 4,2 % Für die gesunde Normalbevölkerung wird eine Missbildungsrate zwischen 2 und 4 % – bei genaueren Untersuchungen auch deutlich mehr – angenommen (Queisser-Luft et al. 2002). Die Missbildungsrate für eine Monotherapie liegt bei 3,7 % und die Missbildungsrate für Frauen mit Epilepsie, die kein Antiepileptikum während der Schwangerschaft einnehmen, bei 3,5 %. Die Missbildungsraten bei niedrig dosierter Monotherapie stellen daher keinen zahlenmäßig bedeutenden Faktor dar. Zu berücksichtigen ist, dass für die meisten neueren Substanzen keine ausreichenden Zahlen für eine endgültige Beurteilung vorliegen. Einzige Ausnahme ist die höher dosierte Therapie mit Valproinsäure. Hier ist die eindeutige Empfehlung, eine Valproinsäuretherapie unter 1000 mg Tagesdosis – möglichst in retardierter Form – anzustreben. Die gleichzeitige Gabe von Folsäure (5 mg/d; Wilson et al. 2007) ist empfehlenswert, obwohl bisher der schützende Effekt, genauso wie beim Einsatz retardierter Präparate, in keinem Schwangerschaftsregister für Epilepsiepatientinnen nachgewiesen werden konnte.

Die Empfehlungen der American Academy of Neurology und der American Epilepsy Society (Harden et al. 2009a, Harden et al. 2009b, Harden et al. 2009c) zur Beratung von epilepsiekranken Frauen gehen besonders auf teratogene Effekte der Valproinsäure ein, was zu einer gewissen „Verteufelung" der Substanz bei Frauen im gebärfähigen Alter geführt hat. Die aktuelle Datenlage lässt nur bei wenigen Schwangerschaftsregistern eine Unterteilung in eine höher dosierte und in eine niedrig dosierte Gruppe vornehmen (fehlende Power). Wenn diese Unterteilung gelingt, zeigt sich eine Dosisabhängigkeit (Morrow et al. 2006). Da Valproat bei vielen idiopathischen generalisierten Epilepsien unverzichtbar ist, gilt die obige Empfehlung der Niedrigdosis-Therapie.

Neben den teratogenen Effekten bestehen zunehmend eindeutige Hinweise, dass Valproat in der Schwangerschaft zu kognitiven Einschränkungen der Nachkommen führen kann (Meador et al. 2009). In dieser Studie werden die Leistungen (IQ) von Kindern im Alter von 3 Jahren verglichen, die in utero Valproat, Carbamazepin oder Lamotrigin exponiert waren. Eine dosisabhängige Reduktion des IQ zeigte sich nur bei Valproat. Damit gilt auch für diesen Bereich eine Niedrigdosis-Empfehlung. Eine Erhöhung der Dosis sollte hier bei Spiegelabfall während der Schwangerschaft – nach der 12. Woche – nicht erfolgen. Das Stillen hat keinen Einfluss auf den IQ der Kinder (Meador et al. 2010).

Auch tierexperimentell lässt sich bei hohen Dosen von Valproat ein negativer Effekt auf die Hirnentwicklung nachweisen, der auf einer negativen Auswirkung von Valproat auf die Zellteilung zurückzuführen sein dürfte (Frisch et al. 2009).

Eine aktuelle dänische Studie mit 1532 Kindern, die in utero Lamotrigin, Oxcarbazepin, Topiramat, Gabapentin oder Levetiracetam exponiert waren, zeigte kein gesteigertes Risiko von schwerwiegenden Geburtsdefekten, wobei die Fallzahlen vor allem bei Gabapentin und Levetiracetam sehr gering waren (Mølgaard-Nielsen u. Hviid 2011).

Zweiertherapien und Mehrfachtherapien insbesondere von Valproinsäure mit Lamotrigin sollten ebenso vermieden werden.

Wichtig ist hier eine intensive Aufklärung der Patientin, die besonders die folgenden 3 Punkte berücksichtigen sollte:
1. Teratogene Effekte entstehen nur bis zur 12. Schwangerschaftswoche.
2. Eine moderate Monotherapie stellt kein wesentlich erhöhtes Missbildungsrisiko für das Kind dar (spezielle Beratung bei Valproinsäure).
3. Durch Veränderungen der Eiweißbindung und der Enzyminduktion können die Medikamentenspiegel in der Schwangerschaft abfallen. Patientinnen, die in den letzten 9 Monaten vor der Schwangerschaft anfallsfrei waren, haben nur ein geringes Risiko, in der Schwangerschaft Anfälle zu bekommen (Harden et al. 2009a). Obwohl keine zuverlässigen Daten vorliegen, empfiehlt es sich bei Frauen, die sensibel mit Anfällen auf Blutspiegeländerungen reagieren, die Medikamentenspiegel nach der 12. Woche monatlich zu kontrollieren und an die Ausgangswerte anzupassen. Wann die Dosis nach der Entbindung wieder reduziert werden kann, ist unklar. Mit Spiegelkontrollen sollte sichergestellt werden, dass nach der Geburt – spätestens nach dem Abstillen – die Medikamentenkonzentration vor der Schwangerschaft erreicht wird.

Bei fehlender guter Beratung sind Complianceprobleme während der ganzen Schwangerschaft die Regel. Um in Zukunft noch bessere Daten zur Beratung von Epilepsiepatientinnen, die schwanger werden wollen, zu bekommen, sollten alle Schwangerschaften von Frauen mit Epilepsie dem europäischen Schwangerschaftsregister gemeldet und prospektiv erfasst werden (www.eurap.de).

Die Schwangerschaft selbst sollte vor allem bei Patientinnen, deren Epilepsie auf einen Spiegelabfall der Antikonvulsiva mit Anfällen reagiert, durch Blutspiegelbestimmungen ab der 20. Woche in 4-wöchigen Abständen begleitet werden. Eine Anpassung bei Abfällen der Serumkonzentration ist sinnvoll, wenn auch durch Studien nicht belegt. Geburt und Stillen sind unproblematisch.

Beratungsbedarf besteht oft beim entbindenden Gynäkologen, der gerne bei Epilepsiepatienten aus Angst vor Anfällen eine Sectio caesarea durchführt. Dies ist aus epileptologischer Sicht nicht indiziert. Ein zusätzlicher Anfallsschutz während der Geburt ist durch 10 mg Clobazam in 10–12-stündigen Abständen möglich.

Der Schlafentzug von Müttern in den ersten Lebensmonaten durch das Stillen ist nach Praxiserfahrungen kein Problem. Die Schlafstörungen können bei epilepsiekranken Vätern gelegentlich problematisch werden. Wichtig ist der Hinweis, dass epilepsiekranke Eltern beim Wickeln und Baden des Kindes für die Sicherheit des Kindes sorgen (Pennell et al. 2007).

Operative Therapie

Bei der operativen Therapie unterscheidet man resektive und nicht resektive Verfahren. Letztere sind nicht strukturentfernend und haben primär funktionelle Auswirkungen. Weiter abgegrenzt werden Stimulationsverfahren. Die ersten beiden Methoden sind in ▶ Abb. 1.3 dargestellt. In der Regel führen nur resektive Verfahren zur Anfallsfreiheit.

Resektive Verfahren

Die überwiegende Mehrzahl (ca. 60 %) der chirurgischen Eingriffe erfolgt im Schläfenlappen. Die Erfolgszahlen liegen in verschiedenen Publikationen hinsichtlich der An-

Epilepsiechirurgie	
Verfahren	Indikation
selektive Amygdala-Hippokampektomie 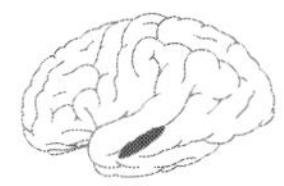	Amonshornsklerose oder andere pathologische Veränderungen im mesialen Schläfenlappen
angepasste Temporallappenresektionen 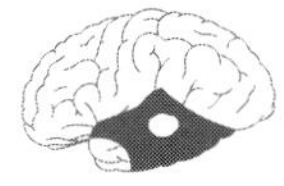	temporale Läsionen oder kryptogene Temporallappenepilepsie
Topektomie (Läsionektomie) 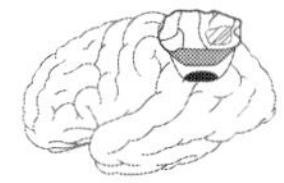	extratemporale Läsionen
Hemisphärektomie Hemisphärotomie 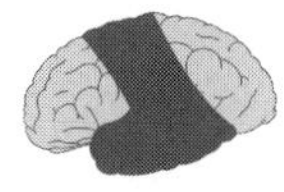	Hemisphärenläsionen oder -entzündungen
Topektomie + Transsektionen 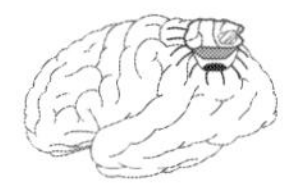	Läsionen in der Nähe eloquenter Hirnareale
subpiale Transsektionen 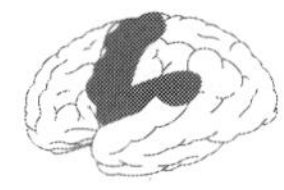	Läsionen in eloquenten Hirnarealen
isolierte Lobektomie 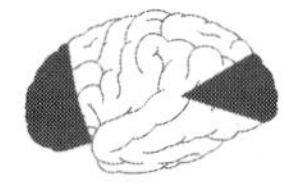	ausgedehnte Hirnläsionen (Missbildungen, Entzündungsfolgen)
Multilobektomie 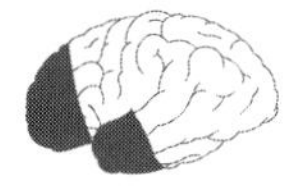	ausgedehnte Hirnläsionen (Missbildungen, Entzündungsfolgen)
Kallosotomie (2/3 – total) 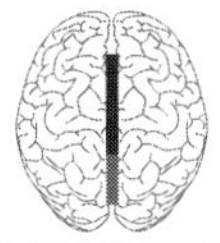	Sturzanfälle (Lennox-Gastaut-Syndrom)

Abb. 1.3 Schematische Darstellung der verschiedenen epilepsiechirurgischen Eingriffe mit Indikationsstellung.

fallsfreiheit bei über 60 %. Eine medikamentöse Therapie bei diesen Patienten führt in maximal 10–20 % zur Anfallsfreiheit (Téllez-Zenteno et al. 2007a). Die operativen Verfahren setzen eine prächirurgische Epilepsiediagnostik voraus. Neben der Herdlokalisation wird hier geprüft, ob die identifizierte anfallsgenerierende Struktur auch ohne zusätzliche neurologische und neuropsychologische Defekte entfernt werden kann. Die prächirurgische Epilepsiediagnostik kann überaus diffizil und aufwendig sein. Dies beginnt bei speziellen kernspintomografischen Untersuchungen, insbesondere bei den Patienten, die bisher als kryptogen galten, und endet bei hochdifferenzierten neuropsychologischen Testverfahren bis hin zu intrazerebralen Elektrodenimplantationen, iktualem SPECT und dem intrakarotidalen Amobarbitaltest. Die Entscheidung zum chirurgischen Eingriff erscheint bei Patienten mit im MRT sichtbaren Läsionen häufig zunächst einfach. Da der Eingriff primär der Anfallskontrolle dient, ist er aber ohne eine prächirurgische Epilepsiediagnostik abzulehnen. So ist z.B. die Registrierung mindestens eines typischen Anfalls hierfür notwendig, da in den Patientengruppen mit pharmakoresistenten Epilepsien mindestens 10–20 % auch oder sogar nur psychogene nicht epileptische Anfälle aufweisen (Reuber u. Elger 2003). Darüber hinaus sind die Folgen des Eingriffs, insbesondere im Bereich des Schläfenlappens für das Gedächtnis, nur nach spezieller Testung abschätzbar. Die Epilepsiechirurgie sollte speziellen Zentren vorbehalten sein, die über einen ausreichenden Erfahrungshintergrund verfügen (> 25 Eingriffe/Jahr).

Die Indikation für einen epilepsiechirurgischen resektiven Eingriff ist die **Pharmakoresistenz** des Patienten. Diese ist nicht einfach zu bestimmen. Es ist daher empfehlenswert, nach der zu erwartenden Nutzen-Risiko-Balance die Patienten in leichte, schwierigere und sehr schwierige epilepsiechirurgische Kandidaten zu unter-

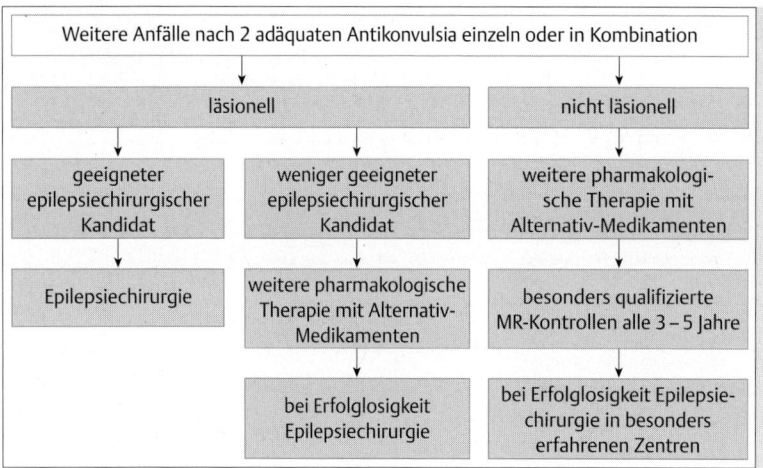

Abb. 1.4 Algorithmus zur Vorgehensweise bei Epilepsie mit Pharmakoresistenz (neue Definition).

teilen. Das Ausmaß der Pharmakoresistenzprüfung, d. h. wie viele Medikamente einzeln oder in Kombination zur Erfolgskontrolle gegeben werden müssen, wird davon abhängig gemacht, wie gut die Chance auf eine postoperative Anfallsfreiheit durch einen epilepsiechirurgischen Eingriff ist und wie gering das Risiko durch Diagnostik und die chirurgische Therapie selbst dabei ist.

Die Überlegenheit der Wirksamkeit epilepsiechirurgischer Verfahren bei Temporallappenepilepsie gegenüber der rein medikamentösen Weiterbehandlung ist durch eine randomisierte 12-Monats-Studie belegt (Wiebe et al. 2001). Die Überlegenheit der operativen Behandlung der Temporallappenepilepsie hat auch Eingang in die Empfehlungen der American Academy of Neurology und der American Association of Neurological Surgery gefunden (Engel et al. 2003).

Patienten ohne Läsion (hochwertiges MRT) können prinzipiell auch epilepsiechirurgisch behandelt werden. Der Aufwand der Abklärung ist erheblich und die Chance auf Anfallsfreiheit beträgt nur etwa ein Drittel im Vergleich zu Läsionspatienten (Téllez-Zenteno et al. 2010).

Leider erfolgt die Zuweisung von Patienten im Erwachsenenalter zur Epilepsiechirurgie außerordentlich spät. Die Leitlinienempfehlung ist daher, Epilepsiepatienten nach dem Versagen des zweiten Medikamentes (einzeln oder in Kombination) entsprechend der neuen Definition der Pharmakoresistenz bei Epilepsien (Haneef et al. 2010, Kwan et al. 2010), spätestens aber nach 5 Jahren vergeblicher Therapie einem Spezialzentrum zuzuweisen, um die Frage der Operabilität des Anfallsleidens zu prüfen (▶ Abb. 1.4).

Kontrovers wird die Frage diskutiert, ob Valproinsäure wegen der erhöhten Blutungsneigung bei invasiv-diagnostischen Verfahren oder vor epilepsiechirurgischen Eingriffen abgesetzt werden soll. Eine Studie zeigt kein erhöhtes Risiko (Anderson et al. 1997); in großen epilepsiechirurgischen Zentren bestehen allerdings negative Erfahrungen, sodass bei diesen elektiven Verfahren das Valproat abgesetzt werden sollte (Tanriverdi et al. 2009).

Palliative Verfahren in der Epilepsiechirurgie und Stimulationsverfahren

▶ **Operative Verfahren.** Als palliativ gelten multiple subpiale Transsektionen (Eingriffe in eloquenten – unverzichtbaren oder nicht kompensierbaren – Hirnregionen), ausgedehnte Multilobektomien oder isolierte Lobektomien sowie die Kallosotomie. Hier wird durch das epilepsiechirurgische Verfahren selten Anfallsfreiheit erreicht, sondern allenfalls eine deutliche Verringerung der Anfallshäufigkeit. Der Einsatz dieser Therapieverfahren gehört daher in besonders erfahrene Hände, um den Patienten nicht durch zusätzliche neurologische Defizite zu schädigen („doppelter Verlierer"). Insbesondere bei der Kallosotomie muss bedacht werden, dass z. B. beim Lennox-Gastaut-Syndrom und vergleichbaren Erkrankungen lediglich die Sturzanfälle durch eine Kallosotomie positiv beeinflusst werden können. Verbleibende andere Anfälle können den Patienten entscheidend weiter belasten.

▶ **Stimulationsverfahren.** Durch eine kontinuierliche Stimulation mit verschiedenen Frequenzen und unterschiedlichen Abständen zwischen den Reizserien oder durch eine Stimulation kurz nach Beginn eines Anfalls wird versucht, die Anfallsaktivität positiv zu beeinflussen. Die dahinter stehenden Konzepte sind sehr verschieden. Neben einer Beeinflussung über Schaltkreise wird auch angestrebt, direkt den Herd zu blockieren. Viele Verfahren sind noch weit von einer breiten klinischen Anwendung entfernt.

▶ **Vagus-Nerv-Stimulation (VNS).** Die VNS ist das am weitesten verbreitete Stimulationsverfahren. Weltweit sind bereits mehr als 100.000 Stimulatoren implantiert worden. Das Verfahren gilt als palliativ, da in randomisierten Studien bei nur wenigen Prozent der Patienten eine Anfallsfreiheit erreicht wurde. Meist kommt es zu einer Reduktion der Anfälle um 50 % bei 20–30 % und in offenen Studien bei bis zu 50 % der Fälle. Die Vagus-Nerv-

Stimulation hat zusätzlich den potenziellen Vorteil eines antidepressiven Effekts (Elger et al. 2000).

▶ **Tiefe Hirnstimulation.** Die Auswirkungen der tiefen Hirnstimulation des anterioren thalamischen Nukleus wurde in einer umfangreichen multizentrischen prospektiven Studie bei Patienten mit pharmakoresistenten Epilepsien geprüft (Fischer et al. 2010). Es zeigte sich eine Responder-Rate von über 50% nach 2 Jahren. Über 10% der Patienten waren 6 Monate und länger anfallsfrei. Die Methode hat ein CE-Zeichen bekommen und ist daher in Europa einsetzbar. Ein Problem könnten Berichte von Depressionen und Kognitionseinschränkungen sein. Der Einsatz sollte speziellen Zentren vorbehalten bleiben.

■ Komorbiditäten

Wie bereits oben erwähnt, sind die Depression und die generalisierte Angsterkrankung häufige Komorbiditäten bei Epilepsiepatienten (Téllez-Zenteno et al. 2007b). Bei schwer behandelbaren Patienten kann der Anteil mit Angststörungen bis zu 20% betragen (Brandt et al. 2010). Die Arzneimittelinformation vieler Antidepressiva enthält einen Hinweis auf eine erhöhte Neigung zu Anfällen, die bei antiepileptisch unbehandelten Patienten beobachtet wurden. Dies hält fälschlicherweise viele Therapeuten von dem für die Anfallssituation und in Bezug auf Interaktionen unbedenklichen Einsatz von modernen Antidepressiva, wie z.B. Serotonin-Wiederaufnahme-Hemmern, bei antiepileptisch behandelten Epilepsiepatienten ab (Kühn et al. 2003).

Die im Januar 2008 von der FDA herausgegebene Warnung, dass die Gabe von Antiepileptika zu einem erhöhten Suizidrisiko führen kann, hat zu Verunsicherung geführt. In einer Fallkontrollstudie konnten einzelne Antiepileptika mit einem erhöhten Suizidrisiko in Verbindung gebracht werden, die absoluten Zahlen waren allerdings sehr gering (Andersohn et al. 2010). Die Ursachen der Depression bei Epilepsiepatienten sind vielfältig (Hoppe u. Elger 2011). Als Empfehlung gilt, die depressive Entwicklung zu erkennen und zu behandeln.

■ Alternative Verfahren

Es gibt eine Reihe alternativer Verfahren, für die meist keine kontrollierten Studien vorliegen. Ihr Einsatz kann daher nicht Gegenstand einer Leitlinie sein. Zu den alternativen Therapieverfahren im Erwachsenenalter gehören unter anderem die ketogene Diät, deren Wirksamkeit im Kindesalter durch Studien belegt ist, die Biofeedback-Therapie und die Akupunktur. Diese sind studienmäßig nur eingeschränkt oder gar nicht belegt und können daher nicht generell empfohlen werden. Die Anfallsselbstkontrolle wird von Patienten sehr geschätzt.

■ Erhöhte Mortalität bei Epilepsie

Epilepsiepatienten haben gegenüber der Normalbevölkerung ein erhöhtes Risiko, vorzeitig zu versterben (Standard Mortalitätsrate etwa 2,5; Neligan et al. 2011). Ursächlich sind vor allem zerebrovaskuläre und neoplastische Erkrankungen, Pneumonien sowie seltene tödliche Unfälle (der Tod durch Ertrinken ist fast 20-fach gegenüber der Normalbevölkerung erhöht; Bell et al. 2008, Neligan et al. 2011). Die häufigste Epilepsie-assoziierte Todesursache ist der sog. SUDEP (Sudden Unexpected Death in Epilepsy). Der SUDEP wird wahrscheinlich durch eine Anfalls-assoziierte vegetative Begleitreaktion verursacht, die mit Herzrhythmusstörungen, einer Ateminsuffizienz und Elektrolytveränderungen einhergeht (Surges et al. 2009).

Das SUDEP-Risiko ist besonders bei Patienten mit unkontrollierter Epilepsie und häufigen generalisierten tonisch-klonischen Anfällen erhöht (Surges et al. 2009). In einigen Fallberichten wurde beschrieben, dass unter stationären Bedingungen der tödliche Ausgang Anfalls-assoziierter kardiorespiratorischer Störungen durch kardiopulmonale Reanimation und intensivmedizinische Versorgung verhindert werden konnte (So et al. 2000, Espinosa et al. 2009). Zusammengefasst lässt die wissenschaftliche Datenlage bisher allerdings keine Evidenz-basierten Empfehlungen zur Prävention des SUDEP zu.

■ Absetzen von Medikamenten bei langjähriger Anfallsfreiheit

Es liegt nur eine doppelblinde, randomisierte Absetzstudie bei anfallsfreien Erwachsenen vor (Lossius et al. 2008). Hiernach ist das Rezidivrisiko nach dem Absetzen 2,46-mal höher, allerdings nicht statistisch signifikant. Alle vorliegenden Studien haben keine hohe Evidenzklasse und einen großen Bias. Cochrane Reviews im Jahr 2001 und 2006 (Sirven et al. 2001, Ranganathan u. Ramaratman 2006) fanden keine Studie, die für Empfehlungen im Erwachsenenalter herangezogen werden kann. Es liegt nahe, dass eine globale Empfehlung bei den vielfältigen Ursachen der Epilepsie nur unzureichend möglich ist. Jede Empfehlung sollte daher eine individuelle sein. Da grundsätzlich gilt, dass Antikonvulsiva keine Antiepileptika, sondern nur Anfallsblocker sind, wird in der Regel die Ursache der Epilepsien (Ausnahme: resektive chirurgische Verfahren) nicht beseitigt. Daher wird, wenn die Ursache der Epilepsie weiter persistiert, auch nach langjähriger Anfallsfreiheit beim Absetzen der antikonvulsiven Medikation mit einem Rezidiv zu rechnen sein. Dieses kann Monate bis Jahre später eintreten und trifft den Patienten unter Umständen sehr überraschend und damit auch gefährdend.

Rezidive treten vor allem bei genetischer Disposition (Rückfallraten über 80%) und fokalen Läsionen auf. Selbst nach der Entfernung des epileptischen Herdes durch ein epilepsiechirurgisches Verfahren kommt es beim systematischen Absetzen bei einem von 3 Patienten zu Rezidiven (Sirven et al. 2001, Schmidt et al. 2004). Nach einem epilepsiechirurgischen Eingriff sollte die Medikation daher vereinfacht und abgesenkt werden. Ein vollständiges Absetzen sollte ausführlich und kritisch mit dem Patienten besprochen und auf der Basis individueller Daten entschieden werden.

Nach langjähriger Anfallsfreiheit lässt häufig die Compliance nach. Dies kann für den Patienten erhebliche Folgen haben, die über den Anfall hinausgehen: Verletzungen, SUDEP, soziale Probleme. Viele Patienten vergessen ab und zu die Einnahme, ohne dass ein Anfall auftritt. Kommt es daher nach langjähriger Anfallsfreiheit erneut zu einem Anfall, ist es sehr empfehlenswert, in der dann meistens erfolgenden Notaufnahmesituation eine Blutspiegeluntersuchung zu machen. Dadurch lässt sich mangelnde Compliance als Ursache unschwer diagnostizieren (Al-Aqeel u. Al-Sabhan 2011). Eine entsprechende Beratung sollte bereits während der Ersteinstellung erfolgen.

▪ Beratungsbedarf

Die psychosozialen Probleme im Umfeld der Epilepsien beeinträchtigen die Lebensqualität der Patienten oft genauso wie die Anfälle selbst. Bei anfallsfreien Patienten können psychosoziale Probleme sogar ganz im Vordergrund stehen. Deshalb sind oft schon nach dem ersten Anfall und dann immer wieder im Verlauf der Epilepsie ausführliche Beratungen der Patienten, ihrer Angehöriger und Betreuer zu folgenden Themenkreisen erforderlich:
- anfallsauslösende Faktoren und deren Vermeidung
- Risiken von epileptischen Anfällen (ggf. einschließlich unerwarteter plötzlicher Todesfälle bei Epilepsie, SUDEP)
- Erste-Hilfe-Maßnahmen bei Anfällen
- Dauer der Behandlung und Compliance
- Mobilität (z.B. Kraftfahreignung, aber auch Flug- und Reisefähigkeit)
- Ausbildung und Beruf
- sozialmedizinische Fragen (z.B. Schwerbehindertenausweis oder Versicherungsschutz etc.)
- sexuelle Probleme

Bei Problempatienten kann es sinnvoll sein, Patientenschulungen in Praxen und Kliniken neben der Einzelberatung sowie eine medizinische und berufliche Rehabilitation zu realisieren.

Fahrtauglichkeit

Nach dem ersten Anfall stellt die Einschränkung der Fahrtauglichkeit eines der größten Probleme für den Patienten dar. Eine Beratung sollte (Abweichung nur in begründeten Ausnahmefällen) auf der Basis der gültigen Begutachtungsleitlinien erfolgen (aktuelle Version unter: www.fahrerlaubnisrecht.de/Begutachtungsleitlinien/BGLL 3.9.6.htm, Stand 02.11.2009).

Ausbildung und Beruf

Die Beratung hinsichtlich der Ausbildung bzw. Berufstätigkeit erfolgt individuell. Wichtig zu wissen ist, dass der Patient in der Regel durch die Berufsgenossenschaften versichert ist („wie er ist") und nur wenige Berufsgenossenschaften Vorbehalte bei Anfallserkrankungen haben (z.B. Seemannschaft und Gärtner-BG). Bei der Risikoabschätzung sollten Wahrscheinlichkeiten von Anfallsrezidiven, mögliche Sicherungen (z.B. von Maschinen) und ein Vergleich mit dem Alltagsrisiko herangezogen werden, um den Patienten nicht beruflich übermäßig einzuschränken. Eine therapeutische Entscheidung bereits nach dem ersten Anfall kann auch unter Berücksichtigung besonderer beruflicher Anforderungen erfolgen.

Die „Empfehlungen zur Beurteilung beruflicher Möglichkeiten von Personen mit Epilepsie" unter BGI 585 der beruflichen Informationen zur Sicherheit und Gesundheit bei der Arbeit sollten berücksichtigt werden (www.arbeitssicherheit.de). Dabei sollte beachtet werden, dass viele Maschinenarbeitsplätze heute einer großen Sicherung unterliegen und Arbeitsplatzunfälle durch Anfälle in Großbetrieben selten gemeldet werden (unbekannter Bias, da Epilepsiepatienten seltener eingestellt werden).

▪ Versorgungskoordination

Die Behandlungsergebnisse von Menschen mit Epilepsie liegen nach heutigem Standard unter den erreichbaren Möglichkeiten. Zur Verbesserung der Behandlungs- und Rehabilitationsmöglichkeiten, zum Abbau von Barrieren und Diskriminierungen, die die berufliche und soziale Integration behindern, und zum Aufbau einer selbstbewussten Krankheitsverarbeitung sind ein Ausbau und eine Optimierung der Betreuung und Therapie zwischen den verschiedenen Versorgungsstufen mit ihren interdisziplinären Schnittstellen erforderlich.

Die primäre Betreuung von Epilepsiepatienten liegt in den Händen der niedergelassenen Neurologen und Nervenärzte, ggf. nach Überweisung durch den Hausarzt oder die erstversorgende Klinik nach ersten Anfällen. Bei diagnostischer Unsicherheit, persistierenden Anfällen, speziellen Epilepsie-assoziierten Problemen und erweitertem Schulungsbedarf sollte im Rahmen einer abgestuften Versorgung eine Schwerpunktpraxis für Epilepsie, eine Epilepsieambulanz oder ein Epilepsiezentrum hinzugezogen werden.

▪ Redaktionskomitee

Prof. Dr. C. Baumgartner, Neurologisches Zentrum Rosenhügel, Wien
PD Dr. S. Beyenburg, Centre Hospitalier de Luxembourg
Dr. D. Dennig, Stuttgart
Dr. F. Donati, Referenzzentrum für Epilepsie, Spitalzentrum Biel

Dr. A. Ebner, Epilesiezentrum Bethel
Prof. Dr. C. E. Elger, Klinik für Epileptologie, Universitätsklinikum Bonn
Dr. G. Krämer, Schweizerisches Epilepsiezentrum, Zürich
Prof. Dr. U. Runge, Klinik und Poliklinik für Neurologie, Universität Greifswald
Prof. Dr. D. Schmidt, Arbeitsgruppe Epilepsieforschung Berlin
Prof. Dr. B. J. Steinhoff, Epilepsiezentrum Kork
Prof. Dr. H. Stefan, Neurologische Klinik mit Poliklinik, Zentrum Epilepsie Erlangen

Federführend: Prof. Dr. Christian E. Elger, Klinik für Epileptologie, Universitätsklinikum Bonn, Sigmund-Freud-Straße 25, 52127 Bonn
E-Mail: christian.elger@ukb.uni-bonn.de

Entwicklungsstufe der Leitlinie: S1

■ Literatur

Al-Aqeel S, Al-Sabhan J. Strategies for improving adherence to antiepileptic drug treatment in patients with epilepsy. Cochrane Database Syst Rev 2011; (1): CD008312

Andersohn F, Schade R, Willich SN et al. Use of antiepileptic drugs in epilepsy and the risk of self-harm or suicidal behavior. Neurology 2010; 75: 335–340

Anderson GD, Lin YX, Berge C et al. Absence of bleeding complications in patients undergoing cortical surgery while receiving valproate treatment. J Neurosurg 1997; 87: 252–256

Bartl R. Antiepileptika-induzierte Osteopathie. Dtsch Med Wschr 2007; 132: 1475–1479

Baulac M, Brodie MJ, Patten A et al. Efficacy and tolerability of zonisamide versus controlled-release carbamazepine for newly diagnosed partial epilepsy: a phase 3, randomised, double-blind, non-inferiority trial. Lancet Neurol 2012; 11: 579–588

Beghi E, Maria G de, Gobbi G et al. Diagnosis and treatment of the first epileptic seizure: guidelines of the Italian League against Epilepsy. Epilepsia 2006; 47 (Suppl. 5): 2–8

Bell GS, Gaitatzis A, Bell CL et al. Drowning in people with epilepsy: how great is the risk? Neurology 2008; 71: 578–582

Ben-Menachem E, Biton V, Jatuzis D et al. Efficacy and safety of oral lacosamide as adjunctive therapy in adults with partial-onset seizures. Epilepsia 2007; 48: 1308–1317

Ben-Menachem E, Gabbai AA, Hufnagel A et al. Eslicarbazepine acetate as adjunctive therapy in adult patients with partial epilepsy. Epilepsy Res 2010; 89: 278–285

Berg AT, Berkovic SF, Brodie MJ et al. Revised terminology and concepts for organization of seizures and epilepsies: report of the ILAE Commission on Classification and Terminology, 2005–2009. Epilepsia 2010a; 51: 676–685

Berg A, Berkovic S, Brodie M et al. Revidierte Terminologie und Konzepte zur Einteilung von epileptischen Anfällen und Epilepsien. Z Epileptol 2010b; 23: 227–237

Beyenburg S, Stavem K, Schmidt D. Placebo-corrected efficacy of modern antiepileptic drugs for refractory epilepsy: systematic review and meta-analysis. Epilepsia 2010; 51: 7–26

Bialer M. Generic products of antiepileptic drugs (AEDs): is it an issue? Epilepsia 2007; 48: 1825–1832

Brandt C, Schoendienst M, Trentowska M et al. Prevalence of anxiety disorders in patients with refractory focal epilepsy – prospective clinic based survey. Epilepsy Behav 2010; 17: 259–263

Brodie MJ, Lerche H, Gil-Nagel A et al. Efficacy and safety of adjunctive ezogabine (retigabine) in refractory partial epilepsy. Neurology 2010; 75: 1817–1824

Brodie MJ, Perucca E, Ryvlin P et al. Comparison of levetiracetam and controlled-release carbamazepine in newly diagnosed epilepsy. Neurology 2007; 68: 402–408

Callaghan BC, Anand K, Hesdorffer D et al. Likelihood of seizure remission in an adult population with refractory epilepsy. Ann Neurol 2007; 62: 382–389

Chen DK, So YT, Fisher RS. Use of serum prolactin in diagnosing epileptic seizures: report of the Therapeutics and Technology Assessment Subcommittee of the American Academy of Neurology. Neurology 2005; 65: 668–675

Chung S, Sperling, Biton V et al. Lacosamide as adjunctive therapy for partial-onset seizures: a randomized controlled trial. Epilepsia 2010; 51: 958–967

Commission on Classification and Terminology of the International League Against Epilepsy. Proposal for revised clinical and electroencephalographic classification of epileptic seizures. Epilepsia 1981; 22: 489–501

Commission on Classification and Terminology of the International League Against Epilepsy. Proposal for revised classification of epilepsies and epileptic syndromes. Epilepsia 1989; 30: 389–399

Elger C, Gaudig M. Auswirkung der Einführung eines Topiramat-Generikums auf die Kosten des Gesundheitssystems in Deutschland. Akt Neurol 2010; 37: 18–24

Elger C, Halasz P, Maia J et al. Efficacy and safety of eslicarbazepine acetate as adjunctive treatment in adults with refractory partial-onset seizures: a randomized, double-blind, placebo-controlled, parallel-group phase III study. Epilepsia 2009; 50: 454–463

Elger G, Hoppe C, Falkai P et al. Vagus nerve stimulation is associated with mood improvements in epilepsy patients. Epilepsy Res 2000; 42: 203–210

Engel J, Wiebe S, French J et al. Practice parameter: temporal lobe and localized neocortical resections for epilepsy: report of the Quality Standards Subcommittee of the American Academy of Neurology, in association with the American Epilepsy Society and the American Association of Neurological Surgeons. Neurology 2003; 60: 538–547

Espinosa PS, Lee JW, Tedrow UB et al. Sudden unexpected near death in epilepsy: malignant arrhythmia from a partial seizure. Neurology 2009; 72: 1702–1703

Fisher R, Salanova V, Witt T et al. Electrical stimulation of the anterior nucleus of thalamus for treatment of refractory epilepsy. Epilepsia 2010; 51: 899–908

Fisher RS, van Emde Boas W, Blume W et al. Epileptic seizures and epilepsy: definitions proposed by the International League Against Epilepsy (ILAE) and the International Bureau for Epilepsy (IBE). Epilepsia 2005; 46: 470–472

French JA, Abou-Khalil BW, Leroy RF et al. Randomized, double-blind, placebo-controlled trial of ezogabine (retigabine) in partial epilepsy. Neurology 2011; 76: 1

French JA, Kanner AM, Bautista J et al. Efficacy and tolerability of the new antiepileptic drugs I: treatment of new onset epilepsy: report of the Therapeutics and Technology Assessment Subcommittee and Quality Standards Subcommittee of the American Academy of Neurology and the American Epilepsy Society. Neurology 2004a; 62: 1252–1260

French JA, Kanner AM, Bautista J et al. Efficacy and tolerability of the new antiepileptic drugs II: treatment of refractory epilepsy: report of the Therapeutics and Technology Assessment Subcommittee and Quality Standards Subcommittee of the American Academy of Neurology and the American Epilepsy Society. Neurology 2004b; 62: 1261–1273

French JA, Kanner AM, Bautista J et al. Efficacy and tolerability of the new antiepileptic drugs, II: treatment of refractory epilepsy: report of the TTA and QSS Subcommittees of the American Academy of Neurology and the American Epilepsy Society. Epilepsia 2004c; 45: 410–423

French JA, Krauss GL, Biton V et al. Adjunctive perampanel for refractory partial-onset seizures: Randomized phase III study 304. Neurology 2012; 79: 589–596

Frisch C, Husch K, Angenstein F et al. Dose-dependent memory effects and cerebral volume changes after in utero exposure to valproate in the rat. Epilepsia 2009; 50: 1432–1441

Gelisse P, Genton P, Kuate C et al. Worsening of seizures by oxcarbazepine in juvenile idiopathic generalized epilepsies. Epilepsia 2004; 45: 1282–1286

Gil-Nagel A, Lopes-Lima J, Almeida L et al. Efficacy and safety of 800 and 1200 mg eslicarbazepine acetate as adjunctive treatment in adults with refractory partial-onset seizures. Acta Neurol Scand 2009; 120: 281–287

Glauser TA, Cnaan A, Shinnar S et al. Ethosuximide, valproic acid, and lamotrigine in childhood absence epilepsy. N Engl J Med 2010; 362: 790–799

Glauser T, Kluger G, Sachdeo R et al. Rufinamide for generalized seizures associated with Lennox-Gastaut syndrome. Neurology 2008; 70: 1950–1958

Glauser T, Ben-Menachem E, Bourgeois B et al. ILAE treatment guidelines: evidence-based analysis of antiepileptic drug efficacy and effectiveness as initial monotherapy for epileptic seizures and syndromes. Epilepsia 2006; 47: 1094–120

Halasz P, Kalviainen R, Mazurkiewicz-Beldzinska M et al. Adjunctive lacosamide for partial-onset seizures: Efficacy and safety results from a randomized controlled trial. Epilepsia 2009; 50: 443–453

Haneef Z, Stern J, Dewar S et al. Referral pattern for epilepsy surgery after evidence-based recommendations: a retrospective study. Neurology 2010; 75: 699–704

Harden CL, Hopp J, Ting TY et al. Practice parameter update: management issues for women with epilepsy – focus on pregnancy (an evidence-based review): obstetrical complications and change in seizure frequency: report of the Quality Standards Subcommittee and Therapeutics and Technology Assessment Subcommittee of the American Academy of Neurology and American Epilepsy Society. Neurology 2009a; 73: 126–132

Harden CL, Meador KJ, Pennell PB et al. Practice parameter update: management issues for women with epilepsy – focus on pregnancy (an evidence-based review): teratogenesis and perinatal outcomes: report of the Quality Standards Subcommittee and Therapeutics and Technology Assessment Subcommittee of the American Academy of Neurology and American Epilepsy Society. Neurology 2009b; 73: 133–141

Harden CL, Pennell PB, Koppel BS et al. Practice parameter update: management issues for women with epilepsy – focus on pregnancy (an evidence-based review): vitamin K, folic acid, blood levels, and breastfeeding: report of the Quality Standards Subcommittee and Therapeutics and Technology Assessment Subcommittee of the American Academy of Neurology and American Epilepsy Society. Neurology 2009c; 73: 142–149

Heaney DC, Sander JW. Antiepileptic drugs: generic versus branded treatments. Lancet Neurol 2007; 6: 465–468

Helmers SL, Paradis PE, Manjunath R et al. Economic burden associated with the use of generic antiepileptic drugs in the United States. Epilepsy Behav 2010; 18: 437–444

Helmstaedter C, Fritz NE, Kockelmann E et al. Positive and negative psychotropic effects of levetiracetam. Epilepsy Behav 2008; 13: 535–541

Hesdorffer DC, Benn EK, Cascino GD et al. Is a first acute symptomatic seizure epilepsy? Mortality and risk for recurrent seizure. Epilepsia 2009; 50: 1102–1108

Hoppe C, Elger C. Depression in epilepsy: a critical review from a clinical perspective. Nat Rev Neurosc (Nature Reviews) 2011; 7: 462–472

Huppertz HJ, Kassubek J, Altenmuller DM et al. Automatic curvilinear reformatting of three-dimensional MRI data of the cerebral cortex. Neuroimage 2008; 39: 80–86

Kim LG, Johnson TL, Marson AG et al. Prediction of risk of seizure recurrence after a single seizure and early epilepsy: further results from the MESS trial. Lancet Neurol 2006; 5: 317–322

Krämer G, Biraben A, Carreno M et al. Current approaches to the use of generic antiepileptic drugs. Epilepsy Behav 2007; 11: 46–52

Krauss GL, Serratosa JM, Villanueva V et al. Randomized phase III study 306: adjunctive perampanel for refractory partial-onset seizures. Neurology 2012; 78: 1408–1415

Kühn KU, Quednow BB, Thiel M et al. Antidepressive treatment in patients with temporal lobe epilepsy and major depression: a prospective study with three different antidepressants. Epilepsy Behav 2003; 4: 674–679

Kwan J, Wood E. Antiepileptic drugs for the primary and secondary prevention of seizures after stroke. Cochrane Database Syst Rev 2010; (1): CD005398

Kwan P, Arzimanoglou A, Berg AT et al. Definition of drug resistant epilepsy: consensus proposal by the ad hoc Task Force of the ILAE Commission on Therapeutic Strategies. Epilepsia 2010; 51: 1069–1077

Leung H, Man CB, Hui AC et al. Prognosticating acute symptomatic seizures using two different seizure outcomes. Epilepsia 2010; 51: 1570–1579

Linnebank M, Moskau S, Semmler A et al. Antiepileptic drugs interact with folate and vitamin B12 serum levels. Ann Neurol 2011; 69: 352–359

Lossius MI, Hessen E, Mowinckel P et al. Consequences of antiepileptic drug withdrawal: a randomized, double-blind study (Akershus Study). Epilepsia 2008; 49: 455–463

Luciano AL, Shorvon SD. Results of treatment changes in patients with apparently drug-resistant chronic epilepsy. Ann Neurol 2007; 62: 375–381

Marson AG, Al-Kharusi AM, Alwaidh M et al. The SANAD study of effectiveness of carbamazepine, gabapentin, lamotrigine, oxcarbazepine, or topiramate for treatment of partial epilepsy: an unblinded randomised controlled trial. Lancet 2007a; 369: 1000–1015

Marson AG, Al-Kharusi AM, Alwaidh M et al. The SANAD study of effectiveness of valproate, lamotrigine, or topiramate for generalised and unclassifiable epilepsy: an unblinded randomised controlled trial. Lancet 2007b; 369: 1016–1026

Meador KJ, Baker GA, Browning N et al. Cognitive function at 3 years of age after fetal exposure to antiepileptic drugs. N Engl J Med 2009; 360: 1597–1605

Meador KJ, Baker GA, Browning N et al. Effects of breastfeeding in children of women taking antiepileptic drugs. Neurology 2010; 75: 1954–1960

Mintzer S, Skidmore CT, Abidin CJ et al. Effects of antiepileptic drugs on lipids, homocysteine, and C-reactive protein. Ann Neurol 2009; 65: 448–456

Mølgaard-Nielsen D, Hviid A. Newer-generation antiepileptic drugs and the risk of major birth defects. J Am Med Ass 2011; 305: 1996–2002

Morrow J, Russell A, Guthrie E et al. Malformation risks of antiepileptic drugs in pregnancy: a prospective study from the UK Epilepsy and Pregnancy Register. J Neurol Neurosurg Psychiatr 2006; 77: 193–198

Neligan A, Bell GS, Johnson AL et al. The long-term risk of premature mortality in people with epilepsy. Brain 2011; 134: 388–395

Oertzen J von, Urbach H, Jungbluth S et al. Standard magnetic resonance imaging is inadequate for patients with refractory focal epilepsy. J Neurol Neurosurg Psychiatr 2002; 73: 643–647

Pennell PB, Gidal BE, Sabers A et al. Pharmacology of antiepileptic drugs during pregnancy and lactation. Epilepsy Behav 2007; 11: 263–269

Queisser-Luft A, Stolz G, Wiesel A et al. Malformations in newborn: results based on 30,940 infants and fetuses from the Mainz congenital birth defect monitoring system (1990–1998). Arch Gynecol Obstet 2002; 266: 163–167

Ranganathan LN, Ramaratnam S. Rapid versus slow withdrawal of antiepileptic drugs. Cochrane Database Syst Rev 2006; (2): CD005003

Relling MV, Pui CH, Sandlund JT et al. Adverse effect of anticonvulsants on efficacy of chemotherapy for acute lymphoblastic leukaemia. Lancet 2000; 356: 285–290

Reuber M, Elger CE. Psychogenic nonepileptic seizures: review and update. Epilepsy Behav 2003; 4: 205–216

Rowan AJ, Ramsay RE, Collins JF et al. New onset geriatric epilepsy: a randomized study of gabapentin, lamotrigine, and carbamazepine. Neurology 2005; 64: 1868–1873

Sabers A. Pharmacokinetic interactions between contraceptives and antiepileptic drugs. Seizure 2008; 17: 141–144

Saetre E, Perucca E, Isojärvi J et al. An international multicenter randomized double-blind controlled trial of lamotrigine and sustained-release carbamazepine in the treatment of newly diagnosed epilepsy in the elderly. Epilepsia 2007; 48: 1292–1302

Schindler K, Leung H, Lehnertz K et al. How generalised are secondarily "generalised" tonic clonic seizures? J Neurol Neurosurg Psychiatr 2007; 78: 993–996

Schmidt D, Baumgartner C, Löscher W. Seizure recurrence after planned discontinuation of antiepileptic drugs in seizure-free patients after epilepsy surgery: a review of current clinical experience. Epilepsia 2004; 45: 179–186

Sharpe DV, Patel AD, Abou-Khalil B et al. Levetiracetam monotherapy in juvenile myoclonic epilepsy. Seizure 2008; 17: 64–68

Sheth RD, Harden CL. Screening for bone health in epilepsy. Epilepsia 2007; 48 (Suppl. 9): 39–41

Sirven JI, Sperling M, Wingerchuk DM. Early versus late antiepileptic drug withdrawal for people with epilepsy in remission. Cochrane Database Syst Rev 2001; (3): CD001902

So EL, Sam MC, Lagerlund TL. Postictal central apnea as a cause of SUDEP: evidence from near-SUDEP incident. Epilepsia 2000; 41: 1494–1497

Specchio N, Boero G, Michelucci R et al. Effects of levetiracetam on EEG abnormalities in juvenile myoclonic epilepsy. Epilepsia 2008; 49: 663–639

Steinhoff BJ, Runge U, Witte OW et al. Substitution of anticonvulsant drugs. Ther Clin Risk Manag 2009; 5: 449–457

Surges R, Thijs RD, Tan HL et al. Sudden unexpected death in epilepsy: risk factors and potential pathomechanisms. Nat Rev Neurol 2009; 5: 492–504

Tanriverdi T, Ajlan A, Poulin N et al. Morbidity in epilepsy surgery: an experience based on 2449 epilepsy surgery procedures from a single institution. J Neurosurg 2009; 110: 1111–1123

Téllez-Zenteno JF, Dhar R, Hernandez-Ronquillo L et al. Long-term outcomes in epilepsy surgery: antiepileptic drugs, mortality, cognitive and psychosocial aspects. Brain 2007a; 130: 334–345

Téllez-Zenteno JF, Hernandez-Ronquillo L, Moien-Afshari F et al. Surgical outcomes in lesional and non-lesional epilepsy: a systematic review and meta-analysis. Epilepsy Res 2010; 89: 310–318

Téllez-Zenteno JF, Patten SB, Jetté N et al. Psychiatric comorbidity in epilepsy: a population-based analysis. Epilepsia 2007b; 48: 2336–2344

Thomas P, Valton L, Genton P. Absence and myoclonic status epilepticus precipitated by antiepileptic drugs in idiopathic generalized epilepsy. Brain 2006; 129: 1281–1292

Werhahn KJ, Klimpe S, Balkaya S et al. The safety and efficacy of add-on levetiracetam in elderly patients with focal epilepsy: a one-year observational study. Seizure 2011; 20: 305–311

Wiebe S, Blume WT, Girvin JP et al. A randomized, controlled trial of surgery for temporal-lobe epilepsy. N Engl J Med 2001; 345: 311–318

Wilson RD, Johnson J, Wyatt P et al. Pre-conceptional vitamin/folic acid supplementation 2007: the use of folic acid in combination with a multivitamin supplement for the prevention of neural tube defects and other congenital anomalies. J Obstet Gynaecol Can 2007; 29: 1003–1026

Erster epileptischer Anfall und Epilepsien im Erwachsenenalter

Clinical Pathway – **Erstmaliger epileptischer Anfall**

Verdacht auf epileptischen Anfall:
- Anfallsbeschreibung:
  - Prodromi/Aura
  - Bewusstseinsstörung
  - Amnesie
  - motorische/sensorische/autonome Entäußerungen
  - Dauer
  - Zungenbiss
  - Urin-/Stuhlabgang
  - Verletzungen
- postiktale Symptome:
  - Dämmerzustand
  - Muskelkater
  - petechiale Blutungen
- Provokationsmomente:
  - Schlafentzug
  - Alkoholentzug
  - Medikamente/Drogen
  - Hypoglykämie
- disponierende Faktoren:
  - Schädel-Hirn-Trauma oder andere Hirnerkrankung in der Anamnese
  - familiäre Belastung

Differenzialdiagnose
- psychogener Anfall
- konvulsive Synkope
- REM-Schlaf-Verhaltensstörung

→

- kein Hinweis auf symptomatische Genese:
  - keine postiktalen Auffälligkeiten
  - kein Verdacht auf symptomatischen Anfall

▲ ambulante Abklärung

- Hinweise auf symptomatische Genese:
  - Anhaltende Bewusstseinstrübung
  - Anhaltende psychische Auffälligkeiten
  - Fokale Ausfälle

▲ stationäre Aufnahme

- epileptischer Anfall selbst beobachtet oder eindeutig fremdanamnestisch berichtet

- keine eindeutige Diagnose aufgrund von Anamnese und EEG möglich

▲ neurologischer Status
▲ EEG
▲ MRT mit KM
▲ ggf. CCT (Notfallsituation, Nachweis von Blutungen, Verkalkungen)
▲ CK-Bestimmung
▲ Prolaktinbestimmung bei entsprechender Erfahrung

▲ Schlafentzugs-EEG
▲ evtl. LZ-EEG
▲ Synkopenabklärung

diagnostische Entscheidung

- Epileptischer Anfall:
  - eindeutige Anamnese
  - epilepsietypische Veränderungen im EEG
  - potenziell epileptogene morphologische Veränderungen in der Bildgebung

▲ diagnostische Abklärung der Grunderkrankung
▲ Beratung:
 - anfallsprovozierende Faktoren (Schlafentzug, Alkohol, Medikamente)
 - Vorsichtsmaßregeln (Aufenthalt an absturzgefährdeten Stellen, Schwimmen)
 - Rezidivwahrscheinlichkeit
 - Möglichkeit der antikonvulsiven Therapie
 - Fahrtauglichkeit

- Indikation zur medikamentösen Behandlung bei erstmaligem Anfall:
  - epileptisches Syndrom mit hoher Rezidivwahrscheinlichkeit
  - zerebrale Läsion(en) als vermutlicher Anfallsauslöser
  - hohe Frequenz epileptiformer Potenziale im EEG
  - positive Familienanamnese für Epilepsie
  - psychosoziale Exponiertheit des Patienten
  - Wunsch nach Wiedererlangung der Fahrtauglichkeit nach 1 Jahr
  - subjektives Sicherheitsbedürfnis

Mittel der 1. Wahl bei fokaler bzw. sekundär generalisierter Epilepsie (* = bevorzugt):
▸ LTG*
▸ LEV*
▸ OXC
▸ TPM
▸ CBZ
▸ VPA
▸ GBP
▸ PHT
▸ ZNS

Auswahl nach Verträglichkeit bzw. Nebenwirkungs-Spektrum

Mittel der 1. Wahl bei idiopathischer Epilepsie, nach Relation Wirksamkeit/Nebenwirkungen:
1. VPA
2. TPM, LTG

Nicht indiziert bei idiopathischer Epilepsie: CBZ, OXC, PHT, GBP, VGB

- keine ausreichenden Hinweise für epileptischen Anfall

▲ Abklärung der DD:
▲ konvulsive Synkope
▲ sonstige Synkope
▲ psychogener Anfall

▲ ggf. Beratung über Fahrtauglichkeit

diagnostische Entscheidung

Erster epileptischer Anfall und Epilepsien im Erwachsenenalter

▶ Beratung zur Lebensführung: ▶ regelmäßiger Schlafrhythmus (v.a. bei idiopathischen Epilepsien) ▶ Meiden potenziell gefährdender Situationen (Baden, Rauchen im Bett) ▶ Meiden beruflicher Gefährdungssituationen ▶ Meiden anamnestisch identifizierter oder individuell anfallsauslösender Situationen und Reize ▶ regelmäßige Einnahme der Antikonvulsiva	○ Kriterium für Behandlung nach dem 2. oder 3. Anfall: ○ keine Hinweise auf chronische Epilepsie ○ keine Kriterien für Behandlung nach dem 1. Anfall		○ idiopathische Epilepsie mit Absencen ohne GM	▲ 1. Wahl: VPA oder ETX ▲ 2. Wahl: LTG	○ Persistenz von Absencen	▲ VPA + ETX oder ▲ VPA + LTG oder ▲ LTG
			○ idiopathische Epilepsie mit generalisierten tonisch-klonischen Anfällen	▲ 1. Wahl: VPA ▲ 2. Wahl: LTG, TPM ▲ 3. Wahl: PB, PRM	○ Persistenz von generalisierten tonisch-klonischen Anfällen	▲ LTG oder ▲ LTG + ▲ LEV oder ▲ TPM oder ▲ CLB
					○ Persistenz von myoklonisch-impulsiven Anfällen	▲ VPA + ▲ PB oder ▲ PRM oder ▲ CLB oder ▲ TPM oder ▲ LEV oder ▲ LEV (Monotherapie)	○ Persistenz von Anfällen	*Möglichkeiten:* ▶ Vereinfachung der Therapie (2-fach oder Monotherapie) ▶ Vagusnervstimulator
			○ idiopathische Epilepsie mit fokalen Anfällen	▲ Sultiam ▲ VPA ▲ (CBZ) ▲ (LEV)	▶ weiter wie bei symptomatischer Epilepsie	
	▶ medikamentöse Erst-therapie: Monotherapie	○ Kriterien für medikamentöse Behandlung nach erstem Anfall: ○ Hinweise auf idiopathische Epilepsie ○ Bekannte mutmaßlich epileptogene zerebrale Läsion ○ Fokale epilepsietypische Potenziale im interiktalen EEG ○ Behandlungswunsch seitens des Patienten	○ symptomatische oder kryptogene fokale Epilepsie	▲ LTG oder * ▲ LEV oder ▲ OXC oder ▲ ESC oder ▲ LCM oder ▲ VPA oder ▲ TPM oder ▲ PHT oder ▲ GBP oder ▲ PB / PRM oder ▲ RET oder ▲ PGB oder ▲ ZNS ▲ PER	○ Persistenz von Anfällen	▶ zweite Monotherapie (ggf. auch mehr-fach wiederholen) oder ▶ Kombinationstherapie mit einem der links genannten Medikamente	○ Persistenz von Anfällen	▶ Überprüfung der Diagnose: ▶ psychogene Anfälle ▶ weitere DD ▶ Spezialklinik: ▶ Video-EEG ▶ Operabilität klären ▶ Vagusnervstimulator
			○ progressive Myoklonus-epilepsie	▲ Piracetam oder ▲ VPA oder ▲ LEV	○ Persistenz von Anfällen	▶ zweite Monotherapie oder ▶ Kombination mit ▶ CLB oder ▶ LTG	○ Persistenz von Anfällen	▶ LEV ▶ Vagusnervstimulator
			○ Reflexepilepsie	▲ VPA	○ Persistenz von Anfällen	▶ CLB oder ▶ LTG		
			○ unklassifizierbare Anfälle	▲ VPA ▲ LTG ▲ LEV ▲ TPM	○ Persistenz von Anfällen	▶ Monotherapiewechsel oder ▶ Kombination (linke Medikamentenreihe + OXC, CBZ)	○ Persistenz von Anfällen	▶ Alle Medikamente, auch in Kombination oder ▶ Vagusnervstimulator

○ Kriterien für Verzicht auf Behandlung:
  ○ sehr seltene Anfälle (< 1–2/J)
  ○ wenig belastende Anfälle
  ○ wenig Compliance zu erwarten (Alkoholiker)
  ○ Behandlung vom Patienten nicht gewünscht

* Monotherapiezulassung beachten

2 Status epilepticus im Erwachsenenalter

Was gibt es Neues?

Zum Status generalisierter tonisch-klonischer Anfälle (SGTKA)

Die Datenlage zu Levetiracetam ist mittlerweile so robust, dass diese Substanz als alternatives Medikament in der 2. Therapiestufe (nach Gabe eines Benzodiazepins) in Betracht gezogen werden kann. Dies gilt insbesondere für die Verträglichkeit. Retrospektive Vergleichsstudien zur relativen Wirksamkeit sind sehr selten (Alvarez et al. 2011) und randomisierte Studien stehen weiterhin aus.

Zu anderen Formen des Status epilepticus

Zur Behandlung von akuten nicht selbst terminierenden Anfällen, insbesondere im Kindes- und Jugendalter, wurden seit der letzten Ausgabe der Leitlinien einige Studien publiziert, die dafür sprechen, dass die bukkale oder intranasale Applikation von Midazolam oder Lorazepam der intravenösen Gabe dieser Substanzen in dieser Situation und Altersgruppe gleichwertig ist (Appleton et al. 2008, Ashrafi et al. 2010, de Haan et al. 2010, McMullan et al. 2010, Arya et al. 2011). Es liegen allerdings nur wenige Daten zu Erwachsenen vor (Nakken u. Lossius 2011) und die Frage der Übertragbarkeit der Daten bei Kindern und Jugendlichen auf Erwachsene ist nicht geklärt. Bukkales Midazolam ist inzwischen in Deutschland erhältlich, und zwar in 2 Formen: als Maleat und als Hydrochlorid.

Die wichtigsten Empfehlungen auf einen Blick

Für die Initialtherapie (Stufe 1) aller Statusformen wird weiterhin die Gabe eines Benzodiazepins, präferenziell Lorazepam i.v. empfohlen. Wenn eine i.v. Gabe, z.B. durch Laien, nicht möglich ist, wird die Gabe von Midazolam (oder Lorazepam) intranasal oder bukkal, alternativ Diazepam rektal empfohlen.

In der Sekundärtherapie (Stufe 2) von Status, die auf die initiale Gabe von Benzodiazepinen nicht reagieren, kommen Phenytoin, Valproat (cave Mitochondropathien), Levetiracetam und Phenobarbital infrage.

Patienten mit SGTKA müssen auf einer (präferenziell neurologischen) Intensivtherapiestation behandelt und überwacht werden. In jedem Fall muss neurologische Fachkompetenz mit Erfahrung in der Therapie des Status epilepticus (SE) vor Ort sein. Wenn der SE durch die Initial- oder Sekundärtherapie nicht durchbrochen werden kann, sollte nach 30 Minuten, spätestens aber nach 60 Minuten die Intubation und eine Narkose durch die Gabe von Midazolam, Propofol oder Thiopental erfolgen.

■ Einführung

Der Status epilepticus stellt einen der häufigsten, lebensbedrohlichen Notfälle in der Neurologie dar, der mit erheblicher Letalität und Morbidität assoziiert ist (Knake et al. 2001). Zur Therapie der verschiedenen Statusformen steht eine große Zahl von antikonvulsiven Substanzen zur Verfügung, die in sehr unterschiedlichen Therapieregimen eingesetzt werden. Die vorliegende Evidenzbasis, die unser therapeutisches Management bestimmt, besteht mit wenigen Ausnahmen aus kleineren Studien mit niedriger Evidenzklasse, weshalb eine konsensbasierte S2k-Leitlinie erforderlich ist.

■ Definition und Klassifikation

Begriffsdefinition

Ein Status epilepticus (SE) ist ein prolongierter epileptischer Anfall bzw. durch rezidivierende, d.h. mindestens 2 epileptische Anfälle ohne zwischenzeitliche Wiedererlangung des vorbestehenden neurologischen Befundes in einem umschriebenen Zeitraum gekennzeichnet. Dies gilt für alle semiologischen Formen des SE. Es gibt operationale und konzeptionelle Definitionen, wie lange ein epileptischer Anfall dauern muss, um einem SE zu entsprechen. In epidemiologischen Studien wird in der Regel eine Mindestdauer von 30 Minuten gefordert, um eine hohe diagnostische Sicherheit zu erzielen. Im klinischen Alltag ist jedoch eine operationale Definition sinnvoller, nach der ein epileptischer Anfall bereits nach 5 Minuten Dauer einen SE definiert. Da eine spontane Terminierung eines epileptischen Anfalls nach dieser Dauer zunehmend unwahrscheinlich wird, sollte eine pharmakologische Intervention spätestens 5 Minuten nach Beginn des SE erfolgen.

Das hat für Laienhelfer zur Konsequenz, dass sie, wenn der Anfall nicht nach 5 Minuten aufhört oder ungewöhnlich lange anhält oder sich häufig wiederholt, den Notarzt verständigen sollten und, insbesondere bei Vorliegen eines Status generalisierter tonisch-klonischer Anfälle, ein Notfallmedikament entsprechend dieser Leitlinien verabreichen sollten (vgl. ▶ S. 51), sofern sie in der Applikation und Dosierung bei dem betroffenen Patienten erfahren sind und über das entsprechende Notfallmedikament verfügen, dieses Vorgehen vorab mit dem betreuenden Arzt für Neurologie besprochen wurde und, sofern möglich, das Einverständnis des Betroffenen vorliegt.

Es werden 3 Stadien eines SE unterschieden: initialer, etablierter und refraktärer SE (Einzelheiten s.u.). Diese Stadien eines SE sind eng mit den 3 im Folgenden genannten Behandlungsstufen korreliert.

Klassifikation

Jegliche Form fokaler und generalisierter Anfälle kann auch als Status epilepticus auftreten und die Evolution eines SE kann mehrere Anfallsformen beinhalten und damit hoch komplex sein. Der letzte Vorschlag der ILAE Core Group on Classification (Engel 2006) ist derzeit in Überarbeitung. In dieser Leitlinie wird die traditionelle und in der klinischen Anwendung häufig genutzte Einteilung verwendet. Im Folgenden werden 3 häufige SE-Formen behandelt:

1. **Status generalisierter tonisch-klonischer Anfälle (SGTKA)**

1.a Konvulsiver SGTKA
Es werden 3 Stadien unterschieden:
1. Die Initialphase eines SE (die ersten 10 Minuten): Es besteht noch eine relevante Wahrscheinlichkeit des spontanen Sistierens. Vorausgehen kann eine Phase mit für einen gegebenen Patienten ungewöhnlich häufigen Anfällen, die auch als drohender SE (engl. impending SE) bezeichnet wird.
2. Ein etablierter SGTKA von mehr als 10 Minuten, meist bis 30, maximal 60 Minuten Dauer, der nicht auf die Initialtherapie mit Benzodiazepinen angesprochen hat.
3. Ein refraktärer SGTKA, der nicht auf adäquat dosierte Initial- und Sekundärtherapie mit einer zweiten Substanz (Phenytoin, Valproat, Levetiracetam oder Phenobarbital) angesprochen hat und beim SGTKA in der Regel eine Dauer von mehr als 30–60 Minuten aufweist (Kurthen u. Schneider 2011).

Der SGTKA ist ein allein klinisch zu diagnostizierender, lebensbedrohlicher neurologischer Notfall und verlangt ein dementsprechend aggressives Management (siehe Abschnitt „Therapie") mit geeigneter Intensivüberwachung sowie Intubations- und Beatmungsmöglichkeit. SGTKA sollten auf einer – möglichst neurologischen – Intensivtherapiestation (mit EEG-Überwachung, neuroradiologischer Bildgebung, Expertise in der Behandlung epileptischer Status) behandelt werden.

1.b „Subtle" Status als Sonderform des Stadiums 3 des SGTKA
Unter einem subtle SE versteht man eine klinisch unterscheidbare Sonderform des SGTKA mit einer üblicherweise längeren Dauer sowie elektromechanischer Entkopplung. Das heißt, bei sehr aktivem EEG mit kontinuierlich nachweisbarer epilepsietypischer Aktivität (generalisiertes Anfallsmuster oder epilepsietypische Einzelpotenziale) besteht gleichzeitig eine fehlende oder nur geringe motorische Aktivität (z.B. sehr leichte [„subtle"] Myokloni periorbital oder im Bereich der distalen Extremitäten). Diese Sonderform des SGTKA ist in der Regel refraktär gegenüber Antikonvulsiva und mit einer ungünstigen Prognose behaftet (Treimann et al. 1998). Differenzialdiagnostisch muss diese Form eines SGTKA von posthypoxischen, septischen und metabolischen Enzephalopathien abgegrenzt werden (s.u.).

Die Diagnosestellung und Therapie des „subtle status epilepticus" sind unter EEG-Monitoring vorzunehmen. Aufgrund der Vergesellschaftung mit Bewusstseinsstörung und/oder akuter symptomatischer Ätiologie befinden sich diese Patienten meist ohnehin auf einer Intensivtherapiestation.

Für alle SE-Formen gilt, dass im Falle einer symptomatischen Verursachung (besonders häufig beim SGTKA und beim „subtle status epilepticus") unverzüglich auch die akute fachspezifische Erstbehandlung der Grunderkrankung einzusetzen hat.

2. **Fokaler konvulsiver und nonkonvulsiver Status epilepticus (einfach- und komplex-fokaler SE)**
Ein fokaler konvulsiver oder nonkonvulsiver SE ist ein andauernder fokaler Anfall mit oder ohne Bewusstseinsstörung und mit bzw. ohne fokale motorische Symptome. Vor allem beim nonkonvulsiven Erscheinungsbild geht er klinisch oft mit fluktuierender psychomotorischer Verlangsamung, Desorientiertheit, anderen kognitiven Defiziten und motorischen Automatismen einher („dyskognitiver" Status epilepticus). Nonkonvulsive fokale SE können auch als einfach-fokale Status ohne Bewusstseinsstörung in Erscheinung treten, z.B. mit isolierten sensorischen (Aura continua), dysphasischen oder autonomen Phänomenen.

3. **Absence-Status (nonkonvulsiver generalisierter SE)**
Der Absencen-Status ist ein SE mit Bewusstseinsstörung und fakultativ subtilen motorischen Phänomenen bei typischerweise generalisierter bilateraler, im Verlauf irregulärer Spike-Wave-Aktivität im EEG. Eine Abgrenzung gegenüber dem nonkonvulsiven fokalen SE mit Bewusstseinsstörung ist in der Regel nur mittels EEG möglich.

Absence-Status sind primär nicht lebensbedrohlich. Die Unterbrechung des Status erfolgt hier mit den Zielen der Wiederherstellung der Handlungskontrolle und des Vermeidens von akuten (z.B. Verletzungen durch unwillkürliche Bewegungen) Folgeschäden. Die sichere Diagnose und Therapiekontrolle sind nur durch ein EEG möglich. Hierzu sind nach individueller Abwägung des Schweregrades zeitliche Verzögerungen des Behandlungsbeginns in Kauf zu nehmen. Trotz fehlender EEG-Diagnostik muss bei dringendem klinischem Verdacht zügig die medikamentöse Behandlung eingeleitet werden. Auch wenn klinisch unklar ist, ob es sich um einen Absence-Status oder Status epilepticus komplex-fokaler Anfälle handelt, muss mit Medikamenten, die auch bei einem Absence-Status wirksam sind (sogenannten „Breitspektrum" Antikonvulsiva), behandelt werden.

■ Abgrenzung von Differenzialdiagnosen

Nicht epileptische Status

Nicht epileptische Anfälle unterscheiden sich von epileptischen Anfällen neben ihrer Semiologie vor allem durch das fehlende oder paradoxe Ansprechen gegenüber Benzodiazepinen und anderen Antikonvulsiva sowie häufig durch eine längere Dauer. Daher steigt mit der Dauer eines Anfalls die Wahrscheinlichkeit, dass dieser nicht epileptischer Genese ist, sodass nicht epileptische Anfälle eine wichtige Differenzialdiagnose des SE darstellen, an die stets zu denken ist, um iatrogene Schäden, z.B. als Folge einer aggressiven Pharmakotherapie, zu vermeiden.

Hypoxische, metabolische, septische Enzephalopathien (z.B. mit rhythmischen EEG-Mustern)

Von einem SE abzugrenzen sind enzephalopathische Krankheitsbilder, die metabolischer, septischer oder hypoxischer Genese sein können (Bauer u. Trinka 2010). Am häufigsten sind posthypoxische Enzephalopathien, die klinisch in der Regel durch Koma und häufig durch Stimulus-sensitive periorale und Extremitäten-Myoklonien (induziert z.B. durch Absaugen aus dem Tubus oder Waschen und Lagerung durch das Pflegepersonal, Berühren durch Angehörige etc.) gekennzeichnet sind (Janzen et al. 1985, Haupt et al. 2000, Müllges u. Stoll 2002). Im EEG finden sich häufig generalisierte rhythmische und periodische Entladungen mit spitzer Morphologie und einer Frequenz von 1–2/s, ohne dass sich eine Hintergrundaktivität abgrenzen lässt. Diese elektroklinischen Veränderungen unterscheiden sich bezüglich Ätiologie, Pathophysiologie, Ansprechen auf die antikonvulsive Therapie und Prognose von einem SE. Sehr selten lassen sich während solcher EEG-Muster rhythmische regionale oder generalisierte Entladungssequenzen mit einer eindeutigen Frequenzzunahme und -abnahme erkennen (Hirsch et al. 2005, Treiman u. Walker 2006). Bei diesen EEG-Mustern ist ein nonkonvulsiver SE nicht auszuschließen. Aufgrund der Seltenheit dieser Konstellation wird darauf im Folgenden nicht weiter eingegangen.

Es ist hervorzuheben, dass die oben beschriebenen posthypoxischen Frühmyoklonien zur Entlastung des Pflegepersonals und der Angehörigen pharmakologisch durch Substanzen wie Levetiracetam, Piracetam, Clonazepam oder Valproat behandelt werden können. Der Einsatz von Anästhetika wie Propofol und Thiopental ist seltenen Situationen vorbehalten, in denen die Stimulus-sensitiven Myoklonien eine adäquate mechanische Beatmung des Patienten beeinträchtigen. Teilweise ist hier zusätzlich eine Muskelrelaxation erforderlich. Die Prognose von Patienten mit posthypoxischen Myoklonien ist meist, aber nicht immer sehr ungünstig. Überlebende Patienten entwickeln häufig in den folgenden Wochen ein Lance-Adams-Syndrom mit bewegungsinduzierten Spätmyoklonien (Lance u. Adams 1963).

■ Diagnostik

Die Akutdiagnose eines Status epilepticus erfolgt durch Verhaltensbeobachtung der typischen klinischen Symptome bzw. die klinische Untersuchung. Wichtig ist die Bestimmung des Grades der initialen Bewusstseinsstörung, weil diese (zusammen mit Alter, Anfallstyp und dem Vorbestehen einer Epilepsie) signifikant mit dem Verlauf korreliert (Rossetti et al. 2008). Das weitere Vorgehen hängt davon ab, ob eine Epilepsie bekannt ist oder nicht:

- **bei vordiagnostizierter Epilepsie:** unmittelbare Therapieeinleitung mit Legen eines i.v. Zugangs und einer (möglichst vor Medikamentengabe durchzuführenden) Blutentnahme, u.a. zur Serumspiegelbestimmung der Antikonvulsiva. Die weitere Diagnostik ist kontextabhängig.
- **bei Erstmanifestation bzw. nicht bekannter Epilepsie:**
  - Mit Therapieeinleitung erfolgt eine Blutentnahme zur Routine-Labordiagnostik (sofortiger Glukose-Schnelltest, Blutbild, Differenzialblutbild, Bestimmung von BSG, CRP, Elektrolyten, Leberenzymen, CK; nachfolgend routinemäßige Bestimmung von Lipase, Schilddrüsenhormonen, Kreatinin, fakultativ Vitamin B_1, B_6, B_{12}, Folsäure, NH_3, Harnstoff, Blutgasen; Toxikologie-Screening inkl. Drogen-, Psychopharmaka- und Ethanol-Bestimmung)
  - Nach Therapieeinleitung muss sobald wie möglich eine neurologisch-epileptologische und internistische Fremdanamnese erhoben werden.
  - Unverzüglich ist ein cCT bzw. so bald wie möglich eine cMRT zum Ausschluss akuter symptomatischer Ursachen durchzuführen.
  - Ein EEG ist insbesondere bei Therapieversagen zur Differenzialdiagnose (z.B. Ausschluss eines nicht epileptischen Status) und als Monitoring zur Therapiekontrolle, z.B. zum Ausschluss oder Nachweis eines sich entwickelnden „subtle status epilepticus" oder eines persistierenden nonkonvulsiven SE erforderlich.
  - Die weitere neurologische (z.B. Lumbalpunktion; cave: erst nach Ausschluss eines erhöhten intrakraniellen Drucks) und internistische Diagnostik erfolgt in Abhängigkeit von Verlauf und differenzialdiagnostischen Erfordernissen.

■ Therapie

Allgemeine Empfehlungen zur Therapie in der Prähospital- und Intrahospitalphase

▶ **Prähospitalphase:** Neben der Differenzialdiagnose (s.o.) ist schon in der Prähospitalphase nach dem ersten Anfall das Risiko weiterer Anfälle abzuschätzen (Alldredge et al. 2001). Bei Patienten mit einem SE in der Vorgeschichte, mit Hirntumoren, mit schwerer zerebraler Vorschädigung, erkennbar schwerer akuter Erkrankung oder anderen Risikofaktoren kann die präventive Gabe eines Benzodiazepins in Betracht kommen. Dies gilt umso mehr, wenn ein drohender SE vorliegt, d.h. ungewöhnlich häufige oder lange Anfälle aufgetreten sind.

Bei gesichertem SE wird entweder durch Laien (rektal, bukkal oder intranasal) oder den Rettungssanitäter (intravenös) als Ersttherapie in der Regel ein Benzodiazepin verabreicht. Laienhelfer sollten bei Verdacht auf Vorliegen eines Status epilepticus – entsprechend der Begriffsdefinition (▶ S.48) – *immer* den Notarzt verständigen, und zwar unabhängig davon, ob sie ein Notfallmedikament verabreichen oder nicht.

Durch den Notarzt muss eine i.v. Erstbehandlung erfolgen und eine rasche Zuweisung des Patienten in eine präferenziell neurologische Klinik veranlasst werden, die erforderlichenfalls eine Eskalationstherapie sicherstellen kann. Die beste Evidenz liegt für die intravenöse Gabe von Lorazepam vor, das in Metaanalysen der Gabe von Diazepam überlegen war (Prasad et al. 2005). Prospektive, randomisierte, ausreichend große Vergleichsstudien mit anderen Benzodiazepinen (insbesondere mit Midazolam und Clonazepam) liegen nicht vor. Daher wird die intravenöse Gabe von Lorazepam empfohlen.

▶ **Stationäre Therapie:** Weil stets eine Intubationsbereitschaft gesichert sein muss, muss im Krankenhaus eine Intensivüberwachung erfolgen, falls möglich auf einer neurologischen Intensivüberwachungs- oder Intensivtherapiestation.

Die Gefahren einer systemischen Azidose infolge wiederholter motorischer Entäußerungen mit dem Risiko einer Rhabdomyolyse mit sekundärem Nierenversagen sind durch häufige Blutgaskontrollen zu erkennen und zu behandeln.

▶ **Allgemeine Maßnahmen** mit den folgenden Zielen sind zu ergreifen:
- Schutz vor Selbstgefährdung und Freihalten der Atemwege (wenn möglich sofortige Entfernung von Zahnersatz, Vermeidung der Applikation jeglicher Gegenstände im Mundraum)
- Überwachung von Sauerstoffsättigung, Herzaktion und Atmung

Nach Ankunft des Notarztes oder Rettungssanitäters:
- Legen mindestens eines stabilen, anfallsungefährdeten (d.h. außerhalb der Ellenbeuge lokalisierten) i.v. Zugangs, Gabe von 0,9%iger NaCl-Lösung, Pulsoxymetrie, Blutdruck-Überwachung
- Gabe von Thiamin 100 mg i.v. bei Verdacht auf ethanolassoziierten SGTKA
- Gabe von Glukose 40% 60 ml i.v. bei Verdacht auf oder nachgewiesener Hypoglykämie
- O_2-Insufflation (via Maske, ggf. Intubation und Beatmung) und symptomatische Temperatursenkung bei Körpertemperatur über 37,5 °C

Antikonvulsive medikamentöse Therapie

Status generalisierter tonisch-klonischer Anfälle (SGTKA)

Prähospitalphase

Die Notwendigkeit einer möglichst frühen Therapie des SE wird durch tierexperimentelle (Kapur und Macdonald 1997) und klinische Daten (Lowenstein u. Alldrge 1993, Alldredge et al. 2001) untermauert, die zeigen, dass ein progredienter Rückgang der GABAergen Inhibition das Ansprechen auf die meisten Antikonvulsiva zunehmend unwahrscheinlich macht.

Lorazepam i.v. ist die aktuell empfohlene, evidenzbasierte Initialtherapie durch Rettungsassistenten (2–4 mg) (Alldredge et al. 2001, Prasad et al. 2005) oder Notärzte (0,05 mg/kg, ggf. nach 5 Minuten einmal wiederholen).
Clonazepam weist mit einer lang anhaltenden Wirksamkeit ähnliche pharmakokinetische Eigenschaften wie Lorazepam auf (Crevoisier et al. 2003) und wird als langsamer Bolus (0,015 mg/kg, ggf. einmal wiederholen) intravenös verabreicht.

Bezüglich der Initialtherapie durch Laien und Pflegepersonal liegen insbesondere für das Kindes- und Jugendalter mehrere Studien vor, die für eine Gleichwertigkeit oder Überlegenheit der intranasalen oder bukkalen Applikation von **Midazolam** (0,2 mg/kg) oder **Lorazepam** (0,05 mg/kg bis maximal 4 mg) im Vergleich mit der i.v. oder rektalen Gabe sprechen (Crawford 1987, Scott et al. 1999, Lahat et al. 2000, Fişgin et al. 2002, Mahmoudian u. Zadeh 2004, McIntyre et al. 2005, Appleton et al. 2008, Ashrafi et al. 2010, de Haan 2010, McMullan et al. 2010, Arya et al. 2011). Es liegen allerdings nur wenige Daten zu Erwachsenen vor (Nakken u. Lossius 2011). Die Frage der Übertragbarkeit der Daten von Kindern und Jugendlichen auf Erwachsene ist nicht abschließend geklärt. Zur i.m. Gabe von Midazolam im Vergleich zu i.v. Lorazepam werden in Kürze Daten der Evidenzklasse 1 vorliegen (RAMPART-Trial). Empfohlen wird daher zur Initialtherapie durch Laienhelfer die intranasale oder bukkale Gabe von Midazolam (5–10 mg, ggf. wiederholen, max. ca. 20 mg) oder die rektale Applikation von Diazepam (10–20 mg rektal, ggf. wiederholen, max. ca. 30 mg). Alternativ ist die Gabe von Lorazepam 2–4 mg möglich (ggf. wiederholen, max. ca. 4 mg).

Status epilepticus im Erwachsenenalter

Stationäre Therapie (der 3 Stadien des SGTKA)

▶ **Initialer SGTKA:** In der Initialphase eines SGTKA sollten auch bei stationärer medikamentöser Ersttherapie Benzodiazepine gegeben werden. Als Medikament der ersten Wahl wird die Gabe von **Lorazepam** 0,05 mg/kg i.v. mit einer Infusionsgeschwindigkeit von 2 mg/min empfohlen. Die Gabe kann bei Persistenz des SE ggf. nach 5 Minuten wiederholt werden, um dann die Maximaldosis von ca. 0,1 mg/kg zu erreichen.

Alternativ kommen bei Nicht-Verfügbarkeit auch

- **Diazepam** 0,15 mg/kg i.v. (5 mg/min, ggf. nach 5 Minuten wiederholen, max. ca. 30 mg) oder
- **Clonazepam** 0,015 mg/kg i.v. (0,5 mg/min, ggf. nach 5 Minuten wiederholen, max. ca. 3 mg)

infrage. Hierbei hängt der Einsatz der gewählten Substanz neben der Evidenzlage vor allem von der persönlichen Erfahrung des Anwenders und der Verfügbarkeit (z.B. auf dem NAW) ab. Lorazepam muss laut Fachinformation bis zur Verwendung gekühlt aufbewahrt und zur Injektion verdünnt werden. Studien zeigen aber, dass es bei bis zu 30°C bis zu 60 Tage ohne wesentlichen Wirkverlust auch ungekühlt haltbar ist (Gottwald et al. 1999). Wenn der Notarztwagen nicht mit Kühlschränken ausgestattet sein sollte, ist daher der regelmäßige Austausch von Lorazepam-Ampullen (z.B. alle 2 Monate) ein praktikabler Weg.

Bei initialer Nicht-Verfügbarkeit eines i.v. Zugangs oder bei Erstbehandlung durch Laien oder Pflegepersonen wird empfohlen, entweder **Midazolam** 5–10 mg intranasal oder bukkal (ggf. wiederholen, max. ca. 20 mg) oder Diazepam 10–20 mg rektal (ggf. wiederholen, max. ca. 30 mg) zu applizieren. Bei Kindern und Jugendlichen liegen auch Daten vor, die für eine Gleichwertigkeit von Lorazepam intranasal oder bukkal mit der i.v. Gabe sprechen.

Bei einem drohenden SE, insbesondere generalisierter tonisch-klonischer Anfälle, kann analog verfahren werden, um die Entwicklung eines initialen oder etablierten SE zu verhindern.

▶ **Etablierter SGTKA:** Bei SGTKA soll nach Eintreffen im Krankenhaus die Versorgung mit einem zentralen Gefäßverweilkatheter, z.B. via V. femoralis in die V. cava inferior, erfolgen. Ein zentralvenöser Zugang durch die V. subclavia oder V. jugularis interna ist initial möglichst zu vermeiden, weil bei einer Fehlpunktion im Rahmen der konvulsiven Bewegungsunruhe ein iatrogener Pneumothorax entstehen kann, der die Akutbehandlung wesentlich erschwert. Peripher venöse Kanülen sollen nicht in Gelenklokalisation (z.B. Ellenbeuge) gelegt werden, weil bei weiteren Konvulsionen die Gefahr der Dislokation mit Extravasat der zum Teil gewebetoxischen Antikonvulsiva besteht. Das Legen eines Gefäßverweilkatheters sollte die Versorgung des Patienten mit Antikonvulsiva nicht verzögern.

Bei Unwirksamkeit des initial gegebenen Benzodiazepins und fakultativ auch im Falle des kurzfristigen Sistierens des Status epilepticus folgt die Stufe 2 der medikamentösen Therapie:

- über einen separaten i.v. Zugang **Phenytoin-Infusionskonzentrat** 20 mg/kg i.v. (max. 50 mg/min, maximal 30 mg/kg). Für die Weiterbehandlung sollte ein Phenytoinspiegel von 20–25 µg/ml angestrebt werden.

> **⚠ Cave**
>
> Die akute hochdosierte i.v. Phenytoingabe sollte immer unter Intensivüberwachung mit Monitoring von Blutdruck und EKG erfolgen. Keine Phenytoingabe über Magensonde (mangelnde Resorption) oder intramuskulär (gewebetoxisch!). Der Sicherheit (Stabilität) des i.v. Zugangs kommt bei Phenytoin wie auch bei Thiopental wegen der Gefahr von Gewebenekrosen bei Extravasation besondere Bedeutung zu.

- Alternativ oder bei Kontraindikation gegenüber Phenytoin oder bei Unwirksamkeit frühzeitig verabreichten Phenytoins stehen i.v. Valproat, Levetiracetam oder Phenobarbital zu Verfügung:
  - **Valproat** 20–30 mg/kg, max. 10 mg/kg/min, ggf. nach 10 Minuten wiederholen, dann max. 10 mg/kg (Kontraindikation: bekannte Mitochondropathie). Für die Weiterbehandlung sollte ein Valproatspiegel von 100–120 µg/ml angestrebt werden.

  oder
  - **Levetiracetam** 30–60 mg/kg i.v., max. 500 mg/min, ggf. nach 10 Minuten wiederholen. Bezüglich der Weiterbehandlung ist derzeit unklar, welcher Spiegel anzustreben ist.

  oder
  - **Phenobarbital** 20 mg/kg i.v. (max. 100 mg/min, höhere Gesamtdosen sind unter Intensivmonitoring, nach Intubation und unter Beatmungsbereitschaft möglich. Cave Interaktionsrisiken und mögliche Intoxikation bei zusätzlicher Verwendung von Valproat). Für die Weiterbehandlung sollten Spiegel von 30–50 µg/ml angestrebt werden.

- Als Therapie der weiteren Wahl kommt die i.v. Gabe von **Lacosamid** in Betracht. Es liegen bisher Berichte zu etwa 150 Anwendungen beim Status epilepticus vor, meist als drittes oder weiteres Medikament. Die bisher am häufigsten verwendete Dosierung war 5 mg/kg über ≥ 15 Minuten appliziert (Höfler et al. 2011, Kellinghaus et al. 2011, Trinka 2011). Lacosamid ist (wie Levetiracetam) nicht zur Therapie des SE zugelassen. Es finden sich, wie für einige der anderen Optionen auch, bisher keine prospektiven Studien zur Wirksamkeit und Verträglichkeit beim SE. Wegen der möglichen Verlängerung der PQ-Zeit stellt ein AV-Block 2. oder 3. Grades eine Kontraindikation dar. Bei herzkranken Patienten soll der Einsatz nur mit Vorsicht erfolgen.

Spätestens, wenn nach adäquat dosiertem Benzodiazepin und der Gabe einer der hier genannten Substanzen der SGTKA nicht durchbrochen ist, muss in der Regel eine

▶ **Refraktärer SGTKA einschließlich „subtle" status:**
Beim refraktären Status epilepticus (RSE) – das gilt sowohl für die „offene" als auch für die „subtle" klinische Präsentationsform – sollten rasch **anästhetische Antikonvulsiva** eingesetzt werden. Die Rationale hinter diesem aggressiven Vorgehen besteht darin, sowohl akute systemische als auch chronische neuronale Schädigungen zu verhindern. Akute systemische Komplikationen wie ein Lungenödem oder – potenziell lebensgefährdende – Herzrhythmusstörungen können sehr früh (innerhalb der ersten 30 Minuten) im Verlauf des generalisierten konvulsiven SE auftreten (Walton 1993). Tierexperimentell ist gezeigt worden, dass eine anhaltende epileptische Aktivität zu irreversiblen Hirnschädigungen führen kann (Meldrum u. Brierley 1973). Es ist nicht geklärt, ob diese Befunde auf den Menschen übertragen werden können. Dennoch basiert die Entscheidung zu einer raschen und aggressiven Behandlung mit dem Einsatz von Anästhetika auf den hier genannten Erkenntnissen.

Das Evidenz-Niveau für die Behandlung des RSE mit Anästhetika ist niedrig. In einem systematischen Review ließen sich auf der Basis von retrospektiven Studien keine Unterschiede zwischen Barbituraten, Midazolam und Propofol finden (Claassen et al. 2002). Die bisher einzige prospektive randomisierte Studie untersuchte in einem einfachblinden, multizentrischen Design die Wirksamkeit von Barbituraten (22% Erfolg) und Propofol (43%, Unterschied nicht signifikant) bei Patienten mit einem auf Benzodiazepine und ein weiteres Antikonvulsivum refraktären SE (Rossetti et al. 2011). Nach 3 Jahren konnten nur 24 der notwendigen 150 Patienten rekrutiert werden, was die Schwierigkeiten bei der Durchführung einer klinischen Studie auf diesem Gebiet veranschaulicht. Während in dieser Studie bei keinem Patienten ein Propofol-Infusions-Syndrom (PRIS: Herzinsuffizienz, schwere metabolische Azidose, Rhabdomyolyse und Nierenversagen bei einer Behandlung von mehr als 48 Stunden mit mehr als 5 mg/kg/h; Vasile et al. 2003) auftrat, wurde dieses in einer retrospektiven Studie bei 14 von 31 mit Propofol behandelten Patienten mit RSE, von denen drei verstarben, gesehen (Iyer et al. 2009). Bisher lassen die vorliegenden Daten keine Empfehlung hinsichtlich der Präferenz von Thiopental, Midazolam oder Propofol zu.

Folgende Therapieschemata werden nach Versagen der beiden initialen Antikonvulsiva innerhalb von 1–2 Stunden empfohlen (Kurthen u. Schneider 2011):
- **Thiopental** 5 mg/kg als Bolus, Erhaltungsdosis EEG-gesteuert (Ziel: Burst-Suppression-Muster, ca. 3–7 mg/kg/h) für 24 Stunden (Parviainen et al. 2002). Wegen der negativen Inotropie von Thiopental ist häufig die zeitgleiche Gabe positiv inotroper Substanzen (z. B. Arterenol-Perfusor) erforderlich.
oder
- **Midazolam** 0,2 mg/kg i.v. als Bolus, Erhaltungsdosis EEG-gesteuert (Ziel: Anfallskontrolle, ca. 0,1–0,5 mg/kg/h) für 24 Stunden (Ulvi et al. 2002).
oder
- **Propofol** 2 mg/kg i.v. als Bolus, Erhaltungsdosis EEG-gesteuert (Burst-Suppression-Muster, ca. 4–10 mg/kg/h) für 24 Stunden (Parviainen et al. 2006). Cave Propofol-Infusions-Syndrom (s. o.).

Bei 20–50% der Patienten mit RSE kann selbst der Einsatz von Anästhetika den Status epilepticus nicht dauerhaft beenden (Claassen et al. 2002, Holtkamp et al. 2005). Weil auch beim prolongierten RSE eine relevante Anzahl von Patienten in einem zufriedenstellenden klinisch-neurologischen Zustand überlebt (Cooper et al. 2009, Drislane et al. 2009), sollten diese Patienten zunächst konsequent antiepileptisch und intensivmedizinisch weiterbehandelt werden.

Hinsichtlich des weiteren therapeutischen Vorgehens liegen jedoch in der Regel lediglich Fallberichte oder kleine Fallserien vor. Folgende Wege können (inhaltlich ohne Abstufung) verfolgt werden (Review: Shorvon u. Ferlisi 2011):
- **Ketamin:** Tierexperimentelle Untersuchungen haben gezeigt, dass der NMDA-Antagonist gerade in der Spätphase des SE unter einer Zunahme von postsynaptischen NMDA-Rezeptoren ein ausgeprägtes antikonvulsives Potenzial aufweist (Borris et al. 2000). Klinische Daten haben bisher lediglich in Einzelfällen einen relevanten antikonvulsiven Effekt zeigen können und die Erfahrungen hinsichtlich der wirksamen Dosis sind unterschiedlich. In einer Serie mit 7 Patienten konnten die Anfälle mit einer Infusionsdosis von 0,3–5,8 mg/kg/h nach einigen Tagen kontrolliert werden (Bleck et al. 2002).
- **Inhalationsanästhetika:** In einer Studie konnte mit den Substanzen Isofluran und Desfluran in endtidalen Konzentrationen zwischen 1,2 und 5% ein auf intravenöse Anästhetika refraktärer SE innerhalb von Minuten beendet werden (Mirsattari et al. 2004). Jenseits dieser Daten sind die klinischen Erfahrungen gering. Weitere Studien sind hier notwendig und sinnvoll, weil Isofluran durch das Anaconda-System inzwischen unkompliziert auf einer Intensivtherapiestation zu verabreichen ist.
- **Lidocain:** Es liegen wenige klinische Berichte beim RSE bei Erwachsenen vor (De Giorgio et al. 1992). Als Dosis wurde ein Bolus mit 1–2 mg/kg gegeben, die Infusionsrate lag bei 1–4 mg/kg/h.
- **Magnesiumsulfat i.v.:** Weil die gegenüber Phenytoin und Diazepam überlegene Wirksamkeit von Magnesiumsulfat für eklamptische Anfälle belegt ist (Anonym 1995), bietet sich diese Therapie auch für eklamptische SE an. Kürzlich wurden positive Effekte auch bei Patienten mit POLG1-Mutationen und refraktärem SE berichtet (Visser et al. 2011). Weil diese Therapie als gut tolerabel gilt, erscheint ein Einsatz besonders in diesen

beiden Indikationen und möglicherweise darüber hinaus gerechtfertigt (Shorvon u. Ferlisi 2011).
- **Hirnstimulation:** Es liegen einzelne Berichte über einen potenziell positiven antikonvulsiven Effekt von Vagus-Nerv-Stimulation, tiefer Hirnstimulation und elektrokonvulsiver Therapie vor, größere und systematische Untersuchungen stehen aus (Walker 2011).
- **Hypothermie:** Tierexperimentelle Untersuchungen haben einen antikonvulsiven Effekt beim SE gezeigt. In einem klinischen Bericht war die Hypothermie gemeinsam mit der Gabe von Barbituraten bei 3 Kindern mit RSE erfolgreich, jedoch ließ sich der individuelle Beitrag der Kühlung rein methodisch nicht herausarbeiten.
- **Epilepsiechirurgie:** Bei Nachweis einer umschriebenen Läsion als Ursache eines RSE kann deren Resektion ggf. in Kombination mit multiplen subpialen Transsektionen erfolgreich sein (Costello et al. 2006).

Fokaler konvulsiver und nonkonvulsiver Status epilepticus (einfach- und komplex-fokaler SE)

Weil es keine spezifischen randomisierten, placebokontrollierten Studien zur Initialbehandlung des einfach- und komplex-fokalen Status epilepticus gibt, sollte diese analog der des SGTKA erfolgen (s. ▶ S.51). Hält der fokale SE nach Gabe von Lorazepam, gefolgt von Phenytoin, Valproat, Phenobarbital oder Levetiracetam an, besteht nicht der gleiche hohe zeitliche Druck wie beim SGTKA, eine aggressive antikonvulsive Therapie zu initiieren. Zum einen ist der fokale SE nicht regelhaft mit akuten systemischen Komplikationen assoziiert, zum anderen gibt es keine hinreichenden klinischen Daten, die chronische neuronale Konsequenzen belegen. Vor diesem Hintergrund sollten Anästhetika nur sehr zurückhaltend und im Einzelfall eingesetzt werden, weil die iatrogenen Schädigungen durch die Medikation (Ventilator-assoziierte Pneumonie, Immunsuppression, katecholaminpflichtige arterielle Hypotonie, Gastroparese etc.) sehr wahrscheinlich die der anhaltenden epileptischen Aktivität überwiegen. Es können daher sukzessive die o.g. Substanzen in intravenöser Applikationsform eingesetzt werden.

Folgende Dosierungsschemata werden empfohlen:
- **Phenytoin:** 20 mg/kg, Infusion mit 50 mg/min, in der Erhaltungstherapie sollten Spiegel von 20 bis maximal 25 µg/ml angestrebt werden.
- **Valproat:** 20–30 mg/kg Bolus über 5 Minuten, in der Erhaltungstherapie sollten Spiegel von 100–120 µg/ml angestrebt werden.
- **Phenobarbital:** 20 mg/kg, Infusion mit 100 mg/min, in der Erhaltungstherapie sollten Spiegel von 30–40 µg/ml angestrebt werden.
- **Levetiracetam:** 30–60 mg/kg, Infusion mit max. 500 mg/min.

Als Medikamente der weiteren Wahl sind **Lacosamid** i.v. und **Topiramat** p.o. zu nennen. Wenn im Einzelfall Anästhetika zum Einsatz kommen sollten, gelten die Therapieschemata wie beim SGTKA (s. ▶ S.53).

Absence-Status

Ein Absence-Status (AS) ist in der Regel als gutartig einzustufen und ruft keine strukturellen oder funktionellen Hirnschäden hervor (Shorvon u. Walker 2005). Daher ist eine iatrogene Schädigung durch Übertherapie zu meiden. Dennoch bedarf ein Patient im AS einer kontinuierlichen Überwachung, vor allem um selbstschädigendes Verhalten zu vermeiden und den Therapieeffekt zu monitoren. Zur Diagnosesicherung, insbesondere zur Abgrenzung gegenüber nicht epileptischen dyskognitiven Zuständen und nonkonvulsiven Status fokaler Anfälle sowie zur Therapiekontrolle, ist in der Regel ein EEG erforderlich. Ein im höheren Erwachsenenalter erstmals auftretender „de novo" AS ist regelhaft ausgelöst, entweder durch Gabe prokonvulsiver Substanzen (z.B. Antibiotika, Psychopharmaka), aber auch durch verschiedene Antikonvulsiva wie z.B. Phenytoin, Tiagabin (Knake et al.. 1999) oder das Weglassen antikonvulsiv wirkender Medikamente (z.B. sonst regelmäßig eingenommener Schlafmittel oder Antikonvulsiva). Des Weiteren sind metabolische oder Elektrolytentgleisungen auszuschließen oder ggf. zu behandeln.

Auch beim Absence-Status stellt **Lorazepam** die Therapie der ersten Wahl dar. Es wird allerdings niedriger dosiert als beim SGTKA (1–2 mg bzw. 0,025 mg/kg), ggf. nach 5 Minuten einmalig wiederholen, max. 4 mg), um das Risiko einer iatrogenen Ateminsuffizienz möglichst gering zu halten. Eine ggf. notwendige höher dosierte Lorazepamgabe oder weitere antikonvulsive Therapie sollte unter Intensivüberwachung erfolgen. **Valproat** ist nur in Deutschland und trotz nur geringer Evidenz bei AS als Mittel der ersten Wahl zugelassen. Es wird empfohlen, Valproat – außer bei vorliegender Kontraindikation gegenüber Benzodiazepinen – erst als zweite Therapie zu geben (Rosenow u. Knake 2008). Phenytoin, Fosphenytoin und andere Antikonvulsiva mit bei idiopathisch generalisierter Epilepsie fehlender oder prokonvulsiver Wirkung sind beim AS kontraindiziert.

Weitere spezielle Therapieformen

▶ **Chirurgische Therapie:** Der epilepsiechirurgische Eingriff aus einer Notfallindikation heraus kann in Fällen eines refraktären SGTKA oder auch eines refraktären fokalen Status als Ultima ratio bei eindeutig läsioneller Ursache erwogen werden. Bisher gibt es nur Einzelfallberichte und retrospektive Berichte kleiner Patientengruppen, häufig allerdings bei Kindern und Jugendlichen, meist auch nicht beim SGTKA, sondern bei fokalen SE (Ma et al. 2001, Duane et al. 2004, Costello et al. 2006, Vendrame u. Loddenkemper 2010).

▶ **Immunologische Therapieansätze:** Steroide und andere immunmodulatorische Therapien wurden bei refraktärem SE erfolgreich eingesetzt. Dies geschah aus pathophysiologischen Überlegungen heraus (Vezzani et al. 2009) und unter der Annahme, dass einige „kryptogene" SE durch einen okkulten immunologischen Prozess verursacht oder unterhalten werden könnten. Allerdings beschränkt sich die Datenlage auf den Einsatz von Kortikosteroiden, intravenösen Immunglobulinen oder Plasmapherese bei wenigen Patienten (Shorvon u. Ferlisi 2011). Daher lässt die Evidenzlage zum Einsatz dieser immunmodulatorischen Substanzen beim SE bislang keine klaren Empfehlungen zu.

■ Versorgungskoordination

Die notfallmedizinische ambulante Versorgung von Patienten vor allem mit SGTKA sollte analog der stationären Versorgung durchgeführt werden. Dabei ist sicherzustellen, dass die Therapie auch ambulant unverzüglich initiiert und ausreichend hoch dosiert wird.

■ Redaktionskomitee

Prof. Dr. Roland Besser (DGKN), Neurologische Klinik, HELIOS Klinikum Krefeld

Prof. Dr. Hajo M. Hamer (DIVI), Neurologische Klinik mit Poliklinik, Epilepsiezentrum Erlangen

Prof. Dr. Martin Holtkamp (DgfE), Klinik für Neurologie, Charité – Universitätsmedizin, Berlin

PD Dr. Stefan Kluge (DIVI), Klinik für Intensivmedizin, Universitätsklinikum Hamburg-Eppendorf

Prof. Dr. Susanne Knake (DgfE), Klinik für Neurologie, Epilepsiezentrum Hessen, Philipps-Universität Marburg

Prof. Dr. Felix Rosenow (DGN), Klinik für Neurologie, Epilepsiezentrum Hessen, Philipps-Universität Marburg

PD Dr. Andrea Rossetti (SlgE), Service de Neurologie, Universitätsklinikum Lausanne

Prof. Dr. Dietmar Schneider (DGNI), Klinik und Poliklinik für Neurologie, Universitätsmedizin Leipzig

Univ.-Prof. Dr. Eugen Trinka (ÖGN, ÖgfE, ÖGKN), Universitätsklinik für Neurologie, Christian-Doppler-Klinik, Salzburg

Federführend: Prof. Dr. Felix Rosenow, Klinik für Neurologie, Epilepsiezentrum Hessen, Philipps-Universität Marburg und UKGM GmbH, Baldingerstraße 1, 35043 Marburg, Tel. 06421/58-65348; E-Mail: rosenow@staff.uni-marburg.de

Entwicklungsstufe der Leitlinie: S2k

■ Literatur

Alldredge BK, Gelb AM, Marshal Isaacs S et al. A comparison of lorazepam, diazepam, and placebo for the treatment of out-of-hospital status epilepticus. N Engl J Med 2001; 345: 631–637

Alvarez V, Januel JM, Burnand B et al. Second-line status epilepticus treatment: comparison of phenytoin, valproate and levetiracetam. Epilepsia 2011; 52: 1292–1296

Anonym. Which anticonvulsant for women with eclampsia?. Evidence from the Collaborative Eclampsia Trial. Lancet 1995; 345: 1455–1463

Appleton R, Macleod S, Martland T. Drug management for acute tonic-clonic convulsions including convulsive status epilepticus in children. Cochrane Database Syst Rev 2008; 3: CD001905

Arya R, Gulati S, Kabra M et al. Intranasal versus intravenous lorazepam for control of acute seizures in children: a randomized open-label study. Epilepsia 2011; 52: 788–793

Ashrafi MR, Khosroshahi N, Karimi P et al. Efficacy and usability of buccal midazolam in controlling acute prolonged convulsive seizures in children. Eur J Paediatr Neurol 2010; 14: 434–438

Bauer G, Trinka E. Nonconvulsive status epilepticus and coma. Epilepsia 2010; 51: 177–190

Bleck T, Quigg M, Nathan BR et al. Electroencephalographic effects of ketamine treatment for refractory status epilepticus. Epilepsia 2002; 43 (Suppl. 1): S282

Borris DJ, Bertram EH, Kapur J. Ketamine controls prolonged status epilepticus. Epilepsy Res 2000; 42: 117–122

Claassen J, Hirsch LJ, Emerson RG et al. Treatment of refractory status epilepticus with pentobarbital, propofol, or midazolam: a systematic review. Epilepsia 2002; 43: 146–153

Cooper AD, Britton JW, Rabinstein AA. Functional and cognitive outcome in prolonged refractory status epilepticus. Arch Neurol 2009; 66: 1505–1509

Costello DJ, Simon MV, Eskandar EN et al. Efficacy of surgical treatment of de novo, adult-onset, cryptogenic, refractory focal status epilepticus. Arch Neurol 2006; 63: 895–901

Crawford TO, Mitchell WG, Snodgrass SR. Lorazepam in childhood status epilepticus and serial seizures: effectiveness and tachyphylaxis. Neurology 1987; 37: 190–195

Crevoisier C, Delisle MC, Joseph I et al. Comparative single-dose pharmacokinetics of clonazepam following intravenous, intramuscular and oral administration to healthy volunteers. Eur Neurol 2003; 49: 173–177

De Giorgio CM, Altman K, Hamilton-Byrd E et al. Lidocaine in refractory status epilepticus: confirmation of efficacy with continuous EEG monitoring. Epilepsia 1992; 33: 913–916

de Haan GJ, van der Geest P, Doelman G et al. A comparison of midazolam nasal spray and diazepam rectal solution for the residential treatment of seizure exacerbations. Epilepsia 2010; 51: 478–482

Drislane FW, Blum AS, Lopez MR et al. Duration of refractory status epilepticus and outcome: loss of prognostic utility after several hours. Epilepsia 2009; 50: 1566–1571

Duane DC, Ng YT, Rekate HL et al. Treatment of refractory status epilepticus with hemispherectomy. Epilepsia 2004; 45: 1001–1004

Engel J Jr. Report of the ILAE classification core group. Epilepsia 2006; 47: 1558–1568

Fisgin T, Gurer Y, Tezic T et al. Effects of intranasal midazolam and rectal diazepam on acute convulsions in children: prospective randomized study. J Child Neurol 2002; 17: 123–126

Gottwald MD, Akers LC, Liu PK et al. Prehospital stability of diazepam and lorazepam. Am J Emerg Med 1999; 17: 333–337

Haupt WF, Firsching R, Hansen HC et al. Das akute postanoxische Koma: klinische, elektrophysiologische, biochemische und bildgebende Befunde. Intensivmed 2000; 37: 597–607

Hirsch LJ, Brenner RP, Drislane FW et al. The ACNS subcommittee on research terminology for continuous EEG monitoring: proposed standardized terminology for rhythmic and periodic EEG patterns encountered in critically ill patients. J Clin Neurophysiol 2005; 22: 128–135

Höfler J, Unterberger I, Dobesberger J et al. Intravenous lacosamide in status epilepticus and seizure clusters. Epilepsia 2011; 52: 148–152

Holtkamp M, Othman J, Buchheim K et al. A "malignant" variant of status epilepticus. Arch Neurol 2005; 62: 1428–1431

Iyer VN, Hoel R, Rabinstein AA. Propofol infusion syndrome in patients with refractory status epilepticus: an 11-year clinical experience. Crit Care Med 2009; 37: 3024–3030

Janzen RWC, Rohr W, Zschocke S. Myoclonic syndromes after cerebral anoxia. J Neurol 1985; 232: 240

Kapur J, Macdonald RL. Rapid seizure-induced reduction of benzodiazepine and Zn^{2+} sensitivity of hippocampal dentate granule cell GABAA receptors. J Neurosci 1997; 17: 7532–7540

Kellinghaus C, Berning S, Immisch I et al. Intravenous lacosamide for treatment of status epilepticus. Acta Neurol Scand 2011; 123: 137–141

Knake S, Hamer HM, Schomburg U et al. Tiagabine-induced absence status in idiopathic generalized epilepsy. Seizure 1999; 8: 314–317

Knake S, Rosenow F, Vescovi M et al.; Status Epilepticus Study Group Hessen (SESGH). Incidence of status epilepticus in adults in Germany: a prospective, population-based study. Epilepsia 2001; 42: 714–718

Kurthen M, Schneider D. Pharmakorefraktärer Status epilepticus. Intensivmed up2date 2011; 7: 133–143

Lance JW, Adams RD. The syndrome of intention or action myoclonus as a sequel to hypoxic encephalopathy. Brain 1963; 86: 111-136

Lahat E, Goldman M, Barr J et al. Comparison of intranasal midazolam with intravenous diazepam for treating febrile seizures in children: prospective randomised study. Br Med J 2000; 321: 83–86

Lowenstein DH, Alldredge BK. Status epilepticus at an urban public hospital in the 1980s. Neurology 1993; 43: 483–438

Ma X, Liporace J, O' Connor MJ et al. Neurosurgical treatment of medically intractable status epilepticus. Epilepsy Res 2001; 46: 33–38

Mahmoudian T, Zadeh MM. Comparison of intranasal midazolam with intravenous diazepam for treating acute seizures in children. Epilepsy Behav 2004; 5: 253–255

McIntyre J, Robertson S, Norris E et al. Safety and efficacy of buccal midazolam versus rectal diazepam for emergency treatment of seizures in children: a randomised controlled trial. Lancet 2005; 366: 205–210

McMullan J, Sasson C, Pancioli A et al. Midazolam versus diazepam for the treatment of status epilepticus in children and young adults: a meta-analysis. Acad Emerg Med 2010; 17: 575–582

Meldrum BS, Brierley JB. Prolonged epileptic seizures in primates. Ischemic cell change and its relation to ictal physiological events. Arch Neurol 1973; 28: 10–17

Mirsattari SM, Sharpe MD, Young GB. Treatment of refractory status epilepticus with inhalational anesthetic agents isoflurane and desflurane. Arch Neurol 2004;61:1254-1259

Müllges W, Stoll G. Hypoxisch-ischämische Enzephalopathie. Akt Neurol 2002; 29: 431–446

Nakken KO, Lossius MI. Buccal midazolam or rectal diazepam for treatment of residential adult patients with serial seizures or status epilepticus. Acta Neurol Scand 2011; 124: 99–103

Parviainen I, Uusaro A, Kalviainen R et al. High-dose thiopental in the treatment of refractory status epilepticus in intensive care unit. Neurology 2002; 59: 1249–1251

Parviainen I, Uusaro A, Kalviainen R et al. Propofol in the treatment of refractory status epilepticus. Intensive Care Med 2006; 32: 1075–1079

Prasad K, Al-Roomi K, Krishnan PR et al. Anticonvulsant therapy for status epilepticus. Cochrane Database Syst Rev 2005; 4: CD 003723

Rosenow F, Knake S. Recent and future advances in the treatment of status epilepticus. Ther Adv Neurol Disord 2008; 1: 33–42

Rossetti AO, Logroscino G, Milligan TA et al. Status Epilepticus Severity Score (STESS): a tool to orient early treatment strategy. J Neurol 2008; 255: 1561–1561

Rossetti AO, Milligan TA, Vulliémoz S et al. A randomized trial for the treatment of refractory status epilepticus. Neurocrit Care 2011; 14: 4–10

Scott RC, Besag FMC, Neville BGR. Buccal midazolam and rectal diazepam for treatment of prolonged seizures in childhood and adolescence:a randomized trial. Lancet 1999; 353: 623–626

Shorvon S, Ferlisi M. The treatment of super-refractory status epilepticus: a critical review of available therapies and a clinical treatment protocol. Brain 2011; 134: 2802–2818

Shorvon S, Walker M. Status epilepticus in idiopathic generalized epilepsy. Epilepsia 2005; 46 (Suppl. 9): S73–S79

Treiman DM, Meyers PD, Walton NY et al. A comparison of four treatments for generalized convulsive status epilepticus. N Engl J Med 1998; 339: 792-798

Treiman DM, Walker MC. Treatment of seizure emergencies: convulsive and non-convulsive status epilepticus. Epilepsy Res 2006; 68 (Suppl. 1): S77–S82

Trinka E. What is the evidence to use new intravenous AEDs in status epilepticus? Epilepsia 2011; 52 (Suppl. 8): S35–S38

Ulvi H, Yoldas T, Mungen B et al. Continuous infusion of midazolam in the treatment of refractory generalized convulsive status epilepticus. Neurol Sci 2002; 23: 177–182

Vasile B, Rasulo F, Candiani A et al. The pathophysiology of propofol infusion syndrome: a simple name for a complex syndrome. Intensive Care Med 2003; 29: 1417–1425

Vendrame M, Loddenkemper T. Surgical treatment of refractory status epilepticus in children: candidate selection and outcome. Semin Pediatr Neurol 2010; 17: 182–189

Vezzani A, Balosso S, Aronica E et al. Basic mechanisms of status epilepticus due to infection and inflammation. Epilepsia 2009; 50 (Suppl. 12): S56–S57

Visser NA, Braun KP, Leijten FS et al. Magnesium treatment for patients with refractory status epilepticus due to POLG1-mutations. J Neurol 2011; 258: 218–222

Walker MC. The potential of brain stimulation in status epilepticus. Epilepsia 2011; 52 (Suppl. 8): S61–S63

Walton NY. Systemic effects of generalized convulsive status epilepticus. Epilepsia 1993; 34 (Suppl. 1): S54–S58

Status epilepticus im Erwachsenenalter

Clinical Pathway – **Status generalisiert tonisch-klonischer Anfälle**

	Basismaßnahmen			
	▶ Lagerung (Schutz vor Selbstgefährdung, Freihalten der Atemwege)	▶ **Allgemeintherapie**	○ Hinweise auf Hypoglykämie	▶ Glukose 40 % 60 ml i.v. nach Thiamin (s.u.)
	▶ Entfernung von Zahnersatz (wenn möglich)		○ Hinweise auf ethanolassoziierten SGTKA	▶ Thiamin 100 mg i.v
	▶ Überwachung:		○ Hypotension	▶ Volumen/Katecholamine i.v.
	▶ Puls		○ reduzierte Atmung/reduzierter Atemantrieb, Zyanose	▶ frühzeitige, evtl. präventive Intubation, stets Intubationsbereitschaft, ggf. Respiratoreinsatz
	▶ Atmung ▶ Pulsoxymetrie ▶ Blutdruck		○ Körpertemperatur > 37,5 °C (Rektum, Blase, Tympanon, Ösophagus)	▶ symptomatische Temperatursenkung (Ziel: Normothermie): ▶ initial 1 g Paracetamol i.v. ▶ falls nötig, Oberflächenkühlung mit üblicher vegetativer Blockade
	▶ O₂-Insufflation ▶ i.v. Zugang mit 0,9%-NaCl-Lösung, cave Kubitalkanüle (Dislokation bei Konvulsionen) oder ZVK via Subklavia- oder Jugularispunktion (erhöhte Pneumothoraxgefahr während der Konvulsionen); falls zentral erforderlich, dann zunächst via V. femoralis in die untere Hohlvene zu bevorzugen ▶ gezielte Einweisung planen mit Möglichkeit der (neurologischen) Intensivüberwachung ▶ Diagnostik: s.u.	**Stufen der antikonvulsiven Therapie**	*Stufe 1* *Initialbehandlung* *Dauer: ca. 10 min*	
		▶ **antikonvulsive Therapie**	○ i.v. Zugang verfügbar	▶ 1. Wahl: Lorazepam 0,05 mg/kg i.v., d.h. 50 kg KG → 2,5 mg 70 kg KG → 3,5 mg 100 kg KG → 5,0 mg (2 mg/min, ggf. nach 5 Minuten wiederholen, max. ca. 0,1 mg/kg) Falls LZP nicht verfügbar : ▶ Diazepam 0,15 mg/kg i.v., d.h. 50 kg KG → 12,5 mg 70 kg KG → 17,5 mg 100 kg KG → 25,0 mg 5 mg/min, ggf. nach 5 Minuten wiederholen, max. ca. 30 mg) oder ▶ Clonazepam 0,015 mg/kg i.v. (0,5 mg/min, ggf. nach 5 Minuten wiederholen, max. ca. 3 mg)
			○ i.v. Zugang nicht verfügbar	▶ Diazepam 10–20 mg rektal (ggf. wiederholen, max. ca. 30 mg) oder ▶ Midazolam 5–10 mg intranasal oder bukkal (ggf. wiederholen, max. ca. 20 mg)
				Stufe 2 *Intensivüberwachung* *Dauer: ca. 30–60 min*
				▶ Phenytoin 20 mg/kg i.v. (separater Zugang, cave höhergradiger AV-Block), d.h. 50 kg KG → 1000 mg 70 kg KG → 1400 mg 100 kg KG → 2000 mg (max. 50 mg/min, Ziel-Serumspiegel 20–25 mg/l) oder ▶ Valproat 20–30 mg/kg, max. 10 mg/kg/min (cave Mitochondropathie) oder ▶ Phenobarbital 20 mg/kg i.v., max. 100 mg/kg i.v. (cave kardiorespiratorische Depression) oder ▶ Levetiracetam 30–60mg/kg i.v., max. 500 mg/min
				Stufe 3 *Intensivtherapie mit Intubationspflicht* *Dauer: über 60 min, hirnorientierte, EEG-gesteuerte Intensivtherapie mit kontrollierter Beatmung*
				▶ Thiopental 5 mg/kg, als Bolus, d.h. 50 kg KG → 250 mg 70 kg KG → 350 mg 100 kg KG → 500 mg Erhaltungsdosis EEG-gesteuert (Burst-Suppression-Muster, ca. 3–7 mg/(kg/h) für 24 h, cave kardiorespiratorische Depression) oder ▶ Midazolam 0,2 mg/kg i.v. als Bolus, d.h. 50 kg KG → 10 mg 70 kg KG → 14 mg 100 kg KG → 20 mg Erhaltungsdosis EEG-gesteuert (Anfallskontrolle, ca. 0,1–0,5 mg/kg/h für 24 h) oder ▶ Propofol 2 mg/kg i.v. als Bolus, d.h. 50 kg KG → 100 mg 70 kg KG → 140 mg 100 kg KG → 200 mg Erhaltungsdosis EEG-gesteuert (Burst-Suppression-Muster, ca. 4–10 mg/(kg/h) für 24 h. (cave Propofolinfusionssyndrom bei > 5 mg/kg/h für > 48 h. Dosisreduktion durch Kombination mit Midazolam möglich)
○ Epilepsie bekannt	▶ Serumspiegel-Bestimmung der Antikonvulsiva möglichst vor Medikamentengabe ▶ EEG ▶ ggf. Notfall-cCT			
○ Epilepsie nicht bekannt	▶ Labor (sofort): BSG, BB, Diff.-BB, CRP, BZ, Elektrolyte, Leberenzyme, CK, Myoglobin, Osmolalität ▶ Labor (Routine): Schilddrüsenhormone, Kreatinin, Lipase ▶ Labor (fakultativ): Vitamin B1, B6, B12, Folsäure, NH3, Harnstoff, Blutgase, Toxikologie-Screening, Ethanol ▶ Notfall-cCT, später cMRT ▶ EEG			

3 Synkopen

Was gibt es Neues?

Der implantierbare Loop-Rekorder (ILR) hat als Diagnostikum bei Patienten mit unklaren Synkopen erheblich an Bedeutung gewonnen. Auch beim Verdacht auf vasovagale Synkopen bei fehlenden Prodromi und mit erlittenen Verletzungen ist der ILR hilfreich für die Stellung einer Schrittmacherindikation (Brignole et al. 2009).

Die wichtigsten Empfehlungen auf einen Blick

Diagnostik

- Die rationale Abklärung von kurzen Bewusstseinsverlusten (TLOC, „transient loss of consciousness") umfasst eine Basisdiagnostik und ggf. weiterführende Untersuchungen.
- Die Basisdiagnostik beinhaltet eine detaillierte Anamnese und Fremdanamnese, eine körperliche Untersuchung, ein 12-Kanal-EKG und einen Schellong-Test (aktiver Stehtest über mindestens 3 Minuten).
- Aus der Basisdiagnostik kann sich der Verdacht auf eine nicht synkopale Genese eines kurzfristigen Bewusstseinsverlustes ergeben (z. B. Epilepsie, TIAs, dissoziative Anfälle). Dieser Verdacht ist durch entsprechende weiterführende Untersuchungen bzw. Ausschlussdiagnostik weiter abzuklären.
- Bereits nach der Basisdiagnostik können verschiedene Synkopenursachen wie kardiale Synkopen, vasovagale Synkopen, orthostatische Hypotension, posturales Tachykardiesyndrom mit ausreichender Sicherheit diagnostiziert werden. Weiterführende Diagnostik (außer ggf. zur Therapieplanung) ist bei diesen Patienten nicht erforderlich.
- Der Verdacht auf kardiale Synkopen sollte gezielt durch weiterführende kardiologische Diagnostik abgeklärt werden (Langzeit-EKG, externer oder implantierbarer Ereignisrekorder, Echokardiografie, Ergometrie, elektrophysiologische Untersuchung).
- Der klinische Verdacht auf eine vasovagale (synonym: reflektorische) Synkope muss nicht weiter abgeklärt werden, wenn Synkopen selten auftreten und ohne ernsthafte Verletzungen ablaufen.
- Die klinische Verdachtsdiagnose von vasovagalen Synkopen kann, falls klinisch erforderlich, durch einen positiven Kipptischbefund (neurokardiogene Synkope) oder einen positiven Karotisdruckversuch (hypersensitiver Karotissinus) gestützt werden.
- Bei rezidivierenden Synkopen ohne Prodromi und mit Verletzungsgefahr sollte ein implantierbarer Ereignisrekorder erwogen werden, um die Indikation für einen Schrittmacher festzustellen.
- Besteht trotz negativem Schellong-Test der Verdacht auf eine orthostatische Hypotension oder ein posturales Tachykardiesyndrom, sollte ein Kipptischtest (Dauer 3 bzw. 10 Minuten) durchgeführt werden.

Therapie

Vasovagale Synkopen/Reflexsynkopen

- Bei erstmaliger Synkope oder seltenen Synkopen mit Prodromi ist wegen der günstigen Prognose und der geringen Rezidivhäufigkeit eine spezifische Therapie nicht erforderlich.
- Aufklärung über Verhalten in Auslösesituationen, ausreichende Trinkmengen und Kochsalzzufuhr sowie tägliches Stehtraining stellen die wichtigsten Maßnahmen zur Rezidivprophylaxe dar.
- Beim Auftreten von Prodromi sind rasch physikalische Gegenmanöver einzuleiten und bei deren Versagen unverzüglich eine liegende oder sitzende Position einzunehmen.
- Midodrin (Gutron) ist eine Möglichkeit für die medikamentöse Rezidivprophylaxe.
- Die Indikation zum Herzschrittmacher bei vasovagalen Synkopen sollte nur bei Patienten über 40 Jahre mit rezidivierenden Synkopen oder synkopenbedingter Verletzung ohne Prodromi und mit Nachweis von längeren Pausen in einer spontanen Synkope erwogen werden.
- Der Kipptischtest ist zur Therapiekontrolle nicht geeignet.

Neurogene orthostatische Hypotension/orthostatische Hypotension

- Aufklärung über die Meidung von Risikosituationen (z. B. Stehen in warmer Umgebung, heiße Bäder).
- Physikalische Maßnahmen wie ausreichende Trinkmengen und Kochsalzzufuhr, Stützstrumpfhose, Schlafen in Kopfhochlage, physikalische Gegenmanöver im Stehen.
- In der medikamentösen Therapie haben Midodrin (Gutron) und Fludrocortison (Astonin-H) besondere Bedeutung. Es ist auf die Vermeidung eines Liegendhypertonus zu achten (z. B. durch intermittierend durchgeführtes 24-Stunden-Blutdruck-Monitoring).

Posturales Tachykardiesyndrom

- In der Behandlung haben sich physikalische Maßnahmen wie bei der orthostatischen Hypotension bewährt. Regelmäßiger Konditionssport verbessert deutlich die orthostatische Intoleranz. Ferner gibt es in Einzelfällen positive Erfahrungen mit Betablockern.

Kardiale Synkopen
- Bewährte Therapien sind der Schrittmacher bei Bradyarrhythmien, der implantierbare Defibrillator bei hämodynamisch instabilen Tachyarrhythmien sowie die Katheterablation bei der paroxysmalen supraventrikulären Tachykardie.

Einführung

Patienten mit kurzzeitigem Bewusstseinsverlust werden in der Regel dem Notarzt, dem Allgemeinmediziner, dem praktizierenden Internisten/Kardiologen oder Neurologen oder dem Internisten oder Neurologen in Krankenhausnotaufnahmen vorgestellt. Oft wird erst im Laufe der Abklärung klar, welche Fachrichtung für die Erkrankung des Patienten zuständig ist. Der Abklärungsprozess sollte aber nicht von den üblichen Routineprozeduren der erstbehandelnden Disziplin abhängen, die oft mit unnötiger Überdiagnostik oder auch mit Unterlassung oder Verzögerung relevanter Diagnostik einhergehen. Vielmehr sollte dem Patienten unabhängig von der erstbehandelnden Disziplin ein einheitlicher Abklärungsprozess garantiert sein, der an den aktuellen medizinischen Erkenntnissen orientiert ist.

Ein einheitliches Vorgehen soll außerdem garantieren, dass möglichst rasch eine adäquate Therapie durch die zuständige Fachdisziplin eingeleitet werden kann.

Definition und Klassifikation

Begriffsdefinition

Die klassische Symptomatik der Synkope besteht in einer zumeist sehr kurzen Ohnmacht und einer zügigen Reorientierung nach dem Aufwachen. Häufig kommt es während der Ohnmacht zu mehr oder weniger komplexen motorischen Phänomenen, die leicht mit ähnlichen epileptischen Phänomenen verwechselt werden können. Folgende Begriffe im semantischen Umfeld der Synkope sollten abgegrenzt werden:

▶ **Kurzzeitiger Bewusstseinsverlust (TLOC, „transient loss of consciousness"):** Zeitlich umschriebenes bis einige Minuten andauerndes Aussetzen der Bewusstseinstätigkeit ohne Festlegung auf die Pathogenese. Der Begriff „TLOC" sollte als Oberbegriff im Abklärungsprozess so lange verwendet werden, bis klare Hinweise für eine bestimmte Pathogenese vorliegen (z. B. Epilepsie oder Synkope).

▶ **Synkope:** TLOC durch globale Hirnperfusionsminderung mit – in aller Regel – spontaner Erholung nach maximal einigen Minuten. Abzugrenzen sind hiervon andere Ursachen für ein TLOC: traumatische Ursachen, Hirnstammischämien, epileptische Anfälle, metabolische Ursachen, dissoziative (psychogene) Anfälle. Auch Sturzattacken ohne Bewusstseinsverlust („drop attacks") zählen nicht zu den Synkopen.

▶ **Präsynkope:** Prodromalstadium einer Synkope mit Schwinden der Sinne (Schwarzsehen, Leisehören), ggf. mit Schwitzen und ausgeprägter Hyperventilation. Muss nicht in eine Synkope einmünden.

▶ **Orthostatische Intoleranz:** Zunehmende Unverträglichkeit des Stehens durch Benommenheits- oder Schwächegefühl, ggf. mit Auftreten von Nacken- oder Schulterschmerzen oder mit Atembeschwerden oder mit Palpitationen oder mit Übelkeit. Kann in eine Präsynkope oder Synkope einmünden.

▶ **Konvulsive Synkope:** Häufige Verlaufsform einer Synkope, bei der es zu motorischen Entäußerungen einzelner Muskeln oder nicht synchronisierten krampfartigen Bewegungen der Extremitäten kommt. Synkopen aller Ätiologien können konvulsiv verlaufen (vgl. auch AWMF-Leitlinie „Erster epileptischer Anfall und Epilepsien des Erwachsenenalters").

▶ **Anmerkung:** Ein und dieselben Pathomechanismen, durch die Synkopen ausgelöst werden können, führen häufig „nur" zur Symptomatik der orthostatischen Intoleranz oder Präsynkope. Es sollen hier deshalb auch solche Kreislaufstörungen abgehandelt werden, die nicht notwendigerweise zur Synkope führen (z. B. orthostatische Hypotension, posturales Tachykardiesyndrom).

Klassifikation

Synkopen und damit assoziierte Kreislauffehlregulationen lassen sich ätiologisch in 3 Klassen differenzieren: kardiale Synkopen, vasovagale (Reflex-)Synkopen und Synkopen durch orthostatische Hypotension.

Kardiale Synkopen

Bei kardialen Synkopen werden die häufigeren rhythmogenen Synkopen von den mechanischen Ursachen bei strukturellen Herz-/Gefäßkrankheiten unterschieden.

▶ **Rhythmogene Synkopen:** Diese Synkopen treten in der Regel unvermittelt und ohne situative Bindung auf. Die Pumpleistung des Herzens wird dabei rhythmogen durch insuffiziente oder ganz ausbleibende Ventrikelkontraktionen vorübergehend verringert. Die folgenden Rhythmusstörungen können Ursache von Synkopen sein:
- bradykarde Herzrhythmusstörungen:
  - Sick-Sinus-Syndrom
  - AV-Blockierungen 2. und 3. Grades
- tachykarde Herzrhythmusstörungen:
  - supraventrikuläre Tachykardien

○ Kammertachykardien/Kammerflimmern (z. B. nach Myokardinfarkt, Ionenkanalerkrankungen wie das Brugada-Syndrom oder das lange QT-Syndrom [Romano-Ward-Syndrom])

▶ **Mechanische Ursachen (kardiovaskuläre Synkopen):** Bei der symptomatischen Aortenklappenstenose besteht eine Obstruktion des linksventrikulären Outputs, die insbesondere bei körperlicher Anstrengung (Vasodilatation in den Muskeln) zu einer ungenügenden Erhöhung des Herzauswurfvolumens und damit zur Hypotension und Synkope führen kann. Ebenso kann es bei Vorliegen einer hypertroph obstruktiven Kardiomyopathie in Verbindung mit körperlicher Belastung zur kritischen Senkung des Herzzeitvolumens und des Blutdrucks kommen. Ein mobiles Vorhofmyxom kann vorübergehend die Mitralöffnung blockieren und damit den linksventrikulären Füllungsdruck kritisch reduzieren. Synkopenauslösende mechanische Mechanismen liegen auch bei der Lungenembolie vor.

Vasovagale Synkopen/Reflexsynkopen

Die Begriffe „vasovagale Synkopen" und „Reflexsynkopen" verwenden wir synonym und als Oberbegriff für alle Synkopenformen, die als synkopenauslösenden Mechanismus eine Vasodilatation durch Sympathikushemmung und/oder eine vorwiegend vagal bedingte Bradykardie oder Asystolie aufweisen (im Unterschied zur Synkopenleitlinie der ESC [Moya et al. 2009], bei der „Reflexsynkope" als Oberbegriff dient und „vasovagale Synkopen" nur für bestimmte Varianten gilt).

Nach den Auslösern lassen sich folgende Varianten vasovagaler Synkopen unterscheiden:
- neurokardiogene Synkope (nach längerem Stehen)
- emotional induzierte Synkope (vor allem durch Blut-/Verletzungsassoziationen)
- Karotissinussynkope (durch Massage auf dem Karotissinus)
- sonstige situative Synkopen (z. B. Schlucksynkope, Miktionssynkope)
- Synkopen ohne erkennbare Trigger

Das **posturale Tachykardiesyndrom (POTS)** ist kein eigenständiger Synkopenmechanismus. Bei diesem Syndrom kommt es im Stehen nur zu einer mäßiggradigen zerebralen Minderperfusion, die zwar zur orthostatischen Intoleranz führt, aber nicht ausreichend ist für die Auslösung einer Synkope. Nach längerem Stehen kann das POTS in eine neurokardiogene Synkope einmünden, gilt deshalb als Risikofaktor für diese Synkopenform und wird deshalb hier aufgeführt. Das POTS ist gekennzeichnet durch eine ausgeprägte orthostatische Tachykardie (≥ 30 Schläge/min Anstieg oder maximale Herzfrequenz > 120 Schläge/min innerhalb von 10 Minuten) ohne bedeutsame Hypotension. Betroffen sind überwiegend weibliche Jugendliche oder Frauen bis zum Alter von 50 Jahren.

Orthostatische Hypotension

Die orthostatische Hypotension ist definiert durch einen anhaltenden systolischen Blutdruckabfall um ≥ 20 mmHg (bzw. ≥ 30 mmHg bei Vorliegen eines Liegendhypertonus) und/oder einen diastolischen Blutdruckabfall um ≥ 10 mmHg innerhalb von 3 Minuten nach dem Hinstellen (Freeman et al. 2011). Eine orthostatische Hypotension kann asymptomatisch sein, orthostatische Intoleranz bewirken oder eine Ursache von Stürzen durch Synkope darstellen. Nur wenn sie Symptom einer autonomen Dysfunktion ist, spricht man von einer **neurogenen orthostatischen Hypotension**. Der Hauptpathomechanismus besteht bei der orthostatischen Hypotension in einer unzureichenden sympathisch vermittelten Vasokonstriktion. Zumeist ist auch die autonome kardiale Innervation gestört, sodass der Herzfrequenzanstieg im Stehen reduziert ist. Zahlreiche neurologische oder internistische Erkrankungen können über eine Schädigung des peripheren oder zentralen autonomen Nervensystems zur neurogenen orthostatische Hypotension führen (z. B. Morbus Parkinson, Multisystematrophie, Diabetes mellitus).

Die wichtigsten Ursachen für eine **nicht neurogene orthostatische Hypotension** bestehen in einem Blutvolumenmangel verschiedener Genese oder in einer Medikamentennebenwirkung (vor allem Trizyklika, Diuretika und andere Antihypertensiva).

Neuerdings werden neben der oben definierten klassischen orthostatische Hypotension noch 2 Varianten definiert (Freemann et al. 2011):
- Die **initiale orthostatische Hypotension** ist definiert als ein vorübergehender Blutdruckabfall um > 40 mmHg systolisch und/oder 20 mmHg diastolisch innerhalb von 15 Sekunden nach aktivem Hinstellen.
- Die **verzögerte orthostatische Hypotension** ist definiert durch einen orthostatischen Blutdruckabfall (Grenzwerte wie bei der klassischen Form) ohne Bradykardie (im Unterschied zur orthostatischen vasovagalen [neurokardiogenen] Synkope, bei der es zumindest zu einer tendenziellen Bradykardie kommt) später als 3 Minuten nach dem Hinstellen.

Insbesondere die initiale orthostatische Hypotension gilt als häufig übersehene Ursache von Synkopen.

■ Diagnostik

Allgemeine Empfehlungen zum diagnostischen Prozess

In Übereinstimmung mit den Leitlinien der European Society of Cardiology (Moya et al. 2009) ist für die Abklärung von TLOCs ein zweistufiges standardisiertes Vorgehen zu empfehlen: eine Basisdiagnostik, der sich ggf. bei noch nicht sicherer Diagnose eine weiterführende Diagnostik anschließt (▶ Abb. 3.1, mod. nach ESC-Empfehlung, Moya et al. 2009). Dieses hypothesengeleitete Vorgehen

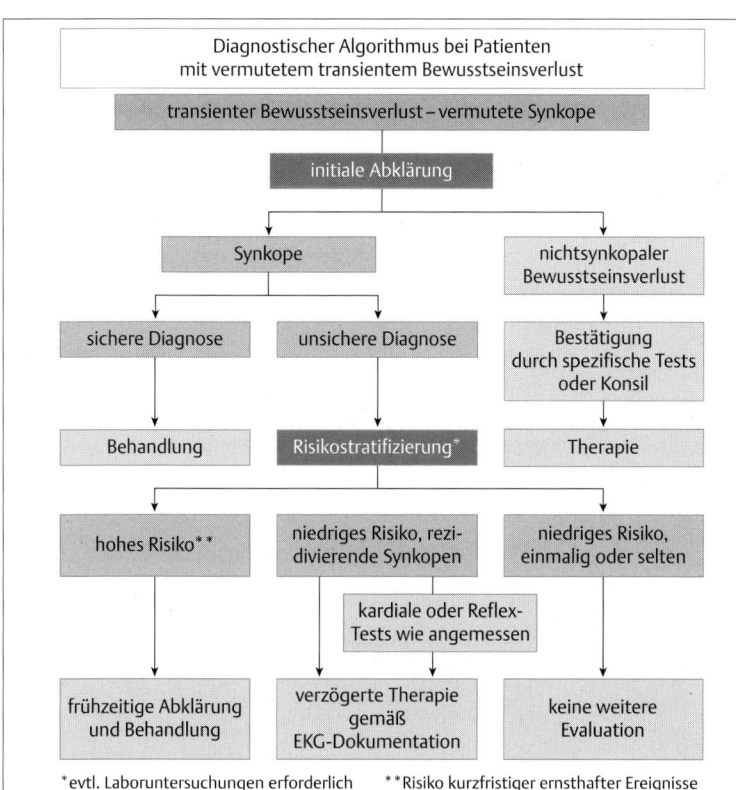

Abb. 3.1 Empfohlener Algorithmus zur diagnostischen Abklärung unklarer kurzer Bewusstseinsverluste.

soll durch Vermeidung unnötiger Überdiagnostik eine zügige Diagnosefindung ermöglichen. So sind bei klaren Hinweisen für eine synkopale Genese von Ohnmachten EEG-Ableitungen, Ultraschalldiagnostik der Hirngefäße oder MRT-Untersuchungen nicht erforderlich.

Basisdiagnostik

Die 4 Säulen der Basisdiagnostik umfassen:
1. ausführliche Anamnese und Fremdanamnese
2. körperliche Untersuchung
3. 12-Kanal-EKG
4. Schellong-Test

Die **Anamnese** umfasst das Erfragen der Frequenz von fraglichen Synkopen, die Exploration von Auslösern bzw. situativen Randbedingungen beim Auftreten von Synkopen, das Erfassen des Alters bei Beginn der Symptomatik, der Anfallshäufigkeit, des genauen Anfallsablaufes (Prodromi, Dauer, Reorientierungsphase), der Begleitsymptomatik (vegetative Zeichen, motorische Entäußerungen), der Verletzungsfolgen (z. B. Zungenbiss) sowie möglicher Erinnerungen an die Zeit der Ohnmacht. Nach Möglichkeit sollten zum Anfallsablauf Zeugen befragt werden. Vorerkrankungen müssen vollständig erfragt werden. Die Medikamentenanamnese ist obligatorisch. In der Familienanamnese dürfen Fragen nach plötzlichem Herztod naher Verwandter nicht fehlen.

Bei der **körperlichen Untersuchung** gilt die besondere Aufmerksamkeit dem Hydrationszustand, den kardialen und kardiovaskulären Befunden sowie neurologischen Auffälligkeiten.

Das **12-Kanal-EKG** kann bereits beweisend für kardiale Synkopen sein oder die weiterführende kardiologische Diagnostik leiten.

Der **Schellong-Test** umfasst Blutdruckmessungen im Liegen und im Stehen (über mindestens 3 Minuten; ggf. länger bei besonderen Fragestellungen) und kann bereits für das Vorliegen einer orthostatischen Hypotension (Blutdruckabfall ≥ 20 mmHg systolisch und/oder ≥ 10 mmHg diastolisch nach 3 Minuten) und eines POTS (Pulsanstieg ≥ 30 Schläge/min oder absolute Pulsrate ≥ 120 Schläge/min nach 10 Minuten) bei Reproduktion der passenden Symptomatik beweisend sein.

Die Basisdiagnostik soll die Klärung von 3 Fragen ermöglichen:
- Handelt es sich bei dem Ereignis um eine Synkope oder um eine andere Ursache für einen Bewusstseinsverlust?
- Kann schon eine sichere ätiologische Diagnose (oder Verdachtsdiagnose) gestellt werden?
- Liegen Hinweise für ein hohes Risiko schwerwiegender kardiovaskulärer Ereignisse vor?

Risikostratifizierung

Eine sofortige Hospitalisierung mit EKG-Überwachung und zügig durchzuführender gezielter kardiologischer Abklärung ist bei den folgenden **Hochrisikokonstellationen** indiziert:

- Herzinsuffizienz, niedrige Auswurffraktion oder früherer Herzinfarkt
- Synkope während körperlicher Belastung oder im Liegen, wenn keine vasovagalen Trigger erkennbar sind
- plötzlicher Herztod bei nahen Verwandten
- EKG-Befunde, die eine rhythmogene Ursache vermuten lassen (s. ▶ Tab. 3.2)
- ausgeprägte Anämie oder Elektrolytstörung

Ansonsten ist für die Abklärung von TLOCs eine stationäre Aufnahme zumeist nicht erforderlich (▶ S. 69).

Sichere Diagnose durch Basisdiagnostik

Vasovagale Synkopen/Reflexsynkopen werden diagnostiziert, wenn Blut- oder Verletzungs-assoziierte Stimulationen oder heftige Emotionen vorangehen (emotional induzierte Synkope) oder die Synkopen nach längerem Stehen auftreten (neurokardiogene Synkope) und im Vorfeld präsynkopale und vegetative Prodromi (Blässe, Übelkeit, Wärme-/Hitzegefühl, Schwitzen) berichtet werden. Sonstige situative Synkopen liegen vor, wenn es während oder kurz nach Miktion, Defäkation, Schlucken oder Hustenattacken zur Synkope kommt.

Eine **orthostatische Hypotension** als Synkopenursache wird diagnostiziert bei Synkopeninduktion im Schellong-Test mit Nachweis eines anhaltenden signifikanten Blutdruckabfalls (≥ 20 mmHg systolisch oder ≥ 10 mmHg diastolisch) innerhalb von 3 Minuten. Eine genauere Zuordnung der orthostatischen Hypotension erfolgt nach Anamnese, körperlichem Befund und ggf. weiterer neurologischer Abklärung zu den neurogenen Formen (z.B. autonome Neuropathie bei Diabetes mellitus, Dysautonomie bei Parkinson-Syndrom) bzw. zur nicht neurogenen, z.B. medikamenteninduzierten Form.

Ein **posturales Tachykardiesyndrom** wird diagnostiziert, wenn eine mit der Stehdauer zunehmende orthostatische Intoleranz berichtet wird und im Schellong-Test ausgelöst werden kann mit einem Herzratenanstieg um ≥ 30 Schläge/min (oder mit einer absolute Herzrate ≥ 120 Schläge/min) innerhalb von 10 Minuten, ohne dass eine orthostatische Hypotension vorliegt.

Rhythmogene Synkopen: können bei den folgenden Rhythmusstörungen im EKG diagnostiziert werden:
- Sinusbradykardie < 40 Schläge/min beim wachen Patienten oder wiederholte sinuatriale Blockierungen oder Sinuspausen > 3 Sekunden
- AV-Block II. Grades Typ Mobitz 2 oder AV-Block III. Grades
- alternierender Links- und Rechtsschenkelblock
- schnelle paroxysmale supraventrikuläre Tachykardie oder Kammertachykardie
- nicht anhaltende Episoden polymorpher Kammertachykardien und verlängerte oder verkürzte QT-Zeit
- Schrittmacher- oder ICD-Fehlfunktion mit Pausen

Eine **kardiale Ischämie-assoziierte Synkope** liegt vor bei akuten Ischämiezeichen im EKG kurz nach einer Synkope (auch ohne Herzinfarkt).

Eine **kardiovaskuläre Synkope** wird diagnostiziert bei prolabierendem Vorhofmyxom, hochgradiger Aortenklappenstenose, pulmonaler Hypertonie, Lungenembolie oder akuter Aortendissektion.

■ Weiterführende Diagnostik bei nicht sicherer Diagnose

Auch wenn aus der Basisdiagnostik noch keine sichere Diagnose resultiert, ermöglicht diese in der Regel eine Verdachtsdiagnose, die das weitere diagnostische Prozedere bestimmt. Dabei kann der Verdacht entweder einen nicht synkopalen Mechanismus für eine Bewusstseinsstörung nahe legen oder sich auf eine spezifische Synkopen-Ätiologie beziehen.

Vermutete nicht synkopale Anfälle

▶ Tab. 3.1 listet nicht synkopale Ursachen von TLOCs auf sowie darauf hinweisende Informationen aus der Basisdiagnostik.

Bei Verdacht auf epileptische Anfälle oder vertebrobasiläre Ischämien ist eine eingehende neurologische Abklärung nach den entsprechenden AWMF-Leitlinien erforderlich. Der Verdacht auf kryptogene Sturzattacken erfordert eine zerebrovaskuläre und Epilepsie-Ausschlussdiagnostik sowie bei älteren Patienten eine Karotissinusmassage zum Ausschluss eines hypersensitiven Karotissinus. Der Verdacht auf Hypoglykämie oder Intoxikationen erfordert entsprechende Labordiagnostik. Bei vermuteten dissoziativen Anfällen ist eine psychosomatische oder psychiatrische Abklärung anzustreben. Zerebrale Bildgebung bei der Abklärung unklarer Bewusstseinsstörungen macht nur dann Sinn, wenn der Verdacht auf ein epileptisches Anfallsereignis oder eine zerebrovaskuläre Erkrankung besteht.

Vermutete kardiale Synkopen

Bei den folgenden Informationen besteht der Verdacht auf eine kardiale Grunderkrankung als Mechanismus der Synkope (Moya et al. 2009):
- bekannte schwere Herzerkrankung
- Synkopen während körperlicher Anstrengung oder im Liegen
- Palpitationen unmittelbar vor Synkope
- plötzlicher Herztod oder Ionenkanalerkrankung bei nahen Verwandten
- bestimmte EKG-Auffälligkeiten (▶ Tab. 3.2)

Zur Diagnosesicherung bedarf es dabei oft einer weiteren zusatzdiagnostischen Abklärung. Die Reihenfolge der Untersuchungen richtet sich nach der Verdachtsdiagnose. Sobald eine Diagnose gestellt werden kann, sind weitere diagnostische Tests nicht mehr erforderlich.

Falls der Verdacht auf kardiale Synkopen zusatzdiagnostisch nicht gestützt werden kann, und nicht synkopale

Synkopen

Tab. 3.1 Differenzialdiagnosen zur Diagnose Synkope und dazu passende Befunde.

Vermutete Diagnose	Befunde/anamnestische Angaben
epileptischer Anfall (vgl. auch Leitlinie „Erster epileptischer Anfall und Epilepsien des Erwachsenenalters")	• situationsunabhängiges Auftreten von Auren (z. B. epigastrische, psychische Auren, „Gefühl der bestimmten Vertrautheit") • Automatismen, scheinbar gezielte Handlungen • im Anfall synchrone motorische Entäußerungen • im Anfall Kopfdrehung zu einer Seite • längere postiktale Eintrübung • lateraler Zungenbiss • Forellenphänomen (symmetrische periorbitale petechiale Hautblutungen) • postiktale Kopfschmerzen • längere Reorientierung • auffälliges EEG, insbesondere epilepsietypische Potenziale • Läsionsnachweis in der bildgebenden Diagnostik
kryptogene Sturzattacken („drop attacks")	• höheres Lebensalter • Bewusstsein erhalten • Stürze oft auf die Knie • Sturz für Patienten nicht erklärbar
vertebrobasiläre Ischämien oder Steal-Syndrome	• selten kompletter Bewusstseinsverlust • fokale neurologische Defizite in der Attacke (Doppelbilder, Dysarthrie, Drehschwindel, Halbseitensymptomatik) • Auftreten bei Armbelastungen • Blutdruckdifferenz zwischen den Armen
Hypoglykämie oder Intoxikation	• Bewusstseinsverlust in der Regel deutlich > 3 Minuten • dazu passende anamnestische Hinweise
dissoziative Anfälle (vgl. auch Leitlinie „Anfälle und Epilepsien des Erwachsenenalters")	• Augen oft geschlossen • Dauer oft > 2 Minuten • variable Anfallsphänomene von Anfall zu Anfall • häufig atonisch • oft verzögerte Reorientierung mit Gedächtnislücke für das Ereignis • wiederholte ambulante und stationäre Abklärungen • multiple weitere somatische Beschwerden • psychopathologische Auffälligkeiten
kommotionelle Konvulsion	• meist einmaliges Ereignis • nach (auch leichteren) Kopftraumata, z. B. beim Sport • innerhalb von Sekunden nach dem Trauma • tonische oder klonische motorische Bewegung • Pathogenese unklar

Tab. 3.2 EKG-Auffälligkeiten, die einen Verdacht auf rhythmogene Synkopen begründen.

EKG-Auffälligkeiten bei rhythmogenen Synkopen

- bifaszikulärer Block
- QRS-Dauer ≥ 0,12 Sekunden
- AV-Block II. Grades Typ Wenckebach
- asymptomatische Sinusbradykardie (< 50 Schläge/min), sinuatrialer Block oder Sinuspause ≥ 3 Sekunden ohne negativ chronotrope Medikamente
- nicht anhaltende Kammertachykardien
- QRS-Komplex mit Präexitation
- verlängertes oder verkürztes QT-Intervall
- Brugada-Syndrom
- negative T-Wellen in den rechts präkordialen Ableitungen, Epsilon-Wellen und ventrikuläre Spätpotenziale (verdächtig auf arrhythmogene rechtsventrikuläre Kardiomyopathie)
- infarkttypische Q-Zacken

Differenzialdiagnosen nicht in Frage kommen, spricht man von **unklaren Synkopen**. Die wahrscheinlichste Ursache hierfür sind vasovagale Synkopen/Reflexsynkopen. Bei einmaliger Synkope oder sehr seltenen Synkopen ohne gravierende Verletzungsfolge ist eine weitere Abklärung nicht erforderlich. Anderenfalls ist zusatzdiagnostisch wie beim Verdacht auf vasovagale Synkopen zu verfahren.

EKG-Monitoring

EKG-Monitoring ist indiziert bei Patienten mit **Hinweisen für rhythmogene Synkopen** in der Basisdiagnostik. Die verschiedenen Varianten des EKG-Monitorings zielen auf den Nachweis einer Symptom-Rhythmus-Korrelation ab, ergeben also nur dann einen Sinn, wenn aufgrund der Attackenhäufigkeit eine gewisse Aussicht auf das Auftre-

ten einer Synkope im Ableitungszeitraum besteht. Es gelten die folgenden Grundsätze:
- Eine Arrhythmie während der Synkope ist beweisend für die Ursache.
- Ein normales EKG während der Synkope schließt eine rhythmogene Ursache aus.
- Ventrikuläre Pausen ≥ 3 Sekunden, Perioden mit AV-Block II. Grades Typ Mobitz 2 oder AV-Block III. Grades sowie lang anhaltende supraventrikuläre oder ventrikuläre Tachykardien sind auch ohne simultane Synkope diagnostisch wegweisend.

Das **Langzeit-EKG** (bis 72 Stunden) liefert nur selten die Ursache. Zunehmende Bedeutung in der Diagnostik haben der **externe** (Ableitung bis 30 Tage) und der **implantierbare Ereignisrekorder** (ILR, „implantable loop recorder"; bis 36 Monate). Diese Geräte zeichnen das EKG kontinuierlich in einem temporären Speicher auf. Verdächtige Abschnitte werden dauerhaft gespeichert und danach ausgelesen. Nach stattgehabter Synkope kann der Patient selber eine dauerhafte Speicherung des perisynkopalen EKGs auslösen.

Echokardiografie

Die Echokardiografie ist für die weiterführende Diagnostik bei Patienten mit **Verdacht auf strukturelle Herzerkrankung** erforderlich. Allerdings weist sie nur in seltenen Fällen die Ursache der Synkope nach:
- Aortenklappenstenose, Mitralklappenstenose
- obstruktive intrakardiale Tumoren oder Thromben
- Perikardtamponade
- Aortendissektion
- Beurteilung der links- und rechtsventrikulären Funktion
- pulmonale Hypertonie

Ergometrie

Wird empfohlen bei Patienten, deren **Synkopen während oder kurz nach körperlicher Belastung** auftraten. Beweisend als Synkopenursache ist:
- Synkopenauslösung mit simultaner Arrhythmie oder Hypotonie
- auch ohne Synkopenreproduktion: Nachweis eines AV-Blocks II. Grades (Typ Mobitz 2) oder eines AV-Blocks III. Grades

Elektrophysiologische Untersuchung

Bei der elektrophysiologischen Untersuchung werden venös mehrere Stimulationskatheter im Herzen platziert zur Untersuchung der Sinusknotenfunktion, der AV-Überleitung sowie zur Feststellung einer Auslösbarkeit von supraventrikulären und ventrikulären Tachykardien.

Eine klare Indikation zur elektrophysiologischen Untersuchung in der Synkopendiagnostik liegt vor bei Patienten mit ischämischer Herzerkrankung, wenn aufgrund der initialen Diagnostik der Verdacht auf eine rhythmogene Synkope besteht und nicht bereits eine Indikation zur ICD-Implantation besteht.

Relative Indikationen bestehen bei Patienten mit Schenkelblock nach nicht invasiven Tests ohne diagnostisches Ergebnis, bei Patienten mit Synkope und vorausgehenden plötzlichen und kurzen Palpitationen nach nicht invasiven Tests ohne diagnostisches Ergebnis, bei Patienten mit Brugada-Syndrom, ARVC und HCM sowie in ausgewählten Fällen bei Patienten mit Hochrisikoberufen, bei denen auf jeden Fall eine kardiovaskuläre Ursache der Synkope ausgeschlossen werden sollte.

Vermutete vasovagale Synkopen/ Reflexsynkopen

Aus der Basisdiagnostik begründen folgende Befunde den Verdacht auf vasovagale Synkopen:
- keine Herzerkrankung
- sehr lange Synkopenanamnese
- unangenehme Reizung oder Schmerz im Vorfeld
- längeres Stehen, vor allem in überfüllten warmen Räumen
- Übelkeit oder Erbrechen assoziiert mit Synkope
- starkes Schwitzen vor oder nach der Synkope
- Synkopen während oder nach dem Essen
- bei Kopfdrehung oder Druck auf den Karotissinus
- nach körperlicher Anstrengung

Bei einmaliger Synkope oder sehr seltenen Synkopen ohne gravierende Verletzungsfolge muss der Verdacht auf vasovagale Synkopen nicht weiter abgeklärt werden. Anderenfalls ist der Nachweis einer vasovagalen Synkope durch Provokationstestung oder einer spontanen Synkope im EKG-Monitoring (ILR) zur Unterstützung der Verdachtsdiagnose hilfreich.

Kipptischtest

Beim Kipptischtest wird langes ruhiges Stehen mit Unterdrückung der Beinmuskelpumpe bei 60–70° Kipptischneigung als Provokationsreiz für eine vasovagale (neurokardiogene) Synkope eingesetzt. Dabei wird nach Möglichkeit kontinuierlich (nicht invasiv) der Blutdruck gemessen sowie die Herzrate aufgezeichnet. Der Test ist in Bezug auf neurokardiogene Synkopen positiv, wenn sich während der Stehphase eine Synkope oder Präsynkope in Verbindung mit Hypotension (systolischer Druck < 90 mmHg) und/oder Bradykardie (Puls < 40 Schläge/min) bzw. Asystolie (Pause > 3 Sekunden) einstellt. Die Stehphase sollte sofort nach Erreichen dieser diagnostischen Kriterien abgebrochen werden.

Prinzipiell kann der Kipptischtest mit oder ohne zusätzliche Provokationsreize (z.B. Nitroglycerin sublingual) durchgeführt werden. Damit bei Testung ohne zusätzliche Provokation eine ausreichende Chance zur Synkopenauslösung besteht, sollte die Stehzeit 45 Minuten betragen (Synkopeninduktion bei ca. 50% von Patienten mit klinischem Verdacht auf vasovagale Synkopen). Falsch-positive Befunde sind bei diesem Protokoll in weniger als 10% der Fälle zu erwarten (Diehl u. Berlit 1995).

Ein zweites oft verwendetes Protokoll umfasst 20 Minuten Stehen ohne zusätzliche Provokation und weitere 20 Minuten mit 400 µg Nitroglycerin sublingual. Die Wahrscheinlichkeit einer Synkopenauslösung steigt bei zusätzlicher Provokation, allerdings auch die Rate falsch-positiver Befunde (Diehl u. Berlit 1995).

Durch den Kipptischtest kann damit eine vasovagale Synkopengenese letztlich weder bewiesen (unzureichender positiver prädiktiver Wert) noch ausgeschlossen werden (unzureichender negativer prädiktiver Wert); ein positiver Befund dient jedoch immerhin der Unterstützung der Verdachtsdiagnose, zumal wenn die provozierte Synkope phänomenologisch den spontan erlittenen Attacken ähnelt. Eine Asystolie während der Kipptisch-Synkope sagt mit hoher Wahrscheinlichkeit eine Asystolie während einer spontanen Synkope voraus; umgekehrt schließt aber ein negativer Kipptischtest oder eine vorwiegend vasodepressorische Reaktion auf dem Kipptisch Asystolien bei spontanen Synkopen nicht aus (Brignole et al. 2006b). Wir empfehlen routinemäßig das Protokoll ohne zusätzliche Provokationen. Wenn es primär darum geht, Besonderheiten einer induzierten Attacke zu demonstrieren (z. B. Konvulsionen) oder isometrische Gegenmanöver einzuüben, ist das Protokoll mit zusätzlich Nitroglycerin eine sinnvolle Alternative.

Der Kipptischtest ist **bei Patienten mit Verdacht auf vasovagale Synkopen** bei den folgenden Konstellationen oder Fragestellungen indiziert:
- häufig rezidivierende Synkopen
- Synkopen mit Verletzungsfolge
- auch bei Patienten mit sicheren vasovagalen Synkopen: Einübung isometrischer Gegenmanöver in der präsynkopalen Phase (s. Kap. Therapie)
- zur Abgrenzung konvulsiver Synkopen von generalisierten tonisch-klonischen Anfällen (mit zusätzlicher EEG-Ableitung)
- bei Patienten mit Verdacht auf dissoziative Anfälle (mit zusätzlicher EEG-Ableitung): Symptompräsentation ohne passende Kreislauf- und EEG-Veränderungen beweist psychogene Pseudosynkope

Der Kipptisch ist ungeeignet zur Überprüfung eines Therapieerfolges.

Karotissinusmassage

Dieser Provokationstest ist indiziert beim **Verdacht auf vasovagale Synkopen in Assoziation mit Stimulationen am Hals** sowie bei **Patienten über 60 Jahre mit unklaren Synkopen**. (Die ESC-Leitlinie empfiehlt den Test bei unklaren Synkopen bereits ab 40 Jahren; nach Auffassung der DGK sind als Altersuntergrenze 60 Jahre ausreichend [von Scheidt et al. 2011a].

Unter EKG-Ableitung und nach Möglichkeit kontinuierlicher (nicht invasiver) Blutdruckmessung werden nacheinander beide Glomera der Karotisarterien über 10 Sekunden massiert. Bei negativem Ergebnis wird das Manöver im Stehen (nach Möglichkeit auf dem Kipptisch) wiederholt. Eine Asystolie ≥ 3 Sekunden und/oder ein systolischer Blutdruckabfall um > 50 mmHg gilt als positiver Befund im Sinne eines **hypersensitiven Karotissinus**. Wird dabei auch eine Synkope induziert, spricht man vom **Karotissinussyndrom**, das den Verdacht eines hypersensitiven Karotissinus als Ursache der spontan erlittenen Synkopen erhärtet.

Große, unregelmäßige Plaques oder Stenosen > 70 % der A. carotis stellen eine **absolute Kontraindikation** dar. Weitere absolute Kontraindikationen sind Schlaganfälle, TIAs oder Herzinfarkte innerhalb der letzten 3 Monate (Kenny et al. 2000).

Der Expertenkommission sind keine Studien bekannt, die geprüft hätten, ob der obligatorische Einsatz einer Karotisduplexsonografie vor der Karotismassage embolische Komplikationen (TIAs oder Schlaganfälle infolge Plaque-Mobilisierung) reduziert. Nach den vorhandenen empirischen Daten scheint es zur Vermeidung von Embolien durch die Karotismassage auszureichen, nur bei Patienten mit Strömungsgeräuschen über der A. carotis eine Duplexsonografie durchzuführen (Richardson et al. 2000, Moya et al. 2009). Dieses Vorgehen wird für den klinischen Alltag empfohlen. Eine Duplexsonografie der Karotiden zum Ausschluss von mobilisierbaren Plaques vor der Karotismassage könnte möglicherweise die Sicherheit erhöhen.

Implantierbarer Ereignisrekorder (ILR)

Der ILR ist bei Verdacht auf vasovagale/Reflexsynkope unter folgenden Bedingungen indiziert:
- früh in der Diagnostik bei Patienten mit rezidivierenden Synkopen unklarer Genese, Fehlen von Hochrisikokriterien (s. ▶ S. 61) und hoher Rezidivwahrscheinlichkeit während der Batterielebensdauer des ILR
- bei Hochrisikopatienten, bei denen eine ausführliche Abklärung keine Ursache oder Therapie erbracht hat
- Der ILR sollte erwogen werden, um die Bedeutung einer Bradykardie bei vermuteter oder sicher reflexvermittelter häufiger oder traumatischer Synkope vor einer evtl. Schrittmacherimplantation zu evaluieren; Synkopen ohne Prodromi (Schrittmacherimplantation als therapeutische Konsequenz beim Nachweis einer Asystolie wird erwogen; Brignole et al. 2009)
- übliche Therapie bei vasovagalen Synkopen (s. Kap. Therapie) ohne Erfolg

Ein Sinusarrest ≥ 3 Sekunden oder eine Sinusbradykardie (< 40 Schläge/min) während einer Synkope bestätigt den Verdacht auf vasovagale Synkopen. Im Übrigen können auch registrierte Änderungen der Herzfrequenz während einer Ohnmacht, die eine Synkope nicht erklären können (z. B. plötzliche Tachykardie von 100/min), für den Neurologen diagnostisch wertvoll sein und z. B. als vegetative Symptomatik eines epileptischen Anfalls gewertet werden.

Tab. 3.3 Therapie der Synkope

	Ursache	Besonderheiten	Therapeutisches Vorgehen
Diagnostische Abklärung	Reflexsynkope Orthostatische Synkope	Unvorhersehbar oder häufig	Spezifische Therapie oder verzögerte Therapie gemäß EKG-Dokumentation erwägen
		Vorhersehbar oder selten	Aufklärung, Beruhigung, Vermeiden von Triggern üblicherweise ausreichend
	Kardial	Kardiale Arrythmie	Spezifische Therapie der führenden Arrythmie
		Strukturell (kardial oder kardiopulmonal)	Therapie der Grunderkrankung
	Ungeklärt und hohes Risiko für PHT	d. h. KHK, DCM, HOCM, ARVC, Ionenkanalerkrankungen	ICD-Therapie gemäß aktuellen ICD-Leitlinien erwägen

PHT = plötzlicher Herztod, KHK = koronare Herzkrankheit, HOCM = hypertrophe obstruktive Kardiomyopathie, ARVC = arrhythmogene rechtsventrikuläre Kardiomyopathie.

Vermutete orthostatische Hypotension

Der Verdacht auf eine orthostatische Hypotension ist trotz negativem Schellong-Test in der Basisdiagnostik begründet, wenn orthostatische Intoleranz (oder Präsynkopen) kurz nach dem Hinstellen berichtet werden. Je nach Hydrationszustand des Patienten muss das Kriterium der orthostatischen Hypotension (Blutdruckabfall ≥ 20/10 mmHg bzw. ≥ 30/10 mmHg bei Liegendhypertonus) nämlich nicht immer nachweisbar sein.

Nach den Leitlinien der European Federation of Neurological Societies (EFNS; Lahrmann et al. 2006) sind zur weiteren (über die Basisdiagnostik hinausgehenden) Abklärung der Verdachtsdiagnose folgende Untersuchungen erforderlich:
- neurologische Untersuchung
- Routinelabor
- Kipptischtest mit 3 Minuten Stehzeit
- weitere autonome Tests

Die **autonome Testung** dient dem Nachweis einer umfassenderen, über den Gefäßsympathikus hinausgehenden zentralen oder peripheren autonomen Störung. Sie sollte die Evaluation des Herzvagus (Sinusarrhythmie bei langsamer Atmung; Valsalva-Ratio [VR] = maximale Tachykardie am Ende des Druckmanövers dividiert durch die minimale Herzrate während der anschließenden reaktiven Bradykardie; pathologisch, wenn VR < 1,34 [unter 40 Jahre] oder VR < 1,21 [ab 40 Jahre]; Linden u. Diehl 2011) sowie der sudomotorischen Funktion (quantitativer sudomotorischer Axonreflextest [QSART] und/oder sympathische Hautantwort [SSR]) umfassen (Hilz u. Dütsch 2006).

Beim klinischen Verdacht auf **initiale orthostatische Hypotension** ist ein kurzer aktiver Stehtest mit kontinuierlicher Blutdruckmessung durchzuführen. Bei Verdacht auf **verzögerte orthostatische Hypotension** ist ein mindestens 30-minütiges Kipptischprotokoll (ohne Nitroglycerin) oder ein entsprechend langer aktiver Stehtest durchzuführen.

Vermutetes posturales Tachykardiesyndrom (POTS)

Auch das POTS entzieht sich manchmal dem Nachweis durch den Schellong-Test (der auf jeden Fall eine 10-minütige Stehphase umfassen sollte). Ein POTS sollte dann mit einem Kipptischtest (ebenfalls über 10 Minuten) überprüft werden, wobei dieselben Kriterien wie beim Schellong-Test gelten (Grubb et al. 2006).

■ Therapie

Die Therapie von Synkopen zielt auf die Verhinderung weiterer Synkopen ab sowie im Fall der kardialen Synkopen vor allem auf die Verhinderung eines plötzlichen Herztodes (▶ Tab. 3.3). Deshalb sind vor der Einleitung einer Langzeittherapie folgende 2 Fragen zu beantworten: Wie groß ist das Rezidivrisiko bei dem Patienten und wie hoch ist das Risiko für den plötzlichen Herztod?

Vasovagale Synkopen

Allgemeine Empfehlungen für die Therapie

Die Therapieentscheidung bei neurokardiogenen Synkopen sollte auf der Grundlage der Synkopenanamnese erfolgen und im Fall von positiven Kipptischbefunden die Charakteristika der dokumentierten Synkope (z. B. Nachweis einer längeren Asystolie) berücksichtigen. Folgende Punkte sind insbesondere zu klären:
- Gibt es immer Prodromi, die der Patient zur Prävention der Synkope (z. B. durch Hinsetzen oder Einsatz physikalischer Gegenmanöver) nutzen kann?
- Sind Synkopen bislang nur selten (d. h. mit langjährigen Abständen) aufgetreten?
- Sind die Synkopen bislang ohne Verletzungen abgelaufen?

Für die Therapieempfehlung gelten die folgenden Grundsätze:
- Bei **seltenen Synkopen**, die eine **präsynkopale Vorlaufphase** haben und **nicht zu Verletzungen führten**, ist eine spezifische Therapie nicht erforderlich. Insbesondere nach einer erstmalig aufgetretenen vasovagalen Synkope sollte vor Erwägung einer Therapie der Spontanverlauf beobachtet werden.
- Bei **häufiger auftretenden Synkopen** (> 2 pro Jahr) oder bei stattgehabten **gefährlichen Stürzen** beginnt die Therapie mit Aufklärung, Beratung über isometrische Gegenmanöver sowie einer Anleitung zum regelmäßigen Stehtraining. Im Fall weiterer Rezidive **neurokardiogener** Synkopen kann eine medikamentöse Prophylaxe mit Midodrin (5–20 mg 3 × täglich) erprobt werden. Entscheidend für die Therapiebeurteilung ist die Verhinderung spontan auftretender Synkopen; eine Therapiekontrolle mittels Kipptisch ist nicht aussagekräftig genug.
- Die Indikation für einen **Schrittmacher** sollte bei Patienten mit dominierend kardioinhibitorischer Karotissinus-Synkope sowie bei Patienten mit häufig wiederkehrenden Reflexsynkopen, im Alter > 40 Jahre und dokumentierter spontaner kardioinhibitorischer Antwort während des Monitorings erwogen werden.

Aufklärung

- Die Patienten sollten über die günstige Prognose der vasovagalen Synkope (keine Herzkrankheit, keine reduzierte Lebenserwartung) und die letztlich physiologische Natur des zugrunde liegenden vasovagalen Reflexes (Diehl 2005) aufgeklärt werden.
- Der Patient sollte Auslösesituationen (z.B. langes Stehen, Flüssigkeitsmangel, überwärmte Räume) meiden.
- Sensitivierung für prodromale Symptome und Aufklärung über die Möglichkeiten einer aktiven Verhinderung der Synkope in dieser Phase (Hinlegen oder Einleitung isometrischer Gegenmanöver, s.u.)

Physikalische Maßnahmen

Es gibt keine Hinweise dafür, dass eine medikamentöse Therapie wirksamer ist als der Einsatz physikalischer Maßnahmen. Deshalb sind physikalische Maßnahmen (soweit dafür eine ausreichende Compliance erwartet werden kann) auch bei häufigen oder zu Verletzungen führenden Synkopen als Therapie der ersten Wahl zu empfehlen.
- Zur Basistherapie gehören ausreichende Trinkmengen (2–2,5 Liter Wasser täglich) und eine ausreichende Kochsalzzufuhr.
- Tragen einer Kompressionsstrumpfhose bei häufigen Rezidiven
- isometrische Gegenmanöver in der synkopalen Prodromalphase (Hocken oder Kreuzen der Beine oder Anspannung der Bein-, Gesäß-, Bauch- und Armmuskeln) verhindern wirksam die sich anbahnende Synkope (Krediet et al. 2005, van Dijk et al. 2006).
- Durchführung eines regelmäßigen Stehtrainings bei Patienten mit **neurokardiogenen Synkopen** in sicherer Umgebung mit täglich mindestens 30-minütigem angelehntem Stehen (Füße in ca. 20 cm Abstand von der Wand). Die Compliance ist für den Therapieerfolg entscheidend (Abe et al. 2003, Reybrouck u. Ector 2006).
- Sport ist nicht nur erlaubt, sondern sogar geboten (Hainsworth 1998).

Medikamentöse Therapie

- Ausreichende studienbasierte Evidenz für einen prophylaktischen Effekt liegt nur für den α-Agonisten Midodrin vor (3 × 5–20 mg/d) (Ward et al. 1998, Perez-Lugones et al. 2001, Kaufmann et al. 2002).
- Die früher als Therapie der ersten Wahl angesehene Therapie mit Betablockern ist nicht wirksamer als Placebo (Flevari et al. 2002, Sheldon et al. 2006a).

Herzschrittmacher

Die Herzschrittmacherstimulation sollte nur bei sonst therapierefraktären Synkopen mit initial bradykarder Symptomatik oder Asystolie (im Provokationstest oder mittels ILR) und im Alter > 40 Jahre erwogen werden (Brignole et al. 2006a, Moya et al. 2009, von Scheidt et al. 2011b).

Neurogene orthostatische Hypotension

Kausale Therapien

Die Behandlung einer für die neurogene orthostatische Hypotension ursächlichen Grunderkrankung wie Diabetes mellitus oder Parkinson-Syndrom muss selbstverständlich angestrebt werden, ist aber in der Regel nicht ausreichend für die Symptomkontrolle. Bei medikamentös induzierter orthostatischer Hypotension kann die orthostatische Symptomatik oft durch eine medikamentöse Neueinstellung beseitigt werden (z.B. Ersetzen eines trizyklischen Antidepressivums durch ein SSRI; Umstellung einer antihypertensiven Therapie).

Ist eine symptomatische Therapie erforderlich, so stehen hier die folgenden 3 Ansätze zur Verfügung:
- allgemeine Verhaltensregeln
- physikalische Maßnahmen
- medikamentöse Therapie

Allgemeine Verhaltensregeln

Zahlreiche situative Faktoren können die Neigung zur orthostatischen Hypotension verstärken. Der Patient sollte über diese Faktoren aufgeklärt werden und entsprechende Situationen entweder meiden oder darin besondere Vorsicht walten lassen. Besonders zu erwähnen sind:
- **warme oder heiße Umgebung:** Saunen, heiße Bäder oder Duschen sollten wegen verstärktem venösen Pooling vermieden werden.

Tab. 3.4 Medikamentöse Therapie der neurogenen orthostatischen Hypotension.

Substanz	Dosis	Nebenwirkungen	Kontraindikationen
Midodrin (Gutron)	3 × tägl. 5–20 mg	Liegendhypertonus, Parästhesien, Piloerektion, Harnverhalt	**relative:** Leberdysfunktion **absolute:** schwere Herzerkrankung, akutes Nierenversagen, Harnverhalt, Phäochromozytom, Thyreotoxikose
Fludrocortison (Astonin-H)	0,1–0,2 mg/d	Ödeme, Herzinsuffizienz, Liegendhypertonus, Hypokaliämie, Kopfschmerzen, Osteoporose (Prophylaxe bei längerfristiger Einnahme!)	**relative:** niedriges Serum-Albumin
Pyridostigmin (Mestinon)	2 × tägl. 30 mg bis 3 × tägl. 60 mg	cholinerge Nebenwirkungen wie abdominelle Koliken	**absolute:** mechanische Verschlüsse der Harn- und Verdauungswege, spastische Bronchitis, Asthma bronchiale

- **Aufstehen nach Nachtschlaf:** Aufgrund der morgendlichen Blutdrucksenkung sollte das Aufstehen nicht abrupt erfolgen. Hilfreich ist das Trinken von einem halben Liter Wasser vor dem Aufstehen. Besondere Vorsicht ist auch beim nächtlichen Toilettengang zu empfehlen.
- **postprandialer Zustand:** Üppige Mahlzeiten sollten wegen übermäßigem Blutpooling durch Vasodilatation im Splanchnikusgebiet vermieden werden.

Physikalische Maßnahmen

Isometrische Gegenmanöver während des Stehens oder passive Maßnahmen zur Venenkompression fördern die Rückverteilung des Blutes in die thorakalen Speichergefäße und heben damit Herzzeitvolumen und Blutdruck an (Lahrmann et al. 2006).

- In kleineren Studien wurde die Wirksamkeit von Kreuzen der Beine, willkürlicher Muskelanspannung der Bein- und Gesäßmuskeln und Vornüberbeugen nachgewiesen.
- Hilfreich zur Vermeidung von venösem Pooling können eine gut angepasste Stützstrumpfhose oder eine abdominelle Kompressionsbinde sein.

Als prophylaktisch wirksam durch eine Anhebung des Blutvolumens gelten folgende Maßnahmen:
- Schlafen mit um 20–30 cm erhöhtem Kopfende des Bettes
- Erhöhung der Salzzufuhr auf 8 g NaCl/Tag
- tägliches Trinken von 2–2,5 Liter Wasser

Medikamentöse Therapie

Wirksame medikamentöse Strategien bei neurogener orthostatischer Hypotension bewirken entweder eine Unterstützung der peripheren Vasokonstriktion (α-Agonist Midodrin, Pyridostigmin) oder eine Anhebung des Blutvolumens durch Unterstützung der Flüssigkeitsretention (Mineralokortikoid Fludrocortison). Die meiste Erfahrung und gute Studienevidenz liegen für die Wirkung von Midodrin vor (Low et al. 1997, Wright et al. 1998). Midodrin sollte mindestens 3 × täglich eingenommen werden (vor dem Aufstehen, vor dem Mittagessen, am mittleren Nachmittag), wobei die untere wirksame Dosis bei 5 mg liegt. Wichtigste Nebenwirkung ist das Auftreten eines Liegendhypertonus, dem durch Einnahme der letzten Dosis vor 18 Uhr begegnet werden kann. Bei Pyridostigmin fehlt die problematische Nebenwirkung des Liegendhypertonus (▶ Tab. 3.4). Allerdings ist der erreichbare Blutdruckanstieg im Stehen nur moderat, was bei leichter ausgeprägter neurogener orthostatischer Hypotension zur Symptomkontrolle ausreichen kann (Singer et al. 2006). Bei schwerer neurogener orthostatischer Hypotension ist aber eine Kombination mit 5 mg Midodrin möglich. Der Einsatz von Pyridostigmin bei der orthostatischen Hypotension kann derzeit nur off-label erfolgen. Die Kombination von Fludrocortison und Midodrin ist möglich. Physikalische Maßnahmen sollten auch bei Beginn einer medikamentösen Therapie fortgeführt werden.

Posturales Tachykardiesyndrom (POTS)

Qualitativ ausreichende Therapiestudien liegen zu diesem Krankheitsbild nur in geringer Anzahl vor. Die folgenden Therapieempfehlungen stützen sich auf die Erfahrungen von Zentren, in denen POTS-Patienten in größerer Zahl behandelt wurden (Grubb et al. 2006, Medow u. Stewart 2007, Thieben et al. 2007, Low et al. 2009):

- ausreichend Flüssigkeit (2–2,5 l/d) und Salz (2–4 g/d)
- Ausdauertraining (30–45 Minuten, 3 × pro Woche) (Fu et al. 2011)
- Beine kreuzen oder Muskelanspannung beim Stehen
- Stützstrumpfhose
- Midodrin (Gutron, 3 × tägl. 5–20 mg)
- Fludrocortison (z. B. Astonin-H, 0,1–0,2 mg/d)
- selektive Serotonin-Wiederaufnahmehemmer (bei komorbider Depression oder Angststörung, z. B. Paroxetin [z. B. Tagonis], 20 mg/d)
- Betablocker (z. B. Propranolol [z. B. Dociton], 10–40 mg/d)

Kardiale Synkopen

Bradykarde Herzrhythmusstörungen

Bei der Sinusknotendysfunktion, dem Bradykardie-Tachykardie-Syndrom und der AV-Knotenleitungsstörungen besteht die Indikation zur Schrittmachertherapie (Moya et al. 2009, von Scheidt et al. 2011b).

Tachykarde Herzrhythmusstörungen

Die Implantation eines ICD ist indiziert (Moya et al. 2009, von Scheidt et al. 2011b):
- bei Patienten mit dokumentierter ventrikulärer Tachyarrhythmie und struktureller Herzerkrankung
- bei induzierbarer anhaltender monomorpher ventrikulärer Tachyarrhythmie bei Postinfarktpatienten
- bei Patienten mit dokumentierter ventrikulärer Tachyarrhythmie und angeborener Kardiomyopathie oder Ionenkanalerkrankung (relative Indikation)

Ein ICD kann bei Patienten mit **hohem Risiko für einen plötzlichen Herztod** trotz fehlendem Nachweis einer Tachyarrhythmie als Synkopenursache auch bei folgenden klinischen Situationen indiziert sein:
- bei Patienten mit ischämischer oder nicht ischämischer Kardiomyopathie und schwer eingeschränkter LV-Funktion oder Herzinsuffizienz
- bei Patienten mit hypertropher oder arrhythmogener rechtsventrikulärer Kardiomyopathie (relative Indikation)
- bei Patienten mit Brugada-Syndrom und spontanem Typ-I-EKG (relative Indikation)
- ICD in Kombination mit Betablocker beim Long-QT-Syndrom (relative Indikation)

Eine Katheterablation ist indiziert (Moya et al. 2009, von Scheidt et al. 2011b):
- bei paroxysmalen ventrikulären oder supraventrikulären Tachykardien als Ursache von Synkopen bei fehlender struktureller Herzerkrankung
- bei paroxysmalem tachykardem Vorhofflimmern als Ursache für Synkopen (relative Indikation)

▪ Empfehlungen zum Führen eines Kraftfahrzeuges

In den Begutachtungs-Richtlinie zur Kraftfahrereignung (Lewerenz 2000) fehlen differenzierte Empfehlungen für Synkopenpatienten. Darin wird allgemein nach jedweder Synkope ein 6-monatiges Fahrverbot empfohlen. Auf die verschiedenen Ätiologien, insbesondere auf vasovagale Synkopen, wird nicht näher eingegangen.

Ein differenzierter Empfehlungskatalog zur Kraftfahrereignung nach Synkopen wurde von der European Society of Cardiology (Moya et al. 2009) publiziert, die wir in dieser Leitlinie übernehmen. Ferner liegt ein Positionspapier der DGK mit differenzierten Empfehlungen vor (Klein et al. 2010).

Die Empfehlungen beziehen sich auf 2 verschiedene Gruppen von Kraftfahrern:
- Gruppe 1: Motorradfahrer, PKW-Fahrer und Fahrer anderer kleinerer Fahrzeuge mit/ohne Anhänger
- Gruppe 2: Fahrer von LKWs (> 3,5 Tonnen) sowie Fahrzeugführer, die beruflich mehr als 8 Personen transportieren

Vasovagale Synkopen werden als **schwerwiegend** bezeichnet, wenn sie
a. sehr häufig oder
b. in einer Hochrisikosituation (z. B. beim gewerblichen Führen eines Fahr- oder Flugzeuges, bei Gerüstarbeiten) auftreten oder
c. bei Patienten, die in Hochrisikosituationen arbeiten, rezidivierend oder unvorhersehbar auftreten.

▶ Tab. 3.5 gibt eine Zusammenschau der Empfehlungen.

▪ Versorgungskoordination

In der Regel können Synkopen ambulant abgeklärt werden. Dies ist abhängig von der vitalen Gefährdung des Patienten (vgl. ▶ S. 61) und der Rezidivwahrscheinlichkeit. Patienten mit einer Synkope und unauffälligen Befunden sollten ambulant betreut werden; nach aktuellen Daten wird etwa ein Drittel der Patienten stationär aufgenommen. Auch die oben genannten Provokationstests (Ausnahme: Monitorkontrolle wegen Verdacht auf Herzrhythmusstörungen) können alle ambulant durchgeführt werden. Im Fall einer provozierten Synkope soll der Patient aber noch für 30 Minuten beobachtet werden, bevor er entlassen wird. Bei häufigen Synkopenrezidiven oder bei erforderlicher umfangreicher Zusatzdiagnostik und Ausschlussdiagnostik ist die stationäre Aufnahme meist sinnvoll.

▪ Redaktionskomitee

Für die Deutsche Gesellschaft für Neurologie:
Prof. Dr. Rolf R. Diehl, Neurologie,
Alfried-Krupp-Krankenhaus Essen
Prof. Dr. Max J. Hilz, Neurologie,
Universitätsklinikum Erlangen
Prof. Dr. Bernhard Steinhoff, Epilepsiezentrum Kork

Für die Deutsche Gesellschaft für Kardiologie:
Prof. Dr. Andreas Schuchert, Medizinische Klinik,
Friedrich-Ebert-Krankenhaus Neumünster

Für die Schweiz:
PD Dr. Andrea Humm, Neurologie,
Kantonsspital Fribourg

Für Österreich:
Prof. Dr. Gregor K. Wenning, Neurologie, Universitätsklinikum Innsbruck

Tab. 3.5 Empfehlungen zur Fahrtauglichkeit nach Synkope (mod. nach Moya et al. 2009).

	Gruppe 1 fahruntauglich*	Gruppe 2 fahruntauglich**
kardiale Arrhythmien		
bei medikamentöser Therapie	bis erfolgreiche Behandlung durchgeführt wurde	bis erfolgreiche Behandlung durchgeführt wurde
nach Schrittmacherimplantation	innerhalb einer Woche	bis die geeignete Funktion hergestellt ist
nach erfolgreicher Katheterablation	bis eine erfolgreiche Behandlung etabliert ist	bis ein langfristiger Erfolg sichergestellt ist
nach ICD-Implantation	wegen geringem Rezidivrisiko nur kurze Fahruntauglichkeit	permanent fahruntauglich
vasovagale Synkopen		
erste/einfache	keine Restriktionen	keine Restriktionen, sofern die Synkope nicht in einer Hochrisikosituation auftrat
schwerwiegend	bis zur Symptomkontrolle	permanente Fahruntauglichkeit, bis eine effektive Therapie durchgeführt wurde
ungeklärte Synkopen		
	keine Restriktionen, sofern die Synkope nicht in einer Hochrisikosituation auftrat oder bei struktureller Herzerkrankung	bis die Diagnose gestellt und die geeignete Therapie durchgeführt wurde

* Motorradfahrer, PKW-Fahrer und Fahrer anderer kleinerer Fahrzeuge mit/ohne Anhänger
** Fahrer von LKWs (> 3,5 Tonnen) sowie Fahrzeugführer, die von Berufswegen mehr als 8 Personen transportieren

Federführend: Prof. Dr. Rolf R. Diehl, Neurologie,
Alfried-Krupp-Krankenhaus Essen,
Alfried-Krupp-Straße 21, 45131 Essen
E-Mail: Rolf.Diehl@Krupp-Krankenhaus.de

Entwicklungsstufe der Leitlinie: S1

■ Literatur

Abe H, Sumiyoshi M, Kohshi K et al. Effects of orthostatic self-training on head-up tilt testing for the prevention of tilt-induced neurocardiogenic syncope: comparison of pharmacologic therapy. Clin Exp Hypertens 2003; 25: 191–198

Brignole M, Sutton R, Menozzi C et al. Early application of an implantable loop recorder allows effective specific therapy in patients with recurrent suspected neutrally mediated syncope. Eur Heart J 2006a; 27: 1085–1092

Brignole M, Sutton R, Menozzi C et al. Lack of correlation between the responses to tilt testing and adenosine triphosphat test and the mechanism of spontaneous neutrally-mediated syncope. Eur Heart J 2006b; 27: 2232–2239

Brignole M, Vardas P, Hoffmann E et al. Indications fort he use of diagnostic implantable and external loop recorders. Europace 2009; 11: 671–687

Diehl RR. Vasovagal syncope and Darwinian fitness. Clin Aut Res 2005; 15: 126–129

Diehl RR, Berlit P. Die quantitative Kipptischuntersuchung mit TCD-Monitoring: Eine reliable Methode zur Diagnose der neurokardiogenen Synkope (vasovagalen Synkope). Nervenarzt 1995; 66: 116–123

Flevari P, Livanis EG, Theodorakis GN et al. Vasovagal syncope: a prospective, randomized, crossover evaluation of the effect of propranolol, nadolol and placebo on syncope recurrence and patients' well-beeing. J Am Coll Cardiol 2002; 40: 499–504

Freeman R, Wieling W, Axelrod FB et al. Consensus statement on the definition of orthostatic hypotension, neutrally mediated syncope and the postural tachycardia syndrome. Clin Auton Res 2011; 21: 69–72

Fu Q, VanGundy TB, Shibata S et al. Exercise training versus propranolol in the treatment of postural orthostatic tachycardia syndrome. Hypertension 2011; 58: 167–175

Grubb BP, Kanjwal Y, Kosinski DJ. The postural tachycardia syndrome: a concise guide to diagnosis and management. J Cardiovasc Electrophysiol 2006; 17: 108–112

Hainsworth R. Exercise training and orthostatic intolerance. Q J Med 1998; 91: 715–717

Hilz MJ, Dütsch M. Quantitative studies of autonomic function. Muscle Nerve 2006; 33: 6–20

Kaufmann H, Saadia D, Voustianiouk A. Midodrine in neurally mediated syncope: a double-blind, randomized, crossover study. Ann Neurol 2002; 2: 342–345

Kenny R, O'Shea D, Parry S. The Newcastle protocols for head-up tilt table testing in the diagnosis of vasovagal syncope, carotid sinus hypersensitivity, and related disorders. Heart 2000; 3: 564–569

Klein HH, Krämer A, Pieske BM et al. Fahreignung bei kardiovaskulären Erkrankungen. Positionspapier der DGK. Kardiologe 2010; 4: 441–473

Krediet CT, de Bruin IG, Ganzeboom KS et al. Leg crossing, muscle tensing, squatting, and the crash position are effective against vasovagal reactions solely through increases in cardiac output. J Appl Physiol 2005; 99: 1697–1703

Lahrmann H, Cortelli P, Hilz MJ et al. EFNS guidelines on the diagnosis and management of orthostatic hypotension. Eur J Neurol 2006; 19: 930–936

Lewerenz H. Begutachtungs-Leitlinien zur Kraftfahrereigung. Berichte der Bundesanstalt für Straßenwesen 2000; Heft M: 115

Linden D, Diehl RR Erkrankungen des autonomen Nervensystems. In Berlit P, Hrsg. Klinische Neurologie, 3. Auflage. Berlin: Springer; 2011: 481–498

Low PA, Gilden JL, Freeman R et al. Efficacy of midodrine vs placebo in neurogenic orthostatic hypotension. A randomized, double-blind multicenter study. J Am Med Ass 1997; 277: 1046–1051

Low PA, Sandroni P, Joyner M et al. Postural tachycardia syndrome. J Cardiovasc Electrophysiol 2009; 20: 352–258

Moya A, Sutton R, Ammirati F et al. Guidelines for the diagnosis and management of syncope (version 2009). Eur Heart J 2009; 30: 2631–2671

Medow MS, Stewart JM. The postural tachycardia syndrome. Cardiol Rev 2007; 15: 67–75

Perez-Lugones A, Scheikert R, Pavia S et al. Usefulness of midodrine in patients with severely symptomatic neurocardiogenic syncope: a randomized control study. J Cardiovasc Electrophysiol 2001; 12: 935–938

Reybrouck T, Ector H. Tilt training: a new challenge in the treatment of neurally mediated synyope. Acta Cardiol 2006; 6: 183–189

Richardson DA, Shaw FE, Bexton R et al. Presence of a carotid bruit in adults with unexplained or recurrent falls: implications for carotid sinus massage. Age Aging 2000; 31: 379–384

Sheldon R, Connolly S, Rose S et al. Prevention of Syncope Trial (POST): a randomized, placebo-controlled study of metoprolol in the prevention of vasovagal syncope. Circulation 2006a; 113: 1164–1170

Sheldon R, Rose S, Connolly S et al. Diagnostic criteria for vasovagal syncope based on a quantitative history. Eur Heart J 2006b; 27: 344–350

Singer W, Sandroni P, Opfer-Gehrking TL et al. Pyridostigmine treatment trial in neurogenic orthostatic hypotension. Arch Neurol 2006; 63: 513–518

von Scheidt W, Seidl K, Dahm JB et al. Kommentar zu der Leitlinie zur Diagnostik und Therapie von Synkopen der Europäischen Gesellschaft für Kardiologie 2009. Kardiologe 2011a; 5; 5–12

von Scheidt W, Seidl K, Dahm JB et al. ESC/DGK Pocket-Leitlinien: Diagnostik und Therapie von Synkopen. Herausgegeben von der DGK 2011b (www.leitlinien.dgk.org/images/pdf/leitlinien_pocket/)

Thieben MJ, Sandroni P, Sletten DM et al. Postural orthostatic tachycardia syndrome: the Mayo clinic experience. Mayo Clin Proc 2007; 82: 308–313

van Dijk N, Quartieri F, Blanc JJ et al. Effectiveness of physical counterpressure maneuvers in preventing vasovagal syncope: The Physical Counterpressure Manoeuvres Trial (PC-Trial). J Am Coll Cardiol 2006; 48: 1652–1657

Ward CR, Gray JC, Gilroy JJ et al. Midodrine: a role in the management of neurocardiogenic syncope. Heart 1998; 79: 45–49

Wright RA, Kaufmann HC, Perera R et al. A double-blind, dose response study of midodrine in neurogenic orthostatic hypotension. Neurology 1998; 51: 120–124

Synkopen

Clinical Pathway – **Diagnostik bei Synkopen**

Basisdiagnostik	Hinweise auf Synkopen-Typ	Klinische Hinweise	Weiteres Vorgehen	Diagnose
Basisdiagnostik: ▸ Anamnese ▸ körperliche Untersuchung ▸ EKG ▸ Schellong-Test	**Hinweise auf Synkopen:** ○ kurze Dauer ○ rasche Reorientierung			

	○ V.a. vasovagale Synkopen	○ sicherer Hinweis auf vasovagale Synkopen:
		  ○ präsynkopale Prodromi
		  ○ typische Auslöser: langes Stehen, Verletzungsassoziation, Schlucken, Miktion
			keine weitere Diagnostik	Diagnose:
				vasovagale Synkopen

		○ Hinweise auf vasovagale Synkopen:
		  ○ keine Herzkrankheit
		  ○ lange Anamnesedauer
		  ○ nach langem Stehen (bei neurokardiogenen Synkopen)
		  ○ nach Kopfdrehung/Druck auf Karotis (bei hypersensitivem Karotissinus)
			○ Kipptischtest positiv
			oder
			○ Karotis-Druck-Versuch positiv
			oder
			○ Nachweis von Bradykardie oder Asystolie im Ereignisrekorder bei passendem Auslöser	

	○ V.a. kardiale Synkopen	○ sicherer Hinweis auf kardiale Synkopen: ○ typische EKG-Veränderungen (Ischämiezeichen, AV-Block 3. Grades etc.)	keine weitere Diagnostik	mögliche Diagnosen: ▸ Aortenklappenstenose ▸ Vorhofmyxom ▸ obstruktive Kardiomyopathie ▸ Lungenembolie ▸ akuter Myokardinfarkt ▸ Sick-Sinus-Syndrom ▸ AV-Block 2. oder 3. Grades ▸ ventrikuläre Tachykardien ▸ supraventrikuläre Tachykardien

		○ Hinweise auf kardiale Synkopen:
		  ○ weitere EKG-Auffälligkeiten (z.B. bifaszikulärer Block)
		  ○ Herzerkrankung
		  ○ Synkopen im Liegen/während Anstrengung
		  ○ nach Palpitationen/Brustschmerz
		  ○ plötzlicher Herztod in Familie
			○ abhängig von Verdachtsdiagnose:
			  ○ Suche nach Symptom-Rhythmus-Korrelation im EKG-Monitoring, LZ-EKG oder Ereignisrekorder
			  ○ Ergometrie
			  ○ Echokardiografie
			  ○ elektrophysiologische Untersuchung	

	○ V.a. orthostatische Hypotension	○ sicherer Hinweis auf orthostatische Hypotension:
		  ○ kurz nach dem Hinstellen
		  ○ Schellong-Test: Blutdruckabfall >20/10 mmHg in 3 Minuten
			▸ Klärung der Ätiologie	mögliche Diagnosen:
				▸ neurogene orthostatische Hypotension (z.B. bei Parkinson-Syndrom, Diabetes mellitus)
				▸ medikamenteninduzierte orthostatische Hypotension

		○ Hinweise auf orthostatische Hypotension:
		  ○ kurz nach dem Hinstellen
		  ○ Schellong-Test normal
			▸ neurologische Untersuchung
			▸ Routinelabor
			▸ Kipptischtest: Blutdruckabfall > 20/10 mmHg in 3 Minuten
			▸ autonome Testung	

	○ V.a. posturales Tachykardiesyndrom	○ sicherer Hinweis auf posturales Tachykardiesyndrom
		  ○ Zunehmende orthostatische Intoleranz
		  ○ Schellong-Test: fehlender Blutdruckabfall; Pulsanstieg > 30/min in 10 Minuten
			keine weitere Diagnostik	Diagnose:
				posturales Tachykardiesyndrom

		○ Hinweise auf posturales Tachykardiesyndrom:
		  ○ zunehmende orthostatische Intoleranz
		  ○ Schellong-Test normal
			▸ Kipptischtest: fehlender Blutdruckabfall; Pulsanstieg > 30/min in 10 Minuten	

	○ Hinweise auf epileptische Anfälle
	  ○ lange Bewusstseinsstörung
	  ○ langsame Reorientierung
	  ○ Aurasymptome
	  ○ lateraler Zungenbiss
	  ○ generalisierte synchronisierte motorische Entäußerungen
			▸ weitere Abklärung siehe LL „Erster epileptischer Anfall"	Diagnose:
				epileptische Anfälle

	○ Hinweise auf dissoziative Anfälle
	  ○ hohe Attackenfrequenz
	  ○ viele Arzt-/Krankenhausbesuche
	  ○ geschlossene Augen in Attacke
	  ○ geringe Verletzungsneigung
			▸ psychotherapeutische Abklärung
			▸ organische Ausschlussdiagnostik (EEG, Video-EEG, Kipptisch, ggf. MRT)
				Diagnose:
				dissoziative Anfälle

Synkopen

Clinical Pathway – **Therapie der neurogenen Synkopen**

o neurokardiogene Synkopen	o erstmalige Synkope	▶ keine Therapie		
	o rezidivierende Synkopen	▶ Aufklärung ▶ prophylaktische Maßnahmen (z.B. Stehtraining) ▶ physikalische Gegenmanöver	o Synkopenrezidive	▶ medikamentöse Behandlung: ▶ Midodrin 3 x 5–20 mg/d ▶ Paroxetin 20 mg/d (bei Komorbidität mit Angst oder Depression)

				o Synkopenrezidive mit
				  o fehlenden Prodromi
				und
				  o Verletzungen
				und
				  o initialer Bradykardie/Asystolie

				▶ Schrittmacher kann erwogen werden
o hypersensitiver Karotissinus	o erstmalige Synkope	▶ keine Therapie		
	o rezidivierende Synkopen mit deutlicher Kardioinhibition	▶ Schrittmacher		
o neurogene orthostatische Hypotension	▶ ggf. kausale Therapie gemäß Ätiologie	▶ allgemeine Verhaltensregeln ▶ prophylaktische Maßnahmen ▶ physikalische Gegenmanöver	o keine Symptomfreiheit	▶ medikamentöse Behandlung: ▶ Midodrin 3 x 5–20 mg/d ▶ Fludrocortison 0,1–0,2 mg/d
o posturales Tachykardiesyndrom		▶ allgemeine Verhaltensregeln ▶ prophylaktische Maßnahmen (z.B. regelmäßiger Ausdauersport)	o keine Symptomfreiheit	▶ medikamentöse Behandlung: ▶ Midodrin 3 x 5–20 mg/d ▶ Fludrocortison 0,1–0,2 mg/d ▶ Paroxetin oder Fluoxetin 10–20 mg/d ▶ Betablocker

4 Transiente globale Amnesie (= amnestische Episode)

Was gibt es Neues?

- Patienten mit einer Rezidiv-TGA weisen signifikant häufiger die typischen DWI-Veränderungen im lateralen Anteil des Hippokampus auf als Patienten mit einer erstmaligen TGA (Auyeung et al. 2011).
- TGA-Patienten mit und ohne DWI-Läsionen unterscheiden sich hinsichtlich der klinischen Symptomatik nicht voneinander (Ahn et al. 2011).
- Mehrere Studien bestätigen, dass TGA-Patienten im Vergleich zur Normalbevölkerung kein erhöhtes zerebrovaskuläres Risikoprofil aufweisen (Enzinger et al. 2008).
- Dauer der TGA: Obgleich die formalen Kriterien eine Rückbildung der akuten Symptomatik innerhalb von 24 Stunden fordern, dauern die Attacken in der Regeln zwischen 3 und 12 Stunden (Bartsch u. Deuschl 2010).
- Differenzierte neuropsychologische Testbatterien können entgegen der eigentlichen TGA-Definition, die eine völlige Restitution innerhalb von 24 Stunden fordert, bei vielen Patienten noch Tage bis Monate nach dem Ereignis milde Einschränkungen des nonverbalen Langzeitgedächtnisses nachweisen (Guillery-Girard et al. 2006, Noel et al. 2010).
- Neuere Studien und Metaanalysen zeigen eine vollständige Rückbildung der Symptome im Langzeitverlauf ohne Hinweise auf residuelle neuopsychologische Defizite (Jäger et al. 2009a, Uttner et al. 2007).

Die wichtigsten Empfehlungen auf einen Blick

- Die Diagnose einer TGA ist bei typischer Ausprägung eine klinische Diagnose.
- Die Diagnose einer TGA kann mittels einer MR-Bildgebung positiv unterstützt werden: Der Nachweis von typischen punktuellen DWI/T2-Läsionen im lateralen Hippokampus belegt eine TGA.
- Der optimale Zeitpunkt für eine MR-Bildgebung ist 24–72 Stunden nach der akuten TGA.
- Falls nach Prüfung der diagnostischen Kriterien Zweifel bestehen bleiben, ist die Bildgebung (cMRT oder CCT) der erste Schritt zur erweiterten Diagnostik.
- Die TGA ist eine Störung des alternden Menschen zwischen 60 und 70 Jahren; eine TGA bei Patienten < 40 Jahren wurde bislang nicht beschrieben, sodass bei jungen Patienten nach anderen Ursachen gefahndet werden sollte.
- Das EEG erleichtert die Abgrenzung gegenüber amnestischen epileptischen Attacken, insbesondere bei höherfrequenten rezidivierenden amnestischen Attacken (> 3/Jahr).
- Wenn die klinische Diagnose sicher ist und der Patient unter Aufsicht einer Bezugsperson bleibt, ist eine ambulante Führung des Patienten ohne spezifische Therapie möglich.
- Bei unsicherer Abgrenzung gegenüber einer transienten epileptischen Amnesie sowie bei fehlender Überwachungsmöglichkeit innerhalb der häuslichen Umgebung und bei unklaren Fällen sollte eine stationäre Überwachung für mindestens 24 Stunden bzw. bis zur Rückbildung der Symptome erfolgen.
- Da der Pathomechanismus der TGA bisher nicht eindeutig bekannt ist, können keine evidenzbasierten Empfehlungen hinsichtlich einer Prophylaxe gegeben werden, bei unabhängigem Vorliegen zerebrovaskulärer Risikofaktoren sollte eine leitlinienorientierte Therapie mit einem Thrombozytenfunktionshemmer erfolgen.
- Bislang bestehen keine Hinweise für das Vorliegen chronischer Folgeerscheinungen im Sinne einer TGA als Risikofaktor für chronische Gedächtnisstörungen oder das Einmünden in demenzielle Syndrome.

■ Definition und Klinik

Die transiente globale Amnesie (TGA) ist durch eine akut einsetzende Störung aller Gedächtnisinhalte (visuell, taktil, verbal) für einen Zeitraum von 1 bis maximal 24 Stunden, bei im Mittel 6–8 Stunden gekennzeichnet. Während der Attacke ist die Behaltensspanne für neue Informationen auf 30–180 Sekunden reduziert (anterograde Amnesie). Die Betroffenen sind deshalb zu Zeit und Situation häufig nicht, zur Person jedoch immer orientiert. Es besteht keine Vigilanzminderung, die Patienten sind wach und kontaktfähig. Sie erscheinen ratlos und beunruhigt und stellen wiederholt Fragen nach der Zeit, nach situativen Umständen und Gegenständen, die sich in der eigenen Umgebung in der unmittelbaren Vergangenheit verändert haben. Parallel dazu ist auch der Zugriff auf alte, vor der TGA erworbene Gedächtnisinhalte gestört (retrograde Amnesie). Dabei sind Ereignisse aus der jüngeren Vergangenheit in der Regel stärker betroffen als Ereignisse, die länger zurückliegen. Die retrograde Amnesie führt auch zu Desorientiertheit, da die Betroffenen die Ereignisse der vorausgehenden Stunden und Tage nicht oder nur unvollständig rekonstruieren können. Während sie nicht in der Lage sind, die Gedächtnisstörung wahrzunehmen, sind sie sehr wohl fähig, auch komplexe, zuvor erlernte Tätigkeiten auszuführen, wie z. B. einen PKW lenken, in bekannter Umgebung spazieren gehen, Kochen, Karten spielen.

Bei Fehlen von weiteren neurologischen Defiziten klagen einige Betroffene über unspezifische Begleitsymptome wie Übelkeit, Schwindel oder Kopfschmerzen. Am Folgetag hat sich die TGA in aller Regel rückgebildet. Nach Abklingen der TGA bleibt dauerhaft eine mnestische Lücke von mehreren Stunden – die den Zeitraum des akuten Intervalls umfasst – zurück.

■ Epidemiologie und auslösende Ereignisse

Die Inzidenz einer TGA rangiert zwischen 3 und 8 pro 100.000 Einwohner pro Jahr. Der überwiegende Teil der Patienten (75%) ist bei Auftreten zwischen 50 und 70 Jahre alt. Eine TGA bei Patienten unter 40 Jahren wurde bislang nicht beschrieben. Das Rezidivrisiko wird mit 6–10% pro Jahr beziffert. Es findet sich eine Häufung der TGA am Vormittag (Quinette et al. 2006). Die TGA tritt bei Männern und Frauen ungefähr gleich häufig auf.

In der Mehrheit der Patienten (bis zu 85%) gehen der TGA Ereignisse voraus, die möglicherweise als auslösend infrage kommen (Sander u. Sander, 2005):
- ausgeprägte körperliche Anstrengungen
- emotional-psychische Belastungen
- Sprung ins kalte Wasser
- Geschlechtsverkehr

In den übrigen Fällen tritt die TGA „spontan" auf.

■ Pathophysiologie

Die Ursache der TGA ist bisher unbekannt, allerdings weisen zahlreiche Befunde der letzten Jahre auf eine multifaktorielle Genese des Syndroms TGA hin, wobei unterschiedliche Gruppen von TGA-Patienten existieren (Quinette et al. 2006). Aufgrund des klinischen Bildes wird als gemeinsames pathophysiologisches Korrelat von einer passageren Funktionsstörung mediobasaler Temporallappenanteile unter Einschluss der beiden Hippokampi ausgegangen, da diese Strukturen sowohl in die Gedächtniskonsolidierung als auch den Abruf von Gedächtnisinhalten involviert sind (Kritchevsky u. Squire 1989). Dafür sprechen auch bildgebende Befunde mittels diffusionsgewichteter Kernspintomografie, die bei mehr als der Hälfte der Patienten im Akutstadium hippokampale Läsionen zeigt (Sedlaczek et al. 2004, Winbeck et al. 2005, Bartsch et al. 2006, Lee et al. 2007, Bartsch u. Deuschl 2010). TGA-Patienten mit und ohne DWI-Läsionen unterscheiden sich allerdings hinsichtlich der klinischen Symptomatik nicht voneinander (Ahn et al. 2011).

Nakada et al. (2005) konnten mittels Hochfeld-MRT (3 Tesla) umschriebene und persistierende – in der T2-Wichtung sichtbare – Läsionen im Hippokampus nachweisen. Allerdings fanden Bartsch et al. (2006) bei 20 TGA-Patienten mit initial bestehender hippokampaler DWI-Läsion in keinem Fall den Nachweis einer persistierenden Läsion in der T2-gewichteten Verlaufsuntersuchung nach 4–6 Monaten. Auch Uttner et al. (2010) konnten keine Korrelation zwischen den residualen Kavitäten und einer kognitiven Einschränkung bei TGA-Patienten nachweisen. Vermutlich entsprechen die beschriebenen Kavitäten einem residualen Sulcus hippocampalis, sodass ihnen keine pathologische Bedeutung zukommt (Uttner et al. 2010).

Arterielle Ischämie

Eine arteriell-embolische oder atherosklerotisch bedingte Ischämie als Ursache der TGA gilt als unwahrscheinlich. Mehrere unabhängige Untersuchungen zeigten keine auffällige Assoziation mit kardiovaskulären Risikofaktoren und keine Häufung stattgehabter oder zukünftiger zerebraler Infarkte bei TGA-Patienten (Zorzo et al. 1995, Enzinger et al. 2008).

Migräneäquivalent

Aufgrund einer Reihe klinischer Parallelen wurde von mehreren Autoren (Caplan et al. 1981, Olesen u. Jorgensen 1986) ein Zusammenhang zwischen TGA und Migräne vermutet. Interessanterweise weisen 12–30% der TGA-Patienten eine positive Migräneanamnese auf (Caplan et al. 1981, Hodges u. Warlow 1990a). Bei ca. 10% der TGA-Patienten kommt es während oder unmittelbar nach der Attacke zu Kopfschmerzen; eine TGA während einer akuten Migräneattacke wurde jedoch noch nicht beschrieben. Mehrere Fallkontrollstudien ergaben eine erhöhte Migräneprävalenz bei TGA-Patienten. Gegen eine Interpretation der TGA als Migräneäquivalent spricht, dass immerhin 23% aller Menschen mindestens eine klassische Migräneattacke in ihrem Leben erleiden (Green 1977) und dass die Migräne im Alter an Ausprägung und Häufigkeit abnimmt, während die TGA ihren Häufigkeitsgipfel im höheren Lebensalter erreicht.

Als gemeinsames pathophysiologisches Korrelat von Migräne und TGA wurde die sog. „Spreading Depression" (SD) (Leao 1944) vermutet, bei der eine über den okzipitalen Kortex wandernde Depolarisationsfront zu einem passageren neurologischen Defizit führt. Die SD konnte mittels funktioneller Bildgebung ebenfalls während einer Migräneattacke beim Menschen nachgewiesen werden (Hadjikhani et al. 2001). Tierexperimentell gelang der Nachweis einer SD im Bereich des Hippokampus, die auch die neuronale Erregbarkeit in CA1 verändern kann.

Venöse Kongestion

Von verschiedenen Autoren (Fisher 1982, Mumenthaler u. Treig 1984, Klötzsch et al. 1996) wurde auf die Häufigkeit von Situationen vor der TGA hingewiesen, die mit einem Valsalva-ähnlichen Manöver einhergehen. So hat sich im angelsächsischen Sprachraum der Begriff der „Amnesia by the seaside" für eine TGA nach einem Sprung in kaltes Wasser etabliert. Eine Zusammenfassung (Sander u. Sander 2005) von 12 TGA-Studien mit 837 Patienten ergab bei 44% (26–85%) der TGA-Patienten den Nachweis eines vorausgehenden Valsalva-ähnlichen Manövers (in absteigender Häufigkeit: physische Aktivität, Geschlechtsverkehr, Schwimmen). Basierend auf diesen Beobachtungen stellte Lewis (1998) die Hypothese auf, dass es durch den erhöhten intrathorakalen Druck, der im Rahmen solcher Valsalva-artigen Manöver auftritt, zu einem reduzierten venösen Rückstrom zum Herzen und einer gleichzeitigen intrakraniellen venösen Hypertension kommen könnte. Dieser Mechanismus könnte mit einer konsekutiven passageren venösen Ischämie gedächtnisrelevanter Areale assoziiert sein. 5 Studien an 256 TGA-Patienten und 214 Kontrollen (Sander et al. 2000, Akkawi et al. 2003, Schreiber et al. 2005, Nedelmann et al. 2005, Cejas et al. 2010) konnten farbduplexsonografisch nachweisen, dass TGA-Patienten signifikant häufiger inkompetente Venenklappen der V. jugularis interna mit einem Reflux aufweisen als Kontrollpersonen (76% vs. 36%; $p < 0,0001$), was eine passagere venöse Kongestion begünstigen könnte. Chung et al. (2006) konnten mittels venöser MRA bei 50% der TGA-Patienten, aber keiner Kontrollperson einen gestörten intrakraniellen venösen Abfluss aufzeigen.

TGA-Patienten mit inkompetenten Venenklappen zeigten vor der TGA signifikant häufiger ein Valsalva-artiges Manöver (36% vs. 17%) und emotionalen Stress (37% vs. 21%) als Patienten mit kompetenten Venenklappen und wiesen gleichzeitig seltener einen Hypertonus und eine Arteriosklerose der A. carotis auf (Agosti et al. 2010).

Paradoxe Hirnembolie

Auch die Möglichkeit paradoxer Hirnembolien, die – durch Valsalva-Manöver begünstigt – eine TGA auslösen, wurde diskutiert (Klötzsch et al. 1996). Obwohl mit einer Prävalenz von 55% deutlich häufiger als in der Gesamtbevölkerung (25%) Vorhofseptumdefekte nachgewiesen werden konnten, erscheint es wenig plausibel, dass paradoxe Embolien ein solch monomorphes und immer passageres neurologisches Defizit auslösen können.

Psychische Faktoren

Einer TGA geht gelegentlich ein emotional belastendes Ereignis voraus (Inzitari et al. 1997). TGA-Patienten weisen signifikant häufiger phobische oder ängstliche Persönlichkeitsmerkmale (Quinette et al. 2006) sowie signifikant häufiger eine psychiatrische Vorerkrankung auf als Kontrollen mit einer TIA (39,2% vs. 13,7%) (Pantoni et al. 2005).

Zusammenfassend lassen diese Befunde am ehesten den Schluss zu, dass der TGA eine multifaktorielle Ätiologie zugrunde liegt und mehrere der oben beschriebenen Faktoren zusammenwirken müssen, damit es zu einer TGA kommt. Quinette et al. (2006) analysierten das Zusammenwirken dieser Faktoren mittels multipler Faktorenanalyse und hierarchischer Clusteranalyse bei 142 TGA-Patienten. Sie konnten 3 unterschiedliche TGA-Gruppen isolieren:

- Frauen, bei denen die TGA überwiegend mit einem vorausgehenden emotionalen Ereignis in Kombination mit einer ängstlichen Persönlichkeitsstruktur assoziiert ist
- Männer, bei denen der TGA häufig körperliche Aktivität in Kombination mit einem Valsalva-artigen Manöver voraus ging
- jüngere Patienten, bei denen eine signifikante Assoziation zu einer Migräne-Anamnese bestand

■ Prognose

Die vorliegenden Daten zeigen eine Rückbildung der im MRT darstellbaren Läsionen ohne sicheren Hinweis auf residuelle strukturelle Störungen (Cianfoni et al. 2005, Bartsch u. Deuschl 2010). Obgleich sich die akute Amnesie am Folgetag zurückgebildet hat, fühlen sich einige Patienten mitunter für mehrere Tage nach der Attacke noch subjektiv eingeschränkt und irritiert. Uttner et al. (2007) konnten bis zu 3 Jahre nach einer TGA keine persistierenden neuropsychologischen Defizite feststellen. Eine Metaanalyse zeigte ebenfalls eine vollständige Rückbildung der Symptome im Langzeitverlauf (Jäger et al. 2009a).

■ Diagnostik

Diagnosestellung

Die Diagnose der TGA stützt sich auf die neurologische und orientierende neuropsychologische Untersuchung und den Ausschluss infrage kommender Differenzialdiagnosen (s. u.) und kann in aller Regel sowohl im Akutstadium als auch danach anhand der Kriterien von Caplan et al. (1985) sowie Hodges und Warlow (1990b) rein klinisch gestellt werden:

- akut beginnende und ausgeprägte Neugedächtnisstörung
- Dauer mindestens 1 Stunde, Rückbildung innerhalb von 24 Stunden
- Fehlen fokal-neurologischer Symptome und zusätzlicher kognitiver Defizite
- Fehlen einer Bewusstseinsstörung oder Desorientierung zur Person
- kein vorangehendes Trauma oder Epilepsie

Klinische Symptome, die über die Gedächtnisstörung und leichte vegetative Beschwerden hinausgehen, d.h. Somnolenz, starke Kopfschmerzen, Erbrechen und Verwirrtheit, oder eine inkomplette Rückbildung nach mehr als 24 Stunden sprechen gegen eine TGA und erfordern eine differenzierte Abklärung.

Die initiale Diagnostik muss die Frage beantworten, ob wirklich eine (isolierte) Gedächtnisstörung vorliegt, oder ob es sich um Begleitsymptome einer umfassenderen akuten neurologischen Schädigung (z. B. beginnende Herpesenzephalitis, hypoaktives Delir) oder fluktuierende, aber vorbestehende Symptome (z. B. bei Morbus Alzheimer, Korsakow-Syndrom) handelt.

Für die formalisierte Diagnoseunterstützung können neuropsychologische Screening-Tests wie Wortlisten (z. B. RAVLT, verbales Gedächtnis), der Test der komplexen Figur nach Rey (Visuokonstruktion) und Fragen hinsichtlich autobiografischer Ereignisse (Altgedächtnis) hilfreich sein. Die Erhebung einer Fremdanamnese ist sinnvoll.

▶ **Praktische Hinweise zur Diagnosestellung einer akuten TGA:**
- vorangegangene anstrengende körperliche oder emotionale Ereignisse
- selektiver Gedächtnisverlust (z. B. 3-Wörter-Test/Wortliste, retrogrades Gedächtnis)
- Patient fragt wiederholt die gleichen Fragen
- Patient ist kooperativ und kann Dinge benennen

▶ **Gegen eine TGA sprechen:**
- Hinweise für eine Hypoglykämie, ein Trauma, eine bekannte Epilepsie oder Medikamentenumstellungen
- weitere neurologische Symptome
- Patient ist schläfrig, agitiert oder wesensverändert
- Patient kann Details und Zeitgang des akuten amnestischen Intervalls schildern
- Patient zeigt eine alleinige retrograde Amnesie
- Hinweise auf häufigere amnestische Episoden (> 3/Jahr)

Notwendige Diagnostik

Bei eindeutigem klinischem Bild ist keine Diagnostik erforderlich.

Im Einzelfall erforderliche Diagnostik

Im Einzelfall und bei Vorliegen von zerebrovaskulären Risikofaktoren kann bei der TGA ein erweiterter Untersuchungsgang sinnvoll sein und ein Labor (Hypoglykämien, Elektrolytverschiebungen), EEG, Dopplersonografie der hirnversorgenden Gefäße und ggf. eine kardiale Abklärung beinhalten.

cMRT (bei Kontraindikationen cCT)

Falls nach Prüfung der diagnostischen Kriterien (s. o.) Zweifel bestehen bleiben, ist die Bildgebung (cMRT oder cCT zum Ausschluss symptomatischer Ursachen) der erste Schritt zur erweiterten Diagnostik. Im MRT findet man 24–72 Stunden nach der TGA typische DWI-Läsionen in der CA1-Region des Hippocampus, die zumeist von einer T2-Verlängerung begleitet sind und noch 10–14 Tage nach der TGA nachweisbar sind. Der Nachweis dieser DWI-Läsionen unterstützt die Diagnose einer TGA und findet sich bei bis zu ¾ aller Patienten. Bislang gibt es keinen Nachweis residualer struktureller Läsionen als Folge der DWI-Läsionen.

▶ **Die praktischen Empfehlungen für die Bildgebung von TGA-Patienten beinhalten (Weon et al. 2008, Bartsch u. Deuschl 2010):**
- ein MRT (bevorzugt 3T) im Zeitfenster 24–72 Stunden nach TGA
- Es sollten DWI-/ADC-/T2-Sequenzen durchgeführt werden
- Angulierung axial und koronar entsprechend dem Verlauf des Hippocampus
- geringe Schichtdicke von 3 mm (DWI) oder 2 mm (T2) zur Minimierung von Partialvolumeneffekten
- hoher B-Wert (b = 2000–3000 s/mm^2) verbessert den Nachweis der DWI-Läsionen

EEG

Die Betroffenen haben ein unauffälliges oder nur unspezifisch verändertes EEG, gelegentlich finden sich Theta- und Delta-Wellen in den temporalen Ableitungen. Das Verfahren erleichtert die Abgrenzung gegenüber amnestischen epileptischen Attacken (Jacome 1989, Zeman et al. 1998, Butler et al. 2007).

Extra- und transkranielle Doppler- bzw. Farbduplexsonografie

Bis heute konnte nicht überzeugend nachgewiesen werden, dass nach den strikten Diagnosekriterien von Caplan eine TGA auch Folge einer arterioarteriellen oder kardialen Embolie sein kann. Auch haben Patienten nach einer TGA kein erhöhtes Schlaganfallrisiko (Hodges u. Warlow 1990b). Es ist jedoch aus Einzelfallbeschreibungen (Ott u. Saver 1993) bekannt, dass ischämische Ereignisse im vertebrobasilären Stromgebiet in Kombination mit anderen klinischen Defiziten auch mnestische Störungen verursachen können. Wenn ein Patient erst nach Abklingen einer mnestischen Störung einen Neurologen aufsucht und auch durch fremdanamnestische Angaben begleitende Hirnstamm- oder andere fokal-neurologische Symptome nicht sicher ausgeschlossen werden können, ist eine Gefäßdiagnostik des vertebrobasilären Stromgebietes erforderlich.

Neuropsychologische Testung

Differenzierte neuropsychologische Testbatterien können entgegen der eigentlichen TGA-Definition, die eine völlige Restitution innerhalb von 24 Stunden fordert, bei vielen Patienten noch Tage bis Monate nach dem Ereignis Einschränkungen des nonverbalen Langzeitgedächtnisses nachweisen (Guillery-Girard et al. 2006, Noel et al. 2010), wobei eine dauerhafte Beeinträchtigung der Gedächtnisfunktionen nach mehr als 3 Jahren nach der TGA nicht nachweisbar war (Uttner et al. 2007, Uttner et al. 2010). Eine vorbestehende Depression oder eine ängstliche Persönlichkeitsstruktur können die Rückbildung dieser Defizite verzögern (Noel et al. 2010).

Keine Indikation

99mTc-SPECT

Mit der dieser Methode wurden uneinheitlich während der TGA, aber auch teilweise nach Abklingen der klinischen Symptomatik, Perfusionsstörungen im Thalamus (Tardone et al. 2004), mediotemporal beidseits (Stillhard et al. 1990), frontal, zerebellär oder global (Chung et al. 2009, Yang et al. 2009) nachgewiesen.

PET

Kasuistisch wurde mit der PET mehrere Tage nach einer TGA eine reduzierte Durchblutung und/oder Metabolismus im Hippokampus (Eustache et al.1997), im frontalen Kortex und im Thalamus (Guillery et al. 2002) nachgewiesen.

■ Differenzialdiagnose

Im Wesentlichen muss eine TGA klinisch von einer transienten epileptischen Amnesie (Zeman et al. 1998, Butler et al. 2007) abgegrenzt werden. Die Betroffenen sind ebenfalls in der Lage, komplexe Tätigkeiten (z.B. Schreiben, Telefonieren) auszuüben, sie stellen jedoch keine repetitiven, ängstlichen Fragen. Das interiktale EEG ist zumeist auffällig, häufig finden sich in der Anamnese auch Hinweise für klassische komplex-partielle Anfälle.

Die Diagnosekriterien nach Zeman et al. (1998) und Butler et al. (2007) fordern neben den gegenüber der TGA höherfrequenten (> 3–5/Jahr) amnestischen Intervallen auch Hinweise für das Vorliegen einer Epilepsie durch den Nachweis epileptiformer Auffälligkeiten im EEG, anderer klinischer Zeichen einer Epilepsie (Schmatzen, olfaktorische Halluzinationen etc.) wie auch den prompten Effekt einer antikonvulsiven Medikation. Allerdings erfüllten in dem Kollektiv von Zeman und Butler nur eine Minderheit der Patienten alle 3 Kriterien.

Weitere Differenzialdiagnosen, die zu akut einsetzenden Gedächtnisstörungen führen und sich in der Regel ohne Weiteres klinisch und anamnestisch abgrenzen lassen, sind:
- Commotio cerebri (Hinweise für Trauma, Prellmarken, vorausgehende Bewusstlosigkeit)
- Amnesie nach zerebraler Angiografie, insbesondere im Vertebralisstromgebiet (Versorgung der hinteren Abschnitte des Hippokampus aus der A. cerebri posterior)
- Intoxikationen, Medikamentennebenwirkungen (Anamnese, Somnolenz, toxikologisches Screening, Medikamentenanamnese)
- Hypoglykämie (zumeist jüngere Typ-1-Diabetiker)
- Initialstadium einer Herpesenzephalitis (Fieber, subakutes Einsetzen, begleitende Sprachstörung, weitere fokal-neurologische Auffälligkeiten)
- Blutung/Ischämie im Bereich von Hippokampus und Thalamus (Somnolenz, weitere kognitive und fokalneurologische Defizite)
- psychogene Gedächtnisstörungen (jüngere Personen nach emotionalem Trauma, meist nur retrograde Amnesie)

■ Therapie

▶ **Ambulant:** Wenn die klinische Diagnose sicher ist und der Patient unter Aufsicht einer Bezugsperson bleibt, ist eine ambulante Führung des Patienten ohne spezifische Therapie möglich.

▶ **Stationär:** Bei differenzialdiagnostischen Erwägungen und klinisch bzw. anamnestisch unsicherer Abgrenzung gegenüber einer transienten epileptischen Amnesie sowie bei fehlender Überwachungsmöglichkeit innerhalb der häuslichen Umgebung sollte eine stationäre Überwachung für mindestens 24 Stunden erfolgen.

■ Prophylaxe

Bis zu 18 % der Betroffenen (Sander u. Sander 2005) erleiden mindestens eine weitere TGA, was trotz der „Gutartigkeit" des Krankheitsbildes sowohl von den Patienten als auch von Angehörigen als dramatisch empfunden wird. Da der Pathomechanismus der TGA derzeit noch nicht endgültig geklärt ist, es sich wahrscheinlich um ein multifaktorielles bzw. auch multikausales Geschehen handelt und auch empirische Daten dazu fehlen, können keine ausreichend evidenzbasierten Empfehlungen hinsichtlich einer Prophylaxe gegeben werden. Eine solche ist aufgrund der Gutartigkeit des Krankheitsbildes wahrscheinlich auch nicht notwendig. TGA-Patienten zeigen jedoch kein erhöhtes vaskuläres Risiko. Es konnte jedoch in einer Studie gezeigt werden, dass TGA-Patienten mit DWI-Läsionen häufiger eine Arteriosklerose der A. carotis aufweisen als TGA-Patienten ohne DWI-Läsionen (Winbeck et al. 2005).

■ Versorgungskoordination

In der Regel kurzzeitige stationäre Abklärung und Überwachung, dann weitere ambulante Betreuung.

■ Redaktionskomitee

Prof. Dr. med. D. Sander, Neurologische Klinik, Benedictus Krankenhaus Tutzing und Neurologische Universitätsklinik rechts der Isar, München
PD Dr. med. T. Bartsch, Neurologische Universitätsklinik Schleswig-Holstein, Campus Kiel
Prof. Dr. med. C. Klötzsch, Neurologische Abteilung, Hegau-Klinikum Singen und Klingen Schmieder Allensbach
PD Dr. H. Poppert, Neurologische Universitätsklinik rechts der Isar, München
PD Dr. med. K Sander, Neurologische Universitätsklinik rechts der Isar, München
Assoz. Prof. PD Dr. med. C. Enzinger, Neurologische Universitätsklinik, Inselspital Bern
Dr. med. U. Fischer, Neurologische Universitätsklinik, Inselspital Bern

Federführend: Prof. Dr. Dirk Sander, Neurologische Klinik, Benedictus Krankenhaus Tutzing, Bahnhofstraße 5, 82327 Tutzing; TU München, Ismaningerstraße 22, 81675 München
E-Mail: d.sander@mac.com

Entwicklungsstufe der Leitlinie: S1

■ Literatur

Agosti C, Borroni B, Akkawi NM et al. Cerebrovascular risk factors and triggers in transient global amnesia patients with and without jugular valve incompetence: results of a sample of 243 patients. Eur Neurol 2010; 63: 291–294

Ahn S, Kim W, Lee YS et al.Transient global amnesia: seven years of experience with diffusion-weighted imaging in an emergency department. Eur Neurol 2011; 65: 123–128

Akkawi NM, Agosti C, Anzola GP et al. Transient global amnesia: a clinical and sonographic study. Eur Neurol 2003; 49: 67–71

Auyeung M, Tsoi TH, Cheung CM et al. Association of diffusion weighted imaging abnormalities and recurrence in transient global amnesia. J Clin Neurosci 2011; 18: 531–534

Bartsch T, Alfke K, Stingele R et al. Selective affection of hippocampal CA-1 neurons in patients with transient global amnesia without long-term sequelae. Brain 2006; 129: 2874–2884

Bartsch T, Deuschl G. Transient global amnesia: functional anatomy and clinical implications. Lancet Neurol 2010; 9: 205–214

Butler CR, Graham KS, Hodges JR et al. The syndrome of transient epileptic amnesia. Ann Neurol 2007; 61: 587–98

Caplan L. Transient global amnesia. In: Vinken PJ, Bruyn, GW, Klawans HL, eds. Handbook of clinical Neurology, vol. 45. Amsterdam: Elsevier, 1985: 205–218

Caplan L, Chedru F, Lhermitte F et al. Transient global amnesia and migraine. Neurology 1981; 31: 1167–1170

Cejas C, Cisneros LF, Lagos R et al. Internal jugular vein valve incompetence is highly prevalent in transient global amnesia. Stroke 2010; 41: 67–71

Chung CP, Hsu HY, Chao AC et al. Detection of intracranial venous reflux in patients of transient global amnesia. Neurology 2006; 66: 1873–1877

Chung YA, Jeong J, Yang DW et al. A Tc-99m SPECT study of regional cerebral blood flow in patients with transient global amnesia. Neuroimage 2009; 47: 50–55

Cianfoni A, Tartaglione T, Gaudino S et al. Hippocampal magnetic resonance imaging abnormalities in transient global amnesia. Arch Neurol 2005; 62: 468–69

Enzinger C, Thimary F, Kapeller P et al. Transient global amnesia: diffusion-weighted imaging lesions and cerebrovascular disease. Stroke 2008; 39: 2219–2225

Eustache F, Desgranges B, Petit-Taboue MC et al. Transient global amnesia: implicit/explicit memory dissociation and PET assessment of brain perfusion and oxygen metabolism in the acute stage. J Neurol Neurosurg Psychiatry 1997; 63: 357–367

Fisher CM. Transient global amnesia. Precipitating activities and other observations. Arch Neurol 1982; 39: 605–608

Green JE. A survey of migraine in England 1975–1976. Headache 1977; 17: 67–68

Guillery B, Desgranges B, de la Sayette V et al. Transient global amnesia: concomitant episodic memory and positron emission tomography assessment in two additional patients. Neurosci Lett 2002; 325: 62–66

Guillery-Girard B, Quinette P et al. Long-term memory following transient global amnesia: an investigation of episodic and semantic memory. Acta Neurol Scand 2006; 114: 329–333

Hadjikhani N, Sanchez Del Rio M, Wu O et al. Mechanisms of migraine aura revealed by functional MRI in human visual cortex. Proc Natl Acad Sci 2001; 98: 4687–4692

Hodges JR, Warlow CP. Syndromes of transient amnesia: Towards a classification. A study of 153 cases. J Neurol Neurosurg Psychiatry 1990a; 53: 834–843

Hodges JR, Warlow CP. The aetiology of transient global amnesia. A case-control study of 114 cases with prospective follow-up. Brain 1990b: 113: 639–657

Inzitari D, Pantoni L, Lamassa M et al. Emotional arousal and phobia in transient global amnesia. Arch Neurol 1997; 54: 866–873

Jacome DE. EEG features in transient global amnesia. Clin Electroencephalogr 1989; 20: 183–192

Jäger T, Bazner H, Kliegel M et al. The transience and nature of cognitive impairments in transient global amnesia: a meta-analysis. J Clin Exp Neuropsychol 2009a; 31: 8–19

Jäger T, Szabo K, Griebe M et al. Selective disruption of hippocampus-mediated recognition memory processes after episodes of transient global amnesia. Neuropsychologia 2009b; 47: 70–76

Klötzsch C, Sliwka U, Berlit P. An increased frequency of patent foramen ovale in patients with transient global amnesia. Arch Neurol 1996; 53; 504–508

Kritchevsky M, Squire L. Transient global amnesia. Evidence for extensive, temporally graded retrograde amnesia. Neurology 1989; 39: 213–218

Leao AAP. Spreading depression of activity in the cerebral cortex. J Neurophysiol 1944; 7: 359–391

Lee HY, Kim JH, Weon JC et al. Diffusion weighted imaging in transient global amnesia exposes the CA1 region of the hippocampus. Neuroradiol 2007; 49: 481–487

Lewis SL. Aetiology of transient global amnesia. Lancet 1998; 352: 397–399

Mumenthaler M, Treig T. Amnestic episodes. Analysis of 111 personal cases. Schweiz Med Wschr 1984; 114: 1163–1170

Nakada T, Kwee IL, Fujii Y et al. High-field, T2 reversed MRI of the hippocampus in transient global amnesia. Neurology 2005; 64: 1170–1174

Nedelmann M, Eicke BM, Dieterich M. Increased incidence of jugular valve insufficiency in patients with transient global amnesia. J Neurol 2005; 252: 1482–1486

Noel A, Quinette P, Dayan J et al. Influence of patients' emotional state on the recovery processes after transient global amnesia. Cortex 2011; 47: 981–991

Olesen J, Jorgensen M. Leao's spreading depression in the hippocampus explains transient global amnesia. A hypothesis. Acta Neurol Scand 1986; 73: 219–220

Ott BR, Saver JL. Unilateral amnesic stroke. Six new cases and a review of the literature. Stroke 1993; 24: 1033–1042

Pantoni L, Bertini E, Lamassa M et al. Clinical features, risk factors, and prognosis in transient global amnesia: a follow-up study. Eur J Neurol 2005; 12: 350–356

Quinette P, Guillery-Girard B, Dayan J et al. What does transient global amnesia really mean? Review of the literature and thorough study of 142 cases. Brain 2006; 129: 1640–1658

Sander D, Winbeck K, Etgen T et al. Disturbance of venous flow patterns in patients with transient global amnesia. Lancet 2000; 356: 1982–1984

Sander K, Sander D. New insights into transient global amnesia: recent imaging and clinical findings. Lancet Neurology 2005; 4: 437–444

Schreiber SJ, Doepp F, Klingebiel R et al. Internal jugular vein valve incompetence and intracranial venous anatomy in transient global amnesia. JNNP 2005; 76: 509–513

Sedlaczek O, Hirsch JG, Grips E et al. Detection of delayed focal MR changes in the lateral hippocampus in transient global amnesia. Neurology 2004; 62: 2165–2170

Stillhard G, Landis T, Schiess R et al. Bitemporal hypoperfusion in transient global amnesia: 99 m-Tc-HMPAO SPECT and neuropsychological findings during and after an attack. J Neurol Neurosurg Psychiatry 1990; 53: 339–342

Tardone R, Buffone EC, Matullo MF et al. Motor cortex excitability in transient global amnesia. J Neurol 2004; 251: 42–46

Uttner I, Weber S, Freund W et al. Transient global amnesia – full recovery without persistent cognitive impairment. Eur Neurol 2007; 58: 146–151

Uttner I, Weber S, Freund W et al. Hippocampal cavities are not associated with cognitive impairment in transient global amnesia. Eur J Neurol 2010; 18: 882–887

Weon YC, Kim JH, Lee JS et al. Optimal diffusion-weighted imaging protocol for lesion detection in transient global amnesia. Am J Neuroradiol 2008; 29: 1324–1328

Winbeck K, Etgen T, von Einsiedel HG et al. DWI in transient global amnesia and TIA: proposal for an ischemic origin of TGA. JNNP 2005; 76: 438–441

Yang Y, Kim JS, Kim S et al. Cerebellar hypoperfusion during transient global amnesia: an MRI and oculographic study. J Clin Neurol 2009; 5: 74–80

Zeman AZ, Boniface SJ, Hodges JR. Transient epileptic amnesia: a description of the clinical and neuropsychological features in 10 cases and a review of the literature. J Neurol Neurosurg Psychiatry1998; 64: 435–43

Zorzon M, Antonutti L, Mase G et al. Transient global amnesia and transient global attack. Natural history, vascular risk factors, and associated conditions. Stroke 1995; 26: 1536–1542

Schlafstörungen

5 Narkolepsie

Was gibt es Neues?

- Natrium-Oxybat[BtMG] (Gamma-Hydroxybuttersäure, GHB) ist europaweit für die Therapie der Narkolepsie mit Kataplexie bei erwachsenen Patienten zugelassen. Es bessert alle Kernsymptome der Narkolepsie und wirkt sich positiv auf die nächtliche Schlafarchitektur aus (Black et al. 2006, Black et al. 2010, Poryazova et al. 2011).
- Intravenöse Immunglobuline (IVIG) hatten in Einzelfällen einen anhaltend günstigen Effekt auf Kataplexien und/oder Schläfrigkeit, wenn sie in der Frühphase der Erkrankung gegeben wurden. (Lecendreux et al. 2003, Dauvilliers et al. 2004, Dauvilliers 2006, Zuberi et al. 2004, Knudsen et al. 2010). Die Effekte waren uneinheitlich und müssen in einer prospektiven Studie evaluiert werden.
- Armodafinil (Nuvigil), das länger wirksame R-Isomer von Modafinil, verbessert die Tagesschläfrigkeit bei Narkolepsie (Schwartz et al. 2010). Das Medikament ist in den USA zugelassen, nicht jedoch in Deutschland, Österreich oder der Schweiz.

Die wichtigsten Empfehlungen auf einen Blick

- Modafinil (200–400 mg/d, in Einzelfällen bei residueller exzessiver Schläfrigkeit bis 600 mg/d) ist wirksam in der Therapie der Tagesschläfrigkeit.
- Als Alternative zu Modafinil kommt Methylphenidat[BtMG] infrage. Die Umstellung von Methylphenidat[BtMG] auf Modafinil ist bei 95 % der Patienten problemlos möglich.
- Kataplexien, Schlaflähmungen, hypnagoge Halluzinationen können mit Antidepressiva behandelt werden. Empfohlen werden Clomipramin 10–150 mg/d, Venlafaxin 37,5–300 mg/d, Fluoxetin 20–60 mg/d, Reboxetin 4–12 mg/d, Citalopram 20–40 mg/d. Die Stärke der Kataplexie-Suppression ist abhängig von der noradrenergen Wiederaufnahmehemmung. Clomipramin ist erfahrungsgemäß besonders potent in der Suppression der Kataplexien, seine Anwendung ist jedoch durch das häufigere Auftreten von Nebenwirkungen wie Mundtrockenheit, vermehrtes Schwitzen, Obstipation, Seh-/Akkommodationsstörungen, Benommenheit, Unruhe, Appetitsteigerung, Störungen der Libido/Potenz oder orthostatische Dysregulation limitiert.
- Natrium-Oxybat[BtMG] ist wirksam in der Therapie von Kataplexie, fragmentiertem Nachtschlaf, Halluzinationen, Schlafparalyse und (wenn auch weniger ausgeprägt) exzessiver Tagesschläfrigkeit. Natrium-Oxybat[BtMG] hat den Vorteil, keinen Rebound von Kataplexien zu verursachen. Bei Patienten, bei denen eine schwere Kataplexie zusätzlich zur Tagesschläfrigkeit vorliegt oder bei denen Kataplexie, fragmentierter Nachtschlaf und exzessive Tagesschläfrigkeit äquivalent vorhanden sind, kann Natrium-Oxybat[BtMG] als Medikament der ersten Wahl (z. B. vor Modafinil) auch für das Zielsymptom Tagesschläfrigkeit eingesetzt werden. Die Anwendung bei Kindern (off-label) mit schwerer Narkolepsie und Kataplexie zeigte in einer Studie eine vergleichbar gute Wirksamkeit wie bei Erwachsenen (Murali u. Kotagal 2006).
- Verhaltensmodifizierende Maßnahmen wie individuell angepasste Tagschlafepisoden können bei einigen Patienten mit oder ohne Medikamente hilfreich sein, werden aber nicht generell empfohlen, sondern nur bei residueller Tagesschläfrigkeit.

■ Einführung

Die Narkolepsie gehört zu den Hypersomnien zentraler Ursache. Die ICSD-2 (International Classification of Sleep Disorders, 2. Auflage) unterscheidet Narkolepsie mit Kataplexie („klassische Narkolepsie"), Narkolepsie ohne Kataplexie (syn. monosymptomatische Narkolepsie) und sekundäre Narkolepsie (symptomatisch z. B. bei strukturellen Läsionen des Hypothalamus oder oberen Hirnstamms infolge Ischämie, Tumor, Neurosarkoidose). Alle Medikamente, die dem Betäubungsmittelgesetz (BtMG) unterliegen, sind mit einem „BtMG" (hochgestellt) gekennzeichnet.

■ Definition und Klassifikation

Die Narkolepsie ist eine Schlaf-Wach-Störung mit REM- (Rapid Eye Movement-) und Non-REM-Schlafstadien assoziierten Symptomen wie eine länger als 6 Monate bestehende Tagesschläfrigkeit, Kataplexie, Schlaflähmungen, hypnagogen/hypnopompen Halluzinationen, fraktionierter Nachtschlaf und automatisches Verhalten. Polysomnografisch treten verkürzte Einschlaflatenzen und vorzeitiger REM-Schlaf (Sleep-Onset-REM = SOREM) auf. Weitere biologische Marker der Krankheit sind eine hohe HLA-Assoziation und ein Hypocretinmangel.

Epidemiologie

- Prävalenz: 26–50/100000 (Hublin et al. 1994b, Ohayon et al. 1996, Longstreth et al. 2007)
- Inzidenz: 0,74/100000/Jahr (Silber et al. 2002)
- hohe Dunkelziffer (Mignot et al. 2006)
- Erstmanifestation vorwiegend in der 2. Dekade (2. kleinerer Gipfel in der 4. Dekade; ca. 20% der Erstmanifestationen in den ersten 10 Lebensjahren) (Guilleminault u. Pelayo 1998, Mayer et al. 2002, Dauvilliers et al. 2007)

Pathophysiologie

- Die Ursache ist ungeklärt; infektiöse Auslöser und autoimmune Prozesse werden diskutiert (u.a. Influenza-Virus und Streptokokkeninfektion; Fontana et al. 2010, Han et al. 2011); in wenigen Fällen symptomatisch (z.B. Hirnstamm- oder dienzephale Läsionen) (Übersicht bei Nishino u. Kanbayashi 2005).
- Multifaktoriell mit starker Verminderung oder Fehlen Hypocretin-(Hcrt-)haltiger Neurone im dorsolateralen Hypothalamus (Lin et al. 1999) sowie Störungen im cholinergen, noradrenergen, histaminergen und weiteren Transmittersystemen (Bassetti et al. 2010). Die Reduktion von Hcrt im Liquor unter die Nachweisgrenze ist ein hochsensitiver und -spezifischer Befund für die idiopathische, nicht familiäre Narkolepsie mit Kataplexie (Nishino et al. 2000, Ripley et al. 2001, Bassetti et al. 2003), hingegen weniger sensitiv bei Narkolepsie ohne Kataplexie. In 5–10% der Fälle, vor allem bei hereditären/familiären Formen der Krankheit, können auch bei „klassischer Narkolepsie" die Hypocretinwerte im Normbereich liegen (Khatami et al. 2004). Exzessive Schläfrigkeit und Einschlafattacken beim idiopathischen Parkinson-Syndrom sind wahrscheinlich nur bei fortgeschrittenen Fällen Folge einer Verminderung Hcrt-haltiger Neurone (Thannickal et al. 2007).
- Eine Dysfunktion der Amygdala mit veränderter Emotionsverarbeitung wird angenommen und für psychiatrische Manifestationen der Krankheit mitverantwortlich gemacht (Khatami et al. 2007, Ponz et al. 2010).
- Krankheit mit der höchsten HLA-Assoziation: 98% der kaukasischen Narkolepsie-Patienten haben den HLA DRB1*1501, DQB1*0602-Typ; hohe Sensitivität dieses HLA-Typs von 95%; aber geringe Spezifität, da nachweisbar bei 25–35% der Normalbevölkerung (Poirier et al. 1986, Guilleminault et al. 1988, Mignot et al. 1994, Mignot et al. 1999). Angehörige ersten Grades von HLA DQB1*0602-positiven Narkolepsie-Patienten haben ein 38- bis 40-fach erhöhtes Risiko, an Narkolepsie zu erkranken (Mayer 2006). Eine Gen-Umwelt-Interaktion ist hochwahrscheinlich (vgl. Dauvilliers et al. 2007, Longstreth et al. 2007, Fontana et al. 2010, Han et al. 2011). Genomweite Assoziationsstudien fanden eine Assoziation mit einem Polymorphismus des T-Zell-Rezeptor-Alpha-Locus (Hallmayer et al. 2009) und SNP in der Region P2RY11, dem Rezeptor-Subtyp-P2Y11-Gen (Kornum et al. 2011). Das krankheitsassoziierte Allel korreliert mit einer Reduktion von P2YR11 in CD8+ T-Lymphozyten und Natural-Killer-(NK-)-Zellen. Erhöhte Autoantikörper gegen Trib2 in den ersten beiden Jahren nach Krankheitsbeginn (Cvetkovic-Lopes et al. 2010, Kawashima et al. 2010) liefern zusätzliche Hinweise dafür, dass die Narkolepsie autoimmunvermittelt auftritt. Die genomweiten Analysen zeigen auch protektive HLA-Gene gegen Narkolepsie (Mignot et al. 2001, Hor et al. 2010).

Klinische Symptome

- Tagesschläfrigkeit mit Tagschlafepisoden, praktisch obligat (meist Erstmanifestationssymptom)
- Kataplexie (gilt nahezu als beweisend) in 80–90% der Fälle (meist 2. Symptom). Typische Auslöser der Kataplexie sind Lachen, Freude und Überraschung, Ärger, Furcht oder andere starke Gemütsregungen. Während der Kataplexie besteht eine Areflexie.
- Schlaflähmung bei ca. 50% der Betroffenen
- hypnagoge Halluzinationen bei ca. 50%
- gestörter Nachtschlaf bei ca. 50%
- automatisches Verhalten

Begleiterscheinungen sind Kopfschmerzen, Gedächtnis- und Konzentrationsstörungen, einschlafbedingte Unfälle, Depression, Potenzstörungen, Persönlichkeitsveränderungen (systematische Analyse des klinischen Spektrums siehe Sturzenegger u. Bassetti 2004).

Die Lebensqualität von Patienten mit Narkolepsie ist messbar eingeschränkt (SF-36, EQ-5 D). 43% einer Stichprobe von 75 Patienten mit Narkolepsie waren arbeitslos und führten die Arbeitslosigkeit auf die Erkrankung zurück (Dodel et al. 2007).

Die Narkolepsie ist eine lebenslang andauernde Erkrankung mit variabler Intensität der Symptome im Verlauf; langfristig besteht eine Tendenz zur Besserung. Eine Assoziation mit degenerativen Erkrankungen wird derzeit diskutiert (Economou et al. 2012). Die Mortalität ist nicht erhöht.

■ Diagnostik

Untersuchungen

▶ **Notwendige Untersuchungen bei Erstdiagnostik:**
1. gezielte Anamnese der Kernsymptome Tagesschläfrigkeit und Kataplexie; Familienanamnese
2. Dokumentation durch Schlaffragebögen und Schlaftagebücher: Epworth Sleepiness Score (ESS), Abend- und Morgenprotokolle, Stanford Narcolepsy Questionnaire (Anic-Labat et al. 1999), Ullanlinna Narcolepsy Score (UNS) (Hublin et al. 1994a), Swiss Narcolepsy Score (SNS; Sturzenegger u. Bassetti 2004)
3. Polysomnografie/MSLT (Multiple Sleep Latency Test); der MSLT zeigt bei ca. 20% der Patienten keine zweimaligen SOREM = „falsch negativ"; zudem werden SO-

REM auch nicht selten bei Gesunden gesehen, z. B. bei Schichtarbeitern oder Schlafmangel

Im Einzelfall erforderliche Untersuchungen:
4. Bestimmung des Hypocretin-(Orexin-)Spiegels im Liquor (bei Narkolepsie ohne Kataplexie, familiärer Narkolepsie und sekundärer Narkolepsie allerdings oft normal)
5. HLA-Klasse-II-Typisierung
6. zerebrale Bildgebung (nur bei Verdacht auf sekundäre Narkolepsie)

Die unter 4. und 5. genannten diagnostischen Maßnahmen werden empfohlen, wenn differenzialdiagnostische Unsicherheiten bestehen bei
- Patienten mit SOREM, aber ohne eindeutige Kataplexie oder mit seltener oder atypischer Kataplexie
- Komorbidität mit anderen Schlafstörungen wie schlafbezogenen Atmungsstörungen (SBAS)
- (Klein-)kindern (keine validierten MSLT-Kriterien, Kataplexie schwer zu evaluieren)
- atypischen elektrophysiologischen Befunden
- prominenten psychiatrischen Symptomen
- zwingender Dauermedikation mit Substanzen, bei denen eine Beeinträchtigung der Validität des MSLT nicht auszuschließen ist (z. B. Antikonvulsiva)

Typische Befunde in Polysomnografie und Multiple Sleep Latency Test (MSLT)

▶ **Nächtlicher Schlaf:**
- kurze Einschlaf- und REM-Latenz (< 10 Minuten)
- gestörte Schlafkontinuität / Schlaffragmentierung
- „periodic limb movements" in Non-REM- und REM-Schlafstadien

Auch REM-Schlaf ohne Atonie wird nicht selten beobachtet.

Untersuchung am Tag (MSLT):
- verkürzte Einschlaflatenz (< 8 Minuten) mit Auftreten von verfrühtem REM (≥ 2 SOREM bei 5 MSLT-Durchgängen)

Differenzialdiagnosen (nach Häufigkeit gelistet)

▶ **Bei Kataplexie:**
- Kataplexie-ähnliche Zustände bei Gesunden
- orthostatische Dysregulation
- Synkopen (z. B. kardiogen, vestibulär)
- Myoklonien (insbesondere negativer Myoklonus; Anmerkung: in der Kataplexie kann es zu kurzer willkürlicher Muskeltonuserhöhung kommen)
- dissoziative Anfälle
- Epilepsie mit atonischen/astatischen Anfällen ohne Bewusstseinsverlust
- gelastische Anfälle
- transitorische ischämische Attacke (vor allem vertebrobasilär)
- neuromuskuläre Erkrankungen (z. B. periodische Lähmungen)
- Kataplexie-ähnliche Episoden bei neurodegenerativen Erkrankungen (z. B. Norrie-Syndrom, Morbus Niemann-Pick Typ C, Coffin-Lowry-Syndrom)

▶ **Bei Tagesschläfrigkeit:**
- chronische Schlafdeprivation
- Störungen des zirkadianen Rhythmus, angeboren oder erworben (z. B. Schichtarbeit, „jet lag")
- andere Schlafstörungen (z. B. Schlaf-Apnoe-Syndrom [SAS], Restless-Legs-Syndrom [RLS], Insomnie; Anmerkung: auch ein komorbides SAS bei Narkolepsie ist nicht selten, zumal eine Subgruppe der Narkolepsie-Patienten im Vergleich zur Normalbevölkerung zu einem höheren Body-Mass-Index tendiert; vgl. Schuld et al. 2002)
- Medikamente oder Drogen (z. B. Tranquilizer, Antidepressiva, Neuroleptika, Dopaminergika, Betablocker, Antihistaminika, Antiepileptika)
- idiopathische Hypersomnie (Bassetti u. Aldrich 1997)
- periodische/rekurrente Hypersomnie (Kleine-Levin-Syndrom)
- neurodegenerative Erkrankungen wie Parkinson-Syndrome, Chorea Huntington, myotone Dystrophie, Zustand nach Schlaganfall oder Schädel-Hirn-Trauma
- Epilepsie mit häufigen nächtlichen Anfällen
- postvirale Zustände/chronische Infekte (z. B. Mononukleose, Borreliose)
- Depression

▶ **Bei hypnagogen/hypnopompen Halluzinationen:**
- physiologisch (bei Gesunden, vor allem bei Kindern)
- medikamentös-toxisch bedingte Delirformen (z. B. Alkohol, Dopamin, LSD)
- bei neurodegenerativen Erkrankungen (z. B. Demenz mit diffusen Lewy-Körperchen)
- als iktuale Phänomene bei Epilepsie
- im Rahmen von REM-Schlaf-Verhaltensstörungen (RBD) (z. B. bei neurodegenerativen Erkrankungen)
- bei Migräne
- bei schwerem akutem Visusabfall (Charles-Bonnet-Syndrom)
- bei fokalen Hirnläsionen (z. B. pedunkuläre Halluzinose)

▶ **Bei Schlaflähmungen:**
- Pseudo-Schlafparalyse bei Depression (exzessive morgendliche „Startschwierigkeiten")
- sporadische oder familiäre Schlafparalyse (auch bei Gesunden)
- familiäre Schlaflähmung ohne weitere Symptome
- dyskaliämische Lähmungen

Narkolepsie

Therapie

Nichtmedikamentöse Therapie

▶ **Verhaltensmodifizierende Maßnahmen:**
- Verbesserung von Coping-Strategien
- Schlafhygiene
- individuell angepasste Tagschlafepisoden

Medikamentöse Therapie

Die medikamentöse Therapie wird im Folgenden beschrieben und ist zusätzlich in ▶ Tab. 5.1 zusammengefasst.

Tab. 5.1 Zusammenfassung der bei Narkolepsie am häufigsten eingesetzten Medikamente.

Medikament	Indikation (Zulassungsstatus in Klammern)	Häufigste Nebenwirkungen	Dosierung
Modafinil	Tagesschläfrigkeit (zugelassen)	Kopfschmerzen, innere Unruhe, Übelkeit	200–400 mg/d (bei residueller Tagesschläfrigkeit Dosissteigerung bis auf 600 mg/d)
Natrium-Oxybat[BtMG] (Gamma-Hydroxybuttersäure)	Kataplexie, fragmentierter Nachtschlaf, Schlaflähmungen, hypnagoge Halluzinationen, Tagesschläfrigkeit (zugelassen)	Schwindel, Übelkeit, Kopfschmerzen	4,5–9 g pro Nacht, aufgeteilt in 2 Dosen, z. B. 2,25–4,5 g zur Bettzeit und erneut 2,25–4,5 g nach 2–4 Stunden
Methylphenidat[BtMG]	Tagesschläfrigkeit (zugelassen)	Übererregbarkeit, Stimmungsschwankungen, Kopfschmerzen, Palpitationen, Tremor, Schwitzen	10–60 mg/d
Ephedrin	Tagesschläfrigkeit (off-label)	Übererregbarkeit, Palpitationen, Tremor, Kopfschmerzen, Übelkeit	25–75 mg/d bis max. 250 mg/d
Dextroamphetamin[BtMG] (Methamphetamin)	Tagesschläfrigkeit (off-label)	Schwitzen, Mundtrockenheit, Schwindel, Tremor, plötzlicher Blutdruckabfall, Euphorie, Angstzustände	40–60 mg/d
Selegilin	therapierefraktäre Tagesschläfrigkeit (off-label)	gastrointestinale Störungen (z. B. Übelkeit), Müdigkeit, Kopfschmerzen, orthostatische Dysregulation **Cave:** Tyramin-arme Diät notwendig!	20–40 mg/d
Fluoxetin	Kataplexien, Schlaflähmungen, hypnagoge Halluzinationen (off-label)	Obstipation, Verminderung der Potenz/Libido, Schwitzen	20–60 mg/d
Reboxetin	Kataplexien, Schlaflähmungen, hypnagoge Halluzinationen (off-label)	Mundtrockenheit, Obstipation, Schwitzen, Miktionsbeschwerden	4–12 mg/d
Venlafaxin	Kataplexien, Schlaflähmungen, hypnagoge Halluzinationen (off-label)	Übelkeit, Obstipation, Schwindel, Abnahme der Libido, Tremor, Mundtrockenheit, Schwitzen	37,5–300 mg/d
Clomipramin	Kataplexien, Schlaflähmungen, hypnagoge Halluzinationen (zugelassen)	Mundtrockenheit, vermehrtes Schwitzen, Obstipation, Seh-/Akkommodationsstörungen, Benommenheit, Unruhe, Appetitsteigerung, Störungen der Libido/Potenz oder orthostatische Dysregulation	10–150 mg/d
tri-/tetrazyklische Antidepressiva oder weitere MAO-Hemmer	Kataplexien, Schlaflähmungen, hypnagoge Halluzinationen (off-label)	je nach Präparat; vor allem anticholinerge Nebenwirkungen, gastrointestinale Beschwerden und orthostatische Dysregulation	je nach Präparat

Tagesschläfrigkeit

Tagesschläfrigkeit wird mit Stimulanzien behandelt (Billiard et al. 2006, Morgenthaler et al. 2007).

Gute und große Studien (einschließlich Evaluation der Lebensqualität) gibt es für Modafinil und Natrium-Oxybat (Beusterien et al. 1999, Black et al. 2006). Große, vergleichende Studien zwischen den unterschiedlichen Substanzen existieren nicht.

▶ **Therapie der ersten Wahl:**
- **Modafinil:** 200–400 mg/d (UMiNMS Group 2000, Billiard et al. 2006), bei 70–80% der Patienten wirksam. Die Erhöhung auf 400 mg morgens plus 200 mg mittags kann gegen residuelle exzessive Schläfrigkeit im späteren Tagesverlauf wirksam sein. Modafinil unterliegt nicht mehr dem BtMG (21. BtMÄndV vom 01. 03. 2008).
- **Natrium-Oxybat**[BtMG] (Gamma-Hydroxybuttersäure) ist unter dem Handelsnamen Xyrem zur Behandlung aller Kernsymptome der Narkolepsie zugelassen (Dosis 4,5–9 g pro Nacht, aufgeteilt in 2 Dosen, z.B. 2,25–4,5 g zur Bettzeit und erneut 2,25–4,5 g nach 2–4 Stunden) (U.S. Xyrem Multicenter Study Group 2003). Bei Patienten, bei denen eine schwere Kataplexie zusätzlich zur Tagesschläfrigkeit vorliegt oder bei denen Kataplexie, fragmentierter Nachtschlaf und exzessive Tagesschläfrigkeit äquivalent vorhanden sind, kann Natrium-Oxybat[BtMG] als Medikament der ersten Wahl (z.B. vor Modafinil) auch für das Zielsymptom Tagesschläfrigkeit eingesetzt werden.
- Die **Kombination von Natrium-Oxybat**[BtMG] **und Modafinil** zeigt additive therapeutische Effekte bezüglich Tagesschläfrigkeit (im Vergleich zur Monotherapie mit Modafinil oder Natrium-Oxybat[BtMG]), ist aber erwartungsgemäß mit einer etwas höheren Inzidenz von Nebenwirkungen behaftet im Vergleich zur Monotherapie (Tremor, Parästhesien) (Black et al. 2006).
- **Methylphenidat**[BtMG]**:** 10–60 mg/d. Kombinationen von Modafinil und Methylphenidat[BtMG] in angepasster Einzeldosierung sind grundsätzlich möglich.

▶ **Therapie der zweiten Wahl (sämtlich Off-Label-Behandlungen, vgl.** ▶ Tab. 5.1):
- **Ephedrin:** 25–75 mg/d bis maximal 250 mg/d
- **Dextroamphetamin**[BtMG] **(Methamphetamin):** 40–60 mg/d (Mitler 1994)
- **MAO-Hemmer:** nur bei therapierefraktärem Verlauf, z.B. Selegilin ab 30 mg/d

Meist ist eine Dauertherapie erforderlich, häufig mit Medikamenten, die dem BtMG unterliegen (Natrium-Oxybat[BtMG], Methylphenidat[BtMG]). Regelmäßige ambulante Kontrollen sind notwendig (cave: Toleranzentwicklung, selten Abhängigkeit, kardiovaskuläre Nebenwirkungen, Hepatotoxizität; bei fehlendem Ansprechen ggf. Plasmaspiegel bestimmen).

Kataplexien, Schlaflähmungen, hypnagoge Halluzinationen

Kataplexien, Schlaflähmungen, hypnagoge Halluzinationen werden mit Natrium-Oxybat[BtMG] oder Antidepressiva behandelt.

- **Natrium-Oxybat**[BtMG] (Gamma-Hydroxybuttersäure) ist unter dem Handelsnamen Xyrem zur Behandlung aller Kernsymptome der Narkolepsie zugelassen und gegen Kataplexien besonders gut wirksam (U.S. Xyrem Multicenter Study Group 2003).
- Clomipramin: 10–150 mg/d
- selektive Serotonin-Wiederaufnahme-Hemmer (SSRI), noradrenerg wirksame Präparate und deren Kombination, z.B. Fluoxetin 20–60 mg/d, Reboxetin 4–12 mg/d, Venlafaxin 37,5–300 mg/d
- tri-/tetrazyklische Antidepressiva oder MAO-Hemmer

■ Spezielle Aspekte für Österreich und die Schweiz

Die Empfehlungen für Österreich decken sich mit denen für Deutschland. Natrium-Oxybat[BtMG] ist zur Behandlung der Narkolepsie und Kataplexie bei erwachsenen Patienten zugelassen und befindet sich derzeit im roten Bereich („red box") des Erstattungskodex. Modafinil ist zugelassen für die Behandlung der Tagesschläfrigkeit bei Narkolepsie, Methylphenidat[BtMG] und die oben genannten Antidepressiva zur Behandlung von Kataplexien können in Österreich eingesetzt werden.

Die Empfehlungen für die Schweiz decken sich mit denen für Deutschland.

■ Versorgungskoordination

Ambulant durchzuführen sind die diagnostischen Maßnahmen 1, 2, 5 und 6. Für die Untersuchungen 3 und 4 ist eine stationäre Aufnahme erforderlich. Sämtliche genannten Therapien sind ambulant durchzuführen.

■ Redaktionskomitee

Prof. Dr. Claudio Bassetti, Neurologische Klinik und Poliklinik, Universitätsklinik (Inselspital) Bern
Prof. Dr. Christian Gerloff, Klinik und Poliklinik für Neurologie, Universitätsklinikum Hamburg-Eppendorf
(Ao. Univ.-)Prof. Dr. Birgit Högl, Universitäts-Klinik für Neurologie, Innsbruck
Prof. Dr. Geert Mayer, Neurologische Klinik Hephata, Treysa, Schwalmstadt

Federführend: Prof. Dr. Christian Gerloff, Klinik und Poliklinik für Neurologie, Universitätsklinikum Hamburg-Eppendorf, Martinistraße 52, 20246 Hamburg
E-Mail: gerloff@uke.de

Entwicklungsstufe der Leitlinie: S1

■ Literatur

Anic-Labat S, Guilleminault C, Kraemer HC et al. Validation of a cataplexy questionnaire in 983 sleep-disorders patients. Sleep 1999; 22: 77–87

Bassetti C, Aldrich MS. Idiopathic hypersomnia. A series of 42 patients. Brain 1997; 120: 1423–1435

Bassetti C, Gugger M, Bischof M et al. The narcoleptic borderland: a multimodal diagnostic approach including cerebrospinal fluid levels of hypocretin-1 (orexin A). Sleep Med 2003; 4: 7–12

Bassetti CL, Baumann CR, Dauvilliers Y et al. Cerebrospinal fluid histamine levels are decreased in patients with narcolepsy and excessive daytime sleepiness of other origin. J Sleep Res 2010; 19: 620–623

Beusterien KM, Rogers AE, Walsleben JA et al. Health-related quality of life effects of modafinil for treatment of narcolepsy. Sleep 1999; 22: 757–765

Billiard M, Bassetti C, Dauvilliers Y et al., EFNS Task Force. EFNS guidelines on management of narcolepsy. Eur J Neurol 2006; 13: 1035–1048

Black J, Houghton WC, Xyrem International Study Group. Sodium oxybate improves excessive daytime sleepiness in narcolepsy. Sleep 2006; 29: 939–946

Black J, Pardi D, Hornfeldt CS et al. The nightly use of sodium oxybate is associated with a reduction in nocturnal sleep disruption: a double-blind, placebo-controlled study in patients with narcolepsy. J Clin Sleep Med 2010; 6: 596–602

Cvetkovic-Lopes V, Bayer L, Dorsaz S et al. Elevated Tribbles homolog 2-specific antibody levels in narcolepsy patients. J Clin Invest 2010; 120: 713–719

Dauvilliers Y. Follow-up of four narcolepsy patients treated with intravenous immunoglobulins. Ann Neurol 2006; 60: 153

Dauvilliers Y, Arnulf I, Mignot E. Narcolepsy with cataplexy. Lancet 2007; 369: 499–511

Dauvilliers Y, Carlander B, Rivier F et al. Successful management of cataplexy with intravenous immunoglobulins at narcolepsy onset. Ann Neurol 2004; 56: 905–908

Dodel R, Peter H, Spottke A et al. Health-related quality of life in patients with narcolepsy, Sleep Med 2007; 8: 733–741

DSM-IV. Diagnostic and statistical manual of mental disorders, 4th ed. Washington DC: American Psychiatric Association; 1994

Economou NT, Manconi M, Ghika J et al. Development of Parkinson and Alzheimer diseases in two cases of narcolepsy-cataplexy. Eur Neurol 2012; 67: 48–50

Fontana A, Gast H, Reith W et al. Narcolepsy: autoimmunity, effector T cell activation due to infection, or T cell independent, major histocompatibility complex class II induced neuronal loss? Brain 2010; 133: 1300–1311

Guilleminault C, Partinen M, Quera-Salva MA et al. Determinants of daytime sleepiness in obstructive sleep apnea. Chest 1988; 94: 32–37

Guilleminault C, Pelayo R. Narcolepsy in prepubertal children. Ann Neurol 1998; 43: 135–142

Hallmayer J, Faraco J, Lin L et al. Narcolepsy is strongly associated with the T-cell receptor alpha locus. Nat Genet 2009; 41: 708–711

Han F, Lin L, Warby SC et al. Narcolepsy onset is seasonal and increased following the 2009 H1N1 pandemic in China. Ann Neurol 2011; 70: 410–417

Hor H, Kutalik Z, Dauvilliers Y et al. Genome-wide association study identifies new HLA class II variants strongly protective against narcolepsy. Nat Genet 2010; 42: 786–789

Hublin C, Kaprio J, Partinen M et al. The Ullanlinna Narcolepsy Scale: validation of a measure of symptoms in the narcoleptic syndrome. J Sleep Res 1994a; 3: 52–59

Hublin C, Partinen M, Kaprio J et al. Epidemiology of narcolepsy. Sleep 1994b; 17: S7–S12

Kawashima M, Lin L, Tanaka S et al. Anti-Tribbles homolog 2 (TRIB2) autoantibodies are associated with recent onset in human narcolepsy-cataplexy. Sleep 2010; 33: 869–874

Kawashima M, Tamiya G, Oka A et al. Genomewide association analysis of human narcolepsy and a new resistance gene. Am J Hum Genet 2006; 79: 252–263

Khatami R, Birkmann S, Bassetti CL. Amygdala dysfunction in narcolepsy-cataplexy. J Sleep Res 2007; 16: 226–229

Khatami RY, Maret S, Werth E et al. A monozygotic twin pair concorsant for narcolepsy-cataplexy without any detectable abnormality in the hypocretin (orexin) pathway. Lancet 2004; 363: 1199–1200

Knudsen S, Mikkelsen JD, Bang B et al. Intravenous immunoglobulin treatment and screening for hypocretin neuron-specific autoantibodies in recent onset childhood narcolepsy with cataplexy. Neuropediatrics 2010; 41: 217–222

Kornum BR, Kawashima M, Faraco J et al. Common variants in P2YR11 are associated with narcolepsy. Nat Genet 2011; 43: 66–71

Lecendreux M, Maret S, Bassetti C et al. Clinical efficacy of high-dose intravenous immunoglobulins near the onset of narcolepsy in a 10-year-old boy. J Sleep Res 2003; 12: 347–348

Lin L, Faraco J, Li R, Kadotani H et al. The sleep disorder canine narcolepsy is caused by a mutation in the hypocretin (orexin) receptor 2 gene. Cell 1999; 98: 365–376

Longstreth WT jr, Koepsell TD, Ton TG et al. The epidemiology of narcolepsy. Sleep 2007; 30: 13–26

Mayer G. Auswirkung der neuen Arzneimittelbestimmungen auf die medikamentöse Therapie der Narkolepsie. Dtsch Med Wschr 2004; 129: 1198–1201

Mayer G. Narkolepsie Taschenatlas spezial. Stuttgart, New York: Thieme; 2006

Mayer G, Fietze I, Fischer J et al. Leitlinie S3: Nicht erholsamer Schlaf / Schlafstörungen. Somnologie 2009; 13: 4–160

Mayer G, Kesper K, Ploch T et al. The implications of gender and age at onset of first symptoms in narcoleptic patients in Germany – results from retrospective evaluation of hospital records. Somnologie 2002; 6: 13–18

Mignot E, Guilleminault C, Bowersox S et al. Effect of alpha 1-adrenoceptors blockade with prazosin in canine narcolepsy. Brain Res 1988; 444: 184–188

Mignot E, Lin X, Arrigoni J et al. DQB1*0602 and DQA1*0102 (DQ 1) are better markers than DR2 for narcolepsy in Caucasian and black Americans. Sleep 1994; 17 (Suppl. 8): S60–S67

Mignot E, Lin L, Finn L et al. Correlates of sleep-onset REM periods during the Multiple Sleep Latency Test in community adults. Brain 2006; 129: 1609–1623

Mignot E, Lin L, Rogers W et al. Complex HLA-DR and -DQ interactions confer risk of narcolepsy-cataplexy in three ethnic groups. Am J Hum Genet 2001; 68: 686–699

Mignot E, Young T, Lin L et al. Nocturnal sleep and daytime sleepiness in normal subjects with HLA-DQB1*0602. Sleep 1999; 22: 347–352

Mitler MM. Evaluation of treatment with stimulants in narcolepsy. Sleep 1994; 17: S103–S106

Mitler MM, Hajdukovic R. Relative efficacy of drugs for the treatment of sleepiness in narcolepsy. Sleep 1991; 14: 218–220

Morgenthaler TI, Kapur VK, Brown T et al. Standards of Practice Committee of the AASM. Practice parameters for the treatment of narcolepsy and other hypersomnias of central origin. Sleep 2007; 30: 1705–1711

Murali H, Kotagal S. Off-label treatment of severe childhood narcolepsy-cataplexy with sodium oxybate? Sleep 2006; 29: 1025–1029

Nishino S, Kanbayashi T. Symptomatic narcolepsy, cataplexy and hypersomnia, and their implications in the hypothalamic hypocretin/orexin system. Sleep Med Rev 2005; 9: 269–310

Nishino S, Ripley B, Overeem S et al. Hypocretin (orexin) deficiency in human narcolepsy. Lancet 2000; 355: 39–40

Ohayon MM, Priest RG, Caulet M et al. Hypnagogic and hypnopompic hallucinations: pathological phenomena? Br J Psychiatry 1996; 169: 459–467

Poirier G, Montplaisir J, Decary F et al. HLA antigens in narcolepsy and idiopathic central nervous system hypersomnolence. Sleep 1986; 9: 153–158

Ponz A, Khatami R, Poryazova R et al. Abnormal activity in reward brain circuits in human narcolepsy with cataplexy. Ann Neurol 2010; 67: 190–200

Poryazova R, Tartarotti S, Khatami R et al. Sodium oxybate in narcolepsy with cataplexy: Zurich sleep center experience. Eur Neurol 2011; 65: 175–182

Ripley B, Overeem S, Fujiki N et al. CSF hypocretin/orexin levels in narcolepsy and other neurological conditions. Neurology 2001; 57: 2253–2258

Schramm E, Riemann D. ICSD – Internationale Klassifikation der Schlafstörungen. Weinheim: PVU-Beltz; 1995

Schuld A, Beitinger PA, Dalal M et al. Increased body mass index (BMI) in male narcoleptic patients, but not in HLA-DR2-positive healthy male volunteers. Sleep Med 2002; 3: 335–339

Schwartz JR, Khan A, McCall WV et al. Tolerability and efficacy of armodafinil in naïve patients with excessive sleepiness associated with obstructive sleep apnea, shift work disorder, or narcolepsy: a 12-month, open-label, flexible-dose study with an extension period. J Clin Sleep Med 2010; 6: 450–457

Silber MH, Krahn LE, Olson EJ et al. The epidemiology of narcolepsy in Olmsted County, Minnesota: a population-based study. Sleep 2002; 25: 197–202

Sturzenegger C, Bassetti C. The clinical spectrum of narcolepsy with cataplexy: A reappraisal. J Sleep Res 2004; 13: 1–13

Thannickal TC, Lai YY, Siegel JM. Hypocretin (orexin) cell loss in Parkinson's disease. Brain 2007; 130: 1586–1595

UMiNMS Group. Randomized trial of modafinil as a treatment for the excessive daytime somnolence of narcolepsy: US Modafinil in Narcolepsy Multicenter Study Group. Neurology 2000; 54: 1166–75

US Modafinil in Narcolepsy Multicenter Study Group. Randomized trial of modafinil for the treatment of pathological somnolence in narcolepsy. Ann Neurol 1998; 43: 88–97

U.S. Xyrem Multicenter Study Group. A 12-month, open-label, multicenter extension trial of orally administered sodium oxybate for the treatment of narcolepsy. Sleep 2003; 26: 31–35

Zuberi SM, Mignot E, Ling L et al. Variable response to intravenous immunoglobulin therapy in childhood narcolepsy. J Sleep Res 2004; 13 (Suppl. 1): 828

6 Restless-Legs-Syndrom (RLS) und Periodic Limb Movement Disorder (PLMD)

Was gibt es Neues?

Diagnose/Zusatzuntersuchungen
- Weiterhin gelten die „essenziellen Diagnosekriterien" von 2003 (Allen et al. 2003) (vgl. ▶ Tab. 6.1).
- Außer dem L-Dopa-Test und der Durchführung der Polysomnografie ist ein validierter diagnostischer Index verfügbar, um die Diagnosesicherheit zu erhöhen (Benes u. Kohnen 2009) (vgl. ▶ Abb. 6.2).
- Laboruntersuchungen mit Bestimmung des Ferritins sollten immer durchgeführt werden, wenn ein RLS diagnostiziert wird. Die Ferritinrichtwerte zur Substitution von Eisen bei RLS-Patienten sind nicht evidenzbasiert, allgemein wird ein Richtwert von < 50 µg/l als Grenzwert benannt.

Genetik
Im Rahmen genomweiter Assoziationsstudien wurden genetische Risikovarianten in genomischen Regionen identifiziert, in denen die Gene MEIS1, BTBD9, SCOR1/MAP2K5, PTPRD und TOX3 annotiert sind. Die genaue Funktion dieser Gene im Zusammenhang mit dem RLS ist bisher nicht bekannt. Es handelt sich um häufige genetische Varianten mit Allelfrequenzen > 10 % in der Allgemeinbevölkerung.

Therapie
- Die dopaminerge Therapie ist die Behandlung erster Wahl bei RLS (Trenkwalder et al. 2008b). Abhängig von der Schwere der Symptomatik, der zeitlichen Verteilung der Beschwerden und vorbestehenden medikamentösen Nebenwirkungen (z. B. Augmentation) ist zwischen einer Therapie mit L-Dopa und Dopaminagonisten abzuwägen.
- Zahlreiche neue Therapiestudien zur Behandlung des RLS mit Dopaminagonisten zeigen eine signifikante Wirkung auf subjektive RLS-Symptome (erhoben mit der validierten Schweregradskala der Int. RLS Study Group, IRLS, vgl. ▶ Abb. 6.3) wie auch auf objektive Befunde (PLMS) im Vergleich zu Placebo. Die umfangreichsten Studiendaten liegen derzeit zu Pramipexol, Ropinirol und Rotigotin vor. Neben den bereits zugelassenen Substanzen Pramipexol und Ropinirol wurde Rotigotin in Pflasterform im Jahr 2008 zur Behandlung des mittelschweren und schweren RLS (IRLS-Score > 15) neu in Deutschland zugelassen.

Die wichtigsten Empfehlungen auf einen Blick

- Die Diagnose RLS wird anhand der klinischen Symptome gestellt. Die 4 essenziellen Kriterien beinhalten
  1. einen Bewegungsdrang der Beine, meist assoziiert mit sensiblen Störungen unterschiedlicher Qualität oder Schmerzen,
  2. der ausschließlich in Ruhe und Entspannung auftritt und
  3. durch Bewegung gebessert wird oder sistiert.
  4. Eine zirkadiane Rhythmik mit Überwiegen der Symptome am Abend und in der Nacht ist Teil der Erkrankung.
- RLS ist assoziiert mit den folgenden neurologischen, internistischen oder psychiatrischen Erkrankungen, obwohl systematische epidemiologische Studien zur Häufigkeit meist fehlen und unklar ist, ob das RLS eine Folge ist oder ursächlich mit diesen Erkrankungen einhergeht:
  - Polyneuropathien, spinale Erkrankungen, Multiple Sklerose, SCA3, Parkinson-Syndrome
  - Eisenmangel mit oder ohne Anämie; Urämie; Schwangerschaft; Diabetes, Zöliakie, rheumatische Arthritis, entzündliche Darmerkrankungen
  - Depression und Angsterkrankungen
- Polysomnografische oder aktimetrische Untersuchungen mit Nachweis von Periodic Leg Movements im Schlaf (PLMS) und im Wachzustand (PLMW) sowie eines gestörten Schlafprofils unterstützen die Diagnose.
- Einige Medikamente, insbesondere typische Neuroleptika und bestimmte Antidepressiva, können RLS-Symptome induzieren oder verstärken.
- Therapie der ersten Wahl und zugelassen in Deutschland/Österreich/Schweiz ist die Behandlung mit dopaminergen Substanzen. In Deutschland sind bislang die Präparate Restex (Wirkstoff: Levodopa/Benserazid), Adartrel (Ropinirol), Sifrol (Pramipexol) und Neupro (Rotigotin) für die Indikation RLS zugelassen. Kontrollierte Studien haben die Wirksamkeit der Dopaminagonisten Ropinirol, Pramipexol und Rotigotin-Pflaster an ausreichend großen Patientenpopulationen weltweit gezeigt.
- In der Regel ist eine niedrige Tagesdosis von Dopaminagonisten ausreichend.
- Nicht zugelassene Substanzen in Deutschland zur RLS-Therapie: Gabapentin, Pregabalin, Opiate. Kontrollierte Studien zur Therapie des RLS mit Gabapentin, Gabapentin-Enacarbil und Pregabalin zeigen zwar an ausrei-

- chend großen Kollektiven Wirksamkeit bei RLS, sind jedoch in Deutschland zur RLS-Therapie nicht zugelassen. Seit April 2011 ist Gabapentin-Enacarbil in den USA zur Therapie des mittelschweren und schweren RLS zugelassen. Diese Substanz ist derzeit in Deutschland nicht erhältlich.
- Augmentation ist die wichtigste zu beachtende Nebenwirkung der dopaminergen Therapie bei RLS und tritt vor allem unter L-Dopa-Therapie, aber auch bei der Behandlung mit Dopaminagonisten auf. Augmentation bedeutet unter anderem ein im Tagesverlauf früheres Auftreten der RLS-Symptome, eine Zunahme der Intensität der RLS-Symptome tagsüber und/oder eine Ausweitung der RLS-Symptome auf z. B. die Arme bei abendlicher Einnahme von L-Dopa oder Dopaminagonisten. Augmentation ist eine ernst zu nehmende Nebenwirkung, die meist zu einer Änderung in der Dosierung bzw. Verteilung oder zum Absetzen des Medikamentes führen sollte. Eine prospektive kontrollierte Studie über 6 Monate zeigte unter Pramipexol die Entwicklung einer Augmentation bei 9,2 % der RLS Patienten (Högl et al. 2011). In einer retrospektiven Analyse einer offenen Studie mit Rotigotin über 2 Jahre zeigte sich eine Augmentation bei 2,4 % (Högl et al. 2010). Die Augmentationsraten sind jedoch wegen vollkommen unterschiedlicher Studiendesigns, Zeitdauer und Methoden nicht vergleichbar.
- Bei einigen RLS-Patienten wurde ein Suchtverhalten unter Dopaminergika (Esssucht, Verschwendungssucht, Libidosteigerung, Spielsucht etc.) beschrieben – eine Nebenwirkung, die vor Behandlungsbeginn angesprochen werden sollte, weil der Patient oder seine Umgebung den Zusammenhang mit der Dopamin-Medikation nicht einfach erkennen kann.

■ Definition und Klassifikation

Begriffsdefinition

Das Restless-Legs-Syndrom (RLS) zählt mit einer altersabhängigen Prävalenz von 3–10 % der kaukasischen Bevölkerung zu den häufigsten neurologischen Erkrankungen (Berger u. Kurth 2007). Der Schweregrad kann sehr unterschiedlich ausgeprägt sein. Das RLS ist charakterisiert durch einen erheblichen Bewegungsdrang der Beine, seltener auch der Arme, der ausschließlich in Ruhesituationen auftritt, durch Bewegung gebessert oder beseitigt wird und abends bzw. nachts besonders ausgeprägt ist. Unter Bewegungsdrang wird ein unangenehmes bis qualvolles Unruhe-, Spannungs- oder/und Druckgefühl der Beine verstanden (meist in der Tiefe lokalisiert), das den Betroffenen zur Bewegung nötigt, um Linderung zu erfahren. Ist eine Linderung durch Bewegung nicht möglich, werden Bewegungsdrang und Missempfindungen immer unerträglicher und/oder schmerzhafter, bis die Betroffenen diese nicht aushalten können und sich besonders in länger erzwungenen Ruhesituationen (z. B. bei der Dialyse, im Theater, bei Busreisen etc.) bewegen oder umhergehen müssen. Bei der Mehrzahl der RLS-Patienten (88 % in der REST-Studie, Hening et al. 2004, Allen et al. 2005) ist der Bewegungsdrang der Beine (und ggf. Arme) verbunden mit unterschiedlichen unangenehmen Empfindungen tief im Inneren der Beine; so werden Parästhesien wie Kribbeln, Ziehen, Stechen bis hin zu krampfartigen Beschwerden und Schmerzen geklagt. Oft haben die Patienten Probleme, diese Missempfindungen zu beschreiben. Diese sensorischen Erscheinungen müssen nicht zwingend vorhanden sein, wenn sie aber beschrieben werden, müssen sie mit dem Bewegungsdrang assoziiert sein. Bei ca. 80 % der RLS-Patienten lassen sich polysomnografisch oder aktimetrisch eine erhöhte Anzahl von periodischen Beinbewegungen (Periodic Limb Movement, PLM) im Schlaf (PLMS s. u.) und im Wachzustand (PLMW) nachweisen.

Schwer betroffene RLS-Patienten vermeiden deshalb grundsätzlich Situationen, die ein langes Stillsitzen erfordern. Besonders unangenehme Situationen können für RLS-Patienten Theaterbesuche, lange Bus- oder Flugreisen, Versammlungen oder Sitzungen sein; bei sehr ausgeprägten Symptomen wird ruhiges Sitzen, Liegen oder Schlafen fast unmöglich.

Insgesamt werden die Belastungen durch das RLS von Betroffenen nicht nur durch den Bewegungsdrang und die Parästhesien der Beine (und ggf. Arme), sondern auch durch die Folgeerscheinungen wie Schlafstörungen, fehlende Entspannungsmöglichkeiten und Leistungsinsuffizienz am Tage erlebt. Bei Patienten mit RLS wurden vermehrt schwerwiegende Funktionsstörungen mit erhöhtem Unfallrisiko im Haushalt oder Verkehr sowie Einbußen der Arbeitsproduktivität oder Verlust des Arbeitsplatzes bei einer erheblich eingeschränkten Lebensqualität beschrieben (Berger u. Kurth 2007).

Ein RLS kann bereits bei Kindern und Jugendlichen auftreten (Picchietti et al. 2007), wobei die RLS-Symptomatik in dieser Altersgruppe auch als „Hyperaktivitätssyndrom" oder „Wachstumsschmerzen" verkannt werden kann.

Klassifikation

Siehe Diagnosekriterien.

Aspekte, die diese Leitlinie nicht behandelt

Diese Leitlinie behandelt keine ursächlichen und pathophysiologischen Aspekte, ebenso keine tierexperimentellen Studien zu RLS. Die Pathophysiologie wird nur einführend am Rande genannt.

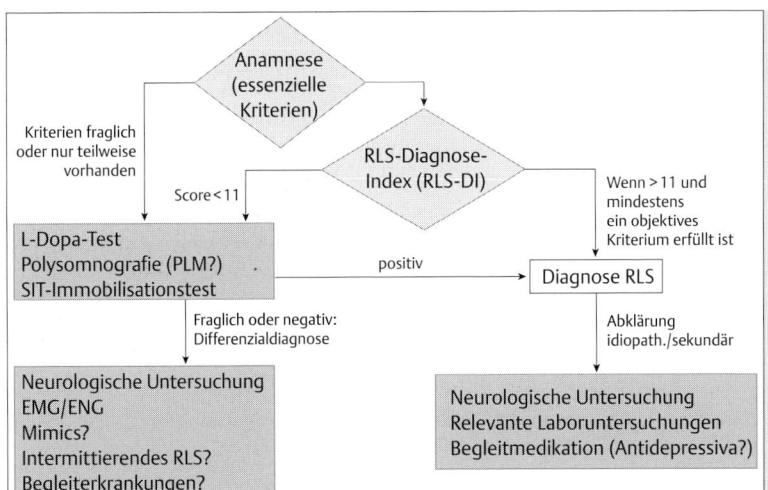

Abb. 6.1 Flussdiagramm zum diagnostischen Procedere bei RLS.

Pathophysiologie

Die Pathophysiologie des RLS ist bisher noch unbekannt, jedoch haben neurophysiologische, zirkadiane, pharmakologische und bildgebende Studien zum Verständnis der Erkrankung beigetragen.

Aufgrund der guten therapeutischen Wirksamkeit von dopaminergen und opioidergen Substanzen geht man von einer Beteiligung der entsprechenden Neurotransmittersysteme aus. Beim idiopathischen RLS wurden bisher keine strukturellen Veränderungen des zentralen Nervensystems beschrieben. In bildgebenden Untersuchungen mittels SPECT sowie PET-Technik fanden sich vereinzelt grenzwertig erniedrigte dopaminerge striatale Rezeptorbindungen, die auf eine Funktionsstörung im striatalen dopaminergen System hinweisen, sich aber teilweise widersprechen. Sonografische, laborchemische und einzelne neuropathologische Untersuchungen sind auch mit einem verminderten Eisenspeicher im Gehirn von RLS-Patienten vereinbar. Neurophysiologische Befunde sprechen für eine Disinhibition bzw. Sensibilisierung/Übererregbarkeit spinaler Bahnen mit Beteiligung des nozizeptiven Systems und peripherer Nerven. Untersuchungen der mechanischen Schmerzschwelle konnten bei RLS-Patienten eine ausgeprägte Pinprick-Hyperalgesie nachweisen.

Über 50% der Patienten mit einem idiopathischen RLS haben eine positive Familienanamnese. Beim RLS handelt es sich um eine komplexe genetische Erkrankung. Im Rahmen von genomweiten Assoziationsstudien sind genetische Risikovarianten in 6 genomischen Regionen identifiziert worden, in denen die Gene MEIS1, BTBD9, SCOR1/MAP2K4, PTPRD und TOX3 annotiert sind (Winkelmann et al. 2007). MEIS 1 und SCOR1 haben eine wichtige Funktion in der embryonalen Entwicklung des zentralen Nervensystems, die Rolle dieser Gene im Zusammenhang mit dem RLS ist noch nicht bekannt.

▶ **Kardiovaskuläre Risiken:** Mehrere epidemiologische und auch polysomnografische Studien zeigten eine Assoziation des RLS und der PLMS zu Hypertonie und kardiovaskulären Ereignissen (Walters u. Rye 2009). Die Assoziation zur arteriellen Hypertonie ist jedoch inkonsistent und kardiovaskuläre Erkrankungen werden in den jeweiligen epidemiologischen Studien oft nicht näher bezeichnet, sodass man derzeit keinen eindeutigen Rückschluss auf gemeinsame oder überlappende pathologische Mechanismen ziehen kann.

Diagnostik

Einen Überblick über das diagnostische Procedere gibt das Flussdiagramm in ▶ Abb. 6.1.

Diagnosekriterien

Das RLS ist eine klinische Diagnose, die vorwiegend auf den subjektiven Aussagen des Patienten beruht. Basis der Diagnostik ist eine ausführliche und gezielte Anamnese.

Obwohl klar definierte **essenzielle Diagnosekriterien** (▶ Tab. 6.1) vorliegen, gibt es noch immer Probleme in der Anwendung dieser Kriterien. Gründe dafür sind:
1. Die Symptome sind in erster Linie subjektiv, beruhen fast ausschließlich auf Patientenangaben, wobei Patienten Schwierigkeiten haben, die unangenehmen Empfindungen, die mit dem Bewegungsdrang einhergehen, angemessen zu beschreiben. Dieser Bewegungsdrang ist mit kaum einer anderen lästigen oder unangenehmen Störung vergleichbar, somit fehlen den Patienten meist auch beschreibende Analogien. Ein Charakteristikum des Bewegungsdranges ist zudem, dass die Patienten ihre Beschwerden nicht als Symptome einer Erkrankung wahrnehmen. Seitens ihrer Umwelt wird der Bewegungsdrang manchmal als individuelle Besonderheit (wie z.B. auch Übergewicht oder allgemeine Nervosität) denn als Symptom einer für die

Restless-Legs-Syndrom (RLS) und Periodic Limb Movement Disorder (PLMD)

Tab. 6.1 Essenzielle diagnostische Kriterien für das RLS, die obligat vorhanden sein müssen (nach Allen et al. 2003).

Zusammenfassung	Detailbeschreibung
1. Bewegungsdrang der Beine (ggf. auch der Arme), meist in Verbindung mit unangenehmen Missempfindungen der betroffenen Extremität(en)	Die Art der Bewegung, d. h. das Bewegungsmuster oder die Bewegungsstrategie, gilt als willkürlich und wird über die Jahre oft stereotyp im Sinne eines „coping" angewandt. Der Beginn, die Initiierung der Bewegung gilt jedoch als unwillkürlich im Sinne eines Zwanges, um Erleichterung zu erreichen.
2. Auftreten bzw. Verstärkung dieser Beschwerden in Ruhesituationen	Meist in still sitzenden und liegenden Positionen. Ruhesituation beinhaltet auch jedwede Form von Immobilisation – von Autofahren über Flugreisen und Theater-/Kirch-/Vortragsbesuchen, Ruhigstellung z. B. bei Gipsverbänden oder auch während einer Dialyse. Bei konzentrierter, angespannter sitzender Tätigkeit (spannender Film, hohe geistige und konzentrative Beanspruchung durch z. B. Arbeiten am Computer) wird der Bewegungsdrang als nicht oder weniger belastend empfunden.
3. Besserung bzw. Beseitigung der Beschwerden durch Bewegung	Erleichterung bringt vor allem Bewegung, insbesondere das Aufstehen und Umhergehen. Hierbei ist die Unterscheidung zur Neuroleptika-induzierten Akathisie wichtig. Strategien zur Linderung: Massagen, kalte Duschen, Bürsten und Reiben.
4. Zunahme der Beschwerden abends oder nachts	Die zirkadiane Komponente ist diagnostisch relevant zur Unterscheidung von der Neuroleptika-induzierten Akathisie oder Polyneuropathie. Die Beschwerden sind entweder nur abends/nachts vorhanden oder zu diesen Tageszeiten intensiver als nachmittags und nachmittags stärker als morgens. Liegende Position und Müdigkeit/Schlafdruck gelten als RLS-Auslöser und -Verstärker: Diese Faktoren treten gemeinsam in aller Regel abends/nachts auf und führen bei über 90 % der schwerer Betroffenen zu erheblichen Ein- und Durchschlafstörungen.

Betroffenen belastenden Erkrankung mit Einschränkung der Lebensqualität eingeschätzt. Walters hat die Situation von RLS-Patienten treffend als „nightwalkers" beschrieben: Die Patienten erleiden ihre Symptome weitgehend unbemerkt von ihrem sozialen Umfeld. Nicht über das RLS informierte Patienten beschreiben im ärztlichen Gespräch eher Folgen des Bewegungsdrangs, in erster Linie Schlafstörungen.

2. Parästhesien werden gelegentlich gleichwertig oder sogar als bedeutender eingeschätzt als der Bewegungsdrang. Muskelkrämpfe oder Schmerzen in den Beinen sind häufig Anlass für Fehlinterpretationen im Sinne eines RLS, insbesondere wenn sie in Ruhe oder nachts auftreten. Hening hat dafür den Begriff „RLS mimics" eingeführt.
3. Weiterführende häufige Symptome oder auch Konsequenzen obiger Symptome können die Folgenden sein: Schlafstörungen, psychische Symptome (Depression, Angst), Tagesmüdigkeit und -schläfrigkeit.

Diese kurze Darstellung von Problemen bei der Identifizierung von RLS-Symptomen und deren Abgrenzung gegen Differenzialdiagnosen präzisiert die diagnostische Aufgabe beim RLS: Es geht darum, sowohl ein Überdiagnostizieren („falsch positive" Diagnosen) wie auch ein Unterdiagnostizieren („falsch negative" Diagnosen) zu vermeiden.

Unterstützende Kriterien beinhalten
- ein Ansprechen auf dopaminerge Behandlung mit Linderung des Bewegungsdranges und der Missempfindungen (der L-Dopa-Test wird mit 100 mg durchgeführt),
- eine positive Familienanamnese und
- periodische Beinbewegungen (PLM) im Schlaf (PLMS) und im Wachen (PLMW) (Definition s. u.).

Der wichtigste Unterschied zu den essenziellen Kriterien ist, dass die unterstützenden Kriterien nicht zwingend bei jedem RLS-Patienten auftreten müssen. Eine positive Familienanamnese wurde für bis zu 2 Drittel der Betroffenen berichtet.

Zur Evaluierung eines Ansprechens auf dopaminerge Behandlung wurde der **L-Dopa-Test** eingeführt, der eine hohe Sensitivität (80–88%) und eine 100%ige Spezifität zeigt. Nahezu alle RLS-Patienten zeigen einen zumindest initial positiven therapeutischen Effekt nach Gabe von L-Dopa oder niedrigen Dosen von Dopaminagonisten. Der initiale Effekt bleibt jedoch nicht immer konstant.

Zusätzliche Kriterien („associated features") wie ein **unauffälliger neurologischer Befund**, ein bisher nicht eindeutig charakterisierter klinischer Verlauf (keine Studien verfügbar) und **Schlafstörungen** können die Diagnose erhärten. Der Verlauf der Erkrankung kann erheblich variieren. Der durchschnittliche Beginn der Beschwerden wird bei Patienten mit familiärem RLS vor dem 30. Lebensjahr angegeben, die Beschwerden können schon in der Kindheit oder im Jugendalter beginnen. Das RLS verläuft in der Regel chronisch-progredient, kann jedoch (besonders zu Beginn der Erkrankung) nur mild ausgeprägt und von wochen- bis monatelangen weitgehend symptomfreien Intervallen unterbrochen sein. Meist werden die Patienten zwischen dem 50. und 60. Lebensjahr therapiebedürftig.

Zur Durchführung einer **polysomnografischen Diagnostik** siehe ▶ S. 95.

Periodic Limb Movements (PLM)

Bei einer Schlafableitung (Polysomnografie) können periodische Bewegungen der Beine im Schlaf (PLMS) oder im Wachen (PLMW) auch ohne die typische RLS-Symptomatik (insbesondere Bewegungsdrang) registriert werden (zur Übersicht siehe Hornyak et al. 2006). Sie stellen ein zwar sehr häufig mit der RLS-Symptomatik assoziiertes, jedoch unspezifisches Phänomen dar.

Inwieweit PLM eine pathogenetische Bedeutung beim RLS haben bzw. auf einen gemeinsamen ätiologischen Zusammenhang hindeuten, ist bislang noch ungeklärt. PLMS ohne klinisches RLS (oder ohne eine andere Erkrankung als Ursache für die periodischen Beinbewegungen wie z. B. obstruktive Schlafapnoe) werden mit gleichzeitig bestehenden Schlafstörungen und/oder Tagesmüdigkeit in der International Classification of Sleep Disorders (ICSD-2, 2005) als eigenständiges Syndrom „Periodic Limb Movement Disorder" (PLMD) definiert. Es gibt Hinweise dafür, dass PLMD (ohne die typischen sensorischen Symptome eines RLS) möglicherweise eine Vorstufe eines RLS darstellen bzw. ein Endophänotyp eines RLS-Genotyps sind. Da insbesondere keine relevanten neuen Therapiestudien zur isolierten PLMD publiziert wurden, wird hier nur kurz auf die neuen Definitionskriterien eingegangen (▶ Tab. 6.2).

Während die Häufigkeit von PLM mit dem Alter zunimmt und bei ca. 30 % der über 50-Jährigen beobachtet werden kann, wird die diagnostische Bedeutung bzw. klinische Relevanz und gegebenenfalls vorhandene Therapiebedürftigkeit dieser Phänomene ausschließlich durch die klinischen Beschwerden bestimmt. Dabei können betroffene Patienten über unterschiedlich stark ausgeprägte Schlafstörungen bzw. Tagesschläfrigkeit klagen; zwischen der Anzahl der PLMS und dem Auftreten klinisch relevanter Schlafstörungen scheint allerdings keine direkte Korrelation zu bestehen. Dem Auftreten von PLMS ohne weitere klinische Beschwerden wird keine pathologische Wertigkeit zugeschrieben. PLM in den Wachphasen (PLMW) sind bisher nur bei RLS-Patienten beschrieben worden, ob sie diagnosespezifisch sind, ist fraglich. Es existieren keine Normwerte für PLM, PLMS oder PLMW für verschiedene Altersgruppen. In verschiedenen Studien werden Werte eines PLMI (Periodic Limb Movement Index) von bis zu 5/h als normal angegeben, derzeit werden jedoch Werte von über 10/h als pathologisch angesehen und als Einschlusskriterien für Studien verwendet. Ein erhöhter PLMS-Index wurde bei einer Reihe von internistischen und schlafmedizinischen Erkrankungen, mit zunehmendem Alter und als Nebenwirkung von Medikamenten, z. B. (serotonergen) Antidepressiva, beschrieben. PLMS wurden zudem mit erhöhter Herzfrequenzvariabilität und nächtlicher Blutdruckerhöhung in Zusammenhang gebracht. Bei Dialyse-Patienten ist eine PLMD mit erhöhter Mortalität assoziiert.

Klinische Untersuchung

Der **neurologische Befund** ist beim idiopathischen RLS in der Regel unauffällig. Im Hinblick auf die sekundären RLS-Formen bzw. aus differenzialdiagnostischen Überlegungen sollte sorgfältig nach einer Polyneuropathie und nach Radikulopathien gesucht werden.

Der **psychopathologische Befund** ist bei Patienten mit einem RLS meistens unauffällig. Es sind jedoch Studien publiziert, die von einem erhöhten Neurotizismus-Score bei RLS-Patienten berichten, ebenso von vermehrter Ängstlichkeit und Depression. Ob dies Symptome des RLS sind, oder die Folgen chronischer Schlafstörungen, kann derzeit nicht entschieden werden.

Die Lebensqualität von behandlungsbedürftigen RLS-Patienten ist deutlich vermindert.

Restless-Legs-Diagnose-Index

Der Restless-Legs-Diagnose-Index (Benes u. Kohnen 2009) (▶ Abb. 6.2) eignet sich, um die Diagnose eines RLS zu stellen und um generell „Mimics" bzw. Differenzialdiagnosen auszuschließen. Der RLS-DI beruht auf einer Befragung der Patienten im Hinblick auf die essentiellen Diagnosekriterien sowie Schlafstörungen und familiärer Belastung. Als objektivere Informationen beinhaltet das 10-Item umfassende Verfahren das Ansprechen auf dopaminerge Therapien (entweder aufgrund von Vorbehandlungen oder einem L-Dopa-Test), das Vorliegen einer klinisch relevanten Anzahl von PLMS in einer Schlaflaboruntersuchung sowie Befunde einer neurologischen Untersuchung zum Ausschluss anderer Erkrankungen.

Die Schwere der Ausprägung des RLS (eine korrekte Diagnose vorausgesetzt) kann anhand einer von der Internationalen Restless Legs Syndrome Study Group validierten Schweregradskala (IRLS) quantifiziert werden (▶ Abb. 6.3). Es sind weitere Schweregradskalen (RLS-6) und auch Messverfahren zur Messung der Lebensqualität von RLS-Patienten (QoL-RLS) entwickelt worden.

Tab. 6.2 Diagnosekriterien der „Periodic Limb Movement Disorder" (PLMD) (ICSD-2, 2005).

1. Im Polysomnogramm finden sich periodische Beinbewegungen im Schlaf (periodic leg movements in sleep – PLMS; Definition s. Text).
2. Der PLMS-Index (Anzahl der PLMS pro Stunde Schlafzeit) ist > 5/h bei Kindern und > 15/h bei Erwachsenen.
3. Der Patient klagt über Schlafstörungen oder Tagesschläfrigkeit.
4. Die PLMS können nicht durch eine andere schlafbezogene Erkrankung (RLS, REM-Schlaf-Verhaltensstörung oder Narkolepsie) oder neurologische / internistische Erkrankung, Medikamenteneinnahme oder Substanzmissbrauch erklärt werden (PLMS, die am Ende von Apnoe-Phasen auftreten, sollten nicht als „echte" PLMS gewertet werden).

Restless-Legs-Syndrom (RLS) und Periodic Limb Movement Disorder (PLMD)

Restless-Legs-Syndrom-Diagnose-Index (RLS-DI)

Definition des RLS: Das Restless-Legs-Syndrom (RLS) ist eine sensomotorische Störung. Das Hauptsymptom ist ein Bewegungsdrang oder eine fokale Akathisie der Beine (bei manchen Personen auch der Arme). Der Bewegungsdrang ist oft mit unangenehmen Empfindungen assoziiert, die ohne offensichtliche sensorische Stimulation auftreten. Der Bewegungsdrang und alle begleitenden unangenehmen Empfindungen müssen sich unter Ruhe verschlechtern, durch Bewegung erleichtert werden und schlimmer am Abend oder in der Nacht mit einiger Besserung am Morgen sein.

Definition des Bewegungsdrangs: Unter Bewegungsdrang versteht man ein unangenehmes bis qualvolles Unruhe-, Spannungs- oder/und Druckgefühl der Beine (meist tief im Inneren der Waden empfunden), das den Betroffenen zur Bewegung nötigt, um Linderung zu erfahren. Ist eine Entladung durch Bewegung nicht möglich, wird der aufgebaute Spannungsdruck immer explosiver bis hin zum Eindruck, dass die Beine zerbersten könnten. Die Zeitperiode für die Beurteilung der Items 1 bis 6 sind die vergangenen 7 Tage. Für die Bewertung der Items 8 bis 10 können anamnestische Daten verwendet werden, es sei denn, eine neue aktuelle Schlaflabor- oder neurologische Untersuchung ist wegen der spezifischen Beschwerden eines Patienten indiziert (z. B. Rückenschmerz).

Essenzielle Kriterien

	regelmäßig vorhanden (an ≥ 5 von 7 Tagen)	gelegentlich vorhanden (an 1 bis 4 von 7 Tagen)	nicht vorhanden	
1. Verspüren Sie einen Bewegungsdrang der Beine (Arme)?	2	1	-4	
2. Verspüren Sie, wenn Sie den Bewegungsdrang haben, Missempfindungen der Beine (Arme) wie Kribbeln, Stechen, Ziehen, Schmerzen?	2	1	-1	
3. Beginnen oder verschlechtern sich Bewegungsdrang/Missempfindungen, wenn Sie sich in Ruhe befinden (Liegen, Sitzen) oder sich nicht bewegen?	2	1	-4	
4. Werden Bewegungsdrang/Missempfindungen teilweise oder vollständig durch Bewegung (z. B. Herumlaufen oder Stretching) gelindert?	2	1	-4	
5. Nehmen Bewegungsdrang/Missempfindungen am Abend oder nachts im Vergleich zu tagsüber zu? (Das heißt, sie sind abends schlimmer als tagsüber oder treten nur abends oder nachts auf. Bei schwerem RLS sollte diese Bedingung früher erfüllt gewesen sein.)	2	1	-1	Summe Item 1–5

Assoziierte und unterstützende Kriterien

	eindeutig	fraglich	nein	nicht beurteilbar/ nicht durchgeführt
6. Leidet der Patient/die Patientin unter Schlafstörungen? (Das heißt: verlängerte Einschlafzeit, Schlafunterbrechungen, verkürzte Schlafdauer in den letzten 7 Tagen)	2	1	-1	
7. Leidet ein Verwandter 1. Grades (Eltern, Geschwister, Kinder) unter Bewegungsdrang/Missempfindungen (Frage 1–5)?	2	1	0	0
8. Haben sich Bewegungsdrang/Missempfindungen unter einer dopaminergen Therapie gebessert? (Behandlung mit L-Dopa oder Dopaminagonisten)	2	1	-4	0
9. Polysomnografie-Befunde: Hinweise für RLS (eindeutig = z. B. erhöhter PLM-Index > 15/h, PLMS-Arousal-Index > 5/h, PLMW)	2	1	-2	0
10. Können Bewegungsdrang oder Missempfindungen hinreichend durch andere medizinische Faktoren/Begleiterkrankungen erklärt werden (z. B. Muskelkrämpfe, lagebedingt, Polyneuropathie)? Hinweis: Bitte urteilen Sie „2 = nein", wenn die Symptome auf medizinische oder pharmakologische Bedingungen zurückgehen, die ein „sekundäres" RLS hervorrufen können (z. B. Anämie). Bitte geben Sie ggf. die Ursache für ein sekundäres RLS an:	-4	-1	2	0

Gesamtsumme (Item 1–10)

Hinweise:
Items 5 bis 10: „eindeutig": eindeutige klinische Befunde; „fraglich": unterschwellige Werte (Item 8), unklare Aussagen des Patienten (Items 6 bis 8), widersprüchliche Befunde in der neurologischen Untersuchung (Item 10).
Item 9: Bitte beurteilen Sie die PLM-Ergebnisse der Polysomnografie oder Aktigrafie entsprechend Ihrer eigenen Kriterien.

© Dr. Heike Beneš, Somni bene Institute for Medical Research and Sleep Medicine Ltd., Schwerin Germany – heike.benes@somnibene.de
Version 3.1/11. April 2008

Abb. 6.2 Restless-Legs-Diagnose-Index (RLS-DI) (Benes u. Kohnen 2009).

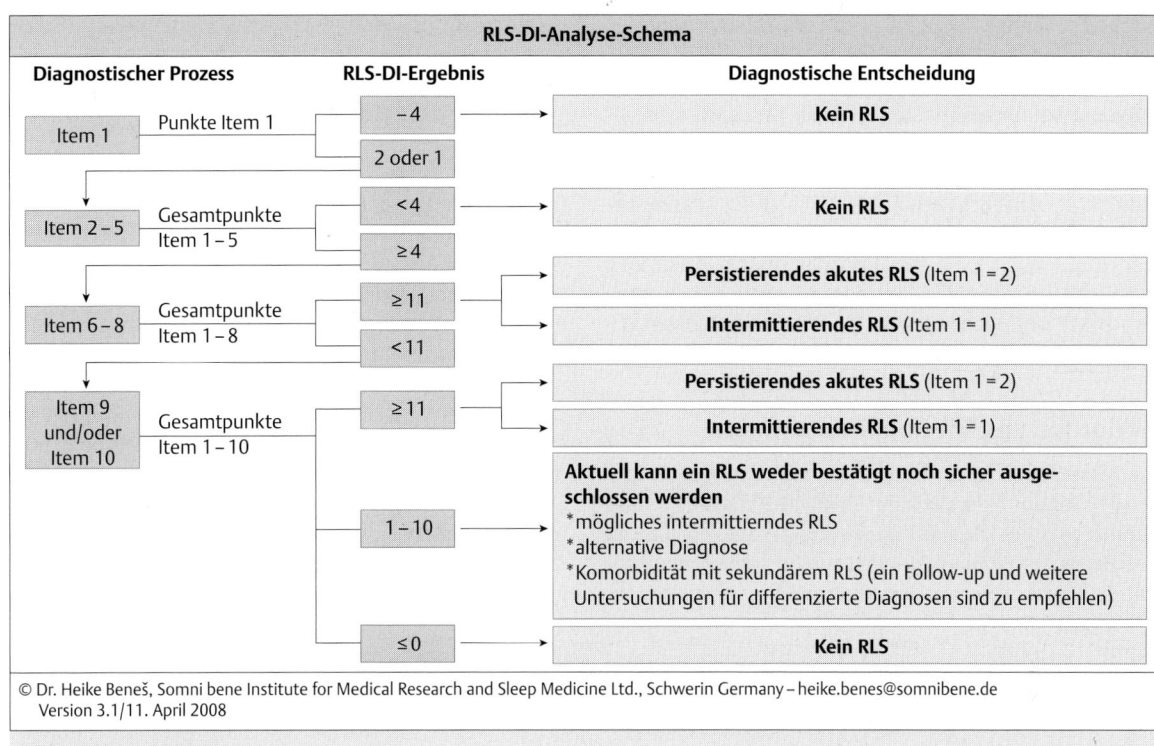

Abb. 6.2 Fortsetzung

Zusatzuntersuchungen

Elektromyografie und Elektroneurografie

Die Elektromyografie und die Elektroneurografie sollten bei entsprechenden klinischen Hinweisen zur differenzialdiagnostischen Abgrenzung von Polyneuropathien durchgeführt werden. Eine Polyneuropathie ist gehäuft assoziiert mit einem RLS, kann aber andererseits auch RLS-ähnliche Symptome imitieren (RLS-Mimics), am häufigsten wohl beim Diabetes mellitus. Angaben zur Häufigkeit in epidemiologischen Studien sind hierzu nicht verfügbar.

Laboruntersuchungen

Zum Ausschluss sekundärer RLS-Formen sollten folgende Werte bestimmt werden:
- Ferritin zur Bestimmung der Eisenspeicher (Eisensubstitution auch bei niedrig normalen Ferritinwerten empfehlenswert. Nach klinischer Erfahrung ist ein Wert von mindestens 50 µg/l anzustreben.)
- Urämie: Nierenretentionswerte (erhöht)

Relevante Laboruntersuchungen bei Erkrankungen, die häufig mit RLS assoziiert sind:
- Hyperthyreose und Hypothyreose: TSH, ggf. Schilddrüsenhormone, Assoziation Schlafstörungen und TSH (mögliche Verschlechterung der Schlafstörung bei Hyperthyreose)
- Bei klinischem Verdacht auf eine Polyneuropathie sollten entsprechende labordiagnostische Untersuchungen durchgeführt werden.

Polysomnografie

Die Durchführung einer Polysomnografie (PSG) kann bei einigen Patienten erforderlich sein (siehe Konsensus der Arbeitsgruppe „Motorik und Schlaf" der Deutschen Gesellschaft für Schlafforschung und Schlafmedizin, Hornyak et al. 2001). Dies sind:

1. Patienten mit einem „atypischen" RLS (z.B. kein Ansprechen auf dopaminerge Therapie) oder anhaltender Schlafstörung unter Therapie
2. Patienten mit Tagesmüdigkeit als Leitsymptom und gering ausgeprägter RLS-Symptomatik
3. junge Patienten mit einem schweren RLS vor Beginn einer Dauertherapie mit dopaminergen Substanzen oder Opiaten
4. Patienten mit RLS und zusätzlichem Verdacht auf schlafbezogene Atmungsstörungen
5. Patienten, bei denen eine gutachterliche Stellungnahme erfolgen soll (Happe et al. 2006)

Die polysomnografische Untersuchung kann die Ausprägung der Schlafstörung feststellen und weitere schlafbezogene Erkrankungen ausschließen, die Tagesschläfrigkeit verursachen können, vor allem ein Schlafapnoesyndrom oder zahlreiche PLM mit assoziierten Arousal-Reaktionen. Eine RLS-spezifische PSG-Befundkonstellation zeigt ein fragmentiertes Schlafprofil mit häufigen Stadienwechseln, häufigen Wachphasen, vermehrtem Anteil an Stadium 1 und verlängerter Schlaflatenz.

Der Nachweis von PLMS trägt zur Unterstützung der Diagnose bei, insbesondere wenn ein Bezug zu Arousals ersichtlich wird. PLM-assoziierte Arousals und Weckreaktionen führen häufig zur Schlaffragmentierung und können für den nicht erholsamen Schlaf der schwer betroffenen RLS-Patienten verantwortlich sein (Montplaisier et al. 1997). PLMS sind aber nicht obligat, da ca. 20% der RLS-Patienten PLMS-Werte im Normbereich aufweisen. PLMS sind nicht spezifisch, weil sie auch ohne RLS auftreten können.

Aktigrafie und Immobilisationstests

Als Alternativen zu dem technisch aufwendigen Verfahren der Polysomnografie kann eine Fuß-Aktigrafie durchgeführt werden. Nachteil dieses Verfahrens ist, dass es den Bezug der Beinbewegungen zu den Schlafstadien sowie zu Arousals nicht erfasst. Eine andere Alternative zur Polysomnografie sind die Immobilisationstests (Erfassung der Ausprägung der sensiblen Symptome und PLM-Messung im Wachzustand).

L-Dopa-Test

Das Ansprechen auf L-Dopa wird in der klinischen Praxis gelegentlich zum diagnostischen Nachweis eines RLS verwendet, insbesondere wenn eine dopaminerge Therapie bisher nicht erfolgte bzw. der initiale Therapieeffekt nicht eindeutig eruierbar ist.

Eine einmalige Gabe von 100 mg L-Dopa wird nach Einsetzen der Beschwerden verabreicht, danach das Ansprechen anhand von Schweregradskalen bestimmt. Durch den Test kann bei bisher unbehandelten Patienten in 90% die vermutete Diagnose eines RLS pharmakologisch unterstützt werden (Sensitivität 88%, Spezifität 100% bei einer Verbesserung um > 50% auf der Schweregradskala). Eine fehlende Besserung (d. h. < 50% Besserung mit L-Dopa) schließt ein RLS jedoch nicht sicher aus.

Beurteilungsbogen zum Restless-Legs-Syndrom
International RLS Severity Scale (IRLS)
Schweregrad-Skala (Untersucher-Version)

Bitte lassen Sie den Patienten/die Patientin in den folgenden 10 Fragen den Schweregrad seiner/ihrer Beschwerden einschätzen. Die Beurteilung sollte der Patient/die Patientin vornehmen und nicht der Untersucher, aber der Untersucher sollte für Erklärungen zur Verfügung stehen, falls dem Patienten/der Patientin etwas unklar ist. Der Untersucher kreuzt die Antworten des Patienten/der Patientin auf dem Fragebogen an.

In der letzten Woche...

(1) Wie stark würden Sie die RLS-Beschwerden in Ihren Beinen oder Armen einschätzen?
  4 ☐ sehr   1 ☐ leicht
  3 ☐ ziemlich   0 ☐ nicht vorhanden
  2 ☐ mäßig

(2) Wie stark würden Sie Ihren Drang einschätzen, sich wegen Ihrer RLS-Beschwerden bewegen zu müssen?
  4 ☐ sehr   1 ☐ leicht
  3 ☐ ziemlich   0 ☐ nicht vorhanden
  2 ☐ mäßig

(3) Wie sehr wurden die RLS-Beschwerden in Ihren Beinen oder Armen durch Bewegung gelindert?
  4 ☐ überhaupt nicht gelindert
  3 ☐ ein wenig gelindert
  2 ☐ mäßig gelindert
  1 ☐ vollständig oder fast vollständig gelindert
  0 ☐ Es mussten keine RLS-Beschwerden gelindert werden

(4) Wie sehr wurde Ihr Schlaf durch Ihre RLS-Beschwerden gestört?
  4 ☐ sehr   1 ☐ leicht
  3 ☐ ziemlich   0 ☐ überhaupt nicht
  2 ☐ mäßig

(5) Wie müde oder schläfrig waren Sie tagsüber wegen Ihrer RLS-Beschwerden?
  4 ☐ sehr   1 ☐ ein wenig
  3 ☐ ziemlich   0 ☐ überhaupt nicht
  2 ☐ mäßig

(6) Wie stark waren Ihre RLS-Beschwerden insgesamt?
  4 ☐ sehr   1 ☐ leicht
  3 ☐ ziemlich   0 ☐ nicht vorhanden
  2 ☐ mäßig

Abb. 6.3 International RLS Severity Scale (IRLS). Der Beurteilungsbogen zum Schweregrad des RLS kann in verschiedenen Sprachen bezogen werden bei MAPI-Research Trust, canfray@mapi.fr.

(7) Wie oft sind Ihre RLS-Beschwerden aufgetreten?
- 4 ☐ sehr oft (das heißt an 6 bis 7 Tagen in der Woche)
- 3 ☐ oft (das heißt an 4 bis 5 Tagen in der Woche)
- 2 ☐ manchmal (das heißt an 2 bis 3 Tagen in der Woche)
- 1 ☐ selten (das heißt an einem 1 Tag in der Woche)
- 0 ☐ überhaupt nicht

(8) Wenn Sie RLS-Beschwerden hatten, wie stark waren diese durchschnittlich?
- 4 ☐ sehr (das heißt an 8 Stunden oder mehr an einem 24-Stunden-Tag)
- 3 ☐ ziemlich (das heißt an 3 bis 8 Stunden an einem 24-Stunden-Tag)
- 2 ☐ mäßig (das heißt an 1 bis 3 Stunden an einem 24-Stunden-Tag)
- 1 ☐ leicht (das heißt an weniger als 1 Stunde an einem 24-Stunden-Tag)
- 0 ☐ nicht vorhanden

(9) Wie sehr haben sich Ihre RLS-Beschwerden auf Ihre Fähigkeit ausgewirkt, Ihren Alltagstätigkeiten nachzugehen, z. B. ein zufriedenstellendes Familien-, Privat-, Schul- oder Arbeitsleben zu führen?
- 4 ☐ sehr
- 3 ☐ ziemlich
- 2 ☐ mäßig
- 1 ☐ leicht
- 0 ☐ überhaupt nicht

(10) Wie stark haben Ihre RLS-Beschwerden Ihre Stimmung beeinträchtigt, waren Sie z. B. wütend, niedergeschlagen, traurig, ängstlich oder gereizt?
- 4 ☐ sehr
- 3 ☐ ziemlich
- 2 ☐ mäßig
- 1 ☐ leicht
- 0 ☐ überhaupt nicht

IRLS-Gesamtscore:
0 = kein RLS, 1 – 10 mildes RLS, 11 – 20 mittelgradiges RLS, 21 – 30 schweres RLS, 31 – 40 sehr schweres RLS

© IRLS Study Group 2001. All rights reserved
IRLS contact information and permission to use: MAPI Research Trust, Lyon, France.
E-mail: contact@mapi-trust.org – Internet: www.mapi-trust.org

Abb. 6.3 Fortsetzung

■ Differenzialdiagnosen

Die häufigste und wichtigste Differenzialdiagnose des RLS ist die Polyneuropathie (PNP). Erschwerend kann bei der Abgrenzung sein, dass einige Patienten sowohl eine PNP als auch eine eindeutige RLS-Symptomatik aufweisen.

Restless-Legs-Syndrome bei Komorbiditäten

Für die tägliche Praxis sind folgende Krankheitsbilder und eine Reihe von Medikamenten hervorzuheben, die mit einer erhöhten Inzidenz eines RLS einhergehen (▶ Tab. 6.3):

▶ **Eisenmangel:** Der Zusammenhang zwischen Eisenmangel und dem Auftreten eines RLS ist ausreichend belegt Als Indikator für den peripheren Eisenspeicher, der proportional dem zerebralen Eisenspeicher ist, wird der Ferritinspiegel im Blut verwendet. Ferritin ist allerdings ein akute Phase-Protein, d. h., es steigt auch bei Entzündungen an und kann falsch hohe Werte signalisieren. Daher wird häufig die Transferrinsättigung als alternativer Parameter vorgeschlagen. Eine positive Korrelation zwischen dem Liquor-Ferritinspiegel und dem Serum-Ferritinspiegel bei RLS-Patienten und Kontrollen konnte gezeigt werden, wobei RLS-Patienten insgesamt niedrigere Ferritinspiegel im Liquor aufweisen (Earley et al. 2000).

▶ **Urämie:** Fortgeschrittene Nierenerkrankungen, insbesondere das Endstadium einer renalen Erkrankung mit Dialysepflicht, Zunahme des RLS bei steigendem Kreatininwert.

▶ **Periphere Neuropathien:** Neuropathien können – bei einer insgesamt begrenzten Datenlage – ebenfalls mit einem RLS-Syndrom verbunden sein. Möglicherweise besteht auch eine erhöhte Komorbidität von RLS und Neuropathie bei ähnlicher klinischer Symptomatik. Eine RLS-Symptomatik wurde berichtet bei axonaler Neuropathie, bei der kryoglobulinämischen Neuropathie, der familiären Amyloid-Neuropathie, der Small-Fiber-Neuropathie und der Charcot-Marie-Tooth-Krankheit Typ 2. Einschränkend ist anzuführen, dass die Prävalenz des RLS bei peripherer Polyneuropathie mit Angaben zwischen 5,2 % und 40 % stark variiert. Eine neuere Studie zeigt, dass nur bei den genetisch bedingten Neuropathie-Formen ein erhöhter Prozentsatz von RLS auftritt. Erworbene Neuropathien unterscheiden sich hinsichtlich der RLS-Häufigkeit nicht von Kontrollen. Bei RLS-Patienten mit Small-Fiber-Neuropathie fand sich im Unterschied zu Patienten mit idiopathischem RLS neben einer mechanischen Hyperalgesie auch eine verminderte Empfindung für Temperatur bei den entsprechenden Testverfahren.

Tab. 6.3 Restless-Legs-Syndrom und Komorbiditäten.

Komorbidität	Kommentar
Eisenmangel	RLS-Patienten weisen häufig niedrige Serum-Ferritinwerte auf, insbesondere bei frühem Erkrankungsbeginn, bei Frauen und in der Schwangerschaft
Nierenerkrankung, Urämie	abhängig von Kreatininwerten bzw. GFR
Polyneuropathie	erhöhte Inzidenz von RLS bei verschiedenen Formen der PNP, insbesondere bei Small-Fiber-Neuropathie
Radikulopathie	
Myelopathie, Syringomyelie	Einzelfälle beschrieben: Patienten mit Querschnittssymptomatik und vermehrten PLM
SCA3 und weitere Formen der familiären SCA	häufiges (bis zu 2/3) Auftreten von RLS
Friedreich-Ataxie	
Zöliakie	Assoziation zu RLS möglicherweise durch Eisenmangel bedingt
rheumatische Erkrankungen/onkologische Erkrankungen	Assoziation zu RLS möglicherweise durch Eisenmangel bedingt
Schwangerschaft	erhöhte Inzidenz in der Schwangerschaft, Ursache von 50% der Schlafstörungen in der Schwangerschaft, vor allem im letzten Trimenon, Assoziation möglicherweise durch Eisenmangel bedingt

Tab. 6.4 Mögliche Verschlechterung eines RLS oder erstmaliges Auftreten eines RLS durch Medikamente (mod. nach Trenkwalder et al. 2008b).

Substanzen
Cimetidin
Citalopram
Clozapin
Flunarizin
Fluoxetin
Haloperidol
Interferon-alpha
Koffein
Lithium
L-Thyroxin
Methsuximid
Mianserin
Mirtazapin
Östrogen
Olanzapin
Paroxetin
Phenytoin
Quetiapin
Risperidon
Saccharine
Sertralin
Simvastatin (Muskelkrämpfe, PLM)

▶ **Neurodegenerative Erkrankungen, Parkinson-Krankheit:** In der Pathophysiologie des RLS wird eine Dysfunktion des dopaminergen Systems angenommen. Es wird daher diskutiert, inwieweit das RLS und die Parkinson-Krankheit ätiopathologisch zusammenhängen oder eine Komorbidität beider Entitäten vorliegt. RLS ist mit einer Prävalenz von bis zu 10% eine häufige Krankheit, im Vergleich dazu ist die Parkinson-Krankheit mit einer Prävalenz von 0,1% selten. Die Prävalenz des RLS bei Parkinson-Patienten liegt in Studien mit ausreichender methodologischer Qualität bei etwa 5–10% und damit im Bereich der Prävalenz der allgemeinen Bevölkerung (Iranzo et al. 2007).

Derzeit liegen keine sicheren Daten vor, dass ein Patient mit RLS ein erhöhtes Risiko für die Entwicklung einer Parkinson-Krankheit besitzt. Möglicherweise begünstigt die pulsatile Gabe von L-Dopa bei Parkinson-Patienten mit einer Disposition für ein RLS das Auftreten einer RLS-Symptomatik. Nachvollziehbar ist, dass die Symptome des RLS insbesondere beim Abklingen des Dopaminspiegels („wearing off") auftreten (Peralta et al. 2009).

▶ **Psychische Erkrankungen:** Abschließend ist zu betonen, dass bei RLS Patienten vermehrt auch Angststörungen und/oder Depressionen diagnostiziert werden. Ob es sich hierbei um eine Assoziation oder einen kausalen Zusammenhang handelt, ist derzeit nicht klar.

▶ **Medikamentös induziertes RLS:** Siehe ▶ Tab. 6.4.

RLS versus Neuroleptika-induzierte Akathisie

Akathisie bedeutet wörtlich: „Unmöglichkeit, sitzen zu bleiben". Patienten mit Neuroleptika-induzierter Akathisie leiden meist nicht an Schlafstörungen. Klinisch ist die Akathisie durch eine Kombination aus Bewegungsunruhe – insbesondere der Beine – in Verbindung mit innerer Unruhe definiert. Letztere differenziert die Neuroleptika-induzierte Akathisie neben anderen Kriterien vom Restless-Legs-Syndrom. Betroffene Patienten haben Schwierigkeiten, eine ruhige Position im Sitzen und im Stehen beizubehalten, und müssen entweder aufstehen, herumgehen, ständig das Standbein wechseln oder im Sitzen ständig die Beine bewegen (überkreuzen, vor-/zurückziehen oder auf- und abtreten) oder den Oberkörper im Sitzen nach vorne und hinten schaukeln („body rocking"). Auch repetitive Bewegungen der Hände oder Hecheln können vorkommen. Im Gegensatz zum RLS bestehen dabei keine Missempfindungen. Eine zirkadiane Rhythmik fehlt.

■ Therapie

Allgemeine Empfehlungen

Bei der medikamentösen Therapie handelt es sich um eine **rein symptomatische Therapie**. Die Indikation zur Therapie stellt sich aus dem subjektiven Leidensdruck, insbesondere dem Ausmaß des Bewegungsdrangs und der Schlafstörungen. Anamnestisch ist zuvor zu klären, ob Substanzen eingenommen werden, die ein RLS verstärken oder auslösen können (▶ Tab. 6.4); diese sind nach Möglichkeit abzusetzen. Einschränkend muss angemerkt werden, dass die meisten in der Tabelle genannten Substanzen auf Einzelfallberichten beruhen und viele davon auch vor 1995, d.h. vor der Publikation erster einheitlicher Diagnosekriterien für RLS, berichtet wurden. Vor allem bei Patienten unter Antidepressiva wird ein Absetzen nur dann empfohlen, wenn die Behandlung nicht mehr nötig oder ein zeitlicher Zusammenhang der antidepressiven Therapie mit dem Auftreten oder einer Verschlechterung des RLS gesichert ist.

Bei symptomatischem RLS kann die Behandlung einer zugrunde liegenden oder assoziierten Erkrankung zu einer Beschwerdereduktion führen (z.B. Eisensubstitution bei Eisenmangel oder bei niedrig normalen Ferritinwerten, Nierentransplantation bei urämischem RLS).

Für jede Behandlung gilt generell: Die Einstellung der Dosis ist für jeden Patienten individuell zu optimieren. In Deutschland sind L-Dopa in Kombination mit Benserazid (Restex und Restex retard) in der Standard- und Retardform sowie die nicht ergolinen Dopaminagonisten Pramipexol (Sifrol) und Ropinirol (Adartrel) sowie Rotigotin (Neupro) als Pflaster für die Indikation RLS zugelassen. Darüber hinaus liegen placebokontrollierte klinische Studien mit dem Ergot-Dopaminagonisten Cabergolin vor (▶ Tab. 6.5), der teilweise noch off-label verabreicht wird, wenn Patienten langjährig eine gute Wirkung berichten und das Medikament in Abstimmung mit ihrem Arzt nicht absetzen möchten. Bei unzureichendem Ansprechen auf Dopaminergika oder Komplikationen können Opioide oder Antikonvulsiva ggf. in Kombinationstherapie versucht werden. Für Opioide liegen kontrollierte Erfahrungen bisher nur mit Oxycodon und Tramadol vor. Obwohl Opioide in der Praxis bei RLS häufig verwendet werden und insbesondere zur Therapie der Augmentation eine Behandlungsalternative zu Dopaminergika darstellen, sind nur wenige Daten verfügbar. Unter den Antikonvulsiva sind Pregabalin und Gabapentin-Enacarbil (XP13512, ein Prodrug von Gabapentin in retardierter Form) in kontrollierten Studien bisher am besten untersucht (▶ Tab. 6.5). Gabapentin Enacarbil wurde im April 2011 von der FDA unter dem Handelsnamen Horizant in den USA zugelassen. In Deutschland steht diese Substanz nicht zur Verfügung.

Aus theoretischen Überlegungen und eigenen Erfahrungen könnten Opioide oder Antikonvulsiva bei schmerzhaftem RLS oder bei RLS-Patienten mit begleitender Polyneuropathie besonders geeignet sein. Kurz- bis mittellang wirksame Benzodiazepinrezeptoragonisten können in Einzelfällen bei Insomnie in Kombinationstherapie kurzzeitig indiziert sein. In einer Umstellungsstudie konnte gezeigt werden, dass Pramipexol jedoch wirksamer ist als Benzodiazepine (Shinno et al. 2010). Kombinationen von Medikamenten aus verschiedenen Wirkstoffklassen sind bislang wissenschaftlich nicht untersucht.

Spezielle Empfehlungen für die Behandlung unterschiedlicher Schweregrade

RLS mit intermittierenden Beschwerden oder leichtes RLS (IRLS < 15)

Für diese Gruppe von RLS-Patienten liegen keine extra ausgewiesenen Therapiestudien vor. Die bedarfsgerechte Therapie mit L-Dopa/Benserazid ist jedoch – ausschließlich bei entsprechendem Leidensdruck des Patienten – möglich. Im Gegensatz zu den zugelassenen Dopaminagonisten, die nur für das mittelgradig bis schwer ausgeprägte RLS (gemessen anhand der IRLS-Skala) zugelassen sind, existieren für L-Dopa/Benserazid keine Zulassungseinschränkungen. Die frühen L-Dopa-Studien haben die Patientenpopulation nicht nach Schweregrad, sondern nach Art der Symptomatik eingeschlossen.

> **Cave** ⚠
>
> Die Tagesdosis von L-Dopa sollte 200–300 mg nicht überschreiten, da sonst ein höheres Risiko für Augmentation besteht (Garcia-Borreguero et al. 2007a).

Mittelgradig bis schwer ausgeprägtes RLS (IRLS ≥ 15)

Für die Therapie des RLS mit IRLS ≥ 15 sind die Non-Ergot-Dopaminagonisten Pramipexol (Sifrol), Ropinirol (Adartrel) und Rotigotin-Pflaster (Neupro) zugelassen.

Die empfohlenen Dosen bei RLS sind deutlich niedriger als bei der Parkinson-Therapie. Schon mit geringen Dosierungen kann bereits eine Wirksamkeit erzielt werden. Deshalb empfiehlt sich, immer die Wirksamkeit der niedrigst möglichen Dosis abzuwarten und nach dem in der Fachinformation enthaltenen Aufdosierungsschema vorzugehen (z.B. Therapiebeginn mit 0,25 mg Ropinirol, 0,088 mg Pramipexol oder 1 mg/24 h Rotigotin). Die klinische Erfahrung zeigt, dass bei Patienten mit abendlichen Symptomen auch eine Aufteilung der Dosis mit Einnahme der oralen Medikation um 18.00 Uhr und kurz vor dem Zubettgehen sinnvoll und wirksam ist. Bei ausgeprägtem

RLS mit Symptomen tagsüber kann aufgrund der kontinuierlichen Wirkstoffabgabe die Pflasterapplikation von Vorteil sein.

Therapie mit L-Dopa/DDCI

In einer aktuell erschienenen Cochrane-Metaanalyse wurden 6 placebokontrollierte und 3 aktiv kontrollierte randomisierte Studien analysiert (Scholz et al. 2011b). L-Dopa zeigte in diesen Studien eine Wirksamkeit von −1,34 Punkten auf der 11-Punkte-Lickert-Skala (2 Studien), eine Reduktion des PLMS-Index von 26,3/h und eine deutliche Besserung der Schlafqualität (standardized mean difference 0.92). Im Vergleich zu den Dopaminagonisten Cabergolin und Pramipexol war L-Dopa in jeweils einer Vergleichsstudie weniger effektiv (Scholz et al. 2011b). Während L-Dopa nicht aufdosiert werden muss und wenig Nebenwirkungen zeigt, besteht eine kürzere Wirkdauer als bei Dopaminagonisten sowie ein höheres Risiko, eine Augmentation zu entwickeln (siehe Augmentation, ▸ S. 103).

Therapie mit Dopaminagonisten

Dosierung

Die empfohlene Initialdosis von **Pramipexol** (Sifrol) beträgt eine halbe Tablette Sifrol 0,18 mg einmal täglich (abends). Bei nicht ausreichender Wirkung kann die Dosis auf eine ganze Tablette Sifrol 0,18 mg und in Abständen von 4 Tagen weiter bis auf eine maximale Tagesdosis von 0,54 mg erhöht werden.

Die empfohlene Initialdosis von **Ropinirol** (Adartrel) beträgt 0,25 mg abends. Die Dosis wird laut Empfehlung aus den Studien am Tag 3 auf 0,5 mg, ab der 2. Woche auf 1 mg, ab der 3. Woche auf 1,5 mg und ab der 4. Woche auf 2 mg gesteigert. Um eine optimale Wirkung zu erzielen, kann eine weitere Dosiserhöhung (z. B. ab Woche 5: 2,5 mg, ab Woche 6: 3 mg, ab Woche 7: 4 mg) notwendig werden. Dosierungen über 4 mg wurden in den Zulassungsstudien für RLS nicht untersucht.

Die jeweiligen Retardpräparate von Pramipexol und Ropinirol sind für die RLS-Behandlung nicht untersucht und nicht zugelassen und werden von der Leitliniengruppe nicht zur RLS-Therapie empfohlen.

Die empfohlene Initialdosis von **Rotigotin-Pflaster** (Neupro) beträgt 1 mg/24 h. Die Dosis kann wöchentlich um 1 mg/24 h bis auf eine maximale Tagesdosis von 3 mg/24 h erhöht werden. Der Pflasterwechsel erfolgt täglich. Eine höhere Dosis wird nicht empfohlen.

Kontrollierte Studien

▸ Tab. 6.5 gibt eine Übersicht über placebokontrollierte, randomisierte Studien mit einer ausreichend großen Fallzahl, bei denen entweder objektive polysomnografische Parameter erfasst wurden oder die IRLS Anwendung fand. Es sind alle kontrollierten Studien aufgeführt, die bis einschließlich 01.05.2011 in PubMed gelistet waren.

Die Mehrzahl der Daten für Ropinirol, Pramipexol und Rotigotin stammen aus den Zulassungsstudien der Industrie. Neben den in ▸ Tab. 6.5 aufgezeigten Studien konnten auch in Studien mit einem sog. kontrollierten Abbruch der Behandlung („withdrawal design") die effiziente Behandlung der RLS-Symptome mit Pramipexol und Ropinirol nachgewiesen werden.

Die 2011 erschienene, nach Richtlinien der Cochrane Collaboration durchgeführte Metaanalyse der bis 2009 online oder in wissenschaftlichen Journalen publizierten randomisierten kontrollierten Studien zeigt die ausreichende, insgesamt jedoch moderate Wirksamkeit von Dopaminagonisten in der Behandlung des RLS mit einer Reduktion der IRLS von −5,7 Punkten (95% KI −6,7 bis −4,7) verglichen mit Placebo, einer Reduktion des PLMS-Index um −22,4/h (95% KI −27,8 bis −16,9) verglichen mit Placebo sowie einer leichten bis moderaten Besserung der selbst berichteten Schlafqualität und der RLS-bezogenen Lebensqualität versus Placebo (Scholz et al. 2011a). Anzumerken ist jedoch, dass eine große Variabilität in der Effizienzstärke der einzelnen Studien besteht.

Eine anhaltende Wirksamkeit der Therapie wurde in offenen Langzeitstudien für **Ropinirol** über 52 Wochen, für **Pramipexol** über 52 Wochen und für Rotigotin über 2 Jahre (Högl et al. 2010) und bis zu 5 Jahre (Oertel et al. 2011) beschrieben.

Für den Ergot-Dopaminagonisten **Cabergolin** liegen ebenfalls kontrollierte Studien mit nachgewiesener Wirksamkeit bei RLS vor. Wegen der möglichen fibrotischen Nebenwirkungen an Herzklappen besteht derzeit keine Indikation zur Therapie bei RLS, weiterhin liegt auch keine Zulassung für diese Indikation vor. Einige Patienten, die bereits vor der Zulassung der Non-Ergot-Agonisten erfolgreich mit Cabergolin behandelt wurden, nehmen das Präparat unter regelmäßiger echokardiografischer Kontrolle der Herzklappen weiter ein.

Zusammenfassend muss bei der Therapie mit Dopaminagonisten bei RLS betont werden, dass eine individuelle Titration und Dosisanpassung und ggf. auch zeitliches Splitting der Dosis notwendig sein können, um eine optimale Beschwerdelinderung zu erreichen. Ein derartig individuell differenziertes Therapieregime bildet sich in den derzeitigen Therapiestudien nicht ab.

Eine **Kombinationstherapie** wird in der Praxis häufig durchgeführt, wenn eine Monotherapie mit einer Substanz keine ausreichende Wirkung oder Nebenwirkungen zeigt. Studien hierzu liegen nicht vor. Die häufigsten Kombinationen bestehen aus Dopaminagonisten und opiathaltigen Substanzen, alternativ werden auch Dopaminagonisten und Gabapentin oder Dopaminagonisten und Pregabalin verabreicht. Eine konkrete Empfehlung für eine Kombinationsmöglichkeit oder Dosis kann hier nicht gegeben werden.

Tab. 6.5 Therapie des RLS: kontrollierte Studien (Definition siehe Text) mit signifikanter Verbesserung des IRLS und/oder des PLMI/PLM-Arousal-Index gegenüber Placebo oder der aktiven Kontrolle.

Substanz (Quelle)	Dosierung	Patienten Studiendauer	IRLS-Änderung	PLMI (n/h TIB)	PLMSI (n/h TST)	PLMSAI (n/h TST)	SE (%)
L-Dopa/Benserazid							
L-Dopa (Restex) vs. Placebo (Trenkwalder et al. 1995)	100–200 mg (Mittelwert 146 mg)	28 Patienten 4 Wochen, crossover	–	45 (63)	–	42 (56)	–
L-Dopa (Restex) vs. Cabergolin (Trenkwalder et al. 2007)	200–300 mg	361 Patienten 30 Wochen	–9,5 (–)	–	–	–	–
Non-Ergot-Dopaminagonisten							
Pramipexol (Sifrol) vs. Placebo (Partinen et al. 2006)	0,125; 0,25; 0,5; 0,75 mg (0,125 mg Salz = 0,088 mg Base)	109 Patienten 3 Wochen	–11,9; –15,2; –17,0; –15,9 (–6,1)	max. –53 (–3)	max. –27 (–3)	max. –3 (–2)	max. +8 % (+6 %)
Pramipexol (Sifrol) vs. Placebo (Winkelman et al. 2006)	0,25; 0,5; 0,75 mg	344 Patienten 12 Wochen	–12,8; –13,8; –14,0 (–9,3)	–	–	–	–
Pramipexol (Sifrol) vs. Placebo (Oertel et al. 2007)	0,125; 0,25; 0,5; 0,75 mg (Mittelwert 0,35 mg)	345 Patienten 12 Wochen	–12,3 (–5,7)	–	–	–	–
Pramipexol (Sifrol) vs. Placebo (Ferrini-Strambi et al. 2008)	0,25–0,75 mg	357 Patienten 12 Wochen	–13,4 (–9,6)	–	–	–	–
Pramipexol (Sifrol)) vs. Placebo (Inoue et al. 2010)	0,75 mg	41 Patienten 6 Wochen	–16,1 (–6,4)	–23 (–6)	–21 (–6)	–7 (3)	+6 % (+1 %)
Pramipexol (Sifrol) vs. Placebo (Högl et al. 2011)	0,125; 0,25; 0,5; 0,75 mg (Mittelwert nicht angegeben)	331 Patienten 26 Wochen	–13,73 (–11,1)	–	–	–	–
Ropinirol (Adartrel) vs. Placebo (Walters et al. 2004)	0,5–4 mg (Mittelwert 1,5 mg)	267 Patienten 12 Wochen	–11,2 (–8,7)	–	–	–	–
Ropinirol (Adartrel) vs. Placebo (Trenkwalder et al. 2004a)	0,5–4 mg (Mittelwert 1,9 mg)	284 Patienten 12 Wochen	–11,0 (–8,0)	–	–	–	–
Ropinirol (Adartrel) vs. Placebo (Boghan et al. 2006)	0,5–4 mg (Mittelwert 2,1 mg)	381 Patienten 12 Wochen	–13,5 (–9,8)	–	–	–	–
Ropinirol (Adartrel) vs. Placebo (Adler et al. 2004)	0,5–6 mg (Mittelwert 4,6 mg)	22 Patienten 4 Wochen, crossover	13,0 (24,7)	–	–	–	–

Tab. 6.5 Fortsetzung

Substanz (Quelle)	Dosierung	Patienten Studiendauer	IRLS-Änderung	PLMI (n/h TIB)	PLMSI (n/h TST)	PLMSAI (n/h TST)	SE (%)
Ropinirol (Adartrel) vs. Placebo (Allen et al. 2004)	0,5 – 4 mg (Mittelwert 1,8 mg)	59 Patienten 12 Wochen	–1,2	–	–38 (–2)	–5 (+2)	+6 % (+1 %)
Rotigotin (Neupro) vs. Placebo (Stiasny-Kolster et al. 2004b)	0,5; 1,0; 2,0 mg/24 h	63 Patienten 1 Woche	–10,5; –12,3; –15,7 (–8,0)	–	–	–	–
Rotigotin (Neupro) vs. Placebo (Oertel et al. 2008)	0,5; 1,0; 2,0; 3,0; 4,0 mg/24 h	341 Patienten 4 Wochen	–10,6; –15,1; –15,7; –17,5; –14,8 (–9,2)	–	–	–	–
Rotigotin (Neupro) vs. Placebo (Trenkwalder et al. 2008a)	1,0; 2,0, 3,0 mg/24 h	458 Patienten 6 Monate	–13,7;–16,2;–16,8 (–8,6)	–	–	–	–
Rotigotin (Neupro) vs. Placebo (Oertel et al. 2010)	1,0–3 mg/24 h (Mittelwert 2,1 mg/24 h)	67 Patienten 4 Wochen	–16,5 (–9,9)	–43 (–10)	–38 (–8)	–6 (–3)	+3 % (+1 %)
Rotigotin (Neupro) vs. Placebo (Hening et al. 2010)	0,5; 1,0; 2,0, 3,0 mg/24 h	505 Patienten 6 Monate	–10,9; –11,1; –13,4 (–9,0)	–	–	–	–
Ergot-Dopaminagonisten							
Cabergolin vs. Placebo (Stiasny-Kolster et al. 2004a)	0,5; 1,0; 2,0 mg	85 Patienten 5 Wochen	–13,1; –13,5; –15,7 (–3,3)				
Cabergolin vs. Placebo (Oertel et al. 2006)	2 mg	40 Patienten 5 Wochen	–23,7 (–7,9)	–42 (–19)	–43 (–10)	–18 (–5)	+6,2 % (+3,3 %)
Cabergolin vs. L-Dopa (Trenkwalder et al. 2007)	2–3 mg vs. 200–300 mg	361 Patienten 6–8 Wochen	–16,1 (–9,5)	–	–	–	–
Pergolid vs. Placebo (Wetter et al. 1999)	0,25–0,75 mg (Mittelwert 0,51 mg)	30 Patienten 4 Wochen, crossover	–	6 (55)	–	2 (32)	78 % (55 %)
Pergolid vs. Placebo (Trenkwalder et al. 2004b)	0,25–0,75 (Mittelwert 0,4 mg)	100 Patienten 6 Wochen	–12,2 (–1,8)	–12 (–2)	–	–13 (–4)	11,3 % (6,1 %)
Andere Substanzen							
Pregabalin vs. Placebo (Allen et al. 2010)	50, 100, 150, 300, 450 mg	137 Patienten 6 Wochen	–7,7, –11,9, –12,3, –17,2, –12,6, –15,6 (–7,7)	–	–	–	–
Pregabalin vs. Placebo (Garcia-Borreguero et al. 2010)	Mittelwert 337 mg	98 Patienten 12 Wochen	–13,0 (–10,3)	–17,5 (+9,7)	–	–9,3 (+9,9)	8,0 % (2,7 %)

Tab. 6.5 Fortsetzung

Substanz (Quelle)	Dosierung	Patienten Studiendauer	IRLS-Änderung	PLMI (n/h TIB)	PLMSI (n/h TST)	PLMSAI (n/h TST)	SE (%)
Gabapentin-Enacarbil vs. Placebo (Walters et al. 2009)	600, 1200 mg	95 Patienten 2 Wochen	−9,1; −16,1 (−8,9)	−	−	−	−
Gabapentin-Enacarbil vs. Placebo (Kushida et al. 2009b)	1800 mg	38 Patienten 2 Wochen	−12,1 (−1,9)	−9 (+1)	−5 (−2)	−5 (−2)	5% (0%)
Gabapentin-Enacarbil vs. Placebo (Kushida et al. 2009a)	1200 mg	222 Patienten 12 Wochen	−13,2 (−8,8)	−	−	−	−
Eisensucrose vs. Placebo (Grote et al. 2009)	5 × 200 mg	60 Patienten 12 Monate (week 11)	−12,2 (−9,9)	−	−	−	−

Nebenwirkungen

Beim klinischen Einsatz ist neben der Wirkung auf die RLS-Beschwerden auch das Nebenwirkungsprofil zu berücksichtigen und es gilt natürlich auch zu prüfen, auf welche Datenbasis sich die erhobenen Ergebnisse stützen.

Die Nebenwirkungen sämtlicher Dopaminagonisten – insbesondere in den ersten 4 Wochen der Behandlung – umfassen überwiegend Übelkeit, Benommenheit und orthostatische Dysregulation. Bei manchen Patienten persistieren diese Nebenwirkungen, sodass entweder eine zusätzliche Gabe von Domperidon erfolgen sollte oder der Dopaminagonist abgesetzt werden muss. Eine häufige Nebenwirkung der Pflastertherapie sind Hautreaktionen an der Applikationsstelle.

Störungen der Impulskontrolle wie z.B. Kauf-, Spiel- oder Esssucht, Libidosteigerung oder Verhaltensveränderungen in diesen Bereichen stellen eine seltene, aber ernst zu nehmende Nebenwirkung aller Dopaminagonisten dar. Gegebenenfalls ist der Dopaminagonist abzusetzen.

Spezifische Nebenwirkung bei der RLS-Therapie: Augmentation

Die Augmentation gilt als wichtigste Komplikation insbesondere dopaminerger Therapien. Sie wurde für L-Dopa, aber auch für Dopaminagonisten beschrieben. Neuere Diagnosekriterien wurden 2007 publiziert (Garcia-Borreguero et al. 2007a). Augmentation bezeichnet einen früheren Beginn der Symptomatik im 24-Stunden-Verlauf, ein schnelleres Einsetzen der Beschwerden, wenn sich die Patienten in Ruhe befinden und/oder ein Ausdehnen der Beschwerden auf andere Körperbereiche unter stabiler Therapie. Eine Wiederzunahme der Intensität der Beschwerden gilt als weiteres Symptom der Augmentation, kann aber auch ein Nachlassen der Wirksamkeit der aktuellen Dosierung des verabreichten Medikaments sein (Toleranz). Die frühen Berichte erlauben keinen Vergleich der Häufigkeit von Augmentation unter verschiedenen Substanzen, da ihnen sehr unterschiedliche Formen der Erfassung und unterschiedliche Definitionen von Augmentation zugrunde lagen. Auch die sehr niedrigen Zahlen, die in Studien berichtet wurden, die Augmentation nur dann erfassten, wenn sie als Nebenwirkung vom Untersucher selbst benannt wurde, erlauben keinen Rückschluss auf die wahre Häufigkeit. Erst seit wenigen Jahren werden Studien durchgeführt, die die Augmentation nach gängigen Definitionskriterien mit geeigneten Instrumenten und möglichst auch prospektiv erfassen. In einer prospektiven Studie der Europäischen RLS-Studiengruppe betrug die Augmentationsrate bei Therapie des RLS mit L-Dopa 60% über 6 Monate, wobei die mittlere Dosis mit 311 mg/d und die maximale Dosis mit 500 mg/d sehr hoch waren (Garcia-Borreguero et al. 2007b, Högl et al. 2010).

Neben der L-Dopa-Dosis ist ein niedriger Ferritinwert als hinreichend gesicherter Risikofaktor für die Entwicklung der Augmentation anzusehen. Um die Entwicklung einer Augmentation möglichst zu verhindern, ist es erforderlich, die Dosis des verwendeten Dopaminagonisten so niedrig wie möglich zu halten und darauf zu achten, dass die Eisenspeicher nicht depletiert sind (Ferritin > 50 µg/l wurde für die RLS-Therapie empfohlen, es gibt aber keine Erkenntnis, ob zur Verhinderung der Augmentation höhere Grenzwerte besser wären). Bei relevanter Augmentation ist eine Umstellung der Therapie die Methode der Wahl. Bei Augmentation unter L-Dopa sollte man auf Dopaminagonisten, evtl. auch in niedrigeren Dosierungen mit Dose Splitting, umstellen. Unter Pramipexol betrug die Augmentationsrate in einer placebokontrollierten Studie während einer 6-monatigen Behandlung 3,2% (Högl et al. 2011), unter einer bis zu 5-jährigen Behandlung mit Rotigotin 3 mg betrug die Augmentation 5% (Oertel et al. 2011) (unter den jeweils zugelassenen Dosierungen).

Bei Augmentation unter Dopaminagonisten sollte man auf Opiate, Gabapentin oder Pregabalin umstellen. Die Therapie mit Opiaten, Gabapentin sowie Pregabalin ist in Deutschland nicht zugelassen, wenn sie auch oft eine gute therapeutische Option darstellt und häufig angewandt wird. Studien hierzu sind noch nicht verfügbar.

Therapie mit nicht dopaminergen Substanzen

Nicht dopaminerge Substanzen sind in Deutschland für die RLS-Therapie bisher nicht zugelassen. Bei unzureichendem Ansprechen auf Dopaminergika können **Opioide** angewandt werden. Kontrollierte Erfahrungen in einer einzigen Studie mit wenigen Patienten liegen bisher nur mit Oxycodon vor (Walters et al. 1993).

Alternativ können **Gabapentin** (bis 1800 mg) oder **Pregabalin** (bis 450 mg) (Allen et al. 2010, Garcia-Borreguero et al. 2010) verabreicht werden.

Kurz wirksame **Benzodiazepine** oder strukturverwandte Substanzen können in Einzelfällen in einer Kombinationstherapie indiziert sein, wenn unter dopaminerger Therapie vermehrte nächtliche Wachphasen oder Einschlafstörungen auftreten. Diese oder andere Kombinationen von Medikamenten aus verschiedenen Wirkstoffklassen sind bislang wissenschaftlich nicht untersucht.

Die Wirksamkeit einer i.v. Gabe von 1000 mg **Eisensucrose** (aufgeteilt in 5 Einzeldosen à 200 mg in Woche 1–3) wurde erstmalig in einer placebokontrollierten Studie bei RLS-Patienten mit einem Ferritinwert < 45 µg/l untersucht. 11 Wochen nach Behandlungsbeginn konnte jedoch trotz Erhöhung des Ferritinwertes im Mittel von 20,1 auf 118,4 µg/l kein statistisch signifikanter Effekt gezeigt werden. Eine IRLS-Verbesserung um ≥ 50 % hatten jedoch 65 % der mit Eisen behandelten Patienten gegenüber 35 % in der Placebogruppe (Grote et al. 2009).

Eine weitere Studie bestätigt die Wirksamkeit von oraler Eisensubstitution bei RLS mit Ferritinwerten von < 45 µg/l. Eine Eisensubstitutionsbehandlung bei RLS-Patienten mit höheren Ferritinwerten ist nicht systematisch untersucht und scheint zu keiner relevanten Wirkung zu führen.

Anmerkungen für Österreich

In Österreich sind L-Dopa, Pramipexol und Rotigotin spezifisch für die Behandlung des RLS zugelassen. L-Dopa (Restex Tabletten und Retardkapseln) wurde als erstes Medikament zugelassen zur Therapie des idiopathischen und des symptomatischen RLS bei dialysepflichtiger Niereninsuffizienz, wobei die Tagesdosis von L-Dopa 200–300 mg plus 50–75 mg Benserazidanteil nicht überschreiten sollte. Pramipexol (Sifrol Tabletten) sowie Rotigotin (Neupro transdermales Pflaster) wurden aufgrund der zugrunde liegenden Studien zur Behandlung des mittelschweren bis schweren RLS zugelassen, wobei die zugelassene Tageshöchstdosis bei Pramipexol 0,54 mg beträgt.

Beim Rotigotin Pflaster beinhaltet die Zulassung Dosierungen von 1–3 mg pro 24 Stunden, wobei die 1-mg-Dosierung nur beim RLS und nicht bei der Parkinson-Krankheit zugelassen ist. Ropinirol (Requip) ist frei verschreibbar und erstattungsfähig, der Einsatz beim RLS ist jedoch off-label. Adartrel steht in Österreich nicht zur Verfügung. Retardformen von Pramipexol und Ropinirol sowie andere, ergoline Dopaminagonisten sind erhältlich, jedoch nicht zugelassen für die Therapie des RLS.

Anmerkungen für die Schweiz

In der Schweiz sind für die Behandlung des RLS Madopar, Madopar DR (ein Kombinationspräparat aus Standard- und Slow-Release-Madopar), Madopar LIQ, Sifrol und Adartrel offiziell kassenzulässig. Das Neupro Pflaster ist kassenzulässig bei mittelschweren und schweren Formen, wobei der Therapieeffekt mindestens alle 6 Monate überprüft werden muss. Die Retardformen Sifrol-ER bzw. Requip-Modutab oder weitere Dopaminagonisten, Antiepileptika oder Opiate sind für die Therapie des RLS nicht zugelassen.

▶ **Therapieempfehlung:** Bei den L-Dopa-Präparaten sollte bei leichten (nur abendlichen Beschwerden) oder intermittierenden RLS-Formen die DR-Form wegen ihrer längeren Halbwertsdauer bevorzugt werden, wobei die Dosis 250 mg pro Tag nicht überschreiten sollte. Die Dopaminagonisten sollen wegen den relativ häufigen Nebenwirkungen sehr langsam aufdosiert werden mit dem Ziel, die kleinste wirksame Dosis zu finden. Als Antiemetikum gegen Übelkeit und Erbrechen soll ausschließlich Domperidon (Motilium) eingesetzt werden; die empfohlene Dosierung beträgt 3 × 10 mg.

Vor Beginn einer rein medikamentösen Therapie sollte der Patient nicht nur über allfällige Nebenwirkungen aufgeklärt werden, sondern auch darüber, dass der Einsatz des Medikaments nach heutigem Wissensstand den Krankheitsprozess nicht aufhält. Viele Patienten profitieren auch vom Kontakt mit den lokalen Patientenvereinigungen.

■ Versorgungskoordination

Die Versorgungskoordination wurde beim Restless-Legs-Syndrom bisher nicht untersucht.

■ Selbsthilfegruppen

- Deutsche RLS-Vereinigung e. V.: www.restless-legs.org
- Schweizer RLS-Vereinigung: www.restless-legs.ch
- Österreichische RLS-Vereinigung: www.restless-legs.at

■ Redaktionskomitee

PD Dr. Heike Beneš (DGSM, BDVN, IRLSG, DGNP), Niedergelassene Neurologin und Schlafmedizinerin, Institut für Schlafmedizin „Somnibene", Schwerin

Dr. Heiner Buschmann, Vertreter der Allgemeinmediziner, Übach-Palenberg

Prof. Dr. Magdolna Hornyak (DGPPN, DGSM, DGSS), Interdisziplinäres Schmerzzentrum, Universitätsklinikum, Freiburg

Prof. Dr. Dr. h.c. Wolfgang H. Oertel (Präsident der DGN), Vertreter der Neurologischen Universitätskliniken, Vertreter zur Abstimmung mit dem DGN-Vorstand, Neurologische Klinik, Universität Marburg

Prof. Dr. Karin Stiasny-Kolster (DGN, DGSM), Vertreterin der niedergelassenen Neurologen und Somnologen, Somnomar, Institut für Medizinische Forschung und Schlafmedizin

Prof. Dr. Claudia Trenkwalder (DGN, DGSM, WASM, MDS), Vertreterin der Fachkliniken und stationären Somnologie, Paracelsus-Elena-Klinik, Kassel, und Universität Göttingen

Prof. Dr. Juliane Winkelmann (DGN), Vertreterin der Neurologie an Universitäten, Technische Universität München, Klinikum rechts der Isar

Für Österreich:

Prof. Dr. Birgit Högl (DGSM, ÖGN, ÖGSM/ASRA), Univ.-Klinik für Neurologie, Medizinische Universität Innsbruck

Für die Schweiz:

Prof. Dr. Johannes Mathis (Präsident der SGSSC), Neurologische Klinik, Universität Bern

Federführend: Prof. Dr. Claudia Trenkwalder, Paracelsus-Elena-Klinik, Klinikstraße 16, 34128 Kassel
E-Mail: ctrenkwalder@gmx.de

Entwicklungsstufe der Leitlinie: S1

■ Literatur

Adler CH, Hauser RA, Sethi K et al. Ropinirole for restless legs syndrome: a placebo-controlled crossover trial. Neurology 2004; 62: 1405–1407

Allen RP, Becker PM, Bogan R et al. Ropinirole decreases periodic leg movements and improves sleep parameters in patients with restless legs syndrome. Sleep 2004; 27: 907–914

Allen R, Chen C, Soaita A et al. A randomized, double-blind, 6-week, dose-ranging study of pregabalin in patients with restless legs syndrome. Sleep Med 2010; 11: 512–519

Allen RP, Picchietti D, Hening WA et al. Restless legs syndrome: Diagnostic criteria, special considerations, and epidemiology – a report from the restless legs syndrome diagnosis and epidemiology workshop at the NIH. Sleep Med 2003; 4: 101–119

Allen RP, Walters AS, Montplaisir J et al. Restless legs syndrome prevalence and impact: REST general population study. Arch Intern Med 2005; 165: 1286–1292

Benes H, Kohnen R. Validation of an algorithm for the diagnosis of restless legs syndrome: the restless legs syndrome-diagnostic index (RLS-DI). Sleep Med 2009; 10: 515–523

Berger K, Kurth T. RLS epidemiology – frequencies, risk factors and methods in population studies. Mov Disord 2007; 22 (Suppl. 18): S420–S423

Boghan RK, Fry JM, Schmidt MH et al. Ropinirole in the treatment of patients with restless legs syndrome: a US-based randomized, double-blind, placebo-controlled clinical trial. Mayo Clin Proc 2006; 81: 17–27

Earley CJ, Connor JR, Beard JL et al. Abnormalities in CSF concentrations of ferritin and transferrin in restless legs syndrome. Neurology 2000; 54: 1698–1700

Ferini-Strambi L, Aarskog D, Partinen M et al. Effect of pramipexole on RLS symptoms and sleep: a randomized, double-blind, placebo-controlled trial. Sleep Med 2008; 9: 874–881

García-Borreguero D, Allen RP, Kohnen R et al. Diagnostic standards for dopaminergic augmentation of restless legs syndrome: report from a world association of sleep medicine – international restless legs syndrome study group consensus conference at the Max Planck Institute. Sleep Med 2007a; 8: 520–530

García-Borreguero D, Kohnen R, Högl B et al. Validation of the augmentation severity rating scale: a multicentric, prospective study with levodopa on RLS. Sleep Med 2007b; 8: 455–463

García-Borreguero D, Larrosa O, Williams AM et al. Treatment of restless legs syndrome with pregabalin: a double-blind, placebo-controlled study. Neurology 2010; 74: 1897–1904

Grote L, Leissner L, Hedner J et al. A randomized, double-blind, placebo controlled, multi-center study of intravenous iron sucrose and placebo in the treatment of restless legs syndrome. Mov Disord 2009; 24: 1445–1452

Happe S, Benes H, Hornyak M et al. Begutachtung des Restless-Legs-Syndroms. Eine Konsensusempfehlung. Med Sachverständige 2006; 102: 152–158

Hening WA, Allen RP, Ondo WG et al. Rotigotine improves restless legs syndrome: a 6-month randomized, double-blind, placebo-controlled trial in the United States. Mov Disord 2010; 25: 1675–1683

Hening W, Walters AS, Allen RP et al. Impact, diagnosis and treatment of restless legs syndrome (RLS) in a primary care population: the REST (RLS Epidemiology, Symptoms, and Treatment) primary care study. Sleep Med 2004; 5: 237–246

Högl B, Garcia-Borreguero D, Trenkwalder C et al. Efficacy and augmentation during 6 months of double-blind pramipexole for restless legs syndrome. Sleep Med 2011; 12: 351–360

Högl B, Oertel WH, Stiasny-Kolster K et al. Treatment of moderate to severe restless legs syndrome: 2-year safety and efficacy of rotigotine transdermal patch. BMC Neurol 2010; 10: 86

Hornyak M, Feige B, Riemann D et al. Periodic leg movements in sleep and periodic limb movement disorder: prevalence, clinical significance and treatment. Sleep Med Rev 2006; 10: 169–177

Hornyak M, Kotterba A, Trenkwalder C, and members of the study group "motor disorders" of the German Sleep Society. Indications for performing polysomnography in the diagnosis and treatment of restless legs syndrome. Somnologie 2001; 5: 159–162

Inoue Y, Kuroda K, Hirata K et al. Long-term open-label study of pramipexole in patients with primary restless legs syndrome. J Neurol Sci 2010; 294: 62–66

Iranzo A, Comella CL, Santamaria J et al. Restless legs syndrome in Parkinson's disease and other neurodegenerative diseases of the central nervous system. Mov Disord 2007; 22 (Suppl. 18): S424–S430

Kushida CA, Becker PM, Ellenbogen AL et al. Randomized, double-blind, placebo-controlled study of XP13512/GSK1838262 in patients with RLS. Neurology 2009a; 72: 439–446

Kushida CA, Walters AS, Becker P et al. A randomized, double-blind, placebo-controlled, crossover study of XP13512/GSK1838262 in the treatment of patients with primary restless legs syndrome. Sleep 2009b; 32: 159–168

Montplaisir J, Boucher S, Poirier G et al. Clinical, polysomnographic, and genetic characteristics of restless legs syndrome: a study of 133 patients diagnosed with new standard criteria. Mov Disord 1997; 12: 61–65

Oertel WH, Benes H, Bodenschatz R et al. Efficacy of cabergoline in restless legs syndrome: a placebo-controlled study with polysomnography (CATOR). Neurology 2006; 67: 1040–1046

Oertel WH, Stiasny-Kolster K, Bergtholdt B et al. Efficacy of pramipexole in restless legs syndrome: A six-week, multicenter, randomized, double-blind study (effect-RLS study). Mov Disord 2007; 22: 213–219

Oertel WH, Benes H, Garcia-Borreguero D et al. on behalf of the Rotigotine SP 709 Study Group. Efficacy of rotigotine transdermal system in severe restless legs syndrome: A randomized, double-blind, placebo-controlled, six-week dose-finding trial in Europe. Sleep Med 2008; 9: 228–239

Oertel WH, Benes H, Garcia-Borreguero D et al. Rotigotine transdermal patch in moderate to severe idiopathic restless legs syndrome: a randomized, placebo-controlled polysomnographic study. Sleep Med 2010; 11: 848–856

Oertel W. Trenkwalder C, Benes H. et al.; SP710 Study Group. Long-term safety and efficacy of rotigotine transdermal patch for moderate-to-severe idiopathic restless legs syndrome: a 5-year open-label extension study. Lancet Neurol 2011; 10: 710–720

Partinen M, Hirvonen K, Jama L et al. Efficacy and safety of pramipexole in idiopathic restless legs syndrome: a polysomnographic dose-finding study – the PRELUDE study. Sleep Med 2006; 7: 407–417

Peralta CM, Frauscher B, Seppi K et al. Restless legs syndrome in Parkinson's disease. Mov Disord 2009; 24: 2076–2080

Piechietti DL, Allen RP, Walters AS et al. Restless legs syndrome: prevalence and impact in children and adolescents – The Peds REST Study. Pediatrics 2007; 120: 253–267

Scholz H, Trenkwalder C, Kohnen R et al. Dopamine agonists for restless legs syndrome. Cochrane Database Syst Rev 2011a; 3: CD006009

REM sleep behavior disorder. In: The International Classification of Sleep Disorders, 2nd. ed. Westchester, IL: American Academy of Sleep Medicine; 2005: 148–152

Scholz H, Trenkwalder C, Kohnen R et al. Levodopa for restless legs syndrome. Cochrane Database Syst Rev 2011b; 2: CD005504

Shinno H, Oka Y, Otsuki M et al. Proposed dose equivalence between clonazepam and pramipexole in patients with restless legs syndrome. Prog Neuropsychopharmacol Biol Psychiatry 2010; 34: 522–526

Stiasny-Kolster K, Benes H, Peglau I et al. Effective cabergoline treatment in idiopathic restless legs syndrome (RLS). Neurology 2004a; 63: 2272–2279

Stiasny-Kolster K, Kohnen R, Schollmayer E et al. Patch application of the dopamine agonist rotigotine to patients with moderate to advanced stages of restless legs syndrome: a double-blind, placebo-controlled pilot study. Mov Disord 2004b;19:1432-1438

Trenkwalder C, Benes H, Grote L et al. Cabergoline compared to levodopa in the treatment of patients with severe restless legs syndrome: Results from a multi-center, randomized, active controlled trial. Mov Disord 2007; 22: 696–703

Trenkwalder C, Benes H, Poewe W, et al. Efficacy of rotigotine for treatment of moderate-to-severe restless legs syndrome: a randomised, double-blind, placebo-controlled trial. Lancet Neurol 2008a; 7: 595–604

Trenkwalder C, Garcia-Borreguero D, Montagna P et al. Ropinirole in the treatment of restless legs syndrome: Results from the TREAT RLS 1 study, a 12 week, randomised, placebo controlled study in 10 European countries. J Neurol Neurosurg Psychiatry 2004a; 75: 92–97

Trenkwalder C, Hening WA, Montagna P et al. Treatment of restless legs syndrome: an evidence-based review and implications for clinical practice. Mov Disord 2008b; 23: 2267–2302

Trenkwalder C, Hundemer HP, Lledo A et al. Efficacy of pergolide in treatment of restless legs syndrome – The Pearls Study. Neurology 2004b; 62: 1391–1397

Trenkwalder C, Stiasny K, Pollmächer T et al. L-dopa therapy of uremic and idiopathic restless legs syndrome: A double-blind, crossover trial. Sleep 1995; 18: 681–688

Walters AS, Ondo WG, Dreykluft T et al. Ropinirole is effective in the treatment of restless legs syndrome. TREAT RLS 2: a 12-week, double-blind, randomized, parallel-group, placebo-controlled study. Mov Disord 2004; 19: 1414–1423

Walters AS, Ondo WG, Kushida CA, Becker PM et al., XP045 Study Group. Gabapentin enacarbil in restless legs syndrome: a phase 2b, 2-week, randomized, double-blind, placebo-controlled trial. Clin Neuropharmacol 2009; 32: 311–320

Walters AS, Rye DB. Review of the relationship of restless legs syndrome and periodic limb movements in sleep to hypertension, heart disease, and stroke. Sleep 2009; 32: 589–597

Walters AS, Wagner ML, Hening WA et al. Successful treatment of the idiopathic restless legs syndrome in a randomized double-blind trial of oxycodone versus placebo. Sleep 1993; 16: 327–332

Wetter TC, Stiasny K, Winkelmann J et al. A randomized controlled study of pergolide in patients with restless legs syndrome. Neurology 1999; 52: 944–950

Winkelmann J, Schormair B, Lichtner P et al. Genome-wide association study of restless legs syndrome identifies common variants in three genomic regions. Nat Genet 2007; 8: 1000–006

Winkelman JW, Sethi D, Kushida CA et al. Efficacy and safety of pramipexole in restless legs syndrome. Neurology 2006; 67: 1034–1039

Clinical Pathway – **Restless-Legs-Syndrom**

Restless-Legs-Syndrom (RLS) und Periodic Limb Movement Disorder (PLMD)

Basistherapie

Diagnosekriterien
Essenzielle Kriterien
- Missempfindungen in den Beinen mit Bewegungsdrang
- Beginn oder Verschlechterung während Ruhezeiten oder bei Inaktivität
- Durch Bewegung teilweise oder vollständig gebessert
- abends oder nachts schlimmer

Supportive Kriterien
- Familienanamnese
- Ansprechen auf dopaminerge Therapie
- periodische Beinbewegungen (im Wachzustand oder im Schlaf)

Diagnostik zum Ausschluss sekundärer RLS-Formen
▲ Elektroneurografie
▲ Elektromyografie
▲ Blutbild, Ferritin, Serumeisen, Nierenfunktionswerte
▲ TSH, ggf. Schilddrüsenhormone
▲ Vitamin B12 und Folsäure bei klinischem Verdacht

- Indikation zur Polysomnografie
  - keine Response auf dopaminerge Therapie
  - anhaltende Schlafstörung unter Therapie
  - Tagesmüdigkeit als Leitsymptom und gering ausgeprägter RLS-Symptomatik
  - junge Patienten mit schwerem RLS vor Dauertherapie mit dopaminergen Substanzen oder Opiaten
  - zusätzliche schlafbezogene Atmungsstörungen
  - gutachterliche Fragestellung

▲ Polysomnografie
▲ Alternativen:
  ▲ Aktigrafie
  ▲ Immobilisationstests
  ▲ L-Dopa-Test

- keine Indikation zur Polysomnografie

▲ Therapie

- RLS mit Einschlafstörungen
  ▲ L-Dopa plus Decarboxylasehemmer 100/25 mg – 200/50 mg ca. 1 h vor dem Schlafengehen

- RLS mit Durchschlafstörungen
  ▲ Dopaminagonisten
  ▲ retardiertes L-Dopa-Präparat + nicht retardiertes L-Dopa-Präparat 100/25 – 200/50 mg

  - Intermittierende Beschwerden (<3x pro Woche)
    ▲ schnell anflutendes, lösliches L-Dopa-Präparat (Madopar LT)
  - tägliche Beschwerden

- RLS mit Beschwerden auch tagsüber
  ▲ primär Dopaminagonisten

Therapie bei speziellen Problemen

- Augmentation (Komplikation dopaminerger Therapie):
  - früherer Beginn
  - Verstärkung der RLS-Symptomatik tagsüber unter L-Dopa oder Dopaminagonisten
  - Überschreiten der L-Dopa-Maximaldosis von 400 mg

  - Augmentation unter Therapie mit L-Dopa
    ▲ Dopaminagonisten, bevorzugt Einmalgabe abends
    ▲ zusätzlich Opiate oder Opiatmonotherapie
  - Augmentation unter Therapie mit Dopaminagonisten
    ▲ Opiate

- Therapieversager
- Kontraindikationen gegen Dopaminagonisten
  ▲ Opiate

7 Schlafbezogene Atmungsstörungen (SBAS) bei neurologischen Erkrankungen

Was gibt es Neues?

- Das obstruktive Schlaf-Apnoe-Syndrom (OSAS) ist ein unabhängiger Risikofaktor für Atherosklerose (Tanriverdi et al. 2006, Dziewas et al. 2007) und das Auftreten von Schlaganfällen (Yaggi et al. 2005, Munoz et al. 2006), insbesondere bei Männern (Redline et al. 2010). Insgesamt ist je nach Schwere des OSAS von einer 2–4,5-fachen Erhöhung des Risikos für zerebrovaskuläre Ereignisse auszugehen (Arzt et al. 2005, Valham et al. 2008, Redline et al. 2010).
- SBAS in der Akutphase nach zerebraler Ischämie sind mit einer erhöhten Mortalität assoziiert (Bassetti et al. 2006, Bassetti u. Hermann 2011). In 3 offenen Studien wurde gezeigt, dass Patienten mit einem leichten bis mäßigen neurologischen Defizit die nasale CPAP-Anwendung bereits ab der ersten Nacht (Minnerup et al. 2011) oder zumindest binnen einer Woche (Bravata et al. 2011, Parra et al. 2011) nach zerebraler Ischämie tolerieren und dadurch der Apnoe-Hypopnoe-Index (AHI) effektiv gesenkt werden kann. In diesen Studien fanden sich auch Hinweise darauf, dass die frühe nCPAP-Therapie den Verlauf nach Schlaganfall günstig beeinflusst. Ausreichend große kontrollierte klinische Studien fehlen jedoch, sodass keine generelle Empfehlung zur frühen nCPAP-Therapie nach Schlaganfall ausgesprochen werden kann. Faktoren, die eine nCPAP-Therapie in den ersten Tagen nach Schlaganfall favorisieren, sind: leichter bis mittelschwerer Schlaganfall, keine schwere Aphasie, keine faziale Parese oder Demenz, Alter < 70 Jahre, keine schwere Komorbidität (z. B. Tumorleiden mit infauster Prognose), multiple kardiovaskuläre Risikofaktoren, AHI > 30/h und überwiegend obstruktives SAS, exzessive Tagesschläfrigkeit (Bassetti u. Hermann 2011).
- Patienten mit amyotropher Lateralsklerose, die eine nicht invasive Beatmung (NIV) für mindestens 4 Stunden täglich tolerieren, überleben länger (Bourke et al. 2006, Lo Coco et al. 2006, Radunovic et al. 2009) und haben dabei eine bessere Lebensqualität (Bourke et al. 2006). Mit einer erfolgreichen NIV kann bei diesen Patienten in über 70 % der Fälle gerechnet werden (O'Neill et al. 2012).

Die wichtigsten Empfehlungen auf einen Blick

- Bei der häufigsten Form der SBAS, dem obstruktiven Schlaf-Apnoe-Syndrom (OSAS), ist die Therapie der Wahl die nasale CPAP-Beatmung (> 90 % Therapieerfolg). Übliche Druckwerte liegen zwischen 6 und 14 mbar (individuelle Einstellung erforderlich).
- Die nasale CPAP-Therapie ist beim OSAS Unterkieferprotrusionsschienen („oral appliances") deutlich überlegen. Letztere sind allerdings wirksam im Vergleich zu Placebo bei leichtem und mittelschwerem OSAS (Reduktion des AHI, Besserung der Hypersomnie), sodass sie als Alternative bei Patienten in Betracht kommen, die eine CPAP-Therapie nicht tolerieren (Adult Obstructive Sleep Apnea Task Force of the American Academy of Sleep Medicine 2009).
- Aufgrund mangelnder Datenlage kann trotz positiver offener Studien keine generelle Empfehlung zur frühen nCPAP-Therapie nach Schlaganfall ausgesprochen werden. Faktoren, die aber eine nCPAP-Therapie (bei SBAS) in den ersten Tagen nach Schlaganfall eindeutig favorisieren, sind: leichter bis mittelschwerer Schlaganfall, keine schwere Aphasie, keine faziale Parese oder Demenz, Alter < 70 Jahre, keine schwere Komorbidität (z. B. Tumorleiden mit infauster Prognose), multiple kardiovaskuläre Risikofaktoren, AHI > 30/h und überwiegend obstruktives SAS, exzessive Tagesschläfrigkeit.
- Die Compliance von Schlaganfallpatienten hinsichtlich der regelmäßigen nCPAP-Therapie ist in den meisten bis jetzt durchgeführten Studien reduziert im Vergleich zu anderen OSAS-Patienten (Palombi u. Guilleminault 2006, Bassetti u. Hermann 2011). Neuere Studien zeigen jedoch, dass nach entsprechender Patientenselektion die Compliance auch in dieser klinischen Situation > 50 % sein kann (Bravata et al. 2011).
- Bei SBAS im Zusammenhang mit neurologischen Erkrankungen finden häufig auch andere Beatmungsformen Anwendung (BilevelPAP, Sauerstoffgabe per Nasensonde).
- Operative Maßnahmen beim OSAS (Tonsillektomie, Uvulopalatopharyngoplastik, mandibuläre und maxilläre Umstellungsosteotomie) sollten erst nach Ausschöpfen aller konservativen Therapiemaßnahmen erwogen werden.

Schlafbezogene Atmungsstörungen (SBAS) bei neurologischen Erkrankungen

■ Einführung

Die vorliegende Leitlinie wurde auf spezielle neurologische Aspekte in Diagnose und Therapie von SBAS fokussiert. Sofern relevante Informationen bereits in der S3-Leitlinie „Nicht erholsamer Schlaf – Schlafstörungen" der DGSM vorliegen, wird auf diese verwiesen, um Redundanzen zu vermeiden.

■ Definition und Klassifikation

SBAS sind über polysomnografisch aufgezeichnete Atmungsparameter definiert (nasaler/oraler Luftfluss, thorakoabdominale Exkursionen, O_2-Sättigung). Die übliche Quantifizierung erfolgt über den sog. Apnoe-Hypopnoe-Index (Apnoen und/oder Hypopnoen pro Stunde Schlaf), den RDI (respiratory disturbance index) oder RERA (respiratory effort related arousals; nur mittels zusätzlichen EEG-, EKG- und EMG-Aufzeichnungen zu erkennen). Man unterscheidet obstruktive und zentrale Atmungsstörungen sowie schlafbezogene Hypoventilations- und Hypoxämie-Syndrome.

Bei **obstruktiven Atmungsstörungen** kommt es typischerweise durch Erschlaffung der Schlundmuskulatur und Zurückfallen der Zunge zur repetitiven Verlegung der oberen Atemwege bei Inspiration. Der zentrale Atmungsantrieb ist intakt, sodass bei der obstruktiven Apnoe der Luftstrom (nasal wie oral) zum Stillstand kommt, während weiterhin Thorax- und Abdomenbewegungen nachweisbar sind.

Die **zentrale Atmungsstörung** hat ihre Ursache in einer Dysfunktion der zentralnervösen Atmungsregulation. Hierbei kommt es zu einem repetitiven Stopp der Thorax- und Abdomenexkursionen und damit zu einem Sistieren des Luftstromes trotz durchgängiger Atemwege.

Hypoventilations- und Hypoxämiesyndrome sind durch einen lang anhaltend reduzierten Gasaustausch ohne nachweisbare Apnoen gekennzeichnet. Sie resultieren entweder aus einem pathologisch reduzierten zentralen Atemantrieb (im Gegensatz zum zentralen Schlaf-Apnoe-Syndrom aber ohne Apnoen) oder aus sukzessiver Erschöpfung und Insuffizienz der Atemmuskulatur.

Daneben können mit zusätzlichen Messparametern (z. B. Kapnografie, Ösophagusdruckmessung) weitere Formen von SBAS identifiziert werden (z. B. Störungen der Rhythmogenese, Störung der Chemosensibilität der Atmung). Neurologische Erkrankungen können in jeder genannten Form zur Affektion der Atmung führen, häufig aggraviert im Schlaf.

Weitere Angaben siehe S3-Leitlinie „Nicht erholsamer Schlaf – Schlafstörungen" der DGSM (unter http://www.uni-duesseldorf.de/WWW/AWMF/ll/).

■ Epidemiologie

Bei den meisten neurologischen Erkrankungen liegen zur Prävalenz von SBAS keine ausreichend großen, kontrollierten Studien vor. In der Allgemeinbevölkerung wird die Prävalenz für die häufigste Form der SBAS, das obstruktive Schlafapnoe-Syndrom (OSAS), auf mindestens 2 % geschätzt (Männer : Frauen = 3–10 : 1). Beim Schlaganfall wird die Prävalenz in der Akutphase auf 45–70 % geschätzt (Bassetti et al. 1996, Bassetti u. Aldrich 1999a, Bassetti u. Aldrich 1999b, Bassetti u. Hermann 2011).

■ Pathophysiologie

Die Genese von SBAS bei neurologischen Erkrankungen ist multifaktoriell und hängt vom jeweils assoziierten Krankheitsbild ab (s. u.).

Weitere Angaben siehe S3-Leitlinie „Nicht erholsamer Schlaf – Schlafstörungen" der DGSM.

■ Symptome

Kernsymptome sind:
- Hypersomnie
- Insomnie
- Erschöpfbarkeit

Seltener sind Kopfschmerzen (vor allem morgendliche Kopfschmerzen), Gedächtnis- und Konzentrationsstörungen, depressive Verstimmung und Reizbarkeit (siehe auch S3-Leitlinie „Nicht erholsamer Schlaf – Schlafstörungen" der DGSM).

Treten diese Symptome in Zusammenhang mit einer der unter „Therapie" im Einzelnen genannten Erkrankungen auf, muss an das Vorliegen von SBAS gedacht, eine weiterführende Diagnostik durchgeführt und ggf. eine Therapie eingeleitet werden.

■ Diagnostik

Stufendiagnostik gemäß der Richtlinien über die Bewertung ärztlicher Untersuchungs- und Behandlungsmethoden (BUB-Richtlinien) 1–4

- **1** = Anamnese
- **2** = neurologisch/internistisch/pulmonologisch/HNO-ärztlich
- **3** = respiratorische Polygrafie (nicht überwachte Aufzeichnung von [kardio-]respiratorischen Variablen)
- **4** = Polysomnografie (überwachte Aufzeichnung [kardio-]respiratorischer und neurophysiologischer Variablen inkl. EEG, EMG für 2 aufeinanderfolgende Nächte; ggf. mit pCO_2-Messung, z. B. in Form der transkutanen Kapnografie)

Weitere Angaben siehe S3-Leitlinie „Nicht erholsamer Schlaf – Schlafstörungen" der DGSM.

■ Therapie

Therapieoptionen

Bei der häufigsten Form der SBAS (OSAS) ist die Therapie der Wahl die **nasale CPAP** („continuous positive airway pressure"; > 90% Therapieerfolg = Reduktion der Apnoen und Besserung der Hypersomnie) (Übersicht bei White et al. 2002). Bei SBAS im Zusammenhang mit neurologischen Erkrankungen finden häufig auch andere Beatmungsformen Anwendung (s.u.). Druckeinstellungen der CPAP- bzw. BilevelPAP-Beatmungstherapie („bilevel positive airway pressure") müssen individuell jedem Patienten und Krankheitsbild angepasst werden. Übliche Druckwerte liegen zwischen 6 und 14 mbar.

Atemanaleptika (z.B. Theophyllin) sind in der Therapie des OSAS nicht wirksam (Smith et al. 2002).

Ober- und Unterkieferschienen („oral appliances") sind der nasalen CPAP-Therapie beim OSAS deutlich unterlegen). Sie sind allerdings wirksam im Vergleich zu Placebo (Reduktion des Apnoe-Hypopnoe-Indexes, Besserung der Hypersomnie), so dass sie als Alternative bei Patienten in Betracht kommen, die eine CPAP-Therapie nicht tolerieren (Giles et al. 2006, Lim et al. 2006).

Operative Maßnahmen beim OSAS (Tonsillektomie, Uvulopalatopharyngoplastik, mandibuläre und maxilläre Umstellungsosteotomie) sollten erst nach Ausschöpfen aller konservativen Therapiemaßnahmen erwogen werden.

Die Einleitung und individuelle Einstellung einer Beatmungstherapie bei SBAS muss unter polysomnografischer Kontrolle im Schlaflabor erfolgen. Der therapeutische Erfolg der Einstellung ist durch mindestens eine Kontrolluntersuchung innerhalb des ersten Behandlungsjahres zu gewährleisten. Gemäß BUB-Richtlinien soll diese Kontrolle 6 Monate nach Einleitung der Therapie mittels Polysomnografie (Stufe 3) erfolgen. Eine erneute Polysomnografie (Stufe 4) ist nur bei schwerwiegenden Therapieproblemen erforderlich.

Eine Verbesserung der Compliance durch Anwendung von autoCPAP- oder BilevelPAP-Geräten, Befeuchtern oder Selbsttitrierung des Beatmungsdruckes durch die Patienten ist nicht belegt (Haniffa et al. 2004).

Neurologische Erkrankungen mit gehäuftem Auftreten von SBAS

Multisystematrophie

- komplexe Atemstörung mit zentralen, gemischten und obstruktiven respiratorischen Ereignissen bei 25–50% der Patienten (Maurer et al. 1999, Vetrugno et al. 2004)
- übliche Art der Beatmung: CPAP, BilevelPAP. CPAP und BilevelPAP sind häufig auch wirksam als Dauertherapie gegen nächtlichen Stridor und damit assoziierten nicht erholsamen Schlaf (Iranzo et al. 2004), wobei einschränkend anzumerken ist, dass bei einigen Patienten diese Symptome nur mittels Tracheotomie effektiv zu behandeln sind.

Idiopathisches Parkinson-Syndrom

- gehäuft OSAS (Apps et al. 1985, Hardie et al. 1986, Ferini-Strambi et al. 1992, Greulich et al. 1998, Schäfer 2001, Thorpy 2004, Diederich et al. 2005)
- übliche Art der Beatmung: CPAP. Die CPAP-Beatmung wird von ca. 20% der Patienten mit idiopathischem Parkinson-Syndrom nicht toleriert (Happe et al. 2002).

Amyotrophe Lateralsklerose (ALS)

- Typischerweise entwickelt sich im Verlauf eine komplexe Atmungsstörung, die gehäuft OSAS, zentrale Apnoen und Erschöpfung der Atemmuskulatur mit einschließt (Barthlen 1997, Bourke et al. 2001).
- Patienten, die eine nicht invasive Beatmung (NIV) für mindestens 4 Stunden täglich tolerieren, überleben länger (Bourke et al. 2006, Lo Coco et al. 2006, Radunovic et al. 2009) und haben dabei eine bessere Lebensqualität (Bourke et al. 2006).
- Mit einer erfolgreichen NIV kann bei diesen Patienten in über 70% der Fälle gerechnet werden (O'Neill et al. 2012).
- Hinweise auf eine Besserung kognitiver Leistungen durch Beatmung liegen vor (Newsom-Davis et al. 2001).
- übliche Art der Beatmung: BilevelPAP
- Bei ausgeprägter Schwäche der Mundbodenmuskulatur ist eine nasale Maskenbeatmung häufig nicht ausreichend und es muss eine Spezial-/Fullface-Maske verwendet werden.

Autonome Neuropathien (vor allem diabetisch), Phrenikus-Affektion (CIDP)

- OSAS, alveoläre Hypoventilation (Rosenow et al. 1998, Bottini et al. 2000)
- übliche Art der Beatmung: CPAP

Hereditäre motorische und sensible Neuropathien (HMSN; z.B. Charcot-Marie-Tooth-Erkrankung)

- OSAS (Dematteis et al. 2001)
- übliche Art der Beatmung: CPAP

Poliomyelitis/Post-Polio-Syndrom

- OSAS, periphere muskuläre Erschöpfung (Ulfberg et al. 1997, Dean et al. 1998)
- übliche Art der Beatmung: CPAP

Neuromuskuläre Erkrankungen (z. B. Myasthenia gravis)

- OSAS, periphere muskuläre Erschöpfung (Quera-Salva et al. 1992, Stepansky et al. 1996, Barthlen 1997, Stepansky u. Zeitlhofer 2001)
- Die Prävalenz des OSAS bei Myasthenia gravis ist 1,8–3,7-fach erhöht (Nicolle et al. 2006). SBAS können weitgehend remittieren bei optimaler medikamentöser Einstellung der Myasthenie (Prudlo et al. 2007). Auch die Thymektomie kann zur Besserung eines OSAS bei Myasthenie beitragen (Amino et al. 1998).
- übliche Art der Beatmung: CPAP, BilevelPAP

Muskelkrankheiten (z. B. myotone Dystrophie, Maltase-Mangel-Myopathie, Morbus Pompe)

- REM-Schlaf-assoziierte Hypoventilation, OSAS, periphere muskuläre Erschöpfung (Barthlen 1997, Guilleminault et al. 1998, Mellies et al. 2005)
- übliche Art der Beatmung: BilevelPAP

Kongenitale Erkrankungen (z. B. kongenitales zentrales alveoläres Hypoventilationssyndrom [CCHS], familiäre Dysautonomie/Riley-Day-Syndrom)

- zentrale alveoläre Hypoventilation, OSAS (Guilleminault et al. 1992, Schläfke et al. 1999)
- übliche Art der Beatmung: maschinelle Beatmung

Bilaterale posterolaterale Läsionen der Medulla oblongata (z. B. bei Ischämie, Hämorrhagie, intrakraniellen Abzessen, Leigh's Syndrom)

- erworbene zentrale alveoläre Hypoventilation (Cummiskey et al. 1987)
- übliche Art der Beatmung: CPAP, BilevelPAP

Enzephalitis (erregerbedingt, autoimmun)

- OSAS, zentrale Atmungsregulationsstörungen (White et al. 1983, Ball et al. 1994, Dyken et al. 2003, Lee et al. 2006)
- übliche Art der Beatmung: je nach Schweregrad bis zur Intubation

Hirntumoren

- OSAS, zentrale Atmungsregulationsstörungen
- Nicht nur Tumoren der hinteren Schädelgrube, sondern auch supratentorielle Neoplasien scheinen mit einer erhöhten Inzidenz von SBAS assoziiert zu sein (Murali et al. 2004, Pollak et al. 2004). Kraniopharyngeome sind überproportional häufig mit einem OSAS vergesellschaftet (Crowley et al. 2011).
- übliche Art der Beatmung: je nach Schweregrad bis zur Intubation; bei OSAS: CPAP

Multiple Sklerose

- Eine schwere „Fatigue"-Symptomatik kann bei der Multiplen Sklerose auf das Vorliegen eines OSAS hinweisen (Kaminska et al. 2011).
- In späten Phasen kann es bei muskulärer Insuffizienz zu alveolärer Hypoventilation kommen.
- übliche Art der Beatmung: CPAP (bei OSAS) oder BilevelPAP (bei alveolärer Hypoventilation), bei Hypoxämie < 85 % Sauerstoffgabe

Schlaganfall

- Das OSAS ist ein unabhängiger Risikofaktor für Atherosklerose (Tanriverdi et al. 2006, Dziewas et al. 2007), das Auftreten von Schlaganfällen (Yaggi et al. 2005, Munoz et al. 2006) und kardiovaskulären ischämischen Ereignissen (Marin et al. 2005). In der Sleep-Heart-Studie war bei Männern mit OSAS der AHI signifikant mit dem Schlaganfallrisiko korreliert, bei Frauen war eine Erhöhung des Schlaganfallrisikos erst ab einem AHI > 25/min zu verzeichnen (Redline et al. 2010). Insgesamt ist je nach Schwere des OSAS von einer 2–4,5-fachen Erhöhung des Risikos für zerebrovaskuläre Ereignisse auszugehen (Arzt et al. 2005, Valham et al. 2008, Redline et al. 2010).
- Die Therapie des schweren OSAS (AHI > 30/h) mit nCPAP führte in einer offenen prospektiven Studie mit 10 Jahren Verlaufsbeobachtung zu einer signifikanten Reduktion fataler und nicht fataler kardiovaskulärer und zerebrovaskulärer Ereignisse (Marin et al. 2005). Nach einzelnen Berichten bewirkt die nCPAP-Therapie möglicherweise eine Reduktion atherosklerotischer Surrogatparameter (Intima-Media-Dicke, Interleukin-6, CRP) (Yokoe et al. 2003, Drager et al. 2007).
- Sehr hohe Prävalenz einer SBAS (insbesondere OSAS) besteht bei supratentoriellen, hemisphärischen ischämischen Läsionen in der Akutphase (Bassetti et al. 1996, Bassetti u. Aldrich 1999a, Bassetti u. Aldrich 1999b, Wessendorf et al. 2000). Vereinzelt wird auch ein „central periodic breathing during sleep" (CBDS) beobachtet (Siccoli et al. 2008). Häufig kommt es zu Spontanremissionen innerhalb von 6 Monaten, jedoch ist die Prävalenz postakut weiterhin hoch (Schäfer et al. 2001).
- SBAS in der Akutphase nach zerebraler Ischämie sind mit erhöhter Mortalität assoziiert (Bassetti et al. 2006). In offenen Studien wurde gezeigt, dass Patienten mit einem leichten bis mäßigen neurologischen Defizit die nCPAP-Anwendung bereits ab der ersten Nacht (Minnerup et al. 2011, 50 Patienten) oder zumindest binnen einer Woche (Bravata et al. 2011, 55 Patienten; Parra

et al. 2011, 140 Patienten) nach zerebraler Ischämie tolerieren und dadurch der AHI effektiv gesenkt werden kann. In diesen Studien fanden sich auch Hinweise darauf, dass die frühe nCPAP-Therapie den Verlauf nach Schlaganfall günstig beeinflusst. Eine weitere offene Studie kommt zu dem Ergebnis, dass der Verlauf der Rehabilitation nach ischämischem Infarkt durch nCPAP bei Patienten mit OSAS günstig beeinflusst wird (Ryan et al. 2011, 44 Patienten, Beginn der Therapie 3 Wochen nach Schlaganfall). Weiterhin fehlen jedoch ausreichend große, randomisierte kontrollierte Studien mit valider Intention-to-treat-Analyse, sodass keine generelle Empfehlung zur frühen nCPAP-Therapie nach Schlaganfall ausgesprochen werden kann. Faktoren, die eine nCPAP-Therapie bei SBAS in den ersten Tagen nach Schlaganfall favorisieren, sind: leichter bis mittelschwerer Schlaganfall, keine schwere Aphasie, keine faziale Parese oder Demenz, Alter < 70 Jahre, keine schwere Komorbidität (z.B. Tumorleiden mit infauster Prognose), multiple kardiovaskuläre Risikofaktoren, AHI > 30/h und überwiegend obstruktives SAS, exzessive Tagesschläfrigkeit.
- Zentrale Apnoen werden vor allem bei Hirnstammläsionen beobachtet (Sonderform: Cheyne-Stokes-Atmung), können aber ebenfalls bei supratentoriellen Läsionen auftreten, selbst wenn diese keinen raumfordernden Effekt haben und wenn weder eine Vigilanzstörung noch eine Herzinsuffizienz vorliegt (Siccoli et al. 2008).
- übliche Art der Beatmung: CPAP

Epilepsie
- OSAS und/oder Nebenwirkung der antikonvulsiven Medikation (Oliveira et al. 2000, Weatherwax et al. 2003). Anfallsreduktion bis 50% unter nCPAP wurde in einer kleinen, prospektiv untersuchten Serie von Patienten beschrieben (Malow et al. 2003). Diese Daten werden unterstützt durch eine weitere prospektive Studie, in der sich unter nCPAP sowohl die Tagesschläfrigkeit als auch die Anfallsfrequenz bei einem Teil der Patienten besserte (Hollinger et al. 2006).
- übliche Art der Beatmung: CPAP

Schlafstörungen: Restless-Legs-Syndrom (RLS), Narkolepsie
- assoziiertes OSAS (Aldrich 1992, Becker et al. 1993, Mayer et al. 2002)
- nCPAP bessert bei Patienten mit OSAS und RLS sowohl die Tagesschläfrigkeit als auch die RLS-Symptome (IRLS) (Delgado Rodrigues et al. 2006).
- übliche Art der Beatmung: CPAP

■ Spezielle Aspekte für Österreich und die Schweiz

Die Empfehlungen für Österreich und die Schweiz decken sich mit den Empfehlungen für Deutschland.

■ Versorgungskoordination

Die diagnostischen Maßnahmen der Stufe 1–3 sind nach BUB-Richtlinien ambulant, Stufe 4 stationär durchzuführen (Stufe 4 kann nach den überarbeiteten BUB-Richtlinien vom 15. Juni 2004 von Ärzten, die die Zusatzbezeichnung „Schlafmedizin" führen, auch ambulant erbracht werden.)

Die Versorgungskoordination der therapeutischen Maßnahmen richtet sich nach Diagnose und Schweregrad der neurologischen Erkrankung im Einzelfall.

■ Redaktionskomitee

Prof. Dr. Claudio Bassetti, Neurologische Klinik und Poliklinik, Universitätsklinik, Inselspital Bern
Prof. Dr. Christian Gerloff, Klinik und Poliklinik für Neurologie, Universitätsklinikum Hamburg-Eppendorf
Prof. Dr. Christian W. Hess, Neurologische Universitätsklinik, Inselspital Bern
(Ao. Univ.-)Prof. Dr. Birgit Högl, Universitäts-Klinik für Neurologie, Innsbruck
Prof. Dr. Geert Mayer, Neurologische Klinik Hephata, Treysa, Schwalmstadt
Dr. Dietmar Schäfer, Odebornklinik, Bad Berleburg
Prof. Dr. Dr. Josef Zeitlhofer, Universitätsklinik für Neurologie, Wien

Federführend: Prof. Dr. Christian Gerloff, Klinik und Poliklinik für Neurologie, Universitätsklinikum Hamburg-Eppendorf, Martinistraße 52, 20246 Hamburg
E-Mail: gerloff@uke.de

Entwicklungsstufe der Leitlinie: S1

■ Literatur

Adult Obstructive Sleep Apnea Task Force of the American Academy of Sleep Medicine. Clinical guideline for the evaluation, management and long-term care of obstructive sleep apnea in adults. Clin Sleep Med 2009; 5: 263–276
Aldrich MS. Narcolepsy. Neurology 1992; 42 (Suppl. 6): 34–43
Amino A, Shiozawa Z, Nagasaka T et al. Sleep apnoea in well-controlled myasthenia gravis and the effect of thymectomy. J Neurol 1998; 245: 77–80
Apps MC, Sheaff PC, Ingram DA et al. Respiration and sleep in Parkinson's disease. J Neurol Neurosurg Psychiatry 1985; 48: 1240–1245
Arzt M, Young T, Finn L et al. Association of sleepdisordered breathing and the occurrence of stroke. Am J Respir Crit Care Med 2005; 172: 1447–1451
Ball JA, Warner T, Reid P et al. Central alveolar hypoventilation associated with paraneoplastic brain-stem encephalitis and anti-Hu antibodies. J Neurol. 1994; 241: 561–566

Barthlen GM. Nocturnal respiratory failure as an indication of noninvasive ventilation in the patient with neuromuscular disease. Respiration 1997; 64: 35–38

Bassetti C, Aldrich M. Night time versus daytime transient ischaemic attack and ischaemic stroke: a prospective study of 110 patients. J Neurol Neurosurg Psychiatry 1999a; 67: 463–467

Bassetti C, Aldrich MS. Sleep apnea in acute cerebrovascular diseases: final report on 128 patients. Sleep 1999b; 22: 217–223

Bassetti C, Aldrich MS, Chervin RD et al. Sleep apnea in patients with transient ischemic attack and stroke: a prospective study of 59 patients. Neurology 1996; 47: 1167–1173

Bassetti CL, Hermann DM. Sleep and stroke. Handb Clin Neurol 2011; 99: 1051–1072

Bassetti C, Milanova M, Gugger M. Sleep-disordered breathing and acute ischemic stroke: diagnosis, risk factors, treatment, evolution and long-term clinical outcome. Stroke 2006; 37: 967–972

Becker PM, Jamieson AO, Brown WD. Dopaminergic agents in restless legs syndrome and periodic limb movements of sleep: response and complications of extended treatment in 49 cases. Sleep 1993; 16: 713–716

Bottini P, Scionti L, Santeusanio F et al. Impairment of the respiratory system in diabetic autonomic neuropathy. Diabetes Nutr Metab 2000; 13: 165–172

Bourke SC, Shaw PJ, Gibson GJ. Respiratory function vs sleep-disordered breathing as predictors of QOL in ALS. Neurology 2001; 57: 2040–2044

Bourke SC, Tomlinson M, Williams TL et al. Effects of non-invasive ventilation on survival and quality of life in patients with amyotrophic lateral sclerosis: a randomised controlled trial. Lancet Neurology 2006; 5: 140–147

Bravata DM, Concato J, Fried T et al. Continuous positive airway pressure: evaluation of a novel therapy for patients with acute ischemic stroke. Sleep. 2011; 34: 1271–1277

Crowley RK, Woods C, Fleming M et al. Somnolence in adult craniopharyngioma patients is a common, heterogeneous condition that is potentially treatable. Clin Endocrinol (Oxf) 2011; 74: 750–755

Cummiskey J, Guilleminault C, Davis R et al. Automatic respiratory failure: sleep studies and Leigh's disease (case report). Neurology 1987; 37: 1876–1878

Dean AC, Graham BA, Dalakas M et al. Sleep apnea in patients with postpolio syndrome. Ann Neurol 1998; 43: 661–664

Diederich NJ, Vaillant M, Leischen M et al. Sleep apnea syndrome in Parkinson's disease. A case-control study in 49 patients. Mov Disord 2005; 20: 1413–1418

Drager LF, Bortolotto LA, Figueiredo AC et al. Effects of continuous positive airway pressure on early signs of atherosclerosis in obstructive sleep apnea. Am J Respir Crit Care Med 2007; 176: 706–712

Delgado Rodrigues RN, Alvim de Abreu E et al. Outcome of restless legs severity after continuous positive airway pressure (CPAP) treatment in patients affected by the association of RLS and obstructive sleep apneas. Sleep Med 2006; 7: 235–239

Dematteis M, Pepin JL, Jeanmart M et al. Charcot-Marie-Tooth disease and sleep apnoea syndrome: a family study. Lancet 2001; 357: 267–272

Dyken ME, Yamada T, Berger HA. Transient obstructive sleep apnea and asystole in association with presumed viral encephalopathy. Neurology 2003; 60: 1692-1694

Dziewas R, Ritter M, Usta N et al. Atherosclerosis and obstructive sleep apnea in patients with ischemic stroke. Cerebrovasc Dis 2007; 24: 122–126

Ferini-Strambi L, Franceschi M, Pinto P et al. Respiration and heart rate variability during sleep in untreated Parkinson patients. Gerontology 1992; 38: 92–98

Giles TL, Lasserson TJ, Smith BH et al. Continuous positive airway pressure for obstructive sleep apnoea in adults. Cochrane Database Syst Rev 2006; 3: CD 001106

Greulich W, Schäfer D, Georg WM et al. Schlafverhalten bei Patienten mit Morbus Parkinson. Somnologie 1998; 2: 163–171

Guilleminault C, Philip P, Robinson A. Sleep and neuromuscular disease: bilevel positive airway pressure by nasal mask as a treatment for sleep disordered breathing in patients with neuromuscular disease. J Neurol Neurosurg Psychiatry 1998; 65: 225–232

Guilleminault C, Stoohs R, Quera-Salva MA. Sleep-related obstructive and nonobstructive apneas and neurologic disorders. Neurology 1992; 42: 53–60

Haniffa M, Lasserson T, Smith I. Interventions to improve compliance with continuous positive airway pressure for obstructive sleep apnoea. Cochrane Database Syst Rev 2004: CD 003531

Happe S, Luedemann P, Berger K. FAQT study investigators. The association between disease severity and sleep-related problems in patients with Parkinson's disease. Neuropsychobiology 2002; 46: 90–96

Hardie RJ, Efthimiou J, Stern GM. Respiration and sleep in Parkinson's disease. J Neurol Neurosurg Psychiatry 1986; 49: 1326

Hollinger P, Khatami R, Gugger M et al. Epilepsy and obstructive apnea. Eur Neurol 2006; 55: 74–79

Iranzo A, Santamaria J, Tolosa E. Continuous positive air pressure eliminates nocturnal stridor in multiple system atrophy. Barcelona Multiple System Atrophy Study Group. Lancet 2000; 356: 1329–1330

Iranzo A, Santamaria J, Tolosa E et al. Long-term effect of CPAP in the treatment of nocturnal stridor in multiple system atrophy. Neurology 2004; 63: 930–932

Kaminska M, Kimoff R, Benedetti A et al. Obstructive sleep apnea is associated with fatigue in multiple sclerosis. Mult Scler 2011 Dec 19 [Epub ahead of print]

Lee KS, Higgins MJ, Patel BM et al. Paraneoplastic coma and acquired central alveolar hypoventilation as a manifestation of brainstem encephalitis in a patient with ANNA-1 antibody and small-cell lung cancer. Neurocrit Care 2006; 4: 137-139

Lim J, Lasserson TJ, Fleetham J et al. Oral appliances for obstructive sleep apnoea. Cochrane Database Syst Rev 2006; 1: CD 004435

Lo Coco D, Marchese S, Pesco MC et al. Noninvasive positive-pressure ventilation in ALS: predictors of tolerance and survival. Neurology 2006; 67: 761–765

Malow B., Watherwax KJ, Chervin RD et al. Identification and treatment of obstructive sleep apnea in adults and children with epilepsy: a prospective pilot study. Sleep Med 2003; 4: 509–515

Marin JU, Carrizo SJ, Vicente E et al. Long-term cardiovascular outcomes in men with obstructive sleep apnoea-hypopnoea with or without treatment with continuous positive airway pressure: an observational study. Lancet 2005; 365: 1046–1053

Maurer JT, Juncker C, Baker-Schreyer A et al. Sleep apnea syndromes in multiple system atrophy. Hno 1999; 47: 117–121

Mayer G, Fietze I, Fischer J et al. Leitlinie S3: Nicht erholsamer Schlaf / Schlafstörungen. Somnologie 2009; 13: 4–160

Mayer G, Peter H, Ploch T et al. Komorbidität bei Narkolepsiepatienten. Dtsch Med Wschr 2002; 127: 1942–1946

Mellies U, Stehling F, Dohna-Schwake C et al. Respiratory failure in Pompe disease: treatment with noninvasive ventilation. Neurology 2005; 64: 1465-1467

Minnerup J, Ritter MA, Wersching H et al. Continuous positive airway pressure ventilation for acute ischemic stroke: a randomized feasibility study. Stroke 2011 Dec 22 [Epub ahead of print]

Munoz R, Duran-Cantolla J, Martínez-Vila E et al. Severe sleep apnea and risk of ischemic stroke in the elderly. Stroke 2006; 37: 2317–2321

Murali R, Douyon P, Omeis I. Large anterior skull base lesions in patients presenting with obstructive sleep apnea. Report of two cases and review of the literature. J Neurosurg 2004; 101: 163–166

Newsom-Davis IC, Lyall RA, Leigh PN et al. The effect of non-invasive positive pressure ventilation (NIPPV) on cognitive function in amyotrophic lateral sclerosis (ALS): a prospective study. J Neurol Neurosurg Psychiatry 2001; 71: 482–487

Nicolle MW, Rask S, Koopman WJ et al. Sleep apnea in patients with myasthenia gravis. Neurology 2006; 67: 140–142

Oliveira AJ, Zamagni M, Dolso P et al. Respiratory disorders during sleep in patients with epilepsy: effect of ventilatory therapy on EEG interictal epileptiform discharges. Clin Neurophysiol 2000; 111 (Suppl. 2): S 141–S 145

O'Neill CL, Williams TL, Peel ET et al. Non-invasive ventilation in motor neuron disease: an update of current UK practice. J Neurol Neurosurg Psychiatry. 2012; 83: 371–376

Palombini L, Guilleminault C. Stroke and treatment with nasal CPAP. Eur J Neurol 2006; 13: 198–200

Parra O, Sánchez-Armengol A, Bonnin M et al. Early treatment of obstructive apnoea and stroke outcome: a randomised controlled trial. Eur Respir J. 2011; 37: 1128–1136

Partinen M. Ischaemic stroke, snoring and obstructive sleep apnoea. J Sleep Res 1995; 4: 156–159

Pollak L, Shpirer I, Rabey JM et al. Polysomnography in patients with intracranial tumors before and after operation. Acta Neurol Scand 2004; 109: 56–60

Prudlo J, Koenig J, Ermert S, Juhász J. Sleep disordered breathing in medically stable patients with myasthenia gravis. Eur J Neurol 2007; 14: 321–326

Quera-Salva MA, Guilleminault C, Chevret S et al. Breathing disorders during sleep in myasthenia gravis. Ann Neurol 1992; 31: 86–92

Radunovic A, Annane D, Jewitt K et al. Mechanical ventilation for amyotrophic lateral sclerosis/motor neuron disease. Cochrane Database Syst Rev 2009; 4: CD004427

Redline S, Yenokyan G, Gottlieb DJ et al. Obstructive sleep apnea-hypopnea and incident stroke: the sleep heart health study. Am J Respir Crit Care Med 2010; 182: 269–277

Rosenow F, McCarthy V, Caruso AC. Sleep apnoea in endocrine diseases. J Sleep Res 1998; 7: 3–11

Ryan CM, Bayley M, Green R et al. Influence of continuous positive airway pressure on outcomes of rehabilitation in stroke patients with obstructive sleep apnea. Stroke 2011; 42: 1062–1067

Schäfer D. Sleep related breathing disorders in parkinsonism: frequency, nature, and therapeutical approaches. Somnologie 2001; 5: 103–114

Schäfer D, Gopon F, Sidiropoulou M et al. Polygraphic screening after ischemic stroke: a consecutive study on 258 patients. Somnologie 2001; 5: 135–140

Schafer H, Koehler U, Ewig S et al. Obstructive sleep apnea as a risk marker in coronary artery disease. Cardiology 1999; 92: 79–84

Schläfke ME, Schäfer C, Schäfer T. Ondine's curse syndrome as congenital central hypoventilation syndrome (CCHS). Somnologie 1999; 3: 128–133

Shahar E, Whitney CW, Redline S. Sleep-disordered breathing and cardiovascular disease: cross-sectional results of the Sleep Heart Health Study. Am J Respir Crit Care Med 2001; 163: 19–25

Siccoli MM, Pepperell JC, Kohler M et al. Effects of continuous positive airway pressure on quality of life in patients with moderate to severe obstructive sleep apnea: data from a randomized controlled trial. Sleep 2008; 31: 1551–1558

Smith I, Lasserson T, Wright J. Drug treatments for obstructive sleep apnoea. Cochrane Database Syst Rev 2002: CD 003002

Stepansky R, Weber G, Zeitlhofer J. Sleep apnea in myasthenia gravis. Wien Med Wschr 1996; 146: 209–210

Stepansky R, Zeitlhofer J. Myasthenia gravis and sleep. Wien Klin Wschr 2001; 113: 285–287

Tanriverdi H, Evrengul H, Kara CO et al. Aortic stiffness, flow-mediated dilatation and carotid intima-media thickness in obstructive sleep apnea: non-invasive indicators of atherosclerosis. Respiration 2006; 73: 741–750

Thorpy MJ. Sleep disorders in Parkinson's disease. Clin Cornerstone 2004; 6 (Suppl. 1A): S 7–S 15

Ulfberg J, Jonsson R, Ekeroth G. Sleep apnea syndrome among poliomyelitis survivors. Neurology 1997; 49: 1189–1190

Valham F, Mooe T, Rabben T et al. Increased risk of stroke in patients with coronary artery disease and sleep apnea: A 10-year follow-up. Circulation 2008; 118: 955–960

Vetrugno R, Provini F, Cortelli P et al. Sleep disorders in multiple system atrophy: a correlative video-polysomnographic study. Sleep Med 2004; 5: 21–30

Weatherwax KJ, Lin X, Marzec ML et al. Obstructive sleep apnea in epilepsy patients: the Sleep Apnea scale of the Sleep Disorders Questionnaire (SA-SDQ) is a useful screening instrument for obstructive sleep apnea in a disease-specific population. Sleep Med 2003; 4: 517–521

Wessendorf TC, Wang YM, Hilmann AT et al. Treatment of obstructive sleep apnoea with nasal continuous positve airway pressure in stroke. Eur Respir J 2001; 18: 623–629

White J, Cates C, Wright J. Continuous positive airways pressure for obstructive sleep apnoea. Cochrane Database Syst Rev 2002: CD 001106

White DP, Miller F, Erickson RW. Sleep apnea and nocturnal hypoventilation after western equine encephalitis. Am Rev Respir Dis 1983; 127: 132–133

Yaggi HK, Concato J, Kernan WN et al. Obstructive sleep apnea as a risk factor for stroke and death. N Engl J Med 2005; 353: 2034–2041

Yokoe T, Minoguchi K, Matsuo H et al. Elevated levels of C-reactive protein and interleukin-6 in patients with obstructive sleep apnea syndrome are decreased by nasal continuous positive airway pressure. Circulation 2003; 107: 1129–1134

8 Insomnie

Was gibt es Neues?

- Die World Health Organisation hat ein Interview entwickelt, um den allgemeinen Einfluss von komorbiden Erkrankungen auf die Krankheitsbelastung zu untersuchen. Die 3 wichtigsten Einflussfaktoren waren neurologische Erkrankungen, Insomnie und Major Depression (Alonso et al. 2010).
- Insomnien treten bei neurologischen Erkrankungen häufig auf, werden aber zu selten erkannt und behandelt.
- Insomnien können eine direkte Folge der neurologischen Erkrankungen sein oder sekundär infolge von Schmerz, Depression, Schlafstörungen oder Medikation auftreten (Taylor et al. 2007).
- Insomnien haben eine entscheidende Auswirkung auf die kognitiven und körperlichen Funktionen und können mit psychologischen Belastungen und Depressionen einhergehen (Baglioni et al. 2011).
- Diagnostisch kann die Aktigrafie dazu beitragen, zirkadiane Schlaf-Wach-Rhythmusstörungen zu detektieren (Van Someren 2007).
- Aus differenzialdiagnostischen Gründen und zur Bestimmung der Schlafdauer kann die volle kardiorespiratorische Polysomnografie eingesetzt werden (Kushida et al. 2005).
- Die der Insomnie zugrunde liegende Erkrankung sollte immer zuerst behandelt werden.
- Aufgrund weniger Studien mit hoher Evidenz kann nach Ausschluss riskanter medikamentöser Nebenwirkungen die Behandlung mit kurzwirksamen Hypnotika empfohlen werden (Cotroneo et al. 2007).
- Ein Behandlungsversuch mit sedierenden Antidepressiva kann bei der Insomnie bei Schlaganfall und Parkinson-Patienten gerechtfertigt sein (Palomaki et al. 2003, Zesiewicz et al. 2010).
- Melatonin und Lichtbehandlung können zirkadiane Schlaf-Wach-Rhythmusstörungen stabilisieren und die Schlaflatenz bei Demenzen und Parkinson-Erkrankung verkürzen (Van Someren et al. 1997, Singer et al. 2003, Riemersma-van der Lek et al. 2008).
- Fast 40 % der Schlaganfall-Patienten haben 3 Monate nach dem akuten Ereignis Insomnien. Der Wert des Summenscores der Geriatric Depression Scale (GDS) und Frontallappeninfarkte scheinen signifikante Prädiktoren für Insomnie-Symptome, der GDS-Summenscore und Diabetes mellitus scheinen signifikante Prädiktoren für Insomnien mit Tagesbefindlichkeitsstörungen zu sein (Chen et al. 2010).
- Kognitive behaviorale Therapie (CBT) kann zur Behandlung aller Insomniesymptome der meisten neurologischen Erkrankungen effektiv eingesetzt werden (Baron et al. 2008, Calhoun et al. 2008).
- Insomnien sind häufig Vorzeichen von Depressionen und Angststörungen. Langjährige Insomnien gehen mit einem erhöhten Risiko von Herz-Kreislauf-Erkrankungen, anderen chronischen Erkrankungen und erhöhter Mortalität einher (Schwarz et al. 1999, Kripke et al. 2002).
- SPECT-Studien zeigen eine globale Verminderung von GABA in den Gehirnen von insomnischen Patienten (Winkelmann et al. 2008). Der zerebrale Glukosemetabolismus im Schlaf und Wachzustand ist erhöht, der relative Metabolismus verringert sich vom Wach- in den Schlafzustand in Wachheit fördernden Hirnarealen und der Metabolismus im präfrontalen Kortex ist vermindert. Diese Befunde verweisen auf eine Dysbalance zwischen schlaffördernden und schlafhemmenden Mechanismen (Koenigs et al. 2010, Riemann et al. 2010).
- In tierexperimentellen Studien konnte gezeigt werden, dass gestresste Ratten, die in vorher von anderen Ratten bewohnte Käfige umgesetzt wurden, so viel Stress erlitten, dass sie eine Insomnie entwickelten (Cano et al. 2008).

Die wichtigsten Empfehlungen auf einen Blick

- Insomnien bei neurologischen Störungen können mittels klinischer Interviews, standardisierter Schlaffragebögen und Schlaftagebüchern erfasst werden (Buysse et al. 2006).
- Bei Parkinson-Patienten sind die Parkinson's Disease Sleep Scale (PDSS), die neue PDSS-2 und die Scales for Outcome in PD Sleep Scale (SCOPA-S) geeignet, um Insomnien zu erfassen (Martinez-Martin et al. 2008, Högl et al. 2010, Trenkwalder et al. 2011).
- Über 7 Tage durchgeführte Aktigrafien sind zuverlässig und korrelieren signifikant mit polysomnografischen Ergebnissen zur Erfassung von Insomnien bei Demenzen (Van Someren 1997).
- Kardiorespiratorische Polysomnografien (gemessen werden Schlaf und Atmung im Gegensatz zur sog. kardiorespiratorischen Polygrafie, bei der nur die Atmung gemessen wird) werden zur Differenzialdiagnostik und zur Objektivierung der Schlafdauer empfohlen (Kushida 2005 et al.).
- Keine der in den Empfehlungen genannten Medikamente verfügt über eine Indikation für die Insomniebehandlung bei neurologischen Erkrankungen.
- Die Therapie der Insomnie richtet sich nach der zugrunde liegenden körperlichen, neurologischen oder psychiatrischen Erkrankung bzw. danach, ob es sich um eine primäre Insomnie handelt.

- Schlafinduzierende Substanzen sollten nur vorübergehend eingesetzt werden. Die Wirkung der Benzodiazepinen und Benzodiazepinrezeptoragonisten für kurze Behandlungszeiten von bis zu 4 Wochen ist gut belegt. 4 Langzeitstudien für Insomnien von bis zu einem halben Jahr zeigen eine gute Effektivität ohne relevante Abhängigkeits- oder Toleranzentwicklung.
- Die Wirkung von sedierenden Antidepressiva ist bei Insomnien allgemein als gut einzustufen, wenngleich keine Metaanalysen und Langzeitstudien vorliegen. Die wenigen vorliegenden Studien sind außer durch Schlaftagebücher durch polysomnografische Daten belegt. Sie weisen eine etwa gleich hohe Effektivität auf wie die Non-Benzodiazepine, sind aber mit deutlich mehr Nebenwirkungen behaftet.
- Für Neuroleptika liegen keine ausreichend gut fundierten Studien zur Behandlung von Insomnien vor.
- Es gibt nur wenige Studien mit ausreichender Evidenz zur Behandlung der Insomnie bei Parkinson-Patienten (Arnulf et al. 2000, Morgante et al. 2004, Adler u. Thorpy 2007, Dauvilliers 2007, Gjerstadt et al. 2007, Ondo et al. 2009, Lyons et al. 2010 [jeweils Evidenzgrad III]; Leeman et al. 1987, Stocchi et al. 1998, Dowling et al. 2005, Medeiros et al. 2007 [jeweils Evidenzgrad I]. Bei ausgewählten Patienten mit Schmerzen, Angst, Akinese und motorischem Off-Phänomen kann eine Kombination mit dopaminerger Medikation den Schlaf verbessern, wenn andere Gründe wie z. B. schlafbezogene Atmungsstörungen und Nykturie ausgeschlossen werden. Sedierende Antidepressiva werden bei Parkinson-Patienten zur Behandlung von Ein- und Durchschlafstörungen speziell beim Vorliegen von Depressionen empfohlen. Die Behandlung mit Non-Benzodiazepinen und/oder sedierenden Antidepressiva sollte immer nach Ausschluss unerwünschter Nebenwirkungen erfolgen (Tandberg et al. 1998). Eszopiclon 2 mg (in Deutschland nicht zugelassen) verringert das nächtliche Erwachen und verbessert die Schlafqualität signifikant (Menza et al. 2011).
- Behandlung der Demenzen mit Echtlicht und Melatonin (Ancoli-Israel et al. 2003, Mc Curry et al. 2005, Dowling et al. 2008, Riemersma-van der Lek et al. 2008 [jeweils Evidenzgrad III], Lemoine et al. 2007 [Evidenzgrad I], Sack et al. 2007 [Evidenzgrad II]) sowie mit Hypnotika kurzer Halbwertszeit (Zolpidem, Triazolam oder Oxazepam) werden empfohlen (Cotroneo et al. 2007, Evidenzgrad III). Die Hypnotikamedikation sollte die besonderen Nebenwirkungen für Ältere und Alte berücksichtigen.
- Wenn Schmerz und Depression die Gründe für eine Insomnie bei Patienten mit Schädel-Hirn-Trauma (SHT) sind, sollten sie zunächst behandelt werden. Die Behandlung mit kurzwirksamen Hypnotika (Lorazepam und Zopiclon) kann empfohlen werden (Maizels u. Burchette 2004, Evidenzgrad I). CBT kann als eine langfristig wirksame Methode zur Verbesserung des Nachtschlafs und der Tagessymptomatik bei SHT-Patienten mit Insomnie empfohlen werden (Quellet u. Morin 2007, Evidenzgrad III). Melatonin und niedrig dosierte sedierende Antidepressiva scheinen nicht effektiv zu sein (Lee et al. 2005 [Evidenzgrad II], Kemp et al. 2004 [Evidenzgrad III]).
- Sedierende Antidepressiva (Palomaki et al. 2003, Evidenzgrad II) und kurzwirksame Hypnotika (Zolpidem und Zopiclon) werden zur Behandlung der Insomnie nach Schlaganfall empfohlen (Li Pi Shan u. Ashwort 2004, Evidenzgrad II).
- CBT wird zur Behandlung von Insomnie bei Kopfschmerzpatienten empfohlen (Calhoun et al. 2007, Evidenzgrad II).
- CBT wird zur Behandlung von Insomnie und Depression bei Patienten mit Multipler Sklerose empfohlen (Baron et al. 2010, Evidenzgrad III).

Einführung

Insomnien sind sehr häufig. In der Neurologie werden sie erst in den letzten 10 Jahren wahrgenommen und beschrieben. Sie sind sicher noch unterdiagnostiziert und in ihrer Bedeutung für Lebensqualität, kognitive und körperliche Folgen unterschätzt.

Definition und Klassifikation

Begriffsdefinition

Diagnostische Schemata wie die Internationale Klassifikation der Schlafstörungen (ICSD2; 2005 und das DSM-IV (1994) verwenden den Begriff **Insomnie** und **nicht erholsamer Schlaf**. Die ICSD definiert Insomnie als „Beschwerde ungenügenden Schlafes oder sich nicht erholt zu fühlen nach der üblichen Schlafzeit", im DSM-IV wird neben den Beschwerden Ein- oder Durchschlafstörungen der unerholsame Schlaf genannt. Der nicht erholsame Schlaf, der der schweren Insomnie zugrunde liegt, führt zu starken Beeinträchtigungen der sozialen und beruflichen Leistungsfähigkeit und ist mit Unruhegefühlen, Reizbarkeit, Angst, Depressivität, Erschöpfung und Müdigkeit verbunden (zur Übersicht siehe S3-Leitlinie „Nicht erholsamer Schlaf", Mayer et al. 2009).

Die Prävalenz der Insomnie liegt in den westlichen Industrieländern bei ca. 10–20 % (Hohagen et al. 1993, Ohayon u. Reynolds 2009). Die Prävalenz für Insomnien bei neurologischen Erkrankungen ist ▶ Tab. 8.1 zu entnehmen.

Klassifikation (nach ICSD2)

- primär (bei Ausschluss organischer oder psychiatrischer Krankheitsursachen)
- sekundär (bei Nachweis organischer oder psychiatrischer Krankheitsursachen)

Tab. 8.1 Prävalenz von Insomnien bei neurologischen Erkrankungen.

Neurologische Erkrankung	Studie	Anzahl der Patienten	Prävalenz
neurologische Erkrankungen allgemein	Taylor et al. 2007	772	7,3 %
Multiple Sklerose	Bamer et al. 2008	1067	Männer 33,6 % Frauen 40,1 %
Parkinson-Erkrankung	Gjerstadt et al. 2007	231	54–60 %
Demenz, Alzheimer-Erkrankung	Deschenes u. McCurry 2009		25–35 %
Schlaganfall	Leppavuori et al 2002	277	56,7 % 37,6 % (gem. DSM-IV-Kriterien)
Schädel-Hirn-Trauma	Quellet u. Morin 2006	552	50,2 % 29,4 % (gem. DSM-IV-Kriterien)
Epilepsie	De Weerd et al. 2004	486	38,6 % (partielle Epilepsien)
	Khatami et al. 2006	100	34–58 %
Kopfschmerz	Kelman u. Rains 2005	1283	53–61 %

Primäre Insomnien

Die **psychophysiologische Insomnie** ist eine Störung mit körperlicher Anspannung und gelernten, schlafverhindernden Assoziationen, die zu Beschwerden einer Insomnie und daran gekoppelter verminderter Leistungsfähigkeit während des Wachzustandes führt. Anzeichen für gelernte, schlafverhindernde Assoziationen sind übertriebene Anstrengung einzuschlafen, ein erhöhtes Erregungsniveau, insbesondere vor dem Schlafengehen, und ein besserer Schlaf in anderer Schlafumgebung als in der üblichen.

Die **Fehlbeurteilung des Schlafzustandes** ist eine Störung, bei der Beschwerden einer Insomnie oder übermäßigen Schläfrigkeit ohne objektiven Nachweis einer Schlafstörung auftreten.

Die selten vorkommende **idiopathische Insomnie** beginnt in der Kindheit und dauert lebenslang, wobei im Vordergrund ein lebenslanges Unvermögen steht, ausreichend zu schlafen. Es wird vermutet, dass dem eine neurologisch bedingte Störung der schlaf-wach-regulierenden Systeme zugrunde liegt.

Sekundäre Insomnien

▶ **Neurologische Erkrankungen**
- degenerative Erkrankungen (z. B. Parkinson-Syndrom, Multisystematrophien, Demenz, Dystonien, Chorea Huntington, hereditäre Ataxien, Fatal Familial Insomnia)
- entzündliche ZNS-Erkrankungen (MS, Meningitiden, Meningoenzephalitis)
- zerebrovaskuläre Erkrankungen
- Hirntumoren, Schädel-Hirn-Traumen
- Epilepsien
- andere spezifische schlafmedizinische Erkrankungen (z. B. Restless-Legs-Syndrom, Narkolepsie, Schichtarbeitersyndrom, schlafbezogene Atmungsstörungen)
- Asperger-Syndrom
- chronischer Schmerz
- neuromuskuläre und Montoneuron-Erkrankungen
- Kopfschmerz

Die Prävalenzen für Insomnien bei häufigen neurologischen Erkrankungen sind in ▶ Tab. 8.1 angegeben. Meistens liegen Klasse-II-III-Studien mit Fragebögen vor, selten finden sich Studien höherer Evidenz mit polysomnografischen Untersuchungen.

▶ **Psychiatrische Erkrankungen.** Jede psychiatrische Störung kann zu Schlafstörungen führen. Besonders hervorzuheben ist die enge Kopplung depressiver Erkrankungen und Angststörungen mit Insomnien.

▶ **Substanzmissbrauch/-abhängigkeit, toxische Faktoren**
- Alkohol
- Koffein
- Antibiotika
- Anticholinergika
- Antidepressiva (u. a. MAO-Hemmer, SSRI, Trizyklika)
- Antihistaminika
- Antihypertensiva (u. a. ACE-Hemmer, Betablocker, Clonidin, Kalziumantagonisten)
- Appetitzügler
- Benzodiazepine
- Kortikosteroide
- Diuretika (wenn sie zu Nykturie führen)
- Dopaminergika
- Hypnotika
- illegale Drogen: Cannabis, Cocain, Heroin, Ecstasy etc.

- Neuroleptika
- Nikotin
- Nootropika
- Schilddrüsenhormone
- Stimulanzien
- Zytostatika

■ Risiken

Langjährige Insomnien gehen mit einem erhöhten Risiko von Herz-Kreislauf-Erkrankungen, anderen chronischen Erkrankungen und erhöhter Mortalität einher (Pollak et al. 1990, Althuis et al. 1998, Schwartz et al. 1999, Janson et al. 2001, Mander et al. 2001, Kripke et al. 2002, Suka et al. 2003).

■ Diagnostik

▶ **Notwendige Untersuchungen**
- anamnestische Erfassung der verschiedenen Symptome
- Dokumentation durch Schlaf-Fragebögen und Schlaf-Tagebücher (PSQI, ESS, Abend- und Morgenprotokolle; erhältlich unter: http://www.dgsm.de) (Buysse et al. 1989, Johns 1991, Liendl u. Hoffmann 1999).
- diagnostische Abklärung der Grunderkrankung und komorbiden psychiatrischen und neurologischen Erkrankungen. Für Schlafstörungen bei Parkinson-Erkrankungen gibt es spezielle Fragebögen (Högl et al. 2010).
- Laboruntersuchungen zum differenzialdiagnostischen Ausschluss internistischer und anderer Erkrankungen sowie Intoxikationen bzw. zu deren Nachweis

▶ **Im Einzelfall erforderliche Untersuchungen**
- Polysomnografie bei Patienten mit chronischen therapierefraktären Insomnien, die sowohl auf verschiedene adäquate pharmakologische als auch verhaltensmedizinische Therapieversuche nicht angesprochen haben (▶ Abb. 8.1)

■ Therapie

Behandlungsbedürftigkeit besteht nur dann, wenn neben einer Störung des Nachtschlafs auch über eine starke Beeinträchtigung (gemäß der International Classification of Sleep Disorders, ICSD2 2005) der Tagesbefindlichkeit oder Leistungsfähigkeit geklagt wird.

- **Behandlung der körperlichen, neurologischen oder psychiatrischen Grunderkrankung**
- **medikamentöse Therapie der Insomnien:** kurzfristiger, vorübergehender Einsatz (ca. 4 Wochen) von schlafinduzierenden Substanzen je nach Grunderkrankung: Benzodiazepine, Non-Benzodiazepine, sedierende Antidepressiva, Neuroleptika (▶ Tab. 8.2). Der 4-wöchige Einsatz wird empfohlen, um Hypnotikaabhängigkeiten vorzubeugen. Der Empfehlung für diese begrenzte Zeitdauer fehlt bisher jegliche Evidenz. Eine differenzierte Indikation für bestimmte Substanzgruppen ist bisher ebenfalls nicht erstellt worden. Die Indikation orientiert sich von daher weiter an den Einschränkungen seitens der Nebenwirkungen. Die Auswahl der Medikation richtet sich nach der Grunderkrankung und komorbiden Erkrankungen. Benzodiazepine und Non-Benzodiazepine sollten bis maximal 4 Wochen verabreicht werden. Kurz wirksame Benzodiazepine sind zu bevorzugen. Alkoholderivate sind im Allgemeinen heute obsolet.
- **verhaltensmedizinische Strategien** (siehe dazu http://www.dgsm.de): CBT z.B. bei Insomnie nach Schädel-Hirn-Traumen (Quellet et al. 2007), bei Kopfschmerz (Calhoun u. Ford 2007), bei MS (Baron et al. 2010), kognitive Techniken zur Reduktion nächtlicher Grübeleien (Murtagh u. Greenwood 1995)

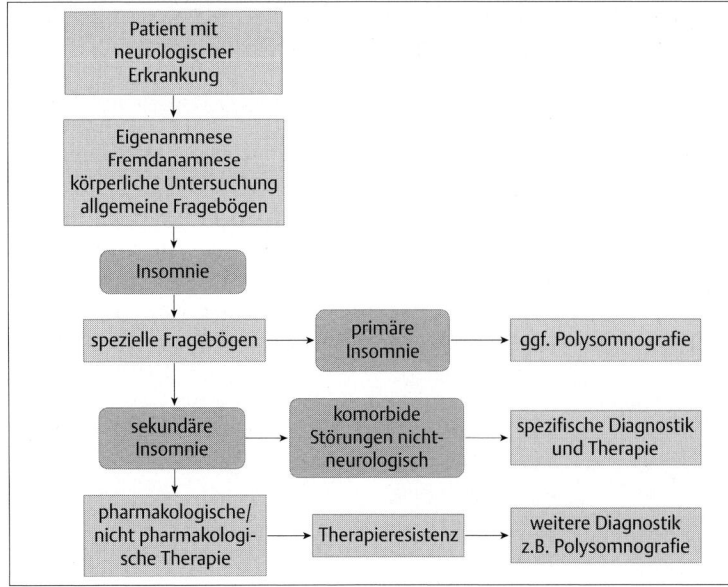

Abb. 8.1 Diagnostisches Vorgehen bei Insomnie.

Tab. 8.2 Schlafinduzierende Substanzen.

Wirkstoffgruppe	Substanz und Tagesdosis					Referenz
Benzodiazepine	Lormetazepam 0,5–2 mg	Flurazepam 15–30 mg	Triazolam 0,125–0,25 mg	Nitrazepam 5–10 mg		bei Parkinson-Erkrankungen: Menza et al. 2010 bei Demenzen: Cotroneo et al. 2007
Non-Benzodiazepine	Zopiclon 3,75–7,5 mg	Zolpidem 10–20 mg	Zaleplon 5–10 mg (in Deutschland nicht mehr verfügbar)	Eszopiclon 1–3 mg (bisher keine Zulassung in Deutschland)		
Antidepressiva	Trimipramin 5–50 mg	Mirtazapin 15–30 mg	Doxepin 5–50 mg	Amitriptylin 5–50 mg	Trazodon 25–150 mg	bei Schlaganfall: Li Pi Shan u. Ashwort 2004, Zesiewicz et al. 2010 bei Parkinson-Erkrankungen: Palomaki et al. 2003 bei Schädel-Hirn-Traumen: Maizels et al. 2007
Neuroleptika	Melperon 25–75 mg (in der Schweiz nicht verfügbar)	Pipamperon 20–60 mg	Levomepromazin 10–50 mg	Prothipendyl 20–60 mg (in der Schweiz nicht verfügbar)		
Antihistaminika	Diphenylhydramin 5–100 mg	Doxylamin 25–50 mg				
pflanzliche Präparate	Baldrian (keine genauen Angaben möglich)	Hopfen (keine genauen Angaben möglich!)	Melisse (keine genauen Angaben möglich!)			für Baldrian bei chronischen Insomnien: Tiabi et al. 2007
Alkoholderivate	Chloralhydrat 250–1000 mg					
Melatonin	Melatonin 3–5 mg					bei Parkinson-Erkrankungen: Dowling et al. 2005, Medeiros et al. 2007 bei Demenz: Singer et al. 2003 bei Schädel-Hirn Trauma (ohne Effekt) Lee et al. 2005
Melatonin-Agonisten	Ramelteon 4–8 mg (Zulassung in Österreich, nicht in Deutschland)	Circadin 2 mg (4 Wochen)	Valdoxan 25–50 mg (indiziert als Antidepressivum, nicht indiziert als Hypnotikum)			für Ramelteon (in Deutschland nicht zugelassen) bei chronischen Insomnien: Roth et al. 2006, Mayer et al. 2009 für Circadin bei chronischen Insomnien: Lemoine et al. 2007 für Valdoxan bei Depressionen: Olié et al. 2007

Insomnie

■ Redaktionskomitee

Prof. Dr. B. Högl, Neurologische Universitätsklinik Innsbruck

Prof. Dr. G. Mayer, Neurologische Abteilung der Hephata Klinik Schwalmstadt-Treysa, Neurologische Abteilung der Philipps-Universität Marburg

Prof. Dr. rer. soc. Dipl.-Psych. D. Riemann, Psychiatrische Universitätsklinik Freiburg

Dr. D. Schäfer, Odeborn, Klinik für Neurologie Bad Berleburg

Dr. Dipl-Psych. W. J. Schmitt, Universitätsklinik für Psychiatrie Bern

Prof. Dr. J. Zeitlhofer, Universitätsklinik für Neurologie, Wien

Federführend: Prof. Dr. Geert Mayer, Hephata Klinik, Schimmelpfengstr. 6, 34613 Schwalmstadt-Treysa, Neurologische Abteilung der Philipps-Universität Marburg, Baldingerstraße, 35043 Marburg
E-Mail: geert.mayer@hephata.com

Entwicklungsstufe der Leitlinie: S2e

■ Literatur

Adler CH, Thorpy MJ. Sleep issues in Parkinson's disease. Neurology 2005; 64 (Suppl.): 12–20

Alonso J, Vilagut G, Chatterji S et al. Including information about co-morbidity in estimates of disease burden: results from the World Health Organization World Mental Health Surveys. Psychol Med 2010; 16: 1–14

Althuis MD, Fredman L, Langenberg PW et al. The relationship between insomnia and mortality among community-dwelling older women. J Am Geriatr Soc 1998; 46: 1270–1273

American Psychiatric Association (APA). Diagnostic and Statistical Manual of Mental Disorders, 4th ed. Washington, DC: APA; 1994; deutsche Version: Saß H, Wittchen HU, Zandig M, Hrsg. Göttingen: Hogrefe; 1998

Ancoli-Israel S, Krystal AD, McCall WV et al. A 12-week, randomized, double-blind, placebo-controlled study evaluating the effect of eszopiclone 2mg on sleep/wake function in older adults with primary and comorbid insomnia. Sleep 2010; 33: 225–234

Ancoli-Israel S, Martin JL, Gehrman P et al. Effect of light on agitation in institutionalized patients with severe Alzheimer disease. Am J Geriatr Psychiatry 2003; 11: 194–203

Ancoli-Israel S, Richardson GS, Mangano RM et al. Long-term use of sedative hypnotics in older patients with insomnia. Sleep Med 2005; 6: 793–799

Arnulf I, Bejjani BP, Garma L et al. Improvement of sleep architecture in PD with subthalamic nucleus stimulation. Neurology. 2000; 55: 1732–1734

Baglioni C, Battagliese G, Feige B et al. Insomnia is a predictor of depression: a meta-analytic evaluation of longitudinal epidemiological studies. J Aff Dis 2011; 135: 10–19

Bamer AM, Johnson KL, Amtmann D et al. Prevalence of sleep problems in individuals with multiple sclerosis. Mult Scler 2008; 14(8): 1127–1130

Baron KG, Corden M, Jin L et al. Impact of psychotherapy on insomnia symptoms in patients with depression and multiple sclerosis. J Behav Med 2010; 34: 92–101

Buysse DJ, Ancoli-Israel S, Edinger et al. Recommendations for a standard research assessment of insomnia. Sleep 2006; 29: 1155–1173

Buysse DJ, Reynolds CF, Monk TH et al. Sleep quality index: A new instrument for psychiatric practice and research. Psychiatry Res 1989; 28: 193–213

Calhoun AH, Ford S. Behavioral sleep modification may revert transformed migraine to episodic migraine. Headache 2007; 47: 1178–1183

Cano G, Mochizuki T, Saper CB. Neural circuitry of stress-induced insomnia in rats. J Neurosci 2008; 28: 10167–10184

Chen YK, Lu JY, Mok VC et al.. Clinical and radiologic correlates of insomnia symptoms in ischemic stroke patients. Int J Geriatr Psychiatry 2011; 26: 451–457

Cotroneo A, Gareri P, Nicoletti N et al. Effectiveness and safety of hypnotic drugs in the treatment of insomnia in over 70-year old people. Arch Gerontol Geriatr 2007; (Suppl. 1): 121–124

Dauvilliers Y. Insomnia in patients with neurodegenerative conditions. Sleep Med 2007; 8 (Suppl. 4): 27–34

Deschenes CL, McCurry SM. Current treatments for sleep disturbances in individuals with dementia. Curr Psychiatry Rep 2009; 11: 20–26

De Weerd A, de Haas S, Otte A et al. Subjective sleep disturbance in patients with partial epilepsy: a questionnaire-based study on prevalence and impact on quality of life. Epilepsia 2004; 45: 1397–1404

Dowling GA, Burr RL, Van Someren EJ et al. Melatonin and bright-light treatment for rest-activity disruption in institutionalized patients with Alzheimer's disease. J Am Geriatr Soc 2008; 56: 239–246

Dowling GA, Mastick J, Colling E et al. Melatonin for sleep disturbances in Parkinson's disease. Sleep Med 2005; 6: 459–466

Dundar Y, Boland J, Strobl J et al. Newer hypnotic drugs fort he short-term management of insomnia: a systematic review and meta-analysis. Hum Psychopharmacol 2004; 19: 305–322

Ermann M, Seiden D, Zammit G et al. An efficacy, safety, and dose response study of ramelteon in patients with chronic primary insomnia. Sleep Med 2006; 7: 17–24

Gjerstad MD, Wentzel-Larsen T, Aarsland T et al. Insomnia in Parkinson's disease: frequency and progression over time. J Neurol Neurosurg Psychiatry 2007; 78: 476–479

Glass J, Lanctot KL, Herrmann N et al. Sedative hypnotics in older people with insomnia: meta-analysis for risks and benefits. Br Med J 2005; 331: 1169–1175

Högl B, Arnulf I, Comella C et al. Scales to assess sleep impairment in Parkinson's disease: Critique and recommendations. Mov Disord 2010; 25: 2704–2716

Hohagen F, Rink K, Käppler C et al. Prevalence and treatment of insomnia in general practice. Eur Archs Psychiatry Clin Neurosci 1993; 242: 329–336

Holbrook AM, Crowther R, Lotter A et al. Meta-analysis of benzodiazepine use in the treatment of insomnia. CMAJ. 2000; 162: 225–233

Janson C, Lindberg E, Gislason T et al. Insomnia in men: a 10-year prospective population based study. Sleep 2001; 24: 425–430

Johns MW. A new method for measuring daytime sleepiness: Epworth Sleepiness Scale. Sleep 1991; 14: 540–545; deutsche Version: Testzentrale Göttingen & Bern; 2000/2001

Kemp S, Biswas R, Neumann V et al. The value of melatonin for sleep disorders occurring post-head injury: a pilot RCT. Brain Inj 2004; 8: 911–919

Kelman L, Rains JC. Headache and sleep: examination of sleep patterns and complaints in a large clinical sample of migraineurs. Headache 2005; 45: 904–910

Khatami R, Zutter D, Siegel A et al. Sleep-wake habits and disorders in a series of 100 adult epilepsy patients-a prospective study. Seizure 2006; 15: 299–306

Koenigs M, Holliday J, Solomon J et al. Left dorsomedial frontal brain damage is associated with insomnia. J Neurosci 2010 Nov 24; 30(47): 16041–16043

Kripke DF, Garfinkel I, Wingard DL. Mortality associated with sleep duration and insomnia. Arch Gen Psychiatry 2002; 59: 131–136

Kushida CA, Littner MR, Morgenthaler T et al. Practice parameters for the indications for polysomnography and related procedures: an update for 2005. Sleep 2005; 28: 499–521

Lee H, Kim SW, Kim JM et al. Comparing effects of methylphenidate, sertraline and placebo on neuropsychiatric sequelae in patients with traumatic brain injury. Hum Psychopharmacol 2005; 20(2): 97–104

Leeman AL, O'Neill CJ, Nicholson PW et al. Parkinson's disease in the elderly: response to and optimal spacing of night time dosing with levodopa. Br J Clin Pharmacol 1987; 24: 637–643

Lemoine P, Nir T, Laudon M et al. Prolonged-release melatonin improves sleep quality and morning alertness in insomnia patients aged 55 years and older and has no withdrawal effects. J Sleep Res 2007; 16: 372–380

Leppavuori A, Pohjasvaara T, Vataja R et al. Insomnia in ischemic stroke patients. Cerebrovasc Dis 2002; 14: 90–97

Liendl S, Hoffmann M. Compliance-Probleme bei der Bearbeitung von Abend-Morgen-Protokollen – Entwicklung einer Kurzversion der Standardprotokolle der DGSM. Somnologie 1999; 3: 73–77

Li Pi Shan RS, Ashwort NL. Comparison of lorazepam and zopiclone for insomnia in patients with stroke and brain injury: a randomized, crossover, double-blind trial. Am J Phy Med Rehabil 2004; 83: 421–427

Lyons KE, Friedman JH, Hermanowicz N et al. Orally disintegrating selegiline in Parkinson patients with dopamine agonist-related adverse effects. Clin Neuropharmacol 2010; 33: 5–10

Maizels M, Burchette R. Somatic symptoms in headache patients: the influence of headache diagnosis, frequency, and co-morbidity. Headache 2004; 44: 983–993

Maizels M, Burchette MS. Somatic Symptoms in Headache Patients: The Influence of Headache Diagnosis, Frequency, and Comorbidity. Headache 2004; 44: 983–993

Mander B, Colecchia E, Spiegel K et al. Short sleep: a risk factor for insulin resistance and obesity. Diabetes 2001; 50: A45

Martinez-Martin P, Visser M, Rodriguez-Blazquez C et al. SCOPA-sleep and PDSS: two scales for assessment of sleep disorder in Parkinson's disease. Mov Disord 2008; 23: 1681–1688

Mayer G, Fietze I, Fischer J et al. S3-Leitlinie nicht erholsamer Schlaf/Schlafstörungen. Somnologie 2009; 13 (Suppl.1): 1–160

Mayer G, Wang-Weigand S, Roth-Schechter B et al. Efficacy and safety of 6-month nightly ramelteon administration in adults with chronic, primary insomnia. Sleep 2009; 32: 351–360

McCurry SM, Gibbons LE, Logsdon RG et al. Nighttime insomnia treatment and education for Alzheimer's disease. J Am Geriatr Soc 2005; 53: 793–802

Medeiros CA, Carvalhedo de Bruin PF, Lopes LA et al. Effect of exogenous melatonin on sleep and motor dysfunction in Parkinson's disease: a randomized, double blind, placebocontrolled study. J Neurol 2007; 254: 459–464

Menza M, DeFronzo Dobkin R, Marin H et al. Treatment of insomnia in Parkinson's disease: a controlled trial of eszopiclone and placebo. Mov Disord 2010; 25: 1708–1714

Morgante L, Epifanio A, Spina E et al. Quetiapine and clozapine in parkinsonian patients with dopaminergic psychosis. Clin Neuropharmacol 2004; 27: 153–156

Murtagh DR, Greenwood KM. Identifying effective psychological treatments for insomnia: a meta-analysis. J Consult Clin Psychol 1995; 63: 79–89

Ohayon MM, Guilleminault C, Paiva T et al. An international study on sleep disorders in the general population: methodological aspects of the use of the SLEEP-EVAL system. Sleep 1997; 20: 1086–1092

Ohayon M, Reynolds CF III. Epidemiological and clinical relevance of insomnia disgnoses algorithms according to the DSM-IV and the international classification of sleep disorders (ICSD). Sleep Med 2009; 10: 952–960

Olié JP, Kasper S. Efficacy of agomelatine, a MT1/MT2 receptor agonist with 5-HT2C antagonistic properties, in major depressive disorder. Int J Neuropsychopharmacol 2007; 10: 661–683

Ondo WG, Perkins T, Swick T et al. Sodium oxybate for excessive daytime sleepiness in Parkinsons disease. Arch Neurol 2009; 65: 1337–1340

Palomaki H, Berg A, Meririnne E et al. Complaints of poststroke insomnia and its treatment with mianserin. Cerebrovasc Dis 2003; 15: 56–62

Pollak CP, Perlick D, Linsner JP et al. Sleep problems in community elderly as predictors of death and nursing home placement. J Community Health 1990; 15: 123–135

Quellet MC, Morin CM. Subjective and objective measures of brain injury: a preliminary study. Sleep Med 2006; 7: 486–497

Quellet MC, Morin CM. Efficacy of cognitive-behavioral therapy for insomnia associated with traumatic brain injury: a single-case experimental design. Arch Phys Med Rehabil 2007; 88: 1581–1592

Riemann D, Perlis ML. The treatments of chronic insomnia: a review of benzo-diazepine receptor agonists and psychological and behavioural therapies. Sleep Med Rev 2009; 13: 205–214

Riemann D, Spiegelhalder K, Feige B et al. The hyperarousal model of insomnia: a review of the concept and its evidence. Sleep Med Rev 2010; 14(1): 19–31

Riemersma-van der Lek RF, Swaab DF, Tiwsk J et al. Effect of bright light and melatonin on cognitive and noncognitive function in elderly residents of group care facilities: a randomized controlled trial. J Am Med Ass 2008; 299: 2642–2655

Roth T, Seiden D, Sainati S et al. Effects of ramelteon on patient-reported sleep latency in older adults with chronic insomnia. Sleep Med 2006; 7: 312–318

Sack RL, Auckley D, Auger RR et al. Circadian rhythm sleep disorders: part II, advanced sleep phase disorder, delayed sleep phase disorder, free-running disorder, and irregular sleep-wake rhythm. Sleep 2007; 30: 1484–1501

Schwartz S, McDowell AW, Cole SR et al. Insomnia and heart disease: a review of epidemiologic studies. J Psychosom Res 1999; 47: 313–333

Singer C, Tractenberg RE, Kaye J et al. A multicenter, placebo-controlled trial of melatonin for sleep disturbance in Alzheimer's disease. Sleep 2003; 26: 893–901

Stocchi F, Barbato L, Nordera G et al. Sleep disorders in Parkinson's disease. J Neurol 1998; 245 (Suppl 1): S15–S18

Suka M, Yoshida K, Sugimori H. Persistent insomnia is a predictor of hypertension in Japanese male workers. J Occup Health 2003; 45: 344–350

Tandberg E, Larsen JP, Karlsen K. A community-based study of sleep disorders in patients with Parkinson's disease. Mov Disord 1998; 13: 895–899

Taylor DJ, Mallory LJ, Lichstein KL et al. Co-morbidity of chronic insomnia with medical problems. Sleep 2007; 30: 213–218

Tiabi DM, Landis CA, Pety H et al. A systematic review of valerian as a sleep aid: safe but not effective. Sleep Med Rev 2007; 11: 209–230

Trenkwalder C, Kohnen R, Högl B et al. Parkinson's disease sleep scale – validation of the revised version PDSS-2. Mov Disord 2011; 26: 644–652

Van Someren E. Improving actigraphic sleep estimates in insomnia and dementia: how many nights? J Sleep Res 2007; 16: 269–275

Van Someren EJW, Kessler A, Mirmiran M et al. Indirect bright light improves circadian rest-activity rhythm disturbances in demented patients. Biol Psychiatry 1997; 41: 955–963

Wade AI, Ford I, Crawford G et al. Nightly treatment of primary insomnia with prolonged release melatonin for 6 months: a randomized placebo controlled trial on age and endogenous melatonin as predictors of efficacy and safety. BMC Medicine 2010; 8: 51

Winkelman JW, Buxton OM, Jensen E et al. Reduced brain GABA in primary insomnia: preliminary data from 4T proton magnetic resonance spectroscopy (1H-MRS). Sleep 2008; 31: 1499–1506

Zesiewicz TA, Sullivan KL, Arnulf I et al. Practice parameter: treatment of nonmotor symptoms of Parkinson disease: report of the Quality Standards Subcommittee of the American Academy of Neurology. Neurology 2010; 74: 924–931

Extrapyramidalmotorische Störungen

9 Parkinson-Syndrome – Diagnostik und Therapie

Was gibt es Neues?

Die pharmakologische Therapie des idiopathischen Parkinson-Syndroms (IPS) stellt 2012 eine symptomatische Behandlung dar. Kurative oder neuroprotektive Therapieansätze fehlen derzeit. Obwohl die Studiendaten der ADAGIO-Studie entsprechend einem krankheitsmodifizierenden Effekt von 1 mg Rasagilin interpretiert werden können, steht der Nachweis der langfristigen Nachhaltigkeit dieses möglichen Effekts sowie dessen klinischer Relevanz im weiteren Erkrankungsverlauf aus. Rasagilin ist für die symptomatische Behandlung der Parkinson-Krankheit zugelassen.

Die initiale Behandlung mit Dopaminagonisten führt im Vergleich zu einer L-Dopa-Monotherapie zu selterenem Auftreten von Dyskinesien im Verlauf von mindestens 3–5 Jahren. Ein verminderter Schweregrad von Dyskinesien bei Beginn einer Behandlung mit Dopaminagonisten und späterer L-Dopa-Zugabe konnte nicht nachgewiesen werden. Neuere Langzeitdaten deuten darauf hin, dass der Vorteil der verminderten Häufigkeit von Dyskinesien unter einer initialen Dopaminagonisten-Therapie zumindest partiell im Verlauf kompensiert wird. L-Dopa besitzt eine bessere symptomatische Wirkung sowie das geringere Potenzial an nicht motorischen Nebenwirkungen bei gleichwertigem Effekt auf die Lebensqualität.

Die tiefe Hirnstimulation ist fester Bestandteil der Therapie und gilt als eine potente Behandlungsmethode der Parkinson-Krankheit im fortgeschrittenen Stadium mit Dopa-sensitiven Fluktuationen. In 3 randomisierten Studien wurde nachgewiesen, dass bei medikamentös schwer einzustellendem IPS mit motorischen Fluktuationen und Dyskinesien die Nucleus-subthalamicus-Stimulation der oralen medikamentösen Therapie in Hinblick auf die Verbesserung der Lebensqualität, der Krankheitssymptome und der Alltagsaktivitäten signifikant überlegen ist. Erste 8-Jahres-Verlaufsbeobachtungen mit positivem Ergebnis liegen vor. In einer randomisierten Studie waren die Stimulation des Nucleus subthalamicus und die des Globus pallidus internus bezüglich Wirkung und Nebenwirkung vergleichbar. Für den Einsatz der tiefen Hirnstimulation in frühen oder mittleren Krankheitsstadien gibt es derzeit keine hinreichenden Daten.

Das „LSVT BIG"-Training mit repetitiven hochamplitudigen Bewegungen erzielte eine signifikante Verbesserung des motorischen Teils der UPDRS (Unified Parkinson's Disease Rating Scale) nach 16-wöchigem Training im Vergleich zu Nordic Walking oder nicht supervidierten häuslichen Muskelkraft- und Dehnungsübungen.

Die wichtigsten Empfehlungen auf einen Blick

- Die pharmakologische Therapie des IPS sollte frühzeitig beginnen, effizient und gut verträglich sein. Ein frühzeitiger Therapiebeginn scheint den Langzeitkrankheitsverlauf günstig zu beeinflussen, es gibt keine zuverlässigen Daten, die beweisen, dass ein späterer Behandlungsbeginn die Entwicklung von Behandlungskomplikationen hinauszögert. Der Therapiebeginn sollte früh, d. h. direkt nach Diagnosestellung, erfolgen.
- **Parkinson-Patienten mit spätem Erkrankungsbeginn** entwickeln seltener motorische Komplikationen als Patienten mit einem frühen Krankheitsbeginn. Insbesondere bei älteren und multimorbiden Patienten besitzen Dopaminagonisten ein ungünstigeres Nebenwirkungsprofil. Die medikamentöse Therapie sollte mit dem wirksamsten und gut verträglichen L-Dopa-Präparat eingeleitet werden. Bei älteren und multimorbiden Patienten sollte eine Monotherapie mit L-Dopa fortgesetzt werden, solange keine Wirkungsfluktuationen oder andere Therapiekomplikationen auftreten.
- **Parkinson-Patienten mit frühem Erkrankungsbeginn** haben ein höheres Risiko, Dyskinesien unter einer L-Dopa-Therapie zu entwickeln. Neuere Daten lassen allerdings, zumindest unter höheren Dosierungen, auf ein erhöhtes Risiko für Impulskontrollstörungen und die pathologische Tagesmüdigkeit unter Dopaminagonisten schließen. Aus haftungsrechtlichen Gründen sollten alle Patienten über diese Risiken aufgeklärt werden. Bei früh erkrankten Patienten ohne wesentliche Komorbidität sollte die medikamentöse Therapie mit einem Non-Ergot-Dopaminagonisten eingeleitet werden. Bei unzureichender Wirkung einer Monotherapie mit Dopaminagonisten oder Unverträglichkeit von Dopaminagonisten, bevor eine ausreichend wirksame Dosis erreicht wurde, sollte zur weitergeführten Agonistentherapie eine Kombinationstherapie mit L-Dopa eingeleitet werden.
- Es besteht keine Indikation für den Einsatz von COMT-Hemmern bei L-Dopa-Ersteinstellung oder bei Patienten mit stabiler L-Dopa-Antwort.
- Patienten mit medikamentös ausbehandelten Fluktuationen profitieren von der tiefen Hirnstimulation bezüglich Beweglichkeit und Lebensqualität.

9.1 Generelle Empfehlungen

■ Einführung

Das idiopathische Parkinson-Syndrom (IPS) ist mit einer Prävalenz von 100–200/100.000 Einwohnern in Deutschland eine der häufigsten neurologischen Erkrankungen. Bei den über 65-Jährigen liegt die Prävalenz bei 1.800/100.000. Mit der Veränderung der Altersstruktur der Bevölkerung ist in Zukunft mit einer weiter steigenden Zahl an Patienten zu rechnen.

Die immer vielfältiger werdenden Möglichkeiten der Diagnostik und Therapie des Parkinson-Syndroms (PS) erfordern einen zuverlässigen, an den aktuellen wissenschaftlichen Erkenntnissen orientierten Standard für die Versorgung der Patienten. Zudem sind in den letzten Jahren Therapiestrategien entwickelt worden, die das Auftreten von Spätkomplikationen zumindest zum Teil zeitlich aufschieben können. Insofern bedarf es auch aus „präventiven" Gesichtspunkten einer rationalen, evidenzbasierten Handlungsrichtlinie.

■ Definition und Klassifikation

Begriffsdefinition

Diese Definition trennt zwischen dem Parkinson-Syndrom als syndromatischem Oberbegriff und den verschiedenen Ätiologien (idiopathisches, nicht idiopathisches PS).

Parkinson-Syndrome sind definiert durch das Vorliegen einer **Akinese** und eines der folgenden, in unterschiedlicher Gewichtung auftretenden **Kardinalsymptome**:
- Rigor
- Ruhetremor
- posturale Instabilität

Fakultative **Begleitsymptome** sind:
- sensorische Symptome (Dysästhesien, Schmerzen, Hyposmie)
- vegetative Symptome (Störungen von Blutdruck, Temperaturregulation, Blasen- und Darmfunktion sowie sexuellen Funktionen)
- psychische Symptome (vor allem Depression), Schlafstörungen
- kognitive Symptome (frontale Störungen, in fortgeschrittenen Stadien Demenz)

Klassifikation

Parkinson-Syndrome werden in 4 Gruppen unterteilt:
1. **idiopathisches** PS (IPS, Parkinson-Krankheit, ca. 75% aller PS), wird hinsichtlich der klinischen Symptome in folgende Verlaufsformen eingeteilt:
   - akinetisch-rigider Typ
   - Äquivalenz-Typ
   - Tremordominanz-Typ
   - monosymptomatischer Ruhetremor (seltene Variante)
2. **genetische** Formen des PS
3. PS im Rahmen anderer **neurodegenerativer Erkrankungen** (atypische PS):
   - Multisystematrophie (MSA): Parkinson-Typ (MSA-P) oder zerebellärer Typ (MSA-C)
   - Demenz vom Lewy-Körper-Typ (DLK)
   - progressive supranukleäre Blickparese (PSP)
   - kortikobasale Degeneration (CBD)
4. **symptomatische** (sekundäre) PS:
   - medikamenteninduziert:
     - klassische Neuroleptika, Antiemetika, Reserpin
     - Lithium
     - Kalziumantagonisten: Cinnarizin, Flunarizin
     - Valproinsäure
   - tumorbedingt
   - posttraumatisch
   - toxininduziert (z. B. durch Kohlenmonoxid, Mangan)
   - entzündlich (AIDS-Enzephalopathie oder seltene Enzephalitiden)
   - metabolisch (z. B. Morbus Wilson, Hypoparathyreoidismus)

Die neurodegenerativen PS (Punkt 1 [IPS] und Punkt 3 [atypische PS]) werden heute auch nach pathologischen Kriterien in Synukleinopathien (IPS, MSA, DLK) und Tauopathien (PSP, CBD) klassifiziert.

Differenzialdiagnosen

Wichtige Differenzialdiagnosen des PS sind:
- vaskulär (subkortikale vaskuläre Enzephalopathie)
- Normaldruckhydrozephalus
- essenzieller Tremor
- Depression

■ Diagnostik

Diagnostische Kriterien

Die klinische Diagnose eines IPS folgt weitgehend den Kriterien der UK Brain Bank und erfolgt in 5 Schritten:
1. Es wird das Vorliegen eines PS nachgewiesen.
2. Es wird das Vorliegen eines symptomatischen PS oder häufiger Differenzialdiagnosen ausgeschlossen.
3. Es werden typische Warnsymptome für das Vorliegen einer nicht idiopathischen (atypischen) Erkrankung beachtet.
4. Es wird nach Hinweisen für das Vorliegen einer familiären Form des PS (Familienanamnese, besonders früher Erkrankungsbeginn) gefahndet.
5. Im weiteren Verlauf der Erkrankung wird das IPS, soweit möglich, durch ergänzende Kriterien bestätigt.

Parkinson-Syndrome – Diagnostik und Therapie

1. Schritt:
Diagnose eines PS

Bradykinese (Verlangsamung bei der Initiierung und Durchführung willkürlicher Bewegungen, progressive Verlangsamung und Abnahme der Amplitude bei repetitiven Bewegungen) **und mindestens eines der folgenden Symptome**:

- muskulärer Rigor
- Ruhetremor (4–6, selten bis 9 Hz; Auftreten in Ruhe, Abnahme bei Bewegungen)
- posturale Instabilität im Verlauf, die nicht primär durch visuelle, vestibuläre, zerebelläre oder propriozeptive Störungen erklärbar ist

2. Schritt:
Anamnestische Kriterien, die auf ein symptomatisches PS oder häufige DD hinweisen können

- Behandlung mit Neuroleptika oder anderen Dopaminrezeptorblockern oder mit Valproinsäure oder Kalziumantagonisten wie Flunarizin oder Lithium zum Zeitpunkt der Erstmanifestation der Parkinson-Symptome
- Nachweis eines zerebralen Tumors oder Hydrocephalus communicans in der Bildgebung
- wiederholte zerebrale ischämische Insulte, die mit einer stufenweisen Verschlechterung der Parkinson-Symptomatik assoziiert waren
- rezidivierende Schädel-Hirn-Traumen in der Vorgeschichte
- diagnostisch gesicherte Enzephalitis in der Vorgeschichte
- Intoxikationen (selten)
- Remissionen über längere Perioden (bei dem extrem seltenen psychogenen Parkinson-Syndrom)
- Im Vordergrund stehende Gangstörung

3. Schritt:
Warnsymptome, die auf ein atypisches PS hinweisen können

- Nichtansprechen auf hohe Dosen L-Dopa (1000 mg/d), sofern keine Malresorption (z. B. im Dünndarmbereich) vorliegt
- frühzeitig im Verlauf auftretende schwere Störungen des autonomen Nervensystems (orthostatische Hypotension, Synkopen, Impotenz oder verringerte genitale Erregbarkeit, Urininkontinenz oder -retention, Anhidrose)
- zerebelläre Zeichen
- positives Babinski-Zeichen, soweit nicht anderweitig erklärt (z. B. Schlaganfall)
- ausgeprägter Antekollis
- deutliche Dysphagie
- deutliche Dysarthrie
- supranukleäre vertikale Blickparese
- frühe posturale Instabilität und Stürze (insbesondere nach hinten)
- Apraxie und/oder Aphasie
- innerhalb des ersten Jahres auftretende Demenz mit Sprach- und Gedächtnisstörungen
- stark fluktuierende Vigilanz und Müdigkeit
- innerhalb des ersten Jahres auftretende fluktuierende visuelle Halluzinationen
- Somnolenzphasen, spontan oder nach Neuroleptikagebrauch
- okulogyre Krisen
- Halluzinationen

4. Schritt:
Vorliegen einer familiären Form des IPS

- möglich/wahrscheinlich:
  - positive Familienanamnese
  - besonders früher Krankheitsbeginn (vor dem 40. Lebensjahr)
- gesichert
- nachgewiesene pathogene Mutation für eine familiäre Form der Parkinson-Krankheit

5. Schritt:
Unterstützende Kriterien für ein IPS

Wenn mindestens 3 der folgenden Symptome gegeben sind, spricht dies im Erkrankungsverlauf für ein klinisch sicheres IPS:

- einseitiger Beginn und/oder persistierende Asymmetrie im Krankheitsverlauf (einschließlich L-Dopa-induzierter Dyskinesien)
- Ruhetremor (s. o.)
- eindeutig positives Ansprechen (> 30 % UPDRS [Unified Parkinson's Disease Rating Scale] motorisch) auf L-Dopa (ohne dass das Symptom Ruhetremor ansprechen muss)
- nicht durch zentral neurologische Zusatzsymptome (im Sinne einer pyramidalen oder zerebellären Beteiligung oder Störungen der Okulomotorik) komplizierter klinischer Verlauf von 10 oder mehr Jahren

Basisdiagnostik

Komplette klinisch-neurologische Untersuchung

Die Diagnose der Parkinson-Krankheit wird klinisch gestellt. Zusatzuntersuchungen helfen beim Ausschluss eines nicht idiopathischen PS. Notwendig ist eine komplette neurologische Untersuchung mit besonderem Augenmerk auf:

- anamnestische Angaben zu Beginn, Dauer, Seitenbetonung, autonomen Funktionen, Stimmung, Kognition, Riechfunktion, Veränderung des Schriftbildes, Schulter-Arm-Schmerzen, Speichelfluss (mit feuchtem Kopf-

kissen), Familienanamnese; fremdanamnestische Angaben zu Schlafstörungen (insbesondere REM-Schlaf-Verhaltensstörung)
- Akinese, Rigor, Tremor, Standstörungen (siehe auch Unified Parkinson's Disease Rating Scale)
- Okulomotorikstörungen: Sakkadengeschwindigkeit, vertikale Blickfolge, Fixationssuppression des VOR
- frontale Zeichen wie Primitivreflexe inklusive „Applaus-Zeichen" oder motorische Perseverationen
- zerebelläre Zeichen
- Halte- und Aktionstremor
- Pyramidenbahnzeichen
- Symptome einer Demenz (auch fluktuierend)
- Symptome einer Apraxie
- dystone Symptome
- Schellong-Test
- Symptome einer psychiatrischen Störung (insbesondere Hinweise auf eine Depression, z.B. Beck Depression Inventory oder Geriatric Depression Scale) und/oder fluktuierende visuelle Halluzinationen)

Spezielle diagnostische Methoden, die bei Erkrankungsbeginn vor dem 50. Lebensjahr und Verdacht auf Morbus Wilson notwendig werden können:
- Bestimmung von Kupfer und Coeruloplasmin im Serum und Bestimmung der Ausscheidung von Kupfer im 24-Stunden-Sammelurin
- Ausschluss Kayser-Fleischer-Kornealring

Staging

- Hoehn & Yahr Stadium
- Unified Parkinson's Disease Rating Scale in revidierter und erweiterter Fassung (UPDRS) (ggf. Unterscheidung zwischen On- und Off-Zustand)
- Skala zur Erfassung nicht motorischer Symptome bei der Parkinson-Erkrankung (NMSQuest, Non-Motor Symptoms Assessment Scale for Parkinson's disease)

Zerebrale strukturelle Bildgebung

Eine Reihe von Differenzialdiagnosen können ohne Bildgebung nicht ausgeschlossen werden. Wir empfehlen mindestens einmal eine bildgebende Untersuchung im Rahmen der Diagnostik. Mit der **Kernspintomografie** des Gehirns können folgende Differenzialdiagnosen ausgeschlossen bzw. unwahrscheinlich gemacht werden:
- (frontale) Raumforderung
- Normaldruckhydrozephalus
- Mikrogefäßerkrankung oder ischämische Läsionen
- Manganintoxikation

Für die Bestätigung einiger nicht idiopathischer PS gibt es fakultative Befunde in der Kernspintomografie, die daher den Einsatz der Methode rechtfertigen:
- **Zeichen für eine Multisystematrophie im MRT:**
  - Signalabschwächung in den dorsolateralen Anteilen des Putamens in T2-gewichteten Sequenzen
  - hyperintenses Band an der Grenze zwischen lateralem Putamen und Capsula externa in T2-gewichteten Sequenzen
  - Cross-bun Sign (Kreuzungszeichen, „Semmel"-Zeichen) in der Pons
  - Kleinhirnatrophie
  - hyperdense Darstellung des Linsenkernes in der DWI-(Diffusion Weighted Imaging-)Gewichtung
- **Zeichen für eine progressive supranukleäre Blickparese im MRT:**
  - Verschmächtigung der Mittelhirnschenkel (sog. „Mickey-Mouse"-Zeichen)
  - verminderter a.p.-Durchmesser des Mittelhirns (< 15 mm)
  - Verschmächtigung des rostralen Mittelhirns („Hummingbird"-[Kolibri-]Zeichen)
- **Zeichen für eine kortikobasale Degeneration im MRT:**
  - fokale, zu Beginn meist lateralisiert betonte parietale Atrophie

Erweiterte Diagnostik bei Hinweisen auf Komplikationen (z.B. kognitive Störungen) oder besondere Risikofaktoren (Gefäßerkrankungen):
- quantitative neuropsychologische Untersuchung (Schwerpunkt bezüglich Arbeitstempo, Konzentrationsfähigkeit, Exekutivfunktionen)
- Elektroenzephalogramm
- Doppler- und Duplexsonografie der zerebralen Arterien, extra- und intrakraniell
- kardiale Diagnostik (EKG vor und unter Pharmakotherapie)

Verlaufsuntersuchungen

Klinisch-neurologische Untersuchung

- mindestens halbjährlich
- oder bei besonderen Therapieproblemen (s. u.)

Staging

- Hoehn & Yahr Stadium (jährlich)
- UPDRS (jährlich) (ggf. Unterscheidung zwischen On- und Off-Zustand)
- NMSQuest (jährlich)

Fakultative Tests und Untersuchungen

L-Dopa-Test und Apomorphin-Test

Das Ansprechen auf L-Dopa gehört zu den bestätigenden diagnostischen Kriterien für ein IPS. Dies kann durch optimale Einstellung auf L-Dopa innerhalb weniger Tage oder durch den L-Dopa-Test geprüft werden. Der L-Dopa-Test (oder der seltener durchgeführte Apomorphin-Test) werden als spezielle pharmakologische Funktionstests bei Parkinson-Patienten eingesetzt, um festzustellen, ob ein

Symptom L-Dopa-sensitiv ist und daher auf die nigrostriatale Funktionsstörung zurückgeht. Er kann zur Frühdiagnose und in jedem Stadium der Erkrankung indiziert sein, wenn unklare oder atypische Symptome auftreten. Er sollte vor einer funktionellen Bildgebung zur Darstellung des zentralen dopaminergen Systems (s. ▶ S. 128) durchgeführt werden.

▶ **Durchführung des L-Dopa-Tests (des Apomorphin-Tests):**
- Vorbehandlung mit Domperidon 3 × 20 mg (nicht Metoclopramid) über 24 Stunden (mindestens aber 30 mg ca. 1 Stunde vor der L-Dopa-Gabe)
- Gabe der 1,5-fachen Morgendosis L-Dopa plus DDCI (Dopa-Decarboxylase-Inhibitor) p. o., bei De-novo-Patienten Gabe von 200 mg L-Dopa/DDCI
- Alternativ ist die Injektion von Apomorphin möglich (50 µg/kg KG s. c.). Dieser Test setzt wegen z. T. erheblicher Nebenwirkungen besondere Erfahrungen des Arztes voraus.

▶ **Bewertung des L-Dopa-Tests (des Apomorphin-Tests):** Als Messparameter wird der Teil III der UPDRS vor, ½ und 1 Stunde nach Medikamenteneinnahme (bei Fluktuationen am besten zum Zeitpunkt des nach Meinung von Patient und Arzt besten „On") herangezogen.
Hinweise zur Interpretation:
- Ein positiver Test (≥ 20 % Verbesserung der UPDRS-III-Scores) stützt, beweist jedoch nicht die klinische Diagnose eines IPS, sondern die Dopa-Sensitivität eines bestimmten Zielsymptoms. Bei sehr ausgeprägter Verbesserung (> 50 %) ist mit größter Wahrscheinlichkeit von einem IPS auszugehen.
- Das Symptom Tremor muss nicht auf den L-Dopa-Test ansprechen, obwohl ein IPS vorliegen kann.
- Ein negativer L-Dopa-Test bei einem De-novo-Patienten schließt ein Ansprechen auf länger dauernde L-Dopa-Behandlung nicht aus – negativer Vorhersagewert < 80 %.

Funktionelle bildgebende Verfahren des zentralen dopaminergen Systems

Der Einsatz von **SPECT** und **PET-Techniken** kann eine ätiologische Zuordnung eines PS im Frühstadium erleichtern, wobei Untersuchungen der dopaminergen Neurotransmission im Vordergrund stehen. Während das FP-CIT-SPECT und Fluorodopa-PET Informationen über die Integrität des präsynaptischen nigrostriatalen Systems liefern (FP-CIT: Dichte der Dopamintransporter im Striatum, Fluorodopa-PET: Decarboxyxlaseaktivität als Ausdruck der Dopaminsynthese), bilden IBZM-SPECT und Racloprid- oder Desmethoxyfallyprid-PET die Dichte bzw. Verfügbarkeit der Dopamin-2-Rezeptoren auf den postsynaptischen striatalen Neuronen ab.

Diese Techniken können bei besonderen diagnostischen Problemen indiziert sein und sollten von Neurologen veranlasst werden, die in der Diagnostik von Bewegungserkrankungen erfahren sind. Vor diesen aufwendigen Untersuchungen sollte eine pharmakologische Testung des zentralen dopaminergen Systems mittels L-Dopa- oder Apomorphin-Belastungstest (s. o.) durchgeführt werden.

Einsatzgebiete für die Diagnostik der präsynaptischen Funktionen sind:
- Differenzialdiagnose eines atypischen isolierten Tremors oder Abgrenzungsschwierigkeiten gegenüber einem essenziellen oder psychogenen Tremor/Bewegungsstörung
- Vorliegen sehr diskreter Parkinson-Symptome, die die eindeutige klinische Diagnose eines PS noch nicht erlauben
- Ausschluss eines medikamenteninduzierten PS bei unklarer Medikamentenanamnese oder bei Verdacht auf eine nigrale Degeneration bei bestehender Therapie mit Neuroleptika
- Vorliegen eines Mischbildes eines PS, eines Normaldruckhydrozephalus und/oder einer subkortikalen vaskulären Enzephalopathie
- Vorliegen eines depressiven Syndroms, das nur unzureichend auf medikamentöse Therapie anspricht und mit einem PS einhergeht

FP-CIT-SPECT unterscheidet nicht ausreichend zuverlässig zwischen dem IPS und atypischen PS (MSA, PSP, CBD). Dazu können Verfahren zur Darstellung der postsynaptischen Dopaminrezeptoren hilfreich sein. Allerdings wird das IBZM-SPECT im kassenärztlichen Bereich vielfach nicht erstattet und der Einsatz von PET mit D2-Rezeptorliganden ist aufgrund der eingeschränkten Verfügbarkeit dieser Liganden limitiert. Eine Alternative stellen PET-Untersuchungen mit FDG (Fluorodeoxyglucose) dar. Diese erlauben es, anhand charakteristischer metabolischer Muster mit hoher Treffsicherheit die verschiedenen neurodegenerativen PS voneinander zu unterscheiden (IPS, MSA, PSP, CBD, DLB).

Zur Differenzierung zwischen prä- und postganglionären autonomen Störungen kann die ^{123}I-MIBG-Szintigrafie zur Untersuchung der autonomen Innervation des Herzens verwendet werden. Bei Vorliegen eines IPS ist die Aufnahme von MIBG in postganglionäre sympathische kardiale Neurone in der Regel deutlich vermindert. Hingegen findet sich bei der MSA in der Regel ein normaler Befund (cave: Monoamin-Aufnahmehemmer). Die Methode grenzt mit hoher Spezifität gegenüber Tremor-Syndromen, MSA und CBD ab.

PET-Untersuchungen mit spezifischen Liganden werden für Forschungsfragen und nicht zur Routinediagnostik genutzt.

Hirnparenchymsonografie

Beim IPS zeigt sich bei ca. 90 % der Patienten im transkraniellen Ultraschall-B-Bild eine Hyperechogenität der Substantia nigra. Dieser Befund ist bei Patienten mit ausreichendem Schallfenster schon in der Frühphase zu erheben. Auch bei einem kleinen Prozentsatz von Patienten mit atypischen PS kann eine hyperechogene Substantia nigra vorliegen. In diesen Fällen können zusätzliche Auffälligkeiten im Ultraschall wie eine Hyperechogenität des Linsenkerns (häufig bei MSA/PSP) und/oder ein erweiterter 3. Ventrikel (PSP) hilfreich sein. Eine hyperechogene Substantia nigra findet sich auch bei der CBD oder der DLB. Die Anwendung der Untersuchungsmethode erfordert spezielle Ultraschallkenntnisse und High-End-Ultraschallgeräte mit einer transkraniellen 1–4 MHz Sonde.

Olfaktorische Testung

Quantitative Riechtests zeigen bei Patienten mit IPS in 80–100% pathologische Ergebnisse (Anosmie ca. 51%, schwere Riechstörung ca. 35%, mittelgradige Riechstörung ca. 14%). Im Gegensatz dazu weisen Patienten mit einer MSA zunächst eine normale Riechfunktion auf, bevor sie im weiteren Verlauf der Erkrankung ebenfalls hyposmisch werden. Patienten mit PSP und CBD und essenziellem Tremor haben auch im Verlauf der Erkrankung eine normale Riechfunktion. Auch andere neurodegenerative Erkrankungen wie der Morbus Alzheimer gehen mit Riechstörungen einher. Zur Durchführung der Untersuchungen sind exakt quantifizierende Verfahren erforderlich, wobei mittels standardisierten „sniffin' sticks" die olfaktorische Schwelle, Identifikation und Diskrimination untersucht werden.

Autonome Testung

Bei Verdacht auf MSA oder klinischen Symptomen, die für eine autonome Störung sprechen, ist die Durchführung des Schellong-Tests (Blutdruckmessung im Stehen und Liegen) zur Diagnose einer posturalen Hypotension indiziert. Pathologisch ist ein systolischer Blutdruckabfall von mehr als 20 mmHg im Stehen. Bei speziellen Problemen kann eine Untersuchung mit dem Kipptisch oder eine MIBG-Szintigrafie des Herzens sinnvoll sein.

Polysomnografie

Bei Verdacht auf Vorliegen einer REM-Schlaf-Verhaltensstörung aufgrund fremdanamnestischer Angaben, z.B. Sprechen oder Schreien im Schlaf, heftige motorische Entäußerungen im Schlaf, aus dem Bett fallen und ähnlichen Symptomen, begleitet von Alpträumen, sollte eine Schlaflaboruntersuchung mit Videoaufzeichnung durchgeführt werden. Die sichere Diagnose einer RBD (REM Sleep Behaviour Disorder) ergibt einen weiteren deutlichen Hinweis auf das Vorliegen einer Neurodegeneration, z.B. IPS oder MSA.

Quantitative Tremormessung

Mit der quantitativen Tremormessung lassen sich verschiedene Tremortypen objektivieren. Diese Informationen können diagnostisch verwertet werden.

Long-Latency-Reflexe der Handmuskulatur

Die Untersuchung ist bei der differenzialdiagnostischen Abgrenzung nicht idiopathischer PS nützlich. Gesteigerte „Long Loop"-Reflexe finden sich bei Patienten mit Myokloni bei CBD.

Urodynamische Untersuchung

Sie ist indiziert bei klinisch manifesten Blasenstörungen bei PS.

Sympathische Hautantwort und Blutdruckuntersuchung mit Kipptischprovokation

Beide Tests dienen der Feststellung einer Beteiligung des sympathischen Nervensystems.

Kolontransitzeit

Die Bestimmung der Kolontransitzeit erlaubt eine Objektivierung der häufig auftretenden Obstipation bei Patienten mit einem IPS.

Sonstiges

Verwenden von etablierten und operationalisierten Skalen bei Verdacht auf Depression (z.B. Beck Depression Inventory [BDI]), Angst und Demenz (bevorzugt Montreal Cognitive Assessment [MoCA], aber auch Parkinson Neuropsychometric Dementia Assessment [PANDA]).

■ Therapie

Therapieziele

Die Therapie der Parkinson-Krankheit sollte rechtzeitig, altersgerecht und effizient beginnen. Je nach Alter, Erkrankungsdauer und sozialer Situation können folgende Therapieziele relevant werden:
- Therapie von motorischen, autonomen, kognitiven und kommunikativen sowie psychiatrischen Symptomen der Erkrankung
- Erhaltung der Selbstständigkeit in den Aktivitäten des täglichen Lebens (ADL)
- Verhinderung/Verminderung von Pflegebedürftigkeit
- Erhaltung der Selbständigkeit in Familie und Gesellschaft (soziale Kompetenz)
- Erhaltung der Berufsfähigkeit
- Erhalt/Wiedergewinnen der gesundheitsbezogenen Lebensqualität
- Vermeidung von sekundären orthopädischen und internistischen Begleiterkrankungen
- Verhinderung/Behandlung von motorischen und nicht motorischen Komplikationen
- Vermeidung von medikamentösen Nebenwirkungen

Weiterhin sollte die körperliche und vor allem psychische Belastung der Lebenspartner und der Familie der Patienten berücksichtigt werden. Gerade im Langzeitverlauf können eine zeitweise Tagesbetreuung, eine rechtzeitige Einweisung in eine Tagesklinik oder periodische Kuraufenthalte den Lebenspartner entlasten und Freiräume schaffen.

Medikamentöse Behandlung

Für die medikamentöse Behandlung des IPS stehen zahlreiche Medikamente zur Verfügung.

L-Dopa

L-Dopa (immer in fester Kombination mit einem Decarboxylase-Inhibitor, Verhältnis 4:1) ist das wirksamste Medikament für die Behandlung des IPS. Diese Aussage ist durch jahrelange klinische Erfahrung und durch mehrere Vergleichsstudien zwischen L-Dopa und Dopaminagonisten belegt (Goetz et al. 2002, Parkinson Study Group 2004a). L-Dopa wird in allen Stadien der Erkrankung (frühe Monotherapie, bei nicht fluktuierenden und fluktuierenden Patienten ohne und mit Dyskinesien, bei Patienten mit motorischen Komplikationen und mit nicht motorischen Symptomen) eingesetzt.

L-Dopa ist als Monotherapie anderen Parkinson-Medikamenten (Amantadin, Anticholinergika, Dopaminagonisten, MAO-B-Hemmer) in seiner symptomatischen Wirkung überlegen (Levine et al. 2003). L-Dopa verzögert nach heutigem Kenntnisstand nicht die Krankheitsprogression und trägt zur Entstehung von Therapiekomplikationen (insbesondere Dyskinesien) bei. Andererseits ist durch die Einführung der L-Dopa-Therapie die Lebenserwartung von Parkinson-Patienten infolge der Vermeidung krankheitsbedingter Komplikationen deutlich gestiegen.

Bezüglich motorischer Komplikationen im Vergleich zu Dopaminagonisten siehe dort (▶ S.131).

▶ **Nebenwirkungen:** Autonome Nebenwirkungen sind die orthostatische Hypotonie und gastrointestinale Störungen in Form von Übelkeit und Brechreiz. Neuropsychiatrische Nebenwirkungen umfassen eine exzessive Tagesmüdigkeit (▶ S.131), die dopaminerg induzierte Psychose (▶ S.132), Verhaltensstörungen mit Zwangs- und Impulskontrollstörungen (▶ S.132) sowie das dopaminerge Dysregulationssyndrom (▶ S.146).

Orale Präparationen von L-Dopa

Orale Standardpräparationen stehen als Kapseln oder Tabletten zur Verfügung und besitzen eine Bioverfügbarkeit von 90%. Die schnell wirkende dispersible Form von L-Dopa ähnelt den Standardpräparationen in ihren pharmakokinetischen Eigenschaften. Die maximale Plasmakonzentration wird jedoch etwas früher erreicht. Die dispersible Form ist daher – als Zusatz- oder Notfallmedikation – hilfreich bei Patienten, die nach Einnahme der Standardpräparation nur einen sehr langsamen Wirkeintritt verspüren oder unter frühmorgendlicher oder postprandialer Akinese leiden.

L-Dopa-Retardpräparationen setzen aufgrund einer besonderen galenischen Zubereitung L-Dopa verzögert frei. Daher werden die maximalen Plasmakonzentrationen im Vergleich zu L-Dopa-Standardpräparaten später erreicht. Retardpräparationen haben eine Bioverfügbarkeit von ca. 70% und werden, vor allem wegen einer hohen Variabilität ihrer Resorption unter Interaktion mit der Nahrungsaufnahme, vorzugsweise zur Therapie der nächtlichen Akinese eingesetzt.

L-Dopa-Infusionstherapie (Duodopa-Pumpe)

Die intrajejunale Infusionstherapie ist zur Behandlung des Morbus Parkinson im fortgeschrittenen Stadium mit ausgeprägten Wirkungsfluktuationen zugelassen (Nyholm et al. 2005, Antonini et al. 2007). In Gelform gebundenes L-Dopa wird direkt im Jejunum aus einer perkutan gelegten Sonde (distales Ende jenseits des Treitzschen Bandes) freigesetzt und dort zeitnah resorbiert. Dies führt zu einem gleichmäßigen L-Dopa-Spiegel im Blut. Damit entfällt sowohl die pulsatile Rezeptorstimulation als auch die Abhängigkeit der Resorption von einer regelmäßigen Magenentleerung. Die jejunale L-Dopa-Gabe wird in der Regel als Monotherapie empfohlen. Eine Kombination mit anderen Parkinson-Medikamenten ist aber im Einzelfall möglich. Die Behandlung ist sehr teuer und technisch aufwendig. Hautirritationen im Bereich des Stomas, Sondendislokationen oder -blockaden sind nicht selten. Der Umgang erfordert persönliche Erfahrung und eine geschulte gastroenterologische Abteilung.

Formale Indikationskriterien für den Einsatz von L-Dopa-Infusionspumpen existieren nicht, jedoch empfehlen wir folgende Indikationsstellung (siehe auch Entscheidungskriterien in ▶ Tab. 9.6):

a. Mit Tablettenform nicht mehr zu beherrschende Wirkungsfluktuationen und Dyskinesien im fortgeschrittenen Stadium und
b. eine ausreichende soziale Versorgung für die Pflege der PEJ-(perkutan-endoskopisch-jejunalen-)Sonde muss gewährleistet sein.
c. Indikationsstellung unter differenzialtherapeutischer Abwägung von tiefer Hirnstimulation und kontinuierlicher subkutaner Apomorphin-Gabe.

Ein plötzlicher Wirkungsverlust der Therapie spricht für eine Dislokation, Diskonnektion bzw. Verstopfung der jejunalen Sonde. Dies muss zu einer raschen Überprüfung in einem entsprechend ausgewiesenen Zentrum führen. Kurzfristig kann die Behandlung bei technischen Problemen durch orale L-Dopa-Gaben überbrückt werden. Die Patienten sollten deshalb immer über eine orale L-Dopa-Reserve verfügen.

Dopaminagonisten

Derzeit stehen in Deutschland 10 Dopaminagonisten (5 Ergot- und 5 Non-Ergot-Derivate) für die Behandlung des IPS zur Verfügung (s. ▶ Tab. 9.3).

Zu den **Ergot-Dopaminagonisten** zählen **Bromocriptin, Cabergolin, α-Dihydroergocriptin, Lisurid** und **Pergolid**. Aufgrund des Fibrose-Risikos (▶ S. 131) sollten Ergot-Dopaminagonisten im klinischen Alltag nicht mehr verwendet werden. Falls sie z. B. aufgrund einer Unverträglichkeit anderer Parkinson-Medikamente dennoch im Ausnahmefall eingesetzt werden, müssen die auf ▶ S. 132 beschriebenen körperlichen und kardialen Untersuchungen regelmäßig erfolgen.

Die **Non-Ergot-Derivate** umfassen die oralen Substanzen **Piribedil, Pramipexol** (Standard und retardierte Freisetzungsform), **Ropinirol** (Standard und retardierte Freisetzungsform), das parenteral zu verabreichende **Apomorphin** und das transdermal applizierbare **Rotigotin** (Silikon-Matrix-Pflaster). Die Non-Ergot-Dopaminagonisten können im frühen (De-novo-Patienten), mittleren (nicht fluktuierende und fluktuierende Patienten) und auch im späten Stadium der Erkrankung eingesetzt werden. Allerdings ist im Spätstadium Vorsicht geboten, da Dopaminagonisten bei Patienten mit kognitiver Leistungseinschränkung oder Demenz das Auftreten von Halluzinationen fördern bzw. bereits bestehende Halluzinationen verstärken können. Die Wirksamkeit von Dopaminagonisten in der symptomatischen Monotherapie ist in methodisch ausreichenden placebokontrollierten Studien zumindest für die neueren Präparate gezeigt (Adler et al. 1997, Shannon et al. 1997). Es konnte eine Wirksamkeit in der *frühen* Kombinationstherapie mit L-Dopa bei gleichzeitigem L-Dopa-sparenden Effekt nachgewiesen werden. Für einige der Präparate ist eine Besserung von L-Dopa-assoziierten Fluktuationen bei der späten Kombinationstherapie belegt (Rinne et al. 1997, Parkinson Study Group 2004a). Außerdem konnte gezeigt werden, dass eine initiale Behandlung mit Dopaminagonisten im Vergleich zu einer L-Dopa-Monotherapie zu selteneren Auftreten von Dyskinesien im Verlauf von mindestens 3–5 Jahren führt (Oertel et al. 2006, Rascol et al. 2000). Ein verminderter Schweregrad von Dyskinesien bei Beginn einer Behandlung mit Dopaminagonisten und späterer L-Dopa Zugabe konnte nicht nachgewiesen werden. Daten zur initialen Therapie mit Ropinirol weisen auf eine mögliche Risikoreduktion für die Entwicklung von Dyskinesien im Vergleich zur initialen Gabe von L-Dopa über einen Zeitraum von bis zu 10 Jahren hin. Die Studienergebnisse müssen jedoch zurückhaltend bewertet werden, da nur wenige Patienten über eine so lange Zeit mit einer Ropinirol-Monotherapie behandelt werden konnten. Außerdem stellen diese Patienten möglicherweise eine Subgruppe mit besonders günstigem Krankheitsverlauf dar. Nach vorläufigen Studien spielen allerdings Dyskinesien für die Lebensqualität der meisten Parkinson-Patienten in den ersten 4 Krankheitsjahren meist eine geringe Rolle. Im weiteren Verlauf zeigt sich nach 6–10 Jahren, dass die initial mit einer Dopaminagonisten-Monotherapie behandelte Gruppe 1. zu einem hohen Prozentsatz zusätzlich L-Dopa erhielt, um eine ausreichende symptomatische Wirkung zu erzielen, und 2. gleichzeitig das Auftreten von Dyskinesien zunahm (Parkinson Study Group 2009). Danach ist eine initiale Monotherapie mit Dopaminagonisten im Verlauf von mehr als 5 Jahren einer initialen Monotherapie mit L-Dopa bezüglich der Inzidenz von Dyskinesien nach Anpassung hinsichtlich der Erkrankungsdauer und der täglichen L-Dopa-Dosierung nicht sicher überlegen.

Für eine Verlangsamung des Krankheitsverlaufs durch eine Therapie mit Dopaminagonisten gibt es zwar erste mögliche Hinweise, aber keine ausreichenden Beweise.

Nebenwirkungen

Alle Dopaminagonisten binden auch an periphere Dopaminrezeptoren und können daher stärkere periphere Nebenwirkungen verursachen als L-Dopa. Nebenwirkungen wie Übelkeit und orthostatische Dysregulation sind allen Dopaminagonisten gemeinsam. Beinödeme können bei Ergot- wie bei Non-Ergot-Derivaten limitierend sein. Ein Wechsel zu einem anderen Dopaminagonisten kann sinnvoll sein. Nebenwirkungen auf neuropsychiatrischer Ebene stellen vor allem die dopaminerg induzierte Psychose, Impulskontroll- und Zwangsstörungen (insbesondere Punding) und das dopaminerge Dysregulationssyndrom dar. In der Therapie mit Dopaminagonisten ergeben sich prinzipiell 2 sicherheitsrelevante Aspekte: eine vermehrte Tagesmüdigkeit sowie Fibrosen der Lunge (Ergot-Derivate) und der Herzklappen.

▶ **Vermehrte Tagesmüdigkeit:** Patienten unter allen dopaminergen Medikamenten müssen auf das Auftreten von vermehrter Tagesmüdigkeit und rasch auftretenden Einschlafphasen hingewiesen werden. Dies gilt insbesondere, wenn sie ein Kraftfahrzeug führen. Die Aufklärung erfolgt nicht nur bei Therapiebeginn, sondern auch bei Dosiserhöhung, da Berichte über eine dosisabhängige Tagesmüdigkeit vorliegen. Während die Tagesmüdigkeit primär ein Verträglichkeitsproblem darstellt, ergibt sich hieraus beim Führen eines Kraftfahrzeugs und den berichteten Autounfällen ein Sicherheitsproblem. Patienten, die über Somnolenz und/oder plötzliches Einschlafen berichten, müssen angehalten werden, kein Kraftfahrzeug zu führen. Diese Maßnahmen gelten, bis die wiederkehrenden Schlafereignisse nicht mehr auftreten. Bei Auftreten von Tagesmüdigkeit kann ein Wechsel zu einem Präparat innerhalb der gleichen oder zu einem Präparat anderer Stoffgruppen erwogen werden.

▶ **Fibrosen:** Raynaud-Phänomene, pleuropulmonale und retroperitoneale Fibrosen sind bekannte, wenn auch seltene Komplikationen einer Langzeittherapie mit Ergot-Derivaten einschließlich Ergot-Dopaminagonisten. Systematische Untersuchungen über das Auftreten von Herzklappenfibrosen bei Parkinson-Patienten unter Pergolid- und Cabergolin-Therapie sprechen für ein erhöhtes Risiko des Auftretens von Herzklappenimmobilität unter Ergot-Dopaminagonisten mit hoher agonistischer Affinität zum serotonergen 5-HT_{2b}-Rezeptor. Wenngleich die klinische Relevanz dieser Beobachtung diskussionswürdig ist, haben die Hersteller der Präparate mitgeteilt, dass Pergolid und Cabergolin ausschließlich als „Second-Line"-Dopaminagonisten verwendet werden dürfen.

Nach experimentellen Untersuchungen ist das Auftreten fibrotischer Reaktionen eine für Dopaminagonisten mit agonistischer Affinität zum 5-HT_{2b}-Rezeptor gemeinsame Komplikation (Pergolid, Cabergolin, Bromocriptin). Daher sollten unter einer Therapie mit Ergot-Dopaminagonisten halbjährlich eine körperliche Untersuchung mit Auskultation des Herzens und der Lunge sowie jährlich eine transthorakale Echokardiografie durchgeführt werden. Unter dem Ergot-Derivat Lisurid, einem 5-HT_{2b}-Rezeptor-Antagonist, sind bislang keine Herzklappenfibrosen beschrieben worden. Auch für die Non-Ergot-Dopaminagonisten Pramipexol und Ropinirol wurden solche Herzklappenveränderungen bislang nicht nachgewiesen. Ausreichende klinische Sicherheitslangzeitstudien liegen für diese Agonisten wie auch für Piribedil und Rotigotin bislang nicht vor.

▶ **Impulskontrollstörungen:** Impulskontrollstörungen stellen eine schwerwiegende Komplikation der dopaminergen Therapie mit zum Teil gravierenden Folgen für die persönlichen, sozialen und beruflichen Verhältnisse der Betroffenen dar. Zu den Impulskontrollstörungen zählen unter anderem die pathologische Spielsucht, das pathologische Kaufen, das pathologische Essverhalten und die Hypersexualität. Impulskontrollstörungen sind bei Patienten, die einen Dopaminagonisten einnehmen, mit ca. 12–17 % etwa doppelt so häufig wie bei Patienten ohne Dopaminagonisten. Impulskontrollstörungen werden von den Patienten selten spontan berichtet. Es sollte deshalb insbesondere bei Patienten mit entsprechender Risikokonstellation in der Anamnese gezielt nachgefragt werden. Zu den bekannten Risikofaktoren zählen Spielsucht oder Drogenabusus in der Familie, männliches Geschlecht, junges Alter, lediger Familienstatus, fortgeschrittenes Krankheitsstadium und Depression. Die Assoziation zwischen Impulskontrollstörungen und erhöhten Scores in einer Skala für das Merkmal „Novelty Seeking" lassen eine prämorbide Disposition dieser Patienten vermuten. Weiterhin wird ein Zusammenhang zwischen Impulskontrollstörungen und der verwendeten Dopaminagonisten-Dosis beschrieben. Deshalb sollte gerade bei jüngeren Patienten der Einsatz von Hochdosistherapien überdacht werden. Die therapeutischen Maßnahmen werden auf ▶ S. 146 beschrieben.

▶ **Psychosen:** Dopaminagonisten können eine Psychose bei Parkinson-Patienten auslösen. Dabei handelt es sich meist um illusionäre Verkennungen und visuelle Halluzinationen. Vorzeichen einer Psychose kann ein intensiviertes realitätsnahes Träumen sein. In schweren Fällen können Wahnvorstellung mit Eifersuchtscharakter, Verfolgungswahn bis zur Selbst- oder Fremdgefährdung auftreten. Zeigt sich die Psychose im frühen Stadium der Erkrankung oder tritt sie bereits zu Beginn einer Therapie mit niedrigen Dosen von Dopaminagonisten auf, ist sorgfältig nach einer begleitenden kognitiven Verschlechterung zu suchen. Denn eine neu auftretende Psychose unter dopamimetischer Therapie gilt als ein mögliches Warnzeichen für die Entwicklung einer Demenz im Sinne einer Demenz mit Lewy-Körpern oder eines IPS mit Demenz.

Intermittierende und kontinuierliche subkutane Applikation von Apomorphin

Wegen der geringen oralen Bioverfügbarkeit und der extrem kurzen Halbwertszeit steht der Non-Ergot-Dopaminagonist Apomorphin nur für die subkutane Applikation bei Patienten mit motorischen Komplikationen zur Verfügung.

Apomorphin kann intermittierend (Ostergaard et al. 1995, Dewey et al. 2001) als rasch wirksame Rettungsmedikation in Autoinjektionsform eingesetzt oder kontinuierlich mithilfe einer Pumpe verabreicht werden. Die subkutane Gabe von Apomorphin im Autoinjektor ist sinnvoll bei rasch einsetzenden Off-Phasen. Prinzipiell entfaltet subkutan injiziertes Apomorphin die gleiche Wirksamkeit wie lösliches L-Dopa, jedoch mit rascherem Wirkeintritt und kürzerer Wirkdauer. Daher wirkt Apomorphin auch nur auf diejenigen Symptome, z.B. Gangstörung (Off-Freezing), die beim individuellen Patienten auch auf L-Dopa ansprechen.

Die kontinuierliche Pumpenapplikation mit Apomorphin ermöglicht die kontinuierliche Rezeptorstimulation auch in fortgeschrittenen Stadien. Kleine, nicht kontrollierte Studien sprechen für eine Wirksamkeit von Apomorphin gegen Wirkungsfluktuationen und Dyskinesien. Die Apomorphin-Pumpe läuft in der Regel während der Wachzeit. Eine 24-stündige Applikation ist aber im Einzelfall grundsätzlich möglich. Die (Plastik-)Nadel wird täglich gesetzt. Auf die Bildung von Apomorphin-induzierten subkutanen Knötchen und die Komplikationen subkutaner Infektionen bis zur Phlegmone muss der Patient hingewiesen werden. Der finanzielle und personelle Aufwand ist hoch.

Wir empfehlen folgende Indikationsstellung (siehe auch Entscheidungskriterien in ▶ Tab. 9.6):

a. Mit Tablettenform nicht mehr zu beherrschende Wirkungsfluktuationen und Dyskinesien im fortgeschrittenen Stadium und
b. eine ausreichende soziale Versorgung für die kontinuierliche subkutane Applikation muss gewährleistet sein.
c. Indikationsstellung unter differenzialtherapeutischer Abwägung von tiefer Hirnstimulation und kontinuierlicher jejunaler L-Dopa Gabe.

COMT-Inhibitoren

COMT-Inhibitoren sind in der Kombination mit L-Dopa bei Vorliegen von motorischen Wirkungsfluktuationen zugelassen. In Deutschland sind derzeit die COMT-Inhibitoren **Entacapon** und **Tolcapon** erhältlich. Als Mittel der ersten Wahl steht Entacapon zur Verfügung. Entacapon ist nebenwirkungsärmer als Tolcapon. Zu möglichen Nebenwirkungen zählen eine Zunahme L-Dopa-bedingter unerwünschter Effekte, Diarrhöen (meist 2–4 Monate nach Therapiebeginn) sowie eine dunkle Verfärbung des Urins. Die Wirksamkeit von Entacapon und Tolcapon in der Behandlung von motorischen Fluktuationen ist durch Studien belegt (Kurth et al. 1997, Adler et al. 1998, Deane et al. 2004). Seit Ende 2003 ist die feste Kombination von L-Dopa, Carbidopa und Entacapon auf dem deutschen Markt erhältlich. Die Kombination enthält L-Dopa und Carbidopa in einem festen Verhältnis von 4:1 (50 mg L-Dopa + 12,5 mg Carbidopa; 75 mg L-Dopa + 18,75 mg Carbidopa; 100 mg L-Dopa + 25 mg Carbidopa; 125 mg L-Dopa + 31,25 mg Carbidopa; 150 mg L-Dopa + 37,5 mg Carbidopa; 200 mg L-Dopa + 50 mg Carbidopa) sowie jeweils 200 mg Entacapon (die maximal zulässige Entacapon-Menge beträgt 2000 mg/d). Diese feste Kombination vereinfacht die Medikamentengabe bei Parkinson-Patienten mit motorischen Wirkungsfluktuationen, entlässt den Arzt aber nicht aus der Verpflichtung, die Wirkung der Medikation zu überprüfen und die Höchstdosis von Entacapon zu bedenken.

Aufgrund der potenziell (extrem selten beschriebenen) schweren Hepatotoxizität ist Tolcapon Mittel der zweiten Wahl und darf nur dann eingesetzt werden, wenn der Patient unter Entacapon keinen hinreichenden Benefit erlebte. Die regelmäßige Kontrolle der Leberfunktionsparameter (Transaminasenkontrolle Monat 1–12: 2-wöchentlich, Monat 13–18: 4-wöchentlich, ab Monat 19: 8-wöchentlich) sind von der EMA vorgeschrieben.

Ob sich bei neu auf L-Dopa einzustellenden Parkinson-Patienten die Verwendung von Entacapon vorteilhaft gegenüber L-Dopa erweist, wurde zuletzt in der STRIDE-PD-Studie untersucht (Stocchi et al. 2010). Primäre Zielvariable war die Zeit bis zum ersten Auftreten von Dyskinesien. Es zeigte sich ein frühes und häufigeres Auftreten von Dyskinesien bei kombinierter L-Dopa-/Carbidopa-/Entacapon-Behandlung – wahrscheinlich aufgrund der höheren dopaminergen Exposition durch Erhöhung der Bioverfügbarkeit von L-Dopa – im Vergleich zur L-Dopa-Standardpräparation. Daher besteht derzeit keine Indikation für den Einsatz von COMT-Hemmern bei L-Dopa-Ersteinstellung oder bei Patienten mit stabiler L-Dopa-Antwort.

MAO-B-Hemmer

MAO-B-Hemmer (**Rasagilin, Selegilin**) sind insbesondere im Frühstadium der Erkrankung symptomatisch und mild wirksam (Ives es al. 2004, Stern et al. 2004). Sie sind als Monotherapeutika sowie in der Kombination mit L-Dopa zugelassen. Während Selegilin auch zu Amphetamin-Derivaten metabolisiert wird (allerdings ausschließlich in biologisch wenig aktive L-Isomere), erfolgt dies bei Rasagilin nicht. Daher wird eine geringere zentralnervöse und kardiovaskuläre Nebenwirkung unter Rasagilin angenommen. Bisher liegen keine direkten Vergleichsstudien zwischen Rasagilin und Selegilin vor. Im indirekten Vergleich randomisierter Studien zeigt sich ein statistisch allerdings nicht signifikanter Trend zugunsten von Rasagilin in Bezug auf Effektivität und Verträglichkeit.

Die Wirksamkeit von Selegilin in der Behandlung von motorischen Fluktuationen ist durch Studien belegt (Waters et al. 2004, Ondo et al. 2007), die eine sich im Mund auflösende Formulation verwendeten. Rasagilin zeigte in 2 kontrollierten Studien seine Wirksamkeit in der Reduktion von Off-Zeit und Gewinn von On-Zeit (Rascol et al. 2005, Parkinson Study Group 2005). In einer aktiven Vergleichsstudie bei Patienten mit Wirkungsfluktuationen unter L-Dopa war Rasagilin genauso wirksam wie die Kombinationsbehandlung von L-Dopa mit dem COMT-Hemmer Entacapon und signifikant wirksamer als Placebo.

Eine mögliche krankheitsmodifizierende Wirkung von MAO-B-Hemmern wurde für Rasagilin in einem neuen Studiendesign (sog. Delayed-Start-Design) untersucht. Die ADAGIO-Studie (Olanow et al. 2009) zeigte Vorteile eines frühen Therapiebeginns mit 1 mg Rasagilin gegenüber einem verzögerten Beginn nach 9 Monaten, die man im Sinne einer krankheitsmodifizierenden Wirkung erklären kann. Jedoch waren die Ergebnisse innerhalb der ADAGIO-Studie nicht konsistent, da ein früher Therapiebeginn mit der 2-mg-Dosis dem späteren Beginn nicht überlegen war. In der ADAGIO-Studie waren die Unterschiede im UPDRS-Gesamtscore nach 18 Monaten zwischen den früh und verzögert behandelten Patienten des 1-mg-Arms mit 1,7 Punkten gering. Eine abschließende Bewertung dieser Daten hinsichtlich einer klinisch relevanten krankheitsmodifizierenden Wirksamkeit von Rasagilin ist derzeit nicht möglich. Hier wäre der Nachweis eines langfristigen Benefits wünschenswert, der sich in klinisch bedeutsamen und für die Patienten erfahrbaren körperlichen Fähigkeiten widerspiegelt. Leider sind Langzeitstudien mit diesem Studiendesign nicht möglich.

NMDA-Antagonisten

Amantadin

Die Wirksamkeit des NMDA-Antagonisten Amantadin in der symptomatischen Behandlung des IPS sowohl als Monotherapie als auch in der Kombination mit anderen Medikamenten ist durch Studien belegt (Butzer et al. 1975). Amantadin reduziert (zumindest kurzfristig) L-Dopa-assoziierte Dyskinesien (Crosby et al. 2003).

Amantadin wird zu über 90 % unverändert renal eliminiert. Bei Patienten mit eingeschränkter Nierenfunktion kann es zur Akkumulation und zu vermehrten Nebenwirkungen kommen. Hierzu zählen aufgrund der anticholinergen Wirkkomponente die Psychose bzw. Verwirrtheit auslösende Potenz von Amantadin. Daher sollten multimorbide Patienten, insbesondere mit vorbestehender Demenz oder zerebrovaskulärer Vorschädigung, nicht mit Amantadin behandelt werden. Da Amantadin nur in geringem Maße dialysierbar ist, sollte es nicht bei dialysepflichtigen Patienten verabreicht werden. Amantadin führt bei einzelnen Patienten zu einer Livedo reticularis und zu Knöchel- und Unterschenkelödemen, die nach Absetzen von Amantadin reversibel sind. Amantadin-HCl wird rascher resorbiert und erreicht höhere Spitzenkonzentrationen als Amantadinsulfat, das verzögert aufgenommen wird. Siehe auch i.v. Gabe von Amantadin bei akinetischer Krise, ▶ S. 144.

Budipin

Das neben anderen Effekten auf monoaminerge Systeme ebenfalls NMDA-antagonistisch wirkende Budipin („Second-Line"-Substanz) besitzt einen günstigen Effekt in der Behandlung des Tremors (Spieker et al. 1999). Die Nebenwirkung der QT-Zeit-Verlängerung beinhaltet jedoch die Gefahr lebensgefährlicher Herzrhythmusstörungen und erfordert engmaschig dokumentierte kardiologische Kontrollen.

Anticholinergika

Die Anticholinergika sind die ältesten Parkinson-Medikamente. Es liegen keine gut kontrollierten Studien vor. Trotzdem sind Anticholinergika insbesondere bei vorherrschendem Ruhetremor als klinisch nützlich einzustufen. Zentrale (pharmakologisch verursachte Kognitionsstörung) und periphere (z.B. Harnverhalt, Glaukom-Verstärkung) anticholinerge Nebenwirkungen beschränken ihre Anwendbarkeit. Der Ruhetremor kann in der Regel auch durch die unten dargestellte dopaminerge Standardtherapie ausreichend behandelt werden. Nur wenn dies nicht der Fall ist, sollten Anticholinergika unter Beachtung ihres besonderen Nebenwirkungsprofils eingesetzt werden. Insbesondere bei älteren Patienten sollte der Einsatz nicht oder nur unter strenger Beobachtung erfolgen.

Operative Behandlungsverfahren

Die **tiefe Hirnstimulation** hat die funktionelle neurochirurgische Behandlung von Bewegungsstörungen revolutioniert. **Läsionelle Verfahren** sind zwar lange bekannt. Sie können aber in der Regel nur einseitig und hauptsächlich gegen das Symptom Tremor eingesetzt werden. Operative Komplikationen und Nebenwirkungen, vor allem die Sprechstörung, sind häufiger als bei der tiefen Hirnstimulation und vor allem irreversibel. Seit Einführung der tiefen Hirnstimulation werden die läsionellen Verfahren nur noch für Sonderindikationen durchgeführt.

Bei der tiefen Hirnstimulation werden Elektroden stereotaktisch implantiert, die mit einem unter dem Schlüsselbein implantierten Stimulator zur reversiblen und individuell anpassbaren elektrischen Stimulation verbunden werden. Die 3 motorischen Kernsymptome Akinese, Rigor und Tremor der Parkinson-Krankheit können durch die tiefe Hirnstimulation beeinflusst werden.

Es handelt sich um eine potente Behandlungsmethode des fortgeschrittenen Stadiums der Parkinson-Krankheit. Das Ausmaß der Besserung der Off-Symptome liegt bei etwa 50–70% und erreicht die Wirkungsstärke von L-Dopa. Der Hauptvorzug liegt darin, dass die Wirkung über 24 Stunden anhält. Die Wirkungsfluktuationen lassen unter der Behandlung nach oder verschwinden. Vorbestehende L-Dopa-induzierte Dyskinesien werden durch die nach Stimulation mögliche Medikamentenreduktion gemindert. Einzelsymptome wie Gangstörungen oder eine Parkinson-Dysarthrie sprechen manchmal schlechter an oder können sich verschlechtern. Das Verfahren ist für die Behandlung der Parkinson-Krankheit zugelassen. Erste 8-Jahres-Studien zeigen eine anhaltende Wirkung im Beobachtungszeitraum für die Stimulation des Nucleus subthalamicus (NST). Stimulationsort ist meist der Nucleus subthalamicus. Der Stimulationsort Globus pallidus internus ist möglicherweise dem NST ebenbürtig. Dies legt eine kontrollierte Studie nahe, die aber noch umstritten ist (Follett et al. 2010). Der Nucleus ventralis intermedius des Thalamus wird nur in besonderen Fällen empfohlen, z.B. beim isolierten ausgeprägten pharmakoresistenten Ruhetremor des älteren Patienten. Beide Stimulationsorte sollten in erfahrenen Zentren indiziert werden. Nur bei der NST-Stimulation kann die dopamimetische Therapie zur Behandlung des akinetisch-rigiden Syndroms reduziert werden.

Die **Letalität** oder bleibende schwere Morbidität der Operation liegt zentrumsspezifisch zwischen 0,5% und 3% (in 5 großen deutschen Zentren unter 0,5%; Voges et al. 2007). Perioperative reversible **Komplikationen** liegen unter 5%. Psychiatrische, in der Regel passagere Nebenwirkungen kommen vor, psychosoziale Anpassungsstörungen in der postoperativen Periode ebenfalls. Neuropsychologisch kann sich das Parkinson-typische frontale dysexekutive Syndrom verschlechtern. Eine Demenz entsteht durch die tiefe Hirnstimulation nicht.

Drei kontrollierte Studien haben gezeigt, dass die tiefe Hirnstimulation bei fortgeschrittenen Patienten mit Fluktuationen die Motorik und die Lebensqualität auch dann noch bessert, wenn die medikamentöse Standardbehandlung dies nicht mehr vermag (Deuschl et al. 2006, Follett et al. 2010, Williams et al. 2010).

Besondere Indikationen für die Behandlung mit der tiefen Hirnstimulation sind gegeben bei Patienten mit IPS und
- mit medikamentös nicht behandelbaren hypokinetischen oder hyperkinetischen Fluktuationen,
- mit medikamentös nicht einstellbarem Tremor,
- in Ausnahmefällen bei Patienten, bei denen die motorischen Symptome wegen der Gefahr einer dopaminerg induzierten Psychose nicht ausreichend mit Dopa-

minergika behandelt werden können (cave: kognitives Defizit).
- Neuerdings wird auch bei Patienten mit medikamentös induzierten Impulskontrollstörungen, die anderweitig nicht zufriedenstellend eingestellt werden können, die Behandlung erwogen.

Die bislang geringen Erfahrungen mit tiefer Hirnstimulation des NST bei Patienten mit nicht idiopathischem PS (MSA, PSP etc.) sind negativ, weshalb diese Patientengruppen ausgeschlossen werden.

Voraussetzungen für die Operation sind:
- Die Zielsymptome müssen nachgewiesenermaßen Dopa-sensitiv sein (formaler, ggf. wiederholter L-Dopa-Test erforderlich).
- Es muss eine schwere und objektive Beeinträchtigung bestehen.
- Schwere Allgemeinerkrankungen, eine ausgeprägte Depression und eine Demenz müssen ausgeschlossen sein.
- Neurochirurgische Kontraindikationen (ausgeprägte Hirnatrophie, Blutungsneigung) müssen ausgeschlossen werden.
- Durch Dopaminergika induzierte Psychosen ohne Demenz sind keine Kontraindikation.

Die Stellung der Oparationsindikation sowie die nachfolgende Beratung des Patienten und des unmittelbar betreuenden Neurologen sind eine verantwortungsvolle interdisziplinäre neurologisch-neurochirurgische Aufgabe, die stationär erfolgen muss und spezieller Erfahrung bedarf. Nur die Symptome werden gebessert, die auch auf L-Dopa ansprechen. Das perioperativ betreuende Team aus Neurologen und Neurochirurgen muss den Patienten und seine wichtigsten Symptome genau kennen, um über die beste Elektrodenplatzierung entscheiden und die Ersteinstellung vornehmen zu können.

Nicht medikamentöse Therapie

Die Empfehlungen zum Einsatz nicht medikamentöser Therapiemaßnahmen sind durch Studienergebnisse nur teils belegt. Sie gründen sich überwiegend auf Klasse-II- und -III-Studien, wobei die klinische Relevanz der Outcome-Kriterien der jeweiligen Studie sowie langfristige Therapieeffekte nicht sicher beurteilt werden können.

Diätetische Maßnahmen

L-Dopa konkurriert bei der Aufnahme ins Blut und ins ZNS mit neutralen Aminosäuren um aktive Transportmechanismen in der Darmwand und der Blut-Hirn-Schranke. Proteinreiche Nahrung kann zu Verzögerungen bei der Resorption und zu verminderten Plasmaspiegeln von L-Dopa und einer schlechteren zerebralen Verfügbarkeit führen. L-Dopa sollte daher immer zeitlich versetzt zur Mahlzeit (d.h. ½–1 Stunde davor oder 1½–2 Stunden danach) eingenommen werden. Ergänzend kann bei gestörter Motilität versucht werden, eine Verbesserung der Resorption über eine Steigerung der gastrointestinalen Motilität mit Domperidon zu erreichen.

Krankengymnastik

Krankengymnastik ist ein sinnvoller Bestandteil der Behandlung des PS im Früh- und im Spätstadium. Zu jedem Zeitpunkt sollten klare Ziele und Erfolgskriterien festgelegt werden. Im frühen bis mittleren Stadium der Erkrankung stehen der Erhalt und die Förderung der körperlichen Aktivität im Vordergrund. In späteren Erkrankungsstadien fokussiert sich die Therapie zunehmend auf Präventionsaspekte wie z.B. die Sturzprophylaxe und die Vermeidung von Gelenkkontrakturen. Außerdem sollen krankheitsspezifische Störungen der Bewegungsinitiierung und -ausführung sowie der Haltungsreflexe kompensiert werden. Nicht zu vernachlässigen ist der psychosoziale Aspekt der Physiotherapie „in der Gruppe" und die vorübergehende Entlastung der betreuenden Person(en).

In den letzten Jahren sind überwiegend Klasse-II- und -III-Studien durchgeführt worden. Die Interventionsmaßnahmen (z.B. Laufbandtraining, aber auch alternative Strategien wie Tai Chi oder Qigong) konnten positive Effekte auf die motorische Beschwerdesymptomatik und vor allem auf das Gangbild sowie die posturale Stabilität erzielen (Überblick über die derzeitige Evidenzlage und Empfehlungen siehe Keus et al. 2007 und Keus et al. 2009). Es ist allerdings unklar, wie lange die beobachteten Effekte anhalten.

Das „Lee Silverman Voice Treatment (LSVT) BIG"-Training mit repetitiven hochamplitudigen Bewegungen erzielte eine signifikante Verbesserung des motorischen Teils der UPDRS nach 16-wöchigem Training im Vergleich zu Nordic Walking oder nicht supervidierten häuslichen Muskelkraft- und Dehnungsübungen (Ebersbach et al. 2010).

Cueing-Strategien: Die Patienten können durch die Nutzung externer rhythmischer, akustischer Stimuli (lautes Zählen, Metronom), optischer (aufgeklebte Leuchtstreifen, Gehstock mit nach unten ausklappbarem horizontalem Seitenteil) oder somatosensorischer Stimuli (rhythmische Impulse durch Berührung) lernen, in Freezing-Perioden das Gehen zu initiieren. Cueing-Strategien verbessern die Ganggeschwindigkeit, Schrittlänge und die posturale Stabilität, z.B. beim Aufrichten vom Sitzen in den Stand.

Repetitives Training korrektiver Stützreaktionen mittels Posturografie sowie protektiver Reaktionen (z.B. Ausfallschritt) kann einen positiven Effekt auf die posturale Stabilität erzielen (Jöbges et al. 2004).

Logopädie

Die Logopädie stellt eine Therapiemaßnahme zur Verbesserung der Schluck- und Sprechstörung (Dysarthrophonie) bei PS dar. Zu den charakteristischen Sprechstörungen zählen: ungenaue Artikulation, reduzierte und fehlende Modulation der Lautstärke sowie gestörte Sprechgeschwindigkeit.

Ziel der Logopädie ist, die Muskeln für das Stimmvolumen, die Atemtechnik und die Artikulation zu trainieren. Bewusstes Wiedererlernen von Zeitabläufen während der Sprachproduktion und die besondere Beachtung der Artikulationsschärfe sind in diesen Therapien enthalten. Logopädie fördert daher die verbale Kommunikation der Patienten, die die Voraussetzung für die Erhaltung der sozialen Kontakte ist.

Das „Lee Silverman Voice Treatment (LSVT) LOUD" stellt ein auf die Stimme fokussiertes, intensives Trainingsprogramm dar. Das Sprechen wird nach einer Übungshierarchie bis hin zur Ebene freier Konversation trainiert. Eine Verbesserung der Verständlichkeit wird allein über Erhöhen der Sprechlautstärke („think loud/shout") erzielt. Die jeweiligen Therapieinhalte werden schrittweise in die alltäglichen Sprechsituationen des Patienten übertragen. Die Datenlage belegt die Evidenz dieses Verfahrens für das IPS und im Einzelfall auch für atypische Parkinson-Syndrome.

Die Schluckstörung ist charakterisiert durch verringerte Schluckfrequenz und Sialorrhö, verlängerte orale Transitzeit sowie verminderte Kehlkopfhebung und Aufmerksamkeit. Seltener treten gravierende sensible Defizite auf. Ziel der Logopädie ist, die am Schlucken beteiligte Muskulatur zu kräftigen und die Aufmerksamkeit bewusst auf die Schluckabläufe zu richten. Hierdurch soll Pneumonien vorgebeugt und eine orale Ernährung möglichst lange aufrechterhalten werden.

9.2 Praktische Therapie

■ Indikation zur medikamentösen Therapie und Medikamentenwahl

Die pharmakologische Therapie des IPS sollte frühzeitig – d. h. direkt nach Diagnosestellung – beginnen, effizient und gut verträglich sein. Es gibt keine zuverlässigen Daten, die beweisen, dass ein späterer Behandlungsbeginn die Entwicklung von Behandlungskomplikationen hinauszögert. Kurative oder neuroprotektive Therapieansätze fehlen derzeit. Obwohl die Studiendaten der ADAGIO-Studie (Olanow et al. 2009) entsprechend einem geringen krankheitsmodifizierenden Effekt von 1 mg Rasagilin interpretiert werden können, steht der Nachweis der langfristigen Nachhaltigkeit dieses Effekts sowie dessen klinischer Relevanz im weiteren Erkrankungsverlauf aus.

Wenn die grundsätzliche Entscheidung zur *Therapieeinleitung* getroffen ist, so muss die Wahl der *Therapiestrategie* individuell unter Berücksichtigung von Alter, Komorbidität, Schwere der Symptome sowie Wirkungs- und Nebenwirkungsprofil des Medikaments getroffen werden. Hinsichtlich der Empfehlungsstärken und Evidenzklassen der einzelnen Parkinson-Medikamente in der Monotherapie bzw. Therapieeinleitung verweisen wir auf die ausführliche Darstellung im Kapitel Therapie, ▶ S. 130ff. ▶ Tab. 9.1 gibt einen Überblick über unerwünschte Nebenwirkungen der pharmakologischen Parkinson-Therapie.

Folgende Substanzklassen stehen für die Therapieeinleitung zur Verfügung (in alphabetischer Reihenfolge):
- L-Dopa
- MAO-B-Hemmer
- Non-Ergot-Dopaminagonisten

▶ Tab. 9.2 gibt einen Überblick über die Entscheidungskriterien für die initiale Therapie.

Für die initiale Behandlung mit Dopaminagonisten spricht die zumindest in den ersten Jahren verminderte Häufigkeit von motorischen Spätkomplikationen im Vergleich zu einer L-Dopa-Therapie. Dies ist relevant für Parkinson-Patienten mit frühem Erkrankungsbeginn, da sie ein höheres Risiko haben, Dyskinesien unter einer L-Dopa-Therapie zu entwickeln. Neuere Daten lassen allerdings auf ein erhöhtes Risiko für Impulskontrollstörungen und die pathologische Tagesmüdigkeit unter Dopaminagonisten schließen. Außerdem besitzen Dopaminagonisten bei älteren und multimorbiden Patienten ein ungünstigeres Nebenwirkungsprofil, da das Vorliegen einer Demenz das Risiko einer dopaminerg induzierten

Tab. 9.1 Unerwünschte Nebenwirkungen der medikamentösen Parkinson-Therapie.

Substanz	Motorisch	Gastrointestinal	Autonom	Psychisch	Andere
L-Dopa	Dyskinesien	Übelkeit Erbrechen	orthostatische Hypotension vermehrtes Schwitzen Tachykardie	Psychose Unruhe Verwirrtheit Hypersexualität	dopaminerges Dysregulationssyndrom Punding exzessive Tagesmüdigkeit („Schlafattacken")
Non-Ergot-Dopaminagonisten	Dyskinesien	Übelkeit Erbrechen Obstipation	orthostatische Hypotension	Psychose Unruhe Verwirrtheit	Beinödeme Impulskontrollstörung exzessive Tagesmüdigkeit („Schlafattacken")

9.2 Praktische Therapie

Tab. 9.1 Fortsetzung

Substanz	Motorisch	Gastrointestinal	Autonom	Psychisch	Andere
Ergot-Dopamin-agonisten	Dyskinesien	Übelkeit Erbrechen Obstipation	orthostatische Hypotension	Psychose Unruhe Verwirrtheit	pleuropulmonale Fibrose Herzklappenfibrosen Magenblutung Raynaud-Phänomen Beinödeme Impulskontrollstörung exzessive Tagesmüdigkeit („Schlafattacken")
COMT-Hemmer	Dyskinesien	Diarrhö Übelkeit		Psychose Unruhe Verwirrtheit	dunkle Verfärbung des Urins Tolcapon: Lebertoxizität
Selegilin	Zunahme vorbestehender Dyskinesien			Psychose Unruhe Verwirrtheit Hypersexualität	
Rasagilin	Zunahme vorbestehender Dyskinesien	Übelkeit	Zunahme einer vorbestehenden orthostatischen Hypotension		Kopfschmerzen Gewichtsabnahme
Amantadin				Psychose Unruhe Verwirrtheit	Livedo reticularis Knöchelödeme
Anticholinergika		Übelkeit Erbrechen Obstipation	Mundtrockenheit Tachykardie Harnverhalt Erhöhung des Augeninnendrucks	Unruhe mnestische und kognitive Störungen Verwirrtheit	

Tab. 9.2 Entscheidungskriterien für die Ersteinstellung.

Medikamentenwahl bei der Ersteinstellung	L-Dopa	Dopaminagonisten	MAO-B-Inhibitoren*
Wirkstärke	+++	++	+
Wirkungseintritt	+++	++	+
Nebenwirkungsrisiko	+	++	+
Risiko motorischer Komplikationen	++	+	−
neuropsychiatrische Komplikationen	+	++	−
einfache Titration und Dosierung	+	++	+++

* basierend auf Studien mit Rasagilin
+++ sehr gut geeignet
++ gut geeignet
+ mäßig geeignet
− nicht geeignet/unvorteilhaft

Psychose erhöht. Die L-Dopa-Therapie ist somit symptomatisch wirksamer und nebenwirkungsärmer als ein Dopaminagonist.

Derzeit fehlen Vergleichsstudien (MAO-B-Hemmer versus Dopaminagonist versus L-Dopa) zur Frage, ob vor einer Non-Ergot-Dopaminagonisten- bzw. L-Dopa-Frühtherapie zunächst ein MAO-B-Hemmer – mit seiner milden symptomatischen Wirkung und guten Verträglichkeit – verabreicht werden sollte.

Aus den genannten Gesichtspunkten ergeben sich folgende Empfehlungen für die Therapieeinleitung:

▶ **Parkinson-Patienten mit frühem Erkrankungsbeginn (orientierend gemeint ist ein biologisches Alter < 70 Jahre) ohne wesentliche Komorbidität:**
- Therapieeinleitung mit einem Non-Ergot-Dopaminagonisten

Bei unzureichender Wirkung einer Monotherapie mit Dopaminagonisten oder Unverträglichkeit von Dopaminagonisten, bevor eine ausreichend wirksame Dosis erreicht wurde, sollte zur weitergeführten Agonistentherapie eine Kombinationstherapie mit L-Dopa eingeleitet werden (siehe Kombinationstherapie, ▶ S. 140).

Bei Unverträglichkeit von Dopaminagonisten bereits in niedriger Dosierung sollte der Dopaminagonist abgesetzt und eine Therapie mit L-Dopa eingeleitet werden.

▶ **Parkinson-Patienten mit spätem Erkrankungsbeginn (orientierend gemeint ist ein biologisches Alter > 70 Jahre) oder multimorbide Patienten:**
- Therapieeinleitung mit L-Dopa

▶ **Bei benötigtem besonders raschem Therapieeffekt** (z.B. bei Gefahr des Arbeitsplatzverlustes):
- Therapieeinleitung mit L-Dopa unabhängig vom Erkrankungsbeginn

4–6 Wochen nach Therapiebeginn empfiehlt es sich insbesondere bei jüngeren Patienten, eine zusätzliche Dopaminagonisten-Therapie einzuleiten und eine Reduktion bzw. das Ausschleichen von L-Dopa vorzunehmen.

▶ **Alternativtherapie bei milder Symptomatik (geringgradig ausgeprägte Symptome, die noch nicht der Kontrolle durch L-Dopa oder eines Dopaminagonisten bedürfen):**
- Therapieeinleitung mit einem MAO-B-Hemmer

■ Pragmatische Therapieeinleitung und Dosierungsempfehlungen nach erfolgter Substanzklassen-Wahl

Therapieeinleitung mit L-Dopa

- Beginn: 50 mg L-Dopa morgens
- Steigerung: 50 mg alle 3 Tage
- Gesamtdosis: 3 – 4 x 100 mg (in Ausnahmefällen Einzeldosen von 200 mg)

Die erforderliche Dosis am Anfang der Erkrankung liegt meist zwischen 300 mg und 600 mg L-Dopa pro Tag, in seltenen Fällen aber auch darüber. Auf Resorptionsstörungen und Interaktion mit neutralen Aminosäuren ist zu achten. In der Regel erfolgt der Wirkungseintritt nach Therapie-Initiierung rasch, bei einigen Patienten kann es mehrere Wochen dauern, bis sie die volle Wirkung der L-Dopa-Therapie erfahren.

Therapieeinleitung mit einem Non-Ergot-Dopaminagonisten

Es stehen die oralen Dopaminagonisten **Piribedil, Pramipexol** (Standard und retardierte Freisetzungsform) und **Ropinirol** (Standard und retardierte Freisetzungsform) sowie **Rotigotin** in transdermaler Pflasterapplikation (einmal täglich) zur Verfügung. Während die retardierten Freisetzungsformen von Pramipexol und Ropinirol eine einmal tägliche Einnahme ermöglichen, ist aufgrund der Halbwertszeiten von Pramipexol, Ropinirol (je Standard) und Piribedil eine dreimal tägliche Gabe erforderlich.

Im Fall einer nicht zufriedenstellenden Wirksamkeit oder nicht tolerierbarer Nebenwirkungen der Non-Ergot-Derivate können L-Dopa oder prinzipiell auch Ergot-Dopaminagonisten eingesetzt werden. Allerdings ist zu erwähnen, dass die meisten Nebenwirkungen, die unter Non-Ergot-Derivaten auftreten, auch unter Ergot-Derivaten erscheinen können, ergänzt um das Fibrose-Risiko. Auf die Frage, welcher Dopaminagonist eingesetzt werden soll, kann keine verbindliche Antwort gegeben werden. Wirksamkeit und Verträglichkeit können interindividuell stark variieren. Praktische Gesichtspunkte, wie eine kurze Zeit der Aufdosierung bis zur wirksamen Tagesdosis, die Möglichkeit zur einmal täglichen Gabe bei jungen berufstätigen Patienten oder die Wahl eines Agonisten mit kürzerer Halbwertszeit mit dem Ziel der besseren Steuerbarkeit bei älteren Patienten können ausschlaggebend sein (▶ Tab. 9.3). Aufgrund der untergeordneten Rolle der Ergot-Derivate sowie der Verfügbarkeit retardierter oder transdermal applizierbarer Non-Ergot-Dopaminagonisten treten die Halbwertszeiten der einzelnen Präparate in der Diskussion um die kontinuierliche dopaminerge Stimulation zunehmend in den Hintergrund.

9.2 Praktische Therapie

Tab. 9.3 Pharmakologische Charakteristika von Dopaminagonisten.

Substanz	Halbwertszeit (h)	Elimination
Non-Ergot-Dopaminagonisten		
Apomorphin s. c.	0,5	
Piribedil	12	hepatisch/renal
Pramipexol*	8–12	renal
Ropinirol*	6	renal
Rotigotin transdermal**	5–7	renal
Ergot-Dopaminagonisten		
Bromocriptin	6	hepatisch
Cabergolin	65	hepatisch
α-Dihydroergocriptin	15	hepatisch
Lisurid	2–3	hepatisch/renal
Pergolid	7–16	hepatisch/renal

* Retard-Präparation ermöglicht einmalige Gabe am Tag
** Pflasterapplikation alle 24 Stunden

Zu Nebenwirkungen und sicherheitsrelevanten Aspekten siehe Kapitel „Dopaminagonisten", S. ▶ S. 131.

Dosierungsrichtlinien und Äquivalenzdosen sind ▶ Tab. 9.4 und ▶ Tab. 9.5 zu entnehmen.

Therapieeinleitung mit einem MAO-B-Hemmer

- 1 mg Rasagilin oder 5 mg Selegilin morgens als Einzeldosis

> **Cave** ⚠
>
> Neuropsychiatrische und kardiovaskuläre Nebenwirkungen unter Selegilin.

Bei mangelnder Wirksamkeit einer suffizient dosierten dopaminergen Therapie sollte immer die Diagnose überprüft und ein atypisches PS (meist MSA oder PSP) nach Möglichkeit ausgeschlossen werden.

■ Erhaltungstherapie

L-Dopa-Monotherapie

Bei älteren und multimorbiden Patienten sollte eine Monotherapie mit L-Dopa fortgesetzt werden. Bei unzureichender Wirkung sollte die L-Dopa-Therapie in der Do-

Tab. 9.4 Dosierungsrichtlinien für die orale Therapie mit Dopaminagonisten.

Substanz	Beginn	Wöchentliche Steigerung	Erhaltungsdosis	Tages-Gesamtdosis
Non-Ergot-Dopaminagonisten				
Piribedil (Clarium)	50 mg abends	50 mg alle 2 Wochen	2–3 × 50 mg, bis 100–50–100 mg	150–250 mg
Pramipexol* Standard (Sifrol, Mirapexin)	3 × 0,088 mg	2. Woche: 3 × 0,18 mg 3. Woche: 3 × 0,35 mg weiter wöchentlich um 3 × 0,18 mg	3 × 0,35–0,7 mg	1,05–3,3 mg
Pramipexol retardiert (Sifrol retard, Mirapexin retard)	0,26 mg morgens	2. Woche: 1 × 0,52 mg 3. Woche: 1 × 1,05 mg weiter wöchentlich auf 1 × 2,1 mg 1 × 3,15 mg	1 × 1,05–2,1 mg	1,05–3,15 mg
Ropinirol* Standard (Requip)	1 mg morgens	1 mg ab 6 mg: 1,5–3 mg	3 × 3–8 mg	6–24 mg
Ropinirol retardiert (Requip Modutab)	2 mg morgens	2 mg	6–24 mg	6–24 mg
Rotigotin transdermal Rotigotin transdermal** (Neupro, Leganto)	2 mg/24 h	2 mg/24 h	4–8 mg/24 h	8–16 mg/24 h

Tab. 9.4 Fortsetzung

Substanz	Beginn	Wöchentliche Steigerung	Erhaltungsdosis	Tages-Gesamtdosis
Ergot-Dopaminagonisten				
Bromocriptin (Kirim, Pravidel)	1,25 mg	1,25 – 5 mg	3 × 2,5–10 mg	7,5–30 mg
Cabergolin (Cabaseril)	0,5–1 mg morgens	1 mg	1 × 3–6 mg	3–6 mg
α-Dihydroergocriptin (Almirid, Cripar)	2 × 5 mg	5 mg	3 × 20–40 mg	60–120 mg
Lisurid (Dopergin)	0,1 mg abends	0,1–0,2 mg	3 × 0,4–1 mg	1,2–3 mg
Pergolid (Parkotil)	0,05 mg abends	0,05 mg ab 0,75 mg: 0,25 mg	3 × 0,5–1,5 mg	1,5–5 mg

* Retard-Präparation ermöglicht einmalige Gabe am Tag
** Pflasterapplikation alle 24 Stunden

Tab. 9.5 Äquivalenzdosen. Die angegebenen Äquivalenzdosen beruhen auf klinischer Erfahrung und sind lediglich als grober Anhaltspunkt zu verstehen. Sie können im Einzelfall erheblich von den angegebenen Dosen abweichen. Außerdem ist zu beachten, dass die Dosis-Wirkungs-Beziehung nicht über den gesamten Dosierungsbereich linear ist.

Äquivalenzdosen (klinische Erfahrung)	Einzeldosis
L-Dopa	100 mg
Non-Ergot-Dopaminagonisten	
Apomorphin	3–5 mg (40–50 µg/kg)
Pramipexol	0,7–1 mg (freie Base)
Piribedil	60–90 mg
Ropinirol	3–5 mg
Rotigotin	4 mg/24 h
Ergot-Dopaminagonisten	
Bromocriptin	10–15 mg
Cabergolin	1,5–2 mg
α-Dihydroergocriptin	20–40 mg
Lisurid	1 mg
Pergolid	1 mg

sis angepasst werden, solange keine Wirkungsfluktuationen oder andere Therapiekomplikationen auftreten (s. ▶ S. 141).

Dopaminagonisten-Monotherapie

Eine Monotherapie mit Dopaminagonisten kann im günstigen Fall bei einer Patientenminderheit über Jahre zufriedenstellend sein. Ausreichende Dosierungen (s. ▶ Tab. 9.4) sollten nach erfolgreicher Eindosierung erzielt und fortgeführt werden.

Kombinationstherapie

Bei der initialen medikamentösen Therapieeinstellung sollte eine Monotherapie angestrebt werden. In manchen Fällen kann allerdings bereits in den ersten Monaten der Therapie eine Kombination verschiedener Parkinson-Medikamente notwendig werden:

a. **Ungenügende symptomatische Kontrolle nach Ersteinstellung auf MAO-B-Hemmer**
   Im Fall einer nicht mehr ausreichend wirksamen Therapie mit einem MAO-B-Hemmer wird man sich in der Regel zur Beibehaltung der Therapie und Kombination mit einem stärker wirksamen Dopaminergikum entschließen. Die Wahl zwischen L-Dopa oder Dopaminagonisten sollte entsprechend der oben aufgeführten Entscheidungskriterien der initialen Monotherapie (▶ S. 136) getroffen werden.

b. **Unzureichende Wirkung einer Monotherapie mit Dopaminagonisten oder Unverträglichkeit vor Erzielen einer ausreichenden Dosis**
   Unter Beibehalten der Agonistentherapie sollte eine Kombinationstherapie mit L-Dopa eingeleitet werden (Eindosierung ▶ S. 138). Ziel ist die ausreichende, durchgehend wirksame symptomatische Behandlung bei geringer L-Dopa-Dosis (soviel wie nötig, so wenig wie möglich).

Ob und in welchem Umfang zu dieser dopaminergen Basis-Kombinationstherapie im Stadium einer stabilen Therapieantwort ohne Fluktuationen weitere Medikamente zur Behandlung der motorischen oder nicht-motorischen Parkinson-Symptomatik hinzugefügt werden sollen, muss im Einzelfall entschieden werden.

> **Merke**
>
> In allen Therapiesituationen nicht sinnvoll sind:
> - COMT-Hemmer als Monotherapie
> - Anticholinergika bei alten oder kognitiv eingeschränkten Patienten
> - L-Dopa ohne Decarboxylase-Hemmer, z. B. Mucuna pruriens

■ Therapie bei Auftreten von Wirkungsfluktuationen

Die Empfehlungsstärken der Therapieleitlinien für Wirkungsfluktuationen hängen maßgeblich von der bereits vorbestehenden Parkinson-Medikation, dem individuellen Beschwerdebild des Patienten, der Komorbidität sowie der Komedikation ab. Daher können keine Empfehlungsstärken für die hier aufgeführten generellen therapeutischen Schritte ohne individuellen „Fall-Bezug" gegeben werden.

Definition der Wirkungsfluktuationen

▶ **Wearing-off-/End-of-Dose-Akinese:** Die häufigste und im Verlauf am frühesten auftretende Form der Wirkungsschwankungen ist ein Nachlassen der Medikamentenwirkung ca. 4–6 Stunden nach Einnahme (Wearing-off-/End-of-dose-Effekt). Dieses Phänomen manifestiert sich am häufigsten als:
- frühmorgendliche Akinese vor der ersten Medikamenteneinnahme
- nächtliche Akinese
- postprandiale Akinese
- Akinese nach Auslassen/verspäteter Einnahme einer Einzeldosis

Im weiteren Krankheitsverlauf können weitere Formen der Fluktuation der Beweglichkeit auftreten:

▶ **On-Off:** Darunter versteht man einen sehr raschen Wirkungsverlust (mit oder ohne zeitlichen Bezug zur Medikamenteneinnahme), der akzentuiert werden kann durch Resorptionsprobleme bei Nahrungsaufnahme. Die Beweglichkeit kann ähnlich schnell wieder eintreten.

▶ **Freezing:** Plötzliche Blockade des Gehens (häufig beim Passieren von Engstellen) oder Unfähigkeit der Ganginitiierung.

Therapie der Wirkungsfluktuationen

Wearing-off-/End-of-Dose-Akinese

Grundprinzip aller Maßnahmen ist die Wiederherstellung einer möglichst kontinuierlichen Stimulation dopaminerger Rezeptoren. Folgende Maßnahmen sind einzeln oder in Kombination möglich:
- Erhöhung der Zahl der L-Dopa-Tagesdosen bei gleichzeitiger Reduktion der Einzeldosis und Verkürzung der Einnahmeintervalle
- zusätzliche Gabe eines Non-Ergot-Dopaminagonisten (bei L-Dopa-Monotherapie) oder Erhöhung der Dopaminagonisten-Dosis (ggf. bei gleichzeitiger Reduktion der L-Dopa-Dosis)
- evtl. Umstellen eines Dopaminagonisten-Standard-Präparates auf ein Retard-Präparat (Benefit durch Studien aber nicht gesichert)
- zusätzliche Gabe eines COMT-Hemmers bei bestehender L-Dopa-Therapie
- zusätzliche Gabe eines MAO-B-Hemmers
- Umstellung auf L-Dopa-Retardpräparationen (cave: variable Resorption am Tage [Mahlzeiten], daher schlechte Steuerbarkeit!)
- bei frühmorgendlicher oder nachmittäglicher Akinese: lösliches L-Dopa
- bei nächtlicher Akinese: L-Dopa-Retardpräparation
- konsequente Medikamenteneinnahme 30–60 Minuten vor dem Essen zur Verbesserung der Resorption
- intermittierend Apomorphin s. c.
- tiefe Hirnstimulation bei Therapieresistenz und entsprechender Behinderung

Welche Therapiestrategie gewählt wird, richtet sich wie oben beschrieben nach der individuellen Situation des Patienten. Maßgeblichen Faktoren sind das biologische Alter und die Komorbidität. Bei jungen, ansonsten gesunden Patienten sollte vor dem Einsatz einer unnötigen Polypharmakotherapie die Erhöhung der Dopaminagonisten-Dosierung erwogen werden. Bei älteren und/oder multimorbiden Patienten, die bislang mit L-Dopa behandelt wurden, können der COMT-Hemmer Entacapon oder die MAO-B-Hemmer Rasagilin oder Selegilin (cave: kardiovaskuläre Nebenwirkungen) hinzugefügt werden. Eine Reduktion der L-Dopa-Einzeldosis kann bei Zunahme von Dyskinesien nachfolgend notwendig werden. Weiterhin bedarf es im Krankheitsverlauf häufig einer Verkürzung der L-Dopa-Zeitintervalle bei teils gleichzeitiger Reduktion der L-Dopa-Einzeldosis (cave: Zu kleine Einzeldosierungen von L-Dopa [50–75 mg] schränken die Voraussagbarkeit der Wirksamkeit[-sdauer] ein).

Paroxysmale On-Off-Fluktuationen

Es kommen grundsätzlich die gleichen Therapieprinzipien wie bei Wearing-off-/End-of-dose-Fluktuationen zur Anwendung. Erst wenn hierunter keine zufriedenstellen-

de Besserung eintritt, kommen folgende Maßnahmen in Betracht:
- Gabe von Apomorphin subkutan injiziert (intermittierende Injektionen oder kontinuierliche Infusion)
- intrajejunale L-Dopa-Infusion
- Wenn L-Dopa sensitiv, sprechen diese Fluktuationen auf die tiefe Hirnstimulation an.

Ob und in welcher Reihenfolge eine der Pumpentherapien (L-Dopa intrajejunal und Apomorphin subkutan) oder die tiefe Hirnstimulation beim einzelnen Patienten zum Einsatz kommen soll, muss in erfahrenen Zentren zusammen mit dem Patienten und den Betreuungspersonen diskutiert werden. Die Übersicht in ▶ Tab. 9.6 kann als Entscheidungshilfe dienen, wenngleich bezüglich der Entscheidungskriterien selbst unter Experten keine einheitliche Meinung besteht.

Freezing

- **Freezing im Off:** Behandlungsstrategien wie bei Wearing-off-/End-of-dose-Akinesien
- physikalische Therapie: Gangschulung, Nutzung externer Stimuli (musikalische Taktgeber, Antifreezing-Stock)
- **Freezing im On:** Klinisches Charakteristikum ist ein ausgeprägtes Freezing der Beine bei gleichzeitigen Dyskinesien der Arme und fehlendem Rigor der Arme. Es sollte keine weitere Steigerung der Dopaminergika vorgenommen werden, sondern häufig kann sogar eine Reduktion der Medikamente erfolgen.
- Die tiefe Hirnstimulation bessert nur die Freezing-Formen, die auch auf (höhere) Dosen von L-Dopa ansprechen.

■ Therapie bei Auftreten von Dyskinesien

Die Empfehlungsstärken der Therapieleitlinien für Dyskinesien hängen maßgeblich von der bereits vorbestehenden Parkinson-Medikation, dem individuellen Beschwerdebild des Patienten, der Komorbidität sowie der Komedikation ab. Daher können keine Empfehlungsstärken für die hier aufgeführten generellen therapeutischen Schritte ohne individuellen „Fall-Bezug" gegeben werden.

Definition der Dyskinesien

▶ **On-Dyskinesien:** Treten bei relativ guter Beweglichkeit auf. Meist choreatische nicht schmerzhafte Dyskinesien:
- „Peak-Dose"-Dyskinesien
- „Plateau"-Dyskinesien (im On, sistieren mit Beginn der Off-Phase)

Tab. 9.6 Entscheidungskriterien für die Pumpentherapien und die tiefe Hirnstimulation.

Kriterium	Apomorphin s.c.-Pumpe	L-Dopa per Jejunalsonde	Tiefe Hirnstimulation
Alter < 70 Jahre	++	++	++
Alter > 70 Jahre	+	++	−
leichte bis mäßige Demenz	+	++*	−
schwere Demenz (MME< 10)	+**	+**	−−−
Tremor (pharmakoresistent)	−	−	+++
medikamentös induzierte Psychose	+	++	+
Testbarkeit des Verfahrens	+++	+	−−−
Unabhängigkeit des Patienten	++	+	+++
Bedienbarkeit durch Patienten	−	+	0
Betreuungsumfeld nicht vorhanden	−−	−−	+
Vermeidung chirurgischer Komplikationen	0	−	−−−

*	bei Neigung zu Psychosen
**	Einzelfallentscheidung; cave bei Agitiertheit
+++	sehr gut geeignet
++	gut geeignet
+	mäßig geeignet
−	nicht geeignet/unvorteilhaft
−−	sehr ungeeignet/relative Kontraindikation
−−−	absolut ungeeignet/strenge Kontraindikation
0	unzutreffend/keine Angabe

▶ **Off-Dyskinesien:** Treten bei niedriger dopaminerger Stimulation im Off auf. Meist schmerzhafte Dystonien:
- „Early-morning"-Dystonie (häufigste Form, in den frühen Morgenstunden)

▶ **Biphasische Dyskinesien:** Treten zu Beginn und/oder am Ende der On-Phase in Zeiten intermediärer Beweglichkeit und wechselnder dopaminerger Stimulation auf:
- oft dystone, seltener ballistische Dyskinesien oder repetitive Bewegungen der Beine oder Arme, die als sehr unangenehm empfunden werden.

Therapie der Dyskinesien

Choreatische „Peak-Dose"- und „Plateau"-Dyskinesien

Diese Form der Dyskinesien spricht meist auf eine Reduktion der dopaminergen Stimulation an, was aber wegen der dann oft zunehmenden Akinese nicht toleriert wird. Manche Patienten ziehen es vor, längere Zeit im On zu verbringen, aber gleichzeitig vermehrt dyskinetisch zu sein. Dennoch sollte immer versucht werden, durch eine der folgenden Maßnahmen eine Besserung der Dyskinesien zu erreichen. Diese können ansonsten progredient weiter zunehmen, so dass nicht selten ein On-Freezing oder eine On-Dystonie hinzutritt.
- L-Dopa Dosisreduktion soweit möglich, vor allem bei hohen Einzeldosen
- Zusätzliche Gabe von Amantadin (cave: Nebenwirkungsspektrum bei alten/multimorbiden Patienten)
- zusätzliche Gabe eines COMT-Hemmers mit nachfolgender L-Dopa-Dosisreduktion
- zusätzliche Gabe eines Dopaminagonisten (cave: biologisches Alter/Komorbidität), gleichzeitige Reduktion der L-Dopa-Dosis.

Cave
Initial kann es zunächst zu einer Verstärkung der Dyskinesien kommen. Erst bei (mittleren bis) hohen Dopaminagonisten-Dosen stellt sich im Verlauf eine Abnahme der Dyskinesien ein.

- falls gegeben, Reduktion oder Absetzen von Selegilin
- tiefe Hirnstimulation bei Therapieresistenz und entsprechender Behinderung
- Apomorphin-Pumpe s.c.
- jejunale L-Dopa-Infusion

Off-Dystonien

Ziel ist es, die dopaminerge Stimulation zu steigern:
- Dopaminagonisten-Dosis steigern, evtl. Agonist mit längerer Wirkdauer (cave: biologisches Alter/Komorbidität)
- Dopaminagonist zur Nacht (cave: biologisches Alter/Komorbidität)
- zusätzliche Gabe eines COMT-Hemmers
- lösliches L-Dopa in der Akutsituation, bzw. L-Dopa-Tagesdosis vorsichtig steigern
- Apomorphin s.c.
- L-Dopa-Retardpräparation zur Nacht
- Amantadin (cave: Nebenwirkungsspektrum bei alten/multimorbiden Patienten)
- tiefe Hirnstimulation bei Therapieresistenz und entsprechender Behinderung
ggf. erwägen:
- Apomorphin-Pumpe s.c.
- jejunale L-Dopa-Infusion

Biphasische Dyskinesien

Die dopaminerge Stimulation sollte hier relativ hoch und vor allem gleichmäßig sein, was oft durch dann hinzutretende On-Dyskinesien begrenzt wird.
- höhere dopaminerge Gesamtdosis (fraktioniertes L-Dopa oder Dopaminagonisten)
- zusätzliche Gabe eines COMT-Hemmers
- lösliches L-Dopa oder Apomorphin s.c., um die Dauer der biphasischen Dyskinesien kurz zu halten
- tiefe Hirnstimulation bei Therapieresistenz und entsprechender Behinderung
- Apomorphin-Pumpe s.c.
- jejunale L-Dopa-Infusion

■ Spezielle Behandlungsprobleme

Pharmakotherapie des Tremors

Zunächst Basistherapie wie oben beschrieben, bis die Symptome Akinese und Rigor ausreichend gebessert sind. Wenn dann noch ein therapiebedürftiger Tremor besteht, werden folgende Therapiemaßnahmen empfohlen:

Ruhetremor

▶ **Anticholinergika:**
- Biperiden: 3 × 2–4 mg
- Bornaprin: 3 × 2–4 mg
- Metixen: 3 × 2,5–5(–10) mg
- Trihexyphenidyl: 3 × 2–5 mg

Cave
Anticholinerge Nebenwirkungen, insbesondere kognitive Störungen bei älteren Patienten.

▶ **NMDA-Antagonist:**
- Budipin 3 × 10 – 3 × 30 mg

> **Cave**
>
> Wegen möglicher QT-Zeit-Verlängerung mit der Folge von lebensbedrohlichen ventrikulären Herzrhythmusstörungen sind eine kardiologische Mitbehandlung und eine regelmäßige Kontrolle des EKGs erforderlich. Vor Therapiebeginn, 1 und 3 Wochen danach sowie vor und 2 Wochen nach einer Dosiserhöhung muss ein EKG zur manuellen Bestimmung der QT-Zeit nach Bazett (QTc) geschrieben werden. Im weiteren Verlauf müssen mindestens jährliche EKG-Kontrollen erfolgen. Budipin ist nur über kontrollierte Verschreibung verfügbar und wird deswegen als Reservemedikament angesehen.

▶ **Falls Emotion oder psychologische Belastung den Ruhetremor deutlich verstärken, zusätzliche Gabe von:**
- Betablocker (Propranolol 3 × 20–80 mg)
- trizyklische Antidepressiva, soweit auch eine antidepressive Behandlung erforderlich ist

▶ **Bei weiterer Therapieresistenz:**
- Clozapin: 12,5–75 mg (Off-Label-Use, zugelassen nur für die Behandlung der Parkinson-Psychose)

> **Cave**
>
> Wegen möglicher reversibler Agranulozytose ist eine wöchentliche Kontrolle des Blutbildes in den ersten 18 Behandlungswochen, danach monatlich notwendig. (Reservemedikament! Einzelheiten ▶ S. 145, medikamentös induzierte Psychose.)

▶ **Bei weiterer Therapieresistenz und schwerer Behinderung:**
- tiefe Hirnstimulation

Die Stimulation des Nucleus subthalamicus hat sich weitgehend durchgesetzt, da hierdurch auch Akinese und Rigor behandelt werden. In seltenen Fällen bei reiner Tremordominanz im höheren Lebensalter kann noch die Stimulation des Nucleus ventralis intermedius des Thalamus durchgeführt werden, weil die Patienten nach Vim-Stimulation einen rascheren und komplikationsärmeren Wirkungseintritt haben und bei sehr langsamer Progression im hohen Alter die Spätstadien nicht mehr erleben (siehe auch DGN-Leitlinie Tremor).

Ruhe- und Haltetremor

- Betablocker: Propranolol: 3 × 20–80 mg
- Primidon: 25–250 mg/d, meist genügt die abendliche Einnahme

▶ **Bei weiterer Therapieresistenz und schwerer Behinderung:**
- tiefe Hirnstimulation

Weitere Details der Tremorbehandlung werden in den Therapieleitlinien zum Tremor abgehandelt.

Akinetische Krise

Die akinetische Krise ist eine seltene, aber potenziell tödliche Komplikation. Es handelt sich um eine akute Verschlechterung der Motorik mit oft intermittierend fehlendem Ansprechen auf die Anti-Parkinson-Medikation (Onofrj et al. 2005). Auslöser können nicht nur Faktoren sein, die mit der Pharmakokinetik/-dynamik interagieren, wie
- Einnahmefehler,
- Störungen der Resorption (Ileus, Diarrhö, Gastroenteritis),
- Gabe von Neuroleptika,

sondern auch unspezifische Ereignisse wie
- Dehydrierung,
- Infekte,
- Traumen und
- Operationen.

Die Pathophysiologie der oft protrahierten Symptomatik ist unklar und sicher nicht nur auf pharmakologische Mechanismen reduzierbar.

Es gibt keine gesicherten Daten bezüglich einer spezifischen Therapie. Wichtig sind daher zunächst:

▶ **Allgemeine Maßnahmen:**
- Flüssigkeits- und Elektrolytausgleich
- Fiebersenkung
- Thromboseprophylaxe
- ausreichende Kalorienzufuhr
- Pneumonieprophylaxe
- Aspirationsprophylaxe
- Dekubitusprophylaxe
- Behandlung internistischer Grunderkrankungen und Komplikationen

▶ **Durchbrechung der akinetischen Krise:**
- Amantadin i.v.
  - Dosis: 1–2 × 200 mg (über je 3 Stunden)
  - maximal: 3 × 200 mg/d

> **Cave**
>
> Hohes Psychoserisiko unter Amantadin bei älteren, akut allgemein erkrankten Parkinson-Patienten (renale Eliminierung).

- Apomorphin s.c.
  - einmalige Bolusinjektion: 2–10 mg
    - Wirkungseintritt: 10–15 Minuten
    - Wirkungsdauer: 30–60 Minuten
  - Weiterführung mit s.c. Dauerinfusion
    - initiale Dosierung: 1–2 mg/h; optional 8–12 Stunden Pause in der Nacht

- Steigerung: 0,5–1 mg/h alle 12 Stunden
- maximale Raten: 10 mg/h (= 170–240 mg/d)
  ○ Eine gleichzeitige Gabe von Domperidon ist nicht notwendig, wenn zuvor eine dopaminerge Langzeittherapie bestanden hat.
- L-Dopa per nasojejunaler Sonde. Die tägliche Dosis orientiert sich an der vorherigen Dosis. Auch bei Gaben über die Magensonde auf Interaktion mit Sondenkost achten.
- Berichtet wurde auch von erfolgreichen Versuchen mit transdermal appliziertem Rotigotin.

Medikamentös induzierte Psychose

Eine exogene, medikamenteninduzierte Psychose kann grundsätzlich durch alle Parkinson-Medikamente verursacht werden. Etwa 10–30 % aller Patienten mit einem PS entwickeln visuelle Verkennungen bis hin zu Halluzinationen oder seltener auftretende paranoide Störungen während der Langzeittherapie.

Verwirrtheitszustände mit Desorientiertheit sind vornehmlich bei Vorliegen einer Demenz oder unter Therapie mit Anticholinergika zu beobachten. Visuelle Halluzinationen und psychotische Symptome treten bei Patienten mit kognitiven Störungen häufiger auf als bei Patienten ohne kognitive Beeinträchtigung (s. Anhang, Demenz vom Lewy-Körper-Typ, ▶ S. 155). Psychotische Symptome treten in der Regel in der unten genannten zeitlichen Abfolge auf.

▶ **Schweregrade und Reihenfolge medikamentös induzierter psychotischer Erscheinungen:**
1. unruhiger Schlaf, lebhafte Träume
2. illusionäre Verkennungen
3. Halluzinationen
4. paranoide Symptome
5. Verwirrtheitszustände

Häufig beginnen optische Halluzinationen gegen Abend oder in der Nacht. Hier muss an eine beginnende medikamentös induzierte Psychose gedacht werden und kurzfristig eine sorgfältige Verlaufsbeobachtung erfolgen. Das Auftreten von illusionären Verkennungen/Pseudohalluzinationen erfordert die Einleitung folgender differenzierter Therapiemaßnahmen:

▶ **Allgemeine Maßnahmen:**
- Suche nach akuter Zweiterkrankung
- Hydratation und Elektrolyte des Patienten überprüfen, ggf. orale bzw. parenterale Gabe von Flüssigkeiten
- frühzeitige antibiotische Behandlung bei febrilen Temperaturen und Verdacht auf bakteriellen Infekt

▶ **Spezifische Maßnahmen:** In jedem Fall muss eine individuelle Risikoabschätzung des therapeutischen Potentials der Parkinson-Medikation gegenüber dem Psychoserisiko erfolgen. In der Regel ist eine partielle Verschlechterung der Motorik eher zu tolerieren als eine manifest psychotische Symptomatik.

Reduktion von Anti-Parkinson-Medikamenten

Treten Halluzinationen oder eine beginnende paranoide Psychose erstmals im Rahmen einer Medikationsänderung auf, sollte zunächst die letzte Änderung der Medikation zurückgenommen werden. Möglicherweise remittiert hierdurch die psychiatrische Symptomatik nicht vollständig.

Tritt die Psychose ohne vorherige Medikationsänderung auf, sollte eine Änderung der Medikation in der folgenden Reihenfolge durchgeführt werden:
1. Absetzen von Anticholinergika und trizyklischen Antidepressiva
2. Absetzen oder Reduktion von Budipin, Amantadin, MAO-B-Hemmern
3. Absetzen oder Reduktion von Dopaminagonisten
4. Absetzen oder Reduktion des COMT-Hemmers
5. Als letzte Maßnahme Reduktion von L-Dopa auf die niedrigstmögliche Dosierung

> **Cave** ⚠
>
> Die abrupte Beendigung der o. g. Medikationen (besonders Anticholinergika, Amantadin oder trizyklische Antidepressiva mit einer anticholinergen Komponente) kann in Einzelfällen zu einem Entzugssyndrom und zur Verschlechterung der Verwirrtheit führen. Bei plötzlichem Absetzen der Dopaminergika kann es zu einer starken Verschlechterung der Motorik kommen. Im Extremfall kann ein malignes L-Dopa-Entzugssyndrom mit zusätzlicher Hyperthermie, Tachykardie und Bewusstseineintrübung (fakultativ: CK-Erhöhung, Transaminasenanstieg, Leukozytose) resultieren. Dieses kann bei Dopaminagonisten mit längerer Halbwertszeit (z. B. Cabergolin) auch erst nach Tagen einsetzen.

Therapie mit antipsychotischen Medikamenten

Antipsychotische Medikamente werden immer dann eingesetzt, wenn die Psychose durch Absetzen/Reduktion der Parkinson-Medikamente nicht hinreichend gebessert werden kann oder wenn es zu einer nicht tolerablen Verschlechterung der Motorik kommt. Zum Einsatz kommen bevorzugt atypische Neuroleptika.

Derzeit werden **Clozapin** und **Quetiapin** (Off-Label-Use) als Mittel der ersten Wahl zur Therapie medikamentös induzierter Psychosen bei Parkinson-Patienten empfohlen. Die gute Wirksamkeit von Clozapin ist durch mehrere kontrollierte, doppelblinde Studien belegt (Parkinson Study Group 1999, Morgante et al. 2002). Gleichzeitig kommt es nur in Ausnahmefällen zu einer Verschlechterung der Motorik. Die Tagesdosen liegen mit 12,5–100 mg/d (mittlere Dosis 25 mg/d) für die Behandlung medikamentös induzierter Psychosen deutlich niedriger als die Dosen für die Behandlung der Schizophrenie. Clozapin ist wegen des Agranulozytoserisikos nur zur kontrollierten Verschreibung zugelassen. Nach Beginn der Behandlung mit Clozapin müssen Blutbildkontrollen während der ersten 18 Wochen der Behandlung einmal wöchentlich, später alle 4 Wochen während der gesamten Dauer der Behandlung und über einen Zeitraum von weiteren 4 Wochen nach Beendigung der Behandlung durchgeführt werden.

Wegen der Restriktionen beim Einsatz von Clozapin (Agranulozytoserisiko) wird Quetiapin als Alternative eingesetzt. Zur Wirksamkeit und Verträglichkeit von Quetiapin bei medikamentös induzierten Psychosen existieren kontroverse Studienergebnisse, die eine allgemeine Empfehlung nicht rechtfertigen.

Die Verwendung von anderen sogenannten atypischen Antipsychotika wie Olanzapin, Risperidon, Sulpirid, Ziprasidon, Aripiprazol, Thioridazin oder auch Melperon und ähnlichen niederpotenten Neuroleptika wird nicht empfohlen, da diese Medikamente ausgeprägte akinetisch rigide Symptome, auch in niedrigen Dosen und mit einer Latenz von mehreren Wochen, hervorrufen können.

▶ **Praktisches Vorgehen:**
- Quetiapin (Off-Label-Use): 25–100 mg Quetiapin zur Nacht, Dosiserhöhung um 25 mg jeden 2. bis 3. Tag, wenn notwendig, Dosissteigerung bis zu einem Maximum von 300 mg/d, unter EKG-Kontrolle
- bei ungenügender Wirkung auf die paranoide Symptomatik: Umstellung auf Clozapin. Initiierung von 6,25–12,5 mg zur Nacht, wenn notwendig, Dosissteigerung bis zu 100 (125) mg/d; 2/3 der Dosis zur Nacht, 1/3 über den Tag verteilt
- Bei ausgeprägter Psychose, insbesondere bei ausgeprägter Halluzinose, Verwirrtheit oder delirantem Syndrom kann kurzfristig Clomethiazol gegeben werden.
- Zur reinen Sedierung kann vorübergehend Lorazepam 0,5–1,0 mg verabreicht werden, das Risiko gelegentlich auftretender paradoxer Reaktionen ist zu beachten.

Kontraindiziert sind alle hochpotenten klassischen Neuroleptika, da diese bereits in geringen Dosen die akinetisch-rigiden Beschwerden erheblich verstärken können.

> **Cave**
> Verwirrtheit unter Clozapin und Quetiapin! Dies kann bei dementen Patienten durch die anticholinergen Nebenwirkungen hervorgerufen werden.

Impulskontrollstörung, dopaminerges Dysregulationssyndrom, Punding

Im Krankheitsverlauf können spezielle Verhaltensstörungen auftreten, die mit der dopaminergen Therapie in Zusammenhang stehen. Hierzu gehören Impulskontrollstörungen (klinische Symptomatik s. S. 132), das dopaminerge Dysregulationssyndrom sowie Punding. Impulskontrollstörungen scheinen häufiger, dopaminerge Dysregulationssyndrome hingegen seltener unter Dopaminagonisten als unter L-Dopa vorzukommen. Aus haftungsrechtlichen Gründen sollten alle Patienten über das Risiko von Impulskontrollstörungen, insbesondere Spielsucht, aufgeklärt werden.

Das dopaminerge Dysregulationssyndrom führt zu einer stetigen Zunahme der dopaminergen Dosis über das Ausmaß hinaus, das zur Kontrolle der motorischen Symptome erforderlich ist. Dosissteigerungen werden vom Patienten häufig eigenmächtig und heimlich vorgenommen. Prädisponierende Faktoren sind ähnlich wie bei den Impulskontrollstörungen eine bereits hohe dopaminerge Dosierung, ein jüngeres Erkrankungsalter, Substanzgebrauch, Depression sowie Persönlichkeitsmerkmale aus dem Bereich Risikofreude.

Das Punding kann mit einem dopaminergen Dysregulationssyndrom assoziiert sein, aber auch unter (meist höher dosierter) dopaminerger Therapie ohne Steigerungstendenz durch die Patienten auftreten. Es handelt sich um spezifische, komplexe, stereotyp wiederholte Tätigkeiten (z. B. Ordnen, Sammeln von Gegenständen, Manipulation von technischen Geräten) ohne Zielorientierung. Die Aktivitäten können nur schwer unterbrochen werden und werden vom Patienten als entspannend und angenehm empfunden.

Die Therapie des dopaminergen Dysregulationssyndroms und Pundings gestaltet sich fast immer schwierig, da die angestrebte Dosisreduktion der dopaminergen Therapie von Patientenseite meist nicht erwünscht und auch nicht durchgeführt wird.

Die therapeutischen Maßnahmen bei Impulskontrollstörungen bestehen in einer Dosisreduktion oder sogar Absetzen des Dopaminagonisten (evt. zugunsten von Levodopa). Im Einzelfall können atypische Neuroleptika oder SSRIs zum Einsatz kommen. Die Rolle von Amantadin ist nicht vollends geklärt. Das Auftreten von Impulskontrollstörungen ist mit der Einnahme von Amantadin positiv assoziiert (dopaminerger Effekt?); bei bestehender Impulskontrollstörung kann Amantadin jedoch hilfreich sein (antiglutaminerger Effekt?) (Weintraub et al. 2010). Wichtig sind bei allen diesen Verhaltensstörungen nicht pharmakologische Ansätze (Aufklärung von Patient und Angehörigen sowie Abschätzung des Risikoprofils schon bei Initiierung der Agonistenbehandlung, ggf. Bestellung eines Betreuers für finanzielle Angelegenheiten).

Depression

Die Depression ist die häufigste psychiatrische Störung bei der Parkinson-Krankheit. Depressive Episoden erschweren häufig den Verlauf der Erkrankung und reduzieren deutlich die Lebensqualität der Patienten. Die in der Literatur vorliegenden Prävalenzschätzungen variieren zwischen 7 und 76 %. Die Prävalenz dürfte bei durchschnittlich 40 % liegen. Nach derzeitigem Wissensstand ist die Depression beim IPS sowohl pathophysiologisch als auch klinisch von der primären Depression abzugrenzen; die depressive Symptomatik ist vielmehr als eine Störung im Rahmen der Grunderkrankung zu verstehen. Es besteht keine klare Korrelation zwischen dem Grad der motorischen Behinderung und der Ausprägung der depressiven Symptomatik.

Die Therapie depressiver Symptome ist vielfältig. Es gibt verschiedene Ansatzpunkte zur Therapie beim IPS, die sich miteinander kombinieren lassen: Aufklärung über die Krankheitsbilder Depression und IPS (Psychoedukation) sowie spezielle psychotherapeutische Verfahren, Psychopharmakotherapie, andere somatische Verfahren, wie Schlafentzug, transkranielle Magnetstimulation (TMS) und – extrem selten – Elektrokrampftherapie (EKT). Zur Bewertung nicht pharmakologischer Therapieansätze sei auf die Literatur verwiesen (Storch et al. 2010).

Die dopaminerge Behandlung des PS kann gelegentlich schon eine Besserung der depressiven Symptomatik bewirken. Einigen Substanzen, wie z. B. Pramipexol, wird selbst eine antidepressive Wirksamkeit zugeschrieben (Storch et al. 2010). Dies wurde auch durch Studien belegt. Die depressive Symptomatik kann aber auch nach Einleiten einer erfolgreichen dopamimetischen Therapie fortbestehen. Häufig wird dann eine zusätzliche antidepressive Therapie notwendig.

▶ **Antidepressiva:** Es liegen nur wenige kontrollierte Studien zur Wirksamkeit von Antidepressiva bei der Depression im Rahmen eines PS vor. Eine Metaanalyse (Weintraub et al. 2005) konnte keine sichere Wirksamkeit von Antidepressiva überhaupt nachweisen. Eine Überlegenheit einer Substanz lässt sich aufgrund der Datenlage nicht postulieren. Parkinson-Patienten scheinen deutlich schlechter auf die Medikation anzusprechen als ältere Patienten ohne PS. Die Empfehlungen zu ihrem Einsatz basieren daher im Wesentlichen auf Erfahrungswerten. Die individuelle Auswahl eines Medikaments sollte aufgrund seines pharmakologischen Profils und der spezifischen Klinik des Patienten erfolgen.

▶ **SSRIs:** Der antidepressive Effekt von SSRIs konnte bisher nicht sicher nachgewiesen werden. Allerdings verfügten die entsprechenden Studien teilweise nicht über ausreichende Patientenzahlen. Da die Verträglichkeit von SSRIs besser ist als die von Trizyklika, werden sie diesen in der Praxis oft vorgezogen. Die gleichzeitige Einnahme von Fluvoxamin und Fluoxetin sowie MAO-B-Hemmern ist aufgrund der Gefahr eines akuten serotonergen Syndroms kontraindiziert. Eingesetzt werden unter anderem:
- Sertralin,: 50–100 mg/d
- Citalopram: 20–40 mg/d

▶ **Trizyklische Antidepressiva:** Trizyklische Antidepressiva, insbesondere Amitriptylin, sind der Studienlage nach möglicherweise wirksam. Aufgrund ihrer anticholinergen Nebenwirkungen (kognitive Beeinträchtigung, Psychoserisiko) sind sie aber oft schlecht verträglich. Hervorzuheben ist Nortriptylin (Menza et al. 2009), das sowohl eine Wirksamkeit als auch eine Überlegenheit im Vergleich zu Paroxetin zeigte. Am häufigsten werden folgende Substanzen verwendet:
- Amitriptylin,: 75–150 mg/d
- Doxepin,: 75–150 mg/d
- Nortriptylin,: 75–150 mg/d

▶ **Sonstige Antidepressiva:**
- Mirtazapin, (tetrazyklisches Antidepressivum): 15–30 mg/d (schlafanstoßende Komponente bei niedriger Dosis nützlich)
- Venlafaxin, (SNRI): 75–150 mg/d
- Duloxetin, (SNRI): 30–60 mg/d
- Reboxetin, (NARI): 8–12 mg/d (begrenzte Zulassung)
- Moclobemid (MAO-A-Inhibitor): 300–600 mg/d
- Bupropion, (Katecholamin-RI): bis 300 mg/d

> **Cave** ⚠
> Die gleichzeitige Einnahme von Moclobemid mit MAO-B-Inhibitoren ist kontraindiziert.

Kontraindiziert sind wie in der Psychosetherapie alle herkömmlichen Neuroleptika, da diese bereits in geringen Dosen die akinetisch-rigiden Beschwerden verstärken können. Auch Lithium kann zu einer derartigen Verschlechterung führen.

Demenz

Etwa 30–40 % der Parkinson-Patienten entwickeln im Krankheitsverlauf eine Demenz. DLK (Demenz vom Lewy-Körper-Typ) und PKD (Parkinson-Krankheit und Demenz) sind klinisch definierte Syndrome. Für die DLK existieren gegenwärtig validierte Konsensus-Kriterien, die im Anhang (s. ▶ S. 155) beschrieben werden. Die Movement Disorder Task Force hat wissenschaftliche Konsensuskriterien vorgelegt, die die PKD detailliert charakterisieren (Emre et al. 2007). Es werden 4 Symptomcluster definiert (▶ Tab. 9.7), aufgrund derer zwischen einer möglichen und einer wahrscheinlichen Diagnose einer PKD unterschieden werden kann (▶ Tab. 9.8).

Die PKD unterscheidet sich von der DLK durch das zeitlich unterschiedliche Auftreten der Basalganglien-bezogenen motorischen Symptome und der Demenz: Bei Parkinson-Patienten sollten definitionsgemäß motorische Symptome ein Jahr vor der demenziellen Entwicklung auftreten, während Patienten mit einer DLK die Parkinson-Symptome oftmals gleichzeitig oder nach der Demenz entwickeln. Diese 1-Jahres-Regel ist „willkürlich". Bei Patienten mit PKD und DLK finden sich in der neuropsychologischen Untersuchung Störungen des Gedächtnisses, der Aufmerksamkeit, der Sprache, der psychomotorischen Performance, Störungen der exekutiven Funktionen und ausgesprochen auffällige Defizite in den visuell-räumlichen und visuell-konstruktiven

Tab. 9.7 Klinisch-diagnostische Konsensuskriterien der Parkinson-Krankheit mit Demenz (PKD) (nach Emre et al. 2007).

Merkmale der Parkinson-Krankheit mit Demenz

I. Kernmerkmale sind:
- Diagnose eines Morbus Parkinson entsprechend der Queen Square Brain Bank Kriterien
- ein demenzielles Syndrom mit schleichenden Beginn und langsamer Progression, welches sich bei bestehender Diagnose eines PS entwickelt und basierend auf Anamnese, der klinischen und psychischen Untersuchung wie folgt darstellt:
  - Einschränkungen in mehr als einer kognitiven Domäne (s. u.)
  - Abnahme der Kognition im Vergleich zum prämorbiden Niveau
- Die Defizite sind ausgeprägt genug, um zu Einschränkungen im täglichen Leben (sozial, beruflich oder in der eigenen Versorgung) zu führen, unabhängig von Einschränkungen, die motorischen oder autonomen Symptomen zuzuordnen sind.

II. Assoziierte klinische Merkmale sind:

Kognitive Funktionen:
- Aufmerksamkeit: Beeinträchtigung der spontanen und fokussierten Aufmerksamkeit, schlechte Leistungen in Aufmerksamkeitsaufgaben; die Leistungen können im Tagesverlauf und von Tag zu Tag fluktuieren.
- Exekutive Funktionen: Beeinträchtigungen bei Aufgaben, die Initiierung, Planung, Konzeptbildung, Regellernen, kognitive Flexibilität (Set-Shifting und Set-Maintance) erfordern; beeinträchtigte mentale Geschwindigkeit (Bradyphrenie)
- Visuell-räumliche Funktionen: Beeinträchtigung bei Aufgaben, die räumliche Orientierung, Wahrnehmung oder Konstruktion verlangen
- Gedächtnis: Beeinträchtigung beim freien Abruf kürzlich stattgefundener Ereignisse oder beim Erlernen neuer Inhalte; das Erinnern gelingt besser nach Präsentation von Hinweisen, das Wiedererkennen ist meistens weniger beeinträchtigt als der freie Abruf.
- Sprache: Die Kernfunktionen sind weitestgehend unbeeinträchtigt. Wortfindungsschwierigkeiten und Schwierigkeiten bei der Bildung komplexerer Sätze können vorliegen.

Verhaltensmerkmale:
- Apathie: verringerte Spontaneität, Verlust von Motivation, Interesse und Eigenleistung
- Persönlichkeitsveränderungen und Stimmungsänderungen einschließlich depressiver Symptome und Angst
- Halluzinationen: vorwiegend visuell, üblicherweise komplexe, ausgestaltete Wahrnehmung von Personen, Tieren oder Objekten
- Wahn: meist paranoid gefärbt, wie z. B. hinsichtlich Untreue oder Anwesenheit unwillkommener Gäste
- verstärkte Tagesmüdigkeit

III. Merkmale, die die Diagnose einer Demenz bei Parkinson nicht ausschließen, aber unwahrscheinlich machen:
- Vorhandensein anderer Abnormalitäten, die eine kognitive Beeinträchtigung verursachen können, aber nicht als Ursache der Demenz gewertet werden, wie z. B. Nachweis relevanter vaskulärer Läsionen in der Bildgebung
- Der zeitliche Abstand zwischen Entwicklung der motorischen und kognitiven Symptome ist nicht bekannt.

IV. Merkmale, die annehmen lassen, dass andere Umstände oder Erkrankungen die Ursache für die geistige Beeinträchtigung darstellen, sodass die verlässliche Diagnose einer Demenz bei Parkinson-Syndrom nicht gestellt werden kann:
- Kognitive und Verhaltenssymptome treten allein in Zusammenhang mit anderen Umständen wie folgt auf:
  - akute Verwirrtheit aufgrund einer systemischen Erkrankung oder Abweichungen, Medikamentennebenwirkungen
  - Major Depression entsprechend der DSM-IV
- Merkmale, die mit der Verdachtsdiagnose einer „wahrscheinlichen vaskulären Demenz" entsprechend den diagnostischen AIREN-Kriterien vereinbar sind

Fähigkeiten. Letztere sind weitaus stärker ausgeprägt als bei Patienten mit einer Demenz vom Alzheimer-Typ, während die Gedächtniseinbußen deutlich geringer ausgebildet sind als bei Patienten mit einer Demenz vom Alzheimer-Typ. Häufig treten im Rahmen der Demenz psychische und Verhaltenssymptome auf. Zur Diagnostik und Behandlung dieser Symptome und Symptomkomplexe sei auf die detaillierten Ausführungen im Rahmen der S3-Leitlinie Demenzen der DGN/DGPPN verwiesen.

Die bereits in einigen offenen Studien nachgewiesene Wirksamkeit des Cholinesterasehemmers **Rivastigmin** (3–12 mg) auf kognitive Funktionen bei Parkinson-Patienten konnte in einer 24-wöchigen randomisierten, doppelblinden und placebokontrollierten Multizenterstudie belegt werden (Emre et al. 2004). Rivastigmin wurde 2006 zur symptomatischen Behandlung der leichten bis mittelschweren Demenz bei der Parkinson-Krankheit zugelassen. Die Cochrane Collaboration bewertet Rivastigmin trotz der ungenügenden Datenlage als ein Medikament mit einem moderaten, aber klinisch bedeutsamen Effekt bei 15 % der Patienten. Kleine placebokontrollierte oder offene Studien liegen zur Wirksamkeit der Cholinesterasehemmer **Donepezil** (Off-Label-Use) und **Galantamin** (Off-Label-Use) vor. Eine signifikante Verschlechterung akinetisch-rigider Symptome wurde unter Cholinesterasehemmern nicht beschrieben, jedoch findet sich eine transiente Zunahme des Tremors nur in der Aufdosierungsphase, die deshalb „slow" and „low" durchgeführt werden sollte. Für eine detaillierte Beschreibung der Empfehlungen und Nebenwirkungen einer Therapie mit Cholinesterasehemmern sei auf die S3-Leitlinie Demenzen verwiesen (Jessen et al. 2009).

Die Nebenwirkungen, die unter Therapie mit Cholinesterasehemmern auftreten, dürfen nicht vernachlässigt

9.2 Praktische Therapie

Tab. 9.8 Kriterien für die Diagnose mögliche und wahrscheinliche Parkinson-Demenz).

Entscheidung zwischen möglicher und wahrscheinlicher Parkinson-Demenz

Für die Diagnose „wahrscheinliche" Parkinson-Demenz sprechen:
- Die beiden Kernmerkmale unter I. müssen vorhanden sein.
- Es muss ein typisches Profil der kognitiven Einschränkungen vorliegen mit Nachweis von Defiziten in mindestens 2 der 4 unter II. genannten Domänen. Das Vorhandensein mindestens eines unter II aufgeführten Verhaltenssymptoms unterstützt die Diagnose, wobei das Fehlen von Verhaltenssymptomen die Diagnose nicht in Frage stellt.
- Keiner der unter III. aufgeführten Punkte ist erfüllt.
- Keines der unter IV. aufgeführten Merkmale liegt vor

Für die Diagnose „mögliche" Parkinson-Demenz sprechen:
- Die beiden Kernmerkmale unter I. müssen vorhanden sein.
- II. oder III. ist nicht erfüllt oder II. und III. sind nicht erfüllt.
- II. ist nicht erfüllt, wenn ein atypisches Profil der kognitiven Beeinträchtigung in einer oder mehreren Domänen wie z. B. motorische oder sensomotorische Aphasie oder alleinige Störung der Merkfähigkeit (Gedächtnisleistung verbessert sich nicht nach Hilfeleistungen oder in der Wiedererkennung) bei erhaltener Aufmerksamkeit vorliegt. Verhaltenssymptome können vorliegen oder nicht ODER
- Ein oder mehrere der unter III. aufgeführten Punkte sind erfüllt.
- Keines der unter IV. aufgeführten Merkmale liegt vor.

> **Cave**
> Bei Parkinson-Patienten mit Demenz sollten Medikamente mit anticholinerger Wirkung (z. B. klassische Trizyklika) vermieden werden. Anticholinergika können zu einem akuten deliranten Syndrom führen. Außerdem steigt das Risiko einer dopaminerg induzierten Psychose bei Vorliegen eines demenziellen Syndroms.

Autonome Funktionsstörungen

Schwere autonome Störungen, die zu Beginn oder in einem frühen Erkrankungsstadium auftreten, sprechen gegen die Diagnose eines IPS und für eine MSA. Störende vegetative Symptome können sich jedoch auch bei Patienten mit IPS, dann meist erst im Erkrankungsverlauf entwickeln. In seltenen Fällen kann im Verlauf vor allem die orthostatische Hypotonie auch schwerwiegend sein.

Es liegen nur wenige kontrollierte Studien zur Wirksamkeit medikamentöser Maßnahmen bei autonomen Funktionsstörungen im Rahmen eines PS vor. Die Empfehlungen zu ihrem Einsatz basieren daher im Wesentlichen auf Erfahrungswerten.

Orthostatische Hypotonie

Die orthostatische Hypotonie zählt zu den häufigsten nicht motorischen Symptomen des IPS und kann sich unter dopaminerger Therapie etwas verschlechtern. Folgende Maßnahmen werden empfohlen:
- Tragen von Kompressionsstrümpfen
- ausreichend Flüssigkeitszufuhr
- salzreiche Diät (nur wenn keine arterielle Hypertonie vorliegt)
- Schlafen mit angehobenem Oberkörper in der Nacht
- Domperidon: 3 × 10–20 mg/d (nur selten hilfreich und nur wenn die dopaminerge Medikation eine wesentliche Ursache ist)

Bei Persistenz der Beschwerden oder Versagen der oben genannten Maßnahmen empfehlen wir:
- Midodrin: 2–3 × 2,5 mg/d, maximal 30 mg/d
- Fludrocortison: 0,05–0,3 mg/d

Therapien mit Ephedrin, Octreotid und Yohimbin zeigen keine konstant positiven Behandlungseffekte. L-Threo-DOPS ist nur über die internationale Apotheke verfügbar.

Blasenfunktionsstörungen

Über die Hälfte aller Patienten mit einem IPS leidet unter Blasenstörungen. Alters- und geschlechtsspezifische Ursachen müssen ebenfalls berücksichtigt werden. Zu den Blasensymptomen beim IPS zählen Harndrang, eine erhöhte Miktionsfrequenz sowie Nykturie. Die häufigste Form der Blasenstörung ist eine Detrusorhyperaktivität, die klinisch als Dranginkontinenz ohne Restharnbildung imponiert. Detrusorhypoaktivität ist bei Parkinson-Pati-

---

werden. Entsprechend wird in den ersten 4 Wochen nach Eindosierung von Cholinesterasehemmern ein enger Kontakt mit den Parkinson-Patienten und deren Angehörigen empfohlen. Gegenwärtig fehlen Daten zur Langzeitwirkung (länger als 1 Jahr) von Rivastigmin und anderen Cholinesterasehemmern, insbesondere existieren auch keine Daten, wann die Therapie beendet werden soll. In Analogie zu Studien an Patienten mit Alzheimer-Demenz ist anzunehmen, dass die Verwendung von Rivastigmin-Pflaster (1/24 h) statt der Gabe von Rivastigmin-Kapseln die Nebenwirkungen vermindert (Off-Label-use).

In einer multizentrischen, placebokontrollierten Studie zur Behandlung von PKD und DLK wurde die Wirkung von 20 mg **Memantin** bei 72 Demenzkranken untersucht. Es konnte ein signifikanter Effekt auf den primären Endpunkt „klinischer Gesamteindruck" sowie auf den sekundären Endpunkt „kognitive Geschwindigkeit" zugunsten von Memantin nachgewiesen werden. Kein signifikanter Effekt zeigte sich auf psychische und Verhaltenssymptome, Alltagsfunktionen und die motorische Parkinson-Symptomatik. Nach Angaben der Herausgeber der Leitlinien Demenzen kann aufgrund der relativ geringen Stichprobengröße und dem Zusammenschluss von zwei diagnostischen Gruppen, der häufigeren Gabe von Antipsychotika in der Placebogruppe und den großteils fehlenden Effekten auf die kognitiven sekundären Zielgrößen und Alltagsfunktionen aus dieser Studie zum gegenwärtigen Zeitpunkt keine Behandlungsempfehlung abgeleitet werden (Emre et al. 2010).

enten selten und eher sekundär. Eine Belastungsinkontinenz bei IPS findet sich ebenfalls nur selten und ist allenfalls ein Symptom im deutlich fortgeschrittenen Stadium der Erkrankung.

▶ **Therapie der Detrusorhyperaktivität:**
- Trospiumchlorid: 2–3 × 10–20 mg/d oder 1 × 60 mg retard
- Darifenacin: 1–2 × 7,5 mg/d
- Solifenacin: 1–2 × 5 mg/d

Störungen der männlichen Sexualfunktion

Häufig stellen Medikamente (Anticholinergika, trizyklische Antidepressiva, SSRIs, Betablocker) die Ursache einer Störung der männlichen Sexualfunktion dar, diese tritt aber auch spontan auf. Daneben darf nicht vergessen werden, dass Erektionsstörungen im höheren Lebensalter auch ohne IPS häufig sind (siehe Leitlinie „Diagnostik und Therapie der erektilen Dysfunktion"). Eine früh im Verlauf auftretende Impotenz sollte allerdings den Verdacht auf eine Multisystematrophie (MSA) lenken. Die häufigsten Beschwerden bezüglich der männlichen Sexualfunktion sind Erektionsstörungen. Dopaminerge Medikamente führen bei einem Teil der Patienten zu einer gesteigerten Libido, ggf. auch zur Hypersexualität.

▶ **Therapie der erektilen Dysfunktion:**
- Sildenafil: 50 mg eine Stunde vor Geschlechtsverkehr
- Tadalafil: 10 mg eine halbe Stunde bis 12 Stunden vor dem Geschlechtsverkehr
- Vardenafil: 10 mg eine halbe Stunde bis 1 Stunde vor dem Geschlechtsverkehr
- in Einzelfällen intrakavernosale Injektion von Papaverin

Gastrointestinale Funktionsstörungen

Neben Schluckstörungen ist die Entleerung des Magens bei Patienten mit IPS häufig verzögert. Eine Therapie mit L-Dopa, Dopaminagonisten, Anticholinergika, trizyklischen Antidepressiva, Amantadin und Antihistaminika kann dieses Symptom verstärken und zu verminderter Bioverfügbarkeit der Medikamente führen. Domperidon (3 × 10–20 mg/d) besitzt hierbei eine leicht motilitätssteigernde Wirkung.

Etwa ¼ der De-novo-Patienten und mindestens ¾ der Parkinson-Patienten im fortgeschrittenen Stadium haben eine Obstipation. Es handelt sich hierbei um die Folge der deutlich reduzierten intestinalen Motilität (slow transit). Anticholinergika verstärken die Häufigkeit und Intensität der Obstipation.

▶ **Therapie der Obstipation:**
- Steigerung der Einnahme von Flüssigkeiten und Ballaststoffen
- Polyethylenglykol (Macrogol): Beginn mit täglich 1–3 Beuteln, danach individuelle Anpassung

Sialorrhö

Patienten mit einem IPS klagen häufig über Sialorrhö, die durch seltenes Schlucken hervorgerufen wird. Zur Besserung der Beschwerden empfehlen wir folgende Maßnahmen:
- Optimierung der dopaminergen Therapie
- bei Persistenz der Beschwerden lokale Injektionen von Botulinum-Toxin in die Speicheldrüsen (Off-Label-Use)
- Einsatz von Anticholinergika (nur selten indiziert) oder peripher wirksamer Anticholinergika wie Atropin-Derivate (Scopolamin-Pflaster), wenn keine Kontraindikationen vorliegen, da sie die Speichelproduktion reduzieren (cave: Die Speichelproduktion ist beim Parkinson-Patienten an sich reduziert.).

Schlafstörungen

Schlafstörungen gehören zu den häufigsten Beschwerden, die Parkinson-Patienten vortragen. Sie sind 1. Teil der Krankheit selbst, 2. bedingt durch die Pharmakotherapie und 3. treten sie als Komorbidität auf.

Im Rahmen des IPS treten Schlafstörungen sowohl bei De-novo-Patienten als auch bei behandelten Patienten auf. Schlafstörungen sind während des Abklingens der Medikamentenwirkung in der zweiten Hälfte der Nacht unter anderem durch die dann auftretende nächtliche Akinese bzw. das Wiederauftreten des Ruhetremors bedingt. Auch Dystonien bei Beginn der Off-Phasen werden sowohl im Früh- als auch im Spätstadium während der Nacht beklagt. Schlafstörungen, die durch eine Akinese oder schmerzhafte Dystonie bedingt sind, können durch Anpassung der Parkinson-Medikation gebessert oder behoben werden (retardierte L-Dopa-Präparationen, retardierte Präparationen von Dopaminagonisten oder transkutan applizierbare Dopaminagonisten für eine nächtliche Verbesserung der Off-Symptome oder der morgendlichen [Fuß-]Dystonie; schnell wirksames dispersibles L-Dopa am Morgen).

Eine REM-Schlaf-Verhaltensstörung (RBD) kann in einem hohen Prozentsatz bei ansonsten motorisch unauffälligen Individuen das zukünftige Auftreten eines PS (Synukleinopathie – Parkinson-Krankheit, Demenz vom Lewy-Körper-Typ, Multisystematrophie) voraussagen. Die Kombination einer gestörten Geruchswahrnehmung und einer REM-Schlaf-Verhaltensstörung stellt möglicherweise einen Prädiktor mit hoher Voraussagekraft für das Auftreten eines Subtyps der PS dar. Bei Verdacht auf Vorliegen einer REM-Schlaf-Verhaltensstörung durch fremdanamnestische Angaben, z.B. Sprechen oder Schreien im Schlaf, heftige motorische Entäußerungen im Schlaf, aus dem Bett fallen, und ähnlichen Symptomen begleitet von Albträumen (Träumen mit aggressiven Inhalten), sollte bei Parkinson-Patienten eine Schlaflaboruntersuchung mit Videoaufzeichnung durchgeführt werden. Ein Therapieversuch der REM-Schlaf-Verhaltensstörung kann mit Clonazepam erfolgen.

Unter den Medikamenten führen insbesondere die Dopamimetika zur Zunahme von intensiven Traumphasen über Halluzinationen bis hin zu einer Psychose. Diese dopamimetikainduzierten Psychosen sind in der Regel der therapielimitierende Faktor im Spätstadium und beginnen oft mit nächtlichen Halluzinationen. Höhere Dosierungen von Dopaminagonisten können zu vermehrten Wachphasen und damit zu reduzierter Schlafdauer führen. Dies kommt bei vielen Patienten unabhängig von psychotischen Nebenwirkungen der Dopaminagonisten vor.

In die dritte Kategorie fallen die Komorbiditäten von IPS und Restless-Legs-Syndrom, Narkolepsie und Schlafapnoe, nicht zu sprechen von den Komorbiditäten der pulmologischen und kardiologischen Erkrankungen bei Parkinson-Patienten. Schlafstörungen sind auch bedingt durch Blasenentleerungsstörungen, die – wenn mit akinetischen Zuständen verbunden – oft zu einem Einnässen führen oder den Patienten zwingen, rechtzeitig und häufig den Schlaf zu unterbrechen, um die Blasenentleerung zu garantieren.

▶ **Therapie der Schlafstörungen:**
- Einschlaf- und Durchschlafstörungen, nächtliche Off-Phasen, frühmorgendliche Akinese: retardierte L-Dopa Präparate (offene Studien), Ropinirol (retardierte Form) und Rotigotin transkutan (kontrollierte Studie)
- Durchschlafstörung, Insomnie: Mirtazapin (keine Studien bei Morbus Parkinson)
- REM-Schlaf-Verhaltensstörung: Clonazepam (keine Studien bei Morbus Parkinson)

9.3 Anhang: Andere degenerative Erkrankungen

Dieser Abschnitt behandelt neurodegenerative Erkrankungen, die ein PS als Teilsymptomenkomplex führen. Die folgenden aufgelisteten Krankheitsbilder stellen eigenständige Entitäten mit akinetisch-rigider Störung dar, bei denen zusätzliche, über ein PS hinausgehende, neurologische Symptome vorliegen:
- Multisystematrophien (MSA)
- progressive supranukleäre Blickparese („Progressive Supranuclear Palsy", PSP)
- kortikobasale Degeneration (CBD)

Eine Demenz vom Lewy-Körper-Typ (DLK) ist von der Parkinson-Krankheit mit Demenz abzugrenzen.

Sämtliche unten angegebenen Therapieempfehlungen (bis auf die bei DLK) beruhen auf Ergebnissen von Pilotstudien, die weder placebokontrolliert noch randomisiert, noch prospektiv durchgeführt worden sind, sowie auf empirischen Erfahrungswerten.

Da die medikamentöse Behandlung bei allen Krankheiten häufig nur eine geringe Wirksamkeit zeigt, sollten auf jeden Fall ergänzende Maßnahmen wie Physiotherapie, Ergotherapie, Logotherapie und psychosoziale Maßnahmen ergriffen werden.

■ Multisystematrophie, Parkinson-Typ (MSA-P) oder zerebellärer Typ (MSA-C)

Diagnosekriterien

2008 wurden nach einer Internationalen Konsensuskonferenz die in ▶ Tab. 9.9 und ▶ Tab. 9.10 dargestellten, revidierten Diagnosekriterien publiziert (Gilman et al. 2008).

Medikamentöse Therapie

Eine eigenständige medikamentöse Behandlung ist nicht bekannt. Bei einem Teil der Patienten bessern aber, vor allem in der Initialphase, L-Dopa und Dopaminagonisten sowie Amantadin die extrapyramidalmotorische Symptomatik in begrenztem Umfang. Es existieren keine spezifischen Behandlungsverfahren für die Kleinhirnfunktionsstörungen und die Pyramidenbahnbeteiligung im Rahmen der MSA.

Im Gegensatz zu Patienten mit der Parkinson-Krankheit reagieren etwa 2/3 der MSA-Patienten nicht oder nur sehr gering auf eine Behandlung mit L-Dopa. Ein geringer Effekt ist in der Regel besser zu erkennen, wenn die Substanz abgesetzt wird. Das restliche Drittel zeigt eine mittlere bis gute Antwort auf L-Dopa. Etwa 10% aller Patienten mit MSA berichten über eine Besserung der Symptome, wie sie sonst nur bei der Parkinson-Krankheit beobachtet wird. Jede Art von Reaktion auf L-Dopa nimmt in der Regel jedoch über 1–2 Jahre ab. Die Tatsache, dass bis zu einem Drittel aller Patienten mit MSA-P auf L-Dopa ansprechen, rechtfertigt es, in jedem Fall einen Therapieversuch mit einer ausreichenden Tagesdosis (bis über 1000 mg) vorzunehmen. In sehr seltenen Fällen können MSA-Patienten, die auf eine adäquate Dosis von L-Dopa nicht reagieren, eine Besserung auf die Gabe von Dopaminagonisten erfahren. Um eine Verschlechterung der orthostatischen Hypotonie zu vermeiden, sollte das Eindosieren von L-Dopa oder Dopaminagonisten unter Domperidon-Schutz geschehen. Reagiert der Patient weder auf L-Dopa noch auf Dopaminagonisten, kann Amantadin versucht werden. Bezüglich des Einsatzes anderer Anti-Parkinson-Mittel gibt es keine empirische Grundlage.

> **Cave**
>
> Alle Parkinson-Medikamente können die autonomen Funktionen verschlechtern.

▶ **Dopaminerg:**
- L-Dopa: bis zu ≥ 1000 mg/d
  - Beginn: 50 mg L-Dopa morgens
  - Steigerung: 50 mg alle 3 Tage

Tab. 9.9 Revidierte Konsensuskriterien zur Diagnose der Multisystematrophie (MSA) (Gilman et al. 2008).

Multisystematrophie	Voraussetzungen: Sporadische, progressive Erkrankung mit einem Symptombeginn nach dem 30. Lebensjahr
möglich	**Parkinson-Syndrom** (Bradykinesie mit Rigor, Tremor oder posturale Instabilität) oder **zerebelläres Syndrom** (Gangataxie mit zerebellärer Dysarthrie, Extremitätenataxie oder zerebellärer Okulomotorikstörung) plus **autonome Störungen**, zumindest eines der folgenden Symptome: sonst nicht erklärbare Blaseninkontinenz, unvollständige Blasenentleerung, erektile Dysfunktion oder signifikanter orthostatischer Blutdruckabfall ohne Erfüllung der Kriterien für wahrscheinliche MSA plus mindestens ein **Zusatzsymptom** für eine mögliche MSA (s. u.)
wahrscheinlich	**autonome Störung** mit Blaseninkontinenz (Unfähigkeit, die Blasenentleerung zu steuern, begleitet von erektiler Dysfunktion bei Männern) oder orthostatischer Abfall des Blutdrucks bei 3-minütigem Stehen von > 30 mmHg systolisch oder > 15 mmHg diastolisch plus **Parkinson-Syndrom** mit geringem Ansprechen auf L-Dopa oder **zerebelläres Syndrom** (Gangataxie mit zerebellärer Dysarthrie, Extremitätenataxie oder zerebellärer Okulomotorikstörung)
gesichert	**histopathologisch** hohe Dichte an α-Synuklein-positiven glialen zytoplasmatischen Einschlüssen sowie Degeneration der nigrostrialen und olivopontozerebellären Projektionen

Tab. 9.10 Zusatzsymptome für eine mögliche Multisystematrophie des Parkinson-Typs (MSA-P) oder des zerebellären Typs (MSA-C) (Gilman et al. 2008).

Multisystematrophie	Symptome
mögliche MSA-P oder MSA-C	• Babinski-Zeichen mit Reflexsteigerung • Stridor
mögliche MSA-P	• schnell progressives Parkinson-Syndrom • geringes Ansprechen auf L-Dopa • posturale Instabilität innerhalb von 3 Jahren nach ersten motorischen Symptomen • Gangataxie, zerebelläre Dysarthrie, Extremitätenataxie oder zerebelläre Okulomotorikstörung • Dysphagie innerhalb von 5 Jahren nach motorischem Erkrankungsbeginn • Atrophie von Putamen, mittlerem Kleinhirnstiel, Pons oder Zerebellum in der MRT • Hypometabolismus im Putamen, Hirnstamm oder Zerebellum in der FDG-PET
mögliche MSA-C	• Parkinson-Syndrom (Bradykinesie und Rigor) • Atrophie von Putamen, mittlerem Kleinhirnstiel oder Pons in der MRT • Hypometabolismus im Putamen in der FDG-PET • präsynaptische striatonigrale dopaminerge Denervation in der SPECT oder PET

- ggf. zusätzlich Dopaminagonist (s. o.)
- Wenn die Behandlung ≥ 6 Monate unwirksam ist, sollte die Therapie abgebrochen werden.

▶ **Amantadin:**
- Amantadin: 3 × 100–200 mg/d
  - möglicherweise günstige Wirkung auf Ataxie
  - als Monotherapie oder Kombination mit L-Dopa oder Dopaminagonisten

Weitere Maßnahmen

▶ **bei Blepharospasmus:**
- Botulinum-Toxin A

▶ **bei inspiratorischem Stridor:**
- Botulinum-Toxin A (in Einzelfällen)
- Tracheostomie (bei ≤ 5 % aller MSA-Patienten erforderlich)
- CPAP

▶ **bei symptomatischer orthostatischer Hypotension:**
- Stützstrümpfe
- erhöhte Salzzufuhr
- Schlafen mit erhöhtem Oberkörper
- langsames Aufstehen
- Fludrocortison: 0,05–0,3 mg
- Midodrin 15–30 mg

▶ **bei Schluckstörungen:**
- Ernährung über gastroduodenale Sonde

▶ **bei Dranginkontinenz:**
- Trospiumchlorid: 2–3 × 10–20 mg/d
- Tolterodin: 2 × 2 mg/d
- Oxybutynin: 2 × 2,5–5 mg/d (unter Kontrolle des Restharns)

> **Cave** ⚠
>
> Aufgrund der anticholinergen Wirkung von Oxybutynin kann es in Einzelfällen zu deliranten Erscheinungen kommen.

- regelmäßige Restharnkontrolle obligat

In fortgeschrittenen Stadien von MSA kann ein transurethraler oder suprapubischer Katheter notwendig werden.

■ Progressive supranukleäre Blickparese (PSP)

Diagnosekriterien

Die in ▶ Tab. 9.11, ▶ Tab. 9.12 und ▶ Tab. 9.13 aufgelisteten Diagnose- bzw. Ausschlusskriterien wurden nach einer internationalen Konsensuskonferenz 1996 publiziert (Litvan et al. 1996) und finden derzeit trotz kontroverser Diskussion weiterhin Anwendung.

Nach Williams et al. (2007) lassen sich klinisch mindestens 3 Phänotypen der PSP unterscheiden:
- Richardson's Syndrom (RS),
- PSP-Parkinson-Syndrom (PSP-P) und
- Pure Akinesia with Gait Freezing (PAGF).

Das RS ist durch posturale Instabilität, Stürze, supranukleäre Blickparese und kognitive Dysfunktion in den ersten 2 Jahren der Erkrankung charakterisiert. Das PSP-P ist durch einen asymmetrischen Beginn, Tremor oder Extremitätendystonie sowie ein initial positives Ansprechen auf L-Dopa gekennzeichnet. Das PSP-P ähnelt in seiner klinischen Manifestation in den ersten Jahren dem IPS und bereitet daher besondere Schwierigkeiten in der initialen Differenzialdiagnosestellung. Die PAGF präsentiert sich klinisch mit einem progredienten Freezing, während Blickparese, Extremitätenrigor, Ansprechen auf L-Dopa oder Demenz in den ersten 5 Jahren der Erkrankung nicht vorherrschen. Weitere klinische Prädominanztypen werden diskutiert.

Medikamentöse Therapie

Maximal 10% der Patienten mit PSP profitieren von einer Behandlung mit L-Dopa oder Dopaminagonisten. Der Effekt ist in der Regel gering und nicht lange andauernd. Ähnlich ernüchternd sind die Ergebnisse mit Anticholinergika. In Einzelfällen wird eine leichte Abnahme der Beschwerden unter Amantadingabe beobachtet. Initial leichte bis mittelgradige Verbesserungen werden auch bei einem Teil der Patienten mit **Amitriptylin** gesehen. Die Veränderungen können entweder nur einzelne klinische Symptome, wie die Okulomotorikstörung, andererseits aber das Gesamtbild betreffen. In jedem Fall erscheint diese Substanz für die Therapie der Affektinkontinenz und der psychomotorischen Verlangsamung geeignet.

Tab. 9.11 Obligate Diagnosekriterien der progressiven supranukleären Blickparese (PSP) (Litvan et al. 1996).

Progressive supranukleäre Blickparese	Voraussetzungen: allmählich progressive Erkrankung mit Beginn nach dem 40. Lebensjahr kein Hinweis auf eine andere Krankheit als Erklärung für die vorgenannten Symptome
möglich	allmählich progressive Erkrankung mit Beginn nach dem 40. Lebensjahr *entweder* vertikale supranukleäre Blickparese (nach oben oder unten) *oder* Verlangsamung der vertikalen Sakkaden und prominente posturale Instabilität mit Stürzen im ersten Jahr nach Krankheitsbeginn kein Hinweis auf eine andere Krankheit als Erklärung für die vorgenannten Symptome
wahrscheinlich	allmählich progressive Erkrankung mit Beginn nach dem 40. Lebensjahr vertikale supranukleäre Blickparese (nach oben oder unten) und prominente posturale Instabilität mit Stürzen im ersten Jahr nach Krankheitsbeginn kein Hinweis auf eine andere Krankheit als Erklärung für die vorgenannten Symptome
definitiv	klinisch mögliche oder wahrscheinliche PSP und histopathologische Zeichen einer typischen PSP

Tab. 9.12 Supportive Diagnosekriterien der progressiven supranukleären Blickparese (PSP) (Litvan et al. 1996).

Supportive Diagnosekriterien der PSP

- symmetrische Akinese oder Rigidität, proximal mehr als distal
- abnorme Kopf- bzw. Nackenhaltung, insbesondere Retrokollis
- kaum oder nur geringes Ansprechen des Parkinsonismus auf eine L-Dopa-Therapie
- frühe Dysphagie und Dysarthrie
- früher Beginn einer kognitiven Beeinträchtigung mit dem Vorliegen von zumindest 2 der folgenden Symptome: Apathie, Beeinträchtigung des abstrakten Denkens, reduzierte verbale Flüssigkeit, Gebrauchs- oder Imitierungsverhalten, Frontalhirnzeichen

Tab. 9.13 Ausschlusskriterien der progressiven supranukleären Blickparese (PSP) (Litvan et al. 1996).

Ausschlusskriterien der PSP

- Vorliegen einer Enzephalitis in der jüngeren Vorgeschichte
- Phänomen der fremden Extremität („alien limb")
- kortikale Empfindungsstörungen oder eine fokale frontale oder temporoparietale Atrophie
- Halluzinationen oder Verkennungen unabhängig von einer dopaminergen Therapie
- Vorliegen einer kortikalen Demenz vom Alzheimer-Typ
- prominente frühe Zeichen einer Kleinhirnfunktions- oder einer autonomen Störung
- schwere asymmetrische Zeichen eines Parkinson-Syndroms
- neuroradiologischer Nachweis relevanter struktureller Abnormalitäten

Cave

Dopaminergika und Amantadin beinhalten ein erhebliches Psychoserisiko.

▶ **Dopaminerg:**
- L-Dopa: bis zu 1.000 mg/d
  - Beginn: 50 mg L-Dopa morgens
  - Steigerung: 50 mg alle 3 Tage
- ggf. zusätzlich Dopaminagonist (s. o.)
- Wenn die Behandlung ≥ 6 Monate unwirksam ist, sollte die Therapie abgebrochen werden.

▶ **Amantadin:**
- Amantadin: 3 × 100–200 mg/d als Monotherapie oder Kombination mit L-Dopa oder Dopaminagonisten

▶ **Antidepressiva:**
- Amitriptylin: 75 bis maximal 150 mg/d
- ggf. SSRIs (Therapieempfehlung s. ▶ S. 146)

▶ **Sonstige:**
- Coenzym Q10: 5 mg/kg/d in 3 Einzeldosen

Coenzym-Q10 (in nanoverkapselter Form) in einer Dosierung von 5 mg/kg Körpergewicht täglich über 6 Wochen wurde in einer doppelblinden, placebokontrollierten Studie an 21 PSP-Patienten untersucht. Es führte zu einer signifikanten Verbesserung des Energiestoffwechsels im Gehirn sowie der Motorik und der frontalen Dysfunktion (Stamelou et al. 2008).

Weitere Maßnahmen

▶ **bei Blepharospasmus und anderen Dystonien:**
- Botulinum-Toxin A

▶ **bei schwerer Dysphagie.**
- Ernährung über gastroduodenale Sonde

■ Kortikobasale Degeneration (CBD)

Diagnosekriterien

Bislang sind keine allgemein akzeptierten Diagnosekriterien definiert worden. Am praktikabelsten erscheinen jedoch die 2003 von Boeve vorgeschlagenen klinischen Kriterien (▶ Tab. 9.14) (Boeve et al. 2003). Diese konnten allerdings aus methodischen Gründen bisher noch nicht neuropathologisch überprüft werden.

Medikamentöse Therapie

Kontrollierte Studien zur Therapie der CBD wurden bislang nicht durchgeführt. Die Krankheit kann in ihrem Verlauf nicht aufgehalten werden. Dennoch sollte versucht werden, einzelne Aspekte der Erkrankung symptomatisch zu behandeln. Als effektivstes Medikament stellte sich L-Dopa heraus. Bei der Beurteilung des Therapieeffekts ist allerdings auf eine ausreichend hohe Dosierung von L-Dopa zu achten. Der Einsatz von Dopaminagonisten erscheint in der Therapie der CBD derzeit nicht gerechtfertigt.

Der Myoklonus besserte sich in etwa 20–25 % der Fälle auf die Gabe von Benzodiazepinen, d. h. üblicherweise von Clonazepam. Betablocker wie Propranolol können

Tab. 9.14 Diagnostische Kriterien für die kortikobasale Degeneration (CBD) (Boeve et al. 2003).

Kortikobasale Degeneration

Hauptkriterien:

- schleichender Beginn und fortschreitender Verlauf
- keine identifizierbare Ursache (z. B. Tumor, Infarkt)
- **kortikale Dysfunktion** mit mindestens einem der folgenden Symptome:
  - fokale oder asymmetrische ideomotorische Apraxie
  - Phänomen der fremden Extremität („alien limb")
  - kortikaler Sensibilitätsverlust
  - visueller oder sensorischer Hemineglect
  - konstruktive Apraxie
  - fokaler oder asymmetrischer Myoklonus
  - Sprachapraxie/nicht flüssige Aphasie
- **extrapyramidale Dysfunktion** mit mindestens einem der folgenden Symptome:
  - fokaler oder asymmetrischer Extremitäten-Rigor ohne deutliches Ansprechen auf L-Dopa
  - fokale oder asymmetrische Dystonie der Extremitätenmuskulatur

Unterstützende Untersuchungen:

- **in der neuropsychometrischen Testung:** unterschiedliche Ausprägung fokaler oder lateralisierter kognitiver Dysfunktion mit relativ erhaltener Lern- und Gedächtnisfunktion
- **im CT oder MRT:** fokale oder asymmetrische Atrophie, typischerweise maximal im parietofrontalen Kortex
- **im SPECT oder PET:** fokale oder asymmetrische Hypoperfusion, typischerweise maximal im parietofrontalen Kortex, mit oder ohne Beteiligung der Basalganglien bzw. des Thalamus

den Aktions-/Haltetremor im Frühstadium leicht bessern, ihre Wirkung nimmt jedoch mit fortschreitender Erkrankung ab, insbesondere wenn der Tremor durch einen Myoklonus überlagert wird.

▶ **Dopaminerg:**
- L-Dopa: bis zu 1.000 mg/d
  - Beginn: 50 mg L-Dopa morgens
  - Steigerung: 50 mg alle 3 Tage
- Wenn die Behandlung ≥ 6 Monate unwirksam ist, sollte die Therapie abgebrochen werden.

▶ **Benzodiazepine bei Myoklonien:**
- Clonazepam-Versuch: 2–6 mg/d

▶ **Betablocker bei Aktions-/Haltetremor:**
- Propranolol-Versuch: 80–120 mg/d, Maximaldosis 320 mg/d

▶ **bei Dystonie:**
- Botulinum-Toxin A (bei schmerzhaften Arm- und Handdystonien effizient)
- Baclofen-Versuch: 40 mg/d (Senkung des Muskeltonus)

■ Demenz vom Lewy-Körper-Typ (DLK)

Hinsichtlich ausführlicher Informationen zur Diagnose und Therapie der Demenz vom Lewy-Körper-Typ verweisen wir auf die S3-Leitlinie Demenzen der DGN und DGPPN (Jessen et al. 2009).

Diagnosekriterien

Obwohl die klinische Differenzialdiagnose gegenüber der Parkinson Krankheit mit Demenz kontrovers diskutiert wird (siehe Abschnitt Demenz, ▶ S. 147), kommen die 2005 publizierten Diagnosekriterien weiterhin zur Anwendung (▶ Tab. 9.15) (McKeith et al. 2005). Unserer Einschätzung nach ist die DLK eine Variante der Parkinson-Krankheit, da neuropathologisch keine wesentlichen Unterschiede bestehen und die Unterscheidung klinisch arbiträr nach zeitlichem Auftreten von akinetisch-rigidem Syndrom und Demenz getroffen wird.

Medikamentöse Therapie

Die motorische Beschwerdesymptomatik im Rahmen des PS kann initial auf eine dopaminerge Therapie ansprechen. Meist ist aber der therapeutische Effekt nicht so ausgeprägt wie beim IPS. Kontrollierte Studien zur Wirksamkeit dopaminerger Substanzen liegen derzeit nicht vor. Aufgrund der Gefahr des Auftretens bzw. der Entgleisung der psychotischen Symptomatik sollte L-Dopa in möglichst niedriger Dosierung (ggf. in Kombination mit einem COMT-Hemmer) den Dopaminagonisten immer vorgezogen werden.

Tab. 9.15 Konsensuskriterien für die Diagnose der Demenz vom Lewy-Körper-Typ (DLK) (McKeith et al. 2005).

Demenz vom Lewy-Körper-Typ
Hauptmerkmale (bestimmend für die Diagnose einer möglichen oder wahrscheinlichen DLK): • Es besteht eine progressive kognitive Einbuße, die mit der normalen sozialen oder beruflichen Funktion interferiert. • Eine prominente oder persistierende Gedächtnisstörung muss in den frühen Stadien der Erkrankung nicht vorhanden sein, tritt aber bei Fortschreiten der Erkrankung meist auf. • Defizite sind besonders bei Tests der Aufmerksamkeit, der exekutiven Funktionen und der räumlich-visuellen Fähigkeit nachzuweisen.
Kernmerkmale (2 zusätzliche Merkmale sind ausreichend für die Diagnose einer wahrscheinlichen DLK, 1 Merkmal für die Diagnose einer möglichen DLK): • fluktuierende Bewusstseinslage mit ausgeprägten Schwankungen in der Aufmerksamkeit und Wachheit • wiederkehrende visuelle Halluzinationen, die typischerweise Gestaltcharakter haben und detailliert sind • spontane Parkinson-Symptomatik
Verdachtsmerkmale: • REM-Schlafstörung • ausgeprägte Empfindlichkeit auf Neuroleptika • reduzierte Speicherung des Dopamin-Transporter-Liganden in den Basalganglien (SPECT oder PET)
Unterstützende Merkmale: • häufige Stürze und Synkopen • transienter Bewusstseinsverlust • schwere autonome Funktionsstörung • Halluzinationen in anderen Modalitäten • Wahn • Depression • medialer Temporallappen im CT/MRT wenig verändert • niedrige Aufnahme im SPECT/PET-Perfusionsscan bei reduzierter okzipitaler Aktivität • abnorme niedrige Aufnahme in der MIBG-Myokardszintigrafie • prominente Slow-Wave-Aktivität im EEG mit temporalen transienten scharfen Wellen
Befunde, die die Diagnose wenig wahrscheinlich machen: • Schlaganfall • andere medizinische oder neurologische Erkrankungen • wenn Parkinson-Symptome zum ersten Mal im schweren Stadium der Demenz auftreten
Zeitliche Abfolge der Symptome: Die Diagnose der DLK sollte erfolgen, wenn die Demenz vor oder gleichzeitig mit den Symptomen der Parkinson-Krankheit auftritt. Der Begriff Parkinson mit Demenz sollte verwendet werden, um eine Demenz zu beschreiben, die im Rahmen einer lange bestehenden Parkinson-Krankheit auftritt. In wissenschaftlichen Studien sollte die 1-Jahres-Regel verwendet werden, um eine Unterscheidung zwischen DLK und Parkinson-Erkrankung mit Demenz zu treffen.

Kognitive Funktionen und Halluzinationen können sich bei der DLK unter der Therapie mit Cholinesterasehemmern bessern (▶ Tab. 9.16). Eine doppelblinde place-

Tab. 9.16 Cholinesterasehemmer zur Behandlung der Demenz vom Lewy-Lörper-Typ (DLK).

	Donepezil	Rivastigmin	Galantamin
Tagesdosen	1	2 (transdermal über 24 h)	1
Initialdosis	5 mg	1,5–3 mg (transdermal 4,6 mg/24 h)	8 mg
Dosiszunahme	4–6 Wochen	2–4 Wochen	4 Wochen
klinisch wirksame Dosis	5–10 mg	6–12 mg (transdermal 4,6–9,5 mg/24h)	16–24 mg
Gabe zum Essen	+	+/–	+
CYP450	+	(+/–)	+
Proteinbildung	96 %	40 %	18 %
Leber-/Niereninsuffizienz	+	+	(–)
Nebenwirkungen	cholinerg: Übelkeit, Erbrechen, Durchfall (10–17 %), Erregungsleitungsstörungen, Muskelkrämpfe, Müdigkeit, Schlaflosigkeit, Kopfschmerzen, Schwindel (> 5 %)	cholinerg: Übelkeit, Erbrechen, Durchfall (10–17 %), Erregungsleitungsstörungen, Muskelkrämpfe, Müdigkeit, Schlaflosigkeit, Kopfschmerzen, Schwindel (> 5 %)	cholinerg: Übelkeit, Erbrechen, Durchfall (27–35 %), Erregungsleitungsstörungen, Muskelkrämpfe, Müdigkeit, Schlaflosigkeit, Kopfschmerzen, Schwindel (> 5 %)

bokontrollierte Multizenterstudie zur Wirksamkeit von Cholinesterasehemmern bei DLK-Patienten liegt allerdings nur für **Rivastigmin** (McKeith et al. 2000) vor. Eine Zulassung besteht für diese Indikation zum gegenwärtigen Zeitpunkt nicht, somit handelt es sich um einen Off-Label-Use. Für die Wirkung anderer Cholinesterasehemmer liegen bisher nur Studien mit kleineren Fallzahlen vor. Sowohl bei Galantamin als auch bei Donepezil waren keine verschlechternden Effekte auf die motorischen Symptome zu beobachten, eine antidementive Wirkung war anhand der verwendeten Skalen zur Messung kognitiver Funktionen nachweisbar. Die Nebenwirkungen, die unter Therapie mit Cholinesterasehemmern auftreten, dürfen nicht vernachlässigt werden. Die Patienten sollten in den ersten 4 Wochen nach Eindosierung von Cholinesterasehemmern engmaschig überwacht werden. Gegenwärtig fehlen Daten zur Langzeitwirkung von Rivastigmin und anderen Cholinesterasehemern.

Zur Behandlung der Halluzinationen stehen atypische Neuroleptika zur Verfügung. Konventionelle Neuroleptika dürfen bei Patienten mit DLB wegen der Gefahr akinetischer Krisen (z.B. neuroleptisch malignes Syndrom) nicht eingesetzt werden. Bei 80 % treten diese Nebenwirkungen auf klassische Neuroleptika auf, bei ca. 54 % sind diese als schwer einzustufen (McKeith et al. 1992). Nebenwirkungen treten bei neueren atypischen Neuroleptika in geringerem Maß auf, sind jedoch auch für Risperdal, Olanzapin, **Clozapin** und **Quetiapin** beschrieben worden. Zusammenfassend gelten Clozapin und Quetiapin derzeit aufgrund der verfügbaren Studienlage und der langjährigen Erfahrung als Mittel der Wahl und sollten in niedrigen Dosen eintitriert und in niedrigen Erhaltungsdosen appliziert werden. Zwar zeigte Clozapin eine bessere Wirkung in den Studien als Quetiapin, allerdings wird aufgrund der höheren anticholinergen Potenz und der vorgeschriebenen regelmäßigen Blutbildkontrollen meist initial dem Quetiapin der Vorzug gegeben. Da Quetiapin eher sedierend als antipsychotisch wirkt, wird bei vielen Patienten mit DLK für die Behandlung der Psychose die Gabe von niedrig dosiertem Clozapin im Verlauf unvermeidlich. Grundsätzlich erfordert der Einsatz auch von atypischen Neuroleptika eine engmaschige Kontrolle sowie eine entsprechende Aufklärung der Patienten und ihrer rechtlichen Vertreter über das erhöhte Risiko für Mortalität und insbesondere für zerebro-/kardiovaskuläre Ereignisse.

Zur pharmakologischen Behandlung psychotischer Symptome gibt es für Rivastigmin Hinweise auf eine klinisch relevante Wirksamkeit. Inwieweit Cholinesterasehemmer für die genannten Beschwerden indiziert sind, bedarf noch weiterer Untersuchungen.

Motorik

▶ **Dopaminerg:**
- L-Dopa:
  - Beginn: 50 mg L-Dopa morgens
  - Steigerung: 50 mg alle 3 Tage
  - Gesamtdosis: 3–4 × 100–200 mg
  - ggf. in Kombination mit einem COMT-Hemmer (Entacapon 200 mg zu jeder L-Dopa-Dosis)
- Dopaminagonisten vermeiden oder absetzen (können Auftreten von Halluzinationen fördern)

Demenz/Halluzinationen

- Cholinesterasehemmer (▶ Tab. 9.16)

Halluzinationen

▶ **Atypische Neuroleptika:**
- Clozapin: 6,25–50 mg/d (cave: hohe anticholinerge Potenz)
- Quetiapin: 25–150 mg/d (eher sedierend)

Cave
Andere Neuroleptika verstärken oft die akinetisch-rigide Symptomatik dramatisch.

■ Spezielle Aspekte für Österreich und die Schweiz

Österreich

Inhaltlich ergeben sich keine fachlichen Unterschiede zur Leitlinie der Österreichischen Neurologischen Gesellschaft. Die Konsensusfindung erfolgte hier ohne den Einbezug von Selbsthilfeorganisationen der Patienten und Angehörigen.

In Österreich sind folgende Medikamente nicht zugelassen: Budipin, α-Dihydroergocriptin, und Piribedil.

Schweiz

Die deutschen Richtlinien unterscheiden sich von denen der Schweizerischen Neurologischen Gesellschaft inhaltlich kaum (Referenz Schweizer Archiv für Neurologie und Psychiatrie, 2008).

Bei den nicht motorischen Symptomen gehen die Schweizer Richtlinien noch spezifisch auf das Problem der Angststörungen und der Apathie als eigenständige Symptome ein. Als Behandlungsmodalitäten empfohlen werden bei den Angststörungen die SSRIs und niedrig dosierte Benzodiapzepine. Bei der Apathie wird darauf hingewiesen, dass wahrscheinlich nicht dopaminerge Schaltkreise, welche den präfrontalen Kortex miteinbeziehen, eine wesentliche Rolle spielen. Prospektive Therapiestudien fehlen, als möglicherweise wirksam werden stimulierende Substanzen wie MAO-B-Hemmer oder Amantadin aufgeführt bzw. zentral wirksame Cholinesterasehemmer empfohlen.

Der hauptsächliche Unterschied der Richtlinien liegt in der Verfügbarkeit der Medikamente. Folgende Medikamente sind in der Schweiz nicht zugelassen oder nicht mehr auf dem Markt: Bornaprin, Metixen, Trihyxyphenidyl, Budipin, Lisurid, Piribedil, α-Dihydroergocriptin und Pergolid. Duodopa ist zugelassen, aber (noch) nicht kassenpflichtig.

■ Redaktionskomitee

PD. Dr. G. Arnold, Klinik für Neurologie, Kliniken Sindelfingen
PD Dr. H. Baas, Klinik für Neurologie, Klinikum Stadt Hanau
Prof. Dr. D. Berg, Hertie-Institut für klinische Hirnforschung, Neurologische Klinik, Eberhard-Karls-Universität, Tübingen
Prof. Dr. G. Deuschl, Klinik für Neurologie, Christian-Albrechts-Universität Kiel
Prof. Dr. R. Dodel, Klinik für Neurologie, Philipps-Universität, Marburg
PD Dr. K. M. Eggert, Klinik für Neurologie, Philipps-Universität Marburg
Prof. Dr. T. Gasser, Hertie-Institut für klinische Hirnforschung, Neurologische Klinik, Eberhard-Karls-Universität, Tübingen
Prof. Dr. M. Gerlach, Klinische Neurobiologie, Klinik für Kinder- und Jugendpsychiatrie, Psychosomatik und Psychotherapie, Julius-Maximilians-Universität Würzburg
Prof Dr. G. Höglinger, Deutsches Zentrum für Neurodegenerative Erkrankungen, Neurologische Klinik, Klinikum rechts der Isar der Technischen Universität München
Prof. Dr. W. Jost, Klinik für Neurologie, Stiftung Deutsche Klinik für Diagnostik GmbH, Wiesbaden
Prof. Dr. H. M. Mehdorn, Klinik für Neurochirurgie, Universitätsklinikum Schleswig Holstein, Campus Kiel
Dr. M. Müngersdorf, Neurologische Praxis, Berlin
Prof. Dr. W. H. Oertel, Klinik für Neurologie, Philipps-Universität Marburg
Prof. Dr. W. Poewe, Klinik für Neurologie, Universität Innsbruck
Prof. Dr. H. Reichmann, Klinik für Neurologie, Medizinische Fakultät Carl Gustav Carus an der Technischen Universität Dresden
Dr. Dr. med. habil P. Reuther, Ambulantes Neurologisches Rehabilitationszentrum Bad Neuenahr
Prof. Dr. P. Riederer, Klinik für Psychiatrie und Psychotherapie, Klinische Neurochemie, Julius-Maximilians-Universität, Würzburg
Prof. Dr. J. Schulz, Neurologische Klinik, Universitätsklinikum RWTH Aachen
PD Dr. S. Spieker, Neurologische Klinik, Städtisches Klinikum Dessau
Prof. Dr. A. Storch, Klinik für Neurologie, Medizinische Fakultät Carl Gustav Carus an der Technischen Universität Dresden
Prof. Dr. K. Tatsch, Klinik für Nuklearmedizin, Städtisches Klinikum Karlsruhe
Prof. Dr. C. Trenkwalder, Paracelsus Elena Klinik, Kassel
PD Dr. D. Waldvogel, Hirslanden Klinik St. Anna, Luzern

Federführend für die Gesamtleitlinie: PD Dr. Karla M. Eggert, Klinik für Neurologie, Philipps-Universität Marburg, Baldingerstraße, 35039 Marburg,
Tel.: 06421/58-65443
E-Mail: eggert@med.uni-marburg.de

Federführend für den Therapie-Teil: Prof. Dr. Wolfgang H. Oertel, Sprecher des Kompetenznetzes Parkinson, Klinik für Neurologie der Philipps-Universität Marburg, Baldingerstraße, 35039 Marburg, Tel.: 06421/58-65272
E-Mail: oertelw@med.uni-marburg.de

Federführend für den Diagnostik-Teil: Prof. Dr. Heinz Reichmann, Klinik für Neurologie des Universitätsklinikums Carl Gustav Carus, Technische Universität Dresden, Fetscherstraße 74, 01307 Dresden, Tel.: 0351/458-3565
E-Mail: Heinz.Reichmann@uniklinikum-dresden.de

Entwicklungsstufe der Leitlinie: S2k

■ Literatur

Adler CH, Sethi K, Hauser RA et al. for the Ropinirole Study Group. Ropinirole for the treatment of early Parkinson's disease. Neurology 1997; 49: 393–399

Adler CH, Singer C, O'Brien C et al. Randomized, placebo-controlled study of tolcapone in patients with fluctuating Parkinson disease treated with levodopa-carbidopa. Tolcapone Fluctuator Study Group III. Arch Neurol 1998; 55: 1089–1095

Antonini A, Isaias IU, Canesi M et al. Randomized duodenal levodopa infusion for advanced Parkinson's disease: 12-month treatment outcome. Move Disord 2007; 22: 1145–1149

Boeve BF, Lang AE, Litvan I. Corticobasal degeneration and its relationship to progressive supranuclear palsy and frontotemporal dementia. Ann Neurology 2003; 54 (Suppl. 5): 15–19

Butzer JF, Silver D, Sahs AL. Amantadine in Parkinson's disease. A double-blind, placebo-controlled, cross-over study with long-term follow-up. Neurology 1975; 25: 603–606

Crosby NJ, Deane K, Clarke CE. Amantadine for dyskinesia in Parkinson's disease. Cochrane Database Syst Rev 2003; 2: CD003467

Deane KHO, Spieker S, Clarke CE. Catechol-O-methyltransferase inhibitors for levodopa-induced complications in Parkinson's disease. Cochrane Database Syst Rev 2004; 4: CD004554

Deuschl G, Schade-Brittinger C, Krack P et al, German Parkinson Study Group. A randomized trial of deep-brain stimulation for Parkinson's disease. N Engl J Med 2006; 355: 896–908

Dewey RB jr, Hutton J, LeWitt PA et al. A randomized, double-blind, placebo-controlled trial on subcutaneously injected apomorphine for parkinsonian off-state events. Arch Neurol 2001; 58: 1385–1392

Ebersbach G, Ebersbach A, Edler D et al. Comparing exercise in Parkinson's disease – the Berlin LSVT BIG Study. Move Disord 2001; 25: 1902–1908

Emre M, Arsland D, Albanese A et al. Rivastigmine for dementia associated with Parkinson's disease. N Engl J Med 2004; 351: 2509–2518

Emre M, Aarsland D, Brown R et al. Clinical diagnostic criteria for dementia associated with Parkinson's disease. Move Disord 2007; 22: 1689–1707

Emre M, Tsolaki M, Bonuccelli U et al, 11018 Study Investigators. Memantine for patients with Parkinson's disease dementia or dementia with Lewy bodies: a randomised, double-blind, placebo-controlled trial. Lancet Neurology 2010; 9: 969–977

Follett KA, Weaver FM, Stern M et al., CSP468 Study Group. Pallidal versus subthalamic deep-brain stimulation for Parkinson's disease. N Engl J Med 2010; 362: 2077–2091

Gilman S, Wenning GK, Low PA et al. Second consensus statement on the diagnosis of multiple system atrophy. Neurology 2008; 71: 670–676

Goetz CG, Poewe W, Rascol O et al. Management of Parkinson's disease: an evidence-based review. Move Disord 2002; 17: 1–166

Ives NJ, Stowe R, Marro J et al. Monoamine oxidase type B inhibitors in early Parkinson's disease: meta-analysis of 17 randomised trials involving 3525 patients. Br Med J 2004; 329: 593

Jessen F, Spottke A, Maier G et al. Interdisziplinäre Leitlinie der DGPPN und DGN: „S3-Leitlinie Demenzen" 2009. http://www.dggpp.de/documents/s3-leitlinie-demenz-kf.pdf

Jöbges M, Heuschkel G, Pretzel C et al. Repetitive training of compensatory steps: a therapeutic approach for postural instability in Parkinson's disease. J Neurol Neurosurg Psychiatry 2004; 75: 1682–1687

Keus SH, Bloem BR, Hendriks EJ et al. Evidence-based analysis of physical therapy in Parkinson's disease with recommendations for practice and research. Mov Disord 2007; 22: 451–460

Keus SH, Munneke M, Nijkrake MJ et al. Physical therapy in Parkinson's disease: evolution and future challenges. Mov Disord 2009; 24: 1–14

Kurth MC, Adler C, Hilaire MS et al. Tolcapone improves motor function and reduces levodopa requirement in patients with Parkinson's disease experiencing motor fluctuations: a multicenter, double-blind, randomized, placebo-controlled trial. Tolcapone Fluctuator Study Group I. Neurology 1997; 48: 81–87

Levine CB, Fahrbach K, Siderowf AD et al. Diagnosis and treatment of Parkinson's disease: a systematic review of the literature. Evidence Report/Technology Assessment 2003; 57: 1–306

Litvan I, Agid Y, Calne D. et al. Clinical research criteria for the diagnosis of progressive supranuclear palsy (Steele-Richardson-Olszewski syndrome): report of the NINDS-SPSP international workshop. Neurology 1996; 47: 1–9

McKeith I, Del Ser T, Spano P et al. Efficacy of rivastigmine in dementia with Lewy bodies: a randomised, double-blind, placebo-controlled international study. Lancet 2000; 356: 2031–2036

McKeith I, Dickson DW, Lower J et al. Diagnosis and management of dementia with Lewy bodies: third report of the DLB Consortium. Neurology 2005; 65: 1863–1872

McKeith I, Fairbairn A, Perry R et al. Neuroleptic sensitivity in patients with senile dementia of Lewy body type. Br Med J 1992; 305: 673–678

Menza M, Dobkin RD, Marin H et al. A controlled trial of antidepressants in patients with Parkinson disease and depression. Neurology 2009; 72: 886–892

Morgante L, Epifanio A, Spina E et al. Quetiapine versus clozapine: a preliminary report of comparative effects on dopaminergic psychosis in patients with Parkinson's disease. Neurol Sci 2002; 23: 89–90

Nyholm D, Nilsson Remahl AI et al. Duodenal levodopa infusion monotherapy vs oral polypharmacy in advanced Parkinson disease. Neurology 2005; 64: 216–223

Oertel WH, Wolters E, Sampaio C et al. Pergolide versus levodopa monotherapy in early Parkinson's disease patients: The PELMOPET study. Move Disord 2006; 21: 343–353

Olanow CW, Rascol O, Hauser R et al., ADAGIO Study Investigators. A double-blind, delayed-start trial of rasagiline in Parkinson's disease. N Engl J Med 2009; 361:1268–1278

Ondo WG, Sethi K, Kricorian G. Selegiline orally disintegrating tablets in patients with Parkinson disease and "wearing off" symptoms. Clin Neuropharmacol 2007; 30: 295–300

Onofrj M, Thomas A. Acute akinesia in Parkinson's disease. Neurology 2005; 64: 1162–1169

Ostergaard L, Werdelin L, Odin P et al. Pen injected apomorphine against off phenomena in late Parkinson's disease: a double blind, placebo controlled study. J Neurol Neurosurg Psychiatry 1995; 58: 681–687

Parkinson Study Group. Low-dose clozapine for the treatment of drug-induced psychosis in Parkinson's disease. N Engl J Med 1999; 340: 757–763

Parkinson Study Group. A controlled trial of rasagiline in early Parkinson disease. The TEMPO study. Arch Neurol 2002; 59: 1937–1943

Parkinson Study Group. Levodopa and the progression of Parkinson's disease. N Engl J Med 2004a; 351: 2498–2508

Parkinson Study Group. Pramipexole vs levodopa as initial treatment for Parkinson disease: a 4-year randomized controlled trial. Arch Neurol 2004b; 61: 1044–1053

Parkinson Study Group. A randomized placebo-controlled trial of rasagiline in levodopa-treated patients with Parkinson disease and motor fluctuations. THE PRESTO study. Arch Neurol 2005; 62: 241–248

Parkinson's Disease Study Group. Long-term effect of initiating pramipexole vs levodopa in early Parkinson disease. Arch Neurol 2009; 66: 563–570

Rascol O, Brooks D, Korczyn AD et al. A five-year study of the incidence of dyskinesia in patients with early Parkinson's disease who were treated with ropinirole or levodopa. 056 Study Group. N Engl J Med 2000; 342: 1484–1491

Rascol O, Brooks D, Melamed E et al., LARGO study group. Rasagiline as an adjunct to levodopa in patients with Parkinson's disease and motor fluctuations (LARGO, Lasting effect in Adjunct therapy with Rasagiline Given Once daily, study): a randomised, double-blind, parallel-group trial. Lancet 2005; 365: 947–954

Rinne UK, Bracco F, Chouza C et al. Cabergoline in the treatment of early Parkinson's disease: results of the first year of treatment in a double-blind comparison of cabergoline and levodopa. The PKDS009 Collaborative Study Group. Neurology 1997; 48: 363–368

Shannon KM, Bennett J, Friedman JH. Efficacy of pramipexole, a novel dopamine agonist, as monotherapy in mild to moderate Parkinson's disease. The Pramipexole Study Group. Neurology 1997; 49: 724–728

Spieker S, Eisebitt R, Breit S et al. Tremorlytic activity of budipine in Parkinson's disease. Clin Neuropharmacol 1999; 22: 115–159

Stamelou M, Reuss A, Pilatus U et al. Short-term effects of coenzyme Q10 in progressive supranuclear palsy: a randomized, placebo-controlled trial. Move Disord 2008; 23: 942–949

Stern MB, Marek KL, Friedman J et al. Double-blind, randomized, controlled trial of rasagiline as monotherapy in early Parkinson's disease patients. Move Disord 2004; 19: 916–923

Stocchi F, Rascol O, Kieburtz K et al. Initiating levodopa/carbidopa therapy with and without entacapone in early Parkinson disease: the STRIDE-PD study. Ann Neurol 2010; 68: 18–27; Erratum in: Ann Neurology 2010; 68: 412–413

Storch A, Schneider C, Ebersbach G et al. Depression in Parkinson's disease – Part 2: Therapy and management. Fortschr Neurol Psychiatr 2010; 78: 456–467

Voges J, Hilker R, Bötzel K et al. Thirty days complication rate following surgery performed for deep-brain-stimulation. Move Disord 2007; 22: 1486–1489

Waters CH, Sethi K, Hauser Ra et al., Zydis Selegiline Study Group. Zydis selegiline reduces off time in Parkinson's disease patients with motor fluctuations: a 3-month, randomized, placebo-controlled study. Move Disord 2004; 19: 426–302

Weintraub D, Morales KH, Moberg PJ et al. Antidepressant studies in Parkinson's disease: a review and meta-analysis. Move Disord 2005; 20: 1161–1169

Weintraub D, Sohr M, Potenza M et al. Amantadine use associated with impulse control disorders in Parkinson disease in cross-sectional study. Ann Neurol 2010; 68: 963–968

Williams A, Gill S, Varma T et al. PD SURG Collaborative Group. Deep brain stimulation plus best medical therapy versus best medical therapy alone for advanced Parkinson's disease (PD SURG trial): a randomised, open-label trial. Lancet Neurology 2010; 9: 581–591

Williams DR, Pittman AM, Revesz T et al. Genetic variation at the tau locus and clinical syndromes associated with progressive supranuclear palsy. Mov Disord 2007; 30; 22: 895–897

Parkinson-Syndrome – Diagnostik und Therapie

Clinical Pathway – Parkinson-Syndrome

Diagnostik

Kriterien	Merkmale	Diagnostik
Kardinalsymptome	○ Akinese	
und mindestens eines der folgenden Symptome:	○ Rigor ○ Ruhetremor ○ posturale Instabilität	
Fakultative Symptome	○ sensorisch ○ vegetativ ○ psychisch ○ kognitiv	
Symptome, die gegen das Vorliegen eines idiopathischen Parkinson-Syndroms sprechen ○ siehe Spalte 2		
Unterstützende Kriterien ○ einseitiger Beginn und/oder persistierende Asymmetrie ○ Ruhetremor Ansprechen (> 30 %) auf L-Dopa = Kardinalsymptom für IPS ○ nicht durch Zusatzsymptome komplizierter klinischer Verlauf von ≥ 10 Jahren	○ unklare oder atypische Symptome (allgemein) oder ○ Nichtansprechen auf hohe Dosen L-Dopa	▲ L-Dopa-Test
	○ Hinweise auf medikamentös induziertes Parkinson-Syndrom: zum Zeitpunkt der Erstmanifestation Behandlung mit ○ Neuroleptika/Reserpin ○ Kalziumantagonisten ○ Valproinsäure	
	○ Hydrocephalus communicans im cCT	▲ siehe LL „Normaldruckhydrozephalus"
	○ Hinweise auf vaskulären Parkinsonismus: ○ ischämische Insulte mit ○ stufenweiser Verschlechterung der Parkinson-Symptomatik	▲ Doppler- und Duplexsonografie der zerebralen Arterien, extra- und intrakraniell ▲ kardiale Diagnostik
	○ Hinweise auf posttraumatischen Parkinsonismus: rezidivierende Schädel-Hirn-Traumen	
	○ Hinweise auf postenzephalitischen Parkinsonismus: ○ Enzephalitis in der Vorgeschichte ○ okulogyre Krisen	
	○ Intoxikationen	
	○ Hinweise auf psychogenes Parkinson-Syndrom: Remissionen über längere Perioden, klinische Symptomatik variabel	
	○ Hinweise auf Multisystematrophie (MSA): ○ Frühzeitig auftretende autonome Störungen: ○ orthostatische Hypotension ○ Synkopen ○ Impotenz oder verringerte genitale Empfindlichkeit ○ Urininkontinenz oder -retention ○ Anhidrose ○ zerebelläre Zeichen ○ positives Babinski-Zeichen	▲ Schellong-Test ▲ Kipptisch ▲ urodynamische Untersuchung ▲ Sphinkter-EMG
		▲ MRT ○ Hinweise auf MSA im MRT: ○ Signalabschwächung in den dorsolateralen Anteilen des Putamens in T2-gewichteten Sequenzen ○ hyperintenses Band an der Grenze zwischen lateralem Putamen und Capsula externa in T2-gewichteten Sequenzen ○ Cross-bun sign (Kreuzungszeichen, „Semmel"-Zeichen) in der Pons ○ Kleinhirnatrophie ○ hyperdense Darstellung des Linsenkerns in der DWI-Gewichtung (Diffusion Weighted Imaging)
	○ Hinweise auf progressive supranukleäre Blickparese (PSP): ○ supranukleäre vertikale Blickparese ○ frühe posturale Instabilität und Stürze ○ ausgeprägter Retrokollis	▲ MRT ○ Verschmächtigung der Mittelhirnschenkel (sog. Mickey-Mouse-Zeichen) ○ verminderter a.p.-Durchmesser Mittelhirn (< 15 mm) ○ Verschmächtigung des rostralen Mittelhirns
	○ Hinweise auf kortikobasale Degeneration: ○ positives Babinski-Zeichen, Alien-Limb-Phänomen ○ Apraxie	▲ CT/MRT ○ einseitig betonte parietale Atrophie
	○ Hinweise auf Demenz vom Lewy-Körper-Typ (DLB): ○ innerhalb des ersten Jahres Demenz mit Sprach- und Gedächtnisstörungen ○ innerhalb des ersten Jahres flukturierende visuelle Halluzinationen	
Basisdiagnostik ▲ CT/MRT: ▲ Normaldruckhydrozephalus? ▲ Mikrogefäßerkrankung oder ischämische Läsionen? ▲ (frontale) Raumforderung?	○ Hinweise auf Morbus Wilson: ○ Erkrankungsbeginn vor dem 50. Lebensjahr ○ Hepatopathie	▲ Kupfer und Coeruloplasmin im Serum ▲ Ausscheidung von Kupfer im 24-Stunden-Sammelurin ○ siehe LL „Morbus Wilson"
		○ FP-CIT- und IBZM-SPECT

9.3 Anhang: Andere degenerative Erkrankungen

Therapie

Patient < 70 Jahre (biologisches Alter) und keine wesentliche Komorbidität	○ Standard		▲ Monotherapie mit einem Non-Ergot-Dopamin-Agonisten	○ Wirksamkeit ausreichend	▲ Erhaltungstherapie: ▲ Monotherapie mit einem Dopamin-Agonisten oder ▲ Kombinationstherapie L-Dopa + Dopamin-Agonist
				▲ Überprüfung der Wirksamkeit (nach 4–6 Wochen) ▲ Beginn mit einem Non-Ergot-Dopamin-Agonisten und ▲ Reduktion der L-Dopa-Dosis	▲ Überprüfung der Diagnose
	○ schneller Therapieeffekt erwünscht	▲ Beginn mit L-Dopa-Therapie		○ Wirksamkeit unzureichend	
	○ milde Symptomatik		▲ Monotherapie mit MAO-B-Hemmer	○ Wirksamkeit ausreichend	▲ Erhaltungstherapie: Monotherapie mit L-Dopa
Patient > 70 Jahre (biologisches Alter) oder Multimorbidität	○ Standard		▲ Monotherapie mit L-Dopa	▲ Überprüfung der Wirksamkeit	
	○ milde Symptomatik		▲ Monotherapie mit MAO-B-Hemmer	○ Wirksamkeit unzureichend	▲ Überprüfung der Diagnose

Therapie von Wirkfluktuationen und Dyskinesien

Wirkungs-fluktuationen	○ Wearing-off-/End-of-dose-Akinese: ○ nächtliche Akinese ○ frühmorgendliche Akinese ○ postprandiale Akinese ○ Akinese bei verspäteter Einnahme einer Einzeldosis	▲ Erhöhung der Zahl der L-Dopa-Tagesdosen bei gleichzeitiger Reduktion der Einzeldosis und Verkürzung der Einnahmeintervalle ▲ zusätzliche Gabe eines Non-Ergot-Dopamin-Agonisten oder Erhöhung der Dopamin-Agonisten-Dosis ▲ evtl. Umstellen eines Dopamin-Agonisten-Standardpräparats auf ein Retardpräparat ▲ zusätzliche Gabe eines COMT-Hemmers bei bestehender L-Dopa-Therapie ▲ zusätzliche Gabe eines MAO-B-Hemmers ▲ Umstellung auf L-Dopa-Retardpräparate (cave: variable Resorption am Tage [Mahlzeiten], daher schlechte Steuerbarkeit) ▲ bei frühmorgendlicher oder nachmittäglicher Akinese: lösliches L-Dopa ▲ bei nächtlicher Akinese: L-Dopa-Retardpräparat ▲ konsequente Medikamenteneinnahme 30–60 Minuten vor dem Essen zur Verbesserung der Resorption	○ Therapieresistenz und schwere Behinderung	▲ tiefe Hirnstimulation ▲ intermittierend Apomorphin s.c.
	○ On-off: rascher Wirkungsverlust ○ mit oder ○ ohne zeitlichen Bezug zur Medikamenteneinnahme	▲ Behandlung wie bei Wearing-off-/End-of-dose-Akinese	○ Therapieresistenz und schwere Behinderung	▲ tiefe Hirnstimulation ▲ intermittierend Apomorphin s.c. oder Apomorphin-Pumpe s.c. ▲ intrajejunale L-Dopa-Infusion
	○ Freezing: ○ plötzliche Blockade des Gehens oder ○ Unfähigkeit der Ganginitiierung	▲ Behandlung wie bei Wearing-off-/End-of-dose-Akinese ▲ physikalische Therapie: ▲ Gangschulung ▲ Nutzung externer Stimuli	○ Therapieresistenz und Ansprechen auf (höhere) Dosen von L-Dopa	▲ tiefe Hirnstimulation
	○ „On-Freezing"	▲ keine weitere Steigerung der dopaminergen Stimulation ▲ evtl. Reduktion der Medikamente		
	○ On-Dyskinesien: ○ choreatisch, nicht schmerzhaft ○ „Peak-dose-Dyskinesien" ○ „Plateau-Dyskinesien"	Ziel: Reduktion der dopaminergen Stimulation	▲ L-Dopa-Dosisreduktion soweit möglich, vor allem bei hohen Einzeldosen ▲ zusätzliche Gabe von Amantadin ▲ zusätzliche Gabe eines COMT-Hemmers mit nachfolgender L-Dopa-Dosisreduktion ▲ zusätzliche Gabe eines Dopamin-Agonisten, gleichzeitige Reduktion der L-Dopa-Dosis ▲ falls gegeben, Reduktion oder Absetzen von Selegilin	○ Therapieresistenz und schwere Behinderung	▲ tiefe Hirnstimulation ▲ Apomorphin-Pumpe s.c. ▲ intrajejunale L-Dopa-Infusion

Parkinson-Syndrome – Diagnostik und Therapie

		Ziel	Maßnahmen		Bei Therapieresistenz
Dyskinesien	Off-Dyskinesien: ○ meist schmerzhaft ○ „Early-morning"-Dystonie	Ziel: Steigerung der dopaminergen Stimulation	▲ Dopamin-Agonisten-Dosis steigern, evtl. Agonist mit längerer Wirkdauer ▲ Dopamin-Agonist zur Nacht ▲ zusätzliche Gabe eines COMT-Hemmers ▲ lösliches L-Dopa in der Akutsituation bzw. L-Dopa-Tagesdosis vorsichtig steigern ▲ Apomorphin s.c. ▲ L-Dopa-Retardpräparat zur Nacht ▲ Amantadin	○ Therapieresistenz und schwere Behinderung	▲ tiefe Hirnstimulation ▲ Apomorphin-Pumpe s.c. ▲ intrajejunale L-Dopa-Infusion
	biphasische Dyskinesien: ○ zu Beginn und/oder am Ende der On-Phase ○ oft dystone, seltener ballistische Dyskinesien oder repetitive Bewegungen ○ sehr unangenehm	Ziel: hohe und gleichmäßige dopaminerge Stimulation	▲ höhere dopaminerge Gesamtdosis (fraktioniertes L-Dopa oder Dopamin-Agonisten) ▲ zusätzliche Gabe eines COMT-Hemmers ▲ lösliches L-Dopa oder Apomorphin s.c., um die Dauer der biphasischen Dyskinesien kurz zu halten	○ Therapieresistenz und schwere Behinderung	▲ tiefe Hirnstimulation ▲ Apomorphin-Pumpe s.c. ▲ intrajejunale L-Dopa-Infusion

10 Chorea (Morbus Huntington)

Was gibt es Neues?

- Seit dem 1. Februar 2010 ist das neue Gendiagnostikgesetz in Deutschland in Kraft. Es beinhaltet besondere Anforderungen an Patientenaufklärung, Einwilligung und Datenschutz. Pränatale Diagnostik für spät manifestierende Erkrankungen (wie Huntington-Erkrankung) ist verboten (§15 Abs. 2). Unklar bleibt die Situation bei möglicher Frühmanifestation.
- Pridopidin konnte in der europäischen MermaiHD- und nordamerikanischen HART-Studie den primären Endpunkt nicht erreichen, jedoch zeigte sich ein milder positiver Effekt auf den motorischen UHDRS-Gesamtscore. Voraussichtlich wird eine dritte Studie zu dem Wirkstoff notwendig, bevor über eine Zulassung entschieden werden kann.
- Eine wirksame neuroprotektive Therapie für die Huntington-Erkrankung ist weiterhin nicht verfügbar.
- Zur symptomatischen Therapie der kognitiven und psychiatrischen Symptome der Huntington-Erkrankung ist die Datenlage weiterhin sehr unbefriedigend. Auch mithilfe des Wirkstoffs Latrepirdin (Dimebon) konnte kein signifikanter Effekt auf die Kognition und Funktion erreicht werden.
- Verfahren der Stammzelltransplantation und der Tiefenhirnstimulation sind experimentell und nur im Rahmen von klinischen Studien sinnvoll.
- Große Multizenterstudien wie TRACK-HD oder PREDICT-HD konnten erste Veränderungen im Sinne eines Prodromalstadiums für Mutationsträger ohne diagnosesichernde motorische Symptomatik 10–20 Jahre vor einem wahrscheinlichen Erkrankungsbeginn nachweisen.

Die wichtigsten Empfehlungen auf einen Blick

Diagnostik

Die molekulargenetische Untersuchung wird empfohlen bei typischem klinischem Bild, sofern die Familienanamnese positiv ist, aber auch bei negativer Familienanamnese, sofern keine strukturelle Läsion in der Bildgebung nachgewiesen wurde oder die Symptomatik nicht anders erklärt werden kann. Die Untersuchung darf nur nach einer ausführlichen Beratung und mit Einverständnis des Betroffenen durchgeführt werden (GenDG; Harbo et al. 2009). (Interpretation: CAG-Blockexpansion >39 im Huntingtin-Gen bestätigt die Diagnose; bei Befund zwischen 36 und 39 liegt eingeschränkte Penetranz vor, autosomal-dominanter Erbgang; 50%iges Vererbungsrisiko bei Mutationsträgern, Antizipation mit weiterer CAG-Block-Verlängerung wird selten beobachtet, insbesondere jedoch bei paternaler Weitergabe).

Wenn nach dem molekulargenetischen Testergebnis keine Huntington-Mutation vorliegt, weitere differenzialdiagnostische Abklärung wie unten ausgeführt.

Therapie

Bislang ist keine neuroprotektive Therapie für die Huntington-Erkrankung zugelassen. Empfehlungen zur symptomatischen Therapie beruhen zumeist auf offenen Studien, Kasuistiken und Expertenwissen. Allerdings gibt es inzwischen ein erstes zugelassenes Medikament mit Klasse-Ib-Evidenz (Tetrabenazin).

- **Behandlung der Hyperkinesen:** Dopamin-depletierende Substanzen (z. B. Tetrabenazin), klassische Dopaminrezeptorantagonisten (z. B. Tiaprid) und sogenannte atypische Antipsychotika. Vergleichende Studien zu den Präparaten liegen nicht vor. Aufgrund möglicher extrapyramidaler Nebenwirkungen ist unbedingt ein sparsamer Einsatz aller Substanzen zu empfehlen. Vor einer Behandlung der Hyperkinesen sollte die Relevanz der Symptomminderung im Einzelfall individuell abgewogen werden.
- **Behandlung von Verhaltensstörungen und psychiatrischen Symptomen mit niedriger Evidenz:**
  - **Depression:** selektive Serotonin-Reuptake-Inhibitoren, Venlafaxin, Mirtazapin, Sulpirid
  - **Psychosen:** Antipsychotika
  - **zwangsartige Störungen:** Antidepressiva, Antipsychotika
  - **Schlafstörungen:** pflanzliche Mittel, Mirtazapin, Chloralhydrat, Benzodiazepinrezeptor-Agonisten
  - **Angststörungen:** selektive Serotonin-Reuptake-Inhibitoren
  - **Reizbarkeit:** Stimmungsstabilisierer, Antipsychotika

■ Einführung

Die Differenzialdiagnose einer Chorea kann komplex sein. Hier wollen die Autoren Hilfestellungen geben für das Prozedere. Bei der Behandlung der Huntington-Erkrankung sind Nebenwirkungen und geeignete Dosierungen der Medikation zu beachten. Die Behandlung sollte symptomorientiert erfolgen. Die Behandlungsvorschläge beruhen größtenteils auf Erfahrungen von Experten, da die

Chorea (Morbus Huntington)

Datenlage aus Studien bei der Huntington-Erkrankung sehr begrenzt ist.

■ Definition und Klassifikation

Begriffsdefinition

Choreatische Bewegungsstörungen sind charakterisiert durch unwillkürliche, plötzliche, rasche, unregelmäßige und nicht vorhersehbare Bewegungen der Extremitäten, des Gesichts, des Halses und des Rumpfes. Die Bewegungen können sowohl in Ruhe als auch während willkürlicher Bewegungen auftreten. Sie nehmen in der Regel an Intensität durch Stress und körperliche Aktivität zu und sistieren weitgehend in tiefen Schlafstadien. Choreatische Hyperkinesen treten häufig zusammen mit dystonen Fehlhaltungen der Extremitäten oder des Rumpfes auf.

Klassifikation

Unterschieden werden kann in hereditäre (erbliche) und nicht hereditäre (nicht erbliche) Formen der Chorea; daher ist die Familienanamnese maßgeblich. Unauffällige Familienanamnesen schließen eine hereditäre Form jedoch keinesfalls sicher aus (z.B. wegen Spontanmutationen im Huntingtin-Gen in den pathogenen Längenbereich hinein bei CAG-Blockexpansion zwischen 27 und 35 in der Elterngeneration möglich [Antizipation]; Unsicherheit in biologischen Verwandtschaftsverhältnissen).

■ Diagnostik

Viele Patienten nehmen erste Bewegungsstörungen selbst nicht wahr, sodass zur sicheren Festlegung des Erkrankungsbeginns auch immer eine Fremdanamnese erfolgen sollte. Dieses Nicht-Wahrnehmen von Symptomen scheint bei der Huntington-Erkrankung immanent zu sein und ist in den meisten Fällen *nicht* durch das Verdrängen von Symptomen bedingt. Die choreatische Bewegungsstörung ist zunächst als Symptom zu betrachten, das verschiedene Ursachen haben kann. Den motorischen Störungen können kognitive und/oder psychiatrische Störungen (z.B. Depression) um Jahre vorausgehen.

Differenzialdiagnostische Abklärung bei Verdacht auf das Vorliegen einer hereditären Erkrankung

- Huntington-Erkrankung
- spinozerebelläre Ataxie 17 (entspricht Huntington's disease-like 4)
- spinozerebelläre Ataxie Typ 3, 2 und 1
- dentato-rubro-pallido-luysiane Atrophie (DRPLA)
- Neuroakanthozytose-Syndrome (McLeod-Syndrom, Chorea-Akanthozytose): Akanthozyten im Blutausstrich ↑, CK ↑, Chorein-Bestimmung (Prof. A. Danek, LMU, München); ggf. Bestimmung des Kell/Kx-Blutgruppenphänotyps bzw. von Mutationen in den XK- bzw. CHAC-Genen (Nachweis: McLeod-Syndrom: Prof. H. Jung, USZ, Zürich; CHAC-Gen: MGZ München)
- Huntington's disease-like 2 vorwiegend bei Patienten afrikanischer Herkunft
- Huntington's disease-like 1 und 3 nur in einzelnen Familien beschrieben
- Friedreich-Ataxie
- Pantothenat-Kinase-assoziierte Neurodegeneration (PKAN 2)
- Neuroferritinopathien
- Aceruloplasminämie
- Morbus Wilson
- Ataxia telangiectasia und Ataxia telangiectasia like disease
- Ataxie mit okulomotorischer Apraxie: AOA1 (Albumin im Serum ↓) und AOA2 (alpha-Fetoprotein im Serum ↑)
- TAR DNA binding protein-Variation (TARDBP)
- Lesch-Nyhan-Sydrom
- paroxysmale kinesiogene Dyskinesie (PKD; paroxysmale kinesiogene Choreoathetose; Dystonie Typ 10)
- paroxysmale nicht kinesiogene Dyskinesie (PNKD; Dystonie Typ 8)
- paroxysmale Choreoathetose mit infantilen Fieberkrämpfen (ICCA)
- benigne hereditäre Chorea (u.a. thyroid transcription factor 1-Gen [TITF1])

Differenzialdiagnostische Abklärung bei fehlendem Hinweis auf das Vorliegen einer hereditären Erkrankung

▶ **Autoimmun und paraneoplastisch bedingte choreatische Syndrome:**
- Sydenham-Chorea (Chorea minor) / Post-Streptokokkeninfektions-Erkrankung / Anti-Basalganglien-Antikörper (AST, können > 2 Monate nach Infektion wieder abfallen)
- Pediatric Autoimmune Neuropsychiatric Disorders Associated with Streptococcal Infection (PANDAS)
- systemischer Lupus erythematodes
- Antiphospholipid-Antikörper-Syndrom
- Chorea gravidarum
- paraneoplastische Chorea (paraneoplastische Antikörper: Anti CV2/CRMP-5, Anti-Hu, Anti-Yo)
- Rasmussen-Syndrom
- postinfektiöse oder postvakzinale Enzephalitis

▶ **Infektiöse Ursachen:**
- HIV-Enzephalopathie
- virale Enzephalitis (Mumps, Masern, Varizella-Zoster-Virus, Herpes-simplex-Virus, Viren der ECHO-Gruppe)
- neue Variante der Creutzfeldt-Jakob-Erkrankung
- Diphtherie
- bakterielle Endokarditis

- Neurobrucellose
- Neurolues
- Neuroborreliose
- andere bakterielle Enzephalitiden
- zerebrale Toxoplasmose
- ZNS-Kryptokokkose
- Neurozystizerkose

▶ **Strukturelle Läsionen der Basalganglien:**
- ischämische oder hämorrhagische Infarkte
- Neoplasien
- abszedierende Läsionen (inkl. Toxoplasmoseabszesse und Tuberkulome)
- demyelinisierende Läsionen
- zentrale pontine/extrapontine Myelinolyse

▶ **Metabolische, endokrine und toxische Ursachen:**
- nicht ketotische Hyperglykämie bei Diabetes mellitus
- Hypoglykämie
- Hypo-/Hypernatriämie
- Hypokalziäme
- Hypoparathyreoidismus
- Hyperthyreose
- Steroid-responsive Enzephalopathie bei Autoimmunthyroiditis (SREAT)
- akute intermittierende Porphyrie
- Leberversagen inklusive chronisch erworbene hepatozerebrale Degeneration
- Nierenversagen
- Kohlenmonoxid
- Mangan
- Quecksilber
- Thallium
- Organophosphate

▶ **Medikamenten- und drogeninduzierte Chorea:**
- Dopaminrezeptorantagonisten (z.B. Phenothiazin, Butyrophenon, Benzamide) inkl. Antiemetika (Metoclopramid)
- Medikamente zur Behandlung des Morbus Parkinson (L-Dopa, Dopaminagonisten, Anticholinergika)
- Antiepileptika (z.B. Phenytoin, Carbamazepin, Valproinsäure, Gabapentin, Lamotrigin)
- Kalziumkanalblocker (Cinnarizin, Flunarizin, Verapamil)
- Lithium
- trizyklische Antidepressiva
- Anti-Malaria-Medikamente
- Steroide
- orale Kontrazeptiva
- Antihistaminika (H_1 und H_2)
- Psychostimulanzien (Methylphenidat, Amphetamine, Pemolin, Kokain)
- Baclofen
- Digoxin
- Ciclosporin
- Theophyllin u.a.

▶ **Andere Ursachen:**
- Polycythemia vera
- Post-Pump-Chorea nach herzchirurgischen Eingriffen

Notwendige Untersuchungen

- Anamnese, insbesondere Familienanamnese, Medikamentenanamnese, Vorliegen anderer relevanter Erkrankungen (s.o.)
- neurologischer Status (inklusive Unified Huntington's Disease Rating Scale, UHDRS)
- neuropsychologischer Status (psychomotorische Verlangsamung, frontal-exekutive Störungen, Gedächtnisstörungen, Abnahme des Sprachflusses, räumlich-visuelle Störungen)
- psychiatrische Untersuchung (Persönlichkeitsveränderungen, Antriebsstörungen, Reizbarkeit, Aggressivität, Depression, Suizidalität, Wahn, Halluzinationen, zwangsartige Störungen und Sexualstörungen)
- internistischer Status
- zerebrale Bildgebung (MRT, falls Kontraindikation CCT; fokale Läsion? Kaudatum- und/oder Kortexatrophie?)
- Die **molekulargenetische Untersuchung** (Bestimmung der CAG-Wiederholungen im Huntingtin-Gen, Chromosom 4p) kann zur *differenzialdiagnostischen* Untersuchung unter Angabe der Krankheitssymptome nach Aufklärungsgespräch und schriftlicher Einwilligung durchgeführt werden. Die Patienten müssen auf ihr „Recht auf Nichtwissen" und ihr Recht auf Widerruf der Einwilligung hingewiesen werden. Diese Untersuchung ist in einer Übergangsfrist weiterhin nach ausführlicher Aufklärung durch jeden betreuenden Arzt möglich, eine Beratung sollte angeboten werden. Die Untersuchung darf nur auf völlig freiwilliger Basis geschehen und niemand ist berechtigt, auf eine Risikoperson Druck auszuüben. In Österreich und der Schweiz dürfen genetische Untersuchungen nur von Fachärzten aus dem jeweiligen Indikationsgebiet (Zulassung notwendig) bzw. von einem Facharzt für Humangenetik veranlasst werden. Bei negativem Mutationstest-Ergebnis im Huntingtin-Gen Abklärung oben genannter Punkte.

Im Einzelfall weiterführende Untersuchungen

- Positronen-Emissionstomografie (z.B. FDG-PET, Racloprid-PET, DAT-SCAN) zum Nachweis eines Hypometabolismus oder Dopaminrezeptordefizits (Hyperperfusion und Glukosehypermetabolismus im Bereich der Basalganglien bei der Sydenham-Chorea; Hypometabolismus sowie Verminderung der Dopamin-D2-Rezeptorbindung bei Huntington-Patienten; striatale Hypoperfusion kontralateral zur Hemichorea bei Patienten mit nicht ketotischer Hyperglykämie; Hypometabolismus im Bereich der Basalganglien bei der Chorea durch SLE)
- Schwermetallbestimmung (Quecksilber, Magnesium, Thallium), „Drogentest" im Serum und/oder Urin

Prädiktive, pränatale und Präimplantations-Diagnostik

Bei klinisch asymptomatischen Risikopersonen sind die Aufklärungsrichtlinien der International Huntington Association unbedingt zu berücksichtigen (IHA u. WFN Research Group 1994). Seit dem 1. Februar 2010 ist in Deutschland das neue Gendiagnostikgesetz in Kraft. Dieses Gesetz beinhaltet erweiterte Anforderungen an Patientenaufklärung, Einwilligung und Datenschutz. Die genetische Beratung ist verpflichtend durch einen dafür qualifizierten Arzt vor und nach jeder prädiktiven genetischen Untersuchung durchzuführen.

Pränatale Diagnostik auf spät manifestierende Erkrankungen (wie Huntington-Krankheit) ist in Deutschland demnach verboten (§15 Abs. 2), in Österreich und der Schweiz weiterhin wie zuvor möglich. Unklar bleibt derzeit die Situation in Deutschland bei möglicher Frühmanifestation.

Am 7. Juli 2011 stimmte der deutsche Bundestag einem Gesetzesentwurf zu, der die Präimplantations-Diagnostik (PID) im Grundsatz verbietet, sie aber in engen Grenzen zulässt, wenn aufgrund der genetischen Disposition der Eltern oder eines Elternteils eine schwerwiegende Erbkrankheit beim Kind wahrscheinlich ist. Gefordert sind u. a. eine medizinische und psychosoziale Beratung von fachlich geschulten Ärzten und das positive Votum einer interdisziplinär zusammengesetzten Ethikkommission; die PID darf nur in lizenzierten Zentren vorgenommen werden (http://dipbt.bundestag.de/dip21/btd/17/054/1705451.pdf). In Österreich und in der Schweiz ist die PID verboten, in der Schweiz wird das Verbot jedoch derzeit diskutiert.

▶ **Hinweise zum molekulargenetischen Untersuchungsbefund:** Die Ergebnisse genetischer Untersuchungen dürfen nur der untersuchten Person persönlich und nur durch den untersuchenden bzw. beratenden Arzt mitgeteilt werden. Eine spätere Weitergabe der Befunde an Dritte darf nur mit schriftlicher Einwilligung des Patienten erfolgen. Arbeitgebern und Versicherungsunternehmen ist der Zugang zu genetischen Befunden grundsätzlich verwehrt. Dies gilt auch wenn eine pauschale Entbindung von der Schweigepflicht vorliegt. Nach einer Aufbewahrungsfrist von 10 Jahren müssen genetische Untersuchungsbefunde vernichtet werden. Falls jedoch mit der Vernichtung auch schutzwürdige Interessen der untersuchten Person beeinträchtigt sein könnten, müssen die Untersuchungsergebnisse gesperrt werden. Zum letzten Punkt steht eine genaue Regelung noch aus. Auch in der Schweiz (Bundesgesetz über genetische Untersuchungen beim Menschen [GUMG]) darf niemand wegen seines Erbguts diskriminiert werden, Versicherungseinrichtungen dürfen jedoch in Ausnahmefällen die Offenlegung von Ergebnissen verlangen.

■ Therapie

Allgemeine Empfehlungen

Die symptomatische Therapie sollte sich an der Ausprägung und Art der Befunde des einzelnen Patienten orientieren und muss im Krankheitsverlauf häufig angepasst werden (ggf. auch Dosisreduktion). Bei akuten Verschlechterungen nach Stürzen sollte auch immer ein Subduralhämatom bedacht werden. Neuropsychologische Defizite und die Demenz sind bislang pharmakologisch nicht behandelbar (Bonelli u. Wenning 2006, Bonelli u. Hofmann 2007, Mestre et al. 2009a, Mestre et al. 2009b).

Pharmakotherapie bei symptomatischer Chorea

Behandlung der Grunderkrankung, zusätzlich können Tiaprid oder Tetrabenazin zum Einsatz kommen.

Bei Chorea minor (Sydenham) können neben Dopaminantagonisten weiterhin Valproat und Carbamazepin hilfreich sein, in vereinzelten Fällen muss eine Immuntherapie mit Kortikosteroiden, ivIG oder Plasmapherese erwogen werden. Ferner wird eine prophylaktische Antibiotikatherapie aufgrund einer möglichen subklinisch aktiven Valvulitis diskutiert.

Valproat kann auch bei anderen symptomatischen Choreaformen wie bei Kernikterus, bei posthypoxischer Chorea oder bei vaskulärer Chorea hilfreich sein; Carbamazepin, Phenytoin und Clonazepam bei PKD und PNKD; Topiramat und Levetiracetam bei symptomatischer (vaskulärer) Chorea; Clonazepam und eventuell Tetrabenazin bei tardiven Dyskinesien.

Neuroprotektion bei Huntington-Erkrankung

Zurzeit ist keine Substanz zur neuroprotektiven Therapie zugelassen (Mestre et al. 2009a).

Derzeitige Studienlage

Für Coenzym Q10 (600 mg/d) zeigte sich ein positiver, jedoch nicht signifikanter Trend in einer Studie über 30 Monate (Huntington Study Group 2001). In 2 Folge-Studien wird daher derzeit Coenzym Q10 weiter untersucht.

Eine erste Pilotstudie zu Kreatin hat keinen positiven Effekt nachweisen können (Verbessem et al. 2003), auch Kreatin wird weiter untersucht.

Valide negative Studienergebnisse liegen vor für Riluzol, Baclofen, Idebenone, Lamotrigin, Remacemid, Ethyl-EPA (ungesättigte Fettsäuren) und Alpha-Tocopherol (Vitamin E) (Bonelli u. Wenning 2006, Mestre et al. 2009a, Mestre et al. 2009b). Auch Minocyclin kann nicht empfohlen werden (Huntington Study Group 2010).

Therapieverfahren, wie z.B. die stereotaktische Implantation von Stammzellen, sind weiterhin experimentell und werden in Studien evaluiert. In einer dieser Studien konnte bei 3 von 5 Probanden eine kurze Stabilisierung beobachtet werden, bevor es zur Verschlechterung kam (Bachoud-Lévi 2009).

Ein früherer Erkrankungsbeginn scheint mit einem eher passiven Lebensstil einherzugehen, andererseits schien aber auch ein passiver Lebensstil einen früheren Erkrankungsbeginn zu begünstigen (Trembath et al. 2010). Gesicherte Empfehlungen zu Lebensführung oder Ernährung können derzeit nicht gegeben werden.

Eine Vielzahl von Substanzen werden derzeit untersucht (u. a. Allel-spezifische-siRNA oder sog. Antisense-Oligonukleotide; siehe auch: http://www.hdlighthouse.org, http://hdbuzz.net) (Johnson u. Davidson 2010, Zuccato et al. 2010).

Symptomatische Therapie

Hyperkinesen

Zur Behandlung von choreatischen Hyperkinesen sind Tiaprid (D2/D3-Dopamin-Rezeptor-Antagonist) und Tetrabenazin (Monoamin-depletierend und schwacher Dopaminrezeptorantagonist) zugelassen. Vergleichende Studien liegen nicht vor. Die Qualität der Daten aus Studien zur antichoreatischen Behandlung ist für Tetrabenazin derzeit am besten (Bonelli u. Wenning 2006, Huntington Study Group 2006, Bonelli u. Hofmann 2007, Mestre et al. 2009a, Mestre et al. 2009b).

Die Kombination der beiden antidopaminerg wirkenden Präparate Tiaprid und Tetrabenazin kann unter Umständen sinnvoll sein, um eine Dosisreduktion der Einzelsubstanzen zur Verringerung von Nebenwirkungen zu erzielen. Studien hierzu liegen nicht vor (▶ Tab. 10.1).

Alternativ können atypische Antipsychotika eingesetzt werden. Olanzapin (bis 30 mg/d) zeigte einen günstigen Effekt in 2 von 3 kleinen offenen Studien. Für Quetiapin, Zotepin, Ziprasidon und Aripiprazol liegen nur kleinere Studien und Fallberichte vor, die einen positiven Effekt auf die motorische Funktion beschreiben. Für Risperidon wurde in 5 Fällen ein positiver Effekt auf motorische und psychische Funktionen nach Einsatz eines Depot-Präparates beschrieben (Bonelli u. Wenning 2006, Bonelli u. Hofmann 2007, Brusa et al. 2009, Ciammola et al. 2009, Mestre et al. 2009a, Mestre et al. 2009b, Johnston 2011) Der positive Effekt wäre unter Umständen auch durch Besserung einer psychomotorischen Unruhe erklärbar, die sich dann günstig auf die Hyperkinesen auswirkt. Clozapin zeigte zur Behandlung von Hyperkinesen unbefriedigende Effekte.

Viele andere Studien mit klassischen Dopaminrezeptorantagonisten (Trifluperidol, Thioproperazin, Phenothiazin, Trifluoperazin, Perphenazin, Chlorpromazine, Melperon) sind bezüglich des antichoreatischen Effekts nicht eindeutig, diese Substanzen sollten daher eher nicht eingesetzt werden (Leonard et al. 1975, Bonelli u. Wenning 2006).

Tab. 10.1 Hauptmedikamente zur Behandlung der Hyperkinesen bei Morbus Huntington.

Präparat	Dosierung	Besonderheiten/ besonders zu beachtende Nebenwirkungen
Tetrabenazin	2 × 12,5 mg bis 3 × 75 mg pro Tag max. Tagesdosis 200 mg bei sedierenden Nebenwirkungen ggf. auf 4 Dosen verteilen	vor allem Depression/Suizidalität, Sedierung, Schlafstörungen und extrapyramidal-motorische Nebenwirkungen ganz vereinzelt Fälle eines malignen neuroleptischen Syndroms Nicht mit MAO-Hemmern kombinieren!
Tiaprid	2 × 50 mg bis 4 × 300 mg pro Tag empfohlene Tagesdosis 300–1000 mg, in einer Studie wurden bis zu 3000 mg eingesetzt	Nebenwirkungen wie andere klassische Dopaminrezeptorantagonisten
atypische Antipsychotika	ähnlich psychiatrischen Indikationen	nur kleinere Studien und Fallberichte, vereinzelt Parkinsonoid
Haloperidol	ähnlich psychiatrischen Indikationen	Nebenwirkungen eines klassischen Dopaminrezeptorantagonisten, insbesondere Parkinsonoid nicht Medikament der ersten Wahl ggf. sinnvoll bei gleichzeitiger Psychose oder Aggressivität (Leonard et al. 1975)
Amantadin	100–400 mg Tagesdosis (aufgeteilt auf 2–4 Einzeldosen)	Datenlage teilweise widersprüchlich Cave Psychose!
Valproat	Wirkung wahrscheinlich dosisabhängig	selten indiziert bei myokloniformen Hyperkinesen, am ehesten Aktionsmyoklonus (Bonelli u. Wenning 2006, Saft et al. 2006)
Levetiracetam	bis zu 2 × 1500 mg pro Tag	nur kleinere Studien und Fallberichte zu beachtende Nebenwirkungen: Parkinsonoid, Sedierung

Wegen ungünstiger Effekte auf eine häufig gleichzeitig bestehende Bradykinese sollten alle Antihyperkinetika immer nur sparsam bei subjektiv behindernden Hyperkinesen eingesetzt werden (ggf. also auch nur halbe Tabletten verordnen). Der vollständige Therapieerfolg zeigt sich möglicherweise erst nach einer Behandlungsdauer von 4–6 Wochen (siehe Anwendungsbeschreibung Tiaprid). Daher sollte eine Aufdosierung, aber auch eine Dosisreduktion, immer nur vorsichtig und schrittweise erfolgen. Aufgrund der häufig sedierenden Nebenwirkungen der Medikation, mit im Extremfall Umkehr des Tag-Nacht-Rhythmus, kann es hilfreich sein, den Schwerpunkt der Dosis auf eine vierte Gabe zur Nacht zu verlagern. Im weiteren Krankheitsverlauf mit Entwicklung eines hypokinetisch-rigiden Krankheitsbildes oder bei Parkinsonoid ist häufig eine *Dosisreduktion* der antidopaminergen Medikation oder der Wechsel auf Präparate mit geringerem Risiko extrapyramidaler Nebenwirkungen hilfreich. Häufig können Schluckstörungen durch eine Dosisreduktion etwas verbessert werden.

Ein vermehrter Speichelfluss kann ebenfalls eine Nebenwirkung der antidopaminergen Therapie sein und bei gleichzeitig bestehender Dysphagie unter Umständen ursächlich für die Entwicklung einer Pneumonie sein. Hilfreich kann niedrig dosiert ein trizyklisches Antidepressivum (z.B. Amitryptilin oder Imipramin), Pirenzepin oder ein Scopolamin-Pflaster sein. Auch Parasympatholytika wie z.B. nur wenige Atropintropfen lokal im Mund (z.B. Belladonnysat Tropfen) können hilfreich sein. Der Einsatz von Anticholinergika sollte mit Vorsicht erfolgen, auf mögliche kognitive/psychiatrische Nebenwirkungen ist zu achten.

Ethyl-EPA zeigte nach sechsmonatiger Therapie keine Besserung der motorischen Symptome der Patienten. Eine bisher nicht publizierte europäische Phase-III-Studie bestätigt dieses negative Ergebnis.

Die Datenlage zu Amantadin ist teilweise widersprüchlich, Amantadin scheint aber antichoreatisch wirken zu können. Auch Levetiracetam wurde als hilfreich beschrieben (Bonelli u. Wenning 2006).

Dystonie

Die Behandlung von Dystonien bei der Huntington-Erkrankung ist schwierig. Versucht werden können Tetrabenazin niedrigdosiert (Kenney et al. 2007), Amantadin, Baclofen, Clonazepam. Keine ausreichenden Erfahrungen liegen zu Botox-Injektionen oder tiefer Hirnstimulation vor. Der Einsatz von Anticholinergika sollte mit Vorsicht erfolgen, auf mögliche kognitive/psychiatrische Nebenwirkungen ist zu achten.

Depressionen, Apathie

Depressionen sind bei der Huntington-Erkrankung häufig und schwerwiegend. Hervorzuheben ist die hohe Suizidrate. Antriebsarmut kann Symptom einer Depression sein oder auch eigenständig als Apathie auftreten mit zunehmender Prävalenz im Krankheitsverlauf. Auch bezüglich der Behandlung psychischer Beschwerden gibt es kaum wissenschaftlich abgesicherte Daten. Die Empfehlungen basieren daher überwiegend auf Expertenmeinung. Die Therapie erfolgt im Wesentlichen nach den Grundsätzen der üblichen psychiatrischen Therapie, wobei MAO-Hemmer gemieden werden sollten (Kontraindikation bei Tetrabenazin).

Die antidepressive Behandlung kann mit Sulpirid (Dogmatil 400–600 mg/d) erfolgen, einem nahezu selektiven D2-Antagonisten, der daher auch die Hyperkinesen bessert. Der Einsatz von SSRIs und insbesondere von Venlafaxin (Holl et al. 2010) scheint effektiver bei schweren Depressionen zu sein. Bei gleichzeitigen Schlafstörungen kann Mirtazapin gegeben werden. Der Einsatz von trizyklischen Antidepressiva sollte vermieden werden oder nur niedrig dosiert erfolgen, da diese aufgrund des anticholinergen Wirkprofils die Hyperkinesen und potenziell auch die Kognition verschlechtern. Zur antidepressiven Therapie der Huntington-Erkrankung und auch zur Behandlung von Apathie gibt es bisher keine adäquaten Studien. In Einzelfällen wurden Bupropion und Modafinil zur Behandlung von Apathie bei Huntington-Erkrankten eingesetzt.

Zwangsartige Störungen

Es handelt sich bei diesen häufigen psychischen Störungen im Rahmen der Huntington-Erkrankung in der Regel nicht um Zwänge im klassischen Sinn der ICD-10-Definition. Bislang gibt es keine Therapiestudien, sodass Behandlungsversuche mit SSRI, atypischen Neuroleptika, Clomipramin sowie psychotherapeutische oder verhaltenstherapeutische Maßnahmen im Einzelfall in Erwägung gezogen werden können.

Angst, Unruhe, Schlafstörungen

Bei leichteren Formen können pflanzliche Mittel, Anxiolytika wie Buspiron, Hydroxyzin, nicht trizyklische Antidepressiva (z.B. Mirtazapin) und sedierende Antipsychotika mit geringem anticholinergen Nebenwirkungsprofil eingesetzt werden. Beim im Rahmen einer Nutzen-Risiko-Abwägung therapeutisch gerechtfertigten Einsatz von Benzodiazepinen oder Benzodiazepinrezeptor-Agonisten (Zolpidem, Zopiclon) kann deren Abhängigkeitsrisiko bei der chronisch-progredient verlaufenden Huntington-Erkrankung vernachlässigt werden, allerdings ist eine Toleranzentwicklung zu berücksichtigen.

Reizbarkeit, Aggressivität

Reizbarkeit und Aggressivität sind häufig ein Problem in der Versorgung von Patienten, die an der Huntington-Erkrankung leiden. Verbesserungen wurden in Einzelfällen unter Quetiapin, Risperidon, Olanzapin, Valproat, Benzodiazepinen und Betablockern, SSRI sowie Buspiron berichtet (Bonelli u. Wenning 2006, van Duijn 2010). In schweren Fällen können unter Umständen Zuclopenthixol und Haloperidol hilfreich sein (Leonard et al. 1975, Hässler u. Reis 2010). Adäquate Studien hierzu liegen nicht vor. Sehr selten auftretender Exhibitionismus wurde in einem Fall erfolgreich mit Leuprorelin, Hypersexualität mit Medroxyprogesteron behandelt (Bonelli u. Wenning 2006).

Psychosen

Psychosen sollten mit atypischen Antipsychotika behandelt werden. Aussagekräftige Studien zur Psychosebehandlung fehlen bislang. Erfahrungen liegen vor zu Olanzapin, Aripiprazol, Risperidon, Quetiapine, Clozapin und Amisulprid. Insbesondere unter Amisulprid und Risperidon (hochdosiert) sind jedoch auch extrapyramidalmotorische Nebenwirkungen zu beobachten. Clozapin kann bei schweren Psychosen aufgrund der fehlenden extrapyramidalmotorischen Nebenwirkungen hilfreich sein, allerdings sollte dann eine regelmäßige Blutbildkontrolle gewährleistet sein.

Bradykinese, Rigidität

Einzelne Fallberichte berichten über eine Verbesserung unter L-Dopa, Amantadin oder dem Dopaminagonisten Pramipexol. Diese Medikamente sollten bei der juvenilen Westphal-Variante vorwiegend zum Einsatz kommen. Als mögliche Nebenwirkung sind aber Psychosen zu beachten.

Demenz

Bislang sind keine ausreichend validen Therapieempfehlungen möglich. Es gibt für die Anwendung von Memantin keine Evidenz. Cholinesterase-Inhibitoren waren nicht wirksam (Bonelli u. Wenning 2006, Bonelli u. Hofmann 2007, Mestre et al. 2009a, Mestre et al. 2009b) In der kürzlich durchgeführten HORIZON-Studie konnte auch mithilfe des Wirkstoffs Latrepirdin (Dimebon) keine Besserung der Kognition oder Funktion erreicht werden (Pressemitteilung vom 11.04.2011).

Inkontinenz

Gelegentlich kommt es bei Patienten mit der Huntington-Erkrankung zum Auftreten von sog. „precipitate micturitions", d.h. zu einem plötzlichen Urinabgang ohne Vorwarnung und einer Unfähigkeit, die Blasenentleerung zu stoppen, bevor die Blase völlig entleert ist. Anticholinergika sind hier unwirksam, Carbamazepin (200 mg/d) hingegen ist häufig wirksam (Bonelli u. Wenning 2006).

Nicht medikamentöse Therapieformen

Tiefe Hirnstimulation/DBS

Verfahren der tiefen Hirnstimulation bei der Huntington-Erkrankung werden zurzeit in kleineren Pilot-Studien erprobt und stellen bisher ein experimentelles Verfahren dar.

Gewichtsverlust

Patienten mit Huntington-Erkrankung sind katabol und bedürfen daher einer hochkalorischen Kost, ggf. bis zu 6–8 Mahlzeiten pro Tag und/oder hochkalorischer Nahrungsergänzung. Bei Schluckstörungen kann ein Andicken von Flüssigkeiten hilfreich sein (Quick & Dick, Nutilis o.a.). Unter Umständen kann eine frühzeitige PEG-Anlage sinnvoll sein.

Psychosoziale Betreuung

Die symptomatische Behandlung sollte neben der Pharmakotherapie auch psychologische, psychosoziale, krankengymnastische, ergotherapeutische und logopädische Maßnahmen beinhalten.

Auf Selbsthilfegruppen sollte verwiesen werden (Deutsche Huntington Hilfe: www.dhh-ev.de; Schweizerische Huntington Vereinigung: www.shv.ch; Österreichische Selbsthilfegruppen: www.huntington.at).

Nicht medikamentöse Hilfen

Huntington-Sessel (Halesworth Chair, ggf. bei Selbsthilfegruppen nachfragen), Sturzhelm, Nestbau (Kontakt zu „Bettrolle" im Rücken kann Unruhe lindern), basale Stimulation (beruhigende Ganzkörperwaschung, atemstimulierende Einreibung), Zahnpflege frühzeitig beachten.

■ Versorgungskoordination

Aufgrund der schwerwiegenden Implikationen sollte die Diagnosestellung der Huntington-Erkrankung in einem Spezialzentrum erfolgen. In Deutschland, Österreich und der Schweiz bestehen inzwischen mehrere spezialisierte Zentren. Zur medikamentösen Einstellung bei komplexeren Krankheitsverläufen oder zur differenzialdiagnostischen Abklärung ist unter Umständen eine mehrwöchige stationäre Behandlung notwendig. Informationen finden sich auf den Internetseiten des European Huntington's Disease Netzwerks (http://www.euro-hd.net) und der Deutschen Huntington Hilfe, e. V. (http://www.dhh-ev.de).

■ Teilnahme an klinischen Studien

Das European Huntington's Disease Network (EHDN) koordiniert klinische Studien zu neuen Medikamenten in Deutschland und Europa und bietet die Registrierung von Patienten in klinischen Beobachtungsstudien zur Verbesserung der Diagnostik und Therapie der Huntington-Erkrankung an (http://www.euro-hd.net, Zentren unter: http://www.euro-hd.net/html/network/locations).

■ Redaktionskomitee

Prof. Dr. Karl-Jürgen Bär, Friedrich-Schiller-Universität Jena, Klinik für Psychiatrie (stellv. Vertreter DGPPN)
Univ.-Doz. Dr. Dr. Raphael M. Bonelli, Forschungsgruppe Neuropsychiatrie, Sigmund Freud Universität, Wien
Prof. Dr. Jean-Marc Burgunder, Neurologische Klinik, Universität Bern
Prof. Dr. Matthias Dose, Huntington-Zentrum Süd, Isar-Amper-Klinikum, Klinik Taufkirchen (Vertreter DGPPN und für den wissenschaftlichen Beirat der Deutschen Huntington-Hilfe)
Prof. Dr. Jörg T. Epplen, HZ NRW, Humangenetik, Ruhr-Universität Bochum (Vertreter GfH)
Prof. Dr. Hans H. Jung, Klinik für Neurologie, Universitätsspital Zürich
Prof. Dr. Christoph Kosinski, Medizinisches Zentrum Aachen GmbH, Klinik für Neurologie, Würselen
Prof. Dr. Bernhard Landwehrmeyer, Neurologische Universitätsklinik Ulm
Prof. Dr. Josef Priller, Abteilung für Neuropsychiatrie, Charité, Berlin
Dr. Ralf Reilmann, Huntington-Zentrum Münster, Klinik und Poliklinik für Neurologie, Universitätsklinikum Münster
PD Dr. Carsten Saft, Huntington-Zentrum NRW, Neurologische Klinik der Ruhr-Universität Bochum, St. Josef-Hospital, Bochum
Prof. Dr. Klaus Seppi, Universitätsklinik für Neurologie, Medizinische Universität Innsbruck
Prof. Dr. Rudolf Töpper, Neurologische Abteilung, Asklepios-Klinik Harburg

Federführend: PD Dr. Carsten Saft, Huntington-Zentrum NRW, Neurologische Klinik der Ruhr-Universität Bochum, St. Josef-Hospital, Gudrunstraße 56, 44791 Bochum
E-Mail: Carsten.Saft@ruhr-uni-bochum.de

Entwicklungsstufe der Leitlinie: S1

■ Literatur

Bachoud-Lévi AC. Neural grafts in Huntington's disease: viability after 10 years. Lancet Neurol 2009; 8: 979–981

Bonelli RM, Hofmann P. A systematic review of the treatment studies in Huntington's disease since 1990. Expert Opin Pharmacother 2007; 8: 141–153

Bonelli RM, Wenning GK. Pharmacological management of Huntington's disease: an evidence-based review. Curr Pharm Des 2006; 12: 2701–2720

Brusa L, Orlacchio A, Moschella V et al. Treatment of the symptoms of Huntington's disease: preliminary results comparing aripiprazole and tetrabenazine. Mov Disord 2009; 24: 126–129

Ciammola A, Sassone J, Colciago C et al. Aripiprazole in the treatment of Huntington's disease: a case series. Neuropsychiatr Dis Treat 2009; 5: 1–4

Harbo HF, Finsterer J, Baets J et al. EFNS guidelines on the molecular diagnosis of neurogenetic disorders: general issues, Huntington's disease, Parkinson's disease and dystonias. Eur J Neurol 2009; 16: 777–785

Holl AK, Wilkinson L, Painold A et al. Combating depression in Huntington's disease: effective antidepressive treatment with venlafaxine XR. Int Clin Psychopharmacol 2010; 25: 46–50

Huntington Study Group. A randomized, placebo-controlled trial of coenzyme Q10 and remacemide in Huntington's disease. Neurology 2001; 57: 397–404

Huntington Study Group. Tetrabenazine as antichorea therapy in Huntington disease: a randomized controlled trial. Neurology 2006; 66: 366–372

Huntington Study Group, DOMINO Investigators. A futility study of minocycline in Huntington's disease. Mov Disord 2010; 25: 2219–2224

Hässler F, Reis O. Pharmacotherapy of disruptive behavior in mentally retarded subjects: A review of the current literature. Dev Disabil Res Rev 2010; 16: 265–272

International Huntington Association (IHA) and the World Federation of Neurology (WFN) Research Group on Huntington's Chorea. Guidelines for the molecular genetics predictive test in Huntington's disease. Neurology 1994; 44: 1533–1536

Johnson CD, Davidson BL. Huntington's disease: progress toward effective disease-modifying treatments and a cure. Hum Mol Genet 2010; 19(R1): R98–R102

Johnston TG. Risperidone long-acting injection and Huntington's disease: case series with significant psychiatric and behavioural symptoms. Int Clin Psychopharmacol 2011; 26: 114–149

Kenney C, Hunter C, Jankovic J. Long-term tolerability of tetrabenazine in the treatment of hyperkinetic movement disorders. Mov Disord 2007; 22: 193–197

Leonard DP, Kidson MA, Brown JG et al. A double blind trial of lithium carbonate and haloperidol in Huntington's chorea. Aust N Z J Psychiatry 1975; 9: 115–158

Mestre T, Ferreira J, Coelho MM et al. Therapeutic interventions for disease progression in Huntington's disease. Cochrane Database Syst Rev 2009a; Jul 8(3): CD006455

Mestre T, Ferreira J, Coelho MM et al. Therapeutic interventions for symptomatic treatment in Huntington's disease. Cochrane Database Syst Rev 2009b; Jul 8(3): CD006456

Press release, 04/11/11. Results from phase 3 HORIZON trial of dimebon in huntington disease. https://www.euro-hd.net/html/projects/horizon/press%20release-Horizon-April%2011,%202011.pdf

Saft C, Lauter T, Kraus PH et al. Dose-dependent improvement of myoclonic hyperkinesia due to valproic acid in eight Huntington's disease patients: a case series. BMC Neurol 2006; 6: 11

Trembath MK, Horton ZA, Tippett L et al. A retrospective study of the impact of lifestyle on age at onset of Huntington disease. Mov Disord 2010; 25: 1444–1450

van Duijn E. Treatment of irritability in Huntington's disease. Curr Treat Options Neurol 2010; 12: 424–433

Verbessem P, Lemiere J, Eijnde BO et al. Creatine supplementation in Huntington's disease: a placebo-controlled pilot trial. Neurology 2003; 61: 925–930

Zuccato C, Valenza M, Cattaneo E. Molecular mechanisms and potential therapeutic targets in Huntington's disease. Physiol Rev 2010; 90: 905–981

11 Dystonie

Was gibt es Neues?

- Die tiefe Hirnstimulation des Globus pallidus internus führte in einer prospektiven Pilotstudie bei Erwachsenen mit einer choreoathetoiden infantilen Zerebralparese nur zu einer moderaten Besserung dystoner Symptome. Ähnliche moderate Effekte wurden auch bei anderen sekundären Dystonien z. B. im Rahmen einer Neurodegeneration mit Brain Iron Accumulation (NBIA) beschrieben.
- Mehrere offene Studien belegen über einen Zeitraum von bis zu 8 Jahren einen anhaltend guten Effekt der tiefen Hirnstimulation des Globus pallidus bei Patienten mit primär generalisierter Dystonie.
- Botulinum-Toxin B war Botulinum-Toxin A in einer randomisierten Studie zur Behandlung von Patienten mit zervikaler Dystonie nicht unterlegen, verursachte aber häufiger Mundtrockenheit und Schluckstörungen.

Die wichtigsten Empfehlungen auf einen Blick

- Therapie der Wahl bei fokalen Dystonien (Blepharospasmus, zervikale Dystonie u. a.) ist die selektive periphere Denervierung mittels Botulinum-Toxin A oder B.
- Bei generalisierten Dystonien mit Beginn im Kindes- oder Jugendalter sollte das Ansprechen auf L-Dopa in einem chronischen L-Dopa-Test untersucht werden.
- Das Anticholinergikum Trihexyphenidyl ist bei idiopathisch generalisierten Dystonien wirksam, die Effekte bei fokalen Dystonien sind jedoch schwächer und der Behandlung mit Botulinum-Toxin unterlegen. Bei schweren, medikamentös therapierefraktären Dystonien sollte die Indikation zur tiefen Hirnstimulation geprüft werden. Hierzu ist die Vorstellung in einem Zentrum erforderlich, das spezielle Erfahrung in der interventionellen Therapie von Bewegungsstörungen besitzt. Für die primären segmentalen und generalisierten Dystonien ist die Effektivität dieser operativen Therapie gesichert.

■ Einführung

Dystonien sind seltene Erkrankungen, die aufgrund ihrer klinischen und ätiologischen Heterogenität schwer zu diagnostizieren und zu behandeln sind. Eine strukturierte Vorgehensweise, wie in dieser Leitlinie vorgeschlagen, soll die Versorgung Betroffener verbessern.

■ Definition und Klassifikation

Begriffsdefinition

Der Begriff Dystonie bezeichnet eine Bewegungsstörung mit länger anhaltenden unwillkürlichen Kontraktionen der quergestreiften Muskulatur, die häufig zu verzerrenden und repetitiven Bewegungen, abnormen Haltungen oder bizarren Fehlstellungen von Körperteilen führen. Er steht synonym für eine eigenständige Krankheitsentität (idiopathische Torsionsdystonie und Varianten), ein klinisches Syndrom im Rahmen anderer Grunderkrankungen (symptomatische Dystonie) oder ein Krankheitssymptom (z. B. „Off"-Dystonie bei Morbus Parkinson).

Klassifikation

Die klinische Klassifikation der Dystonien erfolgt nach ätiologischen und phänomenologischen Kriterien. Nach Ätiologie und Pathogenese werden primäre (idiopathische), heredodegenerative (z. B. Panthotenkinase-assoziierte Neurodystrophie, PKAN) und sekundäre (symptomatische) Dystonien (z. B. nach perinataler Hypoxie, Enzephalitis, Schlaganfall) unterschieden. Das wichtigste phänomenologische Kriterium der klinischen Dystonie-Klassifikation ist die topische Verteilung der unwillkürlichen Bewegungen (fokal, segmental, multifokal, generalisiert oder Hemidystonie), hinzu kommen Bewegungsart und Aktivierungsmodus. Ein weiteres wichtiges Kriterium für die Einteilung ist das Alter bei Symptombeginn.

Mit dem Begriff der idiopathischen **fokalen oder segmentalen Dystonien des Erwachsenenalters** wird eine klinisch und möglicherweise auch genetisch heterogene Gruppe von dystonen Syndromen zusammengefasst, denen eine Erstmanifestation im mittleren Erwachsenenalter (zumeist zwischen dem 30. und 50. Lebensjahr), ein relativ gutartiger Verlauf ohne wesentliche Progressionsneigung sowie ein häufig gutes Ansprechen auf eine lokale Botulinum-Toxin-Therapie gemeinsam ist. In der Summe machen die idiopathischen fokalen und segmentalen Dystonien des Erwachsenenalters den größten Anteil der primären Dystonie-Syndrome aus.

■ Grundlagen

Bislang fehlen ausreichende Daten zur Epidemiologie der Dystonien. Schätzungen gehen von einer Mindestprävalenz von 40/100.000 aus. Für eine wachsende Zahl dystoner Syndrome konnte in den letzten Jahren eine genetische Basis gefunden werden (Müller 2009). Zunächst gelang dies für die idiopathische generalisierte Dystonie mit Beginn im Kindesalter (idiopathische Torsionsdystonie), die mit der erstmals von Oppenheim 1911 beschriebenen autosomal-dominant erblichen Dystonia musculorum deformans identisch ist. Der verantwortliche Genort liegt auf dem langen Arm von Chromosom 9 und wird mit DYT1 bezeichnet. Daneben sind andere Formen mit späterem Beginn und langsamerer Generalisierungstendenz nach fokalem Beginn im Erwachsenenalter beschrieben worden, bei denen ein autosomal-dominanter Erbgang mit Kopplung an einen Genort auf dem Chromosom 18 festgestellt wurde. Diese Beobachtung legt die Vermutung nahe, dass auch ein Teil der idiopathischen fokalen oder segmentalen Dystonien des Erwachsenenalters genetisch bedingt sein könnte. Eine allen Dystonien gemeinsame biochemische Funktionsstörung konnte bislang nicht nachgewiesen werden. Die häufige Assoziation sekundärer Dystonien zu Läsionen im Bereich der Basalganglien und die Beeinflussung des dopaminergen Systems durch Medikamente, die eine Dystonie auslösen können, lassen jedoch vermuten, dass auch bei idiopathischen Formen eine Funktionsstörung im Bereich der Basalganglien ursächlich ist.

■ Diagnostik

Den Ausschlag für die Diagnose eines dystonen Syndroms gibt das Erkennen von bestimmten, **typischen Bewegungsmustern**, die durch langsam wiederholte Muskelkontraktionen verursacht werden und zu abnormen Körperhaltungen führen (Albanese et al. 2010). Auch rascher wechselnde, myokloniforme Bewegungsmuster können vorkommen. Hiervon abzugrenzen ist jedoch das Syndrom der Myoklonus-Dystonie, einer autosomal-dominant erblichen Erkrankung, bei der eine dystone Bewegungsstörung gemeinsam mit blitzartig einschießenden Myoklonien (auch entfernter Körperabschnitte) auftritt, die charakteristischerweise alkoholresponsiv sind. Bei der Mehrzahl der Betroffenen wird dieses „Dystonie-Plus"-Syndrom durch eine Mutation im Epsilon-Sarkoglykan-Gen verursacht (DYT 11) (Müller 2009).

Tremor ist ein häufiges Begleitsymptom dystoner Bewegungsstörungen und wird in 2 Formen beobachtet:
- als feinschlägiger Haltetremor der Hände, der einem gesteigerten physiologischen oder essenziellen Tremor ähnelt und bei etwa 25% der Patienten mit zervikaler Dystonie beobachtet wird
- als langsamerer (2–5 Hz) und höheramplitudiger Tremor im Bereich des dystonen Körperabschnitts

Dieser dystone Tremor kann der eigentlichen Dystonie manchmal um Jahre vorausgehen und ist daher mitunter schwer zu diagnostizieren. Andere zusätzliche neurologische Symptome wie Paresen, Pyramidenbahnzeichen, Ataxie oder kognitive Leistungseinbußen schließen die Diagnose einer idiopathischen Dystonie aus.

Bei der Differenzialdiagnose kommt der **Anamnese** eine zentrale Bedeutung zu. Insbesondere sind die Frage nach dem Lebensalter bei Symptombeginn, dem Geburtsverlauf, der frühkindlichen motorischen Entwicklung, den vorangegangenen Hirntraumen oder -entzündungen, der familiären Häufung von Bewegungsstörungen sowie die Medikamentenanamnese zu klären. Bei klinischen oder anamnestischen Hinweisen auf eine symptomatische Form oder bei Beginn im Kindes- oder Jugendalter ist eine aufwendigere Diagnostik erforderlich, da eine Reihe von Stoffwechselstörungen ausgeschlossen werden muss, deren Behandlung möglicherweise sekundäre Folgeschäden verhindern kann. ▶ Tab. 11.1 gibt eine Übersicht über **sinnvolle Untersuchungen** bei dystonen Syndromen in Abhängigkeit vom Zeitpunkt der Erstmanifestation und der Klinik.

Obgleich mittlerweile eine Reihe familiärer Dystonien genetisch klassifiziert werden konnte, ist eine **molekulargenetische Diagnostik** nur in gut begründeten Einzelfällen indiziert (Müller 2009). Bei allen idiopathisch generalisierten Dystonie mit Beginn im Kindes- und Jugendalter, insbesondere wenn die Symptomatik in Hand oder Fuß beginnt, ist an eine DYT1-Mutation zu denken. Auch bei negativer Familienanamnese ist wegen der reduzierten Penetranz und variablen Expression eine genetische Untersuchung auf das Vorliegen dieser Mutation sinnvoll. Bei einer familiären oder früh beginnenden generalisierten Dystonie mit kraniozervikalem Schwerpunkt kann eine Testung auf die DYT6-Mutation erfolgen. Bei der Myoklonus-Dystonie mit alkoholresponsiven Myoklonien, frühem Erkrankungsbeginn und positiver Familienanamnese lassen sich bei über 50% der Fälle heterozygote exonische Mutationen im Gen für Epsilon-Sarkoglykan (DYT11) nachweisen (Müller 2009). Unwahrscheinlich sind Mutationen jedoch bei Patienten ohne Myoklonien, mit einem reinen Kopftremor oder einem Haltetremor der Extremitäten. Für die seltenen paroxysmalen Dystonien, die Dopa-sensitiven Dystonie und das Dystonie-Parkinson-Syndrom, stehen weitere molekulargenetische Tests zur Verfügung, die nach humangenetischer Beratung indiziert sein können (Albanese et al. 2010).

Für die große Gruppe der idiopathischen fokalen oder segmentalen Dystonien des Erwachsenenalters ist keine genetische Diagnostik sinnvoll (Albanese et al. 2010).

■ Therapie

Allgemeine Empfehlungen zur Therapie

Unter den idiopathischen Dystonien ist nur die L-Dopa-sensitive Dystonie (**Segawa-Syndrom**) einer ursächlichen Behandlung zugänglich. Sie beruht auf einer autosomal-rezessiv vererbten Störung der 6-Pyrvoyl-Tetrahydrobiopterin-Synthese, die den Dopaminstoffwechsel beeinträchtigt (Müller 2009). Unter lebenslanger **Subs-**

Tab. 11.1 Mögliche zusatzdiagnostische Untersuchungen bei dystonen Syndromen, die in Abhängigkeit von klinischem Befund und Anamnese ausgewählt werden sollten.

	Idiopathische Dystonie (keine unvereinbaren Hinweise in Befund und Anamnese)		Verdacht auf sekundäre Dystonie
	Beginn im Kindes-, Jugendalter	Beginn im Erwachsenenalter	
kraniale Kernspintomografie	+	+	+
EEG	+		+
augenärztliche Spaltlampenuntersuchung	+	+*	+
Blut: BB, BSG, Leber-, Nierenwerte, Gerinnung	+	+	+
Coeruloplasmin	+	+*	+
Kupfer	+	+*	+
Lues-Serologie	+	+	+
antinukleäre Antikörper (AK)	+		+
Schilddrüsen-AK	+		+
Immunelektrophorese			+
Aminosäuren			+
lysosomale Enzyme			+
langkettige Fettsäuren			+
Alpha-Fetoprotein			+
Blutausstrich (Akanthozyten)			+
Liquor	+		+
Urin: Kupferausscheidung	+	+*	+
Aminosäuren			+
Oligosaccharide			+
Mukopolysaccharide			+
Biopsien: Muskel			+
genetische Untersuchung (z. B. DYT1, DYT6, DYT 11, DRD)	+	(+)	

* Bei Erwachsenen unter 50 Jahren sollte ein Morbus Wilson mit diesen Screening-Untersuchungen ausgeschlossen werden.

titution von L-Dopa mit einem Dopadecarboxylase-Inhibitor können die betroffenen Patienten praktisch symptomfrei werden. Da sich auch einige sekundäre Dystonien in geringerem Maße auf L-Dopa bessern, sollte bei allen Dystonien mit Beginn im Kindes- und Jugendalter ein L-Dopa-Versuch am Beginn der Behandlung stehen. Die Dosierung erfolgt einschleichend bis zu einer maximalen Tagesdosis von 3 × 200 mg L-Dopa täglich über einen Zeitraum von 8 Wochen. Patienten mit Segawa-Syndrom sprechen in aller Regel bereits auf kleinste Mengen L-Dopa (< 3 × 100 mg täglich) dramatisch an (Hwang et al. 2001, Nutt u. Nygaard 2001, Albanese et al. 2006).

Bei Beginn einer fokalen Dystonie im Erwachsenenalter lohnt sich ein solch langwieriger L-Dopa-Therapieversuch kaum, es sei denn, es handelt sich um eine sekundäre Dystonie, etwa bei einem Parkinson-Syndrom.

Die **symptomatische Behandlung** der Dystonien richtet sich in erster Linie nach dem Verteilungsmuster der betroffenen Körperregionen. Bei fokalen Dystonien ist die selektive periphere Denervierung der betroffenen Muskelgruppen durch lokale Injektion von Botulinum-Toxin heute in der Regel Methode der ersten Wahl (Costa et al. 2005, Albanese et al. 2006, Albanese et al. 2010). Sind ausgedehntere Muskelpartien im Rahmen segmentaler oder generalisierter Dystonien betroffen, treten medikamentöse Behandlungsstrategien in den Vordergrund, während die Botulinum-Toxin-Therapie der Behandlung besonders störender Fokalsymptome vorbehalten bleibt. Chirurgische Behandlungsverfahren können bei konservativ therapierefraktären Fällen mit schwerer Behinderung indiziert sein (Albanese et al. 2010).

Pharmakotherapie

Botulinum-Toxin

Botulinum-Toxin A ist das Exotoxin von Clostridium botulinum, einem grampositiven anaeroben Sporenbildner. Immunologisch kann man 7 Typen (A, B, C1, C2, D, E, F) von Botulinum-Toxin unterscheiden. In Deutschland sind Botulinum-Toxin A (Dysport [AbobotulinumtoxinA], Botox [OnabotulinumtoxinA], Xeomin [IncobotulinumtoxinA]) und Botulinum-Toxin B (Neurobloc [RimabotulinumtoxinB]) zur Behandlung einiger Formen der fokalen Dystonie zugelassen. Proteinbestandteile des synaptischen Andockungs- und Fusionskomplexes für acetylcholinspeichernde Vesikel werden durch Botulinum-Toxin A und B in der Synapse funktionslos, wodurch die Freisetzung von Acetylcholin aus der Nervenendigung verhindert wird. Diese Störung der neuromuskulären Übertragung bewirkt eine Schwäche der Muskulatur, die je nach Applikationsweise und Dosierung des Toxins nach wenigen Tagen eintritt. Im Tierversuch kommt es zu einer polyneuronalen Reinnervation von Muskelfasern, das heißt, eine Muskelfaser wird von mehreren Nervenendigungen innerviert. Innerhalb weniger Wochen nach Botulinum-Toxin-Applikation kommt es zum passageren kollateralen Aussprossen von Axonen und schließlich zur Restitution der neuromuskulären Synapse, wodurch der Muskel seine Funktion graduell wiedererlangt. Diese Phänomene entsprechen dem Zeitverlauf des Einsetzens und allmählichen Nachlassens des Effekts bei der klinischen Anwendung von Botulinum-Toxin (Moore u. Naumann 2003).

Die Behandlung mit Botulinum-Toxin erfordert Erfahrung in Diagnose und Therapie von Bewegungsstörungen, die Beherrschung der Injektionstechnik und lokalen Anatomie sowie Kenntnis von Pharmakologie der Toxindarreichungsformen. Eine Ausbildung in der Injektionstechnik ist Voraussetzung.

Bei Verwendung höherer Dosen als bei der zervikalen Dystonie erhöhen kurzfristige Reinjektionen („Booster"-Injektionen) zur Wirkungsoptimierung das Risiko der Antikörperentwicklung gegen das Toxin. Patienten werden in diesem Fall therapierefraktär. Idealerweise sollten die Zeitabstände zwischen den Injektionen daher mindestens 8 Wochen, besser jedoch 3 Monate oder länger betragen. Im Fall eines sekundären Therapieversagens unter Botulinum-Toxin-Behandlung sollten allerdings zunächst andere Gründe für das Nachlassen der positiven Wirkung (unzureichende Dosis, falsche Injektionspunkte, unrealistische Erwartungen des Patienten) ausgeschlossen werden, bevor ein Antikörper-Syndrom angenommen wird. In älteren Studien zur zervikalen Dystonie entwickelten je nach verwendetem Toxin 1–40% der Patienten nach wiederholten Injektionen neutralisierende Antikörper (Kessler et al. 1999, Dressler u. Bigalke 2005). In jüngeren Serien liegt die Häufigkeit von Antikörpern gegen Botulinum-Toxin A mit 0,5–3% sehr niedrig, da sich die Antigenität neuerer Botulinum-Toxin-Präparationen verringert hat (Brin et al. 2008, Dressler 2009, Naumann et al. 2010). Ein sekundäres Therapieversagen durch neutralisierende Antikörper lässt sich an einer ausbleibenden Atrophie des injizierten Muskels erkennen. Therapeutisch ist in diesen Fällen ein Wechsel auf den jeweils anderen Typ von Botulinum-Toxin möglich (Lew et al. 2000), aber meist tritt nach wenigen Injektionen erneut ein Therapieversagen auf (Dressler et al. 2003). Hinsichtlich der Auswahl des Serotyps für die Erstbehandlung ergab eine jüngere randomisierte Studie, dass Botulinum-Toxin B dem Botulinum-Toxin A bei zervikaler Dystonie in der klinischen Effektivität nicht unterlegen ist, aber häufiger Mundtrockenheit und Schluckstörungen verursacht (Pappert u. Germanson 2008).

Systemische Pharmakotherapie

Eine medikamentöse Therapie der Dystonie ist indiziert bei generalisierten und multifokalen Dystonien mit Beginn im Kindes- und Jugendalter sowie bei fokalen und segmentalen Dystonien, die mit Botulinum-Toxin-Therapie nicht befriedigend zu behandeln sind. Die Medikamenten-Studien sind fast ausnahmslos vor der Botulinum-Toxin-Ära durchgeführt worden und müssen daher heute vorsichtig beurteilt werden.

Anticholinergika

Trihexyphenidyl ist das Anticholinergikum, mit dem man die meiste Erfahrung bei Dystonie gewonnen hat (Burke u. Fahn 1983, Burke et al. 1986, Brans et al. 1996, Bressman u. Greene 2000). Für die Torsionsdystonie konnte ein positiver Effekt in einer prospektiven doppelblinden Studie nachgewiesen werden (Burke u. Fahn 1983). Auch bei der zervikalen Dystonie konnten moderate Effekte nachgewiesen werden (Nutt et al. 1984), die allerdings in einer Vergleichsstudie der selektiven Denervierung durch Botulinum-Toxin unterlegen waren (Brans et al. 1996, Costa et al. 2005).

Die Dosierung von Trihexyphenidyl erfolgt einschleichend (1–2 mg pro Woche steigern) unter Anpassung an die Verträglichkeit. Dosen bis zu 100 mg werden von jungen Patienten vertragen, wenn die Aufdosierung sehr langsam erfolgt. Man kann auch andere Anticholinergika wie **Biperiden** versuchen, die annähernd dosisäquivalent sind.

Insbesondere bei Schulkindern sollte eine Psychometrie vor und nach dem Einsatz von Anticholinergika durchgeführt werden, um den Einfluss auf kognitive Funktionen zu monitoren. Es kann zu Erhöhung der Transaminasen unter hochdosierten Anticholinergika kommen, weshalb eine regelmäßige Bestimmung der Leberwerte sinnvoll ist. Hochdosierte Anticholinergika sind besonders bei jugendlichen Patienten mit generalisierter idiopathischer Dystonie zu erwägen. Die unerwünschten Wirkungen wie verschwommen sehen, trockener Mund, Obstipation, Harnverhalt, kognitive Leistungseinbußen, Vergesslichkeit, Psychosyndrom und Chorea sind bei jugendlichen Dystonikern in der Regel weniger therapielimitierend als bei Erwachsenen. Der positive Effekt der Therapie ist außer in offenen Studien (Fahn 1983, Marsden et al. 1984) auch in 2 Crossover-Studien gegen Placebo erwiesen worden (Burke et al. 1986, Bressman u. Greene 2000). Bei Kindern mit infantiler Zerebralparese hat eine randomisierte Studie keinen Nutzen und eine offene Studie eine moderate Linderung dystoner Symptome durch Trihexyphenidyl gezeigt (Sanger et al. 2007). Eine Chorea bei eher hyperkinetischen Formen der infantilen Zerebralparese kann sich unter Trihexyphenidyl verschlechtern (Sanger et al. 2007).

Ein plötzliches Absetzen von hochdosierten Anticholinergika ist zu vermeiden, da es zu einer Verschlechterung der Dystonie und einem Delir kommen kann.

Weitere Medikamente und Kombinationstherapie

Falls Anticholinergika keinen Erfolg zeigen, können von Spezialisten in Einzelfällen weitere Medikamente wie Antiepileptika, Baclofen, Benzodiazepine, Dopamin-Speicher-Entleerer (Tetrabenazin), Clozapin einzeln oder in Kombination empirisch versucht werden (Bressman u. Greene 2000, Albanese et al. 2006, Albanese et al. 2010). **Antiepileptika** sind praktisch nur bei den seltenen paroxysmalen kinesiogenen Dystonien effektiv. **Benzodiazepine** wirken unspezifisch, sind bei bestimmten Patienten trotz der Gewöhnungsproblematik aber zu vertreten. Für Patienten mit myokloniformen Aktivierungsmustern ist **Clonazepam** eine Option. Typische **Neuroleptika** lindern wohl die Symptomatik über eine Dämpfung der affektiven Verstärkungsmomente und über die Auslösung eines Parkinsonoids, sind jedoch **kontraindiziert**, da hier das Risiko besteht, neben der Dystonie nun iatrogen ein zusätzliches tardives Dyskinesie-Syndrom zu induzieren.

Operative Therapie

Chirurgische Behandlungsverfahren sind Patienten vorbehalten, deren Dystonie nicht ausreichend auf die medikamentöse Behandlung anspricht und zu einer erheblichen Beeinträchtigung der Lebensqualität, sekundären Gesundheitsschäden (z. B. einer progredienten zervikalen Myelopathie bei zervikaler Dystonie) führt. Die Indikationsstellung sollte im Einzelfall neurologischen Zentren vorbehalten bleiben, die ein interdisziplinäres Programm zur operativen Behandlung von Bewegungsstörungen mit spezialisierten, funktionellen Neurochirurgen anbieten.

Peripher denervierende Verfahren

Bei zervikalen Dystonien, die ein sekundäres Therapieversagen unter Botulinum-Toxin-Behandlung zeigen und nicht ausreichend auf eine medikamentöse Therapie ansprechen, kann die selektive periphere Denervierung indiziert sein, bei der die motorischen Nervenäste zu den betroffenen Muskeln (unter Aussparung der nicht betroffenen Muskeln) operativ aufgesucht und durchtrennt werden (Bartrand 1993, Münchau et al. 2001, Albanese et al. 2006, Albanese et al. 2010). Obsolet ist die früher durchgeführte Rhizotomie C1–C3, ebenso wie Myotomien oder Dekompressionen des M. sternocleidomastoideus (Albanese et al. 2010). Die selektive Denervierung kann bei ausgewählten, entsprechend aufgeklärten Patienten mit zervikaler Dystonie eine sichere Therapiealternative mit Erfolgsaussichten von etwa 70% darstellen. Prospektive Langzeitergebnisse (> 12 Monate) fehlen allerdings. Degenerative HWS-Veränderungen und präoperativ bestehende Dysphagien stellen relative Kontraindikationen dar.

Intrathekale Baclofengabe

Die intrathekale Applikation von Baclofen über einen lumbalen Katheter und eine abdominell, subkutan implantierte Pumpe ist in mehreren Einzelfallberichten und retrospektiven Studien als palliative Behandlungsmaßnahme bei schweren generalisierten Dystonien mit vorwiegend axialer oder beinbetonter Manifestation beschrieben worden (Ford et al. 1996, Walker et al. 2000, Albright et al. 2001). In einer einzelnen doppelblinden Studie zeigte sich ein besonders günstiger Effekt bei Patientinnen mit einer Dystonie auf dem Boden eines komplex-regionalen Schmerzsyndroms. Die Langzeitergebnisse sind aber insgesamt ernüchternd: Nur etwa 20–30% der Patienten profitieren langfristig von einer intrathekalen Baclofentherapie im Sinne einer funktionellen motorischen Verbesserung, wenngleich signifikante Verbesserungen von Schmerzen, Pflege- und Lebensqualität besonders bei Patienten mit Zerebralparese erreicht werden konnten. Diesem Ergebnis ist eine hohe Zahl chirurgischer und technischer postoperativer Komplikationen (Infektionen, Katheterbruch, Diskonnektion, Dislokation) gegenüberzustellen, sodass diese Therapiestrategie derzeit spezialisierten Zentren in ausgewählten Einzelfällen vorbehalten bleiben sollte (Ford et al. 1996, Walker et al. 2000).

Stereotaktische Eingriffe und tiefe Hirnstimulation

Generalisierte Dystonien sind einer medikamentösen Behandlung meist nur sehr eingeschränkt zugänglich. **Stereotaktische Hirnoperationen** werden aus dieser Indikation daher bereits seit den 70er Jahren angewandt (Krack u. Vercueil 2001). Unglücklicherweise ist die Dokumentation der behandelten Fälle meist unzureichend und es liegen keine prospektiven Untersuchungen zur Wirksamkeit vor. Retrospektiv erhobene Langzeitresultate nach Thalamotomie zeigen bei 25% der Patienten gute, bei 45% moderate Erfolge. 20% der Patienten hatten allerdings teilweise schwerwiegende Komplikationen, unter anderem Sprechstörungen, insbesondere bei bilateralen Eingriffen. Aufgrund des guten Ansprechens dystoner Symptome bei der Parkinson-Krankheit nach Eingriffen im internen Globus pallidus (GPi) und der zentralen Rolle dieses Kerngebiets in den derzeitigen pathophysiologischen Modellen von Basalganglienerkrankungen wird heute der GPi als Zielgebiet für stereotaktische Operationen bei Dystonien bevorzugt. Für die Pallidotomie liegen vorrangig anekdotische Berichte vor, die ein gutes, zumindest mittelfristiges Ansprechen bei symptomatischen Hemidystonien und idiopathischen generalisierten Dystonien (insbesondere DYT1-positiven) nahe legen.

Wegen der Häufigkeit von neurologischen Komplikationen bei läsionellen Verfahren bietet sich heute alternativ die **tiefe Hirnstimulation** (Deep Brain Stimulation, DBS) an, bei der vermutlich eine reversible Blockade der Nervenzellaktivität im jeweiligen Kerngebiet durch die hochfrequente elektrische Reizung über chronisch implantierte Hirnelektroden erfolgt, die subkutan mit einem Schrittmachersystem verbunden sind.

Zwei prospektive und kontrollierte Studien bestätigen die in offenen Serien bereits beschriebene, eindrucksvolle Wirksamkeit der chronischen Hochfrequenzstimulation des Globus pallidus internus bei Patienten mit idiopathischen generalisierten und schweren segmentalen Dystonien (Kupsch et al. 2006, Vidailhet et al. 2005). In beiden Untersuchungen betrug die durchschnittliche Symptomlinderung auf der Burk Fahn Marsden Dystonia Rating Scale (BFMDRS) etwa 50% nach 6–12 Monaten. Auch im Langzeitverlauf bis zu 3 Jahren waren die Behandlungseffekte unvermindert (Vidailhet et al. 2007). Weitere offene Studien bestätigen einen anhaltenden Effekt für bis zu 8 Jahre nach Operation (Isaias et al. 2009, Vidailhet et al. 2009). Am besten scheinen junge Patienten mit mobiler Dystonie und kürzerem Krankheitsverlauf zu profitieren (Isaias et al. 2009, Isaias et al. 2011). Sowohl die Alltagsfunktionen als auch die Lebensqualität konnten signifikant gebessert werden. Leichte stimulationsbedingte Sprechstörungen traten bei etwa 5% der Patienten auf, waren aber in keinem Fall therapielimitierend (Kupsch et al. 2006, Vidailhet et al. 2005). Das Risiko-Nutzen-Verhältnis der tiefen Hirnstimulation war daher auch unter Berücksichtigung der seltenen operativen Komplikationen als günstig zu bewerten.

Bei sekundär generalisierten Dystonien sind die therapeutischen Ergebnisse der Pallidumstimulation bislang sehr variabel, von exzellent bis fehlend (Albanese et al. 2010). Eine prospektive Pilotstudie bei Erwachsenen mit dyston-choreoathetoider Form der infantilen Zerebralparese zeigte einen moderaten Effekt mit etwa 21% Symptomreduktion, die in einzelnen Fällen aber funktionell relevant war (Vidailhet et al. 2009). In einer retrospektiven, multizentrischen Sammelkasuistik von 23 Patienten mit NBIA-Erkrankungen (Neurodegeneration with Brain Iron Accumulation) ergab sich ebenfalls eine durchschnittlich 25%ige Verbesserung dystoner Symptome nach bilateraler Pallidumstimulation (Timmermann et al. 2010). Bei der tardiven Dystonie zeigte sich in offenen Serien (Gruber et al. 2009) und einer prospektiven Multizenterstudie (Damier et al. 2007) eine Verbesserung des Schweregrades dystoner Symptome von durchschnittlich 50%.

Aufgrund der guten Erfolge bei primär generalisierten Dystonien wird die tiefe Hirnstimulation zunehmend auch in der Behandlung von weniger schwer betroffenen Patienten mit fokalen oder segmentalen Dystonien eingesetzt, die unbefriedigend auf die Therapie mit Botulinum-Toxin ansprechen. Mehrere Fallserien belegen eine gute Wirksamkeit bei Patienten mit kraniozervikaler Dystonie (Meige-Syndrom) (Ostrem et al. 2007, Reese et al. 2011). Für die zervikale Dystonie liegt eine prospektive Studie vor, die bei einer kleinen Gruppe von 10 Patienten eine 42%ige Symptomlinderung und deutliche Verbesserungen des Schmerzes und der Lebensqualität gefunden hat (Kiss et al. 2007).

Wegen der sehr eingeschränkten medikamentösen Behandlungsalternativen und der guten Wirksamkeit kann die tiefe Hirnstimulation bei schweren segmentalen und generalisierten primären Dystonien empfohlen werden. Die operative Therapie sollte in diesen Fällen frühzeitig erwogen werden, bevor orthopädische Folgeschäden aufgrund der abnormen Fehlhaltungen die möglichen Behandlungserfolge limitieren. Auch bei primären fokalen Dystonien, die unzureichend auf die Botulinum-Toxin-Therapie ansprechen, scheint die tiefe Hirnstimulation eine wirksame Option darzustellen. Bei der heterogenen Gruppe der sekundären Dystonien ist die Entscheidung im Einzelfall zu treffen: Bei tardiven Dystonien sollte bei unzureichendem Effekt der medikamentösen Therapie die Option einer tiefen Hirnstimulation geprüft werden. Bei sekundären Dystonien aufgrund neurodegenerativer Erkrankungen (z.B. NBIA) oder struktureller Hirnschädigungen (z.B. infantiler Zerebralparese) kann eine tiefe Hirnstimulation im Einzelfall hilfreich sein.

Spezielle Therapieempfehlungen

Die Mehrzahl der klinisch anerkannten Therapieverfahren bei dystonen Bewegungsstörungen ist nicht oder nur unzureichend durch kontrollierte klinische Studien belegt. Die Heterogenität dystoner Bewegungsstörungen und die häufig nur kleinen Fallzahlen bei einzelnen dystonen Syndromen tragen hierzu ungünstig bei.

Die folgende Auflistung gibt Empfehlungen für die Behandlung der einzelnen dystonen Syndrome.

Fokale Dystonien

▶ **Blepharospasmus**
1. Botulinum-Toxin
2. Anticholinergika

▸ **Oromandibuläre Dystonie**
1. Botulinum-Toxin
2. Anticholinergika
3. Tetrabenazin
4. medikamentöse Kombinationstherapie

▸ **Zervikale Dystonie (Torticollis spasmodicus)**
1. Botulinum-Toxin
2. Anticholinergika
3. Tetrabenazin
4. medikamentöse Kombinationstherapie
5. selektive periphere Denervierung
6. tiefe Hirnstimulation

▸ **Schreibkrampf (Graphospasmus)**
1. Botulinum-Toxin
2. ergotherapeutische Beratung
3. Anticholinergika

▸ **Laryngeale Dystonie (spasmodische Dysphonie)**
Botulinum-Toxin

Segmentale, multifokale und generalisierte Dystonien

▸ **Idiopathisch generalisierte Dystonien des Kinder- und Jugendalters**
1. L-Dopa-Test
2. Anticholinergika
3. Baclofen
4. Tetrabenazin
5. Benzodiazepine
6. medikamentöse Kombinationstherapie
7. Botulinum-Toxin bei störenden Fokalsymptomen
8. tiefe Hirnstimulation

▸ **Idiopathisch generalisierte Dystonien des Erwachsenenalters**
1. Anticholinergika
2. Baclofen
3. Tetrabenazin
4. Benzodiazepine
5. medikamentöse Kombinationstherapie
6. Botulinum-Toxin bei störenden Fokalsymptomen
7. tiefe Hirnstimulation

▸ **Tardive Dystonien**
1. Clozapin
2. Tetrabenazin
3. Anticholinergika

Cave	
Exazerbation einer vorbestehenden Psychose und Verstärkung choreatiformer Hyperkinesen	

4. Baclofen

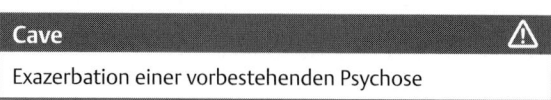

Cave	
Exazerbation einer vorbestehenden Psychose	

5. Benzodiazepine
6. medikamentöse Kombinationstherapie
7. Botulinum-Toxin bei störenden Fokalsymptomen
8. tiefe Hirnstimulation

▸ **Andere sekundäre Dystonien**
1. Anticholinergika

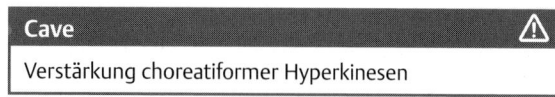

Cave	
Verstärkung choreatiformer Hyperkinesen	

2. Baclofen
3. Tetrabenazin
4. Benzodiazepine
5. medikamentöse Kombinationstherapie
6. Botulinum-Toxin bei störenden Fokalsymptomen
7. tiefe Hirnstimulation

Behandlung der dystonen Krise

Bei schweren generalisierten Dystonien kann es zu krisenhaften Verschlechterungen der dystonen Verkrampfungen kommen, die den Patienten immobilisieren, die Atmung einschränken, zur Rhabdomyolyse führen und vital bedrohlich sind. Auslöser ist meist das abrupte Absetzen der Medikation, eine schwere Allgemeinerkrankung (z.B. eine Pneumonie), die eine Verschlechterung der Dystonie bewirkt, oder der Ausfall eines Neurostimulationssystems durch technischen Defekt oder Batterieerschöpfung. Die Behandlung erfolgt intensivmedizinisch und kann eine Relaxation und apparative Beatmung des Patienten erforderlich machen. Empirisch können Benzodiazepine und Baclofen – auch intrathekal (Dalvi et al. 1998) – zur Akutbehandlung eingesetzt werden. Bei schweren Verläufen wurde auch über das erfolgreiche Durchbrechen einer dystonen Krise mittels tiefer Hirnstimulation des Globus pallidus internus berichtet (Elkay et al. 2009, Grandas et al. 2011).

■ Versorgungskoordination

In der Regel ist eine ambulante Abklärung und Therapie ausreichend. Bei schweren Verlaufsformen und breiter Differenzialdiagnose kann eine stationäre Aufnahme sinnvoll sein. Die Abklärung einer möglichen operativen Behandlung erfolgt in der Regel stationär wegen der notwendigen umfangreichen Zusatzdiagnostik.

Dystonie

■ Redaktionskomitee

Prof. Dr. Andres Ceballos-Baumann, Neurologisches Krankenhaus München
Prof. Dr. Andreas Kupsch, Neurologische Klinik der Charité Berlin
Prof. Dr. Markus Naumann, Klinik für Neurologie und Klinische Neurophysiologie, Klinikum Augsburg
Prof. Dr. Volker Tronnier, Neurochirurgische Klinik des UKSH Campus Lübeck
Prof. Dr. Jens Volkmann, Neurologische Klinik der Julius-Maximilians-Universität Würzburg

Für Österreich:
Prof. Dr. Werner Poewe, Univ.-Klinik für Neurologie, Innsbruck

Für die Schweiz:
PD Dr. Alain Kaelin, Neurologische Universitätsklinik, Bern

Federführend: Prof. Dr. Jens Volkmann, Neurologische Klinik und Poliklinik, Universitätsklinikum Würzburg, Josef-Schneider-Straße 11, B1, 97080 Würzburg
E-Mail: nl_direktion@klinik.uni-wuerzburg.de

Mitarbeit: Dr. Chi Wang Ip, Neurologische Klinik der Julius-Maximilians-Universität Würzburg, bei der Durchführung und Bewertung der systematischen Literatursuche

Entwicklungsstufe der Leitlinie: S1

■ Literatur

Albanese A, Asmus F, Bhatia KP et al. EFNS guidelines on diagnosis and treatment of primary dystonias. Eur J Neurol 2010; 18: 5–18

Albanese A, Barnes MP, Bhatia KP et al. A systematic review on the diagnosis and treatment of primary (idiopathic) dystonia and dystonia plus syndromes: report of an EFNS/MDS-ES Task Force. Eur J Neurol 2006; 13: 433–444

Albright AL, Barry MJ, Shafton DH et al. Intrathecal baclofen for generalized dystonia. Dev Med Child Neurol 2001; 43: 652–657

Bertrand CM. Selective peripheral denervation for spasmodic torticollis: surgical technique, results, and observations in 260 cases. Surg Neurol 1993; 40: 96–103

Brans JW, Lindeboom R, Snoek JW et al. Botulinum toxin versus trihexyphenidyl in cervical dystonia: a prospective, randomized, double-blind controlled trial. Neurology 1996; 46: 1066–1072

Bressman SB, Greene PE. Dystonia. Curr Treat Options Neurol 2000; 2: 275–285

Brin MF, Comella CL, Jankovic J et al. Long-term treatment with botulinum toxin type A in cervical dystonia has low immunogenicity by mouse protection assay. Mov Disord 2008; 23: 1353–1360

Burke RE, Fahn S. Double-blind evaluation of trihexyphenidyl in dystonia. Adv Neurol 1983; 37: 189–192

Burke RE, Fahn S, Marsden CD. Torsion dystonia: a double-blind, prospective trial of high-dosage trihexyphenidyl. Neurology 1986; 36: 160–164

Costa J, Espírito-Santo C, Borges A et al. Botulinum toxin type A therapy for cervical dystonia. Cochrane Database Syst Rev 2005; 1: CD003633

Dalvi A, Fahn S, Ford B. Intrathecal baclofen in the treatment of dystonic storm. Mov Disord 1998; 13: 611–612

Damier P, Thobois S, Witjas T et al. Bilateral deep brain stimulation of the globus pallidus to treat tardive dyskinesia. Archs Gen Psychiat 2007; 64: 170–176

Dressler D. Routine use of Xeomin in patients previously treated with Botox: long term results. Eur J Neurol 2009; 16 (Suppl. 2): 2–5

Dressler D, Bigalke H. Botulinum toxin type B de novo therapy of cervical dystonia. J Neurol 2005; 252: 904–907

Dressler D, Bigalke H, Benecke R. Botulinum toxin type B in antibody-induced botulinum toxin type A therapy failure. J Neurol 2003; 250: 967–969

Elkay M, Silver K, Penn RD et al. Dystonic storm due to Batten's disease treated with pallidotomy and deep brain stimulation. Mov Disord 2009; 24: 1048–1053

Fahn S. High dosage anticholinergic therapy in dystonia. Neurology 1983; 33: 1255–1261

Ford B, Greene P, Louis ED et al. Use of intrathecal baclofen in the treatment of patients with dystonia. Archs Neurol 1996; 53: 1241–1246

Grandas F, Fernandez-Carballal C, Guzman-de-Villoria J et al. Treatment of a dystonic storm with pallidal stimulation in a patient with PANK2 mutation. Mov Disord 2011; 26: 921–922

Gruber D, Trottenberg T, Kivi A et al. Long-term effects of pallidal deep brain stimulation in tardive dystonia. Neurology 2009; 73: 53–58

Hwang WJ, Calne DB, Tsui JK et al.The long-term response to levodopa in dopa-responsive dystonia. Parkinsonism Rel Disord 2001; 8: 1–5

Isaias IU, Alterman RL, Tagliati M. Deep brain stimulation for primary generalized dystonia: long-term outcomes. Archs Neurol 2009; 66: 465–470

Isaias IU, Volkmann J, Kupsch A et al. Factors predicting protracted improvement after pallidal DBS for primary dystonia: the role of age and disease duration. J Neurol 2011; 258: 1469–1476

Kessler KR, Skutta M, Benecke R. Long-term treatment of cervical dystonia with botulinum toxin A: efficacy, safety, and antibody frequency. German Dystonia Study Group. J Neurol 1999; 246: 265–74

Kiss ZHT, Doig-Beyaert K, Eliasziw M et al. The Canadian multicentre study of deep brain stimulation for cervical dystonia. Brain 2007; 130: 2879–2886

Krack P, Vercueil L. Review of the functional surgical treatment of dystonia. Eur J Neurol 2001; 8: 389–399

Kupsch A, Benecke R, Müller J et al. Pallidal deep-brain stimulation in primary generalized or segmental dystonia. N Engl J Med 2006; 355: 1978–1990

Lew MF, Brashear A, Factor S. The safety and efficacy of botulinum toxin type B in the treatment of patients with cervical dystonia: summary of three controlled clinical trials. Neurology 2000; 55 (Suppl. 5): S29–S35

Loher TJ, Capelle HH, Kaelin-Lang A et al. Deep brain stimulation for dystonia: outcome at long-term follow-up. J Neurol 2008; 255: 881–884

Marsden CD, Marion MH, Quinn N. The treatment of severe dystonia in children and adults. J Neurol Neurosurg Psychiatry 1984; 47: 1166–1673

Moore P, Naumann M. Handbook of botulinum toxin treatment, 2. ed. Oxford: Blackwell Science; 2003

Müller U. The monogenic primary dystonias. Brain 2009; 132: 2005–2025

Münchau A, Palmer JD, Dressler D et al. Prospective study of selective peripheral denervation for botulinum-toxin resistant patients with cervical dystonia. Brain 2001; 124: 769–783

Naumann M, Carruthers A, Carruthers J et al. Meta-analysis of neutralizing antibody conversion with onabotulinumtoxinA (BOTOX(R)) across multiple indications. Mov Disord 2010; 25: 2211–2218

Nutt JG, Hammerstad JP, deGarmo P et al. Cranial dystonia: double-blind crossover study of anticholinergics. Neurology 1984; 34: 215–217

Nutt JG, Nygaard TG. Response to levodopa treatment in dopa-responsive dystonia. Arch Neurol 2001; 58: 905–910

Oppenheim H. Über eine eigenartige Krampfkrankheit des kindlichen und jugendlichen Alters (Dysbasia lordotica progressiva, Dystonia musculorum deformans). Neurologisches Zentralblatt 1911; 30: 1090–1107

Ostrem JL, Marks WJ jr., Volz MM et al.Pallidal deep brain stimulation in patients with cranial-cervical dystonia (Meige syndrome). Mov Disord 2007; 22: 1885–1891

Pappert EJ, Germanson T. Botulinum toxin type B vs. type A in toxin-naive patients with cervical dystonia: Randomized, double-blind, noninferiority trial. Mov Disord 2008; 23: 510–517

Reese R, Gruber D, Schoenecker T et al. Long-term clinical outcome in meige syndrome treated with internal pallidum deep brain stimulation. Mov Disord 2011; 26: 691–698

Sanger TD, Bastian A, Brunstrom J et al. Prospective open-label clinical trial of trihexyphenidyl in children with secondary dystonia due to cerebral palsy. J Child Neurol 2007; 22: 530–537

Timmermann L, Pauls KAM, Wieland K et al. Dystonia in neurodegeneration with brain iron accumulation: outcome of bilateral pallidal stimulation. Brain 2010; 133: 701–712

Vidailhet M, Vercueil L, Houeto JL et al. Bilateral deep-brain stimulation of the globus pallidus in primary generalized dystonia. N Engl J Med 2005; 352: 459–467

Vidailhet M, Vercueil L, Houeto JL et al. Bilateral, pallidal, deep-brain stimulation in primary generalised dystonia: a prospective 3 year follow-up study. Lancet Neurol 2007; 6: 223–229

Vidailhet M, Yelnik J, Lagrange C et al. Bilateral pallidal deep brain stimulation for the treatment of patients with dystonia-choreoathetosis cerebral palsy: a prospective pilot study. Lancet Neurol 2009; 8: 709–717

Walker RH, Danisi FO, Swope DM et al. Intrathecal baclofen for dystonia: benefits and complications during six years of experience. Mov Dis 2000; 15: 1242–1247

12 Tics

Was gibt es Neues?

- Weiterhin fehlen kontrollierte Studien mit ausreichender Patientenzahl, in denen die Wirksamkeit der allgemein zur Behandlung von Tics empfohlenen Substanzen untersucht wurde.
- Zahlreichen (offenen unkontrollierten) Fallberichten zufolge ist das atypische Antipsychotikum Aripiprazol gut wirksam und meist relativ gut verträglich. Kontrollierte Studien sind in Vorbereitung.
- Eine Verhaltenstherapie mittels „Habit Reversal Training" (HRT) oder „Exposure and Response Prevention Training" (ERPT) führt nach kontrollierten Studien zu einer Tic-Reduktion um etwa 30 % und kann daher ab einem Alter von etwa 10 Jahren als Behandlungsalternative angesehen werden.
- Bisher in geringer Zahl durchgeführte tiefe Hirnstimulationen (THS) führten überwiegend zu guten Behandlungsergebnissen mit einer Verbesserung nicht nur der Tics, sondern zuweilen auch komorbider Zwänge und autoaggressiver Handlungen. Bis Ergebnisse größerer kontrollierter Studien vorliegen, sollte eine THS allerdings nur bei erwachsenen, therapieresistenten Patienten mit schwerem Tourette-Syndrom in Betracht gezogen werden.
- Der Dopaminagonist Pramipexol war in einer kontrollierten Studie mit Kindern und Jugendlichen wirkungslos.
- Studien zur Lebensqualität bei Patienten mit Tourette-Syndrom haben gezeigt, dass Komorbiditäten oft zu einer stärkeren Beeinträchtigung führen als die Tics. Bei Kindern ist die Lebensqualität in erster Linie durch Zwänge und eine Aufmerksamkeitsdefizit-Hyperaktivitätsstörung (ADHS) reduziert, bei Erwachsenen am häufigsten durch eine Depression und Zwänge.
- Weiterhin ist strittig, ob bei Patienten mit Tics, bei denen zuvor in engem zeitlichem Zusammenhang ein Streptokokken-Infekt nachgewiesen wurde, die Diagnose PANDAS („Pediatric Autoimmune Neuropsychiatric Disorders Associated with Streptococcal Infections") gestellt werden sollte. Bis zum Vorliegen der Ergebnisse einer in Kürze beginnenden europaweiten Studie, sollte von einer Langzeitantibiotikagabe oder einer immunsuppressiven Therapie Abstand genommen werden.

Die wichtigsten Empfehlungen auf einen Blick

- Bei gering ausgeprägten Tics ist häufig als alleinige Behandlung eine Psychoedukation ausreichend. Bereits die Diagnosestellung und umfassende Information (ggf. auch des unmittelbaren sozialen Umfeldes) stellen für viele Patienten bzw. die Eltern eine wichtige Unterstützung und Entlastung dar. Hilfreich ist oft der Kontakt zu einer Selbsthilfegruppe. Eine Nicht-Behandlung wirkt sich – abgesehen von möglichen psychosozialen Folgen – nicht negativ auf den Krankheitsverlauf aus.
- Atypische Antipsychotika gelten als effektivste Therapie von Tics. Realistisches Therapieziel ist eine Tic-Reduktion um etwa 50 %. Eine Behandlung sollte bei deutlicher Ausprägung der Tics oder subjektiver Beeinträchtigung erfolgen.
- Angesichts der unzureichenden Studienlage kann keine Substanz eindeutig als Medikament der ersten Wahl empfohlen werden. In Deutschland sind bei Kindern derzeit Tiaprid, Sulpirid, Aripiprazol und Risperidon am gebräuchlichsten, bei Erwachsenen Sulpirid, Aripiprazol und Risperidon. Alternativ können andere atypische und klassische Antipsychotika (etwa Pimozid), Tetrabenazin, Topiramat oder – in ausgesuchten Einzelfällen – Botulinum-Toxin und Cannabismedikamente eingesetzt werden.
- Da – mit Ausnahme von Haloperidol – alle in der Therapie von Tics eingesetzten Medikamente für diese Indikation nicht zugelassen sind, erfolgt in der Regel eine Off-label-Verordnung.
- Alternativ (oder in Kombination) kann zur Therapie der Tics eine Verhaltenstherapie mittels HRT oder ERPT durchgeführt werden.
- Bei Patienten mit Tourette-Syndrom (TS) sollte stets eine Diagnostik im Hinblick auf zusätzlich bestehende psychiatrische Erkrankungen erfolgen. Nicht selten ist – wegen der stärkeren Beeinträchtigung – die Behandlung der Komorbiditäten (etwa ADHS, Zwangsstörung und Depression) und nicht die der Tics vorrangig.
- Bei erwachsenen, schwer betroffenen Patienten sollte an die Möglichkeit einer operativen Behandlung mittels THS gedacht werden. Diese sollte allerdings nur in spezialisierten Zentren und wenn möglich im Rahmen kontrollierter Studien erfolgen.
- Führt das TS zu einer relevanten Beeinträchtigung, so bestehen in aller Regel die Voraussetzungen zur Feststellung einer (Schwer-)Behinderung.
- Kindern mit TS muss in der Schule ggf. ein Nachteilsausgleich gewährt werden gemäß Schwerbehindertengesetz (D), Schulgesetz (A) bzw. Bundesgesetz über die Beseitigung von Benachteiligungen von Menschen mit Behinderungen (CH). In begründeten Einzelfällen kann auch eine Eingliederungshilfe nach dem Kinder- und Jugendhilfegesetz (D) beantragt werden.

Einführung

Nach wie vor vergehen oft Jahre bis zur korrekten Diagnose einer Tic-Störung. Auch wenn bis heute keine Behandlung bekannt ist, die die Ursache oder den Krankheitsverlauf der Tics beeinflussen, so ist bei früher Diagnose eine für die Patienten sehr hilfreiche Aufklärung und eine rechtzeitige Unterstützung bei der sozialen Integration möglich. Nicht selten führt erst die Diagnose der Tic-Störung zur Feststellung und Behandlung psychiatrischer Komorbiditäten.

Definition und Klassifikation

Begriffsdefinition

Tics werden entsprechend ihrer Qualität in motorische und vokale und entsprechend ihrer Komplexität in einfache und komplexe Tics unterteilt. **Motorische Tics** sind unwillkürliche, abrupt einsetzende, nicht rhythmische, in Art, Intensität, Häufigkeit und Lokalisation über die Zeit wechselnd auftretende Bewegungen, die nicht zweckgebunden sind. Am häufigsten finden sie sich im Gesicht und am Kopf (etwa Augen blinzeln, Kopf rucken). Insbesondere bei schweren Formen treten komplexe motorische Tics hinzu unter Beteiligung zahlreicher Muskelgruppen oder mit scheinbar absichtsvollen Bewegungen (etwa im Kreise drehen, Hüpfen). Besondere Formen komplexer motorischer Tics stellen die Kopropraxie und die Echopraxie dar. **Vokale Tics** sind durch das unwillkürliche Hervorbringen von Lauten und Geräuschen gekennzeichnet (häufig Räuspern und Schniefen, seltener laute Schreie). Als komplexe vokale Tics werden die Koprolalie, die Echolalie und die Palilalie bezeichnet. Im Gegensatz zu anderen Bewegungsstörungen geht Tics häufig ein „Vorgefühl" voraus. Die Mehrzahl (besonders der erwachsenen Patienten) ist in der Lage, ihre Tics kurzzeitig willentlich zu unterdrücken.

Tics treten typischerweise erstmals im Alter zwischen 6 und 8 Jahren auf. Kennzeichnend sind spontane Fluktuationen sowie eine Beeinflussung durch äußere Faktoren und emotionale Anspannung. Die stärkste Ausprägung besteht meist zwischen dem 10. und 12. Lebensjahr. Nachfolgend tritt in der Regel spontan eine Verbesserung ein.

Tics sind ein häufiges Symptom. Es wird geschätzt, dass 10–15 % aller Kinder im Grundschulalter (vorübergehend) Tics entwickeln. Für das Tourette-Syndrom (TS) wird eine Häufigkeit von 1 % angenommen. Jungen sind 3–4-mal häufiger betroffen als Mädchen.

Klassifikation

Nach ICD 10 werden folgende **primäre Tic-Störungen** unterschieden:
- F95.0: vorübergehende Tic-Störung (Dauer < 12 Monate)
- F95.1: chronische motorische oder vokale Tic-Störung (Dauer > 1 Jahr, nur motorische oder nur vokale Tics)
- F95.2: kombinierte vokale und multiple motorische Tics (Gilles de la Tourette-Syndrom, TS)
- F95.8: sonstige Tic-Störungen
- F95.9: Tic-Störung, nicht näher bezeichnet

Eine vorübergehende Tic-Störung kommt praktisch nur bei Kindern vor. Meist bestehen nur gering ausgeprägte einfache motorische Tics, sodass in der Regel keine Behandlung notwendig ist. Das TS ist gekennzeichnet durch
- multiple motorische und mindestens einen vokalen Tic,
- Beginn vor dem 18. Lebensjahr,
- eine Erkrankungsdauer > 1 Jahr,
- Fluktuationen der Tics im Verlauf und
- den Ausschluss anderer Erkrankungen.

Hingegen ist die Schwere der Tics irrelevant.

Diagnostik

Die Diagnose einer Tic-Störung wird klinisch gestellt anhand der Anamnese (inklusive Art, Häufigkeit, Intensität und Verteilung der Bewegungen und Lautäußerungen, äußerer Einflussfaktoren, Vorgefühl und Unterdrückbarkeit) sowie einer neurologischen und psychiatrischen Untersuchung (mit der Frage nach Komorbiditäten wie ADHS, Zwang, Depression, Angst, Autoaggression). Nur selten (bei untypischem Bild oder dem Verdacht auf eine sekundäre Tic-Störung) ist eine weiterführende Diagnostik notwendig.

Selten treten Tics **sekundär** im Rahmen anderer Erkrankungen auf (etwa bei Morbus Wilson, Neuroakanthozytose, Fragilem X-Syndrom, Chorea Sydenham, Morbus Huntington) oder werden medikamentös induziert. Das für die Behandlung der ADHS zugelassene Stimulans Methylphenidat kann entgegen früheren Empfehlungen auch bei Patienten mit Tics eingesetzt werden, da Methylphenidat allenfalls vorübergehend zu einer Zunahme der Tics führt (Roessner et al. 2011).

Therapie

Tics können nicht ursächlich behandelt werden. Auch steht keine Therapie zur Verfügung, die alle möglichen Symptome des TS inklusive der Komorbiditäten gleichzeitig erfasst. Eine symptomatische Therapie der Tics sollte erfolgen, wenn die Tics stark ausgeprägt sind oder zu einer deutlichen psychosozialen Beeinträchtigung führen. Da – mit Ausnahme von Haloperidol – alle in der Therapie von Tics eingesetzten Medikamente für diese Indikation nicht zugelassen sind, erfolgt in der Regel eine Off-label-Verordnung. Die spontanen Schwankungen der Tics führen nicht selten dazu, dass wirkungslose Therapien fälschlicherweise als wirksam eingestuft werden (Roessner et al. 2011).

Psychoedukation

Besondere Bedeutung kommt der Aufklärung und Beratung von Patienten zu. Da die Diagnose auch heute noch oft erst lange nach Symptombeginn gestellt wird, führt in der Regel bereits die Diagnosestellung zu einer deutlichen Entlastung. Informationen zur Ursache ebenso wie zum – meist gutartigen – Verlauf, inklusive einer Beratung zu sozialen Belangen (etwa Nachteilsausgleiche, Antrag zur Feststellung einer [Schwer-]Behinderung, Führerschein, Berufswahl) sind wichtige Aspekte der Behandlung.

Das Angebot der **Tourette-Selbsthilfegruppen** stellt für viele Patienten eine wichtige Unterstützung dar:
- Tourette-Gesellschaft Deutschland (TGD): www.tourette-gesellschaft.de, www.tourette.de
- Interessenverband TS (IV-TS): www.iv-ts.de
- Österreichische Tourette Gesellschaft: www.tourette.at/frameset_a.htm
- Tourette Gesellschaft Schweiz: www.tourette.ch/tgs/

Verhaltenstherapie mittels Habit Reversal Training oder Exposure and Response Prevention Training

Kontrollierte Studien haben gezeigt, dass eine Verhaltenstherapie (VT) mittels HRT (Piacentini et al. 2010) oder ERPT (Verdellen et al. 2008) zu einer Tic-Reduktion von etwa 30% führt. Der Effekt scheint über die Akutbehandlung hinaus anzuhalten (Woods et al. 2011). Studien, die die Wirksamkeit der VT mit der einer medikamentösen Behandlung verglichen haben, fehlen noch (Verdellen et al. 2011).

Pharmakotherapie

Die Studienlage zur medikamentösen Therapie von Tic-Störungen ist mangelhaft. So liegen fast nur Fallberichte, offene unkontrollierte oder randomisierte Studien mit geringer Patientenzahl vor. Direkte Vergleiche der einzelnen Substanzen fehlen weitgehend. Eindeutige Therapieempfehlungen lassen sich aus den verfügbaren Daten nicht ableiten. Daher richten sich die Behandlungsempfehlungen in nicht geringem Maße nach persönlichen Erfahrungen, regionaler Verfügbarkeit, Behandlungskosten und Zulassungsstatus. Die medikamentöse Behandlung führt oft zu einer Tic-Reduktion um etwa 50%, nicht aber zur vollständigen Symptomfreiheit.

Klassische Antipsychotika (KAP)

Die KAP **Haloperidol** (Shapiro et al. 1989) – das einzige in der Indikation zugelassene Medikament – und **Pimozid** (Pringsheim u. Marras 2009) gelten als vergleichbar gut wirksam. Vermutlich sind beide Substanzen aber nebenwirkungsreicher als neuere atypische AP. Sie gelten daher heute nur noch als Reservemedikamente bei starken Tics (Pringsheim u. Marras 2009). Andere KAP können zur Behandlung von Tics nicht empfohlen werden.

Atypische Antipsychotika (AAP) und Benzamide

Unter den AAP ist **Risperidon** nicht nur das am besten untersuchte (Bruggeman et al. 2001, Dion et al. 2002), sondern in Europa auch das mit Abstand am häufigsten eingesetzte Medikament zur Behandlung von Tics. Daher wird Risperidon von der European Society for the Study of Tourette Syndrome (ESSTS) als Medikament der ersten Wahl empfohlen (Roessner et al. 2011). Wegen der allerdings unter Risperidon nicht selten eintretenden Nebenwirkungen (besonders Gewichtszunahme und Müdigkeit) werden im deutschsprachigen Raum aufgrund der positiven Behandlungserfahrung und des mutmaßlich günstigeren Nebenwirkungsprofils seit Jahrzehnten (trotz fehlender kontrollierter Studien) oft die Benzamide **Tiaprid** (besonders bei Kindern) und **Sulpirid** eingesetzt (Eggers et al. 1988, Robertson et al. 1990). Andere AAP (wie Amisulprid, Olanzapin, Quetiapin und Ziprasidon) spielen im klinischen Alltag nur eine untergeordnete Rolle, obwohl es auch für diese Substanzen Hinweise auf eine positive Wirkung gibt (Roessner et al. 2011).

Sollte eine Behandlung mit Tiaprid, Sulpirid und/oder Risperidon unwirksam sein oder zu nicht tolerablen Nebenwirkungen führen oder aber eine relative Kontraindikation (etwa Adipositas) bestehen, gilt mittlerweile das AAP **Aripiprazol** als erste Behandlungsalternative. Zu Aripiprazol wurden seit 2004 zahlreiche Fallserien und offene Kleingruppenstudien veröffentlicht, in denen nicht nur eine gute Wirkung, sondern insbesondere eine relativ gute Verträglichkeit beschrieben wird (Kawohl et al. 2009, Yoo et al. 2011, Venzel et al. 2012). Bestätigt sich diese klinische Erfahrung in derzeit in Vorbereitung befindlichen kontrollierten Studien, dürfte Aripiprazol eine Zulassung für die Behandlung des TS erhalten und fortan als Medikament der ersten Wahl anzusehen sein.

Antipsychotika: praktisches Vorgehen

AP sollten einschleichend dosiert und langsam gesteigert werden bis zum Eintritt einer positiven Wirkung oder nicht tolerabler Nebenwirkungen (▶ Tab. 12.1). Da tardive Dyskinesien bei TS deutlich seltener eintreten als bei anderen Erkrankungen, sollte eine notwendige Behandlung nicht aus Sorge vor dieser Nebenwirkung unterlassen werden (Müller-Vahl u. Krueger 2011).

Andere Substanzen

Für zahlreiche weitere Substanzen liegen Hinweise auf eine Tic reduzierende Wirkung vor (Roessner et al. 2011). Bei Versagen verschiedener AP können alternativ folgende Substanzen versucht werden (▶ Tab. 12.1):

Der Dopaminspeicherentleerer **Tetrabenazin** (Porta et al. 2008) und das Antiepileptikum **Topiramat** führen Fallberichten bzw. einer kontrollierten Studie zufolge (Jankovic et al. 2010) zu einer Tic-Reduktion und können daher als Reservemedikamente betrachtet werden.

Tab. 12.1 Medikamentöse Therapie von Tics.

Substanz	Dosierungsform	Tagesdosis			Bemerkungen
		Behandlungsbeginn (mg)	Empfohlene Höchstdosis (mg)	Zugelassene Höchstdosis (mg)	
Tiaprid	(2–)3x/Tag	50–100	600 (–800)	1200	häufigste UAW: Müdigkeit, Appetit-, Gewichtszunahme, Hyperprolaktinämie
Sulpirid	2x/Tag	50–100	800–1200	1600	antidepressiv und mitunter gegen Zwänge wirksam; UAW: wie Tiaprid
Risperidon	2x/Tag	0,5–1	4–8	16	auch gegen Aggression wirksam; UAW: Sedierung, Gewichtszunahme, Hyperprolaktinämie
Aripiprazol	1x/Tag, morgens	2,5	10–30 (–45)	30	oft besser verträglich als andere AP; häufigste UAW: Unruhe, Schlafstörungen, Müdigkeit, Gewichtszunahme
Pimozid	1x/Tag, abends	0,5–1	8(–12)	16	QTc-Verlängerung bei Kombination mit Makroliden und Sertralin, häufigste UAW: Müdigkeit, Gewichtszunahme, Sexualfunktionsstörungen, Parkinsonismus
Haloperidol	2–3x/Tag	0,5	10–15 (–20)	100	gut wirksam, aber stärkere UAW als andere AP
Tetrabenazin	3x/Tag	12,5	75	200	häufiger Depression und Müdigkeit als unter AP, keine Kombination mit MAO-Hemmern
Tetrahydrocannabinol	2–3x/Tag	2,5	20(–30)	nur Cannabisextrakt Sativex bei Spastik bei MS zugelassen	nicht bei Psychose, nicht für Kinder geeignet
Clonidin	3–4x/Tag	0,05	0,003–0,006 mg/kg/Tag	1,8	geringer wirksam als AP; häufigste UAW: Müdigkeit, Schwindel, Hypotonie

AP = Antipsychotikum, UAW = unerwünschte Arzneimittelwirkung

Eine kleine kontrollierte Studie ergab Hinweise darauf, dass Cannabismedikamente wie **Tetrahydrocannabinol** (THC, Dronabinol) Tics reduzieren (Müller-Vahl et al. 2003). Bei Jugendlichen muss die Behandlung wegen möglicher kognitiver Beeinträchtigungen sehr sorgfältig abgewogen werden. Lokale **Botulinum-Toxin-Injektionen** können besonders bei solchen Tics versucht werden, die durch gut identifizierbare und von außen zugängliche Muskeln (etwa an Stirn und Nacken) hervorgerufen werden. Einzelne Berichte liegen auch zur erfolgreichen Behandlung von dystonen und vokalen Tics vor (Marras et al. 2001). Während für den Dopaminrezeptor-Agonisten **Pergolid** (in niedriger Dosis) Hinweise auf eine Tic reduzierende Wirkung vorliegen (Gilbert et al. 2000), sind Pramipexol und Talipexol kontrollierten Studien zufolge unwirksam.

Die Adrenoagonisten **Clonidin** und (das in Deutschland und der Schweiz nicht erhältliche) **Guanfacin** haben eine schwache Tic reduzierende Wirkung. Bei gleichzeitig bestehender ADHS können sie nicht nur zu einer Verbesserung der ADHS, sondern – ebenso wie vermutlich auch **Atomoxetin** (Bloch et al. 2009) – zusätzlich zu einer Verminderung der Tics führen (Tourette's Syndrome Study Group 2002).

Unter der Verdachtsdiagnose PANDAS durchgeführte Behandlungen mit Antibiotika oder eine immunsuppressive Therapie sollten bis zum Vorliegen weiterer Studienergebnisse nicht erfolgen.

Operative Behandlung mittels tiefer Hirnstimulation

Bei 71 von bisher 75 in der Literatur beschriebenen Patienten mit TS führte eine THS zu einer deutlichen Verminderung der Tics. Auch wenn an der Wirksamkeit mittlerweile keine begründeten Zweifel mehr bestehen können, so sollte eine THS bis zum Vorliegen größerer kontrollierter Studien nur in spezialisierten Zentren (wenn möglich im Rahmen kontrollierter Studien) bei erwachsenen, schwer betroffenen, therapieresistenten Patienten erfolgen (Müller-Vahl et al. 2011). Bei manchen Patienten verbesserten sich nicht nur die Tics, sondern auch Zwänge und autoaggressive Handlungen. Unklar ist derzeit, welches der von bisher 10 vorgeschlagenen Zielpunkten der günstigste ist. Mehrheitlich erfolgten Stimulationen bisher im Thalamus (CM-Pf und CM-Pf/VOI) und Globus pallidus internus (posteroventrolateraler und anteromedialer Teil). Die bis heute nur in geringer Zahl vorliegenden Daten zum Langzeitverlauf deuten auf einen anhaltenden Effekt hin (Ackermans et al. 2010).

Unwirksame Behandlungen

Als unwirksam sind eine tiefenpsychologisch orientierte Psychotherapie, isoliert durchgeführte Entspannungsverfahren, die repetitive transkranielle Magnetstimulation (Münchau et al. 2002) und alternative Behandlungsverfahren wie Nahrungsergänzungsmittel oder Homöopathie anzusehen.

■ Versorgungskoordination

Die Behandlung erfolgt ambulant, lediglich bei differenzialdiagnostischen Schwierigkeiten, schwerem, therapieresistentem TS, zahlreichen Komorbiditäten oder einer THS stationär.

■ Redaktionskomitee

Prof. Dr. K. R. Müller-Vahl, Klinik für Psychiatrie, Sozialpsychiatrie und Psychotherapie, Medizinische Hochschule Hannover
Prof. Dr. A. Münchau, Klinik für Neurologie, Universitätsklinikum Hamburg Eppendorf
Prof. Dr. A. Rothenberger, Abteilung für Kinder- und Jugendpsychiatrie/Psychotherapie, Universitätsmedizin Göttingen
Prof Dr. V. Roessner, Klinik und Poliklinik für Kinder- und Jugendpsychiatrie, Universitätsklinikum Carl Gustav Carus, Dresden
Prof. Dr. W. Poewe, Klinik für Neurologie, Medizinische Universität Innsbruck
PD Dr. Wolfram Kawohl, Klinik für Soziale Psychiatrie und Allgemeinpsychiatrie ZH West, Psychiatrische Universitätsklinik Zürich
Dr. G. Kägi, Klinik für Neurologie, Kantonsspital St. Gallen

Federführend: Prof. Dr. K. R. Müller-Vahl, Klinik für Psychiatrie, Sozialpsychiatrie und Psychotherapie, Medizinische Hochschule Hannover, Carl-Neuberg-Straße 1, 30625 Hannover
E-Mail: mueller-vahl.kirsten@mh-hannover.de

Entwicklungsstufe der Leitlinie: S1

■ Literatur

Ackermans L, Duits A, Temel Y et al. Long-term outcome of thalamic deep brain stimulation in two patients with Tourette syndrome. J Neurol Neurosurg Psychiatry 2010; 81: 1068–1072
Bloch MH, Panza KE, Landeros-Weisenberger A et al. Meta-analysis: treatment of attention-deficit/hyperactivity disorder in children with comorbid tic disorders. J Am Acad Child Adolesc Psychiatry 2009; 48: 884–893
Bruggeman R, van der Linden C, Buitelaar JK et al. Risperidone versus pimozide in Tourette's disorder: a comparative double-blind parallel-group study. J Clin Psychiatry 2001; 62: 50–56
Dion Y, Annable L, Sandor P et al. Risperidone in the treatment of tourette syndrome: a double-blind, placebo-controlled trial. J Clin Psychopharmacol 2002; 22: 31–39
Eggers C, Rothenberger A, Berghaus U. Clinical and neurobiological findings in children suffering from tic disease following treatment with tiapride. Eur Arch Psychiatry Neurol Sci 1988; 237: 223–229
Gilbert DL, Sethuraman G, Sine L et al. Tourette's syndrome improvement with pergolide in a randomized, double-blind, crossover trial. Neurology 2000; 54: 1310–1315
Jankovic J, Jimenez-Shahed J, Brown LW. A randomised, double-blind, placebo-controlled study of topiramate in the treatment of Tourette syndrome. J Neurol Neurosurg Psychiatry 2010; 81: 70–73
Kawohl W, Schneider F, Vernaleken I et al. Aripiprazole in the pharmacotherapy of Gilles de la Tourette syndrome in adult patients. World J Biol Psychiatry 2009; 10: 827–831
Marras C, Andrews D, Sime E et al. Botulinum toxin for simple motor tics: a randomized, double-blind, controlled clinical trial. Neurology 2001; 56: 605–610
Müller-Vahl KR, Cath DC, Cavanna AE et al. European clinical guidelines for Tourette syndrome and other tic disorders. Part IV: deep brain stimulation. Eur Child Adolesc Psychiatry 2011; 4: 209–217
Müller-Vahl KR, Krueger D. Does Tourette syndrome prevent tardive dyskinesia? Mov Disord 2011; 26: 2442–2443
Müller-Vahl KR, Schneider U, Prevedel H et al. Delta 9-tetrahydrocannabinol (THC) is effective in the treatment of tics in Tourette syndrome: a 6-week randomized trial. J Clin Psychiatry 2003; 64: 459–465
Münchau A, Bloem BR, Thilo KV et al. Repetitive transcranial magnetic stimulation for Tourette syndrome. Neurology 2002; 59: 1789–1791
Piacentini J, Woods DW, Scahill L et al. Behavior therapy for children with Tourette disorder: a randomized controlled trial. J Am Med Ass 2010; 303: 1929–1937
Porta M, Sassi M, Cavallazzi M et al. Tourette's syndrome and role of tetrabenazine: review and personal experience. Clin Drug Investig 2008; 28: 443–459
Pringsheim T, Marras C. Pimozide for tics in Tourette's syndrome. Cochrane Database Syst Rev 2009; 2: CD006996
Robertson MM, Schnieden V, Lees AJ. Management of Gilles de la Tourette syndrome using sulpiride. Clin Neuropharmacol 1990; 13: 229–235
Roessner V, Plessen KJ, Rothenberger A et al. European clinical guidelines for Tourette syndrome and other tic disorders. Part II: pharmacological treatment. Eur Child Adolesc Psychiatry 2011; 20: 173–196

Shapiro E, Shapiro AK, Fulop G et al. Controlled study of haloperidol, pimozide and placebo for the treatment of Gilles de la Tourette's syndrome. Arch Gen Psychiatry 1989; 46: 722–730

Tourette's Syndrome Study Group. Treatment of ADHD in children with tics: a randomized controlled trial. Neurology 2002; 58: 527–536

Verdellen C, van de Griendt J, Hartmann A et al. European clinical guidelines for Tourette syndrome and other tic disorders. Part III: behavioural and psychosocial interventions. Eur Child Adolesc Psychiatry 2011; 20: 197–207

Verdellen CW, Hoogduin CA, Kato BS et al. Habituation of premonitory sensations during exposure and response prevention treatment in Tourette's syndrome. Behav Modif 2008; 32: 215–227

Wenzel C, Kleinmann A, Bokemeyer S et al. Aripiprazole for the treatment of tourette syndrome: a case series of 100 patients. J Clin Psychopharmacol 2012; 32: 548–550

Woods DW, Piacentini JC, Scahill L et al. Behavior therapy for tics in children: acute and long-term effects on psychiatric and psychosocial functioning. J Child Neurol 2011; 26: 858–865

Yoo HK, Lee JS, Paik KW et al. Open-label study comparing the efficacy and tolerability of aripiprazole and haloperidol in the treatment of pediatric tic disorders. Eur Child Adolesc Psychiatry 2011; 20: 127–135

13 Tremor

Was gibt es Neues?

Diagnostische Fortschritte
Das Fragile-X-assoziierte Tremor-Ataxie-Syndrom (FXTAS) ist eine wichtige Differenzialdiagnose zum essenziellen Tremor. Bei Männern, selten auch bei Frauen, kann hier die Kombination von Tremor und Ataxie auftreten.

Die Differenzialdiagnose zwischen dem Parkinson-Tremor und dem dystonen Tremor kann schwierig sein. Die Verwendung der FP-CIT-SPECT kann dabei helfen.

Essenzieller Tremor
Beim essenziellen Tremor hat eine erste Genom-weite Assoziationsstudie das LINGO1-Gen als möglichen Risikolokus erbracht. Unverändert fehlt aber der Nachweis für ein Gen, das einen monogenetischen essenziellen Tremor auslöst.

Einige neue Therapiestudien sind negativ verlaufen, unter anderem für Levetiracetam, Lacosamid, 3,4-Diaminopyridin und Zonisamid. Für die tiefe Hirnstimulation liegen weitere Studien vor, die Effizienz, Sicherheit und Langzeitwirksamkeit von uni- oder bilateraler Thalamusstimulation beim essenziellen Tremor belegen. Ein Verfahren zum Vergleich des therapeutischen Nutzens der einzelnen Interventionen wurde vorgeschlagen.

Aufgabenspezifische Tremores
Neben Botulinum-Toxin und Propranolol als Therapie wurden Berichte publiziert, die mit Immobilisierung und anschließendem motorischem oder sensorischem Training den Schreibtremor bessern.

Neuropathischer Tremor
Bei schwer ausgeprägtem neuropathischem Tremor wurde eine tiefe Hirnstimulation (Vim) mehrfach erfolgreich durchgeführt.

Die wichtigsten Empfehlungen auf einen Blick

- Ausreichende Evidenz für Behandlungsempfehlungen gibt es nur für den essenziellen Tremor.
- Der **verstärkte physiologische Tremor** ist häufig. Seine Ursache sollte geklärt werden.
- Die Behandlung des **essenziellen Tremors** soll mit Primidon oder Propranolol oder der Kombination erfolgen (Erstlinientherapie). Wirkung und Nebenwirkungen limitieren den Einsatz. Topiramat und Gabapentin haben bei manchen Patienten einen guten Erfolg und sollten als Zweitlinientherapie eingesetzt werden. Clonazepam und Botulinum-Toxin können als Reservepräparate erwogen werden. Die tiefe Hirnstimulation ist eine Option bei Therapieresistenz und schwer ausgeprägter Symptomatik. Beim Kopftremor und beim Stimmtremor kann Botulinum-Toxin eingesetzt werden.
- Zur Behandlung des **Parkinson-Tremors** sollen zunächst die Akinese und der Rigor medikamentös optimal eingestellt werden, was in der Regel auch den Tremor verbessert. Wenn dann noch ein Tremor verbleibt, kann mit Steigerung der dopaminergen Behandlung oder Clozapin (cave: Agranulozytose) behandelt werden. Anticholinergika können bei jüngeren Patienten ohne Gedächtnisprobleme erwogen werden (cave: Kognition). Propranolol oder Budipin sind Reservepräparate bei herzgesunden Patienten (cave: Herzrhythmusstörungen). Die tiefe Hirnstimulation (STN, nur ausnahmsweise Vim) ist wirksam und bei entsprechender Beschwerdeausprägung gerechtfertigt.
- Eine etablierte Pharmakotherapie des **zerebellären Tremors** gibt es nicht. Nach entsprechender Vorauswahl kann die thalamische Hirnstimulation erwogen werden.
- Beim **orthostatischen Tremor** können Gabapentin und mit manchmal geringerem Effekt Clonazepam und Primidon eingesetzt werden.
- Beim **dystonen Tremor** kann in Analogie zur Behandlung fokaler Dystonien mit Botulinum-Toxin behandelt werden. Dies gilt vor allem für den Kopf- und Stimmtremor. Bei dystonem Tremor im Rahmen generalisierter Dystonien können die Medikamente eingesetzt werden, die auch zur Behandlung der Dystonie herangezogen werden. Hier sollte auch die tiefe Hirnstimulation des Globus pallidus internus (GPi) erwogen werden.
- Beim **Holmes-Tremor** können Dopaminergika, Anticholinergika, Clozapin und die tiefe Hirnstimulation eingesetzt werden. Sie waren in Einzelfällen wirksam.
- Je nach Symptomen kann der **Gaumensegeltremor** mit Botulinum-Toxin behandelt werden.
- Beim **neuropathischen Tremor** steht die Behandlung der Grundkrankheit im Vordergrund. Falls dann ein Tremor verbleibt, kann ein Behandlungsversuch mit Primidon, Propranolol und Pregabalin unternommen werden. Bei schwerster Ausprägung kann die tiefe Hirnstimulation als Option erwogen werden.
- Es gibt keine etablierte Behandlung des **psychogenen Tremors**. Eine erste Antidepressiva-Studie liegt jetzt vor.

Definition und Klassifikation

Begriffsdefinition

Tremor ist definiert als unwillkürliche rhythmische Oszillation eines oder mehrerer Körperabschnitte. Der Tremor ist ein Symptom und ätiologisch heterogen. Für die Klassifikation ergeben sich daraus besondere Schwierigkeiten. Es lassen sich einerseits bestimmte häufige Krankheiten und andererseits bestimmte ätiologisch heterogene Symptomkonstellationen abgrenzen, die beide zusammen in die Klassifikation aufgenommen wurden. Die Tremorformen werden nach einem Klassifikationsvorschlag der Movement Disorder Society eingeteilt, der auch Grundlage dieser Leitlinie ist (Deuschl et al. 1998).

Klassifikation

Man unterscheidet die verschiedenen Tremorformen unter Zuhilfenahme folgender Kriterien:
- Aktivierungsbedingung (Ruhe, Aktion, Halten, ungerichtete Bewegung, Zielbewegung)
- Frequenz (niederfrequent: 2–4 Hz, mittelfrequent: 4–7 Hz, hochfrequent: > 7 Hz)
- Amplitude
- Dauer der Erkrankung
- Erblichkeit
- sonstige Symptome und anamnestische Angaben, die zur Aufklärung der Ätiologie der Grunderkrankung nützlich sind (extrapyramidale Symptome wie Rigor oder Akinese oder Polyneuropathien etc.)

Die Tremorsemiologie, die sonstigen Befunde und anamnestische Angaben lassen sich zu spezifischen Tremorsyndromen kombinieren. In erster Linie werden dazu die Aktivierungsbedingungen durch Ruhe-, Halte- und Zielbewegungen und die Frequenz des Tremors herangezogen. Eine Liste der Tremorursachen findet sich bei Deuschl et al. (2002).

Am häufigsten sind der verstärkte physiologische Tremor, der essenzielle Tremor und der Parkinson-Tremor. Eine populationsbasierte Studie bei über 50-Jährigen in Südtirol hat folgende Prävalenzen gefunden (Wenning et al. 2005): verstärkter physiologischer Tremor 9,5 %, essenzieller Tremor 3,06 %, Parkinson-Tremor 2,05 %. Diese Formen werden hier detaillierter behandelt, zu den übrigen Tremorformen werden aus Platzgründen nur Hinweise gegeben.

13.1 Verstärkter physiologischer Tremor

Epidemiologie

Die Prävalenz des verstärkten physiologischen Tremors beträgt bei über 50-Jährigen 9,5 % und ist wahrscheinlich altersabhängig.

Klinik und Diagnosekriterien

Dieser Tremor ist besonders bei Haltebedingungen deutlich sichtbar und hat eine hohe Frequenz (> 6 Hz). Die Ursache des Tremors ist meist reversibel; eine zugrunde liegende neurologische Erkrankung sollte ausgeschlossen werden.

Diese Definition umfasst viele Tremorursachen (▶ Tab. 13.1). Typisch sind Tremores durch Medikamente, endogene oder exogene Intoxikationen. In jedem Fall sollte mit der Diagnose eines verstärkten physiologischen Tremors die Ursache herausgefunden werden.

Diagnostik

In der Regel sind notwendig:
- neurologische Anamnese (insbesondere Medikamentenanamnese)
- neurologischer Status

Tab. 13.1 Häufige Ursachen des verstärkten physiologischen Tremors und der medikamentös/toxisch induzierten Tremores.

Ursachen für Tremor
Verstärkter physiologischer Tremor
• Hyperthyreose, Hyperparathyreoidismus, Hypokalzämie
• Hypoglykämie
• Niereninsuffizienz
• Vitamin-B_{12}-Mangel
• Emotionen und Stress
• Erschöpfung
• Kälte
• Drogenentzug
Medikamentös/toxisch induzierter Tremor
• Neuroleptika, Reserpin, Tetrabenazin, Metoclopramid
• Antidepressiva (v. a. trizyklische A.), Lithium
• Sympathikomimetika, Theophyllin, Steroide
• Antiarrhythmika (Amiodaron)
• Valproat
• Mexiletin, Procainamid
• Schilddrüsenhormone
• Zytostatika, Antiöstrogene (Tamoxifen)
• Immunsuppressiva (Ciclosporin A)
• Alkohol

- Laboruntersuchungen (Leberwerte, Nierenwerte, TSH, T_3, T_4, Elektrolyte)
- Elektromyogramm (Nachweis oder Ausschluss einer Asterixis)

Im Einzelfall kann eine erhebliche Ausweitung der Diagnostik erforderlich werden mit erweiterten Laboruntersuchungen (Kupfer im 24-Stunden-Urin, Coeruloplasmin, Hormone je nach klinischem Verdacht), internistischen Untersuchungen, Lokalisationsdiagnostik (CT, MRT), Lumbalpunktion.

■ Therapie

Sofern die Ursache bekannt ist, steht die kausale Therapie im Vordergrund. Falls keine Ursache bekannt ist oder keine Therapie der Grunderkrankung erforderlich wird, kann eine unspezifische Behandlung mit Propranolol (30–320 mg TD) erfolgen. Falls Propranolol relativ kontraindiziert ist, haben sich bei Tremor aufgrund einer Hyperthyreose folgende Betablocker als wirksam gezeigt (Feely u. Peden 1984):

- Atenolol 200 mg TD
- Metoprolol 200 mg TD
- Acebutolol 400 mg TD
- Oxprenolol 160 mg TD
- Nadolol 80 mg TD
- Timolol 20 mg TD

Propranolol verbessert auch den Aktionstremor operierender Ophthalmologen (Elman et al. 1998).

13.2 Medikamentös oder toxisch induzierte Tremores

■ Auslöser

Einige Medikamente können einen verstärkten physiologischen Tremor auslösen und daher ergeben sich Überschneidungen mit dem vorigen Kapitel. Andere Medikamente lösen aber einen Ruhe- oder einen Intentionstremor aus. Typischerweise gehören dazu der Ruhetremor unter Dopaminrezeptor-Blockern und der Intentionstremor unter Lithium oder einigen Kardiaka (▶ Tab. 13.1). Auch zahlreiche Toxine lösen Tremor aus.

■ Therapie

Bei medikamentös oder toxisch induziertem Tremor ist der erste Schritt immer das Ab- oder Umsetzen der auslösenden Medikation oder Noxe. Sollte dies nicht vertretbar oder danach noch weitere Behandlung erforderlich sein, sind die klinischen Charakteristika des Tremors entscheidender für die Auswahl der Medikamente als die Ätiologie. Bei überwiegendem Haltetremor ist unabhängig von der Ätiologie ein Behandlungsversuch mit Propranolol (30–120 mg TD) gerechtfertigt.

In einer offenen Studie bei Patienten mit Valproat-induziertem Tremor wurde ein guter Effekt von Acetazolamid (100–150 mg TD) und Propranolol beschrieben (Perucca 2002). Am häufigsten wird Propranolol eingesetzt. Eine Umstellung auf Slow-Release-Präparate von Valproat ist ebenfalls wirksam und kann erwogen werden (Rinnerthaler et al. 2005). Bei Ruhetremor im Rahmen eines medikamentös induzierten Parkinsonoids können Anticholinergika eingesetzt werden. Bei Haltetremor im Rahmen einer Lithium-Intoxikation werden Betablocker und Primidon empfohlen. Für den zerebellären Tremor nach schwersten Lithium-Intoxikationen gibt es keine Therapieempfehlungen. Nach Einzelerfahrungen kann man Clonazepam versuchen. Für den tardiven Tremor, einem atypischen Tremor nach Langzeitgabe von Neuroleptika, wird Tetrabenazin empfohlen. Nach Einzelerfahrungen ist auch ein Behandlungsversuch mit einer Kombination aus Propranolol und Trihexyphenidyl gerechtfertigt.

13.3 Klassischer essenzieller Tremor

■ Epidemiologie

Die Angaben zur Prävalenz des klassischen essenziellen Tremors schwanken in der Literatur stark (zwischen 0,014 und 20,5 %) abhängig von der Methodik, der geografischen Region sowie der Ethnien und Demografie der Population (Louis u. Ferreira 2010). Konservativ kann eine Häufigkeit von 0,9 % über alle Altersgruppen und von 4,6 % der über 65-Jährigen angenommen werden (Louis u. Ferreira 2010). Die Störung kann in der Jugendzeit oder erst im Alter beginnen (mittleres Erkrankungsalter ca. 40 Jahre). Bei ca. 60 % ergeben sich Hinweise für eine Vererbung. Die zugrunde liegenden genetischen Ursachen sind noch nicht identifiziert.

■ Klinik

Der klassische essenzielle Tremor ist eine oft langsam, manchmal aber auch rasch progrediente Erkrankung mit vorwiegendem Halte- und Aktionstremor. Obwohl der Haltetremor in der Regel das dominierende Symptom ist, haben ca. 50 % der Behandelten einen Zielbewegungstremor mit teilweise schwerer Behinderung. Etwa 15 % der Behandelten haben auch einen Ruhetremor. 5 % haben einen einseitigen Tremor. 50–70 % der Patienten stellen eine Reduktion der Tremorstärke nach Alkoholeinnahme fest. Die unterschiedlichen Körperregionen sind verschieden häufig betroffen: Hände 94 %, Kopf 33 %, Stimme 16 %, Gesicht 3 %, Beine 12 % und Rumpf 3 %.

13.3 Klassischer essenzieller Tremor

Obwohl die derzeit gültigen Diagnosekriterien einen unauffälligen neurologischen Befund fordern, ist akzeptiert, dass begleitend zum Tremor eine leichte Gangstörung und/oder eine diskrete Extremitätenataxie vorkommen können, allerdings keine relevante Okulomotorikstörung. Neuerdings werden nicht motorische Symptome wie eine defensive Persönlichkeitsstruktur und geringe frontale kognitive Störungen diskutiert.

In populationsbasierten Studien suchen nur etwa 25 % der Patienten einen Arzt wegen des Tremors auf (Louis et al. 1998, Lorenz et al. 2011). Diese Population ist meist schwerer betroffen und leidet stärker unter ihrem Tremor (Lorenz et al. 2011). Fast alle Patienten sind sozial eingeschränkt. Bis zu 25 % der Patienten müssen tremorbedingt ihren Beruf wechseln oder sich berenten lassen (Louis et al. 2001).

■ Diagnostik

Diagnosekriterien

Notwendige Kriterien für die Diagnose des essenziellen Tremors (Deuschl et al. 1998, Bain et al. 2000) sind:
- bilateraler, meist symmetrischer Tremor unter Halte- und Aktionsbedingungen
- Der übrige neurologische Befund ist regelrecht.
- Ein zusätzlicher oder isolierter Kopftremor kann vorkommen, jedoch ohne Hinweise auf eine kraniozervikale Dystonie.

Unterstützend für die Diagnose eines essenziellen Tremors sind folgende Kriterien:
- langer Verlauf
- positive Familienanamnese
- Besserung der Tremorstärke nach Alkoholgenuss

Folgende **Ausschlusskriterien** müssen beachtet werden:
- Ausschluss anderer neurologischer Erkrankungen, speziell der Dystonie
- Ausschluss von bekannten Ursachen eines verstärkten physiologischen Tremors, einschließlich tremorogener Medikamente oder eines Entzugssyndroms
- anamnestische oder klinische Hinweise für einen psychogenen Tremor
- plötzlicher Beginn oder schrittweise Verschlechterung des Tremors
- primärer orthostatischer Tremor
- isolierter positions- oder aufgabenspezifischer Tremor
- isolierter Zungen- oder Kinntremor
- isolierter Beintremor

Es gibt andere Diagnosekriterien, die überwiegend für wissenschaftliche Fragen genutzt werden (Bain et al. 2000, Louis et al. 2001).

Differenzialdiagnose

Die wichtigsten Differenzialdiagnosen des essenziellen Tremors sind der verstärkte physiologische Tremor, der beginnende Parkinson-Tremor, der dystone Tremor und der psychogene Tremor. Bilateralität des Tremors wird gefordert, aber eine Asymmetrie ist möglich. Falls eine sehr deutliche Seitenbetonung vorliegt, müssen jedoch durch Zusatzuntersuchungen andere Ursachen ausgeschlossen werden. Der dystone Tremor oder symptomatische Tremorursachen bei verstärktem physiologischem Tremor sind hier die häufigsten Ursachen. Beide zeigen so wie der essenzielle Tremor eine negative FP-CIT-SPECT.

Untersuchungen

Notwendig sind:
- neurologische Anamnese (insbesondere Medikamentenanamnese)
- neurologischer Status
- Laboruntersuchungen (Leberwerte, Nierenwerte, TSH, T_3, T_4, Elektrolyte)

Im Einzelfall können erforderlich sein:
- quantitative Tremoranalyse mit elektrophysiologischen Methoden
- Bildgebung (CT, MRI) bei starker Asymmetrie oder differenzialdiagnostischen Problemen
- FP-CIT-SPECT (Integrität der präsynaptischen dopaminergen Axonterminale im Striatum), selten nötig zur Abgrenzung der Parkinson-Krankheit
- erweiterte Laboruntersuchungen (je nach klinischem Verdacht)
- bei Verdacht genetische Untersuchungen zum Ausschluss anderer Erkrankungen

Bei ungewöhnlichen differenzialdiagnostischen Fragestellungen kann eine stationäre Diagnostik erforderlich sein.

■ Therapie

Es gibt mehrere aktuelle Übersichtsarbeiten und Metaanalysen zur Therapie des essenziellen Tremors (Ferreira et al. 2005, Zesiewicz et al. 2005, Deuschl et al. 2011, Zesiewicz et al. 2011). Zahlreiche geprüfte Medikamente stehen zur Verfügung. Dennoch sprechen Patienten nicht unbedingt auf die Behandlung an, da der essenzielle Tremor heterogen ist. Oft stellen Nebenwirkungen einen limitierenden Faktor dar. In Studien wird eine mittlere Wirksamkeit angegeben, die zum Teil durch apparative Messmethoden ergänzt wird. Durch entsprechende Umrechnungsfaktoren lässt sich das Ausmaß der Tremorbesserung berechnen (▶ Tab. 13.2) (Deuschl et al. 2011). Im Folgenden wird zwischen Patienten mit vorwiegendem Handtremor (der weit überwiegenden Mehrzahl) und Kopf-/Stimmtremor unterschieden.

Tab. 13.2 Behandlungsmaßnahmen bei essenziellem Handtremor (Deuschl et al. 2011).

Intervention	Dosierung	Tremorbesserung	Expertenmeinung
Propranolol	30–320 mg TD	50 %	1. Wahl
Primidon	30–500 mg TD	60 %	1. Wahl
Kombination: Propranolol + Primidon	maximal tolerierte Dosis		1. Wahl
Gabapentin	1200–2400 mg TD	39 %	2. Wahl
Topiramat	50–400 mg TD	19–41 %	2. Wahl
tiefe Hirnstimulation im Thalamus (Vim)		87–97 %	bei Versagen der medikamentösen Behandlung und schwerer Behinderung
Atenolol	50–100 mg TD	24–38 %	2. Wahl
Sotalol	80–240 mg TD	29–51 %	2. Wahl
Alprazolam	0,75–1,5 mg TD	48–60 %	2. Wahl
Clonazepam	0,75–6 mg TD	?	3. Wahl
Clozapin	Anfangstestdosis: 12,5 mg TD bei Wirksamkeit: 12,5–50 mg TD	?	3. Wahl

Therapie des Handtremors (▶ Abb. 13.1)

Empfehlungen:
- Propranolol: 30–320 mg TD (Koller 1985)
- Primidon: 30–500 mg TD (Findley et al. 1985, Gorman et al. 1986, O'Suilleabhain u. Dewey 2002)
- Kombination: Propranolol + Primidon mit maximaler tolerierter Dosis (Koller u. Royse 1986)
- Topiramat: 400–800 mg TD (Connor 2002, Frima u. Grunewald 2006, Ondo et al. 2006, Connor et al. 2008)
- Gabapentin (Monotherapie): 1200–2400 mg TD (Gironell et al. 1999)
- tiefe Hirnstimulation im Thalamus (Nucleus ventralis intermedius thalami, Vim) (Limousin et al. 1999, Schuurman et al. 2000)

Als Reservemaßnahmen können erwogen werden (Deuschl et al. 2011, Zesiewicz et al. 2011): Atenolol, Sotalol, Alprazolam, Clonazepam, Clozapin, Nadolol, Nimipidin und Botulinum-Toxin sowie auch die Thalamotomie (nur unilateral möglich wegen Dysarthrie, wird praktisch nicht mehr durchgeführt).

Für folgende Substanzen kann aufgrund unzureichender Studienlage derzeit keine Empfehlung abgegeben werden (Deuschl et al. 2011, Zesiewicz et al. 2011): Clonidin, Gabapentin als Kombinationstherapie, Glutethimid, L-Tryptophan/Pyridoxin, Metoprolol, Nicardipin, Octanol, Olanzapin, Phenobarbital, Pregabalin, Quetiapin, T2000, Theophyllin, Tiagabin und Zonisamid.

Nachgewiesenermaßen ineffektive Medikamente, die nicht empfohlen werden, sind (Deuschl et al. 2011, Zesiewicz et al. 2011): Trazodon, Acetazolamid, Amantadin, Carisbamat, Isoniazid, Levetiracetam, Pindolol, 3,4-Diaminopyridine, Methazolamid, Mirtazapin, Nifedipin, Verapamil.

Im Allgemeinen wurden die Therapiestudien bei essenziellem Tremor mit sehr geringen Patientenzahlen durchgeführt. Propranolol und Primidon alleine und in Kombination sind Mittel erster Wahl. Bei der Eindosierung von Primidon kommt es oft zu Nebenwirkungen mit Übelkeit, Schwindel, Müdigkeit, die durch eine sehr vorsichtige Eindosierung von Primidon-Saft vermieden werden können (O'Suilleabhain et al. 2002). Der Wirknachweis für Topiramat wurde in einer placebokontrollierten Phase-III-Studie erbracht (Ondo et al. 2006). Im indirekten Vergleich mit Propranolol erscheint das Ausmaß des Effekts jedoch eher gering und Nebenwirkungen (Parästhesien, Gewichtsverlust, Geschmacksbeeinträchtigung, Fatigue und Somnolenz) sind häufig. Für Gabapentin gibt es widersprüchliche Doppelblindstudien. Clonazepam soll vor allem bei essenziellem Tremor mit Intentionstremor helfen (Thompson et al. 1984). Clozapin kann manchmal wirksam sein, wenn eine Testdosis eine positive Wirkung zeigt (Pakkenberg u. Pakkenberg 1986, Ceravolo et al. 1999).

Die Hochfrequenzstimulation des ventrolateralen Thalamus (Nucleus ventralis intermedius thalami, Vim) ist in Deutschland zur Behandlung des essenziellen Tremors zugelassen. Die prinzipiell langfristige Wirksamkeit der Stimulation auf den Handtremor gilt als erwiesen, der Kopf-, Stimm- oder Zungentremor spricht nur mit bilateraler Stimulation und manchmal geringer an. Die Gefahr der stimulationsinduzierten Dysarthrophonie wächst mit steigender Reizstärke (Limousin et al. 1999). Die Überlegenheit der tiefen Hirnstimulation gegenüber der Thalamotomie in Bezug auf eine größere funktionelle Verbesserung und geringere unerwünschte Wirkungen konnte in einer randomisierten Studie nachgewiesen werden (Schuurman et al. 2000).

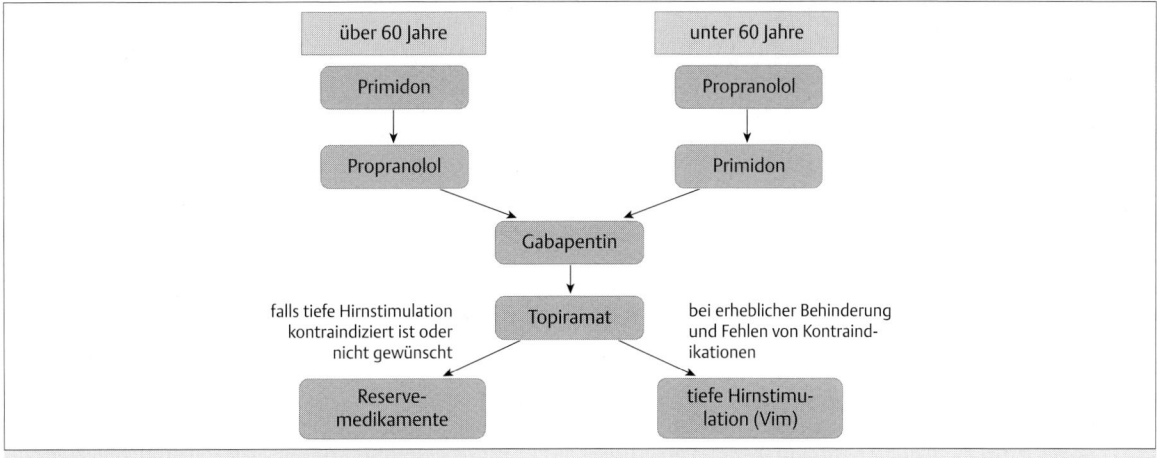

Abb. 13.1 Therapie des essenziellen Handtremors.

Therapie des Kopf-/Stimmtremors

Kopf- und Stimmtremor sprechen auf Medikamente in den publizierten sehr kleinen Medikamenten-Studien schlechter an als der Händetremor. Danach ist bei Kopftremor Propranolol (160–240 mg TD) wirksam. Primidon zeigt nach Studienlage ein schlechteres Ansprechen. Botulinum-Toxin war in einer kleinen placebokontrollierten Studie nur schwach wirksam (Pahwa et al. 1995), zeigte aber in einer offenen, apparativ kontrollierten Studie eine 60%ige Besserung (Wissel et al. 1997). Die tiefe Hirnstimulation des Vim reduzierte bei bilateraler Stimulation den Kopftremor mit Effektstärken zwischen 65 und 80 % (Deuschl et al. 2011).

Beim Stimmtremor gibt es keine aussagekräftigen Studien mit oraler Behandlung (Koller et al. 1985, Busenbark et al. 1993). Die Wirkung der Stimmlippenapplikation von Botulinum-Toxin wird in sehr kleinen Studien kontrovers beurteilt (Warrick et al. 2000, Adler et al. 2004). Dennoch lohnt sich ein Versuch durch einen speziell erfahrenen Behandler. Verbesserungen um 40–80 % zeigt die bilaterale Vim-Stimulation (Deuschl et al. 2011).

13.4 Tremor bei Parkinson-Syndromen

■ Definition und Einteilung

Ein Tremor bei Parkinson-Syndromen wird angenommen, wenn der Patient eine Parkinson-Erkrankung entsprechend den Hirnbankkriterien (Hughes et al. 1992) und irgendeine Form eines pathologischen Tremors hat (siehe Leitlinie Parkinson-Syndrome).

Bei der Parkinson-Erkrankung treten verschiedene Tremorformen auf. Deshalb wird die Diagnose des Parkinson-Syndroms als wichtigstes Kriterium für den Parkinson-Tremor eingeführt. Unabhängig davon ist aber akzeptiert, dass der Ruhetremor ein typisches Zeichen der Parkinson-Erkrankung ist (Jankovic et al. 1999). Dieser kommt sonst fast nur noch beim Holmes-Tremor und beim dystonen Tremor vor. Das Vorliegen eines unilateralen klassischen Ruhetremors ist eines der zuverlässigsten Kriterien für die Diagnose des Morbus Parkinson und hat eine diagnostische Trefferquote von über 90 %.

Die verschiedenen Varianten des Tremors werden in folgender Weise unterteilt (Deuschl et al. 1998):

▶ **Typ I, klassischer Parkinson-Tremor:** Es handelt sich dabei um einen Ruhetremor und der Patient kann zusätzlich einen posturalen oder kinetischen Tremor haben. Entscheidend ist, dass beide Tremorformen dieselbe Frequenz (Unterschied in der Frequenzanalyse < 1,5 Hz) haben. Ein reiner Ruhetremor ist häufig. Die Frequenz des reinen Ruhetremors liegt oberhalb von 4 Hz. In früheren Stadien können aber auch höhere Tremorfrequenzen bis 9 Hz nachgewiesen werden (Koller et al. 1989). Die Frequenz von Ruhetremor und Tremor unter Haltebedingungen wird als gleich betrachtet, wenn sie nicht um mehr als 1,5 Hz differiert. Typisch für den Typ-I-Tremor ist die Tremorsuppression beim Übergang von Ruhe zu Halte- oder Aktionsbewegungen.

▶ **Typ II, Ruhe- und Haltetremor unterschiedlicher Frequenz:** Bei dieser Tremorform liegt neben dem Ruhetremor ein zweiter Tremortyp mit einem Frequenzunterschied von mehr als 1,5 Hz vor. Einige Patienten haben aber eine deutliche und klinische behindernde Ausprägung dieses Haltetremors. Vielleicht handelt es sich dabei um die Kombination eines essenziellen Tremors mit einem Parkinson-Tremor. Diese Variante ist selten (< 10 % der Patienten).

▶ **Typ III, reiner Halte- und Aktionstremor:** Einige Patienten haben einen reinen Halte- und Aktionstremor mit meist höherer Frequenz > 5 Hz. Diese Tremorformen sind bei der akinetisch-rigiden Variante der Parkinson-Erkrankung häufiger (Raethjen et al. 2005). Die Patienten werden durch diese Form des Tremors meist nicht wesentlich beeinträchtigt.

▶ **Monosymptomatischer Ruhetremor:**
- reiner oder vorwiegender Ruhetremor (Phänomenologie identisch zum klassischen Parkinson-Tremor),
- die sonstigen klinischen Symptome (Bradykinese, Rigor oder Standstabilität) reichen nicht aus, um eine Parkinson-Erkrankung zu diagnostizieren, und
- Tremordauer von mindestens 2 Jahren

Die klinischen Symptome sprechen bei diesem diagnostisch schwierigen Tremor für einen Parkinson-Tremor. Es fehlen aber die Zusatzsymptome Bradykinese und Rigor. Nach PET-Untersuchungen haben diese Patienten ein dopaminerges Defizit (Brooks et al. 1992). Die Latenz bis zum Auftreten anderer klassischer Parkinson-Symptome kann viele Jahre betragen. Wahrscheinlich entwickeln aber alle Patienten im Langzeitverlauf einen Morbus Parkinson. Sollte ein dopaminerges Defizit in der FP-CIT-SPECT fehlen, muss an einen dystonen Tremor gedacht werden (Bhatia et al. 2010).

■ Diagnostik

Notwendig sind:
- neurologische Anamnese (insbesondere Medikamentenanamnese)
- neurologischer Status
- Nachweis, dass Akinese und Rigor, meist auch Tremor, auf dopaminerge Substanzen ansprechen

Im Einzelfall erforderlich sind:
- quantitative Tremoranalyse
- erweiterte Laboruntersuchungen (nach klinischem Verdacht)
- FP-CIT-SPECT

■ Therapie

Sofern eine dopaminerge Behandlung erforderlich ist, wird empfohlen, die Einstellung von Parkinson-Patienten mit den Zielsymptomen Akinese und Rigor vorzunehmen (zur Auswahl der Medikamente, Eindosierung und Kontraindikation siehe Leitlinie Parkinson-Syndrome). Erst wenn die Patienten gut eingestellt sind und dennoch ein relevanter Tremor verbleibt, sollten die in ▶ Tab. 13.3 angeführten spezifischeren Anti-Tremor-Medikamente verabreicht werden. Die Wirksamkeit der dopaminergen Medikamente auf den Tremor kann nach den vorliegenden Phase-III-Studien als gegeben angenommen werden. Die Dopaminagonisten zeigen in den Tremor-Items der Webster-Skala (für die alten Dopaminagonisten) oder auf der UPDRS (neue Dopaminagonisten) eine gute Wirksamkeit. Es gibt keine Substanz, für die eine doppelblinde Studie mit dem primären Zielkriterium Tremor durchgeführt wurde, mit Ausnahme von Pramipexol (Pogarell et al. 2002) und dem direkten Vergleich von Pramipexol und Pergolid (Navan et al. 2005), der keinen Unterschied zwischen den beiden Dopaminagonisten zeigte. Es gibt aber keinen Grund zu der Annahme, dass andere, nicht untersuchte Dopaminagonisten weniger wirksam sind. Für die Anticholinergika kann man nach einer jüngeren Cochrane-Analyse ebenfalls Wirksamkeit annehmen (Katzenschlager et al. 2003). Es sei ausdrücklich darauf verwiesen, dass Anticholinergika wegen ihrer ungünstigen Wirkung auf die Kognition bei älteren, multimorbiden oder dementen Patienten nicht gegeben werden sollten. Clozapin gehört zu den wirksamen Medikamenten in der Therapie des Parkinson-Tremors (Fischer et al. 1990, Bonuccelli et al. 1997), obwohl die Substanz für diese Indikation nicht zugelassen und wegen der möglichen Nebenwirkungen Agranulozytose und kardiale Toxizität problematisch ist.

Die tiefe Hirnstimulation gehört zu den wirksamsten Behandlungen des Parkinson-Tremors und ist bei sonst therapieresistentem Parkinson-Tremor indiziert (Tasker 1998, Schuurman et al. 2000, Follett et al. 2010). Dabei hat sich die Stimulation des Nucleus subthalamicus weitgehend durchgesetzt, weil damit auch Akinese und Rigor behandelt werden (Wenzelburger et al. 2003, Deuschl et al. 2006). Eine jüngere Studie hat mit 2-Jahres-Ergebnissen die Gleichwertigkeit von STN- und GPi-Stimulation gezeigt (Follett et al. 2010). In seltenen Fällen bei reiner Tremordominanz im höheren Lebensalter wird die Vim-

Tab. 13.3 Nicht dopaminerge Medikamente mit Wirkung auf den Parkinson-Tremor.

Substanz	Maximaldosis	Bemerkungen
Biperiden	6–12 mg TD	Anticholinergika nicht bei älteren, multimorbiden oder kognitiv eingeschränkten Patienten
Bornaprin	6–12 mg TD	
Metixen	30–60 mg TD	
Trihexyphenidyl	6–10 mg TD	
Budipin	60–90 mg TD	Die Wirksamkeit des Medikaments ist sehr gut dokumentiert (Spieker et al. 1999). Es kann aber schwere Herzrhythmusstörungen auslösen und wird daher nur noch als Reservemedikament empfohlen
Clozapin	12,5–75 mg TD	Die Wirksamkeit wurde in mehreren Studien belegt (Fischer et al. 1990, Friedman et al. 1997). Cave: Agranulozytose!
Propranolol	30–320 mg TD	signifikanter Effekt in Studien gegen Placebo, Primidon und Clonazepam (Koller u. Herbster 1987)

13.5 Andere Tremorformen

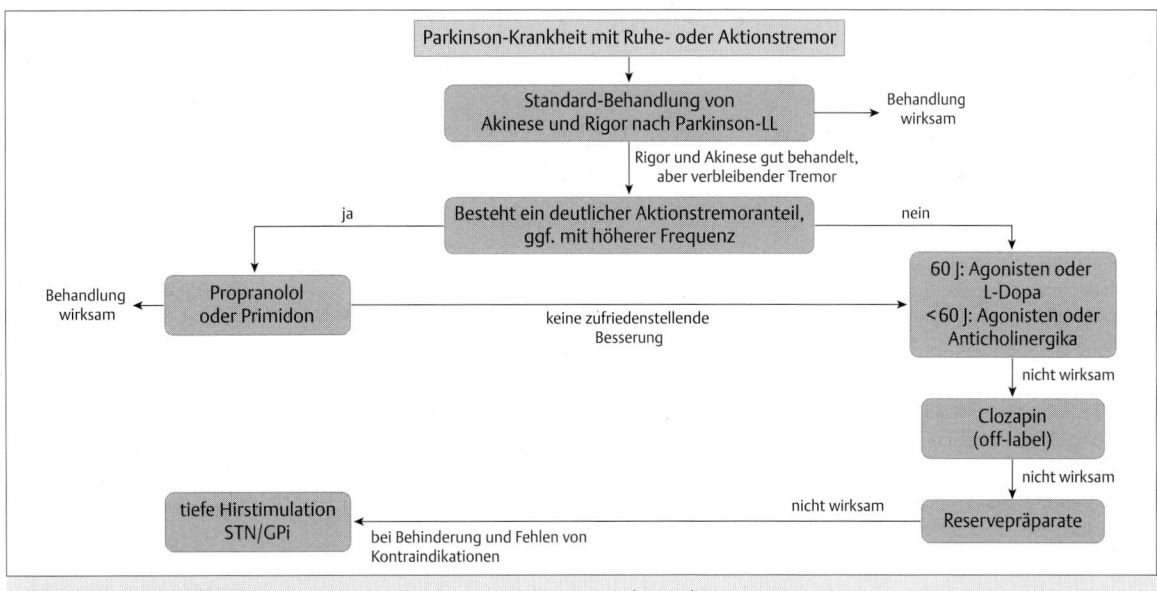

Abb. 13.2 Therapie des Parkinson-Tremors oder des monosymptomatischen Ruhetremors.

Stimulation eingesetzt, weil die Patienten nach Vim-Stimulation einen rascheren und komplikationsärmeren Wirkungseintritt haben und bei sehr langsamer Progression im hohen Alter die Spätstadien nicht mehr erleben. Die Thalamotomie sollte mit dieser Indikation nicht mehr eingesetzt werden.

Die Therapiereihenfolge ▶ Abb. 13.2 stellt eine unter den Autoren und mit dem Kompetenznetz Parkinson (siehe Leitlinie Parkinson-Syndrome) konsentierte Empfehlung dar.

13.5 Andere Tremorformen

Die nachfolgenden Tremorformen treten deutlich seltener auf. Es gibt dazu kaum Therapiestudien, die den modernen Anforderungen gerecht werden.

■ Primärer orthostatischer Tremor

Definition

Der primäre orthostatische Tremor wird von sekundären Formen abgegrenzt und ist definiert durch:
- eine subjektive Standunsicherheit, die selten auch beim Gehen auftritt. Gelegentlich können die Patienten aus dem Stand hinfallen, haben aber keine Probleme beim Sitzen oder Liegen.
- einen nahezu unauffälligen klinischen Befund bis auf die Standunsicherheit und ein gelegentlich sicht- oder tastbares hochfrequentes Zittern der Beinmuskeln
- den Nachweis eines 14–18-Hz-Musters bei elektromyografischer Ableitung der Beinmuskeln im Stehen

Epidemiologische Daten liegen nicht vor. Es handelt sich um einen zentralen Tremor. Der Oszillator liegt wahrscheinlich im Hirnstamm.

Differenzialdiagnose

Verschiedene Tremores können zu Problemen beim Stehen führen (zerebellärer Tremor, essenzieller Tremor, Parkinson-Tremor) (Leu-Semenescu et al. 2007). In diesen Fällen liegt aber immer eine niedrigere Tremorfrequenz vor. Entscheidend ist daher der elektromyografische Nachweis der hohen Tremorfrequenz. Bei 20–50 % der Patienten finden sich zusätzliche Bewegungsstörungen (Morbus Parkinson, Restless Legs) (Gerschlager et al. 2004).

Therapie

Für Gabapentin wurde in einer verblindeten, placebokontrollierten Studie mit Cross-over-Design eine Besserung von Tremor und Lebensqualität nachgewiesen (Rodrigues et al. 2006). L-Dopa war in einer offenen Studie nicht wirksam (Katzenschlager et al. 2003) und die Wirkung war auch in einer größeren Fallserie – genauso wie jene von Clonazepam und Primidon – oft unbefriedigend (Gerschlager et al. 2004). Levetiracetam ist unwirksam (Hellriegel et al. 2011).

■ Aufgaben- und positionsspezifische Tremores

Definition

Den aufgaben- oder positionsspezifischen Tremores ist das isolierte Auftreten bei hochspezialisierter motorischer Beanspruchung gemeinsam. Sie kommen daher nur bei der spezialisierten, übertrainierten Tätigkeit vor, nicht aber bei anderen motorischen Aufgaben. Am häufigsten sind der Schreibtremor und der Stimmtremor. Der primäre Schreibtremor ist dadurch charakterisiert, dass er nur beim Schreiben, aber nicht bei anderen Aufgaben mit der dominanten Hand auftritt (Bain et al. 1995). Beim isolierten Stimmtremor ist lediglich die Vokalisation (entweder Frequenz und/oder Amplitude) tremorartig moduliert, während sonst keine weiteren Körperteile einen Tremor aufweisen. Der Stimmtremor im Rahmen eines generalisierten Tremorsyndroms (z.B. bei zerebellärem Tremor oder beim essenziellen Tremor) kommt häufiger vor als der isolierte Stimmtremor. Ein dystoner Stimmtremor ist wahrscheinlich, wenn der Tremor bei emotionaler Sprachproduktion, beim Singen oder Veränderungen der Stimmhöhe sistiert. Beim essenziellen Stimmtremor kommt dies nicht vor.

Therapie

Die pharmakologische Behandlung der aufgabenspezifischen Tremores ist unbefriedigend. Selten sind Propranolol oder Primidon beim Schreibtremor wirksam. Botulinum-Toxin ist bei etwa der Hälfte der Patienten wirksam (Papapetropoulos u. Singer 2006). Ein kombiniertes Verfahren mit Ruhigstellung der Extremität und anschließendem sensorischem oder motorischem Training wurde jüngst mit Erfolg eingesetzt (Zeuner u. Hallett 2003, Zeuner et al. 2005). Spezielle Geräte sollen das Schriftbild deutlich verbessern (Espay et al. 2005). Der Stimmtremor kann nach einem Propranolol-Versuch am besten mit Botulinum-Toxin behandelt werden (Ludlow 1990, Blitzer et al. 1992). Behandlungsvorschläge für den positionsspezifischen Tremor gibt es nicht.

■ Dystoner Tremor

Definition und Diagnostik

- Tremor in einer Extremität oder einem Körperteil, das zumindest minimale Zeichen einer Dystonie aufweist
- Tremor, der meist fokal beginnt, häufig irreguläre Amplituden oder eine variable Frequenz unter 7 Hz aufweist
- Halte- und Aktionstremor, Ruhetremor selten

Dieser Tremor kommt zwar typischerweise zusammen mit einer Dystonie vor, kann aber der Manifestation der Dystonie vorausgehen. Man ist auf die klinische Diagnostik angewiesen, da es keine Möglichkeit der apparativen Diagnostik gibt (Deuschl 2003). Typisches Beispiel eines dystonen Tremors ist der dystone Kopftremor (oder der tremorartige, spasmodische Tortikollis). Besondere Varianten sind der Kinntremor mit Dystonie (Schneider u. Bhatia 2007) und der dystone Schreib- oder Sprechtremor.

Therapie

Eine etablierte orale pharmakologische Therapie des dystonen Tremors der Extremitäten und des Kopfes gibt es nicht. Die nachfolgenden Empfehlungen basieren auf Expertenmeinung:
- Trihexyphenidyl 3–15 mg TD
- Propranolol 120–240 mg TD
- Lioresal 15–60 mg TD
- Clonazepam 2–6 mg TD

Unterstellt man, dass die dystonen Tremores und die fokalen Dystonien ähnliche Ursachen haben, so kann man in Analogie die Untersuchungsergebnisse für tonische und tremorartige Bewegungsstörungen bei fokalen Dystonien heranziehen und mit der dort erarbeiteten Evidenz mit Botulinum-Toxin behandeln:
- dystoner Kopftremor (Pahwa et al. 1995)
- dystoner Handtremor (Brin et al. 2001)
- dystoner Stimmtremor (Blitzer et al. 1992, Hertegard et al. 2000)

Wenngleich die Wirksamkeit von Botulinum-Toxin für den Handtremor bestätigt ist (Brin et al. 2001), sind die Effekte nur schwach und häufig von Nebenwirkungen überschattet. Der dystone Kopftremor ist nach größeren Fallserien dagegen gut behandelbar (Zesiewicz et al. 2005) und der Stimmtremor wird in erfahrenen Zentren ebenfalls erfolgreich behandelt. Wenn der dystone Tremor im Rahmen einer generalisierten Dystonie auftritt, kann bei entsprechend schwerer Ausprägung der Dystonie die tiefe Hirnstimulation (Vim) erwogen werden (Volkmann u. Benecke 2002, Cif et al. 2003, Kupsch et al. 2006).

■ Zerebelläre Tremorsyndrome

Definition

Der zerebelläre Tremor wird synonym mit Intentionstremor verwendet und wie folgt definiert:
- reiner oder überwiegender uni- oder bilateraler Tremor bei Zielbewegungen
- Tremorfrequenz unter 5 Hz
- posturaler Tremor kann vorkommen, aber kein Ruhetremor

Der niederfrequente proximale Wackeltremor (Titubation) des Rumpfes und Kopfes mit niedriger Frequenz geht wahrscheinlich ebenfalls auf eine Funktionsstörung des

Kleinhirns zurück. Der zerebelläre Tremor ist ein symptomatischer Tremor. Zur Verwechselung führt nur der zerebellär imponierende Intentionstremor bei fortgeschrittenem essenziellem oder neuropathischem Tremor. Eine Ursachenabklärung ist daher immer notwendig. Die häufigsten Ursachen sind die Multiple Sklerose und die degenerativen Kleinhirnerkrankungen. Seltenere Ursachen siehe ▶ Tab. 13.1.

Therapie

Es gibt keine etablierte Pharmakotherapie des zerebellären Tremors. Dennoch lohnt sich der Versuch einer medikamentösen Behandlung, da einzelne Patienten gut ansprechen. Kleine Fallserien gibt es zu Clonazepam, Carbamazepin (Sechi et al. 1989), Propranolol, INH, Ondansetron (Gbadamosi et al. 2001) und Topiramat (Sechi et al. 1989).

Die Erfolge der stereotaktischen Behandlung des zerebellären Tremors sind schlechter als bei anderen Tremorformen, aber dennoch erfolgreicher als die pharmakologischen Behandlungsansätze. Die Hochfrequenzstimulation des Nucleus ventralis intermedius thalami (Vim) setzt sich als wichtigste Behandlungsform durch, obwohl die Thalamotomie bei dieser Indikation vielleicht noch eine therapeutische Nische behalten wird (Schuurman et al. 2000). Die Behandlung kommt infrage bei MS-Patienten mit fehlendem Ansprechen auf medikamentöse Therapie, stabilem Krankheitsverlauf mit einem MS-Tremor mit signifikanter Behinderung im Alltag und daraus resultierender Einschränkung der Lebensqualität (Montgomery u. Baker 1999, Schuurman et al. 2000, Hooper et al. 2002). Die Indikationsstellung sollte nur in erfahrenen Zentren erfolgen.

Als pragmatischen Behandlungsansatz kann man pharmakologische Erprobungen mit Propranolol (30–180 mg TD), Carbamazepin (400–600 mg TD), Topiramat (25–100 mg TD) und Clonazepam (1,5–6 mg TD) empfehlen. Falls darunter keine Besserung erzielt werden kann und das Ausmaß des zerebellären Tremors schwer genug ist, sollte man einen funktionell-neurochirurgischen Eingriff erwägen.

■ Holmes-Tremor und thalamischer Tremor

Definition

Folgende Kriterien charakterisieren den Holmes-Tremor
- Ruhe- und Intentionstremor. Ein posturaler Tremor kann vorkommen. Der Tremor ist oft nicht so rhythmisch wie andere Zitterformen.
- langsame Tremorfrequenz meist unter 4,5 Hz
- Wenn eine umschriebene Hirnläsion identifiziert werden kann (z.B. Hirnstamminsult), dann findet sich zwischen der Läsion und dem Auftreten des Tremors typischerweise eine Latenz (4 Wochen bis 2 Jahre).

Der thalamische Tremor tritt nach Läsionen des dorsolateralen Thalamus auf. Klinisch handelt es sich um eine wechselnd ausgeprägte Kombination aus Ruhe-, Halte-, Intentionstremor und Dystonie. Manchmal ist er klinisch vom Holmes-Tremor nicht unterscheidbar und nur die Bildgebung erlaubt die Differenzialdiagnose.

Therapie

Erfolge der Pharmakotherapie sind auch bei diesen Tremorformen selten, aber doch immer noch häufiger als beim zerebellären Tremor. Bei Einzelfällen wurde beschrieben:
- L-Dopa (< 1200 mg TD), bei Ansprechen Kombination mit Dopaminagonisten
- Trihexyphenidyl (2–12 mg TD)
- Clonazepam (0,5–4 mg TD)
- Clozapin (< 75 mg TD)
- Levetiracetam

Falls die medikamentöse Therapie nicht zum Erfolg führt und eine entsprechend schwere Behinderung besteht, gibt es Einzelfallberichte über erfolgreiche stereotaktischer Behandlungen (Vim-Stimulation oder Thalamotomie). Die Behandlung des thalamischen Tremors mit der tiefen Hirnstimulation ist besonders schwierig, da der Vim meist in der geschädigten Region liegt. Daher wurden zum Teil mit Erfolg kombinierte Stimulationen von 2 Zielregionen vorgenommen.

■ Gaumensegeltremor

Definition

Der Gaumensegeltremor wird in 2 Formen unterschieden (Deuschl et al. 1994), die unterschiedliche Symptome haben:

Der symptomatische Gaumensegeltremor ist charakterisiert durch rhythmische Gaumensegelbewegungen und häufig anderer Muskeln im Hirnnervenbereich (ein Pendelnystagmus ist häufig) oder der Extremitäten. Es liegt fast immer eine Läsion oder Degeneration im Hirnstamm oder Zerebellum mit nachfolgender olivärer Pseudohypertrophie zugrunde, die in der MRT als T2-Hyperintensität nachgewiesen werden kann. Neben umschriebenen Läsionen ist mittlerweile auch eine degenerative Variante mit Gaumensegeltremor und Ataxie beschrieben worden (Samuel et al. 2004).

Beim essenziellen Gaumensegeltremor liegt eine rhythmische Bewegung des weichen Gaumens mit Aktivität des M. tensor veli palatini vor. Die wesentliche Beschwerde der Patienten ist der Ohrklick. Andere Muskeln im Rachen können auch beteiligt sein. Extremitäten- oder Augenmuskeln sind nicht beteiligt. Eine vorangehende Hirnläsion ist nicht nachweisbar und eine oliväre Pseudohypertrophie lässt sich mittels MRT nicht nachweisen.

Diagnostik

Ursachenklärung mit allen erforderlichen neurologischen Untersuchungsmethoden (stationär oder ambulant je nach Einzelfall).

Therapie

Die Beschwerden beim symptomatischen Gaumensegeltremor entstehen in aller Regel durch die zerebelläre Funktionsstörung dieser Patienten und nicht durch die rhythmische Hyperkinese. Nur die Oszillopsien oder ein begleitender Extremitätentremor sind zu behandeln. Die Oszillopsien können durch lokale Botulinum-Toxin-Injektionen in die Augenmuskeln gemildert werden (Leigh et al. 1992). Der begleitende Tremor entspricht meist einem Holmes-Tremor (Behandlungsmöglichkeiten siehe dort).

Beim essenziellen Gaumensegeltremor ist der Ohrklick ein oft quälendes Symptom für die Patienten. Phenytoin, Carbamazepin, 5-HTP und neuerdings Sumatriptan wurden mit mäßigem und nur kurzfristigem Erfolg gegeben. Bei schwer beeinträchtigten Patienten ist die Behandlung mit Botulinum-Toxin-Injektion in den M. tensor veli palatini mittlerweile in einigen Zentren erprobt. Schluckstörungen sind dabei oft nicht zu vermeiden.

■ Tremor bei peripherer Neuropathie

Definition

Diese Entität wird angenommen, wenn ein Tremor bei einem Patienten mit einer schweren peripheren Neuropathie auftritt. Diese Tremorform ist selten und tritt vor allem bei demyelinisierenden Neuropathien, besonders bei Gammopathien und der chronischen inflammatorischen Neuropathie (CIDP) auf (Dalakas et al. 1984). Selbst nach erfolgreicher Behandlung kommt es nicht notwendig auch zu einer Besserung des Tremors. Es handelt sich meist um posturale und kinetische Tremores (Bain et al. 1996). Es wird angenommen, dass dieser Tremor auf einer gestörten Interaktion zwischen peripheren und zentralen Strukturen beruht.

Therapie

Mit der immunologischen Behandlung der Dysgammaglobulinämie kann, muss der Tremor aber nicht gebessert werden. Daher kann man im Einzelfall bei den sog. benignen Gammopathien mit Polyneuropathie auch mit dem Zielsymptom Tremor intervenieren (Immunglobuline, Plasmapherese). Der Einsatz von Propranolol kann in Einzelfällen zu einer Erleichterung führen. Bei der HMSN Typ I wurden Besserungen unter Propranolol und Alkohol berichtet. Der Einsatz von Benzodiazepinen bei neuropathischem Tremor bringt nur in seltenen Fällen Besserung. In vereinzelten Fällen wurde eine Tremorlinderung unter Pregabalin beschrieben (Alonso-Navarro et al. 2008, Coltamai et al. 2010). Drei Patienten mit Gammopathie bzw. Roussy-Levy-Syndrom wurden mit einer tiefen Hirnstimulation (Vim) erfolgreich behandelt (Ruzicka et al. 2003, Breit et al. 2009, Weiss et al. 2011).

Als pragmatischen Behandlungsansatz kann man neben der Behandlung der Grundkrankheit pharmakologische Erprobungen mit Propranolol, Primidon oder Pregabalin (30–180 mg TD) versuchen. Falls darunter keine Besserung erzielt werden kann und das Ausmaß des neuropathischen Tremors schwer genug ist, kann man einen funktionell-neurochirurgischen Eingriff erwägen.

■ Psychogener Tremor

Definition

Der psychogene Tremor hat verschiedene klinische Präsentationen (Kretschmer 1918, Raethjen et al. 2004). Die folgenden Kriterien sprechen für einen psychogenen Tremor:

- plötzlicher Beginn oder plötzliche Remissionen
- unübliche klinische Kombinationen von Ruhe-, Halte- und Intentionstremores
- Sistieren bei Ablenkung
- Abnahme der Tremoramplitude oder Veränderung der Frequenz bei Ablenkung oder bei repetitiven Willkürbewegungen der kontralateralen Hand (Entrainment-Zeichen)
- Koaktivierungszeichen des psychogenen Tremors
- anamnestische Hinweise für eine Somatisierung

Diagnostik

Die Diagnose des psychogenen Tremors ist keine Ausschlussdiagnose, sondern eine positive neurologische Diagnose, basierend auf anamnestischen Daten und klinischen Befunden. Schwierig zu diagnostizierende psychogene Tremores beruhen darauf, dass die Patienten durch Kokontraktion antagonistischer Muskeln den Klonusmechanismus der Extremitäten ausnutzen. Deshalb kommt dem Nachweis des Koaktivierungszeichens beim psychogenen Tremor besondere Bedeutung zu. Es wird geprüft, indem während des Zitterns der Tonus durch Rigorprüfung getestet wird. Beim psychogenen Tremor fällt dann bei der passiven Gelenkbewegung auf, dass die antagonistischen Muskeln gleichzeitig angespannt sind. Zur Testung auf „Entrainment" wird der Patient aufgefordert, mit der nicht zitternden Hand mit einer anderen Frequenz als der des Tremors zu klopfen. Beim essenziellen oder Parkinson-Tremor können unterschiedliche Rhythmen in beiden Händen existieren. Bei Gesunden, die Tremor imitieren, und bei einem Teil der Patienten mit psychogenem Tremor wird die Tremorfrequenz dann in diesen Klopf-Rhythmus gezogen.

Die psychiatrische Grundstörung ist (nach DSM-IV-Kriterien) in den meisten Fällen einer somatoformen oder dissoziativen (bzw. Konversions-)Störung zuzuordnen, wesentlich seltener ist die Simulation – dementsprechend führt eine Berentung in der Regel auch nicht zu einer Besserung des Tremors. In vielen Fällen wird allerdings auch nach eingehender psychiatrischer Exploration keine erklärende psychische Störung aufgedeckt, ohne dass dies jedoch die Diagnose eines psychogenen Tremors ausschließt.

Therapie

Bei jüngeren Patienten und kurzer Erkrankungsdauer ist die Prognose günstiger. Bei entsprechendem Verdacht sollte frühzeitig auf die Möglichkeit einer psychischen Ursache und die hieraus resultierenden Behandlungsmöglichkeiten hingewiesen werden (Gupta u. Lang 2009). Psychotherapeutische Behandlungsmaßnahmen (z. B. kognitive Verhaltenstherapie, tiefenpsychologisch fundierte Psychotherapie) sollten eigentlich im Vordergrund stehen. Sie werden aber nur von einem Teil dieser Patientengruppe angenommen. Von einigen Kliniken wird ein fallbezogenes integriertes neurologisch-psychiatrisches Behandlungskonzept angeboten, das Gesprächspsychotherapie und medikamentöse Behandlungsmaßnahmen umfasst. Eine erste Studie mit Antidepressiva hat einen signifikanten Einfluss gezeigt (Voon u. Lang 2005). Zwei weitere nicht kontrollierte Studien zeigten einen potenziellen Nutzen von Psychotherapie (Raff et al. 2006) sowie mildem körperlichem Training (Dallocchio et al. 2010). Den Patienten kann außerdem ein motorischer Umlernprozess angeboten werden. Dabei sollte die Krankengymnastik systematische dekontrahierende Maßnahmen einsetzen. Zusätzlich kann die zeitweise Betablocker-Behandlung (Propranolol 30–180 mg TD) zur Reduktion des Klonusmechanismus nützlich sein. Auf diesem Gebiet sind systematische Therapiestudien dringend erforderlich.

■ Selbsthilfegruppen (Adressen)

Essenzieller Tremor: www.tremor.org
Deutsche Parkinson Vereinigung: parkinsonv@aol.com

■ Redaktionskomitee

Prof. Dr. Günter Deuschl, Neurologische Klinik der Christian-Albrechts-Universität Kiel
Dr. Kirn Kessler, Neuro-Centrum am Kreiskrankenhaus, Grevenbroich
Prof. Dr. Werner Poewe, Universitäts-Klinik für Neurologie, Medizinische Universität Innsbruck
Prof. Dr. Jörg B. Schulz, Abteilung Neurodegeneration und Neurorestaurationsforschung, Universität Göttingen
Prof. Dr. Alfons Schnitzler, Neurologische Klinik der Universität Düsseldorf
Dr. Petra Schwingenschuh, Universitätsklinik für Neurologie, Medizinische Universität Graz
PD Dr. Sybille Spieker, Neurologische Klinik, Städtisches Klinikum Dessau
Dr. Francois J. G. Vingerhoets, Service de Neurologie, Département des Neurosciences cliniques, Lausanne

Federführend: Prof. Dr. Günter Deuschl, Neurologische Klinik der Christian-Albrechts-Universität Kiel, Schittenhelmstraße 10, 24105 Kiel
E-Mail: g.deuschl@neurologie.uni-kiel.de

Entwicklungsstufe der Leitlinie: S1

■ Literatur

Adler CH, Bansberg SF, Hentz JG et al. Botulinum toxin type A for treating voice tremor. Arch Neurol 2004; 61: 1416–1420
Alonso-Navarro H, Fernandez-Diaz A, Martin-Prieto M et al. Tremor associated with chronic inflammatory demyelinating peripheral neuropathy: treatment with pregabalin. Clin Neuropharmacol 2008; 31: 241–244
Bain P, Brin M, Deuschl G et al. Criteria for the diagnosis of essential tremor. Neurology 2000; 54 (Suppl. 4): S7
Bain PG, Britton TC, Jenkins IH et al. Tremor associated with benign IgM paraproteinaemic neuropathy. Brain 1996; 119: 789–799
Bain PG, Findley LJ, Britton TC et al. Primary writing tremor. Brain 1995; 116: 203–209
Bhatia K, Schneider SA, Silveira-Moriyama L et al. Distinguishing SWEDDs patients with asymmetric resting tremor from Parkinson's disease: a clinical and electrophysiological study. J Neurol Neurosurg Psychiatry 2010; 81: e22
Blitzer A, Brin MF, Stewart C et al. Abductor laryngeal dystonia: a series treated with botulinum toxin. Laryngoscope 1992; 102: 163–167
Bonuccelli U, Ceravolo R, Salvetti S et al. Clozapine in Parkinson's disease tremor. Effects of acute and chronic administration. Neurology 1997; 49: 1587–1590
Breit S, Wachter T, Schols L et al. Effective thalamic deep brain stimulation for neuropathic tremor in a patient with severe demyelinating neuropathy. J Neurol Neurosurg Psychiatry 2009; 80: 235–236
Brin MF, Lyons KE, Doucette J, Adler CH et al. A randomized, double masked, controlled trial of botulinum toxin type A in essential hand tremor. Neurology 2001; 56: 1523–1528
Brooks DJ, Playford ED, Ibanez V et al. Isolated tremor and disruption of the nigrostriatal dopaminergic system: an 18F-dopa PET study. Neurology 1992; 42: 1554–1560
Busenbark K, Pahwa R, Hubble J et al. Double-blind controlled study of methazolamide in the treatment of essential tremor. Neurology 1993; 43: 1045–1047 [published erratum in Neurology 1993; 43: 1910]
Ceravolo R, Salvetti S, Piccini P et al. Acute and chronic effects of clozapine in essential tremor. Mov Disord 1999; 14: 468–472
Cif L, El Fertit H, Vayssiere N et al. Treatment of dystonic syndromes by chronic electrical stimulation of the internal globus pallidus. J Neurosurg Sci 2003; 47: 52–55
Coltamai L, Magezi DA, Croquelois A. Pregabalin in the treatment of neuropathic tremor following a motor axonal form of Guillain-Barre syndrome. Mov Disord 2010; 25: 517–519
Connor GS. A double-blind placebo-controlled trial of topiramate treatment for essential tremor. Neurology 2002; 59: 132–134
Connor GS, Edwards K, Tarsy D. Topiramate in essential tremor: findings from double-blind, placebo-controlled, crossover trials. Clin Neuropharmacol 2008; 31: 97–103
Dalakas MC, Teravainen H, Engel WK. Tremor as a feature of chronic relapsing and dysgammaglobulinemic polyneuropathies. Incidence and management. Arch Neurol 1984; 41: 711–714
Dallocchio C, Arbasino C, Klersy C et al. The effects of physical activity on psychogenic movement disorders. Mov Disord 2010; 25: 421–425
Deuschl G. Dystonic tremor. Rev Neurol (Paris) 2003; 159: 900–905

Deuschl G, Bain P, Brin M. Consensus statement of the Movement Disorder Society on Tremor. Ad Hoc Scientific Committee. Mov Disord 1998; 13 (Suppl. 3): 2–23

Deuschl G, Raethjen J, Hellriegel H et al. Treatment of patients with essential tremor. Lancet Neurol 2011; 10: 148–161

Deuschl G, Schade-Brittinger C, Krack P et al. A randomized trial of deep-brain stimulation for Parkinson's disease. N Engl J Med 2006; 355: 896–908

Deuschl G, Toro C, Valls-Sole J et al. Symptomatic and essential palatal tremor. 1. Clinical, physiological and MRI analysis. Brain 1994; 117: 775–788

Deuschl G, Volkmann J. Tremors: Differential diagnosis, pathophysiology and therapy. In: Jankovic J, Tolosa E. Parkinson's Disease and Movement Disorders. Philadelphia: Lippicott & Wiliams; 2002: 240–255

Elman MJ, Sugar J, Fiscella R et al. The effect of propranolol versus placebo on resident surgical performance. Trans Am Ophthalmol Soc 1998; 96: 283–291; discussion 291–284

Espay AJ, Hung SW, Sanger TD et al. A writing device improves writing in primary writing tremor. Neurology 2005; 64: 1648–1650

Feely J, Peden N. Use of beta-adrenoceptor blocking drugs in hyperthyroidism. Drugs 1984; 27: 425–446

Ferreira J, Sampaio C. Essential tremor. Clin Evid 2005; 13: 1608–1621

Findley LJ, Cleeves L, Calzetti S. Primidone in essential tremor of the hands and head: a double blind controlled clinical study. J Neurol Neurosurg Psychiatry 1985; 48: 911–915

Fischer PA, Baas H, Hefner R. Treatment of parkinsonian tremor with clozapine. J Neural Transm Park Dis Dement Sect 1990; 2: 233–238

Follett KA, Weaver FM, Stern M et al. Pallidal versus subthalamic deep-brain stimulation for Parkinson's disease. N Engl J Med 2010; 362: 2077–2091

Friedman JH, Koller WC, Lannon MC et al. Benztropine versus clozapine for the treatment of tremor in Parkinson's disease. Neurology 1997; 48: 1077–1081

Frima N, Grunewald RA. A double-blind, placebo-controlled, crossover trial of topiramate in essential tremor. Clin Neuropharmacol 2006; 29: 94–96

Gbadamosi J, Buhmann C, Moench A et al. Failure of ondansetron in treating cerebellar tremor in MS patients – an open-label pilot study. Acta Neurol Scand 2001; 104: 308–311

Gerschlager W, Munchau A, Katzenschlager R et al. Natural history and syndromic associations of orthostatic tremor: a review of 41 patients. Mov Disord 2004; 19: 788–795

Gironell A, Kulisevsky J, Barbanoj M et al. A randomized placebo-controlled comparative trial of gabapentin and propranolol in essential tremor. Arch Neurol 1999; 56: 475–480

Gorman WP, Cooper R, Pocock P et al. A comparison of primidone, propranolol, and placebo in essential tremor, using quantitative analysis. J Neurol Neurosurg Psychiatry 1986; 49: 64–68

Gupta A, Lang AE. Psychogenic movement disorders. Curr Opin Neurol 2009; 22: 430–434

Hellriegel H, Raethjen J, Deuschl G et al. Levetiracetam in primary orthostatic tremor: a double-blind placebo-controlled crossover study. Mov Disord 2011; 26: 2431–2434

Hertegard S, Granqvist S, Lindestad PA. Botulinum toxin injections for essential voice tremor. Ann Otol Rhinol Laryngol 2000; 109: 204–209

Hooper J, Taylor R, Pentland B et al. A prospective study of thalamic deep brain stimulation for the treatment of movement disorders in multiple sclerosis. Br J Neurosurg 2002; 16: 102–109

Hughes AJ, Daniel SE, Kilford L et al. Accuracy of clinical diagnosis of idiopathic Parkinson's disease: a clinico-pathological study of 100 cases. J Neurol Neurosurg Psychiatry 1992; 55: 181–184

Jankovic J, Schwartz KS, Ondo W. Re-emergent tremor of Parkinson's disease. J Neurol Neurosurg Psychiatry 1999; 67: 646–650

Katzenschlager R, Costa D, Gerschlager W et al. [123I]-FP-CIT-SPECT demonstrates dopaminergic deficit in orthostatic tremor. Ann Neurol 2003; 53: 489–496

Koller W, Graner D, Mlcoch A. Essential voice tremor: treatment with propranolol. Neurology 1985; 35: 106–108

Koller WC. Long-acting propranolol in essential tremor. Neurology 1985; 35: 108–110

Koller WC, Herbster G. Adjuvant therapy of parkinsonian tremor. Arch Neurol 1987; 44: 921–923

Koller WC, Royse VL. Efficacy of primidone in essential tremor. Neurology 1986; 36: 121–124

Koller WC, Vetere-Overfield B, Barter R. Tremors in early Parkinson's disease. Clin Neuropharmacol 1989; 12: 293–297

Kretschmer E. Die Gesetze der willkürlichen Reflexverstärkung in ihrer Bedeutung für das Hysterie- und Simulationsproblem. Zschr Ges Neurol Psychiat 1918; 41: 354–385

Kupsch A, Benecke R, Muller J et al. Pallidal deep-brain stimulation in primary generalized or segmental dystonia. N Engl J Med 2006; 355: 1978–1990

Leigh RJ, Tomsak RL, Grant MP et al. Effectiveness of botulinum toxin administered to abolish acquired nystagmus. Ann Neurol 1992; 32: 633–642

Leu-Semenescu S, Roze E, Vidailhet M et al. Myoclonus or tremor in orthostatism: an under-recognized cause of unsteadiness in Parkinson's disease. Mov Disord 2007; 22: 2063–2069

Limousin P, Speelman JD, Gielen F et al. Multicentre European study of thalamic stimulation in parkinsonian and essential tremor. J Neurol Neurosurg Psychiatry 1999; 66: 289–296

Lorenz D, Poremba C, Papengut F et al. The psychosocial burden of essential tremor in an outpatient- and a community-based cohort. Eur J Neurol 2011; 18: 972–979

Louis ED, Barnes L, Albert SM et al. Correlates of functional disability in essential tremor. Mov Disord 2001; 16: 914–920

Louis ED, Ferreira JJ. How common is the most common adult movement disorder? Update on the worldwide prevalence of essential tremor. Mov Disord 2010; 25: 534–541

Louis ED, Ford B, Frucht S et al. Evidence for familial aggregation of tremor in normal individuals. Neurology 2001; 57: 110–114

Louis ED, Ford B, Wendt KJ et al. Clinical characteristics of essential tremor: data from a community-based study. Mov Disord 1998; 13: 803–808

Ludlow CL. Treatment of speech and voice disorders with botulinum toxin. J Am Med Ass 1990; 264: 2671–2675

Montgomery EB jr, Baker KB et al. Chronic thalamic stimulation for the tremor of multiple sclerosis. Neurology 1999; 53: 625–628

Navan P, Findley LJ, Undy MB et al. A randomly assigned double-blind cross-over study examining the relative anti-parkinsonian tremor effects of pramipexole and pergolide. Eur J Neurol 2005; 12: 1–8

O'Suilleabhain P, Dewey RB jr. Randomized trial comparing primidone initiation schedules for treating essential tremor. Mov Disord 2002; 17: 382–386

Ondo WG, Jankovic J, Connor GS et al. Topiramate in essential tremor: a double-blind, placebo-controlled trial. Neurology 2006; 66: 672–677

Pahwa R, Busenbark K, Swanson-Hyland EF et al. Botulinum toxin treatment of essential head tremor. Neurology 1995; 45: 822–824

Pakkenberg H, Pakkenberg B. Clozapine in the treatment of tremor. Acta Neurol Scand 1986; 73: 295–297

Papapetropoulos S, Singer C. Treatment of primary writing tremor with botulinum toxin type a injections: report of a case series. Clin Neuropharmacol 2006; 29: 364–367

Perucca E. Pharmacological and therapeutic properties of valproate: a summary after 35 years of clinical experience. CNS Drugs 2002; 16: 695–714

Pogarell O, Gasser T, van Hilten JJ et al. Pramipexole in patients with Parkinson's disease and marked drug resistant tremor: a randomised, double blind, placebo controlled multicentre study. J Neurol Neurosurg Psychiatry 2002; 72: 713–720

Raethjen J, Kopper F, Govindan RB et al. Two different pathogenetic mechanisms in psychogenic tremor. Neurology 2004; 63: 812–815

Raethjen J, Pohle S, Govindan RB et al. Parkinsonian action tremor: interference with object manipulation and lacking levodopa response. Exp Neurol 2005; 194: 151–160

Raff U, Hutchinson M, Rojas GM et al. Inversion recovery MRI in idiopathic Parkinson disease is a very sensitive tool to assess neurodegeneration in the substantia nigra: preliminary investigation. Acad Radiol 2006; 13: 721–727

Rinnerthaler M, Luef G, Mueller J et al. Computerized tremor analysis of valproate-induced tremor: a comparative study of controlled-release versus conventional valproate. Epilepsia 2005; 46: 320–323

Rodrigues JP, Edwards DJ, Walters SE et al. Blinded placebo crossover study of gabapentin in primary orthostatic tremor. Mov Disord 2006; 21: 900–905

Ruzicka E, Jech R, Zarubova K et al. VIM thalamic stimulation for tremor in a patient with IgM paraproteinaemic demyelinating neuropathy. Mov Disord 2003; 18: 1192–1195

Samuel M, Torun N, Tuite PJ et al. Progressive ataxia and palatal tremor (PAPT): clinical and MRI assessment with review of palatal tremors. Brain 2004; 127: 1252–1268

Schneider SA, Bhatia KP. The entity of jaw tremor and dystonia. Mov Disord 2007; 22: 1491–1495

Schuurman PR, Bosch DA, Bossuyt PM et al. A comparison of continuous thalamic stimulation and thalamotomy for suppression of severe tremor. N Engl J Med 2000; 342: 461–468

Sechi GP, Zuddas M, Piredda M et al. Treatment of cerebellar tremors with carbamazepine: a controlled trial with long-term follow-up. Neurology 1989; 39: 1113–1115

Spieker S, Eisebitt R, Breit S et al. Tremorlytic activity of budipine in Parkinson's disease. Clin Neuropharmacol 1999; 22: 115–119

Tasker RR. Deep brain stimulation is preferable to thalamotomy for tremor suppression. Surg Neurol 1998; 49: 145–153; discussion 153–144

Thompson C, Lang A, Parkes JD et al. A double-blind trial of clonazepam in benign essential tremor. Clin Neuropharmacol 1984; 7: 83–88

Volkmann J, Benecke R. Deep brain stimulation for dystonia: patient selection and evaluation. Mov Disord 2002; 17 (Suppl. 3): S112–S115

Voon V, Lang AE. Antidepressant treatment outcomes of psychogenic movement disorder. J Clin Psychiatry 2005; 66: 1529–1534

Warrick P, Dromey C, Irish JC et al. Botulinum toxin for essential tremor of the voice with multiple anatomical sites of tremor: a crossover design study of unilateral versus bilateral injection. Laryngoscope 2000; 110: 1366–1374

Weiss D, Govindan RB, Rilk A et al. Central oscillators in a patient with neuropathic tremor: evidence from intraoperative local field potential recordings. Mov Disord 2011; 26: 323–327

Wenning GK, Kiechl S, Seppi K et al. Prevalence of movement disorders in men and women aged 50–89 years (Bruneck Study cohort): a population-based study. Lancet Neurol 2005; 4: 815–820

Wenzelburger R, Kopper F, Zhang BR et al. Subthalamic nucleus stimulation for Parkinson's disease preferentially improves akinesia of proximal arm movements compared to finger movements. Mov Disord 2003; 18: 1162–1169

Wissel J, Masuhr F, Schelosky L et al. Quantitative assessment of botulinum toxin treatment in 43 patients with head tremor. Mov Disord 1997; 12: 722–726

Zesiewicz TA, Elble R, Louis ED et al. Practice parameter: therapies for essential tremor: report of the Quality Standards Subcommittee of the American Academy of Neurology. Neurology 2005; 64: 2008–2020

Zesiewicz TA, Elble RJ, Louis ED et al. Evidence-based guideline update: Treatment of essential tremor: Report of the Quality Standards Subcommittee of the American Academy of Neurology. Neurology 2011; 77: 1752–1755

Zeuner KE, Hallett M. Sensory training as treatment for focal hand dystonia: a 1-year follow-up. Mov Disord 2003; 18: 1044–1047

Zeuner KE, Shill HA, Sohn YH et al. Motor training as treatment in focal hand dystonia. Mov Disord 2005; 20: 335–341

14 Morbus Wilson

Was gibt es Neues?

Pathogenese
- Gegenwärtig sind mehr als 350 Mutationen im Wilson-Gen bekannt (Datenbank: http://www.wilsondisease.med.ualberta.ca/database.asp), eine gesicherte Genotyp-Phänotyp-Korrelation wurde nicht gefunden.
- Das Wilson-Protein ATP7B fungiert als intrazellulärer Kupfertransporter mit kupferspiegelabhängiger Modifikation seiner Aktivität.

Verlaufskontrolle
Bildgebende (cMRT, FDG-PET, FP-CIT-, IBZM-SPECT, Abdomensonografie) und elektrophysiologische Diagnostik (FAEP, MEP, EEG) sollten mit in die Verlaufskontrolle einbezogen werden. Nach einer Ausgangsuntersuchung bei Beginn der Therapie erfolgt die erste Kontrolle nach 2 Jahren. Im weiteren Verlauf genügt eine cMRT-Kontrolle nach 4–6 Jahren bzw. sofort bei neurologischer Verschlechterung. Sie dient dabei auch dem differenzialdiagnostischen Ausschluss anderer hirnorganischer Prozesse.

Therapie
- Bei fulminantem Leberversagen wurde die Albumindialyse mit dem MARS-System („molecular adsorbent recycling system") zum „bridging" bis zur Lebertransplantation eingesetzt.
- Zinksalze sind nach neueren Studien bei hepatischem Verlauf problematisch, eine Chelatortherapie ist günstiger.

Die wichtigsten Empfehlungen auf einen Blick

- Jede unklare nicht infektiöse Lebersymptomatik und jede unklare extrapyramidale Bewegungsstörung insbesondere bis zum 45. Lebensjahr sollten zum differenzialdiagnostischen Ausschluss eines Morbus Wilson veranlassen.
- Frühzeitiger Therapiebeginn und lebenslange Kontrolle (Kupferstoffwechsel ca. 1- bis 2-jährlich) sind erforderlich.
- Ein Familien-Screening eines diagnostizierten Wilson-Patienten ist notwendig und betrifft alle Geschwister (Risiko ca. 25 %) und Kinder (Risiko ca. 0,5 %).
- Ab einem Alter von 4–5 Jahren erfolgt im Allgemeinen die Diagnostik bei Verdacht bzw. positiver Familienanamnese.
- Keine Unterbrechung der entkupfernden Therapie in der Schwangerschaft; Dosisreduzierung auf 2/3 im letzten Trimenon.
- Unter einer D-Penicillamin-Therapie (DPA) ist das Stillen nicht empfehlenswert.
- Idealerweise vor geplanter Schwangerschaft Umstellung auf eine Zinkmedikation.
- DPA ist das Mittel der Wahl zur Initialtherapie bei hepatisch und neurologisch symptomatischen Patienten, alternativ Trientine.
- Eine Pyridoxinsubstitution (20 mg pro Tag) ist bei DPA-Medikation erforderlich.
- Präsymptomatische Patienten erhalten von Beginn an eine Zinkmedikation.
- Bei fulminantem Leberversagen besteht in der Regel die Indikation zur Lebertransplantation; diese ist oft die einzige lebensrettende Option (High Urgent Indikation bei Eurotransplant).

■ Einführung

Nur die rechtzeitige Diagnosestellung und Therapieanleitung kann den Stoffwechseldefekt beim Morbus Wilson kompensieren und klinische Symptomfreiheit erreichen. Besonders die Therapieeinleitung bedarf Erfahrung, um endogene Kupferintoxikationen, aber auch Medikamentennebenwirkungen zu vermeiden.

■ Definition und Klassifikation

Begriffsdefinition und Nosografie

Der Morbus Wilson (Synonyme: hepatolentikuläre Degeneration, Pseudosklerose Westphal) ist eine autosomal-rezessive Störung des hepatischen Kupferstoffwechsels, die zu einer gestörten biliären Kupferexkretion und zu einem verminderten Einbau von Kupfer in Coeruloplasmin führt. Samuel A. K. Wilson gebührt das Verdienst, erstmals klinische und pathoanatomische Befunde am Linsenkern als Krankheitsentität einer „progressiven lentikulären Degeneration" beschrieben zu haben. Infolge toxischer Kupferakkumulation, vorrangig in Leber und Gehirn, geht die Erkrankung mit einer hepatischen und/

Tab. 14.1 Symptome des Morbus Wilson.

Organsystem	Symptomatik
Leber	• asymptomatische Hepatomegalie und Transaminasenanstieg • isolierte Splenomegalie, Hepatosplenomegalie, Abdominalschmerz • chronische Transaminasenerhöhung • Fettleber • akute Hepatitis • chronisch-aktive Hepatitis • Leberzirrhose (ggf. mit portaler Hypertension), Aszites, Ikterus • fulminantes Leberversagen

Nervensystem	• pseudosklerotische Verlaufsform mit:
	  – Tremor (Ruhe-, Halte-, Intentionstremor, flapping Tremor)
	  – skandierender Dysarthrie, zerebellärer Ataxie, Nystagmus
	• pseudoparkinsonistische Verlaufsform mit:
	  – Hypo-/Bradykinese, Rigidität, Dysarthrie, Tremor
	• arrhythmisch-hyperkinetische Verlaufsform mit:
	  – choreoathetoider Dyskinesie, Dystonie
	• sonstige neurologische Befunde:
	  – Schreib-/Feinmotorikstörung
	  – Dysphagie mit Pseudohypersalivation
	  – Gangstörung, selten Spastik
	  – selten epileptische Anfälle

Psyche	• Persönlichkeitsstörung (Affekt und Impulskontrolle) • kognitive Störung • Verhaltensstörung • Depression • Psychose
Nieren	• renal tubuläre Azidose (bis Fanconi-Syndrom) • proximale und/oder distale tubuläre Dysfunktion (Aminoazidurie, Hyperphosphaturie, Hyperkalzurie, Glukosurie, K-Verlust, Urikosurie, Bicarbonatmangel) • Urolithiasis • Peptidurie, Proteinurie
Augen	• Kayser-Fleischer-Kornealring • Hemeralopie (kasuistisch) • selten Sonnenblumenkatarakt
Herz	• EKG-Veränderungen • Arrhythmie • Kardiomyopathie • autonome Dysfunktion
Gastrointestinaltrakt	• exokrine Pankreasinsuffizienz, Pankreatitis • Cholelithiasis • spontane bakterielle Peritonitis
Muskel/Skelett	• kupferinduzierte Rhabdomyolyse • hypokaliämische Muskelschwäche • Osteoporose/Osteomalazie • Osteochondritis dissecans • Vitamin-D-resistente Rachitis • Arthritis/Arthralgie • degenerative Wirbelsäulenveränderungen
Endokrinium	• Amenorrhö, testikuläre Dysfunktion • selten Hypoparathyreoidismus • Abort
Hämatologisch	• Sekundärschäden der Lebererkrankung (Koagulopathie), des Hypersplenismus (Leukopenie, Thrombozytopenie) • Coombs-negative Hämolyse, Anämie
Haut	• selten azurblaue Lunulae • Acanthosis nigrans • Hyperpigmentation • Spider-Nävi

oder neurologischen Symptomatik einher und verläuft unbehandelt tödlich. Mit den zur Verfügung stehenden Medikamenten ist eine effiziente symptomatische Therapie der Stoffwechselstörung möglich, die aber einer fortgesetzten Kontrolle bedarf.

Die Krankheit zeigt eine große Heterogenität bezüglich des Schweregrades und der Ausbildung verschiedener Symptome. Das Manifestationsalter wird zwischen dem 5. und 45. Lebensjahr mit einem Häufigkeitsgipfel zwischen dem 13. und 24. Lebensjahr angegeben (Lößner et al. 1990, Roberts u. Cox 1998). In ▶ Tab. 14.1 sind die möglichen klinischen Manifestationen an den Organsystemen zusammengefasst.

Häufig tritt zwischen dem 5. und 10. Lebensjahr eine transiente Lebersymptomatik mit Transaminasenanstieg, diskretem Ikterus, Leistungsminderung und Abgeschlagenheit auf. Das Ausmaß der Leberschädigung ist sehr variabel. Auch ein plötzlich einsetzendes Leberversagen ist möglich (▶ Tab. 14.1). Der Verlauf wird entscheidend durch eine rechtzeitige und konsequente lebenslange Therapie beeinflusst. Sowohl die Verhinderung des Symptomausbruchs und der Progredienz als auch eine partielle Reversibilität sind möglich. Als Restzustand bleibt ein Leberstrukturumbau im Sinne einer Fibrose bzw. Leberzirrhose mit leichter bis mäßiger Leberfunktionsminderung zurück. Unzureichende oder fehlende Behandlung führt zu progredienter Leberzirrhose.

Erst später, nach dem 10. Lebensjahr, kommt es zur neurologischen Manifestation. Die vorrangig extrapyramidalmotorische Symptomatik ist von basalganglionären und zerebellären Befunden gekennzeichnet (▶ Tab. 14.1). Psychopathologische Veränderungen können das klinische Erscheinungsbild unterschiedlich stark mit prägen. Sie korrelieren mehr mit dem Auftreten neurologischer als mit dem Vorliegen hepatischer Symptome (Medalia u. Scheinberg 1989) und sind selten der initiale Befund (Sahoo et al. 2010).

Verlaufstypen

Der Krankheitsverlauf kann in ein präklinisches (asymptomatisches) und klinisches (symptomatisches) Stadium unterteilt werden. Als episodische Frühmanifestationen treten hämolytische und hepatisch-ikterische Schübe sowie eine unklare Anämie, Leukopenie oder Thrombozytopenie auf (Stremmel et al. 1990). Frühsymptome seitens des Zentralnervensystems sind psychische Auffälligkeiten und passagere neurologische Symptome wie Tremor, Schreib-, Schluck- und Sprechstörungen.

Hinsichtlich der klinischen Manifestation wird zwischen einer nicht neurologischen (klinisch asymptomatischer sowie hepatischer Verlaufstyp) und neurologischen Verlaufsform unterschieden. Die Ursache für das Vorliegen einer bestimmten Verlaufsform mit jeweils vorwiegend internistischer, neurologischer oder psychiatrischer bzw. kombinierter Symptomatik ist bislang ungeklärt. Eine gesicherte Genotyp-/Phänotyp-Korrelation wurde bisher nicht gefunden (Hermann et al. 2002a, Hermann et al. 2006, Leggio et al. 2006).

Bei Manifestation bis zur Pubertät überwiegt die hepatische Symptomatik, zum Teil in Kombination mit einer leichten Hämolyse, nach der Pubertät die zentralnervöse Störung mit dysarthrischen, extrapyramidalen und seltener psychischen Erscheinungsformen (Scheinberg u. Sternlieb 1984, Saito 1987). Eine primär neurologische Manifestation des Morbus Wilson tritt als Parkinson-Syndrom, choreoathetoide Dyskinesie, Dystonie und/oder zerebelläres Syndrom in Erscheinung. Pyramidenbahnzeichen werden selten gefunden, sensible Störungen nie.

Psychiatrische Symptome sind sehr variabel und umfassen Persönlichkeitsveränderungen, kognitive Störungen unterschiedlicher Ausprägung bis zur Demenz und Depression bis zu psychotischen Symptomen. In fast 10% der Fälle manifestiert sich der Morbus Wilson mit psychiatrischen Symptomen (Marsden 1987, Hefter 1994, Lin et al. 2006).

Mit dem Überschreiten der Speicherkapazität der Leber wird wahrscheinlich „freies Kupfer" meist allmählich abgegeben. Kommt es zu einer raschen Freisetzung infolge massiven Hepatozytenuntergangs, entspricht das klinische Bild einem akut verlaufenden Morbus Wilson mit chronisch aktiver (Virus-negativer) Hepatitis und akuter (Coombs-negativer) Hämolyse. In diesem Stadium kann auch ein fulminantes Leberversagen auftreten. Im Verlauf bildet sich durch chronischen Zelluntergang, Entzündung und Fibrose eine Leberzirrhose heraus, die durch eine portale Hypertension mit Ösophagusvarizenblutung und Aszites kompliziert werden kann.

Nur selten wird eine Kardiomyopathie mit Herzrhythmusstörungen beobachtet (Kuan 1987).

Durch Kupferablagerung entsteht über eine tubuläre Dysfunktion (bis Fanconi-Syndrom) eine Niereninsuffizienz bzw. ggf. infolge der Nebenwirkung einer DPA-Therapie eine membranöse Glomerulonephritis mit Proteinurie (▶ Tab. 14.1).

■ Diagnostik

Die auf der klinischen Symptomatik einer unklaren hepatischen Erkrankung ab dem 5. Lebensjahr ohne bzw. ab der Pubertät oft mit extrapyramidalmotorischen Störungen sowie eines Kayser-Fleischer-Kornealrings beruhende Verdachtsdiagnose eines Morbus Wilson erfordert die biochemische Analyse zur Diagnosesicherung (Steindl et al. 1997, Gollan u. Gollan 1998, Roberts u. Schilsky 2008, Huster 2010). Weiterhin muss bei jedem Patienten unter 45 Jahren mit einer unklaren Bewegungsstörung auch an einen Morbus Wilson gedacht werden, insbesondere wenn sensorische Symptome fehlen (▶ Abb. 14.1). Extrem selten kann es zu einer Manifestation jenseits des 45. Lebensjahres kommen (Reddy 2006).

Das Vorliegen eines **Kornealrings** wird von einigen Autoren, insbesondere in Verbindung mit neurologischen Auffälligkeiten, als nahezu pathognomonisch gewertet, sein Fehlen schließt die Diagnose jedoch nicht aus (Stremmel et al. 1990, Maier-Dobersberger 1999).

Biochemische Analyse

Zur laborchemischen Befundkonstellation gehören:
- erhöhte Urinkupferausscheidung (> 80 µg/24 h)
- erniedrigter Serum-Coeruloplasminspiegel (< 20 mg/dl)
- erniedrigtes Serumkupfer (< 60 µg/dl, im hämolytischen Stadium erhöht möglich)
- erhöhtes freies Serumkupfer (>10 µg/dl, entspricht mehr als 10% des Gesamtserumkupfers)
- erhöhter Kupfergehalt im Leberbioptat (> 250 µg/g Trockengewicht) (Ferenci 2004, Ferenci et al. 2005).

Die angegebenen Laborwerte sind nur laborspezifische Richtwerte. Für eine sichere Aussage der Leberbiopsie ist ein repräsentatives Bioptat nötig, ggf. muss eine Mehrfachbiopsie infolge inhomogener hepatischer Kupferverteilung erfolgen. Zugunsten einer nicht invasiven Diagnostik befürworten wir den **intravenösen Radiokupfertest** gegenüber einer Leberbiopsie (s. u.).

Der **DPA-Belastungstest** kann ein hilfreicher diagnostischer Zusatztest sein. Dabei werden 3 × 500 mg DPA während einer 24-stündigen Urinsammlung verabreicht. Bei Kindern gilt eine renale Kupferausscheidung von mehr als 1600 µg/24 h (> 25 µmol/24 h) als pathologisch, bei Erwachsenen deutet der mehr als 20-fache Anstieg der Kupferausscheidung gegenüber dem Ausgangswert (basales Urinkupfer) auf eine Kupferstoffwechselstörung hin (Roberts u. Cox 1998, Herrmann et al. 1999). Dieser Test ist jedoch nicht standardisiert und vom Krankheitsstadium abhängig.

Morbus Wilson

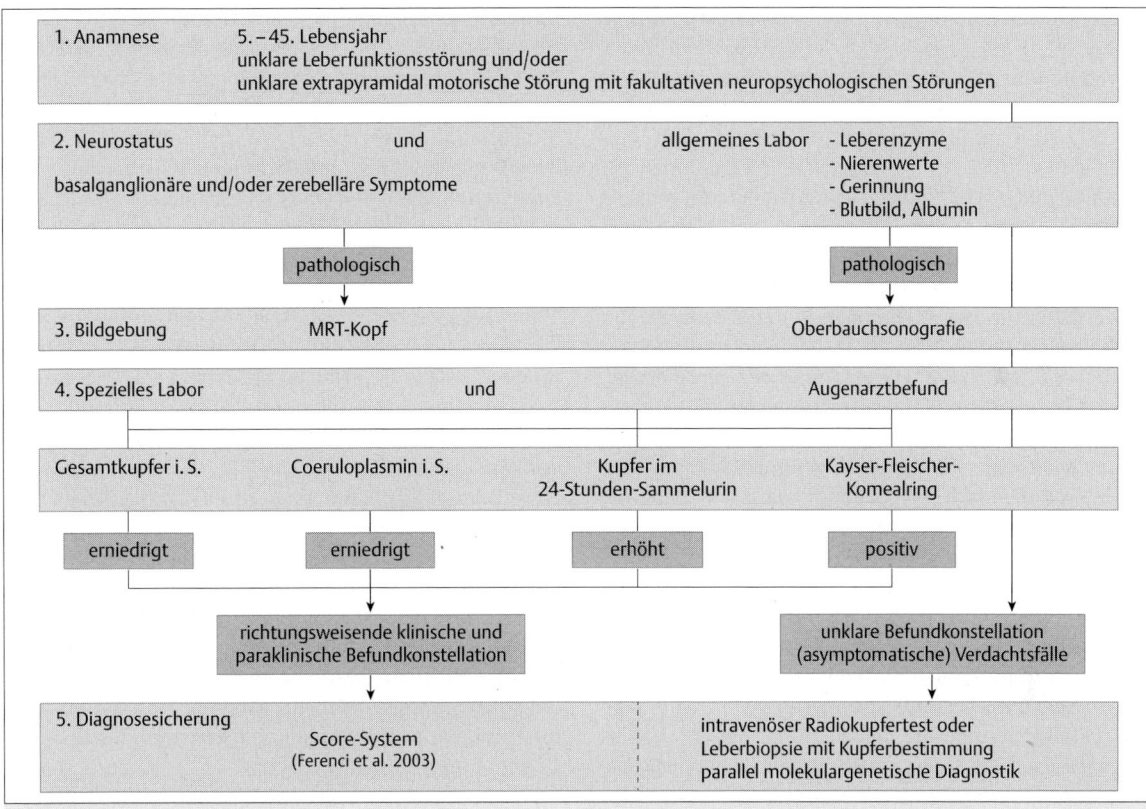

Abb. 14.1 Stufenschema der Diagnostik bei Verdacht auf Morbus Wilson (intravenöser Radiokupfertest derzeit nur eingeschränkt verfügbar; Score-System s. u.).

Steigende **Cholestaseparameter, Bilirubin- und γ-GT-Werte** bei erniedrigter alkalischer Phosphatase sind ebenfalls richtungsweisend (Kenngott u. Bilzer 1998).

Diagnosekriterien

Die klinische Verdachtsdiagnose eines Morbus Wilson muss gestellt werden, wenn folgende Befundkonstellation vorliegt (Gitlin 1998, Gitlin 2003, Sternlieb 1990):
- Kayser-Fleischer-Kornealring
- unklare hepatische und/oder neurologische Symptome
- erhöhtes Urinkupfer
- erhöhtes Leberkupfer
- erniedrigter Serum-Coeruloplasminspiegel
- erniedrigtes Serumkupfer

Jedoch ist die Befundkonstellation selten so eindeutig. Für die Diagnosesicherung kann ein Scoring-System hilfreich sein (▶ Tab. 14.2) (Ferenci et al. 2003). Die Diagnose auf der Basis einer Punktzuweisung (Scoring) für verschiedene Parameter hat sich in der Praxis jedoch noch nicht durchgesetzt.

Tab. 14.2 Punkte-Score zur Diagnose des Morbus-Wilson (Ferenci et al. 2003).

Merkmal	Score
Kayser-Fleischer-Ring	0 / 2
neuropsychiatrische Symptome	0 / 2
Coombs-negative hämolytische Anämie	0 / 1
Urinkupfer-Ausscheidung	0 / 1 / 2
Leberkupfer, quantitativ	–1 / 1 / 2
Leberkupfer, Rhodaninfärbung	0 / 1
Coeruloplasmin	0 / 1 / 2
Mutationsnachweis	0 / 1 / 4

Auswertung

Score 4: Diagnose hochwahrscheinlich
Score 2–3: Diagnose möglich, weitere Untersuchungen nötig
Score 0–1: Diagnose unwahrscheinlich

Zusätzliche Untersuchungen

Der **intravenöse Radiokupfertest** (Kinetik des kurzlebigen Isotops ^{64}Cu; derzeit nur eingeschränkt verfügbar) ermöglicht ab einem Alter von 4–6 Jahren die Diagnosestellung auch bei unklaren Laborparametern (Sternlieb u. Scheinberg 1979, Roberts u. Cox 1998). Zusätzlich ermöglicht dieser Test eine Differenzierung zwischen homozygoten und heterozygoten Merkmalsträgern (Biesold u. Günther 1972), ist jedoch an die Verfügbarkeit radioaktiven Kupfers und der erforderlichen Laborausstattung gebunden.

Vollständige **molekulargenetische Tests** sind aufgrund der Vielzahl der vorkommenden Mutationen gegenwärtig nicht praktikabel. Die Rationale zum jetzigen Zeitpunkt sind einerseits Stammbaumanalysen mittels Haplotypanalysen. Bei bekannten Indexpatienten ist eine gezielte molekulargenetische Testung möglich. Andererseits erfolgt eine sinnvolle direkte Mutationsanalyse nur bei Mutationen, die in einer ausreichend großen Häufigkeit – wie die H1069Q-Mutation in der europäischen Kohorte – vorkommen (Maier-Dobersberger 1999, Ferenci 2004). Nur bei Vorliegen dieser Mutation auf beiden Chromosomen ist die Diagnose gesichert, die meisten Patienten sind jedoch „compound heterozygot" mit einer anderen Mutation auf dem 2. Allel. Dies zieht eine bislang aufwendige Sequenzierung der 21 Exons nach sich (Maier-Dobersberger 1999).

Das **Familien-Screening** eines diagnostizierten Wilson-Patienten ist zwingend erforderlich und betrifft alle Geschwister und Kinder ab dem 5. Lebensjahr. Sehr zuverlässig bei gesicherter Diagnose eines Morbus Wilson innerhalb der Familie ist die Durchführung der Haplotypenanalyse, um bislang asymptomatische Verwandte zu identifizieren. Zusätzlich kann mit der DNA-Strip-Technologie nach den häufigsten Mutationen (H1069Q, 3400delC) gefahndet werden.

■ Therapie

Allgemeine Empfehlungen zur Therapie

Infolge einer fehlenden kausalen Therapie ist es das Ziel der medikamentösen Behandlung, eine normale Kupferhomöostase zu erreichen und zu erhalten. Auf metabolischer Ebene bedeutet dies, den Stoffwechsel durch erhöhte renale Elimination und durch verminderte enterale Resorption zunächst in eine negative Kupferbilanz zu führen (Initialtherapie) und später auszugleichen (Erhaltungstherapie). Chelatbildner ermöglichen die Mobilisierung der Kupferdepots durch Bildung eines nierengängigen Kupferchelatkomplexes, während Zink die Induktion der Metallothioneinsynthese in den Enterozyten stimuliert. Durch enterales Metallothionein wird Kupfer in den Enterozyten gebunden und so detoxifiziert. Der Kupfermetallothioneinkomplex kann nicht resorbiert werden und wird bei Zellerneuerung mit dem Stuhl ausgeschieden.

Im Therapieverlauf sind basale Urinkupferwerte (nach 2-tägiger Medikamentenpause) von < 80 µg/d (< 1,0 µmol im 24-Stunden-Sammelurin) anzustreben. Für die Initialtherapie hepatischer und neurologischer Verlaufsformen ist der einschleichende Beginn mit Chelatbildnern Mittel der Wahl (Roberts u. Cox 1998, Straube u. Hermann 2007, Lowette et al. 2010, Weiss et al. 2011). Dies begründet sich in einem raschen Wirkungseintritt und effizienter Kupferelimination. Das Einschleichen ist erforderlich, um durch zu rasche Mobilisation der Kupferdepots eine neurologische (auch irreversible) Verschlechterung zu vermeiden. Nach mehreren Jahren Entkupferung kann die Therapie auf eine Zinkmedikation als Erhaltungstherapie umgestellt werden. Manche Autoren propagieren auch die Kombinationsbehandlung (tageszeitlich versetzt) mit Chelatbildnern und Zinksalzen.

Präsymptomatische Patienten können von Beginn an mit einer Zinkmedikation vor dem Ausbruch der Erkrankung geschützt werden.

Von besonderer Bedeutung ist ein möglichst frühzeitiger Behandlungsbeginn manifest Erkrankter, aber auch präsymptomatischer Patienten. Bei rechtzeitiger und lebenslanger Behandlung ist die Lebenserwartung nicht verkürzt (Stremmel et al. 1991). Unbehandelt verläuft die Erkrankung progredient und endet nach 4–8 Jahren mit dekompensierter Leberzirrhose und schwerer neurologischer Behinderung tödlich. Die Therapie darf nie für einen längeren Zeitraum unterbrochen werden, da die Gefahr der Kupferreakkumulation mit fulminantem Leberversagen droht. Dies gilt auch für Schwangerschaft und Stillperiode. Nach aktueller Datenlage wird sowohl eine

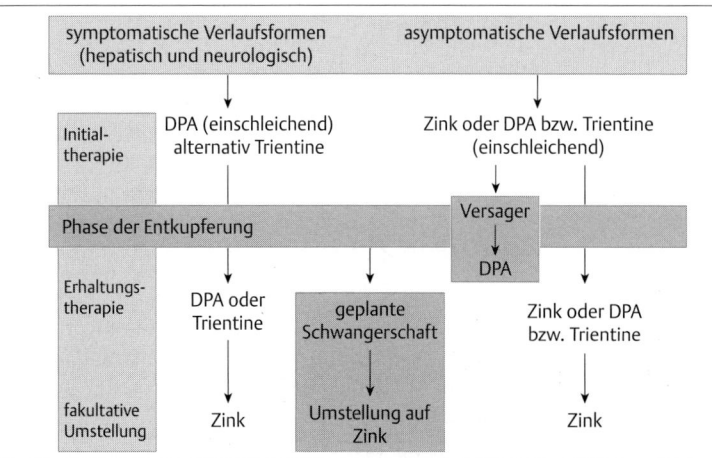

Abb. 14.2 Therapieablauf bei Morbus Wilson.

Therapie mit Chelatbildnern als auch mit Zink von der Mutter und vom Ungeborenen sehr gut toleriert. Zinkpräparate sind ohne erhöhte Inzidenz fetaler Schäden. Für DPA wird ein 5%iges und für Trientine ein geringes teratogenes Risiko beschrieben (Glatt u. Oesch 1985, Brewer 2001). Es kann durch den bei höheren Dosen medikamentös induzierten Kupfermangel erklärt werden (Brewer 2001). Zum Ende der Schwangerschaft ist deswegen die Dosis der Chelatbildner auf 2/3 zu reduzieren, damit ausreichend Kupfer für den Fetus zur Verfügung steht. Idealerweise sollte jedoch vor einer geplanten Schwangerschaft die Entkupferung des Organismus erreicht sein und eine Umstellung auf eine Zinkmedikation erfolgen (▶ Abb. 14.2). Wegen des Übertritts von DPA in die Muttermilch ist vom Stillen unter DPA-Therapie abzuraten.

Therapiekontrolle

Der entscheidende Monitoringparameter ist die Bestimmung der Ausscheidung von **Kupfer im 24-Stunden-Sammelurin**. Zunächst wird nach einer zweitägigen Medikamentenpause die basale Kupferausscheidung ermittelt, gefolgt von einer Messung unter Medikation. Die therapeutischen Zielwerte sind den Wirkstoffen zugeordnet (siehe Pharmakotherapie). Daran ist die Effizienz der jeweiligen Medikation erkennbar und kann durch Dosisanpassung bzw. Umstellung korrigiert werden. Im Verlauf einer erfolgreichen Therapie sinken die Urinkupferwerte entsprechend einer Auswaschkurve.

Die Überprüfung der Lebersymptomatik (Labor und Sonografie), der Thrombozyten, der Nierenwerte (Proteinurie) sowie des neurologischen Befundes erfolgt ebenfalls in einem 2-jährigen Intervall. Bis zu einer etwa 2-jährigen Therapiedauer nach Behandlungsbeginn kann eine Besserung der extrapyramidalmotorischen Symptome bis zur vollständigen Remission erreicht werden. Persistierende Befunde nach 2 Jahren Therapie weisen auf irreversible degenerative Läsionen basalganglionärer und zerebellärer Bahnen hin. Auch die Leberfunktionsstörungen (asymptomatische Transaminasenerhöhungen) normalisieren sich im Frühstadium. Danach gilt es, eine erneute Progredienz zu verhindern. Eine Leberzirrhose mit Splenomegalie ist irreversibel.

Sowohl die Befunde der **bildgebenden** (kraniales MRT, β-CIT- und IBZM-SPECT, FDG-PET) als auch der **elektrophysiologischen Diagnostik** (sensibel und motorisch evozierte Potenziale, EEG) sind nicht spezifisch für das Vorliegen eines Morbus Wilson (Jaspert et al. 1994, Hermann et al. 2003, Günther et al. 2010). Sie können sich aber unter suffizienter Therapie bessern bzw. bei Versagen das Voranschreiten der Erkrankung zum Teil vor der klinischen Manifestation belegen. Nach einer Ausgangsuntersuchung bei Beginn der Therapie erfolgt die erste Kontrolle nach 2 Jahren. Im weiteren Verlauf genügt eine bildgebende Kontrolle nach 4–6 Jahren zum Nachweis latenter Veränderungen bzw. sofort bei neurologischer Verschlechterung. Neben der Verlaufskontrolle dienen diese Untersuchungen auch dem differenzialdiagnostischen Aspekt (Hermann et al. 2003, Hermann et al. 2005).

Pharmakotherapie (▶ Tab. 14.3)

Chelatbildner

D-Penicillamin (D-β, β-Dimethylcystein, DPA)

- Metalcaptase 150/300 mg
- Trolovol 300 mg

Tab. 14.3 für die Therapie des Morbus Wilson zugelassene und empfohlene Wirkstoffe und Dosierungen.

Substanzen	Dosierung	Nebenwirkungen	Kontraindikationen
D-Penicillamin (Metallcaptase 150/300, Trolovol 300)	initial 150 mg/d einschleichend über 6 Monate Erhaltungsdosis 3–4 × 300 mg/d bis 3 × 600 mg/d Maximaldosis 2400 mg/d Kinder max. 900 mg/d	initiale Verschlechterung der EPS dosisabhängig: Erythem, Blutbildveränderungen, Proteinurie, Vitamin-B_6-Mangel immunologisch vermittelt: Hautallergie, Pemphigus, Immunkomplexnephritis, Tubulopathie, nephrotisches Syndrom, Lupus erythematodes, Knochenmarkdepression, myasthenes Syndrom	Allergie, Niereninsuffizienz, aplastische Anämie relative Kontraindikation: Myasthenia gravis
Trientine (Trientine 300, Cuprid 250)	initial 300 mg/d einschleichend über 3 Monate Erhaltungsdosis 4 × 300 mg/d oder 2 × 600 mg/d Maximaldosis 2400 mg/d Kinder max. 900 mg/d	leichte Allergie, leichter Eisenmangel	keine
Zinkacetat/-sulfat (Wilzin, Zinkomed)	Äquivalenzdosis 3 × 50 mg elementares Zink pro Tag Kinder 75–150 mg elementares Zink pro Tag	Magenunverträglichkeit, Übelkeit, Druckgefühl, Brechreiz	keine

▶ **Wirkmechanismus:** DPA erhöht die renale Kupferausscheidung durch Bildung eines wasserlöslichen Komplexes und induziert Metallothionein in der Leber (Walshe 1956).

▶ **Dosierung:** Der Therapiebeginn erfolgt initial einschleichend über 6 Monate, beginnend mit einer Dosis von 150 mg pro Tag. Alle 3 Tage kann dann bei Verträglichkeit die Dosis um 150 mg erhöht werden. Idealerweise ist die orale Einnahme ca. 30 Minuten vor den Mahlzeiten vorzunehmen. Die tägliche Erhaltungsdosis wird individuell angepasst und liegt zwischen 600 und 1500 mg (maximal 2400 mg) pro Tag (Kinder 450–900 mg pro Tag), verteilt auf 2–3 Einzeldosen. Ihre Höhe orientiert sich an der renalen Kupferausscheidung pro Tag, die unter fortgeführter DPA-Therapie > 500 µg (> 7,5 µmol im 24-Stunden-Sammelurin) betragen sollte. Aufgrund seiner Wirkung als Pyridoxinantimetabolit ist die Kombination von DPA mit 20 (–40) mg Pyridoxin pro Tag erforderlich.

▶ **Nebenwirkungen:** DPA ist sehr effektiv in der Initialtherapie, jedoch limitieren Nebenwirkungen bei bis zu 20% der Patienten seinen Einsatz (Lößner et al. 1985, Cuthbert 1998). Bei zu schneller Eindosierung kann es initial zu einer Verschlechterung der extrapyramidalmotorischen Symptome kommen. Neben leichteren beherrschbaren Störungen, verursacht durch eine dosisabhängige Toxizität (Erythem, Blutbildveränderungen, leichte Proteinurie), können im Verlauf auch schwere immunologisch vermittelte Reaktionen auftreten (Hautallergie, Pemphigus, Immunkomplexnephritis, Tubulopathie, nephrotisches Syndrom, Lupus erythematodes, Knochenmarkdepression u. a.), die dann das Absetzen erfordern. In Bezug auf die früh zu beobachtenden Nebenwirkungen werden eine Dosisreduktion und eine vorübergehende Steroidtherapie (100 mg/d Prednisolon oral ausschleichend über 14 Tage, danach Kontrolle der Wirkung) empfohlen. Die späten Nebenwirkungen der DPA-Therapie verlangen ein Umsetzen der Therapie auf Trientine oder Zink.

▶ **Indikation:** DPA gilt als Mittel der ersten Wahl für die Initialtherapie besonders hepatisch und neurologisch symptomatischer Patienten. Darüber herrscht jedoch kein Konsens in der Literatur, einige Autoren favorisieren aufgrund des Nebenwirkungsrisikos die alleinige Zinktherapie (Hoogenraad 1988, Hoogenraad et al. 2006) bzw. andere Chelatbildner (Trientine, Tetrathiomolybdat) (Brewer 2001). Bei Verträglichkeit ist eine Dauertherapie mit DPA möglich, alternativ kann nach mehrjähriger Entkupferung eine Umstellung auf ein Zinkpräparat erfolgen.

Triethylentetramin-Dihydrochlorid (Trientine)

- Trientine 300 mg
- Cuprid 250 mg

▶ **Wirkmechanismus:** Trientine wirkt nicht nur als Chelatbildner, sondern es hemmt über die Metallothioneininduktion zusätzlich die intestinale Kupferresorption und besitzt damit eine Doppelwirkung (Walshe 1982, Siegemund et al. 1988). Trotz der etwas schwächeren chelatbildenden Wirkung ist der therapeutische Effekt mit dem von DPA vergleichbar.

▶ **Dosierung:** Die Therapie beginnt mit einer einschleichenden Dosierung über 3 Monate von zunächst 300 mg pro Tag, gefolgt von einer schrittweisen Steigerung auf 1200–2400 mg pro Tag (Kinder 600–900 mg pro Tag. Jeweils in 3–4 Einzeldosen vor den Mahlzeiten wird diese Erhaltungsdosis als Dauertherapie verabreicht. Zur Kontrolle der Wirksamkeit sollte die induzierte renale Kupferausscheidung über 200 µg pro Tag (> 3,1 µmol im 24-Stunden-Sammelurin) betragen und ggf. durch Dosissteigerung erreicht werden.

▶ **Nebenwirkungen:** Es sind Hypersensitivitätsreaktionen und ein leichter Eisenmangel bei Langzeittherapie beschrieben, sonst wurde bisher über keine Nebenwirkungen berichtet.

▶ **Indikation:** Trientine ist in allen Stadien der Krankheit ein hochwirksames Medikament und eignet sich sehr gut zur Langzeittherapie.

Zinksalze

Zinkacetat, -sulfat

- Zinkomed: 220 mg Zinksulfat entspricht 50 mg Zn^{2+}
- Wilzin 50 mg: 167,84 mg Zinkacetat-Dihydrat entspricht 50 mg Zn^{2+}
- Wilzin 25 mg: 83,92 mg Zinkacetat-Dihydrat entspricht 25 mg Zn^{2+}

Andere Zinkpräparate sind wegen des zu niedrigen Zinkanteils nicht praktikabel.

▶ **Wirkmechanismus:** Zink wirkt über eine Induktion von Metallothionein in der Darmmukosa und verhindert so vorrangig die intestinale Resorption. Zusätzlich kann in der Leber toxisches Kupfer durch dort induziertes hepatisches Metallothionein gebunden werden (Roberts u. Cox 1998, Stremmel et al. 1990). Darüber hinaus wurde eine leichte kupruretische Wirkung beobachtet. Nachteilig ist, dass bis zur maximalen Wirkung mindestens 2 Wochen vergehen und es wegen der nur geringen negativen Kupferbilanz 3–4 Monate dauern kann, bis der Spiegel an freiem Kupfer subtoxisch wird.

▶ **Dosierung:** Die Tagesdosis wird entsprechend einer Äquivalenzdosis von 150 mg (Kinder 75–150 mg) elementarem Zink auf 3 Einzeldosen verteilt und jeweils 1 Stunde vor oder 2 Stunden nach den Mahlzeiten eingenommen. Hinsichtlich der renalen Kupferausscheidung ist ein Wert unter 80 µg pro Tag (< 1,0 µmol im 24-Stunden-Sammelurin) anzustreben. Die zeitgleiche Einnahme von

Chelatbildnern mit Zink ist zu vermeiden, da sonst beide Medikamente wirkungslos werden könnten.

▶ **Nebenwirkungen:** Eine harmlose Magenunverträglichkeit mit Übelkeit und Brechreiz tritt oft bei Therapiebeginn auf, bessert sich aber meist nach einigen Wochen. Zinkacetat scheint besser verträglich zu sein als Zinksulfat.

▶ **Indikation:** Zink ist ideal für die Erhaltungstherapie eines entkupferten Patienten. Zur Initialtherapie kommt es vor allem bei asymptomatischen Patienten in Frage. Jedoch wurden vereinzelt auch Verschlechterungen unter einer Monotherapie beschrieben (Linn et al. 2009).

Tetrathiomolybdat

▶ **Wirkmechanismus:** Zur Verbesserung der Initialtherapie neurologischer Patienten führte Walshe 1986 das Ammoniumtetrathiomolybdat ein, oral oder intravenös applizierbar. Einerseits verhindert es nach oraler Gabe im Gegensatz zu Zink sofort die enterale Resorption durch Bindung von Kupfer im Gastrointestinaltrakt, andererseits bildet resorbiertes oder intravenös gegebenes Tetrathiomolybdat als Chelatbildner zusammen mit Kupfer und Albumin einen Komplex, sodass Kupfer unverfügbar für die intrazelluläre Aufnahme ist. Sowohl die neurologische als auch hepatische Symptomatik zeigen konform zum Rückgang des freien Kupfers im Serum eine rasche Besserung ohne initiale Verschlechterung, sodass es sich für die Initialtherapie bei primär neurologischer Symptomatik anbietet (Brewer 2001).

▶ **Dosierung:** Nach Brewer wird eine Gabe von 6 × 20 mg pro Tag (3 × mit den und 3 × zwischen den Mahlzeiten) für 8 Wochen als Initialtherapie vorgeschlagen. Zink kann sofort parallel oder 2 Wochen vor Absetzen von Tetrathiomolybdat komediziert werden. Alternativ beginnt die Erhaltungstherapie mit Trientine wenige Tage vor Beendigung von Tetrathiomolybdat (Brewer 2001).

▶ **Nebenwirkungen:** Trotz wenig toxischer Reaktionen kann es zu reversiblen Knochenmarkdepressionen und zur Epiphysenschädigung kommen, sodass Tetrathiomolybdat bei Kindern und Jugendlichen kontraindiziert ist.

▶ **Indikation:** Obwohl Tetrathiomolybdat in klinischen Studien besonders beim Einsatz zur Initialtherapie gute Wirkungen zeigte, ist es noch nicht als Standardtherapeutikum etabliert. In Deutschland ist es bislang noch nicht zugelassen.

Antioxidanzien

▶ **Wirkmechanismus:** Der Einsatz von Antioxidanzien (Radikalfängern) basiert auf der Beobachtung, dass freies Kupfer über die Induktion freier Sauerstoffradikale den Zellmetabolismus schädigt (Roberts u. Cox 1998). Die unterschiedliche individuelle Fähigkeit, auf solche Stressoren reagieren zu können, wird angeschuldigt, mitverantwortlich für die klinische Variabilität des Morbus Wilson zu sein. Aufgrund gefundener erniedrigter Vitamin-E-Spiegel im Serum kommt so der oralen Tokopherolgabe als Zytoprotektor eine adjuvante Bedeutung zu.

▶ **Dosierung:** Mit der Einnahme von 200–400 IE Vitamin E wird der antioxidative Pool kompensiert.

▶ **Nebenwirkungen:** Es sind keine relevanten Nebenwirkungen bekannt.

▶ **Indikation:** Der Wert der Vitamin-E-Gabe liegt im adjuvanten Therapiekonzept, kontrollierte Studien fehlen.

Obsolete Medikationen

Der erste Behandlungsversuch erfolgte 1951 mit 2,3-Dimercaptopropanol (British-Anti-Lewisit – BAL), das als Chelatbildner mit Kupfer reagiert. Es wurde aber wegen der schmerzhaften intramuskulären Injektion bei nur mäßigem Erfolg mit der Einführung des DPA wieder verlassen.

Auch Kaliumsulfid wurde einige Zeit adjuvant zur Therapie eingesetzt, wegen seiner nur unzureichenden enteralen Hemmwirkung der Kupferresorption und belastendem Foetor ex ore aber wieder aufgegeben.

Weitere, spezielle Therapieformen

Während eine klinische Verbesserung nach medikamentösem Therapiebeginn innerhalb von 6–24 Monaten zu erwarten ist, kommt für persistierende Symptome nach etwa 2 Jahren ein symptomatisches Therapiekonzept in Betracht. Es orientiert sich an Kernsymptomen, die durch L-Dopa, Clonazepam, Tiaprid, Antidepressiva, Antipsychotika, Botulinumtoxin u. a. teilweise beeinflussbar sind.

Kupferarme Diät

Die Einhaltung einer kupferarmen Diät kann die medikamentöse Therapie unterstützen, genügt aber allein nicht zur Kompensation der gestörten Kupferbilanz (Stremmel et al. 1990, Gitlin 1998, Herrmann et al. 1999). Auf kupferreiche Nahrungsmittel wie Innereien, Krustentiere, Nüsse, Kakao und Rosinen sollte verzichtet werden.

Notfalltherapie

Bei fulminantem Leberversagen ist die einzige Therapieoption eine Lebertransplantation. Zum Überbrücken der Wartezeit bis zur Transplantation erfolgt eine Notfalltherapie. Sie dient dem raschen Abfangen exzessiv erhöhter freier Kupferspiegel im Serum. Durch Albumininfusion kann freies Kupfer zunächst gebunden werden, während durch Peritonealdialyse mit Albumin, Austauschtransfusion, Plasmaaustausch oder Hämofiltration Serumkupfer eliminiert wird. Bei wenigen Patienten mit fulminantem Leberversagen wurde die Albumindialyse mit dem MARS-System (molecular adsorbent recycling system) erfolgreich eingesetzt (Sen et al. 2002, Manz et al. 2003). Die Datenlage ist aber noch unsicher.

Lebertransplantation

Nach einer erfolgreichen Lebertransplantation (erstmals durch Starzl 1963, der erste Wilson-Patient von DuBois et al. 1971) kann der Morbus Wilson klinisch als geheilt gelten, sodass eine weitere medikamentöse Therapie des Kupferstoffwechsels nicht notwendig ist. Als Indikationen gelten das fulminante Wilson-Leberversagen und die dekompensierte Leberzirrhose mit portaler Hypertension (Ösophagusvarizen, Aszites, Splenomegalie) (Schilsky et al. 1994). Weniger definitiv ist die Indikation zur Lebertransplantation bei ausgeprägter neurologischer Symptomatik und normaler Leberfunktion. Nach Einzelfallberichten können auch Patienten mit therapieresistenten schweren neurologischen Symptomen von einer Lebertransplantation profitieren (Hermann et al. 2002b).

■ Spezielle Aspekte für Österreich und die Schweiz

▶ Österreich:
- D-Penicillamin: Artamin 150/250 mg
- Trientine: Trientine 300 nur Bezug über die internationale Apotheke

▶ Schweiz:
- D-Penicillamin: Metalcaptase 150/300 mg (aus Deutschland zu beziehen)
- Zink-D-Glukonat: Zink Verla 20
- Trientine: Trientine 300 nur Bezug über die internationale Apotheke

■ Versorgungskoordination

Die Leitlinie ist anzuwenden für den ambulanten und stationären Bereich.

■ Redaktionskomitee

Prof. Dr. Wieland Hermann, Abteilung für Neurologie, Paracelsus-Klinik Zwickau
Priv.-Doz. Dr. Dominik Huster, Klinik für Gastroenterologie und Onkologie, Zentrum für Innere Medizin, Ev. Diakonissenkrankenhaus Leipzig
Prof. Dr. Gerhard Ransmayr, Abteilung für Neurologie, Allgemeines Krankenhaus Linz
Prof. Dr. Eugen Boltshauser (emerit.), Universitäts-Kinderklinik Zürich

Federführend: Prof. Dr. Wieland Hermann, Abteilung für Neurologie, Paracelsus-Klinik Zwickau, Werdauer Straße 68, 08060 Zwickau
E-Mail: prof.wieland.hermann@paracelsus-kliniken.de

Entwicklungsstufe der Leitlinie: S1

■ Literatur

Biesold D, Günther K. Improved method for investigation of copper metabolism in patients with Wilson's disease using 64Cu. Clin Chim Acta 1972; 42: 353–359
Brewer GJ. Wilson's disease: A clinician's guide to recognition, diagnosis, and management. Boston: Kluwer Academic Publishers; 2001
Cuthbert JA. Wilson's disease. Update of a systematic disorder with protean manifestations. Gastroenterol Clin North Am 1998; 27: 655–681
DuBois RS, Rodgerson DO, Martineau G et al. Orthotopic liver transplantation for Wilson's disease. Lancet 1971; 1: 505–508
Ferenci P. Diagnosis and current therapy of Wilson's disease. Aliment Pharmacol Ther 2004; 19: 157–165
Ferenci P, Caca K, Loudianos G et al. Diagnosis and phenotypic classification of Wilson disease. Liver International 2003; 23: 139–142
Ferenci P, Czlonkowska A, Merle U et al. Late-onset Wilson's disease. Gastroenterology 2007; 132: 1294–1298
Ferenci P, Steindl-Munda P, Vogel W et al. Diagnostic value of quantitative hepatic copper determination in patients with Wilson's disease. Clin Gastroenterol Hepatol 2005; 3: 811–818
Gitlin N. Wilson's disease: the scourge of copper. J Hepatol 1998; 28: 734–739
Gitlin N. Wilson disease. Gastroenterol 2003; 125: 1868–1877
Glatt H, Oesch F. Mutagenicity of cysteine and penicillamineand its enantiomeric selectivity. Biochem Pharmacol 1985; 34: 3725–3728
Gollan JL, Gollan TJ. Wilson disease in 1998: genetic, diagnostic and therapeutic aspects. J Hepatol 1998; 28: 28–36
Günther P, Baum P, Villmann T et al. EEG-Befunde in der stabilen Therapiephase des Morbus Wilson. Klin Neurophysiol 2010; 3: 193–197
Hefter H. Wilson's disease. Review of pathophysiology, clinical features and drug treatment. CNS Drugs 1994; 2: 26–39
Hermann W, Caca K, Eggers B et al. Genotype correlation with fine motor symptoms in patients with Wilson's disease. Eur Neurol 2002a; 48: 97–101
Hermann W, Eggers B, Wagner A. The indication for liver transplant to improve neurological symptoms in a patient with Wilson's disease. J Neurol 2002b; 249: 1733–1734
Hermann W, Günther P, Schneider JP et al. Klinische und Genotyp-Phänotyp-Korrelation epidemiologischer, bildgebender und neurologischer Befunde bei Patienten mit Morbus Wilson. Fortschr Neurol Psychiat 2006; 74: 558–566
Hermann W, Günther P, Wagner A et al. Klassifikation des Morbus Wilson auf der Basis neurophysiologischer Parameter. Nervenarzt 2005; 76: 733–739
Hermann W, Villmann T, Wagner A. Elektrophysiologisches Schädigungsprofil von Patienten mit einem Morbus Wilson. Nervenarzt 2003; 10: 881–887
Herrmann T, Smolarek C, Gehrke S et al. Hämochromatose und Morbus Wilson. Internist 1999; 40: 513–521
Hoogenraad TU. Paradigm shift in treatment of Wilson's disease: zinc therapy now treatment of choice. Brain Dev 2006; 28: 141–146
Hoogenraad TU, van Hattum J. Zinc therapy as the initial treatment for Wilson's disease. Arch Neurol 1988; 45: 373–374
Huster D. Wilson disease. Best Pract Res Clin Gastroenterol 2010; 24: 531–539
Jaspert A, Claus D, Lang C et al. Klinik, neurologische Diagnostik und Therapie des M. Wilson. In: Huffmann G, Braune HJ, Henn KH, Hrsg. Extrapyramidalmotorische Erkrankungen. Reinbek: Einhorn-Presse Verlag; 1994: 551–555
Kenngott S, Bilzer M. Inverse correlation of serum bilirubin and alkaline phosphatase in fulminant Wilson's disease. J Hepatol 1998; 29: 683

Korman JD, Volenberg I, Balko J et al. Screening for Wilson disease in acute liver failure: a comparison of currently available diagnostic tests. Hepatology 2008; 48: 1167–1174

Kuan P. Cardiac Wilson's disease. Chest 1987; 91: 579–583

Leggio L, Addolorato G, Loudianos G et al. Genotype-phenotype correlation of the Wilson disease ATP7B gene. Am J Med Gen 2006; 140A: 933

Lin JJ, Lin KL, Wang HS et al. Psychological presentations without hepatic involvement in Wilson disease. Pediatr Neurol 2006; 35: 284–286

Linn FH, Houwen RH, van Hattum J et al. Long-term exclusive zinc monotherapy in symptomatic Wilson disease: experience in 17 patients. Hepatology 2009; 50: 1442–1452

Lößner J, Bachmann H, Siegemund R et al. Wilsonsche Erkrankung in der DDR: Rückblick und Ausblick – eine Bilanz. Psychiatr Neurol Med Psychol 1990; 42: 585–600

Lößner J, Zotter J, Kühn HJ et al. Neue therapeutische Möglichkeiten zur Kupferelimination bei der Wilsonschen Erkrankung (hepatozerebrale Degeneration). Z Klin Med 1985; 40: 1879–1883

Lowette KF, Desmet K, Witters P et al. Wilson's disease: long-term follow-up of a cohort of 24 patients treated with D-penicillamine. Eur J Gastroentrol Hepatol 2010; 22: 564–571

Maier-Dobersberger T. Morbus Wilson. Diagnosestellung mit konventionellen und molekularbiologischen Methoden. Dtsch Med Wschr 1999; 124: 493–496

Manz T, Ochs A, Bisse E et al. Liver support – a task for nephrologists? Extracoporeal treatment of a patient with fulminant Wilson crisis. Blood Purif 2003; 41: 232–236

Marsden CD. Wilson's disease. Q J Med 1987; 65: 959–966

Medalia A, Scheinberg IH. Psychopathology in patients with Wilson's disease. Am J Psychiatry 1989; 146: 662–664

Reddy KR. Late onset Wilson disease frequently overlooked. Gastroenterol 2006; 131: 343

Roberts EA, Cox DW. Wilson disease. Bailliere's Clin Gastroenterol 1998; 12: 237–256

Roberts EA, Schilsky M. A practice guideline on Wilson disease. Hepatology 2003; 37: 1475–1492

Roberts EA, Schilsky ML. Diagnosis and treatment of Wilson disease: an update. Hepatology 2008; 47: 2089–2111

Saito T. Presenting symptoms and natural history of Wilson disease. Eur J Pediatr 1987; 146: 261–265

Sahoo MK, Avasthi A, Sahoo M et al. Psychiatric manifestations of Wilson's disease and treatment with electroconvulsive therapy. Indian J. Psychiatry 2010; 52: 66–68

Scheinberg M, Sternlieb I. Wilson's Disease. Vol. XXIII. Philadelphia: W. B. Saunders; 1984: 4–8

Schilsky ML, Scheinberg IH, Sternlieb I. Liver transplantation for Wilson's disease: indications and outcome. Hepatology 1994; 19: 583–587

Sen S, Felldin SD, Steiner C et al. Albumin dialysis and molecular adsorbents recirculating system (MARS) for acute Wilson's disease. Liver Transpl 2002; 8: 962–967

Siegemund R, Günther K, Kühn HJ et al. Medikamentöse Beeinflussung der Bioverfügbarkeit von Kupfer. Zentbl Pharm Pharmakother Labdiag 1988; 127: 239–240

Steindl P, Ferenci P, Dienes HP et al. Wilson's disease in patients presenting with liver disease: a diagnostic challenge. Gastroenterol 1997; 113: 212–218

Sternlieb I. Perspectives on Wilson's disease. Hepatology 1990; 12: 1234–1239

Sternlieb I, Scheinberg IH. The role of radiocopper in the diagnosis of Wilson's disease. Gastroenterol 1979; 77: 138–142

Straube A, Hermann W. Morbus Wilson, eine behandelbare metabolische Systemerkrankung. Nervenheilkunde 2007; 26: 774–780

Stremmel W, Meyerrose KW, Niederau C et al. Wilson disease: clinical presentation, treatment, and survival. Ann Int Med 1991; 115: 720–726

Stremmel W, Niederau C, Strohmeyer G. Genetisch determinierte Lebererkrankungen, Teil II: Morbus Wilson. DIA-GM 1990; 10: 953–957

Walshe JM. Penicillamine, a new oral therapy for Wilson's disease. Am J Med 1956; 21: 487–495

Walshe JM. Treatment of Wilson's disease with trientine (triethylene tetramine) dihydrochloride. Lancet 1982; 1: 643–647

Weiss KH, Gotthardt DN, Klemm D et al. Zinc monotherapy is not as effective as chelating agents in treatment of Wilson disease. Gastroenterology 2011; 140: 1189–1198

Degenerative Erkrankungen

> ▶ **Empfehlung 85:** Es gibt keine Evidenz für eine wirksame Pharmakotherapie zur Risikoreduktion des Übergangs von MCI zu einer Demenz.
> *Evidenzebene Ib*
>
> ▶ **Empfehlung 87:** Vaskuläre Risikofaktoren und Erkrankungen (z. B. Hypertonie, Diabetes mellitus, Hyperlipidämie, Adipositas, Nikotinabusus) stellen auch Risikofaktoren für eine spätere Demenz dar. Daher tragen deren leitliniengerechte Diagnostik und frühzeitige Behandlung zur Primärprävention einer späteren Demenz bei.
> *Empfehlungsgrad B, Leitlinienadaptation NICE-SCIE 2007*
>
> ▶ **Empfehlung 88:** Regelmäßige körperliche Bewegung und ein aktives geistiges und soziales Leben sollten (zur Prävention) empfohlen werden.
> *Empfehlungsgrad B, Leitlinienadaptation NICE-SCIE 2007*

■ Einführung

Die Diagnose, Therapie und Versorgung von heute bereits 1,2 Millionen Demenzkranken sind eine große Herausforderung für die Gesundheitsberufe, die Angehörigen sowie die gesundheitsökonomischen und volkswirtschaftlichen Systeme. Daher sind fachübergreifende evidenzbasierende Fachstandards zur Diagnose und Therapie, aber auch zur Prävention eine vordringliche Aufgabe der Medizin. Aufgrund der weiterhin rasch steigenden Lebenserwartung ist mit einem starken Anstieg der Demenzerkrankten in den nächsten Jahrzehnten zu rechnen.

Daher wurde entsprechend den Regularien der AG wissenschaftlicher Fachgesellschaften (AWMF) im Jahr 2009 erstmals eine S3-Leitlinie entwickelt. Thematisch umfasst diese Leitlinie Diagnostik und Therapie aller Demenzen (Alzheimer-Demenz, vaskuläre Demenz, frontotemporale Demenz, Lewy-Körperchen-Demenz und Demenz bei Morbus Parkinson) sowie Empfehlungen zur Diagnose und Management der leichten kognitiven Störung und zur Prävention von Demenzen. Im Vergleich zu anderen internationalen hochwertigen Leitlinien liegt ein besonderer Schwerpunkt auf der Behandlung von psychischen und Verhaltenssymptomen sowie auf dem psychosozialen Interventionen und nicht pharmakologischen Therapieverfahren.

■ Definition und Klassifikation

Begriffsdefinition

Der Begriff Demenz bezeichnet ein klinisches Syndrom. In der vorliegenden Leitlinie wird die Definition der Demenz nach ICD-10 zugrunde gelegt.

▶ **ICD-10-Definition:** Demenz (ICD-10-Code: F00-F03) ist ein Syndrom als Folge einer meist chronischen oder fortschreitenden Krankheit des Gehirns mit Störung vieler höherer kortikaler Funktionen, einschließlich Gedächtnis, Denken, Orientierung, Auffassung, Rechnen, Lernfähigkeit, Sprache, Sprechen und Urteilsvermögen im Sinne der Fähigkeit zur Entscheidung. Das Bewusstsein ist nicht getrübt. Für die Diagnose einer Demenz müssen die Symptome nach ICD über mindestens 6 Monate bestanden haben. Die Sinne (Sinnesorgane, Wahrnehmung) funktionieren für die Person im üblichen Rahmen. Gewöhnlich begleiten Veränderungen der emotionalen Kontrolle, des Sozialverhaltens oder der Motivation die kognitiven Beeinträchtigungen; gelegentlich treten diese Syndrome auch eher auf. Sie kommen bei Alzheimer-Krankheit, Gefäßerkrankungen des Gehirns und anderen Zustandsbildern vor, die primär oder sekundär das Gehirn und die Neuronen betreffen.

Klassifikation

Die primären Demenzen des Erwachsenen werden unterteilt in:
- Alzheimer-Demenz
  - autosomal-dominant vererbt
  - sporadisch
- vaskuläre Demenz
- gemischte Demenz
- frontotemporale Demenz
- Demenz bei primärem Parkinson-Syndrom
- Demenz mit Lewy-Körperchen

Die Klassifikation berücksichtigt neuropathologische Kriterien der Erkrankung, die eine sichere Diagnose ermöglichen. Klinische diagnostische Kriterien berücksichtigen Anamnese und Befunde der Neuropsychologie, Bildgebung und des Liquors und erlauben so eine klinisch wahrscheinliche Diagnose mit hoher Sensitivität und Spezifität.

■ Diagnostik

Die Diagnostik von Demenzerkrankungen dient dazu, die syndromale und ätiologische Zuordnung der Demenz zu erreichen. Sie ist Grundlage der Therapie und Betreuung. Sie dient dazu, Erkrankte und deren Angehörige über die Ätiologie, die Symptomatik, die Prognose, die Therapie und über präventive Maßnahmen aufzuklären. Da es sich bei der Symptomatik von Demenzerkrankungen um einen dynamischen und progredienten Prozess handelt und viele therapeutische und präventive Ansätze gerade im Frühstadium der Erkrankung Belastung und Pflegebedürftigkeit verzögern können, ist eine frühzeitige Diagnostik von Demenzerkrankungen zu fordern.

Einen Überblick über das diagnostische Vorgehen gibt ▶ Abb. 15.1.

Diagnose und Therapie von Demenzen

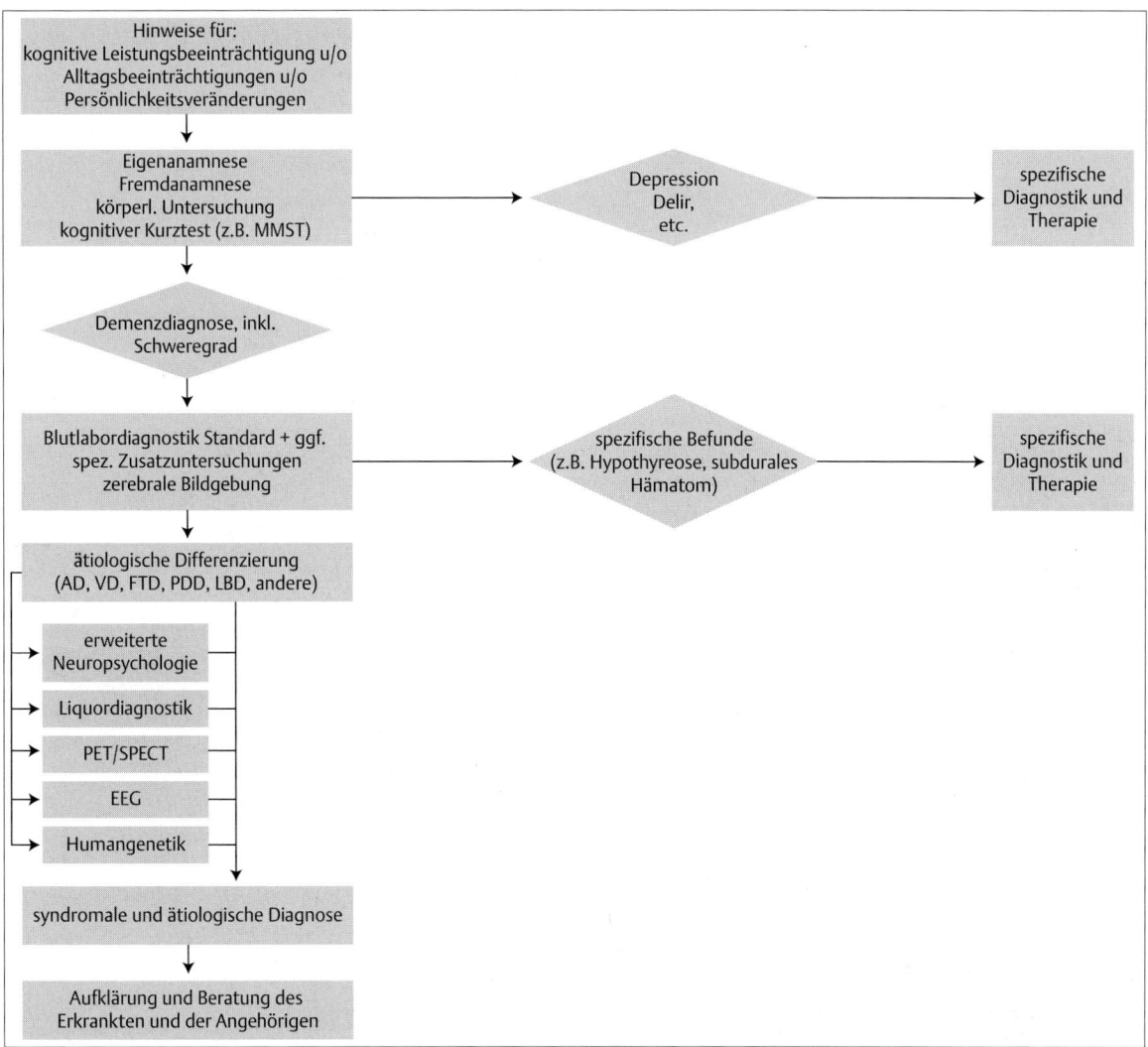

Abb. 15.1 Schematische Darstellung des diagnostischen Prozesses.

Allgemeine Empfehlungen

Diagnosestellung

Empfehlungen

▶ **Empfehlung 1:** Eine frühzeitige syndromale und ätiologische Diagnostik ist Grundlage der Behandlung und Versorgung von Patienten mit Demenzerkrankungen und deshalb allen Betroffenen zu ermöglichen.
GCP, Expertenkonsens

Einwilligungsfähigkeit

Empfehlungen

▶ **Empfehlung 2:** Bei der Durchführung diagnostischer Maßnahmen ist die Einwilligungsfähigkeit des Patienten zu prüfen und zu berücksichtigen. Es sind ggf. Maßnahmen zu ergreifen, um eine gesetzliche Vertretung des Betroffenen für Fragen der Gesundheitsfürsorge zu schaffen.
GCP, Expertenkonsens

Aufklärung

> **Empfehlungen**
>
> ▶ **Empfehlung 3:** Die Patienten und ggf. auch ihre Angehörigen werden über die erhobenen Befunde und ihre Bedeutung im ärztlichen Gespräch in einem der persönlichen Situation des Erkrankten und der Angehörigen angemessenen Rahmen aufgeklärt, wobei sich Art und Inhalt der Aufklärung am individuellen Informationsbedarf und -wunsch sowie am Zustandsbild des Betroffenen orientieren. Die Aufklärung soll neben der Benennung der Diagnose auch Informationen zu Therapiemöglichkeiten, Verhaltensweisen im Umgang mit der Erkrankung, Hilfe- und Unterstützungsangeboten, über die Leistungen der Kranken- und Pflegeversicherung, Betroffenen- und Angehörigenverbände, z. B. Alzheimer Gesellschaft, und Prognose enthalten. Dem Informationsbedürfnis der Erkrankten und der Angehörigen ist umfassend Rechnung zu tragen.
> *GCP, Expertenkonsens*

Fahrtauglichkeit

Eine spezielle Fragestellung, die häufig im diagnostischen Prozess auftritt, betrifft die Eignung des Erkrankten, weiterhin ein Kraftfahrzeug zu führen. Eine Demenz im frühen Stadium geht nicht zwingend mit dem Verlust der Fahrtauglichkeit einher. Es gibt keine definierten Grenzen im Bereich der leichten Demenz, bei der Fahrtauglichkeit verloren geht. Das Stadium der mittelschweren bis schweren Demenz ist nicht mehr mit dem Führen eines Kraftfahrzeugs vereinbar.

Die Symptome, die die Fahrtauglichkeit bei einer Demenz beeinträchtigen, sind neben Orientierungsstörungen insbesondere eine eingeschränkte Reaktionsfähigkeit und eine verminderte Fähigkeit, komplexe Situationen schnell zu erfassen.

Bei der Beurteilung der Fahrtauglichkeit ist eine ausführliche Anamnese des Betroffenen und eine Fremdanamnese der Angehörigen notwendig, wobei hier gezielt nach Fahrfehlern, Unsicherheiten im Straßenverkehr oder Unfällen gefragt werden soll. Zusätzlich können weitergehende Untersuchungen (neuropsychologische Testung, Fahrsimulator, ggf. Fahrprobe) erfolgen.

Diagnostische Verfahren

Eine Demenz ist ein klinisches Syndrom, das nach ICD-10 definiert ist (s.o.) und sich aus dem klinisch beschreibenden Befund ergibt. Die klinische Charakteristik erlaubt Rückschlüsse auf die Ätiologie (Pathologie) der Demenz. Sie alleine ist jedoch nicht hinreichend für die ätiologische Zuordnung.

> **Empfehlungen**
>
> ▶ **Empfehlung 4:** Die Diagnose einer Demenz ist eine Syndromdiagnose und soll auf anerkannten Kriterien fußen, wie sie z. B. in der ICD-10 niedergelegt sind. Demenz ist zunächst eine klinische, beschreibende Diagnose; eine prognostische Aussage ist damit nicht impliziert. Hinter der Syndromdiagnose verbirgt sich eine Fülle von ursächlichen Erkrankungen, die differenziert werden müssen, da erst die ätiologische Zuordnung eine fundierte Aussage über den Verlauf und die Behandlung erlaubt. Eine erste ätiologische Differenzierung kann ebenfalls an klinischen Merkmalen, die z. B. in der ICD-10 gelistet sind, erfolgen. Die ätiologische Zuordnung anhand dieser klinischen Merkmale alleine ist aber unzureichend.
> *GCP, Expertenkonsens*

Anamnese

> **Empfehlungen**
>
> ▶ **Empfehlung 5:** Eine genaue Eigen-, Fremd-, Familien- und Sozialanamnese unter Einschluss der vegetativen und Medikamentenanamnese soll erhoben werden. Aus ihr sollen besondere Problembereiche, Alltagsbewältigung und bisheriger Verlauf abschätzbar sein.
> *GCP, Expertenkonsens*

Körperliche und psychopathologische Untersuchung

Eine Vielzahl von Erkrankungen kann zu den klinischen Symptomen einer Demenz führen. Daher sind eine körperliche, internistische und neurologische Untersuchung unabdingbar. Besonderes Augenmerk sollte auf kardiovaskuläre, metabolische und endokrinologische Erkrankungen gelegt werden. Der psychopathologische Befund liefert Hinweise zu wesentlichen Differentialdiagnosen der Demenz, insbesondere Depression, Delir, Negativsymptomatik bei Schizophrenie, schizophrenes Residuum und Abhängigkeitserkrankungen. Depressive Symptome können zu kognitiven Störungen führen, allerdings können sie auch Begleitsymptom einer beginnenden Demenz sein.

Kognitiver Kurztest

> **Empfehlungen**
>
> ▶ **Empfehlung 6:** Bei jedem Patienten mit Demenz oder Demenzverdacht sollte bereits bei der Erstdiagnose eine Quantifizierung der kognitiven Leistungseinbuße erfolgen. Für die ärztliche Praxis sind die einfachen und zeitökonomischen Tests, z. B. MMST, DemTect, TFDD (Test zur Früherkennung mit Depressionsabgrenzung) und Uhrentest, als Testverfahren geeignet, um das Vorhandensein und den ungefähren Schweregrad einer Demenz zu bestimmen. Die Sensitivität dieser Verfahren bei leichtgradiger und fraglicher Demenz ist jedoch begrenzt und sie sind zur Differenzialdiagnostik verschiedener Demenzen nicht geeignet.
> *Empfehlungsgrad B, Leitlinienadaptation NICE-SCIE 2007*

In den letzten Jahren gewinnt zunehmend der Montreal Cognitive Assessment (MoCA) an Bedeutung (www.mocatest.org). Dieser Test ist zur Abgrenzung beginnender kognitiver Einschränkungen deutlich sensitiver als der MMST. Zusätzlich werden deutlich mehr kognitive Domänen als mit den anderen Kurztests erfasst, sodass er nicht nur sensitiv für die Erfassung von Symptomen einer Alzheimer-Demenz, sondern auch anderer Demenzformen ist.

Schweregradeinteilung

Neben der ätiologischen Zuordnung erfolgt die Graduierung und Schweregradeinteilung der Demenz. Sie wird ein leichtes, mittelschweres und schwere Stadium unterschieden. Die Grenzen sind dabei unscharf. Zur Orientierung kann der **Mini-Mental-Status-Test (MMST)** herangezogen werden. Diese folgende Schweregradeinteilung richtet sich unter anderem nach der Einteilung der Zulassungsbehörden EMEA und FDA sowie des IQWiG und des NICE. Allerdings berücksichtigt der MMST nicht alle Domänen von Demenzerkrankungen ausreichend, sodass dieser Test nur für die Einteilung der Alzheimer-Demenz hinreichend geeignet erscheint.

- MMST 20–26 Punkte: leichte Alzheimer-Demenz
- MMST 10–19 Punkte: mittelschwere Alzheimer-Demenz
- MMST weniger als 10 Punkte: schwere Alzheimer-Demenz

> **Empfehlungen**
>
> ▶ **Empfehlung 7:** Grundlage der Diagnostik ist eine ärztliche Untersuchung unter Einschluss eines internistischen, neurologischen und psychopathologischen Befundes. Eine Schweregradabschätzung der kognitiven Leistungsstörung soll mithilfe eines geeigneten Kurztests durchgeführt werden.
> *GCP, Expertenkonsens*

Neuropsychologische Testung

> **Empfehlungen**
>
> ▶ **Empfehlung 8:** Ausführliche neuropsychologische Tests sollten bei fraglicher oder leichtgradiger Demenz zur differenzialdiagnostischen Abklärung eingesetzt werden. Die Auswahl der geeigneten Verfahren richtet sich im Einzelfall nach der Fragestellung, dem Krankheitsstadium und der Erfahrung des Untersuchers. Beeinflussende Variablen, wie z. B. prämorbides Funktionsniveau, Testvorerfahrung, Ausbildungsstatus und soziokultureller Hintergrund oder Sprachkenntnisse, müssen berücksichtigt werden. Im Rahmen der vertieften neuropsychologischen Früh- und Differenzialdiagnostik sollten möglichst unter Zuhilfenahme von standardisierten Instrumenten unter anderem die kognitiven Bereiche Lernen und Gedächtnis, Orientierung, Raumkognition, Aufmerksamkeit, Praxie, Sprache und Handlungsplanung untersucht werden.
> *Empfehlungsgrad B, Leitlinienadaptation NICE-SCIE 2007*

> **Empfehlungen**
>
> ▶ **Empfehlung 9:** Bei wiederholtem Einsatz neuropsychologischer Testverfahren zur Beurteilung des Krankheitsverlaufs oder des Behandlungserfolgs müssen Testwiederholungseffekte durch einen ausreichenden zeitlichen Abstand zwischen den Testzeitpunkten (mindestens 6 Monate oder bei rascher Progredienz auch früher) oder durch Verwendung von Test-Parallelversionen so weit wie möglich vermieden werden. Die dennoch eingeschränkte Reliabilität der Testverfahren muss bei der Beurteilung von Veränderungen der Ergebnisse berücksichtigt werden.
> *Empfehlungsgrad C, Evidenzebene IV*

Erfassung von Beeinträchtigungen altersbezogener Fähigkeiten sowie von psychischen und Verhaltenssymptomen

> **Empfehlungen**
>
> ▶ **Empfehlung 10:** Demenz-assoziierte psychische und Verhaltenssymptome und Beeinträchtigungen der Alltagsbewältigung sowie die Belastung der pflegenden Bezugspersonen sollten erfasst werden. Dazu stehen validierte Skalen zur Verfügung.
> *Empfehlungsgrad B, Leitlinienadaptation Dementia MOH 2007*

Labordiagnostik

Biochemische und serologische Diagnostik im Blut

Es existieren zwar keine systematischen Untersuchungen, die die Wertigkeit einzelner Laboruntersuchungen bei der ätiologischen Zuordnung von Demenzerkrankungen untersucht haben, eine Untersuchung von Blutparametern wird aber von allen internationalen Leitlinien aufgrund der hohen klinischen Relevanz des Aufdeckens einer reversiblen Demenzursache, des geringen Risikos für den Demenzerkrankten und der geringen Kosten empfohlen.

Empfehlungen

▶ **Empfehlung 11:** Im Rahmen der Basisdiagnostik werden folgende Serum- bzw. Plasmauntersuchungen empfohlen: Blutbild, Elektrolyte (Na, K, Ca), Nüchtern-Blutzucker, TSH, Blutsenkung oder CRP, GOT, Gamma-GT, Kreatinin, Harnstoff, Vitamin B_{12}.
Empfehlungsgrad B, Leitlinienadaptation NICE-SCIE 2007

Zahlreiche Krankheitsbilder können zu kognitiven Störungen führen, z. B. Endokrinopathien, Vitaminmangelerkrankungen, metabolische Enzephalopathien, Intoxikationen, Elektrolytstörungen, hämatologisch bedingte Störungen, chronische Infektionskrankheiten und Spätformen der Leukodystrophien. Bei klinischen Verdachtsfällen sind entsprechend gewählte Laboruntersuchungen durchzuführen.

Empfehlungen

▶ **Empfehlung 12:** Bei klinisch unklaren Situationen oder bei spezifischen Verdachtsdiagnosen sollen gezielte weitergehende Laboruntersuchungen durchgeführt werden. Beispiele hierfür sind: Differenzialblutbild, BGA, Phosphat, HBA_{1c}, Homocystein, fT_3, fT_4, SD-Antikörper, Kortisol, Parathormon, Coeruloplasmin, Vitamin B_6, Borrelien-Serologie, Pb, Hg, Cu, Lues-Serologie, HIV-Serologie, Drogenscreening, Urinteststreifen, Folsäure.
GCP, Expertenkonsens

Bestimmung des Apolipoprotein-E-Genotyps

Empfehlungen

▶ **Empfehlung 13:** Eine isolierte Bestimmung des Apolipoprotein-E-Genotyps als genetischer Risikofaktor wird aufgrund mangelnder diagnostischer Trennschärfe und prädiktiver Wertigkeit im Rahmen der Diagnostik nicht empfohlen.
Empfehlungsgrad A, Leitlinienadaptation NICE-SCIE 2007

Liquordiagnostik

Empfehlungen

▶ **Empfehlung 14:** In der Erstdiagnostik einer Demenz sollte die Liquordiagnostik zum Ausschluss einer entzündlichen Gehirnerkrankung durchgeführt werden, wenn sich dafür Hinweise aus der Anamnese, dem körperlichen Befund oder der Zusatzdiagnostik ergeben.
GCP, Expertenkonsens

Empfehlungen

▶ **Empfehlung 15:** Die Liquordiagnostik kann auch Hinweise für nicht degenerative Demenzursachen geben, bei denen Anamnese, körperlicher Befund und übrige technische Zusatzdiagnostik keine pathologischen Befunde zeigen. Wenn eine Liquordiagnostik bei Demenz durchgeführt wird, sollen die Parameter des Liquorgrundprofils untersucht werden.
GCP, Expertenkonsens

Neurodegenerationsmarker

Nach heutigem Kenntnisstand sind im Liquor die Korrelate der neuropathologischen Veränderungen, die die Alzheimer-Krankheit definieren, bereits im frühen Stadium, unter Umständen sogar vor klinischer Erkrankungsmanifestation, messbar. Die aktuell klinisch relevanten Parameter sind Beta-Amyloid-1-42, Gesamt-Tau und Phospho-Tau (pTau).

In zahlreichen großen Studien konnten eine hohe Sensitivität und Spezifität, insbesondere der kombinierten Messung dieser Parameter in der Abgrenzung von Demenzkranken mit Alzheimer-Demenz gegenüber gesunden Personen (Sensitivität 92%, Spezifität 89%), gezeigt werden. Zusätzlich zeigten Untersuchungen, dass die Liquorveränderungen schon im sehr frühen Krankheitsstadium in typischer Weise vorliegen können. Insbesondere scheinen diese Parameter geeignet, bei Patienten mit milder kognitiver Beeinträchtigung mit hoher Sensitivität und Spezifität die Entwicklung einer Alzheimer Krankheit vorherzusagen.

Die differenzialdiagnostische Trennschärfe zur Vorhersage anderer Demenzformen ist derzeit hingegen noch unzureichend. Als Verlaufsmarker eignen sich die genannten Parameter nach heutigem Kenntnisstand nicht.

Empfehlungen

▶ **Empfehlung 16:** Die liquorbasierte neurochemische Demenzdiagnostik unterstützt im Rahmen der Erstdiagnostik die Differenzierung zwischen primär neurodegenerativen Demenzerkrankungen und anderen Ursachen demenzieller Syndrome.
Empfehlungsgrad B, Evidenzebene Ib

Diagnose und Therapie von Demenzen

Empfehlungen

▶ **Empfehlung 17:** Die kombinierte Bestimmung der Parameter Beta-Amyloid-1-42 und Gesamt-Tau bzw. Beta-Amyloid-1-42 und Phospho-Tau ist der Bestimmung nur eines einzelnen Parameters überlegen und wird empfohlen.
Empfehlungsgrad B, Evidenzebene II

Empfehlungen

▶ **Empfehlung 18:** Die differenzialdiagnostische Trennschärfe dieser Marker innerhalb der Gruppe neurodegenerativer Erkrankungen und in Abgrenzung zur vaskulären Demenz ist nicht ausreichend.
Empfehlungsgrad B, Evidenzebene II

Empfehlungen

▶ **Empfehlung 19:** Die Ergebnisse der liquorbasierten neurochemischen Demenzdiagnostik sollen auf der Grundlage des Befundes der Routine-Liquordiagnostik und aller anderen zur Verfügung stehenden diagnostischen Informationen beurteilt werden.
Good clinical practice, Expertenkonsens

Durchführung der Liquordiagnostik

Zur Durchführung der Liquordiagnostik wird auf die Leitlinie „Diagnostische Liquorpunktion" verwiesen.

Zerebrale Bildgebung

Der bildgebenden Untersuchung des Gehirns im Rahmen der Diagnostik von Demenzerkrankungen kommen 2 Funktionen zu. Ihr Ergebnis soll helfen, behandelbare Ursachen einer Demenz aufzudecken (z. B. subdurales Hämatom, Tumor, Normaldruckhydrozephalus) und zur ätiologischen Differenzierung primärer Demenzerkrankungen beizutragen.

Feststellung von nicht degenerativen und nicht vaskulären Ursachen einer Demenz

Bei klinischem Verdacht auf entzündliche, tumoröse oder metabolische Erkrankungen sollte eine cMRT durchgeführt werden. Aufgrund der Strahlenbelastung und höheren Sensitivität sollte bei jüngeren Personen der cMRT generell der Vorzug gegeben werden. Bei patientenbezogenen Kontraindikationen oder fehlender Verfügbarkeit des MRT sollte eine cCT durchgeführt werden.

Empfehlungen

▶ **Empfehlung 20:** Bei bestehendem Demenzsyndrom soll eine konventionelle cCT oder cMRT zur Differenzialdiagnostik durchgeführt werden.
Empfehlungsgrad A, Leitlinienadaptation NICE-SCIE 2007

Bildgebung in der Differenzialdiagnose primärer Demenzerkrankungen

Ein wesentlicher Nutzen der strukturellen bildgebenden Untersuchung des Gehirns besteht in der Identifizierung und Beurteilung vaskulärer Läsionen. Dies erlaubt zusammen mit Anamnese, klinischer und neuropsychologischer Untersuchung die Differenzialdiagnose zwischen degenerativer und vaskulärer Demenz.

Empfehlungen

▶ **Empfehlung 21:** Für die Feststellung einer vaskulären Demenz sollten neben der Bildgebung (Ausmaß und Lokalisation von vaskulären Läsionen) Anamnese, klinischer Befund und neuropsychologisches Profil herangezogen werden. Der Beitrag der strukturellen MRT in der Differenzierung der Alzheimer-Demenz oder der frontotemporalen Demenz von anderen neurodegenerativen Demenzen ist bisher nicht ausreichend gesichert.
Empfehlungsgrad B, Leitlinienadaptation NICE-SCIE 2007

Empfehlungen

▶ **Empfehlung 22:** Eine Notwendigkeit für eine cMRT-Untersuchung zur routinemäßigen Verlaufskontrolle besteht im Regelfall nicht.
Empfehlungsgrad C, Evidenzebene IV

Nuklearmedizinische Verfahren

Empfehlungen

▶ **Empfehlung 23:** FDG-PET und HMPAO-SPECT können bei Unsicherheit in der Differenzialdiagnostik von Demenzen (Alzheimer-Demenz, vaskuläre Demenz, frontotemporale Demenz) zur Klärung beitragen. Ein regelhafter Einsatz in der Diagnostik wird nicht empfohlen.
Empfehlungsgrad A, Leitlinienadaptation NICE-SCIE 2007

Statement: Ein FP-CIT-SPECT ist in klinisch unklaren Fällen für die Differenzialdiagnose einer Lewy-Körperchen-Demenz vs. Nicht-Lewy-Körperchen-Demenz hilfreich.

Elektroenzephalografie (EEG)

Empfehlungen

▶ **Empfehlung 24:** Ein EEG ist bei bestimmten Verdachtsdiagnosen indiziert (Anfallsleiden, Delir, Creutzfeldt-Jakob-Erkrankung). Das EEG kann zur Abgrenzung von neurodegenerativen und nicht neurodegenerativen Erkrankungen beitragen, ist jedoch zur Differenzialdiagnose von neurodegenerativen Demenzerkrankungen von geringem Wert. Ein regelhafter Einsatz in der ätiologischen Zuordnung von Demenzerkrankungen wird nicht empfohlen.
Empfehlungsgrad B, Leitlinienadaptation NICE-SCIE 2007

Sonografie der gehirnversorgenden Arterien

Bei vaskulärer Demenz oder gemischt vaskulär-degenerativen Demenzformen kann die Beurteilung von Stenosen gehirnversorgender Gefäße relevant sein.

Genetische Diagnostik bei familiären Demenzerkrankungen

Der Gesamtanteil der familiären Alzheimer Krankheit an allen Erkrankten mit Alzheimer-Demenz beträgt weniger als 5 %. Mindestens 5–10 % aller an frontotemporaler Demenz Erkrankten haben eine positive Familienanamnese für eine Demenz oder eine amyotrophe Lateralsklerose, die die Bedingung für einen autosomal-dominanten Erbgang erfüllt.

> **Empfehlungen**
>
> ▶ **Empfehlung 25:** Bei Verdacht auf eine monogen vererbte Demenzerkrankung (z. B. bei früh beginnender Demenz in Verbindung mit einer richtungsweisenden Familienanamnese) soll eine genetische Beratung angeboten werden. Im Rahmen der Beratung muss darauf hingewiesen werden, dass sich aus der molekulargenetischen Diagnostik keine kausale Therapie oder Prävention der klinischen Manifestation ergibt und das Wissen um eine genetisch determinierte Demenz Konsequenzen für die Angehörigen bedeuten kann. Nach erfolgter Beratung kann eine molekulargenetische Diagnostik angeboten werden.
> *Empfehlungsgrad C, Leitlinienadaptation NICE-SCIE 2007*

> **Empfehlungen**
>
> ▶ **Empfehlung 26:** Vor einer prädiktiven genetischen Diagnostik bei gesunden Angehörigen von Patienten mit monogen vererbter Demenzerkrankung, die von den Angehörigen gewünscht wird, sind die Vorgaben der humangenetischen prädiktiven Diagnostik einzuhalten.
> *GCP, Expertenkonsens*

■ Therapie

Allgemeine Empfehlungen zur Therapie

Die Therapie von Demenzerkrankungen umfasst die pharmakologische Behandlung und die psychosozialen Interventionen für Betroffene und Angehörige im Kontext eines Gesamtbehandlungsplanes (▶ Abb. 15.2, ▶ Abb. 15.3). Sie ist aufgrund variabler Symptom- und Problemkonstellationen individualisiert zu gestalten und muss auf die progrediente Veränderung des Schweregrads der Erkrankung abgestimmt sein.

Ist der Betroffene erkrankungsbedingt nicht einwilligungsfähig, ist das Vorliegen einer Vollmacht bzw. einer Betreuung für Gesundheitsfürsorge Voraussetzung der Behandlung. Bei der Therapieentscheidung sind Wirksamkeit, Nutzen-Risiko-Abwägung, Kosten sowie Verfügbarkeit von Verfahren und Ressourcen sowie der individuelle Schweregrad (▶ S. 217) der Erkrankung relevant.

Medikamentöse Therapie der Alzheimer-Demenz

Die derzeit zur Therapie zugelassenen Medikamente mit Nachweis von Wirksamkeit und Nutzen (IQWiG) zeigen symptomatische Wirkung auf die Kernsymptome der Alzheimer-Demenz (Kognition, Alltagsaktivitäten). Zu diesen Medikamenten zählen die 3 Acetylcholinesterase-Inhibitoren Donepezil, Rivastigmin und Galantamin und ein NMDA-Rezeptor-Antagonist, Memantin. Medikamente mit nachgewiesener und überzeugender Erkrankungsmodifikation, die Einfluss auf die Progression der Erkrankung nehmen, existieren derzeit nicht. Einige solcher Substanzen befinden sich in klinischer Prüfung. Für Acetylcholinesterase-Inhibitoren und Memantin konnte eine solche erkrankungsmodifizierende Wirkung bisher nicht zweifelsfrei nachgewiesen werden.

Acetylcholinesterase-Inhibitoren

Die Acetylcholinesterase-Inhibitoren **Donepezil**, **Galantamin** und **Rivastigmin** sind zur Behandlung der leichten bis mittelschweren Alzheimer-Demenz zugelassen und in Gebrauch. Es gibt Hinweise, dass möglicherweise ein frühzeitiger Gebrauch der Substanzen den Verlauf der Erkrankung positiv beeinflussen kann. Die Wirkung der Acetylcholinesterase-Inhibitoren ist dosisabhängig. In Abhängigkeit von der Verträglichkeit sollte die Aufdosierung bis zur zugelassenen Maximaldosis erfolgen (10 mg/d Donepezil, 12 mg/d Rivastigmin [als Tablette], 9,5 mg Rivastigmin [als Pflaster-Applikation], 24 mg/d Galantamin). Alle Substanzen müssen zur besseren Verträglichkeit langsam eindosiert werden (▶ Tab. 15.1).

Sehr häufige (> 10 %) Nebenwirkungen dieser Substanzen sind bei im Allgemeinen guter Verträglichkeit das Auftreten von Erbrechen, Übelkeit, Schwindel, Appetitlosigkeit, Diarrhö und Kopfschmerzen. Diese Nebenwirkungen sind oft nur vorübergehend und durch eine langsamere Aufdosierung oder Einnahme der Medikamente zum Essen zu vermeiden.

Bradykardien und Synkopen sind in den jeweiligen Fachinformationen als Nebenwirkungen von Acetylcholinesterase-Inhibitoren aufgeführt. In großen (retrospektiven) Studien ist das Synkopenrisiko um das 1,76-Fache und das Bradykardierisiko um das 1,69-Fache erhöht. Es zeigt sich ebenfalls ein leicht erhöhtes Risiko für Herzschrittmacherimplantationen und Schenkelhalsfrakturen.

Bezüglich Details zu Aufdosierung, Dosierungshinweisen bei Komorbidität, Kontraindikationen, Nebenwirkungen und potenziellen Interaktionen mit anderen Medikamenten wird auf die Fachinformation verwiesen.

Diagnose und Therapie von Demenzen

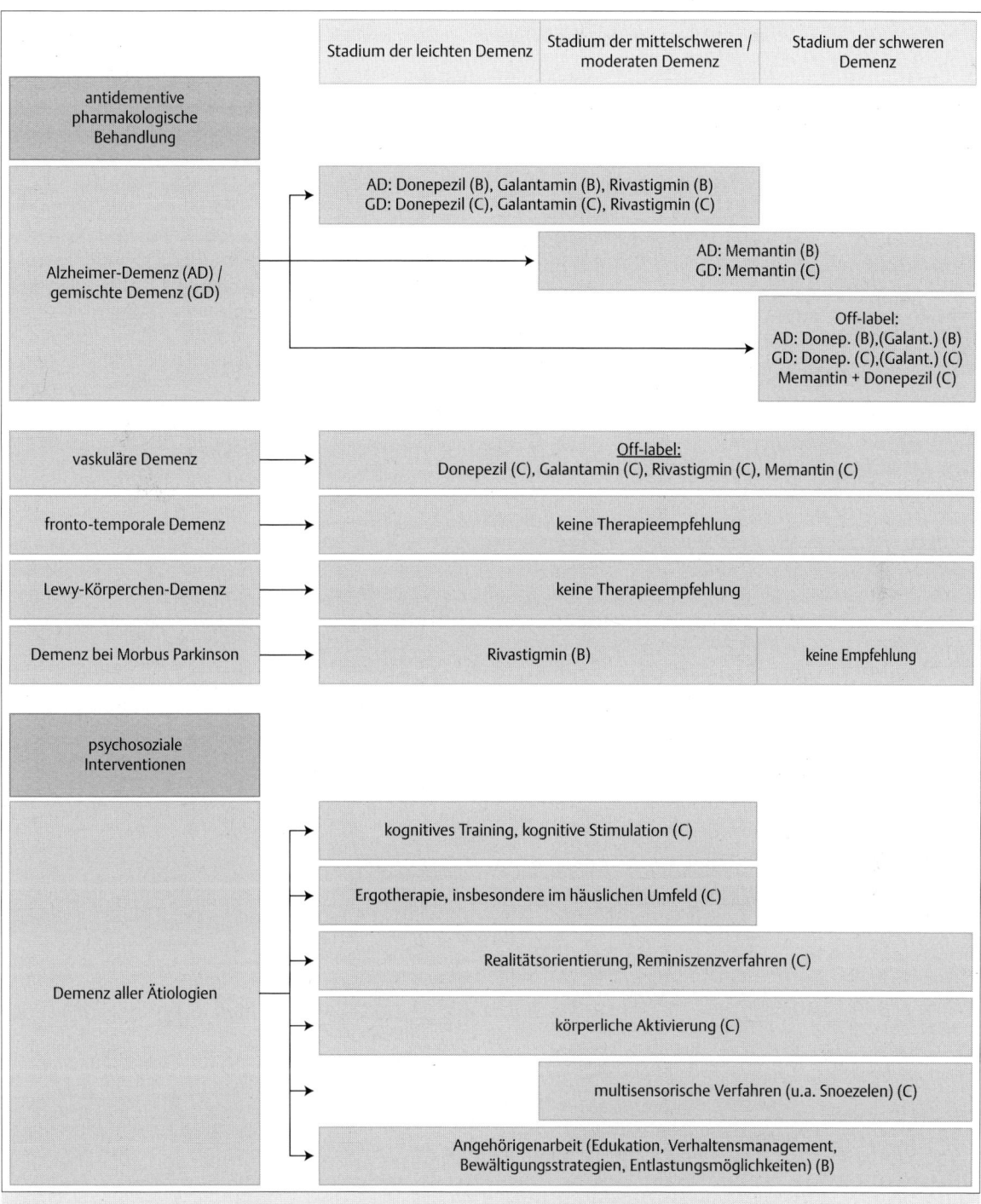

Abb. 15.2 Schematische Darstellung der Behandlung von Demenzen mit Empfehlungsgraden (A, B, C).

Empfehlungen

▶ **Empfehlung 27:** Acetylcholinesterase-Hemmer sind wirksam in Hinsicht auf die Fähigkeit zur Verrichtung von Alltagsaktivitäten, auf die Besserung kognitiver Funktionen und auf den ärztlichen Gesamteindruck bei der leichten bis mittelschweren Alzheimer-Demenz und eine Behandlung wird empfohlen.
Empfehlungsgrad B, Leitlinienadaptation NICE-SCIE 2007

Empfehlungen

▶ **Empfehlung 28:** Es soll die höchste verträgliche Dosis angestrebt werden.
Empfehlungsgrad A, Evidenzebene Ia, Leitlinienadaptation NICE-SCIE 2007

Es gibt keine ausreichende Evidenz für die Überlegenheit einer Substanz gegenüber anderen. Evidenzbasierten Kri-

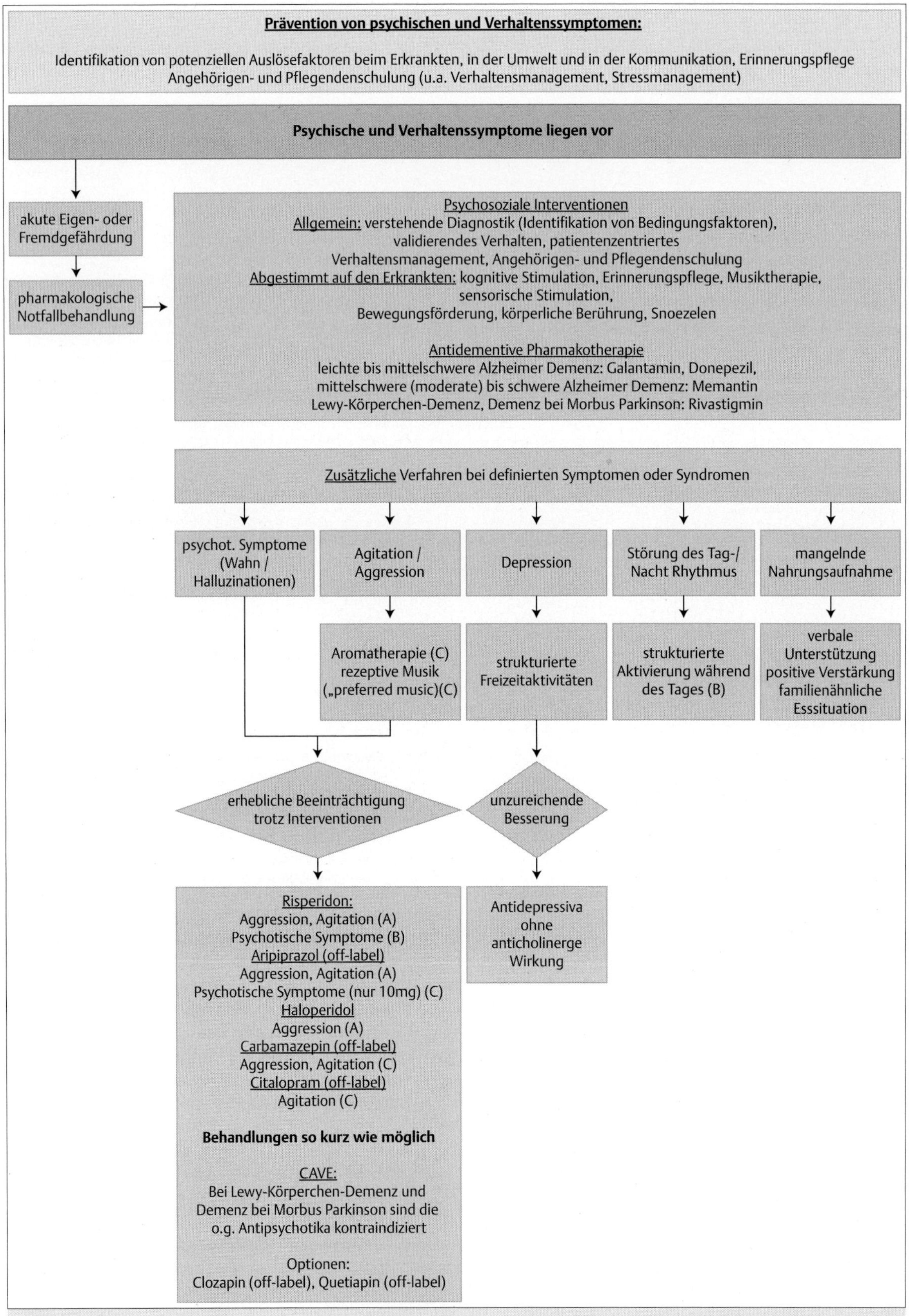

Diagnose und Therapie von Demenzen

Prävention von psychischen und Verhaltenssymptomen:

Identifikation von potenziellen Auslösefaktoren beim Erkrankten, in der Umwelt und in der Kommunikation, Erinnerungspflege Angehörigen- und Pflegendenschulung (u.a. Verhaltensmanagement, Stressmanagement)

Psychische und Verhaltenssymptome liegen vor

- akute Eigen- oder Fremdgefährdung
- pharmakologische Notfallbehandlung

Psychosoziale Interventionen
<u>Allgemein:</u> verstehende Diagnostik (Identifikation von Bedingungsfaktoren), validierendes Verhalten, patientenzentriertes Verhaltensmanagement, Angehörigen- und Pflegendenschulung
<u>Abgestimmt auf den Erkrankten:</u> kognitive Stimulation, Erinnerungspflege, Musiktherapie, sensorische Stimulation, Bewegungsförderung, körperliche Berührung, Snoezelen

Antidementive Pharmakotherapie
leichte bis mittelschwere Alzheimer Demenz: Galantamin, Donepezil,
mittelschwere (moderate) bis schwere Alzheimer Demenz: Memantin
Lewy-Körperchen-Demenz, Demenz bei Morbus Parkinson: Rivastigmin

<u>Zusätzliche</u> Verfahren bei definierten Symptomen oder Syndromen

psychot. Symptome (Wahn / Halluzinationen)	Agitation / Aggression	Depression	Störung des Tag-/Nacht Rhythmus	mangelnde Nahrungsaufnahme
	Aromatherapie (C) rezeptive Musik („preferred music")(C)	strukturierte Freizeitaktivitäten	strukturierte Aktivierung während des Tages (B)	verbale Unterstützung positive Verstärkung familienähnliche Esssituation

- erhebliche Beeinträchtigung trotz Interventionen
- unzureichende Besserung

<u>Risperidon:</u>
Aggression, Agitation (A)
Psychotische Symptome (B)
<u>Aripiprazol (off-label)</u>
Aggression, Agitation (A)
Psychotische Symptome (nur 10mg) (C)
<u>Haloperidol</u>
Aggression (A)
<u>Carbamazepin (off-label)</u>
Aggression, Agitation (C)
<u>Citalopram (off-label)</u>
Agitation (C)

Behandlungen so kurz wie möglich

<u>CAVE:</u>
Bei Lewy-Körperchen-Demenz und Demenz bei Morbus Parkinson sind die o.g. Antipsychotika kontraindiziert

Optionen:
Clozapin (off-label), Quetiapin (off-label)

Antidepressiva ohne anticholinerge Wirkung

Abb. 15.3 Schematische Darstellung zur Prävention und Behandlung von psychischen und Verhaltenssymptomen bei Demenz mit Empfehlungsgraden (A, B, C).

Tab. 15.1 Darreichungsform und Zieldosis von Acetylcholinesterase-Inhibitoren.

Präparat	Applikationsform	Einnahmeintervall	Startdosis	Zieldosis
Donepezil	Tabletten (5 mg, 10 mg) Schmelztabletten (5 mg, 10 mg)	1 × täglich	2,5–5 mg täglich abends	10 mg/d abends
Galantamin	retardierte Hartkapsel (8 mg, 16 mg, 24 mg)	1 × täglich	8 mg ret. morgens	16–24 mg/d morgens
	Lösung (1 ml entspricht 4 mg)	2 × täglich	2 × 4 mg morgens und abends	
Rivastigmin	Hartkapseln (1,5 mg, 3 mg, 4,5 mg und 6 mg)	2 × täglich	2 × 1,5 mg	6–12 mg/d
	Lösung (1 ml entspricht 2 mg)	2 × täglich	2 × 1–1,5 mg	6–12 mg/d
	transdermales Patch (4,6 mg/24 h, 9,5 mg/24 h)	1 × täglich	4,6 mg/24 h	9,5 mg/24 h

terien für einen differenziellen Einsatz dieser Substanzen bei der leichten bis mittelschweren Alzheimer-Demenz fehlen. Die Auswahl richtet sich nach Applikationsart, individueller Verträglichkeit, Wechselwirkung mit anderen Medikamenten und Kosten.

Empfehlungen

▶ **Empfehlung 29:** Die Auswahl eines Acetylcholinesterase-Hemmers sollte sich primär am Neben- und Wechselwirkungsprofil orientieren, da keine ausreichenden Hinweise für klinisch relevante Unterschiede in der Wirksamkeit der verfügbaren Substanzen vorliegen.
Empfehlungsgrad B, Leitlinienadaptation NICE-SCIE 2007

Aufgrund der fehlenden Nachweismöglichkeit von mangelnder Wirkung bei einem Individuum kann aber eine begründete Entscheidung zum Absetzen des Medikaments wegen fehlender Wirkung nicht getroffen werden. Gründe für das Absetzen bei einem Patienten können sich individuell aufgrund negativer Bewertungen des Verhältnisses von Nutzen zu Nebenwirkungen (Risiken), bei Komorbidität und notwendiger anderer Pharmakotherapie sowie aufgrund des (mutmaßlichen) Patientenwillens ergeben. Die Dauer der meisten randomisierten kontrollierten Studien ist auf 24 Wochen begrenzt, da dies der vorgegebene Zeitraum der Zulassungsbehörden ist. Eine placebokontrollierte Studie über ein Jahr zeigte aber auch nach diesem Zeitraum eine Überlegenheit von in diesem Fall Donepezil. Es ist auch aufgrund des Wirkmechanismus der Präparate davon auszugehen, dass eine Wirksamkeit langfristig über 24 Wochen hinaus bestehen kann. Ein Absetzen der Medikation basierend auf dem Zeitkriterium von 24 Wochen ist somit nicht begründet.

Empfehlungen

▶ **Empfehlung 30:** Acetylcholinesterase-Hemmer können bei guter Verträglichkeit im leichten bis mittleren Stadium fortlaufend gegeben werden.
Empfehlungsgrad B, Leitlinienadaptation SIGN 2006

Empfehlungen

▶ **Empfehlung 31:** Ein Absetzversuch kann vorgenommen werden, wenn Zweifel an einem günstigen Verhältnis aus Nutzen zu Nebenwirkungen auftreten.
Empfehlungsgrad B, Leitlinienadaptation MOH 2007

Aus offenen Studien gibt es Hinweise für Wirkungsverbesserung durch das Umsetzen von einem Acetylcholinesterase-Hemmer auf einen anderen bei Demenzkranken, die von der ersten Substanz wenig profitieren. Eine placebokontrollierte Studie liegt bisher nicht vor.

Empfehlungen

▶ **Empfehlung 32:** Wenn Zweifel an einem günstigen Verhältnis von Nutzen zu Nebenwirkungen eines Acetylcholinesterase-Hemmers auftreten, kann das Umsetzen auf einen anderen Acetylcholinesterase-Hemmer erwogen werden.
Empfehlungsgrad B, Evidenzebene IIb

Da es sich um eine progrediente Erkrankung handelt, kann der Patient trotz wirksamer Therapie vom Stadium der leichten bis mittelschweren Demenz in das Stadium der schweren Demenz eintreten.

Empfehlungen

▶ **Empfehlung 33:** Es gibt Hinweise für eine Wirksamkeit von Donepezil bei Alzheimer-Demenz im schweren Krankheitsstadium auf Kognition, Alltagsfunktionen und klinischen Gesamteindruck und für Galantamin auf die Kognition. Die Weiterbehandlung von vorbehandelten Patienten, die in das schwere Stadium eintreten, oder die erstmalige Behandlung von Patienten im schweren Stadium kann empfohlen werden.
Empfehlungsgrad B, Evidenzebene Ib, Leitlinienadaptation SIGN 2006

Die Behandlung der schweren Alzheimer-Demenz mit Acetylcholinesterase-Hemmern ist eine Off-Label-Behandlung und die Schwierigkeit des Off-Label-Gebrauchs ist adäquat zu berücksichtigen.

Memantin

Der NMDA-Rezeptor-Antagonist Memantin ist zur Behandlung der moderaten bis schweren Alzheimer-Demenz (MMST: 0–20 Punkte) zugelassen (▶ Tab. 15.2). Nach längeren Diskussionen und neuen Responder-Analysen hat auch das IQWiG den Nutzen von Memantin anerkannt. Häufige Nebenwirkungen (≥ 1 bis < 10%) sind Schwindel, Kopfschmerz, Obstipation, erhöhter Blutdruck und Schläfrigkeit, die passager sein können.

Bezüglich Details zu Aufdosierung, Dosierungshinweisen bei Komorbidität, Kontraindikationen, Nebenwirkungen und potenziellen Interaktionen mit anderen Medikamenten wird auf die Fachinformation verwiesen.

Empfehlungen

▶ **Empfehlung 34:** Memantin ist wirksam auf die Kognition, Alltagsfunktion und den klinischen Gesamteindruck bei Patienten mit moderater bis schwerer Alzheimer-Demenz und eine Behandlung wird empfohlen.
Empfehlungsgrad B, Evidenzebene Ia

In einem Cochrane-Review zu Memantin bei leichter bis mittelschwerer Alzheimer-Demenz über 3 Studien zeigte sich ein kleiner signifikanter Effekt auf die Kognition (d = 0,24), nicht aber auf Alltagsfunktionen oder andere Zielgrößen.

Empfehlungen

▶ **Empfehlung 35:** Bei leichtgradiger Alzheimer-Demenz ist eine Wirksamkeit von Memantin auf die Alltagsfunktion nicht belegt. Es findet sich ein nur geringer Effekt auf die Kognition. Eine Behandlung von Patienten mit leichter Alzheimer-Demenz mit Memantin wird nicht empfohlen.
Empfehlungsgrad A, Evidenzebene Ib

Empfehlungen

▶ **Empfehlung 36:** Eine Add-on-Behandlung mit Memantin bei Patienten, die Donepezil erhalten, ist der Monotherapie mit Donepezil bei schwerer Alzheimer-Demenz (MMST: 5–9 Punkte) überlegen. Eine Add-on-Behandlung kann erwogen werden.
Empfehlungsgrad C, Evidenzebene Ib

Die Behandlung der schweren Alzheimer-Demenz mit Donepezil ist eine Off-Label-Behandlung und die Schwierigkeit des Off-Label-Gebrauchs ist adäquat zu berücksichtigen.

Empfehlungen

▶ **Empfehlung 37:** Für eine Add-on-Behandlung mit Memantin bei Patienten mit einer Alzheimer-Demenz im leichten bis oberen mittelschweren Bereich (MMST: 15–22 Punkte), die bereits einen Acetylcholinesterase-Hemmer erhalten, wurde keine Überlegenheit gegenüber einer Monotherapie mit einem Acetylcholinesterase-Hemmer gezeigt. Sie wird daher nicht empfohlen.
Empfehlungsgrad B, Evidenzebene Ib

Empfehlungen

▶ **Empfehlung 38:** Für eine Add-on-Behandlung mit Memantin bei Patienten mit mittelschwerer Alzheimer-Demenz (MMST: 10–14 Punkte), die bereits einen Acetylcholinesterase-Hemmer erhalten, liegt keine überzeugende Evidenz vor. Es kann keine Empfehlung gegeben werden.
Empfehlungsgrad B, Evidenzebene Ib

Tab. 15.2 Übersicht über Darreichungsform und Zieldosis von Memantin.

Präparat	Applikationsform	Einnahmeintervall	Startdosis	Zieldosis
Memantin-HCL	Tabletten (5 mg, 10 mg, 15 mg, 20 mg)	1–2 × täglich	5 mg 1 × täglich	Kreatininclearance > 60 ml/min/1,73 m²: 20 mg/d
	Tropfen (1 ml oder 20 Tropfen entspricht 10 mg)	2 × täglich		Kreatininclearance 40–60 ml/min/1,73 m²: 10 mg/d

Ginkgo biloba

Ginkgo biloba wird häufig zur Behandlung einer kognitiven Störung und Demenz eingesetzt. Das Extrakt EgB761 ist zugelassen zur symptomatischen Behandlung von „hirnorganisch bedingten geistigen Leistungseinbußen bei demenziellen Syndromen". Die Arzneimittelkommission der deutschen Ärzteschaft empfiehlt, bei Anwendung von Ginkgo-biloba-Präparaten zumindest eine eingehende Gerinnungsanamnese zu erheben, da es Hinweise für eine erhöhte Blutungsneigung gibt. Die Datenlage zu Ginkgo-biloba-Präparaten ist heterogen. Das IQWiG kommt unter Einschluss von 6 randomisierten kontrollierten Studien zu dem Schluss, dass es für das Therapieziel „Aktivitäten des täglichen Lebens" einen Beleg für einen Nutzen von Ginkgo biloba, Extrakt EGb 761, bei Verwendung einer hohen Dosis von 240 mg täglich gäbe. Eine Berechnung der Effektstärken wie bei den anderen Antidementiva (Acetylcholinesterase-Hemmer und Memantin) wurde für Ginkgo biloba durch das IQWiG aber nicht vorgenommen.

> **Empfehlungen**
>
> ▶ **Empfehlung 39:** Es gibt keine überzeugende Evidenz für die Wirksamkeit ginkgohaltiger Präparate. Sie werden daher nicht empfohlen.
> *Empfehlungsgrad A, Evidenzebene Ia, Leitlinienadaptation MOH 2007*

Andere Therapeutika

> **Empfehlungen**
>
> ▶ **Empfehlung 40:** Eine Therapie der Alzheimer-Demenz mit Vitamin E wird wegen mangelnder Evidenz für eine Wirksamkeit und aufgrund des Nebenwirkungsrisikos nicht empfohlen.
> *Empfehlungsgrad A, Evidenzebene Ib, Leitlinienadaptation NICE-SCIE 2007*

> **Empfehlungen**
>
> ▶ **Empfehlung 41:** Es gibt keine überzeugende Evidenz für eine Wirksamkeit von nicht steroidalen Antiphlogistika (Rofecoxib, Naproxen, Diclofenac, Indomethacin) auf die Symptomatik der Alzheimer-Demenz. Eine Behandlung der Alzheimer-Demenz mit diesen Substanzen wird nicht empfohlen.
> *Empfehlungsgrad A, Evidenzebene Ia, Leitlinienadaptation NICE-SCIE 2007*

> **Empfehlungen**
>
> ▶ **Empfehlung 42:** Eine Hormonersatztherapie soll nicht zur Verringerung kognitiver Beeinträchtigungen bei postmenopausalen Frauen empfohlen werden.
> *Empfehlungsgrad B, Übernahme-Statement aus der S3-Leitlinie „Hormontherapie in der Peri- und Postmenopause"*

> **Empfehlungen**
>
> ▶ **Empfehlung 43:** Die Evidenz für eine Wirksamkeit von Piracetam, Nicergolin, Hydergin, Phosphatidylcholin (Lecithin), Nimodipin, Cerebrolysin und Selegilin bei Alzheimer-Demenz ist unzureichend. Eine Behandlung wird nicht empfohlen.
> *Empfehlungsgrad A, Evidenzebene Ia, Ib, Leitlinienadaptation NICE-SCIE 2007, SIGN 2006*

Medikamentöse Therapie der vaskulären Demenz

Das Konzept der vaskulären Demenz umfasst alle zerebrovaskulär bedingten Schädigungen, die zu einer Demenz führen. Dazu gehören mikroangiopathische Läsionen, aber auch strategische Makroinfarkte. Bezüglich der Prävention zerebraler ischämischer Schädigung wird auf die Leitlinie „Sekundärprävention des ischämischen Schlaganfalls" der DGN verwiesen.

> **Empfehlungen**
>
> ▶ **Empfehlung 44:** Die Behandlung relevanter vaskulärer Risikofaktoren und Grunderkrankungen, die zu weiteren vaskulären Schädigungen führen, ist bei der vaskulären Demenz zu empfehlen.
> *GCP, Expertenkonsens*

> **Empfehlungen**
>
> ▶ **Empfehlung 45:** Es existiert keine zugelassene oder durch ausreichende Evidenz belegte medikamentöse symptomatische Therapie für vaskuläre Demenzformen, die einen regelhaften Einsatz rechtfertigen. Es gibt Hinweise für eine Wirksamkeit von Acetylcholinesterase-Hemmern und Memantin, insbesondere auf exekutive Funktionen bei Patienten mit subkortikaler vaskulärer Demenz. Im Einzelfall kann eine Therapie erwogen werden.
> *Empfehlungsgrad C, Evidenzebene Ib, Leitlinienadaptation SIGN 2006*

Die Behandlung der vaskulären Demenz mit einem Acetylcholinesterase-Hemmer oder Memantin ist eine Off-Label-Behandlung und die Schwierigkeit des Off-Label-Gebrauchs ist adäquat zu berücksichtigen.

> **Empfehlungen**
>
> ▶ **Empfehlung 46:** Thrombozytenfunktionshemmer sind bei vaskulärer Demenz nicht zur primären Demenzbehandlung indiziert. Bezüglich der Indikationsstellung zum Einsatz von Thrombozytenfunktionshemmern zur Prävention einer zerebralen Ischämie wird auf die Schlaganfall-Leitlinie der DGN verwiesen.
> *Empfehlungsgrad C, Evidenzebene IV, Leitlinienadaptation SIGN 2006*

Medikamentöse Therapie der gemischten Demenz

Im klinischen Kontext besteht der Verdacht auf eine gemischte Demenz bei einem Erkrankungsverlauf, der mit einer Alzheimer-Demenz vereinbar ist, und zusätzlichen vaskulären Ereignissen, die den Verlauf klinisch modifizieren oder in der zerebralen Bildgebung nachweisbar sind.

> **Empfehlungen**
>
> ▶ **Empfehlung 47:** Es gibt gute Gründe, eine gemischte Demenz als das gleichzeitige Vorliegen einer Alzheimer-Demenz und einer vaskulären Demenz zu betrachten. Folglich ist es gerechtfertigt, Patienten mit einer gemischten Demenz entsprechend der Alzheimer-Demenz zu behandeln.
> *Empfehlungsgrad C, Evidenzebene IV, Leitlinienadaptation NICE-SCIE 2007*

Medikamentöse Therapie der frontotemporalen Demenz

> **Empfehlungen**
>
> ▶ **Empfehlung 48:** Es existiert keine überzeugende Evidenz zur Behandlung kognitiver Symptome oder Verhaltenssymptome bei Patienten mit frontotemporaler Demenz. Es kann keine Behandlungsempfehlung gegeben werden.
> *Empfehlungsgrad B, Evidenzebene IIb*

Medikamentöse Therapie der Demenz beim idiopathischen Parkinson-Syndrom

Rivastigmin ist als Kapsel für die Behandlung der Demenz beim idiopathischen Parkinson-Syndrom zugelassen. Das Rivastigmin-Pflaster ist aktuell nicht zur Behandlung der Demenz beim idiopathischen Parkinsonsyndrom zugelassen.

> **Empfehlungen**
>
> ▶ **Empfehlung 49:** Rivastigmin ist zur antidementiven Behandlung der Demenz bei Morbus Parkinson im leichten und mittleren Stadium wirksam im Hinblick auf kognitive Störung und Alltagsfunktion und wird empfohlen.
> *Empfehlungsgrad B, Evidenzebene Ib, Leitlinienadaptation MOH 2007*

Die Behandlung der Demenz bei Morbus Parkinson mit Rivastigmin Pflaster ist eine Off-Label-Behandlung und die Schwierigkeit des Off-Label-Gebrauchs ist adäquat zu berücksichtigen.

Medikamentöse Therapie der Lewy-Körperchen-Demenz

Es existieren keine kontrollierten randomisierten Studien, die ausreichende Evidenz für die Wirksamkeit einer Behandlung kognitiver Symptome bei Patienten mit Lewy-Körperchen-Demenz liefern. Eine Studie zeigte die Wirksamkeit von Rivastigmin auf Verhaltenssymptome bei Patienten mit Lewy-Körperchen-Demenz.

> **Empfehlungen**
>
> ▶ **Empfehlung 50:** Für die antidementive Behandlung der Lewy-Körperchen-Demenz existiert keine zugelassene oder ausreichend belegte Medikation. Es gibt Hinweise für eine Wirksamkeit von Rivastigmin auf Verhaltenssymptome. Ein entsprechender Behandlungsversuch kann erwogen werden.
> *Empfehlungsgrad C, Evidenzebene Ib*

Die Behandlung der Lewy-Körperchen-Demenz mit Rivastigmin ist eine Off-Label-Behandlung und die Schwierigkeit des Off-Label-Gebrauchs ist adäquat zu berücksichtigen.

Medikamentöse Therapie von psychischen und Verhaltenssymptomen

Demenzerkrankungen sind neben kognitiven Störungen durch Veränderungen des Erlebens und Verhaltens charakterisiert.

> **Empfehlungen**
>
> ▶ **Empfehlung 51a:** Vor dem Einsatz von Psychopharmaka bei Verhaltenssymptomen soll ein psychopathologischer Befund erhoben werden. Die medizinischen, personen- und umgebungsbezogenen Bedingungsfaktoren müssen identifiziert und soweit möglich behandelt bzw. modifiziert werden. Darüber hinaus besteht eine Indikation für eine pharmakologische Intervention, wenn psychosoziale Interventionen nicht effektiv, nicht ausreichend oder nicht verfügbar sind. Bei Eigen- oder Fremdgefährdung, die nicht anders abwendbar ist, kann eine unmittelbare pharmakologische Intervention erforderlich sein.
> *GCP, Expertenkonsens*

Wirksamkeit von Antidementiva auf globale psychische und Verhaltenssymptome ohne Differenzierung in Einzelsymptome

Global werden Verhaltenssymptome durch die Gabe von Donepezil und Galantamin bei leichter bis mittelschwerer Alzheimer-Demenz und von Memantin bei moderater bis schwerer Demenz leicht positiv beeinflusst.

Diagnose und Therapie von Demenzen

Generelle Aspekte der Antipsychotika-Behandlung von Demenzerkrankten

Empfehlungen

▶ **Empfehlung 52:** Die Gabe von Antipsychotika bei Patienten mit Demenz ist mit einem erhöhten Risiko für Mortalität und für zerebrovaskuläre Ereignisse assoziiert. Patienten und rechtliche Vertreter müssen über dieses Risiko aufgeklärt werden. Die Behandlung soll mit der geringst möglichen Dosis und über einen möglichst kurzen Zeitraum erfolgen. Der Behandlungsverlauf muss engmaschig kontrolliert werden.
Empfehlungsgrad A, Evidenzebene Ia und III

Antipsychotika-Behandlung bei Patienten mit Parkinson-Demenz und Lewy-Körperchen-Demenz

Empfehlungen

▶ **Empfehlung 51b:** Für Patienten mit Parkinson-Demenz, Lewy-Körperchen-Demenz und verwandten Erkrankungen sind klassische und viele atypische Neuroleptika kontraindiziert, da sie Parkinson-Symptome verstärken und Somnolenzattacken auslösen können. Einsetzbare Neuroleptika bei diesen Erkrankungen sind Clozapin und mit geringerer Evidenz Quetiapin.
GCP, Expertenkonsens

Generelle Aspekte zum Einsatz von Benzodiazepinen bei Demenzerkrankten

Empfehlungen

▶ **Empfehlung 53:** Benzodiazepine sollen bei Patienten mit Demenz nur bei speziellen Indikationen kurzfristig eingesetzt werden.
Empfehlungsgrad C, Leitlinienadaptation SIGN 2006

Generelle Aspekte zum Einsatz von Antidepressiva und Antikonvulsiva bei Demenzerkrankten

Bezüglich der Anwendung von Antidepressiva und Antikonvulsiva existieren keine Hinweise für spezifische Nebenwirkungen bei Demenzkranken. Auf anticholinerge Nebenwirkungen und das Sedierungspotenzial sollte bei der Auswahl der Präparate geachtet werden.

Medikamentöse Behandlung des Delirs

Delirien stellen eine häufige, aber in vielen Fällen nicht erkannte Komplikation im Verlauf einer Demenz dar. Bei bestehendem Delir ist eine Behandlung des Auslösers (z. B. Infekt, Dehydratation, delirogene Medikamente) erforderlich. Darüber hinaus ist ggf. eine symptomatische Behandlung des Delirs mit Antipsychotika notwendig. Insbesondere scheinen **Risperidon** und **Olanzapin**, ggf. auch **Haloperidol** jeweils in geringer Dosierung geeignet.

Empfehlungen

▶ **Empfehlung 54:** Nach diagnostischer Abklärung kann ein Delir bei Demenz mit Antipsychotika behandelt werden. Antipsychotika mit anticholinerger Nebenwirkung sollen vermieden werden.
Empfehlungsgrad C, Expertenkonsens

Medikamentöse Behandlung einzelner psychischer und Verhaltenssymptome und -komplexe

Affektive Symptome

Depression

Empfehlungen

▶ **Empfehlung 55:** Medikamentöse antidepressive Therapie bei Patienten mit Demenz und Depression ist wirksam und wird empfohlen. Bei der Ersteinstellung und Umstellung sollen trizyklische Antidepressiva aufgrund des Nebenwirkungsprofils nicht eingesetzt werden.
Empfehlungsgrad B, Evidenzebene Ib

Angst

Für die Therapie der Angst und Angststörung bei Patienten mit Demenz existiert keine evidenzbasierte medikamentöse Behandlung.

Hyperaktivität

Agitiertes Verhalten/Aggressivität

Agitiertes Verhalten und Aggressivität stellen eine sehr hohe Belastung für Pflegende dar. Meist resultieren die Verhaltensweisen aus dem Eindruck, sich nicht verständlich machen zu können. Oft helfen bereits Verständnis, eine Änderung der Kommunikationsformen und eine Modifikation der Lebens- und Wohnsituation.

Empfehlungen

▶ **Empfehlung 56:** Haloperidol wird aufgrund fehlender Evidenz für Wirksamkeit nicht zur Behandlung von Agitation empfohlen. Es gibt Hinweise auf Wirksamkeit von Haloperidol auf aggressives Verhalten mit geringer Effektstärke. Unter Beachtung der Risiken (extrapyramidale Nebenwirkungen, zerebrovaskuläre Ereignisse, erhöhte Mortalität) kann der Einsatz bei diesem Zielsymptom erwogen werden.
Empfehlungsgrad A, Evidenzebene Ia

Diagnose und Therapie von Demenzen

Empfehlungen

▶ **Empfehlung 57:** Risperidon ist in der Behandlung von agitiertem und aggressivem Verhalten bei Demenz wirksam. Aripiprazol kann aufgrund seiner Wirksamkeit gegen Agitation und Aggression als alternative Substanz empfohlen werden. Olanzapin soll aufgrund des anticholinergen Nebenwirkungsprofils und heterogener Datenlage bezüglich Wirksamkeit nicht zur Behandlung von agitiertem und aggressivem Verhalten bei Patienten mit Demenz eingesetzt werden.
Empfehlungsgrad A, Evidenzebene Ia, Ib

Die Behandlung von Agitation und Aggressivität bei Demenz mit Aripiprazol ist eine Off-Label-Behandlung und die Schwierigkeit des Off-Label-Gebrauchs ist adäquat zu berücksichtigen.

Empfehlungen

▶ **Empfehlung 58:** Es gibt Hinweise auf eine günstige Wirkung von Carbamazepin auf Agitation und Aggression. Carbamazepin kann nach fehlendem Ansprechen anderer Therapien empfohlen werden. Es ist auf Medikamenteninteraktionen zu achten.
Empfehlungsgrad C, Evidenzebene Ib

Die Behandlung von Agitation und Aggressivität bei Demenz mit Carbamazepin ist eine Off-Label-Behandlung und die Schwierigkeit des Off-Label-Gebrauchs ist adäquat zu berücksichtigen.

Empfehlungen

▶ **Empfehlung 59:** Eine Behandlung von Agitation und Aggression mit Valproat wird nicht empfohlen.
Empfehlungsgrad B, Evidenzebene Ib

Empfehlungen

▶ **Empfehlung 60:** Es gibt eine schwache Evidenz für die Wirksamkeit von Citalopram bei agitiertem Verhalten von Demenzkranken. Ein Behandlungsversuch kann gerechtfertigt sein.
Empfehlungsgrad C, Evidenzebene IIb

Die Behandlung von Agitation und Aggressivität bei Demenz mit Citalopram ist eine Off-Label-Behandlung und die Schwierigkeit des Off-Label-Gebrauchs ist adäquat zu berücksichtigen.

Disinhibition/Enthemmung

Bei enthemmten Verhalten im Rahmen der Demenzerkrankung gibt es keine belastbare Evidenz für eine bestimmte Behandlung.

Gesteigerte Psychomotorik

Empfehlungen

▶ **Empfehlung 61:** Bei schwerer psychomotorischer Unruhe, die zu deutlicher Beeinträchtigung des Betroffenen und/oder der Pflegenden führt, kann ein zeitlich begrenzter Therapieversuch mit Risperidon empfohlen werden.
Empfehlungsgrad C, Evidenzebene II

Die Behandlung der psychomotorischen Unruhe bei Demenz mit Risperidon ist eine Off-Label-Behandlung und die Schwierigkeit des Off-Label-Gebrauchs ist adäquat zu berücksichtigen.

Psychotische Symptome (Halluzination, Wahn)

Halluzinationen und Wahn sind häufige Phänomene bei Demenz. Die Beeinträchtigung des Betroffenen entsteht häufig durch die damit ausgelösten Affekte, wie z.B. Angst oder Wut. Bevor eine medikamentöse Behandlung eingeleitet wird, soll die mögliche Induktion der psychotischen Symptome durch Medikamente oder andere Ursachen (z.B. Delir) geprüft werden.

Empfehlungen

▶ **Empfehlung 62:** Die günstige Wirkung von Risperidon auf psychotische Symptome bei Demenz ist belegt. Falls eine Behandlung mit Antipsychotika bei psychotischen Symptomen (Wahn, Halluzinationen) notwendig ist, wird eine Behandlung mit Risperidon (0,5–2 mg) empfohlen.
Empfehlungsgrad B, Evidenzebene Ia

Empfehlungen

▶ **Empfehlung 63:** Für die Wirksamkeit von Aripiprazol 10 mg bei psychotischen Symptomen bei Patienten mit Demenz gibt es Hinweise. Die Datenlage ist jedoch heterogen.
Empfehlungsgrad C, Evidenzebene Ib

Die Behandlung von psychotischen Symptomen bei Demenz mit Aripiprazol ist eine Off-Label-Behandlung und die Schwierigkeit des Off-Label-Gebrauchs ist adäquat zu berücksichtigen.

Empfehlungen

▶ **Empfehlung 64:** Für andere atypische Antipsychotika gibt es keine Evidenz für eine Wirksamkeit bei psychotischen Symptomen bei Demenz, daher wird der Einsatz nicht empfohlen.
Empfehlungsgrad B, Evidenzebene Ia

Apathie

Das häufigste Verhaltenssymptom bei Demenzkranken ist die Apathie, definiert durch reduzierten Antrieb und Initiative. Die Apathie führt zu einer emotionalen Belastung der Pflegenden und verhindert die Teilnahme von Demenzkranken am Alltagsleben und psychosozialen Interventionen. Eine etablierte pharmakologische Therapie existiert nicht.

Schlafstörungen

Störungen des Nachtschlafes und des Tag-Nacht-Rhythmus sind häufig bei Demenzkranken und führen insbesondere bei Pflegenden im häuslichen Umfeld zu einer erheblichen Belastung. Aufgrund von Sedierung, Sturzgefahr und Verschlechterung der Kognition sollten Hypnotika nur in Situationen angewendet werden, die durch Verhaltensempfehlungen und Interventionen nicht ausreichend verbessert werden können und die zu einer erheblichen Belastung des Betroffenen und der Pflegenden führen.

Empfehlungen

▶ **Empfehlung 65:** Melatonin ist in der Behandlung von Schlafstörungen bei Demenz nicht wirksam. Eine Anwendung wird nicht empfohlen.
Empfehlungsgrad A, Evidenzebene Ib

Empfehlungen

▶ **Empfehlung 66:** Für eine medikamentöse Therapie von Schlafstörungen bei Demenz kann keine evidenzbasierte Empfehlung ausgesprochen werden.
Empfehlungsgrad B, Evidenzebene IV

Psychosoziale Interventionen

Psychosoziale Interventionen sind zentraler und notwendiger Bestandteil der Betreuung von Menschen mit Demenz und deren Angehörigen. Ansätze und Ziele dieser Verfahren sind wesentlich breiter als die pharmakologischer Therapien. Gleichzeitig ist aus methodischen Gründen die Qualität der Studien zu den einzelnen Verfahren oft deutlich geringer als bei pharmakologischen Prüfungen.

Kognitive Verfahren

Empfehlungen

▶ **Empfehlung 67:** Es gibt Evidenz für geringe Effekte von kognitivem Training/kognitiver Stimulation auf die kognitive Leistung bei Patienten mit leichter bis moderater Demenz. Die Möglichkeit, an einem strukturierten kognitiven Stimulationsprogramm teilzunehmen, kann angeboten werden.
Empfehlungsgrad C, Evidenzebene IIb, Leitlinienadaptation NICE-SCIE 2007

Empfehlungen

▶ **Empfehlung 68:** Realitätsorientierung und Reminiszenzverfahren können in allen Krankheitsstadien aufgrund von geringen Effekten auf die kognitive Leistung zur Anwendung kommen.
Empfehlungsgrad C, Evidenzebene IIb

Ergotherapie

Empfehlungen

▶ **Empfehlung 69:** Es gibt Evidenz, dass ergotherapeutische, individuell angepasste Maßnahmen bei Patienten mit leichter bis mittelschwerer Demenz unter Einbeziehung der Bezugspersonen zum Erhalt der Alltagsfunktionen beitragen. Der Einsatz kann angeboten werden.
Empfehlungsgrad C, Evidenzebene IIb, Leitlinienadaptation NICE-SCIE 2007

Körperliche Aktivität

Empfehlungen

▶ **Empfehlung 70:** Es gibt Hinweise, dass körperliche Aktivierung zum Erhalt der Alltagsfunktionen, Beweglichkeit und Balance beiträgt. Der Einsatz kann angeboten werden. Es existiert jedoch keine ausreichende Evidenz für die systematische Anwendung bestimmter körperlicher Aktivierungsverfahren.
Empfehlungsgrad C, Evidenzebene IIb

Künstlerische Therapien

Künstlerische Therapien (u.a. Musiktherapie, Kunsttherapie, Tanztherapie, Theatertherapie) nutzen in der therapeutischen Interaktion nonverbale und prozedurale Kommunikation, um mit künstlerischen Medien und Prozessen wahrnehmungs- und gestaltungsorientiert Fähigkeiten zu stärken und Ressourcen zu aktivieren. Die Stimulation visueller, auditiver und taktiler Wahrnehmung, Aufmerksamkeit, Konzentration und Orientierung soll über nonverbale und verbale Aktivität kommunikative und soziale Kompetenz fördern.

Empfehlungen

▶ **Empfehlung 71:** Es gibt Hinweise, dass aktive Musiktherapie geringe Effekte auf psychische und Verhaltenssymptome bei Menschen mit Demenz hat. Sie kann empfohlen werden.
Empfehlungsgrad C, Evidenzebene IIa

Diagnose und Therapie von Demenzen

> **Empfehlungen**
>
> ▶ **Empfehlung 72:** Rezeptive Musiktherapie, insbesondere das Vorspielen von Musik mit biografischem Bezug („preferred music") kann geringe Effekte auf agitiertes und aggressives Verhalten haben. Sie kann empfohlen werden.
> *Empfehlungsgrad C, Evidenzebene III*

Aussagekräftige randomisierte kontrollierte Studien für eine wissenschaftliche Bewertung der Wirkung der Kunsttherapie und der Tanztherapie liegen derzeit nicht vor.

Sensorische Verfahren

Unter sensorischen Verfahren werden Interventionen verstanden, die unmittelbar sensorisches Empfinden bei den Betroffenen ansprechen. Dieser Ansatz trägt insbesondere der Beeinträchtigung verbaler Kommunikation im Rahmen von Demenzerkrankungen Rechnung.

> **Empfehlungen**
>
> ▶ **Empfehlung 73:** Die Anwendung von Aromastoffen kann geringe Effekte auf agitiertes Verhalten und allgemeine Verhaltenssymptome bei Patienten mit mittel- bis schwergradiger Demenz haben. Sie kann empfohlen werden.
> *Empfehlungsgrad C, Evidenzebene Ib*

Unter **Snoezelen** wird die multisensorische Anwendung beruhigender Stimuli mit dem Ziel der beruhigenden und entspannenden Wirkung auf den Demenzkranken verstanden.

> **Empfehlungen**
>
> ▶ **Empfehlung 74:** Multisensorische Verfahren (Snoezelen) mit individualisierten, biografiebezogenen Stimuli im 24-Stunden-Ansatz können geringe Effekte auf Freude und Aktivität bei Patienten mit moderater bis schwerer Demenz haben. Sie können empfohlen werden.
> *Empfehlungsgrad C, Evidenzebene IIb*

> **Empfehlungen**
>
> ▶ **Empfehlung 75:** Es gibt keine ausreichenden Hinweise für einen therapeutischen Effekt von Licht, die eine spezielle Empfehlung in der Anwendung bei Menschen mit Demenz erlauben.
> *Evidenzebene Ib*

Angehörigenbasierte Verfahren mit dem Ziel der Verbesserung der Situation des Erkrankten

Im IQWiG-Bericht zur nicht medikamentösen Behandlung der Alzheimer-Demenz wird in einer Metaanalyse über 14 Studien Evidenz für Wirkung von Angehörigentraining auf Verhaltenssymptome bei Erkrankten im Allgemeinen und Depressivität bei Erkrankten im Speziellen berichtet. Aufgrund der geringen Größe der Effekte und der methodischen Schwächen seien diese Effekte aber unsicher.

> **Empfehlungen**
>
> ▶ **Empfehlung 76:** Angehörigentraining zum Umgang mit psychischen und Verhaltenssymptomen bei Demenz können geringe Effekte auf diese Symptome beim Erkrankten haben. Sie sollten angeboten werden.
> *Empfehlungsgrad B, Evidenzebene IIb*

Empfehlungen für den Einsatz psychosozialer Interventionen bei speziellen Indikationen

> **Empfehlungen**
>
> ▶ **Empfehlung 77:** Zur Behandlung depressiver Symptome bei Demenzerkrankten sind Edukations- und Unterstützungsprogramme von Pflegenden und Betreuenden wirksam und sollten eingesetzt werden.
> *Empfehlungsgrad B, Evidenzebene IIb*

Zur Behandlung depressiver Symptome können individualisierte patientenbezogene Interventionen und strukturierte Freizeitaktivitäten eingesetzt werden.

> **Empfehlungen**
>
> ▶ **Empfehlung 78:** Familienähnliche Esssituationen, verbale Unterstützung und positive Verstärkung können das Essverhalten von Menschen mit Demenz verbessern und können empfohlen werden.
> *Empfehlungsgrad B, Evidenzebene IIb*

> **Empfehlungen**
>
> ▶ **Empfehlung 79:** Angemessene strukturierte soziale Aktivierung während des Tages kann zu einer Besserung des Tag-Nacht-Schlafverhältnisses führen und sollte eingesetzt werden.
> *Empfehlungsgrad B, Evidenzebene IIb*

Schutz der Gesundheit von pflegenden Angehörigen

Empfehlungen

▶ **Empfehlung 80:** Zur Prävention von Erkrankungen, die durch die Pflege und Betreuung hervorgerufen werden, und zur Reduktion der Belastung von pflegenden Angehörigen sollten strukturierte Angebote für Bezugspersonen von Demenzerkrankten vorgesehen werden. Inhaltlich sollten neben der allgemeinen Wissensvermittlung zur Erkrankung das Management in Bezug auf Patientenverhalten, Bewältigungsstrategien und Entlastungsmöglichkeiten für die Angehörigen sowie die Integration in die Behandlung des Demenzkranken im Vordergrund stehen.
Empfehlungsgrad B, Evidenzebene IIb

Rehabilitation bei Demenz

Etablierte diagnostische und therapeutische Verfahren, einschließlich Frührehabilitationsprogramme, sollen im Falle körperlicher Erkrankungen Demenzkranken aller Schweregrade bei entsprechender Zielformulierung nicht vorenthalten werden.

Empfehlungen

▶ **Empfehlung 81:** Spezifische Behandlungsprogramme bewirken bei leicht- bis mittelgradig betroffenen Demenzkranken ähnliche, bis nur mäßig geringfügigere Therapieerfolge hinsichtlich Mobilität und Selbstversorgungsfähigkeit wie bei kognitiv Gesunden.
Empfehlungsgrad B, Evidenzebene IIb

■ Leichte kognitive Störung (mild cognitive impairment, MCI)

Die neuropathologischen Veränderungen, die primär degenerativen Demenzen zugrunde liegen, beginnen Jahre, bei der Alzheimer-Krankheit vermutlich sogar Jahrzehnte, bevor klinisch eine Demenz diagnostiziert werden kann. MCI ist definiert als subjektive und objektivierbare kognitive Leistungsverschlechterung bei erhaltener Alltagskompetenz. Sie kann, muss aber nicht, ein frühes Stadium einer sich entwickelnden Demenz sein. Die jährliche Konversionsrate zu einer Demenz liegt bei nur ca. 10%. Biomarker, insbesondere die Liquoruntersuchung und PET-Untersuchungen mit Liganden zur Darstellung der Alzheimer-typischen neuropathologischen Veränderungen, werden es in Zukunft erlauben, eine Alzheimer-Krankheit des Gehirns zu diagnostizieren, bevor die klinischen Kriterien erfüllt sind.

Empfehlungen

▶ **Empfehlung 82:** MCI als klinisches Syndrom ist uneinheitlich definiert. Bei Hinweisen auf Vorliegen von Gedächtnisstörungen sollten diese objektiviert werden.
GCP, Expertenkonsens

Empfehlungen

▶ **Empfehlung 83:** Aufgrund des erhöhten Risikos für Demenz bedürfen Betroffene mit MCI im weiteren Verlauf erhöhter Aufmerksamkeit.
GCP, Expertenkonsens

Die zugrunde liegende Ursache von MCI kann eine beginnende neurodegenerative Demenz sein, ist es aber nicht in jedem Fall. Andere häufige mögliche Ursachen sind vaskuläre Läsionen, depressive Episoden, Medikamentennebenwirkungen sowie Alkoholabusus oder -abhängigkeit.

Empfehlungen

▶ **Empfehlung 84:** Mögliche Ursachen eines MCI sollten mit angemessenen diagnostischen Maßnahmen geklärt werden.
GCP, Expertenkonsens

In großen randomisierten kontrollierte Studien zur medikamentösen Behandlungen von Personen mit einer MCI zeigten weder ein Acetylcholinesterase-Inhibitor, noch Vitamin E, noch Ginkgo biloba eine Verzögerung des Übergangs der MCI in eine Demenz.

Empfehlungen

▶ **Empfehlung 85:** Es gibt keine Evidenz für eine wirksame Pharmakotherapie zur Risikoreduktion des Übergangs von MCI in eine Demenz.
Evidenzebene Ib

Empfehlungen

▶ **Empfehlung 86:** Es gibt keine Evidenz für wirksame nicht pharmakologische Therapien zur Risikoreduktion des Übergangs von MCI in eine Demenz.
Evidenzebene IV

■ Risikofaktoren und Prävention

Aus der epidemiologischen Forschung konnten Risikofaktoren für die Entwicklung einer Demenz, insbesondere einer Alzheimer-Demenz, identifiziert werden. Daraus leiten sich Präventionsempfehlungen ab. Bis heute fehlen aber Ergebnisse von Interventionsstudien, um eine Kausalität und eine Behandelbarkeit zu belegen.

Empfehlungen

▶ **Empfehlung 87:** Vaskuläre Risikofaktoren und Erkrankungen (z. B. Hypertonie, Diabetes mellitus, Hyperlipidämie, Adipositas, Nikotinabusus) stellen auch Risikofaktoren für eine spätere Demenz dar. Daher tragen deren leitliniengerechte Diagnostik und frühzeitige Behandlung zur Primärprävention einer späteren Demenz bei.
Empfehlungsgrad B, Leitlinienadaptation NICE-SCIE 2007

Empfehlungen

▶ **Empfehlung 88:** Regelmäßige körperliche Bewegung und ein aktives geistiges und soziales Leben sollten empfohlen werden.
Empfehlungsgrad B, Leitlinienadaptation NICE-SCIE 2007

Empfehlungen

▶ **Empfehlung 89:** Ginkgo biloba wird nicht zur Prävention der Demenz empfohlen.
Empfehlungsgrad B, Evidenzebene Ib

Empfehlungen

▶ **Empfehlung 90:** Hormontherapie wird zur Prävention der Demenz nicht empfohlen.
Empfehlungsgrad B, Leitlinienadaptation NICE-SCIE 2007

■ Redaktionskomitee

Univ.-Prof. Dr. med. Günther Deuschl (federführender Autor der Original S3-Leitlinie), Klinik für Neurologie, Universitätsklinikum Schleswig-Holstein, Campus Kiel

Univ.-Prof. Dr. med. Richard Dodel, Klinik und Poliklinik für Neurologie, Universitätsklinikum Gießen-Marburg

Univ.-Prof. Dr. med. Frank Jessen (federführender Autor der Original S3-Leitlinie), Klinik und Poliklinik für Psychiatrie und Psychotherapie, Universitätsklinikum Bonn

Univ.-Prof. Dr. med. Wolfgang Maier (federführender Autor der Original S3-Leitlinie), Klinik und Poliklinik für Psychiatrie und Psychotherapie, Universitätsklinikum Bonn

Univ.-Prof. Dr. med. Reinhold Schmidt, Universitätsklinik für Neurologie, Medizinische Universität Graz

Dr. med. Annika Spottke (federführende Autorin der Original S3-Leitlinie), Klinik und Poliklinik für Neurologie, Universitätsklinikum Bonn

Univ.-Prof. Dr. med. Jörg B. Schulz, Klinik für Neurologie, Universitätsklinikum Aachen

Federführend: Univ.-Prof. Dr. med. Jörg B. Schulz, Klinik für Neurologie, Universitätsklinikum Aachen, Pauwelsstraße 30, 52074 Aachen, Tel.: +49 241/80-89600, Fax: +49 241/80-82582
E-Mail: neurologie@ukaachen.de

Entwicklungsstufe der Original-Leitlinie: S3

■ Literatur

In dieser Kurzfassung wurde auf Quellenangaben verzichtet. Für Einzelheiten verweisen wir auf die Langfassung der S3-Leitlinie „Demenzen" auf der AWMF-Homepage: http://www.awmf.org/leitlinien/detail/ll/038-013.html

16 Normaldruckhydrozephalus

Was gibt es Neues?

- Patienten mit gesichertem Normaldruckhydrozephalus profitieren auch nach einer Nachbeobachtungszeit von mehr als 5 Jahren nach Versorgung mit einem Shunt-System von der Liquorableitung. Die meisten Patienten versterben an kardiovaskulären und zerebrovaskulären Erkrankungen, wohingegen Malignome selten zum Tode führen (Mirzayan et al. 2010). Die Komplikationsraten sind mit 11 % Hygromen/Subduralhämatomen und 8 % Shunt-Revisionen innerhalb des ersten Jahres auch niedriger als früher angenommen (Lundkvist et al. 2011, Sprung et al. 2010).
- In einer prospektiven randomisierten kontrollierten Studie konnte gezeigt werden, dass auch Patienten mit ausgedehnten vaskulären Veränderungen im Marklager von einer Shunt-Operation profitieren können, wenn auch in einem etwas geringeren Ausmaß als Patienten ohne derartige Veränderungen (Tisell et al. 2011).
- In einer kontrollierten Studie mit kleiner Fallzahl konnte auch eine Verbesserung frontaler kognitiver Leistungen 6 Monate nach Shunt-Versorgung nachgewiesen werden (Katzen et al. 2011).
- Sowohl von den Patienten als auch den Angehörigen wird die Gangstörung als das relevanteste Symptom eingestuft, als zweitwichtigstes Symptom wird von den Betroffenen die Inkontinenz genannt, von den Angehörigen dagegen die demenzielle Entwicklung (Toma et al. 2011).

Die wichtigsten Empfehlungen auf einen Blick

- Bei kompletter klinischer Trias und eindeutiger Bildgebung (Hydrozephalus mit engem Windungsrelief über der Mantelkante und keiner ausgeprägten subkortikalen vaskulären Enzephalopathie) ist bei fehlenden anderweitigen Ursachen die Diagnose eines idiopathischen Normaldruckhydrozephalus als wahrscheinlich zu bezeichnen. Aufgrund der Einfachheit und Komplikationsarmut sollte der Spinal-Tap-Test (einmalige/wiederholte Liquorpunktion und Entnahme von 30–50 ml Liquor) auch hier durchgeführt werden, wobei die Liquoruntersuchung zudem zum Ausschluss entzündlicher Ursachen, zur Differenzialdiagnose gegenüber dem Morbus Alzheimer und ggf. ergänzend zur lumbalen Druckmessung dient (Marmarou et al. 2005).
- Bei weniger eindeutiger Operationsindikation (insbesondere bei inkompletter Trias ohne Gangstörung) können bei nicht positiver Lumbalpunktion ergänzend eine lumbale Liquordrainage für mehrere Tage und/oder eine Langzeitliquordruckmessung über 2 Tage und/oder Liquorinfusionstests erfolgen (Marmarou et al. 2005).
- Aufgrund der Einfachheit sollte der Spinal-Tap-Test auch großzügig indiziert werden. Im positiven Fall unterstützt er die Indikation zur Shunt-Implantation, im negativen Fall ist er nicht weiter verwertbar. Je nach Studie beträgt der positive prädiktive Wert bzw. negative prädiktive Wert einer großvolumigen Liquorpunktion 73–100 % bzw. 23–42 % und der einer lumbalen Liquordrainage 80–100 % bzw. 36–100 % (Marmarou et al. 2005). Der Spinal-Tap-Test beinhaltet ein gewisses Placebopotenzial (Gupta u. Lang 2011), das im Einzelfall bei der Bewertung mit berücksichtigt werden muss.
- Bei Patienten mit zu hohem Operationsrisiko (selten) sollten zumindest wiederholte therapeutische Lumbalpunktionen, bei Patienten mit nicht eindeutig zu stellender Operationsindikation eine erneute diagnostische Lumbalpunktion im Verlauf erfolgen.
- Grundsätzlich ist ein positiver Effekt vorwiegend auf die Gangstörung und die Urininkontinenz, weniger aber auf die Demenz zu erwarten.
- Verstellbare und/oder gravitationsgesteuerte Ventile scheinen durch Senkung der Ventil-assoziierten Komplikationen von Vorteil zu sein und sollten bei Patienten mit idiopathischem Normaldruckhydrozephalus vorzugsweise zur Anwendung kommen.

■ Einführung

Die Erkrankung des Normaldruckhydrozephalus (NPH) ist aufgrund ihrer variablen Ausprägung und ihrer hohen Therapierelevanz prädestiniert für eine Leitlinie. Zur Thematik des NPH gibt es nur wenig evidenzbasierte Daten und keine randomisierten placebokontrollierten Studien. Die typische klinische Trias (vorhanden bei 48 % der Patienten) besteht aus Gangstörung, kognitiven Defiziten (nach einigen Studien bis zu 100 %; De Mol 1986) und Harninkontinenz (45–90 %). Bei der bildgebenden Untersuchung findet sich eine Erweiterung der Hirnventrikel in der Computertomografie (CT) oder Kernspintomografie (MRT) (Adams et al. 1965) bei gleichzeitig eher engem Hirnwindungsrelief hoch frontal und parietal.

Normaldruckhydrozephalus

■ Definition und Klassifikation

Begriffsdefinition

Durch einen kommunizierenden Hydrozephalus mit Ventrikelerweiterung ausgelöste Symptomentrias aus Gangstörung, Demenz und Blaseninkontinenz, die in der Regel durch eine Shunt-Implantation gebessert werden kann.

Klassifikation

Unterschieden wird ein primärer oder idiopathischer (iNPH), im wesentlichen Gegenstand dieser Leitlinie, von einem sekundären Normaldruckhydrozephalus (sNPH). Während sich der erstere typischerweise ab der 6. Lebensdekade manifestiert, kann der sekundäre NPH in jedem Lebensalter auftreten. Für die Diagnosestellung werden für beide 2 der 3 klinischen Kriterien verlangt (Hebb u. Cusimano 2001), wobei die Gangstörung als obligat angesehen wird (Hakim et al. 2001). Zur Abgrenzung gegenüber dem obstruktiven Hydrozephalus sind kommunizierende Liquorräume Voraussetzung. Damit handelt es sich um eine scheinbar paradoxe Kombination von Ventrikelerweiterung mit (meist) normalem Liquordruck.

■ Epidemiologie

Die Inzidenz- und Prävalenzzahlen schwanken stark je nach Definitionskriterien und selektionierter Bevölkerungsgruppe. Eine populationsbasierte Studie aus Norwegen an 220.000 Personen konnte eine Prävalenz von 21,9/100.000 und eine Inzidenz von 5,5/100.000 erheben (Brean u. Eide 2008).

■ Pathophysiologie

Kommt es zu einem (intermittierend) erhöhten intrakraniellen Druck, so werden vor allem die an der Konvexität gelegenen Arachnoidalzotten (Pacchioni-Granulationen) ausgepresst. Elastizitätsdifferenzen und physikalische Eigenschaften des Gehirns führen dazu, dass trotz kommunizierender innerer und äußerer Liquorräume Scherkräfte eine zähe „Auswärtsbewegung" der Gehirnmasse in Gang setzen und letztlich zum typischen Bild des NPH führen.

Eine funktionelle Minderperfusion der lokalen zerebralen Blutversorgung im periventrikulären Marklager und die Läsion von Fasern der Corona radiata, insbesondere etwa 1 cm periventrikulär im Bereich der Wasserscheide zwischen meningialer Gefäßperfusion und dem Mediastromgebiet (Momjian et al. 2004), begünstigen wahrscheinlich diesen Prozess. Eine arterielle Hypertonie liegt häufig bei Patienten mit idiopathischem NPH vor und kann als Risikofaktor angesehen werden (Krauss et al. 1996b). Beim symptomatischen NPH nach Subarachnoidalblutung oder Meningitis wird die Initiierung eines NPH auf eine Liquorresorptionsstörung zurückgeführt.

■ Diagnostik

Erschwert wird die Diagnose durch **koinzidente Erkrankungen** wie Morbus Alzheimer, Morbus Parkinson (Kim et al. 2006), subkortikale arteriosklerotische Enzephalopathie (SVE) oder Multiinfarktdemenz bei sehr ähnlichen MRT-Veränderungen (Tullberg et al. 2002, Bech-Azeddine et al. 2007). Eine Komorbidität mit einem Morbus Alzheimer (klinisch und/oder bioptisch gesichert) wurde in 30–75 % der Fälle beschrieben. Diese führt in mittelschweren und schweren Fällen zu einem schlechteren postoperativen Verlauf (Hamilton et al. 2010). Allerdings ist nicht geklärt, ob der Zugewinn in der Mobilität durch die Behandlung der Gangstörung mittels Shunt-Operation gerade in der Frühphase nicht dominiert. Eine Operation sollte damit durchaus in Fällen von eindeutiger NPH Symptomatik mit leichter Alzheimer-Komorbidität oder bildgebenden Zeichen einer vaskulären Leukenzephalopathie diskutiert werden (Tisell et al. 2011). Ein NPH wurde auch als Risikofaktor für das Entstehen eines Morbus Alzheimers diskutiert, da Liquorzirkulationsstörungen zu einer verminderten Clearance neurotoxischer Amyloid-beta-Oligomere führen könnten. Die aktuelle Studiensituation für eine Shunt-Operation bei Alzheimer-Erkrankung über alle Erkrankungsstadien ist jedoch negativ (Silverberg et al. 2008).

Klinische Symptome

Die diagnostische Aussagekraft der klinischen Symptome sowie der präoperativen Tests hängt vom Patientenalter, der Geschwindigkeit des Auftretens der Symptome und deren Progredienz, der Ätiologie und dem Gesamtzustand des Patienten ab. Kein einzelnes Symptom oder einzelner Test gilt als beweisend für einen iNPH.

Motorische Symptome

Die **Gangstörung** ist mit bis zu 92 % klinisch das häufigste Symptom des NPH. Anfangs liegt typischerweise nur eine leichte, manchmal nur vom Patienten berichtete Gangunsicherheit vor. Später entwickelt sich der typische „frontale Abasie-/Astasietyp" mit Gleichgewichtsstörungen, verkürzter Schrittlänge, breitbasigem „magnetischem Gang", Start- und Schreithemmung mit Schwierigkeiten beim Umdrehen sowie enthemmtem Orbicularis-oris-Reflex und Palmomentalreflexen. Motorische Reaktionen sind verspätet und langsam. Die bevorzugte Beteiligung der Beine im Vergleich zu den Armen wird durch den ventrikelnahen Verlauf der Pyramidenbahnaxone zu den Beinen erklärt, wohingegen die Verbindungen zu Arm und Gesicht mehr lateral verlaufen (Yakovlev 1947). In fortgeschrittenen Fällen kann es auch zu einer Apraxie der oberen Extremitäten kommen.

Ein koexistenter **Ruhetremor** weist auf eine Komorbidität mit dem Morbus Parkinson hin. Die Zuordnung von hypokinetischen Symptomen ist im Einzelfall nicht einfach. Vor einer Shunt-Operation ist mindestens ein L-Dopa-Test mit 200–300 mg nicht retardiertem L-Dopa erforderlich. Ein durch L-Dopa induzierter Rückgang der Symptome weist auf eine Parkinson-Erkrankung als Ursache hin. Rein klinisch tritt bei repetitiven alternierenden Bewegungen bei Parkinson-Patienten ein Amplitudendekrement auf, was bei NPH-Patienten selten zu finden ist.

Demenz

Testpsychologisch lässt sich ein kognitives Defizit fast bei jedem Patienten mit NPH nachweisen (Merten 1999). Unter den behandelbaren Demenzen (kognitive Defizite im Rahmen einer Depression, medikationsinduziert, Vitamin-B_{12}-Mangel, Hypothyreose) nimmt die NPH-Demenz mit etwa 10% den vierten Platz ein (Freter et al. 1998). Das – sehr variable – kognitive Defizit von NPH-Patienten entspricht im frühen Erkrankungsstadium häufig einer subkortikal-frontalen Demenz. Das Profil zeichnet sich durch reduziertes psychomotorisches Tempo, verringerte Aufmerksamkeits- und Konzentrationsleistung im Sinne einer subkortikalen Störung aus. Frontalhirnfunktionen wie Arbeitsgedächtnis, kognitive Flexibilität, visuokonstruktive Fähigkeiten und Exekutivfunktionen sind ebenfalls beeinträchtigt. Weiterhin finden sich Defizite im Bereich des sofortigen und verzögerten Abrufs (verbales Gedächtnis), wobei im Gegensatz zur Demenz vom Alzheimer-Typ die Wiedererkennensleistung besser erhalten ist. An psychopathologischen Symptomen sind am häufigsten Apathie, gefolgt von Angst, Depression und motorischen Stereotypien zu beobachten (Kito et al. 2009).

Für die Testung ist der Mini-Mental-Status-Test (MMST) wenig geeignet, zur Beurteilung der kognitiven Funktion vor und nach Spinal-Tap-Test sollten zur Vermeidung eines Re-Test-Phänomens Parallelversionen einer neuropsychologischen Testbatterie verwendet werden.

Insgesamt profitieren 52–80% der Patienten von einer Ventrikelableitung, vor allem in den Bereichen verbales Gedächtnis (Lernen, Abruf) und psychomotorisches Tempo, weniger in Exekutivfunktionen (Katzen et al. 2011). Im fortgeschrittenen Erkrankungsstadium können auch globalere und schwerere kognitive Defizite auftreten, die deutliche Gedächtnisstörungen und weitere kortikale Defizite umfassen können.

Primär eingeschränkte Leistungen im Stroop-Test und im unmittelbaren verbalen Abruf korrelieren mit einer schlechteren Response nach Shunt-Operation (Thomas et al. 2005). Findet sich keine Verbesserung des verbalen Gedächtnisses nach 3-tägiger Drainage, hat dies einen hohen negativen prädiktiven Wert bezüglich der Verbesserung nach 3–6 Monaten (Chaudhry et al. 2007). Die Studienlage bezüglich kognitiver Funktionen und Response ist insgesamt dünn, die Ergebnisse möglicherweise durch überlappende Pathologie mit einer Demenz vom Alzheimer-Typ schwer interpretierbar.

Harn- und Stuhlinkontinenz

Die Harninkontinenz, die bei etwa 43% der Patienten zu beobachten ist (De Mol 1986), ist nicht Ausdruck der beginnenden Demenz, sondern einer neurogenen Blasenentleerungsstörung im Sinne eines autonomen Symptoms. Zum imperativen Harndrang gesellt sich die Gangbehinderung, die ein rasches Aufsuchen der Toilette erschwert. In späteren Stadien verhindert ein Frontallappendefizit das Bewusstwerden des Harndrangs.

Stuhlinkontinenz findet sich nur in schweren Fällen. Monosymptomatische Stuhlkontinenz ist nicht mit der Diagnose NPH vereinbar.

Bildgebende Untersuchungen

Kraniale Computertomografie (cCT)

Typischerweise finden sich eine überproportionale Seitenventrikelvergrößerung bei in der Regel fehlender kortikaler Atrophie sowie eine Ballonierung der Vorderhörner der Seitenventrikel und eine Ausrundung des Temporalhorns mit keiner oder nur geringer Hippokampusatrophie. Die oft geforderte Ventrikelerweiterung mit einem Evans-Index von > 0,3 ist einer Ventrikelvolumetrie unterlegen, die jedoch noch nicht Eingang in die Routinediagnostik gefunden hat (Toma et al. 2011). Es finden sich periventrikuläre Hypodensitäten betont um die Vorderhörner der Seitenventrikel, die wahrscheinlich durch transependymale Liquordiapedese und funktionelle Minderperfusion entstehen. Alle Ventrikel können betroffen sein. Fokale Erweiterungen kortikaler Liquorräume wurden beschrieben und interpretiert als atypische Liquorreservoirs (Holodny et al. 1998).

Kraniale Kernspintomografie (cMRT))

Das MRT liefert zusätzlich zum CT folgende Informationen: sagittale Ausdünnung des Corpus callosum mit Ausspannung in Richtung Kalotte, Darstellung der Durchgängigkeit des Aquädukts zur Abgrenzung eines kompensierten obstruktiven Hydrozephalus, koronare Darstellung des Hippokampusvolumens zur Abgrenzung gegen den Morbus Alzheimer sowie T2-gewichtetes Ausmaß der periventrikulären Signalanhebungen, die vermutlich einem erhöhten Wassergehalt entsprechen (Aygok et al. 2006). Letztere können sich nach Shunt-Implantation zurückbilden. Das Vorhandensein eines Flow-void-Phänomens (flussbedingte Signalabnahme) im Aquädukt und im distalen 3. Ventrikel erlaubt es nicht, die Diagnose eines NPH zu bestätigen bzw. prognostische Abschätzungen für eine Besserung nach Shunt-Operation zu geben (Krauss et al. 1997, Bateman et al. 2007). Auch die Phasenkontrast-Flussdarstellung der Liquorströmung und Turbulenzen im 4. Ventrikel sowie dorsal des 3. Ventrikels (Dixon et al. 2002) hat keinen prädiktiven Wert für das Ansprechen auf eine Shunt-Operation. Im Vordergrund steht die Anforderung an den neuroradiologischen Befund, dass eine

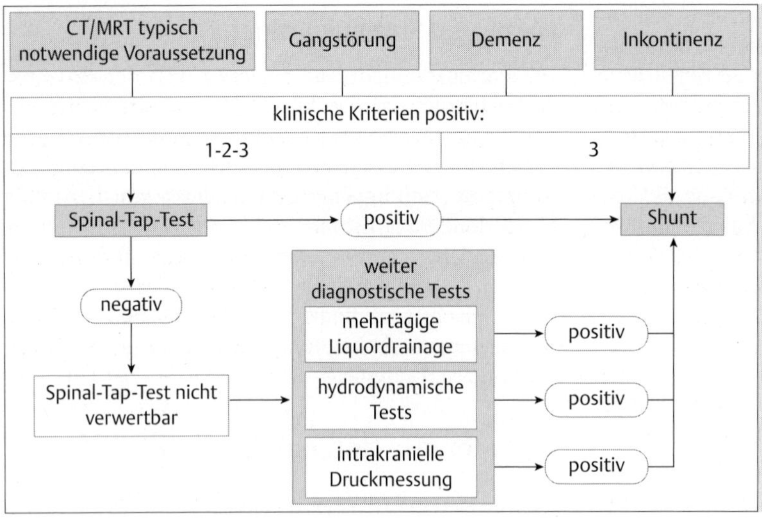

Abb. 16.1 Diagnostisches Procedere.

Hirnatrophie nicht die Ursache für die Ventrikelerweiterung darstellt. Der Nachweis tiefer Marklagerhyperdensitäten als Zeichen einer SVE sollte Patienten von einer Shunt-Operation nicht ausschließen (Conner et al. 1984, Tullberg et al. 2001, Bech-Azeddine et al. 2007). Das Ausmaß der klinischen Befundbesserung nach Shunt-Operation korreliert aber im Allgemeinen negativ mit der Ausdehnung sowohl der periventrikulären als auch der tiefen Marklagerläsionen (Krauss et al. 1996a). Modernere Verfahren wie diffusionsgewichtete Bildgebung, Echoplanarbildgebung zur Messung von B-Wellen und Spektroskopie haben bisher keinen Eingang in die Routinebildgebung erfahren.

Diagnostische Tests

Diagnostische Unsicherheiten entstehen am häufigsten bei protrahiertem langjährigem Verlauf, wenn eine unvollständige klinische Symptomatik vorliegt, wenn die kognitive Beeinträchtigung dominiert und wenn CT und/oder MRT zusätzlich zur Ventrikelerweiterung eine ausgeprägte kortikale Atrophie mit Erweiterung des Subarachnoidalraumes oder multiple vaskuläre Läsionen zeigen. Die Shunt-Operation ist nach retrospektiven Analysen in 90% erfolgreich, wenn

1. die Gangstörung im Vordergrund steht,
2. nahezu keine demenziellen Symptome vorliegen und
3. das cCT keine kortikale Atrophie,
4. nur eine leichtgradige Ventrikulomegalie und
5. keine Zeichen einer SVE zeigt (Vanneste et al. 1993, Meier 2004, Meier u. Mutze 2004, McGirt et al. 2005).

Bei so strikter Indikationsstellung würde man 13% der Patienten einen effektiven Shunt vorenthalten. Während der Liquorablassversuch aufgrund seiner Einfachheit Priorität genießt und immer durchgeführt werden sollte, kann wegen nicht ausreichender Datenlage keine verallgemeinernde Priorisierung von Liquorinfusionstests und kontinuierlicher Liquordrainage getroffen werden. Vorrangig sollte der Test eingesetzt werden, für den in der jeweiligen Klinik die größere Erfahrung vorliegt. Nur wenn trotz Zusatzdiagnostik keine eindeutige Indikation für die Shunt-Operation zu stellen ist, ist ein konservatives Vorgehen mit klinischen Verlaufskontrollen, Bildgebungskontrollen und wiederholten Liquorpunktionen gerechtfertigt (▶ Abb. 16.1).

Diagnostische lumbale Liquorpunktion mit Druckmessung (Liquorablassversuch) und mehrtägige lumbale Liquordrainage

Auch wenn bei vorliegender Symptomentrias, typischem Alter und relativ kurzer Vorgeschichte die Indikation zur Operation als gesichert angesehen werden kann, sollte präoperativ grundsätzlich eine **Liquorpunktion** durchgeführt werden, um eine mögliche, ursächlich zugrunde liegende Meningitis, Meningiosis oder Residuen einer Subarachnoidalblutung und (selten) einen spinalen raumfordernden Prozess mit stark erhöhten Liquorproteinwerten zu erfassen. Außerdem besteht die Möglichkeit, Degenerationsmarker wie Tau, Phospho-Tau und Beta-Amyloid zu bestimmen, die beim NPH abgesehen von der Komorbidität mit der Alzheimer-Erkrankung von 35–70% im Normbereich liegen sollten. Auch die Messung des Liquoröffnungsdruckes kann verwertet werden. Meist ist der Druck mit Werten unter 180 mm Wassersäule normal, falls er im Rahmen einer B-Welle erhöht ist, kann dies bei sonst normalem Liquorbefund als Hinweis auf einen NPH verwertet werden.

Die im Rahmen dieses Tests vorgenommene einmalige Liquorentnahme soll einen Shunt-Effekt im Vorgriff simulieren. Der Test ist einfach durchzuführen, weit verbreitet, kontrollierte Studien sind dagegen rar (Hakim et al. 1965, Wikkelso et al. 1986). Die relativ rasch nach lumbaler Liquorentnahme (30–50 ml) eintretende Besserung der klinischen Symptomatik, insbesondere der Gangstörung, gilt neben der Klinik und der Bildgebung als wesentlichstes klinisches Kriterium, das allerdings nur in eindeutigen klinischen Besserungsfällen einen positiven prädiktiven Wert besitzt und im Non-Responder-Fall einen NPH nicht ausschließt (Bret et al. 1990, Malm et al. 1995a, Hebb u. Cusimano 2001, Walchenbach et al. 2002). Auch besteht kein Konsens darüber, wie die Gangverbesserung zu dokumentieren ist (computerisierte Ganganalysen, klinisch durch Messen von Schrittzahl und Schrittlänge etc.) und wie der genaue zeitliche Verlauf einer temporären Verbesserung ist.

Ein standardisierter Gehstreckentest (Länge nach örtlichen Gegebenheiten, wie z.B. dem Stationsgang) kann so durchgeführt werden, dass die Zeit vor und nach Entlastungs-Liquorpunktion quantifiziert wird. Von den veränderten Parametern verkürzte Schrittlänge, vergrößerte Fuß-Boden-Kontaktzeit, vergrößerte Außenrotation (Stolze et al. 2001) und breitbasiger Gang verbesserte sich nur die Schrittlänge in Folge des Spinal-Tap-Tests (Stolze et al. 2000).

Zum Teil setzt eine Verbesserung des Ganges innerhalb von 60 Minuten nach der Punktion ein, zum Teil zeigen sich Besserungen aber auch erst nach 24 Stunden bis hin zu Tagen. Die Sensitivität des Liquorablassversuches liegt bei 26–61 % (Übersicht bei Marmarou et al. 2005). Möglicherweise kann die Responder-Rate beim Spinal-Tap-Test durch Verwendung dickerer (z. B. 19 G) konventioneller Nadeln erhöht werden. Eine Wiederholung der Lumbalpunktion bei nicht eindeutigem Ergebnis ist sinnvoll, wobei auch hier ein möglicher Placeboeffekt in der Entscheidungsfindung berücksichtigt werden muss (Gupta u. Lang 2011).

Als weiterführendes Diagnostikum bei nicht konklusiver Lumbalpunktion, seltener als Alternative zum Liquorablassversuch, kann eine **Dauerableitung des Liquors** über mehrere Tage (meist 3 Tage, 150–300 ml/Tag) über eine Lumbaldrainage vorgenommen werden (Haan u. Thomeer 1988, Chen et al. 1994). Williams und Mitarbeiter (Williams et al. 1998) fanden 3 % falsch negative Ergebnisse im Hinblick auf den Shunt-Erfolg, insgesamt schwanken aber auch hier die Angaben zur Sensitivität zwischen unter 50 % und 100 % (Marmarou et al. 2005, Panagiotopoulos et al. 2005). Zur Prädiktion einer Verbesserung kognitiver Funktionen nach Shunt sind die Dauerableitung über 3 Tage und der Vergleich der Ergebnisse kognitiver Tests (vorher, 2–3 Tage nach Drainage) vermutlich dem einmaligen Spinal-Tap-Test überlegen (Thomas et al. 2005, Chaudhry et al. 2007).

Liquorinfusionstests

Liquorinfusionstests beruhen auf einer kontinuierlichen Volumenbelastung des Liquorraumes mit paralleler Messung des intrakraniellen Drucks im Subarachnoidalraum. Nach Erreichen eines plateauförmigen Fließgleichgewichts wird aus der Differenz des Ruhedrucks und des Plateaudrucks und aus der Infusionsgeschwindigkeit der Liquorabflusswiderstand berechnet (R_{out} in mmHg/ml/min). Konzeptionell gibt dieser Wert direkt an, unter welchem intrakraniellen Druck wie viel Liquor pro Zeiteinheit resorbiert werden kann. Während der ursprüngliche Test (Katzman u. Hussey 1970) auf einer „constant flow infusion" basierte, wurden später konstante Druck- (Ekstedt 1978, Borgesen u. Gjerris 1982) und Bolusinfusionstechniken entwickelt (Marmarou et al. 1975). In der meist älteren Literatur stehen positiven Berichten über den Wert des R_{out} (Borgesen u. Gjerris 1982, Tans 1979, Tans et al. 1985) kritischere Daten gegenüber (Wolinsky et al. 1973, Stein et al. 1974, Janny et al. 1981, Graff-Radford et al. 1989, Kosteljanetz et al. 1990, Malm et al. 1995b). Verschiedene Infusionstests, sei es zur Messung der Compliance (= Kehrwert von R_{out}) oder als lumboventrikulärer Perfusionstest, haben sich im Lauf der Zeit durchweg als nicht robust genug zum routinemäßigen Einsatz in der klinischen Diagnostik erwiesen (Hebb u. Cusimano 2001). Derzeit besteht Konsens, dass je höher die R_{out}-Werte sind, umso besser ein gutes Operationsergebnis vorhergesagt werden kann. Allerdings sind die Normwerte altersabhängig (Czosnyka et al. 2001, Hebb u. Cusimano 2001) und nur bei jüngeren Patienten können Werte von > 10 mmHg/ml/min als pathologisch angesehen werden (Albeck et al. 1998). Insbesondere bei den älteren Patienten sind Werte von > 18 mmHg/ml/min notwendig, die auch ansonsten hinsichtlich Sensitivität und Spezifität als optimal angesehen werden (Boon et al. 1997).

Kontinuierliche Liquordruckmessung

Bei der lumbalen oder intraventrikulären Liquorlangzeitdruckmessung gelten ein hoher Anteil von sinusoidalen 0,5–2/min B-Wellen (Oszillationen des Liquordrucks) und das Auftreten von rampenförmigen B-Wellen als pathognomonisch für einen NPH (Raftopoulos et al. 1992). Die Signifikanz der auftretenden B-Wellen ist jedoch unklar, und normative Werte für eine standardisierte Auswertung der Druckkurven konnten bislang nicht etabliert werden. Polysomnografische Studien haben gezeigt, dass die Amplitude der B-Wellen in verschiedenen Schlafstadien sehr unterschiedlich und insbesondere mit dem REM-Schlaf assoziiert sind (Krauss et al. 1995). B-Wellen werden von parallelen Oszillationen der Hirndurchblutung begleitet (Droste et al. 1994) und gehen Blutdruckoszillationen um etwa 10 Sekunden voran (Droste u. Krauss 1999). Das Auftreten von B-Wellen während mehr als 50 % der Registrierzeit wurde ursprünglich als Prädiktor für eine gute postoperative Besserung nach Shunt-Versorgung gewertet (Symon et al. 1975, Crockard et al. 1977, Borgesen et al. 1982, Bret et al. 1990). B-Wellen treten jedoch auch bei normalen Probanden auf (Edsbagge et al. 2004) und sog. typische B-Wellen wurden auch bei nicht hydrozephalen Personen nachgewiesen (Droste u. Krauss 1997). Die lumbale kontinuierliche Druckmessung korreliert dabei gut mit der intrakraniellen Messung (Eide u. Brean 2006). Insgesamt spielt dieses diagnostische Instrument in der präoperativen Abklärung des NPH heute keine relevante Rolle.

Isotopenzisternografie

Seit den 60iger Jahren wurde die Isotopenzisternografie in der Diagnostik des NPH eingesetzt. Dazu wird eine radioaktiv markierte Substanz via Lumbalpunktion in den Liquorraum eingebracht und nach 4, 24, 48 und 96 Stunden die Verteilung intra- und extrazerebral quantifiziert. Im Normalfall findet sich das Isotop über der Konvexität und nicht innerhalb des Ventrikels, wobei sich beim NPH bei 41% innerhalb der ersten 24 Stunden intraventrikuläre Aktivität zeigt (Bergstrand et al. 1986). Der Test wird wegen des geringen prädiktiven Wertes nicht mehr durchgeführt.

Hämodynamische Tests

Hämodynamische Tests, sei es mithilfe der Single Photon Emission Computed Tomography (SPECT) oder der Positronenemissionstomografie (PET), erfassen einen zerebralen Blutfluss > 20 ml/100 g/min mit reduzierter periventrikulärer Gefäßreaktion auf Azetazolamid, ggf. im Rahmen einer arteriellen Hypertonie. Ein prädiktiver Wert für eine erfolgreiche Shunt-Operation ist nicht belegt.

Liquorproteinbestimmung

In den letzten Jahren haben sich Bestimmungen von Liquorproteinen wie Beta-Amyloid, Tau, Phospho-Tau etc. zur Differenzierung von Demenzen, noch nicht jedoch zur spezifischen diagnostischen Unterstützung eines Normaldruckhydrozephalus etabliert. Zur Zusammenfassung der Prädiktoren siehe ▸ Tab. 16.1 und ▸ Tab. 16.2. Aus einzelnen Studien mit niedrigen Fallzahlen gibt es Hinweise, dass ähnlich wie bei der Demenz vom Alzheimer-Typ Gesamt-Tau im Liquor von NPH-Patienten erhöht und Amyloid-beta 42 erniedrigt ist. Zur Differenzialdiagnose wurde in einer Studie Phospho-Tau 181 zur Abgrenzung eines NPH von einer DAT beschrieben (Kapaki et al. 2007).

Tab. 16.1 Prädiktoren für ein positives Ergebnis nach Shunt-Operation.

Faktoren, die ein gutes chirurgisches Ergebnis vorhersagen
• Gangstörung im Vordergrund
• Gangstörung vor kognitiven Defiziten
• kurze Vorgeschichte besonders der kognitiven Defizite
• geringe oder moderate kognitive Defizite
• geringe oder mäßige Läsionen des tiefen und periventrikulären Marklagers im MRT
• wesentliche Besserung nach diagnostischen Liquorentnahmen/kontinuierlicher lumbaler Liquordrainage
• B-Wellen über mehr als 50% der Registrierzeit während der kontinuierlichen intraventrikulären Druckmessung, auch beim wachen Patienten
• Widerstand des Liquorausflusses von > 18 mmHg/ml/min während eines kontinuierlichen lumbalen Liquorinfusionstests

Tab. 16.2 Prädiktoren für ein negatives Ergebnis nach Shunt-Operation.

Faktoren, die ein negatives Operationsergebnis vorhersagen
• Dominanz einer schweren Demenz
• kortikale Demenz
• Demenz als erstes Zeichen (fraglich)
• ausgeprägte zerebrale Atrophie
• ausgeprägte subkortikale vaskuläre Enzephalopathie vom Binswanger-Typ (Ausnahmen!)

■ Therapie

Randomisierte kontrollierte Studien (Evidenz-Klasse I oder Kriterien Typ A), die eine Shunt-Implantation mit der konservativen Therapie vergleichen, finden sich gemäß Cochrane-Kriterien bis 2004 (Esmonde 2004) und gemäß Literaturübersicht bis 2011 nicht.

Es gibt keine effiziente Pharmakotherapie des Normaldruckhydrozephalus.

Konservative Therapie

Die intermittierende therapeutische Liquorpunktion ist eine Alternative zur Operation, gerade bei multimorbiden Patienten, bei denen das anästhesiologische Risiko einer Operation zu hoch erscheint. Entscheidend ist, dass der Patient lange genug von der Liquorpunktion profitiert. Ein solches Vorgehen erfordert neben regelmäßigen klinisch-neurologischen Kontrollen auch regelmäßige Kontrollen der zerebralen Bildgebung (z. B. 1 x pro Jahr).

Operative Therapie

Das Ergebnis nach einer Shunt-Operation hängt entscheidend von der präoperativen sorgfältigen Auswahl der Patienten ab. Die rapportierten Verbesserungsraten wiederum hängen von den Kriterien zur Patientenselektion, den postoperativen Verlaufsbeurteilungskriterien und der Dauer des Follow-ups ab. Der Operationserfolg wird bei den relevanten neueren Studien mit 70–90% beziffert (Weiner et al. 1995, Krauss et al. 1996a, Boon et al. 2000, Zemack u. Rommer 2000, Mori 2001, Tullberg et al. 2001, McGirt et al. 2008); die schlechteren Ergebnisse finden sich eher in der älteren Literatur (Hebb u. Cusimano 2001) davon 29% (Spanne 10–100%) signifikant oder länger anhaltend. Die Shunt-Komplikationsrate betrug im Langzeitverlauf 38% (5–100%), und 22% (0–47%) der Patienten benötigten zusätzliche chirurgische Eingriffe. Das Risiko für ein permanentes neurologisches Defizit lag bei 6% (0–35%). Die Mortalität ist in den neueren Studien fast ausnahmslos mit 0% angegeben (Weiner et al. 1995, Krauss et al. 1996a, Boon et al. 2000, Zemack u. Rommer 2000, Mori 2001, Tullberg et al. 2001, McGirt et al. 2008).

Die am häufigsten angewandte Therapie des NPH zur Regulation der Liquorzirkulation besteht in der Implantation eines Shunts zwischen dem Seitenventrikel und der Bauchhöhle (ventrikuloperitonealer Shunt) oder dem rechten Herzvorhof (ventrikuloatrialer Shunt) unter Zwischenschaltung eines Ventils mit dem Ziel des Druckausgleichs zwischen Liquorräumen und Hirnparenchym. Bei jüngeren Patienten ist im Hinblick auf mögliche systemische Komplikationen dem ventrikuloperitonealen Shunt der Vorzug zu geben. Die häufigste Komplikation bei Verwendung der gängigen Differenzialdruck-(DP-)Ventile ist das Liquorüberdrainage-assoziierte subdurale Hämatom und Hygrom; seltener ist eine Liquorunterdrainage. Daher ist DP-Ventilen, deren Ventilöffnungsdruck bei Überoder Unterdrainage verstellt werden kann, der Vorzug gegenüber DP-Ventilen mit fixem Ventilöffnungsdruck zu geben, wohl wissend, dass auch der maximal einstellbare Ventilöffnungsdruck die Überdrainage nur reduzieren, aber nicht verhindern kann. Eine Alternative zu den DP-Ventilen sind hydrostatische Ventile, die die unphysiologische Drainage in stehender Position unterbinden (Kiefer et al. 2000). Ausreichende Daten, die die Überlegenheit eines spezifischen Shunt-Designs bei iNPH belegen, gibt es zurzeit noch nicht.

Für die Wahl des initialen Ventilöffnungsdrucks der verwendeten Ventile gibt es unterschiedliche Empfehlungen. Ein Ansatz bei Verwendung adjustierbarer DP-Ventile ist die Wahl eines initial hohen Ventilöffnungsdrucks, um Überdrainage-Komplikationen zu vermeiden; bei fehlender klinischer Besserung wird dann der Ventilöffnungsdruck schrittweise abgesenkt. Andererseits wurden auch mit gutem Erfolg bereits initial niedrige Ventilöffnungsdrücke verwendet (Boon et al. 1998). Diese Strategie ist insbesondere dann möglich, wenn zusätzlich ein Ventil mit einer Kombination aus einem verstellbaren DP-Ventil und einem Gravitationsventil mit fixem Ventilöffnungsdruck verwendet wird (Sprung et al. 2010).

Generell kommt der Shunt-Nachsorge eine ganz entscheidende Bedeutung zu. Klinische Verlaufskontrollen sollten bei unkompliziertem Verlauf z.B. 6 Wochen und 6 Monate nach Shunt-Implantation, danach jährlich durchgeführt werden. Patienten mit NPH bedürfen einer langfristigen Betreuung durch den Neurologen oder Neurochirurgen (McGirt et al. 2005). Bezüglich der Gangverbesserung kann auch noch nach 5 Jahren ein Effekt der Shunt-Operation nachgewiesen werden (Kahlon et al. 2007).

■ Redaktionskomitee

Univ.-Doz. Dr. Christian Brenneis, Reha Zentrum Münster
Prof. Dr. Christian Gerloff, Klinik und Poliklinik für Neurologie, Universitätsklinikum Hamburg-Eppendorf
Prof. Michael Knauth, Abteilung Neurochirurgie, Universitätsklinik Göttingen
Prof. Dr. Joachim K. Krauss, Abteilung Neuroradiologie, Neurochirurgische Klinik, Medizinische Hochschule Hannover
Prof. Dr. Walter Paulus, Abteilung Klinische Neurophysiologie, Universitätsklinik Göttingen
Prof. Dr. Veit Rohde, Abteilung Neurochirurgie, Universitätsklinik Göttingen
PD Dr. Anja Schneider, Psychiatrische Klinik, Universitätsklinik Göttingen
Prof. Dr. Andreas Straube, Neurologische Universitätsklinik der Ludwig-Maximilians-Universität München
Prof. Dr. Mathias Sturzenegger, Neurologische Universitätsklinik, Inselspital Bern

Federführend: Prof. Dr. Walter Paulus, Abteilung Klinische Neurophysiologie, Universitätsklinik Göttingen, 37075 Göttingen
E-Mail: wpaulus@med.uni-goettingen.de

Entwicklungsstufe der Leitlinie: S1

■ Literatur

Adams RD, Fischer CM, Hakim S et al. Symptomatic occult hydrocephalus with "normal" cerebrospinal fluid pressure: A treatable syndrome. N Engl J Med 1965; 273: 117–126

Albeck MJ, Skak C, Nielsen PR et al. Age dependency of resistance to cerebrospinal fluid outflow. J Neurosurg 1998; 89: 275–278

Aygok G, Marmarou A, Fatouros P et al. Brain tissue water content in patients with idiopathic normal pressure hydrocephalus. Acta Neurochir Suppl 2006; 96: 348–351

Bateman GA, Loiselle AM. Can MR measurement of intracranial hydrodynamics and compliance differentiate which patient with idiopathic normal pressure hydrocephalus will improve following shunt insertion? Acta Neurochir (Wien) 2007; 149: 455–462; discussion 462

Bech-Azeddine R, Hogh P, Juhler M et al. Idiopathic normal-pressure hydrocephalus: clinical comorbidity correlated with cerebral biopsy findings and outcome of cerebrospinal fluid shunting. J Neurol Neurosurg Psychiatry 2007; 78: 157–161

Bergstrand G, Oxenstierna G, Flyckt L et al. Radionuclide cisternography and computed tomography in 30 healthy volunteers. Neuroradiology 1986; 28: 154–160

Boon AJ, Tans JT, Delwel EJ et al. Dutch normal-pressure hydrocephalus study: prediction of outcome after shunting by resistance to outflow of cerebrospinal fluid. J Neurosurg 1997; 87: 687–693

Boon AJ, Tans JT, Delwel EJ et al. Dutch normal-pressure hydrocephalus study: randomized comparison of low- and medium-pressure shunts. J Neurosurg 1998; 88: 490–495

Boon AJ, Tans JT, Delwel EJ et al. The Dutch normal-pressure hydrocephalus study. How to select patients for shunting? An analysis of four diagnostic criteria. Surg Neurol 2000; 53: 201–207

Borgesen SE, Gjerris F. The predictive value of conductance to outflow of CSF in normal pressure hydrocephalus. Brain 1982; 105 (Pt 1): 65–86

Brean A, Eide PK. Prevalence of probable idiopathic normal pressure hydrocephalus in a Norwegian population. Acta Neurol Scand 2008; 118: 48–53

Bret P, Chazal J, Janny P et al. [Chronic hydrocephalus in adults]. Neurochirurgie 1990; 36 (Suppl. 1): 1–159

Chaudhry P, Kharkar S, Heidler-Gary J et al. Characteristics and reversibility of dementia in normal pressure hydrocephalus. Behav Neurol 2007; 18: 149–158

Chen IH, Huang CI, Liu HC et al. Effectiveness of shunting in patients with normal pressure hydrocephalus predicted by temporary, controlled-resistance, continuous lumbar drainage: a pilot study. J Neurol Neurosurg Psychiatry 1994; 57: 1430–1432

Conner ES, Foley L, Black PM. Experimental normal-pressure hydrocephalus is accompanied by increased transmantle pressure. J Neurosurg 1984; 61: 322–327

Crockard HA, Hanlon K, Duda EE et al. Hydrocephalus as a cause of dementia: evaluation by computerised tomography and intracranial pressure monitoring. J Neurol Neurosurg Psychiatry 1977; 40: 736–740

Czosnyka M, Czosnyka ZH, Whitfield PC et al. Age dependence of cerebrospinal pressure-volume compensation in patients with hydrocephalus. J Neurosurg 2001; 94: 482–486

De Mol J. Sémiologie neuropsychologique dansi hydrocéphalie à pression normale. Arch Swiss Neurol Psychiatry 1986; 137: 33–45

Dixon GR, Friedman JA, Luetmer PH et al. Use of cerebrospinal fluid flow rates measured by phase-contrast MR to predict outcome of ventriculoperitoneal shunting for idiopathic normal- pressure hydrocephalus. Mayo Clin Proc 2002; 77: 509–514

Droste DW, Krauss JK. Oscillations of cerebrospinal fluid pressure in nonhydrocephalic persons. Neurol Res 1997; 19: 135–138

Droste DW, Krauss JK. Intracranial pressure B-waves precede corresponding arterial blood pressure oscillations in patients with suspected normal pressure hydrocephalus. Neurol Res 1999; 21: 627–630

Droste DW, Krauss JK, Berger W et al. Rhythmic oscillations with a wavelength of 0.5–2 min in transcranial Doppler recordings. Acta Neurol Scand 1994; 90: 99–104

Edsbagge M, Tisell M, Jacobsson L et al. Spinal CSF absorption in healthy individuals. Am J Physiol Regul Integr Comp Physiol 2004: 287: R1450–R1455

Eide PK, Brean A. Intracranial pulse pressure amplitude levels determined during preoperative assessment of subjects with possible idiopathic normal pressure hydrocephalus. Acta Neurochir (Wien) 2006; 148: 1151–1156; discussion 1156

Ekstedt J. CSF hydrodynamic studies in man. I. Method of constant pressure CSF infusion. J Neurol Neurosurg Psychiatry 1978; 40: 105–119

Esmonde T CS. Shunting for normal pressure hydrocephalus (NPH). Cochrane Database Syst Rev 2002; 3: CD003157

Freter S, Bergman H, Gold S et al. Prevalence of potentially reversible dementias and actual reversibility in a memory clinic cohort. CMAJ 1998; 159: 657–662

Graff-Radford NR, Godersky JC, Jones MP. Variables predicting surgical outcome in symptomatic hydrocephalus in the elderly. Neurology 1989; 39: 1601–1604

Gupta A, Lang AE. Potential placebo effect in assessing idiopathic normal pressure hydrocephalus. J Neurosurg 2011; 114: 1428–1431

Haan J, Thomeer RT. Predictive value of temporary external lumbar drainage in normal pressure hydrocephalus. Neurosurgery 1988; 22: 388–391

Hakim CA, Hakim R, Hakim S. Normal-pressure hydrocephalus. Neurosurg Clin N Am 2001; 12: 761–773

Hakim S, Adams RD. The special clinical problem of symptomatic hydrocephalus with normal cerebrospinal fluid pressure. Observations on cerebrospinal fluid hydrodynamics. J Neurol Sci 1965; 2: 307–327

Hamilton R, Patel S, Lee EB et al. Lack of shunt response in suspected idiopathic normal pressure hydrocephalus with Alzheimer disease pathology. Ann Neurol 2010; 68: 535–540

Hebb AO, Cusimano MD. Idiopathic normal pressure hydrocephalus: a systematic review of diagnosis and outcome. Neurosurgery 2001; 49: 1166–1184; discussion 1184–1166

Holodny AI, George AE, de Leon MJ et al. Focal dilation and paradoxical collapse of cortical fissures and sulci in patients with normal-pressure hydrocephalus. J Neurosurg 1998; 89: 742–747

Ishikawa M, Hashimoto M, Kuwana N et al. Guidelines for management of idiopathic normal pressure hydrocephalus. Neurol Med Chir (Tokyo) 2008; 48 (Suppl.): S1–S23

Janny P, Colnet G, Veyre A et al. [Normal pressure hydrocephalus. Pre- and postoperative study of 56 cases (author's transl)]. Neurochirurgie 1981; 27: 89–96

Kahlon B, Sjunnesson J, Rehncrona S. Long-term outcome in patients with suspected normal pressure hydrocephalus. Neurosurgery 2007; 60: 327–332; discussion 332

Kapaki EN, Paraskevas GP, Tzerakis NG et al. Cerebrospinal fluid tau, phospho-tau181 and beta-amyloid1–42 in idiopathic normal pressure hydrocephalus: a discrimination from Alzheimer's disease. Eur J Neurol 2007; 14: 168–173

Katzen H, Ravdin LD, Assuras S et al. Post-shunt cognitive and functional improvement in idiopathic normal pressure hydrocephalus (iNPH). Neurosurgery 2011; 68: 416–419

Katzman R, Hussey F. A simple constant-infusion manometric test for measurement of CSF absorption. I. Rationale and method. Neurology 1970; 20: 534–544

Kiefer M, Eymann R, Mascaros V et al. Der Stellenwert hydrostatischer Ventile in der Therapie des chronischen Hydrocephalus. Nervenarzt 2000; 71: 975–986

Kim MJ, Chung SJ, Sung YH et al. Levodopa-responsive parkinsonism associated with hydrocephalus. Mov Disord 2006; 21: 1279–1281

Kito Y, Kazui H, Kubo Y et al. Neuropsychiatric symptoms in patients with idiopathic normal pressure hydrocephalus. Behav Neurol 2009; 21: 165–174

Kosteljanetz M, Nehen AM, Kaalund J. Cerebrospinal fluid outflow resistance measurements in the selection of patients for shunt surgery in the normal pressure hydrocephalus syndrome. A controlled trial. Acta Neurochir 1990; 104: 48–53

Krauss JK, Droste DW, Bohus M et al. The relation of intracranial pressure B-waves to different sleep stages in patients with suspected normal pressure hydrocephalus. Acta Neurochir 1995; 136: 195–203

Krauss JK, Droste DW, Vach W et al. Cerebrospinal fluid shunting in idiopathic normal-pressure hydrocephalus of the elderly: effect of periventricular and deep white matter lesions. Neurosurgery 1996a; 39: 292–299; discussion 299–300

Krauss JK, Regel JP, Droste DW et al. Movement disorders in adult hydrocephalus. Mov Disord 1997; 12: 53–60

Krauss JK, Regel JP, Vach W et al. Vascular risk factors and arteriosclerotic disease in idiopathic normal- pressure hydrocephalus of the elderly. Stroke 1996b; 27: 24–29

Lundkvist B, Koskinen LO, Birgander R et al. Cerebrospinal fluid dynamics and long-term survival of the Strata® valve in idiopathic normal pressure hydrocephalus. Acta Neurol Scand 2011; 124: 115–121

Malm J, Kristensen B, Fagerlund M et al. Cerebrospinal fluid shunt dynamics in patients with idiopathic adult hydrocephalus syndrome. J Neurol Neurosurg Psychiatry 1995a; 58: 715–723

Malm J, Kristensen B, Karlsson T et al. The predictive value of cerebrospinal fluid dynamic tests in patients with idiopathic adult hydrocephalus syndrome. Arch Neurol 1995b; 52: 783–789

Marmarou A, Black P, Bergsneider M et al. Guidelines for management of idiopathic normal pressure hydrocephalus: progress to date. Acta Neurochir Suppl 2005; 95: 237–240

Marmarou A, Shulman K, LaMorgese J. Compartmental analysis of compliance and outflow resistance of the cerebrospinal fluid system. J Neurosurg 1975; 43: 523–534

McGirt MJ, Woodworth G, Coon AL et al. Diagnosis, treatment, and analysis of long-term outcomes in idiopathic normal-pressure hydrocephalus. Neurosurgery 2005; 57: 699–705; discussion 699–705

McGirt MJ, Woodworth G, Coon AL et al. Diagnosis, treatment, and analysis of long-term outcomes in idiopathic normal-pressure hydrocephalus. Neurosurgery 2008; 62 (Suppl. 2): 670–677

Meier U. Schwerkraftventile beim idiopathischen Normaldruckhydrozephalus. Eine prospektive Studie von 60 Patienten. Nervenarzt 2004; 75: 577–583

Meier U, Mutze S. Correlation between decreased ventricular size and positive clinical outcome following shunt placement in patients with normal-pressure hydrocephalus. J Neurosurg 2004; 100: 1036–1040

Merten T. Neuropsychologie des Normaldruckhydrozephalus. Nervenarzt 1999; 70: 496–503

Mirzayan MJ, Luetjens G, Borremans JJ et al. Extended long-term (> 5 years) outcome of cerebrospinal fluid shunting in idiopathic normal pressure hydrocephalus. Neurosurgery 2010; 67: 295–301

Momjian S, Owler BK, Czosnyka Z et al. Pattern of white matter regional cerebral blood flow and autoregulation in normal pressure hydrocephalus. Brain 2004; 127 (Pt 5): 965–972

Mori K. Management of idiopathic normal-pressure hydrocephalus: a multiinstitutional study conducted in Japan. J Neurosurg 2001; 95: 970–973

Panagiotopoulos V, Konstantinou D, Kalogeropoulos A et al. The predictive value of external continuous lumbar drainage, with cerebrospinal fluid outflow controlled by medium pressure valve, in normal pressure hydrocephalus. Acta Neurochir (Wien) 2005; 147: 953–958; discussion 958

Raftopoulos C, Chaskis C, Delecluse F et al. Morphological quantitative analysis of intracranial pressure waves in normal pressure hydrocephalus. Neurol Res 1992; 14: 389–396

Silverberg GD, Mayo M, Saul T et al. Continuous CSF drainage in AD: results of a double-blind, randomized, placebo-controlled study. Neurology 2008; 71: 202–209

Sprung C, Schlosser HG, Lemcke J et al. The adjustable proGAV shunt: a prospective safety and reliability multicenter study. Neurosurgery 2010; 66: 465–474

Stein SC, Langfitt TW. Normal-pressure hydrocephalus. Predicting the results of cerebrospinal fluid shunting. J Neurosurg 1974; 41: 463–470

Stolze H, Kuhtz-Buschbeck JP, Drucke H et al. Gait analysis in idiopathic normal pressure hydrocephalus – which parameters respond to the CSF tap test? Clin Neurophysiol 2000; 111: 1678–1686

Stolze H, Kuhtz-Buschbeck JP, Drucke H et al. Comparative analysis of the gait disorder of normal pressure hydrocephalus and Parkinson's disease. J Neurol Neurosurg Psychiatry 2001; 70: 289–297

Symon L, Dorsch NW. Use of long-term intracranial pressure measurement to assess hydrocephalic patients prior to shunt surgery. J Neurosurg 1975; 42: 258–273

Tans JT. Differentiation of normal pressure hydrocephalus and cerebral atrophy by computed tomography and spinal infusion test. J Neurol 1979; 222: 109–118

Tans JT, Poortvliet DC. CSF outflow resistance and pressure-volume index determined by steady- state and bolus infusions. Clin Neurol Neurosurg 1985; 87: 159–165

Thomas G, McGirt MJ, Woodworth G et al. Baseline neuropsychological profile and cognitive response to cerebrospinal fluid shunting for idiopathic normal pressure hydrocephalus. Dement Geriatr Cogn Disord 2005; 20: 163–168

Tisell M, Tullberg M, Hellstrom P et al. Shunt surgery in patients with hydrocephalus and white matter changes. J Neurosurg 2011; 114: 1432–1438

Toma AK, Holl E, Kitchen ND et al. Evans' index revisited: the need for an alternative in normal pressure hydrocephalus. Neurosurgery 2011; 68: 939–944

Tullberg M, Hultin L, Ekholm S et al. White matter changes in normal pressure hydrocephalus and Binswanger disease: specificity, predictive value and correlations to axonal degeneration and demyelination. Acta Neurol Scand 2002; 105: 417–426

Tullberg M, Jensen C, Ekholm S et al. Normal pressure hydrocephalus: vascular white matter changes on MR images must not exclude patients from shunt surgery. AJNR Am J Neuroradiol 2001; 22: 1665–1673

Vanneste J, Augustijn P, Tan WF et al. Shunting normal pressure hydrocephalus: the predictive value of combined clinical and CT data. J Neurol Neurosurg Psychiatry 1993; 56: 251–256

Walchenbach R, Geiger E, Thomeer RT et al. The value of temporary external lumbar CSF drainage in predicting the outcome of shunting on normal pressure hydrocephalus. J Neurol Neurosurg Psychiatry 2002; 72: 503–506

Weiner HL, Constantini S, Cohen H et al. Current treatment of normal-pressure hydrocephalus: comparison of flow-regulated and differential-pressure shunt valves. Neurosurgery 1995; 37: 877–884

Wikkelso C, Andersson H, Blomstrand C et al. Normal pressure hydrocephalus. Predictive value of the cerebrospinal fluid tap-test. Acta Neurol Scand 1986; 73: 566–573

Williams MA, Razumovsky AY, Hanley DF. Evaluation of shunt function in patients who are never better, or better than worse after shunt surgery for NPH. Acta Neurochir Suppl 1998; 71: 368–370

Wolinsky JS, Barnes BD, Margolis MT. Diagnostic tests in normal pressure hydrocephalus. Neurology 1973; 23: 706–713

Yakovlev PI. Paraplegias of hydrocephalus (a clinical note and interpretation). Am J Mental Deficiency 1947; 51: 56–76

Zemack G, Romner B. Seven years of clinical experience with the programmable Codman Hakim valve: a retrospective study of 583 patients. J Neurosurg 2000; 92: 941–948

Normaldruckhydrozephalus

Clinical Pathway – **Normaldruckhydrozephalus**

Klinischer Verdacht	Diagnostik	Prädiktoren	Bewertung	Maßnahme

Klinischer Verdacht auf NPH:
○ Gangstörung
○ Blasenstörung (Dranginkontinenz)
○ Demenz
 	
CT-Kriterien für NPH:
○ Ventrikelerweiterung
○ enges Oberflächenwindungsrelief
 	
MRT-Kriterien für NPH:
○ sagittale Ausdünnung des Corpus callosum
○ Ausschluss:
  ○ Aquäduktstenose
  ○ Raumforderung mit Liquorobstruktion
  ○ schwere (vaskuläre) Leukenzephalopathie
	▲ Prä-LP-Testung:
	  ▲ Ganganalyse (Schrittweite, Geschwindigkeit)
	  ▲ Wortflüssigkeit
	
	▲ diagnostische Lumbalpunktion (Spinal-Tap-Test), 30–50 ml
	
	▲ Post-LP-Testung:
	  ▲ Ganganalyse (Schrittweite, Geschwindigkeit)
	  ▲ neuropsychologische Testung
		○ positive Prädiktoren für den Erfolg der Shunt-Operation:
		  ○ Gangstörung im Vordergrund
		  ○ Gangstörung vor kognitiven Defiziten vorhanden
		  ○ Geringe oder kurz bestehende kognitive Defizite
		  ○ Geringe Läsionen des tiefen und periventrikulären Marklagers
		  ○ Besserung nach Liquorentnahme oder kontinuierlicher lumbaler Liquordrainage
		  ○ Auftreten von B-Wellen über mehr als 50 % der Registrierzeit
		  ○ hoher Liquorausflusswiderstand (≥ 18 mmHg/ml/min) bei kontinuierlichem lumbalem Liquorinfusionstest
		
		○ negative Prädiktoren für den Erfolg der Shunt-Operation:
		  ○ Demenz im Vordergrund
		  ○ kortikale Demenz
		  ○ Demenz als erstes Zeichen
		  ○ ausgeprägte zerebrale Atrophie
		  ○ ausgeprägte subkortikale vaskuläre Enzephalopathie
			▲ interdisziplinäre Entscheidung über Shunt-Operation	○ OP nicht aussichtsreich
				oder
				○ Patient nicht OP-fähig
				oder
				○ OP nicht gewünscht → ▲ intermittierende therapeutische Liquorpunktion
				
				○ OP aussichtsreich → ▲ Shunt-Operation
				
				○ OP-Aussichten unklar → ▲ Liquorinfusionstest / ▲ kontinuierliche Liquordruckmessung → ▲ erneute interdisziplinäre Entscheidung über Shunt-Operation

17 Vaskuläre Demenzen

Was gibt es Neues?

Eine Übersichtsarbeit eines Expertengremiums der American Heart Association (AHA) hat eine nützliche Stellungnahme zu Diagnose, Therapie und Prognose der vaskulären Demenzen (VAD) entwickelt, die in Zukunft weitgehende Beachtung finden sollte (Gorelick et al. 2011).

Die wichtigsten Empfehlungen auf einen Blick

- Die wichtigsten Kriterien für die Diagnose einer vaskulären Demenzform sind die ADDTC- und die NINDS-AIREN-Kriterien. Die VAD ist keine Erkrankung und kein Syndrom, sondern ein Oberbegriff. Grundlage der Beschreibung, Diagnose und Therapie vaskulärer Demenzformen ist die Zuordnung jedes Falles zu den unterschiedlichen, pathophysiologisch abgrenzbaren Unterformen vaskulärer Demenzursachen.
- Eine bildgebende Untersuchung sollte bei allen Patienten mit Verdacht auf eine Demenz erfolgen. Wenn keine Kontraindikationen vorliegen, sollte eine MRT-Untersuchung mit den Sequenzen T1, T2, T2* und FLAIR (auch koronar und transversal-anguliert zur Beurteilung der Hippokampusformation) erfolgen. PET- und SPECT-Untersuchungen sollten diagnostisch sonst unklaren Fällen vorbehalten bleiben.
- Die Therapie umfasst
  1. die Behandlung der vaskulären Grundkrankheit und der vaskulären Risikofaktoren (insbesondere der Hypertonie),
  2. die Sekundärprophylaxe weiterer vaskulärer Ereignisse,
  3. die nicht medikamentöse Behandlung sowie die psychiatrische und internistische Begleittherapie,
  4. die spezifische Pharmakotherapie (siehe S3-Leitlinie Demenzen) und
  5. Maßnahmen der Neurorehabilitation.

■ Einführung

Bei deutlich steigender Lebenserwartung wird die Bedeutung kognitiver Veränderungen weiter zunehmen. Die Alzheimer-Demenz (AD) ist die häufigste diagnostizierte Demenz, aber kognitive Veränderungen durch vaskuläre Erkrankungen, insbesondere durch stumme oder klinisch klare Schlaganfälle, sind wichtig als unabhängige Ursache oder als Mitursache. Die Prävalenz einer Demenz in den westlichen Ländern liegt bei 5–10 % bei Menschen über 65 Jahre. Die Prävalenz der Alzheimer-Erkrankung verdoppelt sich alle 4,3, die Prävalenz der vaskulären Demenz (VAD) verdoppelt sich zirka alle 5,3 Lebensjahre. Altersadjustierte Prävalenzraten für die Alzheimer-Erkrankung gehen von 19,2 und für die VAD von 14,6 pro 1000 Personenjahre aus. Da in den letzten Jahren eine Änderung unseres Verständnisses der vaskulären Veränderung von der VAD als Multiinfarktdemenz hin zum VCI („vascular cognitive impairment") stattgefunden hat, nehmen die Raten der Betroffenen zu. Hinzu kommt eine erhöhte Aufmerksamkeit in der Gesellschaft für kognitive Erkrankungen. Besondere Bedeutung erlangt die Gruppe der VAD zudem durch die zunehmend bessere Behandelbarkeit der zugrunde liegenden zerebrovaskulären Grunderkrankungen und ihrer Risikofaktoren.

■ Definition und Klassifikation

Es wird zur Definition auf die S3-Leitlinie Demenzen verwiesen.

„Vaskuläre Demenzen" bezeichnen einen Oberbegriff, keine spezielle Erkrankung. Der heute vor allem in den USA durch die AHA bevorzugte Begriff ist der Begriff des VCI („vascular cognitive impairment" = ein Syndrom mit klinischen Schlaganfällen oder subklinischen vaskulären Hirnveränderungen und begleitenden kognitiven Beeinträchtigungen mindestens einer kognitiven Domäne). Der Begriff VCI soll das ganze Spektrum der Schwere vaskulärer Veränderungen erfassen (VCIND = Vascular Cognitive Impairment No Dementia, VAD = vaskuläre Demenz, Mixed-Disease-Alzheimer-Erkrankung mit vaskulärer Demenz).

■ Ätiologie und Symptomatik

Anders als bei der AD sind Klinik, kognitive Defizite und begleitende körperliche Symptome bei vaskulären Demenzformen nach Art und Ort der Schädigung variabel. Denkbar sind verschiedene Mechanismen dafür, wie zerebrale Ischämien zu einer vaskulären Demenz führen können, die Wesentlichen sind:
- **Multiinfarktsyndrom:** Durch einen oder mehrere gleichzeitig oder zeitlich versetzt aufgetretene Hirnin-

farkte kommt es zum Untergang einer kritischen Masse an neuronalem Gewebe (wahrscheinlich ca. 100 ml). Diese Infarktform ist die klassische, erstmals 1974 von Hachinski beschriebene vaskuläre Demenzform (Hachinski et al. 2006).
- **Strategische Infarkte:** Durch Infarkte an strategisch wichtigen Stellen (Thalamus, hinteres Kapselknie, frontales Marklager) kommt es zur Unterbrechung von Leitungsbahnen und damit zu Effekten ähnlich derer bei großen Territorialinfarkten. Klinisch am häufigsten wird diese Form bei bilateralen Thalamusinfarkten gesehen (Gold et al. 2005).
- Mikroangiopathische Läsionen im Sinne eines **multilakunären Syndroms** oder konfluierende Marklagerveränderungen im Sinne einer **subkortikalen vaskulären Enzephalopathie** (SVE): Hierbei wird die klassische Lipohyalinose mit Verdickung der mikrovaskulären Gefäßwände betont im Bereich der penetrierenden Marklagerarteriolen gefunden. Die SVE scheint auch durch eine lokale Marklagerhypoperfusion mit Demyelinisierung von Marklagerzügen ähnlich demyelinisierender Erkrankungen, aber ohne Entzündung, bedingt zu sein.
- **Mikrogefäßveränderungen** mit Kapillarverlust oder auch **Blut-Hirn-Schranken-Störungen** scheinen unabhängig von dem Auftreten von lakunären oder konfluierenden Marklagerveränderungen zu einer vaskulären Demenz mit neuronalem Zellverlust und Atrophie der Hirnmasse führen zu können (Brown et al. 2007, Zisper et al. 2007).
- Seltenere Schädigungsformen sind die zerebrale Amyloidangiopathie mit daraus resultierenden, ggf. multiplen, kleineren und größeren Blutungen, die zerebrale Vaskulitis, CADASIL, Läsionen durch Subarachnoidalblutungen (siehe Leitlinie SAB), Sinusvenenthrombosen oder multiple Fettembolien nach Trauma und andere.

Bei einigen Schädigungsformen liegt ein stabiles demenzielles Defektsyndrom vor, das sich spontan und durch Neurorehabilitation auch bessern kann, vor allem nach einmaligen Insulten, zum Teil auch bei SVE, deren Progress sich bei normalisiertem Blutdruck vermutlich verlangsamen oder sogar stoppen kann. Mögliche hirnlokale Symptome sind Aphasie, Neglect, Apraxie, Gedächtnisstörung, Frontalhirnsyndrom, Gesichtsfeldstörung u.a.m. Mögliche Allgemeinsymptome sind Verlangsamung, Antriebsstörung, Apathie, Aufmerksamkeits- und Konzentrationsstörung, Wesensänderung.

Bei Demenz im Rahmen einer schweren SVE resultiert eine prozesshafte und progrediente subkortikale Demenz. Führende psychische Befunde sind Verlangsamung, Konzentrations- und Aufmerksamkeitsstörung (dysexekutives Syndrom), Vergesslichkeit, Antriebs- und Sprachantriebsstörung bis zur Apathie und rasche geistige und körperliche Erschöpfbarkeit. Ursache ist die diffuse Deafferentierung und Diskonnektierung des zerebralen Netzwerkes durch Ausfall von kortikalen Verbindungen, Relaisneuronen der tiefen Kerne und unspezifisch stimulierenden Afferenzen aus Hirnstamm, Thalamus und basalem Vorderhirn.

▶ **Somatische Begleitsymptome bei schwerer SVE:** Anders als bei der AD bestehen häufig in variablem Ausmaß:
- Gangstörung (z.T. einem NPH, z.T. einem Parkinson-Syndrom ähnelnd; „frontale Gangapraxie", „arteriosklerotisches Parkinson-Syndrom", „lower body parkinsonism", „magnetic gait")
- Miktionsstörung in Form von imperativem Harndrang oder Inkontinenz, vor allem bei Läsion des frontalen Marklagers
- Insult-Symptome meist geringeren Schweregrades, oft mit guter Rückbildung, in der Regel ohne Bewusstseinsstörung („minor strokes")
- Pseudobulbärparese (vor allem Dysphagie, Dysarthrie) durch Läsion der kortikonukleären Bahnen
- disinhibiertes Lachen und Weinen ohne entsprechende Emotion

■ Diagnostik

Alle diagnostischen Kriterien der VCI beruhen auf der Kombination von 2 Faktoren:
1. der Darstellung einer kognitiven Beeinträchtigung,
2. dem Nachweis einer Vorgeschichte eines klinischen Schlaganfalls oder des bildgebenden Nachweises einer Hirngefäßerkrankung.

Der kritische Punkt ist natürlich die Kombination dieser beiden Faktoren bzw. ihre kausale Verknüpfung.

Von der AHA (Gorelick et al. 2011) wird folgende Klassifizierung vorgeschlagen:
1. VCI für alle Formen kognitiver Beeinträchtigungen vaskulärer Ursache
2. Patienten mit Medikamenten- oder Drogenabusus oder -Abhängigkeit können die Kriterien nicht erfüllen.
3. Diese Kriterien können nicht für Patienten mit Delir gelten.

Demenz nach Schlaganfall

Eine kürzliche Metaanalyse der Epidemiologie der Rate von Demenzen nach einem Schlaganfall (Pendlebury u. Rothwell 2009) untersuchte insgesamt 22 krankenhausbasierte und 8 populationsbezogene Studien mit insgesamt 7511 Patienten in 73 Veröffentlichungen. Die gepoolte Prävalenz der Demenz vor dem Schlaganfall lag bei 14,4 % (95 % KI 12,0–16,8) bei den krankenhausbasierten und bei 9,1 % (95 % KI 6,9–11,3) bei den populationsbezogenen Studien. Die Rate der Post-Stroke-Demenz variierte von 7,4 % (95 % KI 4,8–10,0) in populationsbezogenen Studien bis hin zu 41,3 % (95 % KI 29,6–53,1). Die kumulative Inzidenz einer Demenz lag mit 3 % (95 % KI 1,3–4,7) für jedes Jahr nach einem Schlaganfall relativ niedrig. Zu den Risikofaktoren für eine Demenz vor dem Schlaganfall gehörten eine temporale Atrophie, weibliches Geschlecht und eine familiäre Belastung mit Demenzerkrankungen, während zu den Risikofaktoren der Post-Stroke-Demenz vor allem multiple Läsionen, schwere und linkshirnige Schlaganfälle und Komplikationen des Schlaganfalls zählten.

Mixed Dementia

Bei den vaskulären Demenzen existiert ein notwendiges klinisches Diagnosekriterium, nämlich der Nachweis vaskulärer Hirnveränderungen in CT oder MRT. Sind mit bildgebenden Verfahren keine vaskulären Hirnveränderungen nachzuweisen, ist dies ein hinreichender Grund, um die Verdachtsdiagnose einer vaskulären Demenz abzuweisen. Ein weiterer bedeutender Unterschied zwischen den neurodegenerativen Alzheimer-Veränderungen und den vaskulären Hirnerkrankungen besteht in deren Häufigkeit (Snowdon et al. 1997). Während Alzheimer-Plaques und -Neurofibrillen in nahezu allen Gehirnen älterer Menschen nachzuweisen sind, finden sich die vaskulären Veränderungen nur in Teilstichproben (Zaccai et al. 2006). Selbst beim Nachweis ausgeprägter vaskulärer Hirnveränderungen, die bei einem alten Menschen das Ausmaß der Demenz erklären können, ist bei gleichzeitigem Vorliegen von Alzheimer-Veränderungen eine genaue Abgrenzung der Bedeutung beider Pathologien unmöglich (Agüero-Torres et al. 2006).

In den letzten Jahren wurde immer klarer, dass gerade bei älteren Patienten ein Kontinuum von Veränderungen besteht, das eher quantitativ denn qualitativ einer bestimmten Demenzunterform zugeordnet werden kann (Kalaria 2002). Eine gemischt neurodegenerativ-vaskuläre Demenz (= Mixed Dementia, MD) liegt gerade bei alten und sehr alten Patienten häufig vor, da AD und VAD nur die beiden Extreme eines Kontinuums darstellen (Sinka et al. 2010, Yaffe et al. 2011). Diese Ähnlichkeiten zwischen AD und VAD gehen so weit, dass von manchen Autoren sogar vermutet wurde, die AD sei eigentlich eine vaskuläre Erkrankung. Kalaria (2002) hat die Pathologien bei klaren AD und VAD verglichen und festgestellt, dass 98% der AD und 30% der VAD eine Amyloidangiopathie aufweisen, mikrovaskuläre Veränderungen werden bei 100% der AD und 30% der VAD gefunden, irgendeine Form eines Hirninfarktes bei 36% der AD und 100% der VAD, Mikroinfarkte bei 31% versus 65%, Blutungen bei 7% versus 15%, WML („white matter lesions") bei 35% versus 70%, Verlust von cholinergen Neuronen bei 70% versus 40% und eine begleitende kardiovaskuläre Erkrankung bei 77% versus 60%. Diese Daten belegen zumindest neuropathologisch die große Überlappung beider Syndrome und die Wichtigkeit der MD.

Klinisch erscheint die MD häufig als AD mit begleitenden vaskulären Veränderungen von meist geringerer Bedeutung (Yaffe et al. 2011). Die Evidenz zur antidementiven Behandlung der MD ist ergänzungsbedürftig; in einer prospektiven RDC-Studie zu Galantamin und einigen retrospektiven Analysen von Cholinesterase-Hemmern und Memantin erschien eine Wirksamkeit dieser Antidementiva bei MD plausibel (Zekry u. Gold 2010).

Klinische Untersuchung

Die Anamnese sollte kardiovaskuläre und zerebrovaskuläre Erkrankungen, Hypertonie, Hyperlipidämie, Diabetes, Alkohol, Nikotin, körperliche Inaktivität und Medikamente erfassen. Bei der körperlichen Untersuchung sollte der kardiovaskuläre (z. B. Blutdruck, periphere Pulse, Herzaktion, Herzgeräusche, Herzgröße) und neurologische Status erhoben werden. Dabei ist neben Herzzeichen auf Symptome der diffusen subkortikalen Enzephalopathie (z. B. Hypokinese, zentral-paretische Dysarthrie, Affektinkontinenz, Zwangsweinen, -lachen) zu achten. Bei der psychopathologischen Untersuchung ist auf die vor allem bei subkortikaler vaskulärer Enzephalopathie häufige Wesensänderung mit Nivellierung der Persönlichkeit, Kritikschwäche und Verminderung des Eigenantriebs zu achten.

Neuropsychologische Untersuchung

Im Vordergrund stehen bei VAD Defizite von frontalhirnassoziierten und subkortikalen Leistungen (Störungen von Exekutiv- und Aufmerksamkeitsfunktionen), Gedächtnisleistungen sind oft nur gering betroffen, was formal die Stellung der Diagnose einer Demenz erschwert. Unter den Gedächtnisfunktionen ist vor allem das Arbeitsgedächtnis betroffen.

Hachinski et al. (2006) empfehlen als klinisch-diagnostisches Instrument für eine etwa 30-minütige Untersuchung:
- Prüfung der semantischen Wortflüssigkeit (Tiernamen) sowie
- der lexikalischen Wortflüssigkeit (Wörter eines Anfangsbuchstabens),
- einen Zahlen-Symbol-Test des Wechsler-Intelligenztests,
- einen Test zum Wortlistenlernen, z. B. den California Verbal Learning Test,
- eine Depressionsskala, die auch Fremdbeurteilung erlaubt, und
- die Fragebogenversion des Neuropsychiatric Inventory.

Diese Testserie ist gut geeignet, das charakteristische Defizitprofil zu erfassen, wird jedoch den sehr variablen Störungsmustern der Multiinfarktdemenz und der Demenz bei strategischem Infarkt nicht gerecht. Außerdem können bereits leicht aphasische Patienten mit der sehr sprachabhängigen Testserie nicht valide untersucht werden.

5-Minuten-Test

Aus pragmatischen Gründen wird immer wieder ein schneller zur Orientierung dienender Test auf vaskuläre Demenzformen gefordert. Aufgrund der Heterogenität

der Erkrankungsgruppe ist es klar, dass ein solches Werkzeug schwer vorstellbar ist. Die AHA-Gruppe um Hachinski (Hachinski et al. 2006) hat einen 5-Minuten-Test zum Screening auf eine beginnende kognitive Beeinträchtigung im Sinne einer vaskulären MCI (mild cognitive impairment) vorgeschlagen:
- einen 5-Wort-Erinnerungstest,
- ein 6-Item-Orientierungstest und
- ein Abschnitt Leseflüssigkeit.

Dieser Test ist dem MOCA-(Montreal Cognitive Assessment-)Test entnommen und unter www.mocatest.org mit deutscher Übersetzung im Internet verfügbar.

Neuroradiologische Untersuchung

Gegenstand der bildgebenden Untersuchungen sind der Ausschluss inzidenter Befunde wie Raumforderungen, intrakraniale intra- und extrazerebrale Blutungen, Normaldruckhydrozephalus und die Differenzialdiagnosen der Demenzen. Zu differenzieren sind neurodegenerative versus vaskuläre Demenzen und hypoxische versus hämorrhagische Genese der Hirnparenchymläsion. Bezüglich der hypoxischen Genese sind die Differenzierung zwischen Makro- und Mikroangiopathie und deren Lokalisation bedeutsam. Die mikroangiopathischen Hirngewebeläsionen sind nicht diagnosespezifisch und nehmen mit dem Alter zu. Da sie sich in ihrer altersassoziierten, physiologischen Ausprägung gegenüber der pathologischen Ausprägung bei den Demenzen bildmorphologisch nicht unterscheiden, ergibt sich die diagnostische Bewertung aus der Korrelation mit klinisch-anamnestischen Daten (Risikofaktoren, mutmaßlich vaskuläre Ereignisse etc.) und den psychologischen Testergebnissen (Diagnose einer Demenz). Dem Nachweis „strategischer" Infarkte und solchen in beiden Hemisphären kommt eine prognostische Bedeutung zu. Für die „single strategic infarct dementia" (SSID) kann der einzelne Infarkt temporal differenzialdiagnostisch gegenüber der klinischen Diagnose einer frontotemporalen Degeneration bedeutsam sein (Warsch u. Wright 2010).

Das (neuro-)radiologische Diagnosespektrum erstreckt sich somit unter Berücksichtigung des klinischen Primats auf:
- die alterskorrelierte „normale" Ausprägung der Mikroangiopathie
- die pathologische Ausprägung der Mikroangiopathie, d.h. vaskuläre Enzephalopathie
- keine vaskuläre Enzephalopathie, aber klinisch diagnostizierte Demenz und fokal akzentuierte Hirnatrophie unter Berücksichtigung des medialen Temporallappens (Hippokampusformation in koronarer oder transversal-angulierter Schnittführung), d.h. primär neurodegenerative Demenz
- die Koinzidenz von vaskulärer Enzephalopathie, fokal akzentuierter Hirnatrophie und klinisch diagnostizierte Demenz bei demenziellem Prozess vom Mixed-Typ

Zum Ausschluss organischer Demenzen und zur (groben) Orientierung bezüglich der Ursachen vaskulärer Demenzen ist die **CT** indiziert. Bezüglich der Diagnostik und Differenzialdiagnostik der Demenzen ist – im Gegensatz zur akuten Hirninfarkt-Diagnostik – für die CT keine innovative Entwicklung abzusehen, sodass die CT für wissenschaftliche Untersuchungen auf diesem Gebiet unzureichend ist (Hachinski et al. 2006).

Für die weitere Differenzierung von altersphysiologischen versus pathologischen, mit der Demenz assoziierten vaskulären Hirnparenchymläsionen und deren Quantifizierung ist die **MRT** unverzichtbar. Von den diagnostischen Sequenzen sind die T2w- und besonders die FLAIR-Sequenzen sensitiv für Störungen der Anisotropie in der weißen Hirnsubstanz. Als Ausnahme gilt, dass Läsionen im Thalamus häufig besser in der T2w- als in der FLAIR-Sequenz nachzuweisen sind (Bastos Leite et al. 2004).

Die GE- oder T2*-Sequenz weist die durch Eisenabbauprodukte bedingten Suszeptibilitätsstörungen nach Blutungen nach. Die Sensitivität für die Blutabbauprodukte ist proportional zur Feldstärke des Magneten. Unterschiedliche Angaben zur Häufigkeit von Mikroblutungen oder die Ausprägung von superfizialer Siderose nach Blutungen sind auf untersuchungstechnische Unterschiede zurückzuführen. Die Siderose ist bei zerebraler Amyloidangiopathie mit Mikroblutungen mit etwa 47% häufig, bei Mikroblutungen anderer Genese wird keine superfiziale Siderose beobachtet (Linn et al. 2010).

Die innovativen MRT-Techniken mit diffusionsgewichteten Sequenzen einschließlich Fiber Tracking, Spektroskopie und molekularem Imaging sind derzeit noch nicht individualdiagnostisch bedeutsam, da diagnosetypische oder spezifische Biomarker noch nicht individuell identifiziert sind. DWI, DTI und Traktografie, resp. Arterial Spin Labeling (ASL) sind geeignet, das Netzwerk bzw. den Zusammenhang von Hirnstruktur und Funktion zu untersuchen. Die Ergebnisse beziehen sich vornehmlich auf das Infarkt- und nicht auf das Demenzrisiko (Robson et al. 2010). Die Metaboliten in der MR-Spektroskopie sind primär alterskorreliert. Die Minderung der NAA/Cr-Ratio wird im Sinne einer retrograden Wallerschen Degeneration interpretiert. Die qualitativen – nicht quantitativen – Metabolitenveränderungen sind bei VAD im frontalen Marklager ausgeprägter als bei AD (Hauser et al. 2011).

Die Zunahme der WMH ist auch im mittleren und höheren Lebensalter bei MDD („major depressive disorder") ebenso wie bei Entwicklung einer vaskulären Demenz zu beobachten (Smith et al. 2010). WMH und extensive WMH sind korreliert mit dem Demenzrisiko (HR 2,22; 95% KI 1,32–3,72) resp. (HR 3,97; 95% KI 1,10–14,30) (Debette et al. 2010).

Als Modell für die subkortikale vaskuläre Demenz gilt die „cerebral autosomal dominant arteriopathy with subcortical infarcts and leucoencephalopathy" (CADASIL) (s. ▶ S. 248).

Die VAD ist eine heterogene Krankheitsgruppe als Resultat unterschiedlicher pathophysiologischer Vorgänge,

Vaskuläre Demenzen

Tab. 17.1 Ursache und bildmorphologische Befunde der vaskulären Demenzen.

Ursache	Befunde bildgebender Verfahren
thromboembolischer Prozess/Makroangiopathie	komplette subkortikale und/oder kortikale Infarkte strategische Infarkte, Wallersche Degeneration
Mikroangiopathie/Gefäßwandprozesse	WML (inkomplette subkortikale Infarkte) und lakunäre komplette Infarkte, SVE, „Binswanger disease"*
ohne strukturelle Gefäßprozesse**	ischämisch-hypoxische Läsionen, besonders in den Grenzstromgebieten
Hirngefäßruptur (Hypertonie, AVM, Aneurysma etc.)	Hirnblutung an „typischer Stelle" mit Gewebeuntergang in der Region der Blutung und in funktionell abhängigen Strukturen (Residuen)
Amyloidangiopathie	Blutungs- und Infarktresiduen an „atypischer Stelle", Nachweis von Eisenablagerung in entsprechender MRT-Sequenz (Gradienten-Echo)
andere Prozesse, z.B. CADASIL, Vaskulitis, nicht entzündliche Angiopathien	(multiple) Residuen von Infarkten und/oder Blutungen CADASIL (flächige Marklagerhyperintensität im FLAIR-MR, im vorgerückten Stadium Ausdehnung bis in die Temporallappen)

WML = white matter lesions, mikroangiopathische Hirnparenchymläsionen im engeren Sinne, oft synonym gebraucht zu WMH = white matter hyperintensities, im weiteren Sinne
* Terminologie: synonym = SVE (subkortikale vaskuläre Enzephalopathie), „Binswanger disease" (nur) bei erheblicher, konfluierender Ausprägung der Läsionen; „Leukoaraiose" in der CT-Untersuchung
** Das Postulat „ohne strukturellen Gefäßprozess" wird revidiert durch die Aussage, dass Grenzzoneninfarkte Folge einer Karotisstenose und/oder einer sekundären Mikroembolie auf der Basis von entzündlichen Plaqueveränderungen sind (Roman et al. 2010).

denen richtungsweisende bildmorphologische Veränderungen zuzuordnen sind (▶ Tab. 17.1).

Komplette Infarkte sind in Beziehung zu den Versorgungsgebieten der intrakranialen Hirngefäße als Hirngewebedefekt (Hypointensität in T1w) und Störung der Anisotropie (Hyperintensität in T2w, FLAIR) nachzuweisen. Sensitive MR-Sequenzen, z.B. FLAIR, erfassen die inkompletten Infarkte als WML und die kompletten kleinen Infarkte (Lakunen) als Folge einer Mikroangiopathie („small vessel disease"). Sie sind gegenüber den nicht mikroangiopathischen hyperintensen Strukturen wie den Virchow-Robinschen Räumen (VRR) und dem periventrikulären Randsaum durch Vergleich der Signalgebung in den unterschiedlichen Sequenzen zu differenzieren (▶ Tab. 17.2). Die VRR sind physiologisch und werden in etwa 38–100%, davon in bis zu 21% erweitert, in MRT-Untersuchungen gefunden. Erweiterte VRR sind korreliert mit Hypertension, Alter und männlichem Geschlecht (Zhu et al. 2010). Erweiterte VRR sind differenzialdiagnostisch abzugrenzen gegen Lakunen, gegen ein zystisches Astrozytom oder auch pseudozystische Läsionen bei Meningokokken-Enzephalitis. Im Einzelfall können erweiterte, raumfordernde VRR zu Liquorzirkulationsstörungen und Hydrozephalus führen. Im Gegensatz zu früheren Meinungen kommunizieren VRR nicht mit dem Subarachnoidalraum, sondern mit dem subpialen Raum und enthalten daher nicht Liquor, sondern interstitielle Flüssigkeit mit im Vergleich geringerem Signal in der MRT (Hutchings u. Weller 1986).

Neben den spezifischen vaskulären Läsionsmustern besteht bei SVE eine eher globale Atrophie, eine fokal akzentuierte Atrophie entspricht den Versorgungsarealen bei der Makroangiopathie. Lakunäre pontine Infarkte und paramediane Infarkte sind Folge einer Basilaris-Arteriosklerose (Moustafa et al. 2010).

Die Quantifizierung der WML erfolgt in der klinischen Praxis allgemein durch „erfahrungsdeterminiertes Rating" und führt damit regelhaft nicht zu reproduzier- und vergleichbaren Aussagen. Besonders für Studien stehen eingeführte Rating-Skalen zur Verfügung (Fazekas et al. 2002, van Straten 2006), die aber bezüglich der räumli-

Tab. 17.2 Bildgebung von inkompletten (WML) und kompletten (lakunären) Infarkten sowie Virchow-Robinschen Räumen, bezogen auf Intensität (MRT) resp. Densität (CT) des Hirngewebes.

Bildgebung	Inkompletter Infarkt (white matter lesion, WML)	Kompletter „lakunärer" Infarkt	Virchow-Robinsche Räume
Intensität in MRT • T1-gewichtet • T2-gewichtet • FLAIR	hypo-/isointens hyperintens hyperintens	hypointens hyperintens hypointens/mit hyperintensem Saum	hypointens hyperintens hypointens
Kontrastmittel-Enhancement • T1-gewichtet	negativ	negativ	negativ
Densität im CT	Leukoaraiosis		

FLAIR = fluid-attenuated inversion recovery

chen Zuordnung der WML und den gesicherten Beziehungen von bildmorphologischen Signalen und neuropathohistologischen Befunden nicht optimal konfiguriert sind. Wegen des größeren Aufwands wird dabei die komplexe Abhängigkeit von Alter und WML-Scores nicht ausreichend berücksichtigt (Hentschel et al. 2007). So sind die Ergebnisse unterschiedlicher Skalen in ihrer diagnostischen Aussage nur bedingt vergleichbar („poor discrimination"). Die automatisierte Quantifizierung ist bezüglich der Differenzierung in relevante WML und nicht relevante Hyperintensitäten in der Realität überfordert und hat bisher keine Bedeutung in der praktisch-klinischen Diagnostik erlangt (Thacker u. Jackson 2001). In wissenschaftlichen Studien wird regelhaft die Notwendigkeit von interaktiven Eingriffen eingeräumt, auch wenn von einer „vollautomatischen" Quantifizierung ausgegangen wird (z. B. Maillard et al. 2008).

Laboruntersuchungen

Spezifische Biomarker stehen gegenwärtig nicht zur Verfügung. Dies könnte mit der heterogenen Pathophysiologie der VAD zusammenhängen. Gegenwärtig wissenschaftlich als potenzielle diagnostische Marker untersuchte Parameter sind der unspezifische, aber häufig bei der vaskulären Demenz erhöhte Albuminquotient (Hinweis auf Blut-Hirn-Schranken-Störung), das Sulfatit (Marker der Demyelinisierung), das Neurofilament-Protein (Marker der axonalen Degeneration) oder Proteasen (Marker der Neuroinflammation) (Hachinski et al. 2006). Diese Marker können noch nicht für die klinische Routine empfohlen werden. Hingegen gehören die Untersuchungen der Serumelektrolyte, Glukose, Leberwerte etc. heute zur routinemäßigen Abklärung. Diese erlauben in der täglichen Praxis je nach individueller Konstellation eine differenzialdiagnostische Zuordnung zu anderen, potenziell reversiblen Demenzursachen wie Hypothyreose oder Leberfunktionsstörung und sind wichtig zur Erkennung von behandelbaren vaskulären Risikofaktoren.

Die Liquoruntersuchung ist nicht genereller Baustein der Diagnostik, kann aber in unklaren Fällen wichtig sein zum Ausschluss von differenzialdiagnostisch erwogenen entzündlich/immunologisch bedingten Erkrankungen der weißen oder grauen Substanz (z. B. Vaskulitis, Encephalomyelitis disseminata) oder zur Erhärtung der Differenzialdiagnose einer Alzheimer-Krankheit (Tau-Amyloid-Peptid-Quotient).

Zur Differenzialdiagnostik siehe S3-Leitlinie Demenzen.

Technische Zusatzuntersuchungen

Der Wert des EEGs bei der vaskulären Demenz ist trotz gelegentlich nachweisbarer diffuser Allgemeinveränderungen, fokaler Herdbefunde oder auch epilepsiespezifischer Potenziale aufgrund des häufigen (> 60%) Vorliegens von Normalbefunden sehr begrenzt. Ein normales EEG schließt keinesfalls eine Form der VAD aus.

Zur Einordnung der oft begleitenden kardialen Erkrankung und Abschätzung weiterer Organwirkung ist eine kardiologische Abklärung mit EKG, Langzeit-EKG und Herzecho je nach klinischer Konstellation wichtig.

Die neurologische Ultraschalluntersuchung (extra- und transkranielle Doppler-, Farbduplex-, Duplexsonografie) ist wichtig zur zerebrovaskulären Abklärung (Stenosen, Verschlüsse). Ultraschall- und kardiale Untersuchungen sind vor allem bei territorialen Infarkten von Bedeutung.

Genetische Testung

Eine Reihe genetisch bedingter Gefäßerkrankungen (zumeist Mikroangiopathien) geht mit einer vaskulären Demenz einher. Am häufigsten ist die auf Mutationen im NOTCH3-Gen beruhende **CADASIL-Erkrankung**, die die kleinen Gefäße betrifft (Chabriat et al. 2009). Das kognitive Ausfallmuster ist durch Defizite exekutiver Funktionen und eine reduzierte Verarbeitungsgeschwindigkeit gekennzeichnet. Besonders sensitiv in der Erfassung dieser Defizite ist der Trail-Making-Test (eine Kurzversion ist im MOCA enthalten) (Peters et al. 2005, Dichgans 2009). Als bildgebendes Erkennungsmerkmal haben viele Patienten ischämische Marklagerläsionen im temporopolaren Marklager und in der Capsula externa (Auer et al. 2001). Die Diagnosesicherung erfolgt molekulargenetisch oder mittels einer Hautbiopsie (elektronenmikroskopischer Nachweis typischer Ablagerungen).

Eine sehr viel seltenere rezessiv vererbte Erkrankung der kleinen Gefäße ist die auf Mutationen im HTR1A-Gen beruhende **CARASIL-Erkrankung**. Neben Schlaganfällen und der Entwicklung einer vaskulären Demenz zeigen diese Patienten oft eine Alopezie und Bandscheibenprobleme (Hara et al. 2009). Ebenfalls selten ist die auf Mutationen im TREX1-Gen beruhende autosomal-dominant vererbte **retinale Vaskulopathie mit zerebraler Leukodystrophie**, eine proliferative Gefäßerkrankung mit zumeist frontal gelegenen Pseudotumoren, retinalen Gefäßveränderungen (diagnostisch wegweisend) und variablen systemischen Manifestationen inklusive einer Nephropathie (Richards et al. 2007). Die Diagnosesicherung erfolgt in beiden Fällen mittels Mutationsnachweis.

Mutationen im BRI2-Gen sind die Ursache der seltenen **Familial British Dementia** (FBD) und **Familial Danish Dementia** (FDD), die mit Amyloidablagerungen in zerebralen Arteriolen einhergehen. Klinisch wegweisend ist die Trias aus Demenz, Spastik und zerebellärer Ataxie. Die Diagnosesicherung erfolgt molekulargenetisch oder mittels Biopsie (Mead et al. 2000).

Die Kombination von Demenz und intrazerebralen Blutungen bei jungen Patienten muss bei positiver Familienanamnese auch an eine **hereditäre Amlyoidangiopathie** (CAA) mit Mutationen im APP-Gen denken lassen. Dazu zählen die vorwiegend in Holland beschriebene HCHWA-D („Hereditary Cerebral Hemorrhages with Amyloidosis of the Dutch Type") und die HCHWA-I („Icelandic Type") (Zhang-Nunes et al. 2006). Klinisch ist eine Unterscheidung von sporadischen Formen der CAA nicht möglich.

Die Diagnosesicherung erfolgt auch hier mittels Mutationsanalyse.

Weitere erbliche Gefäßerkrankungen, für die die ursächlichen Gene noch nicht identifiziert werden konnten, sind bekannt. Eine molekulargenetische Testung oder Biopsie sollte nur bei begründetem Verdacht und stets gezielt erfolgen.

■ Therapie

Eine kausale Therapie ist nicht möglich. Eine zugelassene, wissenschaftlich belegte medikamentöse Behandlung existiert nicht. Die mögliche Behandlung muss sich an der Form der vaskulären Schädigung orientieren, daher steht die genaue diagnostische Zuordnung am Beginn. Eckpfeiler der Behandlung sind:
1. die Sekundärprophylaxe einer weiteren Verschlechterung durch Re-Insult und/oder Progression einer SVE. Die medikamentöse Behandlung vaskulärer Risikofaktoren nach Schlaganfall, insbesondere der Hypertonie und einer eventuellen proximalen Emboliequelle, kann die Inzidenz neuer Insulte und einer daraus resultierenden Demenz senken. Eine Verlangsamung der Progression einer Demenz bei SVE durch Blutdrucksenkung ist plausibel, jedoch nicht belegt.
2. Maßnahmen der Neurorehabilitation, vor allem nach Insulten, ausnahmsweise auch bei Demenz im Rahmen einer schweren SVE
3. die symptomatische Pharmakotherapie von psychiatrischen Symptomen, wobei spezifische Zulassungen für vaskuläre Demenzformen nicht bestehen
4. die nicht medikamentöse Begleittherapie

Zu den Punkten 3–4 wird auf die S3-Leitlinie Demenzen verwiesen.

Behandlung der zerebrovaskulären Grundkrankheit

Sicher sind alle Risikofaktoren für eine zerebrovaskuläre Erkrankung auch gültig für die Entwicklung einer vaskulären Demenz. Besonders anzuschuldigen sind Hypertonie, Diabetes mellitus, Vorhofflimmern, Herzinsuffizienz, koronare Herzkrankheit, Rauchen, Blutfettveränderung und Makroangiopathie sowie die demografischen Faktoren hohes Alter und männliches Geschlecht. In einer kanadischen Studie (Lindsay et al. 1997) wurden als Risikofaktoren einer VAD identifiziert:
- anamnestisch bekannte Hypertonie (Odds Ratio: 2,8; 95% KI: 1,29–3,35)
- Alkoholmissbrauch (OR: 2,45)
- Herzerkrankungen (OR: 1,17)
- Umgang mit Herbiziden und Pestiziden (OR: 2,45)
- Umgang mit flüssigen Kunststoffen oder Gummilösungen (OR: 2,59)
- niedrige Schulbildung (< 6 Jahre) (OR: 4,02)

Sekundärprävention der zerebrovaskulären Grundkrankheit

Hier wird auf die S3-Leitlinie zur Sekundärprävention des Schlaganfalls verwiesen.

Antihypertensiva

Die PROGRESS-Studie mit 6105 Patienten nach transitorisch ischämischer Attacke (TIA) oder ischämischem Insult zeigte bei den Patienten, die einen weiteren Insult erlitten, ein reduziertes Risiko, eine Demenz zu entwickeln, wenn sie mit dem ACE-Hemmer **Perindopril** in Kombination mit dem Diuretikum **Indapamid** behandelt wurden (Tzourio et al. 2003). Durch diese Therapie wird auch die Entwicklung von WML verlangsamt (Dufouil et al. 2005). Es ist anzunehmen, dass dieser Effekt nicht ein spezifischer Substanzeffekt, sondern Effekt der Blutdruckreduktion ist.

SCOPE war eine Primärpräventionsstudie an älteren Menschen, in der untersucht werden sollte, ob der Angiotensin-II-Rezeptorblocker **Candesartan** vaskuläre Ereignisse und eine Demenz verhindern kann (Lithell et al. 2003, Saxby et al. 2008). In die Studie wurden 2477 Personen eingeschlossen, die mit Candesartan behandelt wurden, und 2460 Kontrollen. Für die meisten vaskulären Endpunkte ergab sich kein Unterschied. Nicht tödliche Schlaganfälle waren allerdings in der Candesartan-Gruppe signifikant seltener. In einer Unterstudie mit 257 Patienten wurden auch kognitive Funktionen neuropsychologisch erfasst. Die mit Candesartan behandelten Patienten zeigten eine geringere Abnahme der Aufmerksamkeit und des episodischen Gedächtnisses im Vergleich zu Placebo. Keine Unterschiede fanden sich für das Arbeitsgedächtnis und exekutive Funktionen.

Thrombozytenaggregationshemmer und Antikoagulanzien

In einer prädefinierten Subgruppenanalyse der PRoFESS-Studie wurde untersucht, ob **Telmisartan** bzw. Thrombozytenfunktionshemmer die Entwicklung einer Demenz bei Patienten verhindern, die bereits eine zerebrale Ischämie erlitten haben (Diener et al. 2008). PRoFESS war eine randomisierte Studie mit einem faktoriellen Design, die Telmisartan mit Placebo verglich und die Kombination von **Acetylsalicylsäure** und retardiertem **Dipyridamol** mit **Clopidogrel** (Sacco et al. 2008, Yusuf et al. 2008). Bei allen Patienten wurde 4 Wochen nach Studieneinschluss sowie am Ende der Studie das Vorliegen einer Demenz mit dem Mini-Mental-State-Examination-(MMSE-)Test untersucht. Für den Vergleich von Telmisartan mit Placebo ergab sich kein Unterschied. Dies galt auch für den Prozentsatz der Patienten mit einem MMSE-Wert von ≤ 24. Auch in der Gruppe, die mit Thrombozytenfunktionshemmern behandelt wurden, ergab sich kein Unterschied zwischen Clopidogrel und der Kombination aus Acetylsalicylsäure und retardiertem Dipyridamol. Dies wäre theoretisch möglich gewesen, da Dipyridamol auch neuroprotektive Eigenschaften im Tierexperiment gezeigt hat. Studien zum Einsatz von Antikoagulanzien oder bestimmten Antidiabetika zur Prophylaxe einer vaskulären Demenz liegen nicht vor. Bei einer Mikroangiopathie hat aber eine orale Antikoagulation zur Sekundärprävention bei Vorhofflimmern ein erhöhtes Risiko.

Lipidsenker

Auch wenn in Beobachtungsstudien keine oder nur eine schwache Assoziation zwischen Dyslipoproteinämien und Schlaganfallinzidenz nachgewiesen werden konnte, zeigen Studien an Patienten mit und ohne nachgewiesene koronare Herzkrankheit (KHK), dass durch eine **Statintherapie** das Risiko für ischämische Schlaganfälle und für TIA gesenkt werden kann (The Stroke Prevention by Aggressive Reduction in Cholesterol Levels [SPARCL] Investigators 2006). Patienten mit zerebrovaskulärer Atherosklerose sollten deshalb ähnlich aggressiv wie KHK-Patienten hinsichtlich Lipidstoffwechselstörungen behandelt werden. Nachdem ursprünglich davon ausgegangen worden war, dass eine Lipidsenkung insbesondere mit Statinen kognitive Funktionen günstig beeinflussen kann, legen neuere Studien und Metaanalysen nahe, dass eine Statintherapie keinen günstigen Effekt auf die Demenzentwicklung hat (weder auf die vaskuläre Demenz noch die Alzheimer-Erkrankung) (Shepardson et al. 2011). Zwei Studien, nämlich die Primärpräventionsstudie PROSPER (Shepherd et al. 2002) und die Sekundärpräventionsstudie SPARCL (The Stroke Prevention by Aggressive Reduction in Cholesterol Levels [SPARCL] Investigators 2006) untersuchten, ob Statine Schlaganfälle reduzieren und eine vaskuläre Demenz verhindern können. Die Rate der Schlaganfälle war in der SPARCL-Studie unter einer Behandlung mit 80 mg/d **Atorvastatin** signifikant vermindert. Ein Einfluss auf kognitive Fähigkeiten ergab sich nicht (Waters 2010). In der Primärpräventionsstudie war **Pravastatin** bezüglich der Verhinderung von Schlaganfällen nicht wirksamer als Placebo.

Die Indikation zur lipidsenkenden Therapie sollte deshalb gegebenenfalls aufgrund der zerebrovaskulären Atherosklerose, nicht jedoch der Demenz gestellt werden. Die bisher publizierten Daten beziehen sich einzig auf Statine, zu anderen Lipidsenkern (Fibrate, Cholesterinresorptionshemmer, Nikotinsäure) liegen keine Daten vor. Zusammenfassend können durch eine Statintherapie vaskuläre Ereignisse verhindert werden, ein Einfluss auf die Entwicklung bzw. Progression einer vaskulären Demenz lässt sich jedoch nicht nachweisen.

Diabetes

Epidemiologische Studien belegen eine Assoziation von Diabetes mellitus und kognitiven Störungen. So ist das Risiko von Diabetikern für eine vaskuläre Demenz oder Alzheimer-Erkrankung gegenüber Nicht-Diabetikern erhöht und der Diabetes mellitus stellt einen unabhängigen Risikofaktor für demenzielle Verläufe nach Schlaganfall dar (Ahtiluoto et al. 2010, Murthy et al. 2010, Arntzen et al. 2011). Unklar ist, ob für diese Assoziationen die Hyperglykämie oder die mit dem Diabetes mellitus assoziierten vaskulären Risikofaktoren wie Dyslipoproteinämie und Hypertonus verantwortlich sind. Für letztere Hypothese spricht, dass bereits Adipositas mit Demenz assoziiert ist (Xu et al. 2011). Wichtig scheinen die mit dem Diabetes mellitus assoziierten vaskulären Risikofaktoren zu sein, daneben scheinen toxische Glukoseprodukte („advanced glycation end products", AGE) an Gehirngefäßen besonders schädlich zu sein. Schließlich könnte Insulin auch eine direkte Rolle bei der Entwicklung der vaskulären Demenz spielen. Insulin kann die synaptische Plastizität modulieren, wie auch den Stoffwechsel von Beta-Amyloid und Tau beeinflussen. An der Aufklärung der molekularen Verknüpfungspunkte zwischen Diabetes und Demenz wird derzeit intensiv geforscht. Aufgrund bisher publizierter Daten ist aber unklar, ob es eine direkte Insulinresistenz des Gehirns gibt oder ob die beobachteten Veränderungen Folge einer allgemeinen Insulinresistenz und damit des metabolischen Syndroms sind. Zudem stellen rezidivierende schwere Hypoglykämien (als Therapiefolge) einen Risikofaktor für vaskuläre Demenz dar (Whitmer et al. 2009). Zusammenfassend gibt es eine gut belegte Assoziation zwischen Diabetes mellitus und vaskulärer Demenz. Diese wird durch klassische kardiovaskuläre Risikofaktoren, toxische Glukoseprodukte, Insulineffekte und möglicherweise rezidivierende, schwere Hypoglykämien vermittelt.

Weitere, spezielle Therapieformen

Nicht medikamentöse Therapie

Vaskuläre Demenzformen sind nicht grundsätzlich progredient, daher sind Rehabilitationsmaßnahmen sinnvoll. Die Neurorehabilitation nach Insulten orientiert sich an kognitiven und somatischen Symptomen und zielt auf die Wiedererlangung von Funktionen und Eigenständigkeit. Soziotherapeutische und psychoedukative Maßnahmen erfolgen symptomorientiert und gemäß allgemeiner Standards in der Betreuung von Demenzpatienten. Patienten mit Gangunsicherheit benötigen Gehhilfen und regelmäßiges Gehtraining. Bei Kontinenzproblemen ist neben der Inkontinenzversorgung ein konsequentes Toilettentraining sinnvoll, ggf. ergänzt durch eine urologisch indizierte Medikation.

Experimentelle Therapien

Eine Hyperhomozysteinämie wurde in epidemiologischen Studien gehäuft bei vaskulärer Demenz, insbesondere der subkortikalen vaskulären Enzephalopathie, nachgewiesen. Aufgrund noch fehlender Daten in Interventionsstudien muss eine Substitution mit Vitamin B_1, B_{12} und Folsäure derzeit allerdings noch als experimentelle Therapie aufgefasst werden. Die postmenopausale

Östrogensubstitution führt nicht zu einer Reduktion der vaskulären Demenz.

Unwirksame Therapien

Die alte Vorstellung eines „Bedarfshochdrucks" bei „zerebrovaskulärer Insuffizienz" wurde verlassen, da eine Senkung des Blutdrucks wesentlich für die Sekundärprophylaxe ist. Eine schrittweise Senkung soll eine Anpassung der zerebralen Autoregulation an den sinkenden systemischen Druck ermöglichen. Acetylsalicylsäure (ASS) und andere Thrombozytenaggregationshemmer (TAH) sind bei vaskulären Demenzformen nicht symptomatisch wirksam. Auch eine Wirksamkeit von ASS und TAH in der Sekundärprophylaxe lakunärer Insulte ist nicht belegt. Sie können das zerebrale Blutungsrisiko erhöhen, Nutzen und Risiko müssen daher genau abgewogen werden.

Antidementiva und Nootropika

Siehe S3-Leitlinie Demenzen.

Psychiatrische Therapie

Störungen des Erlebens und Verhaltens repräsentieren für Patienten und Pflegende eine größere Belastung und Gefährdung als die kognitiven Defizite allein. Für die Behandlung empfiehlt sich hinsichtlich der Pharmakotherapie folgendes Vorgehen:
- Lässt sich ein äußerer Stressor oder innerer Auslöser (psychischer Stress, Schmerz, Hunger, Dehydratation etc.) identifizieren und beeinflussen?
- Ist die kognitive Leistungsfähigkeit optimal unterstützt (kardiovaskuläre und metabolische Störungen, anticholinerge Medikation, Antidementiva)?

Wenn diese beiden Fragen geklärt sind und die Störungen des Erlebens und Verhaltens fortdauern bzw. wenn aufgrund der Gefährdung sofortiges Eingreifen erforderlich ist, kommen die folgenden Substanzgruppen in Frage:
- **Benzodiazepine:** Sie dürfen nur im Notfall oder bei bereits Benzodiazepin-abhängigen Patienten zur Behandlung von Angst, Agitation und Aggressivität eingesetzt werden. Rascher Wirkungseintritt und geringe akute Nebenwirkungen sind die Vorteile. Nachteile sind die Gefahr von Abhängigkeit, Stürzen und Hirninfarkten sowie die paradoxe Wirkungsmöglichkeit mit der Auslösung von Erregungszuständen oder Verstärkung der eigentlich zur Behandlung führenden Symptomatik.
- **Antidepressiva:** Sie können sich zu Behandlungsversuchen von Angst, Depression, gestörter Impulskontrolle wie auch Affektinkontinenz eignen sowie zur Sedierung oder leichten Antriebssteigerung und sind nebenwirkungsärmer als Benzodiazepine und Neuroleptika (Seitz et al. 2011), wenngleich nicht alle Studien einen überzeugenden Effekt ergaben (z.B. Weintraub et al. 2010). Auf anticholinerg wirksame trizyklische Antidepressiva muss grundsätzlich verzichtet werden (auch auf Trimipramin!). Selektive Serotoninwiederaufnahme-Hemmer (SSRI, z.B. Escitalopram, Sertralin) oder selektive Serotonin-Noradrenalin-Wiederaufnahme-Hemmer (Venlafaxin, Duloxetin, Mirtazapin) können zur Behandlung eingesetzt werden. Möglicherweise können sie auch in der Behandlung stark belasteter Angehöriger im Rahmen einer Umfeldtherapie Verwendung finden und damit die längere Kompensation des häuslichen Umfeldes erreichen (Lavretsky et al. 2010).
- **Neuroleptika:** In randomisierten, placebokontrollierten, doppelt verblindeten Zulassungsstudien zeigten sich zweifelsfrei statistisch erhöhte Hirninfarkt- und Todesraten bei jenen Patienten, die mit atypischen Neuroleptika behandelt wurden (Schneider et al. 2005). Ein randomisierter, verblindeter Absetzversuch langfristig verordneter Neuroleptika steigerte die Überlebenschancen der medikamentenfreien dementen Patienten signifikant (Ballard et al. 2010). Risikofaktoren für das Auftreten dieser schwerwiegenden Komplikationen waren hohes Alter, fortgeschrittene Demenz, kardiozerebrovaskuläre Risiken und andere somatische Erkrankungen. Bei Patienten mit vaskulären Hirnveränderungen liegen diese Risikofaktoren häufiger vor als bei Patienten mit einer reinen Alzheimer-Demenz. Entsprechend restriktiv hinsichtlich Dosierung und Behandlungsdauer müssen atypische Neuroleptika eingesetzt werden (z.B. Risperidon 0,5 mg/d, Quetiapin 25 mg/d). Erst ein Auslassversuch z.B. nach einer Woche kann zeigen, ob diese Substanzen überhaupt noch gebraucht werden. Der Einsatz von konventionellen Neuroleptika (z.B. Haloperidol) oder Benzodiazepinen ist keine günstige Alternative, da diese Substanzen mit einem höheren Risiko anderer erheblicher Nebenwirkungen und auch zerebrovaskulärer Komplikationen assoziiert sind. Die Nutzen-Risiko-Relation muss daher im Einzelfall sorgfältig und wiederholt abgewogen werden.

Die Evidenz reicht für wissenschaftlich fundierte und differenzierte Empfehlungen bei Patienten mit vaskulären Demenzen und Verhaltensstörungen nicht aus.

■ Besonderheiten für die Schweiz

In der Schweiz besteht keine offizielle Zulassung der Antidementiva zur Behandlung der vaskulären Demenzen. Hinsichtlich eines Neuroleptika-Einsatzes ist Risperidon derzeit die einzige Substanz, die für die zeitlich befristete Therapie von Demenzen zugelassen ist. Als Indikationen gelten Demenzen mit schwerer Aggression oder Psychose.

■ Redaktionskomitee

Prof. Dr. Michael Böhm, Klinik für Innere Medizin III, Universitätsklinik des Saarlandes, Homburg/Saar
Prof. Dr. Hans-Christoph Diener, Neurologische Klinik,

Universitätsklinik Essen
Prof. Dr. Martin Dichgans, Institut für Schlaganfall- und Demenzforschung (ISD). Klinikum der Universität München
Prof. Dr. Klaus Fassbender, Klinik für Neurologie, Universitätsklinik des Saarlandes, Homburg/Saar
Prof. Dr. Hans Förstl, Klinik für Psychiatrie und Psychotherapie, TU München
Prof. Dr. Gerhard F. Hamann, Neurologische Klinik, Dr. Horst-Schmidt-Klinik GmbH, Wiesbaden
Dr. Heinz Herbst, Arzt für Neurologie, Neurologische Gemeinschaftspraxis, Stuttgart
Prof. Dr. Frank Hentschel, Abteilung Neuroradiologie, Zentralinstitut für Seelische Gesundheit, Medizinische Fakultät Mannheim, Universität Heidelberg
Prof. Dr. Klaus G. Parhofer, Medizinische Klinik II – Großhadern, Klinikum der Universität München
Prof. Dr. Klaus Schmidtke, Ortenau-Klinikum Offenburg-Giengenbach, Zentrum für Geriatrie und Gerontologie Freiburg (ZGGF), Universitätsklinikum Freiburg
Prof. Dr. Claus-Werner Wallesch, BDH-Klinik, Elzach

Für Österreich:
Prof. Dr. Franz Aichner, Neurologische Klinik, Wagner-von-Jauregg-Klinik, Linz

Für die Schweiz:
Dr. Simon Jung, Neurologische Klinik, Inselspital, Bern

Federführend: Prof. Dr. Gerhard F. Hamann, Neurologische Klinik, Dr. Horst-Schmidt-Klinik GmbH, Ludwig-Erhard-Straße 100, 65199 Wiesbaden
E-Mail: gerhard.hamann@hsk-wiesbaden.de

Entwicklungsstufe der Leitlinie: S1

■ Literatur

Agüero-Torres H, Kivipelto M, von Strauss E. Rethinking the dementia diagnoses in a population-based study: what is Alzheimer's disease and what is vascular dementia? Dementia Geriatr Cogn Disord 2006; 22: 244–249

Ahtiluoto S, Polvikoski T, Peltonen M et al. Diabetes, Alzheimer disease, and vascular dementia: a population-based neuropathologic study. Neurology. 2010; 75: 1195–202

Arntzen KA, Schirmer H, Wilsgaard T et al. Impact of cardiovascular risk factors on cognitive function: the Tromsø study. Eur J Neurol. 2011; 18: 737–743

Auer DP, Pütz B, Gössl C et al. Differential lesion patterns in CADASIL and sporadic subcortical arteriosclerotic encephalopathy: MR imaging study with statistical parametric group comparison. Radiology 2001; 218: 443–451

Ballard C, Hanney ML, Theodoulou M et al.; DART-AD investigators. The dementia antipsychotic withdrawal trial (DART-AD): long-term follow-up of a randomised placebo-controlled trial. Lancet Neurol 2009; 8: 151–157

Bastos Leite AJ, vanStraaten ECW, Scheltens P et al. Thalamic lesions in vascular dementia. Low sensitivity of FLAIR imaging. Stroke 2004; 5: 415–419

Brown WR, Moddy DM, Thore CT et al. Vascular dementia in leukoaraiosis may be a consequence of capillary loss not only in the lesions, but in normal-appearing white matter and cortex as well. J Neurol Sci 2007; 257: 62–66

Carmelli D, Reed T, DeCarli C. A bivariant genetic analysis of cerebral white matter hyperintensities and cognitive performance in elderly male twins. Neurobiol Aging 2001; 23: 413–420

Chabriat H, Joutel A, Dichgans M et al. Cadasil. Lancet Neurol 2009; 8: 643–653

Debette S, Beiser A, DeCarli C et al. Association of MRI markers of vascular brain injury with incident stroke, mild cognitive impairment, dementia, and mortality. The Framingham offspring study. Stroke 2010; 41: 600–606

Dichgans M. Cognition in CADASIL. Stroke 2009; 40 (Suppl. 3): S45–S57

Diener HC, Sacco RL, Yusuf S et al. Effects of aspirin plus extended-release dipyridamole versus clopidogrel and telmisartan on disability and cognitive function after recurrent stroke in patients with ischaemic stroke in the Prevention Regimen for Effectively Avoiding Second Strokes (PRoFESS) trial: a double-blind, active and placebo-controlled study. Lancet Neurol 2008; 7: 875–884

Dufouil C, Chalmers J, Coskun O et al.; PROGRESS MRI Substudy Investigators. Effects of blood pressure lowering on cerebral white matter hyperintensities in patients with stroke: the PROGRESS (Perindopril Protection Against Recurrent Stroke Study) Magnetic Resonance Imaging Substudy. Circulation 2005; 112: 1644–1650

Englund E. Neuropathology of white matter lesions in vascular cognitive impairment. Cerebrovasc Dis 2002; 13 (Suppl. 2): 11–15

Fazekas F, Wahlund LO, Barkhof F et al. CT and MRI rating of white matter lesions. Cerebrovasc Dis 2002; 13 (Suppl. 2): 31–36

Gold G, Kövari E, Herrmann FR et al. Cognitive consequences of thalamic, basal ganglia, and deep white matter lacunes in brain agingn anf dementia. Stroke 2005; 36: 1184–1188

Gorelick PB, Scuteri A, Black SE et al. Vascular contributions to cognitive impairment and dementia: a statement for healthcare professionals from the american heart association/american stroke association. Stroke 2011; 42: 2672–2713

Hachinski V, Iadecola C, Petersen RC et al. National Institute of Neurological Disorsers and Stroke – Canadian Stroke Network vascular cognitive impairment harmonization standards. Stroke 2006; 37: 2220–2241

Hara K, Shiga A, Fukutake T et al. Association of HTRA1 mutations and familial ischemic cerebral small-vessel disease. N Engl J Med 2009; 360: 1729–1739

Hauser T, Gerigk L, Giesel F et al. MR-Spektroskopie bei Demenz. Radiologe 2011; 50: 791–798

Hentschel F, Damian M, Krumm B et al. White matter lesions – age-adjusted values for cognitively healthy and demented subjects. Acta Neurol Scand 2007; 115: 174–180

Hutchings M, Weller RO. Anatomical relationshipof the pia mater to cerebral blood vessels in man. J Neurosurg 1986; 65: 316–325

Joutel A, Corpechot C, Ducros A et al: Notch3 mutations in CADASIL, a hereditary adult-onset condition causing stroke and dementia. Nature 1996; 383: 707–710

Kalaria R. Similarities between Alzheimer's disease and vascular dementia. J Neurol Sci 2002; 203–204: 29–34

Lavretsky H, Siddarth P, Irwin MR. Improving depression and enhancing resilience in family dementia caregivers: a pilot randomized placebo-controlled trial of escitalopram. Am J Geriatr Psychiatry 2010; 18: 154–162

Lindsay J, Hébert R, Rockwood K. The Canadian Study of Health and Aging: risk factors for vascular dementia. Stroke 1997; 28: 526–530

Linn J, Halpin A, Demaerel P et al. Prevalence of superfical siderosis in patients with cerebral amyloid angiopathy. J Neurol 2010; 74: 1246–1350

Lithell H, Hansson L, Skoog I et al. The Study on Cognition and Prognosis in the Elderly (SCOPE): principal results of a randomized double-blind intervention trial. J Hypertens 2003; 21: 875–886

Maillard P, Delcroix N, Crivello F et al. An automated procedure for the assessment of white matter hyperintensities by multispectral (T1, T2, PD) MRI and an evaluation of its between-centre reproducibility based on two large community databases. Neuroradiology 2008; 50: 31–42

Mead S, James-Galton M, Revesz T et al. Familial British dementia with amyloid angiopathy: early clinical, neuropsychological and imaging findings. Brain 2000; 123: 975–991

Moustafa RR, Izquierdo-Garcia D, Jones S et al. Watersheed infarcts in transient ischemic attack/minor stroke with ≥ 50% carotid stenosis. Hemodynamic or embolic? Stroke 2010; 41: 1410–1416

Murthy SB, Jawaid A, Qureshi SU et al. Does diabetes mellitus alter the onset and clinical course of vascular dementia? Behav Neurol 2010; 23: 145–151

Pendlebury ST, Rothwell PM. Prevalence, incidence, and factors associated with pre-stroke and post-stroke dementia: a systematic review and meta-analysis. Lancet Neurol 2009; 8: 973–975

Peters N, Opherk C, Danek A et al. The pattern of cognitive performance in CADASIL: a monogenic condition leading to subcortical ischemic vascular dementia. Am J Psychiatry 2005; 162: 2078–2085

Richards A, van den Maagdenberg AM, Jen JC et al. C-terminal truncations in human 3'–5' DNA exonuclease TREX1 cause autosomal dominant retinal vasculopathy with cerebral leukodystrophy. Nat Genet 2007; 39: 1068–1070

Robson PM, Dai W, Shankaranarayanan A et al. Time-resolved vessel-selective digital subtraction MR angiography of the cerebral vasculature with arterial spin labeling. Radiology 2010; 257: 507–515

Roman GC, Salloway S, Black SE et al. Randomized, placebo-contolled, clinical trial of donepezil in vascular dementia. Differential effects by hippocampal size. Stroke 2010; 41: 1213–1221

Sacco RL, Diener HC, Yusuf S et al. Aspirin and extended-release dipyridamole versus clopidogrel for recurrent stroke. N Engl J Med. 2008; 359: 1238–1251

Saxby BK, Harrington F, Wesnes KA et al. Candesartan and cognitive decline in older patients with hypertension: a substudy of the SCOPE trial. Neurology 2008; 70: 1858–1866

Schneider LS, Dagerman KS, Insel P. Risk of death with atypical antipsychotic drug treatment for dementia: meta-analysis of randomized placebo-controlled trials. J Am Med Ass 2005; 294: 1934–1943

Seitz DP, Adunuri N, Gill SS et al. Antidepressants for agitation and psychosis in dementia. Cochrane Database Syst Rev 2011; 2: CD008191

Shepardson NE, Shankar GM, Selkoe DJ. Cholesterol level and statin use in Alzheimer disease: I. Review of epidemiological and preclinical studies. Arch Neurol 2011; 68: 1239–1244

Shepherd J, Blauw GJ, Murphy MB et al. Pravastatin in elderly individuals at risk of vascular disease (PROSPER): a randomised controlled trial. Lancet 2002; 360: 1623–1630

Sinka L, Kövari E, Gold G, Hof PR et al. Small vascular and Alzheimer disease-related pathologic determinants of dementia in the oldest-old. J Neuropathol Exp Neurol 2010; 69: 1247–1255

Smith PJ, Blumenthal JA, Babyak MA et al. Cerebrovascular risk factors and cerebral hyperintensities among middle-aged and older adults with major depression. Am J Geriatr Psychiatry 2010; 18: 848–852

Snowdon DA, Greiner LH, Mortimer JA et al. Brain infarction and the clinical expression of Alzheimer's disease: the Nun study. J Am Med Ass 1997; 277: 813–817

Thacker NA, Jackson A. Mathematical segmentation of grey matter, white matter and cerebral spinal fluid from MR image pairs. Br J Radiology 2001; 74: 234–242

The Stroke Prevention by Aggressive Reduction in Cholesterol Levels (SPARCL) Investigators. High-dose atorvastatin after stroke or transient ischemic attack. N Engl J Med 2006; 355: 549–559

Tzourio C, Anderson C, Chapman N et al. PROGRESS Collaborative Group. Effects of blood pressure lowering with perindopril and indapamide therapy on dementia and cognitive decline in patients with cerebrovascular disease. Arch Intern Med 2003; 163: 1069–1075

van Straaten ECW, Fazekas F, Rostrup E et al. Impact of white matter hyperintensities scoring method on correlations with clinical data. The LADIS study. Stroke 2006; 37: 836–840

Warsch JRL, Wright CB. The aging mind: Vascular health in normal cognitive aging. J Am Geriatr Soc 2010; 58: S319–S324

Waters DD. Exploring new indications for statins beyond atherosclerosis: Successes and setbacks. J Cardiol 2010; 55: 155–162

Weintraub D, Rosenberg PB, Drye LT et al.; DIADS-2 Research Group. Sertraline for the treatment of depression in Alzheimer disease: week-24 outcomes. Am J Geriatr Psychiatry 2010; 18: 332–340

Whitmer RA, Karter AJ, Yaffe K et al. Hypoglycemic episodes and risk of dementia in older patients with type 2 diabetes mellitus. J Am Med Ass 2009; 301: 1565–1572

Xu WL, Atti AR, Gatz M et al. Midlife overweight and obesity increase late-life dementia risk: a population-based twin study. Neurology 2011; 76: 1568–1574

Yaffe K, Middleton LE, Lui LY et al. Mild cognitive impairment, dementia, and their subtypes in oldest old women. Arch Neurol 2011; 68: 631–636

Yusuf S, Diener HC, Sacco RL et al. Telmisartan to prevent recurrent stroke and cardiovascular events. N Engl J Med. 2008; 359: 1225–1237

Zaccai J, Ince P, Bryne C. Population-based neuropathological studies of dementia: design, methods and areas of investigation – a systematic review. BMC Neurology 2006; 6: 2

Zekry D, Gold G. Management of mixed dementia. Drugs Aging 2010; 27: 715–728

Zhang-Nunes SX, Maat-Schieman ML, van Duinen SG et al. The cerebral beta-amyloid angiopathies: hereditary and sporadic. Brain Pathol 2006; 16: 30–39

Zhu YC, Ttourio C, Soumare A et al. Severity of dilated Virchow-Robin spaces is associated with age, blood pressure , and MRI markers if small vessel disease. Stroke 2010; 41: 2483–2490

Zisper BD, Johansen CE, Gonzalet L et al. Microvascular injury and blood-brain barrier leakage in Alzheimer's disease. Neurobiol Aging 2007; 28: 977–986

18 Amyotrophe Lateralsklerose (Motoneuronerkrankungen)

Was gibt es Neues?

- Die nicht invasive Heimbeatmung ist symptomatisch und lebensverlängernd wirksam (vor allem bei Patienten, die eine spinale Symptomatik aufweisen).
- Es ist wahrscheinlich, dass die Anlage einer PEG bei Nichtbeachten der respiratorischen Situation mit einer erhöhten Mortalität verbunden ist.

Die wichtigsten Empfehlungen auf einen Blick

- Riluzol (2 × 50 mg/d) verzögert den Krankheitsprozess.
- Die Ziele der symptomatischen (palliativen) Therapie sind der Erhalt der Lebensqualität und der Autonomie der Patienten, eine frühzeitige Aufklärung und die Erstellung einer Patientenverfügung, unter Wahrnehmung der ärztlichen Fürsorgepflicht.
- Eine begleitende Physiotherapie, Logopädie und Ergotherapie sind dauerhaft notwendig und sinnvoll.
- Nach frühzeitiger Aufklärung der Patienten und ihrer Angehörigen besteht die Möglichkeit der symptomatisch wirksamen und lebensverlängernden nicht invasiven Heimbeatmung.
- Es sollte eine Pneumonieprophylaxe mit physikalischer Therapie und frühzeitiger Antibiose bei Infektionen des respiratorischen Trakts und eine Behandlung der (Pseudo-)Hypersalivation durchgeführt werden.
- Nach frühzeitiger Aufklärung der Patienten und ihrer Angehörigen besteht die Möglichkeit der perkutanen endoskopischen Gastrostomie (PEG) unter Beachtung der respiratorischen Situation.
- Eine symptomatische Therapie der Dysarthrie und anderer, die Lebensqualität beeinträchtigender, krankheitsassoziierter Symptome (Verschleimung, Depression, Krämpfe, Schmerz) wird empfohlen.

■ Einführung

Ziel dieser Leitlinie ist die Darstellung des diagnostischen, differenzialdiagnostischen und therapeutischen Vorgehens bei Motoneuronerkrankungen, speziell der amyotrophen Lateralsklerose (ALS). Wenngleich bei dieser vergleichsweise seltenen Erkrankung (in Bezug auf die Prävalenzen) auf vielen Gebieten auf evidenzbasierte Informationen verzichtet werden muss, so sind diese Leitlinien jedoch in hohem Maße versorgungsrelevant („good clinical practice"), da es gerade ein Charakteristikum eines Großteils der Erkrankungen ist, dass die häufig aufwendige symptomatische Therapie der Progredienz der Erkrankung hinterherläuft.

■ Definition und Klassifikation

Begriffsdefinition

Die ALS ist gekennzeichnet durch die Kombination von Zeichen der Schädigung des oberen und unteren Motoneurons in einer oder mehreren Körperregionen. Dies kann je nach Lokalisation zu unterschiedlich progredienten Einschränkungen führen. Häufig sind die Defizite des oberen Motoneurons teilweise maskiert, sodass eingehend nach ihnen gefahndet werden muss. Generalisierte Faszikulationen sind charakteristisch und häufig, aber weder spezifisch noch Voraussetzung für die Diagnose. Nach Beginn an einer Extremität oder der bulbären Region treten oft in angrenzenden Körperregionen Folgesymptome auf. Sensibilitätsstörungen und Schmerzen gehören primär nicht zu den Symptomen einer ALS.
Klinisch werden unterschieden:

- die ALS (Defizite des oberen *und* unteren Motoneurons) mit bulbärem oder spinalem Beginn,
- ein reines Syndrom des oberen Motoneurons (primäre Lateralsklerose, PLS)
- und die progressive Muskelatrophie (PMA), bei der klinisch oft zunächst kein Nachweis einer Beteiligung des ersten Motoneurons gelingt.

Klassifikation

Die ALS ist im 19. Jahrhundert als ein charakteristisches klinisches Syndrom definiert worden, das neuropathologisch aus einer Läsion des kortikospinalen Trakts, der Vorderhornzellen und der bulbären motorischen Hirnnervenkerne besteht. Klinisch finden sich korrespondierend dazu fokal beginnende amyotrophe Paresen und Zeichen der Läsion der Pyramidenbahn, die im Verlauf generalisieren und nach 3–5 Jahren in die respiratorische Insuffizienz führen. Die ALS wird nach klinischen Kriterien in die Gruppe der motorischen Systemdegenerationen zwischen den rein motorischen Neuropathien, den spinalen Muskelatrophien und den – seltenen – ganz überwiegenden Erkrankungen des ersten motorischen Neurons, den primären Lateralsklerosen, eingeordnet. Es ist nicht überraschend, dass die moderne molekulargenetische Forschung die klinischen Grenzen zwischen diesen Krankheitsbildern auflockert und zeigt, dass die klinischen Syndrome ätiologisch heterogen sind. Dies gilt vor allem für die ALS, bei der bisher nur wenige ätiologische Faktoren identifiziert sind – der wichtigste sind die für nur etwa 1 % der Erkrankungen verantwortlichen Mutationen im Gen der zytosolischen Cu/Zn-Superoxiddismutase (Cu/Zn-SOD) (Rosen et al. 1993, Andersen 2006). Zwei weitere für die genetische Beratung wichtige Veränderungen sind die meist autosomal dominant vererbten FUS- (fused in sarcoma) und TDP-43-Mutationen; diese treten in Deutschland bei weniger als 5% der Familien auf (Kühnlein et al. 2008, Waibel et al. 2010). Welche quantitative Bedeutung die kürzlich gefundenen Mutationen im Ubiquilin-2-Gen haben, ist derzeit noch nicht bekannt; die Mutationen im C9ORF72-Gen treten jedoch noch häufiger auf als SOD-Mutationen, in Deutschland bei etwa 25 % der Familien (Deng et al. 2011, Djesus-Hernandez et al. 2011, Renton et al. 2011). Es hat sich herausgestellt, dass die Cu/Zn-SOD-Mutationen auch bei klinisch autosomaldominantem Erbgang nicht immer kosegregieren (Felbecker et al. 2010); diese Tatsache erschwert die genetische Beratung. Es ist heute gesichert, dass etwa 5 % aller ALS-Kranken eine klinisch deutliche frontale Demenz entwickeln; ansonsten sind die häufig nachweisbaren subtilen Defizite in neuropsychologischen Testungen, die frontale Funktionen widerspiegeln, nicht oder kaum progredient (Schreiber et al. 2005). Allerdings haben diese Defizite eine Bedeutung in der nosologischen Abgrenzung der ALS gegenüber frontotemporalen Demenzen bekommen. Es wird davon ausgegangen, dass es mehr ätiologische Überlappungen gibt als früher angenommen. Ein interessanter Befund der letzten Jahre ist die Identifikation des Proteins TDP-43 als Bestandteil der charakteristischen zytoplasmatischen Einschlüsse (Neumann et al. 2006). Es ist intrazellulär bei allen Patienten mit ALS nachweisbar, nur nicht bei Mutationsträgern der Cu/Zn-SOD (MacKenzie et al. 2010). Darüber hinaus finden sich bei einer geringeren Anzahl von ALS-Patienten zytoplasmatische Akkumulationen des FUS-Proteins (MacKenzie et al. 2010). Es darf nicht übersehen werden, dass es auch Überlappungen mit anderen neurodegenerativen Erkrankungen gibt; besonders häufig treten diese mit dem Parkinson-Syndrom, aber auch den zerebellären Degenerationen auf. Die Forschung der letzten Jahre hat erneut auf die relativ geringe Häufigkeit von Depressionen und der Angabe einer erstaunlichen Lebensqualität – trotz des schweren Krankheitsbilds – hingewiesen (Lule et al. 2008).

transgene Mäuse, die Mutationen im menschlichen Cu/Zn-SOD-Gen tragen. Diese Tiere entwickeln fokale periphere Paresen und sterben – wie der Mensch – an einer respiratorischen Insuffizienz. Das erste ultrastrukturelle Merkmal der kranken Motoneurone ist eine Vakuolisierung des Zellsomas, der Dendriten und proximalen Axone, die von den Mitochondrien ausgeht. Erste Verluste der Muskelkraft treten gleichzeitig mit dem Auftreten dieser Schädigung der Mitochondrien auf. Später im Verlauf kommt es zu einer Mikrogliaaktivierung, einem Verlust der Motoneurone, ohne dass apparente klinische Defizite auftreten, zu einer reaktiven Astrogliose, und schließlich nach Verlust von 30–50 % der Neurone, zum Auftreten von Paresen. Die Bedeutung dieser Modellvorstellungen liegt in der Ableitbarkeit therapeutischer Strategien. Allerdings hat das zurückliegende Jahrzehnt gezeigt, dass viele Studien im Tiermodell – vielleicht unter dem ständigen Druck der Notwendigkeit, rasch bessere Therapien zu entwickeln – auch einfacheren methodischen Anforderungen nicht genügt haben. Daher wurden internationale Richtlinien für die Durchführung präklinischer Studien entwickelt (Ludolph et al. 2010). Ein wegweisender, neuer Gesichtspunkt ist durch die Entdeckung der DNA- und RNA-Bindungsproteine TDP-43 und FUS hinzugekommen (MacKenzie et al. 2010). Jedoch erscheint es noch zu früh, sich von der Entdeckung dieser molekularen Marker die Entwicklung therapeutischer Strategien zu erwarten. Elektrophysiologische Untersuchungen des peripheren Nervensystems des Menschen haben schon früh die Bedeutung der Denervierung der Muskulatur gezeigt und auf ein sekundäres myasthenes Syndrom, manchmal klinisch im Sinne eines „Fatigue-Syndroms", hingewiesen, das allerdings nur selten von therapeutischer Bedeutung ist. Die Schädigung des kortikospinalen Trakts ist wie die des peripheren motorischen Nervs als primäre Läsion der Axone, nicht der Myelinscheiden, anzusehen.

Bildgebende Untersuchungen spielen zwar eine Rolle in der Differenzialdiagnose, haben aber derzeit keine wesentliche diagnostische Bedeutung (Filippi et al. 2010). Die Positronenemissionstomografie zeigt einen reduzierten Glukosemetabolismus auch in anderen Regionen als dem Motorkortex (Ludolph et al. 1992) sowie eine interindividuell variable Reduktion striataler Dopamintransporter (Borasio et al. 1998).

Klinisch-neurochemische Auffälligkeiten bleiben unspezifisch. Es gibt aber kaum eine neurogene Läsion, die so konstant mit einer leicht erhöhten Kreatinkinase assoziiert ist. Das Liquoreiweiß ist wie das Liquortau bei den meisten ALS-Patienten in Abhängigkeit von der Aggressivität des Krankheitsprozesses erhöht.

■ Pathophysiologie

Die Kenntnisse zur Pathophysiologie und -biochemie der Erkrankung stützen sich vor allem auf Untersuchungen des derzeit besten Tiermodells für die Erkrankung:

■ Diagnostik

Die Diagnose einer ALS ist auch eine Ausschlussdiagnose. Daher sollte auf die differenzialdiagnostischen Aspekte besondere Bedeutung gelegt werden.

Amyotrophe Lateralsklerose (Motoneuronerkrankungen)

Falls die Diagnose ALS vermutet wird, sollte der Patient von einem Neurologen untersucht werden. Wird die Diagnose gestellt, ist eine frühe Aufklärung des Patienten und seiner Angehörigen notwendig. Allerdings sollten prognostische Aussagen nur mit der gebotenen Vorsicht gemacht und gegebenenfalls von einer Verlaufsbeobachtung abhängig gemacht werden. Dabei ist die Kenntnis von Subformen der Erkrankung mit günstigerer Prognose essenziell (z. B. Kennedy-Syndrom, primäre Lateralsklerose, Vulpian-Bernhard-Syndrom/Flail-Arm-Syndrom). Ein unerwarteter Verlauf („Stillstand", „Besserung") oder das Auftreten untypischer Symptome macht eine Fehldiagnose wahrscheinlich und der Patient muss erneut gründlich untersucht werden.

Die El Escorial-Kriterien (in revidierter Form; Brooks et al. 2000) sind als wissenschaftliches Hilfsmittel anzusehen; für den klinischen Gebrauch sind sie zu eng und stehen eher einer frühen Diagnose entgegen. Wenn man den Patienten oder den zuweisenden Arzt mit der Diagnose (nach den El Escorial-Kriterien) „definitive", „wahrscheinliche" oder „mögliche" ALS konfrontiert, wird es eher zur Verwirrung als zur gewünschten diagnostischen Klarheit führen. Daher sollte der Gebrauch dieser wissenschaftlichen Kriterien in der Praxis vermieden werden oder von den notwendigen Erläuterungen begleitet sein. Neuere Kriterien, die die neurophysiologischen Befunde als gleichwertig zur klinischen Untersuchung betrachten, scheinen eine höhere Sensitivität zu zeigen als die revidierten El Escorial-Kriterien. Die Zukunft wird zeigen, ob sie sich in der Praxis durchsetzen werden (Carvalho et al. 2009, Douglass et al. 2010).

Obligate Untersuchungen (Basisdiagnostik)

- klinisch-neurologische Untersuchung
- klinisch-neuropsychologische Befunderhebung (durch einen Neurologen)
- Elektromyografie und -neurografie (mit Leitungsblockdiagnostik bei ausschließlicher Erkrankung des zweiten Motoneurons)
- MRT-Bildgebung, falls differenzialdiagnostisch sinnvoll (z. B. bei Verdacht auf Myelopathie, polysegmentale Radikulopathie)
- Vitalkapazität, eventuell Blutgasanalyse (Anfangsdokumentation nach Diagnosestellung)
- Körpergewicht, Body-Mass-Index (Anfangsdokumentation nach Diagnosestellung)
- Die Basislabordiagnostik sollte die Bestimmung der BSG, des CRP, ein rotes, ein weißes und ein Differenzialblutbild, die Bestimmung von GOT, GPT, TSH, T_3 und T_4, Vitamin B_{12} (Methylmalonsäure, Homocystein), eine Serumeiweiß- und Immunelektrophorese, die Bestimmung der CK, des Kreatinins, der Elektrolyte (Na^+, K^+, Ca^{2+}, Cl^-, PO_4^{3-}) und des Glukosespiegels umfassen.

Fakultative Untersuchungen (Differenzial- und weiterführende Diagnostik)

- Liquoruntersuchung (Zellen, Eiweiß, Proteinelektrophorese, oligoklonale Banden, Glukose, Laktat)
- Muskelbiopsie (vor allem zur Differenzialdiagnose Polymyositis, Inclusion-Body-Myositis/Myopathie)
- neuropsychologische Testung, falls klinischer Verdacht auf (frontale) Demenz
- bei Demenz: VLCFA (very long chain fatty acids) im Serum, Arylsulfatase A im Serum
- in Einzelfällen Magnetstimulation des motorischen Kortex (z. B. bei Verdacht auf Vorliegen der D90A-Mutationen im Cu/Zn-SOD-Gen)
- spinales und kraniales MRT
- erweiterte Labordiagnostik: Angiotensin-Converting-Enzym (ACE), Hexosaminidase A und B, ANA, Anti-DNA, Anti-Hu, Anti-MAG, Anti-AchR, Anti-MUSK
- Serologie (z. B. Borrelien, Lues, HIV), Antikörper gegen K^+-Kanäle
- Bence-Jones-Protein und Knochenmarkbiopsie
- Lungenfunktionsprüfung
- Untersuchung der Schluckfunktionen (ggf. Videoendoskopie)
- HNO-ärztliche Untersuchung (bei ausschließlich bulbärer und pseudobulbärer Manifestation, Differenzialdiagnose von Sprech- und Schluckstörungen)

Fakultative genetische Diagnostik

Eine genetische Testung ist nur bei Patenten mit positiver Familienanamnese sinnvoll, nicht aber bei der sporadischen Form der ALS. Sie setzt das dokumentierte Einverständnis des Patienten und eine genetische Beratung voraus. Dies gilt vor allem für die präsymptomatische Untersuchung in Familien mit einer bekannten SOD-Mutation.

- SOD1-Gen (nach den Richtlinien der Deutschen Gesellschaft für Humangenetik, Humangenetik in Gießen und Ulm)
- FUS- und TDP-43-Gen (nach den Richtlinien der Deutschen Gesellschaft für Humangenetik, Humangenetik in Ulm)
- Androgenrezeptorgen bei entsprechendem klinischem Verdacht auf Kennedy-Syndrom (Befall ausschließlich des zweiten Motoneurons, männlicher Patient, endokrine Auffälligkeiten) (Humangenetik in Würzburg und Ulm)
- Mutationen im 9ORF72-Gen; diese können – ungenau – mit PCR, genauer mit dem Southern Blot (Repeatlänge) nachgewiesen werden (Humangenetik in Ulm).

▶ **Diagnostik in der Schweiz:** Androgenrezeptorgen, Institut für medizinische Genetik der Universität Zürich.

▶ **Diagnostik in Österreich:** Department für Medizinische Genetik, Molekulare und Klinische Pharmakologie; Sektion für Klinische Genetik; Medizinische Universität Innsbruck.

Aufklärung über die Diagnose

Die Aufklärung über die Diagnose sollte sich nach den Informationswünschen und -bedürfnissen des Patienten richten und mit der notwendigen Zurückhaltung auch den Wunsch des Patienten nach einer prognostischen Aussage mitberücksichtigen. Das Aufklärungsgespräch sollte in einem persönlichen Rahmen ohne Zeitdruck unter Beachtung des Vorwissens („Internet") in allgemein verständlichen Worten durchgeführt werden. Der Wunsch nach Einholen einer Zweitmeinung muss respektiert werden.

■ Therapie und Betreuung

Prinzipiell ist zwischen der kausal orientierten pharmakologischen Therapie und der palliativen Behandlung, die auch symptomatische Therapieansätze mit einschließt, zu unterscheiden. Die Betreuung durch ein multidisziplinäres Team an einer erfahrenen Klinik verbessert die Lebenserwartung und die Lebensqualität, auch wenn man Besonderheiten des Patientenspektrums an einer solchen Klinik berücksichtigt (Traynor et al. 2003, Chio et al. 2004, van den Berg et al. 2005), und ist daher anzustreben. Diese Patienten werden auch seltener und kürzere Zeit stationär aufgenommen als diejenigen, die keine Spezialkliniken aufsuchen (Chio et al. 2004). Das multidisziplinäre Team sollte dem Patienten einen Zugang zur Logopädie, zu einer mit dem Krankheitsbild erfahrenen Krankenschwester, zur Krankengymnastik, Diätberatung, zu einem Psychologen, einem Zahnarzt, zur Ergotherapie, zur Gastroenterologie und zur Pulmonologie garantieren. Im Rahmen dieses multidisziplinären Ansatzes ist es aber wichtig, dass *ein* Arzt der Hauptansprechpartner des Patienten bleibt.

Pharmakotherapie

Die neuroprotektiven Therapieansätze sind nur für **Riluzol** in doppelblinden placebokontrollierten Studien belegt. Riluzol erhöht dosisabhängig die Wahrscheinlichkeit, das erste Therapiejahr zu überleben, um 6,4–12,1 % (je nach Studie) (Miller et al. 2002). Eine retrospektive Studie hat gezeigt, dass ein früherer Einsatz des Medikaments zu einem langsameren Verfall der motorischen Funktionen führt (Riviere et al. 1998). Die El Escorial-Kriterien eignen sich nicht dazu, die diagnostische Grundlage für die Einleitung einer Riluzol-Therapie zu bieten. Retrospektive Analysen von großen Datenbanken haben gezeigt, dass der lebensverlängernde Effekt in den beobachteten Patientengruppen zwischen 6 und 20 Monate beträgt. Jedoch lässt sich nicht sicher sagen, wie eine Patientenselektion in großen Zentren diesen unerwartet großen Effekt verfälscht. Auf hepatische Toxizität sollte vor allem zu Beginn der Behandlung geachtet werden. Es gibt zahlreiche scheinbar erfolgreiche neuroprotektive Strategien beim Tier (Cu/Zn-SOD-Modell), von denen aber keine beim Menschen ausreichend belegt erscheint.

Symptomatische Therapie

Ziel der symptomatischen Therapie ist, die Beschwerden des Patienten zu lindern und damit seine Lebensqualität zu erhalten. Viele Aspekte der symptomatischen Behandlung des ALS-Patienten überlappen mit den Prinzipien der Palliativmedizin. Daher ist es oft ratsam, dass das multidisziplinäre ALS-Team engen Kontakt zu neurologisch erfahrenen Palliativmedizinern hat (Borasio et al. 2001).

▶ **Ziele der symptomatischen (palliativen) Therapie:**
- Erhalt der Autonomie des Patienten unter Wahrnehmung der ärztlichen Fürsorgepflicht
- Erhalt der Lebensqualität
- frühzeitige Aufklärung des Patienten nach Diagnosesicherung, auch im Beisein der Angehörigen
- Patientenverfügung (Diskussion alle 6 Monate) und Vorsorgevollmacht, falls vom Patienten gewünscht

Krankengymnastik und Ergotherapie

Nach heutigen Erkenntnissen, denen keine systematischen klinischen Studien zugrunde liegen, ist der Einsatz von Krankengymnastik und Ergotherapie zur symptomatischen Therapie sinnvoll, er sollte jedoch diesseits eines Trainingseffekts bleiben. Gerade zur Frage von Trainingseffekten wären systematische klinische Studien sehr sinnvoll.

▶ **Indikation:** individuelle Indikationsstellung, leichte, mittelschwere bis schwerste Paresen

▶ **Empfehlungen:**
- krankengymnastische Therapie, um Restfunktionen zu fördern und sinnvoll einzusetzen und um Immobilisationsfolgen zu vermeiden (kein Krafttraining)
- Ergotherapie, um Restfunktionen sinnvoll einzusetzen und zu nutzen

Therapie der chronischen respiratorischen Insuffizienz

Die respiratorische Insuffizienz ist Folge der Muskelschwäche mit der Konsequenz der chronischen alveolären Hypoventilation. Eine akut einsetzende respiratorische Insuffizienz wird im Rahmen des Auftretens von Atelektasen (Aspiration) und Bronchopneumonien beobachtet. Es ist wichtig, die pulmonale Leistungsfähigkeit regelmäßig und vorausschauend zu untersuchen und mit den Patienten frühzeitig über die Komplikationen zu sprechen, damit die medizinisch notwendigen Maßnahmen dem Wunsch des Patienten entsprechen. Wiederholte Erörterungen der Thematik sind sinnvoll. Das primäre Ziel der nicht invasiven Heimbeatmung ist die symptomatische Therapie und die Erhöhung der Lebensqualität, falls der Patient es wünscht, auch die Lebensverlängerung. Patienten mit spinaler Symptomatik profitieren wesentlich

Amyotrophe Lateralsklerose (Motoneuronerkrankungen)

deutlicher von der nicht invasiven Heimbeatmung als Patienten mit bulbärer Symptomatik. Bei letzteren sind häufig Probleme mit der Maskenanpassung ein entscheidender Faktor, die einen erfahrenen Arzt erfordern.

▶ **Indikation:** typische Beschwerden der chronischen Hypoventilation (Dyspnoe, Schlafstörungen, Unruhe, morgendlicher Kopfschmerz), klinisch und laborchemische Objektivierung (Vitalkapazität, Blutgase), ggf. durch nächtliche Oxymetrie oder Kapnometrie gestützt

▶ **Empfehlungen:**
- Voraussetzung: Aufklärung des Patienten und seiner Angehörigen
- nicht invasive Heimbeatmung (Bourke et al. 2006, Mustfa et al. 2006, Butz et al. 2003)
- bei zäher Verschleimung: Mukolytika, ausreichende Flüssigkeitszufuhr (evtl. Gastrostoma, parenterale Zufuhr), ggf. Euphyllin bei obstruktiver Komponente, ggf. tragbares Gerät zur Hustenunterstützung („home suction device") (Sancho et al. 2004)
- bei tief sitzendem Bronchialschleim: Möglichkeit der Eindosierung eines nicht kardioselektiven Betablockers (z. B. Propranolol)
- Achtung: invasive Beatmungstechniken (Tracheostoma) nur nach ausführlichen Gesprächen mit dem Patienten und seinen Angehörigen
- Notfallintubationen ohne Aufklärung und Einwilligung sollten vermieden werden.

Therapie der Dyspnoe

▶ **Indikation:** praktisch immer notwendig

▶ **Empfehlungen:**
- frühzeitige Aufklärung über friedlichen Tod als Regelfall bei ALS-Patienten (kein „Ersticken" zu erwarten)
- Bekämpfung der Ursache (z. B. Antibiose bei Bronchopneumonie), in der Terminalphase je nach Wunsch des Patienten ggf. rein symptomatische Therapie
- Morphin beginnend mit 2,5–5 mg alle 4 Stunden p.o. oder 1–2 mg s.c./i.v.
  Dosierungsschema:
  ○ 1–2 mg Morphin s.c. alle 4 Stunden
  ○ in Abhängigkeit von der Wirkung 2-stündlich bzw. Einzeldosen in 1-mg-Schritten aufdosieren (bei Injektionszeitraum 4 Stunden)
  Cave Atemdepression!
- Dosissteigerung möglich; ggf. Lorazepam/Midazolam als Anxiolytikum. Bei vorsichtiger Dosierung der Medikationsdosis gegen die Symptomatik ist keine signifikante Atemdepression zu erwarten (Sykes u. Thorns 2003)
- bei Hyperventilation im Rahmen von Panikattacken: Lorazepam sublingual (1 mg)

Pneumonieprophylaxe

Die wichtigsten Aspekte der Pneumonieprophylaxe sind die Kontrolle der Bronchialsekretion und der möglichst gute Funktionserhalt der Atemmuskulatur. Auch die Kontrolle der Hypersalivation trägt zur Pneumonieprophylaxe bei. Die genannten medikamentösen Therapieansätze können individuell hilfreich sein, sie sind aber schlecht untersucht.

▶ **Indikation:**
Praktisch immer in mittleren und späten Stadien der Erkrankung notwendig

▶ **Empfehlungen:**
- physikalische Therapie (Atemgymnastik, Klopfmassagen)
- Reduktion der Produktion von hochviskösem Schleim unter Flüssigkeitszufuhr (ggf. Gastrostoma)
- Therapie der Hypersalivation
- tragbares Gerät zur Unterstützung des Hustenstoßes (home suction device) (Sancho et al. 2004)
- mögliche unterstützende Medikation mit N-Acetylcystein, Betablocker (Metoprolol oder Propranolol), Anticholinergika (Ipratropium) oder Theophyllin (off-label)

Behandlung der Hypersalivation

Die Hypersalivation des ALS-Patienten ist sehr häufig Ausdruck der Schluckstörung. Sie ist nicht nur für den Patienten sozial belastend, sondern erhöht wahrscheinlich auch das Pneumonierisiko. Die angegebenen Pharmaka sind mäßig bis gut wirksam. Wichtig ist die Titration der Dosis wegen der oft beklagten Mundtrockenheit bei Überdosierung (Young et al. 2011).

▶ **Indikation:** Leidensdruck, auch Pneumonieprophylaxe

▶ **Empfehlungen:**
- TTS Scopoderm (alle 1–3 Tage), alternativ: Amitriptylin (25–50 mg; bis zu 3 × täglich), Atropintropfen 1% sublingual, 1–2 Tropfen bis zu 3 × täglich
- Botulinum-Toxin A oder B: z. B. Beginn mit 15–40 MU Botox je Glandula parotidea, 10–30 MU Botox je Glandula submandibularis oder insgesamt 250 MU Dysport oder 2500 MU Neurobloc (Guidubaldi A et al. 2011)
- Die früher durchgeführte Bestrahlung der Speicheldrüsen (Einzeldosis 7–8 Gy) wird durch diese Therapie in der ganz überwiegenden Mehrzahl der Fälle überflüssig, kann aber bei Nebenwirkungen der Botulinum-Therapie (Zunahme der Schluckstörung) indiziert sein.

Behandlung von Laryngospasmen

Laryngospasmen sind unwillkürliche, selbstlimitierende Kontraktionen der Larynxmuskulatur, die zu einem inspiratorischen Stridor und zeitweiser kompletter Obstruktion der oberen Atemwege mit Erstickungsangst führen können.

Beim Kennedy-Syndrom treten sie bei bis zu 50 % der Patienten auf (Gdynia et al. 2006), während sie bei der ALS bei bis zu 20 % der Betroffenen beobachtet werden können. Mögliche Auslöser sind gastroösophagealer Reflux, emotionale Reize, starke Geruchs- und Geschmacksempfindungen oder kalte Atemluft. Die Patienten sollen darüber aufgeklärt werden, dass Laryngospasmen selbstlimitierend und nicht lebensbedrohlich sind. Die Anfall-Situation wird am besten mit bewusster gleichmäßiger Atmung beherrscht.

▶ **Indikation:** Leidensdruck

▶ **Empfehlungen:**
- Protonenpumpenhemmer (z. B. Pantoprazol 1 × 20–40 mg) oder Prokinetika (Metoclopramid)

Thromboseprophylaxe

Der ALS-Patient mit hochgradigen Paresen, insbesondere der unteren Extremitäten, weist ein erhöhtes Thromboserisiko auf. Daher ist eine Prophylaxe gemäß den allgemeinen Regeln wichtig.

▶ **Indikation:** praktisch immer in mittleren und späten Stadien der Erkrankung, je nach Paresegrad, notwendig

▶ **Empfehlungen:**
- physikalische Therapie (Krankengymnastik, Stützstrümpfe)
- evtl. niedermolekulare Heparine

Behandlung von Schluckstörungen und Katabolismus

Der Ernährungszustand des ALS-Patienten ist ein unabhängiger Risikofaktor für das Überleben (Desport et al. 1999). Darüber hinaus haben 2 unabhängige Studien in den letzten Jahren gezeigt (Dupuis et al. 2008, Dorst et al. 2011), dass – scheinbar paradoxerweise – hohe Lipidspiegel (Triglyzeride, Cholesterin, LDL) positive prognostische Faktoren darstellen. Zwar handelt es sich hierbei nur um retrospektive Daten, die nicht als Argument für eine Intervention mit einer lipidreichen Kost gewertet werden können, sie weisen aber dennoch darauf hin, dass eine katabole Situation zu vermeiden ist. Der Katabolismus resultiert nicht nur aus den Schluckstörungen, sondern kann auch durch eine vermehrte Atemarbeit bei respiratorischer Insuffizienz, einen vermehrten Kalorienbedarf durch eine hypermetabole Stoffwechsellage, durch die Unfähigkeit, die oberen Extremitäten einzusetzen, oder Affektstörungen begründet sein. Auch eine Dehydratation ist häufig. Es gibt keine kontrollierten Studien zur Ernährung, insbesondere zur Anlage eines perkutanen Gastrostomas bei ALS; sie sind dringend notwendig. In den letzten Jahren ist klar geworden, dass die Mortalität in den ersten Monaten nach Anlage einer PEG erhöht ist (Forbes et al. 2004, Ludolph et al. 2006). Die Ursachen liegen wahrscheinlich vor allem in der respiratorischen Insuffizienz und ihren metabolischen Folgen. Aus diesen Gründen müssen bei Durchführung dieser Maßnahme einige Regeln beachtet werden, die dazu beitragen, die Komplikationsrate zu reduzieren (Ludolph et al. 2006).

▶ **Indikation:** Leidensdruck, Gewichtsabnahme, Dehydratation, Aspirationsgefahr

▶ **Empfehlungen:**
- Voraussetzung: (rechtzeitige) Aufklärung des Patienten und seiner Angehörigen, regelmäßige Untersuchung des Ernährungszustands
- Therapie: perkutane endoskopische Gastrostomie (PEG)
- Achtung: Bei zu später Entscheidung (Vitalkapazität < 50 %) ist die Komplikationsrate des Eingriffs höher. In diesem Fall ist die Durchführung der PEG-Anlage unter Maskenbeatmung ratsam.

Hilfe bei Dysarthrie

Die Dysarthrie ist die Ursache von Kommunikationsproblemen des ALS-Patienten. In der Regel nehmen ALS-Patienten Angebote zur Verbesserung ihrer Kommunikationsmöglichkeiten sehr dankbar auf.

▶ **Indikation:** Leidensdruck

▶ **Empfehlungen:**
- Logopädie, um Restfunktionen sinnvoll einzusetzen und zu nutzen
- Alphabettafel, Kommunikator (früher Einsatz)

Orthopädische Hilfsmittelversorgung

▶ **Indikation:** je nach Defizit

▶ **Empfehlungen:**
- frühzeitige Besprechung und Verordnung je nach Behinderung
- z. B. Peronäusschiene, Rollstuhl, Halskrawatte

Behandlung von Depressionen

Depressionen sind bei der ALS seltener als bei anderen schweren neurologischen Erkrankungen und treten häufiger zu Beginn der Erkrankung auf (Lule et al. 2008).

▶ **Indikation:** Leidensdruck

▶ **Empfehlungen:**
- Antidepressiva (z. B. Amitryptilin, Serotonin-Wiederaufnahme-Hemmer)
- Psychotherapie

Behandlung der emotionalen Labilität bei Pseudobulbärparalysen

Eine erhöhte Affektdurchlässigkeit („gerührt sein") begleitet häufig die Zeichen der Affektion des ersten Motoneurons (Pseudobulbärparalyse) und wird weniger vom Patienten als von den Angehörigen als beeinträchtigend wahrgenommen. An erster Stelle sollte daher ein aufklärendes Gespräch zur erhöhten Affektdurchlässigkeit stehen, das häufig eine medikamentöse Therapie unnötig macht. Neben den aus pragmatischen Gründen verordneten Antidepressiva (anticholinerge Wirksamkeit bei Pseudohypersalivation) hat sich die Kombination Chinidin/Dextramethorphan als wirksam erwiesen (Brooks et al. 2004); allerdings war die Häufigkeit von Nebenwirkungen hoch.

▶ **Indikation:** Leidensdruck des Patienten (in Einzelfällen auch der Angehörigen)

▶ **Empfehlungen:**
- Amitriptylin, evtl. Serotonin-Wiederaufnahme-Hemmer z. B. Fluvoxamin (off-label)
- Chinidin in Kombination mit Dextramethorphan (off-label)

Schmerztherapie

Schmerzen können in fortgeschrittenen Stadien ein häufiges Begleitsymptom der ALS sein. Die Behandlung folgt den Standards der WHO.

▶ **Indikation:** Leidensdruck

▶ **Empfehlungen:**
- nicht narkotisch wirkende Analgetika, nicht steroidale Antiphlogistika als Initialbehandlung
- Opioide (ggf. subkutan, transdermal) nach WHO-Richtlinien

Behandlung von Muskelkrämpfen/Faszikulationen

Muskelkrämpfe und Faszikulationen sind häufig vorübergehender Teil des frühen Krankheitsbildes. Daher sollte die Notwendigkeit einer Medikation im Verlauf immer kritisch überprüft werden. Auch Physiotherapie, Magnesium und Hydrierung (bei mangelhafter Flüssigkeitsaufnahme) können individuell eingesetzt werden. Nur für die Wirksamkeit von Chininsulfat bei Muskelkrämpfen gibt es zahlreiche Studien, der Effekt wurde aber nicht bei ALS-Patienten nachgewiesen (El-Tawil et al. 2010).

▶ **Indikation:** Leidensdruck (individuell vorgehen)

▶ **Empfehlungen:**
- Magnesium, Chininsulfat (off-label), Carbamazepin (off-label))
- Gabapentin hat keinen Effekt.

Behandlung der Spastik

Die Spastik ist nur bei Patienten ein therapeutisches Problem, die vornehmlich unter einer Läsion des ersten Motoneurons leiden, insbesondere bei Patienten mit primärer Lateralsklerose.

▶ **Indikation:** Leidensdruck, Gefahr von Kontrakturen

▶ **Empfehlungen:**
- Antispastika (selten wirksam)
- Krankengymnastik, Hydrotherapie (vorzuziehen)

Behandlung von Angststörungen

Akute Ängste und Panikattacken können ein Begleitsymptom der ALS sein, sie sind jedoch seltener als häufig angenommen (Kuebler et al. 2005)

▶ **Indikation:** Leidensdruck

▶ **Empfehlungen:**
- Lorazepam, Diazepam, auch als Supp. (cave: Atemdepression!)

Psychosoziale Betreuung

▶ **Indikation:** Wunsch des Patienten (sekundär der Angehörigen)

▶ **Empfehlungen:**
- Selbsthilfegruppe: Deutsche Gesellschaft für Muskelkranke
- Mitbetreuung der Angehörigen ist von großer Bedeutung
- nach dem Tod des Patienten Angebote zur Trauerbegleitung vermitteln

■ Versorgungskoordination

▶ **Ambulant:**
- Diagnostik bei unkomplizierter Situation auch ambulant möglich
- frühzeitige Anbindung an ambulanten Hospiz-Palliativdienst möglichst mit krankheitsspezifischer Expertise zur Erleichterung der häuslichen Betreuung

▶ **Stationär:**
- stationäre Aufnahme bei schwieriger Differenzialdiagnose, assoziierten reaktiven psychischen Störungen, Suizidalität, akuter (Pneumonie) und chronischer (alveoläre Hypoventilation) respiratorischer Insuffizienz, schweren Schluckstörungen (Gastrostoma)
- im terminalen Stadium eventuell Aufnahme in Hospiz, spezialisierte Pflegeeinrichtung

■ Besonderheiten

Die Schwere der Erkrankung rechtfertigt in der Regel das Einholen einer zweiten Meinung.

■ Redaktionskomitee

Prof. Dr. Gian D. Borasio, Centre Hospitalier Universitarie Vaudois (CHUV), Universität Lausanne
Prof. Dr. Reinhard Dengler, Abteilung für Neurologie, Medizinische Hochschule Hannover
Prof. Dr. Martin Hecht, Abteilung für Neurologie, Bezirkskrankenhaus Kaufbeuren
Univ.-Prof. Dr. Wolfgang Löscher, Abteilung für Neurologie, Medizinische Universität Innsbruck
Prof. Dr. Albert C. Ludolph, Klinik für Neurologie, Universitätsklinikum Ulm
Prof. Dr. Thomas Meyer, Klinik für Neurologie, Charité – Universitätsmedizin Berlin
PD Dr. Markus Weber, Muskelzentrum/ALS Clinic, Kantonspital St. Gallen
Prof. Dr. Jochen Weishaupt, Abteilung für Neurologie, Universität Ulm

Federführend: Prof. Dr. Albert C. Ludolph, Universitätsklinik für Neurologie, Oberer Eselsberg 45, 89081 Ulm, Tel.: 0731/177-1200, Fax: 0731/177-1202
E-Mail: albert.ludolph@rku.de

Entwicklungsstufe der Leitlinie: S1

■ Literatur

Andersen PM. Amyotrophic lateral sclerosis associated with mutations in the CuZn superoxide dismutase gene. Curr Neurol Neurosci Rep 2006; 6: 37–46

Andersen PM, Abrahams S, Borasio GD et al. EFNS guidelines on the clinical management of amyotrophic lateral sclerosis (MALS) – revised report of an EFNS task force. Eur J Neurol 2012; 19: 360–375

Borasio GD, Schwarz J, Schlamp V et al. Dopaminergic deficit in amyotrophic lateral sclerosis assessed with [I-123] IPT-SPECT. J Neurol Neurosurg Psychiatry 1998; 65: 263–265

Borasio GD, Voltz R, Miller RG. Palliative care in amyotrophic lateral sclerosis. In: Carver A, Foley K, eds. Palliative Care. Neurol Clin 2001; 19: 829–847

Bradley WG, Anderson F, Bromberg M et al. and the ALS CARE Study Group. Current management of ALS. Comparison of the ALS CARE database and the AAN Practice parameter. Neurology 2001; 57: 500–504

Bourke SC, Tomlinson M, Williams TL et al. Effects of non-invasive ventilation on survival and quality of life in patients with amyotrophic lateral sclerosis: a randomised controlled trial. Lancet Neurol 2006; 5: 140–147

Brooks B, Miller RG, Swash M et al. El Escorial revisited: revised criteria for the diagnosis of amyotrophic lateral sclerosis. Amyotroph Lateral Scler Other Motor Neuron Disord 2000; 1: 293–299

Brooks BR, Thisted RA, Appel SH et al. Treatment of pseudobulbar affect in ALS with dextramorphan/quinidine: A randomised trial. The AVP-923 ALS Study Group. Neurology 2004; 63: 1364–1370

Butz M, Wollinsky KH, Wiedemuth-Catrinescu U et al. Longitudinal effects of noninvasive positive-pressure ventilation in patients with ALS. J Phys Med Rehab 2003; 82: 597–604

Carvalho M, Swash M. Awaji diagnostic algorithm increases sensitivity of El Escorial criteria for ALS diagnosis. Amyotroph Lateral Scler 2009; 10: 53–7

Chio A, Moral G, Balzarino C et al. Interdisciplinary ALS centers: Effect of survival and use of health services in a population-based survey. Neurology 2004; 62: S23.003 (Abstract)

Dejesus-Hernandez M, Mackenzie IR, Boeve BF et al. Expanded GGGGCC hexanucleotide repeat in noncoding region of C9ORF72 causes chromosome 9p-Linked FTD and ALS. Neuron 2011; 72: 245–256

Deng HX, Chen W, Hong ST et al. Mutations in UBQLN2 cause dominant X-linked juvenile and adult-onset ALS and ALS/dementia. Nature 2011; 477: 211–215

Desport JC, Preux PM, Truong TC et al. Nutritional status is a prognostic factor for survival in ALS patients. Neurology 1999; 53: 1059–1063

Dorst J, Kühnlein P, Hendrich C et al. Patients with elevated triglyceride and cholesterol serum levels have a prolonged survival in amyotrophic lateral sclerosis. J Neurol 2011; 258: 613–617

Douglass CP, Kandler RH, Shaw PJ et al. An evaluation of neurophysiological criteria used in the diagnosis of motor neurone disease. J Neurol Neurosurg Psychiatry 2010; 81: 646–649

Dupuis L, Corcia P, Fergani A et al. Dyslipidemia is a protective factor in amyotrophic lateral sclerosis. Neurology 2008; 70: 1004–1009

El-Tawil S, Al Musa T, Valli H et al. Quinine for muscle cramps. Cochrane Database Syst Rev 2010; 12: CD005044

Felbecker A, Camu W, Valdmanis PN et al. Four familial ALS pedigrees discordant for two SOD1 mutations: are all SOD1 mutations pathogenic? J Neurol Neurosurg Psychiatry 2010; 81: 572–577

Filippi M, Agosta F, Abrahams S et al. European Federation of Neurological Societies. EFNS guidelines on the use of neuroimaging in the management of motor neuron diseases. Eur J Neurol 2010; 17: 526-e20

Forbes RB, Colville S, Swingler RJ et al. Frequency, timing and outcome of gastrostomy tubes for amyotrophic lateral sclerosis/motor neuron disease. J Neurol 2004; 251: 813–817

Gdynia HJ, Kassubek J, Sperfeld AD. Laryngospasm in neurological diseases. Neurocrit Care 2006; 4: 163–167

Guidubaldi A, Fasano A, Ialongo T et al. Botulinum toxin A versus B in sialorrhea: a prospective, randomized, double-blind, crossover pilot study in patients with amyotrophic lateral sclerosis or Parkinson's disease. Mov Disord 2011; 26: 313–319

Kuebler A, Winter S, Ludolph AC et al. Severity of depressive symptoms and quality of life in patients with amyotrophic lateral sclerosis. Neurorehabil Neural Repair 2005; 19: 182–193

Kühnlein P, Sperfeld AD, Vanmassenhove B et al. Two German kindreds with familial amyotrophic lateral sclerosis due to TARDBP mutations. Arch Neurol 2008; 65: 1185–1189

Ludolph AC, Bendotti C, Blaugrund E et al. Guidelines for preclinical animal research in ALS/MND: A consensus meeting. Amyotroph Lateral Scler 2010; 11: 38–45

Ludolph AC, Langen KJ, Regard M et al. Frontal lobe function in amyotrophic lateral sclerosis – a neuropsychologic and positron emission tomography study. Acta Neurol Scand 1992; 85: 81–89

Ludolph AC on behalf of the Nutrition in ALS group. Workshop Report: 135th ENMC International Workshop, Nutrition in Amyotrophic Lateral Sclerosis. Neuromusc Disord 2006; 16: 530–538

Lule D, Häcker S, Ludolph AC et al. Depression und Lebensqualität bei Patienten mit amyotropher Lateralsklerose. Dtsch Ärzteblatt 2008; 105: 397–403

MacKenzie IR, Rademakers R, Neumann M. TDP-43 and FUS in amyotrophic lateral sclerosis and frontotemporal dementia. Lancet Neurol 2010; 9: 995–1007

Miller RG, Mitchell JD, Moore DH. Riluzole for amyotrophic lateral sclerosis (ALS)/motor neuron disease (MND). Cochrane Database Syst Rev 2002; 2: CD001447

Miller RG, Rosenberg JA, Gelinas DF et al. Practice parameter: the care of the patient with amyotrophic lateral sclerosis (an evidence-based review). Report of the Quality Standards Subcommittee of the American Academy of Neurology. Neurology 1999; 52: 1311–1323

Mustfa N, Walsh E, Bryant V et al. The effect of non-invasive ventilation on ALS patients and their caregivers. Neurology 2006; 66: 1211–1217

Neumann M, Sampathu DM, Kwong LK et al. Ubiquinated TDP-43 in frontotemporal lobar degeneration and amyotrophic lateral sclerosis. Science 2006; 314: 130–133

Renton AE, Majounie E, Waite A et al. A hexanucleotide repeat expansion in C9ORF72 is the cause of chromosome 9p21-linked ALS-FTD. Neuron. 2011; 72: 257–268

Riviere M, Meininger V, Zeisser P et al. An analysis of extended survival in patients with amyotrophic lateral sclerosis treated with riluzole. Arch Neurol 1998; 55: 526–528

Rosen DR, Siddique T, Patterson D et al. Mutations in Cu/Zn superoxide dismutase gene are associated with familial amyotrophic lateral sclerosis. Nature 1993; 362: 59–62

Sancho J, Servera E, Diaz J et al. Efficacy of mechanical insufflation-exsufflation in medically stable patients with amyotrophic lateral sclerosis. Chest 2004; 125: 1400–1405

Schreiber H, Gaigalat T, Wiedemuth-Catrinescu U et al. Cognitive function in bulbar- and spinal onset amyotrophic lateral sclerosis – a longitudinal study in 52 patients. J Neurol 2005; 252: 772–781

Sykes N, Thorns A. The use of opioids and sedatives at the end of life. Lancet Oncol 2003; 4: 312–318

Traynor BJ, Alexander M, Corr B et al. Effect of a multidisziplinary ALS team on survival. J Neurol Neurosurg Psychiatry 2003; 74: 1258–1261

van den Berg JP, Kalmijn S, Lindeman E et al. Multidisciplinary ALS care improves quality of life in patients with ALS. Neurology 2005; 8: 1264–1267

Waibel S, Neumann M, Rabe M et al. Novel missense and truncating mutations in FUS/TLS in familial ALS. Neurology 2010; 75: 815–817

Young CA, Ellis C, Johnson J et al. Treatment for sialorrhea (excessive saliva) in people with motor neuron disease/amyotrophic lateral sclerosis. Cochrane Database Syst Rev 2011; 5: CD006981

Amyotrophe Lateralsklerose (Motoneuronerkrankungen)

Clinical Pathway – **Amyotrophe Lateralsklerose**

Diagnostik

Klinischer Befund	Fakultative Diagnostik		

○ Zeichen des unteren Motoneurons
○ Zeichen des oberen Motoneurons
○ befallene Regionen
Basisdiagnostik
▲ EMG
▲ Elektroneurografie (Leitungsblöcke?)
▲ ggf. MRT
▲ Vitalkapazität, evtl. BGA
▲ Gewicht, BMI
▲ Labor: BSG, CRP, BB, GOT, GPT, TSH, T_3, T_4, Vitamin B_{12}, (Methylmalonsäure), Elektrophorese, Immunelektrophorese, CK, Kreatinin, Elektrolyte, Glukose
	▲ Liquordiagnostik
	▲ Muskelbiopsie
	▲ Neuropsychologie
	▲ VLCFA, Arylsulfatase A
	▲ transkranielle Magnetstimulation
	▲ MRT (spinal, kranial)
	▲ erweiterte Labordiagnostik: ACE, Hexaminidase A und B, ANA, Anti-DNA, Anti-MAG, Anti-ACh-R, Anti-MUSK
	▲ Serologie: Borrelien, Lues, HIV, Ak gegen K+-Kanäle
	▲ Bence-Jones-Protein, ggf. Knochenmarkbiopsie
	▲ Lungenfunktion mit Peak Cough Flow
	▲ Schluckdiagnostik (ggf. Videoendoskopie)
	▲ HNO-Konsil
		○ Voraussetzungen für genetische Diagnostik:
		   ○ positive Familienanamnese
		   und
		   ○ Einverständnis des Patienten
		   und
		   ○ erfolgte genetische Beratung
			Genetische Diagnostik
			▲ SOD1-Gen
			▲ C9ORF72-Gen
			▲ FUS und TDP-43 Gen
			▲ Androgenrezeptorgen
			▲ ggf. Optineurin/Ubiquilin
			
			▶ Aufklärung über Diagnose

Therapie

Basistherapie ▲ medikamentöse Therapie mit Riluzol 2 x 50 mg				

Symptomatische/palliative Therapie
▲ Krankengymnastik
▲ Ergotherapie
▲ Pneumonieprophylaxe:
  ▲ physikalische Therapie
  ▲ Flüssigkeitszufuhr
▲ Therapie der Hypersalivation (Amitriptylin, Atropin, Botulinum-Toxin)
▲ Thromboseprophylaxe
▲ psychosoziale Betreuung
	○ Hinweise auf chronische Hypoventilation:
	  ○ Dyspnoe
	  ○ Schlafstörungen
	  ○ Unruhe
	  ○ morgendlicher Kopfschmerz
		▲ Vk-Messung
		▲ Blutgasanalyse
		▲ ggf. nächtliche Oxymetrie, Kapnometrie
			▲ Aufklärung:
			  ▲ nächtliche Heimbeatmung
			  ▲ invasive Beatmungstechniken
			  ▲ Zustimmung/Ablehnung Notfallintubation
				▶ nicht invasive Heimbeatmung

	○ zähe Verschleimung	▲ Mukolytika ▲ Flüssigkeitszufuhr ▲ Euphyllin bei obstruktiver Komponente		
	○ terminale Dyspnoe	▲ Morphin-Startdosis alle 4 Stunden 2,5–5 mg p.o. oder 1–2 mg s.c./i.v. ▲ ggf. Anxiolyse mit Lorazepam/Midazolam		
	○ Laryngospasmen	▲ Pantozol 1 x 20–40 mg ▲ Metoclopramid		
	○ Gewichtsverlust mit Leidensdruck	○ Aufklärung erfolgt	▶ PEG-Anlage	
	○ Dysarthrie mit Verständigungsproblemen	▲ Logopädie ▲ Kommunikationstafel		
	○ Depression	▲ Antidepressiva ▲ Psychotherapie		
	○ Affektlabilität	▲ Amitriptylin ▲ Fluvoxamin ▲ Chinidin + Dextramethorphan		
	○ Schmerzen mit Leidensdruck	▲ nicht narkotische Analgetika nach Risikoaufklärung Opioide		
	○ Krämpfe ○ Faszikulationen	▲ Magnesium ▲ Chininsulfat (off-label) ▲ Carbamazepin		
	○ Spastik	▲ Antispastika ▲ Krankengymnastik		
	○ Angst	▲ Lorazepam ▲ Diazepam ▲ (cave Atemdepression)		

19 Ataxien des Erwachsenenalters

Was gibt es Neues?

- Die ursächlichen Genmutationen mehrerer rezessiver und dominanter Ataxien wurden gefunden.
- Physiotherapie mit aktiven, koordinationsfördernden Übungen ist bei degenerativen Ataxien effektiv.
- Zwei randomisierte kontrollierte Phase-III-Studien mit Idebenone bei Friedreich-Ataxie (FRDA) erbrachten keinen Wirksamkeitsnachweis.

Die wichtigsten Empfehlungen auf einen Blick

- Für die Diagnosestellung spielen Anamnese, klinischer Befund und das Ergebnis der kranialen Magnetresonanztomografie (MRT) die wesentliche Rolle. Ausgehend von charakteristischen klinischen Konstellationen lassen sich in einem planmäßigen Vorgehen mit biochemischer und molekulargenetischer Labordiagnostik in den meisten Fällen definitive Diagnosen stellen.
- Regelmäßige Physiotherapie mit aktiven, koordinationsfördernden Übungen stellt die Basistherapie für alle Formen der degenerativen Ataxien dar.
- Für mehrere seltene rezessive Ataxien sind rationale Therapien etabliert, die auf der Kenntnis des zugrunde liegenden biochemischen Defekts beruhen und deren Wirksamkeit durch Beobachtung von Einzelfällen belegt ist.
- Acetazolamid, 4-Aminopyridin und Carbamazepin können Attacken bei episodischen Ataxien (EA) verhindern.
- Es gibt keine Evidenz für die Wirksamkeit symptomatischer medikamentöser Behandlungen von Ataxien. Von entsprechenden Therapieversuchen wird daher abgeraten.
- Einzelne neurologische Zusatzsymptome bei spinozerebellären Ataxien (SCA) und Multisystematrophie (MSA) sind mit medikamentösen und nicht medikamentösen Maßnahmen behandelbar.
- Bei alkoholischer Kleinhirndegeneration (ACD) sind Alkoholabstinenz, Vitaminsubstitution und Behandlung der Alkoholkrankheit indiziert.

■ Einführung

Ataxien haben eine Prävalenz von etwa 15:100.000 (Polo et al. 1991, Muzaimi et al. 2004, Tsuji et al. 2008, Erichsen et al. 2009). Es handelt sich um eine ätiologisch heterogene Gruppe von Krankheiten. Die Zahl der genetisch und molekular definierten Formen von Ataxien wird auf 50–100 geschätzt. Für einige wenige Formen sind Therapien verfügbar, während die meisten Ataxien derzeit weder symptomatisch noch ursächlich behandelbar sind.

Aufgrund der Heterogenität und Komplexität der Ataxien sowie nicht standardisierter Diagnosepfade besteht große Unsicherheit hinsichtlich des diagnostischen Vorgehens und der diagnostischen Zuordnung von Patienten mit Ataxien. Hierdurch können nicht nur zeitliche Verzögerungen in der Diagnosestellung entstehen, auch Mehrfachuntersuchungen und nicht erforderliche Untersuchungen sind eine häufige Folge. Das Wissen zu Ataxien ist bei vielen Ärzten und in der Öffentlichkeit begrenzt. Auch nach einer Diagnosestellung ist die weitere Beratung und Führung der Patienten schwierig. Dies betrifft die genetische Beratung, prognostische Einschätzung und die symptomatische Behandlung der Beschwerden. Fehlende kurative Behandlungsoptionen führen erfahrungsgemäß zu vermehrten individuellen Therapieversuchen, zu deren Anwendung keine Empfehlungen vorliegen. Es besteht daher die Notwendigkeit, ein möglichst standardisiertes diagnostisches und, soweit verfügbar, therapeutisches Vorgehen bei Ataxien zu empfehlen.

■ Definition und Klassifikation

Begriffsdefinition

Als Ataxien werden nicht fokale Krankheiten des Kleinhirns und seiner Verbindungen bezeichnet, deren Leitsymptom eine progressive oder episodische Ataxie ist.

Klassifikation

Die Ataxien werden unterteilt in
- erbliche Ataxien,
- nicht erbliche degenerative Ataxien und
- erworbene Ataxien.

Jede dieser Hauptkategorien enthält weitere Untergruppen, die jeweils mehrere genetisch, molekular oder klinisch definierte Krankheiten umfassen (▶ Tab. 19.1).

Tab. 19.1 Klassifikation der Ataxien des Erwachsenenalters.

Ataxien des Erwachsenenalters	
autosomal-rezessive Ataxien	Friedreich-Ataxie (FRDA)
	andere autosomal-rezessive Ataxien
autosomal-dominante Ataxien	spinozerebelläre Ataxien (SCA)
	episodische Ataxien (EA)
X-chromosomal vererbte Ataxien	fragiles X-assoziiertes Tremor-Ataxie-Syndrom (FXTAS)
sporadische degenerative Ataxien	Multisystematrophie, zerebellärer Typ (MSA-C)
	sporadische, im Erwachsenenalter beginnende Ataxie unklarer Ätiologie (SAOA)
erworbene Ataxien	alkoholische Kleinhirndegeneration (ACD)
	paraneoplastische Kleinhirndegeneration (PCD)
	andere erworbene Ataxien

differenzieren lässt, ist eine definitive Unterscheidung nur durch MRT möglich. Bei einem Teil der Ataxien ist aufgrund der Klinik und des MRT bereits eine definitive Diagnose möglich (z. B. Multisystematrophie vom zerebellären Typ [MSA-C]). Bei anderen kann die aufgrund von Klinik und MRT wahrscheinliche Diagnose durch einen einzigen biochemischen oder molekulargenetischen Labortest bewiesen werden (z. B. FRDA).

Bei vielen Ataxien ist die endgültige Diagnose nur durch Anwendung mehrerer **biochemischer und molekulargenetischer Test**s möglich. Abhängig von der jeweiligen klinischen Konstellation sollten die erforderlichen Labortests gezielt ausgewählt werden. Bei diesem Vorgehen wird zwischen 4 klinischen Hauptkonstellationen unterschieden:
- Erkrankungsalter vor dem 25. Lebensjahr, sporadisches Auftreten oder Geschwister betroffen
- variabler Beginn, ähnliche Krankheit bei einem Elternteil
- Erkrankungsalter nach dem 40. Lebensjahr, sporadisches Auftreten
- paroxysmales Auftreten

Bei Patienten, auf die keine dieser Konstellationen zutrifft, muss eine individuelle Vorgehensweise gewählt werden.

■ Diagnostik

Allgemeine Empfehlungen zum diagnostischen Prozess

Wichtigste Grundlagen der Diagnostik sind Anamnese und klinische Untersuchung. Einer exakten und umfassenden **Familienanamnese** kommt dabei ein besonderer Stellenwert zu, da vergleichbare Bewegungsstörungen bei Verwandten einen wichtigen Hinweis auf eine erbliche Ataxie darstellen. Der nächste diagnostische Schritt ist in der Regel eine **MRT** des Gehirns. Auch wenn sich in den meisten Fällen bereits klinisch zwischen einer fokalen Kleinhirn-Krankheit (Tumor, Abszess, Hirninfarkt, Hirnblutung, Demyelinisierung im Rahmen von Multipler Sklerose) und einer Ataxie im hier definierten Sinn

Erkrankungsalter vor dem 25. Lebensjahr, sporadisches Auftreten oder Geschwister betroffen

Bei einem Erkrankungsalter vor dem 25. Lebensjahr und sporadischem Auftreten oder Vorkommen einer ähnlichen Krankheit bei Geschwistern, nicht aber bei den Eltern, ist eine **autosomal-rezessive Ataxie** wahrscheinlich. Derzeit sind mehr als 30 rezessive Ataxieformen genetisch klassifiziert (▶ Tab. 19.2) (Fogel u. Perlman 2007).

Tab. 19.2 Autosomal-rezessive Ataxien (Fogel u. Perlman 2007).

Krankheit	Gen	Labortest	MRT	Beginn der Ataxie	Neurologische Symptome	Nicht neurologische Symptome
Friedreich-Ataxie (FRDA)	FXN	Molekulargenetik	Atrophie des zervikalen Rückenmarks	5.–25. LJ, 20% später	afferente Ataxie mit sensibler, axonaler Neuropathie Pyramidenbahnstörung	Kardiomyopathie Diabetes mellitus Skoliose, Hohlfuß
Ataxie-Teleangiektasie (AT)	ATM	α-Fetoprotein ↑↑ Molekulargenetik	zerebelläre Atrophie	< 10. LJ	zerebelläre Ataxie Chorea Polyneuropathie okulomotorische Apraxie	Kleinwuchs Infektanfälligkeit Malignome, vor allem Lymphome und Leukämien erhöhte Radiosensitivität okuläre Teleangiektasien

Tab. 19.2 Fortsetzung.

Krankheit	Gen	Labortest	MRT	Beginn der Ataxie	Neurologische Symptome	Nicht neurologische Symptome
Ataxie mit okulomotorischer Apraxie Typ 1 (AOA1)	APX	Albumin ↓ Cholesterin ↑ Molekulargenetik	zerebelläre Atrophie	meist < 10. LJ	zerebelläre Ataxie okulomotorische Apraxie Polyneuropathie Chorea Myokymie	
Ataxie mit okulomotorischer Apraxie Typ 2 (AOA2)	STX	α-Fetoprotein ↑ Molekulargenetik	zerebelläre Atrophie	meist 10.–20. LJ	zerebelläre Ataxie okulomotorische Apraxie Strabismus Polyneuropathie	
Ataxie mit Polymerase-γ-Mutationen (POLG)	POLG1	Laktat ↑ Molekulargenetik	zerebelläre Atrophie mit Signalanhebungen	oft erst 30.–50. LJ	zerebelläre + afferente Ataxie sensible Neuropathie Ophthalmoplegie Epilepsie	Diabetes mellitus Schwerhörigkeit Hepatopathie
Ataxie mit primärem Vitamin-E-Mangel (AVED)	TTPA	Vitamin E ↓↓ Molekulargenetik	keine höhergradige zerebelläre Atrophie	2.–50. LJ	afferente Ataxie Polyneuropathie	Retinitis pigmentosa
Abetalipoproteinämie	MTP	Vitamin E ↓↓ Cholesterin ↓↓ Akanthozyten Molekulargenetik	keine höhergradige zerebelläre Atrophie	< 10. LJ	afferente Ataxie	Diarrhö Retinitis pigmentosa
Autosomal-rezessive spastische Ataxie Charlevoix-Saguenay (AR-SACS)	SACS	Molekulargenetik	zerebelläre Atrophie und Signalabsenkung zentral im Pons (T2)	< 20. LJ	spastische Ataxie Polyneuropathie	
Morbus Refsum	PHYH PEX7	Phytansäure ↑↑ Molekulargenetik	keine höhergradige zerebelläre Atrophie	10.–50. LJ	zerebelläre + afferente Ataxie demyelinisierende Neuropathie	Retinadegeneration Schwerhörigkeit Anosmie
zerebrotendinöse Xanthomatose (CTX)	CYP27A1	Cholestanol ↑↑ Molekulargenetik	zerebelläre Atrophie, Gliose der Nuclei dentati, hyperintense Signale lateral der Nuclei dentati	späte Formen bis 45. LJ	zerebelläre Ataxie Demenz Spastik	Diarrhö Xanthome (nicht obligat) Katarakt

Die meisten Formen wurden bislang nur in wenigen Familien beschrieben. Die häufigste rezessive Ataxie in der kaukasischen Bevölkerung ist die FRDA. Die Diagnosesicherung erfolgt über einen routinemäßig verfügbaren molekulargenetischen Test.

Laborparameter für weitere früh beginnende Ataxieformen sind α-Fetoprotein (Ataxie-Teleangiektasie [AT], Ataxie mit okulomotorischer Apraxie Typ 2 [AOA2]), Vitamin E (Ataxie mit Vitamin-E-Defizienz [AVED], Abetalipoproteinämie [ABL]), Laktat (mitochondriale Ataxieformen), Phytansäure (Refsum-Krankheit), Albumin (AOA1), Cholesterin (ABL, AOA1) und Cholestanol (zerebrotendinöse Xanthomatose [CTX]). Mit diesen Tests werden zugleich kausal behandelbare Ataxien erfasst.

Die Kombination von Spastik und Ataxie kann auf eine autosomal-rezessive spastische Ataxie Charlevoix-Saguenay (ARSACS) hindeuten, das Syndrom der sensiblen ataktischen Neuropathie mit Dysarthrie und Ophthalmoplegie (SANDO) auf zugrunde liegende Mutationen der Polymerase γ (POLG) und eine begleitende okulomotorische Apraxie auf eine AOA1, AOA2 oder AT. Juveniler Katarakt tritt bei CTX und dem Marinesco-Sjögren-Syndrom (MSS) auf.

Variabler Beginn, ähnliche Krankheit bei einem Elternteil

Bei variablem Krankheitsbeginn und Vorkommen einer ähnlichen Krankheit in der Elterngeneration ist eine **autosomal-dominante spinozerebelläre Ataxie (SCA)** wahrscheinlich (Schols et al. 2004, Durr 2010). Zur weiteren Abklärung ist eine molekulargenetische Diagnostik erforderlich. Die 4 häufigsten Subtypen SCA1, SCA2, SCA3 und SCA6 machen in Mitteleuropa etwa 70% aller SCAs aus (Riess et al. 1997). Ihnen liegen CAG-Repeat-Expansionsmutationen zugrunde. Molekulargenetische Testuntersuchungen für SCA1, SCA2, SCA3 und SCA6 werden von zahlreichen humangenetischen Instituten angeboten.

Bei autosomal-dominantem Erbgang und negativem genetischem Befund für die häufigsten Subtypen kann die molekulargenetische Untersuchung auf seltenere Subtypen mit bekannter Mutation ausgedehnt werden (OMIM-Datenbank, http://www.ncbi.nlm.nih.gov/omim/). Dabei können typische klinische Zeichen wegweisend sein, z.B. Visusverlust bei SCA7, kognitive und psychiatrische Störungen bei SCA17, prominenter Aktionstremor bei SCA12 sowie mehrheitlich juveniler Beginn (< 25. Lebensjahr) bei SCA13, SCA27 und SCA28. Epileptische Anfälle auch mit fokalem Beginn finden sich bei der SCA10. Bekannt sind außerdem geografisch-ethnische Häufungen für SCA7 (Niederlande, Südafrika), SCA8 (Schottland, Finnland), SCA10 (Mexiko, Brasilien), SCA12 (Indien) und SCA31 (Japan). Nach vorliegenden Daten sind von den selteneren Subtypen in Deutschland vor allem SCA5, SCA14 und SCA15 (alle gering progrediente Ataxie), SCA17 (progrediente Ataxie und kognitiver Abbau) und SCA28 (gering progrediente Ataxie mit juvenilem Beginn, Ophthalmoplegie) relevant.

Neben den SCAs kommen dominant vererbte Ataxien auch bei der **dentato-rubralen-pallido-luysischen Atrophie (DRPLA)** sowie bei autosomal-dominant erblichen **Prion-Krankheiten** vor.

Erkrankungsalter nach dem 40. Lebensjahr, sporadisches Auftreten

Bei Erkrankungsbeginn im Erwachsenenalter und sporadischem Auftreten kommen sowohl erworbene Ataxien, z.B. alkoholische Kleinhirndegeneration oder paraneoplastische Kleinhirndegeneration (PCD), als auch sporadische degenerative Ataxien, z.B. MSA-C, oder eine sporadische, im Erwachsenenalter beginnenden Ataxie unklarer Ätiologie (sporadic adult onset ataxia of unknown aetiology [SAOA]) infrage. Bei etwa 15% der Patienten mit sporadischer, im Erwachsenenalter beginnender Ataxie lässt sich trotz negativer Familienanamnese eine Genmutation, am häufigsten SCA6, nachweisen (Schöls et al. 2000, Abele et al. 2002, Wardle et al. 2009). Weitere genetische Ursache einer sporadischen, im Erwachsenenalter beginnenden Ataxie sind andere SCA, FRDA und FMR1-Prämutationen mit daraus resultierendem fragilem X-assoziiertem Tremor-/Ataxie-Syndrom (FXTAS).

Bei Patienten mit einer im Erwachsenenalter beginnenden Ataxie lässt sich die Diagnose in vielen Fällen aufgrund des klinischen Bildes und der MRT stellen. Wenn dies nicht möglich ist, sind biochemische und molekulargenetische Laboruntersuchungen erforderlich. Die Durchführung der folgenden Tests wird empfohlen: Routinelabor, Vitamin B_{12}, Vitamin E, Carbonyl-defizientes Transferrin (CDT), HIV-Serologie, Lues-Serologie, Schilddrüsenwerte, Schilddrüsen-Autoantikörper, onkoneurale Antikörper, GAD-Antikörper, SCA6-Genetik, bei passendem Phänotyp auch andere SCA-, FRDA-, FXTAS-Genetik. Eine Liquoruntersuchung sollte bei begründetem Verdacht auf eine entzündlich oder immunvermittelte Erkrankung durchgeführt werden. Eine Übersicht über das diagnostischen Vorgehen findet sich in ▶ Abb. 19.1 (weiterentwickelt nach Klockgether 2010).

Paroxysmales Auftreten

Bei paroxysmalem Auftreten von Ataxie ist eine **episodische Ataxie** (EA) möglich. Die Abgrenzung von anderen paroxysmalen Erkrankungen kann anamnestisch schwierig sein, da die Ataxie nicht selten von Migräne, Tinnitus, Vertigo, Anfällen oder (Halbseiten-)Lähmungen begleitet ist. Im neurologischen Untersuchungsbefund stehen zerebelläre Symptome im Vordergrund (Stand- und Gangataxie, Extremitätenataxie, Dysarthrie, Okulomotorikstörungen). EAs beginnen meist im Kindes- oder Jugendalter. Beim paroxysmalen Auftreten im höheren Erwachsenenalter ist an eine SCA6 zu denken (Jen et al. 1998). Der Erbgang der EAs ist autosomal-dominant; eine negative Familienanamnese ist jedoch aufgrund von unvollständiger Penetranz oder Spontanmutationen möglich.

Das interiktale Auftreten von Myokymien der Hand- und Gesichtsmuskulatur ist charakteristisch für EA1, Blickrichtungs- und Downbeat-Nystagmus für eine EA2. Eine Diagnosesicherung erfolgt durch molekulargenetische Diagnostik. Aufgrund der Vielzahl möglicher Mutationen ist die genetische Diagnostik jedoch zeit- und kostenaufwendig und führt nicht in allen Fällen zum Ziel.

■ Therapie

Allgemeine medikamentöse Therapie

Verschiedene, zentral wirksame Medikamente sind zur symptomatischen Behandlung von Ataxien eingesetzt worden. Ganz überwiegend handelt es sich um Pilotstudien mit kleinen Patientenzahlen und bei Patienten mit

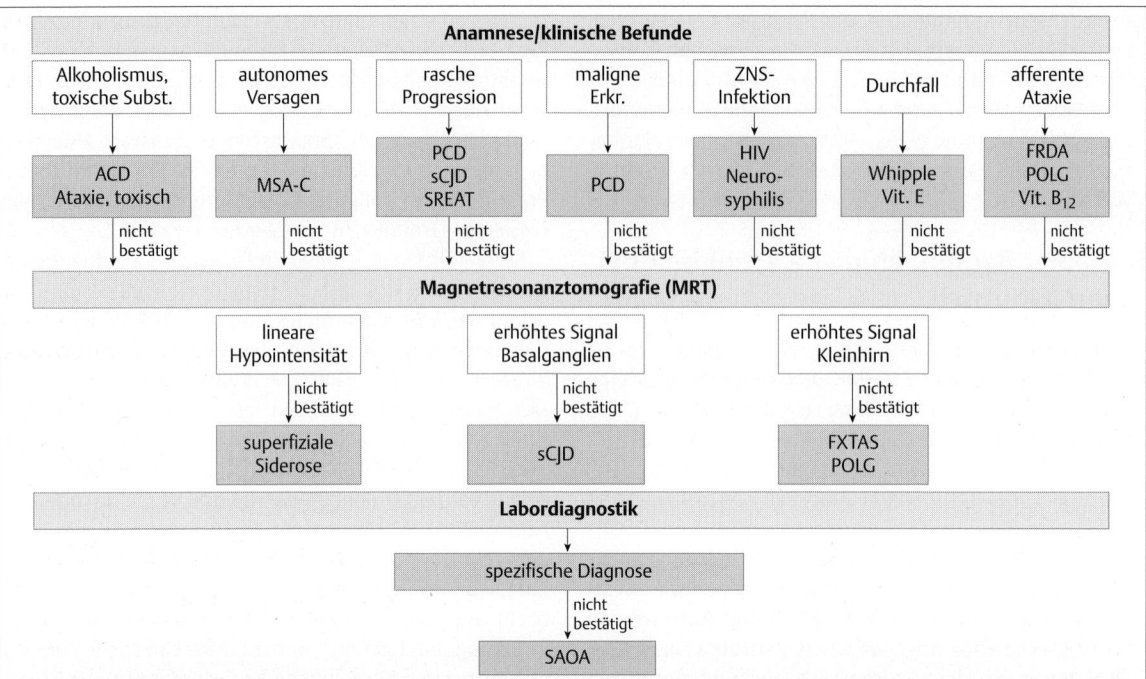

Abb. 19.1 Diagnostisches Vorgehen bei sporadischen Ataxien des Erwachsenenalters (weiterentwickelt nach Klockgether 2010). ACD = Alkoholische Kleinhirndegeneration, FRDA = Friedreich-Ataxie, MRT = Magnetresonanztomografie, FXTAS = fragiles X-assoziiertes Tremor-Ataxie-Syndrom, HIV = humanes Immundefizienzvirus, MSA-C = Multisystematrophie vom zerebellären Typ, PCD = paraneoplastische Kleinhirndegeneration, POLG = Ataxie mit Polymerase-γ-Mutationen, SAOA = sporadische, im Erwachsenenalter beginnenden Ataxie unklarer Ätiologie („sporadic adult onset ataxia of unknown aetiology"), sCJD = sporadische Creutzfeldt-Jakob-Krankheit, SREAT = Steroid-responsive Enzephalopathie bei Autoimmunthyroiditis.
Empfohlene Labordiagnostik: Routinelabor, Vitamin B_{12}, Vitamin E, CDT, HIV-Serologie, TPHA, Schilddrüsenwerte, Schilddrüsen-Autoantikörper, onkoneurale Antikörper, GAD-Antikörper, SCA6-Genetik, bei passendem Phänotyp auch andere SCA-, FRDA-, FXTAS-Genetik.

unterschiedlichen Formen von Ataxien. Bisher konnte für keines dieser Medikamente in Nachfolgestudien ein signifikanter Wirkeffekt reproduziert werden (Revuelta u. Wilmot 2010). In einer randomisierten, placebokontrollierten und doppelt verblindeten Studie bei insgesamt 38 Patienten mit unterschiedlichen Ataxieformen sind positive Effekte bei guter Verträglichkeit unter achtwöchiger Einnahme von 2 × 50 mg Riluzol beschrieben worden (Ristori et al. 2010). Wegen der geringen Fallzahl, der kurzen Beobachtungsdauer und der heterogenen Zusammensetzung der Studiengruppen ist eine Überprüfung der Ergebnisse in weiteren Studien dringend erforderlich.

Eine etablierte Pharmakotherapie des zerebellären Tremors gibt es nicht. In einem pragmatischen Ansatz können Propranolol, Carbamazepin, Topiramat und Clonazepam eingesetzt werden. Bei allen diesen Medikamenten besteht das Risiko einer Verschlechterung der Ataxie (siehe Leitlinie Tremor, AWMF-Register-Nr. 030/011).

Spezifische Therapie

Spezifische Therapien werden, soweit verfügbar, in Zusammenhang mit den einzelnen Krankheitsbildern erwähnt. Für die folgenden sehr seltenen rezessiven Ataxien sind rationale Therapien etabliert, die auf der Kenntnis des zugrunde liegenden biochemischen Defekts beruhen und deren Wirksamkeit in Einzelfällen belegt ist:

- **Ataxie mit primärem Vitamin-E-Mangel:** Vitamin E 800–2000 mg/d oral (Martinello et al. 1998).
- **Abetalipoproteinämie:** Fettreduktion auf 25 % der täglichen Kalorienzufuhr (bevorzugt mittellangkettige Triglyzeride und essenzielle Fettsäuren), Vitamin E 50 mg/kg/d oral, Vitamin A 200–400 IU/kg/d (Kohlschuetter 2000)
- **Morbus Refsum:** Phytansäure-arme Diät, Lipapherese (Gibberd et al. 1985, Harari et al. 1991)
- **zerebrotendinöse Xanthomatose:** Chenodeoxycholsäure 3 × 250 mg/d, Statine (Berginer et al. 1984, Dotti et al. 2004)

Therapie von Begleitsymptomen

Bei Ataxien treten häufig Begleitsymptome auf, für die Behandlungsmöglichkeiten zur Verfügung stehen. Die Behandlung erfolgt nach den jeweiligen Leitlinien. Bei der Anwendung von Medikamenten mit zentralnervöser Wirkung ist auf die erhöhte Anfälligkeit von Ataxie-Patienten gegenüber Nebenwirkungen zu achten. Im Einzelnen sind folgende Symptomkomplexe zu beachten:

- Störungen der Okulomotorik (Downbeat-Nystagmus: Baclofen, Gabapentin, 3,4-Diaminopyridin; Doppelbilder: Prismenbrille)
- zentrale Bewegungsstörungen (Parkinson-Symptome: L-Dopa, Dopaminrezeptor-Agonisten, Amantadin; Dystonie: Botulinum-Toxin, Anticholinergika; Restless Legs-Syndrom: L-Dopa, Dopaminrezeptor-Agonisten; Spastik: Baclofen, Tizanidin, Tolperison)
- autonome Symptome (Dranginkontinenz: Tolterodin, Oxybutinin; orthostatische Hypotonie: physikalische Maßnahmen, Fludrocortison, Midodrin; REM-Schlaf-Verhaltensstörung: Clonazepam)
- peripher-neurologische Symptome (Schmerzen: Amitryptilin, Gabapentin, Pregabalin; Muskelkrämpfe: Magnesium, Chinin)

Physiotherapie

Basistherapie für alle degenerativen Ataxien ist eine regelmäßige Physiotherapie. Sie sollte aktiv-koordinationsfördernde Übungen beinhalten und auch zu entsprechenden zuhause täglich selbständig von den Patienten durchführbaren Übungen anleiten. Mit einem solchen Konzept konnte durch ein intensiviertes 4-wöchiges Training eine signifikante Verbesserung der Ataxie erzielt werden, die in etwa der natürlichen Krankheitsprogredienz von 2–4 Jahren entsprach. Positive Effekte mit einer Verbesserung der Alltagsfunktionen bestanden auch nach 1 Jahr noch fort, insbesondere wenn die Patienten regelmäßig selbständig weiterübten (Ilg et al. 2009, Ilg et al. 2010).

19.1 Friedreich-Ataxie (FRDA)

■ Definition/Diagnosekriterien

Die FRDA ist in der kaukasischen Bevölkerung die häufigste autosomal-rezessiv vererbte Ataxie. Sie wird durch eine GAA-Repeat-Expansionsmutation im Intron 1 des FXN-Gens verursacht. FRDA ist durch eine vorwiegend afferente Ataxie mit sensibler Neuropathie und eine Pyramidenbahnstörung gekennzeichnet.

■ Spezifische Diagnostik

- Labor: HbA_{1c}, Glukose (Diabetes mellitus bei 10–20%)
- kardiologische Diagnostik: EKG, transthorakale Echokardiografie (Kardiomyopathie bei 40–50%)
- Neurografie (vorwiegend axonale, sensible Neuropathie)

■ Spezifische Therapie

Die Kardiomyopathie ist nach allgemeinen kardiologischen Maßgaben zu therapieren.

Der Diabetes mellitus ist in der Regel nach kurzem Erkrankungsverlauf insulinpflichtig.

Die Indikation zur operativen Korrektur einer Skoliose muss individuell erfolgen. Operationen von Hohlfußbildungen sind in der Regel nicht empfehlenswert.

Eine antioxidative Therapie mit Idebenone hatte in 2 randomisierten kontrollierten Phase-III-Studien in einer Dosis bis zu 45 mg/kg KG/Tag bei jugendlichen und erwachsenen FRDA-Patienten über eine Behandlungsdauer von 6 bzw. 12 Monaten keine Wirkung auf die Ataxie oder die Kardiomyopathie (Lynch et al. 2010). Eine spezifische Therapie steht somit für die FRDA weiterhin nicht zur Verfügung.

19.2 Ataxie-Teleangiektasie (AT), Ataxie mit okulomotorischer Apraxie Typ 1 und 2 (AOA1, AOA2)

■ Definition/Diagnosekriterien

AT, AOA1 und AOA2 gehören zur Gruppe der rezessiven Ataxien mit gestörtem DNA-Reparaturmechanismus. Die Diagnose kann durch Mutationsnachweis in den verantwortlichen Genen (AT: ATM; AOA1: APTX; AOA2: STX) gesichert werden.

α-Fetoprotein ist bei der AT und der AOA2 erhöht. Bei der AOA1 ist häufig Albumin erniedrigt und Cholesterin erhöht. Bei der AT lässt sich mittels des Lymphozyten-Radiosensitivitätsassay eine erhöhte Sensitivität gegenüber ionisierenden Strahlen nachweisen. Die AT geht mit einem erheblich erhöhten Malignomrisiko insbesondere für Lymphome und Leukämien einher. Auch kommt es häufig zu einem Immunglobulinmangel mit Immundefizienz und rezidivierenden Infekten.

■ Spezifische Diagnostik

- Labor: α-Fetoprotein, Albumin, Cholesterin, Immunglobuline
- Neurografie (Neuropathie bei AT und AOA2)
- Bei der allgemein-körperlichen Untersuchung sollte Augenmerk auf mögliche klinische Zeichen von Lymphomen oder Leukämien gelegt werden.
- Röntgendiagnostik sollte vermieden werden.

■ Spezifische Therapie

Im Rahmen von onkologischen Therapien sollte keine Strahlenbehandlung stattfinden.

Bei rezidivierenden Infekten kann eine Behandlung mit intravenösen Immunglobulinen erfolgen. Auf ein erhöhtes Risiko allergischer Reaktionen bei IgA-Mangel ist zu achten.

19.3 Ataxie mit Mutationen der Polymerase γ (POLG)

■ Definition/Diagnosekriterien

POLG-Mutationen sind eine häufige Ursache rezessiver Ataxien. Sie können auch nach dem 25. Lebensjahr beginnen und mit einem sehr variablen Phänotyp einhergehen. Häufige Begleitsymptome der Ataxie sind sensible axonale Neuropathie, externe Ophthalmoplegie und/oder eine Epilepsie. Die Diagnosesicherung erfolgt molekulargenetisch.

■ Spezifische Diagnostik

- Labor: Leberwerte (Nachweis eines möglichen Leberparenchymschadens)
- Neurografie (sensible axonale Neuropathie)

■ Spezifische Therapie

Eine Behandlung der Epilepsie mit Valproat und Kurznarkosen mit Propofol sollten vermieden werden, da sie zu einer hepatischen Dekompensation führen können.

19.4 Spinozerebelläre Ataxien (SCA)

■ Definition/Diagnosekriterien

Die autosomal-dominant vererbten Ataxien werden nach genetischer Nomenklatur als SCA bezeichnet. Die SCA manifestieren sich üblicherweise im mittleren Erwachsenenalter mit allmählich progredienter zerebellärer Ataxie, die entweder allein oder in Kombination mit anderen neurologischen Symptomen wie Parkinson-Syndrom, Dystonie, Spastik, Schluckstörung, Sakkadenverlangsamung, Ophthalmoplegie, Neuropathie, autonomer Dysfunktion oder kognitiver Störung auftritt (Schmitz-Hubsch et al. 2008). Zum diagnostischen Vorgehen bei SCA wird auf den Abschnitt Diagnostik: Variabler Beginn, ähnliche Krankheit bei einem Elternteil, ▶ S. 267, verwiesen.

■ Spezifische Diagnostik

Neurografie (Neuropathien bei mehreren SCAs, z. B. SCA3).

■ Spezifische Therapie

Spezifische Therapien zur Behandlung der SCA existieren nicht. Zur Behandlung von Begleitsymptomen wird auf den Abschnitt Therapie von Begleitsymptomen, ▶ S. 268, verwiesen.

19.5 Fragiles X-assoziiertes Tremor-/Ataxie-Syndrom (FXTAS)

■ Definition/Diagnosekriterien

Das FXTAS ist eine neurodegenerative Erkrankung des Erwachsenenalters, die durch eine Prämutation des FMR1-Gens (55-200 CGG-Repeats) verursacht wird. Dasselbe Gen enthält beim fragilen X-Syndrom (FXS), der häufigsten Form mentaler Retardierung bei Jungen, > 220 CGG-Repeats. FMR1-Prämutationen sind in der Bevölkerung häufig. Die klinische Penetranz ist variabel und altersabhängig. Das mittlere Erkrankungsalter liegt bei 60 Jahren. Aufgrund des X-chromosomalen Erbgangs sind von FXTAS vorwiegend Männern betroffen. FXTAS kommen vor allem bei Großvätern und Onkeln mütterlicherseits von Jungen mit FXS vor (siehe Leitlinie FXTAS, AWMF-Register-Nr. 078-007).

Leitsymptome des FXTAS sind Ataxie und Aktionstremor. Neurologische Begleitsymptome umfassen kognitive Störungen, Parkinson-Syndrom, Neuropathie und autonome Funktionsstörungen. Zusätzlich können endokrine (Ovarialinsuffizienz, Hypothyreose) und affektive Störungen auftreten. Für die Diagnosestellung, insbesondere bei Patienten ohne positive Familienanamnese, ist der MRT-Nachweis typischer Veränderungen im mittleren Kleinhirnstiel und zerebellärem sowie supratentoriellem Marklager wichtig. Es gelten die folgenden Diagnosekriterien (Jacquemont et al. 2003):
- Nachweis einer FMR1-Prämutation
- progressive Ataxie mit Aktionstremor
- typische MRT-Veränderungen

Die typischen MRT-Veränderungen treten nicht bei allen Patienten oder erst im Krankheitsverlauf auf, so dass die Diagnose FXTAS bereits dann wahrscheinlich ist, wenn eine Prämutation nachgewiesen wurde und spät manifestierende neurologische Symptome bestehen, die mit vorbeschriebenen Fällen konsistent sind (Berry-Kravis et al. 2007).

■ Spezifische Diagnostik

- Neurografie (begleitende Polyneuropathie)
- neuropsychologische Tests (gemischt kortikal-subkortikale Störung mit im Verlauf häufig globaler Demenz)

▪ Spezifische Therapie

Therapiestudien zur Behandlung des FXTAS sind bislang nicht publiziert. Eine Befragung von Patienten legt nahe, dass FXTAS-Patienten von Medikamenten profitieren können, die zur symptomatischen Behandlung von Tremor und Parkinson-Syndrom eingesetzt werden (Hall et al. 2006).

19.6 Episodische Ataxien (EA)

▪ Definition/Diagnosekriterien

Die episodischen Ataxien sind autosomal-dominant vererbte Kanalopathien, die durch kurze Episoden von Ataxie mit Stand- und Gangunsicherheit, Extremitätenataxie und Dysarthrie charakterisiert sind.

▸ **EA1 (Kaliumkanal-Erkrankung):** Beginn in der frühen Kindheit mit kurzen, durch Schreck, abrupte Bewegungen oder körperliche Anstrengung provozierbaren Episoden. Die Episoden dauern von Sekunden bis Minuten und nehmen im Lauf des Lebens an Häufigkeit ab. Zwischen den Attacken sind Myokymien der Gesichts- und Handmuskulatur typisch.

▸ **EA2 (Kalziumkanal-Erkrankung):** Der Beginn variiert zwischen dem 2. und 20. Lebensjahr. Die ataktischen Episoden dauern von 15 Minuten bis zu mehreren Tagen und damit länger als bei der EA1. Auslöser sind Stress und körperliche Betätigung. Die Episoden sind oft von Paresen, Schwindel, Übelkeit und Erbrechen begleitet. Migräne ist eine häufige Begleiterkrankung, selten auch eine Epilepsie. Interiktal haben fast alle Patienten einen Blickrichtungsnystagmus. Ein Teil der Patienten entwickelt eine persistierende oder langsam zunehmende Ataxie.

▪ Spezifische Diagnostik

Oberflächen-EMG der intrinsischen Handmuskulatur (z. B. M. interosseus dorsalis I, spontane repetitive Entladungen bei EA1).

▪ Spezifische Therapie

Vermeidung von Provokationsfaktoren, Alkohol und Nikotin, evtl. Stressmanagement und Entspannungstechniken.

Acetazolamid ist das Medikament der ersten Wahl, beginnend mit 125 mg/d, endgültige Dosis 500–700 mg/d (Griggs et al. 1978). Kaliumsubstitution, bei EA2 besser wirksam als bei EA1.

4-Aminopyridin ist eine Alternative (3 × 5 mg/d) (Strupp et al. 2011). Herzrhythmusstörungen und eine erhöhte zerebrale Erregbarkeit (EEG) sind vor der Gabe auszuschließen. Die Gabe erfolgt als individueller Heilversuch.

Weiterhin wird Carbamazepin eingesetzt. Die Dosierung erfolgt wie bei Epilepsie.

19.7 Sporadische degenerative Ataxien (SAOA)

▪ Definition/Diagnosekriterien

Sporadische degenerative Ataxien des Erwachsenenalters sind Krankheiten unklarer Ätiologie, die durch progressive Ataxie und einen Krankheitsbeginn im Erwachsenenalter gekennzeichnet sind. Einem Teil der sporadischen Ataxien liegt eine MSA-C zugrunde. Es gelten die folgenden Kriterien für die Diagnose einer wahrscheinlichen MSA-C (Gilman et al. 2008):
- sporadische, progressive im Erwachsenenalter beginnende Krankheit
- autonomes Versagen mit Urininkontinenz (Unfähigkeit, die Blasenentleerung zu kontrollieren, verbunden mit erektiler Dysfunktion bei Männern) oder orthostatischem Abfall des Blutdrucks innerhalb von 3 Minuten nach dem Aufstehen von mindestens 30 mmHg systolisch oder 15 mmHg diastolisch
- zerebelläres Syndrom (Gangataxie mit zerebellärer Dysarthrie, Extremitätenataxie oder zerebellärer Störung der Okulomotorik)

Bei Patienten mit sporadischer Ataxie, bei denen genetische und erworbene Ursachen ausgeschlossen wurden und kein für eine MSA-C qualifizierendes autonomes Versagen vorliegt, wird die Diagnose einer SAOA gestellt. Es gelten die folgenden Diagnosekriterien (Harding 1981, Abele et al. 2007):
- sporadische, progressive im Erwachsenenalter beginnende Krankheit
- kein autonomes Versagen, das das für MSA-C gültige Kriterium erfüllt
- Ataxie (Gangataxie mit Dysarthrie, Extremitätenataxie oder zerebellärer Störung der Okulomotorik)

Da schweres autonomes Versagen erst im Krankheitsverlauf auftreten kann, muss bei manchen Patienten die ursprüngliche Diagnose einer SAOA revidiert und in MSA-C geändert werden. Ein Teil der SAOA-Patienten erfüllt die Kriterien der möglichen MSA-C. Bei einem Teil der Patienten mit sporadischen, spät beginnenden Ataxien liegen genetische Ataxien wie eine SCA6, FXTAS, POLG oder FRDA zugrunde.

▪ Spezifische Diagnostik

- Schellong-Test
- Restharn-Bestimmung mittels Ultraschall

■ Spezifische Therapie

Nicht-Ataxie-Symptome, z.B. autonome Symptome, Parkinson-Symptome und Schlafstörungen im Rahmen einer MSA, sind teilweise einer symptomatischen Therapie zugänglich. Dazu wird auf die entsprechenden Leitlinien verwiesen.

19.8 Alkoholische Kleinhirndegeneration

■ Definition/Diagnosekriterien

Die alkoholische Kleinhirndegeneration ist eine Folge von chronischer Alkohol-Krankheit. Klinisch stehen eine Gang- und Standataxie sowie Ataxie der unteren Extremitäten im Vordergrund. Die Krankheit beginnt subakut im Rahmen einer Wernicke-Enzephalopathie, gelegentlich aber auch langsam und schleichend. Der Verlauf hängt vom weiteren Trinkverhalten ab. Nach Alkoholabstinenz stabilisiert oder bessert sich das Krankheitsbild. Bei fortgesetztem Alkoholmissbrauch kommt es zu einer weiteren, oft schubförmigen Verschlechterung. Wahrscheinlich spielen in der Pathogenese sowohl ein Vitamin-B_1-Mangel als auch die toxischen Wirkungen von Alkohol und seinen Abbauprodukten eine Rolle.

■ Spezifische Diagnostik

- Labor: Leberwerte, B-Vitamine einschließlich Vitamin B_1, Erythrozytenenzym Transketolase, CDT
- Neurografie
- im Einzelfall erforderlich: weitergehende Untersuchungen zur Abklärung anderer Alkohol-Organschäden

■ Spezifische Therapie

Alkoholabstinenz und Behandlung der Alkohol-Krankheit, ausgewogene Ernährung.

Unverzügliche Substitution von Vitamin B_1/Thiamin: initial 50 mg i.v. und 50 mg i.m., gefolgt von 50 mg i.m. pro Tag, bis eine normale Ernährung gewährleistet ist, danach 100 mg/d p.o. und Multivitaminpräparat. Es gibt keine kontrollierten Studien zur optimalen Dosierung, Art der Applikation oder Dauer der Thiamingabe. Die initial parenterale Gabe ist vor allem bei Patienten mit akutem oder subakutem Verlauf sinnvoll, während bei Patienten mit chronischer Ataxie ausschließlich oral substituiert werden kann.

19.9 Paraneoplastische Kleinhirndegeneration (PCD)

■ Definition/Diagnosekriterien

Bei PCD handelt es sich um eine mit bösartigen Tumoren assoziierte Autoimmunkrankheit, die vor allem beim kleinzelligen Bronchialkarzinom, Ovarialkarzinom, Mammakarzinom und malignen Lymphomen auftritt. Paraneoplastische Enzephalomyelitis (PEM) ist ein anderes paraneoplastisches Syndrom, bei dem Ataxie als Leitsymptom auftreten kann. Im Gegensatz zur PCD betrifft die PEM multiple Regionen des zentralen Nervensystems, Hinterwurzelganglien (sensorische Neuronopathie, SN) und autonome Nerven.

Die sich meist subakut entwickelnde Krankheit ist durch eine Stand-, Gang- und Extremitätenataxie, häufig auch durch Dysarthrie und Okulomotorikstörungen gekennzeichnet. Die Ataxie schreitet zumeist innerhalb von Wochen bis Monaten zu schwerer Behinderung fort und ist persistierend. Über Remissionen wurde fast nur bei Patienten mit PCD im Rahmen eines Hodgkin-Lymphoms berichtet.

Bei Patienten mit PCD und kleinzelligem Bronchialkarzinom findet sich in etwa 16 % der Fälle zusätzlich ein Lambert-Eaton-Syndrom, bei Patienten mit Anti-Ri-Antikörpern häufig zusätzlich ein Opsoklonus bzw. Oszillopsien.

Entscheidend für die Diagnose ist der Nachweis eines malignen Tumors. In etwa 60 % der Fälle tritt die neurologische Symptomatik vor Entdeckung des Tumors auf. Eine Kleinhirnatrophie entwickelt sich meist verzögert und ist bei Auftreten der neurologischen Symptomatik noch nicht vorhanden. Bei mehr als 50 % aller Patienten mit PCD können im Serum und Liquor Antikörper nachgewiesen werden, die mit vom Nervensystem und vom Tumor exprimierten Antigenen reagieren. Anti-Hu- und ZIC4-Antikörper finden sich beim kleinzelligen Bronchialkarzinom, anti-Yo bei gynäkologischen Tumoren, anti-Ri beim kleinzelligen Bronchialkarzinom und gynäkologischen Tumoren und anti-Tr beim Morbus Hodgkin. Ein Fehlen der Antikörper schließt eine PCD oder PEM/SN nicht aus (siehe Leitlinie „Paraneoplastische Syndrome").

■ Spezifische Diagnostik

- bei negativem Ergebnis der Tumorsuche und weiterhin bestehendem Verdacht auf eine paraneoplastische Genese der Symptomatik Wiederholung der Tumorsuche in halbjährlichem Abstand über mindestens 3 Jahre
- Basislabor im Serum, zusätzlich onkoneuronale Antikörper (siehe Leitlinie „Paraneoplastische Syndrome")
- Basislabor im Liquor (initial häufig leichte lymphozytäre Pleozytose und mäßige Eiweißvermehrung), zusätzlich onkoneuronale Antikörper

- Tumorsuche mit Thorax- und Abdomen-CT, gynäkologischer Untersuchung mit Mammografie bei Frauen, urologischer Untersuchung bei Männern (Hodentumoren)
- Im Einzelfall nützlich:
  - erweiterte Tumorsuche mit endoskopischer Untersuchung des Magen-Darm-Trakts, Knochenmarkbiopsie, Ganzkörper-FDG-PET
  - bei Frauen mit Anti-Yo-Antikörpern ohne Tumornachweis explorative Laparoskopie

■ Spezifische Therapie

Behandlung der zugrunde liegenden Tumorkrankheit, da diese die Lebenszeit bestimmt. Mit einer Besserung des zerebellären Syndroms ist auch bei Behandlung der Grundkrankheit (mit Ausnahme des Hodgkin-Lymphoms und kleinzelligen Bronchialkarzinoms) nicht zu rechnen. Diese bietet jedoch die besten Chancen, die zerebelläre Symptomatik zu stabilisieren.

Über Erfolge frühzeitig eingeleiteter Behandlungen mit Steroiden, intravenösen Immunglobulinen, Plasmapherese oder Immunsuppressiva ist anekdotisch berichtet worden (Greenlee 2010). Wissenschaftliche Evidenz für die Wirksamkeit gibt es nicht (siehe Leitlinie „Paraneoplastische Syndrome"). Eine Wirkung ist, wenn überhaupt, nur in Frühstadien der PCD zu erwarten. Die Gabe von Steroiden und Immunglobulinen sowie Plasmapherese ist in Einzelfällen zu erwägen.

■ Redaktionskomitee

Prof. Dr. Thomas Klockgether, Klinik für Neurologie, Universitätsklinikum Bonn
Prof. Dr. Ludger Schöls, Zentrum für Neurologie, Universitätsklinikum Tübingen
Dr. Tanja Schmitz-Hübsch, Klinik für Neurologie, Charité Berlin
Prof. Dr. Dagmar Timmann-Braun, Klinik für Neurologie, Universitätsklinikum Essen

Federführend: Prof. Dr. T. Klockgether, Klinik für Neurologie, Universitätsklinikum Bonn, Sigmund-Freud-Straße 25, 53105 Bonn, Tel.: 0228-2871-5736
E-Mail: klockgether@uni-bonn.de

Entwicklungsstufe der Leitlinie: S1

■ Literatur

Abele M, Burk K, Schols L et al. The aetiology of sporadic adult-onset ataxia. Brain 2002; 125: 961–968

Abele M, Minnerop M, Urbach H et al. Sporadic adult onset ataxia of unknown aetiology. A clinical, electrophysiological and imaging study. 2007; 254: 1384–1389

Berginer VM, Salen G, Shefer S. Long-term treatment of cerebrotendinous xanthomatosis with chenodeoxycholic acid. N Engl J Med 1984; 311: 1649–1652

Berry-Kravis E, Abrams L, Coffey SM et al. Fragile X-associated tremor/ataxia syndrome: clinical features, genetics, and testing guidelines. Mov Disord 2007; 22: 2018–30, quiz

Dotti MT, Lutjohann D, von Bergmann K et al. Normalisation of serum cholestanol concentration in a patient with cerebrotendinous xanthomatosis by combined treatment with chenodeoxycholic acid, simvastatin and LDL apheresis. Neurol Sci 2004; 25: 185–191

Durr A. Autosomal dominant cerebellar ataxias: polyglutamine expansions and beyond. Lancet Neurol 2010; 9: 885–894

Erichsen AK, Koht J, Stray-Pedersen A et al. Prevalence of hereditary ataxia and spastic paraplegia in southeast Norway: a population-based study. Brain 2009; 132: 1577–1588

Fogel BL, Perlman S. Clinical features and molecular genetics of autosomal recessive cerebellar ataxias. Lancet Neurol 2007; 6: 245–257

Gibberd FB, Billimoria JD, Goldman JM et al. Heredopathia actactica polyneuritiformis: Refsum's disease. Acta Neurol Scand 1985; 72: 1–17

Gilman S, Wenning GK, Low PA et al. Second consensus statement on the diagnosis of multiple system atrophy. Neurology 2008; 71: 670–676

Greenlee JE. Treatment of paraneoplastic neurologic disorders. Curr Treat Options Neurol 2010; 12: 212–230

Griggs RC, Moxley RT, Lafrance RA et al. Hereditary paroxysmal ataxia: response to acetazolamide. Neurology 1978; 28: 1259–1264

Hall DA, Berry-Kravis E, Hagerman RJ et al. Symptomatic treatment in the fragile X-associated tremor/ataxia syndrome. Mov Disord 2006; 21: 1741–1744

Harari D, Gibberd FB, Dick JP et al. Plasma exchange in the treatment of Refsum's disease (heredopathia actactica polyneuritiformis). J Neurol Neurosurg Psychiatry 1991; 54: 614–617

Harding AE. "Idiopathic" late onset cerebellar ataxia. A clinical and genetic study of 36 cases. J Neurol Sci 1981; 51: 259–271

Ilg W, Brotz D, Burkard S et al. Long-term effects of coordinative training in degenerative cerebellar disease. Mov Disord 2010; 25: 2239–2246

Ilg W, Synofzik M, Brotz D et al. Intensive coordinative training improves motor performance in degenerative cerebellar disease. Neurology 2009; 73: 1823–1830

Jacquemont S, Hagerman RJ, Leehey M et al. Fragile X premutation tremor/ataxia syndrome: molecular, clinical, and neuroimaging correlates. Am J Hum Genet 2003; 72: 869–878

Jen JC, Yue Q, Karrim J et al. Spinocerebellar ataxia type 6 with positional vertigo and acetazolamide responsive episodic ataxia. J Neurol Neurosurg Psychiatry 1998; 65: 565–568

Klockgether T. Sporadic ataxia with adult onset: classification and diagnostic criteria. Lancet Neurol 2010; 9: 94–104

Kohlschuetter A. Abetalipoproteinemia. In: Klockgether T, ed. Handbook of Ataxia Disorders. New York: M. Dekker; 2000: 205–221

Lynch DR, Perlman SL, Meier T. A phase 3, double-blind, placebo-controlled trial of idebenone in Friedreich ataxia. Arch Neurol 2010; 67: 941–947

Martinello F, Fardin P, Ottina M et al. Supplemental therapy in isolated vitamin E deficiency improves the peripheral neuropathy and prevents the progression of ataxia. J Neurol Sci 1998; 156: 177–179

Muzaimi MB, Thomas J, Palmer-Smith S et al. Population based study of late onset cerebellar ataxia in south east Wales. J Neurol Neurosurg Psychiatry 2004; 75: 1129–1134

Polo JM, Calleja J, Combarros O et al. Hereditary ataxias and paraplegias in Cantabria, Spain. An epidemiological and clinical study. Brain 1991; 114: 855–866

Revuelta GJ, Wilmot GR. Therapeutic interventions in the primary hereditary ataxias. Curr Treat Options Neurol 2010; 12: 257–273

Riess O, Schöls L, Bottger H et al. SCA6 is caused by moderate CAG expansion in the alpha1A-voltage- dependent calcium channel gene. Hum Mol Genet 1997; 6: 1289–1293

Ristori G, Romano S, Visconti A et al. Riluzole in cerebellar ataxia: a randomized, double-blind, placebo-controlled pilot trial. Neurology 2010; 74: 839–845

Schmitz-Hubsch T, Coudert M, Bauer P et al. Spinocerebellar ataxia type 1, 2, 3, and 6. Disease severity and nonataxia symptoms. Neurology 2008; 71: 982–989

Schols L, Bauer P, Schmidt T et al. Autosomal dominant cerebellar ataxias: clinical features, genetics, and pathogenesis. Lancet Neurol 2004; 3: 291–304

Schöls L, Szymanski S, Peters S et al. Genetic background of apparently idiopathic sporadic cerebellar ataxia. Hum Genet 2000; 107: 132–137

Strupp M, Kalla R, Claassen J et al. A randomized trial of 4-aminopyridine in EA2 and related familial episodic ataxias. Neurology 2011; 77: 269–275

Tsuji S, Onodera O, Goto J et al. Sporadic ataxias in Japan – a population-based epidemiological study. Cerebellum 2008; 7: 189–197

Wardle M, Majounie E, Muzaimi MB et al. The genetic aetiology of late-onset chronic progressive cerebellar ataxia. A population-based study. J Neurol 2009; 256: 343–348

20 Mitochondriale Erkrankungen

Was gibt es Neues?

- Die Behandlungsschwerpunkte liegen auf der Prävention von Komplikationen und symptomatischen Maßnahmen. Regelmäßiges leichtes Ausdauertraining, möglichst kombiniert mit moderatem Krafttraining, ist bei mitochondrialen Erkrankungen mit Muskelbeteiligung sicher und verbessert die muskuläre Leistungsfähigkeit.
- Bei der hereditären Leber-Optikus-Neuropathie (LHON) wurde eine größere randomisierte Therapiestudie mit Idebenone durchgeführt.
- Humangenetische Beratung und Pränataldiagnostik können bei nukleären Mutationen routinemäßig durchgeführt werden, sind bei Mutationen der mitochondrialen DNA weiter limitiert.
- Die Anzahl der bekannten, für mitochondriale Erkrankungen verantwortlichen Mutationen nukleärer Gene hat insbesondere aufgrund der technischen Fortschritte in den genetischen Analysemethoden zugenommen.
- Seit 2009 wird vom BMBF im Rahmen des Förderschwerpunktes für seltene Erkrankungen ein Deutsches Netzwerk für mitochondriale Erkrankungen (mitoNET) gefördert. Ziel ist unter anderem die Verbesserung von Diagnostik und Therapie. An den beteiligten Zentren werden Patienten in standardisierter Weise untersucht und in einem Register dokumentiert. Nähere Informationen sind unter www.mitonet.org nachzulesen.

Die wichtigsten Empfehlungen auf einen Blick

- Bei vielen Erkrankungen ist eine Muskelbiopsie für die Aufarbeitung zur Diagnosesicherung notwendig, in einigen klinischen Konstellationen jedoch nicht mehr erforderlich.
- Bei Verdacht auf eine mitochondriale Erkrankung sind molekulargenetische Zusatzuntersuchungen notwendig.
- Die Diagnostik sollte möglichst in spezialisierten Muskelzentren durchgeführt werden.

■ Einführung

Mitochondriale Erkrankungen sind klinisch, biochemisch und genetisch heterogen und in der Mehrzahl der Fälle durch einen multisystemischen Charakter gekennzeichnet. Selbst zunächst als unspezifisch imponierende Beschwerden insbesondere der Skelettmuskulatur oder isolierte Symptome des zentralen Nervensystems wie Epilepsie können im Rahmen mitochondrialer Erkrankungen des Erwachsenenalters auftreten. Wegen der Komplexität und Heterogenität der Krankheiten stellt die diagnostische Aufarbeitung bei vermuteter Erkrankung bis auf wenige charakteristische Syndrome oftmals eine Herausforderung dar. Ebenso schwierig ist es, eine mitochondriale Erkrankung als Ursache klinischer Beschwerden beweisend auszuschließen.

Aufgrund der Vielfalt an Symptomen und Syndromen sowie uneinheitlicher, nicht standardisierter oder schwer zu standardisierender Diagnosepfade besteht oftmals Unsicherheit hinsichtlich des diagnostischen Vorgehens und bei der diagnostischen Zuordnung von erwachsenen Patienten. Hierdurch können erfahrungsgemäß nicht nur zeitliche Verzögerungen in der Diagnosestellung entstehen, auch Mehrfachuntersuchungen und nicht erforderliche Untersuchungen sind häufige Folgen. Auch nach einer Diagnosestellung sind die weitere Beratung und Führung der Patienten oft schwierig, dies betrifft sowohl die genetische Beratung und prognostische Einschätzung als auch die symptomatische Behandlung der Beschwerden.

Limitierte Therapiemöglichkeiten und fehlende kurative Behandlungsoptionen führen erfahrungsgemäß zu vermehrten individuellen Therapieversuchen, zu deren Anwendung keine evidenzbasierten Empfehlungen vorliegen. Diagnostische Unsicherheiten und nicht fundierte Therapieversuche können im Bereich der „Mitochondrialen Medizin" zu erheblichen Mehrkosten im Gesundheitswesen und zu einer unnötigen Belastung der Patienten führen. Es ergibt sich daher die Notwendigkeit, ein möglichst standardisiertes diagnostisches und therapeutisches Vorgehen bei vermuteter oder gesicherter mitochondrialer Erkrankung des Erwachsenenalters festzulegen.

■ Definition und Klassifikation

Begriffsdefinition

Mitochondriale Erkrankungen sind klinisch, biochemisch und genetisch heterogen und präsentieren sich häufig mit einer neurologischen Symptomatik. Gemeinsames Kennzeichen mitochondrialer Erkrankungen sind Störungen im Bereich mitochondrial lokalisierter Stoffwechselwege. Traditionell wurden mitochondriale Erkrankungen als metabolische Myopathien definiert und schlossen die Störungen des mitochondrialen Fettsäurestoffwechsels mit ein. Heute bezieht sich der Begriff auf Störungen der oxidativen Phosphorylierung (OXPHOS). Es handelt sich in den meisten Fällen um Multisystemerkrankungen, bei denen die Skelettmuskulatur häufig, jedoch nicht immer beteiligt ist. Das klinische Spektrum reicht von schweren Multiorganaffektionen im frühen Kindesalter bis zu milden monosymptomatischen Verläufen im Erwachsenenalter. Selbst zunächst als unspezifisch imponierende Beschwerden insbesondere der Muskulatur oder isolierte Symptome des zentralen Nervensystems wie Epilepsien können Ausdruck mitochondrialer Erkrankungen des Erwachsenenalters sein. Viele Mitochondriopathien zeigen einen überlappenden Beginn im Kindes-/Jugend- und/oder Erwachsenenalter. Zahlreiche Syndrome des Kindesalters können auch erst im zweiten Lebensjahrzehnt oder deutlich später beginnen (z.B. das Leigh-Syndrom, das häufigste – neuropathologisch-anatomisch definierte, genetisch heterogene – Syndrom des Kindesalters).

Aufgrund der Komplexität und Heterogenität der verschiedenen Krankheitsbilder und jeweils zugrunde liegenden metabolischen Störungen beschränkt sich der Terminus „mitochondriale Erkrankung" im Folgenden nur auf die klinischen Syndrome, die mit einer primären Störung der OXPHOS verbunden sind. Epidemiologische Daten zeigen, dass diese Gruppe der mitochondrialen Erkrankungen eine höhere Inzidenz und Prävalenz hat als früher angenommen. Pathogene Mutationen der mitochondrialen (mt) DNA findet man mit einer Populationsprävalenz von mindestens 1/400 (Erwachsene und Kinder; Manwaring et al. 2007), wobei diese Zahl den klinischen Phänotyp nicht berücksichtigt. Man rechnet mit einer minimalen Prävalenz von 9,2/100.000 manifester mitochondrialer Erkrankungen des Erwachsenenalters auf dem Boden von mtDNA-Mutationen (Nordengland; Schaefer et al. 2008).

Biochemische, histologische und genetische Grundlagen

Die mtDNA besteht aus einem zirkulären DNA-Molekül aus 16.569 Basenpaaren und kodiert für 13 Proteine der Atmungskette, 2 rRNAs und 22 tRNAs. Alle übrigen mitochondrialen Proteine sind nukleär kodiert und müssen in die Mitochondrien importiert werden. Die Atmungskette umfasst die Enzymkomplexe I–V, deren strukturelle und funktionelle Integrität der Kontrolle des nukleären und mitochondrialen Genoms unterliegt. Das mitochondriale Genom wird nahezu ausschließlich maternal vererbt, obwohl in seltenen Einzelfällen auch paternale mtDNA nachweisbar sein kann.

Ursache mitochondrialer Funktionsstörungen können Defekte in nukleären Genen oder mtDNA-Mutationen sein. Der zugrunde liegende genetische Defekt lässt sich jedoch trotz aller Fortschritte nicht in jedem Fall einer mitochondrialen Erkrankung nachweisen. Als morphologisches Korrelat der mitochondrialen Funktionsstörung lassen sich häufig charakteristische Befunde in der Skelettmuskelbiopsie darstellen wie der Nachweis von sog. ragged red Fasern (RRF) und Cytochrom-c-Oxidase-(COX-)negativen Fasern. Diese histologischen Zeichen können allerdings bei bestimmten mitochondrialen Erkrankungen (z.B. der hereditären Leber-Optikus-Neuropathie), bei Kindern oder im frühen Verlauf fehlen. Darüber hinaus ist zu berücksichtigen, dass mitochondriale Veränderungen auch bei anderen Myopathien (z.B. Einschlusskörpermyositis) und in geringem Ausmaß auch im Alter vorkommen.

Klassifikation

Man kann vereinfacht primär mitochondriale Erkrankungen definieren, die durch eine primäre Störung mitochondrialer Stoffwechselwege verursacht werden. Diese kann sowohl durch eine primäre Mutation der mtDNA oder nukleärer Gene bedingt sein. Von auf diese Weise definierten „primär" mitochondrialen Erkrankungen kann man „sekundäre" mitochondriale Erkrankungen unterscheiden, die durch eine sekundäre Folgestörung mitochondrialer Stoffwechselwege und/oder der mtDNA entstehen. Die Grenze zwischen „primärer" und „sekundärer" mitochondrialer Dysfunktion bzw. Erkrankung ist vor allem abseits klar definierter Krankheitsbilder fließend und gelegentlich nur willkürlich zu ziehen. Dies wird unter anderem dadurch verdeutlicht, dass sowohl Mutationen verschiedener nukleärer mitochondrialer Gene als auch vielfältige exogene Faktoren, z.B. oxidativer Stress, zu ähnlichen sekundären Schädigungen der mtDNA und mitochondrialen Enzymsysteme führen können.

Mitochondriale Erkrankungen können nach dem klinischen Syndrom, dem zugrunde liegenden biochemischen oder dem genetischen Defekt klassifiziert werden. In der Leitlinie wird aus praktischen Erwägungen die Einteilung nach klinischen Syndromen angewendet. Die Leitlinie beschränkt sich auf primär mitochondriale Erkrankungen, die mit einer Störung der OXPHOS verbunden sind. Für die Leitlinie wurde eine gezielte Auswahl der wichtigsten Krankheitsbilder und Syndrome des Erwachsenenalters getroffen. Im Falle der mtDNA-Depletionssyndrome und der Coenzym-Q10-Defizienz muss die Klassifikation nach klinischen Syndromen zugunsten einer pathogenetisch orientierten Klassifikation verlassen werden. Dies verdeutlicht die Schwierigkeiten einer einheitlichen Klassifikation mitochondrialer Erkrankungen.

■ Diagnostik

Besonderheiten der mtDNA-Mutationen

Eukaryontische Zellen enthalten je nach Gewebetyp eine variable Anzahl von Mitochondrien, die jeweils Träger von mehreren Kopien des mitochondrialen Genoms sind. Ein Individuum bzw. eine Zelle gelten als homoplasmisch, wenn alle mtDNA-Kopien identisch sind. Liegen in einer Zelle Wildtyp und mutierte mtDNA in Koexistenz vor, wird dies als Heteroplasmie bezeichnet, wobei der Heteroplasmiegrad den prozentualen Anteil mutierter mtDNA beschreibt. Während der Mitose werden Wildtyp-mtDNA und mutierte mtDNA zufällig auf die Tochterzellen verteilt (replikative Segregation), sodass es gewebsabhängig zu einer unterschiedlichen quantitativen Verteilung der mtDNA-Mutationen kommen kann. Im Lauf der Zeit können Veränderungen des Heteroplasmiegrades auftreten. Überschreitet der Anteil von mutierter mtDNA einen gewissen Prozentsatz (den sog. Schwellenwert), kommt es zu einem kritischen Abfall der Energieproduktion der Zelle und zum Auftreten von Symptomen.

Die mtDNA-Mutationen werden unterteilt in
- strukturelle Rearrangements (z. B. Deletionen),
- quantitative Störungen der mtDNA wie mtDNA-Depletion (Reduktion der mtDNA-Kopienzahl) und
- Punktmutationen.

Während mtDNA-Punktmutationen meist maternal vererbt werden und heteroplasmisch oder seltener homoplasmisch vorliegen, sind strukturelle Rearrangements nahezu immer heteroplasmisch. Singuläre mtDNA-Deletionen treten meist sporadisch auf. Klinisch betroffene Mütter haben jedoch ein 4%iges Risiko, diese Mutation ihren Nachkommen zu vererben (Chinnery et al. 2004). Multiple Deletionen der mtDNA sind meist durch Defekte in nukleären Genen bedingt, die an Replikation und Stabilität der mtDNA beteiligt sind, der Erbgang ist in diesen Fällen autosomal (dominant oder rezessiv).

Für den sicheren Nachweis von mtDNA-Deletionen (Southern Blot, Long-Range-PCR), einer mtDNA-Depletion (Southern Blot, Real-Time-PCR) und mit isolierter Muskelsymptomatik assoziierter Punktmutationen ist in der Regel Skelettmuskel-DNA am besten geeignet. Die Identifikation von seltenen oder neuen mtDNA-Mutationen gelingt über eine gezielte Sequenzierung bestimmter mtDNA-Gene in Abhängigkeit vom klinischen Phänotyp und/oder biochemischen Defekt oder über die Untersuchung des gesamten mitochondrialen Genoms.

Bei pathogenen mtDNA-Mutationen der Mutter bzw. betroffenen Kindern oder weiteren Familienmitgliedern ist eine Pränataldiagnostik grundsätzlich schwierig und weiter limitiert, in Einzelfällen jedoch möglich (z. B. mtDNA-Mutation an Position 8993; Dahl et al. 2000). In einzelnen Familien mit der 3243A>G-Mutation kann eine Pränataldiagnostik ebenfalls hilfreich sein (Bouchet et al. 2006). Auch bei anderen mtDNA-Mutationen (z. B. MT-ND1-6, MT-ATPase) kann eine Pränataldiagnostik in Einzelfällen diskutiert werden, z. B. wenn der Heteroplasmiegrad der Mutation bei der Mutter niedrig und der Schwellenwert für die klinische Manifestation geklärt ist (Chiaratti et al. 2011). Diese Untersuchungen können jedoch nicht routinemäßig und nur bei ausgewählten Patienten in hochspezialisierten Zentren durchgeführt werden. Genetische Präimplantationsdiagnostik (PID) als Prävention der Vererbung einiger mtDNA-Mutationen wurde im Ausland in Einzelfällen erfolgreich durchgeführt (Poulton u. Bredenoord 2010). Weitere experimentelle Methoden wie z. B. der „nuclear transfer" könnten in Zukunft Alternativen bieten, werfen aber ethische Fragen und technische Schwierigkeiten auf, die zuvor noch gelöst werden müssen (Craven et al. 2010, Poulton et al. 2010).

Besonderheiten nukleärer Mutationen

Das nukleäre Genom kodiert für die nicht mitochondrial kodierten Untereinheiten der Atmungskettenkomplexe, zahlreiche Struktur- und Assemblierungs-Proteine sowie Stabilitäts- und Funktionsregulatoren der Atmungskette. Darüber hinaus sind für die intergenomische Kommunikation, mitochondriale Transkription, Replikation und Translation notwendige Faktoren nukleär kodiert und werden in die Mitochondrien importiert. Eine Gruppe neu identifizierter, nukleär kodierter Proteine kann die Translation einzelner mitochondrialer Proteine beeinflussen (TACO1; Weraarpachai et al. 2009). Es gibt nukleäre Mutationen, die mit multiplen mtDNA-Deletionen oder einer mtDNA-Depletion assoziiert sind. Für mitochondriale Erkrankungen verantwortliche Mutationen in weiteren nukleären Genen wurden jüngst beschrieben, ihr Pathomechanismus ist aktuell noch nicht abschließend geklärt (Di Fonzo et al. 2009, Ghezzi et al. 2010). Die Anzahl der bekannten, für mitochondriale Erkrankungen verantwortlichen nukleären Mutationen hat in den letzten Jahren aufgrund der technischen Fortschritte der genetischen Analyse stark zugenommen (Exom-, „next generation"-Sequenzierung).

Nukleäre Mutationen sind einer genetischen Routinediagnostik in vielen Fällen zugänglich, wobei bei seltenen Gendefekten die Diagnostik derzeit noch auf wenige Zentren beschränkt bleibt. Bei pathogenen Mutationen in nukleären Genen ist nach Kontaminationskontrolle der Chorionzotten eine Pränataldiagnostik – oder eine PID abhängig von der Rechtsgrundlage – möglich. Neue molekulargenetische Methoden wie Exom- und „next generation"-Sequenzierung werden zurzeit zu Forschungszwecken getestet, die mögliche Rolle für eine klinische Routinediagnostik wird in den nächsten Jahren deutlich werden (Calvo et al. 2010).

Allgemeine Diagnostik bei klinischem Verdacht auf eine mitochondriale Erkrankung

Die Diagnostik erfordert eine enge Zusammenarbeit von Klinikern, Biochemikern und Molekularbiologen und muss im Einzelfall modifiziert werden. Spezielle diagnostische Maßnahmen werden bei den einzelnen Krankheitsbildern (s. ▶ S. 280ff) besprochen.

▶ **Basisuntersuchungen**
- Familienanamnese
- neurologischer Status, allgemeiner und internistischer Status
- Routinelabor, zusätzlich CK, CK-MB, Ruhe-Laktat im Serum
- Laktat unter Belastung (Fahrradbelastungstest)

Mitochondriale Erkrankungen

> **Cave**
> Laktatbestimmungen in Ruhe und unter Belastung sollten immer ungestaut aus einer dicklumigen Venenkanüle erfolgen.

- Elektromyografie und Neurografie
- EEG mit Fotostimulation
- EKG
- Liquordiagnostik (erhöhtes Gesamteiweiß/Laktat)
- MRT/CT des Schädels (fokale Läsionen als Hinweis auf schlaganfallähnliche Episoden? Marklagerläsionen? Basalgangliensignalveränderungen oder -verkalkungen? Hirnatrophie?)

▶ **Muskelbiopsie**
- histologische und enzymhistochemische Analytik (einschließlich modifizierter Gomori-Trichrom-Färbung: RRF? Succinatdehydrogenase-[SDH-] und COX-Färbung: COX-negative/SDH-positive Fasern?)
- biochemische Analytik (Bestimmung der isolierten Aktivitäten von Komplex I–V, Pyruvatdehydrogenase-Komplex, Citratsynthase, evtl. Coenzym-Q10-Konzentration)

▶ **Molekulargenetische Diagnostik**
- DNA-Analyse bevorzugt aus Muskelgewebe zum Nachweis der häufigsten mtDNA-Mutationen (in Einzelfällen primäre DNA-Analyse aus Blut, Urothelzellen [Urinsediment] oder Mundschleimhautabstrichen sinnvoll), insbesondere mtDNA-Deletionsscreening, Punktmutationen 3243A>G, 8344A>G
- bei negativem Befund im Einzelfall erweitertes Mutationsscreening (z. B. durch Sequenzierung der mtDNA-tRNA-Gene, Protein-kodierenden Gene oder des gesamten mitochondrialen Genoms)
- bei Verdacht auf eine nukleäre Mutation (z. B. bei Nachweis multipler Deletionen der mtDNA im Muskel) Untersuchung der nukleären DNA (aus Blut möglich)

Allgemeine Zusatzuntersuchungen nach Diagnosestellung einer mitochondrialen Erkrankung

- kardiologische Untersuchungen mit 24-Stunden-EKG, Herzultraschall (Kardiomyopathie? Reizleitungsstörungen?), häufige Herzschrittmacher-Indikation!
- ophthalmologischer Status mit Fundoskopie (Pigmentdegeneration der Retina? Optikusatrophie? Bulbusmotilitätsstörungen?)
- Hals-Nasen-Ohren-ärztliche Untersuchung (Innenohrschwerhörigkeit?) mit Videofluoroskopie bei Dysphagie (krikopharyngeale Achalasie? Ösophageale Motilitätsstörung?)
- endokrinologische Untersuchungen (Diabetes mellitus? Hypothyreose? Hypoparathyreoidismus?)

■ Therapie

Bislang steht keine kurative Behandlung zur Verfügung. Zahlreiche experimentelle Ansätze einer Gentherapie sind derzeit noch nicht klinisch relevant. In erster Linie zielt eine Therapie daher auf die Prävention und symptomatische Behandlung typischer Komplikationen. Jedem Patienten sollte ein Notfallpass für Muskelkranke (Deutsche Gesellschaft für Muskelkranke, Freiburg; Schweizerische Gesellschaft für Muskelkranke, Zürich, www.muskelkrank.ch) ausgestellt werden. Spezielle therapeutische Maßnahmen werden bei den einzelnen Krankheitsbildern (s. ▶ S. 280ff) besprochen.

Allgemeine Maßnahmen und symptomatische Therapie

Die Patienten bedürfen einer allgemeinen Beratung im Hinblick auf Ernährung, Reisen, Sport- und Freizeitverhalten sowie Vermeidung von Komplikationen (Medikamente, Narkosen, Infekte). In Bezug auf die Ernährung wird eine kalorisch ausgewogene Kost empfohlen, bestehend aus mehreren kleinen Mahlzeiten pro Tag. Starke Hitze- bzw. Kälteeinwirkungen sollten ebenso wie Aufenthalte in großen Höhen (Sinken des Sauerstoffpartialdrucks) vermieden werden. Medikamente, die zu einer Beeinträchtigung des mitochondrialen Stoffwechsels führen können (z. B. Valproinsäure, Statine, bestimmte Antibiotika wie Aminoglykoside) sollten soweit möglich vermieden werden.

▶ **Körperliches Training:** Regelmäßiges, aerobes Ausdauertraining (kardiales Monitoring!) ohne Ausreizen der Belastungsgrenze, z. B. 2–3 × pro Woche Fahrradergometrie, möglichst kombiniert mit moderatem Krafttraining (Taivassalo et al. 2006, Murphy et al. 2008, Jeppesen et al. 2009, Voet et al. 2010); regelmäßige angeleitete Physiotherapie.

▶ **Fieberhafte Infekte:** Es besteht die Gefahr der krisenhaften Verschlechterung, daher rasche Fiebersenkung und ggf. antibiotische Behandlung, adäquate Flüssigkeitszufuhr, bevorzugte Antipyretika: Ibuprofen.

▶ **Narkosen:** Vorlage des Muskelpasses, Vorsicht mit Anästhetika, besondere Überwachung (Shipton u. Prosser 2004).

▶ **Korrektur einer episodischen schweren Laktatazidose:** Ggf. Bicarbonat, Dialyse, Dichloroacetat.

> **Cave**
> Dichloroacetat führt bei längerer Anwendung zu einer toxischen Neuropathie (Kaufmann et al. 2006).

▶ **Kardiale Komplikationen:** Frühzeitige Herzschrittmacher-Implantation, konventionelle Therapie, selten Herztransplantation bei monosymptomatischen Erkrankungen vor allem im Kindesalter.

▶ **Gastroenterologische Komplikationen:** Bei Malnutrition und Dysphagie durch ösophageale Motilitätsstörung PEG-Anlage, bei krikopharyngealer Achalasie ggf. krikopharyngeale Myotomie (Kornblum et al. 2001), parenterale Ernährung.

▶ **Endokrinologische Komplikationen:** Konventionelle Behandlung eines Diabetes mellitus, ggf. Hormonersatztherapien (Thyroxin, GH etc.).

▶ **Ophthalmologische Komplikationen:** Prismenbrillen, Oberlidfadensuspensions-OP durch spezialisierte Ophthalmologen, Kataraktchirurgie.

▶ **Innenohrschwerhörigkeit:** Verordnung von Hörgeräten, ggf. Cochlea-Implantat (Sinnathuray et al. 2003).

▶ **Epileptische Anfälle:** Konventionelle Therapie möglichst unter Vermeidung von Valproat, wegen sekundärer L-Carnitin-Defizienz ggf. orale Substitution bei Valproat-Gabe (DiMauro et al. 2004). Am häufigsten kommen Carbamazepin, Lamotrigin und Levetiracetam zur Anwendung (Chinnery u. Bindoff 2003). Evtl. ketogene Diät bei therapierefraktärer Epilepsie in juvenilem Alter (Kang et al. 2007).

▶ **Medikamente, die möglichst vermieden werden sollten:**
- Vorsicht mit Barbituraten bei LHON (Komplex-I-Inhibition)
- Antibiotika, die zu einer Hemmung der mitochondrialen Proteinbiosynthese führen wie Linezolid (Gruppe der Oxazolidinone), Aminoglykoside (cave Ototoxizität), Chloramphenicol, Tetrazykline
- Ringer-Laktat-Infusionen, Biguanide (Laktatazidose)
- Valproat (Inhibition der β-Oxidation, Lebertoxizität, sekundäre L-Carnitin-Defizienz; Krahenbühl et al. 2000).

Pharmakotherapie

Eine Vielzahl verschiedener Präparate, hierunter antioxidative Substanzen, Vitamine und Kofaktoren der Atmungskettenenzyme, wurden in der pharmakologischen Therapie mitochondrialer Erkrankungen des Erwachsenenalters angewendet. Abgesehen von der Substitution von Coenzym Q10 bei den primären Coenzym-Q10-Defizienzen konnte bis auf positive Effekte in Einzelfallbeobachtungen und kleinen Fallserien bei keiner Substanz eine signifikante Wirkung nachgewiesen werden, nicht zuletzt weil die Datenlage bezüglich großer kontrollierter Doppelblindstudien äußerst begrenzt ist (Chinnery et al. 2006). Letztlich bleibt die Therapieentscheidung immer eine Einzelfallentscheidung, die von der individuellen Befundkonstellation abhängt. Bei den Präparaten sollte zunächst ein Behandlungsversuch über 6 Monate erfolgen, bei Ineffektivität kann die Medikation danach abgesetzt werden.

Im Folgenden sind die am häufigsten verwendeten Substanzen aufgelistet. Darüber hinaus kommen **Thiamin** (Vitamin B_1, 100–500 mg/d), **Vitamin E** (200–400 IE/d), **Succinat** bei Komplex-I-Defizienz (6 g/d), **Folsäure** (vor allem bei KSS), **Nicotinamid** (50–75 mg/kg/d) und **Alpha-Liponsäure** (200–600 mg/d) zur Anwendung. **Dichloroacetat** (25 mg/kg/d oral) kann kurzfristig zur Besserung einer schweren Laktatazidose eingesetzt werden (De Stefano et al. 1995, Stacpoole et al. 1997) und zeigte in einer offenen Studie auch bei längerfristiger Anwendung positive Effekte in Einzelfällen (Barshop et al. 2004). In randomisierten Studien hatte eine längere Gabe von Dichloroacetat allerdings keinen Effekt auf klinische Parameter bei kongenitaler Laktatazidose (Stacpoole et al. 2006) und zeigte sogar zum Studienabbruch führende Nebenwirkungen in Form einer toxischen Neuropathie bei MELAS (Kaufmann et al. 2006).

Coenzym Q10 (Ubiquinon)

▶ **Wirkmechanismus:** Mobiler Elektronencarrier (Komplex I/II zu Komplex III), antioxidative Eigenschaften.

▶ **Indikation:** Coenzym-Q10-Defizienz, alle mitochondrialen Erkrankungen.

▶ **Dosis:** Bei Coenzym-Q10-Defizienz 500–1000 mg/d, sonst 50–300 mg/d oral (aufgeteilt auf Einzeldosen, mit fetthaltiger Nahrung einzunehmen).

▶ **Nebenwirkungen:** Keine.

▶ **Wissenschaftliche Evidenz:** Coenzym-Q10-Defizienz (Rotig et al. 2000, Sobreira et al. 1997, Gempel et al. 2007), sonstige mitochondriale Erkrankungen (Barbiroli et al. 1999, Bresolin et al. 1990, Chan et al. 1998, Chen et al. 1997, Hanisch u. Zierz 2003).

Idebenone

▶ **Wirkmechanismus:** Analog zu Coenzym Q10 (Quinonderivat).

▶ **Indikation:** Verschiedene mitochondriale Erkrankungen (z. B. LHON, mitochondriale Kardiomyopathie, Friedreich-Ataxie).

▶ **Dosis:** In den Studien 900 mg/d (LHON) bzw. bis zu 2250 mg/d (Friedreich-Ataxie). Idebenone kann derzeit über internationale Apotheken bezogen werden.

▶ **Nebenwirkungen:** Keine.

▶ **Wissenschaftliche Evidenz:** LHON (Eng et al. 2009, Klopstock et al. 2011), Friedreich-Ataxie (Di Prospero et al. 2007, Lynch et al. 2010), sonstige mitochondriale Erkrankungen (Lerman-Sagie et al. 2001, Mashima et al. 1992).

Riboflavin (Vitamin B$_2$)

▶ **Wirkmechanismus:** Vorläufer von Flavinmononukleotid und Flavinadenindinukleotid (Kofaktoren von Komplex I/II), Stabilisation von Komplex I.

▶ **Indikation:** Coenzym-Q10-Defizienz mit ETFDH-Mutationen; Komplex-I- (und -II-) Defizienz.

▶ **Dosis:** 10–100 mg/d oral.

▶ **Nebenwirkungen:** Keine.

▶ **Wissenschaftliche Evidenz:** Arts et al. 1983, Ichiki et al. 1988, Gempel et al. 2007.

Kreatin-Monohydrat

▶ **Wirkmechanismus:** Energiepufferung, Stimulation der OXPHOS, muskuläre Proteinsynthesesteigerung, Schutz vor Apoptose/Zellnekrose/oxidativem Stress.

▶ **Indikation:** Skelettmuskelbeteiligung, Belastungsintoleranz, Kinder, kein Effekt bei CPEO.

▶ **Dosis:** 80–150 mg/kg/d oral.

▶ **Nebenwirkungen:** Leichte Gewichtszunahme, leichte gastrointestinale Beschwerden.

▶ **Wissenschaftliche Evidenz:** Tarnopolsky et al. 1997, Klopstock et al. 2000, Komura et al. 2003, Kornblum et al. 2005, Kley et al. 2011.

L-Carnitin

▶ **Wirkmechanismus:** Transport langkettiger Fettsäuren durch die innere mitochondriale Membran, Regulation der intrazellulären Acyl-CoA-Homöostase, Stabilisation der mitochondrialen Membran.

▶ **Indikation:** Primärer und sekundärer Carnitinmangel, Kardiomyopathie.

▶ **Dosis:** 2–4 g/d in 3 Einzeldosen oral; 2–4 g/d i. v.

▶ **Nebenwirkungen:** Übelkeit, Diarrhöen.

▶ **Wissenschaftliche Evidenz:** Primärer Carnitinmangel; Defekte der β-Oxidation (Stanley et al. 1991); mitochondriale Erkrankungen mit sekundärem Carnitinmangel (Campos et al. 1993, Hsu et al. 1995, DiMauro et al. 2004).

20.1 Häufige mitochondriale Erkrankungen des Erwachsenenalters

■ Chronisch-progressive externe Ophthalmoplegie (CPEO)

Patienten mit CPEO oder „Ophthalmoplegia plus" (CPEOplus) zeigen als Leitsymptom eine im Verlauf meist bilaterale, oft asymmetrische Ptosis und progrediente Lähmung der äußeren Augenmuskeln. Bei der CPEOplus finden sich weitere Symptome wie muskuläre Belastungsintoleranz, Fatigue, proximal betonte Extremitätenparesen, Beteiligung der fazialen und pharyngealen Muskulatur mit Dysphagie, kardiale Reizleitungsstörungen und Kardiomyopathien, endokrine Störungen mit diabetischer Stoffwechsellage, Hypogonadismus, verzögerter Pubertät, Kleinwuchs, Innenohrschwerhörigkeit, Polyneuropathie (meist axonal), neuropsychologische Auffälligkeiten und kognitive Störungen, Pigmentretinopathie, Optikusatrophie, Ataxie und respiratorische Dysfunktion. Es besteht ein klinisches Kontinuum zum meist schwerer verlaufenden Kearns-Sayre-Syndrom (KSS).

Die Mehrzahl der CPEO- und CPEOplus-Patienten (ca. 50 %) sind sporadische Erkrankungsfälle auf der Basis von singulären mtDNA-Deletionen (Holt et al. 1988, Moraes et al. 1989) oder sehr selten Duplikationen. Seltener finden sich verschiedene maternal vererbte (oder sporadische) Punktmutationen der mtDNA, wobei sich die Mutation 3243A>G am häufigsten nachweisen lässt. Darüber hinaus treten zunehmend autosomale Erbgänge (dominante CPEO/adPEO, seltener rezessive Fälle) auf dem Boden nukleärer Mutationen in den Vordergrund, die zu sekundären multiplen mtDNA-Deletionen und/oder Depletion in verschiedenen vor allem postmitotischen Geweben führen (Zeviani et al. 1989, Hirano u. DiMauro 2001, Deschauer u. Zierz 2002). Mutationen im POLG1- (mitochondriale DNA-Polymerase-Gamma 1) oder selten POLG2- (Polymerase-Gamma 2) Gen, PEO1- (Twinkle), RRM2B-, seltener im SLC25A4- (Adenin-Nukleotid-Translokator 1/ANT1) oder OPA1- (Optic Atrophy 1) Gen bilden einen Teil der meist dominant vererbten Fälle (van Goethem et al. 2001, Longley et al. 2006, Kaukonen et al. 2000, Spelbrink et al. 2001, Hudson et al. 2008, Amati-Bonneau et al. 2008, Tyynismaa et al. 2009, Fratter et al. 2010, Fratter et al. 2011). OPA1-Mutationen können zu einem sog. „Optic Atrophy plus"-Phänotyp führen, der unter anderem durch eine Optikusatrophie mit hochgradiger Visusminderung gekennzeichnet sein kann (Hudson et al. 2008, Amati-Bonneau et al. 2008). POLG1-, PEO1- und RRM2B-Mutationen können auch einen rezessiven Erbgang aufweisen, der meist einen schweren multisystemischen, frühkindlichen Phänotyp mit mtDNA-Depletionssyndrom bedingt, aber auch bei CPEOplus mit multiplen mtDNA-Deletionen beschrieben wurde (Nikali et al.

2005, Bourdon et al. 2007, Hakonen et al. 2007, Sarzi et al. 2007, Lönnqvist et al. 2009, Fratter et al. 2011).

Bei CPEO- und CPEOplus-Patienten sind nach dem Ausschluss singulärer mtDNA-Deletionen am häufigsten autosomal-dominante oder rezessive Mutationen im POLG1-, PEO1- (Twinkle) und RRM2B-Gen zu finden (Fratter et al. 2010, Fratter et al. 2011). Mutationen im SLC25A4- (ANT1), OPA1- und POLG2-Gen sind wahrscheinlich selten.

Spezielle Zusatzdiagnostik

- endokrinologische Untersuchung der Schilddrüse und Hypothalamus-Hypophysen-Achse
- neuropsychologische Testung
- Molekulargenetik:
  - bei sporadischem Erbgang aus Muskel-DNA: mtDNA-Deletionsscreening mit Southern Blot/Long-Range-PCR. Falls Ergebnis negativ: mtDNA-tRNA-Gene. Bei Nachweis multipler Deletionen: nukleäre Gene POLG1, PEO1 (Twinkle), RRM2B, SLC25A4 (ANT1), OPA1, POLG2
  - bei maternalem Erbgang aus Blut-, Urothel-, besser Muskel-DNA: mtDNA-tRNA-Gene
  - bei autosomalem Erbgang aus Blut-DNA: nukleäre Gene POLG1, PEO1 (Twinkle), RRM2B, SLC25A4 (ANT1), OPA1, POLG2

■ Kearns-Sayre-Syndrom (KSS)

Für die Diagnosestellung eines KSS wird das Vorliegen einer externen Ophthalmoplegie mit Ptosis, Pigmentdegeneration der Retina und ein Beginn der Symptomatik vor dem 20. Lebensjahr gefordert. Zusätzlich liegt mindestens eines der folgenden Symptome vor: kardiale Reizleitungsstörungen, zerebelläre Ataxie und/oder Liquoreiweißerhöhung von mindestens 100 mg/dl (Lestienne u. Ponsot 1988). Typische weitere Begleitsymptome sind Kleinwuchs, Kachexie, endokrinologische Störungen (Diabetes mellitus, Hypogonadismus, Hypothyreose, Hypoparathyreoidismus), Nephro- und Tubulopathien (renales Debré-deToni-Fanconi-Syndrom), Dysphagie, Hypophonie, Innenohrschwerhörigkeit, respiratorische Dysfunktion, (axonale) Polyneuropathie, neuropsychologische Auffälligkeiten und kognitive Störungen. KSS und CPEOplus stellen sich oft als klinisches Kontinuum dar. Ein KSS kann sich aus einem Pearson-Syndrom des Kindesalters (reversible [Pan-]Zytopenie, exokrine Pankreasinsuffizienz, Laktatazidose) entwickeln (Larsson et al. 1990).

In der Liquordiagnostik kann ein zerebraler Folsäuremangel nachweisbar sein (Pineda et al. 2006, Serrano et al. 2010, Pérez-Dueñas et al. 2011). Das MRT des Schädels zeigt häufig Signalveränderungen im subkortikalen Marklager, Thalamus, Stammganglien und Hirnstamm.

Das KSS tritt fast ausschließlich sporadisch auf und ist genetisch überwiegend auf singuläre mtDNA-Deletionen, seltener Duplikationen zurückzuführen, wobei relativ häufig eine 4977 bp große Deletion typischer Lokalisation nachzuweisen ist, die sog. „common deletion" (Zeviani et al. 1988, Moraes et al. 1989). Kürzlich wurden erstmals compound heterozygote nukleäre RRM2B-Mutationen mit sekundären multiplen mtDNA-Deletionen ohne Depletion im Skelettmuskel als ursächlich für den Phänotyp eines KSS beschrieben, einem autosomal-rezessiven Erbgang entsprechend (Pitceathly et al. 2011).

Spezielle Zusatzdiagnostik

- endokrinologische Untersuchung der Schilddrüse, Nebenschilddrüse, Hypothalamus-Hypophysen-Achse
- Folsäure im Serum, evtl. 5-Methyltetrahydrofolat (5-MTHF) im Liquor
- neuropsychologische Testung
- Molekulargenetik aus Muskel-, evtl. Blut-DNA: mtDNA-Deletionsscreening (Southern Blot/Long-Range-PCR), bei multiplen mtDNA-Deletionen (Kontinuum zur CPEOplus): nukleäre Gene POLG1, RRM2B, evtl. PEO1 (Twinkle), OPA1, SLC25A4 (ANT1), POLG2

Spezielle therapeutische Maßnahmen

Bei Folsäuremangel/5-MTHF-Defizienz im Liquor Folsäure-Supplementation.

■ Mitochondriale Enzephalomyopathie, Laktatazidose und schlaganfallähnliche Episoden (MELAS)

Die charakteristische Befundkonstellation beim MELAS-Syndrom ist das wiederholte Auftreten von schlaganfallähnlichen Episoden vor dem 40. Lebensjahr, der muskelbioptische Nachweis einer mitochondrialen Myopathie mit RRF sowie der Nachweis einer Laktatazidose im Blut. Sehstörungen im Sinne einer Hemianopsie oder kortikalen Blindheit sind häufig die ersten fokal-neurologischen Ausfälle im Rahmen der schlaganfallähnlichen Episoden. Die Episoden sind oft von migräneartigen Kopfschmerzen mit Erbrechen und von epileptischen Anfällen begleitet. Weitere typische akzessorische Symptome der Erkrankung sind Innenohrschwerhörigkeit, Pigmentdegeneration der Retina, Diabetes mellitus, Epilepsie, Kleinwuchs, gastrointestinale Beschwerden, Untergewicht, muskuläre Belastungsintoleranz und oft eine Kardiomyopathie. Im Verlauf der Erkrankung entwickeln sich sehr häufig kognitive Störungen bis zur Demenz. Das MELAS-Syndrom manifestiert sich typischerweise in der ersten bis zweiten Lebensdekade, Spätmanifestationen werden jedoch beschrieben.

Das MRT des Schädels zeigt im Intervall oft fokale Substanzdefekte, vor allem parietookzipital. In der akuten Phase einer schlaganfallähnlichen Episode zeigt sich im Unterschied zur typischen zerebralen Ischämie meist kein erniedrigter, sondern häufiger ein erhöhter ADC-Wert. Im Verlauf der Episode kommt es oft zur Ausbreitung, gefolgt von (partieller) Rückbildung der Läsionen.

MELAS wird meist durch mtDNA-Mutationen verursacht, wobei die Mehrzahl der Erkrankungsfälle einen maternalen Erbgang aufweist. Bei mehr als 80% der Patienten lässt sich eine heteroplasmische 3243A>G-Punktmutation der mtDNA im tRNA$^{Leu(UUR)}$-Gen (MT-TL1) nachweisen (Goto et al. 1990). Es gilt zu beachten, dass Patienten mit der 3243A>G-Punktmutation nicht selten eine dem MELAS-Syndrom ähnliche mitochondriale Enzephalomyopathie, jedoch ohne typische schlaganfallähnliche Episoden aufweisen. In MT-TL1 liegen weitere seltene MELAS-Mutationen, insbesondere die Mutation 3271T>C, die sich bei 7–15% der MELAS-Fälle findet (Tarnopolsky et al. 1998). Darüber hinaus sind aber auch seltene Mutationen in anderen tRNA-Genen und Strukturgenen der mtDNA, vor allem in Komplex-I-Untereinheiten, aber auch in POLG1 beschrieben (Deschauer et al. 2007).

Spezielle Zusatzdiagnostik

- endokrinologische Untersuchung der Schilddrüse, Hypothalamus-Hypophysen-Achse
- EEG mit Fotostimulation, 24-Stunden-EEG (Fotosensitivität? Epilepsietypische Potenziale?)
- neuropsychologische Testung
- Muskelbiopsie oft mit Nachweis COX-positiver RRF
- Molekulargenetik aus Blut-, besser Muskel-DNA: 3243A>G. Bei negativem Befund: MT-TL1. Bei negativem Befund Sequenzierung weiterer mtDNA-tRNA-Gene, MT-ND1-6. Bei negativem Befund POLG1

Spezielle therapeutische Maßnahmen

L-Arginin intravenös kann evtl. die Schwere der schlaganfallähnlichen Episoden verringern und oral eingenommen die Häufigkeit der Episoden reduzieren (Koga et al. 2005). In Einzelfällen wurde Kortison erfolgreich gegen das (vasogene) Ödem eingesetzt (Rossi et al. 2002). Sumatriptan zeigte sich bei einzelnen Patienten gegen die Kopfschmerzen bei schlaganfallähnlichen Episoden wirksam (Iizuka et al. 2003). Zur antikonvulsiven Behandlung sollte kein Valproat eingesetzt werden, da es möglicherweise schlaganfallähnliche Episoden triggern kann (Lam et al. 1997).

■ Myoklonusepilepsie mit RRF (MERRF)

Die charakteristische Befundkonstellation bei MERRF ist eine Myoklonusepilepsie (Myoklonien, fokale und generalisierte Anfälle), überwiegend mit Nachweis von RRF in der Muskelbiopsie. Weitere typische Befunde sind zerebelläre Ataxie, Innenohrschwerhörigkeit, Polyneuropathie, Kleinwuchs, Optikusatrophie, muskuläre Belastungsintoleranz, psychiatrische Auffälligkeiten, Demenzentwicklung und kutane Lipome besonders im Nacken. MERRF manifestiert sich typischerweise in der zweiten bis dritten Lebensdekade und zeigt interindividuell eine hohe Variabilität in Bezug auf die Schwere der Erkrankung.

Im Schädel-MRT sieht man typischerweise eine zerebelläre Atrophie, aber auch Läsionen in den Stammganglien werden beobachtet.

Ursächlich liegen der Erkrankung meist mtDNA-Mutationen in tRNA-Genen zu Grunde. Bei ca. 80% der Patienten liegt eine heteroplasmische 8344A>G mtDNA-Punktmutation im tRNA^{Lys}-Gen (MT-TK) vor (Wallace et al. 1988b). Neben weiteren MERRF-assoziierten Punktmutationen in MT-TK (8356T>C, 8363G>A, 8361G>A) wurden seltener Punktmutationen im tRNA^{Phe}- (MT-TF), tRNA^{Pro}- (MT-TP) und tRNA$^{Ser(UCN)}$-Gen (MT-TS1) beschrieben, die zu MERRF oder einem MERRF/MELAS-Overlap-Syndrom führen können (Mancuso et al. 2004, Blakely et al. 2009). Ein MERRF-Phänotyp kann selten auch durch rezessive POLG1-Mutationen bedingt sein (Van Goethem et al. 2003a). Zahlreiche atypische MERRF- und MELAS/MERRF-Overlap-Syndrome wurden mittlerweile beschrieben (Hirano et al. 2008, Zsurka et al. 2010).

Spezielle Zusatzdiagnostik

- endokrinologische Untersuchung der Hypothalamus-Hypophysen-Achse
- EEG mit Fotostimulation, 24-Stunden-EEG (Fotosensitivität? Epilepsietypische Potenziale?)
- neuropsychologische Testung
- Molekulargenetik aus Blut-, besser Muskel-DNA: 8344A>G. Bei negativem Befund Sequenzierung von MT-TK, bzw. weiterer mtDNA-tRNA-Gene. Bei negativem Befund POLG1.

Spezielle therapeutische Maßnahmen

Levetiracetam und Clonazepam haben sich bei der Behandlung von Myoklonien und epileptischen Anfällen bei MERRF klinisch bewährt (Mancuso et al. 2006).

■ Hereditäre Leber-Optikus-Neuropathie (LHON)

Die charakteristische Symptomatik bei LHON besteht aus einer oft zunächst unilateralen, im Verlauf von Wochen bis Monaten bilateralen, vornehmlich das zentrale Gesichtsfeld betreffenden Visusminderung. LHON manifestiert sich häufiger bei Männern als bei Frauen (m:w = 80:20%). Der Erkrankungsbeginn liegt meist zwischen dem 10. und 50. Lebensjahr (Kirkman et al. 2009). In der Mehrzahl der Fälle resultiert die Erkrankung in einer permanenten ausgeprägten Visusminderung, in einigen Fällen (4–40%) kommt es, abhängig von der vorliegenden Mutation, im späteren Krankheitsverlauf zu einer

Remission. So zeigt die Punktmutation 14484T>C einen vergleichsweise günstigen klinischen Verlauf. Selten finden sich bei LHON-Patienten weitere neurologische Auffälligkeiten, insbesondere Bewegungsstörungen wie Tremor, Ataxie und Dystonie, auch zerebrale „white matter lesions" und oligoklonale Banden im Liquor können in Einzelfällen nachweisbar sein.

Drei mtDNA-Punktmutationen, die alle in Komplex-I-Strukturgenen liegen, verursachen 96% aller LHON-Erkrankungen, die häufigste befindet sich an Position 11778G>A der mtDNA (Wallace et al. 1988a), seltener sind die Mutationen 14484T>C und 3460G>A. Die Mutationen treten meist homoplasmisch auf. LHON zeichnet sich durch eine variable Expression und inkomplette Penetranz aus (bei Männern ca. 50%, bei Frauen ca. 10%). Starkes Rauchen konnte als Manifestationsfaktor identifiziert werden (Kirkman et al. 2009), weitere Umwelteinflüsse und ein X-chromosomales Modifier-Gen werden vermutet. Durch die relativ niedrige Penetranz ergibt sich zum Teil ein (pseudo-) sporadisches Auftreten von LHON, häufig finden sich aber weitere Erkrankte in der mütterlichen Linie (maternale Vererbung).

Spezielle Zusatzdiagnostik

- ophthalmologische Untersuchung mit Fundoskopie (initiale Papillenschwellung? Optikusatrophie? Peripapilläre Teleangiektasien?), Perimetrie, Farbkontrastsehen, optische Cohärenztomografie, eventuell Fluoreszenzangiografie
- Lumbalpunktion mit Liquordruckmessung (Ausschluss einer Neuritis N. optici, benignen intrakraniellen Hypertension, Meningeosis neoplastica)
- Schädel-MRT mit besonderer Darstellung der Orbita (Ausschluss einer entzündlichen ZNS-Erkrankung, zerebralen Raumforderung, eines orbitalen Prozesses)
- Visuell evozierte Potenziale
- Labor mit Schilddrüsen- und Vaskulitisparametern, BSG/C-reaktives Protein
- Farbduplexsonografie der Karotiden und der A. temporalis superficialis
- Molekulargenetik primär aus Blut-DNA: 11778G>A (MT-ND4), 14484T>C (MT-ND6), 3460G>A (MT-ND1). Differenzialdiagnostisch ist immer eine autosomal-dominant vererbte Optikusatrophie (z.B. Mutationen im OPA1-Gen) zu erwägen.

Spezielle therapeutische Maßnahmen

Bekannte Manifestationsfaktoren sollten insbesondere bei noch symptomfreien Mutationsträgern minimiert werden, vor allem das Vermeiden von Rauchen (Kirkman et al. 2009), Drogen- und exzessivem Alkoholkonsum, wenn möglich Vermeidung bestimmter Medikamente, die in Einzelfällen als Manifestationsfaktoren verantwortlich gemacht wurden (z.B. bestimmte Antibiotika, hochdosierte Barbiturate und antiretrovirale Medikamente, die die mitochondriale Funktion beeinträchtigen (Niehusmann et al. 2011, Sadun et al. 2011). Inwieweit diese Maßnahmen den Verlauf bei bereits erkrankten LHON-Patienten verbessern, ist nicht untersucht, aber pathophysiologisch naheliegend. Aufgrund der Bedeutung von oxidativem Stress in der Pathogenese wird eine gesunde, vitaminreiche Kost empfohlen. Es gibt Hinweise auf einen positiven Einfluss von Idebenone (Mashima et al. 2000, Eng et al. 2009); eine randomisierte Studie mit 85 Patienten hat den primären Endpunkt nicht erreicht, in sekundären Endpunkten und Post-hoc-Analysen aber einen konsistenten Trend in Richtung einer Wirksamkeit ergeben (Klopstock et al. 2011). Ein Antrag bei der Europäischen Arzneimittel-Agentur (EMA) auf Zulassung von Idebenone für die Indikation LHON wurde 2011 gestellt, das Ergebnis war zum Zeitpunkt der Drucklegung noch offen.

■ Neuropathie, Ataxie und Retinitis pigmentosa (NARP)

Namengebend für dieses seltene mitochondriale Krankheitsbild ist die Befundkonstellation aus axonaler Neuropathie, Ataxie und Pigmentretinopathie. Als Begleitsymptome können Entwicklungsverzögerungen, Kardiomyopathie, sensorineurale Schwerhörigkeit, Dysarthrie, Dysphagie, epileptische Anfälle, kognitive Einbußen bis zur Demenz, pyramidale und extrapyramidale Symptome sowie eine proximale Muskelschwäche und Laktatazidose auftreten. Die durch einen maternalen Erbgang gekennzeichnete Erkrankung manifestiert sich in der Regel im Kindes- und frühen Erwachsenenalter, oft im Rahmen interkurrenter Infekte.

Als Ursache findet sich bei den meisten Patienten eine heteroplasmatische mtDNA-Punktmutation (8993 T>G/C) im mitochondrialen Gen MT-ATP6, welches für die ATPase 6 kodiert, einer Untereinheit der ATP-Synthase bzw. des Komplex V der mitochondrialen Atmungskette (Holt et al. 1990, Santorelli et al. 1996). Abgesehen von der 8993T>G/C-Mutation wurden bisher nur zwei andere Mutationen, beide auch im MT-ATP6-Gen gelegen, mit NARP assoziiert (Childs et al. 2007, López-Gallardo et al. 2009). Selbst innerhalb einer Familie kann der Heteroplasmiegrad variabel sein; eine Mutationslast < 70% der 8993T>G-Mutation bleibt klinisch meist asymptomatisch, 70–90% Mutationslast sind mit dem NARP-Phänotyp assoziiert, > 90% Mutationslast rufen ein Leigh-Syndrom („maternally inherited Leigh syndrome" [MILS]) hervor. Patienten mit MILS werden meist bereits im frühen Kindesalter symptomatisch und zeigen schwere Krankheitsverläufe mit Entwicklungsverzögerung, respiratorischer Dysfunktion (perinatale Asphyxie), Ataxie, generalisierter Muskelschwäche („floppy infant") und Laktatazidose. Viele Patienten mit MT-ATP6-Mutationen zeigen Phänotypen, die einem Overlap zwischen MILS und NARP entsprechen (Sciacco et al. 2003).

Das Schädel-MRT kann bei NARP eine Kleinhirnatrophie zeigen, beim MILS sieht man häufig bilateral-symmetrische Läsionen von Hirnstamm, Stammganglien und Kleinhirn. Eine Muskelbiopsie zeigt im Allgemeinen keine typischen mitochondrialen Veränderungen und ist daher diagnostisch meist nicht hilfreich.

Spezielle Zusatzdiagnostik

- EEG, 24-Stunden-EEG (epilepsietypische Potenziale?)
- neuropsychologische Testung
- Molekulargenetik aus Blut-DNA: 8993T>G, 8993T>C (MT-ATP6) mit Bestimmung des Heteroplasmiegrades; bei fehlendem Mutationsnachweis Sequenzieren von MT-ATP6

Spezielle therapeutische Maßnahmen

- bei neuropathischen Schmerzen/epileptischen Anfällen: Gabapentin, Carbamazepin, Oxcarbazepin, Pregabalin
- bei Dystonie: Tetrabenazin, Gabapentin, Botulinumtoxin

■ Mitochondriale neurogastrointestinale Enzephalomyopathie (MNGIE)

Diagnostisches Kriterium einer MNGIE ist die Kombination aus
1. gastrointestinaler Motilitätsstörung bei viszeraler Neuropathie,
2. externer Ophthalmoplegie und Ptosis,
3. sensomotorischer Polyneuropathie (meist axonal-demyelinisierend),
4. asymptomatischer Leukenzephalopathie (Hirano et al. 2004).

Die viszerale Symptomatik ist durch wechselnde Phasen mit Diarrhöen, Obstipation, intestinaler Pseudoobstruktion und Gastroparese charakterisiert, die zu chronischer Malnutrition und Kachexie führen. MNGIE manifestiert sich bei mehr als 3 Viertel aller Patienten in der ersten und zweiten Lebensdekade. Mögliche zusätzliche Symptome umfassen Myopathie, Optikusatrophie, Retinitis pigmentosa, Hörminderung, Laktatazidose, Dysphagie, Ataxie und Tremor. Patienten mit milder oder atypischer Symptomatik, selbst mit Fehlen einiger diagnostischer Kernmerkmale, sind beschrieben (Bedlack et al. 2004, Martin et al. 2004, Martí et al. 2005, Massa et al. 2009, Filosto et al. 2011). MNGIE kann vor allem bei jüngeren Frauen als Anorexia nervosa verkannt werden (Feddersen et al. 2009). In der Muskelbiopsie finden sich mitochondriale Auffälligkeiten (RRF, COX-negative Fasern) sowie eine Depletion bzw. multiple Deletionen der mtDNA. Diese Befunde können in Biopsien junger Patienten auch fehlen (Cardaioli et al. 2010). Die Erkrankung verläuft chronisch-progredient; infolge der meist schweren gastrointestinalen Symptome ist die durchschnittliche Lebenserwartung deutlich reduziert.

MNGIE wird autosomal-rezessiv vererbt und durch Mutationen im nukleär kodierten TYMP-Gen (auch ECGF1 genannt) hervorgerufen. TYMP kodiert für die Thymidin-Phosphorylase (Nishino et al. 1999), welche die reversible Phosphorylierung von Thymidin und Desoxyuridin-Nukleosiden zu den Basen Thymin und Uracil katalysiert. Ein Verlust der Enzymaktivität führt zu pathologisch erhöhten Konzentrationen von Thymidin und Desoxyuridin in Plasma und anderen Geweben. Dies verursacht wahrscheinlich durch den unausgewogenen Pool an Nukleotiden eine Störung der mtDNA-Replikation (Lopez et al. 2009, González-Vioque et al. 2011).

Auch Mutationen in anderen nukleären Genen (POLG1, RRMB2) können eine MNGIE-ähnliche Erkrankung hervorrufen (Van Goethem et al. 2003b, Giordano et al. 2009, Shaibani et al. 2009). Mutationen in zahlreichen mtDNA-tRNA-Genen wie MT-TK, MT-TW, MT-TV, MT-TL1 (3243G>A „MELAS"-Mutation) können zu komplexen neurologischen Krankheitsbildern mit prominenter gastrointestinaler Symptomatik, teilweise ohne Leukenzephalopathie, führen (Dougherty et al. 1994, Verma et al. 1997, Chang et al. 2004, Maniura-Weber et al. 2004, Verny et al. 2008, Horvath et al. 2009a). Bei diesen Patienten sind jedoch die Thymidin- und Desoxyuridin-Konzentrationen nicht erhöht.

Spezielle Zusatzdiagnostik

- MRT des Schädels (Leukenzephalopathie?)
- gastroenterologischer Status (Magen-Darm-Passage, eventuell Gastro-, Duodeno-, Koloskopie)
- Serum- und Urinkonzentrationen von Thymidin (Serum > 3 µmol/l) und Desoxyuridin (Serum > 5 µmol/l) (Martí et al. 2004)
- Bestimmung der Thymidin-Phosphorylase-Aktivität in Leukozyten (Aktivität < 5 % der Norm)
- Molekulargenetik aus Muskel-DNA: multiple mtDNA-Deletionen, mtDNA-Depletion (Southern Blot/Long-Range-/Real-Time-PCR)
- Molekulargenetik aus Blut-DNA: TYMP, POLG1, RRM2B

Spezielle therapeutische Maßnahmen

▶ **Symptomatisch:**
- ausreichende Flüssigkeits- und Kalorienzufuhr sichern (evtl. PEG) – keine Thymidin enthaltende parenterale Ernährung
- medikamentöse Intervention bei schweren Diarrhöen oder ausgeprägter Obstipation
- Behandlung neuropathischer Schmerzen (z. B. mit Gabapentin, Plexus-coeliacus-Blockaden etc.)

▶ **Kausal (bisher nur Einzelfälle):** Reduzierung der Konzentrationen von Thymidin und Desoxyuridin in Blut und Geweben:
- Hämodialyse (Yavuz et al. 2007) – nur temporärer Effekt

- Transfusion von Thrombozyten (Lara et al. 2006) – nur temporärer Effekt
- Transplantation allogener hämatopoietischer Stammzellen (Hirano et al. 2006, Halter et al. 2011). Die gebildeten Leukozyten enthalten ausreichende Mengen an Thymidinphosphorylase, um die Thymidin- und Desoxyuridin-Spiegel zu senken. Eine klinische Studie ist zum Zeitpunkt der Drucklegung vorgesehen.

▶ **Potenzielle zukünftige Therapieoptionen:**
- Enzymersatztherapie mit Thymidinphosphorylase (De Vocht et al. 2010)
- Transplantation autologer gentherapeutisch modifizierter hämatopoietischer Stammzellen (Torres-Torronteras et al. 2011)

■ Mitochondriale Myopathie (MM)

Adulte Patienten mit isolierter mitochondrialer Myopathie können eine belastungsabhängige muskuläre Symptomatik häufig mit Rhabdomyolysen, aber auch ein Gliedergürtelsyndrom aufweisen. Eine externe Ophthalmoplegie, Ptosis oder Multisystembeteiligung findet sich per definitionem nicht. Ursache können primäre mtDNA-Mutationen sein, einerseits in Genen, die für Untereinheiten der Atmungskettenkomplexe kodieren (Andreu et al. 1999), andererseits aber auch in tRNA-Genen (Swalwell et al. 2006). Die infantile reversible COX-Defizienz Myopathie kann sich in erwachsenem Alter mit isolierten myopathischen Symptomen manifestieren (Horvath et al. 2009b). Eine MM kann ebenfalls bei Coenzym-Q10-Defizienz mit autosomalem Erbgang auftreten (ETFDH-Mutationen; Horvath et al. 2006b, Gempel et al. 2007). Mutationen im nukleären TK2-Gen führen häufig zu einem rein myopathischen Phänotyp, manifestieren sich jedoch überwiegend im Kindesalter und zeigen meist, aber nicht immer, eine muskuläre mtDNA-Depletion (Saada et al. 2001, Leshinsky-Silver et al. 2008). Kürzlich wurden rezessive Mutationen im nukleären POLG1-Gen beschrieben, die mit einer isolierten mitochondrialen Myopathie des Erwachsenenalters und mtDNA-Depletion im Muskel einhergingen (Giordano et al. 2010).

Spezielle Zusatzdiagnostik

- Molekulargenetik bei MM aus Muskel-DNA: mtDNA-Deletionsscreening. Falls negativ, abhängig von den Atmungskettenaktivitäten im Muskel aus Muskel-DNA, nur bei systemischen Krankheitsbildern oder Verdacht auf nukleäre Mutationen aus Blut-DNA: mtDNA-tRNA-Gene, MT-CYTB, MT-COI-III, MT-ND1-6, POLG1, TK2, ETFDH

Spezielle therapeutische Maßnahmen

- bei belastungsabhängiger Symptomatik kein Überschreiten der individuellen Belastungsgrenze, dennoch ist regelmäßiges Training empfehlenswert
- bei Myoglobinurie ärztliche Überwachung der Nierenfunktion, reichlich Flüssigkeitszufuhr, ggf. forcierte Diurese

■ Mitochondriale DNA-Depletionssyndrome (MDS)

Eine quantitative Reduktion der mtDNA-Kopienzahl (Depletion) findet sich bei den mitochondrialen Depletionssyndromen, die durch rezessive Mutationen in verschiedenen nukleären Genen verursacht sein können und mit Störungen des mitochondrialen Nukleotidpools oder Alterationen der mtDNA-Replikation einhergehen (Alberio et al. 2007). Die Erkrankungen manifestieren sich häufig im frühkindlichen Alter, die Symptome können aber auch erst im Jugend- oder Erwachsenenalter auftreten. Man unterscheidet (hepato)zerebrale (DGUOK-, MPV17-, POLG1-, PEO1-Mutationen) und (enzephalo)myopathische Verlaufsformen (TK2-, RRM2B-, SUCLA2-, SUCLG1-Mutationen).

Eine besondere Stellung nehmen neurologische Krankheitsbilder ein, die mit Mutationen im POLG1-Gen assoziiert sind (Horvath et al. 2006a). Die klinische Variabilität dieser Erkrankungen ist sehr hoch und reicht von schwerer kindlicher Enzephalomyopathie und Leberinsuffizienz bis zu zerebellärer Ataxie, Neuropathie, Myopathie, Epilepsie oder spätadult beginnender CPEO. Besonders hervorzuheben ist das Alpers-Syndrom bei Kleinkindern (therapieresistente Epilepsie, Leberinsuffizienz, Entwicklungsretardierung). Bei Patienten mit POLG1-Mutationen findet man häufig multiple mtDNA-Deletionen im Muskel und/oder eine mtDNA-Depletion. Die Atmungskettenenzyme im Muskel können nur eine leichte Aktivitätsminderung oder normale Aktivität zeigen. RRM2B-Mutationen können ähnlich wie POLG1-Mutationen ein schweres, autosomal-rezessiv vererbtes mtDNA-Depletionssyndrom (Bourdon et al. 2007), ein KSS (Pitceathly et al. 2011) und/oder eine autosomal-dominante CPEO verursachen (Tyynismaa et al. 2009).

Spezielle Zusatzdiagnostik

- Schädel-MRT: Signalveränderungen des Marklagers und der Basalganglien
- gastroenterologischer Status, ggf. Leberbiopsie (cave: Gerinnungsstörungen)
- organische Säuren im Urin: Methylmalonsäure ist im Urin bei SUCLA2- und SUCLG1-Defekten erhöht
- Molekulargenetik aus Leber- oder Muskel-DNA: multiple mtDNA-Deletionen, mtDNA-Depletion (Southern Blot/Long-Range-/Real-Time-PCR). Untersuchung der Gene POLG1, PEO1, RRM2B, DGUOK, MPV17, TK2, SU-

CLA2, SUCLG1. Bei klinischem Verdacht auf POLG1-Mutationen (z. B. Alpers-Syndrom) direkte Sequenzierung von POLG1 aus Blut-DNA sinnvoll

Spezielle therapeutische Maßnahmen

Valproat ist wegen der Gefahr des akuten Leberversagens streng kontraindiziert.

■ Coenzym-Q10-Defizienz

Der Coenzym-Q10-Mangel ist eine autosomal-rezessiv vererbte Erkrankung, die mit verschiedenen klinischen Phänotypen assoziiert ist:
- Enzephalomyopathie mit Belastungsintoleranz, mitochondrialer Myopathie, Myoglobinurie, Epilepsie, Ataxie (Ogasahara et al. 1989, Sobreira et al. 1997)
- infantile Enzephalomyopathie, Kardiomyopathie, Ataxie, optische Neuropathie, Taubheit, Nephrose (Rotig et al. 2000)
- zerebelläre Ataxie (Lamperti et al. 2003, Le Ber et al. 2007)
- Leigh-Syndrom mit Kleinwuchs, Ataxie, Taubheit (Maldergem et al. 2002)
- isolierte Myopathie (Horvath et al. 2006b)

Die genetische Ursache ist sehr heterogen. Pathogene Mutationen in verschiedenen Coenzym-Q10-Biosynthese-Genen wurden beschrieben (Gene COQ2, PDSS1, PDSS2, COQ9, CABC1/ADCK3; López et al. 2006, Quinzii et al. 2006, Mollet et al. 2007, Lagier-Tourenne et al. 2008, Mollet et al. 2008, Duncan et al. 2009, Quinzii u. Hirano 2010). Ein sekundärer Coenzym-Q10-Mangel kommt bei Gendefekten mit Einfluss auf die Coenzym-Q10-Biosynthese vor (Gene APTX, ETFDH; Quinzii et al. 2005, Gempel et al. 2007).

Spezielle Zusatzdiagnostik

- biochemische Untersuchung der Atmungskettenkomplexe und Coenzym Q10 im Muskel
- molekulargenetische Untersuchung von PDSS1, PDSS2, COQ2, COQ9, CABC1/ADCK3, ETFDH, APTX

Spezielle therapeutische Maßnahmen

- Hochdosierte Coenzym-Q10 Supplementation, 500–1000 mg/d. Die Kosten für Coenzym Q10 werden von den gesetzlichen Krankenkassen im Regelfall nicht übernommen. Bei nachgewiesener muskulärer Coenzym-Q10-Defizienz sollte ein Antrag auf Kostenübernahme gestellt werden.
- bei ETFDH-Defekt Kombinationstherapie aus Riboflavin 50–100 mg/d und Coenzym Q10 (Gempel et al. 2007)

■ Redaktionskomitee

Prof. Dr. med. M. Deschauer, Klinik und Poliklinik für Neurologie, Universitätsklinikum Halle
Dr. med. R. Horvath, PhD, Medizinisch Genetisches Zentrum München
Prof. Dr. med. Th. Klopstock, Friedrich-Baur-Institut an der Neurologischen Klinik und Poliklinik, Klinikum Innenstadt der Ludwig-Maximilians-Universität München
PD Dr. med. C. Kornblum, Klinik und Poliklinik für Neurologie, Universitätsklinikum Bonn
Prof. Dr. W. S. Kunz, PhD, Klinik für Epileptologie, Universitätsklinikum Bonn
Dr. med. J. Schäfer, Klinik und Poliklinik für Neurologie, Technische Universität Dresden
Dr. med. M. Schüpbach, Neurologische Universitätsklinik Inselspital Bern und Centre d'Investigation Clinique, CHU Pitié-Salpêtrière, Paris
Prim. Univ. Prof. Dr. med. W. Sperl, PhD, Universitätsklinik für Kinder- und Jugendheilkunde, Salzburger Landeskliniken, Salzburg
Prof. Dr. med. E. Wilichowski; Abteilung Pädiatrie II mit Schwerpunkt Neuropädiatrie, Universitätskinderklinik Göttingen
Univ. Prof. Dr. med. F. Zimprich; Universitätsklinik für Neurologie, Wien

Federführend: PD Dr. med. Cornelia Kornblum, Klinik und Poliklinik für Neurologie, Universitätsklinikum Bonn, Sigmund-Freud Straße 25, 53105 Bonn, Tel.: 0228/287–15712
E-Mail: cornelia.kornblum@ukb.uni-bonn.de

Entwicklungsstufe der Leitlinie: S1

■ Weiterführende Internetseiten

- www.mitonet.org
- www.mitomap.org
- www.awmf.org/leitlinien/detail/ll/027-016.html
- http://neuromuscular.wustl.edu
- www.dgm.org
- http://www.muskelkrank.ch: Schweizerische Gesellschaft für Muskelkranke SGMK, Kanzleistrasse 80, CH-8004 Zürich, Telefon +41(0)44 245 80 30, Fax +41 (0)44 245 80 31, E-Mail: info@muskelkrank.ch
- http://www.asrim.ch: Association de la Suisse Romande et Italienne contre les Myopathies, ASRIM – Y – Parc, Rue Galilée 15, 1400 Yverdon, Telefon +41(0)244207800, E-Mail: info@asrim.ch

■ Literatur

Alberio S, Mineri R, Tiranti V et al. Depletion of mtDNA: syndromes and genes. Mitochondrion 2007; 7: 6–12

20.1 Häufige mitochondriale Erkrankungen des Erwachsenenalters

Amati-Bonneau P, Valentino ML, Reynier P et al. OPA1 mutations induce mitochondrial DNA instability and optic atrophy 'plus' phenotypes. Brain 2008; 131: 338–351

Andreu AL, Hanna MG, Reichmann H et al. Exercise intolerance due to mutations in the cytochrome b gene of mitochondrial DNA. N Engl J Med 1999; 341: 1037–1044

Arts WF, Scholte HR, Bogaard JM et al. NADH-CoQ reductase deficient myopathy: successful treatment with riboflavin. Lancet 1983; 2: 581–582

Barbiroli B, Iotti S, Lodi R. Improved brain and muscle mitochondrial respiration with CoQ. An in vivo study by 31P-MR spectroscopy in patients with mitochondrial cytopathies. Biofactors 1999; 9: 253–260

Barshop BA, Naviaux RK, McGowan KA et al. Chronic treatment of mitochondrial disease patients with dichloroacetate. Mol Genet Metab 2004; 83: 138–149

Bedlack RS, Vu T, Hammans S et al. MNGIE neuropathy: five cases mimicking chronic inflammatory demyelinating polyneuropathy. Muscle Nerve 2004; 29: 364–368

Blakely EL, Trip SA, Swalwell H et al. A new mitochondrial transfer RNAPro gene mutation associated with myoclonic epilepsy with ragged-red fibers and other neurological features. Arch Neurol 2009; 66: 399–402

Bouchet C, Steffan J, Corcos J et al. Prenatal diagnosis of myopathy, encephalopathy, lactic acidosis, and stroke-like syndrome: contribution to understanding mitochondrial DNA segregation during human embryofetal development. J Med Genet 2006; 43: 788–792

Bourdon A., Minai L, Serre V et al. Mutation of RRM2B, encoding p53-controlled ribonucleotide reductase (p53R2), causes severe mitochondrial DNA depletion. Nat Genet 2007; 39: 776–780

Bresolin N, Doriguzzi C, Ponzetto C et al. Ubidecarenone in the treatment of mitochondrial myopathies: a multi-center double-blind trial. J Neurol Sci 1990; 100: 70–78

Calvo SE, Tucker EJ, Compton AG et al. High-throughput, pooled sequencing identifies mutations in NUBPL and FOXRED1 in human complex I deficiency. Nat Genet 2010; 42: 851–858

Campos Y, Huertas R, Lorenzo G et al. Plasma carnitine insufficiency and effectiveness of L-carnitine therapy in patients with mitochondrial myopathy. Muscle Nerve 1993; 16: 150–153

Cardaioli E, Da Pozzo P, Malfatti E et al. A second MNGIE patient without typical mitochondrial skeletal muscle involvement. Neurol Sci 2010; 31: 491–494

Chan A, Reichmann H, Kogel A et al. Metabolic changes in patients with mitochondrial myopathies and effects of coenzyme Q10 therapy. J Neurol 1998; 245: 681–685

Chang TM, Chi CS, Tsai CR et al. Paralytic ileus in MELAS with phenotypic features of MNGIE. Pediatr Neurol 2004; 31: 374–377

Chen RS, Huang CC, Chu NS. Coenzyme Q10 treatment in mitochondrial encephalomyopathies. Short-term double-blind, crossover study. Eur Neurol 1997; 37: 212–218

Chiaratti MR, Meirelles FV, Wells D et al. Therapeutic treatments of mtDNA diseases at the earliest stages of human development. Mitochondrion 2011; 11: 820–828

Childs AM, Hutchin T, Pysden K et al. Variable phenotype including Leigh syndrome with a 9185T>C mutation in the MTATP6 gene. Neuropediatrics 2007; 38: 313–316

Chinnery PF, Bindoff LA. 116th ENMC international workshop: the treatment of mitochondrial disorders, 14–16th March 2003, Naarden, The Netherlands. Neuromusc Disord 2003; 13: 757–764

Chinnery PF, DiMauro D, Shanske S et al. Risk of developing a mitochondrial DNA deletion disorder. Lancet 2004; 364: 592–596

Chinnery PF, Majamaa K, Turnbull D et al. Treatment for mitochondrial disorders. Cochrane Database Sys Rev 2006; 1: CD004426

Craven L, Tuppen HA, Greggains GD et al. Pronuclear transfer in human embryos to prevent transmission of mitochondrial DNA disease. Nature 2010; 465: 82–85

Dahl HH, Thorburn DR, White SL. Towards reliable prenatal diagnosis of mtDNA point mutations: studies of nt8993 mutations in oocytes, fetal tissues, children and adults. Hum Reprod 2010; Suppl 2: 246–255

De Stefano N, Matthews PM, Ford B et al. Short-term dichloroacetat treatment improves indices of cerebral metabolism in patients with mitochondrial disorders. Neurology 1995; 45: 1193–1198

De Vocht C, Ranquin A, Van Ginderachter J et al. Polymeric nanoreactors for enzyme replacement therapy of MNGIE. J Control Release 2010; 148: e19–e20

Deschauer M, Tennant S, Rokicka A et al. MELAS associated with mutations in the POLG1 gene. Neurology 2007; 68: 1741–1742

Deschauer M, Zierz S. Defekte der intergenomischen Kommunikation: Mutationen der Kern-DNA und multiple Deletionen der mitochondrialen DNA bei chronisch progressiver externer Ophthalmoplegie. Akt Neurol 2002; 30: 103–106

Di Fonzo A, Ronchi D, Lodi T et al. The mitochondrial disulfide relay system protein GFER is mutated in autosomal-recessive myopathy with cataract and combined respiratory-chain deficiency. Am J Hum Genet 2009; 84: 594–604

Di Prospero NA, Baker A, Jeffries N et al. Neurological effects of high-dose idebenone in patients with Friedreich's ataxia: a randomised, placebo-controlled trial. Lancet Neurol 2007; 6: 878–888

DiMauro S, Mancuso M, Naini A. Mitochondrial encephalomyopathies. Therapeutic Approach. Ann NY Acad Sci 2004; 1011: 232–245

Dougherty FE, Ernst SG, Aprille JR. Familial occurrence of intestinal obstruction in children with the syndrome of mitochondrial encephalomyopathy, lactic acidosis, and stroke-like episodes (MELAS). J Pediatr 1994; 125: 758–761

Duncan AJ, Bitner-Glindzicz M, Meunier B et al. A nonsense mutation in COQ9 causes autosomal-recessive neonatal-onset primary coenzyme Q10 deficiency: a potentially treatable form of mitochondrial disease. Am J Hum Genet 2009; 84: 558–566

Eng JG, Aggarwal D, Sadun AA. Idebenone treatment in patients with Leber hereditary optic neuropathy [abstract]. Invest Ophthalmol Vis Sci 2009; 50 (Suppl.): 1440

Feddersen BL, DE LA Fontaine L, Sass JO et al. Mitochondrial neurogastrointestinal encephalomyopathy mimicking anorexia nervosa. Am J Psychiatry 2009; 166: 494–495

Ferraro P, Pontarin G, Crocco L et al. Mitochondrial deoxynucleotide pools in quiescent fibroblasts: a possible model for mitochondrial neurogastrointestinal encephalomyopathy (MNGIE). J Biol Chem 2005; 280: 24472–24480

Filosto M, Scarpelli M, Tonin P et al. Pitfalls in diagnosing mitochondrial neurogastrointestinal encephalomyopathy. J Inherit Metab Dis 2011; 34: 1199–1203

Fratter C, Gorman GS, Stewart JD et al. The clinical, histochemical, and molecular spectrum of PEO1 (Twinkle)-linked adPEO. Neurology 2010; 74: 1619–1626

Fratter C, Raman P, Alston CL et al. RRM2B mutations are frequent in familial PEO with multiple mtDNA deletions. Neurology 2011; 76: 2032–2034

Gempel K, Topaloglu H, Talim B et al. The myopathic form of coenzyme Q10 deficiency is caused by mutations in the electron transferring flavoprotein dehydrogenase (ETFDH) gene. Brain 2007; 130: 2037–2044

Ghezzi D, Sevrioukova I, Invernizzi F et al. Severe X-linked mitochondrial encephalomyopathy associated with a mutation in apoptosis-inducing factor. Am J Hum Genet 2010; 86: 639–649

Giordano C, Pichiorri F, Blakely EL et al. Isolated distal myopathy of the upper limbs associated with mitochondrial DNA depletion and polymerase gamma mutations. Arch Neurol 2010; 67: 1144–1146

Giordano C, Powell H, Leopizzi M et al. Fatal congenital myopathy and gastrointestinal pseudo-obstruction due to POLG1 mutations. Neurology 2009; 72: 1103–1105

González-Vioque E, Torres-Torronteras J, Andreu AL et al. Limited dCTP availability accounts for mitochondrial DNA depletion in mitochondrial neurogastrointestinal encephalomyopathy (MNGIE). PLoS Genet 2011; 7: e1002035

Goto Y, Nonaka I, Horai A. A mutation in tRNALeu(UUR) gene associated with the MELAS subgroup of mitochondrial encephalomyopathies. Nature 1990; 348: 651–653

Hakonen AH, Isohanni P, Paetau A et al. Recessive Twinkle mutations in early onset encephalopathy with mtDNA depletion. Brain 2007; 130: 3032–3040

Halter J, Schüpbach WM, Casali C et al. Allogeneic hematopoietic SCT as treatment option for patients with mitochondrial neurogastrointestinal encephalomyopathy (MNGIE): a consensus conference proposal for a standardized approach. Bone Marrow Transplant 2011; 463: 330–337

Mitochondriale Erkrankungen

Hanisch F, Zierz S. Only transient increase of serum CoQ subset 10 during long-term CoQ10 therapy in mitochondrial ophthalmoplegia. Eur J Med Res 2003; 8: 485–491

Hirano M, DiMauro S. ANT1, Twinkle, POLG, and TP. New genes open our eyes to ophthalmoplegia. Neurology 2001; 57: 2163–2165

Hirano M, Kunz WS, DiMauro S. Mitochondrial diseases. In: Engel J, Pedley TA, eds. Epilepsy: a comprehensive Textbook. Philadelphia: Lippincott Williams & Wilkins; 2008: 2621–2630

Hirano M, Marti R, Casali C et al. Allogenic stem cell transplantation corrects biochemical derangements in MNGIE. Neurology 2006; 67: 1458–1460

Hirano M, Nishigaki Y, Marti R. Mitochondrial neurogastrointestinal encephalomyopathy (MNGIE) – a disease of two genomes. Neurologist 2004; 10: 8–17

Holt U, Harding AE, Morgan-Hughes JA. Deletions of muscle mitochondrial DNA in patients with mitochondrial myopathies. Nature 1988; 331: 717–719

Holt U, Harding AE, Petty RHK et al. A new mitochondrial disease associated with mitochondrial DNA heteroplasmy. Am J Hum Genet 1990; 46: 428–433

Horváth R, Bender A, Abicht A et al. Heteroplasmic mutation in the anticodon-stem of mitochondrial tRNA(Val) causing MNGIE-like gastrointestinal dysmotility and cachexia. J Neurol 2009a; 256: 810–815

Horvath R, Hudson G, Ferrari G et al. Phenotypic spectrum associated with mutations of the mitochondrial polymerase gamma gene. Brain 2006a; 129: 1674–1684

Horvath R, Kemp JP, Tuppen HA et al. Molecular basis of infantile reversible cytochrome c oxidase deficiency myopathy. Brain 2009b; 132: 3165–3174

Horvath R, Schneiderat P, Schoser BG et al. Coenzyme Q10 deficiency and isolated myopathy. Neurology 2006b; 66: 253–255

Hsu CC, Chuang YH, Tsai JL et al. CPEO and carnitine deficiency overlapping in MELAS syndrome. Acta Neurol Scand 1995; 92: 252–255

Hudson G, Amati-Bonneau P, Blakely EL et al. Mutation of OPA1 causes dominant optic atrophy with external ophthalmoplegia, ataxia, deafness and multiple mitochondrial DNA deletions: a novel disorder of mtDNA maintenance. Brain 2008; 131: 329–337

Ichiki T, Tanaka M, Nishikimi M. et al. Deficiency of subunits of complex I and mitochondrial encephalomyopathy. Ann Neurol 1988; 23: 287–294

Iizuka T, Sakai F, Endo M et al. Response to sumatriptan in headache of MELAS syndrome. Neurology 2003; 61: 577–578

Jeppesen TD, Schwartz M, Olsen DB et al. Aerobic training is safe and improves exercise capacity in patients with mitochondrial myopathy. Brain 2006; 129: 3402–3412

Kang HC, Lee YM, Kim HD et al. Safe and effective use of the ketogenic diet in children with epilepsy and mitochondrial respiratory chain complex defects. Epilepsia 2007; 48: 82–88

Kaufmann P, Engelstad K, Wei Y et al. Dichloroacetate causes toxic neuropathy in MELAS: a randomized, controlled clinical trial. Neurology 2006; 66: 324–330

Kaukonen J, Juselius JK, Tiranti V et al. Role of adenine nucleotide translocator 1 in mtDNA maintenance. Science 2000; 289: 782–785

Kirkman MA, Yu-Wai-Man P, Korsten A et al. Gene-environment interactions in Leber hereditary optic neuropathy. Brain 2009; 132: 2317–2326

Kley RA, Tarnopolsky MA, Vorgerd M. Creatine for treating muscle disorders. Cochrane Database Syst Rev. 2011; 2: CD004760

Klopstock T, Querner V, Schmidt F et al. A placebo-controlled crossover trial of creatine in mitochondrial diseases. Neurology 2000; 55: 1748–1751

Klopstock T, Yu-Wai-Man P, Dimitriadis K et al. A randomized placebo-controlled trial of idebenone in Leber's hereditary optic neuropathy. Brain 2011; 134 (Pt 9): 2677–2686

Koga Y, Akita Y, Nishioka J et al. L-arginine improves the symptoms of strokelike episodes in MELAS. Neurology 2005; 64: 710–712

Komura K, Hobbiebrunken E, Wilichowski EK et al. Effectiveness of creatine monohydrate in mitochondrial encephalomyopathies. Pediatr Neurology 2003; 28: 53–58

Kornblum C, Broicher R, Walther E et al. Cricopharyngeal achalasia is a common cause of dysphagia in patients with mtDNA deletions. Neurology 2001; 56: 1409–1412

Kornblum C, Schröder R, Müller K et al. Creatine has no beneficial effect on skeletal muscle energy metabolism in patients with single mitochondrial DNA deletions. Eur J Neurol 2005; 12: 300–309

Krahenbühl S, Brandner S, Kleinle S et al. Mitochondrial cytopathies represent a risk factor for valproate-induced fulminant liver failure. Liver 2000; 20: 346–348

Lagier-Tourenne C, Tazir M, López LC et al. ADCK3, an ancestral kinase, is mutated in a form of recessive ataxia associated with coenzyme Q10 deficiency. Am J Hum Genet 2008; 82: 661–672

Lam CW, Lau CH, Williams JC et al. Mitochondrial myopathy, encephalopathy, lactic acidosis and stroke-like episodes (MELAS) triggered by valproate therapy. Eur J Pediatr 1997; 156: 562–564

Lamperti C, Naini A, Hirano M et al. Cerebellar ataxia and coenzyme Q10 deficiency. Neurology 2003; 60: 1206–1208

Lara MC, Weiss B, Illa I et al. Infusion of platelets transiently reduces nucleoside overload in MNGIE. Neurology 2006; 67: 1461–1463

Larsson NG, Holme E, Kristiansson B et al. Progressive increase of the mutated mitochondrial DNA fraction in Kearns-Sayre syndrome. Pediatr Res 1990; 28: 131–136

Le Ber I, Dubourg O, Benoist JF et al. Muscle coenzyme Q10 deficiencies in ataxia with oculomotor apraxia 1. Neurology 2007; 68: 295–297

Lerman-Sagie T, Rustin P, Lev D et al. Dramatic improvement in mitochondrial cardiomyopathy following treatment with idebenone. J Inherit Metab Dis 2001; 24: 28–34

Leshinsky-Silver E, Michelson M, Cohen S et al. A defect in the thymidine kinase 2 gene causing isolated mitochondrial myopathy without mtDNA depletion: Eur J Paediatr Neurol 2007; 12: 309–313

Lestienne P, Ponsot G. Kearns-Sayre syndrome with muscle mitochondrial DNA deletion. Lancet 1988; 1: 885

Longley MJ, Clark S, Yu Wai Man C et al. Mutant POLG2 disrupts DNA polymerase gamma subunits and causes progressive external ophthalmoplegia. Am J Hum Genet 2006; 78: 1026–1034

Lönnqvist T, Paetau A, Valanne L et al. Recessive twinkle mutations cause severe epileptic encephalopathy. Brain 2009; 132: 1553–1562

López LC, Akman HO, Garcia-Cazorla A et al. Unbalanced deoxynucleotide pools cause mitochondrial DNA instability in thymidine phosphorylase-deficient mice. Hum Mol Genet 2009; 18: 714–722

López LC, Schuelke M, Quinzii CM et al. Leigh syndrome with nephropathy and CoQ10 deficiency due to decaprenyl diphosphate synthase subunit 2 (PDSS2) mutations. Am J Hum Genet 2006; 79: 1125–1130

López-Gallardo E, Solano A, Herrero-Martín MD et al. NARP syndrome in a patient harbouring an insertion in the MT-ATP6 gene that results in a truncated protein. J Med Genet 2009; 46: 64–67

Lynch DR, Perlman SL, Meier T. A phase 3, double-blind, placebo-controlled trial of idebenone in Friedreich ataxia. Arch Neurol 2010; 67: 941–947

Maldergem LV, Trijbels F, DiMauro S et al. Coenzyme Q-responsive Leigh's encephalopathy in two sisters. Ann Neurol 2002; 52: 750–754

Mancuso M, Filosto M, Mootha VK et al. A novel mitochondroial tRNAPhe mutation causes MERRF syndrome. Neurology 2004; 62: 2119–2121

Mancuso M, Galli R, Pizzanelli C et al. Antimyoclonic effect of levetiracetam in MERRF syndrome. J Neurol Sci 2006; 243: 97–99

Maniura-Weber K, Taylor RW, Johnson MA et al. A novel point mutation in the mitochondrial tRNA(Trp) gene produces a neurogastrointestinal syndrome. Eur J Hum Genet 2004; 12: 509–512

Manwaring N, Jones MM, Wang JJ et al. Prevalence of mitochondrial DNA haplogroups in an Australian population. Intern Med J 2007; 36: 530–533

Martí R, Spinazzola A, Tadese S et al. Definitive diagnosis of mitochondrial neurogastrointestinal encephalomyopathy by biochemical assays. Clin Chem 2004; 50: 120–124

Martí R, Verschuuren JJGM, Buchman A et al. Late-onset MNGIE due to partial loss of thymidine phosphorylase activity. Ann Neurol 2005; 58: 649–652

Martín MA, Blázquez A, Martí R et al. Lack of gastrointestinal symptoms in a 60-year-old patient with MNGIE. Neurology 2004; 63: 1536–1537

Mashima Y, Kigasawa K, Wakakura M et al. Do idebenone and vitamin therapy shorten the time to achieve visual recovery in Leber hereditary optic neuropathy? J Neuroophthalmol 2000; 20: 166–170

Massa R, Tessa A, Margollicci M et al. Late-onset MNGIE without peripheral neuropathy due to incomplete loss of thymidine phosphorylase activity. Neuromusc Disord 2009; 19: 837–840

Mollet J, Delahodde A, Serre V et al. CABC1 gene mutations cause ubiquinone deficiency with cerebellar ataxia and seizures. Am J Hum Genet 2008; 82: 623–630

Mollet J, Giurgea I, Schlemmer D et al. Prenyldiphosphate synthase, subunit 1 (PDSS1) and OH-benzoate polyprenyltransferase (COQ2) mutations in ubiquinone deficiency and oxidative phosphorylation disorders. J Clin Invest 2007; 117: 765–772

Moraes CT, DiMauro S, Zeviani M et al. Mitochondrial DNA deletions in progressive external ophthalmoplegia and Kearns-Sayre syndrome. N Engl J Med 1989; 320: 1293–1299

Moran NF, Bain MD, Muqit MM et al. Carrier erythrocyte entrapped thymidine phosphorylase therapy for MNGIE. Neurology 2008; 71: 686–688

Murphy JL, Blakely EL, Schaefer AM et al. Resistance training in patients with single, large-scale deletions of mitochondrial DNA. Brain 208; 131: 2832–2840

Niehusmann P, Surges R, von Wrede RD et al. Mitochondrial dysfunction due to Leber's hereditary optic neuropathy as a cause of visual loss during assessment for epilepsy surgery. Epilepsy Behav 2011; 20: 38–43

Nikali K, Suomalainen A, Saharinen J et al. Infantile onset spinocerebellar ataxia is caused by recessive mutations in mitochondrial proteins Twinkle and Twinky. Hum Mol Genet 2005; 14: 2981–2990

Nishino I, Spinazolla A, Hirano M. Thymidine phosphorylase gene mutations in MNGIE, a human mitochondrial disorder. Science 1999; 283: 689–692

Ogasahara S, Engel AG, Frens D et al. Muscle coenzyme Q deficiency in familial mitochondrial encephalomyopathy. Proc Natl Acad Sci 1989; 86: 2379–2382

Pérez-Dueñas B, Ormazábal A, Toma C et al. Cerebral folate deficiency syndromes in childhood: clinical, analytical, and etiologic aspects. Arch Neurol 2011; 68: 615–621

Pineda M, Ormazabal A, López-Gallardo E et al. Cerebral folate deficiency and leukoencephalopathy caused by a mitochondrial DNA deletion. Ann Neurol 2006; 59: 394–398

Pitceathly RD, Fassone E, Taanman JW et al. Kearns-Sayre syndrome caused by defective R1/p53R2 assembly. J Med Genet 2011; 48: 610–614

Poulton J, Bredenoord AL. 174th ENMC International Workshop: Applying pre-implantation genetic diagnosis to mtDNA diseases: implications of scientific advances. 19–21th March 2010, Naarden, The Netherlands. Neuromusc Disord 2010; 20: 559–563

Poulton J, Chiaratti MR, Meirelles FV et al. Transmission of mitochondrial DNA diseases and ways to prevent them. PLoS Genet. 2010; 6: pii: e1001066

Quinzii CM, Hirano M. Coenzyme Q and mitochondrial disease. Disabil Res Rev 2010; 16: 183–188

Quinzii CM, Kattah AG, Naini A et al. Coenzyme Q deficiency and cerebellar ataxia associated with an aprataxin mutation. Neurology 2005; 64: 539–541

Quinzii CM, Naini A, Salviati L et al. A mutation in para-hydroxybenzoate-polyprenyl transferase (COQ2) causes primary coenzyme Q10 deficiency. Am J Hum Genet 2006; 78: 345–349

Rossi FH, Okun M, Yachnis A et al. Corticosteroid treatment of mitochondrial encephalomyopathies. Neurologist 2002; 8: 313–315

Rotig A, Appelkvist EL, Geromel V et al. Quinone-responsive multiple respiratory-chain dysfunction due to widespread coenzyme Q10 deficiency. Lancet 2000; 356: 391–395

Saada A, Shaag A, Mandel H et al. Mutant mitochondrial thymidine kinase in mitochondrial DNA depletion myopathy. Nat Genet 2001; 29: 342–344

Sadun AA, Morgia CL, Carelli V. Leber's hereditary optic neuropathy. Curr Treat Options Neurol 2011; 13: 109–117

Santorelli FM, Mak SC, Vazquez-Memije ME et al. Clinical heterogeneity associated with the mitochondrial DNA T8993C point mutation. Pediatr Res 1996; 39: 914–917

Sarzi E, Goffart S, Serre V et al. Twinkle helicase (PEO1) gene mutation causes mitochondrial DNA depletion. Ann Neurol 2007; 62: 579–587

Schaefer AM, McFarland R, Blakely EL et al. Prevalence of mitochondrial DNA disease in adults. Ann Neurol 2008; 63: 35–39

Sciacco M, Prelle A, D'Adda E et al. Familial mtDNA T8993C transition causing both the NARP and the MILS phenotype in the same generation. A morphological, genetic and spectroscopic study. J Neurol 2003; 250: 1498–1500

Serrano M, García-Silva MT, Martin-Hernandez E et al. Kearns-Sayre syndrome: cerebral folate deficiency, MRI findings and new cerebrospinal fluid biochemical features. Mitochondrion 2010; 10: 429–432

Shaibani A, Shchelochkov OA, Zhang S et al. Mitochondrial neurogastrointestinal encephalopathy due to mutations in RRM2B. Arch Neurol 2009; 66: 1028–1032

Shipton EA, Prosser DO. Mitochondrial myopathies and anaesthesia. Eur J Anaesthesiol 2004; 21: 173–178

Sinnathuray AR, Raut V, Awa A et al. A review of cochlear implantation in mitochondrial sensorineural hearing loss. Otol Neurotol 2003; 24: 418–426

Sobreira C, Hirano M, Shanske S et al. Mitochondrial encephalomyopathy with coenzyme Q10 deficiency. Neurology 1997; 48: 1238–1243

Spelbrink JN, Li FY, Tiranti V et al. Human mitochondrial DNA deletions associated with mutations in the gene encoding Twinkle, a phage T7 gene 4-like protein localized in mitochondria. Nat Genet 2001; 28: 223–231

Stacpoole PW, Barnes CL, Hurbanis MD et al. Treatment of congenital lactic acidosis with dichloroacetate. Arch Dis Child 1997; 77: 535–541

Stacpoole PW, Kerr DS, Barnes C et al. Controlled clinical trial of dichloroacetate for treatment of congenital lactic acidosis in children. Pediatrics 2006; 117: 1519–1531

Stanley CA, De Leeuw S, Coates PM et al. Chronic cardiomyopathy and weakness or acute coma in children with a defect in carnitine uptake. Ann Neurol 1991; 30: 709–716

Swalwell H, Deschauer M, Hartl H et al. Pure myopathy associated with a novel mitochondrial tRNA gene mutation. Neurology 2006; 66: 447–449

Taivassalo T, Gardner JL, Taylor RW et al. Endurance training and detraining in mitochondrial myopathies due to single large-scale mtDNA deletions. Brain 2006; 129: 3391–3401

Tarnopolsky MA, Maguire J, Myint T et al. Clinical, physiological, and histological features in a kindred with the T3271C melas mutation. Muscle Nerve 1998; 21: 25–33

Tarnopolsky MA, Roy BD, MacDonald JR. A randomized, controlled trial of creatine monohydrate in patients with mitochondrial cytopathies. Muscle Nerve 1997; 20: 1502–1509

Torres-Torronteras J, Gómez A, Eixarch H et al. Hematopoietic gene therapy restores thymidine phosphorylase activity in a cell culture and a murine model of MNGIE. Gene Ther 2011; 18: 795–806

Tyynismaa H, Ylikallio E, Patel M et al. A heterozygous truncating mutation in RRM2B causes autosomal-dominant progressive external ophthalmoplegia with multiple mtDNA deletions. Am J Hum Genet 2009; 85: 290–295

Van Goethem G, Dermaut B, Löfgren A et al. Mutation of POLG is associated with progressive external ophthalmoplegia characterized by mtDNA deletions. Nat Genet 2001; 28: 211–212

Van Goethem G, Mercelis R, Löfgren A et al. Patient homozygous for a recessive POLG mutation presents with features of MERRF. Neurology 2003a; 61: 1811–1813

Van Goethem G, Schwartz M, Löfgren A et al. Novel POLG mutations in progressive external ophthalmoplegia mimicking mitochondrial neurogastrointestinal encephalomyopathy. Europ J Hum Genet 2003b; 11: 547–549

Verma A, Piccoli DA, Bonilla E et al. A novel mitochondrial G8313A mutation associated with prominent initial gastrointestinal symptoms and progressive encephaloneuropathy. Pediatr Res 1997; 42: 448–454

Verny C, Amati-Bonneau P, Letournel F et al. Mitochondrial DNA A3243G mutation involved in familial diabetes, chronic intestinal pseudoobstruction and recurrent pancreatitis. Diabetes Metab 2008; 34: 620–626

Voet NB, van der Kooi EL, Riphagen II et al. Strength training and aerobic exercise training for muscle disease. Cochrane Database Syst Rev 2010; 1: CD003907

Wallace DC, Singh G, Lott MT et al. Mitochondrial DNA mutation associated with Leber's hereditary optic neuropathy. Science 1988a; 242: 1427–1430

Wallace DC, Zheng XX, Lott MT et al. Familial mitochondrial encephalomyopathy (MERRF): genetic, pathophysiological, and biochemical characterization of a mitochondrial DNA disease. Cell 1988b; 55: 601–610

Weraarpachai W, Antonicka H, Sasarman F et al. Mutation in TACO1, encoding a translational activator of COX I, results in cytochrome c oxidase deficiency and late-onset Leigh syndrome. Nat Genet 2009; 41: 833–837

Yavuz H, Ozel A, Christensen M et al. Treatment of mitochondrial neurogastrointestinal encephalomyopathy with dialysis. Arch Neurol 2007; 64: 435–438

Zeviani M, Moraes CT, DiMauro S et al. Deletions of mitochondrial DNA in Kearns-Sayre syndrome. Neurology 1988; 38: 1339–1346

Zeviani M, Servidei S, Gellera C et al. An autosomal dominant disorder with multiple deletions of mitochondrial DNA starting at the D-loop region. Nature 1989; 339: 309–311

Zsurka G, Hampel KG, Nelson I et al. Severe epilepsy as the major symptom of new mutations in the mitochondrial tRNA(Phe) gene. Neurology 2010; 74: 507–512

Clinical Pathway – **Mitochondriale Erkrankungen**
Molekulargenetische Diagnostik

Erkrankung	Kriterium	Ergebnis	Folgeuntersuchung	Ergebnis	Weitere Diagnostik	
CPEO	○ Erbgang sporadisch	▲ Muskel-DNA: mtDNA Deletionsscreening mit Southern Blot/Long-Range PCR	○ positiv	○ singuläre Deletion		Dg.
				○ multiple Deletionen	▲ nukleäre Gene POLG1, PEO1 (Twinkle), RRM2B, SLC25A4 (ANT1), OPA1, POLG2	Dg.
			○ negativ		▲ mtDNA-tRNA-Gene	Dg.
	○ Erbgang maternal	▲ Urothel-, Mundschleimhaut-, Blut-, besser Muskel-DNA: mtDNA-tRNA-Gene				Dg.
	○ Erbgang autosomal	▲ Blut-DNA: nukleäre Gene POLG1, PEO1 (Twinkle), RRM2B, SLC25A4 (ANT1), OPA1, POLG2				Dg.
KSS	▲ Muskel-, evtl. Urothel-, Mundschleimhaut-, Blut-DNA: mtDNA-Deletionsscreening (Southern Blot/Long-Range PCR)			○ singuläre Deletion		Dg.
				○ multiple Deletionen	▲ nukleäre Gene POLG1, RRM2B, evtl. PEO1 (Twinkle), OPA1, SLC25A4 (ANT1), POLG2	Dg.
MELAS	▲ Urothel-, Mundschleimhaut-, Blut-, besser Muskel-DNA: 3243A>G		○ positiv			Dg.
			○ negativ		▲ Sequenzierung von MT-TL1, bzw. weiterer mtDNA-Gene, MT-ND1-6	Dg.
				○ positiv	▲ POLG1	Dg.
				○ negativ		Dg.
MERRF	▲ Urothel-, Mundschleimhaut-, Blut-, besser Muskel-DNA: 8344A>G		○ positiv			Dg.
			○ negativ		▲ Sequenzierung von MT-TK, bzw. weiterer mtDNA-tRNA-Gene	Dg.
				○ positiv	▲ POLG1	Dg.
				○ negativ	▲ MT-ND1-6	Dg.
LHON	○ Erbgang nicht autosomal dominant	▲ Blut-DNA: 11778G>A (MT-ND4), 3460G>A (MT-ND1)				Dg.
	○ Erbgang autosomal dominant	▲ OPA1				Dg.
NARP	▲ Blut-DNA: 8993T>G, 8993T>C (MT-ATP6) mit Bestimmung des Heteroplasmiegrades		○ positiv			Dg.
			○ negativ		▲ MT-ATP6	Dg.
MNGIE	▲ Muskel-DNA: Nachweis multipler mtDNA-Deletionen, mtDNA-Depletion (Southern Blot/Long-Range-/Real-Time-PCR) ▲ Blut-DNA: TYMP		○ positiv			Dg.
			▲ TYMP-Mutationsnachweis neg. und Serum-/Urinkonz. von Thymidin/Desoxyuridin nicht erhöht		▲ Blut-DNA: POLG1, RRM2B	Dg.
MM	▲ Muskel-DNA: mtDNA-Deletionsscreening		○ positiv (singuläre Deletion)			Dg.
			○ positiv (multiple Deletionen)		○ Blut- oder Muskel-DNA: POLG1, TK2	Dg.
			○ negativ		▲ Muskel-DNA: mtDNA-tRNA-Gene, MT-CYTB, MT-COI-III, MT-ND1-6 ▲ bei V.a. nukleäre Mutationen (z.B. muskulärer mtDNA-Depletion) aus Blut- oder Muskel-DNA: POLG1, TK2, ETFDH	Dg.
MDS	○ V.a. POLG1-Mutationen	▲ Blut-DNA: POLG1				Dg.
	○ alle anderen	▲ Leber- oder Muskel-DNA: Nachweis multipler mtDNA-Deletionen und/oder einer mtDNA-Depletion (Southern Blot/Long-Range-/Real-Time PCR) ▲ Untersuchung der Gene POLG1, PEO1, RRM2B, DGUOK, MPV17, TK2, SUCLA2, SUCLG1				Dg.
Coenzym-Q10-Defizienz	▶ PDSS1, PDSS2, COQ2, COQ9, CABC1/ADCK3, ETFDH, APTX					Dg.

Dg. = Diagnosestellung

Vaskuläre Erkrankungen

21 Diagnostik akuter zerebrovaskulärer Erkrankungen

Die wichtigsten Empfehlungen auf einen Blick

- Eine rasche körperliche Untersuchung ist neben der Erhebung von Basisdaten aus der Labordiagnostik Grundlage einer akuten Schlaganfallbehandlung. Sie kann schon außerhalb des Hospitals durch den Notarzt begonnen und unmittelbar nach Ankunft vervollständigt werden, um eine frühestmögliche Therapie einzuleiten: Management und Organisation eines Stroke-Unit-Teams sind essenzielle Voraussetzungen, um Morbidität und Mortalität zu reduzieren.
- Bei eindeutigen Symptomen eines akuten Schlaganfalls von weniger als 4,5 Stunden Dauer soll mit dem Ziel einer systemischen Thrombolyse eine Hirnblutung mittels zerebraler Bildgebung ausgeschlossen werden. Dieser Blutungsausschluss gelingt durch cCT oder MRT rasch und sicher. Bei mehr als 4,5 Stunden Dauer der Symptome, unbekanntem Symptombeginn und bei differenzialdiagnostisch infrage kommenden anderen Ursachen, die einen ischämischen Schlaganfall vortäuschen können, sollte als weitere Entscheidungsgrundlage eine bildgebende Darstellung der zerebralen Ischämie und der zerebrovaskulären Risikosituation erfolgen.
- Die diffusionsgewichtete MRT (DWI) stellt ischämische Läsionen bereits in den ersten Stunden dar (und infratentoriell besser als die cCT), sie markiert allerdings nicht exakt den zu erwartenden Infarktkern. Die multiparametrische Schlaganfall-MRT (einschließlich MRA, T2*-gewichteten Aufnahmen und MR-Perfusion) kann zudem ischämische Risikokonstellationen abbilden („mismatch") und zeigt akute intrakranielle Blutungen mit der gleichen Sensitivität, chronische intrakranielle Blutungen von selbst kleinsten Ausmaßen (Mikroblutungen) sogar mit einer besseren Sensitivität an.
- Bei klinischem Verdacht auf einen proximalen intrakraniellen Gefäßprozess (z. B. NIHSS Score > 10) sollte eine Gefäßdarstellung erfolgen (CTA, MRA oder Ultraschall), um die Indikationsstellung für eine endovaskuläre Therapie („Bridging-Lyse") zu ermöglichen.
- Bei klinischen Zeichen einer Basilaristhrombose oder -embolie sollte zusätzlich zur Schnittbildgebung eine CTA oder MRA durchgeführt werden, um entscheiden zu können, ob im Rahmen eines individuellen Heilversuches eine systemische und/oder intraarterielle Thrombolyse bzw. endovaskuläre Therapie durchgeführt werden kann.
- Bei Patienten mit vorübergehenden neurologischen Defiziten, nur gering ausgeprägten oder fluktuierenden neurologischen Symptomen (NIHSS < 4) ist gleichermaßen eine sofortige und vollständige diagnostische Abklärung notwendig.
- Nach Einführung der neuen oralen Antikoagulanzien ist eine sorgfältige Anamnese zum Nachweis einer Antikoagulation essenziell, da ihr Aktivitätsnachweis im Labor noch ungenügend validiert ist. Unter Umständen können erweiterte Gerinnungstests (aPTT, Thrombinzeit, Ecarinzeit, spezifische Testkits) hilfreich sein. Die neuen oralen Antikoagulanzien gehen mit einem vermutlich erhöhten Risiko einer sekundären Hämorrhagie nach Thrombolyse einher; im Zweifel ist eine systemische Thrombolyse nicht möglich.
- Je nach Kompartiment einer intrakraniellen Blutung (epidural, subdural, subarachnoidal oder intrazerebral) sind neben der Analyse des Gerinnungsstatus weitere Darstellungen der intrakraniellen Gefäße mittels CTA, MRA oder DSA notwendig. Wichtig ist insbesondere die Anamnese über mögliche, vom Patienten eingenommene Antikoagulanzien und deren Aktivität zur Planung der erforderlichen Therapie (z. B. Gabe von Prothrombinkomplex, Frischplasma, Bluttransfusion oder Operation).
- Bei klinischem Verdacht auf eine subarachnoidale Blutung und unauffälliger zerebraler Bildgebung muss zum endgültigen Ausschluss einer SAB eine Lumbalpunktion durchgeführt werden.
- Eine Thrombose zerebraler venöser Leiter kann mittels CT- oder MR-Venografie dargestellt werden. Erstere lässt sich mit nur geringem zeitlichem Mehraufwand im Anschluss an eine native cCT durchführen, letztere liefert zusätzlich eine sensitivere Parenchymdarstellung und kann die Akuität der Erkrankung näher beschreiben. Eine DSA ist nur bei bestimmten Fragestellungen und unklaren nicht invasiven Befundergebnissen angezeigt.
- Zur Erstbehandlung, Vermeidung von frühen Sekundärkomplikationen (Frührezidive, progredientes Hirnödem, Fieber, Infektionen, Blutdruck- und Blutzuckerentgleisungen, kardiale Ereignisse, venöse Thrombosen) und zur Prognoseeinschätzung ist ein rasches diagnostisches Management des Patienten erforderlich, am besten im Rahmen einer Stroke Unit mit intensivem Monitoring des klinisch-neurologischen Status, der Kreislaufparameter, der Körpertemperatur, des Blutzuckers, der Schluckfunktion, der infektionsrelevanten Laborparameter und solcher, die eine koexistierende akute kardiale Schädigung nachweisen (Hs-Troponin mit entsprechender kardiologischer Diagnostik).
- Die extra- und transkranielle Doppler- und Duplexsonografie sind schnelle, am Patientenbett durchführbare und zum Monitoring geeignete nicht invasive Methoden, die viele ätiologische und prognostische Zusatzinformationen über den individuellen Gefäßprozess erbringen. In

Kombination mit den Daten aus der zerebralen Schnittbildgebung ergibt sich damit eine bessere ätiologische Klärung und prognostische Einschätzung.
- Bei der weiteren ätiologischen Klärung einer zerebrovaskulären Erkrankungen muss einer kardialen (EKG, EKG-Monitoring, Echokardiografie) Ursache sowie selteneren Ursachen (laborchemisch z. B. Serologie und Liquor), aber auch einer Dissektion als Ursache eines Schlaganfalls bei einem jüngeren Patienten (sonografisch und kernspintomografisch) nachgegangen werden. Alternativ zur bislang üblichen Subgruppendefinition einer zerebrovaskulären Erkrankung ist die ASCO-Klassifikation empfehlenswert, die koexistierende Ursachen nach dem Evidenzgrad des ursächlichen Zusammenhangs beschreibt.

■ Einführung

Evidenzbasierte Empfehlungen für die Diagnostik akuter zerebrovaskulärer Erkrankungen sind nicht sicher zu erstellen. Dies kommt einerseits daher, dass sich Diagnoseverfahren – anders als Therapiemaßnahmen, für die die klassischen Evidenzkriterien entwickelt wurden, – einer randomisierten Überprüfung aus ethischen Gründen weitgehend entziehen, insbesondere wenn nicht invasive Verfahren etablierte Methoden, die mit einem Risiko für den Patienten verbunden waren, in ihrer Entwicklungshistorie ablösten. Es existieren nur wenige Studien, die prospektiv aussagekräftige Informationen für neue Diagnoseverfahren gegenüber älteren (sog. Goldstandards) liefern. In dieser Leitlinie zur Diagnostik akuter zerebrovaskulärer Erkrankungen werden daher weder Kriterien der klassischen Evidenzbasierung noch eine Empfehlungsstärke angeführt.

Die Akutbehandlung des Schlaganfalls ist in den ersten Stunden nach Symptombeginn je nach Ursache (Ischämie vs. Hämorrhagie) unterschiedlich und folgt einer evidenzbasierten Therapieempfehlung. Grundlegende Voraussetzung ist eine zuverlässige Diagnose und Abgrenzung gegenüber anderen, nicht durchblutungsbedingten, einem Schlaganfall ähnlichen Krankheitsphänomenen („Stroke Mimics"). Zudem sind zur optimalen Prävention früher Komplikationen und zur langfristigen Sekundärprophylaxe spezielle diagnostische Maßnahmen erforderlich.

Die Diagnostik zerebrovaskulärer Erkrankungen lässt sich in 2 Bereiche unterteilen: die Akuttherapie-orientierte Erstdiagnostik und die Diagnostik zur Vermeidung früher Sekundärkomplikationen und zur langfristigen Sekundärprävention. Ziel der Erstdiagnostik ist vor allem, eine rasche Akuttherapie, insbesondere der Thrombolyse bei ischämischen Ursachen eines Schlaganfalls zu sichern, die elektive Folgediagnostik soll darüber hinaus Aspekte des individuellen Risikoprofils des Patienten, der ursächlichen Zuordnung und Vermeidung erneuter Schlaganfallrezidive leisten. Einen Überblick gibt ▶ S. 306.

■ Definition und Klassifikation

Begriffsdefinition

Zerebrovaskuläre Erkrankungen manifestieren sich typischerweise als akutes fokal-neurologisches Defizit in wechselnder Ausprägung nach einer umschriebenen Durchblutungsstörung oder einer Blutung. Hierbei wird unterschieden zwischen zerebraler Ischämie (ischämischer Hirninfarkt, „ischemic stroke") als Folge einer Durchblutungsstörungen des Gehirns und Blutungen ins Gehirn (Hämorrhagie, hämorrhagischer Schlaganfall, „brain haemorrhage", „intracerebral haemorrhage") bzw. in andere intrakranielle Kompartimente (Subarachnoidalblutung, Subduralhämatom, Epiduralhämatom).

Klassifikation

Einem **Schlaganfall** können sowohl Durchblutungsstörungen als auch Blutungen in das Gehirn zugrunde liegen – eine klinische Differenzierung ohne apparative Diagnostik zwischen beiden Zuständen, die unterschiedliche therapeutische Konsequenzen haben, ist nicht möglich. Auch die prognostische Einschätzung unmittelbar nach Beginn der Erstmanifestation neurologischer Ausfallserscheinungen bedarf der frühzeitigen Diagnostik durch vaskuläre und zerebrale bildgebende Verfahren sowie funktionelle Untersuchungsmethoden.

Bei den **zerebralen Ischämien** (ca. 80–85 % aller Schlaganfälle) gibt es je nach betroffenem Hirnareal eine Vielzahl klinischer Erscheinungsformen, wobei arterioarterielle Embolien der großen extra- und intrakraniellen Gefäße hirnversorgenden Arterien, kardiale Embolien, mikroangiopathische Gefäßverschlüsse der penetrierenden Arterien, hämodynamische und andere Mechanismen einer Durchblutungsstörung („wash-out"-Phänomen) vorkommen. Kardiale und arterioarterielle proximale Embolien sind eine der häufigsten Ursachen von zerebralen Ischämien, die auch zu sekundären hämorrhagischen Transformationen führen können und prognostisch gravierender sind als kleine subkortikale Gefäßverschlüsse. Koexistierende Mechanismen sind häufiger als früher vermutet (ca. 20 %) und sollten wegen der therapeutischen und prognostischen Implikationen differenziert beschrieben werden. Alternativ zur bislang üblichen Subgruppendefinition einer zerebrovaskulären Erkrankung ist die ASCO-Klassifikation (A – atherosclero-

Diagnostik akuter zerebrovaskulärer Erkrankungen

> - Eine frühe Gefäßdiagnostik mittels CTA oder MRA sollte bei klinischem Verdacht auf einen Verschluss der A. basilaris und mittels CTA, MRA oder transkranieller Doppler-/Duplexsonografie bei Verdacht auf Verschluss der distalen A. carotis oder der proximalen A. cerebri media angestrebt werden, ohne dass hieraus ein verzögerter Beginn der systemischen Thrombolyse resultiert.

Bei einer akuten zerebralen Ischämie ist eine möglichst zeit- und informationseffektive Diagnostik notwendig (Szabo et al. 2005, Latchaw et al. 2009). Hierbei zeigt die am weitesten verbreitete und in den großen klinischen Thrombolysestudien eingesetzte **kraniale Computertomografie (cCT)** typischerweise erst etwa 2 Stunden nach Symptombeginn eines ischämischen Schlaganfalls typische Infarktfrühzeichen: Hypodensität im Parenchym, verminderte Abgrenzbarkeit der Basalganglien und des kortikalen Bandes oder verstrichene Sulci und das hyperdense Mediazeichen. Ergänzend kann in bestimmten Situationen unter Gabe von Kontrastmitteln eine CT-Angiografie (CTA) bzw. eine CT-Perfusion (CTP) zur Lokalisation eines extra- oder intrakraniellen Gefäßprozesses und/oder der Identifikation kritisch minderperfundierter Hirnareale durchgeführt werden (Muir et al. 2006).

Die multiparametrische **Magnetresonanztomografie (MRT)** bietet durch die Verwendung verschiedener Sequenzen (üblicherweise DWI, SE-T1, T2*, SE-T2 oder FLAIR, MRA und optional PWI) in einer Untersuchung schnelle und umfassende Informationen über den Gewebezustand und die Gefäßsituation bei der akuten zerebralen Ischämie. Die **diffusionsgewichtete Bildgebung** („diffusion weighted imaging", DWI) erlaubt innerhalb von Minuten den Nachweis des ischämisch geschädigten Gewebes. In diesem hoch sensitiven Nachweis auch kleiner und infratentoriell gelegener ischämischer Läsionen besteht die eine wesentliche Überlegenheit der MRT gegenüber der cCT in der Diagnostik des akuten Schlaganfalls (Muir et al. 2006, Chalela et al. 2007, Thomalla et al. 2009). Ergänzend lassen sich mittels MR-Angiografie Verschlüsse und Stenosen der extra- und intrakraniellen hirnversorgenden Arterien nachweisen; die MR-Perfusion („perfusion weighted imaging", PWI) erlaubt die Darstellung minderperfundierter Hirnanteile. Über das Missverhältnis zwischen einer großen Perfusionsstörung und einer kleinen Diffusionsstörung („PWI-DWI-Mismatch") lässt sich vom Untergang bedrohtes Risikogewebe („tissue at risk of infarction") als Korrelat der Penumbra abbilden (Schellinger et al. 2010). Ein Nachteil der MRT ist die Einschränkung durch Kontraindikationen für bestimmte Patienten (z. B. Herzschrittmacher).

Bei Patienten, die **innerhalb des 4,5-Stunden-Fensters** nach dem Beginn einer eindeutigen neurologischen Symptomatik diagnostiziert werden, erfolgt die Bildgebung in erster Linie zum **Ausschluss einer ICB**. Dies kann mit vergleichbarer Sensitivität sowohl mittels cCT als auch mittels MRT erfolgen. Im klinischen Alltag ist eine cCT in dieser Situation meist ausreichend und hat Vorteile der nahezu ubiquitären Verfügbarkeit in der Notfalldiagnostik und der besseren Möglichkeit zur Überwachung instabiler Patienten. Unter Abwägung aller individuellen Umstände ist die Methode zu bevorzugen, die am raschesten, zu jeder Zeit, dem Zustand des Patienten angemessen und kosteneffektiv durchgeführt werden kann und die notwendigen diagnostischen Hinweise liefert.

Bei Patienten, bei denen der **Symptombeginn länger als 4,5 Stunden** zurückliegt oder in Fällen, in denen keine eindeutigen klinischen Symptome vorliegen, oder wenn Ursachen, die einen ischämischen Schlaganfall vortäuschen können, differenzialdiagnostisch infrage kommen (sog. „Stroke Mimics" wie z. B. epileptische Anfälle mit nachfolgender Todd'scher Parese, psychogene Lähmungen oder Migräne), ist ebenfalls eine rasche zerebrale Bildgebung notwendig (Förster et al. 2012). In diesen Fällen bietet die MRT Vorteile, da sich hier eine vermutete Ischämie mittels DWI mit höherer Sensitivität nachweisen lässt. Bei Nachweis von Risikogewebe über das PWI-DWI-Mismatch kann die Indikation zur Thrombolyse im Rahmen eines individuellen Heilversuchs gestellt werden. Es gibt jedoch bisher keine eindeutige Evidenz, dass die Thrombolyse nach dem Mismatch-Konzept zu einem besseren funktionellen Langzeitergebnis nach ischämischem Schlaganfall führt (Mishra et al. 2010). Grundsätzlich ist die Indikationsstellung für eine Thrombolyse im Rahmen eines individuellen Heilversuchs auch über den Nachweis von Risikogewebe mittels CT-Perfusion möglich.

Bei Patienten mit **unklarem Symptombeginn** (z. B. aus dem Erwachen) kann das Fehlen oder Vorliegen einer Hyperintensität in den FLAIR-Aufnahmen verwendet werden, um den Zeitpunkt des Symptombeginns näher einzugrenzen (Thomalla et al. 2011). Die Anwendung dieses Konzepts zur Auswahl von Patienten mit unbekanntem Symptombeginn (z. B. Bemerken der Schlaganfallsymptome beim Erwachen) für eine Thrombolyse wird derzeit in einer randomisierten kontrollierten Studie untersucht (WAKE-UP).

Bei Infarkten im vorderen Stromgebiet sollte bei schweren klinischen Syndromen (z. B. NIHSS > 10), eine **Gefäßdiagnostik mittels CTA, MRA oder transkranieller Doppler-/Duplexsonografie (TCD)** durchgeführt werden mit dem Ziel, bei Nichtansprechen auf die systemische Thrombolyse oder im Einzelfall auch als primäre Behandlungsoption eine endovaskuläre Therapie zu erwägen. Die Gefäßdiagnostik darf jedoch den Beginn einer intravenösen Thrombolyse nicht verzögern. Unter diesem Gesichtspunkt ist die TCD auf der Stroke Unit unter laufender Thrombolyse vorteilhaft.

Bei Patienten, bei denen eine **zerebrale Ischämie im vertebrobasilären Stromgebiet** nach den klinischen Symptomen vermutet wird, ist ebenfalls die MRT- der CT-Diagnostik vorzuziehen, da die Ausdehnung der akuten Ischämie besser gelingt und auf ggf. sich entwickelnde Komplikationen (z. B. raumfordernder Kleinhirninfarkt mit der Gefahr einer Hirnstammkompression) reagiert werden kann. Wird nach klinischen Kriterien eine **Basilaristhrombose oder**

-embolie vermutet, sollte in der bildgebenden Diagnostik neben dem Blutungsausschluss eine Darstellung der intrakraniellen Gefäße, speziell der A. basilaris durch eine CTA oder MRA erfolgen. Die TCD reicht bei dieser Fragestellung nicht aus (Brandt et al. 1999). Eine unverzügliche Diagnosestellung ist auch nach Ablauf des 4,5-Stunden-Zeitfensters erforderlich, da bei einem Verschluss der A. basilaris eine intravenöse und/oder intraarterielle Thrombolyse bzw. eine endovaskuläre Therapie im Rahmen eines individuellen Heilversuchs in Abhängigkeit von zu erwartendem Nutzen und Risiko auch später erwogen werden kann.

Bei Patienten mit fluktuierenden oder nur **gering ausgeprägten neurologischen Symptomen** (z.B. NIHSS < 4, „minor stroke") ist gleichermaßen eine sofortige und vollständige diagnostische Klärung mit dem möglichen Ziel einer systemischen Thrombolyse notwendig (Köhrmann et al. 2009). Auch bei Patienten mit **vorübergehenden neurologischen Defiziten** bzw. der klinischen Diagnose einer TIA sollte eine unverzügliche und umfassende diagnostische Abklärung erfolgen. Eine stationäre Diagnostik ist insbesondere bei Risikoindikatoren (z.B. ABCD2 Score ≥ 4) oder Vorliegen einer Emboliequelle (z.B. Vorhofflimmern, hochgradige Karotisstenose) geboten.

■ Akuttherapie-orientierte Erstdiagnostik intrakranieller Blutungen

Empfehlungen

- Der Nachweis einer intrazerebralen Blutung gelingt gleichermaßen mittels cCT oder MRT; hierbei kann die Lokalisation der Blutung Hinweise auf die mögliche Ätiologie geben.
- Während bei einer typischen hypertensiven Blutung meist keine diagnostischen Maßnahmen zur ätiologischen Einordnung erforderlich sind, sollte bei atypischer Lokalisation, jüngeren Patienten ohne Hypertonie und Verdacht auf ein Aneurysma oder eine Gefäßmalformation eine weiterführende Gefäßdiagnostik (DSA, alternativ CTA oder MRA) durchgeführt werden.
- Bei einer Subarachnoidalblutung sollte innerhalb der ersten 24 Stunden eine DSA mit der Frage nach einem Aneurysma als Blutungsquelle durchgeführt werden, um eine unverzügliche Ausschaltung der Blutungsquelle zu ermöglichen.
- Bei klinischem Verdacht auf eine subarachnoidale Blutung und unauffälliger zerebraler Bildgebung muss zum endgültigen Ausschluss einer SAB eine Lumbalpunktion durchgeführt werden.

Der **Nachweis einer ICB** lässt sich mit cCT und MRT gleichermaßen sicher führen. Historisch stellt die cCT den Goldstandard für den Nachweis einer ICB dar mit einer Sensitivität von nahezu 100 % (Kidwell u. Wintermark 2008). Vorteile der cCT sind die nahezu ubiquitäre Verbreitung in Krankenhäusern mit Notfallversorgung, die rasche Verfügbarkeit und die Möglichkeit, relativ unproblematisch auch schwer betroffene und überwachungspflichtige Patienten zu untersuchen. Mittels multiparametrischer MRT-Bildgebung insbesondere unter Verwendung von Gradientenecho- bzw. $T2^*$-gewichteten Sequenzen kann eine ICB mit mindestens vergleichbarer Sensitivität wie in der cCT nachgewiesen werden (Fiebach et al. 2004). Beide Methoden sind ebenfalls geeignet zur Dokumentation einer Blutungsprogredienz einschließlich früher Komplikationen (progredientes Hirnödem, Mittellinienverlagerung, Liquorzirkulationsstörung). Bei etwa 25 % der ICB kommt es zu zusätzlichen Ischämien. Diese sind mit der MRT besser nachweisbar als mit der cCT (Gregoire et al 2011). Mittels transkraniellem Ultraschall lassen sich bei Vorhandensein eines temporalen Schallfensters intrazerebrale Blutungen ebenfalls nachweisen (Meyer-Wiethe et al. 2009). Aufgrund der methodischen Grenzen (inkomplette Beschallbarkeit des Gehirns, Untersucherabhängigkeit, ungenügendes Schallfenster bei bis zu 20 % aller Patienten) eignet sich die Ultraschalldiagnostik jedoch nicht zum Nachweis bzw. Ausschluss einer ICB in der Notfallsituation. Sie kann jedoch als nicht invasive Verlaufsuntersuchung die Progredienz einer Blutung dokumentieren und im Verlauf nach Subarachnoidalblutung das Auftreten von arteriellen Gefäßspasmen darstellen.

Machen Anamnese und Lokalisation der Blutung eine **typische hypertensive Blutung** wahrscheinlich, ist in aller Regel keine weitere Diagnostik zur ätiologischen Einordnung notwendig. Hypertensive ICB treten bevorzugt in den tieferen Hirnstrukturen wie den Basalganglien und im Thalamus auf. Weitere typisch hypertensive Blutungen liegen im Kleinhirn und im Hirnstamm. Die meisten der nicht hypertensiven Ursachen intrazerebraler Blutungen führen dagegen zu lobären Einblutungen. Bei fehlenden Hinweisen auf eine arterielle Hypertonie, jungen Patienten oder einer atypischen Lage der Blutung muss daher eine ergänzende Diagnostik zum Ausschluss einer Blutungsquelle erfolgen. Wichtig sind zudem die Anamnese bezüglich vom Patienten eingenommener Antikoagulanzien und die Analyse des Gerinnungsstatus zur Planung der erforderlichen Therapie (z.B. Gabe von Prothrombinkomplex, Frischplasma, Operation). Bei Verdacht auf eine Einblutung in einen Tumor, eine hämorrhagische Enzephalitis, ein Hämangiom oder eine Kavernomblutung sollte eine MRT durchgeführt werden, wenn die primäre Diagnostik eine cCT war. Da die ICB durch lokale Raumforderung eine eventuelle Blutungsquelle in der Akutphase maskieren kann, ist bei Verdacht auf eine sekundäre Blutung ohne Nachweis einer Ätiologie eine Wiederholung der Bildgebung nach Resorption der Blutung (in der Regel nach ca. 4–6 Wochen) indiziert.

Bei Verdacht auf ein **Aneurysma**, eine **Durafistel** oder eine **arteriovenöse Malformation** als Ursache der Blutung sollte eine digitale Subtraktionsangiografie (DSA) durchgeführt werden. Alternativ kann primär auch eine nicht invasive Diagnostik mittels CTA oder MRA erfolgen. Sind diese Befunde nicht schlüssig, muss eine DSA aller Hirnarterien angeschlossen werden. Wird eine **Sinus- oder Hirnvenenthrombose** vermutet, sollte eine Darstellung der venösen Blutleiter mittels CTA oder MRA erfolgen.

Bei älteren Patienten mit lobärer Blutungslokalisation und typischen Befunden in der Bildgebung (chronische Lobärblutungen, multiple kortiko-subkortikale Mikroblutungen und „White Matter Lesions") ist die Diagnose einer **zerebralen Amyloidangiopathie** sehr wahrscheinlich (Viswanathan u. Greenberg 2001). Diese Befunde lassen sich in der mittels T2*-gewichteter bzw. suszeptibilitätsgewichteter Bildgebung (SWI) zuverlässig nachweisen.

Eine **SAB** kann mit der cCT innerhalb der ersten 12-24 Stunden nach Symptombeginn mit einer Sensitivität von über 90% diagnostiziert werden, dann nimmt die Sensitivität jedoch deutlich ab (50% nach einer Woche, 30% nach 2 Wochen, annähernd 0% innerhalb von 3 Wochen (Bederson et al. 2009). Die MRT ist im Nachweis einer SAB der cCT mindestens gleichwertig. Bei unauffälliger Bildgebung kann die Lumbalpunktion mit dem Nachweis von Xanthochromie oder Hämosiderophagen diagnostisch die einzig verbleibende richtungsweisende Information ergeben und ist deshalb bei wegweisender Klinik und fehlendem Blutungsnachweis in der Bildgebung zwingend erforderlich. Bei Nachweis einer SAB sollte innerhalb der ersten 24 Stunden eine DSA aller hirnversorgenden Arterien erfolgen, um ein Aneurysma als Blutungsquelle nachzuweisen und ggf. weitere Aneurysmen zu erkennen, die die Langzeitprognose beeinflussen. Aufgrund der verbesserten Technik von CTA und MRA und dem deutlich geringeren Aufwand werden diese nicht invasiven Verfahren im weiteren Verlauf eingesetzt. Die Sensitivität der MRA für den Aneurysmanachweis liegt zwischen 55 und 93%, wobei dieser Wert stark von der Aneurysmagröße sowie der MR-Technik und deren Qualität abhängt. Die Sensitivität der CT-Angiografie liegt bei 77-100% und hängt ab von der Größe und Lokalisation des Aneurysmas sowie von der CT-Technik und Expertise des Radiologen. Bei Aneurysmen > 5 mm steigt die Sensitivität bei beiden Verfahren auf 85-100%. Ist die primäre Gefäßdiagnostik negativ, ist eine erneute angiografische Diagnostik im Intervall, z.B. nach 1 Woche, zu diskutieren.

Bei der Sonderform einer **perimesenzephalen Blutung** lässt sich typischerweise kein Aneurysma finden. Bei dieser Art der Blutung wird ätiologisch eine Blutung aus der kapillären, venösen Mikrozirkulation diskutiert. Diese Blutungen haben eine wesentlich günstigere Prognose und nahezu nie Rezidivblutungen. Hier kann bei typischer Lokalisation der Blutung und typischem komplikationslosem klinischem Verlauf auf eine Re-Angiografie verzichtet werden.

Nicht invasive bildgebende Verfahren (cCT, MRT) und Verlaufskontrollen erleichtern bei **epiduralen und subduralen Blutungen** die Erkennung möglicher Komplikationen und eine zeitgerechte Entscheidung zur operativen Intervention.

■ Diagnostik von Thrombosen zerebraler venöser Blutleiter

Empfehlungen

- Eine Thrombose zerebraler Venen und Sinus kann mittels cCT und CT-Venografie oder MR und MR-Venografie dargestellt werden. Erstere lässt sich mit nur geringem zeitlichem Mehraufwand im Anschluss an eine native cCT durchführen, letztere liefert auch eine detailliertere Parenchymdarstellung und kann die Akuität der Erkrankung näher beschreiben.
- Eine DSA ist nur bei bestimmten Fragestellungen und unklaren nicht invasiven Befundergebnisse angezeigt.
- In der Anamnese und ggf. in einer entsprechenden Labordiagnostik sollte nach der Ursache der Thrombose einschließlich möglicher Gerinnungsstörungen gesucht werden.

In der Primärdiagnostik von Thrombosen der zerebralen venösen Blutleiter spielen bildgebende Verfahren (cCT, MRT) eine zentrale Rolle (Bousser u. Ferro 2009). Neben der Lokalisation der Stauungsblutungen in der nativen cCT sind nach Kontrastmittelgabe gelegentlich indirekte Zeichen („cord sign", „empty triangle sign") zu finden. Eine CT-Venografie lässt sich mit nur geringem zeitlichem Mehraufwand im Anschluss an eine native cCT durchführen und kann eine Thrombose mit hoher diagnostischer Sicherheit darstellen. Die kraniale MRT mit MR-Venografie ist die Methode der Wahl: Neben der Darstellung der venösen Blutleiter dienen native und kontrastmittelunterstützte Aufnahmen der Thromboslokalisation und der näheren Beschreibung der Akuität der Erkrankung. Auch eine isolierte Brückenvenenthrombose kann mit der MRT besser dargestellt werden. Eine DSA ist nur noch selten und bei bestimmten Fragestellungen (z.B. Nachweis einer kortikalen Thrombose) und unklaren nicht invasiven Befundergebnisse angezeigt (Saposnik et al. 2011). EEG-Veränderungen (z.B. Allgemeinveränderung, Herdbefund, epilepsietypische Zeichen) und Liquorbefunde (z.B. erhöhter Liquordruck, milde Pleozytose in ca. 50%) unterstützen die Diagnosestellung. D-Dimere sind in der Akutsituation bei der Mehrzahl von Patienten mit einer Thrombose zerebraler venöser Blutleiter erhöht, insbesondere bei fokalen neurologischen Symptomen. Bei Patienten mit Kopfschmerzen als alleinigem Symptom können sie aber auch normal sein. Die Bestimmung von D-Dimeren reicht daher zum alleinigen Ausschluss einer Thrombose der zerebralen venösen Blutleiter nicht aus.

Zur ätiologischen Diagnostik bei einer Thrombose der venösen Leiter des Gehirns sollten Untersuchungen des Gerinnungssystems stattfinden, um etwaige genetische Konstellationen einer erhöhten Thromboseneigung zu detektieren (s. ▶ Tab. 21.1). Außerdem sollte das Vorliegen anderer disponierender Faktoren (Einnahme von oralen Kontrazeptiva) und Erkrankungen (Malignome, hämatologische Erkrankungen, Kollagenosen, Vaskulitiden) bedacht und ggf. ausgeschlossen werden.

21.2 Diagnostik zur Vermeidung früher Komplikationen und zur Sekundärprophylaxe

■ Diagnostische Maßnahmen in der Frühphase nach Schlaganfall

> **Empfehlungen**
>
> - Unmittelbar nach stationärer Aufnahme sollte auf der Stroke Unit ein kontinuierliches Monitoring der Vitalparameter (EKG, Herzfrequenz, Blutdruck, Sauerstoffsättigung, Atemfrequenz, Temperatur) und des neurologischen Befunds erfolgen, um frühe Komplikationen unmittelbar detektieren und behandeln zu können sowie schnellstmöglich Hinweise auf die Ätiologie des Schlaganfalls zu gewinnen.
> - Im Falle einer klinischen Verschlechterung sind spezifische diagnostische Maßnahmen zu ergreifen (z. B. Kontroll-Bildgebung bei Zunahme des NIHSS, Labordiagnostik und Suche eines Infektfokus bei Verdacht auf Infektion)
> - Eine Darstellung der Gefäße (Aorta, extrakranielle und intrakranielle Hirnarterien) und des Herzens dient der frühzeitigen Erkennung von behandlungsbedürftigen Risikokonstellationen.

Nach einer akuten zerebrovaskulären Erkrankung führen frühe Re-Ischämien oder erneute Blutungen und subakute Sekundärkomplikationen zu einer Zunahme der Letalität. Daher ist ein intensives Monitoring des klinisch-neurologischen Status, der Parameter wie Blutdruck, Puls, Herzrhythmus, Sauerstoffsättigung, Blutzucker sowie der infektionsrelevanten Laborparameter nach den Empfehlungen der DSG (www.dsg-info.org) auf einer speziellen **Stroke Unit** nötig (European Stroke Organisation [ESO] Executive Committee; ESO Writing Committee 2008). Ein **kontinuierliches Blutdruck-Monitoring** ist erforderlich, um intraindividuelle Schwankungen zu erfassen. Während in der allgemeinen Prävention nach den Empfehlungen der European Society of Hypertension (ESH) Blutdruckwerte in einen niedrigst tolerierbaren Bereich (< 140/90 mmHg) eingestellt werden (bei schweren kardiovaskulären Ereignissen nicht unter 110/80 mmHg), sollten in der Phase eines akuten ischämischen Ereignisses keine durchgreifenden Blutdrucksenkungen vorgenommen werden, sofern nicht 220/120 mmHg überschritten werden oder eine Thrombolysetherapie erfolgt. Auch starke Blutdruckschwankungen – insbesondere bei zeitweise vorliegenden systolischen und diastolischen Werten im Normbereich – sind als eigener Risikofaktor besonders in der Akutbehandlung diskutiert worden. Bei Patienten mit ICB ohne vorbestehende Hypertonie sind bereits ab Werten über 160/95 mmHg Maßnahmen zur Blutdrucksenkung zu ergreifen.

Bei allen Patienten sollte frühzeitig nach stationärer Aufnahme ein **Lipidprofil** erstellt werden (s. ▶ Tab. 21.1), um in der weiteren Sekundärprophylaxe unabhängig vom Ausgangswert für Cholesterin und auch bei nicht manifester koronarer Herzerkrankung möglichst eine Reduktion des LDL-Cholesterins von unter 50 % des Ausgangswerts einstellen zu können. Kontrollen des Eingangswerts und im stationären Verlauf unter definierten Ernährungsbedingungen sind sinnvoll. **Blutzuckerwerte** sollten regelmäßig bestimmt und anfangs moderat und später strenger korrigiert werden, um gefährliche Hypoglykämien zu vermeiden. Obwohl der Nutzen der konservativen medikamentösen Korrektur erhöhter Körpertemperaturen nicht belegt ist, sollten regelmäßige **Temperaturmessungen** erfolgen und die Temperatur bei Fieber (> 37,5° C) gesenkt werden. Eine therapeutische Hypothermie wird aktuell in ihrer Nutzen/Risiko Effizienz untersucht (EuroHYP-1). Möglichst früh nach Aufnahme auf die Stroke Unit, zumindest vor Gabe oraler Kost, sollte bei allen Schlaganfallpatienten ein qualifizierter diagnostischer **Schluckversuch** unternommen werden, um etwaige Schluckstörungen aufzudecken und die Ernährung entsprechend anpassen zu können. Weitere Maßnahmen der Infektprophylaxe sind frühzeitige Mobilisation und die Kontrolle infektionsrelevanter Laborparameter. Bei Patienten mit Verdacht auf Vorhofflimmern als Ursache des durchgemachten ersten Schlaganfallereignisses oder zwischenzeitlich erworbener Zusatzerkrankungen können **kontinuierliches EKG-Monitoring**, mehrtägiges Holter-Monitoring oder mittelfristig auch andere Verfahren (z. B. Event-Recorder) zum Einsatz kommen.

Subakut können sich bei zerebrovaskulären Erkrankungen Veränderungen ergeben, die therapeutische Konsequenzen nach sich ziehen. So treten durch Re-Ischämien, beim malignen Mediainfarkt oder bei sekundären parenchymatösen Blutungen durch ein progredientes Hirnödem **Verschlechterungen des klinisch-neurologischen Befundes** (NIHSS) auf, die ggf. eine medikamentöse oder operative Behandlung erfordern. Darüber hinaus ergeben die Lokalisation und die Form einer zerebrovaskulären Läsion Hinweise auf die Ätiologie, was für die Wahl sekundärpräventiver Maßnahmen wesentlich ist. Wird z. B. in der Frühsituation bei einem ischämischen Schlaganfall eine cCT durchgeführt, ist der Befund oft noch unauffällig, sodass die Läsion erst in einer **Verlaufsbildgebung** visualisiert werden kann. Eine Darstellung der Gefäße (Aorta, extrakranielle und intrakranielle Hirnarterien) und des Herzens dient zusätzlich der frühzeitigen Erkennung von behandlungsbedürftigen Risikokonstellationen (s. ▶ S. 302). Von vorrangiger Bedeutung innerhalb der ersten 24 Stunden nach stationärer Aufnahme ist der **Doppler-/duplexsonografische Nachweis** einer symptomatischen hochgradigen Karotisstenose mit entsprechender Notwendigkeit einer frühzeitigen therapeutischen Intervention.

Aus dem **Verteilungsmuster der vaskulären Risikofaktoren** sowie der ätiologischen Faktoren eventueller früherer Schlaganfallereignisse lässt sich das Nutzen-

Risiko-Verhältnis der geplanten sekundärpräventiven Maßnahmen erarbeiten. Ausgeprägte Risikoscores (z. B. CHA$_2$DS$_2$-VASc-Score [Lip et al. 2010], Essen-Risiko-Score [Weimar et al. 2009]) machen ggf. eine Intensivierung der medikamentösen konservativen Therapie erforderlich. Auch nach Abschluss der stationären Behandlung sind Hinweise auf Verhaltensmaßnahmen bei erneuten Schlaganfallereignissen und die Erläuterung möglicher Symptome Inhalt der hausärztlichen und ambulanten Patientenbetreuung. Wiederholte Langzeitmessungen von Blutdruck und Herzaktionen sollten ins Repertoire dieser Kontrolluntersuchungen ebenso wie Besprechungen der Medikamentencompliance und Lifestyle-Modifikation (besonders bei Patienten mit Diabetes mellitus neben der regelmäßigen Bestimmung des HbA$_{1c}$-Wertes) stattfinden.

■ Spezielle Verfahren zur ätiologischen Abklärung einer akuten zerebrovaskulären Erkrankung

Empfehlungen

- Die extra- und transkranielle Doppler- und Duplexsonografie sind schnelle, am Patientenbett durchführbare und zum Monitoring geeignete nicht invasive Methoden, die ätiologische und prognostische Zusatzinformationen über den individuell aktiven Gefäßprozess erbringen. In Kombination mit den Befunden aus der zerebralen Schnittbildgebung ergeben sich damit eine bessere ätiologische Klärung und prognostische Einschätzung.
- Bei der weiteren ätiologischen Klärung einer zerebrovaskulären Erkrankung muss eine kardiale Abklärung (EKG, EKG-Monitoring, Echokardiografie) mit der Frage nach einer kardialen Emboliequelle erfolgen.
- Bei Fehlen anderer Erklärungen oder klinischen Hinweisen sollten Untersuchungen auf mögliche seltenere Ursachen von Schlaganfällen wie Dissektion, Vaskulitis oder Gerinnungsstörungen erfolgen.

Die **Ultraschalluntersuchung der extra- und intrakraniellen Arterien** erfüllt verschiedene Funktionen in der Schlaganfalldiagnostik. Einerseits stellt sie eine schnelle und vor allem am Patientenbett durchführbare Untersuchung dar, andererseits lassen sich verschiedene funktionelle Situationen sehr gut im Verlauf beobachten. In Kombination mit den Daten aus der zerebralen Schnittbildgebung ist damit eine ätiologische Klärung und somit auch eine verbesserte frühe Sekundärprophylaxe möglich. Sehr wichtig ist der Doppler-/-duplexsonografische Nachweis einer hochgradigen Karotisstenose, um eine frühe therapeutische Intervention (Operation bzw. Intervention) in den ersten Tagen zu ermöglichen (Szabo et al. 2007). Andererseits erbringt die detaillierte extra- und transkranielle Doppler-/Duplexsonografie weitere Hinweise zur Ätiologie des Schlaganfalls bei Gefäßprozessen atherosklerotischer oder entzündlicher Ursache bzw. bei Dissektionen, letztere mit charakteristischen Befundkonstellationen im Ultraschall (z. B. Nachweis eines Wandhämatoms mit langstreckig, nach distal sich verjüngender Stenosierung) und MRT (z. B. halbmondförmige Darstellung des Wandhämatoms in fettsupprimierten T1- und T2-gewichteten Aufnahmen). Die Analyse der Plaquemorphologie im B-Bild dient neben der Doppler-sonografischen Messung der Flussbeschleunigung im Stenosemaximum der Risikoeinschätzung atherosklerotischer Läsionen. Bei der Riesenzellarteriitis, Takayasu-Arteriitis und Vaskulitis finden sich typische Veränderungen an den hirn- und muskelversorgenden Gefäßen (z. B. Halo-Effekt der A. temporalis superficialis). In den intrakraniellen Gefäßen können anhand der Strömungsgeschwindigkeiten, der Flussrichtung und der Morphologie in der Duplexuntersuchung Verschlüsse, Stenosen und Kollateralisationen dargestellt werden. Bei einer akuten zerebralen Ischämie kann die TCD die Rekanalisation eines akuten Gefäßverschlusses z. B. während der Thrombolyse rasch und nicht invasiv am Krankenbett nachweisen. Zusätzlich ist unter Verwendung von Ultraschall-Kontrastmitteln die semiquantitative Untersuchung der Hirnperfusion möglich.

Spezielle **funktionelle Ultraschalluntersuchungen** können Hinweise auf Mikroembolien („high intensity transient signals", HITS), paradoxe Embolien oder die intrakranielle Reservekapazität geben und somit dazu beitragen, eine in ihrer hämodynamisch/embolischen Kapazität progrediente Karotisstenose besser einzuschätzen. Zum Nachweis und zur Beurteilung der Wertigkeit eines Rechts-links-Shunts ist die funktionelle TCD vor und während intravenöser Kontrastmittelapplikation (üblicherweise mit agitierter Kochsalzlösung oder HAES) der TEE ebenbürtig.

Herzrhythmusstörungen sind häufige Ursachen zerebrovaskulärer Erkrankungen, bisweilen sind sie unmittelbar während des Schlaganfallereignisses schon zu erkennen, nicht selten aber auch trotz wiederholter und intensiver Suche lange Zeit nicht nachweisbar. Auch ein gleichzeitig auftretendes akutes koronares Syndrom – nicht selten ohne typische klinische Beschwerden – ist nicht so selten wie lange angenommen. Es lässt sich aber bei regelmäßiger Bestimmung der hs-Troponinwerte, wenn diese oberhalb des Normbereichs und insbesondere bei einer Kontrolluntersuchung ansteigende Werte ergeben, vermuten. Dies erfordert eine unmittelbare **kardiologische Zusatzdiagnostik** (ggf. Koronarangiografie). Neben dem kontinuierlichen EKG-Monitoring auf der Stroke Unit sollten auch bei initial fehlendem Nachweis einer Herzrhythmusstörung aber fortbestehendem dringendem Verdacht auf ein asymptomatisches, paroxysmales Vorhofflimmern weitere diagnostische Maßnahmen ergriffen werden (z. B. wiederholte Holter-EKGs oder Einsatz von Event-Recordern).

Die Ergebnisse einer **Echokardiografie** in Verbindung mit dem EKG-Befund ermöglichen bei verschiedenen Schlaganfallmustern Rückschlüsse auf die Wahrscheinlichkeit eines Rezidivs der zerebrovaskulären Erkrankung

(Busse u. Darius 2002). Allerdings gibt es weder in der Neurologie noch der Kardiologie eine konsentierte Richtlinie, die festlegt, bei welcher vermutlichen Ursache eines Schlaganfalls eine transthorakale (TTE) oder transösophageale (TEE) bzw. überhaupt eine Echokardiografie durchgeführt werden muss. Folgende Empfehlungen können gegeben werden:

- Wenn nicht in allen Fällen eine vollständige Echokardiografie (TTE/TEE) durchgeführt werden kann, ist es sinnvoll, auch Patienten mit einer wahrscheinlich nicht kardiogenen Ursache eines ischämischen Schlaganfalls einer TTE zuzuführen. Bei unklaren oder nur möglichen Assoziationen einer kardialen Pathogenese sollte auf ein TEE nicht verzichtet werden, da Indikationen zur Antikoagulation sich häufiger ergeben (Harloff et al. 2006).
- Ergeben anamnestische und klinische Informationen die Frage nach linksventrikulären Pathologien (linksventrikuläres Aneurysma, linksventrikuläre Thromben etc.), ist die Durchführung einer TTE zunächst ausreichend. Sollten der linke Vorhof, das Vorhofseptum, ein mögliches persistierendes Foramen ovale oder mögliche Atherome der proximalen Aorta beurteilt werden, ist primär oder ausschließlich eine TEE durchzuführen.
- Sind keine ausreichenden Vorinformationen vorhanden oder zeigt der Patient klinische Zeichen einer nicht vorbekannten kardialen Erkrankung, muss zunächst eine TTE erfolgen und sich je nach Ergebnis ggf. dann noch eine TEE anschließen.
- Bei Prozessen des Aortenbogens selbst oder im distalen Abschnitt sind cCT-Darstellungen der Aorta oder MRT-Abbildungen der Strömungsdynamik im distalen Aortenbogen wesentlich aussagekräftiger im Hinblick auf den Nachweis von Emboliequellen wie z. B. Plaques in der Aorta.

Zusätzlich dient die Echokardiografie dem Nachweis bzw. Ausschluss einer Endokarditis. Diese Untersuchung sollte unverzüglich durchgeführt werden, wenn entsprechende klinische Zeichen vorliegen (z. B. Abgeschlagenheit, Inappetenz, subfebrile Temperaturen, Herzgeräusch, Hautembolien) oder in der zerebralen Bildgebung der Verdacht auf eine septische Herdenzephalitis besteht.

Ergeben die routinemäßig erhobenen diagnostischen Untersuchungen keine richtungsweisenden Befunde, sollte bei einer klinischen Konstellation mit Fieber, Nachtschweiß, Gewichtsverlust, Adynamie, bei Symptomen aus dem rheumatischen Beschwerdekomplex sowie bei Laborbefunden mit einer Erhöhung von Akutphasenproteinen (BSG, CRP), Fibrinogen, Immunkomplexen, C3/C4, Leukozytopenie, Blutbildveränderungen (z. B. Thrombozytopenie oder Anämie) eine Diagnostik bezüglich einer **systemischen Vaskulitis** erfolgen. Dazu zählen sowohl die Erhebung allgemeiner Entzündungsparameter als auch spezifische Antikörpernachweise oder der Nachweis anderer Immunparameter (Autoantikörper gegen das Zytoplasma neutrophiler Leukozyten mit der Antigendifferenzierung in pANCA und cANCA, Eosinophile, IgE, Kryoglobuline). Wird klinisch eine **Kollagenose** vermutet, sollten laborchemisch ein systemischer Lupus erythematodes (Doppelstrang-DNA-Antikörper), Sjögren-Syndrom (SSA- und SSB-Autoantikörper) und eine rheumatoide Arthritis (Rheumaserologie) differenziert werden. Bei der **isolierten zerebralen Vaskulitis** handelt es sich in der Regel um ein schweres klinisches Krankheitsbild mit Blutungen, Infarkten und Liquorveränderungen, die manchmal nur mittels leptomeningealer und kortikaler Biopsie ätiologisch gesichert werden kann. Zum detaillierten Vorgehen bei Verdacht auf zerebrale Vaskulitis wird auf die Leitlinie „Zerebrale Vaskulitis" verwiesen.

Zur Klärung von **Koagulopathien** sollten bei Hinweisen auf eine mögliche paradoxe Embolie diagnostisch die bekannten Ursachen für eine venöse Thrombose einbezogen werden – nach den Leitlinien der Deutschen Gesellschaft für Angiologie sind die klinischen und ultraschalldiagnostischen Parameter in ihrer Aussagekraft vor den Laborwerten, sowohl prozedural als auch nach der Wertigkeit, einzureihen. Bei positivem Befund einer APC-Resistenz steht eine Testung auf eine heterozygote oder homozygote Faktor-V-Leiden- und Prothrombin-G20210A-Mutation sowie auf einen Antithrombin-, Protein-C- und/oder Protein-S-Mangel zur Verfügung. Ein gesicherter Zusammenhang zwischen primären Thrombophilien und der arteriellen Genese eines Schlaganfalls ist bisher nicht nachgewiesen. Eine Indikation zur Antikoagulation aus diesen Laborbefunden bedarf einer strengen Nutzen-Risiko-Abwägung (Morris et al. 2010).

Bei Schlaganfallpatienten mit rezidivierenden thrombotischen Ereignissen in der Vorgeschichte, Frauen mit Fehlgeburten, Thrombozytopenie und Hautnekrosen muss differenzialdiagnostisch ein **Antiphospholipid-Antikörper-Syndrom** erwogen werden. Hierzu sollten die maßgeblich relevanten Untergruppen der Antiphospholipid-Antikörper getestet werden (Lupus-Antikoagulans-, Anticardiolipin- und Anti-β_2-Glykoprotein-Antikörper).

Selten können auch **erregerbedingte Vaskulitiden** ischämische Schlaganfälle verursachen. Daher ist bei Schlaganfällen unklarer Ätiologie und Zeichen einer systemischen Infektion eine erweiterte Labordiagnostik aus Serum und Liquor notwendig. Dabei sollten Erregernachweise bzw. Titerbestimmungen für Lues, Borrelien, Mykoplasmen, Chlamydien, die Herpesgruppe, speziell VZV, CMV, Hepatitis B und C, HIV, Toxoplasmose und Zystizerkose erfolgen.

Gegebenenfalls kann eine **Biopsie** die einzige Methode sein, um eine seltene Ätiologie zu klären. Abhängig von der vermuteten Erkrankung wird ein Biopsat aus Haut, Muskulatur, Temporalarterie, Leptomeningen oder Gehirngewebe entnommen.

Biomarker des Schlaganfalls sind zahlreich untersucht worden. Die meisten zeichnen sich zwar durch eine signifikante Assoziation aus, in jüngster Zeit beobachtete genetische Marker eignen sich sogar zur ätiologischen Zuordnung von Subtypen eines Schlaganfalls (Foerch et al. 2009), allerdings sind diese Daten eher von theoretischem Interesse, weil die einzelnen Marker bei Berücksichtigung der traditionellen Risikofaktoren keine signifikante oder zusätzliche Information erlauben. Biomarker zur Differenzierung der Diagnose Schlaganfall versus „Stroke Mimic" oder ischämisches versus hämorrhagisches Schlaganfallereignis erreichen in neueren Studien zwar eine vielversprechende Sensitivität und Spezifität, sind aber für individuelle Therapieentscheidungen (z. B. Thrombolyse) noch nicht aussagekräftig genug.

Vorgenannte ätiologische Untersuchungsparameter sollten insbesondere bei **jungen Patienten (< 55 Jahre)** mit ischämischem Schlaganfall oder ICB diskutiert werden, wenn keine sicheren anderen atherosklerotischen Assoziationen bestehen. Umgekehrt sollten aber auch bei jüngeren Patienten die wachsende Bedeutung modifizierbarer Risikofaktoren nicht länger unterschätzt werden.

Genetische Dispositionen zu Schlaganfallereignissen sind wiederholt beschrieben worden und haben Vermutungen zunächst bestätigt, dass bei entsprechenden Ereignissen von Patienten < 55 Jahre eine Häufung zu erwarten wäre. Beim Morbus Fabry hat eine große europäische Studie aber gezeigt, dass nur 0,6 % von über 5000 Patienten dieser Altersgruppe tatsächlich an einem Galaktosamid-Defizit leiden (Rolfs et al. 2011). Auch CADASIL (multiple Mutationen des $NOTCH_3$-Gens) ist eine sehr seltene Erkrankung, und in dieser Serie identifizierte Patienten zeigten überraschenderweise keine charakteristischen Veränderungen in der zerebralen Bildgebung, wie sie zu erwarten gewesen wären. Neben der molekulargenetischen Diagnostik ist die Hautbiopsie mit elektronenmikroskopischer Beurteilung der subkutanen Gefäße diagnostisch hilfreich. Veränderungen der weißen Substanz („white matter lesions") in erheblichem Ausmaß sind auch bei zahlreichen genetischen Erkrankungen im höheren Lebensalter bei entsprechender familiärer Disposition neuen Mutationen zugeordnet worden (Opherk et al. 2009) – es handelt sich um ein buntes Bild mit in vielen Fällen durch kognitive Funktionsstörungen und vereinzelte Schlaganfallereignisse meist der kleinen Hirnarterien zuzuordnenden Krankheitsbildern mit systemischen Manifestationen, die über das ZNS hinausgehen (z. B. CARASIL [Maeda-Krankheit] bei Mutation des HTRA1-Gens). Differenzialdiagnostisch gelegentlich wichtig ist eine molekulargenetische und morphologische (Muskelbiopsie) Analyse beim MELAS-Syndrom (häufig 3243A>G-Mutation), wobei das klinische und MRT-Bild zahlreiche Variationen des Phänotyps (Minderwuchs, Innenohrschwerhörigkeit, Diabetes mellitus, kognitive Defizite, Gefäßterritorien überschreitende ischämische Schlaganfälle) umfassen kann.

■ Versorgungskoordination

Bei Auftreten eines Schlaganfalls ist unverzüglich der medizinische Notfalldienst zu verständigen und eine Einweisung in ein qualifiziertes Zentrum zu veranlassen.

■ Redaktionskomitee

Prof. Dr. Franz Fazekas, Universitätsklinik für Neurologie, Universität Graz
Prof. Dr. Michael G. Hennerici, Neurologische Universitätsklinik, Universitätsmedizin Mannheim, Universität Heidelberg
PD Dr. Rolf Kern, Neurologische Universitätsklinik, Universitätsmedizin Mannheim, Universität Heidelberg
Prof. Dr. Heinrich Mattle, Universitätsklinik für Neurologie, Inselspital Bern
PD Dr. Götz Thomalla, Neurologische Klinik, Universitätsklinikum Eppendorf, Hamburg

Federführend: Prof. Dr. Michael G. Hennerici, Neurologische Universitätsklinik, Universitätsmedizin Mannheim, Universität Heidelberg, Theodor-Kutzer-Ufer 1–3, 68135 Mannheim
E-Mail: hennerici@neuro.ma.uni-heidelberg.de

Entwicklungsstufe der Leitlinie: S1

■ Literatur

Alberts MJ, Latchaw RE, Selman WR et al.; Brain Attack Coalition. Recommendations for comprehensive stroke centers: a consensus statement from the Brain Attack Coalition. Stroke 2005; 36: 1597–1616
Amarenco P, Bogousslavsky J, Caplan LR et al. New approach to stroke subtyping: the A-S-C-O (phenotypic) classification of stroke. Cerebrovasc Dis 2009; 27: 502–508
Bederson JB, Connolly ES jr, Batjer HH et al. Guidelines for the management of aneurysmal subarachnoid hemorrhage: a statement for healthcare professionals from a special writing group of the Stroke Council, American Heart Association. Stroke 2009; 40: 994–1025
Bousser MG, Ferro JM. Cerebral venous thrombosis: an update. Lancet Neurol 2007; 6: 162–170
Brandt T, Knauth M, Wildermuth S et al. CT angiography and Doppler sonography for emergency assessment in acute basilar artery ischemia. Stroke 1999; 30: 606–612
Busse O, Darius H. Indikationen zur Echokardiographie beim ischämischen zerebralen Insult. Nervenarzt 2002; 73: 792–795
Chalela JA, Kidwell CS, Nentwich LM et al. MRI and computed tomography in emergency assessment of patients with suspected acute stroke: a prospective comparison. Lancet 2007; 369: 293–298
Easton JD, Saver JL, Albers GW et al.; American Heart Association; American Stroke Association Stroke Council; Council on Cardiovascular Surgery and Anesthesia; Council on Cardiovascular Radiology and Intervention; Council on Cardiovascular Nursing; Interdisciplinary Council on Peripheral Vascular Disease. Definition and evaluation of transient ischemic attack: a scientific statement for healthcare professionals from the American Heart Association/American Stroke Association Stroke Council; Council on Cardiovascular Surgery and Anesthesia; Council on Cardiovascular Radiology and Intervention; Council on Cardiovascular Nursing; and the Interdisciplinary Council on Peripheral Vascular Disease. The American Academy of Neurology affirms the value of this statement as an educational tool for neurologists. Stroke 2009; 40: 2276–2293
European Stroke Organisation (ESO) Executive Committee; ESO Writing Committee. Guidelines for management of ischaemic stroke and transient ischaemic attack 2008. Cerebrovasc Dis 2008; 25: 457–507
Fiebach JB, Schellinger PD, Gass A et al.; Kompetenznetzwerk Schlaganfall B5. Stroke magnetic resonance imaging is accurate in hyperacute intracerebral hemorrhage: a multicenter study on the validity of stroke imaging. Stroke 2004; 35: 502–506
Foerch C, Montaner J, Furie KL et al. Invited article: searching for oracles? Blood biomarkers in acute stroke. Neurology. 2009; 73: 393–399

Förster A, Griebe M, Wolf ME et al. How to identify stroke mimics in patients eligible for intravenous thrombolysis? J Neurol 2012; 259:1347–1393

Gregoire SM, Charidimou A, Gadapa N et al. Acute ischaemic brain lesions in intracerebral haemorrhage: Multicentre cross-sectional magnetic resonance imaging study. Brain 2011; 134: 2376–2386

Harbison J, Hossain O, Jenkinson D et al. Diagnostic accuracy of stroke referrals from primary care, emergency room physicians, and ambulance staff using the face arm speech test. Stroke. 2003; 34: 71–76

Harloff A, Handke M, Reinhard M et al. Therapeutic strategies after examination by transesophageal echocardiography in 503 patients with ischemic stroke. Stroke. 2006; 37: 859–864

Johnston SC, Rothwell PM, Nguyen-Huynh MN et al. Validation and refinement of scores to predict very early stroke risk after transient ischaemic attack. Lancet 2007; 369: 283–292

Kidwell CS, Wintermark M. Imaging of intracranial haemorrhage. Lancet Neurol 2008; 7: 256–267

Köhrmann M, Nowe T, Huttner HB et al. and outcome after thrombolysis in stroke patients with mild symptoms. Cerebrovasc Dis 2009; 27: 160–166

Latchaw RE, Alberts MJ, Lev MH et al. Recommendations for imaging of acute ischemic stroke: a scientific statement from the American Heart Association. Stroke 2009; 40: 3646–3678

Lip GY, Nieuwlaat R, Pisters R et al. Refining clinical risk stratification for predicting stroke and thromboembolism in atrial fibrillation using a novel risk factor-based approach: the euro heart survey on atrial fibrillation. Chest 2010; 137: 263–272

Meyer-Wiethe K, Sallustio F, Kern R. Diagnosis of intracerebral hemorrhage with transcranial ultrasound. Cerebrovasc Dis 2009; 27 (Suppl. 2): 40–47

Mishra NK, Albers GW, Davis SM et al. Mismatch-based delayed thrombolysis: a meta-analysis. Stroke 2010; 41: e25–e33

Morris JG, Singh S, Fisher M. Testing for inherited thrombophilias in arterial stroke: can it cause more harm than good? Stroke 2010; 41: 2985–2990

Muir KW, Buchan A, von Kummer R et al. Imaging of acute stroke. Lancet Neurol 2006; 5: 755–768

Opherk C, Peters N, Dichgans M. Vasculitis and hereditary small vessel diseases. Internist 2009; 50: 1200–1209

Rolfs A, Martus P, Heuschmann PU et al.; sifap1 Investigators. Protocol and methodology of the Stroke in Young Fabry Patients (sifap1) study: a prospective multicenter European study of 5,024 young stroke patients aged 18–55 years. Cerebrovasc Dis. 2011; 31: 253–262

Saposnik G, Barinagarrementeria F, Brown RD jr et al.; American Heart Association Stroke Council and the Council on Epidemiology and Prevention. Diagnosis and management of cerebral venous thrombosis: a statement for healthcare professionals from the American Heart Association/American Stroke Association. Stroke 2011; 42: 1158–1192

Schellinger PD, Bryan RN, Caplan LR et al.; Therapeutics and Technology Assessment Subcommittee of the American Academy of Neurology. Evidence-based guideline: The role of diffusion and perfusion MRI for the diagnosis of acute ischemic stroke: report of the Therapeutics and Technology Assessment Subcommittee of the American Academy of Neurology. Neurology 2010; 75: 177–185

Szabo K, Kern R, Hennerici MG. Recent advances in imaging in management of symptomatic internal carotid artery disease. Int J Stroke 2007; 2: 97–103

Szabo K, Lanczik O, Hennerici MG. Vascular diagnosis and acute stroke: what, when and why not? Cerebrovasc Dis 2005; 20 (Suppl. 2): 11–18

Thomalla G, Audebert HJ, Berger K et al. Bildgebung beim Schlaganfall – eine Übersicht und Empfehlungen des Kompetenznetzes Schlaganfall. Akt Neurol 2009; 36: 354–367

Thomalla G, Cheng B, Ebinger M et al.; STIR and VISTA Imaging Investigators. DWI-FLAIR mismatch for the identification of patients with acute ischaemic stroke within 4·5 h of symptom onset (PRE-FLAIR): a multicentre observational study. Lancet Neurol 2011; 10: 978–986

Viswanathan A, Greenberg SM. Cerebral amyloid angiopathy in the elderly. Ann Neurol 2011; 70: 871–880

Walter S, Kostopoulos P, Haass A et al. Point-of-care laboratory halves door-to-therapy-decision time in acute stroke. Ann Neurol. 2011; 69: 581–586

Weimar C, Diener HC, Alberts MJ et al.; REduction of Atherothrombosis for Continued Health Registry Investigators. The Essen stroke risk score predicts recurrent cardiovascular events: a validation within the REduction of Atherothrombosis for Continued Health (REACH) registry. Stroke 2009; 40: 350–354

Diagnostik akuter zerebrovaskulärer Erkrankungen

Clinical Pathway – **Diagnostik bei Schlaganfall**

Akuttherapie-orientierte Erstdiagnostik

- Feststellung und Sicherung der Vitalfunktionen
- symptomzentrierte Anamnese und Befunderhebung
- zerebrale Bildgebung (cCT oder MRT)
- 12-Kanal-EKG
- Basis-Labordiagnostik
- Medikamentenanamnese, ggf. erweiterte Gerinnungstest

○ ischämischer Schlaganfall	○ innerhalb 4,5 Stunden und ○ eindeutige klinische Symptomatik	▶ cCT oder MRT zum Blutungsausschluss	
	○ außerhalb 4,5 Stunden oder ○ unklarer Beginn oder ○ nicht eindeutige klinische Symptomatik	▶ multiparametrische MRT mit DWI, PWI, MRA ▶ bei fehlender Verfügbarkeit cCT, CTA, CTP	
	○ klinischer V.a. proximalen intrakraniellen Gefäßverschluss	○ im vorderen Kreislauf	▶ TCD, MRA oder CTA
		○ im hinteren Kreislauf	▶ MRA oder CTA
	○ typische hypertensive Blutung		▶ keine weitere Diagnostik
○ intrakranielle Blutung	○ atypische Blutung oder ○ jüngerer Patient ohne Hypertonie	▶ cCT oder MRT zum Blutungsnachweis	▶ Ausschluss einer Blutungsquelle: CTA, MRA und/oder DSA
	○ bei Nachweis einer SAB		▶ DSA aller 4 Gefäße
	○ bei V.a. SAB ohne Nachweis im cCT oder MRT		▶ LP
○ Thrombose zerebraler venöser Blutleiter		▶ cCT oder MRT als Notfalldiagnostik ▶ multiparametrische MRT mit MR-Venografie zur Diagnosesicherung ▶ LP ▶ EEG ▶ Analyse des Gerinnungssystems	

Diagnostik zur Vermeidung früher Komplikationen und zur Sekundärprophylaxe

- diagnostische Maßnahmen in der Frühphase nach Schlaganfall
  - ▶ kontinuierliches Monitoring der Vitalparameter
  - ▶ kontinuierliches Monitoring des neurologischen Befunds
  - ▶ Schluckdiagnostik
  - ▶ Darstellung der Gefäße, insbesondere Nachweis einer symptomatischen Karotisstenose
  - ▶ Analyse des Verteilungsmusters der vaskulären Risikofaktoren

	○ klinische Verschlechterung	▶ Verlaufsbildgebung ▶ Abklärung anderer Ursachen (z.B. Infekt)
▶ Untersuchung der extra- und intrakraniellen Gefäße	○ primär Sonografie	▶ bei speziellen Fragestellungen MRA, CTA
▶ funktionelle Ultraschalluntersuchungen:	▶ Emboliedetektion ▶ PFO-Test ▶ Reservekapazität	
▶ Darstellung des Herzens und der Aorta:	▶ TTE oder TEE	▶ ggf. Aortenbogen-CT
▶ Detektion von Herzrhythmusstörungen:	▶ EKG ▶ wiederholte Holter-EKGs	▶ ggf. Event-Rekorder
▶ Ausschluss seltenerer Ursachen:	▶ Vaskulitis- bzw. Erregerdiagnostik ▶ Gerinnungsdiagnostik ▶ genetische Diagnostik ▶ Biopsie (z.B. Hirn, Leptomeningen, Temporalarterie, Haut, Muskel)	
▶ Kontrolle der vaskulären Risikofaktoren		

(weitere Diagnostik zur Sekundärprävention)

22 Akuttherapie des ischämischen Schlaganfalls

Was gibt es Neues?

- Die ECASS-3-Studie zeigte die Wirksamkeit und Sicherheit der intravenösen Thrombolyse mit rtPA im Zeitfenster bis 4,5 Stunden nach Symptombeginn. Eine aktualisierte Metaanalyse der großen randomisierten Studien zur Schlaganfallakuttherapie mit intravenösem rtPA belegte die Wirksamkeit der Thrombolyse in diesem Zeitfenster. Die Chance auf einen guten klinischen Ausgang ist dabei umso größer, je früher die Thrombolyse begonnen wurde.
- Das Thrombolysetherapieregister SITS-ISTR bestätigte den in randomisierten Studien gezeigten Nutzen und die Sicherheit der intravenösen Thrombolyse mit rtPA im 4,5-Stunden-Zeitfenster beim akuten Schlaganfall.
- Endovaskuläre Rekanalisationsverfahren erhöhen die Rate der frühen Rekanalisation bei proximalen intrakraniellen Gefäßverschlüssen. Ein klinischer Nutzen ist aber bislang nicht in randomisierten Studien belegt.

Die wichtigsten Empfehlungen auf einen Blick

- Der Schlaganfall ist als medizinischer Notfall anzusehen. Schlaganfallpatienten sollen in Schlaganfallstationen (Stroke Units) behandelt werden.
- Die kraniale Computertomografie (cCT) ist die wichtigste apparative Untersuchung bei Schlaganfallpatienten. Sie muss bei akut betroffenen Patienten unverzüglich durchgeführt werden. Die MRT kann die cCT ersetzen, wenn sie rasch zur Verfügung steht und eine Gradienten-Echo-Sequenz zum Blutungsausschluss durchgeführt wird. Sie ist der CT im Nachweis von frühen Ischämien überlegen und sollte insbesondere bei Prozessen der hinteren Zirkulation eingesetzt werden.
- Der neurologische Status und die Vitalfunktionen von Schlaganfallpatienten sollten in der Akutphase regelmäßig überwacht werden. Die Behandlung entgleister physiologischer Parameter ist die Basis der Schlaganfallbehandlung.
- Die intravenöse Behandlung mit rtPA soll innerhalb eines 4,5-Stunden-Fensters zur Behandlung ischämischer Schlaganfälle an in dieser Therapie erfahrenen Zentren so früh wie möglich durchgeführt werden.
- Bereits in der Frühphase eines ischämischen Schlaganfalls soll eine Sekundärprophylaxe mit Acetylsalicylsäure (ASS, 100 mg/d) eingeleitet werden.
- Die Mobilisation soll früh erfolgen zur Vermeidung zahlreicher Komplikationen inklusive Aspirationspneumonie, tiefer Beinvenenthrombose und Dekubitalgeschwüren.
- Bei raumfordernden Mediainfarkten soll eine Hemikraniektomie frühzeitig erfolgen, um die Überlebenswahrscheinlichkeit und das funktionelle Outcome bei den Überlebenden zu verbessern.

■ Einführung

Der Schlaganfall zählt zu den häufigsten Erkrankungen in Deutschland und ist eine der führenden Ursachen von Morbidität und Mortalität weltweit. Eine potenziell kurative Behandlung ist nur in den ersten Stunden nach Symptombeginn möglich.

In dieser Leitlinie werden die diagnostischen und therapeutischen Maßnahmen behandelt, die in der Akutphase des ischämischen Schlaganfalls durchzuführen sind. Die medikamentöse Behandlung der Akutphase geht übergangslos in die Sekundärprävention über, die in einer eigenen Leitlinie behandelt wird. Die Dauer der Akutphase ist individuell sehr unterschiedlich.

■ Definition und Klassifikation

Begriffsdefinition

Als ischämischer Schlaganfall wird ein akutes fokales neurologisches Defizit aufgrund einer umschriebenen Durchblutungsstörung des Gehirns bezeichnet. Synonym wird der Begriff ischämischer „Hirninsult" (engl. ischemic stroke) verwendet, die Bezeichnung „Apoplex" ist veraltet. In der Schweiz wird oft der Begriff „Hirnschlag" verwendet. Mit „Hirninfarkt" wird das morphologische Korrelat der Hirnparenchymnekrose beschrieben, das durch bildgebende Verfahren nachgewiesen werden kann.

Klassifikation

Dem *ischämischen* Schlaganfall liegt ein Sistieren der Blut- und damit Sauerstoffversorgung im Gehirngewebe zugrunde. Dies führt zu einem Funktionsverlust und schließlich zum Absterben von Hirngewebe. Bedingt durch die große Anzahl möglicherweise betroffener Hirnareale gibt es eine Vielzahl klinischer Erscheinungsformen. Die Ursachen ischämischer Schlaganfälle schließen thromboembolische, mikroangiopathische und hämodynamische Mechanismen ein. Auch der zeitliche Verlauf ist sehr variabel. Die Symptome können nur Minuten oder Stunden andauern, progredient zunehmen oder persistieren. Die Definition der transitorisch ischämischen Attacke (TIA) ist aufgrund der modernen Bildgebung in Veränderung und soll eingeschränkt werden auf Patienten ohne Läsionsnachweis im MR mit diffusionsgewichteten Sequenzen (Easton et al. 2009) und auch auf eine Symptomdauer unter einer Stunde (Albers et al. 2002). Eine transiente Symptomatik mit nachgewiesener Läsion hat ein wesentlich höheres Risiko für einen Schlaganfall mit bleibender Behinderung als eine transiente Symptomatik ohne Läsion in der Bildgebung (Giles et al. 2011). Insgesamt ist eine TIA daher ebenfalls als ein Schlaganfall anzusehen, was eine weitgehend identische Diagnostik und Rezidivprävention erfordert.

■ Allgemeine Empfehlungen zur Organisation der Behandlung

Empfehlungen

- Schlaganfallpatienten sollen in Schlaganfallstationen (Stroke Units) behandelt werden, um Tod und Behinderung zu minimieren. Auch Patienten mit Schlaganfallverdacht sollen ohne Verzögerung in ein Zentrum transportiert werden, das eine Stroke Unit aufweist.
- Der Schlaganfall ist als medizinischer Notfall anzusehen. Ein für Notfälle ausgelegtes Versorgungs- und Behandlungsnetzwerk sowie regelmäßige öffentliche Aufklärung sind erforderlich.
- Bei Auftreten eines Schlaganfalls soll unverzüglich der medizinische Notfalldienst verständigt und eine Einweisung in ein qualifiziertes Zentrum veranlasst werden. Eine Vorabinformation des Zentrums durch den Rettungsdienst sollte erfolgen, um die intrahospitalen Abläufe zu beschleunigen.

Der Schlaganfall ist wie der Herzinfarkt oder die Lungenembolie als medizinischer Notfall zu behandeln. In der präklinischen Behandlungsphase ist eine sichere Differenzierung zwischen den einzelnen Schlaganfallsubtypen (Ischämie oder Blutung) nicht möglich. Die Mehrheit der Schlaganfallpatienten kann immer noch nicht mit Thrombolyse behandelt werden, weil sie nicht rasch genug das Krankenhaus erreichen (Barber et al. 2001). Beim Verdacht auf einen Schlaganfall jeden Schweregrades soll der Rettungsdienst, bei schwerem Schlaganfall mit Bewusstseinsstörung oder bei Patienten mit kardiorespiratorischen Störungen der Notarzt gerufen werden (Kessler et al. 2011).

Die erfolgreiche Versorgung akuter Schlaganfallpatienten beruht auf einer viergliedrigen Kette:

1. rasches Erkennen von und Reagieren auf die Schlaganfallsymptome
2. umgehende Information der Rettungsdienste
3. bevorzugter Transport mit Voranmeldung am Zielkrankenhaus
4. rasche und zielgerichtete Diagnostik im Krankenhaus

Das Konzept des „Time is Brain" sollte allen Mitgliedern der Schlaganfallversorgungskette verinnerlicht sein. Die fehlende Wahrnehmung der Schlaganfallsymptome und das Hinzuziehen des Hausarztes verzögern die Aufnahme in das Krankenhaus (Harraf et al. 2002). Wenn die Symptome richtig erkannt wurden, sollten die Patienten oder deren Verwandte unverzüglich den Rettungsdienst alarmieren. Der Transport mit einem Rettungswagen verkürzt die Zeit bis zum Krankenhaus. Hubschraubertransporte spielen besonders in ländlichen Gegenden mit langen Transportwegen eine zunehmende Rolle und sollten frühzeitiger hinzugezogen werden. Die Mitarbeiter der Rettungsleitstelle sollten in der Lage sein, aus der Beschreibung am Telefon Schlaganfallsymptome zu erkennen, wobei die Verwendung eines Dispatcher-Algorithmus die Treffsicherheit der Diagnosestellung erhöhen kann (Krebes et al. 2012). Die Verwendung eines standardisierten Fragebogens erhöht die diagnostische Qualität beim Telefoninterview (Camerlingo et al. 2001). Ein sehr sensitives, aber nur mäßig spezifisches Werkzeug ist der Face-Arm-Speech-Test (FAST) (Harbison et al. 2003). Die telefonische Vorankündigung des Patienten durch das Rettungspersonal verbessert die Versorgung im Zielkrankenhaus (Patel et al. 2011). Schlaganfallpatienten sollten in Kliniken aufgenommen werden, die über eine Schlaganfallstation (Stroke Unit) verfügen, wobei gegebenenfalls ein weiterer Anfahrtsweg in Kauf genommen werden kann. In ländlichen Gegenden ohne Krankenhaus mit Stroke Unit und ohne rasche Transportmöglichkeit kann der Einsatz der Telemedizin einschließlich Teleradiologie unter Beachtung definierter Qualitätsstandards die zeitgerechte Durchführung der Thrombolyse ermöglichen (Audebert et al. 2006, Schwamm et al. 2009a, Schwamm et al. 2009b). Auch alle Patienten mit TIA sollten unmittelbar in einem Schlaganfallzentrum evaluiert werden.

Die Struktur und die Prozesse von **Stroke Units** wurden von der DSG definiert und sollten im Rahmen eines Zertifizierungsverfahrens überprüft werden. Die Zertifizierung einer Stroke Unit weist das Vorhandensein essentieller Qualitätsstandards nach und wird daher empfohlen. Schlaganfallstationen sind spezialisiert auf die Behandlung von Schlaganfällen und charakterisiert durch multidisziplinäre Teamarbeit, die aus ärztlicher und pflegerischer Versorgung, Physio- und Ergotherapie sowie Logopädie und Sozialarbeit besteht. Es konnte gezeigt werden, dass der strukturierte Teamansatz das Initialmanagement beim akuten Schlaganfall positiv beeinflusst (van Wijngaarden et al. 2009) und die Thrombolyserate erhöht (Dirks et al. 2011). Stroke Units verfügen neben spezialisiertem Fachpflegepersonal über einen in der Schlaganfallbehandlung erfahrenen Neurologen, über die

Möglichkeit zur sofortigen Durchführung einer kranialen Computertomografie oder Magnetresonanztomografie vor Ort sowie einer kompetenten neurosonologischen Diagnostik. Darüber hinaus steht in Kliniken mit Stroke Unit auch eine digitale Subtraktionsangiografie oder eine vergleichbar aussagekräftige angiografische Methode zur Verfügung. Aufgrund der Differenzialdiagnose einer intrazerebralen Blutung (ICB) oder einer Subarachnoidalblutung (SAB) sind in Schlaganfallzentren in der Regel auch neurochirurgische und neuroradiologische Fachabteilungen vorhanden bzw. feste Kooperationen etabliert.

Die Behandlung auf einer Schlaganfallstation, verglichen mit der in einer allgemeinen Klinik, ist sehr effektiv und reduziert die Mortalität relativ um 18–46 % (absolut 3 %), das Risiko einer Abhängigkeit um 29 % und die Notwendigkeit einer Weiterbetreuung in einem Pflegeheim oder einer vollständigen häuslichen Pflege um ca. 25 %. Dieser Effekt ist unabhängig von Geschlecht und Alter der Patienten sowie vom Typ des Schlaganfalls (Stroke Unit Trialists' Collaboration 2007).

Gemäß dem „Time is Brain"-Konzept sollten für die ersten Stunden nach Beginn der Ischämie die Abläufe in der Klinik so effektiv organisiert werden, dass die folgenden **Zeitvorgaben** als Anhaltspunkte erreichbar sind (National Institute of Neurological Disorders and Stroke 1996):
- Innerhalb von 10 Minuten nach Eintreffen in der Klinik sollte der Patient durch einen Arzt gesehen werden.
- Die CT Untersuchung sollte innerhalb von 25 Minuten nach Eintreffen beginnen.
- Die Behandlung sollte innerhalb von 60 Minuten nach Eintreffen beginnen („Door-to-Needle"-Zeit).
- Der Patient sollte innerhalb von 3 Stunden nach Eintreffen einer Monitorüberwachung zugeführt werden.

Es wird allerdings darauf verwiesen, dass die Zeitvorgaben ständiger Anpassung unterworfen sind und viele Zentren sehr viel ambitioniertere Ziele erreichen.

■ Diagnostik bei Verdacht auf akuten Schlaganfall

Empfehlungen

- Die cCT ist die wichtigste apparative Untersuchung bei Schlaganfallpatienten, die unverzüglich durchgeführt werden sollte.
- Die MRT kann die cCT ersetzen, wenn sie rasch zur Verfügung steht und eine geeignete Gradienten-Echo-Sequenz zum Blutungsausschluss durchgeführt wird.
- Die Erhebung von Routinelaborparametern sowie EKG und Pulsoxymetrie gehören zu den Basisuntersuchungen und sollten bei jedem Schlaganfallpatienten durchgeführt werden.

Bei klinischem Verdacht (NIHSS ≥ 10) auf einen proximalen intrakraniellen Gefäßverschluss kann eine CT- oder eine MR-Angiografie die Auswahl von Patienten für die interventionelle Rekanalisationstherapie unterstützen.

Bezüglich der obligaten bildgebenden radiologischen und sonografischen Diagnostik wird auf die Leitlinie zur Diagnostik des akuten Schlaganfall verwiesen.

Zeit ist der wichtigste Faktor in der Behandlung des akuten Schlaganfalls, vor allem in den ersten Stunden nach Auftreten der Symptome. Schlaganfallpatienten sind immer als medizinischer Notfall zu betrachten, auch wenn die Symptomatik nur mild ausgeprägt ist. Sie sollten unverzüglich in eine Stroke Unit gebracht werden, dort sollten sie vorrangig als potenziell lebensbedrohlich erkrankt behandelt werden. Nur wenige Schlaganfallpatienten kommen mit akut lebensbedrohlichen Veränderungen zur Aufnahme. Sehr viele Schlaganfallpatienten zeigen aber zum Teil deutliche Normabweichungen physiologischer Parameter. Es gilt, vor allem frühzeitig Anzeichen drohender Komplikationen wie Hirndruckentwicklung, frühes Rezidiv, Blutdruckkrisen, zusätzlichen Herzinfarkt, Aspirationspneumonie und Nierenversagen durch entsprechende Untersuchungen festzustellen. Das frühzeitige Erkennen der Schlaganfallursache basierend auf den klinischen und apparativen Untersuchungen ist notwendig für die richtige Einschätzung der Verschlechterungs- und Rezidivgefahr.

Die initialen **Laboruntersuchungen** beinhalten Parameter des Blutbildes, der Gerinnung, sowie Blutzucker, Elektrolyte und Nierenwerte. Die Verwendung eines INR „Point-of-Care Coagulometers" bei Patienten unter Therapie mit Vitamin-K-Antagonisten bzw. mit unbekanntem Gerinnungsstatus verkürzt das Intervall bis zur Thrombolyse (Rizos et al. 2009). Die erste Blutzuckerbestimmung soll bereits durch den erstversorgenden Rettungsdienst erfolgen.

■ Akute Schlaganfallbehandlung

Die medizinische Behandlung des Patienten mit akutem Schlaganfall setzt sich aus 5 Bestandteilen zusammen:
1. allgemeine Behandlung/Basistherapie
2. spezifische Behandlung, z. B. rekanalisierende Therapie
3. frühe Sekundärprophylaxe
4. Erkennung, Vorbeugung und Behandlung von Komplikationen
5. frühe rehabilitative Therapien

Allgemeine Behandlung/Basistherapie

Empfehlungen

- Neurologischer Status und die Vitalfunktionen sollen überwacht werden.
- Bei Patienten mit schweren Schlaganfällen sollten die Atemwege freigehalten werden und eine zusätzliche Oxygenierung angestrebt werden.
- Hypertensive Blutdruckwerte bei Patienten mit Schlaganfällen sollten in der Akutphase nicht behandelt werden, solange keine kritischen Blutdruckgrenzen überschritten werden.
- Der Blutdruck sollte in den ersten Tagen nach dem Schlaganfall im leicht hypertensiven Bereich gehalten werden. In Abhängigkeit von der Schlaganfallursache sollte mit einer Blutdrucknormalisierung nach wenigen Tagen begonnen werden.
- Zu vermeiden ist der Einsatz von Nifedipin, Nimodipin und aller Maßnahmen, die zu einem drastischen Blutdruckabfall führen.
- Eine arterielle Hypotonie sollte vermieden und durch die Gabe geeigneter Flüssigkeiten und/oder Katecholaminen behandelt werden.
- Regelmäßige Blutzuckerkontrollen sind zu empfehlen, Serumglukosespiegel von > 200 mg/dl sollten mit Insulingaben behandelt werden. Eine intensivierte Insulintherapie kann derzeit nicht empfohlen werden.
- Die Körpertemperatur sollte regelmäßig kontrolliert und Erhöhungen über 37,5°C antipyretisch behandelt werden.
- Der Elektrolytstatus sollte kontrolliert und ggf. entsprechend ausgeglichen werden.

Bei den meisten Schlaganfallpatienten stehen die akuten neurologischen Symptome im Vordergrund, Behandlung und Prognose werden zudem von den Begleiterkrankungen des Patienten mitbestimmt. Das Schlagwort „allgemeine Behandlung" bedeutet, optimale physiologische Parameter zu schaffen, um mit den spezifischen Behandlungen beginnen zu können. Die meisten Autoren sind sich darüber einig, dass die adäquate Behandlung und Erhaltung der Vitalfunktionen sowie die Behandlung entgleister physiologischer Parameter die Basis der Schlaganfallbehandlung sind. Diese Behandlung umfasst die respiratorische und kardiale Therapie, den Ausgleich des Flüssigkeits- und Elektrolythaushalts sowie die Blutdruckkontrolle und -behandlung. Bei der Bewertung der Einzelmaßnahmen muss man bedenken, dass es keine prospektiven Studien zur Wirksamkeit dieser Basismaßnahmen gibt. Dennoch machen sie pathophysiologisch Sinn. Durch das Fehlen randomisierter Interventionsstudien besteht für diese Maßnahmen oft nur ein niedriges Evidenzniveau. Bei hoher praktischer Relevanz in der täglichen Patientenversorgung resultiert dennoch eine hohe Empfehlungsstärke, wie z.B. für die Behandlung des erhöhten Blutdrucks oder des erhöhten Blutzuckers. Die zeitnahe Behandlung entgleister physiologischer Parameter setzt ein intensives kontinuierliches Monitoring voraus.

Respiratorische Funktion und Atemwegshygiene

Anzustreben ist eine adäquate Oxygenierung des arteriellen Blutes, die für den Metabolismus des kritisch minderperfundierten Hirngewebes in der Randzone des Infarktes, der sog. Penumbra, von entscheidender Bedeutung sein kann. Obwohl hierüber keine gesicherten Daten aus prospektiven klinischen Studien vorliegen, sollte bei ausgeprägten neurologischen Symptomen die Gabe von Sauerstoff (2–4 l/O_2/min) über eine Nasensonde erfolgen. Eine generelle Empfehlung zur routinemäßigen Versorgung aller Infarktpatienten mit Sauerstoff kann aber derzeit nicht gegeben werden (Ronning u. Guldvog 1997).

In Fällen mit einem pathologischen Atemmuster, z.B. infolge von Hirnstamm- und Hemisphäreninfarkten oder bei Patienten mit hohem Risiko für die Entwicklung einer Aspirationspneumonie, ist eine frühe endotracheale Intubation anzustreben, sofern dies der allgemeinen Prognose, der Komorbidtät und dem persönlichen Willen des Patienten entspricht. Die Überlebensrate intubierter Schlaganfallpatienten ist mit etwa 33 % nach einem Jahr besser als man aufgrund der schweren Krankheitsverläufe annehmen würde (Steiner et al. 1997).

Kardiale Behandlung

Kardiale Arrhythmien – besonders Vorhofflimmern – und Endstreckenveränderungen im EKG, ähnlich denen bei einem akuten Myokardinfarkt, sind nach Schlaganfällen keine Seltenheit. Auch können nach einem Schlaganfall die Herzmuskelenzyme erhöht sein. Gelegentlich kann es nach Schlaganfällen zu akuten Myokardinfakten kommen, die klinisch kaum in Erscheinung treten und daher schwierig zu diagnostizieren sind. Ein EKG ist aus diesen Gründen unverzichtbarer Bestandteil der frühen Routinediagnostik bei Schlaganfallpatienten. Bestandteil der Basistherapie ist weiterhin die Optimierung der kardialen Auswurfleistung bei hoch-normalen systemischen Blutdruckwerten. Das intravasale Volumen sollte stabil gehalten werden. Mithilfe positiv-inotroper Substanzen kann gegebenenfalls eine Verbesserung der kardialen Auswurfleistung und damit eine erhöhte zerebrale Perfusion in Hirnarealen mit aufgehobener Autoregulation erreicht werden. Die längerfristige Anwendung solcher Substanzen erfordert einen zentralen Venenkatheter und eine kontinuierliche Blutdruckmessung.

Die Behandlung von Herzrhythmusstörungen durch Medikamente, Kardioversion oder Herzschrittmacher erfolgt in Zusammenarbeit mit Internisten oder Kardiologen.

Blutdruckbehandlung

Da die Autoregulation des zerebralen Blutflusses in Arealen mit sich entwickelnden Infarkten aufgehoben sein kann und somit direkt vom systemischen Blutdruck abhängen kann, sollten Blutdruckabfälle in der Akutphase unbedingt vermieden werden. Zahlreiche Schlaganfallpatienten haben in der Akutphase einen **hohen Blutdruck** (Leonardi-Bee et al. 2002). Einige Daten sprechen für die Senkung erhöhter Blutdruckwerte in der Schlaganfallakutphase, jedoch gibt es auch Studien, die dieser Behandlung widersprechen. Eames und Mitarbeiter (2002) zeigten, dass die Durchblutung der Penumbra vom mittleren arteriellen Druck abhängig ist. Daher sollten starke Blutdruckschwankungen vermieden und Entgleisungen in beide Richtungen konsequent behandelt werden (Carlberg et al. 1991). Die frühe Senkung des Blutdrucks mit dem Angiotensin-Rezeptor-Blocker Candesartan in der SCAST-Studie erbrachte keinen Hinweis auf einen Nutzen der Blutdrucksenkung. Dies ergab auch eine Metaanalyse der entsprechenden Studien unter Einschluss von SCAST (Sandset et al. 2011). Für gewöhnlich sinkt der Blutdruck innerhalb der ersten Tage nach dem Ereignis spontan wieder ab (Britton et al. 1986, Broderick et al. 1993, Harper et al. 1994, Jansen et al. 1987). Ein Zielwert von 180 mmHg systolisch und 100–105 mmHg diastolisch wird für Patienten mit vorbestehendem Bluthochdruck empfohlen (Adams et al. 2007). Patienten, die keinen Bluthochdruck in der Anamnese aufweisen, sollten auf niedrigere Werte eingestellt werden (160–180/90–100 mmHg). Systolische Werte über 220 mmHg und diastolische Werte über 120 mmHg sollten in jedem Fall langsam gesenkt werden. Nur wenige Indikationen erfordern eine sofortige Blutdrucksenkung. Dazu gehören z. B. der akute Myokardinfarkt (obwohl eine drastische Blutdrucksenkung auch für Herzinfarktpatienten schädlich ist), eine Herzinsuffizienz, ein akutes Nierenversagen oder ein Aortenaneurysma. Patienten, die eine Lysetherapie erhalten oder antikoaguliert werden, sollten aufgrund der Blutungsgefahr systolische Blutdruckwerte von 185 mmHg nicht überschreiten. Eine Lysetherapie sollte sehr zurückhaltend indiziert werden, wenn der Blutdruck nicht unter diesen Wert gesenkt werden kann. Stets sollte der eventuelle Nutzen einer Lyse gegen mögliche nachteilige Effekte der Blutdrucksenkung abgewogen werden.

Daten des SITS-Registers zeigen, dass dem Blutdruckmanagement in der Akutphase *thrombolysierter* Schlaganfallpatienten eine sehr große Bedeutung zukommt. Ein erhöhter Blutdruck innerhalb der ersten 24 Stunden nach Thrombolyse geht signifikant mit einem schlechten Behandlungsergebnis, d. h. symptomatischer ICB sowie erhöhter Mortalität und Abhängigkeit, einher. Systolische Blutdruckwerte zwischen 140 und 150 mmHg sind mit der geringsten Komplikationsrate korreliert. Das Absetzen einer bestehenden Blutdruckmedikation in der ersten Woche nach einem akuten Schlaganfall ist mit einem schlechteren Behandlungsergebnis assoziiert, wohingegen sich die konsequente Behandlung erhöhter Blutdruckwerte positiv auswirkt (Ahmed et al. 2009).

Die medikamentöse Normalisierung des Blutdrucks kann nach 2–3 Tagen begonnen werden, falls keine raumfordernde Wirkung des Schlaganfalls zu erwarten ist. Allerdings ist zu berücksichtigen, dass sich erhöhte Blutdruckwerte nach Schlaganfällen oftmals spontan in den ersten Wochen zurückbilden. Eine Überprüfung der antihypertensiven Dauerbehandlungsindikation sollte dementsprechend im weiteren Verlauf erfolgen. Die Indikation für eine Blutdrucksenkung in der Akutphase der zerebralen Ischämie besteht vor allem bei interkurrierenden Erkrankungen wie beim akuten Myokardinfarkt, bei der Herzinsuffizienz, beim akuten Nierenversagen oder bei der akuten hypertensiven Enzephalopathie.

Parenteral können Clonidin (0,15 mg s. c. oder i. v.) oder Urapidil (5–25 mg i. v.) zur Anwendung kommen. Dabei sind in der Akutphase häufige Gaben kleiner Dosen zu bevorzugen, um ein zu rasches und tiefes Absinken des Blutdrucks zu vermeiden. Falls eine parenterale Langzeittherapie notwendig ist, eignen sich hierfür vor allem Urapidil, Dihydralazin und Metoprolol; die letzten beiden in Kombination, da sich so die herzfrequenzrelevanten Nebenwirkungen aufheben. Die individuelle Medikamentenauswahl richtet sich nach den Begleiterkrankungen. Zur oralen Akuttherapie stehen ACE-Hemmer wie Ramipril (5 mg) oder Kalziumantagonisten wie Nitrendipin (5 mg) zur Verfügung (▶ Tab. 22.1). Zu vermeiden ist der Einsatz von Nifedipin, da dies zu einem drastischen Blutdruckabfall führen kann.

Bei **hypotonen Blutdruckwerten** sollten zuerst mögliche Ursachen (z. B. Herzrhythmusstörungen, reduzierte kardiale Auswurfleistung) abgeklärt werden. Eine

Tab. 22.1 Empfohlene antihypertensive Therapie beim akuten ischämischen Schlaganfall; die Verfügbarkeit der Substanzen kann zwischen einzelnen Ländern variieren (mod. nach Brott et al. 1994 und Ringleb et al. 1998).

Umstand	Therapie
systolischer Blutdruck 180–220 mmHg und/oder diastolischer Blutdruck 105–120 mmHg	keine Therapie
systolischer Blutdruck ≥ 220 mmHg und/oder diastolischer Blutdruck 120–140 mg bei wiederholten Messungen	Urapidil 10–50 mg i. v., anschließend 4–8 mg/h i.v* Captopril 6,25–12,5 mg p. o./i. m. Clonidin 0,15–0,3 mg i. v./s. c. Dihydralazin 5 mg i. v. plus Metoprolol 10 mg
diastolischer Blutdruck ≥ 140 mmHg	Nitroglycerin 5 mg i. v., gefolgt von 1–4 mg/h i. v. Natriumnitroprussid 1–2 mg

* Bei Patienten mit instabilem Blutdruck können alternierend Urapidil und Arterenol verwendet werden.

Akuttherapie des ischämischen Schlaganfalls

Hypovolämie kann zunächst mit kristallinen Lösungen (500–1000 ml Elektrolytlösung) ausgeglichen werden, bei fehlender Wirkung können kolloidale Lösungen versucht werden. Vor einer Volumenersatztherapie sollten eine Lungenauskultation und ggf. eine Röntgen-Thorax-Aufnahme erfolgen, um eine kardiopulmonale Stauung auszuschließen. Bei größeren Volumengaben ist eine Bilanzierung zu empfehlen, um die Gefahr einer Überwässerung zu reduzieren. Katecholamine sollten erst nach Ausgleich eines möglichen Volumenmangels eingesetzt werden. Hier kommen Dobutamin (5–50 mg/h) und Noradrenalin (0,1–0,5 mg/h) in Betracht. Der kontinuierliche Einsatz von Katecholaminen erfordert einen zentralen Venenkatheter und eine arterielle Blutduckmessung.

Glukosestoffwechsel

Viele Schlaganfallpatienten sind Diabetiker. Eine Hyperglykämie findet sich aber auch bei bis zu 60 % der Schlaganfallpatienten ohne zuvor bekannten Diabetes. Eine bereits vorbestehende diabetische Stoffwechsellage kann sich während eines Schlaganfalls massiv verschlechtern und eine vorübergehende Insulinbehandlung erforderlich machen. Ein grundsätzlicher Unterschied zwischen Diabetikern und Nicht-Diabetikern besteht hierbei nicht. Diese Behandlung sollte ab einem Blutglukosespiegel von über 200 mg/dl konsequent durchgeführt werden, da es Hinweise dafür gibt, dass eine Hyperglykämie den Infarkt vergrößert und ungünstig für die weitere Prognose des Krankheitsverlaufes ist (Capes et al. 2001, Pulsinelli et al. 1983, Toni et al. 1994). Das **Senken des Blutzuckerspiegels** sollte mit Alt-Insulin s.c. durchgeführt werden (z.B. 4–6 IE bei BZ > 200 mg/dl, 6–8 IE bei BZ > 250 mg/dl, 8–12 IE bei BZ > 300 mg/dl). Die kontinuierliche Insulingabe mittels Perfusor (1–4 IE/h) ist in der Akutphase nur selten notwendig und sollte dann angewendet werden, wenn mehr als 6 Bolusgaben pro Tag notwendig sind. Bei Anwendung eines Insulinperfusors soll der Blutzuckerspiegel alle 1–2 Stunden kontrolliert werden. In den ersten 24 Stunden nach Schlaganfall sollten einem Schlaganfallpatienten keine kohlenhydratreichen Lösungen infundiert werden. Eine intensivierte Insulintherapie bei nur leicht bis mäßig erhöhten Serumglukosewerten (6–17 mmol/l) hatte in einer großen randomisierten Studie keinen Effekt auf die Mortalität und das funktionelle Outcome und kann daher nicht empfohlen werden (Gray et al. 2007).

Eine **Hypoglykämie** sollte bei wachen Patienten durch die Gabe von Traubenzucker oder gezuckertem Tee ausgeglichen werden. Bei Bewusstseinsminderung, Schluckstörung oder Erbrechen sollte der Ausgleich durch Infusion einer 10–20 % Glukoselösung erfolgen, am besten über einen zentralvenösen Zugang.

Körpertemperatur

Erhöhte Körpertemperatur vergrößert in experimentellen Studien das Infarktareal und ist bei Schlaganfallpatienten mit einer schlechteren Prognose verbunden (Hajat et al. 2000). Infektionen selber sind als Risikofaktor für einen Schlaganfall evaluiert und treten gehäuft bei akuten Schlaganfallpatienten auf (Grau et al. 1999). Obwohl bislang keine kontrollierten klinischen Studien vorliegen, sollten Körpertemperaturen über 37,5 °C bei Schlaganfallpatienten mit antipyretischen Substanzen wie Paracetamol behandelt werden.

Kontrolle des Flüssigkeits- und Elektrolythaushaltes

Obwohl massive Elektrolytentgleisungen nach ischämischen Infarkten selten sind, sollte für einen ausgeglichenen Elektrolyt- und Flüssigkeitshaushalt gesorgt werden, der für eine normale Rheologie des Blutes erforderlich ist. Viele Schlaganfallpatienten sind aus unterschiedlichen Gründen exsikkiert, was thrombotische Prozesse begünstigt. Ein intravenöser Zugang ist zur regelmäßigen Flüssigkeits- und Elektrolytzufuhr ebenfalls erforderlich. Die Elektrolyte sollten täglich kontrolliert und bei Bedarf entsprechend substituiert werden. Die Zufuhr von größeren Flüssigkeitsmengen oder hochosmolaren Flüssigkeiten erfordert in der Regel einen zentralvenösen Zugang.

Rekanalisierende Therapie

> **Empfehlungen**
>
> - Die intravenöse Behandlung mit rtPA wird innerhalb eines 4,5-Stunden-Fensters zur Behandlung ischämischer Hirninfarkte an in dieser Therapie erfahrenen Zentren empfohlen (0,9 mg/kg KG, Maximum von 90 mg, 10 % der Gesamtdosis als Bolus, die restlichen 90 % im Anschluss als Infusion über 60 Minuten).
> - Eine Metaanalyse aller randomisierten Thrombolysestudien zeigte einen Nutzen der Behandlung über einen weiten Bereich von Schlaganfallschweregraden.
> - Einige Studien sprechen dafür, dass MRT-Aufnahmen zusätzliche Informationen zur Risko/Nutzen-Abschätzung einer Thrombolyse liefern. Die Wertigkeit der MRT Mismatch basierten Patientenauswahl ist noch offen und Gegenstand weiterer Untersuchungen.
> - Der Blutdruck sollte vor Beginn und während der Thrombolyse weniger als 185/110 mmHg betragen.
> - Die intraarterielle Behandlung der akuten Verschlüsse der intrakraniellen A. carotis interna, der proximalen A. cerebri media und der A. basilaris durch Plasminogenaktivatoren oder Urokinase und/oder mechanische Thrombusextraktion führt zu einer signifikanten Verbesserung der frühen Rekanalisationsrate und kann als individueller Heilversuch durchgeführt werden. Der klinische Nutzen dieser Interventionen ist bislang aber nicht bewiesen.

- Bei Diagnose von akuten proximalen intrakraniellen Gefäßverschlüssen in einem kleineren Krankenhaus kann ein „Bridging-Konzept" verwendet werden. Nach Beginn der intravenösen Thrombolyse mit rtPA erfolgt dann eine Notfall-Verlegung in ein Zentrum mit endovaskulärer Therapiemöglichkeit. Eine klinische Überlegenheit dieses Therapieansatzes ist aber bislang nicht gezeigt worden.

Die **intravenöse thrombolytische Therapie mit rtPA** („recombinant tissue plasminogen activator"; 0,9 mg/kg KG innerhalb eines 4,5-Stunden-Zeitfensters) führt zu einem signifikant verbesserten klinischen Ergebnis nach einem ischämischen Schlaganfall (▶ Abb. 22.1) (Marler et al. 1995, Hacke et al. 2004, Hacke et al. 2008, Lees et al. 2010). Die Daten der großen randomisierten klinischen Studien zur intravenösen Thrombolyse wurden durch die Daten des SITS-Registers nachdrücklich bestätigt (Wahlgren et al. 2007, Wahlgren et al. 2008).

Zugelassen ist die i.v. Lysetherapie mit rtPA in Nordamerika und seit Oktober 2011 in Europa einschließlich Deutschland für die Behandlung des ischämischen Schlaganfalles innerhalb des 4,5-Stunden-Fensters. In einem späteren Zeitfenster kann sie nur als individueller Heilversuch durchgeführt werden. Bei Patienten mit sehr schweren Infarkten (NIH Stroke Scale Score > 25) und mit ausgedehnten Infarktfrühzeichen ist die Lysebehandlung wegen des Risikos von Sekundärblutungen in der Regel kontraindiziert. Bei Patienten mit nicht kontrollierbarer Hypertonie (RR > 185/110 mmHg trotz mehrfacher Therapieversuche) sollte von der Lysetherapie Abstand genommen werden.

Nach den deutschen Zulassungskriterien darf die Behandlung nur von einem in der neurologischen Intensivmedizin ausgebildeten und erfahrenen Arzt durchgeführt werden. Weitere Zulassungsbeschränkungen in Deutschland betreffen Patienten mit Schlaganfall in der Anamnese und begleitendem Diabetes sowie bei Blutglukosespiegel unter 50 mg/dl und über 400 mg/dl. Diese Beschränkungen werden durch die Studienlage aber nicht hinreichend gestützt. In der Gebrauchsinformation ist als zusätzlicher Warnhinweis formuliert, dass Patienten über 80 Jahre nicht mit intravenösem rtPA behandelt werden sollten. In mehreren Beobachtungsstudien und in einer großen Analyse der VISTA- und SITS-Datenbanken war die i.v. Thrombolyse aber auch bei älteren Patienten sicher und effektiv (Silaya et al. 2006, Ringleb et al. 2007, Mishra et al. 2010a). Eine Metaanalyse aller randomisierten Thrombolysestudien zeigte einen Effekt der Behandlung über einen weiten Bereich der NIHSS. Einzig bei sehr leichten (NIHSS 1–4) und sehr schweren (NIHSS > 25) Schlaganfällen ist die Wirkung nicht gesichert (Mishra et al. 2010b). Für eine Untergruppe von Schlaganfallpatienten könnte bei geeigneter Patientenauswahl mittels MRT-basierter Selektionskriterien ein individuell längeres Zeitfenster bestehen (Schellinger et al. 2007).

Die **intraarterielle thrombolytische Behandlung mit Pro-Urokinase** führte bei Patienten mit Verschlüssen der proximalen A. cerebri media innerhalb von 6 Stunden nach Symptombeginn in einer randomisierten Studie zu einer signifikanten Verbesserung des klinischen Outcome (Furlan et al. 1999). Aufgrund der niedrigen Anzahl an Kontrollpatienten ist die i.a. Thrombolyse mit Pro-Urokinase nicht zugelassen. Zudem ist Pro-Urokinase in Europa nicht verfügbar; ob die Daten auf rtPA übertragen werden können, ist ebenfalls nicht hinreichend geklärt. Somit ist diese Therapie spezialisierten Zentren vorbehalten.

Bei proximalen intrakraniellen Arterienverschlüssen stellen **mechanische Thrombektomieverfahren** eine hinsichtlich der Rekanalisationsrate effektivere Therapie als die intravenöse Thrombolyse dar. Ein Effekt auf den klinischen Ausgang wird aber erst in laufenden randomisierten Studien (besonders IMS-3) untersucht (Kathri et al. 2008).

Die **intraarterielle Behandlung von Basilarisverschlüssen** mit Thrombolytika wird mit Erfolg an spezialisierten, interventionell-angiografisch tätigen Zentren eingesetzt (Schulte-Altedorneburg et al. 2006, Mattle et al. 2011). Ein signifikanter Vorteil einer i.a. Thrombolyse, alleine oder kombiniert mit einer i.v. Thrombolyse und/oder einer mechanischen Rekanalisation ist bislang aufgrund des fehlenden Nachweises der Wirksamkeit aus ausreichend großen randomisierten Studien nicht erwiesen. Die Daten des prospektiven BASICS-Registers konnten auch bei Verschluss der A. basilaris keine Überlegenheit eines Therapieverfahrens nachweisen (Schonewille et al. 2007).

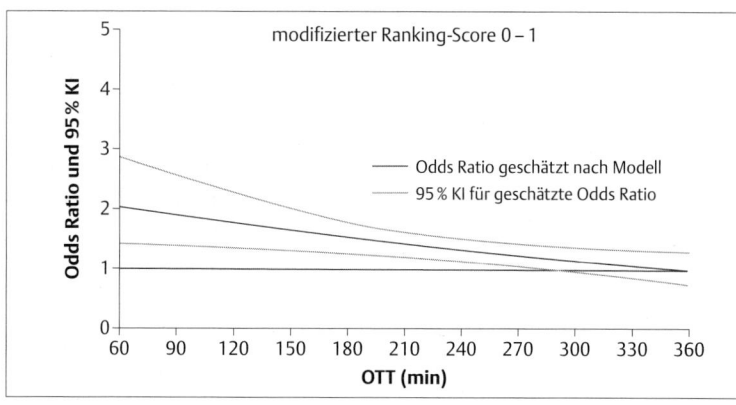

Abb. 22.1 Gemeinsame Analyse von ECASS I, II, III, Atlantis, EPITHET und NINDS. Globales Outcome (mRS 0–1, Barthel-Index 95–100, NIHSS 0–1) an Tag 90; adjustierte Odds Ratio mit 95%-Konfidenzintervall für ein günstiges klinisches Outcome (mod. Rankin-Score 0–1; n = 2799) (nach Lees et al. 2010).

Bei fluktuierendem Beginn kann das Zeitfenster für die intraarterielle Lysetherapie von Basilarisverschlüssen bis zu 12 Stunden betragen, nach einer Komadauer von mehr als 4 Stunden ist in der Regel aber kein günstiges Outcome zu erwarten (Brandt et al. 1996). Sofern keine Kontraindikation besteht, sollte unverzüglich mit einer intravenösen Lysetherapie mit rtPA begonnen werden. Insbesondere bei schwer betroffenen Patienten scheint die i.v. Thrombolyse sicher (Lindsberg et al. 2004, Schonewille et al. 2007).

Ähnlich wie in der Karotis-/Mediastrombahn werden neue mechanische Verfahren der Gefäßwiedereröffnung mit Hilfe spezieller **Thrombektomiekatheter** oder temporären Stents erprobt. Daten aus randomisierten Studien zur Sicherheit und klinischen Effektivität liegen im hinteren Hirnkreislauf ebenso wie in der Karotisstrombahn bislang nicht vor.

Für Krankenhäuser ohne die Möglichkeit einer endovaskulären Therapie empfiehlt sich ein sog. **Bridging-Konzept**. Nach Beginn einer i.v. Lysetherapie (evtl. in reduzierter Dosis; z.B. 0,6 mg/kg KG rtPA) erfolgt eine sofortige Verlegung in ein Zentrum zur Intervention (Pfefferkorn et al. 2010). Auch hierzu fehlen allerdings Daten aus einer randomisierten Studie.

Der Effekt anderer i.v. Thrombolytika, insbesondere der **Desmoteplase** und der **Tenecteplase** wird derzeit in klinischen Studien evaluiert.

Frühe Sekundärprophylaxe

Für die Darstellung dieser Thematik wird auf die Leitlinie zur Sekundärprophylaxe nach Schlaganfall verwiesen.

Vorbeugung und Behandlung von Komplikationen nach akutem Schlaganfall

Empfehlungen

- Eine Frühmobilisation sollte erfolgen zur Vermeidung zahlreicher Komplikationen inklusive Aspirationspneumonie, tiefer Beinvenenthrombose und Dekubitalgeschwüren.
- Bei Schluckstörungen nach Schlaganfällen sollte eine Schluckdiagnostik erfolgen. Aspirationspneumonien sollen durch transnasale Magensonden reduziert werden. Die frühe Anlage einer PEG-Sonde hat gegenüber einer transnasalen Magensonde keinen Vorteil.
- Bakterielle Infektionen nach einem Schlaganfall sollten gezielt und frühzeitig antibiotisch behandelt werden. Eine prophylaktische Antibiotikatherapie kann derzeit nicht empfohlen werden.
- Die Häufigkeit venöser Thrombosen kann durch frühzeitige Hydratation und Mobilisation reduziert werden. Dagegen gibt es für den Nutzen von individuell angepassten Kompressionsstrümpfen keine Evidenz.
- Niedrigdosiertes subkutanes unfraktioniertes Heparin oder niedermolekulares Heparin sollte bei Patienten mit hohem Risiko für tiefe Beinvenenthrombosen oder Lungenembolie angewandt werden.
- Nach dem Auftreten eines epileptischen Anfalls infolge des Schlaganfalls sollte die Gabe von Antiepileptika zur Vermeidung wiederholter Anfälle erfolgen. Die prophylaktische Gabe von Antiepileptika an Schlaganfallpatienten ohne bisherigen epileptischen Anfall ist nicht zu empfehlen.

Ein akuter Schlaganfall prädisponiert für zahlreiche medizinische Komplikationen wie Pneumonie, Harnwegsinfekt, Fehlernährung oder Volumenmangel, die die Morbidität und Mortalität beeinflussen (Koennecke et al. 2011). Schlaganfallpatienten können des Weiteren tiefe Beinvenenthrombosen (TVT) oder Lungenembolien (LE) entwickeln. Auch kardiale Komplikationen wie Herzrhythmusstörungen und Herzinsuffizienz können Folgen des Schlaganfalls sein. Frühe Physiotherapie, Stützstrümpfe und niedrigdosierte Heparine sowie die Beobachtung physiologischer Parameter können vor solchen Komplikationen schützen. Dies wird am besten auf einer Stroke Unit mit erfahrenem Personal und speziellen Lagerungstechniken und früher Mobilisation gewährleistet. Falsche Lagerung und Immobilität können zu Infektionen, Kontrakturen und Dekubitalgeschwüren führen.

Kardiale Komplikationen nach einem Schlaganfall

Herzrhythmusstörungen wie Vorhofflimmern, supraventrikuläre und ventrikuläre Tachykardien wurden nach einem Schlaganfall beschrieben. Kardiale Arrhythmien müssen beachtet werden, da sie zu Embolie, hämodynamischer Instabilität und Tod führen können. Ein Elektrolytmangel, insbesondere ein Mangel an Kalium, sollte ausgeglichen werden. Biomarker wie das BNP (Brain Natriuretic Peptide) können helfen, die Auswurfleistung des Herzens zu beurteilen, was bei der Flüssigkeitszufuhr berücksichtigt werden sollte. Flüssigkeitsbilanz und Körpergewicht sollten beachtet werden.

Pneumonie und Dysphagie

Die bakterielle Pneumonie ist eine der häufigsten Komplikationen bei Schlaganfallpatienten. Eine Aspirationsneigung kann bei bis zu 50 % der Patienten während der ersten Krankheitstage nachgewiesen werden (Weimar et al. 2002). Besonders gefährdet sind Patienten mit Störungen der Vigilanz und/oder des Schluckens. Die **Dysphagie** bei Schlaganfallpatienten ist mit 37–78 % sehr häufig und ist mit einer erhöhten Inzidenz von internistischen Komplikationen und einer höheren Mortalität assoziiert (Martino et al. 2005). Bei reduzierter Vigilanz, Unfähigkeit, den Speichel zu schlucken und durch willkürliches Husten den Atemweg zu reinigen, ist weder eine orale Nahrungsaufnahme noch eine formale Testung des Schluckakts möglich. Sind die Voraussetzungen erfüllt, hat sich der GUSS („Gugging Swallowing Screen"; Trapl et al. 2007) als einfach durchführbarer, validierter Screeningtest erwiesen. Je nach Testergebnis kann mit breiiger Kost und eingedickter Flüssigkeit in aufrecht sitzender Position mit der Ernährung begonnen und dann auf flüssige bzw. feste Kost umgestellt werden. Das Dysphagie-Screening reduziert das Risiko für eine Pneumonie nach Schlaganfall (Yeh et al. 2011). Eine **Malnutrition**, die bei 22–35 % der Patienten in den ersten beiden Wochen nach Schlaganfall auftritt, stellt einen prädiktiven Faktor für ein schlechtes funktionelles Resultat dar und sollte daher vermieden werden (Axelsson et al. 1988, FOOD Trial Collaboration 2003). Eine routinemäßige Ernährung für alle Schlaganfallpatienten verbesserte das Outcome in einer randomisierten, kontrollierten Studie allerdings nicht (Dennis et al. 2005). In der gleichen Studie zeigte sich kein signifikanter Vorteil einer frühen (> 48 Stunden) gegenüber einer verzögerten (7 Tage) Ernährung über eine nasogastrale Sonde. Die transnasale Magensonde ist ausreichend für eine kurzfristige Ernährung, eine perkutane Gastrostomie (PEG) sollte nur appliziert werden, wenn eine längerfristige Ernährung per Sonde notwendig ist. Als Faustregel kann hierfür eine Ernährungsdauer von mindestens einem Monat angesehen werden. Beide Möglichkeiten reduzieren das Aspirationsrisiko, schützen aber nicht vollständig davor. Eine frühere PEG-Anlage hat gegenüber der Ernährung über eine nasogastrale Sonde keinen signifikanten Vorteil (Dennis et al. 2005).

Risikofaktoren für die Entwicklung einer **Pneumonie** sind der Schweregrad des Schlaganfalls und das Alter allgemein sowie Sekretverhalt, reduzierter Hustenstoß und Immobilisation. Häufiges Umlagern bettlägeriger Patienten und Atemgymnastik können auch hier präventiv wirken. Eine aufmerksame Mundhygiene reduziert das Risiko für eine Pneumonie. Dies gilt insbesondere auch bei Verwendung von nasogastralen Ernährungssonden. Neben diesen mechanischen Faktoren kommt es bei vielen Patienten mit mittelschweren bis schweren Schlaganfällen zu einem Immundepressionssyndrom, das wahrscheinlich Folge einer durch den Hirnschaden bedingten neurohumoralen Dysregulation ist (Meisel et al. 2005). Pneumonien, die wesentlich zur Morbidität und Mortalität von Schlaganfallpatienten beitragen, sollten frühzeitig und möglichst gezielt antibiotisch behandelt werden. Die prophylaktische antibiotische Therapie mit Levofloxacin beugte Infekten in einer randomisierten Studie nicht vor (Chamorro et al. 2005). Auch die Ergebnisse einer prophylaktischen antibiotischen Therapie mit Mezlocillin und Sulbactam blieben inkonklusiv (Schwarz et al. 2008). Mehrere randomisierte Studien untersuchen derzeit die Wirksamkeit anderer Antibiotika.

Harnwegsinfekt

Harnwegsinfekte (HWI) können bei etwa 10 % der Patienten nachgewiesen werden, die einen Schlaganfall erleiden (Westendorp et al. 2011). Urinretention ist in der Schlaganfallakutphase häufig und kann eine mehrfache Katheterisierung und ausnahmsweise das Legen eines Blasenkatheters notwendig machen. Andere Möglichkeiten der Inkontinenzversorgung sind Urinalkondome bei Männern oder seltener auch Windeln. Die Mehrzahl der im Krankenhaus erworbenen HWI steht in Zusammenhang mit dem Legen von Blasenkathetern. Wenn ein HWI diagnostiziert wurde, sollte er adäquat antibiotisch behandelt werden. Eine prophylaktische Antibiotikagabe sollte wegen der Gefahr der Resistenzinduktion aber nicht erfolgen.

Lungenembolie und tiefe Beinvenenthrombose

Bis zu 25 % der Todesfälle nach Schlaganfällen sind durch eine Lungenembolie (LE) verursacht. Dennoch wird die Inzidenz symptomatischer LE und tiefer Beinvenenthrombosen (TVT) nunmehr auf unter 5 % geschätzt, was vermutlich durch moderne Prophylaxemaßnahmen auf Stroke Units bedingt ist. Das Risiko für LE und TVT kann durch ausreichende Hydratation und frühzeitige Mobilisation reduziert werden. Bei bettlägerigen Patienten kann das Thromboserisiko durch physiotherapeutische Maßnahmen verringert werden. Eine multizentrische Studie zeigte, dass Kompressionsstümpfe das Risiko für TVT und LE nicht reduzieren. Kompressionsstümpfe waren nicht nur unwirksam, sondern auch schädlich. Sie erhöhen das Risiko für Hautverletzungen und periphere Durchblutungsstörungen (CLOTS Trials Collaboration 2009). Subkutane niedermolekulare Heparine reduzieren die Inzidenz von TVT und LE, ohne das Risiko intra- oder extrakranieller Blutungen signifikant zu erhöhen (Diener et al. 2006, Sherman et al. 2007). Auch unfraktioniertes Heparin reduziert das Risiko venöser Thrombosen, geht aber mit einer höheren Rate heparininduzierter Thrombopenien einher. Insgesamt ist die Thromboseprophylaxe mit Heparinen bei bettlägerigen Patienten sinnvoll.

Dekubitalgeschwüre

Häufiger Lagewechsel immobiler Patienten ist sinnvoll zur Vermeidung von Dekubitalgeschwüren. Die Haut bettlägeriger Patienten muss trocken gehalten werden. Für Patienten mit einem besonders erhöhten Risiko sollten luft- oder flüssigkeitsgefüllte Matratzen verwendet werden. Falls Dekubitalgeschwüre nicht auf konservative Behandlungsmaßnahmen ansprechen, kann eine Antibiotikatherapie für einige Tage vor der definitiven chirurgischen Therapie gerechtfertigt sein.

Epileptische Anfälle und Epilepsie nach Schlaganfall

Der Schlaganfall ist die häufigste Ursache einer neu diagnostizierten Epilepsie im Alter von über 60 Jahren. Schlaganfälle können zu Immediatanfällen (innerhalb der ersten 24 Stunden), zu Frühanfällen (innerhalb der ersten 7–14 Tage) und Spätanfällen führen. Immediat- und Frühanfälle werden als Folge einer akuten zellulären biochemischen Dysfunktion angesehen, wobei die Freisetzung von Glutamat eine besondere Rolle spielt. Bei Spätanfällen sind die strukturellen Veränderungen des Gewebes relevant. Die Inzidenz der Immediat- und Frühanfälle wird zwischen 2 und 6,5 % angegeben (Beghi et al. 2011). Prädiktoren für Früh- und Spätanfälle sind der Schwergrad des Schlaganfalls und eine kortikale Lokalisation. Das Risiko für eine spätere Epilepsie ist bei Frühanfällen um das 8-Fache, bei Spätanfällen um das 16- bis 26-Fache erhöht. Insgesamt liegt das Risiko nach Schlaganfall für eine spätere Epilepsie bei ca. 3 %. Die vorbeugende Gabe von Antiepileptika bei Patienten mit einem ischämischen Schlaganfall ohne bisherigen epileptischen Anfall wird nicht empfohlen. Bei einem Immediat- oder Frühanfall erscheint eine Therapiedauer von 3–6 Monaten angemessen. Nach einem Spätanfall oder nach wiederholten epileptischen Anfällen besteht auf jeden Fall die Indikation zur antiepileptischen Therapie. Nach den modifizierten Richtlinien der internationalen Liga gegen die Epilepsie ist für die Diagnose einer Epilepsie nur noch ein Anfall notwendig, wenn gleichzeitig eine auslösende strukturelle Läsion vorliegt (Fisher et al. 2005).

Zur Behandlung der primär fokal eingeleiteten Anfälle stehen für eine Monotherapie die „alten" Medikamente wie Carbamazepin, Phenytoin, Valproinsäure und die „neueren" Medikamente wie Gabapentin, Lamotrigin, Levetiracetam, Oxcarbazepin und Topiramat zur Verfügung. Grundsätzlich soll langsam aufdosiert und zunächst eine niedrige Dosis gewählt werden, da bei niedriger Dosis die Häufigkeit und die Ausprägung der Nebenwirkungen geringer sind. Bei älteren Menschen ist die veränderte Pharmakokinetik zu berücksichtigen. Empfohlen werden Antiepileptika mit niedriger Eiweißbindung, mit fehlender hepatischer Metabolisierung und eine Dosisanpassung bei renal eliminierten Medikamenten in Abhängigkeit vom Ausmaß der Niereninsuffizienz. Zu achten ist auch auf eine Interaktion mit anderen Medikamenten, insbesondere über eine Induktion oder Inhibition der Leberenzyme. Die internationale Liga gegen Epilepsie hat für Carbamazepin, Phenytoin und Levetiracetam eine Empfehlung der Stufe A abgegeben (Glauser 2006). Aufgrund der besseren Verträglichkeit, insbesondere bei Personen in höherem Lebensalter, und der günstigen Pharmakokinetik (fehlende hepatische Metabolisierung und geringe Eiweißbindung) wurden Lamotrigin und Levetiracetam von der Deutschen Gesellschaft für Neurologie als Medikamente der ersten Wahl eingestuft (vgl. DGN-Leitlinie „Erster epileptischer Anfall und Epilepsien des Erwachsenenalters" 030/041).

Agitation/Unruhe

Unruhe und Verwirrtheit können direkte Folge eines Schlaganfalls sein, sind aber häufiger Symptom sekundärer Komplikationen wie Fieber, Infektion, Exsikkose oder Substanzentzug. Die adäquate Behandlung solcher Ursachen sowie die Vermeidung von Delir fördernder Faktoren sollte jeder sedierenden oder antipsychotischen Therapie vorangehen.

■ Spezielle intensivmedizinische Probleme

Empfehlungen

- Die chirurgische Dekompressionsbehandlung soll innerhalb von 48 Stunden nach Symptombeginn bei sich entwickelnden malignen Mediainfarkten bei Patienten bis zu 60 Jahren durchgeführt werden, da sie die Mortalität senkt und die Wahrscheinlichkeit einer geringeren Behinderung bei den Überlebenden erhöht.
- Die Osmotherapie kann bei Patienten verwendet werden, die klinische Symptome oder neuroradiologische Zeichen infolge erhöhten intrakraniellen Druckes sowie Herniationszeichen entwickeln.
- Eine externe Ventrikeldrainage und eine subokzipitale Dekompressionsbehandlung werden bei raumfordernden zerebellären Infarkten mit drohender Hirnstammkompression empfohlen.
- Für die moderate Hypothermie (32–33 °C) bei raumfordernden supratentoriellen Infarkten kann keine allgemeine Empfehlung gegeben werden.

Erhöhter intrakranieller Druck und Hirnödem

Bezüglich der Behandlung des erhöhten intrakraniellen Druckes (ICP) wird auf die DGN-Leitlinie Hirndruck (030/105) verwiesen. Die Entwicklung eines Hirnödems beginnt 24–48 Stunden – in Einzelfällen auch bereits früher – nach einem Schlaganfall und kompliziert häufig den weiteren Krankheitsverlauf (Davalos et al. 1999). Besonders jüngere Patienten mit kompletten Mediainfarkten erleiden häufig massive fokale Hirnschwellungen. Eine umschriebene Hirnvolumenzunahme führt zunächst zu einer Verlagerung der Hirnstrukturen mit Kompression der von der Ischämie zunächst noch nicht betroffenen Hirnareale. Dies führt im Verlauf häufig zu intrakraniellen Druckanstiegen, die nach 2–4 Tagen zur Einklemmung und nachfolgend zum Tod führen können. Die Prognose dieser Patientengruppe ist bei konservativer Therapie mit einer Mortalität bis 80 % als sehr ungünstig einzuschätzen (Rieke et al. 1995). Mit dem Beginn der antiödematösen bzw. operativen Therapie sollte nicht bis zum Anstieg des ICP abgewartet werden.

Konservative Therapie

Zur Grundversorgung von Patienten mit erhöhtem ICP gehören die Oberkörperhochlagerung (30°), eine ausreichende Schmerzbehandlung sowie die Normalisierung der Körpertemperatur. Entwickelt sich unter diesen Maßnahmen eine Hirndrucksymptomatik, kann eine intravenöse Osmotherapie mit Glycerol (4 × 125–250 ml Glycerol 10% über 30–60 Minuten), Mannitol (25–50 g Mannitol alle 3–6 Stunden), Hyper-HAES (über ZVK, 100 ml alle 3–6 Stunden) oder hypertoner Kochsalzlösung erfolgen. Diese Maßnahmen führen aber in der Regel nur zu einer transienten, etwaige andere Maßnahmen nur aufschiebenden Wirkung. Auf hypotone und glukosehaltige Lösungen sollte in diesem Stadium als Flüssigkeitsersatz verzichtet werden. Die klinische Effektivität anderer Behandlungsmöglichkeiten wie kurz wirksame Barbiturate (Thiopental) oder Tris-(hydroxymethyl)aminomethan-Pufferlösungen ist nicht bewiesen. Diese Substanzen sollten daher aufgrund von erheblichen Nebenwirkungen und der in der Regel nur vorübergehenden Senkung des intrakraniellen Drucks allenfalls in Ausnahmefällen verwendet werden. Beatmungsregimes mit Hyperventilation haben ebenfalls meist nur einen kurzfristigen Effekt, außerdem kann durch die Verschiebung des Säure-Basen-Haushaltes das ischämische Ödem zusätzlich verschlechtert werden (Steiner et al. 2001). Kortikosteroide sind zur Behandlung des postischämischen Hirnödems nicht wirksam (Qizilbash et al. 2002).

Dekompressive Kraniektomie

In einer Metaanalyse mehrer Fallserien bei raumfordernden Hemisphäreninfarkten reduzierte die dekompressive Kraniektomie die Letalität von 70–80% auf 20–40%, ohne den Anteil schwer behinderter Überlebender zu erhöhen (Gupta et al. 2004). In einer gepoolten Analyse von 93 Patienten aus 3 prospektiven, kontrollierten, randomisierten Studien (DECIMAL, DESTINY, HAMLET), in die Patienten mit einem Alter von 18–60 Jahre und einem NIHSS-Skalenwert > 15 innerhalb von 45 Stunden nach Symptombeginn eingeschlossen wurden, betrug die NNT 2, um ein Leben zu retten. Ein Jahr nach der Behandlung hatten signifikant mehr der überlebenden Patienten in der Hemikraniektomiegruppe einen mRS ≤ 4 oder einen mRS ≤ 3. Der Anteil der überlebenden Patienten mit schwerstem Defizit und daraus resultierender vollständiger Pflegebedürftigkeit (mRS = 5) betrug in beiden Gruppen 5% (Vahedi et al. 2007). Die Infarktseite hatte keinen Einfluss auf den Behinderungsgrad nach 12 Monaten, weshalb die Hemikraniektomie auch bei Infarkten in der sprachdominanten Hemisphäre gerechtfertigt ist.

Zurzeit kann keine eindeutige Altersgrenze als Kontraindikation zur dekompressiven Therapie formuliert werden. Bislang geht man davon aus, dass mit zunehmendem Alter mit einer deutlich schlechteren Prognose zu rechnen ist (Uhl et al. 2004). Die laufende DESTINY-2-Studie untersucht die Wirksamkeit der Hemikraniektomie derzeit bei über 60-jährigen Patienten.

Die Trepanationslücke einschließlich einer Duraplastik ist großzügig durchzuführen (Durchmesser 12–14 cm), was zu einer Druckentlastung von geschwollenem Hirngewebe führt und die zerebrale Perfusion durch Entfaltung von kollateralen Gefäßkreisläufen verbessert. Eine frühzeitige Operation (< 48 Stunden, vermutlich besser noch früher) verbessert die Prognose, während die osteoklastische Trepanation bei Patienten mit klinischen Zeichen der transtentoriellen Einklemmung und komatöser Bewusstseinslage in der Regel zu spät kommt und nicht mehr durchgeführt werden sollte.

Bei raumfordernden Kleinhirninfarkten sollte bei Liquorzirkulationsstörungen eine externe Ventrikeldrainage, bei drohender Hirnstammkompression zusätzlich eine dekompressive subokzipitale Kraniektomie durchgeführt werden (Jüttler et al. 2009, Pfefferkorn et al. 2009). Allerdings sind hierzu keine Daten aus randomisierten Studien verfügbar. Die Dekompression reduziert bei komatösen Patienten mit raumfordernden Kleinhirninfarkten nicht nur die Letalität von 80% auf 30% (Krieger et al. 1993), sondern es verbleibt vielfach trotz der initial hochgradigen Vigilanzstörung nur eine relativ geringe Behinderung. Die Gesamtprognose wird vor allem durch das Ausmaß einer evtl. begleitenden Hirnstammläsion bestimmt.

Hypothermie

Es wurde gezeigt, dass die Hypothermie nach Herzstillstand neuroprotektiv wirkt. Milde Hypothermie (z.B. Hirntemperatur zwischen 32 und 33°C) kann die Schwere der Auswirkungen großer Mediaterritorialinfarkte reduzieren. Die Anzahl so behandelter Patienten ist aber nach wie vor zu klein, um endgültige Schlussfolgerungen zu ziehen (Schwab et al. 2001). Eines der Probleme ist der ICP-Anstieg, der meistens während der Wiedererwärmung auftritt. Außerdem zeigte die Hypothermie in einer vergleichenden Untersuchung mit der dekompressiven Chirurgie bei Patienten mit malignem Mediainfarkt ein erhöhtes Maß an schwerwiegenden internistischen Komplikationen.

Der neuroprotektive Effekt der Kühlung bei nicht raumforderndem Mediainfarkt wird in den nächsten Jahren in Phase-III-Studien evaluiert.

Unwirksame Therapien

Empfehlungen
- Eine Hämodilutionsbehandlung kann nicht empfohlen werden.
- Ein Nutzen von medikamentösen Neuroprotektiva beim akuten Schlaganfall wurde bislang nicht gezeigt.
- Eine Steroidbehandlung ist nicht indiziert.
- Eine Behandlung mit einem GPIIb/IIIa-Rezeptorantagonisten außerhalb von klinischen Studien ist nicht empfehlenswert.

Hämodilution

Es gibt keine Hinweise für eine Verbesserung des weiteren Krankheitsverlaufes nach routinemäßiger Hämodilutionsbehandlung bei Schlaganfallpatienten.

Neuroprotektion

Bis heute konnte für kein medikamentöses Neuroprotektivum ein günstiger Effekt auf den menschlichen Schlaganfall nachgewiesen werden.

Steroide

Bisher konnte kein positiver Effekt von Kortikosteroiden in der Behandlung bei Patienten mit akutem ischämischem Schlaganfall nachgewiesen werden. Sie erhöhen das Risiko für gastrointestinale Blutungen, Infekte und Blutzuckerentgleisungen (Qizilbash et al. 2002). Die Anwendung zur akuten Schlaganfalltherapie wird nicht empfohlen. Seltene Ausnahmen stellen Patienten mit einer Vaskulitis dar; auf die entsprechende Leitlinie wird verwiesen.

GPIIb/IIIa-Rezeptorantagonisten

Die größte bisher durchgeführte Studie zur intravenösen Gabe von GPIIb/IIIa-Rezeptorantagonisten (AbESTT-II) wurde wegen einer erhöhten Blutungsrate unter dem Verum im Vergleich zu Placebo abgebrochen (Adams et al. 2008). Auch Tirofiban kann derzeit nicht außerhalb von klinischen Studien empfohlen werden. Die Gabe von GPIb/IIIa-Rezeptorantagonisten in Zusammenhang mit einer endovaskulären Behandlung ist als Einzelfallentscheidung sowie im Rahmen von abgestimmten Protokollen möglich (Eckert et al. 2005). Auch hier sind die Blutungsraten höher als bei anderen endovaskulären Therapien.

Versorgungskoordination

Bei Auftreten eines Schlaganfalls ist unverzüglich der medizinische Notfalldienst zu verständigen und eine Einweisung in ein qualifiziertes Zentrum zu veranlassen.

Besonderheiten für Österreich und die Schweiz

Aufgrund der Besonderheiten des schweizerischen und österreichischen Gesundheitswesens wie z. B. Vorgaben von Seiten des österreichischen Hauptverbandes der Sozialversicherungen sind gewisse Einschätzungen und Empfehlungen geringfügig different zu den DGN-Leitlinien. In Österreich werden Empfehlungen für die Diagnose und Therapie des Schlaganfalls von der Österreichischen Gesellschaft für Schlaganfall-Forschung (ÖGSF) entwickelt, in der Schweiz von der Schweizerischen Hirnschlaggesellschaft. Für Österreich-spezielle Einschätzungen möchten wir deshalb auf das Positionspapier der ÖGSF 2007 verweisen: www.schlaganfall-info.at und www.oegn.at, und für die Schweiz auf www.neurovasc.h.

Redaktionskomitee

Prof. Dr. Jens Fiehler, Neuroradiologische Universitätsklinik, Universität Hamburg
Prof. Dr. Martin Grond, Neurologische Klinik, Klinikum Siegen
Prof. Dr. Werner Hacke, Neurologische Universitätsklinik Heidelberg
Dr. Jan Jungehülsing, Neurologische Universitätsklinik, Charité, Berlin
Prof. Dr. Winfried Lang, Neurologische Klinik Wien
Prof. Dr. Heinrich P. Mattle, Universitätsklinik für Neurologie, Inselspital, Bern
Prof. Dr. Darius Nabavi, Vivantes Klinikum Neukölln, Berlin
Prof. Dr. Joachim Röther, Asklepios Krankenhaus Hamburg-Altona
Prof. Dr. Volker Seifert, Neurochirurgische Universitätsklinik Frankfurt
Prof. Dr. Roland Veltkamp, Neurologische Universitätsklinik Heidelberg
Prof. Dr. Christian Weimar, Neurologische Universitätsklinik Essen

Federführend: Prof. Dr. Roland Veltkamp, Neurologische Universitätsklinik Heidelberg, Im Neuenheimer Feld 400, 69120 Heidelberg
E-Mail: Neurologie@med.uni-heidelberg.de

Entwicklungsstufe der Leitlinie: S1

Literatur

Adams HP, del Zoppo G; Alberts MJ et al. Guidelines for the early management of adults with ischemic stroke: A guideline from the American Heart Association/American Stroke Association Stroke Council, Clinical Cardiology Council, Cardiovascular Radiology and Intervention Council, and the Atherosclerotic Peripheral Vascular Disease and Quality of Care Outcomes in Resaerch Interdisciplinary Working Groups.scientific statement from the Stroke Council of the American Stroke Association. Stroke 2007; 38: 1655–1711

Adams HP, Effron MB, Torner J et al.; AbESTT-II Investigators. Emergency administration of abciximab for treatment of patients with acute ischemic stroke: results of an international phase III trial: (AbESTT-II). Stroke 2008; 39: 87–99

Ahmed N, Wahlgren N, Brainin M, Castillo J, Ford GA, Kaste M, Lees KR, Toni D, SITS investigators. Relationship of blood pressure, antihypertensive therapy, and outcome in ischemic stroke treated with intravenous thrombolysis: retrospective analysis from Safe Implementation of Thrombolysis in Stroke-International Stroke Thrombolysis Register (SITS-ISTR). Stroke 2009; 40: 2442–2449

Albers GW, Caplan LR, Easton JD, Fayad PB, Mohr JP, Saver JL, Sherman DG, TIA Working Group. Transient ischemic attack--proposal for a new definition. N Engl J Med. 2002; 347: 1713–1716

Audebert H, Kukla C, Vatankhah B et al. Comparison of tissue plasminogen activator administration management between Telestroke Network hospitals and academic stroke centers: the Telemedical Pilot Project for Integrative Stroke Care in Bavaria. Stroke 2006; 37: 1822–1827

Axelsson K, Asplund K, Norberg A, Alafuzoff I: Nutritional status in patients with acute stroke. Acta Med Scand 1988; 224: 217–224

Barber PA, Zhang J, Demchuk AM et al. Why are stroke patients excluded from TPA therapy? An analysis of patient eligibility. Neurology 2001; 56: 1015–1020

Beghi E, D'Alessandro R, Beretta S et al.; Epistroke Group. Incidence and predictors of acute symptomatic seizures after stroke. Neurology 2011; 77: 1785–1793

Brandt T, von Kummer R, Müller Küppers M et al. Thrombolytic therapy of acute basilar artery occlusion. Variables affecting recanalization and outcome. Stroke 1996; 27: 875–881

Britton M, Carlsson A, de Faire U. Blood pressure course in patients with acute stroke and matched controls. Stroke 1986; 17: 861–4

Broderick J, Brott T, Barsan W et al. Blood pressure during the first minutes of focal cerebral ischemia. Ann Emerg Med 1993; 22: 1438–1443

Brott T, Fieschi C, Hacke W. General therapy of acute ischemic stroke. In: Hacke W, et al. eds. Neurocritical Care. Heidelberg: Springer; 1994: 553–577

Camerlingo M, Casto L, Censori B et al. Experience with a questionnaire administered by emergency medical service for pre-hospital identification of patients with acute stroke. Neurol Sci 2001; 22: 357–61

Capes SE, Hunt D, Malmberg K et al. Stress hyperglycemia and prognosis of stroke in nondiabetic and diabetic patients: a systematic overview. Stroke 2001; 32: 2426–2432

Carlberg B, Asplund K, Hagg E. Factors influencing admission blood pressure levels in patients with acute stroke. Stroke 1991; 22: 527–530

Chamorro A, Horcajada JP, Obach V et al. The Early Systemic Prophylaxis of Infection after Stroke study: a randomized clinical trial. Stroke 2005; 36: 1495–1500

CLOTS Trials Collaboration, Dennis M, Sandercock PAG, Reid J et al. Effectiveness of thigh-length graduated compression stockings to reduce the risk of deep vein thrombosis after stroke (CLOTS trial 1): a multicentre, randomised controlled trial. Lancet 2009; 373: 1958–1965

Davalos A, Toni D, Iweins F et al. Neurological deterioration in acute ischemic stroke: potential predictors and associated factors in the European cooperative acute stroke study (ECASS) I. Stroke 1999; 30: 2631–2636

Dennis MS, Lewis SC, Warlow C. Effect of timing and method of enteral tube feeding for dysphagic stroke patients (FOOD): a multicentre randomised controlled trial. Lancet 2005; 365: 764–772

Diener HC, Ringelstein EB, von Kummer R et al. Prophylaxis of thrombotic and embolic events in acute ischemic stroke with the low-molecular-weight heparin certoparin: results of the PROTECT trial. Stroke 2006; 37: 139–144

Dirks M, Niessen LW, van Wijngaarden JDH et al. Promoting thrombolysis in acute ischemic stroke. Stroke 2011; 42: 1325–1330

Eames PJ, Blake MJ, Dawson SL et al. Dynamic cerebral autoregulation and beat to beat blood pressure control are impaired in acute ischaemic stroke. J Neurol Neurosurg Psychiatry 2002; 72: 467–72

Easton JD, Saver JL, Albers GW et al.; American Heart Association, American Stroke Association Stroke Council, Council on Cardiovascular Surgery and Anesthesia, Council on Cardiovascular Radiology and Intervention, Council on Cardiovascular Nursing, Interdisciplinary Council on Peripheral Vascular Disease. Definition and evaluation of transient ischemic attack: a scientific statement for healthcare professionals from the American Heart Association/American Stroke Association Stroke Council; Council on Cardiovascular Surgery and Anesthesia; Council on Cardiovascular Radiology and Intervention; Council on Cardiovascular Nursing; and the Interdisciplinary Council on Peripheral Vascular Disease. The American Academy of Neurology affirms the value of this statement as an educational tool for neurologists. Stroke 2009; 40: 2276–2293

Eckert B, Koch C, Thomalla G et al. Aggressive therapy with intravenous abciximab and intra-arterial rtPA and additional PTA/stenting improves clinical outcome in acute vertebrobasilar occlusion: combined local fibrinolysis and intravenous abciximab in acute vertebrobasilar stroke treatment (FAST): results of a multicenter study. Stroke 2005; 36: 1160–1165

FOOD Trial Collaboration. Poor nutritional status on admission predicts poor outcomes after stroke: observational data from the FOOD trial. Stroke 2003; 34: 1450–1456

Fiebach JB, Schellinger PD, Gass A. Stroke magnetic resonance imaging is accurate in hyperacute intracerebral hemorrhage: a multicenter study on the validity of stroke imaging. Stroke 2004; 35: 502–506

Fisher RS, van Emde Boas W, Blume W et al. Epileptic seizures and epilepsy: definitions proposed by the International League Against Epilepsy (ILAE) and the International Bureau for Epilepsy (IBE). Epilepsia. 2005; 46: 470–472

Furlan A, Higashida R, Wechsler L et al. Intra-arterial prourokinase for acute ischemic stroke. The PROACT II study: a randomized controlled trial. Prolyse in Acute Cerebral Thromboembolism. J Am Med Ass 1999; 282: 2003–2011

Giles MF, Albers GW, Amarenco P et al. Early stroke risk and ABCD2 score performance in tissue- vs time-defined TIA: a multicenter study. Neurology 2011; 77: 1222–1228

Glauser T, Ben-Menachem E, Bourgeois B et al. ILAE treatment guidelines: evidence-based analysis of antiepileptic drug efficacy and effectiveness as initial monotherapy for epileptic seizures and syndromes. Epilepsia 2006; 47: 1094–1120

Grau AJ, Buggle F, Schnitzler P et al. Fever and infection early after ischemic stroke. J Neurol Sci 1999; 171: 115–120

Gray CS, Hildreth AJ, Sandercock PA et al. Glucose-potassium-insulin infusions in the management of post-stroke hyperglycaemia: The UK Glucose Insulin in Stroke Trial. (GIST-UK). Lancet Neurol 2007; 6: 397–406

Gupta R, Connolly ES, Mayer S et al. Hemicraniectomy for massive middle cerebral artery territory infarction: a systematic review. Stroke 2004; 35: 539–543

Hacke W, Donnan G, Fieschi C et al. Association of outcome with early stroke treatment: Pooled analysis of atlantis, ecass, and ninds rt-pa stroke trials. Lancet 2004; 363: 768–774

Hacke W, Kaste M, Bluhmki E et al. Thrombolysis with alteplase 3 to 4.5 hours after acute ischemic stroke. N Engl J Med 2008; 359: 1317–1329

Hajat C, Hajat S, Sharma P. Effects of poststroke pyrexia on stroke outcome : a meta-analysis of studies in patients. Stroke 2000; 31: 410–414

Harbison J, Hossain O, Jenkinson D et al. Diagnostic accuracy of stroke referrals from primary care, emergency room physicians, and ambulance staff using the face arm speech test. Stroke 2003; 34: 71–76

Harper G, Castleden CM, Potter JF. Factors affecting changes in blood pressure after acute stroke. Stroke 1994; 25: 1726–1729

Harraf F, Sharma AK, Brown MM et al. A multicentre observational study of presentation and early assessment of acute stroke. Br Med J 2002; 325: 17–22

Jansen PA, Schulte BP, Poels EF et al. Course of blood pressure after cerebral infarction and transient ischemic attack. Clin Neurol Neurosurg 1987; 89: 243–246

Jüttler E, Schweickert S, Ringleb PA et al. Long-term outcome after surgical treatment for space-occupying cerebellar infarction: experience in 56 patients. Stroke 2009; 40: 3060–3066

Kessler C, Khaw AV, Nabavi DG et al. Standardized prehospital treatment of stroke. Dtsch Ärztebl Int. 2011; 108: 585–591

Khatri P, Hill MD, Palesch YY et al. Methodology of the Interventional Management of Stroke III Trial. Int J Stroke 2008; 3: 130–137

Koennecke H-C, Belz W, Berfelde D et al. Factors influencing in-hospital mortality and morbidity in patients treated on a stroke unit. Neurology 2011; 77: 965–972

Krebes S, Ebinger M, Baumann AM et al. Development and validation of a dispatcher identification algorithm for stroke emergencies. Stroke 2012; 43: 776–781

Krieger D, Adams HP, Rieke K et al. Monitoring therapeutic efficacy of decompressive craniotomy in space occupying cerebellar infarcts using brain-stem auditory evoked potentials. Electroencephalogr Clin Neurophysiol 1993; 88: 261–70

Lees KR, Bluhmki E, Kummer von R et al. Time to treatment with intravenous alteplase and outcome in stroke: an updated pooled analysis of ECASS, ATLANTIS, NINDS, and EPITHET trials. Lancet 2010; 375: 1695–1703

Leonardi-Bee J, Bath PM, Phillips SJ et al. Blood pressure and clinical outcomes in the International Stroke Trial. Stroke 2002; 33: 1315–1320

Lindsberg PJ, Soinne L, Tatlisumak T et al. Long-term outcome after intravenous thrombolysis of basilar artery occlusiojn. J Am Med Ass 2004; 292: 1862–1866

Marler JR for the NINDS Study Group. Tissue plasminogen activator for acute ischemic stroke. N Engl J Med 1995; 333: 1581–1587

Martino R, Foley N, Bhogal S et al. Dysphagia after stroke: incidence, diagnosis, and pulmonary complications. Stroke 2005; 36: 2756–2763

Mattle HP, Arnold M, Lindsberg PJ et al. Basilar artery occlusion. Lancet Neurol 2011; 10: 1002–1014

Meisel C, Schwab JM, Prass K et al. Central nervous system injury-induced immune deficiency syndrome. Nat Rev Neurosci 2005; 6: 775–786

Mishra NK, Ahmed N, Andersen G et al. Thrombolysis in very elderly people: controlled comparison of SITS International Stroke Thrombolysis Registry and Virtual International Stroke Trials Archive. Br Med J 2010a; 341: c6046

Mishra NK, Lyden P, Grotta JC et al.; VISTA Collaborators. Thrombolysis is associated with consistent functional improvement across baseline stroke severity: a comparison of outcomes in patients from the Virtual International Stroke Trials Archive (VISTA). Stroke 2010b; 41: 2612–2617

National Institute of Neurological Disorders and Stroke (NINDS). Proceedings of a National Symposium on Rapid Identification and Treatment of Acute Stroke 1996. http://www.ninds.nih.gov/news_and_events/proceedings/stroke_proceedings/recs-acute.htm. Zugriff am 10.12.2004

Patel MD, Rose KM, O'Brien EC et al. Prehospital notification by emergency medical services reduces delays in stroke evaluation: findings from the North Carolina stroke care collaborative. Stroke 2011; 42: 2263–2268

Pfefferkorn T, Eppinger U, Linn J et al. Long-term outcome after suboccipital decompressive craniectomy for malignant cerebellar infarction. Stroke 2009; 40: 3045–3050

Pfefferkorn T, Holtmannspötter M, Schmidt C et al. Drip, ship, and retrieve: cooperative recanalization therapy in acute basilar artery occlusion. Stroke 2010; 41: 722–726

Pulsinelli WA, Levy DE, Sigsbee B et al. Increased damage after ischemic stroke in patients with hyperglycemia with or without established diabetes mellitus. Am J Med 1983; 74: 540–544

Qizilbash N, Lewington SL, Lopez-Arrieta JM. Corticosteroids for acute ischaemic stroke. Cochrane Database Syst Rev 2002; 2: CD000064

Rieke K, Schwab S, Krieger D et al. Decompressive surgery in space-occupying hemispheric infarction: results of an open, prospective trial. Crit Care Med 1995; 23: 1576–1587

Ringleb PA, Bertram M, Keller E et al. Hypertension in patients with cerebrovascular accident. To treat or not to treat? Nephrol Dial Transplant 1998; 13: 2179–2181

Ringleb PA, Schwark C, Köhrmann M et al. Thrombolytic therapy for acute ischaemic stroke in octogenarians: selection by magnetic resonsnce improves safety but not outcome. J Neurol Neurosurg Psychiat 2007; 78: 690–693

Rizos T, Herweh C, Jenetzky E et al. Point-of-care international normalized ratio testing accelerates thrombolysis in patients with acute ischemic stroke using oral anticoagulants. Stroke 2009; 40: 3547–3551

Ronning OM, Guldvog B. Stroke unit versus general medical wards, II: Neurological deficits and activities of daily living. Stroke 1997; 29: 586–590

Sandset EC, Bath PMW, Boysen G et al.; SCAST Investigators. The angiotensin receptor blocker candesartan for treatment of acute stroke (SCAST) a randomised, placebo controlled double-blind trial. Lancet 2011; 377: 741–750

Schellinger PD, Thomalla G, Fiehler J et al. MRI-based and CT-based thrombolytic therapy in acute stroke within and beyond established time windows: an analysis of 1210 patients. Stroke 2007; 38: 2640–2645

Schonewille WJ, Wijman CAC, Michel P et al; BASICS Study Group. The basilar artery international cooperation study (BASICS). Int J Stroke 2007; 2: 220–223

Schulte-Altedorneburg G, Hamann GF, Mull M et al. Outcome of acute vertebrobasilar occlusions treated with intra-arterial fibrinolysis in 180 patients. AJNR Am J Neuroradiol. 2006; 27: 2042–2047

Schwamm LH, Audebert HJ, Amarenco P et al.; American Heart Association Stroke Council; Council on Epidemiology and Prevention; Interdisciplinary Council on Peripheral Vascular Disease; Council on Cardiovascular Radiology and Intervention. Recommendations for the implementation of telemedicine within stroke systems of care: a policy statement from the American Heart Association. Stroke 2009a; 40: 2635–2660

Schwamm LH, Holloway RG, Amarenco P et al.; American Heart Association Stroke Council; Interdisciplinary Council on Peripheral Vascular Disease. A review of the evidence for the use of telemedicine within stroke systems of care: a scientific statement from the American Heart Association/American Stroke Association. Stroke 2009b; 40: 2616–2634

Schwarz S, Al-Shajlawi F, Sick C et al. Effects of prophylactic antibiotic therapy with mezlocillin plus sulbactam on the incidence and height of fever after severe acute ischemic stroke: the Mannheim infection in stroke study (MISS). Stroke 2008; 39: 1220–1227

Schwab S, Georgiadis D, Berrouschot J et al. Feasibility and safety of moderate hypothermia after massive hemispheric infarction. Stroke 2001; 32: 2033–2035

Sherman DG, Albers GW, Bladin C et al. The efficacy and safety of enoxaparin versus unfractionated heparin for the prevention of venous thrombembolism after acute ischaemic stroke (PREVAIL study): an open-label randomised comparison. Lancet 2007; 369: 1347–1355

Silaya PN, Cote R, Bchan AM et al. Thrombolysis in patients older than 80 years with acute ischemic stroke: Canadian Alteplase for Stroke Effectiveness Study. J Neurol Neurosurg Psychiat 2006; 77: 826–829

Steiner T, Mendoza G, De Georgia M et al. Prognosis of stroke patients requiring mechanical ventilation in a neurological critical care unit. Stroke 1997; 28: 711–715

Steiner T, Ringleb P, Hacke W. Treatment options for large hemispheric stroke. Neurology 2001; 57 (Suppl. 2): S61–S68

Stroke Unit Trialists' Collaboration. Organized inpatient (stroke unit) care for stroke. Cochrane Database Syst Rev 2007; 4: CD000197

Toni D, De Michele M, Fiorelli M et al. Influence of hyperglycaemia on infarct size and clinical outcome of acute ischemic stroke patients with intracranial arterial occlusion. J Neurol Sci 1994; 123: 129–133

Trapl M, Enderle P, Nowotny M et al. Dysphagia bedside screening for acute-stroke patients: the Gugging Swallowing Screen. Stroke 2007; 38: 2948–2952

Uhl E, Kreth FW, Elias B et al. Outcome and prognostic factors of hemicraniectomy for space occupying cerebral infarction. JNNP 2004; 75: 270–274

Vahedi K, Hofmeijer J, Jüttler E et al. Early decompressive surgery in malignat infarction of themiddle cerebral artery: a pooled analysis of three randomised controlled trials. Lancet Neurol 2007; 6: 215–222

van Wijngaarden JDH, Dirks M, Huijsman R et al. Hospital rates of thrombolysis for acute ischemic stroke: the influence of organizational culture. Stroke 2009; 40: 3390–3392

Wahlgren N, Ahmed N, Dávalos A et al.; SITS-MOST Investigators. Thrombolysis with alteplase for acute ischaemic stroke in the Safe Implementation of Thrombolysis in Stroke-Monitoring Study (SITS-MOST): an observational study. Lancet 2007; 369: 275–282

Wahlgren N, Ahmed N, Dávalos A et al. Thrombolysis with alteplase 3–4.5 h after acute ischaemic stroke (SITS-ISTR): an observational study. Lancet 2008; 372: 1303–1309

Weimar C, Roth MP, Zillessen G et al. Complications following acute ischemic stroke. Eur Neurol 2002; 48: 133–140

Westendorp WF, Nederkoorn PJ, Vermeij JD et al. Post-stroke infection: a systematic review and meta-analysis. BMC Neurol 2011; 11: 110

Yeh SJ, Huang KY, Wang TG et al. Dysphagia screening decreases pneumonia in acute stroke patients admitted to the stroke intensive care unit. J Neurol Sci 2011; 306: 38–41

Akuttherapie des ischämischen Schlaganfalls

Ischämischer Schlaganfall: Akuttherapie

Akutbehandlung

Basisdiagnostik:
▲ Puls, Blutdruck
▲ Temperatur
▲ Pulsoxymetrie
▲ Labor (BZ, Blutbild, Elektrolyte, Quick, PTT, Kreatinin, CK, CK-MB)
▲ EKG
▲ Dopplersonografie
▲ Schädel-CT
	○ Schwere Symptome
	
	○ Zentrale Atemstörung
	  oder
	○ Aspirationspneumonie
	○ Kardiale Arrhythmie
	  oder
	○ Endstreckenveränderungen
		▲ O₂-Gabe 2-4 l/Minute über Nasensonde
		
		▲ Endotracheale Intubation und Beatmung
		
		▲ Therapie in Zusammenarbeit mit Kardiologen
		
		▲ Blutdrucksenkende Therapie (Möglichkeiten):

Fakultative Diagnostik:
▲ MRT mit diffusions- und perfusionsgewichteten Sequenzen
▲ MR-Angiografie
	○ RR$_{syst}$ ≥ 220 mm Hg
	und/oder
	○ RR$_{diast}$ ≥ 120-140 mm Hg
		▲ Captopril 6.25-12.5 mg p.o./i.v.
		▲ Urapidil 10-50 mg i.v., anschließend 4-8 mg/h i.v.
		▲ Clonidin 0.15-0.3 mg i.v. oder s.c.
		▲ Dihydralazin 5 mg i.v. + Metoprolol 10 mg
		
		▲ Rö Thorax: Ausschluß Lungenstauung
		Stufentherapie:
		  1. Elektrolytlösung 500-1000 ml
		  2. HAES 6 % oder 10 % 500 ml über 30-60 Minuten
		  3. Dobutamin 5-50 mg/h oder Noradrenalin 0.1-0.5 mg/h, Kontrolle über ZVK

Monitoring: ▲ Vitalfunktionen (Puls, Blutdruck) ▲ Neurostatus ▲ Blutzucker ▲ Temperatur ▲ Elektrolyte (tägliche Kontrolle)	○ Hypotonie ○ BZ > 200 mg/dl ○ Temperatur > 37.5°	 ▲ Insulin-Gabe ▲ Fiebersenkung, z.B. Paracetamol

Basistherapie:
▲ ASS 100-300 mg/Tag (Ausnahme: geplante Thrombolyse)
▲ Frühe Mobilisation
▲ Antibiose bei Infekten
▲ low-dose Heparin
	○ Hirndrucksteigerung	▲ Konservative Hirndrucktherapie:
		  ▲ Oberkörperhochlagerung (30°)
		  ▲ Osmotherapie
		  ▲ Thiopental (unter EEG-Monitoring)

	○ Hinweise auf malignen Mediainfarkt:
	  ○ Subtotaler oder kompletter Mediainfarkt
	  ○ Diffusionsstörung in > 2/3 des Mediastromgebietes
	  ○ Mittellinienverlagerung um > 5 mm/24 Stunden
	  ○ Wenig Atrophie (geringe Reserveräume)
		▲ Intensivüberwachung
		▲ Neurochirurgie: OP-Indikation und OP-Zeitpunkt klären (Früh-OP?)

→ Indikation für rekanalisierende Therapie prüfen (s.u.)

→ Dekompressions-Kraniektomie

Rekanalisierende Therapie

○ Voraussetzungen für i.v. Lyse gegeben:
  ○ Eindeutiges fokales Defizit
  ○ + Ereignis so kurz zurückliegend, dass Lyse im 4,5-Stunden-Fenster möglich
  ○ + CT oB oder frühe Infarktzeichen in <1/3 Mediastromgebiet
	▲ NIHSS erheben
	▲ Voraussetzungen und Kontraindikationen anhand Checkliste prüfen
	▲ Einwilligung einholen
		▲ i.v.-Lyse mit rtPA (0.9 mg/kg KG, maximal 90 mg, davon 10 % als Bolus, Rest über 1 Stunde)

○ Hinweise auf großen Mediainfarkt:
  ○ Schwere Hemiparese
  ○ Aphasie
  ○ Blickdeviation
  ○ Neglect
  ○ + Ereignis so kurz zurückliegend, dass Lyse im 4,5-Stunden-Fenster möglich
	○ CT-Angiografie
	○ MR-Angiografie
	○ Dopplersonografie: V.a. proximalen Verschluss der A. cerebri media oder distalen Verschluss der A. carotis interna
		○ Angiografie: proximaler Verschluss der A. cerebri media oder distaler Verschluss der A. carotis interna

○ Hinweise auf Basilaristhrombose:
  ○ Fluktuierende Vigilanzstörung
  ○ Hirnnervenausfälle + Vigilanzstörung
  ○ Bilaterale Pyramidenbahnzeichen
	○ Keine Kontraindikationen gegen lokale Lyse der A. basilaris:
	  ○ Kein Koma > 4 Stunden
	  ○ + CT: keine Blutung
	  ○ + CT: kein größerer Infarkt im hinteren Stromgebiet
		▲ Angiografie
		▲ + ggf. lokale Lyse der A. basilaris

→ i.a.-Lyse mit mechanischer Thrombektomie

Akuttherapie des ischämischen Schlaganfalls

Vorgehen bei Hinweisen auf spezielle Ätiologie

○ Hinweise auf Endokarditis:
  ○ Fieber
  ○ Tachykardie
  ○ Herzgeräusch
  ○ Petechiale Blutungen
	▶ Echokardiografie
	▶ Blutkulturen im Abstand von 6-8 Stunden
	▶ Keine Antikoagulation (Blutungsrisiko!)
		▶ Spezifische Therapie

○ Hinweise auf Myokardinfarkt:
  ○ Thoraxschmerz
  ○ EKG-Veränderungen
  ○ CK-Erhöhung
  ○ Positiver Troponin-Test
	▶ Intensivüberwachung
	▶ Spezifische Therapie	

○ Hinweise auf Aortendissektion:
  ○ Thoraxschmerz
  ○ Schock
  ○ Verschlüsse weiterer supraaortaler Gefäße
	▶ Thorax-CT mit KM	▶ Intensivüberwachung
		▶ Spezifische Therapie

○ Hinweise auf Carotis- bzw. Vertebralisdissektion:
  ○ Schmerzen (Hals bzw. Nacken)
  ○ Vorangehendes direktes Hals-Trauma bzw. HWS-Distorsion oder chiropraktisches Manöver
  ○ Horner-Syndrom
	▶ Dopplersonografie oder
	▶ MR-Angiografie
	  ▶ falls pathologisch: axiale Darstellung der Halsweichteile mit fettsupprimierten T1-Dünnschichten (Wandhämatom)
	  ▶ konventionelle Angiografie nur selten notwendig
		▶ Bei hämodynamisch relevanter Stenosierung Heparinisierung (PTT 2fach)
		▶ Weiter siehe gesonderte Leitlinie

○ Hinweise auf Sinusthrombose:
  ○ Lokalisiertes oder generalisiertes Hirnödem
  ○ Nicht-territorial gebundene Ischämie im CT
  ○ Frühe hämorrhagische Infarkttransformation
	▶ Weiter siehe gesonderte Leitlinie	

○ Hinweise auf Meningitis:
  ○ Septische Allgemeinerkrankung
  ○ Meningeale Zeichen
	▶ Weiter siehe gesonderte Leitlinie	

○ Hinweise auf Migräne-Aura:
  ○ Migräne-Anamnese
  ○ Abfolge verschiedener fokaler Defizite nacheinander mit anschließenden Kopfschmerzen und Übelkeit/Erbrechen
	▶ Ggf. diffusionsgewichtetes MRT zur Ausschlußdiagnostik	

23 Sekundärprophylaxe des ischämischen Insults

Was gibt es Neues?

Unter Federführung der Fachgesellschaften Deutsche Gesellschaft für Neurologie (DGN) und Deutsche Schlaganfall-Gesellschaft (DSG) sowie Deutsche Gesellschaft für Allgemeinmedizin und Familienmedizin (DEGAM) als korrespondierendes Mitglied wurde in Zusammenarbeit mit den am Konsensus beteiligten medizinisch wissenschaftlichen Fachgesellschaften, Berufsverbänden und Organisationen eine S3-Leitlinie zur Sekundärprophylaxe des ischämischen Insults entwickelt (AWMF Registernummer 030–133). Die Empfehlungen dieser Leitlinie wurden im Rahmen des Delphi-Konsensusverfahrens durch die Mandatsträger der beteiligten Fachgesellschaften konsentiert. Nach Fertigstellung der gesamten S3-Leitlinie müssen auch die Vorstände der Fachgesellschaften ihre Zustimmung geben. Aufgrund dessen ist es möglich, dass einzelne Empfehlungen durch Zusätze ergänzt werden können. Die S3-Leitlinie ist inhaltlich in 2 Teile aufgeteilt. In diesem Leitlinienbuch wird der erste Teil der S3-Leitlinie dargestellt, der folgende Aspekte der Sekundärprävention nach ischämischem Insult umfasst:
1. den Einsatz von Thrombozytenfunktionshemmern,
2. die Behandlung der Hyperlipidämie,
3. die orale Antikoagulation bei Vorhofflimmern und
4. die Behandlung der Hypertonie.

Neben der Langfassung werden eine Kurzfassung, ein Leitlinienreport und eine Leitliniensynopse herausgegeben (abzurufen auf der Leitlinienplattform der AWMF unter der Registernummer 030–133). Der zweite Teil der S3-Leitlinie behandelt weitere Themen zur Sekundärprophylaxe des ischämischen Insults und wird in der Folge erscheinen.

Die wichtigsten Empfehlungen auf einen Blick

1. Thrombozytenfunktionshemmer

▶ **Empfehlung 1.1:** Acetylsalicylsäure (ASS) soll in der Sekundärprävention nach TIA oder ischämischem Insult zur Prävention vaskulärer Ereignisse gegeben werden.
Empfehlungsgrad A, Evidenzebene Ia

▶ **Empfehlung 1.3:** ASS soll in einer Dosis von 100 mg verabreicht werden.
Empfehlungsgrad A, Evidenzebene Ia

▶ **Empfehlung 1.5:** Patienten nach einem ischämischen Insult sollen ASS zur Sekundärprävention erhalten. Alternativ sollte die Kombination aus ASS und retardiertem Dipyridamol oder Clopidogrel zur Sekundärprävention verabreicht werden.
Empfehlungsstärke für ASS (A), Kombination aus ASS (25 mg) und retardiertem Dipyridamol (200 mg) (B) und Clopidogrel (75 mg) (B); modifizierte Leitlinienadaptation Australia 2010

▶ **Empfehlung 1.6:** Die Kombination von ASS mit Clopidogrel soll bei Patienten nach ischämischem Insult nicht zur langfristigen Sekundärprävention eingesetzt werden. Dies betrifft nicht Patienten nach ischämischem Insult, die eine zusätzliche Indikation wie akutes Koronarsyndrom oder koronare Stentimplantation haben.
Empfehlungsgrad A, Evidenzebene Ia; Leitlinienadaptation Australia 2010

▶ **Empfehlung 1.7:** Die Sekundärprophylaxe mit ASS soll innerhalb der ersten 48 Stunden nach klinischem Verdacht auf ischämischen Schlaganfall und nach Ausschluss eines hämorrhagischen Schlaganfalls begonnen werden.
Empfehlungsgrad A, Evidenzebene Ia; Leitlinienadaptation Australia 2010

▶ **Empfehlung 1.8:** Bei akuten Schlaganfallpatienten, die aufgrund einer Schluckstörung nicht in der Lage sind, ASS oral einzunehmen, kann alternativ eine Verabreichung über eine nasogastrale Sonde oder parenteral als intravenöse Infusion appliziert werden.
Empfehlungsgrad 0, Evidenzebene IV

▶ **Empfehlung 1.10:** Eine Empfehlung zur Therapieeskalation bei wiederholtem Schlaganfall oder TIA kann mangels Daten nicht gegeben werden. Die Ätiologie des Schlaganfalls sollte erneut evaluiert werden.
GCP

▶ **Empfehlung 1.11:** Bei Patienten nach ischämischem Insult mit vorangegangenem, abgeheiltem gastrointestinalem Ulkusleiden kann die Gabe von Thrombozytenfunktionshemmern (TFH) durch eine Gabe eines Protonenpumpen-Inhibitors (PPI) begleitet werden.
Empfehlungsgrad 0, Evidenzebene IV

▶ **Empfehlung 1.13:** Patienten mit einer TIA oder einem ischämischen Hirninfarkt sollen mit einem Thrombozytenfunktionshemmer im Rahmen der Sekundärprävention behandelt werden, sofern keine Indikation zur Antikoagulation vorliegt.
Empfehlungsgrad A, Evidenzebene Ia; Leitlinienadaptation Australia 2010

▶ **Empfehlung 1.14:** Die Therapie mit TFH soll dauerhaft erfolgen, es sei denn, dass Kontraindikationen auftreten oder sich im Verlauf eine Indikation zur Antikoagulation ergibt.
Empfehlungsgrad A; Leitlinienadaptation Australia 2010

▶ **Empfehlung 1.15:** Aufgrund der hohen Komorbidität von Schlaganfällen und anderen kardiovaskulären Erkrankungen soll ein Absetzen von zur Sekundärprophylaxe verordneten TFH allenfalls in gut begründeten Ausnahmefällen erfolgen.
GCP

2. Hyperlipidämie

▶ **Empfehlung 2.1:** Patienten mit einem ischämischen Hirninfarkt sollen mit einem Statin behandelt werden.
Empfehlungsgrad A, Evidenzebene Ia; Leitlinienadaptation Australia 2010

▶ **Empfehlung 2.2:** Patienten mit Hirnblutungen sollten nur unter Abwägen von Risiko und Nutzen mit einem Statin behandelt werden, wenn eine andere eigenständige Indikation vorliegt.
Empfehlungsgrad B, Evidenzebene Ib; Leitlinienadaptation Australia 2010

▶ **Empfehlung 2.4:** Basierend auf den Ergebnissen kardiovaskulärer Studien sollte auch bei der Behandlung von Schlaganfallpatienten mit einem Statin ein LDL-Cholesterinwert < 100 mg/dl (< 2,6 mmol/l) angestrebt werden.
GCP; Leitlinienadaptation Spain 2009

▶ **Empfehlung 2.5:** Bei Patienten mit einem akuten Hirninfarkt, die bereits mit einem Statin behandelt werden, soll die Statingabe fortgeführt werden.
Empfehlungsgrad A, Evidenzebene Ib; Leitlinienadaptation SIGN 2008
Gegebenenfalls kann das Medikament per Magensonde verabreicht werden.
GCP

▶ **Empfehlung 2.6:** Nikotinsäurederivate, Fibrate oder Ezetimib sollen bei Patienten nach ischämischem Insult zur Sekundärprophylaxe nicht routinemäßig eingesetzt werden.
GCP

3. Orale Antikoagulation bei Vorhofflimmern

▶ **Empfehlung 3.1:** Patienten mit ischämischem Insult oder transienter ischämischer Attacke mit permanentem, persistierendem oder paroxysmalem Vorhofflimmern sollen eine orale Antikoagulation erhalten.
Empfehlungsgrad A, Evidenzebene Ib; Leitlinienadaptation Australia 2010

▶ **Empfehlung 3.2:** Thrombozytenfunktionshemmer sollten in der Sekundärprävention nach akutem ischämischem Insult mit Vorhofflimmern nicht mehr verwendet werden, sofern keine kardiologische Indikation für die Gabe von Thrombozytenfunktionshemmern vorliegt.
GCP

▶ **Empfehlung 3.3:** Höheres Lebensalter per se ist bei Patienten nach ischämischem Insult oder transienter ischämischer Attacke mit Vorhofflimmern keine Kontraindikation für eine orale Antikoagulation. Auch Patienten in höherem Lebensalter sollten antikoaguliert werden.
Empfehlungsgrad B, Evidenzebene Ib

▶ **Empfehlung 3.10:** Patienten mit akutem ischämischem Insult und nicht valvulärem Vorhofflimmern sollen eine orale Antikoagulation erhalten.
Empfehlungsgrad A, Evidenzebene Ib; siehe Empfehlung 3.1
Die neuen Antikoagulanzien (d. h. Dabigatran, Rivaroxaban und Apixaban) stellen eine Alternative zu den Vitamin-K-Antagonisten dar und sollten aufgrund des günstigeren Nutzen-Risiko-Profils zur Anwendung kommen (Apixaban ist in Deutschland zum Zeitpunkt der Erstellung der Leitlinie nicht zugelassen).
Empfehlungsgrad B, Evidenzebene Ib

▶ **Empfehlung 3.11:** Zu Beginn der Behandlung mit den neuen oralen Antikoagulanzien (Dabigatran, Apixaban oder Rivaroxaban) muss die Nierenfunktion mittels Creatinin-Clearance (CrCl) überprüft werden. Eine CrCl < 30 ml/min stellt eine Kontraindikation für eine Behandlung mit Dabigatran dar. Eine Behandlung mit Apixaban oder Rivaroxaban ist bei einer CrCl < 15 ml/min kontraindiziert. Bei Patienten mit einem Alter über 75 Jahre und bei Patienten mit eingeschränkter Nierenfunktion muss die Dosierung nach Herstellerangabe angepasst werden. Ferner sollte bei diesen Patienten mindestens einmal jährlich die Nierenfunktion überprüft werden.
GCP

▶ **Empfehlung 3.12:** Patienten nach akutem ischämischem Insult mit Vorhofflimmern, die für Vitamin-K-Antagonisten ungeeignet sind und bisher dauerhaft mit einem Thrombozytenfunktionshemmer behandelt wurden und bei denen keine Kontraindikation für die Gabe von Apixaban vorliegt, sollten mit Apixaban behandelt werden (Apixaban ist in Deutschland zum Zeitpunkt der Erstellung der Leitlinie nicht zugelassen).
Empfehlungsgrad B, Evidenzebene Ib
Alternativ zu Apixaban können in dieser Konstellation auch Dabigatran oder Rivaroxaban eingesetzt werden.
GCP

▶ **Empfehlung 3.14:** Die Behandlung von Patienten nach ischämischem Schlaganfall oder transienter ischämischer Attacke (TIA) mit Vorhofflimmern mittels Antiarrhythmika ist einer Behandlung mit Placebo hinsichtlich des Auftretens des kombinierten Endpunkts oder eines Schlaganfalls nicht überlegen. Es sollte keine Behandlung mit Antiarrhythmika erfolgen, soweit sie nicht aus anderem Grund (z. B. tachykardes Vorhofflimmern) notwendig ist.
GCP

4. Arterieller Hypertonus

▶ **Empfehlung 4.1:** Patienten nach einem ischämischen Insult mit arteriellem Hypertonus sollen langfristig antihypertensiv behandelt werden.
Empfehlungsgrad A, Evidenzebene Ia; modifizierte Leitlinienadaptation Australia 2010

▶ **Empfehlung 4.2:** Grundsätzlich soll der Blutdruck unter 140/90 mmHg gesenkt werden.
GCP

▶ **Empfehlung 4.3:** Da der Blutdruck nicht auf einen exakten Wert titriert werden kann, wird ein Zielkorridor empfohlen: Der Therapiekorridor des Zielblutdrucks sollte dabei zwischen 120/70 mmHg und 140/90 mmHg unter Berücksichtigung der Komorbiditäten und unerwünschten Wirkungen liegen.
GCP

▶ **Empfehlung 4.4:** Werte < 120/70 mmHg sollen nicht angestrebt werden.
GCP

▶ **Empfehlung 4.5:** Grundsätzlich sollen bei der Festlegung der Zielblutdruckwerte die individuellen Gegebenheiten und Beschwerden des Patienten sowie die Begleiterkrankungen in die Entscheidung einbezogen werden. Eine Festlegung des Zielblutdrucks ist deshalb immer individuell vorzunehmen.
GCP

▶ **Empfehlung 4.6:** Bei Patienten mit Diabetes, die einen ischämischen Schlaganfall erlitten haben, sollten als Zielkorridor für eine antihypertensive Therapie systolische Werte von 120 bis <140 mmHg und diastolische Werte von 70 bis < 90 mmHg angestrebt werden.
GCP

■ Definition und Klassifikation

▶ **Transitorische ischämische Attacke (TIA):** Durchblutungsstörung des Gehirns mit resultierendem neurologischem Defizit, das sich innerhalb von 24 Stunden zurückbildet.

▶ **Ischämischer Insult:** Durchblutungsstörung des Gehirns mit resultierendem neurologischem Defizit, das über 24 Stunden persistiert.

■ Therapie

In dieser Leitlinie wird der erste Teil der S3-Leitlinie dargestellt, der folgende Aspekte der Sekundärprävention nach ischämischem Insult umfasst:
1. den Einsatz von Thrombozytenfunktionshemmern,
2. die Behandlung der Hyperlipidämie,
3. die orale Antikoagulation bei Vorhofflimmern und
4. die Behandlung der Hypertonie.

23.1 Sekundärprävention mit Thrombozytenfunktionshemmern

■ Präambel

In den Schlüsselfragen werden Patienten nach ischämischem Insult adressiert, wobei Patienten nach TIA dabei eingeschlossen sein sollen.

■ Schlüsselfrage 1

Welche Dosis ASS bietet den größten Nutzen bei Patienten nach ischämischem Insult verglichen mit Placebo hinsichtlich der Reduktion des kombinierten Endpunkts (Myokardinfarkt, Schlaganfall, vaskulärer Tod) oder eines Schlaganfalls im Vergleich zum Risiko schwerwiegender oder tödlicher Blutungen?

Empfehlungen

▶ **Empfehlung 1.1:** Acetylsalicylsäure (ASS) soll in der Sekundärprävention nach TIA oder ischämischem Insult zur Prävention vaskulärer Ereignisse gegeben werden.
Empfehlungsgrad A, Evidenzebene Ia

▶ **Statement 1.2:** Dosierungen zwischen 50 und 1600 mg sind wirksam.
Evidenzebene Ia

▶ **Empfehlung 1.3:** ASS soll in einer Dosis von 100 mg verabreicht werden.
Empfehlungsgrad A, Evidenzebene Ia

▶ **Statement 1.4:** Das Risiko schwerwiegender und tödlicher Blutungen nimmt ab einer Dosis von ASS von über 150 mg zu.
Leitlinienadaptation Australia 2010

Begründung

Der präventive Effekt von Acetylsalicylsäure in der Sekundärprävention nach TIA und ischämischem Insult ist in einem Dosisbereich zwischen 50 und 1500 mg unabhängig von der Dosis (The Dutch TIA Trial Study Group 1991, aus QLL Australia 2010; Antithrombotic Trialists' Collaboration 2002, aus QLL Australia 2010). Die gastrointestilen Nebenwirkungen und Blutungskomplikationen sind allerdings dosisabhängig. Das Risiko gastrointestinaler Blutungen nimmt mit der Dosis von Acetylsalicylsäure zu (The Dutch TIA Trial Study Group 1991, aus QLL Australia 2010). Im Rahmen der kardio- und zerebrovaskulären Prophylaxe mit ASS versus Placebo oder keiner Therapie steigt das relative Risiko für schwerwiegende Blutungskomplikationen um den Faktor 1,7, das Risiko gastrointestinaler Blutungen um den Faktor 2,07 und das Risiko intrakranieller Blutungen um den Faktor 1,65 (McQuaid u. Laine 2006). Die absoluten jährlichen Raten betragen für schwerwiegende Blutungskomplikationen 0,13%, für gastrointestinale Blutungen 0,12% und für intrakranielle Blutungen 0,03%. Dabei bestehen für Dosisbereiche von ASS zwischen 75 und 162,5 mg und > 162,5 mg und 325 mg keine Unterschiede in den Blutungskomplikationen. Für ASS-Dosierungen über 300 mg besteht ein eindeutig erhöhtes Risiko für Blutungskomplikationen verglichen mit niedrigeren Dosierungen von ASS (Sostres u. Lanas 2011). Acetylsalicylsäure führt auch zu einem erhöhten Risiko zerebraler Blutungen, wobei hier der Nutzen in der Verhinderung zerebraler Ischämien das Risiko übersteigt (He et al. 1998, aus QLL Spain 2009).

■ Schlüsselfrage 2

Ist die Kombination aus ASS plus Dipyridamol bei Patienten nach ischämischem Insult wirksamer als ASS oder Clopidogrel hinsichtlich des kombinierten Endpunkts oder eines Schlaganfalls im Vergleich zum Risiko schwerwiegender oder tödlicher Blutungen?

Empfehlungen

▶ **Empfehlung 1.5:** Patienten nach einem ischämischen Insult sollen ASS zur Sekundärprävention erhalten. Alternativ sollte die Kombination aus ASS und retardiertem Dipyridamol oder Clopidogrel* zur Sekundärprävention verabreicht werden.
Empfehlungsstärke für ASS (A), Kombination aus ASS (25 mg) und retardiertem Dipyridamol (200 mg) (B) und Clopidogrel (75 mg) (B); modifizierte Leitlinienadaptation Australia 2010

Begründung

In der ESPS 2-Studie (Diener et al. 1996, aus QLL Canada 2008) wurden 6602 Patienten mit leichtem oder mittelschwerem ischämischem Insult oder transienter ischämischer Attacke in 4 Gruppen randomisiert:
1. Acetylsalicylsäure 25 mg plus retardiertes Dipyridamol 200 mg 2 × täglich
2. Acetylsalicylsäure 25 mg 2 × täglich
3. retardiertes Dipyridamol als Monotherapie
4. Placebo

Verglichen mit Placebo war das Schlaganfallrisiko unter Acetylsalicylsäure um 18% reduziert, um 16% unter Dipyridamol-Monotherapie und um 37% unter der Kombination. Das Blutungsrisiko wurde durch Dipyridamol nicht erhöht. Kopfschmerzen und gastrointestinale Beschwerden waren allerdings in der Kombinationstherapie signifikant häufiger.

Die ESPRIT-Studie schloss Patienten mit TIA und leichtem ischämischem Insult ein (Halkes et al. 2006, aus QLL Spain 2009). Die Dosis von Acetylsalicylsäure rangierte zwischen 30 und 325 mg täglich; die mittlere Dosis betrug 55 mg. Im Monotherapie-Arm erhielten 46% der Patienten eine Dosis von < 50 mg ASS, was dadurch zu erklären ist, dass die Studie vor allem in den Niederlanden durchgeführt wurde und dort Dosen von 30 mg ASS etabliert sind. Patienten, die mit Dipyridamol behandelt wurden, erhielten in 63% der Fälle die retardierte Form und in 17% die nicht retardierte Form. Der primäre Endpunkt war Schlaganfall, Myokardinfarkt, vaskulärer Tod oder schwerwiegende Blutungskomplikation. Diesen Endpunkt erreichten 16% in der ASS-Monotherapie-Gruppe und 13% in der Kombinationstherapie-Gruppe. Dies entspricht einer relativen Risikoreduktion von 20% und einer absoluten Risikoreduktion von 1% pro Jahr.

Die PRoFESS-Studie (Sacco et al. 2008, aus QLL Australia 2010) verglich die Kombination von 2 × 25 mg Acetylsalicylsäure plus 2 × 200 mg retardiertes Dipyridamol mit 75 mg Clopidogrel. Bezüglich vaskulärer Endpunkte ergab sich kein Unterschied. Schwerwiegende Blutungskomplikationen waren unter der Kombinationstherapie etwas häufiger als unter der Clopidogrel-Monotherapie. Auch die Abbruchrate war unter der Kombination von Dipyridamol plus ASS wegen Kopfschmerzen höher als in der Clopidogrel-Monotherapie-Gruppe.

Zwei Metaanalysen untersuchten den Vergleich einer Monotherapie mit ASS und der Kombination von ASS mit Dipyridamol (Leonardi-Bee et al. 2005; Halkes et al. 2008, aus QLL Australia 2010). In der Metaanalyse von Halkes et al. wurden 7612 Patienten mit TIA oder ischämischem Insult analysiert, die mit einer ASS-Monotherapie oder der Kombination von ASS plus Dipyridamol behandelt wurden. Die Hazard Ratio zugunsten der Kombinationstherapie für den Endpunkt Schlaganfall, Herzinfarkt und vaskulärem Tod betrug 0,82 (95% KI 0,72–0,92). Die Studie von Leonardi-Bee et al. analysierte Daten von 11.459 Patienten aus 7 Studien. Die Odds Ratio für den kombinierten Endpunkt aus Schlaganfall, Myokardinfarkt und vaskulärem Tod betrug 0,84 (95% KI 0,72–0,97) zugunsten der Kombinationstherapie.

Die JASAP-Studie (Japanese Aggrenox Stroke Prevention vs. Aspirin Programme) verglich die Kombination von 2 × 25 mg Acetylsalicylsäure plus 2 × 200 mg retardiertes Dipyridamol (Aggrenox) mit 81 mg ASS in einem randomisierten, doppelblinden und double-dummy, Nicht-Unterlegenheits-Design bei 1294 japanischen Patienten zur Verhinderung von Rezidivschlaganfällen über einen Zeitraum von 52 Wochen (Uchiyama et al. 2011). Der primäre Studienendpunkt der Nicht-Unterlegenheit von Aggrenox wurde nicht erreicht: Die Inzidenz von Reinfarkten betrug 6,9% in der ER-DP plus ASS-Gruppe versus 5,0% in der ASS-Gruppe (HR 1,47; 95% KI 0,93–2,31). Zerebrale Blutungen kamen in der mit ER-DP plus ASA behandelten Gruppe häufiger vor als in der ASS-Gruppe (nicht signifikant; 12 vs. 7 Patienten), während die Mortalität geringer war (4 vs. 10).

Das IQWiG (Institut für Qualität und Wirtschaftlichkeit im Gesundheitswesen) erstellte eine Nutzenbewertung über „Dipyridamol + ASS zur Sekundärprävention nach Schlaganfall oder TIA" und schloss die ESPRIT-Studie mit der Begründung von Mängeln hinsichtlich des Studiendesigns aus (IQWiG 2011). Das IQWiG gelangte zur Bewertung, dass es zwar einen Hinweis auf einen Nutzen der Kombinationsbehandlung mit Dipyridamol plus ASS bezüglich der Verhinderung nicht tödlicher Schlaganfälle und transitorisch ischämischer Attacken in der Langzeittherapie (Behandlungsdauer mindestens 12 Monate) gibt, jedoch kein Beleg dafür vorliegt, dass die Kombinationsbehandlung die Mortalität reduziert.

Keine der Studien zeigte eine Reduktion der Mortalität unter TFH. Die Bewertung der Wirksamkeit von ASS plus Dipyridamol hängt von der Frage ab, wie die Mängel der ESPRIT-Studie bewertet werden und ob die JASAP-Studie trotz der fraglichen Übertragbarkeit japanischer Daten auf Kaukasier in die Bewertung eingeschlossen wird. In der Zusammenschau aller relevanten Studien (inkl. der JASAP-Studie und der IQWiG-Metaanalyse) ergeht die Empfehlung (B) für die Gabe von ASS plus Dipyridamol zur Sekundärprävention des Schlaganfalls.

Clopidogrel wurde in der CAPRIE-Studie bezüglich seiner prophylaktischen Wirksamkeit nach Schlaganfall gegen ASS geprüft (CAPRIE Steering Committee 1996, aus QLL Canada 2008). Die absolute jährliche Risikoreduktion betrug 0,51%. Eine Schlaganfall-Sekundärpräventionsstudie mit Clopidogrel gegen Placebo wurde nicht durchgeführt (Empfehlungsgrad B).

■ Schlüsselfrage 3

Ist eine Kombination von ASS mit Clopidogrel bei Patienten nach ischämischem Insult wirksamer als Placebo, ASS oder Clopidogrel hinsichtlich des kombinierten Endpunkts oder eines Schlaganfalls im Vergleich zum Risiko schwerwiegender oder tödlicher Blutungen?

> **Empfehlungen**
>
> ▶ **Empfehlung 1.6:** Die Kombination von ASS mit Clopidogrel soll bei Patienten nach ischämischem Insult nicht zur langfristigen Sekundärprävention eingesetzt werden. Dies betrifft nicht Patienten nach ischämischem Insult, die eine zusätzliche Indikation wie akutes Koronarsyndrom oder koronare Stentimplantation haben.
> *Empfehlungsgrad A, Evidenzebene Ia; Leitlinienadaptation Australia 2010*

Begründung

Vergleich ASS gegen Thienopyridin

Ein systematisches Review bezog 26.865 Patienten ein, die ein hohes Risiko für vaskuläre Ereignisse hatten und in 10 qualitativ hochwertigen Studien untersucht wurden (Sudlow et al. 2009). In 9 Studien (7633 Patienten) wurde Ticlopidin mit ASS verglichen, in einer Studie (19.185 Patienten) wurde Clopidogrel mit ASS verglichen. Insgesamt resultierte die Gabe eines Thienopyridins in einer knappen, aber signifikanten Reduktion der Wahrscheinlichkeit, ein vaskuläres Ereignis zu erleiden (11,6% vs. 12,5%; OR 0,92; 95% KI 0,85–0,99). Dies entspricht 10 (95% KI 0–20) vermiedenen schweren vaskulären Ereignissen pro 1000 Patienten in 2 Jahren. Darüber hinaus waren unter der Therapie mit einem Thienopyridin im Vergleich zu ASS gastrointestinale Nebenwirkungen signifikant reduziert. Allerdings führte insbesondere Ticlopidin zu einem vermehrten Auftreten von Hauterscheinungen, Diarrhöen und Neutropenien. Letztere waren unter Clopidogrel nicht zu verzeichnen. Die Autoren schlossen aus diesen Daten, dass Thienopyridine mindestens so wirksam sind, vaskuläre Ereignisse zu vermeiden, wie ASS. Das Ausmaß dieses Zusatzeffekts ist allerdings unklar und möglicherweise vernachlässigbar. Insgesamt stellen Thienopyridine eine wirksame Alternative bei Patienten mit ASS-Unverträglichkeit dar.

Vergleich ASS gegenüber ASS in Kombination mit Clopidogrel in der Primärprävention bei VHF

Eine multizentrische doppelblinde, randomisierte Studie (ACTIVE A) untersuchte bei 7554 Patienten mit Vorhofflimmern und erhöhtem thrombembolischem Risiko, die für eine Therapie mit Vitamin-K-Antagonisten ungeeignet waren, die Wirksamkeit und Sicherheit von Clopidogrel + ASS im Vergleich zu Placebo + ASS (Connolly et al. 2009c, aus QLL Australia 2010). Der kombinierte ischämische Endpunkt, bestehend aus Schlaganfall und systemischer Embolie, Myokardinfarkt und vaskulärem Tod, trat mit 6,8% pro Jahr in der mit Clopidogrel + ASS behandelten Gruppe gegenüber 7,6% in der ASS Gruppe signifikant seltener auf (RR 0,89; 95% KI 0,81–0,98; p = 0,01). Dies wurde vor allem durch eine reduzierte Rate ischämischer Schlaganfälle erreicht (1,9% vs. 2,8% pro Jahr). Auf der anderen Seite kam es unter der Kombinationstherapie zu einem signifikant häufigeren Auftreten von schweren Blutungen (2,0% vs. 1,3%; RR 1,57; 95% KI 1,29–1,92; p < 0,001). Die Gesamtmortalität blieb unverändert. Etwa 13% der in ACTIVE A eingeschlossenen Patienten hatten bereits zuvor einen Schlaganfall oder TIA erlitten. Diese Patienten profitierten im Trend stärker von der Kombination aus ASS und Clopidogrel als die Gesamtpopulation; statistische Signifikanz wurde allerdings nicht erreicht.

Vergleich ASS mit ASS + Clopidogrel in der Sekundärprävention

Die Studie „Clopidogrel for high Atherothrombotic Risk and Ischemic Stabilization, Management, and Avoidance" (CHARISMA) verglich bei 15.603 Patienten mit klinisch evidenten kardiovaskulären Erkrankungen oder mehreren Risikofaktoren randomisiert die Gabe von Clopidogrel (75 mg/d) und ASS (75–162 mg/d) oder Placebo und ASS über einen Beobachtungszeitraum von 28 Monaten (Bhatt et al. 2006, aus QLL Australia 2010). Der primäre Wirksamkeitsendpunkt, eine Kombination aus nicht tödlichem Schlaganfall, nicht tödlichem Myokardinfarkt oder kardiovaskulärem Tod, trat bei 6,8 % der mit Clopidogrel und ASS behandelten Patienten auf und bei 7,3 % der Patienten der Vergleichsgruppe (RR 0,93; 95 % KI 0,83–1,05; p = 0,22). Die entsprechende Rate sekundärer Endpunkte, die auch Hospitalisierung aufgrund von ischämischen Ereignissen einschlossen, lag bei 16,7 % und 17,9 % (RR 0,92; 95 % KI 0,86–0,995; p = 0,04). Schwere Blutungen traten bei 1,7 % vs. 1,3 % der Patienten auf (RR 1,25; 95 % KI 0,97–1,61; p = 0,09). Unter den Patienten mit mehreren Risikofaktoren wurde der primäre Endpunkt von 6,6 % der mit Clopidogrel und ASS behandelten Patienten gegenüber 5,5 % in der Placebo + ASS-Gruppe erreicht. Auffällig war eine erhöhte kardiovaskuläre Todesrate von 3,9 % in der Clopidogrel + ASS-Gruppe versus 2,2 % in der Placebo + ASS-Gruppe (p = 0,01). In der Subgruppe mit klinisch evidenter Atherothrombose ergab sich eine geringe Reduktion des primären Endpunkts auf 6,9 % in der Clopidogrel + ASS-Gruppe gegenüber 7,9 % in der Placebo + ASS-Gruppe (RR 0,88; 95 % KI 0,77–0,998; p = 0,046). Die Autoren schlossen daraus, dass ein Vorteil der zusätzlichen Gabe von Clopidogrel bei den Patienten mit symptomatischer Atherothrombose vorliege, während bei Patienten mit mehreren Risikofaktoren Clopidogrel eher mit Nachteilen verbunden sei. Insgesamt war die Kombination aus ASS + Clopidogrel der Gabe von ASS alleine nicht überlegen bezüglich der Reduktion der Rate von Myokardinfarkten, Schlaganfällen oder der Rate an vaskulären Todesfällen. Außerdem wurde in einer präspezifizierten Substudie von CHARISMA gezeigt, dass sich der funktionelle Schweregrad eines Schlaganfalls zwischen den Therapiearmen nicht unterscheidet (Hankey et al. 2010).

Die randomisierte, doppelblinde, placebokontrollierte Studie „Management of Atherothrombosis with Clopidogrel in High-Risk Patients with Recent TIA or Ischemic Stroke" (MATCH) verglich die Gabe von ASS mit Placebo bei Patienten mit kürzlich aufgetretenem ischämischem Schlaganfall oder TIA, die bereits Clopidogrel einnahmen und mindestens einen weiteren Risikofaktor hatten (Diener et al. 2004, aus QLL Australia 2010). Der kombinierte ischämische primäre Endpunkt, bestehend aus ischämischem Schlaganfall, Myokardinfarkt, vaskulärem Tod oder Rehospitalisierung aufgrund einer akuten Ischämie (TIA, Angina pectoris, Progredienz der pAVK), war nach einer Beobachtungsdauer von 18 Monaten bei 15,7 % der Patienten unter ASS + Clopidogrel im Vergleich zu 16,7 % der Patienten unter Placebo + Clopidogrel aufgetreten (RR 6,4 %; 95 % KI –4,6–16,3 %; absolute Risikoreduktion 1 %; 95 % KI –0,6–2,7 %). Lebensbedrohliche Blutungen traten häufiger in der Kombinationsgruppe (ASS + Clopidogrel: 2,6 %) als unter Clopidogrel + Placebo auf (1,3 %; absolute Risikoreduktion: 1,3 %; 95 % KI 0,6–1,9 %). Schwere Blutungen waren ebenfalls unter ASS + Clopidogrel erhöht. Die Mortalität war vergleichbar. Die Autoren schlussfolgerten, dass die Hinzunahme von ASS zu Clopidogrel zu einer nicht signifikanten Reduktion ischämischer Ereignisse führte, jedoch mit einer signifikanten Zunahme von lebensbedrohlichen oder schwerwiegenden Blutungen einherging.

Insgesamt zeigt die Kombination aus ASS und einem Thienopyridin, insbesondere Clopidogrel, keine überlegene Effektivität in der Sekundärprophylaxe eines Schlaganfalls im Vergleich zu ASS alleine.

■ Schlüsselfrage 4

Sind Thrombozytenfunktionshemmer (TFH) innerhalb der ersten 48 Stunden nach dem Ereignis bei Patienten nach akutem ischämischem Insult wirksamer als keine Therapie oder Placebo hinsichtlich des kombinierten Endpunkts oder eines Schlaganfalls im Vergleich zum Risiko schwerwiegender oder tödlicher Blutungen?

Empfehlungen

▶ **Empfehlung 1.7:** Die Sekundärprophylaxe mit ASS soll innerhalb der ersten 48 Stunden nach klinischem Verdacht auf ischämischen Schlaganfall und nach Ausschluss eines hämorrhagischen Schlaganfalls begonnen werden.
Empfehlungsgrad A, Evidenzebene Ia; Leitlinienadaptation Australia 2010

Begründung

Ein Cochrane Review, das 12 randomisierte kontrollierte Studien umfasste, ergab eine konsistente Reduktion von Tod oder Behinderung (RR 30 %; NNT = 79), wenn eine thrombozytenhemmende Therapie akut begonnen wurde (Sandercock et al. 2008, aus QLL Australia 2010). Die meisten Daten beziehen sich auf die Therapie mit ASS in einer Dosierung von 160–300 mg, die innerhalb von 48 Stunden nach dem Ereignis initiiert wurde. Obwohl mit dieser Therapie ein zusätzliches Blutungsrisiko bestand (hämorrhagischer Schlaganfall oder hämorrhagische Transformation des Schlaganfalls), war ein klinischer Nettonutzen festzustellen. Das bedeutet, dass durch die frühe Gabe von TFH 9 von 1000 Patienten vor einem erneuten Schlaganfall jeglicher Genese oder dem Versterben im Krankenhaus bewahrt werden konnten. Allerdings wurde bei den meisten Patienten die hämorrhagische Genese des Index-Schlaganfalls ausgeschlossen, bevor eine Therapie mit TFH begonnen wurde.

In der FASTER-Studie wurde die frühe Gabe (< 24 Stunden) von ASS alleine (162-mg-Bolus gefolgt von 81 mg/d) im Vergleich zu ASS in Kombination mit Clopidogrel (300-mg-Bolus gefolgt von 75 mg/d) mit oder ohne Simvastatin (40 mg/d) bei Patienten mit TIA oder Minor Stroke untersucht (Kennedy et al. 2007). Es zeigte sich eine Risikoreduktion von 3,7 % bezüglich eines erneuten Schlaganfalls bei den Patienten, die mit ASS und Clopidogrel behandelt wurden, im Vergleich zur ASS-Monotherapie. Das Blutungsrisiko war jedoch in der ASS + Clopidogrel-Gruppe höher. Diese Studie wurde aufgrund der langsamen Rekrutierung vorzeitig beendet. Trotzdem schlossen die Autoren, dass die frühe Gabe von ASS und Clopidogrel das Auftreten erneuter Ereignisse reduzieren könnte. Bis zur Bestätigung dieser Daten in größeren Patientengruppen können noch keine klinisch relevanten Schlussfolgerungen gezogen werden.

In der EARLY-Studie wurden 543 Patienten mit Schlaganfall randomisiert mit 2 × täglich ASS 25 mg + Dipyridamol 200 mg oder ASS 100 mg behandelt (Dengler et al. 2010). Diese Therapie wurde innerhalb von 24 Stunden nach dem klinischen Ereignis begonnen. Die Patienten der 100-mg-ASS-Gruppe wurden nach 7 Tagen ebenfalls auf 2 × täglich ASS 25 mg + Dipyridamol 200 mg umgestellt. Das Auftreten klinischer Ereignisse unterschied sich nicht signifikant zwischen den Gruppen. Die frühe Gabe von ASS + Dipyridamol war also nach diesen Daten genauso sicher und effektiv wie die verzögerte Gabe nach 7 Tagen. Allerdings kann diese Studie nicht die Frage beantworten, ob die Gabe von Thrombozytenaggregationshemmern im Vergleich zu Placebo in der Frühphase nach Schlaganfall Vorteile bringt.

■ Schlüsselfrage 5

Gibt es Indikationen für die parenterale Gabe von TFH bei Patienten nach ischämischem Insult im Vergleich zu keiner oder oraler Therapie hinsichtlich des kombinierten Endpunkts oder eines Schlaganfalls im Vergleich zum Risiko schwerwiegender oder tödlicher Blutungen (z. B. schwere Schluckstörung, Resorptionsstörung)?

> **Empfehlungen**
>
> ▶ **Empfehlung 1.8:** Bei akuten Schlaganfallpatienten, die aufgrund einer Schluckstörung nicht in der Lage sind, ASS oral einzunehmen, kann alternativ eine Verabreichung über eine nasogastrale Sonde oder parenteral als intravenöse Infusion appliziert werden.
> *Empfehlungsgrad 0, Evidenzebene IV*

Begründung

Die NICE-Empfehlungen legen dar, dass spezifische Daten zur Applikation von Thrombozytenfunktionshemmern nicht vorliegen und vergleichende Studien zu den verschiedenen Verordnungsmöglichkeiten nicht durchgeführt wurden. In den meisten Studien wurde die bestmögliche Darreichungsform gewählt. Es wird empfohlen, ASS bei Patienten mit Dysphagie rektal oder via nasogastraler Sonde zu verabreichen.

Ein Cochrane Review (Sandercock et al. 2008, aus QLL Australia 2010), das 12 Studien und 43.041 Patienten umfasste, prüfte die Wirksamkeit und Sicherheit von Thrombozytenfunktionshemmern bei akuten Patienten mit ischämischem Insult. Zwei der darin eingeschlossenen Studien – die International Stroke Trial (International Stroke Trial Collaborative Group 1997, aus QLL Canada 2008) und die Chinese Acute Stroke Trial (CAST Collaborative Group 1997, aus QLL Canada 2008) – geben an, dass ASS bei Patienten mit einer Schluckstörung über eine nasogastrale Sonde verabreicht wurde (CAST-Studie) bzw. in diesen Fällen die Gabe von ASS als rektales Suppositorium (300 mg) oder intravenöse Injektion (100 mg) erfolgte (IST-Studie).

Die CAST-Studie ist eine randomisierte, placebokontrollierte Studie, die den Effekt von ASS (160 mg/d) bei 21.106 akuten Schlaganfallpatienten mit Therapiebeginn innerhalb der ersten 48 Stunden prüfte. Daten über die Anzahl der Patienten, die ASS über eine nasogastrale Sonde erhielten, werden nicht mitgeteilt. Das gleiche gilt für die IST-Studie.

■ Schlüsselfrage 6

Soll bei Patienten nach ischämischem Insult, die unter Behandlung mit einem TFH einen wiederholten Schlaganfall oder TIA erlitten haben, ein TFH-Funktionstest zum Nachweis einer effektiven TF-Hemmung durchgeführt werden?

> **Empfehlungen**
>
> ▶ **Statement 1.9:** Es liegen keine ausreichenden Daten vor, die die Durchführung eines TFH-Funktionstests rechtfertigen.

Begründung

Sowohl unter ASS als auch unter Clopidogrel weist eine Subgruppe von Patienten eine anhaltende Thrombozytenaktivierung auf, die als Ursache vaskulärer Ereignisse diskutiert wird (sog. ASS- bzw. Clopidgrel-Resistenz). Die Angaben zur Inzidenz variieren jedoch stark und die pharmakologischen Ursachen sind nicht geklärt. Außerdem lieferten die verschiedenen Analyseverfahren der Thrombozytenfunktion diskordante Ergebnisse, die zudem nur eingeschränkt mit dem klinischen Outcome korrelierten. Ein therapeutischer Nutzen des Monitorings der Thrombozytenfunktion mit individualisierter Therapie wird gegenwärtig nicht empfohlen (Weber u. Diener 2010, Field u. Benavente 2011).

Diese Schlussfolgerung legt auch eine Beobachtungsstudie (Gremmel et al. 2009) nahe, die 80 konsekutive Patienten mit Stentimplantation einbezog. Diese erhielten eine doppelte TFH mit ASS 100 mg/d für mindestens 2 Wochen und Clopidogrel 300 mg Loading Dose mindestens 24 Stunden vor der Intervention, gefolgt von 75 mg/d. Die perkutane Intervention erfolgte aufgrund einer peripheren arteriellen Verschlusskrankheit, einer Koronarstenose oder einer Karotisstenose; 39 % der Patienten hatten einen Schlaganfall oder eine TIA in der Vorgeschichte. Es wurde die diagnostische Verlässlichkeit von 4 verschiedenen Tests zur Erfassung der residuellen ADP-induzierten Plättchenfunktion evaluiert: VerifyNow P2Y Assay, Vasodilator-Stimulated Phosphoprotein (VASP) Phosphorylation Assay, Multiple Electrode Platelet Aggregometry (MEA) und Impact-R Test. Die Lichttransmissions-Aggregometrie (LTA) diente als Referenzmethode. Auch wenn alle 4 Tests signifikant mit dem LTA korrelierten, so sind die Spezifität und Sensitivität mit Werten zwischen 78 und 85 % bzw. 35 und 55 % nicht ausreichend, um klinische Schlussfolgerungen zu ziehen.

■ Schlüsselfrage 7

Soll bei Patienten nach ischämischem Insult, die unter Behandlung mit einem TFH einen wiederholten Schlaganfall oder TIA erlitten haben, die Dosis des jeweiligen TFH gesteigert oder auf einen anderen TFH bzw. auf orale Antikoagulation umgestellt werden?

Empfehlungen

▶ **Empfehlung 1.10:** Eine Empfehlung zur Therapieeskalation bei wiederholtem Schlaganfall oder TIA kann mangels Daten nicht gegeben werden. Die Ätiologie des Schlaganfalls sollte erneut evaluiert werden.
GCP

Begründung

Die RCP-Leitlinie gibt die Empfehlung ab, Patienten mit einem erneuten ischämischen Schlaganfall oder TIA mangels Evidenz für anderweitige Maßnahmen so zu behandeln wie Patienten mit erstmaligem Schlaganfall oder TIA.

Die RESQUE-Studie (Leoo et al. 2008) untersuchte 889 Patienten, die aufgrund eines Reinfarkts in eine schwedische Stroke Unit aufgenommen wurden. 805 (91 %) Patienten erlitten einen erneuten ischämischen Schlaganfall, 78 (9 %) eine intrazerebrale Blutung und 6 (< 1 %) einen Schlaganfall unbestimmter Ätiologie. 79 % der Patienten mit einem ischämischen Reinfarkt nahmen einen Thrombozytenfunktionshemmer ein, wohingegen nur 21 % der Patienten mit einem kardioembolgigen Reinfarkt antikoaguliert waren. Die Arbeit lässt keine Rückschlüsse über eine Therapieeskalation nach einem Reinfarkt zu, zeigt aber, dass mangelnde Therapieadhärenz ein kausaler Faktor sein kann.

Anderweitige Studienevidenz liegt nicht vor.

■ Schlüsselfrage 8

Ist bei Patienten nach ischämischem Insult mit gastrointestinalen Problemen (z. B. Ulzera) das Nutzen-Risiko-Verhältnis beim Einsatz von TFH mit oder ohne PPI noch günstig hinsichtlich des kombinierten Endpunkts oder eines Schlaganfalls im Vergleich zum Risiko schwerwiegender gastrointestinaler Komplikationen?

Empfehlungen

▶ **Empfehlung 1.11:** Bei Patienten nach ischämischem Insult mit vorangegangenem, abgeheiltem gastrointestinalem Ulkusleiden kann die Gabe von Thrombozytenfunktionshemmern (TFH) durch eine Gabe eines Protonenpumpen-Inhibitors (PPI) begleitet werden.
Empfehlungsgrad 0, Evidenzebene IV

Begründung

Protonenpumpen-Inhibitoren werden unter anderem in der Sekundärprävention der peptischen Ulkuskrankheit eingesetzt, insbesondere dann, wenn zusätzliche Risikofaktoren wie die Einnahme von TFH vorliegen.

Zwei randomisierte Studien haben die Frage untersucht, ob bei Patienten mit abgeheiltem gastrointestinalem Ulkus und Indikation zur Therapie mit TFH die zusätzliche Gabe von Esomeprazol zu ASS oder die Umstellung auf Clopidogrel anstelle von ASS mehr Rezidivblutungen vermeiden kann. Chan et al. (2005, aus QLL SIGN 2008) berichten, dass 8,6 % der Patienten, die mit Clopidogrel behandelt wurden, eine Rezidiv-Uklusblutung erlitten haben, während dies unter ASS (80 mg/d) in Kombination mit Esomeprazol (20 mg/d) nur bei 0,7 % der Patienten der Fall war (p < 0,001).

Eine ähnliche Studie wurde von Lai et al. (2006) durchgeführt. Nach gesicherter Abheilung eines gastrointestinalen Ulkus wurden die Patienten randomisiert entweder mit ASS (100 mg/d) in Kombination mit Esomeprazol (20 mg/d) oder mit Clopidogrel behandelt. Alle Patienten, die unter einer erneuten Komplikation des gastrointestinalen Ulkus litten, waren in der Clopidogrel-Gruppe.

Zusammengenommen bedeuten diese Daten, dass bei Patienten mit stattgehabtem gastrointestinalem Ulkus die Gabe von ASS in Kombination mit einem PPI (Esomeprazol) der Gabe von Clopidogrel klinisch überlegen ist.

■ Schlüsselfrage 9

Ist Clopidogrel bei Patienten nach ischämischem Insult wirksamer als ASS hinsichtlich des kombinierten Endpunkts oder eines Schlaganfalls?

Sekundärprophylaxe des ischämischen Insults

> **Empfehlungen**
>
> ▶ **Empfehlung 1.12:** Patienten mit ischämischem Hirninfarkt sollen mit ASS (allein oder in Kombination mit verzögert freigesetztem Dipyridamol) oder Clopidogrel behandelt werden. Keine der beiden Substanzen ist der jeweils anderen sicher überlegen.
> *Empfehlungsgrad A, Evidenzebene Ib; Leitlinienadaptation SIGN 2008*

Begründung

Ein direkter Vergleich von ASS mit Clopidogrel (Hydrogensulfat) erfolgte in der CAPRIE-Studie, die in einem randomisierten, kontrollierten Design die Sekundärprävention kardiovaskulärer Ereignisse mit 75 mg Clopidogrel gegenüber 325 mg ASS bei 19.185 Patienten in 384 Zentren verglich (CAPRIE Steering Committee 1996, aus QLL Spain 2009). Nach medianem Follow-up über 1,91 Jahre ergab sich eine absolute Differenz kardiovaskulärer Ereignisse (ischämischer Schlaganfall, Myokardinfarkt oder vaskulärer Tod) von 0,5 % zugunsten von Clopidogrel, entsprechend einer relativen Risikoreduktion von 8,7 % (95 % KI 0,3–16,5; p = 0,043). In der Subgruppe der Patienten mit ischämischem Insult betrug die absolute Abnahme kardiovaskulärer Ereignisse 0,56 %, entsprechend einer relativen Risikoreduktion von 7,3 % (95 % KI −5,7–18,7; p = 0,26). Zwei spätere Analysen der Datenbasis zeigten, dass der Nutzen von Clopidogrel bei Diabetikern und Patienten mit vorausgehendem Insult oder Myokardinfarkt (vor dem Index-Ereignis) im Vergleich zu ASS relativ größer war (Bhatt et al. 2002; Ringleb et al. 2004, aus QLL RCP 2009; Sudlow et al. 2009). Diese Subgruppenanalysen müssen jedoch mit Vorsicht beurteilt werden, da die Daten post hoc erhoben wurden. Die Häufigkeit von Nebenwirkungen war unter ASS und Clopidogrel insgesamt vergleichbar, mit einer etwas höheren Rate gastrointestinaler Blutungen unter ASS (0,49 vs. 0,71 %; p < 0,05). Es liegen keine Angaben zur Altersverteilung der Patienten in der CAPRIE-Studie vor. Eine geringe Reduktion des vaskulären Risikos nach vorausgehendem Schlaganfall oder TIA ergab auch eine gepoolte Analyse von Clopidogrel und Ticlopidin (Sudlow et al. 2009).

Die randomisierte verblindete PRoFESS-Studie verglich Clopidogrel (75 mg) mit der Kombination aus ASS 25 mg und verzögert freigesetztem Dipyramidol 200 mg hinsichtlich Sekundärprävention von Schlaganfällen und funktionellen Endpunkten (Diener et al. 2008, aus QLL Spain 2009; Sacco et al. 2008, aus QLL Australia 2010). Es wurden 22.332 Patienten innerhalb von 4 Monaten nach Schlaganfall oder TIA eingeschlossen und über eine mediane Dauer von 2,4 (1,5–4,4) Jahren beobachtet. Die gleiche Studie prüfte im 2×2 faktoriellen Design auch Telmisartan. Als primärer Endpunkt ereigneten sich Re-Insulte bei 9,0 % der mit ASS/Dipyramidol behandelten und bei 8,85 % der mit Clopidogrel behandelten Patienten (HR 1,01; 95 % KI 0,92–1,11). Der sekundäre Endpunkt (Schlaganfall, Myokardinfarkt oder Tod) trat in beiden Gruppen bei 13,1 % auf (HR 0,99; 95 % KI 0,92–1,07). Größere Hämorrhagien ereigneten sich bei 4,1 % unter der Kombination und bei 3,6 % unter Clopidogrel (HR 1,15; 95 % KI 1,0–1,32). Es wurden keine Unterschiede im funktionellen Outcome beobachtet. Das Nettorisiko von Re-Insult und größerer Blutung war ebenfalls vergleichbar in beiden Behandlungsgruppen (HR 0,99; 95 % KI 0,92–1,07). Die Kombination ASS/Dipyramidol führte infolge von Nebenwirkungen (Kopfschmerz) zu einer etwas höheren Abbruchrate. (Zur Kombination ASS/Dipyramidol siehe auch Schlüsselfrage 2, ▶ S. 327.)

Zusammengefasst reduzieren ASS, ASS in Kombination mit Dipyramidol und Clopidogrel bei Patienten in der Sekundärprävention das Risiko für ischämischen Schlaganfall. Daten zum Vergleich von Clopidogrel mit ASS bei älteren Patienten liegen bisher nicht vor (Alhusban u. Fagan 2011).

■ Schlüsselfrage 10

Ist der Einsatz von TFH bei Patienten nach ischämischem Insult wirksamer im Vergleich zu Placebo hinsichtlich des kombinierten Endpunkts oder eines Schlaganfalls?

> **Empfehlungen**
>
> ▶ **Empfehlung 1.13:** Patienten mit einer TIA oder einem ischämischen Hirninfarkt sollen mit einem Thrombozytenfunktionshemmer im Rahmen der Sekundärprävention behandelt werden, sofern keine Indikation zur Antikoagulation vorliegt.
> *Empfehlungsgrad A, Evidenzebene Ia; Leitlinienadaptation Australia 2010*

Begründung

Die bisherigen Leitlinien beziehen sich auf die Metaanalyse der Antithrombotic Trialist's Collaboration aus dem Jahr 2002 (Antithrombotic Trialists' Collaboration 2002, aus QLL Australia 2010). Es konnten keine Studien identifiziert werden, die nach dem Erscheinen dieser Metaanalyse Thrombozytenfunktionshemmer mit Placebo verglichen haben. Die Metaanalyse der Antithrombotic Trialist's Collaboration fasste 21 randomisierte kontrollierte Studien zur Sekundärprävention nach Schlaganfall oder TIA und 7 Studien nach akutem Schlaganfall zusammen. Sie kam zu dem Ergebnis, dass TFH über eine mediane Behandlungsdauer von 29 Monaten das Risiko für vaskuläre Ereignisse (Myokardinfarkt, Schlaganfall, vaskulärer Tod) von 21,4 auf 17,8 % herabsetzen (Odds Reduction 22 %). Eine Analyse der Subgruppen nach der Ätiologie der Schlaganfälle zeigte, dass TFH das Risiko für ischämische Insulte vermindern (OR 0,7), das Risiko für hämorrhagische Insulte (einschließlich hämorrhagischer Transformation) jedoch erhöhen (OR 1,22). Die Mehrzahl der Studien wurde mit ASS durchgeführt. Eine Dosisabhängigkeit der Reduktion kardiovaskulärer Ereignisse durch ASS konnte nicht nachgewiesen werden.

Eine Metaanalyse zum Risiko von Blutungskomplikationen aus 51 Studien (n > 300.000) zeigte, dass Thrombozytenfunktionshemmer (ASS, Dipyridamol, Clopidogrel) das Auftreten von „major" Blutungen um 1–2,5% erhöhen (Serebruany et al. 2004, aus QLL Australia 2010). Eine weitere Metaanalyse analysierte 22 Studien, die ASS mit Placebo bzw. Clopidogrel verglichen (McQuaid u. Laine 2006). ASS (75–325 mg) erhöhte das Risiko für größere Blutungen insgesamt (RR 1,71; 95% KI 1,41–2,08), wie auch das Risiko für schwere gastrointestinale (RR 2,07; 95% KI 1,61–2,66) und intrakranielle Blutungen (RR 1,65; 95% KI 1,06–5,99). Die absolute Zunahme von Blutungen war unter ASS insgesamt aber gering (0,13%; 95% KI 0,08–0,20). Gegenüber Clopidogrel waren schwere gastrointestinale Blutungen unter ASS um 0,12% häufiger (95% KI 0–0,28%).

Zusammenfassend sprechen die Daten dafür, dass im Rahmen der Sekundärprävention mit TFH die Reduktion ischämischer Schlaganfälle die Zunahme größerer Blutungen überwiegt.

▪ Schlüsselfrage 11

Wie lange sollten TFH bei Patienten nach ischämischem Insult hinsichtlich des kombinierten Endpunkts oder eines Schlaganfalls gegeben werden?

Empfehlungen

▶ **Empfehlung 1.14:** Die Therapie mit TFH soll dauerhaft erfolgen, es sei denn, dass Kontraindikationen auftreten oder sich im Verlauf eine Indikation zur Antikoagulation ergibt.
Empfehlungsgrad A; Leitlinienadaptation Australia 2010

Begründung

Die sofort eingeleitete langfristige Behandlung mit einem Thrombozytenaggregationshemmer senkt das Risiko für einen erneuten Hirninfarkt, einen Herzinfarkt sowie für den Tod infolge eines kardiovaskulären Ereignisses bei Patienten mit Hirninfarkt oder TIA (O'Donnell et al. 2008, aus QLL Canada 2008). Die verfügbaren Daten sprechen nicht dafür, dass TFH bei lang dauernder Anwendung in der Sekundärprophylaxe nach Hirninfarkt ihre Wirkung verlieren. Die Therapie muss somit lebenslang erfolgen, sofern nicht schwerwiegende Nebenwirkungen ein Absetzen der TFH erfordern.

▪ Schlüsselfrage 12

Erhöht bei Patienten nach akutem ischämischem Insult das plötzliche Absetzen von TFH verglichen mit der kontinuierlichen TFH-Gabe das Auftreten des kombinierten Endpunkts oder eines Schlaganfalls?

Empfehlungen

▶ **Empfehlung 1.15:** Aufgrund der hohen Komorbidität von Schlaganfällen und anderen kardiovaskulären Erkrankungen soll ein Absetzen von zur Sekundärprophylaxe verordneten TFH allenfalls in gut begründeten Ausnahmefällen erfolgen.
GCP

Begründung

Ob TFH vorübergehend abgesetzt werden können, spielt eine große praktische Rolle beim perioperativen Management von Patienten mit erhöhtem kardiovaskulärem Ischämierisiko.

Bislang existieren keine prospektiven Studien, die die Folgen des Absetzens von TFH spezifisch bei Patienten mit Schlaganfällen in der Vorgeschichte untersucht haben. Das Absetzen von TFH bei Patienten mit erhöhtem kardiovaskulärem Risiko erhöhte in einer retrospektiven Fall-Kontroll-Studie das Risiko, einen Schlaganfall in den folgenden 4 Wochen zu erleiden, um den Faktor 3,4 (Maulaz et al. 2005) (LoE III). Nach einer Übersichtsarbeit zum perioperativen Absetzen von ASS von Burger und Mitarbeitern (Burger et al. 2005), die auf kleinen Fallserien beruht, ereigneten sich ischämische Schlaganfälle 14,3 ± 11,3 Tage nach dem perioperativen Absetzen der TFH (Evidenzebene IV).

Das präoperative Absetzen von ASS und anderen TFH bei Patienten mit koronarer Herzkrankheit erhöht die Gefahr einer perioperativen ischämischen Komplikation erheblich. Infolgedessen muss eine sehr kritische Nutzen-Risiko-Abwägung unter Berücksichtigung sowohl des kardiovaskulären Risikos ohne TFH als auch des Blutungsrisikos bei einer Operation unter TFH erfolgen. Für die meisten Operationen wird derzeit eine Beibehaltung der Therapie mit ASS empfohlen, da das Blutungsrisiko bei den meisten Operationen begrenzt ist (Armstrong et al. 2006). Das Blutungsrisiko unter Therapie mit Thienopyridinen gilt als erhöht. Besonders gefährlich ist das Absetzen von TFH in den ersten Monaten nach Implantation von koronaren (besonders beschichteten) Stents. Elektive Eingriffe, die ein Absetzen der TFH erfordern, sollten in der frühen Phase möglichst verschoben werden. Entsprechende Daten nach Stenting in der A. carotis und der intrakraniellen Arterien existieren bislang nicht.

Insgesamt sollte aufgrund der hohen Komorbidität von Schlaganfällen und anderen kardiovaskulären Erkrankungen ein Absetzen von zur Sekundärprophylaxe verordneten TFH allenfalls in gut begründeten Ausnahmefällen erfolgen.

Sekundärprophylaxe des ischämischen Insults

Die Bedeutung einer medikamentösen Beeinflussung des HDL-Cholesterins, der Triglyzeride, des Lp(a) und des hsCRP in der Sekundärprävention von Schlaganfallpatienten ist noch unbekannt, daher können für diese Parameter keine Zielwerte angegeben werden.

■ Schlüsselfrage 3

Erhöht bei Patienten nach ischämischem Insult das plötzliche Absetzen der Gabe von Statinen verglichen mit der kontinuierlichen Gabe das Auftreten des kombinierten Endpunkts oder eines Schlaganfalls?

Empfehlungen

▶ **Empfehlung 2.5:** Bei Patienten mit einem akuten Hirninfarkt, die bereits mit einem Statin behandelt werden, soll die Statingabe fortgeführt werden.
Empfehlungsgrad A, Evidenzebene Ib; Leitlinienadaptation SIGN 2008
Gegebenenfalls kann das Medikament per Magensonde verabreicht werden.
GCP

Begründung

Zur Frage, ob das plötzliche Absetzen von Statinen bei Patienten mit akutem Hirninfarkt nachteilig sein könnte, gibt es einige retrospektive und eine kleine (n = 89) monozentrische prospektive Studie im PROBE-Design (Blanco et al. 2007). Patienten mit einem akuten Hirninfarkt (Aufnahme innerhalb von 24 Stunden) mit Statinvorbehandlung wurden randomisiert zu „Pausieren des Statins für 3 Tage" oder „sofortige Gabe von 20 mg Atorvastatin". Hirninfarktpatienten im Beobachtungszeitraum ohne Statinvorbehandlung dienten als weitere Vergleichsgruppe. Primärer Studienendpunkt war Tod oder Abhängigkeit (mRS > 2) nach 3 Monaten; sekundäre Endpunkte waren die Häufigkeit einer frühen neurologischen Verschlechterung (Verschlechterung um wenigstens 4 Punkte auf der NIH Stroke Scale innerhalb von 48 Stunden nach der Aufnahme) und die Infarktgröße an Tag 4–7. Die Basisdaten der beiden Patientengruppen (statin-withdrawal n = 46) und (non-statin-withdrawal n = 43) unterschieden sich nicht signifikant. In der Gruppe mit der Statinpause war das Risiko für Tod oder Abhängigkeit nach 3 Monaten deutlich höher (60% vs. 39%; OR 2,39; 95% KI 1,02–5,62); nach Adjustierung für Alter und Aufnahme-NIH SSS betrug die OR 4,66 (95% KI 1,46–14,9). Auch das Infarktvolumen war in der Gruppe mit Statinpause deutlich höher (75 ml vs. 26 ml; p = 0,02). Ein Vergleich mit der Gruppe der Patienten ohne Statinvorbehandlung mit der Gruppe mit Statinpause, ergab in Bezug auf den primären Endpunkt keinen signifikanten Unterschied (59% vs. 42%; p = 0,059); die Rate von Patienten mit früher neurologischer Verschlechterung war in der Gruppe mit Statinpause deutlich größer (65% vs. 2 8%; p < 0,0001).

■ Schlüsselfrage 4

Verringern Fibrate alleine, Nikotinsäurederivate alleine, Ezetimib alleine oder jeweils in Kombination mit einem Statin bei Patienten nach ischämischem Insult verglichen mit Placebo das Auftreten des kombinierten Endpunkts oder eines Schlaganfalls?

Empfehlungen

▶ **Empfehlung 2.6:** Nikotinsäurederivate, Fibrate oder Ezetimib sollen bei Patienten nach ischämischem Insult zur Sekundärprophylaxe nicht routinemäßig eingesetzt werden.
GCP

▶ **Statement 2.7:** Für die Wirksamkeit einer Therapie mit Nikotinsäurederivaten, Fibraten oder Ezetimib, jeweils allein oder in Kombination mit Statin, liegt für Patienten nach ischämischem Insult keine oder keine einheitliche Evidenz vor.

Begründung

▶ **Nikotinsäure:** Für die Behandlung mit einem Nikotinsäurederivat allein oder in Kombination mit einem Statin sind die vorliegenden Daten widersprüchlich. In der AIM-HIGH-Studie wurde der Effekt von Niacin zusätzlich zu einem Statin hinsichtlich einer kardiovaskulären Risikoreduktion untersucht (Boden et al. 2011). Diese Studie wurde vorzeitig wegen fehlender Effektivität und Sicherheitsbedenken beendet. Der primäre Endpunkt dieser Studie setzte sich zusammen aus: Erstereignis Tod durch KHK, nicht tödlicher Herzinfarkt, ischämischer Schlaganfall, Hospitalisierung aufgrund eines akuten Koronarsyndroms, symptombedingte koronare oder zerebrale Revaskularisierung. In der tertiären Endpunktanalyse der primären Endpunktkomponente „ischämischer Schlaganfall" zeigte sich ein nicht signifikanter Trend (HR 1,61; 95% KI 0,89–2,90; p = 0,11) zuungunsten der Niacin-Gruppe.

Demgegenüber wurden in einer Metaanalyse die Daten von 11 randomisierten kontrollierten Studien zusammengefasst (Bruckert et al. 2010). Daten von insgesamt 2682 Patienten mit aktiver Therapie und von 3934 Patienten mit Placebobehandlung wurden verglichen. Die Therapie mit einem Nikotinsäurederivat reduzierte dabei das Risiko für schwere koronare Ereignisse (OR 0,75; 95% KI 0,65–0,86), für Schlaganfall (OR 0,74; 95% KI 0,59–0,92) und für jegliche kardiovaskuläre Ereignisse (OR 0,73; 95% KI 0,63–0,85). Die Heterogenität der Studienpopulationen und z.T. erhebliche methodische Schwächen in den eingeschlossenen Studien werden als qualitätsmindernd für die Aussagekraft der Metaanalyse bewertet (Evidenzgrad IIa). So wurden Studien sowohl mit primärprophylaktischer als auch mit sekundärprophylaktischer Zielstellung sowie mit unterschiedlichen Vergleichskollektiven (Placebo, „usual care", andere lipidsenkende Therapie) analysiert.

▶ **Fibrate:** In einer Cochrane-Analyse wurden Daten aus 8 randomisierten kontrollierten Studien analysiert hinsichtlich des Effekts einer lipidsenkenden Therapie bei Patienten mit Schlaganfall (ischämischer oder hämorrhagischer Infarkt oder TIA) in Bezug auf Prognose und erneutem Schlaganfall (Manktelow u. Potter 2009). Darin zeigten 2 Studien mit Fibraten als lipidsenkender Therapie einen nicht signifikanten Nachteil der Fibrattherapie gegenüber der Placebobehandlung (OR 1,48, 95% KI 0,94–2,30). In der ACCORD-Studie wurde bei 5518 Patienten mit Typ-2-Diabetes und kardiovaskulärer Komorbidität oder kardiovaskulärem Risiko der Effekt einer Fenofibrattherapie zusätzlich zu einem Statin randomisiert untersucht (Ginsberg et al. 2010). 36,5% der Patienten hatten eine kardiovaskuläre Erkrankung, der Anteil der Patienten mit einem Schlaganfall als Vorerkrankung wurden dabei nicht gesondert berichtet. In dieser Studie hatte die Kombinationstherapie keinen Effekt auf kardiovaskuläre Endpunkte einschließlich Schlaganfall.

▶ **Ezetimib:** Für die Therapie mit Ezetimib allein oder in Kombination mit einem Statin gegenüber Placebo zur Prävention des Schlaganfalls liegen keine Daten vor.

23.3 Orale Antikoagulation bei Vorhofflimmern

■ Schlüsselfrage 1

Verringert bei Patienten nach ischämischem Insult mit permanentem, persistierendem oder paroxysmalem Vorhofflimmern die orale Antikoagulation oder die Gabe von Thrombozytenfunktionshemmern das Auftreten eines Schlaganfalls oder einer systemischen Embolie verglichen mit Placebo?

Empfehlungen

▶ **Empfehlung 3.1:** Patienten mit ischämischem Insult oder transienter ischämischer Attacke mit permanentem, persistierendem oder paroxysmalem Vorhofflimmern sollen eine orale Antikoagulation erhalten.
Empfehlungsgrad A, Evidenzebene Ib; Leitlinienadaptation Australia 2010

▶ **Empfehlung 3.2:** Thrombozytenfunktionshemmer sollten in der Sekundärprävention nach akutem ischämischem Insult mit Vorhofflimmern nicht mehr verwendet werden, sofern keine kardiologische Indikation für die Gabe von Thrombozytenfunktionshemmern vorliegt.
GCP

Begründung

Eine größere placebokontrollierte Studie zum Einsatz von oralen Antikoagulanzien bei Patienten mit TIA oder leichtem Schlaganfall war die European Atrial Fibrillation Trial (EAFT Study Group 1993, aus QLL Canada 2008). Diese Studie randomisierte 1007 Patienten mit nicht rheumatischem Vorhofflimmern zu Placebo, Acetylsalicylsäure 300 mg und Warfarin mit einer angestrebten INR zwischen 2,5 und 4,0. Die tatsächliche INR während der Studie lag zwischen 2,0 und 3,0. Die relative Risikoreduktion für Acetylsalicylsäure gegenüber Placebo betrug 14% und war statistisch nicht signifikant. Die relative Risikoreduktion zugunsten oraler Antikoagulanzien verglichen mit Placebo betrug 66% (4% vs. 12% pro Jahr; HR 0,34; 95% KI 0,20–0,57) und war statistisch signifikant. Eine Cochrane-Analyse dieser und einer kleineren randomisierten italienischen Studie zeigte, dass eine orale Antikoagulation bei Patienten mit Vorhofflimmern in der Sekundärprävention effektiver ist als eine Behandlung mit Thrombozytenfunktionshemmern (Morocutti et al. 1997, aus QLL Canada 2008; Saxena u. Koudstaal 2004, aus QLL Australia 2010). Die Risikoreduktion bezüglich vaskulärer Ereignisse betrug 33% (Peto OR 0,67; 95% KI 0,50–0,91) und bezüglich erneuter Insulte 51% (Peto OR 0,49; 95% KI 0,33–0,72). Der Erfolg der oralen Antikoagulation hängt allerdings von der Qualität der Einstellung ab. Liegt die INR unter 2,0, steigt das Insultrisiko, liegt die INR über 4,5, steigt das Risiko von Blutungskomplikationen (Hylek et al. 2007, aus QLL Canada 2008).

■ Schlüsselfrage 2

Ist bei Patienten nach ischämischem Insult mit Vorhofflimmern mit Risikokonstellationen für schwerwiegende Blutungen (z.B. Sturzneigung, zerebrale Mikroangiopathie, Alter oder Demenz) die Gabe von oralen Antikoagulanzien verglichen mit Thrombozytenfunktionshemmern hinsichtlich des Auftretens eines Schlaganfalls oder einer systemischen Embolie gerechtfertigt?

Empfehlungen

▶ **Empfehlung 3.3:** Höheres Lebensalter per se ist bei Patienten nach ischämischem Insult oder transienter ischämischer Attacke mit Vorhofflimmern keine Kontraindikation für eine orale Antikoagulation.
Auch Patienten in höherem Lebensalter sollten antikoaguliert werden.
Empfehlungsgrad B, Evidenzebene Ib

▶ **Statement 3.4:** Sturzgefahr per se ist bei Patienten nach ischämischem Insult oder transienter ischämischer Attacke mit Vorhofflimmern keine Kontraindikation für eine orale Antikoagulation.
Evidenzebene III

▶ **Statement 3.5:** Eine orale Antikoagulation bei Patienten mit kognitiven Einschränkungen oder einer Demenz und Vorhofflimmern ist gerechtfertigt, solange die regelmäßige Medikamenteneinnahme und Kontrolle gewährleistet sind.
Evidenzebene III

▶ **Statement 3.6:** Eine schwere zerebrale Mikroangiopathie erhöht das Risiko von zerebralen Blutungskomplikationen bei einer oralen Antikoagulation. Mit dieser Feststellung ist keine Aussage über den Nettonutzen einer oralen Antikoagulation bei diesen Patienten getroffen.
Evidenzebene III
Die zerebrale Mikroangiopathie sollte für die Mehrheit der Patienten keine Kontraindikation darstellen.
Evidenzebene III

Begründung

Das Schlaganfallrisiko steigt bei Patienten mit Vorhofflimmern mit dem Alter. Parallel dazu steigt aber auch das Risiko schwerwiegender Blutungskomplikationen, insbesondere intrakranieller Blutungen. Die BAFTA-Studie untersuchte explizit den Nutzen einer oralen Antikoagulation mit Warfarin bei Patienten mit Vorhofflimmern im Alter über 75 Jahren. 13% dieser Patienten hatten eine TIA oder einen Schlaganfall erlitten. In der antikoagulierten Gruppe traten Schlaganfall und systemische Embolien in einer Häufigkeit von 1,8% pro Jahr auf verglichen mit Acetylsalicylsäure mit 3,8% (Mant et al. 2007, aus QLL Australia 2010).

Die einzige Studie, die den Zusammenhang zwischen Sturzgefahr und oraler Antikoagulation bei 1245 gefährdeten Patienten und 18.261 Kontrollen untersuchte, fand eine Häufung intrakranieller Blutungen bei Stürzen. Die Häufigkeit betrug 2,8/100 Patientenjahre für sturzgefährdete Patienten und 1,1/100 Patientenjahre für Patienten ohne Sturzgefahr. Betrug der CHADS2-Score 2 oder mehr, überstieg aber der Nutzen der Antikoagulation das Risiko einer traumatischen Blutung (Gage et al. 2005).

Flaker et al. untersuchten die Qualität der Antikoagulation sowie ischämische Ereignisse und Blutungskomplikationen in Abhängigkeit vom kognitiven Statuts, gemessen mit der Mini Mental State Examination (MMSE) (Flaker et al. 2010). Dabei zeigte sich, dass kognitive Störungen mit niedrigen INR-Werten einhergehen und das Risiko ischämischer Ereignisse und Blutungskomplikationen erhöht ist.

Bildgebende Indikatoren für eine zerebrale Mikroangiopathie (ischämische Marklagerläsionen und Mikroblutungen) sind mit einem erhöhten Risiko für intrakranielle Blutungen bei oraler Antikoagulation assoziiert. Eine Fall-Kontroll-Studie an 26 Patienten mit Warfarin-assoziierter intrazerebraler Blutung und vorangegangenem ischämischem Schlaganfall sowie 56 Kontrollen fand eine Assoziation zwischen dem Vorliegen von Marklagerläsionen und Warfarin-assoziierter intrazerebraler Blutung (RR 12,9; 95% KI 2,8–59,8) mit einem Dosiseffekt (Smith et al. 2002). Die Assoziation war in multivariaten Analysen signifikant (OR 8,4; 95% KI 1,4–51,5) und sowohl für lobäre als auch tiefe Hirnblutungen nachweisbar. In einer weiteren Studie an 79 Patienten mit intrazerebraler Blutung (davon 15% unter Warfarin) fand sich eine Assoziation zwischen ischämischen Marklagerläsionen und einem größeren Blutungsvolumen (Lou et al. 2010). Der Nettonutzen einer oralen Antikoagulation wurde in diesen Studien nicht untersucht. Nach einer aktuellen Metaanalyse sind ischämische Marklagerveränderungen auch ein unabhängiger Prädiktor für Schlaganfall (Debette u. Markus 2010). In einer gepoolten Analyse von 1460 Patienten mit intrazerebraler Blutung waren Mikroblutungen in der Gruppe der mit Warfarin behandelten Patienten signifikant häufiger als bei Patienten, die nicht mit Warfarin behandelt waren (OR 2,7; 95% KI 1,6–4,4). In einer parallelen Analyse von 3817 Patienten mit ischämischem Schlaganfall oder TIA war dies nicht der Fall (Lovelock et al. 2010). Der Einfluss von Mikroblutungen auf den Nettonutzen einer oralen Antikoagulation wurde nicht untersucht.

■ Schlüsselfrage 3

Ist die Behandlung von Patienten nach akutem ischämischem Insult mit Vorhofflimmern mit Dabigatran, Apixaban oder Rivaroxaban einer Behandlung mit Vitamin-K-Antagonisten überlegen hinsichtlich des Auftretens eines Schlaganfalls oder einer systemischen Embolie im Vergleich zum Risiko schwerwiegender oder tödlicher Blutungen?

Empfehlungen

▶ **Statement 3.7:** Dabigatran, Rivaroxaban und Apixaban sind einer Behandlung mit Vitamin-K-Antagonisten bei Patienten mit nicht valvulärem Vorhofflimmern hinsichtlich des Auftretens eines Schlaganfalls oder einer systemischen Embolie nicht unterlegen (zu den detaillierten Studienergebnissen siehe Begründung, Apixaban ist in Deutschland zum Zeitpunkt der Erstellung der Leitlinie nicht zugelassen).
Evidenzebene Ib

▶ **Statement 3.8:** Dabigatran, Rivaroxaban und Apixaban sind bei Beachtung ihrer Kontraindikationen einer Behandlung mit Vitamin-K-Antagonisten bei Patienten mit nicht valvulärem Vorhofflimmern überlegen, da infolge der Behandlung mit Dabigatran, Rivaroxaban und Apixaban weniger lebensbedrohliche oder fatale Blutungen auftreten.
Evidenzebene Ib
Dabigatran, Rivaroxaban und Apixaban sind bei Beachtung ihrer Kontraindikationen einer Behandlung mit Vitamin-K-Antagonisten bei Patienten mit nicht valvulärem Vorhofflimmern überlegen, da infolge der Behandlung mit

Dabigatran, Rivaroxaban und Apixaban weniger intrakranielle Blutungen auftreten.
Evidenzebene Ib

▶ **Statement 3.9:** Die Ergebnisse in der Untergruppe der Patienten mit Schlaganfall oder TIA waren mit denen in der Gesamtstudie jeweils vereinbar.
Evidenzebene Ib

▶ **Empfehlung 3.10:** Patienten mit akutem ischämischem Insult und nicht valvulärem Vorhofflimmern sollen eine orale Antikoagulation erhalten.
Empfehlungsgrad A, Evidenzebene Ib; siehe Empfehlung 3.1
Die neuen Antikoagulanzien (d.h. Dabigatran, Rivaroxaban und Apixaban) stellen eine Alternative zu den Vitamin-K-Antagonisten dar und sollten aufgrund des günstigeren Nutzen-Risiko-Profils zur Anwendung kommen (Apixaban ist in Deutschland zum Zeitpunkt der Erstellung der Leitlinie nicht zugelassen).
Empfehlungsgrad B, Evidenzebene Ib

▶ **Empfehlung 3.11:** Zu Beginn der Behandlung mit den neuen oralen Antikoagulanzien (Dabigatran, Apixaban oder Rivaroxaban) muss die Nierenfunktion mittels Creatinin-Clearance (CrCl) überprüft werden. Eine CrCl < 30 ml/min stellt eine Kontraindikation für eine Behandlung mit Dabigatran dar. Eine Behandlung mit Apixaban oder Rivaroxaban ist bei einer CrCl < 15 ml/min kontraindiziert. Bei Patienten mit einem Alter über 75 Jahre und bei Patienten mit eingeschränkter Nierenfunktion muss die Dosierung nach Herstellerangabe angepasst werden. Ferner sollte bei diesen Patienten mindestens einmal jährlich die Nierenfunktion überprüft werden.
GCP

Begründung

Zu Dabigatran

Die Behandlung von Patienten mit nicht valvulärem Vorhofflimmern mit Dabigatran ist bei einer Dosierung von 2 × 110 mg/d der Behandlung mit Vitamin K Antagonisten nicht unterlegen bezüglich der Ereignisrate für das Auftreten eines Schlaganfalls. (*hier: ischämisch, hämorrhagisch oder unspezifiziert*) oder einer systemischen Embolie (Connolly et al. 2009b). Bei einer Dosierung von 2 × 110 mg/d zeigt Dabigatran im Vergleich zu einer Behandlung mit Vitamin-K-Antagonisten eine geringere Ereignisrate hinsichtlich des Auftretens eines Schlaganfalls oder einer systemischen Embolie. Diener et al. (2010) analysierten eine vordefinierte Subpopulation (Patienten mit vorherigem Hirninfarkt oder TIA) der RELY-Studie (Connolly et al. 2009b). Die Patienten erhielten Dabigatran (2 × 110 mg/d oder 2 × 150 mg/d) oder Warfarin. Es konnte anhand von 3623 Patienten gezeigt werden, dass die Behandlung mit Dabigatran hinsichtlich des Auftretens eines Schlaganfalls (*hier: ischämisch, hämorrhagisch oder unspezifiziert*) oder einer systemischen Embolie ein mit der Gesamtstudie vereinbares Ergebnis zeigt (relatives Risiko gegenüber Warfarin: 2 × 110 mg/d Dabigatran: 0,84; [KI 0,58–1,20; p = 0,62 für Interaktion]; 2 × 150 mg/d Dabigatran: RR 0,75 [95% KI 0,52–1,08, p = 0,34 für Interaktion]). Auch hinsichtlich des Auftretens eines *ausschließlich ischämischen* Schlaganfalls war das Ergebnis mit der Gesamtstudie vereinbar (relatives Risiko gegenüber Warfarin: 2 × 110 mg/d Dabigatran: 1,26 [95% KI 0,84–1,90; p = 0,46 für Interaktion]; 2 × 150 mg/d Dabigatran: 1,0 [95% KI 0,65–1,54; p = 0,12 für Interaktion]). Für Patienten mit schwerem Schlaganfall sind die vorgenannten Aussagen nicht belegt. Für Patienten mit TIA oder Schlaganfall innerhalb von ≤ 14 Tagen sind die vorgenannten Aussagen nicht belegt.

Evidenzebene Ib: Es existiert nur eine randomisierte Studie.

Empfehlungsgrad B: Es handelt sich um eine (vordefinierte) Subgruppenanalyse (mit direktem Bezug zur Empfehlung) aus einer anderen randomisierten kontrollierten Studie (Connolly et al. 2009b). Für die Untergruppe der Patienten nach ischämischem Schlaganfall oder TIA waren die Ergebnisse mit denen der Gesamtstudie vereinbar.

Patienten im Alter ≥ 75 Jahre haben unter einer Therapie mit der höheren Dosis von Dabigatran ein vergleichbares oder leicht erhöhtes Risiko von schwerwiegenden Blutungskomplikationen (Eikelboom et al. 2011).

Eine eingeschränkte Nierenfunktion (CrCl < 30 ml/min) ist eine Kontraindikation für den Einsatz von Dabigatran. Eine CrCl < 15 ml/min stellt eine Kontraindikation für eine Behandlung mit Rivaroxaban bzw. Apixaban dar. Im klinischen Einsatz wurden Fälle von tödlichen Blutungskomplikationen unter der Einnahme von Dabigatran bei Patienten berichtet, bei denen sich unbemerkt eine Niereninsuffizient entwickelt hatte. Das BfArM und die EMA haben daher eine Empfehlung ausgesprochen, zu Beginn der Therapie mit Dabigatran die Kreatinin-Clearance zu messen.

Für die Handhabung und das Vorgehen in einer Akutsituation (z.B. lebensbedrohliche Blutung, dringender operativer Eingriff) bestehen offene Fragen.

Zu Rivaroxaban

In einer randomisierten kontrollierten Studie (Patel et al. 2011) wurden 14.264 Patienten mit Vorhofflimmern und erhöhtem Hirninfarktrisiko mit Rivaroxaban (1 × 20 mg) oder Warfarin behandelt. Ziel der Studie war es, die Nicht-Unterlegenheit bezüglich der Verhinderung von Schlaganfall (*hier: ischämisch oder hämorrhagisch*) oder einer systemischen Embolie zu prüfen. In der ITT-Analyse zeigte sich eine Hazard Ratio von 0,88 (95% KI: 0,75–1,03; p < 0,001 für Nicht-Unterlegenheit und p < 0,12 für Überlegenheit) für die gesamte Studienpopulation.

Auch für den Endpunkt *ischämischer Schlaganfall* liegen lediglich die Daten der gesamten Studienpopulation (Patienten mit Vorhofflimmern und erhöhtem Hirninfarktrisiko) vor. Hier zeigte sich in der „Safety on-treatment"-Population eine Hazard Ratio von 0,94 (95 % KI: 0,75–1,17; p = 0,581). Bezüglich der Verhinderung von systemischen Embolien war Rivaroxaban Warfarin überlegen (Ereignisrate pro Jahr unter Rivaroxaban 0,04 %, unter Warfarin 0,19 %, Hazard Ratio 0,23; 95 % KI 0,09–0,61; p = 0,003). Daten zur Kombination der vorgenannten Endpunkte wurden nicht vorgelegt.

Hankey et al. (2012) analysierten eine vordefinierte Subpopulation – Patienten mit vorherigem Hirninfarkt oder TIA (52,4 % der Studienpopulation) – der ROCKET AF-Studie (Patel et al. 2011). Es konnte anhand von 7468 Patienten gezeigt werden, dass die Behandlung mit Rivaroxaban hinsichtlich des Auftretens eines Schlaganfalls (*hier: ischämisch, hämorrhagisch oder unspezifiziert*) oder einer systemischen Embolie ein mit der Gesamtstudie vereinbares Ergebnis zeigt (relatives Risiko gegenüber Warfarin: 0,94; 95 % KI 0,77–1,16; p = 0,23 für Interaktion). Auch hinsichtlich des Auftretens eines *ischämischen* oder unspezifizierten Schlaganfalls war das Ergebnis mit der Gesamtstudie vereinbar (relatives Risiko gegenüber Warfarin: 1,03; 95 % KI 0,82–1,30 p = 0,41 für Interaktion).

Für Patienten mit schwerem Schlaganfall (Rankin Score 4–5) und für Patienten mit Schlaganfall innerhalb von ≤ 14 Tagen sind die vorgenannten Aussagen nicht belegt.

Evidenzebene Ib: Es existiert nur eine randomisierte Studie, Einschränkungen in der Interpretation ergeben sich aus fehlender Information bezüglich der tatsächlichen Dosierung (bei Niereninsuffizienz erfolgte eine Dosisanpassung auf 1 × 15 mg/d).

Empfehlungsgrad B: Es handelt sich um eine (vordefinierte) Subgruppenanalyse (mit direktem Bezug zur Empfehlung) aus einer anderen RCT Studie (Patel et al. 2011). Für die Untergruppe der Patienten nach ischämischen Schlaganfall oder TIA waren die Ergebnisse mit denen der Gesamtstudie vereinbar.

Zu Apixaban

In einer randomisierten kontrollierten Studie (Granger et al. 2011) wurden 18.201 Patienten mit Vorhofflimmern und erhöhtem Schlaganfallrisiko mit Apixaban (2 × 5 mg/d) oder Warfarin behandelt. Ziel der Studie war es, die Nicht-Unterlegenheit bezüglich der Verhinderung von Schlaganfall (*hier: ischämisch oder hämorrhagisch*) oder einer systemischen Embolie zu prüfen. Unter der Behandlung mit Apixaban waren die Ereignisraten für den primären Endpunkt niedriger als unter der Behandlung mit Warfarin (HR 0,79; 95 % KI: 0,66–0,95; p < 0,001 für Nicht-Unterlegenheit; p = 0,01 für Überlegenheit). Für den Endpunkt Schlaganfall (*hier: ischämisch oder unspezifiziert*) war Apixaban im Vergleich zu Warfarin nicht unterlegen bezüglich der Ereignisrate (HR 0,92; 95 % KI 0,74–1,13; p = 0,42).

Daten für die Wirksamkeit von Apixaban für die in der Schlüsselfrage angesprochene Patientenpopulation (hier: vorangegangener Schlaganfall oder TIA; Anteil Apixaban-Arm: 19,2 %; Anteil Warfarin-Arm: 19,7 %) liegen lediglich für den primären Endpunkt der Studie vor. Danach sind die Ergebnisse bei Patienten mit stattgehabter TIA oder stattgehabtem Schlaganfall mit denen in der Gesamtstudie vergleichbar (p = 0,71 für Interaktion) (Easton et al. 2012).

Für Patienten mit schwerem Schlaganfall und für Patienten mit TIA oder Schlaganfall innerhalb von ≤ 7 Tagen sind die vorgenannten Aussagen nicht belegt. Apixaban ist in Deutschland zum Zeitpunkt der Erstellung der Leitlinie nicht zugelassen.

Evidenzebene Ib: Es existiert nur eine randomisierte Studie.

Empfehlungsgrad B: Es handelt sich um abgeleitete Daten aus einer Subgruppe (die nur knapp 20 % der gesamten Studienpopulation umfasst).

■ Schlüsselfrage 4

Ist die Behandlung von Patienten nach akutem ischämischem Insult mit Vorhofflimmern mit Apixaban einer Behandlung mit Thrombozytenfunktionshemmern überlegen hinsichtlich des Auftretens eines Schlaganfalls oder einer systemischen Embolie im Vergleich zum Risiko schwerwiegender oder tödlicher Blutungen?

Empfehlungen

▶ **Empfehlung 3.12:** Patienten nach akutem ischämischem Insult mit Vorhofflimmern, die für Vitamin-K-Antagonisten ungeeignet sind und bisher dauerhaft mit einem Thrombozytenfunktionshemmer behandelt wurden und bei denen keine Kontraindikation für die Gabe von Apixaban vorliegt, sollten mit Apixaban behandelt werden.
Empfehlungsgrad B, Evidenzebene Ib
Alternativ zu Apixaban können in dieser Konstellation auch Dabigatran oder Rivaroxaban eingesetzt werden (Apixaban ist in Deutschland zum Zeitpunkt der Erstellung der Leitlinie nicht zugelassen).
GCP
Thrombozytenfunktionshemmer sollten in der Sekundärprävention nach akutem ischämischem Insult mit Vorhofflimmern nicht mehr verwendet werden, sofern keine kardiologische Indikation für die Gabe von Thrombozytenfunktionshemmern vorliegt (siehe Empfehlung 3.2).
GCP

▶ **Statement 3.13:** Bei Patienten nach ischämischem Schlagfall oder transienter ischämischer Attacke mit Vorhofflimmern und Kontraindikationen gegen Vitamin-K-Antagonisten vermindert die Behandlung mit Apixaban die Wahrscheinlichkeit eines erneuten Schlaganfalls oder einer systemischen Embolie in größerem Maße als die Behandlung mit Acetylsalicylsäure ohne wesentliche Zunahme klinisch relevanter Blutungen.
Evidenzebene Ib

Begründung

Es liegt eine einzige Studie zur dieser Fragestellung vor (Connolly et al. 2011b). In diese multizentrische prospektive randomisierte Doppelblindstudie wurden 5599 Patienten eingeschlossen, die aus unterschiedlichen Gründen nicht für eine Antikoagulation mit Vitamin-K-Antagonisten infrage kamen. Insgesamt 764 Patienten (14%) hatten bereits einen Schlaganfall oder eine TIA in der Vorgeschichte.

Voraussetzung zur Studienteilnahme waren dokumentiertes Vorhofflimmern und mindestens ein weiterer Risikofaktor für Schlaganfälle. Das mittlere Alter der Patienten betrug 70 Jahre.

Ausschlusskriterien waren eine schwere Blutung in den letzten 6 Monaten oder ein hohes Blutungsrisiko (z.B. Thrombozyten < 100.000/ml^3, aktives Magenulkus), ein Schlaganfall in den letzten 10 Tagen, eine andere Erkrankung, die eine Antikoagulation erforderte, eine operationspflichtige Herzklappenerkrankung, Alkohol- oder Medikamentenmissbrauch, psychosoziale Probleme, Niereninsuffizienz mit einem Serum-Kreatinin von > 2,5 mg/dl, GPT- oder GOT-Erhöhung um mehr als das Doppelte des Referenzbereiches, Bilirubin mehr als 1,5-Fache des Referenzbereiches. Ein bestimmtes Lebensalter in Jahren war kein Ausschlusskriterium; die Lebenserwartung musste allerdings mehr als 1 Jahr betragen.

Die Studie wurde aufgrund der überlegenen Wirksamkeit von Apixaban frühzeitig abgebrochen. Apixaban reduzierte in einer Tagesdosis von 2 × 5 mg im Vergleich zu Acetylsalicylsäure (81–324 mg/d) die Wahrscheinlichkeit eines *ischämischen oder hämorrhagischen Schlaganfalls* oder einer systemischen Embolie signifikant (1,6% Schlaganfälle/Embolien pro Jahr unter Apixaban versus 3,7% unter Acetylsalicylsäure; HR unter Apixaban 0,45; 95% KI 0,32–0,62; p<0,001). Die Rate an schweren Blutungen war in beiden Behandlungsarmen vergleichbar (1,4% pro Jahr unter Apixaban versus 1,2% pro Jahr unter Acetylsalicylsäure; HR unter Apixaban 1,13; 95% KI 0,74–1,75, p = 0,57). Die Rate an *ischämischen Schlaganfällen* war unter der Behandlung mit Apixaban niedriger als unter der Behandlung mit Acetylsalicylsäure (HR unter Apixaban 0,37; 95% KI 0,25–0,55; p < 0,001).

Daten zur Wirksamkeit und Sicherheit von Apixaban für die in der Schlüsselfrage angesprochene Patientenpopulation (vorangegangener Schlaganfall oder TIA) finden sich in einer vordefinierten Subgruppenanalyse der AVERROES-Studie (Lawrence et al. 2012); Apixaban-Arm: 390 Patienten; Acetylsalicylsäure-Arm: 374 Patienten). Danach sind die Ergebnisse bei Patienten mit stattgehabter TIA oder stattgehabtem Schlaganfall mit denen in der Gesamtstudie vergleichbar (primärer Endpunkt: p = 0,17 für Interaktion).

Evidenzebene Ib: Es existiert nur eine randomisierte Studie.

Empfehlungsgrad B: Es handelt sich um eine (vordefinierte) Subgruppenanalyse (mit direktem Bezug zur Empfehlung) aus einer anderen randomisierten kontrollierten Studie (Connolly et al. 2011b). Für die Untergruppe der Patienten nach ischämischen Schlaganfall oder TIA waren die Ergebnisse mit denen der Gesamtstudie vereinbar.

Bezüglich der gleichzeitigen Behandlung mit Thrombozytenfunktionshemmern und oralen Antikoagulanzien bei Patienten, die mit einem koronaren Stent behandelt werden, wird auf die Leitlinie der European Society of Cardiology (ESC) verwiesen.

■ Schlüsselfrage 5

Ist die Behandlung von Patienten nach ischämischem Schlaganfall mit Vorhofflimmern mit Antiarrhythmika einer Behandlung mit Placebo überlegen hinsichtlich des Auftretens des kombinierten Endpunkts (Myokardinfarkt, Schlaganfall oder vaskulärem Tod) oder eines Schlaganfalls?

Empfehlungen

▶ **Empfehlung 3.14:** Die Behandlung von Patienten nach ischämischem Schlaganfall oder transienter ischämischer Attacke (TIA) mit Vorhofflimmern mittels Antiarrhythmika ist einer Behandlung mit Placebo hinsichtlich des Auftretens des kombinierten Endpunkts oder eines Schlaganfalls nicht überlegen. Es sollte keine Behandlung mit Antiarrhythmika erfolgen, soweit sie nicht aus anderem Grund (z.B. tachykardes Vorhofflimmern) notwendig ist.
GCP

Begründung

Für die bei Vorhofflimmern empfohlenen Antiarrhythmika (Amiodaron, Dronedaron, Flecainid, Propafenon und Sotalol) konnte bisher keine Reduktion hinsichtlich des Auftretens des kombinierten Endpunkts (Myokardinfarkt, Schlaganfall oder vaskulärer Tod) oder eines Schlaganfalls im Vergleich zu Placebo gezeigt werden.

Zum Antiarrhythmikum Dronedaron liegen Ergebnisse aus 2 randomisierten placebokontrollierten Studien vor, wobei das Profil der Studienpopulation sich in diesen 2 Studien deutlich unterscheidet. In ATHENA wurden Patienten mit paroxysmalem oder persistierendem Vorhofflimmern, in PALLAS Patienten mit permanentem Vorhofflimmern eingeschlossen.

In der ATHENA-Studie (Hohnloser et al. 2009), der bislang größten doppelblinden randomisierten Studie bei Vorhofflimmern, wurde bei 4628 Patienten mit nicht permanentem Vorhofflimmern und mindestens einem zusätzlichen kardiovaskulären Risikofaktor gezeigt, dass Dronedaron 2 × 400 mg gegenüber Placebo zusätzlich zur Standardtherapie den primär kombinierten Endpunkt aus Tod jeglicher Ursache und kardiovaskulärer Hospitalisierung signifikant senkt (RRR 24%; 95% KI 0,69–0,84; p < 0,001). Eine Post-hoc-Analyse ergab für den nicht präspezifizierten sekundären Endpunkt Schlaganfall verglichen mit Placebo zusätzlich zur Antikoagulation oder Thrombozytenfunktionshemmung eine 34%ige Reduktion der Schlaganfallereignisse unter Dronedaron: 46 (1,2% pro Jahr) versus 70 (1,8% pro Jahr) Schlaganfälle (HR 0,66; 95% KI 0,46–0,96; p = 0,027) (Connolly et al. 2009a). Auch in der multivariaten Analyse war die Behandlung mit Dronedaron mit einem reduzierten Schlaganfallrisiko von 36% (HR 0,64; 95% KI 0,44–0,93; p = 0,02) assoziiert. Den kombinierten Endpunkt aus Schlaganfall, akutem Koronarsyndrom und kardiovaskulärer Mortalität erreichten 3,8% der Patienten pro Jahr in der Dronedaron- und 5,5% pro Jahr in der Placebo-Gruppe (HR 0,68; 95% KI 0,55–0,84; p < 0,001). Durch eine in der Subgruppenanalyse vorgenommene Testung auf Interaktion zwischen dem Vorliegen eines Hirninfarktes oder TIA als Einschlusskriterium konnte dieser Behandlungseffekt für den in der Schlüsselfrage genannten Endpunkt nicht bestätigt werden.

Evidenzebene IIa: Es existiert nur eine randomisierte Studie.

Einschränkungen in der Interpretation ergeben sich dahingehend, dass die Ergebnisse aus einer Post-hoc-Analyse mit nicht präspezifiziertem Endpunkt stammen. Die Anzahl der in die ATHENA-Studie eingeschlossenen Patienten mit TIA oder ischämischem Schlaganfall lag lediglich bei 14% der Studienpopulation (616 von 4628 Patienten) und ist somit zu klein um eine valide Aussage für diese in der Schlüsselfrage genannte Patientengruppe ableiten zu können.

Die PALLAS-Studie (Connolly et al. 2011a) untersuchte den Einfluss von Dronedaron zusätzlich zur Standardtherapie auf die Rate von kardiovaskulären Ereignissen oder Todesfällen bei Patienten über 65 Jahren mit permanentem Vorhofflimmern im Vergleich zu Placebo. Die Studie wurde nach Einschluss von 3.236 der insgesamt 10.800 geplanten Patienten und einem medianen Follow-up von 3,5 Monaten wegen Sicherheitsaspekten mit Auftreten schwerwiegender kardiovaskulärer Ereignisse vorzeitig beendet. Der primäre kombinierte Endpunkt bestehend aus Myokardinfarkt, systemischer Embolie oder vaskulärem Tod trat bei 43 Patienten in der Verum-Gruppe (8,2% pro 100 Patientenjahre) und 19 in der Placebo-Gruppe (3,6% pro 100 Patientenjahre) auf (HR 2,29; 95% KI 1,34–3,94; p = 0,002). Außerdem kam es zu 21 (4,0% pro 100 Patientenjahre) vaskulär bedingten Todesfällen in der Dronedaron-Gruppe und 10 (1,9% pro 100 Patientenjahre) in der Placebo-Gruppe (HR 2,11; 95% KI 1,00–4,49; p = 0,046) und es wurden 23 Patienten (4,4% pro 100 Patientenjahre) mit Schlaganfall in der Dronedaron Gruppe und 10 (1,9% pro 100 Patientenjahre) in der Placebo-Gruppe registriert (HR 2,32; 95% KI 1,11–4,88; p = 0,02). Auch die Zahl der Hospitalisierungen war signifikant größer in der Dronedaron-Gruppe. Der Anteil der in die Studie eingeschlossenen Patienten mit ischämischem Schlaganfall oder TIA betrug 26,9% in der Verum-Gruppe (436/1619) und 28,3% in der Placebo-Gruppe (458/1617). Analysen des kombinierten Endpunkts bzw. Schlaganfalls für die Subgruppe von Patienten mit vorangegangener TIA oder ischämischem Schlaganfall liegen nicht vor.

Evidenzebene Ib: Es existiert nur eine randomisierte Studie.

Durch die vorzeitige Beendigung der Studie ist die statistische Power gemindert, sodass bei der Interpretation der Signifikanzen möglicherweise Verzerrungen möglich sind. Die Ergebnisse sind jedoch äußerst konsistent und zeigen, dass sich unter Dronedaron bei Patienten mit permanentem Vorhofflimmern das Risiko in Bezug auf den primären und alle sekundären Endpunkte mit Ausnahme von Myokardinfarkt verdoppelt. Analysen des kombinierten Endpunkts oder Schlaganfalls für die Subgruppe von Patienten mit vorangegangener TIA oder ischämischem Schlaganfall liegen nicht vor.

23.4 Behandlung des arteriellen Hypertonus

■ Schlüsselfrage 1

Vermindert bei Patienten nach ischämischem Insult die Behandlung mit Antihypertensiva verglichen mit Placebo oder verschiedenen Mono- oder Kombinationstherapien das Auftreten des kombinierten Endpunkts oder eines Schlaganfalls?

> **Empfehlungen**
>
> ▶ **Empfehlung 4.1:** Patienten nach einem ischämischen Insult mit arteriellem Hypertonus sollen langfristig antihypertensiv behandelt werden.
> *Empfehlungsgrad A, Evidenzebene Ia; modifizierte Leitlinienadaptation Australia 2010*

Begründung

Die arterielle Hypertonie stellt einen wesentlichen Risikofaktor sowohl für erstmalige als auch für Rezidivschlaganfälle dar. Ein systematischer Review über 10 randomisierte kontrollierte Studien kam zu dem Ergebnis, dass eine antihypertensive Therapie nach ischämischem Insult sowohl das Risiko für einen Rezidivschlaganfall reduziert (OR 0,71; 95% KI 0,59–0,86) als auch das Risiko für kardiovaskuläre Ereignisse (OR 0,69; 95% KI 0,57–0,85). Das Myokardinfarktrisiko wurde nicht reduziert (OR 0,86; 95% KI 0,73–1,01), ebenso wenig die Gesamtmortalität (OR 0,95; 95% KI 0,83–1,07) (Lakhan u. Sapko 2009, aus QLL Australia 2010). Die beste direkte Evidenz existiert für ACE-Hemmer (als Monotherapie oder in Kombination mit einem Diuretikum). Allerdings sind auch andere Substanzen wirksam mit Ausnahme von Betablockern (Rashid et al. 2003, aus QLL Australia 2010). Eine große kontrollierte Studie (n = 20.332) fand keinen Nutzen für eine Therapie mit Angiotensin-Rezeptorblockern (ARB) zusätzlich zu einer antihypertensiven Standardtherapie (Yusuf et al. 2008, aus QLL Australia 2010). In einer Metaanalyse über 25 Studien mit Daten von 64.162 Patienten nach einem vaskulären Ereignis oder mit erhöhtem vaskulärem Risikoprofil, aber ohne arterielle Hypertonie in der Anamnese (RR ≤ 140/90 mmHg), wurde der Nutzen einer antihypertensiven Therapie bezüglich der Verhinderung eines vaskulären Ereignisses (Schlaganfall, Myokardinfarkt, Herzinsuffizienz, vaskulärer Tod) analysiert. Für alle Endpunkte konnte eine signifikante Risikoreduktion belegt werden. Das relative Risiko für Schlaganfall betrug 0,77 (95% KI 0,61–0,98), für Myokardinfarkt 0,80 (95% KI 0,69–0,93), für Herzinsuffizienz 0,71 (95% KI 0,65–0,77), für alle vaskulären Ereignisse 0,85 (95% KI 0,80–0,90) und für die vaskuläre Mortalität 0,83 (95% KI 0,69–0,99) (Thompson et al. 2011). Die Studie weist einige methodische Mängel auf, so wurde nicht in allen Studien die genaue Zahl der Endpunkte angegeben und die Blutdruckmessungen wurden in den verschiedenen Studien mit unterschiedlichen Standards durchgeführt. Darüber hinaus ist ein Publikationsbias nicht auszuschließen. Die Aussagekraft der Studie wird dadurch eingeschränkt, dass nur ein Teil der Patienten ein vorausgegangenes Schlaganfallereignis hatte.

■ Schlüsselfrage 2

Welche Zielwerte des systolischen und diastolischen Blutdrucks sollen bei Patienten nach ischämischem Insult hinsichtlich des Auftretens des kombinierten Endpunkts oder eines Schlaganfalls angestrebt werden?

Empfehlungen

▶ **Empfehlung 4.2:** Grundsätzlich soll der Blutdruck unter 140/90 mmHg gesenkt werden.
GCP

▶ **Empfehlung 4.3:** Da der Blutdruck nicht auf einen exakten Wert titriert werden kann, wird ein Zielkorridor empfohlen: Der Therapiekorridor des Zielblutdrucks sollte dabei zwischen 120/70 mmHg und 140/90 mmHg unter Berücksichtigung der Komorbiditäten und unerwünschten Wirkungen liegen.
GCP

▶ **Empfehlung 4.4:** Werte < 120/70 mmHg sollen nicht angestrebt werden.
GCP

▶ **Empfehlung 4.5:** Grundsätzlich sollen bei der Festlegung der Zielblutdruckwerte die individuellen Gegebenheiten und Beschwerden des Patienten sowie die Begleiterkrankungen in die Entscheidung einbezogen werden. Eine Festlegung des Zielblutdrucks ist deshalb immer individuell vorzunehmen.
GCP

Begründung

Um zu belegen, dass niedrigere Zielblutdrücke die Morbidität und Mortalität reduzieren und die medikamentösen Nebenwirkungen der eingesetzten Antihypertensiva aufwiegen, bedarf es Studien, in denen Patienten zu unterschiedlichen Zielblutdruckwerten randomisiert werden. Im Rahmen der systematischen Literaturrecherche wurden jedoch keine sekundären Präventionsstudien identifiziert, in denen unterschiedliche Zielblutdruckwerte an Schlaganfallpatienten gegeneinander getestet wurden. Die Post-hoc-Beobachtungsanalyse der PRoFESS-Studie schloss 2332 Patienten nach nicht kardioembolischem ischämischem Schlaganfall ein und untersuchte die Assoziation verschiedener Blutdruckbereiche mit dem primären Endpunkt „jedweder Schlaganfall". Folgende Blutdruckbereiche wurden definiert: very low normal (VLN, < 120 mmHg), low normal (LN, 120 bis < 130 mmHg), high normal (HN, 130 bis < 140 mmHg), high (H, 140 bis < 150 mmHg) und very high (VH, ≥ 150 mmHg). Das Risiko, einen erneuten Schlaganfall zu erleiden, war in den Blutdruckbereichen VLN, H und VH in dieser Studienpopulation erhöht. Die adjustierte HR bezogen auf den Blutdruckbereich HN betrug bei VLN 1,29 (95% KI 1,07–1,56), bei LN 1,10 (95% KI 0,95–1,28), bei H 1,24 (95% KI 1,07–1,41) und bei VH 2,08 (95% KI 1,83–2,37) (Ovbiagele et al. 2011).

■ Schlüsselfrage 3

Welche Zielwerte des systolischen und diastolischen Blutdrucks sollen bei Patienten nach ischämischem Insult und Diabetes mellitus hinsichtlich des Auftretens des kombinierten Endpunkts oder eines Schlaganfalls angestrebt werden?

Empfehlungen

▶ **Empfehlung 4.6:** Bei Patienten mit Diabetes, die einen ischämischen Schlaganfall erlitten haben, sollten als Zielkorridor für eine antihypertensive Therapie systolische Werte von 120 bis < 140 mmHg und diastolische Werte von 70 bis < 90 mmHg angestrebt werden.
GCP

Begründung

In einer randomisierten, kontrollierten Interventionsstudie wurden 2 antihypertensive Behandlungsregime bei Patienten mit Typ-2-Diabetes miteinander verglichen (Cushman et al. 2010). Bei 2362 Patienten wurde eine intensivierte antihypertensive Therapie mit einem Blutdruckzielwert von systolisch < 120 mmHg durchgeführt, bei 2371 Patienten eine Standardtherapie mit einem Zielwert systolisch < 140 mmHg. Die Behandlungsdauer betrug im Durchschnitt über 4,7 Jahre. Bezüglich des primären Endpunkts nicht tödlicher Herzinfarkt, nicht tödlicher Schlaganfall oder kardiovaskulärer Tod ergab sich kein signifikanter Unterschied (1,87 % vs. 2,09 % pro Jahr; HR 0,88; 95 % KI 0,73–1,06; p = 0,20). Die Rate der prädefinierten Endpunkte „jedweder Schlaganfall" bzw. nicht tödlicher Schlaganfall war in der intensiv behandelten Gruppe signifikant geringer (0,32 % vs. 0,53 % (HR 0,59; 95 % KI 0,39–0,89; p = 0,01) bzw. 0,30 % vs. 0,47 % (HR 0,63; 95 % KI 0,41–0,96; p = 0,03).

Schwerwiegende Nebenwirkungen im Zusammenhang mit der antihypertensiven Therapie traten bei 3,3 % der intensiv behandelten Patienten auf im Vergleich zu 1,3 % in der Vergleichsgruppe (p < 0,001). Die Aussagekraft der Studie wird dadurch eingeschränkt, dass nur 33,7 % der Patienten ein vorausgehendes kardiovaskuläres Ereignis hatten. Wie groß die Zahl der Patienten mit vorausgegangenem Schlaganfall war, wird nicht berichtet.

■ Schlüsselfrage 4

Ist bei Patienten nach ischämischem Insult mit Risikokonstellationen (z. B. hochgradige Gefäßstenosen oder Verschlüsse hirnversorgender Gefäße) die Gabe von Antihypertensiva verglichen mit keiner Blutdruckbehandlung hinsichtlich des Auftretens des kombinierten Endpunkts oder eines Schlaganfalls gerechtfertigt?

Empfehlungen

▶ **Statement 4.7:** Bei Patienten nach ischämischem Insult mit intrakraniellen Stenosen ≥ 50 % sind höhere Blutdruckwerte mit einem größeren Schlaganfallrezidivrisiko assoziiert als niedrige Blutdruckwerte.
Evidenzebene IIa

Begründung

In die WASID-Studie (Turan et al. 2007) wurden 567 Patienten nach ischämischem Insult innerhalb der letzten 90 Tage und Nachweis einer ≥ 50 %igen intrakraniellen Stenose eingeschlossen mit dem Ziel, ASS mit Marcumar in der Sekundärprophylaxe zu vergleichen. In einer sekundären Analyse wurde im Sinne einer Beobachtungsstudie der Zusammenhang zwischen den während der Studienlaufzeit gemessenen mittleren Blutdruckwerten und der zerebrovaskulären Prognose untersucht. Hierzu wurden die Patienten in folgende Blutdruckgruppen unterteilt: systolisch < 120, 120–139, 140–159 und ≥ 160 mmHg, diastolisch < 80, 80–89 und ≥ 90 mmHg. Als Endpunkte wurden das allgemeine Schlaganfallrezidivrisiko und das Schlaganfallrezidivrisiko im von der stenosierten Arterie versorgten Stromgebiet definiert. Hohe Blutdruckwerte waren prognostisch ungünstig. In der höchsten sowohl systolischen als auch diastolischen Blutdruckkategorie waren beide Endpunktereignisse signifikant häufiger als in der niedrigsten Blutdruckkategorie. Für den Endpunkt „allgemeines Schlaganfallrezidivrisiko" betrug die Hazard Ratio 4,6 (95 % KI 1,3–16,2; p = 0,017), für den anderen Endpunkt 3,9 (95 % KI 1,1–14,1; p = 0,04). Als qualitätsmindernd für die Aussagekraft der Studie muss die Tatsache gewertet werden, dass es sich nicht um eine Interventionsstudie zur Blutdruckbehandlung, sondern um eine Sekundäranalyse einer auf ein anderes Therapieregime angelegten Studie handelt (Evidenzebene IIa).

Bei den Patienten der Karotisoperationsstudien ECST (European Carotid Surgery Trialists' Collaborative Group 1991, aus QLL Spain 2009) und NASCET (North American Symptomatic Carotid Endarterectomy Trial Collaborators 1991, aus QLL Spain 2009) wurde der Zusammenhang zwischen Blutdruckwerten und Schlaganfallrezidivrate bei Patienten mit symptomatischer ACI-Stenose ≥ 70 % analysiert. In der NASCET-Studie zeigte sich eine signifikante Zunahme der Schlaganfallrezidivrate bei steigenden systolischen und diastolischen Blutdruckwerten, in der ECST-Studie war dieser Zusammenhang statistisch nicht signifikant. Für die Frage, ob dieser Zusammenhang auch bei Patienten mit kontralateralem ACI-Verschluss bzw. beidseitiger ACI-Stenose ≥ 70 % zutrifft, wurden die Patienten mit derartigen Gefäßveränderungen in 2 Blutdruckgruppen unterteilt (unter bzw. über dem Blutdruckmedian). Bei Patienten mit kontralateralem ACI-Verschluss bestand der Zusammenhang in gleicher Weise wie bei Patienten ohne kontralateralen ACI-Verschluss (p für Interaktion = 0,56 [systolisch] bzw. 0,07 [diastolisch]). Bei Patienten mit beidseitiger ACI-Stenose ≥ 70 % war das Schlaganfallrezidivrisiko bei höheren systolischen Blutdruckwerten signifikant niedriger (systolisch: HR 0,41; 95 % KI 0,19–0,90; p = 0,02; p für Interaktion = 0,002) (Rothwell et al. 2003) (Evidenzebene IIa).

■ Versorgungskoordination

Die Behandlung von Patienten mit Schlaganfall umfasst eine Betreuung im stationären sowie ambulanten Bereich. In Abhängigkeit von Schweregrad, Behandlungsverlauf und den individuellen Bedürfnissen der Patienten erstreckt sich die Betreuung über die Akutbehandlung, die Rehabilitation, die ambulante Nachsorge sowie die Sekundärprävention. Die in dieser Leitlinie thematisierten Maßnahmen zur Sekundärprävention des Schlaganfalls werden größtenteils durch Neurologen stationär initiiert und durch die Hausärzte, die meist die weitere ambulante Nachbehandlung dieser Patienten übernehmen, gemeinsam mit niedergelassenen Neurologen und Internisten/Kardiologen kontrolliert.

■ Redaktionskomitee

Prof. Dr. Matthias Endres, Klinik für Neurologie, Charité – Universitätsmedizin Berlin
Prof. Dr. Hans Christoph Diener, Klinik für Neurologie, Universitätsklinikum Essen
Prof. Dr. Joachim Röther, Klinik für Neurologie, Asklepios Klinik Altona

Federführend: Prof. Dr. Matthias Endres, Klinik für Neurologie, Charité – Universitätsmedizin Berlin, Charitéplatz 1, 10117 Berlin, Tel.: +49 30/450560-102, Fax: +49 30/450560-932
E-Mail: matthias.endres@charite.de

Arbeitsgruppen:

AG Thrombozytenfunktionshemmer:
Prof. Dr. Joachim Röther (AG-Leiter)
Prof. Dr. Hans Christoph Diener
Prof. Dr. Thomas Hohlfeld
Prof. Dr. Martin Moser
Prof. Dr. Roland Veltkamp
Prof. Dr. Roland Nau

AG Hyperlipidämie:
Prof. Dr. Matthias Endres (AG-Leiter)
Prof. Dr. Thomas Hohlfeld
Prof. Dr. Ulrich Laufs
Prof. Dr. Peter Ringleb
Prof. Dr. Norbert Weiss
Prof. Dr. Wolfram Döhner

AG Orale Antikoagulation bei Vorhofflimmern:
Prof. Dr. Martin Dichgans (AG-Leiter)
Prof. Dr. Hans Christoph Diener
Prof. Dr. Stefan Hohnloser
Prof. Dr. Marek Jauß
PD Dr. Rupert Püllen
Prof. Dr. Johann Willeit

AG Arterielle Hypertonie:
Prof. Dr. Martin Grond (AG-Leiter)
Prof. Dr. Hans Christoph Diener
Prof. Dr. Christian Gerloff
Prof. Dr. Tobias Neumann-Haefelin
Prof. Dr. Erich B. Ringelstein
Prof. Dr. Joachim Schrader

Leitlinienkoordination und Projektmanagement
Prof. Dr. Peter Heuschmann
Dr. Ian Wellwood
Manuel Olma

Entwicklungsstufe der Leitlinie: S3

■ Literatur

Afilalo J, Duque G, Steele R et al. Statins for secondary prevention in elderly patients: a hierarchical bayesian meta-analysis. J Am Coll Cardiol 2008; 51: 37–45

Alhusban A, Fagan SC. Secondary prevention of stroke in the elderly: a review of the evidence. Am J Geriatr Pharmacother 2011; 9: 143–152

Amarenco P, Bogousslavsky J, Callahan A 3rd et al. High-dose atorvastatin after stroke or transient ischemic attack. N Engl J Med 2006; 355: 549–559

Amarenco P, Labreuche J. Lipid management in the prevention of stroke: review and updated meta-analysis of statins for stroke prevention. Lancet Neurol 2009; 8: 453–463

Amarenco P, Lavallee PC, Labreuche J et al. Prevalence of coronary atherosclerosis in patients with cerebral infarction. Stroke 2011; 42: 22–29

Antithrombotic Trialists' Collaboration. Collaborative meta-analysis of randomised trials of antiplatelet therapy for prevention of death, myocardial infarction, and stroke in high risk patients. Br Med J 2002; 324: 71–86

Armstrong MJ, Schneck MJ, Biller J. Discontinuation of perioperative antiplatelet and anticoagulant therapy in stroke patients. Neurol Clin 2006; 24: 607–630

Baigent C, Blackwell L, Emberson J et al. Efficacy and safety of more intensive lowering of LDL cholesterol: a meta-analysis of data from 170,000 participants in 26 randomised trials. Lancet 2010; 376: 1670–1681

Baigent C, Keech A, Kearney PM et al. Efficacy and safety of cholesterol-lowering treatment: prospective meta-analysis of data from 90,056 participants in 14 randomised trials of statins. Lancet 2005; 366: 1267–1278

Bhatt DL, Fox KA, Hacke W, Berger PB et al. Clopidogrel and aspirin versus aspirin alone for the prevention of atherothrombotic events. N Engl J Med 2006; 354: 1706–1717

Bhatt DL, Marso SP, Hirsch AT et al. Amplified benefit of clopidogrel versus aspirin in patients with diabetes mellitus. Am J Cardiol 2002; 90: 625–628

Blanco M, Nombela F, Castellanos M et al. Statin treatment withdrawal in ischemic stroke: a controlled randomized study. Neurology 2007; 69: 904–910

Boden WE, Probstfield JL, Anderson T et al. Niacin in patients with low HDL cholesterol levels receiving intensive statin therapy. N Engl J Med 2011; 365: 2255–2267

Bruckert E, Labreuche J, Amarenco P. Meta-analysis of the effect of nicotinic acid alone or in combination on cardiovascular events and atherosclerosis. Atherosclerosis 2010; 210: 353–361

Burger W, Chemnitius JM, Kneissl GD et al. Low-dose aspirin for secondary cardiovascular prevention - cardiovascular risks after its perioperative withdrawal versus bleeding risks with its continuation - review and meta-analysis. J Intern Med 2005; 257: 399–414

Cannon CP, Steinberg BA, Murphy SA et al. Meta-analysis of cardiovascular outcomes trials comparing intensive versus moderate statin therapy. J Am Coll Cardiol 2006; 48: 438–445

CAPRIE Steering Committee. A randomised, blinded, trial of clopidogrel versus aspirin in patients at risk of ischaemic events (CAPRIE). CAPRIE Steering Committee. Lancet 1996; 348: 1329–1339

CAST Collaborative Group. CAST: randomised placebo-controlled trial of early aspirin use in 20,000 patients with acute ischaemic stroke. CAST (Chinese Acute Stroke Trial) Collaborative Group. Lancet 1997; 349: 1641–1649

Chan FK, Ching JY, Hung LC et al. Clopidogrel versus aspirin and esomeprazole to prevent recurrent ulcer bleeding. N Engl J Med 2005; 352: 238–244

Collins R, Armitage J, Parish S et al. Effects of cholesterol-lowering with simvastatin on stroke and other major vascular events in 20536 people with cerebrovascular disease or other high-risk conditions. Lancet 2004; 363: 757–767

Connolly SJ, Camm AJ, Halperin JL et al. Dronedarone in high-risk permanent atrial fibrillation. N Engl J Med 2011a; 365: 2268–2276

Connolly SJ, Crijns HJ, Torp-Pedersen C et al. Analysis of stroke in ATHENA: a placebo-controlled, double-blind, parallel-arm trial to assess the efficacy of dronedarone 400 mg BID for the prevention of cardiovascular hospitalization or death from any cause in patients with atrial fibrillation/atrial flutter. Circulation 2009a; 120: 1174–1180

Connolly SJ, Eikelboom J, Joyner C et al. Apixaban in patients with atrial fibrillation. N Engl J Med 2011b; 364: 806–817

Connolly SJ, Ezekowitz MD, Yusuf S et al. Dabigatran versus warfarin in patients with atrial fibrillation. N Engl J Med 2009b; 361: 1139–1151

Connolly SJ, Pogue J, Hart RG et al. Effect of clopidogrel added to aspirin in patients with atrial fibrillation. N Engl J Med 2009c; 360: 2066–2078

Cushman WC, Evans GW, Byington RP et al. Effects of intensive blood-pressure control in type 2 diabetes mellitus. N Engl J Med 2010; 362: 1575–1585

Debette S, Markus HS. The clinical importance of white matter hyperintensities on brain magnetic resonance imaging: systematic review and meta-analysis. Br Med J 2010; 341: c3666

Dengler R, Diener HC, Schwartz A et al. Early treatment with aspirin plus extended-release dipyridamole for transient ischaemic attack or ischaemic stroke within 24h of symptom onset (EARLY trial): a randomised, open-label, blinded-endpoint trial. Lancet Neurol 2010; 9: 159–166

Diener HC, Bogousslavsky J, Brass LM et al. Aspirin and clopidogrel compared with clopidogrel alone after recent ischaemic stroke or transient ischaemic attack in high-risk patients (MATCH): randomised, double-blind, placebo-controlled trial. Lancet 2004; 364: 331–337

Diener HC, Connolly SJ, Ezekowitz MD et al. Dabigatran compared with warfarin in patients with atrial fibrillation and previous transient ischaemic attack or stroke: a subgroup analysis of the RE-LY trial. Lancet Neurol 2010; 9: 1157–1163

Diener HC, Cunha L, Forbes C et al. European Stroke Prevention Study. 2. Dipyridamole and acetylsalicylic acid in the secondary prevention of stroke. J Neurol Sci 1996; 143: 1–13

Diener HC, Sacco RL, Yusuf S et al. Effects of aspirin plus extended-release dipyridamole versus clopidogrel and telmisartan on disability and cognitive function after recurrent stroke in patients with ischaemic stroke in the Prevention Regimen for Effectively Avoiding Second Strokes (PRoFESS) trial: a double-blind, active and placebo-controlled study. Lancet Neurol 2008; 7: 875–884

EAFT Study Group. Secondary prevention in non-rheumatic atrial fibrillation after transient ischaemic attack or minor stroke. EAFT (European Atrial Fibrillation Trial) Study Group. Lancet 1993; 342: 1255–1262

Easton JD, Lopes RD, Bahit MC et al. Apixaban compared with warfarin in patients with atrial fibrillation and previous stroke or transient ischaemic attac: a subgroup analysis of the ARISTOTLE trial. Lancet Neurol 2012; 11(6): 503–511

Eikelboom JW, Wallentin L, Connolly SJ et al. Risk of bleeding with 2 doses of dabigatran compared with warfarin in older and younger patients with atrial fibrillation: an analysis of the randomized evaluation of long-term anticoagulant therapy (RE-LY) trial. Circulation 2011; 123: 2363–2372

European Carotid Surgery Trialists' Collaborative Group. MRC European Carotid Surgery Trial: interim results for symptomatic patients with severe (70–99%) or with mild (0–29%) carotid stenosis. European Carotid Surgery Trialists' Collaborative Group. Lancet 1991; 337: 1235–1243

Field TS, Benavente OR. Current status of antiplatelet agents to prevent stroke. Curr Neurol Neurosci Rep 2011; 11: 6–14

Flaker GC, Pogue J, Yusuf S et al. Cognitive function and anticoagulation control in patients with atrial fibrillation. Circ Cardiovasc Qual Outcomes 2010; 3: 277–283

Gage BF, Birman-Deych E, Kerzner R et al. Incidence of intracranial hemorrhage in patients with atrial fibrillation who are prone to fall. Am J Med 2005; 118: 612–617

Ginsberg HN, Elam MB, Lovato LC et al. Effects of combination lipid therapy in type 2 diabetes mellitus. N Engl J Med 2010; 362: 1563–1574

Granger CB, Alexander JH, McMurray JJ et al. Apixaban versus warfarin in patients with atrial fibrillation. N Engl J Med 2011; 365: 981–992

Gremmel T, Steiner S, Seidinger D et al. Comparison of methods to evaluate clopidogrel-mediated platelet inhibition after percutaneous intervention with stent implantation. Thromb Haemost 2009; 101: 333–339

Halkes PH, Gray LJ, Bath PM et al. Dipyridamole plus aspirin versus aspirin alone in secondary prevention after TIA or stroke: a meta-analysis by risk. J Neurol Neurosurg Psychiatry 2008; 79: 1218–1223

Halkes PH, van Gijn J, Kappelle LJ et al. Aspirin plus dipyridamole versus aspirin alone after cerebral ischaemia of arterial origin (ESPRIT): randomised controlled trial. Lancet 2006; 367: 1665–1673

Hankey GJ, Hacke W, Easton JD et al. Effect of clopidogrel on the rate and functional severity of stroke among high vascular risk patients: a prespecified substudy of the Clopidogrel for High Atherothrombotic Risk and Ischemic Stabilization, Management and Avoidance (CHARISMA) trial. Stroke 2010; 41: 1679–1683

Hankey GJ, Patel MR, Stevens SR et al. Rivaroxaban compared with warfarin in patients with atrial fibrillation and previous stroke or transient ischaemic attack: a subgroup analysis of ROCKET AF. Lancet Neurol 2012; 11: 315–322

He J, Whelton PK, Vu B et al. Aspirin and risk of hemorrhagic stroke: a meta-analysis of randomized controlled trials. J Am Med Ass 1998; 280: 1930–1935

Heart Protection Study Collaborative Group. MRC/BHF Heart Protection Study of cholesterol lowering with simvastatin in 20,536 high-risk individuals: a randomised placebo-controlled trial. Lancet 2002; 360: 7–22

Hohnloser SH, Crijns HJ, van Eickels M et al. Effect of dronedarone on cardiovascular events in atrial fibrillation. N Engl J Med 2009; 360: 668–678

Hylek EM, Evans-Molina C, Shea C et al. Major hemorrhage and tolerability of warfarin in the first year of therapy among elderly patients with atrial fibrillation. Circulation 2007; 115: 2689–2696

International Stroke Trial Collaborative Group. The International Stroke Trial (IST): a randomised trial of aspirin, subcutaneous heparin, both, or neither among 19,435 patients with acute ischaemic stroke. International Stroke Trial Collaborative Group. Lancet 1997; 349: 1569–1581

IQWiG. Dipyridamol + ASS zur Sekundärprävention nach Schlaganfall oder TIA. IQWiG-Berichte 2011; 81

Josan K, Majumdar SR, McAlister FA. The efficacy and safety of intensive statin therapy: a meta-analysis of randomized trials. Can Med Ass J 2008; 178: 576–584

Kamstrup PR, Tybjaerg-Hansen A, Steffensen R et al. Genetically elevated lipoprotein(a) and increased risk of myocardial infarction. J Am Med Ass 2009; 301: 2331–2339

Kennedy J, Hill MD, Ryckborst KJ et al. Fast assessment of stroke and transient ischaemic attack to prevent early recurrence (FASTER): a randomised controlled pilot trial. Lancet Neurol 2007; 6: 961–969

Lai KC, Chu KM, Hui WM et al. Esomeprazole with aspirin versus clopidogrel for prevention of recurrent gastrointestinal ulcer complications. Clin Gastroenterol Hepatol 2006; 4: 860–865

Lakhan SE, Sapko MT. Blood pressure lowering treatment for preventing stroke recurrence: a systematic review and meta-analysis. Int Arch Med 2009; 2: 30

Lawrence J, Pogue J, Synhorst D et al. Apixaban versus aspirin in patients with atrial fibrillation and previous stroke or transient ischaemic attack: a predefined subgroup analysis from AVERROES, a randomised trial. Lancet Neurol 2012; 11: 225–231

Leonardi-Bee J, Bath PM, Bousser MG et al. Dipyridamole for preventing recurrent ischemic stroke and other vascular events: a meta-analysis of individual patient data from randomized controlled trials. Stroke 2005; 36: 162–168

Leoo T, Lindgren A, Petersson J et al. Risk factors and treatment at recurrent stroke onset: results from the Recurrent Stroke Quality and Epidemiology (RESQUE) Study. Cerebrovasc Dis 2008; 25: 254–260

Lou M, Al-Hazzani A, Goddeau RP jr et al. Relationship between white-matter hyperintensities and hematoma volume and growth in patients with intracerebral hemorrhage. Stroke 2010; 41: 34–40

Lovelock CE, Cordonnier C, Naka H et al. Antithrombotic drug use, cerebral microbleeds, and intracerebral hemorrhage: a systematic review of published and unpublished studies. Stroke 2010; 41: 1222–1228

Manktelow BN, Potter JF. Interventions in the management of serum lipids for preventing stroke recurrence. Stroke 2009 Sep 17. [Epub ahead of print]

Mant J, Hobbs FD, Fletcher K et al. Warfarin versus aspirin for stroke prevention in an elderly community population with atrial fibrillation (the Birmingham Atrial Fibrillation Treatment of the Aged Study, BAFTA): a randomised controlled trial. Lancet 2007; 370: 493–503

Maulaz AB, Bezerra DC, Michel P et al. Effect of discontinuing aspirin therapy on the risk of brain ischemic stroke. Arch Neurol 2005; 62: 1217–1220

McQuaid KR, Laine L. Systematic review and meta-analysis of adverse events of low-dose aspirin and clopidogrel in randomized controlled trials. Am J Med 2006; 119: 624–638

Mills EJ, Wu P, Chong G et al. Efficacy and safety of statin treatment for cardiovascular disease: a network meta-analysis of 170,255 patients from 76 randomized trials. QJM 2011; 104: 109–124

Morocutti C, Amabile G, Fattapposta F et al. Indobufen versus warfarin in the secondary prevention of major vascular events in nonrheumatic atrial fibrillation. SIFA (Studio Italiano Fibrillazione Atriale) Investigators. Stroke 1997; 28: 1015–1021

North American Symptomatic Carotid Endarterectomy Trial Collaborators. Beneficial effect of carotid endarterectomy in symptomatic patients with high-grade carotid stenosis. North American Symptomatic Carotid Endarterectomy Trial Collaborators. N Engl J Med 1991; 325: 445–453

O'Donnell MJ, Hankey GJ, Eikelboom JW. Antiplatelet therapy for secondary prevention of noncardioembolic ischemic stroke: a critical review. Stroke 2008; 39: 1638–1646

Ovbiagele B, Diener HC, Yusuf S et al. Level of systolic blood pressure within the normal range and risk of recurrent stroke. J Am Med Ass 2011; 306: 2137–2144

Patel MR, Mahaffey KW, Garg J et al. Rivaroxaban versus warfarin in nonvalvular atrial fibrillation. N Engl J Med 2011; 365: 883–891

Putaala J, Haapaniemi E, Kaste M et al. Statins after ischemic stroke of undetermined etiology in young adults. Neurology 2011; 77: 426–430

Rashid P, Leonardi-Bee J, Bath P. Blood pressure reduction and secondary prevention of stroke and other vascular events: a systematic review. Stroke 2003; 34: 2741–2748

Ringleb PA, Bhatt DL, Hirsch AT et al. Benefit of clopidogrel over aspirin is amplified in patients with a history of ischemic events. Stroke 2004; 35: 528–532

Rothwell PM, Howard SC, Spence JD. Relationship between blood pressure and stroke risk in patients with symptomatic carotid occlusive disease. Stroke 2003; 34(11): 2583–2590

Sacco RL, Diener HC, Yusuf S et al. Aspirin and extended-release dipyridamole versus clopidogrel for recurrent stroke. N Engl J Med 2008; 359: 1238–1251

Sandercock PA, Counsell C, Gubitz GJ et al. Antiplatelet therapy for acute ischaemic stroke. Cochrane Database Syst Rev 2008; 3: CD000029

Saxena R, Koudstaal P. Anticoagulants versus antiplatelet therapy for preventing stroke in patients with nonrheumatic atrial fibrillation and a history of stroke or transient ischemic attack. Cochrane Database Syst Rev 2004; 4: CD000187

Serebruany VL, Malinin AI, Eisert RM et al. Risk of bleeding complications with antiplatelet agents: meta-analysis of 338,191 patients enrolled in 50 randomized controlled trials. Am J Hematol 2004; 75: 40–47

Smith EE, Rosand J, Knudsen KA et al. Leukoaraiosis is associated with warfarin-related hemorrhage following ischemic stroke. Neurology 2002; 59: 193–197

Sostres C, Lanas A. Gastrointestinal effects of aspirin. Nat Rev Gastroenterol Hepatol 2011; 8: 385–394

Sudlow CL, Mason G, Maurice JB et al. Thienopyridine derivatives versus aspirin for preventing stroke and other serious vascular events in high vascular risk patients. Cochrane Database Syst Rev 2009; 4: CD001246

The Dutch TIA Trial Study Group. A comparison of two doses of aspirin (30 mg vs. 283 mg a day) in patients after a transient ischemic attack or minor ischemic stroke. The Dutch TIA Trial Study Group. N Engl J Med 1991; 325: 1261–1266

Thompson AM, Hu T, Eshelbrenner CL et al. Antihypertensive treatment and secondary prevention of cardiovascular disease events among persons without hypertension: a meta-analysis. J Am Med Ass 2011; 305: 913–922

Turan TN, Cotsonis G, Lynn MJ et al. Relationship between blood pressure and stroke recurrence in patients with intracranial arterial stenosis. Circulation 2007; 115: 2969–2975

Uchiyama S, Ikeda Y, Urano Y et al. The Japanese aggrenox (extended-release dipyridamole plus aspirin) stroke prevention versus aspirin programme (JASAP) study: a randomized, double-blind, controlled trial. Cerebrovasc Dis 2011; 31: 601–613

Vergouwen MD, de Haan RJ, Vermeulen M et al. Statin treatment and the occurrence of hemorrhagic stroke in patients with a history of cerebrovascular disease. Stroke 2008; 39: 497–502

Weber R, Diener HC. Controversies and future perspectives of antiplatelet therapy in secondary stroke prevention. J Cell Mol Med 2010; 14: 2371–2380

Yusuf S, Diener HC, Sacco RL et al. Telmisartan to prevent recurrent stroke and cardiovascular events. N Engl J Med 2008; 359: 1225–1237

24 Spontane Dissektionen der extrakraniellen und intrakraniellen hirnversorgenden Arterien

Was gibt es Neues?

Obwohl die Dissektion hirnversorgender Arterien eine häufige Ätiologie juveniler Insulte ist, liegen bisher keine großen randomisierten Studien vor. Alle bisherigen Erkenntnisse über Dissektionen sind aus Beobachtungsstudien gewonnen.

Bezüglich der Diagnostik hat sich die MRT als Goldstandard gegenüber der DSA durchgesetzt. Als wichtigstes zusätzliches Screening- und Monitoringverfahren kann die Ultraschalldiagnostik repetitiv durchgeführt werden, was durch das bislang unterschätzte hohe Rezidivrisiko von Dissektionen innerhalb der ersten 4 Wochen gerechtfertigt ist. Die CT-Angiografie in Geräten mit ≥ 64 Zeilen hat ebenfalls eine hohe Sensitivität in der Detektion von Dissektionen, sodass diese Technik eine Alternative zur MRT-Diagnostik darstellt.

Neben der systemischen Thrombolyse ist auch die lokale, intraarterielle Thrombolyse in der Akuttherapie von zerebralen Ischämien infolge von Dissektionen anwendbar. Auch interventionelle Therapien (z. B. Stent, mechanische Thrombektomie) sind bisher mit keiner höheren Komplikationsrate verbunden, allerdings wurden nur kleine Fallzahlen untersucht. Ob diese Therapien infrage kommen, stellt eine Einzelfallentscheidung dar.

Eine Primär- oder frühe Sekundärprävention ist aufgrund des hohen Risikos eines erstmaligen oder erneuten Insultes unbestritten. Auch wenn immer noch keine randomisierte, prospektive Studie zum Vergleich der oralen Antikoagulation mit Thrombozytenaggregationshemmern (TAH) vorliegt, mehren sich die Hinweise aus den Metaanalysen, dass eine TAH-Therapie in vielen Fällen ausreichend sein könnte. Für Patienten mit ausgedehntem, evtl. raumforderndem Hirninfarkt, intraduraler Dissektion und Dissektionen mit ausschließlich lokalen Symptomen werden vermehrt primär TAH eingesetzt. Demgegenüber sollten Dissektionspatienten mit Mikroemboliesignalen im transkraniellen Ultraschall oder multiplen, rezidivierenden embolischen Infarkten, mit Arterien(pseudo)okklusion oder flottierenden Thromben eher mittels Antikoagulation behandelt werden. Die Dauer der sekundärprophylaktischen Therapie sollte zunächst 6 Monate umfassen. Danach kann mittels erneuter bildgebender Diagnostik entschieden werden, ob eine weitere Therapie mit TAH für 6 Monate oder dauerhaft notwendig ist.

Die wichtigsten Empfehlungen auf einen Blick

- Aufgrund des hohen Hirninfarktrisikos durch Dissektionen der Halsarterien von 70–80 % sollten im Verdachtsfall eine unverzügliche Diagnostik und präventive Therapie erfolgen.
- Die Diagnose einer Dissektion sollte auf 2 Methoden basieren:
  1. MRT mit 1,5 oder 3 Tesla Feldstärke und kontrastmittelgestützter MR-Angiografie (MRA) sowie T1 gewichtete, fettsupprimierte axiale Sequenzen der Halsweichteile zum Nachweis des pathognomonischen intramuralen Hämatoms
  2. Ultraschalluntersuchung der hirnversorgenden Arterien
- Die MR-tomografische Darstellung der Halsweichteile sollte mit einer Halsspule erfolgen, da die Qualität der Bildgebung besser ist als bei Verwendung einer Kopfspule.
- Ist eine MRT kontraindiziert oder nicht verfügbar, kann als alternative Diagnostik eine CT-Angiografie (CTA) erfolgen, die ebenfalls eine hohe Sensitivität in der Detektion dissektionstypischer Gefäßläsionen aufweist.
- Die Sonografie der hirnversorgenden Arterien ist die geeignete Untersuchungsmodalität zur Verlaufsuntersuchung und zur Überwachung der Hämodynamik.
- Das Rezidivrisiko für Dissektionen beträgt in der Akutphase (insbesondere in den ersten 4 Wochen) 19–26 % und betrifft vorzugsweise die bis dahin noch nicht erkrankten Halsarterien. Innerhalb des ersten Jahres besteht möglicherweise ein erhöhtes Risiko für einen erneuten ischämischen Insult.
- Eine digitale Subtraktionsangiografie (DSA) sollte nur dann durchgeführt werden, wenn die MRA oder CTA keine klare Diagnose erlauben oder wenn eine kathetergestützte Intervention durchgeführt werden soll.
- Die Diagnostik ist für intra- und extradurale Dissektionen gleich.
- Patienten mit ischämischem Insult infolge einer extraduralen Dissektion können unter den üblichen Kautelen mit systemischer oder lokaler arterieller Lysetherapie behandelt werden. Hierzu liegen positive Beobachtungsstudien vor.

- Sekundärprophylaktisch ist eine Über- oder Unterlegenheit der Therapie mit Thrombozytenaggregationshemmern (TAH) gegenüber der Antikoagulation nicht nachgewiesen. Es existieren hierzu nur Beobachtungsstudien und Metaanalysen, jedoch keine prospektiven, randomisierten Studien.
- Pragmatisch sollte eine Therapie mit TAH durchgeführt werden, wenn
  - ein ausgedehnter, evtl. raumfordernder Hirninfarkt oder
  - eine intradurale Dissektion oder
  - ausschließlich lokale Symptome der Dissektion oder
  - relative oder absolute Kontraindikationen gegen eine Antikoagulation vorliegen.
- Eine Antikoagulation sollte erfolgen, wenn
  - Mikroemboliesignale im transkraniellen Ultraschall nachweisbar sind oder
  - multiple, rezidivierende embolische Infarkte trotz TAH Therapie auftreten oder
  - eine Arterien(pseudo)okklusion oder
  - intraluminale arterielle Thromben vorliegen.
- Eine medikamentös induzierte Hypertension mit Katecholaminen kann erforderlich werden, wenn es zu einem kritischen Abfall des zerebralen Perfusionsdrucks und damit zur Dekompensation der zerebralen Hämodynamik kommt. Hierzu existieren positive Fallberichte.
- Treten unter der konservativen Therapie rezidivierende ischämische Insulte auf oder kommt es trotz induzierter Hypertension zu einer hämodynamischen Dekompensation, kann im Einzelfall eine interventionelle, rekanalisierende oder thrombusstabilisierende Therapie gerechtfertigt sein (z. B. Stent-Anlage, Stent-assistierte Thrombolyse, mechanische Thrombektomie). Diese Therapien sind bislang nur an kleinen Patientenkollektiven durchgeführt worden. Eine Beurteilung von Nachteil oder Nutzen ist bisher nicht möglich.
- Die Dauer der sekundärprophylaktischen Therapie sollte zunächst 6 Monate betragen, da die Rezidivraten in dieser Zeit am höchsten sind. In dieser Zeit tritt bei etwa 2/3 der Patienten eine Rekanalisation dissezierter Halsarterien auf. Danach sind eine erneute MRT- und Ultraschalluntersuchungen zu empfehlen, um potenziell thrombogene Krankheitsresiduen zu erfassen.
- Im Fall einer Restitutio ad integrum der Arterien ohne Nachweis eines Insultes besteht keine Indikation zu einer weiteren Therapie.
- Im Fall eines Insultes mit und ohne Restitutio ad integrum der Gefäße ist eine dauerhafte Therapie mit TAH zu empfehlen.
- Bei persistenten Gefäßläsionen nach 6 Monaten ohne Insultnachweis sollte eine TAH für weitere 6 Monate durchgeführt werden, danach erfolgen eine erneute Ultraschalluntersuchung und MRT. Sollten weiterhin Gefäßpathologien nachzuweisen sein, sollte die Therapie mit TAH fortgeführt werden. Nach Ablauf von 12 Monaten kommt es nur noch in wenigen Fällen zu einer Änderung des Gefäßbefundes. Im Fall einer Restitutio ad integrum ist in der Regel keine weitere Therapie notwendig.
- Wenn jedoch Faktoren vorliegen, die wahrscheinlich mit einem dauerhaft erhöhten Risiko für eine Rezidivdissektion einhergehen (Dissektionen in der Familienanamnese, fibromuskuläre Dysplasie, vaskuläres Ehlers-Danlos-Syndrom Typ IV), sollte eine dauerhafte Therapie mit TAH erfolgen.
- Intradurale Dissektionen sind weitaus seltener als extradurale Dissektionen. Ihre Inzidenz kann nicht genau angegeben werden.
- Eine Antikoagulation ist im Fall einer intraduralen Dissektion wegen des Risikos einer Subarachnoidalblutung in der Regel nicht anzuraten und kann nur nach strenger Indikationsstellung im Einzelfall durchgeführt werden. Über eine Therapie mit TAH ist im Einzelfall zu entscheiden.
- Eine interventionelle Therapie ist wegen der hohen Rupturgefahr intraduraler Dissektionen mit der Folge einer Subarachnoidalblutung häufig erforderlich. Dies gilt insbesondere für intradurale, fusiforme dissezierende Aneurysmen.

■ Einführung

Die durchschnittliche jährliche Inzidenz spontaner Dissektionen der extrakraniellen hirnversorgenden Arterien beträgt für die Arteria carotis interna (ACI) ca. 2,5–3/100.000 und für die Arteria vertebralis (AV) 0,97–1,5/100.000 (Schievink 2001, Lee et al. 2006). Das Risiko eines Insultes infolge einer Dissektion ist sehr hoch und beträgt für die ACI ca. 70% (Baumgartner et al. 2001) und für die AV ca. 80% (Arnold et al. 2006). Dissektionen sind eine häufige Ätiologie juveniler Insulte, sie verursachen bis zu 25% der Insulte von Patienten, die jünger als 50 Jahre sind, mit einem Gipfel um das 40.–45. Lebensjahr (Bevan et al. 1990, Lisovoski u. Rousseaux 1991, Bogousslavsky u. Pierre 1992, Schievink et al. 1994, Dziewas et al. 2003, Nedeltchev et al. 2005, Arauz et al. 2006, Arnold et al. 2009, Arnold et al. 2010). Da in der Postakutphase in den Wochen nach dem Auftreten einer Dissektion das Rezidivrisiko besonders hoch ist (Dittrich et al. 2007a, Baracchini et al. 2010), besteht die Notwendigkeit der frühestmöglichen exakten Diagnose, präventiven Therapie und Beratung der Patienten.

Intrakranielle, d. h. intradural gelegene Dissektionen können primär im Subarachnoidalraum oder sekundär durch Ausdehnung von extrakraniellen Dissektionen nach intrakraniell entstehen, ihre Inzidenz kann aufgrund sehr geringer Fallzahlen nicht angegeben werden (Chen u. Caplan 2005). Neben der Gefahr eines ischämischen Insultes besteht in diesen Fällen zusätzlich ein hohes Risiko für subarachnoidale Blutungen (SAB). Im Fall intraduraler Dissektionen im vertebrobasilären Stromgebiet beträgt das SAB-Risiko > 50 % (Yamaura u. Ono 1994, Yamaura et al. 2000).

■ Definition und Klassifikation

Dissektionen entstehen durch die Bildung eines Hämatoms in der Gefäßwand. Spontane Dissektionen treten entweder ohne fassbaren Auslöser oder nach Bagatelltraumen der Halsarterien (Zug, Druck, etc.) auf (Schievink 2001, Dittrich et al. 2007b, Debette u. Leys 2009). Extrakranielle Dissektionen werden wahrscheinlich primär durch eine Einblutung aus den Vasa vasorum in die äußeren Schichten der Arterienwand, d. h. in der Tunica media oder in der Grenzschicht zwischen Tunica media und Tunica adventitia, verursacht (Völker et al. 2011). Als mögliches morphologisches Korrelat konnte eine elektronenmikroskopisch nachweisbare Arteriopathie mit struktureller Schwäche der medioadventitiellen Grenzschicht in Biopsiebefunden der A. temporalis superficialis nachgewiesen werden (Völker et al. 2005). Sekundär kann das intramurale Hämatom zu einem Einriss der Tunica intima führen, wenn das Hämatom lumenwärts rupturiert (Völker et al. 2011).

Anatomisch unterscheiden sich die intraduralen Arterien von den extraduralen Arterien durch eine um 30 % geringer ausgeprägte Tunica muscularis und sehr dünne Tunica adventitia (Yonas et al. 1977), sodass die Pathophysiologie extraduraler Dissektionen nicht notwendigerweise auf intradurale Dissektionen übertragen werden kann. Autoptisch wurden sowohl Dissektionen zwischen Tunica intima und Tunica media sowie andererseits zwischen Tunica media und Tunica adventitia beschrieben (Yamaura u. Ono 1994, Yamaura et al. 2000).

■ Diagnostik

Die unverzügliche Diagnostik und Behandlung einer extra- oder intrakraniellen Dissektion ist dringend geboten, um eine frühestmögliche Primärprophylaxe oder im Fall von zerebralen Ischämien, eine Sekundärprophylaxe einzuleiten, die Hämodynamik zu überwachen und Komplikationen zu vermeiden.

Die Diagnostik umfasst neben der Anamnese und klinisch neurologischen Untersuchung eine Bildgebung zur Darstellung des Gehirnparenchyms. Dies kann mittels MRT oder cCT erfolgen und dient dem Nachweis struktureller Gehirnläsionen. Des Weiteren ist eine bildgebende Darstellung der hirnversorgenden Gefäße notwendig.

Das aussagekräftigste bildgebende Verfahren sind die 1,5 oder 3,0 Tesla kontrastmittelgestützte MR-Angiografie (KM-MRA) und axiale Schnittbilddiagnostik des Halses. Die klassischen Befunde der digitalen Subtraktionsangiografie (DSA) (Provenzale 1995) sind auch in der nicht invasiven MR-Angiografie zu erkennen, dennoch ist die KM-MRA diagnostisch überlegen (Keller et al. 1997, Kollias et al. 1999, Lucas et al. 2000).

Pathognomonisch ist der Nachweis des intramuralen Hämatoms in der axialen Schnittbilddiagnostik des Halses (Müllges et al. 1992, Kirsch et al. 1998, Fiebach et al. 1999, Bachmann et al. 2006, Bachmann et al. 2007). Hochauflösende, T1-gewichtete Sequenzen mit Fettsuppression ergeben den besten Kontrast zwischen dem intramuralen Hämatom und seiner unmittelbaren Umgebung. Die Untersuchung sollte mit einer Halsspule erfolgen, da die Untersuchung mit einer Kopfspule vermehrt zu Artefakten führen kann (Bachmann et al 2006, Naggara et al. 2007). Das Hämatom stellt sich aber mehrheitlich erst ab dem 2. bis 4. Tag als hyperintense Sichel innerhalb der Gefäßwand verlässlich dar, dann für die Dauer mehrerer Wochen nach Beginn der Dissektion.

Als Alternative zur MR-Diagnostik steht die CT-Angiografie zur Verfügung, die ebenfalls eine hohe Sensitivität (92–100 %) in der Detektion von Dissektionen im Vergleich zur DSA aufweist (Zuber et al. 1994, Leclerc et al. 1996, Chen et al. 2004). Auch wenn das intramurale Hämatom meist nicht direkt visualisiert werden kann, scheint die Sensitivität der CTA der MR-Diagnostik nicht unterlegen zu sein, sofern Geräte mit ausreichend hoher Zeilenzahl benutzt werden (≥ 64 Zeilen) (Vertinsky et al. 2008). Die CT-Angiografie kommt vor allem dann als Untersuchungsmethode infrage, wenn eine MR-Diagnostik nicht möglich ist. Eine DSA kann in Einzelfällen mit unklaren Befunden im vertebrobasilären Kreislauf zur endgültigen Diagnosesicherung oder im Fall einer Intervention erforderlich sein.

Die Farbduplexsonografie ist die schnellste und am weitesten verbreitete gefäßdiagnostische Methode in der ärztlichen Praxis (de Bray et al. 1994, Steinke et al. 1994, Sturzenegger 1995, Alecu et al. 2007, Nebelsieck et al. 2009). Insgesamt kann in etwa 80–90 % der Fälle die Diagnose mittels Ultraschalluntersuchung sicher gestellt oder zumindest hochwahrscheinlich gemacht werden (Benninger u. Baumgartner 2006, Dittrich et al. 2006, Nebelsieck et al. 2009). Für Dissektionen der A. carotis interna, die bis zum Zeitpunkt der Untersuchung nur zu lokalen klinischen Symptomen geführt haben, ist die Sensitivität der Sonografie mit 69 % geringer (Baumgartner et al. 2001, Arnold et al. 2008). Als *alleiniges* diagnostisches Verfahren ist die Farbduplexsonografie daher nicht geeignet. Ist die Diagnose gesichert und ggf. auch mit anderen Verfahren bestätigt, ist die Ultraschalldiagnostik ein verlässliches Verlaufsdiagnostikum, um z. B. die Rekanalisation dissezierter Arterien oder extra- und intrakranielle hämodynamische Effekte zu verfolgen oder Rezidive zu erkennen (Sengelhoff et al. 2008, Baracchini et al. 2010). Die Häufigkeit und Frequenz der Verlaufsuntersuchungen können nicht vorgegeben werden, sondern sollten sich am klinischen Verlauf orientieren.

Zusammenfasssend sollten zur Sicherung der Diagnose zwei unterschiedliche Modalitäten der Gefäßdarstellung erfolgen. Am besten ist die MR-Diagnostik in Kombination mit der Ultraschalluntersuchung der hirnversorgenden Arterien zur Verlaufsuntersuchung geeignet.

■ Therapie

Aufgrund des hohen Hirninfarktrisikos infolge einer extraduralen Dissektion ist eine unverzügliche primär- und sekundärprophylaktische Therapie notwendig.

Akuttherapie: systemische Thrombolyse

Die systemische Thrombolysetherapie innerhalb des üblichen Zeitfensters von 4,5 Stunden ist auch bei Dissektionspatienten ohne besonderes Risiko möglich (Arnold et al. 2002, Georgiadis et al. 2005). In einer retrospektiven Vergleichsstudie von Patienten mit systemischer Thrombolysetherapie war das intrakranielle Blutungsrisiko der Patienten mit Dissektion (n = 55, Blutungsinzidenz 14,5%) nicht höher als für Patienten mit Schlaganfällen anderer Ätiologie (n = 1007, Blutungsinzidenz 14,2%; Engelter et al. 2009). In der bislang größten Metaanalyse von Patienten mit Dissektion, die mit intravenöser Thrombolyse (n = 121) und intraarterieller Thrombolyse (n = 59) behandelt worden waren, zeigte sich ebenfalls keine höhere Rate symptomatischer intrakranieller Blutungen und ein gleich gutes klinisches Outcome im Vergleich zu Patienten mit Schlaganfällen anderer Ätiologie („Safety Implementation of Thrombolysis in Stroke – International Stroke Thrombolysis Register") (Zinkstok et al. 2011). Auch wenn die Datenlage für die intraarterielle Thrombolyse weniger aussagekräftig ist, besteht auch hier keine generelle Kontraindikation.

Sekundärprävention: Antikoagulation

Die weitere Sekundärprävention erfolgt mit einer Antikoagulation, anfangs entweder mit unfraktioniertem Heparin (Ziel-PTT 50–70 Sekunden) oder mit niedermolekularem Heparin. Nach Abschluss der Akutphase wird dann auf einen oralen Vitamin-K-Antagonisten (Ziel-INR 2–3) umgestellt. Diese Therapie ist *nicht* evidenzbasiert, da keine prospektiven, randomisierten Studien zur Über- oder Unterlegenheit der alternativen Therapie mit Thrombozytenaggregationshemmern (TAH) vorliegen (Engelter et al. 2007). In den bisherigen, retrospektiven Beobachtungsstudien mit 762 und 298 Patienten war die Therapie mit TAH im Vergleich zur Antikoagulation im Hinblick auf das Risiko intrakranieller Blutungen und erneuter ischämischer Insulte absolut gleichwertig (Menon et al. 2008, Georgiadis et al. 2009).

Extradurale Dissektionen

Anhand der bislang vorliegenden Daten und aufgrund pathologischer Überlegungen können die folgenden Empfehlungen zur Sekundärprävention von Patienten mit extraduralen Dissektionen gegeben werden:
- Eine umgehende Antikoagulation sollte bei klinisch stummen Mikroemboliesignalen im transkraniellen Ultraschall trotz antithrombotischer Therapie mit TAH erfolgen oder wenn multiple rezidivierende embolische Infarkte auftraten oder ein Halsarterienverschluss, eine Pseudookklusion oder ein sichtbarer flottierender Thrombus vorliegen.
- Bei erhöhtem Blutungsrisiko (z.B. bei ausgedehntem, raumforderndem Hirninfarkt oder intrakraniellen intraduralen Dissektionen) oder wenn nur eine lokale Symptomatik ohne Insult vorliegt, ist eine Therapie mit TAH zu bevorzugen (Engelter et al. 2007).

Zur Dauer dieser Therapie gibt es keine verlässlichen Daten. Im Fall einer Antikoagulation wird diese pragmatisch für 6 Monate durchgeführt. Wenn kein Insult aufgetreten ist und eine Restitutio ad integrum der dissezierten Arterie(n) im MRT/Ultraschall nachzuweisen ist, ist keine weitere Therapie notwendig. Die vollständige oder teilweise Rekanalisation hochgradig stenosierter oder verschlossener dissezierter Karotiden tritt in 60–67% der Fälle innerhalb von 6 Monaten nach dem Akutereignis ein (Nedeltchev et al. 2009, Baracchini et al. 2010). Zwischen dem 6. und 12. Monat ist die Rekanalisierungsrate mit 6,8% nur noch gering und kommt nach dem 12. Monat nur noch in Einzelfällen vor (Baracchini et al. 2010). Daher erscheint eine Begrenzung der Antikoagulation auf nicht mehr als 12 Monate sinnvoll. Eine ähnliche Abklingquote zeigt auch das Rezidivrisiko der Dissektion selbst: Innerhalb von 4 Wochen tritt in 19–26% der Fälle eine erneute Dissektion in einer vorher nicht betroffenen Halsarterie auf (Dittrich et al. 2007a, Baracchini et al. 2010). Danach sinkt das Rezidivrisiko in den folgenden Monaten auf 3–6% (Dittrich et al. 2007a, Baracchini et al. 2010).

Da erneute Dissektionen wegen der bereits bestehenden sekundärprophylaktischen Therapie meist oligosymptomatisch sind, können sie nur durch regelmäßige Verlaufskontrollen der Halsarterien erkannt werden. Die Notwendigkeit und Häufigkeit von Kontrolluntersuchungen sollte vom klinischen Verlauf abhängen. Regelmäßige Verlaufsuntersuchungen sind bislang aufgrund von pathophysiologischen Aspekten und wissenschaftlichen Fragestellungen erfolgt. In vielen Beobachtungsstudien wird daher die Rezidivrate unterschätzt. In der einzigen populationsbasierten Studie (n = 48) mit einer Nachbeobachtungszeit von ca. 8 Jahren wurde kein Dissektionsrezidiv nachgewiesen (Lee et al. 2006). Das könnte ein Indiz dafür sein, dass das Dissektionsrezidivrisiko nach der Akutphase im Langzeitverlauf gering ist. Das Rezidivrisiko einer Dissektion kann nicht mit dem Rezidivrisiko eines Insultes gleichgesetzt werden. In einer Beobachtungsstudie (n = 250) wurde ein kumulatives Risiko eines erneuten ischämischen Insultes innerhalb eines Jahres nach Auftreten einer Dissektion von 10,7% nachgewiesen (Weimar et al. 2010). Im Fall eines Insultes ist daher trotz Restitutio ad integrum der dissezierten Arterien eine dauerhafte Therapie mit TAH empfehlenswert.

Welche Bedeutung persistierende Gefäßwandläsionen für das zukünftige Insultrisiko der Patienten haben, ist noch nicht abschließend geklärt. In einer Langzeitstudie an Patienten mit spontaner Dissektion der ACI war das

Risiko eines ipsilateralen Rezidivinsultes der Patienten mit persistierender Gefäßstenose von > 50% Einengung oder persistierendem Gefäßverschluss nicht signifikant höher als das von Patienten mit komplett rückgebildeter Gefäßobstruktion (0,6% pro Jahr versus 0,3% pro Jahr; Kremer et al. 2003). Pseudoaneurysmen entstehen in bis zu 20–40% der Fälle. Dazu gehören auch sog. „Pouches", die kolbige Auftreibungen des Arterienlumens durch die pseudoaneurysmatische Aussackung der Lamina adventita darstellen (Guillon et al. 1999). Das Risiko thrombembolischer Komplikationen aus diesen Pseudoaneurysmen ist offenbar sehr niedrig, insbesondere unter antithrombotischer Behandlung mittels oraler Antikoagulation oder TAH (Benninger et al. 2007). Deshalb wird bei persistierenden Pseudoaneurysmen ebenfalls zu einer dauerhaften TAH-Therapie geraten, unabhängig davon, ob ein Insult aufgetreten ist oder nicht.

Eine positive Familienanamnese für Dissektionen (Baracchini et al. 2010), das Vorliegen einer fibromuskulären Dysplasie (de Bray et al. 2007) und ein vaskuläres Ehlers-Danlos-Syndrom Typ IV gingen in Beobachtungsstudien mit einem höheren Rezidivrisiko für Dissektionen der Halsarterien einher, sodass auch in diesen Fällen eine dauerhafte sekundärprophylaktische Therapie erfolgen sollte (Debette u. Leys 2009).

Intradurale Dissektionen

Für intradurale Dissektionen können aufgrund der geringen Fallzahlen keine allgemeinen Therapieempfehlungen gegeben werden. Eine Antikoagulation ist in diesen Fällen wegen der hohen Blutungsgefahr in der Regel nicht anzuraten (Guillon et al. 1998, Chen u. Caplan 2005) und sollte überhaupt nur erwogen werden, wenn zuvor eine Subarachnoidalblutung (SAB) ausgeschlossen werden konnte, z. B. mittels lumbaler Punktion (Anwer 2001, Mokri 2001). In einer retrospektiven Beobachtungsstudie zeigte sich bei 81 Patienten mit intraduraler Dissektion *ohne* SAB, dass im Verlauf trotz Antikoagulation keine SAB auftrat. In Zusammenschau mit einer Gruppe von 21 Patienten mit intraduraler Dissektion *und* SAB wurde daraus insgesamt eine Blutungsrate von 25% errechnet (Metso et al. 2007). Wenn eine SAB nachgewiesen werden konnte, war in 95% der Fälle ein rupturiertes, fusiformes, dissezierendes Aneurysma als Blutungsursache nachweisbar, sodass hier der Hauptrisikofaktor einer SAB zu liegen scheint (Metso et al. 2007). In diesen Fällen ist eine interventionelle oder operative Therapie geboten.

Weitere, spezielle Therapieformen

In der Akutphase ist neben der Verhinderung erneuter Insulte die Vermeidung von Komplikationen das Ziel der Therapie. Die Hämodynamik sollte engmaschig klinisch sowie mit Ultraschall überwacht werden. In Fällen mit kritisch reduziertem, zerebralem Perfusionsdruck kann insbesondere bei klinischer neurologischer Verschlechterung eine passagere, medikamentös induzierte Hypertension durch intravenöse Katecholamingabe unter intensivmedizinischer Überwachung für einige Tage sinnvoll sein (Expertenempfehlung). Treten unter der konservativen Therapie rezidivierende ischämische Insulte auf oder kommt es zu einer hämodynamischen Dekompensation ist im Einzelfall ein interventionelles, rekanalisierendes Vorgehen oder eine Thrombusstabilisierung mithilfe eines Stents zu erwägen, allerdings existieren hierzu nur kleine Fallserien (Goyal u. Derdeyn 2009). Neben der alleinigen Stent-Einlage, die weder in der ACI (n = 26) noch in der VA (n = 10) mit einer höheren Komplikationsrate verbunden war (Kadkhodayan et al. 2005, Shin et al. 2007), wurde in anderen kleinen Patientengruppe (n = 6) die Stent-assistierte Thrombolyse mit einer Bolusgabe von Glykoprotein-IIb/IIIa-Antagonisten und mechanischer Thrombektomie erfolgreich durchgeführt (Lavallée et al. 2007). Es kann aber aufgrund der spärlichen Daten keine generelle Behandlungsempfehlung gegeben werden. Die begleitende konservative Therapie vor, während und nach einer Intervention variierte von der alleinigen Antikoagulation oder der Thrombozytenaggregationshemmung bis zu kombinierten Therapien mit oder ohne TAH-Loading-Dose (Yi et al. 2008, Suzuki et al. 2008).

Die Indikation zur dekompressiven Kraniektomie ist analog zu raumfordernden Hirninfarkten anderer Ätiologie zu stellen (ESO Guidelines for Management of Ischaemic Stroke and Transient Ischaemic Attack 2008/2009). Extrakranielle Pseudoaneurysmata der ACI sollen konservativ behandelt werden, da die Langzeitprognose gut ist (Benninger et al. 2007). Wegen der höheren Blutungsgefahr ist für intradurale dissezierende Aneurysmen im vertebrobasilären Stromgebiet eine Stent-Implantation ein mögliches therapeutisches Vorgehen auf der Basis einer Einzelfallentscheidung (Ramgren et al. 2005, Santos-Franco et al. 2008).

■ Versorgungskoordination

Stationäre Diagnostik, Therapie und Beratung sowie ambulante Diagnostik nach Abschluss der Akutphase bzw. Rehabilitation in neurovaskulären Zentren.

■ Redaktionskomitee

Prof. Dr. Marcel Arnold, Universitätsklinik für Neurologie, Inselspital Bern
Priv.-Doz. Dr. Ralf Dittrich, Klinik für Neurologie, Universitätsklinikum Münster
Priv.-Doz. Dr. Achim Frese, Facharzt für Neurologie, Spezielle Schmerztherapie – Schlafmedizin, Akademie für Manuelle Medizin, Münster
Univ.-Doz. Dr. Hans-Peter Haring, Abteilung für Neurologie, Landes-Nervenklinik Wagner-Jauregg, Linz
Univ.-Prof. Dr. Dr. Erich Bernd Ringelstein, Klinik für Neurologie, Universitätsklinikum Münster

Prof. Dr. Matthias Sitzer, Klinik für Neurologie des Klinikums Herford

Federführend: Univ.-Prof. Dr. Dr. Erich Bernd Ringelstein, Klinik für Neurologie, Universitätsklinikum Münster, Albert-Schweitzer-Campus 1, Gebäude A1, 48149 Münster
E-Mail: ringelstein@ukmuenster.de

Entwicklungsstufe der Leitlinie: S2k

■ Literatur

Alecu C, Fortrat JO, Ducrocp X et al. Duplex scanning diagnosis of internal carotid artery dissections. Cerebrovasc Dis 2007; 23: 441–447
Anwer U. Therapy for unusual causes of stroke. In: Fisher M, ed. Stroke Therapy. Boston: Butterworth-Heinemann; 2001: 347–363
Arauz A, Hoyos L, Espinoza C et al. Dissection of cervical arteries: Long-term follow-up study of 130 consecutive cases. Cerebrovasc Dis 2006; 22: 150–154
Arnold M, Baumgartner RW, Stapf C et al. Ultrasound diagnosis of spontaneous carotid dissection with isolated Horner syndrome. Stroke 2008; 39: 82–86
Arnold M, Bousser MG, Fahrni G et al. Vertebral artery dissection: presenting findings and predictors of outcome. Stroke 2006; 37: 2499–2503
Arnold M, Kurmann R, Galimanis A et al. Differences in demographic characteristics and risk factors in patients with spontaneous vertebral artery dissections with and without ischemic events. Stroke 2010; 41: 802–804
Arnold M, Nedeltchev K, Sturzenegger M et al. Thrombolysis in patients with acute stroke caused by cervical artery dissection: analysis of 9 patients and review of the literature. Arch Neurol 2002; 59: 549–553
Arnold M, Pannier B, Chabriat H et al. risk factors and morphometric data in cervical artery dissection: a case-control study. J Neurol Neurosurg Psychiatry. 2009; 80: 232–234
Bachmann R, Nassenstein I, Kooijman H et al. Spontaneous acute dissection of the internal carotid artery: highresolution magnetic resonance imaging at 3.0 tesla with a dedicated surface coil. Invest Radiol 2006; 41: 105–111
Bachmann R, Nassenstein I, Kooijman H et al. High resolution magnetic resonance imaging at 3.0 tesla in the short-term follow-up of patients with proven cervical artery dissection. Invest Radiol 2007; 42: 460–466
Baracchini C, Tonello S, Meneghetti G et al. Neurosonographic monitoring of 105 spontaneous cervical artery dissections: a prospective study. Neurology 2010; 75: 1864–1870
Baumgartner RW, Arnold M, Baumgartner I et al. Carotid dissection with and without ischemic events: local symptoms and cerebral artery findings. Neurology 2001; 57: 827–832
Benninger DH, Baumgartner RW. Ultrasound diagnosis of cervical artery dissection. Front Neurol Neurosci 2006; 21: 70–84
Benninger DH, Gandjour J, Georgiadis D et al. Benign long-term outcome of conservatively treated cervical aneurysms due to carotid dissection. Neurology 2007; 69: 486–487
Bevan H, Sharma K, Bradley W. Stroke in young adults. Stroke 1990; 21: 382–386
Bogousslavsky J, Pierre P. Ischemic stroke in patients under age 45. Neurol Clin 1992; 10: 113–124
Chen C, Tseng Y, Lee T et al. Multisection CT angiography compared with catheter angiography in diagnosing vertebral artery dissection. AJNR Am J Neuroradiol 2004; 25: 769–774
Chen M, Caplan L. Intracranial dissections. Front Neurol Neurosci 2005; 20: 160–173
Debette S, Leys D. Cervical-artery dissections: predisposing factors, diagnosis, and outcome. Lancet Neurol 2009; 8: 668–678
de Bray JM, Lhoste P, Dubas F et al. Ultrasonic features of extracranial carotid dissections: 47 cases studied by angiography. J Ultrasound Med 1994; 13: 659–664
de Bray JM, Marc G, Pautot V et al. Fibromuscular dysplasia may herald symptomatic recurrence of cervical artery dissection. Cerebrovasc Dis 2007; 23: 448–452
Dittrich R, Dziewas R, Ritter MA et al. Negative ultrasound findings in patients with cervical artery dissections. J Neurol 2006; 253: 424–433
Dittrich R, Nassenstein I, Bachmann R et al. Polyarterial clustered recurrence of cervical artery dissection seems to be the rule. Neurology 2007a; 69: 180–186
Dittrich R, Rohsbach D, Heidbreder A et al. Mild mechanical traumas are possible risk factors for cervical artery dissection. Cerebrovasc Dis 2007b; 23: 275–281
Dziewas R, Konrad C, Dräger B et al. Cervical artery dissection – clinical features, risk factors, therapy and outcome in 126 patients. J Neurol 2003; 250: 1179–1184
Engelter ST, Brandt T, Debette S et al. for the Cervical Artery Dissection in Ischemic Stroke Patients (CADISP) Study Group. Antiplatelets versus anticoagulation in cervical artery dissection. Stroke 2007; 38: 2605–2611
Engelter ST, Rutgers MP, Hatz F et al. Intravenous thrombolysis in stroke attributable to cervical artery dissection. Stroke 2009; 40: 3772–3776
Fiebach J, Brand T, Knauth M et al. MRI with fat suppression in the visualization of wall hematoma in spontaneous dissection of the internal carotid artery. Fortschr Röntgenstr 1999; 171: 290–293
Georgiadis D, Arnold M, von Buedingen HC et al. Aspirin vs anticoagulation in carotid artery dissection: a study of 298 patients. Neurology 2009; 72: 1810–1815
Georgiadis D, Lanczik O, Schwab S et al. thrombolysis in patients with acute stroke due to spontaneous carotid dissection. Neurology 2005; 64: 1612–1614
Goyal MS, Derdeyn CP. The diagnosis and management of supraaortic arterial dissections. Curr Opin Neurol 2009; 22: 80–89
Guillon B, Brunereau L, Biousse V et al. Long-term follow-up of aneurysms developed during extracranial internal carotid artery dissection. Neurology 1999; 53: 117–122
Guillon B, Levy C, Bousser MG. Internal carotid artery dissection: an update. J Neur Sci. 1998; 153: 146–158
Kadkhodayan Y, Jeck DT, Moran CJ et al. Angioplasty and stenting in carotid dissection with or without associated pseudoaneurysm. AJNR Am J Neuroradiol. 2005; 26: 2328–2335
Keller E, Flacke S, Gieseke J et al. Craniocervical dissections: study strategies in MR imaging and MR angiography. Röfo 1997; 167: 565–571
Kollias SS, Binkert CA, Ruesch S et al. Contrast enhanced MR angiography of the supraaortic vessels in 24 seconds: A feasibility study. Neuroradiology 1999; 41: 391–400
Kirsch E, Kaim A, Engelter S et al. MR angiography in internal carotid artery dissection: improvement of diagnosis by selective demonstration of the intramural haematoma. Neuroradiology 1998; 40: 704–709
Kremer C, Mosso M, Georgiadis D et al. Carotid dissection with permanent and transient occlusion or severe stenosis: long-term Outcome. Neurology 2003; 60: 271–275
Lavallée PC, Mazighi M, Saint-Maurice JP et al. Stent-assisted endovascular thrombolysis versus intravenous thrombolysis in internal carotid artery dissection with tandem internal carotid and middle cerebral artery occlusion. Stroke 2007; 38: 2270–2274
Leclerc X, Godefroy O, Salhi A et al. Helical CT for the diagnosis of extracranial internal carotid artery dissection. Stroke 1996; 27: 461–466
Lee VH, Brown Jr RD, Mandrekar JN et al. Incidence and outcome of cervical artery dissection: a population-based study. Neurology 2006; 67: 1809–1812
Lisovoski F, Rousseaux P. Cerebral infarction in young people. A study of 148 patients with early cerebral angiography. J Neurol Neurosurg Psychiatry 1991; 54: 576–579
Lucas C, Leclerc X, Pruvo JP et al. Vertebral artery dissections: follow-up with magnetic resonance angiography and injection of gadolinium. Rev Neurol 2000; 12: 1096–1105
Menon R, Kerry S, Norris JW et al. Treatment of cervical artery dissection: a systematic review and meta-analysis. J Neurol Neurosurg Psychiatry 2008; 79: 1122–1127
Metso TM, Metso AJ, Helenius J et al. Prognosis and safety of anticoagulation in intracranial artery dissections in adults. Stroke 2007; 38: 1837–1842

Mokri B. Cervicocephalic arterial dissections. In: Bogousslavsky J, Caplan LR, eds. Uncommon causes of stroke. Cambridge: Cambridge University Press; 2001: 211–229

Müllges W, Ringelstein EB, Leibold M. Non-invasive diagnosis of internal carotid artery dissections. J Neurol Neurosurg Psychiatry 1992; 55: 98–104

Naggara O, Oppenheim C, Toussaint JF et al. Asymptomatic spontaneous acute vertebral artery dissection: diagnosis by high-resolution magnetic resonance images with a dedicated surface coil. Eur Radiol 2007; 17: 2434–2435

Nebelsieck J, Sengelhoff C, Nassenstein I et al. Sensitivity of neurovascular ultrasound for the detection of spontaneous cervical artery dissection. J Clin Neurosci 2009; 16: 79–82

Nedeltchev K, Bickel S, Arnold M et al. Recanalization of spontaneous carotid artery dissection. Stroke 2009; 40: 499–504

Nedeltchev K, der Maur TA, Georgiadis D et al. Ischaemic stroke in young adults: predictors of outcome and recurrence. J Neurol Neurosurg Psychiatry 2005; 76: 191–195

Provenzale JW. Dissection of the internal carotid and vertebral arteries: Imaging features. AJR Am J Roentgenol 1995; 165: 1099–1104

Ramgren B, Cronqvist M, Romner B et al. Vertebrobasilar dissection with subarachnoid hemorrhage: a retrospective study of 29 patients. Neuroradiology 2005; 47: 97–104

Santos-Franco JA, Zenteno M. Lee A. Dissecting aneurysms of the vertebrobasilar system. A comprehensive review on natural history and treatment options. Neurosurg Rev 2008; 31: 131–140; discussion 140

Schievink WI, Mokri B, Piepgras DG. Spontaneous dissection of cervicocephalic arteries in childhood and adolescence. Neurology 1994; 44: 1607–1612

Schievink WI. Spontaneous dissection of the carotid and vertebral arteries. N Engl J Med 2001; 344: 898–906

Sengelhoff C, Nebelsieck J, Nassenstein I et al. Neurosonographical follow-up in patients with spontaneous cervical artery dissection. Neurol Res 2008; 30: 687–689

Shin Y, Kim H, Kim S. Stenting for vertebrobasilar dissection: a possible treatment option for nonhemorrhagic vertebrobasilar dissection. Neuroradiology 2007; 49: 149–156

Steinke W, Rautenberg W, Schwartz A et al. Noninvasive monitoring of internal carotid artery dissection. Stroke 1994; 25: 998–1005

Sturzenegger M. Spontaneous internal carotid artery dissection: early diagnosis and management in 44 patients. J Neurol 1995; 242: 231–238

Suzuki S, Kurata A, Iwamoto K et al. Endovascular surgery using stents for vertebral artery dissecting aneurysms and a review of the literature. Minim Invasive Neurosurg 2008; 51: 193–198

The European Stroke Organization (ESO) Executive Committee and the ESO Writing Committee. Guidelines for Management of Ischaemic Stroke and Transient Ischaemic Attack 2008/2009. http://www.eso-stroke.org

Vertinsky AT, Schwartz NE, Fischbein NJ et al. Comparison of multidetector CT angiography and MR imaging of cervical artery dissection. AJNR Am J Neuroradiol 2008; 29: 1753–1760

Völker W, Besselmann M, Dittrich R et al. Generalized arteriopathy in patients with cervical artery dissection. Neurology 2005; 64: 1508–1513

Völker W, Dittrich R, Grewe S et al. The outer arterial wall layers are primarily affected in spontaneous cervical artery dissection. Neurology 2011; 76: 1463–1471

Weimar C, Kraywinkel K, Hagemeister C et al.; German Stroke Study Collaboration. Recurrent stroke after cervical artery dissection. J Neurol Neurosurg Psychiatry 2010; 81: 869–873

Yamaura A, Ono J. Current diagnosis and treatment of intracranial dissecting aneurysms. Neurosurg Q 1994; 4: 67–81

Yamaura A, Ono J, Hirai S. Clinical picture of intracranial non-traumatic dissecting aneurysm. Neuropathology 2000; 20: 85–90

Yi A, Palmer E, Luh G et al. Endovascular treatment of carotid and vertebralpseudoaneurysms with covered stents. AJNR Am J Neuroradiol 2008; 29: 983–987

Yonas H, Agamonolis D, Takaoka Y et al. Dissecting intracranial aneurysms. Surg Neurol 1977; 8: 407–415

Zinkstok SM, Vergouwen MD, Engelter ST et al. Safety and functional outcome of thrombolysis in dissection-related ischemic stroke: a meta-analysis of individual patient data. Stroke 2011; 42: 2515–2520

Zuber M, Meary E, Meder J et al. Magnetic resonance imaging and dynamic CT scan in cervical artery dissections. Stroke 1994; 25: 576–581

Spontane Dissektionen der extrakraniellen und intrakraniellen hirnversorgenden Arterien

Clinical Pathway – **Dissektionen hirnversorgender Arterien**
Diagnostik bei Verdacht auf spontane Dissektion der Halsarterien

- Anamnese
- klinische Untersuchung
- zerebrale Bildgebung:
  - MRT oder
  - cCT

- MRT verfügbar
  - Sonografie der hirnversorgenden Arterien, als Screening, wenn sofort verfügbar
  - MRT:
    - 1,5 oder 3 Tesla kontrastmittelgestützte MR-Angiografie und
    - T1 gewichtete, fettsupprimierte axiale Sequenzen der Halsweichteile
  - MRT/CT nicht eindeutig oder Intervention notwendig
    - DSA
    - Sonografie der hirnversorgenden Arterien als Verlaufsdiagnostik

- MRT nicht verfügbar
  - CT-Angiografie

Therapie der extrakraniellen spontanen Dissektionen (nach ggf. lokaler oder systemischer Lyse)

- extrakranielle spontane Dissektion
  - erhöhtes Thrombembolie-Risiko:
    - Mikroemboliesignale im transkraniellen Ultraschall oder
    - multiple, rezidivierende embolische Infarkte oder
    - Arterien(pseudo)okklusion oder
    - flottierende Thromben
    → Antikoagulation
      - kritisch reduzierte zerebrale Perfusion oder
      - hämodynamische Dekompensation oder
      - erneute Hirninfarkte
        - medikamentös induzierte Hypertension
        - im Einzelfall interventionelle, rekanalisierende oder thrombusstabilisierende Therapie
      - Antikoagulation für 6 Monate oder
      - TAH für 6 Monate
        - Verlaufskontrolle:
          - Sonografie
          - MRT

  - erhöhtes Blutungsrisiko:
    - ausgedehnter, evtl. raumfordernder Hirninfarkt oder
    - intradurale Dissektion oder
    - ausschließlich lokale Symptome
    → TAH
      - TAH für 6 Monate
        - Verlaufskontrolle:
          - Sonografie
          - MRT
      - persistente Gefäßpathologien oder
      - Restitutio ad integrum der dissezierten Arterien

- Z.n. Dissektion
  - disponierende Faktoren:
    - positive Familienanamnese oder
    - fibromuskuläre Dysplasie oder
    - vaskuläres Ehlers-Danlos-Syndrom (Typ IV)
    - Insult
      - persistente Gefäßpathologien oder
      - Restitutio ad integrum der dissezierten Arterien
      → dauerhaft TAH
    - Kein Insult
      - persistente Gefäßpathologien
      - Restitutio ad integrum der dissezierten Arterien
  - keine disponierenden Faktoren
    → keine weitere Therapie

TAH = Thrombozytenaggregationshemmer

25 Unrupturierte intrakranielle Aneurysmen

Was gibt es Neues?

- Die 2003 publizierten prospektiven Daten der „International Study of Unruptured Intracranial Aneurysms" (ISUIA) sind auch weiterhin die wesentliche Basis der folgenden Empfehlungen zum Management unrupturierter intrakranieller Aneurysmen. Das Rupturrisiko wird ebenso wie die Möglichkeit einer primärprophylaktischen Ausschaltung vor allem durch die Größe und Lage des Aneurysmas sowie durch die Frage einer früheren Blutung aus einem anderen intrakraniellen Aneurysma bestimmt, aber auch durch das Lebensalter. Prospektive randomisierte Therapiestudien bei Patienten mit unrupturierten intrakraniellen Aneurysmen fehlen leider auch weiterhin.
- Gegenüber der letzten Leitlinie neu ist die heutige Empfehlung einer primär gefäßerhaltenden – nicht mehr verschließenden – endovaskulären Behandlung symptomatischer intrakavernöser Karotisaneurysmen.

Die wichtigsten Empfehlungen auf einen Blick

- Für asymptomatische („kleine") intrakranielle Aneurysmen der vorderen Zirkulation < 7 mm Maximaldurchmesser ohne stattgehabte Subarachnoidalblutung aus einem anderen Aneurysma kann keine generelle Behandlungsempfehlung gegeben werden.
- Asymptomatische intrakranielle Aneurysmen ≥ 7 mm Maximaldurchmesser rechtfertigen eine Behandlung, bei der das Alter, der neurologische Zustand und der Allgemeinzustand des Patienten sowie die Risiken der Therapieverfahren berücksichtigt werden müssen.
- Asymptomatische intrakranielle Aneurysmen der hinteren Zirkulation einschließlich der A. communicans posterior rechtfertigen eine Behandlung, bei der das Alter, der neurologische Zustand und der Allgemeinzustand des Patienten sowie die Risiken der Therapieverfahren berücksichtigt werden müssen.
- Asymptomatische intrakranielle („additionale") Aneurysmen nach stattgehabter Subarachnoidalblutung aus einem anderen, bereits versorgten Aneurysma rechtfertigen eine Behandlung, bei der das Alter, der neurologische Zustand und der Allgemeinzustand des Patienten sowie die Risiken der Therapieverfahren berücksichtigt werden müssen.
- Die Behandlung kleiner asymptomatischer intrakavernöser Karotisaneurysmen wird nicht empfohlen.
- Über die Behandlung großer symptomatischer intrakavernöser Karotisaneurysmen sollte individuell unter Berücksichtigung des Alters des Patienten, der Schwere und Progression der Symptomatik entschieden werden. Die Behandlung sollte primär endovaskulär und gefäßerhaltend erfolgen.
- Bei unrupturierten, aber kompressiv symptomatischen intraduralen Aneurysmen jeder Größe sollte eine Behandlung empfohlen werden. Hierbei bedürfen große oder Riesenaneurysmen aufgrund des höheren chirurgischen Risikos einer besonders sorgfältigen Analyse.
- Eine Empfehlung zur Beobachtung eines Aneurysmas beinhaltet die Durchführung von Kontrolluntersuchungen, wenn möglich mittels MR-Angiografie unter Berücksichtigung der notwendigen Qualitätsanforderungen. Änderungen von Aneurysmagröße oder -konfiguration sollten zur erneuten Prüfung einer Behandlungsindikation führen.
- Eine Modifikation der Risikofaktoren Rauchen, arterielle Hypertonie und Alkoholmissbrauch ist zu empfehlen.
- Ein Screening asymptomatischer Angehöriger eines Patienten mit einer nicht familiären aneurysmalen Subarachnoidalblutung ist derzeit nicht zu empfehlen.
- Bei familiärer Aneurysmaanamnese (≥ 2 erstgradige Angehörige mit Subarachnoidalblutung oder Aneurysma), autosomal-dominanter polyzystischer Nierenkrankheit oder monozygoten Kozwillingen Betroffener kann ein Screening mittels MR-Angiografie erwogen werden (Rinkel 2005).

■ Einführung

Unrupturierte intrakranielle Aneurysmen finden sich bei zirka 3% aller Erwachsenen. Sie werden mit höherem Lebensalter häufiger (Rinkel et al. 1998, Vlak et al. 2011). Der zunehmende diagnostische Einsatz bildgebender Verfahren deckt viele solcher Aneurysmen heute zufällig auf. Die meisten von ihnen werden zwar nie platzen (Wermer et al. 2007), dennoch entsteht aus ihrer Entdeckung oft erheblicher Beratungs- und Entscheidungsbedarf.

■ Definition und Klassifikation

Intrakranielle Aneurysmen bezeichnen wir als asymptomatisch oder inzidentell, wenn sie zufällig gefunden werden. Unrupturierte Aneurysmen sind nicht immer asymptomatisch. Die folgende Unterteilung unrupturierter Aneurysmen ist daher hilfreich:
- inzidentelle Aneurysmen (echter Zufallsbefund ohne Subarachnoidalblutung und ohne andere Aneurysmasymptome)

- symptomatische Aneurysmen (z. B. Hirnnervenkompression)
- additionale Aneurysmen (bei Patienten mit Ruptur eines anderen Aneurysmas)

■ Diagnostik

Sowohl die kraniale MR-Tomografie mit MR-Arteriografie (MRA) als auch die CT-Angiografie (CTA) besitzen Sensitivitäten und Spezifitäten von jeweils über 70%, die sie – im Gegensatz zur Standard-Schnittbilddiagnostik – als Screening-Methoden für unrupturierte intrakranielle Aneurysmen geeignet machen. Bei wiederholten Untersuchungen, z.B. im Rahmen von Verlaufskontrollen der Aneurysmagröße, ist aus Gründen der Strahlenbelastung der MRA der Vorzug zu geben. Die Sensitivität von MRA und CTA steigt naturgemäß mit der Aneurysmagröße und beträgt für Aneurysmen ab 4–6 mm Durchmesser über 90%. Die intraarterielle Angiografie bei asymptomatischen Patienten ist wegen ihrer möglichen Komplikationen als reine Screening-Methode nicht zu empfehlen, für die genaue Größenvermessung eines Aneurysmas und die Planung eines Clippings oder Coilings aber nach wie vor unabdingbar. Die kontrastmittelgestützte intrakranielle Farbduplexsonografie kann dagegen nicht als ausreichend sensitiv betrachtet werden.

■ Therapie

Die Frage einer primärprophylaktischen Therapie erfordert naturgemäß den Vergleich des anzunehmenden Spontanverlaufs mit dem Therapierisiko. ▶ Tab. 25.1 zeigt die 5-Jahres-Rupturwahrscheinlichkeit bisher unrupturierter Aneurysmen in der International Study of Unruptured Intracranial Aneurysms (ISUIA Investigators 2003). Danach hängt das Risiko vor allem von der Aneurysmagröße und -lage sowie von der Frage einer früheren Blutung aus einem anderen intrakraniellen Aneurysma ab (n = 1692 konservativ beobachtete Patienten, 6544 Patientenjahre). Diese prospektive, nicht randomisierte Studie ist weiterhin die einzige große systematische Untersuchung auch der therapieassoziierten neurologischen und kognitiven Morbidität nach Clipping-Operation oder endovaskulärem Coiling unrupturierter intrakranieller Aneurysmen (n = 2368 behandelte Patienten). Die ISUIA-Studie unterliegt möglicherweise einem Selektions-Bias, sodass weitere Daten insbesondere zum Spontanverlauf unrupturierter Aneurysmen abzuwarten sind. Die 2010 publizierte prospektive SUAVe-Studie (Sonobe et al. 2010) fand eine mittlere jährliche Rupturwahrscheinlichkeit von 0,5% für Aneurysmen < 5 mm Durchmesser überwiegend der vorderen Zirkulation (n = 374 beobachtete japanische Patienten, 1306 Patientenjahre). Die ebenfalls 2010 erschienene prospektive ATENA-Studie (Pierot et al. 2010) untersuchte die therapieassoziierte neurologische Morbidität bei 626 endovaskulär behandelten Patienten mit unrupturierten Aneurysmen < 15 mm Durchmesser.

In der Gruppe aller in der ISUIA-Studie operierten Patienten (Clipping) ohne frühere Subarachnoidalblutung aus einem anderen Aneurysma fand sich eine postoperative 30-Tages-Letalität von 1,8% (0,3% bei Patienten mit früherer Blutung aus einem anderen Aneurysma). Weitere 9,9% aller Operierten zeigten eine neurologische Behinderung und/oder kognitive Beeinträchtigung auch nach einem Jahr (Rankin-Score 3–5 und/oder Mini-Mental-Score < 24). Für das endovaskuläre Coiling fanden sich eine 30-Tages-Letalität von 2,0% und eine neurologische und/oder kognitive 1-Jahres-Morbidität von 6,4%. Diese Therapierisiken variierten allerdings stark für verschiedene Subgruppen. Das Alter spielte dabei eine stärkere Rolle als früher angenommen (relatives Risiko 2,4 für Patienten ab 50 Jahre). Des Weiteren stieg die Therapiemorbidität mit der Aneurysmagröße (relatives Risiko 2,6 ab 12 mm), nach früherer zerebraler Ischämie (relatives Risiko 1,9), bei Aneurysmen der hinteren Strombahn und beim Vorhandensein nicht hämorrhagischer Aneurysmasymptome (relatives Risiko jeweils 1,6). Viele der Prädiktoren eines ungünstigeren Spontanverlaufs (▶ Tab. 25.1) waren somit auch Prädiktoren eines erhöhten Therapierisikos (ISUIA Investigators 2003). Die niedrigsten Komplikationsraten waren bei operativem Clipping von Aneurysmen des vorderen Kreislaufs (Größe < 25 mm) bei jüngeren Patienten (< 50 Jahre) zu verzeichnen (kombinierte Morbidität und Letalität < 5%). Das höchste Risiko besaß die chirurgische und endovaskuläre Therapie von Riesenaneurysmen des hinteren Kreislaufs (kombinierte Morbidität und Letalität > 40%). Das Coiling erschien dem Clipping dann überlegen, wenn der Patient älter als 50 Jahre war oder das Aneurysma sich im hinteren Kreislauf befand. Es setzt jedoch eine hohe Aussicht auf eine dauerhafte Aneurysmaausschaltung voraus. In der ATENA-Studie kam es in 4,2% der Fälle zu einer bleibenden Verschlechterung des Rankin-Scores oder zum Tod nach endovaskulärer Behandlung von Aneurysmen < 15 mm Durchmesser (Pierot et al. 2010).

Die Abwägung eines möglichen langfristigen Gewinns an Lebensjahren durch Clipping oder Coiling bei einer Streuung des jährlichen Rupturrisikos von „nahe Null" bis 10% gegen das 5–50%ige Risiko einer durch die Behandlung herbeigeführten neurologischen oder kognitiven Behinderung illustriert eindrucksvoll die anhaltende Individualität jeder Entscheidung für oder gegen eine primärprophylaktische Ausschaltung unrupturierter intrakranieller Aneurysmen. Vor dem Hintergrund solcher Nutzen-Risiko-Betrachtungen beruhen alle Entscheidungen auf der individuellen Abwägung patientenabhängiger Faktoren (Alter, frühere Ruptur eines anderen Aneurysmas), aneurysmaabhängiger Faktoren (Größe, Lage) und des vermuteten Behandlungsrisikos. Aus diesem Grund und wegen der langfristigen Verlaufskontrolle im Falle einer Entscheidung zur Beobachtung sollte die Beratung von Patienten mit unrupturierten intrakraniellen Aneurysmen interdisziplinär und an Zentren erfolgen.

Tab. 25.1 Kumulative Rupturwahrscheinlichkeiten über 5 Jahre in Abhängigkeit von Größe und Lage nicht rupturierter intrakranieller Aneurysmen (ISUIA Investigators 2003).

	< 7 mm		7–12 mm	13–24 mm	> 24 mm
	Keine frühere SAB	Frühere SAB			
ACI kavernöser Abschnitt (n = 210)	0	0	0	3,0%	6,4%
ACI intrakraniell, ACM, ACA, AcommA (n = 1037)	0	1,5%	2,6%	14,5%	40%
vertebrobasilär, ACP, AcommP (n = 445)	2,5%	3,4%	14,5%	18,4%	50%

ACI = A. carotis interna; ACM = A. cerebri media; ACA = A. cerebri anterior; AcommA = A. communicans anterior; ACP = A. cerebri posterior; AcommP = A. communicans posterior; SAB = Subarachnoidalblutung aus früherem anderem ausgeschaltetem Aneurysma

Wichtige beeinflussbare Risikofaktoren einer Aneurysmaruptur sind Rauchen, Bluthochdruck und Alkoholmissbrauch (Feigin et al. 2005). Die Patienten sollten daher in diesem Sinne beraten und eine arterielle Hypertension sollte behandelt werden.

■ Versorgungskoordination

Ambulante Diagnostik und Beratung, ggf. stationäre Therapie in neurovaskulären Zentren.

■ Redaktionskomitee

Prof. Dr. Joachim Berkefeld, Institut für Neuroradiologie, J. W. Goethe-Universität Frankfurt am Main
Prof. Dr. Michael Forsting, Institut für Diagnostische und Interventionelle Radiologie, Universität Duisburg-Essen
Prof. Dr. Gerhard Hamann, Klinik für Neurologie, Dr. Horst Schmidt Kliniken Wiesbaden
PD Dr. Luca Remonda, Neuroradiologie, Kantonsspital Aarau
Prof. Dr. Gabriele Schackert, Klinik für Neurochirurgie, Technische Universität Dresden
Prof. Dr. Volker Seifert, Klinik für Neurochirurgie, J. W.-Goethe-Universität Frankfurt am Main
Prof. Dr. Wolfgang Serles, Klinik für Neurologie, Medizinische Universität Wien
Prof. Dr. Hans-Jakob Steiger, Neurochirurgische Klinik, Heinrich-Heine-Universität Düsseldorf
Prof. Dr. Helmuth Steinmetz, Klinik für Neurologie, J. W. Goethe-Universität Frankfurt am Main

Federführend: Prof. Dr. Helmuth Steinmetz, Klinik für Neurologie, J. W. Goethe-Universität Frankfurt am Main, Schleusenweg 2–16, 60528 Frankfurt/Main
E-Mail: h.steinmetz@em.uni-frankfurt.de

Entwicklungsstufe der Leitlinie: S1

■ Literatur

Feigin V, Rinkel GJ, Lawes CMM et al. Risk factors for subarachnoid hemorrhage. An updated systematic review of epidemiological studies. Stroke 2005; 36: 2773–2780

ISUIA – The International Study of Unruptured Intracranial Aneurysms Investigators. Unruptured intracranial aneurysms: natural history, clinical outcome, and risks of surgical and endovascular treatment. Lancet 2003; 362: 103–110

Pierot L, Barbe C, Spelle L, ATENA Investigators. Endovascular treatment of very small unruptured aneurysms: rate of procedural complications, clinical outcome, and anatomical results. Stroke 2010; 41: 2855–2859

Rinkel GJ. Intracranial aneurysm screening: indications and advice for practice. Lancet Neurol 2005; 4: 122–128

Rinkel GJ, Djibuti M, Algra A et al. Prevalence and risk of rupture of intracranial aneurysms. A systematic review. Stroke 1998; 29: 251–256

Sonobe M, Yamazaki T, Yonekura M et al. Small unruptured intracranial aneurysm verification study – SUAVe Study Japan Stroke 2010; 41: 1969–1977

Vlak MH, Algra A, Brandenburg R et al. Prevalence of unruptured intracranial aneurysms with emphasis on sex, age, comorbidity, country, and time period: a systematic review and meta-analysis. Lancet Neurol 2011; 10: 626–636

Wermer MJ, van der Schaaf IC, Algra A et al. Risk of rupture of unruptured intracranial aneurysms in relation to patient and aneurysm characteristics: an updated meta-analysis. Stroke 2007; 38: 1404–1410

Clinical Pathway – **Unrupturierte intrakranielle Aneurysmen**

O Unrupturiertes intrakranielles Aneurysma	O Lokalisation im vorderen Kreislauf (ohne Abgang der A. comm. post.) und O Größe < 7 mm und O keine stattgehabte SAB aus einem anderen Aneurysma	▲ Beobachtung, nicht rauchen, Hochdruck behandeln ▲ Kontrollen von Aneurysmagröße und -konfiguration
	O Lokalisation im hinteren Kreislauf (inkl. Abgang der A. comm. post.) oder O Größe > 7 mm oder O stattgehabte Ruptur eines anderen Aneurysmas oder O symptomatisches Aneurysma	▲ Behandlung unter Berücksichtigung von ▸ Alter ▸ neurologischem Zustand ▸ Allgemeinzustand ▸ Vorteilen und Risiken der Behandlungsverfahren
	O junges Alter oder O Aneurysmagröße nahe 7 mm oder O angiografische Risikofaktoren (z.B. Größenzunahme, Tochtersack oder gelappte Kontur) oder O anamnestische Risikofaktoren (z.B. familiäre Aneurysmaerkrankung, autosomal-dominante polyzystische Nierenerkrankung)	▲ besondere Abwägung der individuellen Behandlung auf der Basis von ▸ Blutungsrisiko ▸ Lebensqualität ▸ Komorbidität ▸ Vorteilen und Risiken der Behandlungsverfahren

26 Subarachnoidalblutung (SAB)

Was gibt es Neues?

- Der Vorteil des Aneurysma-Coilings gegenüber dem Clipping bei Patienten, für die beide Behandlungsoptionen infrage kommen, bestätigt sich auch im Langzeitverlauf der ISAT-Studie. Nach Coiling kommt es zwar zu mehr neuen Aneurysmablutungen als nach Clipping; dieser Nachteil wiegt das bessere Langzeitergebnis bezüglich 5-Jahres-Überleben, neurologischem und kognitivem Zustand aber nicht auf.
- Für folgende Therapien konnte in randomisierten kontrollierten Studien keine prophylaktische Wirkung auf das Auftreten verzögerter neurologischer Defizite nach aneurysmaler SAB gezeigt werden: Thrombozytenaggregationshemmer, Tirilazad, Magnesium und Clazosentan. Statine befinden sich aber weiterhin in klinischer Prüfung.
- Für angiografische Routine-Kontrollen nach erfolgreichem, unkompliziertem Aneurysma-Coiling ist die MRA der intraarteriellen Angiografie vorzuziehen.
- Die Letalität der aneurysmalen SAB ist in den letzten Jahrzehnten gesunken, nicht dagegen die Inzidenz. Wegen des jüngeren Lebensalters und der Schwere dieser Erkrankung entfällt ca. ein Drittel aller durch „Schlaganfälle" verlorenen Lebensjahre auf die SAB, ähnlich viele wie beim Hirninfarkt und bei der Hirnblutung. SAB-Überlebende behalten ein erhöhtes neurovaskuläres und kardiovaskuläres Erkrankungsrisiko.

Die wichtigsten Empfehlungen auf einen Blick

Basismaßnahmen
- Bettruhe und die Vermeidung heftiger pressorischer Akte werden empfohlen (Antiemetika und Laxanzien bei Bedarf).
- Die Vermeidung von Hyperglykämie, Hypoglykämie, Hyponatriämie und Fieber ist ein Grundprinzip der Neuroprotektion und wird daher empfohlen.
- Für den arteriellen Blutdruck wird bis zur Versorgung des Aneurysmas ein Zielwert von 60–90 mmHg (mittlerer arterieller Blutdruck) empfohlen, da hohe Blutdruckwerte mit erhöhtem Rerupturrisiko einhergehen können.
- Nach der Aneurysmaversorgung wird eine subkutane Thromboseprophylaxe mit niedermolekularen Heparinen empfohlen.
- Nicht empfohlen wird die prophylaktische Gabe von Glukokortikoiden oder Antifibrinolytika.

Aneurysmaausschaltung
- Die Behandlungsmöglichkeiten und -risiken eines rupturierten Aneurysmas sollen interdisziplinär durch endovaskulär und mikrochirurgisch erfahrene Therapeuten geprüft werden.
- Patienten mit rupturierten Aneurysmen, deren Anatomie eine erfolgreiche endovaskuläre Behandlung wahrscheinlich macht, sollen aufgrund besserer klinischer Langzeitergebnisse diese Behandlungsoption (Coiling) erhalten.

Hydrozephalusbehandlung
- Patienten mit einem klinisch symptomatischen akuten Hydrozephalus sollen mit dringlicher Indikation durch eine externe Liquorableitung behandelt werden.
- Als Therapie eines symptomatischen chronischen Hydrozephalus wird die Anlage eines ventrikuloperitonealen oder ventrikuloatrialen Shunts empfohlen.

Vasospasmus, Hypovolämie und verzögerte ischämische Defizite
- Zur Prophylaxe verzögerter ischämischer neurologischer Defizite soll ab der Diagnosesicherung mit oralem Nimodipin therapiert werden (60 mg alle 4 Stunden). Ist eine orale Verabreichung nicht möglich, kann eine intravenöse Gabe erfolgen.
- Zur Detektion möglicher Vasospasmen und einer prognostisch ebenso relevanten Hypovolämie sollte ein Monitoring geeigneter Parameter erfolgen (z. B. tägliche transkranielle Dopplersonografie, Flüssigkeitsbilanz, Blutdruckmonitoring, ggf. Messungen des zentralvenösen Druckes).
- Eine Hypovolämie und Hypotension sollte vermieden und eine Normovolämie angestrebt werden.
- Da eine Hypovolämie in der Regel durch eine Hyponatriämie ausgelöst wird, sollte die Volumentherapie primär mit isotonen Lösungen erfolgen.
- Eine mit primärprophylaktischer Intention induzierte Hypervolämie und/oder arterielle Hypertension sollte nicht durchgeführt werden werden.
- Beim Auftreten verzögerter ischämischer Defizite kann eine induzierte Hypervolämie und Hypertension erfolgen.
- Eine endovaskuläre Therapie vasospasmusbedingter ischämischer Defizite kann erwogen und durchgeführt, wegen bisher fehlender kontrollierter Studien aber nicht generell empfohlen werden.

Versorgungskontext
- Die Akutbehandlung einer aneurysmalen SAB soll in einschlägig erfahrenen Zentren unter Beteiligung erfahrener vaskulärer Neurochirurgen und interventioneller Neuroradiologen erfolgen.

- Aufgrund ihres spezifischen Komplikationsprofils sollten Patienten nach einer schweren SAB auf einer Überwachungseinheit oder Intensivstation mit nachgewiesener Expertise behandelt werden.

Wichtiger Untertyp: Die perimesenzephale SAB

- Bei der perimesenzephalen SAB liegt das Zentrum der Blutung in den Zisternen um Mittelhirn und Pons (CT, MRT). Sie erreicht nicht die laterale Sylvische Fissur oder den Interhemisphärenspalt und es findet sich angiografisch keine Blutungsquelle. Dieser prognostisch günstigere Typ ist vermutlich Folge einer venösen Blutung. Verzögerte neurologische Defizite sind eine Rarität. Es kommt nicht zu Rezidivblutungen. Die übrigen SAB-Komplikationen sind allerdings ähnlich häufig wie bei der aneurysmalen SAB und analog zu behandeln (Hydrozephalus, Hypovolämie).

Weiterer Untertyp: Die kortikale SAB

- Durch die verbesserte Bildgebung werden zunehmend Patienten identifiziert, die isolierte fokal-kortikale SABs haben. Oft sind diese nur in einem Sulcus, meist im oder benachbart zum Sulcus centralis, lokalisiert. Die Patienten leiden unter Kopfschmerzen und den benachbarten Hirnregionen zuzuordnenden fokalen Anfällen oder Ausfällen. Für Menschen unter 70 Jahren konnte als Hauptursache das reversible zerebrale Vasokonstriktionssyndrom identifiziert werden (Ducros et al. 2010).

Bei Patienten über 70 Jahren ist eine zerebrale Amyloidangiopathie als Ursache zu favorisieren (Raposo et al. 2011).

Kontrolluntersuchungen

- Bei der nicht perimesenzephalen basalen SAB ohne Nachweis einer Blutungsquelle wird eine zweite intraarterielle Angiografie zur Frage der Blutungsursache im Verlauf der ersten 6 Wochen empfohlen.
- Bei der perimesenzephalen SAB ohne Nachweis einer Blutungsquelle wird keine zweite intraarterielle Angiografie empfohlen.
- Für angiografische Befundkontrollen im langfristigen Verlauf nach erfolgreicher Ausschaltung eines rupturierten Aneurysmas ist die MRA das Verfahren der Wahl.
- Regelmäßige MRA-Kontrollen zur Erkennung von De-novo-Aneurysmen nach Ausschaltung eines rupturierten Aneurysmas können nicht generell empfohlen werden.

Aneurysma-Screening

- Ein Screening asymptomatischer Angehöriger eines Patienten mit einer nicht familiären aneurysmalen Subarachnoidalblutung ist derzeit nicht zu empfehlen.
- Bei familiärer Aneurysma-Anamnese (≥ 2 erstgradige Angehörige mit Subarachnoidalblutung oder Aneurysma), autosomal-dominanter polyzystischer Nierenkrankheit oder monozygoten Kozwillingen Betroffener kann ein Screening mittels MRA erwogen werden.

■ Einführung

Etwa 5% aller „Schlaganfälle" beruhen auf einer nicht traumatischen („spontanen") SAB. In Mitteleuropa und den USA beträgt ihre jährliche Inzidenz etwa 6–9 auf 100.000 Personen. Circa 85% sind Folge der Ruptur eines intrakraniellen arteriellen Aneurysmas. Patienten mit einer spontanen SAB sind relativ jung (mittleres Lebensalter ca. 50 Jahre), ihre Letalität und Morbidität relativ hoch (30-Tage-Letalität ca. 35%) (Feigin et al. 2009). Für die Therapie sind Erkenntnisse aus randomisierten kontrollierten Studien und prospektiven Kohortenstuden verfügbar (Bederson et al. 2009, Rabinstein et al. 2010).

■ Definition und Klassifikation

Eine SAB ist eine Blutung in den kraniellen und/oder spinalen Liquorraum. Gegenstand dieser Leitlinie sind ausschließlich spontane SAB nicht traumatischer Ursache. Hierbei werden folgende Formen unterschieden:
- aneurysmale SAB (durch Ruptur eines intrakraniellen Aneurysmas)
- perimesenzephale SAB
- nicht perimesenzephale basale SAB ohne Nachweis einer Blutungsquelle
- SAB anderer nicht traumatischer Ursache (z.B. arteriovenöse Malformation, Arteriitis, intrakranielle arterielle Dissektion, venöse Thrombose, zerebrale Amyloidangiopathie, zerebrales Vasokonstriktionssyndrom, Kokain)

■ Diagnostik

Der Verdacht auf eine SAB ist ein medizinischer Notfall, der eine umgehende stationäre Einweisung zum Zwecke weiterer Diagnostik erfordert. Wegweisend ist die Angabe eines so noch nie erlebten „Vernichtungskopfschmerzes", der sein Maximum binnen Sekunden erreicht. Etwa 5–10% aller SABs werden dennoch zunächst ärztlich übersehen, insbesondere wenn die Kopfschmerzen weniger schwer sind, neurologische Fokalzeichen oder Meningismus fehlen oder Symptome einer intrakraniellen Drucksteigerung nicht auftreten bzw. rasch wieder zurückgehen (Vigilanzminderung, Erbrechen). Die häufigsten Diagnosefehler sind die Unterlassung einer Schnittbilddiagnostik (in der Regel CT) und – bei unauffälligem CT-Befund – die Unterlassung einer Lumbalpunktion (Überschätzung der CT).

Subarachnoidalblutung (SAB)

- **Volumenmanagement:** Eine Wirksamkeit hämodynamisch-augmentierender Verfahren (induzierte Hypervolämie, Hypertension, Hämodilution) hat sich bisher weder für die prophylaktische noch die therapeutische Indikation belegen lassen (Rinkel et al. 2004, Dankbaar et al. 2010). Anzustreben ist eine Normovolämie, vorzugsweise mittels isotoner Lösungen (Zielwerte: zentralvenöser Druck > 4 mmHg, arterieller Mitteldruck > 70 mmHg oder zerebraler Perfusionsdruck > 60 mmHg). Eine Flüssigkeitsrestriktion zur Behandlung einer Hyponatriämie ist mit einem erhöhten Risiko verzögerter ischämischer neurologischer Defizite verbunden und sollte vermieden werden. Entstandene verzögerte ischämische neurologische Defizite können hämodynamisch-augmentierend behandelt werden („Triple-H Therapy").
- **Endovaskuläre Therapien:** Hierfür stehen die transluminale Ballondilatation und die intraarterielle Gabe vasodilatatorischer Substanzen zu Verfügung. Bei oft eindrucksvollen angiografischen Ergebnissen fehlen randomisierte Studien zum klinischen Nutzen. Die Ballondilatation kann enggestellte Gefäßsegmente effektiv und anhaltend aufweiten, ist aber für distale Gefäße und diffuse Spasmen weniger geeignet. Die intraarterielle Gabe von Kalziumantagonisten oder von Papaverin kann auch distale Segmente oder langstreckige Spasmen erreichen, ist aber von zeitlich begrenzter Wirkung. Der Einsatz endovaskulärer Verfahren kann erfolgen, muss im Einzelfall interdisziplinär durch erfahrene Behandler abgewogen werden, kann aber bisher nicht generell empfohlen werden.

Andere medikamentöse Therapien

- Antifibrinolytika zur Prophylaxe einer frühen Aneurysma-Nachblutung werden nicht empfohlen, da ihr Nutzen durch eine Zunahme ischämischer Komplikationen im Verlauf aufgehoben wird (Roos et al. 2003).
- Kortikosteroide werden nicht empfohlen, obwohl randomisierte Studien ausreichender Größe und Qualität für die SAB fehlen (Feigin et al. 2005a).
- Tirilazad war in mehreren randomisierten Studien nicht positiv wirksam und wird daher nicht empfohlen (Zhang et al. 2010).
- Statine können nach mehreren kleinen randomisierten Studien bisher nicht empfohlen werden. Weitere Studien sind abzuwarten (Kramer u. Fletcher 2010).
- Erythropoietin kann nicht empfohlen werden, da Ergebnisse aus Phase-III-Studien zur SAB fehlen und eine Studie beim akuten Hirninfarkt Sicherheitsbedenken ergab.
- Die primärprophylaktische Gabe von Antikonvulsiva kann in der Akutphase erwogen werden, sollte aber nicht längerfristig erfolgen.
- Eine Thromboseprophylaxe mit niedermolekularen Heparinen wird nach der Aneurysmaausschaltung empfohlen.
- Neurogen-kardiale Organfunktionsstörungen nach SAB können eine antiadrenerge, inotrope oder andere die Hirnperfusion stützende Therapie unter intensivmedizinischen Bedingungen erfordern.

■ Prävention der Subarachnoidalblutung

Beeinflussbare Risikofaktoren einer Aneurysmaruptur sind Rauchen, Bluthochdruck und Alkoholmissbrauch (Feigin et al. 2005b). Auch wenn diesbezügliche Interventionsstudien fehlen, sollten Patienten nach einer aneurysmalen SAB (und solche mit unrupturierten Aneurysmen) bezüglich ihres Lebensstils beraten werden. Eine arterielle Hypertension soll schon aus Gründen der Prophylaxe anderer Organschäden behandelt werden.

■ Verlaufsuntersuchungen und Aneurysma-Screening

Nach einer überstandenen Aneurysmaruptur liegt die kumulative 5-Jahres-Wahrscheinlichkeit der Bildung neuer intrakranieller (De-novo-)Aneurysmen bei 0,75 %. Dies rechtfertigt derzeit keine Empfehlung routinemäßiger Verlaufskontrollen mittels bildgebender Verfahren nach Ausschaltung eines rupturierten Aneurysmas (Ferns et al. 2011a, Rinkel u. Algra 2011).

Für routinemäßige angiografische Verlaufskontrollen des Langzeiterfolgs nach Aneurysma-Coiling ist die MRA der intraarteriellen Angiografie wegen des geringeren Risikos und einer besseren Kosten-Nutzen-Relation vorzuziehen (Schaafsma et al. 2010). Wird nach 6 Monaten ein anhaltend guter Coil-Verschluss in der MRA nachgewiesen, so dürfte zumindest für so verschlossene Aneurysmen < 10 mm früherer Größe, die nicht am Basilariskopf liegen, die Rate später Wiedereröffnungen (5–10 Jahre) nur bei ca. 1 % liegen, was engmaschigere Routinekontrollen relativiert (Ferns et al. 2011b).

Ein Screening asymptomatischer Angehöriger eines Patienten nach einer nicht familiären aneurysmalen SAB ist derzeit nicht zu empfehlen. Die Aneurysmaprävalenz in dieser Gruppe liegt zwar über der der übrigen Bevölkerung. Die meisten der beim Screening aufgedeckten Aneurysmen werden aber aufgrund ihrer Größe und Lage keine eindeutige Behandlungsempfehlung zur Folge haben (s. Leitlinie „Unrupturierte intrakranielle Aneurysmen") (Wermer et al. 2008, Vlak et al. 2011).

Ein MRA-Screening kann dagegen bei einer familiären Aneurysmakrankheit im engeren Sinne erwogen werden (≥ 2 erstgradige Angehörige mit Subarachnoidalblutung oder Aneurysma) (Bor et al. 2010), ebenso bei autosomal-dominanter polyzystischer Nierenkrankheit oder bei monozygoten Kozwillingen Betroffener. Vorzuschalten ist eine Besprechung der möglichen medizinischen, psychologischen und versicherungstechnischen Folgen eines positiven Screening-Befundes (Rinkel 2005). Auch daher sollten Screening-Untersuchungen im Rahmen einer neurovaskulären Spezialsprechstunde stattfinden.

■ Versorgungskoordination

Die Verdachtsdiagnose „SAB" erfordert ein akutes Vorgehen wie bei jedem „Schlaganfall" (Notarzt, Akuteinweisung, „Ruf 112!"). Die weiterführende Akutdiagnostik und Akuttherapie sollten in neurovaskulären Zentren erfolgen. Die Nachsorge muss berücksichtigen, dass ca. 50 % der Patienten nach einer aneurysmalen SAB neuropsychologische Einschränkungen aufweisen. Rauchen und Bluthochdruck sind Risikofaktoren der aneurysmalen SAB. Also besteht ein erhöhtes Risiko für weitere zerebro- und kardiovaskuläre Erkrankungen (Rinkel u. Algra 2011).

■ Redaktionskomitee

Prof. Dr. Joachim Berkefeld, Institut für Neuroradiologie, J. W.-Goethe-Universität Frankfurt am Main
Prof. Dr. Michael Forsting, Institut für Diagnostische und Interventionelle Radiologie, Universität Duisburg-Essen
Prof. Dr. Gerhard Hamann, Klinik für Neurologie, Dr.-Horst-Schmidt-Kliniken Wiesbaden
PD Dr. Luca Remonda, Neuroradiologie, Kantonsspital Aarau
Prof. Dr. Gabriele Schackert, Klinik für Neurochirurgie, Technische Universität Dresden
Prof. Dr. Erich Schmutzhard, Universitätsklinik für Neurologie, Innsbruck
Prof. Dr. Volker Seifert, Klinik für Neurochirurgie, J. W.-Goethe-Universität Frankfurt am Main
Prof. Dr. Hans-Jakob Steiger, Neurochirurgische Klinik, Heinrich-Heine-Universität Düsseldorf
Prof. Dr. Helmuth Steinmetz, Klinik für Neurologie, J. W.-Goethe-Universität Frankfurt am Main

Federführend: Prof. Dr. Helmuth Steinmetz, Klinik für Neurologie, J. W.-Goethe-Universität Frankfurt am Main, Schleusenweg 2–16, 60528 Frankfurt/Main, E-Mail: h.steinmetz@em.uni-frankfurt.de

Entwicklungsstufe der Leitlinie: S1

■ Literatur

Bederson JB, Connolly ES, Batjer HH et al. Guidelines for the management of aneurysmal subarachnoid hemorrhage. Stroke 2009; 40: 994–1025
Bor ASE, Koffijberg H, Wermer MJH et al. Optimal screening strategy for familial intracranial aneurysms. A cost-effectiveness analysis. Neurology 2010; 74: 1671–1679
Dankbaar JW, Slooter AJC, Rinkel GJE et al. Effect of different components of triple-H therapy on cerebral perfusion in patients with aneurysmal subarachnoid haemorrhage: a systematic review. Crit Care 2010; 14: R23
Dorhout Mees S, Rinkel GJE, Feigin VL, et al. Calcium antagonists for aneurysmal subarachnoid haemorrhage. Cochrane Database Syst Rev 2007a; 3: CD000277
Dorhout Mees S, van den Bergh WM, Algra A et al. Antiplatelet therapy for aneurysmal subarachnoid haemorrhage. Cochrane Database Syst Rev 2007b; 4: CD006184
Dreier JP. The role of spreading depression, spreading depolarization and spreading ischemia in neurological disease. Nat Med 2011; 17: 439–447
Ducros A, Fiedler U, Porcher R et al. Hemorrhagic manifestations of reversible cerebral vasoconstriction syndrome: frequency, features, and risk factors. Stroke 2010; 41: 2505–2511
Feigin VL, Anderson N, Rinkel GJE et al. Corticosteroids for aneurysmal subarachnoid haemorrhage and primary intracerebral haemorrhage. Cochrane Database Syst Rev 2005a; 3: CD004583
Feigin V, **Lawes CMM, Bennett DA** et al. Worldwide stroke incidence and early case fatality reported in 56 population-based studies: a systematic review. Lancet Neurol 2009; 8: 355–369
Feigin V, Rinkel GJ, Lawes CMM et al. Risk factors for subarachnoid hemorrhage. An updated systematic review of epidemiological studies. Stroke 2005b; 36: 2773–2780
Ferns SP, Sprengers MES, van Rooij WJJ et al. De novo aneurysm formation and growth of untreated aneurysms. A 5-year MRA follow-up in a large cohort of patients with coiled aneurysms and review of the literature. Stroke 2011a; 42: 313–318
Ferns SP, Sprengers MES, van Rooij WJJ et al. Late reopening of adequately coiled intracranial aneurysms: frequency and risk factors in 400 patients with 440 aneurysms. Stroke 2011b; 42: 1331–1337
Hunt WE, Hess RM. Surgical risk as related to time of intervention in the repair of intracranial aneurysms. J Neurosurg 1968; 28: 14–20
Kramer AH, Fletcher JJ. Statins in the management of patients with aneurysmal subarachnoid hemorrhage: a systematic review and meta-analysis. Neurocrit Care 2010; 12: 285–296
Linn F, Voorbij HA, Rinkel GJ et al. Visual inspection versus spectrophotometry in detecting bilirubin in cerebrospinal fluid J Neurol Neurosurg Psychiatry 2005; 76: 1452–1454
Macdonald RL, Higashida RT, Keller E et al. Clazosentan, an endothelin antagonist, in patients with aneurysmal subarachnoid haemorrhage undergoing surgical clipping: a randomised, double-blind, placebo-controlled phase 3 trial (CONSCIOUS-2). Lancet Neurol 2011; 10: 618–625
Molyneux AJ, Kerr RSC, Birks J et al.; ISAT Investigators. Risk of recurrent subarachnoid haemorrhage, death, or dependence and standardised mortality ratios after clipping or coiling of an intracranial aneurysm in the International Subarachnoid Aneurysm Trial (ISAT): long-term follow-up. Lancet Neurol 2009; 8: 427–433
Rabinstein AA, Lanzino G, Wijdicks EFM. Multidisciplinary management and emerging therapeutic strategies in aneurysmal subarachnoid haemorrhage. Lancet Neurol 2010; 9: 504–519
Raposo N, Viguier A, Cuvinciuc V et al. Cortical subarachnoid haemorrhage in the elderly: a recurrent event probably related to cerebral amyloid angiopathy. Eur J Neurol 2011; 18: 597–603
Rinkel GJ. Intracranial aneurysm screening: indications and advice for practice. Lancet Neurol 2005; 4: 122–128
Rinkel GJE, Algra A. Long-term outcomes of patients with aneurysmal subarachnoid haemorrhage. Lancet Neurol 2011; 10: 349–356
Rinkel GJE, Feigin VL, Algra A et al. Circulatory volume expansion therapy for aneurysmal subarachnoid haemorrhage. Cochrane Database Syst Rev 2004; 4: CD000483
Roos YB, Rinkel GJE, Vermeulen M et al. Antifibrinolytic therapy for aneurysmal subarachnoid haemorrhage. Cochrane Database Syst Rev 2003; 2: CD001245
Schaafsma JD, Koffijberg H, Buskens E et al. Cost-effectiveness of magnetic resonance angiography versus intra-arterial angiography to follow-up patients with coiled intracranial aneurysms. Stroke 2010; 41: 1736–1742
Scott RB, Eccles F, Molyneux AJ et al. Improved cognitive outcomes with endovascular coiling or ruptured intracranial aneurysms. Neuropsychological outcomes from the International Subarachnoid Aneurysm Trial (ISAT). Stroke 2010; 41: 1743–1747

Teasdale GM, Drake CG, Hunt W et al. A universal subarachnoid hemorrhage scale: report of a committee of the World Federation of Neurosurgical Societies. J Neurol Neurosurg Psychiat 1988; 51: 1457

van der Schaaf I, Algra A, Wermer M et al. Endovascular coiling versus neurosurgical clipping for patients with aneurysmal subarachnoid haemorrhage. Cochrane Database Syst Rev 2005; 4: CD003085

Vlak MH, Algra A, Brandenburg R et al. Prevalence of unruptured intracranial aneurysms with emphasis on sex, age, comorbidity, country, and time period: a systematic review and meta-analysis. Lancet Neurol 2011; 10: 626–636

Wermer MJ, Koffijberg H, van der Schaaf IC; ASTRA Study Group. Effectiveness and costs of screening for aneurysms every 5 years after subarachnoid hemorrhage. Neurology 2008; 70: 2053–2062

White PM, Lewis SC, Gholkar A et al. Hydrogel-coated coils versus bare platinum coils for the endovascular treatment of intracranial aneurysms (HELPS): a randomised controlled trail. Lancet 2011; 377: 1655–1662

Whitfield PC, Kirkpatrick P. Timing of surgery for aneurysmal subarachnoid haemorrhage. Cochrane Database Syst Rev 2001; 2: CD001697

Wong GKC, Boet R, Poon WS et al. Intravenous magnesium sulphate for aneurysmal subarachnoid hemorrhage: an updated systemic review and meta- analysis. Critical Care 2011; 15: R52

Zhang S, Wang L, Liu M et al. Tirilazad for aneurysmal subarachnoid haemorrhage. Cochrane Database Syst Rev 2010; 2: CD006778

Subarachnoidalblutung (SAB)

Clinical Pathway – Procedere bei Verdacht auf Subarachnoidalblutung

Verdacht auf Subarachnoidalblutung			
○ anamnestische Hinweise auf SAB:	▶ CT Schädel nativ	○ CT diagnosebeweisend	Diagnose Subarachnoidalblutung
– schwerste Kopfschmerzen	▶ Gradierung nach Hunt u. Hess bzw. WFNS:		
– Intensitätsmaximum binnen 5 Min. erreicht	○ **I**: asymptomatisch, leichte Kopfschmerzen, leichter Meningismus	○ CT nicht diagnosebeweisend	▶ Liquorpunktion
– begleitende Nackenschmerzen/-steife	○ **II**: starke Kopfschmerzen, Meningismus, keine Fokalzeichen außer Hirnnervenausfällen		○ Liquor oder Überstand nach Zentrifugieren xanthochrom oder ○ spektrophotometrischer Nachweis erhöhten Bilirubins im Liquor oder ○ zytologischer Nachweis von Siderophagen im Liquor → Diagnose Subarachnoidalblutung
– nicht durch Migräne erklärte Übelkeit/Erbrechen			
○ Bewusstseinsverlust	○ **III**: … + Somnolenz oder Verwirrtheit, fokale ZNS-Ausfälle		○ Liquor blutig < 8 Stunden nach Ereignis und ○ zentrifugierter Überstand farblos-klar → Diagnose Subarachnoidalblutung (DD: artefiziell)
○ klinische Hinweise auf SAB:			
– Meningismus	○ **IV**: … + Sopor, autonome Störungen		○ Liquor inspektorisch farblos-klar oder ○ Liquor blutig > 8–12 Stunden nach Ereignis und zentrifugierter Überstand farblos-klar → Ausschluss einer Subarachnoidalblutung in den letzten 2–3 Wochen
– N.-oculomotorius-Parese			
– Glaskörperblutung	○ **V**: Koma, Dezerebrationszeichen		
○ Vigilanzstörung			
○ Erbrechen			

Clinical Pathway – Procedere bei basaler, nicht perimesenzephaler, nicht traumatischer Subarachnoidalblutung

Bilddiagnostisch oder liquordiagnostisch gesicherte Subarachnoidalblutung				
Basistherapie:	▶ intraarterielle Katheterangiografie (zerebrale Panangiografie s.o. mit selektiver 4-Gefäß-Darstellung, falls o.B.: Angiografie des A.-carotis-externa-Gebietes)	○ Aneurysmanachweis		▶ interdisziplinäre Entscheidung über Therapiemethode (falls beide Methoden möglich → präferenziell Coiling)
▶ Bettruhe				▶ Clipping
▶ Hypovolämie, Hyper- und Hypoglykämie, Hyponatriämie, Fieber vermeiden				▶ Coiling
▶ mittlere arterielle Drücke von 60–90 mmHg anstreben		○ andere Blutungsquelle: ○ intradurale Gefäßdissektion ○ infektiöses Aneurysma ○ arteriovenöse Malformation		▶ Kontrollangiografie in der Postakutphase empfehlenswert
▶ Analgesie, Antiemesis, Laxanzien bei Bedarf				
▶ nach Aneurysmaversorgung Thromboseprophylaxe mit NMH		○ kein Aneurysmanachweis	○ keine Blutungsquelle	▶ konservative Behandlung
Monitoring:				
▶ neurologischer Befund				
▶ Blutdruck				
▶ Flüssigkeitsbilanz				
▶ transkranielle Doppler-Sonografie				
Prophylaxe von zerebralen Ischämien:				
▶ Nimodipin 6 × 60 mg/d p.o. für 21 Tage				

27 Zerebrale Gefäßmalformationen (arteriovenöse Malformationen, arteriovenöse Fisteln, Kavernome)

Was gibt es Neues?

Arteriovenöse Malformationen (AVM)
- Diagnostisch sollten heute die MRT mindestens mit 1,5, besser 3 Tesla Feldstärke eingesetzt werden. Mit neueren MR-Geräten sind zeitaufgelöste MR-Angiografien möglich, die eine Einschätzung des Blutflusses durch die AVM erlauben.
- Seitens der interventionellen Neuroradiologie werden Partikelembolisationen kaum noch eingesetzt und zunehmend durch Flüssigembolisate ersetzt.

Durale arteriovenöse Fisteln (DAVF)
- Wie bei der AVM bestehen die Neuigkeiten im Wesentlichen in der Verbesserung der MRT-Technologie. Eine DSA erscheint aber bislang weiterhin in jedem Fall erforderlich.

Kavernome
- Eine prospektive Studie zu symptomatischen Epilepsien bei Kavernompatienten hat gezeigt, dass 94 % der Patienten mit einem ersten durch ein Kavernom bedingten Anfall im Verlauf weiter Anfälle erleiden werden. Daher ist in Zusammenhang mit der DGN-Leitlinie zur Epilepsie bei Erwachsenen in diesem Fall bereits nach einem ersten Anfall eine antiepileptische Medikation indiziert. Bei Pharmakoresistenz ist eine prächirurgische Epilepsiediagnostik vor der OP-Planung indiziert, um die Wahrscheinlichkeit postoperativer Anfallsfreiheit zu erhöhen. Hier besteht aktuell nach Auffassung der Surgical Task Force der Commission on Therapeutics der ILAE (Int. League Against Epilepsy) eine Behandlungslücke.
- Eine rezente Metaanalyse zu den Prädiktoren postoperativer Anfallsfreiheit bei Patienten mit kavernombedingten Epilepsien hat die folgenden Prädiktoren für ein gutes postoperatives Outcome gefunden (Englot et al. 2011):
  - Größe des Kavernoms < 1,5 cm
  - singuläres Kavernom
  - präoperative Anfallskontrolle durch antiepileptische Medikation
  - Fehlen generalisiert tonisch-klonischer Anfälle
  - Dauer der Epilepsie < 1 Jahr
  - komplette Resektion des Kavernoms
- Diese Daten sprechen für eine zeitnahe komplette Resektion des Kavernoms bei kavernomassoziierter Epilepsie, insbesondere bei Vorliegen von Faktoren, die ein günstiges postoperatives Outcome erwarten lassen.
- Wachstum und neues Auftreten von Kavernomen sind belegt.

Die wichtigsten Empfehlungen auf einen Blick

Arteriovenöse Malformationen (AVM)
- Patienten, bei denen eine zerebrale AVM nachgewiesen wurde, sollten nach Möglichkeit ein Krankenhaus aufsuchen, in dem Neurochirurgen, Neuroradiologen, Strahlentherapeuten und Neurologen mit dem Krankheitsbild vertraut sind und interdisziplinäre Behandlungskonzepte verfolgen. Hier kann vorausgesetzt werden, dass Therapieentscheidungen die Möglichkeiten jeder dieser genannten Disziplinen einbeziehen, die sich zum Teil sinnvoll kombinieren lassen.
- Im Gegensatz zu Patienten mit unrupturierten AVM, bei denen die ARUBA-Studie die Frage beantworten soll, ob konservative Behandlung oder (eine Kombination aus) Embolisation, Resektion oder Radiochirurgie von Vorteil ist, stellt die stattgehabte Blutung aus einer AVM den bedeutsamsten Risikofaktor für eine weitere Blutung dar. Bei blutungssymptomatischen Patienten sollte daher stets die Frage der raschen Elimination dieses im Vordergrund stehenden Erkrankungsrisikos dringlich geklärt werden.
- In jedem Fall, also auch bei nicht gebluteten AVMs, soll zur genauen Beurteilung des Risikos eine DSA erfolgen.
- Generell sollte jede Therapie auf die vollständige Elimination der AVM aus der zerebralen Zirkulation abzielen, wobei Resektion und Embolisation, ggf. in Kombination, dieses Ziel rasch erreichen können.

Durale arteriovenöse Fisteln (DAVF)
- Durale arteriovenöse Fisteln (DAVF) können in Abhängigkeit ihrer venösen Drainage in 2 Formen unterschieden werden. Besteht eine retrograde venöse Drainage in eine kortikale Vene, so bestehen ein deutlich erhöhtes Blutungsrisiko und eine Behandlungsindikation (aggressive Form). Bei DAVF ohne Drainage in eine kortikale Vene kann z. B. bei störenden Ohrgeräuschen eine relative Behandlungsindikation bestehen (benigne Form).

Zerebrale Gefäßmalformationen (arteriovenöse Malformationen, arteriovenöse Fisteln, Kavernome)

- Die Behandlung sollte möglichst durch eine eng kooperierende Gruppe von Neurochirurgen, Neuroradiologen, Neurologen und Strahlentherapeuten mit Erfahrung in der interdisziplinären Behandlung komplexer DAVF erfolgen.
- Ist die Diagnose DAVF durch bildgebende Diagnostik mittels Magnetresonanztomografie (MRT) und Katheterangiografie gesichert, sind verschiedene Behandlungsmöglichkeiten gegeben. Eine Möglichkeit ist die endovaskuläre Therapie. Hier wird je nach Lokalisation und Art der Fistel deren Verschluss über die Venen und/oder die Arterien angestrebt. Nach Sondierung der fistelversorgenden Arterien werden Flüssigembolisate eingebracht. Über die Venen ist es alternativ möglich, den betroffenen Anteil der Blutleiter mit Platinspiralen zu verschließen und/oder das betroffene Segment mit einem Stent zu remodellieren. Manchmal sind auch eine Kombination der Verfahren und/oder mehrere Eingriffe nötig. Eine weitere Möglichkeit besteht in der primären Operation oder einer Kombination von endovaskulärer Therapie und operativer Therapie, wobei die Ausschaltung der DAVF am Fistelpunkt auf der venösen Seite erfolgen sollte.
- Auch bei der DAVF ist zum sicheren Nachweis/Ausschluss und zur Therapieplanung immer eine DSA erforderlich.

Kavernome
- Die Diagnose beruht vorwiegend auf dem MRT. Am besten stellen sich Kavernome in Gradientenecho- und suszeptibilitätsgewichteten Sequenzen dar.
- Eine frühzeitige mikrochirurgische Resektion ist bei Patienten mit zerebralen Kavernomen und epileptischen Anfällen oder erhöhtem Blutungsrisiko und gut zugänglicher Kavernomlokalisation sinnvoll. Konservative Therapieansätze sind symptomorientiert.
- Multiple Kavernome treten gehäuft familiär auf, sodass sich Implikationen für Angehörige ergeben können. Eine eingehende Familienanamnese sollte, insbesondere bei Patienten mit multiplen Kavernomen, stets erhoben werden. Eine genetische Testung von Patienten mit multiplen Kavernomen und bei positivem Befund (und nach genetischer Beratung) asymptomatischer Angehöriger ist ggf. sinnvoll.

■ Einführung

Zerebrale Gefäßmalformationen (AVM, DAVF und Kavernome) sind nicht selten mit einer erhöhten Morbidität und Mortalität assoziiert und haben einen erheblichen negativen Einfluss auf die Lebensqualität der Betroffenen. Diagnostik und Behandlung erfolgen interdisziplinär, sodass ein fachübergreifender Konsens zum diagnostischen und therapeutischen Vorgehen von besonderer Bedeutung ist.

■ Definition und Klassifikation

Begriffsdefinitionen

▶ **Arteriovenöse Malformation (AVM):** Bei der zerebralen AVM handelt es sich um eine Gefäßfehlbildung, die aus Kurzschlussverbindungen (Nidus) zwischen zerebralen Arterien und Venen ohne zwischengeschaltetes Kapillarbett besteht.

Mit bis zu 80 % häufigstes Symptom der AVM ist die Blutung, gefolgt von epileptischen Anfällen und neurologischen Defiziten. Auch kann es in seltenen Fällen durch eine venöse Kongestion zum Pseudotumor cerebri mit unter anderem beidseitigen Stauungspapillen kommen (Heros u. Tu 1986, Yeh et al. 1990, Jomin et al. 1993, Turjman et al. 1995, Rosenkranz et al. 2008).

AVM werden immer häufiger zufällig im Rahmen der schnittbilddiagnostischen Abklärung von Erkrankungen des zentralen Nervensystems (ZNS) diagnostiziert (inzidentelles AVM).

▶ **Durale arteriovenöse Fistel (DAVF):** Kraniale DAVF sind abnormale Shuntgefäße zwischen extrakraniellen duraversorgenden arteriellen Gefäßen und dem duralen venösen Drainagesystem.

▶ **Kavernom:** Kavernome sind gutartige Gefäßfehlbildungen, die aus endothelbekleideten Kavernen in einer kollagenen Matrix bestehen und kein Hirngewebe enthalten (Maraire u. Awad 1995, Bertalanffy et al. 2002). Kavernome machen mit einer Prävalenz von 0,4–0,9 % (McCormick u. Boulter 1966, Sage et al. 1993, Maraire u. Awad 1995, Bertalanffy et al. 2002) etwa 8–15 % der Gefäßfehlbildungen des Gehirns aus (Zabramski et al. 1994, Batra et al. 2009). Bei etwa 6 % der Patienten liegen familiäre Kavernome vor, die in der Regel durch Mutationen in den Genen KRIT1 (CCM1), CCM2 (MGC4607) und PDCD10 (CCM3) verursacht werden (Laberge-le Couteulx et al. 1999, Zevgaridis et al. 1999, Liquori et al. 2003, Bergametti et al. 2005, Batra et al. 2009, Josephson et al. 2011).

Klassifikationen

▶ **AVM:** Da das Risiko der operativen Behandlung wesentlich von dem Nidusdurchmesser und der Art der Venendrainage bestimmt wird, ist das Einteilungsverfahren nach Spetzler u. Martin (chirurgischer Prognoseindex) hilfreich (Spetzler u. Martin 1986) (▶ Tab. 27.1): Große AVM und solche mit tiefer Venendrainage haben eine hohe Grad-Zahl nach Spetzler und Martin und weisen damit ein hohes operatives Risiko auf. Für die Radiochirurgie wurden ähnliche Klassifikationen entwickelt, die eine Vorhersage des Behandlungserfolges anhand der AVM Größe und Lokalisa-

Zerebrale Gefäßmalformationen (arteriovenöse Malformationen, arteriovenöse Fisteln, Kavernome)

Tab. 27.1 AVM-Einteilung nach Spetzler u. Martin (1986). Die Summe der Punkte entspricht der Grad-Zahl.

AVM-Einteilung			
Größe	< 3 cm	3–6 cm	> 6 cm
Punkte	1	2	3
Lage	nicht eloquent		eloquent
Punkte	0		1
venöse Drainage	oberflächlich		tief
Punkte	0		1

Tab. 27.2 Zwei gängige Klassifikationssysteme der DAVF nach Borden (1995) und nach Cognard (1995).

	Typ I	Typ II	Typ III	Typ IV	Typ V
Borden	Drainage direkt in duralen Sinus oder meningeale Venen mit anterogradem Fluss	anterograde Drainage in duralen Sinus mit teils retrogradem Fluss in kortikale Venen	direkte retrograde Drainage in kortikale Venen ohne Beteiligung duraler Sinus oder meningealer Venen		
Cognard	normaler anterograder Fluss in duralen Sinus	Drainage in duralen Sinus mit: a retrogradem Fluss im Sinus b retrogradem Fluss in kortikalen Venen a + b retrograder Drainage in Sinus und kortikale Venen	direkte Drainage in kortikale Venen mit retrogradem Fluss ohne venöse Ektasie	direkte Drainage in kortikale Venen mit venöser Ektasie > 5 mm und 3 × größer als drainierende Vene	direkte Drainage in spinale perimedulläre Venen

tion, sowie des Alters des Patienten erlauben (Pollock u. Flickinger 2002, Pollock et al. 2008, Milker-Zabel et al. 2012).

▶ **DAVF:** In der klinischen Routine haben sich unterschiedliche Klassifikationen etabliert, die im Verlauf etwas modifiziert wurden, aber gemeinsam angiografische und pathophysiologische Kriterien berücksichtigen.

In Abhängigkeit von der Lokalisation der DAVF und der vorliegenden venösen Drainage können DAVF einen milden klinischen Verlauf nehmen (**benigne Form**), ohne dass ein Blutungsrisiko besteht, oder einen aggressiven Verlauf aufweisen und apoplektiform mit intrakraniellen Blutungen und neurologischen Defiziten symptomatisch werden (**aggressive Form**). Eine retrograde kortikale venöse Drainage erhöht das Risiko einer intrakraniellen Blutung.

▶ Tab. 27.2 zeigt die Klassifikationssysteme nach Borden und Cognard.

▶ **Kavernome:** Kavernome lassen sich nach Größe, Lage (tief vs. oberflächlich [Sandalcioglu et al. 2011], lobärer Lokalisation [Moran et al. 1999]; supra- vs. infratentoriell), vorhandener oder fehlender Kortexbeteiligung (Menzler et al. 2010), sporadischem vs. familiärem Auftreten (und ggf. nach vorliegender Mutation) und ihrer Anzahl (einzeln oder multiple) einteilen.

■ Diagnostik

Die Diagnostik von zerebralen Gefäßmalformationen ist dringlich, wenn ein progredientes neurologisches Defizit oder ein hohes Risiko einer symptomatischen intrakraniellen Blutung vorliegt.

Für die sofortige Notfalldiagnostik ist in der Regel eine CT ggf. mit KM-Gabe ausreichend. In der (weiteren) Primärdiagnostik spielt die MRT mit Einschluss kontrastangehobener Sequenzen die ausschlaggebende Rolle. Sie erlaubt den Nachweis der Mehrzahl aller zerebralen Gefäßmalformationen (AVM, DAVF, Aneurysmen, Venektasien, Kavernome) mit Ausnahme sehr kleiner Befunde und ermöglicht als einzige Methode eine genaue Lagebestimmung des AVM-Nidus bzw. der DAVF in Bezug auf das Hirnparenchym (insbesondere den eloquenten Kortex und die eloquenten Bahnen) sowie den Nachweis von Begleitödemen. Patienten, bei denen eine zerebrale Gefäßmalformation nachgewiesen wurde, sollten an ein Krankenhaus überwiesen werden, in dem Neurochirurgen, Neuroradiologen, Strahlentherapeuten und Neurologen mit dem Krankheitsbild vertraut sind. Wenn eine therapeutische Maßnahme geplant wird, ist bei Patienten mit AVM und DAVF in der Regel eine DSA erforderlich. Bei Hinweisen auf eine Epilepsie sollte ein epileptologisch versierter Neurologe in die Therapieplanung einbezogen sein (▶ Abb. 27.1).

Zerebrale Gefäßmalformationen (arteriovenöse Malformationen, arteriovenöse Fisteln, Kavernome)

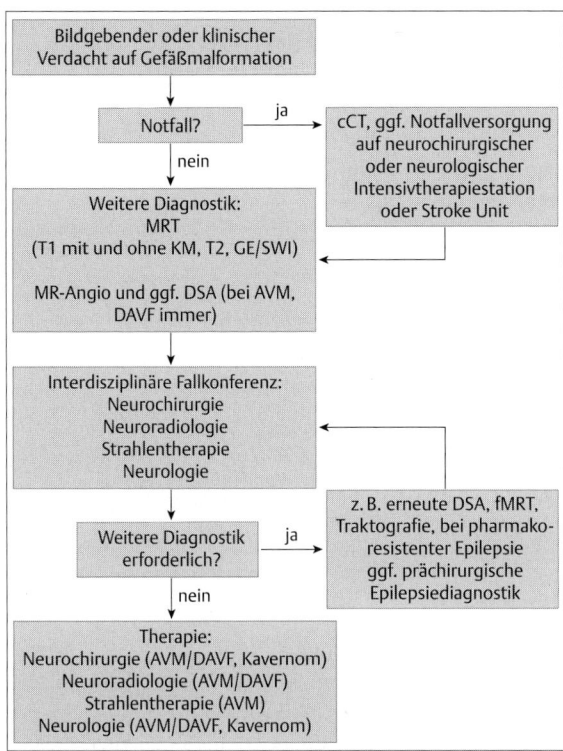

Abb. 27.1 Diagnostische Abklärung zerebraler Gefäßmalformationen.

Diagnose von AVM

Symptomatik

AVM werden meist zwischen dem 20. und 40. Lebensjahr symptomatisch. Das mit rund 50 % am häufigsten auftretende Symptom ist die intrazerebrale Blutung (Hofmeister et al. 2000). Insbesondere bei (für eine hypertensive Ätiologie) atypischen Blutungen ist daher das Vorliegen einer Gefäßmalformation auszuschließen. Etwa ein Drittel der Patienten klagt über epileptische Anfälle. Weitere Symptome können Kopfschmerzen, fokal-neurologische Ausfälle und pulssynchrone Ohrgeräusche sein (Requena et al. 1991, Hofmeister et al. 2000).

Bildgebung

▶ **Computertomografie:** Im Fall einer Blutung ist die CT die Methode der Wahl, da sie schnell und verlässlich Auskunft gibt über Lage und Ausmaß der Blutung sowie die Blutungsfolgen. Die CT ist zur Indikation eines Notfalleingriffs (Blutungsevakuation, externe Ventrikeldrainage) als schnittbilddiagnostisches Verfahren ausreichend. Sie ist jedoch insensitiv für ältere Blutungen. Deshalb ist immer auch eine MRT indiziert, die besonders sensitiv für Blut und Blutabbauprodukte ist (s. u.). Multiple Hämosiderinablagerungen sprechen für multiple Kavernome oder – bei älteren Patienten – für eine Amyloidangiopathie. In beiden Fällen ist eine DSA nicht indiziert.

In der kontrastverstärkten Computertomografie lassen sich AVM ab einer Nidusgröße von 1 cm in den meisten Lokalisationen sicher nachweisen. Mit der CT-Angiografie lässt sich der Nidus sehr gut definieren. Im CT oder auch der CTA können allerdings kleine assoziierte Aneurysmen nicht immer detektiert werden. Zudem ist keine Aussage zum Flussverhalten („high-flow" versus „low-flow") möglich.

▶ **Magnetresonanztomografie:** Die MRT ermöglicht die Differenzierung auch kleiner zerebraler Gefäßmalformationen, allerdings ist hier unter Umständen eine paramagnetische Kontrastverstärkung bei relativ langsamem Fluss in der Läsion erforderlich. Mit der MRT ist eine präzise Lokalisationsdiagnostik des AVM-Nidus in Bezug zur Anatomie und auch zu funktionell besonders relevanten Hirnregionen (fMRT, Traktografie) möglich. Ferner können hier mit Gradientenechosequenzen (GE) oder suszeptibilitätsgewichteten Sequenzen (SWI) Hinweise auf ältere subklinische Blutungen und Informationen über den Aufbau und die Beschaffenheit der zerebralen Gefäßmalformationen gewonnen werden (DAVF, Aneurysmen, Venektasien). Eine gute Darstellung der AVM erreicht man häufig mit dünnschichtigen multiplanaren oder 3D T2-gewichteten Sequenzen. Mittels MRA können bei AVM und DAVF die großen zuführenden und drainierenden Gefäße erkannt werden. Mit neueren MR-Geräten sind auch zeitaufgelöste MR-Angiografien möglich, sodass eine erste Einschätzung zum Flussverhalten zunehmend auch mit dieser Methode möglich wird. Die funktionelle MRT sollte bei AVM und DAVF vor allem zur Sprachlateralisierung eingesetzt werden. Es ist zu beachten, dass nahe an AVM/DAVF gelegene Aktivierungen durch den Steal-Effekt falsch positiv sein können.

▶ **Digitale Subtraktionsangiografie:** Die DSA dient nicht mehr der Erstdiagnose einer AVM, sondern vielmehr der präzisen angiologischen, läsionsmorphologischen und hämodynamischen Diagnostik. Unter therapeutischen Aspekten ist nicht nur wichtig, dass eine AVM vorliegt, sondern auch, aus welchen Komponenten sie sich zusammensetzt. In diesem Zusammenhang von allergrößter Wichtigkeit sind die Größe des Nidus der AVM sowie Zahl, Größe und Richtung der abführenden Drainagevenen. Die zuführenden Gefäße können durch Aneurysmen, die Drainagevenen durch umschriebene Ektasien und Stenosen verändert sein. Die DSA erlaubt darüber hinaus eine Unterscheidung zwischen plexiformen und fistulösen Angiomanteilen sowie die Abschätzung des Shuntvolumens und der KM-Passagezeit. Diese Teilbefunde sind wesentlich für die Prognoseeinschätzung und die Therapieentscheidung und sollten deshalb bei der Planung des Vorgehens unbedingt verfügbar sein.

Diagnose von DAVF

Symptomatik

Zu den häufigsten Symptomen gehören das pulssynchrone Ohrgeräusch (pulsatiler Tinnitus) mit meist laterobasal lokalisierter DAVF und Drainage in den Sinus petrosus superior, transversus oder sigmoideus. Weiterhin können Patienten über Kopfschmerzen klagen, andere durch einen erhöhten intrakraniellen Druck mit Stauungspapillen und Sehstörungen (durch die venöse Kongestion) oder ein demenzielles Syndrom auffällig werden. Bei aggressivem Verlauf können Hirnblutungen und neurologische Defizite auftreten.

Bildgebung

▶ **Computertomografie:** Die kraniale CT wird zur Abklärung einer akuten Symptomatik, mit der sich eine DAVF manifestieren kann, durchgeführt. Hierbei können vor allem Blutungen sicher und schnell diagnostiziert werden. Die weitere Abklärung der Ursache bleibt aber den weiterführenden Verfahren vorbehalten. Einen ersten Anhalt kann eine CT-Angiografie geben. Hierbei ist oft ein thrombosierter/teilthrombosierter sowie auch arterialisierter Sinus zu erkennen. Weiterhin können dilatierte, auch transzerebrale oder kortikale Venen sichtbar sein.

▶ **Magnetresonanztomografie:** Die Standard-MRT kann neben Blutungen sensitiver als die CT mögliche Ödeme zeigen, zudem durch Verwendung einer SWI oder T2*-Sequenz auch ältere Hämosiderinablagerungen nachweisen. Des Weiteren können ergänzende MR-Angiografien hilfreich sein, wobei ein negativer Befund eine DAVF nicht sicher ausschließt. Das neuere Verfahren der zeitaufgelösten MR-Angiografie kann hier in manchen Fällen eine bessere Diagnostik gewährleisten.

▶ **Digitale Subtraktionsangiografie:** Die DSA dient in der Regel nicht mehr der Erstdiagnose einer DAVF, kann aber bei kleineren Fisteln noch immer das einzige Verfahren sein, das diese sicher nachweist. Daher ist bei klinisch eindeutigem Verdacht und negativem CT und MRT eine Katheter-Panangiografie der hirnversorgenden Gefäße anzuschließen. Diese dient zudem der präzisen angiologischen, morphologischen und hämodynamischen Diagnostik. Hierüber ist eine definitive Einteilung der Fistel und damit Abschätzung des Blutungsrisikos möglich: Sind frühe Venen mit transkortikaler und tiefer Drainage vorhanden, sind diese ante- oder retrograd gefüllt etc. Zudem können die verschiedenen therapeutischen Optionen mithilfe der DSA geplant und deren Risiken eingeschätzt werden. Auch bei der DAVF ist zum sicheren Nachweis/Ausschluss und zur Therapieplanung immer eine DSA erforderlich.

Diagnose von Kavernomen

Symptomatik

Die Anamnese sollte alle für Kavernome typischen Symptome erfassen (Kopfschmerzen, epileptische Anfälle, fokal-neurologische Defizite). Im Fall epileptischer Anfälle ist eine epilepsieorientierte Anamnese inklusive Risikofaktoren für eine Epilepsie und Anfallssemiologie notwendig, um Hinweise zu erhalten, ob die epileptischen Anfälle mit dem Kavernom in Zusammenhang stehen oder unabhängig davon auftreten. Darüber hinaus ist eine Familienanamnese hinsichtlich familiärer Kavernome notwendig, da ein familiäres Auftreten das Risiko für multiple Kavernome erhöht. Die neurologische Untersuchung zielt auf die Feststellung von fokal-neurologischen Defiziten sowie ggf. einer Nackensteifigkeit und von Hirndruckzeichen ab.

Bildgebung

▶ **Magnetresonanztomografie:** Aufgrund von Hämatomen in unterschiedlichen Stadien, fokalen Fibrosen und Kalzifikationen stellen sich Kavernome im MRT in T2-gewichteten Sequenzen als Läsionen mit einem Zentrum gemischter Signalintensität dar, das häufig von einem Hämosiderinsaum umgeben ist (Rigamonti et al. 1987, Requena et al. 1991). Kavernome können sehr klein sein und daher im Routine-MRT inklusive dünnschichtiger TSE-Sequenz übersehen werden. Aufgrund der Hämosiderinablagerungen kommt es jedoch in T2*-gewichteten Gradientenechosequenzen zu einer deutlichen Signalauslöschung, die über die Ausdehnung des Kavernoms hinausgehen kann („blooming"), sodass diese Sequenz zur Diagnostik von Kavernomen ergänzend durchgeführt werden sollte (Batra et al. 2009). In aktuellen Studien hat sich darüber hinaus gezeigt, dass suszeptibilitätsgewichtete Sequenzen (SWI) eine höhere Sensitivität beim Nachweis von Kavernomen aufweisen als die herkömmlichen Gradientenecho Sequenzen (Dammann et al. 2010). Zum Ausschluss einer begleitenden DVA ist präoperativ ein MRT mit Kontrastmittel indiziert (Awad u. Jabbour 2006).

▶ **Computertomografie:** Für den Nachweis von Verkalkungen und akuten Blutungen ist die CT, vor allem im Rahmen der Akut- und Notfalldiagnostik, geeignet.

▶ **EEG/Video-EEG-Monitoring:** Bei Patienten mit zerebralen Kavernomen und insbesondere pharmakoresistenten symptomatischen Epilepsien wird die Durchführung eines EEGs im Rahmen der prächirurgischen Diagnostik und ggf. die Durchführung eines Video-EEG-Monitorings empfohlen, um psychogene Anfälle auszuschließen und zu eruieren, ob die epileptogene Zone mit der Lokalisation des Kavernoms übereinstimmt oder die epileptischen Anfälle unabhängig vom Kavernom auftreten (Oehl et al. 2009). Eine genaue Klassifikation der Anfälle, Beurteilung der Konkordanz zwischen Anfallssymptomatik und Kavernomlokalisation sowie der Ausschluss einer dualen Pathologie sind essenziell (Stefan et al. 2004). Das Video-EEG-Monitoring dient darüber hinaus der Planung des operativen Vorgehens (Läsionektomie vs. erweiterte ggf. Elektrokortikografie [ECoG]-geleitete Läsionektomie) (Hammen et al. 2007).

Bei Patienten mit multiplen Kavernomen und epileptischen Anfällen ist es oft möglich, ein einzelnes epileptogenes Kavernom zu identifizieren, sodass ein epilepsiechirurgischer Eingriff ohne invasives Monitoring möglich ist (Rocamora et al. 2009).

Bei diskordanten Befunden in EEG, Anfallssymptomatik und MRT kann vor einem epilepsiechirurgischen Eingriff die Durchführung eines invasiven Monitorings erforderlich sein. Der Nutzen einer intraoperativen Elektrokortikografie (ECoG) ist bisher unklar (Ferrier et al. 2007, Van Gompim et al. 2009).

■ Therapie

Therapie von AVM

Allgemeine Empfehlungen

Bei akuter Hirnblutung sollten Patienten zumindest initial auf einer neurochirurgischen bzw. neurologischen Intensivtherapiestation wenigstens aber auf einer Stroke Unit behandelt werden.

Die spezifische Behandlungsindikation wird anhand der klinischen Symptomatik, des bildmorphologische Befundes, des Risikos einer symptomatischen Hirnblutung und vor allem nach den Risiken der einzelnen Behandlungsoptionen gestellt. Eine enge Kooperation zwischen Neurochirurgen, Neuroradiologen, radiochirurgischen Therapeuten und Neurologen ist eine wesentliche Voraussetzung für die erfolgreiche Therapie. Neben der konservativen symptomatischen Therapie z. B. von epileptischen Anfällen oder von neurologischen Funktionseinschränkungen stehen als spezifische Behandlungsmodalitäten sowohl neurointerventionelle, neurochirurgische als auch radiochirurgische Therapiemodalitäten zur Verfügung.

Die Erkenntnisse über Spontanrisiken und Therapieergebnisse stammen aus zahlreichen, zum Teil großen Fallstudien behandelter Patienten und Beobachtungen an unbehandelten Patienten, die nicht behandelt werden wollten oder unbehandelbar waren.

Das bestimmende Risiko bei einer AVM ist das **Blutungsrisiko:** Die Inzidenz einer Blutung aus der AVM beträgt 2–3% pro Jahr und erhöht sich im ersten Jahr nach einer vorangegangenen Blutung gering, wobei es sich für die ersten Wochen nach einer Blutung etwa verdoppelt. Anschließend reduziert sich das (Rezidiv-)Blutungsrisiko wieder auf den Ausgangswert von ca. 3% pro Jahr. Ohne Risikofaktor(en) wie stattgehabte Blutung, tiefe Lage, tiefe venöse Drainage und höheres Lebensalter beträgt die jährliche Blutungsrate 0,9% (Stapf et al. 2006), die Kombination der blutungsspezifischen Risikofaktoren (stattgehabte Blutung aus der AVM, tiefe Lage der AVM, tiefe venöse Drainage der AVM) ergibt eine jährliche Blutungsrate von 34,4%.

Über einen Zeitraum von 20 Jahren beträgt das Rezidivblutungsrisiko 50%. Die Letalität jedes Blutungsereignisses beträgt 10–15%, die Inzidenz des AVM-bezogenen Todes 1% pro Jahr. Nur 40–60% aller AVM bluten jemals und je Blutung ist in ca. 50% mit bleibenden Defiziten zu rechnen (Kjellberg 1989, Hartmann et al. 1998). Der Altersgipfel für die erste Blutung liegt in der 2. Dekade.

Bis zu einem Lebensalter von 40 Jahren haben 40% aller AVM und 72% der AVM, die jemals bluten, geblutet! Das Blutungsrisiko bei Kindern beträgt 30% in 10 Jahren und 85% in 25 Jahren, bei Erwachsenen dagegen 10% in 10 Jahren und 35% in 25 Jahren (Celli et al. 1984). Die Inzidenz eines permanenten neurologischen Defizits durch eine zerebrale AVM liegt bei 1–3% pro Jahr und bei 10–30% pro Blutung (Graf et al. 1983, Celli et al. 1984, Crawford et al. 1986, Kjellberg 1989, Ondra et al. 1990, Vinuela et al. 1991).

Da das Risiko der operativen Behandlung wesentlich von dem Nidusdurchmesser und der Art der Venendrainage bestimmt wird, ist das Einteilungsverfahren nach Spetzler u. Martin (1986, chirurgischer Prognoseindex) hilfreich (▶ Tab. 27.1).

Konservative Therapie

Nur etwa jede zweite AVM verursacht Letalität oder Morbidität mit bleibenden Defiziten. Spontanverschlüsse sind selten, aber möglich (Strzelczyk et al. 2010). Deswegen sollte die Indikation zur invasiven Therapie immer dann sehr streng gestellt werden, wenn die AVM einen Zufallsbefund ohne Nachweis spezieller, das Blutungsrisiko erhöhender Stigmata darstellt. Abzuwägen ist das *individuelle* Behandlungsrisiko gegen das Krankheitsrisiko. Da es sich um ein kumulatives Risiko handelt, spricht ein jüngeres Lebensalter generell für die Behandlung. An der Indikationsstellung und dem Therapieplan sollten von vornherein die Neurochirurgie, die interventionelle Neuroradiologie, die Strahlentherapie und die Neurologie beteiligt sein. Am günstigsten ist eine gemeinsame Konferenz mit der Besprechung der MRT- und DSA-Bilder. Die Indikation zur invasiven Therapie sollte zurückhaltend gestellt werden bei allen AVM, die aufgrund von Lokalisation und Ausdehnung weder operiert noch bestrahlt werden können und sich darüber hinaus von ihrer Angioarchitektur her nicht für eine Embolisation eignen bzw. bei denen die Chance gering ist, dass durch eine Embolisation eine Operation oder Bestrahlung möglich wird. Die Ergebnisse der oben erwähnten ARUBA-Studie (arubastudy.org), die von zahlreichen Zentren angeboten wird, werden eine differenziertere Indikationsstellung zur Therapie erlauben. Sie wird Auskunft darüber geben können, bei welcher Konstellation das kumulative Risiko der Behandlung dasjenige der Erkrankung möglicherweise erreicht oder überschreitet, sodass in diesen Fällen konservativ verfahren werden sollte.

Zerebrale Gefäßmalformationen (arteriovenöse Malformationen, arteriovenöse Fisteln, Kavernome)

Alle Patienten mit AVM, die nichtinvasiv behandelt werden können, müssen umfassend über mögliche Risiken und Behandlungsmöglichkeiten im Krankheitsfall aufgeklärt werden. Der Hausarzt ist in dieses Konzept mit einzubeziehen. Patient und Hausarzt sollten über die Gründe, die zur Ablehnung einer invasiven Therapie führten, sowie die zuständigen Zentren, an die sie sich bei neu auftauchenden Fragen richten können, schriftlich informiert sein.

Ohne invasive Therapie sollten betreut werden Patienten mit

- großen Stammganglien- und Hirnstamm-AVM, wenn diese auch für eine Bestrahlung ungeeignet sind,
- großen (Spetzler-Grad 5) AVM der Hemisphären und des Kleinhirns ohne zusätzliche Risikofaktoren oder Komplikationen.

Auf jeden Fall ist sicherzustellen, dass Patienten, denen zum jetzigen Zeitpunkt eine invasive und/oder kurative Therapie nicht empfohlen werden kann, weiterhin betreut werden und in einem Krankenhaus mit neurovaskulärer Expertise bekannt sind, an das sie sich wenden können, wenn Probleme auftreten. Gerade die neuroradiologischen und neurochirurgischen Techniken unterliegen einer ständigen Fortentwicklung, vor deren Hintergrund alle Aussagen zur Behandelbarkeit nur relativen Charakter haben und zeitbezogen sind. Dies schließt ausdrücklich die Möglichkeit mit ein, eine zweite und auch dritte Meinung zu einer individuellen Erkrankung einzuholen.

Weitere, spezielle Therapieformen

Eine mit Veränderungen des hämodynamischen Zustandes einer AVM einhergehende Behandlung darf nur begonnen werden, wenn ein Behandlungsziel bestimmt und eine Risikoabschätzung für ein definiertes Behandlungskonzept festgelegt wurde.

Die Entscheidung über die Indikation zu einer Behandlung, in die unter anderem die verschiedenen Behandlungsmodalitäten und die hiermit zu erzielende „Behandelbarkeit" einer AVM eingehen, sollte interdisziplinär von einer Gruppe von Neurochirurgen, Neuroradiologen, Strahlentherapeuten und Neurologen mit besonderer Erfahrung in der Behandlung getroffen werden, die in Deutschland, Österreich und der Schweiz flächendeckend überwiegend an Unikliniken und größeren Krankenhäusern mit neurochirurgischen, neuroradiologischen, strahlentherapeutischen und neurologischen Einrichtungen vorhanden sind.

Das Behandlungsziel ist die vollständige Ausschaltung der AVM aus dem Kreislauf. Sekundäres Behandlungsziel ist die Therapie von hämodynamisch bedingten neurologischen Defiziten und Anfällen. Vor Beginn der Behandlung ist zu prüfen, ob dies mit den verfügbaren therapeutischen Mitteln und vertretbarem Risiko möglich ist (Vinuela et al. 1991, Westphal et al. 1994). Dabei sind die kumulativen Risiken einer Kombination mehrerer Behandlungsverfahren zu bedenken (Hartmann et al. 2007).

Eine palliative Behandlung durch Teilembolisation kann eine sichere Ausschaltung des Blutungsrisikos nicht gewährleisten. Wenn eine Elimination der AVM nicht zu erzielen ist, kann eine Teilbehandlung aber für besondere Teilrisiken wie begleitende Aneurysmen, hämodynamisch bedingte intrakranielle Drucksteigerung oder progrediente neurologische Symptomatik in Betracht kommen (Westphal u. Grzyska 2000, Rosenkranz et al. 2008). Eine Reduktion der Frequenz epileptischer Anfälle konnte nach frühen optimistischen Mitteilungen (Wolpert et al. 1982) später nicht überprüfbar nachgewiesen werden. Palliation mit inkompletter Ausschaltung der AVM bleibt Ausnahmen vorbehalten. Sie soll nicht zur reinen Verkleinerung der AVM eingesetzt werden, da die Blutungsgefahr nicht gemindert wird, sondern vielmehr eine Rekrutierung ursprünglich nicht AVM-zugehöriger, kollateraler Gefäße („Peripherisierung" oder „Sekundärarterialisation") und die Bildung von Gefäßwachstumsfaktoren induziert werden (Sure et al. 2001).

Embolisation

Es wird zwischen kurativer, palliativer und präoperativer Embolisation unterschieden. Ziel der Embolisation ist eine Ausschaltung bzw. eine ausreichende Verkleinerung des AVM-Nidus, sodass die AVM exstirpiert oder bestrahlt werden kann. Der bloße Verschluss zuführender Arterien und das Belassen des Angiomnidus ist in der Regel nicht indiziert, weil dadurch das Blutungsrisiko nicht reduziert, die kunstgerechte Nidusembolisation erschwert und eine Angiomatose induziert wird. Für die Embolisation der AVM kommen in erster Linie Flüssigembolisate in Betracht, die über in den Nidus platzierte Mikrokatheter so eingebracht werden, dass sie den Nidus ausfüllen und die abführenden Venen offen lassen. Bei stark fistulösen AVM kann eine Coilembolisation oder vorübergehende Einlage eines Ballons zur Flussreduktion sinnvoll sein, bevor ein Flüssigembolisat eingesetzt wird.

Eine vollständige, **kurative Embolisation** kommt bei kleinen, in der Regel monopedikulär, maximal mit 2–4 Feedern versorgten AVM in Betracht und führt wie die Resektion zu einer Komplettausschaltung der Läsion aus der zerebralen Zirkulation. Dies gelingt im Mittel in 13% der Fälle (Range 0–94%) (van Beijnum et al. 2011). Die **präoperative Embolisation** dient bei mittelgroßen und großen AVM der Herstellung oder Begünstigung von radikaler Operabilität. **Palliative Embolisation** ist eine partielle Embolisation und orientiert sich an definierten Zielen, keinesfalls nur an der Verkleinerung der AVM (s.o.).

▶ **Behandlungsrisiko:** Die Gesamtkomplikationsrate der Embolisation bzw. die Morbiditätsrate im Sinne von neuen dauerhaften neurologischen Defiziten variiert in der Literatur zwischen 6,6 und 0%, die Letalität wird zwischen 2,4 und 0% angegeben (Vinuela et al. 1991, Lasjaunias et al. 1995, Grzyska et al. 1997, Panagiotopoulos et al. 2009, Saatci et al. 2011). Mit der Verwendung von Äthylen-Vinyl-Alkohol Copolymer (Onyx) als Embolisationsmaterial sind höhere Raten an kompletten AVM-Okklusionen erreichbar. Dabei kann jedoch die Komplikationsrate auf Werte um 10 % ansteigen (Saatci et al. 2011).

Die präoperative Embolisation wird in vielen Zentren bei höhergradigen AV-Malformationen vom neurochirurgischen Operateur ausdrücklich gewünscht und hat unbestritten die schon angesprochenen Vorteile, die das zusätzliche Risiko dieses Teileingriffs rechtfertigen.

Operative mikroneurochirurgische Resektion (Eradikation) der AVM

Ziel der Operation ist die vollständige Ausschaltung der AVM aus der zerebralen Zirkulation. Das Ergebnis ist katheterangiografisch zu kontrollieren. Eine MR- oder CT-Angiografie ist bezüglich dieser Fragestellung unzureichend.

Die Resektion ist, abhängig vom Befund, ohne oder mit präoperativer Embolisation möglich. Eine Teilembolisation mit Verkleinerung der AVM hat Einfluss auf den Spetzler-Martin-Grad, sodass eine Teilembolisation zeitnah vor einer Operation das Operationsrisiko senken sollte. Der wesentliche Vorteil der Resektion ist die Heilung durch sofortige, vollständige und dauerhafte Beseitigung des Blutungsrisikos. Bei großen Malformationen kann auch nach kompletter Ausschaltung in der postoperativen Phase eine Blutung auftreten, die Ausdruck der hämodynamischen Umstellung nach AV-Shunt-Elimination ist.

▶ **Behandlungsrisiko:** Für eine AVM Spetzler-Grad 1–3 beträgt das mittlere Behandlungsrisiko in entsprechend erfahrenen Zentren bis zu 7 % für ein neues permanentes neurologisches Defizit. Die behandlungsbedingte Letalität liegt in der Größenordnung von 1 % (Korosue u. Heros 1990).

Für eine AVM Spetzler-Grad 4 ergibt sich eine behandlungsbedingte Letalität von ca. 25 %. Sowohl in dieser Gruppe als auch für Malformationen des Spetzler-Grades 5 erhöht sich die Operationsletalität auf bis zu 30 %, wobei die Datenlage in diesen Teilkollektiven von einer relativ geringen Fallzahl und hohen Heterogenität gekennzeichnet ist (Spetzler u. Zabramski 1988).

Radiochirurgie

Bei AVM in inoperabler Lokalisation und fehlender Option einer kurativen Embolisation besteht die Möglichkeit einer stereotaktischen Bestrahlung der Läsion mittels Linearbeschleuniger oder Gamma-Knife. Es muss bei der Wahl dieser Behandlung allerdings berücksichtigt werden, dass die mittlere Zeit bis zur Obliteration 18 Monate beträgt und in einzelnen Fällen auch nach 3 Jahren noch unvollständige Obliterationen der AVM beobachtet werden. Von Bedeutung ist hierbei die Bestrahlung des gesamten Nidus. Während dieser Zeitspanne bis zur konventionell-angiografisch bewiesenen AVM-Ausschaltung besteht ein Blutungsrisiko, das allerdings in den großen Serien bei 2 % und damit etwas unterhalb des natürlichen Blutungsrisikos liegt. Bei Patienten mit Teilnidusbestrahlung ist allerdings von einem erhöhten Blutungsrisiko auszugehen (Colombo et al. 1989). Diese ist heute ohne nachfolgende Therapie als obsolet anzusehen. Dadurch ist die Radiochirurgie erst nach Überprüfung der o. g. Therapieoptionen in Betracht zu ziehen. Die Radiochirurgie kann gleichwertig mit dem Gamma-Knife, Protonenstrahlung oder auch modernen Linearbeschleunigern erfolgen. Es besteht eine steile Dosis-Wirkungs-Beziehung für die Obliterationswahrscheinlichkeit, sodass diese über 90 % beträgt, wenn eine Randdosis von mindestens 20 Gy gegeben wird (Lunsford et al. 1991). Im mittleren Dosisbereich zwischen 12 und 22 Gy zeigt sich eine ca. 25 %-ige Steigerung der Obliterationswahrscheinlichkeit pro Gy (Milker-Zabel et al. 2012).

Die Applikation ist allerdings limitiert durch das Volumen des Normalgewebes, das durch das Strahlenfeld erfasst wird. Dadurch steigt die Komplikationswahrscheinlichkeit für strahlenbedingte Nebenwirkungen bei AVM mit Durchmessern über 3 cm auf über 3 % an. Daher sollte die Indikation zur Radiochirurgie bei Patienten mit großen AVM nur unter sehr strengen Kriterien gestellt werden. Hierbei wird der Stellenwert der hypofraktionierten stereotaktischen Strahlentherapie sowie der mehrzeitigen Radiochirurgie (sog. „staged treatment") nach wie vor diskutiert. Es ist Gegenstand wissenschaftlicher Untersuchungen, ob die Embolisation vor der Strahlentherapie das Blutungsrisiko mindert oder den Strahlentherapieerfolg verbessert (Debus et al. 1999, Friedmann et al. 2003, Zabel-du Bois et al. 2007). Eine routinemäßige Embolisation vor Radiochirurgie ist jedoch nicht zu empfehlen, da eine möglicherweise unnötige Addition der Nebenwirkungen zweier Therapieverfahren zu erwarten ist.

Therapie von DAVF

Allgemeine Empfehlungen

Die Behandlungsindikation wird anhand der klinischen Symptomatik, des bildmorphologischen Befundes bzw. der Graduierung der DAVF und der Risiken der einzelnen Behandlungsoptionen gestellt. Eine enge Kooperation einer Gruppe von Neurochirurgen, Neuroradiologen, Neurologen und Strahlentherapeuten, jeweils mit umfassender Erfahrung in der Therapie zerebraler Gefäßmalformationen, ist eine wesentliche Voraussetzung für die erfolgreiche Therapie. Grundsätzlich stehen für die Behandlung sowohl neurointerventionelle, neurochirurgische als auch radiochirurgische Therapiemodalitäten zur Verfügung, die je nach Fistelaufbau auch in Kombination der Therapiemodalitäten erfolgen kann. Es kann zwischen einer symptomkontrollierenden Therapie bei Tinnitus und einer Therapie zur Ausschaltung einer „gefährlichen" Fistel unterschieden werden.

Konservative Therapie

Benigne DAVF ohne retrograden Fluss in kortikale Venen können auch konservativ behandelt werden, wobei eine extrakorporale Kompression z. B. der Okzipitalarterie manchmal zu einem Verschluss führen kann. Spontane Fistelokklusionen wurden beschrieben, sind aber selten. Bei störenden Ohrgeräuschen kann dennoch eine Behandlungsindikation bestehen, auch wenn es sich angiografisch nicht um eine DAVF mit hohem Blutungsrisiko handelt.

Weitere, spezielle Therapieformen

Embolisation

Meist (80–100%) ist eine alleinige Ausschaltung über den endovaskulären Zugang möglich oder aber es wird eine präoperative Verringerung der Fistel durchgeführt. Bei den endovaskulären Verfahren ist je nach Konfiguration der DAVF ein arterieller und/oder venöser Zugang möglich. Davon abhängig ist dann auch das verwendete Material: Über den arteriellen Zugang mit einem Mikrokatheter können Partikel und Flüssigkleber oder -embolisate eingebracht werden, wobei in den letzten Jahren das Flüssigembolisat an Bedeutung gewonnen hat. Venös können Coils oder auch Stents zum Einsatz kommen. Manchmal gelingt auch eine venöse Sondierung des Fistelpunktes, über den auch wieder Flüssigembolisat eingebracht werden kann. Zudem sind in Einzelfällen auch Kombinationen mit einer chirurgischen Freilegung eines Fistelgefäßes und dann endovaskulärem Verschluss beschrieben. Eine komplette endovaskuläre Ausschaltung wird in der Literatur in bis zu 100% der Fälle angegeben, meist um 80%. Die Komplikationen im Sinne der Morbidität liegen bei 0–5%, die Letalität deutlich unter 1%, die meisten Fallserien beschreiben keine Todesfälle.

Operative Therapie

Die Neurochirurgische Behandlung einer DAVF besteht in der exakten Identifikation des Fistelpunktes und der Ausschaltung derselben durch Koagulation und Durchtrennung oder Clip. Der operative Zugangsweg kann in manchen Fällen sehr zeitaufwendig und komplex sein, die eigentliche Fistelausschaltung jedoch unproblematisch (z.B. bei einigen tentoriellen DAVF).

Radiochirurgie

Eine weitere, allerdings relativ selten eingesetzte Behandlungsoption ist die Radiochirurgie, die bei umschriebenen Fisteln und bei Risikopatienten eingesetzt werden kann. Eine Kombination mit vorheriger neuroradiologischer Intervention und Teilembolisation ist möglich und muss individuell entschieden werden. Die Okklusionsraten sind jedoch deutlich niedriger und ein Verschluss der DAVF tritt erst nach einer Latenz von Jahren ein.

Therapie von Kavernomen

Die Therapie eines Kavernoms richtet sich sowohl nach der Lokalisation des Kavernoms, der Zugänglichkeit für eine Resektion und der Nähe zu eloquenten Kortexarealen als auch nach den Symptomen und dem Blutungsrisiko.

Das Blutungsrisiko liegt bei etwa 0,25–3,1% pro Patientenjahr (Del Curling et al. 1991, Kondziolka et al. 1995, Moriarity et al. 1999) und ist mit etwa 4,5% pro Patientenjahr nach stattgehabter Blutung erhöht (Kondziolka et al. 1995).

Besonders Operationen an Hirnstammkavernomen unterliegen einem hohen Morbiditätsrisiko. Von 683 Patienten zeigten 14% eine Verschlechterung der Symptome und 1,9% verstarben als Folge der Operation (Batra et al. 2009, Gross et al. 2009).

Konservative Therapie

Die konservative Therapie umfasst eine Therapie der durch das Kavernom hervorgerufenen Symptome, z. B. die rehabilitative Behandlung fokaler neurologischer Defizite. Bei Patienten mit kavernomassoziierten ersten epileptischen Anfällen sollte wegen der hohen Wahrscheinlichkeit weiterer Anfälle die Indikation zur antiepileptischen Medikation gestellt werden. Nach der aktuellen Epilepsiedefinition der International League Against Epilepsy (ILAE) kann bereits nach einem Anfall die Diagnose einer Epilepsie gestellt werden (Fisher et al. 2005, Josephson et al. 2011). Bei inzidentell diagnostizierten Kavernomen und bei Kavernomen mit einen geringen Risiko symptomatischer Blutungen oder einem hohen Risiko postoperativer Defizite ist ein abwartendes Verhalten gerechtfertigt.

Operative Therapie

Eine frühzeitige mikrochirurgische Resektion ist eine effektive Methode bei Patienten mit zerebralen Kavernomen und epileptischen Anfällen oder erhöhtem Blutungsrisiko.

Die Läsion sollte komplett reseziert werden, um die Blutungswahrscheinlichkeit zu minimieren. Das notwendige Ausmaß der Resektion umliegenden Hämosiderins und gliotischen Gewebes bei Patienten mit symptomatischer Epilepsie wird kontrovers diskutiert (Piepgras et al. 1993, Casazza et al. 1996, Zevgaridis et al. 1996, Cappabianca et al. 1997, Stefan et al. 2004, Baumann et al. 2006, Hammen et al. 2007, Stavrou et al. 2008). Allgemein wird angenommen, dass nicht das Kavernom selbst, sondern die umgebende Gewebsgliose epileptogen ist. Eine rezente Metaanalyse der publizierten retrospektiven Fallserien zeigt ein besseres postoperatives Outcome bei kompletter Resektion des Kavernoms, jedoch kein signifikant besseres Outcome bei kompletter Resektion des Hämosiderinrings (Englot et al. 2011). In der Praxis wird die diesbezügliche Resektionsstrategie ggf. vom Bestehen und der

Medikamentenresponse einer symptomatischen Epilepsie sowie von der Nähe des Kavernoms zu eloquenten kortikalen Arealen und Bahnen abhängig gemacht (Ferroli et al. 2006, Yeon et al. 2009).

▶ **Operatives Vorgehen:** Verschiedene Arbeitsgruppen empfehlen je nach Lokalisation den routinemäßigen (Ferroli et al. 2006) oder gelegentlichen (Kivelev et al. 2011) Einsatz der Neuronavigation. Bei Kavernomen in eloquenten Hirnarealen ist gegebenenfalls ein intraoperatives neurophysiologisches Monitoring sinnvoll (Ferroli et al. 2006, Batra et al. 2009).

Radiochirurgie

Der genaue radiobiologische Mechanismus nach Bestrahlung ist noch nicht völlig geklärt. Die Radiochirurgie führt am ehesten ähnlich wie bei AVM durch Endothelzellproliferation zu einer progressiven Obliteration des Kavernoms (Gewirtz et al. 1998, Nyary et al. 2005). Dieser Prozess benötigt etwa 1–3 Jahre, in denen das Blutungsrisiko nicht ausgeschaltet ist (Schneider et al. 1997). Die Morbiditätsrate nach Radiochirurgie liegt in neueren Studien bei 8–20 % (Lunsford et al. 2010, Monaco et al. 2010).

Für die Radiochirurgie sind bisher keine eindeutigen Indikationen und keine notwendige Dosis festgelegt. Der Nutzen zur Verhinderung erneuter Kavernomblutungen ist bisher unklar und wird kontrovers diskutiert. Neuere Daten zeigen eine Volumenreduktion und positive Beeinflussung der neurologischen Symptome, sowie eine Abnahme der jährlichen Blutungsrate durch die Radiochirurgie bei vertretbarer Nebenwirkungsrate (Lunsford et al. 2010). Randomisierte, kontrollierte, prospektive Studien zum Vergleich von Neurochirurgie, Radiochirurgie und einer abwartenden konservativen Behandlung stehen jedoch aus. Insgesamt besteht daher keine generelle Empfehlung für diese Therapieform bei Kavernomen. Sie ist jedoch bei in Hochrisiko-Lokalisationen gelegenen Kavernomen mit wiederholten Blutungen individuell zu diskutieren.

■ Versorgungskoordination

Eine enge Kooperation einer Gruppe von Neurochirurgen, Neuroradiologen, Neurologen und Strahlentherapeuten, jeweils mit umfassender Erfahrung in der Therapie zerebraler Gefäßmalformationen ist eine wesentliche Voraussetzung für die erfolgreiche Therapie. Die weiterbehandelnden Ärzte müssen immer umfassend über den Stand der Diagnostik und Therapien informiert sein. Die Möglichkeit, eine Zweitmeinung einzuholen, sollte gegeben sein.

■ Redaktionskomitee

Prof. Dr. F. Aichner (ÖGN), Abt. Neurologie, Landesnervenklinik Wagner-Jauregg, Linz
Prof. Dr. J. Berkefeld, Institut für Neuroradiologie, Klinikum der J. W.-Goethe-Universität, Frankfurt am Main
Priv.-Doz. Dr. E. Busch (DGN), Klinik für Neurologie, Ev. Kliniken Gelsenkirchen
Prof. Dr. J. Debus (DGS), Klinik für Radioonkologie und Strahlentherapie, Universitätsklinikum Heidelberg
Prof. Dr. E. R. Gizewski (DGNR), Klinik für Neuroradiologie, Universitätsklinikum Gießen und Marburg, Justus-Liebig Universität Gießen
Dr. K. Menzler (DGN), Klinik für Neurologie, Universitätsklinikum Gießen und Marburg und Philipps-Universität Marburg
Prof. Dr. F. Rosenow (DGN), Klinik für Neurologie, Universitätsklinikum Gießen und Marburg und Philipps-Universität Marburg
Prof. Dr. I. E. Sandalcioglu (DGNC), Klinik für Neurochirurgie, Universitätsklinikum Essen
Prof. Dr. G. Schroth (SGN, SGNR), Institut für Diagnostische und Interventionelle Neuroradiologie, Universitätsspital Bern
Prof. Dr. U. Sure (DGNC), Klinik für Neurochirurgie, Universitätsklinikum Essen

Federführend: Prof. Dr. Felix Rosenow, Klinik für Neurologie, Universitätsklinikum Gießen und Marburg und Philipps-Universität Marburg, Baldingerstraße, 35043 Marburg
E-Mail: Rosenow@med.uni-marburg.de

Entwicklungsstufe der Leitlinie: S1

■ Literatur

Awad I, Jabbour P. Cerebral cavernous malformations and epilepsy. Neurosurg Focus 2006; 21: e7
Batra S, Lin D, Recinos PF et al. Cavernous malformations: natural history, diagnosis and treatment. Nat Rev Neurology 2009; 5: 659–670
Baumann CR, Schuknecht B, Lo RG et al. Seizure outcome after resection of cavernous malformations is better when surrounding hemosiderin-stained brain also is removed. Epilepsia 2006; 47: 563–566
Bergametti F, Denier C, Labauge P et al. Mutations within the programmed cell death 10 gene cause cerebral cavernous malformations. Am J Hum Genet 2005; 76: 42–51
Bertalanffy H, Benes L, Miyazawa T et al. Cerebral cavernomas in the adult. Review of the literature and analysis of 72 surgically treated patients. Neurosurg Rev 2002; 25: 1–53
Borden JA, Wu JK, Shucart WA. A proposed classification for spinal and cranial dural arteriovenous fistulous malformations and implications for treatment. J Neurosurg 1995; 82: 166–179
Cappabianca P, Alfieri A, Maiuri F et al. Supratentorial cavernous malformations and epilepsy: seizure outcome after lesionectomy on a series of 35 patients. Clin Neurol Neurosurg 1997; 99: 179–183
Casazza M, Broggi G, Franzini A et al. Supratentorial cavernous angiomas and epileptic seizures: preoperative course and postoperative outcome. Neurosurg 1996; 39: 26–32
Celli P, Ferrante L, Palma L et al. Cerebral arteriovenous malformations in children – clinical features and outcome of treatment in children and in adults. Surgical Neurology 1984; 22: 43–49

Zerebrale Gefäßmalformationen (arteriovenöse Malformationen, arteriovenöse Fisteln, Kavernome)

Cognard C, Gobin YP, Pierot L et al. Cerebral dural arteriovenous fistulas: clinical and angiographic correlation with a revised classification of venous drainage. Radiology 1995; 194: 671–680

Colombo F, Benedetti A, Pozza F et al. Linear accelerator radiosurgery of cerebral arteriovenous malformations. Neurosurgery 1989; 24: 833–840

Crawford PM, West CR, Chadwick DW et al. Arteriovenous malformations of the brain – natural history in unoperated patients. J Neurol Neurosurg Psychiatry 1986; 49: 1–10

Dammann P, Barth M, Zhu Y et al. Susceptibility weighted magnetic resonance imaging of cerebral cavernous malformations: prospects, drawbacks, and first experience at ultra-high field strength (7-Tesla) magnetic resonance imaging. Neurosurg Focus 2010; 29: e5

Debus J, Pirzkall A, Schlegel W et al. Stereotactic radiotherapy (radiosurgery). Methods, indications, results. Strahlentherapie und Onkologie 1999; 175: 47–56

Del Curling O jr, Kelly DL jr, Elster AD et al. An analysis of the natural history of cavernous angiomas. J Neurosurg 1991; 75: 702–708

Dos Santos MLT, Demartini Z jr, Matos LAD et al. Angioarchitecture and clinical presentation of brain arteriovenous malformations. Arquivos de neuro-psiquiatria 2009; 67: 316–621

Englot DJ, Han SJ, Lawton MT et al. Predictors of seizure freedom in the surgical treatment of supratentorial cavernous malformations. J Neurosurg 2011; 115: 1169–1174

Ferrier CH, Aronica E, Leijten FS et al. Electrocorticography discharge patterns in patients with a cavernous hemangioma and pharmacoresistent epilepsy. J Neurosurg 2007; 107: 495–503

Ferroli P, Casazza M, Marras C et al. Cerebral cavernomas and seizures: a retrospective study on 163 patients who underwent pure lesionectomy. Neurol Sci 2006; 26: 390–394

Fisher RS, van Emde BW, Blume W et al. Epileptic seizures and epilepsy: definitions proposed by the International League Against Epilepsy (ILAE) and the International Bureau for Epilepsy (IBE). Epilepsia 2005; 46: 470–472

Friedman WA, Bova FJ, Bollampally S et al. Analysis of factors predictive of success or complications in arteriovenous malformation radiosurgery. Neurosurgery 2003; 52: 296–307

Gewirtz RJ, Steinberg GK, Crowley R et al. Pathological changes in surgically resected angiographically occult vascular malformations after radiation. Neurosurgery 1998; 42: 738–742

Graf CJ, Perret GE, Torner JC. Bleeding from cerebral arteriovenous malformations as part of their natural history. J Neurosurg 1983; 58: 331–337

Gross BA, Batjer HH, Awad IA et al. Brainstem cavernous malformations. Neurosurgery 2009; 64: E805–E818

Grzyska U, Neumaier Probst E, Koch C et al. Differenzialtherapie zerebraler Angiome. Wien Med Wschr 1997; 147: 186–193

Hammen T, Romstock J, Dorfler A et al. Prediction of postoperative outcome with special respect to removal of hemosiderin fringe: a study in patients with cavernous haemangiomas associated with symptomatic epilepsy. Seizure 2007; 16: 248–253

Hartmann A, Mast H, Choi JH et al. Treatment of arteriovenous malformations of the brain. Curr Neurol Neurosci Rep 2007; 7: 28–34

Hartmann A, Mast H, Mohr JP et al. Morbidity of intracranial hemorrhage in patients with cerebral arteriovenous malformation. Stroke 1998; 29: 931–934

Heros RC, Tu YK. Unruptured arteriovenous malformations: a dilemma in surgical decision making. Clin Neurosurg 1986; 33: 187–236

Hofmeister C, Stapf C, Hartmann A et al. Demographic, morphological, and clinical characteristics of 1289 patients with brain arteriovenous malformation. Stroke 2000; 31: 1307–1310

Jomin M, Lejeune JP, Blond S et al. Natural history and spontaneous prognosis of cerebral arteriovenous malformations. Neurochirurgie 1993; 39: 205–211

Josephson C, Leach J, Duncan R et al. Seizure risk from cavernous or arteriovenous malformations. Prospective population-based study. Neurology 2011; 76: 1548–1554

Kivelev J, Niemela M, Blomstedt G et al. Microsurgical treatment of temporal lobe cavernomas. Acta Neurochirurgica 2011; 153: 261–270

Kjellberg RN. Radiosurgery. Neurosurgery 1989; 25: 670–671

Kondziolka D, Lunsford LD, Kestle JR. The natural history of cerebral cavernous malformations. J Neurosurg 1995; 83: 820–824

Korosue K, Heros R. Complications of complete surgical resection of AVM's of the brain. In: Barrow DL, ed. Intracranial Vascular Malformations. Neurosurgical Topics. Park Ridge, IL: AANS Publications; 1990: 157–168

Laberge-le Couteulx S, Jung HH, Labauge P et al. Truncating mutations in CCM1, encoding KRIT1, cause hereditary cavernous angiomas. Nat Genet 1999; 23: 189–193

Lasjaunias P, Hui F, Zerah M et al. Arteriovenous malformations in children – management of 179 consecutive cases and review of the literature. Childs Nervous System 1995; 11: 66–79

Liquori CL, Berg MJ, Siegel AM et al. Mutations in a gene encoding a novel protein containing a phosphotyrosine-binding domain cause type 2 cerebral cavernous malformations. Am J Hum Genet 2003; 73: 1459–1464

Lunsford L, Khan AA, Niranjan A et al. Stereotactic radiosurgery for symptomatic solitary cerebral cavernous malformations considered high risk for resection. J Neurosurg 2010; 113: 23–29

Lunsford LD, Kondziolka D, Flickinger JC et al. Stereotaxic radiosurgery for arteriovenous malformations of the brain. J Neurosurg 1991; 75: 512–524

Maraire JN, Awad IA. Intracranial cavernous malformations: lesion behavior and management strategies. Neurosurgery 1995; 37: 591–605

McCormick WF, Boulter TR. Vascular malformations („angiomas") of the dura mater. J Neurosurg 1966; 25: 309–311

Menzler K, Chen X, Thiel P et al. Epileptogenicity of cavernomas depends on (archi-) cortical localization. Neurosurgery 2010; 67: 918–924

Milker-Zabel S, Kopp-Schneider A, Wiesbauer H et al. Proposal for a new prognostic score for linac-based radiosurgery in cerebral arteriovenous malformations. Int J Radiat Oncol Biol Phys 2012; 83: 525–532

Monaco EA, Khan AA, Niranjan A et al. Stereotactic radiosurgery for the treatment of symptomatic brainstem cavernous malformations. Neurosurg Focus 2010; 29: e11

Moran NF, Fish DR, Kitchen N et al. Supratentorial cavernous haemangiomas and epilepsy: a review of the literature and case series. J Neurol Neurosurg Psychiatry 1999; 66: 561–568

Moriarity JL, Wetzel M, Clatterbuck RE et al. Natural history of cavernous malformations: a prospective study of 68 patients. Neurosurgery 1999; 44: 1166–1171

Nyary I, Major O, Hanzely Z et al. Histopathological findings in a surgically resected thalamic cavernous hemangioma 1 year after 40-Gy irradiation. J Neurosurg 2005; 102: 56–58

Oehl B, Altenmueller DM, Schulze-Bonhage A. Presurgical video EEG monitoring of lesional epilepsy patients. Nervenarzt 2009; 80: 464–467

Ondra SL, Troupp H, George ED et al. The natural history of symptomatic arteriovenous malformations of the brain – a 24-year follow-up assessment. J Neurosurg 1990; 73: 387–391

Panagiotopoulos V, Gizewski E, Asgari S et al. Embolization of intracranial arteriovenous malformations with ethylene-vinyl alcohol copolymer (Onyx). Am J Neuroradiology 2009; 30: 99–106

Piepgras DG, Sundt TM, Ragoowansi AT et al. Seizure outcome in patients with surgically treated cerebral arteriovenous malformations. J Neurosurg 1993; 78: 5–11

Pollock BE, Flickinger JC, Chang SD et al. Modification of the radiosurgery-based arteriovenous malformation grading system. Neurosurgery 2008; 63: 239–243

Pollock BE, Flickinger JC. A proposed radio surgery-based grading system for arteriovenous malformations. J Neurosurg 2002; 96: 79–85

Requena I, Arias M, Lopez-Ibor L et al. Cavernomas of the central nervous system: clinical and neuroimaging manifestations in 47 patients. J Neurol Neurosurg Psychiatry 1991; 54: 590–594

Rigamonti D, Drayer BP, Johnson PC et al. The MRI appearance of cavernous malformations (angiomas). J Neurosurg 1987; 67: 518–524

Rocamora R, Mader I, Zentner J et al. Epilepsy surgery in patients with multiple cerebral cavernous malformations. Seizure Eur J Epilepsy 2009; 18: 241–245

Rosenkranz M, Regelsberger J, Zeumer H et al. Management of cerebral arteriovenous malformations associated with symptomatic congestive intracranial hypertension. Eur Neurology 2008; 59: 62–66

Saatci I, Geyik S, Yavuz K et al. Endovascular treatment of brain arteriovenous malformations with prolonged intranidal Onyx injection technique: long-term results in 350 consecutive patients with completed endovascular treatment course. J Neurosurg 2011; 115: 78–88

Sage MR, Brophy BP, Sweeney C et al. Cavernous haemangiomas (angiomas) of the brain: clinically significant lesions. Australas Radiol 1993; 37: 147–155

Sandalcioglu I, Wanke I, Zappala V et al. The management of arteriovenous malformations. J Neurosurg Sci 2011; 55: 57–69

Schneider BF, Eberhard DA, Steiner LE. Histopathology of arteriovenous malformations after gamma knife radiosurgery. J Neurosurg 1997; 87: 352–357

Spetzler RF, Martin NA. A proposed grading system for arteriovenous malformations. J Neurosurg 1986; 65: 476–483

Spetzler RF, Zabramski JM. Surgical management of large AVMs. Acta Neurochir Suppl 1988; 42: 93–97

Stapf C, Mast H, Sciacca RR et al. Predictors of hemorrhage in patients with untreated brain arteriovenous malformation. Neurology 2006; 66: 1350–1355

Stavrou I, Baumgartner C, Frischer JM et al. Long-term seizure control after resection of supratentorial cavernomas: a retrospective single-center study in 53 patients. Neurosurgery 2008; 63: 888–896

Stefan H, Hammen T. Cavernous haemangiomas, epilepsy and treatment strategies. Acta Neurol Scand 2004; 110: 393–397

Stefan H, Walter J, Kerling F et al. Supratentorielle Kavernome und epileptische Anfälle. Gibt es Prädiktoren für postoperative Anfallskontrolle? Nervenarzt 2004; 75: 755–762

Strzelczyk A, Sure U, Rosenow F. Teaching NeuroImages: spontaneous asymptomatic occlusion of a cerebral arteriovenous malformation. Neurology 2010; 74: e105

Sure U, Butz N, Siegel AM et al. Treatment-induced neoangiogenesis in cerebral arteriovenous malformations. Clin Neurol Neurosurg 2001; 103: 29–32

Turjman F, Massoud TF, Vinuela F et al. Correlation of the angioarchitectural features of cerebral arteriovenous malformations with clinical presentation of hemorrhage. Neurosurgery 1995; 37: 856–860

van Beijnum J, van der Worp H, Buis DR et al. Treatment of brain arteriovenous malformations. A systematic review and meta-analysis. J Am Med Ass 2011; 306: 2011–2019

Van Gompim JJ, Rubio J, Cascino GD et al. Electrocorticography-guided resection of temporal cavernoma: is electrocorticography warranted and does it alter the surgical approach? J Neurosurg 2009; 110: 1179–1185

Vinuela F, Dion JE, Duckwiler G et al. Combined endovascular embolization and surgery in the management of cerebral arteriovenous malformations – experience with 101 cases. J Neurosurg 1991; 75: 856–864

Westphal M, Cristante L, Grzyska U et al. Treatment of cerebral arteriovenous malformations by neuroradiological intervention and surgical resection. Acta Neurochirurgica 1994; 130: 20–27

Westphal M, Grzyska U. Clinical significance of pedicle aneurysms on feeding vessels, especially those located in infratentorial arteriovenous malformations. J Neurosurg 2000; 92: 995–1001

Wolpert SM, Barnett FJ, Prager RJ. Benefits of embolization without surgery for cerebral arteriovenous malformations. Am J Roentgenology 1982; 138: 99–102

Yeh HS, Kashiwagi S, Tew JM et al. Surgical management of epilepsy associated with cerebral arteriovenous malformations. J Neurosurg 1990; 72: 216–223

Yeon JY, Kim JS, Choi SJ et al. Supratentorial cavernous angiomas presenting with seizures: surgical outcomes in 60 consecutive patients. Seizure Eur J Epilepsy 2009; 18: 14–20

Zabel-du Bois A, Milker-Zabel S, Huber P et al. Risk of hemorrhage and obliteration rates of LINAC-based radiosurgery for cerebral arteriovenous malformations treated after prior partial embolization. Int J Rad Oncol Biol Physics 2007; 68: 999–1003

Zabramski JM, Wascher TM, Spetzler RF et al. The natural history of familial cavernous malformations: results of an ongoing study. J Neurosurg 1994; 80: 422–432

Zevgaridis D, Medele RJ, Hamburger C et al. Cavernous haemangiomas of the spinal cord. A review of 117 cases. Acta Neurochirurgica 1999; 141: 237–245

Zevgaridis D, van Velthoven V, Ebeling U et al. Seizure control following surgery in supratentorial cavernous malformations: a retrospective study in 77 patients. Acta Neurochir 1996; 138: 672–677

28 Intrazerebrale Blutungen

Was gibt es Neues?

- Eine akute Senkung des systolischen Blutdrucks unter 140 mmHg hat sich in der INTERACT-Studie als sicher und machbar erwiesen und führte zu einer Verringerung von Nachblutungen nach akuter intrazerebraler Blutung (ICB). Auch die kleinere ATACH-Studie stellte die Machbarkeit und Sicherheit einer akuten Blutdrucksenkung fest. Der Nachweis des klinischen Effekts steht noch aus. Hierzu laufen die Studien INTERACT-2 und ATACH-2.
- Eine Metaanalyse von 5 randomisierten kontrollierten Studien, die die Wirkung von rekombinantem Faktor VIIa (rFVIIa) zur Reduktion von Nachblutungen untersuchten, kommt zu folgenden Ergebnissen: Die Gabe von rFVIIa führt zu einer Reduktion der Größe von Nachblutungen. Dies hat allerdings keinen Einfluss auf das klinisch-funktionelle Ergebnis an Tag 90. Allerdings stieg die Zahl schwerer thrombembolischer Komplikationen unter rFVIIa.
- Eine Metaanalyse über 13 Studien zur operativen Behandlung intrazerebraler Blutung fand einen Trend in Richtung eines Behandlungsvorteils der Operation. Allerdings sind die Daten nicht homogen.

Die wichtigsten Empfehlungen auf einen Blick

- Die Akut-Behandlung von ICBs sollte in neurologisch-neurochirurgisch spezialisierten Therapie-Einrichtungen erfolgen (Qualität der Evidenz III, Stärke der Empfehlung B).
- Es erscheint plausibel, den erhöhten Blutdruck bei einer ICB zu senken. Bei Patienten mit akuter ICB kann eine Senkung des systolischen Blutdrucks unter 140 mmHg zu einer Senkung der Blutvolumenzunahme führen. Ein Nutzen ist bisher nicht nachgewiesen worden (Ib, 0).
- Bei erwachsenen Patienten mit akuter spontaner ICB wird die Gabe hämostatischer Medikamente gegenwärtig nicht empfohlen (Ia, A).
- Eine Hämatomevakuation kann im individuellen Fall eines Patienten mit spontaner *supratentorieller* ICB in Erwägung gezogen werden (Ib, 0).
- Eine Hämatomevakuation kann bei Patienten mit *zerebellärer* ICB mit einem Durchmesser > 3 cm oder einem Volumen > 20 cm^3 erwogen werden, wenn initial eine schwere klinische Ausprägung besteht oder wenn sich eine sekundäre klinische Verschlechterung ereignet (IV, GCP).
- Die Anlage einer externen Ventrikeldrainage (EVD) kann bei klinischem oder neuroradiologischem Hinweis auf einen Hydrozephalus erwogen werden (IV, GCP).
- Zum Stellenwert der Messung des intrakraniellen Drucks (ICP) bei ICB liegen keine Daten aus prospektiven randomisierten Studien vor. Bei Patienten mit Schädel-Hirn-Trauma wird ein ICP von 20 mmHg als Schwellenwert für die Indikation hirndrucksenkender Maßnahmen empfohlen. Aufgrund dieser indirekten Hinweise kann bei akuter ICB ein ICP von 20 mmHg als Schwellenwert für Interventionen im individuellen Fall gewählt werden (IV, GCP).
- Prospektive Daten zur Wirkung spezifischer hirndrucksender Maßnahmen bei ICB liegen nicht vor. Im individuellen Fall können folgende Maßnahmen erwogen werden (IV, GCP):
  - Oberkörperhochlagerung ggf. in Abhängigkeit vom zerebralen Perfusionsdruck (CPP)
  - EVD-Anlage bei drohendem Hydrozephalus oder klinischen oder neuroradiologischen Zeichen der Hirnstammkompression
  - osmotische Therapie mit
    - Glycerol (500 ml 10 %)
    - Mannitol: Tag 1–5: 100 ml (20 %), 6 × tägl., Tag 6: 100 ml 3 × tägl., Tag 7: 100 ml 2 × tägl.
    - Hyper-HAES (3 %, Natrium-Zielwert: 145–155 mmol/l bzw. Osmolalität 310–320 mOsmol/kg)
  - kurzfristige Hyperventilation (pCO_2 > 32 mmHg)
  - Analgosedierung
  - Hypothermie
  - Hämatomevakuation mit/ohne Kraniotomie
- Die Fiebersenkung kann erwogen werden. Für diese Empfehlung sprechen allerdings nur indirekte Hinweise bei Patienten mit ICB (IV, GCP).
- Zur Prophylaxe von thrombembolischen Komplikationen sollte entweder eine Kombination von elastischen Strümpfen und intermittierender pneumatischer Kompression durchgeführt werden oder die Gabe von niedermolekularem Heparin erfolgen (IIb, B).
- Die prophylaktische Gabe von Antiepileptika wird nicht empfohlen, da eine Verbesserung des funktionellen Ergebnisses oder Verringerung der Letalität nach 30 und 90 Tagen bisher in prospektiven randomisierten Studien nicht nachgewiesen werden konnte (Ib, B).
- Es gibt keine Evidenz, die die Gabe von Dexamethason bei ICB-Patienten unterstützt (Ib, A).
- Als Sekundärprophylaxe wird eine strikte Blutdrucksenkung empfohlen. Zielblutdruckwerte sind < 140/90 mmHg bzw. < 130/80 mmHg bei Patienten mit Diabetes oder bei Hochrisiko-Patienten (nach den Empfehlungen der European Society of Hypertension [ESH] und der European Society of Cardiology [ESC]; Mancia et al. 2007) (IIb, B).

Intrazerebrale Blutungen

■ Einführung

Die Inzidenz für einen ersten Schlaganfall (inkl. TIA) liegt in Deutschland etwa bei 250 pro 100.000 Einwohnern (Foerch et al. 2008). Etwa 15% dieser Patienten erleiden eine intrazerebrale Blutung (ICB). Die Erkrankung hat eine hohe Sterblichkeit von bis zu 50% innerhalb von 3 Monaten und von bis zu 60% innerhalb eines Jahres (Sacco et al. 2009).

■ Definition und Klassifikation

Begriffsdefinition

Wir unterteilen intrazerebrale Blutungen (ICB) in spontane und sekundäre intrazerebrale Blutungen. Sekundäre ICBs sind Folge einer nachweisbaren Grunderkrankung. Finden sich für intrazerebrale Blutungen keine Ursachen, werden sie als „spontane" intrazerebrale Blutungen bezeichnet. Dabei können 2 Formen unterschieden werden: Bei der kryptogenen spontanen ICB findet sich mit den derzeit zur Verfügung stehenden Methoden und nach dem jetzigen Kenntnisstand keine Ursachen; es wird aber angenommen, dass prinzipiell eine Ursachen vorliegt. Bei der idiopathischen spontanen ICB besteht gegenwärtig kein pathophysiologisches Konzept als Erklärung dieser Blutung.

Klassifikation

▸ **Sekundäre intrazerebrale Blutungen**
- arterielle Erkrankungen
  - Erkrankungen der kleinen Gefäße
    - erworbene Erkrankungen der kleinen Gefäße (Small Vessel Disease)
    - Amyloidangiopathie
    - genetisch bedingte Erkrankungen der kleinen Gefäße
  - Erkrankungen der großen Gefäße
    - zerebrales Aneurysma
    - Moya-Moya
    - Vaskulitis
    - reversibles Vasokonstriktionssyndrom
    - sekundäre hämorrhagische Transformation
- Venöse Erkrankungen
  - Venen-/Sinusthrombose
- Gefäßmissbildungen (Malformation)
  - arteriovenöse Malformation
  - durale arteriovenöse Fistel
  - zerebrale kavernöse Malformation
- Gerinnungsstörungen
  - hämatologische Erkrankungen
  - iatrogene Gerinnungsstörungen
  - mit Vitamin-K-Antagonisten assoziierte Blutungen
- intrazerebrale Blutungen im Kontext mit anderen Erkrankungen
  - Substanzmissbrauch
  - infektiöse Endokarditis

▸ **Spontane intrazerebrale Blutungen**
- kryptogen: Ursache vermutet, aber nach jetzigem Kenntnisstand und/oder mit heutigen Methoden nicht nachweisbar
- idiopathisch: Gegenwärtig besteht kein pathophysiologisches Konzept über die Ursache.

■ Diagnostik

Voraussetzung für die Behandlung ist die zweifelsfreie Unterscheidung einer intrazerebralen Blutung von einem ischämischen Schlaganfall, da die therapeutischen Konzepte, insbesondere in der Akutphase, voneinander differieren. Anhand anamnestischer Angaben und klinischer Befunde ist eine zweifelsfreie Unterscheidung nicht möglich (Weir et al. 1994). Eine Unterscheidung kann nur durch bildgebende neuroradiologische Verfahren, d.h. zerebrale Computertomografie (cCT) oder zerebrale Magnetresonanztomografie (cMRT), vorgenommen werden.

Über eine Darstellung der Hirngefäße mittels computertomografischer Angiografie (CTA), magnetresonanztomografischer Angiografie (MRA) oder digitaler Subtraktionsangiografie (DSA) kann im Einzelfall entschieden werden. Gerinnungstests gehören ebenfalls zur Akutdiagnostik. Sollte bis zu diesem Punkt keine Ursachen gefunden worden sein, sind weiterführende Labortests notwendig, wie z.B. Drogenscreening, Marker für Gefäßentzündungen und Risikofaktoren für Gefäßerkrankungen, Gentests u.a.

■ Therapie

Behandlung in spezialisierten versus nicht spezialisierten Einrichtungen

> ▸ **PICO:** Verbessert bei erwachsenen Patienten mit einer intrazerebralen Blutung [P] eine Behandlung auf der Intensivstation / Neurointensivstation / akuten Stroke Unit [I] im Vergleich zur Behandlung auf einer Normalstation [C] das Outcome [O]?
>
> ▸ **PICO:** Verbessert bei einem erwachsenen Patienten mit einer intrazerebralen Blutung [P] die Behandlung auf einer Intensivstation / Neurointensivstation [I] im Vergleich zur Behandlung auf einer akuten Stroke Unit [C] das Outcome [O]?

Patienten mit Schlaganfall und insbesondere intrazerebraler Blutung erleiden häufig Komplikationen. Diese führen zur Verlegung auf die Intensivstation und damit einhergehend zu einer Verlängerung des Krankenhausaufenthaltes und Verschlechterung des Outcomes. Während für ischämische Schlaganfälle nachgewiesen wurde, dass eine Behandlung auf Stroke Units einer Behandlung auf

Normalstation überlegen ist (Stroke Unit Trialists' Collaboration 2007, Indredavik et al. 2008, Drury et al. 2010), liegen solche Ergebnisse aus prospektiven randomisierten Studien für ICBs nicht vor. In der RIKS Stroke Study hatten Patienten mit Blutungen die besten Ergebnisse bei einer Stroke-Unit-Behandlung (Terent et al. 2009). Schwierigkeiten bei der Beurteilung der Evidenz zu diesem Thema ergeben sich aus folgenden Gründen: Die Behandlungsstrategien von Ischämien und ICBs sind unterschiedlich, die Definition der Behandlungseinheiten (Intensivstation, Semiintensivstation, Stroke Unit [akut, nicht akut]) sind kaum nachvollziehbar bezüglich Qualifikation des Personals, Behandlungsstandards, Überwachungsmodalitäten und technischer Ausstattung (Garraway et al. 1980, Indredavik et al. 1989, Erila et al. 1990, Qureshi et al. 2011).

In einer prospektiv kontrollierten Studie zeigten Ronning et al. 2001, dass die akute Behandlung auf einer Stroke Unit die Mortalitätsrate 30 Tage und ein Jahr nach einer intrazerebralen Blutung im Gegensatz zu einer konventionellen Behandlung auf einer Normalstation senkt (Ronning et al. 2001). Evans et al. fanden, dass Patienten auf einer Stroke Unit im Vergleich zu einer Normalstationen intensiver überwacht wurden, häufiger Sauerstoff und eine Aspirationsprophylaxe erhielten, antipyretisch behandelt und früher oral ernährt wurden. Dies reduzierte Komplikationen wie Pneumonien und Dehydratation. Aspirationsprophylaxe, frühe Ernährung, Stroke-Unit-Management und Häufigkeit von Komplikationen beeinflussen unabhängig voneinander das Outcome (Evans et al. 2001). Es ist anzunehmen, dass diese Aspekte erst recht für eine Neurointensivstation gelten. Mehrere Untersuchungen, meist Single-Center-Studien, beschreiben Behandlungsvorteile durch standardisierte Behandlungsstrategien bei ICB-Patienten auf Neurointensivstationen (Diringer 2004, Broessner et al. 2009, Ziai et al. 2009). Laufende Studien lassen auf wissenschaftlich fundierte Behandlungen für ICBs hoffen (Adeoye u. Broderick 2010).

> ▶ **Zusammenfassung:** Es konnten keine Studien identifiziert werden, die – auf prospektiver randomisierter Basis – die Effektivität der Behandlung von Patienten mit ICB auf Stroke Units oder Neurointensivstationen mit der Behandlung auf Normalstationen verglichen haben. Allerdings finden sich zahlreiche Hinweise auf Vorteile der Behandlung in kleineren Studien. Für die Behandlung von ischämischen Schlaganfällen wurde ein Vorteil der Behandlung in spezialisierten Einrichtungen nachgewiesen.

Empfehlungen

Es gibt eine Reihe von intensivtherapeutischen Gemeinsamkeiten von akuten ischämischen und hämorrhagischen Schlaganfällen. Die Behandlung von ICBs in Stroke Units oder neurologisch-neurochirurgischen Intensivstation wird empfohlen.
Qualität der Evidenz: III, Stärke der Empfehlung: B

Blutdrucktherapie

> ▶ **PICO:** Verbessert bei Erwachsenen mit ICB [P] die Senkung [I] des Blutdrucks im Vergleich zur Nicht-Behandlung [C] das Outcome nach 3 Monaten [O]?

Die INTERACT-Studie (Intensive Blood Pressure Reduction in Acute Cerebral Haemorrhage Trial) untersuchte den Effekt der antihypertensiven Therapie innerhalb von 6 Stunden nach ICB auf die Reduktion der Blutungsvolumenzunahme (Anderson et al. 2008). Der systolische Zieldruck betrug 140 mmHg in der Interventionsgruppe (n = 203) und 180 mmHg in der Kontrollgruppe (n = 201). Die Wahl der Antihypertonika war den behandelnden Ärzten freigestellt. Die mittlere proportionale Volumenzunahme (primärer Endpunkt) betrug nach 24 Stunden 13,7 % in der Interventionsgruppe und 36,5 % in der Kontrollgruppe (Differenz 22,6 %, 95 % KI 0,6–44,5 %; p = 0,04). Nach Adjustierung für initiales Blutvolumen und Zeit von Symptombeginn bis Aufnahme-CT war dieser Unterschied nicht mehr signifikant (Anderson et al. 2010, Arima et al. 2010a).

Die ATACH-Sudie (Antihypertensive Treatment of Acute Cerebral Hemorrhage) untersuchte die Sicherheit und Machbarkeit einer Blutdrucksenkung in 3 verschiedenen systolischen Zielblutdruckbereichen – 170–199 mmHg, 140–169 mmHg und 110–139 mmHg – bei 60 Patienten innerhalb von 6 Stunden nach ICB. Die vordefinierten Abbruchkriterien wurden nicht erreicht, sodass prinzipiell das primäre Ziel – Machbarkeit und Sicherheit – erreicht wurde. Bezüglich einer Reduktion der Volumenzunahme fand sich ein nicht signifikanter Trend zugunsten einer Blutdrucksenkung in jedem Zieldruckbereich (Qureshi et al. 2010a, Qureshi et al. 2010b).

Die ICH-ADAPT-Studie (The Intracerebral Haemorrhage Acutely Decreasing Arterial Pressure Trial) verglich die Wirkung der Blutdrucksenkung auf den zerebralen Blutfluss (CBF, gemessen mit der CT-Perfusion) in 2 Gruppen (systolischer Blutdruck < 150 mmHg oder < 180 mmHg) (Butcher et al. 2010). Trotz einer deutlichen Blutdrucksenkung fand sich keine ischämische Verminderung des CBF im Bereich um die Hirnblutung (Butcher et al. 2012).

Kleinere Studien lassen ebenfalls vermuten, dass die Blutdrucksenkung keine negativen Effekte hat (Koch et al. 2008, Xu et al. 2011).

Eine Behandlung mit Candesartan in der SCAT-Studie (The Angiotensin-Receptor Blocker Candesartan for Treatment of Acute Stroke) (Sandset et al. 2011) oder mit Lisinopril oder Labetolol in der CHHIPS-Studie (Controlling Hypertension and Hypotension Immediately Post-Stroke) zeigte keine klinischen Effekte (Potter et al. 2009).

Gegenwärtig wird in 2 prospektiven randomisierten Studien der klinische Effekt einer blutdrucksenkenden Therapie < 140 mmHg bzw. < 180 mmHg in der INTERACT-2-Studie (Delcourt et al. 2010) und der ATACH-2-Studie (NCT01176565) untersucht.

Intrazerebrale Blutungen

> **Empfehlungen**
>
> 1. Bei Patienten mit akuter ICB kann eine Senkung des systolischen Blutdrucks unter 140 mmHg zu einer Senkung der Blutungsvolumenzunahme führen. Ein klinischer Effekt ist bisher nicht nachgewiesen.
>   *Qualität der Evidenz: Ib, Stärke der Empfehlung: 0*
> 2. Der Einsatz von Candesartan, Lisinopril oder Labetolol zur Senkung des Blutdrucks in der Subakutphase einer ICB kann nicht empfohlen werden, da sich bislang kein klinischer Effekt nachweisen ließ.
>   *Qualität der Evidenz: IIa, Stärke der Empfehlung: 0*

Hämostatische Akuttherapie

> ▶ **PICO:** Verringert bei erwachsenen Patienten mit akuter spontaner ICZB [P] die Gabe hämostatischer Medikamente [I] im Vergleich zur Standardbehandlung [C] die Sterblichkeit oder Behinderung nach 6 Monaten [O]?

Die Gabe von **rekombinantem Faktor VIIa** (rFVIIa) senkt die Rate der Nachblutungen bei Patienten mit akuter ICB (Al-Shahi Salman 2009, Yuan et al. 2010, Yank et al. 2011). Allerdings zeigen veröffentlichte und unveröffentlichte (NCT00266006) randomisierte kontrollierte Studien, dass dieser Effekt nicht zu einer Senkung der Letalität und der Behinderung führt, wohl aber das Risiko thrombembolischer Ereignisse erhöht (Al-Shahi Salman 2009, Diringer et al. 2010, Yuan et al. 2010). In einer kleinen, randomisierten kontrollierten Studie wurde rFVIIa nach einer frühen Hämatomausräumung gegeben. Dies führt jedoch nicht zu einer Reduktion des Volumenzuwachses oder Verbesserung des klinischen Outcomes (Imberti et al. 2012). Gegenwärtig laufen weitere Studien mit rFVIIa (ISRCTN50867461, NCT00222625, ISRCTN29749408 und NCT00810888).

> **Empfehlungen**
>
> Gegenwärtig wird die Gabe von rFVIIa bei Patienten mit akuter ICB nicht empfohlen.
> *Qualität der Evidenz: Ia, Stärke der Empfehlung: A*

Die Behandlung von spontanen ICBs unter Therapie mit **Antiaggreganzien** war Gegenstand eines systematischen Reviews. Es fanden sich keine abgeschlossenen randomisierten kontrollierten Studien zu diesem Thema (Campbell et al. 2010). Gegenwärtig werden 2 Studien zu diesem Thema durchgeführt (NCT00699621 und The Netherlands National Trial Register NTR1303).

> **Empfehlungen**
>
> Gegenwärtig kann der Einsatz von Thrombozyten-Konzentraten bei ICB nicht empfohlen werden.
> *Qualität der Evidenz: IV, Stärke der Empfehlung: GCP*

Das Outcome von akuten ICBs, die unter Therapie mit **Antikoagulanzien** auftreten, ist schlechter im Vergleich zu spontanen ICBs mit normalem Gerinnungsstatus (Flibotte et al. 2004). Neben dem sofortigen Absetzen der Antikoagulanzien werden Maßnahmen ergriffen, um die Gerinnung zu normalisieren, wie die Gabe von 5–10 mg intravenösem Vitamin K (bei oralen Vitamin-K-Antagonisten) oder Protaminsulfat (bei Heparin). Wir fanden eine prospektive randomisierte kontrollierte Studie, in der die Wirkung von Faktor-IX-Konzentrat (n = 8) und gefrorenem Frischplasma (FFP, n = 5) auf das Gerinnungssystem bei Patienten mit intrakraniellen Blutungen (ICB, sub-, epidurale Blutungen, Subarachnoidalblutungen) untersucht wurde, die mit Warfarin behandelt worden waren (Boulis et al. 1999). Diese Studie wird hier ausgeschlossen, da sie nicht auf spontane ICBs beschränkt war. Weitere abgeschlossene Studien zu dem Thema finden sich nicht. Die Frage, ob eine Behandlung mit Prothrombin-Komplex PPSB einer Behandlung mit FFP (jeweils zusätzlich zu Vitamin K) überlegen ist, wurde bisher nicht beantwortet (Bershad u. Suarez 2010). Hierzu werden derzeit Studien durchgeführt (NCT00928915 und NCT00222625).

> **Empfehlungen**
>
> Bei Patienten, die unter der Einnahme von oralen Vitamin-K-Antagonisten (VKA) eine Hirnblutung erleiden, kann bei erhöhter INR der VKA gestoppt, Vitamin K in einer Dosierung von 10 mg intravenös gegeben und kann die INR normalisiert werden entweder durch intravenöse Gabe von Prothrombin-Komplex-Konzentrat (z. B. PPSB 30 U/kg) oder gefrorenem Frischplasma (z. B. 20 ml/kg).
> *Qualität der Evidenz: IV, Stärke der Empfehlung: GCP*

Hämatomevakuation: bei supratentorieller Blutung

> ▶ **PICO:** Verbessert bei erwachsenen Patienten mit einer supratentoriellen, nicht spontanen ICB [P] die chirurgische Hämatomevakuation [I] im Vergleich zur konservativen Behandlung [C] das Outcome [O]?

Der Cochrane Review von Prasad und Mitarbeitern berücksichtigte 10 randomisierte kontrollierte Studien mit 2059 Patienten und wertete den Effekt der Kombinationsbehandlung aus neurochirurgischer Hämatomausräumung plus medizinischer Standardbehandlung im Vergleich zur alleinigen medizinischen Standardbehandlung bei Patienten mit CT-bestätigter ICB aus (Prasad et al. 2008). Die Hämatomausräumung beinhaltete die folgenden Prozeduren: Kraniotomie, stereotaktische endoskopische Evakuation und stereotaktische Aspiration; die Patienten wurden innerhalb von 72 Stunden nach dem Auftreten der Blutung eingeschlossen. Es wurde ein signifikantes Crossover festgestellt: In der größten Studie (STICH: Surgical Trial in Lobar Intracerebral Haemorrhage) wurde bei fast einem Viertel der der alleinigen medizinischen Standardtherapie zugeordneten Patienten wegen einer klinischen Verschlechterung eine späte Hämatomausräumung durchgeführt (Mendelow et al. 2005). Als Endpunkte wurden „Tod oder Abhängigkeit" und „Tod bei der letzten Nachbeobachtungsuntersuchung" definiert. Die Hämatomausräumung war mit einer statistisch signifikanten Reduktion von „Tod oder Abhängigkeit" (OR 0,71; 95% KI 0,58–0,88) und Reduktion der Letalität (OR 0,74; 95% KI 0,61–0,90) assoziiert. Die Aussagekraft der Gesamtergebnisse wird allerdings durch die hohe Rate von Patienten geschmälert, die während der Nachbeobachtung in der STICH-1-Studie verloren gingen. Die angenommenen Effekte sind daher nicht stabil und könnten durch Bias bedingt sein.

In die nachfolgende Metaanalyse (n = 2783) wurden 3 weitere Studien eingeschlossen. Diese führten zu einer Odds Ratio von 0,72 (KI 95% 0,61–0,84) (Mendelow u. Gregson 2011).

> ▶ **Zusammenfassung:** Die chirurgische Behandlung von spontanen intrazerebralen Blutungen innerhalb von 72 Stunden kann nutzbringend sein. Allerdings fußt diese Gesamtaussage nicht auf robuster Evidenz und muss durch weitere Studien bestätigt werden. Weitere Studien müssen Selektionskriterien klar definieren, so z. B. die Art des operativen Verfahrens, die Lage der Blutung, das Alter der Patienten etc.
> Eine Metaanalyse fand einen Zusammenhang zwischen chirurgischen Interventionen und einer Reduktion des Risikos für Tod oder Abhängigkeit. Allerdings waren die Ergebnisse nicht robust und könnten durch Bias entstanden sein.

Empfehlungen

Eine Hämatomevakuation kann im individuellen Fall eines Patienten mit spontaner supratentorieller ICB in Erwägung gezogen werden.
Qualität der Evidenz: Ib, Stärke der Empfehlung: 0

Hämatomevakuation: bei infratentorieller Blutung

> ▶ **PICO:** Verbessert bei erwachsenen Patienten mit einer infrantentoriellen, nicht spontanen ICB [P] die chirurgische Hämatomevakuation [I] im Vergleich zu einer konservativen Behandlung [C] das Outcome [O]?

Bislang wurden weder randomisierte kontrollierte Studien noch Metaanalysen publiziert, die einen Vorteil der neurochirurgischen gegenüber der konservativen Behandlung gezeigt hätten. Die einzige RCT in diesem Bereich vergleicht verschiedene chirurgische Techniken und kommt zu dem Ergebnis, dass kleine Zugänge zum Hämatom zwar mit weniger Komplikationen einhergehen, nicht aber zu einem besseren Outcome führen (Tamaki et al. 2004). Für die Kriterien, die in der Literatur für eine Evakuation bei infratentoriellen Blutungen (meistens im Kleinhirn) sprechen, findet sich nur wenig Evidenz. Meist stammen sie aus retrospektiven Serien und einer prospektiven Beobachtungsstudie (Da Pian et al. 1984, Auer et al. 1986, Kobayashi et al. 1994, Dolderer et al. 2004, Krylov et al. 2009).

Kirollos und Mitarbeiter beschreiben die Ergebnisse von 50 konsekutiven Patienten mit Kleinhirnblutung, die nach einem festgelegten Protokoll, das auf dem Grad der Kompression des 4. Ventrikels basiert, prospektiv behandelt wurden (Kirollos et al. 2001). Die Autoren schlussfolgern, dass im Fall einer vollständigen Kompression des 4. Ventrikels eine Entfernung des Blutgerinnsels auch dann durchgeführt werden sollte, wenn die Patienten bewusstseinsklar sind. Und andererseits müssten auch große Hämatome (< 3 cm) nicht notwendigerweise evakuiert werden, wenn der 4. Ventrikel nicht komprimiert wäre.

Damman und Mitarbeiter evaluierten eine Serie von 57 Patienten, bei denen eine Hämtomevakuation nach einer Kleihirnblutung durchgeführt worden war (Dammann et al. 2011). Der initiale klinische Schweregrad und die Bewusstseinslage waren signifikante prognostische Faktoren des klinischen Outcomes (p = 0,0032 bzw. p = 0,0001). Ein GCS-Score bei Aufnahme von ≥ 13 war ein prognostischer Faktor für ein günstiges Outcome, definiert als ein Glasgow Outcome Score (GOS) von 4–5. Unter den neuroradiologischen Parametern erwiesen sich eine Hirnstammkompression und eine enge hintere Schädelgrube als prädiktive Faktoren für ein schlechtes klinisches Outcome (GOS ≤ 3; p = 0,0113 bzw. p = 0,0167).

Papacocea und Mitarbeiter untersuchten eine Serie von 34 zerebellären spontanen ICBs (Papacocea et al. 2010). 50% waren operiert und 50% konservativ behandelt worden. Die Letalität war in der neurochirurgischen Gruppe niedriger (5,88%) als in der konservativ behandelten Gruppe (17,64%). Die Hauptkriterien für eine neurochirurgische Behandlung waren ein GCS-Score ≤ 13 oder ein Blutungsdurchmesser von > 3 cm (oder Volumen > 20 cm^3).

> ▶ **Zusammenfassung:** Die Mehrzahl der zitierten Studien spricht für eine „frühe neurochirurgische" Intervention. Dennoch müssen der klinische Nutzen und klare Kriterien für die Indikationsstellung in prospektiven Studien bestimmt werden.

Im Fall eines assoziierten Hydrozephalus wird häufig eine externe Ventrikeldrainage (EVD) angelegt. Zwar wurde vorgeschlagen, diese als einzige Maßnahme bei infratentoriellen ICBs durchzuführen, allerdings gilt auch hier, dass keine RCTs vorliegen, die die alleinige EVD-Anlage mit einer Evakuation oder konservativem Vorgehen verglichen hätten. In der oben erwähnten, prospektiven Beobachtungsstudie von Kirollos et al. (2001) wurden 12 Patienten mit zerebellärer ICB lediglich mit EVD therapiert. In 3 Fällen wurde sekundär eine Hämatomausräumung durchgeführt. Von den übrigen 9 hatten 5 Patienten ein gutes, einer ein schlechtes Outcome und 3 Patienten waren verstorben.

> ▶ **Zusammenfassung:** Es finden sich keine qualitativ hochwertigen RCTs, die die Überlegenheit einer Hämatomevakuation, alleinigen EVD-Anlage oder eines konservativen Vorgehens bei Patienten mit ICB in der hinteren Schädelgrube belegen würden.

Empfehlungen

Niedrige Evidenz findet sich für folgende Aspekte, wobei immer das Alter des Patienten und Begleiterkrankungen Berücksichtigung finden müssen:
1. Eine Hämatomevakuation kann bei Patienten mit oberflächlich-lobären Blutungen ohne Ventrikeleinbruch und mit einem GCS > 9 bei klinischer Verschlechterung in Erwägung gezogen werden.
2. Die Anlage einer EVD kann bei einem begleitenden Hydrozephalus erwogen werden.

Qualität der Evidenz: IV, Stärke der Empfehlung: GCP

Überwachung des intrakraniellen Druckes (ICP)

> ▶ **PICO:** Verbessert bei Patienten mit einer intrazerebralen Blutung [P] die Überwachung des Intrakraniellen Druckes [I] im Vergleich zu keiner Überwachung [C] das Outcome [O]?

Ab einem bestimmten zusätzlichen intrakraniellen Volumen, d.h. bei intrakraniellen Blutungen, Tumoren oder anderen raumfordernden Prozessen, steigt der intrakranielle Druck (ICP), was zu einem Abfall des zerebralen Perfusionsdruckes (CPP) führt. In der Konsequenz kommt es zu einem vermehrten Hirnschaden und einer Verschlechterung des klinisch-funktionellen Ergebnisses sowie zu einer erhöhten Sterblichkeit (Mokri 2001). Es scheint daher plausibel, den ICP zu messen, um kritische Werte des ICP und des CPP als Indikatoren für Interventionen zu erkennen und so eine weitere Hirnschädigung zu vermeiden (Constantini et al. 1988, Bullock et al. 1989). Forsyth und Mitarbeiter legten eine Untersuchung vor, die allerdings über die hier angelegten Suchkriterien hinausging und intrakranielle Druckmessung bei Patienten mit akutem Koma einschloss, wobei die Mortalität gleich welcher Ursache oder Ausprägung der Behinderung als primäres Outcome gewählt wurden. Allerdings konnte keine Studie gefunden werden, die die Selektionskriterien erfüllte (Forsyth et al. 2010).

Indirekte Schlüsse auf die Rolle von intrazerebralen Druckmesswerten und Verlaufsmustern zur Vorhersage des Outcomes können aus einem systematischen Review bei Patienten mit traumatischen Hirnverletzungen gezogen werden (Treggiari et al. 2007). In dieser Untersuchung war ein normaler ICP als Wert zwischen 0 und 20 mmHg definiert worden. Das Outcome (Tod versus gute oder moderate Behinderung nach einem Jahr) für ICP-Werte zwischen 20 und 40 mmHg war mit einer Odds Ratio von 1,9 (95% KI 1,05–3,38) verknüpft. ICPs zwischen 20 und 40 mmHg zeigten eine OR von 7,6 (95% KI 3,99–14,38). War der ICP erhöht, aber senkbar, betrug die OR von Tod oder schlechtem neurologischem Outcome versus guter oder moderater Behinderung 4 (95% KI 2,27–7,04). Für refraktäre ICPs betrug die OR 6,9 (95% KI 1,13-42,83), während die OR dramatisch auf 88 (95% KI 40,5–322,3) anstieg, wenn Tod gegenüber allen anderen Resultaten gestellt wurde.

Bei der Planung zukünftiger Studien über den Effekt der intrakraniellen Druckmessung sollten folgende Aspekte bedacht werden:
1. Bestimmte (Grenz-)Werte für den ICP und CPP haben möglicherweise unterschiedliche Bedeutung bei verschiedenen Erkrankungen.
2. Es sollte eine klare Definition des Schweregrades der Erkrankung erfolgen, um einen Bias zu vermeiden, der aufgrund des überwiegenden Einschlusses von Patienten mit schlechter Prognose zustande kommt.
3. Die Behandlung sollte auf vordefinierte ICP-Therapiekonzepte fokussiert werden (z.B. ICP-gerichtete oder CPP-gerichtete CPP-Therapie) (Chieregato 2007).

> ▶ **Zusammenfassung:** Kontrollierte randomisierte Studien (RCT), Metaanalysen von RCTs oder systematische Reviews zum Effekt von ICP-Messungen und dem Outcome von Patienten mit einer intrazerebralen Blutung wurden nicht gefunden.
> Bei Patienten mit Schädel-Hirn-Trauma wird ein ICP von 20 mmHg als Schwellenwert für die Indikation hirndrucksenkender Maßnahmen empfohlen.

Empfehlungen

Aufgrund dieser indirekten Hinweise kann bei ICB ein Schwellenwert von 20 mmHg für den ICP im individuellen Fall erwogen werden.
Qualität der Evidenz: IV, Stärke der Empfehlung: GCP

Senkung des intrakraniellen Drucks

> ▶ **PICO:** Verbessern bei erwachsenen Patienten mit einer intrazerebralen Blutung [P] Maßnahmen zur Senkung des intrakraniellen Drucks [I] im Vergleich zur Standardbehandlung oder vergleichbarer Behandlung [C] das Outcome [O]?

Intrazerebrale Blutungen

Ein erhöhter intrakranieller Druck (ICP) stellt eine Hauptursache für die Sterblichkeit bei Patienten mit ICB dar. Er entsteht durch große Hämatome, perifokale Ödeme, Hydrozephalus oder sekundäre Infarzierung in ursprünglich nicht betroffenen Regionen. Bei der Definition „erhöhter ICP" schließen wir uns zahlreichen Studien an, die einen Wert größer oder gleich 20 mmHg verwendeten (Brenneis et al. 2008). Verschiedene Ansätze zur Reduzierung des ICPs umfassen:
- die optimale Ausrichtung des Kopfes/Oberkörpers des Patienten in erhöhter Position,
- die Shunt-Anlage bei Hydrozephalus,
- eine osmotische Therapie,
- die Hyperventilation,
- die Analgesie und Sedation,
- eine generelle Anästhesie mit Barbituraten,
- eine neuromuskuläre Blockade,
- die Hypothermie und
- die Kraniotomie.

Oberkörper-/Kopfhochlage

Zum Effekt der Lagerung bei akuter ICB liegen keine randomisierten kontrollierten Studien vor, die einen Einfluss der Oberkörper-/Kopfhochlagerung auf das klinische Outcome zeigen.

Eine Oberkörper-/Kopfhochlage von 30° führt bei Erwachsenen und Kindern zur Hirndrucksenkung, wohingegen eine Drehung des Kopfes zur Seite den ICP erhöht, vermutlich durch eine Obstruktion des venösen Abflusses (Goldberg et al. 1983, Feldman et al. 1992). Aus diesem Grund wird allgemein eine Oberkörper-/Kopfhochlagerung in Mittelposition empfohlen.

Shunt-Anlage und Liquordrainage

Bei 47 % der Patienten mit ICB ereignet sich ein Einbruch der Blutung in das Ventrikelsystem (IVH) mit konsekutivem obstruktivem Hydrozephalus. Dadurch erhöht sich die Letalität um das 4-Fache (Tuhrim et al. 1999, Steiner et al. 2006).

Ein obstruktiver Hydrozephalus und eine Hirnstammkompression sind häufige Komplikationen einer zerebellären Blutung, die klinisch durch Verschlechterung des Bewusstseins gekennzeichnet ist. Zahlreiche Fallserien bestätigen, dass bei einer Verschlechterung des Bewusstseins im CCT regelhaft ein obstruktiver Hydrozephalus des 4. Ventrikels und ein sekundärer Hydrozephalus zu finden waren. Eine kleine Fallserie beschreibt, dass eine frühe Evakuation plus Shunt-Anlage zu einem guten Ergebnis geführt habe, wohingegen bei alleiniger Shunt-Anlage häufig eine zweite Operation zur Hämatomausräumung notwendig war (Mathew et al. 1995).

Zum Effekt einer hirndrucksenden Therapie durch Anlage einer Liquordrainage oder eines Shunts liegen jedoch keine randomisierten kontrollierten Studien vor, die einen Einfluss auf das klinische Outcome bei Patienten mit ICB belegen.

Osmotische Therapie

Glycerol wurde in einer randomisierten placebokontrollierten doppelblinden Studie bei Patienten mit ICB untersucht. Es fand sich kein Vorteil für Glycerol in Bezug auf das klinische oder irgendein anderes Outcome. In der Studie erhielten 107 Patienten 500 ml 10 %iges Glycerol intravenös über 4 Stunden an 6 Tagen und 109 Patienten Kochsalzlösung. Die Sterblichkeitsrate lag bei 37 von 107 und 33 von 109 Patienten nach 6 Monaten (Yu et al. 1992).

Die Wirkung von **Mannitol** wurde in einer randomisierten kontrollierten Studie von Misra und Mitarbeitern bei Patienten mit supratentorieller Blutung untersucht (Misra et al. 2005). 65 Patienten erhielten 100 ml 20 %iges Mannitol alle 4 Stunden intravenös über 5 Tage, was in den nachfolgenden 2 Tagen reduziert (Tag 6: 100 ml alle 8 Stunden, Tag 7: 100 ml alle 12 Stunden) und beendet wurde; 63 Patienten erhielten Kochsalzlösung in gleichem Volumen. Primärer Endpunkt war die Sterblichkeit nach einem Monat. Es fand sich kein Unterschied zwischen den Gruppen. Die Autoren spekulieren, dass die Dosis von Mannitol möglicherweise zu gering gewesen sei (Diringer u. Zazulia 2004).

Bislang liegen keine randomisierten kontrollierten Studien vor, die einen Einfluss **hypertoner Kochsalzlösung** auf das klinische Outcome bei Patienten mit ICB zeigen. Die Wirkung von intravenöser 3 %iger hypertoner Kochsalzlösung wurde in einer nicht randomisierten Machbarkeitsstudie bei Patienten mit supratentorieller ICB untersucht (Wagner et al. 2011). Ziel der Behandlung war das Erreichen eines Natriumspiegels zwischen 145 und 155 mmol/l bzw. einer Osmolalität zwischen 310 und 320 mOsmol/kg. Diese Therapie erhielten 26 Patienten, die mit einer historischen Kontrollgruppe (n = 64) verglichen wurden. Als primäre Outcomes wurden Sicherheitsparameter definiert. Als Ergebnis fanden sich ein geringeres perifokales Ödem sowie ein Trend zu einer geringeren Sterblichkeit in der mit hypertoner Kochsalzlösung behandelten Gruppe.

Hyperventilation

Hyperventilation führt zu einer Senkung des pCO_2, in der Folge zu einer Kontraktion zerebraler Gefäße mit Reduktion des zerebralen Blutflusses (CBF), des zerebralen Blutvolumens (CBV) und so zu einer Senkung des ICP. Dieser Mechanismus wurde bei Patienten mit Schädel-Hirn-Trauma nachgewiesen (Fortune et al. 1995, van Santbrink et al. 1996). Inwieweit dieser Mechanismus bei Patienten mit ICB greift und einen Effekt auf das Outcome hat, ist unklar. Randomisierte Studien liegen hierzu nicht vor.

Analgesie und Sedierung

Analgetika und Sedativa werden häufig bei kritisch kranken Patienten eingesetzt, unter anderem auch unter der Vorstellung, dass Sedierung und Schmerzhemmung zur Hirndrucksenkung beitragen. Eine systematische Untersuchung liegt hierzu jedoch nicht vor (Brenneis et al. 2008). Die Wirkung von Barbituraten wird im nachfolgenden Abschnitt behandelt.

Barbiturate

Zur Wirkung von Barbituraten bei Hirndruckerhöhung findet sich eine Metaanalyse bei Patienten mit Schädel-Hirn-Trauma. Diese zeigte keinen Vorteil der Barbiturat-Therapie hinsichtlich des klinischen Outcomes. Zum Einsatz von Barbituraten zur Hirndrucksenkung bei Patienten mit fokalen Läsionen, insbesondere bei Schlaganfall oder ICB, gibt es keine randomisierten Studien oder Metaanalysen.

Hypothermie

Eine nicht randomisierte Pilotstudie verglich die Wirkung der hypothermen Behandlung bei 10 Patienten mit 25 Kontrollpatienten. Die invasive Kühlung wurde innerhalb von 12 Stunden nach Symptombeginn begonnen und über 10 Tage durchgeführt. Die Zieltemperatur lag bei 35°C. Die Kontrollpatienten wurden ebenfalls auf einer Neurointensivstation mit Intubation und Lebenserhaltung behandelt. Unter Hypothermie kam es zu einer signifikanten Reduktion des perifokalen Ödems, zu keinem kritischen Anstieg des ICP und zu einer signifikant verbesserten Überlebensrate (Kollmar et al. 2010).

Kraniotomie

Die Wirkung der dekompressiven Kraniektomie ohne gleichzeitige Evakuation wurde bei ICB bisher nicht in einer randomisierten Studie untersucht.

Verschiedene nicht randomisierte Studien verglichen die dekompressive Kraniektomie plus Hämatomausräumung mit einer alleinigen Hämatomausräumung (Dierssen et al. 1983, Ma et al. 2010, Shimamura et al. 2011). Zwei dieser Studien fanden ein besseres Outcome für die Kombination aus Dekompression und Evakuation (Dierssen et al. 1983, Ma et al. 2010), während die dritte Studie keinerlei Effekt zeigte (Shimamura et al. 2011).

▶ **Zusammenfassung:** Es liegen keine Daten aus prospektiven randomisierten Studien zur Effektivität verschiedener hirndrucksenkender Maßnahmen mit Bezug auf das klinische Outcome vor.

Empfehlungen

Folgende Maßnahmen zur Hirndrucksenkung können im individuellen Fall erwogen werden:
- Oberkörperhochlagerung in Abhängigkeit vom CPP
- EVD-Anlage/Shunt-Anlage bei drohendem Hydrozephalus oder klinischen oder neuroradiologischen Zeichen der Hirnstammkompression
- osmotische Therapie mit:
  - Glycerol: 500 ml 10% pro Tag
  - Mannitol: Tag 1–5: 100 ml (20%) 6 × täglich; Tag 6: 100 ml 3 × täglich; Tag 7: 100 ml 2 × täglich
  - Hyper-HAES: 3%, Natrium-Zielwert: 145–155 mmol/l bzw. Osmolalität 310–320 mOsmol/kg
- kurzfristige Hyperventilation (pCO_2 > 28 mmHg)
- Analgosedierung
- Hypothermie
- Hämatomevakuation mit/ohne Kraniotomie

Qualität der Evidenz: IV, Stärke der Empfehlung: GCP

Behandlung von Fieber

▶ **PICO:** Verbessert bei erwachsenen Patienten mit einer ICB [P] die Prävention und frühe Therapie von Fieber (mittels pharmakologischer oder physikalischer Therapie) [I] im Vergleich zur konventionellen Behandlung [C] das Outcome [O]?

Das Auftreten von Fieber führt zu einer Verschlechterung des Outcomes bei akuten zerebrovaskulären Krankheiten inklusive intrazerebraler Blutungen (Greer et al. 2008). In Tierversuchen war die Hyperthermie eindeutig mit einer Zunahme der zerebralen Schädigung bei Schlaganfällen verbunden.

Bislang liegt eine große, prospektive randomisierte Interventionsstudie vor, die spezifisch Fieber bei ischämischen Schlaganfällen und ICBs untersuchte (den Hertog et al. 2009). Darin wurden 1400 Patienten eingeschlossen, von denen 11% (n = 273) eine ICB erlitten hatten. Die Intervention bestand aus der Gabe von Paracetamol, das prophylaktisch verabreicht wurde. Es ließ sich kein signifikanter Effekt auf das Outcome nachweisen, obwohl die mittlere Körpertemperatur in der Therapiegruppe signifikant niedriger war. Es zeigte sich ein Trend für einen positiven Effekt bei Patienten mit ICB mit sehr weiten Konfidenzintervallen. Das Studiendesign sah jedoch keine separate Untersuchung von Patienten mit einer ICB vor. Die Subgruppe der Patienten mit ICB ist zu klein, um hieraus eine starke Empfehlung abzuleiten. Mittlerweile wurde die Studie „Paracetamol (Acetaminophen) in Stroke 2" (PAIS 2) begonnen (NTR2365) (NN 2010).

Mehrere kleinere Studien untersuchten die Machbarkeit und die Effekte von verschiedenen Kühlstrategien bei ICBs (Feng et al. 2002, Xu et al. 2002, Huang et al. 2003, Diringer 2004, Su et al. 2004, Fu et al. 2005, Dohi et al. 2006, Zhang et al. 2006, Kollmar et al. 2008, Broessner et al. 2009, Kollmar et al. 2010, Abdullah u. Husin 2011, Kallmunzer et al. 2011, Penner et al. 2011). Die meisten dieser Studien, die verschiedene physikalische Geräte zur Kühlung verwendeten, untersuchten die neuroprotektive Wirkung der Hypothermie und waren nicht speziell auf die Fieberkontrolle angelegt. Obwohl man daraus folgern kann, dass sowohl Normothermie als auch Hypothermie bei Patienten mit ICB erreicht werden kann, liegen keine Erkenntnisse darüber vor, ob diese Maßnahmen das Outcome verbessern. Die Anwendung von Antipyretika war einer der messbaren Unterschiede zwischen Stroke Units und internistischen Allgemeinstationen. Sie konnte allerdings nicht mit einer Verbesserung des Outcomes in Zusammenhang gebracht werden. In dieser Studie waren 10–15% der Patienten von einer Hirnblutung betroffen (Govan et al. 2007).

> **Zusammenfassung:** Es gibt keinen Nachweis auf der Basis von randomisierten kontrollierten Studien dafür, dass die Behandlung von Fieber das Outcome bei ICBs verbessert. Allerdings ist Fieber mit erhöhter Sterblichkeit und stärkerem Behinderungsgrad nach Schlaganfällen assoziiert und es gibt keine Daten, die zeigen, dass sich dies bei ICBs anders verhält.

Empfehlungen

Antipyretische Maßnahmen können bei Patienten mit ICB angewendet werden.
Qualität der Evidenz: IV, Stärke der Empfehlung: GCP

Prophylaxe der tiefen Beinvenenthrombose

> **PICO:** Verhindern bei erwachsenen Patienten mit intrazerebralen Hämatomen [P] physikalische oder pharmakologische Maßnahmen zur Verhinderung von tiefen Beinvenenthrombosen (TBVT) oder pulmonalen Embolien (PE) [I] im Vergleich zur Standardbehandlung [C] symptomatische TBVT/PE bzw. verbessern diese das Outcome?

Eine frühe Mobilisation von Patienten wird als beste Prävention von tiefen Beinvenenthrombosen (TBVT) und pulmonalen Embolien (PE) angesehen.

In einer randomisierten Studie mit 150 Patienten mit ICB wurden elastische Strümpfe (ES) mit einer Kombination aus intermittierender pneumatischer Kompression (IPK) und elastischen Strümpfen verglichen. Durch Kompressionsultraschalluntersuchung wurden insgesamt 14 asymptomatische TBVT nachgewiesen, 11 (15,9%) in der ES-Gruppe (3 proximal und 8 distal) und 3 (4,7%) in der Gruppe mit ES plus IPK (alle distal). Die Kombination von ES und IPK ging mit einem reduzierten Risiko von asymptomatischen TBVT im Vergleich zur ES-Gruppe einher: relatives Risiko 0,29 (95% KI 0,08–1,00, p = 0,03). Die absolute Risikoreduktion lag bei 0,11 (95% KI 0,00–0,22) (Lacut et al. 2005).

Orken und Mitarbeiter führten eine prospektive, randomisierte kontrollierte Studie bei 75 Patienten mit ICB durch. Sie untersuchten, ob sich die Volumenzunahme der ICB nach Gabe von subkutanem niedermolekularem Heparin (LMWH, Enoxaparin 40 mg/d) oder Anwendung von langen (inkl. Oberschenkel) Kompressionsstrümpfen (KS) nach den ersten 48 Stunden unterschied (Orken et al. 2009). In keiner Gruppe wurde eine Volumenzunahme der ICB zu den definierten Zeitpunkten (Tag 3, 7, 21) nachgewiesen. Symptomatische TBVT traten in keiner Gruppe auf, eine symptomatische PE fand sich am 17. Tag in der KS-Gruppe. Asymptomatische TBVT traten häufiger in der LMWH-Gruppe (n = 3) als in der KS-Gruppe (n = 1) auf; der Unterschied war statistisch nicht signifikant (p = 1,0).

Eine Metaanalyse schloss sowohl 2 randomisierte als auch 2 nicht randomisierte Studien mit 1000 Patienten ein (Paciaroni et al. 2011). Unter Antikoagulanzien (unfraktioniertes Heparin, LMWH oder Heparinoide) fand sich im Vergleich zu anderen Maßnahmen (ES, IPK oder Placebo) eine signifikante Reduktion von pulmonalen Embolien (1,7% vs. 2,9%; RR 0,37; 95% KI 0,17–0,80; p = 0,01), eine TBVT-Rate von 4,2% im Vergleich zu 3,3% (RR 0,77; 95% KI 0,44–1,34; p = 0,36), eine nicht signifikant erhöhte Rate der Hämatomzunahme (8,0% vs. 4,0%; RR 1,42; 95% KI 0,57–3,53; p = 0,45) und eine nicht signifikante Reduktion der Mortalität (16,1% vs. 20,9%; RR 0,76; 95% KI 0,57–1,03; p = 0,07).

Wir analysierten weitere Studien in diesem Zusammenhang, die allerdings ein retrospektives Design hatten (Boeer et al. 1991, Tetri et al. 2008, Wasay et al. 2008).

Das Problem der TBVT-Prophylaxe ist bei Patienten mit ischämischem Schlaganfall möglicherweise ähnlich wie bei Patienten mit ICB gelagert. Aus diesem Grund erwähnen wir hier auch die CLOTS-Studie, eine randomisierte kontrollierte Studie zum Effekt von Kompressionsstrümpfen innerhalb von 7 Tagen nach einem akuten Schlaganfall bei 2500 immobilen Patienten. In CLOTS zeigte sich kein Effekt bezüglich der Prävention von TBVTs, allerdings erhöhten Kompressionsstrümpfe das absolute Risiko von Hautdefekten, Bläschenbildung, Wunden und Nekrosen signifikant von 1% auf 5% (Dennis et al. 2009).

> **Zusammenfassung:** Die Kombination von elastischen Strümpfen und intermittierender pneumatischer Kompression senkte signifikant das Auftreten von TBVT bei Patienten mit einer ICB (Single Center RCT, Lacut et al. 2005). Allerdings erhöhten elastische Strümpfe das Risiko von Bläschenbildung und anderen Hautschäden bei Patienten mit ischämischem Schlaganfall (Dennis et al. 2009). In 2 kleinen randomisierten Studien fanden sich Hinweise darauf, dass die frühe Gabe von Heparin oder niedermolekularem Heparin bei Patienten mit einer ICB sicher ist und nicht mit einem signifikanten Wachstum des Hämatoms einhergeht (Boeer et al. 1991, Orken et al. 2009). Im Vergleich zu anderen Behandlungen zeigten Antikoagulanzien eine signifikant erniedrigte Rate an pulmonalen Embolien (Paciaroni et al. 2011), allerdings sollten diese bereits innerhalb der ersten 2 Tage bei immobilen Patienten mit ICB verabreicht werden. Der frühe Einsatz von Antikoagulanzien bei akuten intrazerebralen Hämatomen könnte ein erhöhtes Risiko für ein Hämatomwachstum bergen. In weiteren Studien sollten folgende Aspekte berücksichtigt werden: Schweregrad der Hirnblutung, Grad der Immobilität, Blutdruck, Hämatomgröße und Blutvolumenzunahme.

Empfehlungen

Bei Patienten mit ICB sollte eine Thromboseprophylaxe mit LMWH, UFH oder Heparinoiden durchgeführt werden.
Qualität der Evidenz: III, Stärke der Empfehlung: B
Alternativ sollte eine Kombination von elastischen Strümpfen und intermittierender pneumatischer Kompression zur Prophylaxe einer TVT durchgeführt werden.
Qualität der Evidenz: IIIb, Stärke der Empfehlung: B

Anfälle und intrazerebrale Blutungen

Der natürliche Verlauf von epileptischen Anfällen bei Patienten mit ICB ist weithin unbekannt. Die berichtete Inzidenz von Anfällen nach einer ICB ist abhängig vom Studiendesign, den diagnostischen Kriterien, der Dauer der Nachbeobachtung und der untersuchten Population. Sie variiert zwischen 3 und 17 % (Giroud et al. 1994, Arboix et al. 1997, Bladin et al. 2000, Passero et al. 2002, Alberti et al. 2008, Burneo et al. 2010) und erreicht 42 %, wenn klinisch inapparente elektrophysiologisch nachweisbare Anfälle hinzugenommen werden (Garrett et al. 2009).

In einer prospektiven Beobachtungsstudie bei Patienten mit spontaner ICB (n = 522) traten in 8 % der Fälle Anfälle beim Einsetzen der ICB und in 14 % der Fälle frühe Anfälle – innerhalb von 7 Tagen – auf (De Herdt et al. 2011). Diese frühen Anfälle waren nicht mit einem schlechteren neurologischen Outcome oder mit einer erhöhten Sterblichkeit assoziiert.

Eine prospektive randomisierte Studie verglich den präventiven antiepileptischen Effekt von Valproinsäure und Placebo bei 72 Patienten mit ICB. Es fand sich ein potenziell protektiver Effekt von Valproinsäure auf das Ausmaß des neurologischen Defizits nach einer Nachbeobachtung von einem Jahr (Gilad et al. 2011).

Zwei nicht randomisierte Studien zum präventiven Einsatz von Benzodiazepinen (Lodder et al. 2006) und von Phenytoin (Naidech et al. 2009b) fanden negative Auswirkungen auf die Prognose.

Präventive Gabe von Antiepileptika zur Verbesserung des Langzeit-Outcomes

▶ **PICO:** Verbessert die präventive Gabe von Antiepileptika das Langzeit-Outcome bei Patienten mit einer ICB?

Die Daten zum präventiven Gebrauch von Antiepileptika sind kontrovers. Eine prospektive randomisierte Studie bei 72 ICB-Patienten, die mit Valproat behandelt worden waren (n = 31), ergab einen verbesserten NIHSS-Score 1 Jahr nach dem Auftreten der ICB (Gilad et al. 2011).

Retrospektive Daten geben Hinweise darauf, dass die prophylaktische Gabe von Antiepileptika mit einem schlechteren Outcome assoziiert ist, unabhängig von anderen prädiktiven Faktoren (Messe et al. 2009).

Hingegen fand sich die Prophylaxe mit Phenytoin in einer retrospektiven Studie (n = 98) mit einem schlechteren Outcome assoziiert, verglichen mit Patienten, die keine antiepileptische Therapie erhalten hatten (Naidech et al. 2009b).

▶ **Zusammenfassung:** Eine Verbesserung des Langzeit-Outcomes durch die Gabe von Antiepileptika konnte in prospektiven Studien bisher nicht nachgewiesen werden.

Präventive Gabe von Antiepileptika zur Verhinderung von Anfällen

▶ **PICO:** Reduziert die präventive Gabe von Antiepileptika das Auftreten von epileptischen Anfällen/Epilepsie bei Patienten mit intrazerebralen Hämatomen?

Bei 95 Patienten mit ICB war die Häufigkeit einer Pneumonie sowie die Sterblichkeit in der Diazepam-Gruppe höher als in der Placebo-Gruppe: 35 vs. 10 % bzw. 22 vs. 12 % (Lodder et al. 2006).

Empfehlungen

Benzodiazepine sollten nicht zur antiepileptischen Prävention angewendet werden.
Qualität der Evidenz: Ib, Stärke der Empfehlung: B

In einer prospektiven randomisierten Studie wurden 72 Patienten mit ICB mit Valproinsäure gegen Placebo getestet. Die frühe Prophylaxe mit Valproinsäure reduzierte das Risiko von frühen Anfällen, aber nicht das Risiko von späten Anfällen (Gilad et al. 2011).

Empfehlungen

Die Studienlage ist nicht ausreichend, um eine Empfehlung zur präventiven antiepileptischen Therapie mit Valproat zu geben.
Qualität der Evidenz: Ib, Stärke der Empfehlung: B

Für andere Antiepileptika sind keine prospektiven Daten verfügbar.

Empfehlungen

Die prophylaktische Gabe von Antiepileptika ist nicht gesichert.
Qualität der Evidenz: Ib, Stärke der Empfehlung: B

Behandlung von frühen Anfällen

▶ **PICO:** Verringert bei Patienten mit einer ICB, die einen Frühanfall erleiden, die Langzeitbehandlung mit Antiepileptika das Risiko, eine Epilepsie zu entwickeln?

Intrazerebrale Blutungen

Es liegen keine prospektiven Daten vor.

Kortikosteroide

▶ **PICO:** Verbessert bei Erwachsenen mit intrazerebralen Hämatomen [P] die Gabe von Kortikosteroiden [I] im Vergleich zur Standardbehandlung [C] das Outcome [O]?

Kortikosteroide reduzieren das vasogene Ödem bei Hirntumoren und führen zu einer Verbesserung oder Beseitigung von Symptomen. Es gibt einige Hinweisen dafür, dass das Ödem um ein intrazerebrales Hämatom eher vasogen als zytotoxisch bedingt ist. Aus diesen Gründen wurde Dexamethason häufig bei Patienten mit ICB eingesetzt. Dies führte zu 6 randomisierten klinischen Studien, die einen möglichen positiven Effekt der Steroidbehandlung auf das Outcome von Patienten mit ICB fanden. Fünf (Hooshmand et al. 1972, Tellez u. Bauer 1973, Poungvarin et al. 1987, Desai u. Prasad 1998, Ogun u. Odusote 2001) dieser 6 Studien wurden in einer Cochrane-Analyse (Feigin et al. 2005) behandelt, die sechste Studie wurde 2008 veröffentlicht (Sharafadinzadeh et al. 2008).

Ein CT zur Bestätigung der ICB war eine Voraussetzung in 3 Studien (Poungvarin et al. 1987, Desai u. Prasad 1998, Sharafadinzadeh et al. 2008). Infratentorielle ICBs waren in 3 Studien ausgeschlossen worden (Poungvarin et al. 1987, Desai u. Prasad 1998, Ogun u. Odusote 2001), stellten allerdings 27,5% der Patienten in der Studie von Tellez et al. dar (Tellez u. Bauer 1973). In 2 Studien wurde nicht spezifiziert, ob Patienten mit infratentoriellen Hämatomen eingeschlossen worden waren (Hooshmand et al. 1972, Sharafadinzadeh et al. 2008).

Die absolute Zahl der eingeschlossenen Patienten betrug zwischen 20 und 30 in den 5 Studien der Cochrane-Analyse (Feigin et al. 2005) und 200 in der sechsten Studie (Sharafadinzadeh et al. 2008).

Die Dauer der Nachbeobachtung lag zwischen 2 und 5 Wochen in 4 Studien (Tellez u. Bauer 1973, Poungvarin et al. 1987, Desai u. Prasad 1998, Sharafadinzadeh et al. 2008), 2–4 Monate in einer Studie (Ogun u. Odusote 2001) und 6 Monate in der letzten Studie (Hooshmand et al. 1972).

In allen Studien wurde Dexamethason allerdings in unterschiedlichen Dosierungen und über verschiedene Zeiträume verabreicht: 48 Stunden (Ogun u. Odusote 2001), 9–10 Tage (Hooshmand et al. 1972, Tellez u. Bauer 1973, Poungvarin et al. 1987, Sharafadinzadeh et al. 2008) oder 16 Tage (Desai u. Prasad 1998).

Die Metaanalyse der 4 Studien, in denen die 1-Monats-Sterblichkeit angegeben war, ergab, dass die Letalität der mit Dexamethason behandelten Patienten 62% (57 von 92 Patienten) und in der Kontrollgruppe 53% (50 von 94 Patienten) betrug (RR 1,14; 95% KI 0,91–1,42) (Feigin et al. 2005). In der Studie von Sharafadinzadeh verstarben 49% der Patienten mit Dexamethason-Behandlung nach 21 Tagen im Vergleich zu 23% der Patienten in der Placebo-Gruppe (p < 0,05) (Sharafadinzadeh et al. 2008). Diese Studie ist nicht eindeutig zu interpretieren, da im Methodenteil von 200 Patienten (100 in jedem Behandlungsarm) berichtet wird, wohingegen im Ergebnisteil die Anzahl der Patienten in der Dexamethason-Gruppe mit 144 und in der Placebo-Gruppe mit 81 angegeben wird. Außerdem wurden Patienten ausgeschlossen, die innerhalb von 48 Stunden verstarben, wobei unklar ist, ob die Anzahl in beiden Behandlungsarmen vergleichbar ist.

Eine kleine Studie, die die Sterblichkeit nach 6 Monate untersuchte, zeigte, dass 3 von 10 Patienten in der Dexamethason-Gruppe im Gegensatz zu 5 von 10 in der Kontrollgruppe verstorben waren (RR 0,60; 95% KI 0,19–1,86) (Hooshmand et al. 1972). Basierend auf 3 Studien mit einer Gesamtzahl von 146 Patienten zeigte der Cochrane-Review keinen Effekt des Dexamethasons auf ein schlechtes Outcome nach einem Monat (RR 0,95; 95% KI 0,83–1,09) (Poungvarin et al. 1987, Desai u. Prasad 1998, Ogun u. Odusote 2001, Feigin et al. 2005).

Basierend auf dem Cochrane-Review waren die häufigsten Nebenwirkungen von Dexamethason Infektionen, Blutzuckerentgleisungen bei Diabetikern und gastrointestinale Blutungen; allerdings zeigte keine dieser Nebenwirkungen einen signifikanten Unterschied in der Behandlungs- und der Kontrollgruppe (Feigin et al. 2005).

▶ **Zusammenfassung:** Gegenwärtig findet sich keine Evidenz für einen Effekt von Dexamethason bei der Behandlung von Patienten mit ICB.

Empfehlungen

Der Einsatz von Dexamethason bei ICB-Patienten kann derzeit nicht empfohlen.
Qualität der Evidenz: Ib, Stärke der Empfehlung: B

Reanimation und Abbruch der Behandlung

▶ **PICO:** Reduziert bei Erwachsenen mit intrazerebraler Blutung [P] der Verzicht auf Wiederbelebungsmaßnahmen (Do-Not-Attempt-Resuscitation, DNAR) oder die Anordnung zum Abbruch der Behandlung (Withdrawal Of Care, WOC) [I] im Gegensatz zur Ablehnung von DNAR oder WOC Anordnungen [C] weiteres Leiden der Patienten?

Die Sterblichkeit nach einer ICB liegt nach einem Jahr über 60% (Sacco et al. 2009). In einer prospektiven Kohorten-Studie resultierte der Hirntod a) aus einer transtentoriellen Herniation, b) aus dem Beenden lebenserhaltender Maßnahmen oder c) aus medizinischen Gründen zu bestimmten Zeitpunkten nach stattgehabter Blutung. Während der Abbruch der Behandlung (Withdrawal of Care, WOC) bei Patienten mit höheren ICH-Scores (vgl.

Hemphill et al. 2001, Hemphill et al. 2009) früher erfolgte und der ICH-Score sowohl mit höherer Letalität als auch mit der Zeit bis zum Tod assoziiert war, sagten höhere ICH-Scores einen Abbruch der Behandlung nicht voraus. (Naidech et al. 2009a).

Es gibt konzeptionelle Unterschiede bei den Vorgaben zum Verzicht auf Wiederbelebung (DNR: Do-Not-Resuscitate), zum Abbruch der Behandlung (WOC) und zum Begrenzen der Behandlungsintensität bei hoffnungslos Erkrankten. Während die DNR-Anordnung meist für Wiederbelebungsversuche bei Herzstillstand vorgegeben und darauf beschränkt ist, basieren der angewandte Grad der Behandlungsintensität und der Abbruch der Behandlung auf mutmaßlichen Prognosen, Nebenerkrankungen, der ärztlichen Expertise und auf den individuellen Wünschen der Patienten und Angehörigen. Während DNR und WOC relativ eindeutig vorgegeben sind und aus den meisten Patientenakten und -verfügungen abgeleitet werden können, ist der initial eingesetzte Grad der Behandlungsintensität ebenso abhängig von den verfügbaren Ressourcen und der Expertise der Behandler, die substanziell zwischen den verschiedenen Einrichtungen variiert. Unabhängig davon besteht die Gefahr, beobachtbare und vorhersagbare Prognosen zu verwechseln (Hemphill et al. 2004) und zu selbsterfüllenden Prophezeiungen zu tendieren (Becker et al. 2001, Creutzfeldt et al. 2011).

Der Großteil der Todesfälle im Krankenhaus ereignet sich in den meisten europäischen Ländern nach Aufnahme auf Intensivstationen. Die Behandlung von kritisch kranken Patienten ist zu einer Schlüsselkompetenz des Intensivpersonals geworden. Die Kombination von rationalem Denken und mitfühlender Behandlung sowie effektiver Entscheidungsfähigkeit und außergewöhnlicher Sterbebegleitung basiert allerdings generell auf niedrigem Evidenzgrad (Siegel 2009). Das Ziel der Entscheidungen bei Sterbebegleitung ist, den Wünschen und Bedürfnissen der Patienten durch die Auswahl an geeigneten Maßnahmen zu entsprechen. In Europa werden diese Entscheidungen in einem ethischen Rahmen getroffen, der auf dem Respekt für die Autonomie des Patienten, dem hippokratischen Eid und der Pflicht für eine gerechte Verteilung der Ressourcen des Gesundheitswesens beruht (Carrese u. Sugarman 2006). Die Komplexität, die durch diese Variablen entsteht, hat die Durchführung einer Studie zum Erstellen einer höheren Evidenz verhindert.

Laut einer Befragung zur Beurteilung der Übereinstimmung zwischen der Ansicht von Medizinern und der öffentlichen Meinung über sterbehilfliche Entscheidungen in Schweden, sind Ärzte eher dazu geneigt, spezifische Maßnahmen wie eine Kraniotomie bei einem hoffnungslos Erkrankten zurückzuhalten, während die öffentliche Meinung dazu tendiert, solche Maßnahme durchzuführen. Es besteht jedoch Einigkeit zwischen Ärzten und der Öffentlichkeit zugunsten eines Abbruchs der Lebenserhaltung bei hoffnungslos erkrankten Patienten (Rydvall u. Lynoe 2008).

Obwohl verschiedene Modelle zur Prognoseabschätzung vorliegen (Broderick et al. 1993, Diringer et al. 1998, Hemphill et al. 2001), ist die wichtigste einzelne Variable zur prognostischen Abschätzung des Outcomes nach einer ICB der Grad der medizinischen Versorgung (Becker et al. 2001, Zahuranec et al. 2007). In einer prospektiven Kohortenstudie von Becker und Mitarbeitern verfälschte ein Abbruch der Behandlung – als prognostisches Zeichen – bei Patienten, bei denen ein „schlechtes Outcome" angenommen wurde, das Prognose-Modell und führte zu sich selbst erfüllenden Vorhersagen. Manche Patienten, bei denen ein „schlechtes Outcome" angenommen wird, haben ein akzeptables Outcome, wenn sie aggressiv behandelt werden. In einem neueren, retrospektiv zugeschnittenen prognostischen Outcome-Modell, das die Auswirkung von DNR-Anordnungen auf die prognostische Einschätzung bei intraparenchymalen Hämatomen untersuchte, waren die Einschätzungen signifikant pessimistischer bei Patienten ohne und optimistischer bei Patienten mit DNR-Anordnung. Zukünftige prognostische intraparenchymatöse Blutungsmodelle sollten auf große intraparenchymatöse Blutungskohorten ohne DNR-Anordnungen bezogen verwendet werden (Creutzfeldt et al. 2011).

Eine weitere wichtige Überlegung bei Entscheidungen über das Lebensende sind geschlechtliche, ethnische und kulturelle Unterschiede. Obwohl keine relevanten Forschungsergebnisse zu diesem wichtigen Thema über europäische Minderheiten vorliegen, werfen Ergebnisse von Studien über US-Minderheiten etwas Licht auf die offensichtlichen Unterschiede. In einem großen, mehrere 100.000 Patienten beinhaltenden retrospektiven Review über Patienten, die in nicht bundeseigenen, kalifornischen Gesundheitseinrichtungen eingewiesen worden waren, zeigte sich, dass bei Frauen und nicht lateinamerikanischen Weißen eher DNR-Anordnungen ausgesprochen worden waren. Außerdem beeinflusste der DNR-Status das Ausmaß von geschlechts-ethnischen Unterschieden des Sterberisikos. Während Nichtweiße eine niedrigere Krankenhaus-Sterblichkeit nach einer ICB aufwiesen, zeigten asiatische Minderheiten nach der Adjustierung für den DNR-Status eine höhere Sterblichkeitsrate, während Afro-Amerikaner und Lateinamerikaner ähnliche Sterblichkeitsraten wie Weiße aufwiesen (Bardach et al. 2005). Im Gegensatz hierzu fand eine bevölkerungsbasierte Beobachtungsstudie in Süd-Texas heraus, dass bei mexikanischen Amerikaner weniger häufig als bei nicht hispanischen Weißen DNR-Anordnungen nach ICB verordnet worden waren, wobei dieser Zusammenhang weniger stark war, nachdem eine Adjustierung für Alter und andere Störvariablen erfolgte (Zahuranec et al. 2009).

Die Krankenhaussterblichkeit nach ICB wird signifikant von der DNR-Rate in einzelnen Krankenhäusern beeinflusst, selbst nach Adjustierung des Case Mix. Dies ist nicht nur auf den individuellen DNR-Status der Patienten zurückzuführen, sondern auch auf andere Aspekte der Gesamtversorgung (Hemphill et al. 2004).

> **Meinung:** Die derzeitige Evidenz aus prospektiven Serien und retrospektiven Analysen deutet darauf hin, das bestehende DNR- und WOC-Anordnungen die Sterblichkeit von erwachsenen Patienten mit ICB erhöhen bzw. beschleunigen. Während DNR- und WOC-Anordnungen aufgrund der Informationen aus medizinischen Unterlagen eingeschätzt werden können, sind Kriterien, die die Wahl der medizinischen Behandlungsintensität bei erwachsenen Patienten mit einer ICB beeinflussen, nicht gleichwertig transparent. Die Vorstellungen über die Angemessenheit des initialen Grades der Behandlungsintensität bei ICB-Patienten variiert zwischen Fachpersonal und Laien, wohingegen die Vorstellungen von DNR- und WOC-Anordnungen im Allgemeinen ähnlich sind. Möglicherweise existieren ethnische und geschlechtliche Unterschiede, allerdings wurden diese bisher in der europäischen Bevölkerung nicht untersucht.
> Diese Aspekte sollten bei der Behandlung von Patienten mit ICB berücksichtigt werden.

Sekundärprophylaktische Blutdrucksenkung

> **PICO:** Verbessert bei erwachsenen Patienten mit einer ICB [P] die nachfolgende blutdrucksenkende Therapie [I] im Vergleich zur Standardtherapie [C] das Outcome [O]?

Die pharmakologische Blutdrucksenkung verbesserte das Outcome durch die Senkung des Rezidivrisikos eines Schlaganfalls um 28% (95% KI 17–38%) in einer gemischten Population von Patienten mit Schlaganfällen (Infarkt und ICB) oder TIA in der PROGRESS-Studie (PROGRESS Collaborative Group 2001). In der Subgruppen-Analyse der Patienten mit ICB zeigte sich ein positiver Trend für ein reduziertes Rezidivrisiko einer ICB (tiefe und lobäre Lokalisation) aufgrund der Blutdrucksenkung mit einer adjustierten Hazard Ratio von 0,37 (95% KI 0,1–1,38).

Eine weitere Subgruppen-Analyse von Patienten mit ICB bestätigte die Ergebnisse für ätiologische Untergruppen von ICBs (Amyloidangiopathie, blutdruckassoziierte ICB, nicht klassifizierbare ICB) mit der größten Wirkung in der Subgruppe mit Amyloidangiopathie (Arima et al. 2010b).

In einer Post-hoc-Subgruppen-Analyse der LIFE-Studie (Losartan vs. Atenolol), basierend auf den 8% der eingeschlossenen Patienten mit vorherigem Schlaganfall (inklusive ICB), zeigte sich ein vergleichbarer Trend in der Teilmenge der Patienten mit vorherigem Schlaganfall (inklusive ICB) und TIA mit einer 25%igen Risikoreduktion (Kizer et al. 2005). In weiteren Studien, die Antihypertonika und vaskuläre Ereignisse als Endpunkte untersuchten, ist Anzahl von Patienten mit vorangegangenen Hirnblutungen zu gering, um eine separate Analyse zu rechtfertigen (Perry et al. 2000, Dahlof et al. 2005, Jamerson et al. 2008).

Ein Cochrane-Review untersuchte den Zusammenhang zwischen dem Erreichen bestimmter Zielblutdruckwerte und der Sterblichkeit. Eine Senkung des Blutdrucks unter Werte von 140/90 mmHg führte nicht zu einer Reduktion von Sterblichkeit und Morbidität (Arguedas et al. 2009). Allerdings wurden in diese Untersuchungen Patienten mit sehr unterschiedlichen Erkrankungen eingeschlossen.

> **Zusammenfassung:** Bisher gibt es keine Beweise für einen möglichen Klasseneffekt von Antihypertonika bei ICBs. Basierend auf den klaren Beweisen für eine ICB-Risikoreduktion durch Blutdrucksenkung aus primären Präventionsstudien, die von den Trends aus placebokontrollierten Sekundärpräventionsstudien untermauert werden, sind weitere placebokontrollierte Studien zur Wirkung einer Blutdrucksenkungen auf die sekundäre Prävention von Rezidiv-ICBs aus ethischen Gründen nicht durchführbar. Ein relevanter Klasseneffekt kann jedoch nicht ausgeschlossen werden und der optimale Zielbereich für die Blutdruckeinstellung ist bisher nicht eindeutig geklärt.
> Die blutdrucksenkende Therapie nach einer ICB verbessert das Outcome. Dieses Vorgehen wird durch Ergebnisse aus Studien zur Primärprävention unterstützt.
> Der Effekt der Reduktion des Risikos für eine erneute Hirnblutung nach ICB durch eine prophylaktische Blutdrucksenkung lässt sich aus Subgruppen-Analysen von RCTs schätzen und beträgt etwa 25%.

Empfehlungen

Zur Prävention einer erneuten ICB sollte eine strikte Blutdrucksenkung erfolgen.
Qualität der Evidenz: IIb, Stärke der Empfehlung: B

Antithrombotische Behandlung zur Sekundärprophylaxe

> **PICO:** Verbessert bei erwachsenen Patienten mit einer ICB, die eine antithrombotische Behandlung aufgrund von thrombotischen Erkrankungen vor einer ICB erhielten [P], die Weiterführung der antithrombotischen Therapie [I] im Vergleich zum Abbruch der antithrombotischen Therapie [C], das Outcome [O]?

In einer populationsbasierten Studie stieg der Anteil der Patienten mit ICB, die vor der ICB aufgrund von thrombotischen Erkrankungen eine antithrombotische Medikation einnahmen, über die Zeit stetig an (Lovelock et al. 2007). Das Kurzzeit-Outcome bei Patienten, die thrombozytenhemmende Medikamente oder Antikoagulanzien vor der ICB einnahmen, erschien verschlechtert (Thompson et al. 2010).

Patienten, die die ICB überleben, sind mit der Frage konfrontiert, ob sie ihre antithrombotische Medikation zur sekundären Prävention von thrombotischen Erkrankungen wieder aufnehmen oder ob sie darauf verzichten sollen, um das Risiko einer erneuten ICB und/oder Verschlechterung des weiteren Outcomes zu vermeiden. Zur Klärung dieses Behandlungsdilemmas gibt es bisher keine kontrollierten randomisierten Studien. Kleine Fall-Beobachtungsserien zeigten keinen tiefgreifenden Effekt auf das Risiko einer Rezidivhirnblutung nach erneuter antithrombotischer Therapie bei Überlebenden einer ICB (Biffi et al. 2010, Flynn et al. 2010a, Flynn et al. 2010b). Auch die Frage, ob und wann die orale Antikoagulation wieder aufgenommen werden sollte, wurde bisher nur in Beobachtungsstudien untersucht (Eckman et al. 2003, Claassen et al. 2008, Majeed et al. 2010).

> ▶ **Zusammenfassung:** Es liegen keine RCTs vor. Deshalb können keine belastbaren Empfehlungen zum Thema, ob und wann eine Wiederaufnahme der Therapie mit antithrombotischen Medikamenten nach ICB erfolgen sollte, ausgesprochen werden.
> *Qualität der Evidenz: IV, Stärke der Empfehlung: GCP*

■ Versorgungskoordination

Patienten mit Verdacht auf eine ICB müssen in kürzester Zeit in eine Einrichtung transportiert werden, die sowohl über die diagnostischen (cCT, CTA oder/und MRT/MRA) als auch die personellen und technischen Möglichkeiten (Stroke Unit) der Akutversorgung von Patienten mit ICBs verfügt. Eine rehabilitative Therapie sollte so früh wie möglich beginnen. Sofern die Patienten nach der Akutbehandlung weiterhin symptomatisch sind, sollte die weitere Versorgung in geeigneten Rehabilitationseinrichtungen erfolgen. In Abhängigkeit von den individuellen Defiziten umfasst die Rehabilitation physiotherapeutische, logopädische, neuropsychologische und/oder ergotherapeutische Aspekte.

■ Redaktionskomitee

Prof. Dr. Martin Dichgans, Institut für Schlaganfall und Demenzforschung, Interdisziplinäres Schlaganfallzentrum, Klinikum Großhadern der Universität München
Prof. Dr. Michael Forsting, Klinik für Radiologie, Universitätsklinikum Essen
Prof. Gerhard F. Hamann, Neurologische Klinik, Dr. Horst Schmidt-Kliniken, Wiesbaden
Prof. Dr. Krassen Nedeltchev, Neurologische Klinik, Klinikum Aarau
PD Dr. Ronny Beer, Neurologische Klinik, Universitätsklinikum Innsbruck
Prof. Dr. Hanno Riess, Medizinische Klinik mit Schwerpunkt Hämatologie und Onkologie, Charité Campus Virchow Klinikum, Berlin
Prof. Dr. Volker Seifert, Neurochirurgische Klinik, Universitätsklinikum Frankfurt

Prof. Dr. Stefan Schwab, Neurologische Klinik, Universitätsklinikum Erlangen
Prof. Dr. Christian Schwerdtfeger, Neurochirurgische Klinik, Universitätsklinikum Homburg-Saar
Prof. Dr. Thorsten Steiner, Neurologische Klinik, Klinikum Frankfurt Höchst, Frankfurt
Prof. Dr. Andreas Unterberg, Neurochirurgische Klinik, Universitätsklinikum Heidelberg

Federführender Autor: Prof. Dr. Thorsten Steiner, Neurologische Klinik, Klinikum Frankfurt Höchst, Gotenstraße 6–8, 65929 Frankfurt
E-Mail: Thorsten.Steiner@med.uni-heidelberg.de

Entwicklungsstufe der Leitlinie: S2e

■ Literatur

Abdullah JM, Husin A. Intravascular hypothermia for acute hemorrhagic stroke: a pilot study. Acta Neurochir Suppl 2011; 111: 421–424
Adeoye O, Broderick JP. Advances in the management of intracerebral hemorrhage. Nat Rev Neurol 2010; 6: 593–601
Al-Shahi Salman R. Haemostatic drug therapies for acute spontaneous intracerebral haemorrhage. Cochrane Database Syst Rev 2009; 4: CD005951
Alberti A, Paciaroni M, Caso V et al. Early seizures in patients with acute stroke: frequency, predictive factors, and effect on clinical outcome. Vasc Health Risk Manag 2008; 4: 715–720
Anderson CS, Huang Y, Arima H et al. Effects of early intensive blood pressure-lowering treatment on the growth of hematoma and perihematomal edema in acute intracerebral hemorrhage: the Intensive Blood Pressure Reduction in Acute Cerebral Haemorrhage Trial (INTERACT). Stroke 2010; 41: 307–312
Anderson CS, Huang Y, Wang JG et al. Intensive blood pressure reduction in acute cerebral haemorrhage trial (INTERACT): a randomised pilot trial. Lancet Neurol 2008; 7: 391–399
Arboix A, Garcia-Eroles L, Massons JB et al. Predictive factors of early seizures after acute cerebrovascular disease. Stroke 1997; 28: 1590–1594
Arguedas JA, Perez MI, Wright JM. Treatment blood pressure targets for hypertension. Cochrane Database Syst Rev 2009; 3: CD004349
Arima H, Anderson CS, Wang JG et al. Lower treatment blood pressure is associated with greatest reduction in hematoma growth after acute intracerebral hemorrhage. Hypertension 2010a; 56: 852–858
Arima H, Tzourio C, Anderson C et al. Effects of perindopril-based lowering of blood pressure on intracerebral hemorrhage related to amyloid angiopathy: the PROGRESS trial. Stroke 2010b; 41: 394–396
Auer LM, Auer T, Sayama I. Indications for surgical treatment of cerebellar haemorrhage and infarction. Acta Neurochir (Wien) 1986; 79: 74–79
Bardach N, Zhao S, Pantilat S et al. Adjustment for do-not-resuscitate orders reverses the apparent in-hospital mortality advantage for minorities. Am J Med 2005; 118: 400–408
Becker KJ, Baxter AB, Cohen WA et al. Withdrawal of support in intracerebral hemorrhage may lead to self-fulfilling prophecies. Neurology 2001; 56: 766–772
Bershad EM, Suarez JI. Prothrombin complex concentrates for oral anticoagulant therapy-related intracranial hemorrhage: a review of the literature. Neurocrit Care 2010; 12: 403–413
Biffi A, Halpin A, Towfighi A et al. Aspirin and recurrent intracerebral hemorrhage in cerebral amyloid angiopathy. Neurology 2010; 75: 693–698
Bladin CF, Alexandrov AV, Bellavance A et al. Seizures after stroke: a prospective multicenter study. Arch Neurol 2000; 57: 1617–1622
Boeer A, Voth E, Henze T et al. Early heparin therapy in patients with spontaneous intracerebral haemorrhage. J Neurol Neurosurg Psychiatry 1991; 54: 466–467

Boulis NM, Bobek MP, Schmaier A et al. Use of factor IX complex in warfarin-related intracranial hemorrhage. Neurosurgery 1999; 45: 1113–1118; discussion 1118–1119

Brenneis C, Meixensberger J, Müllges W et al. Hirndruck. In: Diener HC, Putzki N, Berlit L et al. Leitlinien für Diagnostik und Therapie in der Neurlogie, 4. Aufl. Stuttgart: Thieme; 2008

Broderick J, Brott T, Duldner JE et al. Volume of intracrerbral hemorrhage: a powerful and easy-to-use predictor of 30-day mortality. Stroke 1993; 24: 987–993

Broessner G, Beer R, Lackner P et al. Prophylactic, endovascularly based, long-term normothermia in ICU patients with severe cerebrovascular disease: bicenter prospective, randomized trial. Stroke 2009; 40: e657–e665

Bullock R, Golek J, Blake G. Traumatic intracerebral hematoma – which patients should undergo surgical evacuation? CT scan features and ICP monitoring as a basis for decision making. Surg Neurol 1989; 32: 181–187

Burneo JG, Fang J, Saposnik G. Impact of seizures on morbidity and mortality after stroke: a Canadian multi-centre cohort study. Eur J Neurol 2010; 17: 52–58

Butcher K, Hill MD, Jeerakathil T et al. The Intracerebral Haemorrhage Acutely Decreasing Arterial Pressure Trial: ICH ADAPT. 21th European Stroke Conference, 2012

Butcher K, Jeerakathil T, Emery D, et al. The Intracerebral Haemorrhage Acutely Decreasing Arterial Pressure Trial: ICH ADAPT. Int J Stroke 2010; 5: 227–233

Campbell PG, Sen A, Yadla S et al. Emergency reversal of antiplatelet agents in patients presenting with an intracranial hemorrhage: a clinical review. World Neurosurg 2010; 74: 279–285

Carrese JA, Sugarman J. The inescapable relevance of bioethics for the practicing clinician. Chest 2006; 130: 1864–1872

Chieregato A. Randomized clinical trial of intracranial pressure monitoring after severe head injury. Crit Care Med 2007; 35: 673–674

Claassen DO, Kazemi N, Zubkov AY et al. Restarting anticoagulation therapy after warfarin-associated intracerebral hemorrhage. Arch Neurol 2008; 65: 1313–1318

Constantini S, Cotev S, Rappaport ZH et al. Intracranial pressure monitoring after elective intracranial surgery. A retrospective study of 514 patients. J Neurosurg 1988; 69: 540–544

Creutzfeldt CJ, Becker KJ, Weinstein JR et al. Do-not-attempt-resuscitation orders and prognostic models for intraparenchymal hemorrhage. Crit Care Med 2011; 39: 158–162

Da Pian R, Bazzan A, Pasqualin A. Surgical versus medical treatment of spontaneous posterior fossa haematomas: a cooperative study on 205 cases. Neurol Res 1984; 6: 145–151

Dahlof B, Sever PS, Poulter NR et al. Prevention of cardiovascular events with an antihypertensive regimen of amlodipine adding perindopril as required versus atenolol adding bendroflumethiazide as required, in the Anglo-Scandinavian Cardiac Outcomes Trial-Blood Pressure Lowering Arm (ASCOT-BPLA): a multicentre randomised controlled trial. Lancet 2005; 366: 895–906

Dammann P, Asgari S, Bassiouni H et al. Spontaneous cerebellar hemorrhage – experience with 57 surgically treated patients and review of the literature. Neurosurg Rev 2011; 34: 77–86

De Herdt V, Dumont F, Henon H et al. Early seizures in intracerebral hemorrhage: incidence, associated factors, and outcome. Neurology 2011; 77: 1794–1800

Delcourt C, Huang Y, Wang J et al. The second (main) phase of an open, randomised, multicentre study to investigate the effectiveness of an intensive blood pressure reduction in acute cerebral haemorrhage trial (INTERACT2). Int J Stroke 2010; 5: 110–116

den Hertog HM, van der Worp HB, van Gemert HM et al. The Paracetamol (Acetaminophen) In Stroke (PAIS) trial: a multicentre, randomised, placebo-controlled, phase III trial. Lancet Neurol 2009; 8: 434–440

Dennis M, Sandercock PA, Reid J et al. Effectiveness of thigh-length graduated compression stockings to reduce the risk of deep vein thrombosis after stroke (CLOTS trial 1): a multicentre, randomised controlled trial. Lancet 2009; 373: 1958–1965

Desai P, Prasad K. Dexamethasone is not necessarily unsafe in primary supratentorial intracerebral haemorrhage. J Neurol Neurosurg Psychiatry 1998; 65: 799–800

Dierssen G, Carda R, Coca JM. The influence of large decompressive craniectomy on the outcome of surgical treatment in spontaneous intracerebral haematomas. Acta Neurochir (Wien) 1983; 69: 53–60

Diringer MN. Treatment of fever in the neurologic intensive care unit with a catheter-based heat exchange system. Crit Care Med 2004; 32: 559–564

Diringer MN, Edwards DF, Zazulia AR. Hydrocephalus: a previously unrecognized predictor of poor outcome from supratentorial intracerebral hemorrhage. Stroke 1998; 29: 1352–1357

Diringer MN, Skolnick BE, Mayer SA et al. Thromboembolic events with recombinant activated factor VII in spontaneous intracerebral hemorrhage: results from the Factor Seven for Acute Hemorrhagic Stroke (FAST) trial. Stroke 2010; 41: 48–53

Diringer MN, Zazulia AR. Osmotic therapy: fact and fiction. Neurocrit Care 2004; 1: 219–233

Dohi K, Jimbo H, Ikeda Y et al. Pharmacological brain cooling with indomethacin in acute hemorrhagic stroke: antiinflammatory cytokines and antioxidative effects. Acta Neurochir Suppl 2006; 96: 57–60

Dolderer S, Kallenberg K, Aschoff A et al. Long-term outcome after spontaneous cerebellar haemorrhage. Eur Neurol 2004; 52: 112–119

Drury P, Levi C, Griffiths R et al. Routine practices for fever, hyperglycaemia and dysphagia management in NSW acute stroke units. Int J Stroke 2010; 5 (Suppl. 1): 26

Eckman MH, Rosand J, Knudsen KA et al. Can patients be anticoagulated after intracerebral hemorrhage? A decision analysis. Stroke 2003; 34: 1710–1716

Erila T, Fogelholm R. Where and who should manage patients stricken with acute cerebrovascular disorders? Duodecim 1989, 105(7): 552–554

Evans A, Perez I, Harraf F et al. Can differences in management processes explain different outcomes between stroke unit and stroke-team care? Lancet 2001; 358: 1586–1592

Feigin VL, Anderson NE, Rinkel GJE et al. Corticosteroids for aneurysmal subarachnoid hemorrhage and primary intracerebral hemorrhage. Cochrane Database of Syst Rev. 2005; 4: CD 004583

Feldman Z, Kanter MJ, Robertson CS et al. Effect of head elevation on intracranial pressure, cerebral perfusion pressure, and cerebral blood flow in head-injured patients. J Neurosurg 1992; 76: 207–211

Feng H, Shi D, Wang D et al. [Effect of local mild hypothermia on treatment of acute intracerebral hemorrhage, a clinical study]. Zhonghua Yi Xue Za Zhi 2002; 82: 1622–1624

Flibotte JJ, Hagan N, O'Donnell J et al. Warfarin, hematoma expansion, and outcome of intracerebral hemorrhage. Neurology 2004; 63: 1059–1064

Flynn RW, MacDonald TM, Murray GD et al. Systematic review of observational research studying the long-term use of antithrombotic medicines following intracerebral hemorrhage. Cardiovasc Ther 2010a; 28: 177–184

Flynn RW, MacDonald TM, Murray GD et al. Prescribing antiplatelet medicine and subsequent events after intracerebral hemorrhage. Stroke 2010b; 41: 2606–2611

Foerch C, Misselwitz B, Sitzer M et al. für die Arbeitsgruppe Schlaganfall Hessen. Die Schlaganfallzahlen bis 2050. Dtsch Ärztebl 2008; 105: 467–473

Forsyth RJ, Wolny S, Rodrigues B. Routine intracranial pressure monitoring in acute coma. Cochrane Database Syst Rev 2010; 2: CD002043

Fortune JB, Feustel PJ, Graca L et al. Effect of hyperventilation, mannitol, and ventriculostomy drainage on cerebral blood flow after head injury. J Trauma 1995; 39: 1091–1097; discussion 1097–1099

Fu XH, Sun J, Li HP. [Functional prognosis affected by temperature control treatment in the near future in patients with stroke]. Zhongguo Linchuang Kangfu 2005; 9: 4–5

Garraway WM et al. Management of acute stroke in the elderly: preliminary results of a controlled trial. Br Med J 1980; 280(6220): 1040–1043

Garrett MC, Komotar RJ, Starke RM et al. Predictors of seizure onset after intracerebral hemorrhage and the role of long-term antiepileptic therapy. J Crit Care 2009; 24: 335–339

Gilad R, Boaz M, Dabby R et al. Are post intracerebral hemorrhage seizures prevented by anti-epileptic treatment? Epilepsy Res 2011; 95: 227–231

Giroud M, Gras P, Fayolle H et al. Early seizures after acute stroke: a study of 1,640 cases. Epilepsia 1994; 35: 959–964

Goldberg RN, Joshi A, Moscoso P et al. The effect of head position on intracranial pressure in the neonate. Crit Care Med 1983; 11: 428–430

Govan L, Langhorne P, Weir CJ. Does the prevention of complications explain the survival benefit of organized inpatient (stroke unit) care?: further analysis of a systematic review. Stroke 2007; 38: 2536–2540

Greer DM, Funk SE, Reaven NL et al. Impact of fever on outcome in patients with stroke and neurologic injury: a comprehensive meta-analysis. Stroke 2008; 39: 3029–3035

Hemphill JC 3rd, Bonovich DC, Besmertis L et al. The ICH score: a simple, reliable grading scale for intracerebral hemorrhage. Stroke 2001; 32: 891–897

Hemphill JC 3rd, Farrant M, Neill TA jr. Prospective validation of the ICH Score for 12-month functional outcome. Neurology 2009; 73: 1088–1094

Hemphill JC 3rd, Newman J, Zhao S et al. Hospital usage of early do-not-resuscitate orders and outcome after intracerebral hemorrhage. Stroke 2004; 35: 1130–1134

Hooshmand H, Quinn JC, Houff SA. Cerebrospinal fluid pressure changes with chemotherapy for intracerebral hemorrhage. Neurology 1972; 22: 56–61

Huang H, Liu F, Zhan R. Treatment of hypertensive cerebral hemorrhage by early-used mild hypothermia. Zhejiang Med J 2003; 25: 326–327

Imberti R, Pietrobono L, Klersy C et al. Intraoperative intravenous administration of rFVIIa and hematoma volume after early surgery for spontaneous intracerebral hemorrhage: a randomized prospective phase II study. Minerva Anestesiol 2012; 78: 168–175

Indredavik B, et al. Stroke unit treatment improves long-term quality of life: a randomized controlled trial. Stroke 1998; 29(5): 895–899

Indredavik B, Rohweder G, Naalsund E et al. Medical complications in a comprehensive stroke unit and an early supported discharge service. Stroke 2008; 39: 414–420

Jamerson K, Weber MA, Bakris GL et al. Benazepril plus amlodipine or hydrochlorothiazide for hypertension in high-risk patients. N Engl J Med 2008; 359: 2417–2428

Kallmunzer B, Krause C, Pauli E et al. Standardized antipyretic treatment in stroke: a pilot study. Cerebrovasc Dis 2011; 31: 382–389

Kirollos RW, Tyagi AK, Ross SA et al. Management of spontaneous cerebellar hematomas: a prospective treatment protocol. Neurosurgery 2001; 49: 1378–1386; discussion 1386–1377

Kizer JR, Dahlof B, Kjeldsen SE et al. Stroke reduction in hypertensive adults with cardiac hypertrophy randomized to losartan versus atenolol: the Losartan Intervention For Endpoint reduction in hypertension study. Hypertension 2005; 45: 46–52

Kobayashi S, Sato A, Kageyama Y et al. Treatment of hypertensive cerebellar hemorrhage – surgical or conservative management? Neurosurgery 1994; 34: 246–250; discussion 250–241

Koch S, Romano JG, Forteza AM et al. Rapid blood pressure reduction in acute intracerebral hemorrhage: feasibility and safety. Neurocrit Care 2008; 8: 316–321

Kollmar R, Schellinger P, Schwab S. Hypohermia and decompression after intracerebral hemorrhage (HyDe-H). 17th European Stroke Conference (ESC), Nizza; 2008

Kollmar R, Staykov D, Dorfler A et al. Hypothermia reduces perihemorrhagic edema after intracerebral hemorrhage. Stroke 2010; 41: 1684–1689

Krylov VV, Dash'ian VG, Murashko AA et al. [Diagnostic and treatment of hypertensive cerebellar hematomas]. Zh Nevrol Psikhiatr Im S S Korsakova 2009; 109: 24–29

Lacut K, Bressollette L, Le Gal G et al. Prevention of venous thrombosis in patients with acute intracerebral hemorrhage. Neurology 2005; 65: 865–869

Lodder J, van Raak L, Hilton A et al. Diazepam to improve acute stroke outcome: results of the early GABA-Ergic activation study in stroke trial. a randomized double-blind placebo-controlled trial. Cerebrovasc Dis 2006; 21: 120–127

Lovelock CE, Molyneux AJ, Rothwell PM. Change in incidence and aetiology of intracerebral haemorrhage in Oxfordshire, UK, between 1981 and 2006: a population-based study. Lancet Neurol 2007; 6: 487–493

Ma L, Liu WG, Sheng HS et al. Decompressive craniectomy in addition to hematoma evacuation improves mortality of patients with spontaneous basal ganglia hemorrhage. J Stroke Cerebrovasc Dis 2010; 19: 294–298

Majeed A, Kim YK, Roberts RS et al. Optimal timing of resumption of warfarin after intracranial hemorrhage. Stroke 2010; 41: 2860–2866

Mancia G, De Backer G, Dominiczak A et al. 2007 Guidelines for the management of arterial hypertension: The Task Force for the Management of Arterial Hypertension of the European Society of Hypertension (ESH) and of the European Society of Cardiology (ESC). J Hypertens 2007; 25: 1105–1187

Mathew P, Teasdale G, Bannan A et al. Neurosurgical management of cerebellar haematoma and infarct. J Neurol Neurosurg Psychiatry 1995; 59: 287–292

Mendelow AD, Gregson B. Surgery for Intracerebral Haemorrhage. In. Mohr JP, ed. Stroke – Pathophysiology, Diagnosis, and Management with Expert Consult. Philadelphia: Elsevier Saunders; 2011: Chapter 69

Mendelow AD, Gregson BA, Fernandes HM et al. Early surgery versus initial conservative treatment in patients with spontaneous supratentorial intracerebral haematomas in the International Surgical Trial in Intracerebral Haemorrhage (STICH): a randomised trial. Lancet 2005; 9457: 387–397

Messe SR, Sansing LH, Cucchiara BL et al. Prophylactic antiepileptic drug use is associated with poor outcome following ICH. Neurocrit Care 2009; 11: 38–44

Misra UK, Kalita J, Ranjan P et al. Mannitol in intracerebral hemorrhage: a randomized controlled study. J Neurol Sci 2005; 234: 41–45

Mokri B. The Monro-Kellie hypothesis: applications in CSF volume depletion. Neurology 2001; 56: 1746–1748

Naidech AM, Bernstein RA, Bassin SL et al. How patients die after intracerebral hemorrhage. Neurocrit Care 2009a; 11: 45–49

Naidech AM, Garg RK, Liebling S et al. Anticonvulsant use and outcomes after intracerebral hemorrhage. Stroke 2009b; 40: 3810–3815

NN. (2010). Paracetamol (Acetaminophen) in Stroke 2 (PAIS 2): A randomized clinical trial to investigate the effect of high-dose paracetamol in patients with acute stroke and a body temperature of 37,0 °C or above. Retrieved 26.1.2012, 2012, from http: //www.trialregister.nl/trialreg/admin/rctview.asp?TC=2365

Ogun SA, Odusote KA. Effectiveness of high dose dexamethasone in the treatment of acute stroke. West Afr J Med 2001; 20: 1–6

Orken DN, Kenangil G, Ozkurt H et al. Prevention of deep venous thrombosis and pulmonary embolism in patients with acute intracerebral hemorrhage. Neurologist 2009; 15: 329–331

Paciaroni M, Agnelli G, Venti M et al. Efficacy and safety of anticoagulants in the prevention of venous thromboembolism in patients with acute intracerebral hemorrhage: a meta-analysis of controlled studies. J Thromb Haemost 2011; 9: 893–898

Papacocea A, Papacocea T, Danaila L et al. [Primary intracerebellar hematomas: surgical indications, prognosis]. Chirurgia (Bucur) 2010; 105: 805–807

Passero S, Rocchi R, Rossi S et al. Seizures after spontaneous supratentorial intracerebral hemorrhage. Epilepsia 2002; 43: 1175–1180

Penner M, Silasi G, Wowk S et al. Brief hyperthermia does not worsen outcome after striatal hemorrhage in rats. Curr Neurovasc Res 2011; 8: 35–43

Perry HM jr, Davis BR, Price TR et al. Effect of treating isolated systolic hypertension on the risk of developing various types and subtypes of stroke: the Systolic Hypertension in the Elderly Program (SHEP). J Am Med Ass 2000; 284: 465–471

Potter JF, Robinson TG, Ford GA et al. Controlling hypertension and hypotension immediately post-stroke (CHHIPS): a randomised, placebo-controlled, double-blind pilot trial. Lancet Neurol 2009; 8: 48–56

Poungvarin N, Bhoopat W, Viriyavejakul A et al. Effects of dexamethasone in primary supratentorial intracerebral hemorrhage. N Engl J Med 1987; 316: 1229–1233

Prasad K, Mendelow AD, Gregson B. Surgery for primary supratentorial intracerebral haemorrhage. Cochrane Database Syst Rev 2008; 4: CD000200

PROGRESS Collaborative Group. Randomised trial of a perindopril-based blood-pressure-lowering regimen among 6,105 individuals with previous stroke or transient ischaemic attack. Lancet 2001; 358: 1033–1041

Qureshi AI, ATACH investigators. Antihypertensive treatment of acute cerebral hemorrhage. Crit Care Med 2010a; 38: 637–648

Qureshi AI, Palesch YY, Martin R et al. Effect of systolic blood pressure reduction on hematoma expansion, perihematomal edema, and 3-month outcome among patients with intracerebral hemorrhage: results from the antihypertensive treatment of acute cerebral hemorrhage study. Arch Neurol 2010b; 67: 570–576

Qureshi AI. Intracerebral hemorrhage specific intensity of care quality metrics. Neurocrit Care 2011; 14(2): 291–317

Ronning OM, Guldvog B, Stavem K. The benefit of an acute stroke unit in patients with intracranial haemorrhage: a controlled trial. J Neurol Neurosurg Psychiatry 2001; 70: 631–634

Rydvall A, Lynoe N. Withholding and withdrawing life-sustaining treatment: a comparative study of the ethical reasoning of physicians and the general public. Crit Care 2008; 12: R13

Sacco S, Marini C, Toni D et al. Incidence and 10-year survival of intracerebral hemorrhage in a population-based registry. Stroke 2009; 40: 394–399

Sandset EC, Bath PM, Boysen G et al. The angiotensin-receptor blocker candesartan for treatment of acute stroke (SCAST): a randomised, placebo-controlled, double-blind trial. Lancet 2011; 377: 741–750

Sharafadinzadeh N, Baghebanian SM, Pipelzadeh M et al. Effects of dexamethasone in primary intracerebral hemorrhage in the south west of Iran. Pak J Med Sci 2008; 24: 502–505

Shimamura N, Munakata A, Naraoka M et al. Decompressive hemicraniectomy is not necessary to rescue supratentorial hypertensive intracerebral hemorrhage patients: consecutive single-center experience. Acta Neurochir Suppl 2011; 111: 415–419

Siegel MD. End-of-life decision making in the ICU. Clin Chest Med 2009; 30: 181–194

Steiner T, Schneider D, Mayer S et al. Dynamics of intraventricular hemorrhage in patients with spontaneous intracerebral hemorrhage: risk factors, clinical impact, and effect of hemostatic therapy with recombinant activated factor VII. Neurosurgery 2006; 59: 767–774

Stroke Unit Trialists' Collaboration. Organised inpatient (stroke unit) care for stroke. Cochrane Database Syst Rev 2007; 4: CD000197

Su ZQ, Wang Y, Zhao QJ et al. Recent effect of local mild hypothermia for improving neurological deficits in patients with cerebral hemorrhage. Chinese J Clin Rehabil 2004; 8: 1816–1817

Tamaki T, Kitamura T, Node Y et al. Paramedian suboccipital minicraniectomy for evacuation of spontaneous cerebellar hemorrhage. Neurol Med Chir (Tokyo) 2004; 44: 578–582; discussion 583

Tellez H, Bauer RB. Dexamethasone as treatment in cerebrovascular disease. 1. A controlled study in intracerebral hemorrhage. Stroke 1973; 4: 541–546

Terent A, Asplund K, Farahmand B et al. Stroke unit care revisited: who benefits the most? A cohort study of 105,043 patients in Riks-Stroke, the Swedish Stroke Register. J Neurol Neurosurg Psychiatry 2009; 80: 881–887

Tetri S, Hakala J, Juvela S et al. Safety of low-dose subcutaneous enoxaparin for the prevention of venous thromboembolism after primary intracerebral haemorrhage. Thromb Res 2008; 123: 206–212

The Grading of Recommendations Assessment DaE, GRADE. „Overview of GRADE Approach." Retrieved 28.6.2011 from http: //www.gradeworkinggroup.org/index.htm

Thompson BB, Bejot Y, Caso V et al. Prior antiplatelet therapy and outcome following intracerebral hemorrhage: a systematic review. Neurology 2010; 75: 1333–1342

Treggiari MM, Schutz N, Yanez ND et al. Role of intracranial pressure values and patterns in predicting outcome in traumatic brain injury: a systematic review. Neurocrit Care 2007; 6: 104–112

Tuhrim S, Horowitz DR, Sacher M et al. Volume of ventricular blood is an important determinant of outcome in supratentorial intracerebral hemorrhage. Crit Care Med 1999; 27: 617–621

van Santbrink H, Maas AI, Avezaat CJ. Continuous monitoring of partial pressure of brain tissue oxygen in patients with severe head injury. Neurosurgery 1996; 38: 21–31

Wagner I, Hauer EM, Staykov D et al. Effects of continuous hypertonic saline infusion on perihemorrhagic edema evolution. Stroke 2011; 42: 1540–1545

Wasay M, Khan S, Zaki KS et al. A non-randomized study of safety and efficacy of heparin for DVT prophylaxis in intracerebral haemorrhage. J Pak Med Ass 2008; 58: 362–364

Weir CJ, Murray GD, Adams FG et al. Poor accuracy of stroke scoring systems for differential clinical diagnosis of intracranial haemorrhage and infarction. Lancet 1994; 344: 999–1002

Xu L, Li X, Zhang X. Clinical efficacy of head mild hypothermia in treatment of hypertensive intracerebral haemorrhage. Chinese Journal of Geriatric Cardiovascular and Cerebrovascular Diseases 2002; 4: 327–329

Xu MY. Effect of blood pressure lowering strategy on the enlargement of hematoma and clinical outcome in patients with acute intracerebral haemorrhage. Chinese J Cerebrovasc Dis 2011; 8: 23–27

Yank V, Tuohy CV, Logan AC et al. Systematic review: benefits and harms of in-hospital use of recombinant factor VIIa for off-label indications. Ann Intern Med 2011; 154: 529–540

Yu YL, Kumana CR, Lauder IJ et al. Treatment of acute cerebral hemorrhage with intravenous glycerol. A double-blind, placebo controlled, randomized trial. Stroke 1992; 23: 967–971

Yuan ZH, Jiang JK, Huang WD et al. A meta-analysis of the efficacy and safety of recombinant activated factor VII for patients with acute intracerebral hemorrhage without hemophilia. J Clin Neurosci 2010; 17: 685–693

Zahuranec DB, Brown DL, Lisabeth LD et al. Early care limitations independently predict mortality after intracerebral hemorrhage. Neurology 2007; 68: 1651–1657

Zahuranec DB, Brown DL, Lisabeth LD et al. Ethnic differences in do-not-resuscitate orders after intracerebral hemorrhage. Crit Care Med 2009; 37: 2807–2811

Zhang XM, Li XL, Tang SH et al. [Effect of head hypothermia on serum inflammatory cytokines levels in patients with hypertensive intracerebral hemorrhage]. Zhongguo Wei Zhong Bing Ji Jiu Yi Xue 2006; 18: 294–296

Ziai WC, Torbey MT, Naff NJ et al. Frequency of sustained intracranial pressure elevation during treatment of severe intraventricular hemorrhage. Cerebrovasc Dis 2009; 27: 403–410

Intrazerebrale Blutungen

Clinical Pathway – **Computertomographisch oder magnetresonanztomographisch gesicherte spontane intrazerebrale Blutung**

Basisdiagnostik
▶ Anamnese: Zeitpunkt, Alter Familienanamnese,
▶ Neurostatus, v.a. Kontrolle von Vigilanz und Pupillen
▶ Risikofaktoren: Hypertonie, Antikoagulanzien, Rauchen, Drogen, u.a.
▶ CCT oder MRT
▶ Internistischer Status
▶ Labor:
  ▶ Gerinnung
  ▶ Leberwerte
  ▶ Nierenwerte
 	
Basistherapie
▶ Venenzugang
▶ Sauerstoffgabe
▶ Monitoring:
  ▶ EKG,
  ▶ Pulsoxymetrie,
  ▶ RR
▶ RR-Stabilisierung (Intervention mit Urapidil bei > 170 mmHg systolisch)
	○ Blutung unter Marcumar		▶ Konakion langsam i.v. ggf. 5-10 mg p.o. oder i.m.
			▶ PPSB, Einheiten = erwünschter Quickwert % x kg KG x 1,2*
			▶ Ggf. FFP 15-20 ml/kg KG (2. Wahl)	

	○ Blutung unter Heparin		▶ Protaminsulfat 1 mg/100 IE in den letzten 4 Stunden verabreichtes Heparin	

		alle	○ Hinweise auf akute Hirndrucksymptomatik: Eintrübung Pupillenstörungen	▶ Intensivmedizinische Behandlung:
				▶ Hirndrucktherapie:
				  ▶ Oberkörper hochlagern
				  ▶ Osmotherapie
					○ Rasch progrediente Eintrübung oder respiratorische Insuffizienz ($pCO_2 > 60$ mmHg)	▶ Intubation

					○ Intraventrikuläre Blutung und ○ Zeichen der Liquorabflussbehinderung im CT	▶ Ventrikeldrainage
			▶ OP-Indikation prüfen		○ Raumfordernde Kleinhirnblutung mit ○ zunehmender Vigilanzstörung und/oder ○ Hydrozephalus	▶ Operative Entlastung
					○ Oberflächlich gelegenes Lobärhämatom mit ○ zunehmender Vigilanzstörung und/oder ○ zunehmender Mittellinienverschiebung	▶ Operative Entlastung erwägen
					○ Blutung <= 10 ml ○ Hirnstammblutung ○ Thalamusblutung ○ Blutung bei komatösen Patienten	▶ Keine OP

	○ Keine Gerinnungsstörung bekannt		○ Hinweise auf Aneurysmablutung:
			  ○ Basisnahe Blutung
			  ○ Subarachnoidales Blut
			  ○ Aneurysma-darstellung im KM-CT
				▶ Siehe Behandlungspfad „Subarachnoidalblutung"		

			○ Hinweise auf AVM:
			  ○ Verdacht in CCT oder MRT
			  ○ Anamnese
				▶ Siehe Behandlungspfad „AVM"		

* Hersteller-Empfehlung beachten, da die Faktor-Konzentrationen der einzelnen Präparate sehr unterschiedlich sein können.

Digitale Subtraktionsangiografie

Die digitale Subtraktionsangiografie ist nur noch selten indiziert zum Nachweis von kortikalen Thrombosen. Ansonsten spielt sie heute bei der Diagnostik der zerebralen Sinus-/Venenthrombose praktisch keine Rolle mehr.

Thrombose-spezifische Ursachenabklärung

Ursachen einer blanden zerebralen Sinus-/Venenthrombose (in der Reihenfolge der Häufigkeiten):
- idiopathisch (20–35% der Fälle)
- orale Kontrazeptiva (in 10% der Fälle alleiniger Auslöser), postpartal, seltener im letzten Trimenon der Schwangerschaft
- Gerinnungsstörungen:
  - heterozygote oder homozygote Faktor-V-Leiden-Mutation (10–25% der Fälle)
  - heterozygote oder homozygote Prothrombin-Mutation G 20210 A
  - angeborener Antithrombin-Mangel
  - angeborener Protein-C- oder Protein-S-Mangel
  - persistierend erhöhter Faktor VIII
  - Antiphospholipidantikörper (einschließlich Lupus-Antikoagulanzien, Anticardiolipin IgG, Anticardiolipin IgM, Anti-β2-Glykoprotein I IgG, Anti-β2-Glykoprotein I IgM, nur klinisch relevant, bei wiederholt positivem Nachweis mindestens 3 Monate nach dem erstmaligen Nachweis) (Pengo et al. 2009)
  - Hyperhomozysteinämie
  - sehr selten Dysfibrinogenämien, disseminierte intravasale Gerinnung, heparininduzierte Thrombozytopenie

Bei Kindern und Jugendlichen mit venösen Thrombosen einschließlich zerebraler Sinus- und Venenthrombosen ist der Zusammenhang zwischen der Erstmanifestation einer Thrombose bzw. thromboembolischen Rezidiven und angeborenen thrombophilen Risikofaktoren stärker ausgeprägt als bei Erwachsenen (Kenet et al. 2007, Young et al. 2008, Kenet et al. 2010).

- Malignome: Karzinom, Lymphom, Karzinoid, Leukämie
- hämatologische Erkrankungen: Polyzythämie, Sichelzellanämie, paroxysmale nächtliche Hämoglobinurie, hypochrome bzw. immunhämolytische Anämie, Thrombozythämie
- Kollagenosen: Lupus erythematodes, Sjögren-Syndrom
- Vaskulitiden: Morbus Behçet, Wegener-Granulomatose, Sarkoidose

Sehr selten:
- intrakranielle Hypotension (Liquorunterdrucksyndrom)
- lumbale Liquorpunktion: Zerebrale Sinus-/Venenthrombosen können mit zeitlicher Verzögerung nach einer Liquorpunktion auftreten. In diesen Fällen nimmt im Gegensatz zum Liquorunterdrucksyndrom der Kopfschmerz im Liegen zu.
- lokal: Schädel-Hirn-Trauma, neurochirurgische Operationen, mechanische Abflussbehinderung durch Tumoren
- Störungen mit venöser Stase: zentralvenöse Katheter, Strangulation, durale arteriovenöse Malformation
- medikamentös-toxische Ursachen: Androgene, Chemotherapeutika, Kortikosteroide, Erythropoetin, Vitamin-A-Überdosierung, aus E. coli gewonnene Asparaginase in Kombination mit Prednison, Drogen
- metabolische Erkrankungen: Diabetes mellitus, Thyreotoxikose, Urämie, nephrotisches Syndrom
- Magen-Darm-Trakt: Leberzirrhose, Morbus Crohn, Colitis ulcerosa
- kardiale Erkrankungen: Herzinsuffizienz, Kardiomyopathie

Lokal-infektiös:
- Infektionen im Mittelgesichtsbereich
- Mastoiditis, Otitis media, Tonsillitis, Sinusitis
- Stomatitis, Zahnabszesse
- Hirnabszess, Empyem, Meningitis

Generalisiert-infektiös:
- bakteriell: Septikämie, Endokarditis, Typhus, Tuberkulose
- viral: Masern, Hepatitis, Enzephalitis (HSV, HIV), Zytomegalie-Virus
- parasitär: Malaria, Trichinose
- Pilzinfektionen: Aspergillose

Angesichts der Vielzahl potenzieller Ursachen bzw. mit zerebraler Sinus-/Venenthrombose assoziierter Krankheitsbilder muss darauf hingewiesen werden, dass eine Komorbidität vor allem mit häufigeren Erkrankungen keineswegs auch immer Kausalität bedeutet.

■ Therapie

Allgemeine Empfehlungen zur Therapie

Analog zur Behandlung extrazerebraler venöser Thrombosen werden zerebrale Sinus-/Venenthrombosen in der Akutphase mit Heparin antikoaguliert. Diese Behandlung erfolgt mit dem Ziel, eine Propagation des Thrombus bzw. den erneuten thrombotischen Verschluss von bereits durch die körpereigene Fibrinolyse wieder geöffneten Gefäßabschnitten zu verhindern. Eine Antikoagulation ist auch dann indiziert, wenn bei nachgewiesener zerebraler Sinus-/Venenthrombose eine intrakranielle Blutung vorliegt.

Septische bzw. infektiös bedingte zerebrale Sinus-/Venenthrombosen werden je nach zugrunde liegender Krankheit antibiotisch und ggf. operativ (z. B. Mastoiditis, Sinusitis) behandelt. Obwohl kontrollierte, prospektive Studien zur Frage der Antikoagulation bei der septischen zerebralen Sinus-/Venenthrombose bislang fehlen, erscheint aus pathophysiologischen Gründen und vor dem Hintergrund der trotz antiinfektiöser Behandlung höheren Mortalität im Vergleich zur blanden Verlaufsform auch hier die Gabe von Antikoagulanzien nach dem gleichen Schema gerechtfertigt. Wie auch beim Schlaganfall sollte die Akutbehandlung unter Monitorbedingungen auf einer neurologischen Stroke Unit erfolgen, um eine klinische Verschlechterung oder Komplikationen frühzeitig zu erkennen und behandeln zu können. Spätestens bei Auftreten von Hirndruckzeichen ist eine Verlegung in ein Zentrum mit interventioneller Neuroradiologie und Neurochirurgie zu empfehlen.

Pharmakotherapie

Heparin

Eine Übersicht über die randomisierten und Beobachtungsstudien zur Antikoagulation bei zerebraler Sinus-/Venenthrombose findet sich in den aktuellen Leitlinien der American Heart Association/American Stroke Association (Saposnik et al. 2011). Die Evidenz für die Wirksamkeit einer Heparintherapie in der Akutphase stammt aus zwei randomisierten und placebokontrollierten Studien mit zusammen lediglich 79 Patienten. Die erste Studie (Einhäupl et al. 1991) untersuchte eine dosisadaptierte PTT-gesteuerte intravenöse Behandlung mit unfraktioniertem Heparin versus Placebo bei 20 Patienten. Während 8 Patienten in der Heparingruppe eine komplette Restitution zeigten und kein Patient verstarb, kam es in der Placebogruppe nur bei einem Patienten zu einer vollständigen Erholung und 3 Patienten starben. In der mit Heparin behandelten Gruppe traten unter der Therapie keine neuen intrakraniellen Blutungen auf, während es in der Placebogruppe zu zwei neuen intrazerebralen Blutungen kam.

Die zweite Studie (de Bruijn u. Stam 1999) verglich die Wirksamkeit und Sicherheit von subkutan appliziertem Fraxiparin (2 × 90 mg/kg KG/d) über 3 Wochen gegenüber Placebo bei 59 Patienten. Dabei ergab sich ein nicht signifikanter Trend zugunsten der Behandlung mit niedermolekularem Heparin (NMH). Auch in dieser Studie traten unter der Behandlung keine neuen intrakraniellen Blutungen auf und es kam zu keiner sekundären Verschlechterung bei vorbestehender Blutung.

Eine Metaanalyse der beiden Studien zeigte, dass eine Heparinbehandlung das relative Risiko für Tod und Pflegebedürftigkeit um 54% reduzierte (Stam et al. 2008a). Auch wenn dies ebenfalls nicht signifikant war, zeigten doch beide Studien übereinstimmend, dass eine Behandlung mit Heparin das Risiko eines ungünstigen Krankheitsverlaufes reduzieren kann und mit Blick auf das Risiko intrakranieller Blutungskomplikationen sicher ist. Trotz der schlechten Evidenzbasis besteht daher unter den Autoren Konsens für eine Antikoagulation in der Akutphase auch bei blanden klinischen Verläufen.

Derzeit ist unklar, ob eine intravenöse dosisadaptierte Behandlung mit unfraktioniertem Heparin und die gewichtsadaptierte Behandlung mit NMH gleichwertig sind. In einer nicht randomisierten prospektiven Observationsstudie bei Patienten mit zerebralen Sinus-/Venenthrombosen war die Behandlung mit NMH mit einer besseren Wirksamkeit und weniger Blutungskomplikationen assoziiert (Coutinho et al. 2010). Besonders Patienten mit vorbestehenden hämorrhagischen Infarkten schienen von einer Behandlung mit NMH zu profitieren. Da die Behandlung mit NMH keinen intravenösen Zugang und keine regelmäßigen Laborkontrollen erfordert, ist sie auch in der praktischen Anwendung zu bevorzugen (empfohlene Dosierung siehe ▶ Tab. 29.1). Die europäischen Leitlinien zur Therapie der zerebralen Sinus-/Venenthrombose (Einhäupl et al. 2010) empfehlen daher, ebenso wie die AWMF-S2-Therapieleitlinien zur Diagnostik und Therapie der peripheren Venenthrombose und der Lungenembolie (AWMF-Leitlinienregister 065/002 2010), die Behandlung mit gewichtsadaptiertem NMH. Einen möglichen Vorteil hat unfraktioniertes Heparin bei intensivpflichtigen Patienten mit eventuell kurzfristig erforderlicher, operativer Intervention, da hier nach Beendigung der intravenösen

Tab. 29.1 Niedermolekulare Heparine bei zerebraler Sinus-/Venenthrombose (nach AWMF-Leitlinienregister 065/002 2010).

Wirkstoff	Präparat	Hersteller	Dosierung (s.c.)	Intervall
Certoparin	Mono-Embolex	Novartis	8000 IE	2 × tgl.
Dalteparin	Fragmin	Pfizer	100 IE/kg KG	2 × tgl.
	Fragmin	Pfizer	S200 IE/kg KG	1 × tgl.
Enoxaparin	Clexane	Sanofi-Aventis	1,0 mg/kg KG	2 × tgl.
Nadroparin	Fraxiparin	GlaxoSmithKline	0,1 ml/10 kg KG	2 × tgl.
	Fraxodi	GlaxoSmithKline	0,1 ml/10 kg KG	1 × tgl.
Reviparin	Clivarin	Abbott	0,5, 0,6 oder 0,9 ml je nach KG	2 × tgl.
	Clivarodi	Abbott	0,6 ml bei KG > 60 kg	1 × tgl.
Tinzaparin	Innohep	LEO Pharma	175 IE/kg KG	1 × tgl.

Heparintherapie innerhalb von 1–2 Stunden eine Normalisierung der Gerinnung eintritt.

NMH führen wesentlich seltener zu einer Heparin-induzierten Thrombozytopenie (HIT) Typ II als unfraktionierte Heparine. Klinische Probleme mit Thrombozytenabfall und konsekutiven neuen Gefäßverschlüssen sind mit beiden Heparinarten nicht vor dem 5. und selten nach dem 14.Tag zu erwarten, sofern keine Vorbehandlung erfolgte. Kontrollen der Thrombozytenzahl sollten deshalb bei einer Behandlungsdauer von mehr als 5 Tagen für 2 Wochen vorgenommen werden (AWMF-Leitlinienregister 065/002 2010).

Eine Schwangerschaft ist keine Kontraindikation für unfraktioniertes oder niedermolekulares Heparin. Wegen des hohen Blutungsrisikos unmittelbar peripartal sowie des hohen Thromboembolierisikos in der peri- und postpartalen Phase ist über eine Reduktion der Antikoagulationsintensität unmittelbar peripartal individuell zu entscheiden (AWMF-Leitlinienregister 065/002 2010).

Orale Antikoagulation

Daten zur optimalen Dauer einer Langzeitbehandlung liegen nicht vor. MR-angiografische Verlaufsuntersuchungen deuten darauf hin, dass eine Rekanalisation innerhalb von 4 Monaten unabhängig von einer weiteren Fortsetzung der oralen Antikoagulation erfolgt (Baumgartner et al. 2003). Allerdings ist einschränkend zu sagen, dass kein Zusammenhang zwischen der Rekanalisationsrate und der Rezidivhäufigkeit nachgewiesen worden ist. In Ermangelung von Evidenz empfehlen andere Leitlinien eine Behandlungsdauer mit dosisadaptierten Vitamin-K-Antagonisten (INR 2–3) zwischen 3 und 12 Monaten und eine langfristige Antikoagulation unter regelmäßiger Nutzen-/Risikobewertung nur bei schwerwiegender Thrombophilie (wie bei Antiphospholipid-Syndrom, homozygoter Prothrombin-G20210A-Mutation, homozygoter Faktor-V-Leiden-Mutation, Protein-C-, -S- oder Antithrombin-Mangel oder bei kombinierten Thrombophilien) (Albers et al. 2008, Saposnik et al. 2011). Für Kinder und Jugendliche < 18 Jahre scheint die Rezidivrate zusätzlich bei der heterozygoten Prothrombin-G20210A-Mutation höher zu sein. In diesen Fällen sollte auf individueller Basis in Analogie zum Antiphospholipid-Syndrom eine länger dauernde Antikoagulation unter regelmäßiger Nutzen-/Risikobewertung diskutiert werden (Kenet et al. 2007). Kinder im Entwicklungsstadium > 2 nach Tanner sollten wie Erwachsene behandelt werden. Für die neuen oralen Antikoagulanzien (Dabigatran, Ximelagatran, Apixaban) liegen derzeit noch keine klinischen Erfahrungen zum Einsatz bei zerebraler Sinus-/Venenthrombose vor.

Rezidivprophylaxe in Risikosituationen

Zur Abschätzung des Rezidivrisikos einer zerebralen Sinus-/Venenthrombose bei erneuter Schwangerschaft existieren lediglich Fallserien, die auf kein erhöhtes Risiko hinweisen (Miranda et al. 2010, Furie et al. 2011).

Auch nach einer ersten schwangerschaftsassoziierten, peripheren Thrombose ist das Risiko einer Rezidivthrombose bei einer weiteren Schwangerschaft gering (AWMF-Leitlinienregister 065/002 2010). Dennoch sollte analog zur Prophylaxe der venösen Thromboembolie bei einer Schwangerschaft nach vorausgehender zerebraler Sinus-/Venenthrombose wahrscheinlich eine prophylaktische Antikoagulation mit einem gewichtsadaptierten niedermolekularen Heparin bis 6 Wochen nach der Entbindung erfolgen (AWMF-Leitlinienregister 003/001 2009).

Kinder und Jugendliche, die bereits eine zerebrale Sinus-/Venenthrombose erlitten haben, sollten in Risikosituationen, wie z. B. bei einer Immobilisierung > 4 Tage, Erkrankungen aus dem rheumatischen und onkologischen Formenkreis, erneuter Exposition von E. coli, Asparaginase und Steroiden, Anlage zentraler Venenkatheter, Flugreisen > 4 Stunden, eine Thromboembolieprophylaxe mit gewichtsadaptiertem, niedermolekularem Heparin erhalten (Monagle et al. 2008).

Für Erwachsene mit vorausgehender zerebraler Sinus-/Venenthrombose gilt die entsprechende Empfehlung der aktuellen AWMF-S3-Leitlinien zur Prophylaxe der venösen Thromboembolie für die Gruppe mit hohem venösem Thromboembolierisiko, d. h., in Risikosituationen sollte eine medikamentöse Prophylaxe mit einem Antikoagulans durchgeführt werden (AWMF-Leitlinienregister 003/001 2009).

Antikonvulsiva

Epileptische Anfälle treten bei 40–50% der Patienten mit zerebralen Sinus-/Venenthrombosen auf und können zu einer abrupten und anhaltenden klinischen Verschlechterung des Patienten führen (Masuhr et al. 2006, Ferro et al. 2008). Insbesondere Patienten mit kortikalen Venenthrombosen, motorischen Defiziten und hämorrhagischen Infarkten sind bezüglich des Auftretens von epileptischen Anfällen bis hin zum Status epilepticus besonders gefährdet. Auch wenn keine Studien existieren, die den Nutzen einer prophylaktischen antiepileptischen Behandlung belegen (Kwan u. Wood 2010), kann daher im Einzelfall eine prophylaktische Behandlung erwogen werden (Ferro et al. 2008). Beim Auftreten von epileptischen Anfällen ist eine rasche, vorzugsweise intravenöse Behandlung indiziert. Das größte Risiko, eine Epilepsie zu entwickeln, haben Patienten mit frühen epileptischen Anfällen und hämorrhagischen Infarkten. In dieser Patientengruppe könnte eine längere antiepileptische Behandlung (12 Monate) von Vorteil sein. Bei allen anderen Patienten ist bei Anfallsfreiheit die Behandlung nach 3–6 Monaten zu beenden. Das Auftreten einer residuellen Epilepsie nach einer zerebralen Sinus-/Venenthrombose ist im Vergleich zu der hohen Inzidenz von akuten epileptischen Anfällen gering.

Weitere, spezielle Therapieformen

Thrombolyse

Randomisierte kontrollierte Studien, die die Wirksamkeit und Sicherheit einer lokalen Thrombolyse bei zerebralen Sinus-/Venenthrombosen untersuchen, liegen nicht vor (Ciccone et al. 2004). Unkontrollierte Fallserien mit lokal applizierter Urokinase (in Deutschland nicht mehr auf dem Markt) oder rt-PA allein oder in Kombination mit einer Thrombektomie wiesen zwar hohe Rekanalisisationsraten auf, waren jedoch mit höheren Blutungskomplikationen assoziiert (Einhäupl et al. 2010). Insbesondere Patienten mit großen raumfordernden hämorrhagischen Infarkten profitierten nicht von einer thrombolytischen Therapie, da eine Größenzunahme der Blutung den Prozess der drohenden Einklemmung beschleunigte (Stam et al. 2008b). Die lokale Thrombolyse kann insbesondere bei Patienten mit Thrombosen der inneren Hirnvenen oder ausgedehnten thrombotischen Prozessen ohne große intrakranielle Blutungen eine Therapieoption sein. Diese kommt daher als individueller Heilversuch bei ausgedehnten Befunden mit progredienten Symptomen nach Versagen der konventionellen antithrombotischen Therapie in Betracht. Die Methodik besteht in der langsamen Fibrinolysebehandlung des Thrombus von arterieller Seite über einen Mikrokatheter, ggf. in Kombination mit transvenöser mechanischer Rekanalisation, z.B. mittels eines Absaugkatheters (Stam et al. 2008b, Rahman et al. 2009). Die optimalen Modalitäten der Behandlung (Dosierung, Applikationsweise, Zugang, Heparingabe) sind nicht bekannt. Eine intravenöse Thrombolyse stellt keine Behandlungsoption der zerebralen Sinus-/Venenthrombose dar.

Hirndrucktherapie

Obwohl bei bis zu 50% aller Patienten mit zerebraler Sinus-/Venenthrombose in der Bildgebung ein Hirnödem nachweisbar ist, sind spezifische hirndrucksenkende Maßnahmen nur in einer geringen Anzahl der Fälle notwendig. Die beste Hirndruckbehandlung ist eine ausreichende Antikoagulation, da hier der venöse Abfluss verbessert wird, was zu einer Reduktion des intrakraniellen Drucks führt. Bei Patienten mit einem Pseudotumor cerebri (idiopathische intrakranielle Hypertension) und drohendem Visusverlust können wiederholte Liquorpunktionen vor Beginn der Antikoagulation notwendig sein. In den Fällen mit einer weiteren Verschlechterung des Visus trotz wiederholter Liquordruckentlastung kann die Anlage einer lumbalen oder ventrikulären Liquordrainage erforderlich sein.

Eine spezifische Hirndruckbehandlung ist maximal bei 20% der Patienten indiziert und folgt dabei den grundsätzlichen Regeln der Hirndrucktherapie (Oberkörperhochlagerung, Hyperventilation mit einem Ziel-$PaCO_2$ von 30–35 mmHg, kurzfristige intravenöse Gabe von Osmotherapeutika). Allerdings sind die genannten Verfahren zur Hirndrucksenkung nur von kurzer Wirksamkeit und der Effekt insgesamt gering. In einer kleinen Fallserie war die Prognose bei 6 von 8 Patienten nach operativer Dekompression sehr gut trotz klinischer oder radiologischer Zeichen einer transtentoriellen Einklemmung (Theaudin et al. 2010). Insbesondere bei Patienten mit großen hämorrhagischen Infarkten und drohender lateraler Einklemmung sollte eine dekompressive Kraniektomie rasch erfolgen, jedoch ohne gleichzeitige Hämatom- oder Infarktausräumung (Einhäupl et al. 2010). Postoperativ sollte dann innerhalb von 12–24 Stunden die Antikoagulation wieder aufgenommen werden. Eine Volumenrestriktion zur Hirndrucksenkung ist zu vermeiden. Steroide sind aufgrund ihrer prothrombotischen Wirkungen und ihrer fehlenden Wirksamkeit kontraindiziert.

■ Versorgungskoordination

Die initiale Diagnostik und Akuttherapie werden in der Regel stationär durchgeführt. Nach klinischer Stabilisierung und Beendigung einer intravenösen Heparinisierung erfolgt eine ambulante Weiterbehandlung mit Kontrolle der Gerinnungswerte sowie Verlaufskontrolle der Rekanalisierung mittels zerebraler Bildgebung.

■ Redaktionskomitee

Prof. Dr. Franz Aichner, Neurologie, Wagner-Jauregg-Krankenhaus, Linz
Prof. Dr. Jens Fiehler, Klinik und Poliklinik für Neuroradiologische Diagnostik und Intervention, Universitätsklinikum Hamburg-Eppendorf
PD Dr. Hans-Christian Koennecke, Neurologie, Vivantes Klinikum im Friedrichshain, Berlin
Prof. Dr. Edelgard Lindhoff-Last, Gefäßzentrum, Schwerpunkt Angiologie/ Hämostaseologie, Klinikum der Johann-Wolfgang-Goethe-Universität Frankfurt
PD Dr. Florian Masuhr, Neurologie, Bundeswehrkrankenhaus Berlin
Dr. Marie-Luise Mono, Inselspital Bern
Prof. Dr. Ulrike Nowak-Göttl, Gerinnungszentrum UKSH (Campus Kiel und Lübeck), Institut für Klinische Chemie, Kiel
Prof. Dr. Christian Weimar, Neurologische Universitätsklinik Essen

Federführend: Prof. Dr. Christian Weimar, Neurologische Universitätsklinik Essen, Hufelandstraße 55, 45122 Essen, Fax 0201/7235919
E-Mail: christian.weimar@uk-essen.de

Entwicklungsstufe der Leitlinie: S1

Literatur

Agid R, Shelef I, Scott JN et al. Imaging of the intracranial venous system. Neurologist 2008; 14: 12–22

Albers GW, Amarenco P, Easton JD et al. Antithrombotic and thrombolytic therapy for ischemic stroke: American College of Chest Physicians Evidence-Based Clinical Practice Guidelines (8th ed.). Chest 2008; 133 (Suppl. 6): 630S–669S

Alper F, Kantarci M, Dane S et al. Importance of anatomical asymmetries of transverse sinuses: an MR venographic study. Cerebrovasc Dis 2004; 18: 236–239

AWMF-Leitlinienregister 003/001. Prophylaxe der venösen Thromboembolie (VTE), 2009

AWMF-Leitlinienregister 065/002. Diagnostik und Therapie der Venenthrombose und der Lungenembolie, 2010

Baumgartner RW, Studer A, Arnold M et al. Recanalisation of cerebral venous thrombosis. J Neurol Neurosurg Psychiatry 2003; 74: 459–461

Ciccone A, Canhão P, Falcão F et al. Thrombolysis for cerebral vein and dural sinus thrombosis. Cochrane Database of Systematic Reviews 2004; (1): CD003693

Coutinho JM, Ferro JM, Canhao P et al. Unfractionated or low-molecular weight heparin for the treatment of cerebral venous thrombosis. Stroke 2010; 41: 2575–2580

de Bruijn SF, Stam J. Randomized, placebo-controlled trial of anticoagulant treatment with low-molecular-weight heparin for cerebral sinus thrombosis. Stroke 1999; 30: 484–488

Einhäupl K, Stam J, Bousser MG et al. EFNS guideline on the treatment of cerebral venous and sinus thrombosis in adult patients. Eur J Neurol 2010; 17: 1229–1235

Einhäupl KM, Villringer A, Meister W et al. Heparin treatment in sinus venous thrombosis. Lancet 1991; 338: 597–600

Ferro JM, Canhao P, Bousser MG et al. Early seizures in cerebral vein and dural sinus thrombosis: risk factors and role of antiepileptics. Stroke 2008; 39: 1152–1158

Furie KL, Kasner SE, Adams RJ et al. Guidelines for the prevention of stroke in patients with stroke or transient ischemic attack: a guideline for healthcare professionals from the American Heart Association/American Stroke Association. Stroke 2011; 42: 227–276

Kenet G, Kirkham F, Niederstadt T et al. Risk factors for recurrent venous thromboembolism in the European collaborative paediatric database on cerebral venous thrombosis: a multicentre cohort study. Lancet Neurol 2007; 6: 595–603

Kenet G, Lutkhoff LK, Albisetti M et al. Impact of thrombophilia on risk of arterial ischemic stroke or cerebral sinovenous thrombosis in neonates and children: a systematic review and meta-analysis of observational studies. Circulation 2010; 121: 1838–1847

Kosinski CM, Mull M, Schwarz M et al. Do normal D-dimer levels reliably exclude cerebral sinus thrombosis? Stroke 2004; 35: 2820–2825

Kwan J, Wood E. Antiepileptic drugs for the primary and secondary prevention of seizures after stroke. Cochrane Database of Systematic Reviews 2010; (1): CD005398

Leach JL, Fortuna RB, Jones BV et al. Imaging of cerebral venous thrombosis: current techniques, spectrum of findings, and diagnostic pitfalls. Radiographics 2006; 26 (Suppl. 1): S19–S41; discussion S42

Liang L, Korogi Y, Sugahara T et al. Normal structures in the intracranial dural sinuses: delineation with 3D contrast-enhanced magnetization prepared rapid acquisition gradient-echo imaging sequence. AJNR Am J Neuroradiol 2002; 23: 1739–1746

Linn J, Bruckmann H. Cerebral venous and dural sinus thrombosis: state-of-the-art imaging. Klin Neuroradiol 2010 Feb 28 [Epub ahead of print]

Masuhr F, Busch M, Amberger N et al. Risk and predictors of early epileptic seizures in acute cerebral venous and sinus thrombosis. Eur J Neurol 2006; 13: 852–856

Miranda B, Ferro JM, Canhao P et al. Venous thromboembolic events after cerebral vein thrombosis. Stroke 2010; 41: 1901–1906

Monagle P, Chalmers E, Chan A et al. Antithrombotic therapy in neonates and children: American College of Chest Physicians Evidence-Based Clinical Practice Guidelines (8th ed.). Chest 2008; 133 (Suppl. 6): 887S–968S

Pengo V, Ruffatti A, Legnani C et al. Clinical course of high-risk patients diagnosed with antiphospholipid syndrome. J Thromb Haemost 2009; 8: 237–242

Rahman M, Velat GJ, Hoh BL et al. Direct thrombolysis for cerebral venous sinus thrombosis. Neurosurg Focus 2009; 27: E7

Saposnik G, Barinagarrementeria F, Brown RD Jr et al. Diagnosis and management of cerebral venous thrombosis: a statement for healthcare professionals from the American Heart Association/American Stroke Association. Stroke 2011; 42: 1158–1192

Selim M, Fink J, Linfante I et al. Diagnosis of cerebral venous thrombosis with echo-planar T2*-weighted magnetic resonance imaging. Arch Neurol 2002; 59: 1021–1026

Stam J, de Bruijn S, deVeber G. Anticoagulation for cerebral sinus thrombosis. Cochrane Database of Systematic Reviews 2008a; (4): CD002005

Stam J, Majoie CB, van Delden OM et al. Endovascular thrombectomy and thrombolysis for severe cerebral sinus thrombosis: a prospective study. Stroke 2008b; 39: 1487–1490

Theaudin M, Crassard I, Bresson D et al. Should decompressive surgery be performed in malignant cerebral venous thrombosis? A series of 12 patients. Stroke 2010; 41: 727–731

Urban PP, Muller-Forell W. Clinical and neuroradiological spectrum of isolated cortical vein thrombosis. J Neurol 2005; 252: 1476–1481

Wetzel SG, Kirsch E, Stock KW et al. Cerebral veins: comparative study of CT venography with intraarterial digital subtraction angiography. AJNR Am J Neuroradiol 1999; 20: 249–255

Young G, Albisetti M, Bonduel M et al. Impact of inherited thrombophilia on venous thromboembolism in children: a systematic review and meta-analysis of observational studies. Circulation 2008; 118: 1373–1382

Zerebrale Sinus- und Venenthrombose

Clinical Pathway – Zerebrale Sinus- und Venenthrombose

Klinik
- Kopfschmerzen
- Stauungspapille
- epileptische Anfälle
- Vigilanzstörung
- akute exogene Psychose
- Risikogruppe

Basisdiagnostik
- ▶ D-Dimere
- ▶ CT/MRT mit CT-Venografie/MR-Venografie
- ▶ Zweifelsfälle: DSA

Diagnostik zur ätiologischen Abklärung:
- ▶ Anamnese: orale Kontrazeptiva, Schwangerschaft
- ▶ Thrombophiliediagnostik:
  - ▶ PTT
  - ▶ Quick/INR
  - ▶ Thrombinzeit
  - ▶ Fibrinogen
  - ▶ Thrombozyten
  - ▶ D-Dimere
  - ▶ Faktor-V-Leiden-Mutation
  - ▶ Anti-Phospholipid-Antikörper
  - ▶ Prothrombin-Mutation G 20210A
  - ▶ Antithrombin-III
  - ▶ Protein C und S
  - ▶ Homozystein
  - ▶ Faktor VIII
- ▶ ggf. immunologische Parameter (siehe Leitlinie Vaskulitis)
- ▶ Suche nach Grunderkrankungen (siehe Thrombose-spezifische Ursachenabklärung)
- ▶ bei Hinweisen auf HIT II:
  - heparininduzierter Plättchenaktivierungstest
  - ^{14}C-Serotonin-Freisetzungstest

Nativ-CT:
- umschriebenes oder generalisiertes Hirnödem
- Stauungsblutungen

KM-CT:
- Empty Triangle

CT-Venografie:
- fehlende Darstellung eines Sinus

MRT:
- MRA: fehlende Signalauslöschung
- Signalanhebung im Thrombus durch Met-Hb

○ aseptische SVT			○ akute Hirndrucksteigerung	▶ Hirndrucktherapie		
		▶ Heparin (auch bei Stauungsblutungen): ▶ i.v. Heparinisierung, Ziel 1,5–2-fache Verlängerung oder ▶ NMH gewichtsadaptiert ▶ Kontrolle der Thrombozyten alle 2 Tage von Tag 5–14 ▶ Anfallsprophylaxe nach erstem Anfall, im Einzelfall primärprophylaktisch			○ erstmalige SVT und ○ keine schwerwiegende Gerinnungsstörung*	▶ nach 10–14 Tagen orale Antikoagulation für 3–6 Monate (Ziel-INR 2–3)
○ septische SVT	▶ Herdsanierung ▶ Antibiose		○ Progredienz unter suffizienter Antikoagulation	▶ lokale Thrombolyse mit rt-PA; v.a. bei Thrombose der inneren Hirnvenen bzw. SVT ohne größere Blutungen	○ Rezidiv-SVT oder ○ schwerwiegende Gerinnungsstörung* oder ○ prädisponierende Grunderkrankung	▶ langfristige orale Antikoagulation mit Vitamin-K-Antagonisten (Ziel-INR 2–3) unter regelmäßiger Nutzen-/Risikobewertung

*Antiphospholipid-Syndrom, homozygote Prothrombin-G20210A-Mutation, homozygote Faktor-V-Leiden-Mutation, Protein-C-, -S- oder Antithrombin-Mangel, kombinierte Thrombophilien

30 Zerebrale Vaskulitis

Was gibt es Neues?

- Wichtigste Differenzialdiagnose der primären Angiitis des ZNS (PACNS) ist das reversible Vasokonstriktionssyndrom. „Vaskulitis-typische" angiografische Veränderungen sind bei diesem Krankheitsbild häufiger als bei der PACNS. Im Gegensatz zur PACNS bilden sich die Gefäßveränderungen in der Regel innerhalb von 3 Monaten komplett zurück.
- Wie die Ergebnisse einer randomisierten kontrollierten Studie an 149 Patienten mit ANCA-assoziierter Vaskulitis sowie eine Metaanalyse von 3 kleineren randomisierten Studien gezeigt haben, ist die Pulsgabe von Cyclophoshamid (pCYC) im Vergleich zur oralen Applikation (oCYC) in der Remissionsinduktion gleich effektiv, verursacht aber weniger oft eine Leukopenie. Zudem werden nur 50 % der Kumulativdosis benötigt. Die insgesamt zur Pulstherapie verfügbaren Daten weisen darauf hin, dass sich die Effektivität der Pulstherapie durch Verkürzung des Applikationsintervalls von 4 auf 1–3 Wochen steigern lässt.
- Rituximab ist bei ANCA-positiven Vaskulitiden in der Induktionstherapie ebenso wirksam wie Cyclophosphamid. Evidenzbasierte Empfehlungen der EULAR zum Management systemischer Vaskulitiden wurden publiziert.
- Die früher Wegenersche Granulomatose (Morbus Wegener) genannte Erkrankung wird heute als Granulomatose mit Polyangiitis (GPA) bezeichnet. Auch das Churg-Strauss-Syndrom wird zunehmend nicht mehr mit dem Eigennamen, sondern als „Eosinophile Granulomatose mit Polyangiitis (EGP)" bezeichnet.

Die wichtigsten Empfehlungen auf einen Blick

- Zur Diagnostik systemischer Vaskulitiden sollten die ACR- und Chapel-Hill-Klassifikationskriterien angewendet werden.
- In der Regel sollte bei der primären Angiitis des ZNS (PACNS) (isolierten Angiitis des ZNS) eine Biopsie zur Diagnosesicherung angestrebt werden.
- Eine hohe diagnostische Sicherheit ist aufgrund möglicher Nebenwirkungen der immunsuppressiven Therapie zu fordern.
- Es fehlen prospektive Studien zur Therapie der ZNS-Vaskulitiden.
- Therapie der Wahl zur Remissionsinduktion ist bei der ZNS-Vaskulitis in Analogie zu anderen gravierenden Organmanifestationen (bei systemischen Vaskulitiden) die kombinierte Gabe von Kortikosteroiden (1 mg/kg Prednisolon pro Tag) und Cyclophosphamid, meist als Pulstherapie.
- Alternativ kann Rituximab bei aktiver ANCA-assoziierter Vaskulitis eingesetzt werde. Rituximab wird in einer Dosis von 375 mg/m^2 pro Woche für 4 Wochen verabreicht; bei rezidivierenden ANCA-positiven Vaskulitiden war dieses Therapieregime wirksamer als die Gabe von Cyclophosphamid. Für die ZNS-Beteiligung bei Systemvaskulitiden liegen nur kasuistische Berichte über eine Wirksamkeit von Rituximab vor.
- Bei systemischen Vaskulitiden kommen zur Remissionserhaltung Methotrexat, Azathioprin oder Leflunomid infrage; auch hierzu gibt es keine verlässlichen Daten zur ZNS-Vaskulitis.
- Bei der Hepatitis-B-assoziierten klassischen Panarteriitis nodosa wird eine niedrigdosierte Steroidtherapie kombiniert mit Virustatika (Interferon-α, Vidarabin, Lamivudin, Famciclovir) eingesetzt. Die HCV-assoziierte kryoglobulinämische Vaskulitis wird bei Fehlen einer Organ- oder lebensbedrohlichen Manifestation primär antiviral mit PEG-Interferon plus Ribavirin mit dem Ziel einer Erregerelimination behandelt. Bei schweren Verläufen ist eine Kombination mit Rituximab möglich.

30.1 Primäre Angiitis des ZNS

■ Definition und Klassifikation

Die primäre Angiitis des ZNS (Synonyme: isolierte Angiitis des ZNS, primäre ZNS-Vaskulitis) (PACNS) ist ein seltenes, alle Altersgruppen betreffendes Krankheitsbild, das ohne bioptische Sicherung wahrscheinlich zu häufig diagnostiziert wird. Leitsymptome sind eine Enzephalopathie mit kognitiven und affektiven Auffälligkeiten, anhaltende Kopfschmerzen sowie multifokale Symptome bei rezidivierenden Ischämien oder vereinzelten Blutungen. Auch epileptische Anfälle können vorkommen. Das Rückenmark kann mitbetroffen sein (Salvarani et al. 2008b), selten isoliert (Goertz et al. 2010). Es handelt sich um eine idiopathische Entzündung der kleinen und mittleren Gefäße ausschließlich des Zentralnervensystems, wobei sich die Entzündung nur histologisch durch zelluläre Infiltrate der Gefäßwände und des Parenchyms nachweisen lässt.

Beschrieben wurden eine Small-Vessel-Variante (SV-PACNS) mit hohem Rezidivrisiko und meist schweren neurologischen Ausfällen und eine Medium-Vessel-Variante (MV-PACNS) mit besserer Prognose (MacLaren et al. 2005). Die SV-PACNS zeigte dabei öfter eine pathologische Akute-Phase-Serologie, keine Auffälligkeiten in der Angiografie, zum Teil jedoch positive Befunde in der Hirnbiopsie. Bei der MV-PACNS wurden angiografische Veränderungen als diagnostisch wegweisend beschrieben. Diese Veränderungen kommen allerdings häufig auch bei einer heterogenen Gruppe reversibler vasospastischer Syndrome vor (reversibles Vasokonstriktionssyndrom, RCVS) (Calabrese et al. 2007). Klinisch ist die Erkennung dieses Syndroms wichtig in der Abwägung der Notwendigkeit einer Hirnbiopsie und einer kombinierten immunsuppressiven Therapie.

■ Diagnostik

Da es sich in der Regel um ein subakut bis chronisch verlaufendes Krankheitsbild handelt und eine falsch-positive Diagnose einer PACNS fatale Folgen haben könnte, sollten stets differenzialdiagnostisch eine Beteiligung bei systemischer Vaskulitis, eine Vaskulitis bei anderer Grunderkrankung (z.B. Infektion) oder eine andersartige Erkrankung ausgeschlossen werden.

Anamnese und klinische Untersuchung

Eine gewissenhafte Anamnese und klinische Untersuchung können einen Großteil der Differenzialdiagnosen unwahrscheinlich machen. Die Anamnese sollte eine detaillierte Familienanamnese und die Frage nach triggernden Faktoren (u.a. Drogen) beinhalten. Bei der klinischen Untersuchung des entkleideten Patienten sollte auf rheumatologische und dermatologische Symptome wie z.B. eine Livedo racemosa (Kraemer et al. 2005) oder Angiokeratome (Wozniak et al. 2010), Hinweise auf Dysmorphien oder eine Bindegewebserkrankung oder Hyperlaxität der Haut und Gelenke geachtet werden. Die Anwesenheit all dieser erfragten und untersuchten Symptome macht eine PACNS unwahrscheinlich. Fieber, Gewichtsverlust und Nachtschweiß werden nur selten beschrieben (Salvarani et al. 2007).

Magnetresonanztomografie

Eine isolierte Angiitis des ZNS ist bei unauffälligem MRT äußerst unwahrscheinlich (Birnbaum u. Hellmann 2009, Kraemer u. Berlit 2011). MR-tomografisch zeigen sich multifokale Läsionen in der weißen Substanz, die MR-Angiografie zeigt nicht immer Auffälligkeiten (47–59%) (Salvarani et al. 2007, Kraemer u. Berlit 2011). Die PACNS kann in der MRT tumorähnlich imponieren (Lee et al. 2009, Tanei et al. 2011). Bei der MR-tomografischen Diagnostik der ZNS-Vaskulitis sollten auch diffusionsgewichtete Aufnahmen und ADC-Maps angefertigt werden, da unterschiedlich alte Veränderungen (Sener et al. 2003, White et al. 2007) und die ischämische Natur der Läsionen differenzialdiagnostisch verwertbar sind. Gradientenecho-Sequenzen können diagnostisch wichtige petechiale, klinisch stumme Hämorrhagien darstellen (Ay et al. 2002). Diffusionsgewichtete Aufnahmen und MR-Angiografie können im follow-up von Patienten mit ZNS-Vaskulitis hilfreich sein (Moritani et al. 2004, Krasnianski et al. 2004). Auch sollte die MR-Bildgebung eine Gadolinium-Gabe beinhalten, da Gadolinium aufnehmende Läsionen und auch ein leptomeningeales Enhancement (Birnbaum u. Hellmann 2009, Salvarani et al. 2008b, Kraemer u. Berlit 2011) beschrieben werden. Darüber hinaus könnte zukünftig die direkte Darstellung der Gefäßwand mit hochauflösenden kontrastmittelverstärkten fett- und blutunterdrückten, sogenannten Black-Blood-Sequenzen interessant sein, aktuell ist dies bei unklarer Spezifität allerdings noch wissenschaftlichen Fragestellungen vorbehalten und noch kein klinischer Standard (Küker et al. 2008, Saam et al. 2010, Pfefferkorn et al. 2010).

Serum- und Liquoranalyse

Im Serum sind allenfalls CRP und BSG pathologisch, diese jedoch bei weniger als einem Viertel der Patienten (Salvarani et al. 2007). Die sonstige serologische Labordiagnostik dient dem Ausschluss von Differenzialdiagnosen. Da der Liquor in 90% eine pathologische lymphomonozytäre Pleozytose oder eine Eiweißerhöhung zeigt (Salvarani et al. 2007, Birnbaum u. Hellmann 2009, Kraemer u. Berlit 2011), macht ein regelrechter Liquorbefund eine PACNS unwahrscheinlich. Die Zellzahl- und Proteinerhöhungen sind nur moderat ausgeprägt, bei Pleozytose > 250/µl sollte an andere, vor allem infektiöse Erkrankungen gedacht werden (Birnbaum u. Hellmann 2009, Kraemer u. Berlit 2011). Entscheidend ist die Liquordiagnostik zum Nachweis oder Ausschluss von Infektionen. ZNS-Vaskulitiden selbst können durch zahlreiche Infektionen verursacht werden und müssen dann entsprechend antibiotisch oder antiviral behandelt werden. Mittels PCR und Antikörper-Indizes aus Liquor und Blut sollte eine VZV-Vaskulitis ausgeschlossen werden, die vor allem bei Kindern häufig auftritt (Braun et al. 2009).

Zerebrale Angiografie

Die konventionelle zerebrale Angiografie galt lange als diagnostischer Goldstandard, kann die Diagnose einer PACNS jedoch nur unterstützen. Die Sensitivität der konventionellen Angiografie ist jedoch deutlich höher als die der MR-Angiografie (Zuber 2008), sodass angesichts des geringen Risikos einer Angiografie diese ihren festen Stellenwert in der Diagnostik einnimmt. Bei der PACNS sind unterschiedliche Korrelationen zwischen MR-Angiografie und konventioneller Angiografie beschrieben (56% versus 78%) (Salvarani et al. 2007, Kraemer u. Berlit 2011). Die Angiografie kann negativ sein, wenn die kleinen Gefäße (z.B. < 500 µm) betroffen sind (Salvarani et al. 2008a, Kraemer u. Berlit 2011). Die Sensitivität der Angiografie wird zwischen 50% und 90% angegeben (Birnbaum u. Hellmann 2009). Zu beachten ist, dass gerade beim RCVS die angiografischen Veränderungen oft „Vaskulitis-typisch" imponieren. Mikroaneurysmen sollten eher an eine Polyarteriitis nodosa (Birnbaum u. Hellmann 2009), ausgesprochene bilaterale Kollateralnetze bei proximalen Stenosen eher an eine idiopathische Moyamoya-Erkrankung (Kraemer u. Berlit 2010) denken lassen.

Biopsie

Alle Patienten mit dem dringenden Verdacht auf eine PACNS sollten einer leptomenigealen und Hirnbiopsie unterzogen werden (Birnbaum u. Hellmann 2009). Stereotaktische Biopsien werden nur bei Massenläsionen empfohlen (Birnbaum u. Hellmann 2009). Die klinische Diagnose der PACNS unter Einsatz von MRT und konventioneller Angiografie, aber ohne Biopsie, führt zu häufigen Fehldiagnosen (Berlit 2010). Das Risiko einer falsch indizierten Langzeit-Immunsuppression wird im Allgemeinen als höher eingeschätzt als das Biopsie-Risiko (Berlit 2009a). Wichtig erscheint der bioptische Ausschluss anderer Differenzialdiagnosen, z.B. Infektionen, Abszesse und primärer ZNS-Lymphome. Die Entnahme einer leptomeningealen und parenchymatösen Biopsie sollte möglichst in einem MR-tomografisch oder angiografisch betroffenen Bezirk erfolgen. Bevorzugter Biopsie-Ort ist die nicht dominante Hemisphäre, nicht im Bereich eloquenter Areale. Falsch-negative Biopsien kommen jedoch vor und stellen ein besonderes diagnostisches Dilemma dar; die Sensitivität der Biopsie wird bei unter 50% vermutet (Lie et al. 1992, Salvarani et al. 2007). Zu beachten ist, dass die Histologie nur die Vaskulitis als solche, nicht jedoch die Ätiologie nachweist. Eine Infektion z.B. muss durch zusätzliche mikrobiologische Diagnostik im Gewebe oder im Rahmen der Liquordiagnostik ausgeschlossen werden.

Diagnostische Kriterien

Mindestens 3 der 4 folgenden Kriterien sollten erfüllt sein; eine Biopsie wird vor Immunsuppressivagabe empfohlen (Moore 1989):
1. klinische Symptome einer multifokalen oder diffusen ZNS-Erkrankung mit rezidivierendem oder progredientem Verlauf
2. zerebrale Angiografie, Liquor und MRT mit Befunden, die die Diagnose einer Vaskulitis unterstützen
3. Ausschluss einer zugrunde liegenden systemischen Infektion oder Entzündung (systemische Symptome und/oder BSG-/CRP-Erhöhung möglich)
4. histologischer Nachweis einer leptomeningealen oder parenchymatösen Vaskulitis und Ausschluss einer Infektion, Neoplasie oder anderen primären Gefäßerkrankung

■ Differenzialdiagnostischer Ausschluss anderer Erkrankungen

Wichtigste Differenzialdiagnose bei Patienten mit „Vaskulitis-typischer" Angiografie ist das reversible Vasokontriktionssyndrom (Koopmann et al. 2007, Krämer u. Berlit 2011, Linn et al. 2011). Die Unterschiede zwischen PACNS und RCVS sind in ▶ Tab. 30.1 zusammengefasst. Bei älteren Patienten sollte an eine Amyloidangiopathie gedacht werden, vor allem bei Auftreten von Blutungen und Demenz. Die Amyloidangiopathie kann assoziiert mit einer ZNS-Vaskulitis verlaufen (Scolding et al. 2005) und auch ausgeprägte inflammatorische Syndrome verursachen. Bei klinischen und neuroradiologischen Hinweisen auf eine basale Inflammation sollte an Sarkoidose und Pilzinfektionen, bei Symptomen und serologischen Markern für eine systemische Inflammation an eine Infektion, ein Malignom und eine systemische Vaskulitis gedacht werden

Tab. 30.1 Unterschiede zwischen der primären Angiitis des ZNS (PACNS) und dem reversiblen zerebralen Vasokonstriktionssyndrom (RCVS) (nach Calabrese et al. 2007, siehe auch Krämer u. Berlit 2011).

	RCVS	PACNS
Geschlecht	weibliche Prädominanz: 2–3 : 1	keine eindeutige Prädominanz
Beginn	akut (Sekunden bis Minuten)	subakut bis chronisch
Kopfschmerz	akut und schwer, pochend, Thunderclap-Charakter	dumpf-drückend, zunehmend
Liquorbefund	normal oder annähernd normal	pathologisch in mehr als 95%
MRT des zerebralen Parenchyms	in der Mehrzahl normal, ansonsten Infarkte und/oder Blutungen, vor allem kleine sulkale SABs	pathologisch in > 90% mehrere Infarkte unterschiedlichen Alters, unterschiedliche Stromgebiete, mikroangiopathische Läsionen
Angiografisches Bild	diffuse multiple Stenosen und Erweiterungen im akuten Stadium mit Reversibilität über 12 Wochen	häufig normales angiografisches Bild, ansonsten einzelne oder multiple Gefäßabbrüche, Gefäßeinschnürungen, oft nicht unterscheidbar von RCVS, meist irreversible Veränderungen

30.1 Primäre Angiitis des ZNS

(Birnbaum u. Hellmann 2009). Insbesondere bei HIV, Diabetes, Alkoholabhängigkeit und anderen Zuständen einer Immunsuppression kann eine subakute bakterielle Endokarditis mit einer PACNS verwechselt werden (Birnbaum u. Hellmann 2009, Berlit 2009b). Wichtige Differenzialdiagnosen zur PACNS sind in ▶ Tab. 30.2 aufgeführt.

■ Therapie

Grundsätzlich sollte bei der Verdachtsdiagnose einer PACNS die „blinde" Behandlung mit Kortikosteroiden oder gar Immunsuppressiva vermieden werden. Die publizierten (empirischen) Kriterien verlangen zur Einleitung einer immunsuppressiven Therapie zumindest den histopathologischen Ausschluss einer anderen Erkrankung. Sowohl das klinische als auch das neuroradiologische

Tab. 30.2 Differenzialdiagnosen der PACNS (ergänzt nach Birnbaum u. Hellmann 2009).

Bei Verdacht auf PACNS sollten ausgeschlossen werden:
Noninflammatorische Erkrankungen   • Atherosklerose   • Neurofibromatose   • fibromuskuläre Dysplasie, Ehlers-Danlos-Syndrom IV, Marfan-Syndrom etc.   • CADASIL   • MELAS   • idiopathische Moyamoya-Erkrankung   • Morbus Fabry   • Sneddon-Syndrom   • Hyperkoagubilität
Infektionen   • Embolien einer subakuten bakteriellen Endokarditis   • Meningitis bei Tuberkulose oder Pilzinfektionen   • bakterielle Infektionen   • parainfektiöse Syndrome (z. B. ADEM)
Demyelisierenden Syndrome   • Multiple Sklerose   • ADEM
ZNS-Vaskulitis als Mitbeteiligung einer primären Vaskulitis   • Groß-Gefäß-Vaskulitis (Riesenzellarteriitis, Takayasu-Arteriitis)   • Mittel-Gefäß-Vaskulitis (Polyarteriitis nodosa, Kawasaki-Syndrom)   • Klein-Gefäß-Vaskulitis (ANCA-assoziierte Vaskulitis, Granulomatose mit Polyangiitis, Churg-Strauss-Syndrom, mikroskopische Polyangiitis)   • Immunkomplex-assoziierte Erkrankungen (Purpura Schoenlein-Henoch, kryoglobulinämische Vaskulitis)
Beteiligung bei Infektionen   • HSV, VZV, HIV, Hepatitis B,C, Parvoviren, Borrelien, Lues, Tuberkulose, Rickettsien, Pilze, Protozoen
Beteiligung bei Systemerkrankungen   • systemischer Lupus erythematodes   • Sjögren-Syndrom   • Sklerodermie   • Neurosarkoidose   • Neuro-Behçet
Reversibles zerebrales Vasokonstriktionssyndrom
Medikamentös oder durch Drogen induzierte Syndrome
Maligne Erkrankungen   • primäres ZNS Lymphom   • intravaskuläre Lymphome   • lymphomatoide Granulomatose

und liquorchemische Bild können imitiert werden durch infektiöse Erkrankungen, z. B. eine Endokarditis mit rezidivierenden septischen Embolien oder erregerbedingte Vaskulitiden. In diesen Fällen kann die „blinde" Behandlung zum Tod des Patienten führen. Vor Einleitung der Behandlung sind deshalb die Hirnbiopsie und die infektiologische Untersuchung des Liquors klinischer Standard.

In einer retrospektiven Studie an 25 Kranken mit vermuteter ZNS-Vaskulitis und nicht diagnostischer Biopsie zeigten 6 von 10 immunsuppressiv behandelten und 8 von 15 unbehandelten Patienten eine günstige 1-Jahres-Prognose (Alreshaid u. Powers 2003). Die Studie erlaubt aufgrund methodischer Einschränkungen keine generellen Rückschlüsse auf den Nutzen einer immunsuppressiven Therapie bei negativer Biopsie. Die Entscheidung muss im Einzelfall von der Dynamik des Krankheitsgeschehens abhängig gemacht werden. Bei unklarer diagnostischer Konstellation (z. B. negative Biopsie bei ansonsten typischen Befunden) und klinisch stabiler Situation sollte eine kurzfristige Verlaufsuntersuchung (einschließlich MRT und Liquoranalyse, evtl. auch DSA) z. B. nach 3 Monaten erwogen werden. Je nach Dynamik der Gefäßveränderungen (z. B. reversibel bei RCVS, eher stabil bei Atherosklerose, eher zunehmend bei PACNS) kann dann fundierter über eine Immunsuppression entschieden werden.

Die Therapie der Wahl besteht aus der kombinierten Gabe von **Kortikosteroiden** (1 mg/kg KG Prednisolon) und **pCYC**. Bei alleiniger Steroidtherapie soll die Erfolgsquote geringer bzw. die Rezidivrate höher sein. Die notwendige Behandlungsdauer ist aufgrund der kleinen Fallzahlen unklar. Moore (1989) beschreibt im eigenen Kollektiv eine Rezidivrate von 30 % bei einer Behandlungsdauer von 6 Monaten nach klinischer Remission sowie von unter 10 % bei Behandlung über 1 Jahr. Aufgrund des Nebenwirkungsprofils von Cyclophosphamid versuchen einige Autoren nach unterschiedlich lang beschriebener Cyclophosphamid-Therapie zwischen 3 und 6 Monaten eine Erhaltungstherapie mit **Azathioprin** oder **Methotrexat** (Birnbaum u. Hellmann 2009). Das Behandlungsmonitoring erfolgt klinisch und mittels MRT, ggf. auch mittels Liquor und DSA.

30.2 ZNS- und PNS-Beteiligung bei systemischen Vaskulitiden

■ Definition und Klassifikation

Bei der Mehrzahl der systemischen Vaskulitiden handelt es sich um immunologisch bedingte Entzündungen der Gefäßwand, wobei Autoantikörper, zirkulierende Immunkomplexe und zellvermittelte Immunprozesse bei der Auslösung eine Rolle spielen. Eine Miteinbeziehung des zentralen Nervensystems führt zu Kopfschmerzen, multifokalen Symptomen und Enzephalopathie. Die Beteiligung des peripheren Nervensystems zeigt sich oft unter dem Bild der asymmetrischen schmerzhaften Mononeuritis multiplex. Die Diagnose stützt sich auf das klinische Verteilungsmuster, Laborbefunde sowie den bioptischen Nachweis der Gefäßwandentzündung.

Eine Übersicht über die verschiedenen Vaskulitiden unter Berücksichtigung der Größe betroffener Gefäße, histologischer Charakteristika und vermuteter pathogenetischer Mechanismen gibt ▶ Tab. 30.3.

■ Differenzialdiagnose

Differenzialdiagnostisch muss insbesondere bei den Klein-Gefäß-Vaskulitiden das Auftreten im Rahmen von Infektionen (Retrovirus-assoziiert, bei chronischen Hepatitiden mit oder ohne Kryoglobulinämie und postinfektiös bei Borreliose, Varicella-Zoster-Virusinfektion oder Zytomegalie) gedacht werden. Angiitiden kommen auch im Rahmen lymphoproliferativer Erkrankungen oder paraneoplastisch bei Karzinomen vor. Wichtig ist, an die Möglichkeit einer medikamenten- oder drogeninduzierten Genese (Penicillamin, Propylthiouracil, Tacrolimus, Amphetamin, Heroin und Kokain) zu denken (Calabrese et al. 2007, Treadwell u. Robinson 2007).

Tab. 30.3 Einteilung der systemischen Vaskulitiden.

Gefäßgröße	Granulomatös	Nicht granulomatös
groß		
mittel		Polyarteriitis nodosa (cPAN)
		Kawasaki-Erkrankung
klein (mit ANCA)	Granulomatose mit Polyangiitis (GPA, Wegener-Granulomatose)	mikroskopische Polyangiitis (MPA)
	eosinophile Granulomatose mit Polyangiitis (EGP, Churg-Strauss-Syndrom)	
klein (mit Immunkomplexen)		kryoglobulinämische Vaskulitis
		Behçet-Syndrom
		Kollagenosen (SLE, MCTD, SS)

■ Diagnostik

Typische **Warnsymptome** sind subfebrile Temperaturen, Gewichtsverlust, Nachtschweiß und Abgeschlagenheit, vor allem wenn diese Symptome im Rahmen eines rheumatischen Beschwerdekomplexes auftreten. Es gibt eine Reihe von systemischen Symptomen, die besonders verdächtig auf Vaskulitiden sind. Hierzu zählen ein blutiger Schnupfen, Deformierungen der Nase (Sattelnase), das rote Auge (Episkleritis), Proteinurie, Ödeme, Oligurie und neu aufgetretene arterielle Hypertonie als Hinweis auf eine Nierenbeteiligung, obstruktive Lungensymptome als Hinweis auf ein Asthma bronchiale sowie Veränderungen der Haut und ihrer Anhangsorgane (palpable Purpura, Erythema nodosum, Nagelfalznekrosen, Ulzerationen, Raynaud-Symptomatik).

Wenn sich bei der Kombination von neurologischen und systemischen Symptomen der begründete klinische Verdacht auf eine Vaskulitis ergibt, muss vor Einleiten einer immunsuppressiven Therapie – hierzu zählt auch die Gabe von Kortikosteroiden! – die Diagnose eingegrenzt werden. Hierzu ist in aller Regel in Zusammenarbeit mit einem Rheumatologen eine breite organbezogene und laborchemische Diagnostik erforderlich.

Serum- und Liquoranalyse

Laborchemisch finden sich typischerweise eine Erhöhung der Akute-Phase-Proteine (Blutkörperchensenkungsgeschwindigkeit [BSG], C-reaktives Protein [CRP]), ein Komplementverbrauch (bei Immunkomplexvaskulitiden), eine Leuko- und Thrombozytose sowie eine hypochrome Anämie.

Die sinnvolle **Basisdiagnostik** ist in ▶ Tab. 30.4 zusammengestellt. Neben der erweiterten Laborroutine mit Bestimmung der Komplementfaktoren und Immunglobuline ist die Analyse organbezogener Laborbefunde erforderlich. So kommt der differenzierten Untersuchung des Urins große Bedeutung zu. Die mikroskopische Urinsedimentuntersuchung mit Nachweis von dysmorph veränderten Erythrozyten (sog. Akanthozyten) oder Erythrozytenzylindern gibt starke Hinweise auf eine Nierenbeteiligung und kann auch im Verlauf der Erkrankung als Aktivitätsmarker gewertet werden. In Kombination mit der Mikroproteindifferenzierung und Quantifizierung kann dann die Indikation zur Nierenbiopsie gestellt werden, die nicht nur die Organbeteiligung sichern, sondern auch die Diagnose der Vaskulitisform stellen kann.

Stets gehört zur Labordiagnostik bei vermuteter neurologischer Beteiligung die genaue Liquoranalyse, die auch die isoelektrische Fokussierung zum Nachweis oligoklonaler Banden umfassen sollte.

Wenn die Basisdiagnostik mit einer Vaskulitis vereinbar ist, sollte in Abhängigkeit vom klinischen Befund gezielt weiter untersucht werden:

- Besteht der Verdacht auf eine Polyarteriitis nodosa, ist die **Hepatitis-Serologie** erforderlich, da in bis zu 20% eine Hepatitis B oder C vorliegt. Bei Verdacht auf andere systemische Vaskulitiden sollte stets die Suche nach **Antikörpern gegen das Zytoplasma neutrophiler Leukozyten** erfolgen (ANCA), wobei das Churg-Strauss-Syndrom (CSS) und die mikroskopische Polyangiitis (MPA) mit pANCA und die Granulomatose mit Polyangiitis (Morbus Wegener) (GPA) mit cANCA einhergehen.
- Liegt der klinische Befund die Verdachtsdiagnose einer Kollagenose mit oder ohne sekundäre Vaskulitis nahe, sollte als Suchtest nach **antinukleären Antikörpern** (ANA) gefahndet werden. Erhöhte ANA-Titer finden sich bei nahezu allen Kollagenosen, vereinzelt aber auch bei andersartigen entzündlichen Erkrankungen. Dieser Parameter ist sehr sensitiv, aber nur wenig spezifisch. Andererseits ist eine aktive Kollagenose bei regelrechtem ANA-Titer sehr unwahrscheinlich. Wenn die ANA hochtitrig positiv sind, erfolgt die ANA-Differenzierung unter Berücksichtigung der klinischen Symptome:
  - Legen Fotosensibilität (Schmetterlingserythem) und Polyserositis den Verdacht auf einen systemischen Lupus erythematodes nahe, sollte nach **Doppelstrang-DNA-Antikörpern** gesucht werden.
  - Sofern ein Sicca-Syndrom vorliegt (trockene Augen, trockener Mund), muss mittels Bestimmung von **Anti-Ro- (SS-A-) und Anti-La- (SS-B-)Antikörpern** nach einem Sjögren-Syndrom (SS) gefahndet werden.
  - Bei entsprechenden Hautveränderungen erlaubt der Nachweis von **Anti-SCL70-Antikörpern** die Untermauerung der Verdachtsdiagnose einer Sklerodermie.
  - **RNP-Antikörper** stützen die Diagnose einer Mixed Connective Tissue Disease (MCTD; Sharp-Syndrom).

Bildgebende Untersuchungen

In der zerebralen Bildgebung ist die Computertomografie (CT) nicht aussagekräftig genug; bei Verdacht auf eine Vaskulitis ist die Magnetresonanztomografie (MRT), sinnvollerweise mit und ohne Kontrastmittel sowie mit Durchführung einer MR-Angiografie indiziert. Dabei sind ADC-Maps, eine Diffusions- und Perfusionsmessung und Gradientenechosequenzen erforderlich. Gezielt werden ergänzend eine MR-Spektroskopie oder eine digitale Subtraktionsangiografie (DSA) durchgeführt.

30.3 Riesenzellarteriitis (Arteriitis temporalis)

■ Definition und Epidemiologie

Die Riesenzellarteriitis (Arteriitis temporalis Horton) (RZA) ist die häufigste primäre systemische Vaskulitis. Bei einer Prävalenz von 15–30/100.000 sind fast alle Patienten älter als 50 Jahre. Im Durchschnitt liegt der Krankheitsbeginn um das 70. Lebensjahr. Die RZA ist bei Frauen häufiger als bei Männern (F:M = 3:1) (Nordborg u. Bengtsson 1989, Nordborg u. Bengtsson 1990).

Zerebrale Vaskulitis

Tab. 30.4 Diagnostisches Vorgehen bei Verdacht auf ZNS-Vaskulitis.

Stufendiagnostik

1. Allgemein
- Anamnese:
  - Allgemeinsymptome?
  - Organbefall?
  - Vorerkrankungen?
  - Immunsuppression?
  - Medikamente?
  - Drogeneinnahme?
  - Auslandsaufenthalt?
  - Familienanamnese?
- neurologischer Befund
- interdisziplinäre internistisch-rheumatologische Untersuchung, gezielt HNO, Dermatologie, Ophthalmologie

2. Zusatzuntersuchungen – Basisprogramm bei Verdacht auf zerebrale Vaskulitis
- kraniales MRT mit Diffusionswichtung, T2*-Sequenz, KM-Gabe und MRA, bei Arteriitis cranialis hochauflösende, fettsupprimierte T1-w SE postkontrast
- Farbduplexsonografie intra- und extrakraniell, auch A. temporalis, ggf. A. occipitalis
- EEG, Elektroneurografie, ggf. EMG
- kardiologische Diagnostik mit EKG und Echokardiografie (TEE)
- Labor: BSG, CRP, Differenzialblutbild, LDH, CK, Leber, Niere inkl. GFR*, Gerinnung, TSH, Serumelektrophorese, Rheumafaktoren, ANA, SS-A, SS-B, c- und p-ANCA (Myeloperoxidase-[MPO-]spezifisch?), Anti-Phospholipid-Antikörper, Lupus-Antikoagulans, Drogen-Screening, CH50, C3, C4, C3d
- Blutkulturen
- Serologie:
  - Serum: Hepatitis B, C, HIV, Lues
  - Serum/Liquor: Borrelien, Varicella-Zoster, Herpes simplex
- Urinstatus, Urinsediment
- Liquor: Mikroskopie (ggf. Tusche), Zytologie, Kulturen/Antigene (Bakterien, Pilze)
- Liquor/Serum-Paar (je 5 ml) in Kühlschrank (ggf. serologische/PCR-Untersuchungen s. u.)
- Stuhl: Hämokkult
- Röntgen-Thorax, ggf. hochauflösendes Thorax-CT
- Oberbauchsonografie

3. Bei fortbestehendem Verdacht auf ZNS-Vaskulitis: gezielte weiterführende Diagnostik
- Labor: Procalcitonin, Kryoglobuline, Ferritin, löslicher Interleukinrezeptor, Immunglobuline quantitativ, Immunfixationselektrophorese, dsAK, Histone-AK, Urinproteindifferenzierung, Urinimmunelektrophorese, Metanephrine im Plasma (als Suchtest), Lymphozytentypisierung, Humangenetik (CADASIL? Morbus Fabry?)
- Serologie: Borrelien, Mykoplasmen, Chlamydien, Toxoplasmose, Zystizerkose
- Liquor (wenn Stufe 1 pathologisch): PCR Herpesgruppe, Konsensus-PCR** für Pilze/Bakterien/Mykobakterien, Toxoplasmen, Antikörper-Index für VZV
- Quantiferon-Test, Tb-Diagnostik aus Sputum, Urin, ggf. Bronchoskopie
- Katheterangiografie der Hirngefäße
- Fluoreszenzangiografie des Fundus
- Ganzkörper-FDG-PET (Suche nach Malignom/Entzündung)

4. Diagnosesicherung mittels Biopsie (mit Ausnahme Takayasu- und Behçet-Syndrom)
- Biopsie der Temporalarterien (bei eindeutigem Duplexbefund eventuell verzichtbar)
- Gezielte Biopsie aus Nasenschleimhaut (mehrfach!), Konjunktiven, Lymphknoten, Haut, Muskel, Nerv, Niere, Lunge, Leber, Knochenmark und Untersuchung durch einen in der Vaskulitisdiagnostik erfahrenen Pathologen

und/oder

- ZNS-Biopsie (inkl. Bakteriologie mit säurefesten Stäbchen, PCR** auf Mykobakterien, Bakterien und Pilze, bei entsprechendem Verdacht auch Virus-PCR)

* Die Bestimmung der Kreatinin-Clearance ist heute durch die rechnerische Bestimmung der glomerulären Filtrationsrate (GFR) überflüssig, SS-A neben der ANA-Bestimmung einziger notwendiger „ENA", da aufgrund niedriger Konzentration und der Herauslösung des Antigens bei Fixierung für die ANA nicht miterfasst. Alle anderen setzen positiven ANA-Titer voraus.

** PCR-Verfahren zum Nachweis von Bakterien und Pilzen sind komplementäre Verfahren zur konventionellen Diagnostik. Bei potenziell hoher Sensitivität wird die Aussagekraft vor allem durch exogene DNA-Kontamination (falsch-positiv) eingeschränkt. Klinische/labordiagnostische Plausibilitätskontrolle ist wichtig.

Histologisch findet sich eine granulomatöse Panarteriitis mittelgroßer und großer Arterien mit Riesenzellen, lymphomononukleärer Infiltration und Stenosierung des Lumens durch Intimaproliferation. Prädilektionsstellen liegen im Bereich der Carotis-externa-Äste (A. temporalis, seltener A. occipitalis). In 30% der Fälle sind die A. ophthalmica und Aa. ciliares posteriores, bei 15–30% der Aortenbogen und Aortenbogenäste befallen. Selten (< 1%) sind intrakranielle Gefäße, Koronarien oder andere Organsysteme betroffen. Die Assoziation mit einer Polymyalgia rheumatica (PMR) liegt bei 50–70% vor, wobei auch diese vaskulitischer Genese ist (Blockmans et al. 1999).

Es handelt sich um ein T-Zell-abhängiges Immungeschehen bei genetischer Prädisposition (immungenetische Assoziation mit HLA-DR4 bzw. DRB1*04-Allelen); als Auslöser wurden verschiedene infektiöse Agenzien diskutiert (VZV, Mycoplasma pneumoniae, Parvoviren, Chlamydien).

■ Klinisches Bild und neurologische Manifestationen

Leitsymptom sind in > 70% neu aufgetretene Kopfschmerzen von bohrend-stechender Qualität, häufig unilateral, meist frontotemporal betont. Die Kopfschmerzen sind von starker Intensität, verstärken sich beim Husten und beim Kauen. Ein pathognomonisches Symptom ist die Claudicatio masticatoria (30% der Fälle). Beim Kauen fester Speisen kommt es zu zunehmenden oder neu auftretenden Schmerzen im Bereich der Schläfe oder zum schmerzlosen Gefühl einer „Kiefersperre", sodass beim Essen Pausen eingelegt werden müssen. Dieses Symptom ist ein typischer klinischer Hinweis auf eine Beteiligung der die Massetermuskulatur versorgenden Äste der A. carotis externa. Häufig wird eine Empfindlichkeit der Kopfhaut angegeben (Gonzares-Gay et al. 2001, Gonzares-Gay et al. 2005a).

Den Kopfschmerzen gehen oft konstitutionelle Symptome voraus. Zu dieser „B-Symptomatik" gehören Inappetenz, Gewichtsabnahme, subfebrile Temperaturen, Abgeschlagenheit und allgemeines Krankheitsgefühl. Diese Patienten wirken oft wie Tumorkranke. Bei Patienten mit isolierter Aortitis kann Fieber das führende klinische Symptom darstellen.

Gefürchtet ist die Erblindung eines oder beider Augen durch Miteinbeziehung der Ziliararterien (30%). Der (häufig irreversiblen) Erblindung durch eine anteriore ischämische Optikusneuropathie (AION) können flüchtige Sehstörungen unter dem Bild der Amaurosis fugax, als Flimmerskotom oder flüchtige partielle Gesichtsfeldausfälle vorausgehen. Der Befall der Augenmuskulatur führt zu Augenbewegungsschmerz, Doppelbildern und Ptose. Wesentlich seltener sind auch andere Hirnnerven betroffen.

In 30–70% der Fälle treten die Arteriitis cranialis und eine Polymyalgia rheumatica assoziiert auf. Zu den diagnostischen Kriterien der Polymyalgia rheumatica gehören subakut auftretende Schmerzen im Bereich der Schulter-, Becken- und Nackenmuskulatur, die häufig symmetrisch sind, mit einer Morgensteifigkeit einhergehen und sich im Laufe des Tages bessern. Häufig besteht begleitend eine depressive Verstimmung.

Das zentrale Nervensystem wird durch zerebrale Ischämien bei Befall intrakranieller Gefäße (< 2%) miteinbezogen. Der Befall von Aortenbogenästen führt zu Blutdruckseitendifferenz, abgeschwächten Handgelenkspulsen und einer Claudicatio-Symptomatik der Arme. Die thorakale Aortitis (3%) tritt spät im Verlauf auf und geht mit einer deutlich erhöhten Inzidenz von Aortenaneurysmen und -dissektionen einher. Haut, Niere, Lunge und Herz (Befall von Koronararterien) sind seltene Organmanifestationen. Das periphere Nervensystem (14%) kann in Form einer Mononeuritis multiplex (< 10%) betroffen sein (Caselli et al. 1988a, b).

■ Diagnostik

ACR-Kriterien für die Diagnose der Arteriitis temporalis

- Alter > 50 Jahre
- neuartige oder neu auftretende Kopfschmerzen
- abnorme Temporalarterien (Druckdolenz, abgeschwächte Pulsation)
- BSG > 50 mm in der ersten Stunde
- histologische Veränderungen bei Biopsie der Temporalarterie

Bei Erfüllen von 3 der 5 Kriterien wurde eine Sensitivität von 93,5% und eine Spezifität von 91,2% in der Abgrenzung von anderen systemischen Vaskulitiden errechnet (Rao et al. 1998). Der positiv prädiktive Wert der klinischen Kriterien in einer nicht selektierten Population liegt allerdings bei unter 50%.

Bildgebende Untersuchungen

Die hochauflösende **farbkodierte Duplexsonografie** mit einer hochauflösenden Sonde (≥ 10 MHz) stellt eine Alternative zur Temporalisbiopsie dar, wobei das Halozeichen die Vaskulitis von arteriosklerotischen Veränderungen abgrenzt (mediane Spezifität 97% in 13 Studien; Schmidt u. Blockmans 2005). Die bislang nur in einem Zentrum systematisch untersuchte Untersuchung der Gefäße mittels Gadolinium-gestützter hochauflösender **1,5- oder 3-Tesla-Magnetresonanztomografie** (MRT) erlaubt den gleichzeitigen Nachweis der Entzündung auch in anderen Ästen der A. carotis externa (z. B. A. occipitalis und im Bereich des Aortenbogens) (Bley et al. 2005). Aktuell läuft eine multizentrische Diagnostikstudie zum Vergleich der Wertigkeit von Duplexsonografie, MRT und Histologie; es zeichnet sich ab, dass zukünftig nicht invasive Verfahren zur Diagnosesicherung und Verlaufskontrolle möglich werden könnten.

Die Untersuchung mittels ^{18}**F-Fluorodeoxyglucose-(FDG-)PET** detektiert mit höherer Sensitivität als die MRT die erhöhte metabolische Aktivität in der entzündeten Gefäßwand bei der Riesenzellarteriitis und bei der Takayasu-Arteriitis. Besonders günstig ist das Auflösungsvermögen im Bereich der Aorta, ihrer abgehenden Hauptstämme, der A. femoralis und der A. pulmonalis, weniger günstig hingegen im Bereich der extrakraniellen Gefäße. Die PET-Untersuchung kann bei Patienten mit B-Symptomatik und entsprechenden Symptomen einer Groß-Gefäß-Vaskulitis, aber negativer Temporalis-Biopsie sinnvoll sein, auch zum gleichzeitigen Ausschluss eines okkulten Malignoms.

Biopsie

Die Biopsie erfolgt im günstigsten Fall aus einer klinisch oder sonografisch veränderten Temporalarterie. Falls keine Veränderung nachgewiesen wird, sollte ein mindestens 2 cm langes Biopsat entnommen werden. Bei negativem histologischem Ergebnis empfiehlt die EULAR (Mukhatyar 2009a) eine kontralaterale Biopsie, die auch nach Einleitung einer Glukokortikoidtherapie die entzündlichen Gefäßveränderungen nach mehr als 2 Wochen noch nachweisen kann (Achkar et al. 1994).

Obwohl die hochauflösende farbkodierte Duplexsonografie in der Hand des erfahrenen Untersuchers bei Nachweis eines Halozeichens eine hohe Spezifität hat, sollte die Biopsie grundsätzlich – bei nicht wegweisendem Befund immer – als obligat angesehen werden, da

1. die Diagnose der RZA eine oft mehrjährige immunsuppressive Therapie nach sich zieht,
2. die Therapie sich von der bei anderen systemischen Vaskulitiden unterscheidet und
3. auch andere systemische Vaskulitiden mit Beteiligung der großen Gefäße inklusive der Äste der A. carotis externa verlaufen können.

■ Therapie

Zur Ersttherapie wird die Gabe von **Prednisolon** in einer Dosis von 1 mg/kg Körpergewicht empfohlen. Nach 4 Wochen sollte eine Tagesdosis von 30 mg erreicht werden (Nordborg u. Nordborg 2003), danach Reduktion um 2,5 mg alle 2 Wochen. Nach Erreichen einer täglichen Dosis von 15 mg wird die Dosis um 1 mg pro Monat verringert. Voraussetzungen für die Reduktion sind klinische Remission und CRP-Normalisierung (Berlit 1997). Wenn ein Rezidiv auftritt, ist die Erhöhung auf die letzte wirksame Dosis plus 10 mg Prednisolon erforderlich.

Eine Metaanalyse von 3 randomisierten Studien konnte nachweisen, dass **Methotrexat** (MTX) das Rezidivrisiko senkt und eine Einsparung von Glukokortikoiden ermöglicht (Mahr 2007 et al.). Aufgrund der hohen Rate von Glukokortikoid-assoziierten Nebenwirkungen bei RZA wird nach den EULAR-Empfehlungen zur Gabe von MTX (20 mg parenteral einmal pro Woche plus 10 mg Folat 2 Tage nach MTX) additiv zu Glukokortikoiden als First-Line-Therapie geraten, vorausgesetzt Nieren- und Leberfunktion sind normal.

Zu den erforderlichen **Supportivmaßnahmen** zählen die Osteoporoseprophylaxe mit Kalzium und Vitamin D, der Magenschutz mit Protonenpumpenhemmer (da Kombination Prednisolon + ASS), die Prophylaxe ischämischer Gefäßkomplikationen mit ASS 100 mg sowie regelmäßige Blutzuckerkontrollen.

Bei drohender Erblindung oder anderen schwerwiegenden Symptomen Beginn mit i.v. Prednisolon 500–1.000 mg täglich über 3–5 Tage, danach Wechsel auf oral 1 mg/kg KG.

30.4 Takayasu-Arteriitis

■ Definition und Epidemiologie

Als Takayasu-Arteriitis bezeichnet man eine granulomatöse Aortitis mit Arteriitis der großen vom Aortenbogen abgehenden Gefäße (A. subclavia beidseits, Truncus brachiocephalicus und A. carotis communis links) bei jungen Patienten. Der Befall der A. subclavia beidseits führt zu nicht tastbaren Radialispulsen („pulseless disease") und zu einem nicht messbaren Blutdruck an den oberen Extremitäten. Die in der Regel gleichzeitig bestehende arterielle Hypertonie lässt sich indirekt an der Linksherzverbreiterung und am Fundus hypertonicus erkennen.

Frauen erkranken häufiger als Männer (F:M = 8:2), erste Symptome zeigen sich typischerweise vor dem 40. Lebensjahr. Im Kindesalter kann der Hypertonus einziges Symptom der Erkrankung sein. Während in asiatischen Ländern die Takayasu-Arteriitis eine der häufigsten Ursachen des renovaskulären Hochdrucks ist, ist das Krankheitsbild bei uns selten.

■ Diagnostik

ACR-Kriterien für die Diagnose der Takayasu-Arteriitis

- Patient bei Erstmanifestation der Krankheit < 50 Jahre
- Claudicatio der Extremitäten
- verminderter Brachialarterienpuls
- Blutdruckdifferenz >10 mmHg zwischen beiden Armen
- Geräusch über der A. subclavia oder Aorta
- Auffälligkeiten bei der Arteriografie

Liegen 3 dieser 6 Kriterien vor, beträgt die Sensitivität 90,5 %, die Spezifität 97,8 %.

EULAR-Kriterien für die Diagnose der Takayasu-Arteriitis im Kindesalter

Angiografische Veränderungen der Aorta und ihrer Äste plus einer der folgenden Befunde:
- Claudicatio der Extremitäten
- verminderter peripherer Arterienpuls
- Blutdruckdifferenz >10 mmHg zwischen beiden Armen
- Geräusch über der Aorta oder ihren Ästen
- Hypertonie

Bildgebung und Laboruntersuchungen

Die **MRT** ist wertvoll in der Beurteilung der Wandbeschaffenheit der Aorta, ihrer Abgänge und anderer großer Arterien. Die **MR-Angiografie** kann bei der Bestimmung der Krankheitsausdehnung die in der Vergangenheit als Goldstandard geltende konventionelle Katheterangiografie häufig ersetzen. Durch die Anwendung von Inversion-Recovery-Gradientenecho-Sequenzen nach Gadoliniumgabe lässt sich ein verzögertes Enhancement in der Wand der Aorta bei dieser Form der Riesenzellarteriitis nachweisen (Desai et al. 2005).

Zu den typischen Entzündungsparametern zählen die beschleunigte BSG und das erhöhte C-reaktive Protein. Pathophysiologisch scheinen **Autoantikörper** gegen das Aortenendothel eine Rolle zu spielen (Arnaud et al. 2006, Chauhan et al. 2006).

Bei korrigierenden gefäßchirurgischen Eingriffen (z. B. Aneuryma-Resektion) sollte Arterienwand zur **Biopsie** entnommen werden, da hier oft eine laborchemisch nicht erkennbare Vaskulitis nachweisbar ist, die dann die Indikation zur weiteren immunsuppressiven Therapie darstellt. Mittels **PET** oder PET-CT kann das Ausmaß der Arteriitis bildgebend visualisiert werden (Arnaud 2009). Die publizierten Daten zur Korrelation des Traceruptakes im PET mit der klinischen Krankheitsaktivität der Takayasu-Arteriitis sind jedoch uneinheitlich (Henes et al. 2008, Arnaud 2009 et al.), sodass ein routinemäßiger Einsatz zum Follow-up noch nicht empfohlen werden kann.

Die Diagnose der Takayasu-Arteriitis kann auch ohne histologische Sicherung gestellt werden. Bei älteren Patienten kommt ein entsprechendes Bild allerdings auch bei fortgeschrittener Atherosklerose und im Rahmen der Riesenzellarteriitis der großen Gefäße vor.

■ Therapie

Zur Remissionsinduktion wird **Prednisolon** (initial 1 mg/kg) in Kombination mit **MTX** 20 mg/Woche eingesetzt (Mukthyar 2009a). Die Prednisolondosis wird in Analogie zur RZA (s. o.) stufenweise reduziert. Alternativen sind **Azathioprin** (Park 2005 et al.) und, vor allem bei refraktärem Verlauf und kritischer Extremitätenischämie, die Kombination von Prednisolon mit **Bolus-Cyclophosphamid** 500 mg/m² KOF i. v. in 3- bis 4-wöchigem Intervall über 6–9 Zyklen oder die Gabe des monoklonalen Antikörpers **Infliximab**: 5 mg/kg i. v. an Tag 1, 14, 42, dann alle 6 Wochen (Tanaka et al. 2006, Molloy 2008). Auch Minocyclin und Doxycyclin werden als MMP-Inhibitoren in Kombination mit Prednisolon gegeben (Matsuyama et al. 2005). Supportiv können vor allem bei ischämischen Komplikationen niedermolekulares Heparin und/oder ASS empfohlen werden.

Endovaskuläre oder chirurgische **Bypass-Verfahren** können im Verlauf notwendig werden; die Ergebnisse revaskularisierender Verfahren sind besonders hinsichtlich der Restenoseraten uneinheitlich. Generelle Empfehlungen können hier nicht gegeben werden (Zusammenfassung bei Saadoun et al. 2012).

30.5 Klassische Polyarteriitis nodosa (cPAN)

■ Definition und Epidemiologie

Diese nekrotisierende systemische Vaskulitis wurde von Kussmaul und Mayer 1866 erstmals beschrieben. Sie betrifft mittelgroße Arterien und geht mit kardiovaskulären und neurologischen Symptomen einher; im Verlauf ist auch eine Nierenbeteiligung möglich. In einem relevanten Teil der Fälle besteht eine Assoziation mit einer Hepatitis-B- oder -C-Infektion. Die jährliche Inzidenz wird mit 1,6 Fällen pro Million, angegeben. Das mediane Erkrankungsalter liegt bei 46 Jahren (Selga et al. 2006).

Von dieser „klassischen" PAN (cPAN) ohne ANCA muss die häufigere **mikroskopische Polyangiitis** (MPA), eine ANCA-assoziierte Small-Vessel-Vaskulitis, abgegrenzt werden (Jennette et al. 1994, Watts et al. 1996). Neurologische Symptome treten bei beiden Formen, etwas häufiger aber bei der klassischen Form auf. Die cPAN sollte anhand der ACR-Kriterien erst diagnostiziert werden, wenn ein CSS, eine GPA und eine MPA ausgeschlossen wurden (Watts et al. 2006).

Nach den EULAR-Kriterien sind die cPAN mit und ohne Hepatitisnachweis 2 unterschiedliche Entitäten (Özen et al. 2006). Der Nachweis von HBV erhöht die Wahrscheinlichkeit einer Mononeuritis multiplex und verschlechtert die Prognose. Die Häufigkeit der cPAN scheint abzunehmen, die der MPA bleibt hingegen konstant.

■ Klinik

In etwa 70 % der Fälle besteht eine subakute schmerzhafte und mit deutlichen Paresen einhergehende Mononeuritis multiplex, in 50 % findet sich eine Muskel- und Hautbeteiligung. Prognostisch relevant ist zudem die Beteiligung des Gastrointestinaltrakts. Typischerweise bestehen in diesem Stadium gleichzeitig Symptome der systemischen Erkrankung mit Gewichtsabnahme, Myalgien, Abgeschlagenheit und subfebrilen Temperaturen. In 20 % der Fälle Beteiligung des zentralen Nervensystems.

Zerebrale Vaskulitis

Zu den ZNS-Symptomen zählen die variable Kombination von Kopfschmerzen (34%), Retinopathie (32%) und Enzephalopathie (23%). Fokale Symptome wie Hemiparesen, Epilepsien und Hirnnervenausfälle sind mit jeweils bis zu 10% seltener. Vereinzelt findet sich eine spinale Beteiligung. Die Prognose hängt deutlich von den Organmanifestationen ab (Five Factor Score, FFS). Die 5-Jahres-Überlebenswahrscheinlichkeit sinkt von 90% bei einem FFS von 0 auf 65% bei einem FFS von ≥ 2 (Guillevin et al. 1996, Gayraud et al. 2001).

> **Merke**
>
> **Five Factor Score der cPAN und des CSS:**
> - Proteinurie > 1 g/Tag
> - Serum-Kreatinin > 1,58 mg/dl
> - gastrointestinale Beteiligung
> - ZNS-Beteiligung
> - Herzbeteiligung

■ Diagnostik

Laboruntersuchungen und Bildgebung

Laborchemisch finden sich eine BSG- und CRP-Erhöhung, gelegentlich ein Komplementverbrauch (C3 und C4 niedrig) und zirkulierende Immunkomplexe. Bei 40% ist die HBV-Serologie positiv, seltener liegt eine Hepatitis-C- oder HIV-Infektion zugrunde.

Das angiografische Bild der Vaskulitis mit Aneurysmen zeigt sich im Bereich der Nieren-, Mesenterial- und hirnversorgenden Gefäße. Die angiografischen Befunde können die Diagnose stützen, sie muss jedoch histologisch gesichert werden (Niere, Haut, Nerv-Muskel).

ACR-Kriterien für die Diagnose der Polyarteriitis nodosa

- Gewichtsverlust > 4 kg seit Krankheitsbeginn
- Livedo racemosa
- unerklärter Hodenschmerz oder Schwellung
- Myalgie, Schweregefühl in den Beinen
- Mononeuritis oder Polyneuropathie
- diastolische Blutdruckerhöhung > 90 mmHg
- Serum-Kreatinin-Erhöhung > 1,5 mg/dl
- Hepatitis-Virusnachweis im Serum
- pathologisches Arteriogramm (Aneurysmata, Verschlüsse)
- typische Histologie

Liegen 3 dieser 10 Kriterien vor, beträgt die Sensitivität 82,2% und die Spezifität 86,6%, wenn andere Ursachen für das klinische Bild ausgeschlossen wurden (Rao et al. 1998).

■ Therapie

Bei der Behandlung müssen unbedingt die Hepatitisserologie und das Vorliegen einer Kryoglobulinämie beachtet werden:

- Bei der **HBV-assoziierten Form (HBV-PAN)** werden Prednisolon und Lamivudin kombiniert, in schweren Fällen erfolgt eine Plasmaaustauschbehandlung.
- Bei der **HCV-PAN** sollten Interferon-α und Ribavirin gegeben werden.
- Bei der **Non-Hepatitis-PAN** werden Prednisolon und CYC kombiniert, eine Plasmaaustauschbehandlung kommt infrage. Alternativ werden Rituximab oder intravenöse Immunglobuline eingesetzt.
- Bei **Kryoglobulinämie** ebenfalls Rituximab, ggf. Plasmaaustauschbehandlung und Kortikosteroide.

30.6 Granulomatose mit Polyangiitis, Churg-Strauss-Syndrom und mikroskopische Polyangiitis

Diese immunologisch mit antineutrophilen zytoplasmatischen Antikörpern (ANCA) assoziierten Vaskulitiden (AAV) weisen klinisch zahlreiche gemeinsame Merkmale auf. Dabei unterscheidet sich die ANCA-Spezifität bei den verschiedenen Vaskulitisformen und in unterschiedlichen ethnischen Gruppen (Watts et al. 2007). Myeloperoxidase-ANCA (p-ANCA) und Proteinase-3-ANCA (c-ANCA) scheinen auch pathogenetisch eine Rolle zu spielen. Häufig findet sich eine Nierenbeteiligung.

30.7 Granulomatose mit Polyangiitis (GPA)

■ Definition und Epidemiologie

Die früher Wegenersche Granulomatose genannte Erkrankung wird heute als Granulomatose mit Polyangiitis (GPA) bezeichnet (Falk 2011 et al.). Die GPA zeigt eine nekrotisierende granulomatöse Entzündung des Respirationstrakts mit einer Entzündung kleiner und mittelgroßer Gefäße (auch Venen) und häufig Ausbildung einer Glomerulonephritis im Verlauf. Der Nachweis von c-ANCA gegen den Plasmabestandteil Proteinase 3 (PR3-ANCA) ist bei Kaukasiern diagnostisch wegweisend; bei Asiaten dominieren MPO-ANCA (Watts et al. 2007).

Die Inzidenz beträgt 1 zu 1 Million. Die Erstmanifestation liegt meist in der 5. Lebensdekade. Männer sind häufiger betroffen als Frauen.

Klinik

Es lassen sich eine limitierte nekrotisierende Granulomatose mit Befall nur der oberen Luftwege und die generalisierte Vaskulitis mit Befall von oberen und unteren Luftwegen sowie Nieren unterscheiden. Typische Leitsymptome der HNO-Beteiligung sind eine blutig-borkige Rhinitis und eine Hypakusis. Bei der limitierten Form können durch destruierende Granulome im HNO-Bereich und an der Schädelbasis druckbedingte Symptome wie Ausfälle der Hirnnerven II, VI, VII, eine restriktive Okulomotorikstörung mit Exophthalmus, die Erblindung durch Optikuskompression sowie ein Diabetes insipidus oder eine sterile Meningitis auftreten. Diese Patienten haben häufig eine Sattelnase und ein rotes Auge (Episkleritis).

Wenn es im Verlauf zur systemischen Vaskulitis kommt, ist das Kapillarstrombett der Lungen und Nieren in Form einer rapid progressiven Glomerulonephritis betroffen. Diese kann unbehandelt innerhalb von Tagen bis Monaten zum irreversiblen oligurischem Nierenversagen führen. In dieser Phase treten ZNS-Symptome auf (Ischämien, Blutungen, Enzephalopathie und Kopfschmerzen). Frühsymptome der generalisierten oder systemischen Krankheitsphase sind zudem Arthralgien und Arthritiden sowie Allgemeinsymptome (Gewichtsverlust, Nachtschweiß).

Eine Beteiligung des ZNS und PNS findet sich in 10% bzw. 30–50% der Fälle (de Groot et al. 2001). Neben der lokal destruierenden Form sind die hypertrophe Pachymeningitis und eine Vaskulitis des ZNS-Parenchyms wichtigste ZNS-Manifestationen der GPA (Seror 2006).

Diagnostik

Richtungsweisend sind eine ausführliche Anamnese und eine interdisziplinäre klinische Diagnostik.

Bildgebung und Laboruntersuchungen

Wichtige bildgebende Verfahren sind die MRT der Nasennebenhöhlen und des ZNS, Röntgen und CT des Thorax. Laborparameter inklusive der Akutphaseproteine sind in der Frühphase oft nicht oder nur minimal verändert. Die Spezifität der c-ANCA/PR-3-Antikörper bei Kombination von Immunfluoreszenz und ELISA beträgt 95% für die aktive generalisierte GPA. C-ANCA sind aber nur in ca. 50% der limitierten Wegener-Fälle (Watts et al. 2007) nachweisbar.

Biopsie

Die Diagnose wird durch die histologische Untersuchung eines Biopsats aus dem betroffenen Bereich gestellt, wobei im HNO-Bereich bis zu 3 Biopsien nötig werden können; die erste Biopsie ist nur in 30% der Fälle diagnostisch relevant. Daneben können Biopsate auch aus Muskel, Haut, N. suralis und vor allem der Niere bei geringem Risiko diagnosesichernd sein.

ACR-Kriterien für die Diagnose der GPA

- Entzündung in Nase oder Mund (ulzerierend/hämorrhagisch/purulent)
- Infiltration der Lunge im Röntgen-Thorax (Rundherde, Kavernen, „fixe" Infiltrationen),
- nephritisches Urinsediment (Erythrozyturie [> 5 Erythrozyten/Gesichtsfeld], Erythrozyten-Zylinder)
- histologisch granulomatöse Entzündung (in der Gefäßwand, peri- und extravaskulär)

Liegen 2 dieser 4 Kriterien vor, beträgt die Sensitivität 88%, die Spezifität 92%.

Therapie

Generelle Therapiestrategie

Grundsätzlich erfolgt bei aktiver Erkrankung zunächst eine höherpotente immunsuppressive Therapie, die mit hochdosierten Glukokortikoiden, in der Regel in Kombination mit Cyclophosphamid oder anderen Immunsuppressiva, durchgeführt wird. Während dieser Phase der Remissionsinduktion wird die Dosis der Glukokortikoide sukzessive reduziert. Nach Erreichen einer Remission und Reduktion der Glukokortikoiddosis in den Bereich der Cushing-Schwellendosis (7,5 mg Prednisolonäquivalent) kann die Cyclophosphamidtherapie beendet werden und es folgt eine Weiterbehandlung mit meist weniger aggressiven Substanzen.

Spezielle Therapie in Abhängigkeit von Krankheitsstadium und Aktivität

Gemäß den EULAR-Empfehlung zum Management der Vaskulitiden kleiner und mittelgroßer Gefäße bestimmen Krankheitsstadium (▶ Tab. 30.5) und -aktivität (▶ Tab. 30.6) die Art und Intensität der remissionsinduzierenden Therapie (Hellmich et al. 2007, Mukthyar et al. 2009b).

Remissionsinduktion (▶ Tab. 30.7)

Standardbehandlung der GPA im generalisierten Krankheitsstadium ist die kombinierte Gabe von **Cyclophosphamid** und **Prednisolon**. Die Ergebnisse einer randomisierten kontrollierten Studie an 149 Patienten mit ANCA-assoziierter Vaskulitis sowie eine Metaanalyse von 3 kleineren randomisierten Studien haben gezeigt, dass die Pulsgabe von Cyclophoshamid (pCYC, 15 mg/kg) alle 2–3 Wochen im Vergleich zur oralen Applikation (oCYC) in der Remissionsinduktion gleich effektiv ist, aber weniger Leukopenien verursacht (de Groot et al. 2009). Zudem werden nur 50% der Kumulativdosis benötigt. Die oCYC-

Therapie (2 mg/kg) und Prednisolon (1 mg/kg ausschleichend auf < 20 mg Prednison/Tag innerhalb von 2 Monaten) nach dem „Fauci-Protokoll" (Fauci u. Wolff 1973) wurde wegen der doch erheblichen Toxizität mehrfach modifiziert. Zu den Nebenwirkungen gehören schwere Infektionen, das sehr große Risiko sekundärer Tumoren (Blasenkarzinom, Lymphom) und die Ovarialinsuffizienz. Seit durch die Ergebnisse der CYCAZAREM-Studie gezeigt werden konnte, dass nach Erreichen einer Remission die Therapie frühzeitig von Cyclophosphamid auf **Azathioprin** umgestellt werden kann, kann die Dauer der CYC-Exposition im Hinblick auf die erheblich Langzeittoxizität der Substanz in der Regel auf 3–6 Monate beschränkt werden, sodass das „Fauci-Schema" heute in modifizierter Form zur Anwendung kommt. Zu den **supportiven Maßnahmen der pCYC-Behandlung** zählen Antiemetika (z. B. Ondansetron), der Blasen- und Nierenschutz mit 2 Liter NaCl-Lösung nach der CYC-Infusion und die Gabe von Uromitexan sowie die Ovarialprotektion bei gebärfähigen Frauen mit GnRh-Analoga (z. B. Goserelin/Zoladex 1 × pro Monat). Einen wirklichen Standard zur Ovarialprotektion gibt es nicht, da die Studienergebnisse uneinheitlich sind. Alternative Methoden sind die Kryokonservierung von Eizellen und die Autotransplantation von ovariellem Gewebe.

Tab. 30.5 Definitionen von Krankheitsstadien ANCA-assoziierter Vaskulitiden.

Studien-Gruppe	Klinische Subgruppe	Systemische Vaskulitis*	Organfunktion vital bedroht	Andere Definitionen	Serum-Kreatinin (µmol/l)
EUVAS	lokalisiert	nein	nein	keine B-Symptome, ANCA i. d. R. negativ	< 120
	früh-systemisch	ja	nein	keine B-Symptome, ANCA i. d. R. negativ	< 120
	generalisiert	ja	ja	ANCA positiv	< 500
	schwer	ja	Organversagen	ANCA positiv	> 500
	refraktär	ja	ja	refraktär gegen Standardtherapie	jedes
VCRC	limitiert	möglich	nein	erfüllt nicht die Definition von „schwer"	≤ 124, bei Hämaturie kein Nachweis von Erythrozytenzylindern
	schwer	ja	ja	Organ- oder lebensbedrohliche Erkrankung, Notwendigkeit zur Remissionsinduktion mit Cyclophosphamid	jedes

* außerhalb von HNO-Trakt und Lunge

Tab. 30.6 EULAR-Empfehlungen für Stadien der Krankheitsaktivität bei Vaskulitiden (mod. nach Hellmich et al. 2007).

Aktivitätsstadium	Definition
Remission	nicht aktive Erkrankung (z. B. Vaskulitis, granulomatöse Entzündung, Gewebseosinophilie) mit oder ohne Notwendigkeit einer immunsuppressiven Erhaltungstherapie
Response	50 % Reduktion des Krankheitsaktivitätsscores und Abwesenheit neuer Manifestationen
Rezidiv • schweres Rezidiv • mildes Rezidiv	wiederkehrende Krankheitsaktivität • mit potenzieller Organ- oder Lebensbedrohung • ohne potenzielle Organ- oder Lebensbedrohung
refraktäre Erkrankung	• unveränderte oder zunehmende Krankheitsaktivität nach 4 Wochen Therapie mit Cyclophosphamid und Prednison, *oder* • fehlende Response, definiert als ≤ 50 % Reduktion des Krankheitsaktivitätsscores nach 6 Wochen Therapie, *oder* • chronisch-persistierende Erkrankung, definiert als Aktivität von mindestens 1 schweren oder 3 minderschweren Parametern des Krankheitsaktivitätsscores nach ≥ 12 Wochen Therapie
Low Activity Disease State	Persistenz milder Symptome (z. B. Arthralgien, Myalgien), die auf eine moderate Erhöhung der Glukokortikoiddosis ansprechen und außer einer Dosisanpassung der bisherigen Medikation keiner weiteren Therapieintensivierung bedürfen

30.7 Granulomatose mit Polyangiitis (GPA)

Tab. 30.7 Protokolle zur Remissionsinduktion bei ANCA-assoziierten Vaskulitiden (Evidenzstärken gemäß den EULAR-Empfehlungen).

Protokoll	Krankheitsstadium	Dosis	Evidenzstärke*	Empfehlungsgrad*
Cyclophosphamid (täglich oral)**	generalisiert	2 mg/kg/d p.o.	I-b	A
Cyclophosphamid (Puls)**	Generalisiert	15–20 mg/kg i.v., Intervall 21 Tage	I-a	A
Methotrexat**	früh-systemisch, nicht lebens- oder organbedrohend	0,3 mg/kg/Wo. i.v., s.c., p.o	I-b	A
Trimethoprim/Sulfamethoxazol	lokalisiert, nicht destruierend	2 × 960 mg/d p.o.	II-a	A
Plasmaaustausch***	rapid-progressive Glomerulonephritis	40–60 ml/kg (4–7×)	I-b	A

* basierend auf Studien mit dem höchsten Evidenzgrad
** plus Prednison (Startdosis 1 mg/kg)
*** plus Cyclophosphamid und Prednison (Startdosis 1mg/kg)

Im früh-systemischen Krankheitsstadium, d. h. bei Fehlen einer Beteiligung vitaler Organe wie der Niere oder des ZNS, stellt **Methotrexat** eine gleichwertig effektive und sehr wahrscheinlich weniger toxische Alternative zur Induktionstherapie dar (de Groot et al. 2005), während eine Therapie mit Trimethoprim-Cotrimoxazol ausschließlich für Patienten mit GPA und isoliertem, nicht lokal-destruierendem Befall der HNO-Region geeignet ist.

Als Alternative in der Remissionsinduktion kann jetzt auch der monoklonale Anti-CD20-Antikörper **Rituximab** angesehen werden. Ergebnisse von zwei im Jahr 2010 publizierten Studien (RAVE: Stone et al. 2010, RITUXVAS: Jones et al. 2010) konnten eine vergleichbare Wirksamkeit von CYC und Rituximab nachweisen. Die prospektive RAVE-Studie verglich Rituximab (375 mg/m^2 pro Woche für 4 Wochen) und oCYC (2 mg/kg täglich) bei 197 Patienten mit GPA (75%) oder MPA (24%). In 49% handelte es sich um Neudiagnosen, in 51% lag ein rezidivierender Verlauf vor. Alle Kranken erhielten Prednison (1 mg/kg täglich) nach initialer Bolustherapie (1 g für bis zu 3 Tage). Unter Rituximab wurde eine Remission innerhalb von 6 Monaten bei 64% der Patienten erreicht (CYC 53%). Ein signifikanter Vorteil für Rituximab zeigte sich bei den 100 Patienten mit rezidivierendem Verlauf (67 vs. 42%). Bezüglich der Frequenz von Nebenwirkungen gab es keine Unterschiede. Nur ein Patient in der RAVE-Studie wies eine ZNS-Beteiligung auf, sodass die Wirksamkeit von Rituximab bei ZNS-Manifestation noch offen ist. In der RITUXVAS-Studie (Jones et al. 2010) wurden 44 Patienten mit neu diagnostizierter AAV und Glomerulonephritis im Verhältnis 3:1 randomisiert und erhielten entweder eine remissionsinduzierende Therapie mit Rituximab (4 × 375 mg/m^2) oder Cyclophosphamid mit einem für beide Arme identischen Glukokortikoidschema. Im Gegensatz zur RAVE-Studie wurde Cyclophosphamid intravenös gegeben. Zudem erhielten auch die Patienten im Rituximab-Arm zunächst additiv 2 Zyklen Cyclophosphamid. Bezüglich der primären Endpunkte anhaltende Remission 12 Monate nach Therapiebeginn (Rituximab 76%, Kontrollarm 82%) und schwere unerwünschte Ereignisse (Rituximab 42%, Kontrollarm 36%) wurden keine Unterschiede zwischen den Therapiearmen beobachtet. Überraschenderweise starben 18% der Patienten innerhalb des 12-monatigen Studienzeitraums (Rituximab 6/33, Kontrollarm 2/11; p = nicht signifikant). Allerdings waren die in die RITUXVAS-Studie eingeschlossenen Patienten mit obligater Nierenbeteiligung deutlich schwerer erkrankt (BVAS-Score) als die der RAVE-Kohorte. Nur 52% der RAVE-Patienten wiesen Zeichen einer Glomerulonephritis auf, mit zudem bedeutend geringer ausgeprägter Nierenfunktionseinschränkung (errechnete glomeruläre Filtrationsrate [eGFR] ca. 60 ml/min) als in der RITUXVAS-Studie (eGFR ca. 20 ml/min).

Die ET-Studie zeigte, dass **Etanercept** bei GPA die Remissionserhaltung nicht verbessert, wenn es zunächst als Add-on und dann alleinige Therapie verwendet wird (The Wegener's Granulomatosis Etanercept Trial Research Group 2005). Etanercept führte in Kombination mit „Standard-Fauci" außerdem zu mehr Infekten und mehr Malignomen. Unklar ist allerdings, ob gegenüber konventioneller Immunsuppression refraktäre Patienten von TNF-alpha-Antagonisten profitieren können. Zudem ist ihre Wirksamkeit bei der Remissionsinduktion und insbesondere der Effekt anderer Substanzen dieser Gruppe, z. B. von Infliximab, noch nicht abschließend beurteilbar. Mehrere unkontrollierte Studien zeigten einen positiven Effekt von **Infliximab** bei sonst therapierefraktären Patienten (Hellmich et al. 2006).

Plasmapheresen verbessern bei Patienten mit schwerer Nierenbeteiligung (Serumkreatinin > 500 mmol/l) das renale Outcome (Jayne 2007). Ob sie auch einen additiven Effekt bei der pulmonalen Hämorrhagie haben, ist Gegenstand der laufenden PEXIVAS-Studie.

Tab. 30.8 Protokolle zur Remissionserhaltung bei ANCA-assoziierten Vaskulitiden (Evidenzstärken gemäß den EULAR-Kriterien).

Protokoll	Dosis	Evidenzstärke[#]	Empfehlungsgrad[#]
Azathioprin*	2 mg/kg/d p.o.	I-b	A
Methotrexat*	0,3 mg/kg/Woche i.v., s.c., p.o.	I-b	A
Leflunomid*	30–40 mg/d	I-b	A
Trimethoprim/Sulfamethoxazol**[#]	2 × 960 mg/d p.o.	I-b	B
Mycophenolatmofetil*	2 g/d	I-b	B

[#] basierend auf Studien mit dem höchsten Evidenzgrad
* nicht bei neurologischen Manifestationen
** ggf. plus Prednison ≤ 7,5 mg/d

Remissionserhaltung (▶ Tab. 30.8)

Wird die immunsuppressive Therapie nach erfolgreicher Remissionsinduktion beendet, sind Rezidive die Regel, sodass eine immunsuppressive Therapie über mindestens 18–24 Monate fortgeführt werden sollte (Mukthyar 2009b). Wie die CYCAZAREM-Studie gezeigt hat (Jayne et al. 2003), ist nach erfolgreicher Induktion mit oCYC **Azathioprin** (AZA) so wirksam wie oCYC in der Remissionserhaltung. Alternativ können auch **Leflunomid** oder **MTX** eingesetzt werden. In vergleichenden Studien waren MTX und AZA gleich wirksam (Pagnoux et al. 2008), während sich Leflunomid in hoher Dosis (30–40 mg) im Vergleich zu MTX als etwas effektiver, aber auch toxischer erwies (Metzler 2007). Unter Mycophenolatmofetil (MMF) ist die Rezidivrate im Vergleich zu AZA erhöht, sodass MMF bei AAV nur als Substanz der 2. Wahl gelten kann (Hiemstra et al. 2010). Co-Trimoxazol (TMS 160/800 mg. p.o. 2 × tgl.), eingesetzt in der Initialphase beim limitierten GPA, ist für die Therapie neurologischer Manifestationen nicht geeignet (Reinhold-Keller et al. 1996).

■ Churg-Strauss-Syndrom (CSS)

Definition und Epidemiologie

Das Churg-Strauss-Syndrom – zunehmend eher „eosinophile Granulomatose mit Polyangiitis [EGP]" genannt – ist eine systemische nekrotisierende Vaskulitis kleiner bis mittelgroßer Gefäße (auch Venen) mit extravaskulärer eosinophiler granulomatöser Entzündung, besonders des Respirationstrakts.

Die jährliche Inzidenz beträgt zwischen 0,5 und 6,8 pro 1 Million, die Prävalenz in Europa wird mit 10,7–13 pro 1 Million beziffert (Harrold et al. 2005). Geschlechtsunterschiede bestehen nicht; das mittlere Erkrankungsalter liegt bei 40 Jahren.

Klinik

Klinisch ist das CSS mit einem allergischen Asthma bronchiale und einer Bluteosinophilie assoziiert. Bei etwa 40% der Patienten sind p-ANCA (MPO-ANCA) nachweisbar. In der Vorgeschichte findet sich meist eine allergische Diathese mit Rhinitis, asthmoider Bronchitis oder Asthma bronchiale. Zum Vollbild des CSS (Generalisationsstadium) gehört die Vaskulitis, die typischerweise mit Hypereosinophilie und extravaskulären Granulomen einhergeht. Röntgenologisch sichtbare wechselnde pulmonale Infiltrate (77%), kutane Eruptionen (70%), gastrointestinale Manifestationen (50%), eine segmentale Glomerulonephritis (30–40%) und eine kardiale Beteiligung (30–60%) werden beschrieben.

Das Nervensystem ist vor allem in Form der Mononeuritis multiplex betroffen (50–78%), gelegentlich mit Fazialisparese oder Hörverlust (Moore u. Richardson 1998). Die Mononeuritis multiplex tritt bevorzugt bei ANCA-positiven Varianten des CSS auf, wobei die p-ANCA in der Pathogenese wahrscheinlich eine Rolle spielen. Bei den ANCA-negativen Varianten des CSS zeigt sich häufiger eine symmetrische Polyneuropathie, die durch eine Gewebsinfiltration mit Eosinophilen hervorgerufen wird (Sinico et al. 2005) (▶ Tab. 30.9).

Das ZNS ist in bis zu 15% der Fälle betroffen, wobei eine Enzephalopathie und ischämische Optikopathie häufiger sind als Hirninfarkte oder intrazerebrale Blutungen (Sable-Fourtassou et al. 2005). Auch für die Prognose des CSS gilt der Five Factor Score (s. ▶ S. 416).

Diagnostik

Hilfreiche Laborbefunde sind die obligate Bluteosinophilie von > 10%, allgemeine Entzündungsparameter, eine normochrome normozytäre Anämie, eine IgE-Erhöhung im Serum und der Nachweis von p-ANCA in 40%. Wichtig sind außerdem EKG, Röntgen-Thorax und eventuell bronchoalveoläre Lavage. Diagnostischer Goldstandard ist die Histologie, wobei der Muskel-Nerv-Biopsie neben der Biopsie aus Nasenschleimhaut, Haut und Lunge eine wich-

Tab. 30.9 Formen des Churg-Strauss-Syndroms.

	ANCA-positiv (MPO)	ANCA-negativ
Frequenz	40 %	60 %
Klinik	nekrotisierende Glomerulonephritis pulmorenales Syndrom Mononeuritis multiplex Purpura	nasale Polyposis Lungeninfiltrate Kardiomyopathie Mono-/Polyneuropathie eosinophile Gastritis
Histologie	Small-Vessel-Vaskulitis	Gewebsinfiltration mit Eosinophilen
Pathogenese	ANCA-assoziiert	toxische Produkte von Eosinophilen

tige Rolle zukommt. Eine neurologische Beteiligung wird als schwere Organmanifestation angesehen.

ACR-Kriterien zur Diagnose des Churg-Strauss-Syndroms (Masi et al. 1990)

- Asthma bronchiale
- Eosinophilie (> 10 % im Differenzialblutbild)
- Allergie in der Vorgeschichte
- Mono-/Polyneuropathie
- Lungeninfiltration (migratorisch, transitorisch)
- paranasale Sinusauffälligkeit
- histologisch: Blutgefäß mit extravaskulärer Eosinophilenakkumulation

Treffen 4 dieser 7 Kriterien zu, beträgt die Spezifität 99 %, die Sensitivität 85 %.

Therapie

Bei Fehlen schwerer Organbeteiligungen (FFS < 2) kann bei der Mehrzahl der Patienten (> 90 %) unter einer **Kortikoidmonotherapie** (1 mg/kg KG, danach reduzieren; evtl. Pulstherapie initial) eine Remission erreicht werden (Ribi et al. 2008). Da jedoch Rezidive unter einer Kortikoidmonotherapie häufig auftreten und der Glukokortikoidbedarf nicht selten hoch ist, sollte in Analogie zu anderen AAV bereits primär eine glukokortikoideinsparende additive Therapie begonnen werden, bei vermutlich guter Prognose z. B. mit **MTX** oder **Azathioprin** (Metzler et al. 2004, Hellmich et al. 2004).

Cyclophosphamid (6–12 Pulse) wird bei einem FFS von 2, aber auch bei jeder ZNS-Beteiligung empfohlen (Cohen et al. 2007). Eingesetzt werden nach Erreichen der Remission Azathioprin, MTX oder Interferon-α. Ergebnisse einer aktuellen Pilotstudie bei Patienten mit aktivem CSS trotz Standardtherapie zeigen zudem eine Wirksamkeit des monoklonalen Anti-IL-5-Antikörpers **Mepolizumab** (Moosig et al. 2011).

■ Mikroskopische Polyangiitis (MPA)

Die mikroskopische Polyangiitis ist eine nekrotisierende nicht granulomatöse Angiitis kleiner Gefäße ohne Immunkomplexablagerungen und häufig assoziiert mit nekrotisierender Glomerulonephritis und pulmonaler Kapillaritis (pulmorenales Syndrom). Die Häufigkeit ist mit 2–3 pro Million konstant. ANCA (meist p-ANCA/MPO-ANCA) finden sich bei über 90 % der Patienten. Eine neurologische Beteiligung, z. B. in Form einer hypertrophen Pachymeningitis, ist sehr selten (Furukawa et al. 2004).

Die klinischen Merkmale einer Klein-Gefäß-Vaskulitis bei der MPA entsprechen denen der GPA mit der Ausnahme, dass granulomatöse Manifestationen bei der MPA definitionsgemäß ausgeschlossen sind. Das therapeutische Procedere entspricht somit dem bei GPA.

30.8 Behçet-Syndrom

■ Definition und Epidemiologie

Beim Behçet-Syndrom handelt es sich um eine Small-Vessel-Vaskulitis der Venen. Es besteht eine Assoziation mit zirkulierenden Immunkomplexen und dem Gewebsantigen HLA-B5. Die Ätiopathogenese ist unbekannt. Diskutiert werden infektiöse Trigger, autoimmun vermittelte Prozesse, prothrombotische Anomalien des Gerinnungssystems und eine genetische Prädisposition.

Die jährliche Inzidenz liegt bei 1 pro 500.000 Einwohner in Deutschland, in der Türkei jedoch bei 300–500 pro 100.000, sodass bei türkischen Mitbürgern an das Krankheitsbild gedacht werden muss. Männer sind doppelt so häufig und schwerer betroffen als Frauen. Hauptmanifestationsalter ist das 20. bis 40. Lebensjahr.

■ Klinik und Diagnostik

Remittierende aphthöse Stomatitis mit oralen Ulzerationen, rezidivierende genitale Ulzerationen, Augenentzündungen (Uveitis) und Hautveränderungen sind Leitsymptome. Die oralen Ulzerationen liegen lediglich bei 3% der Patienten nicht vor; sie treten typischerweise mindestens dreimal pro Jahr auf und heilen ohne Hinterlassung von Narben ab. Die genitalen Ulzerationen zeigen sich im Bereich von Skrotum oder Labien und hinterlassen Narben, nach denen im Intervall gesucht werden kann. Im Bereich der Augen finden sich eine anteriore oder posteriore Uveitis, Glaskörperinfiltrate oder eine retinale Vaskulitis. Zu den Hautveränderungen zählen das Erythema nodosum, Pseudofollikulitiden oder papulopustuläre Läsionen. Eine papulopustulöse nicht spezifische Reaktion 24–48 Stunden nach lokalem Nadelstich wird als positiver Pathergie-Test bezeichnet. Dabei ist die entstehende Pustel steril.

Grundsätzlich ist die Behçet-Krankheit eine Multisystemerkrankung vaskulitischer Genese, bei der neben Haut/Schleimhäuten und Augen die Gelenke (Mono- oder Oligoarthritis), der Magen-Darm-Trakt (Schleimhautulzerationen im Ileum oder Zökum), die Lunge (Pulmonalarterienarteriitis) und die Aorta bzw. Extremitätengefäße (Thrombophlebitis, Arteriitis mit Entwicklung von Pseudoaneurysmen) betroffen sein können.

Diagnosekriterien des Behçet-Syndroms

Bei Erfüllen folgender Kriterien wurden eine Sensitivität von 91% und eine Spezifität von 96% errechnet (International Study Group for Behçet's Disease 1990):
- rezidivierende orale Ulzerationen (aphthös oder herpetiform, mindestens 3 × in 12 Monaten),
- **und** 2 der folgenden klinischen Zeichen:
  - rezidivierende genitale Ulzerationen
  - Augenläsionen (Uveitis, retinale Vaskulitis, Glaskörperinfiltration)
  - positiver Pathergie-Test

Neuro-Behçet

Eine neurologische Beteiligung liegt bei 10–40% aller Behçet-Patienten vor (Farah et al. 1998, Akman-Demir et al. 1999, Kidd et al. 1999). Manifestation 5 Jahre nach Beginn der Schleimhaut-, Haut- und Augenmanifestationen in der 3. und 4. Lebensdekade. Nach dem Verteilungsmuster werden der vaskuläre und der parenchymatöse Neuro-Behçet unterschieden.

Obgleich eine Vaskulitis bei verschiedenen Läsionen (Haut, Genitale, Uveitis) das zentrale pathologische Merkmal darstellt und eine Vaskulitis der Vasa vasorum als Korrelat der Beteiligung großer Gefäße gesichert ist, findet sich eine Vaskulitis im ZNS nicht regelmäßig. Beschrieben wurden auch eine mild ausgeprägte chronische lymphozytäre oder neutrophile Meningoenzephalitis und multifokale Nekrosen in Hirnstamm und Basalganglien (Kidd et al. 1999).

Motorische Ausfälle mit spastischen Zeichen und Hirnstammsymptomen sowie mentale Auffälligkeiten in Form von Gedächtnis- und Aufmerksamkeitsstörung sind Leitsymptome des parenchymatösen Neuro-Behçet (80% aller Neuro-Behçet-Patienten). Der Symptombeginn ist in der Regel akut, der Verlauf schubförmig.

Die MRT zeigt typischerweise kontrastmittelaufnehmende ausgedehnte Läsionen, vorzugsweise in den Basalganglien oder im Hirnstamm und bis nach dienzephal reichend. Diese Läsionen halten sich nicht an Gefäßterritorien und führen im Verlauf zu einer Hirnstammatrophie (Al Kawi et al. 1991, Banna u. el-Ramahl 1991, Coban et al. 1999). Bei 10–20% ist das Rückenmark mit betroffen. Seltener sind eine aseptische Meningitis und Patienten mit rein psychopathologischen Auffälligkeiten. Im Liquor zeigt mindestens die Hälfte der Patienten eine Pleozytose und Eiweißvermehrung. Meist findet sich eine lymphozytäre, seltener eine gemischtzellige oder vorwiegend granulozytäre Pleozytose (0–485, median 30/µl) oder isolierte Eiweißerhöhungen. Während in 70% der Fälle ein pathologischer IgG-Index vorliegt, sind die oligoklonalen Banden oft nur vorübergehend positiv (Akman-Demir et al. 1999, Kidd et al. 1999).

Der vaskuläre Neuro-Behçet (20% der Gesamtgruppe) zeigt als Leitsymptom eine intrakranielle Hypertension. Sinusvenenthrombosen werden in der MR-Angiografie, Gewebsläsionen in der MRT dargestellt. Hirninfarkte bei Übergreifen der Entzündung auf die Arterien sind selten (Akman-Demir et al. 1999, Kidd et al. 1999). Beim vaskulären Behçet-Syndrom ist der Liquor bis auf einen erhöhten Öffnungsdruck meist normal.

■ Therapie

Für das Behçet-Syndrom gibt es keine evidenzbasierte Standardtherapie (Farah et al. 1998). Die Gabe von Kortikosteroiden als intravenöse Pulstherapie (500–1000 mg Methylprednisolon) über 5–7 Tage gilt im akuten Erkrankungsschub als Therapie der Wahl; ein orales Ausschleichen über 2–3 Monate soll frühen Rezidiven vorbeugen. Manche Patienten mit einem Neuro-Behçet benötigen eine Dauerintervalltherapie mit niedrig dosierten Kortikoiden. Typischerweise wird diese Behandlung kombiniert mit einem steroidsparenden Immunsuppressivum, wobei in kleineren Studien Azathioprin, Chlorambucil, Cyclophosphamid und Methotrexat alleine oder in Kombination versucht wurden. Die Behandlung mit Immunsuppressiva hat jedoch keinen sicheren Einfluss in der Prävention einer neurologischen Beteiligung auf die Verhütung von ZNS-Rezidiven oder eine Progression. Von einer Therapie mit Ciclosporin A, das eine hohe Effektivität in der Behandlung okulärer Läsionen hat, wird in der Behandlung neurologischer Komplikationen abgeraten, da die darunter gelegentlich beobachteten ZNS-Nebenwirkungen nur schwer von den Symptomen der Grunderkrankung differenziert werden können. Sinusthrombosen im Rahmen des Morbus Behçet werden antikoaguliert. IFN-alpha- und TNF-Antagonisten können in therapierefraktären Fällen in Erwägung gezogen werden. Kontrollierte Studien existieren dazu nicht.

30.9 Systemischer Lupus erythematodes (SLE)

■ Definition und Epidemiologie

Diese systemische Autoimmunerkrankung hat eine Inzidenz von ca. 7/100.000 (Ruiz-Irastorza et al. 2001). In Mitteleuropa ist die Prävalenz mit 10–60 pro 100.000 Einwohner und Jahr hoch, Frauen sind zehnmal häufiger betroffen als Männer, Hauptmanifestationsalter ist das 15.–30. Lebensjahr. Ursache ist eine Störung der Immunregulation, die zum Verlust der immunologischen Toleranz für nukleäre Autoantigene mit Bildung von Antikörpern führt und über die Perpetuierung dieses Prozesses eine zunehmende Ausweitung der Autoreaktivität gegenüber anderen Autoantigenen verursacht. Die Beteiligung des ZNS ist meist durch eine thrombotische Vasopathie bedingt. Die pathogenetische Wirkung von Autoantikörpern gegen Glutamatrezeptoren ist umstritten. Die selten auftretende, meist immunkomplexvermittelte Vaskulitis, betrifft vorwiegend die kleinen Gefäße (Kumar et al. 2007).

■ Klinik

Leitsymptome sind Haut- und Schleimhautveränderungen (Schmetterlingserythem im Gesicht, Photosensibilität), Arthritiden und Serositiden, die Nieren- und Muskelbeteiligung, pulmonale Symptome, die Karditis mit Klappenveränderungen und Koronaritis sowie die Leberbeteiligung.

Neurologische Begleitsymptome werden variabel in 14–75 % beschrieben (Appenzeller et al. 2006); dabei sind die Enzephalopathie (60 % aller Neurolupus-Fälle), epileptische Anfälle (60 %) und zerebrovaskuläre Syndrome (40 %) am häufigsten. Seltener sind Bewegungsstörungen wie choreatische Syndrome oder Ataxien (20 %) bzw. Polyneuropathien und Hirnnervenneuropathien (20 %). Myelopathien und die Beteiligung der neuromuskulären Synapse bei einer koexistenten Myasthenie sind mit jeweils 10 % selten. Der Verlauf ist chronisch progredient mit Schüben. Einen spezifischen Lupus-Kopfschmerz gibt es nicht (Mitsikostas et al. 2004).

Neurologische Symptome beim SLE sind pathogenetisch sehr heterogen (Berlit 2007). Neben womöglich direkt antikörperassoziierten Symptomen (Psychose, Epilepsie, extrapyramidales Syndrom) kommt es auch zu indirekt antikörperbedingten Symptomen (zerebrale Ischämien bei Anti-Phospholipd-Antikörper-Syndrom), vaskulopathisch bedingten Symptomen (Enzephalopathie, Migräne) und unspezifischen Begleitsymptomen (Depression, Angst, Affektlabilität, chronische Müdigkeit). Eine Enzephalopathie kann sekundär metabolisch bedingt sein. Hirninfarkte sind oft embolisch bedingt, z.B. bei Endokarditis Libman-Sacks oder sonstigen Klappenveränderungen. Eine Emboliedetektion kann dabei zielführend sein (Dahl et al. 2006). Eine immunkomplexvermittelte Vaskulitis ist sehr selten. Schließlich müssen in der Differenzialdiagnose stets Medikamentennebenwirkungen bedacht werden: So können hochdosierte Kortikosteroide zu psychopathologischen Auffälligkeiten führen, eine Chloroquin-Dauertherapie kann eine Polyneuropathie bedingen. Eine Klassifikation der neuropsychiatrischen Manifestationen des SLE liegt vor (Ad Hoc Committee on Neuropsychiatric Lupus Nomenclature 1999).

■ Diagnostik

Laboruntersuchungen

In über 95 % der Fälle liegen antinukleäre Antikörper vor. Die spezifischen Doppelstrang-DNA-Antikörper sind bei bis zu 80 % vorhanden. Ein isolierter Nachweis von Histonantikörpern weist auf einen medikamentös induzierten Lupus hin. Weitere Autoantikörper können mit bestimmten Organmanifestationen assoziiert sein (ribosomale P-Antikörper → Psychose [Chapman 2005]; Jo-1-Antikörper → Polymyositis; Zellmembran-Antikörper → Thrombozytopenie, Anämie, Lymphopenie; Neuronen-Antikörper → Epilepsie, Enzephalopathie). Ein sekundäres Anti-Phospholipid-Syndrom (APS) liegt bei ca. 25 % aller SLE-Fälle vor. Typisch für ein APS ist die verlängerte aPTT. Zur weiteren Abklärung sollten Anti-Cardiolipin- und $β_2$-Glykoprotein-Antikörper bestimmt werden.

Bildgebende Untersuchungen

Die entzündliche Vasopathie ist angiografisch nicht nachweisbar – eine zerebrale DSA ist für die Diagnosestellung eines Neuro-SLE nicht hilfreich. Obwohl in einzelnen Studien eine höhere Treffsicherheit für die Positronen-Emissionstomografie (PET) und SPECT beim SLE beschrieben wurde, reicht in der Regel für die Abklärung eines Patienten mit neuropsychiatrischem SLE die MRT in Verbindung mit Liquordiagnostik aus. Problematisch ist die geringe Spezifität der nuklearmedizinischen Methoden bei Fehlen eines Goldstandards (Sibbitt et al. 1999, Govoni et al. 2004). Hilfreicher sind neuere MR-Techniken wie MR-Spektroskopie, Diffusions- und Perfusionsmessungen, die den frühen Nachweis vaskulärer Läsionen erlauben (Castellino 2004).

■ Therapie

Prognostisch ungünstige Faktoren sind eine proliferative Lupusnephritis, Thrombozytopenie, sehr aktive Erkrankung zu Beginn, Lungenbeteiligung und Infektanfälligkeit. Diese Manifestationen und neurologische Komplikationen des SLE machen den kombinierten Einsatz von Kortikosteroiden und Immunsuppressiva erforderlich. Steroide werden in Form einer Pulstherapie mit je 1 g **Methylprednisolon** über 3 Tage mit anschließendem Ausschleichen gegeben. Die Auswahl des Immunsuppressivums wird nach dem Schweregrad der Organbeteiligung getroffen. **Cyclophosphamid** gilt als effektivste Substanz zur Behandlung neuropsychiatrischer Manifestationen (Ortmann u. Klippel 2000). Der kombinierte Einsatz von pCYC und Steroiden ist dem alleinigen längerfristigen Einsatz von Steroiden bei der Remissionsinduktion der Lupus-Nephritis auch langfristig überlegen (Illei et al. 2001, Takada et al. 2001).

Azathioprin wird nach Remissionsinduktion mit CYC gegeben (Mok et al. 2002); Alternativen sind **Mycophenolatmofetil** (Chan et al. 2000), **Ciclosporin A** oder IVIG, in ausgewählten Fällen auch **Rituximab** (375 mg/m^2 2–4 × in wöchentlichen Abständen). Wenn keine neurologischen Manifestationen vorliegen, wird Chloroquin gegeben, das einen steroidsparenden Effekt hat. Bei einem sekundären Anti-Phospholipid-Syndrom wird zusätzlich zur immunsuppressiven Therapie ASS eingesetzt. Sind in der Vorgeschichte Thrombosen oder ein Abort aufgetreten, wird eine orale Antikoagulation empfohlen (Ruiz-Irastorza et al. 2001).

30.10 Sjögren-Syndrom (SS)

Die Erkrankung kann als primäres SS oder als sekundäres SS in Assoziation mit rheumatoider Arthritis oder anderen Kollagenosen auftreten. Frauen sind häufiger betroffen (F:M = 9:1).

■ Klinik

Leitsymptome sind die Sicca-Symptomatik der Augen (Xerophthalmie) und des Mundes (Xerostomie). Neurologische Symptome gibt es bei 30%, am häufigsten als distal symmetrische, vorwiegend sensible PNP mit autonomen Symptomen (Adie-Pupillen, orthostatische Dysregulation), die bioptisch mit perivaskulären oder vaskulitischen Infiltraten einhergeht. Sehr charakteristisch ist die ataktische sensible Neuronopathie (Ganglionitis) mit Pseudoathetose, Gangataxie und Dysästhesien. Häufig tritt eine Beteiligung der Hirnnerven, insbesondere der Nn. trigeminus, facialis und statoacusticus auf, seltener eine Enzephalopathie mit multifokalen ZNS-Symptomen und Epilepsie.

■ Diagnostik

Die Keratoconjunctivitis sicca lässt sich bei der Spaltlampenuntersuchung mit Fluoreszin oder mittels Schirmer-Test nachweisen. Entzündliche Zellinfiltrate finden sich in der Feinnadelbiopsie aus den Speicheldrüsen. Neben positiven ANA und Rheumafaktoren (70%) finden sich die spezifischeren Anti-Ro-Autoantikörper (SSA – positiv in 97% der Fälle) bzw. Anti-La-Autoantikörper (SSB – in 78% der Fälle).

Die MRT-Veränderungen des SS können denen der bei Multipler Sklerose ähneln. Da auch eine Pleozytose und positive oligoklonale Banden im Liquor nachweisbar sein können, ist die Differenzialdiagnose im Einzelfall schwierig. Der Liquor zeigt oft eine leichtgradige lymphomonozytäre Pleozytose, Eiweißerhöhung sowie oligoklonale Banden, die nach Steroidtherapie verschwinden können. Diese sind jedoch im Unterschied zur Multiplen Sklerose nicht nur im IgG-Bereich, sondern auch im IgA- und vor allem IgM-Band nachweisbar (Reske 2005).

■ Therapie

Die Behandlung erfolgt kombiniert mit Prednisolon und Azathioprin.

■ Redaktionskomitee

Dr. Martin Baumgärtel, 1. Medizinische Klinik, St.-Franziskus-Hospital Münster
Prof. Dr. Peter Berlit, Neurologie, Alfried-Krupp-Krankenhaus Essen
Prof. Dr. Bernhard Hellmich, Klinik für Rheumatologie, Plochingen
Dr. Markus Krämer, Neurologie, Alfried-Krupp-Krankenhaus Essen
Prof. Dr. Hans Hartmut Peter, Klinik für Rheumatologie, Universitätsklinikum Freiburg
PD Dr. Thomas Pfefferkorn, Neurologische Universitätsklinik München-Großhadern
Prof. Dr. Andreas Steinbrecher, Neurologische Klinik Erfurt

Für Österreich:
Prof. Dr. Maria Storch, Neurologische Universitätsklinik Graz

Für die Schweiz:
Prof. Dr. Marcel Arnold, Neurologische Universitätsklinik Bern

Federführend: Prof. Dr. Peter Berlit, Neurologie, Alfried-Krupp-Krankenhaus, 45117 Essen, Tel.: 0201/4342527
E-Mail: peter.berlit@krupp-krankenhaus.de

Entwicklungsstufe der Leitlinie: S1

■ Literatur

Achkar AA, Lie JT, Hunder GG et al. How does previous corticosteroid treatment affect the biopsy findings in giant cell (temoral) arteritis? Ann Intern Med 1994; 120: 987–992
Ad Hoc Committee on Neuropsychiatric Lupus Nomenclature. ACR nomenclature and case definitions for neuropsychiatric lupus syndromes. Arthritis Rheum 1999; 42: 599
Al Kawi MZ, Bohlega S, Banna M. MRI findings in neuro-Behçet's disease. Neurology 1991; 41: 405

Alreshaid AA, Powers WJ. Prognosis of patients with suspected primary CNS angiitis and negative brain biopsy. Neurology 2003; 61: 831–833

Akman-Demir G, Serdaroglu P, Tasçi B. Clinical patterns of neurological involvement in Behçet's disease: evaluation of 200 patients. Brain 1999; 122: 2171–2182

Appenzeller S, Lilian T, Costallat L et al. Neurolupus. Arch Neurol 2006; 63: 458–460

Arnaud L, Haroche J, Malek Z et al. Is (18)F-fluorodeoxyglucose positron emission tomography scanning a reliable way to assess disease activity in Takayasu arteritis? Arthritis Rheum 2009; 60: 1193–1200

Arnaud L, Kahn JE, Girszyn N et al. Takayasu's arteritis: An update on physiopathology. Eur J Intern Med 2006; 17: 241–246

Ay H, Sahin G, Saatci I, Söylemezoğlu F et al. Primary angiitis of the central nervous system and silent cortical hemorrhages. AJNR Am J Neuroradiol 2002; 23: 1561–1563

Banna M, el-Ramahl K. Neurologic involvement in Behcet disease: imaging findings in 16 patients. AJNR Am J Neuroradiol 1991; 12: 791–796

Berlit P. Giant cell arteritis. In: Lechtenberg R, Schutta HS, eds. Practice Guidelines for Neurologic Therapy. New York: Marcel Dekker; 1997

Berlit P. Diagnosis and treatment of cerebral vasculitis. Therapeutic Advances in Neurological Disorders 2010; 3: 29–42

Berlit P. Neuropsychiatric disease in collagen vascular diseases and vasculitis. J Neurol 2007; 254 (Suppl. 2): II87–II89

Berlit P. Primary angiitis of the CNS – an enigma that needs world-wide efforts to be solved. Eur J Neurol 2009a; 16: 10–11

Berlit P. Isolated angiitis of the CNS and bacterial endocarditis: similarities and differences. J Neurol 2009b; 256: 792–795

Birnbaum J, Hellmann DB. Primary angiitis of the central nervous system. Arch Neurol 2009; 66: 704–709

Bley TA, Wieben O, Uhl M et al. Assessment of the cranial involvement pattern of giant cell arteritis with 3T magnetic resonance imaging. Arthritis Rheum 2005; 52: 2470–2477

Blockmans D, Maes A, Stroobants S et al. New arguments for a vasculitic nature of polymyalgia rheumatica using positron emission tomography. Rheumatology 1999; 38, 444–447

Braun KP, Bulder MM, Chabrier S et al. The course and outcome of unilateral intracranial arteriopathy in 79 children with ischaemic stroke. Brain 2009; 132: 544–557

Calabrese LH, Dodick DW, Schwedt TJ et al. Narrative review: reversible cerebral vasoconstriction syndromes. Ann Intern Med 2007; 146: 34–44

Caselli RJ, Hunder GG, Whisnant JP. Neurologic disease in biopsy-proven giant cell (temporal) arteritis. Neurology 1988a; 38: 352–359

Caselli RJ, Daube JR, Hunder GG et al. Peripheral neuropathic syndromes in giant cell (temporal) arteritis. Neurology 1988b; 38: 685–689

Castellino G. Recent advances and future perspective in neuroimaging in neuropsychiatric systemic lupus erythematosus. Lupus 2004; 13: 149–158

Chan TM, Li FK, Tang CS et al. Efficacy of mycophenolate mofetil in patients with diffuse proliferative lupus nephritis. Hong Kong-Guangzhou Nephrology Study Group. N Engl J Med 2000; 343: 1156–1162

Chapman J. Anti-ribosomal P-protein and its role in psychiatric manifestations of systemic lupus erythematosus: myth or reality? Lupus 2005; 14: 571–575

Chauhan SK, Tripathy NK, Nityanand S. Antigenic targets and pathogenicity of antiaortic endothelial cell antibodies in Takayasu arteritis. Arthritis Rheum 2006; 54: 2326–2333

Coban O, Bahar S, Akman-Demir G et al. Masked assessment of MRI findings: is it possible to differentiate neuro-Behçet's disease from other central nervous system diseases? Neuroradiology 1999; 41: 255–260

Cohen P, Pagnoux C, Mahr A et al., French Vasculitis Study Group. Churg-Strauss syndrome with poor-prognosis factors: A prospective multicenter trial comparing glucocorticoids and six or twelve cyclophosphamide pulses in forty-eight patients. Arthritis Rheum 2007; 57: 686–693

Dahl A, Omdal R, Waterloo K et al. Detection of cerebral embolic signals in patients with systemic lupus erythematosus. JNNP 2006; 77: 774–779

de Groot K, Adu D, Savage C. The value of pulse cyclophosphamide in ANCA-associated vasculitis: meta-analysis and critical review. Nephrol Dial Transplant 2001; 16: 2018–2027

de Groot K, Harper L, Jayne DR et al., EUVAS (European Vasculitis Study Group). Pulse versus daily oral cyclophosphamide for induction of remission in antineutrophil cytoplasmic antibody-associated vasculitis: a randomized trial. Ann Intern Med. 2009; 150: 670–680

de Groot K, Jayne DR, Tesar V et al. European, multicenter randomised controlled trial of daily oral versus pulse cyclophosphamide for induction of remission in ANCA-associated systemic vasculitis for the European Vasculitis Study Group [abstract]. J Am Soc Nephrol 2005;16:7A

Desai MY, Stone JH, Foo TKF et al. Delayed contrast-enhanced MRI of the aortic wall in Takayasu's arteritis: Initial experience. Am J Roentgenol 2005; 184: 1427–1431

Falk RJ, Gross WL, Guillevin L et al. Granulomatosis with polyangiitis (Wegener's): an alternative name for Wegener's granulomatosis. Ann Rheum Dis 2011; 70: 704

Farah S, Al-Shubaili A, Montaser A et al. Behçet's syndrome: a report of 41 patients with emphasis on neurological manifestations. J Neurol Neurosurg Psychiatry 1998; 64: 382–384

Fauci AS, SM Wolff. Treatment of Wegener granulomatosis. Medicine 1973; 52: 535–561

Finelli PF, Onyiuke HC, Uphoff DF. Idiopathic granulomatous angiitis of the CNS manifesting as diffuse white matter disease. Neurology 1997;49:1696–1699

Furukawa Y, Matsumoto Y, Yamada M. Hypertrophic pachymeningitis as an initial and cardinal manifestation of microscopic polyangiitis. Neurology 2004; 63: 1722–1724

Gayraud M, Guillevin L, le Toumelin P et al. Long-term followup of polyarteritis nodosa, microscopic polyangiitis, and Churg-Strauss syndrome: analysis of four prospective trials including 278 patients. Arthritis Rheum 2001; 44: 666–675

Goertz C, Wegner C, Brück W et al. Primary angiitis of the CNS with pure spinal cord involvement: a case report. J Neurol 2010; 257: 1762–1764

Gonzales-Gay MA, Barros S. Lopez-Diaz MJ et al. Giant cell arteritis. Disease patterns of clinical presentation in a series of 240 patients. Medicine 2005a; 84: 269–276

Gonzalez-Gay MA, Garcia-Porrua C, Llorca J et al. Biopsy-negative giant cell arteritis: spectrum and predictive factors for positive temporal artery biopsy. Semin Arthritis Rheum 2001; 30: 249–256

Gonzales-Gay MA, Lopez-Diaz MJ, Barros S et al. Giant cell arteritis. Laboratory tests at the time of diagnosis in a series of 250 patients. Medicine 2005b; 84: 277–290

Govoni M, Castellino G, Padovan M et al. Recent advances and future perspective in neuroimaging in neuropsychiatric systemic lupus erythematosus. Lupus 2004; 13: 149–158

Guillevin L, Lhote F, Gayraud M et al. Prognostic factors in polyarteritis nodosa and Churg-Strauss syndrome. A prospective study in 342 patients. Medicine 1996; 75: 17–28

Hatemi G, Bang D, Bodaghi B et al. EULAR recommendations for the management of Behçet's disease. Ann Rheum Dis 2007; 66: 44

Harrold LR, Andrade SE, Go AS et al. Incidence of Churg-Strauss syndrome in asthma drug users: a population-based perspective. J Rheumatol 2005; 32: 1076–1080

Hellmich B, Flossmann O, Gross W. EULAR Recommendations for conducting clinical studies and/or clinical trials in systemic vasculitis: focus on ANCA-associated vasculitis. Ann Rheum Dis 2007; 66: 605–617

Hellmich B, Gross WL. Recent progress in the pharmacotherapy of Churg-Strauss syndrome. Expert Opin Pharmacother 2004; 5: 25–35

Hellmich B, Lamprecht P, Gross WL. Advances in the therapy of Wegener's granulomatosis. Curr Opin Rheumatol 2006; 18: 25–32

Henes JC, Müller M, Krieger J et al. [18F] FDG-PET/CT as a new and sensitive imaging method for the diagnosis of large vessel vasculitis. Clin Exp Rheumatol. 2008; 26 (Suppl. 49): S47–S52

Hiemstra TF, Walsh M, Mahr A et al. Mycophenolate mofetil vs azathioprine for remission maintenance in antineutrophil cytoplasmic antibody-associated vasculitis: a randomized controlled trial. J Am Med Ass 2010; 304: 2381–2388

Hoffman GS, Kerr GS, Leavitt RY. Wegener granulomatosis: an analysis of 158 patients. Ann Intern Med 1992; 116: 488–498

Hunder GG, Bloch DA, Michel BA et al. The American College of Rheumatology 1990 criteria for the classification of giant cell arteritis. Arthritis Rheum 1990; 33: 1122–1128

Illei G, Austin HA III, Crane M et al. Combination therapy with pulse cyclophosphamide plus pulse methylprednisolone improves long-term renal outcome without adding toxicity in patients with lupus nephritis. Ann Intern Med 2001; 135: 248–257

International Study Group for Behçet's Disease. Criteria for Behçet's disease. Lancet 1990; 335: 1078–1080

Jayne D. Part 3: Newer therapies for ANCA-associated vasculitis. Clin Exp Rheumatol 2007; 25: S77–S79

Jayne D, Rasmussen N, Andrassy K et al., European Vasculitis Study Group. A randomized trial of maintenance therapy for vasculitis associated with antineutrophil cytoplasmic autoantibodies. N Engl J Med 2003; 349: 36–44

Jennette CJ, Milling DM, Falk RJ. Vasculitis affecting the skin. A review. Arch Dermatol 1994; 130: 899–906

Jones RB, Tervaert JW, Hauser T et al. Rituximab versus cyclophosphamide in ANCA-associated renal vasculitis. N Engl J Med. 2010; 363: 211-220

Keogh KA, Fervenza FC, Specks U. Rituximab in refractory Wegener's granulomatosis: favorable or not? Am J Respir Crit Care Med 2006; 173: 816

Kidd D, Steuer A, Denman AM. Neurological complications in Behçet's syndrome. Brain 1999; 122: 2183–2194

Koopman K, Uyttenboogaart M, Luijckx GJ et al. Pitfalls in the diagnosis of reversible cerebral vasoconstriction syndrome and primary angiitis of the central nervous system. Eur J Neurol 2007; 14: 1085–1087

Kraemer M, Berlit P. Primary central nervous system vasculitis and moyamoya disease: similarities and differences. J Neurol 2010; 257: 816–819

Kraemer M, Berlit P. Primary central nervous system vasculitis: clinical experiences with 21 new European cases. Rheumatol Int 2011; 31: 463–472

Krämer M, Berlit P. Reversibles zerebrales Vasokonstriktionssyndrom vs. zerebrale Vaskulitis? Über die Wichtigkeit und Schwierigkeit der Abgrenzung. Nervenarzt 2011; 82: 500–505

Kraemer M, Linden D, Berlit P. The spectrum of differential diagnosis in neurological patients with livedo reticularis and livedo racemosa. A literature review. J Neurol 2005; 252: 1155–1166

Krasnianski M, Schluter A, Neudecker S et al. Serial magnet resonance angiography in patients with vasculitis and vasculitis-like angiopathy of the central nervous system. Eur J Med Res 2004; 9: 247–255

Küker W, Gaertner S, Nagele T et al. Vessel wall contrast enhancement: a diagnostic sign of cerebral vasculitis. Cerebrovasc Dis 2008; 26: 23–29

Kumar N, Choudhary N, Agarwal G et al. Extensive medium-vessel vasculitis with SLE: an unusual association. J Clin Rheumatol 2007; 13: 140–142

Lee Y, Kim JH, Kim E et al. Tumor-mimicking primary angiitis of the central nervous system: initial and follow-up MR features. Neuroradiology 2009; 51: 651–659

Lie JT. The classification and diagnosis of vasculitis in large and medium-sized blood vessels. Pathol Annu 1987; 22: 125–162

Lie JT. Primary (granulomatous) angiitis of the central nervous system: a clinicopathologic analysis of 15 new cases and a review of the literature. Hum Pathol 1992; 23: 164–171

Linn J, Fesl G, Ottomeyer C et al. Intra-arterial application of nimodipine in reversible cerebral vasoconstriction syndrome: A diagnostic tool in select cases? Cephalalgia 2011; 31: 1074–1081

MacLaren K, Gillespie J, Shrestha S et al. Primary angiitis of the central nervous system: emerging variants. QJM 2005; 98: 643–654

Mahr AD, Jover JA, Spiera RF et al. Adjunctive methotrexate for treatment of giant cell arteritis: An individual patient data meta-analysis. Arthritis Rheum 2007; 56: 2789–2797

Masi AT, Hunder GG, Lie JT et al., The American College of Rheumatology 1990 criteria for the classification of Churg-Strauss syndrome (allergic granulomatosis and angiitis). Arthritis Rheum 1990; 33: 1094–1100

Matsuyama A, Sakai N, Ishigami M et al. Minocycline for the treatment of Takayasu arteritis. Ann Intern Med 2005; 143: 394–395

Metzler C, Hellmich B, Gause A et al. Churg Strauss syndrome – successful induction of remission with methotrexate and unexpected high cardiac and pulmonary relapse ratio during maintenance treatment. Clin Exp Rheumatol 2004; 22 (Suppl. 36): S52–S61

Metzler C, Miehle N, Manger K et al. Elevated relapse rate under oral methotrexate versus leflunomide for maintenance of remission in Wegener's granulomatosis. Rheumatology 2007; 46: 1087–1091

Mitsikostas DD, Sfikakis PP, Goadsby PJ. A meta-analysis for headache in systemic lupus erythematosus: the evidence and the myth. Brain 2004; 127: 1200–1209

Mok CC, Ho CT, Chan KW et al. Outcome and prognostic indicators of diffuse proliferative lupus glomerulonephritis treated with sequential oral cyclophosphamide and azathioprine. Arthritis Rheum 2002; 46: 1003–1013

Molloy ES, Langford CA, Clark TM et al. Anti-tumour necrosis factor therapy in patients with refractory Takayasu arteritis: long-term follow-up. Ann Rheum Dis 2008; 67: 1567–1569

Moosig F, Gross WL, Herrmann K et al. Targeting interleukin-5 in refractory and relapsing Churg-Strauss syndrome. Ann Intern Med 2011; 155(5): 341–343

Moore PM. Diagnosis and management of isolated angiitis of the central nervous system. Neurology 1989; 39: 167–173

Moore PM, Richardson B. Neurology of the vasculitides and connective tissue diseases. J Neurol Neurosurg Psychiat 1998; 65: 10–22

Moritani T, Hiwatashi A, Shrier DA et al. CNS vasculitis and vasculopathy: efficacy and usefulness of diffusion-weighted echoplanar MR imaging. Clin Imaging 2004; 28: 261–270

Mukhtyar C, Guillevin L, Cid MC et al., European Vasculitis Study Group. EULAR recommendations for the management of large vessel vasculitis. Ann Rheum Dis 2009a; 68: 318–323

Mukhtyar C, Guillevin L, Cid MC et al., European Vasculitis Study Group. EULAR recommendations for the management of primary small and medium vessel vasculitis. Ann Rheum Dis 2009b; 68: 310–317

Nordborg E, Bengtsson BA. Death rates and causes of death in 284 consecutive patients with giant cell arteritis confirmed by biopsy. Brit Med J 1989; 299: 549–550

Nordborg E, Bengtsson BA. Epidemiology of biopsy-proven giant cell arteritis. J Intern Med 1990; 227: 233–236

Nordborg E, Nordborg C. Giant cell arteritis: strategies in diagnosis and treatment. Curr Opin Rheumatol 2003; 16: 25–30

Ortmann RA, Klippel JH. Update on cyclophosphamide for systemic lupus erythematosus. Rheum Dis Clin North Am 2000; 26: 363–375

Özen S, Ruperto N, Dillon MJ, Bagga A, Barron K, Davin JC, et al. EULAR/PReS endorsed consensus criteria for the classification of childhood vasculitides. Ann Rheum Dis 2006; 65: 936–941

Pagnoux C, Mahr A, Hamidou MA et al., French Vasculitis Study Group. Azathioprine or methotrexate maintenance for ANCA-associated vasculitis. N Engl J Med 2008; 359: 2790–2803

Park MC, Lee SW, Park YB et al. Clinical characteristics and outcomes of Takayasu's arteritis: analysis of 108 patients using standardized criteria for diagnosis, activity assessment, and angiographic classification. Scand J Rheumatol 2005; 34: 284–292

Pfefferkorn T, Schuller U, Cyran C et al. Giant cell arteritis of the Basal cerebral arteries: correlation of MRI, dsa, and histopathology. Neurology 2010; 74: 1651–1653

Rao JK, Allen NB, Pincus T. Limitations of the 1990 American College of Rheumatology classification criteria in the diagnosis of vasculitis. Ann Intern Med 1998; 129: 345–352

Reinhold-Keller E, de Groot K, Rudert H et al. Response to trimethoprim/sulfamethoxazole in Wegener's granulomatosis depends on phase of disease. QJM 1996; 89: 15–23

Reske E. Difficulties in the differentiation of chronic inflammatory diseases of the central nervous system – value of cerebrospinal fluid analysis and immunological abnormalities in the diagnosis. Acta Neurol Scand 2005 112: 207–213

Ribi C, Cohen P, Pagnoux C et al., French Vasculitis Study Group. Treatment of Churg-Strauss syndrome without poor-prognosis factors: a multicenter, prospective, randomized, open-label study of seventy-two patients. Arthritis Rheum 2008; 58: 586–594

Ruiz-Irastorza G, Khamashta MA, Castellino G et al. Systemic lupus erythematosus. Lancet 2001; 357: 1027–1032

Saadoun D, Lambert M, Mirault T et al. Retrospective Analysis of Surgery Versus Endovascular Intervention in Takayasu Arteritis: A Multicenter Experience Circulation 2012; 125: 813–819

Saam T, Habs M, Pollatos O et al. High-resolution black-blood contrast-enhanced T1 weighted images for the diagnosis and follow-up of intracranial arteritis. Br J Radiol 2010; 83: e182–e184

Sable-Fourtassou R, Cohen P, Mahr A et al. Antineutrophil cytoplasmic antibodies and the Churg-Strauss syndrome. Ann Intern Med 2005; 143: 632–638

Salvarani C, Brown RD, Calamia KT et al. Primary central nervous system vasculitis: analysis of 101 patients. Ann Neurol 2007; 62: 442–451

Salvarani C, Brown RD, Calamia KT et al. Angiography-negative primary central nervous system vasculitis: a syndrome involving small cerebral vessels. Medicine 2008a; 87: 264–271

Salvarani C, Brown RD, Calamia KT et al. Primary CNS vasculitis with spinal cord involvement. Neurology 2008b; 70: 2394–2400

Salvarani C, Brown RD, Calamia KT et al. Primary central nervous system vasculitis with prominent leptomeningeal enhancement: a subset with a benign outcome. Arthritis Rheum 2008c; 58: 595–603

Salvarani C, Cantini F, Boiardi L et al. Polymyalgia rheumatica and giant-cell arteritis. N Engl J Med 2002; 347: 261–271

Schmidt WA, Blockmans D. Use of ultrasonography and positron emission tomography in the diagnosis and assessment of large-vessel vasculitis. Curr Opin Rheumatol 2005; 17: 9–15

Scolding NJ, Joseph F, Kirby PA et al. Aβ-related angiitis: primary angiitis of the central nervous system associated with cerebral amyloid angiopathy. Brain 2005; 128: 500–515

Selga D, Mohammad A, Sturfelt G et al. Polyarteritis nodosa when applying the Chapel Hill nomenclature – a descriptive study on ten patients. Rheumatology 2006; 45: 1276–1281

Sener RN. Neuro-Behcet's disease: diffusion MR imaging and proton MR spectroscopy. AJNR 2003; 24: 1612–1614

Seror A. Central nervous system involvement in Wegener's granulomatosis. Medicine 2006; 85: 54–65

Shoemaker EI, Lin ZS, Rae-Grant AD et al. Primary angiitis of the central nervous system: unusual MR appearance. AJNR 1994; 15: 331–334

Sibbitt WL jr, Sibbitt RR, Brooks WM. Neuroimaging in neuropsychiatric systemic lupus erythematosus. Arthritis Rheum 1999; 42: 2026–2038

Sinico RA, Radice A, Corace C et al. Value of a new automated fluorescence immunoassay (EliA) for PR3 and MPO-ANCA in monitoring disease activity in ANCA-associated systemic vasculitis. Ann NY Acad Sci 2005; 1050: 185–192

Stone JH, Merkel PA, Spiera R et al., RAVE-ITN Research Group. Rituximab versus cyclophosphamide for ANCA-associated vasculitis. N Engl J Med 2010; 363: 221–232

Takada K, Illei GG, Boumpas DT. Cyclophosphamide for the treatment of systemic lupus erythematosus. Lupus 2001; 10: 154–161

Tanaka F, Kawakami A, Iwanaga N et al. Infliximab is effective for Takayasu arteritis refractory to glucocorticoid and methotrexate. Intern Med 2006; 45: 313–316

Tanei T, Nakahara N, Takebayashi S et al. Primary angiitis of the central nervous system mimicking tumor-like lesion – case report. Neurol Med Chir 2011; 51: 56–59

The Wegener's Granulomatosis Etanercept Trial (ET) Research Group. Etanercept plus standard therapy for Wegener's granulomatosis. N Engl J Med 2005; 352: 351–361

Treadwell SD, Robinson TG. Cocaine use and stroke. Postgrad Med J 2007; 83: 389–389

Vollmer TL, Guarnaccia J, Harrington W et al. Idiopathic granulomatous angiitis of the central nervous system: diagnostic challenges. Arch Neurol 1993; 50: 925–930

Watts RA, Jolliffe VA, Carruthers DM et al. Effect of classification on the incidence of polyarteritis nodosa and microscopic polyangiitis. Arthritis Rheum 1996; 39: 1208–1212

Watts R, Lane S, Hanslik T et al. Development and validation of a consensus methodology for the classification of the ANCA-associated vasculitides and polyarteritis nodosa for epidemiological studies. Ann Rheum Dis 2007; 66: 222–227

Weiner SM, Vaith P, Walker UA et al. Detection of alterations in brain glucose metabolism by positron emission tomography in Takayasu's arteritis. Eur J Nucl Med Mol Imaging 2004; 31: 300–302

White ML, Hadley WL, Zhang Y et al. Analysis of central nervous system vasculitis with diffusion-weighted imaging and apparent diffusion coefficient mapping of the normal appearing brain. Am J Neuroradiol 2007; 28: 933–937

Wozniak MA, Kittner SJ, Tuhrim S et al. Frequency of unrecognized Fabry disease among young European-American and African-American men with first ischemic stroke. Stroke 2010; 41: 78–81

Zuber M. Isolated angiitis of the central nervous system. In: Caplan LR, ed. Uncommon Causes of Stroke. Cambridge: Cambridge University Press; 2008: 1–8

Entzündliche und erregerbedingte Krankheiten

31 Diagnose und Therapie der Multiplen Sklerose

Was gibt es Neues?

- Die zweite Revision der McDonald-Kriterien erlaubt die Stellung der Diagnose Multiple Sklerose (MS) schon beim ersten Schub und mit einzeitiger Kernspintomografie, allerdings weiterhin nur bei sorgsamstem Ausschluss anderer infrage kommender Differenzialdiagnosen.
- Zwei große, prospektive Vergleichsstudien haben die Gleichwertigkeit von Glatirameracetat und Interferon-beta-Präparaten (IFN-β) in der Basistherapie der schubförmig-remittierenden Multiplen Sklerose (RRMS) bestätigt.
- Natalizumab ist mit dem Risiko der Entwicklung einer progressiven multifokalen Leukenzephalopathie (PML) assoziiert. Belastbarster Risikofaktor ist die Dauer der Therapie mit Risikoanstieg nach einer Therapiedauer von mehr als 24 Monaten. Daneben sind vorherige Immunsuppression und Positivität für JC-Virus-Antikörper mit einem höheren Risiko assoziiert.
- Die mit Natalizumab assoziierte progressive multifokale Leukenzephalopathie (PML) hat eine Überlebensrate von 80 %. Früherkennung der Symptome verbessert die Prognose.
- Durch den Nachweis von Antikörpern gegen Aquaporin-4 wird die Diagnosestellung einer Neuromyelitis optica (NMO) und deren Formenkreis zunehmend erleichtert.

Die wichtigsten Empfehlungen auf einen Blick

- Die Frühtherapie der schubförmigen MS mit IFN-β-Präparaten oder Glatirameracetat ist als neues Paradigma zu empfehlen, nachdem 4 positive Studien mit Klasse-I-Evidenz vorliegen.
- Mit Fingolimod (FTY 720) ist die erste, moderne orale Therapie der schubförmigen MS verfügbar, zugelassen für Patienten mit insuffizientem Ansprechen auf Basisimmuntherapeutika sowie hochaktive Patienten.
- Neue symptomatische Therapien sind für die MS zugelassen worden, von denen ein Cannabinoidpräparat für therapieresistente Spastik sowie Aminopyridin zur Verbesserung der Gehfähigkeit und Gehstrecke empfehlenswert sind.
- Die Auflagen und Einschränkungen für die Gabe von Immuntherapeutika bei RRMS und Schwangerschaft werden sukzessive gelockert, sodass deren Einsatz in der prä-/peripartalen Phase bei aktiver MS erleichtert wird.

■ Einführung

Die Multiple Sklerose (MS) und deren seltene Varianten Neuromyelitis optica und akut disseminierte Enzephalomyelitis ist mit mehr als 120.000 Erkrankten in Deutschland die häufigste chronische ZNS-Erkrankung junger Menschen. Deshalb ist die Überarbeitung der aus 2008 vorliegenden S1-Leitlinie dringend erforderlich, um die zeitgerechte Versorgung von MS-Patienten zu gewährleisten.

■ Definition und Klassifikation

Begriffsdefinition

Die MS ist die häufigste neurologische Erkrankung, die im jungen Erwachsenenalter zu bleibender Behinderung und vorzeitiger Berentung führt. Es handelt sich um eine immunvermittelte chronisch entzündliche Erkrankung des Zentralnervensystems, die histopathologisch in unterschiedlicher Ausprägung zu Demyelinisierung und axonalem Schaden führt. Verschiedene histopathologische Muster der Entmarkung wurden bei der Untersuchung aktiv demyelinisierender Läsionen von MS-Patienten gefunden (Lassmann et al. 2001).

Klassifikation

Man unterscheidet unterschiedliche Stadien und Verläufe:
- das klinisch isolierte Syndrom (KIS),
- die schubförmige („relapsing-remitting", RRMS),
- die sekundär progrediente (SPMS) und
- die primär progrediente (PPMS) Verlaufsform.

Klinisch beginnt die MS bei über 80 % der Patienten mit einem **schubförmigen Verlauf**. Häufige Frühsymptome sind Sensibilitätsstörungen, eine Gangstörung mit häufig belastungsabhängiger Schwäche der Beine und Gangunsicherheit sowie eine einseitige Optikusneuritis (Weinshenker 1998). Bei den meisten Patienten bilden sich die Symptome eines Schubes innerhalb von 6–8 Wochen zurück. Wenn neu aufgetretene Beschwerden über 6 Monate persistieren, sinkt die Rückbildungswahrscheinlichkeit auf unter 5 % (Ellison et al. 1994). Beim natürlichen Verlauf der unbehandelten Erkrankung liegt die Schubrate initial bei ca. 1,8 Schüben pro Jahr und nimmt dann in den Folgejahren kontinuierlich ab (Tremlett et al. 2008).

Die Krankheitsprogression ist bei der schubförmigen und progredienten Verlaufsform ab einem bestimmten Grad der Behinderung vergleichbar rasch (Confavreux et al. 2000).

Als Anfangsstadium der klinischen Erkrankung wird das **klinisch isolierte Syndrom** (KIS) beschrieben. Bei Auftreten einer erstmaligen typischen klinischen Symptomatik (siehe Frühsymptome), die von der Präsentation auf ein demyelinisierendes Ereignis deutet, fehlen hier die klassischen Kriterien der zeitlichen Dissemination (Miller et al. 2004). Multifokale MR-Läsionen wurden als ein erhöhtes Risiko eines raschen Übergangs zur MS angesehen (Tintore et al. 2003). Mit der zweiten Überarbeitung der Diagnosekriterien nach McDonald kann heute schon die Diagnose einer MS gestellt werden, wenn sich eine floride, jedoch klinisch asymptomatische Gadolinium aufnehmende Läsion darunter befindet (Polman et al. 2011) (s.u.). Insgesamt erlauben die heutigen MS-Diagnosekriterien somit eine frühere und spezifischere Diagnosestellung (Barkhof et al. 2003).

Unbehandelt kommt es bei mindestens 50 % der Patienten nach durchschnittlich 10 Jahren zu einer **sekundären Progredienz**, d.h. zu einer schleichenden Zunahme klinischer Symptome und neurologischer Beeinträchtigungen, anfangs ggf. mit, später meist auch ohne zusätzliche Schübe. Definitionsgemäß wird beim chronisch progredienten Verlauf eine kontinuierliche Zunahme der Symptome und Ausfallserscheinungen über mindestens 6 Monate hinweg gefordert. Eine hohe Anzahl von Schüben innerhalb der ersten beiden Krankheitsjahre ist oft mit rascherer Progredienz verbunden (Weinshenker 1998, Lublin et al. 2003). Nur ca. 10–15 % der Patienten haben im Verlauf der Erkrankung keine Schübe. Bei ihnen beginnt die Erkrankung bereits mit einer schleichenden Zunahme neurologischer Symptome. Dies wird als **primär progredienter Verlauf** (PPMS) bezeichnet. Es entwickelt sich dann häufig eine über Jahre zunehmende spastische Gangstörung, seltener auch ein progredientes zerebelläres Syndrom (Thompson et al. 2000). Bei dieser Verlaufsform finden sich deutlich weniger entzündliche Veränderungen in der kranialen MRT.

Bei etwa ein Drittel der Patienten führt die MS zu vorzeitiger Berentung (Flachenecker et al. 2005). Unter Berücksichtigung auch der indirekten Kosten (Produktivitätsverlust durch Arbeitsunfähigkeitszeiten oder vorzeitige Berentung) und der informellen Hilfe durch Angehörige betragen die jährlichen volkswirtschaftlichen Krankheitskosten bundesweit insgesamt 4 Mrd. Euro, pro Patient durchschnittlich ca. 33.000 Euro. Hierbei ist zu berücksichtigen, dass sich ein fast exponentieller Anstieg der Kosten mit zunehmendem Grad der Behinderung ergibt (Kobelt et al. 2006). In den letzten Jahren ist der Anteil der Medikamentenkosten zusätzlich deutlich gestiegen.

■ Epidemiologie

Weltweit sind ca. 2 Mio. Menschen von MS betroffen, in Deutschland wird die Zahl der Erkrankten auf mindestens 120.000 geschätzt (Hein u. Hopfenmüller 2000). Die jährliche Inzidenz liegt bei ca. 3,5–5 pro 100.000 Einwohner und steigt nach Daten aus skandinavischen Landesregistern an, mit einer bemerkenswerten Zunahme des Anteils an erkrankten Frauen. Auch regelmäßiges Rauchen führt zu einer 1,5-fachen Risikosteigerung. Frauen sind von der schubförmig verlaufenden MS etwa dreimal häufiger betroffen als Männer (Koch-Henriksen u. Sorensen 2010). Der Erkrankungsgipfel liegt um das 30. Lebensjahr, wobei die MS immer häufiger bei Kindern und Jugendlichen diagnostiziert wird (Banwell et al. 2007) und die Ersterkrankung jenseits des 45. Lebensjahres zunehmend häufiger auftritt. Noch immer beträgt die durchschnittliche Zeit vom Erstsymptom bis zur Diagnosestellung 3,4 Jahre (Banwell et al. 2007). Es gibt gut dokumentierte Einzelfälle von MS, die sich erstmals in der ersten, aber auch solche, die sich in der siebten Lebensdekade manifestiert haben.

Bei der PPMS sind Männer etwa gleich häufig wie Frauen betroffen; diese Verlaufsform beginnt typischerweise in der vierten oder fünften Lebensdekade. Die MS tritt vorwiegend in den gemäßigten Breiten nördlich und südlich des Äquators auf und dort findet sich die höchste Prävalenz bei der Bevölkerung kaukasischen Ursprungs (Ebers u. Sadovnick 1994). Strategien zur Primärprävention sind bisher nicht bekannt. Die geografische Verteilung hat zunehmend die Bedeutung von Vitamin D in das wissenschaftliche Blickfeld gerückt. In Regionen mit niedriger MS-Inzidenz herrscht eine hohe Intensität der Sonnenstrahlung, die zu starker Vitamin-D-Bildung in der Haut führt. Die immunregulatorische Rolle von Vitamin D könnte bei gegebener Suszeptibilität ein Kofaktor für die Krankheitsmanifestation sein. Dies wird gestützt durch den Nachweis von erniedrigten Vitamin-D-Werten bei der kindlichen MS (Banwell et al. 2011) und zum Zeitpunkt der Erstmanifestation bei Erwachsenen (Pierrot-Deseilligny u. Souberbielle 2010). Zurzeit laufen mehrere prospektive Studien zur Vitamin-D-Substitution bei MS-Patienten an.

■ Diagnostik

Die klassische Diagnose einer MS stützt sich auf die Anamnese (Hinweise für bereits früher stattgehabte neurologische Ereignisse mit Schubcharakter), die Objektivierung klinisch neurologischer Ausfälle, die eine zentralnervöse Störung anzeigen, sowie den klinischen oder paraklinischen Nachweis einer zeitlichen und örtlichen Dissemination bei Ausschluss anderer Ursachen. Für die richtige Einordnung der klinischen Präsentation ist die Definition eines Schubes zu beachten:

> **Merke**
>
> **Definition eines Schubes**
> Neue oder eine Reaktivierung bereits zuvor aufgetretener klinischer Ausfälle und Symptome, die subjektiv berichtet oder durch die Untersuchung objektiviert werden können und
> a. mindestens 24 Stunden anhalten,
> b. mit einem Zeitintervall von ≥ 30 Tagen zum Beginn vorausgegangener Schübe auftreten und
> c. nicht durch Änderungen der Körpertemperatur (Uhthoff-Phänomen) oder im Rahmen von Infektionen erklärbar sind.
>
> Einzelne, wenige Sekunden oder Minuten andauernde paroxysmale Episoden (wie z. B. tonische Spasmen, Trigeminusneuralgie) werden definitionsgemäß nicht als Schub eingeordnet. Multiple Episoden dieser Art mit einer Dauer von mehr als 24 Stunden können jedoch Ausdruck von Entzündungsaktivität sein und als Schub angesehen werden.

Die genaue Beachtung dieser Definition ist wichtig, da die Anzahl der Schübe innerhalb eines festgelegten Zeitraumes mitentscheidend für die Indikation einer verlaufsmodifizierenden Behandlung ist und auch bei der Beurteilung des Therapieeffektes Berücksichtigung findet (siehe Kap. Therapie, ▶ S. 435).

Nach neuesten, international anerkannten Kriterien (Polman et al. 2011) kann die Diagnose einer MS nunmehr bereits gestellt werden, wenn nach einem ersten Krankheitsschub klinisch nachweisbare Auffälligkeiten in mindestens einem Funktionssystem bzw. durch Untersuchung der visuell evozierten Potenziale (VEP) vorliegen und sich zusätzlich 2 oder mehr charakteristische Läsionen in der initialen MRT finden. Die Lokation dieser Herde sollte in mindestens 2 der 4 folgenden Hirnregionen liegen: periventrikulär, juxtakortikal, infratentoriell oder Rückenmark (wird nicht gewertet bei Hirnstamm- oder spinalen Symptomen). Das darüber hinaus erforderliche Kriterium der zeitlichen Dissemination ist dann erfüllt, wenn

1. eine *nicht symptomatische* Kontrastmittel aufnehmende Läsion zum Zeitpunkt der Erstuntersuchung vorliegt oder
2. eine neue T2- oder (asymptomatische) Gadolinium aufnehmende Läsion in einem zu einem beliebigen Zeitpunkt durchgeführten MRT-Scan im Vergleich zu der nach Auftreten der ersten klinischen Beschwerden angefertigten Referenzbildgebung zur Darstellung kommt.

Die frühe Diagnosestellung ist auch für die rechtzeitige Einleitung einer immunmodulatorischen Therapie von Bedeutung (Rovaris et al. 2006). In gleichem Maße gewinnt die sichere differenzialdiagnostische Abgrenzung gegenüber ähnlichen Krankheitsbildern wie Neuromyelitis optica (s. u.), Kollagenosen, Borreliose, Sarkoidose, zerebrovaskulären oder metabolischen Erkrankungen zunehmend an Bedeutung. In den neuesten Diagnosekriterien wird ausdrücklich darauf hingewiesen, dass die vorliegenden neurologischen Symptome durch „nichts besser als durch das Vorliegen einer MS" erklärt werden können (Polman et al. 2005, Polman et al. 2011).

Eine hohe Entzündungsaktivität mit mehreren Schüben in der Frühphase der Erkrankung bzw. zahlreichen Herden in der T2-gewichteten MRT (Brex et al. 2002) sowie ein polysymptomatischer Beginn mit früher Beteiligung pyramidaler oder zerebellärer Funktionssysteme und anhaltenden Defiziten (Weinshenker et al. 1989) ist signifikant häufiger mit einem prognostisch ungünstigen spontanen Krankheitsverlauf assoziiert. Ebenso konnte gezeigt werden, dass pathologische somatosensibel evozierte Potenziale (SSEP) und motorisch evozierte Potenziale (MEP) in der Frühphase der Erkrankung (Kallmann et al. 2006) sowie eine intrathekale IgM Produktion (Villar et al. 2002) mit einem höheren Risiko der frühen Krankheitsprogression verbunden sein können (▶ Tab. 31.1). Eine prognostische Bedeutung von Antikörpern gegen Bestandteile des zentralen Myelins (z. B. gegen basisches Myelinprotein [MBP] und Myelin-Oligodendrozyten-Glykoprotein [MOG]) konnte aber bei neueren Untersuchungen nicht bestätigt werden (Kuhle et al. 2007).

Bei der PPMS wird nun eine Krankheitsprogression über mehr als 12 Monate gefordert, zudem sollten 2 der folgenden 3 Kriterien erfüllt sein:
- mindestens eine T2-Läsion periventrikulär, juxtakortikal oder infratentoriell,
- mindestens 2 spinale Herde oder
- Nachweis von oligoklonalen IgG-Banden im Liquor.

Tab. 31.1 Faktoren, die den Krankheitsverlauf beeinflussen können.

Prognostisch eher günstige Faktoren	Prognostisch eher ungünstige Faktoren
monosymptomatischer Beginn	polysymptomatischer Beginn
nur sensible Symptome	früh motorische und zerebelläre Symptome
kurze Dauer der Schübe	lang dauernde Schübe
gute Rückbildung der Schübe	schlechte Rückbildung der Schübe
erhaltene Gehfähigkeit	initial zahlreiche Läsionen in der MRT
Erkrankungsbeginn < 35. Lebensjahr	früh pathologische SEP und MEP

Man erkennt, dass in den durch die kernspintomografischen Expertengruppe geprägten neuen MRT-Kriterien die Liquoruntersuchung immer mehr an Stellenwert verliert. Deshalb wurde kürzlich ein Leserbrief deutschsprachiger Neurologen zu den neuesten Kriterien geschrieben, der unsere proaktive Einstellung zur Liquoruntersuchung widerspiegelt, wobei differenzialdiagnostische Überlegungen im Vordergrund stehen (Tumani et al. 2011).

Untersuchungen bei Verdacht auf MS

Bei MS-verdächtigen Symptomen sollte immer nach eventuell zurückliegenden Episoden mit neurologischen Ausfällen gefragt werden, die Hinweise für einen früheren Erkrankungsbeginn liefern könnten und vielleicht früher fehlinterpretiert wurden. Ebenso ist nach anderen Autoimmunerkrankungen beim Patienten selber oder aber bei Familienmitgliedern zu fahnden (Broadley et al. 2000). Beschwerden und Symptome im Bereich der Blasen-, Mastdarm- und Sexualfunktionen sollten mit entsprechendem Einfühlungsvermögen erfragt werden. Ebenso ist eine gezielte Exploration sog. „versteckter" Symptome wie verstärkte Ermüdbarkeit (Fatigue), Konzentrationsstörungen und depressive Verstimmung sowie Schmerzen vorzunehmen, da diese wesentlich zur Beeinträchtigung der Lebensqualität beim Patienten führen (Janardhan u. Bakshi 2002, Lobentanz et al. 2004) und vielfach symptomatisch gut behandelbar sind (Bagert et al. 2002, Schwid et al. 2002a, Oken et al. 2006).

Es folgt die detaillierte **klinisch-neurologische Untersuchung** unter Einschluss einer differenzierten Visusprüfung und Quantifizierung der Befunde, vorzugsweise anhand der etablierten Expanded Disability Status Scale (EDSS) (Kurtzke 1983), die als Ordinalskala zur Quantifizierung der Behinderung verwendet wird. Wichtig ist ebenso die frühzeitige Erhebung und Dokumentation des **neuropsychologischen Befundes**. Hierfür stehen verschiedene Testbatterien zur Verfügung (Rao 1995). Ziel der klinischen Untersuchung ist es, die Symptomatik des Patienten so gut wie möglich zu quantifizieren und ggf. Hinweise für weitere Auffälligkeiten in anderen Funktionssystemen zu erhalten. Bei Patienten mit Einschränkung der Gehfähigkeit (< 1 km ohne Pause) ist initial und im Verlauf mindestens einmal jährlich die **maximale Gehstrecke** ohne Pause mit Zeitmessung und Angabe der verwendeten Hilfsmittel in Begleitung von Studienschwestern o.ä. zu bestimmen (Albrecht et al. 2001).

Zur Quantifizierung weiterer Funktionsbereiche hat sich in den letzten Jahren die Multiple Sclerosis Functional Composite Scale (MSFC) etabliert (Cutter et al. 1999, Schwid et al. 2002b). Hierfür werden eine kurze Gehstrecke (7,6 m) nach Zeit („timed 25 foot walk"), ein Steckbrett-Test nach Zeit („9 hole-peg test") zur Quantifizierung der Armfunktion und ein Aufmerksamkeits-/Konzentrationstest, der sog. Paced Auditory Serial Addition Test (PASAT) durchgeführt. Die Berechnung erfolgt als z-Score und erlaubt einen inter- und intraindividuellen Vergleich (Schwid et al. 2002b). Auch dieser Score sollte bei Diagnosestellung und dann optimalerweise im jährlichen Abstand wiederholt werden.

Bei der Angabe von Blasenfunktionsstörungen müssen vor Therapieeinleitung vom Patienten ein Miktionsprotokoll geführt und Restharnbestimmungen sowie ein Urinstatus durchgeführt werden (Blumhardt et al. 2000, Kragt et al. 2004). Vor Einleitung von Therapiemaßnahmen sollte eine **urodynamische Untersuchung** durchgeführt werden.

Der Nachweis einer subklinischen Krankheitsdissemination erfolgt durch die Aufzeichnung **evozierter Potenziale** (visuell evozierte Potenziale [VEP], somatosensibel evozierte Potenziale [SSEP], motorisch evozierte Potenziale [MEP]) und die **kranielle MRT**. Hierbei ist darauf zu achten, dass eine Vergleichbarkeit der Verlaufsuntersuchungen gegeben ist und Mindestanforderungen wie standardisiertes Protokoll mit exakter Positionierung, transversale PD-T2-Gewichtung, transversale T1-gewichtete Aufnahmen mit/ohne Kontrastmittelgabe (Gadolinium) erfüllt sind. Weiterhin wünschenswert sind transversale und sagittale FLAIR-Aufnahmen (Fazekas et al. 1999, Gass u. Moseley 2000, Sailer et al. 2008). Auch weil die MRT einen wesentlichen Kostenfaktor in der optimierten Versorgung von MS-Patienten darstellt, müssen Verlaufsuntersuchungen miteinander vergleichbar sein.

Evozierte Potenziale und die MRT sollten bei der Initialsymptomatik und bei relevanten Änderungen der Krankheitsdynamik, die eine Therapieumstellung nach sich ziehen könnten, durchgeführt werden (Gold u. Hartung 2008). Eine MRT des Rückenmarks ist bei rein spinaler Erstpräsentation zum Ausschluss anderer Ursachen (z.B. Tumor, arteriovenöse Fehlbildungen) zur differenzialdiagnostischen Abgrenzung gegenüber einer Neuromyelitis optica (Devic-Syndrom, s.u.) mit mehrsegmentalen langstreckigen Läsionen (Poser u. Brinar 2004) oder bei Verdacht auf spinale Beteiligung (Fazekas et al. 1999) indiziert, sollte aber entsprechend den neuen Diagnosekriterien (Polman et al. 2011) gerade zur Diagnosestellung ebenfalls durchgeführt werden (Filippi et al. 2005).

Die **Liquoruntersuchung** spielt in der Diagnostik der MS weiterhin eine zentrale Rolle. Zum einen dient sie der Abgrenzung gegenüber erregerbedingten Erkrankungen (z.B. Borreliose) (Bourahoui et al. 2004), zum anderen ist der Nachweis von intrathekalen oligoklonalen Banden als Hinweis auf einen chronisch entzündlichen Prozess und unter prognostischen Gesichtspunkten relevant (Tintore et al. 2003). Die Lumbalpunktion sollte zur Reduktion postpunktioneller Beschwerden immer mit einer atraumatischen Nadel durchgeführt werden (Muller et al. 1994, Cooper 2002). Die Liquordiagnostik umfasst Zytologie, Albumin- sowie IgG-, IgA- und IgM-Bestimmungen nach dem Quotienten-Schema (Reiber-Felgenhauer-Diagramm), den Nachweis oligoklonaler IgG-Banden im Liquor und ggf. Antikörper-Synthese-Indizes (ASI) für die neurotropen Viren Masern, Röteln, Zoster (sog. MRZ-Reaktion). Bei entsprechendem klinischem Verdacht sollte auch eine Bestimmung des ASI für Borrelien durchgeführt werden.

Differenzialdiagnostisch müssen chronisch-infektiöse Erkrankungen (Neuro-Lues, Borreliose, HIV-Infektion), Kollagenosen, Vaskulitiden und Leukodystrophien sowie Sonderformen entzündlich-demyelinisierender Erkrankungen (z. B. Neuromyelitis optica oder akute disseminerte Enzephalomyelitis) ausgeschlossen werden. Falls die erste Liquoruntersuchung unauffällig ist, empfiehlt sich eine Kontrolle nach etwa einem Jahr.

▶ **Obligate Laboruntersuchungen in der diagnostischen Phase umfassen:**
- CRP
- großes Blutbild
- Serumchemie
- Blutzucker
- Vitamin B_{12}
- Rheumafaktor
- ANA
- Anti-Phospholipid-Antikörper
- Anti-ds-DNS-Antikörper
- Lupus-Antikoagulans
- ACE
- Borrelien-Serologie
- Urinstatus

▶ **Fakultativ sind bei klinisch möglicher Differenzialdiagnose:**
- c/pANCA
- ENA-Profil
- Autoantikörper gegen Aquaporin-4
- HIV-Serologie
- HTLV-1-Serologie
- TPHA
- langkettige Fettsäuren
- Mykoplasmen-Serologie
- Methylmalonylausscheidung im Urin

Als neue Untersuchungsmethode etabliert sich zunehmend die **optische Kohärenztomografie** (OCT). Die OCT ist eine im letzten Jahrzehnt entwickelte Technik, die nicht invasiv mit einem Breitband-Lichtstrahl die Retina quantifiziert untersuchen und quasi abtasten kann. Die methodischen Verbesserungen der OCT haben dazu geführt, dass sie als potenziell interessantes Instrument gilt, um den Verlauf axonaler Destruktion und damit eventueller neurodegenerativer Veränderungen bei der Multiplen Sklerose in vivo zu verfolgen. Die Besonderheit der Retina besteht darin, dass ein Bündel von Axonen durch das „Fenster" der Pupille direkt einsehbar ist und man so ermitteln kann, in welchen Quadranten die Axondichte bei MS-Patienten reduziert ist (Frohman et al. 2008). Natürlich sollten ophthalmologische Ursachen bei pathologischen OCT-Befunden ausgeschlossen werden.

▶ Tab. 31.2 gibt eine Übersicht darüber, wann welche Untersuchungen durchgeführt werden sollten.

Tab. 31.2 Klinische und paraklinische Untersuchungen bei MS ohne verlaufsmodifizierende Therapie.

Untersuchung	Bei Verdacht auf MS	3. Monat	6. Monat	12. Monat	Halbjährlich	1 × pro Jahr	Bei Schub/Progression
Vorgeschichte erfragen	X						
Symptome erfragen	X	X	X	X	X		X
neurologische Untersuchung	X	X	X	X	X		X
EDSS	X		X	X	X		X
Gehstrecke[1]	(X)		(X)	(X)		(X)	(X)
MSFC	X			X		X	(X)
Lumbalpunktion	X			(X)			
Laboruntersuchungen[2]	X		X			X	X
Urinstatus	X	X	X	X			X
Serologie	X						
MRT (kraniell)[3]	X		X				(X)
MRT (spinal)[3]	(X)						(X)
VEP, MEP, SEP (Beine)	X						(X)

[1] Bei Angabe von verkürzter Gehstrecke (< 1 km)
[2] Routinelabor (Blutbild, Serumchemie, CRP, BZ, Elektrolyte)
[3] MRT beim Schub oder rascher Progression, wenn eine Änderung der immunmodulatorischen Therapie geplant ist.

Indikation		CIS[1]	RRMS[1]		SPMS[1]	
					mit aufgesetzten Schüben	ohne aufgesetzte Schübe
Eskalationstherapie			1. Wahl	2. Wahl		
			– Fingolimod[4] – Natalizumab[4]	– Mitoxantron (– Cyclophosphamid)[5]		
Basistherapie		– Glatirameracetat – Interferon-β 1a i.m. – Interferon-β 1a s.c. – Interferon-β 1b s.c.	– Glatirameracetat – Interferon-β 1a i.m – Interferon-β 1a s.c. – Interferon-β 1b s.c. (– Azathioprin)[2] (– IVIg)[3]		– Interferon-β 1a s.c. – Interferon-β 1b s.c. – Mitoxantron (– Cyclophosphamid)[5]	– Mitoxantron (– Cyclophosphamid)[5]
Schubtherapie		2. Wahl	– Plasmaseparation			
		1. Wahl	– Methylprednisolonpuls			

Abb. 31.1 Stufentherapie der Multiplen Sklerose.

[1] = Substanzen in alphabetischer Reihenfolge. Die hier gewählte Darstellung impliziert KEINE Überlegenheit einer Substanz gegenüber einer anderen innerhalb einer Indikationsgruppe (dargestellt innerhalb eines Kastens).

[2] = Zugelassen, wenn IFN-β nicht möglich ist oder unter Azathioprin-Therapie ein stabiler Verlauf erreicht wird.

[3] = Einsatz nur postpartal im Einzelfall gerechtfertigt, insbesondere vor dem Hintergrund fehlender Behandlungsalternativen.

[4] = Fingolimod und Natalizumab haben neben der Zulassung zur Eskalationstherapie auch eine Zulassung zur Behandlung Therapienaiver Patienten bei mindestens 2 behindernden Schüben mit Krankheitsprogression binnen der letzten 12 Monate und mindestens einer Gd+-Läsion bzw. einer signifikanten Zunahme der T2-Läsionen in der MRT.

[5] = Zugelassen für bedrohlich verlaufende Autoimmunkrankheiten, somit lediglich nur für fulminante Fälle als Ausweichtherapie vorzusehen, idealerweise nur an ausgewiesenen MS-Zentren.

Therapie

In den letzten beiden Jahrzehnten ist die Zahl verfügbarer Immuntherapien auf der Basis kontrollierter Studien sprunghaft gestiegen; die symptomatische Therapie beruht oft auf niedrigeren Evidenzgraden da die Therapeutika meist noch aus den 70er und 80er Jahren stammen. Wir haben dies in den folgenden Kapiteln systematisch aufgeführt.

Immunmodulatorische Therapie des akuten Schubes

▶ **Indikation:** Die Behandlung des akuten MS-Schubes mit Glukokortikosteroiden (GKS) ist als etablierter Therapiestandard anzusehen (MSTKG 1999, MSTKG 2001, MSTKG 2002, MSTKG u. Rieckmann 2006).

▶ **Wirksamkeit und Wirkung:** Zur Frage der therapeutischen Wirksamkeit liegen mehrere, allerdings methodisch limitiert verwertbare Studien der Klasse-I-Evidenz (Burton et al. 2009) vor. Während die Effekte der intravenösen GKS-Pulstherapie auf eine raschere Symptomrückbildung im Rahmen des MS-Schubes konstant belegt sind, gibt es aktuell keine ausreichenden Hinweise dafür, dass die i.v. GKS-Pulstherapie einen Einfluss auf die Langzeitprognose funktioneller Beeinträchtigungen der MS hat (Beck et al. 1993, Beck 1995).

Die Wirkung der i.v. GKS-Pulstherapie auf den akuten MS-Schub wird unter anderem erklärt durch:
- die Suppression der Entzündungsreaktion, die sich auf zelluläre (wie Apoptoseinduktion, Hemmung der Migration von Immunzellen) und humorale (Reduktion proinflammatorischer Zytokine wie IL-2, IFN-γ und TNF-α) Immunprozesse erstreckt,
- die Inhibition von Arachidonsäuremetaboliten, Hemmung der Degranulierung lysosomaler Enzyme, Abnahme der Gefäßdilatation und Fibrinablagerung sowie
- die Restauration der Blut-Hirn-Schranke.

▶ **Untersuchung, Befunddokumentation und Kontraindikation:** Vor Initiierung der i.v. GKS-Pulstherapie ist eine standardisierte, quantitative neurologische Untersuchung (inkl. EDSS, MFSC) mit differenzialdiagnostischer Abklärung des MS-Schubes (cave: Schubvortäuschung durch infektbedingte Verschlechterung), Ausschluss eines floriden Infekts und Beachtung der potenziellen Kontraindikationen für eine i.v. GKS-Pulstherapie durchzuführen. Fetale Missbildungen (Lippen-Kiefer-Gaumenspalte, Aborte) können bei GKS-Applikationen in den ersten 3 Schwangerschaftsmonaten auftreten. Die i.v. GKS-Pulstherapie sollte bei relevanten klinischen Symptomen schnellstmöglich nach Symptommanifestation (2–5 Tage) und nach Ausschluss relevanter Differenzialdiagnosen bzw. möglicher Kontraindikationen begonnen werden. Falls nicht im letzten Jahr durchgeführt, sollte ein rezenter Röntgen-Thorax zum Ausschluss einer Tuberkulose erfolgen.

▶ **Präparateauswahl:** Für die Auswahl eines bestimmten GKS können nur allgemeine, pharmakologische Gesichtspunkte herangezogen werden, da lediglich im experimentellen Bereich vergleichende Studien existieren. So besteht bei Methylprednisolon (MP) und Dexamethason der Vorteil einer geringeren mineralokortikoiden Wirkung bei höherer Rezeptoraffinität gegenüber Prednisolon, zusätzlich eine lineare Dosiskinetik und bessere Liquorgängigkeit im Vergleich zu anderen GKS.

▶ **Dosierung:** Nicht klar definiert sind nach wie vor die effektivste Dosis sowie die erforderliche Therapiedauer und -häufigkeit. In den publizierten Studien wurden verschiedene Dosierungen und Applikationsformen eingesetzt, wobei sich die intravenöse GKS-Hochdosisbehandlung („i.v. GKS-Pulstherapie", „i.v. GKS-Stoßtherapie") als therapeutischer Standard (Milligan et al. 1987, Beck et al. 1992, Kaufman et al. 2000, Grauer et al. 2001) im deutschsprachigen Raum durchgesetzt hat. Vorzugsweise wird MP (500–1000 mg/d, 3–5 Tage) in der Regel morgens als Einzeldosis in einer Kurzinfusion (30–60 Minuten) gegeben. Die morgendliche Applikation entspricht eher dem physiologischen Hormonverlauf und wird in der Regel besser vertragen (Schlafstörungen, emotionale Störungen).

Eine orale Ausschleichphase für maximal 10–14 Tage ist individuell nach GKS-Verträglichkeit, in Abhängigkeit von der bestehenden Sekundärprophylaxe und besonders bei Patienten mit noch nicht ausreichender Symptombesserung zu erwägen. In Ausnahmefällen, in denen eine intravenöse Applikation nicht möglich ist, kommt die orale Hochdosistherapie mit 500 mg MP pro Tag über 5 Tage in Betracht (Sellebjerg et al. 1998, Sellebjerg et al. 1999, Burton et al. 2009). Therapiemanagement und Begleitmedikation (Thromboseprophylaxe, Magenschutz mit Protonenpumpenhemmern etc.) entsprechen den bereits früher eingeführten Standards.

▶ **Nebenwirkungen:** Aufgrund möglicherweise bedrohlicher Nebenwirkungen wie anaphylaktischer Reaktionen, Hyperglykämie, Elektrolytstörungen (Hypokaliämie), Hüftkopfnekrose sowie psychotischer Reaktionen und emotionaler Dekompensation ist die Anwesenheit eines Arztes bei der i.v. GKS-Pulstherapie erforderlich. Die erstmalige i.v. GKS-Pulstherapie sollte prinzipiell unter stationären Bedingungen durchgeführt werden, danach hängt es unter anderem auch von der Schwere der Schübe, der Infektionsanfälligkeit und der Versorgungssituation im häuslichen Umfeld ab, ob eine ambulante Therapie möglich ist.

▶ **Eskalationstherapie des Schubes:** Bei therapierefraktärer Schubsymptomatik nach der i.v. GKS-Pulstherapie kann die Initialtherapie über die übliche Dauer von 3–5 Tagen bis zu maximal 10 Tagen ggf. mit einer höher dosierten Applikation gegenüber der Standarddosierung (500–1000 mg MP) fortgesetzt werden.

Bleiben die Symptome des Schubes auch innerhalb von 2 Wochen nach Beendigung der initialen i.v. GKS-Pulstherapie funktionell beeinträchtigend, so sollte auf der Basis der detaillierten MSTKG-Empfehlungen von 2002 umgehend die Eskalationstherapie mit ultrahochdosierten i.v. GKS (z.B. 5 × 2000 mg MP täglich über 5 Tage) initiiert werden (Oliveri et al. 1998, MSTKG u. Rieckmann 2006).

Bei fortdauernder Symptompersistenz in der standardisierten neurologischen Untersuchung 2 Wochen nach Beendigung der ultrahochdosierten i.v. GKS-Pulstherapie, muss die Plasmapherese (PE) bzw. Immunadsorption (IA) als Krisenintervention erwogen werden (Keegan et al. 2002, Ruprecht et al. 2004, Keegan et al. 2005, Schilling et al. 2006). In der Regel werden 5 PE-Zyklen mit Albuminsubstitution durchgeführt. Für die IA wurden im letzten Jahr mehrere kleinere Beobachtungsstudien publiziert, die vergleichbare Ergebnisse wie die PE erbrachten. Wenn sich die Datenlage noch weiter verdichtet, ist zukünftig mit einer Gleichwertigkeit der IA für die Eskalationstherapie des MS-Schubes zu rechnen. Die IA benötigt im Gegensatz zur PE keine Albuminsubstitution und beeinträchtigt kaum die Blutgerinnung.

Eine Erweiterung der PE-Zyklen bei Nichtansprechen (z.B. 7–8 PE-Zyklen) ist individuell zu entscheiden. Die Wahrscheinlichkeit einer Besserung von i.v. GKS-Pulstherapie nicht responsiblen Schüben unter PE liegt bei bis zu 70 %, wenn der Beginn des Schubereignisses nicht länger als maximal 6 Wochen zurückliegt. Ein Ansprechen nach längerem Intervall zwischen Schubmanifestation und Beginn der PE ist aber in Einzelfällen beschrieben (Zettl et al. 2006, Trebst et al. 2009).

Nebenwirkungen der PE sind unter anderem Volumenbelastung, Tetanie-Symptome, Nebenwirkungen der Antikoagulation, allergische Symptome auf Albumin, mechanische Irritationen durch die großvolumigen Zugänge (zentraler Venenkatheter oder Shaldon-Katheter), Infektionen an der Injektionsstelle und lokale Thrombosen.

In Einzelfällen kann vom Algorithmus der Eskalationstherapie des MS-Schubes abgewichen werden. Insbesondere wenn die individuelle Situation des Patienten eine ultrahochdosierte i.v. GKS-Pulstherapie nicht ermöglicht, kann die PE- oder IA-Behandlung bereits zu einem früheren Zeitpunkt erfolgen.

Die Eskalationstherapie des akuten MS-Schubes sollte prinzipiell an spezialisierten MS-Zentren durchgeführt werden.

Bei schweren, protrahiert verlaufenden Schüben und anhaltender subklinischer Krankheitsaktivität kann begleitend zu der o.g. Therapiesequenz ggf. schon frühzeitig mit einer Eskalation der Immuntherapie (z.B. Mitoxantron, Natalizumab) begonnen werden (Edan et al. 1997, Scott u. Figgitt 2004).

Die standardisierte Dokumentation der quantitativen neurologischen Untersuchung im Rahmen der akuten Schubbehandlung ist neben dem forensischen Aspekt auch für die informationsverlustfreie Mitbeurteilung durch spezialisierte MS-Zentren im Rahmen der Eskalationstherapie des akuten MS-Schubes unabdingbar.

Aktuelle Bewertung der Interferon-beta-Präparate

▶ **Indikation:** Die Zulassung der 3 rekombinanten Interferon-beta-Präparate (IFN-β1b Betaferon/Bayer-Schering bioidentisch zu Extavia/Novartis; IFN-β1a Avonex/Biogen

Idec; Rebif/Merck-Serono) für die Behandlung der schubförmigen MS erfolgte auf der Grundlage ihrer in Studien der Klasse-I-Evidenz nachgewiesenen Wirksamkeit in den jeweils eingesetzten Dosierungen und Applikationsformen (Buttmann u. Rieckmann 2007, Anonymus 2009).

Alle genannten Beta-Interferone sind für den Einsatz beim schubförmigen Verlauf zugelassen. Weiterhin sind nunmehr alle Interferon-Präparate bei Patienten mit erstmaligem demyelinisierendem Ereignis (KIS) und hohem Risiko für das Auftreten einer klinisch gesicherten MS zugelassen (Jacobs et al. 2000, Kappos et al. 2007, Anonymous 2011).

Die IFN-β1b-Präparate Betaferon und Extavia sind für den Einsatz beim sekundär progredienten Krankheitsverlauf zugelassen, wenn die Patienten noch klinische Schübe erfahren. Vergleichbares gilt für das IFN-ß1a Präparat Rebif, wenn nachweislich noch überlagerte Schübe auftreten (Kappos et al. 2004). Für den Einsatz der rekombinanten Beta-Interferone bei der primär progredienten MS gibt es keine ausreichende Studienevidenz.

▶ **Kontraindikationen:** Bei den rekombinanten Beta-Interferonen handelt es sich um gentechnisch hergestellte Varianten des körpereigenen Fibroblasteninterferons. Bei bekannter Überempfindlichkeit dürfen diese Proteine nicht angewendet werden. Obwohl keine teratogenen Wirkungen oder Fetotoxizität der Beta-Interferone beschrieben wurden, durften sie initial nicht in der Schwangerschaft oder Stillzeit angewendet werden (s. u. zum aktualisierten Vorgehen). Sollte während der Behandlung eine Schwangerschaft eintreten, sollten die Substanzen beim Nachweis eines positiven Schwangerschaftstests abgesetzt werden (Boskovic et al. 2005, Ferrero et al. 2006). Zulassungsbeschränkungen bestehen ebenfalls bei Kindern unter 12 Jahren, schwerer Depression, nicht kontrollierter Epilepsie und hochgradiger Leber- und/oder Nierenfunktionseinschränkung.

▶ **Wirkungsweise:** Als großmolekulare, relativ hydrophile Substanzen müssen alle Beta-Interferone parenteral appliziert werden. Versuche mit oraler oder nasaler Applikation verliefen erfolglos. Aufgrund ihrer physikochemischen Eigenschaften ist ebenfalls nicht damit zu rechnen, dass Beta-Interferone in signifikanten Mengen die intakte Blut-Hirn-Schranke überwinden. Anhand der vorliegenden experimentellen Daten zur Wirkungsweise der Beta-Interferone ist davon auszugehen, dass vor allem der modulierende Effekt auf proinflammatorische Ereignisse (z. B. Zytokine, Adhäsionsmoleküle) sowie eine Verminderung der Th17-mediierten Entzündungsreaktionen (Ramgolam et al. 2009) und eine Regulation phagozytierender Zellen in den Entzündungsherden eine wesentliche Rolle spielen. Ebenso konnte die Induktion von Proteinen mit antioxidativem und neurotrophem Potenzial in vivo nachgewiesen werden (Reder et al. 2008).

▶ **Nebenwirkungen:** Für alle Interferonpräparate gilt, dass zu Beginn der Therapie häufig grippeähnliche Nebenwirkungen mit Fieber, Schüttelfrost oder Myalgien auftreten, die einen wesentlichen Einfluss auf die Lebensqualität der Patienten haben und deren Therapieadhärenz beeinflussen können. Diese Beschwerden lassen sich meist durch eine einschleichende Dosierung, abendliche Injektionen und die prophylaktische Gabe von 0,5–1 g Paracetamol oder 400–800 mg Ibuprofen 30 Minuten vor der Injektion kupieren. Bei den subkutan applizierten IFN-β1b- und IFN-β1a-Präparaten können Reizungen, wie Schmerzen, Rötungen oder Verhärtungen an der Einstichstelle auftreten. Selten wurden auch Hautnekrosen an der Einstichstelle berichtet. Bei der neuen Formulierung des IFN-β1a Rebif wurde ein geringeres Maß an lokalen Injektionsreaktionen beobachtet (Giovannoni et al. 2007). Gelegentlich wurden verstärkte Regelblutungen während der Therapie beschrieben. Das Auftreten von Autoimmunthyreoitiden ist als seltene Nebenwirkung zu betrachten (Kreisler et al. 2003). Nicht eindeutig geklärt ist das Auftreten von Depressionen unter der Therapie mit Beta-Interferonen. Da diese Symptome generell bei MS-Patienten häufiger auftreten, sollte ihnen erhöhte Aufmerksamkeit zugewendet und ggf. frühzeitig eine antidepressive Therapie eingeleitet werden (Porcel et al. 2006, Patti et al. 2011).

Da es sich bei den rekombinanten Interferonen um potenziell immunogene Substanzen handelt, lassen sich neutralisierende Antikörper (NAB) unter der Therapie mit den rekombinanten Beta-Interferonen im Serum der Patienten nachweisen (Ross et al. 2000, Bertolotto 2004). Die Wirksamkeit der Beta-Interferone nimmt unabhängig vom Präparat bei anhaltend hochtitrigen NAB ab (Sorensen et al. 2003). Daher sollte die individuelle Wirksamkeit von IFN-β vorwiegend anhand klinischer Verlaufsuntersuchungen und ggf. unter kritischer Würdigung standardisiert durchgeführter Verlaufs-MRTs erfasst werden (Rieckmann et al. 2004, Hemmer et al. 2005).

Für alle IFN-β-Präparate liegen mittlerweile Langzeitbeobachtungen von bis zu 21 Jahren vor, die zeigen, dass im Verlauf der Behandlung nicht mit neuen, schwerwiegenden Nebenwirkungen gerechnet werden muss und somit die Sicherheit auch in der langjährigen Anwendung bestätigt ist (Bermel et al. 2010, Cohen u. Rivera 2010, Reder et al. 2010). Verschiedene Verlaufsbeobachtungen ergaben – wenn auch mit den bekannten Einschränkungen retrospektiver Analysen – Hinweise auf eine anhaltende Wirksamkeit der Beta-Interferone in der Langzeitanwendung.

▶ **Hinweise zur Anwendung:** Vor Beginn einer immunmodulatorischen Therapie mit einem Beta-Interferon soll die Indikation genau überprüft und eine ausführliche Aufklärung über Wirkung und Nebenwirkungen des anzuwendenden Präparates und der Applikationshilfen durchgeführt werden. Hierdurch kann nachweislich die Therapieadhärenz beim Patienten erhöht werden (Portaccio et al. 2008). Es empfiehlt sich, zur besseren Abschätzung der Wirkung vor Beginn der Therapie eine quantitative neurologische Untersuchung und eine MRT-Untersuchung (zumindest vom Kopf) durchzuführen (Rieckmann et al. 2004). Eine initiale Laboruntersuchung unter Einschluss des Blutbildes und der Transaminasen ist obligat. Weiterhin sollte eine Gammopathie ausgeschlossen sein (Gold u. Hartung 2008), da in diesem Kontext ein letal verlaufendes Capillary-Leak-Syndrom aufgetreten ist.

Unter der Therapie sollten die genannten Blutwerte initial monatlich und nach einem Viertel Jahr kontrolliert werden. Bei Abweichungen (gemäß Toxizitätsgrad III und mehr) sollte eine Reduktion der Dosis oder auch ggf. ein Aussetzen der Therapie bis zur Normalisierung der Blutwerte erfolgen.

Da sich in neueren Untersuchungen keine erhöhte Spontanabortrate unter der Behandlung zeigte, wurde die Beta-Interferongabe bis zum Nachweis einer Schwangerschaft freigegeben (Sandberg-Wollheim et al. 2005).

Bei Hinweisen auf ein Therapieversagen ist die Bestimmung von NAB sinnvoll. Bei mindestens zweimaligem Nachweis hochtitriger NAB (entsprechend der Befundmitteilung des ausführenden Labors) soll bei Verdacht auf ungenügende Therapiewirkung die IFN-β-Therapie beendet und auf ein anderes Behandlungskonzept umgestellt werden. Bei klinisch eindeutigem Therapieversagen muss vor Umstellung der Immuntherapie die zweite NAB-Bestimmung nicht abgewartet werden (MSTKG 2008). Effektive Maßnahmen zur Reduktion der NAB sind bisher nicht belegt (MSTKG u. Rieckmann 2006).

▶ **Vergleichsstudien:** Für die subkutan applizierten IFN-β-Präparate zeigte sich in klinischen Zulassungsstudien eine dosisabhängige Wirksamkeit bei mehrmaliger Applikation pro Woche. Allerdings konnte im Rahmen der BEYOND-Studie kein Unterschied zwischen der zugelassenen 250-μg-Dosis und 500 μg s. c. jeden zweiten Tag gefunden werden (O'Connor et al. 2009); hier war zudem der Studienarm mit Glatirameracetat vergleichbar wirksam. Negative Studienergebnisse ergaben sich auch beim Vergleich von wöchentlichen 30 μg vs. 60 μg IFN-β1a i. m. (Clanet et al. 2002) sowie der einmal wöchentlichen Anwendung von s. c. IFN-β1a in den beiden Dosierungen von 22 μg und 44 μg (Freedman et al. 2005).

Von den bisher publizierten direkten Vergleichsstudien der IFN-β-Präparate bei schubförmiger MS erfüllen nur wenige die Kriterien einer Klasse-I-Evidenz. In der sog. EVIDENCE-Studie wurde Rebif (3 × 44 μg IFN-β1a pro Woche s. c.) gegen Avonex (1 × 30 μg IFN-β1a pro Woche i. m.) hinsichtlich eines Wirksamkeitsunterschiedes bezüglich Schubfreiheit getestet. Es zeigten sich signifikant bessere Effekte von Rebif gegenüber Avonex hinsichtlich Schubrate, Zeit bis zum nächsten Schub und MRT-Aktivität, die auch noch nach 16 Monaten nachweisbar waren (Panitch et al. 2005). Die Krankheitsprogression als Ausdruck zunehmender Behinderung (gemessen mittels EDSS) unterschied sich allerdings nicht signifikant zwischen den beiden Behandlungsgruppen. Bei Patienten, die nach Abschluss der Vergleichsstudie auf die Hochdosistherapie mit Rebif 3 × 44 μg pro Woche wechselten, fand sich im weiteren Verlauf eine signifikant erniedrigte Schubrate (Schwid et al. 2005). Allerdings ist die Aussagekraft dieser Nachfolgestudie aus einer Reihe von methodischen Gründen eingeschränkt, unter anderem weil die Patienten – und nach der Umstellung – auch die beurteilenden Ärzte nicht mehr verblindet waren.

In einer zweiten Studie zum Vergleich von IFN-β-Präparaten, der sog. INCOMIN-Studie, wurde in einem für Patienten und untersuchende Neurologen offenen Design randomisiert Betaferon in der üblichen Dosierung von 250 μg IFN-β1b s. c. jeden zweiten Tag mit Avonex 30 μg IFN-β1a i. m. einmal pro Woche über einen Zeitraum von 2 Jahren verglichen (Durelli et al. 2002). Die MRT-Auswertung erfolgte zentral und verblindet. Unter Betaferon-Behandlung fanden sich eine höhere Anzahl schubfreier Patienten und eine geringere Zunahme der Läsionslast im kraniellen MRT-Scan als unter Avonex. Problematisch an dieser Studie bleibt, dass die untersuchenden Neurologen nicht gegenüber der applizierten Medikation verblindet waren und somit ein wichtiger Qualitätsstandard für zulassungsrelevante MS-Studien nicht erfüllt wurde. In der dritten Studie wurde Betaferon ebenfalls prospektiv im offenen, randomisierten Design mit Rebif 22 μg IFN-β1a 1 × pro Woche s. c. verglichen (Koch-Henriksen et al. 2006). Hierbei fanden sich für die Schubrate innerhalb von 24 Monaten und die Zeit bis zum Auftreten des ersten Schubes unter Medikation keine signifikanten Unterschiede zwischen beiden Therapieregimen.

Die kürzlich vorgestellten Ergebnisse der REFLEX-Studie ergaben bei Patienten mit KIS eine Überlegenheit von 3 × pro Woche s. c. appliziertem IFN-β1a gegenüber den Patienten, die dieses Präparat nur 1 × pro Woche s. c. erhielten (Anonymous 2011). Darauf basiert die gerade erfolgte Zulassung auch dieses Interferon-Präparates für das KIS.

Erstmals liegen nun auch Ergebnisse direkter, großer Vergleichsstudien von Beta-Interferonen und Glatirameracetat bei schubförmiger MS vor. Sowohl im Vergleich von IFN-β1b (250 μg vs. 500 μg) vs. 20 mg Glatirameracetat (BEYOND) als auch bei der Head-to-Head- Studie REGARD mit IFN-β1a 3 × 44 μg s. c. vs. 20 mg Glatirameracetat s. c. ergaben sich im primären Studienendpunkt (Zeitraum bis zum Auftreten des nächsten Schubes) keine Unterschiede (Mikol et al. 2008, O'Connor et al. 2009). Für das mögliche Umsetzen bei Nichtwirksamkeit eines Wirkprinzips auf das jeweils andere, also von Interferon auf Glatirameracetat und umgekehrt, ergibt sich formal die Empfehlungsstärke 0. Es kann nicht ausgeschlossen werden, dass einzelne Patienten spezifischer auf das jeweils andere Basistherapeutikum reagieren. Hierzu wären belastbare Prädiktoren und sog. Surrogatmarker des Therapieansprechens sinnvoll. Bei leichten Schüben kann man eine solche Umstellung innerhalb der Basistherapie erwägen, bevor man eine Therapieeskalation durchführt.

▶ **Fazit:**
- Die mittlerweile über 20-jährige Erfahrung mit den rekombinanten Beta-Interferonen in der Behandlung der MS belegen deren gutes Nutzen-Risiko-Profil in der Basistherapie.

- Neben dem prophylaktischen Einsatz der Beta-Interferone beim schubförmigen Verlauf liegen ebenfalls überzeugende Studiendaten sowie die Zulassung zum Einsatz beim KIS vor.
- In vitro und in der frühen Behandlungsphase gibt es Hinweise für eine Dosis-Wirkungs-Beziehung der Interferone. Allerdings gibt es keine sicheren Belege für einen Wirksamkeitsunterschied bei der Langzeitbehandlung. Bei persistierenden Schüben unter niedrigdosiertem IFN-β kann ein Therapiewechsel auf ein höher dosiertes Präparat erwogen werden.
- Die verlaufsmodifizierende Wirkung der Beta-Interferone ist bei SPMS an das Vorhandensein klinisch oder MR-tomografisch nachweisbarer schubförmiger auftretender Entzündungsaktivität gebunden. Bei PPMS sind IFN-β-Präparate nicht wirksam.

Intravenöse Immunglobuline (IVIg)

Intravenöse Immunglobuline (IVIg) sind für die Therapie der MS nicht zugelassen. Es liegt eine Reihe von placebokontrollierten Studien während unterschiedlicher Stadien der MS vor:

▶ **RRMS:** Eine Metaanalyse von 4 placebokontrollierten Studien umfasste insgesamt 265 Patienten mit RRMS (Sorensen et al. 2002). Es zeigte sich ein signifikanter Benefit auf die Parameter jährliche Schubrate, Anteil schubfreier Patienten und EDSS sowie ein Trend beim Anteil der Patienten, die sich klinisch verschlechterten. Die in dieser Studie berücksichtigten Studien waren jedoch alle wesentlich kleiner als die zulassungsrelevanten Studien zu anderen Präparaten. Auch waren Design und Dosierung der IVIg unterschiedlich. Surrogatparameter wie z.B. die MRT wurden nur bei einem kleinen Teil der Patienten untersucht. Eine neuere Studie (PRIVIG-Studie) verglich 2 Dosierungen (0,2 g/kg KG und 0,4 g/kg KG) IVIg mit Placebo bei 127 Patienten mit RRMS (Fazekas et al. 2008). Es zeigten sich keine Unterschiede im Anteil schubfreier Patienten oder in den MRT-Parametern. Angesichts dieser wenig überzeugenden Daten sollten IVIg bei RRMS wenn überhaupt nur als Ausweichpräparat bei Nichtwirksamkeit und/oder Unverträglichkeit anderer Substanzen eingesetzt werden. Aufgrund der zunehmenden Zahl anderer auch zugelassener Therapien wird diese Situation jedoch in der Praxis selten auftreten. Eine entsprechende Stellungnahme des Off-Label-Ausschusses des BfArM liegt vor (21.06.2010, www.bfarm.de).

▶ **KIS:** Es liegt lediglich eine monozentrisch, placebokontrollierte Studie zu IVIg bei 91 KIS-Patienten vor (Achiron et al. 2004b). Obwohl die Wahrscheinlichkeit, einen zweiten klinischen Schub zu entwickeln, signifikant reduziert wurde, ist die Evidenz aus dieser kleinen Studie nicht vergleichbar mit den Daten der zugelassenen Therapien beim KIS (Beta-Interferone und Glatirameracetat). Daher kann keine priorisierte Empfehlung zur Gabe von IVIg bei KIS gegeben werden.

▶ **SPMS/PPMS:** Zwei Studien haben die Wirkung von IVIg bei sekundär chronisch progredienter MS (SPMS) untersucht, wobei bei einer der beiden Studien auch primär chronisch progrediente Patienten (PPMS) eingeschlossen wurden (Hommes et al. 2004, Pohlau et al. 2007). Beide Studien zeigten keinen Effekt der IVIg auf die Progredienz der Erkrankung bei SPMS. Bei den PPMS-Patienten kam es zwar zu einer signifikanten Verlängerung der Zeit bis zur bestätigten Behinderungsprogression, allerdings beruhen diese Daten aufgrund einer hohen Abbruchrate auf lediglich 16 Patienten mit PPMS (Pohlau et al. 2007). Die Gabe von IVIg bei SPMS oder PPMS ist somit nicht indiziert.

▶ **Schubtherapie:** Insgesamt 3 Studien haben die Wirkung von IVIg placebokontrolliert als Add-on-Therapie zu Steroiden im akuten Schub bzw. bei Optikusneuritis untersucht (Sorensen et al. 2004, Visser et al. 2004, Roed et al. 2005). In keiner der Studien konnte ein verbessertes Outcome durch die IVIg erzielt werden. Dies könnte auch an der prinzipiell guten Prognose der meisten Schübe liegen. Somit ist die Gabe von IVIg zur Schubtherapie nicht indiziert. In einer kleinen offenen Untersuchung wurden bei 23 Patienten mit steroidrefraktärer Optikusneuritis IVIg eingesetzt (Tselis et al. 2008) und eine Verbesserung des Visus bei 78 % der Patienten beobachtet, im Gegensatz zu nur 12,5 % einer Kontrollgruppe. Ob IVIg eine Alternative zur Plasmapherese bei steroidrefraktären Schüben sein könnten, müssen jedoch künftige Studien erst zeigen.

▶ **Schwangerschaft:** Aufgrund des günstigen Nebenwirkungsprofils können IVIg auch während der Schwangerschaft und postpartal während des Stillens eingesetzt werden. Mehrere offene Studien haben eine Reduktion der postpartal erhöhten Schubrate durch IVIg postuliert (Achiron et al. 1996, Haas 2000, Achiron et al. 2004a). Eine zwar kontrollierte Studie mit 2 unterschiedlichen Dosen IVIg hat keinen Unterschied zwischen den beiden Therapiearmen aufzeigen können (Haas u. Hommes 2007). Da diese Studie keinen Placeboarm hatte, kann daraus die Wirksamkeit von IVIg zur Verhinderung von postpartalen Schüben nicht sicher gefolgert werden. Bei sehr hoher Schubaktivität kann ein individueller Heilversuch in Erwägung gezogen werden. Entsprechend hat sich der Off-Label-Ausschuss der BfArM geäußert (www.bfarm.de).

▶ **Regeneration:** Aus tierexperimentellen Untersuchungen wurde eine remyelinisierende, regenerative Wirkung von Immunglobulinen abgeleitet, die aber meist zur IgM-Klasse gehörten. Placebokontrollierte klinische Studien bei MS-Patienten mit anhaltendem neurologischem Defizit konnten jedoch keine klinische Besserung nachweisen (Noseworthy et al. 2000, Stangel et al. 2000, Noseworthy et al. 2001), sodass keine Indikation für den Einsatz von IVIg zur Regeneration besteht.

Praktische Aspekte der Therapie mit Glatirameracetat

▶ **Indikation:** Glatirameracetat hat als immunmodulatorische Therapie eine Zulassung für 2 Patientengruppen:
- Patienten mit einem sog. klinisch isolierten Syndrom (KIS) und einem hohen Risiko, eine klinisch gesicherte Multiple Sklerose zu entwickeln
- ambulante Patienten mit schubförmig remittierender Multipler Sklerose (RRMS)

Glatirameracetat soll nicht zur Therapie der primär chronisch progredienten Multiplen Sklerose verwendet werden, wofür es auch keine Zulassung gibt.

Analog zu den IFN-β-Präparaten ist die Definition eines „hohen" Risikos, eine klinisch gesicherte MS zu entwickeln, seitens der Zulassungsbehörden nicht näher definiert. Basierend auf einer retrospektiven Analyse der Daten zu IFN-β1a i.m. wurde eine sog. „Hochrisikogruppe" definiert als Patienten, die mindestens 9 T2-Läsionen und eine Kontrastmittel aufnehmende Läsion in der MRT zeigten. Dieser Befund konnte in der Studie mit IFN-β1b s.c. nicht reproduziert werden. Neuere Untersuchungen deuten darauf hin, dass das Risiko einer Konversion von einem KIS zu einer klinisch gesicherten MS in Abhängigkeit der Erfüllung der sog. Barkhof-Kriterien steht: Je mehr diese 4 definierten Kriterien zum Zeitpunkt des ersten MRT-Scans bei KIS erfüllt sind, desto höher ist das Risiko einer Konversion. Der Nachweis oligoklonaler Banden im Liquor erhöht dieses Risiko zusätzlich.

▶ **Kontraindikationen:** Glatirameracetat sollte nicht angewandt werden, wenn eine Überempfindlichkeit gegenüber der Substanz oder Mannitol besteht mit dem Risiko, allergisch auf die Injektion zu reagieren.

▶ **Dosierung:** Glatirameracetat wird in einer Dosierung von 20 mg einmal täglich subkutan injiziert. Das Sicherheitsprofil bei Jugendlichen von 12–18 Jahren, die täglich 20 mg erhalten, ist offensichtlich mit dem von Erwachsenen vergleichbar.

In einer prospektiven Studie konnte gezeigt werden, dass eine Verdopplung der Dosis die Wirksamkeit der Substanz, gemessen an klinischen und MRT-Endpunkten, nicht verbessert (Comi et al. 2011) und somit die bisherige Standarddosis von 20 mg pro Tag beibehalten werden soll. Gegenwärtig werden Studien durchgeführt, die eine Änderung der Applikationsfrequenz untersuchen.

▶ **Besondere Hinweise:**
- **Schwangerschaft, Stillzeit:** Bei Frauen im gebärfähigen Alter sollte eine wirksame Empfängnisverhütung in Erwägung gezogen werden. Über ein potenzielles Risiko für Schwangerschaft, Embryo-/Fetalentwicklung, Geburt und postnatale Entwicklung sind keine Daten bekannt. Glatirameracetat ist während der Schwangerschaft kontraindiziert. Ausreichende Daten zur Anwendung von Glatirameracetat während der Stillzeit liegen nicht vor. Es ist daher eine sorgfältige Risiko-Nutzen-Abwägung geboten. Die praktische Erfahrung im klinischen Einsatz von Glatirameracetat hat gezeigt, dass der Eintritt einer Schwangerschaft unter dieser Substanz unproblematisch ist. Hinweise auf ein erhöhtes Malformationsrisiko oder eine erhöhte Frühabortrate gibt es nicht. Daher ist es häufig geübte Praxis, eine laufende Therapie mit Glatirameracetat erst bei Eintritt einer Schwangerschaft abzusetzen.
- **Impfungen:** Umfassende Untersuchungen zu Impfungen und Glatirameracetat liegen nicht vor. Aus den vorhandenen Daten lässt sich aber kein Hinweis darauf finden, dass Glatirameracetat einen Impferfolg einschränkt.

▶ **Nebenwirkungen:** Am häufigsten finden sich lokale Nebenwirkungen an der Injektionsstelle (70 % der behandelten Patienten in der placebokontrollierten Studie): Erythem, Schmerz, Quaddelbildung, Pruritus, Entzündung. Eine lokale Lipoatrophie kann häufig kosmetisch beeinträchtigend sein. Bei 31 % der Patienten, die mit Glatirameracetat behandelt wurden, kam es wenigstens einmal zu einer unmittelbaren Post-Injektions-Reaktion. Weitere potenziell angeführte, aber nach unserer Erfahrung sehr seltene Nebenwirkungen umfassen Infektionen (Bronchitis, Gastroenteritis, Herpes simplex, Otitis media, Rhinitis, Candida-Mykosen), Lymphadenopathie, abnormale Leberfunktionstests, Funktionsstörung der Augen, Erbrechen, Tremor, Gewichtszunahme.

▶ **Untersuchungen vor Beginn der Glatirameracetat-Therapie:** Ein Ausgangs-MRT-Scan des Schädels, ggf. des Rückenmarks, sollte vor Behandlungsbeginn mit Glatirameracetat vorliegen (nicht älter als 12 Monate), um für den weiteren Therapieverlauf über einen Ausgangsbefund zu verfügen. Bezüglich des Abstands und Maßnahmen bei Vortherapien benötigen Patienten, die mit einer immunmodulatorischen oder -suppressiven Therapie vorbehandelt sind, ggf. ein Monitoring bezüglich der Vortherapie, nicht jedoch spezifisch mit Blick auf die Immunmodulation mit Glatirameracetat.

▶ **Während der Glatirameracetat-Therapie:** Monitoring und Maßnahmen unter Glatirameracetat beschränken sich auf Anamnese und Untersuchung, Blutbild und Serumchemie (inkl. Leber-/Nierenwerte) sowie einen Schwangerschaftstest vor Therapiebeginn.

Regelmäßige neurologische Kontrolluntersuchungen sollten durch MS-erfahrene Behandler erfolgen. Schübe, die unter Glatirameracetat auftreten, können nach Standardvorgaben mit Cortison bzw. mittels einer Plasmapherese therapiert werden. Zum gegenwärtigen Zeitpunkt liegen keine Erkenntnisse über die notwendige Mindestbehandlungsdauer vor. Bisher gibt es keine Hinweise für mit Therapiedauer zunehmende Langzeitrisiken. Ebenso deuten aktuelle Studien darauf hin, dass es keinen signifikanten Unterschied im Eintritt der Wirkung zwischen Glatirameracetat und IFN-β gibt und bereits erste Effekte nach wenigen Wochen gemessen werden können.

Eskalationstherapie mit Fingolimod oder Natalizumab

▶ **Indikation für Fingolimod und Natalizumab:** Beide Substanzen (Fingolimod und Natalizumab) sind in Deutschland in erster Linie zur krankheitsmodifizierenden Monotherapie der hochaktiven, schubförmig remittierend verlaufenden Multiplen Sklerose (RRMS) zugelassen. Interessanterweise standen diese Indikationen nicht im Fokus der Zulassungsstudien, scheinen sich aber im Alltag zu bewähren. Fingolimod und Natalizumab können bei 2 Patientengruppen eingesetzt werden: Zum einen kommen Patienten für die Behandlung mit Fingolimod/Natalizumab infrage, die unter einem Basistherapeutikum (Beta-Interferon-Präparat oder Glatirameracetat) im vorhergehenden Jahr mindestens einen Schub hatten und mindestens 9 T2-hyperintense Läsionen oder mindestens eine Gadolinium anreichernde Läsion im kraniellen MRT-Scan aufweisen. Zum anderen können Patienten mit rasch fortschreitender schwerer schubförmig remittierend verlaufender Multipler Sklerose auch primär mit Fingolimod/Natalizumab behandelt werden, wenn 2 oder mehr Schübe mit Behinderungsprogression im Jahr zuvor aufgetreten sind und in der kraniellen MRT eine oder mehrere Gadolinium anreichernde Läsionen oder eine signifikante Erhöhung der T2-Läsionen im Vergleich zu einer kürzlich durchgeführten (6–12 Monate alten) MRT-Aufnahme nachweisbar sind.

Fingolimod

▶ **Kontraindikationen:** Fingolimod ist kontraindiziert bei schwerer Leberinsuffizienz (Child-Pugh C), bei malignen Erkrankungen, bei chronischen und schweren aktiven Infektionen sowie bei angeborener oder erworbener Immundefizienz. Fingolimod darf nicht in der Schwangerschaft verabreicht werden. Fingolimod sollte nicht angewandt werden bei Patienten mit AV Block II° und III°, bei Patienten mit chronischen Atemwegserkrankungen (COPD) und bei Patienten mit Makulaödem.

▶ **Besondere Hinweise:**
- **Schwangerschaft, Stillzeit:** Frauen im gebärfähigen Alter sind auf eine wirksame Empfängnisverhütung aufmerksam zu machen. Eine Medikamenteninteraktion zwischen Fingolimod und oralen Kontrazeptiva ist nicht zu erwarten. Da die Elimination von Fingolimod nach Absetzen des Medikaments etwa 2 Monate dauert, sollte Fingolimod mindestens 3 Monate vor einer gewünschten Konzeption abgesetzt werden. Eine unerwartete Schwangerschaft unter Fingolimod ist aber keine zwingende Indikation für einen Schwangerschaftsabbruch. Fingolimod soll in diesem Fall sofort abgesetzt werden.
- **Impfungen:** Die Wirksamkeit von Impfungen kann während und bis zu 2 Monate nach Absetzen von Fingolimod eingeschränkt sein. Die Anwendung von attenuierten Lebendimpfstoffen ist unter der Therapie mit Fingolimod zu vermeiden.
- **Infektionen:** Patienten mit akuten oder chronischen Infektionen sollten keine Therapie mit Fingolimod beginnen. Bei akuten Infektionen unter Fingolimod sind unverzüglich Maßnahmen zur Diagnostik und Therapie einzuleiten. Dies gilt insbesondere bei Verdacht auf (Re)-Aktivierung von Viren der Herpesgruppe (z. B. Herpes zoster, HSV-Enzephalitis). Sollten sich Zeichen einer Immunkompromittierung zeigen (z. B. Infekthäufung, Aktivierungen latenter Viren, opportunistische Infektionen), ist Fingolimod sofort abzusetzen.

▶ **Dosierung:** Fingolimod wird bei RRMS als Kapsel mit 0,5 mg einmal täglich oral eingenommen. Die Kapsel kann mit oder ohne Nahrung zu sich genommen werden. Dosisanpassungen nach Gewicht, Geschlecht oder ethnischer Zugehörigkeit werden nicht vorgenommen. Bei leichter Leberinsuffizienz ist keine Anpassung der Dosis notwendig.

▶ **Pharmakokinetik:** Fingolimod wird bei oraler Gabe innerhalb von 12–16 Stunden resorbiert. Die Substanz wird über die mischfunktionelle Oxigenase Cyp P450 4F2 metabolisiert. Allerdings trägt Cyp P450 3A4 auch zur Metabolisierung von Fingolimod bei, sodass Cyp-3A4-Inhibitoren (wie z. B. Proteaseinhibitoren, Azol-Antimykotika, Clarithromycin oder Telithromycin) zu einer Erhöhung der Fingolimod-Konzentration führen können. Die Eliminationshalbwertszeit von Fingolimod und Fingolimod-Phosphat beträgt 6–9 Tage. Bei täglicher Gabe wird nach 1–2 Monaten die Steady-State-Konzentration im Plasma erreicht. Weder Dialyse noch Plasmaphereseverfahren führen zu einer Elimination von Fingolimod aus dem Körper.

▶ **Untersuchungen vor Beginn der Fingolimod-Therapie:** Durch eine sorgfältige Anamnese und klinische Untersuchung sollte gezielt nach dem Vorliegen möglicher Kontraindikationen gesucht werden. Anamnese und Untersuchung müssen ebenso wie eine schriftliche Einverständniserklärung des Patienten detailliert dokumentiert werden.
- **Labor-Basisprogramm:** Die Bestimmung von Blutbild plus Differenzialblutbild, Leberwerten (GOT, GPT, GGT, Bilirubin), BSG- und VZV-Serologie sowie ein Schwangerschaftstest sollten durchgeführt werden. Die Durchführung einer Hepatitis-B- und -C-Serologie sowie einer HIV-Serologie ist empfehlenswert. Bei Verdacht auf TBC in der Vorgeschichte sollte ein TB-Test durchgeführt und ggf. ein Röntgen-Thorax veranlasst werden. Bei VZV-seronegativen Patienten soll eine Impfung gegen VZV durchgeführt werden (Lebendimpfstoff). Die Behandlung mit Fingolimod kann frühestens 4 Wochen nach Durchführung der Impfung begonnen werden.

- **MRT:** Ein MRT-Scan des Schädels (nicht älter als 3–6 Monate) muss bei Behandlungsbeginn mit Fingolimod vorliegen, einerseits im Sinne einer korrekten Indikationsstellung, andererseits mit dem Ziel, im Fall einer Krankheitsprogression oder im Fall unvorhergesehener Nebenwirkungen über einen Ausgangsbefund zu verfügen.
- **EKG:** Ein aktuelles EKG (nicht älter als 4 Wochen) soll bei Behandlungsbeginn zum Ausschluss höhergradiger AV-Blockierungen vorliegen. Alle Patienten sollten für den Zeitraum von 6 Stunden nach Einnahme der ersten Kapsel Fingolimod auf Zeichen und Symptome einer Bradykardie per Monitorüberwachung und Langzeit-EKG überwacht werden; sollten die EKG Veränderungen weiter bestehen, muss der Überwachungszeitraum ausgedehnt werden. Diese verschärfte Überwachung wurde aufgrund eines unklaren Todesfalls in den USA nach Ersteinnahme eingeführt, wenngleich die genauen Todesumstände und Zusammenhänge noch unklar sind. Bei einer (reversiblen) Bradykardie unter 40/min nach Ersteinnahme soll auch nach Einnahme der zweiten Kapsel Fingolimod eine 6-stündige Überwachung auf Zeichen einer Bradykardie erfolgen. Wird Fingolimod länger als 2 Wochen ausgesetzt, können die Erstdosierungseffekte auf die Herzfrequenz erneut auftreten. In diesem Fall ist wie bei einer Ersteinstellung zu verfahren.
- **Ophthalmologische Untersuchungen:** Vor Beginn der Behandlung mit Fingolimod sollte eine ophthalmologische Beurteilung des Augenhintergrunds zum Ausschluss eines Makulaödems erfolgen. Bei Patienten mit erhöhtem Risiko für ein Makulaödem (d.h. bei Diabetikern oder Patienten mit einer Uveitis in der Anamnese) muss vor Behandlungsbeginn mit Fingolimod immer eine ophthalmologische Untersuchung durchgeführt werden. 3–4 Monate nach Behandlungsbeginn mit Fingolimod soll bei allen Patienten eine ophthalmologische Untersuchung des Augenhintergrundes durchgeführt werden.
- **Dermatologische Untersuchungen:** Durch eine dermatologische Untersuchung sollten Präkanzerosen der Haut ausgeschlossen werden, insbesondere bei Risikopatienten für kutane Neoplasien.

▶ **Wartezeiten:**
- Bei behandlungsnaiven Patienten und bei Patienten, die mit einem Basistherapeutikum wie einem **Beta-Interferon** oder **Copaxone** vorbehandelt waren, kann ohne Wartezeit und ohne weitere spezifische Zusatzdiagnostik mit der Einnahme von Fingolimod begonnen werden.
- Patienten, die mit **Natalizumab** vorbehandelt waren, sollten unter Berücksichtigung der Eliminationshalbwertszeiten von Natalizumab einen Mindestabstand von 8 Wochen einhalten, bevor mit der Einnahme von Fingolimod begonnen wird. Man muss annehmen, dass die Erwägung, eine immunprophylaktische Therapie von Natalizumab auf Fingolimod umzustellen, auf dem Boden eines besonderen klinischen Handlungsdruckes entsteht. Die periphere Immunkompetenz muss bei Patienten, die ≥ 18 Monate dauerhaft auf einer Therapie mit Natalizumab waren, hergestellt sein, soweit dies im Differenzialblutbild nachweisbar ist.
- Bei Patienten, die mit **Azathioprin, Methotrexat oder Mitoxantron** vorbehandelt waren, ist eine Auswaschphase von mindestens 3–6 Monaten einzuhalten. Über die Erstellung eines Differenzialblutbildes hinaus wird empfohlen, vor Beginn der Behandlung mit Fingolimod einen kompletten Immunstatus zu erheben, d.h. Differenzialblutbild, CD4-T-Zellen, CD8-T-Zellen, CD19-B-Zellen, um eine mögliche Knochenmarksdepression mit resultierender peripherer Zytopenie auszuschließen. Anders als bei Natalizumab ist bei den im eigentlichen Sinne antiproliferativ wirkenden immunsuppressiven Medikamenten davon auszugehen, dass ein Differenzialblutbild sowie eine durchflusszytometrische Analyse der Lymphozyten-Subpopulationen im peripheren Blut das Vorliegen von Immunkompetenz anzeigen können. Das gilt auch für die zelldepletierend wirkenden monoklonalen Antikörper Rituximab und Alemtuzumab.
- Bei Patienten, die mit **Rituximab** oder **Alemtuzumab** vorbehandelt waren, sollte die Karenzzeit vor Beginn mit Fingolimod mindestens 6 Monate betragen.
- Patienten, die mit anderweitigen **Studienmedikamenten** vorbehandelt waren (z.B. BG12, Teriflunomid, Laquinimod, Daclizumab), sollten eine Karenzzeit von 3–6 Monaten vor der Behandlung mit Fingolimod einhalten. Ein kompletter Immunstatus inklusive Differenzialblutbild, CD4-T-Zellen, CD8-T-Zellen und CD19-B-Zellen muss auch hier erhoben werden. Wie für jegliche immunmodulierende oder immunsuppressive Vorbehandlung gilt, dass Effekte der Therapien auf das Immunsystem (z.B. Zytopenie) abgeklungen sein sollten, bevor die Einnahme von Fingolimod begonnen wird.

▶ **Monitoring und Maßnahmen unter Fingolimod:**
- **Blutbild** plus **Differenzialblutbild** sollen 2 und 4 Wochen nach Behandlungsbeginn kontrolliert werden. Danach sind Laborkontrollen alle 3–6 Monate notwendig. Bei einer Lymphopenie unter 200/µl (bestätigt in einer zweiten Messung nach 2 Wochen) muss Fingolimod abgesetzt werden. Ein Differenzialblutbild muss dann in 2-wöchentlichen Abständen durchgeführt werden und Fingolimod kann erst wieder angesetzt werden, wenn der absolute Lymphozytenwert über 600/µl liegt.
- Die **Leberwerte** (GOT, GPT, GGT) sollen 2 und 4 Wochen nach Behandlungsbeginn und danach in 3- bis 6-monatlichen Abständen kontrolliert werden. Bei einem Anstieg der Lebertransaminasen über 5 × ULN (upper limit of normal) müssen wöchentliche Kontrollen von GOT, GPT, GGT sowie Serum-Bilirubin und alkalischer Phosphatase durchgeführt werden. Bei einem wiederholten Anstieg der Lebertransaminasen über 5 × ULN muss Fingolimod permanent abgesetzt werden.

- Nach dem ersten Behandlungsmonat und dann vierteljährlich sollen **klinisch neurologische Kontrolluntersuchungen** durchgeführt werden, ggf. unter Hinzuziehung von MS-behandlungserfahrenen Ärzten (z.B. MS-Zentren). Trotz der großen Zahl von Patienten, die mit Fingolimod in den Studien behandelt wurden, besteht die Möglichkeit, dass seltene, aber schwerwiegende Nebenwirkungen bisher nicht erfasst wurden. Eine engmaschige klinische Beobachtung erscheint deshalb in der ersten Phase unmittelbar nach Zulassung des Medikaments angezeigt.
- Zur Beurteilung des Behandlungserfolges sowie zur möglichen Einschätzung differenzialdiagnostisch relevanter Komplikationen der Therapie sollte einmal jährlich eine **MRT** durchgeführt werden.
- Eine **ophthalmologische Untersuchung** des Augenhintergrundes soll 3–4 Monate nach Beginn der Fingolimod-Therapie mit der Frage durchgeführt werden, ob ein Makulaödem vorliegt. In jedem Fall soll eine ophthalmologische Untersuchung des Augenhintergrundes erfolgen, wenn unter Fingolimod-Therapie Sehstörungen auftreten, die nicht einer Optikusneuritis zugeordnet werden können. Bei Diabetikern und Patienten mit Uveitis in der Vorgeschichte sollten darüber hinaus regelmäßige (z.B. halbjährliche) Untersuchungen des Augenhintergrundes durchgeführt werden.
- Bei Patienten ohne erhöhtes Risiko für einen Hauttumor ist eine **dermatologische Kontrolle** nach einem Jahr Fingolimod-Therapie sinnvoll. Bei Risikopatienten (aktinische Keratose, Basaliom-Anamnese) ist eine dermatologische Untersuchung nach einem Jahr dringend zu empfehlen.
- Bei Hinweisen auf Lungenfunktionsstörungen ist eine fachärztliche **pulmonologische Untersuchung** durchzuführen.

▶ **Während der Fingolimod-Therapie:** Schübe, die unter Fingolimod auftreten, können nach Standardvorgaben mit Cortison-Pulstherapie behandelt werden (unter begleitender Weiterführung der Fingolimod-Therapie). Ebenfalls möglich ist die Eskalationstherapie des MS-Schubes mittels Plasmapherese. Fingolimod wird aufgrund seiner Pharmakokinetik hier nicht eliminiert (s.o.).

Die zusätzliche Gabe von Immunmodulatoren (Beta-Interferone oder Copaxone), monoklonalen Antikörpern (Natalizumab) oder Immunsuppressiva (Azathioprin, Methotrexat, Mitoxantron) in Form einer Kombinationstherapie ist streng kontraindiziert.

Es ist zu beachten, dass bei Aussetzen von Fingolimod von mehr als 2 Wochen die Hinweise für die Erstdosis erneut gelten und einzuhalten sind.

▶ **Umstellen von Fingolimod auf andere MS-Therapeutika:** Bei Deeskalation von Fingolimod auf Beta-Interferone oder Copaxone wird empfohlen, eine mindestens 4-wöchige Karenzzeit einzuhalten und vor Beginn mit Beta-Interferonen oder Copaxone zum Ausschluss einer relevanten Lymphopenie ein Blutbild plus Differenzialblutbild durchzuführen.

Bei der Umstellung auf Natalizumab oder Mitoxantron wird empfohlen, eine mindestens 6- bis 8-wöchige Karenzzeit einzuhalten und einen kompletten Immunstatus (Differenzialblutbild, CD4-T-Zellen, CD8-T-Zellen und CD19-B-Zellen) zu erheben. Die Anfertigung eines cMRT-Scans als Ausgangsstatus ist vor dem Umstellen der Therapie auf Natalizumab erforderlich.

▶ **Therapiedauer:** Die maximale Dauer einer Therapie mit Fingolimod ist momentan nicht bekannt. Daten zur Behandlung von MS-Patienten mit Fingolimod basieren momentan im Wesentlichen auf 2-jährigen Studiendaten, wenn auch in kleineren Patientenzahlen längere Expositionszeiten bis zu inzwischen über 5 Jahre vorliegen. Eine 2-jährige Behandlung kann entsprechend dem genannten Risiko-Nutzen-Profil durchgeführt werden. Die Entscheidung über eine Weiterbehandlung mit Fingolimod nach 2 Jahren sollte dann in Abhängigkeit von der individuellen Wirksamkeit des Medikaments, unter Berücksichtigung bis dahin evtl. verfügbarer Sicherheitsdaten und nach erneuter Aufklärung des Patienten (informed consent) erfolgen.

Natalizumab

▶ **Kontraindikationen:** Natalizumab ist kontraindiziert bei progressiver multifokaler Leukenzephalopathie (PML, aktuell oder in der Vorgeschichte) sowie anderen opportunistischen Infektionen (innerhalb der letzten 3 Monate), bei vorliegender HIV-Infektion, bei aktiven Malignomen (mögliche Ausnahmen: behandeltes Carcinoma in situ, mehr als 5–10 Jahre Rezidivfreiheit bei behandeltem Karzinom; reseziertes Basaliom) sowie bei Zustand nach Organtransplantation mit aktueller Immunsuppression.

Natalizumab ist bei Kindern unter 18 Jahren kontraindiziert. Die Unbedenklichkeit und Wirksamkeit von Natalizumab bei Kindern unter 18 Jahren sind bisher noch nicht belegt. Es liegen jedoch erste kleinere Fallserien zur Anwendung vor, die keine zusätzlichen Risiken bei Kindern anzeigen.

Natalizumab sollte nicht angewandt werden, wenn eine Überempfindlichkeit gegen die Substanz oder einen der sonstigen Bestandteile besteht (beschrieben wurden ca. 4% leichte bzw. 0,8% schwere Hypersensitivitäts-Reaktionen). Bei Patienten mit systemischen Pilzinfektionen wie Candida und Aspergillus innerhalb der letzten 6 Monate (ausgenommen sind Soor und Hautpilze), bei Vorliegen chronischer oder rezidivierender bakterieller Infektionen (z.B. Tbc), bei aktiven Infektionen (Harnwegsinfekte, Lungenentzündung, chronisch aktive Hepatitis) und bei akuten Herpes-Infektionen (Herpes simplex oder Herpes zoster) bzw. Zoster-Reaktivierung innerhalb der letzten 3 Monate sowie bei anderen chronischen Virusinfektionen sollte Natalizumab ebenfalls nicht angewendet werden.

▶ **Besondere Hinweise:**
- **Schwangerschaft und Stillzeit:** Frauen im gebärfähigen Alter sind auf eine wirksame Empfängnisverhü-

tung aufmerksam zu machen. Wenn eine Frau unter Natalizumab schwanger wird, sollte die Beendigung der Therapie in Erwägung gezogen werden. Natalizumab ist während der Schwangerschaft prinzipiell kontraindiziert. Natalizumab darf in der Schwangerschaft nur verordnet werden, wenn es der behandelnde Arzt als notwendig erachtet. Bei explizitem Schwangerschaftswunsch einer Patientin kann die Therapie bis zum Eintreten der Schwangerschaft unter strenger Risiko-Nutzen-Abwägung fortgeführt werden, da die Krankheitsaktivität erst 2–6 Monate nach Absetzen des Medikaments wieder zunimmt. Zeitlich fällt dies häufig mit dem ersten Schwangerschaftstrimenon zusammen, in dem die Krankheitsaktivität wiederum rückläufig ist. Zudem zeigen die bisherigen Schwangerschaften unter Natalizumab keine wesentlichen Auffälligkeiten im Vergleich zur Normalpopulation. Natalizumab geht in die Muttermilch über. Es ist allerdings nicht bekannt, ob dies Auswirkungen auf den Säugling hat. Bei Therapie mit Natalizumab darf daher sicherheitshalber nicht gestillt werden.

- **Impfungen:** Die Wirksamkeit von Impfungen kann während und bis zu 3 Monate nach Absetzen von Natalizumab eingeschränkt sein. Die Anwendung von attenuierten Lebendimpfstoffen ist unter der Therapie mit Natalizumab zu vermeiden.
- **Infektionen:** Bei Patienten mit akuten oder chronischen Infektionen sollte keine Therapie mit Natalizumab begonnen werden. Bei akuten Infektionen unter Natalizumab sind unverzüglich Maßnahmen zu Diagnostik und Therapie einzuleiten. Sollten sich Zeichen einer Immunkompromittierung zeigen (z. B. Infekthäufung, Aktivierungen latenter Viren, opportunistische Infektionen) ist Natalizumab abzusetzen.

▶ **Dosierung:** Natalizumab wird als Infusion mit 300 mg alle 4 Wochen intravenös verabreicht. Jede Durchstechflasche enthält 15 ml Konzentrat (20 mg/ml) und wird vor Applikation mit 100 ml 0,9%iger NaCl-Lösung verdünnt. Dosisanpassungen nach Gewicht, Geschlecht, ethnischer Zugehörigkeit müssen nicht vorgenommen werden.

Die Dauer der Infusion beträgt eine Stunde, die Nachbeobachtung eine weitere Stunde. Maßnahmen und Infrastruktur für die Akuttherapie anaphylaktischer Reaktionen müssen vorgehalten werden.

▶ **Pharmakokinetik:** Nach wiederholter Gabe von 300 mg Natalizumab werden maximale Serumkonzentrationen von ca. 110 ± 52 µg/ml erreicht. Der durchschnittliche Talspiegel im Steady-State liegt bei 23–29 µg/ml. Die mittlere Plasmahalbwertszeit liegt bei 16 ± 4 Tagen. Das Auftreten persistierender neutralisierender Antikörper erhöht die Ausscheidung des Medikaments um das Dreifache (Auftreten bei ca. 6 % der Patienten in den ersten 3 Monaten, selten später als nach 9 Monaten). Mittels Plasmaaustausch oder Immunadsorption kann Natalizumab schneller aus dem Organismus eliminiert werden.

▶ **Untersuchungen vor Beginn der Natalizumab-Therapie:** Durch eine sorgfältige Anamnese und klinische Untersuchung sollte gezielt nach dem Vorliegen möglicher Kontraindikationen gesucht werden. Anamnese und Untersuchung müssen detailliert dokumentiert werden. Die dokumentierte Aufklärung der Patienten über die Therapie und deren Risiken muss mit einem entsprechenden Aufklärungsblatt mit Einwilligungserklärung zur Therapie erfolgen.

- **Labor-Basis-Programm:** Die Bestimmung von Blutbild plus Differenzialblutbild, Leberwerten (GOT, GPT, GGT), CRP ist obligat. Bei Patientinnen wird ein Schwangerschaftstest empfohlen. Der Status von CD4/CD8-T-Zellen (ggf. CD19-B-Zellen, NK-Zellen), Hepatitis-B- und -C-Serologie, HIV-Serologie, VZV-Serologie kann erhoben werden ebenso wie ein Tbc-Test. Zur Durchführung der HIV-Serologie ist eine Einverständniserklärung des Patienten erforderlich.
- **MRT:** Ein Referenz-MRT-Scan des Schädels soll vor Beginn der Behandlung mit Natalizumab durchgeführt werden (nicht älter als 3 Monate) mit dem Ziel, im Fall einer Krankheitsprogression oder im Fall unvorhergesehener Nebenwirkungen über einen Ausgangsbefund zu verfügen.

▶ **Wartezeiten:**
- Bei behandlungsnaiven Patienten ist vor Therapiebeginn keine weitere Zusatzdiagnostik erforderlich.
- Bei Patienten, die mit **Interferon-beta-Präparaten** oder **Glatirameracetat** vorbehandelt waren ist eine Auswaschphase nicht notwendig, die Behandlung kann direkt erfolgen, vorausgesetzt, eventuelle Effekte der Therapien auf das Immunsystem (z. B. Zytopenie) sind abgeklungen. Es ist keine weitere Zusatzdiagnostik notwendig.
- Bei mit **Fingolimod** vorbehandelten Patienten sollte unter Berücksichtigung der Eliminationshalbwertszeiten von Fingolimod (6–9 Tage) und dem Andauern des biologischen Effekts ein Mindestabstand von 2 Monaten eingehalten werden, innerhalb derer sich die Leukozyten normalisiert haben müssen. Die Erwägung, eine immunprophylaktische Therapie von Fingolimod auf Natalizumab umzustellen, entsteht vermutlich auf dem Boden eines besonderen klinischen Handlungsdruckes. Die periphere Immunkompetenz muss bei den infrage kommenden Patienten hergestellt sein, soweit dies im Differenzialblutbild und Immunstatus nachweisbar ist.
- Bei Patienten, die mit **Azathioprin**, **Methotrexat** oder **Mitoxantron** vorbehandelt waren, wird empfohlen, eine Auswaschphase von mindestens 3 (Azathioprin, Methotrexat) bis 6 Monaten (Mitoxantron) einzuhalten. Über die Erstellung eines Differenzialblutbildes hinaus soll vor Beginn der Behandlung mit Natalizumab ein kompletter Immunstatus erhoben werden. Eventuelle Effekte der Therapien auf das Immunsystem (z. B. Zytopenie) müssen abgeklungen sein.
- Wenn Patienten mit **Rituximab** oder **Alemtuzumab** oder den Immunsuppressiva **Ciclosporin A** oder **Cyclo-**

phosphamid vorbehandelt waren, sollte die Karenzzeit vor Beginn der Therapie mit Natalizumab mindestens 6 Monate betragen. Ergänzend muss ein kompletter Immunstatus inklusive Differenzialblutbild vorliegen. Die Bestimmung von Immunzellsubpopulationen (z. B. B-Zellen nach Rituximab) und der Nachweis ihrer Normalisierung werden empfohlen. Effekte der Therapien auf das Immunsystem (z. B. Zytopenie) müssen abgeklungen sein.

- Für Patienten, die mit anderweitigen **Studienmedikamenten** vorbehandelt sind (z. B. BG12, Teriflunomid, Laquinimod, Daclizumab), kann keine spezifische Karenzzeit festgelegt werden. Effekte der Therapien auf das Immunsystem (z. B. Zytopenie) sollten abgeklungen sein.

▶ **Monitoring und Maßnahmen unter Natalizumab:**
- Ein **Blutbild** soll regelmäßig bestimmt werden (mindestens alle 3–6 Monate). Die zusätzliche Bestimmung von CRP ist optional. Vor jeder Natalizumab-Infusion muss klinisch eine Infektkonstellation ausgeschlossen werden. Im Falle einer Leukozytopenie oder einer deutlichen Leukozytose ist ein **Differenzialblutbild** notwendig.
- Die **Leberwerte** (GOT, GPT, GGT) sollten 4 Wochen nach Behandlungsbeginn, dann alle 3 Monate im ersten halben Jahr unter laufender Therapie kontrolliert werden. Eine einmalige Bestimmung innerhalb von 3 Monaten nach Therapiebeginn ist obligat. Im Fall des Auftretens klinischer Zeichen einer Leberfunktionsstörung sind die entsprechenden Kontrollen obligat durchzuführen. Bei einem Anstieg der Lebertransaminasen über das 3-Fache der Normwerte sollte Natalizumab ausgesetzt werden. Bei Rückkehr der Transaminasenwerte in den Normbereich kann die Natalizumab-Therapie fortgeführt werden. Die Leberwerte müssen dann engmaschig kontrolliert werden. Bei einem wiederholten Anstieg der Lebertransaminasen über das 5-Fache der Normwerte muss Natalizumab permanent abgesetzt werden.
- **Klinisch neurologische Kontrolluntersuchungen** müssen vierteljährlich durchgeführt werden.
- Zur Beurteilung des Behandlungserfolges sowie zur möglichen Einschätzung differenzialdiagnostisch relevanter Komplikationen der Therapie sollte nach dem Basis-MRT-Scan zum Behandlungsbeginn einmal jährlich in den ersten beiden Jahren (d. h. nach 12 und 24 Monaten) eine **MRT** durchgeführt werden. Sollte die Therapie nach 2 Jahren fortgeführt werden, müssen Maßnahmen höchster klinischer Vigilanz beachtet werden. Inwieweit höherfrequente MRT-Untersuchungen (z. B. in 6-monatigen Abständen) zur besseren Risikokontrolle beitragen, ist gegenwärtig nicht sicher belegt. Höherfrequente MRT-Untersuchungen können aber im Sinne der Vergleichbarkeit sich ändernder ZNS-Befunde hilfreich sein.
- **PML-Risiko:** Die Therapie mit Natalizumab ist mit dem Risiko einer PML assoziiert. Dieses Risiko steigt insbesondere nach länger andauernder Behandlung (≥ 2 Jahre) an. Deshalb ist eine engmaschige klinische Beobachtung dringend angezeigt. Hier sollten kognitive und neuropsychologische Funktionen oder Veränderungen besonders berücksichtigt werden. Nach aktuellem Kenntnisstand lassen sich 3 Faktoren für das Risiko, an einer PML unter Natalizumab-Therapie zu erkranken, benennen. Sie können auf Basis der PML-Fälle, die von der Firma Biogen Idec retrospektiv analysiert wurden, quantifiziert werden:
  ○ eine Behandlungsdauer von mehr als 24 Monaten
  ○ eine vorherige immunsuppressive Therapie (unabhängig von Dauer, Abstand und Art der Immunsuppression)
  ○ ein positiver JCV-Serologie-Status. Anti-JCV-Antikörper sind hierbei momentan als „möglicher Biomarker" zu werten, deren Bewertung derzeit auf einer retrospektiven Studie basiert und dessen unabhängige wissenschaftliche prospektive Validierung noch aussteht. Ein fehlender Nachweis von Anti-JCV-Antikörpern entbindet daher keinesfalls von anderweitig notwendigen sinnvollen Maßnahmen der Pharmakovigilanz.

▶ **Während der Natalizumab-Therapie:** Schübe, die unter Natalizumab auftreten, können nach Standardvorgaben mit Cortison therapiert werden (unter begleitender Weiterführung der Natalizumab-Therapie). Da Schübe unter Natalizumab selten zu erwarten sind, sollte insbesondere bei atypischer Präsentation differenzialdiagnostisch immer an eine PML gedacht werden. Relevant ist hier die Prüfung von Ursachen für ein möglicherweise zugrunde liegendes Therapieversagen (z. B. das Vorliegen von neutralisierenden Antikörpern gegen Natalizumab). Sollte sich der Verdacht auf eine PML erhärten, muss eine differenzialdiagnostische Abklärung mittels MRT und Liquorpunktion (Nachweis JCV-DNA) unmittelbar angeschlossen werden.

▶ **Reevaluation nach 24 Monaten:** Die Weiterbehandlung nach 24 Monaten kann bei fehlender Kontraindikation erfolgen, wenn die Natalizumab-Wirksamkeit weiterhin belegbar, eine anhaltende Immunkompetenz gegeben und die Indikation weiterhin zu stellen ist. Die Gabe über 24 Monate hinaus ist mit dem Patienten gemeinsam ausführlich zu diskutieren und die Einwilligung in Schriftform zu dokumentieren. Dabei sollten die fehlende Verfügbarkeit von Therapiealternativen sowie die Unwirksamkeit weniger riskanter Therapieoptionen (Therapieversagen unter vorangegangener Basistherapie) dokumentiert werden. Therapiepausen („Drug Holidays") stellen keine vernünftige Maßnahme zur Reduktion des Risikoprofils der Therapie bzw. des Risikos opportunistischer Infektionen dar und sind daher nach aktueller Datenlage außerhalb von Studien nicht empfehlenswert. Die Therapie darf bei Anzeichen einer beginnenden PML nicht fortgeführt werden.

▶ **Umstellen von Natalizumab auf andere MS-Therapeutika:** Bei Deeskalation von Natalizumab auf Beta-Interferone oder Glatirameracetat ist kein besonderer Sicherheitsabstand notwendig. Die Nachfolgetherapie sollte sich der Therapie mit Natalizumab rasch anschließen. Vor Beginn einer Therapie mit Interferonen oder Glatirameracetat sollte zum Ausschluss einer relevanten Lymphopenie ein Blutbild plus Differenzialblutbild sowie eine Untersuchung der Leberwerte durchgeführt werden. Ein Referenz-MRT-Scan bei Umstellung wird empfohlen.

Soll eine Umstellung auf Fingolimod oder Mitoxantron erfolgen, wird empfohlen, eine Karenzzeit von 2–3 Monaten einzuhalten und vor Beginn mit Fingolimod oder Mitoxantron einen kompletten Immunstatus zu erheben. Zur Erfassung des Ausgangsstatus soll ein cMRT durchgeführt werden, auch um Komplikationen auszuschließen.

▶ **Progressive multifokale Leukenzephalopathie (PML) und Risikoprofil:** Die Anwendung von Natalizumab ist mit einem erhöhten Risiko für die Entwicklung einer PML assoziiert. Diese kann tödlich verlaufen oder zu einer schweren Behinderung führen. Die Prognose einer Natalizumab-assoziierten PML hängt auch vom Intervall zwischen Symptombeginn und Diagnose ab. Das Risiko einer PML steigt mit zunehmender Behandlungsdauer an, insbesondere wenn die Behandlung über 24 Monate hinaus fortgeführt wird. Zusätzlich erhöht sich das Risiko einer PML, wenn vor der Behandlung mit Natalizumab ein Immunsuppressivum gegeben wurde. Dieses Risiko scheint unabhängig von der Dauer, der Art und dem Abstand der vorherigen immunsuppressiven Therapie zu sein. Das Vorhandensein von Antikörpern gegen das JC-Virus ist entsprechend neuerer Daten mit einem erhöhten Risiko zur Entwicklung einer PML assoziiert. Entsprechend müssen der Patient und möglichst seine Angehörigen nach 2-jähriger Therapie erneut über die Risiken einer Behandlung – insbesondere über das erhöhte Risiko für eine PML – informiert und über erste Anzeichen einer PML und deren Symptome in Kenntnis gesetzt werden. Für den Fall, dass der Verdacht auf eine PML besteht, muss die Gabe von Natalizumab so lange ausgesetzt werden, bis eine PML ausgeschlossen werden kann. Sollte die klinische Untersuchung eine Zuordnung der neurologischen Symptome hinsichtlich eines MS-Schubes bzw. einer PML nicht erlauben, sind weitergehende Untersuchungen einschließlich einer MRT-Untersuchung (mit Kontrastmittel), Liquoruntersuchungen auf DNS des JC-Virus und wiederholte neurologische Kontrolluntersuchungen durchzuführen. Auch eine negative JC-Virus-PCR schließt eine PML unter Umständen nicht aus. Bei klinischem Verdacht sind wiederholte Liquoruntersuchungen notwendig und es wird die Bestimmung der Virus-DNS in einem Referenzlabor empfohlen.

▶ **PML und inflammatorisches Immunrekonstitutionssyndrom (IRIS):** Ein IRIS tritt häufig bei Patienten, die mit Natalizumab behandelt wurden, nach dem Absetzen der Therapie oder der Elimination von Natalizumab auf. Inwieweit der Plasmaaustausch das Eintreten eines IRIS fördert, ist unklar, ein IRIS kann in jedem Fall auch ohne PE auftreten. In der Regel tritt das IRIS innerhalb einiger Tage bis Wochen nach Plasmaaustausch auf. Es kann zu schweren neurologischen Komplikationen führen und ohne entsprechende intensivmedizinische Maßnahmen tödlich verlaufen. Momentan einzige empfohlene Therapie bei einem IRIS sind hochdosierte Steroide, daneben konventionelle intensivmedizinische Maßnahmen zur Kontrolle eines Hirnödems (Hellwig u. Gold 2011). Eine entsprechende Überwachung mit geeigneter Behandlung der damit einhergehenden Entzündungsreaktion sollte konsequent verfolgt werden.

▶ **Rolle von JC-Virus-Antikörpern:** Kürzlich wurde bei 5896 mit Tysabri behandelten MS-Patienten untersucht, wie häufig Antikörper gegen das JC-Virus auftreten. Bei 55 % der Patienten waren Antikörper nachweisbar. Von 28 Patienten, die eine PML entwickelten, lag ein positiver Antikörperbefund vor Erkrankung vor. Damit kann ein negativer Antikörpertest zumindest ein Hinweis für ein geringeres PML-Risiko sein. Die Bedeutung eines positiven Antikörpertests ist jedoch unklar, da offenbar nur wenige der positiv Getesteten später tatsächlich eine PML entwickeln. Andererseits kann aus den Ergebnissen bei dieser recht kleinen Gruppe nicht geschlossen werden, dass Patienten mit einem negativen Testergebnis zukünftig vor einer PML sicher sind. Grundsätzlich ist auch eine Neuinfektion unter Therapie möglich. Der Test ist seit Mai 2011 allgemein verfügbar. Zum gegenwärtigen Zeitpunkt erscheint ein Test bei folgenden Gruppen sinnvoll:

- bei Patienten mit erhöhtem PML-Risiko unter Natalizumab, also Patienten mit einer vorangegangenen immunsuppressiven Therapie oder einer Behandlungsdauer mit Natalizumab von über 2 Jahren
- bei Patientenwunsch zur Spezifizierung der individuellen Risikosituation
- bei zuvor negativ getesteten Patienten zur Erfassung einer möglichen Serokonversion

▶ **Therapiedauer:** Für die Länge der Behandlung mit Natalizumab existieren sehr robuste Daten zum Risiko-Nutzen-Profil. Die Entscheidung über eine Weiterbehandlung mit Natalizumab nach 2 Jahren sollte dann in Abhängigkeit von der individuellen Wirksamkeit des Medikaments, unter Berücksichtigung der dann verfügbaren Sicherheitsdaten, möglicher Alternativen und des individuellen Risikos des Patienten erfolgen (siehe auch PML-Risiko unter „Besondere Hinweise" und „Reevaluation nach 24 Monaten"). Der Patient muss darüber hinaus erneut aufgeklärt werden (informed consent). Eine Weiterbehandlung kann erfolgen, jedoch müssen alle klinischen und paraklinischen Maßnahmen der Pharmakovigilanz beachtet werden.

Unselektive Immunsuppressiva

Mitoxantron

▶ **Indikation:** Mitoxantron ist für die Therapie von nicht rollstuhlgebundenen (EDSS 3–6 inklusive) MS-Patienten bei Versagen oder Unverträglichkeit einer immunmodulatorischen Vortherapie zugelassen (**Eskalationstherapie**). Es kann bei folgenden Patientengruppen eingesetzt werden:
- Patienten mit sekundär chronisch progredienter Verlaufsform
- Patienten mit progressiv schubförmiger Verlaufsform mit anhaltender Krankheitsaktivität. Diese wird als mindestens 2 Schübe oder eine EDSS-Verschlechterung um mindestens einen Punkt innerhalb der letzten 18 Monate definiert.

Auch wenn die Zulassung von Mitoxantron bei MS bis auf einen EDSS von 6 begrenzt wurde, kann aus rationalen Erwägungen und medizinischer Sicht bei rasch progredienter Krankheitsaktivität unter Beachtung der Kontraindikationen der Einsatz von Mitoxantron auch bei einem EDSS jenseits von 6 als individueller Heilversuch gerechtfertigt werden, beispielsweise mit dem Ziel des Erhalts der Selbstständigkeit oder der Armfunktionen. Bei primär chronisch progredienten Verlaufsformen sollte ein Einsatz von Mitoxantron nur in besonderen Ausnahmefällen mit rascher Progredienz im Rahmen eines individuellen Heilversuchs erwogen werden und hat geringere Erfolgschancen.

▶ **Kontraindikationen:**
- Mitoxantron sollte nicht angewandt werden, wenn eine Überempfindlichkeit gegen die Substanz oder einen der sonstigen Bestandteile besteht.
- Mitoxantron darf nicht während der Schwangerschaft oder Stillzeit angewandt werden.
- Mitoxantron darf nicht bei schweren floriden Infekten angewandt werden. Daneben sollte es nicht bei chronischen oder rezidivierenden bakteriellen Infekten (z. B. Tbc) angewandt werden.
- Mitoxantron darf nicht bei Patienten angewandt werden, die entweder eine kardiale linksventrikuläre Ejektionsfraktion (LVEF) von < 50 %, einen Abfall der LVEF um > 10 % im Vergleich zum Ausgangswert oder eine klinisch signifikante Minderung der LVEF aufweisen.
- Patienten mit Herzerkrankungen oder vorhergehender/anhaltender Therapie mit kardiotoxischen Substanzen oder einer vorausgegangenen Mediastinalbestrahlung sollten nicht mit Mitoxantron behandelt werden.
- Mitoxantron darf nicht bei Patienten mit einer Neutropenie unter 1500 Zellen/mm^3 angewandt werden.
- Mitoxantron sollte bei Patienten mit schwerer Leber- oder Niereninsuffizienz mit Vorsicht eingesetzt werden.
- Über Einzelfälle hinaus liegen keine Daten zur Sicherheit und Wirksamkeit bei pädiatrischen MS-Patienten vor.

▶ **Besondere Hinweise:**
- **Schwangerschaft, Stillzeit, Fertilität:** Frauen im gebärfähigen Alter sind über eine wirksame Empfängnisverhütung aufzuklären. Vor jeder Infusion ist auf das Vorliegen eines negativen Schwangerschaftstests zu achten. Mitoxantron sollte mindestens 6 Monate vor einer gewünschten Konzeption abgesetzt werden. Mitoxantron ist in der Stillzeit kontraindiziert. Das Stillen wäre im Falle einer Behandlung zu beenden. Bei Eintreten einer Schwangerschaft unter Mitoxantron ist aufgrund der möglichen Erbgutschädigung eine embryotoxische Beratungsstelle aufzusuchen. Auch Männer, die mit Mitoxantron behandelt werden, dürfen während der Behandlung und bis zu sechs Monate danach kein Kind zeugen. Über das Risiko einer irreversiblen Infertilität bei Männern bzw. einer persistierenden Amenorrhö bei Frauen ist explizit aufzuklären.
- **Impfungen:** Die Wirksamkeit von Impfungen kann während und bis zu 3 Monate nach Absetzen von Mitoxantron eingeschränkt sein. Gegebenenfalls ist der Impferfolg mittels Titerkontrolle zu überprüfen. Die Anwendung von attenuierten Lebendimpfstoffen ist unter der Therapie mit Mitoxantron zu vermeiden.

▶ **Dosierung:** Mitoxantron wird als Infusion mit 12 mg/m^2 Körperoberfläche alle 3 Monate streng intravenös verabreicht. Dosisanpassungen bei wiederholter Gabe sollten nach Ausmaß der Knochenmarkssuppression vorgenommen werden.

Bei besonders aggressiven Krankheitsverläufen kann in Einzelfällen eine Induktionstherapie mit monatlichen Infusionen in Kombination mit 1 g Methylprednisolon erwogen werden.

Die maximal über die Lebenszeit zulässige kumulative Gesamtdosis beträgt 140 mg/m^2 Körperoberfläche. Allerdings sollte eine Applikation über eine Gesamtdosis von 100 mg/m^2 Körperoberfläche im Einzelfall unter strenger Nutzen-Risiko-Abwägung in Rücksprache mit einem MS-Zentrum erfolgen. Die zusätzliche Gabe von Glukokortikosteroiden ist möglich, stellt aber keinen festen Bestandteil der Mitoxantron-Therapie dar. In diesem Fall sollte ein besonderes Augenmerk auf Nebenwirkungen wie der Knochenmarksdepression liegen. Laut Fachinformation kann eine dosisreduzierte Mitoxantron-Therapie auch bei reduzierten Zellzahlen 11 Wochen nach der letzten Applikation geplant werden. Allerdings sollte dies nur nach genauer Nutzen-Risiko-Abwägung und gegebenenfalls nach Rücksprache mit einem hämatologisch-onkologisch erfahrenen Arzt erfolgen.

▶ **Hinweise zur Anwendung:** Vor der Infusion sollte eine antiemetische Therapie (z. B. H$_1$-Antihistaminika, 5HT$_3$-Antagonisten) erfolgen, die bei Bedarf nach der Infusion wiederholt werden kann. Die Infusion wird nach Verdünnung von Mitoxantron in physiologischer Kochsalzlösung üblicherweise über ca. 30–60 Minuten appliziert, die Infusionsdauer sollte 5 Minuten nicht unterschreiten.

Paravasate können zu schweren lokalen Nebenwirkungen (Nekrosen) führen. Die Infusion ist bei Auftreten eines Paravasates sofort zu unterbrechen. Nach Möglichkeit sollte über den in situ verbleibenden venösen Zugang das Paravasat aspiriert und erst danach der Zugang entfernt werden. Bei Hautblasen oder großen Paravasaten sollten diese transkutan abpunktiert werden. Danach sollte DMSO 99% alle 3–4 Stunden für mindestens 3 Tage (bis zu 14 Tagen) mit Watteträger auf das gesamte Paravasatgebiet aufgetragen werden. Zusätzlich kann die betroffene Extremität in den ersten 24–48 Stunden hochgelagert und lokal gekühlt werden. Bei progredienter Gewebenekrose sollte der Patient frühzeitig konsiliarisch chirurgisch vorgestellt werden.

▶ **Pharmakokinetik:** Mitoxantron weist nach intravenöser Gabe eine rasche Gewebeverteilung auf, wobei die Plasmaelimination einem 3-Kompartiment-Modell mit langer terminaler Halbwertszeit (ca. 9 Tage) folgt. Die Ausscheidung erfolgt hepatobiliär und langsam renal. Mitoxantron geht in die Muttermilch über.

▶ **Untersuchungen vor der Mitoxantron-Therapie:** Durch eine sorgfältige Anamnese und klinische Untersuchung soll gezielt vor jeder Mitoxantron-Infusion nach dem Vorliegen möglicher Kontraindikationen gesucht werden. Anamnese und Untersuchung sollten detailliert dokumentiert werden.

- **Labor-Basis-Programm:** Blutbild plus Differenzialblutbild, Leberwerte (GOT, GPT, GGT, Bilirubin), Nierenwerte (Kreatinin), CRP, Urinstatus, Schwangerschaftstest. Bei entsprechenden Risikogruppen/anamnestischen Hinweisen erweiterte Diagnostik (z. B. HIV, Hepatitis B- und C-Serologie)
- **Echokardiografie/EKG:** Vor Beginn der Mitoxantron-Therapie soll eine kardiologische Untersuchung mit Echokardiografie und Bestimmung der linksventrikulären Auswurffraktion (LVEF) sowie ein Elektrokardiogramm vorliegen. Die Echokardiografie sowie das EKG sollten vor jeder Mitoxantron-Infusion aktualisiert werden.
- **Röntgen-Thorax:** Vor Beginn der Mitoxantron-Therapie soll ein rezentes (nicht älter als 6 Monate) Röntgenbild der Lunge vorliegen, um etwaige chronische Infektionen (z. B. Tbc) auszuschließen.
- **MRT:** Ein Ausgangs-MRT-Scan des Schädels, ggf. des Rückenmarkes sollte vor Behandlungsbeginn mit Mitoxantron durchgeführt werden (nicht älter als 12 Monate), um für den weiteren Therapieverlauf über einen Ausgangsbefund zu verfügen.

Die Patienten müssen über die Therapie und die Risiken aufgeklärt und ihre Einwilligungserklärung zur Therapie dokumentiert werden. Neben zytostatikatypischen Nebenwirkungen (Übelkeit/Erbrechen, Diarrhö, vorübergehende sekundäre Amenorrhö, transiente Knochenmarkssuppression mit Infektneigung, Gefahr von Nekrosen bei Paravasaten) muss insbesondere auf die mögliche Kardiotoxizität, die Gonadotoxizität sowie die therapieassoziierte Leukämie dokumentiert eingegangen werden. Während die Kardiotoxizität mit klinisch manifester Herzinsuffizienz in < 0,2% der Fälle eine Dosisassoziation aufweist, sind auch Einzelfälle mit geringer kumulativer Gesamtdosis bzw. auch Jahre nach Beendigung der Mitoxantron-Therapie berichtet. Das Risiko einer persistierenden Amenorrhö scheint mit zunehmendem Alter zu steigen. Die exakte Inzidenz der therapieassoziierten Leukämie ist weiterhin unklar, die hohe berichtete Variabilität weist auf andere Einflussfaktoren (unterschiedliche Therapieprotokolle, Kotherapie) hin.

▶ **Wartezeiten:**
- Bei mit **IFN-β** oder **Copaxone** vorbehandelten Patienten wird eine Auswaschphase nicht empfohlen, vorausgesetzt, eventuelle Effekte der Therapien auf das Immunsystem (z. B. Zytopenie) sind abgeklungen.
- Bei Patienten, die mit **Fingolimod** vorbehandelt waren, sollte unter Berücksichtigung der Eliminationshalbwertszeiten von Fingolimod (6–9 Tage) und dem Andauern des biologischen Effekts ein Mindestabstand von mindestens 2–3 Monaten eingehalten werden, innerhalb derer sich die Leukozyten normalisiert haben sollten.
- Bei mit **Azathioprin, Methotrexat, Ciclosporin A** oder **Cyclophosphamid** vorbehandelten Patienten sollten eventuelle Effekte der Therapien auf das Blutbild (z. B. Zytopenie) bzw. die Leber-/Nierenfunktion und die kardiovaskuläre Funktion abgeklungen sein.
- Bei Patienten, die mit **Rituximab** oder **Alemtuzumab** vorbehandelt waren, sollte die Karenzzeit vor Beginn der Therapie mit Mitoxantron mindestens 6 Monate betragen und ein kompletter Immunstatus inklusive Differenzialblutbild, CD4+-T-Zellen, CD8+-T-Zellen, B-Zellen und NK-Zellen muss erhoben werden. Effekte der Therapien auf das Immunsystem (z. B. Zytopenie) sollten abgeklungen sein.
- Keine feste Karenzzeit kann bei Patienten festgelegt werden, die mit **Studienmedikamenten** vorbehandelt sind. Effekte der Therapien auf das Immunsystem (z. B. Zytopenie) bzw. weitere Organsysteme (Leber-/Nierenfunktion, kardiovaskuläre Funktion) sollten abgeklungen sein.

▶ **Während der Mitoxantron-Therapie:**
- Vor jeder Mitoxantron-Infusion sollte anamnestisch und in der klinischen Untersuchung nach dem Vorliegen möglicher Kontraindikationen gesucht werden (z. B. kardiovaskuläre Erkrankung, B-Symptomatik, Infektion). Die Anamnese und Untersuchung sollten dokumentiert werden.
- Blutbild und Serumchemie (inkl. Leber-/Nierenwerte) sowie ein Schwangerschaftstest sollen vor jeder Mitoxantron-Infusion durchgeführt werden. Ein Infekt soll klinisch und laborchemisch ausgeschlossen werden (CRP, Urinstatus). Im Fall einer deutlichen Leukozyto-

penie oder Leukozytose ist ein Differenzialblutbild notwendig.
- Nach der Mitoxantron-Infusion ist der Leukozytennadir (ca. 7–14 Tage nach Infusion) und Wiederanstieg (ca. 21 Tage nach Infusion) zu dokumentieren. Die Ergebnisse sollten z.B. in einem Chemotherapiepass festgehalten werden.
- Bei persistierender Leukopenie sollte die Schwelle für eine weiterführende hämatologische Untersuchung niedrig angesetzt sein.
- Vierteljährliche neurologische Kontrolluntersuchungen sollten durch MS-erfahrene Behandler erfolgen.
- Schübe, die unter Mitoxantron auftreten, können nach Standardvorgaben mit Cortison bzw. mittels Plasmapherese therapiert werden.

▶ **Therapiedauer:** Die Therapiedauer ist durch die kumulative Gesamt-Lebensdosis von 140 mg/m² Körperoberfläche begrenzt. Eine rasche Deeskalation sollte allerdings schon deutlich früher bei klinischer Stabilität angestrebt werden. Neben einer Deeskalation auf eine Basistherapie (IFN-β, Glatirameracetat) kann zunächst auch eine Reduktion der Mitoxantron-Dosis auf 5 mg/m² Körperoberfläche bei gleichbleibender Applikationsfrequenz erfolgen. Insgesamt lässt sich eine lang anhaltende biologische Wirkung nach Beendigung der Therapie aus den bisherigen Studiendaten ableiten, die die ohnehin lange Gewebehalbwertszeit bei Weitem übertrifft.

▶ **Umstellen von Mitoxantron auf andere MS-Therapeutika:** Aufgrund der dosisabhängigen Toxizität sollte nach mindestens einjähriger Krankheitsstabilität (keine Schübe, keine Krankheitsprogression, stabile MRT-Befunde) eine Deeskalation erwogen werden. Neben einer Deeskalation auf eine Basistherapie (IFN-ß, Glatirameracetat) kann zunächst auch eine Reduktion der Mitoxantron-Dosis auf 5 mg/m² Körperoberfläche bei gleichbleibender Applikationsfrequenz erfolgen.

Bei Deeskalation von Mitoxantron auf Beta-Interferone oder Glatirameracetat ist kein besonderer Sicherheitsabstand notwendig. Vor Beginn einer Therapie mit Interferonen sollte zum Ausschluss einer relevanten Lymphopenie ein Blutbild plus Differenzialblutbild durchgeführt werden. Ein Ausgangs-MRT-Scan bei Umstellung ist sinnvoll.

Bei der Umstellung auf Fingolimod wird empfohlen, eine Karenzzeit von 3 Monaten einzuhalten und vor Beginn mit Fingolimod einen kompletten Immunstatus (Differenzialblutbild, CD4+-T-Zellen, CD8+-T-Zellen, B-Zellen, NK-Zellen) zu erheben. Ein Ausgangs-MRT-Scan sollte durchgeführt werden.

Eine Umstellung von Mitoxantron auf Natalizumab ist aufgrund bisheriger epidemiologischer Daten angesichts des erhöhten PML-Risikos nur in Ausnahmefällen sinnvoll. Es wird empfohlen, eine Karenzzeit von mindestens 6 Monaten einzuhalten und vor Beginn der Therapie mit Natalizumab einen kompletten Immunstatus (Differenzialblutbild, CD4+-T-Zellen, CD8+-T-Zellen, B-Zellen, NK-Zellen) zu erheben. Ein Ausgangs-MRT-Scan sollte durchgeführt werden.

Azathioprin

▶ **Indikation:** Azathioprin ist angezeigt bei schubförmiger Multipler Sklerose, wenn eine immunmodulatorische Therapie indiziert und eine Therapie mit Beta-Interferonen nicht möglich ist oder unter einer bisherigen Therapie mit Azathioprin ein stabiler Verlauf erreicht wurde.

Die Zulassung für Azathioprin wurde in Deutschland erteilt, obwohl keine klinischen Studien vorliegen, die die Qualitätsstandards moderner Therapiestudien erfüllen würden. In zum Teil kleinen und sehr heterogenen Studien konnte eine moderate Schubratenreduktion demonstriert werden. Da zudem neuere, nach modernsten Standards untersuchte orale Substanzen zugelassen sind, dient Azathioprin in der Behandlung der schubförmigen Multiplen Sklerose nur als Reservepräparat, z.B. bei Vorliegen weiterer Autoimmunerkrankungen. Eine Kombinationstherapie mit Interferonen ist nicht sinnvoll (Havrdova et al. 2009).

Bei Vorliegen einer schweren Infektion, Leberfunktionsstörung oder Knochenmarksuppression muss eine sorgfältige Nutzen-Risiko-Abwägung stattfinden.

▶ **Besondere Hinweise:**
- **Schwangerschaft, Stillzeit, Fertilität:** Sowohl männliche als auch weibliche Patienten müssen während der Therapie mit Azathioprin empfängnisverhütende Maßnahmen treffen. Männer sollten bis zu 6 Monate nach Einnahme keine Kinder zeugen, bei Frauen ist eine entsprechende Karenzzeit einzuhalten. Das Stillen ist unter Azathioprin kontraindiziert. Bei Eintreten einer Schwangerschaft unter Azathioprin ist aufgrund der möglichen Erbgutschädigung eine embryotoxische Beratungsstelle aufzusuchen.
- **Impfungen:** Impfungen mit Lebendimpfstoffen sind unter Azathioprin kontraindiziert. Bei Impfstoffen mit abgetöteten Erregern oder Toxoiden ist eine verminderte Immunantwort wahrscheinlich. Daher sollte der Impferfolg mittels Titerbestimmungen überprüft werden.

▶ **Dosierung:** Azathioprin wird oral in einer Dosierung von 2–3 mg/kg Köpergewicht pro Tag verabreicht.

Unter der Therapie wird eine absolute Lymphozytenzahl von 600–1000/μl angestrebt. Entsprechend sollte die Dosis angepasst werden. Bei gleichzeitiger Anwendung von Allopurinol, Oxipurinol oder Thiopurinol sollte die Dosis von Azathioprin auf ein Viertel reduziert werden.

▶ **Untersuchungen vor der Azathioprin-Therapie:**
- **Labor-Basis-Programm:** Vor Therapiebeginn sollen ein Blutbild plus Differenzialblutbild, Leberwerte (GOT, GPT, GGT, Bilirubin), Nierenwerte (Kreatinin), CRP, Urinstatus sowie ein Schwangerschaftstest durchgeführt werden. Bei entsprechenden Risikogruppen/anamnes-

tischen Hinweisen (z.B. HIV, Hepatitis-B- und -C-Serologie) ist eine erweiterte Diagnostik zu erwägen.
- **MRT:** Ein Ausgangs-MRT-Scan des Schädels, ggf. des Rückenmarks sollte vor Behandlungsbeginn mit Azathioprin durchgeführt werden (nicht älter als 12 Monate), um für den weiteren Therapieverlauf über einen Ausgangsbefund zu verfügen.
- **TPMT-Aktivität:** Bei ca. 10% der Bevölkerung kommt es infolge eines Polymorphismus der Thiopurin-S-Methyltransferase (TPMT) zum verminderten Abbau von Azathioprin. Dadurch besteht ein erhöhtes Risiko für eine Myelotoxizität. Eine generelle Testung auf die Aktivität der TPMT wird nicht empfohlen, dies sollte jedoch bei rascher Verschlechterung des Blutbildes erfolgen bzw. bei höheren Eingangsdosierungen.

Die standardisierte Aufklärung mit Einwilligungserklärung zur Therapie sollte speziell auf die Myelosuppression, Hepatotoxizität/Pankreatitis sowie bei Langzeittherapie auf die Entwicklung von Non-Hodgkin-Lymphomen eingehen.

▶ **Wartezeiten:**
- Bei Patienten, die mit **IFN-β** oder **Copaxone** vorbehandelt sind, wird eine Auswaschphase vor der Behandlung mit Azathioprin nicht empfohlen. Es ist keine weitere Zusatzdiagnostik nötig.
- Bei Patienten, die mit **Fingolimod** vorbehandelt waren, soll unter Berücksichtigung der Eliminationshalbwertszeiten von Fingolimod (6–9 Tage) und dem Andauern des biologischen Effekts ein Mindestabstand von 2–3 Monaten eingehalten werden, innerhalb derer sich die Leukozyten normalisiert haben sollten.
- Bei Patienten, die mit **Mitoxantron, Methotrexat, Ciclosporin A** oder **Cyclophosphamid** vorbehandelt waren, sollen eventuelle Effekte der Therapien auf das Blutbild (z.B. Zytopenie) bzw. die Leber-/Nierenfunktion abgeklungen sein.

▶ **Monitoring und Maßnahmen unter Azathioprin:** Das **Blutbild** und Serumchemie mit **Leber-** und **Nierenwerten** sollen während der ersten 8 Wochen mindestens 2-wöchentlich kontrolliert werden. Nach 8 Wochen können die Blutbildkontrollen auf 1 × monatlich reduziert werden. Bei entsprechender klinischer Symptomatik sollten die Pankreaswerte überprüft werden.

▶ **Umstellen von Azathioprin auf andere MS-Therapeutika:** Generell ist vor Umstellung der Therapie auf ein anderes Präparat ein Ausgangs-MRT-Scan sinnvoll. Zum Ausschluss einer relevanten Lymphopenie sollte ein Blutbild plus Differenzialblutbild durchgeführt werden.
Bei Beta-Interferonen oder Glatirameracetat ist kein besonderer Sicherheitsabstand notwendig.
Für die Umstellung auf Fingolimod wird empfohlen, eine Karenzzeit von 3 Monaten einzuhalten und vor Beginn mit Fingolimod einen kompletten Immunstatus (Differenzialblutbild, CD4+-T-Zellen, CD8+-T-Zellen, B-Zellen) zu erheben.

Für die Umstellung auf Natalizumab ist aufgrund bisheriger epidemiologischer Daten bei Vortherapie mit Azathioprin mit einem erhöhten PML Risiko unter Natalizumab zu rechnen. Es wird empfohlen, eine Karenzzeit von mindestens 3 Monaten einzuhalten und vor Beginn der Therapie mit Natalizumab einen kompletten Immunstatus (Differenzialblutbild, CD4+-T-Zellen, CD8+-T-Zellen, B-Zellen) zu erheben. Ein Ausgangs-MRT-Scan (nicht älter als 3 Monate) sollte durchgeführt werden.

Cyclophosphamid, Methotrexat

Keine dieser Substanzen ist für die Therapie der Multiplen Sklerose zugelassen. Aufgrund der geringen Evidenz für positive Effekte bzw. potenziell gravierender Nebenwirkungen sollten diese Substanzen allenfalls in Einzelfällen im Sinne eines individuellen Heilversuchs mit entsprechend höheren Anforderungen an Dokumentation und Monitoring eingesetzt werden. Cyclophosphamid kann in Einzelfällen sekundär chronisch progredienter Krankheitsverläufe mit rascher Progredienz bei jüngeren Patienten (< 40 Jahre) erwogen und dann mit 650 mg/m^2 Körperoberfläche in 8- bis 12-wöchentlichen Abständen verabreicht werden. Notwendige Sicherheitsuntersuchungen und Kontrollen unter Therapie sind den jeweiligen Fachinformationen zu entnehmen.

Verfügbare klinische Daten und Einsatzmöglichkeiten therapeutischer Antikörper

Therapeutische Antikörper gehören aufgrund ihrer spezifischen Wirkweise und spätestens seit der Zulassung und dem klinischen Einsatz von Natalizumab zunehmend zu den etablierten Behandlungsoptionen der Multiplen Sklerose. In diesem Abschnitt werden vorliegende Daten zu monoklonalen Antikörpern (mAk) abgehandelt, die sich noch in verschiedenen Stadien der Entwicklung befinden und deren Zulassung zur Behandlung der Multiplen Sklerose in den nächsten Jahren zu erwarten ist. Zum Teil finden diese mAk aufgrund ihrer Wirksamkeit bereits in spezialisierten Zentren für ausgewählte MS-Fälle Verwendung (off-label) oder werden für andere Indikationen im Bereich von autoimmun-entzündlichen Erkrankungen der Neurologie im Rahmen von individuellen Heilversuchen eingesetzt.

Die therapeutischen mAk werden nach ihrem humanen Protein-Anteil eingeteilt und benannt:
- -zumab oder humanisierte mAk enthalten über 90% humanen Anteil, z.B. Natalizumab.
- -ximab oder chimerisierte mAk enthalten ca. 60% humanen Antikörperanteil, z.B. Rituximab.

Diese Einteilung hat neben der Namensgebung Bedeutung für die Immunogenität des Medikaments, die maßgeblich für allergische Reaktionen und die Bildung von neutralisierenden Antikörpern verantwortlich ist. Je nach Antikörperklasse wirken mAk durch Zerstörung ihres Zielantigens (depletierende mAk), durch Bindung und Blockierung des Antigens (blockierende mAk) oder durch Aktivierung von Signalkaskaden durch einen spezifischen Rezeptor.

Rituximab

Rituximab ist ein gegen CD20-positive B-Lymphozyten und B-Vorläuferzellen gerichteter und depletierender Antikörper, wobei Stammzellen im Knochenmark und Antikörper produzierende reife Plasmazellen ausgespart werden. Der Wirkmechanismus von Rituximab bei RRMS ist neben der raschen Depletion von CD20-exprimierenden B-Lymphozyten als potenziell Antikörper produzierende Plasmazellen auch vermutlich die Modifikation der B-Zellen als Antigen präsentierende Zellen, was durch den beobachteten raschen Wirkeintritt von Rituximab gestützt wird.

▶ **Indikation:** Rituximab ist in der EU für die Behandlung des Non-Hodgkin-Lymphoms, der chronisch lymphatischen Leukämie und der rheumatoiden Arthritis zugelassen. Basierend auf der beobachteten Wirksamkeit aus individuellen Heilversuchen, Fallserien und Phase-I/II-Studien wird Rituximab bei einer Reihe von neuroimmunologischen Erkrankungen zumeist als Eskalationstherapie eingesetzt (Zusammenfassung bei Kosmidis u. Dalakas 2010).

▶ **Klinische Studien zur Wirksamkeit von Rituximab bei MS-Patienten:**
- Eine placebokontrollierte Studie (OLYMPUS) mit 439 PPMS-Patienten zeigte insgesamt keine günstige Wirkung von Rituximab auf die Progressionsrate (EDSS) (Hawker et al. 2009).
- Bei 16 MS-Patienten mit RRMS zeigte Rituximab in einer unkontrollierten Studie als Add-on-Therapie zu IFN-β und GLAT einen stabilisierenden Effekt auf die Progressionrate (EDSS) (Cross et al. 2006).
- In einer Phase-I-Studie waren 80% der 26 eingeschlossenen 26 RRMS-Patienten 72 Wochen nach Studienbeginn schubfrei und wiesen keine Aktivität im MRT auf (Bar-Or et al. 2008).
- Die bislang aussagekräftigste Studie bei RRMS mit 69 Rituximab- und 35 Placebo-behandelten RRMS-Patienten zeigte ein Sistieren der Krankheitsaktivität in der MRT bis 12 Monate nach Infusion und eine signifikante Schubratenreduktion in der mit Rituximab behandelten Gruppe (Hauser et al. 2008).

Rituximab lässt sich demnach am ehesten **als Eskalationstherapie in der Schubprophylaxe der RRMS** einordnen, eine valide Evidenzgrundlage für den Einsatz bei der PPMS oder der SMPS besteht nicht.

▶ **Nebenwirkungen:** Aus einer groß angelegten retrospektiven Studie zur Wirksamkeit und Sicherheit von Rituximab in einer ganzen Reihe von autoimmunen Erkrankungen (GRAID-Register; Tony et al. 2011) mit 370 Patienten und 299 Patientenjahren ging hervor, dass die häufigsten Nebenwirkungen leichte Infusionsreaktionen (5,9%) und milde Infektionen (3,8%) waren. Anaphylaktische Reaktionen wurden mit 2,4%, schwerwiegende Infektionen mit 3,7% beziffert. Die progressive multifokale Leukoenzephalopathie (PML) ist ebenfalls eine seltene Nebenwirkung, die vor allem bei der Behandlung von Malignomen beobachtet wurde (Carson et al. 2009). Nach dem Auftreten der PML bei 5 von 100.000 Patienten mit rheumatoider Arthritis unter Rituximab (Fleischmann 2009, Clifford et al. 2011) ist von einem niedrigen, aber realen Risiko auch bei Patientengruppen ohne immunkompromittierende Erkrankungen auszugehen.

Ocrelizumab und Ofatumumab

Ähnlich wie Rituximab handelt es sich bei Ocrelizumab um einen gegen CD20-positive B-Lymphozyten gerichteten depletierenden Antikörper, der allerdings humanisiert ist. Von der humanisierten Struktur und vom geringfügig abweichenden Wirkmechanismus wird bei gleicher Wirksamkeit eine bessere Verträglichkeit als bei Rituximab erwartet.

Ofatumumab ist ein vollständig humaner Antikörper, der ein anderes Epitop des CD20-Antigens auf den B-Lymphozyten bindet als Rituximab und Ocrelizumab und diese ebenfalls depletiert. Dadurch sollen auch Zellen, die der Erkennung durch Rituximab und Ocrelizumab entgehen, bei besserer Verträglichkeit lysiert werden.

▶ **Klinische Studien zur Wirksamkeit von Ocrelizumab:** Bei der RRMS sind bislang zu Ocrelizumab Daten aus einer 24-wöchigen Phase-II-Studie mit 220 Patienten mit einem Placebo- und einem IFN-β-Arm (IFN-β 1a i.m., 1× wöchentlich, Open-Label-Arm) verfügbar, die auf der AAN 2011 vorgestellt wurden (Kappos 2010, Kappos 2011). Dabei wurde Ocrelizumab in den Dosierungen 2 × 300 mg oder 2 × 1000 mg in 14-tägigem Abstand verabreicht. Im Vergleich zu Placebo führte Ocrelizumab zu einer deutlichen Reduktion der Kontrastmittelaufnahme in der MRT in beiden Dosierungen (89% relative Reduktion unter 600 mg/d und 96% unter 2000 mg/d Ocrelizumab). Auch die jährliche Schubrate sank signifikant in beiden Ocrelizumab-Gruppen (80% relative Reduktion unter 600 mg/d und 73% relative Reduktion unter 2000 mg/d Ocrelizumab).

▶ **Klinische Studien zur Wirksamkeit von Ofatumumab:** Die Wirksamkeit von Ofatumumab bei RRMS-Patienten wurde bislang in einer kleinen Phase-I/II-Studie in den Dosierungen 100 mg, 300 mg und 700 mg über 24 Wochen Beobachtungszeit gegen Placebo getestet. Erste Ergebnisse, die auf der ECTRIMS 2010 präsentiert wurden, lassen für Ofatumumab ebenfalls eine starke Wirksamkeit bei der Behandlung der RRMS erwarten: In der kombinierten Ofatumumab-Gruppe wurde eine relative Reduktion Gadolinium aufnehmender Läsionen im MRT von 99,8 % errechnet (Sorensen 2010).

Alemtuzumab

Als einer der ersten für den therapeutischen Einsatz vorgesehenen Antikörper überhaupt wurde der Vorläufer von Alemtuzumab bereits Anfang der 80er Jahre konzeptualisiert und seit 1991 in der humanisierten Form erstmals zur Behandlung der MS getestet. Alemtuzumab erkennt das CD52, ein Oberflächenantigen, das fast von allen im peripheren Blut vorhandenen immunkompetenten Zellen (> 95 %) exprimiert wird: T- und B-Lymphozyten, NK-Zellen, Makrophagen und Granulozyten, allerdings nicht von Neutrophilen und nicht von hämatopoetischen Stammzellen. Die Depletion dieser Zellen durch Alemtuzumab erfolgt rasch innerhalb von Stunden (Klotz et al. 2011).

▶ **Indikation:** Bei ausgeprägter CD52-Expression in praktisch allen Fällen der chronisch lymphatischen Leukämie und der meisten Fälle von Non-Hodgkin-Lymphomen ist Alemtuzumab seit 2001 von der EMA für diese Indikation zugelassen.

Aufgrund der invasiven Wirkweise und des Nebenwirkungsprofils in den klinischen MS-Studien ist bis auf weiteres von einer Einsatzmöglichkeit des Alemtuzumab in der erweiterten **Eskalationsstufe zur Schubprophylaxe der RRMS** auszugehen.

▶ **Klinische Studien zur Wirksamkeit von Alemtuzumab:** Zwischen 1991 und 2002 wurde Alemtuzumab in mehreren kleinen und unkontrollierten Fallserien von einer Gruppe aus Cambridge (UK) bei insgesamt 58 MS-Patienten hinsichtlich seiner Wirkung auf Schubrate, inflammatorische Aktivität in der MRT und Krankheitsprogression (EDSS) getestet (u. a. Moreau et al. 1994, Moreau et al. 1996, Coles et al. 1999). Zusammengefasst (Coles et al. 2004) wurde trotz einer Reduktion der entzündlichen Krankheitsaktivität bei diesen SPMS-Patienten eine stetige Zunahme der Behinderung beobachtet (jährliche EDSS-Zunahme von +0,2). RRMS-Patienten zeigten nach der Einleitung der Therapie eine deutliche (94 %) Reduktion der Schubrate und einen Rückgang der Behinderung (−1,2 EDSS-Punkte) über 2 Jahre.

In der bislang einzigen publizierten kontrollierten Studie waren 334 RRMS-Patienten eingeschlossen, die über 3 Jahre 1:1:1 randomisiert entweder IFN-β (44 mg IFN-β 1a s.c., 3 × wöchentlich), 12 mg oder 24 mg Alemtuzumab (jeweils über 5 Tage, d. h. kumulative Dosis 60 mg/Jahr oder 120 mg/Jahr) erhielten (CAMMS223-Trial-Investigators 2008). In den primären Endpunkten war Alemtuzumab der IFN-β-Therapie deutlich überlegen. Es wurden keine signifikanten Unterschiede zwischen den beiden Alemtuzumab-Dosierungen verzeichnet. Alemtuzumab reduzierte die Schubrate um 74 % und die Wahrscheinlichkeit der Behinderungsprogression um 71 % im Vergleich zu IFN-β (Coles et al. 2011). Die Studie wurde abgebrochen, nachdem 6 Patienten eine Immunthrombozytopenie entwickelten, wobei ein Fall fatal verlief.

Die Ergebnisse zweier gerade präsentierter oder noch laufender Phase-III-Studien sind ebenfalls ermutigend. Einer jüngst veröffentlichten Pressemitteilung zufolge hat Alemtuzumab in einer der Studien eine Schubreduktion um 55 % gegenüber IFN-β 1a erzielt, wobei die Verhinderung der Krankheitsprogression im Vergleich zu IFN-β nicht signifikant war (www.genengnews.com, 11. Juli 2011).

▶ **Sicherheits- und Nebenwirkungsprofil:** Bereits aus einer früheren Studie mit SPMS-Patienten waren Infusionsreaktionen, leichtgradig erhöhtes Infektrisiko und überraschenderweise die Begünstigung von antikörpervermittelten Autoimmunerkrankungen (autoimmune Thyreoiditiden und Nephritiden) bekannt. Diese wurden auch in der CAMMS223 beobachtet: Abgesehen von Infusionsreaktionen waren die häufigsten Nebenwirkungen mit über 20 % aller mit Alemtuzumab behandelter Patienten die autoimmunen Thyreoiditiden, wobei die Mehrheit der Fälle an Hyperthyreose litt.

6 (2,8 %) Patienten entwickelten eine Immunthrombozytopenie, wobei ein Patient hierauf an zerebraler Hämorrhagie verstarb. Obgleich die Todesfolge wahrscheinlich auf die verspätete Konsultation des Arztes durch den Patienten zurückzuführen ist, wurde die Studie hierauf abgebrochen. Ein weiterer Patient verstarb an kardialem Versagen infolge vorbestehender kardiovaskulärer Erkrankung. Zu den Komplikationen gehört auch das Auftreten eines Goodpasture-Syndroms, das eine Nierentransplantation erforderlich machte.

Daclizumab

Daclizumab ist der erste humanisierte mAk, der zur Therapie zugelassen wurde. Seit 1999 besitzt es die Zulassung zur Abwendung einer Abstoßungsreaktion nach Nierentransplantationen. Daclizumab erkennt und blockiert CD25, eine Untereinheit des Interleukin-2-Rezeptors (α-Kette des IL-2-Rezeptors). Der genaue Wirkmodus ist nicht vollständig geklärt und beinhaltet unter anderem die Modulation von natürlichen Killerzellen (Bielekova et al. 2006) und Antigen präsentierenden Zellen (Wuest et al. 2011).

▶ **Klinische Studien zur Wirksamkeit von Daclizumab:** In der initialen Studie reduzierte Daclizumab als Add-on-Therapie zu IFN-β bei 6 RRMS- und 5 SPMS-Patienten die KM-Aufnahme im MRT-Scan um 78 % und die Schubrate um 81 % (Bielekova et al. 2004).

In 2 weiteren Phase-II-Studien mit 7 RRMS- und 14 SPMS-Patienten über 5–25 Monate (Rose et al. 2004) und 9 Patienten über 27,5 Monate (nicht nach Verlaufstyp unterschieden; Rose et al. 2007) wurde die Wirksamkeit der Daclizumab-Add-on-Therapie bei Patienten mit Krankheitsaktivität trotz IFN-β-Therapie untersucht. In der ersten Studie kam es zu einer Reduktion der Schubrate (73 %) und zu einem mittleren EDSS-Rückgang um −1,5 Punkte im genannten Zeitraum. Auch die MRT-Aktivität wurde durch Daclizumab deutlich reduziert. In der zweiten Studie führte die zusätzliche Therapie zu IFN-β mit Daclizumab (1 mg/kg KG) ebenfalls zu einer signifikanten Reduktion der Schubrate und des EDSS sowie zu einer vierfachen Reduktion neuer KM-aufnehmender Läsionen.

In der bislang am besten kontrollierten und größten Studie zur Wirksamkeit von Daclizumab (CHOICE-Studie) erhielten 230 RRMS-Patienten über 24 Wochen 1:1:1 randomisiert entweder hochdosiert Daclizumab s.c. (11 × 2 mg/kg KG) plus IFN-β oder niedrigdosiert Daclizumab s.c. (6 × 1 mg/kg KG) plus IFN-β oder Placebo plus IFN-β (Wynn et al. 2010). Im Vergleich zur IFN-β-Therapie plus Placebo führte die höhere Daclizumab-Dosierung plus IFN-β zu einer deutlichen Reduktion der KM-Aufnahme im MRT (75 %) und der Schubrate (43 %), die niedrigere Daclizumab-Dosierung führte ebenfalls zu einer signifikanten Reduktion sowohl KM-aufnehmender Läsionen im MRT-Scan (25 %) als auch der Schubrate (32 %).

Die Ergebnisse zweier weiterer Studien, SELECT (Phase IIb) und der DECIDE (Phase III), wurden bislang entweder nur auf großen Kongressen vorgestellt oder stehen noch aus. In einer Pressemitteilung wurden die vorläufigen Ergebnisse der SELECT-Studie bekanntgegeben (www.reuters.com, 09. August 2011). Bei 600 RRMS-Patienten zeigte die Daclizumab-Monotherapie in den Dosierungen 150 mg oder 300 mg (s.c., alle 4 Wochen) im Vergleich zu Placebo über 48 Wochen eine Reduktion der jährlichen Schubrate um 54 % im 150-mg-Arm und um 50 % im 300-mg-Arm.

▶ **Sicherheits- und Nebenwirkungsprofil:** Die bisherigen Beobachtungen aus den kleineren offenen Studien und aus der CHOICE-Studie legen ein überschaubares Nebenwirkungsprofil von Daclizumab nahe: Bei den mit Daclizumab behandelten Patienten wurden leichte Infektionen des oberen Respirationstraktes und des Urogenitaltraktes (vergleichbar mit IFN-β), die Entwicklung von neutralisierenden Antikörpern (8 %) und vorübergehender Hautausschlag (15 %) beobachtet. Diese Befunde werden durch Erfahrungen in der Transplantationsmedizin gestützt, wo Daclizumab seit über 10 Jahren eingesetzt wird (Webster et al. 2010).

Symptomatische Therapie

Neben der Immunmodulation und Immunsuppression ist die symptomatische Therapie der Multiplen Sklerose wichtiger Bestandteil eines umfassenden Therapiekonzepts. Sie beinhaltet sowohl medikamentöse als auch nicht medikamentöse Maßnahmen, wie z.B. Physiotherapie, Ergotherapie, Logopädie, psychologische Therapie einschließlich der multimodalen Rehabilitation. Ziel der symptomatischen MS-Therapie ist es, die funktionellen Fähigkeiten der Patienten, die durch einzelne oder eine Kombination von Symptomen eingeschränkt sind, wiederherzustellen, zu verbessern, eine Verschlechterung zu verlangsamen sowie mögliche Komplikationen dieser Symptome zu vermeiden. Insgesamt soll damit eine Steigerung der Lebensqualität der MS-Betroffenen erzielt werden.

Funktionell besonders einschränkende und im Krankheitsverlauf häufige Symptome der MS sind Spastik und Muskelschwäche, Schmerzen und Sensibilitätsstörungen, Einschränkungen der Blasen-, Darm- und sexuellen Funktionen, Ataxie und Tremor, kognitive Störungen, Fatigue, Depression sowie Dysphagie und Dysarthrie. Daneben können sehr zahlreiche weitere Symptome auftreten. Das Vorliegen eines oder mehrerer dieser Symptome kann eine stationäre Akutbehandlung, eine stationäre oder ambulante Rehabilitation oder auch funktionelle ambulante Einzelbehandlungen erforderlich machen.

In diesem Abschnitt wird auf einige der funktionell besonders einschränkenden Symptome und ihre Behandlung eingegangen, nämlich Spastik und eingeschränkte Mobilität, Ataxie und Tremor, Fatigue, kognitive Störungen sowie Blasen- und Sexualfunktionsstörungen.

Multimodale stationäre Rehabilitation

Für die multimodale stationäre Rehabilitation als wichtigem Teil der symptomatischen Therapie gilt, dass sie zwar keine Veränderungen einzelner Symptome, jedoch einen Zugewinn im Bereich der Aktivitäten (bzw. Verringerung von Beeinträchtigungen) und der Partizipation bewirkt (Dalgas et al. 2008). Intensive ambulante oder häusliche Rehabilitationsprogramme führen kurzfristig zur Verringerung von Symptomen und funktionellen Beeinträchtigungen, was sich wiederum in Verbesserungen der Teilhabe und der Lebensqualität niederschlägt (Dalgas et al. 2008). Reha-Programme mit niedrigerer Intensität, jedoch längerer Dauer bewirken einen Zugewinn an Lebensqualität. Empfehlungen zu Art und Intensität von physischer Aktivität und Training beziehen sich auf Studien mit Patienten bis zu einem EDSS ≤ 7. Ausdauertraining niedriger bis mäßiger Intensität wird generell gut vertragen und bewirkt eine Verbesserung der aeroben Kapazität, der gesundheitsbezogenen Lebensqualität, der Stimmung und einer möglicherweise vorliegenden Depression, nicht jedoch der funktionellen Kapazität, gemessen als Ganggeschwindigkeit (Khan et al. 2007). Auch die Verträglichkeit eines Widerstandstrainings ist gut. Es verbessert die Muskelkraft sowie wahrscheinlich auch funktionelle Fähigkeiten wie das Aufstehen, das Gehen und das Treppensteigen. Für die Bewertung einer Kombination aus Ausdauer- und Widerstandstraining liegen derzeit noch keine ausreichenden Studien vor (Khan et al. 2007).

Auf einzelne funktionelle Therapien im Rahmen von Physiotherapie, Ergotherapie sowie Sprach- und Schlucktherapie kann hier nicht näher eingegangen werden; hierzu sei auf die einschlägige Literatur verwiesen (Henze 2005).

Therapie der Spastik

Spastik ist kein typisches Frühzeichen einer MS, tritt jedoch im weiteren Verlauf außerordentlich häufig auf (bei bis zu 70% der Patienten). Der Muskeltonus kann permanent (tonische Spastik), aber auch intermittierend (einschießende, phasische Spastik) gesteigert sein.

Wesentliche Folge der spastischen Tonuserhöhung ist die Einschränkung der Mobilität. Generell kann Spastik die Aktivitäten des täglichen Lebens ebenso wie die Teilhabe am sozialen und beruflichen Leben der betroffenen Patienten erheblich beeinträchtigen. Spastische Automatismen kommen besonders bei spinal ausgelöster Spastik vor und äußern sich z. B. durch akute Adduktionen oder Flexionen der Beine. Dann klagen die Patienten auch oft über „einschießende", starke Schmerzen. Ebenso kann Spastik in erheblichem Umfang die Körperpflege behindern, z. B. können bei starker Adduktorenspastik die Intimhygiene und die Blasenentleerung beeinträchtigt sein. Bettlägerigkeit im Rahmen der spastikbedingten Immobilisierung beinhaltet außerdem die Gefahr von Dekubitalulzera. Spastik kann jedoch partiell hilfreich sein, wenn durch sie z. B. ein leicht- bis mittelgradig paretisches Bein stabilisiert wird und der Patient dadurch selbstständig stehen oder langsam allein bzw. mit Hilfsmitteln gehen kann.

Ziele der Therapie sind die Verbesserung von Mobilität und Geschicklichkeit, das Erreichen physiologischer Bewegungsmuster, eine Reduktion spastikbedingter Schmerzen, die Erleichterung pflegerischer Maßnahmen sowie die Vermeidung von Komplikationen wie Kontrakturen, Deformierungen und Dekubitalulzera und damit eine verbesserte Lebensqualität.

Basis der Therapie ist die Ausschaltung, Reduktion oder Vermeidung Spastik auslösender Faktoren wie urogenitale Infekte, Störungen der Magen-Darm-Funktion, Schmerzen, Dekubitalulzera, unbequeme Kleidung/Schuhe oder nicht ausreichend angepasste Hilfsmittel. Ebenso wichtig ist das Erlernen eines Spastik vermeidenden Verhaltens bei Körperhaltung, Lagerung, Bewegungen und Transfer (Henze 2004).

Physiotherapie

Neben der Ausschaltung, Reduktion und Vermeidung Spastik auslösender Faktoren ist die Physiotherapie mit ihren unterschiedlichen, nicht apparativen (z. B. nach Bobath) und apparativen Behandlungsmethoden (u. a. Laufbandtraining mit Körpergewichtsentlastung, motorgetriebene Bewegungstrainer) grundlegendes Element einer antispastischen Behandlung im Rahmen der multimodalen Rehabilitation (s. o.). Auch wenn nur wenige aussagekräftige Studien vorliegen, sind Wert und Wirksamkeit der Physiotherapie seit Langem unbestritten.

▶ **Aktive Therapien:** Motorgetriebene Fahrräder zur Durchführung von Bewegungen der Beine oder der Arme, jeweils ohne Widerstand, führen zu einer Reduktion der Spastik (Sosnoff u. Motl 2010), ebenso ein Laufbandtraining mit partieller Körpergewichtsentlastung (Giesser et al. 2007).

▶ **Passive Therapien:** Hierzu gehören insbesondere die Applikation von Kälte mittels einer Eisbehandlung sowie – in eher seltenen Fällen – der Einsatz dynamischer oder statischer Schienen sowie die Benutzung von Airsplints. Der Nutzen dieser Therapien ist meist nur temporär.

Medikamentöse Therapie

Eine medikamentöse Therapie mit Antispastika ist indiziert, wenn durch physiotherapeutische Maßnahmen keine ausreichende Wirkung zu erzielen ist. Die Wirkung Spastik mindernder Medikamente sollte regelmäßig überprüft werden. Die Gabe von Antispastika sollte situations- und zeitgerecht geplant werden: langsame Höherdosierung, erfordernisbezogene Verteilung über den Tag, erste Gabe ggf. bereits 30–45 Minuten vor dem Aufstehen, letzte Gabe vor dem Einschlafen, griffbereite „Bedarfsmedikation" zur Erleichterung der Nachtruhe. Die individuell beste Dosis muss dabei oft langsam titriert werden.

▶ **Orale Antispastika:** Zur Verringerung der Spastik stehen vor allem die folgenden Substanzen zur Verfügung:
- **Baclofen** (on label; Sawa u. Paty 1979, Brar et al. 1991)
- **Tizanidin** (on label; Smith et al. 1994, UK-Tizanidine-Trial-Group 1994, Nance et al. 1997)
- **Gabapentin** zur Therapie vor allem der tonischen Spastik und der hiermit verbundenen Schmerzen in Dosierungen von 1200 mg/d bzw. bis 2700 mg/d (off-label; Mueller et al. 1997, Cutter et al. 2000). Ein Vergleich von Gabapentin gegen die etablierten Antispastika fehlt. Gabapentin wird in aller Regel gut vertragen.
- **Dantrolen, Tolperison, Benzodiazepine:** Eine positive Wirkung auf die Spastik ist für diese Substanzen nicht durchgehend dokumentiert. Aufgrund möglicher unerwünschter Wirkungen von Dantrolen (Leber) sowie der Benzodiazepine (Sedierung, Muskelschwäche, Abhängigkeit) sollten diese Medikamente nur in Ausnahmefällen eingesetzt werden. Insbesondere die Therapie der Spastik mit Benzodiazepinen ist nur bei anderweitig nicht beherrschbarer generalisierter Spastik vertretbar.

Die Wirkung von Cannabinoiden, insbesondere **Tetrahydrocannabinol** (THC) und **Cannabidiol** (CBD), auf die Spastik war bislang umstritten (u. a. Zajicek et al. 2003). Zuletzt wurden jedoch mehrere Studien mit Nabiximols, einem oromukosalen Spray (2,7 mg THC + 2,5 mg CBD pro Sprühstoß), publiziert, das eine signifikante antispastische Wirkung zeigte (Wade et al. 2010, Novotna et al. 2011) und gut verträglich ist. In diesen Studien wurde Nabiximols zumeist zusätzlich zu einer Therapie mit Baclofen oder Tizanidin oder anstelle einer nicht ausreichenden medikamentösen Therapie gegeben. Die Wirkung sollte vor einer Langzeittherapie allerdings in einem 3- bis 4-wöchigen Behandlungsversuch getestet werden, da nur etwa 40% der Patienten auf eine antispastische Therapie mit Cannabinoiden mit einer Reduktion ihrer Spastik reagieren. Kürzlich erfolgte unter dem Handelsnamen Sativex die Zulassung einer Kombination aus THC und einem antieuphorisierenden Rezeptorblocker als oromukosales Spray.

Erwähnt werden soll auch **4-Aminopyridin (Fampridin)**, auch wenn dieser Kaliumkanalblocker nicht zur Therapie der Spastik entwickelt wurde. Bei einer Untergruppe („Responder") von MS-Patienten mit einer Gangstörung führt retardiertes Fampridin zu einer signifikanten Zunahme sowohl der Gehgeschwindigkeit als auch der subjektiven Gehfähigkeit (Goodman et al. 2009, Goodman et al. 2010). Im Frühjahr 2011 wurde diese Therapieform für die MS-Behandlung zugelassen. Demgegenüber liegen für die intrathekale Administration von **Triamcinolon-Acetonid** (TCA; 3–6 × alle 3–4 Tage, jeweils 40 mg) lediglich nicht kontrollierte Studien vor, die für die behandelten Patienten eine signifikante Verlängerung der Gehstrecke (Hoffmann et al. 2006a, Lukas et al. 2009) und Erhöhung der Gehgeschwindigkeit (Hoffmann et al. 2006a) zeigten.

▶ **Invasive Therapiemaßnahmen:**
- **Botulinum-Toxin A:** Eine Indikation besteht bei ausgeprägter lokaler Spastik, z.B. einer ausgeprägten Adduktorenspastik. Für die beiden Präparate Botox (400 E) und Dysport (bis 1500 E) konnte eine signifikante Verbesserung einer vorbestehenden Adduktorenspastik gegenüber Placebo gezeigt werden (Snow et al. 1990, Hyman et al. 2000). Mittels Physiotherapie (passive/aktive Übungen, Muskeldehnung) direkt nach einer Injektion von Botulinum-Toxin A (Botox) kann bei Patienten mit fokaler Spastik die Wirkung intensiviert werden (Giovannelli et al. 2007). Botulinum-Toxin A ist in Deutschland zur Therapie des spastischen Spitzfußes bei infantiler Zerebralparese sowie des spastischen Handgelenks und der Hand nach Schlaganfall zugelassen. Aufgrund der Stellungnahme des Arbeitskreises Botulinumtoxin e.V. der DGN zur Kostenerstattung bei „Off-Label-Indikationen" sollte eine Kostenübernahme zur Behandlung der Extremitätenspastik infolge Multipler Sklerose ebenso möglich sein.
- **Intrathekales Baclofen:** Mittels intrathekaler Applikation von Baclofen kann vor allem die spinale Spastik deutlich verringert werden, ebenso nimmt die Häufigkeit spontaner Muskelspasmen ab (Penn et al. 1989, Middel et al. 1997, Ben Smail et al. 2006). Eine Indikation für diese Therapie besteht auch dann, wenn die (Para-)Spastik zu erheblichen Kontrakturen oder Fehlstellungen der Beine führt und dadurch die Lagerung eines Patienten im Bett, der Transfer in den Rollstuhl, das Sitzen im Rollstuhl sowie die Intimpflege eingeschränkt werden. Die Wirkung kann mehr als 10 Jahre anhalten (Rekand u. Gronning 2011). Diese Therapie erfordert eine gute Kooperation mit Neurochirurgen und eine gute Nachbetreuung, damit nicht nur Pumpenfüllung und transkutane Programmierung sichergestellt sind, sondern auch Komplikationen wie Muskelschwäche, Kopfschmerzen, Bewusstseinsstörungen, Infektionen oder Katheterdislokationen rasch erkannt und zielgerichtet behandelt werden können.

Therapie von Ataxie und Tremor

Stand- und Gangataxie, Dysmetrie und Tremor schränken die Mobilität der Patienten und seine Selbstständigkeit bei alltagsrelevanten Tätigkeiten, im Haushalt sowie bei der Ausübung von Beruf und Hobbys oft erheblich ein. Als Behandlungen kommen prinzipiell physiotherapeutische bzw. rehabilitative, medikamentöse und neurochirurgische Maßnahmen in Betracht. Deren Wirkung ist allerdings zumeist nicht hinreichend gesichert (Khan et al. 2007).

Physikalische Therapie, Physiotherapie und Ergotherapie

Mittels Kühlung eines betroffenen Arms über 15 Minuten werden Amplitude und Frequenz des Tremors für 30 Minuten oder länger verringert, sodass Patienten in dieser Zeit feinmotorische Tätigkeiten leichter durchführen können (Feys et al. 2005). Physiotherapie und Ergotherapie können ebenfalls zu einer besseren Bewältigung alltagspraktischer Tätigkeiten beitragen (Jones 1996).

Medikamentöse Therapie

Es wurden unter anderem Isoniazid, Baclofen, Carbamazepin, Ondansetron und Cannabinoide untersucht (Übersichten bei Henze 2004, Mills et al. 2007). Keine der genannten Substanzen zeigte einen wesentlichen Effekt auf ataktische Symptome. Auch für Levetiracetam konnten anfänglich berichtete positive Effekte auf die subjektive Intensität des Tremors, eine Ataxie-Skala sowie auf die Bewältigung von Alltagsaktivitäten (Striano et al. 2006) nicht bestätigt werden (Feys et al. 2009). Dagegen führte Topiramat in einer kleinen offenen, nicht kontrollierten Studie (n = 9, davon n = 5 mit MS) bei einer Dosis von täglich 2 × 25 mg bis 2 × 100 mg zu einer Verringerung der Tremoramplitude sowie zu einer Verbesserung beim Schreiben, Zeichnen und der Einnahme von Mahlzeiten (Sechi et al. 2003). Ähnliche Ergebnisse wurden in einem aktuellen Fallbericht dargestellt (Schroeder et al. 2010).

Invasive Verfahren

In mehreren Studien, jeweils mit sehr kleinen Fallzahlen, wurde die Wirkung einer Tiefenhirnstimulation untersucht. Die Deutsche Arbeitsgemeinschaft Tiefe Hirnstimulation hat hierzu jüngst Empfehlungen publiziert. Hiernach kann durch Stimulation des Thalamus (N. ventralis intermedius) bei vielen Patienten mit ausgeprägtem MS-bedingtem Tremor eine Besserung erreicht werden.

Die Operation setzt eine ausführliche präoperative Charakterisierung des Tremors, der Ataxie und der resultierenden Beeinträchtigungen, eine sorgfältige intraoperative Austestung des Effektes der Nebenwirkungen sowie eine sorgfältige und intensive postoperative sowie im weiteren Verlauf bei Symptomzunahme durchgeführte Einstellung der Stimulationsparameter und Nachbetreuung voraus (Timmermann et al. 2009). Diese Empfehlungen wurden durch eine vor Kurzem publizierte englische Studie untermauert, in der über einen Beobachtungszeitraum von 5,2 Jahren eine permanente Tremorreduktion nach Thalamusstimulation an 11 von 18 behandelten Armen erzielt werden konnte (Thevathasan et al. 2011).

Therapie der Fatigue

Das Fatigue-Syndrom bezeichnet eine abnormal erhöhte Erschöpfbarkeit, unter der 60–90 % der MS-Betroffenen leiden und die bereits frühzeitig im Krankheitsverlauf auftreten kann. Mit knapp 50 % ist sie sogar das häufigste Symptom der MS in dieser Patientengruppe (Stuke et al. 2009). Häufig beeinflusst die Fatigue die körperliche und/oder geistige Leistungsfähigkeit derart, dass Alltag und berufliche Anforderungen nicht mehr bewältigt werden können und die Lebensqualität erheblich eingeschränkt ist. Konzeptionell lässt sich die MS-assoziierte Fatigue auf mehreren Ebenen und Dimensionen beschreiben: So existiert neben der subjektiven Wahrnehmung einer erhöhten Erschöpfbarkeit eine objektivierbare Abnahme der Leistungsfähigkeit, neben einer nahezu ständig vorhandenen Energie- und Antriebslosigkeit („Trait"-Variable) gibt es eine Ermüdbarkeit, die im Verlauf stärker wird („State"-Variable). Von der körperlichen Erschöpfbarkeit kann auch eine mentale („kognitive") Fatigue abgegrenzt werden (Kos et al. 2008).

Die Ursachen der Fatigue sind weitgehend ungeklärt und wahrscheinlich multifaktoriell. Wichtig ist zunächst, sekundäre Ursachen wie Depressionen, Anämie, Schilddrüsenfunktionsstörungen oder Schlafstörungen auszuschließen bzw. zielgerichtet zu behandeln (Kos et al. 2008). Die primäre, MS-bedingte Fatigue ist zu Schädigungen des motorischen Kortex bzw. der Basalganglien korreliert, aber auch zu endokrinen und kardiovaskulären Faktoren, immunologischen Parametern und Aufmerksamkeitsstörungen (Flachenecker 2009). Eine objektive Beurteilung ist mit der „Testbatterie zur Aufmerksamkeitsprüfung (TAP)" möglich, wobei sich hier vor allem die Bestimmung der tonischen Alertness bewährt hat (Flachenecker 2012).

Nicht medikamentöse Therapie

Die Therapie besteht in erster Linie aus nicht medikamentösen Maßnahmen. Aerobes Ausdauertraining auf dem Ergometer oder dem Laufband bzw. Widerstandstraining haben sich als wirkungsvoll erwiesen (Neill et al. 2006), wenngleich die Evidenz inkonsistent und insgesamt nur unzureichend ist (Rietberg et al. 2005). Mehrere kleine, kontrollierte Studien deuten darauf hin, dass Energie-Management-Programme mit Prioritätensetzung, Tagesstrukturierung und Einhalten regelmäßiger Pausen die Fatigue reduzieren können (Flachenecker 2012). Bei wärmeempfindlichen Patienten kann Kühlung, z. B. durch eine Klimaanlage, kaltes Duschen oder das Tragen einer Kühlweste hilfreich sein. Yoga und Entspannungstraining haben zwar in einzelnen Studien Effekte gezeigt (Flachenecker 2012), die Ergebnisse sind aber inkonsistent, sodass eine generelle Empfehlung nicht gegeben werden kann. Unterstützend können psychologische Interventionen wie eine kognitive Verhaltenstherapie, Gruppenangebote oder Selbstmanagement-Programme eingesetzt werden (Neill et al. 2006). Diätetische Maßnahmen sind nicht wirksam (Flachenecker 2012). Elektromagnetische Wellen haben zwar zunächst vielversprechende Resultate gezeigt (Neill et al. 2006), die Ergebnisse konnten aber nicht reproduziert werden (Flachenecker 2012). Die empfohlenen Interventionen können gut im Rahmen eines multimodalen Rehabilitationsprogramms angeboten werden (Lee et al. 2008).

Medikamentöse Therapie

Zur medikamentösen Therapie existieren Metaanalysen für Amantadin, Modafinil und Pemolin, wobei positive Effekte nur für **Amantadin** gefunden werden konnten (Peuckmann et al. 2010). Insgesamt ist auch hier die Datenlage unzureichend. 5 kontrollierte Studien mit insgesamt 272 MS-Patienten ergaben bei heterogenen Studienendpunkten schwache und inkonsistente Effekte von Amantadin auf die MS-assoziierte Fatigue, wobei die klinische Bedeutung unklar bleibt (Pucci et al. 2007). Die Dosierung beträgt bis zu 2 × 100 mg täglich und kann auf 3 × 100 mg bzw. 2 × 150 mg gesteigert werden. In der Regel wird die Therapie gut vertragen, die Nebenwirkungen sind zumeist leicht und bestehen aus Unruhe, Schlafstörungen, Harnverhalt und Ödemen. Aufgrund einer rezenten Empfehlung des Gemeinsamen Bundesausschusses (GBA) soll die Amantadin-Therapie für diese Indikation nicht mehr erstattungsfähig sein.

Modafinil erschien in unkontrollierten Studien erfolgversprechend, wie auch in einer placebokontrollierten Crossover-Studie (Rammohan et al. 2002, Brown et al. 2010). Allerdings konnte in einer doppelblinden, placebokontrollierten, randomisierten Studie mit 115 MS-Patienten nach 5 Wochen zwar eine Verbesserung der Fatigue anhand der „Modified Fatigue Impact Scale" (MFIS) für beide Gruppen gefunden werden, zwischen Placebo und Modafinil ergaben sich aber keine signifikanten Unterschiede (Stankoff et al. 2005). Daher kann ein Therapieversuch im Einzelfall unternommen werden, vor allem, wenn sich eine Aufmerksamkeitsstörung als Ursache der Fatigue nachweisen lässt.

Pemolin, L-Carnitin, Prokarin, 4-Aminopyridin (Fampridin) und Ginkgo biloba hatten in kleineren, kontrollierten Studien keine bzw. inkonsistente Effekte und können daher nicht empfohlen werden. Eine Crossover-Studie mit 30 Patienten berichtete über positive Effekte mit Acetylsalicylsäure 1300 mg täglich im Vergleich zu Placebo (Wingerchuk et al. 2005), wobei die Bedeutung dieses Befunds derzeit unklar ist.

Therapie kognitiver Störungen

Kognitive Störungen schränken Lebensqualität, berufliche Leistungsfähigkeit und soziale Funktionsfähigkeit erheblich ein und kommen bei 40–65 % der MS-Erkrankten vor (Mattioli et al. 2010b). Sie sind unabhängig von körperlicher Behinderung oder Verlaufsform, können bereits frühzeitig im Krankheitsverlauf auftreten, sind mit kortikaler Atrophie korreliert und manifestieren sich eher mit interindividuell unterschiedlichen, umschriebenen Defiziten als mit einem generellen Abbau kognitiver Funktionen. Die häufigsten Beeinträchtigungen sind Aufmerksamkeits- und Konzentrationsstörungen, verzögerte Informationsverarbeitungsgeschwindigkeit, eingeschränkte Exekutivfunktionen und Gedächtnisstörungen, wobei sich hinter den subjektiv beklagten Gedächtnisstörungen oftmals Aufmerksamkeitsstörungen verbergen; demenzielle Entwicklungen oder Sprachstörungen sind selten (Langdon 2011). Während Kortikosteroide eine transiente (maximal 6 Monate anhaltende) Verschlechterung der kognitiven Leistungsfähigkeit bewirken können, scheint die Immuntherapie nicht nur den körperlichen Zustand, sondern auch kognitive Funktionen stabilisieren zu können (Tumani u. Uttner 2007).

Zur Diagnostik stehen Screening-Tests, mehr oder weniger kurze Testbatterien und ausführliche, zum Teil computergestützte neuropsychologische Untersuchungsverfahren zur Verfügung. In einer systematischen Übersichtsarbeit konnten 23 Testbatterien und 74 neuropsychologische Untersuchungsverfahren identifiziert werden, die zur Diagnostik und Therapiebeurteilung eingesetzt werden (Ferreira 2010). Screening-Tests wie der PASAT („paced auditory serial addition test"), der Zahlen-Symbol-Test („symbol digit modalities test", SDMT) oder der FST („faces symbol test") werden durch Aufmerksamkeit, Informationsverarbeitungsgeschwindigkeit, Exekutivfunktionen und Arbeitsgedächtnis beeinflusst und erlauben nur eine globale Abschätzung kognitiver Funktionsstörungen, für eine Verlaufsbeurteilung oder eine detaillierte Diagnostik sind sie nicht geeignet. Hierfür ist eine ausführliche neuropsychologische Untersuchung notwendig.

Die therapeutischen Möglichkeiten bestehen grundsätzlich in einem störungsspezifischen kognitiven Training, der Vermittlung von Kompensationsstrategien, einer begleitenden Psychotherapie mit Angehörigenberatung sowie einer medikamentösen Therapie.

Nicht medikamentöse Therapie

Während in einer früheren, systematischen Übersicht aufgrund der heterogenen Studienlage keine Empfehlung für ein spezifisches Aufmerksamkeitstraining gegeben werden konnte (O'Brien et al. 2008), sind seitdem einige (allerdings kleinere) kontrollierte Studien erschienen, die ein intensives und spezifisches Aufmerksamkeitstraining als nützlich erscheinen lassen (Mattioli et al. 2010a, Mattioli et al. 2010b). In ähnlicher Weise waren Exekutivfunktionen, Informationsverarbeitungsgeschwindigkeit und Gedächtnis nach einem 4- bis 12-wöchigen Training zumindest partiell verbessert. Die positiven Effekte hielten teilweise für 6–12 Monate an (Brenk et al. 2008, O'Brien et al. 2008, Fink et al. 2010, Mattioli et al. 2010a, Mattioli et al. 2010b. Obwohl auch ein unspezifisches Training wirksam sein kann (Brenk et al. 2008), scheint in der überwiegenden Zahl der Untersuchungen jedoch ein störungsspezifisches Training notwendig zu sein. Dies unterstreicht die Notwendigkeit einer umfassenden, neuropsychologischen Diagnostik zur Charakterisierung von Art und Ausmaß der kognitiven Einschränkungen.

Die Vermittlung von Kompensationsstrategien und eine begleitende Psychotherapie erscheinen erfolgversprechend, um mit den kognitiven Störungen besser umgehen zu können (O'Brien et al. 2008).

Medikamentöse Therapie

Zur medikamentösen Therapie wurde bisher Donepezil in einer Dosierung von 10 mg täglich empfohlen, nachdem eine 6-wöchige Behandlung zwar klinisch marginale, aber signifikante Effekte beim Erlernen einer Wortliste („selective reminding test", SRT) gezeigt hatte (Krupp et al. 2004). Diese Ergebnisse konnten in einer multizentrischen, randomisierten Studie mit 120 MS-Patienten und Lernstörungen nicht reproduziert werden. Hier waren nach 6 Wochen weder im primären Studienendpunkt (SRT) noch bei irgendeinem sekundären Endpunkt signifikante Unterschiede zu Placebo festzustellen (Krupp et al. 2011). Somit kann Donepezil nun nicht mehr zur Behandlung kognitiver Störungen empfohlen werden.

Auch andere Antidementiva wie Rivastigmin (Shaygannejad et al. 2008) oder Memantin (Lovera et al. 2010) waren über einen Zeitraum von 3 Wochen nicht wirksam, ebenso wenig wie Amantadin, Pemolin (Geisler et al. 1996) oder Methylphenidat (Harel et al. 2009). L-Amphetamin in einer Dosierung von 30 mg über 4 Wochen hatte signifikante Effekte auf einige Lern- und Gedächtnisfunktionen. Nachdem aber die primären Studienendpunkte verfehlt wurden, müssen diese Ergebnisse noch reproduziert werden. Zum jetzigen Zeitpunkt existiert daher keine medikamentöse Therapie, die zur symptomatischen Behandlung kognitiver Störungen bei der MS empfohlen werden könnte.

Therapie von Blasenstörungen

Blasenstörungen sind häufige Komplikationen der MS. In Abhängigkeit von Diagnosekriterien und Erkrankungsbeginn ergibt sich eine Prävalenz von 32–97 % (de Seze et al. 2007). Bei bis zu 14 % der Patienten sind Blasenstörungen sogar das Erstsymptom (Phadke 1990). Die psychosozia-

Molsidomin müssen streng beachtet werden. Apomorphin und Yohimbin werden aufgrund nicht ausreichender Wirkung praktisch nicht mehr eingesetzt.

Sildenafil wurde auch bei 19 MS-Patientinnen mit sexuellen Funktionsstörungen mit nur geringem Erfolg eingesetzt (verstärkte Lubrifikation; Dasgupta et al. 2004). Bei mangelnder Lubrifikation der Scheide und Dyspareunie stehen vor allem hormonhaltige Cremes (z. B. Tibolon) zur Verfügung.

Invasive Verfahren

Eine weitere Behandlungsmöglichkeit der erektilen Dysfunktion ist die intrakavernöse Applikation von Prostaglandinen (Alprostadil), für die allerdings bei MS-Betroffenen keine Daten vorliegen. Diese Therapie sollte durch einen Urologen erfolgen. Vakuumpumpen oder operativ implantierte Penisprothesen spielen in der Therapie der erektilen Dysfunktion MS-betroffener Männer keine Rolle mehr.

■ Neuromyelitis optica und akute Enzephalomyelitis

Differenzialdiagnostisch müssen bei der Diagnose der MS besonders die Neuromyelitis optica (NMO, Devic-Syndrom) und die akute disseminierte Enzephalomyelitis (ADEM) bedacht werden, da sich therapeutische Prinzipien (bei der NMO frühzeitige Immunsuppression, bei der ADEM monophasischer Verlauf ohne Notwendigkeit einer längerfristigen Therapie) von denen der MS abgrenzen lassen.

Neuromyelitis optica (NMO)

Definition

Die Neuromyelitis optica (NMO) ist eine immunvermittelte, chronisch entzündliche Erkrankung des Zentralnervensystems (ZNS) und klinisch gekennzeichnet durch Optikusneuritiden und Myelitiden mit häufig schlechter Rückbildungstendenz. Historisch ist die NMO lange Zeit als Subtyp der Multiplen Sklerose klassifiziert worden. Die Entdeckung eines spezifischen Autoantikörpers (Aquaporin-4-Antikörper, AQP4-Ak) im Serum von NMO-Patienten stützt die Annahme einer Beteiligung des humoralen Immunsystems bei der Erkrankung und erlaubt eine partielle Abgrenzung der NMO von der MS (Lennon et al. 2004, Lennon et al. 2005, Jarius et al. 2008c, Jarius u. Wildemann 2010). Die NMO verläuft mehrheitlich schubförmig, selten monophasisch (Wingerchuk et al. 2007).

Epidemiologie

Der Anteil der NMO an Fällen nicht erregerbedingter entzündlich demyelinisierender Erkrankungen des ZNS in der westlichen Welt wird mit unter 1% angenommen (Shibasaki et al. 1981, Bizzoco et al. 2009). Bemerkenswert ist das Überwiegen des weiblichen Geschlechts (bis zu 9:1 gegenüber 3:1 bei MS). Der Altersgipfel liegt bei 39 Jahren (Wingerchuk et al. 2007), allerdings sind auch Fälle mit Erstmanifestation im Kindes- bzw. höheren Erwachsenenalter beschrieben (Barbieri u. Buscaino 1989, Davis et al. 1996). NMO und verwandte Erkrankungen zeigen eine gegenüber der MS höhere Assoziation mit anderen Autoimmunerkrankungen (Jarius et al. 2008b, Kay et al. 2008, Pittock et al. 2008, Bergamaschi et al. 2009, McKeon et al. 2009, Wandinger et al. 2010).

Zur Erfassung epidemiologischer Daten der NMO-Patienten in Deutschland ist eine Meldung an das NEMOS-Register der Neuromyelitis-optica-Studiengruppe wünschenswert (www.nemos-net.de).

NMO-Spektrum-Erkrankungen

Neben der klassischen NMO werden AQP4-Ak auch bei den sogenannten „NMO-Spektrum-Erkrankungen" (NMOSD) gefunden (Aktas u. Hartung 2009). Hierzu gehören unter anderem die isolierte longitudinal extensive transverse Myelitis (LETM), die monophasische oder rekurrierende isolierte Optikusneuritis (ON) und distinkte Formen der Hirnstammenzephalitis.

Diagnose der NMO

Zur Abklärung einer NMO sind neben Anamnese und körperlicher Untersuchung ein Basislabor (siehe MS), fakultativ eine erweiterte Laboranalytik (siehe MS), die Bestimmung der AQP4-Antikörper, eine holospinale und zerebrale MRT und eine Liquoranalytik (siehe MS) erforderlich.

Nach den von Wingerchuk 2006 (Wingerchuk et al. 2006) vorgeschlagenen diagnostischen Kriterien sollten für die sichere Diagnose einer NMO neben den Leitsymptomen Optikusneuritis *und* Myelitis 2 der 3 folgenden Nebenkriterien erfüllt sein:

1. spinale MRT mit langstreckiger Myelonläsion (≥3 Wirbelkörpersegmente)
2. für eine MS nicht typische kraniale MRT nach den Kriterien von Paty (Paty et al. 1988) bei Erkrankungsbeginn bzw. Erstvorstellung
3. Nachweis von NMO-IgG-Antikörpern im Serum

▶ **Leitsymptom Optikusneuritis:** An eine NMO-assoziierte Optikusneuritis sollte gedacht werden bei:
- bereits initial oder in kurzem zeitlichem Abstand beidseitiger Manifestation
- ungewöhnlich schwerer Visusstörung mit schlechter Remission oder Hinweisen auf eine axonale Schädigung (Amplitudenminderung im VEP)
- wiederholter (insbesondere schwerer) Optikusneuritis
- Optikusneuritis mit begleitender oder zurückliegender Myelitis

▶ **Leitsymptom Myelitis:** Die klinischen Symptome reichen von milden Beschwerden bis hin zum kompletten Querschnittsyndrom mit Para- oder Tetraparese und entwickeln sich in der Regel subakut. Die Symptomatik ist mehrheitlich schwer.

▶ **Nebenkriterium spinale MRT:** Charakteristisch sind langstreckige (≥ 3 Wirbelkörpersegmente) T2-Hyperintensitäten im Myelon, oft zentral betont, mit begleitender Schwellung und inhomogener Kontrastmittelaufnahme (Filippi u. Rocca 2004). Ausgedehnte zentrale Nekrosen und Höhlenbildungen kommen vor (Lim et al. 2011).

▶ **Nebenkriterium kraniale MRT:** Kraniale T2-/FLAIR hyperintense Läsionen finden sich im Verlauf bei bis zu 60 % der NMO-Patienten, wobei MS-typische Veränderungen nur selten (10 %) vorkommen. Bei bis zu 50 % können konfluierende zerebrale Läsionen > 3 cm oder dienzephale und Hirnstammläsionen bereits in der initialen MRT nachweisbar sein und schließen eine NMO, anders als früher vermutet, nicht aus (Nakamura et al. 2009).

▶ **Nebenkriterium Nachweis von Aquaporin-4-(AQP4-) Antikörpern:** Als NMO-spezifischer Befund gilt der Nachweis von AQP4-Ak im Serum. AQP4-Ak finden sich mit den derzeit verfügbaren Nachweisverfahren bei 60–90 % der Patienten mit der klinischen Diagnose einer NMO, sodass ein fehlender Antikörpernachweis eine NMO nicht ausschließt. Der Nachweis von AQP4-Ak ist hochspezifisch (91–100 %) für die NMO (Jarius u. Wildemann 2010).

▶ **Extra-optikospinale Symptome:** Eine bulbäre Symptomatik mit z. B. anhaltendem Singultus, Übelkeit und Erbrechen als Ausdruck einer Hirnstammbeteiligung kann einer Optikusneuritis oder einer Myelitis vorausgehen (Takahashi et al. 2008, Riphagen et al. 2010).

▶ **Liquordiagnostik:** Das Liquorbasisprogramm kann dem Abschnitt MS (s. ▶ S. 434) entnommen werden. Die im Liquor messbaren Parameter unterscheiden sich bei NMO in vielen Fällen, jedoch nicht ausnahmslos von den charakteristischen Veränderungen bei MS. Bei NMO finden sich deutlich seltener liquorspezifische oligoklonale Banden (20–40 %), eine Pleozytose bis 50/µl, eosinophile und/oder neutrophile Granulozyten im Liquorzellbild sowie eine mehrheitlich negative MRZ-Reaktion (Masern-, Röteln- und Varizellen-Antikörperindizes).

Therapie der NMO

Aufgrund der Seltenheit und des häufig schweren Verlaufes der Erkrankung existieren keine prospektiven randomisierten placebokontrollierten Therapiestudien zur NMO. Außerdem gibt es zu den jeweiligen Medikamenten nur eingeschränkt Daten zur Langzeittherapie der NMO. Die Empfehlungen zur Behandlung der NMO basieren daher auf wenigen prospektiven und retrospektiven Fallserien sowie Fallberichten, die lediglich Evidenzgrad IV aufweisen. NMO-Spektrum-Erkrankungen werden im nachfolgenden Therapieabschnitt nicht berücksichtigt.

Behandlung des akuten Erkrankungsschubes

- Intravenöse Behandlung mit **Steroiden** (an 5 aufeinanderfolgenden Tagen je 1g Methylprednisolon pro Tag i.v. unter Magenschutz und Thromboseprophylaxe) (Wingerchuk u. Weinshenker 2008). Aufgrund der Schwere der Erkrankung mit hohem Rezidivrisiko sollte eine orale Ausschleichphase mit Steroiden bis zum Wirkungseintritt von Azathioprin bzw. Rituximab erfolgen.
- Bei nicht ausreichender Besserung oder Verschlechterung der neurologischen Symptomatik sollte eine **Plasmapherese** (5–7 Zyklen) durchgeführt werden. Der frühe Beginn einer Plasmapherese ist mit einem besseren klinischen Ansprechen assoziiert (Weinshenker et al. 1999). Eine zweite Steroidbehandlung, z.B. bei Kontraindikation gegen eine Plasmapherese, kann mit erhöhter Dosis mit bis zu 5 × 2g Methylprednisolon durchgeführt werden (Watanabe et al. 2007, Magana et al. 2011, Wang et al. 2011).
- Bei bekannt gutem Ansprechen auf eine Plasmapherese bei früheren Erkrankungsschüben kann die Plasmapherese auch als Ersttherapie eines schweren Erkrankungsschubes erwogen werden. Ob eine Immunadsorption der Plasmapherese gleichwertig ist, konnte bislang nicht sicher gezeigt werden.

Intervalltherapie der NMO

▶ **Azathioprin:** Zu Azathioprin gibt es eine ältere, kleine prospektive Fallserie, die eine Wirksamkeit bei 7 Patienten mit NMO gezeigt hat (Mandler et al. 1998) sowie mehrere retrospektive Studien (Bichuetti et al. 2010, Costanzi et al. 2011). Abhängig von möglichen Vorerkrankungen und dem Alter des Patienten sowie unter Berücksichtigung der Risiken und Nebenwirkungen sollte eine immunsuppressive Therapie mit Azathioprin (2,5–3 mg/ kg KG/Tag per os) begonnen werden. Bis zum vollen Wirkungseintritt können 2–3 Monate vergehen. Daher sollte die Azathioprin-Therapie am Anfang in Kombination mit einer oralen Steroidtherapie (1 mg/kg KG/Tag) erfolgen (Mandler et al. 1998). Zur praktischen Anwendung von Azathioprin siehe Kapitel MS, ▶ S. 449.

▶ **Rituximab:** In mehreren Fallserien und einer größeren retrospektiven Analyse konnte eine Wirksamkeit für Rituximab bei Patienten mit NMO belegt werden (Jacob et al. 2008, Pellkofer et al. 2011). Dabei handelt es sich in der Mehrzahl der Fälle um Patienten, die bereits mit einer oder mehreren Vortherapien behandelt waren. Ausreichend Daten zu therapienaiven NMO-Patienten gibt es bislang nicht. In 2 Fallserien konnten positive Langzeittherapieeffekte (bis zu 5 Zyklen Rituximab) von Rituximab bei Patienten mit NMO beobachtet werden (Kim et al. 2011a, Pellkofer et al. 2011). Im Allgemeinen wird die Therapie von den Kostenträgern als „off-label" betrachtet.

Bislang gibt es 2 für NMO publizierte Behandlungsregime für Rituximab: entweder jeweils 1000 mg absolut im Abstand von 2 Wochen (wie bei MS) oder 375 mg/m² Körperoberfläche jeweils einmal pro Woche für insgesamt 4 Wochen. Zur Vermeidung von infusionsbedingten Nebenwirkungen sollte vor jeder Infusion eine Prämedikation (1 g Paracetamol, 100 mg Prednisolon, 4 mg Dimetindenmaleat i.v.) verabreicht und auf eine ausreichend langsame Infusionsgeschwindigkeit geachtet werden. Die Therapie mit Rituximab kann bei Ansprechen nach einem Intervall von 6–12 Monaten wiederholt werden, wobei es zur Intervalldauer keine genauen Daten gibt.

▶ **Mycophenolatmofetil:** Für Mycophenolatmofetil (MMF) konnte in einer aktuellen retrospektiven Analyse bei 24 Patienten ein günstiger Effekt auf den Erkrankungsverlauf der NMO gezeigt werden. In dieser Studie war die Hälfte der Patienten zuvor mit Azathioprin behandelt worden (Jacob et al. 2009). Falls eine Unverträglichkeit/Nebenwirkungen gegenüber Azathioprin bestehen, kann eine Therapie mit MMF erwogen werden. Die Therapie sollte mit 2 × 500 mg pro Tag begonnen und dann auf insgesamt 2 × 1 g pro Tag per os gesteigert werden. Blutbild, Leber- und Nierenwerte sollten regelmäßig kontrolliert werden. Es empfiehlt sich dringend, wegen des Off-Label-Status eine Kostenzusage der jeweiligen Krankenkasse einzuholen.

▶ **Mitoxantron:** Für Mitoxantron konnte in einer kleinen prospektiven Untersuchung bei 4 von 5 Patienten eine Stabilisierung des Erkrankungsverlaufes über 2 Jahre erzielt werden (Weinstock-Guttman et al. 2006). Auch in einer größeren Fallserie mit 20 Patienten zeigte sich die Schubrate unter Mitoxantron reduziert (Kim et al. 2011b). Aufgrund des Nebenwirkungsprofils (Kardiotoxizität, Leukämie) und der begrenzten Therapiedauer sollte Mitoxantron erst in der Eskalationstherapie bei fehlendem Ansprechen auf die vorher genannten Therapien bei der NMO zum Einsatz kommen. Dabei sollte die Behandlung mit Mitoxantron analog zur Behandlung bei MS-Patienten durchgeführt werden (s. ▶ S. 446–449).

▶ **Cyclophosphamid:** Eine Behandlung mit Cyclophosphamid kann im Einzelfall bei schweren Verläufen als Eskalationstherapie bei Versagen anderer Therapiemaßnahmen erwogen werden, allerdings liegen hierfür nur Einzelfallbeobachtungen vor (Bonnet et al. 1999, Jarius et al. 2008a, Mok et al. 2008). Die Therapie kann analog zur Behandlung bei MS-Patienten durchgeführt werden (s. ▶ S. 450).

▶ **Interferone/Glatirameracetat:** Für Interferone konnte in jüngsten retrospektiven Analysen ein häufig ungünstiger Effekt auf den Erkrankungsverlauf der NMO gezeigt werden (Papeix et al. 2007, Palace et al. 2010, Shimizu et al. 2010). Zu einer Behandlung mit Glatirameracetat gibt es einzelne positive Fallberichte zur Behandlung der NMO (Bergamaschi 2003, Gartzen et al. 2007).

▶ **Immunglobuline:** In einzelnen Fallberichten konnte ein möglicher positiver Therapieeffekt von hochdosierten intravenösen Immunglobulinen gezeigt werden (Bakker u. Metz 2004, Okada et al. 2007). Bei vorliegender Kontraindikation für eine der anderen Therapien und insbesondere bei Kindern mit NMO kann daher initial auch ein Therapieversuch mit Immunglobulinen erfolgen. Dabei kann in Anlehnung an neuere Studien zur Behandlung von neuroimmunologischen Erkrankungen mit Immunglobulinen einmal monatlich mit hohen Dosen therapiert werden (0,4–1 g/kg KG pro Monat i.v.).

▶ **Kombinationstherapien:** Bei therapierefraktärer NMO kann in ausgewählten Fällen als Eskalationstherapie eine Kombinationstherapie erwogen werden. Methotrexat wurde in einer Studie in Kombination mit oralen Steroiden eingesetzt, die bei 4 von 4 behandelten Patienten einen stabilen Verlauf zeigte (Minagar u. Sheremara 2000). Ebenfalls in Einzelfallberichten beschrieben, wurde eine intermittierende Plasmapherese zusätzlich zu einer immunsuppressiven Therapie eingesetzt und führte zu einer Schubratenreduktion (Miyamoto u. Kusunoki 2009).

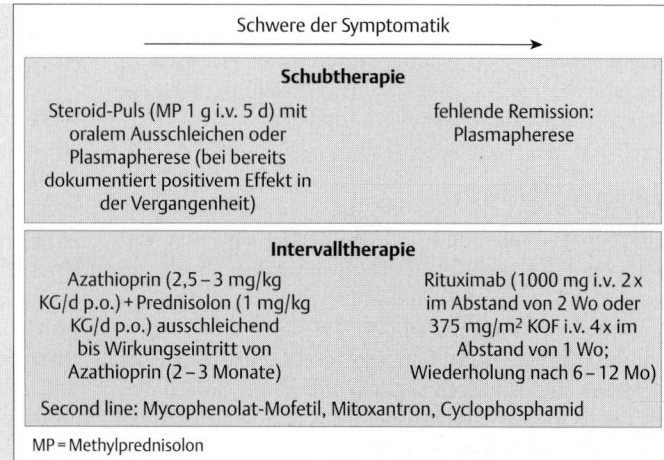

Abb. 31.2 Stufentherapie der Neuromyelitis optica.

▶ **Therapieempfehlungen:** Aufgrund der Datenlage kann für keine der Therapien der NMO eine Empfehlung basierend auf ausreichender Evidenz ausgesprochen werden, sodass die Konsensusgruppe zu folgender Expertenmeinung gekommen ist: Der häufig schwere Verlauf der NMO rechtfertigt bei sicherer Diagnose einer NMO die rasche Einleitung einer immunsuppressiven Therapie, in erster Linie mit Azathioprin oder Rituximab je nach Ausprägung der klinischen und kernspintomografischen Befunde. Bei Kontraindikationen, Nebenwirkungen oder fehlendem Therapieansprechen kann auf eine Therapie mit MMF oder Mitoxantron um-/eingestellt werden. Bei schwer verlaufender NMO und Versagen einer vorausgehenden Therapie können eine Eskalationstherapie mit Cyclophosphamid und/oder Kombinationstherapien erfolgen (▶ Abb. 31.2).

Da bislang keine ausreichenden Daten vorliegen, gelten die Empfehlungen prinzipiell nicht für die NMOSD. Allerdings gibt es Hinweise, dass Patienten mit NMOSD bei Nachweis von AQP4-Ak ein höheres Risiko für einen weiteren Erkrankungsschub aufweisen (Weinshenker et al. 2006, Jarius et al. 2010), sodass im Einzelfall (Schwere des ersten Schubes, Rückbildung) über die Einleitung einer immunsuppressiven Therapie entschieden werden muss.

Vor Beginn einer immunsuppressiven Therapie sollte grundsätzlich ausreichend über mögliche Risiken und Nebenwirkungen (Infektionen, PML, Neoplasien) aufgeklärt werden. Der Impfstatus sollte überprüft und darauf hingewiesen werden, dass während der immunsuppressiven Therapie keine Lebendimpfungen durchgeführt werden sollten.

Akute disseminierte Enzephalomyelitis (ADEM)

Definition

Die akute disseminierte Enzephalomyelitis (ADEM) und ihre Maximalvariante, die akute hämorrhagische Leukoenzephalitis (AHLE), sind seltene, entzündliche demyelinisierende Erkrankungen des ZNS. Die ADEM kann insbesondere eine wichtige Differenzialdiagnose des klinisch isolierten Syndroms (KIS) sein (Miller et al. 2008). Anders als die MS kommt eine ADEM häufiger im Kindesalter als bei Erwachsenen vor (Tenembaum et al. 2002, Krupp et al. 2007), tritt überwiegend in enger zeitlicher Koinzidenz mit Infekten oder Impfungen auf, hat in der Regel einen monophasischen Verlauf und mit Ausnahme der AHLE eine insgesamt günstige Langzeitprognose.

Diagnose der ADEM

Klar definierte diagnostische Kriterien für die ADEM existieren nicht und die sichere Differenzierung einer ADEM gegenüber dem ersten Schub einer MS ist nach den Ergebnissen retrospektiver Verlaufsbeobachtungen nicht immer möglich (Schwarz et al. 2001, Lin et al. 2007). An eine ADEM sollte gedacht werden bei parainfektiösem oder postvakzinalem Auftreten der Symptomatik, was häufig gutachterliche Fragestellungen der Kausalität nach sich zieht. Typisch sind ein subakutes enzephalopathisches Syndrom mit multifokaler polysymptomatischer Erstpräsentation von Symptomen und ein junges Alter (häufig Kinder). Das Spektrum der klinischen Manifestationen ist dabei sehr variabel und reicht von subklinischen Episoden bis hin zu fulminanten und tödlichen Verläufen. Charakteristische, jedoch nicht spezifische radiologische Befunde sind vornehmlich Demyelinisierungsherde in den Basalganglien und große konfluierende Marklagerläsionen sowie bei AHLE uni- oder multifokale Blutungen. Kontrastmittel anreichernde Läsionen sind mehrheitlich nachweisbar, aber nicht obligat. Differenzialdiagnostisch gegenüber einer MS bedeutsam sind, analog zur NMO, eine Pleozytose ≥ 50/μl sowie der nur fakultative und transiente Nachweis oligoklonaler Banden im Liquor (Tenembaum et al. 2002).

Therapie der ADEM

Die Therapie der ADEM erfolgt angesichts der Seltenheit der Erkrankung empirisch. Basistherapie sind einmalig oder wiederholt hochdosierte Kortikosteroide (1–2 g/d) intravenös über 3–5 Tage, gegebenenfalls gefolgt von einer oralen Gabe in ausschleichender Dosierung. Bei mangelhaftem Ansprechen der Symptome sind als Eskalationstherapie intravenöse Immunglobuline, Plasmapherese und Cyclophosphamid geeignet (siehe MS und NMO).

■ Multiple Sklerose und Kinderwunsch

In dieser Leitlinie sollen zum einen Wechselwirkungen der MS auf den Schwangerschaftsverlauf und umgekehrt besprochen werden. Falls nicht schon oben unter den Therapeutika erfolgt, wird nochmals auf die aktuelle Datenlage immunmodulatorischer Therapien eingegangen.

Verlauf und Schubtherapie der Multiplen Sklerose in der Schwangerschaft und post partum

Während die Schubrate in der Schwangerschaft kontinuierlich abnimmt (bis zu 80 % im letzten Drittel), kommt es in den ersten 3 Monaten nach der Entbindung zu einem signifikanten Schubanstieg. Dieser typische Verlauf konnte in vielen Studien reproduziert werden. Etwa 30 % der Frauen erleiden in den ersten 3 Monaten nach der Geburt einen Schub. Im zweiten Trimenon nach der Geburt geht die Schubrate auf das präpartale (unbehandelte) Niveau zurück (Confavreux et al. 1998, Hellwig et al. 2008a). Erfreulicherweise scheinen sich Schwangerschaften nicht negativ auf die Progredienz der Erkrankung bzw. Behinderung auszuwirken (D'Hooghe M et al. 2010).

Tritt dennoch ein Schub in der Schwangerschaft auf (bei etwa 25% der Patientinnen), kann man bei einer schweren Symptomatik nach dem ersten Trimenon wie gewohnt hochdosiert mit Cortison behandeln. Dabei sollte bevorzugt Prednisolon gegeben werden, das im Gegensatz zu Dexamethason, das zur fetalen Lungenreife eingesetzt wird und zu 100% im fetalen Blut nachweisbar ist, nur zu ca. 10% plazentagängig ist. Da im Tierversuch und zum Teil auch beim Menschen das Risiko einer Kiefer-Lippen-Gaumenspaltbildung nicht ausgeschlossen ist (Park-Wyllie et al. 2000) und Steroide als „schwache Teratogene" diskutiert werden, sollte man zwischen der achten und elften Gestationswoche mit einer Kortisontherapie zurückhaltend sein. In der Regel wird nur ein Cortisonpuls in der Schwangerschaft erforderlich sein, es kann jedoch insbesondere bei Mehrfachbehandlungen mit Steroiden zur intrauterinen Wachstumsretardierung (IUGR), zur Frühgeburt sowie zur vorübergehenden Hypoglykämie, Hypotonie und Elektrolytstörungen beim Neugeborenen kommen. Sollte in seltenen Fällen eine Glukokortikoidtherapie bis kurz vor der Geburt notwendig sein, ist auf eine mögliche Nebenniereninsuffizienz des Neugeborenen zu achten.

Fertilität und Schwangerschaftsverlauf bei Frauen mit Multipler Sklerose

Die Fertilität von Männern und Frauen mit Multipler Sklerose ist per se nicht eingeschränkt (Ferrero et al. 2004). Auch durch die immunmodulatorischen Basistherapien und Eskalationstherapien mit Natalizumab oder Fingolimod sollten sich nach momentanem Wissensstand keine Einschränkungen der Fertilität oder Interaktionen mit oralen Kontrazeptiva ergeben.

Die Schwangerschaftsverläufe von Frauen mit MS und gesunden Frauen sind ähnlich. Einschränkungen für die Geburt sollten sich durch die MS nicht ergeben. Der postpartale Schubanstieg ist unabhängig vom Entbindungsmodus. Insbesondere sind Sectiones nicht eingeschränkt, auch müssen Frauen, die an einer MS erkrankt sind, nicht auf eine Periduralanästhesie verzichten. In der PRIMS-Studie korrelierte diese Anästhesie *nicht* mit dem postpartalen Schubanstieg (Confavreux et al. 1998).

Eine erhöhte Rate an Schnittentbindungen ist beschrieben, diese liegt aber nur wenig über dem Durchschnitt gesunder Frauen, ohne einen Anstieg an sonstigen Schwangerschafts- oder Geburtskomplikationen bei Frauen mit MS (Dahl et al. 2005).

Immunmodulation und Kinderwunsch

Da die gängigen Medikamente in der Schwangerschaft und Stillzeit kontraindiziert oder eingeschränkt zugelassen sind, wird eine Unterbrechung der Therapie bzw. eine Beendigung meist schon vor einer geplanten Konzeption, spätestens mit Eintritt der Schwangerschaft empfohlen (Hoffmann 2006b). Zu den meist akzidentellen Schwangerschaften unter Immuntherapie gibt es lediglich wenige Untersuchungen mit zum Teil uneinheitlichen Ergebnissen.

Generell wird eine Unterbrechung der Schwangerschaft wegen Medikamentenexposition bei Konzeption nicht empfohlen, eine intensivierte Ultraschallvorsorge (13. und 20. Woche) jedoch angeraten.

Eine von der Food and Drug Administration (FDA) eingeführte Einteilung für die Bedenklichkeit von Medikamenten in der Schwangerschaft ist in der Praxis gebräuchlich, obwohl diese Risikoklassifikationen in der Kritik stehen, häufig nicht aktuell oder zu allgemein gefasst sind. Keines der für die schubprophylaktische Therapie zugelassenen Medikamente ist in die Kategorie A (gängige Toxizitätskategorien für Verabreichung von Medikamenten während der Schwangerschaft – A ist die höchste = gefährlichste Kategorie) eingruppiert. Eine immunmodulatorische Therapie ist in der Schwangerschaft aufgrund des günstigen natürlichen Verlaufs in den meisten Fällen nicht notwendig.

Im Folgenden sollen einzelne Präparate nochmals hervorgehoben werden.

▶ **Kinderwunsch und Interferone (FDA Kategorie C):** Interferone können nach Risiko-Nutzen-Abwägung durch den behandelnden Arzt in der Schwangerschaft gegeben werden. Neuere Daten der firmeneigenen Schwangerschaftsregister zeigen, dass die Abortrate im Bereich der gesunder Frauen liegt, ohne Hinweise für Teratogenität der Substanz. Die heute gängige Praxis ist es, die Therapie bis zur Bestätigung der Schwangerschaft beizubehalten und bei Vorliegen eines positiven Schwangerschaftstestes zu beenden.

▶ **Kinderwunsch und Glatirameracetat (FDA Kategorie B):** Copaxone zeigt im Tierversuch und in klinischen Fallsammlungen weder teratogenes noch abortives Potenzial. Copaxone ist in Deutschland nicht zur Behandlung von Schwangeren zugelassen.

▶ **Kinderwunsch und Natalizumab (FDA Kategorie C):** Daten zur Sicherheit existieren aus dem firmeneigenen Schwangerschaftsregister (ca. 200) und dem deutschen MS- und Schwangerschaftsregister (ca. 60) ohne Hinweise für eine erhöhte Fehlgeburtsrate, noch ein erkennbares spezifisches Fehlbildungsmuster (Hellwig et al. 2011b).

Neu aufgenommen in die Fachinformation wurde der Text, dass „Natalizumab nicht während einer Schwangerschaft verwendet werden darf, es sei denn der klinische Zustand der Frau erfordert es." Ebenso: „Natalizumab geht in die Muttermilch über, es sollte darunter *nicht* gestillt werden."

Sollte die Gabe von Natalizumab in der Schwangerschaft aufgrund erhöhter Krankheitsaktivität notwendig werden, ist dies möglich, sollte jedoch in erfahrenen Zentren erfolgen.

▶ **Kinderwunsch und Fingolimod (FDA Kategorie C):** Reproduktionstoxizität im Tierversuch und pharmakokinetische Daten der Substanz führen zur Empfehlung, dass Frauen Fingolimod 2 Monate vor einer geplanten Schwangerschaft absetzen sollen. Leider sind bei akzidentellen Schwangerschaften schwere, meist letale Missbildungen beschrieben worden. Tritt dennoch unter Fingolimod bzw. innerhalb von 2 Monaten nach der letzten Einnahme eine Schwangerschaft auf, werden diese wichtigen Daten in einem weltweiten zentralen Schwangerschaftsregister gesammelt. Die Daten können in Deutschland zentral erfasst werden, Kontakt kann über die deutsche MS Gesellschaft DMSG oder das KKNMS hergestellt werden.

Männer müssen Fingolimod vor einer geplanten Zeugung nicht absetzen.

Anmerkung: Es gibt wenig klinische Erfahrung zu Männern, die Kinder unter Therapie gezeugt haben. Aufgrund pharmakokinetischer Berechnungen zum Übertritt von Fingolimod ins Ejakulat (in Tierversuchen), läge die Dosis 180.000-fach unter der teratogenen Dosis bei Ratten.

▶ **Kinderwunsch und Mitoxantron (FDA Kategorie D):** Es ist bekannt, dass unter Mitoxantron eine bleibende Amenorrhö (bis zu 30%), vor allem bei Frauen, die älter als 35 Jahre sind, auftreten kann (Cocco et al. 2008). Derzeit wird untersucht, ob die Herabregulation mit LHRH-Agonisten, analog zu Lupus- bzw. Leukämie-/Lyphom-Patientinnen, einen positiven protektiven Einfluss auf die Ovarfunktion haben kann. Ergebnisse für die MS liegen zum jetzigen Zeitpunkt noch nicht vor. Da es sich um ein Immunsuppressivum mit genotoxischem Potenzial handelt, wird MS-Patienten *beider* Geschlechter empfohlen, die Therapie mindestens 6 Monate vor einer geplanten Schwangerschaft abzusetzen. Männer sollten über die Möglichkeit der Kryokonservierung von Spermien vor der Behandlung aufgeklärt werden (leider keine Kostenübernahme der gesetzlichen Krankenversicherung; die Jahreskosten liegen bei ca. 300 Euro/Jahr).

Besonderheiten post partum

Erfreulicherweise scheint sich ausschließliches Stillen positiv auf die postpartale Schubrate auszuwirken, sodass Frauen mit Stillwunsch dahingehend unterstützt und bestärkt werden sollten (Hellwig et al. 2009a, Langer-Gould et al. 2009). Wichtig ist der Hinweis, dass auf zusätzliche Flaschennahrung verzichtet werden sollte. Schübe können mit hochdosierten Steroiden auch in der Stillzeit behandelt werden, eine Stillkarenz von 4 Stunden wird empfohlen (Greenberger et al. 1993).

Auf Evidenz-Klasse-II-Daten beruht die Empfehlung für MS-Patientinnen mit erhöhter Schubrate vor der Schwangerschaft oder mit Schüben in der Schwangerschaft, zumindest direkt nach der Entbindung eine Behandlung mit intravenösen Immunglobulinen zur Schubprophylaxe durchzuführen. Auch wenn Frauen stillen möchten, gilt diese Behandlung als für das Kind unbedenklich. Die Arbeiten, die den Effekt von post partum applizierten IVIg untersuchten, wurden nicht placebokontrolliert durchgeführt. In den Untersuchungen konnte ein positiver Effekt auf die postpartale Schubrate gezeigt werden. Bei den mit IVIg behandelten Frauen fehlte der typische signifikante postpartale Schubanstieg im Vergleich zum Vorschwangerschaftsniveau. Die Autoren der GAMPP-Studie (Haas u. Hommes 2007) postulierten einen positiven Effekt von IVIg und längerem Stillen auf die postpartale Schubrate. Sie konnten keinen signifikanten Unterschied zwischen 2 unterschiedlichen Dosisarmen hinsichtlich der Schubrate belegen. In Deutschland sind IVIg bei der MS-Behandlung nicht zugelassen, werden aber in Ausnahmesituationen empfohlen.

Wir empfehlen, die niedrigdosierte postpartale IVIg-Behandlung (0,15 g/kg KG alle 4 Wochen, kostenneutral zu den gängigen Immunmodulatoren) für Risikopatientinnen mit Schüben in der Schwangerschaft und im Jahr vor der Schwangerschaft zu erwägen.

Verzichten Frauen auf das Stillen, ist es gängige Praxis, sofort mit einer immunmodulatorischen Therapie anzufangen. Hierzu gibt es bislang für keine Therapie (GLAT/IFN/Natalizumab) einen eindeutigen Wirksamkeitsnachweis hinsichtlich der postpartalen Schubreduktion.

Reproduktionsmedizin und Multiple Sklerose

Existierende Studien zeigen, dass durch reproduktionsmedizinische Behandlungen Schübe ausgelöst werden können (Laplaud et al. 2006, Hellwig et al. 2008, Hellwig et al. 2009b). Frauen mit MS sollten hierüber aufgeklärt werden, ein generelles Abraten von dieser Behandlung sehen wir nicht als gerechtfertigt an. Die Daten zeigen jedoch auch, dass nicht eine bestimmte Hormongabe für den Schubanstieg verantwortlich ist und auch das Zeitintervall zwischen den Stimulationen keine Rolle spielt. Das bedeutet, dass die reproduktionsmedizinische Therapie lediglich von gynäkologischen/reproduktionsmedizinischen Erwägungen abhängig gemacht werden sollte.

Es erscheint sinnvoll, weitere Sicherheitsdaten von unter Immunmodulation entstandenen Schwangerschaften zu sammeln. Um diese und weitere Fragen zu klären, insbesondere aber auch um die schon bestehende Infrastruktur auch hinsichtlich der Zulassung neuer oraler MS-Therapien und akzidentiellen Schwangerschaften unter Therapie zu nutzen, soll diese Leitlinie auf das KKN-MS-Schwangerschaftsregister hinweisen. Hierfür sind alle Schwangeren mit MS geeignet oder Frauen mit MS und kurzfristigem Kinderwunsch sowie Frauen mit MS und unerfülltem Kinderwunsch. Gerne können über die Deutsche MS Gesellschaft oder das KKNMS weitere Informationen eingeholt werden.

■ Besonderheiten der Versorgungsstrukturen für Multiple-Sklerose-Betroffene in Österreich

In Österreich sind alle derzeit gängigen krankheitsmodifizierenden Therapien zur Behandlung der Multiplen Sklerose zugelassen. Für Glatirameracetat und für Mitoxantron bestehen Zulassungen nach nationalen Verfahren,

Tab. 31.3 Erstattung krankheitsmodifizierender Therapien durch die Krankenkassen in Österreich (Stand 08/2011).

	Zulassung	Erstattungskodex
IFN-β1b s.c. (Betaferon)	EMA	**KIS:** lt. EMA-Indikation **RRMS:** lt. EMA-Indikation, beschränkt auf EDSS ≤ 5,5 **SPMS:** 2 Schübe oder eine Verschlechterung um mindestens 1 Punkt im EDSS-Score innerhalb der letzten 2 Jahre und EDSS 3–6,5
IFN-β1a s.c. (Rebif)	EMA	**RRMS:** lt. EMA, beschränkt auf EDSS ≤ 5,5, Alter 18–50 Jahre Kostenübernahme möglich, wenn kostengünstigere Therapiealternativen nachweislich nicht wirksam sind
IFN-β1a i.m. (Avonex)	EMA	**KIS:** keine Erstattung **RRMS:** lt. EMA beschränkt auf 2 Schübe innerhalb der letzten 2 Jahre, EDSS ≤ 5,5
Glatirameracetat[1] (Copaxone)	national	**KIS:** keine Erstattung **RRMS:** 2 Schübe innerhalb der letzten 2 Jahre sowie EDSS < 5,5
Natalizumab (Tysabri)	EMA	**RRMS:** als Eskalationstherapie (lt. EMA): Erstattung nur im begründeten Einzelfall, wenn die Verabreichung der ersten 3 Infusionen im stationären Bereich erfolgte Keine weitere Kostenübernahme bei Patienten, die nach 6-monatiger Behandlung noch keinen ausreichenden Behandlungserfolg zeigen Im Fall eines positiven Antikörpertests und eines positiven Bestätigungstests nach 6 Wochen ist die Behandlung abzubrechen. Patienten, die mit Natalizumab behandelt werden, sind vor Therapiebeginn in das dafür vorgesehene Register der ÖGN aufzunehmen. **RRMS:** als First-Line-Therapie (lt. EMA): keine Erstattung
Fingolimod (Gilenya)	EMA	noch keine Erstattung (Stand: 08/2011)
Mitoxantron[2] (Ebexantron)	national	keine Erstattung im ambulanten Bereich

[1] Zulassungstext in Österreich: Copaxone ist zur Behandlung von Patienten mit hohem Risiko, eine klinisch definierte Multiple Sklerose (CDMS) zu entwickeln, angezeigt, nachdem diese Patienten ein gut definiertes erstes klinisches Ereignis durchgemacht haben. Copaxone ist zur Reduktion der Schubfrequenz bei ambulanten Patienten (d. h. solchen, die ohne Hilfe gehfähig sind) mit schubweise verlaufender, remittierender Multipler Sklerose angezeigt. In klinischen Studien war das durch mindestens 2 Schübe mit neurologischen Funktionsstörungen während der letzten 2 Jahre charakterisiert. Copaxone® ist nicht bei primär oder sekundär progredienter MS angezeigt.

[2] Zulassungstext in Österreich: Ebexantron ist für die Behandlung von nicht rollstuhlpflichtigen Patienten mit sekundär progredienter Multipler Sklerose mit einem EDSS von 3 bis einschließlich 6 sowie Hinweisen für eine weiterhin bestehende inflammatorische Krankheitsaktivität (d. h. entweder superponierte Krankheitsschübe und/oder Nachweis Kontrastmittel aufnehmender T1 und/oder Zunahme der T2-Läsionslast in der zerebralen/spinalen MRT) in den letzten 6 Monaten bei Versagen oder Unverträglichkeit einer Vortherapie mit Immunmodulatoren indiziert. Ebexantron ist für die Behandlung von nicht rollstuhlpflichtigen Patienten mit progressiv schubhafter Multipler Sklerose nur in Ausnahmefällen indiziert, d. h. bei bisherigem Versagen jeglicher immunmodulierender Therapie und weiterhin eindeutiger bestehender Krankheitsaktivität (d. h. zumindest 2 Krankheitsschübe und/oder Nachweis Kontrastmittel aufnehmender T1 und/oder Zunahme der T2-Läsionslast in der zerebralen/spinalen MRT) in den letzten 12 Monaten.

alle übrigen Therapeutika können aufgrund europäischer Zulassungen eingesetzt werden. Für alle im nicht stationären Bereich eingesetzten Therapeutika gelten jedoch zusätzlich die Bestimmungen des Erstattungskodex des Hauptverbands der Sozialversicherungsträger (http://www.hauptverband.at/portal27/portal/hvbportal/emed/), der die Abgabemöglichkeiten der einzelnen Präparate gegenüber den Zulassungen einschränkt (▶ Tab. 31.3).

Für alle Präparate gilt, dass die Diagnosestellung, Verordnung, Einstellung, Therapiekontrolle und Dokumentation durch ein MS-Zentrum erfolgen müssen. Außerdem muss die Schulung der Patienten in der Applikationstechnik gewährleistet sein. Für jene Fälle, die innerhalb der jeweiligen Indikation, aber außerhalb der Regelung des Erstattungskodex sind, kann nach Rücksprache mit der Krankenversicherung im Einzelfall eine Erstattung erreicht werden.

■ Versorgungskoordination

Für die Koordination und die Übergänge zwischen ambulanter/stationärer MS-Therapie wird auf die entsprechende Versorgungsleitlinie verwiesen.

■ Redaktionskomitee

Prof. Dr. Ralf Gold, Neurologische Klinik, St.-Josef-Hospital, Ruhr-Universität Bochum
Sandra Hanschke, Geschäftsstelle des Krankheitsbezogenen Kompetenznetzes Multiple Sklerose, Klinikum rechts der Isar, TU München
Prof. Dr. Bernhard Hemmer, Klinikum rechts der Isar, Neurologische Klinik und Poliklinik der TU München
Prof. Dr. Heinz Wiendl, Klinik für Neurologie, Westfälische Wilhelms-Universität Münster

Federführend: Prof. Dr. Ralf Gold, Neurologische Klinik, St.-Josef-Hospital, Ruhr-Universität Bochum, Gudrunstraße 56 44791 Bochum
E-Mail: Ralf.Gold@rub.de

Entwicklungsstufe der Leitlinie: S2e

■ Literatur

Abrams P, Blaivas JG, Fowler CJ et al. The role of neuromodulation in the management of urinary urge incontinence. BJU Int 2003; 91: 355–359

Achiron A, Kishner I, Dolev M et al. Effect of intravenous immunoglobulin treatment on pregnancy and post-partum related relapses in multiple sclerosis. J Neurol 2004a; 251: 1133–1137

Achiron A, Kishner I, Sarova-Pinhas I et al. Intravenous immunoglobulin treatment following the first demyelinating event suggestive of multiple sclerosis. A randomized, double-blind, placebo-controlled trial. Arch Neurol 2004b; 61: 1515–1520

Achiron A, Rotstein Z, Noy S et al. Intravenous immunoglobulin treatment in the prevention of childbirth-associated acute exacerbations in multiple sclerosis: a pilot study. J Neurol 1996; 243: 25–28

Aktas O, Hartung HP. Neuromyelitis and more: the unfolding spectrum of aquaporin 4-related neurological diseases. J Neurol 2009; 256: 1906–1908

Albrecht H, Wotzel C, Erasmus LP et al. Day-to-day variability of maximum walking distance in MS patients can mislead to relevant changes in the Expanded Disability Status Scale (EDSS): average walking speed is a more constant parameter. Mult Scler 2001; 7: 105–109

Anonymous. Fachinformation zu Extavia. http://www.extavia.de 2009

Anonymous. Merck Serono reicht Antrag auf Indikationserweiterung für Rebif® in Europa ein. Available from: http://www.merckserono.com/corp.merckserono_2011/en/images/20110629_de_tcm1494_76302 pdf?Version=; 2011

Azuno Y, Kaku K, Fujita N et al. Mitoxantrone and etoposide in breast milk. Am J Hematol 1995; 48: 131–132

Bagert B, Camplair P, Bourdette D. Cognitive dysfunction in multiple sclerosis: natural history, pathophysiology and management. CNS Drugs 2002; 16: 445–455

Bakker J, Metz L. Devic's neuromyelitis optica treated with intravenous gamma globulin (IVIG). Can J Neurol Sci 2004; 31: 265–267

Banwell B, Bar-Or A, Arnold DL et al. Clinical, environmental, and genetic determinants of multiple sclerosis in children with acute demyelination: a prospective national cohort study. Lancet Neurol 2011; 10: 436–445

Banwell B, Ghezzi A, Bar-Or A et al. Multiple sclerosis in children: clinical diagnosis, therapeutic strategies, and future directions. Lancet Neurol 2007; 6: 887–902

Barbieri F, Buscaino GA. Neuromyelitis optica in the elderly. Acta Neurol 1989; 11: 247–251

Barkhof F, Rocca M, Francis G et al. Validation of diagnostic magnetic resonance imaging criteria for multiple sclerosis and response to interferon beta1a. Ann Neurol 2003; 53: 718–724

Bar-Or A, Calabresi PA, Arnold D et al. Rituximab in relapsing-remitting multiple sclerosis: a 72-week, open-label, phase I trial. Ann Neurol 2008; 63: 395–400

Beck RW. The optic neuritis treatment trial: three-year follow-up results. Arch Ophthalmol 1995; 113: 136–137

Beck RW, Cleary PA, Anderson MM, jr. et al. A randomized, controlled trial of corticosteroids in the treatment of acute optic neuritis. The Optic Neuritis Study Group. N Engl J Med 1992; 326: 581–588

Beck RW, Cleary PA, Trobe JD et al. The effect of corticosteroids for acute optic neuritis on the subsequent development of multiple sclerosis. The Optic Neuritis Study Group. N Engl J Med 1993; 329: 1764–1769

Ben Smail D, Peskine A, Roche N et al. Intrathecal baclofen for treatment of spasticity of multiple sclerosis patients. Mult Scler 2006; 12: 101–103

Bergamaschi R. Glatiramer acetate treatment in Devic's neuromyelitis optica. Brain 2003; 126: 1E–1a

Bergamaschi R, Jarius S, Robotti M et al. Two cases of benign neuromyelitis optica in patients with celiac disease. J Neurol 2009; 256: 2097–2099

Bermel RA, Weinstock-Guttman B, Bourdette D et al. Intramuscular interferon beta-1a therapy in patients with relapsing-remitting multiple sclerosis: a 15-year follow-up study. Mult Scler 2010; 16: 588–596

Bertolotto A. Neutralizing antibodies to interferon beta: implications for the management of multiple sclerosis. Curr Opin Neurol 2004; 17: 241–246

Bichuetti DB, Lobato de Oliveira EM, Oliveira DM et al. Neuromyelitis optica treatment: analysis of 36 patients. Arch Neurol 2010; 67: 1131–1136

Bielekova B, Catalfamo M, Reichert-Scrivner S et al. Regulatory CD56 (bright) natural killer cells mediate immunomodulatory effects of IL-2-R alpha-targeted therapy (daclizumab) in multiple sclerosis. Proc Natl Acad Sci USA 2006; 103: 5941–5946

Bielekova B, Richert N, Howard T et al. Humanized anti-CD25 (daclizumab) inhibits disease activity in multiple sclerosis patients failing to respond to interferon beta. Proc Natl Acad Sci USA 2004; 101: 8705–8708

Bizzoco E, Lolli F, Repice AM et al. Prevalence of neuromyelitis optica spectrum disorder and phenotype distribution. J Neurol 2009; 256: 1891–1898

Blumhardt LD, Vermeij BJ, Amato M et al. A quality network model for the daily care of multiple sclerosis. Mult Scler 2000; 6: 231–236

Bonnet F, Mercie P, Morlat P et al. Devic's neuromyelitis optica during pregnancy in a patient with systemic lupus erythematosus. Lupus 1999; 8: 244–247

Boskovic R, Wide R, Wolpin J et al. The reproductive effects of beta interferon therapy in pregnancy: a longitudinal cohort. Neurology 2005; 65: 807–811

Bosma R, Wynia K, Havlikova E et al. Efficacy of desmopressin in patients with multiple sclerosis suffering from bladder dysfunction: a meta-analysis. Acta Neurol Scand 2005; 112: 1–5

Bourahoui A, De SJ, Guttierez R et al. CSF isoelectrofocusing in a large cohort of MS and other neurological diseases. Eur J Neurol 2004; 11: 525–529

Brar SP, Smith MB, Nelson LM et al. Evaluation of treatment protocols on minimal to moderate spasticity in multiple sclerosis. Arch Phys Med Rehabil 1991; 72: 186–189

Brenk A, Laun K, Haase CG. Short-term cognitive training improves mental efficiency and mood in patients with multiple sclerosis. Eur Neurol 2008; 60: 304–309

Brex PA, Ciccarelli O, O'Riordan JI et al. A longitudinal study of abnormalities on MRI and disability from multiple sclerosis. N Engl J Med 2002; 346: 158–164

Broadley SA, Deans J, Sawcer SJ et al. Autoimmune disease in first-degree relatives of patients with multiple sclerosis – A UK survey. Brain 2000; 123: 1102–1111

Brown JN, Howard CA, Kemp DW. Modafinil for the treatment of multiple sclerosis-related fatigue. Ann Pharmacother 2010; 44: 1098–1103

Burton JM, O'Connor PW, Hohol M et al. Oral versus intravenous steroids for treatment of relapses in multiple sclerosis. Cochrane Database Syst Rev 2009; 4: CD006921

Buttmann M, Rieckmann P. Interferon-beta in multiple sclerosis. Exp Rev Neurother 2007; 7: 227–239

CAMMS223-Trial-Investigators. Alemtuzumab vs. interferon beta-1a in early multiple sclerosis. N Engl J Med 2008; 359: 1786–1801

Carson KR, Evens AM, Richey EA et al. Progressive multifocal leukoencephalopathy after rituximab therapy in HIV-negative patients: a report of 57 cases from the Research on Adverse Drug Events and Reports project. Blood 2009; 113: 4834–4840

Chapple CR, Khullar V, Gabriel Z et al. The effects of antimuscarinic treatments in overactive bladder: an update of a systematic review and meta-analysis. Eur Urol 2008; 54: 543–562

Chartier-Kastler E, Denys P. Intermittent catheterization with hydrophilic catheters as a treatment of chronic neurogenic urinary retention. Neurourol Urodyn 2011; 30: 21–31

Clanet M, Radue EW, Kappos L et al. A randomized, double-blind, dose-comparison study of weekly interferon beta-1a in relapsing MS. Neurology 2002; 59: 1507–1517

Clifford DB, Ances B, Costello C et al. Rituximab-associated progressive multifocal leukoencephalopathy in rheumatoid arthritis. Arch Neurol 2011; 68: 1156–1164

Cocco E, Sardu C, Gallo P et al. Frequency and risk factors of mitoxantrone-induced amenorrhea in multiple sclerosis: the FEMIMS study. Mult Scler 2008; 14: 1225–1233

Cohen BA, Rivera VM. PRISMS: the story of a pivotal clinical trial series in multiple sclerosis. Curr Med Res Opin 2010; 26: 827–838

Coles A, Deans J, Compston A. Campath-1H treatment of multiple sclerosis: lessons from the bedside for the bench. Clin Neurol Neurosurg 2004; 106: 270–274

Coles AJ, Fox E, Vladic A et al. Alemtuzumab versus interferon beta-1a in early relapsing-remitting multiple sclerosis: post-hoc and subset analyses of clinical efficacy outcomes. Lancet Neurol 2011; 10: 338–348

Coles AJ, Wing M, Smith S et al. Pulsed monoclonal antibody treatment and autoimmune thyroid disease in multiple sclerosis. Lancet 1999; 354: 1691–1695

Comi G, Cohen JA, Arnold DL et al. Phase III dose-comparison study of glatiramer acetate for multiple sclerosis. Ann Neurol 2011; 69: 75–82

Confavreux C, Hutchinson M, Hours MM et al. Rate of pregnancy-related relapse in multiple sclerosis. Pregnancy in Multiple Sclerosis Group. N Engl J Med 1998; 339: 285–291

Confavreux C, Vukusic S, Moreau T et al. Relapses and progression of disability in multiple sclerosis. N Engl J Med 2000; 343: 1430–1438

Cooper N. Evidence-based lumbar puncture: best practice to prevent headache. Hosp Med 2002; 63: 598–599

Costanzi C, Matiello M, Lucchinetti CF et al. Azathioprine: tolerability, efficacy, and predictors of benefit in neuromyelitis optica. Neurology 2011; 77: 659–666

Cross AH, Stark JL, Lauber J et al. Rituximab reduces B cells and T cells in cerebrospinal fluid of multiple sclerosis patients. J Neuroimmunol 2006; 180: 63–70

Cutter GR, Baier ML, Rudick RA et al. Development of a multiple sclerosis functional composite as a clinical trial outcome measure. Brain 1999; 122: 871–882

Cutter NC, Scott DD, Johnson JC et al. Gabapentin effect on spasticity in multiple sclerosis: a placebo-controlled, randomized trial. Arch Phys Med Rehabil 2000; 81: 164–169

Dahl J, Myhr KM, Daltveit AK et al. Pregnancy, delivery, and birth outcome in women with multiple sclerosis. Neurology 2005; 65: 1961–1963

Dalgas U, Stenager E, Ingemann-Hansen T. Multiple sclerosis and physical exercise: recommendations for the application of resistance-, endurance- and combined training. Mult Scler 2008; 14: 35–53

Dasgupta R, Wiseman OJ, Kanabar G et al. Efficacy of sildenafil in the treatment of female sexual dysfunction due to multiple sclerosis. J Urol 2004; 171: 1189–1193; discussion 1193

Davis R, Thiele E, Barnes P et al. Neuromyelitis optica in childhood: case report with sequential MRI findings. J Child Neurol 1996; 11: 164–167

de Seze J, Chapelotte M, Delalande S et al. Intravenous corticosteroids in the postpartum period for reduction of acute exacerbations in multiple sclerosis. Mult Scler 2004; 10: 596–597

de Seze M, Ruffion A, Denys P et al. The neurogenic bladder in multiple sclerosis: review of the literature and proposal of management guidelines. Mult Scler 2007; 13: 915–928

DGN. DGN-Leitlinien 2008. Available from: http://www.dgn.org/inhalte-a-z/437-leitlinien-der-dgn-diagnostik-und-therapie-der-multiplen-sklerose.html

D'Hooghe M B, Nagels G, Uitdehaag BM. Long-term effects of childbirth in MS. J Neurol Neurosurg Psychiatry 2010; 81: 38–41

Durelli L, Verdun E, Barbero P et al. Every-other-day interferon beta-1b versus once-weekly interferon beta-1a for multiple sclerosis: results of a 2-year prospective randomised multicentre study (INCOMIN). Lancet 200227; 359: 1453–1460

Ebers GC, Sadovnick AD. The role of genetic factors in multiple sclerosis susceptibility. J Neuroimmunol 1994; 54: 1–17

Edan G, Miller D, Clanet M et al. Therapeutic effect of mitoxantrone combined with methylprednisolone in multiple sclerosis: a randomised multicentre study of active disease using MRI and clinical criteria. J Neurol Neurosurg Psychiatry 1997; 62: 112–118

Ehren I, Volz D, Farrelly E et al. Efficacy and impact of botulinum toxin A on quality of life in patients with neurogenic detrusor overactivity: a randomised, placebo-controlled, double-blind study. Scand J Urol Nephrol 2007; 41: 335–340

Ellison GW, Myers LW, Leake BD et al. Design strategies in multiple sclerosis clinical trials. The Cyclosporine Multiple Sclerosis Study Group. Ann Neurol 1994; 36 108–112

Fazekas F, Barkhof F, Filippi M et al. The contribution of magnetic resonance imaging to the diagnosis of multiple sclerosis. Neurology 1999; 53: 448–456

Fazekas F, Lublin FD, Li D et al. Intravenous immunoglobulin in relapsing-remitting multiple sclerosis: a dose-finding trial. Neurology 2008; 71: 265–271

Ferreira ML. Cognitive deficits in multiple sclerosis: a systematic review. Arq Neuropsiquiatr 2010; 68: 632–641

Ferrero S, Esposito F, Pretta S et al. Fetal risks related to the treatment of multiple sclerosis during pregnancy and breastfeeding. Expert Rev Neurother 2006; 6: 1823–1831

Ferrero S, Pretta S, Ragni N. Multiple sclerosis: management issues during pregnancy. European journal of obstetrics, gynecology, and reproductive biology 2004; 115: 3–9

Feys P, D'Hooghe M B, Nagels G et al. The effect of levetiracetam on tremor severity and functionality in patients with multiple sclerosis. Mult Scler 2009; 15: 371–378

Feys P, Helsen W, Liu X et al. Effects of peripheral cooling on intention tremor in multiple sclerosis. J Neurol Neurosurg Psychiatry 2005; 76: 373–379

Filippi M, Falini A, Arnold DL et al. Magnetic resonance techniques for the in vivo assessment of multiple sclerosis pathology: consensus report of the white matter study group. J Magn Reson Imaging 2005; 21: 669–675

Filippi M, Rocca MA. MR imaging of Devic's neuromyelitis optica. Neurol Sci 2004; 25 (Suppl. 4): 371–373

Fink F, Rischkau E, Butt M et al. Efficacy of an executive function intervention programme in MS: a placebo-controlled and pseudo-randomized trial. Mult Scler 2010; 16: 1148–1151

Flachenecker P. Pathophysiologie und Abgrenzung zu anderen Symptomen und Erkrankungen. In: IK Penner, Hrsg. Fatigue bei Multipler Sklerose. Bad Honnef: Hippocampus Verlag; 2009: 20–38

Flachenecker P. Autoimmune diseases and rehabilitation. Autoimmun Rev 2012; 11: 219–225

Flachenecker P, Zettl UK, Gotze U et al. MS-Register in Deutschland – Design und erste Ergebnisse der Pilotphase. Nervenarzt 2005; 76: 967–975

Fleischmann RM. Progressive multifocal leukoencephalopathy following rituximab treatment in a patient with rheumatoid arthritis. Arthritis Rheum 2009; 60: 3225–3228

Foley FW, LaRocca NG, Sanders AS et al. Rehabilitation of intimacy and sexual dysfunction in couples with multiple sclerosis. Mult Scler 2001; 7: 417–421

Fowler CJ, Miller JR, Sharief MK et al. A double blind, randomised study of sildenafil citrate for erectile dysfunction in men with multiple sclerosis. J Neurol Neurosurg Psychiatry 2005; 76: 700–705

Fowler CJ, Panicker JN, Drake M et al. A UK consensus on the management of the bladder in multiple sclerosis. J Neurol Neurosurg Psychiatry 2009; 80: 470–477

Freedman MS, Francis GS, Sanders EA et al. Randomized study of once-weekly interferon beta-1a therapy in relapsing multiple sclerosis: three-year data from the OWIMS study. Mult Scler 2005; 11: 41–45

Frohman EM, Fujimoto JG, Frohman TC et al. Optical coherence tomography: a window into the mechanisms of multiple sclerosis. Nat Clin Prac Neurol 2008; 4: 664–675

Gartzen K, Limmroth V, Putzki N. Relapsing neuromyelitis optica responsive to glatiramer acetate treatment. Eur J Neurol 2007; 14: e12–e13

Gass A, Moseley IF. The contribution of magnetic resonance imaging in the differential diagnosis of optic nerve damage. J Neurol Sci 2000; 172: 17–22

Geisler MW, Sliwinski M, Coyle PK et al. The effects of amantadine and pemoline on cognitive functioning in multiple sclerosis. Arch Neurol 1996; 53: 185–188

Giesser B, Beres-Jones J, Budovitch A et al. Locomotor training using body weight support on a treadmill improves mobility in persons with multiple sclerosis: a pilot study. Mult Scler 2007; 13: 224–231

Giovannelli M, Borriello G, Castri P et al. Early physiotherapy after injection of botulinum toxin increases the beneficial effects on spasticity in patients with multiple sclerosis. Clin Rehabil 2007; 21: 331–337

Giovannoni G, Barbarash O, Casset-Semanaz F et al. Immunogenicity and tolerability of an investigational formulation of interferon-beta1a: 24- and 48-week interim analyses of a 2-year, single-arm, historically controlled, phase IIIb study in adults with multiple sclerosis. Clin Ther 2007; 29: 1128–1145

Gold R, Hartung HP. Multiple Sklerose. In: Diener HC, Putzki N, Hrsg. Leitlinien der Deutschen Gesellschaft für Neurologie, Stuttgart: Thieme 2008: 364–383

Goodman AD, Brown TR, Edwards KR et al. A phase 3 trial of extended release oral dalfampridine in multiple sclerosis. Ann Neurol 2010; 68: 494–502

Goodman AD, Brown TR, Krupp LB et al. Sustained-release oral fampridine in multiple sclerosis: a randomised, double-blind, controlled trial. Lancet 2009; 373: 732–738

Grauer O, Offenhausser M, Schmidt J et al. Glukokortikosteroid-Therapie bei Optikusneuritis und Multipler Sklerose. Evidenz aus klinischen Studien und praktische Empfehlungen. Nervenarzt 2001; 72: 577–589

Greenberger PA, Odeh YK, Frederiksen MC et al. Pharmacokinetics of prednisolone transfer to breast milk. Clin Pharmacol Ther 1993; 53: 324–328

Guay DR. Cranberry and urinary tract infections. Drugs 2009; 69: 775–807

Haas J. High dose IVIG in the post partum period for prevention of exacerbations in MS. Mult Scler 2000; 6 (Suppl. 2): 18–20

Haas J, Hommes OR. A dose comparison study of IVIG in postpartum relapsing-remitting multiple sclerosis. Mult Scler 2007; 13: 900–908

Harel Y, Appleboim N, Lavie M et al. Single dose of methylphenidate improves cognitive performance in multiple sclerosis patients with impaired attention process. J Neurol Sci 2009; 276: 38–40

Hashim H, Abrams P. How should patients with an overactive bladder manipulate their fluid intake? BJU Int 2008; 102: 62–66

Hauser SL, Waubant E, Arnold DL et al. B-cell depletion with rituximab in relapsing-remitting multiple sclerosis. N Engl J Med 2008; 358: 676–688

Havrdova E, Zivadinov R, Krasensky J et al. Randomized study of interferon beta-1a, low-dose azathioprine, and low-dose corticosteroids in multiple sclerosis. Mult Scler 2009; 15: 965–976

Hawker K, O'Connor P, Freedman MS et al. Rituximab in patients with primary progressive multiple sclerosis: results of a randomized double-blind placebo-controlled multicenter trial. Ann Neurol 2009; 66: 460–471

Hein T, Hopfenmüller W. Hochrechnung der Zahl an Multiple Sklerose erkrankten Patienten in Deutschland. Nervenarzt 2000; 71: 288–294

Hellwig K, Beste C, Brune N et al. Increased MS relapse rate during assisted reproduction technique. J Neurol 2008a; 255: 592–593

Hellwig K, Brune N, Haghikia A et al. Reproductive counselling, treatment and course of pregnancy in 73 German MS patients. Acta Neurol Scand 2008b; 118: 24–28

Hellwig K, Gold R. Progressive multifocal leukoencephalopathy and natalizumab. J Neurol 2011a; 258: 1920–1928

Hellwig K, Haghikia A, Agne H et al. Protective effect of breastfeeding in postpartum relapse rate of mothers with multiple sclerosis. Arch Neurol 2009a; 66: 1580–1581; author reply: 1581

Hellwig K, Haghikia A, Gold R. Pregnancy and natalizumab: results of an observational study in 35 accidental pregnancies during natalizumab treatment. Mult Scler 2011b; 17: 958–963

Hellwig K, Schimrigk S, Beste C et al. Increase in relapse rate during assisted reproduction technique in patients with multiple sclerosis. Eur Neurol 2009b; 61: 65–68

Hemmer B, Stuve O, Kieseier B et al. Immune response to immunotherapy: the role of neutralising antibodies to interferon beta in the treatment of multiple sclerosis. Lancet Neurol 2005; 4: 403–412

Hemmett L, Holmes J, Barnes M et al. What drives quality of life in multiple sclerosis? QJM 2004; 97: 671–676

Henze T. Symptomatische Therapie der Multiplen Sklerose. Nervenarzt 2004; 75 (Suppl. 1): 2–39

Henze T. Symptomatische Therapie der Multiplen Sklerose. Stuttgart: Thieme; 2005

Hess MJ, Hess PE, Sullivan MR et al. Evaluation of cranberry tablets for the prevention of urinary tract infections in spinal cord injured patients with neurogenic bladder. Spinal Cord 2008; 46: 622–626

Hoffmann V, Kuh W, Schimrigk S et al. Repeat intrathecal triamcinolone acetonide application is beneficial in progressive MS patients. Eur J Neurol 2006a; 13: 72–76

Hoffmann LA, Kumpfel T, Heer I et al. „Andere Umstände": Schwangerschaft und immunmodulatorische Therapie bei Multipler Sklerose. Nervenarzt 2006b; 77: 663–664, 666–668, 670

Hommes OR, Sorensen PS, Fazekas F et al. Intravenous immunoglobulin in secondary progressive multiple sclerosis: randomised placebo-controlled trial. Lancet 2004; 364: 1149–1156

Hyman N, Barnes M, Bhakta B et al. Botulinum toxin (Dysport) treatment of hip adductor spasticity in multiple sclerosis: a prospective, randomised, double blind, placebo controlled, dose ranging study. J Neurol Neurosurg Psychiatry 2000; 68: 707–712

Jacob A, Matiello M, Weinshenker BG et al. Treatment of neuromyelitis optica with mycophenolate mofetil: retrospective analysis of 24 patients. Arch Neurol 2009; 66: 1128–1133

Jacob A, Weinshenker BG, Violich I et al. Treatment of neuromyelitis optica with rituximab: retrospective analysis of 25 patients. Arch Neurol 2008; 65: 1443–1448

Jacobs LD, Beck RW, Simon JH et al. Intramuscular interferon beta-1a therapy initiated during a first demyelinating event in multiple sclerosis. CHAMPS Study Group. N Engl J Med 2000; 343: 898–904

Janardhan V, Bakshi R. Quality of life in patients with multiple sclerosis: the impact of fatigue and depression. J Neurol Sci 2002; 205: 51–58

Jarius S, Aboul-Enein F, Waters P et al. Antibody to aquaporin-4 in the long-term course of neuromyelitis optica. Brain 2008a; 131: 3072–3080

Jarius S, Frederikson J, Waters P et al. Frequency and prognostic impact of antibodies to aquaporin-4 in patients with optic neuritis. J Neurol Sci 2010; 298: 158–162

Jarius S, Jacob S, Waters P et al. Neuromyelitis optica in patients with gluten sensitivity associated with antibodies to aquaporin-4. J Neurol Neurosurg Psychiatry 2008b; 79: 1084

Jarius S, Paul F, Franciotta D et al. Mechanisms of disease: aquaporin-4 antibodies in neuromyelitis optica. Nat Clin Pract Neurol 2008c; 4: 202–214

Jarius S, Wildemann B. AQP4 antibodies in neuromyelitis optica: diagnostic and pathogenetic relevance. Nat Rev Neurol 2010; 6: 383–392

Jones L, Lewis Y, Harrison J et al. The effectiveness of occupational therapy and physiotherapy in multiple sclerosis patients with ataxia of the upper limb and trunk. Clin Rehabil 1996; 10: 277–282

Kallmann BA, Fackelmann S, Toyka KV et al. Early abnormalities of evoked potentials and future disability in patients with multiple sclerosis. Mult Scler 2006; 12: 58–65

Kappos L. Efficacy and safety of ocrelizumab in patients with relapsing-remitting multiple sclerosis: results of a phase II randomised placebo-controlled multicentre trial. ECTRIMS 2010 October 13–16: P114

Kappos L. Ocrelizumab in relapsing-remitting multiple sclerosis: 48 week efficacy and safety results of a phase II randomized placebo-controlled multicenter trial. Neurology 2011; 378: 1779–1187

Kappos L, Freedman MS, Polman CH et al. Effect of early versus delayed interferon beta-1b treatment on disability after a first clinical event suggestive of multiple sclerosis: a 3-year follow-up analysis of the BENEFIT study. Lancet 2007; 370: 389–397

Kappos L, Weinshenker B, Pozzilli C et al. Interferon beta-1b in secondary progressive MS: a combined analysis of the two trials. Neurology 2004; 63: 1779–1787

Kaufman DI, Trobe JD, Eggenberger ER et al. Practice parameter: the role of corticosteroids in the management of acute monosymptomatic optic neuritis. Report of the Quality Standards Subcommittee of the American Academy of Neurology. Neurology 2000; 54: 2039–2044

Kay CS, Scola RH, Lorenzoni PJ et al. NMO-IgG positive neuromyelitis optica in a patient with myasthenia gravis but no thymectomy. J Neurol Sci 2008; 275: 148–150

Keegan M, Konig F, McClelland R et al. Relation between humoral pathological changes in multiple sclerosis and response to therapeutic plasma exchange. Lancet 2005; 366: 579–582

Keegan M, Pineda AA, McClelland RL et al. Plasma exchange for severe attacks of CNS demyelination: predictors of response. Neurology 2002; 58: 143–146

Khan F, Turner-Stokes L, Ng L et al. Multidisciplinary rehabilitation for adults with multiple sclerosis. Cochrane Database Syst Rev 2007; 2: CD006036

Kim SH, Kim W, Li XF et al. Repeated treatment with rituximab based on the assessment of peripheral circulating memory B cells in patients with relapsing neuromyelitis optica over 2 years. Arch Neurol 2011a; 68: 1412–1420

Kim SH, Kim W, Park MS et al. Efficacy and safety of mitoxantrone in patients with highly relapsing neuromyelitis optica. Arch Neurol 2011b; 68: 473–479

Klotz L, Meuth SG, Wiendl H. Immune mechanisms of new therapeutic strategies in multiple sclerosis – a focus on alemtuzumab. Clin Immunol 2011; 142: 25–30

Kobelt G, Berg J, Lindgren P et al. Costs and quality of life of patients with multiple sclerosis in Europe. J Neurol Neurosurg Psychiatry 2006; 77: 918–926

Koch-Henriksen N, Sorensen PS. The changing demographic pattern of multiple sclerosis epidemiology. Lancet Neurology 2010; 9: 520–532

Koch-Henriksen N, Sorensen PS, Christensen T et al. A randomized study of two interferon-beta treatments in relapsing-remitting multiple sclerosis. Neurology 2006; 66: 1056–1060

Kos D, Kerckhofs E, Nagels G et al. Origin of fatigue in multiple sclerosis: review of the literature. Neurorehabil Neural Repair 2008; 22: 91–100

Kosmidis ML, Dalakas MC. Practical considerations on the use of rituximab in autoimmune neurological disorders. Ther Adv Neurol Disord 2010; 3: 93–105

Kragt JJ, Hoogervorst EL, Uitdehaag BM et al. Relation between objective and subjective measures of bladder dysfunction in multiple sclerosis. Neurology 2004; 63: 1716–1718

Kreisler A, de Seze J, Stojkovic T et al. Multiple sclerosis, interferon beta and clinical thyroid dysfunction. Acta Neurol Scand 2003; 107: 154–157

Krupp LB, Banwell B, Tenembaum S. Consensus definitions proposed for pediatric multiple sclerosis and related disorders. Neurology 2007; 68: 7–12

Krupp LB, Christodoulou C, Melville P et al. Donepezil improved memory in multiple sclerosis in a randomized clinical trial. Neurology 2004; 63: 1579–1585

Krupp LB, Christodoulou C, Melville P et al. Multicenter randomized clinical trial of donepezil for memory impairment in multiple sclerosis. Neurology 2011; 76: 1500–1507

Kuhle J, Pohl C, Mehling M et al. Lack of association between antimyelin antibodies and progression to multiple sclerosis. N Engl J Med 2007; 356: 371–378

Kurtzke JF. Rating neurologic impairment in multiple sclerosis: an expanded disability status scale (EDSS). Neurology 1983; 33: 1444–1452

Langdon DW. Cognition in multiple sclerosis. Curr Opin Neurol 2011; 24: 244–249

Langer-Gould A, Huang SM, Gupta R et al. Exclusive breastfeeding and the risk of postpartum relapses in women with multiple sclerosis. Arch Neurol 2009; 66: 958–963

Laplaud DA, Leray E, Barriere P et al. Increase in multiple sclerosis relapse rate following in vitro fertilization. Neurology 2006; 66: 1280–1281

Lassmann H, Bruck W, Lucchinetti C. Heterogeneity of multiple sclerosis pathogenesis: implications for diagnosis and therapy. Trends Mol Med 2001; 7: 115–121

Lee D, Newell R, Ziegler L et al. Treatment of fatigue in multiple sclerosis: a systematic review of the literature. Int J Nurs Pract 2008; 14: 81–93

Lennon VA, Kryzer TJ, Pittock SJ et al. IgG marker of optic-spinal multiple sclerosis binds to the aquaporin-4 water channel. J Exp Med 2005; 202: 473–477

Lennon VA, Wingerchuk DM, Kryzer TJ et al. A serum autoantibody marker of neuromyelitis optica: distinction from multiple sclerosis. Lancet 2004; 364: 2106–2112

Lim BC, Hwang H, Kim KJ et al. Relapsing demyelinating CNS disease in a Korean pediatric population: Multiple sclerosis versus neuromyelitis optica. Mult Scler 2011; 17: 67–73

Lin CH, Jeng JS, Hsieh ST et al. Acute disseminated encephalomyelitis: a follow-up study in Taiwan. J Neurol Neurosurg Psychiatry 2007; 78: 162–167

Lobentanz IS, Asenbaum S, Vass K et al. Factors influencing quality of life in multiple sclerosis patients: disability, depressive mood, fatigue and sleep quality. Acta Neurol Scand 2004; 110: 6–13

Lombardi G, Macchiarella A, Del Popolo G. Efficacy and safety of tadalafil for erectile dysfunction in patients with multiple sclerosis. J Sex Med 2010; 7: 2192–2200

Lovera JF, Frohman E, Brown TR et al. Memantine for cognitive impairment in multiple sclerosis: a randomized placebo-controlled trial. Mult Scler 2010; 16: 715–723

Lublin FD, Baier M, Cutter G. Effect of relapses on development of residual deficit in multiple sclerosis. Neurology 2003; 61: 1528–1532

Lukas C, Bellenberg, Hahn HK et al. Benefit of repetitive intrathecal triamcinolone acetonide therapy in predominantly spinal multiple sclerosis: prediction by upper spinal cord atrophy. Ther Adv Neurol Disord 2009; 2: 349–355

Magana SM, Keegan BM, Weinshenker BG et al. Beneficial plasma exchange response in central nervous system inflammatory demyelination. Arch Neurol 2011; 68: 870–878

Mandler RN, Ahmed W, Dencoff JE. Devic's neuromyelitis optica: a prospective study of seven patients treated with prednisone and azathioprine. Neurology 1998; 51: 1219–1220

Mattioli F, Stampatori C, Bellomi F et al. Neuropsychological rehabilitation in adult multiple sclerosis. Neurol Sci 2010a; 31: 271–274

Mattioli F, Stampatori C, Zanotti D et al. Efficacy and specificity of intensive cognitive rehabilitation of attention and executive functions in multiple sclerosis. J Neurol Sci 2010b; 288: 101–105

McClurg D, Ashe RG, Marshall K et al. Comparison of pelvic floor muscle training, electromyography biofeedback, and neuromuscular electrical stimulation for bladder dysfunction in people with multiple sclerosis: a randomized pilot study. Neurourol Urodyn 2006; 25: 337–348

McKeon A, Lennon VA, Jacob A et al. Coexistence of myasthenia gravis and serological markers of neurological autoimmunity in neuromyelitis optica. Muscle Nerve 2009; 39: 87–90

Middel B, Kuipers-Upmeijer H, Bouma J et al. Effect of intrathecal baclofen delivered by an implanted programmable pump on health related quality of life in patients with severe spasticity. J Neurol Neurosurg Psychiatry 1997; 63: 204–209

Mikol DD, Barkhof F, Chang P et al. Comparison of subcutaneous interferon beta-1a with glatiramer acetate in patients with relapsing multiple sclerosis (the REbif vs Glatiramer Acetate in Relapsing MS Disease [REGARD] study): a multicentre, randomised, parallel, open-label trial. Lancet Neurol 2008; 7: 903–914

Miller DH, Filippi M, Fazekas F et al. Role of magnetic resonance imaging within diagnostic criteria for multiple sclerosis. Ann Neurology 2004; 56: 273–278

Miller DH, Weinshenker BG, Filippi M et al. Differential diagnosis of suspected multiple sclerosis: a consensus approach. Mult Scler 2008; 14: 1157–1174

Milligan NM, Newcombe R, Compston DA. A double-blind controlled trial of high dose methylprednisolone in patients with multiple sclerosis: 1. Clinical effects. J Neurol Neurosurg Psychiatry 1987; 50: 511–516

Mills RJ, Yap L, Young CA. Treatment for ataxia in multiple sclerosis. Cochrane Database Syst Rev 2007; 1: CD005029

Minagar A, Sheremara WA. Treatment of Devic's disease with methotrexate and prednisone. Int J MS Care 2000; 2: 39–43

Miravalle A, Jensen R, Kinkel RP. Immune reconstitution inflammatory syndrome in patients with multiple sclerosis following cessation of natalizumab therapy. Arch Neurol 2011; 68: 186–191

Miyamoto K, Kusunoki S. Intermittent plasmapheresis prevents recurrence in neuromyelitis optica. Ther Apher Dial 2009; 13: 505–508

Mok CC, To CH, Mak A et al. Immunoablative cyclophosphamide for refractory lupus-related neuromyelitis optica. J Rheumatol 2008; 35: 172–174

Moreau T, Coles A, Wing M et al. Transient increase in symptoms associated with cytokine release in patients with multiple sclerosis. Brain 1996; 119: 225–237

Moreau T, Thorpe J, Miller D et al. Preliminary evidence from magnetic resonance imaging for reduction in disease activity after lymphocyte depletion in multiple sclerosis. Lancet 1994; 344: 298–301

MSTKG. Immunmodulatorische Stufentherapie der Multiplen Sklerose. Nervenarzt 1999; 70: 371–386

MSTKG. Immunmodulatorische Stufentherapie der Multiplen Sklerose. 1. Ergänzung: Dezember 2000. Nervenarzt 2001; 72: 150–157

MSTKG. Immunmodulierende Stufentherapie der Multiplen Sklerose 2. Ergänzung. Nervenarzt 2002; 73: 556–563

MSTKG. Basic and escalating immunomodulatory treatments in multiple sclerosis: Current therapeutic recommendations. J Neurol 2008; 255: 1449–1463

MSTKG, Rieckmann P. Immunmodulatorische Stufentherapie der Multiplen Sklerose – aktuelle Therapieempfehlungen (September 2006). Nervenarzt 2006; 77: 1506–1518

Mueller ME, Gruenthal M, Olson WL et al. Gabapentin for relief of upper motor neuron symptoms in multiple sclerosis. Arch Phys Med Rehabil 1997; 78: 521–524

Muller B, Adelt K, Reichmann H et al. Atraumatic needle reduces the incidence of post-lumbar puncture syndrome. J Neurol 1994; 241: 376–380

Nakamura M, Misu T, Fujihara K et al. Occurrence of acute large and edematous callosal lesions in neuromyelitis optica. Mult Scler 2009; 15: 695–700

Nance PW, Sheremata WA, Lynch SG et al. Relationship of the antispasticity effect of tizanidine to plasma concentration in patients with multiple sclerosis. Arch Neurol 1997; 54: 731–736

Neill J, Belan I, Ried K. Effectiveness of non-pharmacological interventions for fatigue in adults with multiple sclerosis, rheumatoid arthritis, or systemic lupus erythematosus: a systematic review. J Adv Nurs 2006; 56: 617–635

Noseworthy JH, O'Brien PC, Petterson TM et al. A randomized trial of intravenous immunoglobulin in inflammatory demyelinating optic neuritis. Neurology 2001; 56: 1514–1522

Noseworthy JH, O'Brien PC, Weinshenker BG et al. IV immunoglobulin does not reverse established weakness in MS. A double-blind, placebo-controlled trial. Neurology 2000; 55: 1135–1143

Novotna A, Mares J, Ratcliffe S et al. A randomized, double-blind, placebo-controlled, parallel-group, enriched-design study of nabiximols (Sativex®), as add-on therapy, in subjects with refractory spasticity caused by multiple sclerosis. Eur J Neurol 2011; 18: 1122–1131

O'Brien AR, Chiaravalloti N, Goverover Y et al. Evidenced-based cognitive rehabilitation for persons with multiple sclerosis: a review of the literature. Arch Phys Med Rehabil 2008; 89: 761–769

O'Connor P, Filippi M, Arnason B et al 250 microg or 500 microg interferon beta-1b versus 20 mg glatiramer acetate in relapsing-remitting multiple sclerosis: a prospective, randomised, multicentre study. Lancet Neurol 2009; 8: 889–897

O'Connor PW, Goodman A, Kappos L et al. Disease activity return during natalizumab treatment interruption in patients with multiple sclerosis. Neurology 2011; 76: 1858–1865

Okada K, Tsuji S, Tanaka K. Intermittent intravenous immunoglobulin successfully prevents relapses of neuromyelitis optica. Intern Med 2007; 46: 1671–1672

Oken BS, Flegal K, Zajdel D et al. Cognition and fatigue in multiple sclerosis: Potential effects of medications with central nervous system activity. J Rehabil Res Dev 2006; 43: 83–90

Oliveri RL, Valentino P, Russo C et al. Randomized trial comparing two different high doses of methylprednisolone in MS: a clinical and MRI study. Neurology 1998; 50: 1833–1836

Palace J, Leite MI, Nairne A et al. Interferon Beta treatment in neuromyelitis optica: increase in relapses and aquaporin 4 antibody titers. Arch Neurol 2010; 67: 1016–1017

Panitch H, Goodin D, Francis G et al. Benefits of high-dose, high-frequency interferon beta-1a in relapsing-remitting multiple sclerosis are sustained to 16 months: final comparative results of the EVIDENCE trial. J Neurol Sci 2005; 239: 67–74

Papeix C, Vidal JS, de Seze J et al. Immunosuppressive therapy is more effective than interferon in neuromyelitis optica. Mult Scler 2007; 13: 256–259

Park-Wyllie L, Mazzotta P, Pastuszak A et al. Birth defects after maternal exposure to corticosteroids: prospective cohort study and meta-analysis of epidemiological studies. Teratology 2000; 62: 385–392

Patti F, Amato M, Trojano M et al. Quality of life, depression and fatigue in mildly disabled patients with relapsing-remitting multiple sclerosis receiving subcutaneous interferon beta-1a: 3-year results from the COGIMUS (COGnitive Impairment in MUltiple Sclerosis) study. Mult Scler 2011; 17: 991–1001

Paty DW, Oger JJ, Kastrukoff LF et al. MRI in the diagnosis of MS: a prospective study with comparison of clinical evaluation, evoked potentials, oligoclonal banding, and CT. Neurology 1988; 38: 180–185

Pellkofer HL, Krumbholz M, Berthele A et al. Long-term follow-up of patients with neuromyelitis optica after repeated therapy with rituximab. Neurology 2011; 76: 1310–1315

Penn RD, Savoy SM, Corcos D et al. Intrathecal baclofen for severe spinal spasticity. N Engl J Med 1989; 320: 1517–1521

Peuckmann V, Elsner F, Krumm N et al. Pharmacological treatments for fatigue associated with palliative care. Cochrane Database Syst Rev 2010; 11: CD006788

Phadke JG. Clinical aspects of multiple sclerosis in north-east Scotland with particular reference to its course and prognosis. Brain 1990; 113: 1597–1628

Pierrot-Deseilligny C, Souberbielle JC. Is hypovitaminosis D one of the environmental risk factors for multiple sclerosis? Brain 2010; 133: 1869–1888

Pittock SJ, Lennon VA, de Seze J et al. Neuromyelitis optica and non organ-specific autoimmunity. Arch Neurol 2008; 65: 78–83

Pohlau D, Przuntek H, Sailer M et al. Intravenous immunoglobulin in primary and secondary chronic progressive multiple sclerosis: a randomized placebo controlled multicentre study. Mult Scler 2007; 13: 1107–1117

Polman CH, Reingold SC, Banwell B et al. Diagnostic criteria for multiple sclerosis: 2010 revisions to the McDonald criteria. Ann Neurol 2011; 69: 292–302

Polman CH, Reingold SC, Edan G et al. Diagnostic criteria for multiple sclerosis: 2005 Revisions to the "McDonald Criteria". Ann Neurol 2005; 58: 840–846

Porcel J, Rio J, Sanchez-Betancourt A et al. Long-term emotional state of multiple sclerosis patients treated with interferon beta. Mult Scler 2006; 12: 802–807

Portaccio E, Zipoli V, Siracusa G et al. Long-term adherence to interferon beta therapy in relapsing-remitting multiple sclerosis. Eur Neurol 2008; 59: 131–135

Poser CM, Brinar VV. The nature of multiple sclerosis. Clin Neurol Neurosurg 2004; 106: 159–171

Pucci E, Branas P, D'Amico R et al. Amantadine for fatigue in multiple sclerosis. Cochrane Database Syst Rev 2007; 1: CD002818

Ramgolam VS, Sha Y, Jin J et al. IFN-beta inhibits human Th17 cell differentiation. J Immunol 2009; 183: 5418–5427

Rammohan KW, Rosenberg JH, Lynn DJ et al. Efficacy and safety of modafinil (Provigil) for the treatment of fatigue in multiple sclerosis: a two centre phase 2 study. J Neurol Neurosurg Psychiatry 2002; 72: 179–183

Rao SM. Neuropsychology of multiple sclerosis. Curr Opin Neurology 1995; 8: 216–220

Reder AT, Ebers GC, Traboulsee A et al. Cross-sectional study assessing long-term safety of interferon-beta-1b for relapsing-remitting MS. Neurology 2010; 74: 1877–1885

Reder AT, Velichko S, Yamaguchi KD et al. IFN-beta1b induces transient and variable gene expression in relapsing-remitting multiple sclerosis patients independent of neutralizing antibodies or changes in IFN receptor RNA expression. J Interferon Cytokine Res 2008; 28: 317–331

Rekand T, Gronning M. Treatment of spasticity related to multiple sclerosis with intrathecal baclofen: a long-term follow-up. J Rehabil Med 2011; 43: 511–514

Rieckmann P, Toyka KV. Diagnostik und Therapie der Multiplen Sklerose. In: Diener HC, Putzki N, Hrsg. Leitlinien für Diagnostik und Therapie in der Neurologie. Stuttgart: Thieme Verlag; 2005: 298–316

Rieckmann P, Toyka KV, Bassetti C et al. Escalating immunotherapy of multiple sclerosis – new aspects and practical application. J Neurol 2004; 251: 1329–1339

Rietberg MB, Brooks D, Uitdehaag BM et al. Exercise therapy for multiple sclerosis. Cochrane Database Syst Rev 2005; 1: CD003980

Riphagen J, Modderman P, Verrips A. Hiccups, nausea, and vomiting: water channels under attack! Lancet 2010; 375: 954

Roed HG, Langkilde A, Sellebjerg FT et al. A double-blind, randomized trial of IV immunoglobulin treatment in acute optic neuritis. Neurology 2005; 64: 804–810

Rose JW, Burns JB, Bjorkl et al. Daclizumab phase II trial in relapsing and remitting multiple sclerosis: MRI and clinical results. Neurology 2007; 69: 785–789

Rose JW, Watt HE, White AT et al. Treatment of multiple sclerosis with an anti-interleukin-2 receptor monoclonal antibody. Ann Neurol 2004; 56: 864–867

Ross C, Clemmesen KM, Svenson M et al. Immunogenicity of interferon-beta in multiple sclerosis patients: influence of preparation, dosage, dose frequency, and route of administration. Danish Multiple Sclerosis Study Group. Ann Neurol 2000; 48: 706–712

Rovaris M, Confavreux C, Furion R et al. Secondary progressive multiple sclerosis: current knowledge and future challenges. Lancet Neurology 2006; 5: 343–354

Ruprecht K, Klinker E, Dintelmann T et al. Plasma exchange for severe optic neuritis: treatment of 10 patients. Neurology 2004; 63: 1081–1083

Safarinejad MR. Evaluation of the safety and efficacy of sildenafil citrate for erectile dysfunction in men with multiple sclerosis: a double-blind, placebo controlled, randomized study. J Urol 2009; 181: 252–258

Sailer M, Fazekas F, Gass A et al. Zerebrale und spinale MRT-Untersuchung bei Patienten mit klinisch isoliertem Syndrom oder gesicherter Multipler Sklerose. Fortschr Röntgenstr 2008; 180: 994–1001

Sandberg-Wollheim M, Frank D, Goodwin TM et al. Pregnancy outcomes during treatment with interferon beta-1a in patients with multiple sclerosis. Neurology 2005; 65: 802–806

Sawa GM, Paty DW. The use of baclofen in treatment of spasticity in multiple sclerosis. Can J Neurol Sci 1979; 6: 351–354

Schilling S, Linker RA, Konig FB et al. Plasmaaustausch bei steroidresistenten Multiplen-Sklerose-Schüben. Klinische Erfahrung an 16 Patienten. Nervenarzt 2006; 77: 430–438

Schroeder A, Linker RA, Lukas C et al. Successful treatment of cerebellar ataxia and tremor in multiple sclerosis with topiramate: a case report. Clin Neuropharmacol 2010; 33: 317–318

Schurch B, de Seze M, Denys P et al. Botulinum toxin type a is a safe and effective treatment for neurogenic urinary incontinence: results of a single treatment, randomized, placebo controlled 6-month study. J Urol 2005; 174: 196–200

Schwarz S, Mohr A, Knauth M et al. Acute disseminated encephalomyelitis: a follow-up study of 40 adult patients. Neurology 2001; 56: 1313–1318

Schwid SR, Covington M, Segal BM et al. Fatigue in multiple sclerosis: current understanding and future directions. J Rehabil Res Dev 2002a; 39: 211–224

Schwid SR, Goodman AD, McDermott MP et al. Quantitative functional measures in MS: what is a reliable change? Neurology 2002b; 58: 1294–1296

Schwid SR, Thorpe J, Sharief M et al. Enhanced benefit of increasing interferon beta-1a dose and frequency in relapsing multiple sclerosis: the EVIDENCE Study. Arch Neurol 2005; 62: 785–792

Scott LJ, Figgitt DP. Mitoxantrone: a review of its use in multiple sclerosis. CNS Drugs 2004; 18: 379–396

Sechi G, Agnetti V, Sulas FM et al. Effects of topiramate in patients with cerebellar tremor. Prog Neuropsychopharmacol Biol Psychiatry 2003; 27: 1023–1027

Sellebjerg F, Frederiksen JL, Nielsen PM et al. Double-blind, randomized, placebo-controlled study of oral, high-dose methylprednisolone in attacks of MS. Neurology 1998; 51: 529–534

Sellebjerg F, Nielsen HS, Frederiksen JL et al. A randomized, controlled trial of oral high-dose methylprednisolone in acute optic neuritis. Neurology 1999; 52: 1479–1484

Shaygannejad V, Janghorbani M, Ashtari F et al. Effects of rivastigmine on memory and cognition in multiple sclerosis. Can J Neurol Sci 2008; 35: 476–481

Shibasaki H, McDonald WI, Kuroiwa Y. Racial modification of clinical picture of multiple sclerosis: comparison between British and Japanese patients. J Neurol Sci 1981; 49: 253–271

Shimizu J, Hatanaka Y, Hasegawa M et al. IFNβ-1b may severely exacerbate Japanese optic-spinal MS in neuromyelitis optica spectrum. Neurology 2010; 75: 1423–1427

Smith C, Birnbaum G, Carter JL et al. Tizanidine treatment of spasticity caused by multiple sclerosis: results of a double-blind, placebo-controlled trial. US Tizanidine Study Group. Neurology 1994; 44: 34–42; discussion: 42–33

Snow BJ, Tsui JK, Bhatt MH et al. Treatment of spasticity with botulinum toxin: a double-blind study. Ann Neurol 1990; 28: 512–515

Sorensen P. Magnetic resonance imaging (MRI) efficacy of ofatumumab in relapsing-remitting multiple sclerosis (RRMS) 24-week results of a phase II study. ECTRIMS 2010 October 13–16: 136

Sorensen PS, Fazekas F, Lee M. Intravenous immunoglobulin G for the treatment of relapsing-remitting multiple sclerosis: a meta-analysis. Eur J Neurol 2002; 9: 557–563

Sorensen PS, Haas J, Sellebjerg F et al. IV immunoglobulins as add-on treatment to methylprednisolone for acute relapses in MS. Neurology 2004; 63: 2028–2033

Sorensen PS, Ross C, Clemmesen KM et al. Clinical importance of neutralising antibodies against interferon beta in patients with relapsing-remitting multiple sclerosis. Lancet 2003; 362: 1184–1191

Sosnoff JJ, Motl RW. Effect of acute unloaded arm versus leg cycling exercise on the soleus H-reflex in adults with multiple sclerosis. Neurosci Lett 2010; 479: 307–311

Stangel M, Boegner F, Klatt CH et al. A placebo-controlled pilot trial to study the remyelinating potential of intravenous immunoglobulins in multiple sclerosis. J Neurol Neurosurg Psychiatry 2000; 68: 89–92

Stankoff B, Waubant E, Confavreux C et al. Modafinil for fatigue in MS: a randomized placebo-controlled double-blind study. Neurology 2005; 64: 1139–1143

Stoffel JT. Contemporary management of the neurogenic bladder for multiple sclerosis patients. Urol Clin North Am 2010; 37: 547–557

Striano P, Coppola A, Vacca G et al. Levetiracetam for cerebellar tremor in multiple sclerosis: an open-label pilot tolerability and efficacy study. J Neurol 2006; 253: 762–766

Stuke K, Flachenecker P, Zettl UK et al. Symptomatology of MS: results from the German MS Registry. J Neurol 2009; 256: 1932–1935

Takahashi T, Miyazawa I, Misu T et al. Intractable hiccup and nausea in neuromyelitis optica with anti-aquaporin-4 antibody: a herald of acute exacerbations. J Neurol Neurosurg Psychiatry 2008; 79: 1075–1078

Tenembaum S, Chamoles N, Fejerman N. Acute disseminated encephalomyelitis: a long-term follow-up study of 84 pediatric patients. Neurology 2002; 59: 1224–1231

Thevathasan W, Schweder P, Joint C et al. Permanent tremor reduction during thalamic stimulation in multiple sclerosis. J Neurol Neurosurg Psychiatry 2011; 82: 419–422

Thompson AJ, Montalban X, Barkhof F et al. Diagnostic criteria for primary progressive multiple sclerosis: A position paper. Ann Neurol 2000; 47: 831–835

Thompson AJ, Toosy AT, Ciccarelli O. Pharmacological management of symptoms in multiple sclerosis: current approaches and future directions. Lancet Neurol 2010; 9: 1182–1199

Timmermann L, Deuschl G, Fogel W et al. Tiefe Hirnstimulation bei Multiple-Sklerose-Tremor. Empfehlungen der Arbeitsgemeinschaft Tiefe Hirnstimulation. Nervenarzt 2009; 80: 673–677

Tintore M, Rovira A, Rio J et al. New diagnostic criteria for multiple sclerosis – application in first demyelinating episode. Neurology 2003; 60: 27–30

Tony HP, Burmester G, Schulze-Koops H et al. Safety and clinical outcomes of rituximab therapy in patients with different autoimmune diseases: experience from a national registry (GRAID). Arthritis Res Ther 2011; 13: 75

Trebst C, Reising A, Kielstein JT et al. Plasma exchange therapy in steroid-unresponsive relapses in patients with multiple sclerosis. Blood Purif 2009; 28: 108–115

Tremlett H, Zhao Y, Joseph J et al. Relapses in multiple sclerosis are age and time-dependent. J Neurol Neurosurg Psychiatry 2008; 79: 1368–1374

Tselis A, Perumal J, Caon C et al. Treatment of corticosteroid refractory optic neuritis in multiple sclerosis patients with intravenous immunoglobulins. Eur J Neurol 2008; 15: 1163–1167

Tumani H, Deisenhammer F, Giovannoni G et al. Revised McDonald criteria: The persisting importance of cerebrospinal fluid analysis. Ann Neurol 2011; 70: 520

Tumani H, Uttner I. Influences on cognition by immunosuppression and immunomodulation in multiple sclerosis. J Neurol 2007; 254: 69–72

UK-Tizanidine-Trial-Group. A double-blind, placebo-controlled trial of tizanidine in the treatment of spasticity caused by multiple sclerosis. Neurology 1994; 44: 70–78

Villar LM, Masjuan J, Gonzalez-Porque P et al. Intrathecal IgM synthesis predicts the onset of new relapses and a worse disease course in MS. Neurology 2002; 59: 555–559

Visser LH, Beekman R, Tijssen CC et al. A randomized, double-blind, placebo-controlled pilot study of i. v. immune globulins in combination with i. v. methylprednisolone in the treatment of relapses in patients with MS. Mult Scler 2004; 10: 89–91

Wade DT, Collin C, Stott C et al. Meta-analysis of the efficacy and safety of Sativex (nabiximols), on spasticity in people with multiple sclerosis. Mult Scler 2010; 16: 707–714

Wandinger KP, Stangel M, Witte T et al. Autoantibodies against aquaporin-4 in patients with neuropsychiatric systemic lupus erythematosus and primary Sjogren's syndrome. Arthritis Rheum 2010; 62: 1198–1200

Wang AC, Wang YY, Chen MC. Single-blind, randomized trial of pelvic floor muscle training, biofeedback-assisted pelvic floor muscle training, and electrical stimulation in the management of overactive bladder. Urology 2004; 63: 61–66

Wang KC, Wang SJ, Lee CL et al. The rescue effect of plasma exchange for neuromyelitis optica. J Clin Neurosci 2011; 18: 43–46

Watanabe S, Nakashima I, Misu T et al. Therapeutic efficacy of plasma exchange in NMO-IgG-positive patients with neuromyelitis optica. Mult Scler 2007; 13: 128–132

Webster AC, Ruster LP, McGee R et al. Interleukin 2 receptor antagonists for kidney transplant recipients. Cochrane Database Syst Rev 2010; 1: CD003897

Weinshenker BG. The natural history of multiple sclerosis: update 1998. Semin Neurol 1998; 18: 301–307

Weinshenker BG, Bass B, Rice GP et al. The natural history of multiple sclerosis: a geographically based study 2. Predictive value of the early clinical course. Brain 1989; 112: 1419–1428

Weinshenker BG, O'Brien PC, Petterson TM et al. A randomized trial of plasma exchange in acute central nervous system inflammatory demyelinating disease. Ann Neurol 1999; 46: 878–886

Weinshenker BG, Wingerchuk DM, Vukusic S et al. Neuromyelitis optica IgG predicts relapse after longitudinally extensive transverse myelitis. Ann Neurol 2006; 59: 566–569

Weinstock-Guttman B, Ramanathan M, Lincoff N et al. Study of mitoxantrone for the treatment of recurrent neuromyelitis optica (Devic disease). Arch Neurol 2006; 63: 957–963

Wingerchuk DM, Benarroch EE, O'Brien PC et al. A randomized controlled crossover trial of aspirin for fatigue in multiple sclerosis. Neurology 2005; 64: 1267–1269

Wingerchuk DM, Lennon VA, Lucchinetti CF et al. The spectrum of neuromyelitis optica. Lancet Neurol 2007; 6: 805–815

Wingerchuk DM, Lennon VA, Pittock SJ et al. Revised diagnostic criteria for neuromyelitis optica. Neurology 2006; 66: 1485–1489

Wingerchuk DM, Weinshenker BG. Neuromyelitis optica. Curr Treat Options Neurol 2008; 10: 55–66

Wuest SC, Edwan JH, Martin JF et al. A role for interleukin-2 transpresentation in dendritic cell-mediated T cell activation in humans, as revealed by daclizumab therapy. Nat Med 2011; 17: 604–609

Wynn D, Kaufman M, Montalban X et al. Daclizumab in active relapsing multiple sclerosis (CHOICE study): a phase 2, randomised, double-blind, placebo-controlled, add-on trial with interferon beta. Lancet Neurol 2010; 9: 381–390

Zajicek J, Fox P, Sanders H et al. Cannabinoids for treatment of spasticity and other symptoms related to multiple sclerosis (CAMS study): multicentre randomised placebo-controlled trial. Lancet 2003; 362: 1517–1526

Zettl UK, Hartung HP, Pahnke A et al. Lesion pathology predicts response to plasma exchange in secondary progressive MS. Neurology 2006; 67: 1515–1516

Diagnose und Therapie der Multiplen Sklerose

Clinical Pathway – Multiple Sklerose

Diagnostik

Klinik	Diagnostik	Ersteignis	KIS	erneute cMRT zu späterem Zeitpunkt	neue T2 oder Gd-Läsion im Vergleich zum Referenz-Scan	
erstes demyelinisierendes Ereignis oder mehrere Schübe	▲ Labor[1] ▲ VEP ▲ cMRT (Standardsequenz mit KM) ▲ fakultativ spinale MRT ▲ Liquoruntersuchung	○ Ersteignis		▶ erneute cMRT zu späterem Zeitpunkt	○ neue T2 oder Gd-Läsion im Vergleich zum Referenz-Scan	CDMS
		○ Swanton-Kriterien: räumliche Dissemination nachgewiesen durch > 1 T2-Läsion in mindestens 2 von 4 Arealen des ZNS: 1. infratentoriell 2. juxtakortikal 3. periventrikulär 4. Rückenmark[3]				
		○ neuer Schub oder bereits bei erstem MRI Nebeneinander von Gd-Läsionen und nicht-Gd-Läsionen				
schleichend progredienter Verlauf	▲ Labor[1] ▲ VEP ▲ ggf. spezifische Labordiagnostik[2] ▲ cMRT (Standardsequenz mit KM) ▲ zusätzlich spinale MRT ▲ Liquoruntersuchung	○ Progression über ein Jahr und 2 von 3 Kriterien: ○ > 1 T2 Läsion in mind. 1 für MS-typischem ZNS-Areal ○ > 2 T2 Läsionen im Rückenmark ○ OKB bzw. IgG Index				PPMS

[1] obligate Laboruntersuchungen: CRP, großes Blutbild, Serumchemie, Blutzucker, Vitamin B12, Borrelien-Serologie, Urinstatus
[2] fakultative Laboruntersuchungen: Rheumafaktor, Anti-Phospholipid-Ak, Lupus-Antikoagulans, ANA, ACE, ANCA, ENA, HIV-Serologie, HTLV-1-Serologie, Lues-Serologie (TPHA), langkettige Fettsäuren (VLCFA), Mykoplasmen (serologisch), Methylmalonyl-Ausscheidung im Urin
[3] Läsionen dürfen nicht gezählt werden, wenn ein Hirnstamm- oder Rückenmarkssyndrom vorliegt

Schubtherapie

Kriterien	Therapie	Verlauf	Kontrolle	Eskalation	Möglichkeiten
○ MS-Schub (alle Kriterien müssen erfüllt sein): ○ neue oder reaktivierte Ausfälle ○ + Dauer > 24 Stunden ○ + ≥ 30 Tage seit Beginn eines vorausgegangenen Schubes ○ + nicht durch Änderung der Körpertemperatur bedingt ○ + nicht durch Infektion bedingt und ○ für den Patienten relevantes Defizit und ○ keine Kontraindikationen gegen Cortisongabe: ○ Infekt (akt. Tbc) ○ Magenulzera ○ Diabetes mellitus	▲ Methylprednisolon-Stoßtherapie 500–1000 mg/d i.v. für 3–5 Tage, alternativ 500 mg p.o. für 5 Tage ▲ Kontrolle Blutzucker, Elektrolyte ▲ Magenschutz ▲ Thromboseprophylaxe ▲ Begleitende nicht medikamentöse Therapie (je nach Ausfällen): ▲ Physiotherapie ▲ Ergotherapie ▲ Logopädie	○ gute Rückbildung der Symptome ○ schlechte Rückbildung der Symptome	▶ Beendigung der Therapie, eventuell orales Ausschleichen über 14 Tage ▶ Kontrolluntersuchung 2 Wochen nach Therapieende ▶ Ausdehnung der Therapie auf 10 Tage ▶ höhere Dosis ▶ orales Ausschleichen	○ keine Rückbildung ○ keine Rückbildung innerhalb von 14 Tagen	▶ Wiederholung der Methylprednisolon-Therapie mit höherer Dosierung (5 x 2000 mg/d)	*Möglichkeiten:* ▪ Plasmapherese, 5 Zyklen, bei Nicht-Ansprechen 7–8 Zyklen ▪ Immunadsorption ▪ evtl. begleitend frühe Eskalation der Immuntherapie (Mitoxantron, Fingolimod, Natalizumab)

Diagnose und Therapie der Multiplen Sklerose

Verlaufsmodifizierende Therapie: schubförmige Verlaufsform

Indikationen			
○ aktiver Verlauf: 　○ 2 funktionell relevante Schübe in den letzten 2 Jahren oder 　○ 1 Schub mit schlechter Remission ○ Indikation für Therapiebeginn nach dem 1. Schub: 　○ intrathekale IgG-Synthese 　und 　○ subklinische Dissemination in der MRT	○ keine Kontraindikationen gegen Interferon-beta-Präparat bzw. Copaxone	▶ Therapie mit Interferon-beta-Präparat oder Copaxone	○ schwere lokale Nebenwirkungen an der Haut (nicht durch Begleitmaßnahmen zu beheben)	▶ Umstellung auf i.m. Präparat weitere Möglichkeiten: ▶ Azathioprin ▶ Natalizumab ▶ Fingolimod
	○ andere Autoimmunerkrankungen ○ Kontraindikationen ○ Ablehnung regelmäßiger Injektionen	*Möglichkeiten:* ▶ Azathioprin ▶ Vig nach Genehmigung in Ausnahmen, vor allem peripartal	○ Therapieeffekt nachweisbar: 　○ reduzierte Schubzahl und -schwere im Vergleich zur prätherapeutischen Phase 　oder 　○ verminderte Krankheitsprogression und ○ keine schwerwiegenden Nebenwirkungen	▶ Weiterführung der Therapie
und ○ funktionell beeinträchtigender Schub mit mangelhafter Rückbildung unter Cortison-Hochdosistherapie innerhalb von 2 Monaten oder ○ hohe Läsionslast (≥ 6 Herde in der kraniellen MRT) oder ○ nach 6 Monaten Gadolinium aufnehmende Herde oder Zunahme der T2-Läsionen		▶ standardisierte Aufklärung ▶ MRT Schädel (als Baseline) ▶ Ausschluss Gammopathie	○ Möglichkeit der Therapieunterbrechung: zweijährige dokumentierte Krankheitsstabilität, d.h. keine Schübe 　○ + keine klinische Progression 　○ + stabile MRT 　○ + Patientenwunsch 　○ + eingehende Aufklärung 　○ + engmaschige Kontrolluntersuchungen	
	○ rasch fortschreitende schwere schubförmig-remittierende MS: 　○ ≥ 2 Schübe mit Behinderungsprogression im letzten Jahr und 　○ ≥ 1 KM-anreichernde Läsion oder signifikante Zunahme der T2-Läsionen in den letzten 6–12 Monaten und ○ keine Kontraindikationen gegen Natalizumab	▶ Primärtherapie mit Fingolimod oder Natalizumab*	○ anhaltende oder zunehmende Krankheitsaktivität: 　○ ≥ 1 Schub im letzten Jahr und 　○ ≥ 9 T2-hyperintense Läsionen oder 1 KM-anreichernde Läsion in der MRT	▶ standardisierte Verlaufskontrolle *Möglichkeiten:* ▶ Bestimmung neutralisierender Antikörper, wenn 2 × hochpositiv → Wechsel des Therapiekonzepts ▶ Umstellung auf Fingolimod oder Natalizumab (falls nicht schon als Primärtherapie)

*Ausnahmeindikation, obwohl offiziell zugelassen

Verlaufsmodifizierende Therapie: sekundär chronische Verlaufsform

○ sekundär chronisch progrediente Verlaufsform	○ stabiler Verlauf unter hochdosierter Interferon-beta-Therapie		▶ Weiterführung der Interferon-beta-Therapie (zugelassen: Interferon beta-1b s. c.)
	○ sekundär chronisch progredienter oder progressiv schubförmiger Verlauf mit EDSS 3–6 und 　○ Verschlechterung des EDSS um ≥ 1 Punkt in den letzten 18 Monaten 　oder 　○ ≥ 2 Schübe in den letzten 18 Monaten		▶ Mitoxantron-Therapie
	○ Indikatoren für entzündliche Krankheitsaktivität: 　○ überdurchschnittlich rasche Behinderungsprogression 　○ überlagerte Schübe 　○ Gadolinium anreichernde Herde		▶ Beginn einer Interferon-beta-Therapie (Interferon beta-1b s. c.) oder Interferon beta-1a s. c.)
	○ keine Indikatoren für entzündliche Krankheitsaktivität: 　○ geringe Behinderungszunahme in den letzten 2 Jahren 　oder 　○ fehlende Schübe 　oder 　○ fehlende subklinische Krankheitsaktivität im MRT (neue T2-Läsionen oder Gadolinium aufnehmende Herde)		▶ probatorisch Methylprednisolon-Stoßtherapie ▶ intensivierte symptomatische Therapie

32 Immunvermittelte Erkrankungen der grauen ZNS-Substanz sowie Neurosarkoidose

Was gibt es Neues?

- Autoantikörperdiagnostik ist zum diagnostisch entscheidenden Schritt bei immunvermittelten Erkrankungen der grauen ZNS-Substanz geworden.
- Die Prognose von Erkrankungen mit Antikörpern gegen Oberflächen-Antigene ist im Allgemeinen günstig.
- Die limbische Enzephalitis tritt auch bei Kindern und Jugendlichen auf.
- Die neu beschriebenen faziobrachialen dystonen Anfälle sind mit den ebenfalls neu entdeckten Antikörpern gegen das Leucine-rich Glioma Inactivated Protein 1 (LGI1) assoziiert. Sie münden unbehandelt in eine limbische Enzephalitis ein und eröffnen möglicherweise ein Zeitfenster, innerhalb dessen eine Immuntherapie diesen Übergang zu verhindern vermag.
- Die Diagnose einer Hashimoto-Enzephalopathie/Steroidresponsiven Enzephalopathie assoziiert mit Autoimmunthyreoiditis (SREAT) sollte nur gestellt werden, wenn spezifischere Autoantikörper, insbesondere solche gegen neurale Oberflächenproteine, ausgeschlossen sind.
- Das bildgebende (MRT) Spektrum der Neurosarkoidose-Manifestation weitet sich zunehmend aus.

Die wichtigsten Empfehlungen auf einen Blick

- Bei **mutmaßlich immunvermittelten Erkrankungen der grauen ZNS-Substanz** ist eine Antikörperdiagnostik erforderlich. Bei Nachweis von Antikörpern gegen Oberflächenproteine ist eine Immuntherapie erfolgversprechend.
- **Rasmussen-Enzephalitis:** Bei belastenden pharmakoresistenten epileptischen Anfällen sollte frühzeitig eine prächirurgische Diagnostik bezüglich einer Hemisphärektomie erfolgen. Kommt diese nicht in Betracht oder steht die Epilepsie nicht im Vordergrund der Beschwerden, bieten sich immunologische Langzeittherapien zur Verhinderung eines Gewebs- und Funktionsverlusts an.
- **SREAT:** Die Diagnose kann bei Ausschluss der spezifischen Antikörper nach einem Kriterienkatalog verdachtsweise gestellt werden und sollte Anlass zu einer Steroidtherapie sein, deren Erfolg die Diagnose bestätigt.
- Die Diagnose der **Neurosarkoidose** sollte, vor allem bei isoliertem ZNS-Befall, wegen der notwendigen Langzeittherapie immer auf einer Histologie basieren.

■ Definition und Klassifikation

Begriffsdefinition

Die hier abgehandelten Erkrankungen werden offenbar durch eine pathologische Interaktion von Elementen des Immunsystems mit dem ZNS verursacht. Es besteht noch wenig belastbare Evidenz hinsichtlich zu bevorzugender Therapien.

Klassifikation

Die Erkrankungen werden in folgende Gruppen (die noch keinen Anspruch auf die Formierung von Klassen erheben können) unterteilt:
- Autoantikörper-definierte Erkrankungen
- Rasmussen-Enzephalitis
- Neurosarkoidose

■ Diagnostik

Autoantikörper-definierte Erkrankungen

Aus der Kombination klinischer und paraklinischer Befunde, den Resultaten einer Tumorsuche und dem Nachweis akzeptierter Autoantikörper im Serum oder Liquor ergeben sich Diagnosen, bestehend aus dem Syndrom mit Angabe des Tumor- und des Antikörperstatus. Vermutlich haben Antikörper gegen Oberflächen-Antigene einen direkten pathogenetisch-funktionellen Effekt auf das ZNS (Lai et al. 2009, Hughes et al. 2010, Lalic et al. 2011, Bien et al. 2012).

Klinisch-neuroradiologische Syndrome

Antikörper-definierte Erkrankungen der grauen ZNS-Substanz weisen nach gegenwärtigem Kenntnisstand typische klinisch-radiologische Bilder auf. Dabei bestehen zwar charakteristische, aber keineswegs exklusive Überschneidungen mit bestimmten Autoantikörpern. Die meisten publizierten Informationen stammen aus wissenschaftlich aktiven Antikörperlabors, deren Material auf einem nicht dokumentierbaren Selektionsprozess durch einsendende Kliniker beruht. Man darf daher annehmen, dass in diesen Serien „klassische" Syndrome überrepräsentiert sind.

Außer typischen klinischen Bildern gibt es noch weitere Hinweise auf die immunvermittelte Genese von Erkrankungen der grauen ZNS-Substanz (Zuliani et al. 2012):
- (sub-)akute (< 12 Wochen) klinische Evolution
- fokale hyperintense MRT-FLAIR/T2-Läsionen oder fokaler FDG-PET-Hypermetabolismus oder fokale SPECT-Hyperperfusion, die als am ehesten entzündlich eingeschätzt werden
- im Liquor erhöhte Zellzahl oder oligoklonale Banden
- histopathologische Diagnose einer Enzephalitis

Autoantikörper

Die heute akzeptierten Antikörper werden unterteilt in solche gegen Antigene im Innern hirneigener Zellen (onkoneurale Antikörper und Antikörper gegen Glutamatdekarboxylase [GAD]) einerseits sowie die erst kürzlich entdeckten Antikörper gegen Antigene auf neuralen Oberflächen (Rezeptoren, Kanäle oder assoziierte Proteine) andererseits (Graus et al. 2010b). Eine Übersicht gibt ▶ Abb. 32.1.

In den meisten Fällen ist eine Serum-Antikörperuntersuchung ausreichend. In einzelnen Fällen – etwa bei Anti-N-Methyl-D-Aspartat-Rezeptor-(NMDAR-)Enzephalitis – mit peripher niedriger Antikörpermenge, aber intrathekaler Synthese können Antikörper auch nur im Liquor nachweisbar sein (Prüss et al. 2010).

▶ **Allgemein akzeptierte Autoantikörper.** Details zu den einzelnen Antikörpern zeigt ▶ Tab. 32.1.

▶ **Nicht allgemein akzeptierte oder in ihrer Spezifität begrenzte Autoantikörper.** Dies sind solche gegen α-Enolase, gegen die isolierte, mittels Immunoblot getestete NMDAR-Untereinheit GluR-ε2 (NR2B) oder gegen Basalganglien. Die mit Immunoassays nachzuweisenden Antikörper gegen die Schilddrüsen-Antigene Thyreoidea-Peroxidase (TPO-Antikörper oder mikrosomale Antikörper, MAK) und Thyreoglobulin (Tg-Antikörper oder TAK) sind nicht spezifisch für immunvermittelte ZNS-Erkrankungen, denn sie kommen auch bei nicht neurologischen Erkrankungen – insbesondere der Hashimoto-Thyreoiditis – und bei > 10 % gesunder Menschen vor (Hollowell et al. 2002, Zöphel et al. 2003). Sie definieren aber bei Vorliegen einer Reihe klinischer Kriterien und bei Ausschluss der oben aufgeführten Antikörper ein potenzielles Steroid-responsives Syndrom, die Hashimoto-Enzephalopathie (s. u.).

▶ **Antikörper-Negativität.** Bei fehlendem definitivem Antikörpernachweis ist die Prognose nicht abschätzbar. Dennoch kann verdachtsweise eine syndromal begründete Diagnose einer immunvermittelten Erkrankung und die Indikation zu einer Immuntherapie gestellt werden.

Klinische Bilder bei immunvermittelten Erkrankungen

Limbische Enzephalitis

Dies ist ein klinisch-pathologisch/klinisch-neuroradiologisch definiertes Syndrom mit mediotemporalen Symptomen und entzündlichen Läsionen; zu den Diagnosekriterien siehe ▶ Tab. 32.2. Meist kommt die limbische Enzephalitis bei Erwachsenen vor, sie wurde aber auch bei Kindern und Jugendlichen beschrieben (Haberlandt et al. 2011). Eine weitgehende oder vollständige Erholung ist wahrscheinlicher bei assoziierten Antikörpern gegen Oberflächenproteine (wie Kaliumkanalkomplex, NMDA-Rezeptor) als bei Antikörpernegativität (Graus et al. 2008)

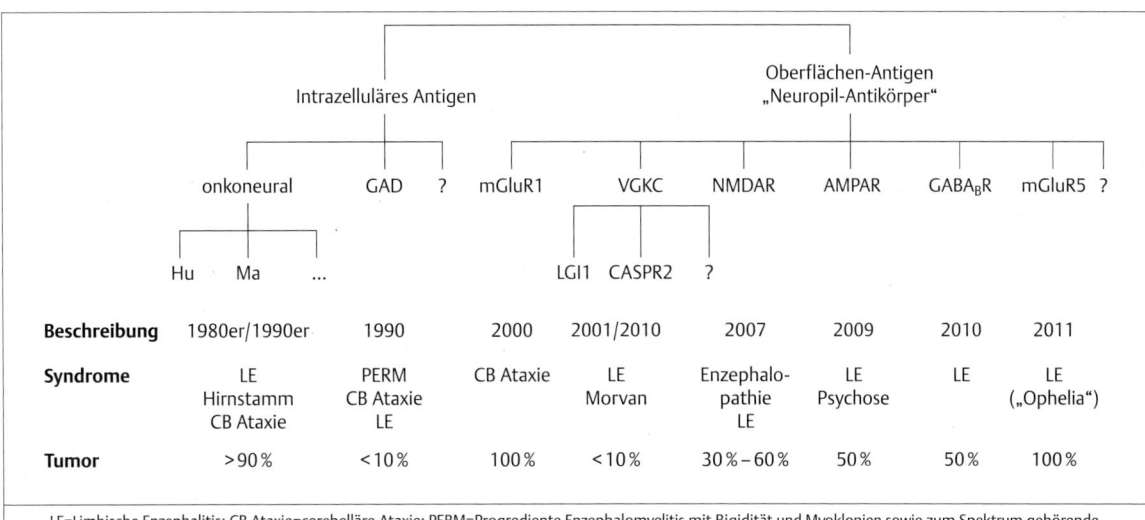

Abb. 32.1 Systematische Übersicht über heute akzeptierte Autoantikörper.

Immunvermittelte Erkrankungen der grauen ZNS-Substanz sowie Neurosarkoidose

Tab. 32.1 Details zu den einzelnen Antikörpern.

Antikörper gegen ...	Lage des Antigens	Typischerweise assoziierte Syndrome	Nachweismethoden für diagnostische Zwecke	Tumoren	Prognose	Pathogenität der Antikörper	Sonstiges
onkoneurale Antikörper	intrazellulär	s. Kap. PNS	IHC + Blot	> 90 %	s. Kap. PNS	unwahrscheinlich	Tumorsuche besonders wichtig
GAD	intrazellulär	Stiff-Man-Syndrom zerebelläre Ataxie limbische Enzephalitis schwer behandelbare Temporallappenepilepsien	IHC, RIA, ELISA, CBA	< 10 %	unterschiedlich	unwahrscheinlich	GAD-Ak-Konzentrationen neurologisch erkrankter Patienten liegen um 2–3 Log-Stufen höher als diejenigen von Patienten mit Typ-I-Diabetes
VGKC-Komplex	Oberfläche	limbische Enzephalitis faziobrachiale dystone Anfälle Morvan-Syndrom Isaacs-Neuromyotonie	RIA mit jodiertem alpha-Dendrotoxin (^{125}I-α-DTX)	< 10 %	gut	wahrscheinlich	Dieser Antikörper-Test ersetzt nicht die spezifischeren auf LGI1- und CASPR2-Ak
LGI1	Oberfläche	limbische Enzephalitis faziobrachiale dystone Anfälle	CBA	< 10 %	gut	wahrscheinlich	Bei negativen LGI1-/CASPR2-Ak können VGKC-Komplex-Ak trotzdem positiv sein
CASPR2	Oberfläche	Morvan-Syndrom Neuromyotonie	CBA	30 %	gut (außer paraneoplastische Formen)	wahrscheinlich	
NMDAR	Oberfläche	Enzephalopathie	CBA	30–60 %	gut	wahrscheinlich	
AMPAR	Oberfläche	limbische Enzephalitis Psychose	CBA	50 %	gut	wahrscheinlich	
GABA$_B$R	Oberfläche	limbische Enzephalitis	CBA	50 %	gut	wahrscheinlich	
GlyR	Oberfläche	PERM	CBA	selten?	gut	wahrscheinlich	
mGluR1	Oberfläche	Zerebelläre Ataxie	ICH, CBA	66 %	unterschiedlich	möglich	
mGluR5	Oberfläche	„Ophelia-Syndrom" (wie Limbische Enzephalitis)	CBA	100 %	gut	möglich	M. Hodgkin

Ak = Antikörper, CBA = Cell Based Assay, ELISA = Enzyme-Linked Immunosorbent Assay, ICH = Immunhistochemie/-fluoreszenz, PERM = progrediente Enzephalomyelitis mit Rigidität und Myoklonien, PNS = paraneoplastische neurologische Syndrome, RIA = Radioimmunopräzipitationsassay. Abkürzungen der Antigene siehe Text.

Tab. 32.2 Kriterien für die syndromale Diagnose „limbische Enzephalitis".

Limbische Enzephalitis	
klinisch: „limbisches" Syndrom seit maximal 5 Jahren	Mindestens 1 der folgenden 3 Punkte: • Störung des episodischen Gedächtnisses • Anfälle temporaler Semiologie • Affektstörungen mit prominenter Affektlabilität und -inkontinenz
plus 1 der folgenden 4 Punkte:	
Autoantikörper	s. ▶ Tab. 32.1
Tumor	Nachweis innerhalb von 5 Jahren nach Beginn der o. g. Symptome
Hirn-MRT	temporomediale FLAIR-/T2-Signalanhebung, nicht anders als durch eine Enzephalitis erklärbar
Histopathologie	lymphozytär-mikrogliale temporomediale/temporomedial betonte Enzephalitis keine andere primäre Pathologie wie Schlaganfall, Tumor, posttraumatische Narbe, neurodegenerative Erkrankung

Tab. 32.3 Kriterien für die syndromale Diagnose „immunvermittelte Enzephalopathie".

Immunvermittelte Enzephalopathie
1. Akut bis subakut einsetzende kognitive Beeinträchtigung *plus* ≥ 1 der folgenden Symptome: • neuropsychiatrische Auffälligkeiten (z. B. Halluzinationen, Wahn, Paranoia) • Myoklonus • Grand-mal-Anfälle • fokale Anfälle • fokales neurologisches Defizit
2. In Blut, Urin oder Liquor kein Hinweis auf infektiösen, toxischen, metabolischen oder neoplastischen Krankheitsprozess
3. Bildgebung: keine vaskuläre, neoplastische oder andere strukturelle Läsion, die die Enzephalopathie erklären würde

oder bei Antikörpern gegen intrazelluläre Antigene (Malter et al. 2010).

Faziobrachiale dystone Anfälle

Dabei handelt es sich um < 3 Sekunden dauernde Ereignisse mit Grimassieren und Dystonie des ipsilateralen Armes, zum Teil auch des ipsilateralen Beines. Der einzelne Anfall ist einseitig, aber es können seitenwechselnde Anfälle auftreten. Faziobrachiale dystone Anfälle treten 6–360 Mal pro Tag auf. Iktuale EEGs können rhythmische kontralateral-frontotemporale Spikes zeigen. Die Patienten haben hohe VGKC-Komplex-Antikörper-Titer, das spezifische Antigen war in 90% der Fälle LGI1. Unbehandelt gehen faziobrachiale dystone Anfälle in fast allen Fällen in eine limbische Enzephalitis mit kognitiven Beeinträchtigungen über.

Immunvermittelte Enzephalopathie

Formelle Kriterien für eine Enzephalopathie sind in ▶ Tab. 32.3 genannt. Zwei spezielle Konstellationen sind besonders erwähnenswert:

▶ **Anti-NMDAR-Enzephalitis.** Betroffen sind überwiegend Mädchen oder junge Frauen. Initial stehen psychiatrische Störungen bis hin zu Psychosen, kognitive Beeinträchtigungen oder Anfälle im Vordergrund. Binnen Tagen geht die Krankheit über in Symptome wie Bewusstseinsstörung, abnorme Bewegungen, Mutismus, Hypoventilation und autonome Dysregulation mit Intensivpflichtigkeit. Bis zu 60% der Patientinnen haben ein ovarielles Teratom; Kinder, Männer und bei ältere Patienten haben selten Tumoren (Irani et al. 2010, Dalmau et al. 2011) Das MRT ist häufig nicht informativ. Eine in den ersten Tagen bestehende Pleozytose mit nachfolgender Normalisierung der Zellzahl und Entwicklung oligoklonaler Banden wurden beschrieben (Irani et al. 2010). Etwa 75% der Patienten erholen sich weitgehend oder vollständig, oft nach monatelangen Aufenthalten auf Intensivstationen (Dalmau et al. 2011).

▶ **SREAT/Hashimoto-Enzephalopathie.** Die SREAT manifestiert sich klinisch entweder mit Schlaganfall-ähnlich einsetzenden fokalen, zum Teil multiplen Ausfällen (ca. 10–30% der Fälle) oder aber als schleichend progrediente Enzephalopathie (bis hin zum Koma) mit zunehmenden epileptischen Anfällen oder einem Status epilepticus (ca.

Tab. 32.4 Kriterien für die Diagnose SREAT (Rüegg 2011). Alle Kriterien müssen erfüllt sein (in Anlehnung an Castillo et al. 2006).

SREAT
1. Enzephalopathie (s. ▶ Tab. 32.3)
2. Vorhandensein von TPO-Antikörpern und allenfalls Thyreoglobulin-Antikörpern und/oder TSH-Rezeptor- Antikörpern
3. euthyreoide, subklinische oder milde bis mäßige klinische Hypothyreose (mit entsprechenden TSH-Werten)
4. kein Nachweis einer infektiösen, toxischen, neoplastischen oder (anderen als Schilddrüsen-assoziierten) metabolischen Erkrankung
5. kein Nachweis von spezifischen antineuralen Antikörpern, die mit bekannten autoimmunen Enzephalitiden im Zusammenhang stehen: Antikörper gegen Hu, Yo, Ri, Ma, Tr, CV2/CRMP5, GAD, NMDAR,VGKC-Komplex (LGI1, CASPR2), AMPAR, $GABA_BR$, NMO-/Aquaporin-4, VGCC
6. keine für eine andere bekannte ZNS-Erkrankung typischen kernspintomografischen Veränderungen
7. vollständige oder fast vollständige Remission unter Steroidtherapie

70–90 % der Fälle) (Kothbauer-Margreiter et al. 1996, Chong et al. 2003, Chaudhuri u. Behan 2003). Die Diagnose „SREAT" erfordert den Beleg einer Besserung auf Steroide (▶ Tab. 32.4) (Schäuble et al. 2003, Castillo et al. 2006).

Progrediente Enzephalomyelitis mit Rigidität und Myoklonien (PERM)

Kernsymptome sind Muskelsteifigkeit und Spasmen. Das volle klinische Spektrum wird soeben exploriert (Mas et al. 2010). Es wird auf das Kapitel „Stiff-Man-Syndrom" hingewiesen.

Andere

Ebenfalls autoimmunvermittelt können auftreten: das Opsoklonus-Myoklonus-Syndrom, die progrediente Kleinhirnatrophie mit Ataxie, die Hirnstammenzephalitis, die chronische (Temporallappen-)Epilepsie, das Morvan-Syndrom (Schlafstörung, Psychose und periphere Nervenhyperexzitabilität mit Neuromyotonie und Schmerzen) sowie „Chronic lymphocytic inflammation with pontine perivascular enhancement responsive to steroids" (CLIPPERS) (Pittock et al. 2010).

Diagnostisches Vorgehen

Die in ▶ Abb. 32.2 gegebenen Empfehlungen sollen eine Balance zwischen Über- und Unterdiagnostik halten. Ihnen zufolge kann auch bei negativem MRT oder normalen Liquor-Standardparametern eine solche Erkrankung diagnostiziert werden. Andererseits reicht ein isolierter Antikörperbefund nicht zu einer solchen Diagnose aus.

▶ **Differenzialdiagnostische Aufarbeitung:**
- Liquoruntersuchung zum Ausschluss einer infektiösen Enzephalitis
- Hirn-MRT (später auch als Verlaufsparameter)

Bei Vorliegen der klinischen Voraussetzungen gemäß ▶ Abb. 32.2:
- Antikörperdiagnostik im Serum (idealerweise auch im Liquor) hinsichtlich der in ▶ Abb. 32.2 genannten Antikörper
- Tumorsuche (s. Kap. „Paraneoplastische Syndrome")
- Untersuchungen zur Dokumentation der Defizite des Patienten vor Therapiebeginn:
  ○ neurologische Untersuchung und psychopathologische Exploration
  ○ Eigen-/Fremdanamnese zur Ermittlung der Anfallsfrequenz, idealerweise ergänzt durch Langzeit-EEG
  ○ neuropsychologische Untersuchung (mindestens Bedside-Test)

Sollte sich trotz klinischer Annahme einer immunvermittelten Erkrankung der grauen ZNS-Substanz weder ein Antikörper noch ein Tumor finden lassen, so bleiben als weitere diagnostische Möglichkeiten:
a. Hirnbiopsie, um eine entzündliche Genese zu belegen
b. erneute Antikörper-Testung (vor allem bei innerhalb der ersten Krankheitstage gewonnenem ersten Untersuchungsmaterial) und Tumorsuche im Intervall
c. Tumorsuche auch bei nicht klassischem Syndrom
d. Serum- und Liquoraufbewahrung bei –20 °C, um in der Zukunft auf dann neu entdeckte Antikörper testen zu können (Prüss et al. 2010).

Rasmussen-Enzephalitis

Die Rasmussen-Enzephalitis ist eine durch zytotoxische, gegen Neurone und Astrozyten gerichtete T-Lymphozyten vermittelte Erkrankung (Bien et al. 2002a, Bauer et al. 2007), die fast immer nur eine Großhirnhemisphäre betrifft und diese in einem Monate bis Jahre dauernden Prozess in individuell unterschiedlichem Umfang zerstört. Die T-Zellen sind oligoklonalen Ursprungs, der sich sowohl im Blut wie im Gehirn belegen lässt (Schwab et al. 2009). Pharmakoresistente Anfälle, namentlich die Epilepsia partialis continua, sind typisch (Bien et al. 2002b).

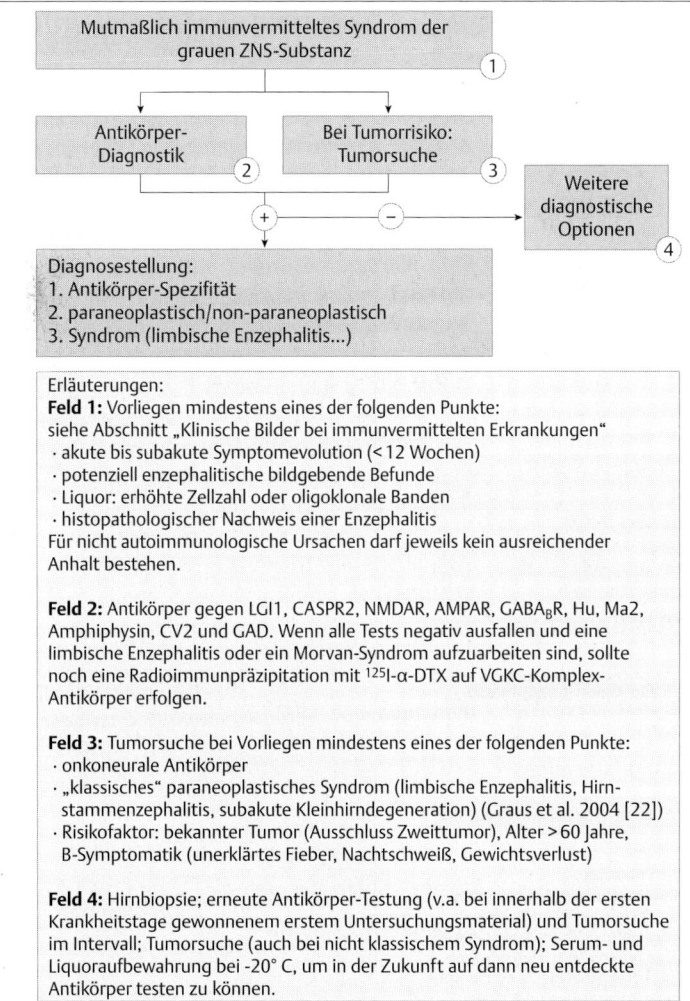

Abb. 32.2 Vorgeschlagener Algorithmus für die diagnostische Aufarbeitung mutmaßlich Antikörper-assoziierter Erkrankungen.

85 % der Betroffenen erkranken, bevor sie 10 Jahre alt sind (Oguni et al. 1992).

Diagnostisches Vorgehen

Die Diagnose Rasmussen-Enzephalitis wird im Sinne von ▶ Abb. 32.3 gestellt (Bien et al. 2005).

▶ Notwendige Untersuchungen:

- neurologischer Status, vorzugsweise unter Verwendung einer quantitativen Motorikskala zur Dokumentation der Progredienz, z. B. Motricity Index (Demeurisse et al. 1980)
- neuropsychologische Verlaufsdokumentation, namentlich der sprachlichen Funktionen bei Befall der dominanten Hemisphäre
- Hirn-MRT zu diagnostischen Zwecken, später zur Dokumentation der Progredienz der Hemiatrophia cerebri im Abstand von 2–3 Monaten zu Erkrankungsbeginn, danach in 6–12-monatigen Abständen (Bien et al. 2004)
- EEG-Diagnostik, ggf. Langzeit-Video-EEG-Monitoring

▶ Im Einzelfall erforderliche Untersuchungen:

- Blut-/Liquoruntersuchungen zum Ausschluss von Differenzialdiagnosen (ausführliche Liste bei Bien et al. 2005) sowie bei Immunsuppression zum Therapiemonitoring (in Abhängigkeit vom verwendeten Regime)
- offene Hirnbiopsie bei frühen Verdachtsfällen, die die nicht invasiven Diagnosekriterien (noch) nicht erfüllen (▶ Abb. 32.3)
- Wada-Test vor Indikationsstellung einer Hemisphärektomie

Neurosarkoidose

Die Sarkoidose ist definiert als multisystemische Granulomatose unbekannter Ätiologie, die vor allem junge Erwachsene befällt. Die charakteristische Histologie ist durch nicht verkäsende epitheloidzellige Granulome gekennzeichnet. Die Prävalenz klinisch manifester Fälle beträgt 5–20 pro 100.000, diejenige autoptisch verifizierter Fälle 35 pro 100.000. Hauptmanifestationsorte sind die Lymphknoten der Lungenhili, das Lungenparenchym, die Haut und die Augen. Ein Befall des Nervensystems (Neu-

Im Weiteren sollte die Behandlung an den im Zuge der diagnostischen Aufarbeitung gefundenen Antikörpern ausgerichtet werden.

Paraneoplastische Syndrome (mit oder ohne onkoneurale Antikörper)

Hier wird auf das Kapitel „Paraneoplastische neurologische Syndrome" verwiesen.

GAD-Antikörper

Eine anhaltende Remission ist bei diesen Erkrankungen selten zu erzielen. Eine Hochdosis-i.v.-Immunglobulin-(IVIG-)Therapie ist wirksam beim Stiff-Man-Syndrom (Dalakas et al. 2001). Positive Fallberichte bei limbischer Enzephalitis liegen für die Plasmapherese vor (Mata et al. 2008, Mazzi et al. 2008). Die Immunadsorption ist eine – oft wirksamere und/oder verträgliche – Alternative zur Plasmapherese (Rosenow et al. 1993, Klingel et al. 2009).

VGKC-Komplex-Antikörper (LGI1-, CASPR2-Antikörper)

Eine frühzeitige Immuntherapie mit Steroiden, eventuell ergänzt durch i.v. Immunglobuline (IVIG) oder Plasmapherese/Immunadsorption beschleunigt den Heilungsverlauf vermutlich und verbessert möglicherweise auch das Therapieergebnis. Der Therapieerfolg korreliert mit dem Absinken der Serum-Antikörperkonzentrationen (Vincent et al. 2004). Die Steroidtherapie bei LGI1-Antikörper-assoziierten faziobrachialen dystonen Anfällen verhindert möglicherweise das Übertreten in eine limbische Enzephalitis (Irani et al. 2011). Nach Abklingen einer mit VGKC-Komplex-Antikörpern verbundenen Erkrankung können angesichts des fast immer monophasischen Krankheitsverlaufs zur symptomatischen Behandlung eingeführte Antikonvulsiva abdosiert werden.

NMDAR-Antikörper

Die Resektion eines eventuell vorhandenen Teratoms ist vordringlich. Ein früher Immuntherapiebeginn (≤ 40 Tage) ist mit einem besseren Therapieergebnis assoziiert als ein später (> 40 Tage nach Krankheitsbeginn), wobei die Kombination von Steroiden mit mindestens einer weiteren Immuntherapie vorteilhaft ist (Irani et al. 2010). Dalmau berichtet über die Anwendung von Kortikosteroiden, IVIG oder Plasmapherese als First-Line-Therapien und die Zufügung von Cyclophosphamid und/oder Rituximab als intensivierter Behandlung, die vor allem bei verzögertem Therapiebeginn und Abwesenheit eines Tumors benötigt würde (Dalmau et al. 2011). Noch ist unklar, ob z.B. Azathioprin Rezidive verhindern kann.

AMPAR- und GABABR-Antikörper

Besserungen unter Immuntherapien wurden für beide Antikörper-definierten Erkrankungen unter Steroiden, zum Teil kombiniert mit IVIG, Plasmapherese oder Mycophenolatmofetil, beschrieben (Lai et al. 2009, Bataller et al. 2010, Graus et al. 2010a, Lancaster et al. 2010). Durch Azathioprin konnten AMPAR-Antikörper-assoziierte Rezidive offenbar verhindert werden (Lai et al. 2009).

Antikörper gegen den metabotropen Glutamatrezeptor

Antikörper gegen die Untereinheiten 1 und 5 wurden - meist paraneoplastisch - bei Patienten mit zerebellärer Ataxie oder limbischer Enzephalitis mit prädominanten Gedächtnisstörungen („Ophelia-Syndrom") gefunden (Lancaster et al., 2011 mit weiteren Referenzen).

SREAT

Medikamente der ersten Wahl bei der SREAT sind Steroide, unter denen eine ausgezeichnete, oft innerhalb von Tagen einsetzende Wirkung beobachtet wird. Allerdings können auch bis zu 6 Wochen vergehen, ehe die Besserung eintritt (Kothbauer-Margreiter et al. 1996). Ein Therapie-Algorithmus ist in ▶ Abb. 32.4 dargestellt. Epileptische Anfälle erfordern eine antiepileptische Therapie, die nach Abheilen der Erkrankung und Normalisierung des EEG wieder ausgeschlichen wird. Eine zweite Episode wird wie eine erste behandelt, möglicherweise mit noch langsamerem Ausschleichen der Steroide.

Bei weiteren Episoden oder einem wiederholten Aufflammen der Symptome nach Unterschreiten einer gewissen Steroiddosis sollten zusätzliche Steroid-sparende Immunsuppressiva zum Einsatz kommen. Einzelfallberichte/Mini-Serien berichten über gute Effekte von Azathioprin, Methotrexat, Ciclosporin A, Hydroxychloroquin und Mycophenolatmofetil. Pulstherapien mit intravenösen Immunoglobulinen und Cyclophyosphamid sowie Plasmapheresen wurden ebenfalls erfolgreich eingesetzt. Alle diese Therapien werden aber als zweite Wahl gegenüber Steroiden angesehen.

Antikörper-negative Syndrome

Bei der Diagnose CLIPPERS ist ein gutes Ansprechen auf Steroide, zum Teil ergänzt durch Immunsuppressiva (Dosierungen etwa wie in ▶ Tab. 32.5) beschrieben worden (Pittock et al. 2010, Gabilondo et al. 2011). Auch bei anderen, mutmaßlich immunologisch verursachten Erkrankungen ohne Nachweis von Antikörpern oder einer entzündlichen Neuropathologie ist es vertretbar, für eine Zeitspanne von etwa 3 Monaten zur Besserung vordefinierter Parameter z.B. eine Steroidtherapie durchzuführen. Wenn nach Ablauf dieser Zeit die angestrebte Besserung eingetreten ist, kann die Behandlung noch eine Zeitlang zur Stabilisierung fortgeführt werden. Andernfalls

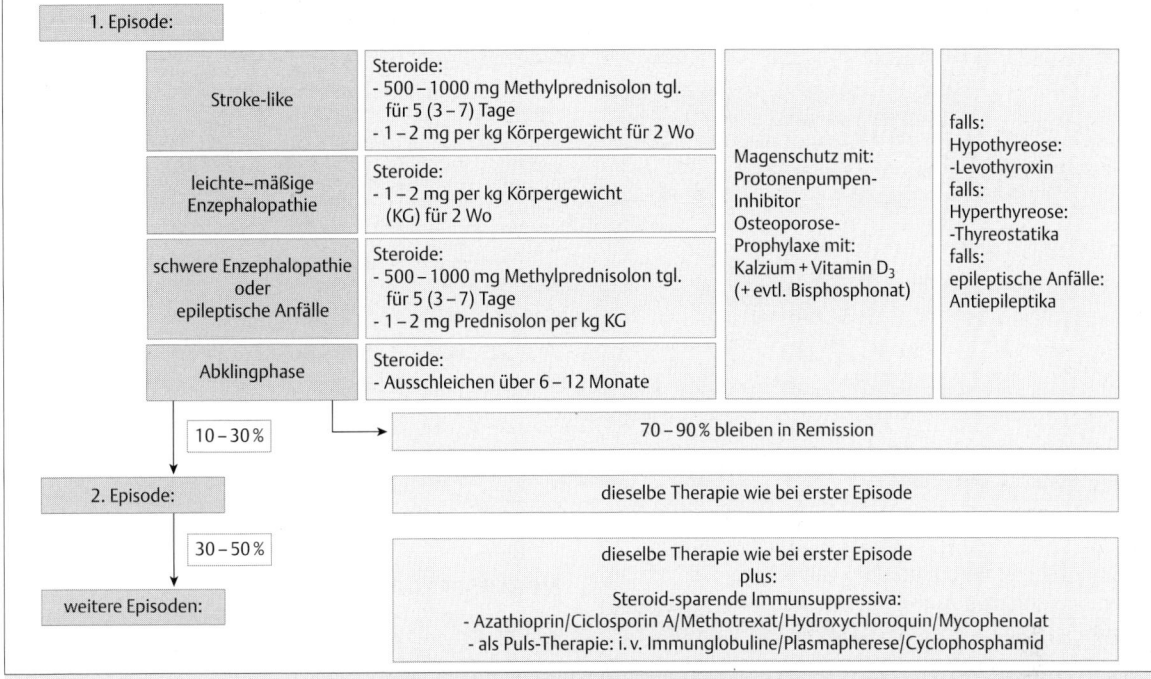

Abb. 32.4 Therapie-Algorithmus für die Steroid-responsive Enzephalopathie mit assoziierter Autoimmunthyroiditis (SREAT).

sollte die Immuntherapie nur in begründeten Einzelfällen weitergeführt oder umgestellt werden.

Rasmussen-Enzephalitis

Die Hemisphärektomie in einer ihrer modernen Varianten ist hocheffektiv zur Beseitigung der pharmakoresistenten Anfälle bei Rasmussen-Enzephalitis (Bien u. Schramm 2009). Kein anderes Verfahren ist vergleichbar wirksam. Eine Langzeitimmuntherapie kann den Gewebs- und Funktionsverlust verlangsamen oder stoppen, offenbar aber nicht die Anfälle kontrollieren (Bien et al. 2004). Eine „erfolgreiche" Immuntherapie bei Patienten mit noch erhaltener Funktion der betroffenen Hemisphäre, aber belastender Epilepsie kann zu einem Pyrrhussieg führen: Man bremst den Funktionsverlust, nicht aber die Epilepsie, sodass die Betroffenen nicht ohne Funktionsbeeinträchtigung hemisphärektomiert, aber auch nicht auf konservativem Wege anfallsfrei werden können (Bien u. Schramm 2009).

Für das therapeutische Vorgehen siehe das Flussdiagramm in ▶ Abb. 32.5 (Bien et al. 2005).

Pharmakotherapie

Die folgenden Immuntherapien werden vorgeschlagen, um die Hemisphärenzerstörung aufzuhalten (Granata et al. 2003, Bien u. Schramm 2009):

- Tacrolimus (Bien et al. 2004)
- i.v. Immunglobuline (Hart et al. 1994)
- orale Langzeitsteroide (Bahi-Buisson et al. 2007)
- Plasmapherese/Immunadsorption (Antozzi et al. 1998)

Für Details siehe ▶ Tab. 32.5.

Weitere, spezielle Therapieformen

Bei sehr umschriebener Epilepsia partialis continua kommt eine Botulinum-Toxin-Behandlung in Betracht (Lozsadi et al. 2004, Browner et al. 2006). Wenn eine Hemisphärektomie nicht in Frage kommt, kann in Einzelfällen die Vagusnervstimulation die Anfallssituation bessern (Grujic et al. 2011).

Neurosarkoidose

Angesichts der anerkannten Morbidität und Mortalität der Neurosarkoidose empfehlen die meisten Autoren eine frühe und aggressive Therapie. Aber es gibt zurzeit keine kontrollierte Studien als Grundlage von Therapieleitlinien (Hoitsma et al. 2004).

Pharmakotherapie

Als Therapeutikum erster Wahl gelten orale Langzeit-Kortikosteroide in einer initialen Dosis von 1 mg/kg KG und Tag p.o. (▶ Tab. 32.5). In schweren Fällen können i.v. Steroide auch zu Beginn hochdosiert (Stoßtherapie) appliziert werden. Bei ungenügender Wirkung oder raschem Rezidiv bei Dosisreduktion bzw. hoher notwendiger Erhaltungsdosis werden verschiedene zytotoxische Immunsuppressiva empfohlen (Methotrexat, Azathioprin, Ciclosporin, Cyclophosphamid). Die größten Erfahrungen bestehen mit Methotrexat und Azathioprin. Einzelfälle wurden auch erfolgreich mit Mycophenolat-

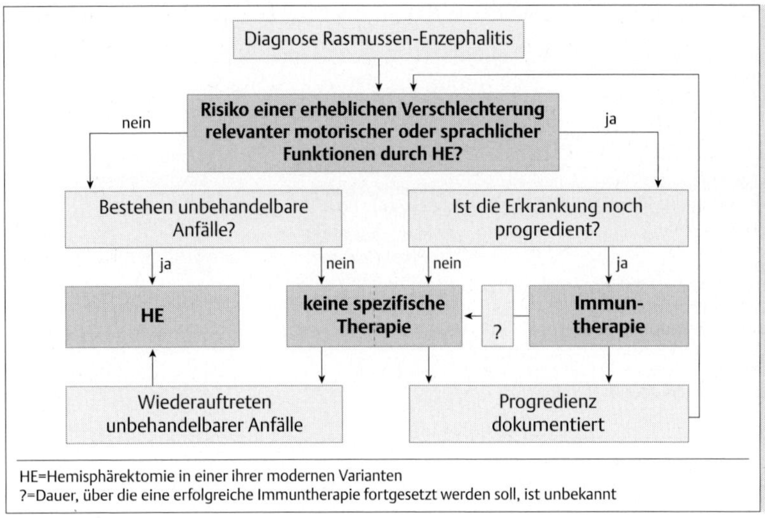

Abb. 32.5 Therapeutisches Vorgehen bei Rasmussen-Enzephalitis.

HE = Hemisphärektomie in einer ihrer modernen Varianten
? = Dauer, über die eine erfolgreiche Immuntherapie fortgesetzt werden soll, ist unbekannt

mofetil, Hydrochloroquin, TNF-α-Blockern (Infliximab) und monoklonalem Anti-CD20-Antikörpern (Rituximab) behandelt. Eine Langzeitbeobachtung legt nahe, dass bei schweren neurologischen Symptomen der frühe Einsatz von Immunsuppressiva die Prognose verbessert (Scott et al. 2007).

Weitere, spezielle Therapieformen

Bei gegenüber den oben erwähnten immunsuppressiven Therapien therapieresistenten Einzelfällen oder bei intolerablen Nebenwirkungen wurde ein Entzündungsrückgang unter Strahlentherapie beobachtet (Menninger et al. 2003). Hierbei kommt, je nach Entzündungslokalisation, sowohl die stereotaktische lokale Radiochirurgie (Sundaresan u. Jayamohan 2008) wie auch eine Low-Dose-Ganzhirnbestrahlung mit 20–25 Gy zur Anwendung (Bruns et al. 2004). Bei Hydrozephalus ist die Shuntdrainage angezeigt. Zur Beurteilung der Therapieeffizienz dienen die Klinik, das MRT und der Liquorbefund.

■ Versorgungskoordination

Autoantikörper-definierte Erkrankungen

Wegen der Schwere der Symptomatik und des differenzialdiagnostischen Aufwands ist mindestens initial bei allen hier abgehandelten Erkrankungen eine stationäre Untersuchung und Behandlungseinleitung erforderlich.

Rasmussen-Enzephalitis

Die initiale Diagnostik bedarf der Ausstattung eines stationären spezialisierten Settings. Für Verlaufsuntersuchungen gilt dies, wenn die nachfolgenden Untersuchungen komplexere Untersuchungsprogramme erfordern oder aufgrund einer hohen Anfallsfrequenz ein ambulantes Management nicht möglich ist.

Neurosarkoidose

Wegen der oft unspezifischen Klinik, der Schwere der Symptome und des differenzialdiagnostischen Aufwands, der – wenn immer möglich – eine Biopsie einschließen sollte, ist mindestens initial eine stationäre Untersuchung und Behandlungseinleitung erforderlich.

■ Redaktionskomitee

PD Dr. Stephan Rüegg, Abteilung für Klinische Neurophysiologie, Neurologische Klinik, Universitätsspital Basel
Univ.-Prof. Dr. Erich Schmutzhard, Medizinische Universitätsklinik für Neurologie, Innsbruck
Prof. Dr. Matthias Sturzenegger, Inselspital, Neurologische Klinik, Universitätsspital Bern

Federführend: Prof. Dr. Christian Bien, Epilepsie-Zentrum Bielefeld-Bethel, Krankenhaus Mara, Maraweg 21, 33617 Bielefeld
E-Mail: christian.bien@mara.de

Entwicklungsstufe der Leitlinie: S1

■ Literatur

Antozzi C, Granata T, Aurisano N et al. Long-term selective IgG immunoadsorption improves Rasmussen's encephalitis. Neurology 1998; 51: 302–305

Bahi-Buisson N, Villanueva V, Bulteau C et al. Long term response to steroid therapy in Rasmussen encephalitis. Seizure 2007; 16: 485–492

Bataller L, Galiano R, Garcia-Escrig M et al. Reversible paraneoplastic limbic encephalitis associated with antibodies to the AMPA receptor. Neurology 2010; 74: 265–267

Bauer J, Elger CE, Hans VH et al. Astrocytes are a specific immunological target in Rasmussen's encephalitis. Ann Neurol 2007; 62: 67–80

Bien CG, Bauer J, Deckwerth TL et al. Destruction of neurons by cytotoxic T cells: a new pathogenic mechanism in Rasmussen's encephalitis. Ann Neurology 2002a; 51: 311–318

Bien CG, Gleissner U, Sassen R et al. An open study of tacrolimus therapy in Rasmussen encephalitis. Neurology 2004; 62: 2106–2109

Bien CG, Granata T, Antozzi C et al. Pathogenesis, diagnosis and treatment of Rasmussen encephalitis: a European consensus statement. Brain 2005; 128 (Pt 3): 454–471

Bien CG, Schramm J. Treatment of Rasmussen encephalitis half a century after its initial description: Promising prospects and a dilemma. Epilepsy Res 2009; 86: 101–112

Bien CG, Vincent A, Barnett MH et al. Immunopathology of autoantibody-associated encephalitides: clues for pathogenesis. Brain 2012; 135: 1622–1638

Bien CG, Widman G, Urbach H et al. The natural history of Rasmussen's encephalitis. Brain 2002b; 125 (Pt 8): 1751–1759

Browner N, Azher SN, Jankovic J. Botulinum toxin treatment of facial myoclonus in suspected Rasmussen encephalitis. Mov Disord 2006; 21: 1500–1502

Bruns F, Pruemer B, Haverkamp U et al. Neurosarcoidosis: an unusual indication for radiotherapy. Br J Radiol 2004; 77: 777–779

Castillo P, Woodruff B, Caselli R et al. Steroid-responsive encephalopathy associated with autoimmune thyroiditis. Arch Neurol 2006; 63: 197–202

Chaudhuri A, Behan PO. The clinical spectrum, diagnosis, pathogenesis and treatment of Hashimoto's encephalopathy (recurrent acute disseminated encephalomyelitis). Curr Med Chem 2003; 10: 1945–1953

Chong JY, Rowland LP, Utiger RD. Hashimoto encephalopathy: syndrome or myth? Arch Neurol 2003; 60: 164–171

Dalakas MC, Fujii M, Li M et al. High-dose intravenous immune globulin for stiff-person syndrome. N Engl J Med 2001; 345: 1870–1876

Dalmau J, Lancaster E, Martinez-Hernandez E et al. Clinical experience and laboratory investigations in patients with anti-NMDAR encephalitis. Lancet Neurol 2011; 10: 63–74

Darnell RB, Posner JB. A new cause of limbic encephalopathy. Brain 2005; 128: 1745–1746

Demeurisse G, Demol O, Robaye E. Motor evaluation in vascular hemiplegia. Eur Neurol 1980; 19: 382–389

Gabilondo I, Saiz A, Graus F et al. Response to immunotherapy in CLIPPERS syndrome. J Neurol 2011; 258: 2090–2092

Granata T, Fusco L, Gobbi G et al. Experience with immunomodulatory treatments in Rasmussen's encephalitis. Neurology 2003; 61: 1807–1810

Graus F, Boronat A, Xifro X et al. The expanding clinical profile of anti-AMPA receptor encephalitis. Neurology 2010a; 74: 857–859

Graus F, Delattre JY, Antoine JC et al. Recommended diagnostic criteria for paraneoplastic neurological syndromes. J Neurol Neurosurg Psychiatry 2004; 75: 1135–1140

Graus F, Saiz A, Dalmau J. Antibodies and neuronal autoimmune disorders of the CNS. J Neurol 2010b; 257: 509–517

Graus F, Saiz A, Lai M et al. Neuronal surface antigen antibodies in limbic encephalitis: Clinical-immunologic associations. Neurology 2008; 71: 930–936

Grujic J, Bien CG, Pollo C et al. Vagus nerve stimulator treatment in adult-onset Rasmussen's encephalitis. Epilepsy Behav 2011; 20: 123–125

Haberlandt E, Bast T, Ebner A et al. Limbic encephalitis in children and adolescents. Arch Dis Child 2011; 96: 186–191

Hart Y, Andermann F, Fish D et al. The medical treatment of chronic encephalitis and epilepsy. In: Wolf P, ed. Epileptic Seizures and Syndromes. London: John Libbey & Company; 1994: 399–404

Hoitsma E, Faber CG, Drent M et al. Neurosarcoidosis: a clinical dilemma. Lancet Neurol 2004; 3: 397–407

Hollowell JG, Staehling NW, Flanders WD et al. Serum TSH, T, and thyroid antibodies in the United States population (1988 to 1994): National Health and Nutrition Examination Survey (NHANES III). J Clin Endocrinol Metab 2002; 87: 489–499

Hughes EG, Peng X, Gleichman AJ et al. Cellular and synaptic mechanisms of anti-NMDA receptor encephalitis. J Neurosci 2010; 30: 5866–5875

Irani SR, Bera K, Waters P et al. N-methyl-D-aspartate antibody encephalitis: temporal progression of clinical and paraclinical observations in a predominantly non-paraneoplastic disorder of both sexes. Brain 2010; 133 (Pt 6): 1655–1667

Irani SR, Michell AW, Lang B et al. Faciobrachial dystonic seizures precede LGI1 antibody limbic encephalitis. Ann Neurol 2011; 69: 892–900

Klingel R, Heibges A, Fassbender C. Plasma exchange and immunoadsorption for autoimmune neurologic diseases - current guidelines and future perspectives. Atheroscler 2009; 10 (Suppl.): 129–132

Kothbauer-Margreiter I, Sturzenegger M, Komor J et al. Encephalopathy associated with Hashimoto thyroiditis: diagnosis and treatment. J Neurol 1996; 243: 585–593

Lai M, Hughes EG, Peng X et al. AMPA receptor antibodies in limbic encephalitis alter synaptic receptor location. Ann Neurol 2009; 65: 424–434

Lalic T, Pettingill P, Vincent A et al. Human limbic encephalitis serum enhances hippocampal mossy fiber-CA3 pyramidal cell synaptic transmission. Epilepsia 2011; 52: 121–131

Lancaster E, Lai M, Peng X et al. Antibodies to the GABA(B) receptor in limbic encephalitis with seizures: case series and characterisation of the antigen. Lancet Neurol 2010; 9: 67–76

Lancaster E, Martinez-Hernandez E, Titulaer MJ et al. Antibodies to metabotropic glutamate receptor 5 in the Ophelia syndrome. Neurology. 2011; 77:1698-1701

Lozsadi DA, Hart IK, Moore AP. Botulinum toxin A improves involuntary limb movements in Rasmussen syndrome. Neurology 2004; 62: 1233–1234

Malter MP, Helmstaedter C, Urbach H et al. Antibodies to glutamic acid decarboxylase define a form of limbic encephalitis. Ann Neurology 2010; 67: 470–478

Mas N, Saiz A, Leite MI et al. Antiglycine-receptor encephalomyelitis with rigidity. J Neurol Neurosurg Psychiatry 2010; 82: 1399–1401

Mata S, Muscas GC, Naldi I et al. Non-paraneoplastic limbic encephalitis associated with anti-glutamic acid decarboxylase antibodies. J Neuroimmunol 2008; 199: 155–159

Mazzi G, Roia DD, Cruciatti B et al. Plasma exchange for anti-GAD associated non paraneoplastic limbic encephalitis. Transfus Apher Sci 2008; 39: 229–233

Menninger MD, Amdur RJ, Marcus RB jr. Role of radiotherapy in the treatment of neurosarcoidosis. Am J Clin Oncol 2003; 26: e115–e118

Nowak DA, Widenka DC. Neurosarcoidosis: a review of its intracranial manifestation. J Neurol 2001; 248: 363–372

Oguni H, Andermann F, Rasmussen TB. The syndrome of chronic encephalitis and epilepsy. A study based on the MNI series of 48 cases. Adv Neurol 1992; 57: 419–433

Pittock SJ, Debruyne J, Krecke KN et al. Chronic lymphocytic inflammation with pontine perivascular enhancement responsive to steroids (CLIPPERS). Brain 2010; 133: 2626–2634

Prüss H, Dalmau J, Harms L et al. Retrospective analysis of NMDA receptor antibodies in encephalitis of unknown origin. Neurology 2010; 75: 1735–1739

Rosenow F, Haupt WF, Grieb P et al. Plasma exchange and selective adsorption in Guillain-Barré syndrome – a comparison of therapies by clinical course and side effects. Transfus Sci 1993; 14: 13–15

Rüegg S. Schilddrüse und Epilepsie. Epileptologie 2011; 28: 30–37

Schäuble B, Castillo PR, Boeve BF et al. EEG findings in steroid-responsive encephalopathy associated with autoimmune thyroiditis. Clin Neurophysiol 2003; 114: 32–37

Schwab N, Bien CG, Waschbisch A et al. CD8+ T cell clones dominate brain infiltrates in Rasmussen encephalitis and persist in the periphery. Brain 2009; 132: 1236–1246

Scott TF, Yandora K, Valeri A et al. Aggressive therapy for neurosarcoidosis: long-term follow-up of 48 treated patients. Archs Neurology 2007; 64: 691–696

Smith JK, Matheus MG, Castillo M. Imaging manifestations of neurosarcoidosis. Am J Roentgenol 2004; 182: 289–295

Stern BJ. Neurological complications of sarcoidosis. Curr Opin Neurol 2004; 17: 311–316

Sundaresan P, Jayamohan J. Stereotactic radiotherapy for the treatment of neurosarcoidosis involving the pituitary gland and hypothalamus. J Med Imaging Radiat Oncol 2008; 52: 622–626

Vincent A, Buckley C, Schott JM etal. Potassium channel antibody-associated encephalopathy: a potentially immunotherapy-responsive form of limbic encephalitis. Brain 2004; 127 (Pt 3): 701–712

Zöphel K, Saller B, Wunderlich G et al. Autoantibodies to thyroperoxidase (TPOAb) in a large population of euthyroid subjects: implications for the definition of TPOAb reference intervals. Clin Lab 2003; 49: 591–600

Zuliani L, Graus F, Giometto B et al. Central nervous system neuronal surface antibody associated syndromes: review and guidelines for recognition. J Neurol Neurosurg Psychiatry 2012; 83: 638–645

33 Atypische erregerbedingte Meningoenzephalitiden

Was gibt es Neues?

- Rickettsiose des ZNS: Doxycyclin ist die bestwirksame antibiotische Substanz.
- Coxiellose: Doxycyclin und Ciprofloxacin sind gleichwertig.
- Bartonellose: Azithromycin ist bei Katzen-Kratzkrankheit-Lymphadenopathie den anderen, üblicherweise bei Bartonella-Infektionen eingesetzten Antibiotika überlegen.
- ZNS-Brucellose: Kombinationstherapie von Doxycyclin und Streptomycin.
- Schlafkrankheit: Melarsoprol und Eflornithin sind wieder verfügbar, in Kombination eingesetzt, evtl. Nifurtimox.
- zerebrale Malaria (Plasmodium falciparum): Artesunate i. v. ist sowohl bei Erwachsenen als auch bei Kindern dem Chinin-Hydrochlorid überlegen.
- Die Kombination von Albendazol und Praziquantel führt zu einem synergistischen zystizidalen Effekt.

Die wichtigsten Empfehlungen auf einen Blick

- Rickettsiose: Doxycyclin.
- Coxiellose: Doxycyclin oder Gyrase-Hemmer.
- Ehrlichiose: Doxycyclin.
- Bartonellose: Doxycyclin, evtl. Azithromycin.
- ZNS-Brucellose: Kombination von Doxycyclin + Rifampicin.
- Mycoplasma-spp.-Infektionen des ZNS: Erythromycin, Clarithromycin oder Azithromycin.
- Whipple-Erkrankungen des ZNS: Penicillin G + Streptomycin; alternativ-antibiotische Therapiestrategien.
- Amerikanische Trypanosomiasis: Nifurtimox oder Benznidazol.
- Ostafrikanische Schlafkrankheit (Trypanosoma brucei rhodesiense): Suramin + Melarsoprol.
- Westafrikanische Schlafkrankheit (Trypanosoma brucei gambiense): Eflornithin.
- zerebrale Malaria (Plasmodium falciparum): Artemisinin-Derivat (Artesunate i. v.), Chinin-Hydrochlorid.
- ZNS-Babesiose: Azithromycin + Atovaquon, Chinin + Clindamycin.
- Nematoden-bedingte eosinophile Meningitis/Meningoenzephalitis: Albendazol, Thiabendazol oder Ivermectin.
- Neurozystizerkose: Albendazol (Praziquantel) + Kortikosteroide.

■ Definition

Begriffsdefinition

Meningoenzephalitiden, die durch Bakterien (nicht zu eitriger Einschmelzung bzw. Reaktion führend), Protozoen sowie Helminthen verursacht werden.

Klassifikation

Zu den bakteriellen Erregern dieser Kategorie gehören Spirochäten (siehe Neurosyphilis bzw. Neuroborreliose), Mykobakterien (siehe Neurotuberkulose – Neuro-AIDS), Erreger, die granulomatöse bzw. zystische infektiöse ZNS-Erkrankungen verursachen (z.B. Brucella spp., Nocardia spp. – siehe dort), und eine Reihe von meist systemisch wirkenden, das ZNS mit involvierenden, vorwiegend intrazellulären Erregern. Erkrankungen, die beim Immunsupprimierten zu sehen sind, werden ebenfalls gesondert (siehe Kap. „Diagnostik und Therapie HIV-1-assoziierter neurologischer Erkrankungen", opportunistische zerebrale Infektionen) besprochen.

Während Trypanosoma spp. oder Toxoplasma gondii direkt das zentrale Nervensystem invadieren (= eine Meningoenzephalitis verursachen), wird die neurologische Symptomatik bei der zerebralen Malaria (Plasmodium falciparum) über indirekte Mechanismen (immunologische, hypoxische) verursacht.

Die Invasion des zentralen Nervensystems durch Nematodenlarven führt zu einer meist eosinophilen Meningitis/Meningoenzephalitis.

Aspekte, die diese Leitlinie nicht behandelt

Epidemiologie, Differenzialdiagnosen, Komorbiditäten, Fragen der Versorgungskoordination

■ Untersuchungen

▶ **Notwendig**
- neurologischer Status mit besonderer Berücksichtigung von Meningismus, neurologischen Herdzeichen, Anamnese (Anfälle)
- detaillierte Expositionsanamnese (Fernreisen, Chemoprophylaxe, Zustand nach Milzexstirpation, etc.)
- sonstige Symptome bzw. Organmanifestationen (Pulmo, Intestinuum, Larva migrans visceralis, Hautmanifestationen, z.B. Trypanosomenschanker, in der Anamnese); aktuelles Exanthem (Rickettsien-Fleckfieber)
- zerebrale Bildgebung (kontrastmittelgesteigerte Kernspintomografie bzw. Computertomografie)
- Liquorentnahme: Eosinophilie (?), unspezifische Pleozytose, Liquorzucker und Liquorlaktat meist normal, Eiweiß geringgradig erhöht, hämorrhagische Komponente?
- Basislabor mit Entzündungsparametern, Differenzialblutbild, Blutausstrich (Trypanosomen spp., Plasmodium falciparum?)
- Thorax-Röntgen (Mycoplasma – atypische Pneumonie?), gastrointestinale Abklärung (Morbus Whipple?)
- Serologie: Chlamydien, Rickettsien spp., Mycoplasma pneumoniae, zur Differenzialdiagnose Treponema spp., Borrelia spp., virale Erreger, Toxoplasma gondii, Erreger der Larva migrans visceralis – Toxocara spp., Gnathostoma spinigerum, Angiostrongylus spp., Trichinella spp.

▶ **Im Einzelfall erforderlich**
- besondere Differenzialdiagnostik bei Expositionsanamnese in tropischen Ländern, inkludierend genaue Reiseanamnese, vor allem im Hinblick auf detaillierte geografische Region, klimatische Verhältnisse, Reisestil
- detaillierte tropenmedizinische Abklärung, Abklärung einer eventuellen Immunsuppressionssituation

■ Therapie:

In Abhängigkeit vom Erreger wird im Folgenden die am besten wirksame antimikrobielle Chemotherapie aufgelistet.

Rickettsiose

- Tetracyclin bei Erwachsenen und Kindern > 8 Jahre: 20–30 mg/kg/d p.o. oder 10–20 mg/kg KG/d i.v. oder
- Doxycyclin (Donovan et al. 2002): 100–200 mg/d, initial i.v., nach Stabilisierung p.o. oder
- Chloramphenicol: 50 mg/kg KG/d i.v. oder
- Alternativen: Rifampicin, Azithromycin (in der Schwangerschaft) oder Ciprofloxacin
- Therapiedauer: 7–10 Tage, zumindest bis 1 Tag nach Erreichen der Fieberfreiheit
- PCR-Kontrolle im Liquor am Ende der Therapie

Coxiellose

- Doxycyclin: 100–200 mg/d, initial i.v., nach Stabilisierung p.o.; bei Coxiella-Endokarditis (mit oder zerebrovaskuläre Ischämie) Kombination mit Hydroxy-Chloroquin, Therapiedauer bis zu 24 Monate
- Ciprofloxacin
- evtl. Kombination mit Kortikosteroidtherapie

Ehrlichiose

- Tetracyclin bei Erwachsenen und Kindern > 8 Jahre: 20–30 mg/kg/d p.o. oder 10–20 mg/kg KG/d i.v. oder
- Doxycyclin: 100–200 mg/d, initial i.v., nach Stabilisierung p.o. oder
- Rifampicin

Bartonellose

- Tetracyclin: 2 g/d i.v. oder
- Doxycyclin: 200 mg/d i.v.
- Alternativen: Erythromycin, Rifampicin, Ciprofloxacin, Cotrimoxazol, Azithromycin (allerdings nur für die Katzen-Kratzkrankheit-Lymphadenopathie)
- Therapiedauer: 3 Wochen

ZNS-Brucellose

- Dreifach-Kombinationstherapie Doxycyclin: 200 mg/d initial i.v., nach 1–2 Wochen p.o. + Rifampicin: 600 mg/d initial i.v., nach 1–2 Wochen p.o., sowie Streptomycin: 1 g/d i.m. in den ersten 2 Wochen; danach Zweifachtherapie (Doxycyclin + Rifampicin) für mindestens weitere 30 Tage, in vielen Fällen länger, bis zu 6 Monate (Kultur- und Serologie-Kontrollen), oder
- Dreifach-Kombinationstherapie mit Doxycyclin, Rifampicin und Ciprofloxacin

Mycoplasma-spp.-Infektionen des ZNS

- Erythromycin (2 g/d i.v. für 1 Woche, dann p.o.)
- Alternativen: Clarithromycin oder Azithromycin, jeweils 500 mg/d
- Dauer: mindestens 2 Wochen (Serologie- und evtl. PCR-Kontrollen im Liquor)

Whipple-Erkrankung des ZNS

- Penicillin G (30 Mio. E./d i.v.) oder Ceftriaxon (2 g/d i.v.) + Streptomycin (1 g/d i.m.) für 2 Wochen, gefolgt von Hochdosis-Trimethoprim/Sulfamethoxazol (3 × täglich 160 mg/800 mg p.o.); Dauer: mindestens 1–2 Jahre, in Abhängigkeit von Klinik und relativ typischer Bildgebung (MR:T_2-Gewichtung) sowie dem Nachweis von PAS-positiven Makrophagen im Liquor, evtl. PCR, in Einzelfällen Biopsie (aus im MR zeichnenden Hirnarealen)
- Alternative: Doxycyclin (200 mg/d) + Hydroxy-Chloroquin (3 × täglich 200 mg)

- weitere Alternativen: Cephalosporine der 3. Generation, Chloramphenicol, Rifampicin, Gyrase-Hemmer, Makrolide
- Kortikosteroide sind für den Verlauf ungünstig und tragen evtl. zur Progression bei.
- Bei rezidivierender Whipple-Erkrankung des ZNS kann eine adjuvante Interferon-gamma-Therapie überlegt werden; über Dauer und Dosierung sind keine prospektiven Studien bekannt.

Amerikanische Trypanosomiasis (Trypanosoma cruzi – Chagas-Erkrankung)

- Nifurtimox bzw. Benznidazol

Schlafkrankheit (Trypanosoma brucei rhodesiense bzw. gambiense)

- Suramin, Melarsoprol, Pentamidine, evtl. oral (Paine et al. 2010)
- Eflornithin (nur) bei Trypanosoma gambiense (Balasegaram et al. 2006)
- evtl. Nifurtimox (Bisser et al 2007)
- Fexinidazol wird derzeit einer Phase-II/III-Testung unterzogen (Barrett 2010).

Zerebrale Malaria (Plasmodium falciparum)

- Chinin-Hydrochlorid, Loading Dose: 20 mg/kg KG in infusione (> 4 Stunden), dann Erhaltungsdosis von 10 mg/kg KG in infusione alle 8 Stunden, Dauer: 7 Tage (Mehta u. Das 2006, Lalloo et al. 2007) oder
- Artesunate i.v.: 2,4 mg/kg KG als iniatialer Bolus, dann nach 12 und 24 Stunden wiederholen, ab 3. Tag: 2,4 mg/kg KG alle 24 Stunden, maximale kumulative Dosis: 18 mg/kg KG (Dondorp et al. 2005, Dondorp et al. 2010)
- Jeder Patient mit einer zerebralen Malaria ist intensivtherapie- und überwachungspflichtig. Frühzeitige Beatmung, Nierenersatztherapie, ausreichend Flüssigkeitsgabe, sowie Vermeidung von Kortison und Exsikkation sind essenziell. Im Prinzip gelten die bei einer Sepsis angewandten intensivmedizinischen Vorgaben.
- Das größte Problem im Bereich der intensivmedizinischen Betreuung von Patienten mit einer zerebralen bzw. Multiorganmalaria sind fehlende, prospektive, randomisierte Studien (John et al. 2010).
- Eine prophylaktische Antikonvulsivagabe ist eher schädlich.
- Die Vermeidung der zerebralen Malaria verbessert bei afrikanischen Kindern Schulleistung und Entwicklung kognitiver Funktionen; möglicherweise ist die Sprachentwicklung durch eine im experimentellen Setting typischerweise gesehene Innenohrschwerhörigkeit zusätzlich noch beeinträchtigt.

ZNS-Babesiose

- Chinin + Clindamycin, Azithromycin + Atovaquon, Austauschtransfusion
- Evtl. wird in Zukunft Artesunate i.v. eine Therapieoption sein (Goo et al. 2010).

Einzelheiten zur Dosierung und Therapiedauer bei den vier letztgenannten Krankheiten sind der einschlägigen tropenmedizinischen Literatur zu entnehmen.

Nematoden-bedingte eosinophile Meningitis/Meningoenzephalitis

- Diagnostik: Expositionsanamnese, Eosinophilie und Serologie in Serum und Liquor
- Albendazol (2 × 400 mg/d p.o. für 2–4 Wochen) bzw.
- Thiabendazol (25 mg/kg KG/d p.o. für 1 Woche bei Trichinose und Toxokarose)
- Eine adjuvante Therapie mit Prednisolon (zusätzlich zu Albendazol) verbessert nicht den klinischen Verlauf (Chotmongkol 2009).

Neurozystizerkose

- Diagnostik: Expositionsanamnese, selten Eosinophilie in Serum oder Liquor, cCT, ggf. spinales CT (MRT nicht überlegen), Serologie, insbesondere Antigen-Nachweis in Serum oder Liquor (sehr hohe Spezifität und Sensitivität für aktive Neurozystizerkose)
- Albendazol (2 × 400 mg/d für mindestens 10 Tage) oder Praziquantel (50 mg/kg KG/d für 2 Wochen) + Dexamethason (mindestens 6 mg/d), Dauer: in Abhängigkeit vom klinischen und bildgebenden Befund) (Del Brutto et al. 2006)
- Mit großer Wahrscheinlichkeit führt eine Kombination von Albendazol und Praziquantel zu einem synergistischen Effekt mit einer optimierten zystizidalen Wirkung (Garcia et al. 2011).

■ Versorgungskoordination

Jede Infektionserkrankung des zentralen Nervensystems erfordert eine stationäre Aufnahme. Bei klinischen Zeichen eines raumfordernden Prozesses, bei Serien von generalisierten, tonisch-klonischen Anfällen (insbesondere Status epilepticus) ist die Aufnahme auf einer neurologischen Intensivstation unumgänglich.

Die Beurteilung der Wirksamkeit stützt sich bei einem Teil dieser hier angeführten Erkrankungen nicht auf mehrere prospektive randomisierte Studien, teilweise handelt es sich um klinische Beobachtungen (z.T. sehr alte, seit Jahrzehnten eingeführte Substanzen) und Fallserien.

Redaktionskomitee

Dr. R. Bühler, Abteilung für Neurologie, Bürgerspital Solothurn, Schweiz
Prof. Dr. U. Meyding-Lamadé, Krankenhaus Nordwest, Frankfurt am Main
Prof. Dr. H. Prange, Universitätsmedizin Göttingen, UMG
Univ.-Prof. Dr. E. Schmutzhard, Neurologische Universitätsklinik, Innsbruck

Federführend: Univ.-Prof. Dr. E. Schmutzhard, Neurologische Universitätsklinik, Anichstraße 35, A-6020 Innsbruck, Österreich, Fax: +43 512 504 24243
E-Mail: erich.schmutzhard@i-med.ac.at

Entwicklungsstufe der Leitlinie: S1

Literatur

Rickettsiose

Boillat N, Greub G. Rickettsiosis: a clinical approach. Rev Med Suisse 2007; 16: 1222–1227
Botelho-Nevers E, Raoult D. Host, pathogen and treatment-related prognostic factors in rickettsioses. Eur J Clin Microbiol Infect Dis 2011; Apr 26 [Epub ahead of print]
Donovan BJ, Weber DJ, Rublein JC et al. Treatment of tick-borne diseases. Ann Pharmacother 2002; 36: 1590–1597
Gikas A, Doukakis S, Pediaditis J et al. Comparison of the effectiveness of five different antibiotic regimens on infection with Rickettsia typhi: therapeutic data from 87 cases. Am J Trop Med Hyg 2004; 70: 576–579
Günther G, Haglund M. Tick-borne encephalopathies: epidemiology, diagnosis, treatment and prevention. CNS Drugs 2005; 19: 1009–1032
Huys J, Freyens P, Kayihigi J et al. Treatment of epidemic typhus. A comparative study of chloramphenicol, trimethorpim-sulphamethoxazole and doxycycline. Trans Roy Soc Trop Med Hyg 1973; 67: 718–721
Jensenius M, Fournier PE, Raoult D. Rickettsioses and the international traveler. Clin Infect Dis 2004; 39: 1493–1499
Rajapakse S, Rodrigo C, Fernando SD. Drug treatment of scrub typhus. Trop Doct 2011; 41: 1–4
Song J, Lee C, Chang W et al. Short-course doxycycline treatment versus conventional tetracycline therapy for scrub typhus: a multicenter randomized trial. Clin Infect Dis 1995; 21: 506–510
Watt G, Kantipong P, Jongsakul K et al. Doxycycline and rifampicin for mild scrub-typhus infections in northern Thailand: a randomised trial. Lancet 2000; 356: 1057–1061
Yasunaga H, Horiguchi H, Kuwabara K et al. Delay in tetracycline treatment increase the risk of complications in Tsutsugamushi disease: data from the Japanese Diagnosis Procedure Combination Database. Intern Med 2011; 50: 37–42

Coxiellose

Gikas A, Kokkini S, Tsioutis C. Q fever: clinical manifestations and treatment. Expert Rev Anti Infect Ther 2010; 8: 529–539
Kazar J. Coxiella burnetii infection. Ann NY Acad Sci 2005; 1063: 105–114
Million M, Thuny F, Richet H et al. Long-term outcome of Q fever endocarditis: a 26-year personal survey. Lancet Infect Dis 2010; 10: 527–535
Raoult D, Houpikian P, Tissot Dupon H. Treatment of Q fever endocarditis: comparison of two regimens containing doxycycline and ofloxacin or hydroxychloroquine. Arch Int Med 1999; 159: 167–173
Skiba V, Barner KC. Central nervous system manifestations of Q-fever responsive to steroids. Mil Med 2009; 174: 857–859

Ehrlichiose

Dumler JS, Madigan JE, Pusterla N et al. Ehrlichioses in humans: epidemiology, clinical presentation, diagnosis, and treatment. Clin Inf Dis 2007; 45: 45–51
Horowitz HW, Marks SJ, Weintraub M et al. Brachial plexopathy associated with human granulocytic ehrlichiosis. Neurology 1996; 46: 1026–1029
Klein MB, Nelson CM, Goodman JL. Antibiotic susceptibility of the newly cultivated agent of human granulocytic ehrlichiosis: promising activity of quinolones and rifamycins. Antimicrob Agents Chemother 1997; 41: 76–79
Ratnasamy N, Everett ED, Roland WE et al. Central nervous system manifestations of human ehrlichiosis. Clin Infect Dis 1996; 23: 314–319
Thomas RJ, Dumler JS, Carlyon JA. Current management of human granulocytic anaplasmosis, human monocytic ehrlichiosis and Ehrlichia ewingii ehrlichiosis. Expert Rev Anti Infect Ther 2009; 7: 709–722

Bartonellose

Bass JW, Freitas BC, Freitas AD et al. Prospective randomized double-blind placebo-controlled evaluation of azithromycin for treatment of cat-scratch disease. Pediat Inf Dis J 1998; 17: 447–452
Biswas S, Rolain JM. Bartonella infection: treatment and drug resistance. Future Microbiol 2010; 5: 1719–1731
Chia JKS, Nakata MM, Lami JLM et al. Azithromycin for the treatment of cat-scratch disease. Clin Infect Dis 1998; 26: 193–194
Gouriet F, Lepidi H, Habib G et al. From cat scratch disease to endocarditis, the possible natural history of Bartonella henselae infection. BMC Inf Dis 2007; 7: 30–35
Klotz SA, Ianas V, Elliott SP. Cat-scratch Disease. Am Fam Physician 2011; 83: 152–155
Stockmeyer B, Schoerner C, Frangou P et al. Chronic vasculitis and polyneuropathy due to Infection with Bartonella henselae. Infect 2007; 35: 107–109
Wormser GP. Discovery of new infectious diseases – Bartonella species. N Engl J Med 2007; 23: 2346–2347

ZNS-Brucellose

Al-Sous MW, Bohlega S, Al-Kawi MZ et al. Neurobrucellosis: clinical and neuroimaging correlation. Am J Neuroradiol 2004; 25: 395–401
Ariza J, Gudiol F, Pallarés R et al. Treatment of human brucellosis with doxycycline plus rifampicin or doxycycline plus streptomycin. A randomized, double-blind study. Ann Inern Med 1992; 117: 25–30
Asadipooya K, Dehghanian A, Omrani GH et al. Short-course treatment in neurobrucellosis: a study in Iran. Neurol India 2011; 59: 101–103
Awada A, Korri H, Issa Z et al. [Progressive paraparesis with sensorineural deafness and leukoencephalopathy revealing neurobrucellosis.] Rev Neurol 2011; 167: 181–184
Franco MP, Mulder M, Smits HL. Persistence and relapse in brucellosis and need for improved treatment. Trans Roy Soc Trop Med Hyg 2007; 101: 854–855
Pappas G, Memish ZA. Brucellosis in the middle East: a persistent medical, socio-economic and political issue. J Chemother 2007; 19: 243–248
Pappas G, Papadimitriou P, Akritidis N et al. The new global map of human brucellosis. Lancet Infect Dis 2006; 6: 91–99
Solera J. Update on brucellosis: therapeutic challenges. Int J Antimicrob Agents 2010; 36: 18–20
Solera J, Rodriguez-Zapata M, Geijo P et al..Doxycycline-rifampin versus doxycycline-streptomycin in treatment of human brucellosis due to Brucella melitensis. The GECMEI Group. Grupo de Estudio de Castilla-la Mancha de Enfermedades Infecciosas. Antimicrob Agents Chemother 1995; 39: 2061–2067

Mykoplasmen-Infektionen des ZNS

Bitnun A, Richardson SE. Mycoplasma pneumonia: innocent bystander or a true cause of central nervous system disease? Curr Infect Dis Rep 2010; 12: 282–290

Koskiniemi M. CNS manifestations associated with Mycoplasma pneumoniae infections: summary of cases at the University of Helsinki and review. Clin Infect Dis 1993; 17: 52–57

Meyer Sauteur PM, Streuli JC et al. Mycoplasma pneumoniae-associated encephalitis in childhood – nervous system disorder during or after a respiratory tract infection. Klin Padiatr 2011; Apr 20 [Epub ahead of print]

Tsiodras S, Kelesidis I, Kelesidis T et al. Central nervous system manifestations of Mycoplasma pneumoniae infections. J Inf 2005; 51: 343–354

Whipple-Erkrankung des ZNS

Benito-Leon J, Arpa J, Louis ED et al. Isolated CNS Whipple diseases: Acute onset and relapsing-remitting course. Scand J Inf Dis 2007; 39: 623–625

Black DF, Aksamit AJ, Morris JM. MR imaging of central nervous system Whipple disease: a 15-year review. AJNR Am J Neuroradiol 2010; 31: 1493–1497

Deriban G, Marth T. Current concepts of immunopathogenesis, diagnosis and therapy in Whipple's disease. Curr Med Chem 2006; 13: 2921–2926

Fenollar F, Puechal X, Raoult D. Whipple's disease. N Engl J Med 2007; 356: 55–66

Marth T, Raoult D. Whipple's disease. Lancet 2003; 361: 239–246

Amerikanische Trypanosomiasis (Trypanosoma cruzi – Chagas-Erkrankung)

Diazgranados CA, Saavedra-Trujillo Ch, Mantilla M et al. Chagasic encephalitis in HIV patients: common presentation of an evolving epidemiological and clinical association. Lancet Infect Dis 2009; 9: 324–330

Urbina JA, Docampo R. Specific chemotherapy of Chagas disease: controversies and advances. Trends in Parasitology 2003; 11: 495–501

Silva AA, Roffe E, Santiago H et al. Trypanosoma cruzi-triggered meningoencephalitis is a CCR1 / CCR5-independent inflammatory process. J Neuroimmunol 2007; 184: 156–163

Schlafkrankheit (Trypanosoma brucei rhodesiense bzw. gambiense)

Balasegaram M, Harris S, Checchi F et al. Melarsoprol versus eflornithine for treating late-stage Gambian trypanosomiasis in the Republic of the Congo. Bulletin WHO 2006; 84: 783–791

Barrett MP. Potential new drugs for human African trypanosomiasis: some progress at last. Curr Opin Infect Dis 2010; 23: 603–608

Bisser S, N'Siesi FX, Lejon V, et al. Equivalence trial of melarsoprol and nifurtimox monotherapy and combination therapy for the treatment of second-stage Trypanosoma brucei gambiense sleeping sickness. J Infect Dis 2007; 195: 322–329

Braakman HMM, van de Molengraft FJJM, Boerman DH. Lethal African trypanosomiasis in a traveler: MRI and neuropathology. Neurology 2006; 66: 1094–1096

Cox FE. History of sleeping sickness (African trypanosomiasis). Infect Dis Clin North Am 2004; 18: 231–245

Hotez PJ, Remme JH, Buss P et al. Combating tropical infectious diseases: report of the Disease Control Priorities in Developing Countries Project. Clin Infect Dis 2004; 38: 871–878

Kennedy PG. Diagnostic and neuropathogenesis issues in human African trypanosomiasis Internat. J Parasitol 2006; 36: 505–512

Kristensson K, Nygard M, Bertini G et al. African trypanosome infections of the nervous system: parasite entry and effects on sleep and synaptic functions. Prog Neurobiol 2010; 91: 152–171

Mpia B, Pepin J. Combination of eflornithine and melarsoprol for melarsoprol-resistant Gambian trypanosomiasis. Trop Med Int Health 2002; 7: 775–779

Paine MF, Wang MZ, Generaux CN et al. Diamidines for human African trypanosomiasis. Curr Opin Investig Drugs 2010; 11: 876–883

Zerebrale Malaria (Plasmodium falciparum)

Birbeck GL, Beare N, Lewallen S et al. Identification of malaria retinopathy improves the specificity of the clinical diagnosis of cerebral malaria: findings from a prospective cohort study. Am J Trop Med Hyg 2010; 82: 231–234

Dondorp AM, Fanello CI, Hendriksen IC et al. Artesunate versus quinine in the treatment of severe falciparum malaria in African children (AQUAMAT): an open-label, randomized trial. Lancet 2010; 376: 1647–1657

Dondorp A, Nosten F, Stepniewska K et al; South East Asian Quinine Artesunate Malaria Trial (SEAQUAMAT) group. Artesunate versus quinine for treatment of severe falciparum malaria: a randomised trial. Lancet 2005; 366: 717–725

Fernando SD, Rodrigo C, Rajapakse S. The "hidden" burden of malaria: cognitive impairment following infection. Malar J 2010; 9: 366

Golenser J, McQuillan J, Hee L et al. Conventional and experimental treatment of cerebral malaria. Intern J Parasitol 2006; 36: 583–593

John CC, Kutamba E, Mugarura K et al. Adjunctive therapy for cerebral malaria and other severe forms of Plasmodium falciparum malaria. Expert Rev Anti Infect Ther 2010; 8: 997–1008

Krishnan A, Karnad DR. Severe falciparum malaria: an important cause of multiple organ failure in Indian intensive care unit patients. Crit Care Med 2003; 31: 2278–2284

Lalloo DG, Shingadia D, Pasvol G et al. UK malaria treatment guidelines. J Infect 2007; 54: 111–121

Mehta SR, Das S. Management of malaria: recent trends. J Commun Dis 2006; 38: 130–138

Mishra SK, Wiese L. Advances in the management of cerebral malaria in adults. Curr Opin Neurol 2009; 22: 302–307

Okoromah CA, Afolabi BB, Wall EC. Mannitol and other osmotic diuretics as adjuncts for treating cerebral malaria. Cochrane Databases Syst Rev. 2011; Apr 13; 4: CD004615

Potchen MJ, Birbeck GL, Demarco JK et al. Neuroimaging findings in children with retinopathy-confirmed cerebral malaria. Eur J Radiol 2010; 74: 262–268

Schmutzhard J, Kositz CH, Lackner P et al. Murine malaria is associated with significant hearing impairment. Malar J 2010; 9: 159

Schmutzhard J, Kositz CH, Lackner P et al. Murine cerebral malaria: histopathology and ICAM 1 immunohistochemistry of the inner ear. Trop Med Int Health 2011; May 9 [Epub ahead of print]

Shingadia D, Ladhani S. UK treatment of malaria. Arch Dis Pract Ed 2011; 96: 87–90

Zimmerman GA, Castro-Faria-Neto H. Persistent cognitive impairment after cerebral malaria: models, mechanisms and adjunctive therapies. Expert Rev Anti Infect Ther 2010; 8: 1209–1212

ZNS-Babesiose

Corpelet C, Vacher P, Coudore F et al. Role of quinine in life-threatening Babesia divergens infection successfully treated with clindamycin. Eur J Clin Microbiol Infect Dis 2005; 24: 74–75

Goo YK, Terkawi MA, Jia H et al. Artesunate, a potential drug for treatment of Babesia infection. Parasitol Int 2010; 59: 481–486

Häselbarth K, Tenter AM, Brade V et al. First case of human babesiosis in Germany – Clinical presentation and molecular characterisation of the pathogen. Intern J Med Microbiol 2007; 297: 197–204

Krause PJ. Babesiosis diagnosis and treatment. Vector Borne Zoonotic Dis 2003; 3: 45–51

Weiss LM. Babesiosis in humans: a treatment review. Expert Opin Pharmacother 2002; 3: 1109–1115

Wormser GP, Raymond J, Dattwyler J et al. The clinical assessment, treatment, and prevention of Lyme disease, human granulocytic anaplasmosis, and babesiosis: Clinical practice guidelines by the Infectious Diseases Society of America. Clin Inf Dis 2006; 43: 1089–1134

Nematoden-bedingte eosinophile Meningitis/Meningoenzephalitis

Chotmongkol V, Kittimongkolma S, Niwattayakul K et al. Comparison of prednisolone plus albendazole with prednisolone alone for treatment of patients with eosinophilic meningitis. Am J Trop Med Hyg 2009; 81: 443–445

Dauriac-Le Masson V, Chochon F, Demeret S et al. Toxocara canis meningomyelitis. J Neurol 2005; 252: 1267–1268

Diaz JH. Recognizing and reducing the risks of helminthic eosinophilic meningitis in travelers: differential diagnosis, disease management, prevention, and control. J Travel Med 2009; 16: 267–275

Graeff-Teixeira C, da Silva AC, Yoshimura K. Update on eosinophilic meningoencephalitis and its clinical relevance. Clin Microbiol Rev; 22: 322–348

Helbok R, Brenneis C, Beer R et al. A rare case of Toxocara canis cerebral vasculitis. Eur J Neurol 2007; 14: e49

Katchanov J, Nawa Y. Helminthic invasion of the central nervous system: many roads lead to Rome. Parasitol Int 2010; 59: 491–496

Kwon NH, Oh MJ, Lee SP et al. The prevalence and diagnostic value of toxocariasis in unknown eosinophilia. Ann Hematol 2006; 85: 233–238

Lv S, Zhang Y, Steinmann P et al. Helminth infections of the central nervous system occurring in Southeast Asia and the Far East. Adv Parasitol 2010; 72: 351–408

Schellenberg RS, Tan BJ, Irvine JD et al. An outbreak of trichinellosis due to consumption of bear meat infected with Trichinella nativa, in 2 northern Saskatchewan communities. J Infect Dis 2003; 188: 835–843

Neurozystizerkose

Del Brutto OH, Roos KL, Coffey CS et al. Meta-analysis: Cysticidal drugs for neurocysticercosis: albendazole and praziquantel. Ann Intern Med 2006; 145: 43–51

Garcia HH, Gonzalez AE, Gilman RH. Cysticercosis of the central nervous system: how should it be managed? Curr Opin Infect Dis 2011 Jul 22 [Epub ahead of print]

Garcia HH, Gonzalez I, Mija L; Cysticercosis Working Group in Peru. Neurocysticercosis uncovered by single-dose albendazole. N Engl J Med 2007; 356: 1277–1278

Garcia H, Lescano A, Lanchote V et al.; Cysticercosis Working Group in Peru. Pharmacokinetics of combined treatment with Praziquantel and Albendazole in neurocysticercosis. Br J Clin Pharmacol 2011; Feb 18 [Ebpub ahead of print]

Garcia HH, Pretell EJ, Gilman RH et al.; Cysticercosis Working Group in Peru. A trial of antiparasitic treatment to reduce the rate of seizures due to cerebral cysticercosis. N Engl J Med 2004; 350: 249–258

Kalra V, Dua T, Kumar V. Efficacy of albendazole and short-course dexamethasone treatment in children with 1 or 2 ring-enhancing lesions of neurocysticersosis: a randomized controlled trial. J Pediatr 2003; 143: 111–114

Nash TE. Human case management and treatment of cysticercosis. Acta Tropica 2003; 87: 61–69

Singh G, Rajshekhar V, Murthy JM et al. A diagnostic and therapeutic scheme for a solitary cysticercus granuloma. Neurology 2010; 75: 2236–2245

34 Ambulant erworbene bakterielle (eitrige) Meningoenzephalitis

Was gibt es Neues?

- Bei der Pneumokokken-Meningitis können auch nach initial gutem Verlauf unter Antibiotikatherapie verzögerte zerebrovaskuläre Komplikationen mit zerebralen Ischämien vorkommen (Schut et al. 2009, Klein et al. 2010).
- Eine aktualisierte Metaanalyse (24 Studien, 4041 Patienten; Brouwer et al. 2010) zeigte, dass die adjuvante Therapie mit Dexamethason die Letalität bei der Pneumokokken-Meningitis senkt und die Häufigkeit schwerer Hörstörungen bei der Haemophilus-influenzae-Meningitis reduziert. Eine positive Wirkung von Dexamethason bei der Meningokokken-Meningitis konnte nicht belegt werden (Brouwer et al. 2010). Eine Wirksamkeit von Dexamethason bei der bakteriellen Meningitis konnte in klinischen Studien in Entwicklungsländern (z. B. in der Malawi- und Vietnam-Studie) nicht gezeigt werden. Dies liegt wahrscheinlich an folgenden Faktoren: hoher Anteil an HIV-positiven Patienten, Fehlernährung, fortgeschrittenes Krankheitsbild mit später ärztlicher Vorstellung und Versorgung.

Die wichtigsten Empfehlungen auf einen Blick

- Bei erwachsenen Patienten mit Verdacht auf eine bakterielle Meningitis (keine Bewusstseinsstörung, kein fokal-neurologisches Defizit) soll unmittelbar nach der klinischen Untersuchung die lumbale Liquorpunktion angeschlossen werden. Nach Abnahme von Blutkulturen werden sofort Dexamethason (10 mg) und Antibiotika i. v. verabreicht.
- Bei schwer bewusstseinsgestörten Patienten und Patienten mit fokal-neurologischem Defizit (z. B. Hemiparese), bei denen der dringende Verdacht auf eine bakterielle Meningitis besteht, sollen bereits unmittelbar nach der Blutentnahme (für das Anlegen einer Blutkultur) Dexamethason und Antibiotika i. v. gegeben werden; anschließend werden ein Schädel-Computertomogramm und – wenn der CT-Befund nicht dagegen spricht – eine Liquorpunktion durchgeführt.
- Die initiale empirische Antibiotikatherapie bei der ambulant erworbenen bakteriellen Meningitis im Erwachsenenalter beinhaltet eine Kombination aus Ampicillin und einem Cephalosporin der 3. Generation (z. B. Ceftriaxon).
- Eine Antibiotikatherapie muss bei Patienten mit Verdacht auf bakterielle Meningitis möglichst schnell begonnen werden. Eine Verzögerung der Antibiotikatherapie um mehr als 3 Stunden nach Krankenhausaufnahme muss unbedingt vermieden werden.
- Es muss eine rasche Fokussuche erfolgen, insbesondere eine HNO-ärztliche Konsiliaruntersuchung und Suche nach einem parameningealen Entzündungsherd im CT oder MRT (z. B. Sinusitis).
- Bei ausbleibender klinischer Besserung innerhalb von 2 Tagen nach Beginn der Antibiotikatherapie müssen vor allem folgende Ursachen bedacht werden: Auftreten von intrakraniellen Komplikationen, persistierender infektiöser Fokus, inadäquate Antibiotikatherapie.
- Bei Vorliegen eines erhöhten intrakraniellen Drucks müssen hirndrucksenkende Maßnahmen durchgeführt werden, z. B. Oberkörperhochlagerung (30°), Osmotherapie, externe intraventrikuläre Liquordrainage bei Vorliegen eines Hydrozephalus.
- Für die arteriellen zerebralen Gefäßkomplikationen (Arteriitis, Vasospasmus) gibt es bislang keine gesicherten Therapieoptionen.
- Die Antikoagulation mit PTT-wirksamem intravenösem Heparin ist bei septischen Sinus-sagittalis- oder Sinuscavernosus-Thrombosen oder kortikalen Venenthrombosen zu empfehlen.

■ Einführung

Die bakterielle Meningoenzephalitis ist noch immer eine schwerwiegende Erkrankung; nach wie vor versterben etwa 15–20% der Patienten mit einer Pneumokokken-Meningitis. Die Leitlinie gibt einen Überblick über die notwendigen diagnostischen Methoden und die aktuellen Therapieempfehlungen.

■ Definition, Klinik

Klinische Leitsymptome der bakteriellen (eitrigen) Meningoenzephalitis sind Kopfschmerzen, Meningismus und hohes Fieber. Ferner können initial Übelkeit, Erbrechen, Lichtscheu, ein Verwirrtheitssyndrom, eine Vigilanzstörung und epileptische Anfälle auftreten. Etwa 10% der Patienten mit bakterieller Meningitis haben eine **Hirnnervenbeteiligung**, der Häufigkeit nach des III., VI., VII. oder VIII. Hirnnervs. **Hörstörungen**, die meist Folge einer eitrigen Labyrinthitis sind, lassen sich bei etwa 10–20 % der Patienten nachweisen, bei Patienten mit Pneumokokken-Meningitis sogar bei bis zu 30 % (Kastenbauer u. Pfister 2003). Meningokokken-Erkrankungen verlaufen bei etwa der Hälfte der Patienten als eitrige Meningitis; bei einem Viertel der Patienten finden sich primär septische Krankheitsbilder und bei einem weiteren Viertel Mischformen aus Sepsis und Meningitis. Bei etwa 10–15 % der Meningokokken-Sepsis-Fälle finden sich besonders schwere Krankheisverläufe in Form des Waterhouse-Friderichsen-Syndroms. Bei etwa 2/3 der Patienten mit einer Meningokokken-Meningitis sind bei Krankenhausaufnahme **Hautveränderungen** nachweisbar: makulopapulöse oder petechiale Exantheme oder eine ausgedehnte Purpura fulminans mit Hautnekrosen (Heckenberg et al. 2008).

Die häufigsten Erreger einer bakteriellen Meningoenzephalitis im Erwachsenenalter sind **Streptococcus pneumoniae** und **Neisseria meningitidis**, gefolgt von Listerien (< 5 % der Fälle), Staphylokokken (je nach Literaturangabe 1–9 % der Fälle), gramnegativen Enterobakterien inklusive Pseudomonas aeruginosa (< 10 % der Fälle) und Haemophilus influenzae (1–3 %). Die häufigsten Keime der eitrigen Meningoenzephalitis im Kindesalter sind Pneumokokken und Meningokokken, in der Neugeborenenperiode Streptococcus agalactiae (Gruppe-B-Streptokokken) und Listeria monocytogenes. Die Inzidenz der invasiven Haemophilus-influenzae-Typ-B-Erkrankungen (Hib) ist seit Einführung der Hib-Konjugat-Impfstoffe deutlich zurückgegangen. In Deutschland erkranken derzeit nur noch etwa 30 Kinder im Alter bis zu 5 Jahren pro Jahr an einer Hib-Meningitis (DGPI 2009).

■ Diagnostik

Laboruntersuchungen

Der **Liquor** ist bei der bakteriellen Meningitis meist eitrig-trüb. Er zeigt typischerweise eine granulozytäre Pleozytose über 1000 Zellen/µl, eine schwere Blut-Liquor-Schrankenstörung und eine Liquorglukose-Erniedrigung (meist < 30 mg/dl; Liquor-/Serum-Glukose-Quotient < 0,3). Bei Patienten mit extrem niedrigen Liquorglukose-Konzentrationen (< 5 mg/dl) findet sich häufig eine sehr große Zahl von Bakterien im Liquor (Bakterienrasen im Gram-Präparat). An einzelnen Zentren wird die Bestimmung von Liquorlaktat (Werte meist > 3,5 mmol/l) der Glukosebestimmung vorgezogen. Liquorzellzahlen < 1000 Zellen/µl können bei der bakteriellen Meningitis sehr früh im Krankheitsverlauf, bei antibiotisch anbehandelten Patienten, bei fulminanten Krankheitsverläufen und bei abwehrgeschwächten (z. B. leukopenischen) Patienten beobachtet werden. In klinischen Studien war die Untersuchung von Procalcitonin im Serum in der Unterscheidung einer viralen und bakteriellen Meningitis im Kindesalter hilfreich (Dubos et al. 2008, Krysan 2009). Es fanden sich Sensitivitäten von nahezu 99 % bei Spezifitäten über 80 %. Allerdings kann das Serum-Procalcitonin in Einzelfällen auch normal sein, beispielsweise im sehr frühen Stadium der Erkrankung infolge eines lokalisierten parameningealen Infektionsfokus. Daher darf eine bakterielle Meningitis nicht allein auf der Grundlage eines negativen Procalcitonin-Wertes im Serum ausgeschlossen werden (Klein u. Pfister 2010).

Die Diagnose der bakteriellen Meningitis wird durch den **Erregernachweis im Liquor** gesichert:
- mikroskopisch mittels Gramfärbung (oder Methylenblau-Färbung) und
- bakteriologisch mittels Kultur.

Der Nachweis von Bakterien im Liquor ist mit den genannten Methoden bei 70–90 % der Patienten mit eitriger Meningitis möglich. Zum Nachweis nur schwer oder nicht kultivierbarer Bakterien, z. B. nach bereits begonnener Antibiotikatherapie, kann ggf. eine universelle Polymerasekettenreaktion (PCR) zum Einsatz kommen. Bei etwa der Hälfte der Patienten mit bakterieller Meningitis sind die Blutkulturen positiv; Blutkulturen müssen deshalb vor Beginn der Antibiotikatherapie angelegt werden. Bei Patienten mit Verdacht auf Meningokokken-Meningitis (vorliegende Hautveränderung) kann der mikroskopische und kulturelle Erregernachweis auch in den Hauteffloreszenzen erfolgen.

Im **Blut** finden sich bei der bakteriellen Meningitis eine Leukozytose sowie eine Erhöhung des C-reaktiven Proteins (mögliche Ausnahme: immunsupprimierte Patienten).

Der **Nachweis bakterieller Antigene** im Liquor mittels kommerziell verfügbarer Latexagglutinationstests (z. B. Antigennachweis von Neisseria meningitidis, Streptococcus pneumoniae, Haemophilus influenzae und Streptococcus agalactiae) kann das Ergebnis eines aufgrund des mikroskopischen Präparates geäußerten Verdachts ergänzen oder bestätigen (Kniehl et al. 2001). Als Indikationen für den Einsatz von Verfahren zum Antigennachweis klassischer Meningitis-Erreger gelten (Kniehl et al. 2001):
- Bestätigung unklarer mikroskopischer Liquorbefunde
- Liquor mit deutlicher Pleozytose und negativem mikroskopischem Befund
- Liquor eines Patienten mit antibiotischer Vorbehandlung

Bei klinischem Verdacht auf eine Meningokokken-Erkrankung und negativem mikroskopischem sowie kulturellem Ergebnis kann eine Polymerasekettenreaktion (PCR) zum Nachweis der **Meningokokken-DNA** im Liquor und Blut in die Wege geleitet werden (Untersuchung im Nationalen Referenzzentrum für Meningokokken, Institut für Hygiene und Mikrobiologie der Universität Würzburg, Josef-Schneider-Straße 2, 97080 Würzburg Tel. 0931/201-46161; Hinweise zum Transport siehe http://www.meningococcus.de. Für Österreich: Nationale Referenzzentrale für Meningokokken an der Österreichischen Agentur für Gesundheit und Ernährungssicherheit [AGES]; Institut für Medizinische Mikrobiologie und Hygiene, Beethovenstraße 6, A-8010 Graz, Tel.: 05 055561200; Fax: 05 055561208, www.ages.at. Für die Schweiz: Hôpitaux Universitaires de Genève [HUG], Laboratoire de Bactériologie, 4, Rue Gabrielle-Perret-Gentil, CH-1211 Genève 14, Tel.: 022 372 92 52, Fax: 022 372 73 04, E-Mail: beatrice.nineth@cuge.ch.

Bildgebende Untersuchungen

Bei jedem erwachsenen Patienten mit bakterieller Meningoenzephalitis muss am Aufnahmetag eine bildgebende Untersuchung durchgeführt werden, in der Regel ein **Schädel-CT** mit Knochenfenster. Mögliche Befunde, die im Schädel-CT bei einem Patienten mit bakterieller Meningoenzephalitis nachgewiesen werden können, sind:

- Hirnschwellung (Hirnödem; Hirnvolumenzunahme bei Sinus-/Venenthrombose)
- Hydrozephalus
- Infarkte (evtl. hämorrhagisch transformiert) bei zerebraler Vaskulitis oder septisch-embolischer Herdenzephalitis oder Stauungsinfarkte bei Sinus-/Venenthrombose
- intrazerebrale Blutung (Blutung bei Verbrauchskoagulopathie; Stauungsblutung bei Venenthrombose)
- Zerebritis (Hirnphlegmone)
- Ventrikulitis (Ventrikelempyem)
- Hirnabszess oder subdurales Empyem (die sekundär zu einer Meningitis geführt haben)
- parameningealer Infektionsherd im Knochenfenster, z. B. Sinusitis, Mastoiditis
- intrakranielle freie Luft bei einem Duraleck
- meningeale und ventrikuläre ependymale Kontrastmittelaufnahme

Neben der Schädelcomputertomografie kommen in der Diagnostik zerebrovaskulärer Komplikationen insbesondere zum Einsatz: transkranielle Dopplersonografie (TCD) und – wenn vorhanden – Kernspintomografie (insbesondere T2-Wichtung, perfusions- und diffusions- gewichtete MRT) sowie Kernspin- und CT-Angiografie.

Zum Nachweis vestibulokochleärer Funktionsstörungen im Verlauf der Meningitis werden insbesondere eingesetzt: Audiometrie, akustisch evozierte Hirnstammpotenziale und Elektronystagmografie mit Kalorik.

■ Verlauf

Etwa die Hälfte der erwachsenen Patienten mit einer bakteriellen Meningitis entwickelt in der Akutphase der Erkrankung **Komplikationen** unterschiedlichen Schweregrades (Pfister et al. 1993, Kastenbauer u. Pfister 2003) (▶ Tab. 34.1). Da die erste Woche der Erkrankung als kritische Zeit im Verlauf der bakteriellen Meningitis angesehen wird, sollen Patienten mit einer bakteriellen Meningitis in der Initialphase der Erkrankung auf einer Intensivstation behandelt werden.

Eine klinische Fallserie (577 Fälle einer bakteriellen Meningitis) zeigte, dass das Auftreten eines Hydrozephalus mit einer ungünstigen Prognose vergesellschaftet ist: Die Letalität lag bei Patienten mit Hydrozephalus bei 46%, bei Patienten ohne Hydrozephalus bei 17% (Kasanmoentalib et al. 2010).

Kürzlich wurde von einer holländischen Arbeitsgruppe über 6 Patienten mit Pneumokokken-Meningitis berichtet, die nach initialer klinischer Besserung im Verlauf schwere zerebrovaskuläre Komplikationen entwickelten (Schut et al. 2009). Das klinische Ergebnis war ungünstig: 4 Patienten verstarben, die restlichen 2 Patienten blieben behindert. Ursächlich wurde ein lokaler thrombotischer Gefäßverschluss angenommen (Schut et al. 2009). Andere mögliche Pathomechanismen der beobachteten Meningitis-assoziierten zerebrovaskulären Ischämien sind ein verzögert auftretender Vasospasmus in Analogie zum zeitlichen Profil des Vasospasmus nach Subarachnoidalblutung und/oder eine Meningitis-assoziierte Vaskulitis (Klein et al. 2010).

Tab. 34.1 Zerebrale Komplikationen der bakteriellen Meningitis bei Erwachsenen.

Komplikationen	Häufigkeit
Hirnödem mit der Gefahr der Einklemmung	10–15%
zerebrovaskuläre Beteiligung: • zerebrale arterielle Gefäßkomplikationen: Arteriitis (Stenosen, Kaliberschwankungen), Vasospasmus, fokale kortikale Hyperperfusion, zerebrale Autoregulationsstörung • septische Sinusthrombosen (überwiegend des Sinus sagittalis superior) und kortikale Venenthrombosen	15–20%
Hydrozephalus	5–15%
vestibulokochleäre Beteiligung (Hörstörungen, Vestibulopathie)	10–20%
Hirnnervenparesen	ca. 10%
Zerebritis (Hirnphlegmone)	<5%
selten als Folge der Meningitis: Hirnabszess, subdurales Empyem	

Häufigste **extrakranielle Komplikationen** in der Akutphase der bakteriellen Meningitis sind:
- septischer Schock
- Verbrauchskoagulopathie
- Adult Respiratory Distress Syndrome (ARDS)
- Arthritis (septisch und reaktiv)
- Elektrolytstörungen wie Hyponatriämie
- Syndrom der inadäquaten ADH-Sekretion (SIADH)
- zerebrales Salzverlustsyndrom oder zentraler Diabetes insipidus
- Rhabdomyolyse
- Pankreatitis
- septische einseitige (selten beidseitige) Endophthalmitis oder Panophthalmitis
- spinale Komplikationen (z.B. Myelitis oder spinale Vaskulitis)

Die höchste **Letalität** findet sich bei Pneumokokken- und Listerien-Meningitiden mit 15–20% bzw. 20–30%; 3–10% der Patienten mit Meningokokken-Meningitiden versterben. Der Anteil von neurologischen **Residuen** (insbesondere Hörstörungen, neuropsychologische Auffälligkeiten, Hemiparese, epileptische Anfälle, seltener Ataxie, Hirnnervenparesen und Sehstörungen wie z.B. homonyme Hemianopsie) liegt bei 10–40%.

Therapie

Allgemeines Vorgehen im Krankenhaus bei Patienten mit Verdacht auf bakterielle Meningitis

Bei erwachsenen Patienten mit Verdacht auf bakterielle Meningitis (ohne Bewusstseinsstörung, ohne fokal-neurologisches Defizit) soll unmittelbar nach der klinischen Untersuchung die lumbale Liquorpunktion angeschlossen werden (▶ Abb. 34.1). Nach Abnahme von Blutkulturen werden sofort Dexamethason (10 mg) und Antibiotika i.v. verabreicht.

Bei schwer bewusstseinsgestörten Patienten und Patienten mit fokal-neurologischem Defizit (z.B. Hemiparese) soll vor der Liquoruntersuchung ein Schädel-CT mit der Frage eines erhöhten intrakraniellen Drucks (z.B. Hirnabszess, Hydrozephalus) durchgeführt werden. Um keine Zeit durch das Warten auf das CT zu verlieren, müssen bei diesen Patienten bereits unmittelbar nach der Blutentnahme (für das Anlegen einer Blutkultur) Dexamethason und Antibiotika appliziert werden. Danach wird möglichst schnell ein Schädel-CT durchgeführt, anschließend (wenn der CT-Befund nicht dagegen spricht) eine Liquorpunktion. Kontraindikationen für die Liquorpunktion sind computertomografische Zeichen eines erhöhten intrakraniellen Drucks (z.B. generalisiertes Hirnödem, Hydrozephalus, Hirnabszess) und klinische Zeichen der Einklemmung (z.B. komatöser Patient, einseitig erweiterte und nicht lichtreagible Pupille).

Möglichst bald nach Aufnahme des Patienten muss eine **HNO-ärztliche Konsiliaruntersuchung** erfolgen. Wenn klinisch (z.B. Otitis) oder im CT ein parameningealer Entzündungsherd (z.B. Sinusitis) als mögliche Ursache für die bakterielle Meningitis nachgewiesen wird, soll möglichst rasch (wenn möglich am Aufnahmetag) die operative Fokussanierung erfolgen. In Abhängigkeit von der Anamnese und vom klinischen Befund sollte nach anderen infektiösen Foci gesucht werden (z.B. Röntgenaufnahmen des Thorax, Abdomen-Sonografie/CT, Echokardiografie).

Antibiotikatherapie der bakteriellen Meningitis

Bei unbekanntem Erreger wird empirisch unter Berücksichtigung des Alters des Patienten, der prädisponierenden Faktoren und der damit wahrscheinlichsten Bakterien behandelt (▶ Tab. 34.2, ▶ Tab. 34.4). Die Antibiotika-Empfindlichkeit der verursachenden Erreger wird in vitro getestet; nach Antibiogramm muss die intravenöse Antibiotikatherapie entsprechend angepasst werden (▶ Tab. 34.3).

Der **schnelle Behandlungsbeginn** bei Verdacht auf eine bakterielle Meningitis ist sehr wichtig und beeinflusst die Prognose; dies ist vor allem deshalb von Bedeutung, weil zwischen dem Beginn der Erstsymptome z.B. einer Meningokokken-Erkrankung und der ersten medizinischen Kontaktaufnahme bei über 60% der Patienten mehr als 12 Stunden vergehen (Median 16 Stunden!) (Lala et al. 2007). Diese Verzögerung ist nicht unmittelbar

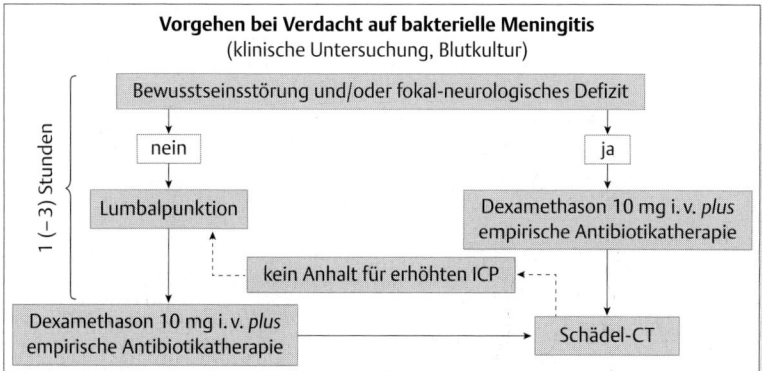

Abb. 34.1 Vorgehen bei Verdacht auf bakterielle Meningitis.

Ambulant erworbene bakterielle (eitrige) Meningoenzephalitis

Tab. 34.2 Initiale Antibiotikatherapie der bakteriellen Meningitis (ohne Erregernachweis).

Altersgruppe	Empfohlenes Antibiotikaregime
Neugeborene	Cefotaxim plus Ampicillin[1]
Kleinkinder und Kinder	Cephalosporin der 3. Generation [2, 3]
Erwachsene:	
• gesund, keine Abwehrschwäche, ambulant erworben („community-acquired")	Cephalosporin der 3. Generation[2] plus Ampicillin[4]
• nosokomial (z. B. nach neurochirurgischer Operation oder Schädel-Hirn-Trauma)	Vancomycin plus Meropenem *oder* Vancomycin plus Ceftazidim[5] (plus Metronidazol bei operativem Zugang durch Schleimhäute)
• abwehrgeschwächte, ältere Patienten	Cephalosporin der 3. Generation plus Ampicillin
• Shunt-Infektion	Vancomycin plus Meropenem *oder* Vancomycin plus Ceftazidim

[1] Zusätzlich kann ein Aminoglykosid – insbesondere bei schwerstkranken Patienten – eingesetzt werden (DGPI 2009).
[2] z. B. Cefotaxim oder Ceftriaxon
[3] laut Empfehlungen der Deutschen Gesellschaft für Pädiatrische Infektiologie (DGPI 2009)
[4] In Regionen mit einem hohen Anteil Penicillin-resistenter Pneumokokken (z. B. Frankreich, Spanien, Ungarn, Australien, Neuguinea, Südafrika und in einzelnen Gebieten in Amerika) wird in der Initialbehandlung eine Kombinationstherapie mit Ceftriaxon + Vancomycin + Ampicillin oder Ceftriaxon + Rifampicin + Ampicillin empfohlen. In der Schweiz sind etwa 10 % der Pneumokokken gegenüber Penicillinen nicht sensibel.
[5] oder Vancomycin plus Cefepim. Einheitliche Empfehlungen liegen in der Literatur nicht vor. Bei nachgewiesener Staphylokokken-Ventrikulitis stellt die intraventrikuläre Vancomycingabe (z. B. 10 mg/d bei Erwachsenen) eine wichtige Therapieoption dar (Pfausler et al. 2003).

beeinflussbar, sodass durch einen schnellen Beginn der Therapie im Krankenhaus eine weitere Verlängerung des Intervalls zwischen Symptom- und Therapiebeginn verhindert werden muss.

Klinische Studien haben gezeigt, dass der verzögerte Beginn einer Antibiotikatherapie mit einer ungünstigen Prognose vergesellschaftet ist (Proulx et al. 2005, Auburtin et al. 2006, Køster-Rasmussen et al. 2008). Eine prospektive klinische Studie zeigte bei erwachsenen Patienten mit Pneumokokken-Meningitis, dass die Letalitätszahlen und die Rate neurologischer Residuen bei den Patienten signifikant niedriger waren, die innerhalb von 3 Stunden nach Krankenhausaufnahme antibiotisch behandelt wurden, im Vergleich zu den Patienten, bei denen eine Antibiotikatherapie erst später als 3 Stunden nach Krankenhausaufnahme erfolgte (Auburtin et al. 2006). In einer retrospektiven Datenanalyse (119 Patienten mit einem Alter ≥ 16 Jahren und einer bakteriellen Meningitis; 56 % hatten eine Pneumokokken-Meningitis) zeigte sich, dass Patienten, die später als 6 Stunden nach Krankenhausaufnahme mit Antibiotika behandelt wurden, ein 8,4-fach höheres Risiko hatten, an der Meningitis zu versterben (Proulx et al. 2005).

Diese Studien untermauern die Bedeutung der frühzeitigen Antibiotikatherapie bei Patienten mit Verdacht auf bakterielle Meningitis. Sie zeigen, dass eine Verzögerung der Antibiotikatherapie um mehr als 3 Stunden nach Krankenhausaufnahme unbedingt vermieden werden muss.

Die **empfohlene Dauer der Antibiotikatherapie** der bakteriellen Meningitis richtet sich nach dem Ansprechen auf die Therapie und nach der Erregerart. Die empfohlene Behandlungsdauer bei unkompliziertem Verlauf liegt für die Haemophilus-influenzae-Meningitis und Meningokokken-Meningitis bei 7–10 Tagen und für die Pneumokokken-Meningitis bei 10–14 Tagen. Bei der Listerien-Meningitis und der durch gramnegative Enterobakterien verursachten Meningitis wird oft 3 Wochen mit Antibiotika therapiert.

Bei **fehlender klinischer Besserung** innerhalb von 2 Tagen nach Beginn der Antibiotikatherapie müssen vor allem folgende Ursachen erwogen werden:
- Auftreten von intrakraniellen Komplikationen
- persistierender infektiöser Fokus (insbesondere ein nicht sanierter oder unzureichend operierter parameningealer Fokus, wie z. B. eine Mastoiditis, Sinusitis oder Otitis media)
- inadäquates Antibiotikaregime (z. B. unwirksames Antibiotikum oder zu niedrige Dosis)

Entsprechende diagnostische Maßnahmen (z. B. Bildgebung, HNO-Konsiliaruntersuchung) müssen in die Wege geleitet werden. Wenn der Erreger der eitrigen Meningitis nicht isoliert werden konnte, sollte bei fehlendem Ansprechen auf die Antibiotikatherapie eine Erweiterung bzw. ein Umsetzen der Antibiotika in Erwägung gezogen werden.

Tab. 34.3 Antibiotikatherapie der bakteriellen Meningitis bei bekanntem Erreger.

Bakterieller Erreger	Üblicherweise wirksame Antibiotika[1]
Neisseria meningitidis	Penicillin G, Ampicillin, Ceftriaxon (oder Cefotaxim), Rifampicin[2]
Streptococcus pneumoniae • Penicillin-empfindlich (MIC ≤ 0,06 µg/ml) • Penicillin-resistent (MIC > 0,06 µg/ml)	• Penicillin G, Ceftriaxon (oder Cefotaxim) • Cefotaxim (oder Ceftriaxon) + Vancomycin *oder* Cefotaxim (oder Ceftriaxon) + Rifampicin[2]; Meropenem, Cefepim
Haemophilus influenzae	Ceftriaxon (oder Cefotaxim), Ampicillin
Gruppe-B-Streptokokken (Streptococcus agalactiae)	Penicillin G (+ Gentamicin[2]), Ceftriaxon, Ampicillin (+ Gentamicin[2]), Vancomycin
gramnegative Enterobacteriaceae (z. B. Klebsiella, E. coli, Proteus)	Ceftriaxon (oder Cefotaxim), Meropenem, Cefepim
Pseudomonas aeruginosa	Ceftazidim + Aminoglykosid[2], Meropenem + Aminoglykosid, Cefepim+ Aminoglykosid, Ciprofloxacin
Staphylokokken (Methicillin-empfindlich)	Fosfomycin[2], Rifampicin[2], Cefazolin, Vancomycin, Linezolid[3] (oder Flucloxacillin)
Staphylokokken (Methicillin-resistent)	Vancomycin, Fosfomycin oder Rifampicin[2] (in Kombination mit Vancomycin), Linezolid[3], Trimethoprim-Sulfamethoxazol
Listeria monocytogenes	Ampicillin (+ Gentamicin[2]), Trimethoprim-Sulfamethoxazol, Meropenem
Bacteroides fragilis	Metronidazol, Meropenem, Clindamycin

[1] Die Wahl der Antibiotika richtet sich nach dem Ergebnis der Resistenzprüfung (Antibiogramm).
[2] Rifampicin, Fosfomycin und Aminoglykoside dürfen wegen der Gefahr von Resistenzentwicklungen nicht in Monotherapie gegeben werden.
[3] Linezolid (Zyvoxid) hat ein dem Vancomycin ähnliches Wirkungsspektrum und ist gut liquorgängig; es gibt mittlerweile mehrere Berichte über den Einsatz von Linezolid bei Staphylokokken-Infektionen des Zentralnervensystems (z. B. Rupprecht u. Pfister 2004, Ntziora u. Falagas 2007). Linezolid soll nicht als First-line-Präparat gegeben werden. Der Einsatz von Linezolid kommt in Betracht, wenn Linezolid-empfindliche Bakterien als Ursache der vorliegenden ZNS-Infektion nachgewiesen sind und entweder (a) Vancomycin kontraindiziert ist oder aufgrund von Nebenwirkungen abgesetzt werden muss oder (b) eine klinische Verschlechterung unter Vancomycin vorliegt. Bei Staphylokokken-Meningitis/-Ventrikulitis werden mit Linezolid ausreichende Spiegel im Liquorraum erreicht (Beer et al. 2007), aber die mäßige Bakterizidie der Substanz stellt für die Therapie der Meningitis zumindest ein theoretisches Risiko dar.

Therapie wichtiger intrakranieller Komplikationen

Bei Vorliegen eines erhöhten intrakraniellen Drucks müssen **hirndrucksenkende Maßnahmen** durchgeführt werden, z.B. Oberkörperhochlagerung (30°), Osmotherapie mit 20% Mannit, bei beatmeten Patienten möglichst kurzzeitige Hyperventilation mit einem Zielwert des pCO_2 um 32–35 mmHg; bei Hydrozephalus externe Liquordrainage. Bei erwachsenen Patienten mit bakterieller Meningitis, die 24 (bis 48) Stunden nach Beginn der Antibiotikatherapie weiterhin komatös und damit klinisch nur eingeschränkt beurteilbar sind, sollte eine intraventrikuläre Drainage zur Messung des intrakraniellen Drucks (und ggf. zur Senkung des intrakraniellen Drucks durch Liquorablassen) erwogen werden.

Für die **arteriellen zerebralen Gefäßkomplikationen** (Arteriitis, Vasospasmus) gibt es bislang keine gesicherten Therapieformen. Bei MR-angiografischem oder dopplersonografischem Nachweis eines Vasospasmus großer Hirnbasisarterien kann in Analogie zum Vorgehen bei einer Subarachnoidalblutung eine Nimodipin-Gabe (Nimotop) erwogen werden.

Die Wirksamkeit einer **Antikoagulation septischer Sinus-/Venenthrombosen** bei der bakteriellen Meningitis ist unklar; prospektive kontrollierte Studien liegen bisher nicht vor. In einer retrospektiven Studie zeigte sich allerdings ein günstiger Effekt der Heparintherapie bei Patienten mit septischer Sinus-cavernosus-Thrombose (Southwick 1995). Die Antikoagulation mit intravenösem Heparin (PTT-wirksam) kann bei MR-angiografisch oder in der DSA nachgewiesenen septischen Sinus-/Venenthrombosen infolge einer bakteriellen Meningitis erwogen werden. Bei Patienten mit Meningitis-assoziierter Thrombose des Sinus transversus wurde eine erhöhte Blutungsgefahr berichtet (Southwick 1995).

Dexamethason

Eine Metaanalyse (24 Studien, 4041 Patienten) zeigte, dass die adjuvante Therapie mit Dexamethason die Letalität der Pneumokokken-Meningitis (nicht aber der

Ambulant erworbene bakterielle (eitrige) Meningoenzephalitis

Tab. 34.4 Dosierung einiger in der Therapie der bakteriellen Meningitis gebräuchlichen Antibiotika bei Erwachsenen.

Antibiotikum (Handelsname)	Tagesdosis (Dosisintervall)
Penicillin G	$24–30 \times 10^6$ U/d (alle 4 h)
Ampicillin	12–15 g/d (4 h)
Cefotaxim	6–12 g/d (alle 8 h)
Ceftazidim	6 g/d (alle 8 h)
Ceftriaxon	4 g/d (alle 12 oder 24 h)
Meropenem	6 g/d (alle 8 h)
Fosfomycin	15 g/d (alle 8 h)[2]
Rifampicin	600 mg/d (alle 24 h)
Vancomycin[1]	2 g/d (alle 6–12 h)
Linezolid	1,2 g/d (alle 12 h)
Gentamicin	240–360 mg/d (alle 24 h)[3]
Metronidazol	1,5 g/d (alle 8 h)

[1] Serumspiegelbestimmungen erforderlich. Cave: Dexamethason scheint die Liquorgängigkeit von Vancomycin zu beeinträchtigen (Paris et al. 1994).
[2] Möglicherweise ist eine Fosfomycin-Dosierung von 3×8 g/d in der Behandlung der Ventrikulitis erforderlich (Pfausler et al. 2004).
[3] Laut Literaturangaben liegt die Gentamicin-Tagesdosis bei 3–6 mg/kg KG.

Meningokokken-Meningitis) senkt (Brouwer et al. 2010). Kortikosteroide reduzierten die Häufigkeit schwerer Hörstörungen bei der Haemophilus-influenzae-Meningitis. Eine Wirksamkeit von Dexamethason bei der bakteriellen Meningitis fand sich in klinischen Studien in Entwicklungsländern (z. B. in der Malawi-Studie) nicht. Mögliche Ursachen hierfür sind: hoher Anteil an HIV-positiven Patienten, Fehlernährung, fortgeschrittenes Krankheitsbild mit später ärztlicher Vorstellung und Versorgung.

Aufgrund der Ergebnisse der klinischen kontrollierten Therapiestudien und den Daten der Metaanalysen wird die Gabe von Dexamethason bei erwachsenen Patienten mit klinischem Verdacht auf eine ambulant erworbene bakterielle Meningitis zusätzlich zu den Antibiotika empfohlen. Dexamethason wird in einer Dosis von 10 mg i. v. unmittelbar vor Gabe des Antibiotikums (oder zeitgleich) verabreicht. Daraufhin wird mit 10 mg Dexamethason alle 6 Stunden für insgesamt 4 Tage behandelt. Die Nebenwirkungsrate (z. B. gastrointestinale Blutung) scheint unter Dexamethason im Vergleich zu Placebo nicht erhöht zu sein. Es wird eine Behandlung mit Magenschutzmitteln (z. B. Pantoprazol) empfohlen, ferner eine Low-dose-Heparinisierung zur Thromboseprophylaxe. Bei nachgewiesener Meningokokken-Meningitis wird die bereits begonnene Dexamethason-Therapie beendet. Bei Patienten mit einer Meningitis als Folge einer bakteriellen Endokarditis und bei der bakteriellen Meningitis im Neugeborenenalter wird der Einsatz von Kortikosteroiden nicht empfohlen. Inwieweit Dexamethason die kernspintomografisch (oder angiografisch) nachgewiesenen arteriellen zerebralen Gefäßkomplikationen (Arteriitis, Vasospasmus) beeinflusst (und evtl. sogar zu einer Zunahme von Infarkten führen kann), ist bislang unklar.

Dexamethason scheint die Liquorgängigkeit von Vancomycin in der Therapie der Pneumokokken-Meningitis zu beeinträchtigen (Paris et al. 1994). Wenngleich die klinischen Daten zur möglichen Beeinflussung der Vancomycin-Liquorpenetration durch eine Kortikosteroidtherapie bei Patienten mit bakterieller Meningitis noch uneinheitlich sind, sollte sicherheitshalber der Kombination Ceftriaxon/Rifampicin gegenüber Ceftriaxon/Vancomycin der Vorzug gegeben werden, wenn gleichzeitig Dexamethason verabreicht wird. Allerdings muss dazu sichergestellt werden, dass Rifampicin gegen die lokal isolierten Pneumokokken seine Aktivität beibehalten hat.

Besonderheiten bei Meningokokken-Erkrankung: Isolierung des Patienten, hygienische Maßnahmen, Chemoprophylaxe, Impfung

Meningokokken werden entweder durch direkten Kontakt oder durch Tröpfchen-Aerosole übertragen. Die Inkubationszeit liegt in der Regel bei 3–4 Tagen (Spanne 2–10 Tage). Patienten mit Verdacht auf eine Meningokokken-Meningitis (z. B. petechiales Exanthem, gramnegative Kokken im Liquor-Grampräparat) müssen bis 24 Stunden nach Beginn einer adäquaten Antibiotikatherapie isoliert werden; danach ist mit einer Ansteckungsfähigkeit nicht mehr zu rechnen (siehe auch Empfehlungen des Robert-Koch-Instituts, Internetadresse: www.rki.de). Unterdessen müssen Pflege- und ärztliches Personal sowie Besucher die bei Isolierung erforderlichen Hygienemaßnahmen (Tragen von Schutzkitteln, Nasen-Mund-Schutz und Handschuhen, Händedesinfektion) beachten. Bereits bei begründetem Verdacht auf eine Meningokokken-Meningitis muss eine Meldung an die zuständigen Gesundheitsbehörden erfolgen, damit eine lokale Häufung von Erkrankungsfällen rechtzeitig erkannt werden kann (s.u.). Enge Kontaktpersonen (z. B. enge Haushaltsmitglieder) müssen ausfindig gemacht, über das erhöhte Risiko und mögliche Symptome einer Meningokokken-Erkrankung (z.B. Fieber, Schüttelfrost, Kopfschmerzen) aufgeklärt und ihnen eine Chemoprophylaxe empfohlen werden (▶ Tab. 34.5). In Betracht kommen die Substanzen Rifampicin, Ciprofloxacin und Ceftriaxon. Alle 3 Präparate führen mit hoher Wahrscheinlichkeit zur Eradikation von Meningokokken im Nasopharynx (Robert-Koch-Institut 2010). Die Chemoprophylaxe muss schnellstmöglich begonnen werden; sinnvoll ist sie maximal bis 10 Tage nach dem letzten Kontakt mit dem Erkrankten. Bei Haushaltskontakten sowie engen Kontakten mit haushaltsähnlichem Charakter sollte – sofern der Indexfall an einer impfpräventablen Serogruppe erkrankte – zusätzlich eine postexpositionelle Meningokokken-Impfung mit einem Impfstoff erfolgen, der die entsprechende Serogruppe enthält (Robert-Koch-Institut 2010).

Die ständige Impfkommission (STIKO) am Robert-Koch-Institut empfiehlt seit Juli 2006 eine Impfung mit einem konjungierten Meningokokken-C-Impfstoff für alle Kinder ab dem Alter von 12 Monaten. In Deutschland steht aktuell ein Konjugatimpfstoff gegen Meningokokken der Serogruppen A/C/W 135/Y ab einem Alter von 12 Jahren für Reisende in Epidemiegebiete oder gefährdetes Laborpersonal zur Verfügung.

In Österreich wird die Impfung gegen Meningokokken C für alle Kinder und Jugendliche (ab 2. Lebensmonat) sowie bei Reisen in Ländern mit erhöhtem Infektionsrisiko empfohlen (Oberster Sanitätsrat, www.bmg.gv.at).

■ Meldepflicht

Meldepflichtig sind in **Deutschland** nach dem Infektionsschutzgesetz (IfSG, § 6 Meldepflichtige Krankheiten) der Krankheitsverdacht, die Erkrankung sowie der Tod an Meningokokken-Meningitis oder -Sepsis. Die namentliche Meldung muss durch den feststellenden Arzt unverzüglich, d.h. ohne zeitliche Verzögerung, jedoch innerhalb von 24 Stunden an das Gesundheitsamt erfolgen, das für den Aufenthalt des Betroffenen zuständig ist. Der Meldepflichtige hat dem Gesundheitsamt unverzüglich mitzuteilen, wenn sich eine Verdachtsmeldung nicht bestätigt hat.

In Deutschland wurden im Jahr 2010 383 Fälle, in Österreich 2009 100 Fälle und in der Schweiz im Jahr 2010 52 Fälle von Meningokokken-Erkrankungen gemeldet; dies entspricht in Deutschland einer Inzidenz von etwa 0,5 Erkrankungen pro 100.000 Einwohner (Österreich: ~1,2/100.000, 58% Meningitis; Schweiz ~0,7/100.000). Die Analyse der Erreger zeigte ein Überwiegen der Serogruppe-B-Meningokokken und Serogruppe-C-Meningokokken.

Der § 7 des IfSG regelt auch die meldepflichtigen Nachweise von Krankheitserregern. Dementsprechend muss der Leiter des untersuchenden Labors namentlich den direkten oder indirekten Nachweis von Krankheitserregern melden, soweit die Nachweise auf eine akute Infektion hinweisen. Hierzu zählen z.B. **Haemophilus influenzae** (Meldepflicht nur für den direkten Nachweis aus Liquor oder Blut), **Listeria monocytogenes** (Meldepflicht nur für den direkten Nachweis aus Blut, Liquor oder anderen normalerweise sterilen Substraten sowie aus Abstrichen von Neugeborenen) und **Neisseria meningitidis** (Meldepflicht nur für den direkten Nachweis aus Liquor, Blut, hämorrhagischen Hautinfiltraten oder anderen normalerweise sterilen Substraten sowie aus Abstrichen von Neugeborenen).

In **Österreich** sind nach dem Epidemiegesetz seit 2005 alle bakteriellen Meningitiden und nicht nur Meningo-

Tab. 34.5 Chemoprophylaxe der Meningokokken-Meningitis[1].

Antibiotikum und Altersgruppe	Dosierung
Rifampicin[1,2]:	
• Jugendliche und Erwachsene ab 60 kg	• 600 mg alle 12 h für 2 Tage p.o.
• Säuglinge, Kinder und Jugendliche bis 60 kg	• 10 mg/kg alle 12 h für 2 Tage p.o.
• Neugeborene	• 5 mg/kg alle 12 h für 2 Tage p.o.
Ciprofloxacin[2,3]:	
• Erwachsene	• 500 mg als Einzeldosis p.o.
Ceftriaxon:	
• Erwachsene und Kinder ≥ 12 Jahre	• 250 mg als Einzeldosis i.m.
• Kinder bis 12 Jahre	• 125 mg als Einzeldosis i.m.

[1] siehe auch Empfehlungen des Robert-Koch-Instituts, Internetadresse: www.rki.de, RKI, 2010
[2] nicht bei Schwangeren
[3] nicht bei Personen < 18 Jahre sowie Schwangeren und stillenden Frauen

kokken-Meningitis und -Sepsis (invasive bakterielle Erkrankungen) meldepflichtig.

In der **Schweiz** erfolgen Meldungen an den kantonsärztlichen Dienst des Wohn- bzw. Aufenthaltsortes der Patientin/des Patienten:
- bei invasiven Meningokokken-Erkrankungen: bei Verdacht und nach Laborbestätigung, Frist ein Tag
- bei invasiven Pneumokokken-Erkrankungen: nach Laborbestätigung, Frist eine Woche

■ Versorgungskoordination

Die Behandlung (intravenöse Antibiotikatherapie) findet unter stationären Bedingungen statt. In der Initialphase sollen die Patienten auf einer Intensivstation behandelt werden.

■ Redaktionskomitee

Dr. Robert Bühler, Abteilung Neurologie, Bürgerspital Solothurn
Prof. Dr. Helmut Eiffert, Abteilung Medizinische Mikrobiologie, Universitätsklinikum Göttingen
Prof. Dr. Roland Nau, Geriatrisches Zentrum, Evangelisches Krankenhaus Göttingen-Weende, und Abt. Neuropathologie, Georg-August-Universität Göttingen
Prof. Dr. Hans-Walter Pfister, Neurologische Klinik, Klinikum Großhadern, Ludwig-Maximilians-Universität München
Prof. Dr. Jörg R. Weber, Neurologische Abteilung, Klinikum Klagenfurt

Federführend: Prof. Dr. Hans-Walter Pfister, Neurologische Klinik, Klinikum Großhadern, Ludwig-Maximilians-Universität München, Marchioninistraße 15, 81377 München, Tel. 089/7095-2560, Fax 089/7095-5561
E-Mail: Hans-Walter.Pfister@med.uni-muenchen.de

Entwicklungsstufe der Leitlinie: S1

■ Literatur

Auburtin M, Wolff M, Charpentier J et al. Detrimental role of delayed antibiotic administration and penicillin-nonsusceptible strains in adult intensive care unit patients with pneumococcal meningitis: The PNEUMOREA prospective multicenter study. Crit Care Med 2006; 34: 2758–2765
Beer R, Engelhardt KW, Pfausler B et al. Pharmacokinetics of intravenous linezolid in cerebrospinal fluid and plasma in neurointensiva care patients with staphylococcal ventriculitis associated with external ventricular drains. Antimicrob Agents Chemother 2007; 51: 379–382
Brouwer MC, McIntyre P, de Gans J et al. Corticosteroids for acute bacterial meningitis. Cochrane Database Syst Rev 2010; 9: CD004405
DGPI (Deutsche Gesellschaft für Pädiatrische Infektiologie). Meningitis, 5. Auflage. Stuttgart: Thieme; 2009: 720–726
Dubos F, Korczowski B, Aygun DA et al. Serum procalcitonin level and other biological markers to distinguish between bacterial and aseptic meningitis in children: a European multicenter case cohort study. Arch Pediatr Adolesc Med 2008; 162: 1157–1163
Heckenberg SB, de Gans J, Brouwer MC et al. Clinical features, outcome, and meningococcal genotypie in 258 adults with meningococcal meningitis: a prospective cohort study. Medicine (Baltimore) 2008; 87: 185–192
Kasanmoentalib ES, Brouwer MC, van der Ende A et al. Hydrocephalus in adults with community acquired bacterial meningitis. Neurology 2010; 75: 918–923
Kastenbauer S, Pfister HW. Pneumococcal meningitis in adults: Spectrum of complications and prognostic factors in a series of 87 cases. Brain 2003; 126: 1015–1025
Klein M, Koedel U, Kastenbauer S et al. Delayed cerebral thrombosis after initial good recovery from pneumococcal meningitis: past as prologue: delayed stroke as a parainfectious process of bacterial meningitis? Neurology 2010; 75: 193; author reply 193–194
Klein M, Pfister HW. Bakterielle Infektionen des Zentralnervensystems. Nervenarzt 2010; 81: 150–161
Kniehl E, Dörries R, Geiß HK et al., Hrsg. MiQ (Qualitätsstandards in der mikrobiologisch-infektiologischen Diagnostik). Infektionen des Zentralnervensystems. München: Urban & Fischer; 2001
Køster-Rasmussen R, Korshin A, Meyer CN. Antibiotic treatment delay and outcome in acute bacterial meningitis. J Infect 2008; 57: 449–454
Krysan D. Serum procalcitonin levels aid in distinguishing bacterial from aseptic meningitis in children. J Pediatr 2009; 154: 773
Lala HM, Mills GD, Barratt K et al. Meningococcal disease deaths and the frequency of antibiotic administration delays. J Infect 2007; 54: 551–557
Ntziora F, Falagas ME. Linezolid for the treatment of patients with central nervous system infection. Ann Pharmacother 2007; 41: 296–308
Paris MM, Hickey SM, Uscher MI et al. Effect of dexamethasone on therapy of experimental penicillin- and cephalosporin-resistant pneumococcal meningitis. Antimicrob Agents Chemother 1994; 38: 1320–1324
Pfausler B, Spiss H, Beer R et al. Treatment of staphylococcal ventriculitis associated with external cerebrospinal fluid drains: a prospective randomized trial of intravenous compared with intraventricular vancomycin therapy. J Neurosurg 2003; 98: 1040–1044
Pfausler B, Spiss H, Dittrich P et al. Concentrations of fosfomycin in the cerebrospinal fluid of neurointensive care patients with ventriculostomy-associated ventriculitis. J Antimicrob Chemother 2004; 53: 848–852
Pfister HW, Feiden W, Einhäupl KM. The spectrum of complications during bacterial meningitis in adults: Results of a prospective clinical study. Arch Neurol 1993; 50: 575–580
Proulx N, Fréchette D, Toye B et al. Delays in the administration of antibiotics are associated with mortality from adult acute bacterial meningitis. Q J Med 2005; 98: 291–298
Robert-Koch-Institut. Invasive Meningokokken-Erkrankungen im Jahre 2008. Epidemiologisches Bulletin 2009, 45: 463–470
Robert-Koch-Institut. Ratgeber Infektionskrankheiten – Meningokokken-Erkrankungen. Stand 26.8.2010 www.rki.de
Robert-Koch-Institut. Empfehlungen der ständigen Impfkommission (STIKO) am Robert-Koch-Institut/Stand Juli 2010. Epidemiologisches Bulletin 2010; 30: 279–298
Rupprecht T, Pfister HW. Clinical experience with linezolid for the treatment of central nervous system infections. Eur J Neurol 2005; 12: 536–642
Schut ES, Brouwer MC, de Gans J. Delayed cerebral thrombosis after initial good recovery from pneumococcal meningitis. Neurology 2009; 73: 1988–1995
Southwick FS. Septic thrombophlebitis of major dural venous sinuses. Curr Clin Trop Infect Dis 1995; 15: 179–203

Ambulant erworbene bakterielle (eitrige) Meningoenzephalitis

Clinical Pathway – Bakterielle (eitrige) Meningoenzephalitis
Allgemeines Vorgehen

Klinik
- klinische Hinweise auf Meningitis:
  - Kopfschmerzen
  - Meningismus
  - Fieber
- klinische Hinweise auf bakterielle Meningitis:
  - schweres Krankheitsbild, septische Allgemeinerkrankung
  - Vigilanzstörung

Basisdiagnostik
- ▲ Blutbild, CRP
- ▲ Blutkulturen

Meldepflicht bei Verdacht, Erkrankung, Tod (Meningokokken-Infektion)

- klinisch kein V.a. erhöhten intrakraniellen Druck:
  - keine fokalen Defizite und
  - keine Vigilanzstörung

  ▶ **Liquordiagnostik:**
  - ▲ Zellen, Eiweiß
  - ▲ Glukose
  - ▲ Laktat
  - ▲ mikroskopischer Erregernachweis (Gram- oder Methylenblaufärbung)
  - ▲ ggf. PCR (auch nach antibiotischer Anbehandlung)
  - ▲ Liquorkultur

- V.a. erhöhten intrakraniellen Druck:
  - fokale Defizite oder
  - Vigilanzstörung

  ▶ **Dexamethason***
  10 mg i.v., danach 10 mg alle 6 h für 4 d
  ▶ Antibiotika (empirische Initialtherapie, s.u.)
  ▶ Magenschutz (Pantoprazol)
  ▶ Thromboseprophylaxe

  ▶ **CT Schädel mit Knochenfenster**

- Erregernachweis aus dem Liquor

  - mikroskopischer Liquorbefund unklar oder negativ oder
  - antibiotische Vorbehandlung

    ▶ **ergänzende Erregerdiagnostik:**
    - ▲ Antigennachweis (Meningokokken, Pneumokokken, Haemophilus, Streptococcus agalactiae)
    - ▲ PCR (Meningokokken)

  ▶ **gezielte Antibiotika-Therapie nach Erregerbefund und Antibiogramm**

- **Dexamethason***
  10 mg i.v., danach 10 mg alle 6 h für 4 d
  ▶ Antibiotika (empirische Initialtherapie, s.u.)
  ▶ Magenschutz (Pantoprazol)
  ▶ Thromboseprophylaxe

  ▶ **CT Schädel mit Knochenfenster**
  ▶ HNO-Konsil
  ▶ ggf. weitere Fokussuche:
  - ▲ Rö/CT Thorax
  - ▲ Sono/CT Abdomen
  - ▲ Echokardiografie

- Hinweise auf parameningealen Fokus (klinisch/CT):
  - Otitis
  - Mastoiditis
  - Sinusitis

  ▶ **Herdsanierung mit lokaler Erregergewinnung**

- Kein V.a. erhöhten intrakraniellen Druck
  ▶ weiter bei: Liquordiagnostik

- Raumforderndes Hirnödem
  ▶ **Therapie des erhöhten intrakraniellen Drucks**
  ▲ Liquordiagnostik, wenn Liquorpunktion gefahrlos möglich

  ▶ HNO-Konsil ggf. weitere Fokussuche:
  - ▲ Rö/CT Thorax
  - ▲ Sono/CT Abdomen
  - ▲ Echokardiographie

  ▶ **Herdsanierung mit lokaler Erregergewinnung**

---

*Dexamethasoneffekt nur für die Pneumokokken-Meningitis belegt, nicht für die Meningokokken-Meningitis

Ambulant erworbene bakterielle (eitrige) Meningoenzephalitis

Empirische Initialtherapie bei Erwachsenen

- ○ ambulant erworben („community-acquired")
  - ▶ Cephalosporin der 3. Generation (Cefotaxim oder Ceftriaxon)
  - ▶ + Ampicillin
- ○ nosokomial (z.B. nach neurochirurgischer OP oder SHT)
  - ▶ Vancomycin
  - ▶ + Meropenem oder Ceftazidim

Procedere bei Komplikationen

- ○ Hirnabszess
  - ▶ stereotaktische Punktion (Aspiration und Erregerisolierung)
  - oder
  - ▶ offene Operation (siehe LL „Hirnabszess")
- ○ septische Sinusthrombose
  - ▶ Antikoagulation mit Heparin
- ○ Vasospasmen
  - ▶ evtl. Nimodipin
  - ▶ evtl. hypervolämische Hyperhydratation
- ○ V.a. Meningokokken-Meningitis
  - ▶ Isolierung
  - ▶ Meldepflicht
  - ▶ Chemoprophylaxe von Kontaktpersonen

35 Hirnabszess

Was gibt es Neues?

- Mittels diffusionsgewichteter kernspintomografischer Bilder können abgekapselte bakterielle Hirnabszesse mit hoher Wahrscheinlichkeit von hirneigenen zentral nekrotischen Tumoren bzw. Hirnmetastasen differenziert werden. Eine verminderte Brownsche Molekularbewegung im Extrazellulärraum kann aber auch bei Metastasen und bei Glioblastomen vorkommen (Besada et al. 2010, Reiche et al. 2010). Die Differenzierung zwischen Abszess und Tumor lässt sich wahrscheinlich durch die zusätzliche Anwendung der Diffusions-Tensor-Bildgebung und der Protonen-MR-Spektroskopie verbessern (Mortimer et al. 2010, Pal et al. 2010, Reiche et al. 2010).
- Pharmakokinetische Daten zum Übertritt von Linezolid (Dosierung 2 × 600 mg/d) durch die Blut-Liquor-Schranke sowie eine zunehmende Zahl kasuistischer Berichte belegen eine gute Wirksamkeit beim durch Staphylokokken verursachten Hirnabszess (Salin et al. 2006, Beer et al. 2007, Saito et al. 2010).

Die wichtigsten Empfehlungen auf einen Blick

- Die entscheidende diagnostische Maßnahme ist das kraniale CT (cCT) oder MRT (cMRT) ohne und mit Kontrastmittel. Das cMRT ohne und mit Gadoliniumgabe ist in seiner Sensitivität dem cCT überlegen.
- Für den Erregernachweis sind Blutkulturen sowie die rasche Gewinnung von Abszessinhalt durch (stereotaktische) Punktion, Drainage oder Abszessexzision entscheidend.
- Bei raumfordernden Abszessen ist die Liquorentnahme wegen der Gefahr der transtentoriellen und/oder foraminellen/zerebellären Herniation kontraindiziert.
- Die Therapie ist in der Regel kombiniert interventionell/operativ plus antibiotisch. Eine alleinige Antibiotikatherapie zur Abszessbehandlung ist gerechtfertigt, wenn multiple, tief gelegene und/oder kleine Abszesse vorliegen oder wenn sich noch keine Ringstruktur nach Kontrastmittelgabe demarkiert.
- Bei außerhalb des Krankenhauses erworbenem intrakraniellem Abszess und unbekanntem Erreger wird als empirische antibiotische Therapie die hochdosierte Gabe eines Cephalosporins der 3. Generation + Metronidazol + ein Staphylokokken-Antibiotikum (z. B. Vancomycin, Rifampicin oder Flucloxacillin) empfohlen, im Einzelfall kann bei Auftreten von multiresistenten Staphylokokken auch eine Kombination mit Fosfomycin (Dosierung 3 × 5 g/d) oder eine Therapie mit Linezolid (Dosierung 2 × 600 mg/d) angezeigt sein.
- Bei postoperativen bzw. posttraumatischen bzw. innerhalb des Krankenhauses erworbenen Abszessen wird als empirische Therapie vor Erregernachweis ein Cephalosporin der 3. Generation + Metronidazol + Vancomycin (alternativ Meropenem + Vancomycin) empfohlen.
- Eine adjuvante Therapie mit Kortikosteroiden ist indiziert, wenn
  - ein ausgeprägtes perifokales Ödem vorliegt bzw. eine Herniation droht,
  - multiple Abszesse mit deutlichem perifokalen Ödem vorliegen, die nur teilweise operativ angehbar sind, oder
  - Hirnregionen mit besonderer Ödemneigung (z. B. Kleinhirn) betroffen sind.

■ Definition

Der **Hirnabszess** ist eine lokale Infektion des Hirngewebes, die als fokale Enzephalitis (Hirnphlegmone, „Zerebritis") beginnt und sich im weiteren Verlauf langsam zu einer Eiteransammlung mit Bindegewebskapsel entwickelt (Britt u. Enzmann 1983, Kastenbauer u. Pfister 2003). Das **zerebrale subdurale Empyem** ist eine fokale Eiteransammlung im Subduralraum. Beim seltenen **zerebralen epiduralen Abszess** (Nathoo et al. 1999) liegt der Eiter zwischen Dura und Periost. Im Subduralraum kann sich der Eiter (wie beim subduralen Hämatom) häufig flächig ausbreiten (Form des Empyems konvex-konkav). Demgegenüber ist intrakraniell die Dura fest mit dem Periost verbunden, weshalb epidurale Abszesse in der Regel (wie epidurale Blutungen) eine bikonvexe Form haben.

Intrakranielle Abszesse und Empyeme entstehen als Folge einer Keimverschleppung auf dem Blutweg oder von Nachbarschaftsprozessen ausgehend. Bei einem offenen Schädel-Hirn-Trauma oder nach neurochirurgischen Eingriffen können Erreger auch direkt nach intrakraniell gelangen.

■ Klinik

Die klinische Symptomatik des Hirnabszesses wird durch seine Lokalisation bestimmt. Das häufigste klinische Symptom ist der Kopfschmerz (ca. 80%), nicht selten vergesellschaftet mit Übelkeit und Erbrechen. Fokale oder generalisierte epileptische Anfälle treten bei ca. 25–35%, Fieber bei ca. 50%, eine leichte Vigilanzminderung und/

oder neurologische Herdsymptome, beispielsweise eine leichte Hemiparese, bei 30–60% der Kranken auf. Akute Einklemmungszeichen können bei raschen Verläufen oder Ruptur eines ventrikelnahen Abszesses das Krankheitsbild bestimmen. Zumeist entwickelt sich der Prozess allerdings subakut.

■ Diagnostik

Notwendige Untersuchungen

Als empfindlichster Routinelaborparameter zur Detektion des entzündlichen Prozesses gilt das **C-reaktive Protein**, das bei 80–90% der Patienten erhöht ist (Hirschberg u. Bosnes 1987, Grimstad et al. 1992, Wispelwey et al. 1997). Procalcitonin wurde bisher beim Hirnabszess noch nicht systematisch evaluiert. Bei einem Immunsupprimierten trat ein Listerien-Hirnabszess trotz normalem CRP und Procalcitonin auf (Krämer et al. 2009).

Die entscheidende diagnostische Maßnahme ist das **kraniale CT oder MRT**. Der relativ seltene Nachweis von Gas im Herd ist pathognomonisch. Die Applikation eines Kontrastmittels (KM) ermöglicht bei mehrdeutigen Nativbefunden erst die Diagnose und gibt Anhaltspunkte für das Alter des Prozesses. Das cMRT ohne und mit Gadoliniumgabe ist in seiner Sensitivität dem cCT überlegen. Differenzialdiagnostisch am schwierigsten vom Hirnabszess abzugrenzen sind maligne Tumoren mit zentraler Nekrose, insbesondere Glioblastome. Beim abgekapselten Hirnabszess ist die extrazelluläre Brownsche Molekularbewegung im von der Kapsel umschlossenen Abszessinhalt eingeschränkt. Mithilfe diffusionsgewichteter MR-Sequenzen kann mit hoher Sensitivität und Spezifität ein abgekapselter Hirnabszess von anderen zystischen intrakraniellen Läsionen unterschieden werden (Mishra et al. 2004, Reddy et al. 2006, Fertikh et al. 2007). Eine sichere Differenzierung zwischen Hirnabszessen und Metastasen mit mukoidem Inhalt sowie Glioblastomen gelingt aber auch mithilfe der Diffusionswichtung im MRT (DWI) nicht immer (Besada et al. 2010, Reiche et al. 2010). Deshalb werden neben der diffusionsgewichteten Kernspintomografie in der Diagnostik des Hirnabszesses auch die **Diffusions-Tensor-Bildgebung** und die **Protonen-MR-Spektroskopie** eingesetzt; die Vorhersagewahrscheinlichkeit (Differenzierung von Abszess und Tumor) ist durch die Kombination der genannten Methoden sehr hoch (Mortimer et al. 2010, Pal et al. 2010, Reiche et al. 2010).

In Einzelfällen wurden Kombinationen verschiedener Ätiologien (z.B. superinfizierte Metastase oder Blutung) beschrieben.

Es werden 4 verschiedene **Stadien der Abszessentwicklung** unterschieden (die Stadieneinteilung wurde mittels cCT entwickelt, ist aber auf das cMRT übertragbar):

1. frühe „Zerebritis": unscharf begrenzte Hypodensität ohne oder mit geringer unregelmäßiger KM-Anreicherung
2. späte „Zerebritis": Hypodensität mit zentraler flauer ringförmiger KM-Anreicherung)
3. frühe Kapselbildung: Hypodensität mit zentraler scharf begrenzter ringförmiger KM-Anreicherung
4. späte Kapselbildung: Kapsel bereits im Nativ-cCT als flaue Hyperdensität mit zentraler Hypodensität sichtbar, nach KM-Gabe scharf begrenzte ringförmige Anreicherung (Britt u. Enzmann 1983)

Für die **Erregeridentifikation** sind die rasche Gewinnung von Abszessinhalt durch Punktion, Drainage oder Abszessexzision sowie Blutkulturen entscheidend. Das Abszessmaterial sollte sofort (d. h. möglichst noch körperwarm) mikroskopisch untersucht werden. Ein Teil der Probe sollte unmittelbar nach der Entnahme in ein supplementiertes Flüssignährmedium überführt werden. Zum Nachweis nur schwer oder nicht kultivierbarer oder langsam wachsender Mikroorganismen (z.B. Mykobakterien) kann die Polymerasekettenreaktion (PCR) eingesetzt werden. Das Anlegen von Blutkulturen vor Beginn der antibiotischen Behandlung darf nicht vergessen werden, um den/die Erreger auch dann identifizieren zu können, wenn die Anzucht aus dem Abszessmaterial misslingt.

Die **Fokussuche** schließt die Inspektion der Mundhöhle, Erhebung des Zahnstatus, Untersuchung des Rachens und des Gehörgangs (HNO-ärztliche Konsiliaruntersuchung) sowie CT-Aufnahmen der Schädelbasis und von Nebenhöhlen, Mastoid und Mittelohr ein. Bei Verdacht auf einen von einer Infektion der Umgebung fortgeleiteten Abszess sollte die Fokussuche im Vorfeld des neurochirurgischen Eingriffs erfolgen, um eine einzeitige operative Sanierung von Fokus und Abszess zu ermöglichen. Sind Nachbarschaftsprozesse ausgeschlossen, muss an einen kardialen (Endokarditis), pulmonalen, kutanen oder ossären Primärherd gedacht und entsprechende Zusatzuntersuchungen (transösophageale Echokardiografie, Röntgen-Thorax, Thorax-CT u.a.) durchgeführt werden. Wichtig ist auch eine gezielte Suche nach Risikofaktoren für einen Hirnabszess in Form einer Immunschwäche, z.B. eine HIV-Erkrankung, ein Alkohol- oder Drogenabusus.

In der Regel nicht indizierte Untersuchungen

Die **Liquoranalytik** hat in den meisten Fällen für die Diagnostik des Hirnabszesses keinen besonderen Stellenwert. Die Liquorveränderungen sind unspezifisch (leichte bis mäßige Pleozytose, Proteinerhöhung). Der Liquor kann selten auch normal sein. Für die Erregeridentifikation spielt die Liquordiagnostik in der Regel keine Rolle. Bei raumfordernden Abszessen ist die Liquorentnahme wegen der Gefahr der transtentoriellen und/oder foraminellen/zerebellären Herniation kontraindiziert.

■ Erregerspektrum und Epidemiologie

Die relative Häufigkeit der bakteriellen Erreger des Hirnabszesses ist in ▶ Tab. 35.1 aufgeführt. Typisch für den Hirnabszess sind Mischinfektionen aus aeroben und anaeroben Bakterien (Wispelwey et al. 1997, Sharma et al. 2009). Bei ungeeigneter Behandlung des entnommenen Abszessinhalts wird die Häufigkeit von Infektionen mit Anaerobiern bzw. aeroben/anaeroben Mischinfektionen unterschätzt. In einer kürzlich erschienenen Publikation wurde in 59,5 % der Fälle ein Erreger isoliert, in 17 % mehrere Erreger, und in 27,5 % gelang kein Erregernachweis (Sharma et al. 2009).

Bei immunkompromittierten Patienten müssen auch Pilze (Aspergillus spp., Candida spp., Cryptococcus neoformans, Mucorales) als Erreger in Betracht gezogen werden. Liegt eine entsprechende Reise- oder Expositionsanamnese vor, können in seltenen Fällen Protozoen und Würmer einen Hirnabszess verursachen (Entamoeba histolytica, Baylisascaris procyonis) bzw. vortäuschen (Granulome oder Zysten: Schistosoma spp., Echinococcus spp., Taenia solium, Paragonimus spp. und andere). Die fokal-nekrotisierende Toxoplasmenenzephalitis ist in Ländern mit einer hohen HIV-Prävalenz und fehlender Primärprophylaxe eine häufige Manifestationsform der AIDS-Erkrankung und kann mit einem Hirnabszess verwechselt werden.

Durch die Anwendung sorgfältiger anaerober Kulturtechniken konnte gezeigt werden, dass
- in vielen Hirnabszessen mehrere unterschiedliche Erreger vorkommen,
- Anaerobier aus zahlreichen Abszessen isoliert werden können und
- auch nach dem Beginn der antibiotischen Behandlung in den meisten Fällen noch lebende Erreger in der Abszesshöhle anzutreffen sind.

Wenn die Erregeranzucht misslingt, kann die Erregeridentifikation mithilfe molekularbiologischer Methoden auch bei Mischinfektionen mit Beteiligung anaerober Erreger erfolgreich sein (z. B. Keller et al. 2010).

Tab. 35.1 Beim bakteriellen Hirnabszess am häufigsten isolierte bakterielle Erreger (nach Wispelwey et al. 1997, Sharma et al. 2009).

Bakterielle Erreger	Häufigkeit
Streptokokken, vorzugsweise Streptococcus milleri	ca. 50 %
Staphylococcus aureus	10–15 %
Koagulase-negative Staphylokokken	ca. 10 %
obligate Anaerobier, z. B. Bacteroides-Spezies	15–40 %
gramnegative aerobe Bakterien, z. B. Enterobakterien und Pseudomonas spp.	15–30 %

Die jährliche **Inzidenz** des Hirnabszesses liegt bei 0,3–1,3/100000. Die Einführung von Antibiotika verbesserte die Prognose des Hirnabszesses, der zuvor nahezu immer letal verlief, erheblich. Die Fortschritte in der Diagnostik durch das cCT senkten die Letalität auf Werte von 5–15 %.

■ Therapie

Randomisierte Studien, die verschiedene therapeutische Maßnahmen miteinander vergleichen, existieren nicht.

Konservatives Vorgehen

Eine alleinige Antibiotikatherapie zur Abszessbehandlung ist gerechtfertigt, wenn multiple, tief gelegene und/oder kleine Abszesse vorliegen. Bei einem ventrikelnahen Hirnabszess entscheidet man sich aufgrund der Perforationsgefahr eher zur Operation als bei einem ventrikelfernen. Im Stadium der Hirnphlegmone ist ein konservatives Vorgehen indiziert, um zusätzliche Gewebezerstörungen zu vermeiden.

Die Entscheidung zur konservativen Therapie setzt voraus, dass
- an der Abszessdiagnose kein Zweifel besteht und
- der raumfordernde Effekt gering ist sowie das begleitende Hirnödem den Patienten nicht gefährdet und
- der Abszess nicht die Liquorabflusswege okkludiert und
- das Erregerspektrum kalkulierbar ist.

Die Identifikation des Erregers ist allerdings in diesen Fällen nur mittels Blutkulturen und/oder bei der Sanierung des Primärfokus möglich. Gegebenenfalls wird bei multiplen kleinen Abszessen ein oberflächlich gelegener Abszess punktiert, um den Erreger zu identifizieren.

Abszessaspiration

Die Abszessaspiration gilt als Standardverfahren. Die Vorteile der Abszessaspiration sind
- die Kürze des Eingriffs mit entsprechend niedriger Operationsletalität,
- die geringe operationsbedingte Traumatisierung des Hirngewebes sowie
- die Möglichkeit, ggf. eine Spüldrainage anzulegen.

Die **stereotaktische Abszesspunktion** ist auch für kleinere Herde mit tiefer Lokalisation und bei multiplen Abszessen geeignet. In den meisten Fällen ist die stereotaktische Aspiration des Hirnabszesses die Therapie der ersten Wahl. Alternativ zur Stereotaxie werden zunehmend **ultraschallgesteuerte Aspirationen** durchgeführt (Strowitzki et al. 2001), die eine Abszesspunktion in Echtzeitbildgebung ermöglichen.

Offene Kraniotomie mit Abszessexzision

Die Abszessexzision – also die Entfernung mit Kapsel – ist **indiziert**, wenn
- der Abszess gekammert ist,
- sich im Abszessbereich Fremdkörper bzw. Knochensplitter befinden,
- Fisteln, revisionsbedürftige Frakturen oder Abszesse mit fester Konsistenz (Pilz-, Mykobakterien- oder Aktinomyces-Genese) vorliegen oder
- eine massive intrakranielle Raumforderung besteht.

Die offene Exzision eines Abszesses ist **nicht indiziert**
- im Zerebritisstadium und
- bei Lokalisation in der Nähe eloquenter Kortexareale, in den Stammganglien oder im Hirnstamm.

Die Hirngewebsläsion, die beim Freipräparieren eines Abszesses entsteht, ist fast immer größer als die durch eine Abszesspunktion entstehende.

Offene Abszessevakuation ohne Kapselentfernung

Die Eiterevakuation im Rahmen einer offenen Kraniotomie führt im Vergleich zur Abszessexzision mit Kapsel zu einer Verkürzung und Verkleinerung des Eingriffs sowie zu einer geringeren operationsbedingten Hirnparenchymschädigung. Die offene Abszessexzision ist bei kleinen und tief sitzenden Abszessen ebenso wenig indiziert wie bei multiplen Abszessen oder einer Hirnstammlokalisation.

Die Indikation zur offenen Operation des Hirnabszesses ist insbesondere bei kongenitalen Herzvitien sehr zurückhaltend zu stellen, da die Druckerhöhung im venösen System (Takeshita et al. 1997) eine erhebliche Blutungsneigung bedingen kann und oft eine rasche Wiederaufnahme der Antikoagulation vonnöten ist.

Operatives Vorgehen beim zerebralen subduralen Empyem und beim zerebralen epiduralen Abszess

Zerebrale subdurale Empyeme treten in ca. zwei Drittel der Fälle ein- oder beidseitig über der Konvexität der Großhirnhemisphären auf, in ca. einem Drittel im Interhemisphärenspalt als Falxempyem, teilweise als Kombination von beiden. Eine Lokalisation in der hinteren Schädelgrube ist selten (Piek 2003). Ein subdurales Empyem ist eine absolute Operationsindikation. Die Operation sollte im Sinne einer Notfallbehandlung erfolgen, da aus Kasuistiken bekannt ist, dass sich derartige Empyeme innerhalb weniger Stunden dramatisch vergrößern können (Piek, persönliche Mitteilung). Die alleinige antibiotische Therapie ist kontraindiziert. Bei frischen Empyemen werden mit der Aspiration durch mehrere Bohrlöcher mit nachfolgender Spülung des Subduralraums gute Ergebnisse erzielt (Bok u. Peter 1993, Steiger u. Reulen 1999).

Bei älteren und/oder gekammerten Empyemen ist die Kraniotomie in der Regel die Therapie der Wahl.

Zerebrale epidurale Abszesse werden mittels Bohrlochtrepanation behandelt und haben aufgrund ihrer geringeren Ausbreitungstendenz eine sehr viel bessere Prognose als subdurale Empyeme (Nathoo et al. 1999).

Sanierung eines Streuherds

Die Sanierung eines eventuell bestehenden Fokus soll möglichst früh, d. h. zeitgleich zum, unmittelbar vor oder nach dem operativen Angehen des zerebralen Herdes erfolgen. Auch hierbei muss Material für die Erregeridentifikation asserviert werden.

Antibiotikatherapie

Um den Erreger anzüchten zu können, sollte die Abszesspunktion möglichst vor Beginn der ersten Antibiotikagabe stattfinden. Ist der neurochirurgische Eingriff nicht binnen kurzer Zeit durchführbar, muss mit einer empirischen antibiotischen Behandlung begonnen werden. Bezüglich der Penetration verschiedener Antibiotika in Hirnabszesse liegen nur begrenzte Informationen vor. Es sollten maximale Tagesdosen appliziert werden, um ausreichende Konzentrationen im Abszessinhalt zu erreichen. Für Cefotaxim wurde eine zur Abtötung der meisten infrage kommenden aeroben Keime (Streptokokken, Pneumokokken, gramnegative Stäbchen) ausreichende Konzentration im Abszessinhalt nachgewiesen (Sjölin et al. 1991). Bei anaeroben Keimen wirkt das gut penetrierende Metronidazol bakterizid (Wispelwey et al. 1997). Dementsprechend ist die Kombination aus Cefotaxim (z. B. bei Erwachsenen 3 × 2–4 g/d i. v.) oder Ceftriaxon (z. B. 2 × 2 g/d i. v.) plus Metronidazol (3 × 0,5 g/d i. v.) plus einem Staphylokokken-Antibiotikum (die MHKs der Cephalosporine der 3. Generation für zahlreiche Oxacillin-empfindliche Staphylokokken-Stämme sind relativ hoch) die Antibiotikatherapie der Wahl bei unbekanntem Erreger und außerhalb des Krankenhauses erworbenem intrakraniellem Abszess (▶ Tab. 35.2).

Bei postoperativen bzw. posttraumatischen bzw. innerhalb des Krankenhauses erworbenen Abszessen wird vor dem Erregernachweis als Staphylokokken-Antibiotikum Vancomycin (2 × 1 g/d) gegeben, das auch Oxacillin-resistente Staphylokokken abdeckt. Alternativ können Patienten mit im Krankenhaus erworbenem Hirnabszess mit Meropenem (3 × 2 g/d) plus Vancomycin (2 × 1 g/d) behandelt werden (▶ Tab. 35.2). Je nach Empfindlichkeit des angezüchteten Erregers wird die Therapie modifiziert. Werden aus der Blutkultur und/oder aus dem Abszessinhalt nur Aerobier angezüchtet, soll trotzdem ein gegen Anaerobier wirksames Präparat in die antibiotische Kombinationsbehandlung eingeschlossen werden. Bei ZNS-Infektionen erprobte Antibiotika und ihre Dosierung finden sich in der Leitlinie „Bakterielle (eitrige) Meningoenzephalitis". Bestimmte gramnegative Problemkeime wie Pseudomonas- oder Serratia-Stämme machen den

Tab. 35.2 Empirische antibiotische Therapie beim Hirnabszess (Tagesdosen bei normalgewichtigen Erwachsenen ohne ausgeprägtere Beeinträchtigung der Nieren- oder Leberfunktion).

Empirische Antibiotikatherapie
Außerhalb des Krankenhauses erworben:
Cefotaxim 3 × 2–4 g oder
Ceftriaxon 2 × 2 g i. v.
+ Metronidazol 3 × 0,5 g i. v.
+ Staphylokokken-Antibiotikum (z. B. Vancomycin 2 × 1 g* i. v., Rifampicin 1 × 0,6 g i. v., Flucloxacillin 4 × 2–3 g i. v., Fosfomycin 3 × 5 g i. v., Linezolid 2 × 0,6 g i. v.)
Posttraumatisch oder innerhalb des Krankenhauses erworben:
Vancomycin 2 × 1 g* i. v.
+ Cefotaxim 3 × 2–4 g oder Ceftriaxon 2 × 2 g i. v.
+ Metronidazol 3 × 0,5 g i. v. oder
Vancomycin 2 × 1 g* i. v.
+ Meropenem 3 × 2 g
* Spiegelkontrollen erforderlich

Einsatz von Ceftazidim plus Aminoglykosid, ggf. auch eines Gyrasehemmers erforderlich. Linezolid, Ciprofloxacin, Moxifloxacin, Ofloxacin und Fosfomycin penetrieren aufgrund ihrer physikochemischen Eigenschaften gut in die intrakraniellen Kompartimente (Nau et al. 1990, Nau et al. 1994, Pfausler et al. 2004, Beer et al. 2007, Nau et al. 2010). Beim Hirnabszess sind die Erfahrungen mit Linezolid (2 × 600 mg/d) mittlerweile umfangreicher, mit Ciprofloxacin, Moxifloxacin, Ofloxacin und Fosfomycin aber weiterhin gering (z.B. Sabbatani et al. 2004, Sonntag et al. 2004, Leiti et al. 2005, Fihman et al. 2006, Salin et al. 2006, Fellows et al. 2007, Kandasamy et al. 2008, Naesens et al. 2009, Saito et al. 2010). Bei nachgewiesener Erregerempfindlichkeit und Versagen der Standardantibiotikatherapie können Linezolid, Ciprofloxacin, Moxifloxacin, Ofloxacin bzw. Levofloxacin und Fosfomycin im Sinne eines Heilversuchs eingesetzt werden.

Die Antibiotikatherapie des Hirnabszesses erstreckt sich über 4–8 Wochen, je nach klinischem Verlauf, Abszesslage und -größe sowie nach Art des chirurgischen Vorgehens. Wenn die Erregerempfindlichkeit mehrere Behandlungsalternativen zulässt, sollten Antibiotika bevorzugt werden, die problemlos von der parenteralen auf die enterale Gabe umgestellt werden können. cCT- bzw. cMRT-Kontrollen erfolgen in Problemfällen kurzfristig. Für Patienten mit solitären Abszessen, die erfolgreich punktiert oder exzidiert wurden, sind cCT- bzw. cMRT-Kontrollen alle 1–2 Wochen ausreichend. Eine verzögerte Rückbildung der Kontrastmittelanreicherung der in situ verbliebenen Abszesskapsel ist normal und kein Hinweis auf das drohende Rezidiv. Die diffusionsgewichtete Kernspintomografie und die Diffusions-Tensor-Bildgebung scheinen geeignete Untersuchungsmethoden zur Verlaufsbeurteilung beim Hirnabszess zu sein (Nath et al. 2010). Nocardien-Abszesse müssen entsprechend den Ergebnissen des Antibiogramms bis 12 Monate therapiert werden, um Rezidive zu verhindern (Mathisen u. Johnson 1997) (wirksame Präparate sind oft Meropenem, Amikacin, Cotrimoxazol, Amoxicillin/Clavulansäure und Linezolid).

Adjuvante Therapie

Kortikosteroide erschweren die Antibiotikapenetration in den Abszessinhalt (Kourtopoulos et al. 1983). Bei voll empfindlichen Erregern sind auch unter Dexamethasonapplikation ausreichende Antibiotikakonzentrationen im Abszessinhalt zu erreichen. Kortikosteroide (bei schwerem Ödem z.B. 40 mg Initialdosis, dann 3 × 8 mg/d Dexamethason; Piek 2003) sind indiziert, wenn

- ein ausgeprägtes perifokales Ödem vorliegt bzw. eine Herniation droht,
- multiple Abszesse mit deutlichem perifokalen Ödem vorliegen, die nur teilweise operativ angehbar sind, oder
- Hirnregionen mit besonderer Ödemneigung (v. a. Kleinhirn) betroffen sind.

In mehreren neurochirurgischen Zentren werden Kortikoide, gestützt auf retrospektive Untersuchungen (Wallenfang et al. 1981), beim Hirnabszess routinemäßig verabreicht. Eine rasche Dosisreduktion des verwendeten Steroidpräparats in Abhängigkeit von der Klinik und dem neuroradiologischen Befund wird empfohlen. Andere Autoren plädieren für den zurückhaltenden Einsatz von Kortikosteroiden (z.B. Hakan 2008).

Die **Osmotherapeutika** Mannit, Sorbit und Glyzerin senken beim Hirnödem den erhöhten intrakraniellen Druck (Dosierung siehe Nau 2000). Der Nutzen eines vorbeugenden Einsatzes ist nicht bewiesen. Bei bestimmten Hirnabszessen (insbesondere mit anaeroben Keimen) scheint die Therapie mit **hyperbarem Sauerstoff** (HBO) die Dauer der antibiotischen Behandlung verkürzen zu können (Kurschel et al. 2006, Kutlay et al. 2008).

■ Antikonvulsive Prophylaxe

Der häufigste neurologische Spätschaden nach Hirnabszess ist die Epilepsie, deren Häufigkeit mit 30–70% angegeben wird. Von zahlreichen Neurochirurgen wird aufgrund der Häufigkeit epileptischer Anfälle in der akuten Phase bei supratentoriellen Abszessen und Empyemen eine 2- bis 3-wöchige antikonvulsive Prophylaxe (z.B. mit Phenytoin) empfohlen (Piek 2003, Hakan 2008). In Analogie zur Situation nach einem Schädel-Hirn-Trauma kann die antikonvulsive Prophylaxe zwar die Häufigkeit früher Anfälle reduzieren, wahrscheinlich aber nicht die Entwicklung einer posttraumatischen Epilepsie verhindern (Beghi 2003). Entscheidet man sich für eine solche Prophylaxe, kann sie ausgeschlichen werden, wenn das EEG 2–3 Wochen nach Therapiebeginn keine epilepsietypischen Potenziale zeigt und bis dahin keine epileptischen Anfälle aufgetreten sind.

■ Prognose

Die Letalität eines Hirnabszesses beträgt 5–15% und ist abhängig vom initialen neurologischen Befund. Über 50% der Überlebenden sind nach Jahren neurologisch weitgehend rehabilitiert. Neuere Studien weisen darauf hin, dass in einem sehr hohen Prozentsatz neuropsychologische Defizite auch noch nach über 10 Jahren persistieren (Visani et al. 2006). Der kürzlich publizierte Imaging Severity Index (ISI) unterstützt eine frühzeitige Prognoseeinschätzung (Demir et al. 2007).

■ Versorgungskoordination

Die Behandlung findet in den ersten Wochen stationär statt. Patienten mit Bewusstseinstrübung, einem Status oder einer Serie epileptischer Anfälle, kritischer (z.B. infratentorieller) Abszesslokalisation oder Mittellinienverlagerung in der kraniellen Bildgebung müssen auf einer Intensivstation therapiert werden. Wenn Patienten gut auf die Behandlung ansprechen, kann ein Teil der (oralen) antibiotischen Therapie ambulant erfolgen.

■ Redaktionskomitee

Prof. Dr. J. Behnke-Mursch, Abteilung Neurochirurgie, Zentralklinikum Bad Berka
Dr. R. Bühler, Abteilung Neurologie, Kantonsspital Solothurn
Prof. Dr. Dr. H. Eiffert, Abteilung Medizinische Mikrobiologie, Georg-August-Universität Göttingen
Prof. Dr. R. Nau, Geriatrisches Zentrum, Evangelisches Krankenhaus Göttingen-Weende, und Abteilung Neuropathologie, Georg-August-Universität Göttingen
Prof. Dr. J. Piek, Abteilung Neurochirurgie, Universität Rostock
Prof. Dr. H. W. Pfister, Abteilung Neurologie, Ludwig-Maximilians-Universität München
Prof. Dr. E. Schmutzhard, Abteilung Neurologie, Universität Innsbruck

Federführend: Prof. Dr. med. R. Nau, Geriatrisches Zentrum, Evangelisches Krankenhaus Göttingen-Weende, und Abteilung Neuropathologie, Universität Göttingen, An der Lutter 24, 37075 Göttingen, Tel.: 0551/5034-1560, Fax: 0551/5034-1562
E-Mail: rnau@gwdg.de

Entwicklungsstufe der Leitlinie: S1

■ Literatur

Beer R, Engelhardt KW, Pfausler B et al. Pharmacokinetics of intravenous linezolid in cerebrospinal fluid and plasma in neurointensive care patients with staphylococcal ventriculitis associated with external ventricular drains. Antimicrob Agents Chemother 2007; 51: 379–382
Beghi E. Overview of studies to prevent posttraumatic epilepsy. Epilepsia 2003; 44 (Suppl. 10): 21–26
Besada CH, Migliaro M, Christiansen SB et al. Restricted diffusion in a ring-enhancing mucoid metastasis with histological confirmation: case report. J Comput Assist Tomogr 2010; 34: 770–772
Bok AP, Peter JC. Subdural empyema: burr holes or craniotomy? A retrospective computerized tomography-era analysis of treatment in 90 cases. J Neurosurg 1993; 78: 574–578
Britt RH, Enzmann DR. Clinical stages of human brain abscesses on serial CT scans after contrast infusion. J Neurosurg 1983; 59: 972–989
Demir MK, Hakan T, Kilicoglu G et al. Bacterial brain abscesses: prognostic value of an imaging severity index. Clin Radiol 2007; 62: 564–572
Fellows GA, Kalsi PS, Martin AJ. Nocardia farcinica brain abscess in a patient without immunocompromise. Br J Neurosurg 2007; 21: 301–303
Fertikh D, Krejza J, Cunqueiro A et al. Discrimination of capsular stage brain abscesses from necrotic or cystic neoplasms using diffusion-weighted magnetic resonance imaging. J Neurosurg 2007; 106: 76–81
Fihman V, Bercot B, Mateo J et al. First successful treatment of Nocardia farcinica brain abscess with moxifloxacin. J Infect 2006; 52: 99–102
Grimstad IA, Hirschberg H, Rootwelt K. ^{99m}Tc-hexamethylpropylenenamine oxime leukocyte scintigraphy and C-reactive protein levels in the differential diagnosis of brain abscesses. J Neurosurg 1992; 77: 732–736
Hakan T. Management of bacterial brain abscesses. Neurosurg Focus 2008; 24: E4
Hirschberg H, Bosnes V. C-reactive protein levels in the differential diagnosis of brain abscesses. J Neurosurg 1987; 67: 358–360
Kandasamy J, Iqbal HJ, Cooke RP et al. Primary Nocardia farcinica brain abscess with secondary meningitis and ventriculitis in an immunocompetent patient, successfully treated with moxifloxacin. Acta Neurochir (Wien) 2008; 150: 505–506
Kastenbauer S, Pfister HW. Intrakranielle und spinale Abszesse. In: Brandt T, Dichgans J, Diener HC, Hrsg. Therapie und Verlauf neurologischer Erkrankungen. Stuttgart: Kohlhammer; 2003: 499–512
Keller PM, Rampini SK, Bloemberg GV. Detection of a mixed infection in a culture-negative brain abscess by broad-spectrum bacterial 16S rRNA gene PCR. J Clin Microbiol 2010; 48: 2250–2252
Kourtopoulos H, Holm SE, Norrby R. The influence of steroids on the penetration of antibiotics into brain tissue and brain abscesses. J Antimicrobial Chemother 1983; 11: 245–249
Krämer S, Maarouf M, Müller-Lung U. Prolonged fever and monocytosis after hemorrhoidectomy and treatment with methotrexate – listeriosis with cerebral abscess. Dtsch Med Wschr 2009; 134: 1218–1221
Kurschel S, Mohia A, Weigl V et al. Hyperbaric oxygen therapy for the treatment of brain abscess in children. Childs Nerv Syst 2006; 22: 38–42

Kutlay M, Colak A, Yildiz S et al. Stereotactic aspiration and antibiotic treatment combined with hyperbaric oxygen therapy in the management of bacterial brain abscesses. Neurosurgery 2008; 62 (Suppl. 2): 540–546

Leiti O, Gross JW, Tuazon CU. Treatment of brain abscess caused by Listeria monocytogenes in a patient with allergy to penicillin and trimethoprim-sulfamethoxazole. Clin Infect Dis 2005; 40: 907–908

Mathisen GE, Johnson JP. Brain abscess. Clin Infect Dis 1997; 25: 763–779

Mishra AM, Gupta RK, Jaggi RS et al. Role of diffusion-weighted imaging and in vivo proton magnetic resonance spectroscopy in the differential diagnosis of ring-enhancing cystic mass lesions. J Comput Assist Tomogr 2004; 28: 540–547

Mortimer A, O'Leary S, Bradley M et al. Pitfalls in the discrimination of cerebral abscess from tumour using diffusion-weighted MRI. Clin Radiol 2010; 65: 488–492

Mueller-Mang C, Castillo M, Mang TG et al. Fungal versus bacterial brain abscesses: is diffusion-weighted MR imaging a useful tool in the differential diagnosis? Neuroradiology 2007; 49: 651–657

Naesens R, Ronsyn M, Druwé P et al. Central nervous system invasion by community-acquired meticillin-resistant Staphylococcus aureus. J Med Microbiol 2009; 58: 1247–1251

Nath K, Ramola M, Husain M et al. Assessment of therapeutic response in patients with brain abscess using diffusion tensor imaging. World Neurosurg 2010; 73: 63–68

Nathoo N, Nadvi SS, van Dellen JR. Cranial extradural empyemas in the era of computed tomography: a review of 82 cases. Neurosurgery 1999; 44: 748–754

Nau R. Osmotherapy for elevated intracranial pressure – a critical reappraisal. Clin Pharmacokinet 2000; 38: 23–40

Nau R, Kinzig M, Dreyhaupt T et al. Cerebrospinal fluid kinetics of ofloxacin and its metabolites after a single intravenous infusion of 400 mg ofloxacin. Antimicrob Agents Chemother 1994; 38: 1849–1853

Nau R, Prange HW, Martell J et al. Penetration of ciprofloxacin into the cerebrospinal fluid of patients with uninflamed meninges. J Antimicrob Chemother 1990; 25: 965–973

Nau R, Sörgel F, Eiffert H. Penetration of drugs through the blood-cerebrospinal fluid/blood-brain barrier for treatment of central nervous system infections. Clin Microbiol Rev 2010; 23: 858–883

Pal D, Bhattacharyya A, Husain M et al. In vivo proton MR spectroscopy evaluation of pyogenic brain abscesses: a report of 194 cases. Am J Neuroradiol 2010; 31: 360–366

Pfausler B, Spiss H, Dittrich P et al. Concentrations of fosfomycin in the cerebrospinal fluid of neurointensive care patients with ventriculostomy-associated ventriculitis. J Antimicrob Chemother 2004; 53: 848–852

Piek J. Intrakranielle Infektionen. In: Moskopp D, Wassmann H, Hrsg. Neurochirurgie. Stuttgart: Schattauer; 2003

Reddy JS, Mishra AM, Behari S et al. The role of diffusion-weighted imaging in the differential diagnosis of intracranial cystic mass lesions: a report of 147 lesions. Surg Neurol 2006; 66: 246–250

Reiche W, Schuchardt V, Hagen T et al. Differential diagnosis of intracranial ring enhancing cystic mass lesions – role of diffusion-weighted imaging (DWI) and diffusion-tensor imaging (DTI). Clin Neurol Neurosurg 2010; 112: 218–225

Sabbatani S, Manfredi R, Frank G et al. Capnocytophaga spp. brain abscess in an immunocompetent host: problems in antimicrobial chemotherapy and literature review. J Chemother 2004; 16: 497–501

Saito N, Aoki K, Sakurai T et al. Linezolid treatment for intracranial abscesses caused by methicillin-resistant Staphylococcus aureus – two case reports. Neurol Med Chir (Tokyo) 2010; 50: 515–517

Salin F, Vianello F, Manara R et al. Linezolid in the treatment of brain abscess due to peptostreptococcus. Scand J Infect Dis 2006; 38: 203–205

Sharma R, Mohandas K, Cooke RP. Intracranial abscesses: changes in epidemiology and management over five decades in Merseyside. Infection 2009; 37: 39–43

Sjölin J, Eriksson N, Arneborn P et al. Penetration of cefotaxime and desacetylcefotaxime into brain abscesses in humans. Antimicrob Agents Chemother 1991; 35: 2606–2610

Sonntag J, Kaczmarek D, Brinkmann G et al. Subdurale gekammerte Abszesse nach neonataler Colimeningitits. Z Geburtshilfe Neonatol 2004; 208: 32–35

Steiger HJ, Reulen HJ. Manual Neurochirurgie. Landsberg: Ecomed; 1999

Strowitzki M, Schwerdtfeger K, Steudel WI. Ultrasound-guided aspiration of brain abscesses through a single burr hole. Minim Invasive Neurosurg 2001; 44: 135–140

Takeshita M, Kagawa M, Yato S et al. Current treatment of brain abscess in patients with congenital cyanotic heart disease. Neurosurgery 1997; 41: 1270–1278

Visani P, Schmutzhard E, Trinka E et al. Subcortical deficit pattern after brain abscess: a neuropsychological study. Eur J Neurol 2006; 13: 599–603

Wallenfang T, Reulen HJ, Schürmann K. Therapy of brain abscesses. In: Schiefer W, Klinger M, Brock M, eds. Advances in neurosurgery, 9th ed. Berlin: Springer; 1981

Wispelwey B, Dacey RG, Scheld WM. Brain abscess. In: Scheld WM, Whitley RJ, Durack DT, eds. Infections of the central nervous system, 2nd ed. Philadelphia: Lippincott-Raven; 1997: 463–494

Clinical Pathway – Hirnabszess

Schritt	Kriterien	Maßnahme
▶ Fokus-Sanierung		
▶ Entscheidung über operatives Vorgehen	Kriterien für konservative Therapie: ○ multiple Abszesse oder ○ tief gelegene Abszesse oder ○ kleine Abszesse oder ○ Abszesse ohne ringförmige KM-Aufnahme („Zerebritis") und ○ Diagnose „Abszess" sicher ○ + Erreger bekannt (ggf. bei multiplen Abszessen oberflächlichen Abszess punktieren)	▶ Antibiotikatherapie
	Argumente gegen offene OP: ○ multiple Abszesse oder ○ tiefer gelegene Abszesse (Stammganglien, Hirnstamm) oder ○ Nähe zu eloquenten Kortexarealen	▶ stereotaktische Abszessaspiration
	Notfallsituationen: ○ drohende Herniation ○ große supratentorielle Abszesse und ○ stereotaktische Abszessaspiration nicht verfügbar	▶ Ultraschall-gesteuerte oder Free-hand-Aspirationsstereotaktische Abszessaspiration
	Argumente für offene OP: ○ Abszess gekammert oder ○ Fremdkörper/Knochensplitter im Abszess oder ○ Fistel oder ○ revisionsbedürftige Fraktur oder ○ feste Konsistenz (Pilze, Mykobakterien, Aktinomyces) oder ○ massive Raumforderung	▶ offene Kraniotomie mit Abszessaspiration ohne Kapselentfernung
	○ subdurales Empyem (= Notfallsituation) — nicht gekammert	▶ Bohrloch-Aspiration ▶ Spülung
	○ subdurales Empyem — gekammert	▶ Kraniotomie
	○ zerebraler epiduraler Abszess	▶ Bohrlochtrepanation
▶ Operation	○ alle anderen	

Suchtest
▶ CRP

Erregerdiagnostik
▶ Blutkulturen
▶ Abszessinhalt

Diagnosestellung
▶ CT oder (besser) MRT ohne und mit KM

Fokussuche
Nachbarschaftsprozesse
▶ HNO-Konsil: Mundhöhle, Rachen, Gehörgang
▶ Zahnstatus
▶ CT Schädelbasis inkl. Nasennebenhöhlen, Mastoid, Mittelohr
Entfernte Foci
▶ TEE
▶ Röntgen Thorax
▶ CT Thorax
▶ Inspektion der Haut
▶ Knochen-Szintigramm

▶ Antibiose bei unbekanntem Erreger	○ außerhalb des Krankenhauses erworben	▶ Cefotaxim 3 × 2–4 g/d i.v. oder Ceftriaxon 2 × 2 g/d i.v. + Metronidazol 3 × 0,5 g/d i.v. + Staphylokokken-Antibiotikum ▶ Therapiedauer 4–8 Wochen
	○ postoperativ oder ○ posttraumatisch oder ○ im Krankenhaus erworben	▶ Cefotaxim 3 × 2–4 g/d i.v. oder Ceftriaxon 2 × 2 g/d i.v. + Metronidazol 3 × 0,5 g/d i.v. + Vancomycin 2 × 1 g/d oder ▶ Meropenem 3 × 2 g/d + Vancomycin 2 × 1 g/d ▶ Therapiedauer 4–8 Wochen
▶ antiödematöse Behandlung	○ ausgeprägtes Ödem* oder ○ multiple Abszesse mit deutlichem perifokalen Ödem, die nur teilweise operativ angehbar sind oder ○ Abszesse in Hirnregionen mit besonderer Ödemneigung (z.B. Kleinhirn)	▶ z.B. Dexamethason 40 mg initial, dann 3 × 8 mg/d; Dosis in Abhängigkeit von der weiteren Entwicklung des Ödems reduzieren ▶ Osmotherapie
▶ antikonvulsive Prophylaxe	○ fakultativ**	▶ Phenytoin (initial i.v.); ausschleichen, wenn nach 2–3 Wochen im EEG keine epilepsietypischen Muster nachweisbar sind und bis dahin kein epileptischer Anfall aufgetreten ist

* Kortikoide werden in mehreren neurochirurgischen Zentren aufgrund retrospektiver Daten routinemäßig verabreicht.
** In mehreren neurochirurgischen Zentren routinemäßige Anfallsprophylaxe, weil das Risiko, einen epileptischen Anfall zu erleiden, > 30 % beträgt.

36 Neuroborreliose

Was gibt es Neues?

- 2011 hat sich ein Steuerungskomitee aus Vertretern von 7 Fachgesellschaften konstituiert und einen Fahrplan zur Erstellung einer S3-Leitlinie Lyme-Borreliose entwickelt. Vor diesem Hintergrund wurde auf eine methodische Weiterentwicklung der bestehenden S1-Leitlinie Neuroborreliose verzichtet, da die geplante S3-Leitlinie Lyme-Borreliose auch die Thematik der Neuroborreliose abdecken wird.
- Eine weitere Leitlinie zur Diagnostik und Therapie der Neuroborreliose ist zwischenzeitlich unter dem Dach der „European Federation of Neurological Societies" (EFNS) erschienen (Mygland et al. 2009). Die EFNS-Leitlinie stimmt in allen wesentlichen diagnostischen und therapeutischen Fragen mit der vorliegenden DGN-Leitlinie überein.
- Die im Rahmen der „European Union Concerted Action on Lyme Borreliosis" (EUCALB) erstellten klinischen Falldefinitionen sind kürzlich aktualisiert worden (Stanek et al. 2011). Die dort definierten Kriterien zur Diagnose der Neuroborreliose stimmen ebenfalls mit der vorliegenden DGN-Leitlinie überein.

Die wichtigsten Empfehlungen auf einen Blick

- Die Diagnose der Neuroborreliose ergibt sich aus der Kombination einer typischen klinischen Symptomatik, entzündlicher Liquorveränderungen und dem Nachweis einer intrathekalen Borrelien-spezifischen Antikörperproduktion.
- Ceftriaxon, Cefotaxim und Penicillin G sind wirksam.
- Doxycyclin ist ebenfalls wirksam, wobei uneinheitliche Ergebnisse bezüglich der notwendigen Dosierung vorliegen.
- Langzeit- oder Dauerbehandlungen mit Antibiotika sind nicht zu empfehlen.
- Die Entität eines „Post-Lyme-Disease-Syndroms" mit unspezifischen Beschwerden ist nicht belegt.
- Die Borrelienserologie sollte nur bei begründetem klinischem Verdacht auf eine Borrelienätiologie durchgeführt werden. Unspezifische Symptome sind dagegen keine Indikation für eine Borrelienserologie, da der prädiktive Wert eines positiven serologischen Befundes hier sehr gering ist.
- Nicht geeignet zur Labordiagnostik der Lyme-Borreliose sind folgende Tests:
  - Lymphozyten-Transformationstest (LTT)
  - „Visual Contrast Sensitivity Test" (VCS-Test oder „Graustufentest")
  - Antigennachweis im Liquor oder Urin
  - PCR aus Serum und Urin
  - Nachweis einer erniedrigten CD 57-positiven/CD 3-negativen Lymphozytensubpopulation

■ Einführung

Hinsichtlich Diagnostik und Therapie der Neuroborreliose bestehen große Unsicherheiten insbesondere bei vielen Ärzten, die mit infektiologisch-neurologischen Fragestellungen wenig vertraut sind. Die Leitlinie soll dazu beitragen, die Neuroborreliose sicher zu diagnostizieren und wirksam antibiotisch zu behandeln.

■ Definition und Basisinformationen

Epidemiologie

Die Lyme-Borreliose ist eine entzündliche Multisystemerkrankung, die durch eine Infektion mit der Spirochäte **Borrelia burgdorferi sensu lato** verursacht wird. Die Erkrankung ist in den gemäßigten Klimazonen der Nordhalbkugel endemisch verbreitet. In Nordamerika wird die Lyme-Borreliose ausschließlich durch die Borrelienspezies **Borrelia burgdorferi sensu stricto** verursacht, während in Europa zusätzlich **Borrelia afzelii** und **Borrelia garinii** als humanpathogene Erreger identifiziert wurden. Darüber hinaus hat die neu identifizierte Spezies **Borrelia spielmanii** humanpathogenes Potenzial. Sie wurde bei 4 von 160 Hautisolaten (alle von Erythema migrans), aber bisher nicht bei Neuroborreliose (72 Liquorisolate) in Deutschland nachgewiesen (Fingerle et al. 2008). Das pathogenetische Potenzial der verschiedenen Borrelia-burgdorferi-Spezies ist unterschiedlich (van Dam et al. 1993). Die Analyse von 242 Humanisolaten aus Deutschland ergab bei 160 Hautisolaten Prävalenzen von 67 % für B. afzelii, 24 % für B. garinii und 6 % für B. burgdorferi s. s., für 72 Liquorisolate dagegen Prävalenzen von 21 % für B. afzelii, 51 % für B. garinii und 25 % für B. burgdorferi s. s. (Fingerle et al. 2008). Vor Kurzem wurde B. garinii OspA-Typ 4 als neue Spezies **Borrelia bavariensis** klassifiziert (Margos et al. 2009) Die Reevaluierung obiger Studie ergab nun bei den 72 Liquorisolaten 22 % B. bavariensis und 29 % B. garinii, bei den 160 Hautisolaten fanden sich 12 % B. bavariensis und 12 % B. garinii, das heißt, nur bei den Hautisolaten fand sich eine deutliche Prävalenz einer Spezies, nämlich von B. afzelii.

Bislang liegen keine verlässlichen Daten über die Häufigkeit der Lyme-Borreliose in den einzelnen europäischen Ländern vor. Borrelien-spezifische Antikörper finden sich je nach Endemiegebiet und Altersgruppe in Deutschland und Österreich bei 5–25 % der gesunden Personen (Kaiser et al. 1997, Stanek et al. 1986). Anders als in Nordamerika sind in Europa asymptomatische Infektionen eher die Regel als die Ausnahme: Bei 964 untersuchten (asymptomatischen) Schweizer Orientierungsläufern fand sich eine Seroprävalenz von 20 %, bei asymptomatischen Blutspendern von 8 % (Fahrer et al. 1988). Untersuchungen von Zecken in Süddeutschland zeigten durchschnittliche Infektionsraten von etwa 1 % bei Larven, 10 % bei Nymphen und 20 % bei Adulten auf (Wilske et al. 1987). Neben gebietsabhängigen Unterschieden in den Zeckendurchseuchungsraten (18–37 % bei Adulten und 5–12 % bei Nymphen) fanden sich auch deutliche Unterschiede in der regionalen Verteilung der Borrelia-Spezies (Fingerle et al. 2008). In der Schweiz fanden sich gebietsabhängig Durchseuchungsraten von 5–7 % (Jouda et al. 2004). Auch die Dichte infizierter Zecken ist regional sehr unterschiedlich, in der Schweiz liegt sie zwischen 2 und 58 pro 100 m^2.

Infektionsweg

Die Übertragung der Lyme-Borreliose erfolgt durch den Stich der Zecke (in Europa durch den „Holzbock", Ixodes ricinus), sehr selten möglicherweise auch fliegender Insekten (Pferdebremsen, Stechmücken). Nach tierexperimentellen Daten muss die Blutmahlzeit der Zecke in der Regel 16–24 Stunden andauern, um Spirochäten zu übertragen – dies im Gegensatz zur raschen Übertragung des die FSME verursachenden Flavi-Virus (Hayes u. Piesman 2003). Der Mechanismus der Übertragung der im Zeckendarm überlebenden Borrelien ist sehr kompliziert (Munderloh u. Kurtti 2005). Nach Untersuchungen aus Deutschland ist nach einem Zeckenstich bei 2,6–5,6 % der Betroffenen mit einer Serokonversion und bei 0,3–1,4 % mit einer manifesten Erkrankung zu rechnen (Paul et al. 1987, Heininger et al. 1993, Maiwald et al. 1998). Das Risiko, bei einem Zeckenstich mit Borrelien infiziert zu werden, lag in einer westschweizer Untersuchung knapp unter 5 % (Nahimana et al. 2004).

Vorgehen nach Zeckenstich

Die in der Haut sitzende Zecke sollte möglichst rasch entfernt werden, da die Übertragungswahrscheinlichkeit der Borrelien mit der Dauer des Saugaktes zunimmt. Die Entfernung der Zecke erfolgt mit einer Pinzette, einer Zeckenzange, einer Zeckenkarte oder einem Skalpell. Öl, Klebstoff, Nagellack oder andere Methoden sollten nicht verwendet werden. Anschließend sollte die Stichstelle desinfiziert werden. Die gestochene Person sollte über mögliche wichtige Manifestationen einer Borrelieninfektion aufgeklärt werden, z.B. Erythema migrans, Bannwarth-Syndrom, Lyme-Arthritis und Acrodermatitis chronica atrophicans. Die prophylaktische Anwendung von insektenabweisenden Hautschutzmitteln (Repellents) erscheint für die Abwehr von Zeckenstichen nicht ausreichend; z.B. soll DEET-Autan gegen Zecken nur etwa 2 Stunden wirksam sein.

Eine routinemäßige, prophylaktische Behandlung mit Antibiotika nach Zeckenstichen wird hierzulande nicht empfohlen, da das Risiko einer klinisch manifesten Infektion nach Zeckenstich vermutlich sehr gering ist (s.o.). In Hochendemiegebieten in den USA reduzierte eine Prophylaxe mit Doxycyclin (1 × 200 mg p.o. innerhalb von 72 Stunden nach Zeckenstich) die Inzidenz des Erythema migrans (Nadelman et al. 2001). Allerdings wird die statistische Signifikanz der Ergebnisse kontrovers diskutiert. Auch in Amerika wird diese Prophylaxe nicht generell, sondern nur in Hochendemiegebieten empfohlen (Wormser et al. 2006). Für Einzelfälle kann auch bei uns eine Doxycyclin-Prophylaxe erwogen werden, z.B. bei multiplen Zeckenstichen, bei ängstlichen Personen oder nach Zeckenstich in Hochendemiegebieten. Der Erregernachweis aus angesogenen Zecken von gestochenen Personen wird wegen mangelnder Zuverlässigkeit nicht empfohlen (Wormser et al. 2006, Wilske et al. 2007b).

■ Klinische Manifestation

Überblick

Die frühe Borrelieninfektion manifestiert sich bei 80–90 % der Patienten als lokales Erythema migrans (**Stadium 1**). Gelegentlich kommt es wenige Tage bis Wochen nach der Borrelieninfektion zu Allgemeinsymptomen wie Krankheitsgefühl, Arthralgien, Myalgien, subfebrilen Temperaturen oder Nachtschweiß. Wochen bis Monate nach dem Zeckenstich (das Erythema migrans tritt nur in etwa 50 % der akuten Neuroborreliosefälle auf) kann eine disseminierte Infektion auftreten, die überwiegend das Nervensystem, die Gelenke und das Herz betrifft (**Stadium 2**). In seltenen Fällen kann es nach Monaten bis Jahren zu einer späten bzw. chronischen Manifestation kommen mit Beteiligung der Haut, des Nervensystems und der Gelenke (**Stadium 3**) (Pfister et al. 1994, Stanek u. Strle 2003, Steere et al. 2004). Da diese Stadien nur in wenigen Fällen durchlaufen werden und darüber hinaus der Infektionszeitpunkt häufig unbekannt ist, kommt der Einteilung aus klinischer Sicht nur bedingt Bedeutung zu. Angaben über einen Zeckenstich helfen ebenfalls wenig, den Infektionszeitpunkt zu bestimmen, da häufig unbemerkte Zeckenstiche zur Infektion führen. Zur Klassifizierung der Neuroborreliose wird deshalb neben dem klinischen Bild zunehmend die Krankheitsdauer herangezogen (Kaiser u. Rauer 1998).

In einer prospektiven, populationsbasierten Studie im Raum Würzburg wurden über 12 Monate 313 Fälle mit Lyme-Borreliose entsprechend einer Inzidenz von 111 auf 100.000 Einwohner gefunden. Dabei traten folgende Erkrankungshäufigkeiten auf (Huppertz et al. 1999):

Frühmanifestationen:
- 89 % Erythema migrans (bei weiteren 3 % Erythema migrans in Verbindung mit einer anderen Organmanifestation)
- 3 % Neuroborreliose (Stadium 2)
- 2 % Borrelien-Lymphozytom
- < 1 % Karditis

Chronische Erkrankungen:
- 5 % Lyme-Arthritis
- 1 % Acrodermatitis chronica atrophicans
- Chronische Neuroborreliose (Stadium 3) wurde nicht gefunden.

Das **Garin-Bujadoux-Bannwarth-Syndrom (Meningoradikuloneuritis)** ist nach dem Erythema migrans die häufigste Manifestation einer akuten Lyme-Borreliose bei Erwachsenen in Europa. Die isolierte Meningitis (ohne radikuläre Symptomatik) wird in Europa überwiegend bei Kindern beobachtet (Pfister et al. 1986, Hansen et al. 1992, Berglund et al.1995, Christen 1996).

Die Symptome der Radikulitis entwickeln sich im Mittel 4–6 Wochen (maximal 1–12) nach dem Zeckenstich bzw. nach dem Erythema migrans. Dabei treten zuerst segmentale Schmerzen auf, die nachts verstärkt sind und deren Lokalisation wechseln kann. Initial sind die Schmerzen oft in der Extremität lokalisiert, in der vorher der Zeckenstich oder das Erythema migrans beobachtet wurde. Die Schmerzen haben einen brennenden, bohrenden, beißenden oder reißenden Charakter und sprechen nur gering auf herkömmliche Analgetika an. Oft erreichen sie ein Maximum innerhalb weniger Stunden oder Tage. Bei 3 Viertel der Patienten entwickeln sich nach 1–4 Wochen neurologische Ausfälle, Paresen häufiger als Sensibilitätsstörungen.

Bei etwa 60 % der Patienten mit Bannwarth-Syndrom findet man **Hirnnervenausfälle.** Mit Ausnahme des N. olfactorius können alle Hirnnerven beteiligt sein. In über 80 % der Fälle mit Hirnnervenbeteiligung ist der N. facialis betroffen, wobei häufig eine bilaterale Manifestation beschrieben wird. Der Geschmackssinn kann verschont bleiben. Zusammen mit der lymphozytären Meningitis ist die **Fazialisparese** die häufigste Manifestation einer Neuroborreliose bei Kindern (Christen 1996). Kinder haben generell ein höheres Erkrankungsrisiko für eine Neuroborreliose nach Zeckenstich als Erwachsene, was mit der viel häufiger im Kopfbereich liegenden Stichstelle zusammenhängt (Berglund et al. 1995).

Bei unilateralem Auftreten kann die Abgrenzung gegen eine idiopathische Fazialisparese Schwierigkeiten bereiten; in der Regel finden sich aber Symptome oder anamnestische Angaben (z.B. Erythema migrans, radikuläre Schmerzen), die einen Hinweis auf eine Neuroborreliose geben. Die Liquordiagnostik kann hier Klarheit bringen. Unabhängig von der Ausprägung der Fazialisparese wird eine vollständige Rückbildung in den meisten Fällen innerhalb von 1–2 Monaten beobachtet. Residuen oder Defektheilungen mit Fazialissynkinesien (pathologische Mitbewegungen) werden bei etwa 5 % der Patienten gesehen.

Ferner können im Rahmen der Neuroborreliose der N. abducens und sehr selten der N. vestibulocochlearis, der N. opticus (Optikusneuritis, Papillenödem), die Okulomotorik (Nn. III, IV), der N. trigeminus und die kaudalen Hirnnerven (Nn. IX–XII) betroffen sein. Auch bei Schädigungen dieser Hirnnerven ist die Prognose günstig. Ob eine isolierte Schädigung des N. vestibulocochlearis im Rahmen einer akuten Borrelieninfektion vorkommt, ist sehr fraglich.

Eine **Polyneuropathie/Polyneuritis** als Ausdruck einer Borrelieninfektion wird bei europäischen Patienten meist in Assoziation mit einer Acrodermatitis chronica atrophicans (ACA) gesehen (Hopf 1975). Isolierte Polyneuropathien/Polyneuritiden ohne weitere eindeutige Symptome der Lyme-Borreliose wurden bei amerikanischen Patienten beschrieben, sind aber in Europa eine Rarität (Halperin et al. 1990, Logigian et al. 1999). Polyneuritiden, die in Assoziation mit einer ACA auftreten, bessern sich – wenn auch langsam – nach antibiotischer Behandlung. Bei Patienten mit Polyneuropathie/Polyneuritis und positiver Borrelienserologie im Blut kann nicht ohne Weiteres von einem kausalen Zusammenhang zwischen neurologischer Symptomatik und einer Borrelieninfektion ausgegangen werden (Mygland et al. 2006), da Borrelien-spezifische Antikörper je nach Endemiegebiet und Altersgruppe bei 5–25 % der gesunden Personen gefunden werden (Kaiser et al. 1997). In diesen Fällen hängt die Wahrscheinlichkeit eines kausalen Zusammenhangs davon ab, ob weitere klinische Symptome einer Lyme-Borreliose bestehen oder ob andere häufige Ursachen von Polyneuritiden abgegrenzt wurden und typische Liquorveränderungen vorliegen.

Eine **Beteiligung des zentralen Nervensystems** findet sich sehr selten im Rahmen einer Neuroborreliose und verläuft meistens chronisch. Die häufigste Manifestation ist eine Myelitis mit spastisch-ataktischem Gang und Blasenstörung. Die Symptomatik kann sich über Tage oder mehrere Monate entwickeln. Bei einem Teil der Patienten kommt es zu einer schweren Tetra- oder Paraparese. Bei 60 % der Patienten mit Myelitis finden sich zusätzliche Zeichen einer Enzephalitis und bei 40 % eine Hirnnervenbeteiligung. Die Enzephalitis weist keinerlei klinische Charakteristika auf, die für den Erreger spezifisch wären.

In sehr seltenen Fällen können die zerebralen Symptome durch eine Borrelien-induzierte **Vaskulitis** verursacht werden. Eine weitere sehr seltene Manifestation der Lyme-Borreliose ist die **Myositis** (Schmutzhard et al. 1986, Reimers et al. 1993). Klinisch finden sich fokale Schmerzen und Paresen.

Neuroborreliose

Verlauf

▶ **Akut:** Symptomdauer < 6 Monate:
- 90 (bis 95 %) der Fälle
- Die neurologische Symptomatik tritt wenige Wochen bis einige Monate nach dem Zeckenstich auf.
- typische Manifestation: schmerzhafte Meningopolyradikulitis spinaler Nerven in Verbindung mit einer einseitigen oder beidseitigen Fazialisparese (Bannwarth-Syndrom)
- häufig radikuläre Schmerzen

▶ **Chronisch:** Symptomdauer > 6 Monate:
- 5 (bis 10 %) der Fälle einer Neuroborreliose
- Die neurologische Symptomatik entwickelt sich schleichend über Monate bis Jahre.
- typische Manifestation: Enzephalomyelitis mit spastisch-ataktischer Gangstörung und Blasenstörung
- selten Schmerzen

Symptomatik

- Radikulitis spinaler Nerven (typisch für akute Verläufe): zunächst heftige, nächtlich betonte, radikulär bzw. segmental verteilte Schmerzen, ohne Behandlung über Wochen persistierend, im weiteren Verlauf Entwicklung von Paresen > Parästhesien
- Radikulitis der Hirnnerven II–XII: am häufigsten (> 80%) Fazialisparese (oft doppelseitig) > Augenmuskelparesen (N. abducens). Sehr selten: N.-oculomotorius- und N.-trochlearis-Parese, Optikus-Neuritis, Papillenödem, Hörminderung, Schwindel (N. vestibulocochlearis), Hypoglossusparese
- Meningitis (bei Kindern häufiger als bei Erwachsenen): Kopfschmerzen, Fazialisparese, Meningismus, Lichtscheu, Übelkeit, Erbrechen, Müdigkeit, emotionale Labilität
- Neuritis peripherer Nerven (extrem selten), wahrscheinlich nur im Rahmen der Acrodermatitis chronica atrophicans/axonalen Polyneuropathie
- Enzephalitis (meist chronischer Verlauf): Paresen, Sprach- und Sprechstörungen, Koordinationsstörungen, gelegentlich epileptische Anfälle; selten organisches Psychosyndrom mit Konzentrationsschwäche, Bewusstseinsminderung und Halluzinationen
- Myelitis (meist chronischer Verlauf): querschnittförmige verteilte Sensibilitätsstörungen, zentrale und periphere Paresen, Blasenentleerungsstörungen; häufig in Assoziation mit einer Enzephalitis
- Borrelien-induzierte zerebrale Vaskulitis: sehr selten, im Rahmen Borrelien-induzierter Vaskulitiden vornehmlich Thalamus- und Hirnstamminfarkt mit entsprechender neurologischer Symptomatik
- Borrelien-induzierte Myositis: sehr selten
- Post-Borreliose-Syndrom („Chronic Fatigue" bzw. fibromyalgieartige Beschwerden): Nach Lyme-Borreliose nicht häufiger als nach anderen schwereren Erkrankungen. Symptomatik spricht nicht auf antibiotische Therapie an. Symptomatische Therapie empfohlen. Bislang wurde kein einheitliches Krankheitsbild definiert, daher fragliche Entität.
- „Lyme-Enzephalopathie": In wenigen Fallserien beschrieben (Benke et al. 1995). Auch hier wurde bislang kein einheitliches Krankheitsbild definiert, daher fragliche Entität.

„Post-Lyme-Disease-Syndrome" und chronische unspezifische Beschwerden, assoziiert mit positiver Borrelienserologie

Neben den dargestellten gesicherten Manifestationen der Neuroborreliose wird eine kontroverse Diskussion über die Bedeutung chronischer unspezifischer Beschwerden („Chronic Fatigue" bzw. fibromyalgieartige Beschwerden) in Assoziation mit einer positiven Borrelienserologie geführt. Selbst wenn in der Anamnese keine eindeutige akute Borreliose eruierbar ist, wird vielfach eine „chronische Lyme-Borreliose mit unspezifischen Beschwerden" angenommen, unter der Vorstellung, dass die akute Borreliose inapparent verlief.

Eine teilweise unsachliche Berichterstattung – insbesondere in der Laienpresse und im Internet – hat zu einer weit verbreiteten Angst davor geführt, dass die Lyme-Borreliose zu chronischen Schmerzen, Müdigkeit und Konzentrationsstörungen auch ohne Vorliegen aktueller typischer Lyme-Borreliose-Symptome führen könnte. Aus dieser Angst heraus wurden vermehrt serologische Untersuchungen als Screening-Tests bei Patienten mit weit verbreiteten unspezifischen Beschwerden eingesetzt. Dies führte angesichts der hohen Seroprävalenz in Endemiegebieten zu einer entsprechend häufigen Diagnose und Behandlung einer vermeintlichen „chronischen Lyme-Borreliose mit unspezifischen Beschwerden". Klinische Verlaufsuntersuchungen und epidemiologische Studien weisen aber darauf hin, dass die genannten unspezifischen Beschwerden nach einer Lyme-Borreliose nicht häufiger auftreten als bei Kontrollpersonen bzw. nach anderen Erkrankungen (Steere et al. 1993, Seltzer et al. 2000). Außerdem hat die Lyme-Borreliose, abgesehen von wenigen Ausnahmen, eine günstige Prognose (Gerber et al. 1998, Shadick et al. 1999, Seltzer et al. 2000, Kalish et al. 2001, Kaiser 2004). Somit ist in der Regel von einer Koinzidenz und nicht von einer Kausalität zwischen dem Nachweis Borrelien-spezifischer Antikörper und unspezifischen klinischen Beschwerden auszugehen. Entsprechend konnte gezeigt werden, dass diese unspezifischen Beschwerden nach behandelter akuter Lyme-Borreliose nicht auf eine erneute Antibiotikabehandlung ansprechen (Klempner et al. 2001, Kaplan et al. 2003).

Bei einem vermeintlichen Post-Lyme-Disease-Syndrome oder bei Verdacht auf eine chronische Lyme-Borreliose mit unspezifischen Beschwerden sollte in erster Linie eine ausführliche Differenzialdiagnostik erfolgen (DD depressive Störung, Autoimmunerkrankung, chronische Infektion anderer Ätiologie, andere internistische chronische Erkrankung, Äthyl-/Drogenabusus).

Vor diesem Hintergrund wird empfohlen, die Borrelienserologie nur bei begründetem Verdacht auf eine Borrelienätiologie durchzuführen. Unspezifische Symptome sind dagegen keine Indikation für eine Borrelienserologie, da der prädiktive Wert eines positiven serologischen Befundes hier sehr gering ist.

Falls Borrelien-Antikörpertests (z.B. auf Wunsch des Patienten) mit positivem Testergebnis durchgeführt wurden, kann nach Überprüfung der Spezifität des Befundes in einem Referenzlabor – z.B. Nationales Referenzzentrum für Borrelien (http://www.lgl.bayern.de/gesundheit/nrz_borrelien/index.htm) oder mikrobiologische Universitätslaboratorien – sowie Ausschluss anderer Ursachen in Einzelfällen eine einmalige Antibiotikatherapie erwogen werden. Hierbei sollte auf mögliche Nebenwirkungen der Antibiotika und die mangelnde Evidenz für die Wirksamkeit einer solchen Therapie hingewiesen werden. Außerdem sollte der Patient auf mögliche antiphlogistische Nebenwirkungen der Antibiotika aufmerksam gemacht werden, die auch ohne Vorliegen einer manifesten Lyme-Borreliose zu einem passageren unspezifischen „Therapieeffekt" führen können. Führt die probatorische Antibiotikabehandlung zu keinem nachhaltigen Beschwerderückgang, spricht dies gegen das Vorliegen einer chronischen Lyme-Borreliose (Steere et al. 1993, Gardner 2000). In diesem Fall sind – bei entsprechendem Leidensdruck – Behandlungsversuche mit trizyklischen Antidepressiva oder Serotonin-Wiederaufnahme-Hemmern (SSRI) zu erwägen. Kontrollierte Studien hierzu liegen nicht vor. Begleitend zur medikamentösen Behandlung mit Antidepressiva sollte eine supportive Gesprächstherapie oder gegebenenfalls Verhaltenstherapie durchgeführt werden.

■ Diagnostik

Der Verdacht auf eine Neuroborreliose ergibt sich aufgrund typischer klinischer Symptome und sollte anschließend durch Laboruntersuchungen (Serum- und Liquoruntersuchung) gestützt werden (Halperin et al. 1996). Entzündliche Liquorveränderungen sind bei jeder Neuroborreliose zu erwarten (mögliche Ausnahme: ganz frühes Krankheitsstadium). Bei einer akuten Neuroborreliose finden sich **Borrelien-spezifische IgM- und/oder IgG-Antikörper** im Serum mit einer Häufigkeit von 70–90 % bei kurzer Krankheitsdauer, bei einer Krankheitsdauer von 2–3 Monaten und bei der chronischen Neuroborreliose mit nahezu 100 % (Wilske et al. 2007a).

Bei dem größten Teil der Patienten mit Neuroborreliose kann die klinische Verdachtsdiagnose durch den Nachweis einer **Borrelien-spezifischen intrathekalen Antikörpersynthese** bestätigt werden (Hansen u. Lebech 1992, Kaiser u. Rauer 1998). Die intrathekale spezifische Antikörperproduktion wird durch die Bestimmung des Liquor-/Serum-Index nachgewiesen. Die Borrelia-burgdorferi-spezifische intrathekale Antikörperproduktion entwickelt sich bei unbehandelten Patienten in der 2. Krankheitswoche, ist nach 3 Wochen bei etwa 75 % der Patienten nachweisbar und nach 8 Wochen bei über 99 % der Patienten. Initial im Krankheitsverlauf (kurze Krankheitsdauer) können vereinzelt bei noch negativen Borrelien-Antikörpertitern im Serum bereits erhöhte Liquor-Borrelien-Antikörper nachweisbar sein. Bei immunkompetenten Patienten mit Symptomen über einen Zeitraum von mehr als 2–3 Monaten schließt ein negativer Serum-Borrelien-Antikörpertest eine Neuroborreliose aus (Hansen u. Lebech 1992). Die Konstellation einer positiven Borrelia-burgdorferi-spezifischen intrathekalen Antikörperproduktion ohne Liquorpleozytose oder Blut-Liquor-Schrankenstörung spricht für eine früher durchgemachte Neuroborreliose ohne aktuelle Krankheitsaktivität.

Kürzlich konnte gezeigt werden, dass dem Nachweis des **Chemokins CXCL 13** im Liquor möglicherweise eine wichtige Bedeutung in der Diagnostik der Neuroborreliose zukommt (Schmidt et al. 2011). Da jedoch größere prospektive Studien fehlen, kann die Bestimmung von CXCL 13 im Liquor noch nicht für die Routinediagnostik empfohlen werden.

In Ausnahmefällen (z.B. bei immunsupprimierten Patienten) kann eine Borrelieninfektion durch den **Erregernachweis aus Liquor** gestützt werden (Keller et al. 1992). Allerdings beträgt die Sensitivität des Erregernachweises mittels Kultur oder PCR bei der akuten Neuroborreliose im Liquor nur 10–30 % (Wilske et al. 2007a). Bei kurzer Krankheitsdauer (oft noch seronegative Patienten) ist von einer höheren Sensitivität des Erregernachweises auszugehen als bei langer Krankheitsdauer. So waren 50 % der Patienten mit akuter Neuroborreliose positiv in der PCR im Vergleich zu nur 13 % der Patienten mit längerer Krankheitsdauer (Lebech et al. 2000). Der **Erregernachweis aus Blut** wird wegen noch geringerer Sensitivität nicht empfohlen. Der Nachweis mittels PCR wird wegen des rascheren Ergebnisses im Vergleich zur Kultur in der Regel bevorzugt. Um eine Speziesdiagnose sicher zu stellen, sollte die PCR in einem Referenzlabor – z.B. Nationales Referenzzentrum für Borrelien (http://www.lgl.bayern.de/gesundheit/nrz_borrelien/index.htm) oder mikrobiologische Universitätslaboratorien – durchgeführt werden, die die PCR-Produkte analysieren. Die Spezifität der PCR ist in hohem Maß von der Qualität des durchführenden Labors abhängig. In jedem Fall muss das PCR-Ergebnis im Zusammenhang mit der Klinik und den Ergebnissen der Serologie interpretiert werden. So sind z.B. positive PCR-Befunde bei Patienten mit langer Krankheitsdauer und negativer Serologie mit hoher Wahrscheinlichkeit falsch positiv.

Die **Serodiagnostik** der systemischen Borrelieninfektion beinhaltet ein 2-Stufen-Schema: zunächst ein Suchtest (Enzym-Immuno-Assay), gefolgt von einem Bestätigungstest (Immunoblot) (Wilske et al. 2000, Wilske u. Fingerle 2005). Verbesserungen für die Serodiagnostik sind Suchtests (ELISAs), die das vorzugsweise nur in vivo exprimierte Protein VlsE oder die konservierte immundominante C 6-Region dieses Proteins enthalten (Wilske et al. 2007b). Beim Bestätigungstest (Immunoblot) wurde über eine signifikant höhere Sensitivität des rekombinanten Line-Immunoblot gegenüber dem konventionellen Immunoblot für die Diagnostik der akuten Neuroborreliose berichtet (Goettner et al. 2005). Dies war zum einen durch die neue Line-Immunoblot-Technik, zum anderen durch die Erweiterung des Antigenspektrums durch nur in vivo (im Wirt und nicht in der Kultur) von den Borrelien exprimierte Proteine bedingt.

In Abhängigkeit von der Konstellation der klinischen Befunde und der Labordaten kann die Diagnose einer Borreliose als möglich, wahrscheinlich und sicher eingestuft werden (s.u.). Der positive Nachweis Borrelien-spezifischer IgM- und/oder IgG-Antikörper allein weist keine aktive Infektion mit Borrelia burgdorferi nach, da

1. Borrelieninfektionen mit asymptomatischer Serokonversion vorkommen (Maiwald et al. 1998) und
2. über Jahre anhaltende erhöhte IgG- und IgM-Antikörpertiter (in Serum oder Liquor) nach ausreichend behandelter Borreliose bei gesunden Personen keine Seltenheit darstellen (Hammers-Berggren et al. 1993, Hilton et al. 1997, Kalish et al. 2001).

Ebenso kann eine intrathekale Borrelia-burgdorferi-spezifische Antikörperproduktion viele Jahre oder Jahrzehnte persistieren. Umgekehrt kann in der frühen Phase einer Borrelieninfektion – insbesondere bei frühzeitiger antibiotischer Behandlung – die Borrelienserologie negativ sein oder zu einem persistierenden positiven IgM-Antikörpertiter führen. Daraus folgt, dass die Borrelienserologie nicht zur Kontrolle der antibiotischen Therapie bei der Lyme-Borreliose geeignet ist und daher nicht empfohlen wird (Wilske et al. 2000).

Folgende Labormethoden eignen sich dagegen **nicht** für die Diagnostik einer Borreliose:
- der Antigennachweis aus Körperflüssigkeiten,
- PCR aus Serum und Urin,
- Lymphozytentransformationstests (LTT) und der sog.
- „Visual Contrast Sensitivity Test" (VCS-Test = „Graustufentest"; Wilske u. Fingerle 2005).

Der LTT misst die Stimulierbarkeit von Lymphozyten durch Borrelienantigene. Insbesondere bestehen Bedenken bezüglich der Spezifität dieses Tests (falsch positive Befunde). Im „Visual Contrast Sensitivity Test" (VCS-Test oder „Graustufentest") soll durch die Messung des Erkennens von Grautönen indirekt ein lipophiles Neurotoxin von Borrelien nachgewiesen werden. Ein solches Neurotoxin wurde bislang weder molekularbiologisch noch biochemisch identifiziert. Weder eine Rationale noch ein Nutzen dieses Tests sind belegt (Wilske u. Fingerle 2005, Wilske et al. 2007b).

Des Weiteren werden nicht empfohlen der Nachweis sog. L-Formen oder Sphäroblasten sowie der Nachweis von Immunkomplexen als angeblicher Marker von Krankheitsaktivität (Wilske u. Fingerle 2005, Wilske et al. 2007b). Ebenso kann die Bestimmung der CD 57-positiven/CD 3-negativen Lymphozytensubpopulation für die Diagnose der Lyme-Borreliose aufgrund unzureichender Datenlage nicht empfohlen werden.

Diagnostische Kriterien der Neuroborreliose (Halperin et al. 1996, Kaiser 1998)

▶ **Mögliche Neuroborreliose:**
- typisches klinisches Bild (Hirnnervenausfälle, Meningitis/Meningoradikulitis, fokale neurologische Ausfälle)
- Borrelien-spezifische IgG- und/oder IgM-Antikörper im Serum
- Liquorbefund nicht vorliegend/Liquorpunktion nicht durchgeführt

▶ **Wahrscheinliche Neuroborreliose:** Wie „mögliche Neuroborreliose", jedoch zusätzlich
- entzündliches Liquorsyndrom mit lymphozytärer Pleozytose, Blut-Liquor-Schrankenstörung und intrathekaler Immunglobulinsynthese und
- Ausschluss anderer Ursachen für die vorliegende Symptomatik

▶ **Gesicherte Neuroborreliose:** Wie „wahrscheinliche Neuroborreliose", jedoch zusätzlich
- intrathekale Synthese Borrelien-spezifischer Antikörper (IgG und/oder IgM) im Liquor oder
- positiver kultureller- oder Nukleinsäurenachweis (PCR) im Liquor und
- Ausschluss anderer Ursachen für die vorliegende Symptomatik

Untersuchungen

▶ **Notwendige Untersuchungen:**
- gezielte Anamnese mit Frage nach Zeckenstichen, Aufenthalt in Endemiegebieten, Frühsymptomen (Erythema migrans, Borrelien-Lymphozytom [Lymphadenosis cutis benigna], Allgemeinsymptome)
- neurologischer Status, Inspektion der Haut (Erythema migrans kann zum Zeitpunkt der neurologischen Symptomatik noch nachweisbar sein)
- Liquoruntersuchung
- Pleozytose (zahlreiche aktivierte Lymphozyten, Plasmazellen)
- Schrankenstörung
- intrathekale Immunglobulinsynthese (bei akuter Neuroborreliose IgM > IgG und IgA, bei chronischer Neuroborreliose IgG und IgA > IgM)
- spezifischer Antikörper-Index (AI; Antikörperbestimmung zur Berechnung der Borrelien-spezifischen intrathekalen IgG- bzw. IgM-Antikörpersynthese; diese liegt vor bei einem AI ≥ 2,0, bei > 90 % der Fälle erhöht, bei längerer Krankheitsdauer in 99 % der Fälle erhöht)
- Borrelienserologie
- IgM-Antikörper: auch bei akuten Verläufen (Erythema migrans) nur in ca. 40% der Fälle nachweisbar, Titerabfall und Verschwinden der IgM-Antikörper oft erst nach

4–6 Monaten, gelegentlich jedoch Persistieren positiver IgM-Titer (10 %) über Jahre trotz Beschwerdefreiheit
- IgG-Antikörper: bei chronischen Verläufen häufig höhere Titer als bei akuten Verläufen; zur Beurteilung laborinterne Referenzwerte beachten; persistierende IgG-Titer (bis 25 %) über viele Jahre trotz ausgeheilter Symptomatik
- falsch positive Befunde: bei akuter EBV-, VZV-, CMV-, Syphilis- und Hepatitis-Infektion
- Basislabor mit Entzündungsparametern

▶ **Im Einzelfall empfehlenswerte Untersuchungen:**
- Nachweis von Borrelien-DNA durch PCR (Polymerase Chain Reaction) in früher Krankheitsphase bei negativer Serologie, aber klinisch eindeutigem Verdacht
- MRT des Schädels und der Wirbelsäule bei Enzephalitis/Myelitis
- Fazialisneurografie
- transkranielle Magnetstimulation
- Neurografie peripherer Nerven
- Elektromyografie
- evozierte Potenziale (somatosensibel, akustisch, visuell evozierte Potenziale)
- Hirnstammreflexe
- MR-Angiografie, eventuell DSA (nur bei Verdacht auf Borrelien-induzierte Vaskulitis)
- Elektroenzephalogramm

> **Cave**
> Bei atypischen Krankheitsbildern Koinzidenz einer früher durchgemachten Neuroborreliose und einer aktuell anderen entzündlichen ZNS-Erkrankung bedenken.

■ Therapie

Allgemeine Empfehlungen zur Therapie

Mehrere Studien haben die Wirksamkeit von **Doxycyclin** in der Behandlung der akuten Neuroborreliose belegt (Dotevall u. Hagberg 1999, Karkkonen et al. 2001). Kontrollierte Untersuchungen zur optimalen Dosierung liegen nicht vor. Die Standarddosis von Doxycyclin ist 200 mg/d; möglicherweise sind aber 300 mg als Tagesdosis erforderlich, um adäquate Liquorspiegel zu erreichen. Vor dem Hintergrund der Studienlage (Dotevall u. Hagberg 1989) könnte die Gabe von 300 mg Doxycyclin/d über 14–21 Tage eine sinnvolle Dosierung darstellen. In einer Metaanalyse von 8 europäischen Studien unterschiedlicher Evidenzklasse (2 Klasse-II-Studien, 6 Klasse-III- bzw. Klasse-IV-Studien) mit insgesamt mehr als 300 Patienten mit definitiver Neuroborreliose wurde die orale Doxycyclin-Therapie mit der intravenösen Gabe von Ceftriaxon oder Penicillin G verglichen (Halperin et al. 2007). Hinsichtlich des Behandlungserfolges ergab sich kein statistisch signifikanter Unterschied. Darüber hinaus zeigten sich in allen bisherigen Studien keine neurologischen Spätkomplikationen nach oraler Doxycyclin-Behandlung. Rückschlüsse auf die optimale orale Doxycyclin-Dosierung lassen sich aus dieser Metaanalyse allerdings nicht ziehen.

In den bisherigen Therapiestudien mit oraler Doxycyclin-Gabe wurden überwiegend Patienten mit Meningoradikulitis eingeschlossen. Deshalb wird die orale Doxycyclin-Therapie als Alternative zur intravenösen Therapie vor allem bei dieser Manifestationsform empfohlen. Bei schweren Meningitis-Verläufen, bei verzögertem Ansprechen auf die Doxycyclin-Therapie und bei parenchymatöser Beteiligung (in der Regel chronische Verläufe mit Myelitis und/oder Enzephalitis) wird weiterhin die primäre intravenöse Gabe von **Ceftriaxon, Cefotaxim** oder **Penicillin G** empfohlen.

Ceftriaxon, Cefotaxim und Penicillin G sind in gleicher Weise wirksam. Angesichts der ausreichenden Liquorgängigkeit von Ceftriaxon und dessen langer Serumhalbwertszeit, die eine tägliche intravenöse Einmalgabe ermöglicht, wird diese Substanz derzeit häufig zur Behandlung der Neuroborreliose eingesetzt (Wormser et al. 2006), wobei Cefotaxim als gleichwertige Alternative zu sehen ist. Zur notwendigen Therapiedauer mit Ceftriaxon oder Cefotaxim gibt es keine kontrollierten Studien. Anhaltspunkte ergeben, dass eine 10-tägige Behandlung in manchen Fällen zu kurz sein könnte. Bei der akuten Neuroborreliose wird meist eine Therapiedauer von 2 Wochen, bei der chronischen Neuroborreliose von 2–3 Wochen empfohlen (Kaiser 2004). Allerdings gibt es keine Studie, die zeigt, dass bei der Neuroborreliose eine Therapiedauer von mehr als 2 Wochen bessere Ergebnisse bringt als eine 14-tägige Therapie. Trotzdem gibt es immer wieder Berichte über eine Therapiedauer von vielen Wochen, sogar Monaten bis Jahren, obwohl vereinzelt schwere Nebenwirkungen (z.B. pseudomembranöse Kolitis) bis hin zu einem Todesfall bekannt wurden (Reid et al. 1998, Patel et al. 2000).

Sollte der Patient 6 Monate nach der antibiotischen Behandlung nicht beschwerdefrei sein, ist eine Kontrolle des Liquors zu empfehlen. Findet sich noch eine erhöhte Liquorzellzahl, empfiehlt sich ein erneuter Antibiotikazyklus. Oligoklonale IgG-Banden im Liquor und eine intrathekale Borrelien-spezifische Antikörperproduktion können viele Monate und Jahre nach der Antibiotikatherapie nachweisbar sein und gelten nicht als Parameter für eine aktive, behandlungsbedürftige Erkrankung. Der Nachweis von unverändert erhöhten Serum-Antikörpertitern nach Antibiotikatherapie belegt nicht eine persistierende Infektion (vgl. Kap. Diagnostik). Der Therapieerfolg sollte deshalb nach der Besserung der neurologischen Symptomatik und der Normalisierung der Liquorpleozytose beurteilt werden. Bislang sind keine persistierenden Infektionen des Nervensystems nach adäquater antibiotischer Behandlung beschrieben worden. Prinzipiell ist jedoch eine Reinfektion möglich.

Für eine Behandlung der Lyme-Borreliose mit **Colestyramin** ergibt sich weder eine wissenschaftliche Rationale noch ergeben sich hierzu Argumente aus kontrollierten Studien. Eine solche Behandlung wird nicht empfohlen. Weitere derzeit nicht zu empfehlende Therapien umfassen: Vancomycin, Metronidazol, Trimethoprim-Sufamethoxazol, Isoniazid, Fluconazol, Amantadin, gepulste Therapien, deutlich längere Behandlungsdauer oder deutlich höhere Dosierungen als die hier empfohlenen.

Übersicht Antibiotikatherapie

▶ **Akute Neuroborreliose:**
- Doxycyclin 2–3 × 100 mg/d p.o. (optimale Tagesdosis derzeit unklar) 14 Tage
- Ceftriaxon (alternativ) 1 × 2 g/d i.v. 14 Tage
- Cefotaxim (alternativ) 3 × 2 g/d i.v. 14 Tage
- Penicillin G (alternativ) 18–24 Mio. E/d i.v. 14 Tage

▶ **Chronische Neuroborreliose:**
- Ceftriaxon (alternativ) 1 × 2 g/d i.v. 14–21 Tage (optimale Therapiedauer derzeit unklar)
- Cefotaxim (alternativ) 3 × 2 g/d i.v. 14–21 Tage (optimale Therapiedauer derzeit unklar)
- Penicillin G (alternativ) 18–24 Mio. E/d i.v. 14 Tage
- Doxycyclin 2–3 × 100 mg/d p.o. (optimale Tagesdosis derzeit unklar) 14–21 Tage (optimale Therapiedauer derzeit unklar)

■ Prophylaxe

- Vermeidung von Zeckenstichen durch geeignete Kleidung
- nach Aufenthalt in Endemiegebieten Absuchen des Körpers nach Zecken und ggf. rasches Entfernen derselben
- hierzulande keine routinemäßige Antibiotikaprophylaxe bei asymptomatischen Patienten nach Zeckenstich. Für Einzelfälle kann eine Doxycyclin-Prophylaxe erwogen werden, z.B. bei multiplen Zeckenstichen, sehr ängstlichen Personen oder nach Zeckenstich in Hochendemiegebieten.
- keine routinemäßige Borrelienserologie bei asymptomatischen Patienten nach Zeckenstichen
- Beobachtung der Stichstelle auf Hautveränderungen über mehrere Wochen
- keine Impfung verfügbar

■ Versorgungskoordination

Diagnostik und Therapie können sowohl ambulant als auch stationär erfolgen. Dies ist im Einzelfall von der Ausprägung der neurologischen Symptomatik (Schmerzbehandlung, Beeinträchtigung der Selbständigkeit durch neurologische Ausfälle) abhängig zu machen.

■ Redaktionskomitee

Prof. Dr. R. Kaiser, Neurologische Klinik, Klinikum Pforzheim

Prof. Dr. H. W. Kölmel, ehemals Klinik für Neurologie, Helios Klinikum Erfurt

Prof. Dr. H. W. Pfister, Neurologische Klinik, Ludwig-Maximilians-Universität München

Prof. Dr. S. Rauer, Neurologische Universitätsklinik Freiburg

Prof. Dr. E. Schmutzhard, Universitätsklinik für Neurologie – NICU, Medizinische Universität Innsbruck

Prof. Dr. M. Sturzenegger, Neurologische Universitätsklinik, Inselspital, Universität Bern

Prof. Dr. B. Wilske, München, ehemals Max-von-Pettenkofer-Institut für Hygiene und Mikrobiologie, Ludwig-Maximilians-Universität München

Federführend: Prof. Dr. S. Rauer, Neurologische Universitätsklinik Freiburg, Breisacherstraße 64, 79106 Freiburg, Tel.: 0761/270-50010
E-Mail: sebastian.rauer@uniklinik-freiburg.de

Entwicklungsstufe der Leitlinie: S1

■ Literatur

Benke T, Gasse T, Hittmair-Delazer M et al. Lyme encephalopathy: Long-term neuropsychological deficits years after acute neuroborreliosis. Acta Neurol Scand 1995; 91: 353–357

Berglund J, Eitrem R, Ornstein K et al. An epidemiologic study of Lyme disease in southern Sweden. N Engl J Med 1995; 333: 1319–1324

Christen HJ. Lyme neuroborreliosis in children. Ann Med 1996; 28: 235–240

Dotevall L, Alestig K, Hanner P et al. The use of doxycycline in nervous system Borrelia burgdorferi infection. Scand J Infect Dis 1988; Suppl. 53: 74–79

Dotevall L, Hagberg L. Penetration of doxycycline into cerebrospinal fluid in patients treated for suspected Lyme neuroborreliosis. Antimicrobial Agents Chemother 1989; 33: 1078–1080

Dotevall L, Hagberg L. Successful oral doxycycline treatment of Lyme disease-associated facial palsy and meningitis. Clin Infect Dis 1999; 28: 569–574

Fahrer H, Sauvain MJ, Van der Linden S et al. Prävalenz der Lyme-Borreliose in einer Schweizer Risikopopulation. Schweiz Med Wschr 1988; 118: 65–69

Fingerle V, Schulte-Spechtel U, Ruzic-Sablijic E et al. Epidemiological aspects and molecular characterization of Borrelia burgdorferi s. l. from Southern Germany with special respect to the new species Borrelia spielmanii sp. nov. Int J Med Microbiol 2008; 298: 279–290

Gardner P. Long-term outcomes and management of patients with Lyme disease. J Am Med Ass 2000; 283: 658–659

Gerber MA, Zemel LS, Shapiro ED. Lyme arthritis in children: clinical epidemiology and long-term outcomes. Pediatrics 1998; 102: 905–908

Goettner G, Schulte-Spechtel U, Hillermann R et al. Improvement of Lyme borreliosis serodiagnosis by a newly developed recombinant immunoglobulin G (IgG) and IgM line immunoblot assay and addition of VlsE and DbpA homologues. J Clin Microbiol 2005; 43: 3602–3609

Halperin J, Logigian EL, Finkel MF et al. Practice parameters for the diagnosis of patients with nervous system Lyme borreliosis (Lyme disease). Quality Standards Subcommittee of the American Academy of Neurology. Neurology 1996; 46: 619–627

Halperin J, Luft BJ, Volkman DJ et al. Lyme neuroborreliosis. Peripheral nervous system manifestations. Brain 1990; 113: 1207–1221

Halperin J, Shapiro ED, Logigian E et al. Practice parameter: Treatment of nervous system Lyme disease (an evidence based review). Report of the quality standards subcommittee of the American Academy of Neurology. Neurology 2007; 69: 91–102

Hammers-Berggren S, Hansen K, Lebech AM et al. Borrelia burgdorferi-specific intrathecal antibody production in neuroborreliosis: a follow-up study. Neurology 1993; 43: 169–175

Hansen K, Lebech AM. The clinical and epidemiological profile of Lyme neuroborreliosis in Denmark 1985–1990. A prospective study of 187 patients with Borrelia burgdorferi specific intrathecal antibody production. Brain 1992; 115: 399–423

Hayes EB, Piesman J. How can we prevent Lyme disease? N Engl J Med 2003; 348: 2424–2430

Heininger U, Zimmermann T, Schoerner C et al. Tick bite and Lyme borreliosis. An epidemiologic study in the Erlangen area (German). Monatsschr Kinderheilkde 1993; 141: 874–877

Hilton E, Tramontano A, DeVoti J et al. Temporal study of immunoglobin M seroreactivity to Borrelia burgdorferi in patients treated for Lyme borreliosis. J Clin Microbiol 1997; 35: 774–776

Hopf HC. Peripheral neuropathy in acrodermatitis chronica atrophicans (Herxheimer). J Neurol Neurosurg Psychiatry 1975; 38: 452–458

Huppertz HI, Bohme M, Standaert SM et al. Incidence of Lyme borreliosis in the Wurzburg region of Germany. Eur J Clin Microbiol Infect Dis 1999; 18: 697–703

Jouda F, Perret JL, Gern L. Density of questing Ixodes ricinus nymphs and adults infected by Borrelia burgdorferi sensu lato in Switzerland: spatio-temporal pattern at a regional scale. Vector Borne Zoonotic Dis 2004; 4: 23–32

Kaiser R. Neuroborreliosis. J Neurol 1998; 245: 247–255

Kaiser R. Verlauf der akuten und chronischen Neuroborreliose nach Behandlung mit Ceftriaxon. Nervenarzt 2004; 75: 553–557

Kaiser R, Kern A, Kampa D et al. Prevalence of antibodies to Borrelia burgdorferi and tick-borne encephalitis virus in an endemic region in southern Germany. Zbl Bakteriol 1997; 286: 534–541

Kaiser R, Rauer S. Analysis of the intrathecal immune response in neuroborreliosis to a sonicate antigen and three recombinant antigens of Borrelia burgdorferi sensu stricto. Eur J Clin Microbiol Infect Dis 1998; 17: 159–166

Kalish RA, Kaplan RF, Taylor E et al. Evaluation of study patients with Lyme disease, 10–20-year follow-up. J Infect Dis 2001; 183: 453–460

Kaplan RF, Trevino RP, Johnson GM et al. Cognitive function in post-treatment Lyme disease. Neurology 2003; 60: 1916–1922

Karkkonen K, Stiernstedt SH, Karlsson M. Follow-up of patients treated with oral doxycycline for Lyme neuroborreliosis. Scand J Infect Dis 2001; 33: 259–262

Keller TL, Halperin JJ, Whitman M. PCR detection of Borrelia burgdorferi DNA in cerebrospinal fluid of Lyme neuroborreliosis patients. Neurology 1992; 42: 32–42

Klempner MS, Hu LT, Evans J et al. Two controlled trials of antibiotic treatment in patients with persistent symptoms and a history of Lyme disease. N Engl J Med 2001; 345: 85–92

Lebech AM, Hansen K, Brandrup F et al. Diagnostic value of PCR for detection of Borrelia burgdorferi DNA in clinical specimens from patients with erythema migrans and Lyme neuroborreliosis. Mol Diagn 200; 5: 139–150

Logigian EL, Kaplan RF, Steere AC. Successful treatment of Lyme encephalopathy with intravenous ceftriaxone. J Infect Dis 1999; 180: 377–383

Maiwald M, Oehme R, March O et al. Transmission risk of Borrelia burgdorferi sensu lato from Ixodes ricinus ticks to humans in southwest Germany. Epidemiol Infect 1998; 21: 103–108

Margos G, Vollmer SA, Cornet M et al. A new Borrelia species defined by multilocus sequence analysis of housekeeping genes. Appl Environ Microbiol 2009; 75: 5410–5416

Munderloh UG, Kurtti TJ. The ABC of Lyme disease spirochaetes in ticks. Lancet 2005; 366: 962–964

Mygland A, Ljøstad U, Fingerle V et al. EFNS guidelines on the diagnosis and management of European Lyme neuroborreliosis. Eur J Neurol 2010, 17: 8–16

Mygland A, Skarpaas T, Ljøstad U. Chronic polyneuropathy and Lyme disease. Eur J Neurol 2006; 11: 1213–1215

Nadelman RB, Nowakowski J, Fish D et al. Prophylaxis with single-dose doxycycline for the prevention of Lyme disease after an Ixodes scapularis tick bite. N Engl J Med 2001; 345: 79–84

Nahimana I, Gern L, Blanc DS et al. Risk of Borrelia burgdorferi infection in western Switzerland following a tick bite. Eur J Clin Microbiol Infect Dis 2004; 23: 603–608

Patel R, Grogg KL, Edwards WD et al. Death from inappropriate therapy for Lyme disease. Clin Infect Dis 2000; 31: 1107–1109

Paul H, Gerth HJ, Ackermann R. Infectiousness for humans of Ixodes ricinus containing Borrelia burgdorferi. Zbl Bakteriologie, Mikrobiologie und Hygiene – Series A, Medical Microbiology, Infectious Diseases, Virology, Parasitology 1987; 263: 473–476

Pfister HW, Einhäupl KM, Wilske B et al. Bannwarth's syndrome and the enlarged neurological spectrum of arthropod-borne borreliosis. Zbl Bakt Hyg A 1986; 263: 343–347

Pfister HW, Wilske B, Weber K. Lyme borreliosis: basic science and clinical aspects. Lancet 1994; 343: 1013–1016

Reid MC, Schoen RT, Evans J et al. The consequences of overdiagnosis and overtreatment of Lyme disease: an observational study. Ann Intern Med 1998; 128: 354–362

Reimers CD, de Koning J, Neubert U et al. Borrelia burgdorferi myositis: report of eight patients. J Neurol 1993; 240: 278–283

Schmidt C, Plate A, Angele B et al. A prospective study on the role of CXCL13 in Lyme neuroborreliosis. Neurology. 2011; 76: 1051–1058

Schmutzhard E, Willeit J, Gerstenbrand F. Meningopolyneuritis Bannwarth with focal nodular myositis. A new aspect in Lyme borreliosis. Klin Wschr 1986; 64: 1204–1208

Seltzer EG, Gerber MA, Cartter ML et al. Long-term outcomes of persons with Lyme disease. J Am Med Ass 2000; 283: 609–616

Shadick NA, Phillips CB, Sangha O et al. Musculoskeletal and neurologic outcomes in patients with previously treated Lyme disease. Ann Intern Med 1999; 131: 919–926

Stanek G, Fingerle V, Hunfeld KP et al. Lyme borreliosis: Clinical case definitions for diagnosis and management in Europe. Clin Microbiol Infect 2011; 17: 69–79

Stanek G, Flamm H, Groh V et al. Epidemiology of Borrelia Infections in Austria. Zbl Bakt Hyg A 1986; 263: 442–449

Stanek G, Strle F. Lyme borreliosis. Lancet 2003; 362: 1639–1647

Steere AC, Coburn J, Glickstein L. The emergence of Lyme disease. J Clin Invest 2004; 113: 1093–1101

Steere, AC, Taylor E, McHugh GL et al. The overdiagnosis of Lyme disease. J Am Med Ass 1993; 269: 1812–1816

van Dam AP, Kuiper H, Vos K et al. Different genospecies of Borrelia burgdorferi are associated with distinct clinical manifestations of Lyme borreliosis. Clin Infect Dis 1993; 17: 708–717

Weber K, Pfister HW. Clinical management of Lyme borreliosis. Lancet 1994; 343: 1017–1020

Wilske B, Fingerle V. Lyme-Borreliose Diagnostik. Mikrobiologe 2005; 15: 209–220

Wilske B, Fingerle V, Schulte-Spechtel U. Microbiological and serological diagnosis of Lyme borreliosis. FEMS Immunol Med Microbiol 2007a; 49: 13–21

Wilske B, Johnson BJB, Schriefer ME. Borrelia. In: Murray PR, Baron EJ, Jorgensen HJ, Landry ML, Pfaller MA, eds. Manual of Clinical Microbiology. Washington, DC: ASM Press; 2007b: 971–986

Wilske B, Steinhuber R, Bergmeister H et al. Lyme-Borreliose in Süddeutschland. Epidemiologische Daten zum Auftreten von Erkrankungsfällen sowie zur Durchseuchung von Zecken (Ixodes ricinus) mit Borrelia burgdorferi. Dtsch Med Wschr 1987; 112: 1730–1736

Wilske B, Zöller L, Brade V et al. MIQ 12 Lyme-Borreliose. Qualitätsstandards in der mikrobiologisch-infektiologischen Diagnostik. München: Urban & Fischer; 2000 (in Englisch via Internet unter DGHM.org oder NRZ-Borrelien.LMU.de)

Wormser GP, Dattwyler RJ, Shapiro ED et al. The clinical assessment, treatment, and prevention of lyme disease, human granulocytic anaplasmosis, and babesiosis: clinical practice guidelines by the Infectious Diseases Society of America. Clin Infect Dis 2006; 43: 1089–1134

Neuroborreliose

Clinical Pathway – Neuroborreliose
Diagnostik und Therapie

- klinisches Bild:
  - Hirnnervenausfälle (z.B. Fazialisparese),
  - Meningitis/Meningoradikulitis
  - andere fokale neurologische Ausfälle (z.B. Myelitis)
  - Borrelien-spezifische IgG- und/oder IgM-Antikörper im Serum

○ Liquorbefund nicht vorliegend oder Liquorpunktion nicht durchgeführt	mögliche Neuroborreliose → ▲ Weitere Abklärung durch Liquordiagnostik, falls nicht möglich, probatorische Therapie erwägen

zusätzlich:
○ positiver Liquorbefund:
  ○ lymphozytäre Pleozytose und Blut-/Liquorschrankenstörung
  ○ mit oder ohne intrathekale Immunglobulinsynthese
und
○ Abgrenzung anderer Ursachen
	wahrscheinliche Neuroborreliose → ▲ Therapie — ○ akute Neuroborreliose, häufig Radikulitis
	Möglichkeiten:
	▶ Doxycyclin 2–3 × 100 mg/d p.o. 14 Tage*
	▶ Ceftriaxon 1 × 2 g/d i.v. 14 Tage
	▶ Cefotaxim 3 × 2 g/d i.v. 14 Tage
	▶ Penicillin G 18–24 Mio E/d i.v. 14 Tage

zusätzlich: ○ intrathekale Synthese Borrelien-spezifischer Antikörper (IgG und/oder IgM) im Liquor oder ○ positiver kultureller Nachweis oder Nukleinsäurenachweis (PCR) im Liquor und ○ Abgrenzung anderer Ursachen	gesicherte Neuroborreliose — ○ chronische Neuroborreliose (Symptomdauer > 6 Monate), häufig Myelitis *Möglichkeiten:* ▶ Ceftriaxon 1 × 2 g/d i.v. 14–21 Tage ▶ Cefotaxim 2 × 3 g/d i.v. 14–21 Tage ▶ Doxycyclin 2–3 × 100 mg/d p.o. 14–21 Tage*

* Bei schweren Meningitis-Verläufen, bei verzögertem Ansprechen auf die Doxycyclin-Therapie und bei parenchymatöser Beteiligung (in der Regel chronische Verläufe mit Myelitis und/oder Enzephalitis) wird weiterhin die primäre intravenöse Gabe von Ceftriaxon, Cefotaxim oder Penicillin G empfohlen, da für diese Manifestationen kaum Studiendaten zur Wirksamkeit der oralen Doxycyclin-Gabe vorliegen.

Vorgehen bei Persistenz von Beschwerden/Titern

		▶ Wiederholung der Antibiose
○ Persistenz der Beschwerden für > 6 Monate	▶ Kontroll-LP — ○ Pleozytose und/oder Schrankenstörung ○ OKB im Liquor und/oder ○ Intrathekale Synthese borrelienspezifischer Antikörper (IgG und/oder IgM) im Liquor	kein Beleg für persistierende Infektion
○ Persistenz von Borrelien-spezifischen Serum- und/oder Liquor-IgG- und/oder IgM-Titern und ○ Beschwerdefreiheit		nicht weiter kontrollbedürftig

37 Neurosyphilis

Was gibt es Neues?

Obwohl die Inzidenzzahlen für Syphilis-Neuinfektionen international unverändert ansteigen, stabilisiert sich die Zahl der Erkrankungen in Deutschland seit 2004 und war 2009 rückläufig. Dessen ungeachtet ist in Großstädten eine Zunahme von Fällen mit Syphilis und gleichzeitiger HIV-Infektion zu beobachten. Frühkomplikationen des ZNS (z. B. syphilitische Meningitis) werden damit wieder häufiger.

Die wichtigsten Empfehlungen auf einen Blick

Der Verdacht auf Neurosyphilis ergibt sich entweder aus anamnestischen Angaben über eine frühere Geschlechtskrankheit oder durch eine positive Treponemenserologie bei gleichzeitig bestehenden neurologischen und/oder psychiatrischen Symptomen.

Das weitere Vorgehen sollte wie folgt aussehen:
- klinische Untersuchung mit besonderer Beachtung von Symptomen, die für eine Neurosyphilis typisch sind
- ein bildgebendes Verfahren (cMRT)
- Lumbalpunktion mit Bestimmung von Zellzahl, Gesamtprotein, Liquorlaktat, synchrone Untersuchung von Liquor und Serum zur Errechnung der L/S-Quotienten für Albumin, IgG, IgA, IgM und eines Antikörperindexes für Treponemenantikörper (z. B. ITpA-Index nach Müller und Prange)
- Ist die **Diagnose** eines stattgehabten syphilitischen ZNS-Befalls sicher oder höchstwahrscheinlich, so wird die Aktivität des Prozesses geprüft. Folgende Befunde sprechen dafür:
- treponemenspezifisches IgM im Serum nachweisbar (und in den letzten ca. 12 Monaten keine Therapie durchgeführt)
- mononukleäre Pleozytose im Liquor
- sehr hohe erregerunspezifische Antikörpertiter in Serum und Liquor, z. B. VDRL-Test (Veneral Disease Research Laboratory) im Liquor positiv
- Progredienz der neurosyphilistypischen Symptome (Zunahme kognitiver Defizite, Zunahme der lanzinierenden Schmerzen oder der Hinterstrangataxie)

Die **Therapie** der ersten Wahl besteht in der i.v. Gabe von Penicillin G in hoher Dosis (4 Mio. IE alle 4 Stunden über 10–14 Tage). Alternativ kann auch die i.v. Verabreichung von 2 g/d Ceftriaxon (Initialdosis 4 g/d) über 10–14 Tage erfolgen.

Bei Penicillinallergie kann unter besonderer Überwachung eine Therapie mit Ceftriaxon gestartet werden oder es wird zuvor eine Desensibilisierung nach dermatologischer Maßgabe durchgeführt. Der Nachweis des Therapieerfolges sollte über die Rückbildung der Liquorpleozytose erfolgen. Klinische Untersuchungen nach der Behandlung werden alle 3 Monate empfohlen.

■ Einführung

Das klinische Problem der Neurosyphilis besteht darin, dass Ärzte mit dem Krankheitsbild wenig Erfahrung haben, es zu selten in die differenzialdiagnostischen Überlegungen einbeziehen und die regelmäßige Suche nach nicht treponemalen syphilistypischen Antikörperreaktionen (VDRL-Test, Kardiolipin-KBR) oder -spezifischen Antikörperreaktionen nicht mehr stattfindet. Die Syphilisneuinfektionen gewinnen insbesondere in Großstädten an Bedeutung.

■ Definition

Die Syphilis wird durch Treponema pallidum (TP), ein gramnegatives spiralig gewundenes Bakterium aus der Familie der Spirochaetaceae verursacht. TP ist für den Menschen obligat pathogen.

Die Neurosyphilis hat verschiedene Manifestationsformen: die syphilitische Meningitis, die meningovaskuläre (Neuro-)Syphilis, die Tabes dorsalis und die progressive Paralyse.

Von einer **asymptomatischen Neurosyphilis** spricht man nach internationalem Gebrauch, wenn eine positive Syphilisserologie, eine lymphozytäre Pleozytose und Liquorproteinerhöhung und/oder ein positiver VDRL-Test im Liquor cerebrospinalis, aber keine klinischen Symptome vorliegen (Ali u. Roos 2002).

Die Klinik des syphilitischen ZNS-Befalls variiert entsprechend dem Krankheitsstadium. Im **Sekundärstadium** sind Meningitis, Polyradikulitis und selten vaskuläre Hirnstammsyndrome möglich. Die syphilitische Meningitis ist durch Meningismus, Kopfschmerz und Hirnnervenläsionen (fakultativ N. VIII, VII und III) gekennzeichnet.

Für das **Tertiärstadium** sind die nachfolgenden Manifestationsformen charakteristisch:

- **Meningovaskuläre Neurosyphilis** (Syphilis cerebrospinalis) mit meningitischer und vaskulitischer Variante. Die meningitische Variante äußert sich in Kopfschmerzen, Hirnnervenläsionen, Optikusschädigung und selten Hydrozephalus. Die vaskulitische Variante ist breit gefächert (Hutchinson: „the great imitator") mit Mono- oder Hemiparesen, Gesichtsfeldausfällen, Hirnstammläsionen, Schwindel, Hörverlust, spinalen Syndromen, symptomatischer Epilepsie und hirnorganischen Psychosyndromen. Zugrunde liegt zumeist eine obliterierende Endarteriitis mit gehäuftem Befall der mittelgroßen Gefäße an der Hirnbasis (A. cerebri media und Äste der A. basilaris) (Eckelhart et al. 2002).
- **Tabische Neurosyphilis** (Tabes dorsalis) entsprechend einer chronisch progredienten dorsalen Radikuloganglionitis mit pathognomonischer Syndromatik (Reflexverlust an den unteren Extremitäten, Pallanästhesie, Pupillenstörungen (reflektorische Pupillenstarre Argyll-Robertson-Zeichen), Gangataxie, Überstreckbarkeit der Knie- und Hüftgelenke, Miktionsstörungen im Sinn einer deafferenzierten Blase, Optikusschädigung). Die Patienten klagen vor allem über einschießende („lanzinierende") Schmerzen.
- **Paralytische Neurosyphilis** (progressive Paralyse; Dementia paralytica; engl. general paresis) stellt eine chronisch-progrediente Enzephalitis dar. Typische Symptome sind zunehmende kognitive Defizite, Kritik- und Urteilsschwäche, psychotische Episoden, Sprechstörungen, Kopfschmerz und Schwindel, abnorme Pupillenreaktion (zumeist reflektorische Pupillenstarre), Zungentremor, „mimisches Beben", epileptische Anfälle, Reflexanomalien, schließlich schwere Demenz, Harn- und Stuhlinkontinenz, Marasmus.
- **Syphilitische Gummen.** Umschriebene raumfordernde Granulome, werden seltener angetroffen, entwickeln sich aber von den Meningen ausgehend an der Hirnkonvexität (Soares-Fernandes et al. 2007). Je nach Lokalisation sind sie klinisch stumm oder sie verursachen eine Herdsymptomatik. Bei polytopem Auftreten spricht man von einer gummösen Neurosyphilis. Es wurde diskutiert, ob die syphilitischen ZNS-Manifestationen ihr Erscheinungsbild geändert haben. Man hat Begriffe wie „modifizierte Neurosyphilis", „formes frustes" oder auch „Lues liquorpositiva tarda" geprägt (Prange 1987). Die damit gemeinten Verlaufsformen können unter dem Terminus „unklassifizierbare Neurosyphilis" subsumiert werden. Das Syndrom beschreibt eine leichte, uncharakteristische neurologische Symptomatik bei gleichzeitig typischem Liquorbefund.

■ Epidemiologie

Die **Inzidenz der Syphilis** stabilisiert sich in Deutschland seit 2004. Während im Jahr 1990 für die alten Bundesländer 1,3 Erkrankte/100.000 Einwohner gemeldet wurden, lag die Zahl der gemeldeten Neuinfektionen im Jahr 2009 bei 2716 (entspricht 3,3/100.000). In den meisten anderen Ländern Westeuropas und Nordamerikas besteht eine ähnliche Tendenz, wobei die Risikogruppen bei Männern mit sexuellen Beziehungen zu Männern und heterosexuellen Bevölkerungskreisen variieren. Großstädte sind stärker betroffen als kleinstädtische und ländliche Regionen (RKI 2010). Dazu einige repräsentative Zahlen: Köln (2009) 19,7, München (2009) 11,6, Berlin (2009) 11,9, Frankfurt (2009) 11,6. Brandenburg hingegen hat eine Inzidenz < 2 (RKI 2010) und Murmansk (2003) von 132,1 Erkrankungen/100.000. Seit 2004 sind die Meldezahlen zumindest in Deutschland mit 3000–3500 stabil. Migranten und sozial schwächere Schichten scheinen zudem besonders gefährdet. Das typische Erkrankungsalter liegt zwischen 20 und 40 Jahren. Das männliche Geschlecht ist 2,2-mal häufiger betroffen als das weibliche.

Die **Inzidenz der Neurosyphilis** verläuft mit gewissem zeitlichem Versatz parallel zu den Neuinfektionen. Daten aus früheren Jahrzehnten lassen sich dahingehend interpretieren, dass die Inzidenz der Neurosyphilis etwa um den Faktor 0,07 niedriger liegt als die Inzidenz der Neuerkrankungen (Clark u. Danbolt 1955, Rockwell et al. 1964, Prange u. Ritter 1981). Zur tatsächlichen Inzidenz der Neurosyphilis gibt es keine aktuellen Daten.

Das Risiko, bereits vor Eintritt in das Tertiärstadium eine Neurosyphilis zu entwickeln, scheint bei gleichzeitiger Infektion mit HIV bei 1,7% zu liegen (CDC Guidelines 2010).

■ Meldepflicht

In **Deutschland** ist die **Meldepflicht seit 2001 durch das IfSG (Infektionsschutzgesetz) geregelt.** Laborleiter, in deren Verantwortungsbereich eine akute TP-Infektion oder eine zuvor nicht erkannte, noch aktive Infektion in einem späteren Stadium festgestellt werden, sind auf der Grundlage des § 7 (3) IfSG zu einer nicht namentlichen Meldung direkt an das Robert-Koch-Institut verpflichtet. Der **Meldebogen** hat einen zweiten Teil, der für die Vervollständigung durch den einsendenden Arzt vorgesehen ist. Dieser ist laut IfSG verpflichtet, die Meldung des Labors durch demografische Angaben, Angaben zum klinischen Erscheinungsbild und zum wahrscheinlichen Übertragungsweg zu unterstützen.

In **Österreich** unterliegt die Syphilis einer beschränkten Meldepflicht nach dem Geschlechtskrankengesetz. Erkrankungen sind nur zu melden, wenn eine Weiterverbreitung zu befürchten ist, z. B. wenn sich ein Erkrankter der Behandlung entzieht.

In der **Schweiz** muss vom Arzt oder dem Laborleiter innerhalb einer Woche die bestätigte Diagnose an den kantonsärztlichen Dienst gemeldet werden. Es erfolgt gegebenenfalls die Einholung einer Ergänzungsmeldung. Die Anleitungen und Meldeformulare sind auf der Homepage des Bundesamtes für Gesundheit abrufbar (www.bag.admin.ch/k_m_meldesystem).

Neurosyphilis

■ Spontanverlauf einer Syphilisinfektion

Nur bei einem Drittel der Exponierten kommt es zu einer Infektion, die sich mit einem **Primäraffekt** (Ulcus durum) nach einer Inkubationszeit von 10 Tagen bis 3 Monaten (durchschnittlich 21 Tage) manifestiert. Die Serokonversion findet 14–21 Tage nach Erregerkontakt (in Einzelfällen aber auch mit längerer zeitlicher Verzögerung) statt. Zunächst sind nur IgM-Antikörper, kurze Zeit später auch IgG-Antikörper nachweisbar.

Bei 10–40 % der Patienten im Primärstadium heilt die Krankheit auch ohne spezielle Therapie aus, ansonsten stellt sich 4–16 Wochen nach Erscheinen des Ulcus durum die **Sekundärsyphilis** als Zeichen einer Generalisierung ein. Am häufigsten sind jetzt Hautreaktionen (z. B. Kondylomata). Eine leichte Mitreaktion des ZNS soll häufiger sein als klinisch diagnostiziert wird. Untersuchungen von Lukehart et al. (1988) mit dem Rabbit-Inokulation-Test (RIT) erbrachten einen Erregernachweis im Liquor bei 30 % der Untersuchten im Sekundärstadium der Frühsyphilis; eine (zumeist symptomlose) Liquorpleozytose fand man in diesem Stadium bei 40 % der Untersuchten. Da im natürlichen Verlauf der Syphilis nur 5–10 % der Erkrankten Jahre bis Jahrzehnte später eine Neurosyphilis entwickeln (Clark u. Danbolt 1955, Rockwell et al. 1964), ist offensichtlich eine Selbstheilung im ZNS möglich. Es ist allerdings unbekannt, wie dieser „Klärungsprozess" des ZNS zustande kommt. Sicher erscheint nur, dass sich bei Koinfektion mit HIV häufiger eine Neurosyphilis entwickelt und hier diese Elimination gestört zu sein scheint (Hook u. Marra 1992, Marra et al. 2004). Die Symptome des Sekundärstadiums bilden sich etwa nach 3–12 Wochen wieder zurück. Bei einem Viertel der Erkrankten kommt es in den folgenden 12 Monaten zu einem Rezidiv (wenn das Leiden nicht erkannt und behandelt wurde).

Diese als **Frühlatenz** bezeichnete Infektionsphase gilt als infektiös. Danach klingt die Infektiosität langsam ab. Man spricht jetzt von der Spätlatenz, in der die Patienten die Krankheit zumeist nicht mehr übertragen.

Das **Tertiärstadium** ist durch die späte Organmanifestation gekennzeichnet. Sie äußert sich bei ca. 15 % der Patienten als gummöse Syphilis an Knochen, Haut und inneren Organen, bei 10 % als kardiovaskuläre Syphilis (u. a. Aortenaneurysmen!) und bei 5–10 % als Neurosyphilis. Zwischen Primäraffekt und Tertiärsyphilis liegen 4–40 Jahre. Im Tertiärstadium erreicht man auch durch hochdosierte Antibiotikagaben zumeist nur Defektheilungen, denn einerseits bildet sich der über längere Zeiträume entstandene Entzündungsprozess nur langsam zurück, andererseits kommt es bei Patienten mit paralytischer und auch mit meningovaskulärer Neurosyphilis zu kleinfleckigen Demyelinisierungsherden und senilen Plaques, deren apoptosefördernde Wirkung unstrittig ist (Clark u. Danbolt 1955, Rockwell et al. 1964, Prange 1993, Brinar u. Habek 2006, Obi et al. 2007).

■ Diagnostik

Die Diagnose der Neurosyphilis basiert auf klinischen Befunden, serologischen Testergebnissen und der Liquoranalyse. Im angelsächsischen Schrifttum hat man die Liquorkriterien von Bracero et al. (1979) und Burke und Schaberg (1985) festgeschrieben, wonach eine Neurosyphilis vorliegt, wenn ein reaktiver Liquor-VDRL-Test zusammen mit einer erhöhten Liquorleukozytenzahl (> 5c/µl) und ein erhöhtes Liquorprotein (> 40 mg/dl) vorliegen (Stoner 2007, CDC Guidelines 2010). Der Liquor-VDRL-Test weist je nach Verlaufsform eine Sensitivität von lediglich 30–78 % auf (Singh et al. 1999). Bei Borreliose kann der TPHA-Test falsch positiv ausfallen.

Diagnosekriterien

Wegen dieser diagnostischen Unschärfe wurden im deutschsprachigen Raum etwas modifizierte Diagnosekriterien für den syphilitischen ZNS-Prozess gewählt. Danach leidet ein Patient **wahrscheinlich** an einer Neurosyphilis, wenn mindestens 3 der nachfolgenden Punkte 1–3 und immer der Punkt 4 gegeben sind:

1. chronisch-progredienter Verlauf einer neurologisch-psychiatrischen Symptomatik mit Phasen von Verschlechterung und Teilremission
2. pathologische Liquorbefunde mit gemischtzelliger oder mononukleärer Pleozytose (> 4 c/µl), Blut-Liquor-Schrankenstörung (Gesamtprotein > 500 mg/l oder Albumin-Quotient > 7,8) oder IgG-dominante Immunreaktion im ZNS
3. günstige Beeinflussung von Krankheitsverlauf und/oder Liquorbefunden (vor allem Pleozytose und Schrankenstörung) durch Antibiotika
4. positiver Ausfall des TPHA- (oder TPPA-)Tests und des FTA-Abs-Tests im Serum.

Ein Patient leidet **sicher** an einer Neurosyphilis, wenn eine lokale treponemenspezifische Antikörperreaktion, messbar über einen spezifischen Antikörperindex (empfohlen: ITpA-Test oder TPHA-AI), vorliegt.

Spezielle Untersuchungen

Ein positiver Titer von > 1:32 im nicht treponemalen Serum-Rapid-Plasma-Reagin-(RPR-)Test soll eine hohe Aussagekraft als „Prädiktor" einer Neurosyphilis besitzen (Marra et al. 2004, Stoner 2007). Vorgenannte Autoren empfehlen in solchen Fällen die Liquorgewinnung und -untersuchung. Da der RPR-Test in Deutschland nicht routinemäßig durchgeführt wird und die Daten der Arbeitsgruppe Marra einer weiteren Evaluierung bedürfen, folgt das diagnostische Procedere beim Verdachtsfall auf Neurosyphilis den bekannten Vorgaben (AMWF-Leitlinie 2010):

- **Anamnese** und klinischer **Neurostatus**
- **Syphilisserologie** (TPPA- oder TPHA-Test, FTA-Abs-Test), Lipoidreaktionen (VDRL-Test oder Kardiolipin-

Für Österreich:
Prof. Dr. Jörg R. Weber, Neurologische Klinik, Klinikum Klagenfurt

Für die Schweiz:
Prof. Dr. Matthias Sturzenegger, Neurologische Klinik und Poliklinik, Inselspital Bern

Federführend: Prof. Dr. Jörg R. Weber, Neurologische Abteilung, Klinikum Klagenfurt, St. Veiterstraße 47, 9020 Klagenfurt
E-Mail: joerg.weber@charite.de

Entwicklungsstufe der Leitlinie: S1

■ Literatur

Ali L, Roos KL. Antibacterial therapy of neurosyphilis, lack of impact of new therapies. CNS Drugs 2002; 6: 799–802

AWMF. Diagnostik und Therapie der Syphilis. S1 Leitlinie der Deutschen STD Gesellschaft. 2010; www.awmf.org/leitlinien/detail/ll/059-002.html

Bracero L, Wormser GP, Bottone EJ. Serologic tests for syphilis: a guide to interpretation in various states of disease. Mt Sinai J Med 1979; 46: 289–292

Brinar VV, Habek M. Dementia and white-matter demyelination in young patient with neurosyphilis. Lancet 2006; 368: 2258

Burke JM, Schaberg DR. Neurosyphilis in the antibiotic era. Neurology 1985; 35: 1368–1371

Centers for Disease Control and Prevention. Sexually transmitted disease treatment guidelines, 2010. MMWR Weekly 2010; 59: 27-40. www.cdc.gov/mmwr

Clark EG, Danbolt NV. The Oslo study of the natural history of untreated syphilis. An epidemiologic investigation based on a restudy of the Boeck-Brunsgaard material. J Chronic Dis 1955; 2: 311–344

Clinical Effectiveness Group UK national guidelines for the management of late syphilis 2002. http://www.bashh.org/guidelines.asp

Dowell ME, Ross PG, Musher DM et al. Response of latent syphilis or neurosyphilis to ceftriaxone therapy in persons infected with human immunodeficiency virus. Am J Med 1992; 93: 481–488

Ducas J, Robson HG. Cerebrospinal fluid penicillin levels during therapy for latent syphilis. J Am Med Ass 1981; 246: 2583–2584

Eckelhart H, Wimmer GM, Anzböck W et.al. Basilaristhrombose bei einem HIV-positiven Patienten mit meningovaskulärere Syphilis. J Neurol Neurochir Psychiat 2002; 3: 23–25

Goh BT, Smith GW, Samarasinghe L et al. Penicillin concentrations in serum and cerebrospinal fluid after intramuscular injection of aqueous procaine penicillin 06 MU with and without probenecid. Br J Vener Dis 1984; 60: 371–373

Hook EW, Marra CM. Acquired syphilis in adults. N Engl J Med 1992; 326: 1060–1069

Idsoe O, Guthe T, Willcox RR. Penicillin in the treatment of syphilis: the experience of three decades. Bull World Health Org 1972; 47: Suppl. 1: 1–68

Korting HC, Walther D, Riethmüller U et al. Comparative in vivo susceptibility of Treponema pallidum to ceftizoxime, ceftriaxone and penicillin G. Chemotherapy 1986; 32: 352–355

Lukehart SA, Hook EW, Baker-Zander SA et al. Invasion of the central nervous system by Treponema pallidum: implications for diagnosis und treatment. Ann Intern Med 1988; 109: 855–862

Marra CM, Boutin P, McArthur JC et al. A pilot study evaluating ceftriaxone and penicillin G as treatment agents for neurosyphilis in human immunodeficiency virus-infected individuals. Clin Infect Dis 2000; 30: 540–544

Marra CM, Maxwell CL, Smith SL et al. Cerebrospinal fluid abnormalities in patients with syphilis: association with clinical and laboratory features. J Infect Dis 2004; 189: 369–376

Nau R, Prange HW, Muth P et al. Passage of cefotaxime and ceftriaxone into the cerebrospinal fluid of patients with uninflamed meninges. Antimicrob Agents Chemother 1993; 27: 1518–1524

Norgard MV, Miller JN. Plasmid DNA in Treponema pallidum: potential for antibiotic resistance by syphilis bacteria. Science 1991; 213: 535

Obi K, Tsuchiya K, Anno M et. al. Autopsy case of meningovascular neurosyphilis associated with Fischer's plaques. Brain Nerve 2007; 59: 797–803

Prange H. Neurosyphilis. Weinheim: VCH-Verlag, Edition Medizin; 1987

Prange HW. Neurosyphilis. In: Henkes H, Kölmel HW, Hrgs. Die entzündlichen Erkrankungen des Zentralnervensystems. Landsberg: Ecomed; 1993: 1–34

Prange HW, Bobis-Seidenschwanz I. Zur Evaluierung serologischer Aktivitätskriterien bei Neurosyphilis. Verh Dtsch Ges Neurol 1994/95; 8: 789–791

Prange HW, Moskophidis M, Schipper HI et al. Relationship between neurological features and intrathecal synthesis of IgG antibodies to Treponema pallidum in untreated and treated human neurosyphilis. J Neurol 1983; 230: 241–252

Prange HW, Ritter G. Epidemiologie der Neurosyphilis. Nervenarzt 1981; 52: 32–35

Quinn TC, Bender B. Sexually transmitted diseases. In: Harvey AM, Johns RJ, McKusick VA et al., eds. The Principles and Practice of Medicine. 22nd ed. Norwalk: CT Appleton & Lange; 1988: 1–663

Robert-Koch-Institut (RKI). Neurosyphilis – Fallbericht, Bedeutung, Diagnostik und Prävention. Epidemiol Bull 2002; 5: 35–36

Robert-Koch-Institut (RKI). Syphilis in Deutschland 2009; Berichtsmonat Oktober. Epidemiol Bull 2010; 49: 487–491; www.rki.de

Rockwell DH, Yobs AR, Moore MB. The tuskegee study of untreated syphilis. Arch Intern Med 1964; 114: 792–798

Silberstein P, Lawrence R, Pryor D et al. A case of neurosyphilis with florid Jahrisch-Herxheimer reaction. J Clin Neurosci 2002; 9: 689–690

Singh AE, Romanowski B. Syphilis: review with emphasis on clinical, epidemiologic, and some biologic features. Clin Microbiol Rev 1999; 12: 187–192

Soares-Fernandes JP, Ribeiro M, Mare R et. al. Diffusion-weighted magnetic resonance imaging findings in a patient with cerebral syphilitic gumma. J Comput Assist Tomogr 2007; 31: 592–594

Stapleton JT, Stamm LV, Bassford PJ. Potential for development of antibiotic resistance in pathogenic treponemes. Rev Infect Dis 1985; 7 (Suppl. 2): S314–S317

Stoner BP. Current controversies in the management of adult syphilis. Clin Infect Dis 2007; 44: S130–S146

Zenker PN, Rolfs RT. Treatment of syphilis. Rev Infect Dis 1989; 12 (Suppl. 6): 591–609

Neurosyphilis

Clinical Pathway – Neurosyphilis

Diagnostisches Procedere

Diagnosestellung:

- klinischer Verdacht auf Neurosyphilis:
  - neurologische, psychiatrische, ophthalmologische oder otologische Symptomatik
  - klinische Zeichen für eine gummöse oder kardiovaskuläre Manifestationsform der Tertiärsyphilis
  - HIV-Infektion
- Syphilisserologie:
  - TPPA- oder TPHA-Test (Suchtest), wenn positiv
  - FTA-Abs-Test (spezifisch), wenn positiv
  - 19S-IgM-FTA-Abs-Test oder T.p.-IgM-ELISA oder IgM-Western-Blot (Aktivitätsindikator)
  - quantitative Cardiolipin-KBR (Aktivitätsparameter zur Verlaufsbeurteilung)

→ TPHA-Test und FTA-Abs-Test positiv

- TPHA-Test positiv und FTA-Abs-Test negativ
- TPHA-Test positiv und FTA-Abs-Test negativ
  - T. pallidum-Western-Blot als 2. Bestätigungsreaktion
    - T. pallidum-Western-Blot positiv
    - T. pallidum-Western-Blot negativ

- Liquordiagnostik:
  - Zellzahl
  - Gesamtprotein
  - Laktat
  - Albumin-, IgG- und IgM-Quotient
  - Index für spezifische Antikörper (empfohlen: ITpA-Index oder TPHA-AI)
  - Bildgebung (MRT)
  - bei Bedarf:
    - EEG
    - evozierte Hirnpotenziale
    - EMG/NLG
    - spinales MRT
    - Nativ-Röntgen
    - ophthalmologische/otologische/neurourologische Zusatzdiagnostik

positiver TPHA-Test klinisch irrelevant (Ausnahme: Infektion liegt wenige Wochen zurück, dann wird aber in keinem Fall eine ZNS-Symptomatik vorliegen)

- eventuell Wiederholung der Tests (FTA-Abs-Test und/oder Western-Blot) nach einigen Wochen

Procedere nach Diagnosestellung

- **aktive Neurosyphilis:**
  - treponemenspezifisches IgM im Serum nachweisbar, mononukleäre Pleozytose im Liquor
  - sehr hohe Antikörpertiter in Serum und Liquor (z.B. VDRL-Test im Liquor positiv)
  - positiver ITpA-Index bei bisher gesunden unbehandelten Personen mit Pleozytose
  - Progredienz der neurosyphilistypischen Symptome (Zunahme kognitiver Defizite, Zunahme der lanzinierenden Schmerzen oder der Hinterstrangataxie)

  - **1. Wahl:** Penicillin G 3–4 Mio. IE i.v. alle 4 Stunden über mindestens 10–14 Tage oder 3 x 10
  - **2. Wahl:** Ceftriaxon 2 g/d i.v. (Initialdosis 4 g) über 10–14 Tage
  - **3. Wahl:** Doxycyclin 2 x 200 mg für 28 Tage

  - Therapiekontrolle:
    - Seroreaktionen (v.a. 19S-IgM-FTA-Abs-Test)
    - quantitative Cardiolipin-Reaktion im Serum
    - Liquordiagnostik im 1. Jahr nach der Therapie in 3-monatigen Abständen, im 2. Jahr in 6-monatigen Abständen

  - Kriterien für Ansprechen der Therapie:
    - keine klinische Progredienz
    - Rückgang der Liquorpleozytose (Wochen)
    - Normalisierung der Blut-Liquor-Schranke (Monate)
    - rückläufige IgM-Antikörperkinetik im Serum innerhalb von 6–12 Monaten
    - rückläufige Lipoidantikörperkinetik (VDRL, Cardiolipin-KBR)

  - Kriterien für Reinfektion/endogene Reaktivierung (z.B. bei AIDS):
    - klinische Progredienz
    - 19S-IgM-FTA-Abs-Test wieder positiv
    - quantitative Cardiolipin-Reaktion wieder positiv

  ▶ erneute Therapie

- **weniger aktive Formen bei unbewusster Mitbehandlung** (Antibiotikagabe aus anderer Indikation):
  - geringere Liquorveränderungen
  - blande Klinik
  - positive Seroreaktionen (TPHA- u. FTA-Abs-Test)
  - IgM-Test kann negativ sein, aber quantitative Cardiolipin-Reaktion (schwach) positiv

  - keine gezielte hochdosierte Penicillin-G- oder Ceftriaxon-Therapie in der Vorgeschichte bekannt oder nachweisbar

  - Persistenz von treponemenspezifischem IgM (u.U. über mehrere Jahre)

  Optionen:
  - erneute Therapie sicherheitshalber
  - erneute Therapie abhängig von Verlauf und Liquorbefund, z.B. keine klinische Progredienz, (leichte) Besserung und kontinuierliche Normalisierungstendenz des Liquors (Zellen normal, intrathekale Gesamt-IgG-Synthese langsam abfallend) → keine erneute Therapie indiziert

38 Tetanus

Was gibt es Neues?

- Die intrathekale Applikation von humanem Tetanus-Immunglobulin (hTIG) ist möglicherweise der intramuskulären Applikation überlegen; die Aussagen hierzu sind nicht eindeutig.
- Metronidazol ist möglicherweise der Therapie mit Penicillin G vorzuziehen, da Penicillin als zentral wirksamer GABA-Antagonist die Muskelspasmen verstärken kann.
- Zur Behandlung der Spasmen sind Benzodiazepine intravenös gut geeignet, auch die kontinuierliche intravenöse Infusion von Midazolam ist effektiv. Diazepam und Lorazepam müssen oft in sehr hohen Tagesdosen gegeben werden.
- Die intrathekale Applikation von Baclofen wurde in Einzelfallberichten als wirksame Therapie zur Behandlung der Spasmen genannt.

Die wichtigsten Empfehlungen auf einen Blick

- Identifizierung und Sanierung der Eintrittspforte.
- Neutralisierung zirkulierenden Toxins und Immunisierung. Neben der bisher empfohlenen Einmalgabe von 500 I.E. hTIG i.m. ist eine intrathekale Applikation von hTIG zu überlegen.
- Supportive/symptomatische Therapie: Unter Beachtung der möglichen Komplikationen ist insbesondere die intravenöse Applikation von Benzodiazepinen (Diazepam oder Midazolam) angezeigt; eventuell ist die intrathekale Applikation von Baclofen zu überlegen.

■ Definition und Klassifikation

Begriffsdefinition

Tetanus wird durch das Neurotoxin Tetanospasmin verursacht, das von Clostridium tetani in kontaminierten Wunden, d.h. unter anaeroben Bedingungen, produziert wird. Die Hauptsymptomatik des Tetanus ist charakterisiert durch Trismus, Risus sardonicus und generalisierte bzw. regionale Muskelspasmen.

Klassifikation

Es gibt 4 klinische Formen des Tetanus: generalisierter, lokaler, zephaler und neonataler Tetanus.

■ Klinik und Leitsymptome

Weltweit die häufigste Tetanusform ist der **neonatale** Tetanus, der weitestgehend ausschließlich in Ländern mit unzureichender medizinischer Versorgung, vor allem unzulänglicher intrapartaler Hygiene, vorkommt.

In Mitteleuropa ist die häufigste Tetanusform ein **generalisierter** Tetanus. Nach einer mittleren Inkubationszeit (zwischen Verletzung und erstem Tetanussymptom) von 8 Tagen (Minimum 4, Maximum 30 Tage, in Einzelfällen auch länger) bemerkt der meist afebrile Patient Schmerzen oder eine Steifigkeit der Muskeln, insbesondere des Nackens und/oder Gesichts, gefolgt von Trismus und Dysphagie. Typisch sind die von kranial absteigenden Symptome einer spastischen Tonuserhöhung der Kaumuskulatur (Trismus oder Kieferklemme), der mimischen Muskulatur (Risus sardonicus) sowie der Nacken- und Rückenmuskulatur (Opisthotonus), einschließlich hierdurch bedingter Wirbelkörperfrakturen. Innerhalb von 24 Stunden zeigen sich die Symptome des generalisierten Tetanus mit generalisierten Muskelspasmen, Laryngospasmus mit Atemwegsobstruktion sowie häufig einer schweren Funktionsstörung des autonomen Nervensystems mit Tachykardie, Hypertonie, Schwitzen etc. Auf äußere Reize (akustische, visuelle, taktile etc.) werden reflektorisch Spasmen ausgelöst und verstärkt, mit der Gefahr eines lebensbedrohlichen Laryngospasmus.

Zur Dokumentation des Verlaufs, vor allem aber für klinische Studien dient die Stadieneinteilung nach Ablett (1967), dargestellt in ▶ Tab. 38.1.

Ein **lokaler** Tetanus ist auf die Extremität beschränkt, in der sich die kontaminierte Wunde befindet. Der Patient klagt über Steifigkeit in den Muskeln, insbesondere bei willkürlichen Bewegungen, gefolgt von kontinuierlichen Muskelspasmen, vor allem in den Muskeln nahe der Wunde. Ein lokaler Tetanus kann lokal beschränkt bleiben, sich aber auch generalisiert entwickeln, hat meist eine gute Prognose und kommt überwiegend bei teilimmunisierten Patienten vor (Gupta et al 2011).

Eine Sonderform des lokalen Tetanus ist der **zephale** Tetanus, der typischerweise nach einer Verletzung am Kopf, im Gesicht oder am Nacken auftritt, eine besonders kurze Inkubationszeit (1–2 Tage) hat und neben einer ipsilateralen N.-facialis-Parese vor allem einen Trismus und Risus sardonicus als prominente Symptome aufweist.

Tab. 38.1 Stadieneinteilung des Tetanus nach Ablett (1967).

Grad	Ausprägung	Klinik
I	leicht	leichter bis mäßiger Trismus, keine Spasmen, keine oder nur leichte Dysphagie
II	mäßig	mäßiger Trismus, deutliche Rigidität, leichte bis mäßige, kurze Spasmen, Tachypnoe > 30, leichte Dysphagie
III	schwer	schwerer Trismus, generalisierte Tonuserhöhung, prolongierte Spasmen, Tachypnoe > 40, Tachykardie > 120/min, Apnoe-Anfälle
IV	sehr schwer	Grad III plus schwere autonome Dysregulation insbesondere kardiovaskulär mit tachy- und bradykarden Rhythmusstörungen oder Asystolie

■ Epidemiologie

Weltweit erkranken etwa eine Million Menschen pro Jahr an Tetanus, in Deutschland bis zu 70 Menschen jährlich. Die meisten Fälle von Tetanus folgen einer akuten Verletzung der Haut (Trauma, Verbrennungen, Operationswunden, aber auch Piercing) bei Personen, die nicht oder nur unzureichend aktiv immunisiert wurden. Tetanus kann auch als Komplikation bei intravenösen Drogenabhängigen (Kaushik et al. 2011), bei Piercing oder – in Entwicklungsländern – als neonataler Tetanus sowie in seltenen Fällen als maternaler Tetanus auftreten (Joshi et al. 2007, Chukwubike u. God'spower 2009, Gibson et al. 2009, Poudel et al. 2009).

Eine Wundverunreinigung in Verbindung mit mangelndem Impfschutz (Körber et al. 2008) sowie gelegentlich eine Mischinfektion mit gramnegativen Bakterien prädisponieren insbesondere ältere Menschen zum Auftreten eines Tetanus (Valla u. Gay 2007, Helbok et al. 2011). Auch bei Patienten mit immunsupprimierender Therapie, immunkompromitierender Grundkrankheit oder post transplantationem ist das Risiko, einen Tetanus zu entwickeln, erhöht (Chesi et al. 2009). Im Vergleich zu gesunden Kohorten haben Transplantationspatienten niedrigere, potenziell unzureichende Antikörper gegen eine Reihe von Infektionserregern, auch gegen Tetanus (Seroprotektionsraten von 85 % nach Lebertransplantation und knapp 87 % nach Nierentransplantation) (Goncalves et al. 2007, Chesi et al 2009, Olander et al. 2009). Mit höherem Lebensalter sinken die Tetanus-Antitoxin-Antikörperspiegel; das Risiko, einen Tetanus zu entwickeln, ist bei über 60-Jährigen bis zu 7-mal höher als bei 5- bis 19-Jährigen.

■ Pathophysiologie

Jede Wunde kann mit Clostridium tetani kontaminiert sein, das bei anaeroben Bedingungen das Exotoxin Tetanospasmin produziert. Tetanospasmin wird an spezifische Akzeptoren im Bereich der präsynaptischen Terminalen der motorischen Endplatte gebunden, endoneuronal aufgenommen und dann retrograd axonal ins Rückenmark (motorische Vorderhornzelle) transportiert. Dort kommt es zum retrograden transsynaptischen Transport in inhibitorische Interneurone des Rückenmarks, wo das Tetanus-Toxin die Ausschüttung inhibitorischer Transmitter (Glycin, GABA) am α-Motoneuron hemmt. Folge ist eine Enthemmung der α-Motoneurone, die zu einem erhöhten Muskeltonus und zu Muskelspasmen führt.

■ Diagnostik

Die Diagnose des Tetanus wird anhand des klinischen Befundes gestellt. Clostridium tetani kann typischerweise aus den Wunden nicht kultiviert werden. Die Inokulation von Patientenserum in eine Maus dient zum Toxinnachweis im Serum, ist jedoch häufig nicht ausreichend verlässlich. Das Gleiche trifft auf den quantitativen Antitetanus-Toxoid-IgG-Nachweis im ELISA zu; insbesondere korreliert der Titer nicht mit der Schwere der Erkrankung.

In der Elektromyografie finden sich eine kontinuierliche, nicht unterdrückbare Muskelaktivität sowie ein Fehlen oder eine Verkürzung der „Silent Period" (M. masseter oder M. biceps brachii), die normalerweise myografisch nach einem Dehnungsreflex oder einer elektrischen Nervenstimulation nachweisbar sind (Steinegger et al. 1996).

Zusätzliche diagnostische Maßnahmen dienen dem Ausschluss der wesentlichen Differenzialdiagnosen.

■ Differenzialdiagnose

Die Differenzialdiagnosen sind in ▶ Tab. 38.2 aufgelistet, vor allem ist zu denken an eine Tetanie im Rahmen einer Hyperkalzämie, an eine Strychnin-Intoxikation, an eine beginnende bakterielle Meningitis (Opisthotonus-Meningismus), an eine dystone Reaktion nach L-Dopa-Hemmern, an tonische Anfälle, an eine Katatonie, ein „Stiff-Person"-Syndrom und an eine Rabies.

■ Management und Therapie

Der generalisierte Tetanus ist eine Erkrankung mit hoher Letalität (10–20 % in westlichen Ländern), deren Manifestation, Komplikationen und Behandlung die Aufnahme auf eine (neurologische) Intensivstation mit vollem kardiopulmonalem Monitoring in Intubationsbereitschaft notwendig machen, wo Serum zur quantitativen Bestim-

Tab. 38.2 Differenzialdiagnosen des Tetanus.

Differenzialdiagnose	Maßnahme/Diagnostik
Vergiftung mit Strychnin oder E605	Harn und Serum auf Strychnin untersuchen. Miosis!
Frühdyskinesie/akute dystone Reaktion nach Neuroleptika	1 Amp. Biperiden (z. B. Akineton) i. v.
beginnende bakterielle Meningitis (Opisthotonus/Meningismus)	Lumbalpunktion
tonische epileptische Anfälle	EEG
„Stiff-Person"-Syndrom	Anti-GAD-Antikörper im Serum bestimmen
Rabies	Bisswunde?
Katatonie	psychiatrische Vorgeschichte?

mung von Anti-Tetanus-Toxoid-Antikörpern abgenommen wird, Serum und Harn auf Strychnin untersucht und eventuell Biperiden (Akineton) 5 mg i. v. verabreicht wird, um eine akute dystone Reaktion auszuschließen.

Die Therapie des Tetanus beruht im Wesentlichen auf 3 Aspekten:
1. Identifizierung der Eintrittspforte und Wunddébridement
2. Neutralisierung des zirkulierenden Toxins und Immunisierung
3. supportive/symptomatische Therapie unter Beachtung der möglichen Komplikationen

Identifizierung der Eintrittspforte

In Einzelfällen wurde ein Tetanus ohne erkennbare Verletzung oder Eintrittspforte berichtet. Bei der überwiegenden Mehrzahl der Fälle gelingt die Identifizierung der Eintrittspforte. Diese muss zur Vermeidung einer fortgesetzten Tetanospasmin-Produktion umgehend und gründlich chirurgisch saniert werden. Insbesondere avitales Gewebe muss schnellstens aus dem Wundgebiet entfernt werden, da dieses das Wachstum der anaeroben Clostridien (Clostridium tetani) fördert (Ball u. Younggren 2007, De Board et al. 2007, Kramer et al. 2010). Idealerweise sollte in unfallchirurgischen Notaufnahmen die Möglichkeit bestehen, den Tetanus-Immunisations-Status zu erheben. Seit Kurzem steht dafür ein neuer schneller „Point of Care Immunoassay" zur Verfügung (Cooke 2009).

Neutralisierung des zirkulierenden Toxins und Immunisierung

- **Gabe von humanem Tetanus-Immunglobulin (hTIG):** Empfohlen wird die Einmalgabe von 500 I.E. i. m. Grundsätzlich kann hTIG (z. B. Tetagam) ungebundenes Tetanus-Toxin (TTX) neutralisieren, aber nicht das bereits neuronal gebundene oder endozytierte TTX. Außerdem wird hTIG im Rahmen der chirurgischen Wundversorgung zirkulär in die Wundränder injiziert. Die intrathekale Applikation von hTIG ist der i. m. Applikation möglicherweise überlegen, die Aussagen hierzu sind aber widersprüchlich (Miranda-Filho et al. 2004); möglicherweise ist sie nur bei mildem Tetanus effizient (Geeta et al. 2007).

- **Aktive Immunisierung mit Tetanus-Toxoid (TTX-Td):** Empfohlen wird die einmalige Gabe von TTX-Td (z. B. Tetanol) i. m. in der Postakutphase. Eine Tetanuserkrankung hinterlässt keine Immunität. Bei unbekanntem Impfstatus oder weniger als 3 früheren Immunisierungen wird die Gabe von TTX-Td (Tetanol) nach Stabilisierung des Patienten empfohlen (Centers for Disease Control and Prevention 2004). TTX-Td ist die inaktivierte Form von Tetanospasmin. Die Immunisierung mit TTX-Td soll zusätzlich zur hTIG-Gabe erfolgen, aber nicht in dieselbe Extremität. TTX-Td darf auch in der Schwangerschaft appliziert werden.

Die häufigste Nebenwirkung sind Schmerzen an der Injektionsstelle. Seltene, aber ernste Komplikationen einer Tetanus-Toxoid-Boosterimpfung sind:
- Anaphylaxie: 1,6 pro 1 Million Impfdosen
- Plexus-brachialis-Neuropathie: 10 pro 1 Million Impfdosen
- Guillain-Barré-Syndrom: < 0,4 pro 1 Million Impfdosen

Supportive/symptomatische Therapie

Antibiotische Therapie

Metronidazol (z. B. Clont, Anaerobex) 500 mg i. v. alle 6 Stunden für die Dauer von 7–10 Tagen zur Eradizierung von Clostridium tetani.

Bisher konnte nicht gezeigt werden, dass eine antibiotische Therapie die Mortalität oder Morbidität beeinflusst. Penicillin G ist ebenfalls gegen Clostridium tetani wirksam und wird in einigen Ländern neben Metronidazol zur antibiotischen Therapie empfohlen. Da Penicillin jedoch ein zentral wirksamer GABA-Antagonist ist, können theoretisch hierdurch in Synergie mit TTX-Td die Muskelspasmen verstärkt werden (Centers for Disease Control and Prevention 2004, Boyanova et al. 2007).

Behandlung der Spasmen

Benzodiazepine intravenös
Zum Beispiel Diazepam (z.B. Valium; Einzeldosen von 5–10 mg) oder Lorazepam (z.B. Tavor; Einzeldosen 1–2 mg) in oft sehr hohen Tagesdosen (Diazepam bis zu 500 mg)! Zur Sedierung ist auch die kontinuierliche i.v. Infusion von Midazolam (z.B. Dormicum) effektiv (Alves Pereira et al. 1993).

Baclofen (Lioresal) intrathekal:
- Erhaltungsdosis 500–2000 µg/d

Baclofen, ein $GABA_B$-Agonist, ist als Antispastikum etabliert. In einigen Fällen von Tetanus wurde eine erfolgreiche intrathekale Behandlung mit Baclofen berichtet. Nach lumbaler Punktion wird ein getunnelter Katheter in den lumbalen Subarachnoidalraum eingebracht. Nach initialem Bolus von 50–200 µg erfolgt eine kontinuierliche Infusion, beginnend mit 20 µg/h, wobei alle 4 Stunden um 5–10 µg/h gesteigert werden sollte, bis eine adäquate Kontrolle der Spasmen erreicht ist. In der Regel werden im Stadium III nach Ablett Tagesdosen um 1600 µg benötigt, maximale Tagesdosen von 2000 µg sind berichtet (Santos et al. 2004). Ab Dosierungen von 500 µg/d muss insbesondere bei rascher Aufdosierung mit einer Ateminsuffizienz gerechnet werden. In Einzelfällen wurde die intrathekale Baclofen-Therapie allerdings als ineffizient beschrieben. Bei oraler Gabe werden bei Erwachsenen keine ausreichenden intrazerebralen bzw. medullären Konzentrationen erreicht, bei Kleinkindern eventuell schon.

Dantrolen intravenös
- Loading Dose: 1,5 mg/kg KG, dann 0,5–1,5 mg/kg KG alle 4–6 Stunden für bis zu 3 Wochen, positive Einzelfallberichte

Dantrolen wirkt am Muskel durch Hemmung des Kalziumeinstroms und wurde in Einzelfällen erfolgreich zur Behandlung tetanischer Spasmen eingesetzt. Es ist nur zugelassen zur Behandlung der malignen Hyperthermie; die Beschaffung kann Probleme bereiten (Reservemedikament). Das Medikament ist hepatotoxisch.

Nicht depolarisierende Muskelrelaxanzien
In vielen Fällen erfordert die Kontrolle der Spasmen, der Laryngospasmus oder die vegetative Symptomatik ohnehin eine Sedierung und Beatmung. In diesen Fällen können auch nicht depolarisierende Muskelrelaxanzien (z.B. Vecuronium, Pancuronium) eingesetzt werden.

Magnesium
Neben der Stabilisierung der Sympathikus-Überaktivität (s.u.), kommt es auch zu einer zumindest milden, günstigen Beeinflussung der Spasmen durch Magnesium.

Atemwegsmanagement/Frühtracheotomie

Das Ausmaß der Spasmen, Dysphagie, Tachypnoe, Trismus oder Laryngospasmus erzwingen nicht selten eine rasche orotracheale Intubation und mechanische Ventilation. Die Intubation gelingt meist nur unter tiefer Sedierung (Midazolam, Propofol, Trapanal) und Muskelrelaxierung (z.B. Vecuronium, Pancuronium).

Zur Sedierung vor Intubation am besten geeignet erscheinen Midazolam (z.B. Dormicum) oder Propofol, da diese zusätzlich die Muskelspasmen (inklusive Laryngospasmus) reduzieren.

Bei generalisiertem Tetanus, insbesondere mit Dysphagie, d.h. ab Stadium II, ist eine frühzeitige Tracheo(s)tomie zu erwägen, vor allem wenn eine mechanische Beatmung von mehr als einer Woche antizipiert werden muss. Etwa 50% der Fälle müssen länger als 20 Tage beatmet werden, sind also auf jeden Fall einer Tracheo(s)tomie zuzuführen.

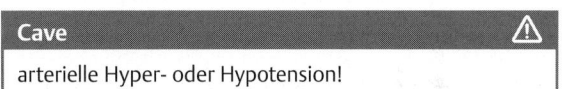

> **Cave**
> arterielle Hyper- oder Hypotension!

Je nach Menge der die Wunde kontaminierenden Clostridien und der TTX-Menge kann die Toxinwirkung 4–12 Wochen anhalten. Bei generalisiertem Tetanus mit Dysphagie (ab Stadium II) sollte daher eine Frühtracheotomie erwogen werden.

Behandlung der vegetativen Symptome

- **Labetalol** (Trendate; 0,25–1 mg/min i.v. als Perfusor oder 50–100 mg alle 6 Stunden) oder **Esmolol** (Brevibloc; verdünnt auf 10 mg/ml, initial 500 µg/kg KG/min über 2–3 Minuten, Erhaltungsdosis 100–200 µg/kg KG/min)
- **Clonidin** (z.B. Paracefan 0,2–0,4 mg/d i.v. als Perfusor)
- **Magnesiumsulfat** i.v. (4 g als Bolus, 2–3 g/h; Ziel: Mg im Serum 4–8 mval/l), evtl. in Kombination mit Clonidin

Die Sympathikushyperaktivität führt zu labiler Hypertonie, Tachykardie, Hyperthermie, exzessiver Salivation und exzessiver Produktion von Bronchialsekreten sowie zu einem hypermetabolischen Zustand. Labetalol wird zur Behandlung der Tachykardie und der Hypertonie (als Folge der sympathischen Überaktivität) empfohlen. Propranolol (sogar in niedrigen Dosen) wurde bei Tetanuspatienten in Zusammenhang mit Herzstillstand und Lungenödem gebracht. Magnesium kann als adjuvante Therapie zur Kontrolle der autonomen Instabilität bei schwerem Tetanus verabreicht werden. In Einzelfällen ist nur mit tiefer Analgosedierung eine Stabilisierung der lebensbedrohlichen autonomen Dysfunktion zu erreichen.

Kontrolle der Nierenfunktion

Die Sympathikushyperaktivität kann zur Temperaturerhöhung führen, eine durch die Muskelspasmen bedingte Kalium-, CK- und Myoglobin-Erhöhung kann bei einem schweren generalisierten Tetanus das klinische und laborchemische Bild einer Rhabdomyolyse verursachen. Bei solchen Patienten ist besonderes Augenmerk auf die Nierenfunktion zu legen (tägliche Kontrollen von Retentionswerten, CK und Kalium).

Frakturen

Die Spasmen können so massiv sein, dass Frakturen, insbesondere Wirbelkörperkompressionsfrakturen, auftreten können.

Behandlungsdauer

Je nach Menge der die Wunde kontaminierenden Clostridien und des von diesen produzierten Toxins kann die Toxinwirkung 4–12 Wochen anhalten. Dieser Zeitraum ist vor allem für den Zeitpunkt einer ins Auge gefassten Entlassung aus der Intensivstation zu bedenken.

Ein überstandener Tetanus ist kein Schutz vor einer erneuten Infektion, weshalb jeder Tetanuspatient aktiv geimpft werden sollte, dies gilt vor allem auch bei immunologisch nicht Kompetenten (Alhaji et al. 2011, Teich et al. 2011). Eine aktive Tetanusimmunisierung ist mit Sicherheit nicht assoziiert mit einem erhöhten Risiko, eine Multiple Sklerose zu entwickeln. Ein rezenter Übersichtsartikel bewertet das Risiko für eine MS bei ausreichender Tetanusimmunisierung sogar als geringer im Vergleich zur normalen Bevölkerung (Farez u. Correale 2011).

■ Versorgungskoordination

Die Aufnahme auf einer neurologischen Intensivstation ist unumgänglich.

■ Redaktionskomitee

Dr. K. R. Kessler, NeuroCentrum am Kreiskrankenhaus Grevenbroich
Prof. Dr. U. Meyding-Lamadé, Krankenhaus Nordwest, Frankfurt am Main
PD Dr. B. Pfausler, Neurologische Universitätsklinik Innsbruck
Prof. Dr. K. M. Rösler, Inselspital Bern
Univ.-Prof. Dr. E. Schmutzhard, Neurologische Universitätsklinik Innsbruck

Federführend: Univ.-Prof. Dr. E. Schmutzhard, Neurologische Universitätsklinik, Anichstraße 35, A- 6020 Innsbruck, Österreich, Fax: +43 512 504 24243
E-Mail: erich.schmutzhard@i-med.ac.at

Entwicklungsstufe der Leitlinie: S1

■ Literatur

Ablett JJL. Analysis and main experiences in 82 patients treated in the Leeds Tetanus Unit. In: Ellis M, ed. Symposium on tetanus in Great Britain. Boston Spa, U.K., National Lending Library; 1967: 1–10
Abrutyn E, Berlin JA. Interathecal therapy in tetanus – a meta-analysis. J Am Med Ass 1991; 226: 2262–2267
Alhaji MA, Mustapha MG, Ashir GM et al. Recurrent generalized tetanus: a case report. Trop Doct 2011; 41: 127–128
Alves Pereira A, Santos ML, Sarmento A et al. Use of midazolam in treatment of tetanus: a study of seventy-five cases. Medicina Intensiva 1993; 17 (Suppl. 1): 197
Attygalle D, Rodrigo N. New trends in the management of tetanus. Expert Rev Anti Infect Ther 2004; 2: 73–84
Axelsson I. A Cochrane review on the umbilical cord care and prevention of infections. Antiseptic solutions are not necessary in developed countries but life-saving in developing countries. Lakartidningen 2002; 19: 1563–1566
Ball V, Younggren BN. Emergency management of difficult wounds: part I. Emerg Med Clin North Am 2007; 25: 101–121
Bennett J, Ma C, Traverso H et al. Neonatal tetanus associated with topical umbilical ghee: covert role of cow dung. Intern J Epidemiol 1999; 28: 1172–1175
Bleck TP. Tetanus: pathophysiology, management, and prophylaxis. Disease-a Month 1991; 37: 551–603
Boillat N, Frochaux V. Animal bites and infection. Rev Med Suisse 2008; 4: 2149–2152, 2154–2155
Boyanova L, Kolarov R, Mitov I. Antimicrobial resistance and the management of anaerobic infections. Expert Rev Anti Infect Ther 2007; 5: 685–701
Brauner JS, Clausell N. Neurohumoral, immunoinflammatory and cardiovascular profile of patients with severe tetanus: a prospective study. J Neg Res BioMed 2006; 5: 1–7
Centers for Disease Control and Prevention (CDC): Tetanus. Online: http://www.cdc.gov/nip/publications/pink/tetanus.pdf (Stand 27. 09. 2004)
Chukwubike OA, God'spower AE. A 10-year review of outcome of management of tetanus in adults at a Nigerian tertiary hospital. Ann Afr Med 2009; 8: 168–172
Chesi C, Günther M, Huzly D et al. Immunization of liver and renal transplant recipients: a seroepidemiological and sociodemographic survey. Transpl Infect Dis 2009; 11: 507–512
Cooke MW. Are current UK tetanus prophylaxis procedures for wound management optimal? Emerg Med J 2009; 26: 845–848
DeBoard RH, Rondeau DF, Kang CS et al. Principles of basic wound evaluation and management in the emergency department. Emerg Med Clin North Am 2007; 25: 23–39
Duning T, Kraus J, Nabavi DG et al. Management of autonomic dysfunction in severe tetanus: the importance of deep analgosedation. Intens Care Med 2007; 33: 380–381
Duning T, Schäbitz WR. Behandlungsstrategien des Tetanus. Nervenarzt 2007; 78: 145–155
Farez MF, Correale J. Immunizations and risk of multiple sclerosis: systematic review and meta-analysis. J Neurol 2011; 258: 1197–1206
Ernst ME, Klepser ME, Fouts M. Tetanus. Pathophysiology and management. Ann Pharmacother 1997; 31: 1507–1513
Gardner P. Issues related to the decennial tetanus-diphtheria toxoid booster recommendations in adults. Infect Dis Clin North Am 2001; 15: 143–153
Geeta MG, Krishnakumar P, Mathews L. Intrathecal tetanus immunoglobulins in the management of tetanus. Indian J Pediatr 2007; 74: 43–45
Gibson K, Bonaventure U, Kiviri W et al. Tetanus in developing countries: a case series and review. Can J Anaesth 2009; 56: 307–315
Goncalves G, Santos MA, Frade JG et al. Levels of diphtheria and tetanus specific IgG of Portuguese adult women, before and after vaccination with adult type Td. Duration of immunity following vaccination. BMC Public Health 2007; 7: 109

Guglani L, Lodha R. Enteral baclofen in the management of tetanus-related spasms: case report and review of literature. J Trop Pediatr 2006; 53: 139–141

Gupta V, Dewangan S, Dev Bhatia B. Localised tetanus: rare presentation of a "forgotten" disease. J Paedtr Child Health 2011; 47: 152

Harrison M. A 4-year review of human bite injuries presenting to emergency medicine and proposed evidence-based guidelines. Injury Int J Care Injured 2009; 40: 826–830

Helbok R, Brenneis C, Beer R, Lackner P et al. Intensive care management in very old adults: two cases with clostridium tetani infection. J Am Geriatr Soc 2011; 59: 552–533

Hsu SS, Groleau G. Tetanus in the emergency department: a current review. J Emerg Med 2001; 20: 357–365

Joshi S, Agarwal B, Malla G et al. Complete elimination of tetanus is still elusive in developing countries: a review of adult tetanus cases from referral hospital in Eastern Nepal. Kathmandu Univ Med J (KUMJ) 2007; 5: 378–381

Kaushik KS, Kapila K, Praharaj AK. Shooting up: the interface of microbial infections and drug abuse. J Med Microbiol 2011; 60: 408–422

Korber A, Graue N, Rietkotter J et al. Insufficient tetanus vaccination status in patients with chronic leg ulcers. Results of a prospective investigation in 100 patients. Dermatology 2008; 217: 69–73

Kramer A, Assadian O, Frank M et al., Working Section for Clinical Antiseptic of the German Society for Hospital Hygiene. Prevention of post-operative infections after surgical treatment of bite wounds. GMS Krankenhhyg Interdiszip 2010; 5: 2

Lalli G, Bohnert S, Deinhardt K et al. The journey of tetanus and botulinum neurotoxins in neurons. Trends Microbiol 2003; 11: 431–437

Miranda-Filho DB, Ximenes RA, Barone AA et al. Randomised controlled trial of tetanus treatment with antitetanus immunoglobulin by intrathecal or intramuscular route. Br Med J 2004; 328: 615–618

Okoromah CN, Lesi FE. Diazepam for treating tetanus. Cochrane Database Syst Rev 2004; 1: CD 003954

Olander RM, Auranen K, Härkänen T et al. High tetanus and diphtheria antitoxin concentrations in Finnish adults – time for new booster recommendations? Vaccine 2009; 27: 5295–5298

Pfausler B, Kampfl A, Haring HP et al. Verlauf und Management des Tetanus. Wien Klin Wschr 1993; 105: 527–529

Poudel P, Budhathoki S, Manandhar S. Tetanus. Kathmandu Univ Med J (KUMJ) 2009; 7: 315–322

Santos ML, Mota-Miranda A, Alves-Pereira A et al. Intrathecal baclofen for the treatment of tetanus. Clin Infect Dis 2004; 38: 321–328

Schwab ME, Suda K, Thoenen H. Selective retrograde transsynaptic transfer of a protein, tetanustoxin, subsequent to its axonal retrograde transport. J Cell Biol 1979; 82: 798–810

Smalheiser S, Levine DA. An "inexcusable" case of muscle rigidity and shortness of breath. Ann Intern Med 2004; 141: 162–163

Steinegger T, Wiederkehr M, Ludin HP et al. Elektromyographie zur Diagnose des Tetanus. Schweiz Med Wschr 1996; 126: 379–385

Stubbe M, Swinnen R, Crusiaux A et al. Seroprotection against tetanus in patients attending an emergency department in Belgium and evaluation of a bedside immunotest. Eur J Emerg Med 2007; 14: 14–24

Teich N, Klugmann T, Tiedemann A et al. Vaccination coverage in immunosuppressed patients. Dtsch Ärztebl Int 2011; 108: 105–111

Thomas RM, Bellamy MC. Tetanus in a subcutaneous drug abuser: ineffectiveness of intrathecal baclofen. Anaesth Intens Care 2006; 34: 811–815

Uba AF, Edino ST, Yakubu AA. Paediatric burns: management problems in a teaching hospital in north western Nigeria. Trop Doct 2007; 37: 114–115

Valla FV, Gay CL. Generalized tetanus in a teenager. Arch Pediatr 2007; 14: 362–364

Wilhelm L, Wiersbitzky SKW, Podmelle F. Impfschutz bei Stich- und Bissverletzungen im Gesichtsbereich. Klin Monatsbl Augenheilkd 2004; 221: 677–682

39 Botulismus

Was gibt es Neues?

- Überwachung/Behandlung auf einer Intensivstation.
- Magnesiumgabe ist bei Botulismus kontraindiziert.
- Real-Time-PCR in Stuhlproben, Nahrungsmitteln und sonstigen Materialien.
- Das Syndrom eines chronischen Botulismus bei Menschen, die in der Landwirtschaft tätig sind, wird postuliert, ohne dass bisher ein eindeutiger Beweis für seine Existenz gelungen ist.

Die wichtigsten Empfehlungen auf einen Blick

- Überwachung/Behandlung auf einer Intensivstation.
- Toxinnachweis (Toxin A, B, E, F) in Nahrungsmitteln, Fäzes und sonstigen Materialien: Real-Time-PCR oder Massen-Spektrometrie.
- Bei Wundbotulismus: Wunddébridement und antibiotische Therapie.
- Magenspülung, Einläufe, properistaltische Behandlung.
- Symptomatische Therapie mit Cholinesterase-Hemmern.
- Magnesiumgabe ist kontraindiziert.
- Trivalentes Antitoxin (vom Pferd; Serotyp A, B, E) ist nur innerhalb der ersten 24 Stunden wirksam. Möglicherweise ist ein humanes Hyperimmunglobulin dem trivalenten Antitoxin vom Pferd beim Neugeborenen-Botulismus überlegen (Hypersensitivitätsreaktionen bei bis zu 9 % der Patienten; eine vorherige Intrakutantestung wird empfohlen).

■ Definition und Klassifikation

Begriffsdefinition

Botulismus wird durch Neurotoxine hervorgerufen, die von dem anaeroben sporenbildenden Bakterium Clostridium botulinum produziert werden. Botulinum-Toxine hemmen die Ausschüttung von Acetylcholin an den motorischen Endplatten, aber auch andere cholinerge Systeme sind betroffen. Die Hauptsymptomatik des Botulismus ist charakterisiert durch eine schlaffe symmetrische, meist absteigende Tetraparese mit „bulbärem" Beginn (4 Ds: Diplopie, Dysarthrie, Dysphagie, Dysphonie) und Beteiligung des autonomen Nervensystems (anticholinerge Effekte wie Mydriasis, Mundtrockenheit).

Klassifikation

Botulinum-Toxine (BTX) können auf verschiedenen Wegen in den Körper gelangen und Botulismus verursachen: durch mit BTX verunreinigte Nahrungsmittel, heute meist Konserven und Geräuchertes (**Nahrungsmittelbotulismus**), durch eine Wundbesiedelung mit Clostridium botulinum (**Wundbotulismus**) oder durch eine Darmbesiedelung mit Clostridium botulinum, die in der Regel nur bei Neugeborenen vorkommt (**Neugeborenenbotulismus**), aber in Einzelfällen auch bei Erwachsenen (**intestinaler Botulismus bei Erwachsenen**) beschrieben wurde.

Ob das Krankheitsbild des **chronischen Botulismus**, das in der Veterinärmedizin seit über 10 Jahren diskutiert wird, auch bei Menschen, die in der Landwirtschaft mit engem Rinder-/Tierkontakt konfrontiert sind, tatsächlich existiert und/oder eine gesundheitspolitische Relevanz hat, ist derzeit noch unbekannt.

■ Epidemiologie

Botulismus kommt weltweit vor. Er tritt in der Regel in kleinen Epidemien (3–5 Fälle) oder in Einzelfällen auf. Er ist nicht übertragbar, Epidemien beruhen auf dem Genuss des gleichen kontaminierten Lebensmittels durch mehrere Personen (z. B. im Jahr 2010: Genuss von mariniertem Fisch).

Verdacht, Erkrankung und Tod sind in Deutschland nach § 6(1) IfSG meldepflichtig, ebenso in Österreich, wo es seit 2008 eine nationale Referenzzentrale für Botulismus gibt.

▶ **Inzidenzen:**
- Deutschland: im Durchschnitt weniger als 10 Fälle/Jahr (im Jahr 2005 12 Drogenabhängige mit Wundbotulismus innerhalb von 2 Monaten im Großraum Köln)
- Österreich: 0–5 Fälle/Jahr (letzte gemeldete Fälle: 2006; alle 5 Patienten waren Teilnehmer einer Grillparty in Oberösterreich).
- Italien: ca. 36 Fälle/Jahr (1984–2005; Spanne 1–58 Fälle/Jahr)

Während in Deutschland fast ausschließlich Fälle von Nahrungsmittelbotulismus gemeldet wurden, ist in den USA (100–110 Fälle/Jahr) der Neugeborenenbotulismus (70 % der Fälle) am häufigsten, gefolgt von Nahrungsmittel- (25 %) und Wundbotulismus (5 %).

BTX kann als Aerosol über die Lungen absorbiert werden und zum Botulismus führen, was nur für den Einsatz als biologische Waffe (Bioterrorismus) von Interesse ist.

▪ Pathophysiologie

Clostridien sind anaerobe, grampositive, sporenbildende Bakterien, die weltweit in der Erde vorkommen. Clostridium-botulinum-Sporen sind hitzeresistent und überleben alle Konservierungsmethoden, die üblicherweise nicht sporenbildende Organismen abtöten. Unter den anaeroben Bedingungen der konservierten Nahrungsmittel entwickeln sich die Sporen. Die Clostridien vermehren sich und produzieren letztlich das potente Neurotoxin, das im Gegensatz zu den Sporen hitzelabil ist. Die Vermehrung der Clostridien wird durch ein relativ gering saures Milieu (pH > 4,6) erleichtert, vor allem wenn große Teile der konservierten Nahrungsmittel solide sind.

Clostridium botulinum ist eine einzelne Bakterienspezies mit zumindest 3 genetisch unterscheidbaren Subspezies, die 7 biochemisch verschiedene Serotypen (A–G) von BTX produzieren. Beim Menschen sind vor allem die Clostridium-Spezies von Bedeutung, die die Serotypen A, B und E produzieren. Während in Deutschland typischerweise BTX-A und -E für die menschlichen Botulismusfälle verantwortlich sind, ist in Italien fast ausschließlich BTX-B für Nahrungsmittelbotulismus verantwortlich. Die beiden seltenen Clostridien-Spezies Clostridium baratii (BTX-F) und Clostridium butyricum (BTX-E) wurden ebenfalls als Ursache des Botulismus beim Menschen identifiziert.

Das BTX wird mit dem Blutstrom verteilt (ausgehend vom Magen-Darm-Trakt bzw. von den anaeroben Anteilen im Bereich der Verletzung) und nach Bindung an einen spezifischen Rezeptor im Bereich der präsynaptischen Terminalen peripherer cholinerger Neurone endoneuronal aufgenommen. Durch eine Konfigurationsänderung im sauren Milieu des Lysosoms wird BTX in die Nervenendigung freigesetzt und wirkt hier als Protease. BTX inaktiviert spezifisch und je nach Serotyp an unterschiedlichen Stellen den Proteinkomplex SNARE, der die Fusion der Transmittervesikel mit der präsynaptischen Membran bewirkt, sodass die Acetylcholin-Ausschüttung blockiert wird. Dadurch erklären sich die Hauptsymptome des Botulismus, die Muskelschwäche und andere anticholinerge Effekte mit autonomer Mitbeteiligung.

Der Effekt des Toxins wird zunächst durch Neubildung cholinerger Synapsen („sprouting") überwunden (Dauer mindestens 2–3 Wochen). Im weiteren Verlauf wird durch Neusynthese des SNARE-Komplexes die Funktion der originären Synapsen wiederhergestellt (Dauer ca. 8–16 Wochen) und die „sprouts" werden retrahiert.

Botulinum-Toxin ist das potenteste natürliche Gift. Etwa 100 ng sind bei oraler Einnahme für den Menschen tödlich. Dies bedeutet, dass nur 1 Gramm BTX für 10 Millionen Menschen letal wäre, und das entspricht der etwa 100.000-fachen Toxizität des Nervengiftes Sarin. In Soja-Milchprodukten, die aufgrund einer Warnung durch das „Rapid-Alert-System for Food and Feed" (RASFF) vom 31.10.2010 (Alert Notification 2010-04-08 – „suspicion of clostridium botulinum sojadrink from Austria") untersucht wurden, konnte Clostridium sporogenes nachgewiesen werden. Dieser Erreger ist zwar biochemisch identisch mit Clostridium botulinum, es fehlt ihm aber die Fähigkeit, Botulinum-Toxin zu bilden.

▪ Klinik und Leitsymptome

Nahrungsmittelbotulismus

Nahrungsmittelbotulismus ist in Deutschland, Österreich und der Schweiz die bei weitem häufigste Form, meist verursacht durch BTX der Serotypen A und E.

Die Erkrankung entsteht durch Ingestion eines toxinhaltigen Nahrungsmittels, das Toxin wird enteral resorbiert. Meist handelt es sich um hausgemachte Fleisch- und Gemüsekonserven, in sehr seltenen Fällen waren kommerzielle Produkte, nämlich konservierte, relativ wenig saure (pH > 4,6) Nahrungsmittel wie Gemüse, Fleisch, Fisch, Chilischoten, in Öl eingelegter Knoblauch, Käsesaucen, eingelegte Zwiebeln sowie Fisch und andere Meerestiere die Intoxikationsquelle.

Die Inkubationszeit ist kurz (meist 18–36 Stunden; Minimum 8 Stunden, Maximum 8 Tage) und steht in reziprokem Verhältnis zur Toxinmenge.

Wundbotulismus

Wundbotulismus ist eine Rarität und wird ähnlich wie Tetanus durch die Besiedelung von Wunden (inklusive Nadelstichverletzungen bei i. v. Drogenabhängigen) mit Clostridium botulinum verursacht, die lokal Toxin (meist Serotyp A) produzieren, das dann zu einer systemischen Intoxikation führt. Die Inkubationszeit beim Wundbotulismus beträgt typischerweise 7 Tage (4–14 Tage).

Neugeborenenbotulismus

Der Neugeborenenbotulismus ist weltweit die häufigste Form und tritt meist um den 2. Lebensmonat auf. Hierbei handelt es sich um eine enterale Kolonisierung mit Clostridium botulinum nach oraler Aufnahme der Sporen. Eine typische Quelle der Sporen ist Honig, der daher grundsätzlich nicht Kindern unter 2 Jahren gegeben werden sollte. In vielen Fällen lässt sich jedoch die Herkunft der Sporen nicht ermitteln. Die Klinik ist meist relativ blande, gekennzeichnet durch Ptose, Adynamie, muskuläre Hypotonie und Trinkschwäche.

Intestinaler Botulismus bei Erwachsenen

Gelegentlich wird noch eine vierte Form, nämlich die des intestinalen Botulismus bei Erwachsenen, unterschieden. Diese sehr seltene Form tritt nur nach vorausgehender breitbandantibiotischer Therapie mit Zerstörung der natürlichen gastrointestinalen Flora auf (eventuell bei vorbestehender gastrointestinaler Vorerkrankung, abdominaler Chirurgie oder ähnlichem).

Botulismus

■ Symptomatik

Alle 3 (4) Formen des Botulismus zeigen (mit Ausnahme der unterschiedlichen Inkubationszeiten) eine ähnliche neurologische und systemische Symptomatik. Der Nahrungsmittelbotulismus beginnt typischerweise mit gastrointestinalen Symptomen (Übelkeit, Erbrechen, abdominellen Krämpfen, Diarrhö), gleichzeitig oder im Gefolge treten okulomotorische und bulbäre Paresen (Ptose, Doppelbilder, Dysarthrie, Dysphagie) sowie autonome Symptome (Mydriasis, Mundtrockenheit) hinzu. In unterschiedlichem Ausmaß kommt es dann zu einer absteigenden Schwäche der Extremitäten sowie der Atemhilfsmuskulatur. Die Symptome sind typischerweise rein motorisch bzw. autonom, sensible Ausfälle kommen nicht vor, aber Parästhesien werden von einigen Patienten angegeben. Zu beachten ist zudem, dass bei bis zu 10 % der Patienten Vigilanzstörungen auftreten können, ob als Folge einer Hyperkapnie bei Hypoventilation oder aber durch eine zentrale anticholinerge Toxinwirkung, ist ungeklärt.

Die Auftretenshäufigkeit der wesentlichen Symptome ist in ▶ Tab. 39.1 dargestellt. Zwei illustrative Fallbeispiele beschreibt das epidemiologische Bulletin (25.10.2010/Nr. 42 des Robert Koch Instituts; http:/rki.de/INFEKT/EPID-BULL/Archiv/2010/42).

Tab. 39.1 Symptomatik des Botulismus (mod. nach Tacket et al. 1989 und Zhang et al. 2010).

Symptomatik	Häufigkeit
Gastrointestinale Symptome:	
Obstipation (typischerweise später im Verlauf)	73 %
Nausea	64 %
Erbrechen	59 %
abdominale Krämpfe	42 %
Diarrhoe (häufig frühzeitig)	19 %
Neurologische Symptome:	
Dysphagie	96 %
Mundtrockenheit	93 %
Doppelbilder/Verschwommensehen	91 %
Dysarthrie	84 %
Atemnot (bis zur Beatmungspflichtigkeit)	60 %
absteigende Arm- und Beinparesen	70 %
Akkommodationsstörungen	65 %
Mydriasis	44 %
Nystagmus	22 %
Parästhesien	14 %
Vigilanzstörung	10 %

Ferner: Ptose, beidseitige schlaffe N.-facialis-Parese, fehlender Schluckreflex, Mydriasis, Nystagmus, Hypo- bis Areflexie

■ Diagnostik

Botulismus wird häufig (zu) spät diagnostiziert, insbesondere bei sog. Indexpatienten (erster Patient eines Botulismusausbruchs bzw. einziger Botulismuspatient).

Die Diagnose ist in erster Linie anamnestisch (Verzehr von eingemachten, konservierten Produkten bzw. Auftreten einer ähnlichen Symptomatik in der Familie oder Umgebung) und klinisch (s. o.) zu stellen.

Bei Verdacht sollte unverzüglich versucht werden, das Botulinum-Toxin aus Stuhl und Serum (eventuell auch aus Mageninhalt bzw. asservierten Nahrungsmitteln) mittels Maus-Inokulationstest (Bio-Assay) nachzuweisen, vor allem um den Toxintyp zu differenzieren. Die Ausbeute ist aber gering – BTX wird im Serum oder im Stuhl von Patienten mit Nahrungsmittelbotulismus in weniger als 50 % der Fälle nachgewiesen! Das Ergebnis der Tests sollte nicht abgewartet werden, bei hinreichendem Verdacht ist die Therapie sofort einzuleiten, da insbesondere die Gabe von Antitoxin zeitkritisch ist (s. u.).

Methoden des In-vitro-Nachweises von Botulinum-Toxin mittels ELISA, PCR, Real-Time-PCR oder Massen-Spektrometrie (Endopep-MS) müssen derzeit noch als experimentell bezeichnet werden, wenngleich erste Schritte einer erfolgreichen internationalen Standardisierung erfolgreich verlaufen sind (europäischer Ringversuch; Fenicia et al. 2011).

Beim Wundbotulismus wird aus Wundmaterial eine anaerobe Kultur angelegt.

▶ Tab. 39.2 listet weitere zusatzdiagnostische Tests auf, die auch zur differenzialdiagnostischen Einordnung dienen.

■ Differenzialdiagnose

Iatrogener Botulismus

BTX Typ A und B werden zunehmend häufig zur Therapie der muskulären Hyperaktivität eingesetzt. Insbesondere bei pharynxnaher Anwendung (Antecollis) oder hochdosierter Gabe (z. B. Behandlung der Spastik) kann es durch lokale Diffusion oder ungewollten systemischen Übertritt innerhalb von 2–14 Tagen zum Auftreten eines iatrogenen Botulismus kommen. Medikamentenanamnese!

Weitere wesentliche Differenzialdiagnosen zeigt ▶ Tab. 39.3.

■ Therapie

Management des individuellen Patienten

Die Wirkung von BTX kann bis zu 12 Wochen anhalten, die Erholung von den Paresen (mit Atrophien!) kann in schweren Fällen Monate dauern. Daher ist in vielen Fällen eine langwierige symptomatische Behandlung erforderlich. Eine häufig subjektiv empfundene Beeinträchtigung

Tab. 39.2 Diagnostische Tests bei Verdacht auf Botulismus.

Test	Botulismus bestätigendes Ergebnis
Initiale Tests	
Neuroimaging	normal
Lumbalpunktion	normal
Elektromyografie (mehrere Muskeln sind zu untersuchen)	reduzierte Amplitude des Aktionspotenzials
EMG mit repetitiver Nervenstimulation (20–50 Hz)	Inkrement
repetitive Nervenstimulation	kein oder nur geringes Dekrement mit niedriger Frequenz (5 Hz)
Tensilon-Test (Edrophonium-Chlorid)	negativ
Konfirmatorische Tests	
Maus-Inokulationstest für Toxinnachweis (Serum, Stuhl, Mageninhalt, Nahrungsmittel)	positiv
Einzelfaser-EMG	pathologischer Jitter
Stuhlkultur für Clostridium botulinum (bei Neugeborenem- und adultem infektiösem Botulismus)	positiv
Kultur aus Wundsekret/Wundinhalt (nur Wund-Botulismus)	positiv
Toxinnachweis (Toxin A, B, E, F) in Nahrungsmitteln, Fäzes und sonstigen Materialien): Real-Time-PCR	positiv

Tab. 39.3 Wesentliche Differenzialdiagnosen zum Botulismus mit den klinischen Merkmalen, die für den Botulismus untypisch sind, sowie mit den wichtigsten diagnostischen Maßnahmen zur Abgrenzung.

	Klinik anders als beim Botulismus	Diagnostik
Myasthenia gravis	• Belastungsabhängigkeit • langsamere Progredienz	Dekrement Acetylcholin-Rezeptor-Antikörper
Guillain-Barré-Syndrom	• von distal aufsteigend • fazialer/bulbärer Beginn äußerst selten!	LP: zytoalbuminäre Dissoziation NLG: F-Wellen-Persistenz reduziert Campylobacter-jejuni-Antikörper
Miller-Fisher-Syndrom	• Ataxie	LP: zytoalbuminäre Dissoziation
Diphtherie	• prodromale Schwäche, Fieber, Dysphagie, Halsschmerzen • belegte Tonsillen, Pharynx	mikrobiologisch: Abstrich!
Poliomyelitis (bulbäre Polio!)	• prodromal: Fieber, Kopfschmerz, Myalgien, meningeale Symptome	LP: entzündlich

des Befindens wird oft noch Jahre nach einem Botulismus berichtet (Gottlieb et al. 2007). Botulismus hinterlässt jedoch in der Regel keine bleibenden Schäden. Das Management beschränkt sich im Wesentlichen auf supportive Maßnahmen.

Supportive Maßnahmen

▶ **Überwachung/Behandlung auf Intensivstation:** Patienten mit Botulismusverdacht müssen zumindest in den ersten Tagen intensivmedizinisch überwacht werden. Gründe dafür sind die bulbäre Symptomatik mit Gefahr der Aspiration und Atemlähmung sowie die autonomen Störungen. Die Intensivmedizin hat in den letzten 40 Jahren substanziell zur Reduktion der Botulismussterblichkeit beigetragen.

▶ **Wunddébridement (nur bei Wundbotulismus) und Antibiose:** Bei Wundbotulismus muss ein ausgiebiges chirurgisches Débridement durchgeführt werden und eine antibiotische Therapie mit Penicillin G erfolgen.

▶ **Magenspülung:** Nach Sicherung der Atmung und der Atemwege wird bei Patienten mit sehr kurzer Inkubationszeit (Stunden) eine Magenspülung durchgeführt, um eventuell noch kontaminierte Nahrungsreste zu entfernen.

▶ **Einläufe/properistaltische Behandlung:** Obwohl immer wieder diskutiert, konnte nicht schlüssig nachgewiesen werden, dass Einläufe oder properistaltisch wirksame Substanzen den Verlauf beeinflussen.

▶ **Cholinesterase-Hemmer:** Eine symptomatische Therapie mit Cholinesterase-Hemmern (z.B. Neostigmin 2–6 mg/24h i.v.) erscheint sinnvoll, ihre Auswirkung auf Intensivpflichtigkeit, Morbidität und Mortalität ist jedoch noch nie Gegenstand einer prospektiven Studie gewesen. Die Behandlung kann die intestinalen Krämpfe und Diarrhöen verstärken.

▶ **Magnesiumgabe kontraindiziert!**
Magnesium muss aufgrund der theoretischen Möglichkeit, dass hohe Magnesiumspiegel die Wirkung von Botulinum-Toxin erhöhen, vermieden werden.

Spezifische Maßnahmen

▶ **Botulinum-Antitoxin vom Pferd (nur innerhalb der ersten 24 Stunden wirksam!):** Die Verabreichung von Botulinum-Antitoxin ist die einzige spezifische pharmakologische Maßnahme. Die intravenös verabreichten Antitoxine neutralisieren ausschließlich noch nicht an Nervenendigungen gebundene Toxinmoleküle und sind daher nur in den ersten 24 Stunden nach Einnahme des toxinhaltigen Nahrungsmittels sowie bei Wundbotulismus zu empfehlen (Chang u. Ganguly 2003). Das derzeit zugelassene Antitoxin stammt vom Pferd und ist trivalent, also gegen die Serotypen A, B und E wirksam. Die Dosis beträgt eine Ampulle (= 7500 I.E. Typ-A-, 5500 I.E. Typ-B- und 8500 I.E. Typ-E-Antitoxin). Die Antitoxine haben eine Halbwertszeit von 5–8 Tagen. In den USA ist seit 13. März 2010 ein heptavalentes Botulinum-Antitoxin (vom Pferd) für nicht infantilen Botulismus zugelassen.

> **Cave** ⚠
> Hypersensitivitätsreaktionen bis hin zur Anaphylaxie wurden bei bis zu 9% der Patienten berichtet! Eine vorherige Intrakutantestung wird empfohlen.

▶ **Botulinum-Hyper-Immunglobulin:** Möglicherweise ist beim kindlichen (Neugeborenen-) Botulismus die Verabreichung eines humanen Botulinum-Hyper-Immunglobulins günstiger in Bezug auf Dauer der Beatmungspflichtigkeit, Krankenhausaufenthalt, parenterale Ernährung und Nebenwirkungen (Chalk et al. 2011).

Management eines Botulismusausbruchs

Bei einem Botulismusausbruch müssen so rasch wie möglich die Gesundheitsbehörden verständigt werden, um die Quelle der Kontamination zu lokalisieren und entsprechende Maßnahmen einzuleiten.

Bei Exposition einer großen Zahl von Menschen gegenüber Botulinum-Toxin (via Aerosol – biologische Waffen!?) ist es entscheidend, rechtzeitig ausreichende intensivmedizinische Kapazitäten inklusive Beatmungsplätze zur Verfügung zu stellen. Daneben muss so schnell wie möglich (innerhalb von 24 Stunden) allen dem Aerosol exponierten Personen Antitoxin verabreicht werden. In einem Experiment der US-Armee mit Toxinexposition (via Aerosol) gegenüber Rhesusaffen war der entscheidende Faktor die rechtzeitige Verfügbarkeit einer mechanischen Ventilation, erst in zweiter Linie die frühzeitige Verabreichung von Antitoxin.

Nicht zugelassene Botulinum-Toxoid-Vakzine müssen Monate vor der Exposition verabreicht werden, sie verleihen nur eine relativ kurz dauernde Immunität und sind derzeit nur für Hochrisikopersonen in Einzelfällen in Anwendung. Das Center for Disease Control (CDC, Atlanta, USA) verfügt über eine pentavalente Botulinum-Toxoid-Vakzine, die als Investigational New Drug (IND) ebenso wie eine bivalente rekombinante Subunit-Vakzine derzeit in Phase-II-Studien evaluiert wird.

Wenn Botulismus als Epidemie auftritt, müssen alle potenziellen, asymptomatischen Kontaktpersonen sehr eng überwacht werden. Eine prophylaktische Gabe von Antitoxin ist nicht indiziert, sollte jedoch beim Auftreten der ersten Symptome nach stationärer Aufnahme unverzüglich erfolgen.

■ Versorgungskoordination

Die Aufnahme auf einer neurologischen Intensivstation ist unumgänglich.

■ Redaktionskomitee

Dr. K. R. Kessler, NeuroCentrum am Kreiskrankenhaus Grevenbroich
Prof. Dr. U. Meyding-Lamadé, Krankenhaus Nordwest, Frankfurt am Main
PD Dr. B. Pfausler, Neurologische Universitätsklinik Innsbruck
Prof. Dr. K. M. Rösler, Inselspital Bern
Univ.-Prof. Dr. E. Schmutzhard, Neurologische Universitätsklinik Innsbruck

Federführend: Univ.-Prof. Dr. E. Schmutzhard, Neurologische Universitätsklinik, Anichstraße 35, A- 6020 Innsbruck, Österreich, Fax: +43 512 504 24243
E-Mail: erich.schmutzhard@i-med.ac.at

Entwicklungsstufe der Leitlinie: S1

■ Literatur

Angulo FJ, Getz J, Taylor JP et al. A large outbreak of botulism: the hazardous baked potato. J Infect Dis 1998; 178: 172–177
Austin JW, Leclair D. Botulism in the North: a disease without borders. Clin Infect Dis 2011;52: 593–592

Bhatia KP, Munchau A, Thompson PD et al. Generalised muscle weakness after botulinum toxin injection for dystonia: A report of three cases. J Neurol Neurosurg Psychiat 1999; 67: 90–94

Binz T, Kurazono H, Willie M, et al. The complete sequence of botulism neurotoxin type A and comparison with other clostridial neurotoxins. J Biol Chem 1990; 265: 9153–9158

Black RE, Gunn RA. Hypersensitivity reactions associated with botulinal antitoxin. Am J Med 1980; 69: 567–570

Black JD, Dolly JO. Interaction of 125-I-labelled botulinum neurotoxins with nerve terminals. I. Ultrastructural autoradiographic quantitation of distinct membrane acceptors for types A and B on motor nerves. J Cell Biol 1986; 103: 521–534

Black JD, Dolly JO. Interaction of 125-I-labelled botulinum neurotoxins with nerve terminals. II. Autoradiographic evidence for its uptake into motor nerves by acceptor-mediated endocytosis. J Cell Biol 1986; 103: 535–544

Böhnel H, Schwagerick B, Gessler F. Visceral botulism – a new form of bovine Clostridium botulinum toxication. J Vet Med A Physiol Pathol Clin Med 2001; 48: 373–378

Botulism (foodborne) by year, United States, 1975–1994. MMWR Morb Mortal Wkly Rep 1995; 43: 22

Botulism in the United States, 1899–1996. Handbook for Epidemiologists, Clinicans, and Laboratory Workers. Centers for Disease Control and Prevention. National Center for Infectious Diseases, Division of Vacterial and Mycotic Diseases, 1998

Brin MF. Botulinum toxin: chemistry, pharmacology, toxicity, and immunology. Muscle Nerve 1997; 6: 146–168

Bruno S. Botulism caused by Italian bottled vegetables. Lancet 1998; 352: 884

Cai S, Singh BR, Sharma S. Botulism diagnostics: from clinical symptoms to in vitro assays. Crit Rev Microbiol 2007; 33: 109–125

Centers for Disease Control and Prevention (CDC). Infant botulism – New York City, 2001–2002. MMWR Morb Mortal Wkly Rep 2003; 52: 21–24

Centers for Disease Control and Prevention (CDC). Investigational heptavalent botulinum antitoxin (HBAT) to replace licensed botulinum antitoxin AB and investigational botulinum antitoxin E. MMWR Morb Mortal Wkly Rep 2010; 59: 299

Chalk C, Benstead TJ, Keezer M. Medical treatment for botulism. Cochrane Database Syst Rev 2011; 3: CD008123

Chang GY, Ganguly G. Early antitoxin treatment in wound botulism results in better outcome. Eur Neurol 2003; 49: 151–153

Cole LA. The specter of biological weapons. Sci Am 1996; 275: 60–65

Dressler D, Saberi FA. Botulinum Toxin: vom Medikament zum Toxin. Fortschr Neurol Psychiatr 2009; 77: 49–54

Elmore MJ, Hutson RA, Collins MD,. Nucleotide sequence of the gene encoding for proteolytic (Group 1). Clostridium botulinum type F neurotoxin: genealogical comparison with other clostridial neurotoxins. Syst Appl Microbiol 1995; 18: 23–31

Fenicia L, Anniballi F, Aureli P. Intestinal toxemia botulism in Italy, 1984–2005. Eur J Clin Microbiol Infect Dis 2007; 26: 385–394

Fenicia L, Fach P, van Rotterdam BJ et al. Towards an international standard for detection and typing botulinum neurotoxin-producing Clostridia types A, B, E and F in food, feed and environmental samples: A European ring trial study to evaluate a real-time PCR assay. Int J Food Microbiol 2011; 145 (Suppl. 1): S152–S157

Galldiks N, Nolden-Hoverath S, Kosinski CM et al. Rapid geographical clustering of wound botulism in Germany after subcutaneous and intramuscular injection of heroin. Neurocrit Care 2007; 6: 30–34

Gottlieb SL, Kretsinger K, Tarkhashvili N et al. Long-term outcomes of 217 botulism cases in the Republic of Georgia. Clin Infect Dis 2007; 45: 174–180

Griffin PM, Hatheway CL, Rosenbaum RB et al. Endogenous antibody production to botulism toxin in an adult with intestinal colonization botulism and underlying Crohn's disease. J Infect Dis 1997; 175: 633–637

Horowitz BZ. Type E botulism. Clin Toxicol (Phila) 2010; 48: 880–895.

Kalka-Moll WM, Aurbach U, Schaumann R et al. Wound botulism in injection drug users. Emerg Infect Dis 2007; 13: 942–943

Kongsaengdao S, Samintarapanya K, Rusmeechan S et al. An outbreak of botulism in Thailand: clinical manifestations and management of severe respiratory failure. Clin Infect Dis 2006; 143: 1247–1256

Reller ME, Douce RW, Maslanka SE et al. Wound botulism acquired in the Amazonian rain forest of Ecuador. Am J Trop Med Hyg 2006; 74: 628–631

Robinson RF, Nahata MC. Management of botulism. Ann Pharmacother 2003; 37: 127–131

Royl G, Katchanov J, Stachulski F et al. Diagnostic pitfall: wound botulism in an intoxicated intravenous drug abuser presenting with respiratory failure. Intens Care Med 2007; 33: 1301

Rusnak JM, Smith LA. Botulinum neurotoxin vaccines: Past history and recent developments. Hum Vaccin 2009; 5: 794–805

Sam AH, Beynon HL. Images in clinical medicine: Wound botulism. N Engl J Med 2010; 363: 2444

Sandrock CE, Murin S. Clinical predictors of respiratory failure and long-term outcome in black tar heroin-associated wound botulism. Chest 2001; 120: 562–566

Shapiro RL, Hatheway C, Becher J et al. Botulism surveillance and emergency response: a public health strategy for a global challenge. J Am Med Ass 1997; 278: 433–435

Shapiro RL, Hatheway C, Swerdlow DL. Botulism in the United States: A clinical and epidemiologic review. Ann Intern Med 1998; 129: 221–228

Smith LA. Botulism and vaccines for its prevention. Vaccine 2009; 4: D33–D39

Sobel J. Botulism. Clin Infect Dis 2005; 41: 1167–1173

Szabo EA, Pemberton JM, Gibson AM et al. Polymerase chain reaction for detection of Clostridium botulinum types A, B, and E in food, soil and infant faeces. J Appl Bacteriol 1994; 76: 539–545

Tacket CO, Shandera WX, Mann JM et al. Equine antitoxin use and other factors that predict outcome in type A foodborne botulism. Am J Med 1984; 76: 794–798

Tacket CO, Rogawski MA. Botulism. In: Simpson LL, ed. Botulinum neurotoxin and tetanus toxin. San Diego: Academic Press, 1989; 351–378

Wang D, Baudys J, Kalb SR, Barr JR. Improved detection of botulinum neurotoxin type A in stool by mass spectrometry. Anal Biochem 2011; 412: 67–73

Werner SB, Passaro D, McGree J et al. Wound botulism in California, 1951–1998. Recent epidemic in heroin injectors. Clin Infect Dis 2003; 31: 1018–1024

Whelan SM, Elmore MJ, Bodsworth NJ et al. The complete amino acid sequence of Clostridium botulinum type-E neurotoxin, derived by nucleotide-sequence analysis of the encoding gene. Eur J Biochem 1992; 204: 657–667

Whelan SM, Elmore MJ, Bodsworth NJ et al. Molecular cloning of the Clostridium botulinum structural gene encoding the type B neurotoxin and determination of its entire nucleotide sequence. Appl Environ Microbiol 1992; 58: 2345–2354

Wylie CE, Proudman CJ. Equine grass sickness: epidemiology, diagnosis, and global distribution. Vet Clin North Am Equine Pract 2009; 25: 381–399

Xiaoqi M, Tadahiro K, Kaiyong Z et al. Characterisation of a neurotoxigenic Clostridium butyricum strain isolated from the food implicated in an outbreak of food-borne type E botulism. J Clin Microbiol 1997; 35: 2160–2162

Yuan J, Inami G, Mohle-Boetani J et al. Recurrent wound botulism among injection drug users in California. Clin Infect Dis 2011; 52: 862–866

Zhang JC, Sun L, Nie QH. Botulism, where are we now? Clin Toxicol (Phila) 2010; 48: 867–869

40 Virale Meningoenzephalitis

Was gibt es Neues?

- Das Medikamentenspektrum für Viruskrankheiten wurde in den letzten Jahren erweitert. Zu nennen sind die Neuraminidasehemmer mit Wirksamkeit bei Orthomyxoviren (Zanamivir [inhalativ], Oseltamivir [oral] und Peramivir [i.v.]), die Breitspektrum-Antiherpetika Adefovir (auch gegen HIV und HBV wirksam) und Lobucavir sowie sog. Canyon-Blocker (Pleconaril) gegen Picornaviren (z.B. Coxsackieviren). Allerdings liegt für keines der genannten Präparate bislang eine kontrollierte Studie über die Wirksamkeit bei viralen Meningoenzephalitiden vor.
- Für die Therapie der durch Influenzaviren bedingten ZNS-Infektionen stehen mit den Neuraminidasehemmern klinisch wirksame Medikamente zur Verfügung (CDC Report 2009). Die Empfindlichkeit der zirkulierenden Virusstämme wird im Rahmen nationaler und internationaler Surveillance-Systeme überwacht.
- Für die Differenzialdiagnostik zwischen bakteriellen und viralen Meningoenzephalitiden bietet sich die Bestimmung der Procalcitonin-Konzentration im Serum an; sie ist nur bei bakteriellen Erkrankungen erhöht. Die Erregerdiagnostik wird für die HSVE und andere Erreger über den Liquor (Lumbalpunktion) mittels Polymerasekettenreaktion (PCR) durchgeführt.
- Ungewöhnliche Erreger viraler Meningoenzephalitiden werden in den westlichen Ländern zwar noch vereinzelt, aber zunehmend häufiger gefunden – nämlich Hantaan- und Puumula-Virus aus der Familie der Bunyaviren, das Nipah-Virus aus der Familie der Paramyxoviren sowie das West-Nil-Virus (WNV) und das Japanische Enzephalitis-B-Virus (JEV) aus der Familie der Flaviviren.
- Tollwut stellt weltweit nach wie vor die zehnthäufigste Infektionskrankheit dar. Vor wenigen Jahren sind in Deutschland seit Jahrzehnten wieder die ersten Patienten an Tollwut erkrankt, unglücklicherweise im Rahmen einer Transplantation von Spenderorganen. Die Organspenderin hatte sich in Indien infiziert. Bei Erhebung der Auslandsanamnese sollte stets daran gedacht werden, dass Tollwut eine variable Inkubationszeit von meist 3 Wochen bis 3 Monate, in Einzelfällen bis zu mehreren Jahren hat. Der letzte Tollwutfall in Deutschland war 2007 durch einen Hundebiss in Marokko zustande gekommen (RKI 2009). In einheimischen Fledermäusen kommen ebenfalls Tollwutviren vor, die potenziell zu Infektionen und Erkrankungen des Menschen führen können.

Die wichtigsten Empfehlungen auf einen Blick

- Der Verdacht auf Virusenzephalitis basiert auf Anamnese/Fremdanamnese, klinischer Untersuchung und der Untersuchung des Liquors sowie auf dem Erregernachweis (gemäß den Leitlinien in der Liquordiagnostik der Deutschen Gesellschaft für Liquordiagnostik und klinische Neurochemie, DGLN).
- Beim enzephalitischen Syndrom sind die MRT-Untersuchung und ein EEG erforderlich. Die cCT hat lediglich einen Stellenwert als Screening-Test.
- Bei enzephalitischer Symptomatik und dem Verdacht auf eine Herpesvirus-Ätiologie ist die i.v. Gabe von Aciclovir ohne Verzug einzuleiten.
- Aciclovir kann auch bei der Zoster-Enzephalitis eingesetzt werden, Ganciclovir und Foscarnet bei der durch Zytomegalievirus (CMV) bedingten Enzephalitis und Pleconaril bei der Enterovirus-Enzephalitis. Eine Wirksamkeit von Kortikoiden als begleitende Therapie ist bisher nicht erwiesen und Gegenstand laufender Studien.
- Patienten mit akuten viralen Enzephalitiden sind auf der Intensivstation zu betreuen.
- Die blande Virusmeningitis ist symptomatisch antipyretisch und analgetisch zu behandeln.

■ Definition und Klassifikation

Begriffsdefinition

Bei den in dieser Leitlinie behandelten Erkrankungen handelt es sich um virale Infektionen der Meningen und/oder des Gehirns und Myelons mit entsprechenden Symptomen.

Definition des Gesundheitsproblems

Virale Enzephalitiden werden bei immunologisch kompetenten Patienten in den gemäßigten Breiten hauptsächlich durch eine kleine Gruppe von Viren ausgelöst: Herpes-simplex-Virus Typ 1 (HSV-1), Varicella-Zoster-Virus (VZV), Epstein-Barr-Virus (EBV), Mumps-, Masern- und Enteroviren. Die Prognose hängt wesentlich von der Art des Erregers ab, aber auch vom Allgemeinzustand und Alter des Patienten. Die Herpes-simplex-Virus-Enzephalitis (HSVE) verläuft unbehandelt in 70 von 100 Fällen tödlich.

Behandelt (mit spezifischer Therapie) beträgt die Letalität noch immer 20–30 %. Für die HSVE gibt es gute Therapiemöglichkeiten, vorausgesetzt die Verdachtsdiagnose wird früh gestellt und die Behandlung unverzüglich eingeleitet. Einige in Europa seltene Viruskrankheiten wie Tollwut (Rabies), West-Nil-Enzephalitis (WNE) und Japanische Enzephalitis B (JEV) haben bei fehlender spezifischer Therapie eine hohe Sterblichkeit (Solomon et al. 2003a, Solomon et al. 2003b). Die rasche Diagnosestellung und Einleitung entsprechender Therapiemaßnahmen haben einen großen Einfluss auf das Überleben und das Ausmaß bleibender Hirnschäden (Steiner et al. 2010).

Die Entwicklung neuer bildgebender (MRT) und molekularbiologischer (z. B. PCR) Diagnoseverfahren brachte erhebliche Fortschritte für die Identifizierung viraler ZNS-Erkrankungen und die Etablierung kausaler Therapieverfahren. Die Zahl effektiver und gut verträglicher antiviraler Substanzen steigt ständig. In den letzten Jahren wurde unter anderem das Imidazolidinon-Analogon Pleconaril eingeführt, das bei Enterovirus-Meningoenzephalitiden eine Wirkung haben könnte, sofern die Therapie nicht erst in der Phase des Multiorganversagens einsetzt (Kak-Shan Shia et al. 2002, Bryant et al. 2004). Das Präparat ist derzeit nur über die Auslandsapotheke verfügbar. Die selektiven Neuraminidasehemmer (De Clerq 2002) eröffnen neue therapeutische Optionen für Krankheiten durch Orthomyxoviren (Rotbart 2000a). Peramivir für die i. v. Anwendung ist nur über die Auslandsapotheke erhältlich.

Die durch Viren ausgelöste *reine Meningitis* ist harmlos und nicht speziell therapiebedürftig, solange es sich allein um ein Reizsyndrom der Hirnhäute handelt. Die Erregersuche ist oft erfolglos.

Klassifikation der Krankheitsbilder

Eine **virale Meningitis** (synonym aseptische Meningitis) geht mit Kopfschmerz, Übelkeit, manchmal auch Erbrechen, Nackensteife sowie Licht- und Lärmscheu einher. Neurologische Herdzeichen und Bewusstseinsstörungen gehören nicht zum Krankheitsbild. Die Liquorzellzahl ist erhöht (< 1000 Zellen pro µl;); Liquor-Protein und -Laktat steigen nur leicht an oder verbleiben im Normalbereich. Die akute Symptomatik klingt auch ohne Therapie nach Tagen bis wenigen Wochen ab.

Die akute **virale (Meningo-)Enzephalitis** ist charakterisiert durch quantitative und qualitative Bewusstseinsstörungen. Hinzu kommen oft neurologische Herdsymptome wie fokale oder generalisierte Anfälle, Paresen, aphasische Störungen und oft ein Meningismus. Der (Meningo-)Enzephalitis geht typischerweise eine Allgemeinkrankheit (Röteln, Masern, Mumps, Varizellen, Exanthema subitum, Dreitagefieber, Ringelröteln) oder ein katarrhalisches Prodromalstadium voraus (Enteroviruserkrankungen einschließlich Poliomyeloenzephalitis, HSV-Enzephalitis, FSME).

Die wichtigsten in Europa vorkommenden viralen Meningitiden und Meningoenzephalitiden und ihre Erreger sind in ▶ Tab. 40.1 aufgeführt.

■ Epidemiologie

Die Inzidenz der viralen ZNS-Infektionen liegt in den USA mit 10–20/100.000 pro Jahr deutlich höher als die der bakteriellen Meningitis (Hammer u. Connolly 1992, Rotbart 2000b). Zu den häufigsten Erregern zählen Enteroviren (Coxsackie A, B und Echo-Viren), gefolgt von Mumpsvirus, Arboviren (Flavi-, Bunya- und Alpha-Viren), Herpesviren, HIV und dem lymphozytären Choriomeningitisvirus (LCMV). Die aktive Mumps-Impfung hat seit 1980 zu einem deutlichen Rückgang der Mumps-Meningoenzephalitis geführt. Virusmeningitiden treten beim männlichen Geschlecht häufiger auf als beim weiblichen.

Virale Enzephalitiden weisen eine regional unterschiedliche Inzidenz bei variierendem Erregerspektrum auf. In Nordamerika spielen Arboviren eine größere Rolle als in Europa. In Deutschland verursachte das FSME-Virus 260 Erkrankungsfälle im Jahre 2010 (RKI 2010), in Österreich waren es 63, in der Schweiz 96 Patienten. Für die Rötelnvirus assoziierte Enzephalitis wird hier nur eine Zahl von 1/24.000 angegeben (Meyding-Lamadé et al. 2004). Die HSVE ist mit jährlich ca. 5 Erkrankungen pro 1 Million die häufigste sporadische Enzephalitis in Westeuropa. Einzelfälle wurden nach Schutzimpfungen (Cholera, Pertussis) beobachtet. Die Rabies (Tollwut) mit den Tierreservoiren Füchse und Hunde gilt bei uns als überwunden; weltweit sterben jährlich noch 35.000–100.000 Menschen an der Tollwut. Es gibt jedoch Tollwutviren in einheimischen Fledermäusen, die potenziell zu Infektionen und ZNS-Erkrankungen des Menschen führen. Da die Inkubationszeit der Erkrankung sehr variabel sein kann, besteht bei Immigranten (in Abhängigkeit von ihrer Herkunftsregion) die Möglichkeit, dass die Krankheit noch Monate nach der Einwanderung manifest wird.

Zur Häufigkeit von Virusmanifestationen bei Immundefizienz werden folgende Zahlen angegeben (Brodt et al. 2000): HSV mit nekrotisierenden Hauterscheinungen (selten Enzephalitis) 4,0 %; VZV-Komplikationen (Herpes zoster, seltener Enzephalitis) 4,8 %; progressive multifokale Leukenzephalopathie (PML) 1,8 %; CMV-Retinitis und -enzephalitis 3,2 % der Betroffenen.

■ Diagnostik

An die Virusätiologie eines akuten oder subakuten ZNS-Prozesses ist bei folgenden anamnestischen Fakten zu denken:
- Umgebungsfälle von Viruserkrankungen (Mumps, Varizellen, Polio)
- Insektenstiche (FSME, andere Arbovirus-Erkrankungen) oder Tierbisse (Rabies)
- Zugehörigkeit zu AIDS-Risikogruppen

Virale Meningoenzephalitis

Tab. 40.1 Akute und subakute neurologische Syndrome durch virale Erreger (die in Mitteleuropa besonders relevanten Erreger sind fett gedruckt).

Syndrom	Klinische Symptome	Mögliche Erreger
Aseptische Meningitis	Kopf-/Nackenschmerzen, Fieber, Meningismus, Licht-/Lärmscheu, Abgeschlagenheit, Myalgien	**Coxsackievirus**, ECHO-Virus, Adenovirus, **HSV-2, VZV**, Phlebovirus (Toskana-Fieber/Italien), Polioviren, Masernvirus, **FSME, Mumps**, EBV, Rötelnvirus, Enterovirus 71, **HI**V, Parvovirus B19, HHV-6, Denguevirus
Meningoenzephalitis	wie aseptische Meningitis, zusätzlich: Vigilanzstörungen, delirante Syndrome, epileptische Anfälle, Aphasie, Apraxie, Hemiparesen, kognitive Störungen Komplikationen: Status epilepticus, Hirnödem	**HSV, VZV,** Adenoviren, **FSME-Virus**, Masernvirus, **CMV**, Rabiesvirus, **Enterovirus 71**, Vaccinia, **HI**V, EBV, Lassavirus, Japanisches B-Enzephalitis-Virus (JEV), West-Nil-Virus, Polioviren, Hantaviren
Enzephalopathie	chronisch: demenzieller Abbauprozess (sub)akut: Kopfschmerzen, Psychosyndrom, Bewusstseinsstörung	HIV, Polyomaviren (JCV), EBV
hämorrhagisches Fieber (mit ZNS-Beteiligung)	Fieber, Kopf-, Bauch-, Muskelschmerzen, Erbrechen, Diarrhö, Schock, Nierenversagen, Meningismus, zerebrale Anfälle, Bewusstseinsstörungen, Zeichen der Koagulopathie	**Hantavire**n (z. B. Hantaan-, Puumala-Virus), Filoviren (Marburg- und Ebolavirus), Flaviviren (z. B. Denguevirus)
Hirnnervenparesen	Ausfall einzelner Hirnnerven	VZV, HSV, CMV, HIV, FSME-, Mumps-, Polioviren
Augenbeteiligung	z. B. Chorioretinitis mit Sehstörungen und ggf. Augenschmerzen	CMV, HSV, VZV
Slow-Virus-Infektion des ZNS	Verlauf in 4 Stadien: Wesensänderungen, Myoklonien und Krampfanfälle, choreoathetoide Bewegungsstörungen, Dezerebrationsstarre	Masernvirus, Rötelnvirus

CMV = Zytomegalievirus, EBV = Epstein-Barr-Virus, FSME = Frühsommer-Meningoenzephalitis, HHV-6 = humanes Herpesvirus 6, HIV = humanes Immundefizienz-Virus, HSV = Herpes-simplex-Virus, JEV = Japanisches Enzephalitis-Virus, VZV = Varicella-Zoster-Virus, WNV = West-Nil-Virus

- Behandlung mit Blut- oder Blutprodukten, Organtransplantation (HIV, CMV, Parvovirus B19)
- Krankheitsbedingte oder therapeutische Immunsuppression (CMV, JCV, VZV, HHV 6, EBV, HSV1 und 2)
- Auslandsaufenthalte (Italien: Toskana-Virus, östlicher Mittelmeer-Bereich: West-Nil-Virus, Südostasien: Japanische Enzephalitis und Nipah-Virus-Infektionen, Nord- und Mittelamerika: verschiedene Alpha-Virus-Enzephalitiden, Zentral- und Westafrika: Lassavirus, weltweit verbreitet: Denguevirus)

Die Diagnostik stützt sich auf mikrobiologische und klinische Untersuchungen sowie bildgebende Verfahren. Das EEG hat eine diagnostische Bedeutung für die SSPE (subakute sklerosierende Panenzephalitis) und die HSVE.

▶ Abb. 40.1 zeigt das diagnostische Stufenschema bei entzündlichen ZNS-Erkrankungen. Die Stufendiagnostik neurotroper Viren bei Erwachsenen ist in ▶ Tab. 40.2 dargestellt.

Blutuntersuchungen

Für eine virale Infektion des ZNS sprechen eine relative Lymphozytose bei normalen, leicht erhöhten oder sogar erniedrigten Gesamtleukozyten und als neueres Kriterium das normale Procalcitonin (immer < 0,5 ng/ml); es ist bei akuten bakteriellen ZNS-Infektionen praktisch immer erhöht (Menager et al. 2002, Taskin et al. 2004). In der Regel erbringen die übrigen Blutwerte normale oder nicht richtungweisende Befunde. So kann das C-reaktive Protein auch bei akuten viralen ZNS-Krankheiten moderat ansteigen, erreicht aber selten Werte über 50 mg/l.

Liquoruntersuchungen

Der Liquor cerebrospinalis weist in den ersten 4–48 Stunden oft eine Misch-Pleozytose (25–1000 Zellen/μl) mit Lympho-, Mono- und Granulozyten auf, die dann in ein lymphozytäres Zellbild übergeht. Gesamtprotein und Laktat sind normal (Virusmeningitis) oder gering erhöht (Virusenzephalitis: immer ≤ 4,0 mmol/l). Eine intrathekale Immunglobulin-Synthese ist bei Virusmeningitis nie und bei akuter Virusenzephalitis in der Initialphase nicht zu erwarten. Sie entwickelt sich vor allem bei Enze-

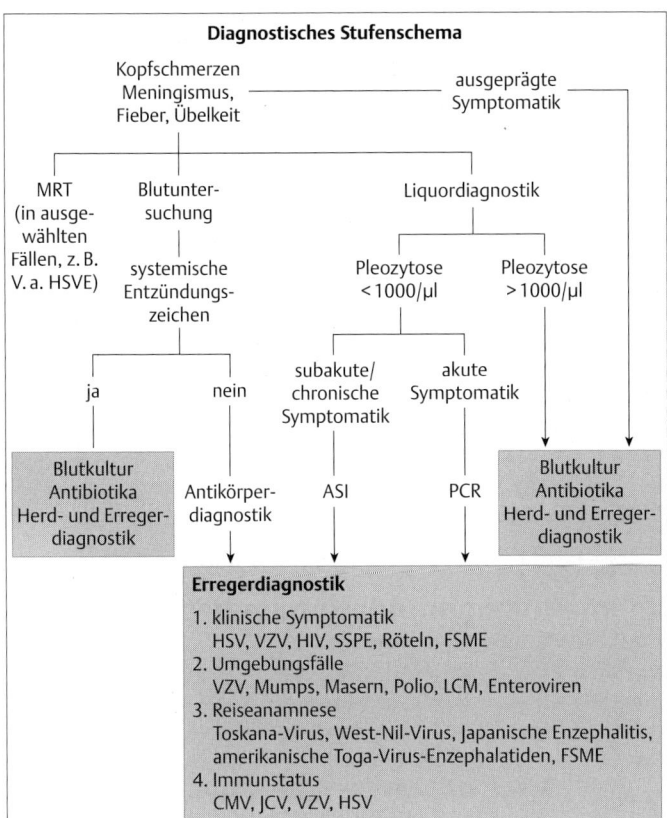

Abb. 40.1 Apparative Stufendiagnostik bei entzündlichen ZNS-Erkrankungen.

phalitiden durch HSV, VZV, CMV und FSME in den ersten Krankheitswochen (≥ 10 Tage). Dasselbe trifft für die intrathekale Produktion erregerspezifischer Antikörper zu, die über den Antikörper-Index (AI) bestimmt werden. Bei chronischen Virusenzephalitiden ist hingegen zum Zeitpunkt der Diagnostik oft eine intrathekale Immunglobulin-Synthese einschließlich der Produktion erregerspezifischer Antikörper (AI > 1,5) vorhanden (Reiber u. Felgenhauer 1987).

Virologische Diagnostik

Die exakte Identifizierung des Erregers gelingt in weniger als 50% der Fälle. Folgende Nachweisverfahren stehen zur Verfügung (Kniehl et al. 2002):
- Direkter Nachweis viraler DNA oder RNA mittels PCR aus *nicht zentrifugiertem* Liquor (z.B. HSV, VZV, CMV, EBV, Polyoma-JC-Virus, Flavi- und Enteroviren)
- Nachweis von erregerspezifischen IgM-Antikörpern in Liquor und/oder Serum mittels IgM ELISA (z.B. WNV-Enzephalitis) (Solomon et al. 2003b)
- Nachweis der intrathekalen Produktion erregerspezifischer Antikörper (Ermittlung des AI)
- Der direkte Erregernachweis mittels kultureller Verfahren aus Körperflüssigkeiten, Abstrichen oder bioptisch gewonnenem Hirnmaterial spielt für die klinische Praxis keine Rolle mehr. Er kann evtl. noch für den Nachweis von Enteroviren und/oder VZV aus dem Liquor von Kindern eingesetzt werden, wenn molekularbiologische Techniken (PCR) nicht verfügbar sind.

Bildgebende Verfahren (MRT bzw. soweit nicht verfügbar cCT)

Das MRT dient der Differenzialdiagnose raumfordernder oder andersartiger entzündlicher Prozesse wie Abszessen oder der ADEM und der Erfassung krankheitstypischer Verteilungsmuster des entzündlichen Prozesses (die cCT-Veränderungen kommen allerdings für die Diagnosestellung und die Akuttherapie in der Regel zu spät):
- asymmetrischer Stammganglienbefall oft bei Arboviren (FSME, JEV)
- temporobasale, periinsuläre und zinguläre kortikale Herde bei HSVE

EEG-Befund

Radermecker-Komplexe sind bei Slow-Virus-Krankheiten pathognomonisch, PLEDS (periodische lateralisierte epileptiforme Entladungen; alte Bezeichnung: temporale periodische paroxysmale Dysrhythmie) bei der HSVE.

Virale Meningoenzephalitis

Tab. 40.2 Stufendiagnostik neurotroper Viren bei Erwachsenen (mod. nach Kniehl et al.: MiQ-Standards 17/2001). Im Zweifelsfall wird die Kontaktaufnahme mit dem jeweiligen Nationalen Referenzlabor oder dem Robert-Koch-Institut empfohlen.

Stufe 1: Spezifisch behandelbare Virusinfekte	Diagnostik 1. Wahl	Diagnostik 2. Wahl
Herpes-simplex-Virus 1/2 (HSV-1/2)	DNA-PCR	AI (nach 2 Wochen)
Varicella-Zoster-Virus (VZV)	DNA-PCR	AI (nach 2 Wochen)
Zytomegalievirus (CMV)	DNA-PCR	AI, Antigen (pp65)-Nachweis im Liquor
humanes Immundefizienzvirus 1/2 (HIV-1/2)	RNA-PCR, Blut-Serologie	AI
Influenzavirus A und B	RNA-PCR	AI
Stufe 2: **Virusinfekte, bei denen potenziell wirksame Substanzen bekannt, aber nicht verfügbar, nicht ausreichend erprobt oder noch nicht zugelassen sind**	**Diagnostik** **1. Wahl**	**Diagnostik** **2. Wahl**
Epstein-Barr-Virus (EBV)	DNA-PCR	spezielle Serologie
Echoviren, Coxsackieviren	RNA-PCR, Serologie	Erregerisolation
Nipah-Virus	RNA-PCR	Serologie
Stufe 3: **Häufigere Virusinfekte (Westeuropa), die bisher nicht spezifisch behandelbar sind**	**Diagnostik** **1. Wahl**	**Diagnostik** **2. Wahl**
Frühsommermeningoenzephalitis-Virus (FSME)	Serologie in Blut und Liquor (AI)	RNA-PCR (früh!)
Adenoviren	DNA-PCR	Erregerisolation
humanes Herpesvirus 6 (HHV 6)	DNA-PCR	Serologie (AI)
humane Herpesviren 7, 8 (HHV 7/8)	DNA-PCR	Serologie
Parainfluenza-Viren 1–3	RNA-PCR	Serologie
Masernvirus	Serologie (AI)	RNA-PCR
Rötelnvirus	Serologie (AI)	RNA-PCR
JC-Virus (Polyoma-Virusgruppe)	DNA-PCR	Serologie
Stufe 4: **Spezielle Konstellationen**	**Diagnostik** **1. Wahl**	**Diagnostik** **2. Wahl**
A Spezielle klinische Syndrome		
schlaffe Paresen: Poliovirus	RNA-PCR (Virusanzucht aus Liquor und Stuhl zur Typisierung)	Serologie
spastische Paraparese: HTLV-1	RNA-PCR, Serologie	
Tollwutverdacht: Rabiesvirus	RNA-PCR	Antigennachweis (direkte Immunfluoreszenz)
Kontakt mit Nagern: LCM-Virus	Serologie	PCR
Kontakt mit Ausscheidungen von Mäusen und Ratten: Hantaviren	RNA-PCR	Serologie (AI)
Hepatitis: Hepatitis-C-Infektion	RNA-PCR	Serologie
B Auslandsaufenthalt (ggf. Kontakt mit Tropeninstitut aufnehmen)		
AI = Antikörper im Liquor × (Serum-IgG / Liquor-IgG) x Antikörper im Serum		

■ Therapie

Allgemeine Therapieprinzipien

1. Bei Verdacht auf eine Enzephalitis durch Viren der Herpesgruppe (vor allem HSV, VZV), der in der Frühphase bei allen schweren Enzephalitiden gegeben ist, muss ohne zeitlichen Verzug ein Antiherpetikum (in der Regel Aciclovir) verabreicht werden.
2. Ist eine bakterielle ZNS-Erkrankung differenzialdiagnostisch nicht sicher auszuschließen, werden zunächst zusätzlich Antibiotika gegeben (z. B. Ceftriaxon plus Ampicillin; cave: Listerien-Meningoenzephalitis).
3. Die passive Immunisierung mit Hyperimmunseren ist bei der FSME nicht indiziert und wird auf andere ungewöhnliche Erreger beschränkt bleiben (z. B. bei Rabies-Verdacht unmittelbar nach der Exposition oder wenn die Übertragung einer schweren Virusinfektion aus epidemiologischen oder sonstigen Gründen naheliegt).
4. Die allgemeinen Therapiemaßnahmen sind bei allen schwer verlaufenden Enzephalitiden gleich:

   o **Hirnödembehandlung:** Osmotherapeutika, der therapeutische Effekt der Entlastungstrepanation ist bisher nicht gesichert.
   o **Glukokortikoide** werden analog zu ihrem Einsatz bei der Pneumokokkenmeningitis aktuell bei der HSVE geprüft. Ihr Effekt konnte bisher nicht belegt werden, zumal eine Unterdrückung der körpereigenen Abwehr zu befürchten ist. Als ultima ratio ist die Gabe höherer Glukokortikoiddosen bei kritischen Anstiegen des intrakraniellen Drucks vertretbar.
   o Eine **antikonvulsive Therapie** ist erst beim Auftreten von hirnorganischen Anfällen oder beim Status epilepticus indiziert (siehe DGN-Leitlinie „Status epilepticus im Erwachsenenalter").
   o **Analgetika** und **Sedativa** werden je nach Bedarf eingesetzt. Bei der Gabe von **Neuroleptika** (Haloperidol, Melperon, Olanzapin) ist die Senkung der Krampfschwelle zu bedenken.

Tab. 40.3 Verfügbare antivirale Substanzen mit wahrscheinlicher oder gesicherter Effektivität bei ZNS-Befall (Balfour 1999).

Antivirale Substanz	Wirksamkeit gesichert	Wirksamkeit möglich	Pharmakologische Eigenschaften
Aciclovir/Valaciclovir	Herpes-simplex-Virus (HSV), Varicella-Zoster-Virus (VZV), Herpes-simiae-Virus	Epstein-Barr-Virus (EBV)	orale Bioverfügbarkeit 10–20 % Plasma-HWZ: 2–3 h intrazelluläre HWZ 1–2 h
Penciclovir/Famciclovir	HSV, VZV	Herpes-simplex-Virus-Enzephalitis (keine Studie), Hepatitis B	orale Bioverfügbarkeit 77 % Plasma-HWZ 2 h intrazelluläre HWZ 7–20 h
Ganciclovir/Valganciclovir	Zytomegalievirus (CMV)	EBV, HHV 8, Herpes-simiae-Virus	orale Bioverfügbarkeit 8–9 % Plasma-HWZ 2,5 h intrazelluläre HWZ 12 h
Foscarnet	CMV; Aciclovir-resistente VZV und HSV	HHV 8, HIV 1	orale Bioverfügbarkeit 0 % (nur i. v. Gabe!) Plasma-HWZ 6 h triphasische Elimination wegen Ablagerung in der Knochenmatrix
Ribavirin	Hantaan-Viren (hämorrhagisches Fieber)	Hantavirus (pulmonale Syndrome), Masern, Parainfluenza, Influenza A und B	orale Bioverfügbarkeit 32 % Plasma-HWZ 32 h auch als Aerosol applizierbar
Interferon-α	HHV 8		orale Verfügbarkeit 0 % (nur i. v. Gabe !) Plasma-HWZ 2–3 h
Cidofovir (mit Probenecid)	CMV-Retinitis*	HSV, VZV, EBV, JC-Virus**	orale Verfügbarkeit 0 % (nur i. v. Gabe!) Plasma-HWZ 3 h intrazelluläre HWZ 24–65 h
Pleconaril		Enterovirus-Meningoenzephalitis***	Bioverfügbarkeit: günstig für orale Anwendung Eliminations-HWZ 18–35 h****

* Rahhal et al. 1996; ** Genet et al. 1997; *** günstige Einzelbeobachtungen, kontrollierte Studien noch nicht abgeschlossen (Whitley u. Gnann 2002, Kak-Shan Shia et al. 2002); **** Abdel-Rahman u. Kearns 1999

Virale Meningoenzephalitis

- Ein niedrig dosiertes subkutanes **Heparinpräparat** ist zur Thrombose- und Lungenembolie-Prophylaxe bei allen bettlägrigen Patienten indiziert.
- Symptomatisch werden vegetative Entgleisungen, Temperatur- und Atemstörungen, ein Salzverlustsyndrom oder der Diabetes insipidus behandelt. Auf eine ausreichende Ernährung und ein optimales Temperaturmanagement ist besonderer Wert zu legen.

5. Für einige Viruskrankheiten mit potenzieller ZNS-Beteiligung (z. B. Masern) liegt der Schwerpunkt auf der Prophylaxe, insbesondere der **aktiven Impfung**. Die Zahl der Früh- und Spätkomplikationen durch Masern, Röteln, Mumps und Poliomyelitis konnte durch frühzeitige Impfung der Bevölkerung drastisch gesenkt werden (Krugman 1983). Für sporadische oder endemisch auftretende Viruserkrankungen wie FSME oder Tollwut ist es ausreichend, besonders exponierte Personengruppen aktiv zu immunisieren. Namentlich für die FSME gibt es regionale Impfempfehlungen.

Pharmakotherapie

Zur medikamentösen antiviralen Therapie siehe ▶ Tab. 40.3 und ▶ Tab. 40.4.

Charakteristika einzelner Erreger und spezielle Therapie

Herpes-simplex-Virus-Enzephalitis (HSVE)

Die HSVE ist unbehandelt bei mindestens 70% der Fälle letal. Personen mit rekurrierendem Herpes labialis sind nicht gehäuft betroffen. Bei Erwachsenen und älteren Kindern ist die akute nekrotisierende Enzephalitis nahezu immer durch HSV-Typ 1 bedingt, während der Typ 2 bei ihnen eher eine gutartige Meningitis hervorruft. Bei Neugeborenen führt der Typ 2 dagegen zu einer hämorrhagisch-nekrotisierenden Enzephalitis diffusen Charakters und ist – anders als bei Erwachsenen – nicht auf rhinenzephale Strukturen begrenzt.

▶ **Symptomatik:** Die HSV-1-Enzephalitis ist durch ihren zweiphasigen Verlauf gekennzeichnet:
1. grippales Vorstadium (Kopfschmerz, hohes Fieber), danach oft kurzzeitige Besserung
2. fokal enzephalitisches Stadium: aphasische Symptome, Mono- und Hemiparesen, psychotische Symptome (die nicht selten vor der Aphasie zu beobachten sind), Krampfanfälle (komplex-fokal beginnend mit sekundärer Generalisation) sowie quantitative Bewusstseinsstörungen bis hin zum Koma

▶ **Diagnostik:** Der Liquor weist eine lymphozytäre Pleozytose (5–350/μl; initial normale Liquorzellzahl bei 5%;

Tab. 40.4 Kosten der antiviralen Therapie.

Antivirale Substanz	Wochendosis	Kosten pro Packung	Kosten pro Woche	Nebenwirkungen
Aciclovir	15.750 mg i. v. (= 7 × 2250 mg)	5 × 250 mg = 57,20 € 5 × 500 mg = 94,14 €	637,82 €	< 3 % Übelkeit, Erbrechen; Kristallurie bei ungenügender Flüssigkeitsaufnahme
Famciclovir	5250 mg oral (=7 × 750 mg)	21 × 250 mg = 226,95 €	226,95 €	gelegentlich Kopfschmerz, Übelkeit
Ganciclovir	5250 mg i. v. (=7 × 750 mg)	1 × 500 mg = 76,06 €	1064,84 €	myelotoxisch; 6 % ZNS-Symptome (Psychose, Tremor)
Foscarnet	52.500 mg iv. (= 7 × 7500 mg)	10 × 250 ml = 1931,42 €	1738,28 €	nephrotoxisch; selten Neutropenie, Penisulzerationen
Ribavirin	8400 mg oral	84 × 200 mg = 517,62 € (=16.800 mg = 2-Wochen-Dosis)	258,81 €	hämolytische Anämie, Blutdruckabfall, Exantheme
Interferon-α	13,5 Mio E s. c.	Pen-Set 2 × 60 Mio E = 1618,52 €	182,08 €	grippeähnliche Symptome, Depressionen
PEG-Interferon-α	1,5 μg/kg/Wo z. B. 80 kg = 120 μg	4 Amp. à 150 μg = 1603,03 €	400,75 €	wie Interferon-α
Cidofovir Probenecid	187,5 mg 2 g	375 mg = 914,21 € 30 × 500 mg = 29,12 €	914,21 € 3,87 €	nephrotoxisch; Exanthem, Fieber, Haarausfall
Pleconaril (Picovir)	1400–2400 mg	in Deutschland nicht im Handel		bei hoher Dosis Kristallurie

Whitley et al. 1982), eine mäßige bis deutliche Eiweißerhöhung und einen leichten Anstieg des Laktats (max. 4,0 mmol/l) auf. Im MRT sind die enzephalitischen Herde in der grauen Substanz mediotemporobasal von Anfang an mit dem Auftreten der klinischen Symptomatik als Hyperintensitäten in der Diffusions- und FLAIR-Wichtung zu identifizieren. Das cCT ist dagegen in den ersten 4 Tagen nach Einsetzen der Symptome noch unauffällig. Später werden temporo- und frontobasale Hypodensitäten und eine Beteiligung des G. cinguli erkennbar. Die Verifizierung der Diagnose erfolgt durch die Liquor-PCR in den ersten Tagen (Sensitivität 95–100% je nach Vergleichsgruppe; Aurelius et al. 1991, Guffond et al. 1994) oder verzögert durch Nachweis steigender Liquorantikörper bzw. einer intrathekalen Antikörpersynthese (Sensitivität 97%, Spezifität 73–100% je nach Vergleichswert; Kahlon et al. 1987) ab Ende der 2. Krankheitswoche. Der Virus-DNA-Nachweis mittels PCR kann im weiteren Krankheitsverlauf wieder negativ werden.

▶ **Therapie:** Die Effektivität von **Aciclovir** wurde in 2 großen Studien gesichert (Sköldenberg et al. 1984, Whitley et al. 1986). Durch rechtzeitigen Therapiebeginn lässt sich die Letalität auf 20% senken. Aciclovir wird dementsprechend schon im Verdachtsfall ohne zeitlichen Verzug verabreicht:
- Aciclovir i. v. 3 × 10 mg/kg für mindestens 14 Tage (auf ausreichende Hydrierung achten, Dosisreduktion bei Niereninsuffizienz).
- Wenn die HSV-PCR im Liquor negativ ist und es nicht gelingt, eine andere Krankheitsursache zu finden, soll die Aciclovir-Therapie mindestens 10 Tage lang durchgeführt werden.

Bei Patienten mit AIDS und nach Organtransplantation sind Aciclovir-resistente HSV-Stämme beschrieben. In diesen Fällen ist alternativ **Foscarnet** (60 mg/kg i. v. (innerhalb von 1 Stunde infundiert) alle 8 Stunden über 3 Wochen zu geben.

Varizellen- und Zoster-Enzephalitis

Bei einer Varizelleninfektion (Windpocken) kommt es in etwa 0,1% der Erkrankungen zu ZNS-Manifestationen. Die **Varizellen-Enzephalitis** manifestiert sich 4–8 Tage nach den Hauterscheinungen. In der Hälfte der Fälle geht sie mit zerebellären Symptomen einher. Ansonsten steht die zerebrale oder zerebrospinale Symptomatik im Vordergrund. Das Verabreichen von **Aciclovir** in o. g. Dosierung ist zu empfehlen, wenngleich hierzu keine größeren randomisierten Studien vorliegen (Wallace et al. 1992). Als alternative Therapie wird auch **Brivudin**, 15 mg/kg KG/Tag genannt.

Cave

Bei gleichzeitiger Gabe von Fluorouracil oder verwandten Substanzen kann es durch Brivudin zu stärkeren Nebenwirkungen (Inappetenz, Schläfrigkeit, Schwindel) kommen.

Für die Behandlung des **unkomplizierten Herpes zoster** stehen folgende Präparate zur Verfügung:
- **Aciclovir** (5 × 800 mg oral für 7–10 Tage),
- **Famciclovir** (3 × 250–500 mg oral für 7–10 Tage) und
- **Brivudin** (125 mg/d; Therapiebeginn innerhalb der ersten 72 Stunden nach Auftreten der Effloreszenzen für 7 Tage).

Der **Zoster ophthalmicus** wird mit Aciclovir i. v. behandelt (▶ Tab. 40.3).

Eine **Zoster-Enzephalitis**, als Komplikation des Zoster oder als eigenständige Enzephalitis, betrifft vorzugsweise Personen mit Leukämie, Lymphomen und sonstigen Immundefekten. Die ZNS-Symptomatik entwickelt sich typischerweise wenige Tage bis Wochen nach Auftreten der kutanen Bläschen, die meistens am Kopf lokalisiert sind.

Für die Zoster-Enzephalitis wird die i. v. **Aciclovir**-Therapie empfohlen (▶ Tab. 40.3). Die Zoster-Enzephalitis kann ähnlich wie die HSV-1-Enzephalitis ablaufen, allerdings mit geringerer Progredienz und zumeist weniger schwerem Krankheitsbild. Residuen oder ein letaler Ausgang sind auch hier nicht ungewöhnlich. Der frühe Therapiebeginn mit Aciclovir ist entscheidend. Wenn Aciclovir ungenügend wirksam ist, kann bei VZV-Infektionen alternativ **Foscarnet** (Dosis siehe CMV-Infektionen) verabreicht werden (▶ Tab. 40.3).

Infektionen durch Zytomegalievirus

Das Zytomegalievirus (CMV) kann prä- oder perinatal schwere Enzephalitiden und Defektsyndrome verursachen. CMV-Infektionen im Kindes-, Jugend und Erwachsenenalter verlaufen oft inapparent. Die seltenen akuten Erkrankungen verlaufen meist ähnlich einer Infektiösen Mononukleose. Nahezu ausschließlich bei Immunkompromittierten kommen akute oder chronische Infektionen des Nervensystems vor. Sie treten als opportunistische Infektionen bei AIDS auf, vor allem als **Enzephalitis** und/oder **Chorioretinitis**. Im Liquor findet sich dann mitunter eine granulozytäre Pleozytose.

Verbindliche Empfehlungen zu Diagnostik und Therapie der CMV-Krankheit mit Beteiligung des ZNS wurden vom International Herpes Management Forum (IHMF) erarbeitet (Griffiths 2004). Für die Diagnostik wird die Liquor-PCR gefordert. Die Therapie der CMV-Enzephalitis und -Retinitis sind noch unbefriedigend und bestehen in der Gabe von **Ganciclovir** 5 mg/kg alle 12 Stunden i. v. Da die Effektivität dieses Präparates bei der CMV-Enzephalitis nicht sehr hoch ist, wird in der Phase der initialen Therapie (3 Wochen) eine Kombination mit Foscarnet (60 mg/kg alle 8 Stunden oder 90 mg i. v. alle 12 Stunden) empfohlen. Anschließend wird die Ganciclovir-Monotherapie angeschlossen, die bei immunologisch kompetenten Personen 3 Wochen und bei immunologisch kompromittierten Patienten 6 Wochen dauern soll. Falls eine orale Einnahme möglich ist, kann anstelle von Ganciclovir auch **Valganciclovir** (2 × 900 mg/d über 3 Wochen, später 1 × 900 mg/d) gegeben werden. Valganciclovir entfaltet bei CMV-Retinitis eine gute Effektivität; für die Anwendung bei CMV-Enzephalitis liegen keine Studien vor (Martin et al. 2002). Als Mittel der zweiten Wahl steht **Cidofovir** (Vistide) 5 mg/kg i. v. einmal pro Woche (zu verabfolgen mit Probenecid 2 g 3 Stunden vor und 2 bzw. 8 Stunden nach der Infusion) zur Verfügung. Foscarnet und Cidofovir sind toxischer als Ganciclovir. Da Cidofovir kein Nukleosidanalogon ist, kann es auch bei Ganciclovir-Resistenz wirksam sein; die Substanz gilt als karzino- und mutagen (Keating 1999; Griffiths 2004). Der Therapieerfolg ist wiederum bei der Chorioretinitis oft gut, bei den anderen Manifestationen unsicher.

Treten CMV-Infektionen im Rahmen einer AIDS-Erkrankung auf, ist zur Rezidivprophylaxe im Anschluss an die Akutbehandlung eine Erhaltungstherapie notwendig: Ganciclovir 5 mg/kg i. v. an 5–7 Tagen/Woche oder Foscarnet 90 mg/d i. v. (Balfour et al. 1996). Falls unter der sehr wirksamen HAART-Therapie die Zahl der CD4$^+$-Zellen für 6 Monate > 100/mm^3 bleibt, kann die Chemotherapie beendet werden (Griffiths 2004).

Epstein-Barr-Virus-Enzephalitis

EBV-Enzephalitiden kommen vorzugsweise bei immunsupprimierten Personen, beispielsweise Organempfängern, vor und äußern sich in Fieber, Verwirrtheit, auch Übelkeit, Erbrechen und Eintrübung. Herdsymptome und Meningismus sind ungewöhnlich. Auch der EEG-Befund ist unspezifisch. Die diagnostische Verifizierung erfolgt über den EBV-DNA-Nachweis im Liquor, die intrathekale Antikörperproduktion (AI) ist bei Immunsupprimierten unzuverlässig. Therapieversuche wurden vor allem mit Aciclovir unternommen, hatten eine nachhaltige Wirkung jedoch nur dann, wenn die fehlende immunologische Kompetenz wieder hergestellt werden konnte.

Progressive multifokale Leukenzephalopathie (PML)

Die PML wird durch das JC-Virus, ein hüllenloses DNA-Virus aus der Gruppe der Polyomaviren, hervorgerufen, das überwiegend Oligodendrozyten, aber auch Neuronen und Körnerzellen befällt. Die Durchseuchung der erwachsenen Population liegt bei 92%. Eine PML wird fast ausschließlich bei Personen mit Immundefekten, neoplastischen Erkrankungen oder nach therapeutischer Immunsuppression beobachtet. Hier bekommen insbesondere Therapien mit monoklonalen Antikörpern eine zunehmende Relevanz (z.B. Einsatz von Natalizumab bei MS-Patienten, Rituximab). Die Symptomatik beginnt meist mit neuropsychologischen Auffälligkeiten, Kopfschmerzen, Sehstörungen. Des Weiteren treten Paresen, Aphasie, Krampfanfälle, Ataxie und Dysarthrie auf. Die Endphase ist durch Demenz, Ataxie, Tetraparesen, kortikale Blindheit und präfinale Dezerebrationszeichen gekennzeichnet. Die Verdachtsdiagnose folgt aus der Anamnese (z. B. HIV-Infektion, Immunsuppression oder bekannte lymphoproliferative Erkrankung), dem neurologischen Status und dem MRT-Befund. Die Verifizierung der Diagnose ergibt sich durch den Virusnachweis mittels PCR im Liquor (Weber u. Major 1997), wobei die Sensitivität durch Hypermutation der Virusstämme herabgesetzt ist. Daher sollte bei hochgradigem Verdacht und negativer PCR eine erneute Bestimmung auch in verschiedenen Referenzlaboren erfolgen. Falls der PCR-Nachweis nicht gelingt, ist eine Hirnbiopsie zur Diagnosesicherung anzustreben.

Eine wirksame Therapie ist bisher nicht bekannt. In der Vergangenheit hat man den Krankheitsverlauf mit Cidofovir, Camptothecin oder Interferon-alpha in Einzelfällen positiv beeinflussen können (Vollmer-Haase et al. 1997, Huang et al. 1998, Taofik et al. 1998, DeLuca et al 1999, Happe et al 1999). Bei AIDS-Patienten kann durch die HAART-Therapie und den damit verbundenen Anstieg der Immunkompetenz die Symptomatik verbessert werden. Bei Patienten, die mit Natalizumab behandelt wurden, wird nach dem sofortigen Therapiestopp eine Plasmapheresebehandlung zur Elimination des Wirkstoffs empfohlen. Allerdings ist im Anschluss als Komplikation ein Immune Reconstitution Inflammatory Syndrome (IRIS) möglich, das hochdosiert mit Kortikoiden therapiert wird (Schröder et al. 2010). Eine Studie über den zusätzlichen Einsatz von Mefloquin bei 40 PML-Patienten befindet sich derzeit in der Auswertung.

Mollaret-Meningitis

Sie stellt eine Sonderform der benignen sogenannten chronisch rezidivierenden Meningitis dar. Vermutlich sind Herpes-simplex-Viren (häufiger HSV 2) Trigger der Erkrankung. Im Liquor findet sich eine Pleozytose mit typischerweise großen endothelialen Zellen (sog. Mollaret-Zellen), die allerdings nicht pathognomonisch für die Erkrankung sind. Der HSV-2-PCR-Nachweis gelingt gelegentlich. Im Allgemeinen verläuft die Erkrankung selbstlimitierend, wobei teilweise ein mehrjähriger rezidivierender Verlauf besteht.

Differenzialdiagnostisch ist auch an die medikamenteninduzierte aseptische Meningitis zu denken. Diese weist eine identische Symptomatik auf und entwickelt sich nach Gabe bestimmter Medikamente wie NSAR (v. a. Ibuprofen), aber auch nach Verabreichung verschiedener Antibiotika (Hopkins u. Jolles 2005, Diaz-Hurtado u. Vidal-Tolosa 2006).

„Slow-Virus-Krankheiten" des ZNS

Die beiden Erkrankungen mit nachgewiesener Slow-Virus-Pathogenese sind die **subakute sklerosierende Panenzephalitis (SSPE)** und die **progressive Rubella-Panenzephalitis (PRP)**. Gemeinsame Charakteristika der beiden Krankheitsbilder sind die besonders langen Inkubationszeiten (Monate bis Jahre) sowie die protrahierte, chronisch-progrediente Symptomatik, die in der Regel zum Tode führt. Vom klinischen Verlauf her sind die Krankheiten ähnlich. SSPE und PRP treten praktisch nur im Kindes- und Jugendalter auf. Es kommt zu Verhaltensstörungen, Persönlichkeitsverfall und Demenz. Typisch für SSPE sind myoklonische Entäußerungen. Die Diagnose der SSPE wird durch Nachweis einer exzessiven intrathekalen Antikörperproduktion gegen Masernviren (AI >> 1,5) bzw. SSPE-Antigen gesichert. Nahezu pathognomonisch ist auch das EEG-Muster der Radermecker-Komplexe. Die Häufigkeit der SSPE hat seit Einführung der Masernschutzimpfung drastisch abgenommen. Betroffen sind Kinder, die nicht oder nicht rechtzeitig gegen Masern geimpft wurden. Dies betrifft besonders Kinder aus Familien mit Migrationshintergrund und aus sozial schwachen Familien. Beide Leiden sind therapeutisch nicht beeinflussbar und führen über ein Coma vigile zum Tod. Die Anwendung von Interferon-alpha mag möglicherweise den Verlauf verzögern; die Studienergebnisse sind widersprüchlich.

■ Redaktionskomitee

Dr. Christian Jacobi, Krankenhaus Nordwest, Neurologische Abteilung, Frankfurt
Prof. Dr. Dr. B. Krone, Institut für Virologie, Universität Göttingen jetzt MVZ Laboratoriumsmedizin Kassel
Prof. Dr. Uta Meyding-Lamadé, Neurologische Abteilung, Krankenhaus Nordwest, Frankfurt
Priv.-Doz. Dr. Bettina Pfausler, Neurologische Universitätsklinik Innsbruck
Prof. Dr. em. Hilmar Prange, Neurologische Universitätsklinik Göttingen
Prof. Dr. Erich Schmutzhardt, Neurologische Universitätsklinik Innsbruck
Dr. Corinna Schranz, Neurologische Abteilung, Krankenhaus Nordwest, Frankfurt
Prof. Dr. Volker Schuchardt, Neurologische Klinik Lahr
Prof. Maja Steinlin, Neuropädiatrische Universitätsklinik Bern

Federführend: Prof. Dr. Uta Meyding-Lamadé, Krankenhaus Nordwest, Neurologische Abteilung, Steinbacher Hohl 2-26, 60488 Frankfurt, Tel.: 069/760-13246, Fax: 069/760-14440
E-Mail: meyding-lamade.uta@khnw.de

Entwicklungsstufe der Leitlinie: S1

■ Literatur

Abdel-Rahman S, Kearns GL Single oral dose escalation pharmacokinetics of pleconaril capsules in adults. J Clin Pharmacol 1999; 39: 613-618
Aurelius E, Johansson B, Sköldenberg B et al. Rapid diagnosis of herpes encephalitis by nested polymerase chain reaction assay of cerebrospinal fluid. Lancet 1991; 337: 189-192
Balfour HH. Antiviral drugs. J Engl J Med 1999; 340 : 1253-1266
Balfour HH, Fletcher CV, Erice A et al. Effect of foscarnet on quantities of cytomegalovirus and human immunodeficiency virus in blood of persons with AIDS. Antimicrob Agents Chemother 1996; 40 : 2721-2726
Brantsaeter AB, Liestol K, Goplen AK et al. CMV disease in AIDS patients: incidence of CMV disease and relation to survival in a population-based study from Oslo. Scand J Infect Dis 2002; 34: 50-55
Brodt H-R, Helm EB, Kamps BS: AIDS 2000; Diagnostik und Therapie. Wuppertal: Steinhäuser-Verlag; 2000
Bryant PA, Tingay D, Dargaville PA et al. Neonatal coxsackie B virus infection – a treatable disease. Eur J Pediatr 2004; 163: 223-228
Centers for Disease Control Morbidity & Mortality Weekly Report 2003; 52: 761-764
Centers for Disease Control Morbidity & Mortality Weekly Report 2009; 58: 773-778
Crumpacker CS. Ganciclovir. N Engl J Med 1996; 335: 721-729
De Clercq E. Highlights in the development of new antiviral agents. Mini Rev Med Chem 2002; 2: 163-175
De Luca A, Fantoni M, Tartaglione T et al. Response to cidofovir after failure of antiretroviral therapy alone in AIDS-associated progressive multifocal leukencephalopathy. Neurology 1999; 52: 891-892
Diaz-Hurtado M, Vidal-Tolosa A. Drug-induced aseptic meningitis: A physician's challenge. J Natl Med Ass 2006; 98: 457
Genet P et al. Treatment of progressive leukoencephalopathy in patients with aids with cidofovir. Abstract 611. 6th European Conference on Clinical Aspects and Treatment of HIV-Infection 1997
Griffiths P. Cytomegalovirus infection of the central nervous system. Herpes 2004; 11 (Suppl. 2): 95A-104A
Guffond T, Dewilde A, Lobert PE et al. Significance and clinical relevance of the detection of herpes simplex virus DNA by the polymerase chain reaction in cerebrospinal fluid from patients with presumed encephalitis. Clin Infect Dis 1994; 18: 744-749
Hammer SM, Connolly KJ. Viral aseptic meningitis in the United States: Clinical features, viral etiologies und differential diagnosis. Curr Clin Top Infect Dis 1992; 12: 1-25
Happe S, Besselmann M, Matheja P et al. Cidofovir (Vistide®) in der Therapie der Progressiven Multilokalen Leukenzephalopathie (PML) bei AIDS. Nervenarzt 1999; 70: 935-943
Hopkins S, Jolles S. Drug-induced aseptic meningitis. Expert Opin Drug Saf 2005; 4: 285-297
Huang SS, Skolasky RL, Dal Pan GJ et al. Survival prolongation in HIV-associated progressive multifocal leukencephalopathy treated with alpha-interferon: an observational study. J Neurovirol 1998; 4: 324-332
Kahlon J, Chatterjee S, Lakeman FD et al. Detection of antibodies to herpes simplex virus in the cerebrospinal fluid of patients with herpes simplex encephalitis. J Infect Dis 1987; 155: 38-44
Kak-Shan Shia, Wen-Tai Li, Chung-Min Chang et al. Design, synthesis and structure-activity relationship of pyridyl imidazolidinones : a novel class of potent and selective human enterovirus 71 inhibitors. J Med Chem 2002; 45: 1644-1655
Kamei S, Takasu T, Morishima T et al. Comparative study between chemiluminescence assay and two different sensitive polymerase chain reactions on the diagnosis of serial herpes simplex virus encephalitis. J Neurol Neurosurg Psychiatry 1999; 67: 596-601
Keating MR. Antiviral agents for non-human immunodeficiency virus infections. Mayo Clin Proc 1999; 74: 1266-1283
Kniehl E, Dörries H, Geiss RK et al. Infektionen des Zentralnervensystems. Qualitätsstandards in der mikrobiologisch-infektiologischen Diagnostik, Band 17 (MIQ 17 2001). München, Jena: Urban & Fischer; 2001
Kniehl E, Geiss HK, Neumann-Häfelin D et al. Leitlinien: Diagnostik akuter ZNS Infektionen. Der Mikrobiologe 2002; 12: 91-95
Kramer L, Bauer E, Funk G et al. Subclinical impairment of brain function in chronic hepatitis C infection. J Hepatol 2002; 37: 349-354
Krugman S. Further-attenuated measles vaccine: charactristics and use. Rev Infect Dis 1983; 5: 477-481

Martin DF, Sierra-Madero J, Walmsley S et al. A controlled trial of valganciclovir as induction therapy for cytomegalovirus retinitis. N Engl J Med 2002; 346: 1119–1126

Menager ME, Moulin F, Stos B et al. Procalcitonine et meningites virales: reduction des traitements antibiotiques inutiles par le dosage en routine au cours d`une epidemie. Arch Pediatrie 2002; 9: 358–364

Meyding-Lamade U, Martinez-Torres F, Völcker D. Die virale Meningoenzephalitis. Aktuelles zu Klinik und Therapie. Psychoneuro 2004; 30: 661–666

Rafailidis PI, Mavros MN, Kapaskelis A et al. Antiviral treatment for severe EBV infections in apparantly immunocompetent patients. J Clin Virol 2010; 49: 151–157

Rahhal FM, Arevalo JF, Chavez de la Paz E et al. Treatment of cytomegalovirus retinitis with intravitreous cidofovir in patients with AIDS: a preliminary report. Ann Intern Med 1996; 125: 98–103

Reiber H, Felgenhauer K. Protein transfer at the blood-CSF barrier and the quantification of the humoral immune respnse within the central nervous system. Clin Chim Acta 1987; 163: 319–328

Reiber H, Peter JB. Cerebrospinal fluid analysis: disease-related data patterns and evaluation programs. J Neurol Sci 2001; 184: 101–122

RKI. Zur Situation wichtiger Infektionskrankheiten in Deitschland: Virushepatitis B und C im Jahr 2003. Epidemiol Bull 2004; 37: 307–317

RKI. Tollwut. Epidemiol Bull 2009; 15

RKI. FSME: Risikogebiete in Deutschland (Stand: April 2010). Epidemiol Bull 2010; 17: 147–155

Rotbart HA. Pleconaril treatment of enterovirus and rhinovirus infections. Infect med 2000a; 17: 488–494

Rotbart HA. Viral meningitis. Semin Neurol 2000b; 3: 277–292

Schröder A, Lee DH, Hellwig K, et al. Successful management of natalizumab-associated progressive multifocal leukoencephalopathy and immune reconstitution syndrome in a patient with multiple sclerosis. Arch Neurol 2010, 67: 1391–4

Sköldenberg B, Fosgren M, Alestig K et al. Acyclovir versus vidarabin in herpes simplex encephalitis; randomised multicenter study in consecutive Swedish patients. Lancet 1984; 2: 707–711

Solomon T, Dung NM, Wills B et al. Interferon alfa–2q in Japanese encephalitis: a randomised double blind placebo-controlled trial. Lancet 2003a; 361: 821–826

Solomon T, Ooi MH, Beasley DWC et al. West Nile encephalitis. Br Med J 2003b; 326: 865–869

Steiner I, Budka H, Chaudhuri A et al. Viral meningoencephalitis: a review of diagnostic methods and guidelines for management. Eur J Neurol 2010; 17: 999–1009

Taofik Y, Gasnault J, Karaterki A et al. Prognostic value of JC virus load in cerebrospinal fluid of patients with progressive multifocal leukencephalopathy. J Infect Dis 1998; 178: 1816–1820

Taskin E, Turgut M, Kilic M et al. Serum procalcitonin and cerebrospinal fluid cytokines level in children with meningitis. Mediators of Inflammation 2004; 13: 269–273

Vollmer-Haase J, Young P, Ringelstein EB. Efficacy of camptothecin in progressive multifocal leukencephalopathy. Lancet 1997; 349: 1366

Wallace MR, Bowler WA, Murray NB et al. Treatment of adult varicella with oral acyclovir: a randomized placebo-controlled trial. Ann Inten Med 1992; 117 : 358–363

Weber T, Major EO. Progressive multifocal leukoencephalopathy: molecular biology, pathogenesis and clinical impact. Intervirology 1997; 40: 98–111

Whitley RJ, Alford CA, Hirsch MS et al. Herpes simplex encephalitis: vidarabin versus acyclovir therapy. N Engl J Med 1986; 314: 144–149

Whitley RJ, Gnann JW. Viral encephalitis: familiar infections and emerging pathogens. Lancet 2002; 359: 507–514

Whitley RJ, Jacobson MA, Friedberg DN et al. Guidelines for the treatment of cytomegalovirus disease in patients with AIDS in the era of potent antiretroviral therapy: recommendations of an intenational panel. Arch Intern Med 1998; 158: 957–969

Whitley RJ, Tilles J, Linnemann C et al. Herpes simplex encephalitis: Clinical assessment. J Am Med Ass 1982; 247: 317–32

Clinical Pathway – **Virale Meningoenzephalitis**

Anamnese:	○ Umgebungsfälle, Insektenstiche oder Tierbisse ○ Zugehörigkeit zu AIDS-Risikogruppen ○ Behandlung mit Blut- oder Blutprodukten, Organtransplantation ○ krankheitsbedingte oder therapeutische Immunsuppression ○ Auslandsaufenthalte		
Blutuntersuchungen:	○ Lymphozytose ○ Procalcitonin (immer unter 0,5 ng/ml; bei akuten bakteriellen ZNS-Infektionen praktisch immer erhöht)		
Liquordiagnostik:	○ Erregerdiagnostik (siehe Tabelle 1)		
Bildgebung (CT/MRT):	○ Abgrenzung gegen raumfordernde oder andersartige entzündliche Prozesse ○ krankheitstypisches Verteilungsmuster des entzündlichen Prozesses; asymmetrischer Stammganglienbefall oft bei Arboviren (FSME, JEV) ○ temporobasale, periinsuläre und zinguläre kortikale Herde bei HSVE		
Basistherapie:	○ Thromboseprophylaxe ○ symptomatische Therapie von Komplikationen: ○ vegetative Entgleisungen ○ Temperatur- und Atemstörungen ○ Salzverlustsyndrom ○ Diabetes insipidus		
		▶ **symptomatische Therapie**	○ Hirnödem → ▶ Osmotherapie / ▶ ggf. Thiopental-Dauernarkose
			○ epileptischer Anfall → ▶ antikonvulsive Prophylaxe
			○ Unruhe/Agitiertheit → ▶ Sedierung (Cave: Senkung der Krampfschwelle durch Neuroleptika)
			○ Hinweise auf bakterielle Meningitis → ▶ Antibiose

		▶ **spezifische Therapie**	○ Hinweise auf Herpes-Enzephalitis:
			○ Klinik: grippales Vorstadium, Wernicke-Aphasie bei Befall der dominanten Hemisphäre, Hemiparese, psychotische Episoden, Krampfanfälle (komplex-fokal-beginnend mit sekundärer Generalisation), Bewusstseinsstörung bis zum Koma
			○ Liquor:
			  ○ lymphozytäre Pleozytose, leichte Laktaterhöhung (max. 4,0 mmol/l) PCR
			  ○ Anstieg der Antikörper (in Serum und Liquor)
			  ○ intrathekale Antikörpersynthese (spezifischer Antikörperindex)
			○ Bildgebung:
			  ○ cCT: temporo- und frontobasale Hypodensitäten, Beteiligung des G. cinguli (nach ≥ 4 d)
			  ○ MRT (Diffusions- und FLAIR-Wichtung): mediotemporobasale Hyperintensitäten → ▶ Aciclovir

			○ Hinweise auf Varizellen-Enzephalitis: ○ Erkrankung nach den Hauterscheinungen ○ zerebelläre Symptome → ▶ Aciclovir i.v. / ▶ alternativ Brivudin, 1,5 mg/kg KG/d (Erwachsene 125 mg/d)
			○ Hinweise auf Zoster-Enzephalitis: ○ Risikogruppe (Leukämie, Lymphom, sonstige Immundefekte) ○ Erkrankungsbeginn wenige Tage bis Wochen nach Auftreten der kutanen Zosterbläschen → ▶ Aciclovir i.v. / ▶ wenn ungenügend wirksam: Foscarnet
			○ Hinweise auf CMV-Enzephalitis: ○ Risikogruppe: Immundefekte (z.B. AIDS) ○ Liquor: granulozytäre Pleozytose, PCR auf CMV → **1. Wahl:** ▶ Ganciclovir 5 mg/kg alle 12 Stunden i.v. über 21 Tage oder ▶ Valganciclovir (2 x 900 mg/d über 3 Wochen, später 1 x 900 mg/d) **2. Wahl:** ▶ Foscarnet 2 x 900 mg/kg als einstündige Infusion über 2–3 Wochen oder ▶ Cidofovir (Vestide) 5 mg/kg i.v. 1 x pro Woche (zu verabfolgen mit Probenecid 2 g 3 Stunden vor und 2 bzw. 8 Stunden nach der Infusion) bei AIDS: ▶ Erhaltungstherapie (Ganciclovir 5 mg/kg i.v. an 5–7 Tagen/Woche oder Foscarnet 900 mg/d i.v.)
			○ Hinweise auf EBV-Enzephalitiden ○ Risikogruppe: immunsupprimierte Personen, Organempfänger ○ Klinik: Fieber, Verwirrtheit, Übelkeit, Erbrechen, Eintrübung ○ Liquor: PCR, intrathekale Antikörpersynthese → ▶ Therapieversuch mit Ganciclovir (Dosierung 2 x 5 mg/kg täglich über 3 Wochen; Dosisreduktion bei renaler Funktionsstörung)
			○ Hinweise auf PML: ○ Risikogruppe (Immundefekte, neoplastische Erkrankungen, therapeutische Immunsuppression) ○ Klinik: Kopfschmerz, Gesichtsfelddefekte, kognitive Störungen, Paresen, Visusstörungen, Krampfanfälle, Ataxie und Dysarthrie, Demenz, kortikale Blindheit und präfinale Dezerebrationszeichen ○ MRT-Befund ○ Liquor-PCR → **Möglichkeiten (Einzelfallberichte):** ▶ Cidofovir ▶ Camptothecin ▶ Interferon-alpha ▶ HAART-Therapie
			○ Hinweise auf subakute sklerosierende Panenzephalitis (SSPE) und progressive Rubella-Panenzephalitis (PRP): ○ Klinik: Verhaltensstörungen, Demenz und Persönlichkeitsverfall; Myoklonien (SSPE) ○ Liquor: exzessive intrathekale Antikörperproduktion gegen Masernviren (AI > 1,5) bzw. SSPE-Antigen ○ EEG: Radermecker-Komplexe → ▶ Interferon-beta (verzögert möglicherweise den Verlauf)
			○ V.a. Rabies → ▶ passive Immunisierung

41 Frühsommer-Meningoenzephalitis (FSME)

Was gibt es Neues?

- Die anfangs beschriebene gute Verträglichkeit der neueren FSME-Impfstoffe (ab 2002) wird nicht nur durch eine niedrige Rate von Nebenwirkungen, sondern auch durch eine sehr niedrige Rate von Impfkomplikationen (1,5 : 1.000.000 Impfungen) bestätigt.
- Der Impferfolg bei über 50-Jährigen ist möglicherweise schwächer ausgeprägt als bei Jüngeren, sodass entsprechende Studien zur Überprüfung von gesammelten Einzelbeobachtungen notwendig sind.
- Langzeitbeobachtungen von FSME-Patienten zeigen, dass mit einer Rückbildung von Defiziten 3 Jahre nach der akuten Erkrankung kaum mehr zu rechnen ist.

Die wichtigsten Empfehlungen auf einen Blick

- Die aktive FSME-Impfung ist allen Personen im Alter über 3 Jahren mit wiederholtem Aufenthalt in Risikogebieten zu empfehlen.
- Für Personen ohne entsprechenden Impfschutz stehen nach einem Zeckenstich in einem Risikogebiet keine gesicherten Maßnahmen zur Verhinderung einer FSME zur Verfügung. Der Nutzen einer Post-Expositionsprophylaxe mittels eines Hyper-Immunglobulins konnte nie schlüssig bewiesen werden und steht von Herstellerseite nicht mehr zur Verfügung (WHO 2011).

■ Einführung

Die Frühsommer-Meningoenzephalitis (FSME) ist eine Erkrankung mit einem erhöhten Risiko von Folgeschäden, Invalidität und Tod. Sie ist durch eine Impfung vermeidbar. Diese ist jedoch nur gefährdeten Personen zu empfehlen. Die Leitlinie soll dabei helfen, die individuelle Indikation für eine Impfung argumentativ zu unterstützen.

■ Definition und Basisinformationen

Die FSME ist eine durch ein gleichnamiges Virus verursachte akute Entzündung des Gehirns, des Rückenmarks und der Hirnhäute. Erreger der FSME ist ein Plus-Strang-RNA-Virus aus der Familie der Flaviviridae.

Übertragung

Die FSME-Viren werden hauptsächlich durch Zecken (in Westeuropa Ixodes ricinus, in Osteuropa, Russland und Asien I. persulcatus) übertragen, allerdings erinnern sich nur ca. 70 % der Erkrankten an einen Zeckenstich (Kaiser 1999). Je nach Region sind 0,1–5 % der Zecken mit dem Virus infiziert, in einzelnen südöstlichen deutschen Landkreisen wurden auch höhere Durchseuchungsraten gefunden (Suss 2003). Zecken kommen bis zu einer geografischen Höhe von ca. 1500 m ü. M. vor. Die Übertragung der FSME-Viren erfolgt innerhalb der ersten Stunden nach dem Zeckenstich.

Hauptvirusreservoir sind Kleintiernager des Waldes und der Wiesen. Selten wurden auch Einzelerkrankungen nach dem Genuss infizierter unpasteurisierter Ziegenmilch beschrieben. Die meisten Infektionen erfolgen zwischen März und November mit einem Gipfel in den Hochsommermonaten.

Epidemiologie

In Deutschland wird ein Kreis als **FSME-Risikogebiet** definiert, wenn die Anzahl der übermittelten FSME-Erkrankungen im Kreis oder in der Kreisregion signifikant höher liegt als die bei einer Inzidenz von 1 Erkrankung pro 100.000 Einwohner erwartete Fallzahl. Weder für Österreich noch für die Schweiz oder andere europäische Länder liegen entsprechende Definitionen von Risikogebieten vor. Hier spricht man allgemein von Verbreitungsgebieten.

Aktuelle Informationen zu den Endemiegebieten finden sich unter:
- FSME-Risikogebiete in Deutschland: http://www.rki.de, http://www.zecken.de/index.php?id=500
- FSME-Verbreitungsgebiete in Österreich: http://zecken.at/fsme/verbreitungsgebiete/
- FSME-Verbreitungsgebiete (Naturherde, Endemiegebiete) in der Schweiz: http://www.bag.admin.ch/themen/medizin/00682/00684/01069/index.html?lang=de

Risikobeschreibung

Bei einer in Risikogebieten durchschnittlichen Befallsrate der Zecken mit dem FSME-Virus von ca. 1:50 und einer klinischen Manifestationsrate von etwa 1:3 beträgt das Risiko für eine Erkrankung an FSME ca. 1:150 und für schwere Folgeschäden etwa 1:500 Zeckenstiche.

Leitsymptome

Die klinische Manifestationsrate der FSME-Virusinfektion liegt bei ca. 33%. Die variablen Krankheitsverläufe lassen sich durch Unterschiede im individuellen Abwehrverhalten wie auch in der Virulenz und Anzahl der übertragenen Viren erklären (Gaumann et al. 2011, Barrett et al. 2004, Poponnikova 2006).

Bei ca. 70% der Patienten manifestiert sich die FSME mit einem zweigipfligen Fieberverlauf.

Nach einer Inkubationszeit von durchschnittlich 10 Tagen (4–28 Tage) kommt es zunächst zu einer ca. einwöchigen **Prodromalphase** mit allgemeinem Krankheitsgefühl, Kopfschmerzen, Fieber und gelegentlich auch Bauchschmerzen. Serologie und Liquor sind zu dieser Zeit nicht diagnoseweisend. Nach vorübergehender Besserung dieser Beschwerden markiert ein erneuter Fieberanstieg wenige Tage später den Beginn der **zweiten Krankheitsphase**. Diese manifestiert sich in ca. 50% der Fälle als isolierte Hirnhautentzündung (Meningitis), bei ca. 40% als Hirnentzündung (Meningoenzephalitis) und bei ca. 10% als Rückenmarkentzündung (Meningoenzephalomyelitis) (Kaiser 1999). In seltenen Fällen kann das Fieber einziges klinisches Merkmal der FSME sein (Meyer et al. 2010).

Die klinische Symptomatik bei der **meningitischen Verlaufsform** der FSME unterscheidet sich nicht wesentlich von anderen viralen Meningitiden, das Allgemeinbefinden ist häufig jedoch stark beeinträchtigt. Im Vordergrund stehen Kopfschmerzen, Fieber und Müdigkeit. Bei der **Meningoenzephalitis** stehen Bewusstseins- und Koordinationsstörungen sowie Lähmungen von Extremitäten und Hirnnerven im Vordergrund. Die **Meningoenzephalomyelitis** manifestiert sich primär im Bereich der Vorderhörner und geht daher mit schlaffen Lähmungen der Extremitätenmuskulatur einher. Da sie häufig in Assoziation mit einer Hirnstammenzephalitis auftritt, finden sich meist auch Schluck- und Sprechstörungen, Lähmungen der Gesichts- und Halsmuskulatur sowie Atemlähmungen. Das Auftreten einer isolierten Myelitis (Fauser et al. 2007) oder Radikulitis (Enzinger et al. 2009) und Verläufe mit anfänglichem Fehlen von Fieber oder einer Pleozytose sind ebenso selten wir autonome Regulationsstörungen (Kleiter et al. 2006).

Die FSME-Erkrankung verläuft bei Kindern meist günstiger. Gelegentlich können aber auch bei Kindern schwere neurologische Funktionsstörungen auftreten (Grubbauer et al. 1992, Cizman et al.1999, Arnez u. Avsic-Zupanc 2003, Kunze et al. 2004, Iff et al. 2005, Schmolck et al. 2005, Zenz et al. 2005, Kaiser 2006, Logar et al. 2006, Jones et al. 2007, Arnez et al. 2009, Meyer et al. 2010). Das jüngste Kind mit einer FSME-Virusinfektion war 17 Tage alt (Jones et al. 2007).

Doppelinfektionen mit dem FSME-Virus und Borrelia burgdorferi s.l. verlaufen meist schwerwiegend (Oksi et al.1993, Logina et al. 2006).

■ Diagnostik

Die Diagnose der FSME basiert auf der Anamnese mit Aufenthalt in einem Risikogebiet, einem fakultativ erinnerlichen Zeckenstich, einer Prodromalphase mit grippeähnlichen Symptomen, einer typischen neurologischen Symptomatik mit Fieber und dem Nachweis von entzündlichen Veränderungen in Blut und Liquor sowie von FSME-spezifischen IgM- und IgG-Antikörpern im Blut (Holzmann 2003).

Blut- und Liquoranalyse

Im **Blut** finden sich meist eine Leukozytose von mehr als 10.000 Zellen/µl, eine Beschleunigung der Blutsenkungsgeschwindigkeit und/oder eine Erhöhung des C-reaktiven Proteins.

Die **Liquoranalyse** ergibt – abgesehen von sehr seltenen Ausnahmen – regelhaft eine Zellzahlerhöhung mit anfänglichem Vorherrschen von Granulozyten und fakultativ eine Störung der Blut-Liquor-Schranke sowie eine intrathekale Synthese von Immunglobulinen der Klassen M, G und A. Im Verlauf der Erkrankung lassen sich fast immer intrathekal gebildete Antikörper gegen das FSME-Virus nachweisen (Kaiser u. Holzmann 2000). Für die Differenzialdiagnostik gegenüber einer bakteriellen Meningitis ist bei der FSME ein normaler Laktatwert im Liquor von großer Bedeutung.

In seltenen Fällen (z.B. bei Immundefekten/-suppression, Impfversagen) lassen sich keine IgM-Antikörper nachweisen. In solchen Situationen können der signifikante Konzentrationsanstieg von IgG-Antikörpern nach > 2 Wochen, die Bestimmung der Avidität von IgG-Antikörpern (Gassmann u. Bauer 1997), die Bestimmung der intrathekalen Synthese FSME-spezifischer IgG-Antikörper im Liquor (Antikörper-Index) oder der FSME-RNA-Nachweis im Liquor mittels PCR zur Diagnosesicherung herangezogen werden (Kaiser u. Holzmann 2000).

Weiterführende Diagnostik

Von den bildgebenden Verfahren ist vor allem das **Kernspintomogramm** für die anfänglich oft notwendige Differenzialdiagnostik gegenüber einer Herpes-simplex-Enzephalitis hilfreich. Im Unterschied zu dieser finden sich bei der FSME – bei ca. 20% der Patienten – Signalveränderungen vornehmlich im Thalamus und Corpus callosum (Kaiser 1999, Alkadhi u. Kollias 2000, Vollmann et al. 2011). Gelegentlich, speziell bei Immundefekten/-suppression/-modulation, lassen sich auch in anderen Bereichen des Gehirns und Rückenmarks Entzündungsherde nachweisen (Marjelund et al. 2004, Bender et al. 2005, Marjelund et al. 2006, Pfefferkorn et al. 2007, Stich et al. 2007). Da keine Korrelation zwischen diesen Signalauffälligkeiten und der Schwere oder Prognose der Erkrankung nachweisbar ist, besteht keine zwingende Indikation zur Durchführung des Kernspintomogramms (Kaiser 1999).

■ Differenzialdiagnose

Die Neuroborreliose geht nur selten mit hohem Fieber und einer der FSME vergleichbar schweren Beeinträchtigung des Allgemeinbefindens einher. Kopfschmerzen sind bei der Neuroborreliose eher selten, dafür stehen speziell beim Bannwarth-Syndrom die Schmerzen in den Extremitäten und gelegentlich auch im Rumpfbereich im Vordergrund. Sensible Störungen sind bei der FSME sehr selten, bei der Neuroborreliose dagegen häufig (Kaiser 2005).

■ Therapie

Für die FSME existiert keine kausale Therapie. Insbesondere auf eine Gabe von immunmodulierenden Medikamenten wie z.B. Glukokortikoide oder i.v. Immunglobuline sollte wegen der Gefahr einer Verschlechterung der Immunabwehr zumindest während der Fieberphasen verzichtet werden. Fieber, Kopfschmerzen und Anfälle werden symptomatisch behandelt. Eine generelle Fiebersenkung wird unter Abwehraspekten nicht empfohlen, erfolgt jedoch meist bei der Behandlung der Kopfschmerzen mit z.B. Paracetamol oder Metamizol. Bei hartnäckigen Kopfschmerzen können auch Antiphlogistika wie Diclofenac oder Ibuprofen eingesetzt werden. Bei etwa 5% der Patienten ist wegen einer Atemlähmung oder schweren Bewusstseinsstörung eine Behandlung auf der Intensivstation notwendig. Bestimmte neurologische Funktionsstörungen erfordern krankengymnastische, ergotherapeutische und auch logopädische Behandlungsmaßnahmen.

■ Prognose

Bei etwa 30–40% der FSME-Patienten sind längerfristige Rehabilitationsmaßnahmen (Phase B – D) erforderlich.

Die Prognose der **meningitischen Verlaufsform** ist am besten, sie heilt in der Regel folgenlos aus.

Patienten mit einer **Meningoenzephalitis** leiden häufig unter mehrere Wochen anhaltenden neurasthenischen Beschwerden (Kopfschmerzen, vermehrte Müdigkeit, verminderte Belastbarkeit, emotionale Labilität). Bei einem Teil der Patienten bestehen außerdem vorübergehend Störungen der Konzentrations- und Gedächtnisleistungen, Koordinationsstörungen, Sprach- und Sprechstörungen mit gestörter Modulation der Stimme und gelegentlich auch Hörstörungen sowie Lähmungen. Insgesamt ist bei ca. 20% der Patienten mit Meningoenzephalitis mit einer Defektheilung zu rechnen (Haglund et al. 1996, Gunther et al. 1997, Kaiser et al. 1997, Kaiser 1999, Lammli et al. 2000, Schwanda et al. 2000, Mickiene et al. 2002, Misic et al. 2009, Bogovic et al. 2010).

Die **Enzephalomyelitis** hat die schlechteste Prognose. Von 57 Patienten, die über 10 Jahre nachbeobachtet wurden, erholten sich nur 20% vollständig, bei 50% bestanden dauerhafte Defizite, 30% starben an den Folgen der Erkrankung (Kaiser 2011).

Bei Patienten mit einer enzephalitischen oder myelitischen Verlaufsform der FSME ist 3 Jahre nach der akuten Erkrankung nicht mehr mit einer wesentlichen Besserung von Symptomen zu rechnen (Haglund et al. 1996, Kaiser et al. 1997, Kaiser 2005).

Die Prognose der FSME ist bei Kindern zwar allgemein günstiger als bei Erwachsenen, Ausnahmen bestätigen aber auch hier die Regel.

■ Prophylaxe

Impfempfehlungen

Gemäß der Ständigen Impfkommission (Stiko) gelten für die FSME-Impfung in **Deutschland** folgende Empfehlungen:
- **Reiseimpfung** für Aufenthalte in FSME-Risikogebieten außerhalb Deutschlands
- **Indikationsimpfung** für Personen in Deutschland, die sich in FSME-Risikogebieten aufhalten, und für Personen, die durch FSME beruflich gefährdet sind

In **Österreich** wird die FSME-Impfung allen Personen, die in einem Endemiegebiet leben oder dorthin verreisen, ab dem 1. Lebensjahr empfohlen. Unter strenger Nutzen-Risiko-Abwägung kann die Impfung auch ab dem 6. Lebensmonat erwogen werden. Für die Auffrischintervalle gelten die gleichen Empfehlungen wie in Deutschland.

In der **Schweiz** empfiehlt das Bundesamt für Gesundheit (BAG) die Impfung allen Erwachsenen und Kindern (im Allgemeinen ab 6 Jahren), die in einem Endemiegebiet wohnen oder sich zeitweise dort aufhalten. Nach einer Grundimmunisierung mit 3 Dosen wird eine Boosterimpfung nur noch alle 10 Jahre empfohlen (Bull BAG 2006; 13: 225–231).

Aktive Impfung

Die aktive Immunisierung gegen FSME schützt vor Erkrankungen durch alle 3 Subtypen (Demicheli et al. 2009). Die komplette **Grundimmunisierung** schützt zunächst für die Dauer von mindestens 3 Jahren. Die Grundimmunisierung umfasst 3 Teilimmunisierungen, von denen die ersten beiden im Abstand von 1–3 Monaten und die dritte 9–12 Monate nach der zweiten appliziert werden sollten.

Die erste **Auffrischimpfung** sollte nach 3 Jahren erfolgen, weitere Auffrischimpfungen sind bei unter 50-Jährigen (in Österreich unter 60-Jährige) spätestens nach 5 Jahren, bei über 50-Jährigen (bzw. in Österreich über 60-Jährige) nach 3 Jahren erforderlich. In der Schweiz werden Boosterimpfungen nur alle 10 Jahre empfohlen. Die entsprechenden Impfstoffe können austauschbar eingesetzt werden (Ausnahme: Schnellimmunisierung) (Broker u. Schondorf 2006).

Vergessene Auffrischimpfungen sind kein Grund für eine neue Grundimmunisierung, wenn Letztere lege artis durchgeführt worden war. Hier reicht eine einzelne Boosterimpfung, um den Impfschutz wieder zu erlangen.

Kontraindikationen für die Impfung sind eine akute Erkrankung, eine anaphylaktische Reaktion auf eine frühere Impfung oder einen Impfstoffbestandteil. Während der Schwangerschaft ist eine sorgfältige Risikoabwägung vorzunehmen. Es liegen keine Erfahrungen zur Impfung von schwangeren Frauen vor.

Impfstoffe

Die in Deutschland, Österreich und der Schweiz zugelassenen FSME-Impfstoffe sind in ▶ Tab. 41.1 aufgelistet.

Impfversagen und Impfreaktionen/-komplikationen

Das Risiko eines Impfversagens nach einer kompletten Grundimmunisierung wird auf ca. 1 : 800.000/Jahr geschätzt. In den meisten Fällen waren die Betroffenen > 50 Jahre alt, was u. a. mit einer „Altersschwäche" des Immunsystems erklärt wird (Andersson et al. 2010). In Einzelfällen ließ sich jedoch keine plausible Erklärung finden (Koppi et al. 2011). Da sich zudem in aktuellen Studien bei einem der Teil der über 50-Jährigen auch bei den Antikörpermessungen als Surrogatmarker für einen Impferfolg Hinweise für einen unzureichenden Impfschutz fanden und sich Personen in dieser Altersgruppe zunehmend für die FSME-Impfung interessieren, erscheint die Prüfung eines modifizierten Impfschemas erforderlich (Jilkova et al. 2009, Weinberger et al. 2010).

Die Impfung ist im Allgemeinen gut verträglich. Wie bei allen intramuskulär injizierten Impfstoffen kann es zu lokalen Reaktionen am Injektionsort mit vorübergehenden Schmerzen, Rötung und Schwellung kommen. An systemischen Reaktionen werden allgemeines Unwohlsein, grippeähnliche Symptome und Fieber, vor allem nach der ersten Impfung beobachtet.

Das Risiko von neurologischen Impfkomplikationen beträgt nach Berechnungen basierend auf der Zahl der zwischen 2002 und 2009 verkauften Impfdosen (Herstellerangaben Baxter und Novartis) und der Zahl der in der gleichen Zeit vom Paul-Ehrlich-Institut begutachteten Verdachtsfälle (ein gesicherter und 66 wahrscheinliche Fälle, persönliche Mitteilung Frau Dr. Keller-Stanislawski) ca. 1,5 pro 1.000.000 Impfungen und liegt damit deutlich niedriger als bei der Tetanusimpfung (10 pro 1.000.000 Impfungen).

Verhalten nach einem Zeckenstich in einem FSME-Risikogebiet

Die passive Impfung, d. h. die postexpositionelle Gabe von spezifischem Hyperimmunglobulin, wird von Herstellerseite nicht mehr angeboten und ist daher nicht mehr möglich.

Eine aktive Immunisierung direkt nach einem Zeckenstich in einem Risikogebiet kann mangels klinischer, epidemiologischer und experimenteller Daten nicht generell empfohlen werden.

Bei Vorliegen von mindestens 2 Aktivimpfungen wäre durch den Boostereffekt der Impfung (nach Zeckenstich) eventuell eine beschleunigte Antikörperbildung zu erwarten, sodass im Falle einer Infektion bei einem Teil der Betroffenen die Schwere des Krankheitsverlaufes günstig beeinflusst werden könnte. Die serologische Diagnostik einer frischen FSME-Virusinfektion wäre allerdings erschwert, da auch die Impfung die Bildung von spezifischen IgG- und z. T. auch IgM-Antikörpern induziert. Durch die Bestimmung des FSME-Virus-spezifischen Antikörper-Indexes könnte die entsprechende Infektion des Nervensystems im Rahmen der Liquoruntersuchung jedoch noch nachgewiesen werden. Eine Aufklärung über Nutzen und Risiko ist zu empfehlen.

Allgemeine Schutzmaßnahmen

Allgemeine Schutzmaßnahmen vor einer durch Zecken übertragenen Infektion beinhalten das Tragen gut abschließender Kleidung, das Meiden von Unterholz, die Anwendung von Repellentien, und das Absuchen des Körpers nach Zecken sowie deren rasches Entfernen. Allerdings schützen Repellentien nur bedingt und nur für wenige Stunden, ein sicherer Infektionsschutz ist durch die genannten Maßnahmen nicht zu erreichen.

Tab. 41.1 FSME-Impfstoffe.

Deutschland	Österreich	Schweiz	Altersgruppe
Encepur Kinder	Encepur 0,25 Kinder	Encepur Kinder	ab vollendetem 1. bis zum 12. Lebensjahr
Encepur Erwachsene[a]	Encepur 0,5 Erwachsene	Encepur N	ab vollendetem 12. Lebensjahr
FSME-Immun Junior	FSME-Immun 0,25 Junior	FSME-Immun 0,25 Junior	ab vollendetem 1. bis zum vollendeten 16. Lebensjahr
FSME-Immun	FSME-Immun 0,5	FSME-Immun CC	ab vollendetem 16. Lebensjahr

42 Diagnostik und Therapie HIV-1-assoziierter neurologischer Erkrankungen

Was gibt es Neues?

- Die HIV-1-assoziierte Demenz (HAD) hat ihr klinisches Erscheinungsbild verändert; sie präsentiert sich jetzt als mehr kortikale Erkrankung (Cysique et al. 2004). Schwere klinische Bilder nehmen an Häufigkeit ab, die Demenzvorstufen zu. Somit wurde die Nomenklatur revidiert.
- Bei Langzeitüberlebenden (> 10 Jahre nach Erstdiagnose der HIV-Infektion) kommt es zu einer chronischen Immunaktivierung und dadurch zu entzündlichen Veränderungen im zentralen Nervensystem. Während des physiologischen Alterungsprozesses lagern sich bei den HIV-Trägern vermehrt mit Neurodegeneration assoziierte Substanzen im Gehirn ab.
- Das Arsenal der antiretroviralen Medikamente hat sich in den letzten Jahren weiter vergrößert. Es wurden neue Substanzgruppen synthetisiert:
  - Fusions-Inhibitoren,
  - Integrase-Inhibitoren,
  - CCR5-Antagonisten und
  - nicht kompetitive Hemmer der reversen Transkriptase.
- Da nach epidemiologischen Daten die antiretrovirale Therapie oft nicht ausreichend ZNS-effizient ist, herrscht Einigkeit über die Notwendigkeit der Suche nach und der Evaluation von adjuvanten Therapiestrategien für das ZNS.
- Bei der Entwicklung der ZNS-Manifestationen kommt Kofaktoren (therapieinduzierten metabolischen Störungen sowie der mitochondrialen Toxizität der hochaktiven antiretroviralen Therapie = cART) und Komorbiditäten (Syphilis-Infektionen, psychiatrischen Erkrankungen, Alkohol- und Drogengebrauch sowie der Hepatitis-Virus-C-Koinfektion) erhöhte Bedeutung zu.
- In der Behandlung des neuropathischen Schmerzes bei HIV-Patienten bietet das Capsaicin-Pflaster neue therapeutische Möglichkeiten.
- Infolge neu erkannter Phänomene wie dem Immunrekonstitutionssyndrom (IRIS) kommt es zum Aufflammen opportunistischer Infektionen und zur veränderten klinischen und radiologischen Manifestation derselben.

Die wichtigsten Empfehlungen auf einen Blick

- **HIV-1-assoziierte Demenz (HAD):** Bei gesicherter HIV-1-assoziierter Demenz ist eine antiretrovirale Kombinationstherapie unabhängig von der CD4$^+$-Zellzahl indiziert; sie sollte Azidothymidin enthalten. Bei Entwicklung einer HAD unter antiretroviraler Therapie mit supprimierter Plasma-HIV-RNA sollte eine Umstellung auf eine HAART mit möglichst liquorgängigen Substanzen erfolgen. Die Liquorgängigkeit ist am besten belegt für Azidothymidin (AZT), daneben noch für Emtricitabin (FTC), Abacavir (ABC), Efavirenz (EFV), Nevirapin (NVP), Indinavir (IDV), Darunavir (DRV), Fosamprenavir (FPV), Lopinavir (LPV/r), Raltegravir (RAL) und Maraviroc (MVC).
- **Polyneuropathie:** Bei schmerzhafter Polyneuropathie muss man differenzialdiagnostisch insbesondere bei asymmetrischem Verteilungstyp eine Vaskulitis erwägen (Nerven-/Muskelbiopsie durchführen).
- **Abklärung opportunistischer Infektionen:** JC-Virus-PCR nur in zuverlässigen Laboratorien bestimmen lassen – cave kommerzielle Primer! Tuschepräparat mit frischem (nicht älter als eine Stunde) Liquor herstellen bzw. Latex-Antigen-Test bei Verdacht auf zerebrale Kryptokokkose durchführen.
- Bei Patienten mit innerhalb von Monaten nach Einleitung einer erfolgreichen HAART auftretenden opportunistischen Infektionen sollte man an das Immunrekonstitutionsphänomen (IRIS) denken.
- Neurologen, die mit HIV-Infizierten wegen infektionsunabhängiger oder komplizierender Beschwerden (z. B. Kopfschmerzen, Schwindel, Depressionen, Psychosen, Anfälle, Schmerzzustände, Vaskulitiden) konfrontiert sind, können sich vor der Verordnung einer geeigneten symptomatischen Medikation auf den laufend aktualisierten Webseiten der Deutschen Neuro AIDS Arbeitsgemeinschaft (DNAA) informieren: www.dnaa.de.
- Viele in der Neurologie angewendete Medikamente interagieren pharmakokinetisch mit antiretroviralen Substanzen. Hilfreiche Informationen dazu finden sich unter: http://www.hiv-druginteractions.org/.
- Bei HIV-Infizierten mit gutem Immunstatus, klinisch-neurologisch unauffälligem Befund und „white matter lesions" im MRT kann es sich um das sog. „CNS escape"-Phänomen handeln, bei dem eine vom systemischen Kompartiment unabhängige Replikation des HIV im ZNS diskutiert wird (Eggers et al. 2003). Diese Patienten müssen gut hinsichtlich der Manifestation zerebraler, virusassoziierter Erkrankungen überwacht werden. Differenzialdiagnostisch sind insbesondere in den höheren Altersgruppen zerebrovaskuläre Erkrankungen abzugrenzen (Valcour et al. 2007).

Einführung

Ziel dieser Leitlinie ist die Vermittlung von aktualisiertem Basiswissen über die neurologischen Systemmanifestationen der HIV-Infektion sowie über die mit der resultierenden Immunschwäche verbundenen opportunistischen Infektionen, die gängigen antiretroviralen Medikamente und ihre Anwendung bei neurologischen, virusassoziierten Erkrankungen und die Nebenwirkungsprofile der Therapie bzw. ihre Wechselwirkungen mit typischerweise durch den Neurologen angewendeter Begleitmedikation. Dargestellt werden folgende Krankheitsbilder:
- HIV-1-assoziierte Demenz und ihre Vorstufen
- HIV-1-assoziierte Myelopathie
- HIV-1-assoziierte Neuropathien
- HIV-1-assoziierte Myopathien
- opportunistische zerebrale Infektionen
- primär zerebrales Lymphom
- Immunrekonstitutionssyndrom (IRIS)

Definition und Klassifikation

HIV-1-assoziierte Demenz und ihre Vorstufen

Bei der HIV-1-assoziierten Demenz (HAD) handelt es sich um eine durch motorische (Störung der Feinmotorik), kognitive (Gedächtnis- und Konzentrationsstörungen, Verlangsamung von Auffassung und Reagibilität) und emotionale (Verlust von Initiative und Antrieb, sozialer Rückzug mit Verlust sozialer Kompetenz, Depressivität und verminderte emotionale Schwingungsfähigkeit) Defizite gekennzeichnete, virusassoziierte Gehirnerkrankung, die zu einer schweren Demenz sowie schließlich zu einer spastischen Tetraparese mit Blasenstörungen und Mutismus führt (Eggers et al. 2000, Sporer u. Maschke 2003). Unter cART ist die Inzidenz dieser Erkrankung massiv zurückgegangen. Dieser Rückgang ist aber weniger ausgeprägt als bei anderen AIDS definierenden Erkrankungen (Dore 2003).

Deutlich zugenommen haben die Vorstufen der HIV-assoziierten Demenz; diese hat zudem ihr Erscheinungsbild gewandelt: sie präsentiert sich als Alzheimer-ähnliches Krankheitsbild (Cysique et al. 2004, Ances u. Ellis 2007).

Wegen der veränderten klinischen Erscheinungsform wurden die **diagnostischen Kriterien der American Academy of Neurology (AAN)** wie folgt geändert (Antinori et al. 2007):

- **Erste Stufe der virusassoziierten Gehirnerkrankung (= asymptomatisches, HIV-assoziiertes neuropsychologisches Defizit, ANPD):**
  1. Erworbenes Defizit in kognitiven Leistungen (in der verbalen Flüssigkeit, den Exekutivfunktionen, in der Geschwindigkeit der Informationsverarbeitung, der Aufmerksamkeit, dem Arbeitsgedächtnis, in verbalem und visuellem Lernen sowie in der visuellen Informationsverarbeitung); die Ergebnisse von mindestens zwei standardisierten Tests müssen außerhalb der einfachen Standardabweichung liegen.
  2. Die Einbußen beeinträchtigen das Alltagsleben nicht.
  3. Die Dauer der Defizite beträgt mehr als einen Monat.
  4. Andere Gründe für ein ANPD müssen ausgeschlossen werden, das heißt, es dürfen keine schweren depressiven Episoden, keine Psychosen und kein chronischer Drogen- und/oder Alkoholgebrauch vorliegen.

- **Zweite Stufe der virusassoziierten Gehirnerkrankung (= HIV-assoziiertes, mildes neurokognitives Defizit, MNCD):**
  1. Die Ergebnisse von mindestens zwei standardisierten Tests müssen außerhalb der einfachen Standardabweichung liegen.
  2. Die kognitiven Einschränkungen machen sich im Alltag bemerkbar:
     a. Die Patienten klagen über reduzierte intellektuelle Präsenz, Ineffizienz im Beruf und eigenen Haushalt sowie Schwierigkeiten in der sozialen Interaktion.
     b. Die unter a. genannten Defizite müssen durch die Familie und/oder den Partner/die Partnerin eines Patienten primär erwähnt oder bestätigt werden.
  3. und 4. wie bei ANPD

- **Dritte Stufe der virusassoziierten Gehirnerkrankung (= HIV-assoziierte Demenz, HAD):**
  1. Erhebliche kognitive Beeinträchtigung in mindestens zwei psychometrischen Testverfahren in verschiedenen kognitiven Funktionsbereichen; die Testergebnisse liegen außerhalb der zweifachen Standardabweichung.
  2. Das Alltagsleben ist ohne fremde Hilfe nicht zu bewältigen.
  3. und 4. wie bei ANPD und MNCD

Treffen nach Diagnosestellung von ANPD oder MNCD bei einer Verlaufsuntersuchung die Kriterien nicht mehr zu, spricht man von ANPD/MNCD „in Remission". Die Diagnose „HAD" ist unumkehrbar.

Folgende interferierende Variablen sind zu beachten:
- primäre Variablen:
  - Alter
  - Hepatitis-Virus-C-Co-Infektion
  - vaskuläre oder Alzheimer-Demenz
  - psychiatrische Co-Morbidität
  - Schädel-Hirn-Trauma Grad II + III in der Vorgeschichte
- sekundäre Variablen:
  - Drogen- und/oder Alkoholmissbrauch
  - opportunistische zerebrale Infektionen

HIV-1-assoziierte Myelopathie

Langsam progrediente spinale Symptomatik mit beinbetonter Tetraparese und spastisch-ataktischem Gangbild, Hyperreflexie und positiven Pyramidenbahnzeichen,

Sphinkterfunktionsstörungen sowie handschuh- und sockenförmigen sensiblen Störungen ohne Nachweis eines abgrenzbaren sensiblen Niveaus, die sich ohne die charakteristischen Zeichen der HIV-assoziierten Demenz als isolierte Rückenmarkserkrankung entwickelt und direkt HIV-1-assoziiert ist, obwohl der Nachweis viraler Produkte nur inkonstant gelingt. Allerdings treten bei 60% der Patienten HIV-1-assoziierte Myelopathie und Demenz gleichzeitig auf (Arendt 2005).

Die HIV-1-assoziierte Myelopathie (HIVM) tritt überwiegend in den Spätstadien der Infektion auf. Häufigstes morphologisches Korrelat der HIVM ist die sog. vakuoläre Myelopathie (VM), deren Merkmale eine Vakuolisierung besonders des thorakalen und zervikalen Rückenmarks mit Betonung der Seitenstränge und das Auftreten lipidbeladener Makrophagen sind.

HIV-1-assoziierte Neuropathien

Systemische periphere Nervenaffektion im Rahmen der HIV-1-Infektion, die je nach Stadium der HIV-1-Infektion mit unterschiedlicher Inzidenz in unterschiedlichen klinischen Verlaufsformen auftreten kann (Hahn et al. 2010):
- akute inflammatorische demyelinisierende Polyradikuloneuritis (HIV-1-assoziiertes GBS) (1%), Primärinfektion mit Serokonversion
- chronisch inflammatorische demyelinisierende Polyradikuloneuropathie (selten) bei beginnendem Immundefekt
- HIV-1-assoziierte, vorwiegend sensible Polyneuropathie (35–88%) bei beginnendem Immundefekt, häufiger aber im AIDS-Stadium
- HIV-1-assoziierte vaskulitische Polyneuropathie
- Polyneuropathie bei diffus infiltrativem Lymphozytose-Syndrom (selten) in eher frühen Stadien
- Mononeuropathie (z. B. auch Fazialisparese) und Mononeuritis multiplex (< 1%) zumeist im AIDS-Stadium
- Polyradikuloneuritis durch opportunistische Erreger (< 1%) zumeist im AIDS-Stadium und CMV-bedingt
- medikamentös-toxisch induzierte Polyneuropathien (in Abhängigkeit von der Substanz, vor allem Didanosin, Stavudin, Zalcitabin); Zalcitabin wird wegen der zu geringen antiretroviralen Wirksamkeit nicht mehr, Stavudin wegen seiner starken mitochondrialen Toxizität nur noch selten verordnet. Zunehmend wird angenommen, dass auch Proteasehemmer über das durch sie provozierte metabolische Syndrom Polyneuropathien hervorrufen können (Banerjee et al. 2010).

HIV-1-assoziierte Myopathien

Initial zunächst Myalgien, die häufig belastungsabhängig sind, und Erhöhung der CPK, zu der im weiteren Verlauf nach Monaten subakut bis chronisch progredient zunehmende Paresen und/oder Muskelatrophien, vor allem der proximalen Muskulatur, hinzutreten. Dabei bleibt trotz zum Teil ausgeprägter Atrophien die Parese zumeist gering- bis mäßiggradig. HIV-1-assoziierte Myopathien treten mit einer Inzidenz von ca. 1% in jedem Stadium der HIV-1-Infektion auf.

Dabei werden primär durch HIV-1 ausgelöste Myopathien (Polymyositis, Nemalin-Myopathie, Einschlusskörperchenmyositis) von sekundär ausgelösten Myopathien unterschieden (opportunistische Infektionen, erregerbedingte Myositiden, Pyomyositis, Lymphominfiltration, durch Arzneimittel induzierte Rhabdomyolysen, AZT-vermittelte Myopathie). Die diagnostische Zuordnung erfolgt in der Regel nach histopathologischen Kriterien (Arendt für die DNAA 2000).

HIV-Infektion: opportunistische zerebrale Infektionen

Durch Parasiten (Toxoplasma gondii), Viren (JC-Virus, Zytomegalievirus [CMV]), Pilze (Cryptococcus neoformans) oder Bakterien (Mykobakterien) bei HIV-Infizierten oder sonstig immungeschwächten Patienten hervorgerufene zerebrale Infektionen. Die in Klammern gesetzten Erreger sind die bei HIV-positiven Patienten häufigsten; alle durch sie verursachte Infektionen stellen AIDS definierende Erkrankungen dar und treten bei CD4$^+$-Zellzahlen < 150/µl auf (Maschke et al. 2000, DNAA 2002, Maschke et al. 2004).

Primär zerebrales Lymphom

Das primär zerebrale Lymphom ist der häufigste zerebrale Tumor bei HIV-infizierten Patienten, meist bei < 100 CD4$^+$-Zellen/µl, heute jedoch auch bei deutlich besserem Immunstatus, insgesamt in der Zunahme begriffen. Es handelt sich überwiegend um Non-Hodgkin-Lymphome vom B-Zell-Typ, zu 90% Epstein-Barr-Virus-assoziiert. Die Prognose ist schlecht, die mediane Überlebenszeit ohne Therapie beträgt 1 Monat, mit Radiatio 4 Monate, deutliche Zunahme der Überlebenszeit unter cART (siehe Abschnitt Therapie) (Antinori et al. 1997, Bayraktar et al. 2011).

Immunrekonstitutionssyndrom (IRIS)

Eine neu erkannte und gefürchtete Komplikation der HIV-Infektion, die auch den Neurologen involvieren kann, ist das Immunrekonstitutionssyndrom (IRIS) (Shelburne et al. 2005, Arendt u. Nolting 2010). Es tritt vor allem bei Patienten auf, die bei einer Viruslast im Plasma von > 100.000 Kopien/ml und einer CD4$^+$-Zellzahl von < 50/µl – also sehr spät – mit der antiretroviralen Therapie beginnen. Die antiretrovirale Therapie führt durch Hemmung der viralen Replikation rasch zu einem Absinken der Plasmaviruslast, zu einer Veränderung des Zytokinmusters und innerhalb weniger Wochen zu einem Anstieg der CD4$^+$+-Zellzahl. Dies bewirkt eine Aktivierung von Entzündungszellen im Gewebe sowie auch im Gehirn. Diese Entzündungsreaktion kann eine subklinische opportunistische Krankheit (Infektion oder Tumor) demaskieren, also symptomatisch werden lassen. Andererseits können anbehandelte opportunistische Krankheiten aufflammen und sich wieder klinisch verschlechtern (Ringelstein et al. 2009). IRIS kann sich auch als Vaskulitis (im Kernspintomogramm häufig wie eine Leukenzephalopathie konfluierend), Optikusneuritis oder durch Verschärfung präexistenter Autoimmunphänomene manifestieren.

■ Diagnostik

HIV-1-assoziierte Demenz und ihre Vorstufen

▶ **Notwendige Untersuchungen:**
- neurologischer Status (motorische Verlangsamung, „Parkinsonoid", Aufmerksamkeits- und Konzentrationsdefizite)
- psychopathologischer Befund
- Feinmotoriktestung (z.B. motorische Leistungsserie nach Arendt et al. 1992)
- neuropsychologische Tests (AIDS-Demenz-Skala nach Power et al. 1995, Trail-Making Test Form A+B, Digit Symbol Test, Grooved Pegboard Test, Stroop Colour Test, semantisch-kategorielle und formal-lexikalische Wortflüssigkeit)
- Die Diagnose „HAD und Vorstufen" wird klinisch gestellt.
- Bildgebende und Liquoruntersuchungen erbringen prinzipiell keine spezifischen oder pathognomonischen Befunde, sind aber zum Ausschluss anderer Ursachen hilfreich.

▶ **Im Einzelfall erforderliche Untersuchungen:**
- kraniale Kernspintomografie plus FLAIR-Wichtungen und T1-Wichtungen mit Gadolinium, Kernspinspektroskopie (von Giesen et al. 2001)
- Liquorpunktion (einschließlich HI-Viruslast, ggf. mit Resistenzbestimmung sowie aus differenzialdiagnostischen Gründen: JC-Virus- und Zytomegalieirus-PCR)
- EEG (keine typischen Veränderungen, gelegentlich Grundrhythmusverlangsamung und diffuse Unterlagerung langsamer Aktivität)
- multimodal evozierte Potenziale (MEP, VEP, AEP, SSEP und ereigniskorrelierte Potenziale) (Husstedt et al. 2002)
- Demente HIV-Patienten haben im Durchschnitt eine höhere Liquorviruslast als nicht demente. Allerdings ist dieser Unterschied in der cART-Ära nicht mehr so ausgeprägt. Außerdem ist die Wertigkeit der Viruslast im Liquor als Biomarker für die HAD des individuellen Patienten noch umstritten. Durch Identifikation einer Untergruppe von HIV-Trägern ohne klinische Symptome, aber mit höherer Liquor- als Plasmaviruslast (Arendt et al. 2007), wird die Rolle der Liquor-VL als Prädiktor für die HAD diskutiert.

▶ **Neuropathologische Befunde:**
- **makroskopische Befunde:** allgemeine Atrophie und Atrophie der tiefer gelegenen Kernstrukturen mit Demyelinisierungsherden und Vakuolisierung
- **histopathologische Befunde:** multiple, disseminierte Mikrogliaherde, Makrophagen, mehrkernige Riesenzellen, Präsenz von HIV-Antigen oder spezifischen Nukleinsäuren, neuronaler Zellverlust im frontalen Kortex; Unterformen: HIV-1-assoziierte Leukenzephalopathie, vakuoläre Myelinopathie und diffuse Poliodystrophie

HIV-1-assoziierte Myelopathie

▶ **Notwendige Untersuchungen:**
- Somatosensibel evozierte Potenziale und motorisch evozierte Potenziale objektivieren das Ausmaß der Myelonaffektion.
- Elektroneurografie zum Ausschluss einer zusätzlichen Polyneuropathie
- spinales MRT zum Ausschluss einer mechanischen Myelonkompression; mögliche Befunde: Atrophie des Rückenmarks meist thorakal und/oder zervikal
- Laborbestimmung von Vitamin B_{12} zum Ausschluss einer funikulären Myelose
- Lumbalpunktion und Liquorserologie zum Ausschluss viraler Myelitiden durch CMV, HTLV-1, HSV und VZV (Serologie bzw. PCR), Toxoplasmose, Lues und Lymphom

HIV-1-assoziierte Neuropathien

▶ **Notwendige Untersuchungen:**
- Anamnese unter besonderer Berücksichtigung nicht HIV-1-assoziierter Risikofaktoren einer Polyneuropathie
- Medikamentenanamnese unter besonderer Berücksichtigung der Einnahmedauer und Dosierung der antiretroviralen Therapie
- neurologischer Status
- erweitertes Basislabor unter besonderer Berücksichtigung der Blutzuckeruntersuchungen (HbA_{1c}), Vitamin-B_{12}- und Folsäure-Spiegel, ggf. Vaskulitisparameter und Erregerserologie (CMV, VZV, EBV, HSV)
- Elektroneurografie

▶ **Im Einzelfall erforderliche Untersuchungen:**
- Liquordiagnostik
- Elektromyografie
- SEP zur Abgrenzung einer HIV-1-assoziierten Myelopathie
- Funktionstests des autonomen Nervensystems
- Nervenbiopsie

HIV-1-assoziierte Myopathien

▶ **Notwendige Untersuchungen:**
- Elektromyografie zum Nachweis myopathischer Veränderungen

- Laborbestimmung zum Nachweis einer CPK-Erhöhung
- genaue Medikamentenanamnese unter besonderer Berücksichtigung der antiretroviralen Therapie (AZT)
- Muskelbiopsie zum histopathologischen Nachweis

Opportunistische zerebrale Infektionen

▶ **Notwendige Untersuchungen:**
- Neurologischer Status (bei allen genannten Infektionen)
- Fieberkurve (bei Toxoplasma gondii und Mykobakterien)
- kraniales Computertomogramm mit Kontrastmittel:
  - bei Toxoplasma gondii ringförmig Kontrastmittel anreichernde, meist multifokale Herde mit perifokalem Ödem
  - bei Cryptococcus-neoformans-Meningoenzephalitis diffuses Hirnödem
- kraniales Kernspintomogramm (T1- und T2-Wichtungen sowie T1-Wichtungen mit Kontrast):
  - bei Toxoplasma gondii ringförmig Kontrastmittel anreichernde, meist multifokale Herde mit perifokalem Ödem; das Kernspintomogramm ist deutlich sensitiver für die zerebrale Toxoplasmose als das CT
  - Bei Infektionen mit JC-Virus (multifokale Echoanhebungen in den T2-Wichtungen mit wenig oder gar keiner Kontrastmittelanreicherung) und Zytomegalievirus (punktförmige Echoanhebungen in den T2-Wichtungen), Kryptokokken (meningeale Anreicherung, selten fokale intrazerebrale Läsionen mit ringförmiger Kontrastmittelanreicherung, Kryptokokkom) sowie mykobakterielle Infektionen (meningeale Kontrastmittelanreicherung, Mikroabszedierungen mit ringförmiger Kontrastmittelanreicherung) gilt Ähnliches.
- Liquorpunktion:
  - Liquordruckmessung: Bei Kryptokokkenmeningitis ist der Liquordruck meist deutlich erhöht (Jarvis u. Harrison 2007, Bicanic et al. 2009).
  - mikroskopische Untersuchung: Zellzahl, bakterielle und mykobakterielle Färbung sowie Tuschepräparat für Kryptokokkose am frischen Liquor (nicht älter als eine Stunde)
  - Kulturen: Bakterien, Mykobakterien, Pilze
  - PCR (Cinque et al. 2002):
    - JC-Virus-PCR: beweisend bei entsprechenden klinischen und radiologischen Befunden und Bestimmung in zuverlässigen Laboratorien – die Untersuchung sollte in virologischen Instituten und nicht in kommerziellen Laboratorien durchgeführt werden, da in letzteren falsch positive Befunde häufig sind!
    - Zytomegalie-, Toxoplasma-gondii-PCR: keine 100%ige Sensitivität, Spezifität, aber zusammen mit Radiologie und Klinik häufig hilfreich
    - mykobakterielle PCR für Tuberkulose: niedrige Sensitivität, aber hohe Spezifität
- Serologie:
  - Latex-Antigen-Test bei der zerebralen Kryptokokkose, Lues-Serologie (VDRL, TPHA)
  - Serologie bei Toxoplasma gondii und Kryptokokkose (Kryptokokken-Antigen):
    - Toxoplasma gondii: Durchseuchung der Normalbevölkerung hoch – somit IgG häufig auch ohne Krankheitserscheinungen positiv. Bei fokalen, kontrastmittelanreichernden Läsionen genügt eine positive IgG-Serologie zur Verdachtsdiagnose und Einleitung einer spezifischen Therapie. Die IgM-Untersuchung ist nicht hilfreich, da es sich um eine Reaktivierung und nicht um Neuinfektionen handelt (Antinori et al. 1997).
    - Kryptokokkose: Das Kryptokokken-Antigen im Serum ist sensitiver als die Antigenuntersuchung im Liquor oder das Tuschepräparat.

▶ **Im Einzelfall erforderliche Untersuchung:**
- Hirnbiopsie (bei Toxoplasma gondii im Fall des Versagens der antiparasitären Therapie nach 2–3 Wochen, bei der JC-Virusinfektion, falls die Liquor-PCR im Wiederholungsfall negativ ist)

Primär zerebrales Lymphom

▶ **Notwendige Untersuchungen:**
- neurologischer Status
- Kernspintomografie mit Kontrastmittel (ringförmig Kontrastmittel anreichernde, uni- oder multilokuläre Raumforderungen)
- Liquorpunktion (einschließlich EB-Virus-PCR und Zytologie)
- „Staging" (CT von Abdomen und Thorax, Palpation und Ultraschall von Lymphknotenstationen und Testes, Yamshidi-Punktion bei ausreichendem Allgemeinzustand, ophthalmologisches Konsil)

▶ **Im Einzelfall erforderliche Untersuchungen:**
- Hirnbiopsie (z. B. bei Versagen einer 2–3-wöchigen Toxoplasmose-Therapie und negativer EBV-PCR)
- Thallium-SPECT

Immunrekonstitutionssyndrom (IRIS)

▶ **Notwendige Untersuchungen:**
- neurologischer Status
- Fieberkurve (bei opportunistischer zerebraler Infektion)
- kraniales MRT
- bei Verdacht auf opportunistische zerebrale Infektion oder Lymphom Vorgehen wie auf ▶ S. 564 beschrieben
- bei Verdacht auf Vaskulitis MR-Angiografie
- bei Verdacht auf Optikusneuritis ophthalmologisches Konsil

Therapie

HIV-1-assoziierte Demenz und ihre Vorstufen

- Einleiten einer gemäß Resistenztestung wirksamen hochaktiven antiretroviralen Therapie (cART). Dabei sind aus pathogenetischen Überlegungen möglichst liquorgängige Substanzen zu berücksichtigen; die Kombination sollte Azidothymidin und Abacavir enthalten (Arendt et al. 1992, Arendt et al. 1994, Arendt für die Deutsche Neuro-AIDS Arbeitsgemeinschaft 2000). Der „Letendre Score" (Revised CNS Penetration Effectiveness Ranks) (Letendre et al. 2010) wird von vielen Experten verwendet, hat sich aber nicht in allen Untersuchungen als prädiktiv für bessere neurokognitive Leistungen erwiesen.
- In der Prophylaxe der HAD ist die cART allerdings – auch wenn sie liquorgängig ist – nicht immer erfolgreich (Evers et al. 2004).
- bei Versagen der cART versuchsweise Anwendung von NMDA-Rezeptor-Antagonisten (Memantin) (Schifitto et al. 2007)
- ggf. antidepressive Medikation unter Beachtung der pharmakokinetischen Interaktionen

▶ **Versorgungskoordination:**
- bei geringer Krankheitsausprägung ambulant
- bei mäßiger und starker Krankheitsausprägung stationär-neurologisch
- bei Selbst- oder Fremdgefährdung stationäre Unterbringung in einer psychiatrischen Klinik (selten)

Empfehlungen

Hochaktive antiretrovirale Kombinationstherapie (cART)

Seit 1996 wird die hochaktive antiretrovirale Kombinationstherapie mit dem Ziel einer möglichst effektiven Suppression der Plasmaviruslast angewendet. Hierzu stehen verschiedene Substanzgruppen zur Verfügung, von denen mindestens 3 miteinander kombiniert werden müssen:

▶ **Nukleosid-analoge Reverse-Transkriptase-Hemmer (NRTI):**
- Zidovudin/AZT (Retrovir)
- Lamivudin/3TC (Epivir)
- AZT/3TC (Combivir)
- AZT/3TC/ABC (Trizivir)
- 3TC/ABC (Kivexa)
- Emtricitabin/FTC (Emtriva)
- Didanosin/ddI (Videx)
- Zalcitabin/ddC (Hivid)
- Stavudin/d4T (Zerit)
- Abacavir/ABC (Ziagen)
- Tenofovir/TDF (Viread)
- FTC/TDF (Truvada)
- FTC/TDF/EFV (Atripla)
- FTC/TDF/RLV (Eviplera)

▶ **Nicht-Nukleosid-analoge Reverse-Transkriptase-Hemmer (NNRTI):**
- Nevirapin/NVP (Viramune)
- Efavirenz/EFV (Sustiva)
- Delavirdin/DLV (Rescriptor)
- Etravirin/ETR (Intelence)

▶ **Proteasehemmer (PI):**
- Saquinavir/SQV (Invirase, Fortovase)
- Ritonavir/RTV (Norvir)
- Fosamprenavir/FPV (Telzir)
- Lopinavir/Ritonavir/LPV/r (Kaletra)
- Atazanavir/ATV (Reyataz)
- Tipranavir/TPV (Aptivus)
- Darunavir/DRV (Prezista)

▶ **Fusionshemmer:**
- Enfuvirtid/ENF/T20 (Fuzeon)

▶ **Integrase-Inhibitoren (INI):**
- Raltegravir/RAL (Isentress)

▶ **CCR5-Inhibitoren:**
- Maraviroc/MVC (Celsentri)

Neue Medikamente werden derzeit in der Gruppe der NNRTIs und INIs (Elvitegravir = GS9137), entwickelt. Außerdem steht eine neue Boostermedikation vor der Markteinführung. Ganz neue pharmakologische Gruppen sind Maturationshemmer und nicht kompetitive Hemmer der reversen Transkriptase.

▶ **Liquorgängigkeit und Wirksamkeit:** Zur Prophylaxe und Therapie eines zerebralen Befalls durch das HI-Virus sind Substanzen mit hoher Liquorgängigkeit und nachgewiesener klinischer Effektivität vorzuziehen, wie AZT und Nevirapin.

▶ **Indikationen:** Die HIV-1-assoziierte Demenz ist die einzig gesicherte neurologische Indikation für den Einsatz antiretroviraler Substanzen. Die Vorstufen sind weiterhin eine relative Indikation.

▶ **Nebenwirkungen und Interaktionen:** Alle antiretroviralen Substanzen haben das ZNS (NNRTI, seltener PI) oder PNS (NRTI) betreffende Nebenwirkungen, die PI der sog. 1. Generation interagieren mit nahezu allen Therapeutika, die in der Neurologie angewendet werden, negativ, das heißt, sie werden durch Induktion gemeinsam benutzter Abbausysteme in ihrer Wirkung gemindert bzw. sogar aufgehoben (Konsequenz: Ansteigen der Plasmaviruslast). PIs der 2. Generation werden nahezu immer mit RTV, einem Erstgeneration-Proteasehemmer, geboostert, also im Wirkspiegel angehoben. Dadurch wird das Cytochrom-P450-3A4-System nahezu vollständig gehemmt, was eine massive Anhebung der Wirkspiegel anderer, über dieses System metabolisierter Medikamente bewirkt.

Daher sollten sich Neurologen, die mit HIV-Trägern wegen infektionsunabhängiger oder komplizierender Beschwerden (z. B. Kopfschmerzen, Schwindel, Depressionen,

Psychosen, Anfälle, Schmerzzustände, Vaskulitiden) konfrontiert sind, vor der Verordnung einer geeigneten symptomatischen Medikation auf den Webseiten der Deutschen Neuro AIDS Arbeitsgemeinschaft (DNAA) bzw. anderen, hierfür geeigneten und laufend aktualisierten Websites informieren:
www.dnaa.de bzw. http://www.hiv-druginteractions.org/

HIV-1-assoziierte Myelopathie

Eine spezifische Therapie ist nicht durch valide Studien gesichert (nur Kasuistiken). Eine cART sollte eingeleitet respektive intensiviert werden.

HIV-1-assoziierte Neuropathien

Die Therapie unterscheidet kausale und symptomatische Ansätze. **Kausale Ansätze** ergeben sich für die:
- akute inflammatorische demyelinisierende Polyradikuloneuritis: Immunglobuline, alternativ, falls extra Gerät vorhanden: Plasmapherese; hochaktive antiretrovirale Therapie (cART), falls möglich unter Ausschluss potenziell neurotoxischer Substanzen (vgl. Therapie bei HIV-seronegativen Patienten)
- chronisch inflammatorische demyelinisierende Polyradikuloneuropathie: Kortikosteroide, Immunglobuline (vgl. Therapie bei HIV-seronegativen Patienten)
- HIV-1-assoziierte, vorwiegend sensible Polyneuropathie: antiretrovirale Therapie
- Vaskulitis: Kortikosteroide (z.B. Prednison 100 mg/d für 2–3 Wochen)
- Polyradikuloneuritis durch opportunistische Erreger: erregerspezifische Therapie
- medikamentös-toxisch induzierten Polyneuropathien: Absetzen der toxischen Substanz in Absprache mit dem internistischen HIV-Behandler

Daneben sollte eine **symptomatische Therapie,** vor allem schmerzhafter Dysästhesien, erfolgen (Hahn et al. 2004, Simpson et al. 2008, Husstedt et al. 2009):
- Gabapentin 900–2400 mg/d
- Lamotrigin 100–200 mg/d
- Carbamazepin 600–2400 mg/d
- Buprenorphin 150–300 µg/d
- Amitriptylin 75–300 mg/d
- Capsaicin-Pflaster 8 %

▶ **Versorgungskoordination:**
- in der Regel ambulant
- bei schwieriger Differenzialdiagnose kurzer stationärer Aufenthalt und ggf. Nervenbiopsie

HIV-1-assoziierte Myopathien

Leichte Erkrankungen mit ausschließlichen Myalgien sind mit NSAID ausreichend behandelt. Eine HIV-assoziierte Polymyositis lässt sich meistens mit Prednison (100 mg/d für 3–4 Wochen, dann langsam ausschleichen) oder in Einzelfällen mit i.v. Immunglobulinen (0,4 g/kg KG tgl. über 5 Tage) gut behandeln, eine zusätzliche antiretrovirale Therapie ist meist indiziert.

Auch die Nemalin-Myopathie spricht gut auf die Gabe von Prednison (Dosierung s.o.) an.

Bei der AZT-Myopathie ist das Ab- bzw. Umsetzen des Medikaments Therapie der Wahl. Die Symptomrückbildung kann 4–6 Wochen dauern. Falls AZT in der antiretroviralen Therapie unverzichtbar ist, sollte es in reduzierter Dosis gegeben werden. Wenn der Auslassversuch nicht zu einer Besserung führt, ist ein Therapieversuch mit Prednison (s.o.), wie für die Polymyositis angegeben, sinnvoll.

▶ **Versorgungskoordination:** Die Diagnose sollte mittels Muskelbiopsie gesichert werden; im Verlauf kann die Erkrankung ambulant behandelt werden.

Opportunistische zerebrale Infektionen

Infektion mit Toxoplasma gondii

- Pyrimethamin p.o. (1. Tag 100–200 mg, ab 2. Tag 50–100 mg/d) + Sulfadiazin p.o. (2 × 2–3 g/d) (Jordan et al. 2004) oder Cotrimoxazol-Monotherapie i.v. (3840 mg = 4 × 2 Amp. am 1. Tag, dann weiter 2880 mg = 3 × 4 Amp./d über 4–6 Wochen); zusätzlich Folinsäure (15 mg/d)
- bei **Sulfonamidunverträglichkeit:** Clindamycin (4 × 600 mg/d i.v. oder p.o.) + Pyrimethamin (wie oben)
- **weitere Alternativen:** Azithromycin p.o. (1 × 0,5–1 g/d) zusammen mit Pyrimethamin und Folinsäure; Atovaquon p.o. (2 × 1500 mg/d) zusammen mit Pyrimethamin oder Sulfadiazin (wie oben)
- **Kortikosteroide:** Dexamethason i.v. (4 × 4–8 mg/d), nur bei lebensbedrohlicher Raumforderung durch perifokales Ödem, da sonst Abgrenzung zum Lymphom erschwert (Benson et al. 2004)

Nach der initialen Therapie von ca. 6 Wochen ist eine Erhaltungstherapie, z.B. Sulfadiazin (2 × 1 g/d) und Pyrimethamin (25 mg/d) plus Folinsäure (7,5 mg/d) erforderlich. Diese Erhaltungstherapie kann bei optimalem Ansprechen auf die antiparasitäre Therapie und bei erfolgreicher antiretretroviraler Behandlung mit Immunrekonstitution (CD4 > 200 für > 3–6 Monate) unter klinischer Überwachung abgesetzt werden (Furrer 2002).

- **Antikonvulsiva:** bei epileptischen Anfällen nur Clonazepam, Gabapentin, Pregabalin, Lamotrigin oder Levetiracetam, da die meisten anderen Antikonvulsiva eine problematische Interaktion mit der hochaktiven antiretroviralen Therapie haben. Man kann bei schlecht einstellbaren Anfallsleiden auch Carbamazepin oder Oxcarbazepin wählen, muss dann aber die Plasmaspiegel der antiretroviralen Medikamente und der Antiepileptika etwa vierwöchentlich kontrollieren). Diese Behandlungsprinzipien gelten auch für Patienten, die

– ohne opportunistische Gehirninfektion – rein HIV-assoziiert ein Anfallsleiden entwickeln (Kellinghaus et al. 2007).

JC-Virus-Infektion (PML)

- **cART:** Immunrekonstitution führt häufig zu einer Teilremission und Stabilisierung, zum Teil über Monate bis Jahre. Eine bewiesenermaßen wirksame spezifische Therapie gibt es nicht. Unter cART kann es initial zu einem Immunrekonstitutionssyndrom (IRIS) und zu einer konsekutiven klinischen Verschlechterung und radiologisch zu kontrastmittelanreichernden Läsionen kommen. Bei schwerem IRIS können Steroide erwogen werden; es müssen Einzelfallentscheidungen getroffen werden, da nicht nur prospektive Studien, sondern auch einheitliche Erfahrungswerte fehlen.

Zytomegalievirus-Infektion

- Standardtherapie: Ganciclovir i.v. (2 × 5 mg/kg KG/d) oder Foscarnet i.v. (2 × 90 mg/kg KG/d)
- Alternativ: Cidofovir i.v. (1 × 5 mg/kg KG/Woche) für mindestens 3 Wochen

Kryptokokkenmeningitis

- **Antimykotika:** Amphotericin B i.v. (0,7–1,0 mg/kg KG/d) + Flucytosin i.v. (100 mg/kg KG/d) + evtl. Fluconazol i.v. oder p.o. (2 × 200–400 mg/d für 2–6 Wochen), bis der Antigennachweis im Liquor negativ ist; dann weiter Fluconazol p.o. (400 mg/d) bis zur Immunrekonstition unter cART (CD4 > 150 für mindestens 6 Monate)

Tuberkulose des zentralen Nervensystems

Die folgenden Ausführungen gelten **nicht für atypische Mykobakterien**, die allerdings nur sehr selten ZNS-Infektionen verursachen.
- Initiale Therapie für 2 Monate: Viererkombination: INH p.o. (3–5 mg/kg KG/d, maximale Tagesdosis 300 mg) + Rifampicin p.o. (600 mg/d) + Ethambutol p.o. (20–25 mg/kg KG/d) + Pyrazinamid p.o. (15–30 mg/kg KG/d, maximal 2000 mg/d); Alternative: + Streptomycin i.m. (15 mg/kg KG/d, maximal 1000 mg/d)
- Therapieanpassung gemäß Resistenztestung. Bei Resistenzen Kontaktaufnahme mit Spezialisten
- Nach 2 Monaten: Zweier- oder Dreierkombination bis zu einer Gesamtdauer von 12 Monaten (evtl. länger bei protrahiertem Verlauf): INH p.o. (3–5 mg/kg KG/d, maximale Tagesdosis 300 mg) + Rifampicin p.o. (600 mg/d) (+ Pyrazinamid p.o. 15–30 mg/kg KG/d, maximal 2000 mg/d)
- Direkt überwachte Therapie (DOT) empfohlen, darunter allenfalls Wechsel auf Therapie 3x/Woche: INH p.o. (15 mg/kg KG/d, maximale Tagesdosis 900 mg) + Rifampicin p.o. (600 mg/d) (+ Pyrazinamid p.o. 50–70 mg/kg KG/d, maximal 3000 mg/d)
- Komedikation: Vitamin B_6 (40 mg/d) gegen INH-Polyneuropathie, evtl. Allopurinol 300 mg/d gegen Pyrazinamid-induzierte Hyperurikämie

> **Cave**
>
> Interaktionen von Rifampicin mit der antiretroviralen Therapie (Proteaseinhibitoren, Nicht-Nukleosid-analoge Reverse-Transkriptase-Hemmer), ggf. Substitution von Rifampicin durch Rifabutin.

Neurolues

Bezüglich der Neurolues wird auf die entsprechende Leitlinie verwiesen. Die wesentliche Abweichung vom üblichen therapeutischen Vorgehen bei der Neuro-Lues des HIV-Patienten ist die geringere Zuverlässigkeit der VDRL-Reaktion als Marker für die Krankheitsaktivität, da das Immunsystem des HIV-Patienten nicht nur supprimiert, sondern auch moduliert sein kann und somit trotz negativer VDRL-Reaktion im Liquor ein aktives Krankheitsgeschehen vorliegen kann. Somit sollte bei klinischen Symptomen (länger anhaltenden Kopfschmerzen, Hirnnervenparesen, häufig sind die Hirnnerven VII und VIII betroffen), positiven Lues-Reaktionen im Serum, ggf. mit steigenden Titern bei Kontrolluntersuchungen sowie ein- oder ausschließlich einer positiven VDRL-Reaktion und einem entzündlichen Liquorsyndrom mit positivem TPPA und FTA-Abs konsequent mit 24–30 Mio. IE Penicillin G/d oder 2 g Rocephin bei Penicillin-Allergie intravenös behandelt werden (siehe auch Marra et al. 1996). Auch wird bei latenter Syphilis eine Lumbalpunktion empfohlen, selbst wenn keine neurologischen Symptome vorliegen.

Primär zerebrales Lymphom

- **cART:** Die Immunrekonstitution allein kann zu einer deutlichen Verlängerung der mittleren Überlebenszeit (bis zu 36 Monate) führen.
- **Radiatio:** 30–60 Gy, gesamtes Neurokranium, verbessert die Prognose nur geringfügig bei Patienten in ausreichendem Allgemeinzustand.
- **Chemotherapie:** Methotrexat (3 g/m^2) 14-tägig systemisch oder (bei gutem Allgemeinzustand des Patienten) Polychemotherapie (Vincristin, Procarbazin und Lomustin) verlängern die mittlere Überlebenszeit um ca. 12 Monate.
- **antivirale Substanzen:** Ganciclovir (z.T. in Kombination mit IL-2) oder Hydroxyurea – vereinzelte Remissionen sind beschrieben.

Immunrekonstitutionssyndrom (IRIS)

Man begegnet dem IRIS am besten durch Fortführung der cART und Behandlung etwaiger Komplikationen (z.B. opportunistischer Infektionen als Folge der Immunrekonstitution). Strittig ist die Kortisongabe; sie kann lebensrettend sein, aber auch das Immunsystem erneut schwächen. Die bisherige Konvention sagt, dass Einzelfallentscheidungen getroffen werden müssen (Shelburne et al. 2006).

■ Versorgungskoordination

Patienten mit direkt virusassoziierten Erkrankungen können bis auf wenige Ausnahmen ambulant, Patienten mit opportunistischen Infektionen und/oder IRIS müssen überwiegend stationär behandelt werden.

■ Redaktionskomitee

Prof. Dr. G. Arendt, Neurologische Universitätsklinik Düsseldorf (UKD)

PD Dr. Chr. Eggers, Neurologische Abteilung, Krankenhaus der Barmherzigen Brüder, Linz

Prof. Dr. H. Furrer, Universitätsklinik für Infektiologie, Inselspital, Bern

Prof. Dr. I. W. Husstedt, Klinik und Poliklinik für Neurologie UK Münster

Prof. Dr. M. Maschke, Neurologische Abteilung, Krankenhaus der Barmherzigen Brüder, Trier

Federführend: Prof. Dr. Gabriele Arendt, Neurologische Klinik des Universitätsklinikums Düsseldorf (UKD), Moorenstraße 5, 40225 Düsseldorf, Tel.: 0211/811-8981, Fax: 0211/81-09403
E-Mail: Gabriele.Arendt@uni-duesseldorf.de

Entwicklungsstufe der Leitlinie: S1

■ Literatur

Ances BM, Ellis RJ. Dementia and neurocognitive disorders due to HIV-1 infection. Semin Neurol 2007; 27: 86–92

Antinori A, Ammassari A, De Luca A et al. Diagnosis of AIDS-related focal brain lesions: a decision-making analysis based on clinical and neuroradiologic characteristics combined with polymerase chain reaction assays in CSF. Neurology 1997; 48: 687–694

Antinori A, Arendt G, Becker JT et al. Updated research nosology for HIV-associated neurocognitive disorders (HAND). Neurology 2007; 69: 1789–1799

Arendt G für die Deutsche Neuro AIDS Arbeitsgemeinschaft DNAA. Antiretrovirale Therapie. Strategien aus Sicht des Neurologen. Dtsch Ärztebl 2000; 97: A972–A973

Arendt G. Neurologische Manifestationen der HIV-Infektion in der Ära der hochaktiven antiretroviralen Therapie (HAART). Fortschr Neurol Psychiat 2005; 73: 1–10

Arendt G, Hefter H, Buescher L et al. Improvement of motor performance of HIV-positive patients under AZT therapy. Neurology 1992; 42: 891–896

Arendt G, Hefter H, Hilperath F et al. Motor analysis predicts progression in HIV-associated brain disease. J Neurol Sci 1994; 123: 180–185

Arendt G, Nolting T. Immune reconstitution syndrome in HIV-positive patients: a review. HIV Therapy 2010; 4: 577–587

Arendt G, Nolting T, Frisch C et al. for the Competence Network HIV/AIDS. Intrathecal viral replication and cerebral deficits in different stages of human immunodeficiency virus disease. J Neurovirol 2007; 13: 225–232

Banerjee S, McCutchan JA, Ances BM et al. Hypertriglyceridemia in combination antiretroviral-treated HIV-positive individuals: potential impact on HIV sensory polyneuropathy. AIDS 2011; 25: F1-6

Bayraktar S, Bayraktar UD, Ramos JC et al. Primary CNS lymphoma in HIV positive and negative patients: comparison of clinical characteristics, outcome and prognostic factors. J Neurooncol 2011; 101: 257–265

Benson CA, Kaplan J, Masur H et al. Treating opportunistic infections among HIV-infected adults and adolescents. Recommendations from CDC, the National Institutesof Health, and the HIV Medicine Association/Infectious Diseases Society of America. MMWR 2004; 53(RR-15): 1–112

Bicanic T, Brouwer AE, Meintjes G et al. Relationship of cerebrospinal fluid pressure, fungal burden and outcome in patients with cryptococcal meningitis undergoing serial lumbar punctures. AIDS 2009; 23: 701–706

Cinque P, Bossolasco S, Bestetti A et al. Molecular studies of cerebrospinal fluid in human immunodeficiency virus type 1-associated opportunistic central nervous system diseases – an update. J Neurovirol 2002; 8 (Suppl. 2): 122–128

Cysique LA, Maruff P, Brew BJ et al. Prevalence and pattern of neuropsychological impairment in human immunodeficieny virus-infected/acquired immunodeficiency syndrome (HIV/AIDS) patients across pre- and post-highly active antiretroviral therapy eras: a combined study of two cohorts. J Neurovirol 2004; 10: 350–357

Deutsche Neuro AIDS Arbeitsgemeinschaft DNAA. Aktuelle Diagnostik und Therapie opportunistischer Hirnerkrankungen bei AIDS. Dtsch Med Wschr 2002; 127: 1479–1485

Dore GJ. Marked improvement in survival following AIDS dementia complex in the era of highly active antiretroviral therapy. AIDS 2003; 17: 1539–1545

Eggers C für die Deutsche Neuro AIDS Arbeitsgemeinschaft DNAA. HIV-1 assoziierte Enzephalopathie und Myelopathie. Nervenarzt 2000; 71: 677–684

Eggers C, Hertogs K, Sturenburg HJ et al. Delayed central nervous system virus suppression during highly active antiretroviral therapy is associated with HIV encephalopathy, but not with viral drug resistance or poor central nervous system drug penetration. AIDS 2003; 17(13): 1897–1906

Evers ST, Rahmann A, Schwaag S et al. Prevention of AIDS dementia by HAART does not depend on cerebrospinal fluid drug penetrance. AIDS Res Hum Retroviruses 2004; 20; 483–491

Furrer H. The Swiss HIV Cohort Study. Management of opportunistic infection prophylaxis in the highly active antiretroviral therapy era. Curr Infect Dis Rep 2002; 4: 161–174

Hahn K, Arendt G, Braun JS et al. A placebo-controlled trial of gabapentin for painful HIV-associated sensory neuropathies. J Neurol 2004; 251: 1260–1266

Hahn K, Husstedt IW, Arendt G und die Deutsche Neuro-AIDS-Arbeitsgemeinschaft (DNAA). HIV-assoziierte Neuropathien. Nervenarzt 2010; 81: 409–417

Husstedt IW, Reichelt D, Kästner F et al. Epidemiologie von Schmerzen und Depression bei HIV und AIDS. Schmerz 2009; 23: 628–639

Husstedt IW, Frohne L, Böckenholt S et al. Impact of highly active antiretroviral therapy on cognitive processing in HIV infection: cross-sectional and longitudinal studies of event-related potentials. AIDS Res Hum Retroviruses 2002; 18: 485–490

Jarvis JN, Harrison TS. HIV-associated cryptococcal meningitis. AIDS 2007; 21: 2119–2129

Jordan MK, Burstein AH, Rock-Kress D et al. Plasma pharmacokinetics of sulfadiazine administered twice daily versus four times daily are similar in human immunodeficiency virus-infected patients. Antimicrobial Agents Chemother 2004; 48: 635–637

Kellinghaus C, Engbring C, Kovac S et al. Frequency of seizures and epilepsy in neurological HIV-infected patients. Seizure 2008; 17: 27–33

Letendre S et al. Correlates of CSF viral loads in 1221 volunteers in the Charter Cohort. CROI 2010, abstract 172

Marra CM, Gary DW, Kuypers J et al. Diagnosis of neurosyphilis in patients infected with human immunodeficiency virus type 1. J Infect Dis 1996; 174: 219–221

Maschke M, Kastrup O, Esser S et al. Incidence and prevalence of neurological disorders associated with HIV since the introduction of highly active antiretroviral therapy (HAART). J Neurol Neurosurg Psychiat 2000; 69: 376–380

Maschke M, Kastrup O, Forsting M et al. Update on neuroimaging in infectious central nervous system disease. Curr Opin Neurol 2004; 17: 45–80

Power C, Selnes OA, Grim JA et al. HIV dementia scale: A rapid screening test. J Aquir Immune Defic Syndr Hum Retrovirol 1995; 8: 273–278

Price RW, Epstein LG, Becker JT et al. Biomarkers of HIV-1 CNS infection and injury. Neurology 2007; 69: 1781–1788

Ringelstein A, Oelschlaeger C, Saleh A et al. Severe aseptic leucoencephalopathy as immune reconstitution inflammatory syndrome in Caucasian and African patients. AISA 2009; 23: 1435–1437

Shelburne SA 3rd, Montes M, Hamill RJ et al. Immune reconstitution inflammatory syndrome: more answers, more questions. J Antimicrob Chemother 2006; 57: 167–170

Shelburne SA 3rd, Visnegarwala F, Adams C et al. Incidence and risk factors for immune reconstitution inflammatory syndrome during highly active antiretroviral therapy. AIDS 2005; 19: 399–406

Schifitto G, Navia BA, Yiannoutsos CT et al.; Adult AIDS Clinical Trial Group (ACTG) 301; HIV MRS Consortium. Memantine and HIV-associated cognitive impairment: a neuropsychological and proton magnetic resonance spectroscopy study. AIDS 2007; 21: 1877–1886

Simpson DM, Brown S, Tobias J; NGX-4010 C107 Study Group. Controlled trial of high-concentration capsaicin patch for treatment of painful HIV neuropathy. Neurology 2008; 70: 2305–2313

Sporer B, Maschke M. HIV-Infektion und AIDS: Neurologische Manifestationen. In: Brandt T, Dichgans J, Diener HC, Hrsg. Therapie und Verlauf neurologischer Erkrankungen. Stuttgart: Kohlhammer; 2003

Valcour DG, Sithinamsuwan P, Nidhinandana S et al. for the Southeast Asia Research Collaboration with the University of Hawaii (SEARCH) 001 Protocol Team. Neuropsychological abnormalities in patients with dementia in CRF 01_AE HIV-1 infection. Neurology 2007; 68: 525–527

von Giesen HJ, Wittsack HJ, Wenserski F et al. Basal ganglia metabolite abnormalities in HIV-1 associated minor motor deficits. Arch Neurol 2001; 58: 1281–1286

43 Creutzfeldt-Jakob-Krankheit

Was gibt es Neues?

Epidemiologie
- In Deutschland sind die Zahlen der sporadischen Prionerkrankungen in den letzten Jahren mit einer Inzidenz von etwa 1–1,5 Fällen pro Jahr pro Million Einwohner stabil (www.cjd-goettingen.de).
- In Österreich wird ein leichter Anstieg der sporadischen Prionerkrankungen in den letzten Jahren (http://www.eurocjd.ed.ac.uk/sporadic.htm) bei gleichzeitigem Anstieg des mittleren Patientenalters beobachtet; am ehesten geht das auf eine verbesserte Fallerfassung bei Patienten im hohen Lebensalter zurück.
- Die Variante der Creutzfeldt-Jakob-Erkrankung (vCJK) betrifft 175 Patienten in Großbritannien, kommt inzwischen aber auch in anderen Ländern vor (25 in Frankreich, 5 in Spanien, 4 in Irland, je 3 in USA und in den Niederlanden, je 2 in Portugal, Italien und Kanada, einzelne Fälle in Saudi-Arabien, Taiwan und Japan, Stand 1.3.2011).
- Im Gegensatz zu einer sporadischen CJK kann eine Übertragung der vCJK über Blut und auch Blutprodukte stattfinden.

Diagnostik
- Die Liquordiagnostik unterstützt die klinische Verdachtsdiagnose einer CJK (Nachweis der Proteine 14-3-3)
- Die Kernspintomografie mit dem Nachweis hyperintenser Basalganglien und kortikaler Signalsteigerungen in FLAIR/DWI unterstützt die klinische Verdachtsdiagnose und trägt zur Identifizierung atypischer Fälle bei.
- Die Kenntnis des Codon-129-Genotyps des Prionprotein-Gens ist wichtig zur Bewertung der diagnostischen Zusatzuntersuchungen sowie für die Zuordnung des molekularen Subtyps der CJK.

Die wichtigsten Empfehlungen auf einen Blick

- Bei rasch progredienten Demenzen mit neurologischer Begleitsymptomatik (Ataxie, Myoklonien, kortikale Sehstörung, Rigor, Pyramidenbahnzeichen) sollte an eine CJK gedacht werden.
- Routineliquorparameter sind in der Regel unauffällig (normale Zellzahl, allenfalls eine mittelgradige Schrankenstörung, keine oligoklonalen Banden).
- Bei Verdacht einer CJK ist die Liquordiagnostik zum Nachweis der Proteine 14-3-3 hilfreich.
- Der Nachweis einer Reihe von Mutationen im Prionprotein-Gen (PRNP) ermöglicht die Diagnose einer genetischen Krankheitsform.
- Eine Kernspintomografie sollte FLAIR- und diffusionsgewichtete (DWI) Aufnahmen enthalten, da diese die höchste Sensitivität beim Nachweis hyperintenser Signalveränderungen im Striatum (Nucleus caudatus und Putamen), Thalamus und/oder Kortex haben.
- Kausale therapeutische Maßnahmen sind nicht verfügbar.
- Im Falle von medizinischen Eingriffen sollten die Empfehlungen zur Desinfektion und Sterilisation von Instrumenten beachtet werden (www.rki.de).
- Erkrankung und Tod sind in Deutschland nach dem Infektionsschutzgesetz meldepflichtig, in Österreich und in der Schweiz sind Verdachts-, Erkrankungs- und Todesfälle meldepflichtig.

■ Einführung

Bei der Creutzfeldt-Jakob-Erkrankung handelt es sich um eine meldepflichtige Erkrankung mit infauster Prognose, die diagnostische Schwierigkeiten bereiten kann. Wichtige Hygieneaspekte betreffen den Umgang mit den Patienten, Blut und Blutprodukten sowie medizinischen Instrumenten.

■ Definition und Klassifikation

Begriffsdefinition

Die Creutzfeldt-Jakob-Krankheit (CJK) zählt zu den Prionerkrankungen, die bei Mensch und Tieren auftreten, neuropathologisch durch spongiforme Veränderungen, astrozytäre Gliose, Neuronenverlust und Ablagerung der abnormen Form des Prionproteins charakterisiert und innerhalb der betroffenen Spezies oder auch zwischen den Spezies übertragbar sind. Ein Synonym ist übertragbare spongiforme Enzephalopathie. Die Prionerkrankungen des Menschen kommen als sporadische (sporadische CJK, sporadische letale Insomnie, sporadic fatal insomnia [SFI]), genetische (familiäre CJK, letale familiäre Insom-

Creutzfeldt-Jakob-Krankheit

Tab. 43.1 Phänotypische Charakteristika der molekularen CJK-Subtypen.

	Molekularer Subtyp	Klinische Besonderheiten	Neuropathologie und PrP-Immunhistochemie
häufig	MM1/MV1	Demenz, kortikale Anopsie, Myoklonien, kurze Krankheitsdauer (um 4 Monate)	ausgeprägte Schädigung des okzipitalen Kortex, PrP-Ablagerungen vom synaptischen Typ
	MV2	Ataxie, Demenz, extrapyramidale Bewegungsstörung, lange Krankheitsdauer (um 18 Monate)	fokale Schädigung des Kortex, Amyloid-("Kuru"-)Plaques, fokale plaqueartige PrP-Ablagerungen
	VV2	Ataxie zu Beginn, Demenz spät, mittlere Krankheitsdauer (um 7 Monate)	ausgeprägte Schädigung der subkortikalen Strukturen sowie des Hirnstamms, Spongiose oft nur in den tiefen Rindenschichten, plaqueartige sowie perineuronale PrP-Ablagerungen
selten	MM2-thalamisch (sFI)	Insomnie, Dysautonomie, später Ataxie und kognitive Beeinträchtigung	Atrophie des Thalamus und des Nucleus olivaris, Spongiose kann fehlen
	MM2-kortikal	Demenz für mehrere Monate	fokal große konfluierende Vakuolen mit groben perivakuolären PrP-Ablagerungen
	VV1	Demenz zu Beginn, später Ataxie und extrapyramidale Störungen	Spongiose, Gliose und Nervenzellverlust der kortikalen Strukturen unter Aussparung des Hirnstamms und des Zerebellums
vCJK	MM2b	psychiatrisch, Dysästhesien, Ataxie, später Demenz	Spongiose, Gliose und Nervenzellverlust sowie "floride Plaques"

Tab. 43.2 Typische Erscheinungsbilder der Variante der CJK im Vergleich zur sporadischen CJK.

	Variante der CJK	Sporadische CJK
medianes Todesalter	30 Jahre	65 Jahre
mediane Krankheitsdauer	14 Monate	6 Monate
Klinik bei Krankheitsbeginn	Dysästhesien, Verhaltensänderungen	Gedächtnisstörungen, Ataxie
EEG	nicht typisch	66 % PSWCs*
14-3-3-Protein-Nachweis im Liquor	selten	in 90 % positiv
Kernspintomografie (FLAIR und/oder DWI)	Hyperintensitäten im Thalamus, „pulvinar sign"	Hyperintensitäten im Striatum und/oder Kortex
Codon-129-Genotyp	MM	MM, MV, VV
neuropathologische Charakteristika	„florid plaques"	variabel, keine „florid plaques"

* PSWCs = periodic sharp and slow wave complexes

nie, fatal familial insomnia [FFI]), Gerstmann-Sträussler-Scheinker-Syndrom (GSS) oder übertragene (iatrogene, vCJK, Kuru) Form vor.

Klassifikation

Sporadische Prionerkrankung

Die sporadische Form der Creutzfeldt-Jakob-Krankheit ist die häufigste weltweit auftretende Erkrankungsform mit einer Inzidenz von etwa 1–2 Fällen pro Jahr pro Million Einwohner (Ladogana et al. 2005). Der Erkrankungsgipfel liegt zwischen dem 60. und 70. Lebensjahr. Es handelt sich um eine rasch fortschreitende Erkrankung mit einer medianen Überlebenszeit von 4–6 Monaten (Pocchiari et al. 1999). Klinisch stehen häufig eine rasch fortschreitende Demenz, die sich innerhalb weniger Wochen bis Monate entwickelt, sowie eine progrediente Ataxie im Vordergrund; im Verlauf bilden sich extrapyramidalmotorische Störungen, Myoklonien und Pyramidenbahnzeichen aus. Schließlich tritt akinetischer Mutismus auf. Die Erkrankung kommt weltweit in ähnlicher Häufigkeit vor, auslösende Faktoren sind nicht bekannt, Homozygotie für Methionin oder Valin am Codon 129 des *PRNP* gilt als Suszeptibilitätsfaktor (Heinemann et al. 2007, Hörnlimann et al. 2007).

Die molekulare Klassifikation der sporadischen CJK stützt sich auf den Codon-129-Genotyp des Prionprotein-Gens (homozygot für Methionin oder Valin [MM oder VV] oder heterozygot [MV]) und die biochemischen Eigenschaften des abnormen Prionproteins (PrP^{Sc} Typ 1 oder 2, unterschiedlich nach Größe gemessen an der Wanderungsgeschwindigkeit der unglykosilierten PrP-Bande im Immunoblot) (Parchi et al. 1999, Cali et al. 2006). Die molekularen Subtypen der Erkrankung gehen mit distinkten klinischen und neuropathologischen Phänotypen der CJK einher (▶ Tab. 43.1).

Genetische Prionerkrankungen

Hierzu zählen die familiäre/genetische CJK, das Gerstmann-Sträussler-Scheinker-Syndrom (GSS) und die letale familiäre Insomnie (fatal familial insomnia, FFI) (Liberski u. Budka 2004). Inzwischen sind mehr als 30 Mutationen im *PRNP* beschrieben. Typischerweise führt der Austausch der Aminosäuren Prolin und Leucin (P102L) zum GSS, die D178N-Mutation in Verbindung mit Methionin an Position 129 zur FFI, E200K und V210I-Mutation zur familiären CJK. Genetische Prionerkrankungen sind autosomal-dominant vererbbar mit nahezu hundertprozentiger Penetranz. Der Erkrankungsgipfel kann früher als bei der sporadischen Form (um das 50. Lebensjahr) liegen, die Krankheit verläuft häufig langsamer. Das klinische Bild der Gerstmann-Sträussler-Scheinker-Krankheit ist charakterisiert durch eine langsam progrediente Gangataxie, erst im Verlauf bildet sich die Demenz aus. Bei letaler familiärer Insomnie stehen Schlafstörungen und autonome Dysregulation häufig im Vordergrund. Die familiäre CJK kann häufig nicht von der sporadischen Form unterschieden werden. Eine Familienanamnese einer neurodegenerativen Erkrankung ist nur bei etwa einem Drittel bis der Hälfte der Fälle erhebbar (Kovács et al. 2005).

Übertragene Formen: iatrogene CJK

Eine Weitergabe des Erregers von Mensch zu Mensch ist bisher nur auf iatrogenem Weg über direkten Kontakt mit infektiösem Gewebe nachgewiesen worden. Dabei wurde die Erkrankung in wenigen Fällen über kontaminierte neurochirurgische Instrumente oder intrazerebrale EEG-Elektroden übertragen. In wenigen Fällen kam es zu einer CJK-Erkrankung nach einer Kornea-Transplantation, wobei die Kornea von einem an CJK verstorbenen Spender stammte. Die weltweit meisten Fälle gehen jedoch auf kontaminierte Dura-mater-Transplantate (die meisten Fälle in Japan) oder die intramuskuläre Gabe von aus Leichenhypophysen hergestellten Wachstumshormonen bei Patienten mit primärem Hypopituitarismus zurück.

Übertragene Formen: Variante der CJK

Diese Erkrankungsform wird ätiopathogenetisch mit boviner spongiformer Enzephalopathie in Zusammenhang gebracht. Bisher sind weltweit mehr als 200 Erkrankungsfälle aufgetreten. Die Patienten sind deutlich jünger als bei der sporadischen Form der CJK (Median 30 Jahre). Die Erkrankungsdauer ist länger (Median 14 Monate). Im Vordergrund stehen psychiatrische Auffälligkeiten (meist Depression oder Psychose), die über mehrere Monate ohne neurologische Auffälligkeiten verlaufen können. Später kommen schmerzhafte Dysästhesien und Gangataxie hinzu, die Demenz tritt erst spät im Verlauf auf (Will et al. 2000). Im Gegensatz zur sporadischen Form der CJK kann das abnorme Prionprotein auch im peripheren lymphatischen Gewebe (Appendix, Tonsillen und Lymphknoten) nachgewiesen werden. Eine Übertragung dieser Erkrankungsform über Blut und Blutprodukte wurde beobachtet (Von Auer et al. 2006, Dietz et al. 2007). Eine Übersicht über die klinische Symptomatik der sporadischen CJK bzw. der Variante der CJK gibt ▶ Tab. 43.2.

■ Hygienemaßnahmen

Berichte über die iatrogene Übertragung des extrem resistenten CJK-Erregers auf Patienten haben dazu geführt, dass das Robert-Koch-Institut bereits im Jahr 1996 bzw. 1998 „Empfehlungen zur Desinfektion und Sterilisation von chirurgischen Instrumenten bei Verdacht auf Creutzfeldt-Jakob-Erkrankung" (Bundesgesundheitsblatt 8/96, S. 282–283) und Empfehlungen zur „Krankenversorgung und Instrumentensterilisation bei CJK-Patienten und CJK-Verdachtsfällen" (Bundesgesundheitsblatt 7/98, S. 279–285) erarbeitet hat. Der aktuelle Stand der Empfehlungen kann unter http://www.rki.de abgerufen werden.

▶ **Besonderheiten für Österreich:** Auch in Österreich gibt es vom Hygienebeirat des Bundesministeriums für Gesundheit erlassene „Richtlinien für den Schutz vor einer Übertragung der Creutzfeldt-Jakob-Krankheit bei invasiven Eingriffen" (Letzte Fassung vom Juni 2009, http://www.bmg.gv.at).

▶ **Besonderheiten für die Schweiz:** Das Bundesamt für Gesundheit (BAG) hat in der Schweiz Richtlinien zur Prävention der Übertragung der Creutzfeldt-Jakob-Krankheit erlassen (www.bag.admin.ch).

■ Diagnostik

EEG

Bei etwa 70 % der sporadischen CJK werden periodische bi- und triphasische Komplexe nachgewiesen. Diese treten im Median 12 Wochen nach Beginn der klinischen Symptomatik auf, können im Verlauf der Erkrankung wieder fehlen und sind gelegentlich durch Stimuli provozierbar. Gegebenenfalls sind wiederholte EEG-Untersuchungen angezeigt. Die diagnostischen Kriterien des EEGs sind in ▶ Tab. 43.3 dargestellt (Steinhoff et al. 2004, Collins et al. 2006).

Kernspintomografie

Der Nachweis uni- und bilateraler Signalanhebungen in den Stammganglien sowie im Kortex auf FLAIR- und DWI-gewichteten Aufnahmen gelingt in mindestens zwei Drittel der Fälle einer sporadischen CJK, wobei die DWI

Tab. 43.3 Diagnostische EEG-Kriterien bei der CJK.

EEG-Kriterien
• periodische, sog. Sharp-Wave-Komplexe (PSWCs)
• Periodizität (wichtigstes Kriterium)
• Frequenz 0,5–2/s
• Dauer 100–600 ms
• Amplitude > 150 µV – 300 µV
• generalisiert, seltener auch lateralisiert oder auch regional

Tab. 43.4 Verteilungsmuster der Signalalterationen im MRT bei sporadischer CJK, stratifiziert nach den molekularen Subtypen (Meissner et al. 2009).

Molekularer Subtyp	Signalsteigerung in FLAIR und/oder DWI			
	> 3 kortikale Regionen	Basalganglien	Inselkortex	Thalamus
MM1	30 %	66 %	18 %	7 %
MM2 kortikal	78 %	22 %	22 %	11 %
MV1	67 %	67 %	16 %	20 %
MV2	32 %	65 %	16 %	35 %
VV1	86 %	14 %	71 %	0 %
VV2	17 %	72 %	14 %	31 %

der FLAIR überlegen zu sein scheint (Young et al 2005). DWI-Veränderungen finden sich im Striatum und Kortex in 60%, isoliert im Kortex in 30%, isoliert im Striatum in 2%. Nur wenige Patienten haben ein völlig unauffälliges MRT (Beispiele siehe www. cjd-goettingen.de) (Shiga et al. 2004, Collins et al. 2006, Kallenberg et al. 2006, Tschampa et al. 2007). Bei der Variante der CJK können Hyperintensitäten im posterioren Thalamus in 80% der Fälle nachgewiesen werden (sog. „pulvinar sign"). Das Verteilungsmuster der kortikalen und subkortikalen Signalhyperintensitäten kann helfen, bereits klinisch die molekularen Subtypen der sporadischen CJK abzugrenzen (▶ Tab. 43.4).

Liquor cerebrospinalis

Die Liquoruntersuchung bei Patienten mit einer CJK ist in den Standardparametern unauffällig, es finden sich eine normale Zellzahl, Gesamteiweiß und Glukose, nur selten eine leichte bis mittelgradige Schrankenstörung. Das Vorkommen oligoklonaler Banden ist eine absolute Rarität und sollte Anlass zu einem sorgfältigen Ausschluss eines chronisch-entzündlichen ZNS-Prozesses geben. Die klinische Verdachtsdiagnose kann durch den Nachweis abnorm hoher Konzentrationen neuronaler und astrozytärer Proteine unterstützt werden. Hierzu gehören die Proteine 14-3-3, tau, phosphoryliertes tau, NSE, S 100b (http://www.cjd-goettingen.de/) (Zerr et al. 2000a, Green et al. 2007, Sanchez-Juan et al. 2006).

In Einzelfällen kann eine wiederholte Liquorpunktion sinnvoll sein, um die Verdachtsdiagnose einer CJK zu untermauern, da in den frühen Stadien der Erkrankung alle Tests negativ ausfallen können. In der Regel kommt es bei Patienten mit einer CJK im Verlauf der Erkrankung zu einem weiteren Anstieg der Konzentration der neuronalen und astrozytären Proteine, während die Konzentrationen bei einer akuten neuronalen Schädigung anderer Genese (z.B. zerebrale Hypoxie) wieder abfallen. Die Testsensitivität steigt im späteren Krankheitsstadium für alle genannten Biomarker. Sie wird modifiziert durch Krankheitsdauer, Krankheitsstadium, Codon-129-Genotyp und Alter der Patienten (höher bei kurzem Verlauf, im späten Stadium, bei Homozygoten am Codon 129 der *PRNP* und Älteren) (Zerr et al. 2000b).

Genetik

Die Mutationen des Prionprotein-Gens (*PRNP*) führen zu genetischen Prionerkrankungen (siehe ▶ S.572). Neben den pathogenen Mutationen existiert ein Polymorphismus am Codon 129 des *PRNP* (Methionin oder Valin). Dabei gilt die Homozygotie für Methionin als Suszeptibilitätsfaktor bei übertragenen CJK-Formen, der zudem auch die Inkubationszeit beeinflusst. Bei sporadischer CJK kommt MM am Codon 129 überzufällig häufig vor.

Diagnosekriterien

Während die definitive Diagnose einer CJK eine neuropathologische Untersuchung voraussetzt, wird die klinische Diagnose einer sporadischen CJK durch den Nachweis periodischer Komplexe im EEG (periodic sharp and slow wave complexes, PSWCs), erhöhter Konzentrationen des 14-3-3-Proteins im Liquor und hyperintenser Basalganglien bzw. kortikaler Strukturen im MRT (FLAIR und/oder DWI) untermauert (▶ Tab. 43.5) (Budka et al. 1995, Zerr et al. 2009). Die diagnostischen Kriterien der Variante der CJK sind in ▶ Tab. 43.6 aufgeführt.

■ Therapie

Für therapeutische Maßnahmen, die die Prognose im Verlauf des Leidens verändern, liegen bisher nur einzelne Kasuistiken vor, kontrollierte Therapiestudien sind selten, eine kausale Therapie ist nicht bekannt (Ludewigs et al. 2007, Collinge et al. 2009). Eine symptomatische Therapie existiert bisher nur für die CJK-typischen Myoklonien, die in der initialen Krankheitsphase gut auf Clonazepam oder Valproat ansprechen. In den letzten Jahren wurden etliche Substanzen mit variablem Erfolg bei CJK eingesetzt. Für Pentosanpolysulfat (PPS) oder Quinacrin liegen Einzelfallberichte sowie Beobachtungsstudien vor, ein eindeutiger Effekt auf die Überlebenszeit ist nicht gegeben. Eine kontrollierte Doppelblindstudie mit Flupiritin ergab keine Verlängerung der Überlebenszeit, jedoch eine temporäre Verlangsamung des kognitiven Abbaus (Otto et al. 2004). Beobachtungsstudien aus Italien und Deutschland zufolge verdoppelt der Einsatz von Doxycyclin die Überlebenszeit. Um den spezifischen Antiprion-Effekt des Doxycyclins nachzuweisen, wurde eine gemeinsame pro-

Tab. 43.5 Klinische Klassifikationskriterien der sporadischen CJK.

Kriterien, die für eine sporadische CJK sprechen
Wahrscheinlich:
• progressive Demenz und
• mindestens 2 der folgenden klinischen Erscheinungen: 　1. Myoklonus 　2. visuelle oder zerebelläre Symptome 　3. pyramidale/extrapyramidale Störungen 　4. akinetischer Mutismus
Technische Zusatzuntersuchungen:
• periodische Sharp-Wave-Komplexe im EEG oder
• Nachweis der Proteine 14-3-3 im Liquor bei Krankheitsdauer < 2 Jahre
• hyperintense Basalganglien bzw. mindestens 2 kortikale Regionen (temporal – parietal – okzipital) im MRT in FLAIR und/oder DWI
Möglich:
• progressive Demenz < 2 Jahre und
• 2 der oben genannten 4 klinischen Erscheinungen, jedoch
• o.g. Zusatzuntersuchungen nicht wegweisend

Tab. 43.6 Diagnostische Kriterien der Variante der CJK (Heath et al. 2010).

Kriterien, die für eine Variante der CJK sprechen		
I	a)	fortschreitende neuropsychiatrische Erkrankung
	b)	Krankheitsdauer > 6 Monate
	c)	Routineuntersuchungen weisen auf keine alternative Diagnose hin
	d)	kein Hinweis auf mögliche iatrogene Ursache
	e)	kein Hinweis auf familiäre Prionerkrankung
II	a)	psychiatrische Symptome früh im Verlauf*
	b)	persistierende schmerzhafte Dysästhesien
	c)	Ataxie
	d)	Myoklonien oder choreatiforme Bewegungen oder Dystonie
	e)	Demenz
III	a)	keine periodischen scharfen Wellen im EEG bzw. kein EEG
	b)	Signalanhebungen im posterioren Thalamus („pulvinar sign") im MRT
IV	a)	Tonsillenbiopsie positiv**

Sicher:
I a) und neuropathologische Bestätigung einer vCJK

Wahrscheinlich:
I und 4/5 von II und III a) und III b)
oder I und IV a)

Möglich:
I und 4/5 von II und III a)

* Depression, Angst, Apathie, Rückzug, Wahn
** Die Tonsillenbiopsie wird nicht routinemäßig empfohlen, auch nicht in Fällen mit CJK-typischem EEG, aber sie mag hilfreich sein in Verdachtsfällen mit klinischen Symptomen, die mit CJK vereinbar sind, ohne dass im MRT ein bilaterales „pulvinar sign" zu sehen ist.

spektive Doppelblindstudie in Italien, Deutschland und Frankreich begonnen. Bei derzeit fehlenden kontrollierten Studien können keine Angaben zur Klassifikation der Evidenzklassen bzw. zur Empfehlungsstärken erfolgen.

■ Redaktionskomitee

Prof. Dr. Herbert Budka, Klinisches Institut für Neurologie, Medizinische Universität Wien
Dr. Kai Kallenberg, Abteilung Neuroradiologie, Georg-August-Universität Göttingen
Prof. Dr. Bernhard J. Steinhoff, Epilepsiezentrum Kork, Kehl-Kork
Prof. Dr. Matthias Sturzenegger, Neurologische Universitätsklinik, Inselspital Bern
Prof. Dr. Horst Urbach, Radiologische Klinik, Neuroradiologie, Universität Bonn
Prof. Dr. Jörg R. Weber, Neurologische Abteilung, Klinikum Klagenfurt
Prof. Dr. Inga Zerr, Neurologische Klinik, Georg-August-Universität Göttingen

Federführend: Prof. Dr. Inga Zerr, Nationales Referenzzentrum für Transmissible Spongiforme Enzephalopathien, Neurologische Klinik, Georg-August-Universität Göttingen, Robert-Koch-Straße 40, 37075 Göttingen
E-Mail: IngaZerr@med.uni-goettingen.de,
www.cjd-goettingen.de

Entwicklungsstufe der Leitlinie: S1

■ Literatur

Budka H, Aguzzi A, Brown P et al. Neuropathological diagnostic criteria for Creutzfeldt-Jakob disease (CJD) and other human spongiform encephalopathies (prion diseases). Brain Pathol 1995; 5: 459–466
Cali I, Castellani R, Yuan J Classification of sporadic Creutzfeldt-Jakob disease revisited. Brain 2006; 129: 2266–2277
Collinge J, Gorham M, Hudson F et al. Safety and efficacy of quinacrine in human prion disease (PRION-1 study): a patient-preference trial. Lancet Neruol 2009; 8: 334–344
Collins SJ, Sanchez-Juan P, Masters CL et al. Determinants of diagnostic investigation sensitivities across the clinical spectrum of sporadic CJD. Brain 2006; 129: 2278–2287
Dietz K, Raddatz G, Wallis J et al. Blood transfusion and spread of variant Creutzfeldt-Jakob disease. Emerg Infect Dis 2007; 13: 89–96
Green A, Sanchez-Juan P, Ladogana A et al. CSF analysis in patients with sporadic CJD and other transmissible spongiform encephalopathies. Eur J Neurology 2007; 14: 121–124
Heath CA, Cooper SA, Murray K et al. Validation of diagnostic criteria for variant Creutzfeldt-Jakob disease. Ann Neurol 2010; 67: 761-770
Heinemann U, Krasnianski A, Meissner B et al. Creutzfeldt-Jakob disease in Germany: a prospective 12-years surveillance. Brain 2007; 1330: 1350–1359
Hörnlimann B, Riesner D, Kretzschmar H, eds. Prions in humans and animals. Berlin, New York: DeGruyter; 2007
Kallenberg K, Schulz-Schaeffer WJ, Jastrow U et al. MR imaging of Creutzfeldt-Jakob disease (CJD): Comparative analysis of MR sequences. Am J Neuroradiol 2006; 27: 1459–1462
Kovács GG, Puopolo M, Ladogana A et al. Genetic prion disease: the EUROCJD experience. Hum Genet 2005; 118: 166–174
Ladogana A, Puopolo M, Croes EA et al. Mortality from Creutzfeldt-Jakob disease and related disorders in Europe, Australia, and Canada. Neurology 2005; 64: 1586–1591
Liberski PP, Budka H. Gerstmann-Sträussler-Scheinker disease. I. Human diseases. Folia Neuropathol 2004; 42 (Suppl. B): 120–140
Ludewigs H, Zuber C, Vana K et al. Therapeutic approaches for prion disorders. Expert Rev Anti Infect Ther 2007; 5: 613–630
Meissner B, Kallenberg K, Sanchez-Juan P et al. MRI lesion profiles in sporadic Creutzfeldt-Jakob disease. Neurology 2009; 72: 1994-2001
Otto M, Cepek L, Ratzka P et al. Efficacy of flupirtine on cognitive function in patients with CJD: A double-blind study. Neurology 2004; 62: 714–718
Parchi P, Giese A, Capellari S et al. Classification of sporadic Creutzfeldt-Jakob disease based on molecular and phenotypic analysis of 300 subjects. Ann Neurol 1999; 46: 224–233

Pocchiari M, Puopolo M, Croes EA et al. Predictors of survival in sporadic Creutzfeldt-Jakob disease and other human transmissible spongiform encephalopathies. Brain 2004; 127: 2348–2359

Sanchez-Juan P, Green A, Ladogana A et al. CSF tests in the differential diagnosis of Creutzfeldt-Jakob disease. Neurology 2006; 67: 637–643

Shiga Y, Mivazawa K, Sato S et al. Diffusion-weighted MRI abnormalities as an early diagnostic marker for Creutzfeldt-Jakob disease. Neurology 2004; 63: 443–449

Steinhoff BJ, Zerr I, Glatting M et al. Diagnostic value of sharp-wave complexes in Creutzfeldt-Jakob disease. Ann Neurol 2004; 56: 1–6

Tschampa HJ, Zerr I, Kallenberg K et al. Pattern of cortical changes in sporadic Creutzfeldt-Jakob disease. Am J Neurorad 2007; 28: 1114–1118

Von Auer F, Burger R, Buschmann A et al. Overall blood supply strategy with regard to Variant Creutzfeldt-Jakob disease (vCJD). Report of the Working group Commissioned by the German Federal Ministry of Health. Transfusion Med Hemother 2006; 33 (Suppl. 2)

Will RG, Zeidler M, StewartGE et al. Diagnosis of new variant Creutzfeldt-Jakob disease. Ann Neurol 2000; 47: 575–582

Young GS, Geschwind MD, Fischbein NJ et al. Diffusion-weighted and fluid-attenuated inversion recovery imaging in Creutzfeldt-Jakob disease: high sensitivity and specificity for diagnosis. Am J Neroradiol 2005; 26: 1551–1562

Zerr I, Kallenberg K, Summers DM et al. Updated clinical diagnostic criteria for sporadic Creutzfeldt-Jakob disease. Brain 2009; 132: 2659–2668

Zerr I, Pocchiari M, Collins S et al. Analysis of EEG and CSF 14-3-3 proteins as aids to the diagnosis of Creutzfeldt-Jakob disease. Neurology 2000a; 55: 811–815

Zerr I, Schulz-Schaeffer WJ, Giese A et al. Current clinical diagnosis of CJD: identification of uncommon variants. Ann Neurol 2000b; 48: 323–329

Erkrankungen peripherer Nerven

44 Diagnostik bei Polyneuropathien

Was gibt es Neues?

- Zunehmend werden genetische Ursachen bei axonalen Neuropathien mit spätem Krankheitsbeginn gefunden und Mitofusin-2-(MFN2-)Mutationen sind die häufigste Ursache für eine Charcot-Marie-Tooth-Erkrankung Typ 2 (CMT 2) (Verhoeven et al. 2006, Bennett et al. 2008).
- Es wurden verbesserte Algorithmen für die genetische Testung bei Verdacht auf hereditäre Neuropathie entwickelt (Saporta et al. 2011).
- Mehrere neue oder zwischenzeitlich etablierte Methoden erleichtern die Diagnostik der mit Routine-Elektrophysiologie nicht erfassbaren Small-Fiber-Neuropathie (Obermann et al. 2008, Cruccu et al. 2010, Lauria et al 2010, Tavakoli et al. 2010).
- Minimalanforderungen an eine Nervenbiopsie und das diagnostische Vorgehen für die nicht systemische vaskulitische Neuropathie wurden evidenzbasiert von internationalen Gremien formuliert (Collins et al. 2010, Sommer et al. 2010).
- In einer Kohorte von Patienten mit IgM-MGUS-assoziierter Neuropathie hatten diejenigen mit Anti-MAG-Neuropathie die bessere Prognose (Niermeijer et al. 2010).

Die wichtigsten Empfehlungen auf einen Blick

- Anamnese und klinischer Befund leisten den wichtigsten Beitrag zur Klassifikation einer Polyneuropathie (familiär, akut vs. chronisch; ursächliche Begleiterkrankungen; beteiligte Systeme; symmetrisch vs. multifokal etc.).
- Elektrophysiologische Untersuchungen sind erforderlich, um den Verteilungstyp und den Schädigungstyp (axonal vs. demyelinisierend) zu bestimmen, um spezielle Schädigungsmuster zu entdecken (z. B. Leitungsblocks) und um das resultierende Ausmaß der Muskelschädigung („Denervierung") festzustellen.
- Mittels Laboruntersuchungen sollte nach den wichtigsten behandelbaren Ursachen von Polyneuropathien gefahndet werden (s. u.).
- Die Liquoruntersuchung ist nützlich in der Differenzialdiagnose von entzündlichen Polyneuropathien.
- Eine genetische Untersuchung ist indiziert bei positiver Familienanamnese für Polyneuropathie oder bei typischen Zeichen einer hereditären Polyneuropathie (Hohlfuß, Krallenzehen).
- Eine Nervenbiopsie ist indiziert bei Verdacht auf behandelbare Polyneuropathie, die anders nicht gesichert werden kann (z. B. Vaskulitis, atypische CIDP, Amyloidose); Nervenbiopsien sollten nur in ausgewiesenen Zentren durchgeführt und begutachtet werden.
- Bei Verdacht auf Small-Fiber-Neuropathie sind die quantitativ sensorische Testung und die Quantifizierung der Hautinnervation nützliche diagnostische Instrumente.
- Holo-Transcobalamin (Holo-TC) als frühester Marker eines Vitamin-B_{12}-Mangels sollte bei Verdacht auf Vitamin-B_{12}-Mangel zusammen mit Methylmalonsäure im Serum bestimmt werden.

Basisuntersuchungen und ergänzende Untersuchungen in der Diagnostik von Polyneuropathien

Obligat:
- Anamnese
- klinische Untersuchung
- Elektrophysiologie
- Standardlabor

Fakultativ:
- erweitertes Labor
- LP
- Muskel-/Nerv-/Hautbiopsie
- Genetik

■ Definition

Polyneuropathien (PNP) (Dyck et al. 1993, Mendell et al. 2001, Neundörfer u. Heuß 2006, Pestronk 2008) sind generalisierte Erkrankungen des peripheren Nervensystems (PNS). Zum PNS gehören alle außerhalb des Zentralnervensystems liegenden Teile der motorischen, sensiblen und autonomen Nerven mit ihren Schwann-Zellen und ganglionären Satellitenzellen, ihren bindegewebigen Hüllstrukturen (Peri- und Epineurium) sowie den sie versorgenden Blut- und Lymphgefäßen.

Zur Gruppe der Polyneuropathien gehört die **distal symmetrische Polyneuropathie** im eigentlichen Sinne, die an den Beinen beginnt und einen neuronalen axonalen längenabhängigen Krankheitsprozess als Ursache hat. Davon zu unterscheiden sind die **Polyradikuloneuropathien** mit einem proximalen und distalen Befall (manchmal auch mit Rumpf- und Hirnnervenbeteiligung), bei denen in der Regel ursächlich die Schwann-Zellen und Myelinscheiden erkrankt sind. Schließlich gibt es auch die **Mononeuropathia multiplex**, bei der gleichzeitig oder zeitlich versetzt mehrere Nervenstämme beteiligt sind, was zu einem asymmetrischen Krankheitsbild führt. Am häufigsten findet man einen distal symmetrischen sensomotorischen Verteilungstyp mit vorwiegend sensibler Symptomatik.

Seltener ist eine vorwiegend motorische Symptomatik, ein zusätzlich proximaler Befall oder ein Beginn an den Armen.

■ Klinische Diagnostik

Allgemeines

Die klinische Diagnose einer PNP beruht auf der Anamnese- und Beschwerdeschilderung des Patienten und dem klinischen Befund.

Beschwerden

▶ **Sensible Reiz- und Ausfallerscheinungen**
- Kribbeln
- Ameisenlaufen
- Wärme- und Kälteparästhesien
- Stechen
- Elektrisieren
- Pelzigkeits- und Taubheitsgefühle
- Gefühl des Eingeschnürtseins
- Schwellungsgefühle
- Gefühl des unangenehmen Drucks
- Gefühl, wie auf Watte zu gehen
- Gangunsicherheit insbesondere bei Dunkelheit
- fehlende Temperaturempfindungen
- schmerzlose Wunden

▶ **Motorische Reiz- und Ausfallerscheinungen**
- Muskelzucken
- Muskelkrämpfe
- Muskelschwäche
- Muskelatrophie
- frühes Zeichen: Parese Zehenspreizung, Atrophie kurze Zehenextensoren

▶ **Autonome Ausfallerscheinungen**
Siehe ▶ Tab. 44.1.

Spezielle Anamnese

Verlauf, Dauer der Beschwerden

Der Krankheitsverlauf ist diagnostisch richtungsweisend:
- ≤ 4 Wochen: akut
- 4–8 Wochen: subakut
- > 8 Wochen: chronisch

Exemplarisch: Guillain-Barré-Syndrom (GBS) *akut*, chronisch inflammatorische demyelinisierende Polyneuropathie (CIDP) *subakut bis chronisch*, hereditäre motorische und sensible Polyneuropathie (CMT) *chronisch* und positive Familienanamnese

> **Cave**
>
> Eine vaskulitische PNP kann chronisch über viele Jahre verlaufen und eine Infiltration des PNS mit Lymphomzellen (Neurolymphomatose) kann unter dem Bild einer akuten axonalen und/oder demyelinisierenden PNP verlaufen.

Frage nach:
- sportlichen Fähigkeiten als Kind, Probleme beim Schuhkauf (hereditäre PNP?)
- häufigem Stolpern (distale Schwäche?)
- Schwierigkeiten beim Aufstehen aus tiefen Sesseln, aus der Hocke und beim Treppensteigen (proximale Schwäche?)

Eigenanamnese

- Grunderkrankung, die eine Neuropathie bedingen kann (Diabetes, Nierenerkrankung, Kollagenose, maligne Erkrankungen, Knochen- und Gelenksschmerzen etc.)
- Operationen (Laminektomie etc.)
- Medikamenten-, Drogen- und Toxin-Anamnese, insbesondere Alkoholmissbrauch (Neundörfer 2006)

▶ **Medikamenten-induzierte Polyneuropathien:** Neben den seit langem bekannten potenziell Polyneuropathie-induzierenden Medikamenten (Chemotherapeutika, INH, Thalidomid, Chloroquin etc.) ist in den letzten Jahren die Entstehung einer Polyneuropathie bei einigen Medikamenten beschrieben worden, für die das bisher nicht bekannt war. Statine verursachen nach langer Anwendung selten sensible und sensomotorische Polyneuropathien, die nach Absetzen des Statins reversibel sind (de Langen u. van Puijenbroek 2006). Bortezomib (Velcade), ein neuer Proteasom-Inhibitor, der bei der Therapie des multiplen Myeloms eingesetzt wird, verursacht schmerzhafte sensomotorische Polyneuropathien, die nur teilweise reversibel sind (Richardson et al. 2006). Linezolid, ein neues Antibiotikum aus der Oxazolidinongruppe, verursacht nach längerer Anwendung eine schmerzhafte sensotorische Polyneuropathie und eine toxische Optikusneuropathie (Bressler et al. 2004, Rucker et al. 2006). Auch Medikamente, die in der Therapie von Neuropathien eingesetzt werden wie Rituximab oder Tumor-Nekrose-Faktor-Blocker, können in Einzelfällen Neuropathien auslösen (Richez et al. 2005, Mauermann et al. 2007).

Systemanamnese

Frage nach autonomen Störungen:
- Sicca-Syndrom
- Schwitzen an den Extremitäten vermindert und evtl. kompensatorisch am Rumpf vermehrt
- Störungen beim Stuhlgang oder beim Wasserlassen
- erektile Dysfunktion

Diagnostik bei Polyneuropathien

- Gelenkschmerzen
- Hautveränderungen
- Synkopen

Familienanamnese

Gezielte Fragen nach Gehbehinderungen, Fußdeformitäten, auffallend dünnen Waden.

Neurologische Untersuchung

▶ Reflexe
- Abschwächung/Ausfall von Muskeleigenreflexen, insbesondere Achillessehnenreflex

▶ Motorische Störungen
- schlaffe, atrophische Paresen; an den Beinen Fuß-/Zehenheber meist früher und stärker betroffen

▶ Sensibilitätsstörungen (Large-Fiber-Neuropathie)
- socken-, strumpf-, handschuhförmige Störungen der taktilen Ästhesie/Algesie; bei fortgeschrittener PNP auch Bauchwand
- Pallhyp-/anästhesie
- Graphhyp-/anästhesie
- Störung des Lageempfindens
- Romberg-Test
- Seiltänzergang

▶ Sensibilitätsstörungen (Small-Fiber-Neuropathie)
- Thermhyp-/anästhesie (Testung mit wassergefüllten Reagenzgläsern)
- Hyp-/Analgesie

▶ Beteiligung der Hirnnerven
- N. VII (beispielsweise bei GBS, CIDP, Sarkoidose, Borreliose)
- N. IX, N. X (beispielsweise bei GBS, Diphtherie)
- Augenmuskelnerven (diabetische Ophthalmoneuropathie, Miller-Fisher-Syndrom)
- N. VIII (Taubheit, Schwerhörigkeit bei hereditärer Neuropathie)

▶ Beteiligung des autonomen Nervensystems (▶ Tab. 44.1, ▶ Tab. 44.2)
- Pupillenreaktion
- Hauttrockenheit
- orthostatische Hypotonie

Manifestationstypen

Die Polyneuropathien werden nach dem zeitlichen Verlauf (siehe „Spezielle Anamnese", ▶ S. 579), nach den betroffenen Systemen (motorisch/sensibel/autonom/sensomotorisch) und nach der Verteilung der Symptome (symmetrisch/asymmetrisch) unterschieden.

Distal symmetrischer Verteilungstyp

▶ Symmetrisch-sensibler Manifestationstyp
- distal-betonte symmetrische Sensibilitätsstörungen
- Reflexabschwächung/-verlust, in der Regel zuerst die Achillessehnenreflexe

Beispiele: alkoholische PNP, nephrogene PNP, Großteil der diabetischen PNP einschließlich PNP bei pathologischer Glukosetoleranz, Thiaminmangel-PNP, Vitamin-B_{12}-Mangel-PNP, chronisch axonale PNP unklarer Ätiologie

Ein unterschiedliches Betroffensein bestimmter sensibler Qualitäten kann auf spezielle Ätiologien hinweisen.

Tab. 44.1 Untersuchungsbefunde autonomer Nerven.

Folgen efferenter autonomer Denervierung
Somatische Nerven
• Pupillenstörungen
• trophische Störungen: Ödem, Ulkus, Osteoarthropathie
• Hypo-/Anhidrosis
• vasomotorische Störungen: orthostatische Hypotonie, Rubeosis plantarum
Viszerale Nerven
• kardiovaskulär: Ruhetachykardie, Frequenzstarre
• gastrointestinal: Ösophagusdystonie, Gastroparese, Diarrhö, Obstipation, Cholezystopathie
• Leber: gestörte Glukoseverwertung
• exokrines Pankreas: Ausfall der reflektorischen Sekretion
• urogenital: Blasenentleerungsstörung, erektile Dysfunktion, retrograde Ejakulation
Folgen afferenter autonomer Denervierung
• fehlender Schmerz bei Koronarischämie
• fehlende vegetative Reaktion bei Hypoglykämie
• fehlendes Gefühl für die Blasenfüllung
• fehlender Hodendruckschmerz
• fehlender Wehenschmerz

Diagnostik bei Polyneuropathien

Tab. 44.2 Polyneuropathien mit autonomer Beteiligung (mod. nach McDougall u. Mc Leod 1996).

Ausgeprägte autonome Beteiligung
akute Pandysautonomie
diabetische Polyneuropathie
Polyneuropathie bei Amyloidose
Guillain-Barré-Syndrom (GBS)
Polyneuropathie bei Porphyrie
hereditäre sensibel-autonome Neuropathie (HSAN) Typ III (familiäre Dysautonomie, Riley-Day-Syndrom)
hereditäre sensibel-autonome Neuropathie (HSAN) Typ IV
HIV-assoziierte Polyneuropathie
paraneoplastische Polyneuropathie

So findet man bei der Amyloid-PNP initial häufig eine dissoziierte Sensibilitätsstörung mit reduzierter Schmerzempfindung und noch intakter Oberflächensensibilität.

▶ **Subtyp:** Small-Fiber-Neuropathie: distal betonte Sensibilitätsstörungen und Schmerzen ohne weitere Symptome, z. B. bei Diabetes mellitus oder pathologischer Glukosetoleranz, Alkoholmissbrauch, Sjögren-Syndrom, Sarkoidose, Amyloidneuropathie, Morbus Fabry, HSAN.

▶ **Symmetrisch-sensomotorischer Manifestationstyp**
- symmetrisch angeordnete sensible und motorische Ausfälle bzw. vorwiegend motorische Ausfälle
  Beispiele: Guillain-Barré-Syndrom, akute intermittierende Porphyrie, hereditäre motorische und sensible Neuropathien, Critical-Illness-Polyneuropathie (CIP) mit vorwiegend motorischen Ausfällen
- Hierzu entwickelt sich ein Teil der PNP mit symmetrisch-sensiblem Manifestationstyp.

▶ **Distal symmetrische PNP mit ausgeprägten autonomen Symptomen**
- sensible oder sensomotorische PNP mit ausgeprägten autonomen Störungen

Beispiele: Amyloid-PNP, diabetische autonome Neuropathie, Guillain-Barré-Syndrom, Sjögren-Syndrom, Vincristin, HSAN

Asymmetrische Manifestationstypen

- **Mononeuropathia multiplex** mit Ausfällen entsprechend dem Versorgungsmuster einzelner Nerven
- **Schwerpunkt-PNP** mit zusätzlich symmetrisch-sensiblen und/oder symmetrisch-motorischen distal betonten Ausfällen

Beispiele: vaskulitische Neuropathie, HNPP, Sarkoidose, diabetische Amyotrophie, multifokal motorische Neuropathie (MMN, immer chronische Verlaufsform), Lewis-Sumner-Syndrom, Borreliose-Neuropathie (Bannwarth-Syndrom), Zoster-Neuritis, neuralgische Schulteramyotrophie

> **Cave**
> Bei der differenzialdiagnostischen Zuordnung zu einem bestimmten Manifestationstyp ist Vorsicht geboten. So ist der klinische Manifestationstyp bei einer morphologisch gesicherten Vaskulitis des PNS in einem nicht unerheblichen Teil der Fälle symmetrisch-sensibel.

Proximale oder proximale und distale Verteilung

- proximal: Plexusneuritis, proximale diabetische Neuropathie
- proximal und distal: GBS, CIDP, Porphyrie (Wurzelbeteiligung)

Differenzialdiagnosen

- vorwiegend motorische Symptomatik: z. B. Myopathie, Vorderhornerkrankung, akuter radikulärer Prozess, Plexuskompression
- vorwiegend sensible Symptomatik: z. B. Myelopathie (wie funikuläre Myelose), Myelonkompression, Syringomyelie, Meningomyelitis, Restless-Legs-Syndrom

Allgemeine Untersuchung

- Skelettabnormalitäten: Pes cavus, Pes planus, Hammerzehen, Skoliose, Kyphose, Charcot-Gelenk, pathologische Frakturen
- Organomegalie
- Veränderungen der Haut und Hautanhangsgebilde: Ulzera, Pigmentveränderungen, Purpura, Verlust vor allem der Beinbehaarung, Alopezie, Uhrglasnägel, Meessche Linien etc.
- Sicca-Syndrom, Uveitis, Katarakt, Optikusatrophie, Retinitis pigmentosa, Hörstörungen

■ Neurophysiologische Diagnostik

Die neurophysiologische Untersuchung dient in Ergänzung der klinischen Untersuchung dazu, das Vorhandensein einer generalisierten Schädigung des PNS nachzuweisen, den Verteilungstyp zu bestimmen (symmetrische/asymmetrische PNP, Schwerpunktneuropathie) und eine subklinische Mitbeteiligung des sensiblen Systems bei motorischer Neuropathie (und umgekehrt) zu erkennen. Eine Unterscheidung zwischen Polyneuropathien mit einer Axonschädigung („axonale" Polyneuropathie, ▶ Tab. 44.3) und Polyneuropathien mit einer Myelinschädigung („demyelinisierende" Polyneuropathie, ▶ Tab. 44.4) wird ebenfalls angestrebt, kann jedoch u. U. nur eingeschränkt möglich sein, da bei Ausfall großer, schneller Fasern eine deutliche Herabsetzung der Nervenleitge-

Diagnostik bei Polyneuropathien

Tab. 44.3 Hauptursachen von Polyneuropathien mit Axonverlust (mod. nach Wilbourn 2000).

Sensomotorisch		Rein sensibel	
Familiär	Erworben	Familiär	Erworben
CMT 2	Diabetes mellitus	HSAN I–IV	Cisplatin, Oxaliplatin
Porphyrie	Alkohol	spinozerebellare Degeneration	Nitrate
Amyloidose	Urämie	spinale Muskelatrophie Typ Kennedy	Pyridoxin
	axonaler Typ des GBS		paraneoplastisch
	Vitamin-B_{12}-Mangel		(Denny-Brown-Syndrom)
	Amyloidose		Sjögren-Syndrom
	Metronidazol		idiopathische sensible PNP
	Bortezomib		Nukleosidanaloga
	Linezolid		Thalidomid
	Arsen		

Tab. 44.4 Hauptursachen demyelinisierender Polyneuropathien (mod. nach Wilbourn 2000).

Familiär	Erworben
CMT 1, 2 und 4	AIDP (akute inflammatorische demyelinisierende Polyneuropathie, GBS)
CMTX	CIDP (chronische inflammatorische demyelinisierende Polyneuropathie)
HNPP	CIDP-Varianten, wie die Polyneuropathie bei „monoclonal gammopathy of unknown significance (MGUS)", z. B. POEMS-Syndrom

schwindigkeit möglich ist (Tankisi et al. 2007), was eine „demyelinisierende" PNP vortäuschen kann.

Die elektrophysiologische Einteilung in „axonal" und „demyelinisierend" muss nicht dem histologischen Befund des Nervs entsprechen.

Axonale Schädigung

▶ **Neurografie**
- gleichmäßige Reduktion der Amplituden der motorischen Summenaktionspotenziale (MSAP = CMAP) bei distaler und proximaler Stimulation; Reduktion der sensiblen Nervenaktionspotenziale (SNAP)
- fakultativ Reduktion der Nervenleitgeschwindigkeit um maximal 30% der altersentsprechenden unteren Normwerte

▶ **Elektromyografie**
- akuter Schaden:
  - pathologische Spontanaktivität (positive scharfe Wellen, Fibrillationen)
- chronischer Schaden:
  - Dauer der Potenziale motorischer Einheiten verlängert
  - Potenzialamplitude erhöht
  - Phasenanzahl erhöht
  - Satellitenpotenziale nachweisbar
  - Faszikulationen nachweisbar

Demyelinisierende Schädigung

▶ **Neurografie**
- distale Latenz verlängert
- Nervenleitgeschwindigkeit herabgesetzt

▶ **Elektromyografie**
- CMAP-Amplitude erniedrigt und CMAP-Dauer verlängert bei proximaler Stimulation, pathologische temporale Dispersion
- F-Wellen-Latenz verlängert, erhöhte Chronodispersion

Leitungsblock (CB)

- Alle Definitionen zum Leitungsblock haben nur Klasse-IV-Evidenz.
- Um eine behandelbare Krankheit nicht zu übersehen, sollten die Kriterien eine hohe Sensitivität haben.
- Für klinische Studien sollten die Kriterien eine hohe Spezifität haben.
- Kriterien (Heuß et al. 2002, Olney et al. 2003, European Federation of Neurological Societies 2006):
  1. **definitiver CB**
     - Reduktion der Amplitude des proximalen CMAP > 50% bei < 30% verlängerter Dauer des CMAP
     oder
     - Reduktion der Fläche des proximalen CMAP > 50%
  2. **wahrscheinlicher CB**
     - Reduktion der Amplitude des proximalen CMAP > 40% am Arm oder > 50% am Bein bei < 60% verlängerter Dauer des CMAP

Diagnostik bei Polyneuropathien

3. **möglicher CB**
   - Reduktion der Amplitude des proximalen CMAP > 40 % am Arm oder > 50 % am Bein unabhängig von der Potenzialdauer

> **Cave** ⚠
> - Hinweise für einen CB grundsätzlich nicht an Prädilektionsstellen für Kompressionssyndrome
> - normale sensible Neurografie der Arme in Nervenabschnitten mit CB bei multifokal motorischer Neuropathie

- Durch die Hochvoltstimulation (HVS) gelingt es, auch die proximalen Anteile peripherer Nerven supramaximal zu stimulieren; durch die HVS kann häufig ein wertvoller Informationszugewinn erzielt werden (Jaspert et al. 1995, Akaza et al. 2011).

Auswahl der zu untersuchenden Nerven und Muskeln

Neurografie

▶ **Sensible Neurografie der Beine**
- N. suralis
- N. peronaeus superficialis

Orthodrome und antidrome Ableitungen des N. suralis sind vergleichbar valide; bei ungünstigen Ableitebedingungen (beispielsweise Ödeme) ergibt die Ableitung des N. suralis mit Nadelelektroden genauere Ergebnisse der Nervenleitgeschwindigkeit unter Verlust der Amplitudenbeurteilbarkeit.

▶ **Sensible Neurografie der Arme**
- N. medianus
- N. ulnaris

> **Cave** ⚠
> Veränderungen durch zusätzliche Engpasssyndrome?

- N. radialis superficialis

> **Cave** ⚠
> Der N. radialis superficialis ist bei distal symmetrischen Polyneuropathien später betroffen. Vorteil: Selten von Engpasssyndromen beeinträchtigt und orthodrom wie antidrom leicht ableitbar.

▶ **Motorische Neurografie der Beine**
- N. peronaeus

> **Cave** ⚠
> Druckschädigungen am Fibulaköpfchen?

- N. tibialis

> **Cave** ⚠
> Der N. tibialis ist in der Kniekehle nicht immer supramaximal stimulierbar.

Empfehlung: Zuerst N. peronaeus untersuchen; im Bedarfsfall Messung des N. tibialis. Um bilaterale Schädigung zu zeigen: N. tibialis auf der einen Seite und N. peronaeus auf der anderen Seite untersuchen.

▶ **Motorische Neurografie der Arme**
- N. medianus

> **Cave** ⚠
> Karpaltunnelsyndrom?

- N. ulnaris

> **Cave** ⚠
> Sulcus-ulnaris-Syndrom?

Neurografie motorischer Nerven → Mitbeteiligung von proximalen Nervenabschnitten? → Untersuchung von späten Antworten wie F-Welle und/oder H-Reflex; Leitungsblock siehe oben.

Elektromyografie

- Untersuchung der Skelettmuskulatur mit der Frage nach neurogenen Veränderungen:
  - M. tibialis anterior
  - M. abductor hallucis/M. interosseus dorsalis I, falls im M. tibialis anterior keine Veränderungen vorhanden sind

> **Cave** ⚠
> Auch bei Gesunden sind in manchen Fällen positive scharfe Wellen, Faszikulationen und sehr selten auch Fibrillationspotenziale in der intrinsischen Fußmuskulatur nachweisbar.

- evtl. Untersuchung von proximalen Muskeln (M. vastus medialis, M. iliopsoas) und Muskeln der oberen Extremität zur Einschätzung der Ausdehnung der Veränderungen
- Bei symmetrischen Polyneuropathien ist die beidseitige Untersuchung bezüglich der Klassifikation in axonale und demyelinisierende Polyneuropathien ohne zusätzlichen diagnostischen Wert.
- Bei asymmetrischen Polyneuropathien sollte die Auswahl der untersuchten Nerven und Muskeln symptom- und befundorientiert erfolgen.

Zusatzuntersuchungen

Elektroneurografie und Elektromyografie werden ergänzt durch Methoden, die zusätzliche Informationen über die Beteiligung unterschiedlicher Faserklassen geben können:

- Tiefensensibilität → Vibratometrie
- Veränderungen der dünn-myelinisierten A-Delta-Fasern (Kälteempfindung) und der unmyelinisierten C-Fasern (Wärmeempfindung) → Thermotestung („quantitative sensory testing", QST) an Händen und Füßen; Hitze-evozierte Potenziale („contact heat evoked potentials", CHEPS) (Atherton et al. 2007), Schmerz-evozierte Potenziale („pain related potentials", PREPS) (Obermann et al. 2008); Laser-evozierte Potenziale (Casanova-Molla et al. 2011, Rage et al. 2011); korneale konfokale Mikroskopie (Tavakoli et al. 2010).
- kardial-autonome Neuropathie → Bestimmung der Herzfrequenzvariabilität (HRV) bei tiefer Inspiration, Valsalva-Manöver, Schellong-Test (Kipptischuntersuchung)
- Störungen der sudomotorischen Fasern → Jod-Stärke-Reaktion, sympathische Hautantwort (SHA, „sympathic skin response" SSR), „quantitative sudomotor axon reflex testing" (QSART)

■ Laboruntersuchungen in der Differenzialdiagnose von Polyneuropathien

Die laborchemischen Untersuchungen sollten zunächst auf häufige und behandelbare Ursachen von Polyneuropathien gerichtet sein (▶ Tab. 44.5). Sind diese Befunde negativ bzw. erklären sie nicht das Ausmaß der PNP, so sollten je nach klinisch und elektrophysiologisch erarbeiteter Verdachtsdiagnose weitere Untersuchungen folgen (▶ Tab. 44.6, ▶ Tab. 44.7).

■ Genetische Untersuchungen

Eine genetische Untersuchung kann bei positiver Familienanamnese für PNP oder bei typischen Zeichen einer hereditären PNP (Hohlfuß, Krallenzehen) sinnvoll sein (Neundörfer u. Rautenstrauss 2006, Pestronk 2008, England et al. 2009, Saporta et al. 2011) und ist indiziert, wenn differenzialdiagnostisch der Verdacht auf andere Ursachen, insbesondere entzündliche Formen der PNP, besteht. Bei demyelinisierender hereditärer PNP besteht hochgradiger Verdacht auf CMT Typ IA. Hierbei findet man eine 1.4 Mb Tandem-Duplikation in Chromosom 17p11.2–12, die das Periphere-Myelin-Protein-22-(PMP22-)Gen enthält. Beim Phänotyp der „hereditären Neuropathie mit Neigung zu Druckparesen" (HNPP), findet man eine zu der CMT 1A-Duplikation reziproke Deletion des PMP22-Gens. Diese beiden Untersuchungen sind relativ einfach durchzuführen und haben in die Routine Eingang gefunden. Bei axonalen Formen (CMT 2) kann auf Mutationen im Mitofusin-2-(MFN 2-)Gen, Cx32-(CJB1-)Gen oder im P0-Gen untersucht werden. Eine ausführliche genetische Stufendiagnostik ist in ▶ Tab. 44.8, ▶ Tab. 44.9, ▶ Tab. 44.10 und ▶ Tab. 44.11 dargestellt.

Bei den familiären Amyloidpolyneuropathien (Claus 2006) (positive Familienanamnese? dissoziierte Empfindungsstörung? autonome Störungen?) handelt es sich um eine heterogene Gruppe von in der Regel autosomal dominant vererbten systemischen Amyloidosen. Normales Transthyretin (TTR) hat eine Transportfunktion für Thyroxin und Retinol. Die Inzidenz der häufigsten Transthyretin-Gen-Mutationen (Chromoson 18q11.2–q12.1) mit dem pathologischen Genprodukt ATTR variiert extrem nach geografischer Lage, sie wird für die USA mit 1:100.000 und für Nordschweden mit 1:170 geschätzt. Pathogenetisch verursachen TTR-Mutationen Veränderungen der Oberflächenstruktur des Moleküls, die zu Aggregationen von Molekülen und zu anschließender Ablagerung von Proteinfibrillen führen. Am häufigsten ist die portugiesische (japanische, schwedische) Form (Andrade-Typ, familiäre Amyloidpolyneuropathie Typ1 = FAP1) der hereditären Amyloidpolyneuropathie mit der Mutation Val30Met im TTR-Gen.

Tab. 44.5 Standarduntersuchungen.

Erkrankung bzw. Verdacht auf	Diagnostik
Basisdiagnostik	BSG, CRP, Differenzialblutbild, Elektrolyte, Leber- und Nierenwerte, Immunfixation, Bence-Jones-Proteinurie, TSH
Diabetes mellitus	Nüchternblutzucker, oraler Glukosetoleranztest, Blutzuckertagesprofil und HbA_{1c} zur Verlaufskontrolle bei Diabetes mellitus
Alkoholmissbrauch	Transaminasen, MCV, CDT*, Vitamine
funikuläre Myelose	Vitamin B_{12}

* CDT = carbohydrat deficient transferrin

Diagnostik bei Polyneuropathien

Tab. 44.6 Erweiterte Untersuchungen.

Erkrankung bzw. Verdacht auf	Spezielle klinische Hinweise	Diagnostik
funikuläre Myelose	Lagesinnstörung, Ataxie SEP verzögert	Vitamin B_{12}, bei niedrig normalem Vitamin-B_{12}-Spiegel im Serum Bestimmung der Methylmalonsäure mit der Frage eines metabolischen Vitamin-B_{12}-Mangels, Holo-Transcobalamin (erniedrigt: frühester Nachweis einer negativen Vitamin-B_{12}-Absorptionsbilanz), Parietalzell-Antikörper, Intrinsicfaktor-Antikörper
Malresorption oder -absorption	Gewichtsabnahme	Xylose-Test, Vitamine B_1, B_6, B_{12}, Vitamin E, Folsäure im Serum
Vaskulitis	bestehende rheumatische Erkrankung oder systemische Vaskulitis, Schwerpunktneuropathie, subakute progrediente Paresen	Rheumafaktor, ANA (wenn positiv, dsDNA und ENA-Screening), p-, c-ANCA, C3, C4, C3d, zirkulierende Immunkomplexe (CIC), Kryoglobuline, Hepatitis-, Borrelienserologie, Eosinophile
Neuroborreliose	Anamnese von Zeckenstich und/oder Erythema chronicum migrans, Radikuloneuritis	Anti-Borrelien-Antikörpertiter in Serum und Liquor inklusive Bestimmung des ASI Cave: Jahre nach ausgeheilter Borreliose können IgG- und IgM (!)-Anti-Borrelien-Antikörper nachweisbar sein
andere erregerbedingte PNP	Lepra, HIV, andere	Slit-Skin-Smear-Technik bei Lepra, Serologie für Mykoplasmen, CMV, HIV, Epstein-Barr-Virus, Varizella zoster, Toxinnachweis für C. diphtheriae
Kryoglobulinämie		Kryoglobuline
Paraproteinämie	chronische oder subakute PNP bei multiplem Myelom, Waldenström-Makroglobulinämie, solitärem Plasmozytom, systemischer AL-Amyloidose (Lambda- bzw. Kappa-Immunglobulin-Leichtkette), POEMS, Kryoglobulinämie, monoklonaler Gammopathie unklarer Signifikanz (MGUS)	Immunelektrophorese, Immunfixation, Bence-Jones-Proteine im 24-h-Sammelurin, Anti-MAG-Antikörper bei IgM Paraproteinämie, Knochenmarkbiopsie, Knochen-Röntgen
Sarkoidose	pulmonale Beteiligung	Angiotensin-Converting-Enzym (ACE) im Serum
multifokale motorische Neuropathie (MMN)	rein motorische Neuropathie, Leitungsblöcke	Erhöhte IgM (!)-Anti-GM1-Antikörper im Serum
GBS	rasch aufsteigende überwiegend motorische Neuropathie	Campylobacter-jejuni-, Zytomegalie-Antikörper, Gangliosid-Antikörper, Liquoruntersuchung (vgl. ▶ Tab. 44.7)
Miller-Fisher-Syndrom	Ataxie und Augenmuskelparesen	Anti-GQ1b
CIDP	subakute demyelinisierende PNP	Immunelektrophorese, Liquoruntersuchung (vgl. ▶ Tab. 44.7)
Malignom	Gewichtsabnahme, Nachtschweiß, sensible Neuropathie, Denny-Brown-Syndrom	Hämoccult-Test, Anti-Hu-Antikörper, Anti-CV2-Antikörper, Immunelektrophorese
Hypoparathyreoidismus		Ca^{++}, anorganisches Phosphat, Parathormon
Porphyrie		Delta-Aminolävulinsäure, Porphobilinogen
Intoxikation		Untersuchung des 24-h-Urins auf Arsen, Blei, Thallium, Quecksilber; basophile Tüpfelung der Erythrozyten bei Bleivergiftung
Morbus Refsum		Phytansäure

Diagnostik bei Polyneuropathien

Tab. 44.7 Liquor-Untersuchungen (Heuß 2006b).

Erkrankung bzw. Verdacht auf	Spezielle klinische Hinweise	Diagnostik
AIDP (GBS)	rasch aufsteigende überwiegend motorische Neuropathie	Zellzahl (in der Regel < 10, bis 50 möglich), Eiweiß erhöht (cave: kann in erster Woche noch normal sein)
CIDP	subakute demyelinisierende PNP	Zellzahl (in der Regel <10, bis 50 möglich), Eiweiß erhöht
Lewis-Sumner-Syndrom (LSS) multifokale motorische Neuropathie (MMN)	LSS: asymmetrische sensible/sensomotorische Neuropathie meistens der Arme MMN: asymmetrische motorische Neuropathie meistens der Arme	Eiweiß in der Mehrzahl der Fälle nicht, sonst nur leicht erhöht
Neuroborreliose (Bannwarth-Syndrom)	Anamnese von Zeckenstich und/oder ECM, Radikuloneuritis	Borrelien-Antikörper, intrathekale Ig-Synthese, Eiweiß, Schrankenstörung (Qalb), Zellzahl (Pleozytose!), Liquorzytologie mit gemischtzelliger Pleozytose mit lymphoplasmazellulärer Pleomorphie
diabetische PNP		leichte bis mäßige Schrankenstörung (Qalb, Eiweiß erhöht)
Neurolymphomatose		Liquorzytologie

Tab. 44.8 Genetische Untersuchungen bei Verdacht auf CMT. Die molekulargenetische Diagnostik richtet sich nach dem Erbgang und dem elektrophysiologischen Befund. Stufendiagnostik jeweils von oben nach unten.

	Demyelinisierend	Intermediär	Axonal
autosomal dominant	PMP22dup MPZ, PMP22mut NEFL, EGR2, SIMPLE	PMP22del MPZ, DNM2 NEFL, YARS	MFN2 MPZ NEFL GARS, HSPB1, HSPB8
autosomal rezessiv	SH3TC2 GDAP1, PRX, FGD4, FIG4	GDAP1	GDAP1 LMNA A/C
X-chromosomal	Connexin-32 (GJB1)	Cx32	Cx32
sporadisch	PMP22dup GJB1, MPZ PMP22mut, NEFL	PMP22del MPZ, GJB1 NEFL, DNM2	MFN2 MPZ, Cx32 NEFL

Tab. 44.9 Genetische Untersuchungen bei Verdacht auf HNPP (axonal-demyelinisierende Polyneuropathie mit ausgeprägter Demyelinisierung an Prädilektionsstellen für Kompressionssyndrome). Stufendiagnostik von oben nach unten.

	Diagnostik
autosomal dominant	PMP22del PMP22mut, Cx32 MPZ (P0)

Andere Formen sind zurückzuführen auf Mutationen im Apolipoprotein-A-1-Gen und Gelsolin-Gen.

In der Regel wird die Diagnose einer Amyloidpolyneuropathie durch eine Biopsie des N. suralis gesichert, wobei evtl. primär eine Biopsie des Unterhautfettgewebes oder der Rektumschleimhaut erfolgen kann.

■ Sonstige Zusatzuntersuchungen

- Röntgen-Thorax
- Lungenfunktion
- erweiterte Tumorsuche (Thorax-Abdomen-CT oder MRT, gynäkologische oder urologische Untersuchung, Hämoccult-Test, Röntgen der Röhrenknochen und Schädel/Wirbelsäule, Ösophagogastroskopie, Koloskopie, Knochenmarkpunktion nach Jamshidi)
- Rektumbiopsie
- Augenarzt, Schirmer-Test

Diagnostik bei Polyneuropathien

Tab. 44.10 Genetische Untersuchungen bei Verdacht auf dHMN (distale hereditäre motorische Neuropathien). Cave: Nach langem Verlauf können auch sensible Symptome vorliegen. Stufendiagnostik von oben nach unten.

	< 10. Lebensjahr	> 10. Lebensjahr	plus Pyramidenbahnzeichen
autosomal dominant	HSPB1 SETX (plus Pyramidenbahnzeichen)	BSCL2 (Exon3) HSP22, HSPB1 GARS	BSCL2 (Exon3) SETX GARS
autosomal rezessiv	IGHMBP2 (plus respiratorische Insuffizienz)	GDAP1	GDAP1 LMNA A/C
X-chromosomal	–	–	–
sporadisch	HSPB1 SETX (plus PBZ)	BSCL2 (Exon3) HSPB8, HSPB1 GARS	BSCL2 (Exon3) SETX GARS

Tab. 44.11 Genetische Untersuchungen bei Verdacht auf HSN/HSAN. Die autosomal rezessiven Formen HSN II–V beginnen sehr früh, während die autosomal dominanten Formen im Erwachsenenalter manifest werden. Charakteristisch sind neben den sensiblen Störungen erhebliche distal betonte Schmerzen. Stufendiagnostik jeweils von oben nach unten.

	< 10. Lebensjahr	> 10. Lebensjahr	Sonderformen
autosomal dominant	–	RAB7 (Ulzerationen!) HSN1 SPTLC1 SPTLC2 ATLASTIN-1	–
autosomal rezessiv	HSN2A WNK1 HSN2B FAM134B HSN4 NTRK1 HSN5 NGFB	–	familiäre Dysautomomie IKBKAP CIPA (congenital insensitivity to pain and anhidrosis) NTRK1 NGFB CIP (congenital insensitivity to pain) SCN9A
X-chromosomal	–	–	–
sporadisch	HSN2A, B	RAB7 HSN1 SPTLC1 SPTLC2 ATLASTIN-1	familiäre Dysautomomie IKBKAP CIPA (congenital insensitivity to pain and anhidrosis) NTNK1 NGFB CIP (congenital insensitivity to pain) SCN9A

Diagnostik bei Polyneuropathien

■ Morphologische Diagnostik

Eine **Nervenbiopsie** ist dann indiziert, wenn bei hinreichend schwerer oder progredienter PNP die Diagnose mit weniger invasiven Mitteln nicht gestellt werden kann und sich aus der Diagnose eine Behandlungskonsequenz für den Patienten ergibt (Heuß 2006a, England et al 2009, Sommer et al. 2010). Dies ist wegen der erforderlichen Immunsuppression vor allem der Fall bei Vaskulitiden (insbesondere der isolierten Vaskulitis des peripheren Nervs; Collins et al. 2010). Bei den hereditären Neuropathien ist die Biopsie mit dem Fortschritt der Genetik in den Hintergrund getreten, dies gilt bei entsprechender Familienanamnese auch für die Amyloidneuropathie (Lebertransplantation!). Möglicherweise kann der Nachweis von entzündlichen Infiltraten auch bei hereditären Neuropathien eine Behandlungskonsequenz haben, allerdings liegen hierzu nicht genügend Daten vor.

Da es sich um einen invasiven und in der Regel nicht wiederholbaren Eingriff handelt, sollten Nervenbiopsien nur in ausgewiesenen Zentren durchgeführt und bearbeitet werden, wo unter Einhaltung standardisierter Methoden eine dem Eingriff angemessene diagnostische Ausbeute gewährleistet ist.

In der Regel wird der N. suralis am Unterschenkel biopsiert. Alternativ kann der N. peroneus superficialis biopsiert werden (Collins et al. 2000). Bei der Frage nach Vorliegen einer Vaskulitis erbringt eine kombinierte Nerv-Muskel-Biopsie häufiger einen positiven Befund als die Nervenbiopsie allein (Leuschner et al. 2001, Vital et al. 2006, Vrancken et al. 2011). Eine faszikuläre Biopsie des N. suralis ist abzulehnen, da nur mittels einer kompletten Nervenbiopsie auch das Epineurium erfasst wird und bei der Vaskulitis überwiegend die epineuralen Gefäße betroffen sind. Zur adäquaten Aufarbeitung des Biopsiematerials gehören die Anfertigung von Gefrier- und Paraffinschnitten sowie die Kunstharzeinbettung für Semidünnschnitte und (in Einzelfällen) die Elektronenmikroskopie. Die Immunhistochemie ist zur Darstellung von Makrophagen und T-Zellen erforderlich. Bei Verdacht auf eine entzündliche Genese wird die Anfertigung von Stufenschnitten des Nervs empfohlen, da sonst falsch negative Befunde resultieren können. In manchen Fällen liefert die Hautbiopsie zusätzliche Hinweise auf eine Vaskulitis (Üçeyler et al. 2010). In Einzelfällen kann die Anfertigung von Zupfpräparaten (Frage nach segmentaler Demyelinisierung, CIDP) erforderlich sein (Verschueren 2007).

▶ **Spezielle Fragestellungen/Indikation für eine Nervenbiopsie**
- Verdacht auf isolierte vaskulitische PNP
- Sarkoidose
- asymmetrische diabetische PNP (Schwerpunkt-PNP, diabetische Amyotrophie) → zusätzliche Vaskulitis? (evtl. auch in distalen Abschnitten des PNS)
- Verdacht auf CMT oder HNPP (hereditary neuropathy with liability to pressure palsies) bei negativer Familienanamnese und negativer genetischen Untersuchung, insbesondere zwecks Beratung und wegen der Differenzialdiagnose einer entzündlichen PNP
- atypisches klinisches Bild einer CIDP oder Verdacht auf chronisch inflammatorische axonale PNP (CIAP)
- Verdacht auf Lepra
- Amyloid-PNP (evtl. primär Biopsie der Rektumschleimhaut)
- Tumorinfiltration, z. B. Neurolymphomatose (Infiltration des PNS mit Lymphomzellen); Phänotypisierung der „Infiltrat"-Zellen erforderlich
- Verdacht auf Polyglukosankörper-Erkrankung
- Speicherkrankheiten mit PNS und ZNS-Beteiligung (z. B. metachromatische Leukodystrophie)

■ Small-Fiber-Neuropathie – spezielle Diagnositik

Bei Verdacht auf Small-Fiber-Neuropathie mit distalen Schmerzen und Sensibilitätsstörungen sowie unauffälliger Elektroneurografie (Untersuchung der markhaltigen Fasern) kann eine **Stanzbiopsie der Haut** hilfreich sein. Die Hautbiopsien werden in der Regel mit einer Biopsiestanze von 3–5 mm Durchmesser entnommen. Häufige Biopsieorte sind der distale Unterschenkel und der proximale Oberschenkel. Je nach Verteilungsmuster können auch andere Areale biopsiert werden, jedoch liegen nicht für alle Regionen Normwerte vor. Die Gewebeproben werden immunhistochemisch mit Antikörpern gegen den neuronalen Marker PGP 9.5 gefärbt. Dies erlaubt die Quantifizierung der intraepidermalen Innervation sowie die semiquantitative Einschätzung des subepidermalen Nervenplexus und der Innervation von Schweißdrüsen und Hautgefäßen. Die Quantifizierung der intraepidermalen Innervation hat bei normaler Elektrophysiologie eine hohe Sensitivität für die Diagnose einer sensiblen Neuropathie (Koskinen et al. 2005, Vlckova-Moravcova et al. 2008).

■ Besondere differenzialdiagnostische Konstellationen, die im klinischen Alltag häufig sind

Was ist zu tun, wenn ein Diabetes mellitus oder Alkoholmissbrauch als mögliche Ursache einer PNP vorliegt?

Bei Vorliegen folgender Befunde sollte differenzialdiagnostisch bereits bei der ersten diagnostischen Abklärung an eine andere Ursache gedacht werden:
- vorwiegend motorische Ausfälle
- rasche Entwicklung der Symptomatik
- stark ausgeprägte Asymmetrie, Multiplex-Neuropathie und Hirnnervenstörung
- Fortschreiten der Symptomatik trotz Optimierung der Stoffwechsellage bzw. Alkoholkarenz

- Beginn der Symptomatik an den Armen
- Familienanamnese einer Neuropathie
- Diabetes mellitus und PNP ohne weitere diabetische Langzeitkomplikation (Retinopathie, Nephropathie); hier ist allerdings zu bedenken, dass eine Small-Fibre-Neuropathie bereits bei einer pathologischen Glukosetoleranz auftreten kann und dass das Dogma vom lange bestehenden Diabetes, der erst dann zu einer Neuropathie führt, nicht mehr aufrechtzuerhalten ist (Polydefkis et al. 2003).

In allen anderen Fällen und bei subklinischer PNP sind eine Verlaufsbeobachtung der PNP und die Behandlung der Grundkrankheit (Diabetes mellitus, Alkoholmissbrauch) sinnvoll.

Nebenbefundlich diagnostizierte PNP

Bei Vorliegen einer nebenbefundlich diagnostizierten PNP richtet sich **im höheren Lebensalter** der Umfang der weiteren Diagnostik nach dem Ausmaß und Verlauf der klinischen Ausfälle und der Wahrscheinlichkeit einer zugrunde liegenden, für den Patienten bedrohlichen Erkrankung. Die häufigsten Ursachen (Diabetes mellitus, Vitaminmangel, Alkoholmissbrauch, medikamentös-toxisch, chronische Niereninsuffizienz) sollten immer abgeklärt werden.

Polyneuropathie ungeklärter Ätiologie

- Etwa 20 % der PNP bleiben ätiologisch unklar.
- Zunehmend werden Fälle von axonalen hereditären Polyneuropathien mit spätem Beginn, z. B. erst in der 7. Dekade, bekannt.
- Bei der Nachuntersuchung nach ½ bis 1 Jahr wird ein weiteres Drittel geklärt. Die am häufigsten gestellten Diagnosen sind: vaskulitische PNP, PNP bei Vitamin-B$_{12}$-Mangel oder PNP bei Paraproteinämie.

■ Therapie

Da es sich hier um eine Diagnostikleitlinie handelt, werden keine Angaben zur Therapie gemacht. Zur Therapie siehe Leitlinie „Therapie akuter und chronischer immunvermittelter Neuropathien und Neuritiden" (AWMF Registriernummer 030-130).

■ Versorgungskoordination

In Abhängigkeit von der Schwere der Erkrankung nicht zuletzt auch unter Berücksichtigung der G-AEP-Kriterien erfolgt die Versorgung ambulant und/oder stationär.

■ Redaktionskomitee

Prof. Dr. Walter F. Haupt, Neurologische Klinik, Universitätsklinikum Köln
Prof. Dr. Dieter Heuß, Neurologische Klinik, Universitätsklinikum Erlangen
Prof. Dr. Thierry Kuntzer, Service de Neurologie, Centre Hospitalier Universitaire Vaudois, Lausanne, Schweiz
Prof. Dr. Wolfgang Löscher, Neurologische Klinik, Medizinische Universität Innsbruck, Österreich
Prof. Dr. B. Neundörfer, Neurologie Am Stadtpark, Nürnberg
Prof. Dr. Bernd Rautenstrauß, Friedrich-Baur-Institut, LMU München
PD Dr. Susanne Renaud, Département Médecine, Hôpital neuchâtelois, Neuchâtel, Schweiz
Prof. Dr. Claudia Sommer, Neurologische Klinik, Universitätsklinikum Würzburg

Federführend: Prof. Dr. Dieter Heuß, Neuromuskuläres Zentrum, Neurologische Klinik des Universitätsklinikums Erlangen, Schwabachanlage 6, 91054 Erlangen
E-Mail: dieter.heuss@uk-erlangen.de

Entwicklungsstufe der Leitlinie: S1

■ Literatur

Akaza M, Kanouchi T, Inaba A et al. Motor nerve conduction study in cauda equina with high-voltage electrical stimulation in multifocal motor neuropathy and amyotrophic lateral sclerosis. Muscle Nerve 2011; 43: 274–282
Atherton DD, Facer P, Roberts KM et al. Use of the novel Contact Heat Evoked Potential Stimulator (CHEPS) for the assessment of small fibre neuropathy: correlations with skin flare responses and intra-epidermal nerve fibre counts. BMC Neurol 2007; 7: 21
Bennett CL, Lawson VH, Brickell KL et al. Late-onset hereditary axonal neuropathies. Neurology 2008; 71: 14–20
Bressler AM, Zimmer SM, Gilmore JL et al. Peripheral neuropathy associated with prolonged use of linezolid. Lancet Infect Dis 2004; 4: 528–531
Casanova-Molla J, Grau-Junyent JM, Morales M et al. On the relationship between nociceptive evoked potentials and intraepidermal nerve fiber density in painful sensory polyneuropathies. Pain 2011; 152: 410–418
Claus D. Amyloidosen. In: Neundörfer B, Heuß D, Hrsg. Polyneuropathien. Stuttgart: Thieme; 2006: 92–97
Collins MP, Dyck PJ, Gronseth GS et al. Peripheral Nerve Society Guideline on the classification, diagnosis, investigation, and immunosuppressive therapy of non-systemic vasculitic neuropathy: executive summary. J Peripher Nerv Syst 2010; 15: 176–84
Collins MP, Mendell JR, Periquet MI et al. Superficial peroneal nerve/peroneus brevis muscle biopsy in vasculitic neuropathy. Neurology 2000; 55: 636–643
Cruccu G, Sommer C, Anand P et al. EFNS guidelines on neuropathic pain assessment: revised 2009. Eur J Neurol 2010; 17: 1010–1018
de Langen JJ, van Puijenbroek EP. HMG-CoA-reductase inhibitors and neuropathy: reports to the Netherlands Pharmacovigilance Centre. Neth J Med 2006; 64: 334–338
Dyck P, Thomas P, Griffin J et al. Peripheral neuropathy. 3rd ed. Philadelphia: W.B. Saunders Company; 1993
England JD, Gronseth GS, Franklin G et al. Practice parameter: the evaluation of distal symmetric polyneuropathy: the role of laboratory and genetic testing (an evidence-based review). Report of the American Academy of Neurology, the American Association of Neuromuscular

and Electrodiagnostic Medicine, and the American Academy of Physical Medicine and Rehabilitation. PM R 2009; 1: 5–13

European Federation of Neurological Societies/Peripheral Nerve Society Guideline on management of multifocal motor neuropathy. Report of a joint task force of the European Federation of Neurological Societies and the Peripheral Nerve Society. J Peripher Nerv Syst 2006; 11: 1–8

Heuß D. Morphologische Untersuchungen bei Polyneuropathien – Nerven- und Muskelbiopsie. In: Neundörfer B, Heuß D, Hrsg. Polyneuropathien. Stuttgart: Thieme; 2006a: 19–22, Tafel I–VII

Heuß D. Untersuchungen des Liquor cerebrospinalis. In: Neundörfer B, Heuß D, Hrsg. Polyneuropathien. Stuttgart: Thieme; 2006b: 32–35, Tafel IX

Heuß D, Müller-Felber W, Schulte-Mattler W et al. Diagnostik und Therapie der multifokalen motorischen Neuropathie (MMN). Bundeseinheitliche Konsensuspapiere der Muskelzentren im Auftrag der Deutschen Gesellschaft für Muskelkranke e.V. (DGM). Nervenheilkunde 2002; 21: 100–117

Jaspert A, Claus D, Grehl H et al. Wertigkeit der proximalen Leitungsblockuntersuchung in der Diagnostik entzündlicher Neuropathien. Nervenarzt 1995; 66: 445–454

Koskinen M, Hietaharju A, Kylaniemi M et al. A quantitative method for the assessment of intraepidermal nerve fibers in small-fiber neuropathy. J Neurol 2005; 252: 789–794

Lauria G, Hsieh ST, Johansson O et al. European Federation of Neurological Societies/Peripheral Nerve Society Guideline on the use of skin biopsy in the diagnosis of small fiber neuropathy. Report of a joint task force of the European Federation of Neurological Societies and the Peripheral Nerve Society. Eur J Neurol 2010; 17: 903–912, e44–9

Leuschner T, Probst-Cousin S, Kayser C et al. Reliabilität morphologischer Methoden in der Diagnostik einer vaskulitischen Neuropathie. Nervenheilkunde 2001; 40: 20

Mauermann ML, Ryan ML, Moon JS et al. Case of mononeuritis multiplex onset with rituximab therapy for Waldenstrom's macroglobulinemia. J Neurol Sci 2007; 260: 240–243

McDougall AJ, McLeod JG. Autonomic neuropathy, II: Specific peripheral neuropathies. J Neurol Sci 1996; 138: 1–13

Mendell J, Kissel J, Cornblath D. Diagnosis and managment of peripheral nerve disorders. Oxford: Oxford University Press; 2001

Neundörfer B. Toxische Polyneuropathien. In: Neundörfer B, Heuß D, Hrsg. Polyneuropathien. Stuttgart: Thieme; 2006: 61–77

Neundörfer B, Heuß D, Hrsg. Polyneuropathien. Stuttgart: Thieme; 2006

Neundörfer B, Heuß D. Therapie der Polyneuropathien. In: Berger M, Domschke W, Hohenberger W, Meinertz T, Hrsg. Therapie-Handbuch, 5. Aufl. Elsevier – Urban&Fischer; 2011. http://www1.us.elsevierhealth.com/THB/chapter_P011.php

Neundörfer B, Rautenstrauss B. Hereditäre Polyneuropathien. In: Neundörfer B, Heuß D, Hrsg. Polyneuropathien. Stuttgart: Thieme; 2006: 100–119

Niermeijer JM, Fischer K, Eurelings M et al. Prognosis of polyneuropathy due to IgM monoclonal gammopathy: a prospective cohort study. Neurology 2010; 74: 406–412

Obermann M, Katsarava Z, Esser S et al. Correlation of epidermal nerve fiber density with pain-related evoked potentials in HIV neuropathy. Pain 2008; 138: 79–86

Olney RK, Lewis RA, Putnam TD et al. Consensus criteria for the diagnosis of multifocal motor neuropathy. Muscle Nerve 2003; 27: 117–121

Pestronk A. Neuromuscular disorders – hereditary neuropathies. Available from: http://neuromuscular.wustl.edu/time/hmsn.html; 2008

Polydefkis M, Griffin JW, McArthur J. New insights into diabetic polyneuropathy. J Am Med Ass 2003; 290: 1371–1376

Rage M, Van Acker N, Knaapen MW et al. Asymptomatic small fiber neuropathy in diabetes mellitus: investigations with intraepidermal nerve fiber density, quantitative sensory testing and laser-evoked potentials. J Neurol 2011; 258: 1852–1864

Richardson PG, Briemberg H, Jagannath S et al. Frequency, characteristics, and reversibility of peripheral neuropathy during treatment of advanced multiple myeloma with bortezomib. J Clin Oncol 2006; 24: 3113–3120

Richez C, Blanco P, Lagueny A et al. Neuropathy resembling CIDP in patients receiving tumor necrosis factor-alpha blockers. Neurology 2005; 64: 1468–1470

Rucker JC, Hamilton SR, Bardenstein D et al. Linezolid-associated toxic optic neuropathy. Neurology 2006; 66: 595–598

Saporta AS, Sottile SL, Miller LJ et al. Charcot-Marie-Tooth disease subtypes and genetic testing strategies. Ann Neurol 2011; 69: 22–33

Sommer CL, Brandner S, Dyck PJ et al. Peripheral Nerve Society Guideline on processing and evaluation of nerve biopsies. J Peripher Nerv Syst 2010; 15: 164–175

Tankisi H, Pugdahl K, Johnsen B et al. Correlations of nerve conduction measures in axonal and demyelinating polyneuropathies. Clin Neurophysiol 2007; 118: 2383–2392

Tavakoli M, Marshall A, Pitceathly R et al. Corneal confocal microscopy: a novel means to detect nerve fibre damage in idiopathic small fibre neuropathy. Exp Neurol 2010; 223: 245–250

Üçeyler N, Devigili G, Toyka KV et al. Skin biopsy as an additional diagnostic tool in non-systemic vasculitic neuropathy. Acta Neuropathol 2010; 120: 109–116

Verhoeven K, Claeys KG, Zuchner S et al. MFN2 mutation distribution and genotype/phenotype correlation in Charcot-Marie-Tooth type 2. Brain 2006; 129: 2093–2102

Verschueren A. [Immune-mediated neuropathies: indications and value of nerve biopsy]. Rev Neurol (Paris) 2007; 163: 3S58–3S60

Vital C, Vital A, Canron MH et al. Combined nerve and muscle biopsy in the diagnosis of vasculitic neuropathy. A 16-year retrospective study of 202 cases. J Peripher Nerv Syst 2006; 11: 20–29

Vlckova-Moravcova E, Bednarik J, Dusek L et al. Diagnostic validity of epidermal nerve fiber densities in painful sensory neuropathies. Muscle Nerve 2008; 37: 50–60

Vrancken AF, Gathier CS, Cats EA et al. The additional yield of combined nerve/muscle biopsy in vasculitic neuropathy. Eur J Neurol 2011; 18: 49–58

Wilbourn A. Multiple mononeuropathies and polyneuropathies. In: Levin K, HO L, eds. Comprehensive clinical Neurophysiology. Philadelphia, London, New York, St. Louis, Sydney, Toronto: W.B. Saunders; 2000: 215–233

Diagnostik bei Polyneuropathien

Clinical Pathway – Diagnostik bei Polyneuropathien

Basisprogramm
- Anamnese
  - sensible Reiz- und Ausfallerscheinungen
  - motorische Reiz- und Ausfallerscheinungen
  - autonome Ausfallerscheinungen
  - Verlauf:
    - < 4 Wochen: akut
    - 4–8 Wochen: subakut
    - > 8 Wochen: chronisch
  - Grunderkrankungen:
    - Diabetes
    - Nierenerkrankung
    - Kollagenose
    - maligne Erkrankungen
  - Operationen (z.B. Laminektomie)
  - Medikamente, Toxine (v.a. Alkohol)
  - Familienanamnese: Gehbehinderungen, Fußdeformitäten
- klinisch-neurologische Untersuchung
  - Reflexausfälle
  - Atrophien
  - Sensibilitätsstörungen (large fibre/small fibre)
  - Hirnnervenbeteiligung
- allgemein-körperliche Untersuchung
  - Skelettabnormitäten
  - Organomegalie
  - Hautveränderungen
- Elektrophysiologie
- Standardlabor

Diagnostischer Pfad

○ Diabetes mellitus
- ○ distal symmetrische PNP → diabetische PNP → weitere Abklärung wie distal symmetrische PNP ohne Diabetes mellitus
- ○ asymmetrische Manifestationstypen → diabetische Amyotrophie → kein Hinweis auf andere Ursache
- ○ asymmetrische Manifestationstypen → weitere Abklärung wie Asymmetrische Manifestationstypen ohne Diabetes mellitus → Hinweis auf andere Ursache

○ kein Diabetes mellitus

○ distal symmetrische PNP
- ▲ Ausschluß anderer möglicher Ursachen
  - ○ Hinweis auf andere Ursache
  - ○ kein Hinweis auf andere Ursache
  - ○ Hinweis auf andere Ursache

○ axonale PNP
- ▲ Liquor inkl. Zytologie
- ▲ Borrelien-Serologie
- ▲ Vaskulitis-Serologie
- ▲ ggf. Biopsie

mögliche Diagnosen:
- ▲ Bannwarth-Syndrom
- ▲ vaskulitische PNP
- ▲ Meningeosis neoplastica

- ○ sensibel/sensomotorisch/meist Arme
- ○ Nachweis von Leitungsblöcken
- ○ Liquoreiweiß normal/leicht erhöht

mögliche Diagnosen: Lewis-Sumner-Syndrom; MADSAM, falls zusätzlich Demyelinisierung

- ○ motorisch/meist Arme
- ○ Nachweis von Leitungsblöcken
- ○ Liquoreiweiß normal/leicht erhöht, Ig-M (I)-anti-GM1-Ak

mögliche Diagnose: multifokale motorische Neuropathie

- ▲ Ausschluss anderer Ursachen
- ○ Alkoholkrankheit → alkoholische Polyneuropathie
- ▲ Hinweis auf andere Ursachen → Weitere Abklärung wie distal symmetrische axonale PNP ohne Alkoholkrankheit

○ axonale PNP
- ○ keine Alkoholkrankheit
  - ▲ erweitertes Labor
  - ▲ Liquor
  - ▲ Anamnese bzgl. Toxine
  - ▲ Suche nach systemischer Erkrankung
  - ▲ ggf. Biopsie

- ○ Beginn akut (Tage)

mögliche Diagnosen:
- ▲ vaskulitische PNP
- ▲ axonales GBS
- ▲ Vitamin-B$_{12}$-Mangel (selten akut)
- ▲ Hypoglykämie (selten)

- ○ Beginn subakut (Monate)

mögliche Diagnosen:
- ▲ vaskulitische PNP
- ▲ CIAP (chronische inflammatorische axonale PNP)
- ▲ toxische PNP

- ○ Verlauf chronisch (Jahre)
  - ▲ Vitaminmangel
  - ▲ systemische Erkrankung
  - ▲ tumorassoziiert
  - ▲ paraproteiämische PNP
  - ▲ PNP bei anderen neurologischen Erkrankungen

○ demyelinisierende PNP
- ○ positive Familienanamnese
  - ○ Genetik
  - ○ ggf. Biopsie

mögliche Diagnose: CMT

- ○ negative Familienanamnese
  - ○ Paraprotein → ggf. Biopsie

mögliche Diagnosen:
- ▲ multiples Myelom, CIDP-Variante
- ▲ MGUS, CIDP-Variante

  - ○ kein Paraprotein
  - ○ Liquoreiweiß erhöht
  - ○ ggf. Biopsie

mögliche Diagnosen:
- ▲ GBS
- ▲ CIDP

45 Therapie akuter und chronischer immunvermittelter Neuropathien und Neuritiden

Was gibt es Neues?

- Nach einem Cochrane Review haben Glukokortikosteroide in Monotherapie keinen Einfluss auf die Rückbildung eines Guillain-Barré-Syndroms (GBS) oder dessen Langzeitverlauf (Ia). Sie können sogar der Erholung hinderlich sein (Hughes et al. 2010a).
- In einer großen retrospektiven Studie zur chronischen Polyneuritis (chronic inflammatory demyelinating polyneuropathy, CIDP) wurde ein positiver Effekt nach der initialen Immuntherapie bei 69% der Patienten gesehen (64% nach Steroiden, 78% nach hochdosierten intravenösen Immunglobulinen [IVIG] und 56% nach Plasmapherese) (Cocito et al. 2010) (III).
- In der bislang größten randomisierten kontrollierten Studie zu IVIG bei CIDP wurde die Überlegenheit von IVIG gegenüber Placebo akut und über einen Zeitraum von einem Jahr dokumentiert (Hughes et al. 2008) (Ib).
- Beim Vergleich zweier IVIG-Präparationen (Gammagard und Kiovig) bei CIDP ergab sich kein Unterschied in Bezug auf Wirksamkeit und Verträglichkeit (Kuitwaard et al. 2010) (Ib).
- Eine orale Steroid-Pulstherapie (4 × 40 mg/d Dexamethason einmal monatlich) war bei CIDP einer Dauertherapie mit Methylprednisolon mit 60 mg in absteigender Dosierung über 8 Monate bezüglich der Remission nach 12 Monaten nicht überlegen, jedoch trat der Behandlungseffekt mit der Pulstherapie rascher ein und es gab weniger cushingoide Nebenwirkungen (van Schaik et al. 2010) (Ib).
- Nach einer Cochrane-Analyse zeigen randomisierte kontrollierte Studien keinen Effekt von Azathioprin, Interferon beta-1a oder Methotrexat bei CIDP, jedoch sind die Studien nicht ausreichend groß um einen Effekt ausschließen zu können (Mahdi-Rogers et al. 2010) (Ib).
- Methotrexat (15 mg/Woche) konnte in einer kontrollierten Studie bei CIDP den Bedarf an Steroiden und IVIG im Vergleich zu Placebo nicht reduzieren (RMC trial 2009) (Ib).
- Rituximab zeigte in einer Subgruppenanalyse bei anti-MAG-IgM-positiver paraproteinämischer Neuropathie einen signifikanten Effekt sowohl auf den klinischen Endpunkt als auch auf immunologische Surrogatparameter (Dalakas et al. 2009) (IIb).
- Bei multifokaler motorischer Neuropathie (MMN) weisen eine einfach blinde randomisierte Studie und 2 Fallserien darauf hin, dass auch subkutan verabreichtes Immunglobulin sicher und wirksam sein kann (Eftimov et al. 2009, Harbo et al. 2009a, Harbo et al. 2010) (IIa).

Die wichtigsten Empfehlungen auf einen Blick

GBS:
- IVIG und Plasmapherese sind in der Behandlung des akuten GBS gleichwertig und besser als Placebo. Eines der Verfahren soll bei mäßig schwerem bis schwerem GBS angewendet werden. Beide kombiniert sind nicht besser als jedes allein. Glukokortikosteroide haben beim GBS keinen Effekt (A).
- Kardiales Monitoring, Kontrollen der Vitalkapazität und die Möglichkeiten der intensivmedizinischen Behandlung sind erforderlich, um potenziell fatale Komplikationen zu verhindern (GCP).

CIDP:
- In der Akuttherapie der CIDP sind Glukokortikosteroide, IVIG und Plasmapherese während eines Behandlungszeitraums von 6 Wochen wahrscheinlich gleichwertig (B).
- Für eine längerfristige Therapie ist die Wirkung von IVIG und Kortikosteroiden belegt (B).
- Wenn IVIG und Glukokortikosteroide nicht wirksam sind, sollte eine Plasmapherese durchgeführt werden (B).
- Bei inadäquatem Ansprechen oder hohen Erhaltungsdosen können Kombinationstherapien oder zusätzliche gebräuchliche Immunsuppressiva angewendet werden (GCP).

Paraproteinämische Neuropathien:
- Demyelinisierende Neuropathien mit IgG- oder IgA-Paraprotein bei MGUS unterscheiden sich im klinischen Bild und im Ansprechen auf Therapie meist nicht von der CIDP und können daher nach den Grundsätzen für CIDP behandelt werden (GCP).
- Demyelinisierende Neuropathien mit IgM-Paraprotein sprechen schlechter auf die bei der CIDP eingesetzte Standardtherapie an. IVIG, Plasmapheresen, Rituximab oder Immunsuppressiva können angewendet werden (GCP).

Multifokale motorische Neuropathie (MMN):
- Die Therapie der Wahl bei MMN ist die Gabe von IVIG (A).

Vaskulitische Neuropathien:
- Die Standardtherapie bei nicht systemischer vaskulitischer Neuropathie (NSVN) besteht in Kortikosteroiden, z. B. Methylprednisolon 1 mg/kgKG/d oder 500–1000 mg/d über 3–5 Tage als initiale intravenöse Pulstherapie mit anschließendem Ausschleichen auf eine Erhaltungstherapie (GCP).
- Bei rasch progredienter NSVN oder bei zusätzlichen Organmanifestationen einer Immunvaskulitis wird eine Kombination mit einem Immunsuppressivum empfohlen (GCP). Die beste Evidenz aus offenen Studien zur NSVN (III) und aus den Studien zu den systemischen Kleingefäßvaskulitiden besteht für Cyclophosphamid (Ia).
- Aufgrund der Toxizität von Cyclophosphamid sollte bei Erreichen der Remission, spätestens nach insgesamt 6–12 Monaten, Cyclophosphamid durch Azathioprin oder Methotrexat ersetzt werden (B).

■ Definition und Klassifikation

Siehe Leitlinie „Diagnostik bei Polyneuropathien".

■ Diagnostik, Pathogenese und Epidemiologie

Siehe Leitlinie „Diagnostik bei Polyneuropathien".

■ Therapie

Guillain-Barré-Syndrom (GBS) (▶ Tab. 45.1)

Patienten mit GBS sollten aufgrund der Gefahr der respiratorischen Insuffizienz und von kardialen Arrhythmien (Flachenecker et al. 2001) in einer Klinik mit Möglichkeit zur intensivmedizinischen Versorgung behandelt werden Dies gilt besonders für ältere und multimorbide Patienten (Gold et al. 2008). Bei jedem Patienten mit GBS sollten in der Phase der Progression regelmäßig (je nach Situation 4- bis 8-stündlich) die Vitalkapazität und die Muskelkraft kontrolliert werden. Die Gefahr der Ateminsuffizienz ist am größten bei Patienten mit rascher Progression und Paresen auch der oberen Extremität. Jeder Patient mit bulbärer Schwäche, drohender Ateminsuffizienz, begleitenden Infekten oder kardiovaskulär-autonomer Dysregulation sollte auf einer Intensiveinrichtung mit der Möglichkeit zur Beatmung betreut werden (Hughes et al. 2005). Eine Intubation und assistierte Beatmung sollten erfolgen, wenn eine Aspiration oder muskuläre Erschöpfung der Atemmuskulatur droht, die exspiratorische Vitalkapazität unter 12–15 ml/kg oder der pO$_2$ unter 70 mmHg sinkt oder der pCO$_2$ auf >45 mmHg ansteigt (Gold et al. 2008). Warnzeichen sind auch ein rascher Abfall von Vitalkapazität und O$_2$-Sättigung. Da mit einer längeren Beatmungszeit zu rechnen ist, sollte bei fehlender Besserung der pulmonalen Funktion nach 2 Wochen eine Tracheostomie erwogen werden (Hughes et al. 2005). Bei eingeschränkt mobilen Patienten ist eine Thromboseprophylaxe erforderlich. Ernährung über eine nasogastrale oder perkutane Magensonde ist bei Dysphagie erforderlich. Auf Prävention nosokomialer Infektionen muss geachtet werden (GCP).

Glukokortikosteroide sind nicht wirksam und sollen daher nicht gegeben werden (A). Eine Indikation für IVIG oder Plasmapherese (▶ Tab. 45.1) besteht bei mäßig schwerem bis schwerem Verlauf (unabhängige Gehstrecke < 5 m, rasche Progression, deutliche respiratorische oder bulbäre Symptome) eines GBS nach maximaler Krankheitsdauer von 4 Wochen. Die Verfahren sind als gleichwertig anzusehen (GBS Trial Group 1997, Diener et al. 2001, Hughes et al. 2006) (Ib). Auch im Vergleich von Plasmapherese, Immunadsorption und IVIG ergab sich bezüglich des Outcomes in einer retrospektiven Studie bei GBS-Patienten kein Unterschied (Seta et al. 2005). Die Entscheidung für Plasmapherese oder IVIG muss nach Verfügbarkeit, Gesamtsituation des Patienten und zu erwartenden Nebenwirkungen getroffen werden (0). Vor der Gabe von IVIG sollte auf Kontraindikationen, vorherige Kreatininkontrolle und ausreichende Hydrierung geachtet werden. Die Standarddosis für 10%iges Immunglobulin beträgt 0,4 g/kg an 5 aufeinanderfolgenden Tagen oder alternativ 1 g/kg an 2 Tagen. Die Infusion wird mit 30 ml/h für 15 Minuten gestartet, danach langsam auf 120–150 ml/h gesteigert und sollte mit maximal 200 ml/h laufen (max. 0,08 ml/kg/min). Bei Auftreten leichter Unverträglichkeitsreaktionen sollte die Infusion gestoppt und später mit halber Geschwindigkeit fortgesetzt werden. Bei Kopfschmerzen oder leichtem Schüttelfrost können Paracetamol und ein Antihistaminikum gegeben werden (GCP). Bei Kontraindikationen oder Komplikationen der IVIG-Behandlung sollte eine Plasmapherese durchgeführt werden (van Doorn 2005). Nach Plasmapherese befinden sich die Patienten nach 4 Wochen in verbessertem Zustand gegenüber Placebo. Plasmapherese halbiert die Anzahl der Patienten, die beatmungspflichtig werden, und vergrößert die Anzahl der Patienten, die nach einem Jahr wieder ihre volle Kraft erlangt haben (Raphael et al. 2002, Hughes u. Cornblath 2005, Lehmann et al. 2006) (Ia). Bei leichtem GBS (Gehfähigkeit erhalten) ist eine Behandlung nicht zwingend erforderlich, eine Studie belegt aber die Wirksamkeit von 2 Plasmapheresen. Bei mäßig schweren und schweren Formen werden 4–5 Plasmapheresen mit je 1,5 Plasmavolumen alle 2 Tage (oder 5–6 Plasmapheresen mit je einem Plasmavolumen innerhalb von 1–2 Wochen) durchgeführt (Raphael et al. 2002) (IIa). Als Plasmaersatz dienen humane 5% Albuminlösungen oder gelegentlich synthetische kolloidale Lösungen. Die Kosten des Plasmaaustauschs werden durch Verkürzung der intensivmedizinischen und gesamten Behandlungsdauer mehr als kompensiert (Hughes u. Cornblath 2005).

Die Kombination von Plasmapherese und IVIG bringt keinen zusätzlichen Effekt (GBS Trial Group 1997) (Ib). Wenn sich Patienten nach initialer Besserung wieder verschlechtern, können entweder behandlungsabhängige Fluktuationen vorliegen oder eine CIDP mit akutem Beginn (Ruts et al. 2010). Eine Verschlechterung mehr als 8 Wochen nach Beginn, mehr als 3-malige Verschlechterung, geringe Hirnnervenbeteiligung und kein Verlust der Gehfähigkeit sind Faktoren, die eher für eine CIDP mit akutem Beginn als für ein GBS sprechen; dies trifft nach einer Arbeit für etwa 5 % der Patienten mit der initialen Diagnose eines GBS zu (Ruts et al. 2010). Diese Patienten sollten wie CIDP-Patienten behandelt werden. Spricht ein Patient dann rasch auf Glukokortikosteroide an, unterstreicht es diese Diagnose. Zur Behandlung von GBS-Patienten mit Verschlechterung oder Fluktuationen unter Therapie gibt es keine evidenzbasierten Daten und die Expertenmeinung ist uneinheitlich. Sowohl die erneute Gabe von IVIG nach Erstgabe, die Wiederholung von Plasmapheresen, wie auch die Umstellung auf die jeweils andere Therapie werden diskutiert (Winer 2009). Eine Rehabilitationsbehandlung ist nach GBS erforderlich (GCP).

> **Empfehlungen**
>
> **Pragmatische Therapie bei GBS (▶ Tab. 45.1)**
> Bei mäßig schwerem bis schwerem Verlauf sollte die Möglichkeit einer intensivmedizinischen Überwachung gegeben sein (GCP). IVIG und Plasmapherese sind in der Behandlung des akuten GBS gleichwertig und besser als Placebo. Eines der Verfahren soll bei mäßig schwerem bis schwerem GBS angewendet werden (A).

Chronische inflammatorische demyelinisierende Polyneuropathie (CIDP) (▶ Tab. 45.2)

In der Akuttherapie der CIDP sind Glukokortikosteroide, IVIG (0,4 g/kg KG pro Tag über 5 Tage) und Plasmapherese während eines Behandlungszeitraums von 6 Wochen wahrscheinlich nicht unterschiedlich wirksam, wobei die Gruppengrößen zu klein waren, um Äquivalenz zu belegen (Eftimov et al. 2009b, EFNS/PNS CIDP Guideline 2010a) (II). Etwa 60 % aller Patienten sprechen auf eine dieser Therapien an (Mehndiratta u. Hughes 2002). In einer großen retrospektiven Studie wurde ein positiver Effekt nach der initialen Immuntherapie bei 69 % der Patienten gesehen (64 % nach Steroiden, 78 % nach hochdosierten intravenösen Immunglobulinen [IVIG] und 56 % nach Plasmapherese) (Cocito et al. 2010) (III). Eine deutsche Studie fand ein Ansprechen bei 82 % der Patienten unter IVIG (Tackenberg et al. 2007) (III).

Welche dieser Therapien zuerst verwendet werden sollte, hängt von der Verfügbarkeit, der Gesamtsituation des Patienten, den zu erwartenden Nebenwirkungen und

Tab. 45.1 Therapie des GBS.

Medikament/ Verfahren	Evidenz, Empfehlungsstärke	Dosierung	Kontraindikationen[1]	Nebenwirkungen[1]
IVIG	Ib, A	0,4 g/kg KG/d an 5 Tagen oder 1 g/kg KG/d an 2 Tagen	Überempfindlichkeit gegen homologe Immunglobuline, dekompensierte Herzinsuffizienz	Kopfschmerzen, anaphylaktische Reaktion (selten, bei IgA-Mangel), Erhöhung des Kreatininspiegels
Plasmapherese	Ib, A	4 (5) Plasmaaustausche mit je 1,5 (1) Plasmavolumen über 1–2 Wochen	Herzinsuffizienz, akuter Infekt, Gerinnungsstörung	Parästhesien, Muskelkrämpfe, kardiovaskuläre Komplikationen, Anaphylaxie gegen Albumin

[1] Es können jeweils nur die wichtigsten bzw. häufigsten Kontraindikationen und Nebenwirkungen aufgelistet werden, Einzelheiten siehe Fachinformation zu den jeweiligen Medikamenten.
Alle oben genannten Medikamente sind potente Pharmaka und können erhebliche Nebenwirkungen verursachen. Eine adäquate Patientenaufklärung muss erfolgen. Zur Behandlung dieser Nebenwirkungen bzw. zur Prophylaxe sei auf entsprechende Spezialliteratur verwiesen. So muss z. B. bei Beginn der Therapie mit Kortikosteroiden eine Osteoporose-Prophylaxe initiiert werden. Nach DVO-Leitlinie 2007 wird zu Beginn einer längerfristigen Kortikosteroid-Therapie eine DEXA-Osteodensitometrie empfohlen. Bei Cyclophosphamid muss auf Blasenschutz geachtet werden (Mesna). Bei aggressiver Immunsuppression Pneumocystis-carinii-Pneumonie-(PCP-)Prophylaxe mit Sulfamethoxazol/Trimethoprim 800 mg/160 mg 3× pro Woche.
Bei allen genannten Immunsuppressiva ist zu beachten, dass neben der möglichen Teratogenität auch ein irreversibles Infertilitätsrisiko besteht. Daher müssen Männer vor Behandlungsbeginn auf die Möglichkeit der Samenspende hingewiesen werden. Eine Ovarprotektion bei jüngeren Frauen sollte ebenfalls versucht werden. Bei Azathioprin müssen Frauen während der gesamten Behandlung, Männer während der Behandlung und 6 Monate danach auf ausreichende Kontrazeption achten.

Tab. 45.2 Therapie der CIDP.

Medikament/ Verfahren	Evidenz, Empfehlungsstärke	Dosierung	Kontraindikationen[1]	Nebenwirkungen[1] (* meist nur bei längerer Therapie)	Beachten
Glukokortikosteroide	Ib, A	Prednisolon-Äquivalent 1 mg/kg KG/d oder Pulstherapie mit 500–1000 mg/d Methylprednisolon an 3–5 Tagen und anschließender Reduktion auf orale Erhaltungsdosis. Ziel: in 3–4 Monaten unterhalb der Cushingschwelle zu sein oder Pulstherapie mit 500 mg/d Methylprednisolon an 3 Tagen, alle 4 Wochen wiederholen	unbehandelte Infekte, Tuberkulose-Anamnese, Magen-Darm-Ulzera, schwere Osteoporose, Glaukom, Diabetes mellitus (rel. KI)	Hautatrophie*, Gewichtszunahme, Stammfettsucht*, Steroidakne, verzögerte Wundheilung, Osteoporose*, aseptische Knochennekrosen, Glaukom*, Depressionen, Euphorie, Erhöhung des Thromboserisikos, Diabetes, Katarakt, neuer Diabetes oder Diabetesentgleisung	Thromboseprophylaxe, Blutzuckerkontrollen, Magenschutz, Osteoporose-Prophylaxe Osteodensitometrie (DEXA) empfohlen
IVIG	Ia, A	2 g/kg als Initialdosis über 2–4 Tage, gefolgt von Erhaltungsdosen von 1 g/kg über 1–2 Tage alle 3 Wochen, unter Versuch der Dosisreduktion bei Remission	Überempfindlichkeit gegen homologe Immunglobuline, dekompensierte Herzinsuffizienz	Kopfschmerzen, anaphylaktische Reaktion (selten, bei IgA-Mangel), Erhöhung des Kreatininspiegels	
Plasmapherese	Ib, A	5 (10) Plasmaaustausche über 2 (4) Wochen	Herzinsuffizienz, akuter Infekt, Gerinnungsstörung	Parästhesien, Muskelkrämpfe, kardiovaskuläre Komplikationen, Anaphylaxie gegen Albumin	
Azathioprin	IV, 0	2,5–3 mg/kg, mittelfristig erwünschte Lymphozytensuppression auf 600–1200/µl; u. U. Vortestung der Verträglichkeit mit 50 mg einmalig	schwere Infekte, schwere Störungen der Leber- und Knochenmarksfunktion, Pankreatitis bei gleichzeitiger Einnahme von Allopurinol Dosisreduktion auf 25 %	Knochenmarksdepression, Leukopenie, Übelkeit (auch akut), Erbrechen, Leberfunktionsstörung, Risiko für Lymphome und andere maligne Erkrankungen nach längerer Gabe (6–10 Jahre) erhöht	Wirklatenz 2–6 Monate Blutbild und Leberenzymkontrolle initial 1–2 × wöchentlich, ab 9. Woche monatlich
Ciclosporin A	IV, 0	3–5 mg/kg KG/d	schwere Infekte, maligne Tumoren, Nierenfunktionsstörungen, schwerwiegende Lebererkrankungen	Nephrotoxizität (höhere Dosen), Risiko für Lymphome und andere maligne Erkrankungen nach längerer Gabe erhöht, Infektrisiko erhöht, Hypertrichose, Tremor, Müdigkeit, Kopfschmerzen, Hypertonie	Wirklatenz 2–4 Wochen Blutspiegelkontrolle 12 h nach letzter Einnahme regelmäßige Blutdruckkontrollen Cave: keine Grapefruit-haltigen Nahrungsmittel

Tab. 45.2 Fortsetzung.

Medikament/ Verfahren	Evidenz, Empfehlungsstärke	Dosierung	Kontraindikationen[1]	Nebenwirkungen[1] (* meist nur bei längerer Therapie)	Beachten
Cyclophosphamid	IV, 0	Pulstherapie: Induktionsschema mit 350 mg/m² KOF an 3 aufeinander folgenden Tagen und dann 600 mg/m² KOF in Abständen von 6–8 Wochen	schwere Infekte, Nierenfunktionsstörung, akute hämorrhagische Zystitis	Übelkeit, Erbrechen, Alopezie, Zystitis, bei länger dauernder Therapie Risiko für Blasenkarzinom, Knochenmarksuppression, Hepatotoxizität, sekundäre Amenorrhö bzw. Azoospermie	vor Infusion Bewässerung, Antiemese 4 h vor und nach Infusion Mesna 1 Amp. kumulative Höchstdosis von 30 g sollte nicht überschritten werden

[1] Es können jeweils nur die wichtigsten bzw. häufigsten Kontraindikationen und Nebenwirkungen aufgelistet werden, Einzelheiten siehe Fachinformation zu den jeweiligen Medikamenten. Alle oben genannten Medikamente sind potente Pharmaka und können erhebliche Nebenwirkungen verursachen. Eine adäquate Patientenaufklärung muss erfolgen. Zur Behandlung dieser Nebenwirkungen bzw. zur Prophylaxe sei auf entsprechende Spezialliteratur verwiesen. So muss z. B. bei Beginn der Therapie mit Kortikosteroiden eine Osteoporose-Prophylaxe initiiert werden. Nach DVO-Leitlinie 2007 wird zu Beginn einer längerfristigen Kortikosteroid-Therapie eine DEXA-Osteodensitometrie empfohlen. Bei Cyclophosphamid muss auf Blasenschutz geachtet werden (Mesna). Bei aggressiver Immunsuppression Pneumocystis-carinii-Pneumonie-(PCP-)Prophylaxe mit Sulfamethoxazol/Trimethoprim 800 mg/160 mg 3× pro Woche. Bei allen genannten Immunsuppressiva ist zu beachten, dass neben der möglichen Teratogenität auch ein irreversibles Infertilitätsrisiko besteht. Daher müssen Männer vor Behandlungsbeginn auf die Möglichkeit der Samenspende hingewiesen werden. Eine Ovarprotektion bei jüngeren Frauen sollte ebenfalls versucht werden. Bei Azathioprin müssen Frauen während der gesamten Behandlung, Männer während der Behandlung und 6 Monate danach auf ausreichende Kontrazeption achten.

den Kosten ab (GCP). Pragmatisch wird daher nach Ausschluss von Kontraindikationen der leicht verfügbaren und kostengünstigen Erstbehandlung mit Kortikosteroiden der Vorzug gegeben (0). Ein Vorteil der oft verwendeten hochdosierten intravenösen Gabe von Kortikosteroiden (250–1000 mg Prednisolon-Äquivalent pro Tag über 3–5 Tage) gegenüber einer oralen Behandlung (1 mg/kg Prednisolon-Äquivalent/d) bezüglich Remission ist formal nicht belegt. In einer kontrollierten Studie trat bei einer oralen Steroid-Pulstherapie (4 × 40 mg/d Dexamethason einmal monatlich) im Vergleich zu einer Dauertherapie mit Methylprednisolon mit 60 mg in absteigender Dosierung über 8 Monate der Behandlungseffekt rascher ein und es gab weniger cushingoide Nebenwirkungen (van Schaik et al. 2010). Mehrere Pilotstudien zum Vergleich von oralem und i.v. Methylprednisolon bzw. kontinuierlicher oder gepulster Gabe von oralem Methylprednisolon weisen in die gleiche Richtung (Lopate et al. 2005, Muley et al. 2008), sodass die Pulstherapie bevorzugt werden sollte (III, 0).

Eine Metaanalyse von 4 doppelblinden RCTs mit insgesamt 235 Teilnehmern zeigte eine signifikante Reduktion der Symptome durch IVIG 2 g/kg für eine Dauer von 2–6 Wochen (Eftimov et al. 2009b) (Ia, A). Eine weitere RCT mit 117 Patienten zeigte die Wirksamkeit von IVIG 2 g/kg als „loading dose" über 2–4 Tage, gefolgt von Erhaltungsdosen von 1 g/kg über 1–2 Tage alle 3 Wochen über 24 Wochen und möglicherweise über 48 Wochen im Vergleich zu Placebo (Hughes et al. 2008). Da die Wirkung von IVIG nur kurz anhält, muss die Behandlung in regelmäßigen Abständen wiederholt werden. In Deutschland zugelassen ist mit Indikation CIDP derzeit nur Gamunex. Eine RCT zeigte keinen Unterschied während einer 12-wöchigen Behandlung mit Gammagard S/D oder Kiovig (Kuitwaard et al. 2010). Die subkutane Gabe von IVIG, die möglicherweise kostengünstiger ist und den Patienten mehr Selbstbestimmung lässt, ist in der Erprobung (Köller et al. 2006, Lee et al. 2008) (III, 0).

Für die Dauertherapie gilt, eine möglichst niedrige Dosis/Frequenz der initial erfolgreichen Therapie anzuwenden, ohne dass es zu Rezidiven oder zu progredientem axonalem Schaden kommt (GCP). Bei Kortikosteroiden bedeutet dies ein Ausschleichen auf eine niedrige Erhaltungsdosis möglichst unter der Cushingschwelle. Sollte dies nicht möglich sein oder es zu relevanten unerwünschten Wirkungen von Kortikosteroiden kommen (z.B. Osteoporose, Starerkrankungen, Diabetes mellitus), ist eine Umstellung auf IVIG indiziert (GCP). Bei IVIG beträgt die Erhaltungsdosis meist zwischen 0,4 und 1,2 g/kg alle 2–6 Wochen, sie muss individuell bestimmt und im Verlauf überprüft werden (Yoon et al. 2011) (GCP). In einer aktuellen RCT konnte die IVIG-Dosis bei fast der Hälfte der Patienten um über 20% reduziert werden, ohne dass Verschlechterungen eintraten (RMC trial 2009). Plasmapheresen in Monotherapie eignen sich nicht für die Dauertherapie, jedoch können Patienten, die auf IVIG refraktär werden, nach einem Plasmapheresezyklus wieder auf IVIG respondieren (Berger et al. 1995) (IV, 0).

Nach wie vor gibt es keine Klasse-I/II-Evidenz für die Wirksamkeit von Immunsuppressiva bei CIDP (Mahdi-Rogers et al. 2010). Nach Expertenmeinung kann die Gabe von Immunsuppressiva dann indiziert sein, wenn Patienten nicht auf die Therapien der ersten Wahl ansprechen oder wenn unvertretbar hohe Dosierungen der Primärtherapie erforderlich sind (GCP). Aufgrund der potenziell gefährlichen Nebenwirkungen dieser Medikamente sollen sie nur von damit erfahrenen Ärzten oder in Kooperation mit solchen angewendet werden. Die meiste klinische Erfahrung gibt es für Azathioprin (Mahdi-Rogers et al. 2010, Yoon et al. 2011). Die einzige Studie, die Prednison mit Azathioprin und Prednison mit Placebo verglich, verlief negativ (Dyck et al. 1985), dies kann jedoch wegen der geringen Fallzahl und der großen Heterogenität der Schweregrade und Krankheitsdauern nicht als wissenschaftlich fundierte Aussage bewertet werden. Fallserien mit positivem Ergebnis wurden berichtet (Pentland et al. 1982, McCombe et al. 1987, Barohn et al. 1989). Ciclosporin A wird ebenfalls relativ häufig bei CIDP verwendet. Auch hier gibt es positive Fallserien (Mahattanakul et al. 1996, Barnett et al. 1998, Matsuda et al. 2004), es wurden jedoch auch schwerwiegende Nebenwirkungen beschrieben wie Hypertonie und Nierenversagen (Mahdi-Rogers et al. 2010). Methotrexat war in einer Pilotstudie mäßig wirksam (Fialho et al. 2006), dies konnte jedoch in einer kontrollierten Studie nicht verifiziert werden (RMC trial 2009). Auch Mycophenolatmofetil war in Pilotstudien mäßig wirksam (Benedetti et al. 2004, Gorson et al. 2004, Radziwill et al. 2006, Piepers et al. 2007, Bedi et al. 2010).

Cyclophosphamid wurde in etlichen Fallserien mit insgesamt 37 Patienten verwendet, wovon sich 29 besserten (Mahdi-Rogers et al. 2010). Dabei wurden unterschiedliche Dosen gegeben, bis hin zur Hochdosis-Therapie (Brannagan et al. 2002). Wir halten bei schwer betroffenen und ansonsten refraktären Patienten einen Therapieversuch mit Cyclophosphamid als intravenöse Pulstherapie mit 0,6–1 g/m^2 KOF in Intervallen von 4–8 Wochen für sinnvoll (GCP). Die Pulstherapie wird vor allem deshalb bevorzugt, weil die Verträglichkeit verglichen mit der oralen Behandlung besser ist, es zudem länger dauert, bis die kritische kumulative Dosis von 50 g erreicht ist, bei der ein erhöhtes Malignomrisiko besteht (Pedersen-Bjergaard et al. 1985), bzw. die kumulative Dosis von > 6 g/m^2, bei der bei Männern das irreversible Infertilitätsrisiko 50 % beträgt (Janssen u. Genta 2000).

Die autologe Stammzelltransplantation nach kompletter Immunablation mit Hochdosis-Cyclophosphamid ist ein noch in Erprobung befindliches Hochrisikoverfahren für schwere therapieresistente Fälle. Trotz dramatischer Besserung in Einzelfällen (Hummel et al. 2011) kann das Verfahren noch nicht abschließend beurteilt werden (Mahdi-Rogers et al. 2010).

In kleinen Fallserien oder als Zufallsbeobachtung wurde über die Wirksamkeit von Rituximab bei CIDP berichtet (Briani et al. 2004, Knecht et al. 2004, White et al. 2004, Benedetti et al. 2008, Benedetti et al. 2011). Die Fallserien zu Interferon beta wurden zusammenfassend als negativ beurteilt (Mahdi-Rogers et al. 2010). Alemtuzumab bewirkte bei einigen Patienten eine verlängerte Remission, hatte jedoch eine hohe Rate schwerer Nebenwirkungen (Mahdi-Rogers et al. 2010).

> **Empfehlungen**
>
> **Pragmatische Therapie bei CIDP
> (▶ Tab. 45.2)**
>
> Wir wissen nicht verlässlich, in welcher Reihenfolge und in welcher Kombination die Immuntherapeutika am effektivsten sind. Hierzu gibt es aktuell und wird es auch in näherer Zukunft lediglich Expertenmeinungen geben, zumal diese Fragestellungen aufgrund der Natur der Anforderungen an prospektive Studien in der Praxis kaum untersuchbar sind.
> Mögliche Schemata sind:
> 1. Beginn mit Methylprednisolon, 500–1000 mg/d über 3–5 Tage nach Ausschluss von Kontraindikationen. Umstellung auf orales Prednisolon-Äquivalent von 1 mg/kgKG/d, langsame Reduktion auf eine Erhaltungsdosis.
> 2. Methylprednisolon 500 mg/d über 3 Tage, alle 4 Wochen wiederholen.
> 3. IVIG bei Kontraindikationen für 1. oder bei Therapieversagen (= kein Effekt nach Kortikosteroidtherapie nach 2–4 Wochen bzw. nach einem der bisherigen Krankheitsdauer angemessenem Zeitraum) oder intolerablen Nebenwirkungen unter Dauertherapie mit Kortikosteroiden.
> 4. Eindosieren eines Immunsuppressivums (Azathioprin, bei Kontraindikationen oder Versagen Ciclosporin A, Methotrexat oder Mycophenolatmofetil) bei nicht ausreichendem Ansprechen auf 1. und 2., dies wird meist als Kombinationstherapie angewendet.
> 5. Plasmapherese bei akuter Verschlechterung oder bei Therapieversagen auf 1.–3. (GCP).

Paraproteinämische Neuropathien (▶ Tab. 45.3)

Demyelinisierende Neuropathien mit IgG- oder IgA-Paraprotein unterscheiden sich im klinischen Bild und im Therapieansprechen oft nicht von der CIDP und können daher nach den Grundsätzen für CIDP behandelt werden (EFNS/PNS PDN Guideline 2010c) (B). Zu beachten ist, dass auch axonale paraproteinämische Neuropathien auf Immuntherapien ansprechen können und daher von solchen Therapien nicht ausgeschlossen werden sollten (Allen et al. 2007). Demyelinisierende Neuropathien mit IgM-Paraprotein sind aus mehreren Gründen separat zu betrachten. Hier ist eine kausale Rolle des Paraproteins in der Verursachung der Neuropathie wahrscheinlicher als bei IgA und IgG, insbesondere wenn Anti-MAG-Antikörper vorliegen. Die IgM-assoziierte Neuropathie hat häufig einen charakteristischen Phänotyp mit distal betonter sensomotorischer Beteiligung der Hände und Füße, sehr langsamen Nervenleitgeschwindigkeiten und verlängerten distal motorischen Latenzen (s. Leitlinie zur Diagnostik von Polyneuropathien). IgM-assoziierte Neuropathien sprechen schlechter auf die Standardtherapie der CIDP an. IVIG, Plasmapheresen oder Immunsuppressiva können angewendet werden (EFNS/PNS PDN Guideline 2010c) (GCP). In einer RCT, die bei kleiner Fallzahl und kurzer Laufzeit nur nicht signifikante Unterschiede zwischen Plasmapherese und Scheinplasmapherese erbrachte, sprachen IgA und IgG besser an als IgM-assoziierte Neuropathien (Dyck et al. 1991). Zu IVIG gibt es bei IgM-assoziierter Neuropathie positive wie auch negative Studienergebnisse (Dalakas et al. 1996, Comi et al. 2002) (0). Rituximab war in mehreren offenen Studien bei einem Teil der Patienten mit Anti-MAG-Neuropathie mäßig wirksam (Levine u. Pestronk 1999, Renaud et al. 2006, Benedetti et al. 2007). Eine kleine RCT mit Rituximab zeigte in einer Subgruppenanalyse einen Effekt (Dalakas et al. 2009) (IIb). Die Wirkung kann noch nicht endgültig abgeschätzt werden.

Analog zur Behandlung von Patienten mit Myelom kann bei leichten und mittelschweren paraproteinämischen Neuropathien ambulant mit dem modifizierten Alexanian-Schema behandelt werden (0,15 mg/kgKG Melphalan + 60 mg Prednison tgl. für 5–7 Tage; 4–6 Wochen-Zyklen; 6 Monate; danach je nach Verlauf) (IV/GCP).

Im Fall eines POEMS-Syndroms (Polyneuropathie, Organomegalie, Endokrinopathie, M-Protein und Hautveränderungen [skin]) sollten unter hämatoonkologischer Mitbehandlung lokale Bestrahlung, Resektion eines isolierten Plasmozytoms, konventionelle sowie auf monoklonalen Antikörpern beruhende Chemotherapien sowie Melphalan mit autologer Stammzellentransplantation in Betracht gezogen werden (EFNS/PNS PDN Guideline 2010c) (B).

> **Empfehlungen**
>
> **Pragmatische Therapie der paraproteinämischen Neuropathien (▶ Tab. 45.3)**
> - Demyelinisierende Neuropathien mit IgG- oder IgA-Paraprotein bei MGUS können wie eine CIDP behandelt werden (GCP).
> - Demyelinisierende Neuropathien mit IgM-Paraprotein sprechen auf die Standardtherapie der CIDP wahrscheinlich schlechter an als die CIDP. IVIG, Plasmapheresen, Rituximab oder Immunsuppressiva können angewendet werden (III, GCP).
> - Bei demyelinisierenden Neuropathien mit IgM-Paraprotein können Rituximab, Immunsupressiva oder Plasmapheresen angewendet werden (GCP).

Therapie akuter und chronischer immunvermittelter Neuropathien und Neuritiden

Tab. 45.3 Therapie der paraproteinämischen Polyneuropathien. IgG- und IgA-assoziierte demyelinisierende Polyneuropathien werden wie CIDP behandelt (s. ▶ Tab. 45.2), IgM-assoziierte Polyneuropathien (mit* und ohne anti-MAG) mit IVIG, Rituximab oder Plasmapherese.

Medikament/Verfahren	Evidenz, Empfehlungsstärke	Dosierung	Kontraindikationen[1]	Nebenwirkungen[1]	Beachten
IVIG	Ib, GCP	2 g/kg als Initialdosis über 2–4 Tage, gefolgt von Erhaltungsdosen von 1 g/kg über 1–2 Tage alle 3 Wochen, Versuch der Dosisreduktion bei Remission	Überempfindlichkeit gegen homologe Immunglobuline, dekompensierte Herzinsuffizienz	Kopfschmerzen, anaphylaktische Reaktion (selten, bei IgA-Mangel), Erhöhung des Kreatininspiegels	
Rituximab*	IIb, 0	375 mg/m² KOF i. v. 1×/Wo. über 4 Wochen oder 1000 mg i. v. 2× im Abstand von 2 Wochen Wiederholung nach Anstieg der B-Zellen im peripheren Blut, meist nach ca. 12 Monaten	Allergie, Infekt, schwere Herzinsuffizienz	Allergien, grippeähnliche Beschwerden, geringfügig erhöhtes Infektionsrisiko	Vorbehandlung mit Prednisolon 100 mg, Antihistaminikum, Paracetamol Infusion über 3–6 h (je nach Dosis) in aufsteigender Infusionsgeschwindigkeit B-Zell-Kontrollen alle 2 Monate
Plasmapherese	IV, GCP	5 Plasmaaustausche über 1–2 Wochen	Herzinsuffizienz, akuter Infekt, Gerinnungsstörung	Parästhesien, Muskelkrämpfe, kardiovaskuläre Komplikationen, Anaphylaxie gegen Albumin	bei rasch progredienter NP (GCP)

Analog zur Behandlung von Patienten mit Myelom kann bei leichten und mittelschweren paraproteinämischen Neuropathien ambulant mit dem modifizierten Alexanian-Schema behandelt werden: 0,15 mg/kgKC Melphalan + 60 mg Prednison tgl. für 5–7 Tage; 4–6 Wochen-Zyklen; 6 Monate; danach je nach Verlauf (IV/GCP).

[1] Es können jeweils nur die wichtigsten Kontraindikationen und Nebenwirkungen aufgelistet werden. Einzelheiten siehe Fachinformation zu den jeweiligen Medikamenten. Alle oben genannten Medikamente sind potente Pharmaka und können erhebliche Nebenwirkungen verursachen. Eine adäquate Patientenaufklärung muss erfolgen. Zur Behandlung dieser Nebenwirkungen bzw. zur Prophylaxe sei auf entsprechende Spezialliteratur verwiesen. So muss z. B. bei Beginn der Therapie mit Kortikosteroiden eine Osteoporose-Prophylaxe initiiert werden. Nach DVO-Leitlinie 2007 wird zu Beginn einer längerfristigen Kortikosteroid-Therapie eine DEXA-Osteodensitometrie empfohlen. Bei Cyclophosphamid muss auf Blasenschutz geachtet werden (Mesna). Bei aggressiver Immunsuppression Pneumocystis-carinii-Pneumonie-(PCP-)Prophylaxe mit Sulfamethoxazol/Trimethoprim 800 mg/160 mg 3× pro Woche. Bei allen genannten Immunsuppressiva ist zu beachten, dass neben der möglichen Teratogenität auch ein irreversibles Infertilitätsrisiko besteht. Daher müssen Männer vor Behandlungsbeginn auf die Möglichkeit der Samenspende hingewiesen werden. Eine Ovarprotektion bei jüngeren Frauen sollte ebenfalls versucht werden. Bei Azathioprin müssen Frauen während der gesamten Behandlung, Männer während der Behandlung und 6 Monate danach auf ausreichende Kontrazeption achten.

Multifokale motorische Neuropathie (MMN) (▶ Tab. 45.4)

Daten aus RCTs und Fallserien belegen IVIG als Therapie der ersten Wahl (van Schaik et al. 2005) (Ia). Patienten mit MMN sollen daher mit IVIG behandelt werden (A). In Deutschland zugelassen ist mit Indikation MMN derzeit nur Kiovig. Das übliche Schema besteht in 1 g/kg KG alle 2–4 oder 2g/kg KG alle 4–8 Wochen (EFNS/PNS MMN Guideline 2010b). Entgegen früheren Annahmen spielt das Vorhandensein von Leitungsblöcken wahrscheinlich keine Rolle für das Ansprechen auf IVIG (Delmont et al. 2006). Trotz fortgesetzter Therapie kann eine schleichende Progredienz mit axonalem Schaden eintreten. Andererseits erreichen bis zu 20% der Patienten eine Remission und werden unabhängig von der Behandlung (Leger et al. 2008). Ob eine höher dosierte IVIG-Therapie eine Progredienz verhindern kann, ist nicht gesichert (Baumann et al. 2009, Cats et al. 2010). Eine in kürzeren Intervallen durchgeführte subkutane Therapie könnte eine Alternative darstellen (Harbo et al. 2009a, Harbo et al. 2010) (IV). Diese ermöglicht nach bisherigen Erfahrungen zwar keine Dosiseinsparung, ermöglicht den Patienten jedoch mehr Unabhängigkeit (Eftimov et al. 2009a). Die Kosten für die Therapie mit Immunglobulinen sind sehr hoch. Zudem gibt es primäre und sekundäre Therapieversager, sodass ergänzende oder alternative Immuntherapien wünschenswert wären. Ein Cochrane Review zur immunmodulierenden und immunsuppressiven Behandlung der MMN konnte keine RCTs zu diesem Thema identifizieren (Umapathi et al. 2009). Die Zusammenstellung der Fallserien zu Cyclophosphamid bei MMN (Umapathi et al. 2009) lässt auf eine mäßige Wirksamkeit bei einem Teil der Patienten schließen, jedoch mit hohen Risiko schwerwiegender Nebenwirkungen. Glukokortikosteroide wirken bei MMN nicht und können Paresen verschlimmern. Für einen Effekt von Plasmapheresen gibt es nur Einzelfallberichte, aber auch hier gibt es Berichte über Verschlechterungen nach Therapie (Umapathi et al. 2005). In Anbetracht der Kosten der IVIG-Behandlung und der Tatsache, dass sich bei manchen Patienten trotz fortgesetzter Therapie eine Progredienz einstellt, ist wiederholt versucht worden, mit zusätzlichen Immuntherapien IVIG einzusparen. In einer RCT mit 28 Patienten konnte keine signifikante Einsparung von IVIG bei Patienten mit MMN durch Mycophenolatmofetil erreicht werden (Piepers et al. 2007). In einer offenen Pilotstudie konnte keine signifikante Einsparung von IVIG durch Rituximab erreicht werden (Gorson et al. 2007).

Tab. 45.4 Therapie der MMN.

Medikament/ Verfahren	Evidenz, Empfehlungsstärke	Dosierung	Kontraindikationen[1]	Nebenwirkungen[1]
IVIG	Ib, A	2 g/kg KG über 2–5 Tage Wiederholung mit 1 g/kg KG alle 2–4 oder 2 g/kg KG alle 4–8 Wochen	Überempfindlichkeit gegen homologe Immunglobuline, dekompensierte Herzinsuffizienz	Kopfschmerzen, anaphylaktische Reaktion (selten, bei IgA-Mangel), Erhöhung des Kreatininspiegels
Cyclophosphamid	IV, 0	schwere Infekte, Nierenfunktionsstörung, akute hämorrhagische Zystitis	Übelkeit, Erbrechen, Alopezie, Zystitis, bei länger dauernder Therapie Risiko für Blasenkarzinom, Knochenmarkssuppression, Hepatotoxizität, sekundäre Amenorrhö bzw. Azoospermie	schwere Infekte, Nierenfunktionsstörung, akute hämorrhagische Zystitis

[1] Es können jeweils nur die wichtigsten bzw. häufigsten Kontraindikationen und Nebenwirkungen aufgelistet werden, Einzelheiten siehe Fachinformation zu den jeweiligen Medikamenten.
Alle oben genannten Medikamente sind potente Pharmaka und können erhebliche Nebenwirkungen verursachen. Eine adäquate Patientenaufklärung muss erfolgen. Zur Behandlung dieser Nebenwirkungen bzw. zur Prophylaxe sei auf entsprechende Spezialliteratur verwiesen. So muss z.B. bei Beginn der Therapie mit Kortikosteroiden eine Osteoporose-Prophylaxe initiiert werden. Nach DVO-Leitlinie 2007 wird zu Beginn einer längerfristigen Kortikosteroid-Therapie eine DEXA-Osteodensitometrie empfohlen. Bei Cyclophosphamid muss auf Blasenschutz geachtet werden (Mesna). Bei aggressiver Immunsuppression Pneumocystis-carinii-Pneumonie-(PCP-)Prophylaxe mit Sulfamethoxazol/Trimethoprim 800 mg/160 mg 3× pro Woche.
Bei allen genannten Immunsuppressiva ist zu beachten, dass neben der möglichen Teratogenität auch ein irreversibles Infertilitätsrisiko besteht. Daher müssen Männer vor Behandlungsbeginn auf die Möglichkeit der Samenspende hingewiesen werden. Eine Ovarprotektion bei jüngeren Frauen sollte ebenfalls versucht werden. Bei Azathioprin müssen Frauen während der gesamten Behandlung, Männer während der Behandlung und 6 Monate danach auf ausreichende Kontrazeption achten.

> **Empfehlungen**
>
> **Pragmatische Therapie bei MMN (▶ Tab. 45.4)**
>
> Ein Therapieversuch mit IVIG (2 g/kg über 2–5 Tage) soll bei Patienten mit mäßigen bis schweren Defiziten durchgeführt werden (A). Bei Respondern kann die Therapie wiederholt werden (0). Intervalle und Dosis sollten dem individuellen Ansprechen angepasst werden. Typische Schemata sind: 1 g/kg KG alle 2–4 oder 2 g/kg KG alle 4–8 Wochen (GCP). Im Lauf der Therapie kann bei gutem Ansprechen versucht werden, die IVIG-Dosen in 10%-Schritten zu senken, um die therapeutische Mindestdosis zu ermitteln (GCP).
>
> Bei Kontraindikationen gegen IVIG oder Nichtansprechen können nach sorgfältiger Abwägung von erwartetem Benefit und Nebenwirkungen Immunsuppressiva, z. B. gepulstes Cyclophosphamid, verwendet werden (GCP).

Vaskulitische Neuropathien (▶ Tab. 45.5)

Weder zur Therapie der Neuropathien bei systemischen Vaskulitiden noch zur isolierten Vaskulitis des peripheren Nervs (nicht systemische vaskulitische Neuropathie, NSVN) liegen RCTs vor (Vrancken et al. 2007, Collins et al. 2010). Es gibt nur 3 Klasse-III-Kohortenstudien: Davies et al. untersuchten 25 Patienten mit einer medianen Nachbeobachtungsdauer von 33,5 Monaten. Es ergab sich ein Trend, dass Patienten mit Kombinationstherapie (Glukokortikosteroide und Cyclophosphamid, Azathioprin oder Methotrexat) eine größere Reduktion ihrer Behinderung hatten als diejenigen mit Kortikosteroid-Monotherapie (Davies et al. 1996). In einer Kohorte von 48 Patienten hatten diejenigen unter Kombination von Kortikosteroiden und Cyclophosphamid eine höhere Remissionsrate und geringere Behinderung als die Gruppe mit Kortikosteroid-Monotherapie, allerdings bei einer hohen Nebenwirkungsrate (Collins et al. 2003). Eine retrospektive Analyse von 100 Patienten mit vaskulitischer Polyneuropathie, davon 11 mit NSVN, zeigte ein gutes Ansprechen auf immunsuppressive Therapie und eine äußerst niedrige Rückfallrate, wenn das Therapieschema Cyclophosphamid enthielt (Mathew et al. 2007).

Eine kürzlich publizierte systematische Übersichtsarbeit mit Empfehlungen (Collins et al. 2010) benutzte daher die publizierten Studien zu den Kleingefäßvaskulitiden, um Empfehlungen auf GCP-Niveau zu erstellen, wobei in diesen RCTs leider die Neuropathie fast nie als Endpunkt berücksichtigt wurde. Dabei wird die NSVN analog zur Kleingefäßvaskulitis mit nur lokaler oder milder generalisierter Ausprägung angesehen. Diese Empfehlungen sind weitgehend mit denen in der vorherigen Version dieser Leitlinie identisch. Bei Fehlen von RCTs zur vaskulitischen Neuropathie beschloss die Expertengruppe daher, sich weitgehend diesen Empfehlungen anzuschließen. Die Standardtherapie bei NSVN besteht demnach in Kortikosteroiden (z. B. Methylprednisolon 1 mg/kg KG/d oral oder 500–1000 mg/d über 3–5 Tage als initiale intravenöse Pulstherapie) mit anschließendem Ausschleichen bis auf 25 mg/d nach 3 Monaten, 15–20 mg/d nach 4 Monaten und auf 10 mg/d nach 6 Monaten (Collins et al. 2010). Danach kann eine möglichst niedrige Erhaltungstherapie (5–7,5 mg/d) in Analogie zu den ANCA-assoziierten Vaskulitiden über weitere 12 Monate die Rezidivrate senken (Walsh et al. 2010) (III, GCP). Bei zusätzlichen Organmanifestationen, aber auch bei rasch progredienter NSVN, ist eine Kombination mit einem Immunsuppressivum indiziert. Die beste Evidenz aus den Studien zu den Kleingefäßvaskulitiden besteht für Cyclophosphamid (Ia). Dies sollte zur Reduktion der kumulativen Gesamtdosis und von Nebenwirkungen als i. v. Pulstherapie gegeben werden (siehe Ausführungen zur CIDP und ▶ Tab. 45.2). Nach Erreichen der Remission, in der Regel nach 6–12 Monaten, sollte Cyclophosphamid durch Azathioprin oder Methotrexat ersetzt werden (GCP). Alternativ zu Cyclophosphamid bei nicht organ- oder lebensbedrohlichen Verläufen kann zur Remissionsinduktion Methotrexat (10–25 mg/Woche) oder Azathioprin (150–250 mg/d) gegeben werden (De Groot et al. 2005) (▶ Tab. 45.5).

Zum Effekt der Plasmapherese ist die Datenlage uneinheitlich. Da Plasmapherese bei verschiedenen Formen von Kleingefäßvaskulitis nicht wirksam war in Bezug auf Überleben und Rückfallfreiheit (II) (Collins et al. 2010), sollte sie bei vaskulitischer Neuropathie nicht angewendet werden (GCP). IVIG und Rituximab waren in unkontrollierten Studien bei therapierefraktärer Vaskulitis wirksam (Collins et al. 2010), eine Anwendung bei therapierefraktärer vaskulitischer Neuropathie sowie von IVIG bei Schwangeren kann daher erwogen werden (GCP). Weitere Therapiemöglichkeiten mit Ciclosporin A, Mycophenolatmofetil und Leflunomid sind noch nicht ausreichend untersucht.

> **Empfehlungen**
>
> **Pragmatische Therapie bei vaskulitischen Neuropathien (▶ Tab. 45.5)**
>
> Bei NSVN können Kortikosteroide (z. B. Methylprednisolon 1 mg/kg KG/d oral oder 500–1000 mg/d über 3–5 Tage als initiale intravenöse Pulstherapie) mit anschließendem Ausschleichen bis auf 25 mg/d nach 3 Monaten, 15–20 mg/d nach 4 Monaten und auf 10 mg/d nach 6 Monaten gegeben werden (GCP). Bei zusätzlichen Organmanifestationen, aber auch bei rasch progredienter NSVN, kann eine Kombination mit einem Immunsuppressivum gegeben werden (GCP).

Tab. 45.5 Therapie der vaskulitischen Neuropathie.

Medikament/Verfahren	Evidenz, Empfehlungsstärke	Dosierung	Kontraindikationen[1]	Nebenwirkungen[1] (* meist nur bei längerer Therapie)	Beachten
Glukokortikosteroide	III, GCP	Prednisolon-Äquivalent 1 mg/kg KG/d oder Pulstherapie mit 500–1000 mg/d an 3–5 Tagen und anschließender Reduktion auf orale Erhaltungsdosis. Ziel: in 3–4 Monaten unterhalb der Cushingschwelle zu sein	unbehandelte Infekte, Tuberkulose-Anamnese, Magen-Darm-Ulzera, schwere Osteoporose, Glaukom, Diabetes mellitus (rel. KI)	Hautatrophie*, Gewichtszunahme, Stammfettsucht*, Steroidakne, verzögerte Wundheilung, Osteoporose*, aseptische Knochennekrosen, Glaukom*, Depressionen, Euphorie, Erhöhung des Thromboserisikos, Diabetes, Katarakt, neuer Diabetes oder Diabetesentgleisung	langsam reduzieren, umstellen auf alternierende Gabe Azathioprin/Methotrexat zur Dosisreduktion der Kortikosteroide
Cyclophosphamid	III, GCP	Pulstherapie: Induktionsschema mit 350 mg/m² KOF an 3 aufeinander folgenden Tagen und dann 600 mg/m² KOF in Abständen von 6–8 Wochen	schwere Infekte, Nierenfunktionsstörung, akute hämorrhagische Zystitis	Übelkeit, Erbrechen, Alopezie, Zystitis, bei länger dauernder Therapie Risiko für Blasenkarzinom, Knochenmarkssuppression, Hepatotoxizität, sekundäre Amenorrhö bzw. Azoospermie	
weitere Medikamente wie bei CIDP					

[1] Es können jeweils nur die wichtigsten bzw. häufigsten Kontraindikationen und Nebenwirkungen aufgelistet werden, Einzelheiten siehe Fachinformation zu den jeweiligen Medikamenten. Alle oben genannten Medikamente sind potente Pharmaka und können erhebliche Nebenwirkungen verursachen. Eine adäquate Patientenaufklärung muss erfolgen. Zur Behandlung dieser Nebenwirkungen bzw. zur Prophylaxe sei auf entsprechende Spezialliteratur verwiesen. So muss z. B. bei Beginn der Therapie mit Kortikosteroiden eine Osteoporose-Prophylaxe initiiert werden. Nach DVO-Leitlinie 2007 wird zu Beginn einer längerfristigen Kortikosteroid-Therapie eine DEXA-Osteodensitometrie empfohlen. Bei Cyclophosphamid muss auf Blasenschutz geachtet werden (Mesna). Bei aggressiver Immunsuppression Pneumocystis-carinii-Pneumonie-(PCP)-Prophylaxe mit Sulfamethoxazol/Trimethoprim 800 mg/160 mg 3× pro Woche. Bei allen genannten Immunsuppressiva ist zu beachten, dass neben der möglichen Teratogenität auch ein irreversibles Infertilitätsrisiko besteht. Daher müssen Männer vor Behandlungsbeginn auf die Möglichkeit der Samenspende hingewiesen werden. Eine Ovarprotektion bei jüngeren Frauen sollte ebenfalls versucht werden. Bei Azathioprin müssen Frauen während der gesamten Behandlung, Männer während der Behandlung und 6 Monate danach auf ausreichende Kontrazeption achten.

Symptomatische und supportive Therapie

Die symptomatische Therapie bei Neuritiden besteht in Krankengymnastik (White et al. 2004), rechtzeitiger Versorgung mit Hilfsmitteln (z. B. Peronäusschienen, Spezialschuhen, Gehstützen) sowie adäquater Schmerztherapie (s. auch Leitlinie zur Behandlung neuropathischer Schmerzen) (GCP).

Alle oben genannten Medikamente sind potente Pharmaka und können erhebliche Nebenwirkungen verursachen. Eine adäquate schriftliche Patientenaufklärung, engmaschiges Monitoring und Prophylaxe von Nebenwirkungen müssen erfolgen (s. Fußnote in den Tabellen).

■ Versorgungskoordination

Die oft beträchtliche Behinderung der Patienten sowie die nebenwirkungsträchtigen Infusionstherapien erfordern bei einem Teil der Patienten die stationäre Behandlung.

■ Redaktionskomitee

Prof. Dr. C. Sommer, Neurologische Klinik, Universitätsklinikum Würzburg

Prof. Dr. R. Gold, Neurologische Klinik der Ruhr-Universität Bochum im St. Josef Hospital

Prof. Dr. H. P. Hartung, Neurologische Klinik der Universität Düsseldorf

Prof. Dr. D. Heuss, Neurologische Klinik der Universität Erlangen

Prof. Dr. B. Kieseier, Neurologische Klinik der Universität Düsseldorf

Dr. S. Koeppen, Neurologische Klinik der Universität Duisburg-Essen

Prof. Dr. A. Steck, Neurologische Klinik, Universitätsspital Basel (Schweizer Neurologische Gesellschaft)

Prof. Dr. G. Stoll, Neurologische Klinik, Universitätsklinikum Würzburg

Pd Dr. B. Tackenberg, Neurologische Klinik, UKGM und Philipps-Universität Marburg

Prof. Dr. K. V. Toyka, Neurologische Klinik, Neurologische Klinik, Universitätsklinikum Würzburg

Prof. Dr. F. Zimprich, Neurologische Klinik, Universitätsklinikum Wien (Österreichische Gesellschaft für Neurologie)

Federführend: Prof. Dr. Claudia Sommer, Neurologische Klinik, Universitätsklinikum, Josef-Schneider-Straße 11, 97080 Würzburg
E-Mail: sommer@uni-wuerzburg.de

Entwicklungsstufe der Leitlinie: S2e

■ Literatur

Allen D, Lunn MP, Niermeijer J et al. Treatment for IgG and IgA paraproteinaemic neuropathy. Cochrane Database Syst Rev 2007: CD005376

Barnett MH, Pollard JD, Davies L et al. Cyclosporin A in resistant chronic inflammatory demyelinating polyradiculoneuropathy. Muscle Nerve 1998; 21: 454–460

Barohn RJ, Kissel JT, Warmolts JR et al. Chronic inflammatory demyelinating polyradiculoneuropathy. Clinical characteristics, course, and recommendations for diagnostic criteria. Arch Neurol 1989; 46: 878–884

Baumann A, Hess CW, Sturzenegger M. IVIg dose increase in multifocal motor neuropathy: a prospective six month follow-up. J Neurol 2009; 256: 608–614

Bedi G, Brown A, Tong T et al. Chronic inflammatory demyelinating polyneuropathy responsive to mycophenolate mofetil therapy. J Neurol Neurosurg Psychiatry 2010; 81: 634–636

Benedetti L, Briani C, Franciotta D et al. Rituximab in patients with chronic inflammatory demyelinating polyradiculoneuropathy: a report of 13 cases and review of the literature. J Neurol Neurosurg Psychiatry 2011; 82: 306–308

Benedetti L, Briani C, Grandis M et al. Predictors of response to rituximab in patients with neuropathy and anti-myelin associated glycoprotein immunoglobulin M. J Peripher Nerv Syst 2007; 12: 102–107

Benedetti L, Franciotta D, Beronio A et al. Rituximab efficacy in CIDP associated with idiopathic thrombocytopenic purpura. Muscle Nerve 2008; 38: 1076–1077

Benedetti L, Grandis M, Nobbio L et al. Mycophenolate mofetil in dysimmune neuropathies: a preliminary study. Muscle Nerve 2004; 29: 748–749

Bensa S, Hadden RD, Hahn A et al. Randomized controlled trial of brain-derived neurotrophic factor in Guillain-Barre syndrome: a pilot study. Eur J Neurol 2000; 7: 423–426

Berger AR, Herskovitz S, Scelsa S. The restoration of IVIg efficacy by plasma exchange in CIDP. Neurology 1995; 45: 1628–1629

Bouget J, Chevret S, Chastang C et al. Plasma exchange morbidity in Guillain-Barre syndrome: results from the French prospective, randomized, multicenter study. The French Cooperative Group. Crit Care Med 1993; 21: 651–658

Brannagan TH 3rd, Pradhan A, Heiman-Patterson T et al. High-dose cyclophosphamide without stem-cell rescue for refractory CIDP. Neurology 2002; 58: 1856–1858

Briani C, Zara G, Zambello R et al. Rituximab-responsive CIDP. Eur J Neurol 2004; 11: 788

Cats EA, van der Pol WL, Piepers S et al. Correlates of outcome and response to IVIg in 88 patients with multifocal motor neuropathy. Neurology 2010; 75: 818–825

Cocito D, Paolasso I, Antonini G et al. A nationwide retrospective analysis on the effect of immune therapies in patients with chronic inflammatory demyelinating polyradiculoneuropathy. Eur J Neurol 2010; 17: 289–294

Collins MP, Dyck PJ, Gronseth GS et al. Peripheral Nerve Society Guideline on the classification, diagnosis, investigation, and immunosuppressive therapy of non-systemic vasculitic neuropathy: executive summary. J Peripher Nerv Syst 2010; 15: 176–184

Collins MP, Periquet MI, Mendell JR et al. Nonsystemic vasculitic neuropathy: insights from a clinical cohort. Neurology 2003; 61: 623–630

Comi G, Roveri L, Swan A et al. A randomised controlled trial of intravenous immunoglobulin in IgM paraprotein associated demyelinating neuropathy. J Neurol 2002; 249: 1370–1377

Cortese I, Chaudhry V, So YT et al. Evidence-based guideline update: Plasmapheresis in neurologic disorders: report of the Therapeutics and Technology Assessment Subcommittee of the American Academy of Neurology. Neurology 2011; 76: 294–300

Dalakas MC, Quarles RH, Farrer RG et al. A controlled study of intravenous immunoglobulin in demyelinating neuropathy with IgM gammopathy. Ann Neurol 1996; 40: 792–795

Dalakas MC, Rakocevic G, Salajegheh M et al. Placebo-controlled trial of rituximab in IgM anti-myelin-associated glycoprotein antibody demyelinating neuropathy. Ann Neurol 2009; 65: 286–293

Davies L, Spies JM, Pollard JD et al. Vasculitis confined to peripheral nerves. Brain 1996; 119: 1441–1448

Therapie akuter und chronischer immunvermittelter Neuropathien und Neuritiden

De Groot K, Rasmussen N, Bacon PA et al. Randomized trial of cyclophosphamide versus methotrexate for induction of remission in early systemic antineutrophil cytoplasmic antibody-associated vasculitis. Arthritis Rheum 2005; 52: 2461–2469

Delmont E, Azulay JP, Giorgi R et al. Multifocal motor neuropathy with and without conduction block: a single entity? Neurology 2006; 67: 592–596

Diener HC, Haupt WF, Kloss TM et al. A preliminary, randomized, multicenter study comparing intravenous immunoglobulin, plasma exchange, and immune adsorption in Guillain-Barre syndrome. Eur Neurol 2001; 46: 107–109

Dyck PJ, Daube J, O'Brien P et al. Plasma exchange in chronic inflammatory demyelinating polyradiculoneuropathy. N Engl J Med 1986; 314: 461–465

Dyck PJ, Litchy WJ, Kratz KM et al. A plasma exchange versus immune globulin infusion trial in chronic inflammatory demyelinating polyradiculoneuropathy. Ann Neurol 1994; 36: 838–845

Dyck PJ, Low PA, Windebank AJ et al. Plasma exchange in polyneuropathy associated with monoclonal gammopathy of undetermined significance. N Engl J Med 1991; 325: 1482–1486

Dyck PJ, O'Brien P, Swanson C et al. Combined azathioprine and prednisone in chronic inflammatory-demyelinating polyneuropathy. Neurology 1985; 35: 1173–1176

Eftimov F, Vermeulen M, de Haan RJ et al. Subcutaneous immunoglobulin therapy for multifocal motor neuropathy. J Peripher Nerv Syst 2009a; 14: 93–100

Eftimov F, Winer JB, Vermeulen M et al. Intravenous immunoglobulin for chronic inflammatory demyelinating polyradiculoneuropathy. Cochrane Database Syst Rev 2009b: CD001797

Elovaara I, Apostolski S, van Doorn P et al. EFNS guidelines for the use of intravenous immunoglobulin in treatment of neurological diseases: EFNS task force on the use of intravenous immunoglobulin in treatment of neurological diseases. Eur J Neurol 2008; 15: 893–908

Esperou H, Jars-Guincestre MC, Bolgert F et al. Cost analysis of plasma-exchange therapy for the treatment of Guillain-Barre syndrome. French Cooperative Group on Plasma Exchange in Guillain-Barre Syndrome. Intens Care Med 2000; 26: 1094–100

European Federation of Neurological Societies/Peripheral Nerve Society. Guideline on management of chronic inflammatory demyelinating polyradiculoneuropathy: report of a joint task force of the European Federation of Neurological Societies and the Peripheral Nerve Society – first Revision. J Peripher Nerv Syst 2010a; 15: 1–9

European Federation of Neurological Societies/Peripheral Nerve Society. Guideline on management of multifocal motor neuropathy. Report of a joint task force of the European Federation of Neurological Societies and the Peripheral Nerve Society – first revision. J Peripher Nerv Syst 2010b; 15: 295–301

European Federation of Neurological Societies/Peripheral Nerve Society. Guideline on management of paraproteinemic demyelinating neuropathies. Report of a joint task force of the European Federation of Neurological Societies and the Peripheral Nerve Society – first revision. J Peripher Nerv Syst 2010c; 15: 185–195

Feasby T, Banwell B, Benstead T et al. Guidelines on the use of intravenous immune globulin for neurologic conditions. Transfus Med Rev 2007; 21: S57–S107

Federico P, Zochodne DW, Hahn AF et al. Multifocal motor neuropathy improved by IVIg: randomized, double-blind, placebo-controlled study. Neurology 2000; 55: 1256–1262

Fialho D, Chan YC, Allen DC et al. Treatment of chronic inflammatory demyelinating polyradiculoneuropathy with methotrexate. J Neurol Neurosurg Psychiatry 2006; 77: 544–547

Flachenecker P, Toyka KV, Reiners K. [Cardiac arrhythmias in Guillain-Barre syndrome. An overview of the diagnosis of a rare but potentially life-threatening complication]. Nervenarzt 2001; 72: 610–617

Fuglsang-Frederiksen A, Pugdahl K. Current status on electrodiagnostic standards and guidelines in neuromuscular disorders. Clin Neurophysiol 2011; 122: 440–455

Garssen MP, Schmitz PI, Merkies IS et al. Amantadine for treatment of fatigue in Guillain-Barre syndrome: a randomised, double blind, placebo controlled, crossover trial. J Neurol Neurosurg Psychiatry 2006; 77: 61–65

Gold R, Müllges W, Hansen HC et al. Neuromuskuläre Erkrankungen. In: Schwab S, Schellinger P, Werner C, Unterberg A, Hacke W, Hrsg. NeuroIntensiv. Heidelberg: Springer; 2008: 679–722

Gorson KC, Amato AA, Ropper AH. Efficacy of mycophenolate mofetil in patients with chronic immune demyelinating polyneuropathy. Neurology 2004; 63: 715–717

Gorson KC, Natarajan N, Ropper AH et al. Rituximab treatment in patients with IVIg-dependent immune polyneuropathy: a prospective pilot trial. Muscle Nerve 2007; 35: 66–69

Gurses N, Uysal S, Cetinkaya F et al. Intravenous immunoglobulin treatment in children with Guillain-Barre syndrome. Scand J Infect Dis 1995; 27: 241–243

Hahn AF, Bolton CF, Pillay N et al. Plasma-exchange therapy in chronic inflammatory demyelinating polyneuropathy. A double-blind, sham-controlled, cross-over study. Brain 1996; 119: 1055–1066

Hahn AF, Bolton CF, Zochodne D et al. Intravenous immunoglobulin treatment in chronic inflammatory demyelinating polyneuropathy. A double-blind, placebo-controlled, cross-over study. Brain 1996; 119: 1067–1077

Harbo T, Andersen H, Hess A et al. Subcutaneous versus intravenous immunoglobulin in multifocal motor neuropathy: a randomized, single-blinded cross-over trial. Eur J Neurol 2009a; 16: 631–638

Harbo T, Andersen H, Jakobsen J. Acute motor response following a single IVIG treatment course in chronic inflammatory demyelinating polyneuropathy. Muscle Nerve 2009b; 39: 439–447

Harbo T, Andersen H, Jakobsen J. Long-term therapy with high doses of subcutaneous immunoglobulin in multifocal motor neuropathy. Neurology 2010; 75: 1377–1380

Haupt WF, Birkmann C, van der Ven C et al. Apheresis and selective adsorption plus immunoglobulin treatment in Guillain-Barre syndrome. Ther Apher 2000; 4: 198–200

Hughes RA, Cornblath DR. Guillain-Barre syndrome. Lancet 2005; 366: 1653–1666

Hughes RA, Donofrio P, Bril V et al. Intravenous immune globulin (10% caprylate-chromatography purified) for the treatment of chronic inflammatory demyelinating polyradiculoneuropathy (ICE study): a randomised placebo-controlled trial. Lancet Neurol 2008; 7: 136–144

Hughes RA, Newsom-Davis JM, Perkin GD et al. Controlled trial prednisolone in acute polyneuropathy. Lancet 1978; 2: 750–753

Hughes RA, Raphael JC, Swan AV et al. Intravenous immunoglobulin for Guillain-Barre syndrome. Cochrane Database Syst Rev 2006: CD002063

Hughes RA, Swan AV, Raphael JC et al. Immunotherapy for Guillain-Barre syndrome: a systematic review. Brain 2007; 130: 2245–2257

Hughes RA, Swan AV, van Doorn PA. Corticosteroids for Guillain-Barre syndrome. Cochrane Database Syst Rev 2010a: CD001446

Hughes RA, Swan AV, van Doorn PA. Intravenous immunoglobulin for Guillain-Barre syndrome. Cochrane Database Syst Rev 2010b: CD002063

Hughes RA, Wijdicks EF, Barohn R et al. Practice parameter: immunotherapy for Guillain-Barre syndrome: report of the Quality Standards Subcommittee of the American Academy of Neurology. Neurology 2003; 61: 736–740

Hughes RA, Wijdicks EF, Benson E et al. Supportive care for patients with Guillain-Barre syndrome. Arch Neurol 2005; 62: 1194–8119

Hummel HD, Rath JC, Wiendl H et al. Auto-SCT in severe paraproteinemic neuropathy. Bone Marrow Transplant 2011; 46: 457–459

Janssen NM, Genta MS. The effects of immunosuppressive and anti-inflammatory medications on fertility, pregnancy, and lactation. Arch Intern Med 2000; 160: 610–619

Kleyweg RP, van der Meche FG, Schmitz PI. A randomized trial comparing intravenous immunoglobulin and plasma exchange in Guillain-Barre syndrome. Transfus Sci 1994; 15: 389–392

Knecht H, Baumberger M, Tobon A et al. Sustained remission of CIDP associated with Evans syndrome. Neurology 2004; 63: 730–732

Köller H, Schroeter M, Feischen H et al. Subcutaneous self-infusions of immunoglobulins as a potential therapeutic regimen in immune-mediated neuropathies. J Neurol 2006; 253: 1505–1506

Korinthenberg R, Schessl J, Kirschner J et al. Intravenously administered immunoglobulin in the treatment of childhood Guillain-Barre syndrome: a randomized trial. Pediatrics 2005; 116: 8–14

Kuitwaard K, van den Berg LH, Vermeulen M et al. Randomised controlled trial comparing two different intravenous immunoglobulins in chronic inflammatory demyelinating polyradiculoneuropathy. J Neurol Neurosurg Psychiatry 2010; 81: 1374–1379

Kuitwaard K, van Koningsveld R, Ruts L et al. Recurrent Guillain-Barre syndrome. J Neurol Neurosurg Psychiatry 2009; 80: 56–59

Lee DH, Linker RA, Paulus W et al. Subcutaneous immunoglobulin infusion: a new therapeutic option in chronic inflammatory demyelinating polyneuropathy. Muscle Nerve 2008; 37: 406–409

Leger JM, Viala K, Cancalon F et al. Intravenous immunoglobulin as short- and long-term therapy of multifocal motor neuropathy: a retrospective study of response to IVIg and of its predictive criteria in 40 patients. J Neurol Neurosurg Psychiatry 2008; 79: 93–96

Lehmann HC, Hartung HP, Hetzel GR et al. Plasma exchange in neuroimmunological disorders: part 2. Treatment of neuromuscular disorders. Arch Neurol 2006; 63: 1066–1071

Levine TD, Pestronk A. IgM antibody-related polyneuropathies: B-cell depletion chemotherapy using Rituximab. Neurology 1999; 52: 1701–1704

Lopate G, Pestronk A, Al-Lozi M. Treatment of chronic inflammatory demyelinating polyneuropathy with high-dose intermittent intravenous methylprednisolone. Arch Neurol 2005; 62: 249–254

Mahattanakul W, Crawford TO, Griffin JW et al. Treatment of chronic inflammatory demyelinating polyneuropathy with cyclosporin-A. J Neurol Neurosurg Psychiatry 1996; 60: 185–187

Mahdi-Rogers M, Swan AV, van Doorn PA et al. Immunomodulatory treatment other than corticosteroids, immunoglobulin and plasma exchange for chronic inflammatory demyelinating polyradiculoneuropathy. Cochrane Database Syst Rev 2010; 11: CD003280

Mathew L, Talbot K, Love S et al. Treatment of vasculitic peripheral neuropathy: a retrospective analysis of outcome. QJM 2007; 100: 41–51

Matsuda M, Hoshi K, Gono T et al. Cyclosporin A in treatment of refractory patients with chronic inflammatory demyelinating polyradiculoneuropathy. J Neurol Sci 2004; 224: 29–35

McCombe PA, Pollard JD, McLeod JG. Chronic inflammatory demyelinating polyradiculoneuropathy. A clinical and electrophysiological study of 92 cases. Brain 1987; 110: 1617–1630

Mehndiratta MM, Hughes RA. Corticosteroids for chronic inflammatory demyelinating polyradiculoneuropathy. Cochrane Database Syst Rev 2002: CD002062

Mendell JR, Barohn RJ, Freimer ML et al. Randomized controlled trial of IVIg in untreated chronic inflammatory demyelinating polyradiculoneuropathy. Neurology 2001; 56: 445–449

Mendell JR, Kissel JT, Kennedy MS et al. Plasma exchange and prednisone in Guillain-Barre syndrome: a controlled randomized trial. Neurology 1985; 35: 1551–1555

Merkies IS, Bril V, Dalakas MC et al. Health-related quality-of-life improvements in CIDP with immune globulin IV 10 %: the ICE Study. Neurology 2009; 72: 1337–1344

Merkies IS, Hughes RA, Donofrio P et al. Understanding the consequences of chronic inflammatory demyelinating polyradiculoneuropathy from impairments to activity and participation restrictions and reduced quality of life: the ICE study. J Peripher Nerv Syst 2010; 15: 208–215

Muley SA, Kelkar P, Parry GJ. Treatment of chronic inflammatory demyelinating polyneuropathy with pulsed oral steroids. Arch Neurol 2008; 65: 1460–1464

Pandey CK, Bose N, Garg G et al. Gabapentin for the treatment of pain in guillain-barre syndrome: a double-blinded, placebo-controlled, crossover study. Anesth Analg 2002; 95: 1719–1723

Pandey CK, Raza M, Tripathi M et al. The comparative evaluation of gabapentin and carbamazepine for pain management in Guillain-Barre syndrome patients in the intensive care unit. Anesth Analg 2005; 101: 220–225

Pavlakis PP, Alexopoulos H, Kosmidis ML et al. Peripheral neuropathies in Sjogren syndrome: a new reappraisal. J Neurol Neurosurg Psychiatry 2011; 82: 798–802

Pedersen-Bjergaard J, Ersboll J et al. Risk of acute nonlymphocytic leukemia and preleukemia in patients treated with cyclophosphamide for non-Hodgkin's lymphomas. Comparison with results obtained in patients treated for Hodgkin's disease and ovarian carcinoma with other alkylating agents. Ann Intern Med 1985; 103: 195–200

Pentland B, Adams GG, Mawdsley C. Chronic idiopathic polyneuropathy treated with azathioprine. J Neurol Neurosurg Psychiatry 1982; 45: 866–869

Piepers S, Van den Berg-Vos R, Van der Pol WL et al. Mycophenolate mofetil as adjunctive therapy for MMN patients: a randomized, controlled trial. Brain 2007; 130: 2004–2010

The Guillain-Barre syndrome Study Group. Plasmapheresis and acute Guillain-Barre syndrome. Neurology 1985; 35: 1096–1104

Pritchard J, Gray IA, Idrissova ZR et al. A randomized controlled trial of recombinant interferon-beta 1a in Guillain-Barre syndrome. Neurology 2003; 61: 1282–1284

Radziwill AJ, Schweikert K, Kuntzer T et al. Mycophenolate mofetil for chronic inflammatory demyelinating polyradiculoneuropathy: An open-label study. Eur Neurol 2006; 56: 37–38

Randomised controlled trial of methotrexate for chronic inflammatory demyelinating polyradiculoneuropathy (RMC trial): a pilot, multicentre study. Lancet Neurol 2009; 8: 158–164

Randomised trial of plasma exchange, intravenous immunoglobulin, and combined treatments in Guillain-Barre syndrome. Plasma Exchange/Sandoglobulin Guillain-Barre Syndrome Trial Group. Lancet 1997; 349: 225–230

Raphael JC, Chevret S, Harboun M et al. Intravenous immune globulins in patients with Guillain-Barre syndrome and contraindications to plasma exchange: 3 days versus 6 days. J Neurol Neurosurg Psychiatry 2001; 71: 235–238

Raphael JC, Chevret S, Hughes RA et al. Plasma exchange for Guillain-Barre syndrome. Cochrane Database Syst Rev 2002: CD001798

Renaud S, Fuhr P, Gregor M et al. High-dose rituximab and anti-MAG-associated polyneuropathy. Neurology 2006; 66: 742–744

Rock GA, Tricklebank GW, Kasaboski CA. Plasma exchange in Canada. The Canadian Apheresis Study Group. CMAJ 1990; 142: 557–562

Ruts L, Drenthen J, Jacobs BC et al. Distinguishing acute-onset CIDP from fluctuating Guillain-Barre syndrome: a prospective study. Neurology 2010; 74: 1680–1686

Ruts L, van Koningsveld R, Jacobs BC et al. Determination of pain and response to methylprednisolone in Guillain-Barre syndrome. J Neurol 2007; 254: 1318–1322

Seta T, Nagayama H, Katsura K et al. Factors influencing outcome in Guillain-Barre Syndrome: comparison of plasma adsorption against other treatments. Clin Neurol Neurosurg 2005; 107: 491–496

Stubgen JP. Recombinant interferon-beta therapy and neuromuscular disorders. J Neuroimmunol 2009; 212: 132–141

Tackenberg B, Lunemann JD, Steinbrecher A et al. Classifications and treatment responses in chronic immune-mediated demyelinating polyneuropathy. Neurology 2007; 68: 1622–1629

Thompson N, Choudhary P, Hughes RA et al. A novel trial design to study the effect of intravenous immunoglobulin in chronic inflammatory demyelinating polyradiculoneuropathy. J Neurol 1996; 243: 280–285

Tripathi M, Kaushik S. Carbamazepine for pain management in Guillain-Barre syndrome patients in the intensive care unit. Crit Care Med 2000; 28: 655–658

Umapathi T, Hughes RA, Nobile-Orazio E et al. Immunosuppressant and immunomodulatory treatments for multifocal motor neuropathy. Cochrane Database Syst Rev 2005: CD003217

Umapathi T, Hughes RA, Nobile-Orazio E et al. Immunosuppressant and immunomodulatory treatments for multifocal motor neuropathy. Cochrane Database Syst Rev 2009: CD003217

Van den Bergh PY, Hadden RD, Bouche P et al. European Federation of Neurological Societies/Peripheral Nerve Society guideline on management of chronic inflammatory demyelinating polyradiculoneuropathy: report of a joint task force of the European Federation of Neurological Societies and the Peripheral Nerve Society – first revision. Eur J Neurol 2010; 17: 356–363

van der Meche FG, Schmitz PI. A randomized trial comparing intravenous immune globulin and plasma exchange in Guillain-Barre syndrome. Dutch Guillain-Barre Study Group. N Engl J Med 1992; 326: 1123–1129

van Doorn PA. Treatment of Guillain-Barre syndrome and CIDP. J Peripher Nerv Syst 2005; 10: 113–127

van Doorn PA, Brand A, Strengers PF et al. High-dose intravenous immunoglobulin treatment in chronic inflammatory demyelinating polyneuropathy: a double-blind, placebo-controlled, crossover study. Neurology 1990; 40: 209–212

van Koningsveld R, Schmitz PI, Meche FG et al. Effect of methylprednisolone when added to standard treatment with intravenous immunoglobulin for Guillain-Barre syndrome: randomised trial. Lancet 2004; 363: 192–196

van Schaik IN, Eftimov F, van Doorn PA et al. Pulsed high-dose dexamethasone versus standard prednisolone treatment for chronic inflammatory demyelinating polyradiculoneuropathy (PREDICT study): a double-blind, randomised, controlled trial. Lancet Neurol 2010; 9: 245–253

van Schaik IN, van den Berg LH, de Haan R et al. Intravenous immunoglobulin for multifocal motor neuropathy. Cochrane Database Syst Rev 2005: CD004429

Vermeulen M, van Doorn PA, Brand A et al. Intravenous immunoglobulin treatment in patients with chronic inflammatory demyelinating polyneuropathy: a double blind, placebo controlled study. J Neurol Neurosurg Psychiatry 1993; 56: 36–39

Vrancken AF, Hughes RA, Said G et al. Immunosuppressive treatment for non-systemic vasculitic neuropathy. Cochrane Database Syst Rev 2007: CD006050

Walsh M, Merkel PA, Mahr A et al. Effects of duration of glucocorticoid therapy on relapse rate in antineutrophil cytoplasmic antibody-associated vasculitis: A meta-analysis. Arthritis Care Res (Hoboken) 2010; 62: 1166–1173

Wattiaux MJ, Kahn MF, Thevenet JP et al. [Vascular involvement in rheumatoid polyarthritis. Retrospective study of 37 cases of rheumatoid polyarthritis with vascular involvement and review of the literature]. Ann Med Interne 1987; 138: 566–587

White CM, Pritchard J, Turner-Stokes L. Exercise for people with peripheral neuropathy. Cochrane Database Syst Rev 2004: CD003904

Winer JB. When the Guillain-Barre patient fails to respond to treatment. Pract Neurol 2009; 9: 227–230

Wollinsky KH, Hulser PJ, Brinkmeier H et al. CSF filtration is an effective treatment of Guillain-Barre syndrome: a randomized clinical trial. Neurology 2001; 57: 774–80

Yamamoto M, Ito Y, Mitsuma N et al. Parallel expression of neurotrophic factors and their receptors in chronic inflammatory demyelinating polyneuropathy. Muscle Nerve 2002; 25: 601–604

Yoon M-S, Chan A, Gold R. Standard and escalating treatment of chronic inflammatory demyelinating polyradiculoneuropathy. Ther Adv Neurol Disord 2011; 4: 193–200

Younger DS, Calabrese LH, Hays AP. Granulomatous angiitis of the nervous system. Neurol Clin 1997; 15: 821–834

Clinical Pathway – **Therapie immunvermittelter Neuropathien**

Diagnose	Subtyp / Kriterium	Therapie	Bei unzureichendem Ansprechen	Bei Therapieversagen
○ GBS		▲ kardiales Monitoring ▲ Kontrollen der Vitalkapazität ▲ Möglichkeit der intensivmedizinischen Behandlung	▲ IVIG 0,4 g/kg/d über 5 Tage oder ▲ Plasmapherese *Cave: Kein Steroideffekt!*	
○ CIDP		▲ Methylprednisolon 500–1000 mg/d über 3–5 Tage, Umstellung auf orales Prednisolon-Äquivalent von 1 mg/kgKG/d, langsame Reduktion auf Erhaltungsdosis oder (Methylprednisolon 500 mg über 3 Tage alle 4 Wochen oder Therapieversagern oder intolerablen NW unter Dauermedikation): ▲ IVIG 2 g/kg als „loading dose" über 2–4 Tage, danach Erhaltungsdosis 1g/kg über 1–2 Tage alle 3 Wochen	○ unzureichendes Ansprechen → ▲ Eindosieren eines Immunsuppressivums (Azathioprin, bei Kontraindikationen oder Versagen Ciclosporin A, Methotrexat oder Mycophenolatmofetil)	○ Therapie versagen oder ○ akute Verschlechterung → ▲ Plasmapherese
○ PNP bei MGUS	○ IgA- oder IgG-assoziiert	▲ Therapie analog zur CIDP		
	○ IgM- assoziiert	*Möglichkeiten:* ▲ IVIG ▲ Plasmapheresen ▲ Rituximab ▲ Immunsuppressiva		
○ MMN		▲ IVIG 0,4–2 g/kg in Intervallen von 2–6 Wochen; Gabe jeweils über 1–4 Tage *Cave: Mögliche Verschlechterung durch Steroide!*	○ unzureichendes Ansprechen → ▲ Cyclophosphamid-Pulstherapie monatlich 0,6–1,0 g/m2 KOF i.v. über zunächst 6 Monate (Expertenmeinung)	▲ ggf. Rezidivprophylaxe mit Azathioprin 2–3 mg/kg/d p.o. oder Methotrexat 10–25 mg/Woche
○ vaskulitische PNP	○ leichte neurologische Ausfälle	▲ Steroid-Pulsbehandlung 250–500 mg/d Prednison-Äquivalent über 3–5 Tage, dann fortführend mit 1–1,5 mg/kg/d Prednison-Äquivalent		▲ Rezidivprophylaxe mit Azathioprin 2–3 mg/kg/d p.o. oder Methotrexat 10–25 mg/Woche
	○ schwere neurologische Ausfälle	▲ Steroid-Pulsbehandlung (s.o.) plus ▲ Cyclophosphamid-Pulstherapie monatlich 0,6–1,0 g/m2 KOF i.v. über zunächst 6 Monate oder alternativ ▲ Methotrexat (25 mg/Woche)		

Basistherapie:
▲ Thromboseprophylaxe
▲ Krankengymnastik
▲ Ergotherapie
▲ intensivmedizinische Überwachung, z.B. bei GBS

46 Karpaltunnelsyndrom (KTS)

Was gibt es Neues?

- Sonografie des N. medianus bei KTS ist bei alten Patienten nicht sensitiv.
- Nach Steroidinjektion lassen sich sonografisch Therapieeffekte nachweisen.
- Operative Maßnahmen wirken insgesamt besser als konservative.

Die wichtigsten Empfehlungen auf einen Blick

- Leichte Fälle (nur Schmerz und Parästhesien) werden mit Schonung und ggf. Schienung behandelt.
- Symptomatische KTS in der Schwangerschaft können zusätzlich diuretisch behandelt werden.
- Bei stärkeren Beschwerden kann die lokale Injektion von Steroiden oder ein systemischer Steroidstoß über 2 Wochen erfolgen.
- Bei Beschwerdepersistenz besteht Operationsindikation. Bei unkompliziertem KTS ohne anatomische Besonderheiten kann je nach Erfahrung des Operateurs endoskopisch oder offen operiert werden. Zusätzliche Epineurotomie ist nicht nötig, eine Tenosynovektomie der Flexoren ist möglich.
- Bei KTS-Rezidiv sollten Zweitoperationen offen ausgeführt werden.

■ Definition

Das Karpaltunnelsyndrom (KTS) ist Ausdruck einer chronischen Druckschädigung des N. medianus innerhalb des Karpalkanals. Durch diesen etwa 2 cm langen Tunnel, dessen Basis von den Handwurzelknochen und dessen Dach vom Retinaculum flexorum (Lig. carpi transversum) gebildet wird, ziehen außer dem N. medianus die Beugesehnen der Finger. Eine Nervenkompression innerhalb dieses physiologischen Engpasses erfolgt einerseits bei einer Einengung des Tunnels, häufiger aber durch eine Volumenzunahme des Tunnelinhalts.

Das KTS ist das mit Abstand häufigste Engpasssyndrom und macht ca. 45 % aller nicht traumatischen Nervenschädigungen aus. Das Erkrankungsrisiko beträgt 8–10 %, wobei Frauen etwa doppelt so häufig erkranken wie Männer. Das Manifestationsalter liegt in der Regel über 30 Jahren; in 76 % der Fälle sind 40- bis 70-Jährige betroffen, wobei sich eine bilaterale Manifestation bei etwa 40 % der Betroffenen nachweisen lässt.

■ Symptomatik

Die typische Symptomatik besteht in kribbelnden oder nadelstichartigen Missempfindungen in der betroffenen Hand, die bevorzugt nachts oder bei fixierter Beuge- oder Streckstellung der Hand (Telefonieren, Halten eines Buchs oder Lenkrads ...) auftreten und sich durch Schütteln der Hand bessern. Außerdem können manuelle Tätigkeiten wie Stricken, Wringen, repetitive Beuge- und Streckbewegungen im Handgelenk sowie Arbeiten mit stark vibrierenden Werkzeugen die Beschwerden auslösen.

Die Dysästhesien und Schmerzen sind häufig nicht auf das sensible Versorgungsareal des N. medianus begrenzt, sondern greifen auf die ulnare Handpartie und in über einem Drittel der Fälle auf proximal des Handgelenks gelegene Regionen bis hinauf zur Schulter über.

Im Initialstadium – das sich über Jahre erstrecken kann – fehlen sensomotorische Ausfälle und erst in einem fortgeschritteneren Stadium findet sich eine Hypästhesie im autonomen Versorgungsareal des N. medianus, einschließlich einer Beeinträchtigung der Stereoästhesie. Dadurch werden feinere manuelle Verrichtungen, wie z. B. das Nähen oder Knöpfen, erschwert. Die funktionell weniger bedeutsame laterale Daumenballenmuskulatur (Mm. abductor pollicis brevis und opponens pollicis) wird paretisch und atrophiert, sodass die Abduktion des Daumens senkrecht zur Handebene und dessen pronatorische Kreiselung beeinträchtigt werden. Trophische Störungen der Haut sowie eine Hyp- oder Anhidrose kommen erst in weit fortgeschrittenen Stadien vor.

Der Verlauf variiert in Abhängigkeit von zahlreichen Faktoren. Neben chronisch progredienten oder rezidivierenden Verläufen kommen spontane Besserungen vor, und zwar besonders bei jüngeren Patienten und kurzer Krankheitsdauer, aber auch bei möglicher Reduzierung der manuellen Beanspruchung, Beendigung einer Schwangerschaft bzw. erfolgreicher Behandlung einer relevanten Grundkrankheit.

■ Ursachen

In den meisten Fällen lässt sich keine besondere Ursache nachweisen, sodass von einem idiopathischen KTS gesprochen wird. In < 10 % gehen Traumen im Bereich des

Handgelenks, besonders distale Radiusfrakturen, voraus, die durch knöcherne und besonders Weichteilveränderungen den N. medianus komprimieren können. Bei Erkrankungen aus dem rheumatischen Formenkreis findet sich häufig eine Beugesehnen-Synovialitis; etwa 50 % der Patienten mit primär chronischer Polyarthritis entwickeln im Verlauf ein KTS, umgekehrt ist das KTS bei ca. 10 % Erstmanifestation dieser Erkrankung. Häufig besteht außerdem eine Kombination des KTS mit einer Tendovaginosis stenosans (sog. schnellender Finger) oder mit einer Rhizarthrose. Bei jeder 10. bis 20. Gravidität entwickelt sich meist im 3. Trimenon ein KTS, das auf eine vermehrte Flüssigkeitsretention zurückgeführt wird.

Seltene Ursachen sind anatomische Varianten innerhalb des Karpaltunnels, wie z. B. eine persistierende A. mediana oder ein dort gelegener Anteil des M. palmaris longus; sie haben nur einen fraglichen Krankheitswert. Endokrine Störungen wie Myxödem, Hyperthyreose, Akromegalie, Hyper- und Hypoparathyreoidismus können durch Verdickung der Ligamente und Ödembildung ein KTS nach sich ziehen.

Bei chronischer Niereninsuffizienz steigt mit zunehmender Dialysedauer die Inzidenz eines KTS auf bis zu 32 %, wobei eine urämische Synovialitis der Beugesehnen als pathogenetischer Hauptfaktor anzusehen ist. Da der Shuntarm meist zuerst betroffen wird, werden auch hämodynamische Faktoren angeschuldigt. Bis zu 10 % der Diabetiker leiden an einem KTS, wobei eine erhöhte Druckvulnerabilität des Nervs durch die Polyneuropathie postuliert wird. Seltene weitere Ursachen umfassen die Amyloidose, Mukopolysacharidose, Gicht, Chondrokalzinose sowie Raumforderungen wie Ganglien oder Lipome.

Eine Sonderstellung nehmen belastungsinduzierte KTS ein, die besonders bei Polsterern und Arbeitern, die mit stark vibrierenden Maschinen beschäftigt sind, vorkommen und dabei als Berufskrankheit anerkannt werden. Eine Häufung von KTS bei Beschäftigten, die viel am Computer arbeiten, besteht demgegenüber nicht.

■ Pathogenese

Eine Druckerhöhung im Karpalkanal führt zur Kompression der Venolen, später auch der Arteriolen des Epineuriums mit konsekutiver Ischämie des N. medianus und Ausbildung eines intraneuralen Ödems. In der Folge resultieren Nervenfaserläsionen, wobei die dicken markhaltigen Fasern als erste geschädigt werden. Die geläufige nächtliche Symptomzunahme wird auf das Abknicken des Handgelenks bezogen, das den Druck im Karpalkanal erhöht und die Durchblutung weiter drosselt. In den ödematös geschwollenen Nerv sprossen Fibroblasten ein, die zur Fibrosierung und dadurch zur weiteren Schädigung der Nervenfasern mit schließlicher Axondegeneration führen.

■ Diagnostik

Klinische Untersuchung

Diagnostisch wegweisend ist in vielen Fällen die Anamnese, da der neurologische Untersuchungsbefund anfangs meist unauffällig ist. Ein positiver Phalen-Test stützt die Verdachtsdiagnose eines KTS, ist jedoch weniger sensitiv und zuverlässig als die neurografische Diagnostik. In fortgeschritteneren Fällen besteht eine taktile Hypästhesie im autonomen Versorgungsareal des N. medianus, die bei stärkerer Ausprägung mit einer Störung der Stereoästhesie (verzögerte oder aufgehobene Identifizierung einer Münze durch Betasten) einhergeht. Außerdem finden sich eine Schwäche und Atrophie der lateralen Daumenballenmuskulatur. (Da die motorische Funktionsprüfung der lateralen Thenarmuskulatur unzuverlässig ist, sollte ergänzend die Konsistenz des M. abductor pollicis brevis bei maximaler Abduktion des Daumens senkrecht zur Handebene überprüft werden; auf der betroffenen Seite findet sich palpatorisch bei stärkeren Paresen eine weniger pralle Konsistenz.) Eine Hyp- oder Anhidrose der Fingerkuppen I–III stellt ein seltenes Spätsymptom dar.

Differenzialdiagnose

- zervikale Radikulopathien, wobei Sensibilitätsstörungen in den radialen Fingern bei Läsionen der Nervenwurzeln C 6 und C 7 und eine Daumenballenatrophie bei Läsionen der Wurzeln C 8 und Th 1 vorkommen.
- proximal des Handgelenks gelegene N.-medianus-Läsionen (Pronator-teres-Syndrom und andere seltene Engpasssyndrome oder Raumforderungen)
- Polyneuropathien, insbesondere initial fokale Immunneuropathien (multifokale motorische Neuropathie)
- Thoracic-outlet-Syndrom und sonstige untere Armplexusläsionen

Neurografische Diagnostik

Zum zuverlässigen Nachweis eines KTS sind folgende neurografische Untersuchungen erforderlich:
- Sensible Neurografie des N. medianus zwischen Handgelenk und Zeige- oder besser Mittelfinger unter Mitbeurteilung der Amplitude des sensiblen Nervenaktionspotenzials (SNAP). Der validere Messparameter ist allerdings die Nervenleitgeschwindigkeit (NLG). Bei normaler Amplitude des SNAP, jedoch verlangsamter sensibler NLG (< 48 m/s) spricht dieses nicht gegen ein KTS. Bei Normalbefunden trotz begründeter klinischer Verdachtsdiagnose empfiehlt sich die ergänzende selektive sensible Neurografie des N. medianus zwischen Hohlhand und Handgelenk (7/14 Methode) oder ein Vergleich der NLG des N. medianus und ulnaris am Ringfinger (Latenzdifferenz 0,5 ms oder NLG 8m/s).
- Weniger sensitiv ist die Bestimmung der distalen motorischen Latenzzeit des N. medianus vom Handgelenk zum M. abductor pollicis brevis. Üblicherweise wird der

Karpaltunnelsyndrom (KTS)

obere Grenzwert bei 4,2 ms angegeben, auf eine Normierung der Ableitstrecke (6,5 cm) ist zu achten. Daher empfiehlt sich die vergleichende Bestimmung der motorischen Überleitungszeit zum Medianus-innervierten M. lumbricalis II und zum Ulnaris-innervierten M. interosseus dorsalis II bei identischer Position der Ableitelektroden und gleicher Distanz zur Reizelektrode am N. medianus bzw. N. ulnaris (Differenzobergrenze 0,6 ms). Durch diese Messmethode wird außerdem die Diagnose eines KTS bei unterlagernder Polyneuropathie erleichtert. Zu beachten ist das mögliche Vorliegen einer Martin-Gruber-Anastomose, bei der motorische Medianusanteile auf den N. ulnaris transferiert wurden. Hier imponiert dann ein KTS rein sensibel.

- Günstig erweist sich der Vergleich der sensiblen NLGs zum Daumen (N. radialis superficialis) und Finger 4 (sowohl durch Stimulation des N. medianus als auch N. ulnaris möglich).
- Selten wird auch die sensible NLG des R. palmaris N. mediani mit einbezogen. Dieser sensible Ast geht vor dem Handgelenk ab und zieht nicht durch den Karpaltunnel.
- Wegen der Möglichkeit eines beidseitigen KTS bzw. einer systemischen Affektion des peripheren Nervensystems (Polyneuropathie, HMSN usw.) muss stets eine motorische und sensible Neurografie auch des ipsilateralen N. ulnaris und des kontralateralen N. medianus erfolgen.
- Wegen der Temperaturabhängigkeit der Impulsleitung muss die Hauttemperatur der Finger bei pathologischen Messwerten auf mindestens 34°C angehoben werden.

Die nach den oben genannten Kriterien durchgeführte sensible und motorische Neurografie des N. medianus stellt eine valide und reproduzierbare diagnostische Methode dar, die das Vorliegen eines KTS mit einem hohen Grad an Sensitivität und Spezifität bestätigt.

Fakultative Zusatzdiagnostik

- Die **Nadel-Elektromyografie** des M. abductor pollicis brevis ist nur bei technischen Schwierigkeiten erforderlich, z.B. bei Innervationsanomalien, fortgeschrittener Muskelatrophie oder pathologisch erhöhter Reizschwelle des N. medianus, sodass dessen supramaximale Stimulation zur Miterregung des N. ulnaris führt.
- **Bildgebende Untersuchungen** sind bei Verdacht auf bestimmte Begleiterkrankungen oder Anomalien sinnvoll sowie bei Patienten mit klinischem Verdacht auf KTS und nicht schlüssigen NLG-/EMG-Untersuchungen, wobei die hochauflösende Sonografie und die Magnetresonanztomografie eingesetzt werden können (Cudlip et al. 2002). Als pathologisch wird sonografisch eine Vergrößerung der Nervenquerschnittsfläche in Höhe des Os pisiforme über 11 mm^2 angesehen. Die Angaben schwanken allerdings erheblich zwischen 9 mm^2 und 15 mm^2 (Wiesler et al. 2006). Bei älteren Patienten wird die Technik aufgrund fehlender Nervenverdickung kritisch gesehen (Miwa u. Miwa 2011). Es lassen sich bei jüngeren Patienten nach erfolgreicher Steroidinjektion Abnahmeeffekte nachweisen (Cartwright et al. 2011).
- Zu weiterführender Diagnostik bei Verdacht auf pathogenetisch relevante Grunderkrankungen siehe „Ursachen".

■ Therapie

Konservative Behandlung

Eine konservative Therapie ist in leichten bis mittelschweren Fällen besonders bei jungen Patienten mit kurzer Krankheitsdauer, bei Schwangeren und bei Patienten mit behandelbarer Grundkrankheit bzw. änderbarer manueller Tätigkeit angezeigt und umfasst folgende Maßnahmen:

- **manuelle Schonung**, eventuell mit beruflicher Umsetzung zur Verminderung der manuellen Beanspruchung
- Nächtliche **Schienung** des Handgelenks in Mittelstellung: Der Erfolg ist mäßig, die Akzeptanz bei den Patienten aufgrund des schlechten Schlafkomforts gering (Verdugo et al. 2003). Studien (Gerritsen et al. 2003, Werner et al. 2005) belegen allerdings einen Effekt über 12 Monate im Vergleich zur Operation in geringer und zur reinen Verhaltensänderung in guter Ausprägung. Sevim et al. (2004) zeigten in einer prospektiven randomisierten einfach blinden Studie, dass die Anwendung einer nächtlichen Schiene der lokalen Steroidinfiltration überlegen war. Eine letztliche Cochrane-Analyse kommt zu dem Schluss, dass bei schwerer betroffenen Patienten eine bessere Symptomrückbildung nach Operation besteht (Verdugo et al. 2008).
- Systemisch **oral Prednisolon**: 20 mg morgens über 2 Wochen, danach 10 mg für weitere 2 Wochen. Eine Therapie über 4 Wochen ist der über 2 Wochen nicht überlegen (Chang et al. 2002).
- **Injektion** von 15 mg **Methylprednisolon** in den Karpaltunnel: Diese Therapie ist wirksamer als die Gabe von 25 mg Prednisolon oral über 10 Tage, beinhaltet aber das Risiko einer iatrogenen N.-medianus-Läsion. Maximal 3-malige Injektion (Demirci et al. 2002, Hui et al. 2004). Nach 8 Wochen ist keine signifikante Differenz zur Schienung oder zu Entzündungshemmern festzustellen (Marshall et al. 2007). Die Wirksamkeit in den einzelnen Studien differierte gravierend. Eine Cochrane-Analyse kommt zu dem Schluss, dass das klinische Ansprechen im ersten Monat besser ist als unter Placebo. Ein Langzeiteffekt nach einem Monat ist nicht belegt, nach 8 Wochen erschien der Effekt nicht größer als bei Schienung. Zwei Injektionen erbrachten keinen additiven Effekt (Marshall et al. 2007).
- **Diuretika** und NSAR sind ohne gesicherte Wirkung bei einem unausgewählten Kollektiv. Bei stärkerer Flüssigkeitseinlagerung, z.B. in der Schwangerschaft, kann eine diuretische Therapie dennoch positiv wirken.

- Nachdem erste Pilotstudien positive Ergebnisse der Lasertherapie mit niedrig intensivem **Rotlichtlaser** bei KTS und KTS-Rezidiven zeigten (Naeser et al. 2002), konnten neuere Studien keinen konsistenten Wirksamkeitsnachweis erbringen (Evcik et al. 2007).
- Laser-Akkupunktur, Magnettherapie, Ultraschall, Physiotherapie, Übungen, Chiropraxie und Vitamin B_6 erbrachte keinen Effekt (O'Connor et al. 2003).

Operative Therapie

Eine Indikation zum operativen Vorgehen besteht unter folgenden Bedingungen:
- Versagen der konservativen Therapie nach 8 Wochen bezüglich Schmerz, Sensibilität, oder Motorik
- Vorliegen funktionell behindernder sensomotorischer Ausfallerscheinungen, wobei besonders eine Beeinträchtigung des Tasterkennens (Stereoästhesie) mit konsekutiver manueller Ungeschicklichkeit von Bedeutung ist.
- Als absolute Operationsindikation gelten die seltenen akuten und rasch progredienten Verläufe. Die Operation setzt eine spezielle Expertise des Operateurs voraus, die vor allem bei Neurochirurgen und Handchirurgen gegeben ist.
- Insgesamt sprechen alle Metaanalysen für eine generelle Überlegenheit der operativen Therapie. Weltweit wird die offene Technik als einfach und sicher bevorzugt (Shi 2011 u. Macdermid, Verdugo et al. 2008). Generell ist die Operation auch bei langem Bestehen noch sinnvoll und auch bei Diabetes, Urämie und hohem Alter wirkungsvoll.

Zwischenzeitlich sind zwei unterschiedliche operative Verfahren etabliert und als gleichwertig anerkannt (Thoma et al. 2004):
1. **Offene Operation mit Durchtrennung des Retinaculum flexorum**
   Eine zusätzliche Flexoren-Tenosynovektomie bringt eventuell zusätzlichen Benefit (Ketchum 2004). Zusätzliche Epineurolyse ist nicht erforderlich.
   Die offene Operation ist vorzuziehen, sofern anatomische Varianten oder lokale Besonderheiten vorliegen (Tenosynovialitis, posttraumatische Veränderungen, Raumforderungen usw.), außerdem bei eingeschränkter Handgelenkbeweglichkeit und bei Rezidiveingriffen.
   Zum Nahtverschluss wird zu Nylonfäden oder Klammern geraten, Vicrylfäden zeigten erhöhte Infektions- und Granulomraten (Menovsky et al. 2004).
2. **Endoskopische Spaltung des Retinaculum flexorum:**
   Die endoskopische Technik ist bei KTS ohne lokale Veränderungen vorteilhaft, da kleinere Narben zurückbleiben und deshalb eine frühzeitigere Belastbarkeit der Hand möglich ist. Das klinische Endergebnis ist bei beiden Verfahren gleich.

Sofern die Eingriffe durch versierte Operateure erfolgen, sind die Komplikationsraten beider Verfahren vergleichbar und liegen in der Größenordnung von 1%. Allerdings sind Läsionen der Nn. medianus und ulnaris sowie deren Äste bei der endoskopischen Technik etwas häufiger (Kiymaz et al. 2002, Park et al. 2004). Aufgrund vermehrter Komplikationen sollten endoskopische Techniken mit 2 Portalen nicht angewandt werden (Uchiyama et al. 2004).

Die Kosten des endoskopischen Eingriffs sind wegen des zusätzlich benötigten Instrumentariums höher als die der offenen Operation (ca. 330 € gegenüber 180 €).

Die Eingriffe können in aller Regel ambulant und in Regionalanästhesie durchgeführt werden. Ein stationärer Aufenthalt ist gelegentlich bei Rollstuhlfahrern oder ungünstigen häuslichen Verhältnissen erforderlich. Wichtig ist eine bereits am ersten postoperativen Tag erfolgende funktionelle Nachbehandlung mit Bewegungsübungen ohne Belastung. Das Anlegen einer Schiene ist nicht erforderlich. Bei Diabetikern ist die Prognose nicht schlechter (Mondelli et al. 2004).

Bei fehlender Besserung trotz operativer Therapie liegt in etwa der Hälfte der Fälle eine unvollständige Durchtrennung des Retinaculum flexorum zugrunde. Eine seltenere Ursache für ein unbefriedigendes Operationsergebnis besteht in einer iatrogenen Nervenläsion. In beiden Fällen zeigt sich häufig eine atypische Hautinzision als Hinweis auf die mangelnde Qualifikation des Operateurs.

Auch bei korrektem Vorgehen kann ein Ast des R. palmaris n. mediani durchtrennt werden, was zur Ausbildung eines schmerzhaften kleinen Neuroms im Narbenbereich führt und zu einer Sensibilitätsstörung im Versorgungsgebiet. Da sich die hierdurch bedingten Schmerzen meist spontan innerhalb eines halben Jahres zurückbilden, kann in vielen Fällen auf eine operative Revision verzichtet werden.

Eine weitere Ursache für ein unbefriedigendes Operationsergebnis ist die verspätete Durchführung der Operation mit bereits irreversibler Schädigung des N. medianus. Schließlich kommen echte Rezidive durch Vernarbungsvorgänge, knöcherne Veränderungen, rheumatische Synovialitis und Chondrokalzinose besonders bei Dialysepatienten vor.

Auch nach korrekt und erfolgreich durchgeführten Operationen kommt es in der Regel nicht zu einer vollständigen Normalisierung der Impulsleitung, das heißt, herabgesetzte sensible Nervenleitgeschwindigkeiten des N. medianus und verlängerte distal motorische Latenzen sind als Residualsymptome und nicht als Ausdruck eines KTS-Rezidivs anzusehen, es sei denn, dass im Vergleich mit den präoperativen Ausgangswerten eine Progredienz der Impulsleitungsverzögerung erkennbar ist.

■ Redaktionskomitee

Dr. H. Assmus, Praxis für Neurochirurgie, Dossenheim
Prof. Dr. Ch. Bischoff, Neurologe, München
Priv.-Doz. Dr. A. Hufschmidt, Abt. Neurologie, St.-Elisabeth-Krankenhaus, Wittlich
Dr. O. Kastrup, Neurologische Klinik, Universität Duisburg-Essen
Prof. Dr. K. Reiners, Neurologische Klinik, Universität Würzburg
Prof. Dr. G. Antoniadis, Neurochirurgische Universitätsklinik, Ulm
Dr. K. Scheglmann, Neurologische Klinik, Klinikum Augsburg

Für die Schweiz:
Priv.-Doz. Dr. W. Z'Graggen, Neurologische Universitätsklinik, Inselspital, Bern

Für Österreich:
Prof. Dr. W. Grisold, Wiener Krankenanstaltenverbund, Wien

Federführend: Dr. Oliver Kastrup, Neurologische Klinik, Universität Duisburg-Essen, Hufelandstraße 55, 45122 Essen, Tel.: 0201/7232463
E-Mail: oliver.kastrup@uni-due.de

Dr. Konrad Scheglmann, Neurologische Klinik mit klinischer Neurophysiologie, Klinikum Augsburg, Stenglinstraße 2, 86156 Augsburg, Tel.: 0821/400-2973
E-Mail: konrad.scheglmann@neurologie.augsburg-med.de

Diese Kurzform basiert auf der S3-Leitlinie „Karpaltunnelsyndrom" (AWMF-Registernummer 005-003)

■ Literatur

American Association of Electrodiagnostic Medicine. AAEM practice topic in electrodiagnostic medicine. Practice parameter for elektrodiagnostic studies in carpal tunnel syndrome: summary statement. Muscle Nerve 2002; 25: 918–922

Assmus H. Korrektur- und Rezidiveingriffe beim Karpaltunnelsyndrom. Nervenarzt 1996; 67: 998–1002

Bagatur AE, Zorer G, Oral B. The role of magnetic resonance imaging in carpal tunnel syndrome. Correlation of clinical, electrodiagnostic, and intraoperative findings and staging. Acta Orthop Traumatol Turc 2002; 36: 22–30

Behse F, Masuhr F. Zur elektrophysiologischen Diagnostik des Karpaltunnelsyndroms: Eigene Untersuchungen bei 124 Kontrollpersonen und eine Literaturübersicht. Klin Neurol 2002; 33: 1–9

Borisch N, Haussmann P. Neurophysiological recovery after open carpal tunnel decompression: comparison of simple decompression and decompression with epineurotomy. J Hand Surg 2003; 28: 450–454

Cartwright MS, White DL, Demar S et al. Median nerve changes following steroid injection for carpal tunnel syndrome. Muscle Nerve 2011; 44: 25-29

Chang MH, Chiang HT, Lee SSJ et al. Oral drug of choice in carpal tunnel syndrome. Neurology 1998; 51: 390–393

Chang MH, Ger LP, Hsieh PF et al. A randomised clinical trial of oral steroids in the treatment of carpal tunnel syndrome: a long term follow up. J Neurol Neurosurg Psychiatry 2002; 73: 710–714

Cudlip SA, Howe FA, Clifton A et al. Magnetic resonance neurography studies of the median nerve before and after carpal tunnel decompression. J Neurosurg 2002; 96: 1046–1051

Dawson DM, Hallett M, Wilbourn AJ. Entrapment Neuropathies. Philadelphia: Lippincott-Raven; 1999

Demirci S, Kutluhan S, Koyuncuoglu HR et al. Comparison of open carpal tunnel release and local steroid treatment outcomes in idiopathic carpal tunnel syndrome. Rheumatol Int 2002; 22: 33–37

de Pablo P, Katz JN. Pharmacotherapy of carpal tunnel syndrome. Expert Opin Pharmacother 2003; 4: 903–909

Evcik D, Kavuncu V, Cakir T et al. Laser therapy in the treatment of carpal tunnel syndrome: a randomized controlled trial. Photomed Laser Surg 2007; 25: 34–39

Gerritsen A, Korthals-de Bos I, Laboyrie PM et al. Splinting for carpal tunnel syndrome: prognostic indicators of success. J Neurol Neurosurg Psychiatry 2003; 74: 1342–1344

Hui AC, Wong SM, Tang A et al. Long-term outcome of carpal tunnel syndrome after conservative treatment. Int J Clin Pract 2004; 58: 337–339

Ketchum LD. A comparison of flexor tenosynovectomy, open carpal tunnel release, and open carpal tunnel release with flexor tenosynovectomy in the treatment of carpal tunnel syndrome. Plast Reconstr Surg 2004; 113: 2020–2029

Kiymaz N, Cirak B, Tuncay I et al. Comparing open surgery with endoscopic releasing in the treatment of carpal tunnel syndrome. Minim Invasive Neurosurg 2002; 45: 228–230

Marshall S, Tardif G, Ashworth N. Local corticosteroid injection for carpal tunnel syndrome. Cochrane Database Syst Rev 2007; 18: CD 001554

Menovsky T, Bartels RH, van Lindert EL et al. Skin closure in carpal tunnel surgery: a prospective comparative study between nylon, polyglactin 910 and stainless steel sutures. Hand Surg 2004; 9: 35–38

Miwa T, Miwa H. Ultrasonography of carpal tunnel syndrome: clinical significance and limitations in elderly patients. Intern Med 2011; 50: 2157–2161

Mondelli M, Padua L, Reale F et al. Outcome of surgical release among diabetics with carpal tunnel syndrome. Arch Phys Med Rehabil 2004; 85: 7–13

Mumenthaler M, Stöhr M, Müller-Vahl H. Läsionen peripherer Nerven und radikuläre Syndrome, 8. Aufl. Stuttgart: Thieme; 2002

Naeser MA, Hahn KA, Lieberman BE et al. Carpal tunnel syndrome pain treated with low-level laser and microamperes transcutaneous electric nerve stimulation: A controlled study. Arch Phys Med Rehabil 2002; 83: 978–988

O'Connor D, Marshall SC, Massy-Westropp N. Cochrane: Non-surgical treatment (other than steroid injection) for carpal tunnel syndrome. Cochrane Database Syst Rev 2003; 1: CD003219

Padua L, Padua R, Aprile I et al. Multiperspective follow-up of untreated carpal tunnel syndrome. Neurology 2001; 56: 1459–1466

Park SH, Cho BH, Ryu KS et al. Surgical outcome of endoscopic carpal tunnel release in 100 patients with carpal tunnel syndrome. Minim Invasive Neurosurg 2004; 47: 261–265

Rotman MB, Enkvetchakul BV, Megerian JT et al. Time course and predictors of median nerve conduction after carpal tunnel release. J Hand Surg 2004; 29: 367–372

Sevim S, Dogu O, Camdeviren H et al. Long-term effectiveness of steroid injections and splitting in mild and moderate carpal tunnel syndrome. Neurol Sci 2004; 25: 48–52

Shi Q, Macdermid JC. Is surgical intervention more effective than non-surgical treatment for carpal tunnel syndrome? A systematic review. J Orthop Surg Res 2011; 6: 17

Stevens JC, Smith BE, Weaver AL et al. Symptoms of 100 patients with electromyographically verified carpal tunnel syndrome. Muscle Nerve 1999; 22: 1448–1456

Stöhr M. Atlas der Klinischen Elektromyographie und Neurographie, 4. Aufl. Stuttgart: Kohlhammer; 1998

Thoma A, Veltri K, Haines T et al. A systematic review of reviews comparing the effectiveness of endoscopic and open carpal tunnel decompression. Plast Reconstr Surg 2004; 113: 1184–1191

Uchiyama S, Yasutomi T, Fukuzawa T et al. Median nerve damage during two-portal endoscopic carpal tunnel release. Clin Neurophysiol 2004; 115: 59–63

Verdugo RJ, Salinas RS, Castillo J et al. Surgical versus non-surgical treatment for carpal tunnel syndrome. Cochrane Database Syst Rev 2008; 3: CD 001552

Werner RA, Franzblau A, Gell N. Randomized controlled trial of octurnal splinting for active workers with symptoms of carpal tunnel syndrome. Arch Phys Med Rehabil 2005; 86: 1–7

Wiesler ER, Chloros GD, Cartwright MS et al. The use of diagnostic ultrasound in carpal tunnel syndrome J Hand Surg 2006; 31: 726–732

Wong SM, Hui ACF, Tang A et al. Local vs systemic corticosteroids in the treatment of carpal tunnel syndrome. Neurology 2001; 56: 1565–1567

Karpaltunnelsyndrom (KTS)

Clinical Pathway – Karpaltunnelsyndrom (KTS)

Anamnese:
- Missempfindungen vor allem nachts oder bei Beuge- oder Streckstellung des N. medianus
- Hypästhesie im Versorgungsareal des N. medianus
- Atrophie der Daumenballenmuskulatur

Identifikation auslösender Erkrankungen/Faktoren:
- primär chronische Polyarthritis
- Gravidität
- endokrine Störungen (Myxödem, Hyperthyreose, Akromegalie, Hyper- und Hypoparathyreoidismus)
- Urämie
- Diabetes mellitus
- Amyloidose
- Mukopolysaccharidose
- Gicht
- Chondrokalzinose
- Raumforderungen (Ganglien, Lipome)

Untersuchung:
- Phalen-Test
- taktile Hypästhesie
- Schwäche und Atrophie der lateralen Daumenballenmuskulatur

Neurografie:
- sensible Neurografie des N. medianus Handgelenk, Mittel- oder Zeigefinger
- sensible Neurografie des N. medianus Hohlhand – Handgelenk
- distale motorische Latenz Handgelenk – M. abductor pollicis brevis
- Vergleich der motorischen Latenz zum (Medianus-innervierten) M. lumbricalis II und zum (Ulnaris-innervierten) M. interosseus dorsalis II
- motorische und sensible Neurografie des ipsilateralen N. ulnaris und des kontralateralen N. medianus

○ technische Schwierigkeiten bei der Neurografie:
  ○ Innervationsanomalien
  ○ fortgeschrittene Muskelatrophie
  ○ pathologisch erhöhte Reizschwelle des N. medianus

▸ Nadel-EMG des M. abductor pollicis brevis

○ Verdacht auf Begleiterkrankungen oder Anomalien

▸ Bildgebung, Möglichkeiten:
▸ hochauflösende Sonografie
▸ Röntgen (Tangentialaufnahme des Karpaltunnels)
▸ MRT

Diagnosestellung

○ leichte bis mittelschwere Fälle:
  ○ junge Patienten
  ○ kurze Krankheitsdauer
  ○ Schwangere
  ○ behandelbare Grundkrankheit
  ○ änderbare manuelle Tätigkeit

○ konservative Therapie

Möglichkeiten:
▸ manuelle Schonung
▸ nächtliche Schienung des Handgelenks
▸ Prednisolon 20 mg morgens über 2 Wochen, danach 10 mg für weitere 2 Wochen
▸ Injektion von 15 mg Methylprednisolon in den Karpaltunnel (maximal 3-malige Injektion) (Schwangerschaft): diuretische Therapie

○ anatomische Varianten
oder
○ lokale Besonderheiten
  ○ Tenosynovialitis
  ○ posttraumatische Veränderungen
  ○ Raumforderungen
oder
○ eingeschränkte Handgelenkbeweglichkeit
oder
○ Rezidiv (Zweitoperation)

○ schwere Fälle:
  ○ funktionell behindernde sensomotorische Ausfälle, vor allem Beeinträchtigung des Tasterkennens
  ○ akute und rasch progrediente Verläufe

○ operative Therapie

▸ offene Operation mit Durchtrennung des Retinaculum flexorum
▸ Synovektomie der Flexorensehnen

○ KTS ohne lokale Veränderungen

▸ offene OP
oder
▸ endoskopische Spaltung des Retinaculum flexorum

47 Diagnostik und Therapie der chronischen Ulnarisneuropathie am Ellenbogen (ulnar neuropathy at the elbow, UNE)

Was gibt es Neues?

- Die präoperative Evaluation der nervalen Morphologie mittels MRT und dynamischem Ultraschall ist in bestimmten Fällen hilfreich, der Wert der Techniken ist noch nicht abschließend beurteilbar.
- Der diagnostische Wert von Provokationstests ist gering.

Die wichtigsten Empfehlungen auf einen Blick

- Leichtere Ulnarisläsionen am Ellenbogen werden zunächst konservativ therapiert. Ursächliche Faktoren wie repetitive exogene Druckeinwirkung oder Unterarmflexion sollen durch Verhaltensänderung, Polsterung bzw. nächtliche Schienung des Ellenbogens vermieden werden. Beim Vorliegen einer Ulnarisneuropathie und fehlender Besserung unter konservativer Therapie oder bereits fortgeschrittenen sensomotorischen Ausfallserscheinungen ist eine Operation indiziert.
- Hierzu stehen 3 Operationsverfahren zur Verfügung:
  - Dekompression ohne Vorverlagerung
  - Dekompression mit medialer Epikondylektomie
  - submuskuläre Transposition des N. ulnaris, ggf. mit muskulofaszialer Verlängerung

  Reine subkutane Volarverlagerungen und interfaszikuläre Neurolysen sollten unterbleiben.

■ Definition

Bei der UNE handelt es sich um eine chronisch-progrediente mechanische Schädigung des N. ulnaris im Bereich des Ellenbogens, der bei einheitlicher Klinik verschiedene Ursachen zugrunde liegen können. Die UNE umfasst das Kubitaltunnelsyndrom, das Sulcus-ulnaris-Syndrom sowie die Ulnarisspätlähmung. Sie ist nach dem Karpaltunnelsyndrom die zweithäufigste nicht traumatische Mononeuropathie.

■ Symptome

Unabhängig von der jeweiligen Ursache führt eine chronische N.-ulnaris-Kompression initial zu Parästhesien und teilweise Schmerzen in der ulnaren Handpartie. Hinzutretende sensible Ausfälle betreffen den Kleinfinger, die ulnare Hälfte des Ringfingers, die ulnare Partie der Handinnenfläche (R. superficialis) und des Handrückens (R. dorsalis manus) sowie das Areal des R. palmaris (proximaler Anteil des Kleinfingerballens und des angrenzenden Handgelenks). Paresen und Atrophien entwickeln sich zunächst in der Ulnaris-innervierten Handmuskulatur – mit allmählicher Ausbildung einer Krallenstellung der Finger IV und V und Abduktionsstellung des Kleinfingers – und erst später in den Ulnaris-versorgten Finger- und Handgelenkbeugern (M. flexor carpi ulnaris und ulnarer Anteil des M. flexor digitorum profundus).

■ Pathogenese und Ursachen

Dem einheitlichen klinischen Bild der chronisch progredienten Ulnarisläsion in Höhe des Ellenbogens liegen verschiedene Pathomechanismen zugrunde.

Als Engpasssyndrom im engeren Sinne ist das Kubitaltunnelsyndrom anzusehen. Hierbei handelt es sich um eine Kompression des Ellennervs bei dessen Verlauf durch den Kubitaltunnel unter dem M. flexor carpi ulnaris, dessen Eingang von einer Aponeurose gebildet wird, die von diesem Muskel zum Olekranon verläuft. Aus der bei Beugung des Unterarms stattfindenden Anspannung dieser Aponeurose resultiert eine Kompression des Ellennervs. Sowohl bei repetitiven Beuge- und Streckbewegungen als auch bei länger dauernder Unterarmbeugung, z. B. im Schlaf, kann sich hieraus ein Nervenkompressionssyndrom mit Störung der Mikrozirkulation, Ödembildung und nachfolgender Myelin- und Axonschädigung entwickeln.

Das Sulcus-ulnaris-Syndrom (Ulnarisrinnensyndrom) ist Folge einer chronischen Mikrotraumatisierung des Nervs im Bereich der Ulnarisrinne. Ursächlich ist eine repetitive oder chronische exogene Druckeinwirkung anzuschuldigen, die durch eine flache Ulnarisrinne sowie eine bei Unterarmbeugung eintretende (Sub-)Luxation des N. ulnaris begünstigt wird. Diesen Mechanismus findet man bei einem habituellen, beschäftigungs- oder krankheitsbedingten Aufstützen bzw. Aufliegen des Ellenbogens auf einer schlecht gepolsterten Unterlage. Selten führen auch eine Hypertrophie oder eine Dislokation des medialen Trizepskopfes über den Epicondylus medialis bei Unterarmbeugung zu einer Ulnariskompression. (Ein aus den genannten Mechanismen resultierendes Pseudoneurom kann zur Einklemmung des N. ulnaris im Kubitaltunnel führen, sodass in diesen Fällen auch von einem sekundären Kubitaltunnelsyndrom gesprochen wird, obwohl beim Ulnarisrinnensyndrom die Nerven proximal des Engpasses häufig aufgetrieben sind).

Der Sulcus nervi ulnaris wird von unterschiedlich starkem sehnenähnlichem Gewebe – dem sog. Sulkusdach – bedeckt, das gelegentlich durch den atavistischen M. epitrochleo-anconaeus verstärkt wird und eine N.-ulnaris-Kompression bewirken kann.

Des Weiteren können knöcherne Veränderungen im Bereich des medialen Ellenbogens wie eine Arthrosis deformans, primär-chronische Polyarthritis, Osteochondromatose, aneurysmatische Knochenzyste, Akromegalie oder ein Morbus Paget eine chronische N.-ulnaris-Kompression hervorrufen. Knöcherne und narbige Veränderungen nach Verletzungen sind – unter Umständen in Verbindung mit einer Valgusfehlstellung – die Ursache der posttraumatischen Ulnarisspätlähmung. Schließlich kommen (manchmal erst intraoperativ entdeckte) Ganglien, Nerven- oder Weichteiltumoren ursächlich infrage.

Proximal des Sulcus ulnaris lokalisierte Kompressionen des Ellennervs sind selten und können durch einen Processus supracondylaris oder die sog. Struther's Arkade hervorgerufen werden (Tackmann et al. 1989).

■ Differenzialdiagnose

Die wichtigste Differenzialdiagnose ist die akute exogene Druckschädigung des N. ulnaris in der Ulnarisrinne, wie sie beim längeren Aufstützen bzw. Aufliegen des Ellenbogens auf einer harten Unterlage oder als Lagerungsschaden auftreten kann. Der typische neurografische Befund besteht in einem partiellen Leitungsblock ohne begleitende Leitungsverzögerung mit und ohne axonale Schädigung (je nach Dauer und Schwere des Drucksschadens) bzw. Ausfall motorischer Einheiten im EMG. Je nach Schweregrad (Neurapraxie oder Axonotmesis) kann die Rückbildung der Lähmungen bis zu einem Jahr dauern.

Die Abgrenzung einer proximalen Ulnarisläsion von einer unteren Armplexusparese (Thoracic-outlet-Syndrom, Schwannom, kostoklavikuläres Syndrom usw.) und einem C 8-Syndrom gelingt klinisch durch Nachweis einer Sensibilitätsstörung im Versorgungsgebiet des N. cutaneus antebrachii medialis am medialen (ulnaren) Unterarm bei diesen mehr proximal gelegenen Schädigungsorten.

Neurophysiologisch kann zur Bestätigung einer Läsion des medialen Faszikels eine sensible Neurografie des N. cutaneus antebrachii medialis durchgeführt werden und bildgebend eine Plexusdarstellung im MRT erfolgen.

Ein C 8-Syndrom zeigt sich anamnestisch und klinisch meist durch das typische radikuläre, auf die HWS bezogene Schmerzsyndrom; die Zusatzdiagnostik stützt sich besonders auf die bildgebenden Verfahren. Neurophysiologisch sind die sensiblen Nervenaktionspotenziale des N. ulnaris bei C 8-Syndrom nicht reduziert. Außerdem ist hierbei eine Ausdehnung der Nadel-Elektromyografie von der Ulnaris-innervierten Muskulatur auf den M. abductor pollicis brevis (Nachweis einer unteren Armplexusläsion) und die paraspinale Muskulatur (Nachweis einer Radikulopathie) zu empfehlen.

Falls klinisch und elektromyografisch nur die Ulnaris-innervierten Handmuskeln betroffen sind, müssen ein Syndrom der Guyon-Loge sowie eine N.-ulnaris-Kompression in Höhe des Handgelenks durch das abnorm verdickte distale Ende der Unterarmfaszie und schließlich eine R.-profundus-Läsion in der Hohlhand ausgeschlossen werden (Dawson et al. 1999). Dieses tritt auch akut nach längerer ungewohnter Handextension (Fahrradtouren) auf.

Schließlich sind bei rein motorischen Ausfällen differenzialdiagnostisch eine multifokale motorische Neuropathie (MMN) und eine Motoneuronerkrankung (z. B. ALS) zu erwägen.

■ Diagnostik

Klinische Untersuchungen

Nach sorgfältiger anamnestischer Erfassung der aktuellen Symptomatik und des bisherigen Verlaufs erfolgen die motorische Funktionsprüfung der Ulnaris-innervierten Hand- und Unterarmmuskulatur sowie die visuelle und palpatorische Prüfung der Muskeltrophik. Das Fromment-Zeichen ist häufig positiv. Die Testung der Oberflächensensibilität kann sich auf das Berührungsempfinden beschränken, muss aber die Hautareale der Rr. palmaris und dorsalis manus – die proximal des Handgelenks vom N. ulnaris abzweigen – miterfassen, um eine Ulnarisläsion in Höhe des Handgelenks abzugrenzen.

Von großer Wichtigkeit ist die visuelle und palpatorische Exploration der Ulnarisrinne bei gestrecktem und gebeugtem Unterarm, um (Sub-)Luxationen des N. ulnaris und/oder Dislokationen des medialen Trizepskopfes bei Unterarmbeugung sowie anatomische Besonderheiten im Verlauf des Sulcus zu erfassen. Umschriebene Verdickungen des Ellennervs weisen auf eine Pseudoneurombildung hin.

Durch Palpation des N. ulnaris lassen sich oft auch bei Gesunden elektrisierende Parästhesien in der ulnaren Handpartie auslösen, sodass höchstens eine abnorme Druckempfindlichkeit als diagnostischer Hinweis auf eine dort lokalisierte Nervenläsion zu werten ist. Grundsätzlich ist die diagnostische Aussagekraft klinischer Untersuchungsverfahren (Tinel-Zeichen, Flexion Compression Test, Palpation auf Verdickung oder Druckempfindlichkeit) sehr gering (Beekman et al. 2009).

Elektromyografie und Neurografie

Die klinische Verdachtsdiagnose einer chronischen Ulnarisneuropathie am Ellenbogen muss durch eine elektrophysiologische Diagnostik verifiziert werden, die folgende Maßnahmen umfassen sollte (Stöhr 1998):

- Die motorische Neurografie des N. ulnaris erfolgt mittels Oberflächenelektroden, wobei auf eine konstante Armhaltung (70–90° flektierter Unterarm) und auf eine Hauttemperatur von mindestens 34 °C geachtet werden muss.
- Die Messung muss fraktioniert erfolgen, mit getrennter Bestimmung der Nervenleitgeschwindigkeit (NLG) und Amplituden der Muskelsummenpotenziale im Unterarm- und im Ellenbogensegment des Ellennervs, am besten fraktioniert mit „Inching" über den Ellenbogen.
- Die Ableitung der motorischen Antwortpotenziale ist sowohl vom M. abductor digiti minimi als auch vom (oft stärker betroffenen) M. interosseus dorsalis I möglich. Bei pathologischen Messwerten ist stets ein Vergleich mit der NLG des ipsilateralen N. medianus erforderlich, um eine hereditäre oder erworbene Polyneuropathie auszuschließen.

Typisch für eine chronische Ulnariskompression in Höhe des Ellenbogens sind folgende Befunde:

- eine um mehr als 16 m/s herabgesetzte motorische NLG im Ellenbogensegment im Vergleich zum Unterarmsegment
- eine signifikante Amplitudenminderung des motorischen Antwortpotenzials nach Nervenstimulation proximal im Vergleich zur Stimulation distal der Ulnarisrinne um mindestens 20 % (wobei ein solcher partieller Leitungsblock als isolierter neurografischer Befund auch bei akuten exogenen Druckschädigungen vorkommt
- eine Aufsplitterung und Verlängerung des motorischen Antwortpotenzials nach Stimulation proximal, nicht aber distal des Sulkus (temporale Dispersion)
- Die konventionelle motorische Neurografie des N. ulnaris kann ergänzt werden durch die sog. Inching-Technik, bei welcher der Sulcus nervi ulnaris mit der Reizelektrode von distal nach proximal in 10-mm-Schritten abgefahren wird. Nach Überschreiten der Läsionsstelle resultiert in typischen Fällen ein Latenz- und Amplitudensprung, der dann eine sehr genaue Schädigungslokalisation erlaubt.
- In fortgeschrittenen Fällen kann die NLG des N. ulnaris auch im Unterarmabschnitt herabgesetzt sein oder es lässt sich in der Ulnaris-innervierten Handmuskulatur kein verwertbares Antwortpotenzial evozieren. Hier kann die motorische Überleitungszeit vom N. ulnaris (bei Stimulation 2 cm proximal des Epicondylus medialis) zum M. flexor carpi ulnaris – 10 cm distal des Epicondylus medialis – bestimmt werden; eine Latenz > 4,0 ms spricht dann für eine Impulsleitungsverzögerung.
- Ein Leitungsblock über dem Ellenbogen zum M. interosseus dorsalis und ein normales EMAP vom Abductor digiti minimi scheint stark mit einer guten Prognose und Erholung assoziiert (Friedrich u. Robinson 2011).
- Sensible Nervenleitgeschwindigkeitsmessungen des Ellenbogenabschnitts des N. ulnaris sind nur mittels nervennah eingestochener Nadelelektroden möglich und daher sehr zeitaufwendig. Alternativ kann das gemischte Nervenaktionspotenzial proximal der Ulnarisrinne nach Ulnarisstimulation am Handgelenk mit Oberflächenelektroden abgeleitet und im Seitenvergleich bezüglich Latenz, Amplitude, Dauer und Form (temp. Dispersion?) bewertet werden, wobei dieses häufig nicht gelingt. Selbst bei Gesunden, vor allem bei Adipositas oder auch wenn der Nerv bei Ableitung distal des Ellenbogens schon in der Tiefe liegt, kann zum Teil gar kein Potenzial registriert werden.
- Die konventionelle sensible Neurografie des N. ulnaris zwischen Kleinfinger und Handgelenk mittels Oberflächenelektroden erlaubt bei einer signifikanten Amplitudenreduktion des sensiblen Nervenaktionspotenzials lediglich den Nachweis eines Untergangs sensibler Nervenfasern ohne Hinweis auf den Schädigungsort. Dagegen weist ein erniedrigtes sensibles Nervenaktionspotenzial des R. dorsalis manus auf eine proximale Schädigungslokalisation hin, da dieser sensible Ast bereits in Höhe des distalen Unterarms vom Hauptstamm des N. ulnaris abzweigt. Das Ausmaß der SNAP-Minderung scheint ein prognostischer Marker bezüglich eines günstigen postoperativen Ergebnisses zu sein (Mondelli et al. 2004).
- Der elektromyografische Nachweis von pathologischer Spontanaktivität und/oder einem neurogenen Umbau und Ausfall motorischer Einheiten im M. flexor digitorum profundus beweist den proximalen Sitz einer Ulnarisschädigung, ist jedoch unspezifisch im Hinblick auf deren Ursache. Sofern klinisch keine eindeutigen motorischen Ausfallserscheinungen vorliegen, sollte auch eine elektromyografische Ableitung aus dem meist am frühesten und stärksten betroffenen M. interosseus dorsalis I erfolgen, um den Nachweis oder Ausschluss der partiellen Denervierung zu führen.

Fakultative Untersuchungen

Eine bildgebende Diagnostik ist zweckmäßig vor einer geplanten operativen Therapie sowie bei Hinweisen auf knöcherne Veränderungen im Verlauf der Ulnarisrinne, wobei folgende Verfahren eingesetzt werden:

- **Röntgenaufnahmen** des Ellenbogens a.-p. und seitlich sowie Tangentialaufnahmen des Sulcus n. ulnaris
- **Sonografie** mit hochauflösender (z. B. 13-MHz-)Sonde, mit der im Sinne einer dynamischen Untersuchung auch Subluxationen nachgewiesen werden können, auch die Verdickung und die Verschieblichkeit („gliding"). Obwohl die Methode vielversprechend scheint, bleibt nach aktueller Analyse aller relevanten Studien

aufgrund der methodologischen Unterschiede die praktische Bedeutung unklar (Beekmann et al. 2011)
- **Magnetresonanztomografie**, die besonders Veränderungen am Nerv (Ödem, Neurom o. ä.) gut nachweist

■ Therapie

Konservative Behandlung

- Leichtere Ulnarisläsionen am Ellenbogen sollten zunächst konservativ therapiert werden, vor allem wenn ursächliche Faktoren wie eine repetitive exogene Druckeinwirkung oder Unterarmflexion durch Verhaltensänderung, Polsterung bzw. nächtliche Schienung des Ellenbogens vermieden werden können.
- Unterstützend ist in diesen Fällen eine krankengymnastische Anleitung zur Kräftigung paretischer Muskeln zweckmäßig.
- Akute exogene Druckschäden – z. B. in Narkose oder im Koma – sollten auch bei schweren sensomotorischen Ausfällen einer konservativen Behandlung unterzogen werden, da die spontane Besserungstendenz bei Vermeidung weiterer Druckeinwirkungen gut ist. Bei Schädigung vom Typ der Axonotmesis erfolgt die Reinnervation der Handmuskulatur erst nach 8–12 Monaten.

Operative Behandlung

Akute exogene Druckschädigungen des N. ulnaris in der Ulnarisrinne stellen keine Operationsindikation dar!

Beim Vorliegen einer UNE und fehlender Besserung unter konservativer Therapie oder bereits fortgeschrittenen sensomotorischen Ausfallserscheinungen ist eine Operation indiziert. Diese setzt eine spezielle Expertise voraus, die in erster Linie durch Neurochirurgen und Handchirurgen erfüllt wird.

Die Vielfältigkeit der Ursachen lässt keine einheitliche Empfehlung zum operativen Vorgehen zu. Randomisierte, prospektive Studien zum Vergleich der Operationstechniken fehlen. In den publizierten Studien bestehen deutliche Diskrepanzen zwischen klinischer Beurteilung und Patientenselbsteinschätzung. Ein aktuelles Cochrane Review kommt zu dem Schluss, dass die Evidenzlage nicht ausreicht, um die beste Behandlung der UNE anhand von klinischen, neurophysiologischen und bildgebenden Verfahren zu identifizieren (Caliandro et al. 2011). Die aktuellen deutschen chirurgischen Leitlinien (AWMF) und eine Übersicht (Assmus et al. 2011) empfehlen primär eine einfache Dekompression.

Es stehen 2 operative Grundprinzipien zur Verfügung:

1. **Dekompression ohne Vorverlagerung:**
   - Beim Kubitaltunnelsyndrom ist eine Spaltung der dessen Eingang bildenden Aponeurose erfolgreich. Dieser technisch einfache, ambulant und in Regionalanästhesie durchführbare Eingriff scheint auch beim Ulnarisrinnensyndrom in vielen Fällen einen positiven Effekt zu erbringen und sollte deshalb zumindest als ergänzende Maßnahme in allen operativ behandelten Fällen durchgeführt werden. Der Standardeingriff für die UNE ist somit die Dekompression, bei der alle den Nerv komprimierenden Strukturen wie ein verdicktes Lig. epicondylico-olecranicum, der Sehnenbogen des M. flexor carpi ulnaris und ggf. ein akzessorischer M. epitrochleoanconaeus gespalten werden (Pavelka et al. 2004).
   - In den letzten Jahren wird über eine vergleichbare Erfolgsraten nach endoskopischer Operationstechnik berichtet (Hoffmann u. Siemionow 2006, Krishnan et al. 2006), bestätigende Studien stehen aus.
   - Die Indikation zur Exoneurolyse des Ellennervs ist bei stärkeren narbigen Veränderungen sowie bei progredientem Verlauf trotz Durchführung des erstgenannten Eingriffs gegeben.
   - Narbige Veränderungen kommen fast nur bei einem Teil der Patienten mit Ulnarisspätparese (z. B. nach supra- oder transkondylärer Humerusfraktur im Kindesalter) oder z. B. mit erheblicher Arthrose des Ellenbogengelenks vor.
2. **Submuskuläre Transposition des N. ulnaris, ggf. mit muskulofaszialer Verlängerung:**
   - Problematisch ist die früher oft durchgeführte Technik der Volarverlagerung des N. ulnaris, die bei kurzstreckiger Verlagerung zur Abknickung, bei langstreckiger Transposition zur lokalen Ischämie des betreffenden Nervensegments infolge Unterbindung von Vasa nervorum führen kann. Diese Maßnahme ist daher nur bei ausgeprägten knöchernen Veränderungen im Sulcus nervi ulnaris, bei starkem Cubitus valgus oder bei einer Luxation des N. ulnaris angezeigt, wobei die das betroffene Nervensegment versorgenden Vasa nervorum mit diesem transponiert werden müssen (Dellon u. Coert 2004). Die Verlagerung kann prinzipiell subkutan, intramuskulär oder submuskulär erfolgen, wobei die letztgenannte Technik die besten Resultate erbrachte (Fitzgerald et al. 2004). Diese Operationstechnik wird als „submuscular ulnar nerve transposition" (SMUNT) bezeichnet. Eine interfaszikuläre Neurolyse ist kontraindiziert.
   - Bei schweren knöchernen Veränderungen ist bei Valgusstellung eine suprakondyläre Umstellungsosteotomie des Humerus zweckmäßig.

Postoperativ wird bei allen Techniken ein leichter Kompressionsverband angelegt. Nach einfacher Dekompression sowie nach subkutaner Verlagerung ist keine Ruhigstellung erforderlich, nach tiefer submuskulärer Verlagerung allenfalls für 2 Wochen.

■ Redaktionskomitee

Prof. Dr. G. Antoniadis, Neurochirurgische Universitätsklinik, Ulm

Dr. H. Assmus, Praxis für Neurochirurgie, Dossenheim

Prof. Dr. Ch. Bischoff, Neurologe, München
Priv.-Doz. Dr. A. Hufschmidt, Abt. Neurologie, St.-Elisabeth-Krankenhaus, Wittlich
Dr. O. Kastrup, Neurologische Klinik, Universität Duisburg-Essen
Prof. Dr. K. Reiners, Neurologische Klinik, Universität Würzburg
Dr. K. Scheglmann, Neurologische Klinik, Klinikum Augsburg
Priv.-Doz. Dr. Th. Vogt, Neurologische Universitätsklinik, Mainz

Für die Schweiz:
Priv.-Doz. Dr. W. Z'Graggen, Neurologische Universitätsklinik, Inselspital, Bern

Für Österreich:
Prof. Dr. W. Grisold, Neurologische Klinik, Wiener Krankenanstaltenverbund, Wien

Federführend: Dr. Oliver Kastrup, Neurologische Klinik, Universität Duisburg-Essen, Hufelandstraße 55, 45122 Essen, Tel.: 0201/7232463
E-Mail: oliver.kastrup@uni-due.de

Diese Kurzform basiert auf der S3-Leitlinie „Kubitaltunnelsyndrom" (AWMF-Registernummer 005-009)

■ Literatur

AAEM. Guidelines in electrodiagnostic medicine. Practice parameter for electrodiagnostic studies in ulnar neuropathy at the elbow. Muscle Nerve 1999; 8 (Suppl)

Assmus H, Antoniadis G, Bischoff C et al. Cubital tunnel syndrome – a review and management guidelines. Cen Eur Neurosurg 2011; 72: 90–98

Bartels RH, Grotenhuis JA. Anterior submuscular transposition of the ulnar nerve. For post-operative focal neuropathy at the elbow. J Bone Joint Surg 2004; 86: 998–1001

Beekman, R, Visser LH, Verhagen WI. Ultrasonography in ulnar neuropathy at the elbow: a critical review. Muscle Nerve 2011; 43: 627–635

Beekman R, Schreuder AH, Rozeman CA et al. The diagnostic value of provocative clinical tests in ulnar neuropathy at the elbow is marginal. J Neurol Neurosurg Psychiatry 2009; 80: 1369–1374

Caliandro P, La Torre G, Padua R et al. Treatment for ulnar neuropathy at the elbow. Cochrane Database Syst Rev 2011; 2: CD006839

Dawson DM, Hallett M, Wilbourn AJ. Entrapment Neuropathies. Philadelphia: Lippincott-Raven; 1999

Dellon AL, Coert JH. Results of the musculofascial lengthening technique for submuscular transposition of the ulnar nerve at the elbow. J Bone Joint Surg 2004; 86-A (Suppl. 1, Pt 2): 169–179

Fitzgerald BT, Dao KD, Shin AY. Functional outcomes in young, active duty, military personnel after submuscular ulnar nerve transposition. Hand Surg 2004; 29: 619–624

Friedrich JM, Robinson LR. Prognostic indicators from electrodiagnostic studies for ulnar neuropathy at the elbow. Muscle Nerve 2011; 43: 596–600

Grechenig W, Clement H, Mayr J et al. Ultrasound detection of dislocation of the ulnar nerve from the sulcus of the elbow joint. Schweiz Rundsch Med Prax 2003; 92: 1129–1132

Hicks D, Toby EB. Ulnar nerve strains at the elbow: the effect of in situ decompression and medial epicondylectomy. J Hand Surg (Am) 2002; 27: 1026–1031

Hochman MG, Zilberfarb JL. Nerves in a pinch: imaging of nerve compression syndromes. Radiol Clin North Am 2004; 42: 221–245

Hoffmann R, Siemionow M. The endoscopic management of cubital tunnel syndrome. J Hand Surg 2006; 31: 23–29

Krishan K, Pinzer T, Schackert G. A novel endoscipic technique in treating single nerve entrapment syndromes with special attention to ulnar nerve transposition and tarsal tunnel release. Clinical application. Neurosurg 2005; 59 (ONS Suppl. 1): 89–100

Landau ME, Barner KC, Campbell WW. Optimal screening distance for ulnar neuropathy at the elbow. Muscle Nerve 2003; 27: 570–574

Landau ME, Diaz MI, Barner KC et al. Chenges in nerve conduction velocity across the elbow due to experimental error. Muscle Nerve 2002; 26: 838–840

Mondelli M, Giannini F, Morana P et al. Ulnar neuropathy at the elbow: predictive value of clinical and electrophysiological measurements for surgical outcome. Electromyogr Clin Neurophysiol 2004; 44: 349–356

Mumenthaler M, Stöhr M, Müller-Vahl H. Läsionen peripherer Nerven und radikuläre Syndrome, 8. Aufl. Stuttgart: Thieme; 2002

Pavelka M, Rhomberg M, Estermann D et al. Decompression without anterior transposition: an effective minimally invasive technique for cubital tunnel syndrome. Minim Invasive Neurosurg 2004; 47: 119–123

Rochet S, Obert L, Lepage D et al. [Should we divide Osborn's ligament during epicondylectomy and in situ decompression of the ulnar nerve?] Chir Main 2004; 23: 131–136

Stöhr M. Atlas der klinischen Elektromyographie und Neurographie, 4. Aufl. Stuttgart: Kohlhammer; 1998

Tackmann W, Richter HP, Stöhr M. Kompressionssyndrome peripherer Nerven. Heidelberg: Springer; 1989

Diagnostik und Therapie der chronischen Ulnarisneuropathie am Ellenbogen

Clinical Pathway – **Chronische Ulnarisneuropathie am Ellenbogen**

Diagnostik

- Hinweise auf Ulnarisneuropathie am Ellenbogen:
  - Parästhesien und evtl. Schmerzen:
    - Kleinfinger
    - ulnare Hälfte des Ringfingers
    - ulnare Partie der Handinnenfläche (R. superficialis)
    - ulnare Partie des Handrückens (R. dorsalis manus)
    - proximaler Anteil des Kleinfingerballens und des angrenzenden Handgelenks (R. palmaris)
  - Paresen und Atrophien der Ulnaris-innervierten Handmuskulatur mit:
    - Krallenstellung der Finger IV und V
    - Abduktionsstellung des Kleinfingers
  - Paresen und Atrophien der Ulnaris-versorgten Finger- und Handgelenkbeuger:
    - M. flexor carpi ulnaris
    - ulnarer Anteil des M. flexor digitorum profundus

  → neurografische Kriterien (motorisch):
  - Verminderung der motorischen NLG im Ellenbogensegment um > 16 m/s
  - Amplitudenminderung des MAP nach Stimulation proximal im Vergleich zur Stimulation distal der Ulnarisrinne um ≥ 20 %
  - Aufsplitterung und Verlängerung des MAP nach Stimulation proximal, aber nicht distal des Sulkus
  - Latenz- und Amplitudensprung bei schrittweisem Abfahren des Sulkus
  - Verlängerung der motorischen Überleitungszeit vom N. ulnaris zum M. flexor carpi ulnaris (Messung bei reduziertem Antwortpotenzial in der Ulnaris-innervierten Handmuskulatur)

  → neurografische Kriterien (sensibel):
  - Verminderung des Nervenaktionspotenzials proximal der Ulnarisrinne nach Ulnarisstimulation am Handgelenk im Seitenvergleich

  → elektromyografische Kriterien:
  - Denervierungszeichen im M. flexor digitorum profundus und M. interosseus dorsalis I

  V.a. knöcherne Veränderungen
  - Röntgenaufnahmen des Ellenbogens a.-p. und seitlich
  - Tangentialaufnahmen des Sulcus n. ulnaris

  V.a. Subluxation
  - Sonografie
  - Magnetresonanztomografie

- Hinweise auf untere Armplexusparese
  - Sensibilitätsstörung im Versorgungsgebiet des N. cutaneus antebrachii medialis

  → Verminderung der sensiblen NAP des N. ulnaris
  → Verminderung der Erb-Antworten der Ulnaris-SEP
  → Denervierungszeichen im M. abductor pollicis brevis

  Plexusdarstellung im MRT

- Hinweise auf Syndrom der Guyon-Loge/N.-ulnaris-Kompression in Höhe des Handgelenks:
  - Aussparung der ulnaren Partie des Handrückens (R. dorsalis manus)
  - Aussparung des proximalen Anteils des Kleinfingerballens und des angrenzenden Handgelenks (R. palmaris)

  → pathologische DML zum M. adductor pollicis und MM. Interossei
  → DML zum M. IOD II um > 0,2 ms länger als zum M. lumbricalis II

- Hinweise auf C8-Syndrom:
  - radikuläre, auf die HWS bezogene Schmerzen

  → seitengleiche sensible NAP des N. ulnaris
  → Denervierungszeichen in der paraspinalen Musulatur

  Weitere Abklärung siehe CP „Zervikale Radikulopathie"

- Hinweise auf multifokale motorische Neuropathie (MMN)
  oder
- Hinweise auf Motoneuronerkrankung

  Weitere Abklärung siehe Leitlinien „Amyotrophe Lateralsklerose" bzw. „Therapie akuter und chronischer immunvermittelter Neuropathien und Neuritiden"

Therapie

gesicherte Ulnarisneuropathie am Ellenbogen			
akuter exogener Druckschaden	**Konservative Behandlung:** ▸ Vermeidung von repetitiver Druckeinwirkung ▸ Polsterung ▸ nächtliche Schienung des Ellenbogens		
Kubitaltunnelsyndrom		Dekompression der komprimierenden Strukturen: ▸ verdicktes Lig. epicondylico-olecranicum ▸ Sehnenbogen des M. flexor carpi ulnaris ▸ akzessorischer M. epitrochleo-anconaeus	○ weitere Progredienz → Exoneurolyse
ausgeprägte narbige Veränderungen			
ausgeprägte knöcherne Veränderungen im Sulcus nervi ulnaris oder starker Cubitus valgus oder Luxation des N. ulnaris		**Möglichkeiten:** ▸ submuskuläre Transposition des N. ulnaris ▸ suprakondyläre Umstellungsosteotomie des Humerus	

Hirnnervensyndrome und Schwindel

48 Schwindel – Diagnose

Was gibt es Neues?

- Eine Differenzierung zwischen zentralen und peripheren Schwindelsyndromen ist auch bei monosymptomatischem Schwindel durch eine standardisierte körperliche Untersuchung bei über 90 % der Patienten möglich. Klinische Zeichen einer zentralen Störung sind vertikale Divergenz („skew deviation"), Blickrichtungsnystagmus entgegen der Richtung eines Spontannystagmus, Blickfolgesakkadierung, Fixationsnystagmus (Nystagmus durch visuelle Fixation nicht unterdrückbar) und bei akutem Schwindel mit Nystagmus ein unauffälliger Kopfimpulstest.
- Der benigne periphere paroxysmale Lagerungsschwindel (BPPV) kann in verschiedenen Varianten auftreten, deren Kenntnis für eine Differenzierung vom zentralen Lagenystagmus und für die spezifische Therapie wichtig ist. Neben einer Kanalolithiasis des posterioren Bogengangs (mindestens 85 %) findet sich häufig eine Kanalolithiasis des horizontalen Bogengangs (ca. 10 %). Eine seltenere Variante ist die Kupulolithiasis des horizontalen Bogengangs. Der BPPV des anterioren Bogengangs wird weiterhin kontrovers diskutiert.
- Die subjektive visuelle Vertikale (SVV) ist der sensitivste Test für eine akute einseitige periphere oder zentrale vestibuläre Läsion: In über 90 % aller akuten einseitigen peripheren oder zentralen vestibulären Läsionen findet sich eine pathologische Auslenkung der SVV. Diese lässt sich einfach mit dem sog. Eimervertikalentest bestimmen.
- Als neues wichtiges und häufiges Syndrom wurde die Kombination einer bilateralen Vestibulopathie mit zerebellären Störungen und Polyneuropathie beschrieben (CANVAS: Cerebellar Ataxia, Neuropathy and Vestibular Areflexia Syndrome).
- Die aktuellen diagnostischen Kriterien der vestibulären Migräne haben eine hohe Validität: Eine Re-Evaluation nach 8 Jahren fand einen positiven prädiktiven Wert von 85 %.
- Derzeit werden aktuelle diagnostische Kriterien der verschiedenen Schwindelsyndrome von der Bárány-Society erarbeitet.

Die wichtigsten Empfehlungen auf einen Blick

- Schlüssel zur Diagnose beim Leitsymptom Schwindel ist eine sorgfältige Erhebung der Anamnese und körperliche Untersuchung, da die diagnostischen Kriterien der meisten Schwindelsyndrome auf diesen Informationen beruhen. Die apparative Diagnostik ist meist nachrangig.
- Wichtige Unterscheidungskriterien der verschiedenen Schwindelsyndrome sind:
  - Art des Schwindels: Drehschwindel, Schwankschwindel oder Benommenheitsschwindel
  - Dauer des Schwindels: Schwindelattacken oder Dauerschwindel
  - Auslösbarkeit/Verstärkung des Schwindels: bereits Ruhe (z. B. Neuritis vestibularis), Gehen (z. B. bilaterale Vestibulopathie)
  - mögliche Begleitsymptome
- Klinische Zeichen einer zentralen Störung bei akutem Schwindel sind vertikale Divergenz („skew deviation"), Blickrichtungsnystagmus entgegen der Richtung eines Spontannystagmus, Blickfolgesakkadierung, Fixationsnystagmus (Nystagmus durch visuelle Fixation nicht unterdrückbar) und bei akutem Nystagmus ein normaler Kopfimpulstest. Durch die neurologische Untersuchung ist eine Differenzierung zwischen zentralen und peripheren Schwindelsyndromen bei über 90 % der Patienten möglich.
- **Benigner peripherer paroxysmaler Lagerungsschwindel (BPPV):** rezidivierende, durch Kopflageänderungen ausgelöste Sekunden dauernde Drehschwindelattacken. Beim BPPV, ausgehend vom posterioren Bogengang (pBPPV), der häufigsten Form, schlägt der Nystagmus vertikal zur Stirn und hat eine rotatorische Komponente zum betroffenen Ohr.
- **Akute Neuritis vestibularis:** akut/subakut einsetzender, über Tage bis wenige Wochen anhaltender, heftiger Dauerdrehschwindel mit Oszillopsien, Stand- und Gangunsicherheit mit gerichteter Fallneigung sowie Übelkeit und Erbrechen. Im Befund: horizontal rotierender peripherer vestibulärer Spontannystagmus, der durch visuelle Fixation unterdrückt werden kann, pathologischer Kopfimpulstest.
- **Bilaterale Vestibulopathie:** bewegungsabhängiger Schwankschwindel und Gangunsicherheit, verstärkt in Dunkelheit und auf unebenem Untergrund sowie Oszillopsien bei raschen Kopfbewegungen und beim Gehen. Im Befund: beidseits pathologischer Kopfimpulstest und/oder kalorische Unter- oder Unerregbarkeit
- **Morbus Menière:** Trias von Drehschwindel und jeweils einseitiger Hörminderung (meist Tieftonschwerhörigkeit), Tinnitus und Ohrdruckgefühl
- **Vestibularisparoxysmie:** rezidivierende, kurze, meist nur Sekunden, selten bis Minuten dauernde Drehschwindelattacken (selten Schwankschwindel)
- **Vestibuläre Migräne:** rezidivierende, meist viele Minuten bis Stunden anhaltende Schwindelattacken mit (etwa 60 % der Patienten) oder ohne migränetypische Symptome
- **Phobischer Schwankschwindel:** kontextabhängiger Schwank- und Benommenheitsschwindel

Einführung

Schwindel ist nach Kopfschmerz das zweithäufigste Leitsymptom, nicht nur in der Neurologie. In einer bevölkerungsbezogenen Studie lag die Lebenszeitprävalenz für mittelstarken bis heftigen Schwindel bei 29,5 % (Neuhauser et al. 2005, Neuhauser 2007). Die Prävalenz steigt mit zunehmendem Alter: 17 % bei jüngeren und bis zu 39 % bei den über 80-Jährigen (Davis u. Moorjani 2003). Viele Patienten haben eine Odyssee von Arztbesuchen hinter sich, bis die Diagnose gestellt wird. Deshalb besteht gerade bei diesem häufigen Leitsymptom ein hoher Bedarf an standardisierten diagnostischen Leitlinien.

Definition und Klassifikation

Begriffsdefinition

Schwindel ist keine Krankheitseinheit, sondern umfasst multisensorische und sensomotorische Syndrome unterschiedlicher Ätiologie und Pathogenese.

Klassifikation

Es lassen sich die folgenden Formen unterscheiden:
- **Periphere vestibuläre Syndrome**, die vom Labyrinth und/oder dem Nervus vestibularis ausgehen. Funktionell lassen sich 3 Formen peripherer vestibulärer Störungen mit typischen Symptomen und klinischen Zeichen differenzieren:
  1. der chronische beidseitige Ausfall des N. vestibularis bzw. der Vestibularorgane,
  2. der akute einseitige Ausfall und
  3. paroxysmale pathologische Erregung oder Hemmung des N. vestibularis bzw. der Vestibularorgane.
- **Zentrale vestibuläre Syndrome** entstehen überwiegend durch Läsionen der vestibulären Bahnen, die von den Vestibulariskernen im kaudalen Hirnstamm sowohl zum Zerebellum als auch zum Thalamus und vestibulären Kortex ziehen, oder durch eine Schädigung des Vestibulozerebellums, selten durch „pathologische Erregung" (paroxysmale Hirnstammattacken mit Ataxie bei MS; vestibuläre Epilepsie).
- **Somatoforme Schwindelsyndrome**, deren häufigste Form der phobische Schwankschwindel ist
- **Nichtvestibuläre und Nichtsomatoforme Schwindelsyndrome**

Die relative Häufigkeit der verschiedenen Ursachen in einer Spezialambulanz für Schwindel ist in ▶ Tab. 48.1 dargestellt.

Diagnostik

Im Folgenden werden die diagnostischen Kriterien der wichtigsten und häufigsten peripheren, zentralen und somatoformen Schwindelsyndrome und deren Differenzialdiagnosen dargestellt.

Tab. 48.1 Relative Häufigkeit der verschiedenen Schwindelsyndrome in einer Spezialambulanz für Schwindel (n = 14.689) (Brandt et al. 2012a).

Schwindelsyndrom	Häufigkeit	
	n	%
1. benigner peripherer paroxysmaler Lagerungsschwindel	2618	17,8
2. phobischer Schwankschwindel	2157	14,7
3. zentraler vestibulärer Schwindel	1789	12,2
4. vestibuläre Migräne	1662	11,3
5. Morbus Menière	1490	10,1
6. Neuritis vestibularis/einseitiges peripheres vestibuläres Defizit	1198	8,2
7. bilaterale Vestibulopathie	1067	7,3
8. Vestibularisparoxysmie	569	3,9
9. anderer psychogener Schwindel	453	3,1
10. Perilymphfistel	83	0,6
unklare Schwindelsyndrome	408	2,8
andere*	1287	8,8

* z. B. nichtvestibulärer Schwindel bei neurodegenerativen Erkrankungen oder nichtvestibuläre Okulomotorikstörungen bei Myasthenia gravis oder Augenmuskelparesen

48.1 Benigner peripherer paroxysmaler Lagerungsschwindel (BPPV)

■ Klinik

Der BPPV ist definiert als ein attackenartiger lagerungsabhängiger Schwindel mit rezidivierenden, durch Kopflagerungswechsel gegenüber der Schwerkraft ausgelösten, Sekunden dauernden Drehschwindelattacken mit oder ohne Übelkeit und Oszillopsien. Es dürfen sich keine Hinweise für zentrale Störungen (insbesondere Hirnstamm- oder Kleinhirnzeichen) ergeben. Die Symptome treten häufig in den frühen Morgenstunden auf. Wiederholte Lagewechsel führen zu einer vorübergehenden Abschwächung der Attacken. Typische Auslöser sind: Hinlegen oder Aufrichten im Bett, Herumdrehen im Bett, insbesondere zur Seite des betroffenen Ohrs, Bücken und/oder Kopfreklination.

Die Diagnose lässt sich aus der Anamnese vermuten. Diese kann durch die Lagerungsmanöver mit einem typischen Nystagmusbefund bewiesen werden. Aus der aufrecht sitzenden Position wird der Kopf um 45° zu einer Seite gedreht und der Patient zur anderen Seite gelagert. Dabei lässt sich auf der betroffenen Seite sowohl ein Lagerungsschwindel als auch Lagerungsnystagmus auslösen, dessen Charakteristika sich durch den Mechanismus der Kanalolithiasis erklären lassen (Brandt et al. 1994). Beim BPPV, ausgehend vom posterioren Bogengang (pBPPV), ,der häufigsten Form, schlägt der Nystagmus vertikal zur Stirn und hat eine rotatorische Komponente zum betroffenen Ohr. Der Nystagmus tritt mit einer kurzen Latenz von wenigen Sekunden auf, hält je nach Intensität ca. 15–60 Sekunden an und hat einen Crescendo-Decrescendo-artigen Zeitverlauf. Anschließend klingen in Ruhe Schwindel und Nystagmus ab.

■ Differenzialdiagnose

Die Diagnose des BPPV lässt sich in den meisten Fällen aufgrund der typischen Anamnese (kurzdauernder Drehschwindel beim Umdrehen/Aufrichten im Bett) und des klinischen Befundes stellen. Insbesondere bei (trotz korrekten Befreiungs-/Repositionsmanövern) therapierefraktären Drehschwindelattacken sind differenzialdiagnostisch neben dem einseitigen pBPPV in Betracht zu ziehen:

- BPPV des horizontalen Bogengangs (hBPPV, zu selten diagnostiziert); hier findet sich ein linearer horizontaler Nystagmus. Dieser schlägt bei der Kanalolithiasis zum jeweils unten liegenden Ohr und bei der seltenen Kupulolithiasis zum jeweils oben liegenden Ohr (s. u.).
- beidseitiger BPPV (5–10%); tritt insbesondere nach einem Schädel-Hirn-Trauma auf.
- zentrale infratentorielle Läsionen, die einen BPPV imitieren können in Form eines zentralen Lage- oder Lagerungsnystagmus (sehr selten); das klinisch wichtigste Unterscheidungskriterium zur Identifikation eines zentralen Lage-/Lagerungsnystagmus ist die Schlagrichtung, die bei zentraler Genese nicht mit der Ebene desjenigen Bogengangs korrespondiert, der durch die Kopflagerung gereizt wird (z. B. torsioneller Nystagmus bei Lagerung in der Ebene des horizontalen Bogengangs) (Büttner et al. 1999).
- Vestibularisparoxysmie (s. u.)
- vestibuläre Migräne; die Attacken können mit einem Lageschwindel einhergehen. Hier kann sich neben einem Spontannystagmus auch ein Lagenystagmus zeigen (s. u.).
- „rotational vertebral artery occlusion syndrome"; bei diesem sehr seltenen Krankheitsbild kommt es auch bei Kopfdrehungen zu Schwindelattacken, die aber im Gegensatz zum BPPV durch Kopfrotationen in der Horizontalebene in aufrechter Position ausgelöst werden. Ursache ist meist eine „blind" in der PICA endende Arteria vertebralis mit Kompression der anderen Arteria vertebralis bei Kopfdrehung (Strupp et al. 2000).

■ Untersuchungen

Bei typischer Anamnese und typischem klinischem Untersuchungsbefund mit vertikalem und rotierendem Crescendo-Decrescendo-artigem Nystagmus beim pBPPV in den Lagerungsproben lässt sich die Diagnose ohne apparative Diagnostik stellen.

Körperliche Untersuchung

BPPV des posterioren Bogengangs (pBPPV)

Diagnostische Lagerungsproben zu beiden Seiten mit 45° zur Gegenseite gedrehtem Kopf und in Kopfhängelage mit Beurteilung des Lagerungsnystagmus: Ausgehend von der sitzenden Position wird die Lagerung auf einer Liege (oder einem Bett) so durchgeführt, dass der Kopf auf dem seitlichen Hinterhaupt zu liegen kommt, was die ebenenspezifische Reizung der hinteren Bogengänge gewährleistet. Beide Seitenlagerungen werden nacheinander durchgeführt, wobei der Lagerungsschwindel und -nystagmus die betroffene Seite anzeigt. Dementsprechend zeigt ein Lagerungsschwindel bei Rechtslagerung einen vertikal zur Stirn schlagenden Nystagmus mit einer entgegen dem Uhrzeigersinn rotierenden Komponente, was einer Stimulation des rechten posterioren Bogengangs durch die frei im Bogengang beweglichen und entsprechend der Schwerkraft sich nach unten bewegenden Otokonien entspricht.

BPPV des horizontalen Bogengangs (hBPPV)

Der horizontale Bogengang ist in etwa 10% der Fälle betroffen (De la Meilleure et al. 1996, Nakayama u. Epley 2005, Lee et al. 2010). Die Schlagrichtung des Nystagmus ist entsprechend der Reizung des horizontalen Bogengangs horizontal. Bei der relativ häufigeren Kanalolithias schlägt der Nystagmus linear zum unten liegenden Ohr (geotrop), und zwar in beiden Kopfseitenlagen (McClure 1985). Bei der seltenen Kupulolithiasis (hier haften die Otokonien an der Kupula) findet sich ein jeweils zum oben liegenden Ohr schlagender Nystagmus (ageotrop).

Finden sich folgende Kriterien, so lässt sich die Diagnose sicherstellen, wenn keine zusätzlichen Hinweise für eine zentrale vestibuläre Störung vorliegen:
- Der Nystagmus setzt typischerweise mit sehr kurzer oder ohne Latenz ein (Rajguru et al. 2005).
- Die Dauer der Attacke und des Nystagmus ist wegen des sog. zentralen Geschwindigkeitsspeichers des horizontalen Bogengangs länger und der Lagerungsnystagmus zeigt häufig eine Richtungsumkehr während der Attacke entsprechend dem postrotatorischen Nystagmus I und II.
- Die betroffene Seite bei einer Kanalolithiasis des horizontalen Bogengangs ist die Seite mit dem stärkeren Nystagmus: Wenn beispielsweise in Rechtslage der stärkere Nystagmus auftritt, ist der rechte horizontale Bogengang befallen (Baloh et al. 1993, Choung et al. 2006, Lee et al. 2007).
- Bei der Kupulolithiasis ist die Seite mit dem schwächeren Nystagmus die betroffene (Nuti et al. 2000, Bisdorff u. Debatisse 2001).
- Die Identifikation der betroffenen Seite kann schwierig sein, wenn die Intensität des Lagerungsnystagmus in beiden Seitlagerungen etwa gleich ausgeprägt ist. Weitere Hinweise für die betroffenen Seite können sein: Beim Hinlegen aus der sitzenden Position in die Rückenlage kann ein transienter horizontaler Nystagmus auftreten, der zur gesunden Seite schlägt. Beugen des Kopfes aus der sitzenden Position um 90° nach vorne kann einen transienten horizontalen Nystagmus auslösen, der zum betroffenen Ohr schlägt (Choung et al. 2006).
- Durch wiederholte Lagerungsmanöver kommt es kaum zur Ermüdbarkeit des Lagerungsnystagmus.

Auch der typische hBPPV kann durch eine Kanalolithiasis bzw. Kupulolithiasis erklärt werden (Strupp et al. 1995). Bei der Kupulolithiasis hat der Nystagmus insgesamt eine geringere Intensität, ein langsames Crescendo und hält minutenlang an (Baloh et al. 1993). Durch die Lagerungsmanöver kann ein Übergang von Kanalolithiasis zu Kupulolithiasis sowie von horizontalem zu posteriorem BPPV beobachtet werden (Steddin u. Brandt 1996).

BPPV des anterioren Bogengangs (aBPPV)

Der BPPV des anterioren Bogengangs (aBPPV) wird derzeit noch kontrovers diskutiert, und es bestehen sogar Zweifel an dieser Entität. Die Angaben der relativen Häufigkeit schwanken deshalb zwischen 0 und 5% (Moon et al. 2006, Jackson et al. 2007, Yacovino et al. 2009, De et al. 2011). Schwindel und Nystagmus werden durch dieselben diagnostischen Lagerungsproben wie beim pBPPV ausgelöst, typischerweise jedoch nicht nur bei Lagerung auf das betroffenen Ohr, sondern auch auf die gesunde Seite und in Rückenlage mit hängendem Kopf. Die Dauer der Attacke und des Nystagmus beträgt unter 1 Minute. Die Schlagrichtung des Nystagmus ist in allen auslösenden Positionen vorwiegend vertikal nach unten. Zusätzlich kann eine geringe torsionale Komponente vorhanden sein, die mit dem oberen Augenpol zum betroffenen Ohr schlägt, aber meist mit bloßem Augen der Beobachtung entgeht (Bertholon et al. 2002).

Apparative Diagnostik

Apparative Diagnostik sollte bei Verdacht auf einen zentralen Lage-/Lagerungsschwindel bzw. -nystagmus mittels hochauflösendem MRT und Doppler-Sonografie erfolgen. Der zentrale Lageschwindel/Lagennystagmus beruht auf einer zerebellären Störung, wobei sich allerdings häufig keine strukturelle Veränderung nachweisen lässt.

48.2 Neuritis vestibularis

■ Terminologie

Für den akuten einseitigen Labyrinthausfall gibt es unterschiedliche Bezeichnungen: akute Vestibulopathie, Neuropathia vestibularis, Neuronitis vestibularis oder Neuritis vestibularis (Strupp u. Brandt 2009). Da es hinreichend Hinweise dafür gibt, dass es sich um eine Entzündung handelt, wird hier der Terminus Neuritis vestibularis gewählt.

■ Klinik

Leitsymptome des akuten einseitigen teilweisen oder vollständigen Vestibularisausfalls sind ein akut/subakut einsetzender, über Tage bis wenige Wochen anhaltender, heftiger Dauerdrehschwindel mit Scheinbewegungen der Umwelt (Oszillopsien), Stand- und Gangunsicherheit mit gerichteter Fallneigung sowie Übelkeit und Erbrechen. Hörstörungen oder andere neurologische Ausfälle gehören nicht zum Krankheitsbild. Es gibt keine typischen Prodromi oder Auslöser, einige Patienten haben vorher kurze Schwindelattacken (Lee et al. 2009). Die Beschwerden verstärken sich bei Kopfbewegungen, sodass die Pa-

tienten intuitiv die Ruhe suchen. Das klinische Syndrom der Neuritis vestibularis ist gekennzeichnet durch:
- anhaltenden anfangs sehr heftigen Drehschwindel (kontraversiv) mit pathologischer Kippung der subjektiven visuellen Vertikalen (ipsiversiv),
- horizontal rotierenden peripheren vestibulären Spontannystagmus (kontraversiv), der durch visuelle Fixation unterdrückt werden kann, mit Oszillopsien,
- Gangabweichung und Fallneigung (ipsiversiv),
- Übelkeit und/oder Erbrechen sowie
- einseitige periphere vestibuläre Funktionsstörung, nachweisbar beim raschen Kopfimpulstest (Halmagyi u. Curthoys 1988) und bei der kalorischen Prüfung.

Die Diagnose einer Neuritis vestibularis ist – so wie alle Diagnosen peripheren Schwindels – eine Ausschlussdiagnose, das heißt Ausschluss einer zentralen Läsion, insbesondere einer „Pseudoneuritis vestibularis".

■ Untersuchungen

Notwendige Untersuchungen

Klinisch-neurologische Untersuchung

- **Okulomotorik:** Bei der Beobachtung der spontanen Augenbewegungen findet sich ein peripherer vestibulärer Spontannystagmus zur nicht betroffenen Seite, der sich durch visuelle Fixation weitgehend oder vollständig unterdrücken lässt (deshalb ist eine Untersuchung mit Frenzel-Brille obligat). Dieser Nystagmus nimmt beim Blick in die Richtung des Nystagmus zu. Finden sich bei der körperlichen Untersuchen zentrale vestibuläre oder okulomotorische Störungen (häufig bei starkem Spontannystagmus schwierig zu untersuchen), wie eine vertikale Divergenz („skew deviation" als Teil der „ocular tilt reaction"), sakkadierte Blickfolge, allseitiger Blickhaltedefekt und/oder Sakkadenstörungen sowie bei akutem Schwindel und Nystagmus ein normaler Kopfimpulstest, so spricht dies für eine zentrale Läsion, meist eine „Pseudoneuritis vestibularis" (Cnyrim et al. 2008, Newman-Toker et al. 2008, Kattah et al. 2009, Chen et al. 2011).
- **Vestibuläre Funktion:** Beim raschen Kopfimpulstest (Halmagyi u. Curthoys 1988) lässt sich bei Drehung des Kopfes zur Seite des betroffenen Vestibularnervs eine Einstellsakkade als Hinweis auf ein dynamisches Defizit des vestibulookulären Reflexes (VOR) beobachten. Bei einem Patienten mit Strabismus sollte beim Halmagyi-Kopfimpulstest das nicht führende Auge abgedeckt werden, um Fehlinterpretationen wegen wechselnder Fixation zu verhindern.
- Auslenkung der subjektiven visuellen Vertikalen zur Seite der peripheren vestibulären Läsion (Halmagyi et al. 1994, Min et al. 2007). Eine einfache Bestimmung ist mit dem sog. Eimervertikalentest möglich (Zwergal et al. 2009).
- **Vestibulospinale Funktion:** Bei den Stand- und Gangproben findet sich eine meist ipsiversive Fallneigung.
- **Befunde, die gegen eine Neuritis vestibularis sprechen:** o. g. zentrale okulomotorische und vestibuläre Störungen, ferner Störung der Fixationssuppression des VOR, simultan oder zeitnah (innerhalb weniger Stunden) neu aufgetretene Hörstörungen, andere Hirnnervenausfälle, Hirnstammzeichen, Paresen, Sensibilitätsstörungen, Kopfschmerzen und/oder Licht-/Lärmempfindlichkeit. Diese erfordern umgehend zusätzliche apparative Untersuchungen (s. u.), insbesondere zum Ausschluss einer „Pseudoneuritis vestibularis".

Apparative Diagnostik

▶ **Kalorische Testung:** Ergibt sich beim raschen Kopfimpulstest (s. o.) kein sicherer Befund, ist die kalorische Prüfung mit Videookulografie (nur noch selten Elektronystagmografie) indiziert: Bei der thermischen Prüfung mit warmem (44 °C) und kühlem (30 °C) Wasser zeigt sich eine Un- bzw. Untererregbarkeit des ipsilateralen horizontalen Bogengangs. Gemessen wird dabei die maximale Geschwindigkeit der langsamen Phase des kalorisch induzierten Nystagmus für die Warm- und Kaltspülung rechts und links. Nach „Jongkees' vestibular paresis formula" gilt ein Wert für die Seitendifferenz von > 25 % (Quotient aus der Differenz der Summen der maximalen Geschwindigkeit der langsamen Phasen des kalorischen Nystagmus jedes Ohrs für Kalt- und Warmspülung × 100) als pathologisch. Wegen der hohen Varianz der Befunde Gesunder ist die Definition der Normgrenze aber problematisch. Alternativ kommt daher die Darstellung des Seitenquotienten mit Angabe von Perzentilenbereichen infrage.

Im Einzelfall erforderliche Untersuchungen

- **Neuroorthoptische Untersuchungen:** Die Bestimmung der subjektiven visuellen Vertikalen zeigt eine ipsiversive Auslenkung, die Messung der Augenposition in der Rollebene eine ebenfalls ipsiversive Augenverrollung. Eine vertikale Divergenz („skew deviation") spricht gegen die Diagnose einer Neuritis vestibularis; diese findet sich als Teil der Ocular-Tilt-Reaktion typischerweise bei einer zentralen Störung und nur in sehr seltenen Fällen bei einer kompletten Schädigung wie Zoster.
- **Kopfimpulstest** mit Messung der Kopf- und Augengeschwindigkeit mit spezieller Videookulografie. Ist der Kopfimpulstest klinisch nicht sicher zu beurteilen, insbesondere wegen sog. verdeckter („covert") Refixationssakkaden, ist diese Technik indiziert, um die VOR-Funktion im hohen Frequenzbereich zu beurteilen (MacDougall et al. 2009).

Ergeben sich Hinweise auf eine zentrale Genese, andere periphere vestibuläre Störung (DD s. u.) oder finden sich

bei einem betroffenen Patienten mehrere Gefäßrisikofaktoren, so sind indiziert:
- MRT des Schädels mit Feinschichtung von Hirnstamm, Kleinhirn, Kleinhirnbrückenwinkel und Labyrinth, insbesondere zum Ausschluss eines Infarktes, MS-Plaques oder Vestibularisschwannoms, Letzteres vor allem bei Patienten mit Hörstörungen
- Doppler-/Duplexsonografie bei Verdacht auf zentrale Genese
- Liquorpunktion bei Verdacht auf MS oder Hirnstammenzephalitis
- falls Hörstörungen bestehen, Audiogramm, otoakustisch evozierte Potenziale (OAE) und akustisch evozierte Potenziale (AEP)
- Laboruntersuchungen, z.B. bei Verdacht auf zugrunde liegende entzündliche oder autoimmunologische Erkrankung

Ergänzende vestibuläre Untersuchungen

- **Zervikale vestibulär evozierte myogene Potenziale (cVEMP):** Dabei wird der hemmende Effekt von ipsilateral applizierten akustischen Reizen via Sakkulus auf den M. sternocleidomastoideus gemessen (Intensitätsschwelle, Latenz). Zervikale VEMP sind nach Neuritis vestibularis nur in 30% der Fälle pathologisch, das heißt, die Sakkulusfunktion bleibt mehrheitlich erhalten, weil typischerweise die Pars inferior des N. vestibularis nicht betroffen ist, die Teile des Sakkulus und den hinteren Bogengang innerviert. Hingegen sind bei der inferioren vestibulären Neuritis die cVEMP typischerweise ausgefallen (Rosengren et al. 2010).
- **Okuläre vestibulär evozierte myogene Potenziale (oVEMP):** Dabei wird der aktivierende Effekt einer an der Stirn applizierten Perturbation via Utrikulus auf den kontralateralen M. obliquus inferior gemessen (Rosengren et al. 2010). Die Stimulation erfolgt über einen Minishaker auf der Stirn. Über Oberflächenelektroden unter der Orbita wird die Aktivität des M. obliquus inferior gemessen (Latenz, Amplitude). Da bei Neuritis vestibularis die utrikulären Afferenzen häufig auch mitbetroffen sind, sind die oVEMP bei diesen Patienten in der Regel pathologisch (kleinere oder fehlende okulär myogene Antwort auf der kontralateralen Seite [Zhang et al. 2010]).

■ Differenzialdiagnose

Wie oben betont, ist die Diagnose der Neuritis vestibularis – sowie jeder anderen Form peripheren vestibulären Schwindels – eine Ausschlussdiagnose und zwar von zentralen Störungen.

Differenzialdiagnostisch sind folgende Ursachen in Betracht zu ziehen: die maximal einen Tag anhaltenden Attacken des Morbus Menière/Menière-Syndroms, vestibuläre Migräne sowie Funktionsstörungen des Labyrinths oder N. vestibulocochlearis anderer Ursache (z.B. Vestibularisparoxysmie). Hilfreich für die diagnostische Einordnung sind hier jeweils die Begleitsymptome, die Dauer und das rezidivierende Auftreten der Beschwerden. Typisch für den Herpes zoster oticus (Ramsey-Hunt-Syndrom) sind die meist schon vor den anderen Störungen auftretende brennende Schmerz und die Bläscheneruption sowie Hörstörungen und Fazialisparese. Das Cogan-Syndrom (meist junge Frauen betreffend, relativ selten, aber schwerwiegend wegen der Gefahr einer bilateralen Vestibulopathie und Ertaubung) ist eine Autoimmunerkrankung, charakterisiert durch die Trias: interstitielle Keratitis („rotes Auge"), audiologische und vestibuläre Symptome und Defizite.

Hirnstammzeichen finden sich bei lakunären Infarkten oder MS-Plaques im Bereich der Eintrittszone des 8. Hirnnervs („Pseudoneuritis vestibularis"). Letztere ist klinisch dadurch gekennzeichnet, dass die kalorische Untererregbarkeit inkomplett ist und dass zusätzlich zentrale Okulomotorikzeichen (s.o.) bestehen. Durch eine multivariable Regression unter Einschluss von 5 klinischen Zeichen:
1. vertikale Divergenz („skew deviation", d.h., ein Auge steht über dem anderen als Komponente der „ocular tilt reaction"),
2. Kopfimpulstest,
3. sakkadierte Blickfolge,
4. Blickrichtungsnystagmus,
5. subjektive visuelle Vertikale

gelingt die Unterscheidung einer peripheren Neuritis vestibularis von einer zentralen Pseudoneuritis auch ohne Bildgebung mit einer Sensitivität und Spezifität von über 90% (Cnyrim et al. 2008). Diese Befunde wurden inzwischen in 2 anderen Studien bestätigt (Kattah et al. 2009, Chen et al. 2011). Wird zusätzlich die visuelle Fixationssuppression des Spontannystagmus in die Beurteilung miteinbezogen, lässt sich die diagnostische Sicherheit weiter erhöhen. Konkret heißt dies: Wenn ein Patient die o.g. „zentralen Zeichen" hat, der Halmagyi-Kopfimpulstest nicht pathologisch ist und sich der Nystagmus durch visuelle Fixation nicht unterdrücken lässt, liegt eine zentrale Störung im Sinne einer „Pseudoneuritis vestibularis" vor.

Zerebelläre Zeichen finden sich bei mittelliniennahen Kleinhirninfarkten, die ebenfalls zu einer „Pseudoneuritis vestibularis" führen können (Lee et al. 2006). Akute einseitige Labyrinthfunktionsstörungen – meist mit Hörstörungen verbunden – können auch ischämisch bei Labyrinthinfarkten mit oder ohne Hörstörungen (Versorgungsgebiet der A. labyrinthi bzw. AICA) bedingt sein. Eine seltene Variante der typischen Neuritis vestibularis ist zum einen die „inferiore Neuritis vestibularis", bei der sich ein selektiver Ausfall des posterioren Bogengangs unter Aussparung des horizontalen und anterioren Bogengangs findet (Halmagyi et al. 2002); für die Differenzierung ist die Durchführung der cVEMP und oVEMP (s.o.) hilfreich (Zhang et al. 2010). Zum anderen kann es zu einer kombinierten Funktionsstörung des posterioren Bogengangs und der Cochlea kommen. Diese Form beruht wahrscheinlich nicht auf einer viralen, sondern aufgrund der gemeinsamen Gefäßversorgung beider Organe auf einer vaskulären Genese.

Das Akustikusneurinom (besser „Vestibularisschwannom") führt meist erst dann zu Schwindel, Fallneigung und Nystagmus, wenn pontomedullärer Hirnstamm oder zerebellärer Flokkulus komprimiert werden. Leitsymptome sind die langsam progrediente einseitige Hörminderung in Kombination mit einer kalorischen Untererregbarkeit sowie Kopfschüttelnystagmus und hyperventilationsinduzierter Nystagmus (Minor et al. 1999) zur gesunden Seite.

48.3 Bilaterale Vestibulopathie

■ Klinik

Leitsymptome der bilateralen Vestibulopathie sind:
- bewegungsabhängiger Schwankschwindel und Gangunsicherheit, verstärkt in Dunkelheit und auf unebenem Untergrund; in Ruhe, d.h. beim Sitzen und Liegen, sind die Betroffenen typischerweise beschwerdefrei
- Unscharfsehen (Oszillopsien) bei raschen Kopfbewegungen und beim Gehen (bei 40% der Patienten)
- Störung von Raumgedächtnis und Navigation (Brandt et al. 2005)

▶ **Schwankschwindel, Stand- und Gangunsicherheit, verstärkt im Dunkeln und auf unebenem Grund:** Die defekte vestibulospinale Haltungsregulation kann wegen der redundanten sensomotorischen Haltungsregulation im Hellen durch das visuelle System weitgehend substituiert werden. Auch das somatosensorische System trägt vor allem über die Muskelspindelafferenzen und Mechanorezeptoren der Haut zur Gleichgewichtserhaltung bei. Wird der Beitrag des visuellen Systems (im Dunkeln oder durch Sehstörungen) vermindert, so verstärkt sich die Gangunsicherheit bis zur Fallneigung. Dies wird weiter verstärkt, wenn die Patienten im Dunkeln über einen unebenen oder federnden Grund gehen. Eine sensible beinbetonte Polyneuropathie vermindert ebenfalls den somatosensorischen Beitrag zur Standregulation und verstärkt die Symptome bei bilateraler Vestibulopathie.

▶ **Oszillopsien und Unscharfsehen:** Bei raschen Kopfbewegungen kann der gestörte VOR das Blickziel nicht auf der Fovea halten: Es kommt zu einer unwillkürlichen retinalen Bildwanderung, die als Scheinbewegung erlebt wird und die die Sehschärfe reduziert. Bei langsamen Kopfbewegungen hingegen kann das Augenfolgesystem den Blick im Raum ausreichend sicher stabilisieren, ohne dass Scheinbewegungen und Unscharfsehen auftreten.

■ Untersuchungen

Notwendige Untersuchungen

Die Diagnose wird durch die Testung des VOR gesichert, und zwar durch die Kombination von Kopfimpulstest (Halmagyi u. Curthoys 1988) und kalorischer Prüfung. Beim Kopfimpulstest zeigen sich sowohl bei Kopfdrehung nach rechts als auch nach links Refixationssakkaden als Ausdruck des sog. Hochfrequenzdefizits des VOR. Ist das Ergebnis klinisch nicht sicher zu beurteilen, sollte zur Quantifizierung des VOR-Verstärkungsfaktors eine Untersuchung mit der Videookulografie erfolgen (MacDougall et al. 2009). Zur Dokumentation, quantitativen Untersuchung – vor allem von Seitendifferenzen – und der Testung des VOR im niedrigen Frequenzbereich dient die kalorische Prüfung mit Registrierung der Augenbewegungen. In Bezug auf die Testung des VOR gibt es 3 Gruppen von Patienten: Kombiniertes Hoch- und Niedrigfrequenzdefizit (Mehrzahl) oder nur ein Hoch- oder Niedrigfrequenzdefizit (Zingler et al. 2007, Kim et al. 2011). Schließlich ist auch der VOR-Lesetest mit Bestimmung der Abnahme des Visus bei Kopfdrehungen (sog. dynamic visual acuity) diagnostisch hilfreich (Vital et al. 2010). Die Stand- und Gangprüfungen sind bei offenen Augen weitgehend normal. Bei geschlossenen Augen zeigt sich hingegen ein vermehrtes Körperschwanken im Romberg-Standversuch, deutlicher während des Tandemstands und Einbeinstands sowie beim Fuß-vor-Fuß-Gehen. Bei den Untersuchungen besteht häufig Fallgefahr. Asymmetrien der Vestibularisfunktion sind beim Geradeausgehen mit geschlossenen Augen zu erkennen: Die Richtung der Gangabweichung zeigt in der Regel die stärker betroffene Seite an.

Ein großer Anteil der Patienten mit „idiopathischer bilateraler Vestibulopathie" zeigt Kombinationen mit zerebellären Funktionsstörungen (Downbeat-Nystagmus oder andere zerebelläre Okulomotorikstörungen oder zerebelläre Ataxie) und Polyneuropathie (Migliaccio et al. 2004, Zingler et al. 2007, Wagner et al. 2008). Es handelt sich in diesen Fällen wahrscheinlich um eine neurodegenerative Erkrankung, die die vestibulären Ganglienzellen und das Zerebellum betrifft und oft mit einer zusätzlichen Neuropathie einhergeht: „Cerebellar Ataxia with Neuropathy and Vestibular Areflexia Syndrome" (CANVAS); diese Symptomkombination findet sich bei bis zu 20% der bilateralen Vestibulopathien (Kirchner et al. 2011, Szmulewicz et al. 2011).

Apparative Diagnostik (wünschenswert)

- Die cVEMP prüfen die Sakkulusfunktion. Sie sind aber nur in 30–50% der Fälle pathologisch, das heißt, die Sakkulusfunktion ist meist erhalten (Zingler et al. 2008).
- Die Posturografie hat sich in Kombination mit einer neuronalen Netzwerkanalyse zunehmend zu einem sensitiven und spezifischen Testverfahren zur Diagnose peripherer vestibulärer, zerebellärer und somatoformer

Schwindelsyndrome entwickelt (Krafczyk et al. 2006, Brandt et al. 2012b).
- Da häufig eine Kombination mit Hörstörungen vorliegt, sind audiologische Untersuchungen und akustisch evozierte Potenziale indiziert.

Im Einzelfall erforderliche Untersuchungen

Diese richten sich nach den vermuteten Grunderkrankungen. Die häufigsten Ursachen sind
- ototoxische Substanzen, insbesondere Aminoglykoside: Diagnose aufgrund der Anamnese
- bilateraler Morbus Menière: Diagnostik siehe Morbus Menière
- Meningitis: Diagnostik siehe Meningitis
- Autoimmunerkrankungen (selten): zur Diagnostik Bestimmung von Autoantikörpern gegen Innenohrstrukturen sinnvoll (Arbusow et al. 1998)
- zerebelläre Degenerationen (CANVAS): ergänzende Diagnostik mittels MRT des Schädels
- Tumoren: Diagnostik mittels MRT mit der Frage nach beidseitigem Vestibularisschwannom bei Neurofibromatose Typ 2

Bei pathologischem Halmagyi-Kopfimpulstest und kalorischer Unerregbarkeit ist die Diagnose bewiesen. Es gibt aber auch Patienten, die nur ein Hochfrequenzdefizit haben (pathologischer Halmagyi-Kopfimpulstest) oder nur ein Defizit im niedrigen Frequenzbereich (fehlende kalorische Erregbarkeit). In diesen Fällen handelt es sich um eine inkomplette bilaterale Vestibulopathie und man sollte die Art des Defizits (Hochfrequenz- oder Niederfrequenzdefizit) spezifizieren. In 50–75 % der Fälle bleibt die Ursache unklar (Zingler et al. 2007).

48.4 Vestibularisparoxysmie

■ Klinik

Die Vestibularisparoxysmie ist durch folgende Merkmale charakterisiert (Brandt u. Dieterich 1994, Hüfner et al. 2008):
- rezidivierende, kurze, meist nur Sekunden, selten bis Minuten dauernde Drehschwindelattacken (selten Schwankschwindel), die meist spontan bis zu 30-mal pro Tag auftreten
- manchmal Auslösbarkeit der Attacken durch bestimmte Kopfpositionen, Hyperventilation oder Beeinflussung der Attacke durch Änderung der Kopfposition
- selten einseitiger Tinnitus oder einseitige Hörminderung während der Attacken oder im Intervall
- im Verlauf bei etwa 20 % der Patienten leichte vestibuläre und/oder kochleäre Defizite geringer Ausprägung im Intervall in den neurophysiologischen Funktionstests (Audiogramm, AEP, kalorische Testung)

- Besserung oder Abklingen der Attacken durch Carbamazepin/Oxcarbazepin (bereits in niedriger Dosis)
- kein Vorliegen von zentralen vestibulären, okulomotorischen oder zerebellären Störungen oder Hirnstammzeichen
- durch Hyperventilation lässt sich bei über 50 % der Patienten ein Spontannystagmus provozieren (Hüfner et al. 2008)

Für die Erkrankung gibt es keinen beweisenden einzelnen Befund. Sind die o. g. Kriterien erfüllt, ist die Diagnose sehr wahrscheinlich (Brandt u. Dieterich 1994, Hüfner et al. 2008).

■ Differenzialdiagnose

Wichtige Differenzialdiagnosen sind: BPPV, paroxysmale Hirnstammattacken (z. B. bei MS oder selten nach ischämischen Hirnstammläsionen), vestibuläre Migräne, phobischer Schwankschwindel, „rotational vertebral artery occlusion syndrome" und zentraler Lage-/Lagerungsnystagmus.

■ Untersuchungen

Notwendige Untersuchungen

Die Verdachtsdiagnose ergibt sich aus der typischen Anamnese mit dem Leitsyndrom „kurze, Sekunden bis wenige Minuten dauernde Schwindelattacken mit oder ohne Ohrsymptome. Die neurologische Untersuchung zeigt bis auf eine seltene Hörminderung oder eine Vestibularisunterfunktion keine Auffälligkeiten. Gelegentlich können während der Untersuchung Attacken durch bestimmte Kopfpositionen oder Hyperventilation ausgelöst werden. Nach einer aktuellen Untersuchung lässt sich bei 90 % der betroffenen Patienten ein Gefäß-Nerv-Kontakt im Austrittsbereich des N. vestibulocochlearis nachweisen, weshalb sich die Diagnose durch eine hochauflösende MRT des Hirnstamms mit sog. CISS-Sequenz stützen lässt (Hüfner et al. 2008). Ein Gefäß-Nerv-Kontakt findet sich jedoch auch bei asymptomatischen Personen in einer Häufigkeit von 10–30 %. Eine kranielle MRT sollte auch zum Ausschluss anderer Pathologien wie Raumforderungen im Bereich des Kleinhirnbrückenwinkels, Arachnoidalzysten, Megalodolichobasiliaris, Hirnstammplaques bei MS (paroxysmale Hirnstammattacken) oder anderen Hirnstammläsionen durchgeführt werden.

Im Einzelfall erforderliche apparative Diagnostik

Zur Dokumentation eines audiovestibulären Defizits und Identifizierung der betroffenen Seite können dienen:
- Elektronystagmografie/Videookulografie mit Kalorik
- akustisch evozierte Potenziale
- Audiogramm
- cVEMP und oVEMP

48.5 Morbus Menière

■ Klinik

Die Menière-Attacke ist durch die Kombination von meist Drehschwindel und jeweils einseitiger Hörminderung, Tinnitus und Ohrdruckgefühl gekennzeichnet. Die einzelnen Attacken treten akut oder subakut ohne Auslöser oder tageszeitliche Bindung auf. In etwa einem Drittel kündigt sich die Attacke durch die Verstärkung eines vorher bereits bestehenden Ohrgeräuschs, Ohrdrucks oder Hörminderung an. Die American Academy of Otolaryngology, Head and Neck Surgery hat 1995 folgende diagnostische Kriterien formuliert:

▶ **Klinisch sicherer Morbus Menière:**
- 2 oder mehr Schwindelattacken von 20 Minuten Dauer oder länger
- nachgewiesene Hörminderung bei mindestens einer Untersuchung
- Tinnitus oder Ohrdruck im betroffenen Ohr
- andere Ursache klinisch ausgeschlossen

▶ **Klinisch wahrscheinlicher Morbus Menière:**
- eine Schwindelattacke von 20 Minuten Dauer oder länger
- nachgewiesene Hörminderung bei mindestens einer Untersuchung
- Tinnitus oder Ohrdruck im betroffenen Ohr
- andere Ursachen klinisch ausgeschlossen

Diese Empfehlungen sind durchaus verbesserungswürdig (Stapleton u. Mills 2007), und zwar sowohl bezüglich der klinischen Sicherung der Diagnose als auch bezüglich der differenzialdiagnostischen Abgrenzung, da die genannten Kriterien Überlappungen z.B. zur vestibulären Migräne, Perilymphfistel und Vestibularisparoxysmie zulassen. In diesem Zusammenhang ist zu betonen, dass 60% der Patienten mit Morbus Menière auch die diagnostischen Kriterien für eine vestibuläre Migräne und umgekehrt erfüllen (Radtke et al. 2002). Ferner ist die Frühdiagnose schwierig, da die Menière-Erkrankung nur in 20% mit der klassischen Trias beginnt; in 40% markiert ein plötzlicher einseitiger „Hörsturz" den Beginn, in weiteren 40% ein Minuten bis Stunden dauernder (Dreh-)Schwindel.

Bei der klinischen Untersuchung sieht man während der Attacke einen horizontal rotierenden Nystagmus, der zu Beginn der Attacke zum betroffenen Ohr schlagen kann (im Sinne eines Reiznystagmus) und dann länger anhaltend zum nicht betroffenen Ohr schlägt (im Sinne eines sog. Ausfallnystagmus). Darüber hinaus bestehen eine gerichtete Fallneigung sowie vegetative Symptome wie Blässe, Schweißneigung und Erbrechen. Bewusstseinsstörungen treten nur selten auf, und zwar im Sinne einer sekundären Synkope. Die Menière-Attacke klingt langsam über viele Minuten bis zu mehreren Stunden ab.

Anamnestisch schwer unterscheidbar von den vertebrobasilären „Drop-Attacks" gibt es seltene (< 1%), im Früh- oder Spätverlauf des Morbus Menière ohne bestimmte Auslöser, Prodromi oder Bewusstseinsstörungen auftretende plötzliche Stürze: sog. vestibuläre Drop-Attacks oder Tumarkinsche Otolithenkrisen (Black et al. 1982). Diese entstehen offenbar als Folge einer durch akute endolymphatische Druckschwankungen ausgelösten einseitigen Otolithenreizung mit inadäquater vestibulospinaler Haltungsreaktion.

■ Untersuchungen

Für die Diagnose wird gefordert, dass mindestens einmal eine Hörstörung nachgewiesen worden ist, was eine Audiometrie erforderlich macht. Ferner dienen die nachfolgend aufgeführten Untersuchungen zur differenzialdiagnostischen Abgrenzung zur vestibulären Migräne, was trotz aller zur Verfügung stehenden Mittel nicht immer gelingt, einfach schon deshalb, weil 60% der Betroffenen die diagnostischen Kriterien für beide Erkrankungen erfüllen (Radtke et al. 2002).

Notwendige Untersuchungen

- Die typische Anamnese ist der Schlüssel zur Diagnose.
- Die klinische Untersuchung zeigt im Intervall eine fluktuierende, insgesamt progrediente Hörminderung und ein peripheres vestibuläres Funktionsdefizit (je nach Befall einseitig oder beidseitig).
- Audiometrische Untersuchungen einschließlich akustisch evozierter Potenziale (AEP). Audiometrisch findet man meist eine tieftonbetonte Innenohrschwerhörigkeit (Savastano et al. 2006). Der mindestens einmalige Nachweis einer Hörminderung wird nach den o.g. Kriterien für die Diagnose gefordert. In den meisten, aber nicht in allen Fällen hilft die audiologische Testung auch bei der Differenzierung zwischen Morbus Menière und vestibulärer Migräne (Cha et al. 2007). Die AEP zeigen Hinweise für eine Innenohrschwerhörigkeit.
- Videookulografie oder Elektronystagmografie mit kalorischer Prüfung. Damit lässt sich das periphere vestibuläre Defizit dokumentieren und im Verlauf beurteilen.

Diese Verfahren dienen ebenso wie die cVEMP und oVEMP auch dazu, das betroffene Ohr zu identifizieren und die Frage zu beantworten, ob ein beidseitiger Morbus Menière vorliegt.

Im Einzelfall erforderliche Untersuchungen

- Die Bildgebung des Schädels kann notwendig sein mit der Frage nach einer Perilymphfistel (hochauflösendes CT), nach raumfordernden Prozessen im Kleinhirnbrückenwinkel (MRT), nach einer Vestibularisparoxys-

mie (sog. CISS-Sequenz) oder nach zentralen Ursachen (MRT).
- Zervikale vestibulär-evozierte myogene Potenziale (cVEMP) sind beim Morbus Menière oft pathologisch und zeigen eine Störung der Sakkulusfunktion an. Die Befunde sind aber nicht spezifisch und auch bei Gesunden lassen sich bei über 60-Jährigen nicht immer cVEMP auslösen (Welgampola u. Colebatch 2005). Sie erlauben jedoch in manchen Fällen eine Differenzierung zwischen einem reinen Hörsturz und Morbus Menière (Chen u. Young 2006).
- Selten können auch transiente ischämische Attacken z. B. bei einer Vertebralisdissektion oder vertebrobasiläre Ischämien (vor allem im Versorgungsbereich der A. cerebelli inferior anterior: „stotternde AICA-Infarkte") Menière-Attacken vortäuschen, weshalb hier neben der MRA oder CTA des Schädels/Halses eine Doppler-Sonografie notwendig sein kann.

48.6 Vestibuläre Migräne

Keine andere Ursache für Schwindel wird international derzeit so kontrovers diskutiert wie die vestibuläre Migräne, was sich auch in der Nomenklatur widerspiegelt („vestibular migraine, migrainous vertigo, migraine with vestibular aura") (Dieterich u. Brandt 1999, Olesen 2005, Strupp et al. 2010, Radtke et al. 2011). Dies liegt teilweise auch daran, dass sich die Erkrankung im Spannungsfeld zwischen Kopfschmerz- und Schwindelexperten befindet. Bezüglich der Bezeichnung würden wir jetzt den Terminus vestibuläre Migräne vorschlagen.

■ Klinik

Die Diagnose episodischer Schwindelattacken bei Migräne bzw. vestibulären Migräne ist einfach, wenn wiederholt reversible Attacken mit unterschiedlicher Kombination von Schwindel, Kopfschmerz (meist okzipital betont), Übelkeit, Licht- und Lärmempfindlichkeit, Sehstörungen, Stand- und Gangataxie und/oder anderen Hirnstammausfällen bei familiärer Migränebelastung auftreten. Die Diagnose einer vestibulären Migräne wird schwieriger, wenn:
- sich die Schwindelattacken isoliert und insbesondere ohne Kopfschmerz manifestieren (30%) (Dieterich u. Brandt 1999),
- monosymptomatische audiovestibuläre Attacken überwiegen (70%) (Dieterich u. Brandt 1999),
- die Dauer der Schwindelattacken mit einem Morbus Menière kompatibel ist (20 Minuten bis 24 Stunden), insbesondere wenn zusätzlich milde kochleäre Symptome auftreten (Brantberg u. Baloh 2011),
- sich die vestibuläre Migräne mit isolierten lageabhängigen Schwindelattacken präsentiert (von Brevern et al. 2004).

Die Diagnose einer vestibulären Migräne wird in der Regel durch die Klassifikation der International Headache Society nicht abgebildet, da nur etwa 5% der Patienten die Kriterien einer Basilarismigräne erfüllen (Neuhauser et al. 2001, Cha et al. 2009). Aktuell werden diagnostische Kriterien von der Bárány-Society weiterentwickelt. Bereits 2001 publizierte Kriterien (Neuhauser et al. 2001) zeigten in einer Nachuntersuchung von 75 Patienten nach 8 Jahren eine hohe Validität mit Bestätigung der Diagnose in 84% (Radtke et al. 2011).

Voraussetzung der Diagnose ist ein vestibulärer Attackenschwindel auf dem Hintergrund einer Migräne nach den Kriterien der International Headache Society. Migräneschwindel tritt am häufigsten als spontaner Drehschwindel mit Übelkeit und Gangunsicherheit auf, häufig mit Verstärkung bei Lagewechsel oder Kopfbewegungen. Gar nicht selten ist die Bewegungsempfindlichkeit so ausgeprägt, dass die Patienten im Bett bleiben (während Patienten mit BPPV in aufrechter Haltung kaum Beschwerden haben). Migränetypische Begleitsymptome wie Kopfschmerzen, Photophobie, Phonophobie oder Auren können zur Diagnosesicherung beitragen, ebenso migränetypische Auslöser, beispielsweise Schlafentzug oder eine menstruelle Bindung (Neuhauser et al. 2001). Kochleäre Symptome treten deutlich seltener auf als beim Morbus Menière. Überlappungssyndrome wurden jedoch beschrieben (Cha et al. 2007).

Im Gegensatz zu anderen Migräneformen zeigen mehr als 60% der Patienten mit vestibulärer Migräne im attackenfreien Intervall (überwiegend leichte) zentrale Okulomotorikstörungen in Form einer sakkadierten Blickfolge, Blickrichtungsnystagmus, Spontannystagmus oder Lagerungsnystagmus (Dieterich u. Brandt 1999, Celebisoy et al. 2008). Während der Migräneattacke sind die Patienten allgemein besonders empfindlich gegenüber Bewegung und Bewegungskrankheit (Cutrer u. Baloh 1992), was – vergleichbar der Phono- und Photophobie in der Migräneattacke – auf eine neuronale sensorische Übererregbarkeit, hier der Innenohrrezeptoren, zurückgeführt werden kann. In der akuten Attacke zeigen sich meist eine Standunsicherheit sowie oft ein zentraler oder Lagenystagmus, seltener ein einseitiger peripherer Spontannystagmus (von Brevern et al. 2005).

Die Differenzialdiagnose ist gegenüber dem Morbus Menière, transient ischämischen Attacken oder der Vestibularisparoxysmie gelegentlich so schwierig, dass in vielen Fällen die Diagnose erst ex juvantibus gestellt werden kann. Die Abgrenzung zum Morbus Menière gelingt meist durch die kochleären Symptome und Befunde, die bei der vestibulären Migräne allenfalls gering und beim Morbus Menière zumindest im Verlauf deutlich sind (Cass et al. 1997, Brantberg u. Baloh 2011). Die episodische Ataxie Typ 2 (EA 2) (Griggs u. Nutt 1995) ist ebenfalls durch episodische Schwindelattacken mit Kopfschmerz gekennzeichnet (s. Kap. Ataxien). In über 90% der Fälle treten hier jedoch Okulomotorikstörungen im Intervall auf (typischerweise Blickrichtungsnystagmus und Downbeat-Nystagmus), die prominenter als bei der vestibulären

Migräne sind (Jen et al. 2004, Strupp et al. 2007). Die genetische Analyse der der EA 2 zugrunde liegenden Mutationen des sog. CACNA1A-Gens ist zum einen aufwendig und zum anderen finden sich nur in der Hälfte der Fälle mit klinisch sicherer EA 2 tatsächlich Mutationen (Jen et al. 2004). Auch hier muss die Diagnose deshalb manchmal ex juvantibus durch die Gabe von Acetazolamid (Griggs et al. 1978) oder 4-Aminopyridin (Strupp et al. 2011) gestellt werden.

■ Untersuchungen

Wie auch bei den anderen Schwindelsyndromen basiert die Diagnose im Wesentlichen auf der Anamnese, während die Zusatzdiagnostik im Intervall eher unspezifische Auffälligkeiten zeigt, beispielsweise eine leichte zentrale Okulomotorikstörung, eine einseitige vestibuläre Untererregbarkeit oder einen geringen Hörverlust (Dieterich u. Brandt 1999). Es sind die auch bei Migräne ansonsten empfohlenen apparativen Untersuchungen indiziert (s. Kap. Migräne). Als wichtiger Unterschied gegenüber anderen neurootologischen Patienten findet sich vierfach häufiger Übelkeit bei der kalorischen Prüfung, passend zur bekannten Anfälligkeit für Kinetosen bei Migränepatienten (Vitkovic et al. 2008).

Notwendige Untersuchungen

Siehe Kapitel Migräne.

In Einzelfällen erforderlich Untersuchungen

- **Neuroophthalmologische Untersuchung** mit der Frage nach zentralen Okulomotorikstörungen, die bei 60% der Patienten mit vestibulärer Migräne im Intervall gefunden werden
- **Videookulografie bzw. Elektronystagmografie** mit kalorischer Prüfungen mit der Frage nach einem peripheren vestibulären Defizit, das sich bei 10–20% der Patienten findet
- **Audiogramm**, insbesondere zur Abgrenzung zum Morbus Menière
- **cVEMP**, wobei in der Literatur dazu bislang aber unterschiedliche Befunde publiziert worden sind (Baier et al. 2009, Hong et al. 2011); diese könnten aber zur Differenzierung zwischen Morbus Menière und vestibulärer Migräne hilfreich sein (Taylor et al. 2012).

48.7 Somatoformer Schwindel

Der somatoforme Schwindel macht einen großen Anteil der komplexen Schwindelsyndrome aus. Somatoformer Schwindel wird aktuell in einen primären und einen sekundären somatoformen Schwindel aufgeteilt. Bei beiden Formen ist Schwindel das Leitsymptom. Der primäre somatoforme Schwindel tritt ohne eine vorangegangene vestibuläre Störung auf, der sekundäre somatoforme Schwindel tritt bei 30% der Patienten mit vestibulären Störungen in der Folge auf. Besonders gefährdet sind die Subgruppen mit Morbus Menière und mit vestibulärer Migräne (Best et al. 2006, Eckhardt-Henn et al. 2008). Im Folgenden wird die häufigste Form des somatoformen Schwindels besprochen, der phobische Schwankschwindel.

48.8 Phobischer Schwankschwindel

Der phobische Schwankschwindel gehört meist zum sekundären somatoformen Schwindel, es handelt sich hier um eine eher leichtere Form des somatoformen Schwindels. Beim phobischen Schwankschwindel treten die Attacken oft in typischen Situationen auf, die auch als externe Auslöser anderer phobischer Syndrome bekannt sind (Menschenansammlungen im Kaufhaus oder Restaurant, leere Räume, weite Plätze). Im Verlauf entsteht eine Generalisierung der Beschwerden mit zunehmendem Vermeidungsverhalten gegenüber auslösenden Reizen. Während oder kurz nach diesen Attacken werden (oft erst auf Befragen) Angst und vegetative Missempfindungen angegeben, wobei die meisten Patienten auch über Schwindelattacken ohne Angst berichten. Patienten mit leichten phobischen Störungen berichten häufig, dass sich die Beschwerden nach leichtem Alkoholgenuss und während sportlicher Aktivität bessern. Der neurologische Befund ist unauffällig oder kann die Beschwerden nicht hinreichend erklären. In 25% findet sich ein Zustand nach einer vestibulären Störung mit einer geringen Latenz (Huppert et al. 1995).

■ Klinik

Leitsymptome und Charakteristika des phobischen Schwankschwindels sind (Brandt u. Dieterich 1986, Brandt 1996):
- Die Patienten klagen über Schwankschwindel und subjektive Stand-/Gangunsicherheit ohne eine für den Beobachter sichtbare Stand-/Gangunsicherheit.
- Der Schwindel wird beschrieben als eine Benommenheit mit fluktuierender Unsicherheit von Stand und Gang, attackenartiger Fallangst ohne reale Stürze, z.T. auch als unwillkürliche, kurzdauernde Körperschwankung.
- Die Attacken treten oft in typischen Situationen auf, die auch als externe Auslöser anderer phobischer Syndrome bekannt sind (leere Räume, große Menschenansammlungen im Kaufhaus oder Restaurant).
- Im Verlauf entsteht eine Generalisierung der Beschwerden mit zunehmendem Vermeidensverhalten gegenüber auslösenden Reizen. Während oder kurz nach diesen Attacken werden (häufig erst auf Befragen) Angst und vegetative Missempfindungen angegeben, wobei

die meisten Patienten auch über Schwindelattacken ohne Angst berichten.
- Auf Nachfrage berichten die Patienten auch, dass sich die Beschwerden nach leichtem Alkoholgenuss und während Sport bessern.
- Am Beginn der Erkrankung steht häufig eine organische vestibuläre Erkrankung (z. B. abgelaufene Neuritis vestibularis oder BPPV [Huppert et al. 1995] oder besondere psychosoziale Belastungssituationen [Kapfhammer et al. 1997]).

Darüber hinaus sind viele Patienten für die ersten Minuten des Tages zunächst beschwerdefrei und dann entwickelt sich der Schwank- und Benommenheitsschwindel.
Sind diese Kriterien erfüllt, ist die Diagnose wahrscheinlich.

■ Differenzialdiagnose

Zu den wichtigsten Differenzialdiagnosen gehören:
- primärer orthostatischer Tremor mit pathognomonischem Frequenzgipfel der Körperschwankungen von 14–16 Hz im EMG und der Posturografie
- bilaterale Vestibulopathie
- Vestibularisparoxysmie
- Perilymphfistel
- vestibuläre Migräne
- episodische Ataxie Typ 2 (EA 2)
- neurodegenerative Erkrankungen (spinozerebelläre Ataxien, Multisystematrophien)
- zentrale vestibuläre Syndrome
- orthostatische Dysregulation
- Stiff-Person-Syndrom
- psychogene Gangstörungen

■ Untersuchungen

Notwendige Untersuchungen

Die Diagnose stützt sich auf die typische Anamnese und einen normalen neurologischen Untersuchungsbefund oder einen Befund, der die Beschwerden nicht organisch begründen kann.

Im Einzelfall erforderliche Untersuchungen

Zur Sicherung der Diagnose und zum Ausschluss organischer Ursachen sind folgende Zusatzuntersuchungen durchzuführen:
- neuroophthalmolgische und neurootologische Untersuchung
- Videookulografie/Elektronystagmografie mit kalorischer Spülung
- Posturografie (hier zeigt sich häufig ein spezifisches Muster: je schwieriger die Untersuchungsbedingungen umso relativ besser der Befund, s. u.)
- AEP, cVEMP, oVEMP
- Bildgebung (CT und/oder MRT)
- Doppler-Sonografie/Duplexsonografie

Bei genauer posturografischer Analyse zeigen die Patienten im normalen Stand eine erhöhte Schwankaktivität durch Kokontraktion der Fußbeuger und -strecker, offenbar als Ausdruck einer unnötigen ängstlichen Standstrategie, die Gesunde nur bei realer Fallgefahr anwenden. Bei schwierigen Balanceaufgaben, wie Fuß-vor-Fuß-Stand (Tandemstand) mit geschlossenen Augen, unterscheiden sich die posturografischen Daten der Patienten jedoch nicht von denen Gesunder, das heißt, je schwieriger die Anforderungen an die Balance werden, desto „gesünder" sind die Balanceleistungen der Patienten mit phobischem Schwankschwindel (Querner et al. 2000, Krafczyk et al. 2006, Brandt et al. 2012b).

■ Redaktionskomitee

Prof. Dr. Dr. h. c. T. Brandt FRCP, Universitätsklinikum München, Campus Großhadern, LMU
PD Dr. M. von Brevern, Park-Klinik Weissensee, Berlin
Prof. Dr. M. Dieterich, Universitätsklinikum München, Campus Großhadern, LMU
Prof. Dr. A. Eckhardt-Henn, Klinikum Stuttgart
Prof. Dr. D. Straumann, Universität Zürich
Prof. Dr. M. Strupp, Universitätsklinikum München, Campus Großhadern, München
Prof. Dr. M. Westhofen, Klinikum der RWTH Aachen
Prof. Dr. G. Wiest, Universitätsklinikum Wien

Federführend: Prof. Dr. M. Strupp, Universitätsklinikum München, Campus Großhadern, LMU, Marchioninistraße 15, 81377München
E-Mail: Michael.Strupp@med.uni-muenchen.de

Entwicklungsstufe der Leitlinie: S1

■ Literatur

Arbusow V, Strupp M, Dieterich M et al. Serum antibodies against membranous labyrinth in patients with "idiopathic" bilateral vestibulopathy. J Neurol 1998; 245: 132–136
Baier B, Stieber N, Dieterich M. Vestibular-evoked myogenic potentials in vestibular migraine. J Neurol 2009; 256: 1447–1454
Baloh RW, Jacobsen K, Honrubia V. Horizontal semicircular canal variant of benign positional vertigo. Neurology 1993; 43: 2542–2549
Bertholon P, Bronstein AM, Davies RA et al. Positional down beating nystagmus in 50 patients: cerebellar disorders and possible anterior semicircular canalithiasis. J Neurol Neurosurg Psychiatry 2002; 72: 366–372
Best C, Eckhardt-Henn A, Diener G et al. Interaction of somatoform and vestibular disorders. J Neurol Neurosurg Psychiatry 2006; 77: 658–664
Bisdorff AR, Debatisse D. Localizing signs in positional vertigo due to lateral canal cupulolithiasis. Neurology 2001; 57: 1085–1088

Black FO, Effron MZ, Burns DS. Diagnosis and management of drop attacks of vestibular origin: Tumarkin's otolithic crisis. Otolaryngol Head Neck Surg 1982; 90: 256–262

Brandt T. Phobic postural vertigo. Neurology 1996; 46: 1515–1519

Brandt T, Dieterich M. Phobischer Attacken-Schwankschwindel, ein neues Syndrom. Münch Med Wochenschr 1986; 128: 247–250

Brandt T, Dieterich M. Vestibular paroxysmia: vascular compression of the eighth nerve? Lancet 1994; 343: 798–799

Brandt T, Dieterich M, Strupp M. Vertigo – Leitsymptom Schwindel. 2. Aufl. Heidelberg: Springer Medizin; 2012a

Brandt T, Schautzer F, Hamilton D et al. Vestibular loss causes hippocampal atrophy and impaired spatial memory in humans. Brain 2005; 128: 2732–2741

Brandt T, Steddin S, Daroff RB. Therapy for benign paroxysmal positioning vertigo, revisited. Neurology 1994; 44: 796–800

Brandt T, Strupp M, Novozhilov S et al. Artificial neural network posturography detects the transition of vestibular neuritis to phobic postural vertigo. J Neurol 2012b; 259: 182–184

Brantberg K, Baloh RW. Similarity of vertigo attacks due to Meniere's disease and benign recurrent vertigo, both with and without migraine. Acta Otolaryngol 2011; 131: 722–727

Büttner U, Helmchen C, Brandt T. Diagnostic criteria for central versus peripheral positioning nystagmus and vertigo: a review. Acta Otolaryngol 1999; 119: 1–5

Cass SP, Furman JM, Ankerstjerne K et al. Migraine-related vestibulopathy. Ann Otol Rhinol Laryngol 1997; 106: 182–189

Celebisoy N, Gokcay F, Sirin H et al. Migrainous vertigo: clinical, oculographic and posturographic findings. Cephalalgia 2008; 28: 72–77

Cha YH, Brodsky J, Ishiyama G et al. The relevance of migraine in patients with Meniere's disease. Acta Otolaryngol 2007; 1–5

Cha YH, Lee H, Santell LS et al. Association of benign recurrent vertigo and migraine in 208 patients. Cephalalgia 2009; 29: 550–555

Chen CN, Young YH. Differentiating the cause of acute sensorineural hearing loss between Meniere's disease and sudden deafness. Acta Otolaryngol 2006; 126: 25–31

Chen L, Lee W, Chambers BR et al. Diagnostic accuracy of acute vestibular syndrome at the bedside in a stroke unit. J Neurol 2011; 258: 855–861

Choung YH, Shin YR, Kahng H et al. 'Bow and lean test' to determine the affected ear of horizontal canal benign paroxysmal positional vertigo. Laryngoscope 2006; 116: 1776–1781

Cnyrim CD, Newman-Toker D, Karch C et al. Bedside differentiation of vestibular neuritis from central "vestibular pseudoneuritis". J Neurol Neurosurg Psychiatry 2008; 79: 458–460

Committee on Hearing and Equilibrium guidelines for the diagnosis and evaluation of therapy in Meniere's disease. American Academy of Otolaryngology-Head and Neck Foundation, Inc. Otolaryngol Head Neck Surg 1995; 113: 181–185

Cutrer FM, Baloh RW. Migraine-associated dizziness. Headache 1992; 32: 300–304

Davis A, Moorjani P. The epidemiology of hearing and balance disorders. In: Luxon LM, Furman JM, Martini A, Stephens D, eds. Textbook of Audiological Medicine. London: Martin Dunitz; 2003: 89–99

De la Meilleure G, Dehaene I, Depondt M et al. Benign paroxysmal positional vertigo of the horizontal canal. J Neurol Neurosurg Psychiatry 1996; 60: 68–71

De SA, Kulamarva G, Citraro L et al. Spontaneous nystagmus in benign paroxysmal positional vertigo. Am J Otolaryngol 2011; 32: 185–189

Dieterich M, Brandt T. Episodic vertigo related to migraine (90 cases): vestibular migraine? J Neurol 1999; 246: 883–892

Eckhardt-Henn A, Best C, Bense S et al. Psychiatric comorbidity in different organic vertigo syndromes. J Neurol 2008; 255: 420–428

Griggs RC, Moxley RT, Lafrance RA et al. Hereditary paroxysmal ataxia: response to acetazolamide. Neurology 1978; 28: 1259–1264

Griggs RC, Nutt JG. Episodic ataxias as channelopathies. Ann Neurol 1995; 37: 285–287

Halmagyi GM, Aw ST, Karlberg M et al. Inferior vestibular neuritis. Ann NY Acad Sci 2002; 956: 306–313

Halmagyi GM, Colebatch JG, Curthoys IS. New tests of vestibular function. Ballieres Clin Neurol 1994; 3(3): 485–500

Halmagyi GM, Curthoys IS. A clinical sign of canal paresis. Arch Neurol 1988; 45: 737–739

Hong SM, Kim SK, Park CH et al. Vestibular-evoked myogenic potentials in migrainous vertigo. Otolaryngol Head Neck Surg 2011; 144: 284–287

Hüfner K, Barresi D, Glaser M et al. Vestibular paroxysmia: diagnostic features and medical treatment. Neurology 2008; 71: 1006–1014

Huppert D, Kunihiro T, Brandt T. Phobic postural vertigo (154 patients): its association with vestibular disorders. J Audiol Med 1995; 4: 97–103

Jackson LE, Morgan B, Fletcher JC jr et al. Anterior canal benign paroxysmal positional vertigo: an underappreciated entity. Otol Neurotol 2007; 28: 218–222

Jen J, Kim GW, Baloh RW. Clinical spectrum of episodic ataxia type 2. Neurology 2004; 62: 17–22

Kapfhammer HP, Mayer C, Hock U et al. Course of illness in phobic postural vertigo. Acta Neurol Scand 1997; 95: 23–28

Kattah JC, Talkad AV, Wang DZ et al. HINTS to diagnose stroke in the acute vestibular syndrome: three-step bedside oculomotor examination more sensitive than early MRI diffusion-weighted imaging. Stroke 2009; 40: 3504–3510

Kim S, Oh YM, Koo JW et al. Bilateral vestibulopathy: clinical characteristics and diagnostic criteria. Otol Neurotol 2011; 32: 812–817

Kirchner H, Kremmyda O, Hüfner K et al. Clinical, electrophysiological, and MRI findings in patients with cerebellar ataxia and a bilaterally pathological head-impulse test. Ann NY Acad Sci 2011; 1233: 127–138

Krafczyk S, Tietze S, Swoboda W et al. Artificial neural network: a new diagnostic posturographic tool for disorders of stance. Clin Neurophysiol 2006; 117: 1692–1698

Lee H, Kim BK, Park HJ et al. Prodromal dizziness in vestibular neuritis: frequency and clinical implication. J Neurol Neurosurg Psychiatry 2009; 80: 355–356

Lee H, Sohn SI, Cho YW et al. Cerebellar infarction presenting isolated vertigo: frequency and vascular topographical patterns. Neurology 2006; 67: 1178–1183

Lee NH, Ban JH, Lee KC et al. Benign paroxysmal positional vertigo secondary to inner ear disease. Otolaryngol Head Neck Surg 2010; 143: 413–417

Lee SH, Choi KD, Jeong SH et al. Nystagmus during neck flexion in the pitch plane in benign paroxysmal positional vertigo involving the horizontal canal. J Neurol Sci 2007; 256: 75–80

MacDougall HG, Weber KP, McGarvie LA et al. The video head impulse test: diagnostic accuracy in peripheral vestibulopathy. Neurology 2009; 73: 1134–1141

McClure JA. Horizontal canal BPV. J Otolaryngol 1985; 14: 30–35

Migliaccio AA, Halmagyi GM, McGarvie LA et al. Cerebellar ataxia with bilateral vestibulopathy: description of a syndrome and its characteristic clinical sign. Brain 2004; 127: 280–293

Min KK, Ha JS, Kim MJ et al. Clinical use of subjective visual horizontal and vertical in patients of unilateral vestibular neuritis. Otol Neurotol 2007; 28: 520–525

Minor LB, Haslwanter T, Straumann D et al. Hyperventilation-induced nystagmus in patients with vestibular schwannoma. Neurology 1999; 53: 2158–2168

Moon SY, Kim JS, Kim BK et al. Clinical characteristics of benign paroxysmal positional vertigo in Korea: a multicenter study. J Korean Med Sci 2006; 21: 539–543

Nakayama M, Epley JM. BPPV and variants: improved treatment results with automated, nystagmus-based repositioning. Otolaryngol Head Neck Surg 2005; 133: 107–112

Neuhauser H, Leopold M, von Brevern M et al. The interrelations of migraine, vertigo, and migrainous vertigo. Neurology 2001; 56: 436–441

Neuhauser HK. Epidemiology of vertigo. Curr Opin Neurol 2007; 20: 40–46

Neuhauser HK, von Brevern M, Radtke A et al. Epidemiology of vestibular vertigo: a neurootologic survey of the general population. Neurology 2005; 65: 898–904

Newman-Toker DE, Kattah JC, Alvernia JE et al. Normal head impulse test differentiates acute cerebellar strokes from vestibular neuritis. Neurology 2008; 70: 2378–2385

Nuti D, Vannucchi P, Pagnini P. Benign paroxysmal positional vertigo of the horizontal canal: A form of canalolithiasis with variable clinical features. J Vest Res Equilib Orientat 2000; 6: 173–184

Olesen J. Vertigo and dizziness related to migraine: a diagnostic challenge. Cephalalgia 2005; 25: 761–762

Querner V, Krafczyk S, Dieterich M et al. Patients with somatoform phobic postural vertigo: The more difficult the balance task, the better the balance performance. Neurosci Lett 2000; 285: 21–24

Radtke A, Lempert T, Gresty MA et al. Migraine and Meniere's disease: is there a link? Neurology 2002; 59: 1700–1704

Radtke A, Neuhauser H, von Brevern M et al. Vestibular migraine – validity of clinical diagnostic criteria. Cephalalgia 2011; 31: 906–913

Rajguru SM, Ifediba MA, Rabbitt RD. Biomechanics of horizontal canal benign paroxysmal positional vertigo. J Vestib Res 2005; 15: 203–214

Rosengren SM, Welgampola MS, Colebatch JG. Vestibular evoked myogenic potentials: past, present and future. Clin Neurophysiol 2010; 121: 636–651

Savastano M, Guerrieri V, Marioni G. Evolution of audiometric pattern in Meniere's disease: long-term survey of 380 cases evaluated according to the 1995 guidelines of the American Academy of Otolaryngology-Head and Neck Surgery. J Otolaryngol 2006; 35: 26–29

Stapleton E, Mills R. Clinical diagnosis of Meniere's disease: how useful are the American Academy of Otolaryngology Head and Neck Surgery Committee on Hearing and Equilibrium guidelines? J Laryngol Otol 2007; 121: 1–7

Steddin S, Brandt T. Horizontal canal benign paroxysmal positioning vertigo (h-BPPV): transition of canalolithiasis to cupulolithiasis. Ann Neurol 1996; 40: 918–922

Strupp M, Brandt T. Vestibular neuritis. Semin Neurol 2009; 29: 509–519

Strupp M, Brandt T, Steddin S. Horizontal canal benign paroxysmal positioning vertigo: reversible ipsilateral caloric hypoexcitability caused by canalolithiasis? Neurology 1995; 45: 2072–2076

Strupp M, Kalla R, Claassen J et al. A randomized trial of 4-aminopyridine in EA2 and related familial episodic ataxias. Neurology 2011; 77: 269–275

Strupp M, Planck JH, Arbusow V et al. Rotational vertebral artery occlusion syndrome with vertigo due to "labyrinthine excitation". Neurology 2000; 54: 1376–1379

Strupp M, Versino M, Brandt T. Vestibular migraine. Handb Clin Neurol 2010; 97: 755–771

Strupp M, Zwergal A, Brandt T. Episodic ataxia type 2. Neurotherapeutics 2007; 4: 267–273

Szmulewicz DJ, Waterston JA, Halmagyi GM et al. Sensory neuropathy as part of the cerebellar ataxia neuropathy vestibular areflexia syndrome. Neurology 2011; 76: 1903–1910

Taylor RL, Zagami AS, Gibson WP et al. Vestibular evoked myogenic potentials to sound and vibration: characteristics in vestibular migraine that enable separation from Meniere's disease. Cephalalgia 2012; 32: 213–225

Vital D, Hegemann SC, Straumann D et al. A new dynamic visual acuity test to assess peripheral vestibular function. Arch Otolaryngol Head Neck Surg 2010; 136: 686–691

Vitkovic J, Paine M, Rance G. Neuro-otological findings in patients with migraine- and nonmigraine-related dizziness. Audiol Neurootol 2008; 13: 113–122

von Brevern M, Radtke A, Clarke AH et al. Migrainous vertigo presenting as episodic positional vertigo. Neurology 2004; 62: 469–472

von Brevern M, Zeise D, Neuhauser H et al. Acute migrainous vertigo: clinical and oculographic findings. Brain 2005; 128: 365–374

Wagner JN, Glaser M, Brandt T et al. Downbeat nystagmus: aetiology and comorbidity in 117 patients. J Neurol Neurosurg Psychiatry 2008; 79: 672–677

Welgampola MS, Colebatch JG. Characteristics and clinical applications of vestibular-evoked myogenic potentials. Neurology 2005; 64: 1682–1688

Yacovino DA, Hain TC, Gualtieri F. New therapeutic maneuver for anterior canal benign paroxysmal positional vertigo. J Neurol 2009; 256: 1851–1855

Zhang D, Fan Z, Han Y et al. Inferior vestibular neuritis: a novel subtype of vestibular neuritis. J Laryngol Otol 2010; 124: 477–481

Zingler VC, Cnyrim C, Jahn K et al. Causative factors and epidemiology of bilateral vestibulopathy in 255 patients. Ann Neurol 2007; 61: 524–532

Zingler VC, Weintz E, Jahn K et al. Saccular function less affected than canal function in bilateral vestibulopathy. J Neurol 2008; 255: 1332–1336

Zwergal A, Rettinger N, Frenzel C et al. A bucket of static vestibular function. Neurology 2009; 72: 1689–1692

49 Schwindel – Therapie

Was gibt es Neues?

- **Benigner paroxysmaler Lagerungsschwindel (BPPV):** Zur Behandlung der Kanalolithiasis des horizontalen Bogengangs ist das Gufoni-Manöver bei einmaliger Anwendung effektiver als eine schrittweise Rotation um die Körperachse mit anschließender mehrstündiger Lagerung auf dem gesunden Ohr. Zur Behandlung der Kupulolithiasis des horizontalen Bogengangs sind sowohl Kopfschüttelmanöver als auch das Gufoni-Manöver wirksam.
- **Morbus Menière:** Bei der Prophylaxe des Morbus Menière ist eine Hochdosistherapie mit Betahistindihydrochlorid (3 × 48 mg pro Tag über 12 Monate) der niedrigeren Dosis überlegen.
- **Downbeat-, Upbeat-Nystagmus und episodische Ataxie Typ 2:** 4-Aminopyridin (Kaliumkanalblocker) ist wirksam zur Behandlung dieser Erkrankungen; dies gilt auch für zerebelläre Gangstörungen.

Die wichtigsten Empfehlungen auf einen Blick

- **BPPV:** Behandlungsverfahren der Wahl für den BPPV des posterioren Bogengangs sind die Lagerungsmanöver nach Epley und Semont. Patienten können auch eine Selbstbehandlung mit einem Semont- oder Epley-Manöver durchführen. Diejenigen Patienten, die mit dem Manöver nach Epley oder Semont keine eindeutige Besserung oder Beschwerdefreiheit erreichen, sollten auf Fehler beim Durchführen der Befreiungsmanöver überprüft werden. Die Kanalolithiasis des horizontalen Bogengangs lässt sich durch das sog. Gufoni-Manöver behandeln: Hierbei wird der Patient aus der aufrechten Sitzposition schnell auf die Seite mit dem geringeren Nystagmus gelegt; nach 2 Sekunden erfolgt dann eine 45°-Drehung des Kopfes nach unten. Alternativ im Liegen durch eine 90°-schrittweise Drehung um die Körperlängsachse zur gesunden Seite, gefolgt von 12-stündigem Liegen auf dem nicht betroffenen Ohr. Medikamentöse Therapien allein, Manipulationen an der HWS, autogenes Training und Akupunktur sind unwirksam.
- **Neuritis vestibularis:** Die Monotherapie mit Glukokortikoiden (Beginn der Behandlung innerhalb von 3 Tagen nach Symptombeginn, z. B. mit 100 mg Methylprednisolon pro Tag, Dosis jeden vierten Tag um 20 mg reduzieren) verbessert signifikant die Erholung der peripheren vestibulären Funktion; eine Monotherapie mit Valaciclovir hat keinen Effekt auf die Erholung der vestibulären Funktion. Die Kombinationstherapie von Valaciclovir mit Methylprednisolon ist nicht wirksamer als eine Monotherapie mit Methylprednisolon. Gezieltes Gleichgewichtstraining beschleunigt und verbessert die zentrale vestibuläre Kompensation der Tonusimbalance zwischen dem intakten und ausgefallenen Labyrinth.
- **Morbus Menière:** Prophylaktische Therapie der Attacken: Eine hochdosierte und lang dauernde Behandlung mit Betahistindihydrochlorid (3 × 48 mg pro Tag über 12 Monate) reduziert signifikant die Zahl der Attacken und ist wirksamer als eine niedrigere Dosierung (3 × 16 bis 3 × 24 mg pro Tag) und kürzere Behandlung (3–6 Monate); dies wird in einer randomisierten, placebokontrollierten Dosisfindungsstudie weiter untersucht. Auch die lokale transtympanale Instillation von 10–20 mg Gentamicin ist prophylaktisch wirksam, wobei die Applikationen in mehrwöchigen Abständen erfolgen sollen, damit es zu keiner ausgeprägten toxischen Innenohrschädigung kommt. Die transtympanale Gabe von Steroiden hat auch einen prophylaktischen Effekt.
- **Bilaterale Vestibulopathie:** Da ototoxische Substanzen und beidseitiger Morbus Menière die beiden häufigsten Ursachen der bilateralen Vestibulopathie sind, sind die Prophylaxe durch strenge Indikationsstellung für ototoxische Antibiotika und prophylaktische Behandlung des Morbus Menière die wichtigsten Behandlungsmaßnahmen. Physiotherapie in Form von intensivem Gleichgewichtstraining und Gangschulung hat einen therapeutischen Effekt.
- **Vestibularisparoxysmie:** Therapie der Wahl zur prophylaktischen Behandlung der kurz dauernden Schwindelattacken ist die Gabe von Carbamazepin oder Oxcarbazepin; dies muss aber durch randomisierte, kontrollierte Studien noch gestützt werden.
- **Vestibuläre Migräne:** Es liegen weiterhin keine kontrollierten Studien zur spezifischen Therapie vor. Eine retrospektive Studie zeigte eine signifikante Reduktion der Attackenhäufigkeit und -stärke unter einer medikamentösen Migräneprophylaxe, sodass bis zum Vorliegen spezifischer Therapiestudien die vestibuläre Migräne wie die Migräne mit Aura behandelt werden sollte.
- **Episodische Ataxie Typ 2:** Der Kaliumkanalblocker 4-Aminopyridin ist in einer Dosierung von 3 × 5 mg pro Tag prophylaktisch wirksam.
- **Downbeat-Nystagmus- und Upbeat-Nystagmus-Syndrom:** Die Kaliumkanalblocker 4-Aminopyridin (3 × 5 mg) und 3,4-Diaminopyridin (3 × 10 mg) sind symptomatisch wirksam. Für den Downbeat-Nystagmus liegen dazu mehrere kontrollierte Studien vor, für den Upbeat-Nystagmus bislang nur Einzelfallbeschreibungen.

- **Phobischer Schwankschwindel:** Kombinierte Pharma- und Verhaltenstherapie ist wirksam, wobei es dazu allerdings weiterhin keine randomisierten, kontrollierten Studien gibt. Für das Auftreten eines sekundären somatoformen Schwindels sind Komorbiditäten und frühere psychiatrische Krankheitsphasen von großer Bedeutung.

■ Einführung

Nach einer bevölkerungsbezogenen Studie liegt die Lebenszeitprävalenz für mittelstarken bis heftigen Schwindel bei 29,5 % (Neuhauser 2007). Die Prävalenz steigt mit zunehmendem Alter: 17 % bei jüngeren und bis zu 39 % bei den über 80-Jährigen (Davis u. Moorjani 2003). Viele Patienten haben eine Odyssee von Arztbesuchen hinter sich, bis die Diagnose gestellt wird und ihre Beschwerden wirksam behandelt werden. Deshalb besteht gerade bei diesem häufigen Leitsymptom ein hoher Bedarf sowohl an standardisierten diagnostischen als auch therapeutischen Leitlinien.

■ Definition und Klassifikation

Siehe Leitlinie „Schwindel – Diagnose".

■ Therapie

Allgemeine Empfehlungen zur Therapie

Grundvoraussetzung jeder Behandlung beim Leitsymptom Schwindel ist eine korrekte Diagnose, da Schwindel keine Krankheit, sondern Ausdruck von Störungen der vestibulären, zerebellären und/oder okulomotorischen Systeme ist. Hinzu kommen somatoforme Schwindelsyndrome, die primär oder sekundär auftreten können. Die Behandlung der verschiedenen Schwindelformen umfasst medikamentöse, physikalische, psychotherapeutische und selten chirurgische Maßnahmen (Übersicht bei Huppert et al. 2011, Strupp et al. 2011b, Brandt et al. 2012). Diese sind in ▶ Tab. 49.1 zusammengefasst. ▶ Tab. 49.2 gibt eine Übersicht der wichtigen Antivertiginosa, die zur rein symptomatischen Behandlung eingesetzt werden und nicht länger als 3 Tage gegeben werden sollen, da sie die sog. zentrale vestibuläre Kompensation verlangsamen und ein Suchtpotential besitzen. In ▶ Tab. 49.3 sind die relevanten Wirkstoffe zur medikamentösen Therapie mit der jeweiligen Dosierung, Gegenanzeigen, Anwendungsbeschränkungen und Nebenwirkungen dargestellt.

Die verschiedenen Pharmakagruppen lassen sich mit den „sieben As" zusammenfassen: Antivertiginosa, Antikonvulsiva, Antidepressiva, Antiphlogistika, Anti-Menière-Substanzen, Antimigränosa und – als neues Therapieprinzip – Aminopyridine als Kaliumkanalblocker.

Zur kausalen Therapie der einzelner Schwindel- und Nystagmusformen werden folgende Medikamente eingesetzt: Glukokortikoide bei der akuten Neuritis vestibularis, Betablocker, Topiramat und Valproinsäure zur prophylaktischen Behandlung der vestibulären Migräne, 4-Aminopyridin und 3, 4-Diaminopyridin bei Downbeat- und Upbeat-Nystagmus, episodischer Ataxie Typ 2 und zerebellärer Gangstörungen sowie Carbamazepin und Oxcarbazepin bei der Vestibularisparoxysmie.

49.2 Benigner peripherer paroxysmaler Lagerungsschwindel (BPPV)

■ Kanalolithiasis des posterioren Bogengangs (pBPPV)

Epley-Manöver

Das Befreiungsmanöver nach Epley erfolgt durch Kopf- und Rumpfrotation des liegenden Patienten in leichter Kopfhängelage (Epley 1992). Seine Wirksamkeit ist inzwischen durch 5 kontrollierte, randomisierte Studien und Metaanalysen belegt (Lynn et al. 1995, Froehling et al. 2000, Yimtae et al. 2003, Cohen u. Kimball 2004, von Brevern et al. 2006b, Strupp et al. 2007a). Eine weitere Metaanalyse zeigt, dass behandelte Patienten bei der ersten Verlaufskontrolle 4,6-mal häufiger beschwerdefrei waren als unbehandelte Patienten (Woodworth et al. 2004). Nach der ersten Lagerung werden etwa 40–60 % der Patienten beschwerdefrei, nach der dritten Lagerung etwa 94–98 % (Steenerson u. Cronin 1996). Diese Effekte sind aber nicht bei Selbstbehandlung mit dem Epley- oder Semont-Manöver zu erzielen (Fife et al. 2008). Zur erfolgreichen Anwendung des Epley-Manövers sind folgende Details zu beachten:

- Der Übergang von einer Position in die nächste wird zügig, aber nicht abrupt durchgeführt.
- Patienten mit eingeschränkter Nackenbeweglichkeit werden entweder auf einer Liege mit abgesenktem Kopfteil oder alternativ mit dem Befreiungsmanöver nach Semont behandelt.
- Bei ausgeprägter Angst oder Übelkeit empfiehlt sich eine Prämedikation mit Dimenhydrinat oder anderen Antivertiginosa, selten mit kurzwirksamen Benzodiazepinen etwa 30 Minuten vor Beginn der Übungen.
- 2–3 Durchgänge während einer Behandlungssitzung erhöhen die Erfolgsrate (Gordon u. Gadoth 2004).
- Die von Epley ursprünglich vorgeschlagene Vibration am Mastoid während des Manövers erhöht die Erfolgsrate nicht (Ruckenstein u. Shepard 2007).

Schwindel – Therapie

Tab. 49.1 Medikamentöse, physikalisch-medizinische, operative und psychologisch-psychotherapeutische Behandlungsverfahren beim Leitsymptom Schwindel.

Therapieverfahren	Indikation
Medikamentös	
Acetazolamid, 4-Aminopyridin	• episodische Ataxie Typ 2
4-Aminopyridin, 3,4-Diaminopyridin	• Downbeat-Nystagmus • Upbeat-Nystagmus
Antivertiginosa (s. ▶ Tab. 49.2)	• symptomatisch gegen Übelkeit und Erbrechen bei akuter Labyrinthläsion oder Vestibularisnerv-/kernläsion • zentrales „Lageerbrechen" • heftige Attacken mit Erbrechen, z. B. durch Befreiungsmanöver beim BPPV • Prävention der Bewegungskrankheit
Betarezeptorenblocker Valproinsäure Topiramat	• vestibuläre Migräne, Migräne vom Basilaristyp
Betahistin	• Morbus Menière • Verbesserung der zentralen vestibulären Kompensation (?)
Carbamazepin	• Vestibularisparoxysmie (neurovaskuläre Kompression) • vestibuläre Epilepsie • paroxysmale Dysarthrophonie und Ataxie bei MS und andere zentral-vestibuläre Paroxysmien • Obliquus-superior-Myokymie
Gentamicin	• Morbus Menière • vestibuläre Drop Attacks
Methylprednisolon	• akute Neuritis vestibularis • Cogan-Syndrom • transtympanal bei Morbus Menière
SSRI und andere Antidepressiva	• phobischer Schwankschwindel • Panikattacken
Physikalisch-medizinisch	
Befreiungs-/Lagerungsmanöver	• BPPV
Vestibularistraining, Gleichgewichtstraining, Gangschulung	• Verbesserung der zentral-vestibulären Kompensation einer vestibulären Tonusdifferenz (z. B. einseitiger Labyrinthausfall) • bilaterale Vestibulopathie • Habituation zur Prävention von Bewegungskrankheit
Operativ	
operative Resektion/Dekompression	• Tumoren (Akustikusneurinom) • Arachnoidalzysten der hinteren Schädelgrube, die zur Kompression des N. vestibulocochlearis führen
operative Deckung	• äußere und innere Perilymphfistel
neurovaskuläre Dekompression	• als Ultima Ratio bei Vestibularisparoxysmie
Psychologisch-psychotherapeutisch	
kognitive Verhaltenstherapie psychoedukative Behandlung	• phobischer Schwankschwindel • Panikattacken • Agora- und Akrophobie

Tab. 49.2 Antivertiginosa und Medikamente zur symptomatischen Behandlung von Schwindel und Übelkeit. Wichtig: diese Präparate sollten nicht länger als 3 Tage gegeben werden, weil sie die zentrale Kompensation verlangsamen und ein Suchtpotenzial besitzen.

Pharmakagruppe mit Wirksubstanzen	Dosis	Angriffsort
Anticholinergika		Muskarin-Antagonist
• Scopolamin	transdermal 0,5–1,0 mg/72 h	
Antihistaminika		Histamin-(H_1-)Antagonist
• Dimenhydrinat	Drg. (50 mg) alle 4–6 h	
	Supp. (150 mg) 1–2 tägl.	
	Amp. (100 mg) 1–3 tägl.	
Benzodiazepine		$GABA_A$-Agonist
• Diazepam	Tbl. (5 oder 10 mg) alle 4–6 h	
	oder Injektionslösung 10 mg i.m.	
• Clonazepam	Tbl. (0,5 mg) alle 4–6 h	

- Die Empfehlung, nach erfolgreicher Behandlung 48 Stunden aufrecht zu bleiben, um ein Frührezidiv zu verhindern, hat sich als unnötig erwiesen (Roberts et al. 2005). Das gilt in gleicher Weise auch für das Semont-Manöver (s.u.) (Massoud u. Ireland 1996).
- Das Auftreten eines orthotropen Nystagmus in der zweiten Position des Epley-Manövers sagt einen Erfolg der Behandlung voraus (Oh et al. 2007).

Semont-Manöver

Beim von Semont – noch vor Kenntnis des Kanalolithiasis-Mechanismus – entwickelten Befreiungsmanöver führt der Patient zunächst eine Rotation des Kopfes um 45° zur Seite des nicht betroffenen Labyrinths durch, um den posterioren Bogengang in die Ebene der Lagerungsmanöver zu bringen (Semont et al. 1988). Anschließend wird der Patient um 90° zur Seite des betroffenen Labyrinths gelagert; diese Position muss er mindestens 1 Minute einhalten. Danach erfolgt der sog. große Wurf: Der Patient wird um 180° zur Seite des betroffenen Labyrinths gelagert, wo er auch mindestens 1 Minute liegen bleiben muss. Abschließend setzt sich der Patient auf. Diese Sequenz sollte dreimal morgens, dreimal mittags und dreimal abends für 3 Tage erfolgen.

Die Pathophysiologie der Kanalolithiasis und das Wirkprinzip des Semont-Manövers sind schematisch in Brandt et al. (1994) dargestellt. Nach mehrmaliger Behandlung werden damit 94% der Patienten gegenüber nur 36% der Kontrollen im gleichen Zeitraum beschwerdefrei (Salvinelli et al. 2003).

Zahlreiche andere Studien und eine Metaanalyse belegen die Gleichwertigkeit beider Manöver. Die Erfolgsraten des Semont-Manövers liegen nach retrospektiven Fallserien bei 50–70% nach einmaliger und bei über 90–98% nach mehrmaliger Behandlung (Semont et al. 1988, Coppo et al. 1996, Serafini et al. 1996, Levrat et al. 2003, Steenerson u. Cronin 1996). Im Direktvergleich der beiden Verfahren finden sich ebenfalls keine Unterschiede (Cohen u. Jerabek 1999, Herdman u. Tusa 1996, Massoud u. Ireland 1996, Soto-Varela et al. 2001, Steenerson u. Cronin 1996). Die Entscheidung, welches Manöver eingesetzt wird, sollte davon abhängen, mit welchem Verfahren der Therapeut besser vertraut ist und ob individuelle Kontraindikationen vorliegen: Sehr adipöse Patienten sind leichter nach Epley zu behandeln, während für Patienten mit Schulter-Nacken-Problemen das Semont-Manöver geeigneter ist. Die Begleiteffekte (Übelkeit, Gangunsicherheit) sind bei allen Manövern gleich.

Als Begleiteffekt kann vorübergehend Übelkeit auftreten, vor allem bei wiederholter Lagerung während einer Sitzung (Vorbeugung mit z.B. 100 mg Dimenhydrinat oder anderem Antivertiginosum). Bei etwa 20–40% der erfolgreich behandelten Patienten kommt es für 1–3 Tage zu einem Benommenheitsschwindel mit Gangunsicherheit wahrscheinlich durch die partielle Reposition der Otokonien zum Utrikulus, die zu einer Dysfunktion des Utrikulus führt (von Brevern et al. 2006a). Gelegentlich wird ein Lagerungsschwindel des hinteren vertikalen Bogengangs durch die Behandlung in die horizontale oder anteriore Bogengangsvariante überführt (Herdman u. Tusa 1996).

Selbstbehandlung

Die Manöver nach Epley und Semont können auch erfolgreich in der Selbstbehandlung eingesetzt werden (Radtke et al. 2004). Die Behandlung wird mehrfach täglich bis zur Beschwerdefreiheit durchgeführt. Erforderlich ist eine gründliche Anleitung durch Demonstration und Bildmaterial. Die Erfolgsraten (50–90% nach einer Woche = 21 Behandlungen) sind jedoch nicht so hoch wie bei ärztlich durchgeführten Manövern, sodass die Selbstbehandlung komplementär eingesetzt werden kann, z.B. für Restbeschwerden nach ärztlicher Behandlung oder bei häufigen Rezidiven. Patienten, die mit diesen Manövern nicht zurechtkommen, können die als erste wirksame physikalische Therapie des BPPV beschriebenen einfacheren Brandt-Daroff-Übungen durchführen (Brandt u. Daroff 1980), brauchen damit in der Regel aber länger, bis sie beschwerdefrei werden (Radtke et al. 1999).

Schwindel – Therapie

Tab. 49.3 Übersicht über die wichtigsten Wirkstoffe zur Therapie bei Schwindel in alphabetischer Reihenfolge.

Wirkstoff	Dosierung	Gegenanzeigen	Anwendungsbeschränkungen	Nebenwirkungen
Acetazolamid	250–1000 mg/d	hyperchlorämische Azidose, Gicht, Nebennniereninsuffizienz, Hyperkalziurie, Nephrokalzinose, Langzeitbehandlung eines chron. nicht kongestiven Glaukoms mit geschl. Kammerwinkel	obstruktive Atemwegserkrankungen, schwere Leberfunktionsstörungen (Präkoma, Coma hepaticum), Hypokaliämie	Parästhesien, Leistungsabfall, vermehrter Harndrang, Ohrgeräusche, Hörstörungen, Depressionen, metabolische Azidose, Hyperkalziurie mit Nierensteinbildung, Hämaturie, Leberfunktionsstörungen, fulminante Lebernekrose
Aminopyridine 4-Aminopyridin (4-AP) und 3,4-Diaminopyridin (3,4-DAP) 4-Aminopyridin retard	2 × 5 mg/d bis 3 × 10 mg/d 1–2 × 10 mg/d	bekannte Allergie gegen Aminopyridine QT$_C$-Verlängerung, bekannte Herzrhythmusstörungen	bekannte Allergie auf Aminopyridine, Herzrhythmusstörungen, Niereninsuffizienz	Übelkeit, Erbrechen, periorale oder distale Parästhesien, abdominelles Völlegefühl In seltenen Fällen bei hoher Dosierung beschrieben: epileptische Anfälle, Herzrhythmusstörungen bis Herzstillstand
Betahistin	3 × 12 mg/d bis 3 × 48 mg/d in Einzelfällen bis 3 × 72 mg/d	Asthma bronchiale Phäochromozytom	Magen-Darm-Geschwüre in der Anamnese	Kopfdruck, Erbrechen, Pruritus, Anaphylaxien bzw. Überempfindlichkeitsreaktionen, Quincke-Ödem
Carbamazepin	Siehe Kapitel zur Behandlung der Epilepsie			
Dimenhydrinat	100–300 mg/d	Überempfindlichkeit gegenüber Antihistaminika, akuter Asthma-Anfall, Engwinkelglaukom, Phäochromozytom, Porphyrie, Prostatahyperplasie mit Restharnbildung, Epilepsie, Eklampsie, gleichzeitige Behandlung mit MAO-Hemmern	eingeschränkte Leberfunktion, Herzrhythmusstörungen, chronische Atembeschwerden und Asthma, Pylorusstenose, Verdacht auf raumbeengende intrakranielle Prozesse (Erschwerung der Diagnose), akute Vergiftungen, gleichzeitige Anwendung mit aminoglykosidischen Antibiotika, Saccharase-Isomaltase-Mangel, gleichzeitige Gabe von zentral wirkenden Medikamenten wie Sedativa oder Psychopharmaka im Kleinkindalter (bis zu 1 Jahr)	allergische Reaktionen, Lichtempfindlichkeit, Muskelschwäche, Somnolenz, Schwindel, paradoxe Reaktionen, Sehstörungen, gastrointestinale Beschwerden, Mundtrockenheit, Leberfunktionsstörungen, Tachykardie, Miktionsstörungen, anticholinerge Wirkung
Gentamicin	10–20 mg transtympanal	Schwangerschaft, terminale Niereninsuffizienz, bekannte Allergie	wegen lokaler Instillation kaum systemische Wirkung	Hörminderung, Schädigung des Vestibularorgans
Methylprednisolon	Siehe Kapitel Therapie der Multiplen Sklerose			
Metoprololsuccinat	Siehe Kapitel Therapie der Migräne			

■ Lagerungsschwindel des horizontalen Bogengangs (hBPPV)

Für die Therapie kommen Rotationen um die Körperlängsachse im Liegen entsprechend einem veränderten Epley-Manöver zum Einsatz. Bei der Kanalolithiasis wird der Patient aus der Rückenlage in 3 Schritten von je 90° um die Körperlängsachse zum nicht betroffenen Ohr gedreht und bleibt 30 Sekunden in jeder Position liegen (Lempert u. Tiel-Wilck 1996). Eine wirkungsvolle Alternative stellt die Seitlagerung auf das nicht betroffene Ohr für 12 Stunden dar (Vannucchi et al. 1997). Eine Vergleichsstudie zeigte Erfolgsraten von 70% für beide Verfahren nach einmaliger Anwendung, gegenüber 30% bei unbehandelten Kontrollen (Nuti et al. 1998). Die Kombination aus beidem, dem modifizierten Epley-Manöver mit nachfolgender Seitlagerung, ist bei etwa 90% der Patienten erfolgreich (Casani et al. 2002). Nach dreimaliger Rotation um die Körperlängsachse kann die Erfolgsrate 100% erreichen (Steenerson et al. 2005). Die klinische Erfahrung zeigt jedoch, dass die Patienten zum Teil erst nach einigen Tagen beschwerdefrei werden.

Als drittes wirksames therapeutisches Manöver kann man das Gufoni-Manöver durchführen (Gufoni et al. 1998), mit dem sich sowohl Patienten mit einer Kanalolithiasis als auch Patienten mit Kupulolithiasis therapieren lassen. Der Vorteil dieses Manövers ist, dass man dazu nicht unterscheiden muss, welche Form eines horizontalen BPPV vorliegt. Aus sitzender Position wird der Patient einfach auf die Seite gelegt, auf der der Nystagmus am geringsten ist. Danach erfolgt eine Drehung des Kopfes um 45° nach unten („Ausbechern") (Gufoni et al. 1998, Casani et al. 2002, Asprella 2005). Das Gufoni-Manöver hat sich in einer kontrollierten Studie bei einmaliger Anwendung als effektiver erwiesen als eine Kombination der beiden anderen Manöver (86% vs. 61%) (Casani et al. 2011).

Bei der Kupulolithiasis des horizontalen Bogengangs erscheint es aus pathophysiologischen Gründen erfolgversprechend, die Kupulolithiasis zunächst in eine Kanalolithiasis umzuwandeln, etwa durch rasche Seitlagerungen nach Brandt und Daroff (1980), rasches Kopfschütteln oder Kopfperkussion, und dann die oben genannten Manöver anzuwenden. Sowohl das Schütteln des im Sitzen um 30° nach unten gesenkten Kopfes mit 3 Hz als auch das Gufoni-Manöver sind wirksam (Kim et al. 2012).

■ Lagerungsschwindel des anterioren Bogengangs (aBPPV)

Für folgendes Manöver wurde in einer unkontrollierten Studie eine Remissionsrate von 85% nach einmaliger Anwendung und von 100% nach mehrfacher Anwendung beschrieben (Yacovino et al. 2009):
1. Aus der sitzenden Position wird der Patient in eine Kopfhängelage gebracht, sodass der Kopf im Liegen um mindestens 30° rekliniert ist.
2. Nach 30 Sekunden wird der Kopf in der liegenden Position rasch nach vorn gebeugt, sodass das Kinn auf der Brust liegt.
3. Nach 30 Sekunden wird der Patient wieder aufgerichtet.

49.3 Akute Neuritis vestibularis

Die Behandlung der akuten Neuritis vestibularis beruht auf 3 Prinzipien:
1. symptomatische Therapie,
2. kausale Therapie und
3. Verbesserung der zentralen vestibulären Kompensation.

Symptomatische Therapie

Antivertiginosa ▶ Tab. 49.2 sollten nur innerhalb der ersten Tage und nur bei schwerer Übelkeit und Brechreiz gegeben werden, da sie die zentrale Kompensation des peripheren Vestibularisausfall verzögern.

Kausale Therapie

Die virale Genese der Neuritis vestibularis ist – in Analogie zur „idiopathischen Fazialisparese" – wahrscheinlich, aber bislang nicht sicher bewiesen (Übersicht bei Strupp u. Brandt 2009). Hierfür sprechen: autoptische Studien, die entzündliche Degenerationen des Vestibularisnervs zeigten (Schuknecht 1993) sowie der Nachweis von Herpes-simplex-Virus-Typ 1-DNA und des „latency-associated transcripts" in vestibulären Ganglienzellen (Arbusow et al. 1999, Theil et al. 2001, Arbusow et al. 2000, Arbusow et al. 2003).

Studien aus den 90er Jahren ergaben Hinweise dafür, dass Glukokortikoide den Verlauf bei „akutem Schwindel" verbessern können (Ariyasu et al. 1990, Ohbayashi et al. 1993). Eine prospektive, randomisierte, placebokontrollierte Studie mit 141 Patienten zeigte, dass eine Monotherapie mit Methylprednisolon zu einer signifikanten Verbesserung der Erholung der peripheren vestibulären Funktion führt (Strupp et al. 2004b). Valacyclovir hatte weder als Monotherapie noch in Kombination mit Methylprednisolon einen Einfluss auf den Verlauf der Erkrankung. Diese Befunde werden sowohl durch eine Metaanalyse (Goudakos et al. 2010) als auch durch eine weitere Studie (Karlberg u. Magnusson 2011) bestätigt. In einer Cochrane-Analyse wird dieser Trend einen Monat nach Erkrankung zwar auch gesehen, allerdings noch keine allgemeine Behandlungsempfehlung der akuten Neuritis vestibularis mit Kortikosteroiden gegeben, da nicht genügend Studien vorlägen und die Auswirkungen auf die Lebensqualität nicht ausreichend untersucht worden seien (Fishman et al. 2011).

Verbesserung der zentralen vestibulären Kompensation

Bislang wichtiges Behandlungsprinzip ist die Förderung der zentralen Kompensation durch physikalische Therapie. Vestibuläre Trainingsprogramme, erstmals von Cawthorne (Cawthorne 1944) empfohlen, umfassen unter Berücksichtigung heutiger Kenntnisse der Vestibularisfunktion (Übersicht bei Herdman 2007):
- willkürliche Augenbewegungen und Fixationen zur Verbesserung der gestörten Blickstabilisation,
- aktive Kopfbewegungen zur Neueineichung des vestibulookulären Reflexes,
- Balance- und Zielbewegungen sowie Gehübungen zur Verbesserung der vestibulospinalen Haltungsregulation und Zielmotorik.

Die Wirksamkeit des Trainings zur Förderung der zentralen Kompensation von Nystagmus und Fallneigung nach einseitiger Labyrinthläsion ist tierexperimentell belegt (Igarashi et al. 1989). Bei Patienten mit Neuritis vestibularis konnte ein signifikanter Erfolg einer intensiven Physiotherapie für die vestibulospinale Haltungsregulation in einer prospektiven, randomisierten, kontrollierten Studie gezeigt werden (Strupp et al. 1998). Diese Befunde werden durch eine Cochrane-Analyse gestützt (Hillier u. McDonnell 2011).

Pharmakologische und metabolische Studien im Tierexperiment sprechen dafür, dass Alkohol, Phenobarbital, Chlorpromazin, Diazepam und ACTH-Antagonisten die zentral-vestibuläre Kompensation verzögern, während Coffein, Amphetamin und Glukokortikoide sie beschleunigen können (Übersicht bei Dutia 2010). Dazu liegen aber bislang keine klinischen Studien vor.

Pragmatische Therapie

- **Symptomatische Therapie:** In der akuten Phase können während der ersten 1–3 Tage zur symptomatischen Unterdrückung von Nausea und Erbrechen z. B. 1–3 × 100 mg Dimenhydrinat/d oder andere Antivertiginosa gegeben werden. Hierzu gibt es keine prospektiven, randomisierten Studien.
- **Kausale Therapie:** Eine kurzdauernde Behandlung mit Glukokortikoiden (Methylprednisolon, initial 100 mg oral pro Tag, Dosis jeden vierten Tag um 20 mg reduzieren) führt im Mittel zu einer signifikanten Verbesserung der Erholung der peripheren vestibulären Funktion (Strupp et al. 2004b).
- **Verbesserung der zentralen vestibulären Kompensation des peripheren Defizits:** Es sollte ein stufenförmiges physikalisches Training unter krankengymnastischer Betreuung mit anfänglich statischen Stabilisationen, dann vor allem dynamischen Übungen zur Gleichgewichts- und Standregulation sowie Blickstabilisation während Auge-Kopf-Körper-Bewegungen erfolgen. Wichtig ist, dass die Gleichgewichts- und Balanceübungen sukzessiv gesteigert werden bis zu einem Schwierigkeitsgrad oberhalb der „Normalanforderung", und zwar sowohl mit als auch ohne visuelle Stabilisation.

Unwirksame Therapien

Die Behandlung mit durchblutungsfördernden Maßnahmen (Vasodilatatoren, niedermolekularen Dextranen, Hydroxyäthylstärke, Lokalanästhetika oder Stellatumblockaden) ist unwirksam.

49.4 Bilaterale Vestibulopathie

Die Behandlung der verschiedenen Formen der bilateralen Vestibulopathie verfolgt 3 Ziele:
1. Prävention des progredienten Vestibularisausfalls,
2. Erholung der vestibulären Funktion,
3. Förderung der zentralen Kompensation (oder Substitution) des vestibulären Funktionsausfalls durch physikalische Therapie.

Prävention des progredienten Vestibularisausfalls

Die Prävention ist am wichtigsten für die Gruppe der Patienten mit ototoxischer Labyrinthschädigung, vor allem durch Aminoglykoside, die nur unter strenger Indikation und als tägliche Einmaldosis eingesetzt werden sollten. Es empfiehlt sich die Kontrolle der Plasmaspiegel. Patienten mit Nierenversagen, hohem Alter oder einer familiären ototoxischen Suszeptibilität sind besonders gefährdet. Ototoxische Antibiotika sollten nicht mit anderen ototoxischen Substanzen, wie z. B. Schleifendiuretika, kombiniert werden, da dies zu einer Potenzierung der Innenohrschädigung führen kann. Während der Behandlung sind sorgfältige Verlaufskontrollen der Hör- und Vestibularisfunktion notwendig. Dies kann den Arzt allerdings nicht in Sicherheit wiegen, da die ototoxischen Effekte meist über Tage oder Wochen verzögert auftreten (Magnusson u. Padoan 1991).

Erholung der vestibulären Funktion

Die Erholung der vestibulären Funktion ist bei den wahrscheinlich zu selten diagnostizierten autoimmunologisch bedingten Formen in Einzelfällen möglich. Auch ohne Vorliegen kontrollierter prospektiver Studien macht theoretisch eine Immunbehandlung dann Sinn, wenn sich klinisch Zeichen einer systemischen Autoimmunerkrankung zeigen oder wenn Antikörper gegen Innenohrstrukturen gefunden werden (Schüler et al. 2003, Deutschländer et al. 2005). Zunächst können Kortikosteroide (z. B. Methylprednisolon 80 mg/d, in absteigender Dosierung über ca. 3–4 Wochen) versucht werden; beim Cogan-Syndrom sollten bei mangelhaftem Ansprechen zusätzlich vorübergehend Azathioprin oder Cyclophosphamid gegeben werden (Orsoni et al. 2002).

Physikalische Therapie

Die physikalische Therapie mit Gang- und Gleichgewichtstraining wird von den Patienten gern angenommen und erleichtert die Anpassung an den Funktionsausfall durch Förderung der visuellen und somatosensorischen Substitution. Zumindest für einseitige periphere vestibuläre Funktionsstörung konnte die Wirksamkeit von Gleichgewichtstraining bestätigt werden (Hillier u. McDonnell 2011).

Für den Patienten ist es ferner wichtig, über die Art, den Mechanismus und den Verlauf der Erkrankung sorgfältig aufgeklärt zu werden. Allein die Aufklärung führt häufig zu einer Erleichterung der subjektiven Beschwerden.

49.5 Morbus Menière

Das primäre Ziel der Therapie des Morbus Menière ist, die Attacken und so auch ein Fortschreiten der vestibulokochleären Defizite zu verhindern. Zur Therapie des Morbus Menière sind bislang mehr als 2000 Arbeiten publiziert worden. Dementsprechend reicht das Spektrum der Therapieempfehlungen von salzfreier Kost, über Diuretika, transtympanale Gentamicin- oder Steroidgabe oder Betahistin bis zu verschiedenen operativen Verfahren (Übersicht bei Minor et al. 2004). Positive Effekte auf die Attackenfrequenz wurden publiziert für die transtympanale Instillation von Gentamicin und Steroiden sowie die hochdosierte langdauerne Gabe von Betahistindihydrochlorid (3 × 48 mg pro Tag für 12 Monate) (Übersicht bei Strupp et al. 2011b).

Gentamicin

Die Wirkung von Gentamicin beruht auf einer direkten Schädigung von vestibulären Typ-I-Haarzellen (Carey et al. 2002, Ishiyama et al. 2007, Selimoglu 2007). Als mit dieser Behandlung begonnen wurde, erhielten die Patienten so lange Gentamicin, bis die Gleichgewichtsfunktion ausgefallen war. Damit erreichte man in den meisten Fällen Attackenfreiheit, verursachte aber auch in mehr als 50% der Fälle eine deutliche Innenohrschwerhörigkeit. Als nachgewiesen worden war, dass die ototoxische Wirkung der Aminoglykoside mit deutlicher Verzögerung einsetzt (Magnusson et al. 1991), wurde das Therapieregime geändert: entweder Einzelinjektionen im Abstand von mindestens 4 Wochen oder eine einzige Injektion und dann regelmäßige Verlaufskontrollen und erst bei weiteren Attacken weitere Injektionen (Lange et al. 2004). Es liegen 2 prospektive, doppelblinde, randomisierte, kontrollierte Studien vor, die eine Wirksamkeit in Bezug auf die Schwindelsymptome gezeigt haben (Stokroos u. Kingma 2004, Postema et al. 2008); diese Ergebnisse werden durch eine Cochrane-Analyse gestützt (Pullens u. van Benthem 2011). Wesentliches Problem bei der Behandlung mit Aminoglykosiden ist die begleitende Hörschädigung, die bei mindestens 20% der Patienten auftritt (Flanagan et al. 2006, Colletti et al. 2007), sodass eigentlich nur Patienten mit vorbestehender deutlicher Hörschädigung behandelt werden sollten. Erschwerend kommt hinzu, dass sich nach etwa 20 Jahren Krankheitsdauer bei der Hälfte der Patienten ein beidseitiger Morbus Menière entwickelt (Takumida et al. 2006, Huppert et al. 2010).

Transtympanale Gabe von Glukokortikoiden

In einer retrospektiven Untersuchung wurden die Effekte transtympanaler Injektionen von Dexamethason bei 34 Patienten untersucht (Barrs 2004). Nach einer wöchentliche Gabe von jeweils 10 mg/ml zeigte sich nur bei 24% der Patienten eine relevante Besserung; weitere 24% besserten sich im Verlauf, sodass die Hälfte der Behandelten davon profitierte. Diese Behandlung wird gut toleriert (Yilmaz et al. 2005). Eine kontrollierte, prospektive, doppelblinde Studie zeigte eine Besserung der Schwindelattacken bei 82% gegenüber 57% in der Placebogruppe (Garduno-Anaya et al. 2005). Laut einer Cochrane-Analyse (Phillips u. Westerberg 2011) gibt es aber bislang nur eine einzige methodisch sorgfältig durchgeführte Studie (Garduno-Anaya et al. 2005), sodass sich nur begrenzte Hinweise für die Wirksamkeit der transtympanalen Gabe von Glukokortikoiden ergeben.

In einer prospektiven, kontrollierten, randomisierten Studie wurde der Effekt einer intratympanalen Gentamicingabe mit der von Dexamethason verglichen (Casani et al. 2012): Die Reduktion der Schwindelattacken unter Getamicin war mit 93% der unter Dexamethason mit 61% deutlich überlegen.

Betahistin

Metaanalysen zeigen, dass Betahistin offensichtlich einen prophylaktischen Effekt auf die Attacken bei Morbus Menière hat (Claes u. Van-de-Heyning 1997, James u. Thorp 2005, Strupp et al. 2007a), wobei bislang keine placebokontrollierten, doppelblinden Studien vorliegen. Betahistin ist ein H_1-Agonist und H_3-Antagonist. Es verbessert die Mikrozirkulation im Innenohr über seine Wirkung auf präkapilläre Sphinkter der Stria vascularis (Dziadziola et al. 1999, Ihler et al. 2012). Auf diese Weise kann es möglicherweise die Imbalance zwischen Produktion und Resorption der Endolymphe normalisieren.

Auf der Basis klinischer Erfahrungen mit einer Dosierung von 3 × 48 mg Betahistindihydrochlorid pro Tag erfolgte eine offene Anwendungsbeobachtung bei 112 Patienten, die zeigte, dass diese höhere Dosierung der bislang gebräuchlichen Dosierung von 3 × 16 bis 3 × 24 mg/d signifikant überlegen ist (Strupp et al. 2008). Derzeit erfolgt dazu eine multizentrische, placebokontrollierte Dosisfindungsstudie (3 × 16 m/d vs. 3 × 48 mg/d) (BEMED). Wenn die Patienten nach 3 Monaten auf eine Dosierung von 3 × 48 mg/d nicht ausreichend ansprechen, kann die Dosis in Einzelfällen sukzessive bis auf 480 mg/d erhöht werden (Lezius et al. 2011). Ziel der Therapie ist eine mindestens

6-monatige Attackenfreiheit, dann kann die Dosis wieder langsam auf eine Erhaltungsdosis reduziert werden.

Pragmatische Therapie

Attackenbehandlung

Die akute Attacke ist selbst begrenzt. Schwindel und Nausea können durch Antivertiginosa vermindert werden, wie sie auch zur Behandlung anderer akuter Labyrinthfunktionsstörungen eingesetzt werden, z. B. Dimenhydrinat 100 mg als Suppositorien oder Infusion (1–3 × 100 mg/d) oder in schweren Fällen Benzodiazepine.

Prophylaktische Therapie

Ziel der prophylaktischen Behandlung ist es, den Endolymphhydrops zu vermindern, um so die Attacken und das Fortschreiten der vestibulokochleären Defizite zu verhindern. Wenn Patienten eine oder mehr Attacken pro Monat haben, ist eine prophylaktische Therapie indiziert:
- **Betahistindihydrochlorid** 3 × 2 Tbl. à 24 mg/d, d. h. 3 × 48 mg/d, über mindestens 6–12 Monate. Ist der Patient 6 Monate attackenfrei, kann die Tagesdosis langsam reduziert werden (je nach Verlauf um 1 Tablette etwa alle 3 Monate). Es handelt sich also um eine Langzeitbehandlung. Diese Empfehlungen beruhen auf der o. g. Anwendungsbeobachtung (Strupp et al. 2008). Nimmt die Attackenfrequenz nach 3 Monaten nicht ab, kann die Dosis sukzessive bis auf 480 mg/d (d. h. 20 Tbl. à 24 mg/d) erhöht werden. Ist der Patient 6 Monate attackenfrei, ist wiederum eine sukzessive Dosisreduktion von jeweils 24 mg alle 3 Monate sinnvoll.

Therapie mit ototoxischen Antibiotika

Selten ergibt sich bei medikamentös therapieresistenten häufigen Menière-Attacken mit Innenohrschwerhörigkeit und Identifizierung der betroffenen Seite die Indikation für eine
- **transtympanale Instillation von Gentamicin** (1–2 ml mit einer Konzentration von 20–40 mg/ml Gentamicin) im Abstand von mehreren Wochen. Das Dosisintervall sollte sich nach der Wirksamkeit richten. Nach Metaanalysen liegt die Erfolgsrate der Gabe von Gentamicin zwischen 39 und 95 % (Cohen-Kerem et al. 2004, Strupp et al. 2007a). Früher wurden die Instillationen täglich vorgenommen, bis nachgewiesen wurde, dass die ototoxischen Effekte von Gentamicin verspätet auftreten können (Magnusson u. Padoan 1991), weshalb heute allgemein Einzelinstillationen in mehrwöchigem Abstand empfohlen werden (Stokroos u. Kingma 2004, Postema et al. 2008, Pullens u. van Benthem 2011).

Therapie der Tumarkinschen Otolithenkrisen

Rezidivierende Tumarkinsche Otolithenkrisen (vestibuläre Drop-Attacks) sind für die Patienten im Alltag außerordentlich beeinträchtigend und wegen der hohen Verletzungsrate gefährlich. Je nach klinischer Einschätzung der Schwere der Störung wird hier – falls die hochdosierte Behandlung mit Betahistin zu keiner Besserung führt – die intratympanale Gentamicin-Behandlung erfolgreich eingesetzt. Voraussetzung für diese Behandlung ist, dass das betroffene Ohr ausreichend sicher (z. B. mit Audiogramm, kalorischer Prüfung und cVEMP/oVEMP) identifiziert werden kann. Der Langzeitverlauf ist günstig (Huppert et al. 2010).

Unwirksame Therapien

Metaanalysen haben gezeigt, dass weder salzfreie Diät (Strupp et al. 2007a) noch Diuretika (Thirlwall u. Kundu 2006) einen Therapieeffekt haben. Die Sakkotomie ist ebenfalls nicht wirksam, wie in einer Cochrane-Analyse nachgewiesen werden konnte (Pullens et al. 2010). Damit sind heute diese 3 Therapieverfahren ebenso wie die früher weit verbreitete selektive Neurektomie obsolet.

49.6 Vestibularisparoxysmie

Ein Therapieversuch mit Carbamazepin in niedriger Dosis mit 200–600 mg/d oder Oxcarbazepin (300–900 mg/d) ist sinnvoll und zudem diagnostisch verwertbar; bei älteren Patienten ist eine sehr langsame Eindosierung mit einer noch geringeren Erhaltungsdosis notwendig. In einer Verlaufsstudie mit 32 Patienten über einen mittleren Zeitraum von 3 Jahren zeigten sich eine signifikante anhaltende Reduktion der Attackenfrequenz auf 10 % der Ausgangswerte sowie eine Verminderung der Attackenintensität und -dauer (Hüfner et al. 2008).

Bei Unverträglichkeit stehen als Alternativen Phenytoin, Gabapentin und Valproinsäure zur Verfügung; dazu liegen aber noch keine Studiendaten vor.

Die Indikation zur operativen mikrovaskulären Dekompression sollte trotz beschriebener Teilerfolge (Moller et al. 1986) zurückhaltend gestellt werden, da einerseits wegen eines intra- oder postoperativen Vasospasmus die Gefahr eines Hirnstamminfarktes besteht (ca. 3–5 %), andererseits die betroffene Seite häufig nicht ausreichend sicher bestimmt werden kann. Bei nachgewiesenen anderen Ätiologien, wie einer Arachnoidalzyste im Kleinhirnbrückenwinkel, ist die Operation anzustreben, da es bei diesen Formen unter medikamentöser Therapie nur selten zur Beschwerdefreiheit kommt.

Die Behandlung mit durchblutungsfördernden Maßnahmen und Antivertiginosa ist unwirksam.

49.7 Vestibuläre Migräne

Siehe Kapital Migräne.

49.8 Episodische Ataxie Typ 2

Die bisherige Therapie der Wahl ist die Gabe von Acetazolamid in einer Dosierung von 250–1000 mg/d, wobei dazu allerdings immer noch keine kontrollierten Studien vorliegen (Griggs et al. 1978, Strupp et al. 2007b). Das Medikament ist in 70% der Fälle wirksam, die Wirksamkeit lässt jedoch in vielen Fällen nach 1–2 Jahren nach oder die Behandlung muss wegen unerwünschter Wirkungen, insbesondere Nierensteinen, abgebrochen werden.

In einer offenen Anwendungsbeobachtung mit Auslassversuch konnte zunächst bei 5 Patienten gezeigt werden, dass sich mit 4-Aminopyridin (4-AP, 3 × 5 mg/d) das Auftreten der Attacken unterdrücken lässt (Strupp et al. 2004a). Dies ließ sich in einer tierexperimentellen Studie an einem Mausmodell der EA 2 mit einer Kalziumkanalmutation bestätigen (Weisz et al. 2005, Alvina u. Khodakhah 2010). Eine placebokontrollierte, doppelblinde Coss-over-Studie mit 3 × 5 mg/d zeigte schließlich eine signifikante Abnahme der Attackenfrequenz und -dauer pro Monat mit signifikanter Besserung der Lebensqualität (Strupp et al. 2011a). Die Behandlung mit 3 × 5 mg/d 4-AP wurde in dieser niedrigen Dosierung gut vertragen. Wichtig sind vor Behandlungsbeginn und nach Gabe einer Testdosis EKG-Kontrollen, da es zu QT_C-Zeit-Verlängerungen kommen kann. Die Behandlung mit Aminopyridinen stellt jeweils einen individuellen Heilversuch dar.

49.9 Somatoformer Schwindel einschließlich phobischer Schwankschwindel

Die Behandlung der Patienten beruht auf folgenden Maßnahmen:
1. eingehende Diagnostik zum Ausschluss einer organischen Störung,
2. „psychoedukative Therapie",
3. Desensibilisierung durch Eigenexposition und regelmäßiger Sport sowie
4. bei Persistenz der Beschwerden Verhaltenstherapie mit oder ohne begleitende Pharmakagabe.

Die Therapie wird auch durch die Bildung eines psychosomatischen Krankheitsverständnisses erleichtert. Man kann dem Patienten anhand bestimmter Modelle die psychosomatischen Zusammenhänge sehr gut erklären. Bei komplexen Schwindelsyndromen sollte eine störungsspezifische Behandlung erfolgen, die speziell auf das Symptom Schwindel eingeht. Die enge interdisziplinäre Zusammenarbeit mit spezialisierten Neurologen und HNO-Ärzten sowie Internisten ist oft erforderlich. Die Therapie kann auch im stationären Rahmen erfolgen und zwar nach einem multimodalen Behandlungskonzept, das sich aus psychoedukativen Einheiten, psychodynamischer Einzel- und/oder Gruppentherapie zusammensetzt. Bei phobischen Störungen mit entsprechendem Vermeidungsverhalten werden auch kognitive Verhaltenstherapie und Angstexpositionstherapie eingesetzt, die spezifisch auf das Symptom Schwindel und seine Besonderheiten ausgerichtet sein muss, sowie Musik- und Kunsttherapie, Entspannungstechniken wie Autogenes Training, progressive Muskelrelaxation nach Jacobson und Biofeedback eingesetzt. Die Psychopharmakotherapie richtet sich nach den standardisierten Leitlinien für die jeweils der somatoformen Schwindelerkrankung zugrunde liegenden Störung. Bei Angststörungen werden als Mittel der Wahl SSRI, wie Paroxetin, Citalopram oder Sertralin eingesetzt.

Wie katamnestische Untersuchungen zum phobischen Schwankschwindel (ca. 5 und 9 Jahre nach Erstdiagnose) gezeigt haben, waren nach diesem einfachen therapeutischen Vorgehen im Verlauf 75% der Patienten beschwerdefrei oder deutlich gebessert (Huppert et al. 2005). In einer anderen Studie war der Effekt einer kognitiven Verhaltstherapie geringer ausgeprägt (Holmberg et al. 2007). Die Bereitschaft der meist unter hohem Leidensdruck stehenden Patienten, den psychogenen Mechanismus zu verstehen und durch Desensibilisierung zu überwinden, ist eine positive Erfahrung sowohl für den behandelnden Arzt als auch für den Patienten.

■ Redaktionskomitee

Prof. Dr. Dr. h. c. T. Brandt FRCP, Universitätsklinikum München, Campus Großhadern, LMU
PD Dr. M. von Brevern, Park-Klinik Weissensee, Berlin
Prof. Dr. M. Dieterich, Universitätsklinikum München, Campus Großhadern, LMU
Prof. Dr. A. Eckhardt-Henn, Klinikum Stuttgart
Prof. Dr. D. Straumann, Universität Zürich
Prof. Dr. M. Strupp, Universitätsklinikum München, Campus Großhadern, München
Prof. Dr. M. Westhofen, Klinikum der RWTH Aachen
Prof. Dr. G. Wiest, Universitätsklinikum Wien

Federführend: Prof. Dr. M. Strupp, Universitätsklinikum München, Campus Großhadern, LMU, Marchioninistraße 15, 81377München
E-Mail: Michael.Strupp@med.uni-muenchen.de

Entwicklungsstufe der Leitlinie: S1

■ Literatur

Alvina K, Khodakhah K. The therapeutic mode of action of 4-aminopyridine in cerebellar ataxia. J Neurosci 2010; 30: 7258–7268

Arbusow V, Schulz P, Strupp M et al. Distribution of herpes simplex virus type 1 in human geniculate and vestibular ganglia: implications for vestibular neuritis. Ann Neurol 1999; 46: 416–419

Arbusow V, Theil D, Schulz P et al. Distribution of HSV-1 in human geniculate and vestibular ganglia: Implications for vestibular neuritis. Ann NY Acad Sci 2003; 1004: 409–413

Arbusow V, Theil D, Strupp M et al. HSV-1 not only in human vestibular ganglia but also in the vestibular labyrinth. Audiol Neurootol 2000; 6: 259–262

Ariyasu L, Byl FM, Sprague MS et al. The beneficial effect of methylprednisolone in acute vestibular vertigo. Arch Otolaryngol Head Neck Surg 1990; 116: 700–703

Asprella LG. Diagnostic and treatment strategy of lateral semicircular canal canalolithiasis. Acta Otorhinolaryngol Ital 2005; 25: 277–283

Barrs DM. Intratympanic injections of dexamethasone for long-term control of vertigo. Laryngoscope 2004; 114: 1910–1914

Brandt T, Daroff RB. Physical therapy for benign paroxysmal positional vertigo. Arch Otolaryngol 1980; 106: 484–485

Brandt T, Dieterich M, Strupp M. Vertigo – Leitsymptom Schwindel. Heidelberg: Springer Medizin; 2012

Brandt T, Steddin S, Daroff RB. Therapy for benign paroxysmal positioning vertigo, revisited. Neurology 1994; 44: 796–800

Carey JP, Hirvonen T, Peng GC et al. Changes in the angular vestibulo-ocular reflex after a single dose of intratympanic gentamicin for Meniere's disease. Auris Nasus Larynx 2002; 956: 581–584

Casani AP, Nacci A, Dallan I et al. Horizontal semicircular canal benign paroxysmal positional vertigo: effectiveness of two different methods of treatment. Audiol Neurootol 2011; 16: 175–184

Casani AP, Piaggi P, Cerchiai N et al. Intratympanic treatment of intractable unilateral Menière disease: gentamicin or dexamethasone? A randomized controlled trial. Otolaryngol Head Neck Surg 2012; 146: 430–437

Casani AP, Vannucci G, Fattori B et al. The treatment of horizontal canal positional vertigo: our experience in 66 cases. Laryngoscope 2002; 112: 172–178

Cawthorne T. The physiological basis for head exercises. J Chart Soc Physiother 1944; 30: 106–107

Claes J, Van-de-Heyning PH. Medical treatment of Meniere's disease: a review of literature. Acta Otolaryngol (Stockh) Suppl 1997; 526: 37–42

Cohen HS, Jerabek J. Efficacy of treatments for posterior canal benign paroxysmal positional vertigo. Laryngoscope 1999; 109: 584–590

Cohen HS, Kimball KT. Treatment variations on the Epley maneuver for benign paroxysmal positional vertigo. Am J Otolaryngol 2004; 25: 33–37

Cohen-Kerem R, Kisilevsky V, Einarson TR et al. gentamicin for Meniere's disease: a meta-analysis. Laryngoscope 2004; 114: 2085–2091

Colletti V, Carner M, Colletti L. Auditory results after vestibular nerve section and intratympanic gentamicin for Meniere's disease. Otol Neurotol 2007; 28: 145–151

Coppo GF, Singarelli S, Fracchia P. [Benign paroxysmal positional vertigo: follow-up of 165 cases treated by Semont's liberating maneuver]. Acta Otorhinolaryngol Ital 1996; 16: 508–512

Davis A, Moorjani P. The epidemiology of hearing and balance disorders. In: Luxon LM, Furman JM, Martini A, Stephens D, eds. Textbook of Audiological Medicine. London: Martin Dunitz; 2003; 89–99

Deutschländer A, Glaser M, Strupp M et al. Steroid treatment in bilateral vestibulopathy with inner ear antibodies. Acta Otolaryngol (Stockh) 2005; 125: 848–851

Dutia MB. Mechanisms of vestibular compensation: recent advances. Curr Opin Otolaryngol Head Neck Surg 2010; 18: 420–424

Dziadziola JK, Laurikainen EL, Rachel JD et al. Betahistine increases vestibular blood flow. Otolaryngol Head Neck Surg 1999; 120: 400–405

Epley JM. The canalith repositioning procedure: for treatment of benign paroxysmal positional vertigo. Otolaryngol Head Neck Surg 1992; 107: 399–404

Fife TD, Iverson DJ, Lempert T et al. Practice parameter: therapies for benign paroxysmal positional vertigo (an evidence-based review): report of the Quality Standards Subcommittee of the American Academy of Neurology. Neurology 2008; 70: 2067–2074

Fishman JM, Burgess C, Waddell A. Corticosteroids for the treatment of idiopathic acute vestibular dysfunction (vestibular neuritis). Cochrane Database Syst Rev 2011; 5: CD008607

Flanagan S, Mukherjee P, Tonkin J. Outcomes in the use of intra-tympanic gentamicin in the treatment of Meniere's disease. J Laryngol Otol 2006; 120: 98–102

Froehling DA, Bowen JM, Mohr DN et al. The canalith repositioning procedure for the treatment of benign paroxysmal positional vertigo: a randomized controlled trial. Mayo Clin Proc 2000; 75: 695–700

Garduno-Anaya MA, Couthino De TH, Hinojosa-Gonzalez R et al. Dexamethasone inner ear perfusion by intratympanic injection in unilateral Meniere's disease: a two-year prospective, placebo-controlled, double-blind, randomized trial. Otolaryngol Head Neck Surg 2005; 133: 285–294

Gordon CR, Gadoth N. Repeated vs single physical maneuver in benign paroxysmal positional vertigo. Acta Neurol Scand 2004; 110: 166–169

Goudakos JK, Markou KD, Franco-Vidal V et al. Corticosteroids in the treatment of vestibular neuritis: a systematic review and meta-analysis. Otol Neurotol 2010; 31: 183–189

Griggs RC, Moxley RT, Lafrance RA et al. Hereditary paroxysmal ataxia: response to acetazolamide. Neurology 1978; 28: 1259–1264

Gufoni M, Mastrosimone L, Di NF. Repositioning maneuver in benign paroxysmal vertigo of horizontal semicircular canal. Acta Otorhinolaryngol Ital 1998; 18: 363–367

Herdman SJ. Vestibular rehabilitation. 3. Aufl. Philadelphia: F.A. Davis Company; 2007

Herdman SJ, Tusa R J. Complications of the canalith repositioning procedure. Arch Otolaryngol Head Neck Surg 1996; 122: 281–286

Hillier SL, McDonnell M. Vestibular rehabilitation for unilateral peripheral vestibular dysfunction. Cochrane Database Syst Rev 2011; 2: CD005397

Holmberg J, Karlberg M, Harlacher U et al. One-year follow-up of cognitive behavioral therapy for phobic postural vertigo. J Neurol 2007; 254: 1189–1192

Hüfner K, Barresi D, Glaser M et al. Vestibular paroxysmia: diagnostic features and medical treatment. Neurology 2008; 71: 1006–1014

Huppert D, Strupp M, Brandt T. Long-term course of Menière's disease revisited. Acta Otolaryngol (Stockh) 2010; 130: 644–651

Huppert D, Strupp M, Mückter H et al. Which medication do I need to manage dizzy patients? Acta Otolaryngol 2011; 131: 228–241

Huppert D, Strupp M, Rettinger N et al. Phobic postural vertigo – a long-term follow-up (5 to 15 years) of 106 patients. J Neurol 2005; 252: 564–569

Igarashi M, Ohashi K, Yoshihara T et al. Effect of physical exercise prelabyrinthectomy on locomotor balance compensation in the squirrel monkey. Percept Mot Skills 1989; 68: 407–414

Ihler F, Bertlich M, Sharaf K et al. Betahistidine exerts a dose-dependant effect on cochlear stria vascularis blood flow in Guinea pigs in vivo. PLOS One 2012; 7: e39086

Ishiyama G, Lopez I, Baloh RW et al. Histopathology of the vestibular end organs after intratympanic gentamicin failure for Meniere's disease. Acta Otolaryngol 2007; 127: 34–40

James A, Thorp M. Meniere's disease. Clin Evid 2005; 14: 659–665

Karlberg ML, Magnusson M. Treatment of acute vestibular neuronitis with glucocorticoids. Otol Neurotol 2011; 32: 1140–1143

Kim J S, Oh S Y, Lee S H et al. Randomized clinical trial for apogeotropic horizontal canal benign paroxysmal positional vertigo. Neurology 2012; 78: 159–166

Lange G, Maurer J, Mann W. Long-term results after interval therapy with intratympanic gentamicin for Meniere's disease. Laryngoscope 2004; 114: 102–105

Lempert T, Tiel-Wilck K. A positional maneuver for treatment of horizontal-canal benign positional vertigo. Laryngoscope 1996; 106: 476–478

Levrat E, Van Melle G, Monnier P et al. Efficacy of the Semont maneuver in benign paroxysmal positional vertigo. Arch Otolaryngol Head Neck Surg 2003; 129: 629–633

Lezius F, Adrion C, Mansmann U et al. High-dosage betahistine dihydrochloride between 288 and 480 mg/day in patients with severe Meniere's disease: a case series. Eur Arch Otorhinolaryngol 2011; 268: 1237–1240

Lynn S, Pool A, Rose D et al. Randomized trial of the canalith repositioning procedure. Otolaryngol Head Neck Surg 1995; 113: 712–720

Magnusson M, Padoan S. Delayed onset of ototoxic effects of gentamicin in treatment of Meniere's disease. Rationale for extremely low dose therapy. Acta Otolaryngol (Stockh) 1991; 111: 671–676

Magnusson M, Padoan S, Karlberg M et al. Delayed onset of ototoxic effects of gentamicin in patients with Meniere's disease. Acta Otolaryngol (Stockh) Suppl 1991; 485: 120–122

Massoud EA, Ireland DJ. Post-treatment instructions in the nonsurgical management of benign paroxysmal positional vertigo. J Otolaryngol 1996; 25: 121–125

Minor LB, Schessel DA, Carey JP. Meniere's disease. Curr Opin Neurol 2004; 17: 9–16

Moller MB, Moller AR, Jannetta PJ et al. Diagnosis and surgical treatment of disabling positional vertigo. J Neurosurg 1986; 64: 21–28

Neuhauser HK. Epidemiology of vertigo. Curr Opin Neurol 2007; 20: 40–46

Nuti D, Agus G, Barbieri MT et al. The management of horizontal-canal paroxysmal positional vertigo. Acta Otolaryngol 1998; 118: 455–460

Oh HJ, Kim JS, Han BI et al. Predicting a successful treatment in posterior canal benign paroxysmal positional vertigo. Neurology 2007; 68: 1219–1222

Ohbayashi S, Oda M, Yamamoto M et al. Recovery of the vestibular function after vestibular neuronitis. Acta Otolaryngol (Stockh) Suppl 1993; 503: 31–34

Orsoni JG, Zavota L, Pellistri I et al. Cogan syndrome. Cornea 2002; 21: 356–359

Phillips JS, Westerberg B. Intratympanic steroids for Meniere's disease or syndrome. Cochrane Database Syst Rev 2011; 7: CD008514

Postema RJ, Kingma CM, Wit HP et al. Intratympanic gentamicin therapy for control of vertigo in unilateral Menire's disease: a prospective, double-blind, randomized, placebo-controlled trial. Acta Otolaryngol (Stockh) 2008; 128: 876–880

Pullens B, Giard JL, Verschuur HP et al. Surgery for Meniere's disease. Cochrane Database Syst Rev 2010; 1: CD005395

Pullens B, van Benthem PP. Intratympanic gentamicin for Meniere's disease or syndrome. Cochrane Database Syst Rev 2011; 3: CD008234

Radtke A, Neuhauser H, von Brevern M et al. A modified Epley's procedure for self-treatment of benign paroxysmal positional vertigo. Neurology 1999; 53: 1358–1360

Radtke A, von BM, Tiel-Wilck K et al. Self-treatment of benign paroxysmal positional vertigo: Semont maneuver vs Epley procedure. Neurology 2004; 63: 150–152

Roberts RA, Gans RE, DeBoodt JL et al. Treatment of benign paroxysmal positional vertigo: necessity of postmaneuver patient restrictions. J Am Acad Audiol 2005; 16: 357–366

Ruckenstein MJ, Shepard NT. The canalith repositioning procedure with and without mastoid oscillation for the treatment of benign paroxysmal positional vertigo. ORL J Otorhinolaryngol Relat Spec 2007; 69: 295–298

Salvinelli F, Casale M, Trivelli M et al. Benign paroxysmal positional vertigo: a comparative prospective study on the efficacy of Semont's maneuver and no treatment strategy. Clin Ter 2003; 154: 7–11

Schuknecht HF. Pathology of the Ear. Philedelphia: Lea & Febinger; 1993

Schüler O, Strupp M, Arbusow V et al. A case of possible autoimmune bilateral vestibulopathy treated with steroids. J Neurol Neurosurg Psychiatry 2003; 74: 825

Selimoglu E. Aminoglycoside-induced ototoxicity. Curr Pharm Res 2007; 13: 119–126

Semont A, Freyss G, Vitte E. Curing the BPPV with a liberatory maneuver. Adv Otorhinolaryngol 1988; 42: 290–293

Serafini G, Palmieri AM, Simoncelli C. Benign paroxysmal positional vertigo of posterior semicircular canal: results in 160 cases treated with Semont's maneuver. Ann Otol Rhinol Laryngol 1996; 105: 770–775

Soto-Varela A, Bartual-Magro J, Santos-Perez S et al. Benign paroxysmal vertigo: a comparative prospective study of the efficacy of Brandt and Daroff exercises, Semont and Epley maneuver. Rev Laryngol Otol Rhinol (Bord) 2001; 122: 179–183

Steenerson RL, Cronin GW. Comparison of the canalith repositioning procedure and vestibular habituation training in forty patients with benign paroxysmal positional vertigo. Otolaryngol Head Neck Surg 1996; 114: 61–64

Steenerson RL, Cronin GW, Marbach PM. Effectiveness of treatment techniques in 923 cases of benign paroxysmal positional vertigo. Laryngoscope 2005; 115: 226–231

Stokroos R, Kingma H. Selective vestibular ablation by intratympanic gentamicin in patients with unilateral active Meniere's disease: a prospective, double-blind, placebo-controlled, randomized clinical trial. Acta Otolaryngol (Stockh) 2004; 124: 172–175

Strupp M, Arbusow V, Maag KP et al. Vestibular exercises improve central vestibulospinal compensation after vestibular neuritis. Neurology 1998; 51: 838–844

Strupp M, Brandt T. Vestibular neuritis. Semin Neurol 2009; 29: 509–519

Strupp M, Cnyrim C, Brandt T. Vertigo and dizziness: Treatment of benign paroxysmal positioning vertigo, vestibular neuritis and Menère's disease. In: Candelise L, ed. Evidence-based Neurology – Management of Neurological Disorders. Oxford: Blackwell Publishing; 2007a; 59–69

Strupp M, Huppert D, Frenzel C et al. Long-term prophylactic treatment of attacks of vertigo in Menière's disease –comparison of a high with a low dosage of betahistine in an open trial. Acta Otolaryngol (Stockh) 2008; 128: 620–624

Strupp M, Kalla R, Claassen J et al. A randomized trial of 4-aminopyridine in EA2 and related familial episodic ataxias. Neurology 2011a; 77: 269–275

Strupp M, Kalla R, Dichgans M et al. Treatment of episodic ataxia type 2 with the potassium channel blocker 4-aminopyridine. Neurology 2004a; 62: 1623–1625

Strupp M, Thurtell M J, Shaikh AG et al. Pharmacotherapy of vestibular and ocular motor disorders, including nystagmus. J Neurol 2011b; 258: 1207–1222

Strupp M, Zingler VC, Arbusow V et al. Methylprednisolone, valacyclovir, or the combination for vestibular neuritis. N Engl J Med 2004b; 351: 354–361

Strupp M, Zwergal A, Brandt T. Episodic ataxia type 2. Neurotherapeutics 2007b; 4: 267–273

Takumida M, Kakigi A, Takeda T et al. Meniere's disease: a long-term follow-up study of bilateral hearing levels. Acta Otolaryngol (Stockh) 2006; 126: 921–925

Theil D, Arbusow V, Derfuss T et al. Prevalence of HSV-1 LAT in human trigeminal, geniculate, and vestibular ganglia and its implication for cranial nerve syndromes. Brain Pathol 2001; 11: 408–413

Thirlwall AS, Kundu S. Diuretics for Meniere's disease or syndrome. Cochrane Database Syst Rev 2006; 3: CD003599

Vannucchi P, Giannoni B, Pagnini P. Treatment of horizontal semicircular canal benign paroxysmal positional vertigo. J Vestib Res 1997; 7: 1–6

von Brevern M, Schmidt T, Schonfeld U et al. Utricular dysfunction in patients with benign paroxysmal positional vertigo. Otol Neurotol 2006a; 27: 92–96

von Brevern M, Seelig T, Radtke A et al. Short-term efficacy of Epley's manoeuvre: a double-blind randomised trial. J Neurol Neurosurg Psychiatry 2006b; 77: 980–982

Weisz CJ, Raike RS, Soria-Jasso LE et al. Potassium channel blockers inhibit the triggers of attacks in the calcium channel mouse mutant tottering. J Neurosci 2005; 25: 4141–4145

Woodworth BA, Gillespie MB, Lambert PR. The canalith repositioning procedure for benign positional vertigo: a meta-analysis. Laryngoscope 2004; 114: 1143–1146

Yacovino DA, Hain TC, Gualtieri F. New therapeutic maneuver for anterior canal benign paroxysmal positional vertigo. J Neurol 2009; 256: 1851–1855

Yilmaz I, Yilmazer C, Erkan AN et al. Intratympanic dexamethasone injection effects on transient-evoked otoacoustic emission. Am J Otolaryngol 2005; 26: 113–117

Yimtae K, Srirompotong S, Srirompotong S et al. A randomized trial of the canalith repositioning procedure. Laryngoscope 2003; 113: 828–832

50 Augenmotilitätsstörungen inklusive Nystagmus

> **Die wichtigsten Empfehlungen auf einen Blick**
>
> - **Paretischer Strabismus:** Behandlung in Zusammenarbeit mit Ophthalmologen. Bei akuten Paresen können frühzeitige Botulinum-Toxin-Injektionen in den antagonistischen Muskel möglicherweise Kontrakturen vermeiden.
> - **Sakkadische und globale Blickparesen:** Augenbewegungstraining kann zu einer Reduktion der blickmotorischen Behinderung führen.
> - **Augenmotilitätsstörungen bei extrapyramidalen Erkrankungen:** Dopaminagonisten und L-Dopa können die Sakkadenamplituden und die Geschwindigkeit der Augefolgebewegungen bei Patienten mit Morbus Parkinson positiv beeinflussen.
> - **Kortikale und subkortikale Augenmotilitätsstörungen:** Augenbewegungstraining kann zu einer Reduktion der blickmotorischen Behinderung führen.
> - **Downbeat-Nystagmus:** Therapieversuch mit 4-Aminopyridin in langsam ansteigender Dosierung ist indiziert.
> - **Upbeat-Nystagmus:** selten chronisch, verschwindet in der Regel nach wenigen Wochen. Bei längerer Dauer Therapieversuch mit 4-Aminopyridin oder Memantin.
> - **Seesaw-Nystagmus:** Therapieversuche mit Clonazepam (pendelförmiger Seesaw-Nystagmus) und mit Memantin oder Gabapentin (Hemi-Seesaw-Nystagmus).
> - **Erworbener Pendelnystagmus (inkl. okulopalataler Tremor):** Therapieversuch mit Memantin oder Gabapentin.
> - **Periodisch alternierender Nystagmus:** häufig gutes Ansprechen auf Baclofen.
> - **Infantiler/kongenitaler Nystagmus:** bei Oszillopsien Therapieversuch mit Memantin oder Gabapentin.
> - **Ocular Flutter und Opsoklonus:** eventuell Therapieversuch mit intravenösen Immunglobulinen oder Thiamin.
> - **Myokymie des M. obliquus superior:** häufig gutes Ansprechen auf Carbamazepin, Oxcarbazepin oder Gabapentin.

■ Einführung

Die Behandlung von Augenmotilitätsstörungen und pathologischem Nystagmus ist schwierig und führt oft über eine Abfolge von probatorisch verschriebenen Medikamenten. Da die Patientengruppen sehr inhomogen sind, müssen persönliche Erfahrungen und publizierte Resultate bei jedem Patienten individuell Berücksichtigung finden. Diese Leitlinie will mit einer sinnvollen Auswahl von publizierten Therapieempfehlungen Hilfestellung bei der Behandlung dieser Patienten geben. Der Diagnostik wird insofern auch Platz eingeräumt, weil nur über eine genaue Abgrenzung der verschiedenen Augenmotilitätsstörungen ein korrektes therapeutisches Prozedere erfolgen kann.

■ Definition und Klassifikation

Begriffsdefinition

Augenmotilitätsstörungen liegen dann vor, wenn die Latenz, Metrik oder Dynamik von Augenbewegungen ausserhalb der Norm liegt. Regelmäßige oder unregelmäßige pathologische Bewegungen der Augen erschweren oder verhindern die visuelle Fixation.

Klassifikation

Die Störungen können verschiedene Klassen (Sakkaden, Blickfolge, Vergenz, Optokinetik, vestibulookulärer Reflex) und verschiedene Parameter (Latenz, Metrik, Dynamik) von Augenbewegungen betreffen. Nystagmen, sakkadische Intrusionen und Oszillationen sowie Augenmuskelmyokymien führen zu Oszillopsien oder Visusverminderung.

■ Diagnostik

Klinische Untersuchung

Um eine Augenmotilitätsstörung nicht zu übersehen, ist eine systematische klinische Untersuchung der Blickmotorik unabdingbar. Der Kliniker muss sich im Klaren sein, dass die verschiedenen okulomotorischen Systeme unterschiedlich beeinträchtigt sein können. Geprüft werden:

- okuläre Fixation (geradeaus und exzentrisch)
- Sakkaden (schnelle Augenbewegungen)
- Blickfolgebewegungen
- Konvergenz
- optokinetischer Nystagmus
- provozierte Nystagmen
- vestibulookulärer Reflex (VOR)
- visuelle Suppression des VOR

Okuläre Fixation

Beim Geradeausblick ist die Augenposition normalerweise stabil, auch unter der Frenzel-Brille. Folgende Formen von pathologischen okulären Instabilitäten bei versuchtem Geradeausblick lassen sich unterscheiden:

- Spontannystagmus (peripher-vestibulär oder zentral)
- sakkadische Intrusionen und Oszillationen
- Musculus-obliquus-superior-Myokymie

Durch exzentrischen Blick in einer horizontalen oder vertikalen Richtung kann einerseits ein vorhandener Spontannystagmus verstärkt oder vermindert werden. Andererseits kann ein Nystagmus auftreten, der beim Geradeausblick nicht vorhanden ist. Wenn die Augen in der exzentrischen Position gegen die Mitte driften mit entsprechend zentrifugal gerichteten schnellen Nystagmus-Phasen, spricht man von einem Blickrichtungsnystagmus. Ein dissoziierter Nystagmus liegt dann vor, wenn der Nystagmus vorwiegend an einem Auge auftritt oder die Nystagmusamplituden und Nystagmusgeschwindigkeiten zwischen beiden Augen unterschiedlich sind. Im Zusammenhang mit Blickparesen nach oben kann es bei versuchter Augenbewegung in dieser Richtung zu einem Konvergenz-Retraktions-Nystagmus kommen.

Mit binokulären und alternierenden monokulären Fixationen in verschiedene Blickrichtungen werden Augenmuskelparesen von einem Begleitschielen (komitantes Schielen) abgegrenzt. Die Diagnose von Paresen vertikaler Augenmuskeln (insbesondere des M. obliquus superior) erfordert zusätzlich die Beurteilung des vertikalen Abweichens beider Augen bei Kopfseitwärtsneigungen nach links und nach rechts (Bielschowsky-Test).

Sakkaden

Bei der klinischen Testung der Sakkaden bewertet man die Latenz, Geschwindigkeit, Metrik und Konjugation. Pathologisch sind verlängerte Latenzen, reduzierte Geschwindigkeiten und Dysmetrien. Bei der internukleären Ophthalmoplegie zeigt das adduzierende Auge eine sakkadische Verlangsamung und Hypometrie. Wenn die Geschwindigkeit und die Amplitude der Sakkaden binokulär in einer Richtung reduziert sind, spricht man von einer sakkadischen Blickparese; wenn hingegen auch Blickfolgebewegungen und der vestibulookuläre Reflex in diese Richtung nicht möglich sind, handelt es sich um eine globale Blickparese.

Blickfolgebewegungen

Blickfolgebewegungen in der horizontalen Richtung sind normalerweise glatt; in der vertikalen Richtung können sie auch bei gesunden Personen leicht sakkadiert sein, insbesondere bei der Blickfolge nach unten. Erst eine deutliche Sakkadierung der vertikalen Blickfolgebewegungen ist pathologisch.

Konvergenz

Vergenzbewegungen werden am einfachsten getestet, indem man den Patienten zwischen einem mehr als 2 Meter entfernten Punkt und seiner eigenen Zeigfingerspitze (ca. 10–20 Zentimeter vor den Augen gehalten) hin- und herfixieren lässt. Man untersucht auf Paresen der Konvergenz und Divergenz. Konvergenz geht physiologischerweise zusammen mit einer beidseitigen Pupillenverengung und einer Akkommodation.

Optokinetischer Nystagmus

Mit der optokinetischen Trommel reizt man das Folgebewegungssystem kontinuierlich, was zu einem optokinetischen Nystagmus in die Gegenrichtung der Trommeldrehung führt. Man beurteilt die Intensität des Nystagmus im Seitenvergleich. Die optokinetische Reizung mit der Trommel eignet sich besonders gut, um nach einer internukleären Ophthalmoplegie zu fahnden. Eine Richtungsumkehr des optokinetischen Nystagmus bei höheren Geschwindigkeiten findet man häufig beim infantilen/kongenitalen Nystagmus.

Provozierte Nystagmen

Provozierte Nystagmen spielen vor allem in der Diagnostik von peripheren vestibulären Störungen eine Rolle. Dazu gehören Kopfschüttelnystagmus, Vibrationsnystagmus (Vibration über dem Mastoid) sowie Lagerungs- und Lagenystagmen. Wichtige provozierte zentrale Nystagmen sind Reboundnystagmus (provoziert durch länger dauernden exzentrischen Blick), sog. pervertierter Kopfschüttelnystagmus (vertikaler Nystagmus nach horizontalem Kopfschütteln) und atypische Lagenystagmen.

Vestibulookulärer Reflex

Der vestibulookuläre Reflex (VOR) wird mit dem Kopfimpuls-Test beurteilt. Auf dessen Durchführung und Wertigkeit wird in der Leitlinie „Schwindel – Diagnostik" näher eingegangen.

Bei intaktem VOR soll auch die visuelle Suppression dieses Reflexes in der horizontalen Richtung geprüft werden. Eine unvollständige visuelle VOR-Suppression ist vereinbar mit einer Pathologie des Folgebewegungssystems (cave: verminderte Mitarbeit des Patienten).

Apparative Untersuchung

Mit video-, magneto- und elektrookulografischen Methoden können Augenmotilitätsstörungen quantifiziert werden (Eggert 2007, Schneider et al. 2009). Die Registrierung von Augenbewegungen ist diagnostisch dann indiziert, wenn Befunde bei der klinischen Untersuchung nicht sicher pathologisch sind oder wenn objektivierbare Verlaufsparameter im zeitlichen Verlauf festgehalten werden sollen, z. B. für die Dokumentation eines Therapieeffekts. Der Hess-Schirm-Test, mit Rot-Grün-Gläsern oder okulografisch durchgeführt, erlaubt die Unterscheidung zwischen einem paretischen Schielen und einem Begleitschielen sowie die genaue Identifizierung des paretischen Augenmuskels.

Krankheitsbilder

Periphere vestibuläre Störungen

Da die vestibulären Labyrinthe über den VOR mit wenigen Synapsen mit den Motoneuronen der Augenmuskeln verbunden und beide Vestibularnerven schon unter statischen Bedingungen aktiv sind, führen periphere vestibuläre Störungen, d. h. Störungen im vestibulären Anteil des Innenohrs oder entlang des vestibulären Nervs, aufgrund einer vestibulären Tonusdifferenz in der akuten Phase zu einem peripheren vestibulären Spontannystagmus. Ferner finden sich bei persistierendem Defizit ein pathologischer Kopfimpulstest, Kopfschüttelnystagmus, Vibrationsnystagmus sowie Lage- und Lagerungsnystagmen. Für die Diagnostik und Therapie dieser vestibulären Störungen (benigner peripherer paroxysmaler Lagerungsschwindel, Neuritis vestibularis, bilaterale Vestibulopathie, Vestibularisparoxysmie, Morbus Menière, vestibuläre Migräne) sei auf die Leitlinien „Schwindel – Diagnose" und „Schwindel – Therapie" verwiesen.

Paretischer Strabismus

Im Gegensatz zu den infantilen/kongenitalen Schielformen, nimmt bei erworbenen Augenmuskelparesen der Schielwinkel zu, wenn man die Patienten in die Zugrichtung des betroffenen Muskels blicken lässt. Der Hess-Schirm-Test ist für diese Differenzialdiagnose hilfreich.

Die Abduzensparese ist die häufigste periphere neurogene Augenmuskelparese. Sie wird verursacht durch traumatische, vaskuläre (inkl. diabetische) oder neoplastische Läsionen des Nervs. Wenn das Abduzenskerngebiet betroffen ist, kommt es zu einer ipsilateralen konjugierten Blickparese, weil die Interneuronen, die über das mediale Längsbündel (MLF) zu den Motoneuronen des kontralateralen M. rectus medialis ziehen, mitgeschädigt werden.

Eine Okulomotoriusparese kann extern (nur externe Augenmuskelparesen inkl. Ptose), intern (Mydriasis und Akkommodationslähmung) oder komplett (intern und extern) sein. Oft sind die verschiedenen externen Augenmuskeln nicht gleich stark betroffen, besonders bei Läsionen im Kerngebiet, wo die Neuronen für die einzelnen Muskeln gruppiert sind. Neben Aneurysmen im Bereich des Ramus communicans posterior (hier typischerweise zunächst interne Okulomotoriusparese) sind vaskuläre (inkl. diabetische) und traumatische Läsionen die häufigsten Ursachen von Okulomotoriusparesen. Bei Hirndruck mit Herniation des Uncus durch den Tentoriumschlitz kommt es zur Kompression des N. oculomotorius, wobei als erstes klinisches Zeichen eine innere Oculomotoriusparese zu beobachten ist, da die parasympathischen Fasern des N. oculomotorius außen im Nerv verlaufen und druckempfindlicher sind.

Häufigste Ursache einer isolierten Trochlearisparese sind Schädel-Hirn-Traumen, weniger häufig sind vaskuläre (inkl. diabetische) und neoplastische Ätiologien. Manchmal ist es schwierig, zwischen kongenitaler und erworbener Trochlearisparese zu unterscheiden, da auch bei der kongenitalen Form nach Jahren vertikale Doppelbilder auftreten können.

Bei Augenmuskelparesen, die nicht nur einem einzelnen Nerv zugeordnet werden können, ist die Differenzialdiagnose breit. Die wichtigsten neurogenen Ätiologien sind:

- komprimierende Prozesse in der Orbita und/oder im Sinus cavernosus
- Miller-Fisher-Syndrom
- Herpes zoster ophthalmicus
- Arteriitis temporalis
- Wernicke-Enzephalopathie

Die Abgrenzung multipler neurogener Augenmuskelparesen von myopathischen Prozessen kann schwierig sein. Differenzialdiagnostisch sind dabei in Betracht zu ziehen:

- Myasthenia gravis
- okuläre Myositis
- endokrine Ophthalmopathie
- okulopharyngeale Dystrophie
- mitochondriale Enzephalomyopathien
- Myotonien und Neuromyotonien

Blickparesen

Die ein- oder beidseitige sakkadische horizontale Blickparese besteht in einem Ausfall oder einer Verlangsamung der sakkadischen Augenbewegungen (inkl. der schnellen Nystagmusphasen) und ist Folge einer uni- oder bilateralen Läsion der pontinen paramedianen retikulären Formation (PPRF). Folgebewegungen und VOR in die betroffene Richtung bleiben dabei erhalten. Bei einer Läsion im Kerngebiet des N. abducens (s.o.) kommt es hingegen zur globalen horizontalen Blickparese, das heißt, alle Formen von Augenbewegungen in ipsilateraler Richtung sind betroffen. Greift die Läsion über den Abduzenskern hinaus ins ipsilaterale mediale Längsbündel, resultiert das sog. Eineinhalb-Syndrom. Dabei ist das ipsilaterale Auge horizontal unbeweglich und das kontralaterale Auge auf Abduktion mit dissoziiertem Nystagmus beschränkt. Die Läsion des rostralen interstitiellen Kerns des medialen longitudinalen Faszikulus (riMLF) führt zu einer isolierten vertikalen Blickparese. Diese ist komplett bei beidseitiger Läsion.

Bei Ausfall beider Abduzenskerne sind jegliche horizontalen Augenbewegungen erloschen, sodass der Patient nur noch vertikale Augen- sowie Lidbewegungen machen kann wie etwa beim Locked-in-Syndrom (meist nach ischämischen Läsionen des Hirnstammes).

Die internukleäre Ophthalmoplegie (INO) ist definiert durch die Kombination einer monokulären Adduktionsparese und eines dissoziierten zentrifugaler Nystagmus des abduzierenden Auges. In der Regel kann das paretische Auge aber bei Konvergenzbewegungen immer noch adduzieren. Die Läsion ist im medialen Längsbündel ipsilateral zum paretischen Auge lokalisiert. Bilaterale INO, erkennbar an beidseitiger Adduktionsparese mit je monokulärem Abduktionsnystagmus, ist oft mit vertikalem Blickrichtungsnystagmus vergesellschaftet. Häufigste Ursachen sind demyelinisierende Läsionen im Rahmen einer Multiplen Sklerose (häufiger bilateral) oder vaskuläre Läsionen (häufiger unilateral). Bei unklarer Ätiologie sind ein Schädel-MRI und ein Therapieversuch mit Mestinon (DD Myasthenia gravis) indiziert.

Zerebelläre blickmotorische Syndrome

Bei Kleinhirnerkrankungen sind 3 hauptsächliche blickmotorische Syndrome, die bestimmten Läsionsorten zugeordnet werden können, identifizierbar (in Klammern die typischen Befunde):
- Läsionen des **Flokkulus/Paraflokkulus** (Downbeat-Nystagmus, allseitiger Blickrichtungsnystagmus, Reboundnystagmus, postsakkadische Drift, sakkadierte Folgebewegungen, eingeschränkte visuelle Suppression des VOR)
- Läsionen von **dorsalem Vermis und Nucleus fastigii** (Sakkaden-Dysmetrie, sakkadierte Folgebewegungen, eingeschränkte visuelle Suppression des VOR)
- Läsionen von **Nodulus und Uvula** (zentraler Lagenystagmus, periodisch alternierender Nystagmus)

Augenmotilitätsstörungen bei extrapyramidalen Erkrankungen

Die blickmotorischen Störungen beim Parkinson-Syndrom betreffen vorwiegend das sakkadische System und das Folgebewegungssystem; der VOR bleibt dagegen intakt. Willkürsakkaden zeigen verlängerte Latenzen und sind oft hypometrisch mit entsprechenden Korrektursakkaden. Die Sakkadengeschwindigkeit hingegen ist kaum oder nur geringgradig gestört. Folgebewegungen sind gehäuft in allen Richtungen sakkadiert. Konvergenzbewegungen sind verlangsamt und unvollständig.

Bei Patienten mit Chorea Huntington können Reflexsakkaden nicht mehr richtig unterdrückt werden. Willkürsakkaden sind erschwert initiierbar, weshalb Augenblinzeln oder Kopfbewegungen zu Hilfe genommen werden. Schon früh im Krankheitsverlauf können die Sakkadengeschwindigkeiten herabgesetzt und die Folgebewegungen verlangsamt sein.

Kortikale und subkortikale Augenmotilitätsstörungen

Einseitige hemisphärische Läsionen führen im akuten Stadium typischerweise zu einer Déviation conjugée zur Seite der Läsion und zu einer Blickparese zur Gegenseite, ohne dass der VOR beeinträchtig ist. Die Déviation conjugée ist nicht lokalisatorisch, jedoch indikativ für eine eher große kortikale oder subkortikale Läsion, die frontale Kortex- und/oder Marklageranteile umfasst.

Nach einseitigen okzipitoparietalen Läsionen sind ipsilateral defekte Folgebewegungen (kontralateral verminderter optokinetischer Nystagmus) typischerweise mit einer Hemianopsie assoziiert. Weitere blickmotorische Störungen nach chronischen kortikalen Läsionen sind nur im Labor mit komplexen Stimulus-Protokollen differenzierbar.

Bei bifrontoparietalen kortikalen Läsionen kommt es zur okulomotorischen Apraxie, d.h. zum Verlust der Willkürsakkaden in allen Richtungen, während Reflexsakkaden, schnelle Nystagmusphasen und der VOR unbeeinträchtigt bleiben. Bei posterioren bilateralen Läsionen kann die okulomotorische Apraxie auf visuelle Stimuli beschränkt sein. Das sog. Balint-Syndrom steht für die Trias:
- visuelle okulomotorische Apraxie
- Verlust der Aufmerksamkeit für periphere visuelle Stimuli
- optische Ataxie (ataktische Greifbewegungen zu visuellen Zielpunkten)

Spontannystagmus

Bei der Differenzierung des Spontannystagmus gilt es folgende Fragen zu beantworten:
- gerichteter (Ruck-)Nystagmus oder Pendelnystagmus?
- monokulärer oder binokulärer Nystagmus?
- konjugierter oder nicht konjugierter Nystagmus?
- Richtung der schnellen Nystagmusphase: horizontal, upbeat, downbeat oder torsionell?
- Änderung der Nystagmusrichtung über die Zeit?
- evozierbar durch das Abdecken eines Auges?
- aufgrund der Anamnese: erworben oder infantil/kongenital?

Erworbener horizontal rotierender Spontannystagmus

Der periphere vestibuläre Spontannystagmus ist meist auf ein akut aufgetretenes peripher vestibuläres Defizit (vestibuläres Labyrinth oder vestibulärer Nerv, Neuritis vestibularis) zurückzuführen und geht mit Drehschwindel einher. Bei offenen Augen kommt es zu horizontalen Oszillopsien oder unscharfem Sehen. Typischerweise nimmt der horizontal rotierende Nystagmus bei Blick in Richtung der schnellen Phase zu und bei Blick in Richtung der langsamen Phase ab – entsprechend dem Alexander'schen Gesetz – und kann durch visuelle Fixation unterdrückt werden. Der erworbene horizontale Spontannystagmus kann auch Folge einer Hirnstamm- oder Kleinhirnischämie („Pseudo-Neuritis" bei PICA-Infarkten) bei Einbezug zentral-vestibulärer Verbindungen sein. Eine Pseudoneuritis muss differenzialdiagnostisch in Betracht gezogen werden, wenn eine vertikale Deviation (skew deviation) der Augen vorliegt, der Kopfimpulstest normal oder der Spontannystagmus bei exzentrischem Blick die Richtung ändert. Zur diagnostischen Signifikanz dieses Nystagmus sei verwiesen auf die Leitlinie „Schwindel – Diagnostik".

Downbeat-Nystagmus

Der Downbeat-Nystagmus ist der häufigste zentral bedingte Spontannystagmus und beruht auf einer Unterfunktion des zerebellären Flokkulus, am häufigsten infolge Degeneration. Er führt zu vertikaler Oszillopsie oder unscharfem Sehen und nimmt häufig bei Blick nach unten zu, entsprechend dem Alexander'schen Gesetz. Auch die Umkehrung dieses Gesetzes wird beobachtet mit Zunahme des Nystagmus bei Blick nach oben. Immer aber nimmt der Nystagmus bei Seitwärtsblick zu. Leitsymptome sind Schwankschwindel und Oszillopsien. Nicht selten ist der Downbeat-Nystagmus mit einer posturalen Ataxie vergesellschaftet.

Upbeat-Nystagmus

Der Upbeat-Nystagmus erscheint meist im Gefolge von akuten mittellinennahen Läsionen (Ischämie, Blutung, Demyelinisierung) im Mesenzephalon oder in der Medulla oblongata. Auch andere Läsionsorte entlang der bulbären und zerebellären Verbindungen zu den Motoneuronen vertikal ziehender Augenmuskeln werden im Zusammenhang mit einem Upbeat-Nystagmus beschrieben. Bei mesenzephalen Läsionen kann der Upbeat-Nystagmus zusammen mit einer internukleären Ophthalmoplegie auftreten, wenn das mediale Längsbündel mitbetroffen ist. Im Gegensatz zum Downbeat-Nystagmus ist der Upbeat-Nystagmus selten chronisch, das heißt, er verschwindet nach wenigen Wochen.

Seesaw-Nystagmus

Der Seesaw-Nystagmus kann pendelförmig oder gerichtet sein. Während sich das eine Auge bei gleichzeitiger Einwärtsrollung (Intorsion) nach oben bewegt, bewegt sich das andere Auge bei gleichzeitiger Auswärtsrollung (Extorsion) nach unten. Die zweite Hälfte des Zyklus besteht aus dem gleichen Bewegungsmuster, aber mit vertauschten Rollen zwischen dem rechten und dem linken Auge.

Pendelförmiger Seesaw-Nystagmus ist meist Folge einer Läsion der sich kreuzenden Fasern im Chiasma opticum. Gerichteter Seesaw-Nystagmus, der auch Hemi-Seesaw-Nystagmus genannt wird, kann sich bei einseitigen Läsionen im mesenzephalen Tegmentum einstellen.

Erworbener Pendelnystagmus

Der erworbene Pendelnystagmus kann horizontal, vertikal oder schräg gerichtet sein. Wenn die kardinalen Bewegungskomponenten des Pendelnystagmus phasenverschoben sind, werden die Augenbewegungstrajektorien elliptisch oder zirkulär.

Beim Pendelnystagmus im Gefolge von infratentoriellen demyelinisierenden Läsionen beträgt die Frequenz 3–5 Hz, und die Nystagmusamplituden beider Augen sind oft unterschiedlich; es kommen sogar monokuläre Formen von Pendelnystagmus vor.

Beim Pendelnystagmus im Gefolge einer hypertrophen Degeneration der unteren Olive, z. B. nach einer ischämischen oder hämorrhagischen Denervation dieser Struktur, beträgt die Frequenz 2–4 Hz, und das Nystagmusmuster ist meist irregulär. Bei synchroner Mitbewegung des Gaumens spricht man von einem okulopalatalen Tremor oder Myoklonus.

Periodisch alternierender Nystagmus

Wenn ein gerichteter horizontaler Spontannystagmus alle 90–120 Sekunden die Richtung ändert, handelt es sich um einen periodisch alternierendn Nystagmus (PAN). Vor dem Richtungswechsel wird der Nystagmus jeweils immer schwächer, mit entsprechender Abnahme der Oszillopsien. Der PAN wird leicht übersehen, da ein Spontannystagmus oft nicht lange genug beobachtet wird.

Der PAN kann bereits in den ersten Lebensmonaten auftreten (ohne sichtbare strukturelle Läsion). Eine bilaterale Visusminderung kann ebenfalls zu einem periodisch alternierenden Nystagmus führen. Pathomechanistisch am besten verstanden ist der PAN nach Läsionen des Nodulus oder der Uvula im Kleinhirn, z. B. bei einer Chiari-Malformation.

Infantiler/kongenitaler Nystagmus

Der infantile/kongenitale Nystagmus entwickelt sich erst in den ersten Wochen und Monaten des Lebens, weshalb der Begriff „kongenitaler Nystagmus" eigentlich nicht korrekt ist, aber immer noch oft gebraucht wird. Der infantile Nystagmus ist häufig vererbt mit verschiedenen Erbgängen. Einzelne Gene sind bereits identifiziert.

Die Richtung des infantilen Nystagmus ist hauptsächlich horizontal eventuell mit torsioneller Komponente. Eine vertikale Komponente fehlt meist oder ist sehr klein. Beide Augen bewegen sich nahezu identisch, aber als Funktion der Blickrichtung können sich die horizontale Richtung, die Amplitude und die Morphologie des Nystagmus (verschiedenste Formen inkl. Pendelnystagmus) verändern. Die Frequenz des Nystagmus ist hingegen nahezu unabhängig von der Blickrichtung.

Oft besteht in einer bestimmten Blickrichtung ein Minimum der Nystagmusamplitude, die sogenannte Nullzone. Die Personen tendieren dazu, den Kopf kompensatorisch so zu halten, dass sich die Augen beim Fixieren nahe der Nullzone befinden.

Der infantile Nystagmus ist häufig mit einem Kopftremor vergesellschaftet. Dieser und auch der Nystagmus kann bei versuchter visueller Fixation und bei emotioneller Belastung zunehmen. Nicht selten haben Patienten mit infantilem Nystagmus einen reduzierten Visus, einerseits aufgrund der Augenbewegungen und andererseits wegen assoziierten visuellen Pathologien, wie etwa beim retinalen Albinismus.

Sakkadische Intrusionen und Oszillationen

Square Wave Jerks

Square Wave Jerks sind sakkadische Oszillationen, die aus konjugierten Sakkaden bestehen. Diese bringen die Augen repetitiv weg vom Zielpunkt und nach etwa 200 Millisekunden wieder zurück. Sehr kleine Square Wave Jerks, sogenannte Micro Square Wave Jerks, treten auch bei gesunden Personen auf, während größere Square Wave Jerks bei Kleinhirnerkrankungen, beim Morbus Parkinson und bei der progressiven supranukleären Parese beobachtet werden. Eine visuelle Beeinträchtigung durch Square Wave Jerks besteht in der Regel nicht.

Ocular Flutter und Opsoklonus

Ocular Flutter sind unwillkürliche horizontale Sakkaden, mit denen sich die Augen konjugiert hin und her bewegen, wobei zwischen den Sakkaden – im Gegensatz zu den Square Wave Jerks – kein intersakkadisches Intervall besteht. Wenn sich die Sakkaden in sämtliche Richtungen bewegen – also horizontal, vertikal und torsionell – spricht man von Opsoklonus. Ocular Flutter und Opsoklonus können permanent oder intermittierend auftreten. Sie führen zu Oszillopsien, okulärem Schwindel und Visusabnahme.

Verschiedene Mechanismen auf Niveau des blickmotorischen neuronalen Netzwerks und der Ionenkanäle der beteiligten Neurone in Hirnstamm und Kleinhirn können zu Ocular Flutter und Opsoklonus führen. Ätiologisch infrage kommen ein paraneoplastisches Syndrom, eine postinfektiöse Enzephalitis, eine demyelinisierende Erkrankung, akute Stoffwechselstörungen (Hyperammonämie, Urämie, Hyperosmolarität), Intoxikation (Kokain, Strychnin, Organophosphate) und eine vererbte sakkadische Instabilität.

Myokymie des Musculus obliquus superior

Die Myokymie des M. obliquus superior manifestiert sich als attackenweise auftretende, hochfrequente Oszillation des betroffenen Auges in der Zugrichtung des Muskels. Damit assoziiert sind monokuläre Oszillopsien mit oder ohne vertikal-torsionelle Doppelbilder. Entsprechend der Zugrichtung des Muskels ist die monokuläre Oszillation in Adduktion vorwiegend vertikal, in Abduktion vorwiegend torsionell. Die Symptome und der Nystagmus können oft durch Hyperventilation oder Augenbewegungen nach unten ausgelöst werden.

■ Therapie

Periphere vestibuläre Störungen

Für die Therapie vestibulärer Störungen (benigner peripherer paroxysmaler Lagerungsschwindel, Neuritis vestibularis, bilaterale Vestibulopathie, Vestibularisparoxysmie, Morbus Menière, vestibuläre Migräne) sei auf die Leitlinie „Schwindel – Therapie" verwiesen.

Paretischer Strabismus

Erworbene Augenmuskelparesen werden in Zusammenarbeit mit Ophthalmologen behandelt. Bei akuten Paresen können frühzeitige Botulinum-Toxin-Injektionen in den antagonistischen Muskel möglicherweise Kontrakturen vermeiden (Crouch 2006). Chirurgische Eingriffe an den Augenmuskeln hingegen sind erst indiziert, wenn der Schielwinkel während mindestens 6 Monaten unverändert bleibt, weil spontanes Erholen so lange noch möglich ist (Phillips 2001).

Blickparesen

Augenbewegungstraining kann zu einer Reduktion der blickmotorischen Behinderung führen (Cacho Martínez et al. 2009).

Zerebelläre blickmotorische Syndrome

Siehe Abschnitte „Downbeat-Nystagmus" und „Periodisch alternierender Nystagmus".

Augenmotilitätsstörungen bei extrapyramidalen Erkrankungen

Bei Patienten mit Morbus Parkinson können dopaminerge Medikamente und L-Dopa die Sakkadenamplituden (Gibson et al. 1987, Rascol et al. 1989) und die Geschwindigkeit der Augefolgebewegungen (Gibson et al. 1987, Bares et al. 2003) verbessern. Die bilaterale tiefe Hirnstimulation des Nucleus subthalamicus reduziert die Latenz und erhöht die Amplitude von Sakkaden (Temel et al. 2009, Yugeta et al. 2010). Bei Patienten mit fortgeschrittenem Morbus Parkinson kann es während On-Phasen zu L-Dopa-induzierten okulären Dyskinesien, d. h. unwillkürlichen, mehrere Sekunden dauernden Augendeviationen nach oben oder zur Seite, kommen (Grötzsch et al. 2007).

Bei einem Patienten mit Chorea Huntington führte die bilaterale tiefe Hirnstimulation des Globus pallidus internus zu einer Verbesserung einzelner sakkadischer Parameter (Fawcett et al. 2005).

51 Therapie der idiopathischen Fazialisparese (Bell's Palsy)

Die wichtigsten Empfehlungen auf einen Blick

- Der Patient mit idiopathischer Fazialisparese soll eine medikamentöse Behandlung mit Steroiden erhalten. Steroide begünstigen die vollständige Rückbildung und verringern das Risiko von Synkinesien, autonomen Störungen und Kontrakturen. Als Dosierungsempfehlung können die Dosierungen, wie sie in den beiden letzten randomisierten Studien verwendet wurden, herangezogen werden: für 10 Tage 2 × 25 mg Prednisolon (Sullivan et al. 2007) bzw. für 5 Tage 60 mg Prednisolon und dann tägliche Reduktion um 10 mg (Engström et al. 2008).
- Eine zusätzlich antivirale Therapie ist nicht zu empfehlen. Die Datenlage, dass antivirale Substanzen in Verbindung mit Steroiden im Vergleich zu Steroiden allein einen größeren Nutzen aufweisen, ist nicht hinreichend belegt (de Almeida et al. 2009).
- Weiter, wenn auch nicht durch Ergebnisse randomisierter Studien unterstützt, ist auf eine sorgfältige symptomatische Therapie zu achten, um die Hornhaut zu schützen und Komplikationen zu vermeiden.
- Ein wissenschaftlicher Beleg für den Nutzen einer Übungsbehandlung liegt nicht vor, sollte aber aus psychologischen Gründen in Betracht gezogen werden. Der Nutzen einer Behandlung mittels Akupunktur ist nicht belegt.
- Bei unzureichendem Lidschluss nach Defektheilung besteht eine Therapieoption in der Oberlidbeschwerung (äußerlich Bleigewichte, subkutan implantierte Gold- oder Platingewichte). Zudem stehen bei schwerwiegenden persistierenden Paresen operative mikrochirurgische Behandlungsmöglichkeiten wie chirurgische Rekonstruktion des betroffenen N. facialis mit dem intakten Nerv der Gegenseite (Cross-Face-Nervennaht), die Hypoglossus-Fazialis-Jump-Nervennaht oder ein freier Muskeltransfer optional zur Verfügung.
- Da 25–40 % aller Fazialisparesen nicht idiopathischer Genese sind, gilt es sorgfältig die Differenzialdiagnosen zu überprüfen.

■ Definition und klinisches Bild

Die idiopathische Fazialisparese (Bell's Palsy) ist die häufigste Hirnnervenläsion. Sie tritt mit zunehmendem Lebensalter bei 7–40 Patienten pro Jahr und 100.000 Einwohnern auf (Rowlands et al. 2002, De Diego-Sastre et al. 2005). Männer und Frauen sind gleich häufig betroffen. Während der Schwangerschaft ist das Erkrankungsrisiko fast dreifach erhöht, wobei ein Zusammenhang mit Hypertonie und Präeklampsie diskutiert wird (Shmorgun et al. 2002, Hellebrand et al. 2006). Bei Auftreten der Lähmung werden oft begleitend retroaurikuläre Schmerzen und schwer fassbare Missempfindungen im Bereich der gleichseitigen Wange angegeben. Letztere sind in der Regel nicht Folge einer Mitbeteiligung des N. trigeminus, sondern Ausdruck der erlebten Minderinnervation bzw. des Tonusverlusts. Auch können Schmeckstörungen ein führendes Symptom sein, während eine Hyperakusis durch eine Parese des M. stapedius wesentlich seltener vorkommt. Für die klinische Beurteilung ist es wichtig, ob neben der Fazialisparese andere neurologische Ausfälle vorliegen. Pathophysiologisch werden derzeit Entzündung und Reaktivierung einer Herpes-simplex-Virus-Infektion als wichtigste ursächliche Faktoren diskutiert (Ronthal 2011).

■ Differenzialdiagnose der Fazialisparese

Der Anteil der idiopathischen Fazialisparese an den erworbenen peripheren Fazialisparesen wird auf 60–75 % geschätzt (Peitersen 2002, Gilden 2004). Die übrigen 25–40 % lassen sich mit einer definierten Erkrankung in Zusammenhang bringen (▶ Tab. 51.1).

Am häufigsten kommen dabei als symptomatische Ursache die Borreliose (Evison et al. 2005) und der Zoster oticus (Ramsay-Hunt-Syndrom) vor. Weitere seltene erregerbedingte Ursachen wurden bei Ehrlichiose, Rickettsien-Infektion, HIV-Infektion, Mumps-, Zytomegalie- und Rubella-Infektionen mitgeteilt (Ronthal 2011). Seltene Ursachen sind eine Sarkoidose (Heerfordt-Syndrom), ein Sjögren-Syndrom und eine Meningeosis carcinomatosa. An das Vorliegen eines Melkersson-Rosenthal-Syndroms muss bei wiederholt auftretenden ipsilateralen oder die Seite wechselnden peripheren Fazialisparesen gedacht werden, auch wenn akzessorische Symptome (Lippen-/Zungenschwellung, Lingua plicata) nicht prominent sind. Fazialisparesen beim Guillain-Barré-Syndrom sind meist durch zeitnahes Auftreten zusätzlicher motorischer Ausfälle und durch Beidseitigkeit erkennbar. Raumfordernde Prozesse im Kleinhirnbrückenwinkel, ein Miller-Fisher-Syndrom, Frakturen des Felsenbeins, Parotistumoren und otogene Prozesse lassen sich durch Anamnese und weitere wegweisende Befunde differenzieren.

Tab. 51.1 Differenzialdiagnose der peripheren Fazialisparese (siehe auch Finsterer 2008).

Ursache	Kommentar
idiopathisch	
idiopathische Fazialisparese (Bell's Palsy)	häufig
traumatisch	
Felsenbeinfraktur	evtl. operative Intervention
entzündlich	
Borreliose	Lumbalpunktion erforderlich, Antibiose differenziert nach Ausmaß der Erkrankung und Stadium
HIV-Infektion	Phase der Serokonversion mit lymphozytärer Pleozytose, im Spätstadium auch meningeale Lymphomatose
Zoster oticus	Lumbalpunktion erforderlich, Virustase
andere virale Erreger: Zytomegalie-Virus, Rubella-Virus, Mumps-Virus, Influenza-B-Virus, Coxsackie-Virus andere Erreger: Rickettsien, Ehrlichiose	Einzelfälle
Guillain-Barré-Syndrom	Lumbalpunktion erforderlich, evtl. Plasmapherese, intravenöse Immunglobulingabe
Herpes simplex	Lumbalpunktion erforderlich, Virustase
Diphtherie	Serumgabe, Impfung
neoplastisch	
Schwannome	N. facialis (selten), N. vestibularis
Meningeome, Glomustumor	ausgehend vom Kleinhirnbrückenwinkel, oft weitere Hirnnervenausfälle
maligne Tumoren	Schädelbasistumoren, Parotismalignome
Cholesteatom	langsamer Beginn, graduelle Zunahme
metabolisch	
Diabetes mellitus	vor allem in Verbindung mit arterieller Hypertonie
Schwangerschaft	Risiko vor allem im letzten Trimenon dreifach erhöht
seltene Einzelfälle	Sarkoidose, Morbus Wegener, Sjögren-Syndrom, Melkersson-Rosenthal-Syndrom, akute lymphatische Leukämie, Dissektion der zervikalen A. carotis interna

■ Diagnostik

Grundlage der Diagnostik ist die klinische Untersuchung, die Auskunft über das Ausmaß und den Schweregrad der Nervenläsion sowie mögliche Begleitbefunde ergibt. Wichtige klinische Beurteilungsmerkmale sind der Lidschluss, die Mitbeteiligung des M. stapedius, die Tränen- und Speichelsekretion sowie das Schmecken. Ein inkompletter Lidschluss und eine verminderte Tränenproduktion bergen das Risiko einer Hornhautulzeration. Eine Funktionsstörung des M. stapedius geht mit einer Hyperakusis für niedrige Frequenzen einher und eine halbseitige Schmeckstörung wird von den Patienten meist als unangenehme Missempfindung beim Essen beschrieben (Heckmann et al. 2003). Das klinische Zeichen „Schmeckstörung" kann nicht zur Differenzierung idiopathisch versus Borreliose-bedingter Fazialisparese herangezogen werden (Hufschmidt et al. 2009). Da Herpesbläschen ausschließlich im Gehörgang auftreten können, muss bei der Erstuntersuchung immer otoskopiert werden. Bei abnorm starken Schmerzen sollte, auch wenn keine Herpesbläschen vorliegen, differenzialdiagnostisch an eine Zosterinfektion (Zoster sine herpete) gedacht werden.

Um den Schweregrad der Fazialisparese zu erfassen, kann die House-Brackmann-Skala (Grad I bis VI) verwendet werden (House u. Brackmann 1985). Grad I bedeutet eine normale Fazialisfunktion, Grad VI eine komplette Lähmung; Grad II und III entsprechen einer leichten und nicht entstellenden Fazialisparese; bei Grad IV ist der Lidschluss inkomplett, bei Grad V ist zusätzlich kaum eine Mundwinkelbewegung möglich.

Elektrophysiologische Diagnostik

Bei Unklarheit über eine periphere oder zentrale Genese der Fazialisparese ist neurophysiologisch in der Frühphase (1.–3. Tag) der Erkrankung die kanalikuläre Magnetstimulation hilfreich, da durch den Nachweis der kanalikulären Untererregbarkeit die periphere extrazerebrale Genese belegt wird. Bei der idiopathischen Fazialisparese ist diese kanalikuläre Untererregbarkeit praktisch immer ab dem 1. Erkrankungstag feststellbar. Die Methode trägt aber nicht zur Differenzierung idiopathisch versus nicht idiopathisch bei. Zur Beurteilung der Prognose können die Elektroneurografie und Elektromyografie herangezogen werden. Finden sich beim Patienten mit kompletter Fazialisparese im EMG einige Potenziale nach willkürlicher Innervation, so darf die Kontinuität des Nervs angenommen werden, und eine Erholung wird dadurch wahrscheinlicher. Von günstiger prognostischer Bedeutung ist auch der Nachweis von Reinnervationspotenzialen bei EMG-Verlaufsuntersuchungen. Umgekehrt ist der Nachweis von pathologischer Spontanaktivität im EMG als Ausdruck einer degenerativen Schädigung ein prognostisch ungünstiges Zeichen und geht mit einer erhöhten Wahrscheinlichkeit für das Auftreten einer Defektheilung einher.

Die Blinkreflexuntersuchung (Stimulation des R. supraorbitalis) kann zur Differenzierung zwischen peripherer oder zentraler Genese beitragen und Information über das Ausmaß des axonalen Leitungsblocks erbringen (Valls-Solé 2007).

Die Ableitung des Muskelsummenaktionspotenzials nach transkutaner supramaximaler elektrischer Stimulation des N. facialis nahe der Glandula parotis dient ebenfalls der prognostischen Beurteilung. Etwa 10 Tage nach Symptombeginn zeigt das Summenaktionspotenzial im Seitenvergleich das Ausmaß des axonalen Schadens an (Valls-Solé 2007). Eine hochgradige Minderung (mehr als 80–90 %) der Amplitude des Muskelsummenaktionspotenzials im Seitenvergleich lässt keine günstige Prognose annehmen (Mamoli 1976).

Bildgebung

Bei typischer Klinik und Elektrophysiologie ist die bildgebende Untersuchung meist verzichtbar. Eine atypische Klinik mit akzessorischen Symptomen (z. B. Hypakusis, Tinnitus, sensible Ausfälle, Doppelbilder) erfordert eine differenzierte Bildgebung mit der Frage nach einem Kleinhirnbrückenwinkel- oder Felsenbeinprozess, einer Parotisläsion oder einer Hirnstammläsion (Thömke et al. 2002, Burmeister et al. 2010).

Notwendige Laboruntersuchungen

Als notwendig ist die Borrelien-Serologie zu betrachten, insbesondere bei Kindern, da hier der Anteil an Neuroborreliosen mit isolierter Fazialisparese besonders hoch ist. Eine Varicella-Zoster-Serologie ist erforderlich bei Verdacht auf Zoster oticus, wobei Rötung, Schwellung, Ödem, Bläschenbildung im Ohrbereich oder am Trommelfell und Schmerzen in der Ohrregion hinweisend sind. Kontrovers wird die Frage zur Notwendigkeit einer Lumbalpunktion beurteilt. Von einer absoluten Indikation zur Liquoruntersuchung bei idiopathischer Fazialisparese kann nicht ausgegangen werden, da in 80–90 % der Liquor einen Normalbefund ergibt (Kohler et al. 1999, Birkmann et al. 2001). Das heißt aber auch, dass 10–20 % der Patienten mit anfangs vermuteter idiopathischer Fazialisparese nach Liquordiagnostik dann abschließend doch eine symptomatische Fazialisparese aufwiesen, meist erregerbedingt. Diese Beobachtung wird auch gestützt durch die Therapiestudie von Hato et al. (2007), die 8 % der Patienten mit vermuteter idiopathischer Fazialisparese aufgrund einer Zoster-sine-herpete-Konstellation aus der Studie ausschließen mussten. In den Kliniken der Autoren wird daher im Allgemeinen bei der peripheren Fazialisparese eine Lumbalpunktion empfohlen, um die höchstmögliche diagnostische Sicherheit zu erhalten und die Krankheitsfälle zu erfassen, die initial als idiopathisch eingestuft werden, dann aber doch aufgrund des Liquorbefundes als symptomatisch gewertet werden müssen. Bei Kindern (hoher Prozentsatz nicht idiopathischer Fazialisparesen) und bei klinischem Verdacht auf eine primär nicht idiopathische Fazialisparese (starker lokaler Schmerz, bilaterale Fazialisparese, lokales vesikuläres Exanthem, z. B. isoliert im Gehörgang, vorbekannte Systemaffektion oder Malignomerkrankung) ist eine Lumbalpunktion auf jeden Fall indiziert, da sie substanziell zur Differenzierung der Genese beitragen kann. Eine gesonderte HNO-ärztliche Untersuchung ist angezeigt bei Auffälligkeiten im Bereich des Ohres, der Ohrspeicheldrüse, des Mastoids, des Trommelfells und einer Beeinträchtigung der Hörfunktion. Bei Verdacht auf Kornealulkus wird der Ophthalmologe hinzugezogen.

■ Prognose

Die Prognose der Erkrankung ist insgesamt gut. Nach einer Beobachtungsstudie aus dem Jahr 1982 bei unbehandelten Patienten kommt es in 85 % der Fälle zu einer Rückbildung binnen 3 Wochen nach Symptombeginn und bei weiteren 10 % zu einer partiellen Rückbildung nach 3–6 (9) Monaten. In 71 % der Fälle ist die Rückbildung vollständig, in 13 % unvollständig, wenngleich den Patienten nicht wesentlich beeinträchtigend. Lediglich in 16 % ist die Reinnervation so unvollständig, dass Synkinesien und/oder autonome Störungen (Krokodilstränen) und/oder Kontrakturen auftreten (Peitersen 1982). In einer Nachfolgeuntersuchung mit einem Anteil von 34 %

Tab. 51.2 Übersicht der Metaanalysen.

Metaanalyse	Art der Behandlung Zahl der für die Auswertung berücksichtigten RCTs	Patientenzahl (für die Auswertung berücksichtigt)	Endpunkt	Hauptergebnis	Kommentar
Salinas et al. 2010	Steroid, Placebo 7 Studien	1507	unzureichende Erholung der Fazialisfunktion nach 6 Monaten und länger	RR 0,71 (95 % KI 0,61–0,83)	Evidenz für signifikanten Nutzen der Steroidtherapie → NNT 10 (95 % KI 7–18) → NNT 12 (95 % KI 6–25)
			motorische Synkinesien und autonome Dysfunktionen	RR 0,6 (95 % KI 0,44–0,81)	
			unerwünschte Nebenwirkungen		
de Almeida et al. 2009	Steroid, Steroid kombiniert mit Virustatikum, Placebo 18 Studien	2786	unzureichende faziale Erholung nach ≥ 4 Monaten	positiver Nutzen von Steroiden allein hinsichtlich Erholung RR = 0,69 (95 % KI 0,55–0,87); p = 0,001	→ NNT 11 (95 % KI 8–25)
			unzureichende Erholung 6 Wochen bis < 4 Monate		
			Synkinesien und autonome Dysfunktion	positiver Nutzen von Steroiden allein hinsichtlich Synkinesien und autonomer Dysfunktion RR = 0,48 (95 % KI 0,36–0,65); p < 0,001	→ NNT 7 (95 % KI 6–10)
			Nebenwirkungen	unter Steroidbehandlung kein Anstieg unerwünschter Nebenwirkungen	Evidenz für signifikanten Nutzen der Steroidtherapie
				kein Nutzen von Virustatika allein hinsichtlich Erholung RR = 1,14 (95 % KI 0,80–1,62); p = 0,48	Möglicher zusätzlicher Nutzen einer antiviralen Therapie
				positiver Nutzen der Kombination Steroid plus Virustatika im Vergleich zu Virustatika allein hinsichtlich Erholung RR = 0,48 (95 % KI 0,29–0,79); p = 0,004	
				geringfügiger Nutzen der Kombination Steroid plus Virustatika im Vergleich zu Steroid allein hinsichtlich Erholung RR = 0,75 (95 % KI 0,56–1,0); p = 0,05	

Tab. 51.2 Fortsetzung,

Metaanalyse	Art der Behandlung Zahl der für die Auswertung berücksichtigten RCTs	Patientenzahl (für die Auswertung berücksichtigt)	Endpunkt	Hauptergebnis	Kommentar
Goudakos u. Markou 2009	Steroid, Steroid kombiniert mit Virustatikum 4 Studien	709	komplette Erholung • nach 3 Monaten • nach 4 Monaten • nach 6 Monaten • nach 9 Monaten	kein signifikanter Nutzen für Virustatikum plus Steroid OR 1,03 (95 % KI 0,74–1,42); p = 0,88 OR 0,48 (95 % KI 0,17–1,38); p = 0,17 OR 0,76 (95 % KI 0,46–1,25); p = 0,29 OR 1,53 (95 % KI 0,74–1,17); p = 0,25	Analyse mit Ausschluss der Studien ohne detaillierte Information zur Randomisierung → keine Änderung Subgruppenanalyse der Patienten, die binnen 3 Tage nach Symptombeginn behandelt wurden → keine Änderung
Quant et al. 2009	Steroid, Steroid kombiniert mit Virustatikum 6 Studien	1145	Anteil der Patienten mit wenigstens partieller Erholung im längsten Follow-up	kein signifikanter Nutzen für Virustatikum plus Steroid OR 1,5 (95 % KI 0,83–2,69); p = 0,18	Studien höchster Qualität hatten größten Effekt auf dieses Ergebnis; auch Subgruppenanalyse (Zeit bis Therapiebeginn, Länge des Follow-up, virustatische Substanz) negativ
Lockhart et al. 2010	Steroid, Steroid kombiniert mit Virustatikum 7 Studien	1987	unzureichende Fazialiserhohlung nach 1 Jahr	kein signifikanter Nutzen RR 0,88 (95 % KI 0,65–1,18)	kein signifikanter Nutzen einer virustatischen Behandlung
			motorische Synkinesien oder Krokodilstränen nach 1 Jahr	kein signifikanter Unterschied RR 0,39 (95 % KI 0,14–1,07) (Vergleich AV+CS versus CS allein) RR 1,03 (95 % KI 0,51–2,07) (Vergleich AV versus CS)	
			unerwünschte Nebenwirkungen	kein signifikanter Unterschied in der Rate der unerwünschten Nebenwirkungen	
Chen et al. 2010	Akupunktur 6 Studien	537	keine Angabe zum spezifischen Outcome	in einzelnen Studien gewisser Nutzen mitgeteilt methodische Limitationen keine schädlichen unerwünschten Begleitwirkungen	insgesamt keine verlässliche Aussage aufgrund Studienlimitationen möglich

Tab. 51.2 Fortsetzung.

Metaanalyse	Art der Behandlung Zahl der für die Auswertung berücksichtigten RCTs	Patientenzahl (für die Auswertung berücksichtigt)	Endpunkt	Hauptergebnis	Kommentar
Teixeira et al. 2008	Elektrotherapie/Übungsbehandlung, physikalische Therapie 3 Studien zur Elektrotherapie 3 Studien zur Übungsbehandlung	294 253		kein signifikanter Nutzen der mit Elektro- bzw. Übungsbehandlung behandelten Patienten	insgesamt unzureichende Effizienz über Nutzen dieser Therapieformen
Cardoso et al. 2008	Übungsbehandlung, EMG-Biofeedback 4 Studien			Aufgrund geringer Zahl randomisierter Studien ist eine Analyse zum Nutzen der Übungsbehandlung, u. a. unter begleitender Spiegelbehandlung oder EMG-Biofeedback, nicht möglich	Die verfügbare Evidenz ist nicht hinreichend, um diese Therapieform in die klinische Praxis einzuführen
Pereira et al. 2011	Fazialisübungen 6 Studien identifiziert, 1 Studie zur Auswertung	50	Verbesserung der Funktion	Mittelwertdifferenz 13,9 (95 % KI 4,31–23,49) zugunsten der Übungsbehandlung	Die Studie untersuchte Patienten mit chronischer Fazialisparese (länger als 9 Monate bestehende Symptomatik)
McAllister et al. 2011	chirurgische Intervention 2 Studien	69	Erholung nach 12 Monaten	keine verlässliche Aussage über Nutzen oder Schaden der chirurgischen Intervention möglich	Autoren äußern, dass weitere vergleichende Studien zu dieser Fragestellung aufgrund des guten Spontanverlaufs wahrscheinlich nicht durchgeführt werden

RR = risk ratio; OR = odds ratio; KI = Konfidenzintervall; NNT = number needed to treat; AV = antivirals; CS = corticosteroids nicht idiopathischer Fazialisparesen kam es zu einer vollständigen Rückbildung bei 71%, zu dezenten residuellen Symptomen bei 12%, zu milden Funktionsstörungen bei 13% und zu schweren residuellen Funktionsstörungen bei 4% (Peitersen 2002). Die gute Prognose ist auch an den Daten der Placebogruppen in den beiden letzten großen Therapiestudien erkennbar. Nach 3 bzw. 9 (12) Monaten zeigten 61% und 64% bzw. 82% und 71% der mit Placebo behandelten Patienten eine vollständige Rückbildung der Fazialisparese (Sullivan et al. 2007, Engström et al. 2008). Generell zeigen Patienten mit inkompletter Parese eine bessere Rückbildungstendenz (94%) (Ronthal 2011). Die Prognose der idiopathischen Fazialisparese in der Schwangerschaft ist etwas ungünstiger. Fazialisparesen nach Zosterinfektion münden häufiger in einer Defektheilung. Borrelien-induzierte Fazialisparesen haben nahezu immer eine gute Prognose (Angerer et al. 1993).

■ Therapie

Medikamentöse Therapie

Steroide

Die medikamentöse Therapie mit Steroiden ist evidenzbasiert zu empfehlen. Als Dosierungsempfehlung können die Dosierungen, wie sie in den beiden letzten randomisierten Studien verwendet wurden, herangezogen werden: für 10 Tage 2 × 25 mg Prednisolon (Sullivan et al. 2007) bzw. für 5 Tage 60 mg Prednisolon und dann tägliche Reduktion um 10 mg (Engström et al. 2008). Nach 2 Metaanalysen (Salinas et al. 2010, de Almeida et al. 2009), in die die beiden zuletzt durchgeführten großen randomisierten doppelblinden placebokontrollierten Studien zur Gabe von Steroiden Eingang gefunden haben (Sullivan et al. 2007, Engström et al. 2008), begünstigt die Steroidgabe signifikant die Erholung der Fazialisfunktion mit einer „number needed to treat" (NNT) von 10 (95% KI 7–18) (Salinas et al. 2010) bzw. 11 (95% KI 8–25) (de Almeida et al. 2009) (▶ Tab. 51.2).

Auch hinsichtlich der sekundären Endpunkte – motorische Synkinesien und autonome Dysfunktionen – zeigt die Steroidgabe einen Nutzen mit einer NNT von 12 (95% KI 6–25) (Salinas et al. 2010) bzw. 7 (95% KI 6–10) (de Almeida et al. 2009). Hinsichtlich der unerwünschten Begleitwirkungen gab es für die mit Steroiden behandelten Patienten keine Nachteile. In den Subgruppenanalysen (Metaanalyse nach de Almeida et al. 2009) zeigten sich zwar keine eindeutigen signifikanten Unterschiede hinsichtlich der Dosierung der Steroide, des Schweregrades der Parese und des Zeitbeginns der Therapie (unter 72 Stunden), es ergaben sich aber inkonstante Hinweise, dass mit höherer Steroiddosierung (> 450 mg) ein etwas größerer Nutzen erzielt werden kann und der Nutzen bei initial kompletter oder sehr schwerer Fazialisparese geringer ausfällt (de Almeida et al. 2009). In der Subgruppenanalyse (Metaanalyse nach Salinas et al. 2010) zeigte sich für die Untergruppe der Patienten mit kompletter Fazialisparese allenfalls ein leichter therapeutischer Nutzen (Trend); für Patienten, die binnen 48 Stunden nach Symptombeginn behandelt wurden, war der Einsatz von Steroiden vorteilhaft (Salinas et al. 2010).

Die Datenlage zur Behandlung der Fazialisparese bei Diabetespatienten ist begrenzt. In einer nicht verblindeten Studie zeigten die mit Steroiden behandelten Patienten eine komplette Rückbildung der Parese in 97% der Fälle, die nicht behandelten in nur 58% (Saito et al. 1994). Somit ist eine Steroidbehandlung unter sorgfältiger Kontrolle der diabetischen Stoffwechsellage zu empfehlen. Bei Kindern mit idiopathischer Fazialisparese gibt es bislang keine kontrollierten Studien, die belegen, dass auch bei Kindern eine Steroidtherapie hilfreich ist (Salman u. MacGregor 2001).

Virustatika

Die Hypothese, die idiopathische Fazialisparese sei auf eine Entzündung mit Reaktivierung von Herpes-simplex-Virus Typ 1 zurückzuführen, legt eine antivirale Therapie nahe. Die jüngst vorgelegten Metaanalysen zur antiviralen Therapie der idiopathischen Fazialisparese untermauern dieses Therapiekonzept jedoch nicht (de Almeida et al. 2009, Goudakos u. Markou 2009, Quant et al. 2009, Lockhart et al. 2010). In allen 4 Metaanalysen konnte kein eindeutiger Nutzen einer antiviralen Therapie festgestellt werden (▶ Tab. 51.2). Lediglich in der Metaanalyse von de Almeida et al. (2009) fand sich ein Hinweis auf einen grenzwertigen Nutzen der Kombination Steroid plus Virustatikum im Vergleich zu einer alleinigen Steroidtherapie hinsichtlich einer Erholung (RR = 0,75 [95% KI 0,56–1,0]; p = 0,05) (de Almeida et al. 2009). Die Autoren glauben zwar, dass Steroide und antivirale Substanzen zusammen gegeben besser wirksam sind als separat, der Unterschied sei aber nicht gesichert (de Almeida et al 2009).

Insgesamt kann nach dem gegenwärtigen Kenntnisstand bei der idiopathischen Fazialisparese eine antivirale Therapie nicht empfohlen werden.

Ist jedoch die Fazialisparese durch das Varicella-Zoster-Virus bedingt (Zoster oticus), soll rasch eine virustatische Therapie erfolgen, wobei als Substanzen Aciclovir (3 × tgl. i. v. 5–10 mg/kg KG oder 5 × tgl. p. o. 800 mg), Valaciclovir (3 × tgl. p. o. 1000 mg), Brivudin (1 × tgl. p.o 125 mg) und Famciclovir (3 × tgl. p. o. 250–500 mg) zur Verfügung stehen (vgl. ▶ Tab. 51.3) (Wutzler et al. 2003).

Nicht medikamentöse Therapie

Eine aktualisierte Metaanalyse zum Nutzen der Akupunktur bei Patienten mit idiopathischer Fazialisparese identifizierte 49 potenziell relevante Untersuchungen, wovon 6 Studien mit insgesamt 537 Patienten eine gewisse Randomisierung aufwiesen. Die Qualität der eingeschlossenen Studien war aber nach Sicht der Autoren nicht geeignet, um Schlussfolgerungen zum Nutzen der Akupunktur zu ziehen (Chen et al. 2010).

Eine Metaanalyse zur physikalischen Therapie (Übungsbehandlung, mimische Übungen, Elektrotherapie, Biofeedback, Licht-, Kälte- bzw. Wärmetherapie, elektrische neurale Muskelstimulation etc.) identifizierte 45 potenzielle Artikel, wovon 6 Studien die Einschlusskriterien erfüllten (Teixeira et al. 2008). In 3 Studien mit 294 Patienten wurde die Elektrostimulation untersucht und in 3 Studien mit 253 Patienten die Übungsbehandlung. Keine der Behandlungsformen zeigte einen signifikanten Nutzen im Vergleich zur Kontrolltherapie oder zu keiner Therapie. Allenfalls in einer Studie zeigte sich für eine kleine Untergruppe von Patienten mit mittlerer Schwere der Fazialisparese ein geringer Nutzen der Übungsbehandlung insofern, als die Rückbildung der Parese früher begann und früher abgeschlossen war. Eine zweite Metaanalyse, die den Nutzen einer Übungsbehandlung in Verbindung mit Spiegelübungen und EMG-Biofeedback untersuchte, lässt aufgrund der wenigen Studien und niedrigen Fallzahl keine verlässliche Analyse über deren Nutzen zu (Cardoso et al. 2008). In einer dritten Metaanalyse zu Fazialisübungen konnte nur eine Studie (n = 50), die die Therapie der chronischen Fazialisparese (länger als 9 Monate bestehend) untersuchte, ausgewertet werden. Für diese Patientengruppe zeigte sich ein signifikanter Nutzen (Pereira et al. 2011). In der klinischen Praxis wird man aus psychologischen Gründen zu einer Übungsbehandlung nach kurzer Anleitung und unter Selbstkontrolle im Spiegel raten, auch wenn deren Wirksamkeit nicht eindeutig belegt ist.

Eine Metaanalyse zur chirurgischen Behandlung der idiopathischen Fazialisparese mit einer Nervendekompression identifizierte letztlich 2 Studien mit insgesamt 69 Patienten und kommt zur Schlussfolgerung, dass die Datenlage nicht ausreichend ist, um über den Nutzen oder Schaden einer chirurgischen Intervention entscheiden zu können (McAllister et al. 2011).

Symptomatische Therapie

Etabliert und breit akzeptiert ist die symptomatische Therapie mit dem Einsatz künstlicher Tränen, Hornhautschutz durch Dexpanthenol-Augensalbe und nächtlichem Uhrglasverband bei unzureichendem Lidschluss. Bei ausbleibender Restitution mit persistierendem Lidschlussdefizit haben sich Konzepte des „Lidloading" (Lidbeladung) bewährt. Dies kann passager extern mit angepassten Blei-

Tab. 51.3 Synopsis zur Therapie der idiopathischen Fazialisparese.

Maßnahme	Dosis / Kommentar
medikamentöse Behandlung	
Steroide	2 × 25 mg Prednisolon für 10 Tage, Beginn < 72 Stunden (Dosierung nach Sullivan et al. 2007)
	60 mg Prednisolon für 5 Tage, dann täglich Reduktion um 10 mg (Dosierung nach Engström et al. 2008)
Virustatika**	Aciclovir i. v. Inf.: 3 × täglich 5–10 mg/kg KG für 7 Tage*
	Aciclovir (oral): 5 × täglich 800 mg für 7 Tage
	Valaciclovir (oral): 3 × täglich 1000 mg für 7 Tage
	Brivudin (oral): 1 × täglich 125 mg für 7 Tage
	Famciclovir (oral): 3 × täglich 250–500 mg für 7 Tage
supportive Maßnahmen	
Uhrglasverband, Tränenersatz	Hornhautschutz
Dexpanthenol-Augensalbe, Regepithel Augensalbe	Hornhautschutz
externe Bleigewichte	ausreichende Lidbedeckung
Physiotherapie, Elektrotherapie	
Übungsbehandlung	aus psychologischen Gründen sinnvoll (Anleitung zu Übungen am Spiegel)
mikrochirurgische Therapieoptionen	
Cross-Face-Nervennaht Hypoglossus-Fazialis-Jump-Nervennaht freier Muskeltransfer	bei schwerwiegender persistierender Fazialisparese, Behandlung an einem Zentrum

* In schweren Fällen Therapiedauer über 10 Tage erwägen (Wutzler et al. 2003).
** Die Angaben beziehen sich auf Erwachsene (Wutzler et al. 2003).

plättchen erfolgen, die auf das gestraffte Oberlid ohne Berührung der Zilien aufgeklebt werden. Nach Feststellung des optimalen Gewichtes können entsprechend vorbereitete Gold- oder Platingewichte unter dem M. orbicularis in Lokalanästhesie eingebracht werden (internes Lidloading) (Müller-Jensen u. Jansen 1997, Hesse et al. 2011). Bei schwerwiegenden persistierenden Paresen stehen operative mikrochirurgische Behandlungsmöglichkeiten wie chirurgische Rekonstruktion des betroffenen N. facialis mit dem intakten Nerv der Gegenseite (Cross-Face-Nervennaht), die Hypoglossus-Fazialis-Jump-Nervennaht oder ein freier Muskeltransfer optional zur Verfügung (Volk et al. 2010). Botulinum-Toxin-Injektionen können im Einzelfall zur Besserung störender Synkinesien (z. B. unwillkürlicher Lidschluss beim Sprechen) beitragen. Die Empfehlungen zur symptomatischen Therapie sind in ▶ Tab. 51.3 zusammengefasst.

■ Redaktionskomitee

Prof. Dr. Christian Bischoff, Neurologische Gemeinschaftspraxis, München
Prof. Dr. Franz X. Glocker, Seidel-Klinik, Bad Bellingen
Prof. Dr. Orlando Guntinas-Lichius, Klinik für Hals-Nasen-Ohrenkunde, Universitätsklinikum Jena
Prof. Dr. Josef G. Heckmann, Neurologische Klinik, Klinikum Landshut
Prof. Dr. Christoph Lang, Neurologische Universitätsklinik Erlangen
Dr. Uwe Meier, Grevenbroich, für den BDN
Prof. Dr. Gudrun Reiter, Universitätsklinik für Neurologie, Medizinische Universität Graz
Prof. Dr. Peter Urban, Neurologische Abteilung, Asklepios Klinik Barmbek, Hamburg
Prof. Dr. Bruno Weder, Klinik für Neurologie, Kantonsspital St. Gallen

Federführend: Prof. Dr. Josef G. Heckmann MME, Neurologische Klinik, Klinikum Landshut, Robert-Koch-Straße 1, 84034 Landshut, Tel. 0871/698-3719, Fax 0871/698-3467
E-Mail: josef.heckmann@klinikum-landshut.de

Entwicklungsstufe der Leitlinie: S2k

■ Literatur

Angerer M, Pfadenhauer K, Stöhr M. Prognosis of facial palsy in Borrelia burgdorferi meningopolyradiculoneuritis. J Neurol 1993; 240: 319–321
Birkmann C, Bamborschke S, Halber M et al. Bell's palsy: electrodiagnostics are not indicative of cerebrospinal fluid abnormalities. Ann Otol Rhinol Laryngol 2001; 110: 581–584
Burmeister HP, Baltzer PA, Klingner CM et al. Computer- und Magnetresonanztomographie des N. facialis. HNO 2010; 58: 433–442
Cardoso JR, Teixeira EC, Moreira MD et al. Effects of exercises on Bell's palsy: systematic review of randomized controlled trials. Otol Neurotol 2008; 29: 557–560
Chen N, Zhou M, He L et al. Acupuncture for Bell's palsy. Cochrane Database Syst Rev 2010; 8: CD002914
de Almeida JR, Al Khabori M, Guyatt GH et al. Combined corticosteroid and antiviral treatment for Bell's palsy: a systematic review and meta-analysis. J Am Med Ass 2009; 302: 985–993
De Diego-Sastre JI, Prim-Espada MP, Fernández-García F. The epidemiology of Bell's palsy. [Spanish] Rev Neurol 2005; 41: 287–290
Engström M, Berg T, Stjernquist-Desatnik A et al. Prednisolone and valaciclovir in Bell's palsy: a randomised, double-blind, placebo-controlled, multicentre trial. Lancet Neurol 2008; 7: 993–1000
Evison J, Aebi C, Francioli P et al. Abklärung und Therapie der Lyme-Borreliose bei Erwachsenen und Kindern. Schweiz Ärzteztg 2005; 86: 2375–2384
Finsterer J. Management of peripheral facial nerve palsy. Eur Arch Otorhinolaryngol 2008; 265: 743–752
Gilden DH. Bell's palsy. N Engl J Med 2004; 351: 1323–1331
Goudakos JK, Markou KD. Corticosteroids vs corticosteroids plus antiviral agents in the treatment of Bell palsy: a systematic review and meta-analysis. Arch Otolaryngol Head Neck Surg 2009; 135: 558–564
Hato N, Yamada H, Kohno H et al. Valaciclovir and prednisolone treatment for Bell's palsy: a multicenter, randomized, placebo-controlled study. Otol Neurotol 2007; 28: 408–413
Heckmann JG, Heckmann SM, Lang CJ et al. Neurological aspects of taste disorders. Arch Neurol 2003; 60: 667–671
Hellebrand MC, Friebe-Hoffmann, Bender HG et al. Das Mona-Lisa-Syndrom – die periphere Fazialisparese in der Schwangerschaft. Z Geburtsh Neonatol 2006; 210: 126–134
Hesse S, Werner C, Melzer et al. Lidbeschwerung mit einem auf das Oberlid geklebten Bleiplättchen zur vorübergehenden Therapie des Lagophthalmus. Akt Neurol 2010; 37: 341–343
House JW, Brackmann DE. Facial nerve grading system. Otolaryngol Head Neck Surg 1985; 93: 146–147
Hufschmidt A, Shabarin V, Yakovlev-Leyendecker O et al. Prevalence of taste disorders in idiopathic and B. burgdorferi-associated facial palsy. J Neurol 2009; 256: 1750–1752
Kohler A, Chofflon M, Sztajzel R et al. Cerebrospinal fluid in acute peripheral facial palsy. J Neurol 1999; 246: 165–169
Lockhart P, Daly F, Pitkethly M et al. Antiviral treatment for Bell's palsy (idiopathic facial paralysis). Cochrane Database Syst Rev. 2009; 4: CD001869
Mamoli B. Zur Prognoseerstellung peripherer Fazialisparesen unter besonderer Berücksichtigung der Elektroneurographie. Wien Klin Wschr 1976; 53: 3–28
McAllister K, Walker D, Donnan PT et al. Surgical interventions for the early management of Bell's palsy. Cochrane Database Syst Rev 2011; 2: CD007468
Müller-Jensen K, Jansen M. Behandlung des fehlenden Lidschlusses. Sechs Jahre Erfahrung mit „Lidloading". Dt Ärztebl 1997; 94: A-747–A-750
Peitersen E. The natural history of Bell's palsy. Am J Otol 1982; 4: 107–111
Peitersen E. Bell's palsy: the spontaneous course of 2,500 peripheral facial nerve palsies of different etiologies. Acta Otolaryngol Suppl 2002; 549: 4–30.
Pereira LM, Obara K, Dias JM et al. Facial exercise therapy for facial palsy: systematic review and meta-analysis. Clin Rehabil 2011; 25: 649–658
Quant EC, Jeste SS, Muni RH et al. The benefits of steroids versus steroids plus antivirals for treatment of Bell's palsy: a meta-analysis. Br Med J 2009; 339: b3354
Ronthal M. Bell's palsy: Pathogenesis, clinical features, and diagnosis in adults. http://www.uptodate.com/contents/bells-palsy-pathogenesis-clinical-features-and-diagnosis-in-adults (17.7.2012)
Rowlands S, Hooper R, Hughes R et al. The epidemiology and treatment of Bell's palsy in the UK. Eur J Neurol 2002; 9: 63–67
Saito O, Aoyagi M, Tojima H et al. Diagnosis and treatment for Bell's palsy associated with diabetes mellitus. Acta Otolaryngol Suppl 1994; 511: 153–155
Salinas RA, Alvarez G, Daly F et al. Corticosteroids for Bell's palsy (idiopathic facial paralysis). Cochrane Database Syst Rev. 2010; 3: CD001942

Salman MS, MacGregor DL. Shoud children with Bell's palsy be treated with corticosteroids? A systematic review. J Child Neurol 2001; 16: 565–568

Shmorgun D, Chan WS, Ray JG. Association between Bell's palsy in pregnancy and pre-eclampsia. QJM 2002; 95: 359–362

Sullivan FM, Swan IR, Donnan PT et al. Early treatment with prednisolone or acyclovir in Bell's palsy. N Engl J Med 2007; 357: 1598–1607

Teixeira LJ, Soares BG, Vieira VP et al. Physical therapy for Bell s palsy (idiopathic facial paralysis). Cochrane Database Syst Rev 2008; 3: CD006283.

Thömke F, Urban PP, Marx JJ et al. Seventh nerve palsies may be the only clinical sign of small pontine infarctions in diabetic and hypertensive patients. J Neurol 2002; 249: 1556–1562

Valls-Solé J. Electrodiagnostic studies of the facial nerve in peripheral facial palsy and hemifacial spasm. Muscle Nerve 2007; 36: 14–20

Volk GF, Pantel M, Guntinas-Lichius O. Modern concepts in facial nerve reconstruction. Head Face Med 2010; 6: 25

Wutzler P, Gross G, Doerr HW. Antivirale Therapie des Zoster. Dtsch Ärztebl 2003; 100: A858–A860

Therapie der idiopathischen Fazialisparese (Bell's Palsy)

Clinical Pathway – Periphere Fazialisparese

spezielle Untersuchung: ▲ Geschmackstest ▲ Hyperakusis ▲ Schwellung von Zunge/Lippen (Melkersson-Rosenthal-Syndrom)? ▲ Zoster-Effloreszenzen im Gehörgang? ▲ Parotisschwellung? **Frage/Suche nach Grunderkrankungen:** ▲ Diabetes mellitus ▲ Borreliose ▲ Herpes zoster, Herpes simplex ▲ maligne Erkrankung **Zusatzdiagnostik:** ▲ magnetisch evozierte Potenziale (1. oder 2. Tag) ▲ Borrelien-Serologie ▲ Liquordiagnostik bei Kindern und V.a. nicht idiopathische Genese **Basistherapie:** ▲ Korneaschutz (Uhrglasverband, Augensalbe (Dexpanthenol) oder künstliche Tränenflüssigkeit)	○ Hinweise auf idiopathische Fazialisparese: ○ Geschmacksstörung ○ Hyperakusis ○ Minderung der Tränensekretion ○ MEP: kanalikuläre Läsion	idiopathische Fazialisparese	▲ Prednisolon 2 x 25 mg/d für 10 Tage ▲ Prednisolon 60 mg/d für 5 Tage und dann Reduktion um 10 mg/d ▲ Fazialisübungen	▲ elektrische mastoidale Fazialisreizung nach 10–14 Tagen zur Abschätzung der Prognose: MAP-Minderung um < 80–90 % = günstige Prognose
	○ Hinweise auf Zoster oticus: ○ Bläschen im Gehörgang ○ neuropathische Schmerzen ○ MEP: kanalikuläre Läsion	Zoster oticus *(Cave: Zoster sine herpete nicht selten)*	▲ VZV-Serologie antivirale Therapie: ▲ Aciclovir 3 x 5–10 mg/kg KG i.v. oder 5 x 800 mg für 7 Tage oder ▲ Valaciclovir 3 x 1000 mg p.o. für 7 Tage oder ▲ Brivudin 1 x 125 mg p.o. für 7 Tage oder ▲ Famciclovir 3 x 250–500 mg p.o. für 7 Tage plus ▲ Prednisolon/Methylprednisolon 1 mg/kg (optional) ▲ Therapiebeginn vor Vorliegen der Serologie!	
	○ Hinweise auf radikuläre Läsion: ○ bilaterale Fazialisparese ○ MEP: subklinische Beteiligung der Gegenseite ○ MEP: präkanalikuläre Läsion ○ andere Hirnnervenausfälle		mögliche Ursachen: ▲ Borreliose, seltene Erreger (CMV, EBV, Rickettsien u.a.) ▲ Polyneuritis cranialis ▲ Fisher-Syndrom ▲ Meningeosis carcinomatosa ▲ Basale Meningitis	▲ Liquordiagnostik inkl. Zytologie ▲ Borrelien-Serologie in Serum und Liquor
	○ Hinweise auf tumoröse Ursache: ○ langsame Progredienz ○ anhaltende Schmerzen ○ Hörstörungen		mögliche Ursachen: ▲ Vestibularis-Schwannom ▲ Felsenbein-Meningeom ▲ Tumoren der Schädelbasis	▲ AEHP (Verlängerung der Interpeaklatenz I–II bzw. I–III) ▲ MRT mit KM
	○ Hinweise auf zentrale Ursache: ○ weitere Ausfälle ○ vaskuläre Risikofaktoren		mögliche Ursachen: ▲ Hirnstammischämie ▲ andere Hirnstammprozesse	▲ zerebrale Bildgebung (z.B. DWI-MRT) ▲ Hirnstammreflexe ▲ ENG ▲ Doppler-Sonografie
	○ Hinweise auf Parese distal des Foramen stylomastoideum: ○ Ausfall einzelner Muskelgruppen		mögliche Ursachen: ▲ Parotistumor	▲ HNO-Konsil

symptomatische Therapie:
▲ Hornhautprotektion:
  ▲ Uhrglasverband oder Frisén-Klappe
  ▲ Tränenersatzmittel oder Augensalbe
▲ Physiotherapie
▲ Schmerztherapie: Ibuprofen oder Paracetamol

Mögl Möglichkeiten bei inkompletter Rückbildung:
▲ externe Applikation von Bleigewichten
▲ Implantation von Gold- oder Platingewichten ins Oberlid
▲ Lidraffung bei Ektropium
▲ Botulinum-Toxin bei störenden Synkinesien
▲ mikrochirurgische Maßnahmen

Kopfschmerzen und andere Schmerzen

52 Diagnostik und apparative Zusatzuntersuchungen bei Kopfschmerzen

Was gibt es Neues?

- Migränepatienten haben häufig kleine hyperintense Herde in der weißen Substanz, dies ist jedoch nicht spezifisch für Migräne, sondern findet sich auch bei anderen Kopfschmerzarten (Kurth et al. 2010).
- Da nur die Migräne mit Aura ein geringes eigenes Risiko für Schlaganfälle hat (Kurth et al. 2005), ist es nicht gerechtfertigt, alle Patienten mit Kopfschmerzen einer diagnostischen Bildgebung zu unterziehen.
- Zerebrale Bildgebung ist neben den bekannten Indikationen und Risikogruppen vor allem bei Kopfschmerzen indiziert, die eine Zunahme bei Belastung und Valsalva-Manöver zeigen (Detsky et al. 2006).
- Patienten, die eine bildgebende Untersuchung erhalten, haben nach 3 Monaten, nicht aber nach einem Jahr, eine signifikant geringere Angst vor einem Tumor und verursachen wegen einer geringeren Überweisungsanzahl signifikant weniger Kosten (Howard et al. 2005).
- Erforderlich ist eine Ausschlussdiagnostik bei der Erstmanifestation aller unter Punkt 3 (trigeminoautonome Kopfschmerzen) und 4 der IHS-Klassifikation gelisteten primären Kopfschmerzen, wie dem primären Donnerschlagkopfschmerz (thunderclap headache), dem Kopfschmerz bei sexueller Aktivität oder dem primären Hustenkopfschmerz.

Die wichtigsten Empfehlungen auf einen Blick

Während bei schon langjährig bestehenden, konstanten und nach den Kriterien der IHS gut einordnenbaren primären Kopfschmerzen eine kraniale Bildgebung in der Regel nicht erforderlich ist, sollte sie erfolgen bei:
- Erstmanifestation einer Kopfschmerzerkrankung mit untypischem Charakter
- atypischem klinischem Verlauf
- zunehmender Schmerzintensität oder sich änderndem Schmerzcharakter bei bekanntem Kopfschmerzsyndrom
- zusätzlichem Auftreten neurologischer Symptome/Ausfälle
- Angst des Patienten vor schwerwiegenden zugrunde liegenden Erkrankungen wie Tumoren etc.

Bei typischer Klinik und normalem neurologischem Befund ist die Wahrscheinlichkeit von irrelevanten Zufallsbefunden höher als die Wahrscheinlichkeit, einen behandlungswürdigen Befund zu erheben. Wenn eine bildgebende Untersuchung erfolgt, ist abhängig von der Verdachtsdiagnose und dem Zeitverlauf eine kraniale Magnetresonanztomografie meist dem cCT vorzuziehen. Wenn ein cCT durchgeführt wird (meist zum Ausschluss einer akuten Blutung oder Darstellung der knöchernen Schädelbasis), ist eine Kontrastmittelgabe meist entbehrlich. Wenn ein Aneurysma vermutet wird, kann ein Angio-MR oder ein Angio-CT ausreichend sein, da damit Aneurysmen ab einer Größe von 3 mm entdeckt werden können.

Bei Kopfschmerzen ist ein EEG nur bei vermuteter Assoziation mit einem epileptischen Geschehen indiziert. EVOPs, Blinkreflex, autonome Testung, Algesiometrie, NLGs und EMG sind zur Diagnostik von primären Kopfschmerzen nicht geeignet, sie sind jedoch zur Untersuchung symptomatischer Kopfschmerzen häufig nötig. Das Gleiche gilt für die transkranielle Doppler-/Duplexsonografie. Eine Liquorpunktion ist generell sinnvoll bei Patienten, die strikt lageabhängig Kopfschmerzen angeben, auch wenn durch Bildgebung eine Liquorzirkulationsstörung, ein Liquorunterdrucksyndrom oder eine Sinusvenenthrombose ausgeschlossen ist. Eine extrakranielle Doppler-/Duplexsonografie ist zum Ausschluss eines Dissekates ggf. sinnvoll, wobei hier die Kernspintomografie mit fettsupprimierten Sequenzen sensibler ist. Ein sogenanntes „Halo-Zeichen" der A. temporalis in der Dopplersonografie ist relativ spezifisch für eine Arteriitis cranialis; in der A. carotis ist es relativ spezifisch für eine Arteriitis Takayasu.

■ Einführung

Kopfschmerzen sind sehr häufig und häufig auch Leitsymptom einer zugrunde liegenden anderen Erkrankung. Diese Leitlinie soll helfen, die individuelle Indikation für eine apparative Diagnostik bei Kopfschmerzen argumentativ zu unterstützen.

■ Definition und Problematik

Beim Leitsymptom Kopfschmerz sind, abhängig von der Fragestellung und der Gesamtsituation, verschiedene apparative Zusatzuntersuchungen indiziert und nötig. Grundsätzlich muss unterschieden werden zwischen der Diagnose eines sekundären Kopfschmerzes (z.B. nach Schädel-Hirn-Trauma) und einem primären Kopfschmerz (Headache Classification Committee of the International

Headache Society 2004). Während bei ersterem häufig eine zerebrale Bildgebung oder ein EEG, z. B. bei Verdacht auf symptomatische Anfälle, oder neurophysiologische Untersuchungen (z. B. Blinkreflex) nötig sind, liegt die Situation bei primären Kopfschmerzen – Spannungskopfschmerz, Migräne, Cluster-Kopfschmerz und Kopfschmerzen der Gruppe 4 – prinzipiell anders.

Evidenzbasierte Empfehlungen sind aufgrund der spärlichen Publikationen naturgemäß schwierig zu erstellen. Im Folgenden soll eine Empfehlung auf der Basis der vorhandenen Literatur erstellt werden, auf die sonst übliche Einteilung der Evidenz wird zugunsten einer im Konsens der Autoren erreichten Empfehlungsstärke auf der Basis der vorhandenen Literatur und den Konsensusempfehlungen der europäischen neurologischen Gesellschaft (EFNS) verzichtet (Sandrini et al. 2004).

■ Zusammenfassung der Empfehlungen zur Diagnostik

Beim Leitsymptom Kopfschmerz beruht die klinische Diagnose auf der Anamnese und Beschwerdeschilderung des Patienten und dem klinischen Befund. Entscheidend ist der erste Schritt: die Differenzierung zwischen einem primären oder idiopathischen und einer sekundären, symptomatischen Kopfschmerzform. Beim sekundären Kopfschmerz ist der Schmerz Symptom einer zugrunde liegenden Läsion oder eines Syndroms (Tumor, Trauma, Blutung, Entzündung), beim primären Kopfschmerz ist der Schmerz selber die Erkrankung. Schwierigkeiten können im Fall der primären Kopfschmerzsyndrome, bei denen definitionsgemäß die neurologische Untersuchung und die Routinediagnostik normal sind, dann auftreten, wenn es sich um die Erstmanifestation handelt oder die Anamnese nicht eindeutig ist. Die Internationale Kopfschmerzgesellschaft unterscheidet mehrere Dutzend verschiedene Kopfschmerzsyndrome. Daraus folgt, dass man in der Diagnose ausschließlich auf eine differenzierte Anamnese des Patienten angewiesen ist. Entscheidend sind Angaben wie die Lokalisation, Dauer, Frequenz der Kopfschmerzen und eventuelle Begleitsymptome.

Allgemeine Untersuchung

- neurologischer Status, Hirnnerven detailliert
- trigeminaler Nervenaustritt (SNAP)/Bulbusdruck- und Bewegungsschmerz
- Beweglichkeit der HWS, Druckschmerzhaftigkeit der perikraniellen Muskulatur
- Klopf- und Druckschmerz der Kalotte
- Schmerzen bei Kieferöffnung
- Beurteilung der Schleimhäute, Zahnstatus, Kieferokklusion
- Ertasten der A. temporalis superficialis
- Messung des Blutdrucks

Zusätzlich: Durchführung einer apparativen Diagnostik, sofern der Kopfschmerz atypisch ist oder in der Akutphase außer dem Kopfschmerz andere neurologische Symptome bestehen. Nur selten sind Laborparameter erforderlich, um eine spezifische Ursache für Kopfschmerzen sichern zu können (Loder u. Cardona 2011). Zwei der wichtigsten Faktoren, die über den Einsatz einer apparativen Diagnostik entscheiden, sind die zeitliche Entwicklung des Leitsymptoms Kopfschmerz (Olesen et al. 1999) und die Abfolge möglicher neurologischer Symptome im Rahmen einer begleitenden Aura. Typisch dabei ist die Entstehung der Symptome über Minuten und die Änderung dieser Symptome über die nächsten 10–60 Minuten. Visuelle Symptome (Lichtblitze bzw. Fortifikationsfiguren) sind das häufigste Symptom bei einer Aura, deutlich seltener und häufig sich aus der visuellen Aura entwickelnd, kommt es zu sensiblen Symptomen, einer Aphasie oder motorischen Hemisymptomatik (Russell u. Olesen 1996).

Apparative Zusatzuntersuchungen

In einer 1994 publizierten Metaanalyse konnte das Quality Standards Subcommittee of the American Academy of Neurology zeigen, dass bei Patienten (n=897) mit dem Leitsymptom einer typischen Migräne (diagnostiziert nach den IHS-Kriterien) und normalem neurologischem Untersuchungsbefund die zerebrale Bildgebung in nur 0,2% pathologisch ist (AAN 1994). Dies entspricht der Inzidenz zufälliger Befunde im MRT bei symptomlosen Probanden (n=1000), die in JAMA publiziert wurde (Katzman et al. 1999). Bei Patienten, die wegen des Leitsymptoms Kopfschmerz, das nicht einer Migräne entspricht (n=1825), gescannt werden, findet sich trotz normalem neurologischem Befund eine Pathologie in 2,4% der Fälle (AAN 1994). Vorausgesetzt, der neurologische Untersuchungsbefund ist normal, liegt die Trefferquote der zerebralen MRT mit 14% bei Patienten mit atypischen oder nicht klassifizierbaren Kopfschmerzen am höchsten (Wang et al. 2001). Bei zusätzlichen Beschwerden oder fokal-neurologischen Befunden steigt die Trefferquote nochmals signifikant (Frishberg et al. 2002). Dies wird in einer kürzlich publizierten Metaanalyse bestätigt und an insgesamt 5 Patientengruppen herausgearbeitet, bei denen die Indikation zur weiteren Diagnostik niedrigschwellig zu stellen ist: Patienten mit auffälligem neurologischem Befund, Patienten mit untypischer Anamnese, Clusterkopfschmerzen (Favier et al. 2007), Kopfschmerzen mit Aura und Kopfschmerzen, die durch Anstrengung oder Valsalva-Manöver schlimmer werden (Detsky et al. 2006). Da ein Pseudotumor cerebri in 30% die typische Klinik eines chronischen Spannungskopfschmerzes und in 20% die einer Migräne aufweisen kann (Friedman u. Rausch 2002), sollte in Zweifelsfällen eine Liquorpunktion (Evans 2007), und, wenn eine Sinusvenenthrombose vermutet wird, auch eine MR-Angiografie (Bousser u. Ferro 2007) erwogen werden. Zusammenfassend ist jedoch bei primären Kopfschmerzsyndromen mit typischer Kli-

Diagnostik und apparative Zusatzuntersuchungen bei Kopfschmerzen

nik und normalem neurologischem Befund eine zerebrale Bildgebung verzichtbar (Locker et al. 2005).

Die EFNS Task Force publizierte 2004 auf der Basis einer eigens hierfür durchgeführten Metaanalyse evidenzbasierte Vorschläge zum Einsatz apparativer Zusatzuntersuchungen bei nicht akuten Kopfschmerzen. Hiernach ist eine Bildgebung nur bei untypischen Kopfschmerzen (nicht einordenbar in die IHS-Kriterien), auffälliger neurologischer Anamnese oder pathologischem Befund in der neurologischen Untersuchung indiziert und hilfreich (Sandrini et al. 2004). Das Gleiche gilt für das interiktale EEG (Kramer et al. 1994, De Carlo et al. 1999), EVOPs, extrakranielle Doppler-Untersuchungen, autonome Testungen, Algesiometrie und EMG (Sandrini et al. 2004) (▶ Tab. 52.1 und ▶ Tab. 52.2).

Tab. 52.1 Sensitivität der apparativen Diagnostik in Abhängigkeit von der Fragestellung.

Apparative Diagnostik	Fragestellung	Wenig sensitiv/nicht sinnvoll
MRT	parenchymatöse Läsionen Hirnstamm- und Hypophysendarstellung kraniozervikale Übergangsanomalien Dissekat (axiale Schichtführung und fett unterdrückende Sequenzen) Enzephalitis, Abszess bei Trigeminusneuralgie: Gefäßkontakt, MS-Plaques	knöcherne Strukturen frische Blutung
cCT	Früherkennung Blutung Darstellung Schädelbasis (knöchern) Sinusitis sphenoidalis/ethmoidalis CT-Angiografie/Angio-CT zur Aneurysmadiagnostik, wenn MRT nicht verfügbar	parenchymatöse Beurteilung Hirnstamm-Beurteilung SAB älter als 3 Tage
Angio-MR	Sinusvenenthrombose ggf. große Aneurysmen Vasospasmen	
DSA	Aneurysmen (nach SAB) Fisteln (z. B. Sinus-cavernosus-Fistel) zerebrale Vaskulitis	
Doppler-/Duplexsonografie	Dissekat, V. a. Vaskulitiden der großen Gefäße	nicht sinnvoll zur Differenzialdiagnose primärer Kopfschmerzen
EEG	epileptische Anfälle	DD primärer Kopfschmerzen
HWS-Röntgen	knöcherne Destruktionen frisches Trauma: • knöcherne Verhältnisse der HWS • HWS-Gefügeschäden • Spondylolisthesis • ligamentäre Läsionen	DD primärer Kopfschmerzen
NNH-Röntgen	akute Sinusitis	DD primärer Kopfschmerzen
Neurophysiologie (Blinkreflex, V-SEP, AEP)	Hirnstammkontusion Trigeminus-/Fazialis-Schädigung Optikusneuritis	DD primärer Kopfschmerzen
Liquorpunktion	SAB/Blutung (ggf. Xantochromie, Siderophagen, Eisenbestimmung) Meningitis atypische Zellen (Meningeosis carcinomatosa oder lymphomatosa)	DD primärer Kopfschmerzen
Laborwerte	BSG/CRP: Arteriitis temporalis Varizellen-Titer: Zoster Hypothyreose: TSH, T_3, T_4	DD primärer Kopfschmerzen

Tab. 52.2 Apparative Diagnostik bei Kopfschmerzen und zusätzlichen Leitsymptomen.

Verdachtsdiagnose	Leitsymptom	Apparative Diagnostik
Zustand nach Trauma	Schwindel, ggf. Bewusstseinsstörung	cCT, ggf. EEG bei V. a. Dissekat: s. u.
SAB	explosionsartiger Vernichtungskopfschmerz ggf. Bewusstseinsstörung	innerhalb 48 h: cCT nativ, falls cCT negativ: LP, ggf. MRT mit Protonen-gewichteten Sequenzen oder Angio-CT. Angiografie nach 48 h: MRT, ggf. LP transkranieller Doppler: Spasmen
Sinusvenenthrombose	ggf. Anfälle, Psychosyndrom	Angio-MR, alternativ: Angio-CT
Dissekat	A. carotis: • Horner-Syndrom A. vertebralis: • Doppelbilder • Schluckstörung • Bewusstseinsstörung	Doppler, Duplex, axiales MRT, alternativ Angio-CT
intrazerebrale Blutung	fokale neurologische Ausfälle	cCT, MRT
Infarkt	Hemianopsie, ggf. fokale neurologische Ausfälle	cCT, MRT (einschließlich Diffusions-Sequenzen)
Tumor	Wesensänderung, Anfälle	MRT mit Gadolinium, cCT mit KM
Tumorangst		MRT ohne Gadolinium
Sinusitis	SNAP Klopfschmerz, Fieber, Rhinorrhö, Schnupfen	Rö-NNH, CT-NNH
Riesenzellarteriitis	Sehstörung, Fatigue, Muskelschmerzen	CRP, BSG, ggf. Biopsie
epileptischer Anfall	Bewusstseinsstörung, Anfall	EEG, ggf. Bildgebung s. o.
belastungsabhängige Kopfschmerzen	migräneartiger Kopfschmerz unter körperlicher Belastung	• wie SAB • EKG • ggf. 24-h-RR
Pseudotumor cerebri idiopathische intrakranielle Drucksteigerung	Obskurationen, Gesichtsfelddefekte	LP mit Druckmessung, Ablassversuch Funduskopie, MRT mit Venendarstellung
spontanes oder idiopathisches Liquorunterdrucksyndrom	Kopfschmerz in Orthostase	MRT mit KM (pachymeningeales Enhancement, Pseudo-Arnold-Chiari-Syndrom), evtl. MR-Zisternografie, evtl. Liquoröffnungsdruck
Schlaf-Apnoe-Syndrom PLMS	Kopfschmerz beim Aufwachen Schnarchen mit Apnoephasen, evtl. Beinbewegungen	Schlafpolygrafie

PLMS = periodic leg movements in sleep, SNAP = sensible Nervenaustrittspunkte

Als Begleiterscheinung der Computer- oder MR-Tomografie werden durch bessere Bildqualität zunehmend Zufallsbefunde ohne klinischen Belang diagnostiziert. Dies gilt insbesondere für die in der MRT bei Kopfschmerzpatienten überdurchschnittlich häufig vorkommenden „white matter lesions" sowie Anlagevariationen wie Ventrikelasymmetrien und Arachnoidalzysten. Diese Kopfschmerzpatienten werden meist als vaskuläre Risikogruppe oder MS-Patienten eingestuft und bei Arachnoidalzysten zum Teil sogar unnötig operativ behandelt. Neben dem hohen finanziellen Aufwand führt diese Praxis zu einer erheblichen Verunsicherung der Patienten bis hin zu invasiven diagnostischen und falschen therapeutischen Maßnahmen. Erwähnt werden sollte auch, dass die größte Angst des Patienten, der Hirntumor, meist keine Kopfschmerzen (als Leitsymptom) verursacht, und wenn doch, diese Kopfschmerzen unspezifisch sind (Valentinis et al. 2010) und nur sehr selten einziges Symptom des Tumors sind. Bei Kindern dagegen können gerade Tumoren der hinteren Schädelgrube als einziges Symptom nur zuerst Kopfschmerzen verursachen. Zusammenfassend ist bei typischer Klinik und normalem neurologischem Befund die Wahrscheinlichkeit von irrelevanten Zufallsbefunden höher als die Wahrscheinlichkeit, behandlungswürdige Befunde zu erheben.

Bei posttraumatischen Kopfschmerzen ist darauf hinzuweisen, dass das Fehlen eines Nachweises von Hämosiderinablagerungen im zerebralen MRT sogar bei Gradientenechosequenzen eine stattgehabte Blutung keinesfalls ausschließt (Wardlaw u. Statham 2000, Messori et al. 2003). Darüber hinaus konnte bisher keine Arbeit eine Beziehung zwischen dem Ausmaß der bildgebenden Befunde und der Schwere der posttraumatischen Kopfschmerzen nachweisen (Scholten-Peeters et al. 2003).

Zusammenfassend ist eine kranielle Bildgebung bei typischer Anamnese und normalem neurologischem Befund zumindest bei primären Kopfschmerzen entbehrlich. Eine Ausnahme machen die Erstmanifestation aller unter Punkt 2 (trigeminoautonome Kopfschmerzen) (Cittadini u. Matharu 2009) und 4 (primärer Donnerschlagkopfschmerz, Sexualkopfschmerz, primärer Hustenkopfschmerz) (Yeh et al. 2010) der IHS-Klassifikation gelisteten primären Kopfschmerzen, bei denen nicht selten sekundäre Formen auftreten (Favier et al. 2007). Bei begründeter Indikation ist es ggf. sinnvoll, zwei Bildgebungsmodalitäten zu verbinden: ein natives cCT der Schädelbasis mit Knochenfenster und eine kranielle MRT mit Gadolinium, ggf. mit Darstellung der hirnversorgenden Gefäße, wobei darauf zu achten ist, dass auch der kraniozervikale Übergang abgebildet wird.

■ Redaktionskomitee

Für die DGN:
Prof. Dr. H. C. Diener, Neurologische Klinik, Universitätsklinikum Essen

Für die Schweiz:
Dr. med. A. Gantenbein, Neurologie, Universitätsspital Zürich

Für Österreich:
Prof. Dr. Ch. Woeber, Universitätsklinik für Neurologie, Medizinische Universität Wien
PD. Dr. Ch. Lampl, Krankenhaus der Barmherzigen Brüder Linz

Für die DMKG:
Prof. Dr. A. May, Institut für Systemische Neurowissenschaften, Universitätsklinikum Hamburg Eppendorf
Prof. Dr. A. Straube, Neurologische Klinik, Universitätsklinikum München, Großhadern
Dr. med. A. Peikert, Neurologische Praxis, Bremen

Für den BDN:
Dr. V. Malzacher, Neurologische Praxis, Reutlingen

Federführend: Prof. Dr. Arne May, Institut für Systemische Neurowissenschaften, Hamburg (UKE), Martinistraße 52, 20246 Hamburg
E-Mail: a.may@uke.uni-hamburg.de

Entwicklungsstufe der Leitlinie: S1

■ Literatur

AAN. Practice parameter: the utility of neuroimaging in the evaluation of headache in patients with normal neurologic examinations (summary statement). Report of the Quality Standards Subcommittee of the American Academy of Neurology. Neurology 1994; 44: 1353–1354

Bousser MG, Ferro JM. Cerebral venous thrombosis: an update. Lancet Neurology 2007; 6: 162–170

Cittadini E, Matharu MS. Symptomatic trigeminal autonomic cephalalgias. Neurologist 2009; 15: 305–312

Chen SP, Fuh JL, Wang SJ et al. Magnetic resonance angiography in reversible cerebral vasoconstriction syndromes. Ann Neurol 2010; 67: 648–656

De Carlo L, Cavaliere B, Arnaldi C et al. EEG evaluation in children and adolescents with chronic headaches. Eur J Pediatr 1999; 158: 247–248

Detsky ME, McDonald DR, Baerlocher MO et al. Does this patient with headache have a migraine or need neuroimaging? J Am Med Ass 2006; 296: 1274–1283

Evans RW. Diagnostic testing for chronic daily headache. Curr Pain Headache Rep 2007; 11: 47–52

Favier I, van Vliet JA, Roon KI et al. Trigeminal autonomic cephalgias due to structural lesions: a review of 31 cases. Arch Neurol 2007; 64: 25–31

Friedman DI, Rausch EA. Headache diagnoses in patients with treated idiopathic intracranial hypertension. Neurology 2002; 58: 1551–1553

Frishberg B, Rosenberg J, Matchar D et al. Evidence-based guidelines in the primary care setting: Neuroimaging in patients with nonacute headache. URL: http://www.aan.com/professionals/practice/guideline/index.cfm 2002

Headache Classification Committee of the International Headache Society. The International Classification of Headache Disorders, 2nd ed. Cephalalgia 2004; 24 (Suppl. 1): 1–160

Howard L, Wessely S, Leese M et al. Are investigations anxiolytic or anxiogenic? A randomised controlled trial of neuroimaging to provide reassurance in chronic daily headache. J Neurol Neurosurg Psychiatry 2005; 76: 1558–1564

Katzman GL, Dagher AP, Patronas NJ. Incidental findings on brain magnetic resonance imaging from 1000 asymptomatic volunteers. J Am Med Ass 1999; 282: 36–39

Kramer U, Nevo Y, Neufeld MY et al. The value of EEG in children with chronic headaches. Brain Dev 1994; 16: 304–308

Kurth T, Mohamed S, Maillard P et al. Headache, migraine, and structural brain lesions and function: population based Epidemiology of Vascular Ageing-MRI study. Br Med J 2010; 342: c7357

Kurth T, Slomke MA, Kase CS et al. Migraine, headache, and the risk of stroke in women: a prospective study. Neurology 2005; 64: 1020–1026

Locker TE, Thompson C, Rylance J et al. The utility of clinical features in patients presenting with nontraumatic headache: an investigation of adult patients attending an emergency department. Headache 2006; 46: 954–961

Loder E, Cardona L: Evaluation for secondary causes of headache: the role of blood and urine testing. Headache 2011; 51: 338–345

Messori A, Polonara G, Mabiglia C et al. Is haemosiderin visible indefinitely on gradient-echo MRI following traumatic intracerebral haemorrhage? Neuroradiology 2003; 45: 881–886

Olesen J, Tfelt-Hansen P, Welch K. The Headaches, 2nd ed. Philadelphia: Lippincott Williams & Wilkins; 1999

Russell MB, Olesen J. A nosographic analysis of the migraine aura in a general population. Brain 1996; 119: 355–361

Sandrini G, Friberg L, Janig W et al. Neurophysiological tests and neuroimaging procedures in non-acute headache: guidelines and recommendations. Eur J Neurol 2004; 11: 217–224

Sathirapanya P. Anginal cephalgia: a serious form of exertional headache. Cephalalgia 2004; 24: 231–234

Scholten-Peeters GG, Verhagen AP, Bekkering GE et al. Prognostic factors of whiplash-associated disorders: a systematic review of prospective cohort studies. Pain 2003; 104: 303–322

Valentinis L, Tuniz F, Valent F et al. Headache attributed to intracranial tumours: a prospective cohort study. Cephalalgia 2010; 30: 389–398

Wang HZ, Simonson TM, Greco WR et al. Brain MR imaging in the evaluation of chronic headache in patients without other neurologic symptoms. Acad Radiol 2001; 8: 405–408

Wardlaw JM, Statham PF. How often is haemosiderin not visible on routine MRI following traumatic intracerebral haemorrhage? Neuroradiology 2000; 42: 81–84

Yeh YC, Fuh JL, Chen SP et al. Clinical features, imaging findings and outcomes of headache associated with sexual activity. Cephalalgia 2010; 30: 1329–1335

Diagnostik und apparative Zusatzuntersuchungen bei Kopfschmerzen

Clinical Pathway – Diagnostik bei Kopfschmerzen

	○ Warnhinweise auf symptomatischen Kopfschmerz 　○ Erstmanifestation einer Kopfschmerzerkrankung mit untypischem Charakter 　○ Zunahme bei Belastung oder Valsalva-Manöver 　○ atypischer klinischer Verlauf bezogen auf die aktuelle Klassifikation der IHS 　○ zunehmende Schmerzintensität oder sich ändernder Schmerzcharakter bei bekanntem Kopfschmerzsyndrom 　○ zusätzliches Auftreten neurologischer Symptome/Ausfälle oder auffälliger neurologischer Befund 　○ Erstmanifestation von 　○ trigeminoautonomem Kopfschmerz 　○ Kopfschmerz der IHS-Gruppe 4 (primärer stechender Kopfschmerz, primärer Hustenkopfschmerz, Kopfschmerz bei körperlicher Anstrengung/sexueller Aktivität, schlafgebundener Kopfschmerz, Donnerschlagkopfschmerz, Hemicrania continua, neu aufgetretener täglicher Kopfschmerz)	▶ cCT oder MRT je nach Verdachtsdiagnose
Basisprogramm ▲ neurologischer Status ▲ trigeminale Nervenaustrittspunkte/Bulbusdruck- und Bewegungsschmerz ▲ Beweglichkeit der HWS, Druckschmerzhaftigkeit der perikraniellen Muskulatur ▲ Klopf- und Druckschmerz der Kalotte ▲ Schmerzen bei Kieferöffnung ▲ Beurteilung Schleimhäute, Zahnstatus, Kieferokklusion ▲ Ertasten der A. temporalis superficialis ▲ Messung des Blutdrucks	○ Angst des Patienten vor schwerwiegender zugrunde liegender Erkrankung	▶ MRT ohne Kontrastmittel
	○ erstmaliger akuter Kopfschmerz	○ Anamnese und Erkrankungsalter passend zu primärem Kopfschmerz nach IHS-Klassifikation und ○ keine Klassifikation in Gruppe 3 (trigemino-autonome Kopfschmerzen) oder Gruppe 4 (primärer Donnerschlagkopfschmerz, Sexualkopfschmerz, primärer Hustenkopfschmerz) und ○ Neurostatus unauffällig　▶ keine Bildgebung
	○ rezidivierende episodische Kopfschmerzen	○ Anamnese und Erkrankungsalter passend zu primärem Kopfschmerz nach IHS-Klassifikation und ○ Neurostatus unauffällig
		○ atypische Klinik oder ○ V. a. sekundären Kopfschmerz　▶ MRT
	○ chronische Kopfschmerzen (> 3 Monate, > 15 Tage/Monat)	○ Neurostatus unauffällig und ○ kein Hinweis auf sekundären Kopfschmerz　▶ Prophylaxe (Versuch) oder　▶ Analgetika-Entzug　○ erfolglos　▶ Bildgebung
		○ kein Analgetika-Übergebrauch　▶ MRT ▶ Liquordiagnostik inkl. Druckmessung
	○ chronisch progrediente Kopfschmerzen	○ Analgetika-Übergebrauch　▶ Analgetika-Entzug

53 Anhaltender idiopathischer Gesichtsschmerz

Was gibt es Neues?

Epidemiologie
In einer populationsbasierten holländischen Studie lag die Inzidenz der persistierenden idiopathischen Gesichtsschmerzen bei 4,4/100.000 Personenjahre (Vergleich Trigeminusneuralgie: 21,7). Der Anteil unter allen Patienten mit Gesichtsschmerzen betrug 11%, davon waren 90% Frauen, das mittlere Alter bei Diagnosestellung lag bei 45,4 Jahren (Koopman et al. 2009).

Therapie
Hypnose führte in einer einfach blinden Studie nach 4 Wochen zu mehr Schmerzlinderung als Entspannungstraining (Abrahamsen et al. 2008).

Die wichtigsten Empfehlungen auf einen Blick

- Wo immer möglich, sollte die zugrunde liegende Ursache behandelt werden (wobei es sich in diesem Fall definitionsgemäß nicht mehr um einen anhaltenden idiopathischen Gesichtsschmerz handelt, aber diese Zuweisungsdiagnose kann vorliegen).
- Chirurgische Eingriffe wie Zahnextraktionen verschlimmern meist das Bild und sind zu vermeiden.
- Die Pharmakotherapie basiert auf dem Einsatz von Antidepressiva. Antikonvulsiva können ebenfalls versuchsweise eingesetzt werden.
- Patientenaufklärung und verhaltenstherapeutische Maßnahmen werden empfohlen.

■ Definition

Anhaltender idiopathischer Gesichtsschmerz ist nach der Neuauflage der IHS-Klassifikation Headache (Classification Committee of the International Headache Society 2004) definiert als Gesichtsschmerz, der nicht die Charakteristika einer Neuralgie besitzt und nicht durch eine andere Erkrankung bedingt ist (▶ Tab. 53.1). Der Begriff löste die Bezeichnung „atypischer Gesichtsschmerz" der ersten Auflage der Klassifikation ab.

Bei der Diagnosestellung müssen die bekannten primären Gesichtsschmerzsyndrome sowie sekundäre Gesichtsschmerzen aufgrund fassbarer struktureller oder anderer spezifischer Ursachen ausgeschlossen werden. Nach den Diagnosekriterien der IHS (Headache Classification Committee of the International Headache Society 2004) ist der Schmerz täglich vorhanden, überwiegend kontinuierlich, einseitig und schlecht lokalisierbar. Sensibilitätsstörungen oder andere Ausfälle liegen nicht vor. Zusatzuntersuchungen inklusive Röntgendiagnostik von Gesicht und Kiefer sind unauffällig. Eine Verletzung oder Operation von Gesicht, Kiefer und Zähnen kann den Schmerz ausgelöst haben, aktuell darf jedoch kein pathologischer Lokalbefund zu erheben sein.

Diese Leitlinie behandelt nicht die Therapie der differenzialdiagnostisch zum anhaltenden idiopathischen Gesichtsschmerz zu betrachtenden Syndrome.

Tab. 53.1 IHS-Kriterien des anhaltenden idiopathischen Gesichtsschmerzes (IHS 13184).

Anhaltender idiopathischer Gesichtsschmerz (IHS 13184)
Definition: Schmerz, der nicht die Kriterien einer Gesichtsneuralgie erfüllt und nicht mit Zeichen einer organischen Läsion assoziiert ist
Die folgenden Kriterien sollen erfüllt sein:
A: Ein Gesichtsschmerz, der die Kriterien B und C erfüllt, ist täglich und über den größten Teil des Tages hinweg vorhanden.
B: Anfangs ist der Gesichtsschmerz auf eine umschriebene Region einer Gesichtshälfte beschränkt, sitzt tief und ist schlecht lokalisierbar.
C: Der Schmerz ist nicht begleitet von einem sensiblen Defizit oder anderen körperlichen Befunden.
D: Untersuchungen einschließlich Röntgenaufnahmen des Gesichts und des Kiefers zeigen keine relevanten pathologischen Befunde.

■ Diagnostik, Pathogenese und Epidemiologie

Die Diagnose stützt sich auf die Anamnese sowie einen unauffälligen Untersuchungsbefund. Charakteristisch ist ein überwiegend unilateraler Dauerschmerz, der schlecht lokalisierbar ist und typischerweise Auge, Nase, Wange, Schläfe und Kiefer betrifft. Die Oberkieferregion ist bevorzugt; ein Seitenwechsel und ein Auftreten an mehreren Stellen gleichzeitig sind möglich. Der Schmerz unterbricht den Schlaf nur selten und ist tagsüber kontinuierlich mit wechselnder Intensität vorhanden. Der Schmerz wird oft als tief und bohrend beschrieben. Manche Patienten benutzen affektive Deskriptoren wie „quälend" oder „zermalmend". Einschießende Sekundenschmerzen und Triggerzonen wie bei Trigeminusneuralgie sollen nach der IHS-Definition nicht auftreten. Sehr häufig wird jedoch von den Patienten eine Verschlimmerung der Schmerzen durch Kälteeinwirkung beschrieben. Sensible Ausfälle oder andere lokale pathologische Zeichen dürfen nicht vorhanden sein. In manchen Kollektiven werden jedoch auch attackenartig auftretende Schmerzen, Dysästhesien und oberflächlich empfundene Schmerzen bei Patienten beschrieben, die im Übrigen die früheren IHS-Kriterien für „atypischen Gesichtsschmerz" erfüllten (Pfaffenrath et al. 1992).

Apparative Untersuchungen

Elektrophysiologische Untersuchungen werden von einigen Autoren empfohlen, um eine eventuelle neurogene Komponente bei einer Subgruppe von Patienten nachzuweisen (Jääskeläinen et al. 1999, Jääskeläinen 2004). Die klinische Bedeutung dieser Untersuchungen ist noch nicht gesichert.

Zum Ausschluss von behandelbaren Ursachen für Gesichtsschmerzen sind je nach Lokalisation augenärztliche, Hals-Nasen-Ohren-ärztliche oder zahnärztliche Untersuchungen mit entsprechender bildgebender Diagnostik erforderlich (▶ Tab. 53.2). Dabei ist aber stets kritisch zu überprüfen, ob ein pathologischer Untersuchungsbefund tatsächlich kausal mit dem Gesichtsschmerz in Zusammenhang steht.

Differenzialdiagnose

Zur Differenzialdiagnose gehören alle primären Gesichtsschmerzsyndrome und Gesichtsneuralgien sowie alle symptomatischen Ursachen für Gesichtsschmerz (Zebenholzer et al. 2005) (▶ Tab. 53.2). Häufig als anhaltender idiopathischer Gesichtsschmerz fehldiagnostiziert werden die chronisch-paroxysmale Hemikranie (CPH, Therapieoption Indometacin!), Mikroläsionen im Bereich der Mundschleimhaut oder schmerzhafte Myoarthropathien des Kausystems/kraniomandibuläre Dysfunktionen (Türp et al. 2006) (▶ Tab. 53.2).

Ursachen

Die Pathogenese der anhaltenden idiopathischen Gesichtsschmerzen ist definitionsgemäß unbekannt. Wahrscheinlich verbergen sich hinter dieser Diagnose verschiedene Schmerzsyndrome, denen unterschiedliche Pathomechanismen zugrunde liegen. Manche Autoren nehmen eine psychogene Ursache an (Feinmann et al. 1984, Lascelles 1966), andere postulieren eine neurogene Ursache (Sardella et al. 2009). Viele der Patienten haben ein Trauma oder Operationen im HNO- oder Zahn-, Mund- und Kiefergebiet hinter sich. Bei diesen persistierenden postoperativen Schmerzen werden Verletzungen terminaler Nerven diskutiert. Allerdings war häufig ein Schmerz der Auslöser für die erste Operation, dessen ursprüngliche Ursache wiederum unklar ist. Der Gesichtsschmerz kann auch Teil eines generalisierten Schmerzsyndroms sein. Nach invasiven Eingriffen an Zähnen (z. B. Extraktion, Wurzelspitzenresektion, Wurzelkanalbehandlung) kann sich eine lokalisierte Form des Gesichtsschmerzes entwickeln, die sogenannte atypische Odontalgie, bei der ein dem Phantomschmerz vergleichbarer Pathomechanismus angenommen wird (Türp 2005).

Eine PET-Untersuchung zeigte erhöhten Blutfluss im anterioren Zingulum und reduzierten Blutfluss im präfrontalen Kortex, wobei unklar ist, ob dies Ursache oder Folge der chronischen Gesichtsschmerzen ist (Derbyshire et al. 1994). Eine weitere PET-Studie zeigte eine Vermehrung der Dopamin-D2-Rezeptor-Dichte im linken Putamen und eine Verminderung des D1/D2-Quotienten als Hinweis auf zentrale Veränderungen bei anhaltendem idiopathischem Gesichtsschmerz (Hagelberg et al. 2003).

Epidemiologie

Nach aktuellen Daten aus einer populationsbasierten Studie aus den Niederlanden lag die Inzidenz der persistierenden idiopathischen Gesichtsschmerzen bei 4,4/100.000 Personenjahre, in derselben Untersuchung lag die Inzidenz der Trigeminusneuralgie bei 21,7. Der Anteil unter allen Patienten mit Gesichtsschmerzen betrug 11%, davon waren 90% Frauen, das mittlere Alter bei Diagnosestellung betrug 45,4 Jahre (Koopman et al. 2009), was älteren Daten entspricht (Harness et al. 1990). In 50% der Fälle treten symptomfreie Phasen entweder spontan oder unter Behandlung auf und halten Wochen bis Monate an (Harness et al. 1990, Feinmann 1993). Die meisten Patienten werden initial von Zahnärzten oder Hals-Nasen-Ohren-Ärzten behandelt. Zuweisungen zur Neurologie erfolgen oft erst nach umfassender Diagnostik und verschiedenen (oft unnötigen) Eingriffen wie Zahnextraktionen, Wurzelkanalbehandlungen, nach Versorgung mit intraoralen Okklusionsschienen und Kieferprothesen, nach Thermokoagulation des N. trigeminus und wiederholten Kieferhöhlen-Operationen (Pfaffenrath et al. 1993).

Bei einem Teil der Patienten liegen zusätzliche Schmerzsymptome vor, wie chronischer Rücken- oder Nackenschmerz, eine Myoarthropathie des Kausystems, Migräne, ein Colon irritabile oder eine Dysmenorrhö (Feinmann 1993). Es ist daher wichtig, im Anamnesegespräch nach entsprechenden Symptomen zu fragen. Psychische Erkrankungen sollen bei Patienten mit anhaltenden idiopathischen Gesichtsschmerzen gehäuft vorkommen. 16% der Patienten leiden unter affektiven Störungen, 15% unter somatoformen Störungen, 6% erleiden eine Psychose, weitere 16% andere psychische Störungen (Remick u. Blasberg 1985). Ähnliche Zahlen gibt es jedoch für viele chronische Schmerzsyndrome. Eine kausale Beziehung zwischen der psychischen Erkrankung und dem Gesichtsschmerz kann hierdurch nicht belegt werden.

Tab. 53.2 Differenzialdiagnose anhaltender idiopathischer Gesichtsschmerzen (nach IHS-Klassifikation 2004).

IHS-Klassifikation	Diagnostik
3. Trigeminoautonome Kopfschmerzen (TAK)	siehe Leitlinie „Clusterkopfschmerz und trigeminoautonome Kopfschmerzen"
3.1 Cluster-Kopfschmerz	
3.2 Paroxysmale Hemikranie	
3.3 SUNCT (short-lasting unilateral neuralgiform headache attacks with conjunctival injection and tearing)	
6. Kopfschmerz bei vaskulären Erkrankungen	
6.4 Riesenzellarteriitis	Anamnese, körperliche Untersuchung, BSG, Temporalarterienbiopsie
11. Kopfschmerz oder Gesichtsschmerz bei Erkrankungen des Schädels sowie im Bereich von Hals, Augen, Ohren, Nase, Nebenhöhlen, Zähnen, Mund oder anderen Gesichts- oder Kopfstrukturen	
11.1 Schädelknochen	Anamnese, körperliche Untersuchung, Bildgebung (cCT)
11.2 Hals	Anamnese, körperliche Untersuchung, Bildgebung, orthopädische Untersuchung
11.2.1 Halswirbelsäule	
11.2.2 Retropharyngeale Tendinitis	
11.3 Augen	
11.3.1 Akutes Glaukom	augenärztliche Untersuchung, Druckmessung
11.3.2 Brechungsfehler	
11.3.3 Heterophorie oder Heterotropie	
11.4 Ohren	HNO-ärztliche Untersuchung
11.5 Rhinosinusitis	
11.6 Zähne, Kiefer und benachbarte Strukturen	zahnmedizinische Untersuchung
11.7 Erkrankungen der Kiefergelenke	
13. Zentrale Neuralgien und andere zentrale Ursachen für Gesichtsschmerz	körperliche Untersuchung, Bildgebung (MRT)
13.1 Trigeminusneuralgie	siehe Leitlinie „Trigeminusneuralgie"
13.2 Glossopharyngeusneuralgie	Anamnese, körperliche Untersuchung
13.3 N.-intermedius-Neuralgie	Anamnese, körperliche Untersuchung
13.4 N.-laryngeus-Neuralgie	Anamnese, körperliche Untersuchung
13.5 N.-nasociliaris-Neuralgie	Anamnese, körperliche Untersuchung
13.8 Okzipitalneuralgie	Anamnese, körperliche Untersuchung
13.13 Optikusneuritis	VEP
13.14 Diabetische okuläre Neuropathie	Labor, Elektrophysiologie
13.15 Herpes zoster	Liquor, Virus-PCR
13.16 Tolosa-Hunt-Syndrom	cMRT, Sinus cavernosus
13.18 Zentraler Schmerz	cMRT

■ Therapie

Wo immer möglich, sollte die zugrunde liegende Ursache behandelt werden (wobei es sich in diesem Fall definitionsgemäß nicht mehr um einen idiopathischen Gesichtsschmerz handelt, aber Patienten können mit dieser Zuweisungsdiagnose kommen). Ein ausführliches Aufklärungsgespräch stellt bei Patienten mit langer Vorgeschichte und frustranen diagnostischen Prozeduren bzw. ebenso frustranen Therapieversuchen (Antibiotika wegen „Sinusitis", Extraktion gesunder Zähne) den ersten therapeutischen Schritt dar. Dabei muss klargestellt werden, dass beim anhaltenden idiopathischen Gesichtsschmerz eine organische Schmerzursache nicht fassbar ist, wiederholte apparative Untersuchungen nicht zweckmäßig sind und operative Eingriffe ohne eine klar fassbare schmerzassoziierte Läsion nicht durchgeführt werden dürfen, zumal sie die Beschwerden sogar unterhalten können.

Pharmakotherapie

Für die pharmakologische Behandlung kann keine auf hoher Evidenz basierende Empfehlung gegeben werden, da die einzigen systematisch untersuchten Medikamente mit mäßigem Erfolg, Phenelzin und Dothiepin (Antidepressiva), in Deutschland, Österreich und der Schweiz nicht zugelassen sind (▶ Tab. 53.3). Ein Therapieversuch mit einem trizyklischen Antidepressivum sollte analog zum Kopfschmerz vom Spannungstyp (s. entsprechende Leitlinie) und anderen chronischen Gesichtsschmerzen (Sharav et al. 1987) gemacht werden (Guler et al. 2005). Venlafaxin zeigte in einer kleinen kontrollierten Studie eine mäßige Wirkung bei der Behandlung des anhaltenden idiopathischen Gesichtsschmerz (Forssell et al. 2004). Alternativ kann Duloxetin verwendet werden, insbesondere bei komorbider Depression (Volpe 2008).

Antikonvulsiva wie Carbamazepin, Oxcarbazepin, Gabapentin, Pregabalin oder Topiramat (Volcy et al. 2006) können ebenfalls versuchsweise eingesetzt werden, ggf. auch in Kombination mit einem Antidepressivum (▶ Tab. 53.4). Ein positiver Effekt von lokal aufgetragener Capsaicin-Salbe oder Clonidin-Creme ist lediglich in offenen Studien beschrieben (Sommer 2002).

Invasive Maßnahmen

Die vorhandenen Daten zu invasiven Maßnahmen (ganglionäre lokale Opioidanalgesie [GLOA], CT-gesteuerte perkutane trigeminale Traktotomie-Nukleotomie, Radiofrequenz-Rhizotomie) reichen noch nicht aus, um diese Verfahren zu empfehlen (Kanpolat et al. 2005, Elsner et al. 2006, Teixeira et al. 2006).

Verhaltenstherapie, Hypnose

Verhaltenstherapeutische Maßnahmen werden empfohlen, um Ängste abzubauen und den Patienten zu einer realistischeren Schmerzeinschätzung und zur Schmerzbewältigung zu verhelfen (Paulus et al. 2002). Hypnose führte in einer einfach blinden Studie nach 4 Wochen zu mehr Schmerzlinderung als Entspannungstraining (Abrahamsen et al. 2008).

■ Versorgungskoordination

Die meisten Patienten können ambulant behandelt werden. Stationäre Aufnahmen können bei Schmerzexazerbationen die Ausnahme sein.

Tab. 53.3 Kontrollierte Studien zur Therapie anhaltender idiopathischer Gesichtsschmerzen.

Studie Jadad-Score*	Medikament Dosis	n**	Design	Dauer	Ergebnis	NNT (95% KI)	Anmerkungen
Schwartz et al. 1996 5	Lachs-Calcitonin 100 IU 3× pro Woche s.c.	9	cross-over	2 x 3 Wochen	Calcitonin = Placebo	n.a.	viele Studienabbrecher wegen Nebenwirkungen
Harrison et al. 1997 5	Sumatriptan 6 mg s.c.	17	parallel	120 min	Sumatriptan > Placebo	n.a.	in subjektiver Einschätzung bei 77% wirkungslos
Forssell et al. 2004 5	Venlafaxin 75 mg p.o.	18	cross-over	2 x 4 Wochen	Venlafaxin ≥ Placebo	n.a.	kein Unterschied beim Hauptzielparameter „Rückgang der durchschnittlichen Schmerzintensität"

n.a. = nicht anwendbar, KI = Konfidenzintervall
* Jadad et al. Control Clin Trials 1996; 17: 1–12
** definitive Patientenzahl (abzüglich Drop-outs)

Tab. 53.4 Therapie anhaltender idiopathischer Gesichtsschmerzen (basierend auf Expertenmeinung).

Medikament/Maßnahme	Dosierung	Besonderheit
Amitriptylin	10–150 mg tgl., p. o., vorwiegend zur Nacht	langsam auftitrieren (wöchentlich um 25 mg) Cave: anticholinerge NW
Clomipramin	25–150 mg tgl. p. o.	langsam auftitrieren (wöchentlich um 25 mg) Cave: anticholinerge NW
Duloxetin	60 mg p. o.	vor allem bei komorbider Depression
Doxepin	10–150 mg tgl. p. o., vorwiegend zur Nacht	langsam auftitrieren (wöchentlich um 25 mg) Cave: anticholinerge NW
Gabapentin	1200–2400 mg tgl. p. o.	langsam auftitrieren
Pregabalin	150–300 mg tgl. p. p.	Auftitrieren sinnvoll
Carbamazepin	400–1200 mg tgl. p. o.	langsam auftitrieren Cave: Hyponatriämie
Oxcarbazepin	600–1800 mg tgl. p. o.	langsam auftitrieren Cave: Hyponatriämie
Topiramat	100–200 mg tgl. p. o.	langsam auftitrieren (wöchentlich um 25 mg)
TENS		hohe Akzeptanz
Verhaltenstherapie		realistischere Schmerzeinschätzung, Schmerzbewältigung

■ Redaktionskomitee

Für die DGN:
Prof. Dr. Claudia Sommer, Neurologische Klinik der Universität Würzburg

Für den BDN:
Dr. Volker Pfaffenrath, Neurologe, München

Für die DMKG:
PD Dr. Arne May, Institut für Systemische Neurowissenschaften, Universitätsklinik Hamburg (UKE)

Für die DGSS:
Prof. Dr. Jens C. Türp, Universitätskliniken für Zahnmedizin, Universität Basel

Für die Schweiz:
PD Dr. Stefan Engelter, Neurologische Klinik, Universitätsspital Basel

Für Österreich:
Univ.-Prof. Dr. Christian Wöber, Universitätsklinik für Neurologie Wien

Federführend: Prof. Dr. Claudia Sommer, Neurologische Klinik der Universität, Josef-Schneider-Straße 11, 97080 Würzburg
E-Mail: sommer@uni-wuerzburg.de

Entwicklungsstufe der Leitlinie: S1

■ Literatur

Abrahamsen R, Baad-Hansen L, Svensson P. Hypnosis in the management of persistent idiopathic orofacial pain – clinical and psychosocial findings. Pain 2008;136: 44–52

Derbyshire SW, Jones AK, Devani P et al. Cerebral responses to pain in patients with atypical facial pain measured by positron emission tomography. J Neurol Neurosurg Psychiatry 1994; 57: 1166–1172

Elsner F, Radbruch L, Gaertner J et al. Opioidwirksamkeit am Ganglion cervicale superius bei neuropathischen Schmerzen im Kopf- und Gesichtsbereich. Schmerz 2006; 20: 268–276

Feinmann C. The long-term outcome of facial pain treatment. J Psychosom Res 1993; 37: 381–387

Feinmann C, Harris M, Cawley R. Psychogenic facial pain: presentation and treatment. Br Med J (Clin Res Ed) 1984; 288: 436–438

Forssell H, Tasmuth T, Tenovuo O et al. Venlafaxine in the treatment of atypical facial pain: a randomized controlled trial. J Orofac Pain 2004; 18: 131–137

Guler N, Durmus E, Tuncer S. Long-term follow-up of patients with atypical facial pain treated with amitriptyline. N Y State Dent J 2005; 71: 38–42

Hagelberg N, Forssell H, Aalto S et al. Altered dopamine D2 receptor binding in atypical facial pain. Pain 2003; 106: 43–48

Harness DM, Donlon WC, Eversole LR. Comparison of clinical characteristics in myogenic, TMJ internal derangement and atypical facial pain patients. Clin J Pain 1990; 6: 4–17

Harrison SD, Balawi SA, Feinmann C et al. Atypical facial pain: a double blind placebo-controlled crossover pilot study of subcutaneous sumatriptan. Eur Neuropsychopharmacol 1997; 7: 83–88

Headache Classification Committee of the International Headache Society. The International Classification of Headache Disorders, 2nd edition. Cephalalgia 2004; 24: 1–160

Jääskeläinen SK. Clinical neurophysiology and quantitative sensory testing in the investigation of orofacial pain and sensory function. J Orofac Pain 2004; 18: 85–107

Jääskeläinen SK, Forssell H, Tenovuo O. Electrophysiological testing of the trigeminofacial system: aid in the diagnosis of atypical facial pain. Pain 1999; 80: 191–200

Kanpolat Y, Savas A, Ugur HC et al. The trigeminal tract and nucleus procedures in treatment of atypical facial pain. Surg Neurol 2005; 64 (Suppl. 2): S96–S100; discussion S1

Koopman JS, Dieleman JP, Huygen FJ et al. Incidence of facial pain in the general population. Pain 2009; 147: 122–127

Lascelles RG. Atypical facial pain and depression. Br J Psychiatry 1966; 112: 651–659

Paulus W, Evers S, May A et al. Therapie und Prophylaxe von Gesichtsneuralgien und anderen Formen der Gesichtsschmerzen – Überarbeitete Empfehlungen der Deutschen Migräne- und Kopfschmerzgesellschaft. Nervenheilkunde 2002; 21: 255–268

Pfaffenrath V, Rath M, Keeser W et al. Atypischer Gesichtsschmerz – die Qualitat der IHS-Kriterien und psychometrische Daten. Nervenarzt 1992; 63: 595–601

Pfaffenrath V, Rath M, Pollmann W et al. Atypical facial pain – application of the IHS criteria in a clinical sample. Cephalalgia 1993; 13 (Suppl. 12): 84–88

Remick RA, Blasberg B. Psychiatric aspects of atypical facial pain. J Can Dent Ass 1985; 51: 913–916

Sardella A, Demarosi F, Barbieri C et al. An up-to-date view on persistent idiopathic facial pain. Minerva Stomatol 2009; 58: 289–299

Schwartz G, Galonski M, Mock D et al. Effects of salmon calcitonin on patients with atypical (idiopathic) facial pain: a randomized controlled trial. J Orofac Pain 1996; 10: 306–315

Sharav Y, Singer E, Schmidt E et al. The analgesic effect of amitriptyline on chronic facial pain. Pain 1987; 31: 199–209

Sommer C. Pharmakologische Behandlung orofazialer Schmerzen. Schmerz 2002; 16: 381–388

Teixeira MJ, Siqueira SR, Almeida GM. Percutaneous radiofrequency rhizotomy and neurovascular decompression of the trigeminal nerve for the treatment of facial pain. Arq Neuropsiquiatr 2006; 64: 983–989

Türp JC. Die atypische Odontalgie. Schweiz Monatsschr Zahnmed 2005; 115: 1006–1011

Türp JC, Hugger A, Nilges P et al. Aktualisierung der Empfehlungen zur standardisierten Diagnostik und Klassifikation von Kaumuskel- und Kiefergelenkschmerzen. Schmerz 2006; 20: 481–489

Volcy M, Rapoport AM, Tepper SJ et al. Persistent idiopathic facial pain responsive to topiramate. Cephalalgia 2006; 26: 489–491

Volpe FM. An 8-week, open-label trial of duloxetine for comorbid major depressive disorder and chronic headache. J Clin Psychiatry 2008; 69: 1449–1454

Zebenholzer K, Wober C, Vigl M et al. Facial pain in a neurological tertiary care centre – evaluation of the International Classification of Headache Disorders. Cephalalgia 2005; 25: 689–689

54 Clusterkopfschmerz und trigeminoautonome Kopfschmerzen

Was gibt es Neues?

- Die bilaterale Stimulation des N. occipitalis major ist in etwa 50 % der Fälle erfolgreich bei medikamentenresistenten chronischen Clusterkopfschmerzen; alternativ kann auch die wiederholte Injektion von Kortikoiden und Lokalanästhetika an den N. occipitalis major versucht werden. Langzeiterfahrungen stehen noch aus.
- In therapierefraktären Fällen ist eine Tiefenhirnstimulation des posterioren, inferioren Hypothalamus in etwa 50 % der Fälle erfolgreich durchgeführt worden.
- Operative Methoden sollten nur in spezialisierten Zentren mit Kopfschmerz-Schwerpunkt durchgeführt werden.
- Erstmalig ist in einer placebokontrollierten Studie die Wirksamkeit der Inhalation mit reinem Sauerstoff bewiesen worden.
- Topiramat hat wahrscheinlich eine gute Wirksamkeit, valide randomisierte Studien hierzu fehlen.

Die wichtigsten Empfehlungen auf einen Blick

- Die parenteral wirkenden $5-HT_{1B/D}$-Agonisten Sumatriptan (6 mg s.c. oder nadelfrei) und Zolmitriptan (5–10 mg nasal) sind die Substanzen mit der besten Wirksamkeit in der akuten Clusterkopfschmerzattacke. Die orale Applikation eines Triptans ist nur bei langen Attacken sinnvoll.
- Die Inhalation von 100 % Sauerstoff über Gesichtsmaske (7–15 l/min über 15–20 min) ist bei 60–70 % der Clusterpatienten wirksam.
- Kortikoide sind wirksam, sollten als Mittel der ersten Wahl in der Regel aber nur kurzfristig (< 4 Wochen) verwendet werden (z.B. Prednison mindestens 1 mg/kg KG).
- Verapamil ist die Substanz der ersten Wahl in der prophylaktischen Behandlung des Clusterkopfschmerzes (3–6 × 80 mg/d, selten bis 960 mg/d; cave Bradykardien).
- Lithium (Plasmaspiegel 0,6–1,2 mmol/l) und Topiramat (100–200 mg/d) sind Mittel der 2. Wahl in der prophylaktischen Behandlung des Clusterkopfschmerzes.
- Mittel der ersten Wahl in der Behandlung der episodischen und chronischen paroxysmalen Hemikranie ist Indometacin (100–200 mg/d, häufig geringere Dosen ausreichend), Mittel der zweiten Wahl ist Gabapentin.
- Mittel der Wahl in der Behandlung des SUNCT-Syndroms ist Lamotrigin (mindestens 100–200 mg/d).

■ Einführung

Die trigeminoautonomen Kopfschmerzen sind eine Gruppe von Erkrankungen, die aufgrund der Stärke der Schmerzattacken zum Suizid des Patienten führen können, wenn nicht adäquat behandelt wird. Da die Diagnose recht einfach ist und die Behandlung in den meisten Fällen klinisch ausreichend gelingt, soll diese Leitlinie helfen, die individuelle Indikation für eine wirksame Therapie argumentativ zu unterstützen.

■ Definition und Klinik

In der 2004 überarbeiteten Klassifikation der IHS (International Headache Society) werden die sog. trigeminoautonomen Kopfschmerzen (TAK), zusammengefasst (Headache Classification Committee of the International Headache Society 2004). Alle Kopfschmerzsyndrome dieser Gruppe haben zwei Dinge gemeinsam: die meist kurz dauernden Schmerzattacken und die nahezu obligat vorhandenen autonomen Begleitsymptome (Goadsby 1999).

Die autonomen Begleitsymptome wie Lakrimation, konjunktivale Injektion, Rhinorrhö, nasale Kongestion, Hyperhidrose, Hautrötung und Lidschwellung treten streng ipsilateral zum Schmerz auf (Sjaastad 1992) und fehlen in nur 3 % der Fälle.

Nach dem aktuellen Wissensstand gehören zu den trigeminoautonomen Kopfschmerzen (Headache Classification Committee of the International Headache Society 2004):

- der episodische und chronische Clusterkopfschmerz (CK),
- die episodische und chronische paroxysmale Hemikranie (CPH) und
- das SUNCT-Syndrom (short-lasting unilateral neuralgiform headache with conjunctival injection and tearing).

Momentan nicht zu dieser Gruppe gezählt werden die Hemicrania continua und der primäre schlafgebundene Kopfschmerz (engl. hypnic headache). Bei beiden Syndromen sprechen die zirkadiane Rhythmik, das Ansprechen auf z.B. Indometacin und Ergebnisse der funktionellen Bildgebung für das Eingliedern in die Gruppe der TAK, allerdings haben beide kaum oder nur sehr geringe autonome Begleitsymptome, was das Hauptargument dafür ist, sie in der Gruppe 4 der Klassifikation zu belassen (Goadsby 1999). Die pathophysiologischen Zusammenhänge werden derzeit intensiv untersucht (May 2005). Die chronische paroxysmale Hemikranie und die episodische paroxysmale Hemikranie sprechen obligat und fast ausschließlich auf Indometacin an (Headache Classification Committee of the International Headache Society 2004).

54.1 Episodischer und chronischer Clusterkopfschmerz (IHS 3.1)

■ Epidemiologie

Die 1-Jahres-Prävalenz des Clusterkopfschmerzes liegt zwischen 0,1 % und 0,9 %. Das Verhältnis von betroffenen Männern zu Frauen beträgt 3:1. Vererbungsfaktoren sind bislang nicht bekannt, es wird jedoch eine familiäre Belastung von ca. 2–7 % angenommen.

Der Kopfschmerz beginnt im Mittel mit 28–30 Jahren, kann aber in jedem Lebensalter anfangen. Im Regelfall leiden bis zu 80 % der Patienten nach 15 Jahren noch immer an Clusterepisoden. Allerdings remittiert der Schmerz bei einigen Patienten in höherem Alter. Bei bis zu 12 % geht eine primär-episodische in eine chronische Verlaufsform über, seltener ist dies auch vice versa beschrieben.

■ Klinik

Der Clusterkopfschmerz ist klinisch definiert als ein attackenartig auftretender, streng einseitiger, extremster Kopfschmerz mit retroorbitalem Punctum maximum. Obligat ist das Auftreten von autonomen Symptomen (Horner-Syndrom, Lakrimation, Rhinorrhö) gleichzeitig und ipsilateral zum Schmerz nach der Klassifikation der Internationalen Kopfschmerzgesellschaft (IHS). Die Attacken treten bis zu 8-mal täglich auf, klassischerweise mit einer nächtlichen Häufung, und dauern zwischen 15 und 180 Minuten. Typischerweise berichten die Patienten eine Bewegungsunruhe („pacing around") während der Attacken. Etwa 50 % aller Patienten haben darüber hinaus einen (häufig einseitig betonten und stetigen) Begleitkopfschmerz (Marmura et al. 2010). Bei der überwiegend vorkommenden episodischen Form des Clusterkopfschmerzes (80 %) werden die symptomatischen Episoden („bout"), die wenige Wochen bis Monate dauern, von symptomfreien Zeitspannen von Monaten bis Jahren unterbrochen. Dauert die Clusterperiode über ein Jahr ohne spontane Remission an oder sind die Remissionsphasen kürzer als 1 Monat, spricht man vom chronischen Clusterkopfschmerz. Die Attacken treten oft zur gleichen Stunde im Tagesverlauf auf, gehäuft 1–2 Stunden nach dem Einschlafen (und/oder in der ersten REM-Phase) oder in den frühen Morgenstunden (> 50 %). Ein weiterer Hinweis auf das Vorliegen einer biologischen Rhythmusstörung zeigt sich in der gehäuften Frequenz von Clusterepisoden im Frühjahr und Herbst sowie in Störungen der zirkadianen Ausschüttung vieler Hormone.

■ Diagnostik

Die Diagnose eines zum Formenkreis der TAKs gehörenden Kopfschmerzes beruht wie auch bei der Migräne oder dem Kopfschmerz vom Spannungstyp auf einer ausführlichen Anamnese und einer klinisch-neurologischen Untersuchung. Elektrophysiologische, laborchemische und Liquoruntersuchungen helfen nicht in der positiven Diagnosestellung. Bei der Erstdiagnose oder bei begleitenden neurologischen Ausfallerscheinungen sollten jedoch ein kranielles Computertomogramm der Schädelbasis (Knochenfenster) und eine zerebrale Kernspintomografie mit Darstellung des kraniozervikalen Übergangs durchgeführt werden (s. u.), da gerade beim Clusterkopfschmerz im höheren Lebensalter nicht selten symptomatische Ursachen vorliegen. In der Literatur werden diesbezüglich vor allem mittelliniennahe intrakranielle Raumforderungen genannt, die frontal wie auch okzipital oder sogar im Kleinhirn liegen können. Zu diesen gehören unter anderem Tumoren, arteriovenöse Malformationen, Karotisdissektionen, aber auch Hirninfarkte oder entzündliche Plaques.

▶ **Notwendige Untersuchungen:**
- neurologischer Status mit besonderer Berücksichtigung der Lokalregion und des ophthalmischen Astes des N. trigeminus
- nur selten Neurografie: Trigeminus-SEP und/oder Blinkreflex (bei klinischem Hinweis auf Schädigung V1, wenn pathologisch, dann weitere Diagnostik)
- ggf. Ausschluss Glaukom
- insgesamt niedrige Schwelle zur apparativen Diagnostik

▶ **Im Einzelfall erforderliche Untersuchungen:** Beim erstmaligen Auftreten, bei auffälliger neurologischer Untersuchung, Auftreten im hohen Alter (Erstmanifestation > 60 Jahre), bei Veränderung der Symptome oder bei Veränderung des Ansprechens auf die Therapie und bei untypischer Symptomatik (Favier et al. 2007):
- cCT der Schädelbasis (Ausschluss knochendestruierender Prozesse)
- MRT des Zerebrums mit kraniozervikalem Übergang, ggf. MRT-Angiografie (Ausschluss einer mittelliniennahen zerebralen Pathologie, Ausschluss AVM)
- ggf. Liquoruntersuchung (Ausschluss entzündlicher Erkrankungen)

54.1 Episodischer und chronischer Clusterkopfschmerz (IHS 3.1)

▶ **Stationäre Aufnahme sinnvoll bei:**
- Ersteinstellung auf Sauerstofftherapie (in Fällen, in denen eine ambulante Einstellung z. B. aufgrund örtlicher Begebenheiten nicht möglich ist)
- Erstdiagnose eines atypischen Falls
- Versagen der prophylaktischen Therapie

■ Therapie

Medikamentös

Prinzipiell wird zwischen der Therapie der Einzelattacke und der Prophylaxe unterschieden (▶ Tab. 54.1).

Attackenkupierung

- Inhalation von 100% Sauerstoff über Gesichtsmaske (7–15 l/min über 15–20 min)
- 6 mg Sumatriptan s.c.
- 5–10 mg Zolmitriptan-Nasenspray.
- bei langen Attacken 20 mg Sumatriptan nasal
- intranasale Applikation von Lidocain 4%.

Die topische Anwendung von Lokalanästhetika wie auch die von Sauerstoff (Cohen et al. 2009) hilft nur einem Teil der Patienten und auch nicht immer. Trotzdem sollte jeder Patient mit Clusterkopfschmerzen einmal im Leben diese Therapien ausprobiert haben, da bei Wirksamkeit systemische Nebenwirkungen vermieden werden (May 2005). Dies ist umso wichtiger, als die Attackenfrequenz ausnahmsweise 8 und mehr Attacken pro 24 Stunden umfassen kann. Im Übrigen ist Sumatriptan Mittel der Wahl, da es parenteral verabreicht werden kann und eine oral zugeführte Medikation wegen der kurzen Attackendauer von 15–180 Minuten zu spät wirkt. Von Sumatriptan s.c. sind wahrscheinlich auch niedrigere Dosierungen als 6 mg wirksam. Sumatriptan s.c. gibt es inzwischen auch als nadelfreie Applikation.

Prophylaxe

- Verapamil 3–4 × 80 mg, zunächst steigern bis 480 mg/d, ggf. weiter steigern (vorher und im Verlauf EKG nötig)
- Kortikoide (Prednisolon) mindestens 1 mg/kg KG initial für 2–5 Tage, dann individuell abdosieren
- Lithium 600–1500 mg/d (Serumspiegel 0,6–0,8 mmol/l)

Tab. 54.1 Medikamentöse Therapie von Kopfschmerzen aus dem Formenkreis der trigeminoautonomen Kopfschmerzen (TAK).

	Clusterkopfschmerz		Paroxysmale Hemikranie	SUNCT-Syndrom
Akuttherapie: • Mittel der 1. Wahl	Inhalation von Sauerstoff Sumatriptan 6 mg s.c. Zolmitriptan 5–10 mg nasal		derzeit keine wirksame Therapie bekannt	derzeit keine wirksame Therapie bekannt
Akuttherapie: • Mittel der 2. Wahl	Instillation von Lidocain-Nasenspray bei langen Attacken: Sumatriptan nasal oder Zolmitriptan 5 mg p.o.			
Prophylaxe: • Mittel der 1. Wahl	Verapamil bis max. 960 mg unter EKG-Kontrolle Kortikoide 100 mg, evtl. höher dosiert		Indometacin 100–200 mg	Lamotrigin 100–200 mg
Prophylaxe: • Mittel der 2. Wahl	Lithium nach Spiegel Topiramat 100–200 mg			Gabapentin 1800–2400 mg
andere therapeutische Optionen und Einzelfallbeschreibungen	Methysergid 8–12 mg (internationale Apotheke) Valproinsäure Dihydroergotamin i.v. über Perfusor 2 mg Ergotamin (oral, Supp.) zur Nacht Pizotifen 3 × 0,73 mg Triptane mit langer HWZ abends: Frovatriptan oder Naratriptan bei Patienten mit ausschließlich nächtlichen Attacken Capsaicin-Salbe (0,5%) topisch in das zum Schmerz ipsilaterale Nasenloch ganglionäre lokale Opioidanalgesie (GLOA) des ipsilateralen Ganglion sphenopalatinum		Verapamil Acetazolamid COX-2-Hemmer	Valproinsäure Topiramat Lidocain i.v.

- Topiramat (100–200 mg/d), in Einzelfällen sind höhere Dosierungen nötig
- Methysergid bis zu 12 mg/d (Medikation bis maximal 6 Monate Dauer)

Verapamil ist in der Dosierung von 3–4 × 80 mg täglich das Mittel der ersten Wahl bei episodischem und chronischem Clusterkopfschmerz (May et al. 2004). Es gibt keine valide Studie dazu, wie eindosiert werden sollte, jedoch hat sich bewährt, mit 3 × 80 mg/d zu beginnen und 1 × pro Woche um 80 mg zu steigern. In Abhängigkeit vom Therapieerfolg muss manchmal von erfahrenen Spezialisten unter kardialer Kontrolle auch höher (bis 960 mg) dosiert werden. EKG-Kontrollen sind zu Beginn und auch bei längerer subjektiv nebenwirkungsfreier Anwendung nötig (Lanteri-Minet et al. 2009). Kortikosteroide werden häufig additiv eingesetzt, z. B. im Sinne einer überbrückenden Therapie bei langsamem Wirkungseintritt von Verapamil. Vereinzelt kann eine Clusterepisode unter Kortikosteroiden abklingen. Ergotamin oder lang wirksame Triptane wie Naratriptan und Frovatriptan können in der Kurzprophylaxe (d. h., bis eine andere prophylaktische Therapie greift) abends eingesetzt werden, vor allem bei Patienten, die unter nächtlichen Attacken leiden (Siow et al. 2004). Studien hierzu sind begrenzt und schwierig durchzuführen (Pageler er al. 2011). Für Warfarin (subtherapeutische Antikoagulation) ist eine positive randomisiert-kontrollierte Pilotstudie publiziert (Hakim 2011), aus der Expertenrunde bestehen keine klinischen Erfahrungen. Einzelberichte bzw. offene Studien beschreiben einen positiven Effekt von Topiramat und Melatonin. Im Gegensatz zu anderen trigeminoautonomen Kopfschmerzen wirkt Indometacin bei Clusterkopfschmerzen nicht.

Insbesondere die Therapie des chronischen Clusterkopfschmerzes ist schwierig und benötigt häufig auch Kombinationen der oben genannten Medikamente (May et al. 2006). In diesem Fall ist meist eine Überweisung zu einer spezialisierten Kopfschmerzambulanz nötig. Bei abschätzbar bekannter Länge der aktiven Periode wird eine wirksame Prophylaxe erst dann langsam reduziert und sukzessive abgesetzt. Bei chronischen Clusterkopfschmerzen sollte etwa alle 3–6 Monate ein Versuch der Reduzierung der Medikation versucht werden.

Es gibt Hinweise, dass die i.v. Therapie mit Dihydroergotamin (9 mg in 3 Tagen z. B. über Perfusor) einen positiven Effekt sowohl beim episodischen als auch beim chronischen Clusterkopfschmerz haben kann (Magnoux u. Zlotnik 2004). Dihydroergotamin i. v., Pizotifen und Methysergid sind nur über die internationale Apotheke erhältlich.

Operative Verfahren

Erst nach Versagen aller medikamentösen Maßnahmen und sicherem Ausschluss eines symptomatischen Clusterkopfschmerzes sind in absoluten Ausnahmefällen operative Verfahren zu erwägen. Der Grund liegt darin, dass sie offenbar nicht immer wirken und nicht immer eine anhaltende Besserung der Symptomatik bewirken, jedoch die Gefahr einer zusätzlich und dann iatrogen hervorgerufenen Neuralgie des N. trigeminus oder einer Anaesthesia dolorosa bergen. In wenigen Einzelfallstudien wurde ein Effekt beschrieben durch die Applikation von Glycerol oder Lokalanästhetika in die Cisterna trigeminalis bzw. das Ganglion Gasseri, durch Hochfrequenz-Rhizotomien des Ganglion Gasseri, vaskuläre Dekompressionen, Radiation der Eintrittszone des N. trigeminus (Gamma Knife) oder Resektionen des N. petrosus superficialis major oder des Ganglion sphenopalatinum. Es gibt jedoch auch diverse Fallstudien mit negativem oder sogar verschlechtertem Ausgang. In einigen (wenigen) Fällen ist die unspezifische Blockade des N. occipitalis major erfolgreich (Ambrosini et al. 2005) und daher auf jeden Fall vor einer operativen Therapie zu versuchen. Von neurodestruierenden Verfahren wird abgeraten.

Basierend auf PET und morphometrischen Arbeiten wurde in therapierefraktären Fällen eine Tiefenhirnstimulation des posterioren, inferioren Hypothalamus diskutiert. Positive Erfahrungen liegen auch im Langzeitverlauf, in einer Studie auch doppelblind, vor (Leone et al. 2003, Franzini et al. 2003, Leone et al. 2009, Fontaine et al. 2010a, b). Sekundäre Verschlechterungen nach initialer Besserung sind beschrieben worden. Dasselbe gilt für die bilaterale Stimulation des N. occipitalis major (Burns et al. 2007, Magis et al. 2007). Zusammenfassend haben beide Verfahren eine etwa 50%ige Chance, eine signifikante Besserung der Klinik zu erreichen. Da die Tiefenhirnstimulation ein höheres Risikoprofil hat, wird im Fall der medikamentösen Therapieresistenz die okzipitale Stimulation der Tiefenhirnstimulation vorgezogen.

Off-Label-Problematik

In zunehmendem Maße haben niedergelassene Ärzte, aber auch Spezialambulanzen Regressforderungen bei gesetzlich versicherten Patienten wegen zulassungsüberschreitender Verschreibung zu befürchten. Dies gilt insbesondere für die Behandlung seltener primärer Kopfschmerzerkrankungen. Für den Clusterkopfschmerz sind nur Sumatriptan in der parenteralen (s. c. Spritze) Applikationsform, Zolmitriptan-Nasenspray und Lithium (hier nur Quilonum) zugelassen. Alle anderen Medikamente der ersten Wahl (Verapamil, Topiramat und Methysergid) haben keine Zulassung für diese Indikation und bei ihrer Verschreibung bei gesetzlich versicherten Patienten handelt es sich um eine Off-Label-Anwendung. Die Erstattungsfähigkeit von Verapamil für die Behandlung des Clusterkopfschmerzes wird derzeit vom BfArM vorbereitet. Dihydroergotamin i. v., Pizotifen und Methysergid sind in Deutschland nicht mehr zugelassen und nur noch als Importarzneimittel zu beziehen. Zuvor sollte die Kostenübernahme mit dem zuständigen Kostenträger geklärt werden.

Für die anderen trigeminoautonomen Kopfschmerzformen ist in Deutschland kein Medikament zugelassen. Unter www.dmkg.de werden neben den evidenzbasierten Leitlinien auch valide Publikationslisten für die einzelnen Indikationen publiziert, um gerade niedergelassenen Kollegen Argumentationshilfen im Falle eines Regresses an die Hand geben zu können.

54.2 Episodische und chronische paroxysmale Hemikranie (CPH; IHS 3.2)

■ Epidemiologie

Die erste Beschreibung dieses Syndroms findet sich 1976. Die Prävalenz ist sehr niedrig. Man schätzt den relativen Anteil der Patienten mit einer CPH an allen trigeminoautonomen Kopfschmerzpatienten mit etwa 3–6%. Ähnlich dem Clusterkopfschmerz beginnt die Erkrankung zwischen dem 20. und 40. Lebensjahr. Auffallend ist jedoch die umgekehrte Geschlechterverteilung: Frauen überwiegen gegenüber Männern im Verhältnis von 3:1.

■ Klinik

Das plötzliche Auftreten von einseitigen attackenartigen Schmerzepisoden (paroxysmal), der Schmerzcharakter (messerstichartig-schneidend oder pulsierend), die Intensität (vernichtend) und die Lokalisation (frontoorbital oder hemikraniell) sind bei der paroxysmalen Hemikranie dem Clusterkopfschmerz sehr ähnlich. Ebenso lassen sich einzelne Schmerzepisoden nicht selten durch Triggerfaktoren wie Alkohol auslösen und werden von Lakrimation oder Injektion der Konjunktiva begleitet. Wie beim Clusterkopfschmerz wurden auch symptomatische Fälle beschrieben.

Wichtige Unterschiede zum Clusterkopfschmerz sind dagegen die kürzere Dauer einzelner Attacken (2–45 Minuten) und die höhere Häufigkeit (5–40, durchschnittlich 10 Attacken täglich). Darüber hinaus sind die autonomen Begleitsymptome oftmals weniger stark ausgeprägt. Ebenso berichten einige Patienten über die Auslösbarkeit der Schmerzepisoden durch Kopfwendung oder Druck auf die Segmente C 2/C 3.

Die für Patienten mit Clusterkopfschmerz so typische Unterteilung in aktive und inaktive Phasen findet sich auch bei der paroxysmalen Hemikranie (Headache Classification Committee of the International Headache Society 2004). Ein letztes, aber entscheidendes Unterscheidungsmerkmal zum Clusterkopfschmerz ist die Behandelbarkeit mit Indometacin. Das sichere Ansprechen der Patienten auf diese Substanz ist diagnostisch wegweisend für die paroxysmale Hemikranie oder die Hemicrania continua (Sjaastad et al. 1995). Bereits nach einer Woche (oft innerhalb von 3 Tagen) ist unter der Medikation mit einem deutlichen Rückgang der Beschwerden zu rechnen.

■ Therapie

- Indometacin: 3 × 50 mg/d, ggf. erhöhen auf 300 mg, immer unter Magenschutz (z. B. Protonenpumpenhemmer)

Indometacin wird auf 3 Tagesdosen verteilt nach den Mahlzeiten eingenommen. Selten benötigen einige Patienten höhere Dosierungen bis zu 300 mg/d (wegen der kurzen Halbwertszeit von 4 Stunden häufig und kleinere Dosen einsetzen). Alle Patienten sollten insbesondere aufgrund der häufig erforderlichen Dauertherapie einen Magenschutz mit Protonenpumpenhemmern kombinieren. Für gewöhnlich wird nach Sistieren der Schmerzen die Dosis reduziert, bis es zu einem Wiederauftreten der Schmerzen kommt, so kann eine sog. Erhaltungsdosis gefunden werden.

Alternativ können andere NSAIDs, z. B. Naproxen oder Diclofenac, versucht werden. In der Literatur existieren darüber hinaus Berichte über die vereinzelte Wirkung von Gabapentin, Verapamil und Acetazolamid.

54.3 Short-lasting uniform neuralgiform headache with conjunctival injection and tearing (SUNCT; IHS 3.3)

■ Epidemiologie

Daten zur Prävalenz und zur geschlechtlichen Verteilung für dieses Syndrom zu erheben, gestaltet sich bei der niedrigen Fallzahl von Patienten als äußerst schwierig. Es handelt sich um eine extrem seltene Kopfschmerzerkrankung. Das Verhältnis Frauen zu Männern wird mit 1:4 geschätzt.

■ Klinik

Die Bezeichnung dieses Kopfschmerzsyndroms beschreibt bereits die wesentlichen klinischen Charakteristika. Patienten mit der Diagnose eines SUNCT klagen über extrem kurz dauernde (15 Sekunden bis 2 Minuten) einschießende Attacken neuralgiformen Schmerzcharakters heftigster und nicht selten vernichtender Intensität. Die Attacken treten durchschnittlich bis zu 60-mal täglich auf (gelegentlich sogar bis zu 200-mal täglich) und sind streng einseitig periorbital. Wie alle TAKs geht das SUNCT mit autonomen Begleitsymptomen einher, jedoch beschränken sie sich im Allgemeinen auf die konjunktivale Injektion und die obligatorisch ausgeprägte Lakrimation. Auch beim SUNCT-Syndrom gibt es eine episodische und eine chronische Verlaufsform. Symptomatische Formen sind auszuschließen.

Unterschiede zum Clusterkopfschmerz sind die wesentlich höhere Attackenfrequenz, die kürzere Dauer einzelner Schmerzattacken und der neuralgiforme Charakter der Schmerzen. Bei der klassischen Trigeminusneuralgie, die differenzialdiagnostisch ausgeschlossen werden muss, ist die Attackenfrequenz der ebenfalls elektrisierend einschießenden Schmerzepisoden in der Regel noch höher (bis zu mehreren hundert Mal täglich) und es fehlen die autonomen Begleitsymptome. Bei der Trigeminusneuralgie kommt es häufiger zur Triggerung der Attacken durch Kauen, Sprechen oder Kälte. Im Gegensatz zum SUNCT-Syndrom betrifft die Trigeminusneuralgie bevorzugt den zweiten und dritten trigeminalen Ast allein oder in Kombination. Da symptomatische Fälle nicht selten sind, ist eine einmalige MRT-Diagnostik sinnvoll.

■ Therapie

Derzeit ist eine wirksame Therapie nicht bekannt. Die bei der CPH oder Hemicrania continua erfolgreich angewandte Substanz Indometacin ist nicht wirksam. Studien zur Behandelbarkeit existieren nicht, lediglich einzelne Fallberichte in der Literatur berichten vereinzelte Erfolge durch die Gabe von Lamotrigin, Gabapentin, Carbamazepin/Oxacarbazepin und Topiramat, zum Teil in Kombination (Pareja et al. 2002). In letzter Zeit häufen sich Einzelfallbeschreibungen zur Wirksamkeit von Lamotrigin, sodass ein Therapieversuch mit dieser Substanz vielversprechend erscheint (D'Andrea et al. 2001, Matharu et al. 2003). In Fallserien war auch die intravenöse Gabe von Lidocain erfolgreich in der Behandlung des SUNCT, diese sollte allerdings nur unter Observationsbedingungen durchgeführt werden.

■ Selbsthilfegruppen

http://ck-wissen.de/
http://www.clusterkopfschmerzen.net/
http://www.clusterkopf.de

■ Redaktionskomitee

Für die DGN:
Prof. Dr. Andreas Straube, Neurologie, Universitätsklinik München

Für die Schweiz:
Dr. Andreas Gantenbein, Neurologie, Universitätsspital Zürich

Für Österreich:
Univ.-Prof. Christian Wöber, Universitätsklinik für Neurologie, Wien

Für die DMKG:
Prof Dr. Arne May, Institut für Systemische Neurowissenschaften, Hamburg (UKE), Universitätsklinikum Hamburg-Eppendorf
Prof. Dr. Stefan Evers, Neurologie, Universitätsklinik Münster

Für den BDN:
Dr. V. Malzacher, Neurologische Praxis, Reutlingen

Federführend: Prof. Dr. Arne May, Institut für Systemische Neurowissenschaften, Hamburg (UKE), Martinistraße 52, 20246 Hamburg
E-Mail: a.may@uke.uni-hamburg.de

Entwicklungsstufe der Leitlinie: S1

■ Literatur

Ambrosini A, Vandenheede M, Rossi P et al. Suboccipital injection with a mixture of rapid- and long-acting steroids in cluster headache: a double-blind placebo-controlled study. Pain 2005; 118: 92–96

Burns B, Watkins L, Goadsby PJ. Treatment of medically intractable cluster headache by occipital nerve stimulation: long-term follow-up of eight patients. Lancet 2007; 369: 1099–1106

Cohen AS, Burns B, Goadsby PJ. High-flow oxygen for treatment of cluster headache: a randomized trial. J Am Mes Ass 2009; 302: 2451–2457

D'Andrea G, Granella F, Ghiotto N et al. Lamotrigine in the treatment of SUNCT syndrome. Neurology 2001; 57: 1723–1725

Favier I, van Vliet JA, Roon KI et al. Trigeminal autonomic cephalgias due to structural lesions: a review of 31 cases. Arch Neurol 2007; 64: 25–31

Fontaine D, Lanteri-Minet M, Ouchchane L et al. Anatomical location of effective deep brain stimulation electrodes in chronic cluster headache. Brain 2010a; 133: 1214–1223

Fontaine D, Lazorthes Y, Mertens P et al. Safety and efficacy of deep brain stimulation in refractory cluster headache: a randomized placebo-controlled double-blind trial followed by a 1-year open extension. J Headache Pain 2010b; 11: 23–31

Franzini A, Ferroli P, Leone M et al. Stimulation of the posterior hypothalamus for treatment of chronic intractable cluster headaches: first reported series. Neurosurgery 2003; 52: 1095–1101

Goadsby PJ. Short-lasting primary headaches: focus on trigeminal automatic cephalgias and indomethacin-sensitive headaches. Curr Opin Neurol 1999; 12: 273–277

Hakim SM. Warfarin for refractory chronic cluster headache: a randomized pilot study. Headache 2011; 51: 713–725

Headache Classification Committee of the International Headache Society. The International Classification of Headache Disorders, 2nd ed. Cephalalgia 2004; 24: 1–160

Lanteri-Minet M, Silhol F, Piano V et al. Cardiac safety in cluster headache patients using the very high dose of verapamil (≥ 720 mg/day). J Headache Pain 2011; 12: 173–176

Leone M, Franzini A, Broggi G et al. Hypothalamic deep brain stimulation for intractable chronic cluster headache: a 3-year follow-up. Neurol Sci 2003; 24 (Suppl. 2): S143–S145

Leone M, Franzini A, Cecchini AP et al. Cluster headache: pharmacological treatment and neurostimulation. Nat Clin Pract Neurol. 2009; 5: 153–162

Magis D, Allena M, Bolla M et al. Occipital nerve stimulation for drug-resistant chronic cluster headache: a prospective pilot study. Lancet Neurology 2007; 6: 314–321

Magnoux E, Zlotnik G. Outpatient intravenous dihydroergotamine for refractory cluster headache. Headache 2004; 44: 249–255

Marmura MJ, Pello SJ, Young WB. Interictal pain in cluster headache. Cephalalgia 2010; 30: 1531–1534

54.3 Short-lasting uniform neuralgiform headache with conjunctival injection and tearing

Matharu MS, Cohen AS, Boes CJ et al. Short-lasting unilateral neuralgiform headache with conjunctival injection and tearing syndrome: a review. Curr Pain Headache Rep 2003; 7: 308–318

May A. Cluster headache: pathogenesis, diagnosis, and management. Lancet 2005; 366: 843–855

May A, Evers S, Straube A et al. Therapie und Prophylaxe von Cluster-Kopfschmerzen und anderen trigemino-autonomen Kopfschmerzen. Überarbeitete Empfehlungen der Deutschen Migräne- und Kopfschmerzgesellschaft. Nervenheilkunde 2004; 23: 478–490

May A, Leone M, Afra J et al. EFNS guidelines on the treatment of cluster headache and other trigeminal-autonomic cephalalgias. Eur J Neurol 2006; 13: 1066–1077

Pageler L, Katsarava Z, Lampl C et al. Frovatriptan for prophylactic treatment of cluster headache: lessons for future trial design. Headache 2011; 51: 129–134

Pareja JA, Caminero AB, Sjaastad O. SUNCT syndrome: diagnosis and treatment. CNS Drugs 2002; 16: 373–383

Siow HC, Pozo-Rosich P, Silberstein SD. Frovatriptan for the treatment of cluster headaches. Cephalalgia 2004; 24: 1045–1048

Sjaastad O, ed. Cluster Headache Syndrome, vol. 23. London: W.B. Saunders; 1992

Sjaastad O, Stovne LJ, Stolt Nielsen A et al. CPH and hemicrania continua: requirements of high indomethacin dosages – an ominous sign? Headache 1995; 35: 363–367

Zebenholzer K, Wöber C, Vigl M et al. Eletriptan for the short-term prophylaxis of cluster headache. Headache 2004; 44: 361–364

55 Therapie der Migräne

Was gibt es Neues?

- Bei chronischer Migräne mit oder ohne Übergebrauch von Schmerz- oder Migränemitteln sind Topiramat und OnabotulinumtoxinA wirksam.
- Bei chronischer Migräne ist eine Kombinationstherapie aus Topiramat und Propranolol nicht wirksamer als eine Monotherapie mit Topiramat.
- Valproinsäure ist in der Migräneprophylaxe bei Kindern und Jugendlichen nicht wirksam.
- Der Verschluss eines offenen Foramen ovale bei Migräne mit Aura führt nicht zur Attackenfreiheit.
- Die Durchtrennung des M. corrugator oder anderer perikranieller Muskeln zur Prophylaxe der Migräne ist nicht wissenschaftlich belegt und sollte daher in der Therapie der Migräne nicht eingesetzt werden.

Die wichtigsten Empfehlungen auf einen Blick

Therapie der Migräneattacke

- Die $5-HT_{1B/1D}$-Agonisten (in alphabetischer Reihenfolge) Almotriptan, Eletriptan, Frovatriptan, Naratriptan, Rizatriptan, Sumatriptan und Zolmitriptan sind die Substanzen mit der besten Wirksamkeit bei akuten Migräneattacken.
- Nichtopioidanalgetika und nicht steroidale Antirheumatika (NSAR) sind bei der Behandlung der Migräne wirksam.
- Ergotamin ist bei Migräne wirksam. Allerdings ist die Wirksamkeit in prospektiven Studien schlecht belegt.
- Triptane sind Mutterkornalkaloiden bezüglich der Wirksamkeit überlegen.
- Die Kombination eines Triptans mit einem NSAR ist der jeweiligen Monotherapie überlegen.
- Antiemetika sind wirksam zur Behandlung von Übelkeit und Erbrechen.
- Die Wirksamkeit nicht medikamentöser Verfahren wurde in der Attackentherapie in kontrollierten Studien kaum untersucht.

Prophylaxe der Migräne

- Bei häufigen Migräneattacken bzw. Migräneattacken mit ausgeprägten Beschwerden oder anhaltenden neurologischen Ausfällen sollte eine Migräneprophylaxe begonnen werden.
- Migräneprophylaktika der ersten Wahl sind die Betablocker Metoprolol und Propranolol, der Kalziumantagonist Flunarizin und die Antikonvulsiva Topiramat und Valproinsäure.
- Migräneprophylaktika der zweiten Wahl sind der Betablocker Bisoprolol, das Trizyklikum Amitriptylin, Naproxen, Acetylsalicylsäure
- Bei chronischer Migräne mit oder ohne Übergebrauch von Schmerz- oder Migränemitteln sind Topiramat und OnabotulinumtoxinA wirksam.
- Die medikamentöse Therapie soll durch nicht medikamentöse Verfahren der Verhaltenstherapie (z. B. Entspannungsverfahren) ergänzt werden. Alternativ zur medikamentösen Therapie kann auch eine Verhaltenstherapie als Prophylaxe durchgeführt werden.
- Regelmäßiger aerober Ausdauersport wird empfohlen.
- Bei Patienten mit einer hochfrequenten Migräne sowie erheblicher Einschränkung der Lebensqualität sollten Verfahren der psychologischen Schmerztherapie (Schmerzbewältigung, Stressmanagement, Entspannungsverfahren) eingesetzt werden.

■ Einführung

Migräne ist eine sehr häufige Erkrankung. Daher sind Leitlinien für die Behandlung von Migräneattacken sowie die medikamentöse und nicht medikamentöse Prophylaxe der Migräne von großer praktischer Bedeutung.

Ziel dieser Leitlinie ist eine Optimierung der Behandlung akuter Migräneattacken und der medikamentösen und nichtmedikamentösen Prophylaxe der Migräne. Die Leitlinie ist evidenzbasiert und eine Fortentwicklung der folgenden Leitlinien und Empfehlungen:

- Leitlinie der DGN und der DMKG 2008 (Diener et al. 2008)
- Empfehlungen der Arzneimittelkommission der Deutschen Ärzteschaft (3. Auflage 2001)
- EFNS Guideline (Evers et al. 2009)
- Report of the Quality Standards Subcommittee of the American Academy of Neurology and the American Headache Society 2012 (Holland et al. 2012, Silberstein et al. 2012)

■ Definition

Bei der Migräne kommt es attackenweise zu heftigen, häufig einseitigen pulsierend-pochenden Kopfschmerzen, die bei körperlicher Betätigung an Intensität zunehmen (Olesen et al. 2004a). Bei einem Drittel der Patienten bestehen holokranielle Kopfschmerzen. Die einzelnen

Attacken sind begleitet von Appetitlosigkeit (fast immer), Übelkeit (80%), Erbrechen (40–50%), Lichtscheu (60%), Lärmempfindlichkeit (50%) und Überempfindlichkeit gegenüber bestimmten Gerüchen (10%). Wenn die Kopfschmerzen einseitig sind, können sie innerhalb einer Attacke oder von Attacke zu Attacke die Seite wechseln. Die Intensität der Attacken kann von Attacke zu Attacke stark variieren. Die Dauer der Attacken beträgt nach der Definition der Internationalen Kopfschmerzgesellschaft zwischen 4 und 72 Stunden. Bei Kindern sind die Attacken kürzer und können auch ohne Kopfschmerzen nur mit heftiger Übelkeit, Erbrechen und Schwindel einhergehen (Maytal et al. 1997).

■ Epidemiologie

Migräne ist eine der häufigsten Kopfschmerzformen. Die Prävalenz der Migräne liegt zwischen 10 und 15% (Lipton et al. 2007, Stovner et al. 2007, Pfaffenrath et al. 2009, Yoon et al. 2012). Vor der Pubertät beträgt die Häufigkeit der Migräne 4–5%. Jungen und Mädchen sind gleich häufig betroffen. Die höchste Inzidenz der Migräneattacken besteht zwischen dem 35. und 45. Lebensjahr. In dieser Lebensphase sind Frauen dreimal häufiger betroffen als Männer.

■ Diagnostik

Die Diagnose stützt sich auf die typische Anamnese und einen unauffälligen neurologischen Untersuchungsbefund (Einzelheiten siehe Leitlinie „Diagnostik und apparative Zusatzuntersuchungen bei Kopfschmerzen"). Zusatzdiagnostik und insbesondere eine Bildgebung sind notwendig bei Kopfschmerzen mit ungewöhnlicher Klinik (z.B. Ausschluss einer Subarachnoidalblutung) und bei Kopfschmerzen mit persistierenden neurologischen oder psychopathologischen Auffälligkeiten (Quality Standards Subcommittee of the American Academy of Neurology 1994).

■ Medikamentöse Akuttherapie

5-HT$_{1B/1D}$-Agonisten (Triptane)

> **Empfehlungen**
>
> Die Serotonin-5-HT$_{1B/1D}$-Rezeptoragonisten (sog. Triptane) Almotriptan, Eletriptan, Frovatriptan, Naratriptan, Rizatriptan, Sumatriptan und Zolmitriptan sind die Therapie erster Wahl bei mittelschweren und schweren Migräneattacken, die nicht oder nicht ausreichend auf eine Therapie mit Analgetika oder nicht steroidalen Antirheumatika ansprechen. Bei wiederkehrenden Kopfschmerzen nach initialer Wirksamkeit eines Triptans kann eine zweite Dosis eines Triptans nach frühestens 6 Stunden gegeben werden.

Triptane sind spezifische Migränemedikamente, die beim Kopfschmerz vom Spannungstyp normalerweise unwirksam sind. Allerdings ist die Wirksamkeit von Triptanen nicht zur Diagnosestellung geeignet, da Triptane auch bei Migräne unwirksam und bei Sonderformen des Kopfschmerzes vom Spannungstyp wirksam sein können (Cady et al. 1997, Lipton et al. 2000b, Miner et al. 2007).

Alle Triptane haben ihre Wirkung in großen placebokontrollierten Studien belegt. Alle bis zum Jahr 2000 in klinischen Studien erhobenen Daten zur Wirksamkeit der oralen Triptane sind (bis auf die für Frovatriptan) in einer großen Metaanalyse zusammengefasst worden, sodass diese Studien hier nicht im Einzelnen referiert werden (Ferrari et al. 2001, Goadsby et al. 2002). Für Frovatriptan sind die in der vorgenannten Metaanalyse nicht berücksichtigten Studien Grundlage der Empfehlung (Rapoport et al. 2002, Ryan et al. 2002, Cady et al. 2004, Moon et al. 2010). Für die verschiedenen nicht oralen Applikationsformen von Sumatriptan liegen Cochrane-Analysen vor, die ebenfalls eine Wirksamkeit zeigen (Derry et al. 2012a, Derry et al. 21012b, Derry et al. 2012c, Derry et al. 2012d). Auch nasales Zolmitriptan ist in seiner Wirkung durch placebokontrollierte Studien belegt (Charlesworth et al. 2003, Dodick et al. 2005, Gawel et al. 2005).

Bei lange dauernden Migräneattacken kann nach Ende der erfolgreichen pharmakologischen Wirkung eines Migränemedikaments der Migränekopfschmerz wieder auftreten (sog. „headache recurrence" oder Wiederkehrkopfschmerz). Recurrence wird definiert als eine Verschlechterung der Kopfschmerzintensität von Kopfschmerzfreiheit oder leichtem Kopfschmerz auf mittelschwere oder schwere Kopfschmerzen in einem Zeitraum von 2–24 Stunden nach der ersten wirksamen Medikamenteneinnahme (Ferrari 1999). Dieses Problem ist bei den Triptanen häufiger als bei Ergotamintartrat oder bei ASS. So kommt es bei 15–40% der Patienten nach oraler Gabe von Triptanen zu einer Recurrence, wobei dann eine zweite Gabe der Substanz wieder wirksam ist (Ferrari et al. 1994). Triptane mit einer längeren Halbwertszeit haben tendenziell etwas geringere Recurrence-Raten als solche mit kurzer Halbwertszeit (Geraud et al. 2003). Ist die erste Gabe eines Triptans unwirksam, ist es in der Regel sinnlos, in derselben Migräneattacke eine zweite Dosis zu applizieren, es sei denn die erste Dosis wurde erbrochen.

Eine Übersicht über die in Deutschland verfügbaren Triptane gibt ▶ Tab. 55.1.

Vergleich der Triptane

Die kürzeste Zeit bis zum Wirkungseintritt besteht für die subkutane Gabe von Sumatriptan (10 Minuten) (Tfelt-Hansen 1993). Orales Sumatriptan, Almotriptan und Zolmitriptan wirken nach 45–60 Minuten (Ferrari et al. 2001). Rizatriptan und Eletriptan oral sind am raschesten wirksam (nach 30 Minuten). Ist eine erste Dosis von Eletriptan 40 mg nicht wirksam, können auch 2 × 40 mg gegeben werden. Naratriptan und Frovatriptan benöti-

Therapie der Migräne

Tab. 55.1 Therapie der akuten Migräneattacke mit 5-HT$_{1B/1D}$-Agonisten (Reihenfolge nach dem Jahr der Zulassung).

Substanzen	Dosis	Nebenwirkungen	Kontraindikationen
Sumatriptan	50–100 mg p.o. 25 mg Supp. 10–20 mg nasal	Engegefühl im Bereich der Brust und des Halses, Parästhesien der Extremitäten, Kältegefühl	Hypertonie, koronare Herzkrankheit, Angina pectoris, Myokardinfarkt in der Vorgeschichte, Morbus Raynaud, periphere arterielle Verschlusskrankheit, TIA oder Schlaganfall, Schwangerschaft, Stillzeit, Kinder (< 12 Jahre), schwere Leber- oder Niereninsuffizienz, multiple vaskuläre Risikofaktoren, gleichzeitige Behandlung mit Ergotamin, innerhalb von 2 Wochen nach Absetzen eines MAO-Hemmers
	6 mg s.c. (Autoinjektor)	Lokalreaktion an der Injektionsstelle	
Zolmitriptan	2,5–5 mg p.o. als Film- oder Schmelztablette 5 mg nasal	wie Sumatriptan	wie Sumatriptan
Naratriptan*	2,5 mg p.o.	etwas geringer als Sumatriptan	wie Sumatriptan
Rizatriptan	10 mg p.o. als Film- oder Schmelztablette	wie Sumatriptan	wie Sumatriptan; Dosis 5 mg bei gleichzeitiger Einnahme von Propranolol
Almotriptan*	12,5 mg p.o.	etwas geringer als Sumatriptan	wie Sumatriptan
Eletriptan**	20–40 mg p.o.	wie Sumatriptan	wie Sumatriptan
Frovatriptan	2,5 mg p.o.	etwas geringer als Sumatriptan	wie Sumatriptan

* Naratriptan und Almotriptan sind auch OTC erhältlich.
** Bei Unwirksamkeit von 40 mg können auch 80 mg Eletriptan auf einmal gegeben werden, dann etwas stärkere Nebenwirkungen als Sumatriptan.

gen bis zu 4 Stunden bis zum Wirkungseintritt (Mathew 1999, McDavis et al. 1999). Zolmitriptan 5 mg als Nasenspray hat einen rascheren Wirkungseintritt als orales Zolmitriptan 2,5 mg (Charlesworth et al. 2003). Sumatriptan steht als Tablette mit raschem Zerfall im Magen-Darm-Trakt zur Verfügung (Dahlöf et al. 2004, Sheftell et al. 2005). Ob ein rascherer Wirkungseintritt als bei der normalen Tablette erfolgt, ist nicht bekannt.

Die Besserung der Kopfschmerzen nach 2 Stunden, der wichtigste Parameter klinischer Studien für die Wirksamkeit von Migränemedikamenten, ist am höchsten bei der subkutanen Applikation von Sumatriptan (70–80%) (The Subcutaneous Sumatriptan International Study Group 1991). Sumatriptan-Nasenspray und Sumatriptan-Suppositorien sind ebenso wirksam wie Sumatriptan-Tabletten (Becker et al. 1995, Ryan et al. 1997, Tepper et al. 1998). 25 mg Sumatriptan oral sind weniger wirksam als 50 mg und 100 mg (ca. 50–60%), weisen dafür aber auch weniger Nebenwirkungen auf. Naratriptan und Frovatriptan (je 2,5 mg) sind für die Besserung der Kopfschmerzen nach 2 Stunden weniger wirksam als Sumatriptan und Rizatriptan (Tfelt-Hansen 2011), zeigen aber auch weniger Nebenwirkungen und eine etwas geringere Rate an Recurrence. Der Wirkungseintritt von Naratriptan und Frovatriptan ist im Vergleich zu den anderen Triptanen wahrscheinlich verzögert, obwohl in manchen Studien kein Unterschied zwischen Frovatriptan und anderen Triptanen nachgewiesen werden konnte (Cortelli et al. 2011). Nach 4 Stunden ist die Wirksamkeit mit der von Sumatriptan vergleichbar. Im mittleren Wirkungsbereich liegen Zolmitriptan 2,5–5 mg und Almotriptan 12,5 mg. Rizatriptan 10 mg ist etwas wirksamer als 100 mg Sumatriptan (Goldstein et al. 1998, Tfelt-Hansen et al. 1998, Tfelt-Hansen u. Ryan 2000) und als Almotriptan 12,5 mg (Ng-Mak et al. 2009). Eletriptan ist in einer Dosierung von 2 × 40 mg das effektivste orale Triptan, hat aber auch die meisten Nebenwirkungen (Diener 2005).

Die Häufigkeit der Recurrence liegt bei den verschiedenen Triptanen zwischen 15 und 40%. Bei der menstruellen Migräne zeigte Frovatriptan eine geringere Recurrence-Rate als Rizatriptan bei gleicher Wirksamkeit nach 2 Stunden (Savi et al. 2011). Ist ein bestimmtes Triptan bei 3 konsekutiv behandelten Attacken nicht wirksam, kann dennoch ein anderes Triptan wirksam sein (Stark et al. 2000, Diener et al. 2005a, Goldstein et al. 2006b, Seeburger et al. 2010).

Vergleich der Triptane mit anderen Medikamenten zur Behandlung akuter Migräneattacken

> **Empfehlungen**
>
> Triptane sind für den Endpunkt „schmerzfrei nach 2 Stunden" wirksamer als Analgetika oder NSAR.

In Vergleichsstudien zwischen Triptanen und NSAR inklusive ASS haben sich für den primären Endpunkt folgende Ergebnisse gezeigt:
- 50 mg Sumatriptan waren wirksamer als 1000 mg ASS, aber nicht als 400 mg Ibuprofen (Diener et al. 2004b).
- Die Kombination von ASS, Paracetamol und Coffein war wirksamer als Sumatriptan (Goldstein et al. 2005).
- Die Kombination von 900 mg ASS und Metoclopramid war vergleichbar mit 100 mg Sumatriptan (Tfelt-Hansen et al. 1995).
- 100 mg Diclofenac waren vergleichbar mit 100 mg Sumatriptan (The Diclofenac-K/Sumatriptan Migraine Study Group 1999).
- Rizatriptan 10 mg war Ibuprofen 400 mg überlegen (Misra et al. 2007).

Für die anderen Triptane liegen keine Vergleichsstudien vor. Bei ca. 60 % aller Nonresponder für NSAR sind allerdings Triptane wirksam (Diamond et al. 2004). Sumatriptan 6 mg s.c. war geringgradig besser wirksam als 1000 mg ASS i.v., hatte aber mehr Nebenwirkungen (Diener et al. 1999b).

Bei den ergotaminhaltigen Präparaten war in Vergleichsstudien Ergotamintartrat weniger wirksam als Sumatriptan (The Multinational Oral Sumatriptan Cafergot Comparative Study Group 1991), Rizatriptan (Christie et al. 2002), Eletriptan (Diener et al. 2002) und Almotriptan (Lainez et al. 2007b).

Kombinationen

> **Empfehlungen**
>
> Die initiale Kombination eines Triptans mit einem lang wirkenden NSAR wirkt besser als die einzelnen Komponenten und kann das Wiederauftreten der Migräneattacke zum Teil verhindern.

Dies ist am besten untersucht für die Kombination von Sumatriptan und Naproxen (Brandes et al. 2007, Lipton et al. 2009b). Alternativ kann das NSAR auch zeitlich verzögert gegeben werden, hierzu liegen jedoch keine placebokontrollierten Studien vor. Die Kombination von Rizatriptan und Paracetamol war hingegen nicht signifikant wirksamer als Rizatriptan alleine (Freitag et al. 2008a). Die Gabe von Metoclopramid bessert nicht nur die vegetativen Begleitsymptome, sondern führt auch zu einer besseren Resorption und Wirkung von Sumatriptan (Schulman u. Dermott 2003).

Zeitpunkt der Einnahme der Triptane

> **Empfehlungen**
>
> Triptane wirken besser wenn sie früh in der Migräneattacke eingenommen werden oder wenn der Kopfschmerz noch leicht ist.

Triptane können zu jedem Zeitpunkt innerhalb der Attacke wirken, das heißt, sie müssen nicht notwendigerweise unmittelbar zu Beginn der Schmerzphase eingenommen werden. Triptane wirken umso besser, je früher sie in einer Migräneattacke eingenommen werden (Burstein et al. 2004, Cady et al. 2004, Dowson et al. 2004, Freitag et al. 2008b, Goadsby et al. 2008, Cady et al. 2009, Lanteri-Minet et al. 2010). Ob Triptane eine schlechtere Wirksamkeit entfalten, wenn sie erst nach Einsetzen einer Allodynie eingenommen werden, ist nicht eindeutig geklärt (Burstein et al. 2004, Linde et al. 2006). Um der Entwicklung eines Kopfschmerzes bei Medikamentenübergebrauch vorzubeugen, sollte eine frühe Einnahme nur empfohlen werden, wenn die Attacken nicht zu häufig sind (< 10 Kopfschmerztage pro Monat) und wenn der Patient eindeutig seinen Kopfschmerz als Migräneattacke identifizieren kann. Bei Triptanübergebrauch kann die Attackenfrequenz in ca. 20 % der Fälle initial zunehmen.

Nebenwirkungen der Triptane

Lebensbedrohliche Nebenwirkungen (Myokardinfarkt, schwere Herzrhythmusstörungen, Schlaganfall) sind extrem selten und wurden bei der Applikation von Sumatriptan in einer Häufigkeit von 1:1.000.000 beobachtet (Welch et al. 2000). Bei fast allen betroffenen Patienten lagen entweder eindeutige Kontraindikationen vor (z.B. vorbestehende koronare Herzkrankheit) oder die Diagnose Migräne war falsch. Für die anderen Triptane gibt es keine publizierten Daten. Da der Wirkungsmechanismus der verschiedenen Triptane annähernd gleich ist, ist mit einer ähnlichen Inzidenz lebensbedrohlicher Nebenwirkungen zu rechnen (bezogen auf Nebenwirkungsmeldungen haben orale Applikationsformen ein geringeres Risiko als die subkutane Gabe). Aus Sicherheitsgründen sollten Patienten, die unter einer Migräne mit Aura leiden, ein Triptan erst nach Abklingen der Aura und mit Einsetzen der Kopfschmerzen applizieren. Darüber hinaus sind Triptane wahrscheinlich nicht wirksam, wenn sie während der Aura appliziert werden (Bates et al. 1994, Olesen et al. 2004b). Populationsbezogene Studien zeigen aber kein erhöhtes Risiko für vaskuläre Ereignisse bei der Anwendung von Triptanen verglichen mit Analgetika (Hall et al. 2004, Velentgas et al. 2004). In Deutschland sind Naratriptan und Almotriptan OTC ohne Rezept erhältlich.

Therapie der Migräne

Für beide Substanzen gibt es nur sehr wenige Meldungen über schwerwiegende Nebenwirkungen.

Theoretisch können alle Antidepressiva, die die Wiederaufnahme von Serotonin hemmen, in Kombination mit einem Triptan ein serotonerges Syndrom auslösen. Rizatriptan und Sumatriptan werden vorwiegend über das MAO-A-System metabolisiert und können so in Kombination mit MAO-Hemmern und anderen serotonergen Antidepressiva zu verstärkten Wirkspiegeln und vermehrten Nebenwirkungen führen. Almotriptan und Zolmitriptan werden neben einer starken MAO-Komponente über andere Cytochrom-gebundene Systeme metabolisiert, sodass bei Polypharmazie hier weniger Komplikationen zu erwarten sind. Eletriptan, Naratriptan und Frovatriptan werden hingegen nicht in nennenswerter Weise über das MAO-System metabolisiert, sodass sie bei starker serotonerger Begleitmedikation bevorzugt werden sollten. Grundsätzlich sollte sich die Auswahl eines einzelnen Triptans auch nach der Begleitmedikation und nach der Metabolisierung richten. Serotonerge Syndrome sind jedoch nur in wenigen Einzelfällen beschrieben worden (Gardner u. Lynd 1998, Sclar et al. 2007, Gillmann 2010).

Mutterkornalkaloide (▶ Tab. 55.2)

> **Empfehlungen**
>
> Ergotamin ist bei Migräne wirksam. Allerdings ist die Wirksamkeit in prospektiven Studien schlecht belegt. Triptane sind Mutterkornalkaloiden bezüglich der Wirksamkeit überlegen.

Vor der Einführung der Triptane waren Ergotamine zur Behandlung der Migräne weit verbreitet. Im Vergleich zu Triptanen führen sie etwa doppelt so häufig zum Wiederkehrkopfschmerz und sind Triptanen in der Akuttherapie unterlegen (Diener et al. 2002). Problematisch ist bei Ergotaminen und Ergotaminderivaten die unzureichende und stark wechselnde Bioverfügbarkeit (bei oralen Ergotaminen < 1%). Ergotamintartrat wird in der klinischen Praxis aufgrund des ungünstigen Nebenwirkungsprofils kaum mehr verwendet. Demgegenüber zeichnet sich Dihydroergotamin durch seine bessere Verträglichkeit aus.

Intravenös ist Dihydroergotamin sicher und effektiv in der Behandlung starker Migräneattacken. Intravenöses Dihydroergotamin kann zur Therapie der therapierefraktären Migräne eingesetzt werden, Übelkeit stellt hierbei die häufigste Nebenwirkung dar (Nagy et al. 2011). Im Tierversuch konnte Dihydroergotamin die neurovaskuläre Entzündung in den trigeminalen Nervenendigungen blockieren. Die intranasale Gabe von Dihydroergotamin zeigte eine Bioverfügbarkeit von 40%, wobei diese Rate wahrscheinlich durch die oropharyngeale Resorption bedingt sein dürfte. Oral inhaliertes Dihydroergotamin (MAP0004) als neue Möglichkeit der Administration durch Verwendung eines speziellen Inhalators erlaubt eine verbesserte pulmonale systemische Absorption. In einer randomisierten Doppelblind-Phase-III-Studie zeigten sich in allen primären Endpunkten, ebenso wie in der prolongierten Schmerzfreiheit, bis 48 Stunden signifikante Werte (Aurora et al. 2011). Dihydroergotamin zur i.v. Injektion, als Nasenspray und MAP0004 sind in Deutschland nicht im Handel bzw. nicht zugelassen.

Antiemetika (▶ Tab. 55.3)

> **Empfehlungen**
>
> Antiemetika wie Metoclopramid oder Domperidon wirken bei der Behandlung von Übelkeit und Erbrechen im Rahmen einer Migräneattacke. Metoclopramid hat eine geringe eigenständige Wirkung auf die Kopfschmerzen bei einer Migräneattacke.

Übelkeit und Erbrechen gehören zu den charakteristischen Begleitsymptomen der Migräne. Pharmakokinetische Untersuchungen zeigen, dass während Migräneattacken die Resorption von Analgetika wie Paracetamol (Tokola 1988) oder Acetylsalicylsäure (Volans 1975) verzögert ist. Als Ursache wird eine gestörte Magenperistaltik in der Migräneattacke angenommen (Aurora et al. 2006). Daraus leitet sich die Rationale für die Kombination von Analgetika bzw. Triptanen mit prokinetisch wirksamen Antiemetika ab: eine Wirkverstärkung über eine beschleunigte und möglicherweise auch verbesserte Resorption. Tatsächlich wurde diese Hypothese nur in wenigen, überwiegend kleinen Studien untersucht mit insgesamt ernüchternden Ergebnissen. Zumindest konnte jedoch für die Kombination von Acetylsalicylsäure und Metoclopramid eine bessere Wirkung auf die Migränebegleitphänomene Übelkeit und Erbrechen nachgewiesen werden. Bei i.v. Gabe scheint Metoclopramid darüber hinaus eine gewisse eigenständige analgetische Wirkung

Tab. 55.2 Ergotamine zur Behandlung der akuten Migräneattacke.

Substanz	Dosis	Nebenwirkungen	Kontraindikationen
Ergotamintartrat (z. B. Ergo Kranit akut)	2 mg p.o.	Erbrechen, Übelkeit, Kältegefühl, Muskelkrämpfe, Dauerkopfschmerz, Ergotismus	Schwangerschaft, Stillzeit, Kinder unter 12 Jahren, Patienten mit multiplen vaskulären Risikofaktoren, schlecht eingestellte Hypertonie, koronare Herzkrankheit, Angina pectoris, Myokardinfarkt in der Vorgeschichte, Morbus Raynaud, periphere arterielle Verschlusskrankheit, TIA oder Schlaganfall, schwere Leber- oder Niereninsuffizienz, multiple vaskuläre Risikofaktoren

Tab. 55.3 Antiemetika in der Therapie der akuten Migräneattacke.

Substanz	Dosis	Nebenwirkungen	Kontraindikationen
Metoclopramid	10–20 mg p. o. 20 mg rektal 10 mg i.m, i. v., s. c.	frühes dyskinetisches Syndrom, Unruhezustände	Kinder unter 14 Jahren, Hyperkinesen, Epilepsie, Schwangerschaft, Prolaktinom
Domperidon	20–30 mg p. o.	seltener als bei Metoclopramid	Kinder unter 10 Jahren, sonst siehe Metoclopramid, aber geringer ausgeprägt und seltener

bei Migräne zu besitzen; Domperidon, in der Prodromalphase der Migräne eingenommen, verringerte in 2 Studien das Auftreten einer nachfolgenden Kopfschmerzphase der Migräne (Waelkens 1982, Waelkens 1984).

In einer randomisierten, offenen Studie war eine Kombination von 900 mg Acetylsalicylsäure mit Metoclopramid 10 mg oral (n = 7) wirksamer als Acetylsalicylsäure allein (n = 8) (Ross-Lee et al. 1982). 50 mg Sumatriptan plus Metoclopramid 10 mg oral waren in einer doppelblinden Cross-over-Studie (n = 16) wirksamer als Sumatriptan 50 mg allein (Schulman u. Dermott 2003). In einer umfangreicheren Untersuchung (n = 118 im Cross-over-Design) war eine lösliche Fixkombination aus 650 mg Acetylsalicylsäure und Metoclopramid 10 mg zwar Placebo, aber nicht Acetylsalicylsäure als Monotherapie hinsichtlich der Reduktion von Schmerzen überlegen (Tfelt-Hansen u. Olesen 1984). Ein ähnliches Ergebnis fand sich auch für Domperidon. In einer placebokontrollierten Studie im Cross-over Design (n = 46) war die Kombination von Paracetamol mit Domperidon hinsichtlich der Schmerzreduktion Paracetamol als Monotherapie nicht überlegen (MacGregor et al. 1993). Entsprechend kommt ein Cochrane Review aus dem Jahre 2010 zu dem Schluss, dass die Kombination mit 10 mg Metoclopramid oral zwar die Wirkung von Acetylsalicylsäure auf die Migränebegleitphänomene Übelkeit und Erbrechen substanziell verbessert, die zusätzliche Gabe von Metoclopramid jedoch keinen Unterschied macht, was den Schmerz betrifft (Kirthi et al. 2010).

Zur antimigränösen Wirksamkeit von Metoclopramid 10–20 mg i.v. wurden zahlreiche Fallserien oder Vergleichsstudien mit anderen Substanzen ohne Placebokontrolle durchgeführt, die durchweg zu positiven Ergebnissen kamen (Cameron et al. 1995, Friedman et al. 2005, Griffith et al. 2008, Friedman et al. 2011, Salazar et al. 2011). Placebokontrollierte Studien kamen jedoch zu durchaus widersprüchlichen Resultaten. In einer Studie (n = 50) war Metoclopramid 10 mg i.v. Placebo überlegen (Tek et al. 1990), in einer anderen Studie (n = 40) sowohl Placebo als auch Ibuprofen 600 mg oral (Ellis et al. 1993). Hingegen war Metoclopramid 10 mg i.v. in einer Vergleichsstudie (n = 70) gegen Prochlorperazin und Placebo letzterem ebenso wenig überlegen (Coppola et al. 1995) wie in einer Vergleichsstudie (n = 113) gegen Magnesiumsulfat und Placebo (Cete et al. 2005). Auch Metoclopramid 10 mg i.m. war in einem Vergleich gegen Prochlorperazin und Placebo (n = 86) nicht besser wirksam als Placebo (Jones et al. 1996). Dennoch kommt eine Metaanalyse aus dem Jahr 2004 insgesamt zu dem Schluss, dass Metoclopramid i.v. eine Therapieoption für die akute Migräneattacke in der Notfallsituation darstellt (Colman et al. 2004).

Einsatz von Domperidon in der Prodromalphase der Migräne

In einer kleinen doppelblinden, placebokontrollierten Studie im Cross-over-Design (n = 19) konnte gezeigt werden, dass durch die Einnahme von Domperidon 30 mg oral in der Prodromalphase einer Migräne das Auftreten von Migränekopfschmerzen im Vergleich zu Placebo deutlich verringert werden konnte (Waelkens 1982). Der gleiche Autor konnte diesen Effekt in einer späteren doppelblinden Cross-over-Studie ohne Placebokontrolle (n = 19) für Domperidon in den Dosierungen 20, 30 bzw. 40 mg oral reproduzieren (Waelkens 1984).

Analgetika

Empfehlungen

Analgetika und nicht steroidale Antirheumatika (NSAR) sind bei der Behandlung von akuten Migräneattacken wirksam. Am besten belegt ist die Wirkung für Acetylsalicylsäure und Ibuprofen. Kombinationspräparate mit Zusatz von Coffein sind etwas wirksamer als Monosubstanzen. Opioide sollen in der Therapie akuter Migräneattacken nicht verwendet werden.

Etwa 80 % aller Patienten behandeln Kopfschmerzen mit (überwiegend verschreibungsfreien) Analgetika (Radtke u. Neuhauser 2009). ▶ Tab. 55.4 gibt einen Überblick über die aktuell empfohlenen Analgetika, NSAR und Coxibe zur Behandlung der akuten Migräneattacke. Bezüglich der Selbstmedikation von Analgetika bei Migräneattacken wird auf die Leitlinie und Metaanalyse von Haag et al. verwiesen (Haag et al. 2011).

In einem Cochrane Review wurden insgesamt 13 randomisierte, kontrollierte klinische Studien (RCTs) mit 900–1000 mg Acetylsalicylsäure (ASS) als Monotherapie oder in Kombination mit 10 mg Metoclopramid einbezogen (Kirthi et al. 2010). Die Autoren bewerten 1000 mg ASS als wirksame Behandlung für akute Migräneattacken, ähnlich der Wirkung von 50 oder 100 mg Sumatriptan. Für die Einzeldosis von 500 mg ASS liegt keine belastbare wissenschaftliche Evidenz für eine Wirksamkeit in der Behandlung der Migräne vor. Die Wirksamkeit der i.v. Formulierung von 1000 mg Lysin-Acetylsalicylat (Diener et al. 1999b) bzw. von 900 mg in Kombination mit 10 mg Metoclopramid (Chabriat et al. 1994) zur Behandlung schwerer Migräneattacken wurde in placebokontrollierten RCTs nachgewiesen.

In einem weiteren Cochrane Review wurden insgesamt 10 RCTs mit 1000 mg Paracetamol als Monotherapie oder in Kombination mit 10 mg Metoclopramid bewertet (Derry et al. 2010). Die Autoren bewerten 1000 mg Paracetamol als wirksame Behandlung für akute Migräneattacken, ähnlich der von 100 mg Sumatriptan. Für die Einzeldosis von 500 mg Paracetamol liegt keine belastbare wissenschaftliche Evidenz für eine Wirksamkeit in der Behandlung der Migräne vor. In einer kleineren RCT war 1000 mg Paracetamol i.v. einer Placebobehandlung nicht überlegen (Leinisch et al. 2005).

Zu den in RCTs bei der Migräne am besten untersuchten Medikamenten gehört die fixe Kombination aus 250 mg ASS, 200–250 mg Paracetamol und 50–65 mg Coffein (Diener et al. 2005b, Goldstein et al. 2005, Goldstein et al. 2006a, Lipton et al. 1998). Nachgewiesen sind ihre Wirksamkeit bei der Kopfschmerzlinderung und Verbesserung der Begleitsymptomatik (wie Lärm- und Lichtempfindlichkeit, Übelkeit und Erbrechen) sowie ihre überlegene Wirksamkeit gegenüber 400 mg Ibuprofen (Goldstein et al. 2006a) und gegenüber 50 mg Sumatriptan (Goldstein et al. 2005). In einer umfangreichen Vergleichsstudie mit überwiegend Migränepatienten zeigte sich die fixe Kombination zudem 1000 mg ASS, 1000 mg Paracetamol, einer Kombination aus 500 mg ASS und 400 mg Paracetamol sowie einer Monotherapie mit 100 mg Coffein überlegen (Diener et al. 2005b). Zwei Post-hoc-Analysen berichten von der Wirksamkeit der fixen Dreierkombination bei Patienten mit schweren Migräneattacken (Diener et al. 2011, Goldstein et al. 1999), eine auch bei Patientinnen mit menstruationsbedingter Migräne (Silberstein et al. 1999).

In ein weiteres Cochrane Review wurden insgesamt 9 RCTs mit 200 und 400 mg Ibuprofen als Monotherapie einbezogen (Rabbie et al. 2010). Die Autoren bewerten Ibuprofen als wirksam bei der Hälfte der Betroffenen, eine komplette Schmerzfreiheit sei allerdings nur bei einer Minderheit zu erreichen. Mit 400 mg Ibuprofen sei dabei eine bessere Schmerzlinderung zu erreichen als mit der 200 mg Dosierung (Rabbie et al. 2010). Auch bei Ibuprofen ist in der Migränetherapie eine sehr flache Dosis-Wirkungs-Kurve zu beobachten. In einer umfangreichen RCT war kein signifikanter Unterschied zwischen den Dosierungen von 200 mg, 400 mg und 600 mg Ibuprofen im primären Endpunkt Schmerzreduktion 2 Stunden nach Einnahme der Prüfmedikation festzustellen (Kellstein et al. 2000). Für die Dosierungen von 800 mg und 1200 mg Ibuprofen liegen lediglich ältere Studien vor (Havanka-Kanniainen 1989, Kloster et al. 1992), die den heutigen Anforderungen an eine RCT nicht mehr genügen. Für Ibuprofen-Lysinat, ein auch in der Selbstmedikation häufiger verwendeter Wirkstoff, liegt überraschenderweise keine Kopfschmerz- oder Migränestudie vor.

Auch für Ketoprofen ist die Datenlage sehr begrenzt. Für die peroralen Formulierungen von 50 mg, 100 mg und 200 mg liegt keine RCT vor. Für die i.m. Formulierung von 100 mg liegt nur eine ältere, sehr kleine Studie ohne Placebokontrolle vor (Karabetsos et al. 1997), für 25 mg Dexketoprofen p.o. nur eine offene, unkontrollierte Studie (Allais et al. 2000). Eine neuere RCT zeigt, dass eine im deutschsprachigen Raum nicht erhältliche „Dual-Release"-Formulierung mit 75 bzw. 150 mg Ketoprofen in der Akuttherapie der Migräne wirksam ist (Dib et al. 2002).

Für Metamizol (p.o.) 1000 mg liegt nur eine RCT ohne Placebokontrolle vor (Tulunay et al. 2004). Die i.v. Formulierung von 1000 mg Metamizol bewertet ein Cochrane Review auf Basis weniger klinischer Studien als wirksam bei Migräne und episodischem Kopfschmerz vom Spannungstyp (Ramacciotti et al. 2007).

Die Datenlage zu den aktuell im deutschsprachigen Raum verfügbaren selektiven COX-2-Hemmern Celecoxib, Etoricoxib und Parecoxib ist schlecht. Zur Therapie der akuten Migräneattacken mit diesen Coxiben wurden keine RCTs durchgeführt. Lediglich zu dem nicht verfügbaren Valdecoxib sowie dem wegen kardiovaskulärer Risiken vom Markt genommenen Rofecoxib gab es Studien (Misra et al. 2004, Silberstein et al. 2004a, Kudrow et al. 2005, Saper et al. 2006).

Zu Diclofenac-Natrium liegen für die Dosierung 100 mg widersprüchliche Ergebnisse vor, wobei eine ältere Studie Diclofenac-Natrium in Dosierungen von 50 und 100 mg als wirksam einstufte (Massiou et al. 1991). In einer neueren RCT waren 100 mg Diclofenac-Natrium nur in der Kombination mit 100 mg Coffein wirksam, nicht aber als Monotherapie (Peroutka et al. 2004). Für 75 mg Diclofenac-Natrium als i.m. Formulierung liegen lediglich eine offene (Engindeniz et al. 2005) und eine verblindete, aber nicht placebokontrollierte Studie vor (Del Bene et al. 1987). Zu Diclofenac-Kalium wurden für die Dosierungen 12,5 und 25 mg keine RCTs zur Migränebehandlung durchgeführt. In 2 RCTs erwies sich Diclofenac-Kalium in Dosierungen von 50 und 100 mg als wirksam (Dahlöf et al. 1993, The Diclofenac-K/Sumatriptan Migraine Study Group 1999), allerdings waren die 100 mg nur geringfügig wirksamer als die 50-mg-Dosierung, was für eine sehr flache Dosis-Wirkungs-Kurve in der Migränebehandlung spricht.

Therapie der Migräne

Tab. 55.4 Analgetika, NSAR und COX-2-Inhibitoren mit nachgewiesener Wirksamkeit zur Akutbehandlung von Migräneattacken mit und ohne Aura.

Wirkstoff oder Wirkstoffkombination	Wirksamkeitsbeurteilung	Kommentar
Einzeldosis von 2 Tabletten der fixen Kombination: Acetylsalicylsäure (250–265 mg) + Paracetamol (200–265 mg) + Coffein (50–65 mg)	Mittel der 1. Wahl	überlegene Wirksamkeit der fixen Kombination versus: • ASS (1000 mg) • ASS + Paracetamol (je 1000 mg) • Ibuprofen (400 mg) • Paracetamol (1000 mg) • Sumatriptan (50 mg)
Acetylsalicylsäure p. o. Einzeldosis: 900–1000 mg	Mittel der 1. Wahl	ASS mit und ohne Metoclopramid für 500 mg ASS keine belastbare Evidenz der Wirksamkeit
Acetylsalicylsäure i. v. Einzeldosis: 1000 mg	Mittel der 1. Wahl	
Ibuprofen p. o. Einzeldosis: 200 mg, 400 mg und 600 mg	Mittel der 1. Wahl	200 mg schwächer wirksam als 400 mg flache Dosis-Wirkungs-Kurve zwischen 400 und 600 mg für 800 mg Ibuprofen keine belastbare Evidenz der Wirksamkeit
Phenazon Einzeldosis: 1000 mg	Mittel der 1. Wahl	
Naproxen p. o. Einzeldosis: 200–250 mg Einzeldosis: 500 mg, 825 mg	nur in Einzelfällen Mittel der 1. Wahl	für Naproxen 200–250 mg keine RCTs Vergleich vs. Placebo nur in 3 kleineren, älteren RCTs
Diclofenac-Natrium p. o. Einzeldosis: 50 mg, 100 mg	Mittel der 2. Wahl	widersprüchliche Ergebnisse zur Wirksamkeit für 100 mg Diclofenac-Natrium
Diclofenac-Kalium p. o. Einzeldosis: 12,5 mg, 25 mg Einzeldosis: 50 mg und 100 mg	nur in Einzelfällen Mittel der 1. Wahl	keine RCT für 12,5 u. 25 mg sehr flache Dosis-Wirkungs-Kurve zwischen 50 und 100 mg Diclofenac-Kalium nur offene bzw. verblindete Studie ohne Placebokontrolle
Diclofenac-Natrium i. m. Einzeldosis: 75 mg	nur in Einzelfällen	
Metamizol p. o. Einzeldosis: 1000 mg	Mittel der 2. Wahl	RCT ohne Placebokontrolle
Metamizol i. v. Einzeldosis: 1000 mg	Mittel der 2. Wahl	Evidenz zur Wirksamkeit nur für i. v. Formulierung von Metamizol
Paracetamol p. o. Einzeldosis: 1000 mg	Mittel der 2. Wahl	für 500 mg Paracetamol keine belastbare Evidenz der Wirksamkeit
Paracetamol i. v. Einzeldosis: 1000 mg	nur in Einzelfällen	in einer kleineren RCT keine überlegene Wirksamkeit vs. Placebo
Ketoprofen p. o. Einzeldosis: 50–200 mg	nur in Einzelfällen	keine RCT für Ketoprofen p. o.
Ketoprofen i. m. Einzeldosis: 100 mg	nur in Einzelfällen	RCT ohne Placebokontrolle
Dexketoprofen p. o. Einzeldosis: 25 mg	nur in Einzelfällen	offene, unkontrollierte Studie
Celecoxib p. o. Einzeldosis: 400 mg	nur in Einzelfällen	RCT ohne Placebokontrolle

Für die verschreibungsfreien Dosierungen von 200–250 mg Naproxen liegen keine RCTs vor, sodass ein Wirkungsnachweis hierfür fehlt. Ein neuer, den Cochrane Reviews methodisch ähnlicher systematischer Review bewertet Naproxen (p. o.) in den Dosierungen von 500 mg und 825 mg als wirksam zur Behandlung akuter Migräneattacken (Suthisisang et al. 2010). Zum Vergleich gegenüber einer Placebobehandlung liegen allerdings nur 3 kleinere, ältere RCT vor (Johnson et al. 1985, Nestvold et al. 1985, Sargent et al. 1988), die den heutigen Anforderungen an eine RCT nicht mehr genügen.

In einer neueren RCT erwiesen sich 1000 mg Phenazon zur Behandlung einer akuten Migräneattacke als wirksam (Göbel et al. 2004).

Für folgende Wirkstoffe bzw. Wirkstoffkombinationen liegen keine RCTs zur Akuttherapie der Migräne vor: ASS + Vitamin C, ASS + Coffein, Aceclofenac, Acemetacin, Etoricoxib, Ibuprofen-Lysin, Indometacin, Meloxicam, Paracetamol + Coffein, Parecoxib, Piroxicam, Propyphenazon und Tiaprofensäure.

Andere Substanzen

Tramadol hat in der Kombination mit Paracetamol (Silberstein et al. 2005a) eine Wirksamkeit bei akuten Migräneattacken gezeigt. Opioide und Tranquilizer sollten dennoch nicht zur Behandlung der Migräneattacke eingesetzt werden. Opioide haben eine begrenzte Wirksamkeit, führen häufig zu Erbrechen, haben ein hohes Suchtpotenzial und führen relativ rasch zu einem Kopfschmerz bei Medikamentenübergebrauch.

■ Behandlung von Migräneattacken bei Kindern

Empfehlungen

Migräneattacken bei Kindern werden mit Ibuprofen 10 mg/kg KG, Acetylsalicylsäure (500 mg) oder Paracetamol 15 mg/kg KG (2. Wahl) behandelt. Bei Paracetamol ist die Beachtung der kritischen kumulativen Dosierungen von besonderer Bedeutung. Bei Kindern wurde nach Behandlung der Migräne mit ASS bisher kein Reye-Syndrom beobachtet, dennoch wird der Einsatz von ASS bis zum 12. Lebensjahr nicht empfohlen. Wenn Antiemetika notwendig sind, sollte Domperidon und nicht Metoclopramid Verwendung finden.
Zur Behandlung der Migräne bei Jugendlichen ab dem 12. Lebensjahr kommt Sumatriptan als Nasenspray in Betracht. Kinder unter 12 Jahren scheinen schlechter als Heranwachsende von einer Therapie mit Triptanen zu profitieren. Die kritische Grenze der Wirksamkeit liegt individuell unterschiedlich zwischen dem 10. und 13. Lebensjahr.

Für die Behandlung der Migräne bei Kindern liegen eigenständige Leitlinien vor (Evers et al. 2008). Wenn Analgetika bei Kindern nicht wirksam sind, können auch Triptane eingesetzt werden. Kinder unter 12 Jahren scheinen allerdings schlechter als Heranwachsende von einer Therapie mit Triptanen zu profitieren. Orale Triptane, insbesondere Sumatriptan 50–100 mg, Rizatriptan 5 mg und Eletriptan 40 mg waren bei Kindern und Jugendlichen in früheren Studien nicht besser wirksam als Placebo (Hämäläinen et al. 1997, Evers 2007, Winner et al. 2007). Studien im Kindesalter leiden allerdings alle unter hohen Placebo-Ansprechraten (bis zu 50 %).

Studien mit Sumatriptan 5, 10 und 20 mg Nasenspray bei Jugendlichen ergaben eine statistische Überlegenheit gegenüber Placebo (Überall u. Wenzel 1999, Winner et al. 1999, Ahonen et al. 2004). In weiteren doppelblinden, placebokontrollierten Studien zeigte sich eine Wirksamkeit der Schmelztablette Zolmitriptan 2,5 mg bei Kindern und Jugendlichen (Evers et al. 2006), von Zolmitriptan-Nasenspray (5 mg) bei Jugendlichen (Lewis et al. 2007), von Almotriptan 12,5 mg bei Jugendlichen (Linder et al. 2008) und von Rizatriptan in einer Dosis zwischen 5 und 10 mg (Ahonen et al. 2006). Keinen Unterschied zu Placebo zeigte Eletriptan 40 mg bei Jugendlichen (Winner et al. 2007). In Deutschland ist derzeit ausschließlich Sumatriptan-Nasenspray in der Dosis von 10 mg zur Behandlung von Jugendlichen ab dem 12. Lebensjahr zugelassen. Ergotamintartrat und orale Triptane sind für das Kindesalter nicht zugelassen.

■ Behandlung von Migräneattacken als Notfall

Empfehlungen

Zur Behandlung für Migräneattacken als Notfall besteht die beste Evidenz für die intravenöse Gabe von Acetylsalicylsäure und die subkutane Gabe von Sumatriptan.

Patienten, die einen Arzt zur Behandlung ihrer Migräneattacken rufen oder eine Notfallambulanz aufsuchen, haben zuvor meist orale Medikamente ohne Erfolg eingesetzt. Ärzte präferieren zudem eine schnell wirksame Applikationsform. Daher liegen für die Notfallbehandlung in erster Linie Studien zu parenteral applizierten Substanzen vor. Eingesetzt werden können: ASS, Metoclopramid (sowie andere Dopaminantagonisten), Metamizol, Triptane und Steroide, wobei im Folgenden nur in Deutschland erhältliche Präparate berücksichtigt werden.

Behandlungsform der ersten Wahl ist die intravenöse Gabe von 1000 mg ASS mit oder ohne Metoclopramid (Diener et al. 1999b). In einer Dosis von 10–40 mg wurde für i. v. verabreichtes Metoclopramid eine eigenständige analgetische Wirkung nachgewiesen (Colman et al. 2004, Friedman et al. 2005). Bestehen keine Kontraindikationen, kann auch Sumatriptan 6 mg subkutan gegeben werden.

Sumatripan s.c. ist im Vergleich zu ASS i.v. etwas effektiver, führt jedoch zu signifikant mehr Nebenwirkungen. Hinsichtlich dem Auftreten von Wiederkehrkopfschmerzen unterscheiden sich die beiden Substanzen nicht (Diener et al. 1999b). Die intravenöse Gabe von 1000 mg Metamizol ist signifikant besser wirksam als Placebo, kann aber zu Blutdruckabfall und allergischen Reaktionen führen (Bigal et al. 2001, Bigal et al. 2002).

Die intravenöse Gabe von 1000 mg Paracetamol war in einer placebokontrollierten Studie bei akuten Migräneattacken nicht wirksam (Leinisch et al. 2005). Es gibt Hinweise, dass die intravenöse Gabe von Valproinsäure in einer Dosis von 300 mg oder 800 mg auch in der Behandlung akuter Migräneattacken wirksam ist (Lenaerts et al. 1996, Leniger et al. 2005). Valproinsäure ist zur Behandlung von Migräneattacken nicht zugelassen. Opioide können nicht zur Therapie der akuten Migräneattacke empfohlen werden. Sie sind anderen Akuttherapeutika nicht überlegen, haben ein höheres Nebenwirkungspotential und führen sehr häufig zu Recurrence (Elenbaas et al. 1991, Hoffert et al. 1995, Nicolodi u. Sicuteri 1996, Krusz et al. 2000, Drummond-Lewis u. Scher 2002, Engindeniz et al. 2005, Griffith et al. 2008).

Die Therapie eines Status migraenosus erfolgt nach Expertenkonsens durch die einmalige Gabe von 50–100 mg Prednison oder 10 mg Dexamethason. Die Studienlage dazu ist allerdings widersprüchlich. In placebokontrollierten Studien konnte bislang keine konsistente Evidenz für die Wirksamkeit von Steroiden bei akuten Attacken (Friedman et al. 2007) oder in der Verhinderung der Recurrence nachgewiesen werden (Baden u. Hunter 2006, Donaldson et al. 2008, Rowe et al. 2008, Fiesseler et al. 2011).

■ Behandlung von Migräneattacken in der Schwangerschaft

In der Schwangerschaft können Migräneattacken mit Paracetamol oder zwischen dem 2. und 3. Trimenon mit Acetylsalicylsäure behandelt werden. Hinweise auf ein erhöhtes kindliches Asthmarisiko und das vermehrte Auftreten eines Hodenhochstands nach Einnahme von Paracetamol rechtfertigen aufgrund der Qualität der vorliegenden Daten nicht, die Verordnung von Paracetamol in der Schwangerschaft grundsätzlich abzulehnen. Triptane sind für die Schwangerschaft nicht zugelassen. Bislang gibt es allerdings keine klinischen Hinweise, dass Triptane zu Fehlbildungen oder anderen Komplikationen in der Schwangerschaft führen (Shuhaiber et al. 1998, Fox et al. 2002, Cunnington et al. 2009, Nezvalova-Henriksen et al. 2010). Für Sumatriptan liegt ein großes Schwangerschaftsregister vor, das keine erhöhe Komplikationsrate im ersten Trimenon berichtet (O'Quinn et al. 1999, Loder 2003), ähnliche Ergebnisse zeigen auch die kleineren Register für Naratriptan und Rizatriptan (Fiore et al. 2005, Evans u. Lorber 2008).

■ Nicht medikamentöse Verfahren zur Akuttherapie der Migräneattacke

Akupunktur

Es besteht eine geringe Evidenz, dass die traditionelle chinesische Akupunktur in der Behandlung der akuten Migräneattacke wirksam ist (Melchart et al. 1999). Zwei randomisierte Studien untersuchten den Effekt von Akupunktur auf den akuten Kopfschmerz bei einer Migräneattacke. Eine Studie in 2 deutschen Zentren für chinesische Medizin verglich die Wirksamkeit von Akupunktur mit Sumatriptan (6 mg s.c.) bzw. Placebo in der akuten Attacke. Akupunktur und Sumatriptan waren dabei etwa gleichwertig in der Prävention der Entwicklung zu einer ausgeprägten Attacke und Placebo signifikant überlegen. Sumatriptan war überlegen in der Behandlung einer schon schweren Migräneattacke (Melchart et al. 2003).

■ Migräneprophylaxe

Indikation zur medikamentösen Migräneprophylaxe

Die Indikation zu einer medikamentösen Prophylaxe der Migräne ergibt sich bei besonderem Leidensdruck und Einschränkung der Lebensqualität. Zusätzliche Kriterien (nicht evidenzbasiert) sind:

- 3 und mehr Migräneattacken pro Monat, die die Lebensqualität beeinträchtigen
- Migräneattacken, die regelmäßig länger als 72 Stunden anhalten
- Attacken, die auf eine Therapie entsprechend den oben gegebenen Empfehlungen zur Akuttherapie (inkl. Triptanen) nicht ansprechen
- Patienten, bei denen Kontraindikationen für die Einnahme von Triptanen bestehen und/oder
- wenn Nebenwirkungen der Akuttherapie nicht toleriert werden
- bei Zunahme der Attackenfrequenz und Einnahme von Schmerz- oder Migränemitteln an mehr als 10 Tagen im Monat
- bei komplizierten Migräneattacken mit beeinträchtigenden (z.B. hemiplegischen) und/oder lang anhaltenden Auren
- Zustand nach migränösem Infarkt bei Ausschluss anderer Infarktursachen

Sinn der medikamentösen Prophylaxe ist eine Reduzierung von Häufigkeit, Schwere und Dauer der Migräneattacken und die Prophylaxe des Kopfschmerzes bei Übergebrauch von Schmerz- und Migränemitteln. Von einer Wirksamkeit einer Migräneprophylaxe spricht man bei einer Reduktion der Anfallshäufigkeit von mindestens

50%. Zunächst soll der Patient über 3 Monate einen Kopfschmerzkalender führen, um die Anfallsfrequenz und den Erfolg oder Misserfolg der jeweiligen Attackenmedikation zu dokumentieren.

Substanzen zur Migräneprophylaxe

Mittel der ersten Wahl

> **Empfehlungen**
>
> Mittel der ersten Wahl sind die Betablocker Propranolol und Metoprolol, der Kalziumantagonist Flunarizin sowie die Antikonvulsiva Valproinsäure und Topiramat (▶ Tab. 55.5). Medikamente zur Migräneprophylaxe sollten einschleichend dosiert werden. Die Wirksamkeit, definiert als eine Reduktion der Migränetage um 30–50%, kann ca. 2 Monate nach Erreichen der tolerierten Höchstdosis evaluiert werden. Botulinum-Toxin und Topiramat sind in der Prophylaxe der chronischen Migräne wirksam. Es gibt keine Evidenz, dass eine medikamentöse Kombinationstherapie einer Monotherapie überlegen ist.

Allen Substanzen ist gemeinsam, dass sie in der Migräneprophylaxe häufig bereits in niedrigeren Dosierungen wirksam sind als in ihrer Originalindikation. Soweit bisher untersucht, ist den Substanzen gemeinsam, dass sie die Empfindlichkeit von Zellen des Kortex, eine „cortical spreading depression" auszubilden, reduzieren (Ayata et al. 2006).

Betablocker

Betablocker sind wirkungsvolle Substanzen zur Prophylaxe der Migräne. Die meisten Daten liegen zu Propranolol und Metoprolol mit jeweils mehr als 50 Studien vor. Auch Metaanalysen und Reviews bestätigen deren prophylaktische Wirkung (Holroyd et al. 1991, Silberstein u. Goadsby 2002, Linde u. Rossnagel 2004). In einer Dosierung von 160 mg wurde von Holroyd et al. für Propanolol eine durchschnittliche Reduktion der Migräneaktivität von ca. 44% errechnet (Holroyd et al. 1991). In einer Cochrane-Analyse wurde in den placebokontrollierten Studien das relative Risiko, auf die Behandlung mit Propanolol anzusprechen, mit 1,94 (95%-Konfidenz-Intervall 1,61–2,35) angegeben (Linde u. Rossnagel 2004). Tendenziell nehmen die Ansprechraten dosisabhängig zu, wobei Dosierungen zwischen 60 und 320 mg/d untersucht wurden. Allerdings war das Kriterium „Ansprechen auf die Behandlung" in den Studien nicht einheitlich definiert, was die teilweise heterogenen Ergebnisse erklärt. Im Vergleich zu anderen Migräne-prophylaktischen Substanzen (andere Betablocker, Kalziumantagonisten, Amitriptylin) wurde kein signifikanter Unterschied der Wirkstärke ermittelt. Allerdings könnte dieses Ergebnis auch methodisch bedingt sein (kleine Fallzahlen).

Zu Metoprolol liegen keine Metaanalysen vor. Die Überlegenheit gegenüber Placebo ist für die 200-mg/d-Dosis in verschiedenen Studien belegt (Andersson et al. 1983, Kangasniemi et al. 1987, Steiner et al. 1988). Die Wirkstärke von Metoprolol ist mit der von Propranolol vergleichbar (Linde u. Rossnagel 2004). Im Vergleich mit Flunarizin unterscheidet sich die Wirkstärke ebenfalls nicht, allerdings kommt es unter der Einnahme von Flunarizin häufiger zu Nebenwirkungen (Depression, Gewichtszunahme) (Sorensen et al. 1991).

Die Evidenz für die prophylaktische Wirkung anderer Betablocker ist weniger gut gesichert. Bisoprolol war in einer Studie Placebo signifikant überlegen und in einer weiteren Studie gleich gut wirksam wie Metoprolol, und ist daher Mittel der zweiten Wahl (Wörz et al. 1992, van de Ven et al. 1997). Auch für Timolol (Briggs u. Millac 1979, Stellar et al. 1984, Tfelt-Hansen u. Olesen 1984) und Atenolol (Stensrud u. Sjaastad 1980, Forssman et al. 1983, Johannsson et al. 1987) liegen positive Studien vor, die allerdings älter und von geringerer Qualität sind, sodass diese Betablocker als Ausweichpräparate in Betracht kommen.

Acebutol (Nanda et al. 1978), Alprenolol (Ekbom 1975), Oxprenolol (Ekbom u. Zetterman 1977) und Pindolol (Sjastaad u. Stenrud 1972) sind in der Prophylaxe der Migräne nicht wirksam.

Flunarizin und Kalziumkanal-Blocker

Flunarizin ist der einzige Kalziumkanal-Blocker, der eine signifikante Wirkung in der Migräneprophylaxe zeigen konnte (Louis 1981, Manzoni et al. 1985, Baker 1987, Bono et al. 1985, Centonze et al. 1985, Soerensen et al. 1986, Diamond u. Freitag 1993, Gawel et al. 1993, Diener 1999a, Pfaffenrath et al. 1990). Flunarizin ist ein Kalziumantagonist aus der Klasse der „calcium overload blocker" (Diener 2000). Andere „reine" Kalziumkanal-Blocker wie Nifedipin (McArthur et al. 1989), Nimodipin (Migraine Nimodipine European Study Group [MINES] 1989) und Verapamil sind in der Migräneprophylaxe nicht wirksam.

Die empfohlene Dosis beträgt 10 mg zur Nacht. Allerdings sind 5 mg zumindest bei Frauen genauso wirksam (Diener 1999a). Flunarizin ist auch bei Kindern ausreichend untersucht (Lewis et al. 2004). Bei Kindern beträgt die Dosis 5 mg am Tag oder jeden 2. Tag.

Antikonvulsiva

> **Empfehlungen**
>
> Topiramat und Valproinsäure sind in der Prophylaxe der Migräne wirksam.

Die Wirkung von Topiramat konnte durch zahlreiche randomisierte Studien belegt werden (Brandes et al. 2004, Diener et al. 2004c, Silberstein et al. 2007). Die Dosie-

Tab. 55.5 Substanzen zur Migräneprophylaxe mit guter Evidenzlage.

Substanz	Dosis	Nebenwirkungen*	Kontraindikationen**
Metoprolol	50–200 mg	H: Müdigkeit, arterielle Hypotonie G: Schlafstörungen, Schwindel S: Hypoglykämie, Bronchospasmus, Bradykardie, Magen-Darm-Beschwerden, Impotenz	A: AV-Block, Bradykardie, Herzinsuffizienz, Sick-Sinus-Syndrom, Asthma bronchiale R: Diabetes mellitus, orthostatische Dysregulation, Depression
Propranolol	40–240 mg		
Bisoprolol	5–10 mg		
Flunarizin	5–10 mg	H: Müdigkeit, Gewichtszunahme G: gastrointestinale Beschwerden, Depression S: Hyperkinesien, Tremor, Parkinsonoid	A: fokale Dystonie, Schwangerschaft, Stillzeit, Depression R: Morbus Parkinson in der Familie
Topiramat	25–100 mg	H: Müdigkeit, kognitive Störungen, Gewichtsabnahme, Parästhesien G: Geschmacksveränderungen, Psychosen S: Engwinkelglaukom	A: Niereninsuffizienz, Nierensteine, Engwinkelglaukom
Valproinsäure	500–600 mg	H: Müdigkeit, Schwindel, Tremor G: Hautausschlag, Haarausfall, Gewichtszunahme S: Leberfunktionsstörungen	A: Leberfunktionsstörungen, Schwangerschaft (Neuralrohrdefekte), Alkoholmissbrauch, polyzystische Ovarien
OnabotulinumtoxinA bei chronischer Migräne	155 Einheiten	Muskelschwäche	Myasthenie

* Nebenwirkungen gegliedert in: H = häufig, G = gelegentlich, S = selten
** Kontraindikationen gegliedert in: A = absolut, R = relativ

rung sollte langsam einschleichend mit 2 × 12,5 oder 2 × 25 mg erfolgen und eine Zieldosis von 2 × 50 mg pro Tag angestrebt werden. Limitierend sind vor allem kognitive Nebenwirkungen, die fast ausschließlich in der Titrationsphase auftreten (Lainez et al. 2007a). Aus kleineren Studien und Subgruppenanalysen bestehen auch Hinweise für die Wirksamkeit bei Medikamentenübergebrauch und bei chronischer Migräne (Diener et al. 2007a, Diener et al. 2007b).

Valproinsäure konnte in mehreren Studien eine deutliche Reduktion der Attackenfrequenz, aber nicht der Intensität belegen (Klapper et al. 1997, Freitag et al. 2002). Bei Kindern und Jugendlichen ist Valproinsäure in der Migräneprophylaxe nicht wirksam (Apostol et al. 2009a, Apostol et al. 2009b).

Für Lamotrigin (Lampl et al. 2005) und Levetiracetam (Brighina et al. 2006) konnte in kleineren nicht placebokontrollierten Studien eine Reduktion der Häufigkeit von Migräneattacken bei Patienten mit Migräne mit Aura gezeigt werden. Lamotrigin ist in der Reduktion der Häufigkeit von Migräneattacken bei Patienten mit einer Migräne ohne Aura jedoch nicht wirksam (Steiner et al. 1997). In einer kürzlich publizierten Vergleichsstudie zeigte Zonisamid eine ähnlich gute Wirksamkeit wie Topiramat (Mohammadianinejad et al. 2011). Als weiteres Antikonvulsivum wurde bei Levitiracetam kürzlich eine Reduktion der Attackenfrequenz bei Patienten mit Aura in einer kleinen offenen Studie berichtet (Brighina et al. 2006).

Mittel der zweiten Wahl (▶ Tab. 55.6)

Antidepressiva

> **Empfehlungen**
>
> Amitriptylin ist in der Prophylaxe der Migräne wirksam. Seine Wirksamkeit unterscheidet sich nicht von der Wirkung von Topiramat. SSRIs sind in der Prophylaxe der Migräne nicht wirksam.

Amitriptylin ist in den USA Mittel der ersten Wahl, allerdings ist seine Wirkung nur in methodisch weniger guten älteren Arbeiten belegt (Couch et al. 1976, Couch u Hassanein 1979, Ziegler et al. 1987, Gomersall u. Stuart 1973, Ziegler et al. 1993, Lampl et al. 2009). Amitriptylin hat eine vergleichbare Wirksamkeit wie Topiramat (Dodick et al. 2009). Amitriptylin sollte bevorzugt zur Prophylaxe gegeben werden, wenn eine Kombination mit einem Spannungskopfschmerz oder chronischen Rückenschmerzen vorliegt, oder wenn – wie häufig bei chronischen Schmerzen – eine zusätzliche Depression besteht.

Venlafaxin ist ein Serotonin- und Noradrenalin-Wiederaufnahmehemmer, für den 2 kleinere kontrollierte positive Studien vorliegen (Bulut et al. 2004, Ozyalcin et al. 2005). Die Resultate für Gabapentin sind unterschiedlich bis widersprüchlich (Mathew et al. 2001, Mulleners u. Chronicle 2008). Oxcarbazepin ist unwirksam (Silberstein et al. 2008).

Tab. 55.6 Substanzen zur Migräneprophylaxe mit geringerer Evidenz.

Substanz	Dosis	Nebenwirkungen*	Kontraindikationen**
Amitriptylin	50–150 mg	H: Mundtrockenheit, Müdigkeit, Schwindel, Schwitzen G: Blasenstörungen, innere Unruhe, Impotenz	A: Engwinkelglaukom, Prostataadenom mit Restharn
Venlafaxin (off-label use)	75–150 mg	H: Müdigkeit, Konzentrationsstörungen S: Impotenz, arterielle Hypertonie	schwere Hypertonie
Gabapentin (off-label use)	2400 mg	H: Müdigkeit, Schwindel G: Ataxie, gastrointestinale Störungen	schwere Leber- oder Nierenfunktionsstörungen
Naproxen (off-label use)	2 × 250 mg 2 × 500 mg	H: Magenschmerzen	A: Ulkus, Blutungsneigung R: Asthma bronchiale
Acetylsalicylsäure (off-label use)	300 mg	G: Magenschmerzen	A: Ulkus, Blutungsneigung R: Asthma bronchiale
Magnesium	2 × 300 mg = 24 mmol	H: Durchfall bei zu rascher Aufdosierung	keine
Vitamin B_2 plus Magnesium***	1 × 400 mg Vitamin B_2 plus 2 × 300 mg Mg	H: Durchfall, intensive Gelbfärbung des Urins	keine

* Nebenwirkungen gegliedert in: H = häufig, G = gelegentlich, S = selten
** Kontraindikationen gegliedert in: A = absolut, R = relativ
*** in Deutschland als diätetisches Lebensmittel erhältlich (Ortho expert migräne)
KHK = koronare Herzkrankheit, AVK = arterielle Verschlusskrankheit

Analgetika und weitere Medikamente

Acetylsalicylsäure hat in einer niedrigen Dosis von 100–300 mg/d wahrscheinlich eine geringe migräneprophylaktische Wirkung (Buring et al. 1990, Diener et al. 2001). Naproxen war in Dosierungen von 2 × 500 mg besser wirksam als Placebo (Ziegler u. Ellis 1985). Limitierend sind hier die gastrointestinalen Nebenwirkungen bei Langzeitanwendung. Unklar ist, ob bei einer Monotherapie mit nicht steroidalen Antirheumatika die Gefahr eines Kopfschmerzes durch Übergebrauch besteht. Petadolex hat seine Wirksamkeit in 2 placebokontrollierten Studien belegt (Diener et al. 2004a; Lipton et al. 2004). In sehr seltenen Fällen kommt es zu schwerwiegenden Leberfunktionsstörungen. Die Substanz ist in Deutschland und Österreich nicht mehr erhältlich. Mutterkraut als CO_2-Extrakt war ebenfalls in 2 Studien wirksam (Pfaffenrath et al. 2002, Diener et al. 2005). In dieser Form ist das Medikament allerdings in Deutschland kommerziell nicht erhältlich. Der Einsatz anderer Formen von Mutterkraut ist nicht untersucht und kann nicht empfohlen werden. In einer Dosis von 10 mmol/d wurde für Magnesium in Kopfschmerzzentren keine Wirksamkeit gezeigt (Pfaffenrath et al. 1996); die Dosis von 24 mmol/d war in einer Population wirksam, die in allgemeinärztlichen Praxen betreut wurde (Peikert et al. 1996). Wenn überhaupt wirksam, ist die Reduktion der Attackenfrequenz nicht sehr ausgeprägt oder die notwendigen Dosierungen werden wegen Diarrhöen nicht erreicht.

Weitere Substanzen

Die Serotonin-Antagonisten Pizotifen und Methysergid sind ebenfalls prophylaktisch wirksam, in Deutschland und Österreich aber nicht mehr erhältlich. Beide können über die Auslandsapotheke bezogen werden. Lisinopril und Telmisartan sind in kleinen placebokontrollierten Studien untersucht worden und zeigten eine signifikante Reduktion der Attackenfrequenz (Schrader et al. 2001, Diener et al. 2009). Ob Candesartan (Tronvik et al. 2002) wirksam ist, kann nach dem derzeitigen Stand der Studien nicht beurteilt werden. Ähnliches gilt für Olmesartan. Zu Lisinopril oder anderen ACE-Hemmern bzw. Sartanen fehlen große Dosis-Wirkungs-Studien. Von den Dopaminagonisten ist möglicherweise Alpha-Dihydroergocryptin wirksam (Bussone et al. 1999).

Zu hochdosiertem Vitamin B_2 (Tagesdosis 2 × 200 mg) liegen bisher nur kleinere placebokontrollierte Studien vor, die eine Wirksamkeit dieser Substanz nahelegen (Schoenen et al. 1997, Schoenen et al. 1998). Als Nebenwirkung wird dabei eine intensive Gelbfärbung des Urins beschrieben, darüber hinaus bestehen keine schwerwiegenden Nebenwirkungen oder Kontraindikationen. In Deutschland ist Vitamin B_2 in gleicher Dosierung in Kombination mit 300 mg Magnesium als diätetisches Lebensmittel erhältlich (Migravent Classic). Allerdings liegen diesbezüglich keine prospektiven Daten zur Wirksamkeit vor.

Die Wirksamkeit von Coenzym Q10 (Tagesdosis 3 × 100 mg) wurde bisher in einer kleinen bizentrischen placebokontrollierten Studie positiv getestet (Sandor et al. 2005). Dagegen konnte einer doppelblinden, placebokontrollierten Studie an Kindern und Heranwachsenden keine Überlegenheit von Coenzym Q10 gegenüber Placebo gezeigt werden (Slater et al. 2011). In Deutschland ist Coenzym Q in Kombination mit Magnesium und Vitamin B_2 (Migravent) sowie kombiniert mit Omega-3-Fettsäuren sowie weiteren Beerenextrakten und Vitaminen (Migra 3) als diätetisches Lebensmittel erhältlich. Allerdings liegen diesbezüglich keine prospektiven Daten zur Wirksamkeit vor.

Botulinum-Toxin

> **Empfehlungen**
>
> OnabotolinumtoxinA ist nur in der Therapie der chronischen Migräne mit und ohne Übergebrauch von Schmerz- und Migränemitteln wirksam. Botulinum-Toxin soll in dieser Indikation nur von in der Diagnose und Therapie chronischer Kopfschmerzen erfahrenen Neurologen eingesetzt werden.

Zum Einsatz von Botulinum-Toxin in der Prophylaxe der episodischen Migräne liegen mehrere Reviews und 2 Metaanalysen vor (Chilson u. Brown 2005, Shuhendler et al. 2009). In den beiden hier berücksichtigten Reviews (Evers et al. 2002, Petri et al. 2009) zum Einsatz von Botulinum-Toxin werden 3 randomisierte Studien aufgeführt, wovon 2 mit 48 bzw. 30 eingeschlossenen Patienten nicht ausreichend groß waren, in denen eine signifikante Überlegenheit von Botulinum-Toxin gegenüber Placebo beschrieben wurde. Dabei findet sich in der Arbeit von Silberstein eine Überlegenheit nur für die Dosierung mit 25 IE OnabotulinumtoxinA, nicht aber für die Dosierung 75 Units (Silberstein et al. 2000a). Dagegen finden sich 5 randomisierte Studien, zum Teil mit mehr als 400 eingeschlossenen Patienten, die jeweils keine Überlegenheit von Botulinum-Toxin im Vergleich zu Placebo berichten (Chilson u. Brown 2005, Gupta 2006, Shuhendler et al. 2009). In der Stellungnahme der American Academy of Neurology (Naumann et al. 2008) werden 2 randomisierte Studien als Klasse-I-Studien und 2 als Klasse-II-Studien eingeordnet und geschlussfolgert, dass Botulinum-Toxin wahrscheinlich in der Therapie der episodischen Migräne unwirksam ist.

In der 2009 publizierten Metaanalyse (Shuhendler et al. 2009) werden insgesamt 8 randomisierte und kontrollierte Studien, die bis Oktober 2007 publiziert worden sind, mit insgesamt 1601 Patienten eingeschlossen. Auch nach Berücksichtigung des großen Placeboeffektes in den Studien als auch der Stratifizierung für die verschiedenen Dosierungen findet sich kein signifikanter Effekt für den Einsatz von Botulinum-Toxin in der Prophylaxe der episodischen Migräne.

Zum Einsatz von Botulinum-Toxin in der Prophylaxe der chronischen Migräne liegen Metaanalysen noch nicht vor. In der Literatur finden sich mehrere Studien zu dem Einsatz von Botulinum-Toxin in der Prophylaxe der chronischen Migräne (Conway et al. 2005, Silberstein et al. 2005b, Diener et al. 2010, Aurora et al. 2011). Drei Arbeiten beziehen sich auf die großen Phase-III-Studien PREEMPT 1 und 2, in denen Botulinum-Toxin gegen Placebo getestet wurde (Aurora et al. 2010, Diener et al. 2010,; Dodick et al. 2010). Eine Studie berichtet über die Ergebnisse einer randomisierten, kontrollierten Studie bei Patienten mit 12–14 Kopfschmerztagen im Monat (Dodick et al. 2005) und weitere 3 Arbeiten vergleichen die Wirksamkeit von Botulinum-Toxin gegen eine aktive Vergleichssubstanz (Valproinsäure, Topiramat und Amitriptylin). In den beiden monozentrischen Studien fand sich sowohl für OnabotulinumtoxinA als auch die jeweilige Vergleichssubstanz (Amitriptylin bzw. Valproinsäure) eine signifikante Reduktion der Kopfschmerztage wie auch der Belastung durch Kopfschmerzen (Blumenfeld et al. 2008, Magalhaes et al. 2010). Ein ähnliches Ergebnis findet sich auch im Vergleich zu Topiramat (Cady et al. 2011). Allen 3 Studien ist gemeinsam, dass keine der Substanzen überlegen gegenüber der Vergleichssubstanz war und dass die eingeschlossen Patientenzahlen (n = 59–72) niedrig waren. In den insgesamt 3 Studien, in denen OnabotulinumtoxinA gegen Placebo getestet wurde, findet sich ein signifikanter Unterschied bezüglich des primären Studienendpunktes in einer Studie (Diener et al. 2010). Eine weitere Studie (Aurora et al. 2010) war bezüglich des primären Endpunktes negativ, bei signifikantem Unterschied für alle sekundären Endpunkte. Die gepoolte Analyse der Daten aus PREEMPT 1 und 2 (Dodick et al. 2010) war wiederum positiv für alle Endpunkte bis auf die Einnahme von Medikamenten zur Behandlung akuter Migräneattacken. Berücksichtigt werden muss jedoch, dass die Mehrzahl der Patienten in den Studien die Diagnosekriterien eines wahrscheinlichen Kopfschmerz durch Medikamentenübergebrauch erfüllten und bei diesen Patienten die Abgrenzung zur chronischen Migräne schwierig ist. Insgesamt waren in diesen beiden randomisierten Studien insgesamt mehr als 1600 Patienten eingeschlossen worden. Die bisher publizierten Ergebnisse zum Einsatz von OnabotulinumtoxinA bestätigen, dass OnabotulinumtoxinA (150–200 Units) sehr wahrscheinlich wirksam in der Prophylaxe der chronischen Migräne ist. Nebenwirkungen wurden in der Verum-Gruppe bei 62,4 % und in der Placebo-Gruppe bei 51,7 % berichtet. Behandlungsbedingte Nebenwirkungen (Placebo) waren Nackenschmerzen bei 6,7 % (2,2 %), Muskelschwäche bei 5,5 % (0,3 %) und Ptose in 3,3 % (0,3 %). Generell waren die Nebenwirkungen mild und vorübergehend und 3,8 % (1,2 %) der Patienten beendeten wegen diesen Nebenwirkungen die Studienteilnahme.

Prophylaxe der Migräne-Aura

Lamotrigin ist in der Reduktion der Häufigkeit von Migräneattacken nicht wirksam (Steiner et al. 1997), reduziert aber möglicherweise die Häufigkeit von Migräneattacken mit Aura (Lampl et al. 2005). Flunarizin bewirkt sowohl eine Reduktion der Häufigkeit von Auren und Migräneattacken (D'Amato et al. 1996). In Einzelfällen ist auch Topiramat wirksam (Reuter et al. 2010).

Prophylaxe der menstruellen Migräne

Bei der menstruellen Migräne kann eine Prophylaxe mit 2 × 500 mg Naproxen 5 Tage vor und während der Periode versucht werden (Sances et al. 1990). Triptane wie 2 × 1 mg Naratriptan, 2 × 25 mg Sumatriptan oder 1x bzw. 2 × 2,5 mg Frovatriptan über 5–6 Tage sind ebenfalls bei der menstruellen Migräne wirksam (off-label) (Newman et al. 1998, Silberstein et al. 2004, Brandes et al. 2009, MacGregor et al. 2009, Silberstein et al. 2009). Allerdings kann es zu einer Verschiebung des Zeitpunktes von Migräneattacken in einen Zeitraum außerhalb der Attacke kommen (Mannix et al. 2007). Eine Hormonsubstitution in der Pillenpause oder während der Menstruation ist nicht wirksam (MacGregor et al. 2006), da sie scheinbar die Attacken in die übrigen Zeiten des Zyklus verschiebt. Empirisch gibt es Hinweise darauf, dass die durchgehende Einnahme oraler Kontrazeptiva zu einem Rückgang menstrueller Migräneattacken führt.

Migräneprophylaxe bei Kindern

Für Kinder ist die Wirkung von Flunarizin (5 mg/d) gesichert (Damen et al. 2006). Topiramat ist in einer Dosis von 15–100 mg ebenfalls wirksam (Winner et al. 2005, Winner et al. 2006). Für Propranolol gibt es gewisse Hinweise auf eine Wirksamkeit. Valproinsäure ist bei Kindern und Jugendlichen nicht wirksam (Apostol et al. 2008).

Migräneprophylaxe in der Schwangerschaft

Kontrollierte Studien zu dieser Fragestellung liegen nicht vor. Etwa 50–80 % der Patientinnen berichten über eine Reduktion der Migräneattacken in der Schwangerschaft (Sances et al. 2003). Als vertretbare medikamentöse Prophylaxe in der Schwangerschaft gilt nur Metoprolol (Fox et al. 2005). Daneben können Magnesium, aber auch nicht medikamentöse Maßnahmen wie Entspannungsübungen, Biofeedback und Akupunktur eingesetzt werden.

Prophylaxe der Migräne und komorbider Störungen

Psychiatrische Komorbidität

Populationsbasierte Studien haben für Migränepatienten ein erhöhtes Risiko für eine Depression gezeigt (OR 2,0–5,8) (Merikangas 1991, Breslau et al. 1994, Merikangas u. Stevens 1997, Lipton et al. 2000a, Breslau et al. 2003, Scher et al. 2005, Oedegaard et al. 2006), wobei diese Assoziation für Migräne mit Aura am stärksten war (Breslau et al. 2000) und vor allem bei Frauen besteht (Oedegaard et al. 2006). Eine komorbide Depression ist ein Risikofaktor für die Chronifizierung der Migräne (Bigal u. Lipton 2006) und die Entwicklung eines Medikamentenübergebrauchs-Kopfschmerzes (Radat et al. 2005). Migränepatienten haben ein fast vierfach erhöhtes Risiko für eine generalisierte Angststörung (McWilliams et al. 2004) sowie ein deutlich erhöhtes Risiko für eine bipolare Störung (Fasmer 2001, Jette et al. 2008).

Für die Migräneprophylaxe bei Patienten mit einer Depression eignet sich besonders Amitriptylin wobei die Dosis dann im antidepressiv wirksamen Bereich liegen muss (75–150 mg). Für die Anwendung von Betablockern, Flunarizin und Topiramat besteht bei Vorliegen einer Depression eine relative Kontraindikation. Bei Patienten mit einer Angststörung können auch SSRIs mit anderen Medikamenten zur Migräneprophylaxe kombiniert werden. Alternativ können SSNRIs eingesetzt werden. Betablocker können bei Patienten mit Panikattacken die vegetativen Begleiterscheinungen der Attacken dämpfen.

Epilepsie

Migräne ist nur schwach mit einigen Formen der Epilepsie assoziiert (Ottmann u. Lipton 1994, Bigal et al. 2003, Leniger et al. 2003, Scher et al. 2005, Le et al. 2011). Bei Patienten mit beiden Erkrankungen werden Topiramat oder Valproinsäure zur Migräneprophylaxe empfohlen.

Vaskuläre Erkrankungen

> **Empfehlungen**
>
> Bei Patienten nach TIA oder Schlaganfall ist eine Prophylaxe mit Methysergid kontraindiziert. Es besteht keine Indikation zur Gabe von Acetylsalicylsäure bei Frauen, die unter einer Migräne mit Aura leiden und noch kein zerebrovaskuläres Ereignis erlitten haben. Frauen mit häufigen Migräneattacken mit Aura und vaskulären Risikofaktoren haben ein leicht erhöhtes Risiko für ischämische Insulte, zerebrale Blutungen und Myokardinfarkte. In diesen Fällen müssen die Risikofaktoren (Hypertonie, Rauchen) behandelt werden. Der Verschluss eines offenen Foramen ovale bei Migräne mit Aura führt nicht zur Attackenfreiheit.

Eine Vielzahl von epidemiologischen und Fall-Kontrollstudien zeigt einen Zusammenhang zwischen einer Migräne mit Aura bei Frauen und vaskulären Ereignissen (Kurth 2007, Kurth et al. 2007, Kurth et al. 2006, Kurth et al. 2008, Bigal et al. 2010). Daher sollten in dieser Konstellation vaskuläre Risikofaktoren behandelt werden. Östrogenhaltige Kontrazeptiva (Chang et al. 1999) sind allerdings nicht grundsätzlich kontraindiziert, vorausgesetzt dass die anderen Risikofaktoren kontrolliert sind. Patienten mit metabolischem Syndrom und Migräne sollten zur Prophylaxe nicht mit Betablockern, Valproinsäure oder Amitriptylin behandelt werden, da diese Substanzen zu einer erheblichen Gewichtszunahme führen können. Bei Migränepatienten mit Hypertonie werden Betablocker oder Sartane empfohlen. Kalziumantagonisten wie Nifedipin können eine bestehende Migräne verschlechtern.

Praktische Aspekte der medikamentösen Migräneprophylaxe

Die Wahl einer medikamentösen Prophylaxe orientiert sich an der wissenschaftlichen Evidenz und an den antizipierten Nebenwirkungen. Mit Ausnahme von Flunarizin sollten alle Medikamente zur Migräneprophylaxe langsam eingeschlichen werden. Der Therapieerfolg kann am besten mit Kopfschmerztagebüchern evaluiert werden. Kommt es innerhalb von 2 Monaten nach Erreichen der angestrebten oder tolerierten Enddosis nicht zu einer für den Patienten befriedigenden Besserung der Migräne, sollte auf eine andere Substanz umgestellt und die Einleitung nicht medikamentöser Maßnahmen erwogen werden. Eine erfolgreiche Migräneprophylaxe sollte nach 6–12 Monaten auf ihre Notwendigkeit überprüft werden (Diener et al. 2007a). Dies erfolgt durch Reduktion der Dosis und ggf. Absetzen der Medikation. Verschlechtert sich die Migräne wieder, kann ein weiterer Behandlungszyklus erfolgen. Patienten müssen umfassend über mögliche unerwünschte Arzneimittelwirkungen aufgeklärt werden.

Unwirksame Medikamente zur Migräneprophylaxe

Eine große Vielzahl von weiteren Substanzen ist auf ihre Wirksamkeit in der Migräneprophylaxe hin untersucht worden. Häufig zeigten einzelne Substanzen in zunächst veröffentlichen Fallserien oder offenen Studien eine Wirksamkeit, die in nachfolgenden randomisierten, placebokontrollierten Studien jedoch nicht belegt werden konnte. Hierbei zeigte sich bei folgenden Substanzen in placebokontrollierten Studien keine Wirksamkeit: Acetazolamid, Carbamazepin, Clomipramin, Clonidin, Cyclandelat, Eslicarbazepin, Lanepitant, Lithium, Montelukast, Oxcarbazepin und selektive Serotonin-Wiederaufnahmehemmer

▪ Interventionelle Verfahren zur Migränetherapie

Der Verschluss eines offenen Foramen ovale führt bei Migräne mit Aura nicht zur Attackenfreiheit. Invasive Stimulationsverfahren zur Prophylaxe sollten im Moment nur im Rahmen von klinischen Studien zum Einsatz kommen. Die Durchtrennung des M. corrugator oder anderer perikranieller Muskeln zur Prophylaxe der Migräne ist nicht wissenschaftlich belegt und sollte daher in der Prophylaxe der Migräne nicht eingesetzt werden (Gaul et al. 2010).

Epidemiologische Daten lassen vermuten, dass bei Patienten mit Migräne insbesondere mit Aura häufiger ein offenes Foramen ovale (PFO) zu finden ist als in der Normalbevölkerung (Schwedt et al. 2008). Inwieweit zwischen der Migräne und dem PFO ein pathophysiologischer Zusammenhang besteht oder ob es sich hierbei nur um ein ontogenetisches Phänomen handelt, ist bisher ungeklärt. Zahlreiche offene Studien zeigten zum größten Teil therapeutische Effekte eines PFO-Verschlusses. Die prospektive randomisierte MIST-Studie (Migraine Intervention with STARFlex Technology) konnte die Effektivität dieses Verfahrens für den Endpunkt Freiheit von Migräneattacken nicht bestätigen (Dowson et al. 2008).

▪ Neuromodulierende Verfahren zur Migränetherapie

Invasive Neurostimulation

Ein invasives neuromodulierendes Verfahren sollte in der Migränetherapie nur dann erwogen werden, wenn die Kriterien einer chronischen Migräne mit zusätzlicher Therapieresistenz erfüllt sind. Zudem sollten diese Verfahren nur innerhalb prospektiver Studien von etablierten interdisziplinären und spezialisierten Versorgungsstrukturen angewendet werden. Die postoperative Versorgung und die weiterführende Betreuung müssen sichergestellt sein. Vor invasiven Eingriffen sollte ein strukturierter Katalog von etablierten diagnostischen Maßnahmen inklusive einer psychiatrischen Evaluation abgearbeitet werden (Bartsch et al. 2009). Bei pathologischen Befunden sollte die Indikation für eine Intervention sehr kritisch geprüft werden.

Eine begrenzte Wirksamkeit der chronischen Stimulation des N. occipitalis major (ONS) bei chronischer Migräne mit oder ohne zusätzlichem Kopfschmerz bei Medikamentenübergebrauch konnte in 2 kontrollierten Studien (PRISM, Lipton et al. 2009a; ONSTIM, Saper et al. 2011) und weiteren kleineren nicht kontrollierten Studien und Fallsammlungen gezeigt werden (Schwedt 2009). Aufgrund der allerdings nur eingeschränkten Studienqualität kann die ONS zur Therapie der Migräne derzeit nur bedingt und nur im Rahmen von Studien empfohlen werden. Seit 2011 hat ein Neurostimulator die Zulassung für die Stimulation des N. occipitalis major in der Indikation „chronische Migräne".

Für andere invasive Stimulationsverfahren wie die hochzervikale Rückenmarksstimulation, die Stimulation des Ganglion sphenopalatinum und die kombinierte okzipitale und frontale (supra- oder infraorbitale) Nervenstimulation fehlen derzeit sowohl größere Studien als auch Langzeiterfahrungen, sodass der Einsatz dieser Verfahren zur Therapie der chronischen Migräne derzeit nicht empfohlen werden kann (Schoenen et al. 2010).

Nicht invasive Neurostimulation

Unter die nicht invasive Neurostimulation fallen Verfahren, die transkutan ohne Perforation der Haut verabreicht werden können, wie die transdermale Stimulation des N. vagus, die transkranielle Gleichstromstimulation (tDCS), die repetitive transkranielle Magnetstimulation (rTMS) und die transkutane elektrische Nervenstimulation (TENS).

Durch Beeinflussung der kortikalen Erregbarkeit und damit der Aura durch TMS soll der anschließend auftretende Kopfschmerz unterbunden werden. Zwei Studien konnte eine gute Wirksamkeit von Einzelpuls-TMS in der Akuttherapie der Migräne mit Aura nachweisen (Clarke et al. 2006, Lipton et al. 2010). Methodische Mängel dieser Studien, insbesondere die Problematik einer Sham-Kontrolle, lassen allerdings derzeit keine eindeutige Aussage über die Wirksamkeit von TMS zur Akuttherapie der Migräne zu. Zudem wurde die Einzelpuls-TMS bislang nur bei Migränepatienten mit Aura nachgewiesen und betrifft somit nur einen Minderheit (etwa 10–30%) aller Migränepatienten. Außerdem haben diese nicht zwangsläufig vor jeder Attacke eine obligate Aura. Ob die TMS auch bei Migräneattacken ohne Aura effektiv ist, ist unklar, da hier eine mögliche „stille CSD" ohne Auraphänomene umstritten ist. Somit ist die Akutbehandlung mit Einzelpuls-TMS derzeit lediglich von wissenschaftlichem Interesse. Die Studien zur prophylaktischen Anwendung repetitiver TMS bieten derzeit nur schwache Evidenz für einen nachhaltigen Effekt dieser Methode (Brighina et al. 2004, Teepker et al. 2010). Eine Anwendung kann daher derzeit nicht empfohlen werden.

Zur tDCS sowie TENS liegt derzeit nur je eine kontrollierte Studie vor (Antal et al. 2011), die eine gewisse Wirksamkeit bei Migräne belegt, sodass deren Einsatz in der Migränetherapie derzeit kritisch gesehen werden muss.

■ Nicht medikamentöse Verfahren zur Migräneprophylaxe

Akupunktur

> **Empfehlungen**
>
> Akupunktur ist in der Prophylaxe der Migräne wirksam. Allerdings ist eine Scheinakupunktur genau so wirksam wie eine Akupunktur nach den Prinzipien der traditionellen chinesischen Medizin.

In einer systematischen Cochrane-Analyse konnten 22 randomisierte Studien mit einer minimalen Nachbeobachtungszeit von 8 Wochen eingeschlossen werden (Linde et al. 2009). In 6 Studien wurde dabei eine Akupunkturbehandlung (unter Berücksichtigung der Prinzipien aus der traditionellen chinesischen Medizin) mit der Routinebehandlung, in 14 weiteren Studien mit einer Scheinakupunktur und in 4 Studien mit einer etablierten medikamentösen Prophylaxe verglichen. Die Autoren der Cochrane-Analyse kommen zu folgenden Aussagen:
1. Es besteht ausreichende Evidenz, dass Akupunktur einen zusätzlichen Nutzen in der Prophylaxe der episodischen Migräne erbringt.
2. Weiterhin ergeben sich keine Hinweise, dass klassische Akupunktur einer Schein-Akupunktur überlegen ist.
3. Bezüglich des Vergleiches von Entspannungsübungen und Akupunktur kann keine Aussage gemacht werden.

Studien zum Einsatz der Akupunktur bei Patienten mit chronischer Migräne stehen mit einer Ausnahme aus (Yang et al. 2011). Verglichen mit Topiramat (mittlere Erhaltungsdosis 84 mg/d) konnte eine signifikant höhere mittlere Reduktion der monatlichen Tage mit mäßigen bis schweren Kopfschmerzen (10,4 vs. 7,8) bei geringeren Nebenwirkungen (6% vs. 66%) nachgewiesen werden. Daneben wurden nur Studien mit dem Einschlusskriterium chronischer täglicher Kopfschmerz publiziert, bei denen aber neben chronischer Migräne auch chronischer Kopfschmerz vom Spannungstyp und wahrscheinlicher Kopfschmerz bei Medikamentenübergebrauch eingeschlossen wurden, sodass eine Aussage allein über die chronische Migräne nicht gemacht werden kann (Vickers et al. 2004, Coeytaux et al. 2005).

In einer Übersichtsarbeit zu dem Effekt einer Scheinakupunktur (Akupunktur an nicht klassischen Akupunkturpunkten und/bzw. nur oberflächliche Nadelung ohne zusätzliche Stimulation) kamen die Autoren zu dem Schluss, dass der ausgeprägte unspezifische Effekt, der in der Scheinakupunktur-Untersuchungen zu beobachten ist, es schwierig macht, einen relativ kleinen spezifischen zusätzlichen Effekt bei der klassischen Akupunktur zu erkennen (Endres et al. 2007).

Homöopathie

> **Empfehlungen**
>
> Die Homöopathie ist in der Migräneprophylaxe nicht wirksam.

In randomisierten placebokontrollierten Studien fanden sich negative Ergebnisse (Walach et al. 1997, Whitmarsch et al. 1997, Ernst 1999, Walach et al. 2000).

Ausdauersport

> **Empfehlungen**
>
> Regelmäßiger aerober Ausdauersport kann nach den vorliegenden Daten empfohlen werden, der Wirksamkeitsbeweis steht jedoch weiter aus.

Regelmäßiger Ausdauersport wird zur Prophylaxe der Migräne häufig empfohlen und ist in den meisten multimodalen Therapieprogrammen für Kopfschmerzpatienten enthalten. Unklar ist, ob Ausdauersport eher unspezifische Effekte erzielt, also „ein alternatives Entspannungsverfahren" darstellt, oder ob es tatsächlich spezifische Effekte sind, die durch eine Verbesserung der physischen Leistungsfähigkeit erreicht werden. Weitere Effekte könnten durch eine mit dem Sport erreichte Gewichtsreduktion erzielt werden, da Adipositas mit einer höheren Kopfschmerzfrequenz einherzugehen scheint. Diese Fragen sind von entscheidender Bedeutung, um Aussagen über die empfohlene Trainingsfrequenz, Trainingsdauer und Trainingsintensität zur Migräneprophylaxe machen zu können. Eine Übersicht über die bis 2008 publizierten Studien kam zum Schluss, dass es eine Reihe von Studien gibt, die für eine mögliche Effektivität von Sport in der Migräneprophylaxe sprechen, jedoch keine der Studien ausreichend groß ist, um tatsächlich statistisch den Beleg der Wirksamkeit zu erbringen (Busch u. Gaul 2008). Eine Pilotstudie zeigte positive Effekte von Ausdauersport auf die Migränehäufigkeit (Darabaneanu et al. 2011). Regelmäßiger Ausdauersport wurde in einer dreiarmigen Studie mit der Wirkung von Topiramat bis zur individuell tolerierten Höchstdosis sowie einem Entspannungstraining verglichen. Es zeigte sich keine signifikante Differenz zwischen den Therapiearmen, jedoch reduzierte sich die Zahl der Kopfschmerzattacken in allen 3 Armen nur um weniger als eine Attacke im Monat. Nebenwirkungen wurden nur aus dem Behandlungsarm mit Topiramat berichtet (Varkey et al. 2011).

■ Psychologische Therapie der Migräne

> **Empfehlungen**
>
> Die medikamentöse Therapie soll durch nicht medikamentöse Verfahren der Verhaltenstherapie (z. B. Entspannungsverfahren) ergänzt werden. Alternativ zur medikamentösen Therapie kann auch eine Verhaltenstherapie als Prophylaxe durchgeführt werden. Bei Patienten mit einer hochfrequenten Migräne sowie erheblicher Einschränkung der Lebensqualität sollten Verfahren der psychologischen Schmerztherapie (Schmerzbewältigung, Stressmanagement, Entspannungsverfahren) eingesetzt werden

Migräne gilt heute nicht mehr als psychosomatische Erkrankung und auch das Modell einer Migränepersönlichkeit konnte in sorgfältig angelegten Studien nicht nachgewiesen werden. Dem heute gültigen multidimensionalen Ätiopathogenesemodell liegt die Annahme zugrunde, dass es genetische, psychosoziale, physiologische und biochemische Prädispositionen gibt, die sich in Verbindung mit einer dysfunktionalen habituellen Stressverarbeitung zu einer Migräne auswirken und deren lebensgeschichtlichen Verlauf beeinflussen können. Insbesondere scheint die einzelne Migräneattacke durch Zustandswechsel des Betroffenen ausgelöst werden zu können (z. B. Schlaf, Mahlzeiten, Anspannung) und ein „ausbalancierter Lebensstil" einen positiven Effekt auf die Attackenfrequenz zu haben (Goadsby u. Sprenger 2010). Folgt man diesem Modell, dann ist die Migräne durch psychologische Strategien zur Modifikation der Lebensführung beeinflussbar. Unter den psychotherapeutischen Verfahren ist die Verhaltenstherapie (VT) am ehesten geeignet, diese Aufgaben wahrzunehmen und eine Kombinierbarkeit mit medizinischen Maßnahmen einzugehen, sodass der Schwerpunkt der Therapieevaluation auch in diesem Bereich liegt. Psychodynamische und andere Schulen sind bisher den Nachweis der verfahrensspezifischen Wirksamkeit in der Prophylaxe der Migräne schuldig geblieben. VT-Interventionen betonen Maßnahmen zur Prävention der Migräne im Sinne einer Reduzierung der Attackenfrequenz und der kopfschmerzbezogenen affektiven sowie behavioralen Beeinträchtigung. VT-Interventionen vermitteln dem Patienten Fähigkeiten und Fertigkeiten, den Verlauf der Migräne durch die Modifikation persönlicher Umweltfaktoren zu beeinflussen. Die wichtigsten VT-Interventionen (Seng u. Holroyd 2010) können in 4 Kategorien eingeteilt werden:

- Entspannungstraining
- Biofeedback-Training
- kognitive Verhaltenstherapie bzw. Stressmanagement
- Kombination von medizinischen und VT-Maßnahmen

Die Indikation für eine psychologische Behandlung orientiert sich an der Indikation für eine pharmakologische Prophylaxe (Silberstein et al. 2000b). Danach kommen 3,8 % der Deutschen mit einer häufigen Migräne für eine psychologische Behandlung infrage.

Formell können psychologische Verfahren in unimodale (Biofeedback, Entspannung) und multimodale (kognitiv-verhaltenstherapeutische) Verfahren unterteilt werden. Kognitiv-verhaltenstherapeutische Verfahren (KVT) sind insbesondere indiziert bei Patienten mit chronischen Kopfschmerzen, da diese in der Regel unter einer hohen Komorbidität leiden. Des Weiteren profitieren von allen VT-Verfahren Migränepatienten, die eines oder mehrere der folgenden Merkmale aufweisen:

- Nicht pharmakologische Verfahren werden bevorzugt.
- Pharmakologische Verfahren werden schlecht toleriert.
- medizinische Kontraindikationen für pharmakologische Verfahren

Therapie der Migräne

- ungenügendes oder kein Ansprechen auf pharmakologische Verfahren
- Schwangerschaft oder Stillzeit
- hochfrequenter Gebrauch von Schmerz- oder Migränemitteln
- beträchtliche Stressexposition und geringe Fähigkeiten zur Stressbewältigung

KVT-Verfahren liegen für Migränepatienten in gut ausgearbeiteten standardisierten Programmen vor und lassen sich zeit- und kostenökonomisch durchführen. Sie sind in der Gruppendurchführung genauso wirksam wie in der Einzeldurchführung (Frettlöh et al. 1998). Sie enthalten meist auch ein Modul mit einer Entspannungstechnik (Biofeedback wird meist nicht in Kombination angeboten). Die häufigsten KVT-Behandlungsformate sind:
- stationäre Behandlung in Spezialkliniken (meist 6–12 wöchentliche Sitzungen; 60–120 Minuten) (Scharff u. Marcus 1994)
- minimaler Kontakt (sog. „minimal contact"; meist 4–6 wöchentliche Sitzungen; 60–120 Minuten; Life-Style-Modifikation) (Haddock et al. 1997)
- tagesklinische Behandlung (wie „minimal contact", nur kompakt meist in einer Woche; siehe auch Migränebehandlung in der integrierten Versorgung) (Gaul et al. 2011a, Gaul et al. 2011b)
- häusliche Eigenbehandlung (meist ca. 8 Wochen Dauer; regelmäßige telefonische Supervision; Audio- und andere Arbeitsmaterialien bzw. Computer-gesteuerte Eigenbehandlung) (McGrath et al. 1992, Connelly et al. 2006)
- internetbasierte Behandlung (meist ca. 6 Wochen Entspannung und Problemlösung; E-Mail-gestützt) (Cuijpers et al. 2008, Trautmann u. Kröner-Herwig 2010, Hedborg u. Muhr 2011).

Biofeedback

Biofeedback ist eine weit verbreitete therapeutische Intervention zur Konditionierung physiologischer, insbesondere autonomer Funktionen. Als Wirkmechanismen des Biofeedbacks werden die Kontrolle physiologischer Funktionen (spezifisch) und die Überzeugung einer Symptomkontrolle (unspezifisch) diskutiert. In einer aktuellen Metaanalyse wurden 150 klinische Studien miteinander verglichen. Die gewichteten mittleren Effektgrößen liegen bei der Prophylaxe eines Migräneanfalls zwischen 0,4 und 0,6 (für die Anwendung von EEG-Biofeedback, Hauttemperatur-Biofeedback, EMG-Biofeedback oder die Kombination aus Temperatur- und EMG-Biofeedback) und bei der Akutbehandlung durch Blutvolumenpuls-Biofeedback („Vasokonstriktionstraining") bei 0,7 (Nestoriuc u. Martin 2007, Nestoriuc et al. 2008). Eine Steigerung der Effektgrößen kann durch Kombination der Biofeedback-Techniken mit Entspannungsverfahren oder kognitiver Verhaltenstherapie erfolgen. Somit kommen Metaanalysen übereinstimmend zu der Einschätzung, dass sowohl Entspannungsverfahren (meist die progressive Muskelrelaxation nach Jacobson) als auch verschiedene Biofeedback-Verfahren im Mittel eine Reduktion der Migränehäufigkeit um 35–45 % erreichen (Andrasik 2010, Nestoriuc u. Martin 2007). Die Effektstärke dieser Verfahren liegt damit in dem Bereich, der für Propranolol angegeben wird.

Entspannung

Durch Entspannungsverfahren soll das allgemeine Aktivierungsniveau reduziert werden. Hintergrund ist, dass neben einer allgemeinen entspannenden Wirkung auch eine zentrale Dämpfung der Informationsverarbeitung erreicht werden soll (Andrasik 2004). Entspannung bewirkt jedoch nicht nur eine Verminderung von Hypervigilanz und Aufmerksamkeit. Durch Entspannung werden auch Angstzustände reduziert, was wiederum die Schmerztoleranz erhöht und zumindest den subjektiven Schmerzbericht reduziert. Den Entspannungsverfahren wird häufig eine präventive Funktion zur Verhinderung von Schmerzen zugesprochen; Patienten berichten jedoch auch über abortive Eigenschaften der Entspannung im akuten Schmerzzustand. Das Verfahren der progressiven Muskelentspannung besteht in einer schrittweisen An- und Entspannung verschiedener Muskelgruppen. Es ist darauf zu achten, dass regelmäßig und nicht etwa nur schmerzkontingent geübt wird und dass ein Transfer in den Alltag erfolgt.

Unter den Entspannungsverfahren ist die progressive Muskelrelaxation (PMR) für Ungeübte dem autogenen Training überlegen, weil sich Erfolge schneller einstellen und somit die Motivation hoch bleibt. Es gibt bislang wenige Studien, die explizit den Einsatz von PMR bei Migräne untersuchen. Trautmann und Kröner-Herwig setzten unter anderem PMR zur Behandlung von Kopfschmerzen bei Kindern ein (Trautmann u. Kröner-Herwig 2010). Sie fanden signifikante Effekte, die sich bei der Follow-up-Erhebung noch weiter steigerten. Allerdings wurde hier nicht zwischen verschiedenen Kopfschmerzarten differenziert, was die Aussagekraft einschränkt. Metaanalysen kommen übereinstimmend zu der Einschätzung, dass Entspannungsverfahren (meist die progressive Muskelrelaxation nach Jacobson) im Mittel eine Reduktion der Migränehäufigkeit um 35–45 % erreichen (Penzien et al. 2005). Die Effektstärke dieser Verfahren liegt damit in dem Bereich, der für Propranolol angegeben wird. Die Therapieverfahren werden in der Migränebehandlung sowohl schmerzspezifisch (z.B. bei der PMR) als auch schmerzunspezifisch angewandt.

Kognitive Verhaltenstherapie

Die kognitive Verhaltenstherapie (KVT) besteht aus kognitiven und verhaltenstherapeutischen Strategien. Kognitive Strategien sollen die Selbstwirksamkeit und Kontrollüberzeugung verbessern (French et al. 2000). Die KVT umfasst im Wesentlichen folgende Bausteine: Syndromedukation, Verbesserung der Selbstwahrnehmung,

Modifikation schmerzbezogener Kognitionen, Modifikation sozialer Beeinträchtigung, Modifikation migränespezifischer dysfunktionaler Lebensstile (ausführliche Beschreibung der Behandlungsmodule bei Fritsche 2010). Verbesserungen bleiben bis zu 5 Jahre erhalten. Angaben zur differenziellen Wirksamkeit einzelner verhaltenstherapeutischer Verfahren – insbesondere der KVT – sind ▶ Tab. 55.7 zu entnehmen.

Die Wirksamkeit psychologischer Therapie bei Migräne wird in mehreren Übersichtsarbeiten belegt (Andrasik 2004). Studien nach 2000 sind meist Beobachtungsstudien zur psychologischen Behandlung des Kopfschmerzes bei Übergebrauch von Schmerz- oder Migränemitteln bei Migräne (Andrasik et al. 2009), Überprüfung additiver Effekte bei der Kombination Verhaltenstherapie und Pharmakologie (Holroyd et al. 2010), Behandlung von Komorbiditäten (Smitherman et al. 2008), Erfolgsprädiktorensuche (Holroyd u. Drew 2006), Überprüfung kosteneffektiver Applikationen unter Einsatz neuer Medien (Sorbi et al. 2007), Selbsthilfe durch Migränepatienten (Merelle et al. 2008), Verhaltenstherapie bei Kindern mit Migräne (Lewis 2009) und vor allem zur multidisziplinären Behandlung (Gaul et al. 2011a).

Kombinierte pharmakologische und psychologische Therapie

Grazzi et al. kombinierten verhaltenstherapeutische Strategien in 8 Sitzungen (davon 4 Sitzungen PMR nach Jacobson, ab der 5. Sitzung zusätzlich EMG-Biofeedback) mit medikamentöser Prophylaxe bei Patienten mit transformierter Migräne bei Medikamentenübergebrauch während stationärer Entgiftung (Grazzi et al. 2002). Die medikamentöse Prophylaxe beinhaltete unter anderem die intravenöse Gabe von Bioarginin, die intramuskuläre Indometacin- oder Diazepamgabe sowie die parenterale Gabe von Neuroleptika und Kortikosteroiden. Die Studienergebnisse sprechen dafür, dass eine Kombinationstherapie bezüglich der Langzeiteffekte in Teilbereichen (Kopfschmerztage, Verbrauch von Analgetika) erfolgreicher ist als eine pharmakologische Therapie allein. Die neueste und einzige placebokontrollierte Kombinationsstudie zur Migräneprophylaxe verglich an insgesamt 232 Migränepatienten mit mindestens 3 Migränetagen pro Monat die Wirkung des Betablockers Propranolol mit einem verhaltenstherapeutischen Programm (PMR, Triggeridentifizierung und -management, Stressmanagement, teilweise auch Temperaturfeedback) sowie mit einer Kombination beider Therapien (Holroyd et al. 2010). Gleichzeitig wurde die medikamentöse Akuttherapie bei allen teilnehmenden Patienten optimiert. Nur die Kombinationstherapie führte zu einer Verbesserung im Vergleich zu einer reinen Optimierung der Akuttherapie.

Tab. 55.7 Differenzielle Besserung (in Prozent und Effektstärke) der Migräneaktivität durch verhaltenstherapeutische Behandlungsverfahren.

Therapieverfahren	Verbesserung der Migräneaktivität (%)	Effektstärke
progressive Muskelrelaxation (PMR)	41	0,55
thermales Finger-Biofeedback (tBFB)	30	0,38
PMR + tBFB	33	0,40
muskuläres Biofeedback (EMG-BFB)	51	0,77
kognitive Verhaltenstherapie (KVT)	39	0,54
KVT + tBFB	38	0,37
Placebo-Medikament	9	0,16
keine Behandlung	5	0
Propranolol	44	–

> **Empfehlungen**
>
> **Behandlungsempfehlungen für die psychologische Therapie der Migräne:**
> 1. Relaxation, thermales, vaskuläres und muskuläres Biofeedback sowie kognitive Verhaltenstherapie eignen sich zur präventiven Behandlung der Migräne in vergleichbarem Maße.
> 2. Die kognitive Verhaltenstherapie kann mit vorbeugender pharmakologischer Therapie kombiniert werden, um einen zusätzlichen Behandlungserfolg zu erzielen.
> 3. Statt in einem professionellen Setting (z. B. Klinik) kann die kognitive Verhaltenstherapie mit ähnlich gutem Erfolg durch das Internet oder durch geschulte Betroffene vermittelt werden.

Verfahren ohne Wirksamkeitsnachweis

Auch und gerade zur nicht medikamentösen prophylaktischen Therapie der Migräne werden zahlreiche Verfahren angeboten und beworben, für die keine kontrollierten Studien vorliegen. Über 80 % aller Migränepatienten haben Erfahrungen mit komplementären oder alternativen Therapieverfahren. Hauptsächlich motiviert die Patienten der Wunsch, nichts unversucht zu lassen und selbst gegen ihre Erkrankung aktiv zu werden, sowie der Wunsch nach nebenwirkungsfreier/armer Therapie solche Verfahren einzusetzen (Gaul et al. 2009). Für viele Verfahren kann keine Aussage zur Wirksamkeit gemacht werden, da Studien, die eine solche Beurteilung zulassen, nicht vorliegen. Andere Verfahren sind nach derzeitiger Datenlage unwirksam. Zu einigen Methoden liegen offene Studien vor, der Wirksamkeitsnachweis in kontrollierten Studien steht (noch) aus. Eine Arbeit untersuchte in einer Cross-over-Studie den Einfluss diätetischer Maßnahmen auf die Migräne nach vorheriger Bestimmung individueller Nahrungsmittelallergene und konnte signifikante Effekte einer Eliminationsdiät zeigen (Alpay et al. 2010). Zunehmend beschäftigen sich wissenschaftliche Studienansätze mit der Physiotherapie. Die derzeitige Datenlage belegt die Wirksamkeit von manualtherapeutischen Verfahren in der Migränetherapie jedoch noch nicht (Posadzki u. Ernst 2011). Der Zusammenhang zwischen einer Myoarthopathie der Kaumuskulatur (Synonym kraniomandibuläre Dysfunktion) und der Migräne bzw. der Kopfschmerzfrequenz von Migränepatienten wurde mehrfach gezeigt. Der Nachweis, dass eine Behandlung mit Aufbissschiene in der Therapie der Migräne tatsächlich wirksam ist, steht jedoch aus (Goncalves et al. 2010).

Weitere Verfahren mit fehlendem Wirksamkeitsnachweis sind (unvollständige Auflistung):
- alimentäre Diäten
- Augen-Laser-Akupunktur
- chiropraktische Therapie
- Kolonhydrotherapie
- Darmspülungen
- Entfernung von Amalgamfüllungen
- Frischzell-Therapie
- Fußreflexmassage
- Gebisskorrektur
- Hypnose
- hyperbare Sauerstofftherapie
- Hysterektomie
- lokale Injektionen in den Nacken oder die Kopfhaut
- Magnetfeldbehandlung
- Neuraltherapie
- Ozontherapie
- Psychoanalyse
- Psychophonie
- Sanierung vermeintlicher Pilzinfektionen des Darmes,
- Tonsillektomie

■ Besonderheiten für Österreich

- Triptane, auch Naratriptan, sind in Österreich rezeptpflichtig und nicht OTC.
- In Österreich wurden nahezu sämtliche Arzneimittel mit Ergotamintartrat aus dem Handel genommen (Ausnahme Synkapton). Bei Dihydroergotamin gibt es 2,5- und 5-mg-Tabletten sowie ein DHE-Intranasalspray.
- Valproinsäure ist in Österreich unter dem Handelsnahmen Convulex in oraler Form für die Migräneprophylaxe zugelassen.
- Naproxen ist rezeptpflichtig.
- Pestwurz und Mutterkraut sind nicht zugelassen bzw. nur über die internationale Apotheke beschaffbar.
- Auch Pizotifen und Methysergid sind nicht im Handel.
- Die Magnesium-Vitamin-B_2-Kombination ist als Migränepräparat nicht erhältlich.
- Topiramat ist für die Behandlung der chronischen Migräne noch nicht zugelassen.

■ Besonderheiten für die Schweiz

Während in der Vergangenheit die Krankenkassen in der Schweiz den Off-Label-Gebrauch verschiedenster prophylaktisch wirksamer Substanzen praktisch ausnahmslos unterstützten, werden zunehmend nur Substanzen rückerstattet, für die eine Indikation besteht.

Die Therapiekommission der Schweizerischen Kopfwehgesellschaft (SKG) veröffentlicht periodisch überarbeitete Therapieempfehlungen auf ihrer Homepage www.headache.ch. Diese sind bis auf wenige Ausnahmen mit den Empfehlungen der DMKG/DGN vereinbar.

■ Redaktionskomitee

Prof. Dr. Hans-Christoph Diener, Neurologische Klinik und Westdeutsches Kopfschmerzzentrum (WKZ), Universitätsklinikum Essen

Prof. Dr. Stefan Evers, Klinik und Poliklinik für Neurologie, Universitätsklinikum Münster und Krankenhaus

Lindenbrunn, Coppenbrügge
PD Dr. Stefanie Förderreuther, Neurologische Klinik, Ludwig-Maximilians-Universität München
Dr. Tobias Freilinger, Neurologische Klinik, Ludwig-Maximilians-Universität München
Dr. Günther Fritsche, Psychologische Schmerztherapie und WKZ, Neurologische Universitätsklinik Essen
Dr. Charly Gaul, Migräne- und Kopfschmerzklinik Königstein
Prof. Dr. Hartmut Göbel, Schmerzklinik Kiel
Prof. Dr. Gunther Haag, Michael-Balint-Klinik, Königsfeld
Dr. Axel Heinze, Schmerzklinik Kiel
Dr. Dagny Holle, Neurologische Klinik und Westdeutsches Kopfschmerzzentrum (WKZ), Universitätsklinikum Essen
Dr. Tim Jürgens, Klinik für Neurologie und Institut für Systemische Neurowissenschaften, Universitätsklinikum Eppendorf, Hamburg
Prof. Dr. Zaza Katsarava, Neurologische Klinik, Evangelisches Krankenhaus Unna
Prof. Dr. Peter Kropp, Institut für Medizinische Psychologie und Medizinische Soziologie, Universität Rostock
Prof. Dr. Volker Limmroth, Neurologische Klinik, Krankenhaus Köln-Merheim
Dr. Volker Malzacher, Reutlingen (für den BDN)
Dr. Martin Marziniak, Abteilung für entzündliche Erkrankungen des Nervensystems und Neuro-Onkologie, Universitätsklinikum Münster
Prof. Dr. Arne May, Klinik für Neurologie und Institut für Systemische Neurowissenschaften, Universitätsklinikum Eppendorf, Hamburg
Dr. Uwe Meier, Neurologe, Grevenbroich (für den BDN)
PD Dr. Mark Obermann, Neurologische Klinik und Westdeutsches Kopfschmerzzentrum (WKZ), Universitätsklinikum Essen
PD Dr. Ruth Ruscheweyh, Neurologische Klinik, Ludwig-Maximilians-Universität München
Prof. Dr. Andreas Straube, Neurologische Klinik, Ludwig-Maximilians-Universität München

Für die Schweiz:
PD Dr. Peter Sandor, RehaClinic, Kantonsspital Baden AG, Baden
Dr. Andreas Gantenbein, Klinik für Neurologie, UniversitätsSpital Zürich

Für Österreich:
PD Dr. Christian Lampl, Krankenhaus der Barmherzigen Schwestern Linz
Dr. Gregor Brössner, Universitätsklinik für Neurologie, Innsbruck

Federführend: Prof. Dr. Hans-Christoph Diener, Neurologische Klinik und Westdeutsches Kopfschmerzzentrum (WKZ), Universitätsklinikum Essen, Hufelandstraße 55, 45122 Essen
E-Mail: hans.diener@uni-duisburg-essen.de
Redaktion: C. Gaul und D. Holle

Entwicklungsstufe der Leitlinie: S1
Es handelt sich um eine gemeinsame Leitlinie der Deutschen Migräne- und Kopfschmerzgesellschaft (DMKG), der Deutschen Gesellschaft für Neurologie (DGN), des Berufsverbandes der Neurologen (BDN), der Deutschen Gesellschaft für Psychologische Schmerztherapie und -Forschung (DGPSF), der Österreichischen Kopfschmerzgesellschaft (ÖKSG) und der Schweizer Kopfwehgesellschaft (SKG).

■ Literatur

Ahonen K, Hamalainen M, Rantala H et al. Nasal sumatriptan is effective in treatment of migraine attacks in children: A randomized trial. Neurology 2004; 62: 883–887

Ahonen K, Hamalainen ML, Eerola M et al. A randomized trial of rizatriptan in migraine attacks in children. Neurology 2006; 67: 1135–1140

Allais G, De Lorenzo C, Airola G et al. [Dexketoprofen trometamol in the treatment of acute migraine attack]. Minerva Med 2000; 91: 153–159

Alpay K, Ertas M, Orhan EK et al. Diet restriction in migraine, based on IgG against foods: a clinical double-blind, randomised, cross-over trial. Cephalalgia 2010; 30: 829–837

Andersson PG, Hansen JH, Hansen PE et al. Prophylactic treatment of classical and non-classical migraine with metoprolol – a comparison with placebo. Cephalagia 1983; 3: 207–212

Andrasik F. Behavioral treatment of migraine: current status and future directions. Expert Rev Neurother 2004; 4: 403–413

Andrasik F. Biofeedback in headache: an overview of approaches and evidence. Cleve Clin J Med 2010; 77 (Suppl. 3): S72–S76

Andrasik F, Buse DC, Grazzi L. Behavioral medicine for migraine and medication overuse headache. Curr Pain Headache Rep 2009; 13: 241–248

Antal A, Kriener N, Lang N et al. Cathodal transcranial direct current stimulation of the visual cortex in the prophylactic treatment of migraine. Cephalalgia 2011; 31: 820–828

Apostol G, Cady RK, Laforet GA et al. Divalproex extended-release in adolescent migraine prophylaxis: results of a randomized, double-blind, placebo-controlled study. Headache 2008; 48: 1012–1025

Apostol G, Lewis DW, Laforet GA et al. Divalproex sodium extended-release for the prophylaxis of migraine headache in adolescents: results of a stand-alone, long-term open-label safety study. Headache 2009a; 49: 45–53

Apostol G, Pakalnis A, Laforet GA et al. Safety and tolerability of divalproex sodium extended-release in the prophylaxis of migraine headaches: results of an open-label extension trial in adolescents. Headache 2009b; 49: 36–44

Aurora S, Dodick D, Turkel C et al. OnabotulinumtoxinA for treatment of chronic migraine: Results from the double-blind, randomized, placebo-controlled phase of the PREEMPT 1 trial. Cephalalgia 2010; 30: 793–803

Aurora SK, Kori SH, Barrodale P et al. Gastric stasis in migraine: more than just a paroxysmal abnormality during a migraine attack. Headache 2006; 46: 57–63

Aurora SK, Silberstein SD, Kori SH et al. MAP0004, orally inhaled DHE: A randomized, controlled study in the acute treatment of migraine. Headache 2011; 51: 507–517

Aurora SK, Winner P, Freeman MC et al. OnabotulinumtoxinA for treatment of chronic migraine: pooled analyses of the 56-Week PREEMPT clinical program. Headache 2011; 51: 1358–1373

Ayata C, Jin H, Kudo C et al. Suppression of cortical spreading depression in migraine prophylaxis. Ann Neurol 2006; 59: 652–661

Baden EY, Hunter CJ. Intravenous dexamethasone to prevent the recurrence of benign headache after discharge from the emergency department: a randomized, double-blind, placebo-controlled clinical trial. CJEM 2006; 8: 393–400

Baker C. Double-blind evaluation of flunarizine and placebo in the prophylactic treatment of migraine. Headache 1987; 27: 288

Bartsch T, Paemeleire K, Goadsby PJ. Neurostimulation approaches to primary headache disorders. Curr Opin Neurol 2009; 22: 262–268

Bates D, Ashford E, Dawson R et al. Subcutaneous sumatriptan during the migraine aura. Neurology 1994; 44: 1587–1592

Becker WJ on behalf of the Study Group. A placebo-controlled, dose-defining study of sumatriptan nasal spray in the acute treatment of migraine. Cephalalgia 1995; 15 (Suppl. 14): 271–276

Bigal ME, Bordini CA, Speciali JG. Intravenous metamizol (dipyrone) in acute migraine treatment and in episodic tension-type headache – a placebo-controlled study. Cephalalgia 2001; 21: 90–95

Bigal ME, Bordini CA, Tepper SJ et al. Intravenous dipyrone in the acute treatment of migraine without aura and migraine with aura: a randomized, double blind, placebo controlled study. Headache 2002; 42: 862–871

Bigal ME, Kurth T, Santanello N et al. Migraine and cardiovascular disease: a population-based study. Neurology 2010; 74: 628–35

Bigal ME, Lipton RB. Modifiable risk factors for migraine progression (or for chronic daily headaches) – clinical lessons. Headache 2006; 46 (Suppl. 3): S144–S146

Bigal ME, Lipton RB, Cohen J et al. Epilepsy and migraine. Epilepsy Behav 2003; 4 (Suppl. 2): S13–S24

Blumenfeld AM, Schim JD, Chippendale TJ. Botulinum toxin type A and divalproex sodium for prophylactic treatment of episodic or chronic migraine. Headache 2008; 48: 210–220

Bono G, Manzoni GC, Martucci N et al. Flunarizine in common migraine: Italian cooperative trial. II. Long- term follow-up. Cephalalgia 1985; 5 (Suppl. 2): 155–158

Brandes J, Saper J, Diamond M et al. Topiramate for migraine prevention: a randomized controlled trial. J Am Med Ass 2004; 291: 965–973

Brandes JL, Kudrow D, Stark SR et al. Sumatriptan-naproxen for acute treatment of migraine: a randomized trial. J Am Med Ass 2007; 297: 1443–1454

Brandes JL, Poole A, Kallela M et al. Short-term frovatriptan for the prevention of difficult-to-treat menstrual migraine attacks. Cephalalgia 2009; 29: 1133–1148

Breslau N, Davis GC, Shultz LR et al. Migraine and major depression: a longitudinal study. Headache 1994; 34: 387–393

Breslau N, Lipton R, Stewart W et al. Comorbidity of migraine and depression: Investigating potential etiology and prognosis. Neurology 2003; 60: 1308–1312

Breslau N, Schultz LR, Stewart WF et al. Headache and major depression. Is the association specific to migraine? Neurology 2000; 54: 308–313

Briggs RS, Millac PA. Timolol in migraine prophylaxis. Headache 1979; 19: 379–381

Brighina F, Palermo A, Aloisio A et al. Levetiracetam in the prophylaxis of migraine with aura: a 6-month open-label study. Clin Neuropharmacol 2006; 29: 338–342

Brighina F, Piazza A, Vitello G et al. rTMS of the prefrontal cortex in the treatment of chronic migraine: a pilot study. J Neurol Sci 2004; 227: 67–71

Bulut S, Berilgen MS, Baran A et al. Venlafaxine versus amitriptyline in the prophylactic treatment of migraine: randomized, double-blind, crossover study. Clin Neurol Neurosurg 2004; 107: 44–48

Buring JE, Peto R, Hennekens CH. Low-dose aspirin for migraine prophylaxis. J Am Med Ass 1990; 264: 1711–1713

Burstein R, Collins B, Jakubowski M. Defeating migraine pain with triptans: a race against development of cutaneous allodynia. Ann Neurol 2004; 55: 19–26

Busch V, Gaul C. Exercise in migraine therapy – is there any evidence for efficacy? A critical review. Headache 2008; 48: 890–899

Bussone G, Cerbo R, Martucci N et al. Alpha-dihydroergocryptine in the prophylaxis of migraine: a multicenter double-blind study versus flunarizine. Headache 1999; 39: 426–431

Cady R, Elkind A, Goldstein J et al. Randomized, placebo-controlled comparison of early use of frovatriptan in a migraine attack versus dosing after the headache has become moderate or severe. Curr Med Res Opin 2004; 20: 1465–1472

Cady RK, Freitag FG, Mathew NT et al. Allodynia-associated symptoms, pain intensity and time to treatment: predicting treatment response in acute migraine intervention. Headache 2009; 49: 350–363

Cady RK, Gutterman D, Saiers JA et al. Responsiveness of non-IHS-migraine and tension-type headache to sumatriptan. Cephalalgia 1997; 17: 588–590

Cady RK, Schreiber CP, Porter JA et al. A multi-center double-blind pilot comparison of onabotulinumtoxinA and topiramate for the prophylactic treatment of chronic migraine. Headache 2011; 51: 21–32

Cameron JD, Lane PL, Speechley M. Intravenous chlorpromazine vs intravenous metoclopramide in acute migraine headache. Acad Emerg Med 1995; 2: 597–602

Centonze V, Tesauro P, Magrone D et al. Efficacy and tolerability of flunarizine in the prophylaxis of migraine. Cephalalgia 1985; 2: 163–168

Cete Y, Dora B, Ertan C et al. A randomized prospective placebo-controlled study of intravenous magnesium sulphate vs. metoclopramide in the management of acute migraine attacks in the Emergency Department. Cephalalgia 2005; 25: 199–204

Chabriat H, Danchot J, Grippon P et al. Combined oral lysine acetylsalicylate and metoclopramide in the acute treatment of migraine: a multicentre double-blind placebo-controlled study. Cephalalgia 1994; 14: 297–300

Chang CL, Donaghy M, Poulter N. Migraine and stroke in young women: case-control study. The World Health Organisation Collaborative Study of Cardiovascular Disease and Steroid Hormone Contraception. Br Med J 1999; 318: 13–18

Charlesworth B, Dowson A, Purdy A et al. Speed of onset and efficacy of zolmitriptan nasal spray in the acute treatment of migraine: a randomised, double-blind, placebo-controlled, dose-ranging study versus zolmitriptan tablet. CNS Drugs 2003; 17: 653–667

Chilson CN, Brown SJ. Role of botulinum toxin type A in the prophylactic treatment of migraine headaches. Ann Pharmacother 2005; 39: 2081–2085

Christie S, Göbel H, Mateos V et al. Crossover comparison of efficacy and preference for rizatriptan 10 mg versus ergotamine/caffeine in migraine. Eur Neurol 2002; 49: 20–29

Clarke BM, Upton AR, Kamath MV et al. Transcranial magnetic stimulation for migraine: clinical effects. J Headache Pain 2006; 7: 341–346

Coeytaux RR, Kaufman JS, Kaptchuk TJ et al. A randomized, controlled trial of acupuncture for chronic daily headache. Headache 2005; 45: 1113–1123

Colman I, Brown MD, Innes GD et al. Parenteral metoclopramide for acute migraine: meta-analysis of randomised controlled trials. Br Med J 2004; 329: 1369–1373

Connelly M, Rapoff MA, Thompson N et al. Headstrong: a pilot study of a CD-ROM intervention for recurrent pediatric headache. J Pediatr Psychol 2006; 31: 737–747

Conway S, Delplanche C, Crowder J et al. Botox therapy for refractory chronic migraine. Headache 2005; 45: 355–357

Coppola M, Yealy DM, Leibold RA. Randomized, placebo-controlled evaluation of prochlorperazine versus metoclopramide for emergency department treatment of migraine headache. Ann Emerg Med 1995; 26: 541–546

Cortelli P, Allais G, Tullo V et al. Frovatriptan versus other triptans in the acute treatment of migraine: pooled analysis of three double-blind, randomized, cross-over, multicenter, Italian studies. Neurol Sci 2011; 32 (Suppl. 1): S95–S98

Couch JR, Hassanein RS. Amitriptyline in migraine prophylaxis. Arch Neurol 1979; 36: 695–699

Couch JR, Ziegler DK, Hassanein R. Amitriptyline in the prophylaxis of migraine. Effectiveness and relationship of antimigraine and antidepressant drugs. Neurology 1976; 26: 121–127

Cuijpers P, van Straten A, Andersson G. Internet-administered cognitive behavior therapy for health problems: a systematic review. J Behav Med 2008; 31: 169–177

Cunnington M, Ephross S, Churchill P. The safety of sumatriptan and naratriptan in pregnancy: what have we learned? Headache 2009; 49: 1414–1422

D'Amato CC, De Marco N, Pizza V. Migraine with and without aura as same or two different disorders: clinical evidence and response to flunarizine. Headache Quarterly 1996; 7: 43–47

Dahlöf C, Björkman R. Diclofenac-K (50 and 100 mg) and placebo in the acute treatment of migraine. Cephalalgia 1993; 13: 117–123

Dahlöf C, Cady R, Poole AC et al. Speed of onset and efficacy of sumatriptan fast-disintegrating/rapid release tablets: results of two replicate randomised, placebo-controlled studies. Headache Care 2004; 1: 277–280

Damen L, Bruijn J, Verhagen AP et al. Prophylactic treatment of migraine in children. Part 2. A systematic review of pharmacological trials. Cephalalgia 2006; 26: 497–505

Darabaneanu S, Overath CH, Rubin D et al. Aerobic exercise as a therapy option for migraine: a pilot study. Int J Sports Med 2011; 32: 455–460

Del Bene E, Poggioni M, Garagiola U et al. Intramuscular treatment of migraine attacks using diclofenac sodium: a crossover clinical trial. J Int Med Res 1987; 15: 44–48

Derry CJ, Derry S, Moore RA. Sumatriptan (intranasal route of administration) for acute migraine attacks in adults. Cochrane Database Syst Rev 2012a; 2: CD009663

Derry CJ, Derry S, Moore RA. Sumatriptan (oral route of administration) for acute migraine attacks in adults. Cochrane Database Syst Rev 2012b; 2: CD008615

Derry CJ, Derry S, Moore RA. Sumatriptan (rectal route of administration) for acute migraine attacks in adults. Cochrane Database Syst Rev 2012c; 2: CD009664

Derry CJ, Derry S, Moore RA. Sumatriptan (subcutaneous route of administration) for acute migraine attacks in adults. Cochrane Database Syst Rev 2012d; 2: CD009665

Derry S, Moore RA and McQuay HJ. Paracetamol (acetaminophen) with or without an antiemetic for acute migraine headaches in adults. Cochrane Database Syst Rev 2010; 11: CD008040

Diamond M, Hettiarachchi J, Hilliard B et al. Effectiveness of eletriptan in acute migraine: primary care for Excedrin nonresponders. Headache 2004; 44: 209–216

Diamond S, Freitag FG. A double blind trial of flunarizine in migraine prophylaxis. Headache Quarterly Current Treatment and Research 1993; 4: 169–172

Dib M, Massiou H, Weber M et al. Efficacy of oral ketoprofen in acute migraine: a double-blind randomized clinical trial. Neurology 2002; 58: 1660–1665

Diener H. Eletriptan in migraine. Exp Rev Neurotherapeutics 2005; 5: 43–54

Diener H, Dodick D, Aurora S et al. OnabotulinumtoxinA for treatment of chronic migraine: Results from the double-blind, randomized, placebo-controlled phase of the PREEMPT 2 trial. Cephalalgia 2010; 30: 804–814

Diener H, Fritsche G, Obermann M et al. Therapie der Migräne. In: Diener H, Putzki N, Berlit P et al., Hrsg. Leitlinien für Diagnostik und Therapie in der Neurologie. Stuttgart: Thieme; 2008: 579–595

Diener H, Rahlfs V, Danesch U. The first placebo-controlled trial of a special butterbur root extract for the prevention of migraine: reanalysis of efficacy criteria. Eur Neurol 2004a; 51: 89–97

Diener HC. Efficacy and tolerability of flunarizine and propranolol in the prophylactic treatment of migraine. Cephalalgia 1999a; 19: 374

Diener HC. Flunarizine for migraine prophylaxis. In: Diener HC, ed. Drug Treatment of Migraine and Other Headaches. Basel: Karger; 2000: 269–278

Diener HC for the ASASUMAMIG Study Group. Efficacy and safety of intravenous acetylsalicylic acid lysinate compared to subcutaneous sumatriptan and parenteral placebo in the acute treatment of migraine. A double-blind, double-dummy, randomized, multicenter, parallel group study. Cephalalgia 1999b; 19: 581–588

Diener HC, Agosti R, Allais G et al. Cessation versus continuation of 6-month migraine preventive therapy with topiramate (PROMPT): a randomised, double-blind, placebo-controlled trial. Lancet Neurol 2007a; 6: 1054–1062

Diener HC, Bussone G, de Liano H et al. Placebo-controlled comparison of effervescent acetylsalicylic acid, sumatriptan and ibuprofen in the treatment of migraine attacks. Cephalalgia 2004b; 24: 947–954

Diener HC, Bussone G, Van Oene J et al. Topiramate reduces headache days in chronic migraine: a randomized, double-blind, placebo-controlled study. Cephalalgia 2007b; 27: 814–823

Diener HC, Gendolla A, Feuersenger A et al. Telmisartan in migraine prophylaxis: a randomized, placebo-controlled trial. Cephalalgia 2009; 29: 921–927

Diener HC, Gendolla A, Gebert I et al. Almotriptan in migraine patients who respond poorly to oral sumatriptan: a double-blind, randomized trial. Headache 2005a; 45: 874–882

Diener HC, Hartung E, Chrubasik J et al. A comparative study of acetylsalicylic acid and metoprolol for the prophylactic treatment of migraine. A randomised, controlled, double-blind, parallel group phase III study. Cephalalgia 2001; 21: 140–144

Diener HC, Jansen JP, Reches A et al. Efficacy, tolerability and safety of oral eletriptan and ergotamine plus caffeine (Cafergot) in the acute treatment of migraine: a multicentre, randomised, double-blind, placebo-controlled comparison. Eur Neurol 2002; 47: 99–107

Diener HC, Peil H and Aicher B. The efficacy and tolerability of a fixed combination of acetylsalicylic acid, paracetamol, and caffeine in patients with severe headache: a post-hoc subgroup analysis from a multicentre, randomized, double-blind, single-dose, placebo-controlled parallel group study. Cephalalgia 2011; 31: 1466–1476

Diener HC, Pfaffenrath V, Pageler L et al. The fixed combination of acetylsalicylic acid, paracetamol and caffeine is more effective than single substances and dual combination for the treatment of headache: a multicentre, randomized, double-blind, single-dose, placebo-controlled parallel group study. Cephalalgia 2005b; 25: 776–787

Diener HC, Pfaffenrath V, Schnitker J et al. Efficacy and safety of 6.25 mg t.i.d. feverfew CO2-extract (MIG-99) in migraine prevention – a randomized, double-blind, multicentre, placebo-controlled study. Cephalalgia 2005c; 25: 1031–1041

Diener HC, Tfelt-Hansen P, Dahlöf C et al. Topiramate in migraine prophylaxis: results from a placebo-controlled trial with propranolol as an active control. J Neurol 2004c; 251: 943–950

Dodick D, Brandes J, Elkind A et al. Speed of onset, efficacy and tolerability of zolmitriptan nasal spray in the acute treatment of migraine: a randomised, double-blind, placebo-controlled study. CNS Drugs 2005; 19: 125–136

Dodick DW, Freitag F, Banks J et al. Topiramate versus amitriptyline in migraine prevention: a 26-week, multicenter, randomized, double-blind, double-dummy, parallel-group noninferiority trial in adult migraineurs. Clin Ther 2009; 31: 542–59

Dodick DW, Mauskop A, Elkind AH et al. Botulinum toxin type a for the prophylaxis of chronic daily headache: subgroup analysis of patients not receiving other prophylactic medications: a randomized double-blind, placebo-controlled study. Headache 2005; 45: 315–324

Dodick DW, Turkel CC, DeGryse RE et al. OnabotulinumtoxinA for treatment of chronic migraine: pooled results from the double-blind, randomized, placebo-controlled phases of the PREEMPT clinical program. Headache 2010; 50: 921–936

Donaldson D, Sundermann R, Jackson R et al. Intravenous dexamethasone vs placebo as adjunctive therapy to reduce the recurrence rate of acute migraine headaches: a multicenter, double-blinded, placebo-controlled randomized clinical trial. Am J Emerg Med 2008; 26: 124–130

Dowson A, Massiou H, Lainez J et al. Almotriptan improves response rates when treatment is within 1 hour of migraine onset. Headache 2004; 44: 318–322

Dowson A, Mullen MJ, Peatfield R et al. Migraine Intervention With STARFlex Technology (MIST) trial: a prospective, multicenter, double-blind, sham-controlled trial to evaluate the effectiveness of patent foramen ovale closure with STARFlex septal repair implant to resolve refractory migraine headache. Circulation 2008; 117: 1397–1404

Drummond-Lewis J, Scher C. Propofol: a new treatment strategy for refractory migraine headache. Pain Med 2002; 3: 366–369

Ekbom K. Alprenolol for migraine prophylaxis. Headache 1975; 15: 129–132

Ekbom K, Zetterman M. Oxprenolol in the treatment of migraine. Acta Neurol Scand 1977; 56: 181–184

Elenbaas RM, Iacono CU, Koellner KJ et al. Dose effectiveness and safety of butorphanol in acute migraine headache. Pharmacotherapy 1991; 11: 56–63

Ellis GL, Delaney J, Dehart DA et al. The efficacy of metoclopramide in the treatment of migraine headache. Ann Emerg Med 1993; 22: 191–195

Endres HG, Diener HC, Molsberger A. Role of acupuncture in the treatment of migraine. Expert Rev Neurotherapeutics 2007; 7: 1121–1134

Engindeniz Z, Demircan C, Karli N et al. Intramuscular tramadol vs. diclofenac sodium for the treatment of acute migraine attacks in emergency department: a prospective, randomised, double-blind study. J Headache Pain 2005; 6: 143–148

Ernst E. Homeopathic prophylaxis of headache and migraine. A systematic review. J Pain Symptom Manage 1999; 18: 353–357

Evans EW, Lorber KC. Use of 5-HT1 agonists in pregnancy. Ann Pharmacother 2008; 42: 543–549

Evers S. Controlled trials in pediatric migraine: crossover versus parallel group. Curr Pain Headache Rep 2007; 11: 241–244

Evers S, Afra J, Frese A et al. EFNS guideline on the drug treatment of migraine – revised report of an EFNS task force. Eur J Neurol 2009; 16: 968–81

Evers S, Kropp P, Pothmann R et al. Therapie idiopathischer Kopfschmerzen im Kindes- und Jugendalter. Nervenheilkunde 2008; 27: 1127–1137

Evers S, Rahmann A, Kraemer C et al. Treatment of childhood migraine attacks with oral zolmitriptan and ibuprofen. Neurology 2006; 67: 497–499

Evers S, Rahmann A, Vollmer-Haase J et al. Treatment of headache with botulinum toxin A. A review according to evidence-based medicine criteria. Cephalalgia 2002; 22: 699–710

Fasmer OB. The prevalence of migraine in patients with bipolar and unipolar affective disorders. Cephalalgia 2001; 21: 894–899

Ferrari MD. How to assess and compare drugs in the management of migraine: success rates in terms of response and recurrence. Cephalalgia 1999; 19 (Suppl. 23): 2–8

Ferrari MD, James MH, Bates D et al. Oral sumatriptan: effect of a second dose, and incidence and treatment of headache recurrences. Cephalalgia 1994; 14: 330–338

Ferrari MD, Roon KI, Lipton RB et al. Oral triptans (serotonin 5-HT$_{1B/1D}$ agonists) in acute migraine treatment: a meta-analysis of 53 trials. Lancet 2001; 358: 1668–1675

Fiesseler FW, Shih R, Szucs P et al. Steroids for migraine headaches: a randomized double-blind, two-armed, placebo-controlled trial. J Emerg Med 2011; 40: 463–468

Fiore M, Shields KE, Santanello N et al. Exposure to rizatriptan during pregnancy: post-marketing experience up to 30 June 2004. Cephalalgia 2005; 25: 685–688

Forssman B, Lindblad CJ, Zbornikova V. Atenolol for migraine prophylaxis. Headache 1983; 23: 188–190

Fox A, Diamond M, Spierings E. Migraine during pregnancy: options for therapy. CNS Drugs 2005; 19 : 465–481

Fox AW, Chambers CD, Anderson PO et al. Evidence-based assessment of pregnancy outcome after sumatriptan exposure. Headache 2002; 42: 8–15

Freitag F, Collins S, Carlson H et al. A randomized trial of divalproex sodium extended-release tablets in migraine prophylaxis. Neurology 2002; 58: 1652–1659

Freitag F, Diamond M, Diamond S et al. Efficacy and tolerability of co-administration of rizatriptan and acetaminophen vs rizatriptan or acetaminophen alone for acute migraine treatment. Headache 2008a; 48: 921–930

Freitag F, Smith T, Mathew N et al. Effect of early intervention with almotriptan vs placebo on migraine-associated functional disability: results from the AEGIS Trial. Headache 2008b; 48: 341–354

Freitag FG, Diamond S, Diamond M et al. Botulinum toxin type A in the treatment of chronic migraine without medication overuse. Headache 2008c; 48: 201–209

French DJ, Holroyd KA, Pinell C et al. Perceived self-efficacy and headache-related disability. Headache 2000; 40: 647–656

Frettlöh J, Franz C, Jäkle C et al. Das Manual. In: Basler HD, Kröner-Herwig B, Hrsg. Psychologische Therapie bei Kopf- und Rückenschmerzen. München: Quintessenz; 1998

Friedman BW, Corbo J, Lipton RB et al. A trial of metoclopramide vs sumatriptan for the emergency department treatment of migraines. Neurology 2005; 64: 463–468

Friedman BW, Greenwald P, Bania TC et al. Randomized trial of IV dexamethasone for acute migraine in the emergency department. Neurology 2007; 69: 2038–2044

Friedman BW, Mulvey L, Esses D et al. Metoclopramide for acute migraine: a dose-finding randomized clinical trial. Ann Emerg Med 2011; 57: 475–482 e1

Fritsche G. Migräne. In: Kröner-Herwig B, Frettlöh F, Klinger R, Nilges P, Hrsg. Schmerzpsychotherapie. Grundlagen, Diagnostik, Krankheitsbilder. Berlin: Springer; 2010: 381–403

Gardner DM, Lynd LD. Sumatriptan contraindications and the serotonin syndrome. Annf Pharmacother 1998; 32: 33–38

Gaul C, Bromstrup J, Fritsche G et al. Evaluating integrated headache care: a one-year follow-up observational study in patients treated at the Essen headache centre. BMC Neurol 2011a; 11: 124

Gaul C, Eismann R, Schmidt T et al. Use of complementary and alternative medicine in patients suffering from primary headache disorders. Cephalalgia 2009; 29: 1069–1078

Gaul C, Holle D, Sandor P et al. [The value of „migraine surgery": Overview of the pathophysiological concept and current evidence]. Nervenarzt 2010; 81: 463–470

Gaul C, van Doorn C, Webering N et al. Clinical outcome of a headache-specific multidisciplinary treatment program and adherence to treatment recommendations in a tertiary headache center: an observational study. J Headache Pain 2011b; 12: 475–483

Gawel M, Aschoff J, May A et al. Zolmitriptan 5 mg nasal spray: efficacy and onset of action in the acute treatment of migraine – results from phase 1 of the REALIZE Study. Headache 2005; 45: 7–16

Gawel M, Kreeft J, Simard D et al. Flunarizine in the treatment of migraine with and without aura. Canadian J Neurol Sci 1993; 20 (Suppl. 2): S54

Geraud G, Keywood C, Senard J. Migraine headache recurrence: relationship to clinical, pharmacological, and pharmacokinetic properties of triptans. Headache 2003; 43: 376–388

Gillmann PK. Triptans, serotonin agonists, and serotonin syndrome (serotonin toxicity): a review. Headache 2010; 50: 264–272

Goadsby PJ, Lipton RB, Ferrari MD. Migraine – current understanding and treatment. N Engl J Med 2002; 346: 257–270

Goadsby PJ, Sprenger T. Current practice and future directions in the prevention and acute management of migraine. Lancet Neurol 2010; 9: 285–298

Goadsby PJ, Zanchin G, Geraud G et al. Early vs. non-early intervention in acute migraine – ‚Act when Mild (AwM)'. A double-blind, placebo-controlled trial of almotriptan. Cephalalgia 2008; 28: 383–391

Göbel H, Heinze A, Niederberger U et al. Efficcay of phenazone in the treatment of acute migraine attacks: a double-blind, placebo-controlled, randomized study. Cephalalgia 2004; 24: 888–893

Goldstein J, Hoffman HD, Armellino JJ et al. Treatment of severe, disabling migraine attacks in an over-the-counter population of migraine sufferers: results from three randomized placebo-controlled studies of the combination of acetaminophen, aspirin and caffeine. Cephalalgia 1999; 19: 684–691

Goldstein J, Ryan R, Jiang K et al. Crossover comparison of rizatriptan 5 mg and 10 mg vs sumatriptan 25 mg and 50 mg in migraine. Headache 1998; 38: 737–747

Goldstein J, Silberstein SD, Saper JR et al. Acetaminophen, aspirin, and caffeine versus sumatriptan succinate in the early treatment of migraine: results from the ASSET trial. Headache 2005; 45: 973–982

Goldstein J, Silberstein SD, Saper JR et al. Acetaminophen, aspirin, and caffeine in combination versus ibuprofen for acute migraine: results from a multicenter, double-blind, randomized, parallel-group, single-dose, placebo-controlled study. Headache 2006a; 46: 444–453

Goldstein J, Tiseo PT, Albert KS et al. Eletriptan in migraine patients reporting unsatisfactory response to rizatriptan. Headache 2006b; 46: 1142–1150

Gomersall JD, Stuart A. Amitriptyline in migraine prophylaxis. Changes in pattern of attacks during a controlled clinical trial. J Neurol Neurosurg Psychiatry 1973; 36: 684–690

Goncalves DA, Bigal ME, Jales LC et al. Headache and symptoms of temporomandibular disorder: an epidemiological study. Headache 2010; 50: 231–241

Grazzi L, Andrasık F, D'Amico D et al. Behavioral and pharmacologic treatment of transformed migraine with analgesic overuse: outcome at 3 years. Headache 2002; 42: 483–490

Griffith JD, Mycyk MB, Kyriacou DN. Metoclopramide versus hydromorphone for the emergency department treatment of migraine headache. J Pain 2008; 9: 88–94

Gupta VK. Botulinum toxin – a treatment for migraine? A systematic review. Pain Med 2006; 7: 386–394

Haag G, Diener HC, May A et al. Self-medication of migraine and tension-type headache: summary of the evidence-based recommendations of the Deutsche Migrane und Kopfschmerzgesellschaft (DMKG), the Deutsche Gesellschaft fur Neurologie (DGN), the Österreichische

Kopfschmerzgesellschaft (OKSG) and the Schweizerische Kopfwehgesellschaft (SKG). J Headache Pain 2011; 12: 201–217

Haddock CK, Rowan AB, Andrasik F et al. Home-based behavioral treatments for chronic benign headache: a meta-analysis of controlled trials. Cephalalgia 1997; 17: 113–118

Hall G, Brown M, Mo J et al. Triptans in migraine: the risks of stroke, cardiovascular disease, and death in practice. Neurology 2004; 62: 563–568

Hämäläinen ML, Hoppu K, Santavuori P. Sumatriptan for migraine attacks in children: A randomized placebo-controlled study. Do children with migraine attacks respond to oral sumatriptan differently from adults? Neurology 1997; 48: 1100–1103

Havanka-Kanniainen H. Treatment of acute migraine attack: ibuprofen and placebo compared. Headache 1989; 29: 507–509

Hedborg K, Muhr C. Multimodal behavioral treatment of migraine: an Internet-administered, randomized, controlled trial. Ups J Med Sci 2011; 116: 169–186

Hoffert MJ, Couch JR, Diamond S et al. Transnasal butorphanol in the treatment of acute migraine. Headache 1995; 35: 65–69

Holland S, Silberstein SD, Freitag F et al. Evidence-based guideline update: NSAIDs and other complementary treatments for episodic migraine prevention in adults: Report of the Quality Standards Subcommittee of the American Academy of Neurology and the American Headache Society. Neurology 2012; 78: 1346–1353

Holroyd KA, Cottrell CK, O'Donnell FJ et al. Effect of preventive (beta blocker) treatment, behavioural migraine management, or their combination on outcomes of optimised acute treatment in frequent migraine: randomised controlled trial. Br Med J 2010; 341: c4871

Holroyd KA, Drew JB. Behavioral approaches to the treatment of migraine. Semin Neurol 2006; 26: 199–207

Holroyd KA, Penzien DB, Cordingley GE. Propranolol in the management of recurrent migraine: a meta-analytic review. Headache 1991; 31: 333–340

Jette N, Patten S, Williams J et al. Comorbidity of migraine and psychiatric disorders – a national population-based study. Headache 2008; 48: 501–516

Johannsson V, Nilsson LR, Widelius T. Atenolol in migraine prophylaxis: a double-blind cross-over multicenter study. Headache 1987; 27: 372–374

Johnson ES, Ratcliffe DM, Wilkinson M. Naproxen sodium in the treatment of migraine. Cephalalgia 1985; 5: 5–10

Jones J, Pack S, Chun E. Intramuscular prochlorperazine versus metoclopramide as single-agent therapy for the treatment of acute migraine headache. Am J Emerg Med 1996; 14: 262–264

Kangasniemi P, Andersen AR, Andersson PG et al. Classic migraine: effective prophylaxis with metoprolol. Cephalalgia 1987; 7: 231–238

Karabetsos A, Karachalios G, Bourlinou P et al. Ketoprofen versus paracetamol in the treatment of acute migraine. Headache 1997; 37: 12–14

Kellstein DE, Lipton RB, Geetha R et al. Evaluation of a novel solubilized formulation of ibuprofen in the treatment of migraine headache: a randomized, double-blind, placebo-controlled, dose-ranging study. Cephalalgia 2000; 20: 233–243

Kirthi V, Derry S, Moore RA et al. Aspirin with or without an antiemetic for acute migraine headaches in adults. Cochrane Database Syst Rev 2010; 4: CD008041

Klapper J on behalf of the Divalproex Sodium in Migraine Prophylaxis Study Group. Divalproex sodium in migraine prophylaxis: a dose-controlled study. Cephalalgia 1997; 17: 103–108

Kloster R, Nestvold K, Vilming ST. A double-blind study of ibuprofen versus placebo in the treatment of acute migraine attacks. Cephalalgia 1992; 12: 169–171

Krusz JC, Scott V, Belanger J. Intravenous propofol: unique effectiveness in treating intractable migraine. Headache 2000; 40: 224–230

Kudrow D, Thomas HM, Ruoff G et al. Valdecoxib for treatment of a single, acute, moderate to severe migraine headache. Headache 2005; 45: 1151–1162

Kurth T. Migraine and ischaemic vascular events. Cephalalgia 2007; 27: 965–975

Kurth T, Gaziano JM, Cook NR et al. Migraine and risk of cardiovascular disease in men. Arch Intern Med 2007; 167: 795–801

Kurth T, Gaziano JM, Cook NR et al. Migraine and risk of cardiovascular disease in women. J Am Med Ass 2006; 296: 283–291

Kurth T, Schürks M, Logroscino G et al. Migraine, vascular risk, and cardiovascular events in women: prospective cohort study. Br Med J 2008; 337: a636

Lainez MJ, Freitag FG, Pfeil J et al. Time course of adverse events most commonly associated with topiramate for migraine prevention. Eur J Neurol 2007a; 14: 900–906

Lainez MJ, Galvan J, Heras J et al. Crossover, double-blind clinical trial comparing almotriptan and ergotamine plus caffeine for acute migraine therapy. Eur J Neurol 2007b; 14: 269–75

Lampl C, Huber G, Adl J et al. Two different doses of amitriptyline ER in the prophylaxis of migraine: long-term results and predictive factors. Eur J Neurol 2009; 16: 943–948

Lampl C, Katsarava Z, Diener HC et al. Lamotrigine reduces migraine aura and migraine attacks in patients with migraine with aura. J Neurol Neurosurg Psychiatry 2005; 76: 1730–1732

Lanteri-Minet M, Diaz-Insa S, Leone M et al. Efficacy of almotriptan in early intervention for treatment of acute migraine in a primary care setting: the START study. Int J Clin Pract 2010; 64: 936–943

Le H, Tfelt-Hansen P, Russell MB et al. Co-morbidity of migraine with somatic disease in a large population-based study. Cephalalgia 2011; 31: 43–64

Leinisch E, Evers S, Kaempfe N et al. Evaluation of the efficacy of intravenous acetaminophen in the treatment of acute migraine attacks: a double-blind, placebo-controlled parallel group multicenter study. Pain 2005; 117: 396–400

Lenaerts M, Bastings E, Sianard J et al. Sodium valproate in severe migraine and tension-type headache: an open study of long-term efficacy and correlation with blood levels. Acta Neurol Belg 1996; 96: 126–129

Leniger T, Pageler L, Stude P et al. Comparison of intravenous valproate with intravenous lysine-acetylsalicylic acid in acute migraine attacks. Headache 2005; 45: 42–46

Leniger T, von den Driesch S, Isbruch K et al. Clinical characteristics of patients with comorbidity of migraine and epilepsy. Headache 2003; 43: 672–677

Lewis D, Ashwal S, Hershey A et al. Practice parameter: pharmacological treatment of migraine headache in children and adolescents: report of the American Academy of Neurology Quality Standards Subcommittee and the Practice Committee of the Child Neurology Society. Neurology 2004; 63: 2215–2224

Lewis DW, Winner P, Hershey AD et al. Efficacy of zolmitriptan nasal spray in adolescent migraine. Pediatrics 2007; 120: 390–396

Lewis KS. Chronic daily headaches in children and adolescents. Semin Pediatr Neurol 2009; 16: 31–33

Linde K, Allais G, Brinkhaus B et al. Acupuncture for migraine prophylaxis. Cochrane Database Syst Rev 2009; 1: CD001218

Linde K, Rossnagel K. Propranolol for migraine prophylaxis. Cochrane Database Syst Rev 2004; 2: CD003225

Linde M, Mellberg A, Dahlof C. Subcutaneous sumatriptan provides symptomatic relief at any pain intensity or time during the migraine attack. Cephalalgia 2006; 26: 113–121

Linder SL, Mathew NT, Cady RK et al. Efficacy and tolerability of almotriptan in adolescents: a randomized, double-blind, placebo-controlled trial. Headache 2008; 48: 1326–1336

Lipton R, Goadsby P, Cady R et al. PRISM study: occipital nerve stimulation for treatment-refractory migraine. Cephalalgia 2009a; 29 (Suppl. 1): 30 [abstract]

Lipton RB, Bigal ME, Diamond M et al. Migraine prevalence, disease burden, and the need for preventive therapy. Neurology 2007; 68: 343–349

Lipton RB, Dodick DW, Adelman JU et al. Consistency of response to sumatriptan/naproxen sodium in a placebo-controlled, crossover study. Cephalalgia 2009b; 29: 826–836

Lipton RB, Dodick DW, Silberstein SD et al. Single-pulse transcranial magnetic stimulation for acute treatment of migraine with aura: a randomised, double-blind, parallel-group, sham-controlled trial. Lancet Neurol 2010; 9: 373–80

Lipton RB, Gobel H, Einhaupl KM et al. Petasites hybridus root (butterbur) is an effective preventive treatment for migraine. Neurology 2004; 63: 2240–2244

Lipton RB, Hemelsky SW, Kolodner KN et al. Migraine, quality of life and depression. A population-based case-control study. Neurology 2000a; 55: 629–635

Lipton RB, Stewart WF, Cady RK et al. Sumatriptan for the range of headaches in migraine sufferers: results of the Spectrum study. Headache 2000b; 40: 783–791

Lipton RB, Stewart WF, Ryan RE et al. Efficacy and safety of acetaminophen, aspirin, and caffeine in alleviating migraine headache pain – Three double-blind, randomized, placebo-controlled trials. Arch Neurol 1998; 55: 210–217

Loder E. Safety of sumatriptan in pregnancy: a review of the data so far. CNS Drugs 2003; 17: 1–7

Louis P. A double-blind placebo-controlled prophylactic study of flunarizine (Sibelium(R)) in migraine. Headache 1981; 21: 235–239

MacGregor EA, Brandes JL, Silberstein S et al. Safety and tolerability of short-term preventive frovatriptan: a combined analysis. Headache 2009; 49: 1298–1314

MacGregor EA, Frith A, Ellis J et al. Prevention of menstrual attacks of migraine: a double-blind placebo-controlled crossover study. Neurology 2006; 67: 2159–2163

MacGregor EA, Wilkinson M, Bancroft K. Domperidone plus paracetamol in the treatment of migraine. Cephalalgia 1993; 13: 124–127

Magalhaes E, Menezes C, Cardeal M et al. Botulinum toxin type A versus amitriptyline for the treatment of chronic daily migraine. Clin Neurol Neurosurg 2010; 112: 463–466

Mannix LK, Savani N, Landy S et al. Efficacy and tolerability of naratriptan for short-term prevention of menstrually related migraine: data from two randomized, double-blind, placebo-controlled studies. Headache 2007; 47: 1037–1049

Manzoni GC, Bono G, Sacquegna T et al. Flunarizine in common migraine: Italian cooperative trial.I. Short- term results and responders' definition. Cephalalgia 1985; 5 (Suppl. 2): 149–153

Massiou H, Serrurier D, Lasserre O et al. Effectiveness of oral diclofenac in the acute treatment of common migraine attacks: a double-blind study versus placebo. Cephalalgia 1991; 11: 59–63

Mathew NT. Naratriptan: a review. Expert Opin Investig Drugs 1999; 8: 687–695

Mathew NT, Rapoport A, Saper J et al. Efficacy of gabapentin in migraine prophylaxis. Headache 2001; 41: 119–128

Maytal J, Young M, Shechter A et al. Pediatric migraine and the International Headache Society (IHS) criteria. Neurology 1997; 48: 602–607

McArthur JC, Marek K, Pestronk A et al. Nifedipine in the prophylaxis of classic migraine: A crossover, double-masked, placebo-controlled study of headache frequency and side effects. Neurology 1989; 39: 284–286

McDavis HL, Hutchison J, Frovatriptan Phase III Investigators. Frovatriptan – a review of overall clinical efficacy. Cephalalgia 1999; 19: 363–364

McGrath PJ, Humphreys P, Keene D et al. The efficacy and efficiency of a self-administered treatment for adolescent migraine. Pain 1992; 49: 321–324

McWilliams LA, Goodwin RD, Cox BJ. Depression and anxiety associated with three pain conditions: results from a nationally representative sample. Pain 2004; 111: 77–83

Melchart D, Linde K, Fischer P et al. Acupuncture for recurrent headaches: a systematic review of randomized controlled trials. Cephalalgia 1999; 19: 779–786

Melchart D, Thormaehlen J, Hager S et al. Acupuncture versus placebo versus sumatriptan for early treatment of migraine attacks: a randomized controlled trial. J Intern Med 2003; 253: 181–188

Merelle SY, Sorbi MJ, van Doornen LJ et al. Lay trainers with migraine for a home-based behavioral training: a 6-month follow-up study. Headache 2008; 48: 1311–1325

Merikangas KR. Comorbidity of migraine and other conditions in the general population of adults in the United States. Cephalalgia 1991; 11 (Suppl. 11): 108–109

Merikangas KR, Stevens DE. Comorbidity of migraine and psychiatric disorders. Neurol Clin North Am 1997; 15: 115–123

Migraine Nimodipine European Study Group (MINES). European multicenter trial of nimodipine in the prophylaxis of common migraine (migraine without aura). Headache 1989; 29: 633–638

Miner JR, Smith SW, Moore J et al. Sumatriptan for the treatment of undifferentiated primary headaches in the ED. Am J Emerg Med 2007; 25: 60–64

Misra UK, Jose M, Kalita J. Rofecoxib versus ibuprofen for acute treatment of migraine: a randomised placebo controlled trial. Postgrad Med J 2004; 80: 720–723

Misra UK, Kalita J, Yadav RK. Rizatriptan vs. ibuprofen in migraine: a randomised placebo-controlled trial. J Headache Pain 2007; 8: 175–179

Mohammadianinejad SE, Abbasi V, Sajedi SA et al. Zonisamide versus topiramate in migraine prophylaxis: a double-blind randomized clinical trial. Clin Neuropharmacol 2011; 34: 174–177

Moon HS, Chu MK, Park JW et al. Frovatriptan is effective and well tolerated in Korean migraineurs: A double-blind, randomized, placebo-controlled trial. J Clin Neurol 2010; 6: 27–32

Mulleners WM, Chronicle EP. Anticonvulsants in migraine prophylaxis: a Cochrane review. Cephalalgia 2008; 28: 585–597

Nagy AJ, Gandhi S, Bhola R et al. Intravenous dihydroergotamine for inpatient management of refractory primary headaches. Neurology 2011; 77: 1827–1832

Nanda RN, Johnson RH, Gray J et al. A double blind trial of acebutolol for migraine prophylaxis. Headache 1978; 18: 20–22

Naumann M, So Y, Argoff CE et al. Assessment: Botulinum neurotoxin in the treatment of autonomic disorders and pain (an evidence-based review): report of the Therapeutics and Technology Assessment Subcommittee of the American Academy of Neurology. Neurology 2008; 70: 1707–1714

Nestoriuc Y, Martin A. Efficacy of biofeedback for migraine: a meta-analysis. Pain 2007; 128: 111–127

Nestoriuc Y, Martin A, Rief W et al. Biofeedback treatment for headache disorders: a comprehensive efficacy review. Appl Psychophysiol Biofeedback 2008; 33: 125–140

Nestvold K, Kloster R, Partinen MSR. Treatment of acute migraine attack: naproxen and placebo compared. Cephalalgia 1985; 5: 115–119

Newman LC, Lipton RB, Lay CL et al. A pilot study of oral sumatriptan as intermittent prophylaxis of menstruation-related migraine. Neurology 1998; 51: 307–309

Nezvalova-Henriksen K, Spigset O, Nordeng H. Triptan exposure during pregnancy and the risk of major congenital malformations and adverse pregnancy outcomes: results from the Norwegian Mother and Child Cohort Study. Headache 2010; 50: 563–575

Ng-Mak DS, Hu XH, Bigal M. Migraine treatment with rizatriptan and almotriptan: a crossover study. Headache 2009; 49: 655–662

Nicolodi M, Sicuteri F. Relief of migraine attack with N-methyl-D-aspartic acid receptor antagonist ketamine: a double blind comparison with placebo-theoretic implications. Cephalalgia 1996; 16: 372

O´Quinn S, Ephross SA, Williams V et al. Pregnancy and perinatal outcomes in migraineurs using sumatriptan: a prospective study. Arch Gynecol Obstet 1999; 263: 7–12

Oedegaard KJ, Neckelmann D, Mykletun A et al. Migraine with and without aura: association with depression and anxiety disorder in a population-based study. The HUNT Study. Cephalalgia 2006; 26: 1–6

Olesen J, Bousser M-G, Diener H et al. The international classification of headache disorders, 2nd ed. Cephalalgia 2004a; 24 (Suppl. 1): 1–160

Olesen J, Diener HC, Schoenen J et al. No effect of eletriptan administration during the aura phase of migraine. Europ J Neurol 2004b; 11: 671–677

Ottmann R, Lipton RB. Comorbidity of migraine and epilepsy. Neurology 1994; 44: 2105–2110

Ozyalcin SN, Talu GK, Kiziltan E et al. The efficacy and safety of venlafaxine in the prophylaxis of migraine. Headache 2005; 45: 144–152

Peikert A, Wilimzig C, Köhne-Volland R. Prophylaxis of migraine with oral magnesium: results from a prospective, multi-center, placebo-controlled and double-blind randomized study. Cephalalgia 1996; 16: 257–263

Penzien DB, Andrasik F, Freidenberg BM et al. Guidelines for trials of behavioral treatments for recurrent headache, first edition: American Headache Society Behavioral Clinical Trials Workgroup. Headache 2005; 45 (Suppl. 2): S110–S132

Peroutka S, Lyon J, Swarbrick J et al. Efficacy of diclofenac sodium softgel 100 mg with or without caffeine 100 mg in migraine without aura:

a randomized, double-blind, crossover study. Headache 2004; 44: 136–141

Petri S, Tolle T, Straube A et al. Botulinum toxin as preventive treatment for migraine: a randomized double-blind study. Eur Neurol 2009; 62: 204–211

Pfaffenrath V, Diener HC, Fischer M et al. The efficacy and safety of Tanacetum parthenium (feverfew) in migraine prophylaxis – a double-blind, multicentre, randomized placebo-controlled dose-response study. Cephalalgia 2002; 22: 523–532

Pfaffenrath V, Fendrich K, Vennemann M et al. Regional variations in the prevalence of migraine and tension-type headache applying the new IHS criteria: the German DMKG Headache Study. Cephalalgia 2009; 29: 48–57

Pfaffenrath V, Oestereich W, Haase W. Flunarizine (10 and 20 mg) i.v. versus placebo in the treatment of acute migraine attacks: a multicentre double-blind study. Cephalalgia 1990; 10: 77–81

Pfaffenrath V, Wessely P, Meyer C et al. Magnesium in the prophylaxis of migraine - a double-blind, placebo-controlled study. Cephalalgia 1996; 16: 436–440

Posadzki P, Ernst E. Spinal manipulations for the treatment of migraine: a systematic review of randomized clinical trials. Cephalalgia 2011; 31: 964–970

Quality Standards Subcommittee of the American Academy of Neurology. Practice parameter: the utility of neuroimaging in the evaluation of headache in patients with normal neurologic examinations. Neurology 1994; 44: 1353–1354

Rabbie R, Derry S, Moore RA et al. Ibuprofen with or without an antiemetic for acute migraine headaches in adults. Cochrane Database Syst Rev 2010; 10: CD008039

Radat F, Creac'h C, Swendsen JD et al. Psychiatric comorbidity in the evolution from migraine to medication overuse headache. Cephalalgia 2005; 25: 519–522

Radtke A, Neuhauser H. Prevalence and burden of headache and migraine in Germany. Headache 2009; 49: 79–89

Ramacciotti AS, Soares BG, Atallah AN. Dipyrone for acute primary headaches. Cochrane Database Syst Rev 2007; 2: CD004842

Rapoport A, Ryan R, Goldstein J et al. Dose range-finding studies with frovatriptan in the acute treatment of migraine. Headache 2002; 42 (Suppl. 2): S74–S83

Reuter U, Del Rio MS, Diener HC et al. Migraines with and without aura and their response to preventive therapy with topiramate. Cephalalgia 2010; 30: 543–551

Ross-Lee L, Heazlewood V, Tyrer JH et al. Aspirin treatment of migraine attacks: plasma drug level data. Cephalalgia 1982; 2: 9–14

Rowe BH, Colman I, Edmonds ML et al. Randomized controlled trial of intravenous dexamethasone to prevent relapse in acute migraine headache. Headache 2008; 48: 333–340

Ryan R, Elkind A, Baker CC et al. Sumatriptan nasal spray for the acute treatment of migraine. Neurology 1997; 49: 1225–1230

Ryan R, Geraud G, Goldstein J et al. Clinical efficacy of frovatriptan: placebo-controlled studies. Headache 2002; 42 (Suppl. 2): 84–92

Salazar G, Fragoso M, Vergez L et al. Metoclopramide as an analgesic in severe migraine attacks: an open, single-blind, parallel control study. Recent Pat CNS Drug Discov 2011; 6: 141–145

Sances G, Granella F, Nappi R et al. Course of migraine during pregnancy and postpartum: a prospective study. Cephalalgia 2003; 23: 197–205

Sances G, Martignoni E, Fioroni L et al. Naproxen sodium in menstrual migraine prophylaxis: a double-blind placebo controlled study. Headache 1990; 30: 705–709

Sandor PS, Di Clemente L, Coppola G et al. Efficacy of coenzyme Q10 in migraine prophylaxis: a randomized controlled trial. Neurology 2005; 64: 713–715

Saper J, Dahlof C, So Y et al. Rofecoxib in the acute treatment of migraine: a randomized controlled clinical trial. Headache 2006; 46: 264–275

Saper JR, Dodick DW, Silberstein SD et al. Occipital nerve stimulation for the treatment of intractable chronic migraine headache: ONSTIM feasibility study. Cephalalgia 2011; 31: 271–285

Sargent JD, Baumel B, Peters K et al. Aborting a migraine attack: naproxen sodium v ergotamine plus caffeine. Headache 1988; 28: 263–266

Savi L, Omboni S, Lisotto C et al. A double-blind, randomized, multicenter, Italian study of frovatriptan versus rizatriptan for the acute treatment of migraine. J Headache Pain 2011; 12: 219–226

Scharff L, Marcus DA. Interdisciplinary outpatient group treatment of intractable headache. Headache 1994; 34: 73–78

Scher AI, Bigal ME, Lipton RB. Comorbidity of migraine. Curr Opin Neurol 2005; 18: 305–310

Schoenen J, Allena M, Magis D. Neurostimulation therapy in intractable headaches. Handb Clin Neurol 2010; 97: 443–450

Schoenen J, Jacquy J, Lenaerts M. High-dose power riboflavin as a novel prophylactic antimigraine therapy: results from a double-blind, randomized, placebo-controlled trial. Cephalalgia 1997; 17: 244

Schoenen J, Jacquy J, Lenaerts M. Effectiveness of high-dose riboflavin in migraine prophylaxis - A randomized controlled trial. Neurology 1998; 50: 466–470

Schrader H, Stovner LJ, Helde G et al. Prophylactic treatment of migraine with angiotensin converting enzyme inhibitor (lisinopril): randomized, placebo controlled, crossover study. Br Med J 2001; 322: 19–22

Schulman E, Dermott K. Sumatriptan plus metoclopramide in triptan-nonresponsive migraineurs. Headache 2003; 43: 729–733

Schwedt TJ. Neurostimulation for primary headache disorders. Curr Neurol Neurosci Rep 2009; 9: 101–107

Schwedt TJ, Demaerschalk BM, Dodick DW. Patent foramen ovale and migraine: a quantitative systematic review. Cephalalgia 2008; 28: 531–540

Sclar DA, Robison LM, Skaer TL. Concomitant triptan and SSRI or SNRI use: a risk for serotonin syndrome. Headache 2007; 48: 126–129

Seeburger JL, Taylor FR, Friedman D et al. Efficacy and tolerability of rizatriptan for the treatment of acute migraine in sumatriptan non-responders. Cephalalgia 2010; 31: 786–796

Seng EK, Holroyd KA. Dynamics of changes in self-efficacy and locus of control expectancies in the behavioral and drug treatment of severe migraine. Ann Behav Med 2010; 40: 235–247

Sheftell FD, Dahlof CG, Brandes JL et al. Two replicate randomized, double-blind, placebo-controlled trials of the time to onset of pain relief in the acute treatment of migraine with a fast-disintegrating/rapid-release formulation of sumatriptan tablets. Clin Ther 2005; 27: 407–417

Shuhaiber S, Pastuszak A, Schick B et al. Pregnancy outcome following first trimester exposure to sumatriptan. Neurology 1998; 51: 581–583

Shuhendler AJ, Lee S, Siu M et al. Efficacy of botulinum toxin type A for the prophylaxis of episodic migraine headaches: a meta-analysis of randomized, double-blind, placebo-controlled trials. Pharmacotherapy 2009; 29: 784–791

Silberstein S, Mathew N, Saper J et al. Botulinum toxin type A as a migraine preventive treatment. Headache 2000a; 40: 445–450

Silberstein S, Saper J, Berenson F et al. Oxcarbazepine in migraine headache: a double-blind, randomized, placebo-controlled study. Neurology 2008; 70: 548–555

Silberstein S, Tepper S, Brandes J et al. Randomized, placebo-controlled trial of rofecoxib in the acute treatment of migraine. Neurology 2004a; 62: 1552–1557

Silberstein SD for the US Headache Consortium. Practice parameter: evidence-based guidelines for migraine headache (an evidence-based review). Report of the Quality Standards Subcomitee of the American Academy of Neurology. Neurology 2000b; 55: 754–763

Silberstein SD, Armellino JJ, Hoffman HD et al. Treatment of menstruation-associated migraine with the nonprescription combination of acetaminophen, aspirin, and caffeine: results from three randomized, placebo-controlled studies. Clin Therap 1999; 21: 475–491

Silberstein SD, Berner T, Tobin J et al. Scheduled short-term prevention with frovatriptan for migraine occurring exclusively in association with menstruation. Headache 2009; 49: 1283–1297

Silberstein SD, Elkind AH, Schreiber C et al. A randomized trial of frovatriptan for the intermittent prevention of menstrual migraine. Neurology 2004b; 63: 261–269

Silberstein SD, Freitag FG, Rozen TD et al. Tramadol/acetaminophen for the treatment of acute migraine pain: findings of a randomized, placebo-controlled trial. Headache 2005a; 45: 1317–1327

Silberstein SP, Goadsby PB. Migraine: preventive treatment. Cephalalgia 2002; 22: 491–512

Silberstein SD, Holland S, Freitag F et al. Evidence-based guideline update: Pharmacologic treatment for episodic migraine prevention in adults: Report of the Quality Standards Subcommittee of the American Academy of Neurology and the American Headache Society. Neurology 2012; 78: 1337–1345

Silberstein SD, Lipton RB, Dodick DW et al. Efficacy and safety of topiramate for the treatment of chronic migraine: a randomized, double-blind, placebo-controlled trial. Headache 2007; 47: 170–180

Silberstein SD, Stark SR, Lucas SM et al. Botulinum toxin type A for the prophylactic treatment of chronic daily headache: a randomized, double-blind, placebo-controlled trial. Mayo Clin.Proc. 2005b; 80: 1126–1137

Sjastaad O, Stenrud P. Clinical trial of a beta-receptor blocking agent (LB46) in migraine prophylaxis. Acta Neurol Scand 1972; 48: 124–128

Slater SK, Nelson TD, Kabbouche MA et al. A randomized, double-blinded, placebo-controlled, crossover, add-on study of CoEnzyme Q10 in the prevention of pediatric and adolescent migraine. Cephalalgia 2011; 31: 897–905

Smitherman TA, Maizels M, Penzien DB. Headache chronification: screening and behavioral management of comorbid depressive and anxiety disorders. Headache 2008; 48: 45–50

Soerensen PS, Hansen K, Olesen J. A placebo-controlled, double-blind, cross-over trial of flunarizine in common migraine. Cephalalgia 1986; 6: 7–14

Sorbi MJ, Mak SB, Houtveen JH et al. Mobile Web-based monitoring and coaching: feasibility in chronic migraine. J Med Internet Res 2007; 9: e38

Sorensen PS, Larsen BH, Rasmussen MJK et al. Flunarizine versus metoprolol in migraine prophylaxis: a double-blind, randomized parallel group study of efficacy and tolerability. Headache 1991; 31: 650–657

Stark S, Spierings ELH, McNiel S et al. Naratriptan efficacy in migraineurs who respond poorly to oral sumatriptan. Headache 2000; 40: 513–520

Steiner TJ, Findley LJ, Yuen AWC. Lamotrigine versus placebo in the prophylaxis of migraine with and without aura. Cephalalgia 1997; 17: 109–112

Steiner TJ, Joseph R, Hedman C et al. Metoprolol in the prophylaxis of migraine: parallel group comparison with placebo and dose-ranging follow-up. Headache 1988; 28: 15–23

Stellar S, Ahrens S, Meibohm AR et al. Migraine prevention with timolol. A double-blind crossover study. Jama 1984; 252: 2576–2580

Stensrud P, Sjaastad O. Comparative trial of Tenormin (atenolol) and Inderal (propranolol) in migraine. Headache 1980; 20: 204–207

Stovner L, Hagen K, Jensen R et al. The global burden of headache: a documentation of headache prevalence and disability worldwide. Cephalalgia 2007; 27: 193–210

Suthisisang CC, Poolsup N, Suksomboon N et al. Meta-analysis of the efficacy and safety of naproxen sodium in the acute treatment of migraine. Headache 2010; 50: 808–818

Teepker M, Hotzel J, Timmesfeld N et al. Low-frequency rTMS of the vertex in the prophylactic treatment of migraine. Cephalalgia 2010; 30: 137–144

Tek DS, McClellan DS, Olshaker JS et al. A prospective, double-blind study of metaclopramide hydrochloride for the control of migraine in the emergency department. Ann Emerg Med 1990; 19: 1083–1087

Tepper SJ, Cochran A, Hobbs S et al. Sumatriptan suppositories for the acute treatment of migraine. Int J Clin Pract 1998; 52: 31–35

Tfelt-Hansen PC. Published and not fully published double-blind, randomised, controlled trials with oral naratriptan in the treatment of migraine: a review based on the GSK Trial Register. J Headache Pain 2011; 12: 399–403

Tfelt-Hansen P. Sumatriptan for the treatment of migraine attacks – a review of controlled clinical trials. Cephalalgia 1993; 13: 238–244

Tfelt-Hansen P, Henry P, Mulder LJ et al. The effectiveness of combined oral lysine acetylsalicylate and metoclopramide compared to oral sumatriptan for migraine. Lancet 1995; 346: 923–926

Tfelt-Hansen P, Olesen J. Effervescent metoclopramide and aspirin (Migravess) versus effervescent aspirin or placebo for migraine attacks: a double-blind study. Cephalalgia 1984; 4: 107–111

Tfelt-Hansen P, Ryan RE. Oral therapy for migraine: comparisons between rizatriptan and sumatriptan. A review of four randomized, double-blind clinical trials. Neurology 2000; 55 (Suppl. 2): S19–S24

Tfelt-Hansen P, Standnes B, Kanagasneimi P et al. Timolol versus propranolol versus placebo in common migraine prophylaxis: a double-blind multicenter trial. Acta Neurol Scand 1984; 69: 1–8

Tfelt-Hansen P, Teall J, Rodriguez F et al. Oral rizatriptan versus oral sumatriptan: a direct comparative study in the acute treatment of migraine. Headache 1998; 38: 748–755

The Diclofenac-K/Sumatriptan Migraine Study Group. Acute treatment of migraine attacks: efficacy and safety of a nonsteroidal antiinflammatory drug, diclofenac-potassium, in comparison to oral sumatriptan and placebo. Cephalalgia 1999; 19: 232–240

The Multinational Oral Sumatriptan Cafergot Comparative Study Group. A randomized, double-blind comparison of sumatriptan and Cafergot in the acute treatment of migraine. Eur Neurol 1991; 31: 314–322

The Subcutaneous Sumatriptan International Study Group. Treatment of migraine attacks with sumatriptan. N Engl J Med 1991; 325: 316–321

Tokola RA. The effect of metoclopramide and prochlorperazine on the absorption of effervescent paracetamol in migraine. Cephalalgia 1988; 8: 139–147

Trautmann E, Kröner-Herwig B. A randomized controlled trial of Internet-based self-help training for recurrent headache in childhood and adolescence. Behav Res Ther 2010; 48: 28–37

Tronvik E, Stovner LJ, Helde G et al. Prophylactic treatment of migraine with an angiotensin II receptor blocker. A randomized controlled trial. J Am Med Ass 2002; 289: 65–69

Tulunay FC, Ergun H, Gulmez SE et al. The efficacy and safety of dipyrone (Novalgin) tablets in the treatment of acute migraine attacks: a double-blind, cross-over, randomized, placebo-controlled, multi-center study. Funct Neurol 2004; 19: 197–202

Überall MA, Wenzel D. Intranasal sumatriptan for the acute treatment of migraine in children. Neurology 1999; 52: 1507–1510

van de Ven LLM, Franke CL, Koehler PJ et al. Prophylactic treatment of migraine with bisoprolol: a placebo-controlled study. Cephalalgia 1997; 17: 596–599

Varkey E, Cider A, Carlsson J et al. Exercise as migraine prophylaxis: a randomized study using relaxation and topiramate as controls. Cephalalgia 2011; 31: 1428–1438

Velentgas P, Cole JA, Mo J et al. Severe vascular events in migraine patients. Headache 2004; 44: 642–651

Vickers A, Rees R, Zollman CE et al. Acupuncture for chronic headache in primary care: large, pragmatic, randomised trial. Br Med J 2004; 328: 744

Volans GN. The effect of metoclopramide on the absorption of effervescent aspirin in migraine. Br J Clin Pharmacol 1975; 2: 57–63

Waelkens J. Domperidone in the prevention of complete classical migraine. Br Med J 1982; 284: 944–944

Waelkens J. Dopamine blockade with domperidone: bridge between prophylactic and abortive treatment of migraine? A dose-finding study. Cephalalgia 1984; 4: 85–90

Walach H, Haeusler W, Lowes T et al. Classical homeopathic treatment of chronic headaches. Cephalalgia 1997; 17: 119–126

Walach H, Lowes T, Mussbach D et al. The long-term effects of homeopathic treatment of chronic headaches: 1 year follow up. Cephalalgia 2000; 20: 835–837

Welch KMA, Mathew NT, Stone P et al. Tolerability of sumatriptan: clinical trials and post-marketing experience. Cephalalgia 2000; 20: 687–695

Whitmarsch TE, Coleston-Shields DM, Steiner TH. Double-blind randomized placebo-controlled study of homoeopathic prophylaxis of migraine. Cephalalgia 1997; 17: 600–604

Winner P, Gendolla A, Stayer C et al. Topiramate for migraine prevention in adolescents: a pooled analysis of efficacy and safety. Headache 2006; 46: 1503–1510

Winner P, Linder SL, Lipton RB et al. Eletriptan for the acute treatment of migraine in adolescents: results of a double-blind, placebo-controlled trial. Headache 2007; 47: 511–518

Winner P, Pearlman EM, Linder SL et al. Topiramate for migraine prevention in children: a randomized, double-blind, placebo-controlled trial. Headache 2005; 45: 1304–1312

Winner P, Saper JR, Nett R et al. Sumatriptan nasal spray in the acute treatment of migraine in adolescent migraineurs. Pediatrics 1999; 104: 694–695

Wörz R, Reinhard-Benmalek B, Foeh M et al. Migraine prophylaxis with bisoprolol. Headache Quarterly 1992; 3: 64–72

Yang CP, Chang MH, Liu PE et al. Acupuncture versus topiramate in chronic migraine prophylaxis: a randomized clinical trial. Cephalalgia 2011; 31: 1510–1521

Yoon MS, Katsarava Z, Obermann M et al. Prevalence of primary headaches in Germany: results of the German Headache Consortium Study. J Headache Pain 2012; 13: 215–223

Ziegler DK, Ellis DJ. Naproxen in prophylaxis of migraine. Arch Neurol 1985; 42: 582–584

Ziegler DK, Hurwitz A, Hassanein RS et al. Migraine prophylaxis. A comparison of propranolol and amitriptyline. Arch Neurol 1987; 44: 486–489

Ziegler DK, Hurwitz A, Preskorn S et al. Proporanolol and amitriptyline in prophylaxis of migraine. Pharmacokinetic and therapeutic effects. Arch Neurol 1993; 50: 825–830

Therapie der Migräne

Clinical Pathway – **Therapie der Migräne**

Migräne-attacke	○ leichter bis schwerer Kopfschmerz und ○ Differenzierung von Spannungskopfschmerz eindeutig möglich	○ Ziel: möglichst rascher Wirkungseintritt	▲ Sumatriptan s.c. (10′) ▲ Zolmitriptan-Nasenspray (15′) ▲ Rizatriptan (30′) ▲ Eletriptan (30′) ▲ Sumatriptan p.o. (45–60′) ▲ Almotriptan (45–60′) ▲ Zolmitriptan (45–60′)	○ Wiederauftreten nach Ende der Wirkdauer (headache recurrence, 2–24 h)	▸ zweite Dosis Triptan
		○ Ziel: möglichst gute Wirkung nach 2 Stunden	▲ Sumatriptan s.c. ▲ Eletriptan 2 × 40 mg p.o. ▲ Triptan plus NSAR	↑ ○ Triptan in der Attacke unwirksam	▸ andere Substanzklasse
		○ Ziel: möglichst wenig Nebenwirkungen	▲ Almotriptan ▲ Naratriptan ▲ Frovatriptan	○ in 3 sukzessiven Attacken unwirksam	▸ Versuch mit anderem Triptan
		○ Ziel: möglichst geringe Wiederauftrittsrate	▲ Naratriptan ▲ Frovatriptan		
		○ frühes Erbrechen	▲ Sumatriptan-Zäpfchen		
		○ sehr lange Attacken oder ○ multiples Wiederauftreten im Laufe der Attacke oder ○ bisher erfolgreiche Behandlung mit Ergotaminen: ○ keine NW ○ keine Dosissteigerung	▸ Ergotamintartrat (max. 10 × pro Monat)		○ Indikation für Migräneprophylaxe: ○ Attackenfrequenz ≥ 3 pro Monat ○ Attackendauer regelmäßig ≥ 72 h ○ Nicht-Ansprechen auf Akuttherapie ○ intolerable Nebenwirkungen der Akuttherapie ○ Zunahme der Attackenfrequenz ○ Einnahme von Schmerz- oder Migränemitteln an mehr als 10 Tagen pro Monat ○ komplizierte Migräneattacken mit lang anhaltenden Auren
	○ leichter bis mittelschwerer Kopfschmerz oder ○ Differenzierung von Spannungskopfschmerz nicht eindeutig möglich		▲ ASS + Paracetamol + Coffein ▲ lysinierte ASS + Metoclopramid		
			▲ ASS (≥ 1000 mg) ▲ Ibuprofen (≥ 400–600 mg) ▲ Diclofenac-K(≥ 50–100 mg) ▲ Paracetamol (≥ 1000 mg) ▲ Naproxen (500–1000 mg)		
			Wahrscheinlich wirksam: ▲ Metamizol ▲ Phenazon		
	○ Kinder		▲ Paracetamol 15 mg/kg KG ▲ Ibuprofen 10 mg/kg KG ▲ Domperidon (gegen Erbrechen) ▸ wirksam, aber off-label: Zolmitriptan-Schmelztbl. 2,5 mg		
	○ Jugendliche (≥ 12 Jahre)		▲ Sumatriptan-Nasenspray 10 mg ▸ wirksam, aber off-label: ▲ Sumatriptan-Nasenspray 5 mg und 20 mg ▲ Zolmitriptan-Schmelztbl. 2,5 mg, Zolmitriptan-Nasenspray 5 mg ▲ Almotriptan 12,5 mg ▲ Rizatriptan 5 und 10 mg		

56 Therapie des episodischen und chronischen Kopfschmerzes vom Spannungstyp und anderer chronischer täglicher Kopfschmerzen

Was gibt es Neues?

- Die IHS-Klassifikation (Headache Classification Subcommittee of the International Headache Society; 2nd ed., 2004) unterscheidet 4 primäre Kopfschmerzformen als Ursache eines nicht symptomatischen, chronischen Kopfschmerzes:
  - IHS 1.5.1: chronische Migräne (siehe Kapitel „Therapie der Migräne")
  - IHS 2.3: chronischer Kopfschmerz vom Spannungstyp (cSK)
  - IHS 4.7: Hemicrania continua (HC) mit einem einseitigen Dauerkopfschmerz
  - IHS 4.8: neu aufgetretener Dauerkopfschmerz (New Daily Persistent Headache)
- Die wichtigste Differenzialdiagnose stellt der Kopfschmerz bei Medikamentenübergebrauch (MOH) (IHCD 8.2) dar, der bei ca. 1–2 % der Bevölkerung vermutet wird.
- Der cSK tritt mit zunehmendem Lebensalter häufiger auf, die Prävalenz ist in den Industrienationen höher als in ländlichen Gebieten und in Entwicklungsländern.
- Beim cSK finden sich MR-morphometrisch Hinweise auf strukturelle Veränderungen im Bereich des zentralen schmerzverarbeitenden Systems, wobei ein allgemein akzeptiertes pathophysiologisches Modell noch aussteht. Ebenso ist die Abgrenzung zur Migräne weiterhin wissenschaftlich umstritten.
- Beim cSK sind folgende nicht pharmakologische Maßnahmen untersucht: EMG-basierte Biofeedback-Therapie ist wirksam; Physiotherapie, medizinische Trainingstherapie und möglicherweise auch Manualtherapie sind ebenfalls wirksam; Entspannungstechniken (PMR) wie auch Verhaltenstherapie sind sehr wahrscheinlich wirksam. Für die klassische Akupunktur gibt es eine geringe Evidenz für eine Wirksamkeit.
- In der Akuttherapie sind klassische Analgetika oder nicht steroidale Antirheumatika (NSAR) wirksam, ebenso Kombinationen von Analgetika oder NSAR mit Koffein.
- Für die pharmakologische Langzeittherapie liegen widersprüchliche Ergebnisse von Metaanalysen vor: Die Mehrzahl geht von einer Wirksamkeit von Amitriptylin aus, die möglicherweise mit der Dauer der Einnahme noch zunimmt. Schwache Evidenz liegt für den Einsatz des serotonerg/adrenerg wirkenden Mirtazapins sowie für den Einsatz des Noradrenalin-/Sertotonin-Wiederaufnahmehemmers Venlafaxin und das Muskelrelaxans Tizanidin vor.
- Die Kombination aus pharmakologischer Therapie und Stressbewältigungstraining ist erfolgreicher als die Einzeltherapien.
- Botulinum-Toxin ist beim chronischen Kopfschmerz vom Spannungstyp nicht wirksam.
- Indometacin ist bei der Mehrzahl der Patienten mit einer Hemicrania continua wirksam, die Dosierung kann im Verlauf deutlich reduziert werden und im Falle von Nebenwirkungen können selektive COX$_2$-Inhibitoren versucht werden.
- Beim neu aufgetretenen täglichen Kopfschmerz lassen sich wahrscheinlich 2 Verlaufsformen unterscheiden. Bei Patienten mit entzündlichen Erkrankungen zum Zeitpunkt des Beginns werden TNF-α-abhängige Prozesse vermutet und antiinflammatorische Therapieansätze diskutiert.

Die wichtigsten Empfehlungen auf einen Blick

- Es werden 4 verschiedene Formen primärer chronischer Kopfschmerzen unterschieden, wobei die Mehrzahl der Patienten an einer chronischen Migräne oder einem chronischen Kopfschmerz vom Spannungstyp leidet.
- Die Pharmakotherapie des chronischen Spannungskopfschmerzes basiert auf dem Einsatz von trizyklischen Antidepressiva (Amitriptylin) oder alternativ den dualen Antidepressiva Mirtazapin oder Venlafaxin bzw. dem zentral wirkenden Muskelrelaxans Tizanidin. Ein Therapieerfolg ist erst nach mehreren Wochen abschätzbar.
- Biofeedback und/oder Entspannungsverfahren und/oder physikalische Therapie sollten in das Therapiekonzept integriert werden.
- Der neu aufgetretene tägliche Kopfschmerz ist schwierig zu behandeln, studienbasierte Therapieempfehlungen fehlen noch, eine kurzfristige hoch dosierte Cortisongabe kann versucht werden.
- Die Hemicrania continua ist eine seltene einseitige Kopfschmerzform und reagiert auf eine Therapie mit Indometacin; bei Nebenwirkungen können COX$_2$-Inhibitoren versucht werden.

Therapie des Spannungskopfschmerzes und anderer chronischer täglicher Kopfschmerzen

■ Definition

Unter chronischen Kopfschmerzen versteht man Kopfschmerzen, die an mehr als 15 Tagen im Monat für mehr als 4 Stunden über mindestens die letzten 3 Monate bestehen (Olesen et al. 2004). Diese Kopfschmerzen sind bei der Mehrzahl der Patienten bilateral ausgeprägt. Finden sich in der Anamnese Hinweise für das Vorliegen einer Migräne als primärer Kopfschmerz und berichtet der Patient über mehrfach im Monat auftretende Kopfschmerzen mit pulsierendem Charakter und begleitender Übelkeit sowie Verstärkung durch körperliche Aktivität, ist von einer chronischen Migräne (CM) auszugehen (siehe Kapitel „Therapie der Migräne"). Die Abgrenzung des chronischen Kopfschmerzes vom Spannungstyp von der CM ist manchmal schwierig. Neben diesen beiden mit Abstand häufigsten Formen des chronischen Kopfschmerzes werden noch die Hemicrania continua, die typischerweise durch einen chronischen halbseitigen Kopfschmerz gekennzeichnet ist, und der sog. neu aufgetretene tägliche Kopfschmerz abgegrenzt (Olesen et al. 2004, Robbins et al. 2010).

■ Epidemiologie

Die 1-Jahres-Prävalenz des Chronic Daily Headache (CDH) liegt bei etwa 4% der Bevölkerung (Stovner u. Andree 2010), wobei etwa 1,25% an einem chronischen Spannungskopfschmerz (cSK), 0,1% an einem neu aufgetretenen täglichen Kopfschmerz und 0,5% an einer CM (Pascual et al. 2001, Pfaffenrath et al. 2009, Katsarava et al. 2011) und 1–2% an einem Kopfschmerz bei Medikamentenübergebrauch (MOH, Medication Overuse Headache) leiden. Insgesamt sind Frauen häufiger betroffen als Männer (4,6 : 1) (Scher et al. 2003). Weitere Risikofaktoren sind niedrigere Schulbildung, Trennung vom Lebenspartner sowie Komorbidität mit Übergewicht, Diabetes bzw. Arthrose (Scher et al. 2003).

Der Spontanverlauf ist durch eine hohe Anzahl von Remissionen gekennzeichnet, wobei nicht untersucht ist, ob dieses für alle Unterformen des chronischen Kopfschmerzes in gleicher Weise zutrifft. Man geht von einer Chronifizierungsrate von 3–12% pro Jahr aus, wobei etwa ebenso viele Patienten auch wieder spontan remittieren (Scher et al. 2003). Ein möglicher MOH findet sich in 0,9–2,0% der Bevölkerung (Zwart et al. 2004, Stovner u. Andree 2010). Chronische Kopfschmerzen entwickeln sich bei der Mehrzahl der Patienten (ca. 92%) aus einem primär episodischen Kopfschmerzsyndrom (bei 72% der Patienten aus einer Migräne und bei 20% aus einem episodischen Spannungskopfschmerz) und nur in etwa 8% der Fälle direkt als ein primär chronischer Kopfschmerz (Láinez u. Monzón 2001).

■ Diagnostik

Die Diagnose lässt sich fast immer nach Anamnese und körperlicher Untersuchung (die unauffällig sein muss) vermuten. In der Anamnese muss nach den diagnostischen Kriterien der IHS-Klassifikation (s. u.), dem Analgetikagebrauch, weiteren Medikamenten, Lageabhängigkeit, dem Schlafverhalten sowie Traumata gefragt werden. Der klinisch-neurologische Befund und ebenso der Blutdruck sowie das Schlafprofil sollten unauffällig sein. Beweisende Bildgebungsbefunde, EEG-Befunde oder Laborwerte gibt es nicht. Zur Abgrenzung eines liquordruckbedingten Kopfschmerzes (Pseudotumor oder „Liquorunterdruckkopfschmerz") oder einer chronischen Meningitis wird bei entsprechendem Verdacht (rezidivierende Sehstörungen, holozephaler Kopfschmerz, Stauungspapille, ungewöhnlicher Tinnitus, Übergewicht) eine Liquorpunktion mit Liquordruckmessung (Liquordruck > 20 cm H_2O, bei übergewichtigen Patienten > 25 cm H_2O) und bei Verdacht auf Hirnvenen- und Sinusthrombose eine MRT bzw. MRT-Venografie oder CT-Angiografie durchgeführt. Systemische entzündliche Erkrankungen sollten durch Anamnese und Labordiagnostik ausgeschlossen werden. ▶ Tab. 56.1 führt Differenzialdiagnosen auf, dabei ist der MOH die wichtigste Differenzialdiagnose.

56.1 Episodischer Kopfschmerz vom Spannungstyp (IHS 2.1 und 2.2)

■ Klassifikation

- sporadisch auftretender episodischer Kopfschmerz vom Spannungstyp (IHS 2.1)
- häufig auftretender episodischer Kopfschmerz vom Spannungstyp (IHS 2.2)

■ Klinik und Epidemiologie

Klinisch handelt es sich um Kopfschmerzepisoden mit einer Dauer von Minuten bis Tagen (▶ Tab. 56.2). Der Schmerz ist typischerweise beidseitig lokalisiert und von drückender, beengender Qualität. Er erreicht eine leichte bis mäßige Intensität und verstärkt sich nicht durch körperliche Routineaktivitäten. Es besteht keine begleitende Übelkeit, es kann aber eine leichte Photophobie oder eine leichte Phonophobie vorhanden sein (Kropp et al. 2010). Ob es halbseitige Manifestationen gibt, ist umstritten, in der noch gültigen Definition aber aufgeführt. Auslöser oder verstärkende Faktoren können Stress, fieberhafte Infekte, aber auch muskuläre Fehlbelastung sein. Ein umfassendes pathophysiologisches Konzept des akuten Spannungskopfschmerzes fehlt bisher.

56.1 Episodischer Kopfschmerz vom Spannungstyp (IHS 2.1 und 2.2)

Tab. 56.1 Differenzialdiagnosen des chronischen Spannungskopfschmerzes.

Diagnose	Klinische Befunde und Diagnostik
Medikamenten-(Analgetika-)Übergebrauch	Medikamentenanamnese
medikamentös bedingt	Medikamentenanamnese (z. B. Blutdruckmedikamente, Immunglobuline, Ciclosporin, verschiedene Hormone, Antibiotika)
Pseudotumor cerebri (idiopathische intrakranielle Hypertension)	Anamnese (Obskurationen, Tinnitus), Staungspapille, Liquordruck > 200 mm H_2O (bei Übergewicht 250 mm); Ausschluss Sinus- oder Hirnvenen-Thrombose, Ausschluss medikamentöse Ursache, durale AV-Fisteln, Hormonbestimmungen
kraniozervikale Übergangsanomalie (z. B. Arnold-Chiari-Malformation, basiläre Impression, entzündliche Prozesse im Rahmen einer rheumatoiden Arthritis)	häufig mit Hustenkopfschmerz vergesellschaftet, Schmerzverstärkung bei Valsalva-Manöver, Bildgebung
tumorbedingt	Auffälligkeiten im neurologischen/psychiatrischen Befund, Bildgebung
chronische Meningitis	Liquor, Bildgebung (meningeale Kontrastmittelaufnahme)
chronische systemische Entzündungen (z. B. Malaria)	Labor
Arteriitis temporalis	BKS ↑↑, CRP ↑, Alter, Polymyalgie, IL-6 ↑
metabolisch	Anamnese (z. B. Höhenkopfschmerz), Labor (z. B. Dialyse, Hypoglykämie)
chronisches subdurales Hämatom	Bildgebung
Sinus- oder Hirnvenen-Thrombose	Auffälligkeiten im neurologischen/psychiatrischen Befund, ggf. epileptischer Anfall, Bewusstseinsstörung, Bildgebung: NMR-Angiografie, CT-Angiografie
Myarthropathie der Kaumuskulatur, kraniomandibuläre Dysfunktion (CMD)	Anamnese (nächtliches Zähneknirschen, Verstärkung nach Kauen), Aufbiss-Spuren an der Wange, Druckschmerz am Kiefergelenk
chronisches Glaukom	Augeninnendruckmessung
Schlaf-Apnoe-Syndrom	Anamnese mit Tagesmüdigkeit und Schlafstörungen (Schnarchen), Gewicht ↑, Polysomnografie
arterielle Hypertonie	Blutdruck ↑
Trauma	Anamnese
Depression	schwierige Abgrenzung, depressive Kernsymptomatik dominiert, Depression als Stress moduliert die Schmerzschwellen

Der Krankheitsbeginn fällt häufig in die 2. oder 3. Lebensdekade, aber auch Kinder oder ältere Menschen können betroffen sein, wobei in diesen Altersgruppen gerade die Abgrenzung gegenüber einer Migräne ohne Aura besonders schwierig sein kann. Die 1-Jahres-Prävalenz liegt bei ca. 62,6 % (Stovner u. Andree 2010), in Deutschland wurde eine 6-Monats-Prävalenz von 31,5 % beschrieben (Pfaffenrath et al. 2009). Die Prävalenzen für Jugendliche und Kinder sind signifikant niedriger (15,9 % über 8 Studien, 20,2 % in Deutschland) (Fendrich et al. 2007). Für den episodischen Kopfschmerz vom Spannungstyp scheinen genetische Faktoren eine untergeordnete Rolle zu spielen (Ulrich et al. 2004). Mit zunehmendem Alter nimmt die Prävalenz ab und Frauen sind leicht häufiger betroffen (Fumal u. Schoenen 2008). In der Schwangerschaft kommt es tendenziell eher zu einer Besserung des Spannungskopfschmerzes (Lieba-Samal u. Wöber 2011).

Der häufig auftretende episodische Kopfschmerz vom Spannungstyp dient zur Beschreibung von Patienten, die sich durch eine relativ hohe Frequenz von Kopfschmerzen (mindestens 1 ×, maximal 10 × pro Monat) auszeichnen.

■ Medikamentöse Therapie

In Studien belegt ist die Wirksamkeit von:
- 500–1000 mg Acetylsalicylsäure p.o,
- 500–1000 mg Paracetamol,
- 200–400 mg Ibuprofen,
- 500–1000 mg Naproxen,
- 500–1000 mg Metamizol sowie
- der fixen Wirkstoffkombination 250 mg Acetylsalicylsäure, 250 mg Paracetamol und 65 mg Koffein (Martínez-Martín et al. 2001, Diener et al. 2005, Haag et al. 2011).

Es gibt Hinweise für die Wirksamkeit der lokalen (Schläfen/Nacken), großflächigen Applikation von Pfefferminzöl (Göbel et al. 1996). Bei Kindern wurde auch in einer kleinen Studie Flupirtin (100 mg p.o.) als wirksam beschrieben (Evers et al. 2001).

■ Prophylaxe

Inwieweit beim häufig auftretenden episodischen Kopfschmerz vom Spannungstyp eine Prophylaxe (s.u.) eingeleitet werden soll, ist nicht untersucht. Eine multizentrische Studie fand keinen Einfluss der Akupunktur auf die Häufigkeit des episodischen Spannungskopfschmerzes (White et al. 2000).

Prinzipiell können die nicht medikamentösen Verfahren, die beim chronischen Spannungskopfschmerz Anwendung finden, auch beim episodischen Kopfschmerz vom Spannungstyp eingesetzt werden.

56.2 Chronischer Kopfschmerz vom Spannungstyp (IHS 2.3)

■ Klinik und Epidemiologie

Der chronische Kopfschmerz vom Spannungstyp (cSK) entspricht in seinen klinischen Charakteristika dem episodischen Kopfschmerz vom Spannungstyp (eSK) (Kropp et al. 2010), tritt aber an mehr als 15 Tagen im Monat für länger als 3 Monate auf (▶ Tab. 56.3). Gehäuft findet man bei den Patienten mit cSK eine Angststörung, depressive Symptome, Schlafstörungen, aber nur selten einen Medikamentenübergebrauch. Es besteht oft eine familiäre Belastung (ca. dreimal häufiger in Familien mit cSK). Der überwiegende Teil (81%) der Patienten mit chronischem Spannungskopfschmerz hatte vorher episodische Kopfschmerzen, die sich innerhalb von durchschnittlich 10,7 Jahren zu einem cSK entwickelten; bei 19% war dieser Übergang abrupt (Spierings et al. 2000).

Der cSK hat die höchste Prävalenz zwischen dem 20. und 24. Lebensjahr und nach dem 64. Lebensjahr (Spierings et al. 2000). In einer dänischen Langzeitstudie wurden Hinweise für die Zunahme der Prävalenz des episodischen und häufigen, weniger ausgeprägt auch des cSK im Verlauf von 12 Jahren gefunden (Lyngberg et al. 2005). Es findet sich bei 64% der Patienten eine psychische Komorbidität (51% Depression, 8% Dysthymie, 22% Panikerkrankungen, 1% generalisierte Angsterkrankungen) (Juang et al. 2000). Eine schwere Depression führt zu einem erhöhten Risiko, an schweren Kopfschmerzen zu erkranken (Breslau et al. 2000). Möglicherweise finden sich auch beim Spannungskopfschmerz vermehrt MRT-Auffälligkeiten (Kurth et al. 2011).

■ Pathophysiologie

Die Pathophysiologie ist nicht geklärt. Generell ist die pathogenetische Abgrenzung zur Migräne noch immer umstritten. Einige Autoren sehen den chronischen Kopfschmerz vom Spannungstyp auch als ein Syndrom mit

Tab. 56.2 IHS-Kriterien für den sporadisch auftretenden episodischen Kopfschmerz vom Spannungstyp (IHS 2.1) (ICD 10 G 44.2).

Episodischer Kopfschmerz vom Spannungstyp	
A	Wenigstens 10 Episoden, die die Kriterien B–D erfüllen und durchschnittlich an < 1 Tag pro Monat (< 12 Tage pro Jahr) auftreten
B	Die Kopfschmerzdauer liegt zwischen 30 Minuten und 7 Tagen
C	Der Kopfschmerz weist mindestens 2 der folgenden Charakteristika auf: • beidseitige Lokalisation • Schmerzqualität drückend oder beengend, nicht pulsierend • leichte bis mittlere Schmerzintensität • keine Verstärkung durch körperliche Routineaktivitäten wie Gehen oder Treppensteigen
D	Beide der folgenden Punkte sind erfüllt: • keine Übelkeit oder Erbrechen (Appetitlosigkeit kann auftreten) • Photophobie oder Phonophobie, nicht jedoch beides kann vorhanden sein
E	Nicht auf eine andere Erkrankung zurückzuführen

Tab. 56.3 IHS-Kriterien für den chronischen Kopfschmerz vom Spannungstyp (IHS 2.3) (ICD 10 G 44.2).

Chronischer Kopfschmerz vom Spannungstyp	
A	Ein Kopfschmerz, der die Kriterien B–D erfüllt, tritt an durchschnittlich ≥15 Tagen pro Monat über mindestens 3 Monate (mindestens 180 Tage pro Jahr) auf
B	Der Kopfschmerz hält für Stunden an oder ist kontinuierlich vorhanden
C	Der Kopfschmerz weist mindestens 2 der folgenden Charakteristika auf: • beidseitige Lokalisation • Schmerzqualität drückend oder beengend, nicht pulsierend • leichte bis mittlere Schmerzintensität • keine Verstärkung durch körperliche Routineaktivitäten wie Gehen oder Treppensteigen
D	Beide der folgenden Punkte sind erfüllt: • höchstens eines ist vorhanden: milde Übelkeit oder Photophobie oder Phonophobie • weder Erbrechen noch mittlere bis starke Übelkeit
E	Nicht auf eine andere Erkrankung zurückzuführen

nicht einheitlicher Ätiologie an (Fumal u. Schoenen 2008). Diskutiert werden eine vermehrte Anspannung der Nackenmuskulatur bzw. vermehrte aktivierte muskuläre Triggerpunkte (Fernández-de-Las-Peñas et al. 2010), die dann über einen vermehrten nozizeptiven Einfluss auf trigeminale Neurone eine sekundäre zentrale Sensitivierung zur Folge haben. Dieser vermehrte afferente Einstrom führt über wahrscheinlich NO-abhängige Prozesse zu einer zentralen Sensibilisierung, sodass z. B. die Schmerzschwellen auch für Reize an den Extremitäten erniedrigt sind (Bendtsen 2000). Primär können neben einer statischen mechanischen Fehlbelastung auch psychische Stressfaktoren Auslöser sein (Jensen 1999, Bendtsen 2000). Dabei zeigt sich bei Jugendlichen ein gradueller Unterschied in der selbst empfundenen Stressbelastung zwischen Migräne und cSK (Milde-Busch et al. 2011). Ergebnisse, die bei einem großen Anteil der Patienten eine vermehrte Druckschmerzhaftigkeit der perikraniellen Muskulatur und einen positiven Effekt von NO-Synthetase-Inhibitoren zeigen, unterstützen diese Hypothese (Ashina et al. 1999, Jensen u. Olesen 2000, Ashina 2004). Darüber hinaus zeigte eine Studie, dass im Verlauf von 12 Jahren Patienten, die einen cSK entwickelten, zu Beginn keine generalisierte mechanische Überempfindlichkeit hatten, was für eine sekundäre Entwicklung dieser im Rahmen der zentralen Sensitivierung spricht (Buchgreitz et al. 2008). Bei Patienten mit eSK fehlen diese Veränderungen, sodass hier die akuten peripheren muskulären Mechanismen zu überwiegen scheinen (Jensen 1999). Andere Befunde (relativ höherer Liquordruck, intrazerebrales Blutvolumen) weisen auf eine möglicherweise veränderte Hämodynamik hin (Hannerz et al. 2004, Hannerz u. Jogestrand 1998). In den letzten Jahren wurde auf dem Boden von Venografien wiederholt ein Zusammenhang mit venösen Abflussstörungen und chronischen Kopfschmerzen aufgezeigt (Bono et al. 2008). Bildgebende Befunde (Voxel-basierte Kernspinmorphometrie) zeigen Veränderungen in zentralen Schmerz verarbeitenden Strukturen (Schmidt-Wilcke et al. 2005) im Sinne einer Reduktion der grauen Substanz.

▪ Medikamentöse Therapie

Die Akuttherapie entspricht der beim episodischen Kopfschmerz vom Spannungstyp (Haag et al. 2011); maximal an 10 Tagen/Monat.

▪ Prophylaxe

Allgemeine Maßnahmen

Basisintervention stellt die Aufklärung über das Erkrankungsbild dar. Weitere empfohlene Maßnahmen sind Entspannungsübungen nach Jacobson und regelmäßiges (2–3 × wöchentlich) Ausdauertraining (z. B. Joggen, Schwimmen oder Radfahren) und Stressbewältigungstraining (Holroyd et al. 2001). Wobei insgesamt nur geringe wissenschaftliche Evidenz besteht, dass diese Maßnahmen alleine wirksam sind (Bendtsen et al. 2010).

Nicht medikamentöse Maßnahmen

Es liegen mehrere Studien zum Effekt von Physiotherapie und manueller Therapie vor. Patienten mit cSK (nicht Patienten mit episodischem Spannungskopfschmerz) profitieren signifikant von einer Standardtherapie mit Training der HWS- und Schultermuskulatur, Dehnübungen und Massage sowie Entspannungsübungen (Torelli et al. 2004). Ein Einfluss auf den Therapieerfolg in Abhängigkeit von einer Muskelschmerzhaftigkeit wurde nicht beobachtet. In einer multizentrischen, randomisierten, klinischen Vergleichsstudie in den Niederlanden fand sich eine signifikant größere Reduktion der Kopfschmerztage (im Mittel 6,4 Tage) unter manueller Therapie verglichen mit der Kontrollgruppe, die eine Standardtherapie erhielt (Castien et al. 2011).

Für Biofeedback liegen Metaanalysen vor, die für die verschiedenen Formen des Biofeedbacks (muskulär, Hautwiderstand) eine Wirksamkeit zeigen (Nestoriuc et al. 2008, Andrasik 2010, Bendtsen u. Jensen 2011). Die Effektgröße wird dabei als mittel bis hoch angegeben und es besteht auch eine Wirksamkeit auf assoziierte Symptome wie Depressivität, Angst und Medikamentenverbrauch. Die Wirkung wird als anhaltend beschrieben, die Kombination mit Entspannungsverfahren wird empfohlen (Bendtsen et al. 2010).

Multidisziplinäre Behandlungsprogramme, die neben medikamentösen Maßnahmen auch Elemente aus der kognitiven Verhaltenstherapie (z. B. Entspannungsmaßnahmen), aber auch Ausdauersport vorsehen, wirken effektiver als einzelne Behandlungsverfahren und sollten diesen vorgezogen werden (Gaul et al. 2011).

Alternative Therapieverfahren werden weiterhin häufig nachgefragt. Es findet sich nur eine größere neuere Studie zum Einsatz der Akupunktur bei chronischen Kopfschmerzen, wobei eine Subkategorisierung nicht erfolgte, aber von einem Überwiegen der Migräne in der untersuchten Population ausgegangen wird. In dieser englischen Studie, die auch unter Kostengesichtspunkten ausgewertet wurde, führten 12 Akupunktursitzungen zu einer über ein Jahr anhaltenden Reduktion der Kopfschmerztage im Vergleich zur nicht behandelten Kontrollgruppe (Vickers et al. 2004). Die in Deutschland durchgeführten Akupunkturstudien zeigten eine Wirksamkeit der Akupunktur im Vergleich zu den Kontrollen auf einer Warteliste, wobei die Art der Akupunktur (klassische versus oberflächliche Akupunktur) keinen Einfluss hatte (Melchart et al. 2005). In einer Metaanalyse kommen Davis und Kollegen (2008) zu der Aussage, dass eine begrenzte Evidenz besteht, dass Akupunktur einer Scheinakupunktur überlegen ist. Im letzten Cochrane-Review wird ausreichende wissenschaftliche Evidenz für die Wirksamkeit der Akupunktur bei häufigen bzw. chronischen Kopfschmerzen vom Spannungstyp gesehen (Linde et al. 2009). Für weitere nicht medikamentöse Therapieverfahren liegen keine Studien vor.

Medikamentöse Prophylaxe

Mittel der 1. Wahl

Medikamente der 1. Wahl sind trizyklische Antidepressiva, z.B. Amitriptylin/Amitriptylinoxid 25–150 mg/d. p.o. (für Amitriptylin liegt die größte Zahl von Studien vor, wobei die meisten Studien von geringer Qualität sind) (Couch et al. 2011). Alternativen, jedoch mit geringerer Empfehlungsstärke, da deutlich weniger Studien publiziert, sind Doxepin 50–150 mg/d p.o. oder Imipramin 30–150 mg/d p.o. oder Clomipramin 75–150 mg/d p.o. (▶ Tab. 56.4) (Jensen u. Olesen 2000, Redillas u. Solomon 2000). Bei langfristigem Einsatz sind mögliche Arzneimittelinteraktionen zu beachten.

Alle Präparate müssen langsam aufdosiert werden, z.B. mit 10–25 mg beginnen und um 10–25 mg jede Woche steigern. Es kann sich lohnen, über die allgemeine mittlere Dosis von 50–75 mg hinauszugehen. Eine Wirkung lässt sich sicher erst nach 4–8 Wochen abschätzen. Ohne flankierende allgemeine Maßnahmen liegt die Wirksamkeit bei nur 40–45 %. Es gelten die bekannten Kontraindikationen für trizyklische Antidepressiva: Glaukom, Prostatahypertrophie mit Restharnbildung, AV-Block II und III, Herzinsuffizienz, Demenz vom Alzheimer-Typ und Unverträglichkeit sowie relativ auch Epilepsie. Bei fehlendem Effekt von Amitriptylin ist eine Umstellung auf Paroxetin nicht sinnvoll (Holroyd et al. 2003).

Verschiedene Metaanalysen in den letzten Jahren kamen zum Teil zu widersprüchlichen Ergebnissen: Verhagen und Kollegen (2010) kommen zu dem Schluss, dass Antidepressiva nicht signifikant besser sind als Placebo bezüglich der Reduktion von Kopfschmerzfrequenz, Intensität oder Analgetikagebrauch. Dagegen sehen Jackson et al. (2010) eine signifikante Überlegenheit von trizyklischen Antidepressiva verglichen mit SSRIs und dass die Wirkung der trizyklischen Antidepressiva mit der Behandlungsdauer noch zunimmt. Zu ähnlichen Einschätzungen kommen die Leitlinien der EFNS (Bendtsen et al. 2010) sowie Fumal und Schoenen in einem Review (2008).

Tab. 56.4 Prophylaktische Therapie des chronischen Spannungskopfschmerzes (Rothrock 1999, Vernon et al. 1999, Jensen u. Olesen 2000, Redillas u. Solomon 2000, Fumal und Schoenen 2008).

Medikament	Klinischer Eindruck	Dosierung	Besonderheit
Amitriptylin	A	10–150 mg/d p.o., vorwiegend zur Nacht	trizyklisches Antidepressivum, beste Studienlage
Mirtazapin	B	15–60 mg/d p.o. zur Nacht	relativ gute Verträglichkeit, eine randomisierte Studie positiv
Clomipramin	0	25–150 mg/d p.o.	s.o.
Doxepin	0	10–150 mg/d p.o., vorwiegend zur Nacht	s.o.
Imipramin	0	30–150 mg/d p.o.	s.o.
Sulpirid	0	200–400 mg/d p.o.	relativ gute Verträglichkeit, aber nur wenige Studien
Venlafaxin	B	150 mg/d	Blutdruckanstieg, gastrointestinale Beschwerden
Tizanidin	B	2–10 (–18) mg/d p.o.	Müdigkeit, Blutdrucksenkung, relativ gute Studienlage
Valproinsäure	0	500–1500 mg/d p.o.	Müdigkeit, teratogen, Studienlage lässt nicht unterscheiden, ob Wirksamkeit durch Migräneprophylaxe bedingt ist
Topiramat	0	75–200 mg/d p.o.	Therapieerfolg erst nach 3 Monaten abzusehen, bekannte Nebenwirkungen
Akupunktur	B	kein standardisiertes Vorgehen	hohe Akzeptanz
Biofeedback	B	mindestens 6–10 Sitzungen nötig	relativ hoher Aufwand, nur wenige Therapieangebote
Physiotherapie und Manualtherapie	B	Studienlage unbefriedigend	hohe Akzeptanz
Botulinum-Toxin	–	Studienlage negativ	hohe Akzeptanz, kaum Nebenwirkungen

A = Therapieoption der 1. Wahl; B = Therapieoption der 2. Wahl; 0 = mögliche weitere Therapieoptionen; – = nur negative Studien

Mittel der 2. Wahl

Mittel der 2. Wahl sind, da entweder nur wenige Studien veröffentlicht sind oder die Studien zum Teil widersprüchliche Ergebnisse zeigten: Mirtazapin (15–30 mg/d p.o.) (Bendtsen u. Jensen 2004), Venlafaxin (150–225 mg/d p.o.) (Zissis et al. 2007), Valproinsäure (500–1500 mg/d p.o.) (Rothrock 1999, Yurekli et al. 2008), alternativ der MAO-Hemmer Moclobemid (300 mg/d p.o.) oder Fluoxetin (20–40 mg/d p.o.) oder Sulpirid (200–400 mg/d p.o.) (▶ Tab. 56.4). Interessanterweise scheint das bei chronischer Migräne eingesetzte Topiramat (50–100 mg/d) auch beim chronischen Kopfschmerz vom Spannungstyp zu wirken, wie in einer offenen Studie gezeigt wurde (Lampl et al. 2006); allerdings war der Effekt erst nach dem 3. Behandlungsmonat zu beobachten.

Zu dem Muskelrelaxans Tizanidin (4–16 mg/d p.o.) ist auf dem Boden der publizierten Datenlage eine eindeutige Beurteilung nicht möglich (Fogelholm u. Murros 1992, Murros et al. 2000). Die Bedeutung von Gabapentin in der Prophylaxe von chronischen Kopfschmerzen ist noch unklar. Bisher wurde nur eine positive Studie publiziert (Spira et al. 2003).

Für die Kombination eines Antidepressivums mit einem Stressbewältigungstraining konnte die Überlegenheit gegenüber der Einzeltherapie belegt werden (Holroyd et al. 2001). Bei einer Kombinationstherapie zeigten etwa 65 % der Patienten eine mindestens 50 %ige Reduktion in einem Schmerz-Score, der sowohl Dauer als auch Intensität erfasste. Bei den Einzeltherapien lagen diese Zahlen bei 38 % bzw. 35 % (Placebo 29 %).

Retrospektive Analysen von Patienten mit chronischen täglichen Kopfschmerzen, die Opiate erhielten, zeigen, dass die Mehrzahl der Patienten entweder wegen Wirkungslosigkeit oder nicht zu tolerierender Nebenwirkungen der Opiate oder wegen eines zunehmenden Medikamentengebrauchs die Therapie abbrachen, es jedoch möglicherweise eine kleine Subgruppe gibt, die von dieser Therapie anhaltend profitiert (Robbins 1999, Saper et al. 2004). Die Leitliniengruppe hält den Einsatz von Opiaten wegen des hohen Abhängigkeitspotenzials und der Hinweise auf eine vermehrte Chronifizierung von Kopfschmerzen unter Opiaten im Sinne eines MOHs (Bigal et al. 2008) ausdrücklich für nicht indiziert.

Die in der Zwischenzeit veröffentlichten placebokontrollierten Studien zum Einsatz von Botulinum-Toxin beim cSK zeigten ausschließlich einen negativen Befund, sodass eine Indikation nicht besteht (Schulte-Mattler u. Krack 2004, Straube 2010).

Besondere Patientengruppen

Zur Therapie des cSKs in der Schwangerschaft liegen keine Studien vor. Generell können die Analgetika zur Akuttherapie eingesetzt werden, die auch bei Patientinnen mit Migräne in der Schwangerschaft gegeben werden: Paracetamol und mit Einschränkungen NSARs, wobei wegen der tendenziellen Besserung des Spannungskopfschmerzes in der Schwangerschaft (Lieba-Samal u. Wöber 2011) und der eher geringeren Schmerzintensität dieses in der Regel nicht notwendig wird. Bezüglich einer Prophylaxe sollte auch wegen der nur geringen Effektstärke der medikamentösen Prophylaxe primär nicht medikamentöse Maßnahmen bevorzugt werden.

Bezüglich der Therapie bei Kindern lässt die Datenlage eine Empfehlung nicht zu (Evers et al. 2001).

56.3 Hemicrania continua (IHS 4.7)

■ Klinik und Epidemiologie

Patienten mit einer Hemicrania continua (HC) klagen über einen kontinuierlich vorhandenen streng einseitigen Schmerz, der von einzelnen Schmerzattacken unterschiedlicher Länge überlagert wird (Olesen et al. 2004). Bei der Mehrzahl der Patienten ist zusätzlich mindestens ein autonomes Begleitsymptom wie Nasenlaufen, Tränen, Gesichtsrötung, Schwitzen bzw. konjunktivale Injektion zu beobachten. Etwa 50 % der Patienten beschreiben eine Zunahme der Schmerzen in der Nacht. Über 50 % der Patienten mit einer HC leiden von Beginn an unter einem chronischen Verlauf. Nur wenige (< 15 %) berichten über einen primär episodischen Verlauf mit alternierenden aktiven und inaktiven Phasen (Cittadini u. Goadsby 2011). Ein Seitenwechsel ist untypisch, aber beschrieben (▶ Tab. 56.5).

Die Prävalenz ist unbekannt, die Erkrankung wird jedoch wahrscheinlich unterdiagnostiziert. Im Gegensatz zum Cluster-Kopfschmerz überwiegen wie auch bei der

Tab. 56.5 IHS-Kriterien für die Hemicrania continua (IHS 4.7) (ICD 10 G 44.80).

Hemicrania continua	
A	Kopfschmerzen seit > 3 Monaten, die die Kriterien B–D erfüllen
B	Der Schmerz weist alle der folgenden Charakteristika auf: • einseitiger Kopfschmerz ohne Seitenwechsel • täglich und kontinuierlich, ohne schmerzfreie Intervalle • mittelstarke Intensität, jedoch mit Exazerbationen mit starken Schmerzen
C	Wenigstens eines der nachfolgend angeführten autonomen Symptome tritt während der Exazerbationen auf der Seite des Schmerzes auf: • konjunktivale Injektion und/oder Lakrimation • nasale Kongestion und/oder Rhinorrhö • Miosis und/oder Ptosis
D	zuverlässiges Ansprechen auf therapeutische Dosen von Indometacin
E	Nicht auf eine andere Erkrankung zurückzuführen

CDH die Frauen gegenüber den Männern im Verhältnis 2 : 1. Das Erkrankungsalter kann stark variieren, die Erkrankung beginnt in der Regel im 3. Lebensjahrzehnt (Cittadini u. Goadsby 2011). Ein familiäres Vorkommen ist bisher nur einmalig beschrieben. Die noch gültigen Kriterien setzen ein obligates Ansprechen auf Indometacin voraus, wobei in einer größeren Fallserie mit 43 Patienten, die auf Indometacin ansprachen, und 122 Patienten ohne Besserung auf Indometacin keine klinischen Merkmale herausgearbeitet werden konnten, die eine Unterscheidung zuließen (Marmura et al. 2009). Daraus ergibt sich ein Problem in der klassifikatorischen Einordnung der nicht indometacinsensitiven Patienten, die ansonsten die Diagnosekriterien der IHS erfüllen.

■ Differenzialdiagnose

Eine wichtige Differenzialdiagnose ist der ebenfalls einseitige zervikogene Kopfschmerz. Für diesen wird jedoch ein morphologisches Korrelat im Bereich des Nackens oder der HWS verlangt (Olesen et al. 2004). In seltenen Fällen kann auch bei der chronischen Migräne der Kopfschmerz einseitig dominieren. Als seltener Sonderfall wurden zuletzt auch holozephale Kopfschmerzen, die nur auf Indometacin ansprechen, im Sinne einer bilateralen HC beschrieben (Hannerz 2000).

■ Pathophysiologie

Klinik wie auch die neueren Befunde aus der Bildgebung zeigen eine Verwandtschaft mit dem Cluster-Kopfschmerz und der chronisch-paroxysmalen Hemikranie. Es findet sich eine Aktivierung im kontralateralen posterioren Hypothalamus, im ipsilateralen ventralen Mittelhirn und in der ipsilateralen dorsalen Brücke (Matharu et al. 2004, Cittadini u. Goadsby 2011). Der möglicherweise spezifische Effekt von Indometacin bei der HC wird mit der (im Vergleich zu anderen NSARs) nur bei Indometacin zu beobachtenden Inhibition der NO-induzierten duralen Vasodilatation erklärt (Summ et al. 2010).

■ Therapie

Die Mehrzahl der Patienten zeigt ein rasches Ansprechen auf Indometacin, wobei die individuell benötigte Dosis stark schwanken kann (2 × 25 mg/d bis maximal 2 × 250 mg/d).

In den publizierten Fallserien lagen die benötigten Dosierungen zwischen 25 und 225 mg/d, im Mittel bei 137 mg/d (Cittadini u. Goadsby 2011). Die Wirkung tritt innerhalb von wenigen Tagen ein, eine ausreichend hohe Dosierung vorausgesetzt. Eine Tachyphylaxie scheint nicht aufzutreten und in 42% der Patienten konnte die Dosis von Indometacin im Langzeitverlauf um bis zu 60% reduziert werden (Rossi et al. 2010). Praktisch erhöht man die Indometacindosis so weit, bis der Patient beschwerdefrei ist, und versucht dann nach einigen Tagen, die Dosis bis auf eine Dauererhaltungsdosis zu reduzieren. Es sollte ein Magenschutz (in der Regel ein höher dosierter Protonenpumpen-Hemmer) gegeben werden, wobei aber nicht alle Patienten mit hohen Indometacindosen vor Ulzera geschützt werden können. Die renalen Nebenwirkungen sind zu beachten; ca. 20% der Patienten müssen die Therapie wegen Nebenwirkungen beenden. In der Literatur existieren darüber hinaus Einzelfallberichte über die Wirksamkeit von Naproxen, selektiven COX_2-Inhibitoren (Müller u. Bekkelund 2011), Gabapentin oder Methylprednisolon i.v. (Prakash et al. 2009, Rossi et al. 2010). Ebenfalls wurde in Kasuistiken bzw. kleinen Serien die Blockade des Nervus occipitalis major oder die Stimulation dieses Nervs durch implantierbare Stimulatoren als erfolgreich beschrieben (Burns et al. 2008, Cittadini u. Goadsby 2011).

56.4 Neu aufgetretener täglicher Kopfschmerz (IHS 4.8)

■ Klinik und Epidemiologie

Diese Kopfschmerzform wurde 2004 in die IHS-Klassifikation aufgenommen (▶ Tab. 56.6), inzwischen wird diskutiert, inwieweit man verschiedene Subtypen abgrenzen sollte. Nach bevölkerungsbasierten Untersuchungen in Spanien leiden etwa 3–5% der Bevölkerung an täglichen Kopfschmerzen, wobei 2–3% einen cSK, etwa 2% eine CM und 0,2% einen neu aufgetretenen täglichen Kopfschmerz oder sehr selten eine Hemicrania continua haben (Láinez u. Monzón 2001, Lanteri-Minet et al. 2003). In einer norwegischen Studie wurde die 1-Jahres-Prävalenz mit 0,03% geschätzt (Grande et al. 2009). Die meisten publizierten Fallserien fanden ein Überwiegen der Frauen (2 : 1) und einen Erkrankungsbeginn in der Jugend bzw. in der 2. und 3. Dekade (Rozen 2011).

Es handelt sich um einen anamnestisch akut bis subakut innerhalb von 3 Tagen auftretenden Kopfschmerz, der ab diesem Zeitpunkt mehr oder weniger konstant vorhanden ist und nicht remittiert. Möglicherweise kann der Kopfschmerz in 2 Formen unterschieden werden (Goadsby 2011): 1. ein mehr an einen Spannungskopfschmerz erinnernden Kopfschmerz, der meist als mittelschwer und bilateral lokalisiert angegeben wird, und 2. ein mehr an eine Migräne erinnernder stärkerer Kopfschmerz (bei ca. 50–60% der Patienten werden Phono- bzw. Photophobie, Ruhebedürfnis und Schmerzverstärkung bei körperlicher Aktivität beschrieben) (Silberstein et al. 1994, Li u. Rozen 2002, Rozen 2011). Etwa jeder zweite Patient kann einen Auslöser benennen, wie z. B. einen fieberhaften Infekt, ein belastendes Ereignis usw.

Tab. 56.6 IHS-Kriterien für den neu aufgetretenen täglichen Kopfschmerz (IHS 4.8) (ICD 10 G 44.2).

	Neu aufgetretener täglicher Kopfschmerz
A	Kopfschmerz, der innerhalb von 3 Tagen nach Beginn die Kriterien B–D erfüllt
B	Der Kopfschmerz tritt täglich auf und remittiert nicht während eines Zeitraums von > 3 Monaten
C	Der Kopfschmerz weist mindestens 2 der folgenden Charakteristika auf: • beidseitige Lokalisation • drückend oder beengend, nicht pulsierende Qualität • leichte bis mittlere Schmerzintensität • keine Verstärkung durch körperliche Routineaktivität wie Gehen oder Treppensteigen
D	Beide der folgenden Punkte sind erfüllt: • höchstens eines ist vorhanden: milde Übelkeit oder Photophobie oder Phonophobie • weder mittlere bis starke Übelkeit noch Erbrechen
E	Nicht auf eine andere Erkrankung zurückzuführen

Möglicherweise gibt es 2 Verlaufsformen: eine mit einer spontanen Remission innerhalb von Monaten bis 2 Jahren und eine primär chronisch verlaufende Form mit einer eher ungünstigen Prognose (Rossi et al. 2010, Rozen 2011).

■ Differenzialdiagnose

Differenzialdiagnostisch abzugrenzen ist der neu aufgetretene tägliche Kopfschmerz von einem primär episodischen, sekundär chronifizierten Kopfschmerz vom Spannungstyp und der chronischen Migräne sowie von Erkrankungen, die ebenfalls zu einem subakut beginnenden Dauerkopfschmerz führen können (Pseudotumor cerebri, Sinus- oder Hirnvenenthrombose, spontaner Liquorunterdruckkopfschmerz, chronische Meningitiden [infektiös, parainfektiös oder aseptisch]) bzw. Trauma. Ein bestehender Medikamentenübergebrauch schließt die Diagnose aus. Aus diesen möglichen Differenzialdiagnosen ergibt sich, dass neben der genauen Medikamentenanamnese zur Diagnosestellung obligat bildgebende und ggf. Liquoruntersuchungen durchgeführt werden sollten.

■ Pathophysiologie

Ursächlich wird am häufigsten von einer postinfektiösen Genese ausgegangen. Schon in den ersten Beschreibungen wurde auf einen Zusammenhang mit Virusinfekten hingewiesen (Vanast et al. 1987). In einer größeren Fallserie von Kindern (n = 175) mit chronischen Kopfschmerzen wurden 40 Kinder mit einem akuten Beginn identifiziert, von denen 43 % den Beginn während einer Infektion hatten und davon wiederum etwas über 50 % eine EBV-Infektion (Diaz-Mitoma et al. 1987, Mack 2004). Diese entzündlichen Prozesse können dann über eine erhöhte TNF-α-Produktion eine vermehrte Freisetzung von CGRP induzieren und so zu den migräneartigen Kopfschmerzen führen (Rozen 2011).

■ Medikamentöse Therapie

Evidenzbasierte Therapievorschläge wurden bisher nicht publiziert. Allgemeiner Konsens ist, dass die Therapie generell schwierig ist (Goadsby u. Boes 2002). Je nach Kopfschmerztyp wird eine prophylaktische Therapie mit Valproinsäure (wenn mehr migräneartig) oder trizyklischen Antidepressiva (wenn mehr spannungskopfschmerzartig) empfohlen (Evans u. Rozen 2001, Goadsby u. Boes 2002, Evans 2003, Rozen 2003). In der bisher größten publizierten Serie (Takase et al. 2004) wurden zuerst Muskelrelaxanzien, dann trizyklische Antidepressiva und bei weiterhin fehlendem Ansprechen Valproinsäure oder SSRI eingesetzt. Rozen (2011) beschreibt eine Besserung unter Doxycyclin, das TNF-α inhibiert. Unter der Vorstellung einer entzündlichen Triggerung wurden auch hoch dosiert Methylprednisolon (1 g/d i.v. für 3–5 Tage) eingesetzt (Rozen 2011). Möglicherweise sind auch okzipitale Nervenblockaden sinnvoll (Rozen 2011). Über den Langzeitverlauf liegen keine gesicherten Beobachtungen vor. Vanast (1986) berichtete, dass etwa 30 % der Patienten nach 3 Monaten und etwa 80 % nach 24 Monaten beschwerdefrei seien. Dieser Einschätzung wird aber von anderen Autoren widersprochen (Evans u. Rozen 2001, Goadsby u. Boes 2002) und auf einen in der Regel eher therapiefraktären Verlauf hingewiesen.

■ Redaktionskomitee

Für die DGN:
Dr. Charly Gaul, Westdeutsches Kopfschmerzzentrum, Universitätsklinikum Essen

Für die Schweiz:
PD Dr. Peter Sandor, ANNR RehaClinic Kantonsspital Baden und Universität Zürich

Für Österreich:
PD Dr. C. Lampl, Abteilung für Allgemeine Neurologie und Schmerzmedizin, Krankenhaus der Barmherzigen Brüder Linz, 4010 Linz, Österreich

Für die DMKG:
Prof. Dr. A. May, Institut für Systemische Neurowissenschaften, Universitätsklinikum Hamburg (UKE)
Prof. Dr. A. Straube, Neurologische Klinik und Poliklinik, Universität München

Therapie des Spannungskopfschmerzes und anderer chronischer täglicher Kopfschmerzen

Für die DGPSF:
Prof. Dr. Peter Kropp, Institut für Medizinische Psychologie und Medizinische Soziologie, Universität Rostock

Für den BDN:
Dr. Volker Malzacher, Neurologische Praxis, Reutlingen

Federführend: Prof. Dr. Andreas Straube (Sprecher), Neurologische Klinik und Poliklinik, Universität München, Klinikum Großhadern, Marchioninistraße 15, 81377 München
E-Mail: andreas.straube@med.uni-muenchen.de

Entwicklungsstufe der Leitlinie: S1

■ Literatur

Andrasik F. Biofeedback in headache: an overview of approaches and evidence. Cleve Clin J Med 2010; 77 (Suppl. 3): S72–S76

Ashina M. Neurobiology of chronic tension-type headache. Cephalalgia 2004; 24: 161–172

Ashina M, Lassen LH, Bendtsen L et al. Effect of inhibition of nitric oxide synthase on chronic tension-type headache: a randomised crossover trial. Lancet 1999; 353: 287–289

Ashina S, Lyngberg A, Jensen R. Headache characteristics and chronification of migraine and tension-type headache: A population-based study. Cephalalgia 2010; 30: 943–952

Bendtsen L. Central sensitization in tension-type headache-possible pathophysiological mechanisms. Cephalalgia 2000; 20: 486–508

Bendtsen L, Evers S, Linde M et al. EFNS guideline on the treatment of tension-type headache – report of an EFNS task force. Eur J Neurol 2010; 17: 1318–1325

Bendtsen L, Jensen R. Mirtazapine is effective in the prophylactic treatment of chronic tension-type headache. Neurology 2004; 62:1706–1711

Bendtsen L, Jensen R. Treating tension-type headache – an expert opinion. Expert Opin Pharmacother 2011; 12: 1099–1109

Bigal ME, Serrano D, Buse D et al. Acute migraine medications and evolution from episodic to chronic migraine: a longitudinal population-based study. Headache 2008; 48: 1157–1168

Bono F, Messina D, Giliberto C et al. Bilateral transverse sinus stenosis and idiopathic intracranial hypertension without papilledema in chronic tension-type headache. J Neurol 2008; 255: 807–812

Breslau N, Schultz LR, Stewart WF et al. Headache and major depression. Is the association specific to migraine? Neurology 2000; 54: 308–313

Buchgreitz L, Lyngberg AC, Bendtsen L et al. Increased pain sensitivity is not a risk factor but a consequence of frequent headache: a population-based follow-up study. Pain 2008; 137: 623–630

Burns B, Watkins L, Goadsby PJ. Treatment of hemicrania continua by occipital nerve stimulation with a bion device: long-term follow-up of a crossover study. Lancet Neurol 2008; 7: 1001–1012

Castien RF, van der Windt DA, Grooten A et al. Effectiveness of manual therapy for chronic tension-type headache: a pragmatic, randomised, clinical trial. Cephalalgia 2011; 31: 133–143

Chakravarty A. Chronic daily headaches: clinical profile in Indian patients. Cephalalgia 2003; 23: 348–353

Cittadini E, Goadsby PJ. Update on hemicrania continua. Curr Pain Headache Rep 2011; 15: 51–56

Couch JR, Amitriptyline Versus Placebo Study Group. Amitriptyline in the prophylactic treatment of migraine and chronic daily headache. Headache 2011; 51: 33–51

Davis MA, Kononowech RW, Rolin SA et al. Acupuncture for tension-type headache: a meta-analysis of randomized, controlled trials. J Pain 2008; 9: 667–677

Diaz-Mitoma F, Vanast WJ, Tyrrell DL. Increased frequency of Epstein-Barr virus excretion in patients with new daily persistent headaches. Lancet 1987; 1: 411–415

Diener HC, Pfaffenrath V, Pageler L et al. The fixed combination of acetylsalicylic acid, paracetamol and caffeine is more effective than single substances and dual combination for the treatment of headache: a multicentre, randomized, double-blind, single-dose, placebo-controlled parallel group study. Cephalalgia 2005; 25: 776–787

Evans RW. New daily persistent headache. Curr Pain Headache Rep 2003; 7: 3003–3307

Evans RW, Rozen TD. Etiology and treatment of new daily persistent headache. Headache 2001; 41: 830–832

Evers S, Pothmann R, Überall M et al. Therapie idiopathischer Kopfschmerzen im Kindesalter. Empfehlungen der Deutschen Migräne- und Kopfschmerzgesellschaft. Nervenheilkunde 2001; 20: 306–315

Fendrich K, Vennemann M, Pfaffenrath V et al. Headache prevalence among adolescents – the German DMKG headache study. Cephalalgia 2007; 27: 347–354

Fernández-de-Las-Peñas C. What do we know about chronic tension-type headache? Discov Med 2009; 8: 232–236

Fernández-de-Las-Peñas C, Ge HY, Alonso-Blanco C et al. Referred pain areas of active myofascial trigger points in head, neck, and shoulder muscles, in chronic tension type headache. J Bodyw Mov Ther 2010; 14: 391–396

Fogelholm R, Murros K. Tizanidine in chronic tension-type headache: a placebo controlled, double-blind cross over study. Headache 1992; 32: 509–513

Fumal A, Schoenen J. Tension-type headache: current research and clinical management. Lancet Neurol 2008; 7: 70–83

Gaul C, van Doorn C, Webering N et al. Clinical outcome of a headache-specific multidisciplinary treatment program and adherence to treatment recommendations in a tertiary headache center: an observational study. J Headache Pain 2011; 12: 475–483

Goadsby PJ. New daily persistent headache: a syndrome not a discrete disorder. Headache 2011; 51: 650–653

Goadsby PJ, Boes C. New daily persistent headache. J Neurol Neurosurg Psychiat 2002; 72 (Suppl. 2): ii6–ii9

Göbel H, Fresenius J, Heinze A. et al. Effectiveness of Oleum menthae piperitae and paracetamol in therapy of headache of the tension. Nervenarzt 1996; 67: 672–681

Granato A, Chiodo Grandi F, Stokelj D et al. Acupuncture in tension-type headache. Neuroepidemiology 2010; 35: 160–162

Grande RB, Aaseth K, Lundqvist C et al. Prevalence of new daily persistent headache in the general population. The Akershus study of chronic headache. Cephalalgia 2009; 29: 1149–1155

Haag G, Diener HC, May A et al. Self-medication of migraine and tension-type headache: summary of the evidence-based recommendations of the Deutsche Migräne und Kopfschmerzgesellschaft (DMKG), the Deutsche Gesellschaft für Neurologie (DGN), the Österreichische Kopfschmerzgesellschaft (ÖKSG) and the Schweizerische Kopfwehgesellschaft (SKG). J Headache Pain 2011; 12: 201–217

Hannerz J. Chronic bilateral headache responding to indomethazin. Headache 2000; 40: 840–843

Hannerz J, Jogestrand T. Is chronic tension-type headache a vascular headache? The relation between chronic tension-type headache and cranial hemodynamics. Headache 1998; 38: 668–675

Hannerz J, Schnell PO, Larsson S et al. Blood pool scintigraphy of the skull in relation to head-down tilt provocation in patients with chronic tension-type headache and controls. Headache 2004; 44: 223–229

Holroyd KA, Labus JS, O'Donnell FJ et al. Treating chronic tension-type headache not responding to amitriptyline hydrochloride with paroxetine hydrochloride: a pilot evaluation. Headache 2003; 43: 999–1004

Holroyd KA, O'Donnell FJ, Stensland M et al. Management of chronic tension-type headache with tricyclic antidepressant medication, stress management therapy and their combination. J Am Med Ass 2001; 285: 2208–2215

Jackson JL, Shimeall W, Sessums L et al. Tricyclic antidepressants and headaches: systematic review and meta-analysis. Br Med J 2010; 341: c5222, Doi:101136/bmj.c5222

Jensen R. Pathophysiological mechanisms of tension-type headache: a review of epidemiological and experimental studies. Cephalalgia 1999; 19: 602–621

Jensen R, Olesen J. Tension-type headache: an update on mechanisms and treatment. Cur Opin Neurol 2000; 13: 285–289

Juang KD, Wang SJ, Fuh JL et al. Comorbidity of depressive and anxiety disorders in chronic daily headache and its subtypes. Headache 2000; 40: 818–823

Katsarava Z, Manack A, Yoon MS et al. Chronic migraine: classification and comparisons. Cephalalgia 2011; 31: 520–529

Kristiansen HA, Kværner KJ, Akre H et al. Tension-type headache and sleep apnea in the general population. J Headache Pain 2011; 12: 63–69

Kropp P, Egli G, Sándor PS. Tension-type headache introduction and diagnostic criteria. Handb Clin Neurol 2010; 97: 355–358

Kurth T, Mohamed S, Maillard P et al. Headache, migraine, and structural brain lesions and function: population based Epidemiology of Vascular Ageing-MRI study. Br Med J 2011;342:c7357, Doi:10.1136/bmj.c7357

Láinez MJA, Monzón MJ. Chronic daily headache. Curr Neurol Neurosci Rep 2001; 1: 118–124

Lampl C, Marecek S, May A et al. A prospective, open-label, long-term study of the efficacy and tolerability of topiramate in the prophylaxis of chronic tension-type headache. Cephalalgia 2006; 26: 1203–1208

Lanteri-Minet M, Auray JP, El Hasnaoui A et al. Prevalence and description of chronic daily headache in the general population in France. Pain 2003; 102: 143–149

Li D, Rozen TD. The clinical characterisation of new daily persistent headache. Cephalalgia 2002; 22: 66–69

Lieba-Samal D, Wöber C. Sex hormones and primary headache other than migraine. Curr Pain Headache Rep 2011 May 15, Epub ahead of print

Linde K, Allais G, Brinkhaus B et al. Acupuncture for tension-type headache. Cochrane Database Syst Rev 2009; (1): CD007587

Lyngberg AC, Rasmussen BK, Jørgensen T et al. Has the prevalence of migraine and tension-type headache changed over a 12-year period? A Danish population survey. Eur J Epidemiol 2005; 20: 243–249

Mack KJ. What incites new daily persistent headache in children? Pediatr Neurol 2004; 31: 122–125

Marmura MJ, Silberstein SD, Gupta M. Hemicrania continua: who responds to indomethacin? Cephalalgia 2009; 29: 300–307

Martínez-Martín P, Raffaelli E, Titus F et al. Efficacy and safety of metamizol vs. acetylsalicylic acid in patients with moderate episodic tension-type headache: a randomized, double-blind, placebo- and active-controlled, multicentre study. Cephalalgia 2001; 21: 604–610

Matharu MS, Cohen AS, McGonigle DJ et al. Posterior hypothalamic and brainstem activation in hemicrania continua. Headache 2004; 44: 747–756

Melchart D, Streng A, Hoppe A et al. Acupuncture in patients with tension-type headache: randomised controlled trial. Br Med J 2005; 331: 376–382

Milde-Busch A, Blaschek A, Heinen F et al. Associations between stress and migraine and tension-type headache: Results from a school-based study in adolescents from grammar schools in Germany. Cephalalgia 2011; 31: 774–785

Müller KI, Bekkelund SI. Hemicrania continua changed to chronic paroxysmal hemicrania after treatment with cyclooxygenase-2 inhibitor. Headache 2011; 51: 300–305

Murros K, Kataja M, Hedman C et al. Modified-release formulation of tizanidine in chronic tension-type headache. Headache 2000; 40: 633–637

Nestoriuc Y, Rief W, Martin A. Meta-analysis of biofeedback for tension-type headache: efficacy, specificity, and treatment moderators. J Consult Clin Psychol 2008; 76: 379–396

Olesen J, Bousser MG, Diener H et al. The international classification of headache disorders, 2nd edition. Cephalalgia 2004; 24 (Suppl. 1): 1–160

Pareva JA, Vincent M, Antonaci F et al. Hemicrania continua: diagnostic criteria and nosologic status. Cephalalgia 2001; 21: 874–877

Pascual J, Colas R, Castillo J. Epidemiology of chronic daily headache. Curr Pain Headache Rep 2001; 5: 529–536

Pfaffenrath V, Fendrich K, Vennemann M et al. Regional variations in the prevalence of migraine and tension-type headache applying the new IHS criteria: the German DMKG Headache Study. Cephalalgia 2009; 29: 48–57

Prakash S, Brahmbhatt KJ, Chawda NT et al. Hemicrania continua responsive to intravenous methyl prednisolone. Headache 2009; 49: 604–607

Redillas C, Solomon S. Prophylactic pharmacological treatment of chronic daily headache. Headache 2000; 40: 83–102

Robbins L. Long-acting opioids for severe chronic daily headache. Headache 1999; 10: 135–139

Robbins MS, Grosberg BM, Napchan U et al. Clinical and prognostic subforms of new daily-persistent headache. Neurology 2010; 74: 1358–1364

Rossi P, Tassorelli C, Allena M et al Focus on therapy: hemicrania continua and new daily persistent headache. J Headache Pain 2010; 11: 259–265

Rothrock J. Management of chronic daily headache utilizing a uniform treatment pathway. Headache 1999; 39: 650–653

Rozen TD. New daily persistent headache. Curr Pain Headache Rep 2003; 7: 218–223

Rozen TD. New daily persistent headache: clinical perspective. Headache 2011; 51: 641–649

Saper JR, Lake AE 3rd, Hamel RL et al. Daily scheduled opioids for intractable head pain: long-term observations of a treatment program. Neurology 2004; 62: 1687–1694

Scher AI, Stewart WF, Ricci JA et al. Factors associated with the onset and remission of chronic daily headache in a population-based study. Pain 2003; 106: 81–89

Schmidt-Wilcke T, Leinisch E, Straube A et al. Gray matter decrease in patients with chronic tension type headache. Neurology 2005; 65: 1483–1486

Schulte-Mattler WJ, Krack P, BoNTTH Study Group. Treatment of chronic tension-type headache with botulinum toxin A: a randomized, double-blind, placebo-controlled multicenter study. Pain 2004; 109: 110–114

Silberstein SD, Lipton RB. Chronic daily headache. Curr Opin Neurol 2000; 13: 277–283

Silberstein SD, Lipton RD, Sliwinski M. Classification of daily and near-daily headaches. Field trial of revised IHS criteria. Neurology 1996; 47: 871–875

Silberstein SD, Lipton RB, Solomon S et al. Classification of daily and near daily headaches: proposed revisions to the IHS-criteria. Headache 1994; 34: 1–7

Sjaastad O, Stovner LJ, Stolt Nielsen A et al. CPH and hemicrania continua: requirements of high indomethacin dosages – an ominous sign? Headache 1995; 35: 363–367

Söderberg EI, Carlsson JY, Stener-Victorin E et al. Subjective well-being in patients with chronic tension-type headache: effect of acupuncture, physical training, and relaxation training. Clin J Pain 2011; 27: 448–456

Sohn JH, Choi HC, Lee SM et al. Differences in cervical musculoskeletal impairment between episodic and chronic tension-type headache. Cephalalgia 2010; 30: 1514–1523

Spierings ELH, Ranke AH, Schroevers M et al. Chronic daily headache: a time perspective. Headache 2000; 40: 306–310

Spira PJ, Beran RG, Australian Gabapentin Chronic Daily Headache Group. Gabapentin in the prophylaxis of chronic daily headache: a randomized, placebo-controlled study. Neurology 2003; 61: 1753–1759

Stovner LJ, Andree C. Prevalence of headache in Europe: a review for the Eurolight project. J Headache Pain 2010; 11: 289–299

Straube A. Botulinumtoxin bei Kopfschmerzen: Ende eines langen Weges? Akt Neurol 2010; 37: 327–332

Straube A, May A, Kropp P et al. Therapie primärer chronischer Kopfschmerzen: Chronische Migräne, chronischer Kopfschmerz vom Spannungstyp und andere chronische tägliche Kopfschmerzen. Evisenzbasierte Empfehlungen der Deutschen Migräne- und Kopfschmerzgesellschaft in Zusammenarbeit mit der Österreichischen Kopfschmerzgesellschaft und der Schweizerischen Kopfwehgesellschaft. Nervenheilkunde 2007; 26: 186–199

Summ O, Andreou AP, Akerman S et al. A potential nitrergic mechanism of action for indomethacin, but not of other COX inhibitors: relevance to indomethacin-sensitive headaches. J Headache Pain 2010; 11: 477–483

Takase Y, Nakano M, Tatsumi C et al. Clinical features, effectiveness of drug-based treatment, and prognosis of new daily persistent headache (NDPH): 30 cases in Japan. Cephalalgia 2004; 24: 955–959

Torelli P, Jensen R, Olesen J. Physiotherapy for tension-type headache: a controlled study. Cephalalgia 2004; 24: 29–36

Ulrich V, Gervil M, Olesen J. The relative influence of environment and genes in episodic tension-type headache. Neurology 2004; 62: 2065–2069

Vanast WJ. New daily persistent headaches definition of a benign syndrome. Headache 1986; 26: 318

Vanast WJ, Diaz-Mitoma F, Tyrrell DL. Hypothesis: chronic benign daily headache is an immune disorder with a viral trigger. Headache 1987; 27: 138–142

Verhagen AP, Damen L, Berger MY et al. Lack of benefit for prophylactic drugs of tension-type headache in adults: a systematic review. Fam Pract 2010; 27:151–165

Vernon H, McDermaid CS, Hagino C. Systematic review of randomized clinical trials of complementary/alternative therapies in the treatment of tension-type and cervicogenic headache. Complement Ther in Med 1999; 7: 142–155

Vickers AJ, Rees RW, Zollman CE et al. Acupuncture for chronic headache in primary care: large, pragmatic, randomised trial. Br Med J 2004; 328: 744

White AR, Resch KL, Chan JC et al. Acupuncture for episodic tension-type headache: a multicentre randomized controlled trial. Cephalalgia 2000; 20: 632–637

Yurekli VA, Akhan G, Kutluhan S et al. The effect of sodium valproate on chronic daily headache and its subgroups. J Headache Pain 2008; 9: 37–41

Zissis NP, Harmoussi S, Vlaikidis N et al. A randomized, double-blind, placebo-controlled study of venlafaxine XR in out-patients with tension-type headache. Cephalalgia 2007; 27: 315–324

Zwart JA, Dyb G, Hagen K et al. Analgesic overuse among subjects with headache, neck, and low-back pain. Neurology 2004; 62: 1540–1544

57 Kopfschmerz bei Übergebrauch von Schmerz- und Migränemitteln

Was gibt es Neues?

- Die medikamentöse Prophylaxe mit Topiramat ist bei Patienten mit Migräne und gleichzeitigem Medikamentenübergebrauch in der Lage, die Attackenfrequenz so weit zu reduzieren, dass die Kriterien des Kopfschmerzes bei Übergebrauch von Schmerz- und Migränemitteln nicht mehr erfüllt werden.
- Eine Therapie mit OnabotulinumtoxinA ist bei Patienten mit Migräne und gleichzeitigem Medikamentenübergebrauch in der Lage, die Attackenfrequenz soweit zu reduzieren, dass die Kriterien des Kopfschmerzes bei Übergebrauch von Schmerz- und Migränemitteln nicht mehr erfüllt werden.
- Glukokortikoide sind bei der Behandlung des Entzugskopfschmerzes bei Patienten mit Migräne und Kopfschmerzen bei Medikamentenübergebrauch vermutlich nicht besser wirksam als Placebo.

Die wichtigsten Empfehlungen auf einen Blick

- Die Behandlung des Kopfschmerzes bei Medikamentenübergebrauch sollte multidisziplinär durch Neurologen/Schmerztherapeuten und Verhaltenspsychologen erfolgen.
- Der Medikamentenentzug ist Therapie der Wahl. Dieser sollte bei Übergebrauch von Analgetika, Triptanen oder ergotaminhaltigen Substanzen abrupt erfolgen. Bei Übergebrauch von Benzodiazepinen, Opioiden oder Barbituraten sollte ein Ausschleichen erfolgen.
- Der Medikamentenentzug kann ambulant, tagesklinisch oder stationär erfolgen, wobei alle 3 Arten in den bisherigen Studien vergleichbar wirksam waren. Die Behandlung eines Kopfschmerzes bei Medikamentenübergebrauch sollte in allen Versorgungssektoren einen multimodalen neurologisch, schmerztherapeutisch und schmerzpsychotherapeutischen Ansatz berücksichtigen, insbesondere bei schwereren Verläufen ist möglichst frühzeitig ein multidisziplinäres tagesklinisches oder stationäres Setting erforderlich. Für einzelne Patienten ist allein die Aufklärung über die Zusammenhänge ausreichend.
- Alternativ dazu kann nach Edukation zunächst eine Prophylaxe mit Topiramat oder OnabotulinumtoxinA begonnen werden. Wenn diese nicht zu einer Reduktion der kritischen Zahl der Tage mit Einnahme von Medikamenten zur Therapie akuter Kopfschmerzen führt, soll ein Medikamentenentzug durchgeführt werden.
- Gleichzeitig mit der Entzugsbehandlung soll die medikamentöse Prophylaxe des zugrunde liegenden primären Kopfschmerzes (Migräne bzw. Kopfschmerz vom Spannungstyp) eingeleitet werden.
- Eine medikamentöse Therapie sollte von Schulung und Aufklärung der Patienten über den korrekten Umgang mit der Medikation zur Behandlung von Migräneattacken und einer Anleitung zu nicht medikamentösen Verfahren zur Migräneprophylaxe verbunden sein.
- Zur Vermeidung von Rückfällen sollten die Patienten nach der Entzugsbehandlung über einen Zeitraum von mindestens einem Jahr regelmäßig nachbetreut werden.

■ Definition

Der Kopfschmerz bei Übergebrauch von Schmerz- oder Migränemitteln ist ein chronischer (≥ 15 Tage pro Monat) Kopfschmerz, der infolge einer regelmäßigen (an 10–15 Tagen pro Monat, seit ≥ 3 Monaten) Schmerz- oder Migränemitteleinnahme entsteht bzw. sich entscheidend verschlechtert (▶ Tab. 57.1) (Olesen et al. 2006). Der Übergebrauch jeglicher Kopfschmerzmittel (Analgetika, Ergotamin, Triptane, Benzodiazepine, Opioide, Barbiturate) kann zur Entwicklung eines Kopfschmerzes bei Medikamentenübergebrauch führen (Horton u. Peters 1963, Dichgans et al. 1984, Kaube et al. 1994, Diener u. Limmroth 2004, Diener et al. 2010). Der kausale Zusammenhang zwischen Medikamenteneinnahme und Verschlechterung der Kopfschmerzen kann allerdings nur belegt werden, wenn sich die Kopfschmerzen nach erfolgtem Entzug bessern.

■ Klassifikation

Bezüglich der Nomenklatur muss unterschieden werden zwischen Patienten mit häufiger Medikamenteneinnahme, bei denen sich der primäre Kopfschmerz langfristig nicht verschlechtert („medication overuse"), und Patienten, bei denen die häufige Einnahme von Medikamenten zur Behandlung akuter Kopfschmerzen zu einer Chronifizierung führt („medication overuse headache"). Bei der letzteren Form handelt es sich laut IHS um eine sekundä-

Tab. 57.1 Diagnostische Kriterien der Internationalen Kopfschmerzgesellschaft (IHS) für den Kopfschmerz bei Übergebrauch von Schmerz- oder Migränemitteln.

Typ	Kriterien
A	Kopfschmerz an ≥ 15 Tagen/Monat, der die Kriterien C und D erfüllt
B	Übergebrauch während > 3 Monate von einem oder mehreren Medikamenten, die zur akuten und/oder symptomatischen Behandlung von Kopfschmerzen eingenommen werden können*
C	Der Kopfschmerz hat sich entwickelt oder deutlich verschlechtert während des Medikamentenübergebrauchs
D	Der Kopfschmerz klingt ab oder kehrt zu seinem früheren Muster zurück innerhalb von 2 Monaten nach Absetzen der übergebrauchten Medikation

* Übergebrauch ist definiert als Einnahme an ≥ 10 Tagen für Ergotamine, Triptane, Opioide, Schmerzmittelmischpräparate und die Kombination von Akutmedikamenten sowie als Einnahme an ≥ 15 Tagen für Analgetika.

re Kopfschmerzform (Olesen et al. 2006). Viele Aspekte des Kopfschmerzes bei Übergebrauch von Schmerz- und Migränemitteln bis hin zu der Frage, ob es sich tatsächlich um eine eigene Entität oder doch eher um einen Risikofaktor für eine Chronifizierung bzw. eine Komplikation der Grunderkrankung handelt, werden noch kontrovers diskutiert (Sun-Edelstein et al. 2009).

■ Epidemiologie

Die genaue Prävalenz des Kopfschmerzes bei Medikamentenübergebrauch in der allgemeinen Bevölkerung ist nach wie vor unbekannt, da sie in klassischen epidemiologischen Querschnittsstudien nicht bestimmt werden kann. Nach der IHS-Klassifikation ist es nämlich für die Diagnose erforderlich, dass nach Absetzen der übergebrauchten Medikation der Kopfschmerz innerhalb von 2 Monaten abklingt oder zu seinem früheren Muster zurückkehrt. Auf Basis der vorliegenden Studien kann lediglich von einem wahrscheinlichen Kopfschmerz bei Medikamentenübergebrauch ausgegangen werden, der sich allerdings nach bisherigen Daten nicht einmal in der Hälfte der Fälle dann auch als solcher bestätigt (Boe et al. 2009, Sances et al. 2010). In epidemiologischen Studien wird die Prävalenz in Deutschland auf 0,2–1 % geschätzt (Katsarava u. Diener 2008, Straube et al. 2010). In Norwegen wurde eine Inzidenz von 0,72 auf 1.000 Personenjahre ermittelt (Hagen et al. 2012). Studien speziell zum Triptanübergebrauch und triptaninduzierten Kopfschmerz gibt es nur wenige. In Dänemark wurde im Jahre 1995 im Verschreibungsregister eine Prävalenz der Sumatriptan-Einnahme in der dänischen Bevölkerung von 0,78 % festgestellt. Von diesen 0,78 % lag bei 5 % ein täglicher Sumatriptanübergebrauch vor (Gaist et al. 1998). Prospektive Verlaufsuntersuchungen konnten ferner zeigen, dass bis zu 14 % von Patienten einer Kohorte mit episodischen Kopfschmerzen innerhalb eines Jahres chronische Kopfschmerzen entwickeln, die bei gut 2 Dritteln der Patienten auf einen Medikationsübergebrauch zurückzuführen sind (Katsarava et al. 2004). Allerdings handelte es sich dabei um Patienten eines spezialisierten Kopfschmerzzentrums, die nicht als repräsentativ für andere Patientengruppen anzusehen sind.

■ Klinik

Typischerweise entwickeln Patienten mit primären Kopfschmerzen wie Migräne oder einem Kopfschmerz vom Spannungstyp bei Medikamentenübergebrauch chronische Kopfschmerzen (Diener u. Limmroth 2004, Zeeberg et al. 2006b). Die überwiegende Mehrheit der Patienten leidet an einer Migräne als zugrunde liegendem primärem Kopfschmerz. Fallserien beschreiben Kopfschmerz bei Medikamentenübergebrauch auch bei Patienten mit Cluster-Kopfschmerz (Paemeleire et al. 2008). Diese Patienten haben häufig zusätzlich zu ihrem Cluster-Kopfschmerz auch eine Migräne oder eine familiäre Belastung bezüglich Migräne. Patienten mit anderen Schmerzen (z. B. Rückenschmerzen, Arthritis) ohne primäre Kopfschmerzen entwickeln keine chronischen Kopfschmerzen, auch wenn sie regelmäßig Schmerzmittel einnehmen (Lance et al. 1988, Bahra et al. 2003). Kopfschmerzpatienten mit Analgetikaübergebrauch entwickeln meist einen diffusen holokraniellen, dumpf drückenden Kopfschmerz ohne vegetative Begleiterscheinungen. Migränepatienten mit Triptanübergebrauch entwickeln häufig zunächst eine Zunahme der Migränefrequenz und später einen pulsierenden klopfenden Kopfschmerz, teilweise in Verbindung mit Übelkeit. Die für die Entwicklung des Kopfschmerzes bei Medikamentenübergebrauch kritischen Einnahmedauer und -frequenz sind am kürzesten und niedrigsten für Triptane und Mutterkornalkaloide und länger und höher für Analgetika (Evers et al. 1999, Limmroth et al. 2002). Diese Unterschiede finden sich in den neuesten Kriterien der IHS wieder. In einer populationsbezogenen Studie in den USA (Bigal et al. 2009) mit 24.000 Patienten mit Kopfschmerzen zeigte sich ein erhöhtes Risiko für eine Chronifizierung von Kopfschmerzen beim Übergebrauch von Barbituraten und Opioiden, nicht aber bei Triptanen (Bigal u. Lipton 2008).

■ Risikofaktoren

Auch wenn die meisten Querschnittsstudien eine signifikante Assoziation zwischen dem Medikamentenübergebrauch und chronischen Kopfschmerzen zeigen, begründet eine solche Assoziation noch keinen ursächlichen Zusammenhang (Haag 2010). Längsschnittstudien liegen kaum vor. Allerdings konnte jüngst in einer Längsschnittuntersuchung eine Inzidenz des Kopfschmerzes bei Medikamentenübergebrauch von 0,72 auf 1.000 Personenjahre ermittelt werden. Spezifische Risikofaktoren für den Kopfschmerz bei Übergebrauch von Schmerz- oder Migränemitteln (nicht aber für eine Kopfschmerzchronifizierung ohne Übergebrauch) waren die Einnahme von Tranquilizern, chronische muskuloskelettale oder gastrointestinale Beschwerden und ein HADS-Score von über 10 (Hagen et al. 2012). Weitere Risikofaktoren sind Übergewicht, niedriger sozialer Status und eine depressive Erkrankung (Bigal et al. 2005). In einer bevölkerungsbasierten Studie zeigte sich, dass mehr als die Hälfte (57%) der Patienten mit chronischen Kopfschmerzen bei einer Nachbefragung nach 11 Monaten eine geringere Kopfschmerzhäufigkeit aufwiesen und nicht mehr den Kriterien für chronische Kopfschmerzen entsprachen und damit eine Remission zu beobachten war (Scher et al. 2003).

■ Diagnostik

Die Diagnose des Kopfschmerzes bei Übergebrauch von Schmerz- oder Migränemitteln wird klinisch gestellt und erfordert in der Regel keine Zusatzuntersuchungen. Im Einzelfall (Erstmanifestation des chronischen Kopfschmerzes im hohen Alter, untypischer Symptomatik oder auffälliger neurologischer Untersuchung) sollten zum Ausschluss des symptomatischen Kopfschmerzes ein MR des Schädels und bei Verdacht auf eine chronisch entzündliche Ursache oder eine Liquorzirkulationsstörung eine Liquoruntersuchung mit Druckmessung durchgeführt werden.

■ Therapie

Medikamentenentzug

Auch wenn sich der Begriff „Medikamentenentzug" etabliert hat, sollte gegenüber Patienten deutlich werden, das es sich um eine „Medikamentenpause" handelt und nicht um einen „Entzug" im psychiatrischen Sinne, da Analgetika und Triptane zwar übergebraucht werden, aber mit Ausnahme der Opioide keine physische Abhängigkeit besteht. Bisher gibt es keinen Vergleich eines abrupten Absetzens der Schmerzmedikation verglichen mit einem langsamen Ausschleichen. Daher sollten Schmerzmittel und Triptane abrupt abgesetzt werden. Bei Patienten, die Opioide oder Tranquilizer einnehmen, ist ein graduelles Ausschleichen notwendig (Rossi et al. 2009).

Bei Patienten ohne wesentliche Komorbidität oder Missbrauch psychotroper Substanzen kann der Entzug ambulant oder tagesklinisch erfolgen. Ein stationärer Entzug bietet hier keine Vorteile (Rossi et al. 2006). Bei einem Teil der Patienten reicht es aus, wenn sie über den Mechanismus von medikamenteninduzierten Kopfschmerzen aufgeklärt werden. Diese Patienten schaffen es dann ohne weiter professionelle Hilfe, ihren Medikamentenkonsum einzuschränken (Rossi et al. 2006, Grande et al. 2011, Rossi et al. 2011).

Der Medikamentenentzug kann ambulant oder tagesklinisch durchgeführt werden, wenn die Patienten keine Barbiturate oder Tranquilizer einnehmen, hoch motiviert sind und eine gute familiäre Unterstützung zu erwarten ist. Ein stationärer Entzug ist notwendig, wenn der Medikamentenübergebrauchs-Kopfschmerz langjährig besteht, psychotrope Substanzen, multiple Substanzen oder Opioide gebraucht wurden, der Patient schon erfolglose Selbstentzüge versucht hat, eine Depression vorliegt oder sozialen Bindungen nicht ausreichend sind (▶ Tab. 57.2). Evidenzbasierte Daten für diese Empfehlung existieren allerdings nicht.

Therapie der Entzugserscheinungen

In den ersten 2–6 Tagen erleiden die Patienten häufig Entzugssymptome wie verstärkten (Entzugs-)Kopfschmerz, Übelkeit, arterielle Hypotonie, Tachykardie, Schlafstörungen, Unruhe, Angst und Nervosität. In der Regel steigt die Intensität des Entzugskopfschmerzes in den ersten Tagen nach dem Entzugsbeginn an, um sich dann wieder zwischen dem 6. bis 8. Tag zu normalisieren (Katsarava et al. 2001). Patienten, die von einem triptaninduzierten Kopfschmerz entzogen werden, haben meist einen leichteren und kürzeren Entzug als die Patienten mit einem Analgetika- oder Ergotaminentzug (Katsarava et al. 2001). Eine

Tab. 57.2 Strategien zur Behandlung des Kopfschmerzes bei Übergebrauch von Schmerz- oder Migränemitteln.

Strategie	Voraussetzungen
ambulante Entzugsbehandlung	• keine Einnahme von Opioiden oder Tranquilizern • hohe Motivation • Mithilfe durch die Familie
tagesklinische Entzugsbehandlung	• Komorbidität mit Depression oder Angsterkrankung • Komorbidität mit anderen chronischen Schmerzen
stationäre Entzugsbehandlung	• langjähriger medikamenteninduzierter Dauerkopfschmerz • Übergebrauch von Opioiden • Übergebrauch von psychotropen Substanzen (Schlafmittel, Tranquilizer, Anxiolytika) • mehrere erfolglose ambulante Selbstentzüge • ausgeprägte psychiatrische Begleitmorbidität

randomisierte, placebokontrollierte Studie zeigte keine Überlegenheit einer 5-tägigen Behandlung mit Prednison zur Linderung der Entzugssymptome (Boe et al. 2007). Es gibt eine Vielzahl von offenen unkontrollierten Studien zum Einsatz von Analgetika, Triptanen, Sedativa, Neuroleptika, Valproinsäure, Tramadol und Amitriptylin, deren Qualität so schlecht ist, dass daraus keine Therapieempfehlungen abgeleitet werden können.

Im Rahmen der Entzugsbehandlung sollte eine medikamentöse Prophylaxe des primären Kopfschmerzes (Migräne oder Kopfschmerz vom Spannungstyp) eingeleitet werden (▶ Tab. 57.3). Eine Prophylaxe, die vor dem Entzug nicht hilfreich war, kann nach dem Entzug dennoch wirksam sein (Zeeberg et al. 2006a). Ob die Einleitung der medikamentösen Prophylaxe zeitgleich mit dem Entzug (Rossi et al. 2006) oder mit Zeitverzögerung von 2 Monaten erfolgt (Zeeberg et al. 2006b), scheint keinen wesentlichen Einfluss auf den Langzeitverlauf zu haben.

Medikamentöse Prophylaxe

Topiramat

Topiramat ist in Deutschland zur Prophylaxe der Migräne bei Patienten zugelassen, bei denen ein Betablocker nicht wirksam war, nicht vertragen wurde oder wegen Kontraindikationen nicht gegeben werden kann. Zwei randomisierte, doppelblinde, placebokontrollierte Studien untersuchten den Einsatz von Topiramat bei Patienten mit chronischer Migräne mit und ohne Kopfschmerz durch Analgetika- oder Triptanübergebrauch. Die Studie in den Vereinigten Staaten schloss 306 Patienten ein, bei denen keine zusätzliche prophylaktische Therapie erlaubt war und bei denen kein Medikamentenübergebrauch vorliegen sollte (Silberstein et al. 2007). Dessen ungeachtet wurden aber in der Studie 38% Patienten eingeschlossen, die die Kriterien eines Übergebrauchs von Schmerz- oder Migränemitteln erfüllten. In der europäischen Studie, in der 60 Patienten eingeschlossen wurden, betrieben 78% der Patienten einen Medikamentenübergebrauch, überwiegend mit Triptanen (Diener et al. 2007). In der amerikanischen Studie kam es unter Topiramat zu einer Reduktion von durchschnittlich 6,4 Migränetagen während der Behandlungsphase gegenüber 4,7 Tagen unter Placebo. Dieser Unterschied war statistisch signifikant. In der europäischen Studie betrug die Reduktion der mittleren Zahl von Migränetagen 3,5 verglichen mit 0,2 unter Placebo. Dieser Unterschied war ebenfalls signifikant. In der europäischen Studie zeigte sich, dass Patienten mit Übergebrauch von Schmerz- oder Migränemitteln genauso gut auf Topiramat ansprachen wie Patienten ohne Übergebrauch von Schmerz- oder Migränemitteln. Am Ende der europäischen Studie bestand bei der Hälfte aller Patienten mit einem Medikamentenübergebrauchskopfschmerz dieser unter Therapie nicht mehr.

OnabotulinumtoxinA

Zwei große placebokontrollierte, randomisierte Studien untersuchten den Einsatz von OnabotulinumtoxinA bei chronischer Migräne. Das PREEMPT-Studienprogramm (Phase III Research Evaluation Migraine Prophylaxis Therapy) umfasste 2 Studien mit einem nahezu identischen Studiendesign, aber unterschiedlichen Endpunkten (Aurora et al. 2010, Diener et al. 2010). Es handelte sich jeweils um eine Studie über 24 Wochen, die im placebokontrollierten doppelblinden Parallelgruppen-Design durchgeführt wurde. In diesem Zeitintervall wurden die Patienten dreimal mit OnabotulinumtoxinA behandelt. Sie erhielten jeweils 155 I.E. OnabotulinumtoxinA, die an 31 Stellen im Bereich der Stirn, der Schläfe, des Nackens und der Schulter injiziert wurden. Patienten mit und ohne Übergebrauch von Schmerz- oder Migränemitteln konnten eingeschlossen werden. Erstere stellten dann auch mehr als die Hälfte der insgesamt 1.384 Studien-Patienten. Die gepoolte Analyse zeigte eine Reduktion der Kopfschmerztage um 8,4 unter OnabotulinumtoxinA und 6,6 unter Placebo (Dodick et al. 2010). Am eindrucksvollsten war der Effekt auf die kumulativen Kopfschmerzstunden in den letzten 28 Tagen verglichen mit der Baseline. Unter der Botulinum-Toxin-Behandlung, die im Abstand von jeweils 3 Monaten durchgeführt wurde, kam es zu einer signifikanten Reduktion der Einnahme von Triptanen, aber nicht von Analgetika. OnabotulinumA war bei Patienten mit und ohne Übergebrauch von Schmerz- oder Migränemitteln („medication overuse") gleich wirksam (Diener 2011).

Die Ergebnisse der oben referierten Studien legen nahe, dass Patienten mit chronischer Migräne und Übergebrauch von Schmerz- oder Migränemitteln zunächst mit Topiramat oder Botulinum-Toxin A behandelt werden sollten. Die Patienten, die es nicht schaffen, innerhalb der nächsten 3 Monate ihren Medikamentenübergebrauch zu beenden, sollten dann einer gezielten Entzugstherapie zugeführt werden. Grundsätzlich ersetzt eine medikamentöse Behandlung jedoch nicht die Aufklärung, Edukation und Betreuung der Patienten mit Berücksichtigung der psychischen Komorbidität.

Tab. 57.3 Praktisches Vorgehen beim Kopfschmerz bei Übergebrauch von Schmerz- oder Migränemitteln.

Vorgehensweise

1. Aufklärung des Patienten
2. abruptes Absetzen aller Schmerzmittel
3. Behandlung der Entzugssymptome
   - gegen Übelkeit und Erbrechen
     - Metoclopramid 3 × 20 Tropfen pro Tag oder
     - Domperidon 3 × 1 Tablette (10 mg) pro Tag
   - gegen Entzugskopfschmerz
     - nicht steroidales Antirheumatikum, z. B. Ibuprofen 2 × 200–400 mg pro Tag
     - bei stärkeren Kopfschmerzen 500–1000 mg Acetylsalicylsäure i.v.
     - in Einzelfällen Prednison
4. Prophylaxe des primären Kopfschmerzes (Migräne bzw. Kopfschmerz vom Spannungstyp)
5. verhaltenstherapeutische Begleittherapie

Verhaltenstherapie der Kopfschmerzen bei Übergebrauch von Schmerz- oder Migränemitteln

Psychologisches Entstehungsmodell

Die klinische Transformation von episodischen zu chronischen Kopfschmerzen mit Schmerzmittelübergebrauch geschieht nicht spontan und ist in der Regel reversibel. Aus bevölkerungsbezogenen Studien ist bekannt, dass psychosoziale Risikofaktoren die Inzidenz, Prävalenz und Prognose von chronischen Kopfschmerzen beeinflussen (Scher et al. 2008). Kritische Lebensereignisse – z. B. Wohnortwechsel, Heirat, Trennung, Arbeitsplatzverlust, etc. – werden mit dem Beginn der Chronifizierung der Migräne in Zusammenhang gebracht (Scher et al. 2008). Kopfschmerzpatienten, die solchen psychosozialen Dauerbelastungen ausgesetzt sind, können einen stetigen Anstieg ihrer Kopfschmerzfrequenz erfahren (Sauro u. Becker 2009). Im Fall der Migräne kann neben der Kopfschmerzfrequenz von den meisten Betroffenen auch die Kopfschmerzintensität als so stark erlebt werden, dass sie diese nicht ohne Medikamente ertragen können. Zudem können sich die Betroffenen durch die häufigen Kopfschmerzen in der Umsetzung ihrer Leistungsansprüche bedroht fühlen und dann antizipatorisch verstärkt Schmerzmittel einnehmen. Die Kopfschmerzen und die damit verbundene Angst vor Versagen werden bei bestimmten Patienten durch die Einnahme reduziert, das Einnahmeverhalten damit belohnt und in nachfolgenden Situationen demzufolge wiederholt. Der Patient nimmt so gegebenenfalls immer häufiger Schmerzmittel ein und befindet sich in einem „circulus vitiosus" der sog. negativen Verstärkung. Wird die bisher nur empirisch bestimmte physiologisch bedeutsame Grenze von 10–15 Einnahmetagen pro Monat überschritten, kann es zu einer Faszilitation der Schmerzwahrnehmung, einer abgeschwächten Schmerzinhibition (Meng et al. 2011) und damit zur Häufung der Kopfschmerzen kommen.

Abhängigkeit

Einige Patienten mit chronischen Kopfschmerzen durch Übergebrauch von Schmerz- und Migränemitteln erfüllen die DSM-IV-Kriterien für ein Abhängigkeitssyndrom (Radat et al. 2008). Dennoch fällt eine Einordnung des Schmerzmittelabusus als abhängiges Verhalten schwer, da bei dem größten Teil der Patienten keine psychotropen Substanzen fehlgebraucht werden und die DSM- oder ICD-Kriterien (F10.2–F19.2) zu allgemein formuliert sind, sodass sie im Prinzip auf jeden Substanzfehlgebrauch zutreffen können. Bei einzelnen Patienten sind aber einen kontinuierliche Dosissteigerung und auch der Gebrauch von multiplen Substanzen zu beobachten (Bigal et al. 2004). Die beste ICD-Zuordnung sind die Verhaltensabhängigkeit (F63.x) oder der schädliche Gebrauch (F55.x).

Verhaltenstherapie

Die psychologische Betreuung von Entzugspatienten erfordert auch medizinische Maßnahmen wie Entzug und Prophylaxe des Primärkopfschmerzes und ein strukturiertes Nachsorgeprogramm. Auf der Basis von Metaanalysen ist es sehr schwierig, die Evidenz von Entzugsstudien einzuschätzen, da über die Studien hinweg die Entzugsstrategien und -interventionen zu unterschiedlich und unbehandelte Kontroll- oder Vergleichsgruppen nicht vorhanden sind. Aus Studien mit Migränepatienten mit Kopfschmerzen durch Übergebrauch von Schmerz- und Migränemitteln in stationären (Grazzi et al. 2002, Lake et al. 2009) und tagesklinischen Settings (Grazzi et al. 2009) ergeben sich Hinweise auf Vorteile durch eine multimodale Behandlung.

In Anlehnung an Lake (Lake 2006) sind für die Indikationsstellung einer psychologischen Behandlung operational Kriterien hilfreich (siehe ▶ Tab. 57.4). Allerdings beruhen diese Überlegungen lediglich auf klinischer Erfahrung und sind nicht evidenzbasiert. Ein „einfacher" Patient ist nach diesem Modell prinzipiell bereit und fähig, seine Kopfschmerzerkrankung zu managen, und ist im Wesentlichen durch äußere Umstände oder Unwissen in den Übergebrauch geraten. Diese Patienten sind geeignet für einen ambulanten Entzug. Sie benötigen zwar auch eine verhaltenstherapeutische Begleitung (z. B. Selbstbeobachtung, Edukation, Verhaltensempfehlung), die aber nicht zwingend von einem Psychotherapeuten geleistet werden muss.

Bei Patienten mit Kopfschmerzen durch Übergebrauch von Schmerz- und Migränemitteln, die die Kriterien in ▶ Tab. 57.4 erfüllen ist davon auszugehen, dass sie prinzipielle Probleme haben, mit Schmerzen oder Stress funktional umzugehen und demzufolge auch Medikamenteneinnahmeregeln einzuhalten. Diese Patienten sind Kandidaten für einen tagesklinischen oder stationären Entzug und benötigen einen direkten psychotherapeutischen Kontakt, in dem über das Ausmaß der psychologischen Interventionen entschieden wird. In Einzelfällen (z. B. bei Vorliegen einer schweren Depression, Angst- oder Persönlichkeitsstörung) kann die Überführung in ein engmaschiges psychotherapeutisches Setting nötig werden.

Tab. 57.4 Indikation für die Psychotherapie bei Untergruppen von Patienten mit Kopfschmerzen durch Übergebrauch von Schmerz- und Migränemitteln. Treffen mehrere Kriterien zu, ist eine psychotherapeutische Intervention angezeigt.

Kriterien für eine psychotherapeutische Intervention

- langzeitiger Übergebrauch (> 1 Jahr)
- mehr als 2 Schmerzmitteldosen pro Einnahmetag
- Nachweis einer klinisch bedeutsamen Depression, Angst- oder Persönlichkeitsstörung
- aktuelles Vorliegen von mehr als 3 ICD-10-Suchtkriterien
- positive Suchtgenese
- positive Entzugsvergangenheit

Interventionsbausteine einer psychologischen Behandlung von Patienten mit Übergebrauch von Schmerz- und Migränemitteln sind:
- Edukation zum Thema „Medikamentenabusus und Dauerkopfschmerz"
- Festlegung individueller Ziele bezüglich des Medikamenteneinnahmeverhaltens
- Anleitung zur Medikamenten-Selbstkontrolle
- Bewusstmachung *äußerer* Einflüsse für den Übergebrauch (z.B. Verfügbarkeit von Schmerzmitteln)
- Bewusstmachung *innerer* Einflüsse für den Übergebrauch (z.B. gelernte Unbedenklichkeit der Schmerzmitteleinnahme)
- Bewusstmachung iatrogene Risikofaktoren (z.B. doctor-shopping)
- Nutzbarmachung von „social support" (z.B. durch Partner/in)

Rückfälle

Die Datenbasis zur Beurteilung des Rückfallrisikos ist klein und beschränkt sich auf klinische Fallserien mit meist nur wenigen Dutzend Patienten und Nachbeobachtungszeiten zwischen 1 Monat und 6 Jahren. Die Rückfallraten variieren stark von 4% bis zu 49% (Evers u. Marziniak 2010). Der größere Anteil der Patienten wird bereits im ersten Jahr trotz einer erfolgreichen Entzugstherapie rückfällig. Weitere Studien mit längerer Betreuung der entzogenen Patienten bis zu einem Zeitraum von 6 Jahren zeigen Rückfallraten im Durchschnitt von etwa 32% (Katsarava et al. 2005). In einer kleinen klinischen Fallserie zeigten die Patienten mit Triptanübergebrauch eine deutlich bessere Langzeitprognose im Vergleich zu Patienten mit einem Analgetika- bzw. Ergotaminübergebrauch (Katsarava et al. 2005), allerdings müssen diese Ergebnisse in weiteren größeren Studien bestätigt werden. Eine intensive Edukation der Patienten hinsichtlich des Gebrauchs von Akutmedikation und Anleitung zu nicht medikamentösen Prophylaxeverfahren sowie eine regelmäßige Nachbetreuung der Patienten konnten nach 12–18 Monaten Nachbeobachtungszeit zeigen, dass die Rückfallrate auf 9% gesenkt werden kann (Gaul et al. 2011) Nach dem Entzug sollte der Patient ein Kopfschmerztagebuch führen und seine Medikamenteneinnahme kontrollieren. Die Einnahme von Schmerz- oder Migränemitteln sollte nur an maximal 10 Tagen erfolgen.

■ Besonderheiten für die Schweiz

Noch vor wenigen Jahren wurde bei einer geringen Anzahl schwerstbetroffener Kopfschmerz-Patienten mit Übergebrauch von Schmerz- oder Migränemitteln nach dem Akutentzug eine psychosomatische Rehabilitation durchgeführt. Seit 2005 hat sich für Patienten, die nach stationärem Entzug rückfällig geworden sind, eine Kopfschmerz-Neurorehabilitation als Standard etabliert und wird von den meisten Kassen sowie auch der Schweizerischen Unfall Versicherung (SUVA) bei Kopfschmerz-Patienten mit Übergebrauch von Schmerz- oder Migränemitteln nach Schädel-Hirn-Trauma unterstützt. Sie basiert auf einem Verständnis der Kopfschmerzen als neurobiologische Erkrankungen und besteht aus evidenzbasierten Modulen pharmakotherapeutischer und nicht pharmakologischer prophylaktischer Maßnahmen sowie Edukation. Eine wissenschaftliche Untersuchung der Wirksamkeit der Rehabilitation als Gesamtes wird aktuell durchgeführt.

■ Besonderheiten für Österreich

In der Entzugsbehandlung von chronischen Kopfschmerzen durch Übergebrauch an Schmerzmitteln wird (noch) die stationäre Entwöhnungstherapie zur Erreichung einer Medikamentenpause bevorzugt. Topiramat soll als primäres Prophylaktikum eingesetzt werden, Onabotulinumtoxin A wird bis dato nicht erstattet, ein Reformprozess ist derzeit im Gange.

■ Redaktionskomitee

Prof. Dr. Hans-Christoph Diener, Neurologische Klinik und Westdeutsches Kopfschmerzzentrum (WKZ), Universitätsklinikum Essen
Prof. Dr. Stefan Evers, Klinik und Poliklinik für Neurologie, Universitätsklinikum Münster und Krankenhaus Lindenbrunn, Coppenbrügge
Dr. Günther Fritsche, Psychologische Schmerztherapie und WKZ, Neurologische Universitätsklinik Essen (für die DGPSF)
Dr. Charly Gaul, Migräne- und Kopfschmerzklinik Königstein
Prof. Dr. Gunther Haag, Michael-Balint-Klinik, Königsfeld
Dr. Dagny Holle, Neurologische Klinik und Westdeutsches Kopfschmerzzentrum (WKZ), Universitätsklinikum Essen
Prof. Dr. Zaza Katsarava, Neurologische Klinik, Evangelisches Krankenhaus Unna
Prof. Dr. Peter Kropp, Institut für Medizinische Psychologie und Medizinische Soziologie, Universität Rostock
Prof. Dr. Volker Limmroth, Neurologische Klinik, Krankenhaus Köln-Merheim
Dr. Martin Marziniak, Abteilung für entzündliche Erkrankungen des Nervensystems und Neuro-Onkologie, Universitätsklinikum Münster
Prof. Dr. Arne May, Klinik für Neurologie und Institut für Systemische Neurowissenschaften, Universitätsklinikum Eppendorf, Hamburg
Dr. Uwe Meier, Neurologe, Grevenbroich (für den BDN)

Für die Schweiz:
PD Dr. Peter Sandor, RehaClinic, Kantonsspital Baden AG, Baden

Dr. Andreas Gantenbein, Klinik für Neurologie, Universitätsspital Zürich

Für Österreich:
PD Dr. Christian Lampl, Krankenhaus der Barmherzigen Schwestern Linz

Federführend: Prof. Dr. Hans-Christoph Diener, Neurologische Klinik und Westdeutsches Kopfschmerzzentrum (WKZ), Universitätsklinikum Essen, Hufelandstraße 55, 45122 Essen
E-Mail: hans.diener@uni-duisburg-essen.de

Entwicklungsstufe der Leitlinie: S1

Es handelt sich um eine gemeinsame Leitlinie der Deutschen Migräne- und Kopfschmerzgesellschaft (DMKG), der Deutschen Gesellschaft für Neurologie (DGN), des Berufsverbandes der Neurologen (BDN), der Deutschen Gesellschaft für Psychologische Schmerztherapie und -Forschung (DGPSF), der Österreichischen Kopfschmerzgesellschaft (ÖKSG) und der Schweizer Kopfwehgesellschaft (SKG).

■ Literatur

Aurora S, Dodick D, Turkel C et al. OnabotulinumtoxinA for treatment of chronic migraine: results from the double-blind, randomized, placebo-controlled phase of the PREEMPT 1 trial. Cephalalgia 2010; 30: 793–803

Bahra A, Walsh M, Menon S et al. Does chronic daily headache arise de novo in association with regular use of analgesics? Headache 2003; 43: 179–190

Bigal M, Rapoport A, Sheftell F et al. Transformed migraine and medication overuse in a tertiary headache centre--clinical characteristics and treatment outcomes. Cephalalgia 2004; 24: 483–490

Bigal ME, Borucho S, Serrano D et al. The acute treatment of episodic and chronic migraine in the USA. Cephalalgia 2009; 29: 891–897

Bigal ME, Lipton RB. Excessive acute migraine medication use and migraine progression. Neurology 2008; 71: 1821–1828

Bigal ME, Rapoport AM, Sheftell FD et al. Chronic migraine is an earlier stage of transformed migraine in adults. Neurology 2005; 65: 1556–1561

Boe MG, Mygland A, Salvesen R. Prednisolone does not reduce withdrawal headache: a randomized, double-blind study. Neurology 2007; 69: 26–31

Boe MG, Salvesen R, Mygland A. Chronic daily headache with medication overuse: predictors of outcome 1 year after withdrawal therapy. Eur J Neurol 2009; 16: 705–712

Dichgans J, Diener HC, Gerber WD et al. Analgetika-induzierter Dauerkopfschmerz. Dtsch med Wschr 1984; 109: 369–373

Diener HC. Detoxification for medication overuse headache is not necessary. Cephalalgia 2011 Nov 29. [Epub ahead of print]

Diener H, Dodick D, Aurora S et al. OnabotulinumtoxinA for treatment of chronic migraine: Results from the double-blind, randomized, placebo-controlled phase of the PREEMPT 2 trial. Cephalalgia 2010; 30: 804–814

Diener HC, Bussone G, Van Oene J et al. Topiramate reduces headache days in chronic migraine: a randomized, double-blind, placebo-controlled study. Cephalalgia 2007; 27: 814–823

Diener HC, Katsarava Z, Limmroth V. Headache attributed to a substance or its withdrawal. Handb Clin Neurol 2010; 97: 589–599

Diener HC, Limmroth V. Medication-overuse headache: a worldwide problem. Lancet Neurology 2004; 3: 475–483

Dodick DW, Turkel CC, DeGryse RE et al. OnabotulinumtoxinA for treatment of chronic migraine: pooled results from the double-blind, randomized, placebo-controlled phases of the PREEMPT clinical program. Headache 2010; 50: 921–936

Evers S, Gralow I, Bauer B et al. Sumatriptan and ergotamine overuse and drug-induced headache: a clinicoepidemiologic study. Clin Neuropharmacol 1999; 22: 201–206

Evers S, Marziniak M. Clinical features, pathophysiology, and treatment of medication-overuse headache. Lancet Neurol 2010; 9: 391–401

Gaist D, Tsiropoulus I, Sindrup SH et al. Inappropriate use of sumatriptan: population based register and interview study. Br J Med 1998; 316: 1352–1353

Gaul C, van Doorn C, Webering N et al. Clinical outcome of a headache-specific multidisciplinary treatment program and adherence to treatment recommendations in a tertiary headache center: an observational study. J Headache Pain 2011; 12: 475–483

Grande RB, Aaseth K, Benth JS et al. Reduction in medication-overuse headache after short information. The Akershus study of chronic headache. Eur J Neurol 2011; 18: 129–137

Grazzi L, Andrasik F, D'Amico D et al. Behavioral and pharmacologic treatment of transformed migraine with analgesic overuse: outcome at 3 years. Headache 2002; 42: 483–490

Grazzi L, Usai S, Prunesti A et al. Behavioral plus pharmacological treatment versus pharmacological treatment only for chronic migraine with medication overuse after day-hospital withdrawal. Neurol Sci 2009; 30 (Suppl. 1): S117–S119

Haag G. Headache and medication overuse: are clinical case series appropriate to reveal differential risks of different medications? Expert Opin Drug Saf 2010; 9: 397–406

Hagen K, Linde M, Steiner TJ et al. Risk factors for medication-overuse headache: An 11-year follow-up study. The Nord-Trondelag Health Studies. Pain 2012; 153: 56–61

Horton BT, Peters GA. Clinical manifestations of excessive use of ergotamine preparations and management of withdrawal effect: report of 52 cases. Headache 1963; 3: 214–226

Katsarava Z, Diener HC. Medication overuse headache in Germany. Cephalalgia 2008; 28: 1221–1222

Katsarava Z, Fritsche G, Muessig M et al. Clinical features of withdrawal headache following overuse of triptans and other headache drugs. Neurology 2001; 57: 1694–1698

Katsarava Z, Muessig M, Dzagnidze A et al. Medication overuse headache: rates and predictors for relapse in a 4-year prospective study. Cephalalgia 2005; 25: 12–15

Katsarava Z, Schneeweiss S, Kurth T et al. Incidence and predictors for chronicity of headache in patients with episodic migraine. Neurology 2004; 62: 788–790

Kaube H, May A, Diener HC et al. Sumatriptan misuse in daily chronic headache. Br Med J 1994; 308: 1573

Lake AE 3rd. Medication overuse headache: biobehavioral issues and solutions. Headache 2006; 46 (Suppl. 3): S88–S97

Lake AE 3rd, Saper JR, Hamel RL. Comprehensive inpatient treatment of refractory chronic daily headache. Headache 2009; 49: 555–562

Lance F, Parkes C, Wilkinson M. Does analgesic abuse cause headache de novo? Headache 1988; 38: 61–62

Limmroth V, Katsarava Z, Fritsche G et al. Features of medication overuse headache following overuse of different acute headache drugs. Neurology 2002; 59: 1011–1014

Meng ID, Dodick D, Ossipov MH et al. Pathophysiology of medication overuse headache: insights and hypotheses from preclinical studies. Cephalalgia 2011; 31: 851–860

Olesen J, Bousser MG, Diener HC et al. New appendix criteria open for a broader concept of chronic migraine. Cephalalgia 2006; 26: 742–746

Paemeleire K, Evers S, Goadsby PJ. Medication-overuse headache in patients with cluster headache. Curr Pain Headache Rep 2008; 12: 122–127

Radat F, Creac'h C, Guegan-Massardier E et al. Behavioral dependence in patients with medication overuse headache: a cross-sectional study in consulting patients using the DSM-IV criteria. Headache 2008; 48: 1026–1036

Rossi P, Di Lorenzo C, Faroni J et al. Advice alone vs. structured detoxification programmes for medication overuse headache: a prospective, randomized, open-label trial in transformed migraine patients with low medical needs. Cephalalgia 2006; 26: 1097–1105

Rossi P, Faroni JV, Nappi G. Short-term effectiveness of simple advice as a withdrawal strategy in simple and complicated medication overuse headache. Eur J Neurol 2011; 18: 396–401

Rossi P, Jensen R, Nappi G et al. A narrative review on the management of medication overuse headache: the steep road from experience to evidence. J Headache Pain 2009; 10: 407–417

Sances G, Ghiotto N, Galli F et al. Risk factors in medication-overuse headache: a 1-year follow-up study (care II protocol). Cephalalgia 2010; 30: 329–336

Sauro KM, Becker WJ. The stress and migraine interaction. Headache 2009; 49: 1378–1386

Scher AI, Midgette LA, Lipton RB. Risk factors for headache chronification. Headache 2008; 48: 16–25

Scher AI, Stewart WF, Buse D et al. Major life changes before and after the onset of chronic daily headache: a population-based study. Cephalalgia 2008; 28: 868–876

Scher AI, Stewart WF, Ricci JA et al. Factors associated with the onset and remission of chronic daily headache in a population-based study. Pain 2003; 106: 81–89

Silberstein SD, Lipton RB, Dodick DW et al. Efficacy and safety of topiramate for the treatment of chronic migraine: a randomized, double-blind, placebo-controlled trial. Headache 2007; 47: 170–180

Straube A, Pfaffenrath V, Ladwig KH et al. Prevalence of chronic migraine and medication overuse headache in Germany-the German DMKG headache study. Cephalalgia 2010; 30: 207–213

Sun-Edelstein C, Bigal ME, Rapoport AM. Chronic migraine and medication overuse headache: clarifying the current International Headache Society classification criteria. Cephalalgia 2009; 29: 445–452

Zeeberg P, Olesen J, Jensen R. Discontinuation of medication overuse in headache patients: recovery of therapeutic responsiveness. Cephalalgia 2006a; 26: 1192–1198

Zeeberg P, Olesen J, Jensen R. Probable medication-overuse headache: the effect of a 2-month drug-free period. Neurology 2006b; 66: 1894–1898

58 Trigeminusneuralgie

Was gibt es Neues?

- Medikamentöse Therapie: Es gibt keine neuen Pharmaka mit gesicherter Evidenz zur medikamentösen Prophylaxe der Trigeminusneuralgie.
- Operative Therapie: Es gibt kein neues operatives Verfahren zur Therapie der Trigeminusneuralgie.

Die wichtigsten Empfehlungen auf einen Blick

- Carbamazepin ist das Mittel der Wahl zur Behandlung der Trigeminusneuralgie.
- Die Wirkung von Oxcarbazepin ist derjenigen von Carbamazepin wahrscheinlich vergleichbar.
- Zur Akuttherapie von schweren Exazerbationen eignet sich Phenytoin, i. v. gegeben, alternativ als Mittel der zweiten Wahl das hochpotente Neuroleptikum Pimozid.
- Medikamente der zweiten Wahl sind Phenytoin, Baclofen als Zusatztherapie, Lamotrigin, Pregabalin und Gabapentin. Möglicherweise hat auch Levetiracetam einen therapeutischen Effekt.
- Misoprostol ist zur Behandlung der Trigeminusneuralgie bei Multipler Sklerose wirksam.
- Symptomatische Trigeminusneuralgien, die einer kausalen Operation zugänglich sind, sollten primär operativ behandelt werden, ansonsten werden auch symptomatische Trigeminusneuralgien primär konservativ behandelt.
- Operative Therapieverfahren sollten bei Versagen der medikamentösen Prophylaxe bzw. intolerablen Nebenwirkungen der medikamentösen Prophylaxe eingesetzt werden.
- Die Wahl des operativen Verfahrens richtet sich nach dem allgemeinen Operationsrisiko und der Genese der Trigeminusneuralgie.
- In der operativen Therapie der Trigeminusneuralgie gesichert wirksam sind die mikrovaskuläre Dekompression nach Jannetta sowie perkutane Verfahren im oder am Ganglion Gasseri und die radiochirurgische Behandlung. Radiochirurgische Verfahren sind den klassischen operativen Verfahren im Hinblick auf die Langzeitergebnisse unterlegen.

■ Definition und Klassifikation

Begriffsdefinition

Die Trigeminusneuralgie ist ein blitzartig einschießender, über Sekunden, selten länger (< 2 Minuten) anhaltender, extrem heftiger, elektrisierender und stechender Schmerz im Versorgungsgebiet eines oder mehrerer Trigeminusäste. Die Attacken treten spontan oder Reiz-getriggert (Berührung im Nervus-trigeminus-Versorgungsgebiet, Kauen, Sprechen oder Schlucken) auf. Zwischen den Attacken besteht in der Regel Beschwerdefreiheit. Attacken können anfangs täglich über Wochen bis Monate auftreten und spontan über Wochen bis Monate sistieren. In der Regel ist der Verlauf progredient. Nur 29 % der Patienten haben nur eine Episode in ihrem Leben (Katusic et al. 1991).

Klassifikation

Nach der aktuellen Klassifikation der Internationalen Kopfschmerzgesellschaft (IHS) unterscheidet man zwischen der klassischen (früher idiopathischen) Trigeminusneuralgie (▶ Tab. 58.1) und der symptomatischen Trigeminusneuralgie (▶ Tab. 58.2). Bei Letzterer können auch Sensibilitätsstörungen im Dermatom des betroffenen Trigeminusastes vorhanden sein und es wird keine Schmerzfreiheit zwischen den Attacken gefordert. Bei der klassischen Trigeminusneuralgie kann nach längerem Krankheitsverlauf ein dumpfer Hintergrundschmerz persistieren. Ursache der klassischen Trigeminusneuralgie ist wahrscheinlich ein pathologischer Gefäß-Nerven-Kontakt. Die Pulsationen führen zu segmentalen Demyelinisierungen der Nervenwurzel, was die ephaptische Übertragung von elektrischen Entladungen nicht nozizeptiver Afferenzen auf nozizeptive Afferenzen begünstigt. Symptomatische Trigeminusneuralgien treten bei Entmarkungskrankheiten wie der Multiplen Sklerose, als Symptom von Raumforderungen (Neurinome, insbesondere Akustikusneurinome, Metastasen), umschriebenen Hirnstammischämien oder Angiomen des Hirnstamms auf. Bei einem Teil der symptomatischen Trigeminusneuralgien bedingen die Raumforderungen einen pathologischen Gefäß-Nerven-Kontakt. Bei der Multiplen Sklerose führt die Schädigung der Myelinscheide im Bereich der Eintrittsstelle der Nervenwurzel zu den Schmerzattacken. Familiäre Trigeminusneuralgien sind als Rarität beschrieben (Duff et al. 1999, Smyth et al. 2003).

Die Differenzierung zwischen einer klassischen Trigeminusneuralgie und anderen sekundären Formen ist therapeutisch im Hinblick auf den Zeitpunkt und die Auswahl invasiver Therapieverfahren von hoher Bedeutung.

Trigeminusneuralgie

Tab. 58.1 IHS-Kriterien für die klassische Trigeminusneuralgie.

Klassische Trigeminusneuralgie	
A	Paroxysmale Schmerzattacken von Bruchteilen einer Sekunde bis zu 2 Minuten Dauer, die einen oder mehrere Äste des N. trigeminus betreffen und die Kriterien B und C erfüllen
B	Der Schmerz weist wenigstens eines der folgenden Charakteristika auf: • starke Intensität, scharf, oberflächlich, stechend, • ausgelöst über eine Triggerzone oder durch Triggerfaktoren
C	Die Attacken folgen beim einzelnen Patienten einem stereotypen Muster
D	Klinisch ist kein neurologisches Defizit nachweisbar
E	Nicht auf eine andere Erkrankung zurückzuführen

Tab. 58.2 IHS-Kriterien für die symptomatische Trigeminusneuralgie.

Symptomatische Trigeminusneuralgie	
A	Paroxysmale Schmerzattacken von Bruchteilen einer Sekunde bis zu 2 Minuten Dauer mit oder ohne Dauerschmerz zwischen den Paroxysmen, die einen oder mehrere Äste des N. trigeminus betreffen und die Kriterien B und C erfüllen
B	Der Schmerz weist wenigstens eines der folgenden Charakteristika auf: • starke Intensität, scharf, oberflächlich, stechend • ausgelöst über eine Triggerzone oder durch Triggerfaktoren
C	Die Attacken folgen beim einzelnen Patienten einem stereotypen Muster
D	Nachweis einer ursächlichen Läsion anders als einer vaskulären Kompression mittels spezieller Untersuchungsmethoden und/oder operativer Exploration der hinteren Schädelgrube

Aspekte, die diese Leitlinie nicht behandelt

Die Leitlinie befasst sich nicht mit der Differenzialdiagnose von Gesichtsschmerzen oder Fragen der Versorgungskoordination.

■ Diagnostik

Die Diagnose stützt sich auf die typische Anamnese und den neurologischen Untersuchungsbefund.

Bei der Erstdiagnose sollte eine MRT oder bei Kontraindikationen eine CT zum Ausschluss von Raumforderungen, vaskulären Pathologien oder Entmarkungsherden durchgeführt werden, insbesondere bei klinischen Hinweisen auf eine symptomatische Genese. Ggf. sind darüber hinaus weitere Untersuchungen notwendig:
- Darstellung knöcherner Strukturen mittels radiologischer Nativdiagnostik oder CT
- Ausschluss einer Multiplen Sklerose (Liquoruntersuchung, Elektrophysiologie, Labor)
- konsiliarische Untersuchung durch HNO-, Zahnarzt, Kieferchirurg/Orthopäde

Elektrophysiologische Untersuchungen (Blinkreflex, Masseterreflex, Trigeminus-SEP) sind fakultativ.

Bildgebende Untersuchungen zum Nachweis eines pathologischen Gefäß-Nerven-Kontaktes erfolgen in aller Regel bei geplanter Jannetta-Operation nach Rücksprache mit dem Operateur.

Intraoperativ kann bei 70–100 % der Patienten ein Gefäß-Nerven-Kontakt nachgewiesen werden. Der präoperative Nachweis hängt entscheidend von der MR-Technik ab. Bislang gibt es kein standardisiertes Verfahren für die Diagnostik. Die beste Übereinstimmung von bildgebenden und intraoperativ erhobenen Befunden kann wahrscheinlich mit hochauflösenden MRT- und MRA-Techniken und anschließender 3D-Rekonstruktion erzielt werden (Chun-Cheng et al. 2009, Miller et al. 2009, Satoh et al. 2009, Leal et al. 2010). Die Spezifität eines Gefäß-Nerven-Kontaktes ist gering, da bei bis zur Hälfte der Patienten auch kontralateral und bei bis zu einem Drittel der Kontrollpersonen Gefäß-Nerven-Kontakte nachgewiesen werden können. Die Nervenkompression beruht am häufigsten auf einem Kontakt mit der A. cerebelli superior (ca. 80 %), seltener und in absteigender Häufigkeit mit pontinen Venen, der A. cerebelli inferior anterior oder anderen kleineren Gefäßen.

■ Therapie

Allgemeine Empfehlungen

Die klassische Trigeminusneuralgie wird primär konservativ, nach Möglichkeit in Monotherapie behandelt. Alle prophylaktisch wirksamen Substanzen verhindern die Entstehung ektopischer Aktionspotenziale. Carbamazepin, Oxcarbazepin und Phenytoin blockieren die Natriumkanäle exzitatorischer Bahnen, Baclofen, Carbamazepin, Oxcarbazepin und Phenytoin unterdrücken die synaptische exzitatorische Überleitung. Bei einer Kombinationstherapie sollten Substanzen mit unterschiedlichem Wirkmechanismus gegeben werden (z. B. Carbamazepin und Baclofen). Die Dosierung muss sich nach der Wirkung und den Nebenwirkungen richten. Die Dosis wird so lange erhöht, bis Schmerzfreiheit erzielt wird oder intolerable Nebenwirkungen auftreten. Die Geschwindigkeit bei der Eindosierung ist stets ein Kompromiss zwischen dem erforderlichen Wirkeintritt und den Nebenwirkungen. Bei hohem Leidensdruck werden Nebenwirkungen einer wirksamen Therapie eher toleriert, wenn über die zu erwartende Abnahme der Nebenwirkungen aufgeklärt wird. Bei Nachlassen der Wirkung müssen Dosisanpassungen erfolgen. Nach 4- bis 6-wöchiger Beschwerdefreiheit sollte die Dosis reduziert werden, um Remissionen zu erkennen.

Bei Versagen der medikamentösen Prophylaxe oder bei Neuralgien, die einer Operation zugänglich sind (Tumoren), kommen operative oder strahlentherapeutische Verfahren in Betracht.

Psychotherapeutische Verfahren, operative Maßnahmen im Gesichtsschädelbereich wie Zahnextraktionen oder Kieferhöhlenoperationen sind wirkungslos. Operative Maßnahmen bergen sogar die Gefahr der Entstehung eines anhaltenden idiopathischen Gesichtsschmerzes.

Pharmakotherapie

Akuttherapie

Wenn eine rasche Intervention notwendig ist, lässt sich durch langsame i.v. Gabe von 250 mg Phenytoin rasch Schmerzfreiheit erzielen (Cheshire 2001). Die weitere Aufsättigung von Phenytoin kann i.v. oder p.o. (3 mg/kg Körpergewicht auf 3 Dosen verteilt) erfolgen.

Prophylaxe

- **Substanzen der ersten Wahl**

▶ **Carbamazepin:** Die Wirksamkeit von Carbamazepin ist durch 4 placebokontrollierte Studien belegt. Es führt zu einer Abnahme der Frequenz und Intensität der Schmerzparoxysmen (Wiffen et al. 2005, Cruccu et al. 2008, Gronseth et al. 2008, Wiffen et al. 2011a, 2011b). 90% der Patienten sprechen initial an, langfristig noch 50%. Die NNT, um eine 50%ige Schmerzreduktion zu erreichen, liegt unter 2 (Jorns u. Zakrzewska, 2007). Als erste Tagesdosis sind 200–400 mg vorzugsweise in retardierter Form vertretbar. Durch langsame Dosiserhöhungen in 50-mg-Schritten kann man das Auftreten typischer Nebenwirkungen wie Müdigkeit, Ataxie und Schwindel verhindern. Ein Nachlassen der Wirkung in den ersten Wochen nach Therapiebeginn kann auf der Enzymautoinduktion beruhen und erfordert daher eine Dosiserhöhung. Die erforderliche Dosis liegt meist bei etwa 600–1200 mg/d. Allerdings wird Carbamazepin bei alten Menschen in Dosierungen > 600 mg oft schlecht vertragen. Aufgrund seiner enzyminduzierenden Wirkung sind zudem Wechselwirkungen zu beachten. Seltene schwerer wiegende Nebenwirkungen sind Exantheme, Thrombozyto- und Leukozytopenien, Leberfunktionsstörungen, Hyponatriämien und Herzrhythmusstörungen.

Im Handel verfügbare Präparate: diverse Generika, Tegretal retard Tabletten, Timonil retard Tabletten (in Österreich Tegretol, Neurotop retard Tabletten; in der Schweiz Carsol CR, Neurotop retard, Tegretol, Timonil, Timonil retard).

▶ **Oxcarbazepin:** Die Wirkung von Oxcarbazepin entspricht wahrscheinlich der von Carbamazepin (Farago 1987, Zakrzewska u. Patsalos 1989, Zakrzewska u. Patsalos 2002, Gomez-Arguelles et al. 2008). Die Studienlage ist allerdings deutlich schlechter. In 2 offenen Studien wurde auch ein gutes Ansprechen bei vorbestehender Therapieresistenz auf Carbamazepin nachgewiesen. Oxcarbazepin wird rasch resorbiert und erreicht seine maximale Serumkonzentration nach einer Stunde. Die erforderlichen Dosen liegen bei 900–1800 mg/d. Oxcarbazepin ist im Vergleich zu Carbamazepin nur hinsichtlich seiner kognitiven Nebenwirkungen besser verträglich und führt nicht zur Autoinduktion. Die Inzidenz von – oft nicht erkannten – Hyponatriämien ist unter Oxcarbazepin höher (etwa 23%) (Kalis u. Huff 2001). Natriumkontrollen sind daher regelmäßig und insbesondere bei klinischen Nebenwirkungen wie Benommenheit, Kopfschmerz, Müdigkeit oder Übelkeit notwendig.

Im Handel verfügbare Präparate: Trileptal Tabletten, Timox, Apydan extent, verschiedene Generika (in der Schweiz: Trileptal, Apydan extent).

- **Substanzen der zweiten Wahl**

▶ **Phenytoin:** Für Phenytoin liegen keine verwertbaren Studien vor. Die Wirkung ist empirisch, vor allem für die Akuttherapie (s.o.) gesichert. Der Vorteil von Phenytoin liegt in seiner oft besseren Verträglichkeit im Vergleich zu Carbamazepin und Oxcarbazepin und in der Möglichkeit der intravenösen (Phenytoin 250 mg, max. 25 mg/min i.v.) oder oralen (z.B. am 1. und 2. Tag 600 mg/d, am 3. und 4. Tag 400 mg/d, dann 300 mg/d) Schnellaufsättigung. Aufgrund der langen Halbwertszeit ist zudem die Einmaldosierung möglich. Von Nachteil ist die nicht lineare Pharmakokinetik mit Serumspiegelentgleisung oberhalb von etwa 300 mg/d. Dosissteigerungen sollten daher ab 300 mg nur in Schritten von 25 mg vorgenommen werden. Die wichtigsten Nebenwirkungen sind allergische Exantheme, Schwindel, Ataxie, Übelkeit, Müdigkeit und Leberenzymanstieg.

Im Handel verfügbare Präparate: Phenhydan Tabletten, Infusionskonzentrat, Injektionslösung (in der Schweiz Phenytoin-Gerot, in Österreich zusätzlich Epanutin Ampullen, Epilan D Tabletten und Ampullen).

- **Andere Antikonvulsiva**

Für verschiedene andere – oft deutlich besser verträgliche – Antikonvulsiva wurden therapeutische Effekte beschrieben, die jedoch sämtlich unter der Wirkstärke von Carbamazepin liegen. Die Datenlage für eine fundierte Beurteilung ist für die nachfolgend aufgeführten Substanzen unzureichend.

▶ **Gabapentin:** Gabapentin ist eine Substanz, deren Wirkung bei Trigeminusneuralgien nur in Kasuistiken bzw. unkontrollierten und retrospektiven Studien beschrieben ist (Khan 1998, Solaro et al. 2000, Cheshire 2002). Trotz fehlender Vergleichsstudien zeigen die vorliegenden Daten, dass seine Wirkstärke der von Carbamazepin unterlegen ist. Gabapentin ist jedoch besser verträglich. In Abhängigkeit von der Akuität und Schwere der Neuralgie kann man mit 3 × 100 bis 3 × 300 mg/d beginnen (dann nach Bedarf Steigerung um 300 mg/d bis max. 3,6 g). Bei Niereninsuffizienz muss die Dosis angepasst werden. Die wichtigsten Nebenwirkungen sind Schläfrigkeit, Schwindel, Kopfschmerzen, Übelkeit, Gewichtszunahme, Schlaflosigkeit und Ataxie.

Im Handel verfügbare Präparate: diverse Generika, Neurontin Kapseln und Filmtabletten.

▶ **Lamotrigin:** Lamotrigin, ein Natriumkanalblocker, ist einer Placebo-Behandlung überlegen und kann bei bis zu 60–80 % der Patienten bei einer Erhaltungsdosis von 400 mg zu Schmerzfreiheit führen. Die Wirkung ist durch eine kleine positive doppelblinde, placebokontrollierte Studie (Zakrzewska et al. 1997) und offene prospektive Studien belegt. Die analgetische Potenz von Lamotrigin wird allerdings grundsätzlich eher kritisch gesehen (Wiffen et al. 2011a). Hauptnachteil ist, dass Lamotrigin zur Vermeidung allergischer Hautreaktionen nur langsam eindosiert werden darf (Erhöhung um 25 mg alle 2 Wochen) und daher nicht zur Akuttherapie geeignet ist. Dies gilt insbesondere bei Kombination mit Valproinsäure (Dosissteigerung dann nur um 12,5 mg alle 2 Wochen empfohlen, maximale Tagesdosis bei Kombination mit Valproinsäure 200 mg). Die wichtigsten Nebenwirkungen sind Müdigkeit, Hautausschläge, Übelkeit, Schwindel, Blutbildveränderungen und Leberfunktionsstörungen.

Im Handel verfügbare Präparate: Lamictal, diverse Generika.

▶ **Levetiracetam:** Levetiracetam hat in einer kleinen Pilotstudie in einer Dosierung von 4 g/d bei 4 von 10 Patienten eine 50–90 %ige Besserung der Schmerzen bewirkt (Jorns et al. 2009) und in einer offenen Studie als Add on in einer Dosis von 3–4 g/d eine 62 %ige Anfallsreduktion induziert (Mitsikostas et al. 2010). Die Substanz ist gut verträglich, bedingt keine pharmakologischen Interaktionen und muss bei eingeschränkter Nierenfunktion angepasst werden.

Im Handel verfügbare Präparate: Keppra, diverse Generika.

▶ **Pregabalin:** Pregabalin ist ein Ligand an spannungsabhängigen Kalziumkanälen. Bei Dosierungen zwischen 150 und 600 mg/d trat innerhalb von 8 Wochen bei 39 von 53 Patienten eine Besserung ein, nur 13 Patienten wurden schmerzfrei (Obermann et al. 2008). Mit pharmakologischen Interaktionen muss nicht gerechnet werden. Die Dosis muss an die Nierenfunktion angepasst werden. Häufige Nebenwirkungen sind Müdigkeit und Schwindel.

Im Handel verfügbares Präparat: Lyrica.

▶ **Topiramat:** Topiramat wurde in Einzelfällen in Dosen von 50–200 mg als gut wirksam beschrieben (Zvartau-Hind et al. 2000, Solaro et al. 2001, Siniscalchi et al. 2006), allerdings konnte der Effekt in einer Studie nicht über einen längeren Zeitraum nachgewiesen werden (Valzania et al. 1998). Die wichtigsten Nebenwirkungen sind Müdigkeit, Schwindel, Sprach- und Sprechstörungen, Gewichtsverlust, Kribbelparästhesien, Ängstlichkeit, Übelkeit, psychomotorische Verlangsamung und Konzentrationsstörungen.

Im Handel verfügbare Präparate: Topamax Filmtabletten oder Kapseln, diverse Generika.

▶ **Valproinsäure:** Valproinsäure ist nur bei weniger als der Hälfte der Patienten effizient (Peiris et al. 1980). Die maximale Wirkung tritt mit einer Verzögerung von Wochen ein. Die Dosis kann stufenweise von 900 mg/d bis auf 3000 mg/d erhöht werden. Valproinsäure steht p.o. oder i.v. zur Verfügung. Die wichtigsten Nebenwirkungen sind Sedierung, Exantheme, Blutbildveränderungen, Haarausfall, Gewichtszunahme, Tremor und Enzephalopathie.

Im Handel verfügbare Präparate: diverse Generika, Convulex Kapseln, Ergenyl chrono Retardtabletten, Ergenyl intravenös, Leptilan Tabletten, Orfiril retard Dragees oder Kapseln (Schweiz: Depakine retard, Orfiril retard Dragees, Österreich: Depakine retard).

• **Substanzen mit anderem Wirkmechanismus**

▶ **Baclofen:** Zu dem GABA-B-Rezeptor-Agonisten Baclofen liegen positive, doppelblinde und offene prospektive Studien vor (Steardo et al. 1984, Fromm u. Terrence 1987, Parmar et al. 1989). In einer Dosis von 25–75 mg (Fromm et al. 1984) beträgt die Ansprechrate maximal 74 %. Die Substanz wird in der Regel nur in Kombination mit Carbamazepin oder Oxcarbazepin eingesetzt. Die wichtigsten Nebenwirkungen sind Müdigkeit, Übelkeit, Mundtrockenheit, Hypotonie und Leberfunktionsstörungen.

Im Handel verfügbare Präparate: diverse Generika, Lioresal.

▶ **Pimozid:** Pimozid ist ein hochpotentes Neuroleptikum, das bei therapieresistenten Patienten in einer kontrollierten, doppelblinden Vergleichsstudie, die methodische Schwächen aufweist, in einer Dosis von 4–12 mg dem Carbamazepin (300–1200 mg) überlegen war (Lechin et al. 1989). Wegen der Nebenwirkungen (Früh- und Spätdyskinesien, anticholinerge Wirkung, endokrine Störungen, sehr selten malignes neuroleptisches Syndrom) muss die Indikation streng (Krisenintervention) nach eingehender Aufklärung gestellt werden. Eine aktuelle Metaanalyse misst Nicht-Antikonvulsiva in der Behandlung der Trigeminusneuralgie keinen Stellenwert mehr bei (Yang et al. 2011).

Im Handel verfügbares Präparat: Orap.

▶ **Misoprostol:** Das Prostaglandin-E-Analogon Misoprostol kann ausschließlich zur Behandlung der Trigeminusneuralgie bei MS versucht werden. Seine Wirksamkeit wurde in Dosierungen um 3 × 200 µg bislang in 2 offenen

Studien und Einzelfallbeobachtungen belegt (Reder u. Arnason 1995, Lüttmann et al. 2000, DMKG 2003).

Misoprostol ist als Monopräparat in Deutschland nicht mehr verfügbar. Es ist in der Schweiz (Cytotec) und Österreich (Cyprostol) erhältlich.

Chirurgische Therapie

Bei der klassischen Trigeminusneuralgie ist die operative Behandlung bei Versagen (spätestens bei nicht ausreichendem Ansprechen auf 3 Behandlungsversuche mit Substanzen in ausreichend hoch dosierter Monotherapie oder bei erfolgloser Kombinationstherapie) oder intolerablen Nebenwirkungen der medikamentösen Therapie indiziert.

Grundsätzlich kommen 3 verschiedene invasive Behandlungen in Betracht (▶ Tab. 58.3):
- perkutane Verfahren im oder am Ganglion Gasseri
- mikrovaskuläre Dekompression des N. trigeminus im Kleinhirnbrückenwinkel
- radiochirurgische Behandlung mittels Gamma-Knife, Cyber-Knife oder Linearbeschleuniger

Perkutane Verfahren

Alle perkutanen Verfahren sind destruktive Verfahren. Bei der Thermokoagulation wird der N. trigeminus im Ganglion Gasseri thermisch geschädigt, bei der Glyzerinrhizolyse chemisch und bei der Ballonkompression mechanisch. Der Zugang erfolgt in intravenöser Kurznarkose perkutan unter Durchleuchtungskontrolle über das Foramen ovale. Durch eine Nadel wird entweder eine Radiofrequenzsonde zur temperaturgesteuerten Ausschaltung des N. trigeminus eingeführt (60–70 °C für 60–70 Sekunden), wasserfreies Glyzerin in das Cavum Meckeli, gespritzt (ca. 0,4 ml) oder ein Ballonkatheter eingeführt.

Alle 3 Verfahren sind wirksam, mit einer frühen Erfolgsrate von mehr als 90 % (schmerzfrei ohne oder mit leichter Medikation) (Taha u. Tew 1996, Jho u. Lunsford 1997, Taha u. Tew 1997, Skirving u. Dan 2001). Dieser Erfolg hält bei insgesamt etwa 50 % der Patienten auch 5 Jahre nach Thermokoagulation oder Glyzerinrhizolyse an (Tatli et al. 2008). Nach Ballonkompression ist dieser Anteil geringer. Mehr als die Hälfte der Patienten hat nach dem Eingriff eine Hypästhesie im Gebiet eines oder mehrerer Äste des N. trigeminus, 20–40 % geben unangenehme bis schmerzhafte Dysästhesien an. Eine Anaesthesia dolorosa kann nach allen 3 perkutanen Verfahren auftreten, ähnlich häufig nach Thermokoagulation und Glyzerinrhizolyse (1,5 bzw. 1,8 %), selten nach Ballonkompression (0,1 %). Aseptische Meningitiden sind nach Glyzerinrhizolyse (0,6 %) und Ballonkompression (5 %) beschrieben.

Mikrovaskuläre Dekompression (nach Jannetta)

Bei diesem Eingriff in Intubationsnarkose wird über eine subokzipitale Kraniektomie die Eintrittszone des N. trigeminus in den Hirnstamm aufgesucht. Liegt ein Gefäß-Nerven-Kontakt vor, wird dieser durch Einfügen eines kleinen Stücks alloplastischen Materials (z. B. Teflon, Goretex) beseitigt. Nach diesem Eingriff ist die Erfolgsrate mit 82 % schmerzfreien und 16 % schmerzgelinderten Patienten hoch (Erfolgsquote 98 %). Nach 10 Jahren beträgt die Erfolgsrate nur noch 67 % (53,5 % schmerzfrei, 13,5 % gebessert). Innerhalb eines mittleren Nachbeobachtungszeitraums von etwa 6 Jahren traten bei 11 % operationsbedürftige Rezidive auf. Die Erfolgsquote nach Rezidiveingriffen ist geringer als nach der ersten Operation. Sie beträgt 5 Jahre nach dem Eingriff noch 51 % (45 % schmerzfrei, 6 % gebessert).

In einer Metaanalyse von 2.747 operierten Patienten lag die perioperative Mortalität bei 0,5 %, postoperative Komplikationen kamen bei 3,6–34 % vor (4 % in der größten Subgruppe von 1204 Patienten) (Lovely u. Jannetta 1997). 3–29 % hatten eine Hypästhesie im Trigeminusge-

Tab. 58.3 Stellenwert der wichtigsten Therapieverfahren bei Trigeminusneuralgie (TN).

Therapieverfahren	Indikation	Besonderheiten
Carbamazepin	primäre und sekundäre TN	zugelassen
Oxcarbazepin	primäre und sekundäre TN	off-label
Phenytoin	primäre und sekundäre TN, vor allem bei Exazerbation	zugelassen
Misoprostol	nur TN bei MS	off-label
temperaturgesteuerte Koagulation	primäre und sekundäre TN	perkutanes Verfahren, gut steuerbar
Glyzerinrhizolyse	primäre und sekundäre TN	perkutanes Verfahren
Ballonkompression	primäre und sekundäre TN	perkutanes Verfahren
mikrovaskuläre Dekompression	nur primäre TN	kausale operative Therapie
radiochirurgische Behandlung	primäre und sekundäre TN	verzögerter Wirkeintritt, höhere Rezidivrate

Trigeminusneuralgie

biet und 0–19 % waren auf dem ipsilateralen Ohr ertaubt. Die Risiken der postoperativen Hypästhesie und Ertaubung sind inzwischen durch verbesserte Operationstechniken und intraoperatives Monitoring deutlich reduziert.

Eine interessante Beobachtung ist, dass auch Patienten von dem Eingriff profitierten, bei denen die Operation wegen Komplikationen abgebrochen werden musste, bevor die mikrovaskuläre Dekompression erfolgt war.

Radiochirurgische Behandlung

Bei der radiochirurgischen Behandlung mittels Gamma-Knife (oder Linearbeschleuniger oder Cyber-Knife) wird der N. trigeminus im Bereich seiner Eintrittszone hirnstammnah stereotaktisch mit Dosen von 70–90 Gy in einer einmaligen Sitzung bestrahlt. Die Methode kann bei der klassischen und der symptomatischen Trigeminusneuralgie bei MS eingesetzt werden. Etwa 63–75 % der Patienten ohne vorausgegangene andere Operation sind nach der radiochirurgischen Behandlung schmerzfrei (ohne oder mit zusätzlichen Medikamenten) (Maesawa et al. 2001, Pollock et al. 2002, Lopez et al. 2004a). Die Erfolgsrate ist bei voroperierten Patienten nicht nur initial geringer (etwa 65 %), sondern sinkt über die Zeit auch rascher ab (Pollock et al. 2002, Lopez et al. 2004a). Im Gegensatz zu den anderen operativen Verfahren muss mit einer sehr variablen Latenz von Tagen bis Monaten (im Mittel 2 Wochen bis 2 Monate) bis zum Wirkeintritt gerechnet werden (Maesawa et al. 2001, Pollock et al. 2002, Cheuk et al. 2004). Die Methode ist daher nicht zur Akutintervention bei schweren Exazerbationen geeignet. Die Erfolgsrate und der Anteil an bleibenden postoperativen Sensibilitätsstörungen nehmen mit steigender Dosis zu (Pollock et al. 2001, Pollock et al. 2002, Lopez et al. 2004a). Die Häufigkeit von Sensibilitätsstörungen liegt in größeren Serien zwischen 7,7 % (Maesawa et al. 2001) und 49 % (Matsuda et al. 2010). Eine Anaesthesia dolorosa ist nach radiochirurgischen Operationen nicht beschrieben, wohl aber Einzelfälle mit schweren Dysästhesien und Deafferenzierungsschmerz (Lopez et al. 2004a). Andere schwerwiegende Nebenwirkungen wurden bislang nicht berichtet (Lopez et al. 2004a). Im Vergleich zu anderen ablativen Verfahren hat die radiochirurgische Behandlung die geringste Erfolgsquote, aber auch die niedrigsten Komplikationsraten (Lopez et al. 2004b). Die Kostenübernahme muss im Vorfeld geklärt werden. Bislang sind nur wenige Langzeitergebnisse, die über 5 Jahre hinausgehen, publiziert. Die Wahrscheinlichkeit, mit oder ohne Medikamente schmerzfrei zu sein, liegt nach 5 Jahren bei 41–46 %, und nach 10 Jahren bei 26 % (Han et al. 2009, Kondziolka et al. 2010).

Wahl des operativen Verfahrens

Stellt eine Operation in Intubationsnarkose und in der Nähe des Hirnstamms ein zu hohes Risiko dar, kommt am ehesten ein perkutanes oder radiochirurgisches Verfahren in Betracht. Dabei bestehen die längsten und besten Erfahrungen mit der Thermokoagulation, die auch differenzierter steuerbar ist als die Glyzerinrhizolyse und die Ballonkompression. Allerdings treten 5–10 Jahre nach Thermokoagulation und Glyzerinrhizolyse Rezidive bei etwa 50 % der Patienten auf. Im Falle eines Rezidivs kann das perkutane Verfahren wiederholt werden. Am besten eignet sich dafür die Thermokoagulation.

Besteht kein besonderes Operationsrisiko, kommt – auch bei älteren Patienten – eine mikrovaskuläre Dekompression in Betracht (Sekula et al. 2011). Sie ist der einzige kausale, den N. trigeminus erhaltende Eingriff, hat aber ein höheres Operationsrisiko. Der Anteil operationsbedürftiger Rezidive ist geringer als nach perkutanen oder radiochirurgischen Verfahren.

Bei einer prospektiven Kosten-Nutzen-Analyse von mikrovaskulärer Dekompression, Glyzerinrhizolyse und Radiochirurgie schnitt die mikrovaskuläre Dekompression am besten ab (Pollock u. Ecker 2005).

Trigeminusneuralgie und Entmarkungskrankheit

Da bei der Multiplen Sklerose in aller Regel eine Entmarkung im Hinterhorn des N. trigeminus vorliegt, werden in erster Linie perkutane oder radiochirurgische Verfahren angewendet. In einer retrospektiven Analyse von 37 MS-Patienten, die mittels Gamma-Knife behandelt wurden, wurde initial bei 97 % Schmerzfreiheit mit oder ohne Zusatzmedikation erzielt. Im Langzeitverlauf waren nach 1, 3 bzw. 5 Jahren noch 82,6, 73,9 bzw. 54 % der Patienten mit oder ohne Zusatzmedikation schmerzfrei (Zorro et al. 2009). Bei einer prospektiven Untersuchung zur Glyzerolinjektion wurden 79,5 % der Patienten mit oder ohne Schmerzmedikation initial schmerzfrei. Nur 7 % zeigten keinerlei Besserung. Insgesamt konnten 82 % der Patienten ihre Schmerzmedikation reduzieren oder absetzen (Pickett et al. 2005). Rezidive traten bei 59 % der Patienten nach einer mittleren Dauer von 17 Monaten auf. Rechnerisch traten 50 % der Rezidive im ersten, 60 % innerhalb von 2 Jahren auf. Beide Eingriffe können auch mehrfach ausgeführt werden. Langzeitdaten zu MS-Patienten, die zweimal radiochirurgisch behandelt wurden, sind bislang nicht publiziert (Hasegawa et al. 2002, Brisman 2003, Herman et al. 2004).

Es gibt Berichte über ein positives Ansprechen von MS-Patienten mit Trigeminusneuralgie auf die mikrovaskuläre Dekompression. Dies ist am ehesten als Hinweis auf einen konkurrierenden Pathomechanismus zu bewerten (Cruccu et al. 2009). Grundsätzlich sind die Ansprechraten jedoch bei MS-Patienten niedriger als bei Patienten mit klassischer Trigeminusneuralgie (Eldridge et al. 2003, Broggi et al. 2004, Sandell u. Eide 2010).

Redaktionskomitee

Prof. Dr. S. Engelter, Neurologische Universitätsklinik Basel (SNG-SSN)
Prof. Dr. Dr. S. Evers, Klinik und Poliklinik für Neurologie des Universitätsklinikums Münster (DGN und DMKG)
PD Dr. S. Förderreuther, Neurologische Klinik und Poliklinik der Ludwig-Maximilians-Universität München (DGN und DMKG)
Prof. Dr. W. Paulus, Abteilung Klinische Neurophysiologie der Universität Göttingen (DGN und DMKG)
Prof. Dr. V. Tronnier, Klinik für Neurochirurgie, Universitätsklinikum Schleswig-Holstein (DGNC)
PD Dr. N. Mitrovic Landeskrankenhaus Vöcklabruck (ÖGN)

Federführend: Priv.-Doz. Dr. Stefanie Förderreuther, Neurologische Klinik und Poliklinik der Ludwig-Maximilians-Universität, Neurologischer Konsiliardienst, Ziemssenstraße 1, 80336 München, Tel.: 089/5160 2455
E-Mail: Steffi.Foerderreuther@med.uni-muenchen.de

Entwicklungsstufe der Leitlinie: S1

Literatur

Brisman R. Repeat gamma knife radiosurgery for trigeminal neuralgia. Stereotact Funct Neurosurg 2003; 81: 43–49
Broggi G, Ferroli P, Franzini A et al. Operative findings and outcomes of microvascular decompression for trigeminal neuralgia in 35 patients affected by multiple sclerosis. Neurosurgery 2004; 55: 830–839
Cheshire WP. Fosphenytoin: an intravenous option for the management of acute trigeminal neuralgia crisis. J Pain Symptom Manage 2001; 21: 506–510
Cheshire WP, Jr. Defining the role for gabapentin in the treatment of trigeminal neuralgia: a retrospective study. J Pain 2002; 3: 137–142
Cheuk AV, Chin LS, Petit JH et al. Gamma knife surgery for trigeminal neuralgia: outcome, imaging, and brainstem correlates. Int J Radiat Oncol Biol Phys 2004; 60: 537–541
Chun-Cheng Q, Qing-Shi Z, Ji-Qing Z et al. A single-blinded pilot study assessing neurovascular contact by using high-resolution MR imaging in patients with trigeminal neuralgia. Eur J Radiol 2009; 69: 459–463
Cruccu G, Biasiotta A, Di Rezze S et al. Trigeminal neuralgia and pain related to multiple sclerosis. Pain 2009; 143: 186–191
Cruccu G, Gronseth G, Alksne J et al. AAN-EFNS guidelines on trigeminal neuralgia management. Eur J Neurol 2008; 15: 1013–1028
DMKG Study Group. Misoprostol in the treatment of trigeminal neuralgia associated with multiple sclerosis. J Neurol 2003; 250: 542–545
Duff JM, Spinner RJ, Lindor NM et al. Familial trigeminal neuralgia and contralateral hemifacial spasm. Neurology 1999; 53: 216–218
Eldridge PR, Sinha AK, Javadpour M et al. Microvascular decompression for trigeminal neuralgia in patients with multiple sclerosis. Stereotact Funct Neurosurg 2003; 81: 57–64
Farago F. Trigeminal neuralgia: its treatment with two new carbamazepine analogues. Eur Neurol 1987; 26: 73–83
Förderreuther S, Engelter S, Evers S et al. Trigeminusneuralgie. In: Kommission Leitlinien der DGN. Leitlinien für Diagnostik und Therapie in der Neurologie. Stuttgart, New York: Thieme; 2008: 614–621
Fromm GH, Terrence CF. Comparison of L-baclofen and racemic baclofen in trigeminal neuralgia. Neurology 1987; 37: 1725–1728
Fromm GH, Terrence CF, Chattha AS. Baclofen in the treatment of trigeminal neuralgia: double-blind study and long-term follow-up. Ann Neurol 1984; 15: 240–244
Gomez-Arguelles JM, Dorado R, Sepulveda JM et al. Oxcarbazepine monotherapy in carbamazepine-unresponsive trigeminal neuralgia. J Clin Neurosci 2008; 15: 516–519
Gronseth G, Cruccu G, Alksne J et al. Practice parameter: the diagnostic evaluation and treatment of trigeminal neuralgia (an evidence-based review): report of the Quality Standards Subcommittee of the American Academy of Neurology and the European Federation of Neurological Societies. Neurology 2008; 71: 1183–1190
Han JH, Kim DG, Chung HT et al. Long-term outcome of gamma knife radiosurgery for treatment of typical trigeminal neuralgia. Int J Radiat Oncol Biol Phys 2009; 75: 822–827
Hasegawa T, Kondziolka D, Spiro R et al. Repeat radiosurgery for refractory trigeminal neuralgia. Neurosurgery 2002; 50: 494–500; discussion 500-492
Herman JM, Petit JH, Amin P et al. Repeat gamma knife radiosurgery for refractory or recurrent trigeminal neuralgia: treatment outcomes and quality-of-life assessment. Int J Radiat Oncol Biol Phys 2004; 59: 112–116
Jho H, Lunsford D. Percutaneous retrogasserian glycerol rhizotomy. Neurosurg Clin N Am 1997; 8: 63–74
Jorns TP, Johnston A, Zakrzewska JM. Pilot study to evaluate the efficacy and tolerability of levetiracetam (Keppra) in treatment of patients with trigeminal neuralgia. Eur J Neurol 2009; 16: 740–744
Jorns TP, Zakrzewska JM. Evidence-based approach to the medical management of trigeminal neuralgia. Br J Neurosurg 2007; 21: 253–261
Kalis MM, Huff NA. Oxcarbazepine, an antiepileptic agent. Clin Ther 2001; 23: 680–700; discussion 645
Katusic S, Williams DB, Beard CM et al. Epidemiology and clinical features of idiopathic trigeminal neuralgia and glossopharyngeal neuralgia: similarities and differences, Rochester, Minnesota, 1945–1984. Neuroepidemiology 1991; 10: 276–281
Khan OA. Gabapentin relieves trigeminal neuralgia in multiple sclerosis patients. Neurology 1998; 51: 611–614
Kondziolka D, Zorro O, Lobato-Polo J et al. Gamma knife stereotactic radiosurgery for idiopathic trigeminal neuralgia. J Neurosurg 2010; 112: 758–765
Leal PR, Hermier M, Froment JC et al. Preoperative demonstration of the neurovascular compression characteristics with special emphasis on the degree of compression, using high-resolution magnetic resonance imaging: a prospective study, with comparison to surgical findings, in 100 consecutive patients who underwent microvascular decompression for trigeminal neuralgia. Acta Neurochir (Wien) 2010; 152: 817–825
Lechin F, van der Dijs B, Lechin ME et al. Pimozide therapy for trigeminal neuralgia. Arch Neurol 1989; 46: 960–963
Lopez BC, Hamlyn PJ, Zakrzewska JM. Stereotactic radiosurgery for primary trigeminal neuralgia: state of the evidence and recommendations for future reports. J Neurol Neurosurg Psychiatry 2004a; 75: 1019–1024
Lopez BC, Hamlyn PJ, Zakrzewska JM. Systematic review of ablative neurosurgical techniques for the treatment of trigeminal neuralgia. Neurosurgery 2004b; 54: 973–982; discussion 982-973
Lovely T, Jannetta P. Microvascular decompression for trigeminal neuralgia. Neurosurg Clin N Am 1997; 8: 11–29
Lüttmann RJ, Brinkmann B, Loddenkemper T et al. Misoprostol in the treatment of trigeminal neuralgia in MS patients: a report of three cases. Cephalalgia 2000; 20: 382
Maesawa S, Salame C, Flickinger JC et al. Clinical outcomes after stereotactic radiosurgery for idiopathic trigeminal neuralgia. J Neurosurg 2001; 94: 14–20
Matsuda S, Nagano O, Serizawa T et al. Trigeminal nerve dysfunction after gamma knife surgery for trigeminal neuralgia: a detailed analysis. J Neurosurg 2010; 113 (Suppl.): 184–190
Miller JP, Acar F, Hamilton BE et al. Radiographic evaluation of trigeminal neurovascular compression in patients with and without trigeminal neuralgia. J Neurosurg 2009; 110: 627–632
Mitsikostas DD, Pantes GV, Avramidis TG et al. An observational trial to investigate the efficacy and tolerability of levetiracetam in trigeminal neuralgia. Headache 2010; 50: 1371–1377
Obermann M, Yoon MS, Sensen K et al. Efficacy of pregabalin in the treatment of trigeminal neuralgia. Cephalalgia 2008; 28: 174–181

Parmar B, Shah K, Gandhi I. Baclofen in trigeminal neuralgia – a clinical trial. Indian J Dent Res 1989; 1: 109–113

Paulus W, Evers S, May A et al. Therapie und Prophylaxe von Gesichtsneuralgien und anderen Formen der Gesichtsschmerzen – Überarbeitete Empfehlungen der Deutschen Migräne- und Kopfschmerzgesellschaft. Schmerz 2003; 17: 74–91

Peiris JB, Perera GL, Devendra SV et al. Sodium valproate in trigeminal neuralgia. Med J Aust 1980; 2: 278

Pickett GE, Bisnaire D, Ferguson GG. Percutaneous retrogasserian glycerol rhizotomy in the treatment of tic douloureux associated with multiple sclerosis. Neurosurgery 2005; 56: 537–545; discussion 537–545

Pollock BE, Ecker RD. A prospective cost–effectiveness study of trigeminal neuralgia surgery. Clin J Pain 2005; 21: 317–322

Pollock BE, Phuong LK, Foote RL et al. High-dose trigeminal neuralgia radiosurgery associated with increased risk of trigeminal nerve dysfunction. Neurosurgery 2001; 49: 58–62; discussion 62–54

Pollock BE, Phuong LK, Gorman DA et al. Stereotactic radiosurgery for idiopathic trigeminal neuralgia. J Neurosurg 2002; 97: 347–353

Reder AT, Arnason BG. Trigeminal neuralgia in multiple sclerosis relieved by a prostaglandin E analogue. Neurology 1995; 45: 1097–1100

Sandell T, Eide PK. The effect of microvascular decompression in patients with multiple sclerosis and trigeminal neuralgia. Neurosurgery 2010; 67: 749–753; discussion 753–744

Satoh T, Omi M, Nabeshima M et al. Severity analysis of neurovascular contact in patients with trigeminal neuralgia: assessment with the inner view of the 3D MR cisternogram and angiogram fusion imaging. AJNR Am J Neuroradiol 2009; 30: 603–607

Sekula RF, Jr., Frederickson AM, Jannetta PJ et al. Microvascular decompression for elderly patients with trigeminal neuralgia: a prospective study and systematic review with meta-analysis. J Neurosurg 2011; 114: 172–179

Siniscalchi A, Gallelli L, Scornaienghi D et al. Topiramate therapy for symptomatic trigeminal neuralgia. Clin Drug Investig 2006; 26: 113–115

Skirving D, Dan N. A 20-year review of percutaneous balloon compression of the trigeminal ganglion. J Neurosurg 2001; 94: 913–917

Smyth P, Greenough G, Stommel E. Familial trigeminal neuralgia: case reports and review of the literature. Headache 2003; 43: 910–915

Solaro C, Messmer Uccelli M et al. Low-dose gabapentin combined with either lamotrigine or carbamazepine can be useful therapies for trigeminal neuralgia in multiple sclerosis. Eur Neurol 2000; 44: 45–48

Solaro C, Uccelli MM, Brichetto G et al. Topiramate relieves idiopathic and symptomatic trigeminal neuralgia. J Pain Symptom Manage 2001; 21: 367–368

Steardo L, Leo A, Marano E. Efficacy of baclofen in trigeminal neuralgia and some other painful conditions. A clinical trial. Eur Neurol 1984; 23: 51–55

Taha J, Tew J. Treatment of trigeminal neuralgia by percutaneous radiofrequency rhizotomy. Neurosurg Clin N Am 1997; 8: 31–39

Taha JM, Tew JM, Jr. Comparison of surgical treatments for trigeminal neuralgia: reevaluation of radiofrequency rhizotomy. Neurosurgery 1996; 38: 865–871

Tatli M, Satici O, Kanpolat Y et al. Various surgical modalities for trigeminal neuralgia: literature study of respective long-term outcomes. Acta Neurochir (Wien) 2008; 150: 243–255

Valzania F, Strafella A, Massetti S et al. Gabapentin in idiopathic trigeminal neuralgia. Neurology 1998; 50 (Suppl. 4): A379

Wiffen PJ, Derry S, Moore RA. Lamotrigine for acute and chronic pain. Cochrane Database Syst Rev 2011a; 2: CD006044

Wiffen PJ, Derry S, Moore RA et al. Carbamazepine for acute and chronic pain in adults. Cochrane Database Syst Rev 2011b; 1: CD005451

Wiffen PJ, McQuay HJ, Moore RA. Carbamazepine for acute and chronic pain. Cochrane Database Syst Rev 2005; 3: CD005451

Yang M, Zhou M, He L et al. Non-antiepileptic drugs for trigeminal neuralgia. Cochrane Database Syst Rev 2011; 1: CD004029

Zakrzewska JM, Chaudhry Z, Nurmikko TJ et al. Lamotrigine (lamictal) in refractory trigeminal neuralgia: results from a double-blind placebo controlled crossover trial. Pain 1997; 73: 223–230

Zakrzewska JM, Patsalos PN. Oxcarbazepine: a new drug in the management of intractable trigeminal neuralgia. J Neurol Neurosurg Psychiatry 1989; 52: 472–476

Zakrzewska JM, Patsalos PN. Long-term cohort study comparing medical (oxcarbazepine) and surgical management of intractable trigeminal neuralgia. Pain 2002; 95: 259–266

Zorro O, Lobato-Polo J, Kano H et al. Gamma knife radiosurgery for multiple sclerosis-related trigeminal neuralgia. Neurology 2009; 73: 1149–1154

Zvartau-Hind M, Din MU, Gilani A et al. Topiramate relieves refractory trigeminal neuralgia in MS patients. Neurology 2000; 55: 1587–1588

Clinical Pathway – **Trigeminusneuralgie**

Diagnostik

Diagnostische Kriterien	**Basisdiagnostik bei Erstdiagnose**		

○ Schmerzparoxysmen
○ Dauer Sekundenbruchteile bis 2 Minuten
○ Charakteristika (mindestens 1):
○ starke Intensität, scharf, oberflächlich, stechend
○ Auslösung über Triggerzone oder durch Triggerfaktoren
○ stereotypes Anfallsmuster
	▲ MRT
	▲ (fakultativ) Elektrophysiologie:
	  ▲ Blinkreflex
	  ▲ Masseterreflex
	  ▲ Trigeminus-SEP		

	○ kein Hinweis auf symptomatische Trigeminusneuralgie		**klassische Trigeminusneuralgie**

	○ Hinweise auf symptomatische Trigeminusneuralgie:
	○ jüngeres Alter
	○ bilateraler Befall
	○ bekannte MS
	○ Sensibilitätsstörungen
		▲ MS-Diagnostik (falls keine MS bekannt)
		▲ Darstellung der knöchernen Schädelbasis mittels CT
		▲ konsiliarische Untersuchungen:
		  ▲ HNO-Arzt
		  ▲ Zahnarzt
		  ▲ Kieferchirurg/-orthopäde
			symptomatische Trigeminusneuralgie

Therapie

○ klassische Trigeminusneuralgie		▲ medikamentöse Therapie der 1. Wahl:
		  ▲ Carbamazepin
		  ▲ Oxcarbazepin (off-label)
		▲ Ausdosierung bis zur Schmerzfreiheit oder bis zum Auftreten intolerabler Nebenwirkungen
			○ keine ausreichende Symptomkontrolle oder intolerable Nebenwirkungen	▲ medikamentöse Therapie der 2. Wahl:
				  ▲ Phenytoin
				  ▲ Baclofen (als Add-on) (off-label)
				  ▲ Pimozid (off-label)
				  ▲ Lamotrigin (off-label)
				  ▲ Levetiracetam (off-label)
				  ▲ Pregabalin
				  ▲ Gabapentin
				  ▲ Topiramat (off-label)
				  ▲ Valproinsäure (off-label)
				  ▲ Misoprostol (nur bei MS) (off-label)
				▲ Kombinationsgabe von 2 Substanzen

○ symptomatische Trigeminusneuralgie	▶ kausale Therapie (falls möglich)			

○ klassische Trigeminusneuralgie ohne erhöhtes OP-Risiko	▲ evl. nach Maßgabe des Operateurs MRA zum Nachweis eines pathologischen Gefäß-Nerv-Kontaktes ▲ mikrovaskuläre Dekompression

○ klassische Trigeminusneuralgie mit erhöhtem OP-Risiko
oder
○ symptomatische Trigeminusneuralgie
	1. Wahl:
	▲ perkutane Verfahren:
	  ▲ temperaturgesteuerte Koagulation
	  ▲ Glyzerinhizolyse
	  ▲ Ballonkompression
	2. Wahl:
	▲ radiochirurgische Behandlung (Gamma-Knife)

59 Diagnostik und Therapie des postpunktionellen und spontanen Liquorunterdruck-Syndroms

Was gibt es Neues?

- Atraumatische dünne Nadeln verursachen signifikant seltener ein postpunktionelles Syndrom als traumatische bzw. dickere Nadeln.
- Nach einer aktuellen Cochrane-Analyse sind Coffein, Gabapentin und Theophyllin zur Behandlung des postpunktionellen Syndroms wirksam.
- Die Wirksamkeit des epiduralen Blutpatches zur Behandlung des postpunktionellen Syndroms wurde durch eine Cochrane-Analyse gestützt; der prophylaktische Blutpatch wird nicht empfohlen.
- Die CT-gestützte Applikation von Fibrinklebern ist nach Lokalisation des Liquorlecks eine Option bei Versagen eines epiduralen Blutpatches.

Die wichtigsten Empfehlungen auf einen Blick

- Atraumatische Nadeln reduzieren signifikant die Wahrscheinlichkeit postpunktioneller Kopfschmerzen.
- Nadeln geringeren Durchmessers führen seltener zu postpunktionellen Kopfschmerzen.
- Die Inzidenz postpunktioneller Kopfschmerzen ist geringer, wenn der Schliff der Punktionsnadel um 90° zur Seite gedreht und der Mandrin vor dem Entfernen der Punktionsnadel wieder eingeführt wird.
- Eine zuverlässige Methode zum Nachweis spinaler Liquorlecks ist die CT- oder alternativ MRT-Myelografie.
- Die Radioisotopen-Zisternografie mit intrathekal appliziertem [111]Indium ist zur Diagnostik eines Liquorlecks geeignet.
- Eine diffuse pachymeningeale Gadolinium-Anreicherung in der Kernspintomografie ist für ein Liquorunterdruck-Syndrom nahezu beweisend.
- Die intravenöse oder orale Gabe von Coffein ist wirksam; dies gilt auch für die orale Gabe von Theophyllin.
- Therapie der Wahl nach Versagen konservativer Maßnahmen (z. B. Gabe von Coffein oder Theophyllin) ist ein epiduraler Blutpatch.

■ Einführung

Die Wahrscheinlichkeit für das Auftreten eines Liquorunterdruck-Syndroms nach diagnostischer Lumbalpunktion oder spinaler Anästhesie lässt sich durch entsprechende Maßnahmen gut reduzieren. Ein Liquorunterdruck-Syndrom kann bei korrekter Diagnosestellung gut therapiert werden. Ziel dieser Leitlinie ist eine Optimierung der Prävention und Therapie des Liquorunterdruck-Syndroms. Hierzu werden diagnostische Kriterien der International Headache Society sowie konsensbasierte Therapieoptionen in Abhängigkeit von der Genese dargestellt.

■ Definition und Klassifikation

Bei den Liquorunterdruck-Syndromen muss differenziert werden zwischen Liquorunterdruck-assoziierten Kopfschmerzen nach diagnostischer Liquorpunktion (postpunktioneller Kopfschmerz) oder als Komplikation einer Spinalanästhesie, bei idiopathischen spontanen Liquorlecks sowie bei Liquorfisteln, meist traumatischer Genese. Nach den IHS-Kriterien (Olesen 2006) ist das postpunktionelle Syndrom (PPS) wie folgt definiert:

1. Auftreten bzw. Verschlechterung des Kopfschmerzes innerhalb von 15 Minuten nach dem Aufrichten und assoziiert mit wenigstens einem der folgenden Symptome:
   - Nackensteifigkeit
   - Tinnitus
   - Veränderung des Hörens
   - Photophobie
   - Nausea
2. Vorausgegangene Liquorpunktion
3. Der Kopfschmerz entwickelt sich innerhalb von 5 Tagen nach der Liquorpunktion.
4. Der Kopfschmerz remittiert entweder spontan oder innerhalb von 48 Stunden nach effektiver Therapie (z. B. epiduraler Blutpatch).

■ Klinik

Die häufigste Ursache eines Liquorunterdruck-Syndroms ist ein Liquorleck nach diagnostischer Liquorpunktion, das sich früher bei 65 % der Patienten innerhalb von 24 Stunden und in ca. 90 % in 48 Stunden entwickelt hat (Lybecker et al. 1995, Vilming und Kloster 1997). Nach Lumbalpunktionen mit dünnen (22–24 Gauge) und atraumatischen Kanülen tritt es heutzutage noch in 5–10% auf (Armon u. Evans 2005, Lavi et al. 2006, Bezov et al. 2010b). Die Symptome beginnen meist innerhalb von 24–72 h nach der Liquorpunktion (innerhalb von 48 Stunden bei 80% und innerhalb von 72 Stunden bei 90% der Betroffenen). Die Patienten klagen oft über zusätzliche Rückenschmerzen, deren Häufigkeit jedoch nicht mit der Inzidenz des PPS korreliert (Halpern u. Preston 1994). Selten kommt es zu passageren Hirnnervenläsionen (am häufigsten Abduzensparesen). Subdurale Hämatome und Hygrome oder meist reversible Innenohr-Tieftonschwerhörigkeiten (2%) sind ebenfalls selten; letztere werden über einen endolymphatischen Hydrops infolge der Liquorhypotension erklärt.

Die Rate der Spontanremission liegt bei 50–80% in den ersten 4–7 Tagen (Dripps u. Vandam 1954, Lybecker et al. 1995). Über Wochen bis Monate anhaltende Beschwerden durch protrahierten epiduralen Liquorabfluss sind selten. Bei Persistenz über einen längeren Zeitraum kann sich der Charakter der Kopfschmerzen ändern. Ein initial lageabhängiger Kopfschmerz kann in einen dumpf-drückenden Dauerkopfschmerz mit geringer Modulation durch die Körperposition übergehen (Mokri 2003).

Die Häufigkeit des postpunktionellen Liquorunterdruck-Syndroms (PPS) hängt ab von:
- der Kanülenstärke (Bezov et al. 2010a),
- der Form ihrer Spitze; günstig sind z. B. atraumatische Spinalkanülen nach Sprotte mit konisch abgerundeter Spitze und seitlicher Öffnung oder Whitacre-Nadel (Braune u. Huffmann 1992, Müller et al. 1994, Strupp et al. 2001, Armon u. Evans 2005);
- der Orientierung des Kanülenschliffs bei traumatischen Nadeln beim Einstich (parallel zu den Durafasern, Auseinanderdrängen, nicht Durchtrennen der longitudinalen Durafasern) (Lybecker et al. 1990, Evans et al. 2000, Bezov et al. 2010a) sowie
- dem Wiedereinführen des Mandrins vor Entfernen der Nadel (Strupp u. Brandt 1997, Strupp et al. 1998).

Die Menge des entnommenen Liquors spielt bei einem Volumen von 10–25 ml für die Entwicklung postpunktioneller Kopfschmerzen keine Rolle (Alpers 1925, Kuntz et al. 1992).

Wesentlich variabler ist das klinische Erscheinungsbild hinsichtlich der Phänomenologie der Kopfschmerzen und der Begleitsymptome bei spontanen Liquorlecks, die sich vor allem in der thorakalen Wirbelsäule finden (Mokri et al. 1997, Mokri 2001). Meistens besteht auch ein Kopfschmerz in aufrechter Haltung (Marcelis u. Silberstein 1990). Gelegentlich gehen Schmerzen zwischen den Schulterblättern und zervikal dem eigentlichen Kopfschmerz um Tage bis Wochen voraus. Manche Patienten haben nur einen chronischen dumpf-drückenden Kopfschmerz und andere Kopfschmerzen, die bei körperlicher Belastung zunehmen, aber ansonsten nicht lageabhängig sind. In anderen Fällen besteht Beschwerdefreiheit in der ersten Tageshälfte und Zunahme der Kopfschmerzen am Nachmittag und Abend; in sehr seltenen Fällen kommt es zu paradoxen orthostatischen Kopfschmerzen, die im Liegen vorhanden sind und sich beim Stehen und Gehen bessern. In den meisten Fällen kann die Ätiologie eines spontanen Liquorlecks nicht geklärt werden (Mokri et al. 1997). Als Ursache werden spontane oder traumatische Duradefekte, wie z. B. Wurzeltaschenrupturen (vor allem thorakal), angenommen, die jedoch in den wenigsten Fällen trotz umfangreicher bildgebender Diagnostik nachgewiesen werden können (Mokri et al. 1997, Mokri et al. 2004). Teilweise liegt eine anlagebedingte Strukturschwäche des Durasacks vor, wie z. B. im Rahmen des Marfan-Syndroms (Davenport et al. 1995). Manchmal sind triviale Traumen unter Ausübung des Valsalva-Manövers wie Husten, Heben schwerer Gegenstände oder Sport zu erfragen (Mokri 2003). Früher geäußerte pathophysiologische Vorstellungen, dass ein Liquorunterdruck-Syndrom auch durch verminderte Liquorproduktion oder vermehrte Liquorabsorption verursacht werden kann, konnten nicht belegt werden (Fishman 1992). Symptome eines PPS können auch bei Überdrainage eines ventrikuloperitonealen oder -atrialen Shunts zur Behandlung eines Hydrozephalus oder durch eine Liquorfistel entstehen.

Eine Vielzahl von Begleitsymptomen kann sowohl beim postpunktionellen Kopfschmerz als auch beim spontanen Liquorleck auftreten. Die häufigsten sind Übelkeit, Erbrechen, Schwindel, Doppelbilder (durch Augenmuskelparesen), verschwommene Sicht, Photophobie, Nackensteifigkeit, Tinnitus und Hörstörungen (Mokri 2003, Mokri 2004).

■ Diagnostik

Empfehlungen

- Die Diagnose stützt sich auf die typische Anamnese und einen meist normalen neurologischen Untersuchungsbefund (zum Teil Hirnnerven-Ausfälle des VI. und VIII. Hirnnervs).
- Indiziert sind ggf. bildgebende Verfahren wie die Gadolinium-gestützte Kernspintomografie des Schädels sowie zur Lokalisationsdiagnostik die CT-oder MR-Myelografie und Radioisotopen-Zisternografie mit intrathekal appliziertem ^{111}Indium oder eine Messung des Liquoröffnungsdrucks. Im Schädel-MRT zeigen sich häufig (in ca. 80%) eine meningeale Verdickung durch Hyperämie mit Kontrastmittelaufnahme als Zeichen eines meningealen Enhancements (Mokri et al. 1997, Bezov et al. 2010b), subdurale Flüssigkeitssäume und ggf. eine kaudale Hirnverlagerung, die sich parallel zur Besserung des klinischen Syndroms spontan zurückbilden (Pannullo et al. 1993). Der Nachweis eines Liquorlecks gelingt auch mittels konventioneller CT- oder MR-Myelografie oder Zisternografie (Olesen 2006, Tsai et al. 2007). Aufgrund der besseren räumlichen und zeitlichen Auflösung finden sich zunehmend Hinweise auf eine zuverlässigere Identifikation des Liquorlecks mittels MR- oder CT-Myelografie (Albayram et al. 2008, Medina et al. 2010).

Wichtigster Bestandteil der diagnostischen Aufarbeitung ist die Anamneseerhebung mit einer in der Vergangenheit durchgeführten Lumbalpunktion.

Beim Großteil der Patienten ist der Liquoröffnungsdruck im Sitzen auf < 60 mmH$_2$O – zum Teil nicht messbar – erniedrigt. Bei manchen Patienten mit spontanen Liquorlecks ist der Liquoröffnungsdruck normal (Atkinson et al. 1998), sodass in diesen Fällen von einer Liquorhypovolämie auszugehen ist. Die Zellzahl ist in der Regel normal oder leicht erhöht. Normwertig sind die Liquorzytologie und die Liquorglukose (Mokri 2004), jedoch konnten signifikante Erhöhungen des Liquoreiweißes bis zu 1000 mg/dl beobachtet werden (Mokri et al. 1997).

Ein Schädel-CT trägt nur in fortgeschrittenen Fällen zur diagnostischen Abklärung bei, etwa zum Nachweis subduraler Hämatome, assoziiert mit chronisch dumpf-drückenden Kopfschmerzen, unabhängig von der Körperlage, oder von Hygromen (Sipe et al. 1981, de Noronha et al. 2003). Beides ist als Komplikation eines länger bestehenden Liquorunterdruck-Kopfschmerzes zu betrachten.

Fast beweisend für ein Liquorunterdruck-Syndrom ist eine diffuse pachymeningeale Anreicherung von Gadolinium in der MRT (Mokri et al. 1997, ANAES 2003, Mokri 2004, Olesen 2006, Tsai et al. 2007). Weitere MR-Kriterien für ein Liquorunterdruck-Syndrom sind eine kaudale Hirnverlagerung mit Tiefstand der Kleinhirntonsillen ähnlich einer Chiari-Malformation (Atkinson et al. 1998), eine scheinbare „Vergrößerung" der Hypophyse (die Hypophyse wird durch Zug am Hypophysenstiel angehoben) (Mokri u. Atkinson 2000), subdurale Flüssigkeitsansammlungen, kleine Ventrikel und eine Zunahme des Durchmessers des Hirnstamms. Die spinale Bildgebung zeigt gelegentlich extradurale oder arachnoidale Flüssigkeitsansammlungen sowie meningeale Divertikel, die mit Liquor gefüllt sind (Mokri 2003). In manchen Fällen können auch erweiterte epidurale spinale Venenplexus nachgewiesen werden (Moayeri et al. 1998).

Die spinale MRT kann eine Vielzahl spinaler Manifestationen zeigen wie dilatierte epi- oder intradurale Venen, durales Enhancement, meningeale Divertikel oder extrathekale Liquoransammlungen (Moayeri et al. 1998, Förderreuther et al. 2001, Chiapparini et al. 2002). Zur Identifikation des Liquorlecks ist sie nicht immer hilfreich.

Bei spontanen Liquorlecks gelingt es mit der Radioisotopen-Zisternografie in bis zu 50% der Fälle, den Liquoraustritt zu dokumentieren (Chung et al. 2000, Moriyama et al. 2004). Dazu wird [111]Indium intrathekal appliziert und szintigrafisch in Intervallen 24 bis 48 Stunden nach Instillation nachgewiesen. Physiologischerweise lässt sich eine Anreicherung des Radioisotops nach 24 Stunden über der gesamten zerebralen Konvexität nachweisen. Beim Liquorunterdruck-Syndrom findet sich eine Anreicherung von [111]Indium normalerweise ausschließlich im Spinalkanal. Frühe Radioaktivität im Bereich von Nieren und Blase (innerhalb von 4 Stunden) spricht ebenfalls für ein Liquorleck. Zur Darstellung und Lokalisation des Liquorlecks muss dieses relativ groß sein (Molins et al. 1990, Bai et al. 2002).

Die zuverlässigste Methode zum direkten Nachweis und zur Lokalisation spinaler Liquorlecks ist die dünnschichtige CT-Myelografie (alternativ MR-Myelografie mit Gadolinium, allerdings off-label) (Albayram et al. 2008, Medina et al. 2010). Teilweise findet sich lediglich ein geringer Kontrastmittelaustritt an einer einzigen Nervenwurzel. Aber auch massive bilaterale Kontrastmittelansammlungen im paraspinalen Weichteilmantel konnten nachgewiesen werden. Die meisten spontanen Liquorlecks sind thorakal oder am zervikothorakalen Übergang lokalisiert. Es können häufig multiple Lecks gleichzeitig auftreten (Schievink 2006). Jedoch ist zu berücksichtigen, dass etwa die Hälfte der spontanen Liquorlecks ventral auftreten und der Austritt des Kontrastmittels schnell oder mit großer zeitlicher Verzögerung erfolgen kann. In diesem Fall sind zeitverzögerte Aufnahmen notwendig (Mokri 2001, Mokri 2003).

■ Therapie

Empfehlungen

- Wirksam sind der epidurale Blutpatch, die epidurale Injektion von Fibrinkleber, der chirurgische Verschluss bei Nachweis der Lokalisation der Fistel und die Gabe von Coffein und Theophyllin (▶ Tab. 59.1).
- Von zweifelhaftem Wert sind Infusionen von 0,9% NaCl.
- Unwirksam sind prophylaktische Bettruhe nach der Punktion in diversen Körperpositionen (Bauchlage, Kopftieflage) und die Gabe von Kortikosteroiden.

Pharmakotherapie

Die intravenöse oder orale Gabe von Coffein (3 × 200 mg/d bis 4 × 300 mg/d) ist wirksam, aber teilweise nur kurze Zeit (Camann et al. 1990). Die Erfolgsquote liegt bei 90% nach 4 Stunden und 70% nach 72 Stunden (Sechzer u. Abel 1978, Camann et al. 1990, Leibold et al. 1993). Die orale Einnahme von Theophyllin (3 × 350 mg/d) führte ebenfalls zu einer Linderung des Kopfschmerzes (Feuerstein u. Zeides 1986). Führt dies zu keiner Besserung, ist eine kurze intravenöse Gabe von Coffein sinnvoll. In kontrollierten Studien (Sechzer u. Abel 1978, Sechzer 1979, Jarvis et al. 1986, Übersicht bei Bezov et al. 2010a) konnte der in 75% günstige Effekt intravenöser Coffeingaben (500 mg Coffeinsodiumbenzoat i.v. innerhalb von 2–3 Minuten; nur in den USA gebräuchlich) gezeigt werden. Bei Persistieren der Beschwerden wurde der Effekt durch eine zweite Injektion innerhalb der nächsten 2 Stunden auf 85% verbessert (Sechzer u. Abel 1978). In 70% der Fälle sistierten die Beschwerden. Coffein und Theophyllin lösen über eine Blockade von Adenosinrezeptoren im Gehirn eine Konstriktion der Hirnarterien aus mit konsekutiver Abnahme des zerebralen Blutflusses und des Hirndrucks (Phillis u. De-Long 1987). Der Wirkmechanismus der Methylxanthine ist nicht sicher geklärt.

Die Gabe von Kortikosteroiden wird hinsichtlich ihrer Wirksamkeit kritisch diskutiert, da nur wenige Patienten hiervon profitieren, und zwar nur so lange, wie sie unter Therapie sind (Pascual et al. 2002, Gentile et al. 2004, Basurto et al. 2011).

Spezielle Therapieformen

In der überwiegenden Anzahl der Fälle kommt es zu einer Spontanremission.

Beim postpunktionellen Kopfschmerz ist die am besten wissenschaftlich belegte Therapie der epidurale Blutpatch (Boonmak u. Boonmak 2010). Dabei werden 20–30 ml Eigenblut unter sterilen Bedingungen meist an der ursprünglichen Punktionsstelle epidural injiziert. In Ausnahmefällen müssen bis zu 100 ml appliziert werden (Schievink 2006). Zur Identifikation des Epiduralraums kann die Loss-of-Resistance-Technik angewandt werden. Durch Injektion von 2 ml Lidocain, NaCl, Luft oder einem Gemisch beider Substanzen kann bei Nachlassen des Widerstands der Epiduralraum zuverlässig identifiziert werden (Evron et al. 2004). Das Blut verteilt sich epidural über 4–9 spinale Segmente, 3–6 oberhalb und 1–3 unterhalb der Injektionshöhe (Serafini 1986, Szeinfeld et al. 1986, Griffiths et al. 1993), sodass ggf. eine tiefere Punktionshöhe sinnvoll sein kann (z. B. nach mehreren Punktionsversuchen). Der Blutpatch führt zu einer mechanischen Kompression des Durasacks, zu einer gelatinösen Tamponade des Liquorlecks mit anschließender Vernarbung. Dadurch kann der Liquorverlust (bei einer Liquorproduktionsrate von ca. 0,35 ml pro Minute) innerhalb kurzer Zeit (0,5–6 Stunden) ausgeglichen werden. Theoretisch kann ein Teil des Effekts der epiduralen Eigenblutinjektion durch eine Deaktivierung der Adenosinrezeptoren bei plötzlichem Liquordruckanstieg erklärt werden (Raskin 1990). Bei über 85 % der Patienten mit postpunktionellen Kopfschmerzen ist der erste epidurale Blutpatch wirksam (Taivainen et al. 1993), bei einer kleinen Zahl von Patienten sind wiederholte Applikationen notwendig (Duffy u. Crosby 1999, Sencakova et al. 2001, Berroir et al. 2004). Die Wirksamkeit wurde durch eine aktuelle Cochrane-Analyse bestätigt (Boonmak u. Boonmak 2010).

Ein Effekt einer prophylaktischen epiduralen Eigenblutinjektion unmittelbar nach der Liquorentnahme ist aus bisher unklaren Gründen nicht nachweisbar (Loeser et al. 1978, Berrettini et al. 1987, Boonmak u. Boonmak 2010) oder mit 50 % deutlich geringer (Heide u. Diener 1990). Wegen der hohen Versagerrate (71 % innerhalb von 24 Stunden vs. 4 % nach 24 Stunden) und der niedrigen Inzidenz eines PPS bei Verwenden dünner, atraumatischer Kanülen kann die prophylaktische oder frühe epidurale Eigenblutinjektion nicht empfohlen werden (Heide u. Diener 1990, Olesen 2006).

Üblicherweise ist die Applikation eines Blutpatches nicht mit schwerwiegenden Komplikationen verbunden. In einer retrospektiven Studie an 196 Patienten klagten 37 % über lokale Schmerzen an der Injektionsstelle, 12 % über radikuläre Schmerzen mit Ausstrahlung in die Beine, 10 % über Missempfindungen in den Beinen und 8 % über eine vorübergehende Schwäche in den Beinen (Taivainen et al. 1993).

Sehr viel schwieriger ist die Behandlung spontaner Liquorlecks. Wenn die Höhe des Lecks identifiziert ist, können epidurale Blutpatches – ggf. CT-gesteuert – versucht werden (Rai et al. 2005, Savoiardo et al. 2006).

Alternativ können bei Patienten, die nicht für einen Blutpatch z. B. aufgrund einer Sepsis oder HIV-Infektion infrage kommen, epidural Boli von 0,9 % NaCl oder Dextran appliziert werden (Barrios-Alarcon et al. 1989).

Es werden zunehmend häufiger gute Erfolge nach Applikation von Fibrinklebern nach Identifikation des Liquorlecks berichtet (Gerritse et al. 1997, Crul et al. 1999, Gladstone et al. 2005). Dies führt zu einer Beschwerdefreiheit bei 30 % der Patienten, die auf einen epiduralen Blutpatch nicht angesprochen haben (Schievink et al. 2004).

Eine chirurgische Sanierung des Liquorlecks durch Naht oder einen Aneurysmaclip kommt nur nach Ausschöpfen aller konservativen Maßnahmen in Betracht (Schievink et al. 1998). Falls das Liquorleck ventral lokalisiert ist, muss der Verschluss chirurgisch erfolgen. Zu den operativen Verfahren liegen nur Einzelfallbeschreibungen vor; die Erfolgsrate ist bei strenger Indikation hoch (Schievink et al. 1998, Hüfner et al. 2006).

Bei Patienten mit lang anhaltenden Liquorunterdruck-Syndromen kann es nach Verschluss des Liquorlecks vorübergehend zu einem Liquorüberdruck-Syndrom mit Kopfschmerzen, Übelkeit, Erbrechen, Stauungspapillen und Sehstörungen kommen (Mokri 2002). Dieses Krankheitsbild ist in der Regel selbst limitierend und wird bei ausgeprägten Symptomen vorübergehend mit Acetazolamid behandelt.

Alternative Therapien sind nicht bekannt.

Tab. 59.1 Empfohlene medikamentöse Therapie des Liquorunterdruck-Syndroms.

Substanz	Dosis	Nebenwirkungen	Kontraindikationen
Coffein (Coffeinum N 0,2 g)	3–4 × tgl. 200–300 mg p. o.	Tremor, innere Unruhe, Kopfschmerzen, gastrointestinale Beschwerden, Tachykardie	Tachyarrhythmien, Leberzirrhose, Hyperthyreose, Angstsyndrom
Theophyllin	3 × tgl. 280–350 mg p. o.	Kopfschmerzen, epileptische Anfälle, Erregungszustände, kardiale Arrhythmien, gastrointestinale Beschwerden, verstärkte Diurese	Angina pectoris, Tachyarrhythmien, hypertrophe obstruktive Kardiomyopathie, ausgeprägte arterielle Hypertonie, Epilepsie, Hyperthyreose, gastrointestinale Ulzera, Porphyrie

Unwirksame Therapien

Bettruhe unmittelbar nach der Lumbalpunktion verhindert das Auftreten postpunktioneller Kopfschmerzen nicht (Dieterich u. Brandt 1985, Mokri 2003). Eine zusätzliche Volumengabe (oral oder auch intravenös) ist wahrscheinlich nicht wirksam (Dieterich u. Brandt 1988).

■ Prophylaxe

Der wesentlichste Prädiktor für die Entwicklung postpunktioneller Kopfschmerzen ist die Größe und der Schliff der Punktionsnadel. Erwartungsgemäß führen Nadeln geringeren Durchmessers seltener zu postpunktionellen Kopfschmerzen als Nadeln größeren Durchmessers (Diener et al. 1985, Lynch et al. 1991, Raskin 1990, Evans et al. 2000, Armon u. Evans 2005, Bezov et al. 2010a, Hammond et al. 2011). Metaanalysen und eine prospektive, randomisierte doppelblinde Studie zeigten, dass die Verwendung atraumatischer Nadeln („Sprotte-Nadel") die Wahrscheinlichkeit des Auftretens postpunktioneller Kopfschmerzen signifikant reduziert (Braune u. Huffmann 1992, Halpern u. Preston 1994, Müller et al. 1994, Strupp et al. 2001, Armon u. Evans 2005, Bezov et al. 2010a, Hammond et al. 2011). Empfehlenswert ist darüber hinaus, bei Verwendung „traumatischer" Nadeln den Schliff der Nadel um 90° zu drehen, um die vertikal verlaufenden Durafasern nicht zu durchtrennen, sondern auseinanderzudrängen (Lybecker et al. 1990, Evans et al. 2000, Bezov et al. 2010a) und den Mandrin vor Entfernen der Nadel wieder einzuführen (Strupp u. Brandt 1997, Strupp et al. 1998).

■ Versorgungskoordination

Ambulanter sowie stationärer Bereich.

■ Redaktionskomitee

Prof. Dr. Juan Archelos, Neurologische Universitätsklinik, Graz
Prof. Dr. Thomas Brandt, Institut für Klinische Neurowissenschaften, Ludwig-Maximilians-Universität München
Prof. Dr. Hans-Christoph Diener, Klinik für Neurologie, Universitätsklinikum Essen
Prof. Dr. Marianne Dieterich, Neurologische Klinik, Klinikum Großhadern, Ludwig-Maximilians-Universität München
Dr. Christoph F. Schorn, Klinik für Neurologie, Universitätsklinikum Essen
PD Dr. Beate Schoch, Klinik für Neurochirurgie, Stiftungsklinikum Mittelrhein, Koblenz
Prof. Dr. Michael Strupp, Klinik für Neurologie, Ludwig-Maximilians-Universität München
Prof. Dr. Matthias Sturzenegger, Neurologische Universitätsklinik, Inselspital Bern
Prof. Dr. Isabell Wanke (für die DGNR), Neuroradiologie Hirslanden Zürich

Federführend: Prof. Dr. Marianne Dieterich, Neurologische Klinik, LMU München, Klinikum Großhadern, Marchioninistraße 15, 81377 München, Tel.: 089/7095 2570, Fax: 089/7095 8883
E-Mail: Marianne.Dieterich@med.uni-muenchen.de

Entwicklungsstufe der Leitlinie: S1

■ Literatur

Albayram S, Ozer H, Kara B. Diagnostic criteria for spontaneous spinal CSF leaks and intracranial hypotension. Am J Neuroradiol 2008; 29: 853–856
Alpers BJ. Lumbar puncture headache. Arch Neurol Psych 1925; 14: 806–812
ANAES. Recommendations for clinical practice. Review of diagnosis and treatment of migraine in the adult and child October 2002. Professional recommendations and references: economic evaluation service. Rev Neurol (Paris) 2003; 159, S5–S15
Armon C, Evans R. Addendum to assessment: Prevention of post-lumbar puncture headaches: Report of the Therapeutics and Technology Assessment Subcommittee of the American Academy of Neurology. Neurology 2005; 65: 510–512
Atkinson JL, Weinshenker BG, Miller GM et al. Acquired Chiari I malformation secondary to spontaneous spinal cerebrospinal fluid leakage and chronic intracranial hypotension syndrome in seven cases. J Neurosurg 1998; 88: 237–242
Bai J, Yokoyama K, Kinuya S et al. Radionuclide cisternography in intracranial hypotension syndrome. Ann Nucl Med 2002; 16: 75–78
Barrios-Alarcon J, Aldrete JA, Paragas-Tapia D. Relief of post-lumbar puncture headache with epidural dextran 40: a preliminary report. Reg Anesth 1989; 14: 78–80
Basurto OX, Martínez GL, Solà I et al. Drug therapy for treating post-dural puncture headache. Cochrane Database Syst Rev 2011; 8: CD007887
Berrettini WH, Simmons-Alling S, Nuernberger JI jr. Epidural blood patch does not prevent headache after lumbar puncture. Lancet 1987; 1: 856–857
Berroir S, Loisel B, Ducros A et al. Early epidural blood patch in spontaneous intracranial hypotension. Neurology 2004; 63: 950–1951
Bezov D, Ashina S, Lipton R. Post-dural puncture headache: part II – prevention, management, and prognosis. Headache 2010a; 50: 1482–1498
Bezov D, Lipton RB, Ashina S. Post-dural puncture headache: part I – diagnosis, epidemiology, etiology, and pathophysiology. Headache 2010b; 50: 1144–1152
Boonmak P, Boonmak S. Epidural blood patching for preventing and treating post-dural puncture headache. Cochrane Database Syst Rev 2010; 1: CD001791
Braune HJ, Huffman G. A prospective double-blind clinical trial, comparing the sharp Quincke needle (22 G) with an „atraumatic" needle (22 G) in the induction of post-lumbar puncture headache. Acta Neurol Scand 1992; 86: 50–54
Camann WR, Murray RS, Mushlin PS et al. Effects of oral caffeine on postdural puncture headache. A double-blind, placebo-controlled trial. Anesth Analg 1990; 70: 181–184
Chiapparini L, Farina L, D'Incerti L et al. Spinal radiological findings in nine patients with spontaneous intracranial hypotension. Neuroradiology 2002; 44: 143–150; discussion 151–152
Chung SJ, Kim JS, Lee MC. Syndrome of cerebral spinal fluid hypovolaemia: clinical and imaging features and outcome. Neurology 2000; 55: 1321–1327

Crul BJ, Gerritse BM, van Dongen RT et al. Epidural fibrin glue injection stops persistent postdural puncture headache. Anesthesiology 1999; 91: 576–577

Davenport RJ, Chataway SJ, Warlow CP. Spontaneous intracranial hypotension from a CSF leak in a patient with Marfan's syndrome. J Neurol Neurosurg Psychiatry 1995; 59: 516–519

de Noronha RJ, Sharrack B, Hadjivassiliou M et al. Subdural haematoma: a potentially serious consequence of spontaneous intracranial hypotension. J Neurol Neurosurg Psychiatry 2003; 74: 752–755

Diener HC, Bendig M, Hempel V. Postpunktionelle Kopfschmerzen. Fortschr Neurol Psychiatr 1985; 53: 344–349

Dieterich M, Brandt T. Is obligatory bed rest after lumbar puncture obsolete? Eur Arch Psychiatry Neurol Sci 1985; 235: 71–75

Dieterich M, Brandt T. Incidence of post-lumbar puncture headache is independent of daily fluid intake. Eur Arch Psychiatry Neurol Sci 1988; 237: 194–196

Dripps RD, Vandam LD. Long-term follow-up of patients who received 10,098 spinal anesthetics: failure to discover major neurological sequelae. J Am Med Ass 1954; 156: 1486–1491

Duffy PJ, Crosby ET. The epidural blood patch. Resolving the controversies. Can J Anaesth 1999; 46: 878–886

Evans RW, Armon C, Frohman EM et al. Prevention of post-lumbar puncture headaches. Report of the Therapeutics and Technology Assessment Subcommitee of the American Academy of Neurology. Neurology 2000; 55: 909–914

Evron S, Sessler D, Sadan O et al. Identification of the epidural space: loss of resistance with air, lidocaine, or the combination of air and lidocaine. Anesth Analg 2004; 99: 245–250

Feuerstein TJ, Zeides A. Theophylline relieves headache following lumbar puncture. Placebo-controlled, double-blind pilot study. Klin Wochenschr 1986; 64: 216–218

Fishman RA. Cerebrospinal Fluid in Diseases of the Nervous System. Philadelphia: W.B. Saunders; 1992

Förderreuther S, Yousry I, Empl M et al. Dilated cervical epidural veins and extra arachnoid fluid collection in othostatic headaches. Neurology 2001; 57: 527–529

Gentile S, Giudice RL, Martino PD et al. Headache attributed to spontaneous low CSF pressure: report of three cases responsive to corticosteroids. Eur J Neurol 2004; 11: 849–851

Gerritse BM, van Dongen RT, Crul BJ. Epidural fibrin glue injection stops persistent cerebrospinal fluid leak during long-term intrathecal catheterization. Anesth Analg 1997; 84: 1140–1141

Gladstone JP, Nelson K, Patel N et al. Spontaneous CSF leak treated with percutaneous CT-guided fibrin glue. Neurology 2005; 64: 1818–1819

Griffiths AG, Beards SC, Jackson A et al. Visualization of extradural blood patch for post lumbar puncture headache by magnetic resonance imaging. Br J Anaest 1993; 70: 223–225

Halpern S, Preston R. Postdural puncture headache and spinal needle design. Metaanalyses. Anesthesiology 1994; 81: 1376–1383

Hammond ER, Wang Z, Bhulani N et al. Needle type and the risk of post-lumbar puncture headache in the outpatient neurology clinic. J Neurol Sci 2011; 306: 24–28

Heide W, Diener HC. Epidural blood patch reduces the incidence of post lumbar puncture headache. Headache 1990; 30: 280–281

Hüfner K, Tatsch K, Meindl T et al. Three sites of high-flow CSF leakage in spontaneous intracranial hypotension. Neurology 2006; 66: 775–777

Jarvis AP, Greenawalt JW, Fagraeus L. Intravenous caffeine for postdural puncture headache. Anesth Analg 1986; 65: 316–317

Kuntz KM, Kokmen E, Stevens JC et al. Post-lumbar puncture headaches: experience in 501 consecutive procedures. Neurology 1992; 42: 1884–1887

Lavi R, Yernitzky D, Rowe JM et al. Standard vs atraumatic Whitacre needle for diagnostic lumbar puncture: A randomized trial. Neurology 2006; 67: 1492–1494

Leibold RA, Yealy DM, Coppola M et al. Post-dural-puncture headache: Characteristics, management, and prevention. Ann Emerg Med 1993; 22: 1863–1870

Lin WC, Lirng JF, Fuh JL et al. MR findings of spontaneous intracranial hypotension. Acta Radiol 2002; 43: 249–255

Loeser EA, Hill GE, Bennet GM et al. Time versus success rate for epidural blood patch. Anesthesiology 1978; 2: 147–148

Lybecker H, Djernes M, Schmidt JF. Postdural puncture headache (PDPH): onset, duration, severity, and associated symptoms. An analysis of 75 consecutive patients with PDPH. Acta Anaesthesiol Scand 1995; 39: 605–612

Lynch J, Krings-Ernst I, Strick K et al. Use of a 25-gauge Whitacre needle to reduce the incidence of postdural puncture headache. Br J Anaesth 1991; 67: 690–693

Marcelis J, Silberstein SD. Spontaneous low cerebrospinal fluid pressure headache. Headache 1990; 30: 192–196

Medina JH, Abrams K, Falcone S et al. Spinal imaging findings in spontaneous intracranial hypotension. Am J Roentgenol 2010; 195: 459–464

Moayeri NN, Henson JW, Schaefer PW et al. Spinal dural enhancement on magnetic resonance imaging associated with spontaneous intracranial hypotension. Report of three cases and review of the literature. J Neurosurg 1998; 88: 912–918

Mokri B. Syndrome of cerebral spinal fluid hypovolemia: clinical and imaging features and outcome. Neurology 2001; 56: 1607–1608

Mokri B. Intracranial hypertension after treatment of spontaneous cerebrospinal fluid leaks. Mayo Clin Proc 2002; 77: 1241–1246

Mokri B. Headaches caused by decreased intracranial pressure: diagnosis and management. Curr Opin Neurol 2003; 16: 319–326

Mokri B. Low cerebrospinal fluid pressure syndrome. Neurol Clin N Am 2004; 22: 55–74

Mokri B, Aksamit A, Atkinson J. Paradoxical postural headaches in spontaneous CSF leaks. Cephalalgia 2004; 24: 883–887

Mokri B, Atkinson JL. False pituitary tumor in CSF leaks. Neurology 2000; 55: 573–575

Mokri B, Piepgras DG, Miller GM. Syndrome of orthostatic headaches and diffuse pachymeningeal gadolinium enhancement. Mayo Clin Proc 1997; 72: 400–413

Molins A, Alvarez J, Sumalla J et al. Cisternographic pattern of spontaneous liquoral hypotension. Cephalalgia 1990; 10: 59–65

Moriyama E, Ogawa T, Nishida A et al. Quantitative analysis of radioisotope cisternography in the diagnosis of intracranial hypotension. J Neurosurg 2004; 101: 421–426

Müller B, Adelt K, Reichmann H et al. Atraumatic needle reduces the incidence of post-lumbar puncture syndrome. J Neurol 1994; 241, 376–380

Olesen J. International Classification of Headache Disorders, Second Edition (ICHD-2): current status and future revisions. Cephalalgia 2006; 26: 1409–1410

Pannullo SC, Reich JB, Krol G et al. MRI changes in intracranial hypotension. Neurology 1993; 43: 919–926

Pascual LF, Santos S, Escalza I et al. Spontaneous intracranial hypotension: quick clinical and magnetic resonance imaging response to corticosteroids. A case report. Headache 2002; 42: 359–361

Phillis JW, DeLong RE. An involvement of adenosine in cerebral blood flow regulation during hypercapnia. Gen Pharmacol 1987; 18: 133–139

Rai A, Rosen C, Carpenter J et al. Epidural blood patch at C2: diagnosis and treatment of spontaneous intracranial hypotension. Am J Neuroradiol 2005; 26: 2663–2666

Raskin NH. Lumbar puncture headache: a review. Headache 1990; 30: 197–200

Savoiardo M, De Simone T, Franzini A et al. Spontaneous CSF leak treated with percutaneous CT-guided fibrin glue. Neurology 2006; 66: 782

Schievink WI. Spontaneous spinal cerebrospinal fluid leaks and intracranial hypotension. J Am Mes Ass 2006; 295: 2286–2296

Schievink WI, Maya MM, Moser FM. Treatment of spontaneous intracranial hypotension with percutaneous placement of a fibrin sealant. Report of four cases. J Neurosurg 2004; 100: 1098–1100

Schievink WI, Morreale VM, Atkinson JL et al. Surgical treatment of spontaneous spinal cerebrospinal fluid leaks. J Neurosurg 1998; 88: 243–246

Sechzer PH, Abel L. Post-spinal anaesthesia headache treated with caffeine. Curr Ther Res 1978; 24: 307–312

Sechzer PH. Post-spinal anaesthesia headache treated with caffeine. Part II: Intracranial vascular distension, a key factor. Curr Ther Res 1979; 26: 440–448

Sencakova D, Mokri B, McClelland RL. The efficacy of epidural blood patch in spontaneous CSF leaks. Neurology 2001; 57: 1921–1923

Serafini AN. Epidural blood patch: evaluation of the volume and spread of blood injected into the epidural space. Anesthesiology 1986; 64: 820–822

Sipe JC, Zyroff J, Waltz TA. Primary intracranial hypotension and bilateral isodense subdural hematomas. Neurology 1981; 31: 334–337

Strupp M, Brandt T. Should one reinsert the stylet during lumbar puncture? N Engl J Med 1997; 336: 1190

Strupp M, Brandt T, Muller A. Incidence of post-lumbar puncture syndrome reduced by reinserting the stylet: a randomized prospective study of 600 patients. J Neurol 1998; 245: 589–592

Strupp M, Schueler O, Straube A et al. "Atraumatic" Sprotte needle reduces the incidence of post-lumbar puncture headaches. Neurology 2001; 57: 2310–2312

Szeinfeld M, Ihmeidan IH, Moser MM et al. Epidural blood patch: evaluation of the volume and spread of blood injected into the epidural space. Anaesthesiology 1986; 64: 820–822

Taivainen T, Pitkanen M, Tuominen M et al. Efficacy of epidural blood patch for postdural puncture headache. Acta Anaesthesiol Scand 1993; 37: 702–705

Tsai PH, Fuh JL, Lirng JF et al. Heavily T2-weighted MR myelography in patients with spontaneous intracranial hypotension: a case-control study. Cephalalgia 2007; 27: 929–934

Vilming ST, Kloster R. Post-lumbar puncture headache: clinical features and suggestions for diagnostic criteria. Cephalalgia 1997; 17: 778–784

Vilming ST, Kloster R, Sandvik L. The importance of sex, age, needle size, height and body mass index in post-lumbar puncture headache. Cephalalgia 2001; 21: 738–743

60 Idiopathische intrakranielle Hypertension

Was gibt es Neues?

- Die Ätiologie der idiopathischen intrakraniellen Hypertension (IIH) bleibt unklar; ätiologisch heterogene Steigerungen des Liquordrucks mit nachfolgender Kompression der Sinus und Störungen des venösen Abflusses stellen die IIH im eigentlichen Sinne dar. Venöse Abflussstörungen durch Pacchioni'sche Granulationen oder klinisch inapparente Sinusthrombosen bzw. -stenosen können ebenfalls zu einer Erhöhung des Liquordrucks führen und einen Circulus vitiosus in Gang setzen. Diese primären venösen Stenosen könnten durch Ballon- oder Stent-gestützte Techniken interventionell therapierbar sein (Arac et al. 2009, Ahmed et al. 2011).
- Etwa 10 % der Patienten mit (therapierefraktären) chronischen täglichen Kopfschmerzen könnten unter intrakranieller Hypertension leiden und sollten auch ohne klinisch manifeste Stauungspapillen eine Liquordruckmessung erhalten (De Simone et al. 2011).
- Eine konsequente Gewichtsreduktion über 3 Monate mithilfe einer definierten Diät (425 kcal/Tag) und wöchentlichen klinischen Kontrollen reduziert Kopfschmerzen, Liquordruck und Papillenödem nachhaltig (Sinclair et al. 2010).

Die wichtigsten Empfehlungen auf einen Blick

Individualisierte Therapie, eskalierend entsprechend dem Schweregrad der Sehverschlechterung und der Ausprägung des Papillenödems. Kopfschmerzen können eine Indikation zur internen Liquorableitung oder zur interventionellen Therapie darstellen, auch wenn der Visus stabil ist (Fraser u. Plant 2011, Wall 2010):

- **Therapie-Stufe 1** (leichte Stauungspapille):
  - Gewichtsabnahme plus Acetazolamid (2 × 500 mg/d, max. 2.000 mg/d)
  - alternativ: Topiramat (25–100 mg/d) plus Furosemid 20–40 mg/d (Serumkalium!)
- **Therapie-Stufe 2** (deutliche Stauungspapille, Visusminderung, GF-Defekt):
  - wie Stufe 1 plus wiederholte Liquorpunktion bis Liquordruck < 20 cmH$_2$O (ca. 2 × pro Woche)
- **Therapie-Stufe 3** (progrediente Visusminderung, GF-Defekt):
  - wie Stufe 1 + 2 plus neuroradiologische Intervention mittels Stent bei Sinusstenose und Liquordruckgradient oder
  - mikrochirurgische Dekompression des N. opticus (Optikusscheidenfensterung) oder
  - Liquorableitung (lumboperitonealer oder ventrikuloperitonealer Shunt; LP-Shunt immer mit Schwerkraftventil)

Auswahl der interventionellen Therapie nach Einzelfallentscheidung; Adipositas-Chirurgie kann bei Adipositas per magna erwogen werden.

■ Definition und Klassifikation

Begriffsdefinition

Idiopathische intrakranielle Hypertension (IIH) bezeichnet eine ätiologisch heterogene intrakranielle Liquordrucksteigerung ohne Nachweis einer intrakraniellen Raumforderung oder einer akuten Thrombose der venösen Blutleiter. Wenn überzeugende Hinweise für eine zugrunde liegende Erkrankung bzw. Störung der Liquorresorption oder -zirkulation oder eine unerwünschte Arzneimittelwirkung (s.u.) bestehen, sollte von sekundärer IH (SIH) gesprochen werden. Der Begriff „Pseudotumor cerebri" bleibt eine nützliche Beschreibung des Syndroms; die Bezeichnung „benigne intrakranielle Hypertension" ist aufgrund der potenziell drohenden Visusminderung mit Gefahr der Erblindung nicht angebracht.

Klassifikation

Ätiologisch heterogenes Syndrom, gekennzeichnet durch Kopfschmerzen und Papillenödem mit Sehstörungen bei aus unklarer Ursache erhöhtem Liquordruck.

■ Diagnostik

Diagnostische Kriterien sind (Friedman u. Jacobsen 2002, Wall 2010):

- Symptome erhöhten Liquordrucks, in der Regel mit Stauungspapille
- erhöhter Liquordruck: in Seitenlage > 250 mmH$_2$O (Druckwerte im Kindesalter unterscheiden sich nicht signifikant von denen Erwachsener; Avery et al. 2011). Einzelne Autoren differenzieren den Grenzwert nach Körpergewicht (BMI > 30): übergewichtig bis 250 mmH$_2$O, normalgewichtig bis 200 mmH$_2$O. Ggf. Messung

wiederholen, um falsch-negative Befunde zu vermeiden
- normaler biochemischer und zellulärer Liquorbefund
- Ausschluss einer strukturellen oder vaskulären Läsion in MRT und MRV
- keine relevante Medikation und keine andere identifizierbare endokrine oder metabolische Ursache außer Adipositas

Anamnese

Sorgfältige Anamnese unter besonderer Berücksichtigung von Medikamentenanamnese, endokrinen Besonderheiten, Schlaf (obstruktives Schlafapnoe-Syndrom), Gewichtsentwicklung (Adipositas, rasche Gewichtszunahme) und der klinischen Leitsymptome der intrakraniellen Drucksteigerung:
- Kopf- und retrobulbäre Schmerzen (häufig von pulsatilem Charakter)
- Stauungspapille (selten auch einseitig) mit
  - transienten Obskurationen, peripheren Gesichtsfelddefekten,
  - Tinnitus,
  - ein- oder doppelseitiger Abduzensparese (vor allem bei Kindern).

Eine akute Hirnvenen-(Sinus-)thrombose sowie intrazerebrale Raumforderungen müssen vorzugsweise durch MRT und MRV noch vor der Liquorpunktion ausgeschlossen werden. Die genaue Ursachenklärung kann im weiteren Verlauf erfolgen.

Klinische Untersuchungen

Neurologische und augenärztliche Untersuchung mit besonderer Berücksichtigung von Papille, Gesichtsfeld, Visus, Bulbusmotilität, Fundoskopie (Fotodokumentation) und Perimetrie. Papillenprominenz und Optikusscheidenphänomen sind mittels Ultraschall darstellbar, bei eindeutiger Klinik ist die Sonografie entbehrlich (Rowe 2011).

Bildgebende Untersuchungen

Computer- und Magnetresonanztomografie

Die hochauflösende MRT in Kombination mit der Magnetresonanzvenografie (MRV) ist die Methode der Wahl, da damit häufig der Nachweis venöser Abflussstörungen gelingt, und der kontrastangehobenen CT-Venografie überlegen. Die exakte Technik ist entscheidend für die Sensitivität der Untersuchung: Phasenkontrastvenografie, Orbitadarstellung (Short-Tau Inversion Recovery koronar), bei unklarem Befund auch kontrastverstärkte MRV. Multimodale Untersuchungen zeigen bei vielen Patienten mit IH bilaterale Verengungen der Sinus transversus ohne Zeichen der akuten Thrombose, was als Hinweis auf einen (idiopathisch) erhöhten Liquordruck und die nachfolgende Kompression der Sinus gewertet werden kann. Diese Patienten zeigen nach Liquorpunktion (LP) teilweise eine Entfaltung der vormals komprimierten Sinus (Arac et al. 2009, Ahmed et al. 2011, Rohr et al. 2012). Infolge des gesteigerten Liquordrucks findet man neben einem gewundenen N. opticus mit erweitertem perineuralem Liquorsaum („Optikusscheidenhydrops"), eine Ausdünnung der Hypophyse („empty Sella") und eine posteriore Abflachung des Bulbus oculi mit prominenter Papille – allerdings ist kein MRT-Befund pathognomonisch für IIH (Rohr et al. 2011).

Digitale Subtraktionsangiografie

Die DSA ist nur indiziert bei unklaren MRT-Befunden oder Kontraindikationen für eine MRT sowie zur intravenösen Druckmessung mit Messpunkten zwischen Bulbus vena jugularis und Sinus sagittalis vor Anlage eines Stents bzw. in Interventionsbereitschaft.

B-Bild-Echografie

Der echografisch gemessene Durchmesser des N. opticus und die Darstellung eines Optikusscheidenphänomens stützen die Diagnose. Die B-Bild-Echografie kann auch eine Drusenpapille nachweisen, die mit einer chronischen Stauungspapille verwechselt werden kann.

Optische Kohärenztomografie

Mittels OCT lässt sich eine Verdickung der peripapillären Nervenfaserschicht als Zeichen eines Stauungsödems der die Papille umgebenden Nervenfaserschicht bei sonst normalem Papillenbefund nachweisen (Skau et al. 2010). Da eine beginnende Atrophie diesen Befund „pseudo"-normalisiert, ist die Sensitivität eingeschränkt.

Lumbalpunktion (nach MRT)

Bestimmung von Liquordruck (im Liegen), Zellzahl, Eiweiß, Reiber-Analyse. Bei eindeutiger Klinik, aber normalem Druck: Wiederholung der Messung oder kontinuierliche lumbale Liquordruckmessung (Bono et al. 2010).

Spezifische Ursachenabklärung

Die Assoziation von intrakranieller Liquordrucksteigerung und Übergewicht (rasche Gewichtszunahme, Gravidität) weist auf die Bedeutung des venösen Abflusswiderstands in der Pathogenese hin (Wall u. George 1991). Die Kompression der Jugularvenen (mechanisch oder bei erhöhtem intrathorakalem Druck) verlagert den venösen Abfluss in epidurale Gefäße und steigert den intrakraniellen Druck (Alperin et al. 2005). Auch eine primäre Einengung der Hirnsinus kann infolge eines verminderten Druckgradienten vom Subarachnoidalraum zum venösen System zu einer verminderten Liquorresorption mit Erhöhung des intrakraniellen Drucks (und weiterer

Kompression der Sinus und somit wechselseitiger Verstärkung) führen (Johnston et al. 2005). Darüber hinaus können durale venöse Fisteln, endokrine Störungen (insbesondere Schilddrüsenerkrankungen, Hypoparathyreoidismus, Hyperaldosteronismus, polyzystisches Ovariensyndrom, Nebenniereninsuffizienz) sowie die Einnahme bestimmter Medikamente zu IH führen (insbesondere Tetrazykline, Nitrofurantoin, Nalidixinsäure, Retinoide [Vitamin-A-Mangel und -Überdosierung], Danazol, Lithium, Tamoxifen, Indometacin, Wachstumshormon, Interferon-α, Ciclosporin, Cimetidin, Amiodaron u.a.) (Radhakrishnan et al. 1994, Wall 2010, Fraser u. Plant 2011). Ein obstruktives Schlafapnoe-Syndrom kann therapierefraktäre Kopfschmerzen unterhalten und zu SIH führen (Wall u. Purvin 2009).

Die hypothetischen pathogenetische Mechanismen der medikamentenassoziierten SIH und der verschiedenen endokrinologischen Auffälligkeiten, die mit IH in Verbindung gebracht werden, sind unzureichend belegt.

■ Therapie

Allgemeine Empfehlungen zur Therapie

Erste Maßnahme ist die rasche Senkung des Liquordrucks bzw. die Linderung des Papillenödems, da es infolge des Papillenödems zu einem Visusverlust kommt. Für eine langfristig erfolgreiche Therapie ist die Gewichtsnormalisierung essenziell (Kupersmith et al. 1998, Sinclair et al. 2010). Die Beeinträchtigung des Sehvermögens – erst in zweiter Linie die Kopfschmerzintensität – ist entscheidend für die Dringlichkeit der Behandlung. Ein gestuftes, am Schweregrad der Symptome orientiertes Vorgehen ist sinnvoll. Es gibt keine durch randomisierte Studien gesicherte Therapie der Evidenzklasse I oder II; alle Therapieempfehlungen basieren auf relativ kleinen, selten mehr als 30 Patienten umfassenden Fallserien. Vergleichsstudien zwischen den verschiedenen invasiven Verfahren sind nicht publiziert. Kein Medikament ist explizit zur Behandlung der IIH zugelassen. Die folgenden Empfehlungen, die sich primär auf die IIH beziehen, können auf sekundäre Formen übertragen werden, insbesondere wenn die Behandlung der Grunderkrankung nicht bzw. nicht schnell genug möglich ist. Sie gelten prinzipiell auch für Schwangere und Kinder (Honorat et al. 2011).

Gewichtsreduktion

In einer Studie mit intensiver Patientenbegleitung konnte mithilfe einer definierten Diät (425 kcal/Tag) und wöchentlichen Kontrollen eine Gewichtsreduktion von durchschnittlich 15 kg über 3 Monate erzielt werden; Kopfschmerzen, Liquordruck und Papillenödem wurden gebessert (Sinclair et al. 2010). Es muss somit unbedingt versucht werden, Patienten zu einer intensiven Diät zu motivieren, bzw. eine kontrollierte Diät sowie Beratung und Unterstützung bei der Gewichtsreduktion anzubieten.

Wenn eine schwere oder rasch progrediente Visusminderung besteht, müssen initial zusätzliche invasive Maßnahmen ergriffen werden.

Lumbalpunktion

Die diagnostisch zwingend erforderliche LP ist zumindest kurzfristig auch therapeutisch wirksam und verbessert über die Druckentlastung hinaus auch den venösen Abstrom (Scoffings et al. 2007). Wiederholte LP sind üblich und scheinen wirksam zu sein, werden aber u. U. schlecht akzeptiert (cave: Fistelentwicklung; Studien fehlen). LP zur Verlaufskontrolle mit Druckmessung sind notwendig, wenn augenärztliche Kontrollen auf Therapieresistenz oder Rezidive hindeuten.

Pharmakotherapie

Acetazolamid (2 × 250 mg/d, max. 2000 mg/d; off-label) vermindert durch Inhibition der Carboanhydrase die Liquorproduktion. Die Dosierung sollte einschleichend erfolgen; die Langzeitwirkung kann nachlassen (Escape-Phänomen). Nebenwirkungen: metabolische Azidose mit Gefahr von Nierenverkalkungen; selten: aplastische Anämie; teratogenes Potenzial. Als Alternative kann Topiramat (50–200 mg/d) eingesetzt werden, das zwar ein schwächerer Carboanhydrase-Hemmer ist, aber zusätzlich zu Gewichtsverlust führen kann (Celebisoy et al. 2007). Leider können kognitive Fähigkeiten – wahrscheinlich dosisabhängig – bei 10–30 % der Patienten beeinträchtigt werden (Loring et al. 2011).

Carboanhydrase-Hemmer können mit Furosemid (30–80 mg/d) kombiniert werden (keine Studien; cave: ein deutlicher Abfall des systemischen Blutdrucks kann das Papillenödem verstärken).

Bei Kindern erfolgt die Dosierungen gewichtsadaptiert:
- Acetazolamid: 15–25(–100) mg/kg/d in 3 Einzeldosen
- Furosemid: 0,3–0,6 mg/kg/d
- Topiramat: eher zurückhaltend

Steroide sollten wegen der Rebound-Gefahr und unerwünschter Wirkungen (Gewichtszunahme) nicht langfristig eingesetzt werden. Bei Versagen der oben genannten Maßnahmen und drohendem Visusverlust kann eine hochdosierte Steroidtheraphie (Dexamethason 4 × 8 mg/24 h) vor oder zur Überbrückung bis zu einer invasiven Maßnahme versucht werden (Studien fehlen).

Eine Studie berichtet über den Nutzen von Octreotid in der Behandlung der IIH (Panagopoulos et al. 2007).

Interne Liquorableitung

Die interne Liquorableitung kann den Liquordruck langfristig normalisieren und Kopfschmerzen lindern. Zwar werden für lumboperitoneale (LP) Shunts tendenziell höhere Komplikations- und Revisionsraten berichtet, aber in einer repräsentativen US-amerikanischen Statistik waren bei IH nur ventrikuloperitoneale (VP) Shunts mit einem Letalitätsrisiko (0,9%) verbunden (McGirt et al. 2004, Curry et al. 2005, Abubaker et al. 2011). LP-Shuntdislokationen treten besonders bei adipösen Patienten wiederholt auf (Revisionsraten von 0,3–1,44/Jahr; Wang et al. 2007). Das Problem der Überdrainage bei LP-Shunts, klinisch gekennzeichnet durch Kopfschmerzen im Stehen und evtl. Tonsillentiefstand, kann durch lageabhängige Schwerkraftventile vermieden werden. Bei der Auswahl des Verfahrens muss die lokale Kompetenz berücksichtigt oder der Patient an ein ausgewiesenes Zentrum überwiesen werden.

Optikusscheidenfensterung

Die Optikusscheidenfensterung führt bei fast 90% der operierten Sehnerven zu einer anhaltenden Stabilisierung (Banta et al. 2000, Wall 2010). Obwohl der Eingriff prinzipiell das Risiko einer Schädigung der Blutversorgung des N. opticus mit sich bringt, wurden keine schwerwiegenden Komplikationen berichtet (The Ischemic Optic Neuropathy Decompression Trial Research Group 1995). Die einseitige Behandlung hat wenig Einfluss auf den anderen N. opticus; Kopfschmerzen können positiv beeinflusst werden.

Interventionelle Behandlung

Wenn fibröse (postthrombotische) Veränderungen oder Pacchioni'sche Granulationen den venösen Abstrom behindern und ein Druckgradient proximal zur Stenose nachgewiesen werden kann, ist der Effekt der Liquorpunktion möglicherweise geringer, da diese weniger zur Verbesserung des venösen Abstroms beitragen kann. Die endovaskuläre Stentangioplastie könnte einen sinnvollen, kausaltherapeutischen Ansatz bei Patienten mit Sinusverengungen darstellen (Rohr et al. 2011, Rohr et al. 2012). Eine aktuelle Übersicht von 32 Patienten berichtet Ansprechraten um 70%, eine monozentrische Serie von 52 Patienten sogar von 90%. Die berichteten Komplikationsraten scheinen niedrig (5–15%) zu sein, aber es können Rezidiv-Stenosen und schwerwiegende Komplikationen auftreten (Arac et al. 2009, Ahmed et al. 2011). Lebenslange Thrombozytenfunktionshemmung ist zwingend erforderlich. Längere Beobachtungen, größere Kohorten- oder randomisierte Vergleichsstudien fehlen.

Adipositas-Chirurgie

Adipositas-Chirurgie bei massiv übergewichtigen Patienten mit IIH führt zu einer Besserung aller Symptome (Fridley et al. 2011). Zu bedenken sind die möglicherweise schwerwiegenden Langzeitkomplikationen durch Resorptionsstörungen (Vitaminmangel).

■ Versorgungskoordination

Zur Liquordiagnostik mit Druckmessung wie auch zur therapeutischen Liquorpunktion ist immer ein stationärer Aufenthalt erforderlich, da in Einzelfällen Herniationen nach LP bei IHH beschrieben wurden. Bei leichten Verläufen ohne rasche Progredienz ist die Therapie prinzipiell ambulant fortzuführen.

■ Redaktionskomitee

Prof. Dr. A. Rohr, Neuroradiologie, Universität Kiel
Prof. Dr. A. Unterberg, Klinik für Neurochirurgie, Universität Heidelberg
Prof. Dr. H. Wilhelm, Klinik für Augenheilkunde, Universität Tübingen
Prof. Dr. O. W. Witte, Neurologische Klinik, Universität Jena
Prof. Dr. U. Wüllner, Neurologische Universitätsklinik Bonn

Für Österreich:
PD Dr. N. Mitrovic, Abteilung für Neurologie, LKH Vöcklabruck

Für die Schweiz:
PD Dr. med. B. Tettenborn, Klinik für Neurologie, Kantonsspital St. Gallen

Als Berater für die Deutsche Gesellschaft für Neuropädiatrie: Dr. med. D. Tibussek, Neuropädiatrie Klinikum Leverkusen

Federführend: Prof. Dr. Ullrich Wüllner, Neurologische Universitätsklinik Bonn, Sigmund-Freud-Straße 25, 53127 Bonn, Tel 0228/2871-5712
E-Mail: wuellner@uni-bonn.de

Entwicklungsstufe der Leitlinie: S1

■ Literatur

Abubaker K, Ali Z, Raza K et al. Idiopathic intracranial hypertension: lumboperitoneal shunts versus ventriculoperitoneal shunts – case series and literature review. Br J Neurosurg 2011; 25: 94–99
Ahmed RM, Wilkinson M, Parker GD et al. Transverse sinus stenting for idiopathic intracranial hypertension: a review of 52 patients and of model predictions. Am J Neuroradiol 2011; 45: 406–408
Alperin N, Lee SH, Mazda M et al. Evidence for the importance of extracranial venous flow in patients with idiopathic intracranial hypertension (IIH). Acta Neurochir Suppl 2005; 95: 129–132
Arac A, Lee M, Steinberg GK et al. Efficacy of endovascular stenting in dural venous sinus stenosis for the treatment of idiopathic intracranial hypertension. Neurosurg Focus 2009; 27: E14
Avery RA, Licht DJ, Shah SS et al. CSF opening pressure in children with optic nerve head edema. Neurology 2011; 76: 1658–1661
Banta JT, Farri BK. Pseudotumor cerebri and optic nerve sheath decompression. Ophtalmology 2000; 107: 1907–1912

Bono F, Salvino D, Tallarico T et al. Abnormal pressure waves in headache sufferers with bilateral transverse sinus stenosis. Cephalalgia 2010; 30: 1419

Celebisoy N, Gökçay F, Sirin H et al. Treatment of idiopathic intracranial hypertension: topiramate vs acetazolamide, an open-label study. Acta Neurol Scand 2007; 116: 322–327

Curry WT, Butler WE, Barker FG. Rapidly rising incidence of cerebrospinal fluid shunting procedures for idiopathic intracranial hypertension in the United States, 1988–2002. Neurosurgery 2005; 57: 97–108

De Simone R, Ranieri A, Montella S et al. Sinus venous stenosis-associated IIHWOP is a powerful risk factor for progression and refractoriness of pain in primary headache patients: a review of supporting evidences. Neurol Sci 2011; 32 (Suppl. 1): S169–S171

Fraser C, Plant GT. The syndrome of pseudotumour cerebri and idiopathic intracranial hypertension. Curr Opin Neurol 2011; 24:12–7

Friedman DI, Jacobson DM. Diagnostic criteria for idiopathic intracranial hypertension. Neurology 2002; 59: 1492–1495

Fridley J, Foroozan R, Sherman V et al. Bariatric surgery for the treatment of idiopathic intracranial hypertension. J Neurosurg 2011; 114: 34–39

Honorat R, Marchandot J, Tison C et al. Treatment and prognosis of idiopathic intracranial hypertension in children. Retrospective study (1995–2009) and literature review. Arch Pediatr 2011; 18: 1139–1347

Johnston I, Kollar C, Dunkley S et al. Cranial venous outflow obstruction in the pseudotumour syndrome: incidence,nature and relevance. J Clin Neurosci 2002; 9: 273–278

Kupersmith MJ, Gamell L, Turbin R et al. Effects of weight loss on the course of idiopathic intracranial hypertension in women. Neurology 1998; 50: 1094–1098

Loring DW, Williamson DJ, Meador KJ et al. Topiramate dose effects on cognition: a randomized double-blind study. Neurology 2011; 76: 131–137

McGirt MJ, Woodworth G, Thomas G et al. Cerebrospinal fluid shunt placement for pseudotumor cerebri-associated intractable headache: predictors of treatment response and an analysis of long-term outcomes. J Neurosurg 2004; 101: 627–632

Panagopoulos GN, Deftereos SN, Tagaris GA et al. Octreotide: a therapeutic option for idiopathic intracranial hypertension. Neurol Neurophysiol Neurosci 2007; Jul 10: 1

Radhakrishnan K, Ahlskog JE, Garrity JA et al. Idiopathic intracranial hypertension. Mayo Clin Proc 1994; 69: 169–180

Rohr A, Bindeballe J, Riedel C et al. The entire dural sinus tree is compressed in patients with idiopathic intracranial hypertension: a longitudinal, volumetric magnetic resonance imaging study. Neuroradiology. 2012; 54: 25–33

Rohr AC, Riedel C, Fruehauf MC et al. MR imaging findings in patients with secondary intracranial hypertension. Am J Neuroradiol 2011; 32: 1021–1029

Rowe FJ. Assessment of visual function in idiopathic intracranial hypertension. Br J Neurosurg 2011; 25: 45–54

Scoffings DJ, Pickard JD, Higgins JN. Resolution of transverse sinus stenoses immediately after CSF withdrawal in idiopathic intracranial hypertension. J Neurol Neurosurg Psychiatry 2007; 78: 911–912

Sinclair AJ, Burdon MA, Nightingale PG et al. Low energy diet and intracranial pressure in women with idiopathic intracranial hypertension: prospective cohort study. Br Med J 2010; 341: c2701

Skau M, Milea D, Sander B et al. OCT for optic disc evaluation in idiopathic intracranial hypertension. Graefes Arch Clin Exp Ophthalmol 2010; 249: 723–730

The Ischemic Optic Neuropathy Decompression Trial Research Group. Optic nerve decompression surgery for nonarteritic anterior ischemic optic neuropathy (NAION) is not effective and may be harmful. J Am Med Ass 1995; 273: 625–632

Wang VY, Barbaro NM, Lawton MT et al. Complications of lumboperitoneal shunts. Neurosurgery 2007; 60: 1045–1048

Wall M. Idiopathic intracranial hypertension. Neurol Clin 2010; 28: 593–617

Wall M, George D. Idiopathic intracranial hypertension. A prospective study of 50 patients. Brain 1991; 114: 155–180

Wall M, Purvin V. Idiopathic intracranial hypertension in men and the relationship to sleep apnea. Neurology 2009; 72: 300–301

Idiopathische intrakranielle Hypertension

Clinical Pathway – **Idiopathische intrakranielle Hypertension (IIH; Pseudotumor cerebri)**

Anamnese / Klinik	Diagnostik	Diagnosestellung	Befund	Therapie

Anamnese
○ Kopfschmerzanamnese
○ Medikamentenanamnese: Tetrazykline, Nitrofurantoin, Nalidixinsäure, Vitamin-A-Mangel und -Überdosierung, Retinoide, Steroide, Danazol, Lithium, Tamoxifen, Indomethacin, Wachstumshormon, Interferon-α, Ciclosporin, Cimetidin, Amiodaron u.a.
○ Gewichtsentwicklung
 	
Klinik
○ Stauungspapille (beidseitig, selten einseitig)
○ Visusminderung, GF-Defekt
○ ein- oder doppelseitige Abduzensparese
	▸ Perimetrie
	▸ Liquordruckmessung und -diagnostik
	▸ MRT
	  ▸ nativ
	  ▸ mit Kontrastmittel und
	  ▸ Venogramm
	▸ bei Kontraindikationen für MRT:
	  ▸ CT-Angiografie oder
	  ▸ konventionelle Angiografie (auch bei unklaren MRT-/MRA-Befunden)
		Diagnosestellung
		Diagnostische Kriterien:
		○ Befunde und Symptome durch erhöhten intrakraniellen Druck erklärbar
		○ Liquordruck > 25 cmH$_2$O in Seitenlage
		○ Liquorchemie und -zytologie unauffällig
		○ Ausschluss von strukturellen oder vaskulären Läsionen im MRT
		○ keine andere identifizierbare Ursache (außer Adipositas)
			○ IIH mit leichter Stauungspapille (SP)
			
			○ IIH mit mäßiger SP und/oder leichter Visusminderung ohne rasche Progredienz
			
			○ IIH mit schwerer SP und/oder rasch progredienter Visusminderung und Gesichtsfelddefekt
				Therapie Stufe 1:
				▸ Gewichtsabnahme (kontrollierte Diät)
				▸ Acetazolamid (2 x 500, max 2.000 mg/d) + Furosemid 20–40 mg/d (Serumkalium-Kontrolle)
				▸ alternativ: Topiramat (25–100 mg/d)
				
				Therapie Stufe 2:
				▸ Stufe 1 +
				▸ wiederholte LP, bis Liquordruck < 20 cmH$_2$O (ca. 2 x)/Woche)
				▸ danach wöchentlich Kontrolle
				  ○ Liquordruck < 20 cmH$_2$O und
				  ○ Normalisierung von Visus und Gesichtsfeld
				▸ Reduktion der Acetazolamiddosis um 250 mg pro Woche
				▸ Kontrolle des Gesichtsfeldes
				
				Therapie Stufe 3:
				▸ Stufe 1 + 2 +
				▸ individuelle Entscheidung über invasive Maßnahmen:
				▸ Liquorableitung (LP-Shunt immer mit Schwerkraftventil)
				oder
				▸ Angioplastie oder
				▸ Optikusscheidenfensterung
				  ○ Therapieresistenz oder
				  ○ ausgeprägte Visusminderung
				▸ mikrochirurgische Dekompression entlastet den N. opticus direkt
				▸ LP- und VP-Shunts können Kopfschmerzen lindern
				▸ stentgestützte Angioplastie bei Nachweis eines Druckgradienten

61 Diagnostik neuropathischer Schmerzen

Was gibt es Neues?

- Laut neuer Definition sind neuropathische Schmerzen die direkte Folge einer Schädigung oder Erkrankung somatosensorischer Nervenstrukturen im peripheren oder zentralen Nervensystem (Treede et al. 2008).
- Ein Graduierungssystem unterscheidet zwischen sicheren, möglichen, wahrscheinlichen und unwahrscheinlichen neuropathischen Schmerzen (Treede et al. 2008).
- Die quantitativ sensorische Testung (QST) und die Hautbiopsie sind wichtige Diagnostika, um eine Läsion im somatosensorischen, insbesondere im nozizeptiven System nachzuweisen (Lauria et al. 2010, Maier et al. 2010).
- Die Befunde der QST lassen sich in Abhängigkeit von Plus- und Minussymptomen klassifizieren (Maier et al. 2010).
- Validierte Fragebögen sind brauchbare Screening-Tools, wenn der Verdacht auf neuropathische Schmerzen besteht (Haanpää et al. 2011).

Die wichtigsten Empfehlungen auf einen Blick

- Neuropathische Schmerzen entstehen nach einer Schädigung oder Erkrankung somatosensorischer Nervenstrukturen im peripheren oder zentralen Nervensystem.
- Die Diagnose neuropathischer Schmerzen stützt sich auf die anamnestischen Angaben einer Nervenverletzung, die typischen somatosensorischen Symptome und Befunde im betroffenen Areal und den Nachweis einer relevanten Läsion oder Erkrankung des peripheren oder zentralen somatosensorischen Systems.
- Schmerzen als mittelbare Folge der neurologischen Ausfälle (muskuloskelettale Schmerzen vor allem bei Belastung) sollen durch geeignete Untersuchungen differenziert erfasst und ausgeschlossen werden.
- Die typischen somatosensorischen Symptome und Befunde neuropathischer Schmerzen sind sensible Ausfälle (Hypästhesie, Hypalgesie) sowie brennende Dauerschmerzen (vor allem in Ruhe), einschießende Attacken und evozierte Schmerzen.
- Die typischen somatosensorischen Symptome müssen erfragt, die Befunde durch Bedside-Tests untersucht und durch apparative Zusatzverfahren wie QST, Hautbiopsie und Laser-evozierte Potenziale (LEP) bestätigt und analysiert werden.
- Diagnostische Verfahren wie Bildgebung und traditionelle Elektrophysiologie dienen dem Nachweis der Läsion oder Erkrankung des peripheren oder zentralen somatosensorischen Systems und der topischen Zuordnung.
- Dünne periphere und zentrale schmerzleitende Bahnen können nicht mit der neurografischen Routinediagnostik erfasst werden.
- Validierte Fragebögen können als Screening-Instrument eingesetzt werden.

■ Einführung

Neuropathische Schmerzen entstehen als direkte Folge einer Schädigung oder Erkrankung somatosensorischer Nervenstrukturen im peripheren oder im zentralen Nervensystem. Die Therapie neuropathischer Schmerzen unterscheidet sich maßgeblich von der Therapie anderer chronischer Schmerzen, bei denen das Nervensystem nicht geschädigt ist (nozizeptive Schmerzen). Daher ist eine leitlinienorientierte Diagnostik wichtig, um die verschiedenen Schmerzarten voneinander abgrenzen und die richtige Therapie beginnen zu können. Darüber hinaus ist eine systematische Diagnostik unentbehrlich zur Unterscheidung zwischen definitiven, wahrscheinlichen und unwahrscheinlichen neuropathischen Schmerzen entsprechend eines neuen Graduierungssystems (s. ▶ S. 763).

■ Definition und Klassifikation

Begriffsdefinition

Die Neuropathic Pain Special Interest Group der International Association for the Study of Pain hat 2008 eine neue Definition neuropathischer Schmerzen erarbeitet. Neuropathische Schmerzen sind Schmerzen, die als direkte Folge einer Schädigung oder Läsion im somatosensorischen System auftreten (Treede et al. 2008, Haanpää et al. 2011). Damit unterscheiden sie sich von den nozizeptiven Schmerzen als andere große Gruppe der chronischen Schmerzen, bei denen die neuronalen Strukturen prinzipiell intakt sind (z. B. Schmerz bei Arthrose).

Im Vergleich zur früheren Definition neuropathischer Schmerzen ersetzt der Begriff „Erkrankung" den Ausdruck „Dysfunktion" und der Begriff „somatosensorisches System" den Ausdruck „Nervensystem". Damit werden einerseits neuropathische Schmerzen klar von neuroplastischen und funktionellen Veränderungen im Nervensystem als Folge nozizeptiver Stimulation unter-

Diagnostik neuropathischer Schmerzen

schieden. Andererseits werden neuropathische Schmerzen klar gegen andere (nozizeptive) Schmerzen als Folge von Nervenläsionen außerhalb des somatosensorischen Systems abgegrenzt (z. B. nozizeptive Schmerzen bei Spastik als Folge einer Läsion im motorischen System).

Die Prävalenz neuropathischer Schmerzen beträgt 3,3–8,2 %. Die Variabilität dieser Angaben ist Folge unterschiedlicher Studiendesigns (Haanpää et al. 2011).

Typische Beispiele für neuropathische Schmerzen sind die postzosterische Neuralgie, Schmerzen bei Polyneuropathien, Schmerzen nach mechanischen Nervenläsionen (posttraumatische Neuropathie), Schmerzen nach Amputationen (Phantom- und Stumpfschmerzen), Trigeminusneuralgie (siehe Leitlinie „Trigeminusneuralgie") und zentrale Schmerzsyndrome (z. B. nach Hirninfarkten, sog. „central post-stroke pain" [CPSP], Rückenmarksverletzungen oder bei der Encephalomyelitis disseminata) (Baron et al. 2010) (▶ Tab. 61.1). Eine Sonderstellung nimmt das komplexe regionale Schmerzsyndrom vom Typ I ein (CRPS, früher: sympathische Reflexdystrophie, Kausalgie). Es zählt zu den neuropathischen Schmerzsyndromen, ohne dass bei diesem Typ des CRPS eine Läsion grö-

Tab. 61.1 Ätiologisch/anatomisch-basierte Klassifikation neuropathischer Schmerzen.

Einteilung neuropathischer Schmerzen
Periphere, fokale oder multifokale schmerzhafte Neuropathien • akuter Herpes zoster, postzosterische Neuralgie • Post-Mastektomie-Schmerz, Post-Thorakotomie-Schmerz, Narbenschmerzen • Phantomschmerz, Stumpfschmerz, Schmerzen nach Nervendurchtrennung (komplett/inkomplett) • Trigeminusneuralgie, Glossopharyngeusneuralgie, Okzipitalisneurologie • chronische Radikulopathien, Postdiskektomiesyndrom • posttraumatische Neuropathie (territoriales neuropathisches Schmerzsyndrom) • Engpasssyndrome • diabetische Mononeuropathie • Morton-Neuralgie • ischämische Neuropathie • Bannwarth-Syndrom (Borrelien-Infektion) • neuralgische Schulteramyotrophie, Plexusläsion nach Bestrahlung • Plexusinfiltration durch Tumor • Radikulopathien, Ischialgie (Bandscheibenvorfall, degenerative Wirbelsäulenveränderungen) • Sonderstellung: komplexes regionales Schmerzsyndrom (CRPS I [Morbus Sudeck, sympathische Reflexdystrophie], CRPS II [Kausalgie]) (siehe Leitlinie „Diagnostik und Therapie komplexer regionaler Schmerzsyndrome [CRPS]")

Periphere, generalisierte, schmerzhafte Neuropathien (Polyneuropathien)
• metabolisch/ernährungsbedingt
  Diabetes mellitus, „Burning Feet Syndrome", Hypothyreose, Vitaminmangel (Beriberi, Pellagra)
• Medikamente
  antiretrovirale Substanzen, Cisplatin, Oxaliplatin, Disulfiram, Ethambutol, Isoniazid, Nitrofurantoin, Thalidomid, Thiouracil, Vincristin, Chloramphenicol, Metronidazol, Taxoide, Gold
• Toxine
  Alkohol, Acrylamid, Arsen, Clioquinol, Dinitrophenol, Ethylenoxid, Pentachlorophenol, Thallium
• hereditär
  Amyloidose, Morbus Fabry, Morbus Charcot-Marie-Tooth Typ 2B und 5, hereditäre sensibel-autonome Neuropathien (HSAN) Typ 1 und 1B, primäre Erythromelalgie
• Malignome
  paraneoplastisch (insbesondere Bronchialkarzinom), multiples Myelom
• infektiös oder postinfektiös, immunologisch
  akute inflammatorische Polyradikuloneuropathie (Guillain-Barré-Syndrom), Bannwarth-Syndrom (Borrelien-Infektion), HIV-Neuropathie, chronische Polyneuritis (CIDP), vaskulitische Neuropathie
• Polyneuropathien anderer Ätiologien
  sekundäre Erythromelalgie u.a.

Zentrale Ursachen neuropathischer Schmerzen
• vaskuläre Läsionen
  Hirninfarkt (insbesondere Thalamus, Hirnstamm), Blutungen, vaskuläre Malformationen
• entzündliche Erkrankungen
  Encephalomyelitis disseminata, Abszesse, Myelitis (viral/Syphilis) u.a.
• traumatisch
  Rückenmarkverletzungen, Schädel-Hirn-Traumen
• Tumoren
• Syringomyelie/Syringobulbie

„Mixed-Pain"-Syndrome • chronische Rückenschmerzen • Tumorschmerzen (bei Infiltration von neuronalen Strukturen)

Diagnostik neuropathischer Schmerzen

ßerer Nerven nachweisbar ist (siehe Leitlinie „Diagnostik und Therapie komplexer regionaler Schmerzsyndrome [CRPS]") (Marinus et al. 2011).

Pathophysiologisch wird für viele neuropathische Schmerzsyndrome die Ausbildung einer pathologischen Spontanaktivität sowohl in lädierten als auch in intakten nozizeptiven Afferenzen als Folge biochemischer, physiologischer, morphologischer und teilweiser genetischer Veränderungen postuliert. Durch die Läsion werden plastische Veränderungen im peripheren und zentralen Nervensystem induziert (Baron et al. 2010, Gustin et al. 2011).

Klassifikation

Periphere und zentrale neuropathische Schmerzen

Aus der Definition neuropathischer Schmerzen ergibt sich, dass die Läsion bzw. Erkrankung des somatosensorischen Systems sowohl das periphere als auch das zentrale Nervensystem betreffen kann. Es wird daher zwischen peripheren und zentralen neuropathischen Schmerzen unterschieden. Diese können sich in klinischem Bild, Pathophysiologie und Therapie unterscheiden.

Graduierung neuropathischer Schmerzen

Es wird zwischen sicheren, möglichen, wahrscheinlichen und unwahrscheinlichen neuropathischen Schmerzen unterschieden (Treede et al. 2008) (▶ Abb. 61.1). Diese Abstufungen helfen, die Diagnose beim einzelnen Patienten einzuschätzen. Bei „möglichen neuropathischen Schmerzen" sollten aktuell oder im Verlauf weitere Untersuchungen durchgeführt werden, um die Diagnose zu sichern. Beim Fehlen jeglicher Kriterien ist die Diagnose „unwahrscheinlich". Im Einzelnen handelt es sich um folgende Kriterien:

1. Die Schmerzlokalisation befindet sich in einem neuroanatomisch plausiblen Areal.
2. Die Anamnese ist vereinbar mit einer relevanten Läsion oder Erkrankung des peripheren oder zentralen somatosensorischen Systems.
3. Es findet sich mindestens ein pathologischer Befund innerhalb des neuroanatomisch plausiblen Areals der Schmerzausbreitung.
4. Eine relevante Läsion oder Erkrankung des peripheren oder zentralen somatosensorischen Systems lässt sich mittels mindestens eines Untersuchungsverfahrens nachweisen.

Der Stellenwert der einzelnen Kriterien in Bezug auf die Diagnosefindung ist im Flussdiagramm dargestellt (▶ Abb. 61.1).

Neuropathische nozizeptive Schmerzen („mixed pain")

Einige Schmerzsyndrome sind durch ein Nebeneinander von nozizeptiven und neuropathischen Schmerzkomponenten gekennzeichnet, sodass eine klare Zuordnung nicht immer möglich ist (sog. „mixed pain", ▶ Tab. 61.1). Hierzu gehören z. B. einige Rückenschmerzsyndrome, bei denen eine chronische Erregung afferenter Nerven in Gelenken, Bändern und Muskeln (nozizeptive Komponente) mit einer Kompression und Schädigung der Nervenwurzeln durch Exostosen oder Bandscheibengewebe (neuropathische Komponente) kombiniert ist. Ein anderes

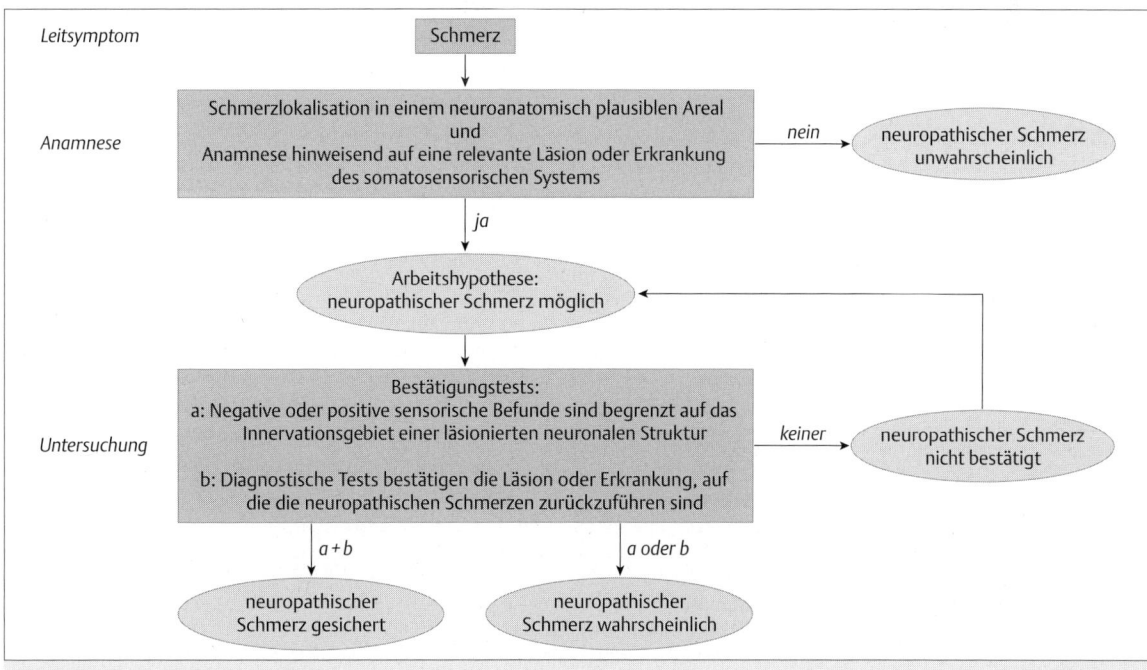

Abb. 61.1 Flussdiagramm zur Abklärung neuropathischer Schmerzen.

Beispiel stellt der Tumorschmerz dar, bei dem einerseits intakte Nozizeptoren durch Substanzen aus dem Tumor erregt werden und andererseits der Tumor selbst durch direkte Infiltration Nervengewebe schädigen kann. Bei diesen Mischformen ist es zur Therapieplanung hilfreich, den Anteil der neuropathischen Schmerzkomponente an den Gesamtschmerzen mittels geeigneter Fragebögen (s. ▶ S. 769) abzuschätzen.

■ Diagnostik

Die Diagnostik zur Charakterisierung eines neuropathischen Schmerzsyndroms ist im Allgemeinen nicht von der Krankheitsursache abhängig und wird zusammenfassend abgehandelt. Sie orientiert sich unter anderem an den in der Definition und der Graduierung neuropathischer Schmerzen beschriebenen Kriterien für die Diagnosestellung.

Tab. 61.2 Besondere differenzialdiagnostische Charakteristika bei verschiedenen neuropathischen Schmerzsyndromen.

Schmerzsyndrom	Typische Merkmale
akute Herpes-zoster-Radikuloneuritis (Gürtelrose, Gesichtsrose)	• Reaktivierung latenter Varicella-zoster-Viren • ältere Patienten, Patienten mit abnehmender immunologischer Kompetenz • Befall einzelner oder weniger Dermatome (thorakale Dermatome 54%, Areale des N. trigeminus 20%) • Zoster ophthalmicus: 25–70% Keratitis, Iritis, Chorioiditis, nekrotisierende Liddermatitis • Zoster oticus: periphere Fazialisparese mit schlechter Prognose • Befall motorischer Anteile der Nervenwurzeln: ausgeprägte Paresen • Komplikationen: Generalisierung, Polyradikulitis, Myelitis, Enzephalitis, Zoster ophthalmicus mit Erblindungsgefahr
postzosterische Neuralgie	• Persistieren der Schmerzen mindestens 3 Monate nach Abheilen der Hauteffloreszenzen • Risikofaktoren: weibliches Geschlecht, Alter > 50 Jahre, kranialer/sakraler Befall, viele und hämorragische Effloreszenzen, initial starker/stärkster dermatomaler Schmerz • dynamische Allodynie, brennende Dauerschmerzen einschießende Schmerzattacken • Ausbreitung der Sensibilitätsstörungen, Dauerschmerzen und Allodynie in benachbarte narbenfreie Segmente
Polyneuropathie	• charakterisiert nach Verlauf, Ätiologie, betroffenen Systemen, Verteilungstyp, Schmerzhaftigkeit • brennende oder dumpf-drückende Spontanschmerzen, einschießende elektrisierende Schmerzattacken, schmerzhafte Missempfindungen, Schmerzen verstärkt in Ruhe und in der Nacht („burning feet" bei Bettwärme) • Muskelkrämpfe • Sonderform Small-Fiber-Neuropathie: nur oder überwiegend Aδ- und C-Fasern betroffen (Burning-Feet-Syndrom bzw. sekundäres Restless-Legs-Syndrom möglich)
Phantomschmerzen	• Schmerzen in einer amputierten Extremität oder einem Teil davon, die somit außerhalb des Körpers empfunden werden. Auch nach Verlust von z. B. Zähnen, Mamma, Zunge, Enddarm, Anus, Blase, Nase, Klitoris, Hoden und Penis beschrieben • triggerbar durch Reize am Stumpf, Gesicht oder gesamten ipsilateralen Körper sowie durch emotionale Reize, Gähnen oder Miktion • Telescoping (scheinbares Schrumpfen des Phantoms) • krampfartige, oft schnürende Schmerzen in der distalen Extremität • gelegentlich spontane und schmerzhafte, real empfundene Bewegungen des Phantomgliedes
Stumpfschmerzen	• überwiegend Nozizeptorschmerzen, wenn durch periphere Prozesse im Stumpf ausgelöst (z. B. Druckstellen, Aneurysmata, Narben, Splitter, Entzündungen, Kallus etc.) • mechanische Allodynie am Stumpf, insbesondere im Narbenbereich • druckempfindliche Neurome • unwillkürliche schmerzhafte Bewegung im Stumpf
zentrale Schmerzsyndrome	• Schmerz nach Läsion/Erkrankung des zentralen Nervensystems • typische Läsionsorte: Thalamus, Tractus spinothalamicus, Inselregion, seltener parietaler Kortex, nie isolierte Hinterstrangläsion • brennende oder stechende Spontanschmerzen, einschießende Schmerzattacken • Parästhesien, Dysästhesien, mechanische Allodynie, Kälte-Allodynie/Hyperalgesie • Beginn mit einer Latenz von einigen Tagen bis hin zu Jahren nach dem auslösenden Ereignis • im Areal des sensomotorischen Defizits lokalisiert • Schmerzverstärkung durch innere und äußere Reize/Ereignisse • Entstehung charakteristischerweise mit einer Störung der Somatosensorik verbunden (Störung der Schmerz- und Temperaturempfindung, Tractus spinothalamicus, ventroposterolateraler Thalamus)

Anamnese

Die Anamnese dient einerseits zur Charakterisierung des Schmerzsyndroms wie es oben beschrieben ist, insbesondere der Abgrenzung gegenüber anderen Schmerzformen (nozizeptive Schmerzen, „funktionelle" Schmerzen, bei denen das schmerzleitende System intakt ist). Das schließt Informationen zu Beginn und Dauer der Schmerzen, zu den zeitlichen Charakteristika, zum Schmerzcharakter und zur Schmerzlokalisation ein. Diese Aspekte werden im Folgenden weiter ausgeführt.

Darüber hinaus soll die Anamnese ausreichend Informationen zu einer relevanten Läsion oder Erkrankung des peripheren oder zentralen somatosensorischen Systems liefern, da sonst laut der Definition keine neuropathischen Schmerzen diagnostiziert werden (▶ Abb. 61.1). Um die anamnestischen Informationen einzuordnen, ist die Kenntnis der zugrunde liegenden Erkrankungen wesentlich, weil neuropathische Schmerzen bei verschiedenen Grunderkrankungen mit unterschiedlichen Symptomen zur Darstellung kommen (▶ Tab. 61.2). So treten zentrale neuropathische Schmerzen, z.B. nach Hirninfarkt oder nach Querschnittläsion, typischerweise mit einer Latenz von einigen Wochen bis zu wenigen Jahren auf oder die Allodynie bei der postherpetischen Neuralgie breitet sich typischerweise deutlich über die vom akuten Herpes zoster betroffenen Dermatome aus (▶ Tab. 61.2).

Wesentlich sind außerdem Informationen über die funktionelle Beeinträchtigung durch die Schmerzen sowie die bisherigen erfolgreichen oder erfolglosen Behandlungen. Schmerzrelevante Komorbiditäten wie Angst, Depression und Schlafstörungen dürfen nicht übersehen werden. Zur vollständigen Information gehört auch die Erfassung des Grades der Chronifizierung der Schmerzen (s.u.).

Klinische Symptomatik

Aufgrund der Läsion afferenter Fasersysteme beschreiben viele Patienten ein Taubheitsgefühl. Diese negativen sensorischen Symptome sind für den Patienten unangenehm, sie können sogar zu Behinderungen führen, sind aber per se nicht schmerzhaft. Die charakteristischen Beschwerden, die meist einer spezifischen Therapie bedürfen, bezeichnet man als positive sensorische Symptome.

Viele Patienten mit chronisch neuropathischen Schmerzen der unterschiedlichen Kategorien leiden an **spontan (ohne äußeren Reiz) auftretenden Schmerzen,** charakteristischerweise mit einer brennenden Qualität, die ständig vorhanden sind (spontane Dauerschmerzen). Im Gegensatz zu nozizeptiven Schmerzen ist die Symptomatik typischerweise nicht von physischer Belastung oder Bewegung abhängig.

Die ebenfalls spontan auftretenden, einschießenden stechenden Schmerzattacken (neuralgiformer Schmerz) sind typisch für einige neuropathische Schmerzsyndrome (z.B. Trigeminusneuralgie, Zosterneuralgie, Stumpfschmerzen). Bei Polyneuropathien können sich die Schmerzen allein als Druck- oder Engegefühl tief in der Extremität äußern. Kribbelparästhesien (Ameisenlaufen) und Dysästhesien (unangenehme Parästhesien) zählen zu den typischen spontanen Empfindungen der Polyneuropathien. Einige Patienten beschreiben einen quälenden Juckreiz, Muskelkrämpfe oder eine Bewegungsunruhe im Sinne eines Restless-Legs-Syndroms.

Als **Deafferenzierungsschmerzen** bezeichnet man Schmerzen, bei denen die komplette Unterbrechung großer Nervenstämme (z.B. bei Amputation) oder Bahnsysteme (z.B. komplette oder inkomplette Querschnittläsion) zur Schmerzursache wird (Baron et al. 2010).

Vor allem bei sich akut entwickelnden Polyneuropathien, wie auch bei der postzosterischen Neuralgie, klagen die Patienten häufig über **evozierte Schmerzen**. Dieser Schmerztyp wird im Gegensatz zu dem o.g. Spontanschmerz durch die Applikation eines äußeren Reizes ausgelöst. Bei der **Allodynie** wird im betroffenen Areal Schmerz durch einen Reiz evoziert (z.B. Berührung, Warm-, Kaltreiz), der an einer nicht betroffenen („normalen") Körperregion als nicht schmerzhaft empfunden wird. Die mechanische Allodynie ist typisch bei der postzosterischen Neuralgie, die Kälte-Allodynie tritt häufig bei posttraumatischen Nervenläsionen, bei einigen Polyneuropathien und in der Akutphase einer Chemotherapie mit Oxaliplatin auf. Eine **Hyperalgesie** liegt vor, wenn durch einen primär leicht schmerzhaften Reiz ein reizinadäquater, intensiverer Schmerz ausgelöst wird (Erniedrigung der Reizschwelle für algetische Stimuli) (Rolke et al. 2006, Treede et al. 2008, Maier et al. 2010).

Erfassung von Schmerzintensität und Chronifizierung

Zur Quantifizierung der Schmerzstärke sowohl zu Beginn als auch im Therapieverlauf haben sich sog. Analogskalen bewährt. Hierbei quantifiziert der Patient anhand einer Skala die Intensität der empfundenen Schmerzen. Die Wahl der Skala ist nicht entscheidend. In Deutschland am meisten verbreitet ist die 11-teilige **numerische Rating-Skala (NRS).** Hier wird dem Patienten eine Zahlenreihe (entweder alle Zahlen oder nur die Endzahlen einer Skala) angeboten, bei der dem Wert 0 die Aussage „kein Schmerz" und dem Wert 10 der Aussage „maximal vorstellbarer Schmerz" zugeordnet wird. Ebenso brauchbar, aber bei wiederholten Messungen wenig praktikabel (denn der Arzt muss immer die Einstellung auf der Skala in mm übertragen), ist die **visuelle Analogskala (VAS)**. Hier bekommt der Patient eine 10 cm lange horizontale Linie, in der nur die Endpunkte beschriftet sind (kein Schmerz, maximal vorstellbarer Schmerz). Bei Fremddokumentation (z.B. in Krankengeschichten bei stationären Patienten) haben sich ebenso wie bei Kindern, fremdsprachigen und zerebral eingeschränkten Patienten dagegen **Likert-Skalen** bewährt, die in der Regel vier- oder fünfteilig sind und bei denen die Schmerzintensität mit Deskriptoren (sehr stark, stark, mittelgradig, gering, nicht vorhanden) oder mit Icons (Smiley-Skala) bezeichnet wird.

Für die primäre Dokumentation bei chronischen Schmerzen ist es erforderlich, sowohl den aktuellen Schmerz als auch den maximal erlebten Schmerz und einen Durchschnittswert angeben zu lassen (hier ist die Angabe eines Zeitraums wichtig, realistisch sind Zeiträume nur unterhalb von 4 Wochen). Bei episodisch auftretenden Schmerzen ist wie bei Kopfschmerzen sinnvollerweise die Zahl der Tage mit Schmerzen oder die Zahl der Attacken pro Tag zu erheben.

Die Erfassung der Chronifizierung spielt ebenfalls eine wichtige Rolle und kann durch Fragebögen erfolgen. Hierfür gibt es in Deutschland ein verbreitetes System (**Mainzer-Chronifizierungsbogen**), in dem weniger die Chronizität als vielmehr die Patientenkarriere (tägliche Intensitätswechsel, Ausbreitung der Schmerzen, Medikamenten-, Arzt- und Behandlungskarriere) einfließen (Huppe et al. 2001). Im internationalen Sprachgebrauch hat sich das **Grading nach von Korff** etabliert, das neben den oben genannten Schmerzintensitätsfragen auch Fragen nach der schmerzbedingten Beeinträchtigung (an wie vielen Tagen in einem Zeitraum der letzten 4 Wochen) beinhaltet.

Um den Verlauf einer chronischen Schmerzerkrankung sowie den Therapieerfolg zu dokumentieren, hat sich die Benutzung von **Schmerztagebüchern** bewährt. Diese Bücher sollten neben der Schmerzintensität, dem Schlafverhalten und besonderen Vorkommnissen auch die Einnahme von Medikamenten dokumentieren (Cruccu et al. 2010, Haanpää et al. 2011). Mittlerweile wurden auch alternative Tagebücher entwickelt, die weniger die Schmerzen, sondern vielmehr positive Aktivitäten registrieren. Damit wird eine Fokussierung auf negative Gedächtnisinhalte reduziert.

Schmerzlokalisation

Entsprechend der Definition neuropathischer Schmerzen sind die Schmerzen in einem neuroanatomisch plausiblen Areal lokalisiert (▶ Abb. 61.1). Das bedeutet, dass die Lokalisation der Schmerzen und der sensorischen Befunde durch die Nervenläsion begründbar ist. Daher ist eine Körperzeichnung der Schmerzausbreitung sowie der unterschiedlichen sensorischen Zeichen sinnvoll. Hilfreich ist häufig auch ein Vergleich der vom Patienten angefertigten Zeichnungen mit der ärztlichen Dokumentation.

Des Weiteren sollten das Punctum maximum des Schmerzes, die Schmerzausstrahlung sowie die Frage, ob ein Schmerz oberflächlich oder tief verspürt wird, erfasst werden:
- Ein Hauptschmerz im Rücken mit radikulärer Ausstrahlung in die gesamte Extremität ist typisch für eine Wurzelkompression.
- Ein Schmerz in der gesamten Extremität oder einem Körperquadranten ist typisch für zentrale Schmerzsyndrome.
- Ein symmetrisches Verteilungsmuster in den unteren Extremitäten spricht für eine Polyneuropathie.
- Halbseitig lokalisierte Schmerzen und Sensibilitätsstörungen kommen bei Hirninfarkten vor.

Erfassung pathologischer Befunde

Der Nachweis eines pathologischen Befundes innerhalb des Schmerzareals, der auf eine Läsion oder Erkrankung des somatosensorischen Systems hinweist, ist ein wichtiger Baustein in der Diagnostik. Häufig weist bereits die Symptombeschreibung auf entsprechende Auffälligkeiten hin. So können beispielsweise evozierte Schmerzen oder ein sensorisches Defizit vorliegen, ohne dass der Patient in der vorausgegangenen Anamneseerhebung entsprechende Symptome angegeben hat.

Daher ist eine **neurologische Untersuchung** insbesondere zur Einschätzung des sensiblen Systems von besonderer Bedeutung, um die Ausprägung von sensiblen Ausfällen, aber auch positiven sensorischen Reizerscheinungen festzustellen. Entsprechend der vorausgegangenen Nervenläsion lassen sich öfter sog. negative sensorische Befunde nachweisen.

Die komplette neurologische Untersuchung liefert wichtige ergänzende Befunde, beispielsweise abgeschwächte Muskeleigenreflexe beim Vorliegen einer Polyneuropathie.

Mittels bestimmter **Bedside-Tests** im betroffenen Areal lässt sich in der neurologischen Untersuchung das somatosensorische Profil erfassen, wodurch eine Abgrenzung gegenüber nozizeptiven Schmerzen möglich ist. Darüber hinaus lassen sich Informationen zur zugrunde liegenden Pathophysiologie der Schmerzentstehung gewinnen (▶ Tab. 61.3).

Neben der klinischen Untersuchung und den Bedside-Tests stehen mit der quantitativ-sensorischen Testung (QST), der Hautbiopsie und den verschiedenen Formen evozierter Potenziale mehrere apparative Verfahren zur Verfügung, um den Nachweis einer Pathologie speziell der schmerzleitenden Afferenzen zu führen.

Quantitativ sensorische Testung (QST)

Im betroffenen Hautareal werden verschiedene standardisierte, typischerweise auf- und absteigenden Reize präsentiert. Der Patient berichtet über die Wahrnehmung des Reizes. Eine vollständige Testbatterie besteht aus 13 verschiedenen thermischen und mechanischen Stimuli, die das Spektrum der somatosensorischen Nervenfasern einschließlich der nozizeptiven Afferenzen abdecken. Das Verfahren ist subjektiv, weil es von der Mitarbeit des Patienten abhängt. Es wurde vom BMBF Forschungsverbund „Neuropathischer Schmerz" etabliert (Rolke et al. 2006, Maier et al. 2010). Durch Vergleiche mit Normdaten und den individuellen Seitenvergleich bei unilateralen Schmerzsyndromen können die jeweiligen Reizantworten als pathologische Minderfunktion oder pathologische Überfunktion eingeordnet werden. Die Minderfunktion ist Ausdruck der Läsion im somatosensorischen System, die Überfunktion Ausdruck von Allodynie und Hyperalgesie. Zur systematischen Erfassung des Befundes wurde die sogenannte **LoGa-Klassifikation** erstellt. „Lo" steht dabei für „Loss" als Ausdruck der Negativsymptome und

Tab. 61.3 Definition und Untersuchung negativer und positiver sensibler Symptome bei neuropathischen Schmerzen.

	Symptom/Befund	Definition	Untersuchung Bedside-Test	Erwartete Antwort
Negativsymptome	Hypästhesie	reduzierte Empfindung nicht schmerzhafter Reize	Bestreichen der Haut mit Pinsel oder Watteträger	reduzierte Empfindung, Taubheit
	Pallhypästhesie	reduzierte Empfindung eines Vibrationsreizes	Applikation der Stimmgabel über Knochen oder Gelenk	reduzierte Empfindung
	Hypalgesie	reduzierte Empfindung schmerzhafter Reize	Berühren der Haut mit spitzem Gegenstand (z. B. Zahnstocher oder steifem Von-Frey-Haar)	reduzierte Empfindung, Taubheit
	Thermhypästhesie	reduzierte Empfindung eines Warm- oder Kaltreizes	Berührung der Haut mit kalten Gegenständen (z. B. 10 °C, Metallrolle, Wasserglas, Acetonspray) Berührung der Haut mit warmen Gegenständen (z. B. 45 °C, Metallrolle, Wasserglas)	reduzierte Empfindung (erhöhte Temperaturschwellen), bei Schädigung der Kaltfasern auch paradoxe Hitzeempfindung
Positivsymptome – spontane Empfindung / Spontanschmerz	Parästhesie	nicht schmerzhafte, anhaltende kribbelnde Empfindung (Ameisenlaufen)	Fragen nach Intensität (z. B. NRS)	–
	Dysästhesie	unangenehme Missempfindung	Fragen nach Intensität (z. B. NRS)	–
	einschießende Schmerzattacke	elektrisierende Schocks von Sekunden-Dauer	Fragen nach Anzahl pro Zeit und Intensität (z. B. NRS) Fragen nach auslösenden Faktoren	–
	oberflächlicher Schmerz	schmerzhafte anhaltende Empfindung, oft brennend	Fragen nach Intensität (z. B. NRS)	–
Positivsymptome – evozierter Schmerz	mechanisch dynamische Allodynie	Ein normalerweise nicht schmerzhafter, leichter Reiz auf der Haut löst Schmerz aus	Bestreichen der Haut mit Pinsel oder Watteträger Größe der Fläche in cm²	brennender, stechender Schmerz in der primär betroffenen Zone und darüber hinaus (sekundäre Zone)
	mechanisch statische Allodynie	Ein normalerweise nicht schmerzhafter, leichter statischer Druck auf der Haut löst Schmerz aus	leichter Druck mit einem Watteträger auf der Haut Größe der Fläche in cm²	dumpfer Schmerz in der primär betroffenen Zone
	mechanische Pin-Prick-Allodynie (Hyperalgesie)	Ein normalerweise leicht stechender, nicht schmerzhafter (leicht schmerzhafter) Reiz auf der Haut löst einen (stärkeren) Schmerz aus	Berühren der Haut mit spitzem Gegenstand (z. B. Zahnstocher oder steifem Von-Frey-Haar) Größe der Fläche in cm²	stechender Schmerz in der primär betroffenen Zone und darüber hinaus (sekundäre Zone)
	Kälte-Allodynie (Hyperalgesie)	Ein normalerweise nicht schmerzhafter (leicht schmerzhafter) Kaltreiz auf der Haut löst einen (stärkeren) Schmerz aus	Berührung der Haut mit kalten Gegenständen (z. B. 10 °C, Metallrolle, Wasserglas, Acetonspray)	schmerzhaft-brennende Temperaturmissempfindungen in der primär betroffenen Zone, paradoxe Hitzeempfindung
	Hitze-Allodynie (Hyperalgesie)	Ein normalerweise nicht schmerzhafter (leicht schmerzhafter) Warmreiz auf der Haut löst einen (stärkeren) Schmerz aus	Berührung der Haut mit warmen Gegenständen (z. B. 40 °C, Metallrolle, Wasserglas)	schmerzhaft-brennende Temperaturmissempfindungen in der primär betroffenen Zone

NRS = numerische Rating-Skala, bei der dem Wert 0 die Aussage „Symptom nicht vorhanden" und dem Wert 10 die Aussage „maximal vorstellbare Ausprägung des Symptoms" (z. B. Parästhesien, Brennschmerzen) zugeordnet wird (Details siehe Text).

„Ga" für „Gain" als Ausdruck der Positivsymptome. Ein zusätzlicher Zahlencode von 0–3 legt fest, inwieweit keine, thermische, mechanische oder eine Kombination aus thermischen oder mechanischen Plus- bzw. Minussymptomen vorliegt. So würde beispielsweise ein Patient, bei dem der Befund einer thermischen Hypästhesie in Kombination mit einer mechanischen Allodynie erhoben wurde, als L1G2 klassifiziert (Maier et al. 2010). Inwieweit sich aus dieser Befund-Klassifikation das Ansprechen auf verschiedene Therapien ableiten lässt, müssen zukünftige Studien zeigen.

Hautbiopsie

Mit der Hautbiopsie lässt sich im betroffenen Areal minimalinvasiv eine Reduktion der epidermale Nervenfaserdichte der unmyelinisierten C-Fasern nachweisen, zu denen auch die nozizeptiven Afferenzen gehören (Lauria et al. 2010). Die Biopsie hat einen Durchmesser von 3 mm und eine Tiefe von 3–4 mm. Sie wird in Lokalanästhesie entnommen. Die intraepidermale Nervenfaserdichte wird nach entsprechender Aufbereitung mittels Immunfluoreszenzmikroskopie bestimmt. Normwerte existieren für den Unterschenkel, 10 cm über dem Malleolus lateralis. Daher spielt die Hautbiopsie vor allem bei der Diagnostik der schmerzhaften Small-Fiber-Neuropathie (SFN) eine große Rolle, weil hier ausschließlich die dünnen Nervenfaserafferenzen betroffen sind.

Evozierte Potenziale nach Aδ-Faser-Stimulation

In Analogie zu den somatosensorisch evozierten Potenzialen lassen sich durch auf die Haut applizierte Laserreize Potenzialdifferenzen von der Schädelkalotte ableiten, die sog. Laser-evozierten Potenziale (LEP) (Cruccu et al. 2010, Haanpää et al. 2011). Die Reize aktivieren dünn myelinisierte nozizeptive Aδ-Fasern mit Weiterleitung über den Tractus spinothalamicus und entsprechender Aktivierung zerebraler schmerzverarbeitender Areale. Die Ableitung erfolgt mit nach dem internationalen 10–20-System gesetzten EEG-Elektroden mit einem Maximum des Antwortpotenzials über CZ. Nach Summation von 20–40 Impulsen ist mit einer Latenz von 200–350 ms ein negativer-positiver Potenzialkomplex (N2-P2) zu identifizieren. Als sicher pathologisch gilt ein ausgefallenes Potenzial als Ausdruck einer Läsion der nozizeptiven Afferenzen. Am zuverlässigsten lassen sich die Potenziale bei Stimulation an der distalen oberen Extremität ableiten. Weitere Möglichkeiten sind die Kontakt-Hitze-evozierten Potenziale (contact heat evoked potentials, CHEP) und die „Pain Related" evozierten Potenziale (PREP) (Seifert et al. 2008, Hansen et al. 2011).

Diagnostik der zugrunde liegenden Läsion oder Erkrankung des somatosensorischen Systems

Bezogen sich die bisherigen Abschnitte auf den Nachweis der Pathologie im betroffenen Schmerzareal selbst, so sollte entsprechend der Definition neuropathischer Schmerzen auch der Nachweis der zugrunde liegenden Nervenläsion oder Erkrankung des somatosensorischen Systems geführt werden. Die dabei zur Anwendung kommende Diagnostik hängt von der Genese der Schmerzerkrankung ab und ergibt sich entsprechend aus der Anamnese.

Unentbehrliche Grundlage für jede weiterführende apparative Diagnostik ist die vollständige neurologische Untersuchung.

Da in Abhängigkeit von der Grunderkrankung das gesamte Spektrum der apparativen Diagnostik zur Anwendung kommt, wird auf die Leitlinien der entsprechenden Erkrankungen verwiesen. Im Folgenden werden diagnostische Aspekte einiger häufiger neuropathischer Schmerzsyndrome exemplarisch beschrieben.

Mononeuropathien und Polyneuropathien

Besteht der klinische Verdacht auf eine Polyneuropathie oder auf eine fokale periphere Läsion als Ursache der neuropathischen Schmerzen, sollte eine Neurografie der betroffenen, insbesondere afferenten Nerven erfolgen, um die Läsion im somatosensorischen System zu belegen (Cruccu et al. 2010, Haanpää et al. 2011). Die konventionelle Neurografie erfasst allerdings ausschließlich die schnell leitenden myelinisierten motorischen und afferenten Fasern des Aα- und Aβ-Spektrums, die aber nur 15–25 % der Axone im peripheren Nerv ausmachen. Somit entgeht eine SFN, bei der ausschließlich dünne, marklose und schwach myelinisierte Nerven betroffen sind, der Diagnostik. Ein solches Befallsmuster zeigen ca. 3 % aller Polyneuropathien, ca. 6 % der alkoholischen Polyneuropathien und 10 % der diabetischen Polyneuropathien, insbesondere in der Frühphase. Aus diesem Grund sollen bei typischen polyneuropathischen Beschwerden mit unauffälligem neurografischen Befund Bedside-Tests zur Analyse der dünnen Fasern durchgeführt werden (▶ Tab. 61.3) bzw. standardisierte apparative Untersuchungen des schmerzleitenden Systems zur Anwendung kommen (s.o.).

Postzosterische Neuralgie

Die Diagnose stützt sich auf die Anamnese mit stattgehabten Zoster-Effloreszenzen mit den typischen Schmerzen. Zusätzliche apparative Untersuchungen sind nicht notwendig. Selten stellt ein vorausgegangener Zoster ohne Hautzeichen (Zoster sine herpete) eine differenzialdiagnostische Herausforderung dar. In einem solchen Fall kann ebenso wie beim klinischen Verdacht auf eine Beteiligung des Rückenmarks eine Liquoruntersuchung bzw. eine spinale Kernspintomografie mit der Suche nach Kontrastmittel aufnehmenden Strukturen im Rahmen einer entzündlichen Reaktion ergänzt werden.

Zentrale Schmerzsyndrome

Besteht der Verdacht auf ein zentrales Schmerzsyndrom, muss mit bildgebender Diagnostik (MRT), Liquordiagnostik (vor allem bei Multipler Sklerose) und/oder neurophysiologischen Methoden (vor allem somatosensorisch evozierten Potenzialen, SEP) die Läsion im zentralen Nervensystem nachgewiesen werden. Wiederum ist zu beachten, dass die SEP nur die Funktion der Hinterstränge und des lemniskalen Systems analysieren, die bei einigen Patienten unbeeinträchtigt sein können. Dagegen kann das spinothalamische System, das bei zentralen Schmerzen typischerweise betroffen ist, wiederum nur mit der quantitativ sensorischen Testung (QST) oder den Laserevozierten Potenzialen (LEP) untersucht werden.

Darüber hinaus kann der Ausschluss einer peripheren Neuropathie als Mitursache der Schmerzen sinnvoll sein. Unter Umständen existieren zentrale Schmerzen (z.B. nach Hirninfarkt) und eine Polyneuropathie (z.B. diabetisch) nebeneinander. Periphere nozizeptive Schmerzursachen sind ebenso auszuschließen (z.B. Schulterschmerzen oder schmerzhafte spastische Tonuserhöhungen nach zentral bedingter Hemiparese). Eine Besonderheit besteht bei Schmerzen infolge einer traumatischen Querschnittlähmung durch Läsion des Myelons. Nur der Schmerz unterhalb des sensiblen Niveaus („below-level neuropathic pain") ist als zentraler Schmerz durch eine Läsion des Tractus spinothalamicus einzuordnen. Der Schmerz auf Höhe der Läsion hingegen („at-level neuropathic pain") kann neben einer Läsion des korrespondierenden Myelonsegments auch Läsionen der Hinterwurzeln oder sogar der peripheren Nerven bei entsprechend starkem Trauma als Ursache haben (Siddall et al. 2002, Wasner 2010).

Labormedizinische Untersuchungen

Da im Allgemeinen keine typischen laborchemischen Veränderungen durch neuropathische Schmerzen bedingt werden oder geeignet sind, solche nachzuweisen, ist ein breites und ungezieltes Laborscreening nicht zu empfehlen. Abhängig vom vorliegenden Krankheitsbild können Laboruntersuchungen sinnvoll und richtungsweisend sein, beispielsweise zur Ursachenklärung einer Polyneuropathie (siehe Leitlinien zu den entsprechenden Krankheiten).

Fragebögen zur Abschätzung der neuropathischen Schmerzkomponente

Mit DN4 (Douleur Neuropathique en 4 Questions), LANSS (Leeds Assessment of Neuropathic Symptoms and Signs), NPQ (Neuropathic Pain Questionnaire), NPSI (Neuropathic Pain Symptom Inventory) und painDETECT existieren verschiedene validierte Fragebögen, um Symptome von neuropathischen Schmerzen qualitativ und quantitativ zu erfassen. Mithilfe dieser nur vom Patienten auszufüllenden Fragen kann das Ausmaß der neuropathischen Komponente an einem chronischen Schmerzsyndrom abgeschätzt werden, um so eine effiziente Therapie planen zu können (Bennett et al. 2007, Baron et al. 2009, Haanpää et al. 2011, Sommer et al. 2011). Weiterhin kann mithilfe eines Fragebogens die Dokumentation eines neuropathischen Schmerzsyndroms erfolgen. Generell wird empfohlen, Skalen zu verwenden, die die neuropathietypischen Schmerzcharakteristika erfassen (Positiv- und Negativsymptome), die Intensität der Schmerzen messen sowie eine Ganzkörperzeichnung zur Abschätzung der Lokalisation und der Ausstrahlung der Symptome beinhalten. In deutscher Sprache ist der NPSI validiert (NPSI-G), mit dem sich neuropathische von nicht neuropathischen Schmerzen mit guter Sensitivität und Spezifität unterscheiden lassen. Darüber hinaus ließen sich Untergruppen bei neuropathischen Schmerzpatienten bilden, die in Zukunft hilfreich bei der Identifizierung von Therapie-Respondern sein könnten (Sommer et al. 2011). Der painDETECT ist in deutscher Sprache bei einer Kohorte von chronischen Rückenschmerzpatienten validiert. Die Sensitivität und Spezifität lagen dabei über 80% (Freynhagen et al. 2006). Dieses Screening ist als Ergänzung bzw. Orientierung zu verstehen. Es ersetzt nicht das oben beschriebene diagnostische Vorgehen.

■ Therapie neuropathischer Schmerzen

Die Therapie neuropathischer Schmerzen wird in der Leitlinie „Therapie neuropathischer Schmerzen" dargestellt.

■ Versorgungskoordination

Die Diagnostik chronisch neuropathischer Schmerzen wird in der Regel ambulant durchgeführt. In besonderen Fällen (Versagen der ambulanten Therapie, Schwere der Grunderkrankung oder der Begleitsymptome, gravierende psychische oder somatische Begleiterkrankung) kann eine stationäre Behandlung notwendig werden.

■ Redaktionskomitee

Prof. Dr. Ralf Baron, Sektion Neurologische Schmerzforschung und -therapie, Klinik für Neurologie, Universitätsklinikum Schleswig-Holstein, Campus Kiel
Dr. med. Andreas Binder, Sektion Neurologische Schmerzforschung und -therapie, Klinik für Neurologie, Universitätsklinikum Schleswig-Holstein, Campus Kiel
Prof. Dr. med. Frank Birklein, Klinik und Poliklinik für Neurologie, Arbeitsgruppe Schmerz Autonomes NS, Uni-

versitätsmedizin der Johannes-Gutenberg-Universität Mainz

Prof. Dr. U. W. Buettner, Neurologische Klinik, Kantonsspital Aarau

Prof. Dr. Christoph Maier, Abteilung für Schmerztherapie, Universitätsklinik Bergmannsheil, Ruhr-Universität Bochum

Univ.-Prof. Dr. Stefan Quasthoff, Universitäts-Klinik für Neurologie, Graz

Prof. Dr. med. Claudia Sommer, Neurologische Klinik und Poliklinik, Universitätsklinikum Würzburg

Prof. Dr. Dr. Thomas R. Tölle, Klinik für Neurologie, Technische Universität München

Prof. Dr. med. Gunnar Wasner, Klinik für Neurologie und Sektion für Neurologische Schmerzforschung und -therapie, Universitätsklinikum Schleswig-Holstein, Campus Kiel

Federführend: Prof. Dr. med. Gunnar Wasner, Klinik für Neurologie und Sektion für Neurologische Schmerzforschung und -therapie, Universitätsklinikum Schleswig-Holstein, Schittenhelmstraße 10, 24105 Kiel
E-Mail: g.wasner@neurologie.uni-kiel.de

Entwicklungsstufe der Leitlinie: S1

■ Literatur

Baron R, Binder A, Wasner G. Neuropathic pain: diagnosis, pathophysiological mechanisms, and treatment. Lancet Neurol 2010; 9: 807–819

Baron R, Tolle TR, Gockel U et al. A cross-sectional cohort survey in 2100 patients with painful diabetic neuropathy and postherpetic neuralgia: Differences in demographic data and sensory symptoms. Pain 2009; 146: 34–40

Bennett MI, Attal N, Backonja MM et al. Using screening tools to identify neuropathic pain. Pain 2007; 127: 199–203

Cruccu G, Sommer C, Anand P et al. EFNS guidelines on neuropathic pain assessment: revised 2009. Eur J Neurol 2010; 17: 1010–1018

Freynhagen R, Baron R, Gockel U et al. painDETECT: a new screening questionnaire to identify neuropathic components in patients with back pain. Curr Med Res Opin 2006; 22: 1911–1920

Gustin SM, Peck CC, Wilcox SL et al. Different pain, different brain: thalamic anatomy in neuropathic and non-neuropathic chronic pain syndromes. J Neurosci 2011; 31: 5956–5964

Haanpää M, Attal N, Backonja M et al. NeuPSIG guidelines on neuropathic pain assessment. Pain 2011; 152: 14–27

Hansen N, Obermann M, Uceyler N et al. Klinische Anwendung schmerzevozierter Potenziale. Schmerz 2012; 26: 8–15

Huppe M, Matthiessen V, Lindig M et al. Vergleich der Schmerzchronifizierung bei Patienten mit unterschiedlicher Schmerzdiagnose: Analyse auf Basis des Mainzer Stadienmodells. Schmerz 2001; 15: 179–185

Lauria G, Hsieh ST, Johansson O et al. European Federation of Neurological Societies/Peripheral Nerve Society Guideline on the use of skin biopsy in the diagnosis of small fiber neuropathy. Report of a joint task force of the European Federation of Neurological Societies and the Peripheral Nerve Society. Eur J Neurol 2010; 17: 903–912, e944–e909

Maier C, Baron R, Tolle TR et al. Quantitative sensory testing in the German Research Network on Neuropathic Pain (DFNS): somatosensory abnormalities in 1236 patients with different neuropathic pain syndromes. Pain 2010; 150: 439–450

Marinus J, Moseley GL, Birklein F et al. Clinical features and pathophysiology of complex regional pain syndrome. Lancet Neurol 2011; 10: 637–648

Rolke R, Baron R, Maier C et al. Quantitative sensory testing in the German Research Network on Neuropathic Pain (DFNS): standardized protocol and reference values. Pain 2006; 123: 231–243

Seifert CL, Nitzsche D, Valet M et al. Kontakthitze evozierte Potenziale: eine diagnostische Option für die Evaluation des Schmerzsystems. Nervenarzt 2008; 79: 899–902

Siddall PJ, Yezierski RP, Loeser JD. Taxonomy and epidemiology of spinal cord injury pain. In: Yezierski RP, Burchiel K, eds. Progress in Pain Research and Management, vol 23: Spinal Cord Injury Pain: Assessment, Mechanisms, Management. Seattle: IASP Press; 2002: 9–24

Sommer C, Richter H, Rogausch JP et al. A modified score to identify and discriminate neuropathic pain: a study on the German version of the Neuropathic Pain Symptom Inventory (NPSI). BMC Neurol 2011; 11: 104

Treede RD, Jensen TS, Campbell JN et al. Neuropathic pain: redefinition and a grading system for clinical and research purposes. Neurology 2008; 70: 1630–1635

Wasner G. Central pain syndromes. Curr Pain Headache Rep 2010; 14: 489–496

62 Pharmakologische nicht interventionelle Therapie chronisch neuropathischer Schmerzen

Was gibt es Neues?

- Das lokal wirksame Capsaicin-Pflaster (8%) ist bei der Therapie peripherer nicht diabetogener neuropathischer Schmerzen wirksam.
- Das lokal wirksame Lidocain-Pflaster (5%) ist neben den systemisch wirksamen Therapeutika Mittel der ersten Wahl bei der Behandlung der postzosterischen Neuralgie.
- Die medikamentöse Therapie erfolgt mittels Antikonvulsiva, Antidepressiva, Opioiden und topischen Therapeutika.
- Die Kombination von analgetisch wirksamen Substanzen kann wirksamer sein als eine Monotherapie.
- Tapentadol ist bei der schmerzhaften diabetischen Neuropathie wirksam.

Die wichtigsten Empfehlungen auf einen Blick

- Möglichkeiten einer kurativen oder kausalen Therapie (z. B. Neurolyse bei Engpass-Syndromen, optimale Diabeteseinstellung bzw. multifaktorielle Risikointervention bei diabetischer Neuropathie) sind auszuschöpfen.
- Das wirksame Medikament muss bei jedem einzelnen Patienten durch Erprobung unter Berücksichtigung des individuellen Beschwerdebildes sowie der Nebenwirkungen und Kontraindikationen gefunden werden.
- Jeder Patient benötigt eine individuelle Dosierung in Abhängigkeit von Wirkung und Nebenwirkungen (sorgfältige Titration).
- Die Wirkungslosigkeit des Medikaments sollte erst nach 2–4 Wochen unter ausreichender Dosierung beurteilt werden.
- Einzeldosen und Applikationsintervalle müssen je nach Pharmakokinetik und Interaktionsprofil bemessen werden.
- Kombinationspräparate mit Coffein, Benzodiazepinen oder Muskelrelaxanzien sind nicht indiziert und bergen die Gefahr von Missbrauch und Abhängigkeit.
- Realistische Therapieziele sind: Schmerzreduktion um 30–50%, Verbesserung der Schlafqualität, Verbesserung der Lebensqualität, Erhaltung der sozialen Aktivität und des sozialen Beziehungsgefüges, Erhaltung der Arbeitsfähigkeit.
- Die pharmakologische Therapie neuropathischer Schmerzsyndrome beinhaltet (Attal et al. 2010, Dworkin et al. 2010, Finnerup et al. 2010):
  - Antikonvulsiva mit Wirkung auf neuronale Kalziumkanäle (Gabapentin, Pregabalin)
  - Antidepressiva (tri-/tetrazyklische Antidepressiva, selektive Serotonin-/Noradrenalin-Wiederaufnahme-Hemmer)
  - lang wirksame Opioide
  - topische Therapeutika (Lidocain-Pflaster, Capsaicin-Hochdosis-Pflaster)
  - Antikonvulsiva mit Wirkung auf neuronale Natriumkanäle (z. B. Carbamazepin)
- Nach klinischer Erfahrung und aus kontrollierten Studien kann die Kombination aus 2 oder 3 Wirkstoffen bei Beachtung möglicher Interaktionen sinnvoll bzw. besser wirksam sein (Attal et al. 2010, Dworkin et al. 2010, Finnerup et al. 2010).
- Flankiert wird die medikamentöse Therapie mit den entsprechenden nicht medikamentösen Verfahren.

■ Einführung

Neuropathische Schmerzen entstehen nach einer Schädigung oder Erkrankung afferenter Systeme im peripheren oder zentralen Nervensystem (Baron et al. 2010). Die Patienten beschreiben Schmerzen in Ruhe (Spontanschmerzen, z.B. ständig vorhandene, häufig brennende Schmerzen oder einschießende Schmerzattacken) und typischerweise evozierte Schmerzen (Hyperalgesie und/oder Allodynie). Als Deafferenzierungsschmerzen bezeichnet man Schmerzen, bei denen die komplette Unterbrechung großer Nervenstämme (z. B. bei Amputation) oder Bahnsysteme (z. B. komplette Querschnittläsion) zur Schmerzursache wird. Aufgrund dieser Symptomheterogenität und der vielfältigen möglichen Schmerzätiologien ist es häufig schwierig, eine individuelle Therapieplanung zu erstellen.

■ Definition und Klassifikation

Definition

Die Neuropathic Pain Special Interest Group (NeuPSIG) der International Association for the Study of Pain (IASP) hat 2008 (Treede et al. 2008) eine neue Definition neuropathischer Schmerzen erstellt.

„Sichere" neuropathische Schmerzen sind Schmerzen,
1. die eine plausible neuroanatomische Verteilung zeigen (entsprechend dem peripheren/zentralen Innervations-/Repräsentationsterritorium),
2. bei denen anamnestisch Hinweise auf eine Läsion oder zugrunde liegende Erkrankung bestehen, die das somatosensorische System schädigen kann, und
3. bei denen ein klinischer bzw. apparativer Nachweis von 1. und 2. erfolgt ist.

Die Trigeminusneuralgie ist als neuropathisches Schmerzsyndrom zu betrachten (Treede et al. 2008) (siehe Leitlinie „Trigeminusneuralgie").

Klassifikation

▶ **Periphere und/oder zentrale neuropathische Schmerzen:** Anamnestisch, klinisch und ggf. apparativ sind periphere von zentralen neuropathischen Schmerzen zu unterscheiden. Letztere zeigen sich häufig therapieresistent. Es können auch bei einem Patienten periphere und zentrale Schmerzen zeitgleich vorliegen, z.B. „above-level pain" (peripher) und „below-level pain" (zentral) nach Rückenmarkläsion.

▶ **Neuropathischer Schmerz – nozizeptiver Schmerz – gemischte Schmerzsyndrome:** Das Vorliegen einer neuropathischen Schmerzkomponente schließt eine zusätzliche nozizeptive Schmerzkomponente beim selben Patienten nicht aus (z.B. Ulkusschmerz am Fuß und zusätzliche schmerzhafte diabetische Polyneuropathie). Eine sorgfältige Evaluation ist notwendig, da sich die analgetische Therapie für die jeweilige Schmerzkomponente unterscheidet (nozizeptiv: WHO-Schema, neuropathisch: siehe diese Leitlinie).

▶ **Klassifikation nach klinischen Symptomen (LoGa-Klassifikation):** Nach den klinischen Symptomen kann ein Patient mit neuropathischen Schmerzen, angelehnt an die TNM-Klassifikation, klassifiziert werden (Maier et al. 2010). Grundlage ist eine klinische Untersuchung im Schmerzareal.

Für **Negativsymptome** (Loss, „Lo") erfolgt folgende Zuordnung:
- L0 = keine
- L1 = thermische Hypästhesie
- L2 = mechanische Hypästhesie
- L3 = Kombination aus L1 und L2

Positivsymptome (Gain, „Ga") werden folgendermaßen klassifiziert:
- G0 = keine
- G1 = thermische Hyperalgesie/Allodynie
- G2 = mechanische Hyperalgesie/Allodynie
- G3 = Kombination aus 1 und 2

Beispiel: thermische Hypästhesie mit mechanischer Allodynie: L1G2. Die Relevanz dieser Klassifikation für eine individualisierte symptom- und mechanismenorientierte Therapieplanung muss noch in klinischen Studien nachgewiesen werden (Baron et al. 2010).

■ Diagnostik

Die Diagnostik neuropathischer Schmerzen wird in der Leitlinie „Diagnostik neuropathischer Schmerzen" dargestellt.

■ Therapie

Allgemeine Empfehlungen zur medikamentösen Therapie

Als realistische Therapieziele bei neuropathischen Schmerzen sind in der Regel anzustreben:
- Schmerzreduktion um 30–50%
- Verbesserung der Schlafqualität
- Verbesserung der Lebensqualität
- Erhaltung der sozialen Aktivität und des sozialen Beziehungsgefüges
- Erhaltung der Arbeitsfähigkeit

Die Therapieziele müssen mit den Patienten eindeutig erörtert werden, um zu hoch gesteckte Ziele und damit Enttäuschungen, die zur Schmerzverstärkung führen können, schon im Vorfeld zu vermeiden. Mit einer medikamentösen Therapie ist eine 50–80%ige Schmerzreduktion möglich, eine Schmerzfreiheit kann häufig nicht erreicht werden. Bei allen medikamentösen Optionen sprechen ca. 20–40% der Patienten nur unzureichend auf die Therapie an (< 30% Schmerzreduktion, sog. Non-Responder) oder leiden an nicht tolerierbaren Nebenwirkungen. Die pharmakologische Behandlung der ätiologisch unterschiedlichen neuropathischen Schmerzsyndrome unterscheidet sich nicht grundsätzlich (Attal et al. 2010, Dworkin et al. 2010, Finnerup et al. 2010).

Als einzige Ausnahme kann die Trigeminusneuralgie gelten, die an anderer Stelle besprochen wird (siehe Leitlinie „Trigeminusneuralgie").

Vor Therapiebeginn sollte zur Verbesserung der Compliance der Patient über potenzielle Nebenwirkungen, insbesondere unter der Ein- und Aufdosierung und über die als Analgetika oder Koanalgetika verwendeten Substanzgruppen aufgeklärt werden.

Bei der Therapieplanung ist zu beachten, dass der Zulassungsstatus der einzelnen Wirksubstanzen unterschiedlich ist und zusätzlich je nach Hersteller variieren kann und somit die Verschreibung z.T. „off-label" erfolgt. Um die Substanzen als Off-Label-Use in der klinischen Praxis einzusetzen, müssen folgende Off-Label-Use-Kriterien erfüllt sein:
1. nachgewiesene Wirksamkeit
2. günstiges Nutzen-Risiko-Profil
3. fehlende Alternativen – Heilversuch

Außerdem hat der behandelnde Arzt eine besondere Aufklärungspflicht über mögliche Konsequenzen (keine Herstellerhaftung usw.) gegenüber dem Patienten.

Flussdiagramm

1. Diagnosestellung
   - sicherer/möglicher neuropathischer Schmerz
   - gemischter neuropathischer nozizeptiver Schmerz
   - ggf. Diagnostik (siehe Leitlinie „Diagnostik neuropathischer Schmerzen")
2. kausale Therapieoptionen ausschöpfen
   - Falls unzureichend oder nicht unmittelbar verfügbar: medikamentöse Therapie planen (weiter mit 3.)
3. Therapieplanung
   - Komorbiditäten berücksichtigen
   - Komedikation berücksichtigen
   - Unverträglichkeiten berücksichtigen
4. Patienteninformation
   - Therapieziele formulieren und mitteilen
   - verwendete Medikamente bestimmen und dem Patienten deren Einsatz als Analgetika erklären (Compliance!, insbesondere bei Antidepressiva)
   - Nebenwirkungen erklären und Interaktionen vermeiden
   - Kriterien für Wirksamkeit und Unwirksamkeit (Therapiedauer, Titration) mitteilen
5. Pharmakotherapie
   - 1. Wahl: TCA, SSNRI, Antikonvulsivum (Ca-Kanal) oder Capsaicin-Pflaster, Lidocain-Pflaster
   - bei starken Schmerzen bzw. Notwendigkeit eines schnellen Wirkeintritts: Indikationsprüfung für zusätzliche Opioidgabe
   - bei gemischtem neuropathischem nozizeptivem Schmerz: Erwägen einer Kombinationstherapie aus Nichtopioidanalgetikum/Opioid mit TCA, SSNRI, Antikonvulsivum oder topischem Therapeutikum
6. Therapieverlauf
   - Schmerzreduktion auf < 3 NRS (numerische Rating-Skala; 0 = keine Schmerzen, 10 = maximal vorstellbarer Schmerz): Monotherapie fortführen, ggf. Indikation für Kombinationstherapie prüfen
   - Schmerzreduktion um > 30%, aber Schmerzintensität > 4 NRS: Kombination mit einem Medikament unter 4.
   - Schmerzreduktion < 30% und Schmerzintensität > 4 NRS: Medikament am ehesten unwirksam → Medikamentenwechsel
   - Kontrolle der Nebenwirkungen (z.B. Laborkontrolle, EKG, Hautinspektion)
   - falls Therapie unzureichend, Überweisung in ein Schmerzzentrum prüfen
7. Therapieende
   - Studiendaten zur Bestimmung des Zeitpunkts für eine Dosisreduktion liegen nicht vor. Im Verlauf einer suffizienten Therapie kann eine langsame und schrittweise Dosisreduktion versucht werden.

Pharmakotherapie

Die im Folgenden vorgeschlagenen Dosierungen und Aufdosierungsintervalle können sich aufgrund der Erfahrung der Autoren von den in der Fachinformation empfohlenen Anwendungen unterscheiden (▶ Tab. 62.1).

Antikonvulsiva mit Wirkung auf neuronale Kalziumkanäle

Gabapentin

▶ **Wirkungsweise:** Eine Wirkung auf die α_2-δ-Untereinheit neuronaler Kalziumkanäle wird angenommen.

▶ **Evidenz:** Gabapentin ist bei der schmerzhaften Polyneuropathie und der postzosterischen Neuralgie der Placebogabe überlegen (Attal et al. 2010, Dworkin et al. 2010, Finnerup et al. 2010, Moore et al. 2011). In einem Kollektiv mit gemischten Neuropathien konnte insbesondere eine Verbesserung des Brennschmerzes und der Hyperalgesie nachgewiesen werden, wobei sich bei der Allodynie und den einschießenden Schmerzen ein positiver Trend ergab (Serpell et al. 2002). Weitere kontrollierte Studien bei Patienten mit Rückenmarksverletzungen, schmerzhaftem Guillain-Barré-Syndrom und Phantomschmerzen zeigten ebenfalls positive Effekte.

▶ **Dosierung:**
- Startdosis: 3 × 100 mg
- Steigerung: jeden dritten Tag um 3 × 100 mg bis auf 1200–2400 mg in 3 Einzeldosen
- Maximaldosis: 3600 mg
- Dosisanpassung an Nierenfunktion notwendig

▶ **Wichtige Nebenwirkungen:** Bis auf anfängliche Müdigkeit und Schwindel sowie Knöchelödeme bei einigen Patienten wird die Substanz gut vertragen.

▶ **Wichtige Kontraindikationen:** Unverträglichkeit.

▶ **Wichtige Interaktionen:** Es sind keine Medikamenteninteraktionen bekannt.

▶ **Empfehlung:** Gabapentin kann als wirksames und meist gut vertragenes Medikament zur Behandlung von peripheren neuropathischen Schmerzen empfohlen werden.

Pregabalin

▶ **Wirkungsweise:** Pregabalin ist ein Ligand an der α_2-δ-Untereinheit der spannungsabhängigen Kalziumkanäle auf peripheren und zentralen nozizeptiven Neuronen und reduziert dadurch den Kalziumeinstrom in die Nervenzellen. Hierdurch wird unter anderem die Freisetzung von Glutamat und Substanz P reduziert.

Pharmakologische nicht interventionelle Therapie chronisch neuropathischer Schmerzen

Tab. 62.1 Pragmatische Therapie bei neuropathischen Schmerzen. Dosisempfehlungen für Erwachsene.

Arzneistoff	Startdosis und Dosisintervall	Wirksame Dosis (Maximaldosis)	Besonderheiten
Antidepressiva			
TCA (5-HT, NA) z. B. Amitriptylin	10–25 mg 0–0–1	50–75 mg/d (150 mg/d) 0–0–1	sedierend Cave: AV-Block, Glaukom, Miktionsstörungen, Hypotension CYP-Interaktionen
TCA (NA) z. B. Clomipramin	10–25 mg 1–0–0	50–75 mg/d (150 mg/d) 1–0–1	antriebssteigernd sonst wie Amitriptylin
SSNRI Duloxetin	30 mg 1–0–0	60 mg/d (120 mg/d) 1–0–0	antriebssteigernd Übelkeit, Blutzuckeranstieg CYP-Interaktionen Raucher!
Antikonvulsiva (Ca-Kanal)			
Gabapentin	100 mg 1–1–1	1200–2400 mg/d (3600 mg/d) 1–1–1	NW: Müdigkeit, Schwindel, Ödeme keine Interaktionen, Dosis an Nierenfunktion anpassen
Pregabalin	50–75 mg 0–0–1	150–250 mg/d (600 mg/d) 1–0–1	NW: Müdigkeit, Schwindel, Ödeme keine Interaktionen, lineare Plasmakonzentration, Dosis an Nierenfunktion anpassen
Antiepileptika (Na-Kanal)			
z. B. Carbamazepin	100–200 mg retard 0–0–1	600–1200 mg/d retard (1400 mg/d) 1–0–1	effektiv bei Trigeminusneuralgie häufige NW: Blutbildveränderungen, Leberwerterhöhungen, Hyponatriämie, Medikamenteninteraktionen wegen Enzyminduktion
Opioidanalgetika			
z. B. Tramadol	50–100 mg retard 1–0–1	Titration (600 mg/d) 1–0–1	Übelkeit, Hypotension keine Kombination mit serotonergen Substanzen
z. B. Morphin ret.	10–30 mg retard 1–0–1	Titration (keine) 1–0–1	Kumulation bei Niereninsuffizienz und Alter
z. B. Oxycodon ret.	10–20 mg retard 1–0–1	Titration (keine) 1–0–1	duale Galenik anticholinerg
Opioid-Agonist + Noradrenalin-Wiederaufnahme-Hemmer			
Tapentadol	50 mg retard 0–0–1 / 1–0–1	Titration (500 mg/d) 1–0–1	übliche Opioidnebenwirkungen
Topische Therapie			
Lidocain-Pflaster (Versatis)	5 % / 700 mg 10 × 14 cm 1 × täglich mind. 12 Stunden Pause	bis 3 Pflaster täglich	im Applikationsareal: Erythem, Unverträglichkeitsreaktionen keine systemischen Nebenwirkungen, keine Interaktionen

Tab. 62.1 Fortsetzung.

Arzneistoff	Startdosis und Dosisintervall	Wirksame Dosis (Maximaldosis)	Besonderheiten
Capsaicin-Hochdosis-Pflaster (Qutenza)	8% / 179 mg 14 × 20 cm 1 × 30 bzw. 60 min mind. 90 Tage Pause	bis 4 Pflaster einmalig	im Applikationsareal: Erythem, Unverträglichkeitsreaktionen, Schmerzzunahme ggf. mit Blutdruckanstieg keine systemischen Nebenwirkungen, keine Interaktionen
Capsaicin-Salbe	0,025–0,075 % 3–4 × täglich	3–4 × täglich	anfängliches Hautbrennen

TCA = tri- bzw. tetrazyklisches Antidepressivum, NA = noradrenerg, 5-HT = serotonerg, SSNRI = selektiver Serotonin-Noradrenalin-Wiederaufnahme-Hemmer
Die Dosierungsempfehlungen können aufgrund von Erfahrungen der Autoren von den Herstellerempfehlungen abweichen (z. B. niedrigere Start- oder Höchstdosis).

▶ **Evidenz:** Pregabalin erwies sich analgetisch wirksam bei der Behandlung der postzosterischen Neuralgie, der diabetischen Neuropathie und von zentralen Schmerzen nach Rückenmarkläsion (Sabatowski et al. 2004, Freynhagen et al. 2005, Siddall et al. 2006). Darüber hinaus konnte eine dosisunabhängige schlafverbessernde Wirkung in den Studien dokumentiert werden. Damit kann eine häufig bei neuropathischen Schmerzen auftretende Komorbidität erfolgreich mitbehandelt werden. Pregabalin ist auch anxiolytisch wirksam.

▶ **Dosierung:**
- Startdosis: 1 × 50–75 bis 2 × 50–75 mg
- Steigerung: Die Dosissteigerung kann bei jüngeren Patienten im Einzelfall rascher erfolgen, sonst bis zur Enddosis um 50–75 mg alle 3–4 Tage
- Maximaldosis: 600 mg, verteilt auf 2 Einzeldosen
- Dosisanpassung bei Nierenfunktion notwendig

▶ **Wichtige Nebenwirkungen:** Bis auf anfängliche Müdigkeit und Schwindel sowie Gewichtszunahme bei einem Teil der Patienten wird die Substanz gut vertragen. Periphere Ödeme sind nicht selten (ärztliche Überprüfung!).

▶ **Wichtige Kontraindikationen:** Unverträglichkeit.

▶ **Wichtige Interaktionen:** Es sind keine Medikamenteninteraktionen bekannt.

▶ **Empfehlung:** Pregabalin kann als gut wirksames Medikament für periphere und zentrale neuropathische Schmerzen bei guter Verträglichkeit eingesetzt werden.

Antidepressiva

▶ **Wirkungsweise:** Antidepressiva entfalten neben der antidepressiven auch eine analgetische Wirkung, wobei die zur Analgesie verwendeten Dosierungen bei den TCAs jedoch unterhalb der antidepressiv wirksamen Dosis liegen. Dieses gilt nicht jedoch für die SSNRI. Die Analgesie wird durch präsynaptische Wiederaufnahmehemmung der monoaminergen Neurotransmitter Serotonin und Noradrenalin und somit einer Verstärkung von deszendierenden schmerzhemmenden Bahnsystemen erklärt. TCA blockieren außerdem spannungsabhängige Natriumkanäle und haben sympathikolytische Eigenschaften.

Tri-/Tetrazyklische Antidepressiva (TCA)

▶ **Evidenz:** Die analgetisch wirksamsten Substanzen sind die nicht selektiven Monoamin-Wiederaufnahme-Hemmer (z. B. Amitriptylin). TCA sind sowohl bei der schmerzhaften diabetischen Polyneuropathie, der postzosterischen Neuralgie, bei partiellen Nervenläsionen als auch bei zentralen Schmerzsyndromen der Placebogabe überlegen (Saarto u. Wiffen 2007, Attal et al. 2010, Dworkin et al. 2010, Finnerup et al. 2010). Eine Metaanalyse zeigte keine signifikanten Unterschiede zwischen den serotonerg und noradrenerg wirksamen TCA (z. B. Amitriptylin) gegenüber den rein noradrenerg wirksamen TCA bei diabetischer Polyneuropathie (Sindrup et al. 1999). Es sind sedierende (z. B. Amitriptylin) von nicht sedierenden (z. B. Clomipramin) TCAs zu unterscheiden und entsprechend differenziert nach gewünschter Wirkung zu verordnen (z. B. Amitriptylin retard zur Nacht bei zusätzlichen Schlafstörungen).

▶ **Dosierung:** Bei den Antidepressiva ist eine individuelle Titration in Abhängigkeit von Wirkung und Nebenwirkungen erforderlich.
- Startdosis: 25 mg retardiert zur Nacht bzw. in Abhängigkeit vom Wirkstoff auch morgens. Insbesondere bei älteren Patienten sollte eine niedrigdosierte einschleichende Dosierung, z. B. beginnend mit 10 mg/d retardiert, gewählt werden.
- Steigerung: Dosissteigerung alle 3–5 Tage um 10–25 mg
- Die wirksame und tolerierbare Dosierung liegt meist zwischen 25–75 mg/d (bisweilen auch niedriger), je nach Wirkstoff retardiert als Einmalgabe oder verteilt auf 2–3 Tagesdosen. Höhere Dosierungen sind nur notwendig, wenn zusätzlich antidepressive Effekte gewünscht werden (> 150 mg/d).

Pharmakologische nicht interventionelle Therapie chronisch neuropathischer Schmerzen

Wichtige Nebenwirkungen:
Häufig sind unter anderem Müdigkeit, Schlafstörungen, Vergesslichkeit, Gewichtszunahme, Mundtrockenheit, Obstipation, Schwindel, orthostatische Dysregulation, Erektionsstörungen, Miktionsbeschwerden, Brechreiz, Tremor und kardiale Nebenwirkungen.

Verlaufskontrolle:
Vor der Behandlung sollte bei allen Patienten ein EKG abgeleitet werden. Wenn die eingesetzten Dosen über 75 mg/d liegen oder bei entsprechenden Komorbiditäten, empfehlen sich, insbesondere bei älteren Patienten, regelmäßige EKG-Kontrollen. Vor und während der Therapie sollten regelmäßige Laborkontrollen der Leber- und Nierenwerte, der Elektrolyte und des Blutbildes durchgeführt werden (Lindner u. Deuschl 2004).

▶ **Kontraindikationen:** Als wichtige (relative) Kontraindikationen für TCA gelten das Glaukom, die Prostatahypertrophie, Miktionsstörungen, Darmentleerungsstörungen, ein gesteigertes Risiko für epileptische Anfälle, Thrombose/Thrombophlebitis, kardiale Reizleitungsstörungen, Herzinsuffizienz und ein erhöhtes Sturzrisiko.

▶ **Wichtige Interaktionen:** Über die CYP-abhängigen Enzyme ergeben sich vielfältige Interaktionen. Beispielhaft für das Amitriptylin sollte unter anderem keine Kombination mit MAO-Hemmern, Tramadol, Cimetidin erfolgen. Vorsicht bei CYP2D6- oder CYP1A2-Inhibitoren (z.B. Metoprolol, Propranolol, Duloxetin) und CYP3A4-Induktoren (z.B. Carbamazepin), die die Wirksamkeit beeinträchtigen können.

▶ **Empfehlung:** Unter Beachtung der Risikofaktoren und der Nebenwirkungen können TCA für die Behandlung von neuropathischen Schmerzen empfohlen werden. Die Nebenwirkungen können allerdings therapielimitierend sein.

Selektive Serotonin- und Noradrenalin-Wiederaufnahme-Hemmer (SSNRI)

Duloxetin

▶ **Evidenz:** Bei Patienten mit diabetischer Neuropathie ist der SSNRI Duloxetin wirksam (Goldstein et al. 2005, Raskin et al. 2005, Wernicke et al. 2006, Kaur et al. 2011) wirksam.

▶ **Dosierung:**
- Startdosis: 30 mg morgens
- Steigerung: nach 7–14 Tagen auf die Zieldosis von 60 mg (bis 120 mg) als Einmaldosis morgens
- Maximaldosis: 120 mg

▶ **Wichtige Nebenwirkungen:** Vor allem Übelkeit und Erbrechen in den ersten Behandlungswochen (Antiemetikum mitverordnen). Blutdrucksteigerungen können vorkommen, weshalb regelmäßige Kontrollen empfohlen werden. Eine Verschlechterung des Diabetes kann auftreten.

▶ **Verlaufskontrolle:** Vor der Behandlung sollte bei allen Patienten ein EKG abgeleitet werden. Vor und während der Therapie sollten regelmäßige Laborkontrollen der Leber- und Nierenwerte, des Natriums und des Blutbildes durchgeführt werden (Lindner u. Deuschl 2004).

▶ **Wichtige Kontraindikationen:** Leber- und Nierenfunktionsstörungen, unkontrollierte Hypertonie.

▶ **Wichtige Interaktionen:** Keine Kombination mit serotonerg wirksamen Substanzen, MAO-Hemmern und Johanniskraut. Wirkspiegelerhöhung durch CYP1A2-Inhibitoren (z.B. Ciprofloxacin). Verdopplung der Metoprolol-Spiegel durch Duloxetin. Bei Rauchern möglichst 120 mg/d aufgrund beschleunigter Clearance.

▶ **Empfehlung:** Duloxetin kann für die Behandlung neuropathischer Schmerzen bei der diabetischen Polyneuropathie empfohlen werden.

Venlafaxin

▶ **Evidenz:** Eine Studie bei Patienten mit schmerzhafter diabetischer Polyneuropathie zeigt, dass Venlafaxin wirksamer ist als Placebo. Hinsichtlich der Verträglichkeit muss erwähnt werden, dass in den Venlafaxin-Gruppen numerisch häufiger EKG-Veränderungen (z.B. AV-Block 1. Grades, ventrikuläre Extrasystolen, Vorhofflimmern) auftraten als in der Placebogruppe. In einer weiteren Studie im Cross-over-Design, deren methodische Qualität jedoch schlechter und deren Fallzahl kleiner war, wurden Patienten mit schmerzhafter Polyneuropathie verschiedener Ätiologie mit Venlafaxin 225 mg/d im Vergleich zu Imipramin 150 mg/d oder Placebo behandelt. Die analgetische Wirksamkeit von Venlafaxin war in dieser Studie besser als unter Placebo und nicht signifikant verschieden zu Imipramin, jedoch schränken die methodischen Limitationen der Studie die Aussagekraft des Effektes bedeutend ein.

▶ **Empfehlung:** Venlafaxin ist bei neuropathischen Schmerzen nicht Mittel der Wahl.

Selektive Serotonin-Wiederaufnahme-Hemmer (SSRI)

Die Wirksamkeit von selektiven Serotonin-Wiederaufnahme-Hemmern (SSRI; z.B. Fluoxetin, Citalopram) bei neuropathischen Schmerzen konnte nicht zweifelsfrei nachgewiesen werden (Attal et al. 2010, Finnerup et al. 2010).

▶ **Empfehlung:** SSRI sind bei neuropathischen Schmerzen nicht Mittel der Wahl.

Antikonvulsiva mit Wirkung auf Na-Kanäle (membranstabilisierende Wirkung)

▶ **Wirkungsweise:** Carbamazepin, Oxcarbazepin, Phenytoin und Lamotrigin blockieren hauptsächlich spannungsabhängige Natriumkanäle auf sensibilisierten nozizeptiven Neuronen mit ektoper Erregungsausbildung im peripheren und zentralen Nervensystem. Für Lamotrigin wird zusätzlich eine indirekte Hemmung von NMDA-Rezeptoren durch Hemmung der Freisetzung von Glutamat angenommen.

Carbamazepin

▶ **Evidenz:** Carbamazepin ist wirksam bei der typischen Trigeminusneuralgie und dort Mittel der ersten Wahl. Bei der Behandlung der schmerzhaften diabetischen Polyneuropathie und bei zentralen Schmerzsyndromen konnten ältere Studien positive Effekte zeigen, die nicht reproduziert sind (Finnerup et al. 2010).

▶ **Dosierung:**
- Startdosis: 100–200 mg retard
- Zieldosis: 600–1200 mg retard (bei Trigeminusneuralgie unter engmaschigen Kontrollen auch bis 1800–2400 mg)
- Steigerung alle 3–5 Tage um 100–200 mg retard bis auf Zieldosis oder bis zum Sistieren der Schmerzen. Die Aufdosierung sollte zur Verminderung initialer Nebenwirkungen langsam und einschleichend vorgenommen werden, idealerweise über z. B. 4 Wochen. Die Substanz sollte dann möglichst in retardierter Form, verteilt auf 2 Einzeldosen, verordnet werden.
- Maximaldosis: 1400 mg/d.

▶ **Wichtige Nebenwirkungen:** Benommenheit, Schwindel, Ataxie und Gedächtnisstörungen. Ebenso ist auf eine Hyponatriämie, Leberfunktionsstörungen und EKG-Veränderungen, Exanthem und eine exfoliative Dermatitis zu achten.

▶ **Verlaufskontrolle:** Vor und unter Therapie sind regelmäßige EKG- und Laborkontrollen (Blutbild, Elektrolyte, Leberwerte) empfohlen (Lindner u. Deuschl 2004).

▶ **Wichtige Kontraindikationen:** Herzrhythmusstörungen, Knochenmarksschädigungen.

▶ **Wichtige Interaktionen:** Keine Kombination mit potenziell knochenmarkstoxischen Medikamenten (z.B. MAO-Hemmern oder Clozapin). Kreuzallergie mit Imipramin und anderen TCA. Vorsicht bei Kombination mit anderen Hyponatriämie verursachenden Medikamenten (SSRI, Diuretika). Die Bioverfügbarkeit von Paracetamol wird vermindert. CYP3A4-Substrate (z.B. verschiedene Antibiotika, Antihypertensiva, Opioide) werden in der Wirkung abgeschwächt.

▶ **Empfehlung:** Zur Behandlung der Trigeminusneuralgie kann Carbamazepin empfohlen werden. Bei anderen neuropathischen Schmerzsyndromen ist die Evidenzlage spärlich.

Oxcarbazepin

▶ **Evidenz:** Oxcarbazepin stellt vor allem bei pharmakologischen Interaktionen, Hepatotoxizität und allergischen Reaktionen bei der Trigeminusneuralgie eine mögliche Alternative zu Carbamazepin dar. Die Studienlage bezüglich anderer neuropathischer Schmerzsyndrome ist uneinheitlich. Während Dogra et al. (2005) einen signifikanten Effekt auf Schmerzen bei diabetischer Neuropathie mit 1800 mg fanden, ließ sich dies in neueren Studien – allerdings mit Dosen bis 1200 mg – nicht reproduzieren (Grosskopf et al. 2006). Eine entsprechende Zulassung erfolgte daher nicht.

▶ **Empfehlung:** Oxcarbazepin ist in der Therapie chronisch neuropathischer Schmerzen nicht Mittel der Wahl. Zur Behandlung der Trigeminusneuralgie wird die Substanz empfohlen (off-label).

Lamotrigin

▶ **Evidenz:** Lamotrigin zeigte in kleinen placebokontrollierten Studie Erfolge bei der Behandlung verschiedener neuropathischer Schmerzsyndrome. Entgegengesetzt dazu stehen aktuelle große Studien, die keine oder nur minimale positive Effekte auf Schmerzen bei der diabetischen Polyneuropathie nachwiesen (Vinik et al. 2007). Lamotrigin ist mäßig effektiv bei der HIV-Neuropathie.

▶ **Empfehlung:** Lamotrigin ist in der Therapie chronisch neuropathischer Schmerzen nicht Mittel der Wahl. Es ist bei älteren Patienten mit Trigeminusneuralgie aufgrund seines günstigen Nebenwirkungsprofils im Vergleich zu Carbamazepin oder Oxcarbazepin aber eine Off-Label-Alternative.

Lacosamid

▶ **Wirkmechanismus:** Selektive Verstärkung der langsamen Inaktivierung der spannungsabhängigen Natriumkanäle.

▶ **Empfehlung:** Aufgrund der lediglich marginalen Effekte bei schmerzhafter diabetischer Neuropathie wurde die Substanz in dieser Indikation nicht zugelassen und kann daher nicht empfohlen werden (Ziegler et al. 2010).

Phenytoin

▶ **Wirkmechanismus:** Blockade hochfrequenter Aktivität spannungsabhängiger Natriumkanäle. Die Wirkung von Phenytoin in der Behandlung schmerzhafter Polyneuropathien ist unklar (Attal et al. 2010).

▶ **Empfehlung:** Aufgrund der möglichen Nebenwirkungen (z. B. Gingivahyperplasie, Kleinhirnatrophie) sollte Phenytoin zur Dauertherapie nicht mehr eingesetzt werden. Da Phenytoin parenteral gegeben werden kann, hat es einen Platz in der Akuttherapie der Trigeminusneuralgie.

Analgetika

Nichtopioidanalgetika

Bei neuropathischen Schmerzen sind Nichtopioidanalgetika wie NSAR, Paracetamol und Metamizol nur wenig wirksam. Dessen ungeachtet machten sie jedoch in der Vergangenheit ca. 40 % der Verschreibungen zur Behandlung neuropathischer Schmerzen aus. Aufgrund der fehlenden Evidenz und der möglichen ernsten Nebenwirkungen bei Langzeitanwendung, wie gastroenteraler Ulzera oder toxischer Nierenschädigung, sind diese Substanzen nicht in den Therapiealgorithmen enthalten. Demgegenüber können neuropathische Schmerzen entgegen einer weit verbreiteten Meinung opioidsensibel sein.

Opioidanalgetika

▶ **Wirkmechanismus:** Opioide wirken als Agonisten hauptsächlich am μ-Opioidrezeptor im zentralen Nervensystem. In Abhängigkeit von der intrinsischen Aktivität am Rezeptor werden niederpotente (schwache) und hochpotente (starke) Opioide unterschieden.

▶ **Evidenz:** Neuropathische Schmerzen können opioidsensibel sein und sprechen dann häufig gut an. In 2 Studien zur schmerzhaften Polyneuropathie konnte die Wirksamkeit von Tramadol (Sindrup et al. 1999) ebenso wie bei der postzosterischen Neuralgie nachgewiesen werden. Oxycodon zeigte ebenfalls bei Patienten mit postzosterischer Neuralgie (Watson u. Babul 1998) und schmerzhafter diabetischer Neuropathie (Gimbel et al. 2003, Watson et al. 2003, Hanna et al. 2008) einen positiven Effekt. Phantomschmerzen können auf Morphin positiv ansprechen (Huse et al. 2001).

Eine vergleichende Studie konnte eine ähnliche Wirksamkeit von Opioiden und Antidepressiva bei Patienten mit einer postzosterischen Neuralgie nachweisen. Eine vermutete Korrelation des ausbleibenden therapeutischen Erfolgs bei vorherigem fehlendem Ansprechen der jeweilig anderen Substanz besteht nicht, sodass von verschiedenen unabhängigen Wirkmechanismen beider Präparate ausgegangen werden kann (Raja et al. 2002).

▶ **Therapeutisches Vorgehen:** Starke Opioide sind erst dann indiziert, wenn eine Therapieresistenz gegen kurative und medikamentöse Basistherapien im interdisziplinären Konsens gesichert bzw. niedrigpotente Opioide nicht oder nicht ausreichend wirksam sind. Opioide sollten in Form von lang wirksamen Präparaten (orale retardierte Formulierungen oder transdermale Systeme) eingesetzt werden. Die wirksame Dosis muss durch langsame Titration gefunden werden. Trotz geringer Organotoxizität werden Laborkontrollen (Leber, Niere) in längeren Zeitabständen empfohlen. Es ist konsequent darauf zu achten, dass bei Non-Respondern die Therapie beendet werden muss (s. u.).

▶ **Wichtige Nebenwirkungen:** Sämtliche Opioide haben ein ähnliches Wirkungs- und Nebenwirkungsprofil: Obstipation, Sedierung, Müdigkeit, Schwindel, Übelkeit, Erbrechen, Schwitzen, Euphorie, Miosis, Juckreiz, Verwirrtheit, Halluzinationen, Abhängigkeit (physisch). Oxycodon wirkt zusätzlich anticholinerg.

Die therapielimitierenden Nebenwirkungen der chronischen Opioidtherapie sind gastrointestinale Symptome, insbesondere Übelkeit, Erbrechen und Obstipation, sowie zentralnervöse Symptome wie Schwindel und Sedierung. Deshalb müssen Obstipation und Übelkeit bereits prophylaktisch konsequent mit einer adäquaten Komedikation therapiert werden (Laxanzien, Antiemetika). Lebensbedrohliche Komplikationen, z. B. schwere Atemdepressionen, sind bei der Behandlung chronischer Schmerzzustände nicht beschrieben.

▶ **Toleranz und Abhängigkeit:** Die wiederholte Einnahme von Opioiden kann eine graduale Abnahme ihrer analgetischen Wirkung induzieren (Toleranzentwicklung). Bei initial guter Ansprechbarkeit der Schmerzen auf Opioide (keine Opioidresistenz) kann allerdings meist eine gute Analgesie bei gleichbleibender Opioiddosis über einen langen Behandlungszeitraum erzielt werden. Bislang gibt es nur wenige Daten über die Entwicklung einer psychischen Abhängigkeit.

Allgemein wird angenommen, dass unter einer strengen Kontrolle der Opioideinnahme durch den Arzt, bei einer Vertrauensbasis zwischen Patient und Arzt und bei der Anwendung lang wirksamer Substanzen die Risiken einer psychischen Abhängigkeit gering sind. Trotzdem ist die Indikation bei Suchtanamnese, mangelnder Compliance und inadäquater Einnahme von suchtfördernden Medikamenten mit äußerster Zurückhaltung zu stellen bzw. zuvor eine stationäre Entzugsbehandlung durchzuführen. Bei fehlender Analgesie, zunehmendem Dosisbedarf oder auf Dauer nicht tolerablen Nebenwirkungen (möglicherweise opioidinduzierte Hyperalgesie) muss die Therapie abgebrochen werden.

▶ **Verlaufskontrolle:** Die Anpassung an die Leber- bzw. Nierenfunktion und Kontrolle dieser Werte im Verlauf sind notwendig. Eine langfristige Therapiekontrolle ist auch bei Opioidrespondern erforderlich (Schmerztagebücher, Auswirkungen der Therapie auf alle Lebensbereiche dokumentieren). Wenn möglich, sollte eine adjuvante psychotherapeutische Behandlung und Diagnostik durchgeführt werden. Regelmäßige Urinuntersuchungen zum Nachweis anderer suchtfördernder Substanzen können zur Sicherung der Compliance sinnvoll sein.

Aufgrund der immer entstehenden physischen Abhängigkeit muss das Absetzen von Opioidanalgetika langsam ausschleichend erfolgen.

▶ **Wichtige Kontraindikationen:** Darmentleerungsstörungen, Abhängigkeitserkrankung. Bei Oxycodon Komorbiditäten, die durch anticholinerge Wirkung beeinflusst werden.

▶ **Wichtige Interaktionen:** Tramadol sollte aufgrund seines zusätzliche 5HT-Wiederaufnahmehemmung nicht mit SSRI, SSNRI, TCAs und MAO-Hemmern kombiniert werden.

▶ **Empfehlung:** Opioide können als wirksame Medikamente für neuropathische Schmerzen verwendet werden. Nebenwirkungen und Toleranzentwicklung können die Anwendung in der Praxis limitieren.

Morphin-Agonist-Noradrenalin-Wiederaufnahme-Hemmer (MOR-NRI) Tapentadol

▶ **Wirkmechanismus:** MOR-NRI wirken über einen kombinierten µ-Rezeptor-Agonismus und eine Noradrenalin-Wiederaufnahme-Hemmung analgetisch.

▶ **Evidenz:** Tapentadol wurde als hochpotentes Opioid eingestuft. In bisher einer kontrollierten Studie konnte die Wirksamkeit von Tapentadol gegenüber Placebo in der Behandlung der schmerzhaften diabetischen Polyneuropathie nachgewiesen werden (Schwartz et al. 2011).

▶ **Dosierung:**
- Startdosis: 1 × 50 mg retard bis 2 × 50 mg retard
- Steigerung: alle 3–5 Tage um 1–2 × 50 mg
- Maximaldosis: 500 mg/d

▶ **Nebenwirkungen:** Opioidtypische Nebenwirkungen (s.o.). Die Häufigkeit von Obstipation und Übelkeit wird geringer als unter Oxycodon angegeben.

▶ **Interaktionen:** Keine CYP-Interaktionen bekannt. Keine gleichzeitige Einnahme mit MAO-Hemmern.

▶ **Empfehlung:** Es sind noch weitere Studien zur spezifischen Wirksamkeit von Tapentadol bei neuropathischen Schmerzen notwendig. Die Anwendung sollte bis dahin wie die mit anderen hochpotenten Opioiden erfolgen (s.o.).

Cannabinoide

▶ **Wirkmechanismus:** Cannabinoide sind Agonisten an CB1-Rezeptoren, deren Aktivierung zu einer Hemmung der neuronalen Erregbarkeit und der Neurotransmitterausschüttung führt.

Kontrollierte Studien zu Cannabis-Extrakten (z. B. Tetrahydrocannabinol) zeigten eine Schmerzreduktion bei Patienten mit zentralem Schmerz bei Multipler Sklerose (Svendsen et al. 2004), bei der HIV-assoziierten sensorischen Neuropathie (Abrams et al. 2007) und einem gemischten Kollektiv chronisch neuropathischer Schmerzpatienten (Karst et al. 2003). Allerdings wurde in einer Studie bei Patienten mit Plexus-Ausriss der primäre Endpunkt nicht erreicht. Weiter Studien zur Wirksamkeit sind nötig.

▶ **Empfehlung:** Cannabinoide sind in der Therapie chronisch neuropathischer Schmerzen nicht Mittel der Wahl.

Alpha-Liponsäure

▶ **Wirkmechanismus:** Radikalfänger.

▶ **Evidenz:** Eine Metaanalyse zur Wirksamkeit der Alpha-Liponsäure bei der schmerzhaften diabetischen Neuropathie (600 mg/d i.v. für 3 Wochen) kommt zu dem Ergebnis, dass sowohl die Positiv- wie auch die Negativsymptome klinisch relevant verbessert werden können (Ziegler et al. 2004). Eine Studie konnte einen positiven Effekt von 600–1800 mg/d p.o. über 5 Wochen nachweisen (Ziegler et al. 2006).

▶ **Empfehlung:** Alpha-Liponsäure ist in der Therapie chronisch neuropathischer Schmerzen nicht Mittel der Wahl. Aufgrund des geringen Nebenwirkungsprofils ist bei schmerzhafter diabetischer Polyneuropathie die vorübergehende i.v. Gabe und möglicherweise eine orale Gabe von Alpha-Liponsäure in ausgewählten Fällen möglich. Die Substanz ist jedoch nicht erstattungsfähig.

Topische Therapieoptionen

Lidocain-Pflaster

▶ **Wirkmechanismus:** Über eine Blockade der Natriumkanäle unterbindet Lidocain die Entstehung von ektopen Aktionspotenzialen. Eine Oberflächenhypästhesie wird jedoch nicht verursacht.

▶ **Evidenz:** In mehreren Studien wurde die Wirksamkeit von Lidocain-Pflaster (5%) bei der postzosterischen Neuralgie und anderen fokalen Neuropathien sowie der diabetischen Polyneuropathie nachgewiesen (Meier et al. 2003, Baron et al. 2009, Binder et al. 2009).

▶ **Dosierung:**
- Startdosis: 1–3 Pflaster (700 mg/Pflaster, 10 × 13 cm) im Schmerzareal für 12 Stunden applizieren, danach mindestens 12-stündiges applikationsfreies Intervall. Die Pflaster können zugeschnitten werden, so dass auch kleinere Flächen behandelt werden können.
- Steigerung: Maximaldosis bei erster Applikation möglich.
- Maximaldosis: 3 Pflaster alle 24 Stunden.
- Die Applikation darf nur auf abgeheilter Haut erfolgen!

▶ **Nebenwirkungen:** Bei lokaler Applikation sind lediglich lokale Hautreaktionen wie Erythem und sehr selten Blasenbildung möglich. Aufgrund der geringen systemischen Resorptionsrate sind keine zentralen Nebenwirkungen und keine Interaktionen zu erwarten. Eine Toleranzentwicklung ist nicht beschrieben.

▶ **Verlaufskontrolle:** Inspektionen der Applikationsstelle. Bei lokalen Hautreaktionen sollte das Applikationsareal verändert oder eine Therapiepause eingelegt werden.

▶ **Kontraindikationen:** Unverträglichkeiten.

▶ **Empfehlung:** Lidocain-Pflaster können zur Mono- oder Kombinationstherapie bei der postzosterischen Neuralgie verwendet werden.

Capsaicin-Hochdosis-Pflaster

▶ **Wirkmechanismus:** Capsaicin ist ein in rotem Pfeffer vorkommender Vanilloid-Rezeptor-(TRPV1-)Agonist, der nach nur einmaliger Applikation eines Hochdosis-Pflasters (8%) zu einer reversiblen Degeneration nozizeptiver Afferenzen in der Haut führt. Die kutane Innervation mit nozizeptiven Afferenzen normalisiert sich innerhalb von ca. 90 Tagen (Kennedy et al. 2010).

▶ **Evidenz:** Die lokale Applikation des Capsaicin-Hochdosis-Pflaster erwies sich bei der postzosterischen Neuralgie (Backonja et al. 2008, Backonja et al. 2010) und bei der HIV-induzierten Polyneuropathie (Simpson et al. 2008) als wirksam.

▶ **Dosierung:** Bis zu 4 Capsaicin-Hochdosis-Pflaster (8%; 179 mg/Pflaster, 14 × 20 cm) können nach vorheriger Oberflächenanästhesie mit Lidocain-Gel einmalig für 30 Minuten (Applikation an den Füßen) oder 60 Minuten (Applikation an anderen Körperstellen) auf das schmerzende Hautareal aufgetragen werden. Eine Applikation am Kopf, Gesicht oder verletzter Haut darf nicht erfolgen! Die Wiederholung der Applikation ist frühestens nach 90 Tagen möglich.

▶ **Nebenwirkungen:** Durch die Freisetzung vasoaktiver Substanzen aus den aktivierten nozizeptiven Afferenzen können eine Erythembildung und eine Schmerzzunahme verursacht werden. Dies lässt sich durch die vorangehende Applikation eines Lokalanästhetikums reduzieren. Durch die Schmerzzunahme kann es zu einem Blutdruckanstieg kommen.

▶ **Verlaufskontrolle:** Inspektionen der Applikationsstelle. Bei lokalen Hautreaktionen sollte das Applikationsareal verändert oder eine Therapiepause eingelegt werden. Es sind keine Interaktionen zu erwarten.

▶ **Kontraindikationen:** Unverträglichkeiten. Vorsicht bei Patienten mit instabilem arteriellem Hypertonus.

▶ **Empfehlung:** Das Capsaicin-Hochdosis-Pflaster kann zur Mono- oder Kombinationstherapie peripherer nicht diabetogener Schmerzen eingesetzt werden.

Capsaicin-Salbe

Capsaicin führt auch bei längerfristiger Auftragung mit niedriger Wirkstoffkonzentration zu einem reversiblen Funktionsverlust und reversibler Degeneration nozizeptiver Afferenzen. Verabreicht wird die Substanz auf Salbenbasis in 0,025–0,1 %iger Lösung.

▶ **Evidenz:** Die lokale Applikation von Capsaicin erwies sich bei der postzosterischen Neuralgie und beim Postmastektomie-Syndrom als wirksam. Bei HIV-Neuropathie assoziiertem Schmerz wurden die Symptome durch Capsaicin allerdings verstärkt. Für die diabetische Neuropathie gibt es einige positive und 2 negative Studien (Attal et al. 2010, Dworkin et al. 2010, Finnerup et al. 2010).

▶ **Dosierung:** Capsaicin muss in der Regel 4-mal täglich für 4–6 Wochen auf das schmerzende Hautareal aufgetragen werden.

▶ **Nebenwirkungen:** Capsaicin verursacht durch eine initiale Histaminfreisetzung aus Mastzellen häufig eine ausgeprägte Vasodilatation mit Pruritus. Durch die anfängliche Reizung der C-Afferenzen kommt es zu einem heftigen Hautbrennen, das durch die vorangehende Applikation eines Lokalanästhetikums reduziert werden kann. Erfahrungsgemäß führt das zu einer verbesserten Compliance und Akzeptanz. Die Intensität des brennenden Schmerzes wird durch die wiederholte Applikation geringer (Toleranzentwicklung). Langzeitnebenwirkungen sind nicht bekannt.

▶ **Empfehlung:** Capsaicin-Salbe ist nicht Mittel der Wahl bei peripheren neuropathischen Schmerzen, kann jedoch als Add-on-Therapie eingesetzt werden.

Nicht medikamentöse Therapie

Die pharmakologische Therapie bedarf häufig einer Flankierung mit nicht pharmakologischen Behandlungsverfahren. Drei wichtige Verfahren sind daher hier kurz beschrieben.

Transkutane elektrische Nervenstimulation (TENS)

▶ **Wirkungsweise:** Die Transmission nozizeptiver Aktivität in Neuronen des Hinterhorns kann durch Stimulation von schnell leitenden Aβ-Fasern der peripheren Nerven der entsprechenden Segmente gehemmt werden.

Die klinische Anwendung dieses Konzepts ist die TENS, bei der periphere Nerven elektrisch über Hautelektroden gereizt werden. Die elektrischen Impulse der verschiedenen batteriegespeisten Reizgeräte sind in Reizform,

Amplitude, Impulsdauer und Frequenz variabel. Gereizt wird entweder direkt über dem Schmerzareal oder dem Hauptnervenstamm, der das Schmerzgebiet innerviert, sodass die reizinduzierten Parästhesien den Schmerzort abdecken. Selten ist auch eine Reizung kontralateral zum Schmerzareal effektiv. Es liegen nur wenige kontrollierte Studien vor (Dubinski u. Miyasaki 2010).

▶ **Therapeutisches Vorgehen:** Trotz langer Erfahrung mit TENS ist deren Erfolg im Einzelfall unvorhersehbar, weshalb eine Probereizung erforderlich ist. Eine Schmerzminderung wird von bis zu 60% aller Patienten mit verschiedenartigen Schmerzsyndromen angegeben. Es sollte allerdings vermieden werden, die Elektroden direkt in Allodyniezonen zu kleben. Bei der postzosterischen Neuralgie hilft TENS nur bei erhaltener Hautsensibilität. Auch bei zentralen Schmerzen wurden gelegentliche Effekte einer TENS mit hohen oder mit niedrigen Frequenzen beobachtet.

Psychotherapeutische Intervention

Chronischer Schmerz ist nur vor dem Hintergrund eines „biopsychosozialen Krankheitskonzepts" zu verstehen. Die Psychotherapie spielt in einem abgestimmten Therapiekonzept aus pharmako-, physio-, ergo-, sozio- und psychotherapeutischen Behandlungsangeboten eine bedeutende Rolle. Neuropathische Schmerzen führen zu einer raschen Chronifizierung mit oft sehr langem Krankheitsverlauf. Dieser geht meist mit psychischen Begleitreaktionen in unterschiedlichem Ausmaß einher (depressive Beschwerden, vegetative Symptome, störende Sinneswahrnehmungen etc.). Eine Psychotherapie ist oftmals eine sinnvolle Co-Therapie und zentraler Bestandteil eines multimodalen Therapiekonzeptes. Ihr Einsatz ist mit entscheidend für den Erfolg, da sie meist zu einer verbesserten Compliance und Lebensqualität der Patienten beiträgt. Im Vordergrund steht, dass die Patienten lernen, aktiv mit ihrem Schmerz umzugehen (Schmerzbewältigung). Unterschiedliche Verfahren stehen zur Verfügung. Kontrollierte Studien liegen allerdings nicht vor.

Physikalische Therapie und Ergotherapie

Physikalische Therapie und Ergotherapie umfassen ein weites Feld von Möglichkeiten und gelten als notwendige Bestandteile einer interdisziplinären Versorgung neuropathischer Schmerzpatienten. Ziel ist es nicht nur, Schmerzen zu lindern, sondern auch Fehlregulationen zu beseitigen, pathologische Bewegungsabläufe zu kompensieren und eine adäquate Funktion zu erhalten. Aus der Vielzahl der angebotenen Therapieformen muss ein Behandlungsplan individuell auf die Bedürfnisse des einzelnen Patienten abgestimmt werden. Dies setzt eine differenzierte ärztliche Verordnung mit Angaben der Leitsymptomatik und der konkreten Therapieziele voraus (siehe auch „Heilmittelkatalog der physikalischen Therapie"). Kombinierte physiotherapeutische und ergotherapeutische Verfahren zeigten einen analgetische Wirksamkeit sowie Verbesserung der Funktion der betroffenen Extremität beim CRPS (siehe Leitlinie „Diagnostik und Therapie komplexer regionaler Schmerzsyndrome [CRPS]").

■ Versorgungskoordination

Die pharmakologische Therapie chronisch neuropathischer Schmerzen kann in der Regel ambulant durchgeführt werden. In besonderen Fällen (z.B. schweres Schmerzsyndrom, therapieeinschränkende oder erschwerende Komorbiditäten, Notwendigkeit der Nebenwirkungskontrolle in der Eindosierungsphase) kann eine stationäre Therapieeinleitung oder eine stationäre multimodale Schmerztherapie notwendig werden.

■ Redaktionskomitee

Prof. Dr. Ralf Baron, Sektion Neurologische Schmerzforschung und -therapie, Klinik für Neurologie, Universitätsklinikum Schleswig-Holstein, Campus Kiel
Dr. Andreas Binder, Sektion Neurologische Schmerzforschung und -therapie, Klinik für Neurologie, Universitätsklinikum Schleswig-Holstein, Campus Kiel
Prof. Dr. Frank Birklein, Klinik und Poliklinik für Neurologie, Arbeitsgruppe Schmerz Autonomes NS, Universitätsmedizin Mainz
Prof. Dr. Christoph Maier, Klinik für Anästhesiologie, Intensiv- und Schmerztherapie, Universitäts-Klinik Bergmannsheil, Bochum
Univ.-Prof. Dr. Stefan Quasthoff, Universitäts-Klinik für Neurologie, Graz
Prof. Dr. med. Claudia Sommer, Neurologische Klinik und Poliklinik, Universitätsklinikum Würzburg
Prof. Dr. Dr. Thomas R. Tölle, Klinik für Neurologie, Technische Universität München
Prof. Dr. Gunnar Wasner, Sektion Neurologische Schmerzforschung und -therapie, Klinik für Neurologie, Universitätsklinikum Schleswig-Holstein, Campus Kiel
Prof. Dr. Dan Ziegler, Institut für Klinische Diabetologie, Deutsches Diabetes-Zentrum, Leibniz-Zentrum für Diabetesforschung, Klinik für Stoffwechselkrankheiten, Universitätsklinikum Düsseldorf

Federführend: Prof. Dr. Ralf Baron, Sektion Neurologische Schmerzforschung und -therapie, Klinik für Neurologie, Universitätsklinikum Schleswig-Holstein, Arnold-Heller-Straße 3, Haus 41, 24105 Kiel
E-Mail: r.baron@neurologie.uni-kiel.de

Entwicklungsstufe der Leitlinie: S1

■ Literatur

Abrams DI, Jay CA, Shade SB et al. Cannabis in painful HIV-associated sensory neuropathy: a randomized placebo-controlled trial. Neurology 2007; 68: 515–521

Attal N, Cruccu G, Baron R et al. EFNS guidelines on the pharmacological treatment of neuropathic pain: 2010 revision. Eur J Neurol 2010; 17: 1113-e88

Backonja MM, Malan TP, Vanhove GF et al. NGX-4010, a high-concentration capsaicin patch, for the treatment of postherpetic neuralgia: a randomized, double-blind, controlled study with an open-label extension. Pain Med 2010; 11: 600–608

Backonja M, Wallace MS, Blonsky ER et al. NGX-4010, a high-concentration capsaicin patch, for the treatment of postherpetic neuralgia: a randomised, double-blind study. Lancet Neurol 2008; 7: 1106–1112

Baron R, Binder A, Wasner G. Neuropathic pain: diagnosis, pathophysiological mechanisms, and treatment. Lancet Neurol 2010; 9: 807–819

Baron R, Mayoral V, Leijon G et al. 5% lidocaine medicated plaster versus pregabalin in post-herpetic neuralgia and diabetic polyneuropathy: an open-label, non-inferiority two-stage RCT study. Curr Med Res Opin 2009; 25:1663–1676

Binder A, Bruxelle J, Rogers P et al. Topical 5% lidocaine (lignocaine) medicated plaster treatment for post-herpetic neuralgia: results of a double-blind, placebo-controlled, multinational efficacy and safety trial. Clin Drug Invest 2009; 29: 393–408

Dogra S, Beydoun S, Mazzola J et al. Oxcarbazepine in painful diabetic neuropathy: a randomized, placebo-controlled study. Eur J Pain 2005; 9: 543–554

Dworkin RH, O'Connor AB, Audette J et al. Recommendations for the pharmacological management of neuropathic pain: an overview and literature update. Mayo Clin Proc 2010; 85: S3–S14

Dubinsky RM, Miyasaki J. Assessment: efficacy of transcutaneous electric nerve stimulation in the treatment of pain in neurologic disorders (an evidence-based review): report of the Therapeutics and Technology Assessment Subcommittee of the American Academy of Neurology. Neurology 2010; 74: 173–176

Finnerup NB, Sindrup SH, Jensen TS. The evidence for pharmacological treatment of neuropathic pain. Pain 2010; 150: 573–581

Forst T, Pohlmann T, Kunt T et al. The influence of local capsaicin treatment on small nerve fibre function and neurovascular control in symptomatic diabetic neuropathy. Acta Diabetol 2002; 39: 1–6

Freynhagen R, Strojek K, Griesing T et al. Efficacy of pregabalin in neuropathic pain evaluated in a 12-week, randomised, double-blind, multicentre, placebo-controlled trial of flexible- and fixed-dose regimens. Pain 2005; 115: 254–263

Gilron I. Gabapentin and pregabalin for chronic neuropathic and early postsurgical pain: current evidence and future directions. Curr Opin Anaesthesiol 2007; 20: 456–472

Gimbel JS, Richards P, Portenoy RK. Controlled-release oxycodone for pain in diabetic neuropathy: A randomized controlled trial. Neurology 2003; 60: 927–934

Goldstein DJ, Lu Y, Detke MJ et al. Duloxetine vs. placebo in patients with painful diabetic neuropathy. Pain 2005; 116: 109–118

Grosskopf J, Mazzola J, Wan Y et al. A randomized, placebo-controlled study of oxcarbazepine in painful diabetic neuropathy. Acta Neurol Scand 2006; 114: 177–180

Hamza MA, White PF, Craig WF et al. Percutaneous electrical nerve stimulation: a novel analgesic therapy for diabetic neuropathic pain. Diabetes Care 2000; 23: 365–370

Hanna M, O'Brien C, Wilson MC. Prolonged-release oxycodone enhances the effects of existing gabapentin therapy in painful diabetic neuropathy patients. Eur J Pain 2008; 12: 804–813

Huse E, Larbig W, Flor H et al. The effect of opioids on phantom limb pain and cortical reorganization. Pain 2001; 90: 47–55

Karst M, Salim K, Burstein S et al. Analgesic effect of the synthetic cannabinoid CT-3 on chronic neuropathic pain: a randomized controlled trial. J Am Med Ass 2003; 290: 1757–1762

Kaur H, Hota D, Bhansali A et al. A comparative evaluation of amitriptyline and duloxetine in painful diabetic neuropathy: a randomized, double-blind, cross-over clinical trial. Diabetes Care 2011; 34: 818–822

Kennedy WR, Vanhove GF, Lu SP et al. A randomized, controlled, open-label study of the long-term effects of NGX-4010, a high-concentration capsaicin patch, on epidermal nerve fiber density and sensory function in healthy volunteers. J Pain 2010; 11: 579–587

Lindner V, Deuschl G. Antidepressiva und Antikonvulsiva: Praktisches Einsatzprofil in der Schmerztherapie. Schmerz 2004; 18: 53–60

Maier C, Baron R, Tolle TR et al. Quantitative sensory testing in the German Research Network on Neuropathic Pain (DFNS): somatosensory abnormalities in 1236 patients with different neuropathic pain syndromes. Pain 2010; 150: 439–450

Meier T, Wasner G, Faust M et al. Efficacy of lidocaine patch 5% in the treatment of focal peripheral neuropathic pain syndromes: a randomized, double-blind, placebo-controlled study. Pain 2003; 106: 151–158

Moore RA, Wiffen PJ, Derry S et al. Gabapentin for chronic neuropathic pain and fibromyalgia in adults. Cochrane Database Syst Rev 2011; 3: CD007938

Raja SN, Haythornthwaite JA, Pappagallo M et al. Opioids versus antidepressants in postherpetic neuralgia: a randomized, placebo-controlled trial. Neurology 2002; 59: 1015–1021

Raskin J, Pritchett YL, Wang F et al. A double-blind, randomized multicenter trial comparing duloxetine with placebo in the management of diabetic peripheral neuropathic pain. Pain Med 2005; 6: 346–356

Rowbotham MC, Twilling L, Davies PS et al. Oral opioid therapy for chronic peripheral and central neuropathic pain. N Engl J Med 2003; 348: 1223–1232

Saarto T, Wiffen PJ. Antidepressants for neuropathic pain. Cochrane Database Syst Rev 2007; 4: CD005454

Sabatowski R, Galvez R, Cherry DA et al. Pregabalin reduces pain and improves sleep and mood disturbances in patients with post-herpetic neuralgia: results of a randomised, placebo-controlled clinical trial. Pain 2004; 109: 26–35

Schwartz S, Etropolski M, Shapiro DY et al. Safety and efficacy of tapentadol ER in patients with painful diabetic peripheral neuropathy: results of a randomized-withdrawal, placebo-controlled trial. CMRO 2011; 27: 151–162

Serpell MG. Gabapentin in neuropathic pain syndromes: a randomised, double-blind, placebo-controlled trial. Pain 2002; 99: 557–566

Siddall PJ, Cousins MJ, Otte A et al. Pregabalin in central neuropathic pain associated with spinal cord injury: a placebo-controlled trial. Neurology 2006; 67: 1792–1800

Simpson DM, Brown S, Tobias J. Controlled trial of high-concentration capsaicin patch for treatment of painful HIV neuropathy. Neurology 2008; 70: 2305–2313

Sindrup SH, Andersen G, Madsen C et al. Tramadol relieves pain and allodynia in polyneuropathy: a randomised, double-blind, controlled trial. Pain 1999; 83: 85–90

Svendsen KB, Jensen TS, Bach FW. Does the cannabinoid dronabinol reduce central pain in multiple sclerosis? Randomised double blind placebo controlled crossover trial. Br Med J 2004; 329: 253

Treede RD, Jensen TS, Campbell JN et al. Neuropathic pain: redefinition and a grading system for clinical and research purposes. Neurology 2008; 70: 1630–1635

Vinik AI, Tuchman M, Safirstein B et al. Lamotrigine for treatment of pain associated with diabetic neuropathy: results of two randomized, double-blind, placebo-controlled studies. Pain 2007; 128: 169–179

Watson CP, Babul N. Efficacy of oxycodone in neuropathic pain: a randomized trial in postherpetic neuralgia. Neurology 1998; 50: 1837–1841

Watson CP, Moulin D, Watt-Watson J et al. Controlled-release oxycodone relieves neuropathic pain: a randomized controlled trial in painful diabetic neuropathy. Pain 2003; 105: 71–78

Wernicke JF, Pritchett YL, D'Souza DN et al. A randomized controlled trial of duloxetine in diabetic peripheral neuropathic pain. Neurology 2006; 67: 1411–1420

Ziegler D, Ametov A, Barinov A et al. Oral treatment with alpha-lipoic acid improves symptomatic diabetic polyneuropathy: the SYDNEY 2 trial. Diabetes Care 2006; 29: 2365–2370

Ziegler D, Hidvégi T, Gurieva I et al. Efficacy and safety of lacosamide in painful diabetic neuropathy. Diabetes Care 2010; 33: 839–841

Ziegler D, Nowak H, Kempler P et al. Treatment of symptomatic diabetic polyneuropathy with the antioxidant alpha-lipoic acid: a meta-analysis. Diabet Med 2004; 21: 114–121

Pharmakologische nicht interventionelle Therapie chronisch neuropathischer Schmerzen

Clinical Pathway – Therapie neuropathischer Schmerzen

Diagnostische Kriterien neuropathischer Schmerz:
- plausible neuroanatomische Verteilung (entsprechend dem peripheren/zentralen Innervations-/Repräsentationsterritorium)
- Hinweise auf eine Schädigung des somatosensorischen Systems

LoGa-Klassifikation:
- Negativsymptome (Loss, „Lo"):
  - L0 = keine
  - L1 = thermische Hypästhesie
  - L2 = mechanische Hypästhesie
  - L3 = Kombination aus 1 und 2
- Positivsymptome (Gain, „Ga"):
  - G0 = keine
  - G1 = thermische Hyperalgesie/Allodynie
  - G2 = mechanische Hyperalgesie/Allodynie
  - G3 = Kombination aus 1 und 2

▶ **kausale Therapie** (falls möglich)

▶ **Beratung**
- Therapieziele
- Einsatz der verwendeten Medikamente als Analgetika (Compliance!)
- potenzielle Nebenwirkungen
- Kriterien für Wirksamkeit und Unwirksamkeit
- Ein- und Aufdosierung
- besondere Aufklärungspflicht bei Off-Label-Verwendung

▶ **Pharmakotherapie:** alternativ oder in Kombination
- TCA
- SSNRI
- Antikonvulsiva (Ca++-Kanal)
- Capsaicin-Pflaster
- Lidocain-Pflaster

- starke Schmerzen bzw. Notwendigkeit eines schnellen Wirkeintritts → **Indikation für zusätzliche Opioidgabe prüfen**

- gemischter neuropathischer/nozizeptiver Schmerz →
  ▶ Kombinationstherapie
  ▶ Non-Opioid-Analgetikum/Opioid mit
  ▶ TCA, SSNRI, Antikonvulsivum oder topischem Therapeutikum

---

alle:

- Schmerzreduktion auf < 3 NRS → ▶ Monotherapie fortführen; ggf. Indikation Kombinationstherapie prüfen
- Schmerzreduktion um > 30 % aber Schmerzintensität > 4 NRS → ▶ Kombination mit einem anderen Standardmedikament
- Schmerzreduktion < 30 % und Schmerzintensität > 4 NRS → ▶ Medikamentenwechsel
- Therapie unzureichend → ▶ Überweisung in Schmerzzentrum prüfen

63 Diagnostik und Therapie komplexer regionaler Schmerzsyndrome (CRPS)

Was gibt es Neues?

- Die klinischen Diagnosekriterien für das CRPS sind überprüft und von der internationalen Schmerzgesellschaft IASP anerkannt worden.
- Ketamininfusionen über mehrere Tage reduzieren die Schmerzen bei CRPS, haben aber keinen Einfluss auf die Funktion. Die Frage von Verträglichkeit und Missbrauch ist noch nicht beantwortet.
- Physiotherapie, die unter Mitarbeit der Patienten gewisse Schmerzen zu Gunsten von Funktionsgewinn in Kauf nimmt, kann auch bei chronischem CRPS erfolgreich sein.
- Die Wirksamkeit der rückenmarksnahen Elektrostimulation (SCS) gegen CRPS-Schmerzen ist nur für bis zu 5 Jahre nachgewiesen.

Die wichtigsten Empfehlungen auf einen Blick

- Die Diagnosestellung CRPS erfolgt nach klinischen Kriterien, sofern andere Erkrankungen ausgeschlossen wurden. Knochenszintigrafie und Temperaturmessung bestätigen die Diagnose, sind aber nicht geeignet, ein CRPS auszuschließen.
- Wenn keine komplizierenden Faktoren dazukommen und eine rechtzeitige adäquate Therapie eingeleitet wird, ist die Prognose eines CRPS nicht zwangsläufig schlecht. Mit länger dauernden, relevanten Schmerzen bei Belastung muss aber immer gerechnet werden.
- Die Chronifizierung fördernde Faktoren sind schmerzhafte Therapieverfahren, ungerechtfertigte invasive Maßnahmen und psychische Komorbiditäten.
- Wichtig ist die Abgrenzung von Traumafolgen, die nicht durch das CRPS bedingt sind, wie Arthrosen, myofasziale Beschwerden und Veränderungen proximaler Gelenke aufgrund Fehlbelastung.

Realistische Therapieziele sind Schmerzkontrolle und weitgehende Wiedererlangung der Funktion. Die Wiedereingliederung vor allem in körperlich anstrengende Berufe ist schwer.
Die Therapie sollte immer eine Kombinationstherapie sein. Die aktive Mitarbeit der Patienten ist unerlässlich.
Die wesentlichen Bestandteile der CRPS-Therapie sind nach derzeitigem Kenntnisstand:
1. Bisphosphonate
2. Glukokortikoide bei posttraumatisch-entzündlichem (Rötung, Überwärmung, Ödem) CRPS
3. Physio- und Ergotherapie (inkl. Spiegeltherapie, Motor Learning) zur Wiedererlangung der Funktion
4. medikamentöse Therapie neuropathischer Schmerzen (siehe entsprechende Leitlinie)
5. psychotherapeutische Verfahren
6. bei Therapieresistenz Ketamindauerinfusion über 4 Tage zur Schmerztherapie (einmalig)
7. bei Therapieresistenz ca. 10 Sympathikusblockaden nach Testblockade in erfahrenen Zentren
8. rückenmarksnahe Elektrostimulation (SCS) bei chronischen, sonst unbehandelbaren Schmerzen (siehe S3-Leitlinie der AWMF)
9. intrathekale Gabe von Baclofen bei Dystonie

Von den Autoren wird folgender Therapiealgorithmus vorgeschlagen:
A. dem Patienten die Erkrankung erklären
B. Physio-/Ergotherapie und Pharmakotherapie neuropathischer Schmerzen als Basismaßnahme
C. bei entzündlichen Symptomen: Bisphosphonate oder Steroide

Bei Unwirksamkeit von A – C:
D. intensive Evaluierung psychischer Komorbiditäten und deren Therapie
E. im Einzelfall einmalige stationäre Dauerinfusion von Ketamin nach individueller Titrierung, evtl. in Verbindung mit Punkt D. Hier gilt eine strenge Indikationsstellung!
F. jegliche invasive Therapie nur bei strenger Indikationsstellung durch spezialisierte Einrichtungen

■ Einführung

Komplexe regionale Schmerzsyndrome (CRPS, alte Bezeichnungen: sympathische Reflexdystrophie, Morbus Sudeck) entwickeln sich nach Verletzungen von Extremitäten bei 2–5 % der Patienten. Die Daten zur Prognose sind wenig valide, ohne komplizierende Faktoren kann aber mit einer Reihe (>> 50 %) von weitgehenden Remissionen gerechnet werden (Sandroni et al. 2003). Die Inzidenz liegt zwischen 5,5 (Sandroni et al. 2003) und 26,2/100.000/Jahr (de Mos et al. 2007). Die Altersverteilung hat ein Maximum zwischen dem 40. und 70. Lebensjahr (Veldman et al. 1993, Sandroni et al. 2003, de Mos et al. 2007). Vor allem bei zu später und falscher Therapiewahl und fehlender Berücksichtigung komplizierender Faktoren kann das CRPS chronisch werden und schwere funktionelle Behinderung nach sich ziehen.

■ Definition und Klassifikation

Begriffsdefinition

Ein CRPS ist ein posttraumatisches Schmerzsyndrom einer Extremität, bei dem die Schmerzen im Vergleich zum erwarteten Heilungsverlauf unangemessen stark sind. Die Symptome müssen deshalb außerhalb (in der Regel distal) der Traumastelle auftreten und dürfen sich nicht auf das Innervationsgebiet peripherer Nerven oder Nervenwurzeln beschränken.

▶ **Sensorik:** Es finden sich regelhaft Schmerzen in Ruhe und bei Belastung sowie Sensibilitätsstörungen. An den Gelenken zeigt sich eine Druckhyperalgesie, auf der Haut eine mechanische und thermische Hyperalgesie (Maier et al. 2010). Außerdem bestehen charakteristische Störungen der Körperwahrnehmung (Frettloh et al. 2006, Lewis et al. 2010, Reinersmann et al. 2010).

▶ **Motorik:** Im Vordergrund stehen eine Einschränkung der aktiven und passiven Beweglichkeit sowie Störungen der Feinmotorik und eine schmerzbedingte Kraftminderung. Seltener kommen Tremor, Myoklonien und Dystonien vor.

▶ **Autonomes Nervensystem:** Betroffen sind Hautdurchblutung (Änderungen von Hauttemperatur und Hautfarbe), das Schwitzen und das Extremitätenvolumen (Ödem). Diese Symptome ändern sich individuell im Verlauf sehr stark (Birklein et al. 1998).

▶ **Trophische Störungen:** Sie finden sich an Hautanhangsgebilden (Haare, Nägel), im Bindegewebe, in Muskeln und Knochen (Birklein et al. 2000, Baron u. Janig 2004). Durch die trophischen Veränderungen kommt es unbehandelt rasch zu Bewegungseinschränkung und Kontrakturen.

▶ **Psychologische Faktoren:** Kritische Lebensereignisse sind Risikofaktoren (Geertzen et al. 1998). Sonst gibt es keine eindeutige Konstellation psychologischer Faktoren, die für ein CRPS prädisponieren (Beerthuizen et al. 2009, Beerthuizen et al. 2011). Trotzdem finden sich dependente Verhaltensweisen, eine erhöhte Ängstlichkeit (Dilek et al. 2011) und Affektlabilität verbunden mit Selbstwert- und Selbstbildproblemen (Frettloh et al. 2003). Wie bei vielen chronischen (Schmerz-)Erkrankungen gesellen sich sekundäre psychische Veränderungen dazu, die dann zwar nicht als kausal anzusehen sind, aber den Verlauf und die Therapie beeinflussen.

Klassifikation

Wenn es bei der Schädigung zu einer nachweisbaren Verletzung größerer peripherer Nerven kommt, spricht man von CRPS II, andernfalls von CRPS I (Stanton-Hicks et al. 1995, Oaklander et al. 2006).

Eine weitere Unterscheidung betrifft die Hauttemperatur zu Beginn des CRPS: warme, entzündliche Haut versus kalte, livide Haut (Eberle et al. 2009). Patienten mit primär kaltem CRPS haben eine schlechtere Prognose (Vaneker et al. 2005).

■ Diagnostik

Die Diagnose „CRPS" ist eine klinische Diagnose. Deshalb sind die Anamneseerhebung, die klinisch-orthopädische und neurologische Untersuchung die entscheidenden Schritte (▶ Abb. 63.1). Es gilt, dass dokumentierte Befunde wichtiger sind als die subjektiven Beschwerden.

Basisdiagnostik

Von der Internationalen Gesellschaft zum Studium des Schmerzes (IASP) sind die folgenden sensitiven (99%) und hinreichend spezifischen (68%) rein klinischen Kriterien zur Diagnosestellung anerkannt (Harden et al. 2010a) Es müssen **alle** Punkte 1 bis 4 erfüllt sein:

1. anhaltender Schmerz, der durch das Anfangstrauma nicht mehr erklärt wird
2. In der Anamnese muss jeweils mindestens 1 Symptom aus 3 der 4 folgenden Kategorien *berichtet* werden:
   a. Hyperalgesie (Überempfindlichkeit für Schmerzreize), „Hyperästhesie" (Überempfindlichkeit für Berührung, Allodynie)
   b. Asymmetrie der Hauttemperatur, Veränderung der Hautfarbe
   c. Asymmetrie im Schwitzen, Ödem
   d. reduzierte Beweglichkeit, Dystonie, Tremor, „Paresen" (im Sinne von Schwäche), Veränderungen von Haar oder Nagelwachstum
3. Bei der Untersuchung muss jeweils mindestens 1 Symptom aus 2 der 4 folgenden Kategorien *vorliegen*:
   a. Hyperalgesie auf spitze Reize (z. B. Zahnstocher), Allodynie, Schmerz bei Druck auf Gelenke/Knochen/Muskeln
   b. Asymmetrie der Hauttemperatur (Thermometer), Veränderung der Hautfarbe
   c. Asymmetrie im Schwitzen, Ödem
   d. reduzierte Beweglichkeit, Dystonie, Tremor, „Paresen" (im Sinne von Schwäche), Veränderungen von Haar oder Nagelwachstum
4. Keine andere Erkrankung erklärt die Symptomatik (Zusatzuntersuchungen!).

Um Punkt 4 beantworten zu können, müssen Erkrankungen ausgeschlossen sein, die ein CRPS vortäuschen. Der Verlauf der Erkrankung sollte z. B. mit der CRPS-Schwereskala dokumentiert werden (Harden et al. 2010b).

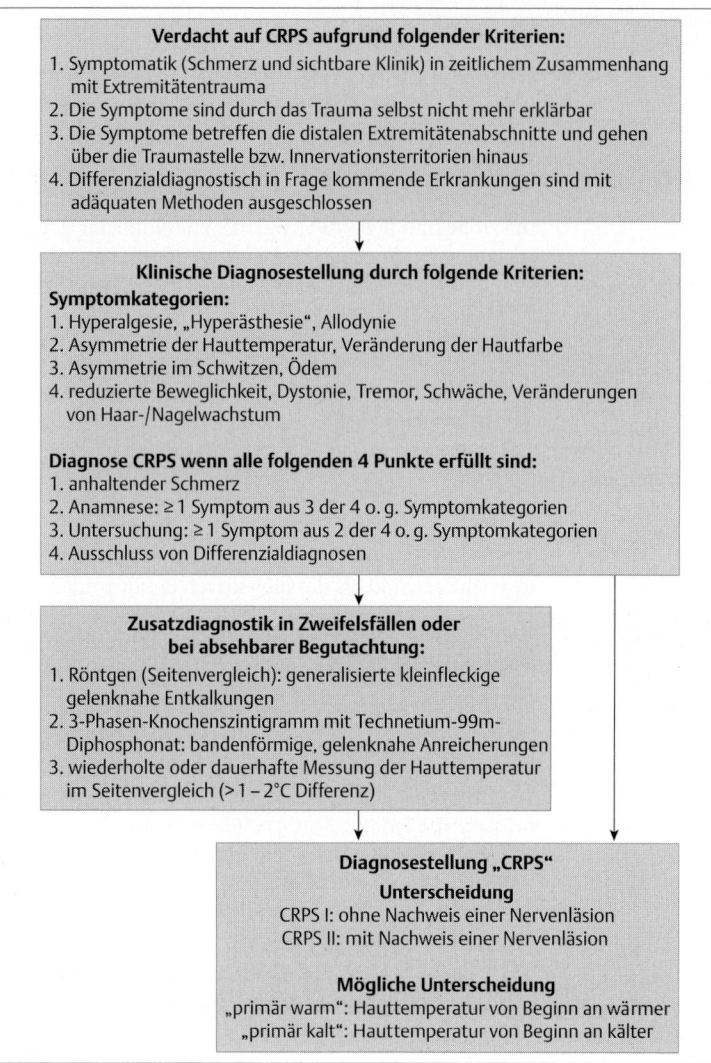

Abb. 63.1 Diagnose-Algorithmus bei CRPS.

Apparative Diagnostik

Die apparative Diagnostik kann nur zur *Bestätigung der klinischen Diagnose* CRPS verwendet werden:

- **3-Phasen-Knochenszintigramm** mit Technetium-99m-Diphosphonat: bandenförmige gelenknahe Anreichung (Schurmann et al. 2007, Wuppenhorst et al. 2010) oder die quantitative Auswertung der Anreicherung im Bereich der metakarpophalangealen und der proximalen und distalen interphalangealen Gelenke im Seitenvergleich (Quotient ≥ 1,32) (Wuppenhorst et al. 2010).
- Wiederholte (Wasner et al. 2002) oder Langzeitmessung (Krumova et al. 2008) der **Hauttemperatur** im Seitenvergleich: Temperaturunterschiede von über 1–2 °C unterstützen die Diagnosestellung.
- Konventionelle **Röntgenaufnahmen** im Seitenvergleich nach 4–8 Wochen zeigen kleinfleckige, osteoporotische, gelenknahe Veränderungen. Die Sensitivität ist sehr gering (Gradl et al. 2003).
- Die **Kernspintomografie** ist nur aus differenzialdiagnostischen Gründen indiziert und nicht für die Diagnosestellung geeignet (Graif et al. 1998)

■ Therapie

Allgemeine Empfehlungen

Der Erfolg der Behandlung des CRPS hängt wahrscheinlich davon ab, möglichst frühzeitig eine kompetente Therapie bereitzustellen, um in Abhängigkeit vom Verlauf und dem Schweregrad die Behandlung der Schmerzen mit der des Ödems, der psychischen Begleitstörung und des Funktionsverlustes zu verbinden (▶ Abb. 63.2) (Maier et al. 2003).

Im Folgenden werden nur Medikamente und Verfahren gelistet, die in mindestens einer randomisierten, kontrollierten Therapiestudie (RCT) mit einer Fallzahl von n ≥ 10 bei CRPS positive Resultate (im primären Endpunkt, sofern definiert) erbracht haben. Auf eine Vielzahl von wei-

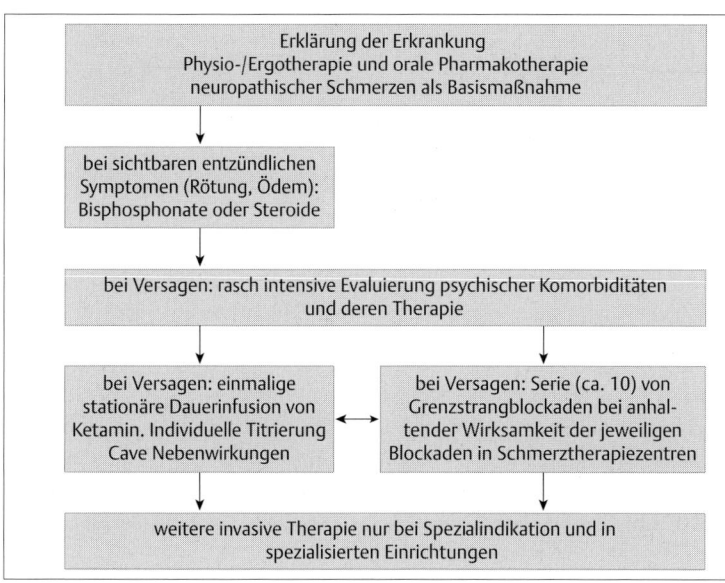

Abb. 63.2 Therapie-Algorithmus bei CRPS.

teren Therapien, die teils kasuistisch berichtet wurden, negative Ergebnisse erbrachten oder ungewöhnliche, wissenschaftlich nicht begründbare Therapieformen darstellen, wird nicht eingegangen. ▶ Abb. 63.2 fasst die Therapieempfehlungen zusammen.

Systemische medikamentöse Therapie des CRPS (▶ Tab. 63.1)

Bisphosphonate

Wirkungsweise: Bisphosphonate hemmen die Osteoklastenaktivität. Es gibt verschiedene Analoga.

Evidenz: Zur Therapie des CRPS mit Bisphosphonaten liegen 4 RCTs vor, die alle einen signifikant positiven Effekt belegen. Der Beobachtungszeitraum betrug bis zu 3 Monate. Die Bishopsphonate waren Alendronat i.v. (n = 10) (Adami et al. 1997) oder per os (n = 40) (Manicourt et al. 2004), Clodronat i.v. (n = 32) (Varenna et al. 2000) und Pamidronat i.v. (n = 13) (Robinson et al. 2004).

Dosierung: Alendronat wird oral in der Dosis von 40 mg/d über 8 Wochen verabreicht oder i.v. 7,5 mg an 3 aufeinander folgenden Tagen. Clodronat wird in der Dosis 300 mg an 10 aufeinander folgenden Tagen i.v. gegeben und Pamidronat einmalig in der Dosis 60 mg.

Nebenwirkungen: Bisphosphonate reizen die Schleimhäute. Nebenwirkungen sind Übelkeit, Aufstoßen, Sodbrennen, Magenschmerzen oder Krämpfe. Bisphosphonate sollten morgens nüchtern im Stehen mit einem großen Glas Leitungswasser eingenommen werden. Weiterhin werden Fieber und grippeartige Symptome berichtet.

Empfehlung: Bisphosphonate sind bei CRPS der oberen und unteren Extremität bezüglich Schmerz, Funktion und Selbsteinschätzung der Patienten wirksam und können somit empfohlen werden. Gesicherte Aussagen, bis wann im Verlauf der Einsatz von Bisphosphonaten gerechtfertigt ist, sind derzeit nicht möglich.

Steroide

Wirkungsweise: Glukokortikoide haben einen antiinflammatorischen und antiödematösen Effekt.

Evidenz: Neben offenen Studien (Kozin et al. 1981, Braus et al. 1994, Grundberg 1996) gibt es 2 RCTs mit positivem Outcome: eine kleine Studie (n = 23; versus Placebo) bei posttraumatischem CRPS I (Christensen et al. 1982), eine größere Studie (n = 60, versus NSAID) bei CRPS nach Schlaganfall (Kalita et al. 2006).

Es gibt auch negative Untersuchungen bei CRPS I. In der ersten Studie (n = 10) wurde Methylprednisolon 40 mg (+ Lidocain 10 ml 2%) einmal pro Woche insgesamt dreimal in einem modifizierten Bier-Block verabreicht (Taskaynatan et al. 2004). In einer Studie mit chronischen CRPS-Patienten (n = 21) war die einmalige intrathekale Applikation von 40 mg Methylprednisolon ebenfalls nicht wirksam (Muntz et al. 2010). Bei beiden Studien waren die Applikationsformen, die Dosis und das Krankheitsstadium wahrscheinlich ungeeignet, um einen Kortisoneffekt überhaupt belegen zu können.

Dosierung: Die Autoren machen sehr gute Erfahrungen mit initial hohen Dosen Prednisolonäquivalent (100 mg), was dann über 2,5 Wochen ausgeschlichen wird. Eine individuelle Anpassung ist zum Teil nötig.

Nebenwirkungen: Es treten alle bekannten und zum Teil obligatorischen Nebenwirkungen und Kontraindikationen einer kurzzeitigen Kortisontherapie auf.

Empfehlung: Aufgrund der positiven Ergebnisse und eigener Erfahrungen kann eine Empfehlung für den Einsatz

Tab. 63.1 Therapie des CRPS. Dosisempfehlungen für Erwachsene.

Maßnahme	Dosis	Besonderheiten
Bisphosphonate		
Alendronat	40 mg/d für 8 Wochen	morgens, im Stehen, nüchtern
Pamidronat	60 mg i.v. einmalig	
Clodronat	300 mg/d i.v. an 10 Tagen	
Steroide		
Prednisolon	100 mg/d	Ausschleichen über 2–3 Wochen, keine Dauertherapie
Analgetika/Antineuropathika		
Gabapentin	1200–2400 (3600) mg/d	siehe auch LL „Neuropathischer Schmerz"
Ketamin	individuell titrierte Dauerinfusion (ca. 22 mg/h bei 70 kg) über 4 Tage	stationäre Therapie erforderlich, Missbrauchgefahr, Hepatotoxizität
Topische Therapie		
DMSO topisch	50 % Creme, 5 × täglich	verursacht Hautirritationen, Knoblauchgeruch
Rehabilitative und psychotherapeutische Verfahren		
Physiotherapie, Ergotherapie, Verhaltenstherapie (Spiegeltherapie, Motor Learning, Graded Exposure)	möglichst täglich	Eigentherapie und -initiative sind zwingende Voraussetzung für Wirksamkeit
Psychotherapie, Entspannungsverfahren		bei Hinweisen auf Komorbidität, bei therapierefraktärem Verlauf
Interventionelle Therapie		
Grenzsstrangblockaden	2–3 × pro Woche, maximale Anzahl 10	Serie nur bei anhaltend positiven Effekten
Spinal Cord Stimulation		bei therapierefraktären Schmerzen, keine wesentliche psychische Komorbidität, wirkt maximal 5 Jahre
Balcofen intrathekal		bei Dystonie, nach Testinjektion Pumpentherapie, keine wesentliche psychische Komorbidität, hohe Komplikationsrate

von Steroiden vor allem in den frühen entzündlichen (Rötung, Überwärmung, Ödem) Stadien gegeben werden. Ein Therapieergebnis ist rasch sichtbar. Eine sichere Empfehlung für die Dosis kann derzeit nicht gegeben werden (s.o.), die Indikation zu einer Dauertherapie besteht aber in keinem Fall.

Calcitonin

Die Ergebnisse einzelner Studien (Gobelet et al. 1986, Bickerstaff u. Kanis 1991, Gobelet et al. 1992, Hamamci et al. 1996, Sahin et al. 2006) und von Metaanlysen (Kingery 1997, Perez et al. 2001) sind insgesamt uneinheitlich. Deswegen wird Calcitonin zur Therapie des CRPS nicht empfohlen.

Radikalfänger

Die Studiendaten zu N-Acetylcystein (NAC) (Perez et al. 2003) sind nicht ausreichend und die Daten selbst wecken begründete Zweifel. Mannitol ist nicht wirksam (Perez et al. 2008). NAC und Mannitol werden nicht zur Therapie des CRPS empfohlen.

Intravenöse Immunglobuline

Wirkungsweise: Hochdosierte intravenöse Immunglobuline (IVIG) beeinflussen autoimmune Prozesse und wirken so entzündungshemmend.

Evidenz: Zur Wirksamkeit der IVIG bei CRPS gibt es eine doppeltblinde Cross-over-RCT mit 12 Patienten (Goebel et al. 2010). In dieser Studie bekamen die Patienten einmalig 0,5 g/kg IVIG und nach 4 Wochen Placebo oder umgekehrt. In der IVIG-Phase (4 Wochen) waren die Schmerzen und die Funktion signifikant besser als in der Placebophase. Auffallend war eine fehlende Placeboantwort.

Dosierung: Einmalige Infusion von 0,5 g/kg IVIG.

Nebenwirkungen: Kopfschmerzen, Übelkeit, potenziell allergische Reaktion, Blutdrucksteigerung.

Empfehlung: Derzeit besteht aufgrund der noch zu geringen Evidenz keine Indikation für den Einsatz von IVIG außerhalb von kontrollierten Studien.

Medikamente gegen (neuropathische) Schmerzen bei CRPS

Nur Gabapentin und Ketamin wurden als Medikamente gegen Schmerzen bei CRPS in RCTs untersucht. Hier soll deshalb ausdrücklich auf die Leitlinie „Pharmakologische und nicht interventionelle Therapie chronisch neuropathischer Schmerzen" verwiesen werden.

Gabapentin

Wirkungsweise: Eine Wirkung auf die α2δ-Untereinheit neuronaler Kalziumkanäle gilt als gesichert.

Evidenz: Gabapentin speziell bei CRPS wurde nur in einer RCT untersucht (n = 58), der Effekt war gering positiv, mehr in Bezug auf Sensibilitätsstörungen, denn auf die Schmerzen (van de Vusse et al. 2004).

Dosierung: Startdosis: 300 mg; Steigerung: täglich um 300 mg bis auf 1200–2400 mg in 3 Einzeldosen; maximale Dosis 3600 mg.

Nebenwirkungen: vor allem anfänglich Müdigkeit und Schwindel.

Empfehlung: Der Einsatz von Gabapentin zur Therapie der Schmerzen und Sensibiltitätsstörungen bei CRPS kann mit Einschränkungen empfohlen werden.

Ketamin und Memantin

Wirkungsweise: Ketamin (stark) und Memantin (schwach) blockieren NMDA-Rezeptoren im peripheren und vor allem zentralen Nervensystem.

Evidenz: Zur Wirksamkeit von systemischem Ketamin i.v. wurden 2 doppelblinde RCTs durchgeführt (Sigtermans et al. 2009, Schwartzman et al. 2009). Die Schmerzreduktion in der Verumgruppe war stärker.

Orales Memantin (40 mg) in Kombination mit Morphin (30 mg) wurde in einer RCT mit 20 CRPS-Patienten getestet (Gustin et al. 2010). Memantin in Kombination mit Morphin war wirksamer als Morphin alleine.

Dosierung: individuell nach Wirksamkeit titrierte Ketamin-Dauerinfusion mit 22,2 mg/h/70 kg über 4 Tage oder fix 0,35 mg/kg/h (maximal 100 mg) über 4 Stunden für 10 Tage hintereinander.

Nebenwirkungen: Übelkeit, Erbrechen, Schwindel, Müdigkeit, psychomimetische Effekte, dysphorische Stimmung, Missbrauchgefahr. Häufig auftretende (3 [!] von 6 Patienten) Lebertoxizität bei Wiederholung der Ketamininfusion (Noppers et al. 2011).

Empfehlung: Der Einsatz von i.v. Ketamin als Analgetikum zur Therapie der Schmerzen bei CRPS kann aufgrund von 2 positiven RCTs trotz Vorbehalten der Autoren empfohlen werden. Memantin (in Kombination mit Morphin) kann derzeit noch nicht empfohlen werden.

Topische medikamentöse Therapie des CRPS

Dimethylsulfoxid (DMSO)

Wirkungsweise: DMSO penetriert die Haut und fängt freie Radikale.

Evidenz: Zur Behandlung des CRPS mit 50% DMSO-Creme gibt es eine Studie (n = 32), die DMSO mit Placebo vergleicht (Zuurmond et al. 1996). Nach 2 Monaten ging es den behandelten Patienten in Bezug auf Schmerz und Funktion besser. In einer größeren RCT (n = 146) (Perez et al. 2003) wurden DMSO mit NAC oral (s.o.) verglichen. Das Ergebnis war bei beiden Therapieformen gleich. Im Unterschied zur ersten DMSO-Studie wurde eine ähnlich wie DMSO riechende Placebo-Creme gewählt. Dies lässt 2 Interpretationen zu: Entweder DMSO und NAC sind gleich wirksam oder gleich unwirksam.

Dosierung: 50% DMSO wird in fettige Creme (Vaseline) gemischt und 5 × täglich auf die betroffene Extremität aufgetragen.

Nebenwirkungen: lokale Hautirritationen, theoretisch Karzinogenität.

Empfehlung: DMSO ist in den Niederlanden die Standardtherapie des CRPS. In den Augen der Autoren kann keine eindeutige Empfehlung gegeben werden.

Rehabilitative Therapie

Studien zur Wirksamkeit einer aktiven Therapieform sind naturgemäß nicht „verblindet" im Sinne von Pharmastudien, sollten aber kontrolliert sein.

Physiotherapie

Wirkungsweise: Die physikalische Therapie soll pathologische Bewegungsmuster kompensieren und eine adäquate Funktion wiederherstellen. Bei Ruheschmerz evtl. kurzfristige Immobilisation mit Lagerungsschienen, zur Ödembehandlung Lymphdrainagen und lokale Kühlung, im nächsten Schritt kontralaterale Aktivierung und Behandlung der rumpfnahen Gelenke. Sobald der Schmerz eine Aktivierung ermöglicht, kann mit der Traktions- und Mobilisationsbehandlung begonnen werden. Später schließen sich Belastungsübungen/Gangschulung an. Wenn sich die Patienten es zutrauen, die erkrankte Extremität trotz Schmerzen selbst zu bewegen, sollten sie dazu in jeder Phase der Erkrankung dazu ermuntert werden.

Evidenz: Zur Wirksamkeit einer individuell zugeschnittenen Physiotherapie bei CRPS (kürzer als 1 Jahr Dauer) wurden 2 RCTs von der gleichen Arbeitsgruppe durchgeführt (Oerlemans et al. 1999, Oerlemans et al. 2000). Beide Studien waren positiv.

Ergotherapie

Wirkungsweise: Die Ergotherapie soll schmerzhafte Bewegungsmuster reduzieren, die normale Sensibilität herstellen und die Alltagsfunktion gewährleisten. Dazu sollte eine mehrmals täglich durchzuführende aktive Desensibilisierung der Allodynie begonnen werden. Ziel ist es, die erkrankte Körperregion wieder an Berührung zu gewöhnen. Später erfolgt ein Wechsel hin zur Einübung schmerzfreier Bewegungen und zum Training der Feinmotorik. Im nächsten Schritt kann eine allmähliche Stellungskorrektur erfolgen.

Evidenz: Die beiden Studien zur Wirksamkeit der Physiotherapie untersuchten in parallelen Gruppen auch die Wirksamkeit einer individuellen Ergotherapie (Oerlemans et al. 1999, Oerlemans et al. 2000). Beide Studien waren positiv.

Dosierung: Die Dauer einer Physio- oder Ergotherapie sollte 20–30 Minuten betragen, die Frequenz der Behandlung sollte nach individuellen Bedürfnissen gestaltet werden, in der Regel sind 2–5 Therapieeinheiten pro Woche angemessen.

Nebenwirkungen: keine. Bei starken Schmerzen kann die Symptomatik aber aggravieren. Das Auftreten leichter Schmerzen ist meist nicht zu vermeiden.

Empfehlung: Für die funktionelle Rehabilitation von CRPS-Patienten sind sowohl Physio- als auch Ergotherapie unverzichtbar.

Physiotherapie mit verhaltenstherapeutischen Elementen (Spiegeltherapie, Motor Learning, Graded Exposure)

Wirkungsweise: Diese Therapieformen haben 2 Wirkungsweisen. Zum einen normalisieren sie das Zusammenspiel zwischen Sensorik und Motorik auf kortikaler Ebene und zum anderen reduzieren sie die Angst im Umgang mit der schmerzhaften Extremität.

Evidenz: Die Spiegeltherapie als alleinige Therapieform wirkt bei akuten CRPS-Fällen (McCabe et al. 2003) und bei CRPS nach Schlaganfall (Cacchio et al. 2009). Bei chronischen CRPS-Fällen ist das „Motor Learning", bestehend aus Links-rechts-Erkennen, Vorstellung von Bewegung und Spiegeltherapie effektiv (Moseley 2004, Moseley 2006).

Beim „Graded Exposure" erfolgt nach einer Schulungsphase, einer Phase, in der Angst auslösende Situationen (z.B. Schmerzauslösung bei Bewegung) Schritt für Schritt besprochen werden (de Jong et al. 2005), das aktive Bewegen unter Ignorieren der Schmerzen. Dieses Verfahren ist in allen Stadien wirksam (Ek et al. 2009).

Dosierung: Die Spiegeltherapie und das „Motor Learning" werden in Einheiten zu je 10 Minuten ca. 10 × pro Tag absolviert. Der gesamte Turnus dauert 6 Wochen. Für das Verfahren des „Graded Exposure" wird eine kontinuierliche Therapie über 10 Wochen vorgeschlagen.

Nebenwirkungen: keine. Allerdings muss die Compliance der Patienten geprüft werden.

Empfehlung: Diese Therapieformen sind zu wichtigen Bausteinen der CRPS-Therapie geworden und können vom Patienten selbst mit durchgeführt werden. Der Einsatz wird frühzeitig empfohlen.

Psychotherapie

Wirkungsweise: Angstlösende Vermittlung eines Krankheitsmodells, Krisenintervention, Entspannungs- und Imaginationsverfahren, Selbstwahrnehmung der körperlichen Belastbarkeit, Regulation eines angemessenen Ent- und Belastungsverhaltens. Patienten, bei denen bereits vor Ausbruch des CRPS eine psychische Störung vorlag, benötigen eine intensivere psychotherapeutische Versorgung.

Evidenz: Es gibt 2 kleine Studien mit wenigen Patienten, die die Wirksamkeit einer psychotherapeutischen Intervention bei CRPS nahelegen (Lee et al. 2002, Bruehl u. Chung 2006). Wahrscheinlich können aber die Ergebnisse einer Vielzahl von Studien zu anderen chronischen Schmerzsyndromen (Turner et al. 2006) übertragen werden.

Nebenwirkungen: keine. Allerdings kann eine falsche Psychotherapie Symptome verfestigen.

Empfehlung: Diese Therapieform ist ein wichtiger Baustein, wenn sich psychische Begleiterkrankungen erkennen lassen oder wenn sich die Symptomatik über einen längeren Zeitraum nicht adäquat bessert.

Interventionelle Therapie

Da es in Einzelfällen zu bedrohlichen Komplikationen kommen kann, müssen diese Verfahren hierin ausgebildeten Ärzten vorbehalten sein. Die Qualität der klinischen Studien zu diesem Thema ist insgesamt schlecht (Straube et al. 2010).

Sympathikusblockaden mit Lokalanästhetika (Ganglion stellatum, lumbaler Grenzstrang)

Wirkungsweise: Unter bestimmten Umständen ist das sympathische Nervensystem in der Lage, Schmerzen bei CRPS zu verstärken (Ali et al. 2000, Baron et al. 2002). Für die Wirksamkeit ist der anhaltende analgetische Effekt sauber durchgeführter Blockaden entscheidend. Es wurde aber kein Zusammenhang zwischen der Effizienz der Blockade des Sympathikus und der Schmerzreduktion gefunden, was die pathophysiologischen Überlegungen hinterfragt (Schurmann et al. 2001).

Evidenz: In einer Studie wurde das Lokalanästhetikum gegen Placebo getestet (Price et al. 1998). Der schmerzlindernde Effekt hielt aber in der Verumgruppe länger an. Ein ähnliches Ergebnis zeigte eine RCT mit Botulinum-Toxin (Carroll et al. 2009). Allerdings genügte diese Studie (n = 7, unvollständiger Ergebnisbericht) nicht den Leitlinien-Anforderungen. Alle anderen Studien sind unkontrolliert oder retrospektiv (Cepeda et al. 2002). Eine interventionelle Therapie ist erst sinnvoll, wenn nicht invasive Therapien erfolglos geblieben sind. Auf jeden Fall sind längere Injektionsserien ohne deutliche Besserung sinnlos (Maier u. Gleim 1998).

Dosierung: Die vorliegenden Studien erlauben keine sicheren Rückschlüsse. Aufgrund eigener Erfahrung empfehlen die Autoren eine Serie von 5 Blockaden im Zeitraum von etwa 2 Wochen, bei Erfolg eine Fortsetzung der Serie bis zu maximal 10 Blockaden.

Nebenwirkungen: Gefäß- und Nervenverletzungen durch die Injektionen.

Empfehlung: Möglicherweise sind Sympathikusblockaden bei positivem Ausfall von Testinjektionen bei konservativ therapieresistenten Schmerzen hilfreich. Ihr Einsatz sollte speziellen Zentren vorbehalten bleiben.

Elektrische Stimulation des Rückenmarks (Spinal Cord Stimulation, SCS)

Wirkungsweise: Hemmende Bahnen sollen durch über den Hintersträngen implantierte Elektroden aktiviert werden.

Evidenz: Es gibt nur eine RCT, in der Patienten entweder mit SCS und Physiotherapie oder Physiotherapie alleine behandelt wurden (Kemler et al. 2000). Die SCS war wirksam. Der Effekt der SCS hielt 2 Jahre an, nach 5 Jahren nicht mehr (Kemler et al. 2006, Kemler et al. 2008). Eine Allodynie ist ein negativer Prädiktor der Wirksamkeit (van Eijs et al. 2010).

Nebenwirkungen: allgemeines Risiko des Eingriffs, Systemwechseloperation, Systemdislokationen, sekundäre Schädigung anderer Strukturen.

Empfehlung: Die Autoren sehen die Indikation zur SCS nur bei therapierefraktären Patienten ohne Allodynie und ohne psychische Erkrankung (fachspezifische Untersuchung), bei denen obligat eine Probestimulation effektiv war.

Intrathekale Applikation von Baclofen

Wirkungsweise: Baclofen ist ein GABA-B-Rezeptor-Agonist, der zur Behandlung der CRPS-Dystonie eingesetzt wird.

Evidenz: Es gibt eine RCT an einer kleinen Zahl von CRPS-Patienten, bei denen der kontinuierlichen Gabe von Baclofen eine doppelblinde, placebokontrollierte Testinjektion vorausging (van Hilten et al. 2000). Eine zweite Studie der gleichen Arbeitsgruppe konnte dieses Ergebnis (Zeitraum 1,5 Jahre) bestätigen (van Rijn et al. 2009). Die Komplikationsrate der Pumpentherapie ist aber sehr hoch. Die Selektion der Patienten ist schwierig, da sich bis zu 50% psychogene Bewegungsstörungen bei CRPS finden (Schrag et al. 2004).

Nebenwirkungen: Liquorunterdrucksyndrom, Gefahr der Infektionen, Benommenheit und Harnverhalt, Systemdefekt.

Empfehlung: Wenn beeinträchtigende dystone Störungen konservativ nicht beherrschbar sind, ist eine intrathekale Baclofentherapie in einem spezialisierten Zentrum gerechtfertigt.

Therapie des CRPS bei Kindern

CRPS bei Kindern ist seltener als bei Erwachsenen und hat eine sehr gute Prognose (Sandroni et al. 2003). Die bessere Prognose muss auch bei der Therapieplanung berücksichtigt werden und deshalb sind invasive Maßnahmen fast immer kontraindiziert.

Evidenz: Es gibt keine RCT für die Therapie von CRPS speziell bei Kindern, die strengeren wissenschaftlichen Kriterien standhält. In der Literatur finden sich Berichte über positive Effekte von physikalischer Therapie (Wilder et al. 1992) in Verbindung mit Verhaltenstherapie (Lee et al. 2002).

Empfehlung: Ohne dass ein für solche Störungen kompetenter Pädiater die Behandlung begleitet, sollte eine CRPS-Therapie bei Kindern nicht durchgeführt werden. Irreversible und traumatisierende Maßnahmen müssen gemieden werden.

■ Versorgungskoordination

Ein CRPS kann zunächst ambulant behandelt werden. In die ambulante Behandlung müssen aber mit der Krankheit erfahrene Kollegen oder Spezial-(Schmerz-)ambulanzen eingebunden sein. Eine ambulante Behandlung umfasst neben der medikamentösen auch die Physio-, Ergo- und rehabilitative Therapie sowie die Vorstellung bei den Fachdisziplinen (neben der Neurologie) Unfallchirurgie, Anästhesie/Schmerztherapie, Psychosomatik.

Sollte sich im ambulanten Behandlungsprozess eine Stagnation oder gar eine Akzentuierung der Symptome abzeichnen, sollte schnellstmöglich eine stationäre multimodale Schmerztherapie eingeleitet werden. Diese kann auch im Rahmen einer Rehabehandlung erfolgen. Ein weiterer Grund für die stationäre Behandlung ist Immobilität.

Eine Besonderheit sind die berufsgenossenschaftlichen Patienten. Sie sollten bei ausbleibender funktioneller Besserung nicht den „Standardweg" der EAP (erweiterte ambulante Physiotherapie) gehen, sondern eher im Rahmen einer berufsgenossenschaftlichen stationären Weiterbehandlung (BGSW) behandelt werden, da dann der Schmerzreduktion als Primärziel besser Rechnung getragen werden kann. Die funktionelle Stagnation ohne Schmerz kann dagegen sehr gut ambulant oder eben über EAP-Maßnahmen behandelt werden.

■ Redaktionskomitee

Prof. Dr. Ralf Baron, Neurologische Klinik, Universitätsklinikum Schleswig-Holstein, Campus Kiel
Univ.-Prof. Dr. Frank Birklein, Klinik und Poliklinik für Neurologie, Universitätsmedizin der Johannes-Gutenberg-Universität Mainz
Prof. Dr. med. Georg Gradl, Abteilung für Unfall- und Wiederherstellungschirurgie, Chirurgische Klinik der Universität Rostock
Prof. Dr. Christoph Maier, Abteilung für Schmerztherapie, Berufsgenossenschaftliches Universitätsklinikum Bergmannsheil GmbH, Bochum
Prof. Dr. Claudia Sommer, Neurologische Klinik der Universität Würzburg

Prof. Dr. Dr. Thomas R. Tölle, Klinikum rechts der Isar, Neurologische Klinik und Poliklinik der Technischen Universität München

Für Österreich:
Prof. Dr. Wolfgang Löscher, Department für Neurologie und Neurochirurgie, Medizinische Universität Innsbruck

Für die Schweiz:
PD Dr. Andrea Humm, Médecin adjointe neurologie, Clinique de médecine, Hôpital Cantonal, Fribourg

Federführend: Univ.-Prof. Dr. Frank Birklein, Klinik und Poliklinik für Neurologie, Universitätsmedizin der Johannes-Gutenberg-Universität Mainz, Langenbeckstraße 1, 55131 Mainz, Tel.: 06131/173270, Fax: 06131/175625
E-Mail: frank.birklein@unimedizin-mainz.de; birklein@uni-mainz.de

Entwicklungsstufe der Leitlinie: S1

■ Literatur

Adami S, Fossaluzza V, Gatti D et al. Bisphosphonate therapy of reflex sympathetic dystrophy syndrome. Ann Rheum Dis 1997; 56: 201–204
Ali Z, Raja SN, Wesselmann U et al. Intradermal injection of norepinephrine evokes pain in patients with sympathetically maintained pain. Pain 2000; 88: 161–168
Baron R, Janig W. Complex regional pain syndromes – how do we escape the diagnostic trap? Lancet 2004; 364: 1739–1741
Baron R, Schattschneider J, Binder A et al. Relation between sympathetic vasoconstrictor activity and pain and hyperalgesia in complex regional pain syndromes: a case-control study. Lancet 2002; 359: 1655–1660
Beerthuizen A, Stronks DL, Huygen FJ, et al. The association between psychological factors and the development of complex regional pain syndrome type 1 (CRPS1) – a prospective multicenter study. Eur J Pain 2011; 15: 971–975
Beerthuizen A, van't Spijker A, Huygen FJ et al. Is there an association between psychological factors and the Complex Regional Pain Syndrome type 1 (CRPS1) in adults? A systematic review. Pain 2009; 145: 52–59
Bickerstaff DR, Kanis JA. The use of nasal calcitonin in the treatment of post-traumatic algodystrophy. Br J Rheumatol 1991; 30: 291–294
Birklein F, Riedl B, Claus D et al. Pattern of autonomic dysfunction in time course of complex regional pain syndrome. Clin Aut Res 1998; 8: 79–85
Birklein F, Riedl B, Sieweke N et al. Neurological findings in complex regional pain syndromes – analysis of 145 cases. Acta Neurol Scand 2000; 101: 262–269
Braus DF, Krauss JK, Strobel J. The shoulder-hand syndrome after stroke: a prospective clinical trial. Ann Neurol 1994; 36: 728–733
Bruehl S, Chung OY. Psychological and behavioral aspects of complex regional pain syndrome management. Clin J Pain 2006; 22: 430–437
Cacchio A, De Blasis E, Necozione S et al. Mirror therapy for chronic complex regional pain syndrome type 1 and stroke. N Engl J Med 2009; 361: 634–636
Carroll I, Clark JD, Mackey S. Sympathetic block with botulinum toxin to treat complex regional pain syndrome. Ann Neurol 2009; 65: 348–351
Cepeda MS, Lau J, Carr DB. Defining the therapeutic role of local anesthetic sympathetic blockade in complex regional pain syndrome: a narrative and systematic review. Clin J Pain 2002; 18: 216–233
Christensen K, Jensen EM, Noer I. The reflex sympathetic dystrophy syndrome; response to treatment with systemic corticosteroids. Acta Chir Scand 1982; 148: 653–655

de Jong JR, Vlaeyen JW, Onghena P et al. Reduction of pain-related fear in complex regional pain syndrome type I: the application of graded exposure in vivo. Pain 2005; 116: 264–275

de Mos M, De Bruijn AG, Huygen FJ et al. The incidence of complex regional pain syndrome: a population-based study. Pain 2007; 129: 12–20

Dilek B, Yemez B, Kizil R et al. Anxious personality is a risk factor for developing complex regional pain syndrome type I. Rheumatol Int 2011 Jan 15; Epub ahead of print

Eberle T, Doganci B, Kramer HH et al. Warm and cold complex regional pain syndromes: differences beyond skin temperature? Neurology 2009; 72: 505–512

Ek JW, van Gijn JC, Samwel H et al. Pain exposure physical therapy may be a safe and effective treatment for longstanding complex regional pain syndrome type 1: a case series. Clin Rehabil 2009; 23: 1059–1066

Frettloh J, Huppe M, Maier C. Das komplexe regionale Schmerzsyndrom (M. Sudeck, Kausalgie). In: Basler F, Kröner-Herwig B, Rehfisch HP, Hrsg. Psychologische Schmerztherapie. Heidelberg: Springer; 2003: 467–488

Frettloh J, Huppe M, Maier C. Severity and specificity of neglect-like symptoms in patients with complex regional pain syndrome (CRPS) compared to chronic limb pain of other origins. Pain 2006; 124: 184–189

Geertzen JH, de-Bruijn-Kofman AT, de-Bruijn HP et al. Stressful life events and psychological dysfunction in Complex Regional Pain Syndrome type I. Clin J Pain 1998; 14: 143–147

Gobelet C, Meier JL, Schaffner W et al. Calcitonin and reflex sympathetic dystrophy syndrome. Clin Rheumatol 1986; 5: 382–388

Gobelet C, Waldburger M, Meier JL. The effect of adding calcitonin to physical treatment on reflex sympathetic dystrophy. Pain 1992; 48: 171–175

Goebel A, Baranowski A, Maurer K et al. Intravenous immunoglobulin treatment of the complex regional pain syndrome: a randomized trial. Ann Intern Med 2010; 152: 152–158

Gradl G, Steinborn M, Wizgall I et al. Das akute CRPS I (Morbus Sudeck) nach distaler Radiusfraktur – Methoden der Frühdiagnostik. Zentralbl Chir 2003; 128: 1020–1026

Graif M, Schweitzer ME, Marks B et al. Synovial effusion in reflex sympathetic dystrophy: an additional sign for diagnosis and staging. Skeletal Radiol 1998; 27: 262–265

Grundberg AB. Reflex sympathetic dystrophy: treatment with long-acting intramuscular corticosteroids. J Hand Surg Am 1996; 21: 667–670

Gustin SM, Schwarz A, Birbaumer N et al. NMDA-receptor antagonist and morphine decrease CRPS-pain and cerebral pain representation. Pain 2010; 151: 69–76

Hamamci N, Dursun E, Ural C et al. Calcitonin treatment in reflex sympathetic dystrophy: a preliminary study. Br J Clin Pract 1996; 50: 373–375

Harden RN, Bruehl S, Perez RS et al. Validation of proposed diagnostic criteria (the „Budapest Criteria") for Complex Regional Pain Syndrome. Pain 2010a; 150: 268–274

Harden RN, Bruehl S, Perez RS et al. Development of a severity score for CRPS. Pain 2010b; 151: 870–876

Kalita J, Vajpayee A, Misra UK. Comparison of prednisolone with piroxicam in complex regional pain syndrome following stroke: a randomized controlled trial. QJM 2006; 99: 89–95

Kemler MA, Barendse GA, van Kleef M et al. Spinal cord stimulation in patients with chronic reflex sympathetic dystrophy. N Engl J Med 2000; 343: 618–624

Kemler MA, de Vet HC, Barendse GA et al. Spinal cord stimulation for chronic reflex sympathetic dystrophy – five-year follow-up. N Engl J Med 2006; 354: 2394–2396

Kemler MA, de Vet HC, Barendse GA et al. Effect of spinal cord stimulation for chronic complex regional pain syndrome Type I: five-year final follow-up of patients in a randomized controlled trial. J Neurosurg 2008; 108: 292–298

Kingery WS. A critical review of controlled clinical trials for peripheral neuropathic pain and complex regional pain syndromes. Pain 1997; 73: 123–139

Kozin F, Ryan LM, Carerra GF et al. The reflex sympathetic dystrophy syndrome (RSDS). III. Scintigraphic studies – further evidence for the therapeutic efficacy of systemic corticosteroids proposed diagnostic criteria. Am J Med 1981; 70: 23–30

Krumova EK, Frettloh J, Klauenberg S et al. Long-term skin temperature measurements – a practical diagnostic tool in complex regional pain syndrome. Pain 2008; 140: 8–22

Lee BH, Scharff L, Sethna NF et al. Physical therapy and cognitive-behavioral treatment for complex regional pain syndromes. J Pediatr 2002; 141: 135–140

Lewis JS, Kersten P, McPherson KM et al. Wherever is my arm? Impaired upper limb position accuracy in complex regional pain syndrome. Pain 2010; 149: 463–469

Maier C, Baron R. Neuropathische Schmerzen. In: Diener HC, Maier C, Hrsg. Das Schmerztherapiebuch. München: Urban und Fischer; 2003:124-196

Maier C, Baron R, Tolle TR et al. Quantitative sensory testing in the German Research Network on Neuropathic Pain (DFNS): Somatosensory abnormalities in 1236 patients with different neuropathic pain syndromes. Pain 2010; 150: 439–450

Maier C, Gleim M. Diagnostik und Therapie des sympathisch unterhaltenen Schmerzes. Schmerz 1998; 12: 282–303

Manicourt DH, Brasseur JP, Boutsen Y et al. Role of alendronate in therapy for posttraumatic complex regional pain syndrome type I of the lower extremity. Arthritis Rheum 2004; 50: 3690–3697

McCabe CS, Haigh RC, Ring EF et al. A controlled pilot study of the utility of mirror visual feedback in the treatment of complex regional pain syndrome (type 1). Rheumatology (Oxford) 2003; 42: 97–101

Moseley GL. Graded motor imagery is effective for long-standing complex regional pain syndrome: a randomised controlled trial. Pain 2004; 108: 192–198

Moseley GL. Graded motor imagery for pathologic pain: a randomized controlled trial. Neurology 2006; 67: 2129–2134

Muntz AG, van der Plas AA, Ferrari MD et al. Efficacy and safety of a single intrathecal methylprednisolone bolus in chronic complex regional pain syndrome. Eur J Pain 2010; 14: 523-528

Noppers IM, Niesters M, Aarts LP et al. Drug-induced liver injury following a repeated course of ketamine treatment for chronic pain in CRPS type 1 patients: A report of 3 cases. Pain 2011; 152: 2173–2178

Oaklander AL, Rissmiller JG, Gelman LB et al. Evidence of focal smallfiber axonal degeneration in complex regional pain syndrome-I (reflex sympathetic dystrophy). Pain 2006; 120: 235–243

Oerlemans HM, Oostendorp RA, de Boo T et al. Pain and reduced mobility in complex regional pain syndrome I: outcome of a prospective randomised controlled clinical trial of adjuvant physical therapy versus occupational therapy. Pain 1999; 83: 77–83

Oerlemans HM, Oostendorp RA, de Boo T et al. Adjuvant physical therapy versus occupational therapy in patients with reflex sympathetic dystrophy/complex regional pain syndrome type I. Arch Phys Med Rehabil 2000; 81: 49–56

Perez RS, Kwakkel G, Zuurmond WW et al. Treatment of reflex sympathetic dystrophy (CRPS type 1): a research synthesis of 21 randomized clinical trials. J Pain Symptom Manage 2001; 21: 511–526

Perez RS, Pragt E, Geurts J et al. Treatment of patients with complex regional pain syndrome type I with mannitol: a prospective randomized placebo-controlled double-blinded study. J Pain 2008; 9: 678–686

Perez RS, Zuurmond WW, Bezemer PD et al. The treatment of complex regional pain syndrome type I with free radical scavengers: a randomized controlled study. Pain 2003; 102: 297–307

Price DD, Long S, Wilsey B et al. Analysis of peak magnitude and duration of analgesia produced by local anesthetics injected into sympathetic ganglia of complex regional pain syndrome patients. Clin J Pain 1998; 14: 216–226

Reinersmann A, Haarmeyer GS, Blankenburg M et al. Left is where the L is right. Significantly delayed reaction time in limb laterality recognition in both CRPS and phantom limb pain patients. Neurosci Lett 2010; 486: 240–245

Robinson JN, Sandom J, Chapman PT. Efficacy of pamidronate in complex regional pain syndrome type I. Pain Med 2004; 5: 276–280

Sahin F, Yilmaz F, Kotevoglu N et al. Efficacy of salmon calcitonin in complex regional pain syndrome (type 1) in addition to physical therapy. Clin Rheumatol 2006; 25: 143–148

Sandroni P, Benrud-Larson LM, McClelland RL et al. Complex regional pain syndrome type I: incidence and prevalence in Olmsted county – a population-based study. Pain 2003; 103: 199–207

Schrag A, Trimble M, Quinn N et al. The syndrome of fixed dystonia: an evaluation of 103 patients. Brain 2004; 127: 2360–2372

Schurmann M, Gradl G, Wizgal I et al. Clinical and physiologic evaluation of stellate ganglion blockade for complex regional pain syndrome type I. Clin J Pain 2001; 17: 94–100

Schurmann M, Zaspel J, Lohr P et al. Imaging in early posttraumatic complex regional pain syndrome: a comparison of diagnostic methods. Clin J Pain 2007; 23: 449–457

Schwartzman RJ, Alexander GM, Grothusen JR et al. Outpatient intravenous ketamine for the treatment of complex regional pain syndrome: a double-blind placebo controlled study. Pain 2009; 147: 107–115

Sigtermans MJ, van Hilten JJ, Bauer MC et al. Ketamine produces effective and long-term pain relief in patients with Complex Regional Pain Syndrome Type 1. Pain 2009; 145: 304–311

Stanton-Hicks M, Jänig W, Hassenbusch S et al. Reflex sympathetic dystrophy: changing concepts and taxonomy. Pain 1995; 63: 127–133

Straube S, Derry S, Moore RA et al. Cervico-thoracic or lumbar sympathectomy for neuropathic pain and complex regional pain syndrome. Cochrane Database Syst Rev 2010; 7: CD002918

Taskaynatan MA, Ozgul A, Tan AK et al. Bier block with methylprednisolone and lidocaine in CRPS type I: a randomized double-blinded placebo-controlled study. Reg Anesth Pain Med 2004; 29: 408–412

Turner JA, Mancl L, Aaron LA. Short- and long-term efficacy of brief cognitive-behavioral therapy for patients with chronic temporomandibular disorder pain: a randomized controlled trial. Pain 2006; 121: 181–194

van de Vusse AC, Stomp-van den Berg SG, Kessels AH et al. Randomised controlled trial of gabapentin in Complex Regional Pain Syndrome type 1 [ISRCTN84121379]. BMC Neurol 2004; 4: 13

van Eijs F, Smits H, Geurts JW et al. Brush-evoked allodynia predicts outcome of spinal cord stimulation in complex regional pain syndrome type 1. Eur J Pain 2010; 14: 164–169

van Hilten BJ, van de Beek WJ, Hoff JI et al. Intrathecal baclofen for the treatment of dystonia in patients with reflex sympathetic dystrophy. N Engl J Med 2000; 343: 625–630

van Rijn MA, Munts AG, Marinus J et al. Intrathecal baclofen for dystonia of complex regional pain syndrome. Pain 2009; 143: 41–47

Vaneker M, Wilder-Smith OH, Schrombges P et al. Patients initially diagnosed as "warm" or "cold" CRPS 1 show differences in central sensory processing some eight years after diagnosis: a quantitative sensory testing study. Pain 2005; 115: 204–211

Varenna M, Zucchi F, Ghiringhelli D et al. Intravenous clodronate in the treatment of reflex sympathetic dystrophy syndrome. A randomized double blind placebo controlled study. J Rheumatol 2000; 27: 1477–1483

Veldman PHJM, Reynen HM, Arntz IE et al. Signs and symptoms of reflex sympathetic dystrophy: prospective study of 829 patients. Lancet 1993; 342: 1012–1016

Wasner G, Schattschneider J, Baron R. Skin temperature side differences – a diagnostic tool for CRPS? Pain 2002; 98: 19–26

Wilder RT, Berde CB, Wolohan M et al. Reflex sympathetic dystrophy in children. Clinical characteristics and follow-up of seventy patients. J Bone Joint Surg Am 1992; 74: 910–919

Wuppenhorst N, Maier C, Frettloh J et al. Sensitivity and specificity of 3-phase bone scintigraphy in the diagnosis of complex regional pain syndrome of the upper extremity. Clin J Pain 2010; 26: 182–189

Zuurmond WW, Langendijk PN, Bezemer PD et al. Treatment of acute reflex sympathetic dystrophy with DMSO 50% in a fatty cream. Acta Anaesthesiol Scand 1996; 40: 364–367

Diagnostik und Therapie komplexer regionaler Schmerzsyndrome (CRPS)

Clinical Pathway – **CRPS**

Diagnostik

Symptomkategorien:
1. Hyperalgesie, „Hyperästhesie", Allodynie
2. Asymmetrie der Hauttemperatur, Veränderung der Hautfarbe
3. Asymmetrie im Schwitzen, Ödem
4. reduzierte Beweglichkeit, Dystonie, Tremor, Schwäche, Veränderungen von Haar-/Nagelwachstum

Diagnostische Kriterien (alle 4 müssen erfüllt sein)
1. anhaltender Schmerz
2. anamnestische Kriterien (≥ 1 Symptom aus 3 der 4 Symptomkategorien)
3. klinische Kriterien (≥ 1 Symptom aus 2 der 4 Symptomkategorien)
4. keine Erklärung durch eine andere Erkrankung

Zusatzdiagnostik in Zweifelsfällen
- 3-Phasen-Knochenszintigramm mit Technetium-99m-Diphosphonat: bandenförmige, gelenknahe Anreicherungen (hohe Spezifität)
- wiederholte oder Langzeitmessung der Hauttemperatur im Seitenvergleich (> 1–2 °C)
- Röntgen (Seitenvergleich): generalisierte kleinfleckige gelenknahe Entkalkungen (v.a. Epi- und Metaphysen)

→ **Diagnosestellung**

Therapie

Basistherapie:
- 1. kurzfristig Entlastung
- 2. Standard-Physio-/Ergotherapie
- 3. Physiotherapie mit verhaltenstherapeutischen Elementen (Spiegeltherapie, „Motor Learning Programm", Graded Exposure)
- 4. Schmerztherapie

Bedingung	Maßnahme
○ frühe Stadien und ○ ausgeprägte entzündliche Aktivität (Rötung, Ödem)	▸ Bisphosphonate ▸ Alendronat 40 mg/d für 8 Wochen oder 7,5 mg i.v. über 3 Tage oder ▸ Clodronat 300 mg/d i.v. für 10 Tage oder ▸ Pamidronat 1 × 60 mg oder ▸ Steroide (Prednisolon 30–40 mg/d über 4 Wochen oder 100 mg/d über 2,5 Wochen ausschleichend*)
○ psychische Begleiterkrankungen	▸ begleitend Psychotherapie

○ Therapieresistenz	▸ Ketamin als Dauerinfusion 22,2 mg/h/70 kg KG über 4 Tage oder 0,35 mg/kg KG/h über 4 Stunden für 10 Tage ▸ Sympathikusblockaden (5 in 2 Wochen, ggf. bis 10); Voraussetzungen: ▸ positive Testinjektion ▸ anhaltende Wirksamkeit in der Blockadeserie	
	○ weitere Therapieresistenz	○ therapieresistente Schmerzen und ○ keine mechanische Allodynie und ○ Ausschluss einer gravierenden psychischen Erkrankung und ○ positive Probestimulation → ▸ elektrische Stimulation des Rückenmarks (SCS = spinal cord stimulation)
		○ therapieresistente dystone Störungen und ○ positive Testinjektion → ▸ intrathekale Baclofen-Therapie

* z.B. für jeweils 4 Tage morgens 100, 75, 50 und 25 mg Prednisolon oder Prednison

Erkrankungen der Muskulatur

64 Diagnostik von Myopathien

Was gibt es Neues?

Etwa 75% aller erblichen Myopathien können bei adäquater Diagnostik mittlerweile exakt zugeordnet werden (Norwood et al. 2009). Die Zahl der möglichen Gendefekte ist dabei in den letzten Jahren weiter gestiegen, mittlerweile sind Defekte in über 100 Genen identifiziert worden, die zu Myopathien führen können (Kaplan 2010).
Die häufigste Muskeldystrophie ist die X-chromosomal vererbte Dystrophinopathie, der in der Mehrzahl der Fälle Deletionen/Duplikationen im Dystrophin-Gen zugrunde liegen, die mittels einer neuen molekulargenetischen Methode (Multiplex-Ligation-Probe-Amplifikation = MLPA) bei Patienten und auch bei Konduktorinnen relativ einfach nachzuweisen sind (Gatta et al. 2005).

Bei Patienten mit akut aufgetretener Muskelschwäche und deutlicher Erhöhung der Kreatinkinase (CK) sollten Antikörper gegen Signal Recognition Particle (SRP) untersucht werden, als Hinweis auf eine autoimmun bedingte nekrotisierende Myositis (Dimitri et al. 2007).
Biochemische Analysen sind bei ausgewählten metabolischen Myopathien auch aus Trockenblut (Guthrie-Karte) möglich. So können Patienten mit Alpha-Glukosidase-Mangel (Morbus Pompe) einfach und sensitiv diagnostiziert werden (Lukacs et al. 2010).
In Deutschland gibt es 26 neuromuskuläre Zentren, die von der Deutschen Gesellschaft für Muskelkranke mit einem Gütesiegel ausgezeichnet wurden, in denen diagnostisch schwierige Patienten vorgestellt werden sollten.

Die wichtigsten Empfehlungen auf einen Blick

Anhand der klinischen Symptomatik (insbesondere Verteilung der Paresen) sollte eine klinische Syndromdiagnose vorgenommen werden: Gliedergürtelsyndrom, distales myopathisches Syndrom, okulopharyngeales Syndrom oder fazioskapulohumeroperoneales Syndrom. Belastungsinduzierte Beschwerden und Myoglobinurie lassen eine metabolische Myopathie vermuten.
Eine persistierende CK-Erhöhung nach körperlicher Schonung ist ein wichtiger Hinweis auf das Vorliegen einer Myopathie. Allerdings schließt ein normaler CK-Wert eine Myopathie nicht aus. Auch bei neurogener Muskelschwäche findet man vielfach eine mäßige CK-Erhöhung, die aber in der Regel nicht mehr als das 10-Fache ausmacht (Chahin u. Sorenson 2009).
Bei jedem Patienten mit Verdacht auf eine Myopathie sollte eine EMG-Untersuchung erfolgen, um neurogene von myopathischen Prozessen zu unterscheiden und um eine Myotonie zu identifizieren.
Zur Bildgebung des Muskels ist das MRT am besten geeignet. Besonders hilfreich ist das MRT für die Auswahl des richtigen Biopsieortes.

Zum Nachweis einer immunogen vermittelten Myositis ist in der Regel eine Muskelbiopsie indiziert. Bei Patienten mit hereditären Myopathien ist eine Biopsie indiziert, wenn eine primär molekulargenetische Diagnosestellung nicht möglich ist. Die Probe einer Muskelbiopsie muss ausreichend groß sein und sorgfältig aufbereitet werden, sodass nicht nur histologische (ggf. auch immunhistologische) Untersuchungen erfolgen können, sondern auch Western-Blot-Analysen, enzymatische Messungen, elektronenmikroskopische Untersuchungen und DNA-Analysen. Die Muskelprobe sollte an einem spezialisierten Zentrum untersucht werden.
Bei folgenden Myopathien sollte die Diagnosestellung primär über eine molekulargenetische Untersuchung angestrebt werden: Dystrophinopathie, myotone Dystrophie Typ 1 und 2, fazioskapulohumerale Muskeldystrophie, okulopharyngeale Muskeldystrophie, Hauptmann-Thannhauser-Muskeldystrophie und Ionenkanalmyopathien.

■ Einführung

Die Diagnosestellung von Myopathien ist aufgrund der klinischen und genetischen Heterogenität bei manchen Patienten schwierig. Die klinische Untersuchung alleine kann zwar vielfach eine Verdachtsdiagnose ermöglichen und die Richtung des weiteren diagnostischen Procedere vorgeben, eine definitive diagnostische Einordnung gelingt meist aber erst nach Inanspruchnahme verschiedener spezieller Untersuchungsmethoden. Diese werden zum Teil nur in Speziallabors vorgenommen. Dabei spielen molekulargenetische Tests eine große Rolle. Eine molekulargenetische Diagnosestellung ist auch für die Familienberatung von Bedeutung. In der Praxis dauert es heute vielfach noch lange, bis die richtige Diagnose gestellt wird. Besonders wichtig ist es, Patienten mit behandelbaren Myopathien zu identifizieren. Eine klare Diagnosestellung ist aber auch hilfreich, um die diagnostische Unsicherheit zu beenden und unwirksame nebenwirkungsreiche Therapien abzusetzen (z. B. Immunsuppression bei sekundär entzündlichen Veränderungen bei Muskeldystrophien).

Allerdings können derzeit bei den erblichen Myopathien auch nach Ausschöpfung aller diagnostischen Möglichkeiten nur etwa 75% der Patienten exakt zugeordnet werden (Norwood et al. 2009). Aufgrund der stetigen Verbesserung der Diagnostik ist bei unklarer Diagnose eine Re-Evaluation im Abstand einiger Jahre sinnvoll. Gerade solch diagnostisch schwierige Patienten sollten in Deutschland in einem der 26 neuromuskulären Zentren untersucht werden, die von der Deutschen Gesellschaft für Muskelkranke (DGM) empfohlen werden.

■ Definition

Die Leitlinie gilt für die Diagnostik von hereditären und erworbenen Myopathien (▶ Tab. 64.1). Dies sind Erkrankungen, die primär die Muskulatur betreffen. Neurogene Muskelschwäche und Erkrankungen der neuromuskulären Übertragung (myasthene Erkrankungen) sind nicht eingeschlossen.

■ Anamnese und klinische Untersuchung

Eigenanamnese

Die bei Muskelkrankheiten oft ganz im Vordergrund stehende Angabe der Muskelschwäche ist ein zunächst vieldeutiges Symptom, das nicht nur durch Myopathien bedingt sein kann, sondern auch von dissoziativen Störungen bis zu einer sog. Allgemeinsymptomatik bei internistischen Erkrankungen reichen kann. Hinsichtlich der Muskelschwäche sind genaue Angaben über
- deren Lokalisation,
- den zeitlichen Verlauf ihrer Entstehung und Ausbreitung (Symptombeginn, attackenartig oder langsam progredient, belastungsinduziert) und
- ihr Ausmaß (praktische Beispiele für die konkrete Bewegungsbehinderung)

der Grundstein für die richtige Diagnose. Dabei ist es auch wichtig, motorische Meilensteine in der kindlichen Entwicklung (z. B. das Alter, in dem das Gehen gelernt wurde) zu erfragen.

Das Symptom Muskelschmerz bedarf einer eingehenden anamnestischen Eingrenzung. Nur der muskelkaterähnliche, tief im Inneren der großen Extremitätenmuskeln empfundene Schmerz kann als Charakteristikum einer Myopathie gelten. Schmerzhafte Muskelverspannungen mit sog. Triggerpoints beim myofaszialen Schmerzsyndrom sind abzugrenzen von Muskelschmerzen bei Myopathien (siehe auch Leitlinie „Diagnostik und Differenzialdiagnose bei Myalgien"). Verlaufsbesonderheiten des Muskelschmerzes, vor allem die Frage seiner Abhängigkeit von Muskelarbeit, sind zu analysieren. Weiterhin ist nach Faszikulationen und nach Muskelkrämpfen zu fragen. Auch die Frage nach Braunverfärbung des Urins als Hinweis auf eine Myoglobinurie ist wichtig. Die Anamnese muss gezielte Fragen hinsichtlich der Möglichkeit von exogen-toxischen oder medikamentös (insbesondere durch Statine) bedingten Myopathien umfassen. Ebenso sind mögliche endokrine Störungen zu beachten.

Familienanamnese

Eine große Zahl von Muskelerkrankungen ist hereditär, sodass der Familienanamnese besondere Bedeutung zukommt. Bei autosomal-rezessiv vererbten Erkrankungen ist die Frage nach einer Konsanguinität der Eltern wichtig. Da Muskelerkrankungen ein sehr variantenreiches Erscheinungsbild zeigen können, sollte man nach subtilen Symptomen fragen und ggf. erreichbare Familienangehörige selbst untersuchen und die Kreatinkinase (CK) bestimmen.

Tab. 64.1 Hereditäre und erworbene Myopathien.

Hereditäre Myopathien	Erworbene Myopathien

1. progressive Muskeldystrophien
2. kongenitale Myopathien mit Strukturbesonderheiten
3. metabolische Myopathien:
  • Glykogenosen
  • Lipidmyopathien
  • mitochondriale Myopathien
4. Ionenkanalmyopathien
	1. Myositiden:
	  • immunogen (z. B. Polymyositis, Dermatomyositis, Einschlusskörpermyositis, Overlap-Syndrom)
	  • erregerbedingt (z. B. Coxsackie-, Influenza-, Echo-, Epstein-Barr-Viren)
	2. toxische Myopathien:
	  • medikamentös-toxisch (z. B. Statine, serotonerge Substanzen, Amiodaron)
	  • andere exogene Toxine (z. B. Alkohol, Heroin, Kokain)
	3. Critical-Illness-Myopathien
	4. endokrine Myopathien:
	  • bei Schilddrüsenfunktionsstörungen (z. B. thyreotoxische Myopathie, hypothyreote Myopathie)
	  • bei Nebennierenrindenfunktionsstörungen (z B. Steroidmyopathie)
	  • bei Hyperparathyreoidismus

Klinische Untersuchung

Muskelschwäche

Die Lokalisation von Paresen hilft bei den differenzialdiagnostischen Überlegungen. Bei Myopathien sind an den Extremitäten in der Mehrzahl der Fälle die proximalen Muskeln deutlicher betroffen als die distalen Muskeln. Leichte Paresen lassen sich bei funktionellen Untersuchungen (z.B. Kniebeuge, auf einen Stuhl steigen, Hacken-/Zehengang) erkennen. Es können aber auch andere Muskel betroffen sein:

- mimische Muskulatur (Facies myopathica)
- extraokuläre Muskeln (Ptosis, Einschränkung der Bulbusmotilität)
- oropharyngeale Muskulatur (Dysphagie und Dysarthrie)
- axiale Muskulatur (Scapula alata, Hyperlordose und Skoliose)
- Atemmuskulatur (Hypoventilation)

Abhängig von der Verteilung der Muskelschwäche lassen sich klinische Syndrome differenzieren, z.B. Gliedergürtelsyndrom, distales myopathisches Syndrom, okulopharyngeales Syndrom oder fazioskapulohumeroperoneales Syndrom (▶ Abb. 64.1). Andere Manifestationen einer Myopathie können sein: Rhabdomyolyse-Attacken, belastungsinduzierte Myalgien, isolierte Myotonie oder periodische Paralysen. Manchmal fällt auch eine asymptomatische Hyper-CK-ämie auf.

Muskeltrophik

Differenzialdiagnostische Bedeutung kommt der Frage zu, ob klinisch schwache Muskeln auch atrophisch sind. Hier muss allerdings einschränkend bedacht werden, dass subkutanes Fettgewebe sichtbare Atrophien kaschieren kann. Dabei kann aber eine Palpation helfen. Bei manchen Patienten wird auch eine Hypertrophie (Myotonien) oder eine Pseudohypertrophie (Muskeldystrophien) beobachtet.

Andere klinische Zeichen

- Kontrakturen und Skelettveränderungen
- myotone Phänomene (Greifmyotonie, Augenschlussmyotonie oder Perkussionsmyotonie)
- Rippling des Muskels (Muskelwogen)

Zusatzdiagnostik

Labordiagnostik

Die Bestimmung der **Kreatinkinase (CK)** erlaubt einen einfachen und schnellen Überblick über das Ausmaß des Muskelfaseruntergangs, sie gibt aber keinen Hinweis auf den Grund des Zelluntergangs und damit auf die zugrunde liegende Erkrankung. Als Grundregel gilt: Die CK-Erhöhung sollte mindestens einmal bestätigt werden, wobei auf körperliche Schonung vor der Untersuchung geachtet werden muss. Im Allgemeinen gilt die Faustregel,

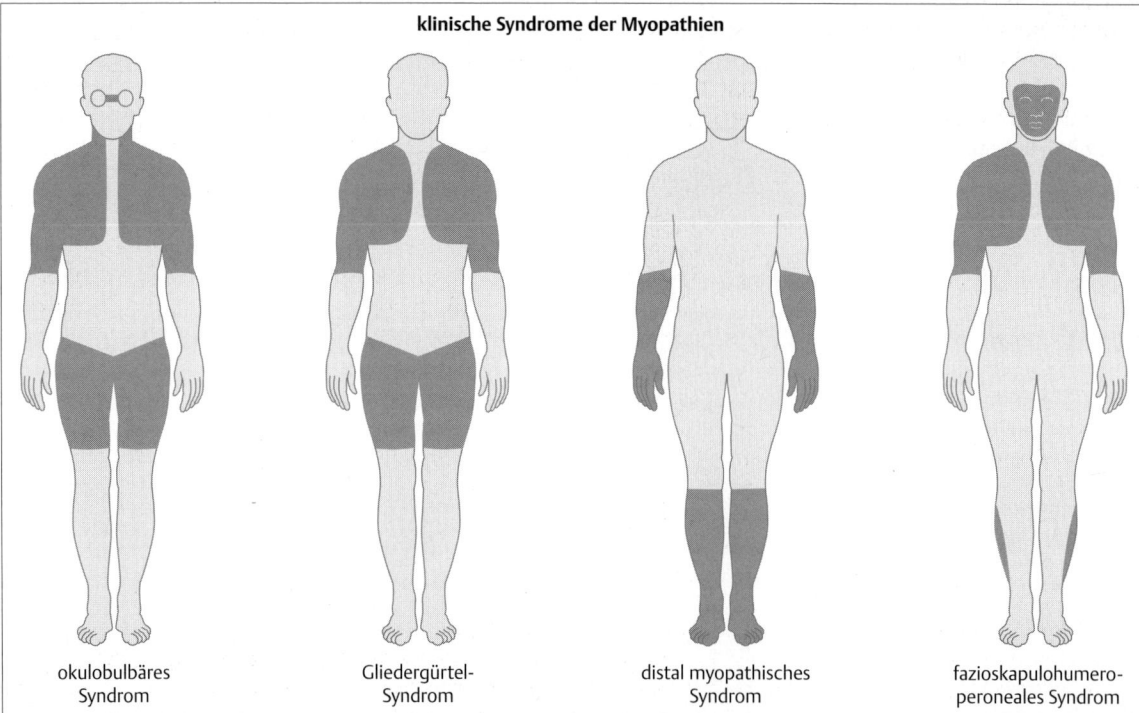

Abb. 64.1 Klinische Syndrome der Myopathien (Quelle: Schoser 2009).

dass eine mehr als 10-fache CK-Erhöhung stark auf eine primär myogene Ursache hindeutet und nicht neurogen bedingt ist (Chahin u. Sorenson 2009). Das Ausmaß der CK-Erhöhung ist bei den verschiedenen Myopathien sehr unterschiedlich (▶ Tab. 64.2) und auch bei einer definierten Myopathie variabel. Wichtig ist, dass bei manchen Myopathien die CK normal sein kann. Eine falsch-positive CK-Erhöhung misst man bei Vorliegen einer Makro-CK; dann ist in der Regel auch die CK-MB erhöht. Es gibt aber auch Patienten mit einer asymptomatischen Myopathie, der eine (noch) nicht manifeste Myopathie zugrunde liegt. Je höher die CK ist und je jünger der Patient ist, desto häufiger findet sich bei Untersuchung einer Muskelbiopsie eine Myopathie.

TSH und ggf. **Cortisol, Kalzium und Phosphat** sollten zur Frage einer endokrinen Myopathie untersucht werden.

Die Untersuchung von Myositis-spezifischen **Autoantikörpern** ist bei Dermatomyositis und Polymyositis sinnvoll, die beide durch einen subakuten Beginn charakterisiert sind. Allerdings beträgt die Sensitivität nur etwa 60 %. Bei der Einschlusskörpermyositis finden sich nur sehr selten Antikörper. Von den Myositis-spezifischen Antikörpern sind Jo-1-AK am häufigsten positiv, die mit einem erhöhten Risiko einer alveolären Pneumonitis/ Lungenfibrose behaftet sind. Andere Myositis-spezifische Antikörper sind Mi-2-AK und p155/140-AK, die bei manchen Patienten mit Dermatomyositis zu finden sind. Eine Dermatomyositis mit Jo-1-AK oder Mi 2-AK weist seltener ein Neoplasma auf als eine Dermatomyositis ohne Antikörper. Bei Patienten mit akut aufgetretener Muskelschwäche und sehr deutlicher CK-Erhöhung sollten Antikörper gegen das Signal Recognition Particle (SRP) untersucht werden, die sich bei einer nekrotisierenden Autoimmun-Myositis finden, die relativ schlecht auf Immunsupression anspricht (Dimitri et al. 2007). Myositis-assoziierte Antikörper (z. B. SM-Scl-AK und Ku bei Sklerodermie oder U1-RNP bei Mischkollagenose) sind bei Overlap-Syndromen zu finden. (vgl. Leitlinie „Myositissyndrome").

Aus all diesen Gründen ist es auch bei einer histologisch nachgewiesenen Myositis hilfreich zu wissen, welcher Antikörper vorliegt. Als Suchtest bei unklarer Myopathie sind Antikörperbestimmungen nicht sinnvoll. Besonders ein allgemeines Screening auf antinukleäre Antikörper (ANA) liefert auch unspezifische Befunde und beweist keine Myositis. Nur wenn eine Differenzierung der ANA gelingt, hat es diagnostische Relevanz.

Nur wenige **Enzyme,** die im Muskelstoffwechsel eine Rolle spielen, können auch im Blut analysiert werden. Besondere Bedeutung hat die Messung der Alpha-Glukosidase bei Verdacht auf Morbus Pompe, die an Lymphozyten, aber auch am Trockenblut vorgenommen werden kann (Lukacs et al. 2010). Die Bestimmung des **Acyl-Carnitin-Spektrums** im Serum kann bei einer Lipidmyopathie diagnostisch wertvoll sein.

Die Untersuchung des Muskels unter **Belastungsbedingungen** erfolgt mithilfe des Unterarmbelastungstest zur Frage nach einer Glykogenose (fehlender Laktatanstieg bei normalem Ammoniakanstieg) oder eines Myoadenylatdeaminase-Mangels (fehlender Ammoniakanstieg bei normalem Laktatanstieg). Beim Fahrradbelastungstest weist ein pathologisch hoher Laktatanstieg auf einen Defekt der mitochondrialen Atmungskette hin.

Elektromyografie

Bei jedem Patienten mit Verdacht auf eine Myopathie sollte eine quantitative EMG-Untersuchung mit Nadelelektroden erfolgen, um neurogene von myopathischen Prozessen zu unterscheiden. Außerdem ist der Nachweis von myotonen Entladungen von großer Bedeutung. Es sollten mehrere Muskeln vorzugsweise an verschiedenen Extremitäten proximal und distal untersucht werden (Reiners 2009). Aus einem mittels Nadel-EMG untersuchten Muskel sollte in den darauffolgenden Wochen keine Muskelbiopsie entnommen werden, da durch die EMG-Untersuchung auch Muskelfaseruntergänge mit zellulärer Abräumreaktion ausgelöst werden können und dann falsch-positiv als Hinweis für eine Myopathie gewertet werden. Auch eine ergänzende Neurografie zur Frage einer Neuropathie ist bei jedem Patienten sinnvoll.

Bildgebende Untersuchungen: MRT, CT, Sonografie

Die **Kernspintomografie** ist das wichtigste bildgebende Verfahren bei Muskelkrankheiten. Ein Muskelödem kann am besten in der fettunterdrückten STIR-Sequenz erkannt werden; es findet sich nicht nur bei Myositiden, sondern auch bei Muskeldystrophien. Bei chronischen Muskelerkrankungen lässt sich in der T1-Wichtung der fettigebindegewebige Umbau erkennen. Eine Kontrastmittelgabe kann ergänzende Informationen liefern, Kontrastmittelaufnahme findet sich insbesondere bei Myositiden, manchmal in geringem Ausmaß aber auch bei anderen Muskelerkrankungen. Das MRT ist besonders hilfreich, wenn klinisch die Auswahl des Biopsieortes schwierig ist. Die Biopsie sollte aus einem betroffenen Muskel erfolgen, bei dem aber noch kein vollständiger fettiger Umbau erfolgt ist. Weiterhin kann durch das MRT das Verteilungsmuster von Myopathien gut erfasst werden, was zur Eingrenzung mancher hereditärer Myopathien zusätzliche Informationen liefern kann.

Das **CT** kann Verkalkungen im Muskel nachweisen und bei Patienten mit Herzschrittmachern zum Einsatz kommen. **Sonografisch** lassen sich Muskelatrophien bzw. -hypertrophien erkennen. Durch Fetteinlagerung kann die Echogenität erhöht und durch Ödem vermindert sein.

Kardiale Diagnostik

Zur Frage einer kardialen Mitbeteiligung sollten ein EKG (Reizleitungsstörung), ein LZ-EKG (Rhythmusstörungen) und ein Herzecho (Kardiomyopathie) durchgeführt werden. Optional ist eine MRT zum sensitiveren Nachweis einer Kardiomyopathie (Gaul et al. 2006).

Diagnostik von Myopathien

Tab. 64.2 Hilfen zur diagnostischen Zuordnung wichtiger Formen hereditärer und erworbener Myopathien. Fett gedruckt sind die wegweisenden Befunde.

Untersuchung	Muskel-dystrophie Typ Duchenne/Becker	Muskeldystrophie Gliedergürtel-Typ (LGMD)	Fazioskapulo-humerale Muskeldystrophie (FSHD)	Myotone Dystrophie Typ 1/2	Okulopharyn-geale Muskel-dystrophie (OPMD)	Distale Myopathie
CK	+++ (im späten Krankheitsstadium + möglich)	++/+++	+	normal/+	+	+/++/+++
andere Laboruntersuchungen				Gamma-GT Glukose		
Muskelbiopsie	bei negativer MLPA-Genetik: Routine **Immunhistologie Western-Blot**	Routine **Immunhistologie Western-Blot (v.a. Calpain 3)**	nur zur Differenzialdiagnose	nur zur Differenzialdiagnose	nur zur Differenzialdiagnose	Routine **Immunhistologie, Western-Blot**
Molekulargenetik	**MLPA Dystrophin-Gen zum Nachweis von Deletionen/Duplikationen Sequenzierung zum Nachweis von Punktmutationen**	**Mutationsnachweis**	**verkürzter Tandem-Repeat-Abschnitt D4Z4 auf Chromosom 4q**	**Typ1: CTG-Repeat-Expansion DMPG-Gen Typ 2: CCTG-Repeat-Expansion Zinkfinger-Gen9**	**GCG/GCA-Repeat-Expansion PABPN1-Gen**	**Mutationsnachweis**

+ = gering erhöht (1- bis 3-fach)
++ = mäßig erhöht (3- bis 10-fach)
+++ = deutlich erhöht (mehr als 10-fach)
CK = Kreatinkinase
IBM = Einschlusskörpermyositis

Pulmonale Untersuchungen

Die Bestimmung der Vitalkapazität kann einen Hinweis auf eine Atemmuskelschwäche ergeben. Zur Frage einer Zwerchfellschwäche sollte sie nicht nur im Sitzen, sondern auch im Liegen gemessen werden. Bei Patienten mit Myositis ist zur Frage einer Lungenbeteiligung eine Schnittbilddiagnostik indiziert.

Untersuchungen zur Frage Multisystembeteiligung

Bei bestimmten Myopathien sind folgende Untersuchungen sinnvoll:
- ophthalmologische Untersuchung zur Frage Katarakt oder Retinopathie
- endokrine Untersuchungen unter anderem zur Frage Diabetes, Hypogonadismus, Hypothyreose
- Schädel-MRT zur Klärung einer zerebralen Mitbeteiligung

Muskelbiopsie

Einige hereditäre Myopathien lassen sich primär molekulargenetisch diagnostizieren (s. ▶ S. 804), sodass in diesen Fällen auf eine Muskelbiopsie verzichtet werden kann. Bei den anderen Muskelerkrankungen nimmt die Biopsie eine zentrale Rolle in der Diagnostik ein. Sie ermöglicht breite differenzialdiagnostische Untersuchungen verschiedener Myopathien mit unterschiedlichen Methoden. Die Biopsie sollte möglichst nicht unter immunsuppressiver Medikation erfolgen. Nach einer Rhabdomyolyse sollte einige Wochen bis zur Muskelbiopsie gewartet werden.

Zur Indikation der Muskelbiopsie bei Patienten, die keine Paresen aufweisen, sondern unter Myalgien leiden, wird auf die Leitlinie „Diagnostik und Differenzialdiagnose bei Myalgien" verwiesen.

Als Biopsieort eignet sich prinzipiell ein moderat betroffener Muskel (Paresegrad 4/5). Die Biopsie muss

Tab. 64.2 Fortsetzung

Untersuchung	Kongenitale Myopathien mit Strukturbesonderheiten	Ionenkanalmyopathien	Metabolische Myopathien	Mitochondriale Myopathien	Toxische/endokrine Myopathie	Immunogene Myositiden
CK	normal/+	normal/+	+/++	normal/+	normal/+/++	+++ (IBM: CK +/++)
andere Laboruntersuchungen		Kalium	Unterarmbelastungstest Acylcarnitin-Spektrum im Serum Enzymaktivität im Blut	Fahrradbelastungstest	TSH Cortisol Parathormon	Myositis-Autoantikörper
Muskelbiopsie	Routine Enzymhistologie Elektronenmikroskopie	nur zur Differenzialdiagnose	Routine Enzymhistologie Enzymmessung	Routine Enzymhistologie (einschl. COX/SDH) Enzymmessung	Routine	Routine Immunhistologie Elektronenmikroskopie bei IBM
Molekulargenetik	Mutationsnachweis	Mutationsnachweis Chlorid-, Natrium-, Kalziumkanal-Gen	Mutationsnachweis	Mutationsnachweis (zum Teil nur aus Muskelgewebe möglich)		

+ = gering erhöht (1- bis 3-fach)
++ = mäßig erhöht (3- bis 10-fach)
+++ = deutlich erhöht (mehr als 10-fach)
CK = Kreatinkinase
IBM = Einschlusskörpermyositis

ausreichend groß sein und wird daher in der Regel als offene Biopsie (bei Erwachsenen in der Regel in Lokalanästhesie) entnommen. Der Transport aus dem OP erfolgt in einer feuchten Kammer (auf einem mit Kochsalzlösung angefeuchteten Stück Gaze in einer verschlossenen Petri-Schale) (Bergmann et al. 2009). Wenn der Transport mehrere Stunden dauert, sollte die Petri-Schale auf Eis transportiert werden (allerdings können dann biochemische Analysen verfälscht werden). Ein Anfrieren des Präparates muss unbedingt vermieden werden.

Die Probe muss in Laboren, die eine Expertise zur Untersuchung von Muskelbiopsien aufweisen, sorgfältig aufbereitet werden, sodass nicht nur histologische Untersuchungen erfolgen können, sondern auch Western-Blot-Analysen, enzymatische Messungen, elektronenmikroskopische Untersuchungen und DNA-Extraktion.

Die Probe wird in 3 Teile geteilt, die unterschiedlich behandelt werden:

- Aufblocken eines Gewebsstückes und Schockgefrieren in stickstoffgekühltem Isopentan für histologische Untersuchungen
- Tieffrieren eines unfixierten Muskelstückchens in flüssigem Stickstoff für biochemische Untersuchungen und DNA-Extraktion
- Fixation in Glutaraldehyd für Semidünnschnitte/Elektronenmikroskopie

Das Risiko von Komplikationen (Nachblutungen, Wundinfektionen) ist bei einer Muskelbiopsie sehr niedrig.

Myopathologische Untersuchung

In einem ersten Schritt kann die histologische Beurteilung der Muskelbiopsie unterscheiden, ob ein myositisches, myopathisches oder neurogenes Gewebssyndrom vorliegt und ob es Hinweise auf eine metabolische Myopathie bzw. Myopathie mit charakteristischen Strukturveränderungen

Diagnostik von Myopathien

gibt. Bei Nachweis von Entzündungszellen sollten diese immunhistologisch differenziert werden. Besteht der Verdacht auf eine Muskeldystrophie, so sollte ein Defekt von Muskelproteinen immunhistologisch analysiert werden.

Elektronenmikroskopische Untersuchungen sind zum Nachweis tubulofilamentöser Einschlüsse bei der Einschlusskörpermyositis und zur Analyse von charakteristischen Strukturveränderungen unter anderem bei kongenitalen Myopathien hilfreich.

Western-Blot-Untersuchung

Mittels Western-Blot lässt sich bei vielen Muskeldystrophien entweder ein fehlendes Protein oder ein im elektrophoretischen Laufverhalten verändertes Protein nachweisen. Dieses Verfahren ist besonders wichtig, wenn eine immunhistologische Untersuchung nicht möglich ist, wie z. B. bei Calpain 3.

Biochemische Untersuchung

Manche Enzymdefekte sind auf den Muskel beschränkt und daher auch nur im Muskel biochemisch nachweisbar. Dazu gehören Glykogenosen, aber auch mitochondriale Myopathien.

Molekulargenetische Untersuchung

Einsendungen zur molekulargenetischen Diagnostik mit einem differenzialdiagnostisch weit gestreuten Suchauftrag sind nicht sinnvoll. Der Verdacht auf das Vorliegen einer definierten Entität muss gegeben sein.

Die häufigste Ursache einer Muskeldystrophie vom Gliedergürteltyp ist eine Dystrophinopathie, der meist Deletionen oder Duplikationen im Dystrophin-Gen zugrunde liegen. Diese können mittels Multiplex-Ligation-Probe-Amplifikation (MLPA) auch bei Konduktorinnen sicher und relativ einfach nachgewiesen werden (Gatta et al. 2005). Daher sollte eine MLPA-Analyse vor einer Biopsie erfolgen, wenn eine Dystrophinopathie differenzialdiagnostisch infrage kommt.

Bei einigen anderen hereditären Myopathien kann aufgrund charakteristischer Phänotypen und einer positiven Familienanamnese bereits eine klinische Verdachtsdiagnose gestellt werden, die direkt durch eine molekulargenetische Analyse bestätigt werden kann. Die molekulargenetische Untersuchung ist dann Methode der ersten Wahl, zumal myohistologisch bei diesen Erkrankungen z.T. keine hochspezifischen Veränderungen zu finden sind. Dies gilt für die myotone Dystrophie Typ 1 und 2 sowie die fazioskapulohumerale Muskeldystrophie, die okulopharyngeale Muskeldystrophie und die Muskeldystrophie Hauptmann-Thannhauser (Lamin-A/C-Defekt), die alle autosomal-dominant vererbt werden. Auch bei Muskelerkrankungen auf der Basis von Ionenkanaldefekten ist eine primäre molekulargenetische Diagnostik sinnvoll (vgl. Leitlinien „Myotone Dystrophien, nichtdystrophe Myotonien und periodische Lähmungen").

Untersuchungsmaterial ist in der Regel EDTA-Blut, bei mitochondrialen Myopathien können Defekte der mitochondrialen DNA jedoch einer Blutuntersuchung entgehen, daher sollte bevorzugt Muskel-DNA analysiert werden (vgl. Leitlinie „Mitochondriopathien").

■ Versorgungskoordination

Erste diagnostische Schritte (körperliche Untersuchung und CK-Bestimmung) können vom Hausarzt vorgenommen werden. Zur weiteren Diagnostik ist in der Regel eine Überweisung zum Neurologen notwendig. Besonders diagnostisch schwierige Patienten sollten in Neurologischen Kliniken an einem der 26 von der Deutschen Gesellschaft für Muskelkranke mit einem Gütesiegel ausgezeichneten Neuromuskulären Zentren vorgestellt werden. Dort sollte die spezielle Diagnostik (einschließlich einer eventuell notwendigen Muskelbiopsie) erfolgen. Abhängig von der Komplexität der Diagnostik und bei akuten Fällen ist eine stationäre Untersuchung sinnvoll. Bei hereditären Muskelerkrankungen ist eine Vorstellung beim Facharzt für Humangenetik zu empfehlen.

■ Redaktionskomitee

Prof. Dr. med. Marcus Deschauer, Klinik und Poliklinik für Neurologie, Martin-Luther-Universität Halle-Wittenberg
Horst Ganter, Geschäftsführer der Deutschen Gesellschaft für Muskelkranke e.V. (DGM) als Patientenvertreter
Prof. Dr. rer. nat. Clemens R. Müller-Reible, Institut für Humangenetik Universität Würzburg als Vertreter der Deutschen Gesellschaft für Humangenetik
Prof. Dr. med. Kai M. Rösler, Neurologische Universitätsklinik, Inselspital Bern
Prof. Dr. med. Benedikt Schoser, Friedrich-Baur-Institut, Neurologische Klinik und Poliklinik, Ludwig-Maximilians-Universität München
Dr. med. Julia Wanschitz, Neurologische Universitätsklinik Innsbruck
Prof. Dr. med. Joachim Weis, Institut für Neuropathologie, Universitätsklinikum der RWTH Aachen als Vertreter der Deutschen Gesellschaft für Neuropathologie und Neuroanatomie (DGNN) und Leiter des Referenzzentrums für neuromuskuläre Erkrankungen
Prof. Dr. med. Stephan Zierz, Klinik und Poliklinik für Neurologie, Martin-Luther-Universität Halle-Wittenberg

Federführend: Prof. Dr. med. Marcus Deschauer, Martin-Luther-Universität Halle-Wittenberg, Universitätsklinik und Poliklinik für Neurologie, Ernst-Grube-Straße 40, 06120 Halle
E-Mail: marcus.deschauer@medizin.uni-halle.de

Entwicklungsstufe der Leitlinie: S1

■ Anhang

Wichtige Links

- www.dgm.org
- www.md-net.org
- www.mitonet.org
  www.neuro.wustl.edu/neuromuscular/
- www.neuromuskulaeres-referenzzentrum.dgnn.rwth-aachen.de/

▶ **Danksagung:** Frau Prof. Dr. med. Ulrike Schara, leitende Ärztin Bereich Neuropädiatrie am Universitätsklinikum Essen, wird für hilfreiche Anmerkungen aus neuropädiatrischer Sicht gedankt.

■ Literatur

Bergmann M, Weis J, Probst-Cousin S. Muskelbiopsie Indikationen und Technik: Pathologe 2009; 30: 345–351

Bushby K. Diagnosis and management of the limb girdle muscular dystrophies. Pract Neurol 2009; 9: 314–323

Chahin N, Sorenson EJ. Serum creatine kinase levels in spinobulbar muscular atrophy and amyotrophic lateral sclerosis. Muscle Nerve 2009; 40: 126–129

Dimitri D, Andre C, Roucoules J et al. Myopathy associated with anti-signal recognition peptide antibodies: clinical heterogeneity contrasts with stereotyped histopathology. Muscle Nerve 2007; 35: 389–395

Gatta V, Scarciolla O, Gaspari AR et al. Identification of deletions and duplications of the DMD gene in affected males and carrier females by multiple ligation probe amplification (MLPA). Hum Genet 2005; 117: 92–98

Gaul C, Deschauer M, Tempelmann C et al. Cardiac involvement in limb-girdle muscular dystrophy 2I (LGMD2I) – conventional cardiac diagnostic and cardiovascular magnetic resonance (CMR). J Neurol 2006; 253: 1317–1322

Kaplan JC. The 2011 version of the gene table of neuromuscular disorders. Neuromuscul Disord 2010; 20: 852–873

Karpati G, Hilton-Jones D, Bushby K, Griggs RC, eds. Disorders of Voluntary Muscle. Cambridge: Cambridge University Press; 2010

Lukacs Z, Nieves Cobos P, Mengel E et al. Diagnostic efficacy of the fluorometric determination of enzyme activity for Pompe disease from dried blood specimens compared with lymphocytes-possibility for newborn screening. J Inherit Metab Dis 2010; 33: 43–50

Müller-Reible CR, Kress W, Meng C. Molekulargenetische Diagnostik der Myopathien. Akt Neurol 2009; 36: 247–251

Norwood F, de Visser M, Eymard B et al. EFNS Guideline Task Force. EFNS guideline on diagnosis and management of limb girdle muscular dystrophies. Eur J Neurol 2007; 14: 1305–1312

Norwood FL, Harling C, Chinnery PF et al. Prevalence of genetic muscle disease in Northern England: in-depth analysis of a muscle clinic population. Brain 2009; 132: 3175–3186

Reiners K. Elektromyografische Untersuchung bei Myopathien. Akt Neurol 2009; 36: 227–233

Schoser B. Klinische Phänotypen hereditärer Myopathien und die Indikation zur Muskelbiopsie. Akt Neurol 2009; 36: 221–226

Vorgerd M. Labordiagnostik von Myopathien. Akt Neurol 2009; 36: 234–239

Vorgerd M, Deschauer M. Management and treatment of hereditary metabolic myopathies. In: Bertorini TE, ed. Neuromuscular Disorders: Management and Therapy. Philadelphia, W.B. Saunders 2011

Wessig C. Bildgebung bei Myopathien. Akt Neurol 2009; 36: 240–246

Zierz S, Jerusalem F. Muskelerkrankungen, 3. Aufl. Stuttgart: Thieme; 2003

Diagnostik von Myopathien

Clinical Pathway – **Diagnostik von Myopathien**

Basisdiagnostik			
▸ Anamnese:			
▸ Lokalisation Muskelschwäche			
▸ Verlauf: Entstehung/Ausbreitung			
▸ konkrete Bewegungsbehinderung			
▸ Muskelschmerz incl. Belastungsabhängigkeit			
▸ Braunfärbung des Urins			
▸ Medikamenteneinnahme (v.a. Statine)			
▸ endokrine Störungen			
▸ Familienanamnese			
▸ körperliche Untersuchung, vor allem:			
▸ Verteilungstyp Paresen			
▸ Muskeltrophik			
▸ Kontrakturen			
▸ Skelettveränderungen			
▸ myotone Zeichen			
▸ Rippling des Muskels			
▸ Labor:			
▸ CK			
▸ TSH			
▸ ggf. Autoantikörper			
▸ EMG			
▸ Neurografie			
○ Gliedergürtelsyndrom	○ Myotonie (klinisch/EMG)		▸ Molekulargenetik myotone Dystrophie Typ 2 ▸ weiter s. LL „Myotone Dystrophien, nicht dystrophe Myotonien und periodische Lähmungen"
	○ keine Myotonie (klinisch/EMG)	○ V.a. Gliedergürteldystrophie	▸ MLPA-Analyse Deletionen Dystrophin-Gen ▸ Muskelbiopsie ▸ kardiale Diagnostik
		○ alle anderen	▸ Muskelbiopsie ▸ kardiale Diagnostik ▸ bei Myositis weiter s. LL „Myositiden
○ distale Muskelschwäche	○ Myotonie (klinisch/EMG)		▸ Molekulargenetik myotone Dystrophie Typ 1 ▸ weiter s. LL „Myotone Dystrophien, nicht dystrophe Myotonien und periodische Lähmungen"
	○ keine Myotonie (klinisch/EMG)		▸ Muskelbiopsie
○ okulopharyngeales Syndrom/externe Ophthalmoplegie			▸ Molekulargenetik OPMD ▸ Muskelbiopsie
○ faszioskapulohumeroperoneales Syndrom			▸ Molekulargenetik FSHD
○ Rhabdomyolyse-Attacken			▸ Unterarmbelastungstest ▸ Acyl-Carnitin-Spektrum ▸ Muskelbiopsie
○ Myalgien/Krampi			▸ siehe LL „Diagnostik und Differenzialdiagnose bei Myalgien"
○ Myotonie/periodische Paralysen			▸ Untersuchung Ionenkanalgene ▸ weiter s. LL „Myotone Dystrophien, nicht dystrophe Myotonien und periodische Lähmungen"
○ asymptomatische Hyper-CK-ämie			▸ MRT Muskeln ▸ Muskelbiopsie oder Verlaufskontrolle

erweiterte Diagnostik (fakultativ)
- ▸ Bildgebung: MRT (CT, Sonografie)
- ▸ kardiale Diagnostik
- ▸ Lungenfunktion
- ▸ Ophthalmologie
- ▸ Endokrinologie

65 Crampi/Muskelkrampf

Was gibt es Neues?

Die Studienlage zur Therapie von Muskelkrämpfen findet sich in zwei aktuellen Übersichtsarbeiten unverändert gegenüber der Vorauflage dieser Leitlinie: Ausreichend belegt ist die Behandlung mit Chinin; alle anderen Maßnahmen und pharmakologischen Therapien sind nur sehr schwach oder nicht ausreichend belegt. Zusammenstellungen der unwirksamen Präparate finden sich in der Übersichtsliteratur (Katzberg et al. 2010, Young 2009, Topka 2007).

Der Einsatz von Chininsulfat wird bei schweren Formen von gewöhnlichen Muskelkrämpfen weiterhin für angemessen gehalten. Die Anwendungsempfehlungen sind in Anlehnung an die Behandlungshinweise der MHRA (MHRA 2010) präzisiert worden.

Das BfArM hat für die Anwendung von Chininsulfat bei nächtlichen Wadenkrämpfen wegen des Auftretens von Thrombozytopenien ein Stufenplanverfahren der Stufe I eingeleitet; ein Abschlussbericht wurde bis zur Drucklegung nicht veröffentlicht (BfArM 2010). Die FDA hat aufgrund von einzelnen, nebenwirkungsbedingten Todesfällen ihre Warnung vor dem Einsatz von Chinin bei Muskelkrämpfen erneuert (FDA 2009, FDA 2010).

Die wichtigsten Empfehlungen auf einen Blick

- Symptomatische Ursachen für Muskelkrämpfe sind auszuschließen.
- Im akuten Fall soll der verkrampfte Muskel gedehnt oder die Antagonisten angespannt werden.
- Bei nächtlichen Wadenkrämpfen sollen regelmäßig Dehnübungen der Wadenmuskeln durchgeführt werden.
- Magnesium ist möglicherweise wirksam. Chinin ist wirksam, sollte wegen der (seltenen) schweren Nebenwirkungen aber erst in zweiter Linie und nur bei schwerer Ausprägung der Krämpfe eingesetzt werden.
- Bei Muskelkrämpfen in der Schwangerschaft ist Magnesium wirksam.

■ Definition und Klassifikation

Begriffsdefinition

Der Muskelkrampf ist eine ausgeprägte, schmerzhafte und unwillkürliche Kontraktion eines Teils oder der Gesamtheit eines Muskels oder einer umschriebenen Muskelgruppe, die mit einer tastbaren Verhärtung einhergeht. Der Muskelkrampf ist kurz dauernd (Sekunden bis Minuten) und selbstlimitierend (Miller et al. 2005).

Klassifikation

Der **gewöhnliche Muskelkrampf** tritt oft in Ruhe und während der Nacht ohne erkennbare Ursache auf; betroffen sind ganz überwiegend die Muskeln der Wade und des Fußgewölbes (Butler et al. 2002). Eine Muskelverkürzung erleichtert die Auslösung. Der gewöhnliche Muskelkrampf wird neurogen in den intramuskulären Anteilen der efferenten Axone ausgelöst (Harper 2004). Es gibt Hinweise auf eine Beteiligung afferenter (Dehnungsrezeptoren in Sehnen und Muskeln) und spinaler Strukturen (Bentley 1996, Schwellnus 2009). Elektromyografisch wird der Muskelkrampf von Aktionspotenzialen mit hoher Entladungsfrequenz begleitet.

Symptomatische Muskelkrämpfe (Layzer 1994, Parisi et al. 2003) treten auf bei:

- körperlicher Arbeit oder sportlicher Belastung, insbesondere unter Hitzebelastung (Maquirriain et al. 2007, Schwellnus 2007)
- Schwangerschaft
- Hypovolämie, hypotoner Dehydratation (Hyponatriämie) und unter der Hämodialyse
- Erkrankungen des zweiten Motoneurons: Mono- und Polyneuropathien, Übererregbarkeit des peripheren Nervs (Crampus-Faszikulations-Syndrom, Hart et al. 2002; immunvermittelte Kanalkrankheiten, Newsom-Davis et al. 2003), radikuläre Läsionen, Vorderhornzellschäden (Zustand nach Poliomyelitis, amyotrophe Lateralsklerose)
- endokrinen Erkrankungen: Schilddrüsenfunktionsstörung, Morbus Addison (Duyff et al. 2000, George 2007)
- Leberzirrhose (Corbani et al. 2008)
- Alkohol und Medikamenten: Betasympathomimetika, Betarezeptorenblocker mit partiell agonistischer Aktivität, Cholinergika/Acetylcholinesterasehemmer, Kalziumantagonisten, Statine und Clofibrinsäurederivate, Diuretika (Dewarrat et al. 1994, Zimlichman et al. 1991)
- hereditärer Herkunft (sehr selten)

Differenzialdiagnose

Schmerzhafte Muskelkontraktionen anderer Genese müssen abgegrenzt werden:
- zentrale Störungen der Motorik: spastische Tonuserhöhung, Dystonie, Restless-Legs-Syndrom
- Störungen der spinalen Inhibition: Tetanus, Strychninvergiftung, Stiff-Man-Syndrom
- Störungen des motoneuronalen Membranpotenzials: Tetanie (Hypokalzämie, Hypomagnesiämie), Neuromyotonie
- myogene Überaktivität: Kontraktur (Hypothyreose, metabolische Myopathien, Brody-Syndrom), Myotonie
- ischämischer Muskelschmerz

■ Diagnostik

▶ **Basisdiagnostik:**
- Anamnese der Provokationssituation
- Familienanamnese
- Medikamentenanamnese
- neurologischer Status unter besonderer Berücksichtigung der Differenzialdiagnosen (s.o.)
- Blutuntersuchungen: Elektrolytwerte inklusive Kalzium und Magnesium, Nieren- und Leberwerte, Blutzucker, Schilddrüsenhormone, Kreatinkinase

▶ **Weiterführende Diagnostik:** Bei Hinweisen auf symptomatische Muskelkrämpfe oder schmerzhafte Muskelkontraktionen anderer Genese schließen sich entsprechende Untersuchungen an, z.B.:
- Blutuntersuchungen: Kortisol und Aldosteron, Serumlaktat
- elektrophysiologische Untersuchungen: Elektromyografie, Neurografie
- Funktionsuntersuchungen: Ischämie-Arbeitstest, dopplersonografische Untersuchung der arteriellen Beindurchblutung

▶ **Verlaufsuntersuchungen:** Bei weiter bestehender Unsicherheit, ob symptomatische Muskelkrämpfe vorliegen, sollte der Patient zu Verlaufsuntersuchungen einbestellt werden (Singh et al. 2011).

■ Therapie

Allgemeine Empfehlungen zur Therapie

Erste Behandlungsmaßnahme im akuten Fall ist die Dehnung der verkrampften Muskulatur und/oder die Anspannung der Antagonisten der betroffenen Muskeln.

Bei nächtlichen Wadenkrämpfen können regelmäßige passive Dehnübungen der Wadenmuskulatur versucht werden. Die Wirksamkeit dieser Übungen wird unterschiedlich bewertet (Coppin et al. 2005, Daniell 1979).

Pharmakotherapie

Chininsulfat oder **Hydrochinin** 200–400 mg zur Nacht ist wirksam (Jansen et al. 1997, Diener et al. 2002, El-Tawil et al. 2010). Die Indikationsstellung muss die seltenen, aber potenziell schwerwiegenden Nebenwirkungen (FDA 2010, Bateman et al. 1986) berücksichtigen. insbesondere ist auf Gerinnungsstörungen (speziell Thrombozytopenien) (Park et al. 2009) zu achten. Ebenso müssen Arzneimittelinteraktionen, z.B. mit Bezug auf die kardiale Reizleitung (z.B. Verlängerung der QT-Zeit) oder auf die Gerinnung (z.B. bei bestehender Marcumarisierung) beachtet werden (Bateman et al. 1986). Chininpräparate sind in der Schwangerschaft kontraindiziert.

Chininpräparate sollten nach Ausschluss behandelbarer Ursachen nur bei sehr schmerzhaften oder häufigen Muskelkrämpfen, bei regelmäßiger Störung des Nachtschlafes durch die Muskelkrämpfe und bei Wirkungslosigkeit physiotherapeutischer Maßnahmen eingesetzt werden. Bei fehlender deutlicher Besserung (Frequenz oder Intensität der Krämpfe) innerhalb von 4 Wochen ist die Behandlung zu beenden. Alle 3 Monate sollte der Einsatz des Chinins neu bewertet werden (MHRA 2010). Hämatologische Nebenwirkungen traten zumeist innerhalb der ersten 2 Wochen auf. Deshalb muss insbesondere zu Beginn der Behandlung auf Nebenwirkungen geachtet werden. Der Patient ist über Zeichen einer Gerinnungsstörung aufzuklären (Petechien, häufige Hämatombildung, Schleimhautblutungen, verlängerte Blutungszeit von Wunden) (FDA 2010).

Vor dem Einsatz von Chinin sollte ein Behandlungsversuch mit **Magnesium** (Mg-[Hydrogen-]Aspartat, Mg-Orotat, Mg-Oxid, 1–3 × 5 mmol oral) erfolgen (Roffe et al. 2002, Mauskop 2010). Strenge Indikation bei Niereninsuffizienz, Herzrhythmusstörungen und Störungen der Endplattenfunktion.

Alternative medikamentöse Behandlungen für gewöhnliche Muskelkrämpfe sind (als off-label use) nur für sehr kleine Fallzahlen oder Einzelfälle berichtet und in ihrer Effektivität nicht ausreichend gesichert.

Weitere, spezielle Therapieformen

Das Risiko eines **belastungsabhängigen Krampfes** kann durch Dehnungsübungen vor der Belastung, Anpassung der körperlichen Leistung und des Trainings sowie Massagen nach der Belastung vermindert werden (Schwellnus et al. 2008).

Bei **Muskelkrämpfen in der Schwangerschaft** ist die Magnesiumgabe wirksam (Young et al. 2002).

Bei **dialyseassoziierten Krämpfen** ist die Volumensubstitution etabliert und belegt; für diese Indikation wird auf die nephrologische Literatur verwiesen (Kotanko et al. 2008, Levy et al. 2009, Fortin et al. 2010).

■ Versorgungskoordination

Diagnostik und Therapie erfolgen überwiegend ambulant.

■ Redaktionskomitee

Prof. Dr. Adam Czaplinski, Neurozentrum Bellevue, Zürich (für die Schweiz)
Prof. Dr. Ulrich Dillmann, Klinik für Neurologie, Universitätsklinikum des Saarlandes, Homburg/Saar
Dr. Rainer Lindemuth, Neurologisch-psychiatrische Gemeinschaftspraxis, Siegen
Dr. Walter Struhal, Abteilung Neurologie und Psychiatrie, Allgemeines Krankenhaus Linz (für die ÖGN)
Prof. Dr. Helge Topka, Neurologische Klinik, Krankenhaus Bogenhausen, München

Federführend: Dr. Rainer Lindemuth, Neurologisch-psychiatrische Gemeinschaftspraxis, Obergraben 23, 57072 Siegen, Tel.: 0271/230460
E-Mail: lindemuth@neurologie-villasauer.de

Entwicklungsstufe der Leitlinie: S1

■ Literatur

Bateman DN, Dyson EH. Quinine toxicity. Adverse Drug React Acute Poisoning Rev 1986; 5: 215–233
Bentley S. Exercise-induced muscle cramp. Proposed mechanisms and management. Sports Med 1996; 21: 409–420
BfArM. Limptar N® (Chininsulfat): Einleitung eines Stufenplanverfahrens, Stufe I. Bundesinstitut für Arzneimittel und Medizinprodukte 2010
Butler JV, Mulkerrin EC, O'Keeffe ST. Nocturnal leg cramps in older people. Postgrad Med J 2002; 78: 596–598
Coppin RJ, Wicke DM, Little PS. Managing nocturnal leg cramps – calf-stretching exercises and cessation of quinine treatment: a factorial randomised controlled trial. Br J Gen Pract 2005; 55: 186–191
Corbani A, Manousou P, Calvaruso V et al. Muscle cramps in cirrhosis: the therapeutic value of quinine. Is it underused? Dig Liver Dis 2008; 40: 794–799
Daniell HW. Simple cure for nocturnal leg cramps. N Engl J Med 1979; 301: 216
Dewarrat A, Kuntzer T, Regli F. [Muscle cramps: mechanism, etiology and current treatment]. Schweiz Rundsch Med Prax 1994; 83: 444–448
Diener HC, Dethlefsen U, Dethlefsen-Gruber S et al. Effectiveness of quinidine in treating muscle cramps: double-blind, placebo-controlled, parallel-group multicenter trail. Int J Clin Pract 2002; 56: 243–246
Duyff RF, Van den Bosch J, Laman DM et al. Neuromuscular findings in thyroid dysfunction: a prospective clinical and electrodiagnostic study. J Neurol Neurosurg Psychiatry 2000; 68: 750–755
El-Tawil S, Al Musa T, Valli H et al. Quinine for muscle cramps. Cochrane Database Syst Rev 2010; 12: CD005044
FDA. Quinine sulfate (marketed as Qualaquin): Off-label (not approved by FDA) use of quinine. FDA U.S. Food and Drug Administration 2009, Contract No. 2
FDA. FDA Drug Safety Communication: New risk management plan and patient Medication Guide for Qualaquin (quinine sulfate). FDA U.S. Food and Drug Administration 2010
Fortin PM, Bassett K, Musini VM. Human albumin for intradialytic hypotension in haemodialysis patients. Cochrane Database Syst Rev 2010; 11: CD006758
George G. Hypothyroidism presenting as puzzling myalgias and cramps in 3 patients. J Clin Rheumatol 2007; 13: 273–275
Harper CM. Muscle pain, cramps, and fatigue. In: Engel AG, Franzini-Armstrong C, eds. Myology Basic and Clinical. New York: McGraw-Hill; 2004: 1739–1754
Hart IK, Maddison P, Newsom-Davis J et al. Phenotypic variants of autoimmune peripheral nerve hyperexcitability. Brain 2002; 125: 1887–1895
Jansen PH, Veenhuizen KC, Wesseling AI et al. Randomised controlled trial of hydroquinine in muscle cramps. Lancet 1997; 349: 528–532
Katzberg HD, Khan AH, So YT. Assessment: symptomatic treatment for muscle cramps (an evidence-based review): report of the therapeutics and technology assessment subcommittee of the American Academy of Neurology. Neurology 2010; 74: 691–696
Kotanko P, Levin NW. Common clinical problems during haemodialysis. In: Nissenson AR, Fine RM, eds. Handbook of Dialysis Therapy, 4th ed. Philadelphia: Saunders Elsevier; 2008: 407–417
Layzer RB. The origin of muscle fasciculations and cramps. Muscle Nerve 1994; 17: 1243–1249
Levy J, Browne E, Daley C et al. Oxford Handbook of Dialysis, 3rd ed. New York: Oxford University Press; 2009
Maquirriain J, Merello M. The athlete with muscular cramps: clinical approach. J Am Acad Orthop Surg. 2007; 15: 425–431
Mauskop A. Assessment: symptomatic treatment for muscle cramps (an evidence-based review): report of the Therapeutics and Technology Assessment Subcommittee of the American Academy of Neurology. Neurology 2010; 75: 1397; author reply 8–9
MHRA. Quinine: not to be used routinely for nocturnal leg cramps: MHRA Medicines and Healthcare products Regulatory Agency 2010, Contract No. 11
Miller TM, Layzer RB. Muscle cramps. Muscle Nerve 2005; 32: 431–442
Newsom-Davis J, Buckley C, Clover L et al. Autoimmune disorders of neuronal potassium channels. Ann NY Acad Sci 2003; 998: 202–210
Parisi L, Pierelli F, Amabile G et al. Muscular cramps: proposals for a new classification. Acta Neurol Scand 2003; 107: 176–186
Park YA, Hay SN, King KE et al. Is it quinine TTP/HUS or quinine TMA? ADAMTS13 levels and implications for therapy. J Clin Apher 2009; 24: 115–119
Roffe C, Sills S, Crome P et al. Randomised, cross-over, placebo controlled trial of magnesium citrate in the treatment of chronic persistent leg cramps. Med Sci Monit 2002; 8: CR326–CR330
Schwellnus MP. Cause of exercise associated muscle cramps (EAMC) – altered neuromuscular control, dehydration or electrolyte depletion? Br J Sports Med 2009; 43: 401–408
Schwellnus MP. Muscle cramping in the marathon: aetiology and risk factors. Sports Med 2007; 37: 364–347
Schwellnus MP, Drew N, Collins M. Muscle cramping in athletes – risk factors, clinical assessment, and management. Clin Sports Med 2008; 27: 183–194, ix–x
Singh V, Gibson J, McLean B et al. Fasciculations and cramps: how benign? Report of four cases progressing to ALS. J Neurol 2011; 258: 573–578
Topka H. Krampi. In: Brandt T, Dichgans J, Diener HC, Hrsg. Therapie und Verlauf neurologischer Erkrankungen, 5. Aufl. Stuttgart: Kohlhammer; 2007: 1417–1423
Young G. Leg cramps. Clin Evid (Online) 2009
Young GL, Jewell D. Interventions for leg cramps in pregnancy. Cochrane Database Syst Rev 2002; 1: CD000121
Zimlichman R, Krauss S, Paran E. Muscle cramps induced by β-blockers with intrinsic sympathomimetic acitivity properties: a hint of a possible mechanism. Arch Intern Med 1991; 151: 1021

66 Myotone Dystrophien, nicht dystrophe Myotonien und periodische Paralysen

Was gibt es Neues?

Mexiletin steht in Deutschland nicht mehr zur Verfügung und kann nur noch als nicht retardiertes Präparat aus Japan, den USA oder Kanada in einer Dosierung von 100 mg oder 200 mg bezogen werden, Tocainid ist ebenfalls nicht mehr erhältlich. Alternativ können Propafenon oder Flecainid verabreicht werden. In der Schweiz und Österreich sind Mexiletin und Tocainid generell nicht zugelassen. Die Wirksamkeit von Mexiletin bei myotoner Dystrophie Typ 1 wurde in einer Studie erneut bestätigt (Logigian et al. 2010).

Bei den Natriumkanalerkrankungen gibt es je nach Mutation unterschiedliche Empfehlungen (Mohammadi et al. 2005, Alfonsi et al. 2007). Eine Cochrane-Studie ergab für Dichlorphenamid (einen Carboanhydrasehemmer) einen positiven Effekt in Bezug auf die Vermeidung von Lähmungsattacken sowohl bei hyperkaliämischer als auch bei hypokaliämischer Lähmung (Sansone et al. 2008). Dichlorphenamid ist derzeit nur noch über die Klinikumsapotheke Ulm erhältlich. Kausale Therapieansätze sind vor allem bei den myotonen Dystrophien Gegenstand aktueller Forschung, aber nach wie vor noch nicht in die klinische Praxis umsetzbar.

Die wichtigsten Empfehlungen auf einen Blick

Myotone Dystrophien
- halbjährliche kardiologische Kontrollen zur rechtzeitigen Erfassung von Herzrhythmusstörungen bzw. (seltener) Kardiomyopathien und ggf. Prüfung der Indikation für eine prophylaktische Schrittmacherversorgung (Lazarus et al. 2002, Harper et al. 2004, Groh et al. 2008) und jährliche augenärztliche Untersuchungen auf die Entwicklung einer Katarakt
- Modafinil ist zur Behandlung einer Hypersomnie bei myotonen Dystrophien nicht mehr zugelassen. Alternativ kann Methylphenidat versuchsweise gegeben werden (van der Meché 1986).
- regelmäßige Physiotherapie (van der Kooi et al. 2005)
- Hilfsmittelversorgung
- Behandlung eines Diabetes mellitus (Harper et al. 2004)
- Hormonsubstitution bei Hypogonadismus (Harper et al. 2004)
- Antimyotonika wie Mexiletin, Flecainid oder Propafenon sind nur bei stark ausgeprägter Myotonie unter Berücksichtigung der kardialen Situation indiziert (Hinweise auf einen vergleichbar positiven Effekt von Mexiletin und Tocainid gibt eine offene Vergleichsstudie; Kwiecinski et al. 1992). In je einer kleinen Cross-over-Studie kurzzeitige Verbesserung der Myotonie durch Clomipramin und Imipramin sowie geringe positive Langzeiteffekte von Taurin (Trip et al. 2006). In der Praxis werden diese Substanzen aufgrund ihrer Nebenwirkungen jedoch kaum eingesetzt.
- genetische Beratung, insbesondere bei betroffenen jungen Frauen

Nicht dystrophe Myotonien
- bei Chloridkanalmyotonien, Paramyotonia congenita und kaliumsensitiver Myotonie Behandlung der Myotonie mit Propafenon oder Flecainid oder wenn verfügbar Mexiletin als Medikamente der 1. Wahl und Carbamazepin als Medikament der 2. Wahl (Ricker 2003)
- bei Paramyotonie Vermeidung von kalter Umgebungstemperatur zur Prophylaxe der Myotonie und Schwäche
- bei kaliumsensitiver Myotonie Vermeidung einer Hyperkaliämie und Gabe von Acetazolamid zur prophylaktischen Behandlung der Muskelsteifigkeit
- genetische Beratung nach molekulargenetischer Diagnostik

Periodische Lähmungen
- hyperkaliämische periodische Paralyse: Vermeidung einer Hyperkaliämie und Gabe von Hydrochlorothiazid oder Acetazolamid zur prophylaktischen Behandlung. Behandlungsmöglichkeiten in der Lähmungsattacke: Kohlenhydratzufuhr und leichte körperliche Betätigung, Kalziumglukonat i.v., Thiaziddiuretika, Inhalation eines α-Mimetikums (Metaproterenol, Albuterol oder Salbutamol) (Ricker 2003)
- hypokaliämische periodische Paralyse: Vermeidung einer Hypokaliämie und Gabe von Kalium und einem Carboanhydrasehemmer (Acetazolamid oder Dichlorphenamid) oder einem Aldosteronantagonisten (Spironolacton oder Nachfolger Eplerenon) oder einem kaliumsparenden Diuretikum (Amilorid oder Triamteren als Monosubstanz) zur prophylaktischen Behandlung. Alternative Behandlungsmöglichkeiten in der Lähmungsattacke: Kalium und leichte körperliche Betätigung

Definition und Klassifikation

Begriffsdefinition

Eine myotone Muskelerkrankung ist charakterisiert durch eine gestörte Muskelrelaxation (Myotonie). Periodische Paralysen sind charakterisiert durch Lähmungsattacken, die auf einer transienten Unerregbarkeit der Skelettmuskelmembran beruhen.

Klassifikation

Myotone Dystrophien

Die myotonen Dystrophien Typ 1 (DM 1) und Typ 2 (DM 2) sind zusammengefasst die häufigsten Muskelerkrankungen des Erwachsenenalters in Europa (Prävalenz ca. 5,5/100.000). Es handelt sich um autosomal-dominant vererbte multisystemische Erkrankungen, deren Hauptsymptome eine distal betonte Muskelschwäche (DM 1) bzw. eine proximal betonte Muskelschwäche (DM 2), Myotonie und Katarakt sind. Genetisch liegt der DM 1 eine CTG-Repeat-Expansion auf Chromosom 19q13.3 am nicht translatierten 3'-Ende des Gens für die Dystrophia-myotonica-Proteinkinase (DMPK), der DM 2 eine CCTG-Repeat-Expansion im 1. Intron des ZNF9-Gens zugrunde (Schneider-Gold et al. 2010).

Nicht dystrophe Myotonien

Hereditäre Erkrankungen des muskulären Chlorid- oder Natriumkanals, die mit einer Über- oder Untererregbarkeit der muskulären Zellmembranen einhergehen.

Chloridkanalmyotonien

Die Chloridkanalmyotonien gehen klinisch vor allem mit einer Störung der Erschlaffung des Muskels (Myotonie) oder im Fall der **Myotonia congenita Becker** auch mit einer passageren Störung der Muskelkontraktion mit daraus resultierender transienter Schwäche einher. Charakteristisch für eine Chloridkanalmyotonie ist das Warm-up-Phänomen, d.h. die Besserung der Muskelsteifigkeit (Myotonie) durch wiederholte Bewegungen (Lehmann-Horn et al. 2004). Den Chloridkanalmyotonien liegen Punktmutationen oder Deletionen im muskulären Chloridkanal-1-Gen (ClCN1) auf Chromosom 7q zugrunde (Lehmann-Horn et al. 2004).

Natriumkanalmyotonien und Paramyotonie

Zu den Natriumkanalmyotonien zählen die Paramyotonia congenita und die kaliumsensitiven Myotonien. Die Augenlidmuskeln zeigen eine paradoxe myotone Reaktion, also das Gegenteil des warm-up der Chloridkanalmyotonie. Die Extremitätenmuskeln weisen warm-up oder paradoxe Myotonie auf. Ursächlich sind autosomal-dominante Punktmutationen im SCN4A-Gen auf Chromosom 17q23 für den muskulären Natriumkanal $Na_v1.4$. Bei den Natriumkanalmyotonien kommt es zu einer gestörten Inaktivierung der Natriumkanäle, wobei 2 Varianten unterschieden werden können:
- eine unvollständige Inaktivierung mit inkomplettem Schluss eines bestimmten Prozentsatzes der Kanäle am Ende der Depolarisationsphase (kaliumsensitive Myotonie, hyperkaliämische periodische Paralyse) und
- eine Verlangsamung der Inaktivierung (Paramyotonia congenita).

▶ **Paramyotonia congenita:** Bei der Paramyotonie bestehen in Wärme oft nur geringe oder keine Symptome. Bei Abkühlung und bei Muskelarbeit in Kälte sind das Auftreten einer zunehmenden Myotonie und nachfolgende, mehrere Stunden anhaltende Schwäche charakteristisch.

▶ **Kaliumsensitive Myotonien (Potassium Aggravated Myotonia, PAM):** Im Gegensatz zur Paramyotonia congenita und zur hyperkaliämischen periodischen Paralyse besteht keine Muskelschwäche und kaum Kälteempfindlichkeit. Im Unterschied zu den Chloridkanalmyotonien wird die Myotonie durch die Gabe von Kalium verstärkt. Die klinische Abgrenzung zur Chloridkanalmyotonie kann sehr schwierig sein, wenn die Myotonie ein Warm-up-Phänomen zeigt. Es kommen verschiedene Ausprägungsgrade vor (Lehmann-Horn et al. 2004):
- Myotonia fluctuans
- Acetazolamid-empfindliche Myotonie: Sonderform der Myotonia fluctuans mit gutem Ansprechen auf Acetazolamid (Diamox) 2–4 × 500 mg/d (Heatwole u. Moxley 2007)
- Myotonia permanens: Am stärksten ausgeprägte Form der Myotonie überhaupt. Die Patienten können durch eine schwere myotone Verkrampfung der Thoraxmuskeln ateminsuffizient werden (Lehmann-Horn et al. 2004).

Dyskaliämische periodische Lähmungen

Hereditäre Erkrankungen des muskulären Kalzium-, Natrium- oder Kaliumkanals, die mit einer transienten Untererregbarkeit der muskulären Zellmembranen und konsekutiver Muskelschwäche einhergehen (Venance et al. 2006). Bei ausgeprägter Hyper- oder Hypokaliämie kann es während einer Attacke sekundär zu Herzrhythmusstörungen (Cave: Komplikation bei Provokationstests!) kommen. Pathophysiologisch ist den dyskaliämischen periodischen Paralysen eine Unerregbarkeit der Muskelfasermembran aufgrund einer anhaltenden Depolarisation gemeinsam. Bei den hyperkaliämischen periodischen Paralysen mit und ohne Myotonie wird die primäre Form mit autosomal-dominanter Vererbung von den sekundären Formen bei renaler Kaliumretention abgegrenzt. Pathophysiologisch liegen autosomal-dominante Punktmutationen im SCNA4-Gen auf Chromosom 17q23 für den muskulären Natriumkanal $Na_v1.4$ zugrunde. Das sehr seltene Andersen- oder Andersen-Tawil-Syndrom ist durch

Mutationen im KCNJ2-Gen des einwärts gleichrichtenden Kaliumkanals Kir 2.1 bedingt (Tawil et al. 1994, Plaster et al. 2001, Andelfinger et al. 2002, Venance et al. 2006). Nur ein Teil der Patienten mit Andersen-Syndrom zeigt das Vollbild, das aus der Trias periodische Paralyse, kardiale Arrhythmien und Dysmorphien besteht. Die Lähmungen können mit Hyper-, Normo- und Hypokaliämie einhergehen.

Eine Übersicht über die in dieser Leitlinie behandelten Erkrankungen gibt ▸ Tab. 66.1.

■ Diagnostik

Die myotonen Muskelerkrankungen lassen sich durch eine ausführliche klinische und elektromyografische Untersuchung meist gut differenzieren. Bei den periodischen Paralysen sind oft eine genaue Anamneseerhebung, Labordiagnostik im Intervall und in der Attacke und ggf. die Durchführung eines Provokationstests erforderlich.

Myotone Dystrophien

▸ **Obligate Untersuchungen:**
- klinische Untersuchung
- CK, Transaminasen, einschließlich der GGT, Blutzucker, HBA$_{1c}$, Schilddrüsenparameter
- EMG-Untersuchung: myotone Entladungsserien, myopathietypische EMG-Veränderungen
- augenärztliche Untersuchung auf (myotone) Katarakt
- molekulargenetische Untersuchung (CTG-Repeat-Expansion auf Chromosom 19q13.3)
- wiederholte EKG-Ableitungen

▸ **Fakultative Untersuchungen:**
- Echokardiografie zum Ausschluss einer Kardiomyopathie (selten, 1–2%)
- bei klinisch manifestem Hypogonadismus Bestimmung der Hormonwerte als Grundlage für eine mögliche Substitution
- Computertomografie oder Kernspintomografie der Muskulatur zur Statuserhebung, z.B. im Rahmen von Gutachten
- Durchführung einer neuropsychologischen Leistungstestung und eines Kernspintomogramms des Gehirns mit der Frage nach einer zerebralen Beteiligung
- Bestimmung der Immunglobuline im Serum als ergänzender serologischer Parameter (bei ca. 50% der Patienten Erniedrigung von IgG und/oder IgM)

Chloridkanalmyotonien

▸ **Obligate Untersuchungen:**
- klinische Untersuchung (Warm-up-Phänomen)
- Bestimmung der CK und der Transaminasen. Die CK ist in der Regel um nicht mehr als das Zweifache erhöht.
- EMG-Untersuchung zum Nachweis myotoner Entladungsserien
- molekulargenetische Diagnostik zur Klärung des Erbgangs und bei Differenzialdiagnose Natriumkanalmyotonie und anschließende genetische Beratung

▸ **Fakultative Untersuchungen:**
- in unklaren Fällen molekulargenetischer Ausschluss von DM 1 und DM 2 und evtl. Muskelbiopsie

---

Tab. 66.1 Übersicht über die in dieser Leitlinie behandelten myotonen Muskelerkrankungen und periodischen Paralysen.

Übersicht myotone Muskelerkrankungen und periodische Paralysen
Myotone Dystrophien
• myotone Dystrophie Typ 1 (DM 1/Curschmann-Steinert-Erkrankung)
• myotone Dystrophie Typ 2 (DM 2/PROMM)
Nicht dystrophe Myotonien
• Chloridkanalmyotonien
– Myotonia congenita Thomsen
– Myotonia congenita Becker
• Natriumkanalmyotonien
– Paramyotonia congenita (Eulenburg)
– kaliumsensitive Myotonien (Potassium aggravated myotonia/PAM)
○ Myotonia fluctuans
○ Acetazolamid-empfindliche Myotonie
○ Myotonia permanens
Dyskaliämische periodische Lähmungen
• hyperkaliämische periodische Paralyse mit und ohne Myotonie
• hypokaliämische periodische Lähmungen
– familiäre hypokaliämische periodische Paralyse
– familiäre normokaliämische periodische Paralyse
• Andersen-Tawil-Syndrom

Natriumkanalmyotonien

Paramyotonie

▶ **Obligate Untersuchungen:**
- klinische Untersuchung (paradoxe Myotonie der Augenlidmuskulatur, d.h. zunehmende Myotonie bei repetitiven Bewegungen)
- EMG-Untersuchung mit Kühlung der Extremität
- Bestimmung der CK und der Transaminasen. Die CK ist häufig mehr als um das Zweifache erhöht.
- molekulargenetische Diagnostik wegen mutationsabhängiger Therapieempfehlung

▶ **Fakultative Untersuchungen:**
- genetische Beratung
- Muskelbiopsie in unklaren Fällen

Kaliumsensitive Natriumkanalmyotonien

▶ **Obligate Untersuchungen:**
- klinische Untersuchung
- EMG-Untersuchung während muskulärer Steifigkeit, z.B. bei Myotonia fluctuans 20 Minuten nach Beendigung körperlicher Tätigkeit mit Nachweis myotoner Entladungsserien bei normaler Temperatur
- Bestimmung der CK und der Transaminasen
- molekulargenetische Diagnostik und genetische Beratung

▶ **Fakultative Untersuchungen:**
- Muskelbiopsie bei unklarem molekulargenetischem Befund
- Durchführung des sogenannten „Kaliumbelastungstests" bei geringer Ausprägung der Myotonie bei Myotonia fluctuans (Gabe von 1 Tbl. Kalinor-Brause) unter intensivmedizinischer Überwachung, keinesfalls bei Myotonia permanens!

Dyskaliämische periodische Lähmungen

▶ **Obligate Untersuchungen:**
- Bestimmung des Serumkaliums (mehrfach interiktal und wenn möglich während einer Lähmungsattacke)
- Ruhe- und Langzeit-EKG zum Ausschluss eines Long-QT-Syndroms und ventrikulärer Arrhythmien, ggfs. Echokardiografie
- EMG-Untersuchung (Nachweis myotoner Aktivität spricht für hyper- und gegen hypokaliämische Form der Lähmung) und long-exercise-Test
- Bestimmung der CK und der Transaminasen. Die CK ist häufig um mehr als das Zweifache erhöht.
- molekulargenetische Diagnostik in SCN4A und KCNJ2 (DD: hyperkaliämische periodische Paralyse bei Andersen-Syndrom, s.u.). Dagegen ist eine Untersuchung des KCNE3-Gens überflüssig (Jurkat-Rott u. Lehmann-Horn 2005). Zur Erklärung des molekulargenetischen Befundes sollte eine genetische Beratung erfolgen.

▶ **Fakultative Untersuchungen:**
- Langzeit- und Belastungs-EKG zum Ausschluss gehäufter ventrikulärer Arrhythmien
- Muskelbiopsie bei unklarem molekulargenetischem Befund

■ Therapie

Die Therapie sollte immer unter Berücksichtigung des Schweregrades der jeweiligen Symptome erfolgen und im Verlauf der Erkrankung der Symptomentwicklung angepasst werden.

Pharmakotherapie

Myotone Dystrophien

Kreatin-Monohydrat hat keinen eindeutig positiven Effekt auf die Muskelschwäche (Walter et al. 2002, Tarnopolsky et al. 2004). Eine Behandlung der myotonen Relaxationsstörung mit Mexiletin, Propafenon oder Flecainid ist wegen möglicher Blockierungen des kardialen Reizleitungssystems nur unter Gewährleistung von regelmäßigen EKG- und Spiegelkontrollen eingeschränkt indiziert (Harper et al. 2004). Mexiletin ist das effektivste Medikament zur Behandlung der Myotonie (Kwiecinski et al. 1992, Logigian et al. 2010) (▶ Tab. 66.2). Eine diabetische Stoffwechsellage und Schilddrüsenfunktionsstörungen sollten entsprechend den üblichen Kautelen behandelt werden (Harper et al. 2004).

Bei manifesten Erregungsausbreitungs- oder -überleitungsstörungen ist die prophylaktische Versorgung mit einem Herzschrittmacher in die Wege zu leiten (Lazarus et al. 2002, Harper et al. 2004, Groh et al. 2008). Bei Hypersomnie, wurde die Wirksamkeit von Modafinil (200–400 mg/d) in einer offenen Studie nahe gelegt (Damian et al. 2001), in neueren Studien jedoch nicht bestätigt (Wintzen et al. 2007).

> **Cave**
>
> Modafinil ist in Deutschland nur noch zugelassen für die Behandlung der Narkolepsie bei Erwachsenen. Das Nutzen-Risiko-Verhältnis wird bei anderen Indikationen als nicht günstig angesehen. Absolute Kontraindikationen sind arterielle Hypertonie, Herzrhythmusstörungen, Alter < 18 Jahre, Schwangerschaft und Stillzeit, Allergieneigung und psychiatrische Erkrankungen.

Chloridkanalmyotonien

▶ **Indikation zur Therapie:** im Alltag beeinträchtigende myotone Symptomatik oder beruflich/sozial erwünschte Symptomfreiheit

Tab. 66.2 Antimyotonika.

	Antimyotonikum	Dosis	Myotonie-Form
1. Wahl	Mexiletin (z.B. Mexitil mite) oder	2–3 × 200 mg/d	alle, vor allem PC-R1448/H/C/S/P
	Propafenon (z.B. Rytmonorm) oder	2 × 150–300 mg/d	alle, vor allem PC-T1313 M
	Flecainid (z.B. Tambocor, Aristocor) oder	2 × 50–100 mg/d	alle, vor allem PC-T1313 M
	Acetazolamid (z.B. Diamox)	1 × 250–750 mg/d	PAM
2. Wahl	Carbamazepin (Tegretal) oder	bis 3 × 200 mg/d	alle
	Phenytoin (Phenhydan)	bis 3 × 100 mg/d	alle

Alternativ zur Dauerbehandlung können die Medikamente auch nur 2–3 Tage vor der gewünschten Beweglichkeit eingenommen werden. Alle Antimyotonika sind Off-Label-Medikamente.

▶ **1. Wahl:** Flecainid 2 × 50–100 mg/d oder Propafenon 2 × 150–300 mg/d, kardiologische Voruntersuchung und Kontrollen

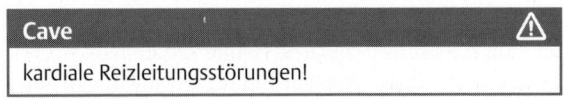

Cave

kardiale Reizleitungsstörungen!

▶ **2. Wahl:** Carbamazepin (z.B. Tegretal ret. bis zu 3 × 200 mg/d) oder Phenytoin (z.B. Phenhydan 3 × 100 mg/d) (Sechi et al. 1983, Ricker 2003)

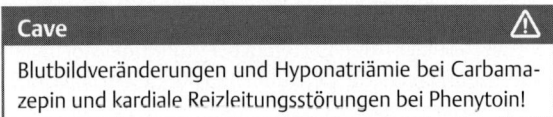

Cave

Blutbildveränderungen und Hyponatriämie bei Carbamazepin und kardiale Reizleitungsstörungen bei Phenytoin!

▶ **Weiterbehandlung:** keine Behandlung bis auf die symptomatische pharmakologische Behandlung

Natriumkanalmyotonien

▶ **Indikation zur Therapie:** im Alltag beeinträchtigende myotone Symptomatik und kälteinduzierte Lähmungsattacken, beruflich/sozial erwünschte Symptomfreiheit

▶ **1. Wahl:** je nach Mutation, Propafenon (z.B. Rytmonorm 2 × 150 mg/d bis 2 × 300 mg/d) oder Flecainid (z.B. Tambocor oder Aristocor 2 × 50 mg/d bis 2 × 100 mg/d) (z.B. bei T1313 M; Alfonsi et al. 2007; unpublizierte Beobachtung), meist nur prophylaktisch 2 Tage vor einer bestimmten Situation einzunehmen oder auch kontinuierlich. Damit können die in Kälte aggravierte Myotonie und die kälteinduzierte Lähmung vermieden werden. Kardiologische Voruntersuchung und Kontrollen empfohlen (Ricker 2003, Heatwole u. Moxley 2007). Unter Therapie mit einem der o.g. Antiarrhythmika sollte sich bei Patienten mit Herzinsuffizienz oder Arrhythmien die QRS-Zeit nicht um mehr als 20 % verlängern und die QT-Zeit nicht länger als 500 ms sein. Die absolute QTc-Zeit sollte stabil bleiben. Bei allen Patienten sind regelmäßige kardiologische Kontrollen zu empfehlen.

▶ **2. Wahl:** Carbamazepin (z.B. Tegretal bis zu 3 × 200 mg ret.; Ricker 2003)

▶ **Sonstiges:** Prophylaktisch Wärme! Die Rückbildung der Schwäche wird dadurch aber nicht beschleunigt.

Hyperkaliämische Lähmungen

▶ **In der Attacke:**
- Kupierung einer Schwächeattacke durch leichte körperliche Betätigung oder Kohlenhydratzufuhr (2 g Glukose/kg KG) bei einigen Patienten möglich
- Im Anfall Inhalation eines α-Mimetikums (Aktivierung der Na/K-Pumpe): 3 Hübe 1,3 mg Metaproterenol, nach 15 Minuten wiederholbar, 2 Hübe 0,18 mg Albuterol oder 2 Hübe 0,1 mg Salbutamol (Ricker 2003, Jurkat-Rott u. Lehmann-Horn 2007)
- Thiaziddiuretika (25–50 mg) zur Senkung des Kaliumspiegels, Acetazolamid (Diamox 2 × 500 mg) oder auch Kalziumglukonat 0,5–2 g i.v., nicht bei allen Patienten wirksam

▶ **Prophylaktische Therapie:**
- **1. Wahl:** Hydrochlorothiazid 25 mg jeden 2. Tag bis 75 mg täglich unter Kontrolle des Serum-Kaliumspiegels (Kaliumspiegel sollte 3,0 mmol/l nicht unterschreiten, Natriumwert sollte über 135 mmol/l liegen)
- **2. Wahl:** Acetazolamid 2–4 × 250 mg/d je nach Verträglichkeit. Ein permanent niedrig-normaler bis leicht erniedrigter Kaliumspiegel im Serum ist das erwünschte Therapieziel, dem nicht mit oralen Kaliumgaben gegengesteuert werden soll.
- **Narkose:** Vermeidung einer Hypothermie und Hypoglykämie, Vermeidung depolarisierender Muskelrelaxanzien wie Succinylcholin (Ricker 2003, Klingler et al. 2005)

Hypokaliämische Lähmungen

▶ **In der Attacke:**
- Kupierung einer leichten Schwächeattacke durch leichte körperliche Betätigung
- Vermeidung von kohlenhydratreichen Mahlzeiten und starker körperlicher Aktivität

- Kaliumgabe oral oder in schweren Fällen per infusionem

▶ **Prophylaktische Therapie:**
- Kochsalzarme Diät und ständiges In-Bewegung-Bleiben. Die Verwendung von Pansalz anstelle von Kochsalz ist günstig, da es weniger NaCl und dafür Kaliumsalze enthält, ohne den Geschmack zu beeinträchtigen.
- Carboanhydrasehemmer (CAI) wie Acetazolamid (Dosis so niedrig wie möglich: 125 mg/d jeden 2. Tag bis zu 2 × 250 mg/d) oder Dichlorphenamid (Tawil et al. 2000), das nur noch über die Klinikumsapotheke Ulm als Fenamide erhältlich ist. CAI wirken sich bei Hypo-PP-Patienten häufig günstig aus, obwohl sie das Serumkalium geringfügig senken. Um diesem Kaliumverlust entgegenzuwirken, sollte zusätzlich Kalium gegeben werden. Manche Patienten verschlechtern sich unter CAI-Einnahme (Ikeda et al. 2002; z. B. nach eigenen, unpublizierten Beobachtungen Patienten mit R1239G-Mutation im Kalziumkanal).
- **Alternativ** zu oder in Kombination mit CAI kann Spironolacton 100–200 mg/d oder der spezifischere Aldosteronantagonist Eplerenon 25–50 mg (Inspra) eingesetzt werden. Besonders Patienten, bei denen Carboanhydrasehemmer alleine nur geringe Effekte erzielen, sollten eine kombinierte Behandlung in Form einer Triple-Therapie (Carboanhydrasehemmer, Eplerenon und Kalium) in Anspruch nehmen. Die Gefahr einer Hyperkaliämie ist gegeben, aber geringer als üblicherweise befürchtet. Häufige Serumkaliumkontrollen sind nötig.
- **Alternativ** zu oder in Kombination mit CAI kaliumsparende Diuretika wie Amilorid (Modamide in Frankreich) oder Triamteren 150 mg/d (Triamterene, Dytac oder Dyrenium im Ausland) als Monosubstanz (Lehmann-Horn et al. 2004)

Normokaliämische Lähmungen

Die Anfallsprophylaxe besteht in der Vermeidung einer Hyperkaliämie und in der Gabe von Acetazolamid.

Physiotherapie

Bei den myotonen Dystrophien sollte die Muskelschwäche regelmäßig und lebenslang physiotherapeutisch behandelt werden, um Kontrakturen und einer Progredienz der Muskelschwäche entgegenzuwirken (Lindeman et al. 1995). Auch Patienten mit einer Muskelschwäche im Rahmen einer Myotonia congenita Becker oder einer hypokaliämischen Lähmung sollten lebenslang physiotherapeutisch behandelt werden.

Verhaltensmaßnahmen, Ernährung

▶ **Hyperkaliämische periodische Lähmungen:** in der Attacke Kupierung einer Schwächeattacke durch leichte körperliche Betätigung oder Kohlenhydratzufuhr (2 g Glukose/kg KG) bei einigen Patienten möglich.

▶ **Hypokaliämische periodische Lähmungen:** Prophylaxe: Kochsalzarme Diät und ständiges Bewegen. Vermeidung von kohlenhydratreichen Mahlzeiten und starker körperlicher Aktivität. Die Verwendung von Pansalz anstelle von Kochsalz ist günstig, da es weniger NaCl und dafür Kaliumsalze enthält, ohne den Geschmack zu beeinträchtigen.

Operative Verfahren

Bei myotonen Dystrophien Kataraktoperation und Implantation eines Herzschrittmachers bei entsprechender Indikation.

Narkose und Tokolyse

Feneterol (Partusisten) zur Wehenhemmung in der Schwangerschaft und Succinylcholin bei Narkosen sind kontraindiziert, da beide Substanzen die myotone Symptomatik massiv verstärken können. Insbesondere kann es durch Succinylcholin in der Einleitungsphase zu einer erheblichen Verkrampfung der Kiefer- und Thoraxmuskulatur kommen, sodass eine Intubation oder Ventilation erschwert werden (Klingler et al. 2005).

Vorgehen bei intensivpflichtigen Patienten mit myotonen Muskelerkrankungen

Bei der myotonen Dystrophie Typ 1 kann eine zentral bedingte Hypoventilation in Kombination mit einer Schwäche der Atemmuskulatur eine Pneumonie begünstigen und zur Beatmungspflichtigkeit führen. Pulmonale Infektionen sind eine der Haupttodesursachen bei myotoner Dystrophie Typ 1 (Harper et al. 2004). Vor allem bei der myotonen Dystrophie Typ 1, seltener auch bei der myotonen Dystrophie Typ 2, ist im Rahmen einer intensivmedizinischen Behandlung aufgrund einer schwerwiegenden Zweiterkrankung und nach Operationen prinzipiell eine verlängerte Nachbeatmungszeit einzukalkulieren, insbesondere in fortgeschrittenen Stadien. Um die Entwöhnung vom Respirator zu unterstützen, sollten Elektrolytverschiebungen und pulmonale Infekte möglichst zügig behandelt werden. Grundsätzlich sollten bei allen Myotonien Hypothermie, Elektrolytentgleisungen und Verabreichung depolarisierender Muskelrelaxanzien vermieden werden (Klingler et al. 2005). Beatmete Patienten mit einer myotonen Muskelerkrankung sollten wie oben ausgeführt je nach Art der Erkrankung konsequent behandelt werden. Auch wenn ein erhöhtes Risiko für die Entwicklung einer malignen Hyperthermie im Rahmen der Anästhesie bei den myotonen Muskelerkrankungen nicht belegt ist (Klingler et al. 2005), sind Narkosen mit Propofol zu bevorzugen (Rosenbaum u. Miller 2002).

Myotone Dystrophien, nicht dystrophe Myotonien und periodische Paralysen

■ Versorgungskoordination

Bei den myotonen Dystrophien sollte nach Möglichkeit eine stationäre Abklärung zur Erfassung des gesamten Spektrums der multisystemischen Beteiligung erfolgen. Dies ist die Grundlage für eine optimale weitere ambulante Versorgung. Bei nicht dystrophen Myotonien kann in besonders schweren Fällen eine stationäre Abklärung notwendig sein, eine diagnostische Abklärung ist durch erfahrene Ärzte prinzipiell auch ambulant möglich. Bei den periodischen Paralysen ist zur genauen Klassifizierung und Durchführung der Provokationsversuche eine stationäre Untersuchung notwendig. Im weiteren Verlauf kann sich insbesondere bei ungünstiger Entwicklung der Erkrankung bzw. Hinzutreten anderer Erkrankungen, die die Grunderkrankung negativ beeinflussen, in allen Fällen die Notwendigkeit einer weiteren stationären Abklärung und Behandlung ergeben. Die langfristige Behandlung und Behandlungskoordination sollten bei allen myotonen Muskelerkrankungen und periodischen Paralysen in einem von der Deutschen Gesellschaft zur Behandlung von Muskelerkrankungen (DGM) zertifizierten Muskelzentrum erfolgen.

■ Redaktionskomitee

Prof. Dr. P. Fuhr, Neurologische Klinik, Universitätsspital Basel
PD Dr. K. Jurkat-Rott, Division of Neurophysiology, Universität Ulm
Prof. Dr. F. Lehmann-Horn, Division of Neurophysiology, Universität Ulm
Prof. Dr. H.-M. Meinck, Neurologische Klinik der Universität Heidelberg
Prof. Dr. S. Quasthoff, Neurologische Klinik der Universität Graz
Prof. Dr. K. Reiners, Neurologische Klinik, Universität Würzburg
PD Dr. C. Schneider-Gold, Neurologische Klinik St.-Josef-Hospital, Ruhr-Universität Bochum

Federführend: PD Dr. Christiane Schneider-Gold, Neurologische Klinik St.-Josef-Hospital, Ruhr-Universität Bochum, Gudrunstraße 56, 44791 Bochum, Tel.: 0234/509 2410
E-Mail: Christiane.Schneider-Gold@rub.de

Zusätzlich federführend für das Unterkapitel „Dyskaliämische periodische Lähmungen":
Prof. Dr. F. Lehmann-Horn, Division of Neurophysiology, Universität Ulm, Albert-Einstein Allee 11, 89081 Ulm, Telefon: 0731/500 23250
E-Mail: frank.lehmann-horn@uni-ulm.de

Entwicklungsstufe der Leitlinie: S1

■ Literatur

Alfonsi E, Merlo IM, Tonini M et al. Efficacy of propafenone in paramyotonia congenita. Neurology 2007; 68: 1080–1081
Andelfinger G, Tapper AR, Welch RC et al. KCNJ2 mutation results in Andersens syndrome with sex-specific cardiac and skeletal muscle phenotypes. Am J Hum Genet 2002; 71: 663–668
Annane D, Moore DH, Barnes PR et al. Psychostimulants for hypersomnia (excessive daytime sleepiness) in myotonic dystrophy. Cochrane Database Syst Rev 2006; 3: CD003218
Becker PE. Myotonia and syndromes associated with myotonia. Stuttgart: Thieme; 1977
Carle T, Lhuillier L, Luce S et al. Gating defects of a novel Na⁺ channel mutant causing hypokalemic periodic paralysis. Biochem Biophys Res Commun 2006; 348: 653–661
Damian MS, Gerlach A, Schmidt F et al. Modafinil for excessive daytime sleepiness in myotonic dystrophy. Neurology 2001; 56: 794–796
Fontaine B, Vale Santos JM, Jurkat-Rott K et al. Mapping of the hypokalemic periodic paralysis (HypoPP) locus to chromosome 1q31-32 in three European families. Nature Genetics 1994; 6: 267–272
George A, Schneider-Gold C, Zier S et al. Musculoskeletal pain in patients with myotonic dystrophy type 2. Arch Neurol 2004; 61: 1938–1942
Griggs RC, Mendell JR, Miller RG. Evaluation and treatment of myopathies. Philadelphia: F.A. Davis; 1995
Groh WJ, Groh MR, Saha C et al. Electrocardiographic abnormalities and sudden death in myotonic dystrophy type 1. N Engl J Med 2008; 358: 2688–2693
Harper P. Myotonic dystrophy London: W.B. Saunders; 2001
Harper P, Monckton DG. Myotonic dystrophy. In: Engel AG, Franzini-Armstrong C, eds. Myology, 3rd ed. New York: Mc Graw-Hill; 2004
Harper PS, van Engelen B, Eymard B, Wilcox DE, eds. Myotonic dystrophy: present management, future therapy. Oxford: Oxford University Press; 2004
Heatwole CR, Moxley RT 3rd. The nondystrophic myotonias. Neurotherapeutics 2007; 4: 238–251
Ikeda K, Iwasaki Y, Kinoshita M et al. Acetazolamide-induced weakness in hypokalemic periodic paralysis. Inter Med J 2002; 41: 743–745
Junker J, Haverkamp W, Schulze-Bahr E et al. Amiodarone and acetazolamide for the treatment of genetically confirmed severe Andersen syndrome. Neurology 2002; 59: 466
Jurkat-Rott K, Lehmann-Horn F. Muscle channelopathies and critical points in functional and genetic studies. J Clin Invest 2005; 115: 2000–2009
Jurkat-Rott K, Lehmann-Horn F. Genotype-phenotype correlation and therapeutic rationale in hyperkalemic periodic paralysis. Neurotherapeutics 2007; 4: 216–224
Jurkat-Rott K, Lehmann-Horn F, Elbaz A et al. A calcium channel mutation causing hypokalemic periodic paralysis. Hum Mol Genet 1994; 3: 1415–1419
Jurkat-Rott K, Mitrovic N, Hang C et al. Voltage sensor sodium channel mutations cause hypokalemic periodic paralysis type 2 by enhanced inactivation and reduced current. Proc Natl Acad Sci USA 2000; 97: 9549–9554
Jurkat-Rott K, Weber MA, Fauler M et al. K⁺-dependent paradoxical membrane depolarization and Na⁺ overload, major and reversible contributors to weakness by ion channel leaks. Proc Natl Acad Sci USA 2009; 106: 4036–4041
Klingler W, Lehmann-Horn F, Jurkat-Rott K. Complications of anesthesia in neuromuscular disorders. Neuromuscular Disord 2005; 15: 195–206
Koch MC, Steinmeyer K, Lorenz C et al. The skeletal muscle chloride channel in dominant and recessive human myotonia, Science 1992; 257: 797–800
Kwiecinski H, Ryniewicz B, Ostrzycki A. Treatment of myotonia with anti arrhythmic drugs. Acta Neurol Scand 1992; 86: 371–375
Lazarus A, Varin J, Babuty D et al. Long-term follow-up of arrhythmias in patients with myotonic dystrophy treated by pacing. J Am Coll Cardiol 2002; 40: 1645–1652
Lehmann-Horn F, Rüdel R, Jurkat-Rott K. Nondystrophic myotonias and periodic paralysis In: Engel AG, Franzini-Armstrong C, eds. Myology, 3rd ed. New York: Mc Graw-Hill; 2004

Lindeman E, Leffers P, Spaans F et al. Strength training in patients with myotonic dystrophy and hereditary motor and sensory neuropathy: a randomized clinical trial. Arch Phys Med Rehabil 1995; 76: 612–620

Liquori CL, Ricker K, Moseley ML et al. Myotonic dystrophy type 2 caused by a CCTG expansion in intron 1 of ZNF9. Science 2001; 293: 864–867

Logigian EL, Martens WB, Moxley RT 4th et al. Mexiletine is an effective antimyotonia treatment in myotonic dystrophy type 1. Neurology 2010; 23: 466–476

Mohammadi B, Jurkat-Rott K, Alekov AK et al. Preferred mexiletine block of human sodium channels with IVS 4 mutations and its pH-dependence. Pharmacogenet Genomics 2005; 15: 235–244

Plaster NM, Tawil R, Tristani-Firouzi M et al. Mutations in Kir2.1 cause the developmental and episodic electrical phenotypes of Andersen's syndrome. Cell 2001; 105: 511–519

Pusch M, Steinmeyer K, Koch MC et al. Mutations in dominant human myotonia congenita drastically alter the voltage dependence of the ClC-1 chloride channel. Neuron 1995; 15: 1455–1463

Ranum LPW, Rasmussen PF, Benzow KA et al. Genetic mapping of a second myotonic dystrophy locus (DM 2). Nature Genet 1998; 19: 196–198

Ricker K. Muscle ion channel myotonia In: Brandt L, Caplan R, Dichgans J, Diener HC, Kennard C, eds. Neurological Disorders: Course and Treatment. Elsevier Science; 2003

Ricker K, Koch MC, Lehmann-Horn F et al. Proximal myotonic myopathy: a new dominant disorder with myotonia muscle weakness, and cataracts. Neurology 1994; 44: 1448–1452

Ricker R, Moxley RT, Heine R et al. Myotonia fluctuans, a third type of muscle sodium channel disease. Arch Neurol 1994; 51: 1095–1102

Rosenbaum HK, Miller JD. Malignant hyperthermia and myotonic disorders. Anesthesiol Clin North Am 2002; 20: 623–664

Rüdel R, Ricker K, Lehmann-Horn F. Transient weakness and altered membrane characteristic in recessive generalized myotonia (Becker). Muscle Nerve 1988; 11: 202–211

Sansone V, Meola G, Links TP et al. Treatment for periodic paralysis. Cochrane Database Syst Rev 2008; 1: CD005045

Schneider-Gold C, Beck M, Wessig C et al. Creatine monohydrate in DM 2/PROMM. A double blind placebo-controlled clinical study. Neurology 2003; 60: 500–502

Schneider-Gold C, Kress W, Grimm T et al. Myotone Dystrophien. Akt Neurologie 2010; 7: 348–359

Sechi GP, Traccis S, Durelli L et al. Carbamazepine versus diphenylhydantoin in the treatment of myotonia. Eur Neurol 1983; 22: 113–118

Sternberg D, Maisonobe T, Jurkat-Rott K et al. Hypokalemic periodic paralysis type 2 caused by mutations at codon 672 in the muscle sodium channel gene SCN4A. Brain 2001; 124: 1091–1099

Tarnopolsky M, Mahoney D, Thompson T et al. Creatine monohydrate supplementation does not increase muscle strength, lean body mass or phosphocreatine in patients with myotonic dystrophy type 1. Muscle Nerve 2004; 29: 51–58

Tawil R, McDermott MP, Brown R jr et al. Randomized trials of dichlorophenamide in the periodic paralyses. Working Group on Periodic Paralysis. Ann Neurol 2000; 47: 46–53

Tawil R, Ptacek LJ, Pavlakis SG et al. Andersen's syndrome: potassium-sensitive periodic paralysis, ventricular ectopy, and dysmorphic features. Ann Neurol 1994; 35: 326–330

Trip J, Drost G, Van Engelen BG et al. Drug treatment for myotonia. Cochrane Database Syst Rev 2006; 1: CD004762

Udd B, Meola G, Krahe R et al. DM 2/PROMM and other myotonic dystrophies – report of the 140th ENMC workshop with guidelines on management. Neuromuscul Disord 2006; 16: 403–413

van der Kooi EL, Lindeman E, Riphagen I. Strength training and aerobic exercise for muscle disease. Cochrane Database Syst Rev 2005; 1: CD003907

van der Meché FG, Boogaard JM, van den Berg B. Treatment of hypersomnia in myotonic dystrophy with a CNS stimulant. Muscle Nerve 1986; 9: 541–544

Venance SL, Cannon SC, Fialho D et al. and the CINCH investigators. The primary periodic paralyses: Diagnosis, pathogenesis and treatment. Brain 2006; 129: 8–17

Vicart S, Sternberg D, Fournier E et al. New mutations of SCN4A cause a potassium-sensitive normokalemic periodic paralysis. Neurology 2004; 63: 2120–2127

Walter MC, Reilich P, Lochmüller H et al. Creatine monohydrate in myotonic dystrophy: a double-blind, placebo-controlled clinical study. J Neurol 2002; 249: 1717–1722

Weber MA, Nielles-Vallespin S, Essig M et al. Muscle Na$^+$ channelopathies: MRI detects intracellular ^{23}Na accumulation during episodic weakness. Neurology 2006; 67: 1151–1158

Wintzen AR, Lammers GJ, van Dijk JG. Does modafinil enhance activity of patients with myotonic dystrophy: a double blind placebo controlled cross-over study. J Neuol 2007; 254: 26

67 Diagnostik und Differenzialdiagnose bei Myalgien

Was gibt es Neues?

- Bei belastungsabhängigen Myalgien ist die Muskelbiopsie nur bei mindestens siebenfach erhöhten CK-Werten erfolgversprechend (Filosto et al. 2007).
- Bei nicht belastungsabhängigen Myalgien und unauffälligem neurologischem Befund findet sich in 2% der Muskelbiopsien ein in der Regel unspezifisch auffälliger Befund (Filosto et al. 2007).
- Bei Verdacht auf eine Carnitin-Stoffwechselstörung stellt die Untersuchung des Carnitins und der Acylcarnitine im Serum mit Tandem-Massenspektrometrie derzeit die umfassendste und kosteneffizienteste Untersuchung dar und sollte einer invasiven Diagnostik vorausgehen (Gempel et al. 2002).
- Genvarianten im Gen SLCO1B1 führen zu einem erhöhten Risiko für eine Statin-induzierte Myopathie (Link et al. 2008).
- Die wichtigste Muskel-assoziierte Nebenwirkung von Statinen sind Myalgien bei 5–10% der Patienten. Statin-assoziierte Myopathien treten bei 0,1%, Rhabdomyolysen bei 0,01% der Patienten auf (Jacobson 2008).

Die wichtigsten Empfehlungen auf einen Blick

- Myalgien sind meist ein unspezifisches Symptom bei einer Vielzahl neurologischer und anderer Erkrankungen und in vielen Fällen nicht durch eine primäre Schädigung des Skelettmuskels selbst verursacht.
- Primäre muskuläre Ursachen müssen bedacht werden, um eine angemessene Therapie anbieten und entsprechend beraten zu können.
- Bei Patienten, die unter Statinen tolerierbare Muskelsymptome oder keine Symptome und eine CK unter dem 10-Fachen der oberen Norm haben, kann eine Statin-Therapie in gleicher oder reduzierter Dosis unter Kontrollen fortgeführt werden. Bei Patienten mit intolerablen Symptomen oder einer CK-Erhöhung über das 10-Fache der Norm oder einer klinisch relevanten Rhabdomyolyse mit einer Erhöhung des Serum-Kreatinins bzw. der Notwendigkeit einer intravenösen Flüssigkeitstherapie sollte die Statin-Therapie beendet werden. Auf routinemäßige CK-Kontrollen bei symptomfreien Patienten kann verzichtet werden.
- Die Anamnese bezüglich Medikamenten (z. B. Makrolidantibiotika, Ciclosporin) und Grapefruit bzw. Grapefruitzubereitungen, die bei gleichzeitiger Verabreichung mit Statinen Myalgien/Myopathien verursachen können, sollte erhoben werden (Stump et al. 2006, Toth et al. 2008).

Basisuntersuchungen und ergänzende Untersuchungen in der Diagnostik von Myalgien

Obligat:
- Anamnese
- klinische Untersuchung
- Elektrophysiologie
- Standardlabor

Fakultativ:
- erweitertes Labor
- Genetik
- Bildgebung (Sonografie, MRT)
- Muskelbiopsie

■ Definition

Muskelschmerzen (Myalgien) sind Schmerzempfindungen in der Muskulatur. Muskelschmerzen können ausgebreitet (diffus) oder an einer oder mehreren bestimmten Stellen des Körpers (lokal) auftreten.

■ Diagnostik

Die diagnostischen Schritte zur Abklärung von Muskelschmerzen sollten in einer bestimmten Reihenfolge erfolgen, um einerseits wichtige Informationen nicht zu übersehen und andererseits unnötige invasive oder kostenintensive Untersuchungen zu vermeiden. Aufgrund der ätiologischen Vielschichtigkeit von Myalgien kann das hier skizzierte differenzialdiagnostische Vorgehen nur als allgemein gehaltener Vorschlag betrachtet werden, der im Einzelfall je nach klinischer Situation modifiziert werden muss.

Anamnese und klinischer Befund

Lokalisation

Wie bei anderen Erkrankungen mit dem Leitsymptom Schmerz sollte eine standardisierte Schmerzanamnese erhoben werden. Dazu gehören Fragen nach der Lokalisation (anatomisch), Verteilung (fokal oder generalisiert), Ausstrahlung sowie nach oberflächlicher oder tiefer

Schmerzempfindung. Ein Ganzkörperschema, in das die Patienten ihre schmerzhaften Areale einzeichnen können, hilft, fokale von generalisierten Störungen zu differenzieren und die Lokalisation zu präzisieren.

Schmerzcharakter

Die Patienten sollten gebeten werden, den Schmerzcharakter in ihren eigenen Worten zu schildern. Zusätzlich kann man Deskriptoren vorgeben, wie „muskelkaterartig", „krampfartig", „brennend" etc. Bei speziellen Fragestellungen kann die deutsche Version des McGill Pain Questionnaire benutzt werden, um den Schmerzcharakter genau zu bestimmen und zu quantifizieren und um affektive Komponenten zu identifizieren.

Häufigkeit und Zeitverlauf der Schmerzen

Die Patienten sollten befragt werden, ob es sich um Dauerschmerzen oder intermittierende Schmerzen handelt, wie häufig die Schmerzen auftreten und wie lange die jeweilige Dauer der Schmerzen oder Schmerzverstärkung ist.

Schmerzprovokation und schmerzverstärkende Faktoren

Wichtige Hinweise zur Ätiologie ergeben sich aus der Unterscheidung, ob die Schmerzen bereits in Ruhe auftreten oder belastungsabhängig sind. Hilfreich kann es sein, sich die zeitliche Abfolge des Substratverbrauchs im stark belasteten Muskel zu vergegenwärtigen. Während der ersten Minute wird das freie ATP aufgebraucht, danach das Kreatinphosphat, die Glykolyse und Glukogenolyse setzen nach wenigen Minuten ein und das Muskelglykogen ist nach ca. 15 Minuten aufgebraucht.

Unter Belastung oder kurz danach auftretende Myalgien, die sich in Ruhe schnell bessern, können auf einen Phosphorylase-Mangel oder seltenere metabolische Myopathien hinweisen. Oft berichten die Patienten ein sog. „second wind"-Phänomen mit Besserung der Schmerzen im weiteren Verlauf der Belastung bzw. nach einer kurzen Ruhepause. Patienten mit einem Carnitin-Palmitoyl-Transferase-Mangel berichten über Muskelkrämpfe und -steifheit, die bis zu Rhabdomyolysen führen können. Die Muskelkrämpfe treten meist mehrere Stunden nach längerer körperlicher Anstrengung auf oder auch nach Fasten. Weitere Auslöser sind fette Speisen, Kälte, Stress, Schlafmangel, Infekte und bestimmte Medikamente (z. B. Ibuprofen). Seltener werden von diesen Patienten Muskelschmerzen beklagt. Spontan auftretende Muskelkrämpfe oder länger anhaltende (tagelang) muskelkaterartige Schmerzen nach motorischer Belastung werden berichtet von Patienten mit neurogenen Muskelerkrankungen (z. B. Polyneuropathie, spinale Muskelatrophie, amyotrophe Lateralsklerose) und von Patienten mit Muskeldystrophien, im Sinne von pseudometabolischen Myopathien (z. B. Dystrophinopathien [Veerapandiyan et al. 2010], Calpainopathien [Penisson-Besnier et al. 1998], Dysferlinopathie [Nguyen et al. 2007]).

Begleitsymptomatik und klinische Befunde

Begleitende Symptome wie Muskelschwäche, aber auch Bewegungsstörungen sollten erfragt und in der klinischen Untersuchung überprüft werden.

Ein wichtiger Untersuchungsschritt ist die Palpation auf Druckschmerz, der bei bestimmten Myopathien am Muskelbauch vorkommen kann, beim myofaszialen Schmerzsyndrom an den Triggerpunkten und bei der Fibromyalgie an den Tenderpoints (s.u.). Die Palpation kann durch geübte Untersucher manuell durchgeführt werden, man kann sich aber auch eines geeichten Algometers bedienen.

Bei der Untersuchung sollte auf andere Symptome geachtet werden, die zu Myalgien führen können. Hierzu zählen Spastik, Rigor und Dystonien. Spezifische Hauterscheinungen wie das heliotrope Erythem, das Gottronsowie Keinig-Zeichen sind charakteristisch für die Dermatomyositis im akuten Stadium.

Laborchemische Untersuchungen

Als Grunddiagnostik empfiehlt sich die Bestimmung
- von Differenzialblutbild, Blutsenkung (BKS/BSG) und CRP als Hinweise auf Infekte sowie eine autoimmune Genese,
- der Leberenzyme als Hinweis auf chronischen Alkoholismus,
- der Elektrolyte und
- der Kreatinkinase (CK), ggf. auch von Myoglobin.

Bei anamnestischem oder klinischem Verdacht sollte entsprechend eine erweiterte Diagnostik durchgeführt werden:
- Rheumaserologie und immunologische Untersuchungen
- Schilddrüsenparameter
- Parathormon
- Porphyrine
- serologische Untersuchungen (auf Bakterien, Viren, Parasiten)
- Liquorpunktion
- ischämischer Arbeitsversuch (s.u.)

Die Bestimmung des **CK-Wertes** (Isoenzym CK-MM, HWZ etwa 17 Stunden) ist der wichtigste laborchemische Hinweis auf eine Muskelerkrankung. Deutlich erhöhte Werte finden sich bei akuten Myositiden (Polymyositis und Dermatomyositis, aber auch bei infektiösen Myositiden) – teils bis zum 50-Fachen der Norm – und bei Muskeldystrophien. In Einzelfällen von Poly- oder Dermatomyositis liegen jedoch auch normale CK-Werte vor. Bei Glykogenosen, insbesondere Typ V, finden sich stark erhöhte CK-Werte bei drohender Rhabdomyolyse, es können aber auch normale oder nur gering erhöhte Werte gemessen werden. Auch bei Denervierungsprozessen (Polyneuropathie, Motoneuronerkrankung) können CK-Erhöhungen auftreten. Umgekehrt finden sich auch bei Gesunden nach schwerer Muskelarbeit (z. B. bei Bauarbeitern, Bodybuildern oder Hochleistungssportlern), nach intramuskulären Injektionen, elekromyografischen Untersuchungen und nach Alkoholkonsum deutlich erhöhte CK-Werte nicht selten bis zum 10-Fachen der Normobergrenze und können in Einzelfällen noch wesentlich höher sein (Clarkson et al. 2006). Vor Bestimmung des CK-Wertes sollten daher körperliche Schonung für mindestens eine Woche eingehalten sowie intramuskuläre Injektionen und elektromyografische Untersuchungen für mindestens 2 Wochen vermieden werden.

Durch atypische Isoenzyme (sog. **Makro-CK**) kann fälschlich ein erhöhter CK-Wert gemessen werden. Wenn die Differenzialdiagnose einer myokardialen Ischämie nicht in Betracht gezogen werden muss, ist ein CK-MB-Wert > 20 % ein Hinweis auf das Vorliegen einer Makro-CK (Bayer et al. 1982). Der sichere Nachweis wird durch eine Elektrophorese der CK geführt. Eine Makro-CK ist in der Regel ohne Krankheitswert und findet sich meist bei älteren Patienten, häufiger bei Frauen in einem Prozentsatz von 0,3 % aller erhöhten CK-Fälle (Pointner 1992). Allerdings sind Patienten mit Makro-CK bei Polymyositis und Malignom beschrieben (Lee et al. 1994). Der Nachweis einer gleichzeitigen Erhöhung von Myoglobin (HWZ etwa 20 Minuten) ist ein Argument für eine Muskelfaserschädigung als Ursache der CK-Erhöhung und eine Makro-CK-Bestimmung ist dann nicht mehr notwendig.

Als Screeningverfahren zum Nachweis einer Störung des Kohlenhydrat- oder Purinstoffwechsels kann der **ischämische Arbeitsversuch** eingesetzt werden, bei dem unter ischämischen Bedingungen Muskelarbeit durchgeführt wird und in definierten Zeitabständen die Metaboliten Ammoniak und Laktat im Serum gemessen werden (▶ Tab. 67.1). Im Normalfall zeigt sich ein deutlicher Laktat- und Ammoniak-Anstieg, wodurch jedoch eine metabolische Myopathie nicht ausgeschlossen ist. Da die Sensitivität und Spezifität des ischämischen Arbeitsversuchs niedrig ist, ist er als Diagnoseinstrument allerdings nur bedingt geeignet (Baumeister et al.1993).

Elektromyografie (EMG)

Die EMG-Untersuchung kann differenzialdiagnostisch relevante Hinweise auf eine myotone Erkrankung, eine entzündliche oder degenerative Myopathie oder auch eine neurogene Schädigung liefern. Sie darf in ihrer Bedeutung jedoch nicht überschätzt werden, da für einzelne Myopathieentitäten spezifische Befunde nicht existieren. Darüber hinaus ist es möglich, dass gerade bei Muskelerkrankungen mit fokalem Verteilungsmuster auch normale EMG-Befunde (in nicht betroffenen Muskelabschnitten) erhoben werden können.

Bei entzündlichen Muskelerkrankungen findet sich – korrelierend zur entzündlichen Aktivität – vermehrte pathologische Spontanaktivität in Form von Fibrillationen, positiven scharfen Wellen oder komplex repetitiven Entladungen. Diese Veränderungen können auch bei anderen aktiven myopathischen und neurogenen Prozessen auftreten und sind daher nicht spezifisch für eine Myositis (Heuss et al. 1996). Bei den metabolischen Myopathien können myopathische Veränderungen auftreten, ein normales EMG schließt eine solche Myopathie allerdings nicht aus. Bei Muskelkontrakturen – wie bei der Glykogenose Typ V (McArdle) sowie der malignen Hyperthermie – sind keine Potenziale motorischer Einheiten ableitbar (sog. „stille Kontraktur").

Tab. 67.1 Ischämischer Arbeitsversuch (nach Heuss 1998).

Ischämischer Arbeitsversuch
Vorgehensweise:
• Ausgangswerte 1 und 2 (alle Werte jeweils von Laktat und Ammoniak abnehmen)
• Blutstauung am Oberarm (20 mmHg über dem systolischen RR) und 1–3 Minuten ischämisch belasten (alle 2 Sekunden kräftiger Faustschluss)
• Wert 3 sofort nach Beendigung der Belastung abnehmen, anschließend Stauung lösen
• Nach 1 Minute Wert 4, nach 5 Minuten Wert 5, nach 10 Minuten Wert 6 abnehmen
Berechnung:
$X [\%] = 0{,}1 \times \Delta NH_3 [mmol] / \Delta$ Laktat $[mmol]$
Δ = Maximalwert nach ischämischer Arbeit minus Durchschnittswert vor Belastung
Auswertung:
$0{,}7\% \leq X \leq 5{,}0\%$ normal
$X > 5{,}0\%$ Verdacht auf Störung im Kohlenhydratstoffwechsel
$X < 0{,}7\%$ Verdacht auf Myoadenylatdeaminase-Mangel
Ungenügender Anstieg von Laktat (< 4,5 mval/l) und Ammoniak (< 0,7 % des Laktatanstiegs): Testbedingungen nicht optimal, Ergebnis nicht verwertbar

Bildgebung

Sinnvoll kann der Einsatz der Bildgebung zur Festlegung einer repräsentativen Biopsiestelle sein, z. B. in stark atrophen Muskeln oder bei Verdacht auf eine Myositis (Park u. Olsen 2001). Aufgrund der interindividuellen Variationsbreite der Normwerte sollte die Sonografie von einem erfahrenen Myosonologen durchgeführt werden. Limitierungen ergeben sich bei sehr großen oder in der Tiefe gelegenen Muskeln, insbesondere bei adipösen Patienten (Reimers u. Kele 2002). Hier sind Computer- oder Kernspintomografie zu bevorzugen. Vorteile der CT sind die rasche Durchführbarkeit, der sensitivere Nachweis subkutaner oder faszialer Kalzifikationen, bei jedoch erhöhter Strahlenbelastung. Die MRT ist ein mögliches Verfahren bei Verdacht auf entzündliche Myopathien. Allerdings ist die diagnostische Spezifität dieser Verfahren nicht entsprechend hoch (Mastaglia et al. 2003).

Muskelbiopsie – Indikation bei Myalgien

Eine Muskelbiopsie, die in der Regel nur beim Vorliegen einer ausreichenden Evidenz für das Bestehen einer Myopathie indiziert ist, stellt den invasivsten Schritt dar und steht daher üblicherweise am Ende der diagnostischen Schritte. Eine solche Evidenz ist gegeben, wenn extramuskuläre Ursachen für Myalgien ausgeschlossen bzw. unwahrscheinlich sind oder wenn positive Hinweise auf eine Myopathie vorliegen. Hierbei muss jedoch berücksichtigt werden, dass beispielsweise bei entzündlichen Systemerkrankungen wie den Vaskulitiden Schädigungen des peripheren Nervensystems (PNS) und der Muskulatur nebeneinander bestehen können.

Filosto et al. 2007 fanden in ihrer retrospektiven Untersuchung an 240 Patienten mit Muskelschmerzen, dass die Wahrscheinlichkeit, dass ein Patient mit Myalgien und einem normalen neurologischen Befund eine bestimmte Myopathie hat, lediglich 2 % beträgt. Nur bei Patienten mit alleinig belastungsabhängigen Myalgien und einem mindestens 7-fach über der Norm liegenden CK-Wert bestünde der starke Verdacht auf das Vorliegen einer metabolischen Myopathie. Daher ist eine Muskelbiopsie bei Patienten mit belastungsabhängigen Muskelschmerzen und unauffälligem neurologischen Befund nur bei mindestens 7-fach erhöhtem CK-Wert erfolgversprechend. Auf eine Muskelbiopsie sollte verzichtet werden, wenn die Diagnose einer Myopathie anderweitig gestellt werden kann.

Zur Diagnosestellung von bestimmten Myopathien, die mit Myalgien assoziiert sein können, stehen in der alltäglichen Routine molekulargenetische Untersuchungen zur Verfügung. Hierzu gehören die Dystrophinopathien (DMD, BMD), bei denen Blut-DNA untersucht werden kann. Allerdings finden sich bei der BMD neben Deletionen auch Duplikationen, die molekulardiagnostisch nur sehr aufwändig nachgewiesen werden können. Hier wäre die Durchführung einer Muskelbiopsie ökonomischer. Eine molekulargenetische Diagnostik ist auch bei den multisystemischen myotonen Myopathien, der myotonen Dystrophie Typ 1 (DM1) und DM2/PROMM Standard.

Bei negativem Befund in der molekulargenetischen Diagnostik sowie in primär unklaren Fällen sollte eine Muskelbiopsie in einem entsprechend spezialisierten und hierfür ausgewiesenen Zentrum erfolgen. Eine obligate Indikation zur Muskelbiopsie besteht bei Verdacht auf das Vorliegen nicht anders zu diagnostizierender Myopathien wie z. B. den Myositiden oder Strukturmyopathien (O'Ferrall u. Sinnreich 2009). Der Biopsieort richtet sich nach dem klinischen Verteilungstyp, wobei prinzipiell die Biopsie bei einem akuten bzw. subakuten Krankheitsverlauf aus einem möglichst deutlich betroffenen Muskel erfolgen sollte. Bei chronischen Myopathien mit langem Krankheitsverlauf sollte ein nicht zu stark betroffener Muskel biopsiert werden. Zur Eingrenzung des Biopsieortes können apparative Untersuchungen (Bildgebung, EMG) helfen, wobei eine EMG-Untersuchung des zu biopsierenden Muskels vermieden werden sollte (Bayas u. Gold 2003). Bei Erwachsenen ist generell eine offene Biopsie zu bevorzugen, um ausreichend sowie gut untersuchbares Gewebe zu gewinnen. Voraussetzung für aussagekräftige Untersuchungen ist eine sachgerechte Aufarbeitung des Biopsats. Vom entnommenen Muskel sollten verschiedene Präparationen angefertigt werden, um unterschiedliche Untersuchungen zu ermöglichen (▶ Tab. 67.2).

■ Differenzialdiagnostik bei Myalgien

Entzündliche Myopathien

Entzündliche Myopathien sind häufig mit Muskelschmerzen verbunden. Es werden Erreger-assoziierte Myositiden von idiopathischen inflammatorischen Myopathien unterschieden (▶ Tab. 67.3).

Weltweit gesehen sind **bakterielle Myositiden** die häufigsten entzündlichen Muskelerkrankungen, in der Regel durch Staphylokokken verursacht und sehr schmerzhaft. Zu den **immunogenen entzündlichen Myopathien** werden die idiopathische Polymyositis (PM), die Einschlusskörpermyositis (IBM), die Dermatomyositis (DM) und die interstitielle Myositis (IM) gezählt (Bohan u. Peter 1975a, Bohan u. Peter 1975b, Heuss et al. 1995). Die IBM geht im Allgemeinen ohne Muskelschmerzen einher, bei der PM treten Myalgien in 50 % der Fälle auf. Muskelschmerzen verursacht insbesondere die in der Regel akut einsetzende und dann chronisch verlaufende DM.

Metabolische Myopathien

Patienten mit metabolischen Myopathien mit dem Leitsymptom Muskelschmerz klagen über belastungsabhängige muskelkaterähnliche Schmerzen, Muskelschwäche und -steifheit, die sich je nach Art der Belastung in jedem Skelettmuskel auslösen lassen (z. B. Muskelkater in

Diagnostik und Differenzialdiagnose bei Myalgien

Tab. 67.2 Aufbereitung von Muskelbiopsien (mod. nach Bayas u. Gold 2003).

Fixierung	Aufbereitung	Verwendung
unfixiertes Gewebe	Schockgefrieren des (aufgeblockten) Muskels in Isopentan (vorgekühlt in flüssigem Stickstoff), anschließend bei –80°C Kryokonservierung	• histologische Verfahren u.a. HE-, PAS-, modifizierte Trichrom-Färbung • enzymhistochemische Verfahren u.a. NADH-Tetrazolium-Reduktase, alkalische Phosphatase, Myophosphorylase, Phosphofruktokinase, Myadenylatdeaminase • immunmorphologische Verfahren u.a. Dystrophinimmunfärbungen • biochemische Untersuchungen z.B. Westernblot • DNA-Analyse
Fixierung mit gepuffertem Glutaraldehyd	Plastikeinbettung	• Semidünnschnitte • Elektronenmikroskopie
Fixierung mit Formalin (fakultativ bei ausreichendem Gewebe)	Einbettung in Paraffin	• Verdacht auf Amyloidose • Vaskulitis (auch an unfixiertem Gewebe möglich) • DNA-Analyse erschwert

Tab. 67.3 Entzündliche Myopathien mit Myalgien.

Formen	Ursachen	Einzelne Erkrankungen
Erreger-assoziierte Myositiden	Virusinfektionen	• virale nekrotisierende Myopathien (vorwiegend im Kindesalter mit in der Regel guter Prognose) • Bornholm-Erkrankung (Coxsackie-B5-Virus)
	bakterielle Infektionen	• in der Regel Staphylokokken, sehr schmerzhaft • Borrelienmyositis (evtl. Anzüchtung von Borrelia burgd. im Muskelgewebe möglich)
	Parasiteninfektionen	• z.B. Trichinose
Immunogene Myositiden		• Dermatomyositis • Polymyositis (Myalgien in ca. 50%) • interstitielle Myositis
Andere	Vaskulitiden	• z.B. mikroskopische Polyangiitis (MPA) isoliert (!) oder bei systemischer Vaskulitis
	weitere inflammatorische Myopathien	• eosinophile Polymyositis • diffuse Fasziitis mit Eosinophilie (Shulman) • fokale Myositis • granulomatöse Myopathie (z.B. bei Sarkoidose, dabei Myalgien selten)

der Kaumuskulatur nach Verzehr von zähem Fleisch). Bei stärkerer Belastung können Rhabdomyolysen und Myoglobinurie auftreten. Zugrunde liegen Störungen des Kohlenhydratstoffwechsels, im Fettsäuremetabolismus oder des Purinstoffwechsels (▶ Tab. 67.4).

Das **McArdle-Syndrom** (Glykogenose Typ V) ist die häufigste metabolische Myopathie mit Störung des Kohlenhydratstoffwechsels. Klinisches Leitsymptom sind belastungsabhängige schmerzhafte (elektrisch stille) Kontrakturen. Vergleichbare Symptome entwickeln Patienten mit einem Mangel an Phosphofruktokinase (Glykogenose Typ VII, **Morbus Tarui**).

Das Leitsymptom eines **Carnitin-Palmitoyl-Transferase-(CPT-)Mangels** ist die rezidivierende Rhabdomyolyse (Angelini et al. 1987), die nicht nur durch Belastung, sondern auch durch Hungern ausgelöst werden kann. Belastungsabhängige Muskelschmerzen sind nicht so ausgeprägt wie bei den oben genannten Glykogenosen und treten zumeist im Anschluss an Muskelarbeit auf. Diagnostisch findet sich im nicht ganz ungefährlichen Hungerversuch eine verminderte Produktion von Ketonkörpern. Die Untersuchung des Carnitins und der Acylcarnitine im Serum (oder Trockenblut bei CPT I) mit Tandem-Massenspektrometrie stellt derzeit die umfassendste und kosteneffizienteste Untersuchung des Carnitin-Stoffwechsels dar und sollte einer invasiven Diagnostik vorausgehen. Myopathologisch kann, abgesehen von einer wechselnd ausgeprägten intermyofibrillären Lipidspeicherung, kein spezifischer Befund erhoben werden, sodass im Verdachtsfall die pathobiochemische CPT-Bestimmung im Muskelgewebe durchgeführt werden muss.

Tab. 67.4 Metabolische Myopathien, die mit Myalgien bzw. Muskelkrämpfen einhergehen.

Betroffener Stoffwechsel	Einzelne Erkrankungen

Störungen des Kohlenhydratstoffwechsels	• Glykogenose Typ III (a, c, d) (Cori-Forbes)
	  → Debranching-Enzym
	• Glykogenose Typ V (McArdle)
	  → Myophosphorylase
	• Glykogenose Typ VII (Tarui)
	  → Phosphofruktokinase
	• Glykogenose Typ VIII
	  → Phosphorylase-b-Kinase
	• Glykogenose Typ IX
	  → Phosphoglyceratkinase
	• Glykogenose Typ X
	  → Phosphoglyceratmutase
	• Glykogenose Typ XI
	  → Laktatdehydrogenase
	• Phosphohexoseisomerase-Mangel
	• Aldolase-B-Mangel

Störungen des Purinstoffwechsels	• Myoadenylatdeaminase-(MAD-)Mangel
Störungen des Fettstoffwechsels	• Carnitin-Palmitoyl-Transferase-Mangel (CPT I, CPT II)

Der **Myoadenylatdeaminase-(MAD-)Mangel** dürfte die häufigste Ursache für eine metabolische Myopathie sein. Leitbefund ist die innervationsabhängige Versteifung der Skelettmuskulatur, allerdings fehlt hier zumeist die bretthart Kontraktur, die das McArdle-Syndrom auszeichnet.

Therapeutisch wird die Meidung auslösender Faktoren empfohlen, bei den Glykogenosen sollten kurzzeitige hohe körperliche Belastungen vermieden werden, evtl. ist Ausdauertraining hilfreich. Bei CPT-Mangel werden weiterhin eine fettarme, kohlenhydratreiche Diät und häufige kleine Mahlzeiten empfohlen.

Degenerative Myopathien

An degenerativen Myopathien sind vor allem die Duchenne'sche (DMD) und Becker'sche (BMD) Muskeldystrophie zu nennen. Bei einer **Duchenne'schen Muskeldystrophie** findet man in etwa einem Drittel der Fälle, vorwiegend im Kindesalter, Wadenschmerzen, die später in den Hintergrund treten. Bei der **Becker'schen Muskeldystrophie** gibt es relativ milde klinische Phänotypen, bei denen Paresen und Atrophien gering ausgeprägt sind und die Myalgie deutlicher ist (Gold et al. 1992).

Ähnliches gilt für bestimmte Formen der fazioskapulohumeralen Muskeldystrophie (sogenannter inflammatorischer Typ der FSH-Muskeldystrophie) und Myopathien aus dem Formenkreis der Gliedergürteldystrophien, insbesondere für den inflammatorischen Typ der Limb Girdle Muscular Dystrophy Typ IIb auf dem Boden eines Dysferlinmangels.

Myotonie

Unter dem Begriff der Myotonie versteht man die verzögerte Erschlaffung der Muskulatur nach einer kräftigen Kontraktion oder nach Perkussion. Bei der **Myotonia congenita** (Becker/Thomsen/Kalium-induziert) sowie der **Paramyotonia congenita**, beides Ionenkanalerkrankungen, dominiert eine Muskelsteifigkeit das klinische Bild. Zu den multisystemischen myotonen Myopathien gehören zwei sich ähnelnde, autosomal dominant vererbte Formen der myotonen Dystrophie: **die myotone Dystrophie Typ 1** (DM1; syn.: Curschmann-Steinert-Erkrankung) und die **proximale myotone Myopathie** (DM2/PROMM) (Ricker et al. 1994). Während bei der DM1 distal betonte Paresen und die Myotonie charakteristisch sind, finden sich bei DM2/PROMM proximal betonte Paresen mit häufigen Myalgien und meist milde ausgeprägter Myotonie. Die Myalgien sind bei DM2/PROMM charakteristisch und treten bei 40–50 % der Patienten auf (Schneider et al. 2001). Myalgien treten vorwiegend während oder nach körperlicher Aktivität auf. Lokalisiert werden die Schmerzen vor allem im Bereich der Oberschenkel-, der Waden- und der Rücken-, gelegentlich auch der Armmuskulatur. Der Schmerzcharakter wird als stechend-brennend, dumpf oder als oberflächliche Missempfindung beschrieben, die meisten Patienten können verschiedene, gut charakterisierte Schmerzmanifestationen beschreiben. Bei einigen Patienten bestehen eine starke Druckdolenz und Klopfschmerzhaftigkeit der Muskulatur (Schneider u. Koch 2003, George et al. 2004).

Endokrine Myopathien

Bei **Hypothyreose** können neben Muskelschwäche und Ermüdung auch Myalgien und Muskelkrämpfe auftreten (Lochmüller et al. 1993). Die CK ist oft deutlich erhöht. Die Symptome sind nach Wiederherstellung der euthyreoten Stoffwechsellage reversibel. Ein beispielsweise nach einer Schilddrüsenoperation entstandener **Hypoparathyreoidismus** kann sich auch durch schmerzhafte Tetanien – bedingt durch Kalzium- und Magnesiummangel – bemerkbar machen.

Polymyalgia rheumatica

Die Polymyalgia rheumatica (arteriitica) ist ein ätiologisch unklares Krankheitsbild überwiegend älterer Menschen und mit einer deutlichen Bevorzugung von Frauen. Pathogenetisch liegt eine Riesenzellarteriitis im Aortenbogen bzw. in den proximalen Extremitätenarterien zugrunde. In 40–50% der Fälle besteht Koinzidenz mit einer Arteriitis cranialis. Kopfschmerzen bzw. Augensymptome sind als Hinweis auf eine assoziierte Temporalarteriitis zu werten.

Das klinische Bild wird bestimmt durch Schmerzen, Steifigkeit und Bewegungseinschränkung muskulären Ursprungs im Bereich des Nackens und bilateral im Schulter- und/oder Beckengürtelbereich, meist verbunden mit beeinträchtigtem Allgemeinzustand, Gewichtsverlust, subfebrilen Temperaturen und dem Nachweis von Entzündungsparametern. Dramatisches Ansprechen auf Glukokortikoide ist typisch.

Bisher existieren keine international anerkannten klinischen Diagnosekriterien. Aus einer in England durchgeführten multizentrischen Studie (Bird et al. 2005) wurde eine Rangfolge von 7 Diagnosekriterien abgeleitet, aus der sich im Vergleich mit myalgischen Krankheitsbildern die höchste Sensibilität und Spezifität für die Polymyalgia rheumatica ergab (▶ Tab. 67.5).

Laborchemisch fehlen spezifische Veränderungen. Typisch sind jedoch ausgeprägte Akute-Phase-Veränderungen (Erhöhung von C-reaktivem Protein = CRP, α_1- und α_2-Globulinen sowie Blutsenkungsgeschwindigkeit). Der sensitivste Laborparameter ist das C-reaktive Protein (CRP). Es gibt jedoch selten Fälle von Polymyalgia rheumatica ohne CRP-Erhöhung. Charakteristischerweise sind die Muskelenzyme einschließlich der CK im Serum normal.

Elektromyografisch findet sich typischerweise ein Normalbefund, was ein wichtiges Unterscheidungsmerkmal zur Polymyositis darstellt. Sofern kein Normalbefund registriert wird, ist weitere Diagnostik erforderlich (CK, ggf. Muskelbiopsie). Histologisch fällt die Muskelbiopsie bei der Polymyalgia rheumatica normal aus und sollte deshalb nicht durchgeführt werden. Bei einer Biopsie der A. temporalis findet sich in einem Teil der Fälle eine Riesenzellarteriitis. Ein negatives bioptisches Ergebnis schließt aber die Polymyalgia rheumatica nicht aus (segmentaler multilokulärer Gefäßbefall). Die Gefäßbiopsie ist zwingend, wenn die klinischen Kriterien nicht eindeutig positiv ausfallen. Zur Lokalisationsbestimmung kann hierfür eine Ultraschalluntersuchung der Temporalarterie durchgeführt werden (Pfadenhauer u. Weber 2006).

Myofasziales Schmerzsyndrom – Fibromyalgie-Syndrom

Das myofasziale Schmerzsyndrom ist sicher die häufigste lokalisierte, die Fibromyalgie die häufigste generalisierte Form von Muskelschmerzen.

Das **myofasziale Schmerzsyndrom (MSS)** ist klinisch definiert durch den sogenannten Triggerpunkt, der folgende Charakteristika besitzt:
1. eine lokale schmerzhafte Druckempfindlichkeit; hierbei findet sich die größte lokale schmerzhafte Druckempfindlichkeit in einer sogenannten „taut band", einem gestrafften und damit verkürzten Muskelbündel,
2. die sogenannte „twitch response" (sichtbare lokale Zuckungen des Muskels bei Palpation) sowie
3. den fortgeleiteten Schmerz bei Palpation des Triggerpunkts.

Man unterscheidet zwischen einem primären und einem sekundären myofaszialen Schmerzsyndrom. Das primäre myofasziale Schmerzsyndrom wird ausgelöst durch Überlastungen der Muskulatur (wahrscheinlich Mikrotraumata). Die Entstehung des sekundären myofaszialen Schmerzsyndroms ist derzeit noch nicht vollständig geklärt. Die Diagnosestellung erfolgt rein klinisch.

Das **Fibromyalgie-Syndrom** ist ein klinischer Symptomenkomplex, dessen Ätiologie und Pathogenese bisher nur lückenhaft geklärt sind (Eich et al. 2008) (siehe auch entsprechende AWMF-Leitlinie http://www.awmf.org/leitlinien/detail/ll/041-004.html). Er besteht aus chronischen multilokulären polytopen Schmerzen im Bewegungsapparat, vorzugsweise im Bereich der Muskulatur

---

Tab. 67.5 Polymyalgia rheumatica – klinische Diagnosekritierien. Eine wahrscheinliche Polymyalgia rheumatica wird angenommen, wenn 3 Kriterien positiv sind oder 1 Kriterium zusammen mit einer Temporalarteriitis auftritt; der Muskelschmerz ist der beste Diskriminator gegenüber anderen Differenzialdiagnosen (Angelini et al. 1987).

Diagnosekriterien für die Polymyalgia rheumatica
• bilateraler Muskelschmerz und/oder beidseitige Steifigkeit
• akuter Krankheitsbeginn in weniger als 2 Wochen
• anfängliche Blutkörperchensenkungsbeschleunigung von über 40 mm in der 1. Stunde
• Morgensteifigkeit von mehr als 1 Stunde
• Alter über 60 Jahre
• Depression und/oder Gewichtsverlust
• bilaterale Druckschmerzempfindlichkeit der Oberarme

und der Sehnenansätze, multiplen autonomen Funktionsstörungen sowie psychischen Komorbiditäten.

Es gibt bis heute keine verlässlichen Diagnosekriterien. Die Klassifikationskriterien des American College of Rheumatology 1990 (Wolfe et al. 1990) fordern das Vorhandensein von chronischen Schmerzen in der linken und rechten Körperhälfte, oberhalb und unterhalb der Taille und im Bereich des Achsenskeletts. Dazu müssen bei digitaler Palpation mindestens 11 von 18 sogenannten Tenderpoints als druckschmerzhaft erkannt werden. Nach der deutschen S3-Leitlinie (s.o.) und nach Empfehlungen der American Pain Society ist es auch möglich, die Diagnose des Fibromyalgiesyndroms anhand des typischen Symptommusters ohne Tenderpoint-Überprüfung zu stellen.

Der Symptomenkomplex bedarf einer subtilen internistischen und neurologischen Differenzialdiagnose. Bei der sogenannten primären Fibromyalgie müssen alle technischen Untersuchungsbefunde regelrecht ausfallen. Sekundäre Fibromyalgien sind im Rahmen zahlreicher internistischer, aber auch neurologischer und hier insbesondere neuromuskulärer Erkrankungen möglich. Bei auffälligen Befunden (Paresen, Atrophien, CK-Erhöhung) sollte insbesondere an eine metabolische Myopathie gedacht werden. Aus psychiatrischer Sicht ist die Differenzialdiagnose anderer somatoformer Schmerzstörungen erforderlich, die in der Regel die klare Akzentuierung des Muskelschmerzes in bestimmten anatomischen Strukturen, nämlich den Tenderpoints, eher vermissen lassen.

Durch Pharmaka/Toxine ausgelöste Myalgien

Toxische Myopathien führen oft zu Myalgien und können mit dem Bild einer Rhabdomyolyse verlaufen (Le Quintrec u. Le Quintrec 1991). Eine nekrotisierende Myopathie kann durch Alkohol oder Heroin ausgelöst werden, letzteres kann auch eine Vaskulitis verursachen. Bei der akuten alkoholischen Myopathie stehen geschwollene Extremitäten, Muskelschmerzen – teils nur lokalisiert – und Muskelkrämpfe mit CK-Erhöhung im Vordergrund (Sieb u. Gillessen 2003). Auch bei chronischer Alkoholmyopathie können neben proximaler Atrophie und Schwäche Myalgien mit fokaler Schwellung auftreten. Tetanustoxin (Tetanospasmin) verursacht Muskelschmerzen durch neuronale Überregbarkeit der motorischen Einheiten mit der Ausbildung von Spasmen (Trismus, Opisthotonus etc).

Toxisch bedingte Myalgien zeigen sich insbesondere als unerwünschte Arzneimittelnebenwirkungen (▶ Tab. 67.6). D-Penicillamin z.B. kann zu jedem Zeitpunkt während einer Behandlung neben einer Myasthenie auch eine entzündliche Myopathie auslösen, die bei Absetzen des Präparats reversibel ist. Cimetidin – ein H_2-Rezeptor-Antagonist – kann schwere Myalgien verursachen und in Einzelfällen zu einem Polymyositis-Vaskulitis-Syndrom mit CK-Erhöhung führen. Eine entzündliche Myopathie kann auch im Rahmen einer Interferon-alpha-Therapie auftreten (Hengstman et al. 2000).

Vincristin, Chloroquin und Colchizin können eine vakuoläre Myopathie verursachen, gleichzeitig kann die neuromuskuläre Übertragung gestört sein. Kokain kann Spasmen der Muskelarterien auslösen (analog zu Herz- und Hirninfarkten) und so zu Muskelnekrosen führen. Eine Auslösung schmerzhafter Muskelkrämpfe ist durch eine Vielzahl von Medikamenten und Drogen möglich (als häufigste seien genannt: ACTH, Chinidin, Clofibrat, Danazol, Levodopa, Paraldehyd, Procainamid, Salbutamol und Tocainid; ▶ Tab. 67.6) (Sieb u. Gillessen 2003). Auch Antipsychotika können zu myopathischen Symptomen sowie einer CK-Erhöhung führen (Dalakas 2009).

Als HMG-CoA-Reduktase-Hemmer können Statine aufgrund einer beeinträchtigten Cholesterinsynthese zu einer strukturellen Schädigung der Muskelfasermembran und damit zur Rhabdomyolyse und neuromuskulären

Tab. 67.6 Durch Pharmaka ausgelöste schmerzhafte Myopathien (Auswahl).

Entzündliche Myopathien	Andere Myopathien	Myopathie und Neuropathie
Cimetidin	ACTH	Amiodaron
D-Penicillamin	Carbimazol	Colchizin
Levodopa	Clofibrat	L-Tryptophan
Penicillin	Cromoglycinsäure	Vincristin
Sulfonamide	Ciclosporin	Heroin
Zidovudin	Enalapril	
Procainamid	HMG-CoA-Reduktase-Hemmer	
Kokain	Metoprolol	
	Minoxidil	
	Salbutamol	
	(Ezetimib: Hinweise auf Myalgien)	

Diagnostik und Differenzialdiagnose bei Myalgien

Symptomen führen (Pasternak et al. 2002, Thompson et al. 2003, Döser et al. 2004). Die wichtigste Muskel-assoziierte Nebenwirkung von Statinen sind Myalgien bei 5–10% der Patienten. Statin-assoziierte Myopathien treten bei 0,1%, Rhabdomyoloysen bei 0,01% der Patienten auf (Dalakas 2009). Bei Patienten, die tolerierbare Muskelsymptome oder keine Symptome und eine CK unter dem 10-Fachen der oberen Norm haben, kann eine Statin-Therapie in gleicher oder reduzierter Dosis unter Kontrollen fortgeführt werden. Die klinischen Symptome sollten im Verlauf zur Entscheidung hinsichtlich einer Therapiefortführung oder -beendigung herangezogen werden. Bei Patienten mit intolerablen Symptomen oder einer CK-Erhöhung über das 10-Fache der Norm oder einer klinisch relevanten Rhabdomyolyse mit einer Erhöhung des Serum-Kreatinins bzw. der Notwendigkeit einer intravenösen Flüssigkeitstherapie sollte die Statin-Therapie beendet werden (McKenney et al. 2006, Jacobson 2008, Harper u. Jacobson 2010).

Gemäß früherer Empfehlungen sollte das Statin bei einer CK-Erhöhung über das 5-Fache der Norm und musste das Statin bei einer CK-Erhöhung über das 10-Fache der Norm abgesetzt werden (Pasternak et al. 2002, Thompson et al. 2003, Döser et al. 2004). Rhabdomyolysen sind weit seltener beschrieben, sind aber bei Kombinationstherapie mit zusätzlich Fibraten, Ciclosporin, Makrolidantibiotika oder Azol-Antimykotika häufiger (▶ Tab. 67.7) (Pasternak et al. 2002, Thompson et al. 2003, Döser et al. 2004). Eine Statin-induzierte Myopathie äußert sich in einer proximalen Muskelschwäche mit deutlicher CK-Erhöhung. Nach Absetzen sind sowohl Myalgien als auch die Myopathie zumeist reversibel (Pasternak et al. 2002, Thompson et al. 2003, Döser et al. 2004). Bei Statin-Applikation sollten die Patienten zumindest über mögliche neuromuskuläre Nebenwirkungen aufgeklärt und CK-Kontrollen durchgeführt werden (Pasternak et al. 2002, Thompson et al. 2003). Von der National Lipid Association Statin Safety Assessment Task Force wurde allerdings empfohlen, auf CK-Kontrollen unter einer Statin-Therapie bei symptomfreien Patienten zu verzichten (McKenney et al. 2006). Risikofaktoren für eine Statin-induzierbare neuromuskuläre Störung sind u.a. ein Alter über 80 Jahre, Multimorbidität (Diabetes mellitus, Niereninsuffizienz), Co-Medikation, die perioperative Phase, Infektionen, eine unbehandelte Hypothyreose und Alkoholmissbrauch (Pasternak et al. 2002, Thompson et al. 2003, Jacobson 2008).

Myalgien bei seltenen Erkrankungen

Seltene neurologische Erkrankungen, die mit Myalgien einhergehen (können), sind in ▶ Tab. 67.8 aufgeführt.

Myalgien bei Schädigungen des zentralen Nervensystems und des zweiten Motoneurons

Muskelschmerzen bei Erkrankungen des zentralen Nervensystems (ZNS) sind nicht selten. Muskeltonuserhöhungen wie Spastik und Rigor führen zu Spannungsgefühlen und Schmerzen in der betroffenen Extremität. Beachtet werden muss, dass zahlreiche Patienten mit

Tab. 67.7 Medikamente/Substanzen, die das Risiko von Myalgien/Myopathien unter Statinen erhöhen können (Auswahl).

Erhöhung des Myalgie-/Myopathie-Risikos bei Statin-Therapie durch
• Makrolidantibiotika (Erythromycin, Telithromycin, Clarithromycin)
• Itraconazol, Ketoconazol
• Ciclosporin
• Nefazodon
• Danazol
• Fibrate
• HIV-1-Protease-Hemmer (Indinavir, Amprenavir, Saquinavir, Nelfinavir, Ritonavir)
• Diltiazem
• Verapamil
• Amiodaron
• Niacin (> 1 g)
• Grapefruitzubereitungen

Tab. 67.8 Myalgien bei seltenen neurologischen Erkrankungen.

Erkrankung	Symptome
Stiff-Person-Syndrom	episodisch auftretende Steife der Muskulatur, schmerzhafte Muskelspasmen und Myokloni, gleichzeitige Kontraktionen der abdominalen und paraspinalen Muskulatur Besserung der Symptomatik durch IvIg, Steroide, Benzodiazepine, Baclofen
Neuromyotonie (Isaacs-Mertens-Syndrom)	neurogen ausgelöste kontinuierliche Muskelfaseraktivität; Verspannungen, Myokymien, schmerzhafte Muskelkrämpfe und Muskelsteife
Brody-Myopathie	typischerweise durch Muskelarbeit und Kälte provozierbare, schmerzlose Muskelkontraktionen, aber auch belastungsabhängige Myalgien, die zunächst in Ruhe noch zunehmen können, Muskelsteifigkeit und teils tagelang anhaltende Krämpfe
Rippling Muscle Disease	Muskelsteife, belastungsinduzierte Myalgien und krampfähnliche Zustände; häufig Wadenhypertrophie; perkussionsinduzierte, schnelle Muskelkontraktionen und Muskel-„Mounding" (Myoödem)
Amyloidmyopathie	proximal betonte Paresen, Muskelverhärtungen, Muskelsteife, in Einzelfällen Myalgien

Muskelschmerzen in der Schulter-Oberarm-Region ein beginnendes Parkinson-Syndrom haben.

Bei spinalen Muskelatrophien und der amyotrophen Lateralsklerose (ALS) können Myalgien früh berichtet werden. Meist handelt es sich dabei um ein myofasziales Schmerzsyndrom infolge Fehlbelastung. Auch Krämpfe einzelner Skelettmuskeln werden vom betroffenen Patienten als Muskelschmerz berichtet.

Hat ein Patient eine akute Poliomyelitis durchgemacht, so können Myalgien nach 20–40 Jahren auf ein Postpoliomyelitis-Syndrom (PPS) hinweisen (Dalakas 1990). Jubelt und Agre (2000) beschreiben in ihrer Übersicht das Auftreten von Muskelschmerzen in einer Häufigkeit zwischen 71 und 86%.

Myalgien bei Schädigungen des peripheren Nervensystems

Myalgien können als unspezifisches Syndrom bei unterschiedlichen Schädigungen des peripheren Nervensystems (PNS) vorkommen, wobei hier sensible Reizsymptome im Rahmen der Grunderkrankung abgegrenzt werden müssen. Schmerzen sind beim Guillain-Barré-Syndrom ein häufiges Symptom und wurden bei bis zu 71% der Fälle beschrieben (Pentland u. Donald 1994).

Das Auftreten von Myalgien wird auch bei das PNS betreffenden Intoxikationen beschrieben. So sind Myalgien im Rahmen von Ciguatera-Intoxikationen, die nach dem Verzehr tropischer Fische auftreten, beschrieben (Pearn 2001).

■ Therapie

Hierzu gibt es keine Ausführungen, da es sich hier um eine Leitlinie zur Diagnostik und Differenzialdiagnose handelt.

■ Versorgungskoordination

In Abhängigkeit von der Schwere der Erkrankung nicht zuletzt auch unter Berücksichtigung G-AEP-Kriterien erfolgt die Versorgung der Patienten ambulant und/oder stationär.

■ Redaktionskomitee

Prof. Dr. D. Heuß, Neurologische Klinik, Universitätsklinikum Erlangen
Dr. A. Bayas, Neurologische Klinik und klinische Neurophysiologie, Klinikum Augsburg
Prof. Dr. S. Quasthoff, Neurologische Klinik, Medizinische Universität Graz, Österreich
Prof. Dr. H. Reichmann, Neurologische Klinik, Universitätsklinikum Dresden
Prof. Dr. M. Sinnreich, Neurologische Klinik, Universitätsspital Basel, Schweiz
Prof. Dr. C. Sommer, Neurologische Klinik, Universitätsklinikum Würzburg
Prof. Dr. S. Zierz, Neurologische Klinik, Universitätsklinikum Halle

Federführend: Prof. Dr. Dieter Heuß, Neuromuskuläres Zentrum, Neurologische Klinik des Universitätsklinikums Erlangen, Schwabachanlage 6, 91054 Erlangen
E-Mail: dieter.heuss@uk-erlangen.de

Entwicklungsstufe der Leitlinie: S1

■ Literatur

Angelini C, Trevisan C, Isaya G et al. Clinical varieties of carnitine and carnitine palmitoyltransferase deficiency. Clin Biochem 1987; 20: 1–7
Baumeister FA, Gross M, Wagner DR et al. Myoadenylate deaminase deficiency with severe rhabdomyolysis. Eur J Pediatr 1993; 152: 513–515
Bayas A, Gold R. Diagnostische Prinzipien bei Muskelerkrankungen. Fortschr Neurol Psychiatr 2003; 71: 61–66
Bayer PM, Wider G, Unger W et al. Atypische Kreatinkinase-Isoenzyme. Inzidenz und klinische Bedeutung. Klin Wschr 1982; 60: 365–369
Bird HA, Leeb BF, Montecucco CM et al. A comparison of the sensitivity of diagnostic criteria for polymyalgia rheumatica. Ann Rheum Dis 2005; 64: 626–629
Bohan A, Peter JB. Polymyositis and dermatomyositis (first of two parts). N Engl J Med 1975a; 292: 344–347
Bohan A, Peter JB. Polymyositis and dermatomyositis (second of two parts). N Engl J Med 1975b; 292: 403–407
Clarkson PM, Kearns AK, Rouzier P et al. Serum creatine kinase levels and renal function measures in exertional muscle damage. Med Sci Sports Exerc 2006; 38: 623–627
Dalakas M. Postpolio syndrome. Curr Opin Rheumatol 1990; 2: 901–907
Dalakas MC. Toxic and drug-induced myopathies. J Neurol Neurosurg Psychiatry 2009; 80: 832–838
Döser S, März W, Reinecke MF et al. Empfehlung zur Statintherapie im Alter. Internist (Berl) 2004; 45: 1053–1062
Eich W, Hauser W, Friedel E et al. Definition, Klassifikation und Diagnose des Fibromyalgiesyndroms. Schmerz 2008; 22: 255–266
Filosto M, Tonin P, Vattemi G et al. The role of muscle biopsy in investigating isolated muscle pain. Neurology 2007; 68: 181–186
Gempel K, Kiechl S, Hofmann S et al. Screening for carnitine palmitoyltransferase II deficiency by tandem mass spectrometry. J Inherit Metab Dis 2002; 25: 17–27
George A, Schneider-Gold C, Zier S et al. Musculoskeletal pain in patients with myotonic dystrophy type 2. Arch Neurol 2004; 61: 1938–1942
Gold R, Kress W, Meurers B et al. Becker muscular dystrophy: detection of unusual disease courses by combined approach to dystrophin analysis. Muscle Nerve 1992; 15: 214–218
Harper CR, Jacobson TA. Evidence-based management of statin myopathy. Curr Atheroscler Rep 2010; 12: 322–330
Hengstman GJ, Vogels OJ, ter Laak HJ et al. Myositis during long-term interferon-alpha treatment. Neurology 2000; 54: 2186
Heuss D. Muskelschmerzen. Nervenheilkunde 1998; 17: 201–201
Heuss D, Claus D, Neundörfer B. Fibrillations in regenerating muscle in dystrophic myopathies. Clin Neuropathol 1996; 15: 200–208
Heuss D, Engelhardt A, Gobel H et al. Myopathological findings in interstitial myositis in type II polyendocrine autoimmune syndrome (Schmidt's syndrome). Neurol Res 1995; 17: 233–237
Jacobson TA. Toward "pain-free" statin prescribing: clinical algorithm for diagnosis and management of myalgia. Mayo Clin Proc 2008; 83: 687–700
Jubelt B, Agre JC. Characteristics and management of postpolio syndrome. J Am Med Ass 2000; 284: 412–414
Le Quintrec JS, Le Quintrec JL. Drug induced myopathies. Baillière's Clinical Rheumatology 1991; 5: 21–38
Lee KN, Csako G, Bernhardt P et al. Relevance of macro creatine kinase type 1 and type 2 isoenzymes to laboratory and clinical data. Clin Chem 1994; 40: 1278–1283

Link E, Parish S, Armitage J et al. SLCO1B1 variants and statin-induced myopathy – a genomewide study. N Engl J Med 2008; 359: 789–799

Lochmüller H, Reimers CD, Fischer P et al. Exercise-induced myalgia in hypothyroidism. Clin Invest 1993; 71: 999–1001

Mastaglia FL, Garlepp MJ, Phillips BA et al. Inflammatory myopathies: clinical, diagnostic and therapeutic aspects. Muscle Nerve 2003; 27: 407–425

McKenney JM, Davidson MH, Jacobson TA et al. Final conclusions and recommendations of the National Lipid Association Statin Safety Assessment Task Force. Am J Cardiol 2006; 97: 89C–94C

Nguyen K, Bassez G, Krahn M et al. Phenotypic study in 40 patients with dysferlin gene mutations: high frequency of atypical phenotypes. Arch Neurol 2007; 64: 1176–1782

O'Ferrall EK, Sinnreich M. The role of muscle biopsy in the age of genetic testing. Curr Opin Neurol 2009; 22: 543–553

Park JH, Olsen NJ. Utility of magnetic resonance imaging in the evaluation of patients with inflammatory myopathies. Curr Rheumatol Rep 2001; 3: 334–345

Pasternak RC, Smith SC, Jr., Bairey-Merz CN et al. ACC/AHA/NHLBI clinical advisory on the use and safety of statins. Stroke 2002; 33: 2337–2341

Pearn J. Neurology of ciguatera. J Neurol Neurosurg Psychiatry 2001; 70: 4–8

Penisson-Besnier I, Richard I, Dubas F et al. Pseudometabolic expression and phenotypic variability of calpain deficiency in two siblings. Muscle Nerve 1998; 21: 1078–1080

Pentland B, Donald SM. Pain in the Guillain-Barre syndrome: a clinical review. Pain 1994; 59: 159–164

Pfadenhauer K, Weber H. Ultrasonography of the temporal, periorbital and carotid arteries in the diagnosis of giant cell arteritis and its neuroophthalmological complications. Ultraschall Med 2006; 27: 329–335

Pointner H. Enzymaktivitäten im Plasma. In: Deutsch E, Wenger R, Hrsg. Laboratoriumsdiagnostik. 3. Auflage. Medizinisch wissenschaftliche Buchreihe von Schering; 1992: 781–783

Reimers CD, Kele H. Muskelsonographie bei neuromuskulären Erkrankungen. Orthopäde 2002; 31: 165–171

Ricker K, Koch MC, Lehmann-Horn F et al. Proximal myotonic myopathy: a new dominant disorder with myotonia, muscle weakness, and cataracts. Neurology 1994; 44: 1448–1452

Schneider C, Koch MC. Multisystemische myotone Myopathien. In: Pongratz D, Hrsg. Neuromuskuläre Erkrankungen. Köln: Deutscher Ärzte-Verlag; 2003: 117–139

Schneider C, Reiners K, Toyka KV. Myotone Dystrophie (DM/Curschmann-Steinert-Erkrankung) und proximale myotone Myopathie (PROMM/Ricker-Syndrom). Myotone Muskelerkrankungen mit multisystemischen Manifestationen. Nervenarzt 2001; 72: 618–624

Sieb JP, Gillessen T. Iatrogenic and toxic myopathies. Muscle Nerve 2003; 27: 142–156

Stump AL, Mayo T, Blum A. Management of grapefruit-drug interactions. Am Fam Physician 2006; 74: 605–608

Thompson PD, Clarkson P, Karas RH. Statin-associated myopathy. J Am Med Ass 2003; 289: 1681–1690

Toth PP, Harper CR, Jacobson TA. Clinical characterization and molecular mechanisms of statin myopathy. Expert Rev Cardiovasc Ther 2008; 6: 955–969

Veerapandiyan A, Shashi V, Jiang YH et al. Pseudometabolic presentation of dystrophinopathy due to a missense mutation. Muscle Nerve 2010; 42: 975–979

Wolfe F, Smythe HA, Yunus MB et al. The American College of Rheumatology 1990 criteria for the classification of fibromyalgia. Report of the Multicenter Criteria Committee. Arthritis Rheum 1990; 33: 160–172

Diagnostik und Differenzialdiagnose bei Myalgien

Clinical pathway
Abklärung von Myalgien

Hinweis zur Benutzung:
Die Tabelle entspricht einem Flussdiagramm und wird von links nach rechts gelesen. Wenn "Hinweise" angekreuzt wird, wird die Zeile weiter verfolgt. Es können / müssen oft mehrere Zeilen parallel verfolgt werden. Diagnosen sind hellgrau, Therapiemaßnahmen dunkelgrau unterlegt.

Legende:
- ○ Befunde/Entscheidungskriterien
- ▲ Diagnostische/therapeutische Maßnahmen

Basisprogramm
- ▲ Anamnese
- ▲ Neurologische Untersuchung
- ▲ Standardlabor (CK, BSG, CRP)
- ▲ in der Regel Elektromyographie

○ Nicht diagnoseweisend			*Mögliche Diagnosen* ▲ Polymyalgia rheumatica ▲ Fibromyalgie ▲ Myofasziales Schmerzsyndrom ▲ Somatisierungsstörung ▲ Myalgien unklarer Ursache (Verlaufsuntersuchung!)
○ diagnoseweisende Familienanamnese oder ○ diagnoseweisender Phänotyp	*Je nach Verdachtsdiagnose* ▲ Molekulargenetik ▲ Evtl. Belastungstest ▲ Tandem-Massenspektrometrie (Carnitin-Stoffwechselstörung) ▲ Autoantikörper (z.B. Kaliumkanal-Ak, Glutamat-Decarboxylase-[GAD]-Ak)	○ Nicht diagnose-weisend	
		▲ Evtl. Muskelbiopsie ▲ Evtl. vorangehend Bildgebung	○ Biopsie normal oder ○ Keine Biopsie
			○ Biopsie pathologisch → *Mögliche Diagnosen* ▲ Metabolische Myopathie ▲ Myositis ▲ Muskeldystrophie ▲ bioptisch unspezifische Auffälligkeiten → keine abschließende Diagnose
		○ diagnoseweisend	*Mögliche Diagnosen* ▲ Myotone Myopathie (DM1, DM2) ▲ Myadenylatdeaminase-(MAD)-Mangel ▲ Carnitin-Stoffwechselstörung ▲ Neuromyotonie ▲ Stiff person Syndrom ▲ Muskeldystrophie
○ Hinweise auf ○ Erkrankung des 1. und/oder 2. Motoneurons ○ ZNS-Erkrankung ○ orthopädische Erkrankung	*Je nach Verdachtsdiagnose* ▲ erweitertes Labor ▲ Elektrophysiologie ▲ Bildgebung		*Mögliche Diagnosen* ▲ Polyneuropathie ▲ ALS ▲ M. Parkinson ▲ Erkrankungen mit Spastik ▲ Periarthropathia humeroscapularis, Bursitis trochanterica, ...

68 Diagnostik und Therapie der Myasthenia gravis und des Lambert-Eaton-Syndroms

Was gibt es Neues?

- Aktuelle Cochrane-Reviews bzw. Cochrane-Reports befassen sich mit dem Einsatz von Kortikosteroiden (Schneider-Gold et al. 2005), Immunsuppressiva (Hart et al. 2007), Plasmaaustausch (Gajdos et al. 2002), hochdosierten Immungobulinen (Gajdos et al. 2008), Cholinesterase-Hemmern (Mehndiratta et al. 2011) und heben die geringe Zahl randomisierter Studien hervor.
- Azathioprin bleibt das einzig zugelassene nicht steroidale Immunsuppressivum für die Myasthenia gravis.
- In therapierefraktären Fällen sollte eine erfolgreiche Behandlung mit Rituximab erwogen werden (Lebrun et al. 2009).
- Mycophenolatmofetil (MMF) zeigte trotz mehrerer positiver offener Studien in 2 randomisierten, placebokontrollierten Multicenterstudien über 6 bzw. 9 Monate keinen steroidsparenden Effekt (Muscle Study Group 2008, Sanders et al. 2008), wogegen die unkontrollierte retrospektive Auswertung des Langzeitverlaufs einen positiven Effekt nach frühestens 6 Monaten möglich erscheinen lässt (Hehir et al. 2010).
- MMF hat vom GBA im Rahmen des Off-Label-Verfahrens 2012 ein positives Votum für die Behandlung der Myasthenia gravis erhalten.
- IVIG und Plasmaaustausch sollen gleichwertig bei der Behandlung schwerer generalisierter Myasthenien als Therapie angewandt werden (Barth et al. 2011).
- Die Anwendung von Immunglobulinen bei der Myasthenia gravis und anderen neurologischen Erkrankungen wurde in einem Konsensuspapier bewertet (Gold et al. 2007, Henze et al. 2010b) und kann in begründeten Fällen „off-label" verordnet werden.
- Es liegen keine kontrollierten randomisierten Studien zur Behandlung der okulären Myasthenie vor (Benatar u. Kaminski 2007), jedoch kann eine immunmodulierende Therapie durchgeführt werden. Eine retrospektive Studie an älteren Patienten ergab, dass dann deutlich weniger Progression zur generalisierten Form auftritt (Allen et al. 2010).
- MG-Patienten mit MuSK-AK zeigen gegenüber der klassischen Myasthenie häufiger eine Betonung okulopharyngealer Muskelgruppen, oft mit sehr fokaler Erscheinung und Muskelatrophie (Deymeer et al. 2007), oder aber Fehlen von okulopharyngealen Symptomen, jedoch Schwäche der Nackenextensoren, Atemmuskulatur oder proximalen Extremitätenmuskeln; sie sprechen schlechter als Patienten mit AChR-AK auf die symptomatische Therapie mit ACh-Esterase-Inhibitoren an (Guptill u. Sanders 2010) und benötigen häufig eine intensive immunsuppressive Therapie, wobei bei schweren Verläufen insbesondere Rituximab wirksam zu sein scheint (Illa et al. 2008).
- Eine Thymektomie wird beim Nachweis von MuSK-AK nicht empfohlen.

Die wichtigsten Empfehlungen auf einen Blick

- Zur Therapie der MG sollen die Cholinesterase-Inhibitoren Pyridostigmin und Neostigmin verwendet werden. Sie wirken an der neuromuskulären Synapse und bessern die Symptome der Myasthenie.
- Glukokortikosteroide und Azathioprin sind Mittel der ersten Wahl zur Immunsuppression.
- Andere Immunsuppressiva können bei Versagen oder Unverträglichkeit der Standardtherapie erwogen werden. Dabei gilt Ciclosporin A (eine positive kontrollierte Studie, Tindall et al. 1993), als Mittel der ersten Wahl, darauf folgen in dieser Reihenfolge Mycophenolatmofetil (3 Studien, hiervon 2 Endpunkt-negative randomisierte kontrollierte Studien mit allerdings sehr kurzer Beobachtungszeit; Muscle Study Group 2008, Sanders et al. 2008, Hehir et al. 2010), Cyclophosphamid, Methotrexat und Tacrolimus. MMF hat im Rahmen des Off-Label-Verfahrens des GBA ein positives Votum erhalten. Die Immunsuppression muss meist über viele Jahre, oft lebenslang, beibehalten werden. Frauen im gebärfähigen Alter müssen ebenso wie Männer eine Kontrazeption betreiben.
- Autoantikörper sollen bei myasthener Krise rasch und effizient mithilfe der Plasmapherese (PE) oder semiselektiv mittels der Immunadsorption (IA) entfernt werden. Die drohende und manifeste myasthene Krise erfordern die rasche Aufnahme und kompetente Behandlung auf einer Intensivstation. Lebensalter und Ausmaß der respiratorischen (Partial-)Insuffizienz sind die wichtigsten Prädiktoren für das Mortalitätsrisiko (Odds Ratio > 9). IA versus alleinige PE kann die Liegedauer verkürzen und führt zu besserem Outcome (Gold et al. 2008).
- Hochdosierte Immunglobuline (IVIG) können in dieser Situation ebenfalls angewendet werden, da sie gleichwertig wirksam sind und die Beatmungszeit bei myasthener Krise verkürzen; mit 1 g/kg KG wird ein Plateau der Wirksamkeit erreicht. Eine Erhaltungstherapie mit IVIG kann aufgrund fehlender Evidenz nicht generell empfohlen werden, kann jedoch im Rahmen individueller Heilversuche in Einzelfällen sinnvoll sein.

- Bei Patienten im Alter zwischen 15 und 50 Jahren sollte die Thymektomie früh, d.h. innerhalb von 1–2 Jahren nach Sicherung der Diagnose, durchgeführt werden, da sie dann am deutlichsten von ihr profitieren. Manche Experten wählen die Altersgrenzen weniger eng. Die endoskopische Thymektomie wird immer mehr nachgefragt und kann in erfahrenen Zentren gute Ergebnisse zur Sicherheit des Eingriffs vorweisen. Daten einer randomisierten, kontrollierten Studie liegen wie bei der klassischen transsternalen Thymektomie nicht vor. Transsternale und minimalinvasive Operationstechnik führen zu klinisch vergleichbaren Resultaten (Meyer et al. 2009).
- Bei Kindern und Jugendlichen im Alter von 5–10 Jahren sollte die Thymektomie erst nach Versagen der medikamentösen Therapie (Cholinesterase-Inhibitoren, Steroide) in Betracht gezogen werden. Eine sorgfältige Diagnostik zum Ausschluss eines Thymoms ist in dieser Altersgruppe dennoch erforderlich.
- Patienten mit einer Myasthenie ohne nachweisbare Autoantikörper gegen Acetylcholin-Rezeptoren oder mit Autoantikörpern gegen die muskelspezifische Tyrosinkinase (MuSK) profitieren nach der aktuellen Datenlage nicht von einer Thymektomie.
- Treten Thymome auf, soll in jedem Lebensalter unabhängig vom Schweregrad der Myasthenie (okulär oder generalisiert) eine Operationsindikation gestellt werden, falls der Patient operationsfähig ist. Ältere und multimorbide Patienten können palliativ strahlentherapiert werden. Die Nachbehandlung unvollständig resezierter Thymome sollte im Rahmen eines interdisziplinären Therapiekonzepts erfolgen (Strahlentherapie, Chemotherapie).
- Patienten müssen die Möglichkeit einer Verschlechterung ihrer Myasthenie durch bestimmte neuromuskulär blockierende Medikamente kennen.
- Amifampridin (3,4-Diaminopyridin) ist seit 05.01.2010 als Fertigarzneimittel zur symptomatischen Behandlung des Lambert-Eaton-Myasthenie-Syndroms (LEMS) zugelassen und ist das Mittel der ersten Wahl.

Definition und Klassifikation

Definition des Gesundheitsproblems

Die Myasthenia gravis (MG) und die anderen myasthenen Syndrome beruhen auf einer Störung der neuromuskulären Erregungsübertragung (▶ Tab. 68.1). Die häufigste Form der **autoimmunen MG** wird durch pathogene Autoantikörper (Auto-AK) gegen den nikotinischen Acetylcholin-Rezeptor (AChR) an der neuromuskulären Synapse hervorgerufen. Bei einer Variante, der für AChR-AK „seronegativen" Myasthenia gravis, finden sich bei einem Teil pathogene Auto-AK gegen die muskelspezifische Tyrosinkinase (MuSK; **Anti-MuSK-AK-assoziierte MG** = MAMG). Eine weitere Subgruppe hat Autoantikörper gegen LRP4 (low-density lipoprotein receptor-related protein 4; Higuchi et al. 2011, Pevzner et al. 2012). Der Autoantikörperstatus dient bisher der Klassifikation, hat aber keinen grundsätzlichen Einfluss auf die Therapieprinzipien. Sinnvollerweise sollte der Begriff einer seronegativen MG nur für Patienten verwendet werden, die weder AChR-AK noch MuSK-AK haben.

Die Therapie des paraneoplastischen und nicht paraneoplastischen Lambert-Eaton-Myasthenie-Syndroms (LEMS) wird im letzten Teil dieser Leitlinie besprochen. Zur Diagnostik bei LEMS sei auf die Leitlinie „Paraneoplastische Syndrome" verwiesen.

Klassifikation und Epidemiologie

Die Inzidenz der MG bewegt sich zwischen 0,25 und 2,0 pro 100.000 Einwohner, die Prävalenz ist dank der erfolgreichen Therapie und normalen Lebenserwartung heute höher geworden (weltweit 78:100000 (Spannweite: 15–179; Carr et al. 2010). Rund 10% sind Kinder im Alter unter 16 Jahren. Es scheint ein erhöhtes familiäres Risiko für Myasthenia gravis zu bestehen: Das Erkrankungsrisiko für Geschwister von an neuromuskulären Erkrankungen leidenden Personen liegt bei 4,5% (Hemminki et al. 2006).

Eine pragmatische Unterteilung unterscheidet die (rein) **okuläre Myasthenie**, die **generalisierte Myasthenie leichter/mittlerer/schwerer Ausprägung** und die **„paraneoplastische" Myasthenie** beim Vorhandensein eines Thymoms.

Die **okuläre Myasthenie** betrifft lediglich die äußeren Augenmuskeln einschließlich des M. levator palpebrae und äußert sich mit einer Ptose und Doppelbildern. Die Doppelbilder können transient sein, im Tagesverlauf fluktuieren und folgen keinem neurogenen Muster. Konjugierte Blickparesen sprechen gegen eine Myasthenie. Im Ermüdungstest (prolongierter Blick nach oben über eine Minute) lassen sich latente Störungen aufdecken und bestehende Symptome verstärken (Toyka 2006). Okuläre Symptome sind oft Initialsymptome einer später generalisierten MG.

Nur bei 10–20% der Patienten bleibt die Schwäche stets auf die Augenmuskeln beschränkt, wobei als Zeitraum bis zur Generalisierung etwa bis maximal 24 Monaten angenommen wird (Robertson et al. 1998). Bei der Mehrzahl entwickelt sich in diesem Zeitraum eine **generalisierte Myasthenie**. Die generalisierte MG ist hier als jegliche Mitbeteiligung von Gesichts-, Schlund-, Hals/Nacken- und Skelettmuskulatur definiert, unabhängig von Verteilung und relativer Ausprägung. Dabei sind Patienten mit einer deutlichen Beteiligung der Schlund- und Atemmuskulatur stärker gefährdet, eine kritische Verschlechterung im Sinn einer myasthenen Krise zu erleiden. Der Verlauf der Myasthenie während einer Schwangerschaft ist nicht vorhersehbar, meist aber vor allem im 2. und 3. Trimenon etwas milder (Batocchi et al. 1999, Hoff et al. 2007). Im Rahmen

Tab. 68.1 Störungen der neuromuskulären Erregungsübertragung.

Ätiologie		Erkrankung/Bemerkung
autoimmun	postsynaptisch	Myasthenia gravis „pseudoparalytica" (Erb-Goldflamm); ca. 80–90 % positive Anti-AChR-AK, bis 5 % Anti-MuSK-AK
	postsynaptisch	„seronegative" (jetzt doppelt seronegative) Myasthenia gravis (AChR und andere Antigene?)
	präsynaptisch	myasthenes Lambert-Eaton-Syndrom (LEMS); 80–90 % positive Anti-VGCC-AK
kongenital (Auswahl)	präsynaptisch	Störung der ACh-Transmittersynthese, Vesikelverpackung oder Freisetzung
	synaptisch	Mutationen bzw. Defizit der Acetylcholin-Esterase an der Endplatte
	postsynaptisch	Mutationen verschiedener Untereinheiten des AChR, RAPSN und anderer Proteine der Endplatte
	gemischte Formen	Myasthenie mit Myopathie und andere
toxisch	präsynaptisch	Botulismus, Therapie mit Botulinum-Toxin
	synaptisch	Vergiftungen, z. B. mit irreversiblen Cholinesterase-Inhibitoren

Anti-AChR-AK = Auto-AK gegen Acetylcholin-Rezeptoren (AChR)
Anti-Musk-AK = Auto-AK gegen muskelspezifische Rezeptor-Tyrosinkinase (MuSK)
Anti-VGCC-AK = Auto-AK gegen Kalziumkanäle vom P/Q-Typ (voltage-gated calcium channels, VGCC)
RAPSN = Receptor-Associated Protein of the Synapse

Tab. 68.2 Klinische Klassifikation der Myasthenia gravis (modifizierte MGFA-Klassifikation 2000).

Klasse	Charakteristika
I	rein okuläre Myasthenie, beschränkt auf äußere Augenmuskeln und Lidschluss
II	leicht- bis mäßiggradige generalisierte Myasthenie mit Einbeziehung anderer Muskelgruppen, oft einschließlich der Augenmuskeln
III	mäßiggradige generalisierte Myasthenie, oft einschließlich der Augenmuskeln
IV	schwere generalisierte Myasthenie
V	Intubationsbedürftigkeit mit und ohne Beatmung*
Die Klassen II–IV lassen sich in 2 Subgruppen unterteilen	
A	Betonung der Extremitäten und/oder Gliedergürtel, geringe Beteiligung oropharyngealer Muskelgruppen
B	besondere Beteiligung oropharyngealer und/oder der Atemmuskulatur, geringere oder gleich starke Beteiligung der Extremitäten oder rumpfnahen Muskelgruppen

* Notwendigkeit einer Nasensonde ohne Intubationsbedürftigkeit: Klasse IVb

des Geburtsvorgangs kann eine Ermüdung der Muskulatur und damit eine Indikation zur Sectio entstehen. Myasthenikerinnen sollten an einer Klinik mit der Möglichkeit zur intensivmedizinischen Nachbetreuung der Kinder entbinden (s. u. neonatale Myasthenie).

Die amerikanische Myasthenia-gravis-Gesellschaft MGFA hat eine Modifikation der ursprünglich von Osserman 1958 entworfenen Klassifikation der Myasthenia gravis vorgeschlagen, um Patienten mit gleichartigen klinischen Charakteristika in Kohorten zu kategorisieren. Diese Klassifikation dient nicht der Messung des klinischen Behandlungserfolgs und des aktuellen Status, sondern folgt dem maximalen klinischen Schweregrad (▶ Tab. 68.2).

Auf dem Boden klinischer, epidemiologischer, (immun-)genetischer Befunde und der Thymuspathologie wurde bereits Anfang der 1980er Jahre (Compston et al. 1980) die Heterogenität der autoimmunen Myasthenia gravis dargestellt (▶ Tab. 68.3). Die generalisierte MG mit frühem Beginn (< 45 Jahre „early-onset" MG, **EOMG**), wird

Tab. 68.3 Klinisch-pathogenetische Klassifikation der MG (modifiziert und erweitert nach Compston et al. 1980).

	Early-onset MG (EOMG)	Late-onset MG (LOMG)	Thymom-assoziierte MG (TAMG)	Anti-MuSK-AK-assoziierte MG (MAMG)	Okuläre MG (OMG)	Seronegative MG (SNMG)
geschätzte Häufigkeit	20%	45%	10–15%	6%	15%	4%
Verlauf und Manifestation	generalisiert, Krankheitsmaximum in den ersten 3 Jahren	wie EOMG	generalisiert, seltener komplette Remission zu erzielen	generalisiert, faziopharyngealer Schwerpunkt	okulär	generalisiert
Alter bei Beginn	≤ 45 Jahre	> 45 Jahre	jedes Lebensalter, zumeist 40–60 Jahre	jedes Lebensalter, eher jüngere Patienten	jedes Lebensalter	jedes Lebensalter
Männer : Frauen	1:3	5:1	1:1	1:3	1:2	n. a.
HLA-Assoziation (Kaukasier)	B8 A1 DR3 (stark) DR16 DR9 (weniger stark)	B7 DR2 (weniger stark) Anti-Titin-AK⁻ mit DR7 Anti-Titin-AK⁺ mit DR3	DR7 (weniger stark) A25 (weniger stark)	DR14 (stark)	n. a.	n. a.
(Auto-)Antikörper	Anti-AChR-AK	Anti-AChR-AK Anti-Titin-AK Anti-RyR-AK	Anti-AChR-AK Anti-Titin-AK Anti-RyR-AK Anti-TRPC3-AK Anti-IL12-AK Anti-IFNα-AK Anti-IFNγ-AK	Anti-MuSK-AK	Anti-AChR-AK (50–70%)	keine
typische Thymuspathologie	lymphofollikuläre Hyperplasie (LFH)	Atrophie, Involution	Thymom Typ A 5% Typ AB, B1–3 92%	normal, allenfalls sehr wenige und kleine Keimzentren	keine systematischen Daten	verdickte T-Zell-Zonen, keine klassische LFH
Ansprechen auf Thymektomie	gut, sofern in den ersten Monaten nach Diagnosestellung	keine systematischen Daten	oftmals unzureichend	nein	keine systematischen Daten	keine systematischen Daten
Ansprechen auf Immuntherapie	+++	+++	+(+)	+(+)	+++	+(+)

n. a. = nicht angegeben

von derjenigen mit spätem Beginn (> 45 Jahre „late-onset" MG, **LOMG**) unterschieden. Bei etwa 15% aller MG-Patienten bleibt die MG rein okulär (**OMG**; Robertson et al. 1998, Tackenberg et al. 2001). Bei der EOMG findet sich in der überwiegenden Mehrzahl der Fälle eine lymphofollikuläre Hyperplasie (LFH) des Thymus, bei der LOMG findet sich eine altersentsprechende Involution des Thymus. 10–15% aller Patienten haben ein Thymom („Thymom-assoziierte" MG, **TAMG**), das je nach Malignität und histologischem Befund als A, AB, B1-B3 und C klassifiziert wird.

Myasthene Krise

Die myasthene Krise ist eine lebensbedrohliche Exazerbation der MG mit respiratorischer Insuffizienz und Aspiration. Häufigste Ursachen sind Infektionen und Medikamenteneinnahmefehler sowie die unzureichende Immunsuppression oder gar deren zu frühe Beendigung. Gefährdet sind insbesondere Patienten mit instabilen bulbären und respiratorischen Symptomen (Vitalkapazität < 1000 ml bei Frauen bzw. < 1500 ml bei Männern) und multimorbide Patienten im höheren Lebensalter. Ohne intensivmedizinische Therapie inklusive Plasmaaustausch (siehe auch ▶ Tab. 68.9) hatte die myasthene Krise eine hohe Mortalität, die allerdings auch unter guten intensivmedizinischen Verhältnissen immer noch bis zu 5% beträgt (in Deutschland 2–3%) (Thomas et al. 1997, Ahmed et al. 2005, Lacomis 2005, Jani-Acsadi u. Lisak 2007). Lebensalter, Multimorbidität und Ausmaß der respiratorischen (Partial-)Insuffizienz sind die wichtigsten Prädiktoren (OR > 9) für das Überleben einer myasthenen Krise (Alshekhlee et al. 2009).

Neonatale Myasthenie

Autoantikörper der IgG-Klasse passieren die Plazentaschranke, gelangen in den kindlichen Blutkreislauf und können *unabhängig* vom klinischen Zustand und Antikörperstatus der Myasthenie der Mutter (Antikörper gegen AchR, MuSK oder unbekannte AK) (O'Carroll et al. 2009, Murray et al. 2010) eine transiente neonatale Myasthenie hervorrufen (Häufigkeit etwa 1:12 Neugeborene myasthener Mütter). Auch beim Stillen werden Autoantikörper über die Muttermilch übertragen. Jedoch bestehen aus Expertensicht keine Einwände gegen das Stillen, auch unter Einnahme von Pyridostigmin und Prednisolon in üblicher Dosierung. Bei adäquater Akuttherapie (Pyridostigmin oral, per Nasensonde oder parenteral, sehr selten Austauschtransfusion) ist die Prognose sehr gut. Die Symptome klingen meist innerhalb weniger Wochen ab. AChR-AK sind (bei Antikörper-positiver MG der Mutter) nach mehr als 3 Monaten nicht mehr nachweisbar. Mit einer späteren Myasthenie beim Kind muss nicht gerechnet werden. Extrem selten ist ein neonatales Syndrom, gekennzeichnet durch intrauterine Hypomobilität des Fetus, multiple Gelenkversteifungen, Totgeburt oder Abort, das als autoimmun vermittelte Variante der Arthrogryposis multiplex congenita durch Autoantikörper gegen fetale AchR (Gamma-Untereinheit) hervorgerufen wird.

Medikamente, die eine Myasthenia gravis verschlechtern können

Die neuromuskuläre Synapse weist bei Erkrankungen wie der Myasthenia gravis und dem Lambert-Eaton-Syndrom einen reduzierten Sicherheitsfaktor der Neurotransmission auf. Dies bedeutet eine geringere Toleranz gegenüber allen Medikamenten, die direkt oder indirekt die Funktion der dort befindlichen Ionenkanäle oder der Acetylcholin-Esterase beeinflussen. Viele Substanzklassen können mit der Neurotransmission interferieren, dabei eine Myasthenia gravis verschlechtern oder eine latente Störung demaskieren. Konsequenterweise sollte beim Beginn einer Behandlung mit neuen Medikamenten auf Veränderungen der Myasthenie-Symptome geachtet werden. Die wichtigsten Substanzen und Stoffgruppen sind in ▶ Tab. 68.4 genannt. Praktische Bedeutung hat die stark erhöhte Empfindlichkeit gegenüber muskelrelaxierenden Substanzen vom Curare-Typ (Dosisanpassung notwendig), Benzodiazepinen und Strukturverwandten sowie einigen Antibiotika (Aminoglykoside, Tetrazykline, Gyrasehemmer, Makrolide und Ketolide).

Im Zweifelsfall muss eine Abwägung zwischen einer vitalen Therapieindikation und einer potenziellen Verschlechterung der Myasthenie erfolgen. Im Allgemeinen wird aber aus Sorge um eine medikamentenbedingten Verschlechterung der Fehler gemacht, bei myasthener Verschlechterung und gleichzeitigem Infekt zu lange mit der Antibiotikagabe zu warten.

D-Penicillamin und Chloroquin werden als Basistherapeutika in der Rheumatologie verwendet und können selbst eine autoimmune AChR-AK-positive MG auslösen, die nach Absetzen reversibel ist (sicher weit unter 1% aller Myasthenie-Patienten). D-Penicillamin und Chloroquin sollen bei Myasthenie-Patienten nicht eingesetzt werden.

■ Pathophysiologie

Autoimmunpathogenese

Ursache der autoimmunen Myasthenia gravis ist ein Verlust von funktionsfähigen Acetylcholin-Rezeptoren (nAChR) an der motorischen Endplatte durch Autoantikörper (AK). In ähnlicher Weise sind auch Autoantikörper gegen MuSK pathogenetisch relevant. Sie interferieren mit der Agrin-induzierten Clusterbildung von AChR an der Endplatte (Hoch et al. 2001). Das gemeinsame Vorkommen von AchR-AK und MuSK-AK wird, von seltenen Einzelfällen abgesehen, praktisch nicht beobachtet (Diaz-Manera et al. 2007). Histologische Befunde der Anti-MuSK-positiven Myasthenie zeigen auch myopathische und mitochondriale Veränderungen, die das schlechtere Ansprechen auf symptomatische Therapie verständlich erscheinen lassen (Martignago et al. 2009).

Die MG manifestiert sich bei prädisponierten Personen mit bestimmten immungenetischen Merkmalen oder als

Tab. 68.4 Medikamente, die eine Myasthenia gravis verschlechtern können.

Stoffgruppen	Substanzen
Analgetika	Flupirtin, Morphinpräparate
Antiarrhythmika	Chinidin, Ajmalin, Mexitil, Procainamid
Antibiotika	Aminoglykoside (v.a. Streptomycin, Neomycin, weniger Tobramycin), Makrolide (z.B. Erythromycin), Ketolide (Telithromycin/Ketek), Lincomycine, Polymyxine, Gyrase-Hemmer (Levofloxacin, Ciprofloxacin, Prulifloxacin), Sulfonamide; Tetrazykline, Penicilline nur in besonders hoher Dosierung
Antidepressiva	Substanzen vom Amitriptylin-Typ
Antikonvulsiva	Benzodiazepine, Carbamazepin, Diphenylhydantoin, Ethosuximid, Gabapentin
Antimalariamittel	Chinin, Chloroquin und Analoge
Antirheumatika	D-Penicillamin, Chloroquin, Etanercept
Betablocker	Oxprenolol, Pindolol, Practolol, Propranolol, Timolol – auch bei topischer Anwendung als Augentropfen
Botulinum-Toxin	
Kalziumantagonisten	Verapamil, Diltiazem, Nifedipin und Verwandte
Diuretika	Azetazolamid, Benzothiadiazine, Schleifendiuretika
Glukokortikoide*	transiente Verschlechterung bei Behandlungsbeginn mit hohen Dosen
Interferone	Interferon-alpha (Einzelfälle)
Lithium	Langzeitbehandlung und bei akuter Überdosierung
Lokalanästhetika	Procain (Ester-Typ), die heute verwendeten Substanzen vom Amid-Typ sind unproblematisch
Magnesium	hohe Dosen als Laxanzien
Muskelrelaxanzien	Curare-Derivate, wegen erhöhter Empfindlichkeit initial 10–50 % der normalen Dosierung wählen Succinylcholin sollte grundsätzlich nicht eingesetzt werden, da es nicht mit Pyridostigmin antagonisiert werden kann
Psychopharmaka	Chlorpromazin, Promazin und Verwandte, alle Benzodiazepine und Strukturverwandte wie Zolpidem, Zopiclon
Statine	mehrere Befundberichte über verschiedene Cholesterinsenker

Diese Liste ist nicht vollständig.

Bei jeder Einführung eines neuen Medikaments muss über eine mögliche Verschlechterung der MG aufgeklärt und nach typischen Symptomen und deren Intensität nachgefragt werden. Allerdings sollte auch klar gewichtet werden, wenn lebensbedrohliche Erkrankungen spezifische Medikation erfordern.

* Bei einschleichender Dosierung oder bei primär mittleren Dosen ist eine klinisch relevante Verschlechterung selten.

paraneoplastisches Syndrom, aber nur bei Thymom und nicht bei anderen malignen Tumoren oder hämatoonkologischen Erkrankungen. Einzelne Fälle einer MG wurden im Rahmen einer Graft versus Host Disease nach hämatopoetischer Stammzelltransplantation beobachtet. Wie bei anderen Autoimmunerkrankungen wurde eine Funktionsstörung regulatorischer T-Zellen beschrieben (Balandina et al. 2005, Luther et al. 2005).

Thymus und Myasthenie

Der Thymus weist bei der überwiegenden Mehrzahl der MG-Patienten pathologische Veränderungen auf und scheint eine zentrale Rolle bei der Initiierung der Autoimmunpathogenese zu spielen. Bis zu 70 % der Patienten zeigen im Thymus eine Thymitis (lymphofollikuläre Hyperplasie) mit Keimzentren als Ausdruck eines aktiven immunologischen Prozesses. Ursache scheint eine genetisch bedingte Störung der Toleranzinduktion gegenüber dem AChR im Thymus zu sein (Giraud et al. 2007). Bei 10–15% tritt die MG (unabhängig von der klinischen Ausprägung) als paraneoplastisches Syndrom bei einem Thymom auf. Unter den thymomassoziierten paraneoplastischen Syndromen ist die MG mit 60% am häufigsten. Die neue WHO-Klassifikation der Thymome und die Assoziation mit der MG sind in ▶ Tab. 68.5 zusammengestellt. Nahezu alle Patienten mit einem MG-assoziierten Thymom haben positive AChR-AK. Titin-AK (MGT-30) sind bei Patienten unter 60 Jahren häufig mit einem Thymom assoziiert (Voltz et al. 1997). Thymome wurden bei Patienten mit MuSK-AK bisher nur in Einzelfällen gefunden (Leite et al. 2005, Lauriola et al. 2005).

■ Diagnostik

Die Diagnose einer Myasthenia gravis bereitet bei typischen anamnestischen Hinweisen und klinischen Symptomen in der Regel keine besonderen Schwierigkeiten. Bei jungen Frauen und Fehlen von eindeutigen okulomotorischen Symptomen geht der Diagnose nicht selten eine psychopathologische Fehldiagnose voraus. Bei ungewöhnlicher Präsentation ist stets eine umfassende Diagnostik zur Sicherung der Diagnose erforderlich. Typische diagnostische Probleme bereiten MG-Patienten mit autoimmunen Mehrfacherkrankungen wie Morbus Basedow, Hashimoto-Thyreoiditis, SLE; bei okulärer MG sind es insbesondere komplexe strabologische Vorerkrankungen.

Anamnese

Gezieltes Fragen nach Doppelbildern, Kau-, Schluckbeschwerden, Gewichtsabnahme; abnorme Ermüdung proximaler Muskelgruppen unter Belastung vor allem in der zweiten Tageshälfte; transiente Verschlechterung der Symptome bei Infekten, Einnahme bestimmter Medikamente oder bei Frauen zu Zeiten der Menstruation.

Klinische Untersuchung

Auffällig normaler Allgemeinbefund! Kompletter neurologischer Status vorzugsweise mit Quantifizierung der Muskelfunktionen (Myasthenie-Score). Typischerweise finden sich rein motorische Störungen: Ptose (uni- oder bilateral), Doppelbilder, unter Belastung zunehmend (Belastungstests). Untersuchung auf Zeichen eines Begleitschielens (Cover-Test u.a. auf Heterophorie/Heterotropie); bulbäre Symptome (Rhinolalie, Dysarthrie, verschliffene Artikulation beim Zahlenreihensprechen); vorzeitige Ermüdbarkeit der Haltemuskulatur bei guter Motivation; eingeschränkte Vitalkapazität. Ein umfassender quantitativer Myasthenie-Score (Besinger et al. 1983, QMG, erweitert von Jaretzki et al. 2000) erleichtert die klinische Dokumentation und Verlaufsbeurteilung.

Elektrophysiologie

Supramaximale, repetitive Nervenstimulation des N. accessorius oder N. facialis mit 3 Hz (Schumm u. Stöhr 1984): Ein Dekrement (> 10% Flächendekrement oder Amplitudendekrement von über 12–15% typischerweise zwischen dem 5. und 7. Stimulus) ist pathologisch und findet sich bei maximal etwa 20% mit okulärer und etwa

Tab. 68.5 Vergleichende Klassifikation von Thymustumoren (nach Müller-Hermelink u. Marx 2000).

Klinisch-pathologische Klassifikation	Neue WHO-Klassifikation	Häufigkeit bei Myasthenie*	Histopathologische Klassifikation
benignes Thymom**	A	7%	medulläres Thymom, Spindelzellthymom
	AB	17%	Thymom vom Mischtyp
maligne Thymome, Kategorie I			organotypische Thymustumoren oder -karzinome:
	B1	10%	vorherrschend kortikales Thymom
	B2	37%	kortikales Thymom
	B3	27%	gut differenziertes Thymuskarzinom
maligne Thymome, Kategorie II	C	4%	nicht organotypische Thymustumoren oder Thymuskarzinome

* gerundete Zahlen (Chen et al. 2002; n = 200)
** Der Begriff benignes Thymom bezeichnet hier das klinisch-benigne Verhalten der Thymome von Typ A und AB, unabhängig vom Invasionsgrad. Ursprünglich wurden alle gekapselten Thymome unabhängig von ihrer Histologie als benigne bezeichnet.

bei 80% mit generalisierter Myasthenie. Die Einzelfaserelektromyografie mit typisch erhöhtem Jitter und Blockierungen wird trotz ihrer diagnostischen Empfindlichkeit heute seltener angewandt.

Pharmakologische Tests

Der **Edrophonium-Test** (mit Camsilon oder Tensilon) und der **Neostigmin-Test** sind nur sinnvoll bei objektivierbaren und somit auch vor und nach Testapplikation erfassbaren Symptomen. Beide können bei schwierig einzuschätzender organischer Symptomatik mit der repetitiven Nervenstimulation kombiniert werden. Der Nachweis einer neuromuskulären Störung ist nicht spezifisch für die autoimmune Myasthenia gravis. Als einfachere Variante gilt der orale **Test mit Pyridostigmin** (s. u.). Eine Fotodokumentation vor/nach Gabe der Medikation ist sinnvoll.

Edrophonium-Test

Für die sichere Durchführung wird folgendes Vorgehen empfohlen:
- schriftliche Aufklärung über Indikation und typische, in der Regel harmlose muskarinische Nebenwirkungen
- Test im Sitzen mit Möglichkeit zur raschen Lagerung
- stabiler venöser Zugang für i. v. Gabe
- Aufziehen von 1 ml = 10 mg Edrophonium-Chlorid, verdünnt mit 9 ml physiologischer Kochsalzlösung in eine 10-ml-Spritze. Placebokontrolle (Kochsalzlösung) ist nur bei zweifelhaftem Ergebnis nötig (s. u. Neostigmin-Test).
- Das Antidot Atropin (0,5-1,0 mg) sollte injektionsfertig bereit liegen und bei ausgeprägten muskarinen Nebenwirkungen (Bradykardie, hypotone Kreislaufreaktion, Bronchospasmus) sofort verabreicht werden (Anmerkung: Man kann es auch abschirmend vorab spritzen und ggf. einen Placeboeffekt testen!)
- Nach einer Testdosis (2 ml = 2 mg) Wirkung über die nächsten 30–60 Sekunden beobachten: Bei guter Verträglichkeit restliche Dosis in 2 Teilen fraktioniert (3-ml-/5-ml-Bolus) im Abstand von etwa einer Minute applizieren und die Wirkung auf die klinischen Symptome registrieren (objektivierbare Besserung der Kernsymptome wie Ptose, Augenmotilität, Zahlensprechen etc.). Bei positiver Reaktion braucht Restmenge nicht mehr verabreicht zu werden. An den Augenlidern tritt als Ausdruck des ACh-Überangebots oft ein vorübergehendes Faszikulieren und Augentränen auf.

Bei **Kindern** werden 2-3 fraktionierte Gaben von 0,02 mg/kg KG empfohlen.

Kontraindikationen für den Edrophonium-Test: bradykarde Herzrhythmusstörungen, Asthma bronchiale. Nutzen und Risiko sorgsam gegeneinander abwägen. Patienten mit Neigung zu Orthostase und Bradykardie bereits vor dem Test ½-1 Ampulle Atropin i.v. verabreichen und Kreislaufparameter beobachten. Notfallkoffer und Blutdruckmessgerät müssen unmittelbar verfügbar sein.

Bezugsquelle von Edrophonium-Chlorid: über Apotheken oder Arzneimittelimport von Bioniche Pharma (bionichepharmausa.com/products/enlon.asp).

Neostigmin-Test

Beim Neostigmin-Test (früher Prostigmin-Test) ist der Eintritt der Wirkung erst nach einigen Minuten zu erwarten und hält über etwa eine Stunde an. Der Test empfiehlt sich, wenn die Beurteilung der Symptome erschwert ist, insbesondere bei psychogener Überlagerung oder dissoziativen Symptombildern.

Alternativen zum „Tensilon"-Test

Besonders bei älteren Patienten und in der ambulanten Situation hat sich der **orale Pyridostigmin-Test** mit 30-60 mg Mestinon oder Kalymin bewährt. Falls nach 45-60 Minuten (z. B. nach einer Kaffeepause des Patienten) eine eindeutige Besserung sichtbar wird, ist er als positiver pharmakologischer Test zu werten. Der Patient verbleibt aus Sicherheitsgründen (s. o. bei Edrophonium-Test) während der Wartezeit in der Ambulanz oder Sprechstunde unter ärztlicher Überwachung. Der Effekt sollte fotografisch oder videografisch dokumentiert werden.

Der **„Ice-on-Eyes"-Test** kommt als relativ einfach durchzuführende und nicht pharmakologische Untersuchungstechnik zusätzlich in Frage (Reddy u. Backhouse 2007, Chatzistefanou et al. 2009, Kearsey et al. 2011). Insbesondere wenn Cholinesterase-Hemmer vermieden werden sollen, ist der Test hilfreich, allerdings nicht spezifisch für die neuromuskuläre Übertragungsstörung.

Der **„Cogan-Lid-Twitch"-Test** (Singman et al. 2011) zeigte bei einem Kollektiv von 117 Patienten mit rein okulären Symptomen einer neurooptalmologischen Ambulanz eine Sensitivität von 75%.

Labordiagnostik

Routinelabor mit Standardparametern zur Einschätzung komplizierender Begleiterkrankungen (Diabetes, Nephropathie, autoimmune Schilddrüsenerkrankungen, Kreatinkinase!) und zur Überwachung der Immuntherapie (vgl. ▶ Tab. 68.8).

Autoantikörperdiagnostik:

- **Anti-AChR-AK:** positiv bei ca. 50% mit okulärer MG, bei bis zu 90% bei generalisierter MG (Toyka u. Heininger 1986), bei nahezu 100% bei paraneoplastischer Myasthenie mit Thymom
- **Autoantikörper gegen Skelettmuskulatur:** positiv bei bis zu 60% aller MG-Patienten und bei ca. 80% mit einem Thymom (Toyka et al. 1979)
- **Anti-Titin-AK:** bei Patienten < 60 Jahren häufig assoziiert mit einem Thymom, bei Patienten > 60 Jahren häufig ohne Krankheitswert erhöht

- weitere Autoantikörper und **Screening auf begleitende Autoimmunerkrankungen** (Komorbidität von ca. 10–14%; Meriggioli u. Sanders 2009): Thyreoiditis (häufig), rheumatoide Arthritis (häufig), SLE, perniziöse Anämie, Pemphigus vulgaris, Spondylitis ankylosans, Colitis ulcerosa/Morbus Crohn, Glomerulonephritis u.a. (selten)

Bildgebung

- **Thorax-CT mit Kontrastmittel** (heute auch vielfach MRT wegen fehlender Strahlenbelastung bei jungen Erwachsenen und Frauen im gebärfähigen Alter) zur Klärung der Frage eines Thymoms; bei Kindern kann bereits eine transthorakale Sonografie aufschlussreich sein.
- **Röntgenaufnahme des Thorax** zur Klärung der Frage einer alten Tbc; diese kann eine Steroidtherapie komplizieren.

Im Einzelfall erforderliche Untersuchungen (zur Klärung differenzialdiagnostischer Fragen)

- bei fehlendem Nachweis von AChR-AK erweiterte Autoimmundiagnostik:
  - Bestimmung der Anti-MuSK-AK (muskelspezifische Tyrosinkinase MuSK; positiv bei etwa 40–70% mit generalisierter MG ohne AChR-Antikörper, MAMG)
  - Bestimmung der Auto-AK gegen Kalziumkanäle (VGCC): positiv bei bis zu 90% mit Lambert-Eaton-Syndrom. Selten ist die Myasthenie mit einem Lambert-Eaton-Syndrom vereint mit AChR- und VGCC-Antikörpern (Toyka u. Schneider-Gold 2003).
  - Bei „doppelt seronegativer" MG sind indirekte Hinweise wie Autoantikörper anderer Spezifität diagnostisch hilfreich, reichen aber zur Sicherung einer MG nicht aus. In seltenen Fällen kann eine „diagnostische" Plasmapherese erfolgen, um die pathogene Rolle von vermuteten, aber nicht identifizierbaren Antikörpern gegen Endplattenstrukturen zu untermauern.
- Thorax-MRT zur Klärung des Invasionsstatus eines Thymoms (Kardio-MRT) oder wegen fehlender Strahlenbelastung bei Frauen im gebärfähigen Alter
- Bei rein okulären oder okulopharyngealen Symptomen: kraniales CT bzw. kraniozervikales MRT zur Frage einer Raumforderung/Läsion intrakraniell bzw. im Hirnstamm
- FDG-PET, PET-CT oder ^{111}In-DTPA-Octreotid-SPECT in Einzelfällen bei unklarem Mediastinaltumor oder Frage nach Thymomrezidiv (El-Bawab et al. 2007, Guidoccio et al. 2011).
- Liquoruntersuchung: Ausschluss entzündlicher ZNS-Erkrankungen
- EMG zur Differenzialdiagnose
- Muskelbiopsie zur Klärung der Frage einer Myopathie bzw. einer Mitochondrienerkrankung
- molekulargenetische Diagnostik bei seronegativer Myasthenie und Verdacht auf ein kongenitales myasthenes Syndrom mit Manifestation im Erwachsenenalter (z.B. RAPSN und DOK-7-Mutation) (Burke et al. 2003, Mueller et al. 2007, Alseth et al. 2011)
- pharmakologisch relevante SNP-Analyse auf Thiopurin-S-Methyl-Transferase (TPMT; katalysiert den Azathioprinabbau). Bei Heterozygotie ist eine Dosisreduktion erforderlich, bei Homozygotie besteht eine absolute Kontraindikation für den Einsatz von Azathioprin, da myelotoxisch.

Differenzialdiagnose

Die wichtigsten Differenzialdiagnosen der Myasthenia gravis sind in ▶ Tab. 68.6 aufgeführt.

■ Therapie

Die zur Therapie der Myasthenia gravis eingesetzten Medikamente sind in ▶ Tab. 68.7 und ▶ Tab. 68.8 aufgelistet. Einen schematischen Überblick gibt ▶ Abb. 68.1. Unabhängig vom nachgewiesenen Antikörper (Anti-AChR-AK oder Anti-MuSK-AK) wird die MG nach denselben Prinzipien behandelt, wobei es unter den MAMG-Patienten häufiger schwerere Verläufe mit der Notwendigkeit einer Therapieeskalation zu geben scheint (Guptil et al. 2011).

Systematische Bewertungen der Therapie bei Myasthenia gravis der Cochrane Library (http://www.cochrane.org/cochrane/revabstr/mainindex.htm) liegen vor für den Einsatz von Cholinesterase-Inhibitoren (Mehndiratta et al. 2011), von Immunglobulinen (Gajdos et al. 2008), der Plasmapherese (Gajdos et al. 2002), von Glukokortikosteroiden (Schneider-Gold et al. 2005), von Immunsuppressiva (Hart et al. 2007) und für die Therapie des LEMS (Keogh et al. 2011).

Eine „Task Force" einiger europäischer Myasthenie-Experten hat nach Sichtung der publizierten Therapiestudien eine Fortschreibung des ersten Konsensusreports aus dem Jahr 2006 zur Behandlung neuromuskulärer Autoimmunkrankheiten vorgelegt (Skeie et al. 2010). Darüber hinaus wurden vom Ärztlichen Beirat der Deutschen Myasthenie Gesellschaft (DMG) für den deutschsprachigen Raum vertiefende Empfehlungen für die Immuntherapie der MG verfasst, die erfahrenen Neurologen eine weitere Orientierung geben können (Henze et al. 2010a, Henze et al. 2010b). Bisher liegen keine randomisierten Studien oder evidenzbasierte Leitlinien zur Therapie der okulären Myasthenie vor (Benatar u. Kaminski 2007, Luchanok u. Kaminski 2008).

▶ **Zum Problem des Off-Label-Einsatzes:** Nur wenige Pharmaka, die in der Praxis seit vielen Jahren mit Erfolg eingesetzt werden, sind für die Therapie der MG zugelassen. Das trifft auch auf einige Substanzen zu, die wissenschaftlich ausreichend geprüft wurden. Die Einschränkungen der freien Therapiewahl durch die Zulassungsproblematik darf aber nicht dazu führen, Patienten eine potenziell wirksame Therapie vorzuenthalten. Aufgrund der aktuellen Rechtsprechung müssen Patienten vor dem Off-Label-Einsatz eines Medikaments auf diese Tatsache

Tab. 68.6 Differenzialdiagnosen zur Myasthenia gravis.

Erkrankung	Differenzierende Befunde
Lambert-Eaton-Syndrom	AChR-AK negativ, VGCC-AK positiv (bei 85%); niedriges 1. CMAP, Dekrement in der 3-Hz-Serienreizung, Inkrement (mehr als 100%) bei Doppelreiz und in der 20–50-Hz-Serienreizung – typischerweise auch niedrige CMAP; Störungen des autonomen Nervensystems (Mundtrockenheit, Impotenz u.a); Tumorsuche (vor allem nach kleinzelligem Bronchialkarzinom)
kongenitale myasthene Syndrome	sehr seltene Erkrankungen; meist autosomal-rezessiver Erbgang; < 10% der Myasthenie-Erkrankungen im Kindesalter, auch Manifestation im Erwachsenenalter möglich (v.a. RAPSN- und DOK7-Mutation); AChR-AK immer negativ; molekulargenetische Diagnostik
medikamenteninduzierte myasthene Syndrome	Medikamentenanamnese (siehe auch ▶ Tab. 68.4) D-Penicillamin, Chloroquin: Myasthenie mit positiven AChR-AK, reversibel nach Absetzen
Botulismus und Überdosierung von therapeutischem Botulinum-Toxin	manchmal mehrere Erkrankte im Umfeld; Heimkonserven, Hausgeräuchertes; typischerweise vegetative Symptomatik (Pupillenstarre, Obstipation); Doppelbilder, Ptose
Polymyositis, Dermatomyositis	erhöhte Muskelenzyme, Schmerz, Schwellung; (Haut-) Muskelbiopsie, EMG
mitochondriale Myopathie	progressive externe Ophthalmoplegie (CPEO); symmetrische Befunde ohne Fluktuationen; Retinopathie bei Kearns-Sayre-Syndrom; Muskelbiopsie („ragged-red" Fasern)
okulopharyngeale Muskeldystrophie	Diplopie, Dysphagie; progredienter Verlauf; Muskelbiopsie („rimmed-red" Vakuolen); molekulargenetische Diagnostik möglich
Motoneuronerkrankung, Bulbärparalyse	klinische und elektrophysiologische Hinweise für eine Vorderhornschädigung (Atrophie, Faszikulationen, Reflexsteigerung)
akute Polyradikulitis mit Sonderformen	Liquorbefund mit zytoalbuminärer Dissoziation (nicht initial!)
Guillain-Barré-Syndrom	rasch aufsteigende Paresen und Dysästhesien
Miller-Fisher-Syndrom	akute Ataxie, Okulomotorik eingeschränkt, faziale Parese, Reflexverlust
Hirnnervenneuritis	motorische und sensible Hirnnervenbeteiligung; Pupillenstörungen
okuläre Myositis*	Bewegungsschmerz, Augenschwellung, Orbita-CT; Orbita-Sonografie
endokrine Orbitopathie*	Schilddrüsenparameter, Orbita-CT (verdickte Augenmuskeln)
okuläre Symptome bei Multipler Sklerose**	internukleäre Ophthalmoplegie; Erkrankungsschübe; pathologischer Liquor, evozierte Potenziale, MRT
Raumforderung retrobulbär, an der Schädelbasis oder intrazerebrale Raumforderung	multiple Hirnnervenbeteiligung, auch fluktuierend (!), eventuell Horner-Syndrom; Röntgenaufnahme des Schädels, CT/MRT
funktionelle Paresen (dissoziative Erkrankung)	starke Situationsabhängigkeit, z.T. grotesk ausgestaltete Symptome (!), cave: MG mit psychogener Überlagerung

* Beide Erkrankungen können gemeinsam auftreten.
** Gegen rein okuläre MG manchmal schwer abgrenzbar.

Diagnostik und Therapie der Myasthenia gravis und des Lambert-Eaton-Syndroms

Tab. 68.7 Übersicht zur medikamentösen Therapie der Myasthenia gravis.

Substanzen	Dosis	Nebenwirkungen	Kontraindikationen
Cholinesterase-Inhibitoren			
Pyridostigmin	Einzeldosis oral: 30–60 mg max. 360 mg/d Äquivalenzdosis zwischen oraler und i.v. Gabe beachten (▶ Tab. 68.8)	Stimulation muskarinischer AChR (glatte Muskulatur, Drüsensekretion): Bauchkrämpfe, Übelkeit, Erbrechen, Anorexie, Diarrhoe, Harndrang, Speichel-/Tränenfluss, Schwitzen, Bronchialsekretion, Akkommodationsstörungen, Miose, Bradykardie (selten AV-Block), Hypotonie Stimulation nikotinischer AChR (Skelettmuskulatur): Muskelfaszikulationen, Spasmen, Muskelschwäche (Depolarisationsblock) Abgrenzung zur „cholinergen" Krise (Intoxikation) siehe Text	Asthma bronchiale, Prostatahypertrophie, dekompensierte Herzinsuffizienz, frischer Myokardinfarkt, Thyreotoxikose relative Kontraindikationen: Schwangerschaft, Stillzeit
Ambenonium-Chlorid	5–10 mg max. 40 mg/d	geringere gastrointestinale Nebenwirkungen als Pyridostigmin	analog Pyridostigmin
Immunsuppressiva			
allgemein		Lymphopenie, Zytopenie, opportunistische Infektionen Spättumor-Risiko, insbesondere von Lymphomen	Fehlen einer gesicherten Indikation, floride Infektionen, Impfungen mit Lebendimpfstoffen, Schwangerschaft (negativer Schwangerschafts-Test), Stillzeit
Glukokortikoide: Prednison Prednisolon	0,5–1,5 mg/kg KG in besonderen Fällen: Pulstherapie 500–1000 mg/d über 1–3 Tage cave: initale transiente Verschlechterung bulbärer Symptome mit notwendiger Intensivtherapie	Gewichtsanstieg, cushingoider Habitus, Akne, Diabetes, Infektanfälligkeit, Thromboseneigung, Blutdruckanstieg, Hypokaliämie, Ödeme Bei Langzeit-Therapie: Osteoporose mit Frakturgefahr, aseptische Knochennekrose, Katarakt, Glaukom, psychische Störungen (Euphorie/depressive Verstimmung), Schlaflosigkeit, Steroidmyopathie, Begünstigung von Magen- und Duodenalulzera, Störungen der Sexualfunktion, Wachstumsstörungen bei Kindern	(relative Kontraindikation bei myasthener Krise) floride bakterielle Infektionen, systemische Mykosen, manifeste Magen- und Duodenalulzera, schwere Osteoporose, psychiatrische Erkrankungen, schwer einstellbarer Hypertonus, entgleister Diabetes 14 Tage Abstand zu einer aktiven Impfung
Azathioprin	2–3 mg/kg KG Erhaltungsdosis: 1,5–2 mg/kg KG	Infektanfälligkeit, Knochenmarksdepression (Leukopenie-, Thrombopenie-, selten Anämie), Übelkeit, Erbrechen, Durchfall. Fieber, Überempfindlichkeitsreaktionen, Ideosynkrasie, Hepatotoxizität, selten Fieber, Gelenkschmerzen, Arthralgien, Myalgien, Alveolitis, Pankreatitis, Hautexanthem	Schwangerschaft, sichere Kontrazeption unter Therapie und 6 Monate nach Absetzen, keine Indikation zur Interruptio negativer Schwangerschaftstest vor Beginn der Therapie nötig keine Impfungen mit Lebendimpfstoffen, jeglicher Impferfolg unsicher gleichzeitige Gabe von Allopurinol kann zu Agranulozytose führen (Hemmung der Xanthinoxidase) schwere Knochenmark- und Leberschädigung, fortgeschrittene Niereninsuffizienz

Tab. 68.7 Fortsetzung.

Substanzen	Dosis	Nebenwirkungen	Kontraindikationen
Immunsuppressiva			
Azathioprin	2–3 mg/kg KG Erhaltungsdosis: 1,5–2 mg/kg KG	Infektanfälligkeit, Knochenmarksdepression (Leukopenie-, Thrombopenie-, selten Anämie), Übelkeit, Erbrechen, Durchfall. Fieber, Überempfindlichkeitsreaktionen, Ideosynkrasie, Hepatotoxizität, selten Fieber, Gelenkschmerzen, Arthralgien, Myalgien, Alveolitis, Pankreatitis, Hautexanthem	Schwangerschaft, sichere Kontrazeption unter Therapie und 6 Monate nach Absetzen, keine Indikation zur Interruptio negativer Schwangerschaftstest vor Beginn der Therapie nötig keine Impfungen mit Lebendimpfstoffen, jeglicher Impferfolg unsicher gleichzeitige Gabe von Allopurinol kann zu Agranulozytose führen (Hemmung der Xanthinoxidase) schwere Knochenmark- und Leberschädigung, fortgeschrittene Niereninsuffizienz
Ciclosporin A	2 (–5) mg/kg KG	Hypertonie, Nephrotoxizität (Nephropathie, Hyperkaliämie), ZNS-Toxizität (Tremor, Parästhesien, Krampfanfälle), Enzephalopathie (posteriore E.), Hepatotoxizität, Hirsutismus, Gingivahyperplasie	Niereninsuffizienz, Weiteres ergibt sich aus dem Profil der Nebenwirkungen negativer Schwangerschaftstest vor Beginn der Therapie nötig
Methotrexat	7,5–15 mg/kg KG einmal pro Woche max. 25 mg pro Woche als Kurzzeittherapie	Hepatotoxizität, Knochenmarksdepression, gastrointestinale Symptome, Stomatitis, Ulzera, Exanthem, Haarausfall, Hyperurikämie, Nierenfunktionsstörung, Zystitis, Lungenfibrose, kutane Vaskulitis, Photosensibilität, psychiatrische Störungen, Osteoporose	vorbestehende Leberschädigung, Übergewicht, Alkoholkrankheit, Knochenmarksdepression, Niereninsuffizienz (2 mg/dl), floride gastrointestinale Ulzera Schwangerschaft, Stillzeit, sichere Kontrazeption bis 3 Monate nach dem Absetzen negativer Schwangerschaftstest vor Beginn der Therapie nötig
Mycophenolatmofetil Mycophenolsäure (siehe Text)	2 × 1000 mg/d	gastrointestinale Symptome (Übelkeit, Erbrechen, Diarrhö, Ulzera, GI-Blutung), Leukopenie, Anämie, Thrombozytopenie, Infektionen (einschl. Sepsis und opportunistische Infektionen, Candidose, Herpes simplex, Herpes zoster) Lymphomrisiko unter Langzeittherapie	Kontraindikationen ergeben sich aus dem Profil der Nebenwirkungen Kürzlich wurde auf angeborene Missbildungen hingewiesen, daher wird eine effektive Kontrazeption bis 6 Wochen nach Beendigung der Therapie empfohlen negativer Schwangerschaftstest vor Beginn der Therapie nötig Risiko der Entwicklung einer PML
Cyclophosphamid	2 mg/kg KG oral Pulstherapie: 500–750 mg/m² i.v. Uromitexan-Schutz (nur als Kurzzeittherapie empfohlen)	Knochenmarkdepression, gastrointestinale Symptome, Zystitis (ausreichend Flüssigkeit!), Haarausfall, Leber-, Nierenschädigung, Dermatitis, Stomatitis, Hyperurikämie erhöhte Inzidenz von Spättumoren	fortgeschrittene Niereninsuffizienz empirische kumulative Höchstdosis bei begründeter Indikation 50–70 g im Verlauf mehrerer Jahre

PML = progressive multifokale Leukenzephalopathie

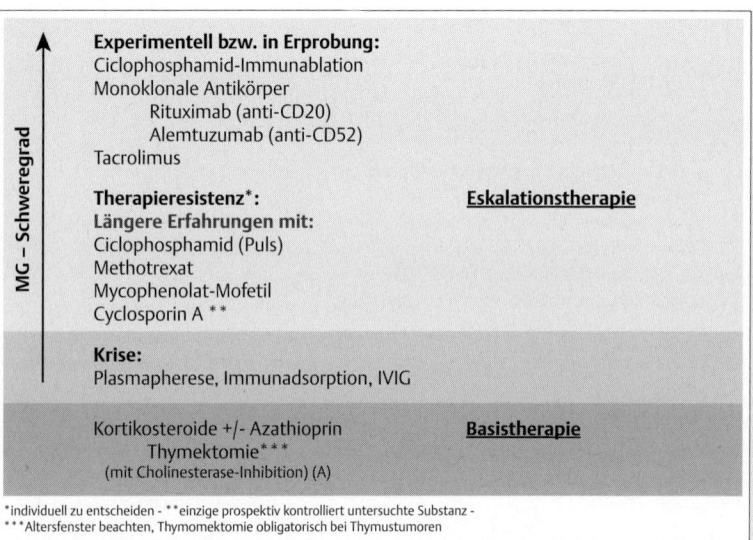

Abb. 68.1 Schema zur eskalierenden Immuntherapie (Stufentherapie) der Myasthenia gravis.

hingewiesen werden und die Notwendigkeit einer Zustimmung zur Kostenübernahme durch den Kostenträger kennen. Daher empfiehlt es sich in der Praxis, die Aufklärung über die Indikation und typischen Nebenwirkungen nicht zugelassener Medikamente schriftlich festzuhalten und vom Patienten abzeichnen zu lassen. Der Off-Label-Einsatz kann damit begründet werden, dass die MG eine schwerwiegende chronische, die Lebensqualität auf Dauer beeinträchtigende Erkrankung mit potenziell lebensbedrohlichen Exazerbationen ist, dass die hier im Folgenden genannten Therapieoptionen in wissenschaftlichen Studien in ihrer Wirksamkeit geprüft wurden, es dazu keine Therapiealternative gibt und aufgrund der Datenlage die begründete Aussicht besteht, mit den eingesetzten Präparaten einen Behandlungserfolg zu erzielen.

Symptomatische Therapie

Die Behandlung mit Cholinesterase-Inhibitoren (ChEI; Pyridostigmin, Neostigmin, Ambenonium) stellt die wichtigste symptomatische Basistherapiemaßnahme dar. Die Wirksamkeit dieser Substanzen ist durch elektrophysiologische Untersuchungen belegt, ihr breiter Einsatz in der Therapie der MG gründet sich jedoch im Wesentlichen auf unkontrollierte Beobachtungsstudien, Fallberichte/-serien und die tägliche klinische Erfahrung (Skeie et al. 2010, Mehndiratta et al. 2011), weswegen sich aus ethischen Gründen placebokontrollierte RCTs verbieten. So findet sich in der aktuellen Cochrane-Analyse zum Einsatz von ChEI nur eine randomisierte kontrollierte Studie aus dem Jahr 1996, in der die Wirksamkeit von Neostigmin bei 10 Patienten mit generalisierter MG gegen Placebo in einem methodisch nicht vollständig transparenten Cross-over-Design gezeigt wurde (Badrising et al. 1996 als Abstract publiziert, Mehndiratta et al. 2011).

Patienten mit MAMG haben in unkontrollierten Fallserien schlechter auf ChEI angesprochen als Patienten mit AChR-AK-positiver MG. In diesen Fällen waren meist höhere Dosen erforderlich, was aufgrund der bei MAMG-Patienten bestehenden ACh-Hypersensitivität mit der Gefahr vermehrter systemischer unerwünschter Arzneimittelwirkungen (UAW) einhergehen kann und zu besonderer ärztlicher Aufmerksamkeit führen muss (Punga et al. 2006, Evoli et al. 2008). Bei manchen dieser Patienten ist Ambenonium-Chlorid als ChEI wirksam und eine sinnvolle Alternative.

Die enterale Resorption von ChEI ist gering und individuell sehr variabel. Zu den empirischen Äquivalenzdosen bei oraler und parenteraler Applikation sei auf ▶ Tab. 68.8 verwiesen.

▶ **Pyridostigmin-Bromid*** ist heute das Medikament der Wahl für die *orale* Langzeitbehandlung. Cholinerge Überdosierungserscheinungen sind bei Dosierungen unter 300 mg/d in der Regel nicht zu erwarten. Die in diesem Dosisbereich auftretenden UAW sollen nicht mit dem Terminus der „cholinergen" Krise belegt werden. Unter i.v. Gabe kann es dagegen rasch zu starker Bronchialsekretion, Bronchospasmus und dem Bild einer **cholinergen Intoxikation** (früher „cholinerge" Krise) kommen (verstärkte myasthene Muskelschwäche mit cholinergen Intoxikationszeichen: abdominelle Krämpfe, Harndrang, Hypersalivation, Schwitzen, AV-Block, Miosis). Die *parenterale* Behandlung (kurzzeitig können maximal 24 mg/d i.v. gegeben werden) erfordert immer eine besondere Überwachung auf einer Intensivstation. Die häufigsten systemischen UAW bei *oraler* Gabe sind gastrointestinale Beschwerden (in bis zu 30 % Diarrhö, Krämpfe), Hypersalivation (6 %), Schwitzen (4 %), Bradykardien, Verschwommensehen und vereinzelt Albträume (Skeie et al. 2010, Mehndiratta et al. 2011). Zur Äquivalenzdosierung bei oraler oder intravenöser Gabe siehe ▶ Tab. 68.8.

▶ **Ambenonium-Chlorid** ist ein wenig verbreitetes, preiswertes Medikament, das bei Bedarf über den Arzneimittelimport bezogen werden muss. Ambenonium hat weniger muskarinerge, aber häufiger zentralnervöse Nebenwirkungen als Pyridostigmin. Bei seltener Bromunverträglichkeit ist Ambenonium eine Alternative zu Pyridostigmin.

Tab. 68.8 Cholinesterase-Inhibitoren.

Substanz	Äquivalenz-Dosierung	Einzeldosis		Wirkungszeitraum	
	p.o	i.v.	i.m.	Beginn	Maximum der Wirkung
Pyridostigmin-Bromid*	60–90 mg	2–3 mg	2 mg	5 min i.v. 45–60 min p.o.	3–5 h
(Mestinon retard)**	90–180 mg	–	–	60 min	6–10 h
Neostigmin	15-mg-Tbl. sind außer Handel	0,5 mg	1 mg	5 min i.v. 10–30 min i.m.	2–3 h
Ambenonium-Chlorid***	7,5–10 mg	–	–	60 min	6–8 h
Edrophonium-Chlorid	–	10 mg		30 s****	1–2 min****

* Faustregel zur Umstellung initial: 1 mg i.v. entspricht 30 mg oral. Weitere Dosierung nach klinischer Beurteilung (Score). Die Literatur nennt Verhältnisse zwischen 1:10 und 1:50. Die orale Tageshöchstdosis sollte im Regelfall nicht mehr als 450 mg (5 x 90 mg als Einzeldosis) betragen; parenterale Maximaldosis kurzzeitig (!) bis 20 mg/24 h.
** Wirkungszeitraum bis zu 12 Stunden; wegen individueller Resorptionsverhältnisse sehr unterschiedlich und deshalb nur selten empfohlen
*** Einsatz überwiegend bei Bromid-Allergie
**** 2–3 Kreislaufzeiten; Bezug über internationale Apotheke

▶ **Edrophonium-Chlorid** (früher als Tensilon im Handel) wird wegen seiner kurzen Wirkungszeit nur zu diagnostischen Zwecken eingesetzt. Auch bei der klinischen Frage, ob und in welchem Ausmaß eine cholinerge Intoxikation entscheidend zur myasthenen Krise beiträgt, kann man unter intensivmedizinischer Beobachtung rasch und ungefährlich die Information erhalten, ob eine Myasthenie-bedingte Schwäche (kurzfristige Besserung) oder eine relevante cholinerge Symptomatik (weitere Verschlechterung) vorliegt. Aus unserer Erfahrung liegt weitaus häufiger eine myasthene Krise vor, die auf symptomatische Therapie eben nicht mehr ausreichend anspricht.

▶ **Neostigmin** war die erste Substanz, die klinisch eingesetzt wurde (Walker 1935) und auch parenteral bei Schluckstörungen gegeben werden konnte. Tabletten sind bei uns leider nicht mehr im Handel (verfügbar in USA und Kanada).

In einer kleinen placebokontrollierten, randomisierten Pilotstudie zeigte der β_2-Agonist **Terbutalin** einen positiven Effekt auf die Muskelkraft bei 5 von 8 behandelten MG-Patienten (Soliven et al. 2009). Es bleibt abzuwarten, ob der Effekt in einer größeren Studie ebenfalls nachzuweisen ist.

Außer einer negativen placebokontrollierten Studie für den Einsatz von **3,4-Diaminopyridin** bei Kindern und Jugendlichen (Anlar et al. 1996) existieren keine Daten zur Wirksamkeit bei autoimmuner MG. Der Einsatz wird bei der autoimmunen MG aktuell nicht empfohlen.

Immuntherapie

Der Nutzen einer Immunsuppression bei einer generalisierten Myasthenie ist allgemein akzeptiert, allerdings formal nur für wenige der verwendeten Immunsuppressiva durch größere randomisierte Studien mit Klasse-1-Evidenz belegbar. Patienten mit einer zunächst rein okulären Myasthenie entwickeln unter Immunsuppression seltener eine Progression zu einer generalisierten Myasthenie (Sommer et al. 1997, Kupersmith 2009). Studiengestützte Erfahrungen und prognostische Parameter zur Beendigung einer Immunsuppression existieren nur spärlich (Hohlfeld et al. 1985). Nach einer mehrjährigen stabilen Remission kann ein protrahierter Auslassversuch unternommen werden. Das abrupte Absetzen der Immunsuppression in einem unzureichend stabilisierten Zustand sollte vermieden werden, da es zum Wiederauftreten myasthener Symptome bis hin zu einer myasthenen Krise führen kann (Hohlfeld et al. 1985, Witte et al. 1984). In einigen Fällen muss die Immunsuppression in geeigneter Form lebenslang beibehalten werden. Mit zunehmender Dauer einer Immunsuppression können opportunistische Infektionen, Lymphome und andere schwerwiegende therapieassoziierte Begleiterkrankungen auftreten, sodass in der Regel eine Therapie mit Azathioprin von mehr als 10 Jahren Dauer vermieden und bei kumulierenden Substanzen (z. B. Cyclophosphamid) die Höchstdosis nicht überschritten werden soll. Die Überwachung und Anpassung dieser Therapie sollen in Abstimmung mit einer Spezialambulanz erfolgen. Ziel ist die volle oder weitgehende Remission, die oftmals nur unter kontinuierlicher Immuntherapie zu erhalten ist. Die Kontraindikationen bei Kinderwunsch und Schwangerschaft sind zu beachten. Wenn aus zwingenden klinischen Gründen davon abweichende Einzelfallentscheidungen getroffen werden, wird empfohlen, dies schriftlich zu dokumentieren.

Basistherapie

Glukokortikosteroide

Glukokortikosteroide (GKS) wie Prednison, Prednisolon und Methylprednisolon sind die am häufigsten eingesetzten Substanzen. Sie zeigten in retrospektiven Studien eine hohe Ansprechrate von bis zu 70–80%, oft innerhalb weniger Wochen (manchmal innerhalb einer Woche, im Mittel innerhalb von 4–8 Wochen) oder Monaten (Pascuzzi et al. 1984, Schneider-Gold et al. 2005, Skeie et al. 2010) und sollten daher vorrangig zur Therapie verwendet werden. GKS werden aufgrund der UAW selten als Monotherapie, sondern meist in Kombination mit einem weiteren Immunsuppressivum, am häufigsten mit Azathioprin, gegeben, um GKS in der Langzeittherapie einzusparen. In Einzelfällen kann es früh (in den ersten 3–7 Tagen) nach Beginn einer GKS-Therapie zu einer passageren Verschlechterung vorbestehender myasthener Beschwerden kommen, insbesondere bei einer Beteiligung der bulbären Muskulatur. Daher ist in dieser Zeit eine engmaschige klinische Kontrolle neu eingestellter Patienten (ggf. unter stationären Bedingungen) erforderlich. In der Praxis werden 2 unterschiedliche Dosierungsstrategien verfolgt:

1. **Langsame Eindosierung:**
   - Eingangsdosis 10–20 mg/d Prednison-Äquivalent, Steigerung um 5 mg pro Woche, bis eine stabile Remission erreicht ist (Ziel 1 mg/kg KG) (Seybold u. Drachman 1974). Nachteil: langsamer Wirkungseintritt. In Abwägung von Risiken und Nutzen wird man nur bei sehr leichten Verläufen diesen Weg empfehlen.
   - Beginn mit der Zieldosis 1–1,5 mg/kg KG (60–80 mg/d Prednison-Äquivalent morgens). Vorteil: rascherer Wirkungseintritt. Bei etwa 10% der Patienten kommt es zu transienten, selten gravierenden Verschlechterungen (Pascuzzi et al. 1984, Bae et al. 2006), die aber von einer genuinen Verschlechterung (Progression) der MG abzugrenzen sind. Für die Erhaltungstherapie soll die minimale effektive Dosis (im besten Fall das Absetzen der GKS) angestrebt werden, die nur individuell empirisch zu ermitteln ist. Dazu ist nach Stabilisierung der myasthenen Beschwerden ein langsames (!) Ausschleichen (z.B. Tagesdosisreduktion um 5 mg/d alle 4 Wochen) bis zum Wiederauftreten von myasthenen Beschwerden erforderlich.

2. **Intravenöse hochdosierte GKS-Pulstherapie:**
   - Anwendung bei schwerer Exazerbation: 500–2000 mg Methylprednisolon i.v., nachfolgend orale Erhaltungstherapie; Pulstherapie ggf. im Abstand von 5 Tagen wiederholen (Arsura et al. 1985: offene Studie, 12 von 15 Patienten besserten sich; Lindberg et al. 1998: kleine doppelblinde randomisierte Studie bei mittelschwerer generalisierter MG, Besserung bei 8 von 10 behandelten Patienten).
   - Diese Hochdosistherapie kann bei Patienten mit bulbären Symptomen zu einer rapiden, wenn auch vorübergehenden Verschlechterung der Schluckfunktion führen, vermutlich als direkter Membraneffekt der GKS (Dudel et al. 1979). Auch eine schwere, akute Steroidmyopathie wurde beschrieben. Deshalb wird sie von vielen Experten nur in der Krise, und nur gleichzeitig mit der Plasmapherese oder nach Gabe von IVIG eingesetzt.

Die Schwere und Zahl der Nebenwirkungen einer Therapie mit GKS nehmen mit der Dauer und der kumulativen Dosis regelhaft zu. Ein besonderes Risiko haben Patienten mit internistischer Komorbidität (z.B. Diabetes mellitus). Bei Schwangeren ist besondere Vorsicht geboten (s.u.). Bei einer Therapiedauer von voraussichtlich länger als 6 Monaten und einer Dosis von > 7,5 mg Prednison-Äquivalent sollte jeder Patient eine Prophylaxe mit Kalzium 1000–1500 mg/d und Vitamin D 400–800 IE/d erhalten. Bei postmenopausalen Frauen sind Bisphosphonate (Risedronat, Etidronat) zur Therapie der glukokortikoidinduzierten Osteoporose zugelassen. Vor Zahnbehandlungen müssen Bisphosphonate wegen des Risikos der aseptischen Knochennekrosen pausiert werden. Die Datenlage zur Verhinderung von Frakturen bei Männern unter glukokortikoidinduzierter Osteoporose ist noch nicht ausreichend. Zum aktuellen Stand der Therapie der glukokortikoidinduzierten Osteoporose sei auf einen Algorithmus des Dachverbands Osteologie verwiesen (http://www.dv-osteologie.org). Die beste Prophylaxe gegen diese UAW ist die Begrenzung der Behandlungsdauer und der Verzicht auf eine höher dosierte Langzeittherapie.

Azathioprin

Azathioprin ist in der Myastheniebehandlung neben den GKS das am häufigsten eingesetzte Immunsuppressivum (Mertens et al. 1969: retrospektive Studie; Mantegazza et al. 1988, Bromberg et al. 1997, Hart et al. 2007). Azathioprin ist seit 2004 für die Behandlung der MG formal zugelassen. Die Tagesdosierung beträgt initial 2–3 mg/kg KG, in der Langzeitanwendung bei stabilem Verlauf (klinisch und Antikörpertiter) etwa 2,5 mg/kg KG mit der Möglichkeit, in langsamen Schritten auf etwa 1 mg/kg KG zu reduzieren. Wegen des langsamen Wirkungseintritts ist der Therapieerfolg bei Monotherapie nicht vor mehreren Monaten zu erwarten. Bei etwa 80% kommt es unter Azathioprin zu einem Anstieg des mittleren korpuskulären Volumens (MCV) der Erythrozyten, was bei Respondern häufiger und stärker als bei Non-Respondern zu beobachten ist. Azathioprin erlaubt es, GKS in der Langzeittherapie einzusparen, was insbesondere bei älteren Patienten vorteilhaft ist (Slesak et al. 1998, Evoli et al. 2000, Hart et al. 2007). Die Kombinationstherapie ist effektiver. Es werden längere Remissionen und weniger Nebenwirkungen beobachtet (Palace et al. 1998: kontrollierte, doppelblinde randomisierte Studie). Dabei ist zu beachten, dass die Wirkung der Kombinationstherapie erst nach einer Behandlungsdauer von 12–18 Monaten deutlich wurde. Bei 10–20% erreicht man mit Azathioprin auch in Kombination mit Glukokortikosteroiden keine befriedigende

Stabilisierung, sodass andere Immunsuppressiva eingesetzt werden (Therapieeskalation). Beim abrupten Absetzen von Azathioprin kann es trotz stabilem Verlauf zum Wiederauftreten myasthener Symptome bis hin zur myasthenen Krise kommen (Hohlfeld et al. 1985, Michels et al. 1988).

Azathioprin wird über die Xanthinoxidase zu Harnsäure abgebaut oder durch die Thiopurin-S-Methyltransferase (TPMT) methyliert. Beachtet werden muss die Medikamenteninteraktion mit Allopurinol, das unter anderem die Xanthinoxidase und damit auch den Abbau von Azathioprin hemmt. Azathioprin darf dann nur mit 25 % der Standarddosierung (d.h. 0,5–0,75 mg/kg KG) eingenommen werden, um myelotoxische Nebenwirkungen zu vermeiden. Zur Senkung der Harnsäure kann alternativ zu Allopurinol das allerdings weniger wirksame Urikosurikum Benzbromaron versucht werden. Bei Erstbehandlung sind bei einem kleinen Teil der Patienten (unter 1%) perakute, schwere unerwünschte Arzneimittelwirkungen (Erbrechen, Durchfall, Kreislaufkrisen) bekannt, die als „idiosynkratische" Sofortreaktion definiert wurden und eine Weiterbehandlung ausschließen (Hohlfeld et al. 1988). Praktisch empfohlen wird eine einmalige orale „Testdosis" vor Beginn einer längerfristigen Therapie, um derartige UAW frühzeitig zu erfassen.

Bei unzureichender oder fehlender TPMT-Aktivität kommt es rasch nach Beginn der Therapie mit Azathioprin zu einer unerwartet starken Myelosuppression. Vor Therapiebeginn mit Azathioprin kann eine Bestimmung der TPMT-Aktivität oder des TPMT-Genotyps durchgeführt werden. Patienten mit fehlender TPMT-Aktivität (Häufigkeit 1:300) oder Homozygotie für bekannte TPMT-Mutationen/SNPs können nicht mit Azathioprin behandelt werden. Dieser Phänotyp ist mit ca. 0,5 % sehr selten (Gisbert et al. 2007). Ob das Vorliegen dieser Mutation mit dem Auftreten der idiosynkratischen Sofortreaktion identisch ist, ist noch nicht geklärt. Niedrig normale TPMT-Werte sind nicht hilfreich/differenzierend, in diesem Fall muss klinisch langsam titriert werden. In jedem Fall hilfreich ist eine sog. Testdosis mit 50 mg, mit deren Hilfe generell die initiale Verträglichkeit abgeschätzt werden kann.

Ein erhöhtes Risiko für Tumorerkrankungen unter Azathioprin scheint bei einer Behandlungsdauer von weniger als 10 Jahren nicht vorzuliegen (Confavreux et al. 1996: Fall-Kontroll-Studie bei MS-Patienten; Witte et al. 1986). Bei Myasthenie-Patienten wurden unter Azathioprin-Therapie selten Lymphome, myelodysplastische Syndrome und schwerste opportunistische Infektionen beobachtet (Hohlfeld et al. 1988, Herrlinger et al. 2000). Aus dem nephrologischen Indikationsgebiet stammen Daten, die eine deutlich erhöhte Inzidenz von kutanen Hyperkeratosen und Hautkrebs unter Azathioprin beweisen, was auf die erhöhte UVA-Photosensibilität zurückgeführt wird (O'Donovan et al. 2005). Regelmäßige dermatologische Vorsorgeuntersuchungen werden daher bei Dauertherapie auch bei MG-Patienten empfohlen.

Ciclosporin A

Ciclosporin A (CSA) wurde in einer placebokontrollierten Studie der Klasse-1-Evidenz geprüft (Tindall et al. 1987, Tindall et al. 1993) und wird aufgrund dessen empfohlen. Gegenüber der ursprünglichen Studie (CSA-Monotherapie, Dosierung 6 mg/kg KG) setzt man heute in Kombination mit GKS oder bei GKS-Kontraindikationen (wie z.B. Diabetes mellitus) zunächst eine geringere Dosierung ein (initial 3–4 mg/kg KG, nachfolgend bis zu 2–2,5 mg/kg KG aufgeteilt auf 2 Tagesdosen). Die Behandlung kann durch Spiegelbestimmungen im Blut überwacht werden. Im Vergleich zu Azathioprin ist der klinische Wirkungseintritt rascher und meist innerhalb von 4–6 Wochen erkennbar. CSA hat ein breites Spektrum UAW, die meist dosisabhängig sind, durch den Einsatz neuer mikroverkapselter CSA-Formulierungen aber abgenommen haben. Neben opportunistischen Infektionen, Myelosuppression, Hirsutismus, Gingivahyperplasie und gastrointestinalen Symptomen müssen die Nephrotoxizität mit Hyperkaliämie (Kreatinin-Clearance vor Therapiebeginn muss immer bestimmt werden) und arterielle Hypertonie besonders beachtet werden. Neurologische UAW sind Tremor, Kopfschmerzen, erhöhte Krampfbereitschaft und die seltene reversible posteriore Leukenzephalopathie (typischer MRT-Befund). Die vom Patienten selbst als störend wahrgenommenen UAW sind ein wesentlicher Grund für mangelnde Therapieverlässlichkeit und häufigem Wunsch nach Umsetzen. Ebenfalls relevant sind die zahlreichen Interaktionen mit der Komedikation bei multimorbiden Patienten. Der CSA-Spiegel steigt nach Gabe von Makrolidantibiotika, Kalziumantagonisten, Narkotika, aber auch durch Erhöhung von GKS. Barbiturate, Carbamazepin, Phenytoin, Metamizol und Rifampicin verringern ihn.

Optionen bei therapierefraktärer Myasthenia gravis

Beim Versagen bzw. Kontraindikationen von/gegen GKS, Azathioprin und Ciclosporin können die folgenden Medikamente versuchsweise unter engmaschiger Überwachung des Therapieerfolges eingesetzt werden (siehe auch ▶ Abb. 68.1).

Mycophenolatmofetil

Mycophenolatmofetil (MMF) ist ein Antimetabolit und hemmt mit einer klinischen Wirklatenz von 2–4 Monaten über die Inosin-Monophosphat-Dehydrogenase (IMPDH) die De-novo-Purinsynthese, die in Lymphozyten im Gegensatz zu anderen Zellen speziell von diesem Enzym abhängt. MMF hat gegenüber Azathioprin pharmakologische Vorteile: Es besteht keine Interaktion mit Allopurinol, der Metabolismus ist unabhängig von der TMPT und MMF hat eine geringere Hepatotoxizität. Wichtigste Nebenwirkungen sind eine chronische Diarrhö, hämolytische Anämie und Ödeme. MMF ist eine Option beim Versagen von Azathioprin und wird in der Transplantationsmedizin zunehmend gegenüber Azathioprin bevorzugt. Unter 50 mit MMF behandelten Schwangeren, die im „European Network of Teratology Information Service" systematisch dokumentiert wurden, wurde eine Missbildungsrate von 21% und eine Spontan-Abort-Häufigkeit von 35% registriert (Hoeltzenbein et al. 2012). MMF sollte daher bei geplanter Schwangerschaft rechtzeitig (mindestens 4 Monate) vor Beginn der Schwangerschaft abgesetzt werden. Bei nicht geplanten Schwangerschaften muss MMF sofort abgesetzt und eine sonografische Feinuntersuchung mit geburtshilflicher Beratung veranlasst werden. Mit erhöhter Aufmerksamkeit wurden bei stark immunsupprimierten Patienten, insbesondere wenn sie unter einem SLE litten, einzelne Fälle einer PML beobachtet. Auch ein Fall eines primären ZNS-Lymphoms bei einem MG-Patienten unter Therapie mit MMF wurde berichtet (Vernino et al. 2005).

Therapierefraktäre MG-Patienten zeigten in mehreren Kohortenstudien (u.a. Ciafaloni et al. 2001, Hanisch et al. 2009, Hehir et al. 2010) eine klinische Besserung mit steroidsparendem Effekt. Die Dosierung beträgt 1500–2000 mg/d und kann nach Spiegelbestimmung angepasst werden. In 2 der Phase-III-Studien konnte weder ein Vorteil von MMF gegenüber einer Monotherapie mit Prednison als Initialtherapie (Muscle Study Group 2008) noch ein steroidsparender Effekt über einen Zeitraum von 9 Monaten (Sanders et al. 2008) gesehen werden. Allerdings dauerte keine Studie länger als 36 Wochen (siehe Wirklatenz von MMF!), die Endpunkte waren sehr streng gewählt und das Therapieansprechen auf GKS war unerwartet gut, sodass die Studie für eine (Nicht-)Überlegenheitsstudie unterpowert war. Die Gruppe des Erstautors beider Studien hat kürzlich in einer unkontrollierten Kohortenstudie zeigen können, dass sich ein günstiger Effekt von MMF sowohl in der Monotherapie als auch in Kombination mit Prednison erst nach sechsmonatiger Behandlung detektieren lässt (Hehir et al. 2010). Unklar ist daher weiterhin, ob sich die Beobachtungen der offenen Therapiestudien bei einer längeren Behandlungszeit mit einer größeren Fallzahl bestätigen lassen.

Aus unserer Alltagserfahrung ist mit einer zunehmenden Zahl an Regressforderungen durch den MdK zu rechnen. Dies dürfte auch durch die mehr als dreimal so hohen Jahrestherapiekosten der MMF-Behandlung im Vergleich zu Azathioprin begründet sein und ist durch die unbefriedigende Datenlage von MMF nur schwer abzuwehren. Wir raten in jedem Fall zum Vorab-Einholen einer Kostenübernahmeerklärung.

Cyclophosphamid

Cyclophosphamid ist eine alkylierende Substanz und ein Zytostatikum, das bei einer sehr schwer (MGFA IV–V) und schwer (MGFA III–IV) verlaufenden Myasthenie nach Versagen der Standardtherapie eingesetzt werden kann. Darüber hinaus kann Cyclophosphamid auf dem Boden kleinerer unkontrollierter Fallserien (Lin et al. 2006, Drachman et al. 2008) auch bei Patienten mit andauernder Indikation für eine intermittierende Immunadsorption oder Plasmapherese im Rahmen individueller Heilversuche in Erwägung gezogen werden. Für die schwere und sehr schwere MG soll Cyclophosphamid eingesetzt werden, da positive Erfahrungen und Studien mit verschiedenen Therapieschemata vorliegen:

- **orale Therapie:** initial 2 mg/kg KG (Perez et al. 1981, Niakan et al. 1986).
- **Cyclophosphamid-Pulstherapie:** 500 mg/m^2 alle 4 Wochen bis zur Stabilisierung; Begleitmedikation: Uromitexan, Cholinesterase-Inhibitoren, Steroide (De Feo et al. 2002: prospektive randomisierte, doppelblinde Studie); analog zu anderen schwer verlaufenden Autoimmunerkrankungen: 750 mg/m^2 alle 3–4 Wochen.
- **myeloablative Therapie:** 50 mg/kg KG an 4 Tagen, ggf. mit nachfolgender Gabe von G-CSF (Drachman et al. 2003, Gladstone et al. 2004, Lin et al. 2006; kleine Fallstudien, Klasse-3-Evidenz). Nur bei Therapieresistenz auch im Rahmen einer kombinierten Mehrfachtherapie.

Dokumentiert werden sollten die kumulative Dosis und Dauer der Therapie wegen des steigenden Risikos von Fertilitätsstörungen beider Geschlechter nach dem 30. Lebensjahr und Spätfolgen inklusive Malignomen (ca. 1%, Häufigkeit mit der Therapiedauer und Dosis ansteigend). Bei gegebener Indikation können in begründeten Einzelfällen analog der Therapie der Wegener-Granulomatose hohe kumulative Dosisbereiche um 50–70 g erreicht werden. Die Spätkomplikationen der Therapie mit Cyclophosphamid sind teilweise gravierend: Malignome, Lungenfibrose, Myokardschäden, Dermatofibrome. Die Indikation muss daher streng und zurückhaltend gestellt werden und sollte in der Regel durch ein erfahrenes Zentrum erfolgen.

Methotrexat

Systematische Untersuchungen für Methotrexat (MTX) bei der Myasthenie liegen nicht vor. Die langjährigen Erfahrungen stammen aus der Therapie des SLE (Miescher 1970, Miescher et al. 1971, Miescher 1977). Es kann als Medikament der Reserve entsprechend dem Einsatz bei der rheumatoiden Arthritis im Dosisbereich von 7,5–25 mg oral/i.v./i.m. *einmal pro Woche* verabreicht werden. Experten bevorzugen MTX als Reservemedikament gegenüber Ciclosporin bei älteren Patienten (Hilton-Jones 2007).

Tacrolimus

Tacrolimus ist wie Ciclosporin ein Calcineurin-Inhibitor und hemmt selektiv die Transkription proinflammatorischer Zytokine und IL-2 in T-Lymphozyten. Die Wirkung von Tacrolimus ist im Vergleich zu Ciclosporin dosisbezogen um den Faktor 10–100 stärker. Das Nebenwirkungsprofil ist vergleichbar mit dem von Ciclosporin und ebenso wie dort stark abhängig von der Dosis (vgl. ▶ Tab. 68.7). Tacrolimus wurde in Japan entwickelt und ist dort zur Behandlung der Myasthenia gravis zugelassen (Nagane et al. 2005, Tada et al. 2006). Mehrere offene Studien und kleinere Fallserien berichteten Behandlungserfolge mit Tacrolimus (3–5 mg/d) bei therapierefraktärer MG (Evoli et al. 2002, Konishi et al. 2005, Nagaishi et al. 2008, Minami et al. 2011). Ponseti et al. behandelten in einer monozentrischen und unverblindeten Studie eine Kohorte von 79 Myasthenie-Patienten und konnten unter einer niedrigen Dosierung von Tacrolimus (0,1 mg/kg KG) Ciclosporin und Prednisolon absetzen und eine gute Stabilisierung unter einer Monotherapie mit Tacrolimus erreichen, was mit einem Abfall des AChR-AK-Titers einherging (Ponseti et al. 2005, Ponseti et al. 2008). Bislang liegen keine Ergebnisse aus kontrollierten und randomisierten klinischen Studien vor. Tacrolimus ist nephro- und neurotoxisch. Es kommt häufig zum Anstieg des Kaliumspiegels (cave: Kaliumsubstitution bei MG) und über Induktion bzw. Blockade des CYP3A4-Metabolismus zu Interaktionen mit anderen Medikamenten und/oder Nahrungsmitteln (wie z. B. Grapefruitsaft).

Monoklonale Antikörper

Es existieren mehrere positive Einzelfallberichte und kleinere Fallserien über die erfolgreiche Anwendung von **Rituximab**, einem monoklonalen CD20-Antikörper zur Depletion zirkulierender B-Lymphozyten bei Patienten mit schwerer therapierefraktärer MG in Kombination mit anderen Immunsuppressiva zur Remissionserhaltung (Zaja et al. 2000, Wylam et al 2003, Gajra et al. 2004, Hain et al. 2006, Baek et al. 2007, Illa et al. 2008, Nelson et al. 2009, Blum et al. 2011, Maddison et al. 2011). In Analogie zur Lymphomtherapie bzw. rheumatoiden Arthritis scheint die Gabe von 4 × 375 mg/m² KO im Wochenabstand oder 2 × 1000 mg/m² KO im Abstand von 14 Tagen eine zuverlässige B-Zell-Depletion für 6–9 Monate zu bewirken. Diese Therapieoption sollte zum jetzigen Zeitpunkt nur an Zentren mit besonderer Erfahrung in der Anwendung therapeutischer Antikörper durchgeführt werden. Angesichts der jüngeren Berichte zu schweren UAW (z. B. PML mit 3:100.000 bei Rheuma-Therapie mit Rituximab; Carson 2009) kommt Rituximab als Behandlungsoption nur für Fälle mit schwerer generalisierter Myasthenie infrage, bei denen die traditionellen Therapieoptionen versagt haben. Wie bei anderen Immuntherapien korrelieren überraschenderweise die Autoantikörpertiter (z. B. Anti-AChR, Anti-MuSK) nicht notwendigerweise mit einem Ansprechen auf die Therapie mit Rituximab (Chan et al. 2007). Erfahrungen mit anderen immunselektiv wirksamen Antikörpern (Anti-CD52/Alemtuzumab, Anti-IL2R/Daclizumab, TNF-α-Blocker) sind spärlich.

Interventionstherapie

Die folgenden therapeutischen Maßnahmen sind indiziert zur Abwendung einer krisenartigen Verschlechterung, bei der manifesten myasthenen Krise (▶ Tab. 68.9) und in besonderen Situationen wie einer instabilen Myasthenie während der Schwangerschaft sowie in einzelnen Fällen bei therapierefraktären, schwer beeinträchtigenden und behindernden Symptomen.

Intravenöse Immunglobuline (IVIG)

Intravenöse Immunglobuline (IVIG) sollten mit 0,4 g/kg KG an 5 aufeinander folgenden Tagen verabreicht werden (Imbach et al 1981), alternativ 1 g/kg KG an 2 Tagen (Bain et al. 1996, Gajdos et al. 2005, Zinman et al. 2007). IVIG sind ortsunabhängig, rasch verfügbar und ohne technischen Aufwand zu applizieren. IVIG verkürzten

Tab. 68.9 Intensivmedizinische Maßnahmen zur Behandlung der myasthenen Krise (mod. nach Toyka u. Müllges 1994).

I. Respiratorische Insuffizienz (noch ohne Intubationspflichtigkeit)	II. Respiratorische Global-Insuffizienz (intubationspflichtige Patienten)
• Lagerung mit erhöhtem Oberkörper, Rachen freihalten, eventuell Guedel-Tubus, Sekrete und Speichel absaugen • Sauerstoffmaske, Sauerstoffsättigung überwachen • i.v. Cholinesterase-Inhibitoren: initial Bolus von 1–3 mg Pyridostigmin oder 0,5 mg Neostigmin, weiter mit 0,5–1,0 mg Pyridostigmin/h oder 0,15–0,3 mg Neostigmin/h über Perfusor • Dosisadaptation nach klinischer Beurteilung, **cave**: starke Bronchialsekretion (vgl. ▶ Tab. 68.8). Kritische Beurteilung bei maximaler Dosierung um 24 mg/24 h und mehr • Atropin 0,25–0,5 mg s.c., 3–6 Gaben pro Tag bei starken cholinergen Nebenwirkungen • Notfall-Labor: Elektrolyte (Hypokaliämie ggf. auf hochnormale Werte anheben) • Blutbild, Gerinnung, Nierenretentionswerte, Schilddrüsenparameter • durchgreifende Antibiose nach Infektionsdiagnostik (Blut, Urin, Trachealsekret, Rachenabstrich), vorzugsweise Kombinationen mit Cephalosporinen der dritten Generation, Aminoglykoside soweit möglich vermeiden • Vitalkapazität regelmäßig überwachen, Thromboseprophylaxe • wenn vorhanden, Plasmapherese oder Immunadsorption vorbereiten, **Kontraindikation:** Sepsis mit DIC, dann alternativ Immunglobuline 0,4 g/kg KG über 5 Tage	• Intubation, vorzugsweise transnasal, Tracheotomie bei längerer Beatmungspflichtigkeit • assistierte Beatmung nach dem CPAP-Modus und PEEP-Einstellung von etwa 3 cm WS • bevorzugt Sedativa mit kurzer Halbwertszeit verabreichen • regelmäßige Überwachung der therapeutischen Maßnahmen • bei überdosierten Patienten (cholinerge Krise, z. B. durch zu hohe i.v. Gabe): Medikamentenpause • Plasmapherese oder Immunadsorption vorbereiten, alternativ Immunglobuline (IVIG) (siehe Text) • hochdosierte immunsuppressive Therapie beginnen (z. B. Pulstherapie mit GKS oder Kombination aus Ciclosporin A und Azathioprin, eventuell auch Cyclophosphamid 750 mg/m²)

in der myasthenen Krise die Zeit der Beatmungspflichtigkeit und erwiesen sich dabei ähnlich effektiv wie die Plasmapherese (Gajdos et al. 1997, Gajdos et al. 2008). Ebenfalls können sie zur Stabilisierung labiler Verhältnisse vor Operationen (einschließlich der Thymektomie) oder vor Beginn einer hoch dosierten Steroidtherapie bei schwerer Myasthenie nützen. Die klinische Ansprechrate in mehreren offenen Studien beträgt zusammengenommen 80 %. IVIG können neben Steroiden bei einer mittelschweren bis schweren MG im Kindes- und Jugendalter kurzfristig anstelle der Plasmapheresebehandlung zum Einsatz kommen, da sie schneller als Immunsuppressiva wirken, oder bei einer Exazerbation während der Schwangerschaft, wenn Glukokortikosteroide nicht ausreichen und eine Plasmapherese zu riskant erscheint. Zum klinischen Stellenwert der IVIG als Erhaltungstherapie – entweder allein oder als Add-on-Therapie bei bereits bestehender immunsuppressiver Medikation – liegen keine Daten aus RCTs vor. IVIG können auf der Basis von Expertenwissen in Einzelfällen auch außerhalb der Indikation einer akuten Exazerbation bzw. myasthenen Krise zur Erhaltungstherapie (initial 5 × 0,4 g/kg KG als Puls, danach 1 × 0,4 g/kg KG alle 4–8 Wochen) über längere Zeit eingesetzt werden (Henze et al. 2010 b, Stangel u. Gold 2011). Einzelne Patienten mit therapierefraktären Behinderungen scheinen im Intervall von IVIG zu profitieren (Howard 1998, Achiron et al. 2000). Erwägenswert scheint ihr Einsatz als Dauertherapie bei MG-Patienten, die entweder aufgrund einer Komorbidität (z. B. vorbekannte schwere Osteoporose, rezidivierende Infekte mit resistenten Keimen, Sepsis, hohes Lebensalter), einer Schwangerschaft oder multipler Unverträglichkeitsreaktionen eine (relative) Kontraindikation für die klassische Immuntherapie haben. Ein Therapieversuch mit IVIG ist auch dann erwägenswert, wenn gleichzeitig eine idiopathische thrombozytopenische Purpura (ITP) auftritt und die Standardtherapie nur zur unbefriedigenden Kontrolle der myasthenen Symptomatik und der ITP geführt hat.

Plasmapherese

Die Plasmapherese entfernt unselektiv die nicht korpuskulären Blutbestandteile über Blutzentrifugen oder Plasmaseparatoren mit Gefäßzugang über großvolumige periphere oder zentrale Venenkatheter. Das Verfahren ist personalintensiv und wird von nephrologischen (Plasmaseparation) oder hämatologischen Abteilungen (Plasmazentrifugation), meist direkt auf intensivmedizinischen Abteilungen betrieben. Die Plasmapherese wird mit Erfolg seit 1976 bei der Myasthenia gravis eingesetzt (Pinching et al. 1976, Dau et al. 1977, Samtleben et al. 1980). Die Indikation besteht in der myasthenen Krise. Zudem sollte die Methode bei anderen therapierefraktären Situationen zur Stabilisierung labiler Verhältnisse vor Operationen (einschließlich der Thymektomie) oder vor Beginn einer hochdosierten Steroidtherapie bei schwerer Myasthenie verwandt werden. Es werden typischerweise 6–8 Behandlungen (anfangs auch täglich, meist an jedem zweiten Tag das ein- bis eineinhalbfache Plasmavolumen) durchgeführt, bis eine klinische Stabilisierung erreicht ist. Ohne begleitende Immunsuppression ist die klinische Wirkung nur wegen der verstärkten Antikörper-Neuproduktion auf wenige Wochen begrenzt (Newsom-Davis et al. 1978, Heininger et al. 1987). Nach jeder Behandlung ist eine Substitution mit Humanalbumin nötig. Bei sekundärem Antikörpermangel-Syndrom (IgG < 150 mg/dl) wird eine Substitution mit polyvalentem IgG empfohlen. Früher wurde auch das heute wegen zahlreicher UAW obsolete Frischplasma (FFP) eingesetzt. Die vorübergehende Depletion von Gerinnungsfaktoren begrenzt die Austauschfrequenz und muss bei einer anderweitig indizierten Antikoagulation bedacht werden. Multimorbide, betagte Patienten, insbesondere mit Herzerkrankungen, sind durch die Volumenbelastung gefährdet. Studienergebnisse zur Beeinflussung des Langzeitverlaufs einer Myasthenie durch Plasmapherese gegenüber der Immunsuppression fehlen (Gajdos et al. 2002). In der Behandlung myasthener Exazerbationen sind Plasmapherese und IVIG trotz einer kontroversen Einschätzung eines Reviews von Arbeiten zwischen 1995 und 2009 (Cortese et al. 2011) wahrscheinlich gleichwertig und sollten beide als Behandlung eingesetzt werden (Gajdos et al. 2008, Skeie et al. 2010). Eine nicht als Äquivalenzstudie geplante randomisierte kontrollierte Studie konnte keinen signifikanten Effekt zwischen beiden therapeutischen Ansätzen herausarbeiten (Gajdos et al. 1997). Daneben gibt es eine kontrollierte Cross-over-Studie, deren Rekrutierungsziel klar verfehlt wurde (Ronager et al. 2001) und eine retrospektive Kohortenstudie (Qureshi et al. 1999). Beide Studien erbrachten ebenfalls keine Hinweise für die Überlegenheit eines Ansatzes. Die Autoren konnten zwar zeigen, dass die Beatmungsdauer in der Plasmaaustauschgruppe jeweils kürzer ist, jedoch wurde in keiner Studie für die hinsichtlich der Beatmungsdauer bei myasthener Krise entscheidenden Prädiktoren (Alter, Komorbidität, initiales pCO_2) stratifiziert/balanciert randomisiert.

Immunadsorption

Die Immunadsorption wird heute vielfach anstelle der klassischen Plasmapherese durchgeführt und bei der Myasthenie als gleich wirksam betrachtet (Yeh u. Chiu 2000, Zeitler et al. 2006). Die logistischen und technischen Voraussetzungen entsprechen denen der Plasmapherese. Bei diesem Verfahren werden entweder semiselektiv IgG mit einer Tryptophan-Polyvinyl-Gelmatrix (Heininger et al. 1985) bzw. kostenintensiven Protein-A-Säulen (Skeie et al. 2010) entfernt oder selektiv IgG der Subklassen IgG 1, 2, und 4 mittels Bindung an Protein-A-Sepharose eliminiert (Grob et al. 1995). Vorteile der Immunadsorption sind die fehlende Notwendigkeit zur Substitution von Plasmaproteinen, bei Protein-A-Säulen auch die fehlende Störung der Gerinnungsverhältnisse und die Möglichkeit zu weitaus höheren Austauschvolumina ohne kritische Volumenschwankungen. Eine Thromboseprophylaxe darf nicht ausgesetzt werden (Gold et al. 2008).

Thymektomie

Kontrollierte Studien zur Effizienz der Thymektomie im Vergleich zur heute üblichen Immunsuppression existieren nicht. Die Thymektomie stellt daher für Patienten mit einer generalisierten Myasthenie ohne Thymom eine Therapieoption dar, die nach einer Metaanalyse eine Klasse-2-Evidenz erreicht (Gronseth u. Barohn 2000). Die Thymektomie ist stets ein elektiver Eingriff und weist bei stabilen klinischen Verhältnissen, d.h. in der Regel nach einer wirksamen Vorbehandlung mit GKS oder anderen Maßnahmen, eine sehr geringe perioperative Mortalität auf (< 1%). Der Erfolg einer Thymektomie tritt meist verzögert ein und ist retrospektiv oft erst nach mehreren Jahren erkennbar. Hieraus leitet sich die weiterhin offene Frage der kausaltherapeutischen Bedeutung der Thymektomie ab.

Patienten im Alter von 15–50 Jahren (EOHG) mit generalisierter Myasthenie scheinen am deutlichsten von der Thymektomie zu profitieren, wenn diese innerhalb von 1–2 Jahren nach Diagnosestellung durchgeführt wird. Diese Altersgrenzen zur Thymektomie sind jedoch willkürlich und werden von manchen Experten weniger eng angesetzt (Hohlfeld et al. 1993).

Bei Kindern und Jugendlichen im Alter von 5–14 Jahren mit einer AChR-AK-positiven MG sollte die Thymektomie erst nach unbefriedigendem Ansprechen auf Cholinesterase-Inhibitoren und GKS und bei generalisierter MG mit behindernder Symptomatik erwogen werden, da nachteilige Wirkungen einer sehr frühen Thymektomie auf das Immunsystem nicht auszuschließen sind. Experten sehen diesen Zeitraum allerdings unterschiedlich. Nach Operationsvorbereitung durch Plasmapherese, u.U. auch IVIG, kann die Operation mit niedrigem peroperativem Risiko in Betracht gezogen werden.

Bei Patienten mit einer rein okulären Myasthenie und hohen AChR-AK wird die Thymektomie von einzelnen Experten als Option betrachtet, wenn die medikamentöse Therapie unzureichend wirkt (Schumm et al. 1985, Roberts et al. 2001). Bei erst kürzlich erkrankten Patienten mit rein okulärer Symptomatik ist die Thymektomie bei Entwicklung einer klinischen erkennbaren Generalisierung angezeigt.

Patienten ohne nachweisbare Autoantikörper gegen Acetylcholin-Rezeptoren und vermutlich auch Patienten mit MuSK-Antikörpern scheinen nicht von einer Thymektomie zu profitieren.

▶ **Technik der Thymektomie:** Standardverfahren ist die **transsternale Thymektomie** (TS-T) mit Entfernung des gesamten Thymus und retrosternalen Fettgewebes. Angestrebt wird die „maximale" Thymektomie (Jaretzki et al. 1988). **Minimalinvasive Eingriffe** (Novellini et al. 1994, Sabbagh et al. 1995, Yim et al. 1995, Rückert et al. 1999, Gellert et al. 2005, Bachmann et al. 2008) sind auch heute noch weniger weit verbreitet. Die vorliegenden, teilweise großen Fallserien zur videoassistierten thorakoskopischen Thymektomie (VAT-T) können aufgrund z.T. erheblicher konfundierender Faktoren nur mit Einschränkungen miteinander verglichen werden, wenn auch die Auswirkungen auf therapeutische und klinische Surrogate bislang ähnlich zu sein scheinen (Meyer et al. 2009). Weiterhin kann die VAT-T bei *nicht neoplastischen* Thymusveränderungen als Option, jedoch noch nicht als neuer Therapiestandard gelten. Für beide Verfahren (TS-T und VAT-T) fehlen prospektive klinische Studien zum Outcome der MG nach thorakoskopischer Thymektomie. Bei einem Thymom wird aus Gründen der radikalen Tumorentfernung immer ein transsternaler Zugang durchgeführt.

▶ **Thymom und Myasthenia gravis (paraneoplastische Myasthenia gravis):** Beim Nachweis eines Thymoms besteht unabhängig von der Ausprägung der MG eine Operationsindikation. Ältere und multimorbide Patienten können palliativ strahlentherapiert werden, wenn eine geringe Tumorausbreitung, eine langsame Progredienz des Thymoms und gut kompensierbare Myastheniesymptome vorliegen. Die wichtigsten Prognosemarker sind das intraoperative Tumorstaging (Masaoka et al. 1981) (▶ Tab. 68.10) und die Tumordignität (Ströbel et al. 2004) (vgl. ▶ Tab. 68.5).

Thymome im Stadium I und II mit Klassifikation nach WHO-Typ A, AB und B1 haben ein geringes Rezidivrisiko, sodass man nach chirurgisch vollständiger Resektion (R0) abwarten kann. Thymome im Stadium II und WHO-Typ B2 und B3 sowie alle Stadien III und IV müssen auf dem Boden eines interdisziplinären Konzepts behandelt werden. Bisheriger Standard ist die Strahlentherapie. In jüngerer Zeit hat die adjuvante Chemotherapie bei lokalinvasiven Thymomen eine gewisse Bedeutung bekommen (Phase-II-Studien: ADOC: Doxorubicin, Vincristin, Cisplatin, Cyclophosphamid; Ansprechrate bis 90%, medianes Überleben 1,3 Jahre [Fornasiero et al. 1991]; PAC: Cisplatin, Doxorubicin, Cyclophosphamid; Ansprechrate 50%, medianes Überleben 3,2 Jahre [Loehrer et al. 1994, Lemma et al. 2011]; aktuelle Studiendaten bei Giaccone 2005, Wright 2008, Schmitt u. Loehrer 2010).

Tab. 68.10 Klinisches Staging von Thymomen (Masaoka et al. 1981).

Stadium	Merkmale
I	komplett umkapselter Tumor ohne mikroskopische Kapselperforation
IIA	mikroskopische Invasion des Fettgewebes oder der mediastinalen Pleura
IIB	makroskopische Invasion in die Pleura
III	makroskopische Invasion von Nachbarorganen: A: große Gefäße, B: Lunge
IVA	intrathorakale Ausbreitung mit Metastasen in Pleura und/oder Perikard
IVB	Fernmetastasen nach lymphogener oder hämatogener Aussaat

Impfungen bei Myasthenia gravis

Impfungen stellen eine besondere Belastung und Aktivierung des Immunsystems dar, bei denen die Möglichkeit der Exazerbation einer Autoimmunerkrankung besteht. Nichtsdestotrotz sind Impfungen aus seuchenhygienischen und individuellen Überlegungen heraus grundsätzlich sinnvoll und es ist ärztliche Aufgabe, die Impfbereitschaft zu erhöhen.

In einer nicht als Äquivalenzstudie geplanten placebokontrollierten randomisierten Studie bei 62 Patienten (ProPATIent-Studie) mit generalisierter AChR-AK-positiver MG konnte kürzlich erstmals gezeigt werden, dass sich nach einer Influenza-Schutzimpfung (H1N1, H3N2 und Influenza B) weder die Muskelkraft (modifizierter Besinger-Score) noch die Höhe der AChR-AK-Titer signifikant zwischen Verum- und Placebogruppe unterscheiden (Tackenberg, persönliche Kommunikation). Allerdings scheinen mit Immunsuppressiva behandelte Patienten nach einmaliger Impfung seltener einen Impftiter zu entwickeln. In 2 unkontrollierten Fallserien fanden sich keine durch Influenza-Impfung bedingten Exazerbationen einer vorbestehenden generalisierten MG (Zinman et al. 2009, Auriel et al. 2011). Daten zu anderen Impfindikationen (z. B. Tetanus, Diphtherie, Hepatitis A und B, Poliomyelitis, Pneumokokken) sind nur kasuistisch vorhanden und nicht wegweisend. Es gibt keine Publikationen zu Impfrisiken bei LEMS.

In jedem Fall muss vor einer geplanten Impfung die Indikation streng, aber nicht zurückhaltend gestellt und im Kontext der Lebens- und Arbeitswelt des Patienten gesehen werden. Im Allgemeinen kann auf dem Boden von Expertenwissen die Empfehlung für Impfungen mit Totimpfstoffen ausgesprochen werden, Lebendimpfstoffe dürfen bei Immunsupprimierten nicht appliziert werden. Für die Influenza-Schutzimpfung kann eine Impfung durchgeführt werden, jedoch sollte der Impferfolg anhand eines dreifachen Impftiteranstiegs 2–4 Wochen nach der Impfung kontrolliert werden. Gegebenenfalls sollte eine zweite Impfung erfolgen.

Therapie des Lambert-Eaton-Myasthenie-Syndroms (LEMS)

Das LEMS ist eine seltene präsynaptische neuromuskuläre Erkrankung, die durch Autoantikörper gegen den P/Q-Typ des Kalziumkanals (VGCC) peripherer Nerven hervorgerufen wird. Diese Antikörper sind pathognomonisch und lassen sich bei etwa 85 % aller Patienten mit LEMS nachweisen (Motomura et al. 1995). **Klinisch und elektrophysiologisch** imponieren abgeschwächte Muskeleigenreflexe, proximale Paresen und posttetanische Fazilitationen (Lambert et al. 1956, Lambert u. Elmqvist 1971). Okuläre Symptome scheinen nicht in dem Ausmaß vorzukommen wie bei der MG und respiratorische Krisen treten fast nie in dessen Rahmen auf (Wirtz et al. 2002).

Das LEMS kann **autoimmun** (aiLEMS; meist Patienten unter 50 Jahren) oder in 50–60 % der Fälle als **paraneoplastische** Erkrankung (pLEMS; vor allem bei SCLC) auftreten (O'Neill et al. 1988). In bis zu einem Viertel der Fälle ist das aiLEMS mit anderen Autoimmunerkrankungen vergesellschaftet (vor allem Schilddrüsenerkrankungen und rheumatoide Arthritis) (Wirtz et al. 2004). Der antigene Stimulus des pLEMS geht von VGCC aus, die vom Tumorgewebe exprimiert werden (Roberts et al. 1985); beim aiLEMS ist der Trigger für die Autoantikörperentstehung unbekannt.

Autoimmunes LEMS

Wie bei der autoimmunen MG, basiert die medikamentöse Therapie des aiLEMS auf einem symptomatischen und einem immuntherapeutischen Ansatz.

Für die **symptomatische Behandlung** des LEMS steht **3,4-Diaminopyridin** (3,4-DAP, Amifampridin) auf dem Boden von 4 kleineren placebokontrollierten RCTs mit insgesamt 44 Patienten zur Verfügung (McEvoy et al. 1989, Sanders et al. 2000, Oh et al. 2009, Wirtz et al. 2009, Keogh et al. 2011), das in seiner nebenwirkungsärmeren Weiterentwicklung zu Amifampridin seit 05.01.2010 im „Orphan-Drug"-Status in Europa für LEMS zugelassen ist. Alle 4 Studien beweisen die Wirksamkeit von 3,4-DAP auf elektrophysiologische Surrogate, 2 der Studien auch auf klinische Endpunkte (Oh et al. 2009, Sanders et al. 2000). 3,4-DAP sollte immer als symptomatisches Therapeutikum der ersten Wahl in einer Dosis von 4 × 10 mg/d (beginnend mit 15 mg Tagesdosis und steigerbar auf 5 × 20 mg/d) bei LEMS eingesetzt werden (▶ Tab. 68.11). Auf der Basis von Expertenwissen kann **Pyridostigmin** in Einzelfällen in Kombination gegeben werden; systematische Daten dazu liegen nicht vor.

Im Fall eines unzureichenden Ansprechens auf 3,4-DAP, sollten **Immuntherapeutika** eingesetzt werden. Wie bei der MG besteht basierend auf Expertenwissen die Empfehlung, zunächst eine Kombinationstherapie aus **GKS** und **Azathioprin** zu beginnen (Streib et al. 1981, Newsom-Davis et al. 1984, Skeie et al. 2010). Die konkreten Empfehlungen zu Dosierung, Ausschleichen UAWs und Therapieüberwachung sind analog zur MG. Formal besteht positive Evidenz für den Einsatz von **IVIG** bei LEMS: In einem placebokontrollierten Cross-over-Design konnte bei 10 Patienten ein Wirksamkeitseffekt auf elektrophysiologische und myometrische Surrogate nachgewiesen werden (Bain et al. 1996). Auf niedrigeren Evidenzstufen existieren nur sehr wenige Daten zur Wirksamkeit von IVIG (Keogh et al. 2011). IVIG sollten auf dieser Basis und auf der Basis von Expertenwissen sowohl als Kurzzeit-, als auch als Dauertherapie als hilfreich bei der Behandlung des LEMS empfohlen werden (Keogh et al. 2011, Henze et al. 2010b). Wenige Einzelfallberichte und Expertenwissen über erfolgreiche Behandlungen mit **Ciclosporin A, Mycophenolatmofetil, Rituximab und Cyclophosphamid** (außerhalb einer Tumorbehandlung) können deren Einsatz im Rahmen individueller Heilversuche in erfahrenen Zentren rechtfertigen. Einzelfallberichte über **Plasmapherese** bei LEMS zeigten gegenüber vergleichbar betrof-

Tab. 68.11 Medikamentöse Therapie des LEMS.

Substanzen	Dosis	Nebenwirkungen	Kontraindikationen
3,4-Diaminopyridin / Amifampridin	4 × 10 mg/d (langsames Eindosieren!) steigerbar auf bis zu 5 × 20 mg/d	Parästhesien, Bauchschmerzen, Diarrhö, Übelkeit, Krämpfe, epileptische Anfälle, kardiale Arrhythmien Wechselwirkungen mit zahlreichen Medikamenten (Auszug): SSRI, Fluorchinolone, Malariamittel, Trizyklika, GKS, atypische Neuroleptika, Opioide, Theophyllin, sedierende Antihistaminika	bekannte Allergie, aktive Epilepsie, schlecht einstellbares Asthma bronchiale gleichzeitige Therapie mit Medikamenten mit sehr engem therapeutischem Fenster, Tendenz zur Verlängerung der QT-Zeit im EKG, Einnahme von Sultoprid, kongenitale QT-Syndrome cave bei Patienten mit renaler oder hepatischer Insuffizienz
Pyridostigmin	vgl. ▶ Tab. 68.7		
Immuntherapie	vgl. ▶ Tab. 68.7		

fenen MG-Patienten weniger überzeugende Ergebnisse (Newsom-Davis et al. 1984).

Die **Thymektomie** stellt keine Therapieoption bei LEMS dar.

Paraneoplastisches LEMS

Die Therapie des p-LEMS fokussiert in erster Linie auf eine wirksame Behandlung des Tumors mittels (neo-)adjuvanter Chemotherapie, Operation und Bestrahlung. Steroide können auf dem Boden von Expertenwissen beim p-LEMS zum Einsatz kommen; der Einsatz von Immunsuppressiva orientiert sich an der Langzeitprognose und ist während der Chemotherapie verzichtbar.

■ Versorgungskoordination

Die Diagnostik und Therapie der Myasthenia gravis können bei eindeutiger Präsentation und mildem Verlauf im ambulanten Bereich erfolgen. Bei differenzialdiagnostischer Schwierigkeit sowie insbesondere eindeutiger klinischer Betroffenheit (generalisierte Myasthenie), krisenhafter Verschlechterung oder Krise ist unbedingt eine stationäre Versorgung notwendig. Letztere muss intensivmedizinische Maximalbehandlungsmöglichkeiten vorhalten.

■ Redaktionskomitee

Prof. Dr. Peter Fuhr, Neurologische Klinik, Abt. Klinische Neurophysiologie, Universitätsspital Basel
Prof. Dr. Ralf Gold Neurologische Klinik, St.-Josef-Hospital, Klinikum der Ruhr-Universität Bochum
Prof. Dr. Reinhard Hohlfeld, Institut für Klinische Neuroimmunologie, Ludwig-Maximilians-Universität München
Prof. Dr. Arthur Melms, Zentrum für Neurologie, Abt. Allgemeine Neurologie und Hertie-Institut für klinische Hirnforschung, Universität Tübingen
PD Dr. Björn Tackenberg, Neurologische Klinik, Philipps-Universität Marburg
Prof. Dr. Christiane Schneider-Gold, Neurologische Klinik, St.-Josef-Hospital, Klinikum der Ruhr-Universität Bochum
Prof. Dr. Heinz Wiendl, Klinik und Poliklinik für Neurologie, Abt. Entzündliche Erkrankungen des Nervensystems und Neuroonkologie, Münster
Prof. Dr. Friedrich Zimprich, Neurologische Klinik, Universität Wien

Federführend: Prof. Dr. Heinz Wiendl, Klinik und Poliklinik für Neurologie, Abt. Entzündliche Erkrankungen des Nervensystems und Neuroonkologie, Albert-Schweitzer-Campus 1. Gebäude A 10, 48149 Münster, Tel. 0251/83-46810, Fax. 0251/83-46812
E-Mail: heinz.wiendl@ukmuenster.de

Entwicklungsstufe der Leitlinie: S1

■ Adressen von Selbsthilfeorganisationen

- Deutsche Myasthenie Gesellschaft e.V., Langemarckstraße 106, 28199 Bremen, Tel. 0421/59 20 60, Fax 50 82 26, www.dmg-online.de
- Deutsche Gesellschaft für Muskelkranke e.V., Im Moos 4, 79112 Freiburg i. Br., Tel. 07665/94 47-0, Fax 94 47-20, www.dgm.org
- Österreichische Gesellschaft für Muskelkranke, Neurologische Universitätsklinik, Währinger Gürtel 18-20, A-1090 Wien; Tel.: +43 (0)1-40 40 03 112; Fax: +43 (0)1-40 40 03 141; www.muskelkrank.at
- Schweizerische Gesellschaft für Muskelkranke, Kanzleistraße 80, CH-8004 Zürich; Tel.: +41 (0)1-245 80 30; Fax: +41 (0)1-245 80 31; www.sgmk.ch

■ Literatur

Achiron A, Barak Y, Miron S et al. Immunoglobulin treatment in refractory myasthenia gravis. Muscle Nerve 2000; 23: 551–555

Ahmed W, Khan N, Glueck CJ et al. Low serum 25 (OH) vitamin D levels (<32 ng/mL) are associated with reversible myositis-myalgia in statin-treated patients. Transl Res 2009; 153: 11–16

Allen JA, Scala S, Jones HR. Ocular myasthenia gravis in a senior population: diagnosis, therapy, and prognosis. Muscle Nerve 2010; 41: 379–384

Alseth EH, Maniaol AH, Elsais A et al. Investigation for RAPSN and DOK-7 mutations in a cohort of seronegative myasthenia gravis patients. Muscle Nerve 2011; 43: 574–577

Alshekhlee A, Miles JD, Katirji B et al. Incidence and mortality rates of myasthenia gravis and myasthenic crisis in US hospitals. Neurology 2009; 72: 1548–1554

Anlar B, Varli K, Ozdirim E et al. 3,4-diaminopyridine in childhood myasthenia: double-blind, placebo-controlled trial. J Child Neurol 1996; 11: 458–461

Arsura E, Brunner NG, Namba T et al. High-dose intravenous methylprednisolone in myasthenia gravis. Arch Neurol 1985; 42: 1149–1153

Auriel E, Regev K, Dori A et al. Safety of influenza and H1N1 vaccinations in patients with myasthenia gravis, an patient compliance. Muscle Nerve 2011; 43: 893–894

Bachmann K, Burkhardt D, Schreiter I et al. Long-term outcome and quality of life after open and thoracoscopic thymectomy for myasthenia gravis: analysis of 131 patients. Surg Endosc 2008; 22: 2470–2477

Badrising UA, Maat-Schieman M, van Duinen SG et al. Epidemiology of inclusion body myositis in the Netherlands: a nationwide study. Neurology 2000; 55: 1385–1387

Bae JS, Go SM, Kim BJ. Clinical predictors of steroid-induced exacerbation in myasthenia gravis. J Clin Neurosci 2006; 13: 1006–1010

Baek WS, Bashey A, Sheean GL. Complete remission induced by rituximab in refractory seronegative, muscle-specific, kinase-positive myasthenia gravis. J Neurol Neurosurg Psychiatry 2007; 78: 771

Bain PG, Motomura M, NewsomDavis J et al. Effects of intravenous immunoglobulin on muscle weakness and calcium-channel autoantibodies in the Lambert-Eaton myasthenic syndrome. Neurology 1996; 47: 678–683

Balandina A, Lecart S, Dartevelle P et al. Functional defect of regulatory CD4(+)CD25(+) T cells in the thymus of patients with autoimmune myasthenia gravis. Blood 2005; 105: 735–741

Barth D, Nouri MN, Ng E et al. Comparison of IVIg and PLEX in patients with myasthenia gravis. Neurology 2011; 76: 2017–2023

Bartoccioni E, Scuderi F, Minicuci GM et al. Anti-MuSK antibodies: correlation with myasthenia gravis severity. Neurology 2006; 67: 505–507

Batocchi AP, Majolini L, Evoli A et al. Course and treatment of myasthenia gravis during pregnancy. Neurology 1999; 52: 447–452

Bau V, Hanisch F, Hain B et al. Ocular involvement in MuSK antibody-positive myasthenia gravis. Klin Monatsbl Augenheilkd 2006; 223: 81–83

Benatar M, Kaminski HJ. Evidence report: The medical treatment of ocular myasthenia (an evidence-based review) – Report of the Quality Standards Subcommittee of the American Academy of Neurology. Neurology 2007; 68: 2144–2149

Besinger UA, Toyka KV, Homberg M et al. Myastheniagravis – long term correlationof binding an bungarotoxin blocking antibodies against acetylcholine receptorswith changes in disease severity. Neurology 1983; 33: 1316–1321

Blum S, Gillis D, Brown H et al. Use and monitoring of low dose rituximab in myasthenia gravis. J Neurol Neurosurg Psychiatry 2011; 82: 659–663

Bromberg MB, Wald JJ, Forshew DA et al. Randomized trial of azathioprine or prednisone for initial immunosuppressive treatment of myasthenia gravis. J Neurol Sci 1997; 150: 59–62

Burke G, Cossins J, Maxwell S et al. Rapsyn mutations in hereditary myasthenia – distinct early- and late-onset phenotypes. Neurology 2003; 61: 826–828

Carr AS, Cardwell CR, McCarron PO et al. A systematic review of population based epidemiological studies in myasthenia gravis. BMC Neurology 2010; 10: 46

Carson KR, Evens AM, Richey EA et al. Progressive multifocal leukoencephalopathy after rituximab therapy in HIV-negative patients: a report of 57 cases from the Research on Adverse Drug Events and Reports project. Blood 2009; 113: 4834–4840

Chan A, Lee D-H, Linker R et al. Rescue therapy with anti-CD20 treatment in neuroimmunologic breakthrough disease. J Neurol 2007; 254: 1604–6

Chatzistefanou KI, Kouris T, Iliakis E et al. The ice pack test in the differential diagnosis of myasthenic diplopia. Ophthalmology 2009; 116: 2236–2243

Chen G, Marx A, Wen-Hu C et al. New WHO histologic classification predicts prognosis of thymic epithelial tumors: a clinicopathologic study of 200 thymoma cases from China. Cancer 2002; 95: 420–429

Ciafaloni E, Massey JM, Tucker-Lipscomb B et al. Mycophenolate mofetil for myasthenia gravis: an open-label pilot study. Neurology 2001; 56: 97–99

Cole RN, Ghazanfari N, Ngo ST et al. Patient autoantibodies deplete postsynaptic muscle-specific kinase leading to disassembly of the ACh receptor scaffold and myasthenia gravis in mice. J Physiol 2010; 588: 3217–3229

Cole RN, Reddel SW, Gervasio OL et al. Anti-MuSK patient antibodies disrupt the mouse neuromuscular junction. Ann of Neurol 2008; 63: 782–789

Compston DAS, Vincent A, Newsomdavis J et al. Clinical pathological, HLA-antigen and immunological evidence for disease heterogeneity in myasthenia gravis. Brain 1980; 103: 579–601

Confavreux C, Saddier P, Grimaud J et al. Risk of cancer from azathioprine therapy in multiple sclerosis: a case-control study. Neurology 1996; 46: 1607–1612

Cortese I, Chaudhry V, So YT et al. Evidence-based guideline update: Plasmapheresis in neurologic disorders. Report of the Therapeutics and Technology Assessment Subcommittee of the American Academy of Neurology. Neurology 2011; 76: 294–300

Dau PC, Lindstrom JM, Cassel CK et al. Plasmapheresis and immunsuppressive drug therapy in myasthenia gravis. N Engl J Med 1977; 297: 1134–1140

De Feo LG, Schottlender J, Martelli NA et al. Use of intravenous pulsed cyclophosphamide in severe, generalized myasthenia gravis. Muscle Nerve 2002; 26: 31–36

Deymeer F, Gungor-Tuncer O, Yilmaz V et al. Clinical comparison of anti-MuSK- vs anti-AChR-positive and seronegative myasthenia gravis. Neurology 2007; 68: 609–611

Diaz-Manera J, Rojas-Garcia R, Gallardo E et al. Antibodies to AChR, MuSK and VGKC in a patient with myasthenia gravis and Morvan's syndrome. Nat Clin Pract Neurol 2007; 3: 405–410

Drachman DB, Adams RN, Hu R et al. Rebooting the immune system with high-dose cyclophosphamide for treatment of refractory myasthenia gravis. In: Kaminski HJBRJ, ed. Myasthenia Gravis and Related Disorders: 11th International Conference; 2008: 305–314

Drachman DB, Jones RJ, Brodsky RA. Treatment of refractory myasthenia: "rebooting" with high-dose cyclophosphamide. Ann of Neurol 2003; 53: 29–34

Dudel J, Birnberger KL, Toyka KV et al. Effects of myasthenic immunoglobulins and of prednisolone on spontaneous miniature endplate potentials in mouse diaphragms. Exp Neurol 1979; 66: 365–380

El-Bawab H, Al-Sugair AA, Rafay M et al. Role of flourine-18 fluorodeoxyglucose positron emission tomography in thymic pathology. Eur J of Cardiothorac Surg 2007; 31: 731–735

Evoli A, Batocchi AP, Minisci C et al. Clinical characteristics and prognosis of myasthenia gravis in older people. J Am Geriatr Soc 2000; 48: 1442–1448

Evoli A, Bianchi MR, Riso R et al. Response to therapy in myasthenia gravis with anti-MuSK antibodies. In: Kaminski HJBRJ, ed. Myasthenia Gravis and Related Disorders: 11th International Conference; 2008: 76–83

Evoli A, Di Schino C, Marsili F et al. Successful treatment of myasthenia gravis with tacrolimus. Muscle Nerve 2002; 25: 111–114

Fornasiero A, Daniele O, Ghiotto C et al. Chemotherapy for invasive thymoma – a 13-year experience. Cancer 1991; 68: 30–33

Gajdos P, Chevret S, Clair B et al. Clinical trial of plasma exchange and high-dose intravenous immunoglobulin in myasthenia gravis. Ann Neurol 1997; 41: 789–796

Gajdos P, Chevret S, Toyka K. Plasma exchange for myasthenia gravis. Cochrane Database Syst Rev 2002; 4: CD002275

Gaidos P, Chevret S, Toyka K. Intravenous immunoglobulin for myasthenia gravis. Cochrane Database Syst Rev 2008; 1: CD002277

Gajdos P, Tranchant C, Clair B et al. Treatment of myasthenia gravis exacerbation with intravenous immunoglobulin – a randomized double-blind clinical trial. Arch Neurol 2005; 62: 1689–1693

Gajra A, Vajpayee N, Grethlein SJ. Response of myasthenia gravis to rituximab in a patient with non-Hodgkin lymphoma. Am J Hematol 2004; 77: 196–197

Gellert K, Bottger J, Martin T et al. Thoracoscopic thymectomy in the treatment concept for myasthenia gravis. Surg Technol Intern 2005; 14: 99–104

Giaccone G. Treatment of malignant thymoma. Curr Opin Oncol 2005; 17: 140–146

Giraud M, Taubert R, Vandiedonck C et al. An IRF8-binding promoter variant and AIRE control CHRNA1 promiscuous expression in thymus. Nature 2007; 448: 934–U9

Gisbert JP, Gomollon F, Cara C et al. Thiopurine methyltransferase activity in Spain: A study of 14,545 patients. Dig Dis Sci 2007; 52: 1262–1269

Gladstone DE, Brannagan TH, Schwartzman RJ et al. High dose cyclophosphamide for severe refractory myasthenia gravis. J Neurol Neurosurg Psychiatry 2004; 75: 789–791

Gold R, Krenzer M, Klinker E et al. Efficacy and safety of immunoadsorption vs plasmapheresis vs combination for treatment of myasthenic crisis: Comparative retrospective study on 72 patients. Neurology 2008; 70: A427

Gold R, Stangel M, Dalakas MC. Drug insight: the use of intravenous immunoglobulin in neurology – therapeutic considerations and practical issues. Nat Clin Pract Neurol 2007; 3: 36–44

Grob D, Simpson D, Mitsumoto H et al. Treatment of myasthenia gravis by immunoadsorption of plasma. Neurology 1995; 45: 338–344

Gronseth GS, Barohn RJ. Practice parameter: Thymectomy for autoimmune myasthenia gravis (an evidence-based review) – report of the Quality Standards Subcommittee of the American Academy of Neurology. Neurology 2000; 55: 7–15

Guidoccio F, Grosso M, Maccauro M et al. Current role of (111)In-DTPA-octreotide scintigraphy in diagnosis of thymic masses. Tumori 2011; 97: 191–195

Guptill JT, Sanders DB. Update on muscle-specific tyrosine kinase antibody positive myasthenia gravis. Current Opinion in Neurology 2010; 23: 530–535

Hain B, Jordan K, Deschauer M et al. Successful treatment of musk antibody-positive myasthenia gravis with rituximab. Muscle Nerve 2006; 33: 575–580

Hanisch F, Wendt M, Zierz S. Mycophenolate mofetil as second line immunosuppressant in myasthenia gravis – a long-term prospective open-label study. Eur J Med Res 2009; 14: 364–366

Hart IK, Sathasivam S, Sharshar T. Immunosuppressive agents for myasthenia gravis. Cochrane Database Syst Rev 2007; 4: CD005224

Hehir MK, Burns TM, Alpers J et al. Mycophenolate mofetil in AChR-antibody-positive myasthenia gravis: outcomes in 102 patients. Muscle Nerve 2010; 41: 593–598

Heininger K, Hendricks M, Toyka KV. Myasthenia gravis – a new semiselective procedure to remove acetylcholine-receptor-autoantibodies from plasma. Plasma Ther Transf Technol 1985; 6: 771–775

Hemminki K, Li X, Sundquist K. Familial risks for diseases of myoneural junction and muscle in siblings based on hospitalizations and deaths in Sweden. Twin Res Hum Genet 2006; 9: 573–579

Henze T, Janzen RWC, Schumm F et al. für den Ärztlichen Beirat der Deutschen Myasthenie-Gesellschaft (DMG), Weber Schondorfer C. Immuntherapie bei Myasthenia gravis und Lambert-Eaton-Syndrom. Teil 1: Medikamentöse Immunsuppression. Akt Neurol 2010a; 37: 505–517

Henze T, Janzen RWC, Schumm F et al. für den Ärztlichen Beirat der Deutschen Myasthenie-Gesellschaft (DMG), Weber Schondorfer C. Immuntherapie bei Myasthenia gravis und Lambert-Eaton-Syndrom. Teil 2: Intravenöse Immunglobuline und Plasmaaustauschverfahren. Akt Neurol 2010b; 37: 518–523

Herrlinger U, Weller M, Dichgans J et al. Association of primary CNS lymphoma with long term azathioprine therapy for myasthenia gravis. Ann Neurol 2000; 47: 682–683

Higuchi O, Hamuro J, Motomura M et al. Autoantibodies to low-density lipoprotein receptor-related protein 4 in myasthenia gravis. Ann Neurol 2011; 69: 418–422

Hilton-Jones D. When the patient fails to respond to treatment: myasthenia gravis. Pract Neurol 2007; 7: 405–411

Hoch W, McConville J, Helms S et al. Auto-antibodies to the receptor tyrosine kinase MuSK in patients with myasthenia gravis without acetyle choline receptor antibodies. Nature Med 2001; 7: 365–368

Hoeltzenbein M, Weber-Schoendorfer C, Borisch C et al. Pregnancy outcome after paternal exposure to azathioprine/6-mercaptopurine. Reprod Toxicol 2012 May 16. [Epub ahead of print]

Hoff JM, Daltveit AK, Gilhus NE. Myasthenia gravis in pregnancy and birth: identifying risk factors, optimising care. Eur J Neurol 2007; 14: 38–43

Hohlfeld R, Goebels N, Engel AG. Cellular mechanisms in inflammatory myopathies. Baillieres Clin Neurol 1993; 2: 617–635

Hohlfeld R, Michels M, Heininger K et al. Azathioprine toxicity during long-term immunosuppression of generalized myasthenia gravis. Neurology 1988; 38: 258–261

Hohlfeld R, Toyka KV, Besinger UA et al. Myasthenia gravis: reactivation of clinical disease and of autoimmune factors after discontinuation of long-term azathioprine. Ann Neurol 1985; 17: 238–242

Howard JF. Intravenous immunoglobulin for the treatment of acquired myasthenia gravis. Neurology 1998; 51: S30-S36

Illa I, Diaz-Manera J, Rojas-Garcia R et al. Sustained response to rituximab in anti-AChR and anti-MuSK positive myasthenia gravis patients. J Neuroimmunol 2008 15; 201: 90–94

Imbach P, Barandim S, D'Apuzzo V et al. High dose intravenous gammaglobulin for idiopathic thombocytopenia purpura in childhood. Lancet 1981; 1: 1228–1231

Jackson CE, Gronseth G, Rosenfeld J et al. Randomized double-blind study of botulinum toxin type B for sialorrhea in ALS patients. Muscle Nerve 2009; 39: 137–143

Jani-Aesadi A, Lisak OP. Myasthenic crisis: Guidelines for prevention and treatment. J Neurol Sci 2007; 261: 127–133

Jaretzki A, Barohn RJ, Ernstoff RM et al. Myasthenia gravis – recommendations for clinical research standards. Neurology 2000; 55: 16–23

Jaretzki A, Penn AS, YOunger DS et al. Maximal thymectomy for myasthenia gravis. Results. J Thorac Cardiovasc Surg 1988; 95: 747–757

Jha S, Xu KP, Maruta T et al. Myasthenia gravis induced in mice by immunization with the recombinant extracellular domain of rat muscle-specific kinase (MuSK). J Neuroimmunol 2006; 175: 107–117

Kearsey C, Fernando P, D'Costa D et al. The use of the ice pack test in myasthenia gravis. JRSM short reports 2010; 1: 14

Keogh M, Sedehizadeh S, Maddison P. Treatment for Lambert-Eaton myasthenic syndrome. Cochrane Database Syst Rev 2011; 2: CD003279

Konishi T, Yoshiyama Y, Takamori M et al., Japanese FKMGSG. Long-term treatment of generalised myasthenia gravis with FK506 (tacrolimus). J Neurol Neurosurg Psychiatry 2005; 76: 448–450

Kupersmith MJ. Ocular myasthenia gravis: treatment successes and failures in patients with long-term follow-up. J Neurol 2009; 256: 1314–1320

Lacomis D. Myasthenic crisis. Neurocritl Care 2005; 3: 189–194

Lambert EH, Eaton LM, Rooke ED. Defect of neuromuscular conduction associated with malignant neoplasms. Am J Physiol 1956; 187: 612–613

Lambert EH, Elmqvist D. Quantal components of end-plate potentials in myasthenic syndrome. Ann NY Acad Sci 1971; 183: 183–199

Laurolia F, Ranelletti F, Maggianno N et al. Thymus changes in anti-MuSK-positive myasthenia gravis. Neurology 2005; 64: 536–538

Lebrun C, Bourg V, Tieulie N et al. Successful treatment of refractory generalized myasthenia gravis with rituximab. Eur J Neurol 2009; 16: 246–250

Leite MI, Strobel P, Jones M et al. Fewer thymic changes in MuSK antibody-positive than in MuSK antibody-negative MG. Ann Neurol 2005; 57: 444–497

Leite MI, Waters P, Vincent A. Diagnostic use of autoantibodies in myasthenia gravis. Autoimmunity 2010; 43: 371–379

Lemma GL, Lee JW, Aisner SC et al. Phase II study of carboplatin and paclitaxel in advanced thymoma and thymic carcinoma. J Clin Oncol 2011; 29: 2060–2065

Lin PT, Martin BA, Weinacker AB et al. High-dose cyclophosphamide in refractory myasthenia gravis with MuSK antibodies. Muscle Nerve 2006; 33: 433–435

Lindberg C, Andersen O, Lefvert AK. Treatment of myasthenia gravis with methylprednisolon pulse: a double blind study. Acta Neurol Scand 1998; 97: 370–373

Loehrer PJ, Kim K, Aisner SC et al. Cisiplatin plus doxorubicin plus cyclophosphamide in metastatic or recurrent thymomy – final results of an intergroup trial. J Clin Oncol 1994; 12: 1164–1168

Luchanok U, Kaminski HJ. Ocular myasthenia: diagnostic and treatment recommendations and the evidence base. Curr Opin Neurol 2008; 21: 8–15

Luther C, Poeschel S, Varga M et al. Decreased frequency of intrathymic regulatory T cells in patients with myasthenia-associated thymoma. J Neuroimmunol 2005; 164: 124–128

Maddison P, McConville J, Farrugia ME et al. The use of rituximab in myasthenia gravis and Lambert-Eaton myasthenic syndrome. J Neurol Neurosurg Psychiatry 2011; 82: 671–673

Mantegazza R, Antozzi C, Peluchetti D et al. Azathioprine as a single drug or in combination with steroids in the treatment of myasthenia gravis. J Neurology 1988; 235: 449–453

Martignano S, Fanin M, Albertini E et al. Muscle histopathology in myasthenia gravis with antibodies against MuSK and AChR. Neuropathol Appl Neurobiol 2009; 35: 103–110

Masaoka A, Monden Y, Nakahara K et al. Follow-up-study of thymomas with special reference to their clinical stages. Cancer 1981; 48: 2485–2492

McEvoy KM, Windebank AJ, Daube JR et al. 3,4-diaminopyridine in the treatment of Lambert-Eaton Myasthenic syndrome. N Engl J Med 1989; 321: 1567–1571

Mehndiratta MM, Pandey S, Kuntzer T. Acetylcholinesterase inhibitor treatment for myasthenia gravis. Cochrane Database Syst Rev 2011; 2: CD006986

Meriggioli MN, Sanders DB. Autoimmune myasthenia gravis: emerging clinical and biological heterogeneity. Lancet Neurol 2009; 8: 475–490

Mertens HG, Balzerei F, Leipert M. Treatment of severe myasthenia gravis with immunosuppressive agents. Eur Neurol 1969; 2: 321–326

Meyer DM, Herbert MA, Sobhani NC et al. Comparative clinical outcomes of thymectomy for myasthenia gravis performed by extended transsternal and minimally invasive approaches. Ann Thorac Surg 2009; 87: 385–391

Michels M, Hohlfeld R, Hartung HP et al. Myasthenia gravis – discontinuation of long-term azathioprine. Ann Neurol 1988; 24: 798

Miescher A, Daldrup J, Forssman WG et al. Sideroblastic anemia and inclusion bodies – microscopic and ultrastructural studies. Schweiz Med Wschr 1970; 100: 1981–1982

Miescher PA. Systemic lupus erythematosus. Verh Dtsch Ges Inn Med 1977; 83: 1807–1813

Miescher PA. Immune complexes and systemic lupus erythematosus. Folia Allergol 1970; 17: 428

Miescher PA, Lambert PH. Immunosuppressive therapy of lupus erythematosus. Therap Umsch 1971; 28: 579–585

Minami N, Fujiki N, Doi S et al. Five-year follow-up with low-dose tacrolimus in patients with myasthenia gravis. J Neurol Sci 2011; 300: 59–62

Motomura M, Johnston I, Lang B et al. An improved diagnostic assay for Lambert-Eaton myasthenic syndrome. J Neurol Neurosurg Psychiatry 1995; 58: 85–87

Müller-Hermelink HK, Marx A. Towards a histogenetic classification of thymic epithelial tumours? Histopathology 2000; 36: 466–469

Mueller JS, Herczegfalvi A, Vilchez JJ et al. Phenotypical spectrum of DOK7 mutations in congenital myasthenic syndromes. Brain 2007; 130: 1497–506

Murray EL, Kedar S, Vedanarayanan VV. Transmission of maternal muscle-specific tyrosine kinase (MuSK) to offspring: report of two cases. J Clin Neuromusc Dis 2010; 12: 76–79

Muscle Study Group. A trial of mycophenolate mofetil with prednisone as initial immunotherapy in myasthenia gravis. Neurology 2008; 71: 394–399

Nagaishi A, Yukitake M, Kuroda Y. Long-term treatment of steroid-dependent myasthenia gravis patients with low-dose tacrolimus. Intern Med 2008; 47: 731–736

Nagane Y, Utsugisawa K, Obara D et al. Efficacy of low-dose FK506 in the treatment of myasthenia gravis – a randomized pilot study. Eur Neurol 2005; 53: 146–150

Nelson RP jr, Pascuzzi RM, Kessler K et al. Rituximab for the treatment of thymoma-associated and de novo myasthenia gravis: 3 cases and review. J Clin Neuromusc Dis 2009; 10: 170–177

Newsom-Davis J, Murray NMF. Plasma-exchange and immunosuppressive drug-treatment in the Lambert-Eaton myasthenic syndrome. Neurology 1984; 34: 480–485

Newsom-Davis J, Vincent A, Wilson SG et al. Plasmapheresis for myasthenia gravis. N Engl J Med 1978; 298: 456–457

Niakan E, Harati Y, Rolak LA. Immunosuppressive drug-therapy in myasthenia gravis. Arch Neurol 1986; 43: 155–156

Niks EH, Kuks JBM, Wokke JHJ et al. Pre- and postsynaptic neuromuscular junction abnormalities in MuSK myasthenia. Muscle Nerve 2010; 42: 283–288

Novellini L, Longoni M, Spinelli L et al. Extended thymectomy, without sternotomy, performed by cervicotomy and thoracoscopic technique in the treatment of myasthenia gravis. Intern Surg 1994; 79: 378–381

O'Carroll P, Bertorini TE, Jacob G et al. Transient neonatal myasthenia gravis in a baby born to a mother with new-onset anti-MuSK-mediated myasthenia gravis. J Clin Neuromusc Dis 2009; 11: 69–71

O'Donovan P, Perrett CM, Zhang XH et al. Azathioprine and UVA light generate mutagenic oxidative DNA damage. Science 2005; 309: 1871–1874

Oh SJ, Claussen GG, Hatanaka Y et al. 3,4-Diaminopyridine is more effective than placebo in a randomized, double-blind, cross-over drug study in LEMS. Muscle Nerve 2009; 40: 795–800

O'Neill JH, Murray NMF, Newsomdavis J. The Lambert-Eaton myasthenic syndrome – a review of 50 cases. Brain 1988; 111: 577–596

Pakzad Z, Aziz T, Oger J. Increasing incidence of myasthenia gravis among elderly in British Columbia and Canada. Neurology 2011; 76: 1526–1528

Palace J, Newsom-Davis J, Lecky B, Myasthenia Gravis Study Group. A randomized double-blind trial of prednisolone alone or with azathioprine in myasthenia gravis. Neurology 1998; 50: 1778–1783

Pascuzzi RM, Coslett HB, Johns TR. Long-term corticosteroid treatment of myasthenia gravis – report of 116 patients. Ann Neurol 1984; 15: 291–298

Perez MC, Buot WL, Mercadodanguilan C et al. Stable remissions in myasthenia gravis. Neurology 1981; 31: 32–37

Pevzner A, Schoser B, Peters K et al. Anti-LPR autoantibodies in AChR- and MuSK-seronegative myasthenia gravis. J Neurol 2012; 259: 427–435

Pinching AJ, Peters DK, Davis JN. Remission of myasthenia gravis following plasma-exchange. Lancet 1976; 2: 1373–1376

Ponseti JM, Azem J, Fort JM et al. Long-term results of tacrolimus in cyclosporine- prednisone-dependent myasthenia gravis. Neurology 2005; 64: 1641–1643

Ponseti JM, Gamez J, Azem J et al. Tacrolimus for myasthenia gravis – a clinical study of 212 patients. In: Kaminski HJBRJ, ed. Myasthenia Gravis and Related Disorders: 11th International Conference; 2008: 254–263

Punga AR, Flink R, Askmark H et al. Cholinergic neuromuscular hyperactivity in patients with myasthenia gravis seropositive for muskle antibody. Muscle Nerve 2006; 34: 111–115

Qureshi AI, Choudhry MA, Akbar MS et al. Plasma exchange versus intravenous immunoglobulin treatment in myasthenic crisis. Neurology 1999; 52: 629–632

Reddy AR, Backhouse OC. "Ice-on-eyes", a simple test for myasthenia gravis presenting with ocular symptoms. Pract Neurol 2007; 7: 109–111

Roberts A, Perera S, Lang B et al. Para-neoplastic myasthenic syndrome IgG inhibits Ca-45^{2+} flux in a human small cell carcinoma line. Nature 1985; 317: 737–739

Roberts PF, Venuta F, Rendina E et al. Thymectomy in the treatment of ocular myasthenia gravis. J Thorac Cardiovasc Surg 2001; 122: 562–568

Robertson NP, Deans J, Compston DAS. Myasthenia gravis: a population based epidemiological study in Cambridgeshire, England. J Neurol Neurosurg Psychiatry 1998; 65: 492–496

Ronager J, Ravnborg M, Hermansen I et al. Immunoglobulin treatment versus plasma exchange in patients with chronic moderate to severe myasthenia gravis. Art Organs 2001; 25: 967–973

Rückert JC, Gellert K, Müller JM. Operative technique for thoracoscopic thymectomy. Surg Endosc 1999; 13: 943–946

Sabbagh MN, Garza JS, Patten B. Thoracoscopic thymectomy in patients 2wyth myasthenia gravis. Muscle Nerve 1995; 18: 1475–1477

Samtleben W, Besinger UA, Toyka KV et al. Plasma-eseparation in myasthenia gravis – new method of rapid plasma-exchange. Klin Wschr 1980; 58: 47–49

Sanders DB, Hart IK, Mantegazza R et al. An international, phase III, randomized trial of mycophenolate mofetil in myasthenia gravis. Neurology 2008; 71: 400–406

Sanders DB, Massey JM, Sanders LL et al. A randomized trial of 3,4-diaminopyridine in Lambert-Eaton myasthenic syndrome. Neurology 2000; 54: 603–607

Schmitt J, Loehrer PJ. The role of chemotherapy in advanced thymoma. J Thorac Oncol 2010; 5: 357–360

Schneider-Gold C, Gajdos P, Toyka KV et al. Corticosteroids for myasthenia gravis. Cochrane Database Syst Rev 2005; 2: CD002828

Schumm F, Stohr M. Accessory nerve stimulation in the assessment of myasthenia gravis. Muscle Nerve 1984; 7: 147–151

Seybold ME, Drachman DB. Gradually increasing doses of prednisone in myasthenia gravis – reducing hazards of treatment. N Engl J Med 1974; 290: 81–84

Shigemoto K, Kubo S, Maruyama N et al. Induction of myasthenia by immunization against muscle-specific kinase. J Clin Invest 2006; 116: 1016–1024

Singman EL, Matta NS, Silbert DI. Use of the Cogan lid twitch to identify myasthenia gravis. J Neuro-Ophthalmol 2011; 31: 239–240

Skeie GO, Apostolski S, Evoli A et al. Guidelines for treatment of autoimmune neuromuscular transmission disorders. Eur J Neurol 2010; 17: 893–902

Slesak G, Melms A, Gerneth F et al. Late-onset myasthenia gravis – follow-up of 113 patients diagnosed after age 60. In: Richman DP, ed. Myasthenia Gravis and Related Diseases: Disorders of the Neuromuscular Junction. New York: Ann.N.Y. Acad. Sci.; 1998: 777–80

Soliven B, Rezania K, Gundogdu B et al. Terbutaline in myasthenia gravis: a pilot study. J Neurol Sci 2009; 277: 150–154

Sommer N, Sigg B, Melms A et al. Ocular myasthenia gravis: Response to long term immunosuppressive treatment. J Neurol Neurosurg Psychiatry 1997; 62: 156–162

Somnier FE. Increasing incidence of late-onset anti-AChR antibody seropositive myasthenia gravis. Neurology 2005; 65: 928–930

Stangel M, Gold R. Einsatz intravenöser Immunglobuline in der Neurologie. Ein evidenzbasierter Konsens: Update 2010. Nervenarzt 2011; 82 : 415–416

Streib EW, Rothner AD. Eaton-Lambert myasthenic syndrome – longterm treatment of 3 patients with prednisone. Ann Neurol 1981; 10: 448–453

Ströbel P, Bauer A, Puppe B et al. Tumor recurrence and survival in patients treated for thymomas and thymic squamous cell carcinomas: A retrospective analysis. J Clin Oncol 2004; 22: 1501–1509

Tackenberg B, Hemmer B, Oertel WH et al. Immunosuppressive treatment of ocular myasthenia gravis. Biodrugs 2001; 15: 369–378

Tada M, Shimohata T, Tada M et al. Long-terms therapeutic efficacy and safety of low-dose tacrolimus (FK506) for myasthenia gravis. J Neurol Sci 2006; 247: 17–20

Thomas CE, Mayer SA, Gungor Y et al. Myasthenic crisis: Clinical features, mortality, complications, and risk factors for prolonged intubation. Neurology 1997; 48: 1253–1260

Tindall RSA, Phillips JT, Rollins JA et al. A clinical therapeutic trial of cyclosporine in myasthenia gravis. Ann NY Acad Sci 1993; 681: 539–551

Tindall RSA, Rollins JA, Phillips JT et al. Preliminary results of a doubleblind, randomized, placebo-controlled trial of cyclosporine in myasthenia gravis. N Engl J Med 1987; 316: 719–724

Toyka KV. Ptosis in myasthenia gravis: Extended fatigue and recovery bedside test. Neurology 2006; 67: 1524

Toyka KV, Becker T, Fateh-Moghadam A et al. Die Bedeutung von Antikörpern gegen Acetylcholin-Rezeptoren für die Diagnostik der Myasthenia gravis. Klin Wschr 1979; 57: 937–942

Toyka KV, Drachman DB, Pestronk A. et al. Myasthenia gravis passive transfer from man to mouse. Science 1975; 190: 397–399

Toyka KV, Heininger K. Acetylcholin-Rezeptor-Antikörper in der Diagnostik der Myasthenia gravis. Untersuchungen bei 406 gesicherten Fällen. Dtsch Med Wschr 1986; 111: 1435–1439

Toyka KV, Müllges W. Myasthenia gravis and Lambert-Eaton-myasthenic-syndrome. In: Hacke W et al. (eds). Neuro Critical Care. Berlin 1994: 807–815

Toyka MV, Schneider-Gold C. Oculomotor signs in Lambert-Eaton myasthenic syndrome – coincidence with myasthenia gravis. Ann Neurol 2003; 54: 135–136

Vernino S, Salomao DR, Habermann TM et al. Primary CNS lymphoma complicating treatment of myasthenia gravis with mycophenolate mofetil. Neurology 2005; 65: 639–641

Vincent A, Clover L, Buckley C et al. Survey UKMG. Evidence of underdiagnosis of myasthenia gravis in older people. J Neurol Neurosurg Psychiatry 2003; 74: 1105–1108

Voltz RD, Albrich WC, Nagele A et al. Paraneoplastic myasthenia gravis: Detection of anti-MGT30 (titin) antibodies predicts thymic epithelial tumor. Neurology 1997; 49: 1454–1457

Vrolix K, Fraussen J, Molenaar PC et al. The auto-antigen repertoire in myasthenia gravis. Autoimmunity 2010; 43: 380–400

Walker MB. Case showing the effect of prostigmin on myasthenia gravis. Proc Royal Soc Med 1935; 28: 759–761

Wirtz PW, Sotodeh M, Nijnuis M et al. Difference in distribution of muscle weakness between myasthenia gravis and the Lambert-Eaton myasthenic syndrome. J Neurol Neurosurg Psychiatry 2002; 73: 766–768

Wirtz PW, Verschuuren JJ, van Dijk JG et al. Efficacy of 3,4-diaminopyridine and pyridostigmine in the treatment of Lambert-Eaton myasthenic syndrome: a randomized, double-blind, placebo-controlled, crossover study. Clin Pharmacol Ther 2009; 86: 44–48

Wirtz PW, Bradshaw J, Wintzen AR et al. Associated autoimmune diseases in patients with the Lambert Eaton myasthenic syndrome and their families. J Neurol 2004; 251: 1255–1259

Witte AS, Cornblath DR, Parry GJ et al. Azathioprine in the treatment of myasthenia gravis. Ann Neurol 1984; 15: 602–604

Witte AS, Cornblath DR, Schatz NJ et al. Monitoring azathioprine therapy in myasthenia gravis. Neurology 1986; 36: 1533–1534

Wright CD. Management of thymomas. Crit Rev Oncol Hematol 2008; 65: 109–120

Wylam ME, Anderson PM, Kuntz NL et al. Successful treatment of refractory myasthenia gravis using rituximab: A pediatric case report. J Pediatrics 2003; 143: 674–677

Yeh JH, Chiu HC. Comparison between double-filtration plasmapheresis and immunoadsorption plasmapheresis in the treatment of patients with myasthenia gravis. J Neurology 2000; 247: 510–513

Yim APC, Kay RLC, Ho JKS. Video-assisted thoracoscopic thymectomy for myasthenia gravis. Chest 1995; 108: 1440–1443

Zaja F, Russo D, Fuga G et al. Rituximab for myasthenia gravis developing after bone marrow transplant. Neurology 2000; 55: 1062–1063

Zeitler H, Ulrich-Merzenich G, Hoffmann L et al. Long-term effects of a multimodal approach including immunoadsorption for the treatment of myasthenic crisis. Art Organs 2006; 30: 597–605

Zinman L, Ng E, Bril V. IV immunoglobulin in patients with myasthenia gravis – a randomized controlled trial. Neurology 2007; 68: 837–841

Zinman L, Thoma J, Kwong JC et al. Safety of influenza vaccination in patients with myasthenia gravis: a population-based study. Muscle Nerve 2009; 40: 947–951

Diagnostik und Therapie der Myasthenia gravis und des Lambert-Eaton-Syndroms

Clinical Pathway – **Myasthenia gravis**

			Diagnosestellung		
Anamnese ○ Ptosis, Doppelbilder ○ Kau-, Schluckbeschwerden ○ abnorme Ermüdung meist proximaler Muskelgruppen im Tagesverlauf ○ Verschlechterung bei Infekten					
klinische Untersuchung ○ rein motorische Symptome ○ Ptose (uni- oder bilateral, seitenwechselnd, kann fehlen!) ○ Doppelbilder (Belastungstest) ○ bulbäre Symptome, Dysarthrie ○ Gaumensegelparese ○ vorzeitige Ermüdbarkeit der Arm-, Bein- und Kopfhaltemuskulatur ○ Vitalkapazität ○ Myasthenie-Score zur Verlaufsbeurteilung	○ kein Nachweis von AChR-AK	▲ Anti-MuSK-AK (muskelspezifische Tyrosinkinase → seronegative Myasthenia gravis, SNMG) ▲ Auto-AK gegen Kalziumkanalproteine (VGCC) (→ Lambert-Eaton-Syndrom)		**Basistherapie** ▲ Cholinesterase-Inhibitoren ▲ Glukokortikosteroide ▲ Beginn mit der Zieldosis 1 mg/kg KG oder ▲ Eingangsdosis 10–20 mg/d Prednison-Äquivalent, Steigerung um 5 mg pro Woche bis zur Remission oder bis zur Zieldosis 1 mg/kg KG) ▲ Azathioprin ▲ initial 2–3 mg/kg KG ▲ bei Langzeitanwendung 2,5 mg/kg KG und weniger ▲ Titration anhand der absoluten Lymphozytenwerte (Ziel 600–1000/µl) **Weitere Optionen** ▲ Ciclosporin A ▲ Mycophenolat-Mofetil ▲ Methotrexat **Therapieeskalation möglich** ▲ Cyclophosphamid ▲ Tacrolimus ▲ Rituximab	○ Indikation für Interventionstherapie ○ myasthene Krise ○ instabile klinische Symptomatik ○ instabile Myasthenie während der Schwangerschaft ○ therapierefraktäre und schwer behindernde Symptome	**Interventionstherapie** ▲ Methylprednisolon oral und/oder ▲ Plasmapherese oder Immunadsorption: 6–8 Behandlungen bis zur klinischen Stabilisierung (jeden 2. Tag) oder ▲ IVIG: 0,4 g/kg KG an 5 aufeinander-folgenden Tagen, alternativ 1 g/kg KG an 2 Tagen
	○ Thymom mit unklarem Invasionsstatus	▲ Thorax-MRT, evtl. Spiral-CT			
	○ unklarer Mediastinaltumor oder ○ Verdacht auf Thymomrezidiv	▲ FDG-PET oder PET-CT ▲ Thorax-MRT			
	○ rein okulär oder okulopharyngeale Symptome	▲ kraniales CT bzw. kraniozervikales MRT: Läsion intrakraniell oder im Hirnstamm ▲ Elektrophysiologie ▲ evozierte Potenziale CMS, Neuritis cranialis?			
Elektrophysiologie ▲ repetitive Nervenstimulation mit 3 Hz (N. accessorius und weitere Nerven) ▲ Einzelfaserelektromyografie (nur bei negativen Autoantikörpertests indiziert)	○ Hinweise auf Polyradikulitis, GBS, Miller-Fisher-Syndrom	▲ Liquordiagnostik ▲ Elektroneurografie ▲ evozierte Potenziale			
pharmakologischer Test ▲ Edrophonium-Test ▲ probatorische Gabe von Pyridostigmin	○ Hinweis auf entzündliche ZNS-Erkrankung	▲ Liquordiagnostik ▲ Schädel MRT		▲ Indikation für Thymektomie prüfen ○ positive Indikatoren: ○ Alter 15–50 Jahre ○ Erkrankungsdauer < 2 Jahre	○ absolute Indikation: Nachweis eines Thymoms ○ nicht komplett resezierbare Thymome: neoadjuvante Chemotherapie (Studien) ○ nicht operable Thymome: palliative Strahlentherapie ○ relative Indikation: ○ Alter 15–50 Jahre (5–60) ○ Erkrankungsdauer < 2 Jahre ○ u.U. bei einer ausreichend schweren, den Alltag beeinträchtigenden Symptomatik und der Notwendigkeit zu einer belastenden immunsuppressiven Therapie
Autoimmundiagnostik ▲ Autoantikörper gegen Acetylcholin-Rezeptoren (Anti-AChR-AK) ▲ Autoantikörper gegen Skelettmuskulatur ▲ Autoantikörper gegen Titin (MGT30) ▲ weitere Labordiagnostik zur Frage begleitender Autoimmunerkrankungen	○ Verdacht auf entzündliche oder mitochondriale Myopathie	▲ Muskelbiopsie ▲ CK, Laktat			
Bildgebung ▲ Thorax-CT mit Kontrastmittel ▲ MRT optional bei Frauen im gebärfähigen Alter	○ Verdacht auf ein kongenitales myasthenes Syndrom	▲ molekulargenetische Diagnostik			○ bei „seronegativer" Myasthenie (SNMG) mit positiven Anti-MuSK-Antikörpern: keine Thymektomie

69 Myositissyndrome

Was gibt es Neues?

- Die nekrotisierende Myopathie (NM) ist in den letzten Jahren zu einer eigenständigen Entität abgegrenzt worden (Amato u. Barohn 2009, Schmidt u. Dalakas 2010). Bei dieser Form der Myositis kommt es zu einer proximalen Parese und oft deutlichen CK-Erhöhung, sodass die Erkrankung klinisch nicht von der Polymyositis (PM) zu unterscheiden ist. Histologisch finden sich jedoch kein primäres entzündliches Infiltrat und keine ubiquitäre Hochregulation von MHC-I, sondern es stehen eine deutliche Nekrose vieler Muskelfasern und eine sekundäre Abräumreaktion durch Makrophagen im Vordergrund. Die NM kann mit einer Tumorerkrankung, einer Exposition zu myotoxischen Medikamenten oder anderen Substanzen bzw. einer (viralen) Infektion assoziiert sein. Bei vielen Patienten mit NM können „anti-signal recognition particle"-(Anti-SRP-)Antikörper nachgewiesen werden, die zwar nicht spezifisch sind, jedoch als diagnostischer Hinweis gewertet werden können. Es gibt auch Hinweise, dass SRP-Antikörper mit einem schwereren Verlauf der Erkrankung assoziiert sind (Hengstman et al. 2006).
- Der Nutzen des B-Zellen depletierenden monoklonalen Anti-CD20-Antikörpers Rituximab konnte in vielen Fallserien belegt werden (Chiapetta et al. 2005, Lambotte et al. 2005, Levine 2005, Brulhart et al. 2006, Ferrer u. Moral 2006, Mok et al. 2007, Cooper et al. 2007, Chung et al. 2007, Dinh et al 2007), sodass dieser als therapeutische Alternative bei therapieresistenten Fällen sowohl einer Dermatomyositis (DM) als auch einer PM infrage kommt. Langfristige Remissionen zuvor refraktärer Fälle sind berichtet worden (Levine 2005, Feist et al. 2008).
- Der monoklonale Antikörper Anti-CD52 (Alemtuzumab) wurde in einer kontrollierten Studie bei 13 Patienten mit sporadischer Einschlusskörpermyositis (sIBM) eingesetzt (Dalakas et al. 2009). Die hierdurch induzierte B- und T-Zell-Depletion führte zu einer verminderten Zahl an T-Zellen im Muskel und klinisch zu einer Abschwächung des Kraftverlustes bzw. sogar einer Verbesserung der Muskelkraft. Da die Effekte zwar signifikant, jedoch nur vorübergehend nachweisbar waren und es sich lediglich um eine kleine Pilotstudie gehandelt hat, sollte Alemtuzumab bei sIBM zum gegenwärtigen Zeitpunkt nicht eingesetzt werden. Eine placebokontrollierte Studie bleibt abzuwarten.
- Eine Reihe von Fallberichten und Studien zum Einsatz von TNF-α-Blockern bei Myositiden liegen inzwischen vor. Allerdings sollten Myositiden aufgrund der Daten momentan nicht mit TNF-α-Blockern (Infliximab, Etanercept, Adalimumab, Certolizumab und Golimumab) behandelt werden.
- In einer multizentrischen, doppelblinden Studie zur Myositis unter Ausschluss von sIBM wurde bei 62 Patienten die Behandlung mit täglichem Prednisolon mit monatlichem Dexamethason verglichen (van de Vlekkert 2010). Es kam zu geringeren Nebenwirkungen in der Dexamethasongruppe, jedoch war das Intervall bis zum erneuten Aufflammen der Erkrankung in der Prednisolongruppe länger. Eine monatliche Behandlung mit Dexamethason stellt somit keine überlegene Therapie dar und sollte nicht als Alternative genutzt werden.
- In einer Fallserie von 15 Patienten mit steroidrefraktärer PM oder DM zeigte sich ein positiver Effekt einer Behandlung mit intravenösen Immunglobulinen (IVIG) (Saito et al. 2008). Diese Studie postuliert, dass IVIG bei PM/DM eingesetzt werden sollte, z. B. wenn andere Therapieformen nicht oder nur unzureichend wirken.
- In einer klinischen Studie an 32 Patienten mit sIBM wurde das Spektrum der Muskel-MRT-Befunde detailliert untersucht (Cox et al. 2011a). Ein Muskel-MRT kann nicht nur hilfreich sein, um einen geeigneten Muskel für eine Biopsie zu identifizieren, sondern weist hinreichende Sensitivität für eine Myositis und deren Differenzierung gegenüber anderen Myopathien auf und sollte daher durchgeführt werden.
- Eine gute Zusammenstellung neuerer Studien zu Myositiden findet sich bei Mann und Vencovsky (2011).
- Bezüglich Schluckstörungen bei Patienten mit sIBM wird die Wichtigkeit des gezielten Nachfragens in der Anamnese sowie die spezielle (z. B. HNO-ärztliche) diagnostische Untersuchung untermauert durch eine Studie bei 43 Patienten: Von den 77 % mit subjektiven Schluckstörungen hatten fast alle einen pathologischen Videofluoroskop-Test (Cox et al. 2009).
- In einer klinisch-histopathologischen Arbeit zur sIBM wurde demonstriert, dass es eine deutliche Schnittmenge zwischen Polymyositis und sIBM gibt und eine hohe diagnostische Sicherheit durch die gezielte Kombination von klinischem und histopathologischem Befund erzielt werden kann (Chahin u. Engel 2008). Dieses gilt insbesondere dann, wenn der Nachweis von Proteinakkumulation fehlt, was möglicherweise durch ein frühes Stadium der Erkrankung erklärt sein kann.
- Eine Übersicht der verschiedenen vorgeschlagenen diagnostischen Kriterien findet sich bei Hohlfeld (2011).

Myositissyndrome

Die wichtigsten Empfehlungen auf einen Blick

Die idiopathischen Myositiden gliedern sich in Polymyositis (PM), nekrotisierende Myopathie (NM), Dermatomyositis (DM) und sporadische Einschlusskörpermyositis (sIBM). Eine kausale Therapie der idiopathischen Myositiden ist bislang nicht etabliert, die heute üblichen Therapieformen sind überwiegend empirisch oder basieren auf kleineren Therapiestudien (Choy et al. 2005).

Therapie der DM/PM/NM

- Die DM/PM/NM lassen sich in der Mehrzahl der Fälle mithilfe immunsuppressiver Therapiemaßnahmen kontrollieren und beinhalten in der Regel eine Phase von Induktions- und Erhaltungs-/Langzeittherapie.
- Für die Initialtherapie der DM/PM/NM sollten Kortikosteroide verwendet werden.
- Für die Langzeittherapie ist oft eine niedrig dosierte Kortikosteroidtherapie, z.T. in Kombination mit Azathioprin, als Rückfallprophylaxe für Zeiträume von 1–3 Jahren oder länger erforderlich.
- Bei Patienten, die auf Kortikosteroide/Azathioprin nicht ansprechen, sollte ein Therapieversuch mit IVIG versucht werden, wobei die Datenlage bei DM Klasse I evidenzbasiert ist.
- Stärker wirksame Immunsuppressiva kommen vor allem bei Patienten mit schwerer extramuskulärer Organmanifestation zum Einsatz.
- Neuere immunselektive Therapien können im Fall von Therapieresistenz erfolgreich sein. Bei DM, aber auch bei der PM/NM, ist der B-Zell-gerichtete monoklonale Antikörper Rituximab eine Option.
- Antikörper, die mit diesen Syndromen assoziiert sind (z. B. Anti-JO-1), prädizieren oder korrelieren nicht notwendigerweise mit dem Therapieansprechen auf Rituximab. Die Behandlung mit Rituximab kann helfen, andere gleichzeitig gegebene Immuntherapien zu reduzieren und ggf. langfristige Remissionen zu erreichen (Feist et al. 2008).

Therapie der sIBM

- Die sIBM, bei der degenerative Komponenten ebenso wie inflammatorische Anteile eine Rolle spielen, verläuft meist progredient und ist weitgehend therapieresistent.
- Obwohl die Datenlage insgesamt nicht überzeugend ist, besteht ein weitgehender Konsensus der Autoren ebenso wie der deutschen Muskelzentren, dass zunächst ein sechsmonatiger Therapieversuch mit ca. vier- bis sechswöchentlichen IVIG-Infusionen (initial 2 g/kg, danach 1 g/kg) erfolgen sollte, da hierdurch bei einigen Patienten zumindest eine vorübergehende Stabilisierung des Krankheitsverlaufs erzielt werden kann.
- Bei Nichtansprechen von IVIG kann ein zeitlich begrenzter (ca. sechsmonatiger) immunsuppressiver Therapieversuch analog zur PM/DM erfolgen.
- Bei allen Therapieformen sollte vor allem die Muskelkraft zur Verlaufsbeurteilung regelmäßig kontrolliert und die Dosis ggf. angepasst werden; die CK kann bei sIBM unter Kortikosteroiden zurückgehen, ohne dass dieses eine klinische Relevanz hat.

■ Einführung

Myositissyndrome sind überwiegend durch zelluläre Immunmechanismen vermittelte Muskelentzündungen, die selten auftreten und sich sehr heterogen äußern. Die in der Praxis oft erfolgreich praktizierten und empirisch gefundenen Therapie-Algorithmen stehen wie bei anderen seltenen Erkrankungen weiterhin auf einer niederen Ebene der evidenzbasierten Therapieempfehlungen. In den vergangenen Jahren hat es jedoch Therapiestudien gegeben, die die Behandlung der Myositissyndrome verbessern können. Deshalb ist eine Aktualisierung der vorliegenden S1-Leitlinien aus dem Jahr 2008 dringend erforderlich.

■ Definition und Klassifikation

Begriffsdefinition

Myositis ist der Oberbegriff für eine seltene, heterogene Krankheitsgruppe von erworbenen entzündlichen Muskelerkrankungen, die zu einer progredienten Bewegungseinschränkung sowie zu erhöhter Morbidität durch Beteiligung extramuskulärer Organe führen kann.

Klassifikation

Die Einteilung der Myositiden erfolgt nach klinischen, histologischen und immunpathologischen Kriterien (▶ Tab. 69.1 und ▶ Tab. 69.2).

Für die Klassifikation der PM und der DM waren die im Jahr 1975 publizierten Kriterien nach Bohan und Peter für klinische Studien und epidemiologische Untersuchungen über mehrere Jahrzehnte die gebräuchlichsten. Für die Diagnose einer PM müssen 1. klinische, 2. elektromyografische, 3. laborchemische und 4. pathologische Zeichen einer inflammatorischen Myopathie vorliegen, jedoch keine Hautzeichen wie bei der DM. Darüber hinaus sollte eine negative Familienanamnese vorliegen, aber keine Zeichen einer infektiösen, medikamenteninduzierten, toxischen oder metabolischen Myopathie bestehen. Neuere Kriterien erweitern die Klassifikation um MRT- und weitere Laborparameter (Targoff et al.1997, Hoogendijk et al. 2004).

Tab. 69.1 Einteilung der Myositiden.

Myositiden

I. **Idiopathische Myositiden (Dysimmun-Myopathien)**
   2. Dermatomyositis (DM)
   3. Polymyositis (PM)
   4. nekrotisierende Myopathie (NM)
   5. sporadische Einschlusskörpermyositis (sporadic inclusion body myositis, sIBM)

II. **Myositiden im Rahmen immunologischer Systemerkrankungen**
   (vor allem systemischer Lupus erythematodes [SLE], Mischkollagenose, Sjögren-Syndrom, rheumatoide Arthritis [RA])

III. **Erregerbedingte Myositiden**
   (viral, parasitär, bakteriell, mykotisch)

IV. **Sonderformen**
   (eosinophile Myositis, vaskulitische Begleitmyositis, granulomatöse Myositis etc.)

Rezente Studien belegen, dass die Kriterien nach Bohan und Peter heute obsolet sind, da eine Muskelbiopsie unverzichtbarer Bestandteil der Diagnosestellung ist. Des Weiteren zeigen diese Arbeiten, dass die Polymyositis weitaus seltener vorliegt, als in früheren Studien behauptet wurde, und innerhalb der idiopathischen Myositiden die seltenste Entität darstellt (van der Meulen et al. 2003, Chahin u. Engel 2008). Die sporadische Einschlusskörpermyositis ist die häufigste entzündliche Myopathie im Alter über 50 Jahre, von der Häufigkeit über die gesamten Altersstufen gesehen etwas hinter der Dermatomyositis rangierend. Verschiedene Gruppen haben revidierte Diagnosekriterien für die idiopathischen Myositiden vorgeschlagen, insbesondere um klinische Studien und Studienendpunkte besser zu standardisieren und zu validieren. Dies ist vor allem ein Verdienst der International Myositis Outcome Assessment Collaborative Study Group (IMACS) (Hilton-Jones et al. 2010, Benveniste et al. 2011).

■ Epidemiologie und Prognose der Myositiden

Die Inzidenz von PM, DM und IBM zusammen beträgt etwa 1/100.000 (DM > IBM > PM/NM). Während die hereditäre Einschlusskörpermyositis (hIBM) autosomal-rezessiv oder dominant vererbt wird, sind bei DM und PM Assoziationen mit bestimmten Haplotypen humaner Leukozyten-Antigene (HLA) beschrieben.

Über die Assoziation bestimmter Haplotypen humaner Leukozyten-Antigene mit verschiedenen Myositis-Untergruppen wurden umfangreiche Daten publiziert, so z.B. DM und PM (bei Kaukasiern): HLA-DRB1*0301, HLA-DQA1*0501; PM: HLA-B8, HLA-DR3; sIBM: HLA-DR3, HLA-DR52, HLA-B8 (Shamim et al. 2002, Lampe et al. 2003, Badrising et al. 2004, Dalakas 2004b, Wedderburn et al. 2007). Mastaglia et al. (2009) postulieren, dass Interaktionen zwischen dem HLA-DRB1*03-Allel und anderen Allelen am DRB1-Lokus die Erkrankungsprädisposition und den klinischen Phänotyp bei sIBM beeinflussen. Obwohl ein erheblicher Teil des genetischen Risikos, eine juvenile oder adulte Myositis zu entwickeln, dem HLA-Komplex zuzuordnen ist, zeigen neue Studien, dass auch genetische Regionen außerhalb des HLA-Komplexes möglicherweise an der Erkrankungsprädisposition beteiligt sind. Hier bleiben die Ergebnisse von derzeit laufenden, international koordinierten genomweiten Assoziationsstudien abzuwarten, um die Myositis-Immunogenetik weiter zu erhellen (Chinoy et al. 2009).

Die Eigenständigkeit der Diagnose Polymyositis wird einerseits durch den im Verlauf häufigen Übergang in eine Einschlusskörpermyositis und andererseits durch die Aufdeckung genetischer Muskeldystrophien mit Inflammation in dieser Patientengruppe zunehmend infrage gestellt. Ebenso gehören Patienten mit Diagnose einer sogenannten sporadischen Einschlusskörpermyositis (sIBM) entweder zur wachsenden Gruppe hereditärer Einschlusskörpermyopathien oder aber zur Gruppe der hereditären Proteinaggregationsmyopathien. Diese Reklassifikation reflektiert gut das seit Langem bekannte und klinisch evidente Therapiedilemma bei vielen Patienten mit einer Polymyositis oder Einschlusskörpermyositis (Schoser 2009).

Mehrere Untersuchungen deuten auf ein gehäuftes Auftreten von Myositiden bei Malignomen hin. Metaanalysen schätzen, dass das relative Malignomrisiko bei DM-Patienten etwa vierfach (Zantos et al. 1994, Hill et al. 2001), bei PM-Patienten etwa doppelt so hoch ist wie in der Normalbevölkerung. Die Myositis kann dem Nachweis der malignen Erkrankung um bis zu 5 Jahre vorausgehen, empfohlen wird daher eine sorgfältige Suche nach Malignomen. Eine Assoziation der IBM mit Malignomen konnte bislang nicht belegt werden, wohl aber bei ca. 15–20% mit Autoimmunerkrankungen (Hohlfeld 2002a).

In Abwesenheit von Malignität werden die 5-Jahres-Überlebensraten von Erwachsenen mit DM oder PM in der Literatur zwischen 70% und 89% beziffert (z.B. Engel et al. 1994, Airio et al. 2006). Eine retrospektive Studie analysierte den Verlauf von 77 Patienten mit PM und DM (Marie et al. 2002). Unter immunsuppressiver Therapie wurde bei 40% der Patienten eine Remission, bei weiteren 43% eine Verbesserung erzielt, bei 17% kam es zur Verschlechterung der klinischen Symptomatik. Die Überlebensraten waren 83% nach einem Jahr, 77% nach 5 Jahren. Unter den Todesursachen waren Malignome (47%) und pulmonale Komplikationen (35%) am häufigsten. Bei der sIBM wurde unbehandelt ein progredienter Rückgang der Muskelkraft (in MRC-Graden) um durchschnittlich 14% pro Jahr beschrieben (Rose et al. 2001, Lindberg et al. 2003, Dalakas et al. 2009). Eine neuere Studie zeigte eine projizierte Abnahme der Muskelkraft von ca. 4% pro Jahr (Cox et al. 2011b). Jedoch gab es hierbei einen möglicherweise starken Bias aufgrund des Versterbens stärker betroffener Patienten über den Beobachtungszeitraum von 12 Jahren.

Die Prognose paraneoplastischer Myositiden wird im Wesentlichen von der malignen Grunderkrankung bestimmt.

Myositissyndrome

Tab. 69.2 Klinische und diagnostische Charakteristika von PM, NM, DM und sIBM.

Merkmale	PM	DM	sIBM	NM
Frauen : Männer	2:1	2:1	1:3	1:1
Erkrankungsalter	> 18 Jahre	5–15 und 45 bis 65 Jahre	> 50 Jahre	> 18 Jahre
Verlauf	akut – subakut	akut – subakut	chronisch > 6 Monate	akut – subakut
Hautveränderungen	nein	ja	nein	nein
Paresen	proximal > distal symmetrisch	proximal > distal symmetrisch	proximal = distal asymmetrisch, Prädilektion: Fingerflexoren und M. quadriceps	proximal > distal symmetrisch
Muskelschmerzen	(+)	+	(+)	+
Muskelatrophien	+	(+)	++	+
EMG	myopathisch	myopathisch	myopathisch und neurogen	myopathisch
CK	bis 50×	normal bis 50×	normal bis < 10×	bis 50×
Muskelbiopsie	endomysiales Infiltrat mit zytotoxischen CD8+ T-Zellen, die Muskelfasern umstellen, Nekrosen	perifaszikuläre Atrophie, perimysiale und perivaskuläre entzündliche Infiltrate; Komplementablagerung um Kapillaren	Entzündung wie bei PM und zusätzlich Myodegeneration mit Faseratrophien, geränderten Vakuolen und eosinophilen Einschlüssen	ausgedehnte Fasernekrosen, sekundäre Makrophageninfiltration, keine wesentliche T-Zell-Infiltration
Immunhistologie	CD8 > CD4, Makrophagen, MHC-I	CD20-immunreaktive B-Zellen, Makrophagen, CD4-Zellen MHC-I perifaszikulär, Komplement	CD8 > CD4, Makrophagen, MHC-I β-Amyloid und andere Neurodegenerations-assoziierte Proteine	Makrophagen
Elektronenmikroskopie		tubulovesikuläre Einschlüsse im Gefäßendothel	Tubulofilamente (15–18 nm)/Fibrillen im Sarkoplasma und in Kernen, autophagische Vakuolen	
assoziierte Probleme	Myokarditis, interstitielle Lungenerkrankung, (Malignom selten), andere Systemerkrankung (Kollagenose)	Myokarditis, interstitielle Lungenerkrankung, Malignom, Vaskulitis, andere Systemerkrankung (Kollagenose)	Neuropathie (mild, sensibel)	kann Statin-induziert sein; Malignom, andere Systemerkrankung (Kollagenose), SRP-Antikörper oft positiv
Ansprechen auf Immuntherapie	ja	ja	nicht oder minimal bzw. nur zeitweise	meistens ja

■ Ätiopathogenese

Die Ätiologie von PM, NM, DM und IBM ist bislang unbekannt (Dalakas u. Hohlfeld 2003, Wiendl et al. 2005b). Während man bei der PM von einem T-Zell-vermittelten Autoimmunprozess ausgeht, stehen bei der DM antikörpervermittelte Effektormechanismen im Vordergrund (Dalakas 2006a, Hohlfeld u. Dornmair 2007). Die Autoantigene, gegen die die Immunreaktionen gerichtet sind, sind bislang unbekannt (Übersichten bei Chevrel et al. 2002, Hohlfeld 2002b, Wiendl et al. 2005a). Bei der sIBM wird neben der Entzündung ein degenerativer Prozess mit Akkumulation pathologischer Proteinfibrillen beobachtet (Übersichten bei Dalakas 2006b, Askanas u. Engel 2007). Neuere Daten sprechen für einen spezifischen Zusammenhang zwischen Entzündung, Zellstress, autophagischen Mechanismen und β-Amyloid (Schmidt et al. 2008, Muth et al. 2009, Keller et al. 2011). Jedoch ist der Auslöser dieser Kaskade von Amyloidablagerung, oxidativem Stress und spezifischer Entzündungsreaktion bei der sIBM bisher unklar. Für die immer wieder diskutierte virale Genese von DM, PM oder IBM ließ sich bislang kein Anhalt finden (Leff et al. 1992, Leon-Monzon u. Dalakas 1992).

Jüngere Arbeiten, insbesondere aus der Gruppe von S.A. Greenberg, haben Anstöße zur Redigierung der traditionellen pathogenetischen Konzepte der Myositiden gegeben (Greenberg 2007). Nicht nur bei der DM, sondern auch bei der PM und IBM finden sich B-Zellen und Plasmazellen in signifikanter Weise. Diese zeigen eine klonal restringierte Immunglobulinproduktion, womit eine Antikörper-vermittelte pathogenetische Effektorkomponente somit auch für die PM sowie IBM infrage käme (Hohlfeld u. Dornmair 2007). Diese Daten sind jedoch bisher noch nicht von anderen Laboren bestätigt worden.

■ Diagnostik

Bezüglich der Diagnostik von Muskelerkrankungen im Allgemeinen wird auf die Leitlinie „Diagnostik von Myopathien" verwiesen. Im Folgenden wird auf spezielle Aspekte bei Myositiden eingegangen.

Klinische Symptome, Messung der Kreatinkinase-Serumkonzentration (CK), Akutphase-Reaktanten (CRP, BSG), Elektromyografie und Muskelbiopsie sind die Stützpfeiler der Myositis-Diagnostik. Die wichtigsten diagnostischen Kriterien sind in ▶ Tab. 69.2 zusammengefasst.

Schlüsselsymptom aller Formen ist eine Muskelschwäche bei erhaltener Sensibilität und erhaltenen Muskeleigenreflexen. Während diese Muskelschwäche bei der PM, NM und DM ein proximal-symmetrisches Verteilungsmuster aufweist, sind bei der sIBM auch distale Muskelgruppen, besonders Fußextensoren und Fingerflexoren, in asymmetrischer Verteilung mitbetroffen (Übersichten bei Engel et al. 1994, Dalakas u. Hohlfeld 2003, Goebels u. Pongratz 2003, Amato u. Griggs 2003). Bei bis zu 50 % der Patienten treten Schmerzen von Muskeln und/oder Gelenken auf. Im weiteren Verlauf der Erkrankung kann es bei allen 4 Formen zur Beteiligung der Schluck-, Atem- und Nackenmuskulatur kommen. Bei PM/NM und DM können zudem Herz (koronare Herzerkrankung/EKG-Veränderungen, Perikarditis, dilatative Kardiomyopathie, Herzversagen) und Lunge (interstitielle Lungenerkrankung) mitbetroffen sein. Bei der DM treten charakteristische Hautveränderungen auf, die bei kindlichen Formen sogar kalzifizieren können. Zur Differenzialdiagnose siehe auch die Leitlinie „Diagnostik von Myopathien".

Differenzialdiagnostisch zur Myositis ist an Muskeldystrophien, an toxische, infektiöse, metabolische oder endokrine Myopathien zu denken. Die CK-Aktivität erlaubt eine Abschätzung der aktuellen Muskelschädigung, da dieses Enzym bei Muskelfaserschädigung oder -untergang freigesetzt wird. Sowohl die BB- als auch die MM-Isoenzyme der CK können erhöht sein, bei floriden Myositiden bis zum 50-Fachen des Normwertes. Bei Patienten mit IBM, bei Kindern mit DM und in Phasen von Inaktivität oder Remission werden jedoch häufig Normwerte gemessen. Im Rahmen der Therapie geht der Rückgang der CK-Aktivität und ggf. auch des CRP (mit geringerer Verläßlichkeit bei der IBM) oft der klinischen Besserung voraus.

Myositis-spezifische und Myositis-assoziierte Antikörper

Antikörper haben allenfalls supportiven Charakter, wobei man zwischen Myositis-assoziierten und Myositis-spezifischen Antikörpern unterscheidet (▶ Tab. 69.3). Während Myositis-assoziierte Antikörper bei Patienten mit Kollagenosen und begleitender entzündlicher Myopathie vorkommen, sind Myositis-spezifische Antikörper nur bei einem Teil der Patienten mit inflammatorischen Myopathien nachweisbar. Die häufigsten Autoantikörper bei Polymyositis sind Antisynthetase-Antikörper. Am besten charakterisiert ist Anti-Jo-1 (Antihistidinyl-tRNA-Synthetase). Das Vorkommen von Jo-1-Antikörpern ist charakteristisch beim Antisynthetase-Syndroms mit der Symptom-Konstellation Myositis, interstitielle Lungenerkrankung, Arthritis, Raynaud-Phänomen. Ein starker Hinweis für das Vorliegen einer Dermatomyositis sind Antikörper gegen Mi-2, die z.T. bei paraneoplastischen Dermatomyositiden sowie in hohen Titern auch bei juveniler DM vorliegen (die Antikörper sind allerdings nur in bis zu 35 % der Fälle positiv). Bei der NM können bei einem großen Teil der Patienten Anti-SRP-(signal recognition peptide-)Antikörper nachgewiesen werden (Hengstman et al. 2006).

Es muss jedoch betont werden, dass bis auf die Anti-Jo-1, -Mi-2 und -SRP-Antikörper die verfügbaren Myositis-spezifischen Antikörper (u.a. Anti-Ro(SS-A), -RNP, -ribosomal P, -Proteasomen-AK) leider für die klinische Diagnostik nicht ausreichend sensibel oder spezifisch sind und die Verlässlichkeit hinsichtlich prognostischer Aussagen unzureichend ist. Ebenfalls nicht gebräuchlich sind Antikörpertiterverläufe zum Therapiemonitoring

Myositissyndrome

Tab. 69.3 Myositis-spezifische und Myositis-assoziierte Antikörper (Jordan et al. 2011).

Antikörper	Häufigkeit bei IIM (%)	Zielantigen und Mechanismus	Klinische Charakteristika Antikörper-positiver Patienten/assoziierter Symptome
Myositis-spezifische Antikörper			
Anti-ARS	30–40	intrazytoplasmatische Proteinsynthese	
Anti-Jo1	15–20	Histidyl-tRNA-Synthetase	70–96% ILD, >90% IMM, 94% Arthritis, 71% Mechanikerhände, PM häufiger als DM
Anti-PL7	<5	Threonyl-tRNA-Synthetase	100% ILD, mindestens 2 Drittel Muskelbeteiligung, PM und DM gleich häufig
Anti-PL12	<5	Alanyl-tRNA-Synthetase	90–100% ILD, >90% MCTD, 32% PM, 19% DM, 58% Arthritis, 16% Mechanikerhände
Anti-EJ	5–10	Glycyl-tRNA-Synthetase	100% ILD und Muskelschwäche, DM häufiger als PM
Anti-OJ	<5	Isoleucyt-tRNA-Synthetase	100% ILD, 57% Muskelschwäche
Anti-KS	<5	Asparaginyl-tRNA-Synthetase	vorwiegend in Japan, 88% ILD, 25% Muskelschwäche
Anti-Ha (YRS)	<1	Tyrosyl-tRNA-Synthetase	ILD und Myositis
Anti-Zo	<1	Phenylalanyl-tRNA-Synthetase	PM und progrediente ILD
Anti-tRNA (his)	7	tRNA (his)	bei einem Drittel Anti-Jo1-AK-positiver Patienten nachgewiesen, keine klinischen Unterschiede zu diesen
Anti-tRNA (ala)	1	tRNA (ala)	Koexistenz mit Anti-PL12-AK
Anti-Mi2	5–10	Helikase (NuRD-Komplex), Kerntranskription	Hautbeteiligung (mit Nagelveränderungen), seltener Malignome, 20–30% DM, 4–10% JDM, 1% PM
Anti-P155/140	20	P155, Kerntranskription und zelluläre Differenzierung	50–75% Malignome, seltener ILD, eher stärkere Hautbeteiligung (Ödeme, Ulzera), 13–21% DM, 23–29% JDM
Anti-p140 (Anti-MJ)	<5	Kernprotein NXP2, Kerntranskription und RNA-Metabolismus	JDM mit Kalzinose, bei Erwachsenen ILD
Anti-SRP	5	SRP, intrazytoplasmatische Proteintranslokation	immunvermittelte nekrotisierende Myopathie, Anteile der PM
Anti-CADM140	5; 50 (bei CADM)	melanoma differentiation associated gene 5 (MDA-5)	rasch progrediente interstitielle Lungenbeteiligung mit ungünstiger Prognose bei amyopathischer DM, ca. 20% auch als DM
Anti-SAE	1 bis 5	SAE (SUMO-1 activating enzyme); posttranslationelle Modifikation	häufig mit initialer CADM, vermehrt Dysphagie
Myositis-assoziierte Antikörper			
Anti-SSA/Ro	10–30	ribosomale Proteintranslation (Y1-Y5-RNP), 97% der AK entsprechen Anti-Ro 52 kDa	30% SLE, 60–90% Sjögren-Syndrom, PM und DM 5–10%, seltener autoimmune Hepatitis (Anti-Ro 60 kDa), 58% Anti-Ro-52-kDa-positiver Patienten sind Anti-Jo1-positiv
Anti-SSB/La	5–14	RNA-Polymerase-III-Terminierungsfaktor	Sjögren-Syndrom, neonataler Lupus
Anti-U2RNP	15	U2 small nuclear RNP (pre mRNA splicing factor)	30% Polymyositis-(SLE)-Sklerodermie-Overlap, MCTD
Anti-U1RNP	10	U1 small nuclear RNP (pre mRNA splicing factor)	95% MCTD, 15% Sklerodermie, 30% SLE-Overlap
Anti-PmScl	8–10	Topoisomerase I, Exoribonuklease im Kernkomplex	25% Polymyositis-Sklerodermie-Overlap in Europa (meist Anti-dsDNA-AK positive)

Tab. 69.3 Fortsetzung.

Antikörper	Häufigkeit bei IIM (%)	Zielantigen und Mechanismus	Klinische Charakteristika Antikörper-positiver Patienten/assoziierter Symptome
Myositis-assoziierte Antikörper			
Anti-Ku	20–30	70–80 kDa katalytische Untereinheit mit DNA-abhängiger Kinaseaktivität (DNA-PK)	Polymyositis-Sklerodermie-Overlap in Japan; 80 % Raynaud-Syndrom, 50 % Myositis, 86 % Arthralgien, 35 % ösophageale Beteiligung, 40 % Lungenfibrose
Anti-U3RNP (Fibrillarin)	14	34-kDa-Protein in U3-RNP	Sklerodermie-Overlap (CREST-Syndrom)

AK = Antikörper, CADM = klinisch amyopathische Dermatomyositis, DM = Dermatomyositis, ILD = interstitielle Lungenerkrankung, IIM = idiopathische inflammatorische Myositis, IMM = immunmediierte Myositis, JDM = juvenile Dermatomyositis, MCTD = Mixed Connective Tissue Disease, PM = Polymyositis, SLE = systemischer Lupus erythematosus,

oder zur Frage des differenzialtherapeutischen Ansprechens. Trotzdem können Myositis-spezifische Antikörper und Myositis-assoziierte Antikörper in der Differenzialdiagnostik nützlich sein.

Muskelbiopsie

Bei entsprechender klinischer Symptomatik und Veränderungen in Bezug auf die CK-Aktivität und das EMG ist die Muskelbiopsie die wichtigste Untersuchung zum Nachweis einer Myositis und zur diagnostischen Abgrenzung anderer neuromuskulärer Veränderungen (vgl. ▶ Tab. 69.2). Vorzugsweise sollte eine offene Biopsie eines klinisch mittelgradig betroffenen Muskels unter lokaler Anästhesie von Haut und Faszie durchgeführt werden. Um artifizielle Infiltrate zu vermeiden, sollte der Biopsatmuskel in den 2 Wochen vor der Biopsie nicht nadelmyografisch untersucht worden sein – es empfiehlt sich bei diesen meist symmetrischen Erkrankungen, die Gegenseite elektromyografisch zu untersuchen. Zur Auswahl einer geeigneten Biopsiestelle kann in Zweifelsfällen die Durchführung eines MRT der Muskulatur sinnvoll sein.

Muskel-MRT

Das die Entzündung begleitende Muskelödem wird in den T2- und STIR-Sequenzen (short tau inversion recovery) als fokale oder diffus hyperintense Signalveränderung dargestellt (Reimers et al. 1994), fettiger Muskelumbau erscheint hyperintens in der T1-Wichtung.

Das Muskel-MRT hat in den letzten Jahren an Bedeutung zugenommen. Dies gilt nicht nur für die Identifikation der optimalen Biopsiestelle, sondern auch für die diagnostische Einordnung (Schweitzer u. Fort 1995) und das Therapiemanagement (Tomasova Studynkova et al. 2007). In der sogenannten STIR-Sequenz sieht man verstärkte Signalintensitäten im Muskelgewebe, die mit Muskelnekrose, -degeneration und/oder -inflammation korrelieren (Adams et al. 1995). Deshalb wird dieser Befund in den gegenwärtigen Diagnosekriterien autoimmuner Myopathien berücksichtigt (Targoff et al. 1997, Hoogendijk et al. 2004). Ebenfalls kann die Identifikation von Kontrastmittelaufnahme für die Beurteilung von Myositisaktivität bzw. Therapieerfolg relevant sein. Das MRT kann sehr gut den Fettersatz des Muskelgewebes im Rahmen von Umbauvorgängen darstellen. Insbesondere Muskelgruppen mit starkem fettigem Umbau lassen sich nur mit geringer Wahrscheinlichkeit durch immunsuppressive Therapiemaßnahmen bessern.

■ Therapie

Medikamentöse Therapie

Therapie der DM/PM

Die Behandlung der entzündlichen Myopathien erfolgt weitgehend empirisch, ein Cochrane-Review zur Therapie der DM/PM (Choy et al. 2005) konnte mangels qualitativ hochwertiger kontrollierter klinischer Studien nur insgesamt 6 Studien in die systematische Untersuchung einschließen (Bunch et al. 1980, Bunch 1981, Miller et al. 1992, Dalakas et al. 1993, Villalba et al. 1998, Vencovsky et al. 2000, Miller et al. 2002), sodass keine evidenzbasierte Aussage zum Stellenwert immunsuppressiver Medikation getroffen werden konnte – obgleich diese empirisch klar wirksam ist. Wichtig ist in diesem Zusammenhang, dass praktisch für alle bei Myositiden zur Anwendung kommenden Therapien keine Zulassungsstudien vorliegen und sie daher unter „off-label use" fallen.

Pragmatisch unterscheidet man bei der Therapie der Myositiden nach Initialtherapie, Erhaltungstherapie und Langzeittherapie, wobei jeweils unterschiedliche Immunsuppressiva zum Einsatz kommen (Schmidt u. Vorgerd 2011).

Initialtherapie

Kortikosteroide sind Mittel der ersten Wahl bei DM sowie PM und NM. Man beginnt akut mit 1–2 mg/kg KG für mindestens 2–4 Wochen; anschließend sollte die Dosis langsam bzw. bis zur alternierenden Verabreichung jeden zweiten Tag reduziert werden. Die meisten Patienten sprechen zwar zunächst gut an, allerdings wird im

Myositissyndrome

Verlauf zur Einsparung von Steroiden (und damit Nebenwirkungen) häufig die zusätzliche Gabe eines Immunsuppressivums notwendig, besonders bei schweren Verlaufsformen. Bei ausgeprägter muskulärer Symptomatik wird von manchen Autoren eine initiale Steroidhochdosistherapie empfohlen (▶ Tab. 69.4).

Immunsuppressiva

Für die Langzeittherapie sollte eine niedrig dosierte Kortikosteroidtherapie, z.T. in Kombination mit Azathioprin, als Rückfallprophylaxe für Zeiträume von 1–3 Jahren oder länger durchgeführt werden (Bunch 1981). Diese im Prinzip bereits seit Jahrzehnten etablierten Therapieformen sind überwiegend empirisch oder basieren auf kleineren Therapiestudien. Größere randomisierte, placebokontrollierte Therapiestudien im heutigen Sinne wurden bislang – nicht zuletzt aufgrund der Seltenheit der Erkrankung – nicht durchgeführt. Eine Osteoporoseprophylaxe, z.B. mit Kalzium und Vitamin D_3, soll im Rahmen einer langfristigen Kortikoidgabe durchgeführt werden.

▶ **Azathioprin** sollte in einer Dosierung bis 3 mg/kg KG bei besonders schweren Verlaufsformen, z.B. bei generalisierter Schwäche, Atemmuskulaturbeteiligung oder Schluckbeteiligung, schon initial additiv verabreicht werden, hat allerdings eine bekannte Latenz bis zum Wirkeintritt von 3–6 Monaten. Die Kombination von Kortikosteroiden mit Azathioprin ist die gebräuchlichste Kombination in der Therapie der PM/DM. Eine vorherige Bestimmung der Thiopurinmethyltransferase (TPMT) kann durchgeführt werden, um genetisch bedingte Fehlmetabolisierungen einschätzen zu können; Gegenanzeige: Kombination mit Allopurinol.

▶ **Methotrexat,** ein Folsäure-Antagonist, wirkt in einer Dosierung von 7,5–25 mg/Woche schneller als Azathioprin, ist aber auch in einer höheren Toxizitätsklasse ein-

Tab. 69.4 Therapie der Myositiden (PM, NM, DM).

Indikation	Medikament	Dosierung
PM/NM/DM mit schwerer Manifestation	Methylprednisolon i.v.	500 mg/d 3–5 Tage
PM/NM/DM mit mäßigerer Ausprägung bzw. Fortsetzung nach i.v. Therapie bei schwerer Manifestation	Prednison p.o.	initial: 1–2 mg/kg KG/d nach Wirkeintritt: wöchentliche Reduktion um 5–10 mg der Tagesdosis bzw. nach „alternate day program" Erhaltungsdosis: 5–10 mg/d bzw. 15–20 mg jeden 2. Tag
PM/NM/DM mit schwerer Ausprägung zusätzlich zu Prednison oral	Azathioprin p.o.	2–3 mg/kg KG/d (cave: Defizienz der Thiopurinmethyltransferase [TPMT])
	Immunglobuline i.v.	0,4 g/kg KG/d über 5 Tage, Wiederholung alle 6–8 Wochen in Abhängigkeit von der klinischen Symptomatik
PM/NM/DM mit schwerer Ausprägung bzw. wenn therapierefraktär zusätzlich zu Prednison oral	Methotrexat p.o.	initial: 7,5 mg/Woche Dosiserhöhung in Abhängigkeit von der klinischen Symptomatik nach 3 Wochen um 2,5 mg/Woche Zieldosis: 10–25 mg/Woche; Cave: Folsäuresubstitution
	Ciclosporin p.o.	2,5–5 mg/kg KG/d (entsprechend Plasmaspiegel und Wirkung)
	Mycophenolat p.o.	2 × 1 g/d (ca. 20 mg/kg KG) Plasmaspiegel (Through-Spiegel): 1–2 mg/l
	Cyclophosphamid p.o.	1–2 mg/kg KG/d
	Cyclophosphamid i.v.	0,5–1,0 g/m² KO
	Rituximab i.v.	2 × 1000 mg (Abstand 14 Tage) Wiederholung nach 6–9 Monaten bzw. nach klinischem Ansprechen
PM/NM/DM mit extramuskulärer Organmanifestation	Cyclophosphamid p.o.	1–2 mg/kg KG/d
	Cyclophosphamid i.v.	0,5–1,0 g/m² KO
	Rituximab i.v.	2 × 1000 mg (Abstand 14 Tage) Wiederholung nach 6–9 Monaten bzw. nach klinischem Ansprechen
schwerste therapieresistente PM/NM/DM mit/ohne extramuskuläre Organmanifestation	alternative Behandlungsoptionen bzw. individuelle Heilversuche (z.B. Rituximab, TNF-α-Rezeptor-Antagonisten, Tacrolimus/FK507, Alemtuzumab, autologe Stammzelltransplantation)	

zustufen. Als Nebenwirkung kommt es gelegentlich zu einer Pneumonitis, die schwer von einer interstitiellen Lungenbeteiligung bei z. B. Jo-1-Syndrom zu unterscheiden ist. Man sollte mit einer Einmalgabe von 7,5 mg/Woche p.o. beginnen, nach 3 Wochen kann die Dosis um 2,5 mg/Woche bis zu einer Zieldosis von 10–25 mg/Woche, je nach klinischer Symptomatik, gesteigert werden. Eine Maximaldosis von 25 mg pro Woche sollte nicht überschritten werden. Auf eine Folsäuresubstitution dosisäquivalent zur MTX-Dosis sollte geachtet werden. Eine Umstellung der p.o. Gabe auf s.c. Fertigspritzen führt oftmals zu besserer Verträglichkeit und Wirksamkeit.

▶ **Ciclosporin** in einer Dosierung von 2,5–5 mg/kg KG/d, gegeben in 2 Dosen je nach Plasmaspiegel und Wirkung, wird bevorzugt bei der kindlichen DM als Reserve eingesetzt. Ciclosporin hemmt die T-Zell-Aktivierung und wird seit Langem zur Verhinderung der Transplantabstoßung angewendet. Die bei der Myositis verwendeten Dosierungen erfordern eine besonders gute Compliance des Patienten und regelmäßige Serumspiegel- und Nierenfunktionskontrollen aufgrund der variablen Resorption und der dosisabhängigen Nephrotoxizität, die meist erst ab Dosierungen von 5–6 mg/kg KG/d auftritt. Vorbestehende Nierenerkrankungen und arterielle Hypertonie erhöhen das Risiko einer Nierenschädigung durch Ciclosporin. Zudem treten Gingiva-Hyperplasien und Hypertrichosen als Nebenwirkungen auf.

▶ **Cyclophosphamid** (1–2 mg/kg KG/d p.o. oder 0,5–1,0 g/m² i.v. Bolus) kommt bei der DM/PM/NM nur bei Versagen der herkömmlichen Therapie oder bei Anti-Synthetase-Syndromen mit Begleitalveolitis zur Anwendung (Riley et al. 2004, Schnabel et al. 2005; Übersicht bei De Vita u. Fossaluzza 1992).

▶ **Mycophenolatmofetil:** Jüngere Fallberichte schildern auch eine erfolgreiche Behandlung therapierefraktärer Myositiden mit Mycophenolatmofetil (2 g/d) (z. B. Majithia u. Harisdangkul 2005, Schneider-Gold et al. 2006; Übersicht bei Chaudry et al. 2001). Diese Substanz blockiert die Purinsynthese selektiv in Lymphozyten und hemmt dadurch deren Proliferation. Wichtigste Nebenwirkungen sind eine chronische Diarrhö, hämolytische Anämie und Ödeme. Mycophenolatmofetil ist eine Option beim Versagen von Azathioprin oder dadurch eintretender toxischer Leberschädigung. In der Transplantationsmedizin wurde Mycophenolatmofetil zunehmend gegenüber Azathioprin bevorzugt. Vor Kurzem wurde bei nierentransplantierten Patientinnen eine erhöhte Missbildungsrate bei Behandlung mit Mycophenolatmofetil in der Schwangerschaft registriert. Mit erhöhter Aufmerksamkeit wurden bei stark immunsupprimierten Patienten insbesondere mit einem SLE einzelne Fälle einer PML beobachtet (Roche, Rote Hand Brief vom 18.02.2008). Auch ein Fall eines primären ZNS-Lymphoms bei einem Patienten unter Therapie mit Mycophenolatmofetil wurde berichtet (Vernino et al. 2005).

Intravenöse Immunglobuline

Bei Patienten, die auf Kortikosteroide/Azathioprin nicht ansprechen, ist ein Therapieversuch mit intravenösen Immunglobulinen (IVIG: 1–2 g/kg KG alle 1–2 Monate) gerechtfertigt. Ein überzeugender Effekt der IVIG-Therapie wurde bisher vor allem für die DM gezeigt (Dalakas et al. 1993). Bei der juvenilen DM werden Immunglobuline häufig früh angewendet um potenziell nebenwirkungsreiche immunsuppressive Strategien zu vermeiden, der Erfolg ist allerdings nicht verlässlich (Stringer u. Feldman 2006). Publikationen zeigen, dass Immunglobuline auch bei therapieresistenter PM angewandt werden sollten (Cherin et al. 2002), als primäre Therapie sind die Ergebnisse jedoch widersprüchlich (zu Wirkmechanismen, Kontraindikationen und Nebenwirkungen der IVIG-Therapie siehe Dalakas 2004).

▶ **Zukünftige Immuntherapien:** Bei therapierefraktären Fällen, experimentell und im Rahmen klinischer Studien, wurden und werden auch Anti-CD-20-Antikörper (Rituximab), TNF-α-Rezeptor-Antagonisten wie Infliximab, Etanercept, Interferon-beta-1a oder die T-Zell-Signaltransduktion blockierende Substanzen wie Tacrolimus/FK506 angewendet. Der Nutzen dieser Therapieformen für den Patienten ist nicht abschließend zu beurteilen (Choy u. Isenberg 2002, Levine 2005, Nadiminti u. Arbiser 2005, Rios Fernandez et al. 2009).

Erhaltungstherapie

Abhängig vom Ansprechen auf die Therapie sollte spätestens nach 6 Monaten eine Dosisreduktion der Kortikosteroide unter die Cushing-Schwelle angestrebt werden. Eine alternierende Verabreichung wird z.T. präferiert (Gabe jeden zweiten Tag). Immunsuppressiva (vgl. ▶ Tab. 69.4) sollten im Verlauf additiv gegeben werden, wenn nach 3 Monaten die Steroiddosis noch deutlich über der Cushing-Schwelle liegt und eine weitere Reduktion nicht ohne die Gefahr eines Rezidivs möglich erscheint (Schmidt u. Vorgerd 2011).

Als Mittel sollte hier Azathioprin gewählt werden. Methotrexat wird bei der kindlichen DM gegenüber Azathioprin bei normaler Nierenfunktion bevorzugt.

Langzeittherapie

Nach Erreichen einer klinischen Stabilisierung ist in der Regel eine niedrig dosierte Langzeittherapie, meist als Kombination aus Kortikosteroid und Immunsuppressivum, notwendig. Zur Rezidivprophylaxe wird diese Behandlung meist für 1–3 Jahre, ggf. auch länger durchgeführt. Während der Langzeitbehandlung mit Kortikosteroiden kann es zum erneuten Auftreten von Muskelschwäche bei normaler oder unveränderter CK-Aktivität kommen als Ausdruck einer möglichen Steroidmyopathie. Diese kann schwer von den initialen Symptomen zu unterscheiden sein und wird zusätzlich durch den Einfluss von Immobilisation und begleitender systemischer Erkrankung verstärkt. In diesen Fällen sollte eine probatorische Reduktion der Kortikoiddosis unter sorgfältiger klinischer Überwachung erwogen werden. CK- und CRP-Anstieg sowie pathologische Spontanaktivität im EMG sprechen gegen eine Steroidmyopathie, ggf. sollte eine Rebiopsie durchgeführt werden, um z.B. eine Muskeldystrophie mit Begleitmyositis zu identifizieren. Das Vorliegen einer Steroidmyopathie ist jedoch bei ansonsten fehlenden Zeichen einer iatrogenen Cushing-Symptomatik (z.B. Osteoporose, cushingoider Phänotyp) eher unwahrscheinlich. Ebenso muss zwischen noch vorhandener Prozessaktivität und einem Defektsyndrom nach ausgebrannter DM/PM/NM unterschieden werden.

Probleme bei der Therapie treten erfahrungsgemäß dann häufig auf, wenn zwar viele verschiedene Substanzen versucht werden, keine aber in ausreichender Dauer und Dosierung verabreicht wird. Die Abmilderung der bekannten Nebenwirkungen einer Langzeit-Kortikoidtherapie (z.B. Osteoporose) kann durch Substitution von Kalzium und Vitamin D erreicht werden. Glukokortikoide allein haben keine ulzerogene Potenz, erst in der Kombination mit traditionellen NSAR kann es zu Ulkusbildungen kommen und dann ist eine Prophylaxe mit Protonenpumpenblockern bzw. Antazida, H_2-Blockern u.a. zu empfehlen.

Therapie der sIBM

Insgesamt ist die sIBM als weitgehend therapierefraktär einzustufen. Kortikosteroide und Immunsuppressiva haben sich empirisch mit wenigen Ausnahmen als unwirksam erwiesen, kontrollierte Studien liegen jedoch weder zur Wirksamkeit von Kortikosteroiden noch zum Wirksamkeitsvergleich der verschiedenen immunsuppressiven Substanzen vor. Insgesamt wird das Ansprechen der sIBM auf eine immunsuppressive Therapie bis heute kontrovers diskutiert, jedoch halten einige Autoren einen Therapieversuch mit Kortikosteroiden über bis zu 6 Monate für gerechtfertigt (Mastaglia u. Zilko 2003).

Immunmodulatorische bzw. immunsuppressive Strategien sollen oder sollten nicht zur Therapie eingesetzt werden, wie eine Reihe von negativen bzw. wenig ermutigenden Studienberichten inzwischen belegen: kontrollierte Studien mit Beta-Interferon (Sekul et al. 1997, Dalakas et al. 2001) oder 48 Wochen Therapie mit Methotrexat (http://www.clinicaltrials.gov/ct/show/NCT00033891).

Eine placebokontrollierte Pilotstudie mit **Anti-Thymozyten-Globulin** (ATG) und Methotrexat über 12 Monate bei 10 Patienten zeigte eine gleich bleibende Muskelkraft in der ATG/MTX-Gruppe gegenüber einer Verschlechterung von 15 % in der Placebogruppe. Schwere Nebenwirkungen traten nicht auf. Eine Anwendung bei „jungen" IBM-Patienten mit rasch progredientem Krankheitsverlauf wird von den Autoren postuliert (Lindberg et al. 2003).

Eine kontrollierte Pilotstudie bei 19 sIBM-Patienten mit **Oxandrolon**, einem synthetischen Androgen, zeigte unter Kurzzeitsupplementation allenfalls einen grenzwertigen Effekt hinsichtlich der Muskelkraft (Rutkove et al. 2002).

Bei sIBM sollte **Interferon-beta 1a** nicht als Therapeutikum genutzt werden, wie einer Studie mit 30 sIBM-Patienten ergab, in der kein positiver Effekt auf die Muskelkraft nachgewiesen wurde (Muscle Study Group 2001, Muscle Study Group 2004).

Mycophenolatmofetil (2 g/d) zeigte bei 1 von 3 publizierten Patienten eine milde passagere Wirksamkeit (Chaudhry et al. 2001, Mowzoon et al. 2001) und sollte daher angewandt werden.

Alemtuzumab, ein monoklonaler Antikörper, richtet sich gegen CD52, ein Zelloberflächenmolekül auf verschiedenen Immunzellen (insbesondere T-Zellen, B-Zellen, DC) und induziert eine Art selektive Immundepletion. Alemtuzumab kann bei sIBM eingesetzt werden, wie eine kontrollierte Studie bei 13 Patienten zeigte. Klinisch hatte diese B- und T-Zell-Depletion einen signifikanten Effekt auf die Kraft und die T-Zell-Infiltration im Muskel (Dalakas et al. 2009), was für die Anwendung spricht. Jedoch erscheint es den Autoren zu früh, um diese immunologisch hoch invasive, potenziell sehr nebenwirkungsreiche Therapie zu befürworten, bevor eine placebokontrollierte Studie vorliegt (http://www.clinicaltrials.gov/ct/show/NCT00079768.therapy).

Für **IVIG** gibt es widersprüchliche Berichte. Dalakas et al. konnten eine signifikante Besserung der Schluckfunktion in einer kontrollierten Studie mit 10 sIBM-Patienten belegen; bei 6 der Patienten, aber nicht in der gesamten Behandlungsgruppe, zeigte sich auch eine funktionelle Besserung hinsichtlich Muskelkraft und Alltagsaktivitäten (Dalakas et al. 1997). In einer doppelblinden, placebokontrollierten Studie konnte bei 22 sIBM-Patienten im Verlauf eines Jahres eine signifikante Besserung der Fähigkeit zu Alltagsaktivitäten von 11 % bei gleich bleibender Muskelkraft erreicht werden (Walter et al. 2000). Hingegen zeigte die Kombination von Steroiden und IVIG in einer kontrollierten Studie bei 36 sIBM-Patienten keine Wirksamkeit (Dalakas et al. 2001). Bei allen vorgenannten Studien mit IVIG bei der sIBM besteht das Problem einer zu kurzen Therapiedauer von z.B. lediglich 3 Monaten. Hierdurch ist die Aussagefähigkeit dieser Studien klar begrenzt. Ein individuelles, bisher für den einzelnen Patienten nicht vorhersehbares, zumindest zeitweises therapeutisches Ansprechen auf IVIG ist durch Expertenmeinungen und Fallberichte weltweit mehrfach beschrieben worden.

Abhängig vom individuellen Krankheitsverlauf erscheint daher ein Therapieversuch mit IVIG über 6 Monate sinnvoll. Nach 6 Monaten sollte der Therapieerfolg klinisch (Besserung, Stabilisierung oder weitere Progression) beurteilt werden, um eine Entscheidung über das Weiterführen der Therapie treffen zu können. Insbesondere eine Verbesserung der Schluckfunktion und die Verzögerung des Gehverlustes sind primäre Therapieziele.

Obwohl die Lebenserwartung bei sIBM nicht wesentlich verkürzt ist, darf nicht vergessen werden, dass die

Lebensqualität im fortgeschrittenen Krankheitsstadium durch Ateminsuffizienz, Schluckstörungen, Aspiration und Kachexie schwer beeinträchtigt sein kann. Die konsequente symptomatische Therapie hat deswegen in der Spätphase allergrößte Bedeutung. Gegebenfalls sollte (rechtzeitig!) ein integratives palliatives Behandlungskonzept implemetiert werden (Hohlfeld 2011).

Laufende Studien und experimentelle Therapieoptionen bei den idiopathischen inflammatorischen Myopathien

Eine Reihe neuer Therapien wird momentan innerhalb klinischer Studien untersucht (Mann u. Vencovsky 2011, Schmidt u. Vorgerd 2011): Drei TNF-α-Inhibitoren (Infliximab, Adalimumab, Etanercept; seit 2009 zusätzlich Certolizumab und Golimumab) – zugelassen für die Therapie der rheumatoiden Arthritis bzw. der Psoriasisarthritis, der Spondylitis ankylosans, Psoriasisarthropathie oder entzündlichen Darmerkrankungen – wurden oder werden derzeit noch bei DM, PM bzw. sIBM (die zuerst genannten 3 Medikamente) geprüft. Bisher sind bereits erste Daten kleinerer Pilotstudien publiziert worden (siehe oben „Was gibt es Neues?") und weitere Daten von kontrollierten Studien werden erwartet.

Rituximab, ein monoklonaler Antikörper gegen CD20 auf reifen B-Zellen, wurde bereits in kleineren Fallserien sowie offenen Beobachtungen mit teilweise gutem Erfolg eingesetzt (Chiapetta et al. 2005, Lambotte et al. 2005, Levine 2005, Brulhart et al. 2006, Ferrer u. Moral 2006, Chung et al. 2007, Cooper et al. 2007, Dinh et al 2007). Diese Therapiestrategie wurde im Rahmen einer NIH-unterstützten Studie bei therapierefraktären DM- und PM-Patienten geprüft, die Daten werden erwartet (http://www.clinicaltrials.gov/ct/show/NCT00106184). Eine weitere Studie mit Rituximab bei PM/DM wird derzeit in Paris durchgeführt (www.clinicaltrials.gov).

Es sei im Zusammenhang mit dem Off-Label-Status der Substanzen darauf hingewiesen, dass für die monoklonalen Antikörper Rituximab und Alemtuzumab Todesfälle infolge opportunistischer Infektionen (PML, Rituximab) sowie idiopathischer thrombozytopenischer Purpura (ITP, Alemtuzumab) berichtet wurden (Carson et al. 2009).

Unter Federführung der Karolinska-Universität ist eine Studie mit dem IL-1β-Blocker Anakinra bei PM/DM/sIBM durchgeführt worden, jedoch wurden die Daten bisher nicht publiziert (www.clinicaltrials.gov). Von der gleichen Arbeitsgruppe wird derzeit auch eine Studie mit Abatacept, einem CTLA-4-Fusionsprotein zur Blockade des kostimulatorischen Rezeptors CD28 und somit seiner Interaktion mit CD80/86, bei PM und DM durchgeführt.

Bei 2 Patienten mit therapierefraktärer PM war die Blockade von IL-6 mittels Tocilizumab klinisch effektiv (Narazaki et al. 2011).

Bezüglich der degenerativen Komponente bei der sIBM ist eine Pilotstudie mit Lithium, das unter anderem die entzündlich bedingt hochregulierte GSK-3β blockieren kann, vor kurzer Zeit abgeschlossen worden. Eine zweite Pilotstudie mit Arimoclomol, ein Molekül das zur Verbesserung der Chaperon-Aktivität bei ALS entwickelt wurde, wird derzeit noch in London und Kansas durchgeführt.

Nicht medikamentöse Therapie

Untersuchungen an bislang kleinen Patientengruppen deuten darauf hin, dass Myositis-Patienten von (gemäßigtem) **körperlichem Training** profitieren können. So zeigten DM- und PM-Patienten mit stabilisiertem Krankheitsverlauf im Vergleich zur Kontrollgruppe ohne Training eine signifikante Zunahme von Kraft und Ausdauer durch Fahrradergometer-, Step-Training oder ein zu Hause durchführbares Übungsprogramm (Wiesinger et al. 1998a, Wiesinger et al. 1998b, Alexanderson u. Lundberg 2005). Die Autoren wiesen darauf hin, dass „konzentrische", d.h. den Muskel verkürzende Übungen ungefährlicher seien als „exzentrische", den Muskel dehnende Übungen, die zu Muskelschmerzen, CK-Erhöhungen und vermehrter Entzündungsaktivität führen können. Eingeschränkt wird die Aussagekraft der Untersuchungen durch die geringe Anzahl der Studienpatienten und die relativ kurze Beobachtungsdauer. Außer in den allerersten Krankheitstagen wird keine Ruhigstellung von Myositis-Patienten mehr empfohlen.

Eine Besserung der Kraft konnte auch bei 10 DM/PM-Patienten durch ein zuhause durchführbares Übungsprogramm (Alexanderson 2005) sowie bei 5 sIBM-Patienten durch kontrollierte Widerstandsübungen erzielt werden (Spector et al. 1997). Neue Daten demonstrieren, dass auch ein aerobes Training zu einer Verbesserung der Muskelkraft bei der sIBM beitragen kann (Johnson et al. 2009).

Der Einsatz des Nahrungsergänzungsmittels **Kreatinmonohydrat**, das bei Gesunden und Personen mit verschiedenen neuromuskulären Erkrankungen zur vorübergehenden Kraftsteigerung führen kann, ist bislang bei Myositis-Patienten wenig erprobt. Tarnopolsky und Martin (2000) führten eine offene und kontrollierte Studie mit 81 Patienten durch, worunter sich einige Myositis-Patienten befanden. Diese erhielten Kreatinmonohydrat zur Nahrungsergänzung (10g Kreatinmonohydrat täglich für 5 Tage, anschließend 5 g/d für weitere 5 Tage. Beschrieben wurde eine – unabhängig von der Art der neuromuskulären Erkrankung – signifikante, ca. 10%ige Kraftzuwachsrate nach Kreatingabe (Tarnopolsky u. Martin 2000). Die Ergebnisse dieser Studie sind aufgrund der fehlenden Kontrollgruppe und Blindung nur eingeschränkt zu verwerten.

Unwirksame Therapien

Obwohl Kasuistiken und offene Therapiestudien positive Effekte der Plasmapherese bei inflammatorischen Myopathien beschreiben, konnte eine placebokontrollierte Studie mit 39 Patienten in 3 Therapiearmen weder bei der Plasma- noch bei der Leukapherese einen positiven Effekt nachweisen (Miller et al. 1992). Ebenso stellt die Ganzkörperbestrahlung keine geeignete Methode dar (Dalakas u. Engel 1988).

Myositissyndrome

■ Versorgungskoordination

Wesentliche Teile der Diagnostik und Therapie von Myositiden können im ambulanten Bereich abgewickelt werden. Bei schwerer klinischer Betroffenheit ist aber häufig die stationäre Versorgung zur Diagnose bzw. differenzialdiagnostischen Einordnung und Therapie sinnvoll und notwendig. Die einbezogenen Fachdisziplinen neben der Neurologie sind die internistische Rheumatologie, die Dermatologie, seltener die Pulmonologie.

■ Redaktionskomitee

Prof. Dr. Thomas Dörner, Med. Klinik mit Schwerpunkt Rheumatologie und Klinische Immunologie, Charité Universitätsmedizin Berlin, Deutsches Rheumaforschungszentrum, Berlin

Prof. Dr. Reinhard Hohlfeld, Institut für Klinische Neuroimmunologie, Ludwig-Maximilians-Universität München

Prof. Dr. Arthur Melms, Medical Park Bad Rodach und Neurologische Klinik, Universität Erlangen

PD Dr. Jens Schmidt, Neurologische Universitätsklinik, Göttingen

Prof. Dr. Dr. Michael Sinnreich, Neuromuskuläres Zentrum, Neurologische Klinik, Universitätsspital Basel

Prof. Dr. Maggi C. Walter, Friedrich-Baur-Institut, Ludwig-Maximilians-Universität München

PD. Dr. Julia Wanschitz, Neurologische Universitätsklinik Innsbruck

Prof. Dr. Heinz Wiendl, Klinik für Neurologie, Abt. Entzündliche Erkrankungen des Nervensystems und Neuroonkologie, Münster

Federführend: Prof. Dr. Heinz Wiendl, Klinik für Neurologie, Abt. Entzündliche Erkrankungen des Nervensystems und Neuroonkologie, Albert-Schweitzer-Campus 1. Gebäude A 10, 48149 Münster, Tel. 0251/83-46810, Fax 0251/83-46812
E-Mail: heinz.wiendl@ukmuenster.de

Entwicklungsstufe der Leitlinie: S1

■ Literatur

Adams EM, Chow CK, Premkumar A et al. The idiopathic inflammatory myopathies – spectrum of MR-imaging findings. Radiographics 1995; 15: 563–574

Airio A, Kautiainen H, Hakala M. Prognosis and mortality of polymyositis and dermatomyositis patients. Clin Rheumatol 2006; 25: 234–239

Alexanderson H. Exercise: an important component of treatment in the idiopathic inflammatory myopathies. Curr Rheumatol Rep 2005; 7: 115–124

Alexanderson H, Lundberg IE. The role of exercise in the rehabilitation of idiopathic inflammatory myopathies. Curr Opin Rheumatol 2005; 17: 164–171

Amato AA, Barohn RJ. Inclusion body myositis: old and new concepts. J Neurol Neurosurg Psychiatry 2009; 80: 1186–1193

Amato AA, Griggs RC. Treatment of idiopathic inflammatory myopathies. Curr Opin Neurol 2003;16: 569–75

Askanas V, Engel WK. Inclusion-body myositis, a multifactorial muscle disease associated with aging: current concepts of pathogenesis. Curr Opin Rheumatol 2007; 19: 550–559

Badrising UA, Schreuder GMT, Giphart MJ et al. Associations with autoimmune disorders and HLA class I and II antigens in inclusion body myositis. Neurology 2004; 63: 2396–2398

Benveniste O, Guiguet M, Freebody J et al. Long-term observational study of sporadic inclusion body myositis. Brain 2011; 134: 3176–3184

Brulhart L, Waldburger JM, Gabay C. Rituximab in the treatment of antisynthetase syndrome. Ann Rheum Dis 2006; 65: 974–975

Brunasso AMG, Puntoni M, Salvini C et al. Tolerability and safety of biological therapies for psoriasis in daily clinical practice: a dtudy of 103 Italian patients. Acta Dermato-Venereol 2011; 91: 44–49

Bunch TW. Prednisone and azathioprine for polymyositis – long-term follow-up. Arthritis Rheum 1981; 24: 45–48

Bunch TW, Worthington JW, Combs JJ et al. Azathioprine with prednisone for polymyositis – controlled, clinical trial. Ann Intern Med 1980; 92: 365–369

Carson KR, Evens AM, Richey EA et al. Progressive multifocal leukoencephalopathy after rituximab therapy in HIV-negative patients: a report of 57 cases from the Research on Adverse Drug Events and Reports project. Blood 2009; 113: 4834–4840

Chahin N, Engel AG. Correlation of muscle biopsy, clinical course, and outcome in PM and sporadic IBM. Neurology 2008; 70: 418–424

Chaudhry V, Cornblath DR, Griffin JW et al. Mycophenolate mofetil: A safe and promising immunosuppressant in neuromuscular diseases. Neurology 2001; 56: 94–96

Cherin P, Pelletier S, Teixeira A et al. Results and long-term followup of intravenous immunoglobulin infusions in chronic, refractory polymyositis – an open study with thirty-five adult patients. Arthritis Rheum 2002; 46: 467–474

Chevrel G, Goebels N, Hohlfeld R. Myositis: Diagnosis and management. Pract Neurol 2002; 1: 4–11

Chiappetta N, Steier J, Gruber B. Rituximab in the treatment of refractory dermatomyositis. J Clin Rheumatol 2005; 11: 264–246

Chinoy H, Lamb JA, Ollier WER et al. An update on the immunogenetics of idiopathic inflammatory myopathies: major histocompatibility complex and beyond. Curr Opin Rheumatol 2009; 21: 588–593

Choy EH, Hoogendijk JE, Lecky B et al. Immunosuppressant and immunomodulatory treatment for dermatomyositis and polymyositis. Cochrane Database Syst Rev 2005; 3: CD003643

Choy EHS, Isenberg DA. Treatment of dermatomyositis and polymyositis. Rheumatology 2002; 41: 7–13

Chung L, Genovese MC, Fiorentino DF. A pilot trial of rituximab in the treatment of patients with dermatomyositis. Archs Dermatol 2007; 143: 763–767

Clincal Trials.gov. Rituximab for the treatment of refractory adult and juvenile dermatomyositis and adult polymyositis. http://www.clinicaltrials.gov/ct/show/NCT00106184

Clincal Trials.gov. Safety and tolerability of MEDI-545 in patients who have systemic lupus erythematosus (SLE). http://www.clinicaltrials.gov/ct/show/NCT00299819

Clinical Trials.gov. Alemtuzumab to treat sporadic inclusion body myositis. http://www.clinicaltrials.gov/ct/show/NCT00079768.therapy

Clinical Trials.gov. Infliximab to treat dermatomyositis and polymyositis. http://www.clinicaltrials.gov/ct/show/NCT00033891

Cooper MA, Willingham DL, Brown DE et al. Rituximab for the treatment of juvenile dermatomyositis: a report of four pediatric patients. Arthritis Rheum 2007; 56 : 3107–3111

Cox FM, Reijnierse M, van Rijswijk CSP et al. Magnetic resonance imaging of skeletal muscles in sporadic inclusion body myositis. Rheumatology 2011a; 50: 1153–1161

Cox FM, Titulaer MJ, Sont JK et al. A 12-year follow-up in sporadic inclusion body myositis: an end stage with major disabilities. Brain 2011b; 134: 3167–3175

Cox FM, Verschuuren JJ, Verbist BM et al. Detecting dysphagia in inclusion body myositis. J Neurol 2009; 256: 2009–2013

Dalakas MC. Intravenous immunoglobulin in autoimmune neuromuscular diseases. J Am Med Ass 2004; 291: 2367–2375

Dalakas MC. Mechanisms of disease: signaling pathways and immunobiology of inflammatory myopathies. Nature Clin Pract Rheumatol 2006a; 2: 398

Dalakas MC. Sporadic inclusion body myositis – diagnosis, pathogenesis and therapeutic strategies. Nature Clin Pract Neurol 2006b; 2: 437–447

Dalakas MC, Engel WK. Total body irradiation in the treatment of intractable polymyositis and dermatomyositis. In: Dalakas MC, ed. Polymyositis and Dermatomyositis. Stoneham: Butterworth 1981; 281–291

Dalakas MC, Hohlfeld R. Polymyositis and dermatomyositis. Lancet 2003; 362: 971–982

Dalakas MC, Koffman B, Fujii M et al. A controlled study of intravenous immunoglobulin combined with prednisone in the treatment of IBM. Neurology 2001; 56: 323–327

Dalakas MC, Illa I, Dambrosia JM et al. A controlled trial of high-dose intravenous immune globilon infusions as treatment for dermatomyositis. N Engl J Med 1993; 329: 1993–2000

Dalakas MC, Sonies B, Dambrosia J et al. Treatment of inclusion-body myositis with IVIg: A double-blind, placebo-controlled study. Neurology 1997; 48: 712–716

Dalakas MC, Rakocevic G, Schmidt J et al. Effect of alemtuzumab (CAMPATH 1-H) in patients with inclusion-body myositis. Brain 2009; 132: 1536–1544

Dastmalchi M, Grundtman C, Alexanderson H et al. A high incidence of disease flares in an open pilot study of infliximab in patients with refractory inflammatory myopathies. Ann Rheum Dis 2008; 67: 1670–1677

Devita S, Fossaluzza V. Treatment of idiopathic inflammatory myopathies with cyclophosphamide pulses – clinical experience and review of the literature. Acta Neurol Belg 1992; 92: 215–227

Dinh HV, McCormack C, Hall S et al. Rituximab for the treatment of the skin manifestations of dermatomyositis: A report of 3 cases. J Am Acad Dermatol 2007; 56: 148–153

Engel AG, Hohlfeld R, Banker BQ. The polymyositis and dermatomyositis syndromes. In: Engel AG, Franzini-Armstrong C, eds. Myology, 2nd ed. New York: Mc Graw Hill; 1994: 1335–1383

Feist E, Doerner T, Sorensen H et al. Longlasting remissions after treatment with rituximab for autoimmune myositis. J Rheumatol 2008; 35: 1230–1232

Ferrer E, Moral MA. Spotlight on rituximab as a new therapeutic option for dermatomyositis and thrombotic thrombocytopenic purpura. Drug News Perspect 2006; 19 : 482–484

Giovanna Brunasso AM, Fancelli L, Massone C. Etanercept as steroid-sparing agent in dermatomyositis. Ann Neurol 2011; 70: 670–671

Goebels N, Pongratz D. Myositiden. In: Brandt T, Dichgans J, Diener HC, Hrsg. Therapie und Verlauf neurologischer Erkrankungen, 4. Aufl. Stuttgart: Kohlhammer; 2003: 1284–1299

Greenberg SA. Proposed immunologic models of the inflammatory myopathies and potential therapeutic implications. Neurology 2007; 69: 2008–2019

Hengstman GJD, De Bleecker JL, Feist E et al. Open-label trial of anti-TNF-alpha in dermato- and polymyositis treated concomitantly with methotrexate. Eur Neurol 2008; 59: 159–163

Hengstman GJD, ter Laak HJ, Egberts WMV et al. Anti-signal recognition particle autoantibodies: marker of a necrotising myopathy. Ann Rheum Dis 2006; 65: 1635–1638

Hill CL, Zhang YQ, Sigurgeirsson B et al. Frequency of specific cancer types in dermatomyositis and polymyositis: a population-based study. Lancet 2001; 357: 96–100

Hilton-Jones D, Miller A, Parton M et al. Inclusion body myositis: MRC Centre for Neuromuscular Diseases, IBM workshop, London, 13 June 2008. Neuromusc Disord 2010; 20: 142–147

Hohlfeld, R. Polymyositis and Dermatomyositis. In: Karpati G, ed. Structural and Molecular Basis of Skeletal Muscle Disease. Basel: ISN Neuropath Press; Basel 2002a: 221–227

Hohlfeld R. Inclusion body myositis. In: Karpati G, ed. Structural and Molecular Basis of Skeletal Muscle Disease. Basel: ISN Neuropath Press; 2002b: 228–230

Hohlfeld R. Update on sporadic inclusion body myositis. Brain 2011; 134: 3141–3145

Hohlfeld R, Dornmair K. Revisiting the immunopathogenesis of the inflammatory myopathies. Neurology 2007; 69: 1966–1967

Hoogendijk JE, Amato AA, Lecky BR et al. 119th ENMC international workshop: trial design in adult idiopathic inflammatory myopathies, with the exception of inclusion body myositis, 10–12 October 2003, Naarden, The Netherlands. Neuromusc Disord 2004; 14: 337–345

Johnson LG, Collier KE, Edwards DJ et al. Improvement in aerobic capacity after an exercise program in sporadic inclusion body myositis. J Clin Neuromusc Dis 2009; 10: 178–184

Jordan B, Hanisch F, Zierz S. Myositiden. Nervenheilkunde 2011; 10: 776–786

Keller CW, Fokken C, Turville SG et al. TNF-alpha induces macroautophagy and regulates MHC class II expression in human skeletal muscle cells. J Biol Chem 2011; 286: 3970–3980

Lambotte O, Kotb R, Maigne G et al. Efficacy of rituximab in refractory polymyositis. J Rheumatol 2005; 32: 1369–1370

Lampe JB, Gossrau G, Kempe A et al. Analysis of HLA class I and II alleles in sporadic inclusion-body myositis. J Neurol 2003; 250: 1313–1317

Leff RL, Love LA, Miller FW et al. Viruses in idiopathic inflammatory myopathies - absence of candidate viral genomes in muscle. Lancet 1992; 339: 1192–1195

Leon-Monzon M, Dalakas MC. Absence of persistent infection with enteroviruses in muscles of patients with inflammatory myopathies. Ann Neurol 1992; 32: 219–222

Levine TD. Rituximab in the treatment of dermatomyositism – an opel-label pilot study. Arthritis Rheum 2005; 52: 601–607

Lindberg C, Oldfors A, Tarkowski A. Restricted use of T-cell receptor V genes in endomysial infiltrates of patients with inflammatory myoopathies. Eur J Immunol 1994; 24: 2659–2663

Lindberg C, Trysberg E, Tarkowski A et al. Anti-T-lymphocyte globulin treatment in inclusion body myositis – a randomized pilot study. Neurology 2003; 61: 260–262

Majithia V, Harisdangkul V. Mycophenolate mofetil (CellCept): an alternative therapy for autoimmune inflammatory myopathy. Rheumatology 2005; 44: 386–389

Mann HF, Vencovský. Clinical trials roundupin idiopathic inflammatory myopathies. Corr Opin Rheumatol 2011; 23: 605–611

Marie I, Hachulla E, Hatron PY et al. Polymyositis and dematomyositis: short term and long term outcome, and predictive factors of prognosis. J Rheumatol 2002; 28: 2230–2237

Mastaglia FL, Needham M, Scott A et al. Sporadic inclusion body myositis: HLA-DRB1 allele interactions influence disease risk and clinical phenotype. Neuromusc Disord 2009; 19: 763–765

Mastaglia FL, Zilko PJ. Inflammatory myopathies: how to treat the difficult cases. J Clin Neurosci 2003; 10: 99–101

Miller FW, Leitman SF, Cronin ME et al. Controlled trial of plasma exchange and leukapheresis in polymyositis and dermatomyositis. N Engl J Med 1992; 326: 1380–1384

Miller T, Al-Lozi MT, Lopate G et al. Myopathy with antibodies to the signal recognition particle: clinical and pathological features. J Neurol Neurosurg Psychiatry 2002; 73: 420–428

Mok CC, Ho LY, To CH. Rituximab for refractory polymyositis: an open-label prospective study. J Rheumatol 2007; 34: 1864–1868

Mowzoon N, Sussman A, Bradley WG. Mycophenolate (CellCept) treatment of myasthenia gravis, chronic inflammatory polyneuropathy and inclusion body myositis. J Neurol Sci 2001; 185: 119–122

Muscle Study Group. Randomized pilot trial of betaINF-1a (Avonex) in patients with inclusion body myositis. Neurology 2001; 57: 1566–1570

Muscle Study Group. Randomized pilot trial of high-dose betaINF-1a in patients with inclusion body myositis. Neurology 2004; 63: 718–720

Muscle Study Group. A randomized, pilot trial of etanercept in dermatomyositis. Ann Neurol 2011; 70: 427–436

Muth IE, Barthel K, Baehr M et al. Proinflammatory cell stress in sporadic inclusion body myositis muscle: overexpression of alpha B-crystallin is associated with amyloid precursor protein and accumulation of beta-amyloid. J Neurol Neurosurg Psychiatry 2009; 80: 1344–1349

Nadiminti U, Arbiser JL. Rapamycin (sirolimus) as a steroid-sparing agent in dermatomyositis. J Am Acad Dermatol 2005; 52 (Suppl. 1): 17–19

Narazaki M, Hagihara K, Shima Y et al. Therapeutic effect of tocilizumab on two patients with polymyositis. Rheumatology 2011; 50: 1344–1346

Reimers CD, Schedel H, Fleckenstein JL et al. Magnetic resonance imaging of skeletal muscles in idiopathic inflammatory myopathies of adults. J Neurol 1994; 241: 306–314

Riley P, Maillard SM, Wedderburn LR et al. Intravenous cyclophosphamide pulse therapy in juvenile dermatomyositis. A review of efficacy and safety. Rheumatology 2004; 43: 491–496

Riley P, McCann LJ, Maillard SM et al. Effectiveness of infliximab in the treatment of refractory juvenile dermatomyositis with calcinosis. Rheumatology 2008; 47: 877–880

Rios Fernandez R, Callejas Rubio JL, Sanchez Cano D et al. Rituximab in the treatment of dermatomyositis and other inflammatory myopathies. A report of 4 cases and review of the literature. Clin Exp Rheumatol 2009; 27: 1009–1016

Roche Pharma AG (Hrsg.). CellCept® (Mycophenolatmofetil). Wichtige Information für Ärzte und Apotheker. Berichte über progressive multifokale Leukoenzephalopathie (PML) bei Patienten, die mit CellCept (Mycophenolatmofetil) behandelt wurden. 2008

Rose MR, McDermott MP, Thornton CA et al. A prospective natural history study of inclusion body myositis: implications for clinical trials. Neurology 2001; 57: 548–550

Rutkove SB, Parker RA, Nardin RA et al. A pilot randomized trial of oxandrolone in inclusion body myositis. Neurology 2002; 58: 1081–1087

Saito E, Koike T, Hashimoto H et al. Efficacy of high-dose intravenous immunoglobulin therapy in Japanese patients with steroid-resistant polymyositis and dermatomyositis. Mod Rheumatol 2008 ; 18: 34–44

Schmidt J, Barthel K, Wrede A et al. Interrelation of inflammation and APP in sIBM: IL-1 beta induces accumulation of beta-amyloid in skeletal muscle. Brain 2008; 131: 1228–1240

Schmidt J, Dalakas MC. Pathomechanisms of inflammatory myopathies: recent advances and implications for diagnosis and therapies. Exp Opin Med Diagn 2010; 4 : 241–250

Schmidt J, Vorgerd M. [Standard treatment for myositis and muscular dystrophies]. Nervenarzt 2011; 82: 723–732

Schnabel A, Hellmich B, Gross WL. Interstitial lung disease in polymyositis and dermatomyositis. Curr Rheumatol Rep 2005; 7: 99–105

Schneider-Gold C, Hartung HP, Gold R. Mycophenolate mofetil and tacrolimus: new therapeutic options in neuroimmunological diseases. Muscle Nerve 2006; 34: 284–291

Schoser B. [Inflammatory myopathies]. Z Rheumatol 2009; 68: 665–675; quiz 676–677

Schweitzer ME, Fort J. Cost-effectiveness of MR-imaging in eveluating polymyositis. Am J Roentgenol 1995; 165: 1469–1471

Sekul EA, Chow C, Dalakas MC. Magnetic resonance imaging of the forearm as a diagnostic aid in patients with sporadic inclusion body myositis. Neurology 1997; 48: 863–866

Shamim EA, Rider LG, Pandey JP et al. Differences in idiopathic inflammatory myopathy phenotypes and genotypes between Mesoamerican Mestizos and North American Caucasians – ethnogeographic influences in the genetics and clinical expression of myositis. Arthritis Rheum 2002; 46: 1885–1893

Spector SA, Lemmer JT, Koffman BM et al. Safety and efficacy of strength training in patients with sporadic inclusion body myositis. Muscle Nerve 1997; 20: 1242–1248

Stringer E, Feldman BM. Advances in the treatment of juvenile dermatomyositis. Curr Opin Rheumatol 2006; 18: 503–506

Targoff IN, Miller FW, Medsger TA jr. et al. Classification criteria for the idiopathic inflammatory myopathies. Curr Opin Rheumatol 1997; 9: 527–535

Tarnopolsky M, Martin J. Creatine monohydrate increases strength in patients with neuromuscular disease (reply). Neurology 2000; 54: 537

Tomasova Studynkova J, Charvat F et al. The role of MRI in the assessment of polymyositis and dermatomyositis. Rheumatology 2007; 46: 1174–1179

van der Meulen MF, Bronner IM, Hoogendijk JE et al. Myositis: an overdiagnosed entity. Neurology 2003; 61: 316–321

van de Vlekkert J, Hoogendijk JE, de Haan RJ et al. Oral dexamethasone pulse therapy versus daily prednisolone in sub-acute onset myositis, a randomised clinical trial. Neuromusc Disord 2010; 20: 382–389

Vencovsky J, Jarosova F, Machacek S et al. Cyclosporine A versus methotrexate in the treatment of polymyositis and dermatomyositis. Scand J Rheumatol 2000; 29: 95–102

Vernino S, Salomao DR, Habermann TM et al. Primary CNS lymphoma complicating treatment of myasthenia gravis with mycophenolate mofetil. Neurology 2005; 65: 639–641

Villalba L, Hicks JE, Adams EM et al. Treatment of refractory myositis – a randomized crossover study of two new cytotoxic regimens. Arthritis Rheum 1998; 41: 392–399

Walter MC, Lochmuller H, Toepfer M et al. High-dose immunoglobulin therapy in sporadic inclusion body myositis: a double-blind, placebo-controlled study. J Neurol 2000; 247: 22–28

Wedderburn LR, McHugh NJ, Chinoy H et al. HLA class II haplotype and autoantibody associations in children with juvenile dermatomyositis and juvenile dermatomyositisscleroderma overlap. Rheumatology 2007; 46: 1786–1791

Wiendl H, Hohlfeld R, Kieseier BC. Muscle-derived positive and negative regulators of the immune response. Curr Opin Rheumatol 2005a; 17: 714–719

Wiendl H, Hohlfeld R, Kieseier BC. Immunobiology of muscle: advances in understanding an immunological microenvironment. Trends Immunol 2005b; 26: 373–380

Wiesinger GF, Quittan M, Aringer M et al. Improvement of physical fitness and muscle strength in polymyositis/dermatomyositis patients by a training programme. Br J Rheumatol 1998a; 37: 196–200

Wiesinger GF, Quittan M, Graninger M et al. Benefit of 6 months long-term physical training in polymyositis/dermatomyositis patients. Br J Rheumatol 1998b; 37: 1338–1342

Zantos D, Zhang YQ, Felson D. The overall and temporal association of cancer with polymyositis and dermatomyositis. J Rheumatol 1994; 21: 1855–1859

Clinical Pathway – Myositissyndrome

Klinik	Labor	Dx			

Hinweise auf Polymyositis (PM), nekrotisierende Myopathie (NM), Dermatomyositis (DM):
○ Muskelschwäche proximal betont
○ symmetrisch
○ optional Dysphagie, Herzbeteiligung
○ interstitielle Lungenerkrankung
○ CK bis 50-fach erhöht
 	
Hinweise auf Einschlusskörpermyositis (inclusion body myositis, IBM):
○ Muskelschwäche distal und proximal
○ asymmetrisch
○ CK bis 10-fach erhöht
	▲ Kreatinkinase (CK) im Serum
	▲ Elektromyografie
	▲ optional Myositis assoziierte Autoantikörper
	▲ optional MRT der Muskulatur zur Wahl einer geeigneten Biopsiestelle
	▲ Muskelbiopsie
		Diagnosestellung
		
		Polymyositis (PM)
		
		nekrotisierende Myopathie (NM)
		
		Dermatomyositis (DM)
		
		Einschlusskörpermyositis (inclusion body myositis, IBM)
			○ leichte bis mittelschwere Ausprägung
			
			○ schwere Ausprägung
			
			○ sehr schwere Ausprägung mit extramuskulärer Organbeteiligung
			
			▲ Therapieversuch mit IVIG-Infusionen (2 g/kg KG verteilt auf 2–5 Tage) monatlich über 6 Monate
				▲ Prednisolon
				  ▲ Initial 1–2 mg/kg KG
				  ▲ Nach Ansprechen (4–6 Wochen) Reduktionsplan
				  ▲ Erhaltungsdosis 5–10 mg/d
				  ▲ Osteoporoseprophylaxe
				  ▲ PCP Prophylaxe
				  ▲ Steroid-sparende Immunsuppression
				
				▲ Methylprednisolon 500 mg/d i.v. über 3 Tage
				
				▲ Frühe Kombinationstherapie mit Prednisolon (alle Medikamente als off-label use)
				▲ 1. Wahl: Azathioprin 50 mg/d p.o., Dosissteigerung auf 2–3 mg/kg KG innerhalb von 2 Wochen, max. 200 mg/d (cave: TPMT-Defizienz)
				▲ 2. Wahl: Alternative: Methotrexat 10 – max. 25 mg/Woche p.o. oder s.c., Dosissteigerung ggf. um 2,5 mg/Woche, max. 25 mg/Woche; Gabe von 5 mg Folat 12–24 Std. nach jeder MTX-Gabe
				▲ alternativ: hochdosierte IgG Immunglobuline (IVIG; 0,4 g/kg KG i.v. über 5 Tage, kumulativ 2 g/kg KG)
				▲ Reservemedikamente bei therapierefraktärer Myositis im Rahmen freier Heilversuche:
				▲ Ciclosporin 2,5 bis 5 mg/kg KG p.o., Dosisanpassung nach Plasmaspiegel und Wirkung
				▲ Mycophenolatmofetil 2 x 1000 mg/d
				
				▲ Kombinationstherapie mit Prednisolon (alle Medikamente als off-label use) im Rahmen freier Heilversuche
				▲ Cyclophosphamid oral 1–2 mg/kg KG oder als Pulstherapie (500–1000 mg/m2 alle 3–4 Wochen)
				▲ Ciclosporin, Mycophenolatmofetil wie oben
				▲ therapeutische Antikörper und andere Biologicals: Rituximab, Alemtuzumab, Infliximab; TNF-apha-Blocker Etanercept
					○ Hinweis auf Steroidmyopathie
					○ Zunahme der Schwäche unter Therapie
					
					○ Hinweis auf Myositis als Ursache:
					  ○ DD Rezidiv oder Therapieresistenz?
					  ○ CK-/CRP-Anstieg
					  ○ Pathologische Spontanaktivität im EMG
					
					○ fehlendes Ansprechen
					
					▲ Immunsuppression analog zur PM/NM/DM für 6–12 Monate
						▲ probatorische Dosisreduktion
						
						▲ erneute Biopsie

70 Stiff-Man-Syndrom (Synonym: Stiff-Person-Syndrom)

Was gibt es Neues?

- Bei einer Patienten-Subgruppe (ca. 10%) sind Serum-Autoantikörper gegen neuronale Glyzin-Rezeptoren, in Einzelfällen auch andere antineuronale Autoantikörper nachweisbar.
- Rituximab ist nur in Einzelfällen therapeutisch wirksam.

Die wichtigsten Empfehlungen auf einen Blick

- Das Stiff-Man-Syndrom (SMS) ist eine autoimmun-entzündliche Erkrankung des ZNS und der endokrinen Drüsen mit motorischen, vegetativen, neuropsychiatrischen, endokrinologischen und orthopädischen Symptomen. Diagnostik, Therapie und Patientenbetreuung erfordern ein interdisziplinäres Vorgehen.
- Die Diagnosestellung erfolgt aufgrund klinischer Kriterien. Der Nachweis antineuronaler Autoantikörper gegen Glutamatdecarboxylase (GAD), Glyzin-Rezeptoren oder Amphiphysin (paraneoplastisches SMS) erhärtet die Diagnose. Serum-Autoantikörper gegen GAD sind aber weder beweisend noch Voraussetzung für die Diagnose.
- Bei einer Krankheitsdauer < 5 Jahre sollte – unabhängig vom Antikörperstatus – ein Malignom (paraneoplastisches SMS!) ausgeschlossen werden.
- Die immunmodulierende Langzeittherapie mit i.v. Immunglobulinen oder Kortikosteroiden ist wirksam, aber aufwendig bzw. nebenwirkungsträchtig. Die symptomatische Behandlung mit Benzodiazepinen ist wirksam und nebenwirkungsarm. Toleranzentwicklung ist hierbei häufig, Suchtverhalten dagegen selten.

■ Definition und Klassifikation

Begriffsdefinition

Das Stiff-Man-Syndrom (SMS) ist eine autoimmun-entzündliche Erkrankung des ZNS und der endokrinen Drüsen. Es ist klinisch charakterisiert durch eine massive rigide Steigerung des Muskeltonus und schmerzhaft einschießende Spasmen (diagnostische Kernkriterien). Häufige fakultative Symptome sind Gangstörung mit Gangblockaden und Stürzen, Skelettdeformierungen (vor allem fixierte Hyperlordose), episodische adrenerge autonome Dysregulation, gesteigerte Schreckhaftigkeit und agoraphobische Angststörung. Die Muskeldehnungsreflexe können gesteigert sein. Weitere neurologische Symptome fehlen.

Klassifikation

Eine Beschränkung der Hauptsymptome auf eine Gliedmaße (Stiff-Limb-Syndrom, SLS) kommt als „Minusvariante" vor. Bei der „Plusvariante" des SMS (progressive Enzephalomyelitis mit Rigidität und Myoklonien, PERM) treten (gelegentlich flüchtige) neurologische Symptome hinzu (z.B. Augenbewegungsstörungen, epileptische Anfälle, Pyramidenbahnzeichen, Ataxie, Paresen).

■ Ätiologie

Assoziierte Autoimmunerkrankungen bei ca. 70% (vor allem Diabetes mellitus Typ 1, Autoimmun-Hyperthyreose), Autoantikörper gegen Glutamatdecarboxylase (GAD) mit intrathekaler Antikörperproduktion bei ca. 70% der Patienten und die Übertragbarkeit der Symptome durch IgG von Patienten auf Labortiere sprechen für eine immunologische Genese. Das intraneuronale Enzym GAD reguliert die Synthese des inhibitorischen Transmitters GABA. Die Verursachung des SMS durch eine Autoimmunattacke gegen inhibitorische GABAerge Neurone wird – nicht ohne Widerspruch – mehrheitlich angenommen. Pathogenetische Bezüge bestehen zu anderen fokalen Autoimmun-Enzephalopathien: Zerebellitis („GAD-Ataxia"), fokale therapieresistente Epilepsie, bestimmte Formen der limbischen Enzephalitis.

■ Klinik

- **Erkrankungsalter:** 13–81 Jahre (Mittel 46 Jahre); 2 Drittel der Erkrankten sind Frauen.
- **Spontanverlauf und -prognose:** schleichende Progression über Monate, nachfolgend Stabilität oft über Jahrzehnte, selten auch schubförmige Verschlechterung (vor allem bei der Plusvariante PERM). Im Krankheitsverlauf können neue neurologische Symptome (z.B. Augenbewegungsstörungen, Pyramidenbahnzeichen, Ataxie, Paresen) hinzukommen und eine diagnosti-

sche Neu-Klassifizierung als PERM notwendig machen. Spontanheilungen sind selten.
- **Rigidität und Spasmen (regelmäßig):** meist symmetrisch, bevorzugt in der Rumpf- und rumpfnahen Muskulatur der unteren Körperhälfte, gelegentlich auch in den Füßen, selten in den Armen und Händen (cave: häufiger beim paraneoplastischen SMS!), Besserung im Schlaf
- **gesteigerte Stimulus-Sensitivität:** Kernsymptome provozierbar durch fremdreflektorische Stimulation (z. B. Berührung, Schmerz, Kältespray): Siehe auch gesteigerte Schreckreaktionen.
- **Gangstörung, paroxysmale Stürze:** bizarres, ängstlich-protektives und/oder steifbeiniges Gangmuster, das sich bei erhöhter Anforderung (Eile, treppab gehen) verschlechtert bis zur Gangblockade („Freezing") und bei geringer Unterstützung deutlich bessert. Stürze bei erhaltenem Bewusstsein ohne Abfangreaktion mit erheblicher Verletzungsgefahr
- **Skelettdeformitäten:** fixierte Hyperlordose, Ankylosen, Subluxationen, Spontanfrakturen
- **Angstattacken:** beim freien Gehen bzw. auf offenen Flächen („task-specific phobia"), oft Induktion von Spasmen
- **gesteigerte Schreckreaktionen („startle"):** auf banale Außenreize (Telefonklingel, Berührung), Induktion von Spasmen
- **Reflexauffälligkeiten:** gesteigerte Eigenreflexe, Verlust der Bauchhautreflexe, lebhafter Kopfretraktionsreflex
- **autonome Dysregulation:** profuses Schwitzen, Tachykardie, Mydriasis, arterielle Hypertension, Tachypnoe, oft von Spasmen begleitet
- **Assoziation mit Autoimmun-Endokrinopathien:** Diabetes mellitus Typ 1, Autoimmun-Thyreoiditis, Immunhyperthyreose, B_{12}-Hypovitaminose, atrophische Gastritis
- **Fehldiagnose Konversionsneurose:** bizarre, ängstlich-protektive Gangmuster, gesteigerte Schreckreaktionen, Angst- und Spasmusattacken bei motorischer oder emotionaler Belastung
- **Komplikationen:** lebensbedrohliche autonome Entgleisungen bei Spasmusattacken, insbesondere bei Medikamentenentzug (vor allem Benzodiazepine)

■ Diagnostik

Notwendige Untersuchungen

- **wiederholte körperliche Untersuchung:** ggf. unter Medikamentenkarenz, da syndromale Veränderungen im Verlauf vorkommen (SLS → SMS → PERM)
- **EMG:** ununterdrückbare und anhaltende Aktivität normaler motorischer Einheiten mit niedriger Frequenz in steifen Muskeln (cave: unspezifischer Befund bei verschiedenen Erkrankungen mit Rigidität). Elektrostimulation beliebiger Nerven evoziert generalisierte Spasmen mit kurzer Latenz (50–80 ms) und initial hypersynchroner Aktivität simultan in antagonistischen Muskelpaaren (myoklonischer Reflexspasmus), die in tonisch-desynchronisierte EMG-Aktivität übergeht (charakteristischer Befund). Fehlende S2-Komponente des Masseter-Hemmungsreflexes (bei ca. 30%)
- **Antineuronale Autoantikörper:** Bei 60–80% der Patienten mit SMS/SLS/PERM findet man Serum-Autoantikörper gegen Glutamatdecarboxylase (GAD). Ihr Nachweis ist diagnostisch hilfreich, aber weder Voraussetzung der Diagnose noch spezifisch für das SMS und seine Varianten! Diagnostisch wertvoller ist der Nachweis der intrathekalen Produktion von GAD-Autoantikörpern. Sensitivster und spezifischer Nachweis der GAD-Antikörper mit Radioimmunassay (RIA). Bei ca. 10% der Patienten finden sich Autoantikörper gegen neuronale Glyzin-Rezeptoren, bei ca. 2% gegen das synaptische Vesikelprotein Amphiphysin (cave: paraneoplastisches SMS).
- **Autoantikörper-Status:** Antikörper gegen Thyreoperoxidase (TPO) bzw. mikrosomale Schilddrüsen-Antikörper (MAK), TSH-Rezeptor-Antikörper, Parietalzell-Antikörper
- **Liquor:** oligoklonale Banden oder autochthone IgG-Vermehrung bei 60%, oft milde lymphozytäre Pleozytose. Intrathekale Produktion von GAD-Autoantikörpern
- **MRT (Hirn und Rückenmark):** sinnvoll zur Ausschlussdiagnostik

Im Einzelfall erforderliche Untersuchungen

- **bei Patienten mit GAD- und weiteren endokrinen Autoantikörpern:** halbjährliche internistische Diagnostik (vor allem Ausschluss eines Diabetes mellitus, einer Hyper- oder Hypothyreose und einer Vitamin B_{12}-Hypovitaminose)
- **bei SMS-Patienten mit kurzer Anamnese (< 5 Jahre) – unabhängig vom Antikörper-Status – und bei Patienten mit PERM:** Malignom-Screening (insbesondere Mamma- und Bronchialkarzinom), Amphiphysin-1-Autoantikörper (paraneoplastisches SMS)
- **bei Patienten mit Amphiphysin-1-Autoantikörpern:** halbjährliches Malignom-Screening (insbesondere Mamma- und Bronchialkarzinom)

Differenzialdiagnosen

- **psychogene Bewegungsstörung:** fehlende Rigidität in der Untersuchungssituation, ausgeprägte Anstrengung, polymorphe Bewegungsstörung, fehlende Besserung durch geringe Unterstützung, Negierung emotionaler Beeinflussbarkeit
- **primär schmerzbedingter Muskelhartspann:** ausgeprägtes Schmerzvermeidungsverhalten (kommt gelegentlich auch beim SMS vor!), fehlende fremdreflektorische Steigerung des Muskeltonus, keine Spasmen

Stiff-Man-Syndrom (Synonym: Stiff-Person-Syndrom)

- **Syndrome mit zentraler oder peripherer Überregbarkeit:**
  - Tetanus, Strychnin-Intoxikation (EMG: Verlust der reflektorischen Inhibition, z.B. Masseter-Hemmungsreflex)
  - erworbene Hyperekplexie (obligater Kopfretraktionsreflex, fehlende Rigidität)
  - Neuromyotonie (klinisch: Polyneuropathie-Syndrom mit innervationsabhängigen Muskelkrämpfen; EMG: polymorphe pathologische Spontanaktivität; Labor: Autoantikörper gegen spannungsgesteuerte K^+-Kanäle)
- **intraspinale Prozesse:** Tumor, Durafistel, chronische Myelitis (klinisch: Pyramidenbahnzeichen, Sensibilitätsstörungen, abnorme motorisch und somatosensibel evozierte Potenziale, pathologischer Liquor, MRT-Veränderungen)
- **axiale Dystonie:** Dystonie meist nur im Stehen, nicht im Liegen und Sitzen; klinisch und elektrophysiologisch fehlende Reflexanomalien; geringe emotionale Beeinflussbarkeit, aber Kontext-Abhängigkeit
- **paraneoplastische Myelopathie:** insbesondere bei Mamma- oder SCL-Karzinom, Lymphom; Autoantikörper gegen Hu-, Ma-, Ri-Antigene
- **paraneoplastisches SMS:** klinisch häufig mit Beteiligung der Arme; insbesondere bei Mamma- oder Bronchialkarzinom; Labor: Autoantikörper gegen GAD und/oder Amphiphysin.

■ Therapie

Immuntherapie

- I.v. Immunglobuline (i.v. IgG; insgesamt 2 g/kg an 2–3 aufeinanderfolgenden Tagen pro Monat) sind nach einer kleinen kontrollierten Studie therapeutisch wirksam. Die Wirkung setzt nach der Infusion rasch ein und hält 2–3 Monate an. Nach eigener Erfahrung nachlassende Wirkung.
- Die initial hochdosierte Langzeit-Therapie mit Methylprednisolon ist nach retrospektiver Auswertung eigener Daten ebenfalls wirksam (500 mg/d i.v. für 5 Tage, danach allmähliche Reduktion innerhalb von 6–8 Wochen von 100 mg/d auf eine Erhaltungsdosis von 6–10 mg jeden zweiten Tag. Bei Wirksamkeit Fortführung mit Erhaltungsdosis in Kombination mit Vitamin D und Ca^{++}-Substitution. Bei Kontraindikationen (z.B. schwere Osteoporose, Glaukom) ist der Einsatz von steroidsparenden Medikamenten (z.B. Mycophenolatmofetil, Azathioprin, Cyclophosphamid) zu erwägen.
- Plasmapherese, Immunadsorption, niedrig dosierte Kortikosteroide, wiederholte Kortikosteroid-Hochdosistherapie und Rituximab wurden Einzelfallberichten zufolge erfolgreich eingesetzt. Es handelt sich hierbei um experimentelle Behandlungsversuche. Bei allen Verfahren wurde auch über Therapieresistenz berichtet.

> **Empfehlungen**
>
> Bei Einleitung einer immunmodulierenden Therapie sollte die symptomatische Medikation zunächst strikt konstant gehalten werden, damit die Wirkung der Immunmodulation beurteilbar ist. Bei Besserung der Symptomatik (Abnahme von Rigidität, Spasmen, Stimulussensitivität) kann die Dosierung der symptomatischen Therapie dem sinkenden Bedarf allmählich angepasst werden.

Symptomatische Therapie

- Physiotherapie ist meist hilfreich, aber bei starker Stimulus-Sensitivität u.U. symptomverstärkend.
- Verhaltenstherapie gegen die Angstattacken ist meist nutzlos.
- Antispastische Substanzen, vor allem Benzodiazepine (5–50 mg/d Diazepam, 1–6 mg/d Clonazepam) sind in der Regel wirksam, gelegentlich auch Baclofen (50–100 mg/d), Tizanidin (20–40 mg/d) oder Antikonvulsiva (z.B. Valproat, Gabapentin, Carbamazepin). Wegen Nebenwirkungen (Sedierung, Ataxie, Dysarthrie, mnestische Störungen) sollte eine einschleichende Dosierung erfolgen; Dosisanpassung nach Wirkung und Nebenwirkungen. Toleranzentwicklung mit der Notwendigkeit der allmählichen Dosissteigerung ist bei Benzodiazepinen häufig, Suchtverhalten ist auch bei hoher Dosierung selten.
- Bei drohender Gelenkschädigung (z.B. Subluxation der Sprunggelenke) können Injektionen von Botulinum-Toxin vorübergehende Entlastung schaffen.
- Quengelschienen, Gipsverbände oder stabilisierende Operationen sind gegen die Skelettdeformierungen meist nutzlos.
- Status spasmodicus („spasmodic storm"): Über längere Zeit anhaltende oder rasch aufeinander folgende generalisierende Spasmusattacken sind wegen Irradiation in die Thorax- und Larynxmuskulatur, schwerer kardiozirkulatorischer Belastung und der Gefahr der akuten Dysautonomie lebensbedrohlich. Sofortige intensivmedizinische Behandlung mit hochdosierten Benzodiazepinen oder Propofol-Narkose und anschließendem sehr langsamem Ausschleichen wird angeraten.
- Intrathekale Baclofen-Applikation über ein implantiertes Pumpensystem (50–1500 µg/d Lioresal intrathekal) sollte als Ultima Ratio erfolgen.

> **Cave**
>
> Gravierende (u.U. letale!) Komplikationen bei Unterbrechung der intrathekalen Baclofen-Zufuhr (schwerste Entzugssyndrome mit massiven vegetativen Entgleisungen).

■ Selbsthilfegruppe

Stiff-Man-Syndrom Gesellschaft Deutschland e.V.
c/o August Schreiber
Bergstraße 5
63589 Linsengericht 1
Tel.: 06051/914497, Fax: 06051/914498
E-Mail: schreiber@stiff-man.de

■ Versorgungskoordination

Die Versorgung der Patienten erfolgt durch den Hausarzt und Neurologen.

■ Redaktionskomitee

Prof. Dr. P. Henningsen, Psychosomatische Universitätsklinik TU München
Prof. Dr. T. Klockgether, Neurologische Universitätsklinik Bonn
Prof. Dr. W. Löscher, Neurologische Universitätsklinik Innsbruck
Prof. Dr. H.-M. Meinck, Neurologische Universitätsklinik Heidelberg
Prof. Dr. W. Scherbaum, Universitätsklinik für Endokrinologie, Diabetologie und Rheumatologie, Düsseldorf
Prof. Dr. H. Topka, Neurologische Klinik, Klinikum Bogenhausen, München
Prof. Dr. P. Vieregge, Klinik für Neurologie, Klinikum Lippe, Lemgo
PD Dr. V. Z'Graggen, Neurologische Universitätsklinik, Bern

Federführend: Prof. Dr. Hans-Michael Meinck, Neurologische Universitätsklinik Heidelberg, Im Neuenheimerfeld 400, 69120 Heidelberg, Tel.: 06221/567507, Fax: 06221/561772
E-Mail: hans-michael_meinck@med.uni-heidelberg.de

Entwicklungsstufe der Leitlinie: S1

■ Literatur

Bardutzky J, Tronnier V, Schwab S et al. Intrathecal baclofen for stiff-person syndrome: Life-threatening intermittent catheter leakage. Neurology 2003; 60: 1976–1978
Barker R, Revesz T, Thom M et al. Review of 23 patients affected by the stiff man syndrome: clinical subdivision into stiff trunk (man) syndrome, stiff limb syndrome, and progressive encephalomyelitis with rigidity. J Neurol Neurosurg Psychiatry 1998; 65: 633–640
Dalakas M, Fujii M, Li M et al. High-dose intravenous immune globulin for stiff person syndrome. N Engl J Med 2001; 345: 1870–1876
Henningsen P, Meinck H-M. Specific phobia is a frequent non-motor feature in stiff man syndrome. J Neurol Neurosurg Psychiatry 2003; 74: 462–465
Manto MU, Laute MA, Aguera M et al. Effects of anti-glutamic acid decarboxylase antibodies associated with neurological diseases. Ann Neurol 2007; 61: 544–551
Meinck HM, Thompson P. Stiff man syndrome and related conditions. Movement Disorders 2002; 17: 853–866

Neurotraumatologie und Erkrankungen von Wirbelsäule und Nervenwurzel

71 Querschnittlähmung

Was gibt es Neues?

- Die generelle Anwendung einer Methylprednisolon-Therapie wird wegen des unzureichenden Effekts und den gehäuften Nebenwirkungen (Infektionen) in vielen Ländern (insbesondere in Deutschland und der Schweiz) nicht mehr empfohlen.

Die wichtigsten Empfehlungen auf einen Blick

- Jede akute traumatische und nicht traumatische Querschnittlähmung erfordert initial eine intensivmedizinische Überwachung, da sie zu kardiovaskulären (Gefahr spinaler Minderperfusion, MAP über 80 mmHg, siehe http://www.spineuniverse.com/professional/acute-cervical-spine-injury-guide), pulmonalen, gastrointestinalen (Ileus) und urologischen Komplikationen führen kann.
- Nur bei isolierter traumatischer Rückenmarkschädigung wird die Anwendung des Methylprednisolon-Behandlungsschemas (NASCIS-III-Schema, Bracken et al. 1997; innerhalb von 8 Stunden nach Trauma über 23 Stunden) als mögliche Behandlungsoption diskutiert. Die Anwendung des NASCIS-II-Methylprednisolon-Behandlungsschemas bei polytraumatisierten Patienten wird nicht mehr empfohlen (Hulbert 2000, Short et al. 2000).
- Sofortige kontrollierte Blasendrainage.
- Alle Patienten mit Querschnittlähmung haben ein erheblich erhöhtes Risiko für eine Thromboembolie. Bei akuter Querschnittlähmung ist eine effiziente Thromboembolieprophylaxe indiziert, wobei spezifische Standards bei spinaler Querschnittlähmung nicht vorliegen. Eine effiziente Thromboseprophylaxe ist zwingend (z. B. Prophylaxe 1 × täglich entweder mit Enoxaparin: nicht gewichtsadaptiert, 40 mg über 3 Monate nach Unfall und 20 mg über weitere 3 Monate, oder mit Nadroparin: gewichtsadaptiert, bis 6 Wochen nach Vollmobilisation).
- Bei zervikalen und hoch-thorakalen Läsionen Entwicklung einer Ateminsuffizienz mit Entwicklung einer Beatmungspflichtigkeit beachten. Gestörte sympathische Innervation und überwiegender Vagotonus (cave: tracheales Absaugen führt zu Bradykardie oder sogar Asystolie).
- Regelmäßige En-bloc-Drehung des Körpers (alle 2–3 Stunden) zur Vermeidung von druckbedingten Hautulzera. Funktionelle Lagerung der Extremitäten zur Verminderung von lagerungsbedingten Komplikationen (wie Kontrakturen und „Pseudo-Sudeck" mit Schwellungen der oberen Extremitäten bei zervikalen Läsionen). Die Dokumentation des Lagerungsschemas wird empfohlen.
- Derzeit gibt es keine evidenzbasierten spezifischen Behandlungsschemata von muskuloskelettalen und neuropathischen Schmerzen bei Querschnittlähmung. Die Behandlung folgt den allgemeinen Empfehlungen zur Behandlung des Schmerzes (Attal et al. 2006, Schnitzer 2006).

■ Einführung

Die Behandlung von Patienten mit Querschnittlähmung ist ein komplexes Spezialgebiet im Bereich der hochspezialisierten und interdisziplinären Medizin. Die optimale zeitliche und fachmedizinische Vernetzung in der akuten Diagnostik und Behandlung von Patienten mit akuter Querschnittlähmung (medizinisch oder traumatisch) oder bei chronisch querschnittgelähmten Patienten, die eine spezifische medizinische Komplikation aufweisen (wie z. B. Urosepsis, Dekubitus, Lungenembolie etc.), ist eine wesentliche Voraussetzung, um einen bestmöglichen Behandlungserfolg zu erzielen.

■ Epidemiologie

In industrialisierten Staaten liegt die jährliche Inzidenz akuter traumatischer Rückenmarkläsionen bei 10–30 Fällen pro einer Million Einwohner. Männer sind mit ca. 70 % häufiger betroffen, das durchschnittliche Lebensalter bei Unfall liegt bei 40 Jahren (Cavigelli u. Curt 2000). Die Inzidenz nicht traumatischer Querschnittlähmungen (unter anderem Tumoren, spinale Durchblutungsstörungen, Myelitiden) ist nicht bekannt, jedoch steigt deren Häufigkeit mit der Alterung der Bevölkerung deutlich an. Unter den nicht traumatischen, nicht kompressionsbedingten Querschnittlähmungen wird die Multiple Sklerose als häufigste Ursache (43 %) angeben, gefolgt von systemischen Autoimmunerkrankungen (17 %), spinaler Ischämie (14 %), infektiöser Myelitis (6 %) und Strahlenmyelopathie (4 %) (De Seze et al. 2001).

Querschnittlähmung

■ Definition und Klassifikation

Begriffsdefinition

Querschnittlähmungen sind Folge von Schädigungen des Rückenmarks oder der Cauda equina traumatischer und nicht traumatischer (z.B. vaskulär, entzündlich, metabolisch, neoplastisch) Ursache mit akutem oder chronisch-progredientem Auftreten. Die neurologischen Symptome (Schmerzsymptome gehören zu den häufigsten Frühzeichen) und Ausfälle betreffen isoliert oder kombiniert motorische, sensible und autonome Funktionen. Die Folge sind motorische (initial schlaffe, dann spastische Para- bzw. Tetraplegie bei Rückenmarkläsion, schlaffe Paraparese bei Kaudaläsion), sensible (spinales sensibles Niveau mit darunter gelegener Hyp- bzw. Anästhesie und Hyp- bzw. Analgesie) und autonome Funktionsstörungen (neurogene Blasen-, Darm- und Sexualfunktionsstörung sowie Herz-Kreislauf-Dysregulation). Unterhalb der Rückenmarkläsion kommt es daher zu komplexen klinischen Ausfallssyndromen. Die Schwere der Ausfälle hängt von der Höhe, Komplettheit und Akuität der Rückenmarkläsion ab.

Klassifikation

Rückenmarkläsionen können – entsprechend der Läsionshöhe – zur Tetra- oder Paraparese/Paraplegie führen, wobei Letztere auch die Konus- und Kaudaläsionen umfasst. Etwa 45% der Patienten mit Rückenmarktraumen entwickeln eine Tetraplegie. Bei ca. 50% ist die Läsion inkomplett (Cavigelli u. Curt 2000). Die Einteilung der klinischen Rückenmarksyndrome erfolgt anhand der neurologischen Ausfälle, die von funktioneller und prognostischer Bedeutung sind:

- Das **Anterior-Cord-Syndrom** (traumatische Verletzung der vorderen 2 Drittel des Rückenmarks) mit vorwiegenden Ausfällen der Motorik und der Schmerz-/Temperaturwahrnehmung (die Hinterstrangbahnen sind weniger betroffen) weist die schlechteste Prognose auf.
- Das **Spinalis-anterior-Syndrom** mit vaskulär bedingter Schädigung der vorderen 2 Drittel des Rückenmarks (klinisch vergleichbare Ausfälle wie das Anterior-Cord-Syndrom) weist ebenfalls eine eher ungünstige Prognose auf.
- Das **Brown-Séquard-Syndrom** mit spinaler Halbseitenlähmung (ipsilaterale Parese und Verlust der Hinterstrangfunktion sowie kontralateralem Verlust der Schmerz- Temperaturwahrnehmung) und das **Central-Cord-Syndrom** (Verletzungen der zentralen Rückenmarkanteile, meist im Bereich der HWS) mit Ausfällen vorwiegend im Bereich der Arme zeigen meist eine gute Erholung der Steh- und Gehfunktion.
- Das **Posterior-Cord-Syndrom** mit vorwiegender Störung der Hinterstrangfunktion (spinale Ataxie, Hypästhesie) ist eher selten mit meist anhaltender Beeinträchtigung der Steh-/Gehfunktion.

■ Diagnostik

Bei jeder **akuten traumatischen Rückenmark-Konus-Kaudaläsion** basiert die Diagnostik auf der Anamneseerhebung (Unfallhergang, Zeitintervall seit Trauma, neurologische Defizite im Verlauf) und einer standardisierten klinisch-neurologischen Untersuchung entsprechend den International Standards for the Neurological Classification of Spinal Cord Injury (ISNCSCI) (Maynard et al. 1997, Waring et al. 2010). Bildgebung, neurophysiologische Untersuchungen (verbliebene Leitfähigkeit des verletzten Rückenmarks) und labortechnische Abklärungen (besonders bei Polytraumata) ergänzen die Diagnose und bestimmen das weitere therapeutische Vorgehen (▶ Abb. 71.1). Die exakte Bestimmung der spinalen Lähmungshöhe ist entscheidend, um die bildgebende Diagnostik gezielt einzusetzen. Zweitverletzungen der Wirbelsäule (in bis zu 10% der Fälle) müssen zuverlässig ausgeschlossen werden.

Bei einer **nicht traumatischen Querschnittlähmung** ist zusätzlich eine differenzialdiagnostische Abklärung erforderlich. Es müssen neben spinalen entzündlichen und raumfordernden Prozessen (▶ Abb. 71.2) Erkrankungen des Gehirns (z.B. Mantelkantensyndrom), periphere neurogene Erkrankungen (Plexopathien, Polyradikulitis, Polyneuritis) und neuromuskuläre Transmitterstörungen berücksichtigt werden. Nicht traumatische Querschnittsyndrome können klinisch verwechselt werden mit Mantelkantensyndrom (z.B. beidseitiger Infarkt im Versorgungsgebiet der A. cerebri anterior, Balkentumor), vertebrobasilärer Verschlusskrankheit (Basilaristhrombose, Man-in-the-Barrel-Syndrom bei Vertebralarterienverschluss), akut verlaufenden peripheren neurogenen Erkrankungen (Polyneuroradikulitis, akute motor-sensorische axonale Neuropathie, Plexopathien) sowie hochakut manifestierender Myasthenia gravis. Die psychogene Querschnittlähmung gilt als Ausschlussdiagnose (Übersicht bei Müllges et al. 1991).

> **Merke**
>
> Jedes akute oder rasch progrediente Rückenmarksyndrom erzwingt eine umgehende Diagnostik, die mindestens CT (Trauma), vorzugsweise MRT und bei nicht klärendem Ergebnis eine umgehend angeschlossene Liquoruntersuchung umfassen muss, weil bei einem Teil der Differenzialdiagnosen eine frühzeitige Intervention die Heilungschance (drastisch) verbessert. Wenn diese Untersuchungen nicht zur Verfügung stehen, muss der Patient an ein geeignetes Zentrum verlegt werden.

Querschnittlähmung

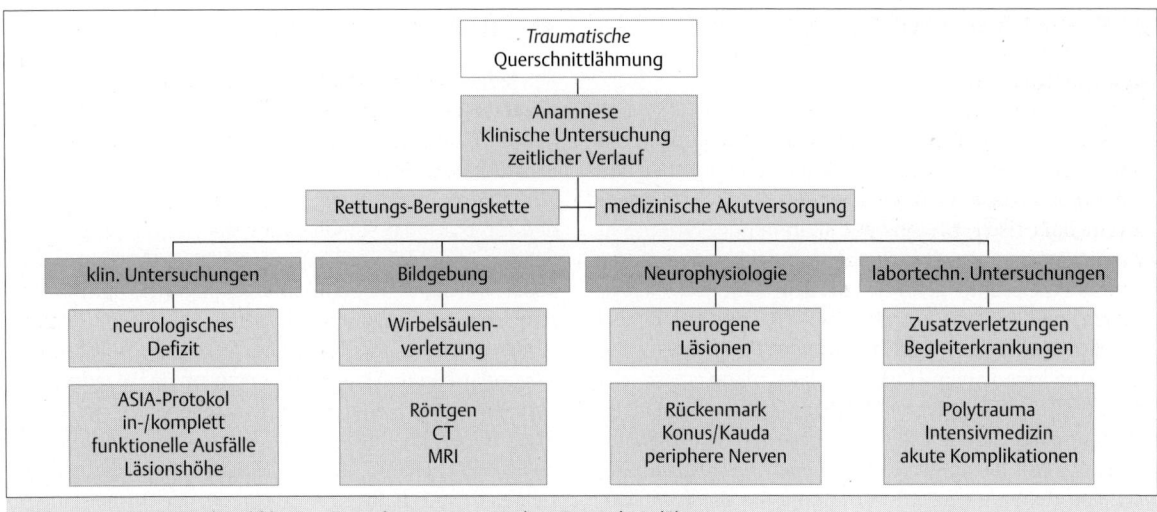

Abb. 71.1 Diagnostische Abklärung einer akuten traumatischen Querschnittlähmung.

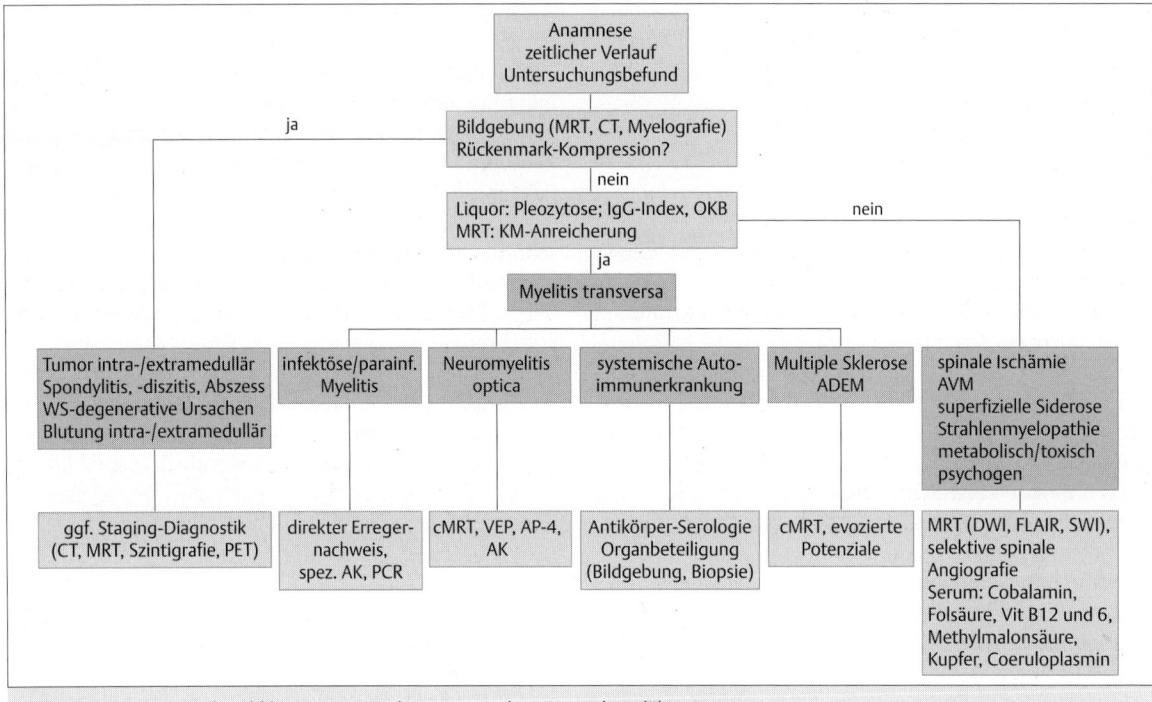

Abb. 71.2 Diagnostische Abklärung einer nicht traumatischen Querschnittlähmung.

Klinische Untersuchungen

- Anamnese (persönliche, Fremd-, Familie; Unterscheidung akut – chronisch; traumatisch – nicht traumatisch; hereditäre – angeborene Störungen; Konversionssymptome) mit Schmerzanamnese (neurogene, pseudoradikuläre, kausalgiforme, Phantomschmerzen)
- klinisch-neurologische Untersuchung motorischer – sensibler – autonomer Funktionen und Reflexe (unter Berücksichtigung des spinalen Schocks nach akuter, schwerer Rückenmarkläsion mit Areflexie und schlaffem Muskeltonus)
- Atemfunktion mit Atemfrequenz, Atemstoß und -tiefe (paradoxe Atmung, Schaukelatmung, besonders bei akuter Tetraplegie
- Blasenfunktion (sakrale Reflexe): initial Harnverhalt bei akontraktilem Detrusor im spinalen Schock und/oder bei Konus-/Kaudaläsion. Eine Überlaufblase ist durch die kontrollierte Urinableitung (suprapubischer/transurethraler Dauerkatheter, im Verlauf intermittierender Selbstkatheterismus) zu vermeiden. Im Verlauf (insbesondere nach spinalem Schock) ist die Ausbildung einer Detrusorüberaktivität (mit oder ohne Urininkontinenz) möglich (suprakonale Rückenmarkläsion).

- Mastdarmfunktion (sakrale Reflexe, Analsphinktertonus): initial neurogener Ileus, später Obstipation, paradoxe Diarrhö, Stuhlinkontinenz
- Sexualfunktion (psychogene – reflektorische Erektionen, Lubrifikation, posttraumatischer Priapismus bei akuter kompletter Tetraplegie)
- Sudomotorik (profuses – vermindertes Schwitzen, trockene Haut, Dermografismus)
- kardiovaskuläre Funktionen: Kontrolle von Blutdruck und Herzfrequenz (bradykarde Rhythmusstörungen, autonome Dysreflexie mit Blutdruckanstieg und Bradykardie, a- bzw. hyposympathotone Kreislaufdysregulation)
- Durchblutung der Extremitäten (traumatische Gefäßdissektion, arterielle Verschlusskrankheit, Ulcus cruris)
- Körpertemperatur (Hypothermie bzw. Hyperthermie bei gestörter Kontrolle des thermoregulatorischen Schwitzens)

Apparative Untersuchungen

- Nativ-Röntgenuntersuchung der Wirbelsäule (a.-p., seitlich, Schrägaufnahmen; gehaltene Funktionsaufnahmen bei Verdacht auf Instabilität, die auch bei scheinbar korrekter Stellung vorliegen kann)
- MRT (nativ plus Kontrast) zur Darstellung des Rückenmarks (und Wirbelsäule) in Höhe des Querschnittsyndroms (Kontusion, Infarkt, Entzündung, Blutung oder Abszess/Empyem)
- CT der Wirbelsäule (Fraktur, Wirbelkanaleinengung durch Knochenfragmente, Degeneration)
- Laboruntersuchungen von Liquor cerebrospinalis und Blut (Entzündungen, Infektionen, Stoffwechselstörungen, Tumorzellen)
- somatosensibel und magnetisch evozierte Potenziale (SSEP, MEP) (Curt u. Dietz 1999)
- ggf. differenzialdiagnostisch EMG und Neurografien
- neurourologische Untersuchungen (Restharn, Uroflowmetrie, im Verlauf Video-Urodynamik, Nierensonografie, bei Bedarf Urethro-Zystoskopie)
- kardiovaskuläre Untersuchungen (EKG, 24-h-EKG, Blutdruck-Monitoring)

Spezifische Untersuchungen

▶ Traumatische Rückenmarkläsion
- CT zur Darstellung von Frakturen und Dislokationen
- MRT zur Darstellung einer kompressiven oder nicht kompressiven Rückenmarkschädigung (ersatzweise im Notfall-Myelografie)
- Farbduplexsonografie oder MR-Angiografie der Aa. vertebrales bei lateralen Wirbelkörper-/Bogenfrakturen der HWS (A.-vertebralis-Dissektion)
- Sonografie/transösophageales Echo/CT von Thorax und Abdomen bei Trauma-Patienten. Innere Verletzungen (unklares Abdomen) sind bei Verlust der Schmerzwahrnehmung schwierig zu diagnostizieren.

▶ Rückenmarkkompression
- MRT
- Myelografie bei Kontraindikation von MRT (MRT unverträgliche Implantate)
- Tumorsuche (Sonografie des Abdomens, CT des Thorax, Szintigrafie, FDG-PET)

▶ Vaskulär bedingte Myelopathien
- diffusiongewichtetes MRT
- Eisen-sensitive MRT/Myelografie und dann selektive spinale Arteriografie bei epi- und intraduraler Blutung/Verdacht auf arteriovenöse Malformation/Durafistel
- Sonografie und CT des Abdomens zur Abklärung eines Aortenaneurysmas/einer Aortendissektion bei spinalem Infarkt

▶ Infektiöse Myelitis
- Viral – HSV, VZV, EBV, CMV, EBV, Coxsackie, Masern, Mumps, Röteln, Echo, HIV, FSME, Polio (rein motorisch): spezifische Antikörper im Serum und Liquor, PCR im Liquor
- Bakteriell – Sepsis: Blutkultur, Mikroskopie, Liquorkultur; Mykoplasmen, Listerien, Borrelien, Chlamydien: spezifische Antikörper im Serum und Liquor, PCR im Liquor
- Parasiten, Pilze (selten)

▶ Nicht erregerbedingte Myelitis
- parainfektiöse Myelitis: Masern, Röteln, Mumps, VZV, EBV, Tollwut (2–4 Wochen nach Infekt/Impfung; AK-Index)
- Multiple Sklerose (akute demyelinisierende Enzephalomyelitis, ADEM), Neuromyelitis optica Devic (siehe Leitlinie „Diagnostik und Therapie der Multiplen Sklerose" bzw. „Zerebrale Vaskulitis" der DGN 2008, Stüve u. Zamvil 1999, Höllinger et al. 2002)
- Kollagenosen, Immunvaskulitiden: ANA, ENA, ANCA, Komplement, Agglutinine (siehe Leitlinie „Zerebrale Vaskulitis" der DGN 2008)
- paraneoplastische Myelitis: SS-Ro, (siehe Leitlinie „Paraneoplastische Syndrome" der DGN 2008)
- idiopathische Querschnittmyelitis
  - nach Ausschluss der obigen Differenzialdiagnosen
  - 1–4 pro 1 Million Einwohner pro Jahr (= 50 % aller Myelitiden)
  - typischerweise symmetrische Symptome über 4–21 Tage progressiv

▶ Metabolisch bedingte Myelopathien
- Cobalamin, Methylmalonsäure. Homocystein bei Verdacht auf funikuläre Myelose
- Kupfer, Coeruloplasmin, mikrozytäre, hypochrome Anämie und Leukopenie bei Kupfermangel

Querschnittlähmung

■ Therapie

Generelle Akutbehandlung

- Jede akute traumatische und nicht traumatische Para- bzw. Tetraparese bzw. -plegie erfordert initial eine **intensivmedizinische Überwachung**, da sie zu lebensbedrohlichen kardiovaskulären, pulmonalen und gastrointestinalen Komplikationen führen kann. Dies gilt grundsätzlich auch für inkomplette Lähmungen – Ausnahmen bedürfen einer kritischen Einzelfallentscheidung.
- Die neurologischen Ausfälle sind engmaschig zu kontrollieren entsprechend dem ISNCSCI-Protokoll (frühzeitiges Erkennen des Anstiegs der spinalen Läsionshöhe und der Zunahme der Schwere der Ausfälle, z. B. durch Blutung etc.).
- Bei zervikalen und hoch-thorakalen Läsionen (insbesondere bei begleitenden Thorax- und Lungenkontusionen) ist mit der Entwicklung einer – bei Läsionen unterhalb C4 meist vorübergehenden – **Beatmungspflichtigkeit** zu rechnen (BGA, kontinuierliches SaO_2-Monitoring, Vitalkapazität kontrollieren).
- Bei Läsionen oberhalb Th6 bestehen eine gestörte sympathische Innervation des Herzens und ein Überwiegen des Vagotonus mit Bradykardie. Relevante Auswirkungen können sich auch erst im Lauf der ersten 24 Stunden entwickeln und erreichen die höchste Prävalenz nach 4 Tagen (Lehmann et al. 1987, Vale et al. 1997, Furlan u. Fehlings 2008).
- Überwachung und Behandlung des neurogenen Schocks mit Volumen und Katecholaminen (cave neurogenes Lungenödem) (Levi et al. 1993).
- Dysautonome Krisen mit hypertensiver Krise und begleitender Bradykardie (z.T. Herzfrequenz < 30/min), T-Negativierung im EKG, Schwitzen, Piloarrektion etc. können nach jederlei Art von Stimulus im gelähmten Bereich entstehen (Levi et al. 1993) (am häufigsten Blasenüberdehnung) und können am einfachsten durch Beintieflagerung und Entleerung der Blase behandelt werden.

> **Cave**
> Herzstillstand beim trachealen Absaugen, selten ist ein passagerer Herzschrittmacher notwendig.

- Kontinuierliche Aufrechterhaltung eines mittleren arteriellen Blutdrucks > 80 mmHg und ausreichende **Oxigenierung** über die erste Woche nach akutem (traumatischem) Querschnitt hat einen Einfluss auf die funktionelle Prognose (Levi et al. 1993, Tator 1984, Vale et al. 1997, Hulbert 2006).
- Eine sofortige **Blasendrainage** ist erforderlich zur Vermeidung einer Detrusorüberdehnung und sekundärer Pyelonephritiden bei Harnabflussstörungen.
- Die **Thromboembolieprophylaxe** wurde bislang nur mit niedermolekularen Heparinen in der Akutphase geprüft (Nadroparin: gewichtsadaptiert entsprechend den Standards in Orthopädie, oder Enoxaparin: nicht gewichtsadaptiert, 1 × täglich 40 mg über 6 Monate nach Läsion) (Green et al. 1994). Im subakuten Stadium ist auch eine Umstellung auf orale Antikoagulation (Acenocoumarol, Sintrom gemäß Gerinnungsmessung) mit einer Ziel-INR von 2,0–3,0 möglich.
- Bei akuter Tetraplegie sollte ein **zentraler Venenkatheter** gelegt werden, da häufig eine Infusionstherapie (autonom bedingte Hypotension) über mehrere Tage benötigt wird (Kristalloid, HAES). Ein Zugang über Armvenen sollte vermieden werden, da die Position der Arme und Hände kontinuierlich verändert werden muss (Lagerungstherapie).
- **Regelmäßige Umlagerung** sowie eine funktionell angepasste Lagerung des Körpers und der Extremitäten sind wichtig, um Kontrakturen der Gelenke und Druckulzera der Haut zu vermeiden. Eine En-bloc-Drehung des Körpers sollte alle 2–3 Stunden Tag und Nacht erfolgen.
- Eine frühzeitige und ausreichende **Schmerzmedikation** beugt der Chronifizierung des Schmerzes vor. Wegen der gestörten Darmmotorik sollte im Frühstadium auf Opiate verzichtet werden. Zur Schmerzlinderung können Kurzinfusionen mit Metamizol verabreicht werden. Bei Wiederauftreten der Darmmotilität kann auf Mefenaminsäure oder Paracetamol umgestellt werden.
- Frühe und **gezielte Behandlung von Infektionen** zur Vermeidung systemischer und neurologischer Verschlechterungen (Furlan et al. 2006, Riegger et al. 2009).
- **Prävention von Duodenal- und Magenulzera** mit Protonenpumpenhemmern.

> **Cave**
> Unbemerkte Entwicklung eines Magenulkus bei Verlust der viszeralen Schmerzempfindung.

- Die **Stuhlentleerung** sollte regelmäßig, mindestens jeden zweiten Tag, falls erforderlich durch Glyzerin-Suppositorien, initiiert werden. Prostigmin (s.c. 0,5 mg 3–4 × tägl.) kann appliziert werden, wenn sich die Darmtätigkeit nicht spontan erholt.

Spezifische Akutbehandlung

▶ **Akute traumatische Rückenmarkschädigung (Wirbelkörperfraktur, diskoligamentäre Instabilität, traumatische Diskushernie) mit Para-/Tetraparese**
- Rasche chirurgische Dekompression und Stabilisation (obwohl derzeit kein absolutes Zeitfenster nachgewiesen ist, wird eine frühe Dekompression empfohlen).
- Bei Patienten mit Instabilität oder Verdacht auf Instabilität der Wirbelsäule (mit und ohne Fehlstellung) Lagerung und Mobilisation nur mit Fachpersonal.

- Bei aufgeschobener operativer Stabilisierung aus vitaler Kontraindikation sorgfältigste konservative Lagerungsbehandlung (z. B. Extensionsbehandlung).
- Aus den 3 randomisiert-kontrollierten NASCIS-Studien (Bracken und Holford 1993, Bracken et al. 1997) wurde zunächst eine allgemeine Empfehlung einer Methylprednisolon-Gabe (initialer 1-h-Bolus von 30 mg/kg, in den folgenden 23 Stunden 5,4 mg/kg/h) bei akutem Rückenmarktrauma abgeleitet (Bracken u. Holford 2002) trotz eines nur gering ausgeprägten kurz-, mittel- und längerfristigen Nutzens (Nesathurai 1998). Diese Effekte konnten in mehreren ähnlich angelegten Studien nicht bestätigt werden (Pointillart et al. 2000, Hulbert 2006). Sicher ist, dass die Methylprednisolon-Gabe nach mehr als 24 Stunden (Bracken u. Holford 1993) und überwiegend wahrscheinlich auch bereits nach mehr als 8 Stunden post Trauma (Hugenholtz et al. 2002) nicht indiziert ist. Der beste Effekt wurde innerhalb der ersten 3 Stunden nach Trauma beobachtet. Eine allgemeine Empfehlung für Methylprednisolon bei traumatischer Querschnittlähmung wird von den meisten Fachgesellschaften nicht mehr ausgesprochen.

▶ **Akute nicht traumatische Rückenmarkschädigung**
- Bei **Kompression von Rückenmark/Kauda** durch Diskushernie, spinale Blutung, Tumor, spinales Engesyndrom muss eine rasche chirurgische Dekompression erfolgen. Je progredienter die Entwicklung einer Rückenmarkschädigung ist, desto rascher muss dekomprimiert werden. Bei Metastasen und kompletter Paraplegie sind die Erholungschancen nach 48 Stunden deutlich reduziert (Furstenberg et al. 2009).
- Bei **spinaler Raumforderung** mit Ödembildung ist – nach Ausschluss von spinalem Infarkt und kongestiver Myelopathie – hochdosiertes Kortison indiziert, z. B. als Bolus 40 mg Dexamethason i.v., dann 32 mg/d oral, mittelfristig 6–12 mg/d oral (jeweils morgens).
- Bei **radiosensiblen Tumoren** oder Metastasen muss entschieden werden, ob eine operative Dekompression und Stabilisation möglich ist. In diesem Fall sollte die Bestrahlung wegen möglicher Wundheilungsstörung zunächst zurückgestellt werden, andernfalls erfolgt die Bestrahlung umgehend (Abel et al. 2008).
- Bei **Spondylitis, -diszitis und Abszess** ist eine individuelle multidizplinäre Entscheidung über konservatives oder operatives Vorgehen erforderlich; spezifische Antibiose über zumeist mindestens 3 Monate.
- Bei **spinaler Ischämie** erfolgt die Diagnosestellung in der Regel außerhalb eines möglichen Lysefensters. Derzeit besteht keine Evidenz für eine endovaskuläre/gefäßchirurgische/thrombolytische Therapie bei spinaler Ischämie.
- Bei thorakalem **Spinalis-anterior-Syndrom** während einer Aorten- oder Herzoperation mit und ohne extrakorporale Zirkulation kann eine lumbale Liquordrainage erfolgen (Fedorow et al. 2010).
- Bei **bakterieller Myelitis** ist sofort eine empirische antibiotische Behandlung indiziert (Ceftriaxon 2 × 2 g, Ampicillin, Erythromycin 2 g/d i.v.), danach wird nach Antibiogramm behandelt (siehe Leitlinie „Bakterielle (eitrige) Meningoenzephalitis" der DGN 2012).
- Bei **viraler Myelitis** erfolgt umgehend die Gabe von Aciclovir (Aciclovir 5 × 10 mg/kg KG/d für 7–10 Tage, alternativ Famciclovir (3 × 250 mg oral) oder alternativ Brivudin (125 mg/d) (siehe Leitlinie „Virale Meningoenzephalitis" der DGN 2012).
- Bei **immunologisch bedingten Myelopathien** (MS, ADEM, Myelitis ohne Erregernachweis) Methylprednisolon 1000 mg/d über 3–5 Tage, außerdem Magenschutz und Thromboembolieprophylaxe (siehe Leitlinie „Diagnostik und Therapie der Multiplen Sklerose" der DGN 2012).
- Bei **Neuromyelitis optica** siehe Leitlinie „Diagnostik und Therapie der Multiplen Sklerose" der DGN 2012.
- Bei **systemischem Lupus erythematodes** immunsuppressive Therapie mit Methylprednisolon 1000 mg/d über 3–5 Tage, Magenschutz und Thromboembolieprophylaxe, evtl. plus Cyclophosphamid-Pulstherapie oder Plasmaaustausch (siehe Leitlinie „Zerebrale Vaskulitis" der DGN 2012).
- **Spinale Gefäßmalformation:** bei AVM Embolisation, vornehmlich endovaskulär, bei Kavernom mikrochirurgische Resektion (siehe Leitlinie „Spinale Gefäßmalformationen" der DGN 2012).
- Bei **funikulärer Myelose** Vitamin-B_{12}-Substitution (1000 µg/d i.m.) und Folsäure (15 mg/d i.m.).
- Bei **Kupfermangel-Myeloneuropathie** orale Kupfersubstitution (keine Zink-Kombipräparate, da sie den Kupfermangel verstärken), ggf. Kupfersulfat i.v. 1 mg/d (nur über die Internationale Apotheke erhältlich) (Kumar et al. 2005).
- Bei **Tauchunfall** hyperbare Dekompressionsbehandlung (siehe Leitlinie „Tauchunfall" der Gesellschaft für Tauch- und Überdruckmedizin, www.gtuem.org/198/Tauchmedizin/Leitlinie_Tauchunfall.html).
- Differenzialdiagnostisch müssen ggf. auch **psychogene Lähmungen** als Ausschlussdiagnose berücksichtigt werden (Müllges et al. 1991).

■ Komplikationen

- **Harnwegsinfekte (Zystitis, Pyelonephritis, Prostatitis, Epididymitis)** mit der Gefahr der Urosepsis, bedingt durch neurogene Harnblasenfunktionsstörungen, gehören zu den häufigsten Komplikationen. Alle Formen harnableitender Systeme (transurethraler/suprapubischer Dauerkatheter, intermittierender Katheterismus) zeigen im Vergleich zur restharnfreien Spontanentleerung eine erhöhte Infektionsrate und sind die häufigste Ursache für systemische Infektionen mit Fieber. Harnwegsinfekte und/oder eine unzureichend therapierte Harnblasenfunktionsstörung können bei Patienten mit autonomer Dysreflexie zu lebensbedrohlichen Blutdruckkrisen führen. Konkremente im Harntrakt (Nieren, Harnleiter, Harnblase) können als Folge

Querschnittlähmung

- einer durch die Querschnittlähmung bedingten Funktionsstörung des Harntraktes auftreten.
- Der **Dekubitus** ist eine häufige Komplikation, der bei nicht fachgerechter Lagerung schon in der Akutbehandlung auftritt. Die Therapie bei kleineren, oberflächlichen Läsionen ohne Infektion erfolgt primär konservativ mit Okklusionsverbänden und Lagerungsschema. Bei tiefreichender Ulzeration und bei Dekubitus in stark belasteten Regionen (Sitzbein) besteht die Indikation zur operativen Behandlung. Sonst eher zurückhaltende operative Indikationsstellung, um Reserven für im weiteren Verlauf manchmal unvermeidliche plastisch-chirurgische Verfahren (gestielte Lappenplastik) möglichst lange zu erhalten.
- Die **autonome Dysreflexie** tritt bei (in-)kompletter Rückenmarkläsion oberhalb von Th6 auf (Schurch 2001a). Es treten anfallsweise Symptome einer hypertonen Krise als Überreaktion des von seiner supraspinalen Kontrolle abgetrennten spinalen sympathischen Nervensystems auf. Der auslösende Reiz geht typischerweise von Blase oder Darm aus. Die Therapie der Wahl besteht in einer Ausschaltung des auslösenden Reizes.
- Die **posttraumatische Syringomyelie** entwickelt sich bei 4–5% der kompletten und inkompletten Rückenmarkläsionen ober- oder unterhalb des Läsionsbereichs innerhalb von 6 Monaten bis zu vielen Jahren (differenzialdiagnostisch ist die Syringomyelie von der posttraumatischen Zystenbildung durch Myelomalazie zu unterscheiden). Posttraumatische residuelle Kyphosen der Wirbelsäule oder Einengungen des Spinalkanals begünstigen die Entstehung einer Syrinx. Bei neurologischer Befundverschlechterung und Zunahme von Schmerzen oder Spastik ist eine operative Beseitigung der Liquorpassagestörung bzw. eine Liquordrainage angezeigt (Biyani u. El Masry 1994).
- Die **heterotope Ossifikation** ist eine Komplikation mit periartikulärer Knochenneubildung (die Gelenke selber sind nicht betroffen) hauptsächlich im Bereich der Hüfte (Schurch 2001b). Sie wird durch ein semiquantitatives 3-Phasen-Szintigramm (aktivierte Frühphase) diagnostisch gesichert. Die Therapie besteht in einer Bestrahlung des betroffenen Gewebes (2 Gy an 5 aufeinanderfolgenden Tagen) in Kombination mit der Gabe von Indometacin (100 mg 3 × tägl.) über 3 Monate. Nach Abschluss der Knochenbildung (Normalisierung der Aktivität in der Szintigrafie) kann deren operative Entfernung zur Verbesserung der Mobilität angezeigt sein (Meiners et al. 1997).
- Ein **spastischer Muskeltonus** entwickelt sich bei einer spinalen Läsion nach einer Phase des spinalen Schocks, die wenige Tage bis mehrere Wochen/Monate andauern kann (Hiersemenzel et al. 2000). Eine antispastische medikamentöse Therapie sollte nur dann eingeleitet werden, wenn Tonuserhöhung und/oder einschießende Spasmen zu einer funktionellen Verschlechterung oder erheblichen Schmerzen führen (häufig bei immobilen Patienten zur Pflegeerleichterung; Dietz 1998). Bei therapieresistenter Spastik hat sich (bei restriktiver Indikationsstellung) die Anlage einer Baclofen-Pumpe bewährt (Coffey et al. 1993). Bei fokaler Spastik (einschließlich des überaktiven M. detrusor vesicae) eignet sich die Injektion von Botulinum-Toxin (Schurch et al. 2000).
- Schmerzhafte **Gelenkkontrakturen** gehören zu den Komplikationen, deren Auftreten schon früh vorgebeugt werden muss (Lagerung, passives und aktiv-assistiertes Durchbewegen), da sie später kaum konservativ zu beheben sind. Das Zeitintervall zwischen Trauma und Kontrakturausbildung kann wenige Wochen bis Monate betragen und korreliert nur bedingt mit der Tonuserhöhung.

■ Frührehabilitative Maßnahmen

- Rehabilitative Maßnahmen sollten bereits auf der Intensivstation bzw. in der Frühphase der Querschnittlähmung erfolgen, um Sekundärkomplikationen zu vermeiden.
- Bei in-/kompletter Querschnittlähmung umfasst die Prävention die Vermeidung von Fehlhaltung und Fehlbelastung durch einseitige Überbeanspruchung von zum Teil erhaltenen Muskelfunktionen.
- Im Frühstadium ist zur Anpassung des Kreislaufs (a-/hyposympathikotone Blutdruckdysregulation) eine kontrollierte Mobilisation auf der Bettkante und im Rollstuhl erforderlich.
- Zur Erhaltung und Stärkung der verbliebenen motorischen Fähigkeiten sowie zur Vermeidung von Komplikationen wie Kontrakturen sind kombinierte physio-/ergotherapeutische passive und aktive Übungsbehandlungen sowie funktionelles Training angezeigt (z.B. spezielle Handlagerung zum Erreichen einer aktiven Funktionshand, evtl. in Kombination mit funktioneller elektrischer Stimulation); Lokomotionstraining zur Wiedererlangung der Gehfähigkeit bei inkompletter Rückenmarkläsion (Übersicht bei Dietz 2002, Dietz u. Curt 2006).
- Die Pflege umfasst spezielle Maßnahmen besonders für die Körperlagerung zur Dekubitusprophylaxe (Lagerungsschema, Hautkontrolle von Druckstellen, spezielle Betten/Matratzen in der Frühphase).
- Störungen der Blasen-, Darm- und Sexualfunktion erfordern ein spezifisches medizinisches und pflegerisches Management (Blasenentleerungsschema mit Restharnkontrollen, Erlernen des intermittierenden Selbstkatheterismus, medikamentöse Therapie einer Detrusorüberaktivität) sowie die Erarbeitung eines individuellen Blasen- und Darmmanagements entsprechend den kognitiven und manuellen Fähigkeiten (z.B. S2-Leitlinie „Die überaktive Blase" der Deutschen Gesellschaft für Urologie; zur Behandlung der neurogenen Sexualfunktionsstörung siehe Übersicht bei Chaliha et al. 2010). Hilfreich ist ein Defäkationsschema mit Kontrolle der Rektumampulle (siehe Empfehlungen des Arbeitskreises Darmmanagement Querschnittgelähmter 2011).

- Atemtherapie ist bei allen tetra- und hoch-paraplegischen Patienten notwendig, um einen pulmonalen Sekretstau (verminderter Hustenstoß) und Atelektasen (Minderbelüftung bei reduzierter Vitalkapazität) zu vermeiden. Es besteht ein erhöhtes pulmonales Infektionsrisiko.
- Patienten mit Tetraplegie können eine gestörte Regulation der Körpertemperatur bei beeinträchtigtem Schwitzen und Kältezittern aufweisen. Es besteht deshalb bei zu hoher und zu niedriger Umgebungstemperatur die Gefahr der Überwärmung bzw. Unterkühlung.
- Bei fehlender Schmerz-/Temperaturwahrnehmung besteht die Gefahr von Verbrennungen, z.B. mit heißem Wasser (beim Waschen oder durch heiße Getränke). Diese werden von den Patienten häufig zu spät bemerkt.
- Frühzeitige Anmeldung zur umfassenden Rehabilitation in einem spezialisierten Querschnittzentrum.

■ Redaktionskomitee

PD Dr. R. Abel (DMGP), Krankenhaus Hohe Warte Bayreuth
Dr. H. Brunner (DGNR), Schön-Klinik Bad Aibling
Prof. Dr. A. Curt (SNG), University of Zürich, Paraplegikerzentrum Uniklinik Balgrist, Zürich
Prof. Dr. C. Hopf (DWG), Lubinus-Klinik Kiel
PD Dr. T. M. Kessler (SGU), Neuro-Urologie, Paraplegikerzentrum, Universitätsklinik Balgrist, Zürich Prof. E. Koenig (Vorsitzender der DGNR), Schön-Klinik Bad Aibling
Prof. Dr. C. Knop (DGU), Klinik für Unfallchirurgie und Orthopädie, Katharinenhospital, Klinikum Stuttgart
Prof. Dr. med. U. Liljenqvist (DWG), Franziskus-Hospital Münster
Dr. D. Maier (DMGP), Berufsgenossenschaftliche Unfallklinik Murnau
Dr. U. Mehnert (SGU), Urologische Klinik, Marienhospital Herne, Klinikum der Ruhr-Universität Bochum
Dr. J. Moosburger (DMGP), Klinikum Karlsbad-Langensteinbach
PD Dr. W. Müllges, Neurologische Klinik, Universitätsklinikum Würzburg
PD Dr. M. Schubert (SNG), University of Zürich, Paraplegikerzentrum Uniklinik Balgrist, Zürich
Prof. Dr. Dr. J. Schwab (DGN), Klinik und Poliklinik für Neurologie & Experimentelle Neurologie, Charité – Universitätsmedizin, Berlin
Prof. Dr. C. Thomé (DGNC), Universitätsklinik für Neurochirurgie, Medizinische Universität Innsbruck
Prof. Dr. N. Weidner (DGN), Klinik für Paraplegiologie, Universitätsklinik Heidelberg

Federführend: Prof. Dr. Armin Curt, FRCPC, Paraplegikerzentrum, Universitätsklinik Balgrist, Forchstrasse 340, CH-8008 Zürich
E-Mail: Armin.Curt@balgrist.ch

Entwicklungsstufe der Leitlinie: S1

■ Literatur

Abel R, Keil M, Schläger E et al. Posterior decompression and stabilization for metastatic compression of the thoracic spinal cord: is this procedure still state of the art? Spinal Cord 2008; 46: 595–602

Attal N, Cruccu G, Haanpää M et al.; EFNS Task Force. EFNS guidelines on pharmacological treatment of neuropathic pain. Eur J Neurol 2006; 13: 1153–1169

Biyani A, El Masry WS. Postraumatic syringomyelia: a review of the literature. Paraplegia 1994; 42: 723–731

Bracken MB, Holford TR. Effects of timing of methylprednisolone or naloxone administration on recovery of segmental and long-tract neurological function in NASCIS 2. J Neurosurg 1993; 79: 500–507

Bracken MB, Holford TR. Neurological and functional status 1 year after acute spinal cord injury: estimates of functional recovery in National Acute Spinal Cord Injury Study II from results modeled in National Acute Spinal Cord Injury Study III. J Neurosurg. 2002; 96 (Suppl. 3): 259–266

Bracken MB, Shepard MJ, Holford TR et al. Administration of methylprednisolone for 24 or 48 hours or tirilazad mesylate for 48 hours in the treatment of acute spinal cord injury. Results of the Third National Acute Spinal Injury Randomized Controlled Trial. National Acute Spinal Cord Study. J Am Med Ass 1997; 277: 1597–1604

Cavigelli A, Curt A. Differentialdiagnose der akuten Rückenmarkerkrankungen. Therap Umschau 2000; 57: 657–660

Chaliha C, Dalton CM, Elneil S et al. Evaluation and management of neurogenic sexual dysfunction. In: Fowler CJ, Panicker JN, Emmanuel A, eds. Pelvic organ dysfunction in neurological disease: clinical management and rehabilitation. Cambridge: Cambridge University Press; 2010

Coffey RJ, Cahill D, Sters W et al. Intrathekal baclofen for intractable spasticity of spinal origin: results of a long-term multicenter study. J Neurosurg 1993; 78: 226–232

Curt A, Dietz V. Electrophysiological recordings in patients with spinal cord injury: significance for predicting outcome. Spinal Cord 1999; 37: 157–165

De Seze J, Stojkovic T, Breteau G et al. Acute myelopathies. Clinical, laboratory and outcome profiles in 79 cases. Brain 2001; 124: 1509–1521

Dietz V. Syndrom der Spastischen Parese. In: Brandt T, Dichgans J, Diener C, Hrsg. Therapie und Verlauf urologischer Erkrankungen. Stuttgart: Kohlhammer; 1998

Dietz V. Proprioception and locomotor disorders. Nature Rev Neurosci 2002; 3: 781–790

Dietz V, Curt A. Neurological aspects of spinal cord repair: promises and challenges. Lancet Neurol 2006; 5: 688–694

Fedorow CA, Moon MC, Mutch WA et al. Lumbar cerebrospinal fluid drainage for thoracoabdominal aortic surgery: rationale and practical considerations for management. Anesth Analg 2010; 111: 46–58

Furlan JC, Fehlings MG. Cardiovascular complications after acute spinal cord injury: pathophysiology, diagnosis, and management. Neurosurg Focus. 2008; 25: E13

Furlan JC, Krassioukov AV, Fehlings MG. Hematologic abnormalities within the first week after acute isolated traumatic cervical spinal cord injury: a case-control cohort study. Spine 2006; 31: 2674–2683

Furstenberg CH, Wiedenhofer B, Gerner HJ et al. The effect of early surgical treatment on recovery in patients with metastatic compression of the spinal cord. J Bone Joint Surg Br 2009; 91: 240–244

Green D, Chen D, Chmiel JS et al. Prevention of thromboembolism in spinal cord injury: role of low molecular weight heparin. Arch Phys Med Rehabil 1994; 75: 290–292

Hiersemenzel LP, Curt A, Dietz V. From spinal shock to spasticity. Neuronal adaptation to a spinal cord injury. Neurology 2000; 54: 1574–1582

Höllinger P, Sturzenegger M, Mathis J et al. Acute disseminated encephalomyelitis in adults: A reappraisal of clinical, CSF, EEG and MRI findings. J Neurol 2002; 249: 320–329

Hugenholtz H, Cass DE, Dvorak MF et al. High-dose methylprednisolone for acute closed spinal cord injury – only a treatment option. Can J Neurol Sci 2002; 29: 227–235

Hulbert RJ. Methylprednisolone for acute spinal cord injury: An inappropriate standard of care. J Neurosurg (Spine) 2000; 93: 1–7

Hulbert RJ. Strategies of medical intervention in the management of acute spinal cord injury. Spine 2006; 31 (Suppl. 11): S16–S21; discussion S36

Kumar N, Elliott MA, Hoyer JD et al. Myelodysplasia, myeloneuropathy, and copper deficiency. Mayo Clin Proc 2005; 80: 943–946

Lehmann KG, Lane JG, Piepmeier JM et al. Cardiovascular abnormalities accompanying acute spinal cord injury in humans: incidence, time course and severity. J Am Coll Cardiol 1987; 10: 46–52

Levi L, Wolf A, Belzberg H. Hemodynamic parameters in patients with acute cervical cord trauma: description, intervention, and prediction of outcome. Neurosurgery 1993; 33: 1007–1016; discussion 1016–1017

Maynard FM, Bracken MB jr, Creasey G et al. International standards for neurological and functional classification of spinal cord injury. Spinal Cord 1997; 35: 266–274

Meiners T, Abel R, Böhm V et al. Resection of heterotopic ossification of the hip in spinal cord injured patients. Spinal Cord 1997; 35: 443–445

Müllges W, Ferbert A, Buchner H. Transcranial magnetic stimulation in psychogenic paralysis. Nervenarzt 1991; 62: 349–353

Nesathurai S. Steroids and spinal cord injury: revisiting the NASCIS 2 and NASCIS 3 trials. J Trauma 1998; 45: 1088–1093

Pointillart V, Petitjean ME, Wiart L et al. Pharmacological therapy of spinal cord injury during the acute phase. Spinal Cord 2000; 38: 71–76

Riegger T, Conrad S, Schluesener HJ et al. Immune depression syndrome following human spinal cord injury (SCI): a pilot study. Neuroscience 2009; 158: 1194–1199

Schnitzer TJ. Update on guidelines for the treatment of chronic musculoskeletal pain. Clin Rheumatol 2006; 25 (Suppl. 1): S22–S29

Schurch B. Autonome Dysreflexie. In: Dietz V, Hrsg. Klinik der Rückenmarkschädigung. Stuttgart: Kohlhammer; 2001a: 238–247

Schurch B. Heterotope Ossifikation. In: Dietz V. Hrsg. Klinik der Rückenmarkschädigung. Stuttgart: Kohlhammer; 2001b: 254–260

Schurch B, Stöhrer M, Kramer G et al. Botulinum-A-toxin for treating detrusor hyperreflexia in spinal cord injured patients: a new alternative to anticholinergic drugs? J Urol 2000; 164: 692–697

Short DJ, El Masry WS, Jones PW. High dose methylprednisolone in the management of acute spinal cord injury – a systematic review from a clinical perspective. Spinal Cord 2000; 38 273–286

Spine Universe. Guidelines for the management of acute cervical spine and spinal cord injuries. www.spineuniverse.com/professional/acute-cervical-spine-injury-guide.

Stüve O, Zamvil SS. Pathogenesis, diagnosis, and treatment of acute disseminated encephalomyelitis. Curr Opin Neurol 1999; 12: 395–401

Tator CH. Vascular effects and blood flow in acute spinal cord injuries. J Neurosurg Sci 1984; 28: 115–119

Vale FL, Burns J, Jackson AB, et al. Combined medical and surgical treatment after acute spinal cord injury: results of a prospective pilot study to assess the merits of aggressive medical resuscitation and blood pressure management. J Neurosurg 1997; 87: 239–246

Waring WP, Biering-Sorensen F, Burns S et al. 2009 review and revisions of the International Standards for the Neurological Classification of Spinal Cord Injury. J Spinal Cord Med 2010; 33: 346–352

72 Beschleunigungstrauma der Halswirbelsäule

Was gibt es Neues?

Die Leitlinien wurden mit deutschsprachigen Experten der Nachbarländer Österreich und Schweiz abgestimmt und die Therapieempfehlungen erweitert.

Die wichtigsten Empfehlungen auf einen Blick

- Entscheidend für die Bewertung ist eine detaillierte Anamnese des Verletzungsgeschehens unter Berücksichtigung aller verfügbaren Quellen.
- Ebenso wichtig ist eine gründliche körperliche Untersuchung unter Berücksichtigung psychischer Aspekte des Verletzungserlebens. Ein traumatisches Erleben des Unfalls bzw. eine akute Belastungsreaktion nach dem Unfall sowie psychische Störungen in der Vorgeschichte erhöhen das Risiko anhaltender Beschwerden und sollten erfasst werden. Bei drohender Chronifizierung soll eine psychische Komorbidität abgeklärt und ggf. behandelt werden.
- Daraus abgeleitet soll so früh und definitiv wie möglich der Verletzungsschweregrad nach einem anerkannten Klassifizierungsschema festgelegt werden.
- Apparative Zusatzuntersuchungen sind streng zu indizieren und dem Einzelfall entsprechend zu selektieren, Über- wie Unterdiagnostik sind zu vermeiden.
- Neben einer umfangreichen und angemessenen Aufklärung über Geschehen, Befund und vermutlichen Verlauf sollen den Empfehlungen entsprechende Maßnahmen zeitgerecht und konsequent ergriffen werden.
- Standard ist heute die möglichst frühzeitige aktivierende konservative Behandlung; eine langfristige Immobilisation oder eine übertrieben pessimistische Haltung ist, da prognostisch ungünstig, zu vermeiden.
- Unterstützend können z. B. Analgetika, Muskelrelaxanzien, bei Gefahr chronischer Verläufe auch physikalische Verfahren, Antidepressiva oder Psychotherapie eingesetzt werden.
- In den seltenen Fällen schwerer Verletzungen ist die frühzeitige Einbeziehung von Nachbardisziplinen obligat (Orthopädie, Neurochirurgie).
- So früh wie möglich sollen Rechtsstreitigkeiten beigelegt und eine Rückkehr in den Beruf angestrebt werden.

■ Definition und Klassifikation

Vorbemerkungen

Die Halswirbelsäulendistorsion (HWS-D) nimmt insofern eine Sonderstellung ein, als sie häufiger als viele andere Verletzungen im Rahmen entschädigungspflichtiger Unfälle auftritt, typischerweise beim Pkw-Heckaufprall. Daher können auch versicherungstechnische, juristische und psychische Momente in das Erscheinungsbild einfließen. In den letzten 3 Jahrzehnten nahm eine wachsende Zahl von Geschädigten deshalb ärztliche Hilfe in Anspruch (Haldeman et al. 2008). Die vorliegende Leitlinie liefert keine Grundlagen für eine gutachterliche Bewertung eines HWS-Beschleunigungstraumas (HWS-BT), gutachterliche Aspekte werden in einer eigenen Leitlinie gewürdigt (Deutsche Gesellschaft für Neurowissenschaftliche Begutachtung, DGNB). Es handelt sich um ein sowohl absolut wie relativ (bezogen auf Pkw-Unfälle) häufiges Geschehen. Erhebliche nationale Unterschiede weisen auf die Bedeutung gesetzlicher Regelungen, kultureller Besonderheiten und Voreinstellungen bzw. Erwartungshaltungen hin. Die Diskussion über die Folgen derartiger Verletzungen wird nicht zuletzt deshalb bis heute kontrovers geführt (Malleson 2002).

90–95 % aller Verletzungen sind als leicht bis mäßig einzustufen (Schweregrad 0–II, Quebec-Task-Force-[QTF-]Klassifikation, modifiziert nach Spitzer et al. 1995). Gerade für die häufigen leichteren Verletzungsgrade sind aber objektive Daten spärlich, was beim Fehlen einer genügenden Evidenz zu diversen pragmatischen interdisziplinären Konsensfindungen führte (Moorahrend 1993). Da HWS-D fast immer ohne Erinnerungslücke erlebt werden, kommt einem erlebnisreaktiven bzw. vorstellungsbedingten oder psychovegetativen Moment große Bedeutung zu. Durch einen fiktiven Heckaufprall konnte nämlich gezeigt werden, dass rund 20 % aller Involvierten zeitweise über Beschwerden klagten, obwohl eine relevante biomechanische Verletzung nicht vorlag (Castro et al. 2001). Biomechanische Faktoren alleine können insofern weder Ausmaß noch Dauer langdauernder nachfolgender Beeinträchtigungen erklären. Hierzu bedarf es eines biopsychosozialen Konzepts (McLean et al. 2006, Sterling et al. 2006), in dem sowohl die initiale Schmerzstärke und das subjektive Erleben des Unfalls als auch soziale Verstärkersysteme (z. B. Kompensationszahlungen) und die Aktivierung des stressverarbeitenden Systems berücksichtigt werden (Kongsted et al. 2008, Sullivan et al. 2009). Weiterhin ist mittlerweile gesichert, dass die prätraumatische Existenz von Angst und Depression die Wahrscheinlichkeit posttraumatischer Beschwerdeanga-

Beschleunigungstrauma der Halswirbelsäule

ben und von Entschädigungszahlungen erhöht (Mykletun et al. 2011).

Eine unmittelbare strukturelle Verletzung des Gehirns ist bei der HWS-D ohne zusätzliches Schädel-Hirn-Trauma nicht nachgewiesen (Schnider et al. 2000). Es können aber bei allen QTF-Graden Hörstörungen, Schwindel, Tinnitus, Kopfschmerz, Konzentrations- und Gedächtnisstörungen, Dysphagie und eine Schmerzhaftigkeit der Kiefergelenke geklagt werden (Spitzer et al. 1995). Diesen Symptomen ist im Hinblick auf die mögliche Entwicklung eines chronischen Geschehens Rechnung zu tragen. Beschwerden im Sinne eines „zervikoenzephalen Syndroms" sind bis heute pathophysiologisch nicht geklärt. Insbesondere im Stadium der Chronifizierung scheinen hierbei Mechanismen wie psychovegetative Symptome im Rahmen des Schmerzes, Korrelate des subjektiven Schmerzerlebens, -verarbeitens und -verhaltens sowie andere erlebnisreaktive Momente eine Rolle zu spielen (Poeck 1999, Ferrari et al. 2002, Alexander 2003, Peolsson u. Gerdle 2004, Richter et al. 2004).

Verletzungsmechanismus

Auslösend ist eine brüske passive, aufgezwungene, meist unerwartet einwirkende Beschleunigung (typischerweise Heckaufprall), die ausreicht, um eine relevante Translations- und/oder Retroflexionsbewegung der HWS hervorzurufen (Walz 1994, Keidel 2003). Wirkt die Kraft von vorne oder seitlich ein, darf ein analoger Mechanismus angenommen werden. Die Bewegung kann durch eine Rotation bzw. Torsion des Kopfes um die Körperlängsachse – etwa bei im Aufprallzeitpunkt nach rückwärts gedrehter HWS (DiStefano 1999) – kompliziert werden. Die einwirkenden Kräfte belasten die Muskulatur vornehmlich der oberen HWS, den Bandapparat und in schweren Fällen auch die Gelenke und das Skelett. Dadurch werden ab einem bestimmten Beschleunigungsgrad die Hals-Nacken-Muskulatur und der passive Halteapparat in Mitleidenschaft gezogen.

Eine biomechanisch begründbare Annahme ist, dass bei Heckkollisionen die kollisionsbedingte Geschwindigkeitsänderung des betroffenen Fahrzeugs um 10 km/h oder weniger im Normalfall nicht ausreicht, um eine nennenswerte HWS-Verletzung zu erzeugen (Elbel et al. 2009). Ausnahmen bedürfen einer nachvollziehbaren Begründung aufgrund der gesamten medizinischen Evidenz (initial erhobene Befunde, vorbestehende schwere degenerative HWS-Veränderungen oder -instabilität, Morbus Bechterew, Polyarthritis). Vorausgegangene Distorsionen können die Auswirkung nachfolgender verstärken. Beschleunigungen oder Verzögerungen, wie sie z. B. beim forcierten Anfahren oder starken aktiven Abbremsen (Vollbremsung) auftreten, sind nicht geeignet, eine HWS-D hervorzurufen. Korrekt eingestellte Kopfstützen mildern die Auswirkung einer von rückwärts einwirkenden Akzeleration erheblich (Sturzenegger et al. 1994). Sicherheitsgurte, Airbags und Seitenairbags verhindern den harten Anprall des Kopfes oder schwächen ihn ab. Kommt

es dennoch dazu, können eine Schädelprellung, Commotio cerebri (Schädel-Hirn-Trauma I. Grades) oder – äußerstenfalls – Contusio cerebri (Schädel-Hirn-Trauma II. und III. Grades) resultieren. Diese bedürfen einer eigenständigen Beurteilung (s. Leitlinie „Schädel-Hirn-Trauma im Erwachsenenalter" der DGV, AWMF-Registernummer 008-001). Grundsätzlich sollte bis zum morphologischen Nachweis nicht automatisch von einer HWS-Verletzung, sondern von HWS-Beschwerden nach Distorsion gesprochen werden.

Pathophysiologie und Biomechanik

Als Erklärung der meist mit einer Latenz von Stunden auftretenden und nach einem Mehrfachen dieser Zeit über Tage bis Wochen abklingenden muskelkaterartigen Nackenschmerzen und einer muskulären bzw. bindegewebigen „Nackensteife" wird eine durch die mechanische Gewebeschädigung verursachte entzündlich-reparative Gewebereaktion angesehen. Beim Menschen wurden autoptisch Strukturläsionen in der Muskulatur, im Anulus fibrosus der zervikalen Bandscheiben, in den Längsbändern der HWS und den Facettengelenken gefunden. Die Daten dazu sind aber insgesamt spärlich und brauchbare weiterführende pathoanatomische Befunde liegen kaum vor. Mit den üblichen bildgebenden Verfahren (spinales Röntgen-Computertomogramm [CT], Kernspintomogramm [MRT]) lassen sich solche Schädigungen in der Regel nicht darstellen. Eine Verletzung der Ligg. alaria wurde früher überbewertet (Pfirrmann et al. 2000, Poeck 2002, Hartwig et al. 2004). Knöcherne Verletzungen mit beispielsweise Vorderkantenabsprengungen, Wirbelgleiten oder gar einer wesentlichen Verengung des Sagittaldurchmessers des knöchernen Wirbelkanals sind sehr selten (Schweregrad nach Quebeck Task Force: QTF IV). Auch nervale Strukturen werden nur selten in Mitleidenschaft gezogen (QTF III/IV). Dafür sind insbesondere die immer ausgefeilteren passiven Sicherheitsvorkehrungen und Rückhaltesysteme verantwortlich (Jakobsson et al. 2000).

Kräfte, die bei einem Unfallereignis auf die beteiligten Personen einwirken, können nur aufgrund vieler Parameter (Geschwindigkeiten, Richtung, Masse der Fahrzeuge etc.) berechnet werden. Eine biomechanische Analyse unter Berücksichtigung der technischen Unfallanalyse erlaubt unter Einbeziehung individueller Faktoren wie Alter oder Konstitution in gewissem Umfang Aussagen darüber, ob die physikalischen Parameter posttraumatische Beschwerden erklären können. Sie gestattet es, die Schwere des Unfallereignisses näher einzugrenzen.

Nervale Läsionen

Nervenschädigungen können resultieren durch:
- Einengung der Foramina intervertebralia mit temporärer oder anhaltender Beeinträchtigung der austretenden Nervenwurzeln (C2 bis C8), z. B. durch traumatische Diskusprotrusion, -prolaps oder -herniation (selten)

- Zerrung peripherer nervaler Strukturen, etwa des Plexus brachialis oder von Einzelnerven (selten)
- Schädigung der in den Foramina transversaria verlaufenden Aa. vertebrales, evtl. auch der Karotiden und des sie umkleidenden autonomen Nervengeflechts, einschließlich Dissektionen (sehr selten)
- Kompression des Zervikalmarks, z. B. durch HWS-Gefügeschaden (Fraktur, Luxation, Listhesis; sehr selten)
- Gefäß-Nervenbündel-Enge, etwa Thoracic-Outlet-Syndrom bei relativer Enge der Skalenuslücke (sehr selten)

Klassifikation

Die Einteilung und Schweregradbestimmung erfolgen international zunehmend in Anlehnung an die Quebec Task Force (QTF, modifiziert nach Spitzer et al. 1995; ▶ Tab. 72.1). Die modifizierte Einteilung nach Erdmann (Keidel 1998; ▶ Tab. 72.2) wird hier noch aufgeführt, da sie trotz zunehmend geringerer Bedeutung im deutschsprachigen Raum weiterhin gebräuchlich ist. Die beiden Tabellen entsprechen sich nicht exakt. Näherungsweise gilt: Erdmann 0 = QTF 0, Erdmann I = QTF I/II, Erdmann II = QTF II, Erdmann III = QTF III/IV, Erdmann IV hat keine gute QTF-Entsprechung.

Die vorliegende Leitlinie liefert keine Grundlagen für eine gutachterliche Bewertung einer HWS-BT, gutachterliche Aspekte werden in einer eigenen Leitlinie gewürdigt.

■ Diagnostik

Eine frühzeitige, gezielte Diagnostik nach einem HWS-BT ist geeignet, zeitnah eine adäquate Therapie einzuleiten und insofern die Häufigkeit langdauernder Verläufe mit der Gefahr der Chronifizierung von Beschwerden zu verringern.

▶ Notwendige Diagnostik

- genaue Anamnese, wo immer möglich und von Bedeutung auch Fremdanamnese, prätraumatische Anamnese, Nachanamnese und Einsicht in die Protokolle des Erstuntersuchers oder -aufnehmers (Polizei, D-Arzt, erstversorgendes Krankenhaus), vorzugsweise vom Verletzungstag. Annahmen zum Unfallhergang aus dem Polizeibericht und der Patientenanamnese bedürfen oft einer Verifikation aus technischer und biomechanischer Sicht (Walz 1994).
- körperliche Untersuchung mit Dokumentation von komplettem Neurostatus inklusive klinischer Gleichgewichtsprüfung, psychopathologischem Status (Hinweis auf akute Belastungsreaktion?) und osteomuskulärem Befund
- Röntgenaufnahmen in 2 Ebenen mit Darstellung aller Segmente und Dens-Spezialaufnahme. Bei persistierender Schmerzsymptomatik über 3 Tage Funktionsaufnahmen bzw. gehaltene Aufnahmen, sofern gefahrlos möglich (Frakturausschluss)
- bei Hinweisen auf eine schwerwiegendere HWS-D, fokalneurologische Auffälligkeiten oder eine relevante makroskopische Weichteilverletzung oder Raumforderung spinales MRT oder CT
- bei lang anhaltenden Schmerzen über einen Zeitraum von 4 Wochen ohne sonstigen Nachweis eines strukturellen Schadens spinales MRT zum sicheren Ausschluss einer Weichteilverletzung
- Einstufung nach dem Verletzungsschweregrad
- frühzeitige und konsequente Einleitung angemessener therapeutischer Maßnahmen
- bei Hinweisen auf eine beginnende Chronifizierung bzw. eine organisch nicht erklärbare Intensität der Beschwerden ausführliche psychiatrisch/psychosomatische Exploration, ggf. auch Erfassung von stressbezogenen Symptomen mit standardisierten Fragebögen

▶ Bei begründetem Verdacht auf Verletzung des Nervensystems bzw. des Vestibularapparats

- Ableitung von somatosensibel evozierten Potenzialen (SEP, Schädigung des peripheren oder zentralen sensiblen Systems)
- magnetisch evozierte motorische Potenziale (MEP, Schädigung des peripheren oder zentralen motorischen Systems)
- Elektromyogramm (EMG, sinnvoll nach 2–3 Wochen; Schädigung des peripheren motorischen Systems)
- Nervenleitgeschwindigkeitsmessung (NLG, F-Welle; Abgrenzung peripherer nicht radikulärer Nervenläsionen)

Tab. 72.1 Klinische Klassifikation von Störungen bei HWS-Beschleunigungsverletzung (Quebec Task Force [QTF]; übersetzt nach Spitzer et al. 1995). Unter HWS-Beschwerden sind solche zu verstehen, die sich auf die vordere (Hals-) oder hintere (Nacken-) zervikale Muskulatur oder den passiven Bewegungsapparat beziehen. Innerhalb aller Schweregrade wird eine Beschwerdedauer von weniger als 4 Tagen, 4–21 Tagen, 22–45 Tagen, 46–180 Tagen und mehr als 6 Monaten (chronisch) unterschieden.

Schweregrad	0	I	II	III	IV
klinisches Erscheinungsbild	keine HWS-Beschwerden, keine objektivierbaren Ausfälle	nur HWS-Beschwerden in Form von Schmerzen, Steifigkeitsgefühl oder Überempfindlichkeit, keine objektivierbaren Ausfälle	HWS-Beschwerden wie unter I und muskuloskeletale Befunde (Bewegungseinschränkung, palpatorische Überempfindlichkeit)	HWS-Beschwerden wie unter I und neurologische Befunde (abgeschwächte oder aufgehobene Muskeleigenreflexe, Paresen, sensible Defizite)	HWS-Beschwerden wie unter I und HWS-Fraktur oder -dislokation

Tab. 72.2 Klinische und morphologische Klassifikation von Störungen bei HWS-Beschleunigungsverletzung (mod. nach Erdmann; nach Keidel 1998).

Kriterien	Grad 0 (kein Trauma)	Grad I (leicht)	Grad II (mittel)	Grad III (schwer)	Grad IV (tödlich)
Symptomatik	keine	Schmerzen der Halsmuskulatur und/oder HWS, die bewegungseingeschränkt sein kann, meist nach Intervall („steifer Hals")	wie I, aber meist ohne Intervall; möglich sind sekundäre Insuffizienz der Halsmuskulatur, Schmerzen im Mundboden-/Interskapularbereich, Parästhesien der Arme	wie I und II, primäre Insuffizienz der Halsmuskulatur möglich; Brachialgien, Armparesen, evtl. kurze initiale Bewusstlosigkeit	hohe Querschnittlähmung, Tod im zentralen Regulationsversagen, meist am Unfallort, Bulbärhirnsyndrom
symptomfreies Intervall	–	häufig, meist > 1 Stunde, max. 48 Stunden, typisch 12–16 Stunden	selten, meist < 1 Stunde, bis 8 Stunden möglich	fehlt meist	nicht vorhanden
Beschwerdedauer	–	meist Tage bis Wochen, < 1 Monat	Wochen bis Monate	oft Monate, selten > 1 Jahr	meist Tod am Unfallort
Bettlägerigkeit	–	meist nicht gegeben	häufig	sehr häufig	dauerhaft möglich
Neurostatus	normal bzw. unverändert	keine Ausfälle, evtl. Bewegungseinschränkung der HWS	keine Ausfälle, schmerzhafte Bewegungseinschränkung der HWS	sensible und/oder motorische Reiz- und Ausfallserscheinungen	Tetrasymptomatik, Schädigung vitaler Medulla-oblongata-Zentren möglich
Morphologie	keine Läsion	Distorsion, Dehnung und Zerrung des HWS-Weichteilmantels	wie I; Gelenkkapseleinrisse, Gefäßverletzungen möglich (retropharyngeales Hämatom, Muskelzerrungen)	wie II, über mehr als ein Segment, Diskusblutung oder -riss, Bandruptur, Wirbelkörperfraktur, Luxation, Nerv-, Wurzel-, Rückenmarkläsion	Markkontusion, evtl. sogar Markdurchtrennung, Schädigung der Medulla oblongata bzw. des untersten Hirnstamms, Schädelbasis- und Kopfgelenkbrüche möglich
HWS-Röntgen	unverändert	unverändert, evtl. neu aufgetretene Steilstellung	evtl. neu aufgetretene Steilstellung, kyphotischer Knick, leichte Instabilität	Fraktur, Fehlstellung, Aufklappbarkeit bei Funktionsaufnahmen	Frakturen mit Dislokationen

- Beurteilung der Blasenfunktion (z.B. Ultraschall, Ausscheidungsurogramm, Tonometrie bei anhaltender Miktionsstörung)
- Otoskopie und thermische Labyrinthprüfung

▶ **Nur in besonderen Ausnahmefällen erforderlich**
- Liquoruntersuchung (Verdacht auf entzündliche Erkrankungen)
- Ultraschalluntersuchung der großen Halsarterien, Duplexscan (Dissektionsverdacht); ggf. sogar Angio-CT, MR-Angiografie mit hochauflösender transaxialer MRT; in seltenen Fällen Kontrastmittelangiografie (digitale Subtraktionsangiografie [DSA])
- kraniales CT oder MRT nur bei begründetem Verdacht auf begleitende substanzielle Hirnverletzung (Contusio cerebri)

▶ **Nicht empfohlen werden**
- funktionelle bildgebende Verfahren (Einzelphotonen-Emissionscomputertomografie [SPECT], Positronen-Emissionscomputertomografie [PET], funktionelles MRT, brain mapping) (Bicik et al. 1998, Schnider et al. 2000)
- Elektronystagmografie (ENG), akustisch evozierte Potenziale (AEP), Elektroenzephalografie (EEG), neurootologische Untersuchung (Schnider et al. 2000, Poeck 2002), wenn keine vestibulokochleären Reiz- oder Ausfallserscheinungen vorliegen
- visuell evozierte Potenziale (VEP), wenn keine visuellen Reiz- oder Ausfallserscheinungen vorliegen

Grundsätzlich sollten erkennbar überflüssige diagnostische Maßnahmen im Interesse eines günstigen Spontanverlaufs und einer möglichst geringen Belastung und Verunsicherung des Verletzten unterbleiben (Jörg u. Menger 1998, Schnider et al. 2000, Strebel et al. 2002, Stöckli et al. 2005).

■ Therapie

Allgemeine Verlaufsbeurteilung

Eine sehr umfangreiche, systematische und langfristige kanadische Untersuchung zeigte, dass die mittlere Rückbildungszeit für alle Schweregrade bei rund einem Monat liegt. Nur 12% der Patienten sind nach 6 Monaten noch nicht bei ihrem Status quo ante angelangt. Als beschwerdeverlängernd kristallisierten sich die Faktoren weibliches Geschlecht, hohes Lebensalter, Druck- und spontane Schmerzhaftigkeit der Hals-/Nackenmuskulatur, hohe initiale Schmerzstärke, vom Nacken in die Arme ausstrahlende Taubheit und Schmerzen, posttraumatische Kopfschmerzen sowie psychologische Faktoren (Depression, chronische Schmerzsyndrome oder Somatisierungsstörungen in der Vorgeschichte, Ängste oder stressbezogene Symptome, operante Faktoren wie Kompensationswünsche, Arbeitsplatz- und/oder familiäre Konfliktsituationen) heraus (Suissa et al. 2001, Scholten-Peeters et al. 2003, Keidel 2006, Carroll et al. 2008, McLean et al. 2006). Weiterhin sind eine initial stark eingeschränkte HWS-Beweglichkeit, frühe Schlaf-, Aufmerksamkeits- und Merkfähigkeitstörungen sowie Kopfschmerzen und -traumen in der Anamnese mit einer erhöhten Gefahr der Chronifizierung verbunden (Radanov et al. 1995, Radanov u. Sturzenegger 1996, Kasch et al. 2001).

In günstigen Fällen (jüngere Männer) lag der Median der Rückbildungsdauer beispielsweise bei 17, in ungünstigen (ältere Frauen) bei 262 Tagen (Suissa et al. 2001). Eine kombinierte Berücksichtigung der genannten Faktoren erlaubte eine Identifizierung von Risikopatienten mit der Möglichkeit einer entsprechend frühzeitigen gezielten therapeutischen Intervention (Suissa et al. 2001). Starke initiale Schmerzen waren auch in einer Untersuchung von Scholten-Peeters et al. (2003) ein Prädiktor für eine späte Remission. Epidemiologische, anamnestische und klinische Daten gestatten also eine recht gute Verlaufsabschätzung (Radanov u. Sturzenegger 1996, Keidel 2001). Insbesondere begünstigen psychiatrische Vorerkrankungen, zumal depressiver Natur, eine Chronifizierung (Kivioja et al. 2004, Lankester et al. 2006), ähnlich wie soziodemografische und psychosoziale Faktoren des Krankheitserlebens und der Krankheitsverarbeitung von Bedeutung sind (Ferrari u. Shorter 2003, Suissa 2003, Peolsson u. Gerdle 2004, Richter et al. 2004, Sterling u. Chadwick 2010), etwa das Ausmaß einer Depression, die Anzahl nicht unmittelbar schmerzbezogener Beschwerden und angstbesetzte oder gar katastrophisierende Fehlbewertungen des Unfalls bzw. der nachfolgenden Symptome. Das Vorhandensein solcher Risikofaktoren sollte den verantwortlichen Arzt zu erhöhter Aufmerksamkeit veranlassen. Verhalten, Erwartungen und Einstellungen sowohl des Patienten als auch des Therapeuten und eine angemessene Behandlung spielen eine wesentliche prognosebestimmende Rolle (Stranjalis et al. 2000, Ferrari u. Pieschl 2011). Bis zu einem gewissen Grad stellen chronische Verläufe auch eine Therapiefolge dar, bedingt durch unsachgemäße Behandlung, übertriebene Befürchtungen oder unangemessene Erwartungen. Nicht zuletzt juristische Interventionen sind von erheblicher Bedeutung, nicht nur für den Zeitpunkt des Verfahrensabschlusses, sondern auch für die Beschwerdedauer (Osti et al. 2004).

Therapieempfehlungen

- fast immer konservativ, allenfalls einige Tage immobilisierend, dann aktivierend; aktive Einbeziehung des Patienten in die Therapie (Peeters et al. 2001, Schnabel et al. 2004, Seferiadis et al. 2004, Verhagen et al. 2004, Stöckli et al. 2005, Keidel 2006)
- ausreichende, aber befristete (üblicherweise nicht länger als 4 Wochen) Analgesie, z.B. auch mit nicht steroidalen Antirheumatika (z.B. Paracetamol 1,5 g/d, ASS 1 g/d, Diclofenac 150 mg/d, Ibuprofen 600 mg/d, Naproxen 1 g/d) (Keidel 2001). Bei Chronifizierung schmerzmodulierende Medikation wie Antidepressiva (z.B. Amitriptylin 25–150 mg/d); auch Lidocain i.m. (Peloso et al. 2006). Die Dosierungen sind individuell anzupassen.

- gegebenenfalls zusätzliche, befristete (üblicherweise nicht länger als 2 Wochen) Gabe von Muskelrelaxanzien (z.B. Tetrazepam 100 mg/d) (Keidel 2001, Jörg 2003) oder ausnahmsweise Methylprednisolon (innerhalb von 8 Stunden für wenige Tage, auch i.v.) (Rodriquez et al. 2004, Peloso et al. 2006). Die Dosierungen sind individuell anzupassen.
- gegebenenfalls lokale Wärme oder „Cold-Pack", Massagen, Elektrotherapie (Kroeling et al. 2005), später aktive Bewegungs- und Lockerungsübungen (Vassiliou et al. 2006)
- im Fall neurologischer Ausfälle gezielte physiotherapeutische Beübung und engmaschige Kontrolle
- konsequente psychische Führung (Psychoedukation) unter Hinweis auf die fast immer günstige Prognose, im Bedarfsfall engmaschige Wiedervorstellungen
- bei kompliziertem Verlauf, insbesondere drohender Chronifizierung, erweiterte fachärztliche Anamnese (z.B. Arzt für Psychosomatische Medizin und Psychotherapie oder Psychiatrie und Psychotherapie) bezüglich psychosozialer Belastungsfaktoren und zusätzlicher oder bereits vor dem Trauma bestehender Körpersymptome, um eine somatoforme Schmerzstörung oder eine auf den Unfall bezogene psychoreaktive Störung frühzeitig erkennen und ggf. multimodal unter Einbeziehung psychotherapeutischer Verfahren behandeln zu können
- so bald wie möglich definitive Regulierung eventueller Rechtsstreitigkeiten (Osti et al. 2005) und berufliche Reintegration
- Krankschreibungen nur kurzfristig (zunächst maximal 3 Wochen), notfalls wiederholt, basierend auf körperlichen Befunden und dem Einzelfall angepasst
- bei schwerwiegenden Verletzungen des Zentralnervensystems (Querschnittsymptomatik) neurochirurgisches Konsil
- bei schwerwiegenden Verletzungen des Bewegungsapparats (Fraktur, erhebliche Instabilität) orthopädisches Konsil
- bei komplexerer und langanhaltender Symptomatik multimodale und interdisziplinäre Therapie nach stringentem Konzept (Keidel 2001, Kügelgen 1998, Rodriquez et al. 2004), z.B. Kombination von Antidepressiva, kognitiver Verhaltenstherapie und Physiotherapie oder Koordinationsübungen (Seferiadis et al. 2004). Entsprechende Angebote werden von Unfallversicherern, Spezialambulanzen und Schmerzkliniken gemacht, definitive Wirksamkeitsbeweise stehen jedoch aus (Cassidy et al. 2007)

Als Therapiemaßnahmen nicht empfohlen werden

- Anlage eines Schanz-Kragens oder anderer mechanisch ruhigstellender Vorrichtungen (meist überflüssig. Ausnahme: Instabilität, massivster Bewegungsschmerz), kann Chronifizierung fördern (Schnabel et al. 2004)
- langfristige Immobilisation der HWS (außer bei schwerwiegenden knöchernen Verletzungen) (Dehner et al. 2006), insbesondere keine kraniozervikale Fixation (Nygaard et al. 2005)
- passiv mobilisierende Maßnahmen während akuter Schmerzphase wie z.B. chiropraktische Manöver (Gefahr der erneuten Traumatisierung) (Strebel et al. 2002)
- längerfristige (primär > 3 Wochen) Krankschreibung (kann Chronifizierung fördern)
- pessimistische Haltung mit inadäquater Warnung vor bleibenden Spätschäden oder frühe Stellung einer ungünstigen Prognose
- neuropsychologische Therapie („Hirnleistungstraining") bei unkomplizierter HWS-DV

■ Versorgungskoordination

Die Leitlinie dient in erster Linie der ambulanten Versorgung.

■ Redaktionskomitee

PD Dr. A. Badke (DGOU), Berufsgenossenschaftliche Unfallklinik Tübingen
Prof. Dr. J. Grifka (DGOOC), Orthopädische Universitätsklinik Regensburg, Asklepios-Klinikum Bad Abbach
Prof. Dr. Dipl.-Psych. M. Keidel (DGN), Klinik für Neurologie, Bezirkskrankenhaus Bayreuth
Prof. Dr. V. Köllner (DGPM), Fachklinik für Psychosomatische Medizin, Blieskastel und Universitätskliniken des Saarlandes Homburg/Saar
Prof. Dr. Dipl.-Psych. C. J.G. Lang (DGN), Neurologische Universitätsklinik Erlangen
Prof. Dr. T. Mokrusch (DGNR), Hedon-Klinik Lingen, Deutsche Gesellschaft für Neurologische Rehabilitation
Prof. Dr. W. Oder (ÖGN), Neurotraumatologisches Rehabilitationszentrum Wien-Meidling der Allgemeinen Unfallversicherungsanstalt (AUVA)
Dr. H. R. Stöckli (SNG-SSN), Facharzt FMH für Neurologie, Liestal, Schweiz (in Zusammenarbeit mit Mitgliedern der SNG-Kommission Whiplash associated Disorders: Dr. J.-M. Annoni, Prof. Dr. J. Dvorak, Prof. Dr. T. Ettlin, Dr. E. Gütling, Dr. G. Jenzer, Prof. Dr. lic. M. Regard, Prof. Dr. M. Sturzenegger, Prof. Dr. F. Walz)
Prof. Dr. M. Tegenthoff (DGN), Neurologische Klinik und Poliklinik, BG-Universitätsklinikum Bergmannsheil Bochum
Prof. Dr. M. Westhofen (Deutsche Gesellschaft für Hals-Nasen-Ohren-Heilkunde, Kopf- und Hals-Chirurgie e.V.), Klinik für Hals-Nasen-Ohrenheilkunde und Plastische Kopf- und Halschirurgie, Universitätsklinikum Aachen

Federführend: Prof. Dr. M. Tegenthoff, Neurologische Klinik und Poliklinik, BG-Universitätsklinikum Bergmannsheil, Bürkle-de-la-Camp-Platz 1, 44789 Bochum, Tel.: 0234/302 6808, Fax: 0234/302 6888
E-Mail: martin.tegenthoff@rub.de

Entwicklungsstufe der Leitlinie: S1

■ Literatur

Alexander MP. The evidence for brain injury in whiplash injuries. Pain Res Manage 2003; 8: 19–23

Bicik I, BP Radanov, Schäfer N et al. PET with [18]fluorodeoxyglucose and hexamethylpropylene amine oxime SPECT in late whiplash syndrome. Neurology 1998; 51: 345–350

Carroll LJ, Holm LW, Hogg-Johnson S et al. Course and prognostic factors for neck pain in Whiplash Associated Disorders (WAD). Results of the bone and joint decade 2000–2010 task force on neck pain and its associated disorders. Spine 2008; 33: 83–92

Cassidy JD, Carroll LJ, Côté P et al. Does multidisciplinary rehabilitation benefit whiplash recovery? Spine 2007; 32: 126–131

Castro WHM, Meyer SJ, Becke MER et al. No stress – no whiplash? Prevalence of „whiplash" symptoms following exposure to a placebo rear-end collision. Int J Legal Med 2001; 114: 316–322

Dehner C, Hartwig E, Strobel P et al. Comparison of the relative benefits of 2 versus 10 days of soft collar cervical immobilization after acute whiplash injury. Arch Phys Med Rehabil 2006; 87: 1423–1427

DiStefano G. Das sogenannte Schleudertrauma. Bern: Huber; 1999

Elbel M, Kramer M, Huber-Lang M et al. Deceleration durign ‚real life' motor vehicle collisions – a sensitive predictor for the risk of sustaining a cervical spine injury? Patient Safety in Surgery 2009; 3: 5

Ferrari R. The Whiplash Encyclopedia. Aspen: Gaithersburg; 1999

Ferrari R, Pieschl S. An examination of coping styles and expectations for whiplash injury in Germany: comparison with Canadian data. Clin Rheumatol 2011; 30: 1209–1214

Ferrari R, Russell AS, Lang CJG. Warum Patienten mit einfacher Halswirbelsäulendistorsion persistierende Beschwerden auf neurologischem Gebiet entwickeln können. Versicherungsmed 2002; 54: 138–214

Ferrari R, Shorter E. From railway spine to whiplash – the recycling of nervous irritation. Med Sci Monit 2003; 9: HY27–HY37

Haldeman S, Carroll L, Cassidy JD et al. The Bone and Joint Decade 2000–2010 Task Force on Neck Pain and Its Associated Disorders. Eur Spine J 2008; 17(Suppl. 1): S5–S7

Hartwig E, Kettler A, Schultheiss M et al. In vitro low-speed side collisions cause injury to the lower cervical spine but do not damage alar ligaments. Eur Spine J 2004; 13: 590–597

Jakobsson L, Lundell B, Norin H et al. WHIPS – Volvo's whiplash protection study. Accid Anal Prev 2000; 32: 307–319

Jörg J. Traumatisch bedingter Schmerz der Halswirbelsäule und Schleudertrauma. In: Egle TU, Hoffmann SO, Lehmann KA et al., Hrsg. Handbuch chronischer Schmerz. Stuttgart: Schattauer; 2003: 527–534

Jörg J, Menger H. Das Halswirbelsäulen- und Halsmarktrauma. Dt Ärztebl 1998; 95: A1307–A1314

Kasch H, Bach FW, Jensen TS. Handicap after acute whiplash injury. Neurology 2001; 56: 1637–1643

Keidel M. Schleudertrauma der Halswirbelsäule. In: Brandt T, Dichgans J, Diener HC, Hrsg. Therapie und Verlauf neurologischer Erkrankungen, 3. Aufl. Stuttgart: Kohlhammer; 1998: 69–84

Keidel M. Neurologische Diagnostik und präventives „case management" nach HWS-Distorsion. In: Hierholzer G, Kunze G, Peters D, Hrsg. Gutachtenkolloquium 14. Berlin: Springer; 2001: 51–64

Keidel M. Whiplash injury In: Brandt T, Caplan LR, Dichgans J et al., eds. Neurological Disorders, 2nd ed. New York: Elsevier; 2003: 83–94

Keidel M. Posttraumatischer Kopfschmerz. In: Keidel M, Hrsg. Kopfschmerz-Management in der Praxis. Stuttgart: Thieme; 2006: 137–145

Kivioja J, Sjalin M, Lindgren U. Psychiatric morbidity in patients with chronic whiplash-associated disorder. Spine 2004; 29: 1235–1239

Kongsted A, Bendix T, Qerama E et al. Acute stress response and recovery after whiplash injuries. A one-year prsocpective study. Eur J Pain 2008; 12: 455–463

Kroeling P, Gross AR, Goldsmith CH; Cervical Overview Group. A Cochrane review of electrotherapy for mechanical neck disorders. Spine 2005; 30: E641–E648

Kügelgen B. Ärztlich-therapeutische Begleitung und Basistherapie beim HWS-Schleudertrauma In: Castro WHM, Kügelgen B, Ludolph E et al., Hrsg. Das „Schleudertrauma" der Halswirbelsäule. Stuttgart: Enke; 1998: 55–62

Lankester BJ, Garneti N, Gargan MF et al. Factors predicting outcome after whiplash injury in subjects pursuing litigation. Eur Spine J 2006; 15: 902–907

Malleson A. Whiplash and Other Useful Illnesses. Montreal: McGill-Queen's University Press; 2002

McLean SA, Clauw DJ, Abelson JL et al. The development of persistant pain and psychological morbidity after motor vehicle collision: integrating the potential role of stress response systems into a biopsychosocial model. Psychosom Med 2006; 67: 783–790

Moorahrend U, Hrsg. Die Beschleunigungsverletzung der Halswirbelsäule. Stuttgart: Fischer; 1993

Mykletun A, Glozier N, Wenzel HG et al. Reverse causality in the asoiciation between whiplash and symptoms of anxiety and depression. The HUNT study. Spine 2011; 36: 1380–1386

Nygaard ØP, Kolstad F, Kvistad KA et al. Kronisk nakkeslengsyndrom er ingen indikasjon for kraniocervikal fiksasjon. Tidsskr Nor Lægeforen 2005; 125: 2939–2941

Osti OL, Gun RT, Abraham G et al. Potential risk factors for prolonged recovery following whiplash injury. Eur Spine J 2005; 14: 90–94

Peeters GG, Verhagen AP, de Bie RA et al. The efficacy of conservative treatment in patients with whiplash injury: a systematic review of clinical trials. Spine 2001; 26: E64–E73

Peloso PM, Gross AR, Haines TA et al. Medicinal and injection therapies for mechanical neck disorders: a Cochrane systematic review. J Rheumatol 2006; 33: 957–967

Peolsson M, Gerdle B. Coping in patients with chronic whiplash-associated disorders: a descriptive study. J Rehabil Med 2004; 36: 28–35

Pfirrmann CWA, Binkert CA, Zanetti M et al. Functional MR imaging of the craniocervical junction. Correlation with alar ligaments and occipito-atlantoaxial joint morphology: a study in 50 asymptomatic subjects. Schweiz Med Wschr 2000; 130: 645–651

Poeck K. Kognitive Störungen nach traumatischer Distorsion der Halswirbelsäule? Dt Ärztebl 1999; 96: B2103–B2107

Poeck K. Zur neurologischen Begutachtung nach „HWS-Schleudertrauma". Akt Neurol 2002; 29: 288–294

Radanov BP, Sturzenegger M. Predicting recovery from common whiplash. Eur Neurol 1996; 36: 48–51

Radanov BP, Sturzenegger M, Di Stefano G. Long-term outcome after whiplash injury. A two-years follow-up considering features of injury mechanism and somatic, radiologic, and psychosocial findings. Medicine 1995; 74: 281–297

Richter M, Ferrari R, Otte D et al. Correlation of clinical findings, collision parameters, and psychological factors in the outcome of whiplash associated disorders. J Neurol Neurosurg Psychiatry 2004; 75: 758–764

Rodriquez AA, Barr KP, Burns SP. Whiplash: pathophysiology, diagnosis, treatment, and prognosis. Muscle Nerve 2004; 29: 768–781

Schnabel M, Ferrari R, Vassiliou T et al. Randomised, controlled study of active mobilisation compared with collar therapy for whiplash injury. Emerg Med J 2004; 21: 306–310

Schnider A, Annoni JM, Dvorak J et al. Beschwerdebild nach kraniozervikalem Beschleunigungstrauma („whiplash-associated disorder"). Schweiz Ärzteztg 2000; 81: 2218–2220

Scholten-Peeters GG, Bekkering GE, Verhagen AP et al. Clinical practice guidelines for the physiotherapy of patients with whiplash-associated disorders. Spine 2002; 27: 412–422

Scholten-Peeters GG, Verhagen AP, Bekkering GE et al. Prognostic factors of whiplash-associated disorders: a systematic review of prospective cohort studies. Pain 2003; 104: 303–322

Seferiadis A, Rosenfeld M, Gunnarsson R. A review of treatment interventions in whiplash-associated disorders. Eur Spine J 2004; 13: 387–397

Spitzer WO, Skovron ML, Salmi LR et al. Scientific monograph of the Quebec task force on whiplash-associated disorders: Redefining „whiplash" and its management. Spine 1995; 20 (Suppl. 8): 1S–73S

Sterling M, Chadwick BJ. Psychologic processes in daily life with chronic whiplash: relations of posttraumatic symptoms and fear-of-pain to hourly pain and uptime. Clin J Pain 2010; 26: 573–582

Sterling M, Jull G, Kenardy J. Physical and psychological factors maintain long-term predictive capacity post whiplash injury. Pain 2006; 122: 102–108

Stöckli HR, Ettlin T, Gysi F et al. Diagnostisches und therapeutisches Vorgehen in der chronischen Phase nach kraniozervikalem Beschleunigungstrauma (cKZBT, sog. Schleudertrauma) (ohne Commotio cerebri/mild traumatic brain injury). Pragmatische Empfehlungen der multidisziplinären Konsensusgruppe Olten vom 13. 01. 2005. Schweiz Med Forum 2005; 5: 1182–1187

Stranjalis G, Tsamandouraki K, Alamanos I et al. The physician survey on the postconcussion and whiplash syndromes in Greece. Headache 2000; 40: 176–178

Strebel HM, Ettlin T, Annoni JM et al. Diagnostisches und therapeutisches Vorgehen in der Akutphase nach kranio-zervikalem Beschleunigungstrauma (sog. Schleudertrauma). Empfehlungen einer schweizerischen Arbeitsgruppe. Schweiz Med Forum 2002; 47: 1119–1125

Sturzenegger M, DiStefano G, Radanov BP et al. Presenting symptoms and signs after whiplash injury: The influence of accident mechanisms. Neurology 1994; 44: 688–693

Suissa S. Risk factors for poor prognosis after whiplash injury. Pain Res Manage 2003; 8: 69–75

Suissa S, Harder S, Veilleux M. The relation between initial symptoms and signs and the prognosis of whiplash. Eur Spine J 2001; 10: 44–49

Sullivan MJ, Thibault P, Simmonds MJ. Pain, percived injustice and the persistence of post-traumatic stress symptoms during the course of rehabilitation for whiplash injuries. Pain 2009; 145: 325–331

Vassiliou T, Kaluza G, Putzke C et al. Physical therapy and active exercises – an adequate treatment for prevention of late whiplash syndrome? Randomized controlled trial in 200 patients. Pain 2006; 124: 69–76

Verhagen AP, Scholten-Peeters GG, de Bie RA et al. Conservative treatments for whiplash. Cochrane Database Syst Rev 2004; 1: CD 003338

Walz F. Biomechanische Aspekte der HWS-Verletzungen. Orthopäde 1994: 23: 262–267

73 Zervikale spondylotische Myelopathie

Was gibt es Neues?

Die Behandlungsstrategien der zervikalen spondylotischen Myelopathie können nicht durch kontrollierte prospektive Studien gestützt werden, eine Tatsache, die seit Langem beklagt wird (Rowland 1992). Der Weg zu solchen Studien kann nur über eine – wie in dieser Leitlinie erreichte – Konsensbildung zwischen den orthopädischen, neurochirurgischen und neurologischen Fachgesellschaften begangen werden. Ein grundlegender Schritt ist die sorgfältige Differenzialdiagnose des klinischen Syndroms, um eine sichere diagnostische Zuordnung zu erreichen. Diese differenzialdiagnostischen Schritte fehlen in den meisten Untersuchungen; damit sind deren Aussagen limitiert. Wenn diese differenzierte Sichtweise erreicht ist, kann gehofft werden, dass in der nahen Zukunft klinische Studien durchgeführt werden, deren Ergebnisse jenseits der Akutsituation eine wesentliche Hilfe bei der Therapie dieser Erkrankung darstellen. Darüber hinaus wird begonnen, über die Schädigungsmechanismen des Rückenmarks und deren pharmakologische Beeinflussung nachzudenken; Lösungen liegen jedoch noch in der Ferne.

Die wichtigsten Empfehlungen auf einen Blick

- sorgfältige, interdisziplinäre Differenzialdiagnose des klinisch-neurologischen Syndroms unter besonderer Berücksichtigung der subkortikalen vaskulären Enzephalopathie (SVE), der funikulären Myelose und chronischer Myelitiden
- konservative Behandlung mit Physiotherapie
- Operationsindikation bei akuten neurologischen Defiziten
- bei chronischen neurologischen Defiziten interdisziplinäres Abwägen der Operationsindikation

■ Einführung

Die Behandlung der zervikalen Myelopathie ist ein interdisziplinäres Problem zwischen Orthopäden, Neurochirurgen und Neurologen. Auf einem Gebiet, auf denen Studien mit interdisziplinär konsentiertem Design fehlen, ist es besonders wichtig, einen pragmatischen interdisziplinären Ansatz bei der Erstellung der Leitlinien zu wählen.

■ Definition und Klassifikation

Die zervikale spondylotische Myelopathie (ZSM) ist eine altersabhängige degenerative Erkrankung der Halswirbelsäule, die über nur teilweise aufgeklärte Pathomechanismen zu einer Kompression und funktionellen Schädigung des zervikalen Rückenmarks führt.

Die ZSM ist die häufigste Ursache einer Halsmarkschädigung im höheren Lebensalter (Brain et al. 1952, Clarke et al. 1956, Lees u. Turner 1963, LaRocca et al. 1988, Alexander 1996). Obwohl ca. 75 % der über 65-Jährigen degenerative Veränderungen der Wirbelsäule aufweisen, entwickelt nur ein kleiner Teil eine ZSM. Fortschreitende degenerative Veränderungen der Halswirbelsäule (HWS) führen nahezu ausschließlich bei prädisponierendem engem zervikalem Spinalkanal mit Schwerpunkt im mittleren und unteren Abschnitt der HWS zu einer Einengung und letztlich zu einer Kompression des zervikalen Myelons oder dessen Blutgefäße.

■ Pathophysiologie

Die Variabilität des Erscheinungsbildes der ZSM ist Ausdruck einer komplexen und im Einzelfall unterschiedlichen Interaktion verschiedener mechanischer und vaskulärer Faktoren. Durch die Kompression von Myelon und Nervenwurzeln kommt es zur direkten Schädigung der Myelinscheide, später auch des Axons und sekundär auch der Integrität des Zellsomas. Hierdurch werden die motorischen und sensiblen Symptome sowie der Schmerz verursacht. Zu dem durch die Enge ständig bestehenden statischen Druck kommt eine dynamische Komponente, die sich bei Bewegung verstärken kann. Darüber hinaus scheinen auch vaskuläre Faktoren (Drosselung der arteriellen Blutzufuhr, Reduktion des venösen Abflusses durch den Druck) sowie ein Myelonödem zur Pathogenese beizutragen. Dabei spielen entzündliche Mechanismen eine Rolle; ob dieser pathogenetische Aspekt in Zukunft zur Therapie beitragen wird, muss kontrollierten Studien überlassen bleiben (Beattie u. Mannley 2011)

▶ **Charakteristisch ist die Trias:**
- Kompression des Rückenmarks
- Kompression der Gefäße/Ischämie
- intramedulläres Ödem

Zervikale spondylotische Myelopathie

■ Klinik

Das klassische klinische Bild der ZSM ist Ausdruck einer variablen Kombination radikulärer Ausfälle an den oberen Extremitäten (spondylotische Radikulopathie, siehe eigene DGN-Leitlinie) und Symptomen einer Rückenmarkschädigung (zervikale spondylotische Myelopathie). Neurologisch finden sich häufig Zeichen einer Schädigung der zu den Beinen führenden Anteile der Pyramidenbahn mit spastischer Tonuserhöhung und – aufgrund der Störung der Afferenzen – einem breitbasig-ataktischem Gangbild, wohingegen Störungen der Blasen- und Mastdarmfunktion eher gering ausgeprägt sind und von bis zur Hälfte der Patienten beklagt werden. Als Ausdruck einer zervikalen Wurzelschädigung gehören Atrophien und periphere Paresen der Handmuskeln mit Störungen der Feinmotorik zu den wohl klinisch wichtigsten Funktionsausfällen. Radikuläre Schmerzsyndrome finden sich bei ca. 30% der Betroffenen (► Tab. 73.1).

Für die Quantifizierung der Funktionseinbußen als Maß der Ausprägung der ZSM sowie als Basis für die Erfassung von Therapieeffekten spielt im Wesentlichen die Beeinträchtigung der Gehfähigkeit aufgrund der Markläsion eine Rolle. International am häufigsten verwendet wird derzeit das **Japanese Orthopaedic Association (JOA) Scoring System**, das die motorische Funktion der oberen und unteren Extremität, die sensible Funktion von oberer und unterer Extremität und Stamm sowie die Blasenfunktion berücksichtigt (► Tab. 73.2) (Originalpublikation: Japanese Orthopaedic Association 1994, diskutiert in Yonenobu et al. 2001).

■ Diagnostik

Notwendige Untersuchungen

1. klinisch-neurologische Untersuchung mit Anamneseerhebung
2. Das MRT der HWS ist die Standarduntersuchung bei Verdacht auf ZSM. Empfohlene MRT-Sequenzen:
   - sagittale T1-gewichtete Spin-Echo-Sequenz
   - sagittale T2-gewichtete Turbo-Spin-Echo-Sequenz
   - transaxiale T2-gewichtete Turbo-Spin-Echo-Sequenz, ggf. mit Schrägaufnahme der Neuroforamina
   - sagittale T1-gewichtete STIR-Sequenz (Short-T1 Inversion Recovery) zur optimierten Darstellung spondylotischer Wirbelkörperveränderungen wünschenswert:
   - transaxiale T2*-gewichtete MEDIC-Sequenz (Multi-Echo Data Image Combination) zur optimierten Darstellung eventueller Signalalterationen des Myelons

   fakultativ:
   - sagittale T1-gewichtete Spin-Echo-Sequenz mit Gadolinium
   - transaxiale T1-gewichtete Spin-Echo-Sequenz mit Gadolinium
3. klinische Gradierung nach Abschluss der differenzialdiagnostischen Überlegungen (empfohlen: JOA-Score, ► Tab. 73.2)

Tab. 73.1 Symptome und neurologische Befunde bei zervikaler spondylotischer Myelopathie.

Zervikale spondylotische Myelopathie
Typische Symptome:
• Feinmotorikstörung, Schwäche und Gefühlsstörungen der Hände
• Schwäche der Beine, Gangunsicherheit
• Blasen-, Mastdarm-, Potenzstörung
• Schmerzen in HWS, Schulter, Arm (als Ausdruck einer zusätzlichen zervikalen Radikulopathie)
Neurologische Befunde:
• Reflexsteigerung, pathologische Fremdreflexe und Kloni der unteren Extremitäten, positives Lhermitte-Zeichen
• Paraspastik, Gangataxie
• autonome Störungen
• Sensibilitätsstörungen, Reflexabschwächung bzw. -verlust, Paresen, Atrophien an den Armen
• radikuläre Syndrome im Bereich der oberen Extremitäten
Seltene Symptome und Befunde:
• Dysphagie (Kompression des Ösophagus bei ausgeprägten ventralen Osteophyten)
• vertebrobasiläre Ischämie (Kompression der A. vertebralis)
• Phrenikuslähmung (bei Kompression in Höhe HWK3/4)

Zervikale spondylotische Myelopathie

Tab. 73.2 Japanese Orthopaedic Association Scoring System bei zervikaler Myelopathie (nach der japanischen Einteilung für westliche Verhältnisse adaptiert) (JOA 1994).

Motorische Funktion

- **Finger**

0	Unfähig, selbst mit Löffel und Gabel zu essen; unfähig, selbst große Knöpfe zu knöpfen
1	Fähig, sich selbst mit Löffel und Gabel zu ernähren, jedoch ungeschickt
2	Schreiben möglich, wenngleich sehr ungeschickt; große Knöpfe können geknöpft werden
3	Schreiben etwas eingeschränkt, aber möglich; Manschettenknöpfe können geknöpft werden
4	Normal

- **Schulter und Oberarm**

Beurteilung des Kraftgrads (angegeben als 1–5 von 5) des M. deltoideus oder des M. biceps brachii, der schwächere Muskel ist zu werten

−2	Kraftgrad 2 oder geringer
−1	Kraftgrad 3
−0,5	Kraftgrad 4
0	Kraftgrad 5

- **Untere Extremität**

0	Nicht in der Lage, aufzustehen und zu gehen
0,5	Fähig, aufzustehen, jedoch nicht zu gehen
1	Unfähig, selbst auf ebenem Untergrund ohne Gehhilfe zu gehen
1,5	Fähig, ohne Unterstützung zu gehen, bei jedoch unsicherem Gangbild
2	Fähig, auf ebenem Untergrund frei zu gehen; Treppensteigen nur mit Unterstützung
2,5	Treppaufgehen ohne Unterstützung; Treppabgehen nur mit Unterstützung möglich
3	Rasches Gehen möglich, jedoch etwas unsicheres Gangbild
4	Normal

Sensibilität

- **Obere Extremität**

0	Vollständiger Verlust der Berührungs- und Schmerzempfindung
0,5	Bis 50 %ige Sensibilitätsminderung und/oder erhebliche Schmerzen oder Taubheit
1	Bis 40 %ige Sensibilitätsminderung und/oder mäßige Schmerzen oder Taubheit
1,5	Taubheitsgefühl ohne sensibles Defizit
2	Normal

- **Stamm**

0	Vollständiger Verlust der Berührungs- und Schmerzempfindung
0,5	Bis 50 %ige Sensibilitätsminderung und/oder erhebliche Schmerzen oder Taubheit
1	Bis 40 %ige Sensibilitätsminderung und/oder mäßige Schmerzen oder Taubheit
1,5	Taubheitsgefühl ohne sensibles Defizit
2	Normal

- **Untere Extremität**

0	Vollständiger Verlust der Berührungs- und Schmerzempfindung
0,5	Bis 50 %ige Sensibilitätsminderung und/oder erhebliche Schmerzen oder Taubheit
1	Bis 40 %ige Sensibilitätsminderung und/oder mäßige Schmerzen oder Taubheit
1,5	Taubheitsgefühl ohne sensibles Defizit
2	Normal

Zervikale spondylotische Myelopathie

Tab. 73.2 Fortsetzung

Motorische Funktion

- **Blasenfunktion**

0	Harnretention und/oder Inkontinenz
1	Gefühl der unvollständigen Blasenentleerung und/oder Nachtröpfeln und/oder spärlicher Urinstrahl und/oder nur teilweise erhaltene Kontinenz
2	Verzögerte Blasenentleerung und/oder Pollakisurie
3	Normal

Maximal erreichbare Punktzahl (Normalbefund): 17

Bei spezifischen Patientengruppen erforderliche Untersuchungen

1. bei Verdacht auf radikuläre Läsion:
   - Elektromyografie und Nervenleitungsmessungen
2. zur Objektivierung der Beschwerden und Quantifizierung (z. B. Verlaufsuntersuchung):
   - SSEP (N. medianus und N. tibialis) und kortikale Magnetstimulation mit Bestimmung der zentralen motorischen Leitzeit
3. bei Klagen über Inkontinenz/imperativen Harndrang:
   - Beurteilung der Blasenfunktion (Restharnsonografie)
4. bei Patienten mit kognitiven Einschränkungen (zum Ausschluss subkortikaler vaskulärer Enzephalopathie, Leukenzephalopathien):
   - kraniales MRT
5. bei klinischem Verdacht (Risikogruppen: atrophische Gastritis, Vegetarier/Veganer, Patienten > 80 Jahre):
   - Vitamin-B_{12}-Spiegel, Methylmalonsäure, Homozystein, Holocobalamin (zum Ausschluss einer funikulären Myelose)
6. bei Hinweisen aus Anamnese und Befund:
   - Basislabor mit Borrelien-Serologie, Liquoruntersuchungen (Abgrenzung entzündlicher Erkrankungen)
7. im Einzelfall nach orthopädischem/neurochirurgischem Konsil im Rahmen einer möglichen präoperativen Diagnostik evtl.
   a. Röntgennativdiagnostik der HWS in 4 Ebenen zur Beurteilung der knöchernen Verhältnisse; Funktionsaufnahmen zur Beurteilung einer mobilen Komponente (häufiger bei orthopädischen Fragestellungen notwendig)
   b. CT der HWS, wenn knöcherne Veränderungen im Vordergrund stehen (Osteophyten, Hypertrophie der Facettengelenke; Kalzifizierung der Ligamente); ggf. knöcherne Rekonstruktion zur Ermittlung der Spinalkanalweite
   c. Myelografie mit anschließendem Myelo-CT (bei Diskrepanz zwischen Klinik und MRT-Bildgebung; präoperativ oder falls ein MRT infolge Herzschrittmacher nicht möglich ist und die native CT-Diagnostik keine ausreichende Aussagekraft besitzt)

Differenzialdiagnose

Die differenzialdiagnostischen Erwägungen schließen neben degenerativen Veränderungen (Spondylose) auch Traumata, Tumoren, entzündliche Erkrankungen, spinale Ischämien und neurodegenerative Erkrankungen mit ein (Isenmann u. Thier 2002). Die Erkrankung tritt vor allem bei älteren Menschen auf; daher spielt die Abgrenzung gegenüber der subkortikalen vaskulären Enzephalopathie (SVE) eine besonders wichtige praktische Rolle, um fehlindizierte Eingriffe zu vermeiden. Das klinische Bild dieser bei älteren Menschen häufigen Erkrankung kann hinsichtlich des Musters der sensiblen, motorischen und autonomen (Blasenstörungen) Funktionsbeeinträchtigungen der ZSM sehr ähnlich sein; von besonderer Bedeutung ist daher auch die Erfassung von Gefäßrisikofaktoren (insbesondere Diabetes mellitus, arterielle Hypertonie) und der klassischen kognitiven Einschränkungen des Patienten. Um unnötige Eingriffe bzw. Eingriffe mit geringen Erfolgsaussichten hinsichtlich der klinischen Zielsymptomatik zu vermeiden, muss bei differenzialdiagnostischen Bedenken ein kraniales MRT durchgeführt werden.

Wichtig ist auch die Abgrenzung gegenüber dem klinisch apparenten, aber auch subklinischen Vitamin-B_{12}-Mangel. Nach eigenen Untersuchungen tritt dieser bei bis zu 20 % der über 80-Jährigen auf, eine besondere Risikopopulation stellen Patienten mit atrophischer Gastritis und/oder Vegetarier/Veganer dar. Der Vitamin-B_{12}-Mangel kann in vielen Fällen auch mit kognitiven Einschränkungen und Affektstörungen einhergehen (Lindenbaum et al. 1988). Zum Ausschluss eines Vitamin-B_{12}-Mangels genügt die Bestimmung des Vitamin-B_{12}-Spiegel im Serum nicht, es müssen die Indikatoren für das Vorliegen eines chemischen, intrazellulären Vitamin-B_{12}-Mangels erfasst werden: Homocystein und Methylmalonsäure; sekundäre Alternative ist die Bestimmung des Transcobalamins.

■ Therapie

Zum Spontanverlauf der ZSM liegen nur wenige systematisch erhobenen Daten vor (Kadanka et al. 2000, Kadanka et al. 2002). Zudem ist die Interpretation der meisten

Studien durch eine mangelhafte differentialdiagnostische Abgrenzung der SVE und den Folgen des Vitamin-B$_{12}$-Mangels erschwert. Im Einzelfall ist der Verlauf schwer vorherzusagen. So muss in Abhängigkeit von Alter, Ausprägung und Dauer der klinischen Symptomatik, der Geschwindigkeit der Progredienz neurologischer Symptome sowie der bildgebenden Diagnostik die Therapieplanung individuell erfolgen. Die entscheidende Frage ist die nach primär konservativer oder chirurgischer Therapie. Die folgenden Empfehlungen beruhen auf einer aktuellen (August 2011) Auswertung der Literatur; prospektive, randomisierte Studien liegen nicht vor (Fouyas et al. 2002, Isenmann u. Thier 2002).

Ein **konservativer Therapieversuch** scheint aufgrund der Datenlage gerechtfertigt bei geringer Funktionsstörung (JOA-Score > 13–14) und fehlender oder nur geringer klinischer Progredienz und höherem Lebensalter (Kadanka et al. 2002). Die konservative Therapie muss von engmaschigen klinischen Untersuchungen, die anfänglich in 6-wöchigen, später in 6-monatigen Abständen erfolgen sollten, und bildgebenden (MRT) Verlaufskontrollen nach 3–6 Monaten, bei Befundprogredienz ggf. früher, begleitet sein. Andererseits ist die Prognose eines operativen Vorgehens auch bei lange andauernder Gangunsicherheit, älteren Patienten, Verschlechterung einer vorbestehenden Myelopathie durch ein Trauma, bei erheblich reduziertem Rückenmarkquerschnitt in Höhe der maximalen Kompression, bei bereits deutlichen Muskelatrophien der oberen Extremitäten sowie bei erheblich fortgeschrittener Gangstörung (JOA-Score < 7) mit Zurückhaltung zu sehen und die Operationsindikation in diesen Fällen besonders kritisch zu prüfen. In einer prospektiv angelegten Studie mit Patienten ohne klinische Zeichen einer Myelonbeteiligung zeigten sich im Verlauf eine radikuläre Symptomatik mit Denervierungsaktivität sowie pathologische SSEPs als Prädiktoren für die Entstehung einer zervikalen Myelopathie (Bednarik et al. 2004).

Bei der Indikationsstellung zu **chirurgischem Vorgehen** ist zu berücksichtigen, dass degenerative Veränderungen der HWS häufig vorkommen und nur dann ein operatives Vorgehen indiziert ist, wenn die klinische Symptomatik eindeutig mit den bildgebenden Befunden korreliert oder eine gravierende elektrophysiologische Befundverschlechterung zu verzeichnen ist. Selbstverständlich ist die Durchführung der oben diskutierten differenzialdiagnostischen Überlegungen eine obligate Voraussetzung für die Indikationsstellung. Nach einer Studie von Chen und Mitarbeitern ist der postoperative Verlauf einer Myelopathie in hohem Maße von der Art der Signalveränderung im MRT abhängig. Scharf begrenzte Hyperintensitäten in der T2-gewichteten Sequenz zeigen im Vergleich zu fehlenden oder flauen, überwiegend einem Ödem entsprechenden Signalauffälligkeiten einen deutlich schlechteren postoperativen Verlauf (Chen et al. 2001, Suri et al. 2003). Eine PET-Untersuchung des spinalen Myelons scheint im individuellen Fall Vorteile zu bieten (Floeth et al. 2010).

Eine rasch progrediente, durch eine zervikale Myelopathie verursachte Querschnittsymptomatik stellt eine absolute Operationsindikation mit hoher Dringlichkeit dar. Eine Operation ist mit elektiver Indikationsstellung bei Gangstörung, deutlicher Feinmotorikstörung der Hände und Blasenstörung zu erwägen; sie gilt bei einem JOA-Score von etwa 8–13 bei entsprechender Bildgebung in der Regel als Therapie zur Verhinderung weiterer Progredienz.

Pharmakotherapie

Eine Pharmakotherapie ist beim Auftreten von radikulären Syndromen indiziert (siehe Leitlinie „Zervikale Radikulopathie"). Es kommen Analgetika, Antiphlogistika (bei entzündlicher Komponente), bei sekundären Myalgien Muskelrelaxanzien zum Einsatz. Bei der selten auftretenden schweren Spastik (Differenzialdiagnose!) sind Antispastika angezeigt.

Konservative Therapie

Da Patienten, deren Bewegungsmöglichkeiten im Bereich der HWS groß sind, häufiger eine Progression ihrer Symptomatik erfahren, beschränkt sich die Therapie im Akutstadium auf eine **Ruhigstellung der HWS** durch eine Halskrawatte. Diese sollte besonders nachts und nicht länger als 2 Monate getragen werden. Die mitunter sehr positive Einschätzung dieser Maßnahme und die Zurückhaltung gegenüber der operativen Therapie gehen auf die Ergebnisse mehrerer älterer, überwiegend retrospektiver Untersuchungen zurück. Kritisch anzumerken ist jedoch, dass bisher – ähnlich wie bei operativem Vorgehen – nicht evaluiert wurde, ob die Immobilisation der HWS den natürlichen Verlauf tatsächlich beeinflusst.

Physiotherapeutische und physikalische Therapiemaßnahmen sollten bei fehlenden Schmerzen möglichst bald eingeleitet werden, um einen weiteren Muskelaufbau und somit eine Stabilisierung der HWS zu erzielen. Darüber hinaus sollte die Physiotherapie das Ziel haben, die Gangstörung durch Afferenzkontrolle sowie Beeinflussung einer etwaigen Spastik zu verbessern.

Kontrolluntersuchungen sollten anfänglich engmaschig in etwa 6-wöchigem Abstand, später in 6-monatigen Intervallen durchgeführt werden. Bei Befundverschlechterung erfolgt eine Reevaluation der therapeutischen Optionen.

Operative Therapie

Eine große Anzahl retrospektiver Studien beschäftigt sich mit dem postoperativen Verlauf der ZSM, wobei jeweils relativ kleine Patientenzahlen und meist nur unzureichende Beobachtungszeiträume zugrunde liegen. Ziel jeder operativen Intervention ist die Dekompression des Rückenmarks und ggf. der Wurzeln sowie die Vermeidung bleibender neurologischer Ausfälle bzw. das Aufhalten einer weiteren Progredienz. Grundsätzlich sollte die Indikation zur operativen Dekompression nicht ausschließlich anhand der Bildgebung gestellt werden. Selbst bei morphologisch nachgewiesener hochgradiger Spinalkanalstenose (etwa des häufig gebräuchlichen Sagittaldurchmessers von 13 mm) müssen stets auch der klinische Befund und der individuelle Verlauf in der Therapieplanung entscheidend gewürdigt werden.

Indikationen zur operativen Dekompression stellen dar:
- rasche akute Progredienz der klinischen Symptomatik
- Auftreten signifikanter autonomer Störungen (Blase, Mastdarm, Potenz)
- unzureichender Erfolg durch konservative Therapie bei Progredienz der neurologischen Symptomatik

Da lange bestehende Myelopathien auf eine operative Therapie schlecht anzusprechen scheinen, sollte bei Vorliegen einer Indikation der operative Eingriff rasch erfolgen (Handa et al. 2002).

Operationstechniken

Zur operativen Behandlung der ZSM unterscheidet man nach der Wahl des Zugangs anteriore und posteriore Techniken. Die Notwendigkeit, einen anterioren oder posterioren Zugang zu wählen, hängt von der Anzahl der betroffenen Segmente, der Lokalisation der Raumforderung und dem Sagittalprofil der HWS ab (Rao et al. 2006).

▶ **Anteriore Verfahren:** Die operative Dekompression eines durch umschriebene Stenosen (1 oder 2 Segmente) beeinträchtigten Rückenmarks erfolgt vorzugsweise über einen anterioren Zugang, ggf. in Kombination mit einer Foraminotomie. Eine Ausnahme stellt die sehr seltene dorsale Kompression des Myelons dar. Weitere Indikationen für einen anterioren Zugang mit Diskektomie oder Korporektomie sind insbesondere mediane Vorfälle, Ossifikation des hinteren Längsbandes, ventrale Osteophyten; ein Prolaps mit beidseitiger radikulärer Symptomatik auf der gleichen Höhe, eine zervikale Instabilität mit der Notwendigkeit einer Fusion und eine erhebliche Flexionsdeformität. Im Rahmen der Fusion finden Eigenknochen oder synthetische Platzhalter (Titan, Polyetheretherketon [PEEK]) etc. Verwendung. Additiv kann eine Stabilisierung durch eine ventrale Platte erfolgen.

▶ **Posteriore Verfahren:** Zervikale Spinalkanalstenosen, die überwiegend von dorsal verursacht werden oder sich über mehr als 2 Segmente erstrecken, können bei fehlender kyphotischer Fehlstellung über eine Entlastung von dorsal (Laminoplastie oder Laminektomie) behoben werden, wobei eine Stabilisierung durch ein Schrauben-Stab-System, das zugleich eine Rekonturierung des HWS-Profils erlaubt, zur Prophylaxe der sekundären kyphotischen Achsabknickung in der Regel erforderlich ist. Bei polysegmentaler Stenose insbesondere bei jungen Patienten mit konstitutionell oder sekundär engem Spinalkanal (z. B. Achondroplasie) bietet sich die Laminoplastik als operatives Verfahren an, da hier die Mobilität der HWS erhalten bleibt.

Unabhängig vom operativen Vorgehen sollte die Phase der postoperativen Immobilisierung mittels Krawatte möglichst kurz sein; dabei muss dem individuellen Operationsverlauf Rechnung getragen werden (im Zweifelsfall neurochirurgisches und orthopädisches Konsil).

■ Versorgungskoordination

▶ **Ambulant:** Die Diagnostik, Therapie und Versorgung von Patienten mit chronischer zervikaler Myelopathie kann in der überwiegenden Mehrzahl der Fälle ambulant durchgeführt werden. Nur besonders aufwendige differenzialdiagnostische Probleme (Differenzialdiagnose schwerer neurologischer Defizite bei älteren Menschen) können auch stationär gelöst werden.

▶ **Stationär:** Die klassische Indikation zur stationären Aufnahme eines Patienten mit zervikaler Myelopathie ist die akute Verschlechterung der Symptomatik. Der Aufenthalt wird meist zur Überprüfung der Operationsindikation dienen und erfordert einen interdisziplinären Ansatz, die Zusammenarbeit eines operativ tätigen Fachs mit einem konservativen Fach.

▶ **Besonderheiten:** Zur Behandlung nicht operabler Defizite kann eine Rehabilitationsbehandlung (ambulant oder stationär) eingeleitet werden; auch zur Nachbehandlung nach operativen Eingriffen empfiehlt sich eine solche Maßnahme.

■ Redaktionskomitee

Prof. Dr. Reiner Benecke, Klinik für Neurologie, Universität Rostock

PD Dr. Dietmar Bengel, Oberschwaben-Klinik gGmbH, Krankenhaus St. Elisabeth, Ravensburg

Dr. Ralph S. Binggeli, Inselspital, Klinik für Neurochirurgie, Bern

Prof. Dr. Christian Bischoff, Neurologische Gemeinschaftspraxis am Marienplatz, München

Prof. Dr. Peer Eysel, Orthopädie und Unfallchirurgie, Universität zu Köln

PD Dr. Wolfram Käfer, Westpfalz-Klinikum GmbH, Abteilung für Wirbelsäulenchirurgie, Kusel

Prof. Dr. Peter Kapeller, KABEG, Landeskrankenhaus Villach

Prof. Dr. Albert C. Ludolph, Abteilung für Neurologie, Universitätsklinikum Ulm

Prof. Dr. Heiko Reichel, Orthopädische Universitätsklinik am RKU, Ulm

PD Dr. Karsten Schwerdtfeger, Klinik für Neurochirurgie, Universitätsklinikum des Saarlandes, Homburg-Saar

Dr. Klaus Seitz, Neurochirurgische Klinik, Universität Ulm

Federführend: Prof. Dr. Albert C. Ludolph, Universitätsklinik für Neurologie, Oberer Eselsberg 45, 89081 Ulm, Tel.: 0731/177 1200, Fax: 0731/177 1202
E-Mail: albert.ludolph@rku.de

Entwicklungsstufe der Leitlinie: S1

■ Literatur

Alexander JT. Natural history and nonoperative management of cervical spondylosis. In: Menezes AH, Sonntag VKH, eds. Principles of spinal surgery. New York: McGraw-Hill; 1996: 547–557

Beattie MS, Manley GT. Tight squeeze, slow burn: inflammation and the etiology of cervical myelopathy. Brain 2011; 134: 1259–1263

Bednarik J, Kadanka Z, Dusek L et al. Presymptomatic spondylotic cervical cord compression. Spine 2004; 29: 2260–2269

Brain WR, Northfield D, Wilkinson M. The neurological manifestations of cervical spondylosis. Brain 1952; 75: 187–225

Chen CJ, Lyu RK, Lee ST et al. Intramedullary high signal intensity on T2 weighted MR images in cervical spondylotic myelopathy: Prediction of prognosis with type of intensity. Radiology 2001; 221: 789–794

Clarke E, Robinson PK. Cervical myelopathy: a complication of cervical spondylosis. Brain 1956; 79: 483–510

Floeth FW, Stoffels G, Herdmann J et al. Regional impairment of 18F-FDG uptake in the cervical spinal cord in patients with monosegmental chronic cervical myelopathy. Eur Radiol 2010; 20: 2925–2932

Fouyas IP, Statham PF, Sandercock PA. Cochrane review on the role of surgery in cervical spondylotic radiculopathy. Spine 2002; 27: 736–747

Handa Y, Kubota T, Ishii H et al. Evaluation of prognostic factors and clinical outcome in elderly patients in whom expansive laminoplasty is performed for cervical myelopathy due to multisegmental spondylotic canal stenosis. A retrospective comparison with younger patients. Neurosurg 2002; 96 (Suppl. 2): 173–199

Isenmann S, Thier P. Spinale Enge-Syndrome. In: Brandt T, Dichgans J, Diener HC, Hrsg. Therapie und Verlauf neurologischer Erkrankungen, 4. Aufl. Stuttgart: Kohlhammer; 2002

JOA (Japanese Orthopaedic Association). Scoring system (17-2) for cervical myelopathy. J Jpn Orthop Ass 1994; 68: 490–503

Kadanka Z, Bednarik J, Vohanka S et al. Conservative treatment versus surgery in spondylotic cervical myelopathy: a prospective randomized study. Eur Spine J 2000; 9: 538–544

Kadanka Z, Mares M, Bednarik J et al. Approaches to spondylotic cervical myelopathy: conservative versus surgical results in a 3-year follow-up study. Spine 2002; 27: 2210–2211

LaRocca H. Cervical spondylotic myelopathy: natural history. Spine 1988; 13: 854–855

Lees F, Turner JWA. Natural history and prognosis of cervical spondylosis. Br Med J 1963; II: 1607–1610

Lindenbaum J, Healton EB, Savage DG et al. Neuropsychiatric disorders caused by cobalamin deficiency in the absence of anemia of macrocytosis. New Engl J Med 1988; 318: 1720–1728

Rao RD, Gourab K, David KS. Current concept review: Operative treatment of cervical spondylotic myelopathy. J Bone Joint Surg Am 2006; 88: 1619–1640

Rowland LP. Surgical treatment of cervical spondylotic myelopathy: time for a controlled trial. Neurology 1992; 42: 5–13

Suri A, Chabbra RP, Mehta VS et al. Effect of intramedullary signal changes on the surgical outcome pf patients with cervical spondylotic myelopathy. Spine J 2003; 3: 33–45

Yonenobu K, Abumi K, Nagata K et al. Interobserver and intraobserver reliability of the Japanese Orthopaedic Association scoring system for evaluation of cervical compression myelopathy. Spine 2001; 26: 1890–1895

Yonenobu K, Fuji T, Ono K et al. Choice of surgical treatment for multisegmental cervical spondylotic myelopathy. Spine 1985; 10: 710–716

Yu WR, Liu T, Kiehl TR et al. Human neuropathological and animal model evidence supporting a role for Fas-mediated apoptosis and inflammation in cervical spondylotic myelopathy. Brain 2011; 134: 1277–1292

74 Zervikale Radikulopathie

Was gibt es Neues?

- Ein konservatives Behandlungskonzept, das entweder Physiotherapie mit Mobilisation und Stabilisation oder eine Ruhigstellung durch das Tragen einer Halskrause über 3 Wochen beinhaltet, ist einem abwartenden Verhalten ohne Intervention überlegen.
- Bis heute liegen allerdings keine sicheren Daten vor, dass irgendeine Therapie bei zervikaler Radikulopathie einer anderen Therapie überlegen ist. Dies gilt sowohl für chirurgische Verfahren untereinander, für chirurgische versus konservative Verfahren im Vergleich und für konservative therapeutische Verfahren untereinander.

Die wichtigsten Empfehlungen auf einen Blick

- Ruhigstellung mittels Halskrause oder Physiotherapie mit Mobilisation und Stabilisation
- frühzeitig und ausreichend analgetische Therapie mit NSAR sowie muskelrelaxierenden Medikamenten
- Operation bei rasch progredienten Paresen
- bei chronischen Schmerzen multimodales Behandlungskonzept mit Physiotherapie, analgetischer Therapie und Entspannungstechniken (Verhaltenstherapie, Schmerzbewältigungsprogramme)

■ Einführung

Schmerzen im Bereich der Halswirbelsäule (HWS) mit Ausstrahlung nach okzipital und in die Schulter-Arm-Region stellen ein weit verbreitetes Problem dar. Dabei wird unterschieden zwischen akut auftretenden Wurzelreiz- und/oder Wurzelausfallsyndromen und chronischen Zervikobrachialgien. Die degenerativen Veränderungen betreffen vor allem die unteren HWS-Abschnitte, insbesondere HWK 5/6 sowie HWK 6/7 und seltener HWK 7/BWK 1 oder HWK 4/5. Die radiologisch erhobenen Befunde in der Nativ- und Schnittbilddiagnostik (CT, MRT) korrelieren nur teilweise mit den klinischen Befunden. Die Therapiemöglichkeiten der akuten und chronischen Formen unterscheiden sich insoweit, dass ein operatives Vorgehen eher bei akuten Beschwerden radikulärer Genese infrage kommt, wohingegen bei chronischen Störungen eher ein konservatives, multidisziplinäres Vorgehen unter Einbeziehung pharmakologischer, physiotherapeutischer und psychosomatischer Methoden angeraten ist. Hierbei hat die Leitlinie das Ziel, für bestimmte klinische Konstellationen Empfehlungen für ein konservatives und/oder operatives Vorgehen zu geben.

■ Definition und Klassifikation

Begriffsdefinitionen

Klinische Voraussetzung für das Vorliegen einer zervikalen Radikulopathie sind Symptome und Beschwerden, die einer zervikalen Nervenwurzel zuzuordnen sind. Dabei werden Wurzelreiz- (ohne Sensibilitätsstörung oder Parese im Bereich der jeweiligen Wurzel) und Wurzelkompressionssyndrome (mit Sensibilitätsstörung und/oder Parese im Bereich der jeweiligen Wurzel) unterschieden.

Als Ursachen für die Radikulopathien im HWS-Bereich finden sich neben Bandscheibenvorfällen (häufiger bei jüngeren Patienten) auch degenerativ-knöcherne Veränderungen (Osteochondrose, Unkovertebralgelenkarthrose, Spondylarthrose, Spondylolisthese) mit Einengung der Foramina intervertebralia (häufiger bei älteren Patienten). Daneben sind lokale Raumforderungen wie Tumoren (z.B. Knochenmetastasen, Ependymome, Meningeome), Hämatome und entzündliche Veränderungen (Abszesse, Spondylodiszitis, Borreliose, Zoster) ursächlich. Pseudoradikuläre Syndrome bei orthopädischen Erkrankungen, z.B. des Schultergelenkes, müssen von zervikalen Radikulopathien abgegrenzt werden, was besonders bei Wurzelreizsyndromen nicht immer trivial ist.

Klassifikation

Akut oder subakut auftretende einschießende Schmerzen und/oder Parästhesien im Ausbreitungsgebiet einer oder eher selten mehrerer Nervenwurzeln sind typische Symptome einer zervikalen Radikulopathie. Die Ausbreitung der Sensibilitätsstörungen entspricht den Dermatomen der betroffenen Nervenwurzeln, wobei die Schmerzempfindung eher als die Berührungsempfindung betroffen ist. Motorische Ausfälle mit konsekutiven Muskelatrophien betreffen die Kennmuskeln, wobei die Paresen meist inkomplett sind, da die einzelnen Kennmuskeln ihre Innervation über mehrere Nervenwurzeln erhalten. Entsprechend kommt es zu einer Abschwächung oder zu einem Ausfall der zugehörigen Kennreflexe. Bei den meisten Radikulopathien kommt es zu erheblichen Veränderungen im Bereich der HWS mit einer Steilstellung, einem paravertebralen muskulären Hartspann, einem lokalen Klopf- oder Druckschmerz über der Wirbelsäule sowie zu einer Zunahme der Beschwerden bei Drehung oder Neigung des Kopfes nach hinten und/oder zur betroffenen Seite. Zusätzlich können ein Husten-, Press- und Niesschmerz sowie andere Nervendehnungszeichen auftreten. Bei den selteneren polyradikulären Prozessen kommt es zu einem mehrsegmentalen Ausfall. Bei medianen Bandscheibenvorfällen oder anderen raumbeschränkenden Prozessen finden sich zusätzlich zu den meist asymmetrischen peripheren Störungen an den Armen auch Zeichen langer Bahnen mit einer spastischen Gangstörung, Reflexsteigerung an den Beinen, verbreiterten reflexogenen Zonen, unerschöpflichen Kloni und Pyramidenbahnzeichen sowie Blasenentleerungsstörungen. Das entspricht der zervikalen Myelopathie (siehe Leitlinie „Zervikale spondylotische Myelopathie"). Bei den chronischen Veränderungen stehen meist Schmerzen paravertebral mit gelegentlicher radikulärer Ausstrahlung im Vordergrund. Objektivierbare neurologische Ausfälle zeigen in der Regel keine Progredienz. Mitunter kann dies durch elektromyografische Untersuchungen verifiziert werden.

■ Diagnostik

Notwendig für die Diagnose einer zervikalen Radikulopathie sind die klinisch neurologische Untersuchung und die Anamneseerhebung. Weitere diagnostische Schritte sind bei spezifischen Patientengruppen erforderlich.

Diagnostische Verfahren

Neben der Notwendigkeit der klinisch neurologischen Untersuchung und der Anamneseerhebung können bei spezifischen Patientengruppen folgende Empfehlungen zur Durchführung von bestimmten diagnostischen Verfahren ausgesprochen werden:
- bei persistierenden Beschwerden, Vorliegen von sensiblen und/oder motorischen Ausfallerscheinungen:
  - MRT zur Suche nach einer Wurzelkompression, Raumforderung oder entzündlichen Veränderungen. Um ein möglichst aussagefähiges Untersuchungsergebnis zu erzielen, ist beim MRT die Sequenzfolge zu beachten. Notwendig sind sagittal T2 und T1 gewichtete und transversal T1 gewichtete Sequenzen. Die Applikation von Kontrastmittel ist fakultativ und die Schnittebene dabei abhängig von der Pathologie.
- bei einem MRT-Befund, der ätiologisch unzureichend ist:
  - Zur differenzierten radiologischen Abklärung wird eine CT in Dünnschichttechnik, ggf. mit knöcherner Rekonstruktion zur Darstellung insbesondere knöcherner Veränderungen im Abgangsbereich der Nervenwurzel, oder eine Myelo-CT-Untersuchung empfohlen.
- bei gezielter Fragestellung (z. B. Instabilität, Spondylodiszitis):
  - Hier kann eine Nativaufnahme (HWS Röntgen in 2 Ebenen) an das MRT angeschlossen werden.
- bei länger persistierenden Beschwerden zur Erkennung und Gradierung von Paresen:
  - EMG aus den Kennmuskeln unter Einbeziehung der paravertebralen Muskulatur (Wilbourn et al. 1998)
  - Abgrenzung vor allem gegenüber Plexusneuritiden (neuralgische Schultermyatrophie)
- bei klinischem Verdacht:
  - Basislabor mit Entzündungsparametern (Spondylodiszitis)
- bei klinischem und anamnestischem Verdacht:
  - Serologie, ggf. Liquordiagnostik: Radikulitis bei Borreliose, Zoster, Infektion mit Myobacterium tuberculosis, Meningeosis carcinomatosa
- bei Verdacht auf Spondylodiszitis und problematischem Erregernachweis:
  - Möglichkeit der CT-gesteuerten Direktpunktion
- bei spezifischen Patientengruppen, bei denen das EMG die Differenzialdiagnose Radikulopathie versus Armplexusläsion nicht ermöglicht:
  - sensible Neurografie (Wilbourn et al. 1998)

Differenzialdiagnose

Da in der Mehrzahl der zervikalen Radikulopathien Schmerzen vorhanden sind, die sich im entsprechenden Dermatom ausbreiten, kommen selten andere Erkrankungen in Betracht.
- **Neuralgische Myatrophie:** Akut schmerzhaftes Geschehen, wobei der Schmerz nach wenigen Tagen sistiert und sich eine Parese einstellt. Das Verteilungsmuster entspricht eher dem einer peripheren Nerven- oder Plexusläsion. Sensibilitätsstörungen sind meist nur gering ausgeprägt oder fehlen. Das paravertebrale EMG zeigt in der Regel keine pathologische Spontanaktivität.
- **Plexusläsionen:** Besonders tumoröse Infiltrationen des unteren Armplexus (Pancoast-Tumor, Metastasen bei Mammakarzinom) ähneln Affektionen der Wurzeln C 8 und Th 1. Die sensible Neurografie des N. ulnaris und des N. cutaneus antebrachii medialis zeigt eine Abnahme der Amplitude des sensiblen Nervenaktionspotenzials nur bei Plexusaffektionen, während diese bei Wurzelschädigungen trotz eines sensiblen Defizits unauffällig ist.
- **Periphere Nervenkompressionssyndrome** wie das Karpaltunnelsyndrom können mit Wurzelkompressionen verwechselt werden, da mitunter die Schmerzsymptomatik auch nach proximal ausstrahlt. Eine Differenzierung ist mit einer motorischen und sensiblen Neurografie der peripheren Nerven meist möglich.
- **Pseudoradikuläre Beschwerden** bei orthopädischen Erkrankungen, z.B. bei einer Periarthropathia humeroscapularis oder bei Schultertraumen. Hierbei sind die neurologischen und elektrophysiologischen Untersuchungsbefunde unauffällig.

Zervikale Radikulopathie

■ Therapie

Allgemeine Empfehlungen zur Therapie

Bis auf die klinischen Manifestationen zervikaler Bandscheibenvorfälle ist die Therapie geprägt von einem multimodalen, interdisziplinären konservativen Vorgehen.

Es liegen keine gesicherten Daten vor, dass bei einer zervikalen Radikulopathie irgendeine Therapie das mittel- und langfristige Ergebnis in Bezug auf das Schmerzsyndrom und das funktionelle Ergebnis besser beeinflusst als eine andere. Da eine operative Therapie zumindest im langfristigen Verlauf keinen besseren Nutzen bringt, ist grundsätzlich ein konservatives Vorgehen anzustreben. Allgemein kann sowohl eine Ruhigstellung mit einer Halskrause als auch eine mobilisierende Physiotherapie empfohlen werden. Konservative therapeutische Verfahren sind dabei nach der bisherigen Datenlage gleichwertig und besser als keine Therapie.

Konservative Therapie

Physiotherapie

- Die frühzeitige Mobilisation reduziert sofort und kurzzeitig die Schmerzen im Vergleich zu keiner Behandlung. Daten über längerfristige Effekte liegen nicht vor (Gross et al. 2010).
- Sowohl das Tragen einer halb-harten Halskrause, kombiniert mit einer allgemeinen Immobilisation („taking rest as much as possible") über 3 Wochen, mit einer anschließender Entwöhnung von der Halskrause als auch eine 2-mal wöchentliche Physiotherapie mit Schwerpunkt auf Mobilisation und Stabilisation und einem zusätzlichen häuslichen Übungsprogramm über 6 Wochen sind einem abwartenden Verhalten ohne therapeutische Intervention in der frühen Phase der zervikalen Radikulopathie in Bezug auf die Schmerzreduktion überlegen (Kuijper et al. 2009). Zwischen dem Tragen einer Halskrause mit Immobilisation und der Physiotherapie mit häuslichem Übungsprogramm zeigen sich hinsichtlich der Wirkung keine Unterschiede (Kuijper et al. 2009).
- Kontinuierliche oder intermittierende Traktionsbehandlungen zur Schmerzlinderung können nicht empfohlen werden (Graham et al. 2008, Young et al. 2009).

Physikalische Maßnahmen

In Bezug auf die Anwendung physikalischer Maßnahmen (z.B. Massagen) kann keine Empfehlung ausgesprochen werden, da es zu wenige kontrollierte Studien gibt (Haraldsson et al. 2006, Kroeling et al. 2009).

Patientenschulung (z.B. Nackenschule)

Es existiert derzeit keine Evidenz dafür, dass edukative Interventionen wie Patientenschulungen (Verhaltensratgeber, Nackenschule) kurz- oder längerfristig einen positiven Einfluss haben (Haines et al. 2009).

Medikamentöse Therapie

- Aufgrund der ausgesprochen schwachen Evidenzlage zur oralen Medikation bei zervikaler Radikulopathie wird empfohlen, sich am Stufenschema zur Behandlung von Schmerzen der WHO zu orientieren (WHO 1996). Im Regelfall reichen Analgetika (z.B. Paracetamol 2–3 x 500–1000 mg/d, maximal 4 g/d) zur Schmerzregulierung bei zervikaler Radikulopathie aus. Seltener müssen nicht steroidale Antiphlogistika eingesetzt werden (z.B. Ibuprofen 400–800 mg alle 6–8 h [maximal 2400 mg/d] oder Diclofenac 50–100 mg alle 8 Stunden [maximal 150 mg/d]). Bei Versagen auch höherpotente Analgetika (z.B. schwach wirksame Opioide wie Tramadol 100–200 mg alle 6–8 h [maximal 600 mg/d] oder stark wirksame Opioide wie Fentanyl transdermal 12,5–75 µg/h).
- Muskelrelaxanzien bei begleitender Muskelverspannung, die nicht durch Schmerzmittel durchbrochen werden kann.
- Bei länger anhaltenden Schmerzen wird von manchen Autoren eine periradikuläre CT-gesteuerte Steroidapplikation empfohlen (Cyteval et al. 2004). Aufgrund der geringen Effekte (Anderberg et al. 2007) und der relativ hohen Nebenwirkungsrate (Scanlon et al. 2007) wird diese Therapie in den Leitlinien nicht empfohlen.
- Antibiotische Therapie bei Lyme-Borreliose, antivirale Therapie bei Zoster, Behandlung von Spondylodiszitiden.

Andere Therapien

- Bei chronischen Schmerzen (Schmerzen über 6 Monate) multimodale und multidisziplinäre Therapie mit
  - Analgetika, trizyklischen Antidepressiva, selektiven Serotonin- und Noradrenalin-Wiederaufnahmehemmern oder Gabapentin/Pregabalin
  - Physio- und Sporttherapie (Jordan et al. 2011)
  - behaviorale Psychotherapie (Eccleston et al. 2009) mit Entspannungsverfahren, Techniken der Krankheitsverarbeitung und Stressbewältigung

Operative Therapie

Grundsätzlich gibt es bisher keine ausreichende Zahl qualitativ hochwertiger Studien, die operative und konservative Therapieverfahren in der Behandlung der zervikalen Radikulopathie miteinander vergleichen. Somit gibt es auch keine ausreichend validen Daten, die zeigen könnten, dass eine Operation im langfristigen Verlauf ein besseres Ergebnis erzielt als ein konservatives Vorgehen (unabhängig von der Art und Dauer der Symptomatik) (Fouyas et al. 2010). Allerdings verkürzt eine Operation die Schmerzdauer, was in vielerlei Hinsicht sehr relevant sein kann (Lebensqualität, Arbeitsfähigkeit etc.). Langfristig ergeben sich keine Änderungen zu einem konservativen Vorgehen in Bezug auf Schmerzen und auf das funktionelle Outcome (Persson et al. 1997). Die Indikation zu einem operativen Vorgehen sollte daher restriktiv gestellt werden (Fouyas et al. 2010).

▶ **Indikationen:**
- absolute Indikation
  - progrediente, funktionell relevante motorische Ausfälle (schlechter als Kraftgrad 3/5)
- relative Indikation
  - trotz ausreichender intensiver konservativer Maßnahmen über 8–12 Wochen nicht therapierbare Schmerzen, abhängig vom Leidensdruck der Patienten

▶ **Operative Verfahren:**
- offene Diskektomie in mikrochirurgischer Technik mit
  - interkorporeller Spondylodese (sog. Fusion mit unterschiedlichen Fusionsmethoden) über ventralen Zugang oder
  - Bandscheibenprothetik (zervikale Arthroplastik)
- endoskopische Verfahren (selten indiziert)
- Sequesterektomie über eine dorsale Foraminotomie (selten indiziert)

▶ **Anmerkungen zu den operativen Verfahren:**
- Als Standardverfahren zur Beseitigung einer Nervenwurzelkompression hat die offene, mikrochirurgische Diskektomie über einen anterioren Zugang den höchsten Stellenwert. Mit dieser Operationstechnik ist es möglich, sowohl die durch einen Bandscheibenvorfall (soft disc) als auch durch eine Spondylose (hard disc) verursachte Kompression sicher und schonend zu beseitigen. Um eine postoperative segmentale Instabilität zu vermeiden, wird als zweiter operativer Schritt eine interkorporelle Spondylodese (Fusion) vorgenommen (Jacobs et al. 2004). In den letzten Jahren kommt der Diskektomie mit zervikaler Arthroplastik (künstlicher Bandscheibenersatz, verschiedene Prothesen) eine größere Bedeutung zu, da eine gewisse Beweglichkeit im operierten HWS-Segment im Vergleich zur Diskektomie mit und ohne Fusion erhalten wird (Traynelis 2006, Matz et al. 2009).
  - Die Datenlage im Vergleich alleinige Diskektomie versus Diskektomie mit Fusion ist derzeit in Hinblick auf das klinische Ergebnis noch nicht eindeutig (Jacobs et al. 2004, Xie et al. 2007, Matz et al. 2009, Jacobs et al. 2011). Allerdings zeigen Patienten mit alleiniger Diskektomie 2 Jahre nach der Operation häufiger segmentale Kyphosen mit Instabilität (Xie et al. 2007).
  - Bei der interkorporellen Spondylodese findet häufig autologer Knochen Verwendung (Beckenkamm), der durch eine additive ventrale Platte stabilisiert wird (Wright u. Eisenstein 2007, Jacobs et al. 2011).
  - Alternativ zur Verwendung von autologem Knochen können synthetische Materialien (Titan, Polyetheretherketon [PEEK] etc.) mit vergleichbaren Ergebnissen verwendet werden (Bärlocher et al. 2002, Jacobs et al. 2004, Sasso et al. 2007, Jacobs et al. 2011). Wegen der mit der Spanentnahme assoziierten Schmerzen bei Verwendung autologen Knochens bevorzugen einige Zentren synthetische Materialien (Lied et al. 2010). Eine Fusion mittels uninstrumentierter Knochenzementplombe (Polymethylmethacrylat [PMMA]) ist nur noch in Ausnahmefällen indiziert (Korinth et al. 2006).
  - Die zervikale Arthroplastik kann als Alternative zur Diskektomie mit Fusion durchgeführt werden (Matz et al. 2009).
- Bei lateralen oder intraforaminalen Bandscheibenvorfällen kann die Nervenwurzel auch über einen dorsalen Zugang durch eine Foraminotomie (nach Frykholm) mit Sequesterektomie dekomprimiert werden. Bei spondylotisch eingeengten Neuroforamina ist diese Operationsmethode nicht so effektiv wie ein anteriorer Zugang (Korinth et al. 2006).
- Die Nervenwurzeldekompression mit minimal invasiven perkutanen oder endoskopischen Verfahren (Tsou u. Yeung 2002, Saringer et al. 2003) ist noch nicht ausreichend standardisiert. Außerdem fehlen kontrollierte Langzeitergebnisse, die einen Vorteil gegenüber den offenen Methoden belegen. Diese Verfahren werden deshalb nicht empfohlen.

■ Versorgungskoordination

Die Behandlung der Patienten mit zervikaler Radikulopathie und die Durchführung der diagnostischen Maßnahmen erfolgt primär ambulant. Bei operativem Vorgehen ist in aller Regel eine stationäre Krankenhausbehandlung erforderlich. Bei notwendiger Therapieoptimierung kann entweder eine stationäre Krankenhausbehandlung oder eine stationäre Rehabilitationsbehandlung sinnvoll sein. Bei Patienten mit chronischen Schmerzen im Rahmen einer zervikalen Radikulopathie sind zur Beurteilung der Erwerbsfähigkeit häufig medizinisch-beruflich orientierte Rehabilitationsmaßnahmen notwendig.

■ Redaktionskomitee

Prof. Dr. R. Benecke, Neurologie Rostock
PD Dr. D. Bengel, Neurologie Ravensburg
Dr. R. Binggeli, Neurochirurgie Bern
Prof. Dr. C. Bischoff, Neurologische Gemeinschaftspraxis München
Prof. Dr. K. Dreinhöfer, Orthopädie und Unfallchirurgie Berlin
PD Dr. W. Käfer, Abt. für Wirbelsäulenchirurgie Kusel

Prof. Dr. P. Kapeller, Neurologie Villach
Prof. Dr. A. C. Ludolph, Neurologie Ulm
Prof. Dr. J. Mehrholz, Wissenschaftliches Institut, Kreischa
Prof. Dr. M. Pohl, Neurologie und Fachübergreifende Rehabilitation, Kreischa
Prof. Dr. H. Reichel, Orthopädie Ulm

Federführend: Prof. Dr. med. habil. M. Pohl, Klinik Bavaria Kreischa, An der Wolfsschlucht 1–2, 01731 Kreischa
E-Mail: marcus.pohl@klinik-bavaria.de

Entwicklungsstufe der Leitlinie: S1

■ Literatur

Anderberg L, Annertz M, Persson L et al. Transforaminal steroid injections for the treatment of cervical radiculopathy: a prospective and randomised study. Eur Spine J 2007; 16: 321–328

Bärlocher CB, Barth A, Krauss JK et al. Comparative evaluation of microdiscectomy only, autograft fusion, polymethylmethacrylate interposition, and threaded titanium cage fusion for treatment of single-level cervical disc disease: a prospective randomized study in 125 patients. Neurosurg Focus 2002; 12: E4

Cyteval C, Thomas E, Decoux E et al. Cervical radiculopathy: open study on percutaneous periradicular foraminal steroid infiltration performed under CT control in 30 patients. Am J Neuroradiol 2004; 25: 441–445

Eccleston C, Williams AC, Morley S. Psychological therapies for the management of chronic pain (excluding headache) in adults. Cochrane Database Syst Rev 2009(2): CD007407

Fouyas IP, Sandercock PA, Statham PF et al. How beneficial is surgery for cervical radiculopathy and myelopathy? Br Med J 2010; 341: c3108

Graham N, Gross A, Goldsmith CH et al. Mechanical traction for neck pain with or without radiculopathy. Cochrane Database Syst Rev 2008(3): CD006408

Gross A, Miller J, D'Sylva J et al. Manipulation or mobilisation for neck pain. Cochrane Database Syst Rev 2010(1): CD004249

Haines T, Gross A, Burnie SJ et al. Patient education for neck pain with or without radiculopathy. Cochrane Database Syst Rev 2009(1): CD005106

Haraldsson BG, Gross AR, Myers CD et al. Massage for mechanical neck disorders. Cochrane Database Syst Rev 2006(3): CD004871

Jacobs WC, Anderson PG, Limbeek J et al. Single or double-level anterior interbody fusion techniques for cervical degenerative disc disease. Cochrane Database Syst Rev 2004(4): CD004958

Jacobs W, Willems PC, van Limbeek J et al. Single or double-level anterior interbody fusion techniques for cervical degenerative disc disease. Cochrane Database Syst Rev 2011(1): CD004958

Jordan JL, Holden MA, Mason EE et al. Interventions to improve adherence to exercise for chronic musculoskeletal pain in adults. Cochrane Database Syst Rev 2011(1): CD005956

Korinth MC, Kruger A, Oertel MF et al. Posterior foraminotomy or anterior discectomy with polymethyl methacrylate interbody stabilization for cervical soft disc disease: results in 292 patients with monoradiculopathy. Spine (Phila Pa 1976) 2006; 31: 1207–1214; discussion 1215–1216

Kroeling P, Gross A, Goldsmith CH et al. Electrotherapy for neck pain. Cochrane Database Syst Rev 2009(4): CD004251

Kuijper B, Tans JT, Beelen A et al. Cervical collar or physiotherapy versus wait and see policy for recent onset cervical radiculopathy: randomised trial. Br Med J 2009; 339: b3883

Lied B, Roenning PA, Sundseth J et al. Anterior cervical discectomy with fusion in patients with cervical disc degeneration: a prospective outcome study of 258 patients (181 fused with autologous bone graft and 77 fused with a PEEK cage). BMC Surg 2010; 10: 10

Matz PG, Ryken TC, Groff MW et al. Techniques for anterior cervical decompression for radiculopathy. J Neurosurg Spine 2009; 11: 183–197

Persson LC, Carlsson CA, Carlsson JY. Long-lasting cervical radicular pain managed with surgery, physiotherapy, or a cervical collar. A prospective, randomized study. Spine (Phila Pa 1976) 1997; 22: 751–758

Saringer WF, Reddy B, Nobauer-Huhmann I et al. Endoscopic anterior cervical foraminotomy for unilateral radiculopathy: anatomical morphometric analysis and preliminary clinical experience. J Neurosurg 2003; 98 (Suppl. 2): 171–180

Sasso RC, Smucker JD, Hacker RJ et al. Artificial disc versus fusion: a prospective, randomized study with 2-year follow-up on 99 patients. Spine (Phila Pa 1976) 2007; 32: 2933–2940; discussion 2941–2942

Scanlon G, Moeller-Bertram T, Romanowsky S et al. Cervical transforaminal epidural steroid injections: more dangerous than we think? Spine (Phila Pa 1976) 2007; 32: 1249–1256

Traynelis VC. Cervical arthroplasty. Clin Neurosurg 2006; 53: 203–207

Tsou PM, Yeung AT. Transforaminal endoscopic decompression for radiculopathy secondary to intracanal noncontained lumbar disc herniations: outcome and technique. Spine J 2002; 2: 41–48

Wilbourn AJ, Aminoff MJ. AAEM minimonograph 32: the electrodiagnostic examination in patients with radiculopathies. American Association of Electrodiagnostic Medicine. Muscle Nerve 1998; 21: 1612–1631

World Health Organisation. Cancer, Pain Relief and palliative Care. 2nd ed. Geneva: WHO Technical Report Series; 1996

Wright IP, Eisenstein SM. Anterior cervical discectomy and fusion without instrumentation. Spine (Phila Pa 1976) 2007; 32: 772–774; discussion 775

Xie JC, Hurlbert RJ. Discectomy versus discectomy with fusion versus discectomy with fusion and instrumentation: a prospective randomized study. Neurosurgery 2007; 61: 107–116; discussion 116–117

Young IA, Michener LA, Cleland JA et al. Manual therapy, exercise, and traction for patients with cervical radiculopathy: a randomized clinical trial. Phys Ther 2009; 89: 632–642

Zervikale Radikulopathie

Clinical Pathway – Zervikale Radikulopathie

Basisprogramm

1. **Anamneseerhebung**
2. **Untersuchung:**
   - Inspektion: Fehlhaltung, Zoster-Effloreszenzen
   - Klopfschmerz
   - Bewegungseinschränkung
   - durch Kopfbewegungen provozierbare radikuläre Reizsymptome/Schmerzen
   - Lhermitte-Zeichen
   - Reflexabschwächungen
   - Paresen der Kennmuskeln
   - Oberflächensensibilität

- **polyradikuläres Defizit**
  - ▲ EMG aus der paravertebralen Muskulatur
  - ▲ sensible Neurographie
  - ○ Hinweise auf Radikulopathie:
    - ○ unauffällige sensible Neurographie bei klinisch vorhandenen Sensibilitätsstörungen oder
    - ○ Denervierungszeichen paravertebral
  - ○ Hinweise auf Radikulitis (Borreliose, Zoster)
    - ▲ Serologie: Borreliose, Herpes zoster
    - ▲ Liquordiagnostik
  - ○ maligne Erkrankung bekannt → Verdacht auf Meningeosis neoplastica
    - ▲ Liquorzytologie
  - ○ Hinweise auf Plexusläsion:
    - ○ Horner-Syndrom
    - ○ pathologische sensible Neurographie
    - ○ keine Denervierungszeichen paravertebral
  - ○ Hinweise auf neuralgische Schulteramyotrophie:
    - ○ vorübergehende Schmerzen, dann Paresen
    - ○ Verteilungsmuster entsprechend einer Plexusläsion
    - ○ keine oder wenig Sensibilitätsstörungen
  - Weiter siehe entsprechende Leitlinie

- ○ Hinweise auf periphere Nervenkompression
  - ▲ neurographische Abklärung

- ○ Hinweise auf knöcherne oder bandscheibenbedingte zervikale Radikulopathie:
  - ○ monoradikuläres Defizit
  - ○ Schmerzausstrahlung zur HWS
  - ○ durch Kopfbewegungen Schmerzlinderung oder provozierbare radikuläre Reizsymptome/Schmerzen
  - ▲ konservative Therapie:
    - Ruhigstellung mittels Halskrause oder
    - ▲ frühzeitige Mobilisation
    - ▲ NSAR, eventuell Opioide
    - ▲ Myotonolytika bei Muskelverspannungen trotz Analgetika
  - ○ therapieresistente Schmerzen nach 4 Wochen intensiver konservativer Therapie oder
  - ○ progrediente motorische Ausfälle schlechter als 3/5-Parese
    - ▲ MRT in sagittaler und transversaler Schichtung
    - Im Einzelfall:
    - ▲ HWS Röntgen in 2 Ebenen
    - ▲ CT (Dünnschicht) mit Knochenfenster
    - ▲ zervikale Myelographie und CT-Myelographie
    - ○ mediolateraler Bandscheibenvorfall oder mediolaterale knöcherne Kompression
      - ▲ offene Disketomie in mikrochirurgischer Technik mit Fusion (interkorporeller Spondylodese) über anterioren Zugang
    - ○ lateraler oder intraforaminaler Bandscheibenvorfall
      - ▲ Foraminotomie über dorsalen Zugang (Alternative)

- ○ Hinweise auf pseudoradikuläres Schmerzsyndrom:
  - ○ keine Defizite
  - ○ unauffällige Elektrophysiologie
    - ▲ konservative Therapie mit multimodalem Ansatz unter Einbeziehung von psychotherapeutischen Verfahren, Medikation mit Antidepressiva, Physiotherapie und analgetische Therapie
    - ggf. Radiofrequenztherapie der Facettengelenke

75 Lumbale Radikulopathie

Was gibt es Neues?

- Lumbale Bandscheibenvorfälle bei Gesunden finden sich kernspintomografisch bei 20–30 % der unter 60 Jahre alten Probanden und bei > 60 % der über 60 Jahre alten Menschen (Jensen et al. 1994). Degenerative Veränderungen korrelieren nicht mit der Klinik (van Tulder et al. 1997). Die bildmorphologische Pathologie hat keinen prädiktiven Wert für das Auftreten einer klinischen Symptomatik (Borenstein et al. 2001). Der korrekten Zuordnung der klinischen Beschwerden zu den morphologischen Veränderungen kommt daher entscheidende Bedeutung zu, wobei zusätzlich auf Segmentationsstörungen (4-gliedrige oder 6-gliedrige LWS) zu achten ist, da sich hierdurch die neuroanatomischen Verhältnisse verändern können (Kottlors u. Glocker 2010, Hinterdorfer et al. 2010).
- Bei frühzeitig operierten Patienten bilden sich Schmerzen und neurologische Defizite rascher zurück als bei nicht oder spät operierten Patienten. Nach Ablauf eines Jahres findet sich kein signifikanter Unterschied zwischen beiden Gruppen (Peul et al. 2007, Weinstein et al. 2006).
- Bei hohen lumbalen Diskushernien, insbesondere wenn sie extraspinal gelegen sind, können Rückenschmerzen weitgehend fehlen. Bei einer L3-Kompression können Knieschmerzen ganz im Vordergrund stehen und eine primäre Kniegelenkerkrankung vortäuschen (Hirabayashi et al. 2009).
- Degenerative Muskelerkrankungen mit axialem Schwerpunkt (z. B. myotone Dystrophie Typ 2, fazioskapulohumerale Muskeldystrophie) können therapierefraktäre Lumbalgien verursachen und ein Bandscheibenleiden vortäuschen und zu unnötigen operativen Eingriffen führen, die durch eine sorgfältige neurologische Abklärung vermieden werden können (Glocker et al. 2010, Kottlors u. Glocker 2010).
- Chronifizierte Rückenschmerzen ohne radikuläre Ausstrahlung sind durch operative Maßnahmen in der Regel nicht besserungsfähig (Chou et al. 2009, Thome 2009).
- Beschränkung der somatischen Diagnostik beim chronischen Rückenschmerz und psychosoziale und psychosomatische Schwerpunktsetzung (Pincus et al. 2002, Weh u. Marnitz 2009).

Die wichtigsten Empfehlungen auf einen Blick

- keine Bettruhe, sondern leichte bis mäßige Belastung
- frühzeitig und ausreichend analgetische Therapie mit NSAR, muskelrelaxierenden Medikamenten; bei starken Schmerzen kurzfristig Opioide
- bei schmerzbedingter, ambulant nicht therapierbarer Immobilität und „Red-Flag"-Symptomen ist die akutstationäre Krankenhauseinweisung notwendig.
- frühzeitige Operation bei progredienten Paresen oder Blasen-Mastdarm-Störungen
- elektive Operation bei erfolgloser konservativer ambulanter und/oder stationärer Therapie bei gesicherter morphologischer Ursache der Schmerzsymptomatik
- Bei Entwicklung chronischer Schmerzen ist eine Kombination mit Physiotherapie und psychotherapeutischen Verfahren (Verhaltenstherapie, Schmerzbewältigungsprogramme) angezeigt.
- Beim Übergang vom akuten in einen chronischen Schmerz können auch bei der lumbalen Radikulopathie schmerzdistanzierende (Antidepressiva) und membranstabilisierende Medikamente (Antiepileptika) in Analogie zu anderen Schmerzsyndromen und Neuralgien eingesetzt werden (Chou u. Huffman 2007b, Urquhart et al. 2008, Lunn et al. 2009, Moore et al. 2009, Wiffen et al. 2011).

■ Definition und Epidemiologie

Rückenschmerzen stellen nach Kopfschmerzen das häufigste Schmerzsyndrom mit einer Punktprävalenz von 37 %, einer 1-Jahres-Prävalenz von 76 % und einer Lebenszeitprävalenz von 87 % dar (Schmidt et al. 2007). In Deutschland verursachen Rückenschmerzen unterschiedlichen Berechnungen zufolge 15–30 % der Arbeitsunfähigkeitstage und 18 % aller Frühberentungen. Die direkten und indirekten Kosten betrugen dabei im Jahr 2005 ca. 49 Milliarden Euro bzw. bis zu 2,2 % des Bruttosozialproduktes (Schmidt u. Kohlmann 2005, Wenig et al. 2009). Die überwiegende Mehrheit der Patienten leidet an sog. unspezifischen Rückenschmerzen. Diese sind in der S3-Leitlinie „NVL Kreuzschmerz" (AWMF-Register-Nr. nvl/007) umfassend dargestellt und nicht Gegenstand der vorliegenden Leitlinie, die sich mit dem spezifischen Rückenschmerz in Folge einer lumbalen Nervenwurzelschädigung auseinandersetzt. Nach etwa 6 Wochen sind 90 % der Patienten mit akuten Rückenschmerzen wieder in der Lage, ihrer Arbeit nachzugehen, wohingegen Schmerzfreiheit nur bei 40–60 % erreicht wird (Hestbaek et al. 2003). Rückfälle erleiden 44–78 % der Patienten nach einer erstmaligen Schmerzepisode. Neben akuten Prozessen, die im Fall fehlender struktureller Defekte selbstlimitierend sind, kommen auch therapeutisch schwerer angehbare chronische Beschwerden vor. Wenn die Schmerzen nicht binnen 12 Wochen abklingen, droht die Gefahr einer Chronifizierung. Schätzungen der Prävalenz chronischer Rückenschmerzen liegen bei 23 %. Diese sind für ca. 30–35 Milliarden Euro an Sozialausgaben verantwortlich und die häufigste Ursache für vorzeitige Erwerbsunfähigkeit.

■ Diagnostik

Pathogenese und Differenzialdiagnose

Am häufigsten sind lumbale Radikulopathien Folge eines Bandscheibenvorfalles. Bei der Diagnostik muss jedoch sorgfältig auf eine Übereinstimmung von einer nachgewiesenen morphologischen Veränderung im CT/MRT mit der Klinik und dem Beschwerdebild geachtet werden, da über die Hälfte aller nachgewiesenen Diskushernien keinerlei Beschwerden machen (Jensen et al. 1994, Deyo 2002) und andere Differenzialdiagnosen ansonsten leicht übersehen werden.

Mit zunehmendem Alter wandelt sich der gallertartige Nucleus pulposus in einen fibrösen Kern um und der Anulus fibrosus verliert seine straffe Textur. Histologisch fassbare Veränderungen sind im frühen Erwachsenenalter bereits ausgeprägt, nehmen im mittleren Erwachsenenalter zu, um dann im späteren Alter zwischen 50 und 80 Jahren in eine zellarme Fibrose des Gallertkernes zu münden (Boos et al. 2002). Experimentell wurde gezeigt, dass eine mechanische Kompression der Nervenwurzel nicht zwingend Schmerzen verursachen muss (Cavanaugh 1995). Somit gibt es neben der mechanischen Komponente noch weitere Pathomechanismen der Schmerzentstehung. Direkte Hinweise auf eine entzündliche Komponente lieferte der Versuch, welcher zeigte, dass auch ohne eine mechanische Kompression tierexperimentell eine Nervenwurzelschädigung nur durch lose Auflage von Bandscheibengewebe auf die Nervenwurzel hervorgerufen werden kann; hierbei konnte eine zelluläre Infiltration der Nervenwurzel nachgewiesen werden (Olmarker et al. 1993). Zusätzlich bewirken oxidative Prozesse die Anhäufung von Stoffwechselprodukten, die Einfluss auf die Induktion von Proteasen und Zytokinen nehmen (Takahashi et al. 1996, Nerlich et al. 1997).

Der lokale Kreuzschmerz wird bei einem medianen Bandscheibenvorfall durch Druck auf das hintere Längsband ausgelöst und kann isoliert ohne Beinschmerz vorhanden sein. Der Beinschmerz entsteht durch die Kompression und die entzündliche Reaktion der Nervenwurzel.

Die am häufigsten fälschlicherweise der Bandscheibe zugeschriebenen und damit verpassten Differenzialdiagnosen dürften entzündliche Radikulopathien, die neuralgische Amyotrophie sowie die diabetische Radikulopathie sein.

Spezifische Kreuzschmerzen werden durch klar definierte Ursachen ausgelöst und erfordern eine spezifische, zum Teil fachübergreifende Therapie. Als häufigste Ursachen kommen im Bereich der Lendenwirbelsäule neben Bandscheibenvorfällen knöcherne degenerative Veränderungen vor (Spondylarthrose, Spondylolisthese, Hypertrophie der Wirbelbogengelenke und der Ligamenta flava). Seltener können Radikulopathien auch von lokalen Raumforderungen ausgehen (Tumoren, Knochenmetastasen) oder von intraspinalen Prozessen (z. B. Ependymome, epidurale Blutungen, epidurale Lipomatose), von entzündlichen Veränderungen (Spondylodiszitis, Lyme-Radikulitis, Zoster, GBS, epiduraler Abszess) oder im Rahmen einer Meningeosis carcinomatosa sive lymphomatosa.

Ein Sonderfall ist die **Claudicatio caudae equinae** bei einem primär oder sekundär engen Spinalkanal mit gehstreckenabhängigen ein- oder beidseitigen Schmerzen und ggf. zusätzlichen sensomotorischen Ausfällen. Typischerweise Bestehen in Ruhe und im Sitzen keine Beschwerden. Jede mit einer Hyperlordosierung verbundene Haltung führt zu einer Zunahme der Lumbalkanalstenose und damit zu einer Schmerzverstärkung, wohingegen eine LWS-Kyphosierung eine Schmerzlinderung zur Folge hat. Während bei der vaskulären Claudicatio intermittens bloßes Stehenbleiben zur Schmerzlinderung führt, ist bei der Claudicatio spinalis daher zusätzlich eine Veränderung der Wirbelsäulenposition notwendig – typischerweise Absitzen oder Vornüberbeugen.

Eine strikte Abgrenzung der lumbalen Radikulopathie von Kreuzschmerzen, die radikulär anmuten und in die Beine ausstrahlen können, jedoch eine andere Genese aufweisen, ist notwendig (Bernard u. Kirkaldy-Willis 1987). Es handelt sich dabei um sog. **pseudoradikuläre Syndrome**. Der neurologische Untersuchungsbefund ist hierbei jedoch meist unauffällig. Ursachen sind in der Regel orthopädische Erkrankungen (Coxarthrose, Gonarthrose, Facettensyndrom, Ileosakralgelenksyndrom, Kokzygodynie, Piriformis-Syndrom, osteoporotische Wirbelkörperfrakturen, Tendomyopathien bei Überlastungen oder Muskelzerrungen), gelegentlich auch primäre Muskelerkrankungen mit axialer Betonung (Glocker et al. 2010, Kottlors et al. 2010), z. B. myotone Myopathien und die fazioskapulohumerale Muskeldystrophie, die häufig mit Lumbalgien und ausstrahlenden Schmerzen einhergehen können.

Eine Meralgia paraesthetica kann als nicht radikuläre Erkrankung auch ein sensibles Defizit zeigen und klinisch radikulär anmuten.

Schließlich ist differenzialdiagnostisch auch an metabolische Plexopathien und Radikulopathien, insbesondere im Rahmen eines Diabetes mellitus zu denken. Grundsätzlich kann beim Diabetes mellitus jede nervale Struktur betroffen sein, jedoch zeigen sich an den unteren Extremitäten am häufigsten N.-femoralis-betonte Ausfälle. Davon sind lumbosakrale Plexusaffektionen anderer Genese abzugrenzen, vor allem die idiopathische Plexusneuritis, die hier allerdings seltener vorkommt als im Bereich des Armplexus, und die ebenfalls selten auftretende postradiogene Plexusaffektion. Diese kann mit

Lumbale Radikulopathie

einer zeitlichen Latenz von 5–20 Jahren nach Bestrahlung manifest werden. Radikuläre sensomotorische Störungen kommen auch mit und ohne Schmerzen bei spinalen Durafisteln vor.

Symptome und Verlauf

Prinzipiell unterscheidet man einen Kreuzschmerz von einem Beinschmerz, da ein Beinschmerz, bzw. ein provozierter Beinschmerz ein guter klinischer Indikator für einen Bandscheibenvorfall ist (Rabin et al. 2007). Akut oder subakut auftretende einschießende Schmerzen oder Kribbelmissempfindungen im Ausbreitungsgebiet einer Nervenwurzel fehlen nur selten. Sensibilitätsstörungen im entsprechenden Dermatom, motorische Ausfälle der Kennmuskeln und ggf. Reflexausfälle können je nach Schweregrad hinzukommen. In der Mehrzahl der Fälle bestehen ein mitunter nur einseitiger paravertebraler Hartspann, ein Klopf- oder Druckschmerz über der Wirbelsäule, ein Husten-, Press- und Niesschmerz und positive Nervendehnungszeichen (Lasègue- und umgekehrtes Lasègue-Zeichen, Zeichen nach Bragard). Eine ventrale Schmerzausstrahlung (Femoralgie) ist Folge einer Affektion von L4 oder weiter kranial abgehender Nervenwurzeln, sodass ursächlich ein foraminaler, lateraler Prozess bei LWK 4/5 oder eine weiter kranial gelegene Schädigung vorliegen muss. Eine dorsale Schmerzausstrahlung (Ischialgie) ist Folge einer Kompression der L5- und/oder S1-Wurzel, wobei meist die Schädigung im Bereich der Bandscheibenfächer LWK 4/5 und LWK 5/SWK 1 zu suchen ist. Bei polyradikulären Prozessen, z. B. bei medialen Bandscheibenvorfällen mit Kompression der Cauda equina, kommt es zu einem mehrsegmentalen Ausfall, unter Umständen mit Reithosensensibilitätsstörungen und Blasenentleerungsstörungen.

Die **L3-Radikulopathie** ist gekennzeichnet durch eine Quadrizeps-, Hüftbeuger- und Adduktionsparese des betroffenen Beines sowie eine PSR-Abschwächung und eine Schmerzausstrahlung bis zum Kniegelenk. Gelegentlich können Knieschmerzen ganz im Vordergrund stehen, sodass der Eindruck einer primären Kniegelenksschädigung entstehen kann.

Beim **L4-Syndrom** findet sich neben der führenden Quadrizepsparese fast immer auch eine deutliche Hüftbeugeschwäche (muss gezielt untersucht werden), hingegen nur selten eine Fußheberparese und praktisch nie eine Adduktorenschwäche. Der PSR ist abgeschwächt oder ausgefallen. Die Schmerzausstrahlung geht typischerweise in die Tibiavorderkante oder seltener in die Unterschenkelinnenseite.

Das am häufigsten auftretende **L5-Syndrom** ist gekennzeichnet durch eine Großzehenheber-, Fußheber-, Fußeversions-, Fußinversions- und Glutaeus-medius-Parese mit positivem Trendelenburg-Zeichen des betroffenen Beines sowie durch eine Schmerzausstrahlung in die Unterschenkelaußenseite und den Fußrücken bis zur Großzehe. Der Tibialis-posterior-Reflex ist, sofern verwertbar, abgeschwächt oder ausgefallen. L5-Syndrome als Folge einer foraminalen Kompression lumbosakral (LWK 5/SWK 1) werden oft übersehen.

Die **S1-Radikulopathie** kann zu einer Fußsenker- und Glutaeus-maximus-Parese führen. Der M. glutaeus medius kann auch beim S1-Syndrom mitbetroffen sein (Trendelenburg-Zeichen). Die Schmerzen strahlen typischerweise in die dorsale Wade bis zur lateralen Fußkante und Kleinzehe aus. Der Achillessehnenreflex ist meist abgeschwächt oder ausgefallen.

Fehlen Nervendehnungszeichen und besteht ein besonders nächtlich auftretender und therapieresistenter Schmerz, der nicht durch LWS-Bewegung beeinflussbar ist, sollte immer an eine **Radikulitis** (Borrelien, Herpes zoster) oder einen Tumor gedacht werden.

Der Übergang in ein **chronisches Schmerzsyndrom**, bei dem das Ausmaß der Schmerzen meist durch die morphologischen Befunde nur unzureichend erklärt wird, hängt von weiteren Faktoren ab, wie psychischer Disposition, sozialen Begleitumständen, aber auch von iatrogenen Faktoren wie mangelnde Information über die Gutartigkeit der Störung, Überbewertung radiologischer Befunde, prolongierte Krankschreibung, unkritisch langem Einsatz von Analgetika oder lokalen Infiltrationen sowie die Nichtbeachtung psychiatrischer Komorbidität wie Depression, Angsterkrankung oder Persönlichkeitsstörung.

Anhaltende radikuläre Beschwerden nach operativen Eingriffen im Sinne eines **Postnukleotomiesyndroms** sind auf Rezidive, unvollständige Entfernung des Bandscheibenprolapses, Segmentinstabilitäten oder die Bildung von Narbengewebe zurückzuführen.

Untersuchungen

Ziel einer korrekten Diagnose durch den Neurologen und Neurophysiologen ist in einem zunehmend kommerzialisierten medizinischen Umfeld die Vermeidung unnötiger kostenintensiver operativer Eingriffe an der Wirbelsäule durch für die Beschwerden zu Unrecht angeschuldigte Bandscheibenveränderungen, wie sie bei nahezu allen Menschen jenseits des 30. Lebensjahres nachgewiesen werden können.

Dabei kommt der Erfassung der „Red-Flag"-Symptome (▶ Tab. 75.1), die ein sofortiges fachübergreifendes Therapiekonzept notwendig machen, sowie der Berücksichtigung der Risikofaktoren für eine Chronifizierung („yellow flags", siehe „NVL Kreuzschmerz", AWMF-Register-Nr. nvl/007) eine besondere Bedeutung zu.

Klinische Untersuchung

▶ **Sorgfältige Anmneseerhebung**
- was, wann, wie, wo, wodurch?
- Hinweise für Traumata, Frakturen, Infektionen
- Differenzierung: Rückenschmerz und/oder Beinschmerz und Ruheschmerz/bewegungsinduzierter Schmerz

Tab. 75.1 „Red-Flag"-Symptome.

Symptom	Diagnostik
vorausgegangenes Trauma bei älteren Menschen mit erhöhter Frakturgefahr auch Bagatelltraumata, Osteoporose	Röntgen, MRT
Tumoranamnese/Infektion Gewichtsverlust, Fieber, Schmerzverstärkung bei Nacht	Röntgen, CT, MRT, Skelettszintigrafie, Laboruntersuchungen
progrediente Parese, nachlassende Schmerzen bei deutlicher Parese, Kauda-Syndrom, Miktionsstörung	MRT, CT

- Erhebung der psychischen und sozialen Anamnese (Chronifizierungsgefahr)

▶ **Klinisch-neurologische Untersuchung**
- Inspektion (Zoster-Effloreszenzen), Beachtung der Form, Klopfschmerzhaftigkeit und Bewegungseinschränkung der Wirbelsäule
- Nervendehnungszeichen
- Druckschmerzhaftigkeit der Valleix-Punkte
- Untersuchung der Kraft der Kennmuskeln unter Einschluss der Glutealmuskulatur, die bei L5- und S1-Schädigung nicht selten isoliert betroffen ist (M.-glutaeus-medius-Schwäche mit positivem Trendelenburg-Zeichen meist bei L5-Affektion, M.-glutaeus-maximus-Schwäche meist bei S1-Affektion). Milde Paresen der Fußsenker werden am besten mittels einbeinigem Zehenstand geprüft, da sich diese einer manuellen Prüfung im Liegen entziehen. Gleiches gilt für eine leichte Parese der Quadrizepsmuskulatur, die sich nur durch Besteigen unterschiedlich hoher Stufen erkennen lässt. Die Adduktoren und die Hüftbeuger können zuverlässig im Sitzen oder Liegen mit angewinkelten Beinen überprüft werden.
- Untersuchung der Oberflächensensibilität (meist deutlich weniger ergiebig als die motorische Testung)
- Untersuchung der Muskeleigenreflexe an den Beinen. Sie sind bei Nervenwurzelaffektion meist abgeschwächt oder erloschen, gelegentlich können sie jedoch trotz eindeutiger radikulärer Symptomatik auch normal auslösbar sein.

▶ **Neuroorthopädische Untersuchung**
- Finger-Boden-Abstand, Schober-Zeichen
- Seitneigungsschmerz (oft positiv bei lateralen und extraspinalen Diskushernien)
- Reklinationsschmerz (oft positiv bei Spinalkanalstenose und/oder Facettensyndrom)
- Klopfschmerz über LWS (Spondylodiszitis, Tumor, Osteoporosefraktur)

Laboruntersuchungen
- Basislabor mit BSG, CRP, Blutbild, Thrombozyten, Leber- und Nierenwerte, Kreatinkinase (cave: evtl. erhöht durch vorausgegangene paravertebrale Infiltration)
- erweiterte Blutserologie bei hinreichendem Verdacht: Borreliose, Herpes zoster
- Liquordiagnostik ggf. mit Zytologie: Polyradikulitis, Neuroborreliose, Meningeosis carcinomatosa sive lymphomatosa, subakute Subarachnoidalblutung

Bildgebung

Aufgrund des selbstlimitierenden Verlaufs ist bei Patienten mit Kreuzschmerzen ohne „Red-Flag"-Symptome zunächst keine routinemäßige bildgebende Untersuchung erforderlich (Pfirrmann et al. 1999, Sheehan 2010). Die Korrelation der Befunde in der Bildgebung mit den klinischen Beschwerden ist nicht gut (van Tulder et al. 1997). Oft werden Befunde in der MRT-Untersuchung überbewertet, tragen zur Verunsicherung der Patienten und damit zur Chronifizierung bei und haben prognostisch wenig Relevanz (Modic et al. 2005).

Nativröntgen der LWS in 2 Ebenen ist erforderlich bei Patienten mit neu aufgetretenen Beschwerden und Radikulopathie, bei denen keine weitergehende Schnittbilddiagnostik erforderlich ist, zur Erkennung von Osteodestruktionen, knöchernen Fehlbildungen, Stufenbildung, Osteoporosefrakturen. Bei Verdacht auf Instabilität ggf. ergänzend Funktionsaufnahmen.

Weitere Schnittbildverfahren sind nur angezeigt bei Vorliegen von „Red-Flag"-Symptomen (van Tulder et al. 2006) und wenn unklare oder therapieresistente Befunde vorliegen, das heißt kein ausreichendes Ansprechen auf Therapiemaßnahmen über 6–8 Wochen. Dann sollte auch ohne Nativ-Untersuchung eine MRT-Untersuchung erfolgen (Jarvik et al. 2003).

Im **MRT** werden Weichteilveränderungen und die Luxation von Bandscheibensequestern meist besser erfasst als im CT. Das **CT** ist bei der Beurteilung knöcherner Veränderungen sowie foraminaler und extraspinaler Bandscheibenvorfälle mitunter überlegen. Die Funktions- und Belastungsmyelografie mit anschließendem **Myelo-CT** hat ihre Indikation bei polysegmentalen Spinalkanalstenosen, bei Verdacht auf Instabilität und bei belastungsabhängigen Beschwerden, z.B. durch eine mobile nur unter Belastung komprimierend wirkende Diskushernie, kann aber auch bei voroperierten Patienten zur Differenzierung einer Narbe von einer Rezidivhernie wertvoll sein.

Bei der Interpretation von MRT-Bildern nach erfolgter Bandscheibenoperation muss berücksichtigt werden, dass im Verlauf von ca. einem Jahr 23% der Patienten einen im MRT nachweisbaren Rezidivvorfall (unmittelbar postoperatives MRT ohne Hinweise auf Restbandscheibenvorfall) entwickeln. Dieser war in 56% der Patienten aber klinisch stumm und diese Patienten entwickelten auch im weiteren Beobachtungsintervall von 2 Jahren keine dazu passenden Symptome (Lebow et al. 2011).

Neurophysiologische Untersuchungen

Grundsätzlich bedarf ein monoradikuläres Syndrom mit passender Bildgebung und entsprechendem Kompressionsnachweis keiner elektrophysiologischen Bestätigung. In besonderen Fällen kann sie jedoch die Beurteilung von Verlauf und Prognose erleichtern.

Die wichtigste Bedeutung bei Radikulopathien kommt der **Nadelmyografie** zu. Die sensible Neurografie kann zur Unterscheidung zwischen supra- und infraganglionärer Schädigung beitragen. Der Nachweis einer infraganglionären Läsion durch Verlust des sensiblen Potenzials (SNAP) spricht jedoch nicht zwingend gegen eine radikuläre Schädigung, da weit lateral gelegene Bandscheibenvorfälle die Nervenwurzel auch distal vom Spinalganglion komprimieren können. Die traditionelle elektrophysiologische Differenzierung zwischen Wurzel- und Plexusläsion über das SNAP, die aus der Zeit vor Einführung der Schnittbildgebung herrührt, wird dadurch in ihrer Bedeutung eingeschränkt.

▶ **Elektromyografische Untersuchungsstrategie:** Da erst nach Eintreten der Wallerschen Degeneration das EMG „positiv" wird, muss das Zeitfenster für eine Untersuchung sinnvoll gewählt werden. In der Regel sollte an den unteren Extremitäten 2–4 Wochen nach Schädigungseintritt untersucht werden. In der proximalen Muskulatur kann der Nachweis einer axonalen Schädigung in Form von **pathologischer Spontanaktivität** (pSPA) früher als in der distalen Muskulatur geführt werden. Zuerst lässt sich daher eine pSPA in der Paraspinalmuskulatur nachweisen, wodurch eine radikuläre Schädigung objektiviert werden kann. Zur Höhenlokalisation eignet sich das paraspinale EMG jedoch nicht, da sich die segmentale Innervation, insbesondere im Bereich der LWS, erheblich überlappt (Kottlors et al. 2008).

Man beginnt die Untersuchung mit einem distalen Kennmuskel der vermutlich hauptbetroffenen Nervenwurzel. Bei fehlendem Schädigungsnachweis (keine pSPA, normale Rekrutierung) sollte – sofern verfügbar – ein proximaler Kennmuskel gewählt werden. Gelingt der Schädigungsnachweis, wird ergänzend ein Kennmuskel kranial und kaudal der hauptbetroffenen Nervenwurzel untersucht, um einen subklinischen polyradikulären Prozess nicht zu verpassen. Bei Nachweis einer polyradikulären Schädigung müssen häufig weitere Extremitäten zur Abklärung eines generalisierten Prozesses untersucht werden. Im Krankheitsverlauf hat das EMG seinen Stellenwert in der frühzeitigen Erfassung einer Reinnervation bei fehlender klinischer Erholung. Bei Verdacht auf Vorliegen einer psychogenen Parese kann eine erhöhte Entladungsrate im EMG frühzeitig die somatische Genese belegen (Schulte-Mattler et al. 2000).

Die Rolle der **somatosensibel und motorisch evozierten Potenziale** in der Routinediagnostik von Radikulopathien liegt vorwiegend im Nachweis proximal peripherer Leitungsverzögerungen bei entzündlicher Genese (z. B. GBS, CIDP). Bei Wurzelläsionen infolge eines Bandscheibenvorfalls sind sie von untergeordneter Bedeutung. Ein pathologischer Befund kann dann weiterhelfen, wenn Zweifel an der somatischen Genese der Beschwerden bestanden haben.

Die motorisch evozierten Potenziale (MEP) können bei der häufig vorkommenden polysegmentalen lumbalen Spinalstenose diagnostisch weiterhelfen (Senocak et al. 2009). Beim Vorliegen mehrerer morphologisch gleichwertiger Engstellen können MEP im Einzelfall dazu beitragen, die klinisch relevante Stenose zu identifizieren. Man erreicht dies durch die Ableitung von unterschiedlichen Kennmuskeln an den unteren Extremitäten. Dabei gilt es zu beachten, dass die durch die Cauda-equina-Kompression hervorgerufene Leitungsverzögerung ihren Niederschlag in einer Verlängerung der zentralen motorischen Laufzeit findet, da sich der Reizort bei der magnetischen lumbalen Stimulation im Foramen intervertebrale befindet. Liegt z. B. eine lumbale Spinalkanalstenose auf Höhe LWK 2/3 und LWK 5/SWK 1 vor, so kann durch Nachweis einer pathologischen Leitungsverzögerung zum M. rectus femoris eindeutig belegt werden, dass die obere Stenose von Relevanz ist. Der Umkehrschluss, dass die obere Stenose für die Klinik irrelevant sei bei normaler Leitungszeit zum M. rectus femoris ist jedoch nicht zulässig, da aufgrund der selektiven Vulnerabilität diese Fasern auch ausgespart sein können. Diese Kenntnis rührt von der klinischen Erfahrung her, dass monosegmentale hohe lumbale Spinalstenosen gelegentlich ausschließlich klinische Ausfälle im Versorgungsgebiet der Nervenwurzeln L5 und/oder S1 bedingen können.

Psychosoziale Faktoren

Bei der Anamneseerhebung müssen arbeitsbezogene und psychosoziale Faktoren sowie die Patientenerwartung berücksichtigt werden, da die Zusammenhänge von psychischen Faktoren und Schmerzen unbestritten sind (Pfingsten 2004, Pfingsten u. Schops 2004) und einen erheblichen Faktor für die Chronifizierung darstellen (Pincus et al. 2002). Auch müssen bei der Entscheidung zur operativen Dekompression die psychosozialen Komponenten mit einbezogen werden (Klinger et al. 2008).

■ Therapie

Die Säulen der Therapie sind: Aufklärung, Rückenschule und Bewegungstherapie, physikalische und manuelle Therapie, Pharmakotherapie und invasive bzw. operative Verfahren. Verhaltenstherapie sowie eine multimodale (interdisziplinäre) Schmerzbehandlung sind bei Entwicklung eines chronischen Schmerzes angezeigt, der vorwiegend bei nicht spezifischen Rückenschmerzen eintritt, jedoch – wenn auch wesentlich seltener – auch nach Radikulopathien und lumbalen Dekompressionsoperationen („failed back") auftreten kann.

Aufklärung und Beratung

Bei erhaltener Mobilität steht am Anfang die Aufklärung des Patienten und die Aufforderung, zu normalen Aktivitäten zurückzukehren (Indahl et al. 1998). Entlastung und Ruhigstellung sind für Patienten mit Lumbalgien in der Akutphase nicht empfehlenswert, da hierfür kein sicherer Therapieeffekt nachgewiesen wurde; auch für Patienten mit radikulären Syndromen ist eher Physiotherapie und Aktivität spätestens 4 Tage nach dem akuten Ereignis angezeigt (Hagen et al. 2000, Deyo et al. 2001, Hilde et al. 2002). Bettruhe von mehr als 4 Tagen ist nicht empfehlenswert. Bei Patienten mit einer Ischalgie/Beinschmerzen besteht nach einem Cochrane Review jedoch kein Unterschied zwischen Bettruhe und Aktivität (Dahm et al. 2010), jedoch auch kein Anhalt, dass der Patient durch Bewegung Schaden nimmt.

Bei schmerzbedingter Immobilität, wie sie häufig zu Beginn eines lumboradikulären Kompressionssyndroms auftreten kann, ist eine frühzeitige und konsequente Schmerztherapie mit NSAR, Muskelrelaxanzien und ggf. auch Opiaten unter Kontrolle des Neurostatus notwendig. Sofern ambulante Therapieresistenz besteht oder die neurologischen Defizite zunehmen, wird eine akutstationäre Krankenhauseinweisung notwendig. Das Prozedere sollte klar festgelegt werden (Länge der Krankschreibung, Dichte und Dauer der Physiotherapie, Dauer der Einnahme der Medikation).

Physikalische Maßnahmen

Die meisten Studien unterscheiden nicht zwischen einem akuten Rückenschmerz und einem Beinschmerz, sodass die Datenlage für die Radikulopathie unzureichend ist (Chou u. Huffman 2007a). In der Anfangsphase wurde ein positiver Effekt von lokalen Wärmeanwendungen gefunden, bei chronischen Rückenschmerzen konnte die Wirksamkeit bisher nicht nachgewiesen werden. Bewegungstherapie im Wasserbad, Entspannungsübungen und Lockerungsübungen sind nicht eindeutig bewertet (Long et al. 2004).

Massage und Elektrotherapie

Bei stark begrenzter Datenlagen gibt es Hinweise darauf, dass eine Kombination von Massage mit Bewegungstherapien bei subakuten und chronischen Rückenschmerzen hilfreich sein kann (Furlan et al. 2008). Bei der akuten Radikulopathie mit ausgeprägtem Lokalsyndrom mit paravertebralem Hartspann ist unter empirischen Gesichtspunkten eine Kombination von Elektrotherapie und Bindegewebsmassage zur Normalisierung des Muskeltonus und somit zur Schmerzreduktion sinnvoll.

Prinzipiell ist aber, sobald der Patient ein ausreichendes Maß an Mobilität erreicht hat, aktiven Therapien der Vorzug zu geben.

Spinale Manipulationen

Spinale Manipulationen beim akuten lumboradikulären Syndrom sind kontraindiziert. Bei akuten Rückenschmerzen *ohne radikuläre Symptomatik* scheint die spinale Manipulation innerhalb der ersten 4–6 Wochen hilfreich zu sein. Manuelle Therapie ist aber anderen Verfahren wie Physiotherapie oder Pharmakotherapie nicht überlegen (Assendelft et al. 2004). Auch der Wert von Traktionsverfahren ist umstritten (Gudavalli et al. 2006, Rubinstein et al. 2011) und erwies sich in einem systematischen Review bei akuten lumbalen Schmerzen mit Beinschmerzen als nicht wirksam (Clarke et al. 2007).

Physiotherapie und Rückenschule

Bei akuten Rückenschmerzen mit Beinschmerzen ist Bettruhe oder die Durchführung von Physiotherapie nicht besser als die Weiterführung der Aktivitäten des täglichen Lebens (Hofstee et al. 2002). Bei schmerzbedingt eingeschränkter Mobilität ist unter empirischen Gesichtspunkten eine gezielte Physiotherapie zur Korrektur der Fehlhaltung und Muskeltonuserhöhung hilfreich. Auf den Schmerz und den Funktionsstatus hat die Physiotherapie wenig Einfluss (Luijsterburg et al. 2007).

Da die Konzepte sehr unterschiedlich sind, ist eine abschließende Bewertung letztendlich nicht zu treffen. In Analogie zum unspezifischen akuten Rückenschmerz sollte beim spezifischen Rückenschmerz **Physiotherapie** zur Anwendung kommen (van Tulder et al. 2006). Kontrollierte Bewegungsübungen (d.h. Übungen, die der Patient nach kurzer Anleitung durch einen Physiotherapeuten oder nach schriftlicher Anleitung selbst durchführt) sind vor allem bei chronischen Rückenschmerzen zur Funktionsverbesserung angezeigt (Airaksinen et al. 2006). Sie sind aber auch bei subakuten Beschwerden wirksam (Hayden et al. 2005a, Hayden et al. 2005b). Ob sie beim akuten Rückenschmerz mit Beinschmerzen so wie beim chronischen Rückenschmerz einen Nutzen erbringen, ist nicht nachgewiesen (Hayden et al. 2005a). Da in den Studien keine Therapieform überlegen war, können keine Empfehlungen gegeben werden. Das Verfahren ist zwischen Patient und Therapeut abzusprechen.

Unter **Rückenschule** hingegen versteht man ein präventives Training der Rückenmuskulatur für rezidivierende Kreuzschmerzen sowie ein sinnvolles rückenschonendes Verhalten im Alltag (Wiese et al. 2009). Nach einem Cochrane Review ergeben sich Hinweise für eine Besserung von Schmerz und Funktion vor allem bei rezidivierenden und chronischen Rückenschmerzen. Die Rückenschule sollte daher insbesondere beim Übergang eines akuten Rückenschmerzes mit Beinschmerzen in ein chronisches Stadium zur Anwendung kommen (Peul et al. 2007).

sam, wenngleich die Studienlage uneinheitlich ist (Urquhart et al. 2008).
- **SSRI** zeigen bei chronischen Rückenschmerzen keine Wirksamkeit (Staiger et al. 2003).
- Die orale **Kortikoidgabe** in einer Dosis von 50–100 mg Prednisolon pro Tag kann empirisch insbesondere bei foraminalen Hernien kurzfristig zu einer deutlichen Schmerzreduktion und auch Funktionsverbesserung führen, wenngleich suffiziente Studien, die diesen Eindruck belegen, nicht vorliegen.
- **Lokale Injektionsbehandlungen:** Die Ergebnisse der Studien zur epiduralen Steroidinjektion ergeben noch kein einheitliches Bild. Die Methode gilt als relativ sicher (McGrath et al. 2011). Insgesamt können epidurale Injektionen mit Steroiden eine kurzzeitige Linderung erbringen, aber beeinflussen nicht den Status nach 3 Monaten oder die Häufigkeit der operativen Intervention (Jordan 2007). In einzelnen therapieresistenten Fällen kommen lokale Wurzelblockaden (periradikuläre Injektion) unter sterilen Kautelen in Betracht (Armon et al. 2007, Argoff u. Sims-O'Neill 2009, Roberts et al. 2009). Beim Einsatz von CT-kontrollierten oder unter Bildwandlerkontrolle durchgeführten Injektionen muss die kumulative Strahlendosis berücksichtigt werden. In einer randomisierten doppelblinden, kontrollierten Studie konnte nachgewiesen werden, dass mindestens 10 mg Triamcinolon pro Injektion bei 2 Injektionen gegeben werden sollte. Damit ist eine Schmerzfreiheit bei nachgewiesenem lumbalen, symptomatischen Bandscheibenvorfall in 67 % zu erzielen (Kang et al. 2011).
- **Radiofrequenzdenervation der Facettengelenke:** Die Wirksamkeit wird kontrovers beurteilt, eine Empfehlung kann derzeit nicht gegeben werden.
- **Antibiotische Behandlung** bei infektiösen Radikulopathien (z. B. Lyme-Borreliose, Spondylodiszitis) über ausreichend langen Zeitraum.
- Radikulopathie bei Meningeosis carcinomatosa: siehe entsprechende Leitlinie der DGN.

Operative Therapie

Es liegt eine Reihe vergleichende Untersuchungen zwischen operativen und konservativen Verfahren vor. Ältere Arbeiten (Weber 1983) berichten über eine vorübergehende Überlegenheit der operativen Verfahren, auch in neueren Studien wird berichtet, dass nach 10 Jahren zwar die Zufriedenheit der operierten Patienten größer ist als die der nicht operierten, aber sowohl die Zahl der Nachoperationen als auch die Behinderungen sowie die Symptomreduktion in beiden Gruppen gleich war (Atlas et al. 2005). Sowohl operierte als auch nicht operierte Patienten besserten sich innerhalb von 2 Jahren (Weinstein et al. 2006), wobei es einen Trend bezüglich der Schmerzreduktion für die operierten Patienten gab. Allerdings war der Wechsel zwischen den beiden Gruppen zu groß, um statistisch signifikante Aussagen zu machen. Zu ähnlichen Ergebnissen kommt eine Studie von Peul et al. (2007), bei der sich kein Unterschied in der Erholung nach einem Jahr (in beiden Gruppen 95 %) und bei der verbliebenen Behinderung fand. Von den zunächst konservativ Behandelten wurden 39 % in den folgenden Wochen operiert. Die früh operierten Patienten zeigten allerdings eine schnellere Erholung und eine schnellere Schmerzlinderung.

Die 4-Jahres-Ergebnisse der randomisierten SPORT-Studie zeigen bei lumbalen Spinalkanalstenosen ohne degenerative Spondylolisthesis, die operativ behandelt wurden, signifikant bessere Ergebnisse in den Schmerz- und Funktionsscores im Vergleich zur konservativ behandelten Gruppe (Weinstein et al. 2008). Darüber hinaus gibt es eine Studie von Lurie et al., die belegt, dass lumbale Diskushernien in den oberen lumbalen Segmenten bessere operative Ergebnisse haben als in den unteren lumbalen Segmenten (Lurie et al. 2008).

In einer Studie von Kleinstueck et al. konnte gezeigt werden, dass eine Korrelation zwischen der präoperativen Verteilung von Rücken- und Beinschmerzen zum postoperativen Ergebnis besteht: Je mehr Beinschmerzen der Patient hatte, desto besser war das postoperative Ergebnis nach 12 Monaten. Trotzdem lagen die Ergebnisse bei den Patienten mit hohem Rückenschmerzanteil immer noch bei 69 % mit gutem klinisch-neurologischem Ergebnis (Kleinstueck et al. 2011).

Depressionen und Angststörungen haben einen relevanten negativen Einfluss auf die Lebensqualität, aber keinen negativen Einfluss auf die Besserung der visuellen Analogskala für Beinschmerzen (Chaichana et al. 2011).

Indikationen

Anhaltende Kreuzschmerzen ohne radikuläre Symptomatik sind keine Indikation für eine Operation. Prinzipielles Ziel der Dekompressionsoperation ist neben der Besserung des sensomotorischen Defizits die Besserung der Schmerzsymptomatik. Die Beinschmerzen sind hierbei deutlich besser zu beeinflussen als die Rückenschmerzen (Kleinstueck et al. 2011). Bei chronischen Kreuzschmerzen ist eine Operation nur selten angezeigt, zumal es keine eindeutigen Hinweise dafür gibt, dass ein operatives Vorgehen den konservativen Maßnahmen überlegen ist (Fairbank et al. 2005) und auch das Operationsrisiko mit einbezogen werden muss.

▶ **Absolute Indikationen für eine Operation**
- Kauda-Syndrom mit akuter Paraparese bei Massenvorfall oder pathologischer Wirbelkörperfraktur
- Blasen- und Mastdarmlähmungen
- progrediente und akut aufgetretene schwere motorische Ausfälle (schlechter als KG 3/5)

▶ **Relative Indikation**
- trotz ausreichender intensiver konservativer Maßnahmen (in der Regel über 6 Wochen) nicht ausreichend therapierbare Schmerzen bei passender klinischer Symptomatik und zur Klinik passender bildmorphologisch gesicherter Wurzelkompression

Operative Maßnahmen

- **Offene Sequesterentfernung und/oder Nukleotomie in mikrochirurgischer Technik:** Bei mikrochirurgischer Technik zeigen sich bessere Ergebnisse und geringere Komplikationsraten als bei konventionellem Vorgehen (Komplikationsrate ca. 3%). In den meisten Fällen dürfte eine Sequesterentfernung ohne Diskektomie ausreichend und komplikationsärmer sein (Schick u. Elhabony 2009). Während das klinisch-neurologische Ergebnis bei Patienten mit subtotaler versus umschriebener Entfernung des Bandscheibengewebes im betroffenen Segment keinen Unterschied zeigt, ist die Rezidivrate in der ersten Gruppe mit 10,5 versus 12,5% geringer. Allerdings gibt es keine Langzeituntersuchung, die aufzeigt, ob die degenerativen Veränderungen im operierten Segment bei nur umschriebener Entfernung von verändertem Bandscheibengewebe (Stichwort: Sequesterotomie) langsamer ablaufen (Barth et al. 2008). Eine Langzeituntersuchung von Silverplats zeigt, dass nach Ablauf von 7 Jahren die nach 2 Jahren erreichte 85%ige Verbesserung der Lebensqualität (eQ-5D) weiterhin Bestand hat. Allerdings werden die Werte normaler altersgleicher Wirbelsäuengesunder nicht erreicht (Silverplats et al. 2011).
Patienten, die im Verlauf des ersten Jahres einen symptomatischen Rezidivvorfall erleiden und erneut operiert werden müssen, haben nach 2 Jahren ein schlechteres Ergebnis als Patienten mit einem nicht symptomatischen Rezidivvorfall (Lebow et al. 2011).
Die Verwendung eines tubulären Systems zur weiteren Reduktion der Zugangsmorbidität zeigt im Vergleich zur Standardmikrodiskektomie in einer doppelblinden randomisierten Studie nach 2 Jahren keinen signifikanten Unterschied bezogen auf die Ergebnisse und die Rate an Rezidiven. In der Tendenz hatten die Patienten in der tubulären Gruppe mehr Rücken- und Beinschmerzen (Arts et al. 2011).
Eine inzidentielle Eröffnung der Dura während der Operation (3,1% in einer Studie mit 799 Patienten) hat bei entsprechender Versorgung zwar ein längere Dauer der Operation zur Folge, aber die Langzeitergebnisse nach 40,2 Monaten sind ohne Unterschied zu den Patienten ohne Duraeröffnung (Desai et al. 2011).
- **Minimal invasive Eingriffe:**
  - perkutane endoskopische Nukleotomie: bei nicht sequestrierten Vorfällen
  - perkutane Laserdiskektomie: Wirksamkeitsnachweis, Langzeitergebnisse und Vergleichsstudien zur mikrochirurgischen Technik fehlen.
- **Stabilisierungsoperation ggf. mit Dekompression:** Wirbelkörperdestruktion, Spondylolisthesis, konservativ therapieresistente Spondylodiszitis
- **(Hemi-)Laminektomie** oder erweiterte Fensterung mit Dekompression der Gegenseite („Undercutting") mit und ohne Stabilisierung bei Claudicatio caudae equinae (neurogene Claudicatio)
- Die **Implantation künstlicher Bandscheiben** zur Schmerztherapie wird bei unklaren Langzeitprognosen derzeit kritisch bewertet (Kramer et al. 2005). Studien, die einen Benefit eines derartigen Eingriffes belegen, liegen nicht vor.

▪ Versorgungskoordination

Die akute lumbale Radikulopathie kann bei weitgehend intakter Nervenfunktion meist ambulant behandelt werden. Eine stationäre Behandlung wird jedoch unter bestimmten Umständen notwendig:
1. bei ambulant nicht beherrschbaren Schmerzen
2. bei zunehmenden Lähmungserscheinungen
3. bei Störung der Blasen- und/oder Mastdarmfunktion

Bei 2. und 3. muss bei passendem morphologischem Befund frühzeitig die operative Intervention in Betracht gezogen werden.

▪ Redaktionskomitee

Dr. Ralph Binggeli (SNG), Klinik für Neurochirurgie, Inselspital Bern
Prof. Dr. Christian Bischoff, Neurologische Gemeinschaftspraxis, München
Prof. Dr. Elisabeth Fertl (ÖGN), Abt. Neurologie, Krankenanstalt Rudolfstiftung, Wien
Prof. Dr. Franz Xaver Glocker (DGN), Neurologische Universitätsklinik, Freiburg
Dr. Michael Kottlors (DGN), MediClin Seidel-Klinik, Interdisziplinäres Zentrum für Rheumatologie, Wirbelsäulenleiden und Neuromuskuläre Erkrankungen, Bad Bellingen, Klinik für Kinder- und Jugendmedizin/Neuropädiatrie, Universitätsklinik Freiburg
Prof. Dr. Marcus Richter (DGOOC), St.-Josef-Hospital, Wirbelsäulenzentrum, Wiesbaden
Prof. Dr. Kirsten Schmieder (DGNC), Neurochirurgische Klinik, Medizinische Fakultät Mannheim der Universität Heidelberg, Klinikum Mannheim

Federführend: Prof. Dr. Franz Xaver Glocker, Neurologische Universitätsklinik, Breisacherstraße 64, 79106 Freiburg
E-Mail: franz.glocker@uniklinik-freiburg.de

Entwicklungsstufe der Leitlinie: S2k

▪ Literatur

Airaksinen O, Brox JI, Cedraschi C et al. Chapter 4. European guidelines for the management of chronic nonspecific low back pain. Eur Spine J 2006; 15 (Suppl. 2): S192–S300
Argoff CE, Sims-O'Neill C. Epidural steroid injections are useful for the treatment of low back pain and radicular symptoms: con. Curr Pain Headache Rep 2009; 13: 35–38

Armon C, Argoff CE, Samuels J et al. Assessment: use of epidural steroid injections to treat radicular lumbosacral pain: report of the Therapeutics and Technology Assessment Subcommittee of the American Academy of Neurology. Neurology 2007; 68: 723–729

Arts MP, Brand R, van den Akker ME et al. Tubular diskectomy vs conventional microdiskectomy for the treatment of lumbar disk herniation: 2-year results of a double-blind randomized controlled trial. Neurosurgery 2011; 69: 135–144

Assendelft WJ, Morton SC, Yu EI et al. Spinal manipulative therapy for low back pain. Cochrane Database Syst Rev 2004; 1: CD000447

Atlas SJ, Keller RB, Wu YA et al. Long-term outcomes of surgical and non-surgical management of sciatica secondary to a lumbar disc herniation: 10 year results from the maine lumbar spine study. Spine (Phila Pa 1976) 2005; 30: 927–935

Barth M, Diepers M, Weiss C et al. Two-year outcome after lumbar microdiscectomy versus microscopic sequestrectomy: part 2: radiographic evaluation and correlation with clinical outcome. Spine (Phila Pa 1976) 2008; 33: 273–279

Bartleson JD. Evidence for and against the use of opioid analgesics for chronic nonmalignant low back pain: a review. Pain Med 2002; 3: 260–271

Bernard TN jr., Kirkaldy-Willis WH. Recognizing specific characteristics of nonspecific low back pain. Clin Orthop Relat Res 1987: 266–280

Boos N, Weissbach S, Rohrbach H et al. Classification of age-related changes in lumbar intervertebral discs: 2002 Volvo Award in basic science. Spine (Phila Pa 1976) 2002; 27: 2631–2644

Borenstein DG, O'Mara JW jr., Boden SD et al. The value of magnetic resonance imaging of the lumbar spine to predict low-back pain in asymptomatic subjects : a seven-year follow-up study. J Bone Joint Surg Am 2001; 83-A: 1306–1311

Cavanaugh JM. Neural mechanisms of lumbar pain. Spine (Phila Pa 1976) 1995; 20: 1804–1809

Chaichana KL, Mukherjee D, Adogwa O et al. Correlation of preoperative depression and somatic perception scales with postoperative disability and quality of life after lumbar discectomy. J Neurosurg Spine 2011; 14: 261–267

Chou R, Baisden J, Carragee EJ et al. Surgery for low back pain: a review of the evidence for an American Pain Society Clinical Practice Guideline. Spine (Phila Pa 1976) 2009; 34: 1094–1109

Chou R, Huffman LH. Nonpharmacologic therapies for acute and chronic low back pain: a review of the evidence for an American Pain Society/American College of Physicians clinical practice guideline. Ann Intern Med 2007a; 147: 492–504

Chou R, Huffman LH. Medications for acute and chronic low back pain: a review of the evidence for an American Pain Society/American College of Physicians clinical practice guideline. Ann Intern Med 2007b; 147: 505–514

Clarke JA, van Tulder MW, Blomberg SE et al. Traction for low-back pain with or without sciatica. Cochrane Database Syst Rev 2007; 2: CD003010

Dahm KT, Brurberg KG, Jamtvedt G et al. Advice to rest in bed versus advice to stay active for acute low-back pain and sciatica. Cochrane Database Syst Rev 2010; 6: CD007612

Dersh J, Mayer TG, Gatchel RJ et al. Prescription opioid dependence is associated with poorer outcomes in disabling spinal disorders. Spine (Phila Pa 1976) 2008; 33: 2219–2227

Desai A, Ball PA, Bekelis K et al. Outcomes after incidental durotomy during first-time lumbar discectomy. J Neurosurg Spine 2011; 14: 647–653

Deyo RA. Diagnostic evaluation of LBP: reaching a specific diagnosis is often impossible. Archs Intern Med 2002; 162: 1444–1447

Deyo RA, Weinstein JN. Low back pain. N Engl J Med 2001; 344: 363–370

Fairbank J, Frost H, Wilson-MacDonald J et al. Randomised controlled trial to compare surgical stabilisation of the lumbar spine with an intensive rehabilitation programme for patients with chronic low back pain: the MRC spine stabilisation trial. Br Med J 2005; 330: 1233

Furlan AD, Imamura M, Dryden T et al. Massage for low-back pain. Cochrane Database Sys Rev 2008; 4: CD001929

Glocker FX, Kress W, Meng G et al. Isolierte paraspinale Myopathie mit Kamptokormie: ein neuer Subtyp der fazioskapulohumeralen Muskeldystrophie. Klin Neurophysiol 2010; 41: 189–192

Gudavalli MR, Cambron JA, McGregor M et al. A randomized clinical trial and subgroup analysis to compare flexion-distraction with active exercise for chronic low back pain. Eur Spine J 2006; 15: 1070–1082

Hagen KB, Hilde G, Jamtvedt G et al. The Cochrane review of bed rest for acute low back pain and sciatica. Spine (Phila Pa 1976) 2000; 25: 2932–2939

Hayden JA, van Tulder MW, Malmivaara A et al. Exercise therapy for treatment of non-specific low back pain. Cochrane Database Syst Rev 2005a; 3: CD000335

Hayden JA, van Tulder MW, Tomlinson G. Systematic review: strategies for using exercise therapy to improve outcomes in chronic low back pain. Ann Intern Med 2005b; 142: 776–785

Hestbaek L, Leboeuf-Yde C, Manniche C. Low back pain: what is the long-term course? A review of studies of general patient populations. Eur Spine J 2003; 12: 149–165

Hilde G, Hagen KB, Jamtvedt G et al. Advice to stay active as a single treatment for low back pain and sciatica. Cochrane Database Syst Rev 2002; 2: CD003632

Hildebrandt J, Pfingsten M. Vom GRIP zur multimodalen Schmerztherapie. Ein Konzept setzt sich durch. Orthopäde 2009; 38: 885–886, 888–890, 892–885

Hinterdorfer P, Parsaei B, Stieglbauer K et al. Segmental innervation in lumbosacral transitional vertebrae (LSTV): a comparative clinical and intraoperative EMG study. J Neurol Neurosurg Psychiatry 2010; 81: 734–741

Hirabayashi H, Takahashi J, Hashidate H et al. Characteristics of L3 nerve root radiculopathy. Surg Neurol 2009; 72: 36–40

Hofstee DJ, Gijtenbeek JM, Hoogland PH et al. Westeinde sciatica trial: randomized controlled study of bed rest and physiotherapy for acute sciatica. J Neurosurg 2002; 96: 45–49

Indahl A, Haldorsen EH, Holm S et al. Five-year follow-up study of a controlled clinical trial using light mobilization and an informative approach to low back pain. Spine (Phila Pa 1976) 1998; 23: 2625–2630

Jarvik JG, Hollingworth W, Martin B et al. Rapid magnetic resonance imaging vs radiographs for patients with low back pain: a randomized controlled trial. J Am Med Ass 2003; 289: 2810–2818

Jensen MC, Brant-Zawadzki MN, Obuchowski N et al. Magnetic resonance imaging of the lumbar spine in people without back pain. N Engl J Med 1994; 331: 69–73

Jensen OK, Nielsen CV, Stengaard-Pedersen K. One-year prognosis in sick-listed low back pain patients with and without radiculopathy. Prognostic factors influencing pain and disability. Spine J 2010; 10: 659–675

Jordan SE. Assessment: use of epidural steroid injections to treat radicular lumbosacral pain: report of the Therapeutics and Technology Assessment Subcommittee of the American Academy of Neurology. Neurology 2007; 69: 1191

Kang SS, Hwang BM, Son HJ et al. The dosages of corticosteroid in transforaminal epidural steroid injections for lumbar radicular pain due to a herniated disc. Pain Physician 2011; 14: 361–370

Karjalainen K, Malmivaara A, van Tulder M et al. Multidisciplinary biopsychosocial rehabilitation for subacute low back pain in working-age adults: a systematic review within the framework of the Cochrane Collaboration Back Review Group. Spine (Phila Pa 1976) 2001; 26: 262–269

Kleinstueck FS, Fekete T, Jeszenszky D et al. The outcome of decompression surgery for lumbar herniated disc is influenced by the level of concomitant preoperative low back pain. Eur Spine J 2011; 20: 1166–1173

Klinger R, Geiger F, Schiltenwolf M. Läßt sich eine „failed back surgery" verhindern? Psychologische Risikofaktoren für postoperative Schmerzen nach Wirbelsäulenoperationen. Orthopäde 2008; 37: 1000, 1002–1006

Kottlors M, Glocker FX. Polysegmental innervation of the medial paraspinal lumbar muscles. Eur Spine J 2008; 17: 300–306

Kottlors M, Glocker FX. Dermatomyotomal supply in patients with variations in the number of lumbar vertebrae. J Neurosurg Spine 2010; 12: 314–319

Kottlors M, Kress W, Meng G et al. Facioscapulohumeral muscular dystrophy presenting with isolated axial myopathy and bent spine syndrome. Muscle & Nerve 2010; 42: 273–275

Kramer J, Kleinert H, Senge A et al. Bandscheibenprothesen: Rückblick, Augenblick, Ausblick. Z Orthopädie und Grenzgebiete 2005; 143: 281–286

Kuijpers T, van Middelkoop M, Rubinstein SM et al. A systematic review on the effectiveness of pharmacological interventions for chronic non-specific low-back pain. Eur Spine J 2011; 20: 40–50

Lebow RL, Adogwa O, Parker SL et al. Asymptomatic same-site recurrent disc herniation after lumbar discectomy: Results of a prospective longitudinal study with two-year serial imaging. Spine (Phila Pa 1976) 2011; 36: 2147–2151

Long A, Donelson R, Fung T. Does it matter which exercise? A randomized control trial of exercise for low back pain. Spine (Phila Pa 1976) 2004; 29: 2593–2602

Luijsterburg PA, Verhagen AP, Ostelo RW et al. Effectiveness of conservative treatments for the lumbosacral radicular syndrome: a systematic review. Eur Spine J 2007; 16: 881–899

Lunn MP, Hughes RA, Wiffen PJ. Duloxetine for treating painful neuropathy or chronic pain. Cochrane Database Syst Rev 2009; 4: CD007115

Lurie JD, Faucett SC, Hanscom B et al. Lumbar discectomy outcomes vary by herniation level in the Spine Patient Outcomes Research Trial. J Bone Joint Surg Am 2008; 90: 1811–1819

McGrath JM, Schaefer MP, Malkamaki DM. Incidence and characteristics of complications from epidural steroid injections. Pain Med 2011; 12: 726–731

Modic MT, Obuchowski NA, Ross JS et al. Acute low back pain and radiculopathy: MR imaging findings and their prognostic role and effect on outcome. Radiology 2005; 237: 597–604

Moore RA, Straube S, Wiffen PJ et al. Pregabalin for acute and chronic pain in adults. Cochrane Database Syst Rev 2009; 3: CD007076

Nerlich AG, Schleicher ED, Boos N. 1997 Volvo Award winner in basic science studies. Immunohistologic markers for age-related changes of human lumbar intervertebral discs. Spine (Phila Pa 1976) 1997; 22: 2781–2795

Noble M, Treadwell JR, Tregear SJ et al. Long-term opioid management for chronic noncancer pain. Cochrane Database Syst Rev 2010; 1: CD006605

Olmarker K, Rydevik B, Nordborg C. Autologous nucleus pulposus induces neurophysiologic and histologic changes in porcine cauda equina nerve roots. Spine (Phila Pa 1976) 1993; 18: 1425–1432

Patrick LE, Altmaier EM, Found EM. Long-term outcomes in multidisciplinary treatment of chronic low back pain: results of a 13-year follow-up. Spine (Phila Pa 1976) 2004; 29: 850–855

Peul WC, van Houwelingen HC, van den Hout WB et al. Surgery versus prolonged conservative treatment for sciatica. N Engl J Med 2007; 356: 2245–2256

Pfingsten M. Angstvermeidungs-Überzeugungen bei Rückenschmerzen Gütekriterien und prognostische Relevanz des FABQ. Schmerz 2004; 18: 17–27

Pfingsten M, Schops P. Chronische Rückenschmerzen – vom Symptom zur Krankheit. Z Orthopädie und Grenzgebiete 2004; 142: 146–152

Pfirrmann CW, Hodler J, Boos N. Diagnostische Abklärung beim lumbalen Rückenschmerz. II. Bildgebung und bildgebungsgesteuerte Infiltrationen. Schweiz Rundsch Med Prax 1999; 88: 315–321

Pincus T, Burton AK, Vogel S et al. A systematic review of psychological factors as predictors of chronicity/disability in prospective cohorts of low back pain. Spine (Phila Pa 1976) 2002; 27: E109–120

Rabin A, Gerszten PC, Karausky P et al. The sensitivity of the seated straight-leg raise test compared with the supine straight-leg raise test in patients presenting with magnetic resonance imaging evidence of lumbar nerve root compression. Arch Phys Med Rehabil 2007; 88: 840–843

Roberts ST, Willick SE, Rho ME et al. Efficacy of lumbosacral transforaminal epidural steroid injections: a systematic review. Pm R 2009; 1: 657–668

Roelofs PD, Deyo RA, Koes BW et al. Nonsteroidal anti-inflammatory drugs for low back pain: an updated Cochrane review. Spine (Phila Pa 1976) 2008; 33: 1766–1774

Rubinstein SM, van Middelkoop M, Assendelft WJJ et al. Spinal manipulative therapy for chronic low-back pain. Cochrane Database Syst Rev. 2011; 2: CD008112

Schick U, Elhabony R. Prospective comparative study of lumbar sequestrectomy and microdiscectomy. Minim Invasive Neurosurg 2009; 52: 180–185

Schmidt CO, Kohlmann T. Was wissen wir über das Symptom Rückenschmerz? Epidemiologische Ergebnisse zu Prävalenz, Inzidenz, Verlauf und Risikofaktoren. Z Orthopädie und Grenzgebiete 2005; 143: 292–298

Schmidt CO, Raspe H, Pfingsten M et al. Back pain in the German adult population: prevalence, severity, and sociodemographic correlates in a multiregional survey. Spine (Phila Pa 1976) 2007; 32: 2005–2011

Schulte-Mattler WJ, Georgiadis D, Tietze K et al. Relation between maximum discharge rates on electromyography and motor unit number estimates. Muscle & Nerve 2000; 23: 231–238

Senocak O, Hurel DM, Sener U et al. Motor conduction time along the cauda equina in patients with lumbar spinal stenosis. Spine 2009; 34: 1410–1414

Sheehan NJ. Magnetic resonance imaging for low back pain: indications and limitations. Ann Rheum Dis 2010; 69: 7–11

Silverplats K, Lind B, Zoega B et al. Health-related quality of life in patients with surgically treated lumbar disc herniation: 2- and 7-year follow-up of 117 patients. Acta Orthopaedica 2011; 82: 198–203

Staiger TO, Gaster B, Sullivan MD et al. Systematic review of antidepressants in the treatment of chronic low back pain. Spine (Phila Pa 1976) 2003; 28: 2540–2545

Takahashi H, Suguro T, Okazima Y et al. Inflammatory cytokines in the herniated disc of the lumbar spine. Spine (Phila Pa 1976) 1996; 21: 218–224

Thome C. Chronischer Ruckenschmerz – operative Therapieansätze bei chronischen Rückenschmerzen. Anasthesiol Intensivmed Notfallmed Schmerzther 2009; 44: 48–55

Urquhart DM, Hoving JL, Assendelft WW et al. Antidepressants for non-specific low back pain. Cochrane Database Syst Rev 2008; 1: CD001703

van Tulder MW, Assendelft WJ, Koes BW et al. Spinal radiographic findings and nonspecific low back pain. A systematic review of observational studies. Spine (Phila Pa 1976) 1997; 22: 427–434

van Tulder M, Becker A, Bekkering T et al. Chapter 3. European guidelines for the management of acute nonspecific low back pain in primary care. Eur Spine J 2006; 15 (Suppl. 2): S169–S191

Weber H. Lumbar disc herniation. A controlled, prospective study with ten years of observation. Spine (Phila Pa 1976) 1983; 8: 131–140

Weh L, Marnitz U. Der Orthopäde im interdisziplinären Setting. Multimodale Therapie beim chronischen Rückenschmerz. Orthopäde 2009; 38: 913–914, 916–919

Weinstein JN, Lurie JD, Tosteson TD et al. Surgical vs nonoperative treatment for lumbar disk herniation: the Spine Patient Outcomes Research Trial (SPORT) observational cohort. J Am Med Ass 2006; 296: 2451–2459

Weinstein JN, Lurie JD, Tosteson TD et al. Surgical versus nonoperative treatment for lumbar disc herniation: four-year results for the Spine Patient Outcomes Research Trial (SPORT). Spine (Phila Pa 1976) 2008; 33: 2789–2800

Wenig CM, Schmidt CO, Kohlmann T et al. Costs of back pain in Germany. Eur J Pain 2009; 13: 280–286

Wiese M, Kramer J, Becker C et al. Rückenschule heute. Z Orthop Unfall 2009; 147: 194–198

Wiffen PJ, Derry S, Moore RA et al. Carbamazepine for acute and chronic pain in adults. Cochrane Database Syst Rev 2011; 1: CD005451

Lumbale Radikulopathie

Clinical Pathway – Lumbale Radikulopathie

Basisprogramm

Anamnese: „Red-Flags":
- vorangehendes Trauma bei älteren Menschen
- Tumoranamnese
- Infektion
- „Wurzeltod": nachlassende Schmerzen bei deutlicher Parese

Untersuchung:
- Inspektion:
  - Zoster-Effloreszenzen
- Fehlhaltung
- Klopfschmerz, Bewegungseinschränkung, Finger-Boden-Abstand
- Nervendehnungszeichen
- Valleix-Punkte
- Trendelenburg-Zeichen
- Kraft der Kennmuskeln
- Oberflächensensibilität
- Muskeleigenreflexe

Diagnostik:
- ▶ Röntgen LWS nativ:
  - Destruktionen
  - Fehlbildung
  - Stufenbildung
- ▶ Labor:
  - BSG, CRP, Blutbild
  - Leber- und Nierenwerte
- ▶ CK

Pathway-Verzweigungen

Pfad 1: radikuläre Schmerzen und Ausfälle → Wurzeldehnungszeichen (Lasègue, Bragard, umgekehrter Lasègue)

- ○ keine Hinweise auf entzündliche/destruktive Ursachen
  - **Arbeitsdiagnose:**
    - Bandscheibenvorfall oder
    - knöcherne degenerative Veränderungen
  - ○ dringliche OP-Indikation:
    - progrediente motorische Ausfälle schlechter als 3/5 Paresen
    - Kauda-Syndrom
    - Blasen- oder Mastdarmlähmung
    - ▶ MRT oder CT der LWS
    - ▶ Operation (notfallmäßig)
  - ○ keine dringliche OP-Indikation
    - **Basistherapie:**
      - ▶ Aufklärung und Beratung
      - ▶ leichte bis mäßige Belastung, keine Bettruhe
      - ▶ lokale Wärme/Kälte
      - ▶ Physiotherapie
      - ▶ Analgetika/NSAR
      - ▶ Myotonolytika
    - ○ Therapieresistenz nach 6 Wochen intensiver konservativer Therapie und
    - ○ gesicherte morphologische Ursache
      - ▶ MRT oder CT der LWS
      - ▶ Operation

- ○ Hinweise auf entzündliche/destruktive Ursachen:
  - ○ lokale Raumforderungen
  - ○ Spondylodiszitis
  - ○ intraspinale Prozesse
  - ○ spinaler Abszess
  - ▶ CT oder MRT der LWS
  - ▶ spezifische Therapie (i.d.R. Operation)
  - ▶ antibiotische Therapie (Diszitis)

Pfad 2: radikuläre Schmerzen und Ausfälle, aber:

- ○ elektrophysiologische Hinweise auf Radikulopathie:
  - ○ erhaltene sensible NAP
  - ○ paravertebrale Spontanaktivität
  - ○ Hinweise auf Radikulitis (Borreliose, Zoster)
    - ▶ Serologie: Borreliose, Herpes zoster
    - ▶ Liquordiagnostik
    - ▶ spezifische Therapie
  - ○ Meningeosis neoplastica möglich
    - ▶ Liquorzytologie
    - ▶ weiter: siehe Leitlinie „Meningeosis neoplastica"

Pfad 3: keine Wurzeldehnungszeichen

- ○ elektrophysiologische Hinweise auf Plexopathie:
  - ○ Verminderung der sensiblen NAP
  - ○ fehlende paravertebrale Spontanaktivität im EMG trotz segmentaler Paresen
  - ▶ EMG
  - ▶ sensible Neurografie
  - **mögliche Diagnosen:** Plexopathie bei
    - ▶ Diabetes mellitus
    - ▶ Idiopathischer Plexusneuritis
    - ▶ Strahlenschädigung
    - ▶ spezifische Therapie

- ○ keine radikulären Ausfälle und
- ○ keine Wurzeldehnungszeichen
  - **mögliche Diagnosen: pseudoradikuläre Syndrome bei**
    - ▶ Coxarthrose
    - ▶ Facettensyndrom
    - ▶ ISG-Syndrom
    - ▶ Kokzygodynie
    - ▶ Piriformis-Syndrom
    - ▶ Tendomyopathien
    - ▶ proximaler myotoner Myopathie (PROMM / DM2)

- ○ anamnestische Hinweise auf Claudicatio caudae equinae:
  - ○ Schmerzlinderung bei Vorbeugung/Hinsetzen
  - ○ Schmerzverstärkung bei Hyperlordosierung
  - ▶ MRT der LWS
  - ▶ Beratung bezüglich Operation

Hirntumoren

76 Gliome

Was gibt es Neues?

- Mutationen der Isozitratdehydrogenase-(IDH-)Gene 1 und seltener 2 finden sich bei der Mehrzahl der WHO-Grad-II- und -III-Gliome und sind bei Gliomen der WHO-Grade II–IV prognostisch günstig (Yan et al. 2009).
- Mutationen der Isozitratdehydrogenase-(IDH-)Gene 1 und seltener 2 könnten helfen, die Trennungskriterien von anaplastischen Astrozytomen und Glioblastomen zu schärfen (Hartmann et al. 2010).
- Nach den Ergebnissen der NOA-04-Studie sind die Chemotherapie mit Temozolomid oder nach dem PCV-Schema und die Strahlentherapie bei anaplastischen Gliomen gleichermaßen wirksam, unabhängig von der Histologie (Wick et al. 2009b).
- Die Chemotherapie mit Temozolomid oder nach dem PCV-Schema ist in der Rezidivtherapie chemonaiver Patienten mit Rezidiven maligner Gliome gleich wirksam (Brada et al. 2010).
- Bevacizumab wurde in den USA und in der Schweiz, nicht aber in der Europäischen Union, auf der Basis zweier unkontrollierter Phase-II-Studien für die Rezidivtherapie des Glioblastoms zugelassen (Friedman et al. 2009, Kreisl et al. 2009).
- Der mTOR-Hemmstoff Everolimus hemmt das Wachstum subependymaler Riesenzellastrozytome bei Patienten mit tuberöser Sklerose (Krüger et al. 2010).

Die wichtigsten Empfehlungen auf einen Blick

Allgemein

- Bei allen Therapieentscheidungen in der Neuroonkologie sind Risiken und Nutzen abzuwägen und Allgemeinzustand (Karnofsky-Index) sowie neurologischer Zustand des Patienten in das Therapiekonzept miteinzubeziehen.
- Früherkennung und Prävention besitzen bei Gliomen keinen relevanten Stellenwert.
- Bei hereditären Tumorsyndromen sollte eine humangenetische Beratung erfolgen und ggf. eine molekulargenetische Diagnostik empfohlen werden.
- Diagnostische Methode der Wahl bei Verdacht auf ein Gliom ist die MRT ohne und mit Kontrastmittel.
- Vor allem bei der ersten MRT- oder CT-Verlaufskontrolle nach der Strahlentherapie soll bei Vergrößerung der Raumforderung oder Zunahme der Kontrastmittelaufnahme eine Pseudoprogression differenzialdiagnostisch in Betracht gezogen werden.
- Nur in sehr seltenen Ausnahmen kann auf die histologische Diagnosesicherung verzichtet werden.
- Histologische Diagnosen sollten sich an der aktuellen WHO-Klassifikation orientieren.
- Molekulare Marker sollten außerhalb klinischer Studien nicht zur Entscheidung über Strahlen- oder Chemotherapie herangezogen werden. 1p/19q-Kodeletion, MGMT-Promoter-Methylierung und IDH-1-Mutationen sind jedoch wertvolle prognostische Biomarker.
- Die Vermeidung neuer permanenter neurologischer Defizite hat bei der Operationsplanung Vorrang gegenüber der operativen Radikalität.

WHO-Grad-II-Tumoren

- Bioptisch/operativ gesicherte diffuse, kleinere (Durchmesser < 4–5 cm), nicht komprimierend wachsende Astrozytome (WHO-Grad II), die klinisch bis auf zerebralorganische Anfälle asymptomatisch und bildgebend stabil sind, können insbesondere bei jüngeren Patienten unter 40 Jahren beobachtet werden.
- Klinisch symptomatische, radiologisch zirkumskripte WHO-Grad-II-Astrozytome an operativ gut zugänglicher Stelle sollten mikrochirurgisch reseziert werden.
- Klinisch symptomatische oder progrediente WHO-Grad-II-Astrozytome werden fraktioniert bestrahlt, wenn chirurgische Optionen mit einem hohen Risiko neurologischer Morbidität verbunden sind.
- Im Rezidiv eines WHO-Grad-II-Astrozytoms sollte die Reoperation erwogen und in der Regel (falls noch nicht erfolgt) die Strahlentherapie angeschlossen werden.
- Im Rezidiv eines WHO-Grad-II-Astrozytoms nach Strahlentherapie soll auf individueller Basis die Indikation zur Chemotherapie geprüft werden.
- Oligoastrozytome des WHO-Grads II werden analog zu den Strategien bei Oligodendrogliomen des WHO-Grads II behandelt.
- Sollte bei oligodendroglialen Tumoren des WHO-Grads II eine über operative Maßnahmen hinausgehende Therapie indiziert sein, so sind alkylierende Chemotherapie, am ehesten Temozolomid, und Strahlentherapie als ähnlich wirksam einzuschätzen.

WHO-Grad-III-Tumoren

- Standardtherapie des anaplastischen Astrozytoms ist die Resektion oder Biopsie, gefolgt von der Strahlentherapie der erweiterten Tumorregion.
- Die Chemotherapie mit Temozolomid oder nach dem PCV-Schema ist nach den Ergebnissen der NOA-04-Studie (Wick et al. 2009b) der Strahlentherapie bei anaplastischen Gliomen einschließlich der anaplastischen Astrozytome gleichwertig.
- Im Rezidiv nach Operation und Strahlentherapie ist Temozolomid Standard.

- Anaplastische Oligoastrozytome des WHO-Grads III werden analog zu den Strategien bei anaplastischen Oligodendrogliomen des WHO-Grads III behandelt.

Glioblastom (WHO-Grad IV)
- Standardtherapie des Glioblastoms ist die funktionserhaltende, weitestmögliche Resektion oder Biopsie, gefolgt von der Strahlentherapie der erweiterten Tumorregion und der begleitenden sowie erhaltenden (adjuvanten) Chemotherapie mit Temozolomid mit 6 Zyklen.

Im Rezidiv ist keine Standardtherapie definiert. Auf individueller Basis sollte die Indikation zu Reoperation, Chemotherapie oder erneuter Strahlentherapie geprüft werden. Medikamente der ersten Wahl sind erneut Temozolomid (Rechallenge) oder Nitrosoharnstoffe sowie unter Beachtung der Zulassung (Schweiz: ja, Deutschland und Österreich: nein) Bevacizumab.

■ Definition und Klassifikation

Die vorliegende Leitlinie zu primären Hirntumoren des Erwachsenenalters befasst sich in Anlehnung an die dritte Revision der histologischen Klassifikation der Tumoren des Zentralnervensystems der Weltgesundheitsorganisation (WHO) (Louis et al. 2007) mit
- Gliomen des WHO-Grads I (pilozytisches Astrozytom),
- Gliomen des WHO-Grads II (diffuse Astrozytome, fibrillär, gemistozytisch, protoplasmatisch, pilomyxoides Astrozytom, Oligodendrogliome, Oligoastrozytome) und
- Gliomen des WHO-Grads III (anaplastische Astrozytome, anaplastische Oligodendrogliome, anaplastische Oligoastrozytome) sowie mit
- Glioblastomen (WHO-Grad IV),
- der Gliomatosis cerebri,
- Hirnstammgliomen und
- spinalen Gliomen.

■ Diagnostik

Früherkennung und Prävention

Die Inzidenz der Gliome beträgt insgesamt etwa 5–6/100.000 Einwohner pro Jahr. Einfach zu erhebende Parameter wie z. B. die Bestimmung eines gliomassoziierten Proteins im Serum stehen nicht zur Verfügung. Für den Nachweis eines Glioms sind bildgebende Verfahren, in erster Linie die Magnetresonanztomografie (MRT), erforderlich. Schließlich ist aus kasuistischen Beobachtungen bekannt, dass sich Glioblastome innerhalb weniger Wochen entwickeln können. Aus diesen Gründen spielt die Früherkennung bei Gliomen keine Rolle. Lediglich bei seltenen hereditären Syndromen mit Neigung zur Entwicklung von Gliomen (Neurofibromatose I/II, Li-Fraumeni-Syndrom, Turcot-Syndrom) werden bildgebende Verfahren als Screening-Methode eingesetzt. Ob die Bildgebung auch im weiteren Verlauf ohne klinische Hinweise auf einen Hirntumor wiederholt werden sollte, ist ungewiss.

Anamneseerhebung

Bei der Anamneseerhebung sind die ersten, durch den Tumor bedingten Symptome und deren weitere Entwicklung relevant. Die Anamnese kann Risikofaktoren wie Immunschwäche oder chronische Alkoholkrankheit erfassen, die für differenzialdiagnostisch infrage kommende, nicht tumoröse Raumforderungen Bedeutung haben. Je nach psychopathologischem Status des Patienten kommt der Fremdanamnese größeres Gewicht zu. Klinische Verdachtssymptome für eine intrakranielle Raumforderung sind neu auftretende fokale oder generalisierte zerebralorganische Krampfanfälle, neurologische Herdsymptome, Persönlichkeitsveränderungen und Zeichen erhöhten Hirndrucks.

Klinische Untersuchung

Die klinisch-internistische Untersuchung erfolgt unter besonderer Berücksichtigung der Differenzialdiagnose primär extrazerebraler, metastasierender Tumoren und wird meist auch zur Beurteilung der Operationsfähigkeit durchgeführt. Die sorgfältige neurologische Untersuchung dient der Dokumentation der durch den Tumor bereits bei Diagnosestellung verursachten Defizite. Sie ist zur Beurteilung späterer Folgen von Tumorprogression und Therapie von großer Bedeutung. Gleiches gilt für neuropsychologische Untersuchungen bei Diagnose und im Verlauf. Als ein Ergebnis der klinisch-neurologischen Untersuchung ist der Karnofsky-Index festzulegen.

Neuroradiologische Diagnostik

Bei klinischem Verdacht auf einen Hirntumor wird eine MRT-Untersuchung ohne und mit Kontrastmittelgabe als Methode der Wahl durchgeführt. Falls die MRT Fragen offen lässt, deren Beantwortung für die Planung des weiteren Prozedere relevant ist, müssen weitere bildgebende Verfahren (CT, selten nach Maßgabe des Operators Angiografie) durchgeführt werden. Die CT ist deutlich besser zum Nachweis von Verkalkungen geeignet, die besonders bei der Differenzialdiagnose von Oligodendrogliomen wichtig sind. Die Pseudoprogression, eine scheinbare Größenzunahme des Tumors bei Vergrößerung des kontrastmittelaufnehmenden Areals, kann ein differenzialdiagnostisches Problem vor allem bei der ersten Kontrolluntersuchung maligner Gliome nach der Strahlentherapie sein (Brandsma et al. 2008). Die fälschliche Annahme einer solchen Progression birgt die Gefahr, dass potenziell wirksame Therapien zu früh beendet werden. Die potenzielle Bedeutung anderer moderner bildgebender Methoden (Single Photon Emission Computed Tomography [SPECT], Positronenemissionstomografie [PET], Magnetresonanzspektroskopie [MRS], funktionelle MRT) für die klinische Routine ist Gegenstand aktueller Untersuchungen. Spezielle MR-Untersuchungen und Aminosäure-PET werden bei entsprechender Tumorlokalisation zunehmend zur Operations- und Biopsieplanung eingesetzt. Die Bildgebung, insbesondere die MRT, ist zudem für die Verlaufsbeurteilung während der Gliomtherapie von entscheidender Bedeutung (Macdonald et al. 1990, Wen et al. 2010).

Liquordiagnostik

Bei der differenzialdiagnostischen Abgrenzung einer entzündlichen Erkrankung einschließlich Hirnabszess, eines primären zerebralen Lymphoms, eines zerebral metastasierenden Tumors oder eines Keimzelltumors oder zum Nachweis einer Liquoraussaat kann die Liquordiagnostik wesentliche Hinweise geben. Bei Zeichen intrakranieller Drucksteigerung und vor allem bei infratentoriellen Raumforderungen kann eine Lumbalpunktion, je nach Größe und Lage der Raumforderung, kontraindiziert sein.

EEG

Das EEG dient als Indikator der Krampfbereitschaft und ist bei symptomatischen Anfällen für die weitere Therapieplanung hilfreich.

Biopsie/Operation

Die Erstellung eines spezifischen neuroonkologischen Therapiekonzepts setzt eine mikroskopische morphologische Diagnostik voraus. Der operative Eingriff ist bei Gliomen meist zugleich diagnostische und therapeutische Maßnahme. Abwartendes oder palliatives Vorgehen ohne histologische Sicherung der Diagnose ist lediglich indiziert, wenn das Interventionsrisiko gegenüber dem Gewinn durch eine histologische oder zytologische Diagnose als gravierender eingeschätzt wird als das Informationsdefizit durch fehlende Sicherung der Diagnose. Mittels einer in Lokalanästhesie durchgeführten stereotaktischen Biopsie ist auch bei Patienten in weniger gutem Allgemeinzustand eine definitive morphologische Diagnose möglich, um die Grundlage für therapeutische Entscheidungen sowie die Beratung des Patienten oder der Angehörigen herzustellen – auch im Falle einer infausten Prognose ohne weitere Interventionsmöglichkeiten. Dabei ist die Treffsicherheit der stereotaktischen Biopsie mit Entnahme konsekutiver Biopsiezylinder oder kleiner serieller Proben entlang des gesamten stereotaktischen Zieltrajektes sehr hoch, ebenso wie die diagnostische Zuverlässigkeit im Vergleich zu größeren Resektatstücken. Stereotaktische Biopsien führen bei mehr als 90% aller Patienten zu einer sicheren Diagnose. Sie sind mit Morbiditätsraten von 3–4% und Mortalitätsraten unter 1% assoziiert.

Wichtig für die Entscheidungsfindung zum geplanten Eingriff sind Art und Ausmaß neurologischer Defizite und die Wahrscheinlichkeit ihrer Besserung durch den Eingriff. Einschränkungen bestehen hier vor allem für offene Operationen. Empfehlungen bezüglich Indikation und Kontraindikation sind schwierig, da die Erhaltung von Funktion und gesunder Struktur neben der Lage des Tumors weitgehend von der angewandten operativen Technik und der Erfahrung des Operateurs bzw. des Zentrums abhängig ist. Generell gilt, dass zusätzliche neurologische Defizite zu vermeiden sind und dass Werkzeugleistungen erhalten bleiben sollen. Der Allgemeinzustand des Patienten, vor allem Alter und Begleiterkrankungen, kann die Therapiemöglichkeiten ebenfalls begrenzen. Eine allgemeine Altersbegrenzung kann nicht angegeben werden. Diese Gesichtspunkte sollten in die Beurteilung der Operationsindikation eingehen. Schlechter Allgemeinzustand – beurteilt als Karnofsky-Index – und höheres Alter sind negative prognostische Faktoren.

Präoperative Behandlung

In der Neuroonkologie ist die präoperative Behandlung vor dem eigentlichen diagnostischen oder therapeutischen Eingriff von besonderer Bedeutung. Zur Behandlung der peritumoralen raumfordernden Hirnschwellung sowie zur Prophylaxe oder zur Reduktion des durch die operative Manipulation hervorgerufenen postoperativen Hirnödems ist oft eine medikamentöse antiödematöse Behandlung erforderlich. Die Behandlung mit Kortikosteroiden kann bei ausgeprägtem Hirnödem ausnahmsweise durch die zusätzliche Gabe von osmotisch wirksamen Substanzen (Mannitol, Glycerol) unterstützt werden. Bei drohender Einklemmung und Versagen der antiödematösen Therapie kann auch eine akute neurochirurgische Entlastung erforderlich werden. Das Mittel der Wahl in der Akuttherapie ist Dexamethason, bei ausgeprägtem Hirndruck initial mit einer intravenösen Bolusdosis von bis zu 40 mg, danach mit 16 mg oral täglich, ggf. mit weiterer Reduktion bis zur Operation. Dass eine höhere Dosis eine bessere Wirksamkeit hat, ist nicht belegt. Eine einzige randomisierte Studie bei Patienten mit Hirnmetastasen zeigte keine Steigerung der Wirkung bei Zunahme von Nebenwirkungen bei 16 mg gegenüber 4 mg Dexamethason pro Tag (Vecht et al. 1994). Wegen der langen Halbwertszeit ist die einmalige Gabe am Morgen ausreichend. Die maximale Wirkung ist nach 2–3 Tagen zu erwarten. Wenn aufgrund der bildgebenden Befunde differenzialdiagnostisch ein primäres zerebrales Lymphom wahrscheinlich ist, muss auf die Gabe von Kortikosteroiden verzichtet werden, weil die lympholytische Aktivität der Kortikosteroide die histopathologische Diagnostik erschwert oder sogar unmöglich machen kann. Hier sollten nur osmotisch aktive Substanzen eingesetzt und rasch eine Sicherung der Diagnose angestrebt werden.

Patienten mit Tumoren, die mit Krampfanfällen symptomatisch wurden, sollten prä- und perioperativ antikonvulsiv behandelt werden. Viele Zentren der Neurochirurgie führen diese Antikonvulsiva-Prophylaxe prä- und perioperativ jedoch auch bei Patienten durch, die zuvor keinen Krampfanfall erlitten haben. Diese Vorgehensweise ist nicht durch Ergebnisse kontrollierter klinischer Studien abgesichert (Glantz et al. 2000, Wick et al. 2005). In der Indikation der prä- und perioperativen Anfallsprophylaxe werden bevorzugt die intravenös applizierbaren Substanzen Levetiracetam, Valproinsäure und Phenytoin sowie Benzodiazepine eingesetzt. Valproinsäure wird von einigen Zentren wegen vermuteter, klinisch bisher jedoch nicht gesicherter erhöhter Blutungsneigung bei operativen Eingriffen nicht eingesetzt (Anderson et al. 1997). Solche Blutungen werden aufgrund der Neigung von Valproinsäure zur Auslösung von Thrombozytopenien bzw. Thrombozytopathien gefürchtet, die auch für eine adjuvante Chemotherapie problematisch werden können. Phenytoin ist wegen seiner Nebenwirkungen und Interaktionen in dieser Indikation nicht mehr empfehlenswert. Mit zunehmend schnellerer postoperativer Extubation entfällt jedoch der Vorteil der intravenösen Applikationsmöglichkeit, sodass auch andere Substanzen primär zum Einsatz kommen können (s.u.).

Zytologische Diagnostik und Gradierung

Der operative Eingriff ist bei Gliomen meist zugleich diagnostische und therapeutische Maßnahme. Auf die therapeutischen Ziele der Operation wird weiter unten eingegangen. Bei entsprechender Konstellation ist zunächst die alleinige **Diagnosesicherung mittels stereotaktischer Serienbiopsie** angezeigt. Die Diagnostik wird im Falle der stereotaktischen Gewebsentnahme als zytologisches Verfahren mittels Quetschtechnik und Supravitalfärbung während der Operation durchgeführt. Optimale Ergebnisse sind nur bei einer gemeinsamen Beurteilung der Bildgebung, der definierten Entnahmestellen und der entsprechenden Präparationen durch den Operateur und den neuropathologischen Diagnostiker zu erwarten. Ist eine intraoperative zytologische Diagnostik nicht möglich, sollte durch Schnellschnittuntersuchung sichergestellt werden, dass diagnostisch verwertbares Gewebe entnommen wurde, bevor der Eingriff beendet wird. Die bei einer stereotaktischen Serienbiopsie entnommenen Proben werden nach Fixierung in Formalin und Einbettung in Paraffin einer klassischen HE-Färbung und weiterführenden immunhistologischen Untersuchungen zugeführt, auch sind bei entsprechender Expertise molekularbiologische Untersuchungen an Kryo- oder Paraffinmaterial aus stereotaktisch gewonnenen Proben möglich. In jedem Fall sollte eine für die jeweilige Raumforderung repräsentative Tumorgewebeentnahme erfolgen. Das nativ oder fixiert asservierte Gewebe wird makroskopisch und histologisch beurteilt. Aufgrund der zunehmenden prognostischen Relevanz molekulargenetischer Untersuchungen (s.u., Tabatabai et al. 2010) auch außerhalb klinischer Studien sollte versucht werden, zusätzlich Kryopräparate zu asservieren.

Der **makroskopischen Beurteilung** kommt die Aufgabe zu, repräsentative Teile (Zentrum, Randzone, Reaktion) zu bezeichnen und der histologischen Untersuchung zugänglich zu machen. Die **histologische Standarduntersuchung** erfolgt in einem ersten Durchgang mit der Hämatoxylin-Eosin-Färbung am Paraffinschnitt. Danach wird die Diagnose entsprechend den Richtlinien der WHO-Klassifikation der Tumoren des Nervensystems gestellt. Wesentlich ist neben der Artdiagnose die Zuordnung der biologischen Wertigkeit des Tumorgewebes, die **Gradierung**, zu den Tumorgraden WHO-Grad I–IV (Louis et al. 2007). Dabei werden Zell- und Kernpolymorphie, erhöhte Zelldichte, erhöhte Mitoserate, das Auftreten pathologischer Mitosen, mikrovaskuläre Proliferate sowie flächenhafte und strichförmige Tumorgewebsnekrosen in Abhängigkeit von der Artdiagnose als Zeichen der Anaplasie gewertet.

Oft sind neurohistologische Spezialfärbungen und insbesondere immunhistochemische Reaktionen zur Diagnosestellung notwendig. Folgende **Spezialfärbungen** sind gebräuchlich: Bindegewebsfärbungen (Elastica-van-Gieson-Färbung, Trichrom-Färbung nach Masson) zur Differenzialdiagnose mesodermaler versus glialer Tumoren und zum Nachweis der Bindegewebsbeteiligung bei höhergradigen Gliomen sowie Silberfaserimprägnation zur gleichen Fragestellung und zur Differenzierung zerebraler Lymphome.

Zusätzlich zur konventionellen Lichtmikroskopie hat der immunhistochemische Nachweis zell- bzw. gewebsspezifischer Differenzierungsmarker insbesondere auch bei der Beurteilung kleiner stereotaktischer Biopsieproben eine wichtige Bedeutung für die Differenzialdiagnostik erlangt. Häufig eingesetzte **immunhistochemische Marker** für supratentorielle Gliome sind das saure **Gliafaserprotein (GFAP)** und das **Protein S 100**. Supratentorielle Gliome sind im Regelfall GFAP- und/oder S 100-positiv und negativ für epitheliale (Zytokeratine) und lymphozytäre (CD20, CD45) Marker. Dies erlaubt die differenzialdiagnostische Abgrenzung zu Karzinommetastasen und Lymphomen. Auch maligne Melanome, Meningeome, sarkomatöse Tumoren und Keimzelltumoren können immunhistochemisch anhand spezifischer Markerexpressionsprofile von Gliomen unterschieden werden. Innerhalb der Gruppe der supratentoriellen Gliome erlaubt die Immunhistochemie jedoch keine zuverlässige Unterscheidung zwischen astrozytären, oligodendroglialen und oligoastrozytären Tumoren. Die Expression von GFAP ist in astrozytären Gliomen meist stärker ausgeprägt als in den Oligodendrogliomen. Dem Nachweis des mutanten **IDH-1-Proteins (R132H)** kommt eine große Bedeutung bei der Identifikation von diffusen Gliomen und deren differenzialdiagnostischer Abgrenzung gegenüber anderen Tumorentitäten und einer reaktiven Gliose zu.

Gliome

Zur Beurteilung der Proliferationsaktivität der Gliome wird häufig die Markierungsrate für das proliferationsassoziierte **nukleäre Antigen Ki-67** mithilfe des MIB1-Antikörpers bestimmt. Diese Untersuchung kann z. B. bei der Differenzierung zwischen WHO-Grad-II- und WHO-Grad-III-Gliomen helfen. Die Gradierung der Gliome hat eine große prognostische Bedeutung (▶ Tab. 76.1).

In der molekularen Pathologie der Gliome steht mit der **Bestimmung von Kodeletionen der Chromosomenarme 1p und 19q** mittels Fluoreszenz-in-situ-Hybridisierung (FISH) oder Mikrosatelliten-PCR-basiertem Nachweis von **Allelverlusten** (Loss of Heterozygosity, LOH) ein Marker zur Verfügung, der prognostische Information über den klinischen Verlauf bei Patienten mit oligodendroglialen und oligoastrozytären Gliomen gibt. In retrospektiven Untersuchungen und in den klinischen Studien RTOG-Studie 94-02, EORTC-Studie 26951 und NOA-04 war der kombinierte Verlust genetischen Materials auf 1p und 19q bei Patienten mit anaplastischen Oligodendrogliomen und anaplastischen Oligoastrozytomen mit längerer progressionsfreier und gesamter Überlebenszeit assoziiert (Cairncross et al. 1998, Cairncross et al. 2006, van den Bent et al. 2006, Wick et al. 2009b). Dies hat keine Konsequenzen für die Auswahl der spezifischen Therapie, weil dieser Einfluss des 1p/19q-Status bei nur bestrahlten Patienten genauso ausgeprägt war wie bei den kombiniert mit Strahlentherapie und PCV-Chemotherapie behandelten Patienten. Zum jetzigen Zeitpunkt ist der 1p/19q-Verlust als prognostischer und nicht als prädiktiver Marker für das Ansprechen auf eine bestimmte Form der adjuvanten Therapie anzusehen. Allerdings scheint dieser molekulare Marker seine prognostische Bedeutung zu verlieren, wenn keine tumorspezifische Behandlung mit Strahlentherapie oder Chemotherapie erfolgt (Weller et al. 2007). Insofern kann der 1p/19q-Verlust als prädiktiv für das Ansprechen auf genotoxische Therapie angesehen werden.

Mit der **Bestimmung der Methylierung der Promoterregion des O6-Methylguanin-DNA-Methyltransferase-(MGMT-)Gens** steht ein zweiter molekularer Parameter zur Verfügung, der klinische Bedeutung erlangt hat. Unter den zahlreichen Methoden zur Bestimmung des MGMT-Status hat sich nur die methylierungsspezifische PCR (MSP) durchgesetzt (Weller et al. 2010). Die Bestimmung des MGMT-Status ist technisch anspruchsvoll und einzelnen Zentren vorbehalten. Die Interpretation der Testergebnisse ist wegen der Notwendigkeit zu Normalisierung und der unklaren Bedeutung quantitativer Bestimmungen ebenfalls komplex. Aktuell sollte der MGMT-Status in der Regel nicht für Therapieentscheidungen außerhalb klinischer Studien herangezogen werden. Nur beim neu diagnostizierten Glioblastom ist bei Methylierung ein prädiktiver Effekt für das Ansprechen auf Temozolomid nachgewiesen (Hegi et al. 2005). Auch nur bestrahlte Patienten mit Glioblastom zeigen jedoch bei Methylierung ein längeres progressionsfreies Überleben (Hegi et al. 2005), und bei Patienten mit anaplastischen Gliomen ist der Unterschied im progressionsfreien Überleben zwischen methylierten und nicht methylierten Tumoren bei Strahlentherapie und Therapie mit Alkylanzien sogar gleichermaßen ausgeprägt (Wick et al. 2009b).

Mutationen der IDH-1- oder -2-Gene finden sich bei etwa 80 % der Patienten mit Gliomen der WHO-Grade II und III sowie bei sekundären Glioblastomen, aber nur bei etwa 5–10 % der Patienten mit primären Glioblastomen, jedoch so gut wie nie bei pilozytischen Astrozytomen oder Ependymomen. Dadurch hat die Bestimmung der IDH-Mutationen in erster Linie diagnostische Bedeutung. Innerhalb der jeweiligen Diagnosegruppen sind IDH-Mutationen zudem prognostisch günstig. Die Bestimmung des IDH-Status ist einfach: Sie erfolgt entweder mittels PCR oder mittels Immunhistochemie durch Einsatz mutationsspezifischer Antikörper. Für individuelle Therapieentscheidungen kann jedoch auch der IDH-Status nicht herangezogen werden (Tabatabai et al. 2010). Er verbessert zukünftig vermutlich jedoch die diagnostische Trennschärfe zwischen anaplastischen Gliomen und Glioblastomen.

Schließlich kann eine onkogene **Aberration von BRAF** bei 60–80 % der pilozytischen Astrozytome nachgewiesen werden (Bar et al. 2008, Pfister et al. 2008). Da diese selten bei diffusen astrozytären Tumoren zu finden sind, kann ihre An- oder Abwesenheit die Differenzialdiagnose zwischen pilozytischen und niedriggradigen, diffusen

Tab. 76.1 Überlebensraten 2 und 5 Jahre nach Diagnose eines primären Hirntumors (www.cbtrus.org).

Tumor	Häufigkeit (% der hirneigenen Hirntumoren)	Inzidenz pro 100.000/Jahr	Mittleres Alter bei Diagnose (Jahre)	2-Jahres-Überleben (%)	5-Jahres-Überleben (%)
pilozytisches Astrozytom	1,7	0,33		97	92
diffuses Astrozytom	0,5	0,1	47	61	47
Oligodendrogliom	1,4	0,27	41	90	79
anaplastisches Astrozytom	2,1	0,4	50	42	27
anaplastisches Oligodendrogliom	0,7	0,12	46	65	47
Glioblastom	17,1	3,7	62	12	5

Astrozytomen erleichtern. Eine aktivierende Punktmutation im BRAF-Codon 600 findet sich zudem in ca. 60–70 % der pleomorphen Xanthoastrozytome und ca. 20 % der Ganglioliome, aber nur sehr selten in diffusen astrozytären Gliomen (Schindler et al. 2011). Der Nachweis dieser BRAF-Punktmutationen kann somit im Einzelfall differenzialdiagnostisch hilfreich sein.

■ Allgemeine Empfehlungen zur Gliomtherapie

Operative Therapie

Während stereotaktische Eingriffe im Wesentlichen diagnostischen Zwecken dienen, werden offene Operationen – in Abhängigkeit vom Alter des Patienten sowie der Artdiagnose und Lokalisation des Tumors – sehr oft auch mit therapeutischer Intention durchgeführt (s.u.). Der **stereotaktischen Biopsie** wird bei ungünstig lokalisierten Läsionen, bei multiplen Läsionen, die Metastasen entsprechen könnten, bei Läsionen, die neuroradiologisch an ein primäres zerebrales Lymphom denken lassen, und bei älteren Patienten in schlechtem Allgemeinzustand der Vorzug gegenüber der offenen Operation gegeben.

Bei Verdacht auf ein supratentorielles Gliom und Indikation zur **offenen Operation** sollte möglichst eine Tumorresektion zur Reduktion der Tumormasse, Entlastung des Hirndrucks und zur Wiederherstellung einer ungestörten neurologischen Funktion erfolgen (▶ Tab. 76.2). Bei der offenen Operation und Resektion ist die Berücksichtigung eines für die Funktionserhaltung günstigen Zugangswegs besonders wichtig. Im Interesse der Funktionserhaltung sind mikrochirurgische Operationstechniken erforderlich. In funktionell wichtigen Arealen ist ein Monitoring der jeweiligen Hirnfunktion zu empfehlen, z.B. durch motorisch evozierte Potenziale, somatosensorisch evozierte Potenziale, Elektromyografie oder Mapping und Monitoring in Lokalanästhesie.

Für die **intraoperative Tumorlokalisation** können Neuronavigation, Ultraschalldiagnostik, MRT und fluoreszenzgestützte Verfahren nützlich sein. Der Nutzen der fluoreszenzgestützten Resektion mit 5-Aminolävulinsäure (ALA) wurde in einer prospektiven randomisierten Studie validiert und die Zulassung für 5-ALA in dieser Indikation erwirkt (Stummer et al. 2006). Die Prävention neuer neurologischer Defizite hat bei den Gliomen, die nicht kurativ resezierbar sind, höhere Priorität als die Radikalität der Operation. Eine wesentliche Einschränkung der operativen Therapie ist das biologische Kennzeichen der Gliome, dass die Tumorzellinfiltration im Allgemeinen deutlich über den makroskopisch erkennbaren Tumor hinausreicht und dass die Radikalität der Operation unter funktionellem Aspekt limitiert ist. Zur Bestimmung und Dokumentation des Ergebnisses der operativen Resektion sowie zum Nachweis möglicher postoperativer Frühkomplikationen ist innerhalb der ersten 72 Stunden ein postoperatives MRT ohne und mit Kontrastmittel anzustreben. Wenn die MRT nicht verfügbar ist oder Kontraindikationen vorliegen, sollte zumindest eine CT ohne und mit Kontrastmittel erfolgen.

Strahlentherapie

Die meisten Gliome wachsen primär unifokal. Die lokale Kontrolle des Tumorwachstums hat deshalb besondere Relevanz. Die Strahlentherapie verlängert, insbesondere bei geringer Resttumormasse, die Überlebenszeit der Patienten bei guter Lebensqualität. Indikation und Durchführung der Strahlentherapie richten sich nach der his-

Tab. 76.2 Optionen für die Primär- und Rezidivtherapie der Gliome (siehe auch Erläuterungen im Text).

Tumor	Primärtherapie	Rezidivtherapie
diffuses Astrozytom WHO-Grad II	Resektion oder Biopsie und Verlaufsbeobachtung oder Resektion oder Biopsie und Strahlentherapie	Resektion und Strahlentherapie (oder Chemotherapie oder Verlaufsbeobachtung)
Oligodendrogliom und Oligoastrozytom WHO-Grad II	Resektion oder Biopsie und Verlaufsbeobachtung oder Resektion oder Biopsie und Chemotherapie (oder Strahlentherapie)	Resektion und Chemotherapie oder Strahlentherapie oder Verlaufsbeobachtung
anaplastisches Astrozytom WHO-Grad III	Resektion oder Biopsie und Strahlentherapie oder Chemotherapie (oder kombinierte Behandlung)	Resektion und Chemotherapie oder Strahlentherapie
anaplastisches Oligodendrogliom und anaplastisches Oligoastrozytom WHO-Grad III	Resektion oder Biopsie und Chemotherapie oder Strahlentherapie (oder kombinierte Behandlung)	Resektion und Chemotherapie oder Strahlentherapie
Glioblastom WHO-Grad IV	Resektion oder Biopsie und Strahlentherapie und Chemotherapie	Resektion und Chemotherapie oder Strahlentherapie

tologischen Gradierung (WHO-Klassifikation) und nach Prognoseparametern wie Alter, Karnofsky-Index und Radikalität der Operation (McGirt et al. 2009, Stummer et al. 2011). Neuere Methoden der fokussierten Strahlentherapie, z. B. stereotaktische Strahlentherapie, Radiochirurgie, intensitätsmodulierte Radiotherapie (IMRT) oder bildgeführte Strahlentherapie (Image-guided Radiotherapy) erlauben eine Dosiseskalation bzw. bessere Normalgewebeschonung gegenüber konventioneller dreidimensionaler Strahlentherapie. Ein Überlebensvorteil bei Einsatz dieser Methoden wurde bisher nicht belegt.

Die Ganzhirnbestrahlung führt bei umschriebenen Gliomen nicht zu einer Verbesserung der Ergebnisse gegenüber einer lokalen konformalen Strahlentherapie der erweiterten Tumorregion und ist daher obsolet. Die Verkleinerung des Bestrahlungsvolumens erhöht die Toleranz höherer Strahlendosen, appliziert auf die Tumorregion. Die **Festlegung des Zielvolumens** erfolgt anhand der prä- und postoperativen Schnittbilddiagnostik, nativ und mit Kontrastmittel. Bei der Bestrahlungsplanung wird in der Regel zur Tumorregion ein zusätzlicher Sicherheitssaum von 0,5–2 cm, abhängig von der Histologie und unter der Berücksichtigung der anatomischen Tumorgrenzen, in die Planung miteinbezogen. Nach einer primären mikrochirurgischen Entfernung eines malignen Glioms kann im gesunden Gewebe eine Schrankenstörung auftreten, die durch die Operation verursacht wird und die sich in der CT- oder MRT-Bildgebung genauso wie ein Rest/Rezidivtumor darstellen kann. Die Demarkierung des makroskopischen Tumorgewebes für die Strahlentherapieplanung kann in diesen Situationen schwierig sein. Neue Ansätze versuchen, durch den Einsatz von PET-Methoden das Zielvolumen besser zu definieren. Eine Untersuchungsmethode, die bei Hirntumoren malignes vom gesunden Gewebe mit einer höheren Genauigkeit differenzieren kann, ist die PET mit den Aminosäure-Tracern 11C-Methionin (MET) oder 18-Fluorethyltyrosin (FET). Zahlreiche Studien haben gezeigt, dass die Spezifität der MET- und FET-PET für die Markierung der Tumorkonturen und die Differenzierung vom Rezidivtumor versus Strahlennekrose im Vergleich zur MRT höher sein kann. Die Wertigkeit dieser Methoden in der Therapieplanung und im Monitoring muss in weiteren Studien evaluiert werden (Grosu et al. 2005b).

Besondere Sorgfalt gilt der exakten und reproduzierbaren Lagerung des Patienten über alle Schritte der Planung und Durchführung der Behandlung (z. B. Gesichtsmasken, Bite-Block). Die Bestrahlungsplanung erfordert die Durchführung eines Bestrahlungsplanungs-CT in Behandlungsposition, die CT-gestützte Anpassung der Isodosenverteilung an das Zielvolumen und die Übertragung mittels Therapiesimulator. Eine **dreidimensionale Dosisanpassung** ist anzustreben. Die Dosisspezifikation erfolgt entsprechend der International Commission on Radiological Units (ICRU) 50/62 unter Angabe der zielvolumenumschließenden Isodose und des Dosismaximums. Zur minimalen Dokumentation gehören eine Dosisverteilung in den 3 Raumebenen, digital konstruierte Radiografien oder Simulationsaufnahmen sowie bildgebende Verfahren zur Reproduzierung der Therapiefelder unter Bestrahlung.

Die Strahlentoleranz des normalen Gehirngewebes hängt unter anderem von der Fraktionierung ab. Bei konventioneller Fraktionierung (Einzeldosis 1,8–2 Gy) wird die TD 5/5 (Toleranzdosis 5/5, Nebenwirkungsrisiko 5 % innerhalb von 5 Jahren) mit 60 Gy in 6 Wochen veranschlagt. Die Toleranzdosis weiterer strahlenempfindlicher Strukturen, wie z. B. der Sehnerven und Augen sowie des Hirnstamms, sind dabei zu berücksichtigen. Eine Erhöhung der Einzeldosis, wie sie bei schlechter Prognose zur Verkürzung der Gesamtbestrahlungszeit bei gleicher biologischer Wirksamkeit sinnvoll sein kann, erfordert eine Reduktion der Gesamtdosis, z. B. auf 42 Gy in 3 Gy-Einzelfraktionen.

Pharmakotherapie

Die klassische zytotoxische Chemotherapie besitzt in der Gliomtherapie einen sicheren Stellenwert. Sie setzt ein normales Blutbild, eine normale Leber- und Nierenfunktion sowie das Fehlen schwerwiegender pulmonaler und kardialer Erkrankungen voraus. Unter der Chemotherapie sind regelmäßige, in der Regel wöchentliche Blutbildkontrollen erforderlich. **Temozolomid** wird in der Regel gut vertragen. Da es aber selten zu schweren Leberschädigungen kommen kann, werden regelmäßige Kontrollen der Leberwerte empfohlen. Bei Verdacht auf die seltene Temozolomid-induzierte Alveolitis soll die Medikamentengabe unterbrochen, bei Sicherung der Diagnose definitiv abgesetzt werden. Vor allem nach Anwendung von **Nitrosoharnstoffen** (ACNU, BCNU, CCNU) kann es zu protrahierten Leuko- und Thrombopenien kommen, die je nach Behandlungsprotokoll eine Dosisreduktion oder einen Wechsel des Therapieschemas nötig machen. Insbesondere die Behandlung mit BCNU birgt das Risiko der Entwicklung von Lungenfibrosen. In zahlreichen Indikationen wurden die Nitrosoharnstoffe durch Temozolomid verdrängt (▶ Tab. 76.3). In klinischer Erprobung befinden sich derzeit verschiedene antiangiogene Substanzen. Lediglich **Bevacizumab**, ein Antikörper gegen VEGF, besitzt eine Zulassung für verschiedene Tumoren, einschließlich des rezidivierten Glioblastoms in den USA, Kanada und

Tab. 76.3 Chemotherapieprotokolle in der Gliombehandlung.

Protokoll	Dosierung
Temozolomid	Temozolomid 150–200 mg/m² D 1–D 5 p.o. × 4 Wochen
ACNU, BCNU, CCNU	verschiedene Schemata, z. B. CCNU oral 110 mg/m² × 6 Wochen
PCV	Procarbazin 60 mg/m² p.o. D 8–D 21 CCNU 110 mg/m² p.o. D 1 Vincristin 1.4 mg/m² i.v. (maximal 2 mg) D 8 +D 29 × (6–)8 Wochen

unter anderem der Schweiz. Zur Überwachung der Chemotherapie sollte eine Dokumentation per Chemotherapiepass erfolgen, in dem die Ergebnisse der wöchentlichen Blutbildkontrollen und besondere Vorkommnisse eingetragen werden.

Andere Therapieformen

Neuere Ansätze der Gliomtherapie, einschließlich Migrations- und Invasionshemmung, Suizidgentherapie und Immuntherapie sollten möglichst nur im Rahmen einer experimentell-klinischen Prüfung zum Einsatz kommen.

■ Spezielle Hinweise zur Gliomtherapie

Pilozytisches Astrozytom WHO-Grad I

Diese Tumoren treten häufiger im Kindesalter als im Erwachsenenalter auf und zeigen eine niedrige Rate der malignen Progression von unter 1 %. Sie werden mit kurativer Intention operiert. Auch ein Rezidiv sollte operiert werden. Die Strahlentherapie der erweiterten Tumorregion (stereotaktische Strahlentherapie, bildgeführte Strahlentherapie, 54 Gy, 5 × 1,8–2 Gy-Fraktionen/Woche) sollte nur bei fehlenden chirurgischen Optionen erwogen werden (Brown et al. 2004). Weitere Details zum Einsatz der Chemotherapie bei Kindern mit pilozytischen Astrozytomen können den Leitlinien der Deutschen Gesellschaft für pädiatrische Onkologie und Hämatologie (GPOH) entnommen werden.

Das **pilomyxoide Astrozytom** stellt eine erst kürzlich abgegrenzte Variante des pilozytischen Astrozytoms dar. Diese Tumoren sind im Vergleich zum klassischen pilozytischen Astrozytom mit einer höheren Wahrscheinlichkeit der lokalen Rezidivbildung sowie liquorgenen Dissemination assoziiert und werden daher dem WHO-Grad II zugeordnet (Louis et al. 2007). Vorzugslokalisation ist die Region des Hypothalamus und Chiasma opticum. Bei Tuberöse-Sklerose-Patienten mit subependymalen Riesenzellastrozytomen wurde der mTOR-Hemmstoff Everolimus (mTOR = mammalian Target of Rapamycin) aufgrund wachstumshemmender Wirkungen in den USA zugelassen (Krüger et al. 2010).

Diffuses Astrozytom WHO-Grad II

Diese Tumoren stellen sich in den bildgebenden Verfahren (CT, MRT) als mehr oder weniger umschriebene fokale Signal- (MRT) oder Dichte- (CT) Änderung dar, meist ohne – in ca. 20 % der Fälle in der MRT auch mit – Kontrastmittelaufnahme, deren zunächst diskrete Raumforderung mit der Zeit zunimmt. Ein perifokales Ödem ist selten abgrenzbar. Günstige prognostische Faktoren sind niedriges Alter (< 40 Jahre), Tumordurchmesser < 6 cm, fehlendes Überschreiten der Mittellinie und Fehlen neurologischer Defizite (Pignatti et al. 2002). Wenngleich einige Serien dafür sprechen, dass die Prognose bei gemistozytischen Astrozytomen ungünstiger und das Risiko der malignen Progression höher ist, fehlt bisher ein Beleg dafür, dass es sinnvoll ist, Patienten mit diesen Tumoren deshalb früher oder aggressiver zu behandeln.

Kontroverse Fragen der Therapie der niedriggradigen diffusen Astrozytome (WHO-Grad II) betreffen vor allem die Radikalität des neurochirurgischen Vorgehens und den Zeitpunkt der Strahlentherapie (Soffietti et al. 2010). Große Serien einschließlich der beiden EORTC-Studien 22844 (Karim et al. 1996) und 22845 (Karim et al. 2002, van den Bent et al. 2005) haben die Hypothese widerlegt, dass frühe oder höherdosierte Strahlentherapie eine maligne Progression zum anaplastischen Astrozytom oder Glioblastom begünstigt oder verhindert.

Neuroradiologisch nachgewiesene Läsionen, die mit einem diffusen Astrozytom (WHO-Grad II) vereinbar sind, sollten zumindest durch **stereotaktische Serienbiopsie** histologisch abgeklärt werden. Dabei kann die Aminosäure-PET dazu beitragen, einen anaplastischen Fokus zu identifizieren und selektiv zu biopsieren (Ewelt et al. 2011, Kunz et al. 2011).

Jeder neurochirurgische Eingriff sollte unter der Vorgabe erfolgen, dass die Vermeidung neuer permanenter neurologischer Defizite wichtiger ist als die Radikalität des operativen Eingriffs. Sofern dies beachtet wird, kann der Versuch der weitgehenden Resektion dieser Tumoren befürwortet werden. Als kurativ ist ein solches Vorgehen aber nicht zu betrachten. Je nach Lokalisation und Zeitintervall nach einem vorhergehenden Eingriff können auch wiederholte Resektionen eines diffusen Astrozytoms sinnvoll sein.

Die EORTC-Studie 22845 zeigte bezüglich der Überlebenszeit keinen Vorteil der sofortigen Strahlentherapie postoperativ oder nach Sicherung der Diagnose durch stereotaktische Biopsie gegenüber einem zuwartenden Verhalten (Karim et al. 2002) und bei Langzeitbeobachtung eine mit 7,1 Jahren nach Strahlentherapie versus 7,9 Jahren bei initial zuwartender Haltung nicht signifikant kürzere mediane Überlebenszeit (van den Bent et al. 2005). Die **Strahlentherapie** verbesserte jedoch die lokale Tumorkontrolle und damit das progressionsfreie Überleben (van den Bent et al. 2005). In Abhängigkeit vom Bestrahlungsvolumen werden Dosen zwischen 45 Gy und 54 Gy empfohlen. Diese Empfehlung basiert darauf, dass sich in der EORTC-Studie 22844 kein Überlebensunterschied zwischen einer Dosis von 45 Gy und 59,4 Gy zeigte (Karim et al. 1996) sowie in einer ähnlichen amerikanischen Studie kein Unterschied zwischen 50,4 Gy und 64,8 Gy (Shaw et al. 2002). Aufgrund der längeren Überlebenszeiten bei den niedriggradigen Gliomen im Vergleich zu Glioblastomen muss die Toleranz des normalen Gehirngewebes bei der Dosisfraktionierung strikt beachtet werden. Es muss eine hochkonformale Technik verwendet werden: stereotaktische fraktionierte Strahlentherapie oder bildgeführte Strahlentherapie, kombiniert eventuell mit intensitätsmodulierter Strahlentherapie (IMRT).

Da das prästrahlentherapeutische Resttumorvolumen ein prognostischer Faktor für die lokale Tumorkontrolle ist, ist der Versuch der operativen Zytoreduktion vor der Strahlentherapie sinnvoll. Bei relativ umschriebenen Tumoren ohne Zeichen der Raumforderung ist bei tiefem Sitz auch die **interstitielle Strahlentherapie** (Brachytherapie) ein etabliertes Therapieverfahren (Kreth et al. 2010).

Chemotherapie ist in der Primärtherapie der diffusen Astrozytome (WHO-Grad II) in der Regel nicht indiziert. Ausnahmen bilden sehr ausgedehnte Tumoren im Sinne einer Gliomatosis cerebri (s.u.). Im Rezidiv nach Strahlentherapie ist der Versuch einer Chemotherapie gerechtfertigt und insbesondere dann sinnvoll, wenn radiologisch Hinweise auf eine Malignisierung vorliegen. Kontrollierte Studien fehlen. Zum Einsatz kamen hier früher vor allem das PCV-Schema und heute in erster Linie Temozolomid, das in der EORTC-Studie 22033-26033 im 21/28-Tage-Rhythmus mit der Strahlentherapie als Standard verglichen wurde. Die Ergebnisse dieser Studie stehen noch aus.

Häufig ist im **Rezidiv** eine Reoperation sinnvoll. Wenn sich dann histologisch ein anaplastisches Gliom oder Glioblastom zeigt, wird unter Berücksichtigung der bereits erfolgten Therapie gemäß den nachfolgenden Ausführungen für diese Tumorentitäten behandelt. Die Nachsorge sollte in den ersten Jahren eine klinisch-neurologische Untersuchung und zerebrale Bildgebung (MRT) in 6-monatlichen Abständen beinhalten, bei stabilem Befund über Jahre können diese Intervalle auf individueller Basis verlängert werden. Die ersten Verlaufskontrollen sollten bei ungünstigen Prognosefaktoren und fehlender Information über die bisherige Dynamik des Tumorwachstums enger gestaffelt werden.

Oligodendrogliom und Oligoastrozytom WHO-Grad II

Diese beiden Tumorentitäten werden hier gemeinsam behandelt, weil vermutlich nicht die astrozytäre Komponente, sondern das Vorliegen eines oligodendroglialen Tumors allein im Vergleich zu den astrozytären Tumoren des gleichen Malignitätsgrads die bessere Prognose bedingt. Wesentliches neuroradiologisches Unterscheidungsmerkmal der oligodendroglialen Tumoren in Abgrenzung von den Astrozytomen ist der Nachweis von Verkalkungen in der CT bei 70–90% der Patienten. Grundsätzlich gelten für die Therapie ähnliche Überlegungen wie bei den diffusen WHO-Grad-II-Astrozytomen. Da oligodendrogliale Tumoren häufig auf Strahlentherapie und Chemotherapie gut ansprechen, ist radikales chirurgisches Vorgehen in der Primärtherapie möglicherweise von geringerer Bedeutung als bei den diffusen astrozytären WHO-Grad-II-Gliomen. Die Diagnose eines oligodendroglialen Tumors gelingt jedoch in der Schnellschnittdiagnostik nicht, sodass sich der Operateur bei der Erstoperation für die Operationsstrategie im Wesentlichen auf Charakteristika der Bildgebung stützen muss und in der Regel, falls möglich, eine komplette Resektion anstrebt. Sollte eine adjuvante, über operative Maßnahmen hinausgehende Therapie nach den oben genannten Leitlinien indiziert sein, wird bei jüngeren Patienten der Chemotherapie, am ehesten mit Temozolomid (Kaloshi et al. 2007) oder nach dem PCV-Schema, meist der Vorzug gegeben. Alternativ und insbesondere bei älteren Patienten kann die Strahlentherapie in hochkonformaler Technik (s.o.) als erste adjuvante Maßnahme erfolgen. Dieser Altersstratifikation liegen die bisher nicht belegten Hypothesen zugrunde, dass bei jüngeren Patienten mit längerem Krankheitsverlauf eher Neurotoxizität durch die Strahlentherapie vermieden werden sollte und dass ältere Patienten die Chemotherapie schlechter tolerieren. Beide Therapien sind vermutlich als etwa gleichwertig wirksam einzuschätzen. Die Nachsorge sollte zumindest in den ersten Jahren eine klinisch-neurologische Untersuchung und zerebrale Bildgebung in 6-monatigen Abständen beinhalten.

Anaplastisches Astrozytom WHO-Grad III

Anaplastische Astrozytome erscheinen in der CT mit inhomogener Dichte bzw. in der MRT (T2) als hyperintense raumfordernde Prozesse mit häufig deutlicher Dichte- bzw. Signalverstärkung nach Kontrastmittelgabe. Im Gegensatz zu WHO-Grad-II-Tumoren ist meist ein perifokales Ödem vom soliden Tumor abgrenzbar. Im Angiogramm können pathologische Gefäße nachweisbar sein. Die wichtigsten günstigen prognostischen Faktoren bei Patienten mit anaplastischen Gliomen sind junges Alter und hoher Karnofsky-Index sowie der histologische Nachweis einer oligodendroglialen Komponente (s.u.).

Standardtherapie des anaplastischen Astrozytoms sind Biopsie oder Resektion und traditionell nachfolgend die Strahlentherapie der erweiterten Tumorregion (54–60 Gy, nach Möglichkeit 60 Gy, 1,8–2 Gy-Fraktionen; Laperriere et al. 2002). In historischen randomisierten Studien kam es etwa zu einer Verdoppelung der medianen Überlebenszeit im Vergleich zur alleinigen Operation. Die Wirksamkeit der adjuvanten **Chemotherapie** begleitend und nach der Strahlentherapie, als Bestandteil der Primärtherapie, wird durch Metaanalysen nahegelegt. Danach erhöht die Chemotherapie mit Nitrosoharnstoffen in der Primärtherapie die 1-Jahres-Überlebensrate von 58% auf 63% und die 2-Jahres-Überlebensrate von 31% auf 37% (Glioma Meta-analysis Trialists Group 2002). In der NOA-01-Studie wurde mit ACNU-basierter Kombinationschemotherapie ein medianes Überleben von fast 5 Jahren erreicht (NOA 2003). Demgegenüber ließ sich in der MRC-Studie zur (modifizierten) PCV-Chemotherapie in der Primärtherapie zusätzlich zur Strahlentherapie keine Wirksamkeit belegen (Medical Research Council Brain Tumor Working Party 2001). Demgegenüber legt die NOA-04-Studie nahe, dass auch die **alleinige Chemotherapie** nach dem PCV-Schema oder mit Temozolomid eine wirksame, der alleinigen Strahlentherapie gleichwertige Primärtherapie anaplastischer Astrozytome ist

(Wick et al. 2009b). Basierend auf den Ergebnissen der Studien RTOG 94-02 und EORTC 26951 (s.u.) (Cairncross et al. 2006, van den Bent et al. 2006) sowie EORTC 26981 NCIC CE.3 (Stupp et al. 2005) wurde die CATNON-Studie entworfen, die alle Patienten mit anaplastischen Gliomen, unabhängig vom Ausmaß der oligodendroglialen Komponente, einschließt, deren Tumor keine 1p/19q-Kodeletion zeigt. Die Patienten werden in einem 2 × 2-Design entweder mit alleiniger Strahlentherapie, Strahlentherapie und begleitend mit Temozolomid, Strahlentherapie und adjuvant mit Temozolomid oder Strahlentherapie und begleitend und adjuvant mit Temozolomid behandelt. Außerhalb klinischer Studien sind nach den Ergebnissen der NOA-04-Studie am ehesten die alleinige Strahlentherapie oder wegen der geringeren Toxizität gegenüber PCV eine alleinige Temozolomid-Chemotherapie zu empfehlen.

Im **Rezidivfall** sollte zunächst die Indikation zu einer erneuten Operation geprüft werden. Für die erneute Strahlentherapie ist die Wirksamkeit belegt. Die Bestrahlung berücksichtigt die Vorbelastung. Es kommen am ehesten hypofraktionierte Konzepte infrage, z.B. 6–7 × 5 Gy, 10–13 × 3 Gy. Falls möglich, sollte die Re-Bestrahlung in Form einer fraktionierten stereotaktischen Präzisionsbestrahlung oder der intensitätsmodulierten Radiotherapie (IMRT) erfolgen. Die erneute Strahlentherapie ist zudem eine Option bei zum Primärtumor distantem Rezidiv. Limitierend sind die Größe und das Ausbreitungsmuster des Rezidivs.

Für das Rezidiv nach Strahlentherapie ist die Wirksamkeit der Chemotherapie belegt. Etwa gleichwertige Regimes dürften die Nitrosoharnstoff-Monotherapie, die PCV-Chemotherapie und Temozolomid sein. Mit Temozolomid wurden ein mittleres progressionsfreies Intervall von etwa 23 Wochen und ein progressionsfreies Überleben nach 6 Monaten von 46 % erzielt (Yung et al. 1999). In dieser Studie hatten 14 der 111 Patienten ein anaplastisches Oligoastrozytom. In der einzigen vergleichenden Studie von Temozolomid und einer Variante des auf dem europäischen Festland üblichen PCV-Protokolls (▶ Tab. 76.3) ergab sich für Grad-III/IV-Gliome zusammengenommen kein Unterschied in der Wirksamkeit (Brada et al. 2010).

Bei Wirksamkeit (komplette oder partielle Remission, Krankheitsstabilität) kann die Chemotherapie nach 8 Zyklen Temozolomid bzw. 4 Zyklen nitrosoharnstoffhaltiger Therapie ausgesetzt werden. Manche Zentren führen diese Behandlung jedoch bis zur Progression oder zur protrahierten Myelosuppression durch.

Bei Fehlen klinischer Hinweise auf Progression oder Rezidiv werden im ersten Jahr MRT- oder, bei Kontraindikationen für die MRT, CT-Kontrollen in mindestens 4-monatigen Abständen empfohlen, bei längerem Verlauf ohne Zeichen der Progression oder des Rezidivs können diese Abstände verlängert werden.

Anaplastisches Oligodendrogliom und Oligoastrozytom WHO-Grad III

Diese beiden Tumoren werden hier, wie oben für die WHO-Grad II-Tumoren ausgeführt, gemeinsam behandelt, gestützt durch die Daten der NOA-04-Studie (Wick et al. 2009b). Innerhalb der anaplastischen Gliome zeigen anaplastische Oligodendrogliome und Oligoastrozytome eine Korrelation mit dem Auftreten einer 1p/19q-Kodeletion. In der RTOG-Studie 94-02, die Strahlentherapie mit intensivierter PCV-Chemotherapie gefolgt von Strahlentherapie verglich, führte die zusätzliche Chemotherapie zu einer Verlängerung des progressionsfreien Überlebens, hatte aber keinen Einfluss auf die Gesamtüberlebenszeit (Cairncross et al. 2006). Zudem war die Toxizität bei der kombinierten Behandlung erhöht. Die EORTC-Studie 26951, die Strahlentherapie allein mit Strahlentherapie gefolgt von adjuvanter PCV-Chemotherapie verglich, kam zu einem identischen Ergebnis (van den Bent et al. 2006). In beiden Studien war der 1p/19q-Verlust therapieunabhängig ein günstiger prognostischer Faktor. Aufgrund des fehlenden Effekts auf das Gesamtüberleben und der signifikanten Toxizität wurde die PCV-basierte Radiochemotherapie nach den Ergebnissen dieser großen Studien nicht zum Standard (Quon u. Abdulkarim 2008). Auch im Vergleich alleiniger Strahlentherapie und alleiniger Chemotherapie war der 1p/19q-Verlust gleichermaßen prädiktiv für längeres progressionsfreies Überleben, wie auch MGMT-Promoter-Methylierung und IDH-1-Mutation (Wick et al. 2009b).

Grundsätzlich gelten für die Therapie außerhalb klinischer Studien ähnliche Überlegungen wie bei den anaplastischen Astrozytomen des WHO-Grads III (vgl. ▶ Tab. 76.2). Bei oligodendroglialen Tumoren mit 1p/19q-Verlust, die in der Regel radio- und chemosensitiv sind, ist radikales chirurgisches Vorgehen vermutlich von geringerer Bedeutung als bei den astrozytären WHO-Grad-III-Gliomen. Dennoch war das Ausmaß der Resektion in der NOA-04-Studie ein unabhängiger prognostischer Faktor.

In den Studien RTOG 94-02 und EORTC 26951 wurde die alleinige Strahlentherapie als Standard definiert. Als erste adjuvante Therapie kann aber nach den Ergebnissen der NOA-04-Studie die Chemotherapie als gleichwertig angesehen und dementsprechend auch nach Patientenpräferenz eingesetzt werden. Beide Chemotherapien, Temozolomid und PCV, waren gleichermaßen wirksam, die Toxizität wie erwartet bei PCV ausgeprägter (Wick et al. 2009b).

Die Therapieoptionen im **Rezidiv** ergeben sich folgerichtig aus der Art der Primärtherapie. Auf individueller Basis kann bei Progression nach Strahlentherapie und alkylierender Chemotherapie unter Beachtung der Erstattungsfähigkeit auch Bevacizumab eingesetzt werden (Desjardins et al. 2009).

Bei Fehlen klinischer Hinweise auf Progression oder Rezidiv werden im ersten Jahr MRT- oder CT-Kontrollen in mindestens 4-monatigen Abständen empfohlen, bei längerem Verlauf ohne Zeichen der Progression oder des Rezidivs können diese Abstände verlängert werden.

Glioblastom WHO-Grad IV

Glioblastome erscheinen in den bildgebenden Verfahren (CT, MRT) in der Regel als kontrastmittelaufnehmende raumfordernde Prozesse von inhomogener Struktur als Folge regressiver Veränderungen, oft mit ausgedehntem perifokalem Ödem. Im Angiogramm findet sich eine pathologische Vaskularisierung, häufig mit früher venöser Drainage.

Der therapeutische Stellenwert der **Operation** ist unumstritten. In einer kleinen randomisierten Studie aus Finnland, die nur ältere Patienten mit Glioblastom (> 65 Jahre) und auch Patienten mit anaplastischen Astrozytomen einschloss, lag das mediane Überleben in der Resektionsgruppe bei 171 Tagen gegenüber 85 Tagen in der Biopsiegruppe (p = 0,035) (Vuorinen et al. 2003). Diese Studie wurde jedoch wegen der niedrigen Fallzahl (n = 30) und deutlicher Unterschiede in den Karnofsky-Indizes oft kritisiert. Durch den Nachweis, dass die fluoreszenzgestützte Resektion maligner Gliome nicht nur die Rate an Komplettresektionen, definiert mittels postoperativer MRT, sondern auch das progressionsfreie Überleben nach 6 Monaten verbessert (Stummer et al. 2006), kann der Versuch der kompletten Resektion resektabler Tumoren nun mit höherem Evidenzniveau als Standard definiert werden. Bei dieser Studie wurde auch eine Verlängerung der Überlebenszeit durch eine makroskopische Komplettresektion der Kontrastmittel aufnehmenden Tumoranteile nahegelegt (Stummer et al. 2008). Einschränkend für die Aussage diesbezüglich ist die Tatsache, dass bezüglich der Verwendung von 5-Aminolävulinsäure randomisiert wurde und dass in der untersuchten Kohorte die Radiochemotherapie nicht Therapiestandard war.

Die lokale konformale **Strahlentherapie** in Dosierungen von 54–60 Gy, nach Möglichkeit 60 Gy (1,8–2 Gy-Fraktionen), ist Standard in der Primärtherapie des Glioblastoms (Laperriere et al. 2002). Die Verlängerung der medianen Überlebenszeit durch diese Therapie beträgt etwa 6 Monate. Eine Dosiseskalation über 60 Gy hinaus brachte keinen Überlebensvorteil. Zur Verkürzung der Gesamtbehandlungszeit kann eine akzelerierte Strahlentherapie erfolgen, z. B. mit 30–45 Gy in 3 Gy-Fraktionen. Diese palliative Strategie kann bei älteren Patienten und bei Patienten mit schlechten prognostischen Faktoren sinnvoll sein (Roa et al. 2004, Malmstrom et al. 2010). Auch bei Patienten über 70 Jahre verlängert die Strahlentherapie ohne relevante Beeinträchtigung der Lebensqualität die mediane Überlebenszeit gegenüber alleiniger supportiver Therapie deutlich (Keime-Guibert et al. 2007). Eine alleinige Chemotherapie mit Temozolomid ist der Strahlentherapie bei diesen Patienten aber zumindest nach den vorläufigen Ergebnissen der NOA-08-Studie unterlegen (Wick et al. 2010a).

Mit den Ergebnissen der EORTC-Studie 26981-22981 NCIC CE.3, die die alleinige Strahlentherapie mit der **Kombination** aus **Strahlentherapie** und begleitender und erhaltender (adjuvanter) **Chemotherapie mit Temozolomid** bei Patienten bis zu 70 Jahren mit Karnofsky-Index von mindestens 60 verglich, wurde ein neuer Standard für die Primärtherapie des Glioblastoms definiert (Hart et al. 2008a). Temozolomid verlängerte die mediane Überlebenszeit von 12,1 Monate auf 14,6 Monate und erhöhte die 2-Jahres-Überlebensrate von 10% auf 26% (Stupp et al. 2005). Vor allem Patienten mit Glioblastomen, die eine Methylierung des O^6-Methylguanin-DNA-Methyltransferase-(MGMT-)Gens aufweisen, profitierten von der zusätzlichen Chemotherapie mit Temozolomid (Hegi et al. 2005). In dieser Gruppe betrug die 2-Jahres-Überlebensrate 46%. Auch bei Patienten mit nicht resektablen Tumoren führt die Radiochemotherapie mit Temozolomid bei Patienten mit Methylierung des MGMT-Promotors zu einer Verlängerung der Überlebenszeit im Vergleich zu Patienten ohne MGMT-Promoter-Methylierung (104 versus 28 Wochen) (Thon et al. 2010).

Der Stellenwert der kombinierten Radiochemotherapie (Stupp et al. 2005) bei älteren Patienten ist nicht gesichert, wird aber in einer randomisierten Studie der EORTC und des NCIC geprüft. Eine Fortsetzung der Chemotherapie über 6 Monate hinaus oder in einer alternativen Dosierung ist nicht Standard, sondern kann allenfalls individualisiert betrachtet werden. Der Vorteil der Radiochemotherapie mit Temozolomid gegenüber der alleinigen Strahlentherapie wurde in einer kleineren griechischen Studie bestätigt (Athanassiou et al. 2005). In der RTOG-Studie 0525 wird unter Beteiligung der EORTC ein Regime aus 3-wöchiger Behandlung mit 1-wöchiger Pause über 6–12 Monate mit dem klassischen Schema der EORTC-Studie verglichen.

Die **Nitrosoharnstoffe** haben seit 2005 deutlich an Bedeutung verloren. In der Primärtherapie erhöht die Chemotherapie mit Nitrosoharnstoffen zusätzlich zur Strahlentherapie nach einer großen Metaanalyse die 1-Jahres-Überlebensrate von 31% auf 37% und die 2-Jahres-Überlebensrate von 9% auf 13% (Glioma Meta-analysis Trialists Group 2002). Signifikante Unterschiede zwischen verschiedenen nitrosoharnstoffbasierten Therapien in der Primärtherapie des Glioblastoms wurden nicht nachgewiesen. Eine Überlegenheit nitrosoharnstoffbasierter Kombinationstherapien gegenüber der Nitrosoharnstoff-Monotherapie ist nicht gesichert. Die NOA-01-Studie, die für die Subgruppe der Glioblastome ein hohes medianes Überleben von über 16 Monaten erzielte, belegt nicht den Wert der Chemotherapie in der Primärtherapie, weil die beiden Kombinationen ACNU/VM26 und ACNU/Ara-C verglichen und kein alleiniger Strahlentherapiearm mitgeführt wurde (NOA 2003). Auf die negative MRC-Studie für das modifizierte PCV-Regime in der Primärtherapie des Glioblastoms wurde bereits hingewiesen (Medical Research Council Brain Tumor Working Party 2001). Aktuelle Strategien der experimentellen Chemotherapie für die Primärtherapie konzentrieren sich auf neue Dosierungsschemata für Temozolomid (s.o.) (Weiler et al. 2010) oder darauf, Temozolomid mit anderen Substanzen, unter anderem Nitrosoharnstoffen (Herrlinger et al. 2006), zu kombinieren.

Die interstitielle Chemotherapie mit BCNU (Gliadel) zusätzlich zur Strahlentherapie zeigte für die Intention-to-treat-Population der malignen Gliome zwar einen signifikanten Effekt für den primären Endpunkt, entsprechend einem Zugewinn an medianer Überlebenszeit von 11,6 auf 13,9 Monate (Westphal et al. 2003, Westphal et al. 2006, Hart et al. 2008b). Da sich das progressionsfreie Überleben in den Behandlungsarmen aber nicht unterschied und der Effekt auf das Überleben nicht mehr signifikant war, wenn nur die Subgruppe der Patienten mit Glioblastom betrachtet und bezüglich der Risikofaktoren korrigiert wurde, wird dieses Studienergebnis mit Skepsis betrachtet.

Bei der Beurteilung, ob ein Rezidiv oder eine Progression nach Primärtherapie vorliegt, vor allem in der ersten MRT nach Strahlentherapie, sollte die Möglichkeit der Pseudoprogression berücksichtigt werden. Die „Response Assessment in Neuro-Oncology Working Group" hat Kriterien abgestimmt, die helfen, diese Unterscheidung vorzunehmen, und bietet gleichzeitig einen Konsens für die Beurteilung der Progression unter antiangiogener Therapie (Wen et al. 2010).

Im **Rezidiv** sollte grundsätzlich eine Reoperation in Betracht gezogen werden. Sie erscheint bei etwa 30% der Patienten sinnvoll, insbesondere bei ausgeprägter Raumforderung, nicht eloquenter Lokalisation und längerem Intervall zur Erstoperation. Zudem kommt wie für die anaplastischen Gliome ausgeführt (s.o.) eine zweite Strahlentherapie infrage, am ehesten in Form einer stereotaktischen hypofraktionierten Strahlentherapie (Combs et al. 2005, Fogh et al. 2010) oder bildgeführten Strahlentherapie, eventuell in Kombination mit IMRT. Verschiedene Dosierungen kommen zum Einsatz, z.B. 18 × 2 Gy oder auch höhere Einzelfraktionierungen mit höheren Einzelfraktionen. Die höhere Sensitivität und Spezifität von Aminosäure-PET (FET und MET) für die Differenzierung zwischen Rezidiv und Therapie-bedingten Veränderungen, im Vergleich zur MRT, wurde in zahlreichen unizentrischen, prospektiven und retrospektiven Studien demonstriert (Weber et al. 2008). In einer prospektiven Phase-II-Studie zur stereotaktischen Rebestrahlung von Patienten mit Rezidiven maligner Gliome wurde bei 36 Patienten die biologische Bildgebung (Aminosäure-PET oder -SPECT) in der Zielvolumendefinition berücksichtigt. Sie zeigten im Vergleich zu der Gruppe von Patienten, bei denen das Zielvolumen nur mithilfe von CT und MRT definiert wurde, ein signifikant längeres medianes Überleben: 9 versus 5 Monate und mit Temozolomid und biologischer Bildbebung 11 versus 6 Monate (Grosu et al. 2005a).

Im Rezidiv ist auch der Wert der Chemotherapie belegt. Mit Temozolomid wurden ein mittleres progressionsfreies Intervall von etwa 11 Wochen und ein progressionsfreies Überleben nach 6 Monaten von 21% erzielt (Yung et al. 2000). Möglicherweise lässt sich dieses Ergebnis durch Dosisintensivierung (Wick et al. 2007, Brandes et al. 2006, Perry et al. 2010a) oder die Kombination mit anderen Substanzen verbessern. Ein Unterschied in der Wirksamkeit zwischen Temozolomid und einem nitrosoharnstoffhaltigen Protokoll wie PCV (Schmidt et al. 2006, Wick et al. 2010b) in der Rezidivtherapie des Glioblastoms wurde bisher nicht belegt (Brada et al. 2010). Die interstitielle Chemotherapie mit BCNU (Gliadel) zeigte in einer randomisierten Studie nur einen marginalen Effekt (Brem et al. 1995) und wird deshalb nicht als Rezidivtherapie außerhalb klinischer Studien empfohlen.

Mit der zunehmenden Verbreitung von Temozolomid als Standard in der Primärtherapie verändert sich der Ausgangspunkt für die Rezidivtherapie. Ob ein zweiter Therapieversuch mit Temozolomid sinnvoll ist, hängt vermutlich unter anderem von der Dauer der Vortherapie und dem Zeitpunkt des Rezidivs ab. Mit verschiedenen neuen Schemata werden Raten progressionsfreien Überlebens um 30% erzielt (Wick et al. 2009a, Perry et al. 2010a). Das „one week on/one week off"-Schema, das in Deutschland sehr verbreitet ist, wird in der DIRECTOR-Studie parallel zum „three weeks on/one week off"-Schema geprüft.

Auf der Basis zweier unkontrollierter Phase-II-Studien wurde der VEGF-Antikörper **Bevacizumab** in den USA und in der Schweiz, nicht aber in der Europäischen Union, für die Rezidivtherapie des Glioblastoms zugelassen (Friedman et al. 2009, Kreisl et al. 2009). Während in den USA die hohe radiologische Ansprechrate und der mutmaßliche Effekt auf die Lebensqualität hoch eingeschätzt wurden, wurde in Europa vor allem der fehlende Nachweis eines Effektes auf die Überlebenszeit betont.

Zahlreiche randomisierte Studien zur Rezidivtherapie der letzten Jahre fielen negativ aus oder wurden abgebrochen, unter anderem zur Kombination aus Hydroxyharnstoff und Imatinib (Dresemann et al. 2010), Studien zur Immuntoxin-(IT)-Therapie (Interleukin-13-Rezeptor-IT/Precise, Transferrinrezeptor-IT, Transmid), zum Transforming Growth Factor-(TGF-)b_2-spezifischen Oligonukleotid AP12009 /Trabedersen (Bogdahn et al. 2010), Enzastaurin (Wick et al. 2010b), Erlotinib (van den Bent et al. 2009), Cediranib und zur adenoviralen Suizidgentherapie (Cerepro).

Bei Fehlen klinischer Hinweise auf Progression oder Rezidiv werden im ersten Jahr MRT-, bei Kontraindikation CT-Kontrollen in mindestens 3-monatigen Abständen empfohlen, bei längerem Verlauf ohne Zeichen der Progression oder des Rezidivs können diese Abstände verlängert werden.

Gliomatosis cerebri

Die Diagnose einer Gliomatosis cerebri erfordert ein diffuses Wachstum glialer, zumeist astrozytärer Tumorzellen in mindestens 3 Gehirnlappen. Die histologische Gradierung der zur Diagnosesicherung entnommenen Gewebeproben kann dem WHO-Grad II, III oder IV entsprechen. Aufgrund des eher ungünstigen Verlaufs wird der Gliomatosis cerebri der WHO-Grad III zugeordnet. In CT und MRT ähnelt der Befund meist einem diffus infiltrierenden niedriggradigen Astrozytom (s.o.) mit fokaler

Dichte- bzw. Signalzunahme nach intravenöser Kontrastmittelgabe im späteren Verlauf. Der Krankheitsverlauf variiert stark, das mediane Überleben liegt bei etwa einem Jahr.

Operative Maßnahmen beschränken sich meist auf die **Biopsie**. Strahlentherapie und Chemotherapie sind wirksam. Die **Strahlentherapie** muss oft große Zielvolumina mit einbeziehen, unter Umständen das gesamte Gehirn sowie betroffenen Hirnstamm und Rückenmark. Die primäre **Chemotherapie** z.B. nach dem PCV-Protokoll (Herrlinger et al. 2002) oder mit Temozolomid (Sanson et al. 2004) ist deshalb oft eine Alternative, die zunächst zum Einsatz kommt. Vor allem jüngere, asymptomatische Patienten können gelegentlich zunächst beobachtet werden. Die NOA-05-Studie untersuchte bei diesem Krankheitsbild die primäre Chemotherapie mit CCNU und Procarbazin: Nach 8 Monaten wurde bei weniger als der Hälfte der Patienten Therapieversagen konstatiert, sodass diese „PC"-Chemotherapie eine sinnvolle Therapieoption darstellt (Glas et al. 2011).

Hirnstammgliome und spinale Gliome

Diese seltenen Tumoren wachsen intramedullär und sind mehrheitlich niedriggradige Astrozytome der WHO-Grade I oder II. Anaplastische Astrozytome und Glioblastome können in diesen Lokalisationen ebenfalls vorkommen. Hirnstammgliome treten präferenziell bei Kindern auf und werden meist im Rahmen der Studien der pädiatrischen Neuroonkologie behandelt. Die Therapiestrategien bei Erwachsenen entsprechen im Wesentlichen den Empfehlungen für die supratentoriellen Tumoren gleichen Malignitätsgrades, mit den folgenden Spezifikationen: Die Bildgebung allein ist bei Erwachsenen nicht geeignet, die Diagnose eines Glioms von Hirnstamm und Rückenmark zu sichern (Rachinger et al. 2009). Deshalb ist im Erwachsenenalter immer die histologische Sicherung der Diagnose durch Biopsie indiziert. Bei exophytischen Hirnstammgliomen und manchen spinalen Gliomen ist unter intraoperativem Monitoring eine weitgehende Tumorresektion möglich. Bei diffusen Astrozytomen des Hirnstamms oder des Rückenmarks des WHO-Grads II ist unabhängig vom Ausmaß der Resektion die Strahlentherapie mit 45–54 Gy (5 × 1,8 Gy pro Woche) eine geeignete Maßnahme, die lokale Progression und damit neurologische Beeinträchtigung zu verzögern (Minehan et al. 1995, Landolfi et al. 1998, Robinson et al. 2005).

■ Supportive Therapie

Hirndrucktherapie

Bei primär erhöhtem Hirndruck mit Einklemmungsgefahr als Manifestation eines Gliomleidens sind Sofortmaßnahmen der Hirndrucktherapie angezeigt. Diese bestehen in der Gabe hoher Dosen von Kortikosteroiden und ggf. Osmotherapeutika. Bei fehlendem raschem Ansprechen kann ggf. auch eine Notoperation zur Dekompression notwendig werden. Ob solche Maßnahmen bei bekannter Gliomerkrankung im Verlauf nach bereits erfolgter spezifischer Tumortherapie indiziert sind, hängt von der individuellen Konstellation und von der weiteren Verfügbarkeit tumorspezifischer Therapiekonzepte über die Krisenintervention hinaus ab.

Thromboembolieprophylaxe

Bei Patienten mit Gliomen besteht postoperativ eine erhöhte Thromboemboliegefahr, die höher einzuschätzen ist als das postoperative Risiko bei anderen Erkrankungen (Marras et al. 2000). Wahrscheinlich liegt eine Veränderung spezifischer Gerinnungseigenschaften im Sinne eines paraneoplastischen Syndroms vor. Die Gefahr intrazerebraler Blutungen bei antikoagulierten Gliompatienten ist gering, sodass sich die Therapie tiefer Beinvenenthrombosen bei Gliompatienten nicht prinzipiell von der Therapie bei anderen Patienten unterscheidet. Vermutlich ist die Behandlung mit niedermolekularen fraktionierten Heparinen als besser steuerbare Therapie eine Alternative zur Antikoagulation mit Marcumar (Schmidt et al. 2002). Mit zunehmendem Einsatz antiangiogener Pharmaka ist jedoch mit einer Erhöhung des Blutungsrisikos antikoagulierter Patienten zu rechnen. Das Risiko thromboembolischer Ereignisse kann möglicherweise durch die Bestimmung der Thrombinbildung ex vivo besser abgeschätzt werden (Ay et al. 2011). Eine frühzeitig abgebrochene randomisierte Studie zeigte keine Wirksamkeit einer prophylaktischen Therapie mit niedermolekularem Heparin postoperativ (Perry et al. 2010b).

Antikonvulsiva

Der Einsatz von Antikonvulsiva nach der Biopsie oder Operation eines supratentoriellen Glioms wird national und international unterschiedlich gehandhabt, sodass hier nur grobe Empfehlungen skizziert werden können (Glantz et al. 2000, Wick et al. 2005, Vecht u. van Breemen 2006). Tritt postoperativ kein Krampfanfall auf, so ist der Versuch des Ausschleichens der antikonvulsiven Medikation spätestens nach 3 Monaten zu empfehlen. Fortlaufende Krampfanfälle machen in der Regel eine dauerhafte Antikonvulsivatherapie erforderlich. Bei präoperativen Anfällen und postoperativer Anfallsfreiheit wird das Autofahren in Deutschland in der Regel frühestens ein Jahr nach der Operation wieder gestattet. Die Erlaubnis zum Führen von Fahrzeugen der Gruppe 2, unter anderem LKW und Personenbeförderung, kann meist nicht wieder erteilt werden (siehe auch: Begutachtungs-Leitlinien zur Kraftfahrereignung. Berichte der Bundesanstalt für Straßenwesen. Mensch und Sicherheit. Heft M 115. Bergisch-Gladbach 2000; überarbeitete Online-Version Stand 2.11.2009; http://www.bast.de/cln_007/nn_42640/DE/Publikationen/Berichte/unterreihe-m/2009-2008/m115-2009.html).

Die Wahl des Antikonvulsivums bei Patienten, die auch postoperativ weiter Anfälle entwickeln und deshalb einer dauerhaften Therapie bedürfen, hängt von verschiedenen Faktoren ab. Zu den klassischen konkurrierenden Pharmaka, deren Wirksamkeit etwa gleichwertig ist, zählen Carbamazepin, Valproinsäure und Phenytoin. Für die Dauertherapie bei Patienten mit längerer Lebenserwartung sind Phenytoin und Carbamazepin aufgrund von Nebenwirkungsprofil und Interaktionen ungeeignet. Carbamazepin hat den Nachteil, dass die intravenöse Verabreichung nicht möglich ist und dass bei rascher Aufdosierung regelmäßig Nebenwirkungen in Form von Schwindel und Übelkeit auftreten, vor allem bei älteren Patienten. Zudem scheint das kognitive Nebenwirkungsprofil bei Hirntumorpatienten ungünstig zu sein. Aufgrund der Enzyminduktion können Phenytoin, Carbamazepin und Barbiturate die Wirksamkeit von zahlreichen Zytostatika abschwächen, während Valproinsäure als Enzyminhibitor die Wirksamkeit und auch die Nebenwirkungen von Zytostatika verstärken kann. So wurde in der EORTC-Studie 26981 eine bessere Wirkung der Temozolomidtherapie beobachtet, wenn gleichzeitig Valproinsäure verabreicht wurde (Weller et al. 2011). Allerdings war bei diesen Patienten auch die Knochenmarktoxizität von Temozolomid erhöht, und Valproinsäure kann wie auch Phenytoin und Carbamazepin auch ohne Chemotherapie eine Myelosuppression auslösen. Auf die kontroverse Diskussion zu erhöhter Blutungsneigung bei Valproinsäuretherapie wurde bereits hingewiesen (s.o.). Neuere Antikonvulsiva wie Levetiracetam, Gabapentin, Lamotrigin und Topiramat, die für die Monotherapie zugelassen sind, bieten gewisse Vorteile gegenüber den klassischen Pharmaka. Aufgrund der guten Verträglichkeit, des Fehlens von Interaktionen, der Möglichkeit einer raschen Aufsättigung sowie der Verfügbarkeit einer intravenösen Formulierung besitzt Levetiracetam insbesondere für die perioperative Therapie von Patienten mit einer symptomatischen Epilepsie und zerebralen Raumforderungen ein besonders günstiges Profil. Bei Lamotrigin sind die Notwendigkeit der einschleichenden Aufdosierung und das Fehlen einer intravenösen Formulierung Nachteile. Clonazepam und andere Benzodiazepine sollten nur kurzfristig eingesetzt werden, etwa in der Aufdosierungsphase von Carbamazepin.

Kortikosteroide

Wegen der erheblichen Nebenwirkungen bei chronischer Behandlung mit Kortikosteroiden ist die Indikation zu einer Fortführung der Kortikosteroidtherapie immer wieder kritisch zu prüfen. Bei Beseitigung der Raumforderung und Rückbildung des Hirnödems ist ein Ausschleichen der Steroide innerhalb der ersten Wochen nach Operation anzustreben. Im Rahmen einer sich eventuell anschließenden Strahlentherapie wird die Kortikosteroidtherapie, falls nach Maßgabe der Radioonkologie erforderlich, in niedrigerer Dosierung wieder aufgenommen.

■ Nachsorge, psychosoziale Betreuung, Rehabilitation

Nachsorge

Die weiteren klinischen Nachkontrollen hängen vom Malignitätsgrad und von der gewählten postoperativen Therapie ab und sollten interdisziplinär festgelegt werden (s.o.). Eine eindeutige Aufgabenverteilung zwischen den einzelnen Fachdisziplinen sowie die Definition des zentralen Ansprechpartners für Patienten und Angehörige im weiteren Verlauf der Erkrankung sind empfehlenswert. Der Bedarf an Rehabilitation, psychoonkologischer Betreuung und Hilfsmitteln sollte möglichst früh geprüft werden.

Psychosoziale Betreuung

Die Häufigkeit psychosozialer Belastung und von Störungen, die sich nicht auf die Patienten beschränken, sondern auch nahe Angehörige regelhaft mit einbeziehen, erfordert die psychosoziale und ggf. neuropsychologische und psychiatrische Diagnostik aller Patienten bei Diagnosestellung sowie bei Veränderung im Verlauf. Bei Feststellung behandlungsbedürftiger psychischer Komorbidität ist eine qualifizierte und angemessene psychotherapeutische und ggf. medikamentöse anxiolytische und antidepressive Behandlung indiziert. Auf die Ergebnisse kontrollierter Studien kann sich eine solche Therapie nicht stützen (Rooney u. Grant 2010). Die psychosoziale Diagnostik und Unterstützung von Patienten und Angehörigen ist ein unverzichtbarer Bestandteil der Behandlung aller Patienten.

Rehabilitation

Während und vor allem nach Abschluss der tumorspezifischen Therapie eines Glioms ist die Indikation zu einer Rehabilitation zu prüfen. Art und Ausmaß der Rehabilitationsmaßnahmen hängen nicht nur vom neurologischen Zustand, sondern auch von Alter und Lebenssituation des Patienten und dem zu erwartenden biologischen Verhalten des Tumors ab. Je nach Rehabilitationsbedürftigkeit kommt eine stationäre, teilstationäre oder ambulante Rehabilitation im Anschluss an die Primärbehandlung in Frage. Dabei stehen zunächst Rehabilitationsmaßnahmen im Vordergrund, die auf die Verbesserung der neurologischen und neuropsychologischen Defizite abzielen.

■ Palliative Maßnahmen

In fortgeschrittenen Stadien der Tumorerkrankung sind spezifische antineoplastische Maßnahmen nicht mehr angezeigt. Stattdessen ist eine kompetente palliativmedizinische Betreuung erforderlich. Grundlegend ist dabei der Einsatz von Antiemetika, Kortikosteroiden und Antikonvulsiva. Falls sich eine Schluckstörung entwickelt, muss rechtzeitig an die Umstellung der Medikation und eventuell die sublinguale oder rektale Applikation von Benzodiazepinen vorbereitet werden. Ggf. ist Flüssigkeitssubstitution erforderlich. Vor allem in der Endphase der Erkrankung, insbesondere bei zunehmendem Hirndruck, ist die Gabe von Opiaten indiziert, regelmäßig und in ausreichender Dosierung, begleitend kann auch der Einsatz von Sedativa notwendig werden. Die Linderung von Schmerzen und anderen Symptomen hat in dieser Situation Vorrang vor den möglichen Nebenwirkungen dieser Medikamente.

Gleichwertig neben den Maßnahmen der Symptomkontrolle steht die intensive psychosoziale Unterstützung sowohl der Patienten als auch der pflegenden Angehörigen. Dazu gehören die Organisation der häuslichen Versorgung, die Hilfsmittelversorgung, das Einbinden palliativmedizinisch spezialisierter Ärzte, Pflegedienste und Hospizhelfer, falls erforderlich, und ggf. die Einweisung auf eine Palliativstation oder in ein stationäres Hospiz.

■ Besonderheiten für die Schweiz und Österreich

Die Erteilung der KFZ-Fahrerlaubnis für Patienten mit Gliomen und symptomatischen epileptischen Anfällen ist in Österreich gesetzlich nicht spezifisch geregelt. Es gibt jedoch allgemeine Richtlinien, die auch zum Teil auf Gliompatienten anzuwenden sind. Bei Patienten mit malignen Gliomen und symptomatischen Anfällen kann aufgrund der Gesetzeslage in der Regel keine Lenkererlaubnis erteilt werden. Für Patienten mit niedriggradigen Gliomen besteht keine genaue Richtlinie, jedoch kann bei einer Anfallsfreiheit von mindestens 6 Monaten und stabilen Befunden hinsichtlich der Grunderkrankung über eine Wiedererteilung der Lenkererlaubnis diskutiert werden.

■ Versorgungskoordination

Die therapeutische Strategie für Patienten mit Gliomen sollte grundsätzlich von der ersten therapeutischen Maßnahme an interdisziplinär festgelegt werden, wann immer möglich im Rahmen eines Tumor-Boards. Im Rahmen der Definition des individuellen Diagnose- und Therapiekonzeptes wird auch geplant, welche Maßnahmen stationär und ambulant sowie im Rahmen der hausärztlichen Betreuung erfolgen können. Im Idealfall erfolgt die Betreuung gemeinschaftlich durch eine Spezialsprechstunde am Zentrum sowie hausärztlich in enger Abstimmung.

■ Redaktionskomitee

PD Dr. J. Beck, Neurochirurgie, Bern
Prof. Dr. A. Grosu, Radioonkologie, Freiburg
PD Dr. K. Jahnke, Internistische Onkologie, Brandenburg
Prof. Dr. R. D. Kortmann, Radioonkologie, Leipzig
Prof. Dr. G. Reifenberger, Neuropathologie, Düsseldorf
Prof. Dr. U. Schlegel, Neurologie, Bochum
Prof. Dr. J. Steinbach, Neuroonkologie, Frankfurt
Prof. Dr. G. Stockhammer, Neurologie, Innsbruck
Prof. Dr. W. Stummer, Neurochirurgie, Münster
Prof. Dr. J. C. Tonn, Neurochirurgie, München
Prof. Dr. M. Warmuth-Metz, Neuroradiologie, Würzburg
Prof. Dr. M. Weller, Neurologie, Zürich
Prof. Dr. W. Wick, Neuroonkologie, Heidelberg

Federführend: Prof. Dr. Michael Weller, Klinik für Neurologie, Universitätsspital Zürich, Frauenklinikstrasse 26, CH-8091 Zürich, Tel.: 0041/44 255 5500
E-Mail: michael.weller@usz.ch

Entwicklungsstufe der Leitlinie: S2k

■ Literatur

Anderson GD, Lin YX, Berge C et al. Absence of bleeding complications in patients undergoing cortical surgery while receiving valproate treatment. J Neurosurg 1997; 87: 252–256

Athanassiou H, Synodinou M, Maragoudakis E et al. Randomized phase II study of temozolomide and radiotherapy compared with radiotherapy alone in newly diagnosed glioblastoma multiforme. J Clin Oncol 2005; 23: 2372–2377

Ay C, Dunkler D, Simanek R et al. Prediction of venous thromboembolism in patients with cancer by measuring thrombin generation: results from the Vienna cancer and thrombosis study. J Clin Oncol 2011; 29: 2099–2103

Bar EE, Lin A, Tihan T et al. Frequent gains at chromosome 7q34 involving BRAF in pilocytic astrocytoma. J Neuropathol Exp Neurol 2008; 67: 878–887

Bogdahn U, Hau P, Stockhammer G et al. Targeted therapy for high-grade glioma with the TGF-β2 inhibitor trabedersen: results of a randomized and controlled phase IIb study. Neuro Oncol 2011; 13: 132–142

Brada M, Stenning S, Gabe R et al. Temozolomide versus procarbazine, lomustine, and vincristine in recurrent high-grade glioma. J Clin Oncol 2010; 28: 4601–4608

Brandes AA, Tosoni A, Cavallo G et al. Temozolomide 3 weeks on and 1 week off as first-line therapy for recurrent glioblastoma: phase II study from gruppo italiano cooperativo di neuro-oncologia (GICNO). Br J Cancer 2006; 95: 1155–1160

Brandsma D, Stalpers L, Taal W et al. Clinical features, mechanisms, and management of pseudoprogression in malignant gliomas. Lancet Oncology 2008; 9: 453–461

Brem H, Piantadosi S, Burger PC et al. Placebo-controlled trial of safety and efficacy of intraoperative controlled delivery by biodegradable polymers of chemotherapy for recurrent gliomas. Lancet 345; 1995: 1008–1012

Brown PD, Buckner JC, O'Fallon JR et al. Adult patients with supratentorial pilocytic astrocytomas: a prospective multicenter clinical trial. Int J Radiat Oncol Biol Phys 2004; 58: 1153–1160

Cairncross JG, Berkey B, Shaw E et al. Phase III trial of chemotherapy plus radiotherapy compared with radiotherapy alone for pure and mixed anaplastic oligodendroglioma: Intergroup Radiation Therapy Oncology Group Trial 94-02. J Clin Oncol 2006; 24: 2707–2714

Cairncross JG, Ueki K, Zlatescu MC et al. Specific genetic predictors of chemotherapeutic response and survival in patients with anaplastic oligodendrogliomas. J Natl Cancer Inst 1998; 90: 1473–1479

Combs SE, Thilmann C, Edler L et al. Efficacy of fractionated stereotactic reirradiation in recurrent gliomas: long-term results in 172 patients treated in a single institution. J Clin Oncol 2005; 23: 8863–8869

Davis FG, McCarthy BJ, Freels S et al. The conditional probability of survival of patients with primary malignant brain tumors. Surveillance, epidemiology, and end results (SEER) data. Cancer 1999; 85: 485–491

Desjardins A, Reardon DA, Herndon II JE et al. Bevacizumab plus irinotecan in recurrent WHO grade 3 malignant gliomas. Clin Cancer Res 2008; 14: 7068–7073

Dresemann G, Weller M, Rosenthal M et al. Imatinib in combination with hydroxyurea versus hydroxyurea alone as oral therapy in patients with progressive pretreated glioblastoma resistant to standard dose temozolomide. J Neuro-Oncol 2010; 96: 393–402

Ewelt C, Floeth FW, Felsberg J et al. Finding the anaplastic focus in diffuse gliomas: The value of Gd-DTPA enhanced MRI, FET-PET, and intraoperative, ALA-derived tissue fluorescence. Clin Neurol Neurosurg 2011; 113: 541–547

Fogh SE, Andrews DW, Glass J et al. Hypofractionated stereotactic radiation therapy: an effective therapy for recurrent high-grade gliomas. J Clin Oncol 2010; 28: 3048–3053

Friedman H, Prados M, Wen P et al. Bevacizumab alone and in combination with irinotecan in recurrent glioblastoma. J Clin Oncol 2009; 27: 4733–4740

Glantz MJ, Cole BF, Forsyth, PA et al. Practice parameter: anticonvulsant prophylaxis in patients with newly diagnosed brain tumors. Report of the Quality Standards Subcommittee of the American Academy of Neurology. Neurology 2000; 54: 1886–1893

Glas M, Bähr O, Felsberg J et al., for the Neuro-Oncology Group of the German Cancer Society. NOA-05 phase II trial of procarbazine and CCNU therapy in gliomatosis cerebri. Ann Neurol 2011; 70: 445–453

Glioma Meta-analysis Trialists (GMT) Group. Chemotherapy in adult high-grade glioma: a systematic review and meta-analysis of individual patient data from 12 randomised trials. Lancet 2002; 359: 1011–1018

Grosu AL, Astner ST, Riedel E et al. An interindividual comparison of O-(2-[18F]Fluoroethyl)-L-tyrosine (FET) and L-[methyl-11C]methionine (MET) PET in patients with brain gliomas and metastases. Int J Radiat Oncol Biol Phys 2011; 81: 1049–1058

Grosu AL, Weber WA, Franz M et al. Re-irradiation of recurrent high grade gliomas using amino-acids-PET(SPECT)/CT/MRI image fusion to determine gross tumor volume for stereotactic fractionated radiotherapy. Int J Rad Oncol Biol Phys 2005a; 63: 511–519

Grosu AL, Weber AW, Riedel E et al. L-(Methyl-11C) methionine positron emission tomography for target delineation in resected high grade gliomas before radiation therapy. Int J Rad Oncol Biol Phys 2005b; 63: 64–74

Hart MG, Grant R, Garside R et al. Temozolomide for high grade glioma. Cochrane Database Syst Rev 2008a: 4: CD007415

Hart MG, Grant R, Garside R et al. Chemotherapeutic wafers for high grade glioma. Cochrane Database Syst Rev 2008b: 3: CD007294

Hartmann C, Hentschel B, Wick W et al. Patients with IDH1 wild type anaplastic astrocytomas exhibit worse prognosis than IDH1-mutated glioblastomas, and IDH1 mutation status accounts for the unfavorable prognostic effect of higher age: implications for classification of gliomas. Acta Neuropathol 2010; 120: 707–718

Hegi ME, Diserens AC, Gorlia T et al. MGMT gene silencing and response to temozolomide in glioblastoma. N Engl J Med 2005; 352: 997–1003

Herrlinger U, Felsberg J, Küker W et al. Gliomatosis cerebri. Molecular pathology and clinical course. Ann Neurol 2002; 52: 390–399

Herrlinger U, Rieger J, Koch D et al. UKT-03 phase II trial of CCNU plus temozolomide chemotherapy in addition to radiotherapy in newly diagnosed glioblastoma. J Clin Oncol 2006; 24: 4412–4417

Kaloshi G, Benouaich-Amiel A, Diakite F et al. Temozolomide for low-grade gliomas: predictive impact of 1 p/19q loss on response and outcome. Neurology 2007; 68: 1831–1836

Karim AB, Afra D, Cornu P et al. Randomized trial on the efficacy of radiotherapy for cerebral low-grade glioma in the adult: European Organization for Research and Treatment of Cancer Study 22845 with the Medical Research Council study BRO4: an interim analysis. Int J Radiat Oncol Biol Phys 2002; 52: 316–324

Karim AB, Maat B, Hatlevoll R et al. A randomized trial on dose-response in radiation therapy of low-grade cerebral glioma: European Organization for Research and Treatment of Cancer (EORTC) study 22844. Int J Radiat Oncol Biol Phys 1996; 36: 549–556

Keime-Guibert F, Chinot O, Taillandier L et al. Radiotherapy for glioblastoma in the elderly. N Engl J Med 2007; 356: 1527–1535

Kreisl TN, Kim L, Moore K et al. Phase II trial of single-agent bevacizumab followed by bevacizumab plus irinotecan at tumor progression in recurrent glioblastoma. J Clin Oncol 2009; 27: 740–745

Kreth FW, Thon N, Siefert A et al. The place of interstitial brachytherapy and radiosurgery for low-grade gliomas. Adv Tech Stand Neurosurg 2010; 35: 183–212

Krüger DA, Care MM, Holland K et al. Everolimus for subependymal giant-cell astrocytomas in tuberous sclerosis. N Engl J Med 2010; 363: 1801–1811

Kunz M, Thon N, Eigenbrod S et al. Hot spots in dynamic (18)FET-PET delineate malignant tumor parts within suspected WHO grade II gliomas. Neuro Oncology 2011; 13: 307–316

Landolfi JC, Thaler HT, DeAngelis LM. Adult brainstem gliomas. Neurology 1998; 51: 1136–1139

Laperriere N, Zuraw L, Cairncross G, for the Cancer Care Ontario Practice Guidelines Initiative Neuro-Oncology Disease Site Group. Radiotherapy for newly diagnosed malignant glioma in adults: a systematic review. Radiother Oncol 2002; 64: 259–273

Louis DN, Ohgaki H, Wiestler OD et al. WHO classification of tumours of the central nervous system. Lyon: IARC; 2007

Macdonald DR, Cascino TL, Schold Sc Jr et al. Response criteria for phase II studies of supratentorial malignant glioma. J Clin Oncol 1990; 8(7): 1277–1280

Malmstrom A, Grønberg BH, Stupp R et al. Glioblastoma (GBM) in elderly patients: A randomized phase III trial comparing survival in patients treated with 6-week radiotherapy (RT) versus hypofractionated RT over 2 weeks versus temozolomide single-agent chemotherapy (TMZ). J Clin Oncol 2010; 28: 7s (suppl; abstr. LBA2002)

Marras LC, Geerts WH, Perry JR. The risk of venous thromboembolism is increased throughout the course of malignant glioma. Cancer 2000; 89: 640–646

McGirt MJ, Mukherjee D, Chaichana KL et al. Association of surgically acquired motor and language deficits on overall survival after resection of glioblastoma multiforme. Neurosurgery 2009; 65: 463–469

Medical Research Council Brain Tumor Working Party. Randomized trial of procarbazine, lomustine, and vincristine in the adjuvant treatment of high-grade astrocytoma: A Medical Research Council Trial. J Clin Oncol 2001; 19: 509–518

Minehan KJ, Shaw EG, Scheithauer BW et al. Spinal cord astrocytoma: pathological and treatment considerations. J Neurosurg 1995; 83: 590–595

Neuro-Oncology Working Group (NOA) of the German Cancer Society Neuro-Oncology Working Group. (NOA)-01 trial of ACNU/VM26 versus ACNU/Ara-C chemotherapy in addition to involved-field radiotherapy in the first-line treatment of malignant glioma. J Clin Oncol 2003; 21: 3276–3284

Perry JR, Bélanger K, Mason WP et al. Phase II trial of continuous dose-intense temozolomide in recurrent malignant glioma: RESCUE study. J Clin Oncol 2010a; 28: 2051–2057

Perry JR, Julian JA, Laperriere NJ et al. PRODIGE: a randomized placebo-controlled trial of dalteparin low-molecular-weight heparin thromboprophylaxis in patients with newly diagnosed malignant glioma. J Thromb Haemost 2010b; 8: 1959–1965

Pfister S, Janzarik WG, Remke M et al. BRAF gene duplication constitutes a mechanism of MAPK pathway activation in low-grade astrocytomas. J Clin Invest 2008; 118: 1739–1749

Pignatti F, van den Bent M, Curran D et al. Prognostic factors for survival in adult patients with cerebral low-grade glioma. J Clin Oncol 2002; 20: 2076–2084

Quon H, Abdulkarim B. Adjuvant treatment of anaplastic oligodendrogliomas and oligoastrocytomas. Cochrane Database Syst Rev 2008; 2: CD007104

Rachinger W, Grau S, Holtmannspötter M et al. Serial stereotactic biopsy of brainstem lesions in adults improves diagnostic accuracy compared with MRI only. J Neurol Neurosurg Psychiatry. 2009; 80: 1134–1139

Reardon DA, Egorin MJ, Quinn JA et al. Phase II study of imatinib mesylate plus hydroxyurea in adults with recurrent glioblastoma multiforme. J Clin Oncol 2005; 23: 9359–9368

Roa W, Brasher PM, Bauman G et al. Abbreviated course of radiation therapy in older patients with glioblastoma multiforme: a prospective randomized clinical trial. J Clin Oncol 2004; 22: 1583–1588

Robinson CG, Prayson RA, Hahn JF et al. Long-term survival and functional status of patients with low-grade astrocytoma of spinal cord. Int J Radiat Oncol Biol Phys 2005; 63: 91–100

Rooney A, Grant R. Pharmacological treatment of depression in patients with a primary brain tumour. Cochrane Database Syst Rev 2010; 3: CD006932

Sanson M, Cartalat-Carel S, Taillibert S et al. Initial chemotherapy in gliomatosis cerebri. Neurology 2004; 63: 270–275

Schindler G, Capper D, Meyer J et al. Analysis of BRAF V600E mutation in 1,320 nervous system tumors reveals high mutation frequencies in pleomorphic xanthoastrocytoma, ganglioglioma and extra-cerebellar pilocytic astrocytoma. Acta Neuropathol 2011; 121: 397–405

Schmidt F, Faul C, Dichgans J et al. Low molecular weight heparin for deep vein thrombosis in glioma patients. J Neurol 2002; 249: 1409–1412

Schmidt F, Fischer J, Herrlinger U et al. PCV chemotherapy for recurrent glioblastoma. Neurology 2006; 66: 587–589

Shaw E, Arusell R, Scheithauer B et al. Prospective randomized trial of low- versus high-dose radiation therapy in adults with supratentorial low-grade glioma: initial report of a North Central Cancer Treatment Group/Radiation Therapy Oncology Group/Eastern Cooperative Oncology Group study. J Clin Oncol 2002; 20: 2267–2276

Soffietti R, Baumert BG, Bello L et al. Guidelines on management of low-grade gliomas: report of an EFNS-EANO Task Force. Eur J Neurol 2010; 17: 1124–1133

Stummer W, Pichlmeier U, Meinel T et al. Fluorescence-guided surgery with 5-aminolevulinic acid for resection of malignant glioma: a randomised controlled multicentre phase III trial. Lancet Oncol 2006; 7: 392–401

Stummer W, Reulen HJ, Meinel T et al. Extent of resection and survival in glioblastoma multiforma: identification of and adjustment for bias. Neurosurgery 2008; 62: 564–576

Stummer W, Nestler U, Stockhammer F et al. Favorable outcome in the elderly cohort treated by concomitant temozolomide radiochemotherapy in a multicentric phase II safety study of 5-ALA. J Neurooncol 2011; 103: 361–370

Stupp R, Mason WP, van den Bent MJ et al. Radiotherapy plus concomitant and adjuvant temozolomide for patients with newly diagnosed glioblastoma. N Engl J Med 2005; 352: 987–996

Tabatabai G, Stupp R, van den Bent MJ et al. Molecular diagnostics of gliomas: the clinical perspective. Acta Neuropathol 2010; 120: 585–592

Thon N, Eigenbrod S, Grasbon-Frodl EM et al. Predominant influence of MGMT methylation in non-resectable glioblastoma after radiotherapy plus temozolomide J Neurol Neurosurg Psychiatry 2011; 82: 441–446

van den Bent MJ, Afra D, de Witte O et al. Long-term efficacy of early versus delayed radiotherapy for low-grade astrocytoma and oligodendroglioma in adults: the EORTC 22845 randomised trial. Lancet 2005; 366: 985–990

van den Bent, MJ, Carpentier AF, Brandes AA et al. Adjuvant procarbazine, lomustine, and vincristine improves progression-free survival but not overall survival in newly diagnosed anaplastic oligodendrogliomas and oligoastrocytomas: a randomized European Organisation for Research and Treatment of Cancer phase III trial. J Clin Oncol 2006; 24: 2715–2722

van den Bent MJ, Brandes AA, Rampling R et al. Randomized phase II trial of erlotinib versus temozolomide or carmustine in recurrent glioblastoma: EORTC brain tumor group study 26034. J Clin Oncol 2009; 27: 1268–1274

Vecht CJ, van Breemen M. Optimizing therapy of seizures in patients with brain tumors. Neurology 2006; 67 (Suppl. 4): 10–13

Vredenburgh JJ, Desjardins A, Herndon JE 2nd et al. Phase II trial of bevacizumab and irinotecan in recurrent malignant glioma. Clin Cancer Res 2007; 13: 1253–1259

Vuorinen V, Hinkka S, Färkkilä M et al. Debulking or biopsy of malignant glioma in elderly people – a randomized study. Acta Neurochir 2003; 145: 5–10

Weber WA, Grosu AL, Czernin J. Technology insight: advances in molecular imaging and an appraisal of PET/CT scanning. Nat Clin Pract Oncol 2008; 5: 160–170

Weiler M, Hartmann C, Wiewrodt D et al. Chemoradiotherapy of newly diagnosed glioblastoma with intensified temozolomide. Int J Rad Oncol Biol Phys 2010; 77: 670–676

Weller M, Berger H, Hartmann C et al. Combined 1p/19q loss in oligodendroglial tumors: predictive or prognostic biomarker? Clin Cancer Res 2007; 13: 6933–6937

Weller M, Gorlia T, Cairncross JG et al. Does valproic acid improve outcome in glioblastoma? An analysis of the EORTC/NCIC temozolomide trial. Neurology 2011; 77: 1156–1164

Weller M, Stupp R, Reifenberger G et al. MGMT promoter methylation in malignant gliomas: ready for personalized medicine? Nature Rev Neurol 2010; 6: 39–51

Wen PY, Macdonald DR, Reardon DA et al. Updated response assessment criteria for high-grade gliomas: response assessment in neuro-oncology working group. J Clin Oncol 2010; 28: 1963–1972

Westphal M, Hilt DC, Bortey E et al. A phase 3 trial of local chemotherapy with biodegradable wafers (Gliadel wafers) in patients with primary malignant glioma. Neuro-Oncology 2003; 5: 79–88

Westphal M, Ram Z, Riddle V et al. Gliadel wafer in initial surgery for malignant glioma: long-term follow-up of a multicenter controlled trial. Acta Neurochir (Wien) 2006; 148: 269–375

Wick A, Felsberg J, Steinbach JP et al. Efficacy and tolerability of temozolomide in an one week on/one week off regimen in patients with recurrent glioma. J Clin Oncol 2007; 25: 3357–3361

Wick A, Pascher C, Wick W et al. Rechallenge with temozolomide in patients with recurrent gliomas. J Neurol 2009a; 256: 734–741

Wick W, Hartmann C, Engel C et al. NOA-04 randomized phase III trial of sequential radiochemotherapy of anaplastic glioma with PCV or temozolomide. J Clin Oncol 2009b; 27: 5874–5880

Wick W, Engel C, Combs SE et al. NOA-08 randomized phase III trial of 1-week-on/1-week-off temozolomide versus involved field radiotherapy in elderly (older than age 65) patients with newly diagnosed anaplastic astrocytoma or glioblastoma (Methusalem). J Clin Oncol 2010a; 28: 7s (suppl; abstr. LBA2001)

Wick W, Menn O, Meisner C et al. Pharmacotherapy of epileptic seizures in glioma patients: who, when, why and how long? Onkologie 2005; 28: 391–396

Wick W, Puduvalli VK, Chamberlain M et al. Enzastaurin versus lomustine in the treatment of recurrent intracranial glioblastoma: A phase III study. J Clin Oncol 2010b; 28: 1168–1174

Wong ET, Hess KR, Gleason MJ et al. Outcomes and prognostic factors in recurrent glioma patients enrolled onto phase II clinical trials. J Clin Oncol 1999; 17: 2572–2578

Yan H, Parsons DW, Jin G et al. IDH1 and IDH2 mutations in gliomas. N Engl J Med 2009; 360: 765–773

Yung WKA, Albright RE, Olson J et al. A phase II study of temozolomide vs. procarbazine in patients with glioblastoma multiforme at first relapse. Br J Cancer 2000; 83: 588–593

Yung WKA, Prados MD, Yaga-Tur R et al. Multicenter phase II trial of temozolomide in patients with anaplastic astrocytoma or anaplastic oligoastrocytoma at first relapse. J Clin Oncol 1999; 17: 2762–2771

Gliome

Clinical Pathway – **Gliome WHO-Grad II**

histologisch gesichertes diffuses Astrozytom WHO-Grad II **Oligodendrogliom WHO-Grad II** **Oligoastrozytom WHO-Grad II** ○ **Prognosefaktoren:** ○ Alter ○ Karnofsky-Index ○ Kontrastmittelaufnahme ○ histologische Diagnose	○ asymptomatisch (außer Anfällen)			▶ Verlaufsbeobachtung, MRI-Kontrollen alle 6 (–12) Monate	▶ Nachsorge alle 6 Monate: neurologische Untersuchung und MRT
	○ symptomatisch	○ operabel ohne Risiko neuer neurologischer Defizite	▶ Resektion (nicht kurativ)	▶ Verlaufsbeobachtung mit engmaschigeren Kontrollen, zunächst alle 3 Monate	
		○ Operation nur mit Risiko neuer neurologischer Defizite	alle	○ diffuses Astrozytom → ▶ fraktionierte Strahlentherapie (45–54 Gy, 1,8 Gy-Fraktionen); kleine, umschriebene, nicht operativ zugängliche Tumoren: eventuell interstitielle Brachytherapie	
				○ Oligodendrogliom oder ○ Oligoastrozytom → ▶ Strahlentherapie oder ▶ Chemotherapie (v.a. jüngere Patienten)	

Progression oder Rezidiv	○ maligne Progression	▶ siehe Behandlungspfad „Gliome WHO III und IV"
	○ Rezidiv	▶ Reevaluation operativer Möglichkeiten ▶ Strahlentherapie oder Chemotherapie in Abhängigkeit von der Vortherapie

Gliome

Clinical Pathway – **Maligne Gliome WHO-Grade III und IV**

Diagnose	Prognosefaktoren	Therapie	Verlauf	Nachsorge	Bei Progression/Rezidiv
anaplastisches Astrozytom WHO-Grad III / **anaplastisches Oligodendrogliom/ Oligoastrozytom WHO-Grad III** **Prognosefaktoren:** ○ Alter ○ Karnofsky-Index ○ Kontrastmittelaufnahme ○ histologische Diagnose	○ Astrozytom — günstige prognostische Faktoren: ○ Alter < 55–60 ○ Karnofsky-Index ≥ 70	▲ OP, wenn ohne neue Defizite möglich ▲ Strahlentherapie (54–60 Gy) oder Chemotherapie (oder Kombination)	▲ frühe (< 72 h) postoperative Bildgebung = Ausgangsstatus zur Erkennung eines Rezidivs	▲ Nachsorge alle 3–4 Monate: neurologische Untersuchung und zerebrale Bildgebung	○ Progression oder Rezidiv *Möglichkeiten:* ▲ Reevaluation der operativen Optionen ▲ Chemotherapie ▲ erneute Strahlentherapie ▲ experimentelle Therapie
	ungünstige prognostische Faktoren: ○ Alter > 60 J. ○ Karnofsky-Index < 70	▲ OP, wenn ohne neue Defizite möglich ▲ Strahlentherapie oder Chemotherapie			
	○ Oligodendrogliom oder ○ Oligoastrozytom	▲ OP, wenn ohne neue Defizite möglich ▲ Strahlentherapie oder Chemotherapie			
○ **Glioblastom WHO-Grad IV**	günstige prognostische Faktoren: ○ Alter < 70 J. ○ Karnofsky-Index ≥ 70	▲ OP, wenn ohne zusätzliche Defizite möglich ▲ Strahlentherapie (54–60 Gy) plus Chemotherapie (Temozolomid)	▲ frühe (< 72 h) postoperative Bildgebung = Ausgangsstatus zur Erkennung eines Rezidivs	▲ Nachsorge alle 3 Monate: neurologische Untersuchung und zerebrale Bildgebung	
	ungünstige prognostische Faktoren: ○ Alter > 70 J. ○ Karnofsky-Index < 70	▲ OP, wenn ohne zusätzliche Defizite möglich ▲ Strahlentherapie			
	○ sehr ungünstige prognostische Faktoren: ○ Karnofsky-Index < 50 oder ○ fehlende Einwilligungsfähigkeit				▲ palliative Therapie

77 Metastasen und Meningeosis neoplastica

Was gibt es Neues?

- Die Studie 22952-26001 der European Organization for Research and Treatment of Cancer (EORTC) untersuchte randomisiert den Stellenwert der Ganzhirnbestrahlung als konsolidierende Therapie nach Operation oder Radiochirurgie von 1–3 Hirnmetastasen. Bestrahlte Patienten zeigten weniger häufig intrakranielle Rezidive und starben seltener an den Hirnmetastasen, aber es gab keinen Einfluss auf die Zeit bis zum Verlust der Unabhängigkeit oder auf das Gesamtüberleben (Kocher et al. 2010).
- 4 Monate nach Radiochirurgie kombiniert mit Ganzhirnbestrahlung findet sich bei Patienten mit 1–3 Hirnmetastasen ein höheres Risiko kognitiver Störungen als nach alleiniger Radiochirurgie, während das ZNS-rezidivfreie Überleben mit 73 % gegenüber 27 % durch die Ganzhirnbestrahlung deutlich angehoben wird (Chang et al. 2009).
- Primärtumor-spezifische prognostische Indizes erlauben eine bessere Therapieplanung bei Patienten mit Hirnmetastasen (Sperduto et al. 2010).

Die wichtigsten Empfehlungen auf einen Blick

- Bei allen Therapieentscheidungen in der Neuroonkologie sind Risiken und Nutzen abzuwägen, und Allgemeinzustand (Karnofsky-Index) und neurologischer Zustand der Patienten sind in das Therapiekonzept miteinzubeziehen.
- Singuläre oder solitäre Hirnmetastasen solider Tumoren (mit Ausnahme kleinzelliger Bronchialkarzinome und Germinome) sollten bei günstiger prognostischer Konstellation reseziert werden.
- Die Radiochirurgie ist für viele Patienten mit singulären Metastasen eine Alternative zur Operation, wenn die Metastasen nicht größer als 3 cm sind und keine Mittellinienverlagerung vorliegt.
- Die Kombination aus Operation oder Radiochirurgie mit der Ganzhirnbestrahlung verbessert gegenüber alleiniger Operation oder Radiochirurgie das hirnspezifische progressionsfreie Überleben, nicht jedoch das Gesamtüberleben.
- Für die meisten Patienten mit multiplen Hirnmetastasen ist die Ganzhirnbestrahlung eine wirksame palliative Therapiemaßnahme. Bei Vorliegen von 2–4 Hirnmetastasen, die nicht größer als 2,5 cm sind, ist die Radiochirurgie wegen der kürzeren Behandlungsdauer und der höheren lokalen Kontrollrate zu bevorzugen.
- Es gibt keine Indikation zur Kombination der Ganzhirnbestrahlung mit radiosensibilisierenden Pharmaka.
- Die medikamentöse Tumortherapie von Hirnmetastasen orientiert sich an der Histologie des Primärtumors. Als Primärtherapie wird sie bei Keimzelltumoren und malignen Lymphomen empfohlen, in Betracht zu ziehen ist sie zudem beim kleinzelligen Bronchialkarzinom.
- Bei der Auswahl der spezifischen Therapie von Hirnmetastasen (Operation, Radiochirurgie, fraktionierte Strahlentherapie, medikamentöse Tumortherapie) müssen die wichtigsten prognostischen Faktoren (Alter, Karnofsky-Index, Anzahl der Metastasen, extrazerebrale Tumormanifestationen) berücksichtigt werden.
- Bei drohendem Verlust der Gehfähigkeit infolge spinaler Metastasen muss unverzüglich die Indikation zur operativen Therapie geprüft werden.
- Bei der Meningeosis neoplastica soll vor der Einleitung einer Strahlentherapie oder medikamentösen Tumortherapie der Versuch einer zytologischen oder histologischen Diagnosesicherung, in der Regel über die Liquorzytologie mit immunzytochemischer Charakterisierung, vorgenommen werden.
- Bei der Auswahl der spezifischen Therapie der Meningeosis neoplastica – Strahlentherapie, systemische oder intrathekale Chemotherapie – müssen das Ausbreitungsmuster der Tumormanifestationen sowie der Nachweis gleichzeitiger Hirnparenchymmetastasen und extrazerebraler Tumormanifestationen berücksichtigt werden.

■ Definition und Klassifikation

Begriffsdefinition

Zerebrale Metastasen

Mehr als 25 % aller Patienten mit systemischen Malignomen entwickeln zerebrale Metastasen (Gavrilovic u. Posner 2005). Die steigende Inzidenz wird auf das längere Überleben aufgrund besserer Kontrolle der extrakraniellen Metastasen zurückgeführt. Aus der letzten Dekade gibt es jedoch keine zuverlässigen Daten zu Häufigkeiten und relativen Risiken. Das Risiko beträgt für Patienten mit malignem Melanom und kleinzelligem Bronchialkarzinom etwa 40 %, mit nicht kleinzelligem Bronchialkarzinom 30 % und mit Mamma- und Nierenzellkarzinom 20 %. Das Bronchialkarzinom als sehr häufiger Tumor ist für etwa 50 % aller Hirnmetastasen verantwortlich, das Mammakarzinom für 15–20 %, gastrointestinale Tumoren, Melanom und urogenitale Tumoren für etwa je

5–10% und unbekannte Primärtumoren für 10%. Bei malignen Lymphomen findet sich eine zentralnervöse Beteiligung bei 2–5% der Patienten.

Hirnmetastasen manifestieren sich durch:
- Kopfschmerz (50%)
- Hemiparese (50%)
- organisches Psychosyndrom (30%)
- Krampfanfälle (15–20%)
- Hirnnervenparesen oder Hirndruckzeichen

Als **singulär** bezeichnet man eine einzige Metastase im Gehirn bei gleichzeitig nachweisbaren Metastasen in anderen Organen, als **solitär** kennzeichnet man die singuläre zerebrale Metastase als einzige (nachgewiesene) Metastase im Organismus. Bei der Hälfte der Patienten mit Hirnmetastasen liegt nach klinischen und computertomografischen Kriterien nur eine Hirnmetastase vor. Diese Zahl dürfte mit Einsatz der Magnetresonanztomografie (MRT) geringer geworden sein. Autoptisch werden jedoch bei 75% der Patienten multiple Hirnmetastasen diagnostiziert. Die MRT des Schädels ohne und mit Kontrastmittel ist die wichtigste diagnostische Maßnahme. Ob die histologische Sicherung der Diagnose angestrebt wird, hängt von der Gesamtsituation und dem Therapieplan ab (s.u.). Bei unbekanntem Primärtumor ist die histologische Sicherung der Verdachtsdiagnose in aller Regel indiziert.

Prädiktoren für ein längeres Überleben sind:
- Fehlen extrakranieller Tumormanifestationen oder Beherrschbarkeit der Grunderkrankung
- langes Intervall zwischen Diagnose des Primärtumors und der Hirnmetastasen
- singuläre Hirnmetastase
- hoher Karnofsky-Index
- niedriges Alter
- spezielle Histologien des Primärtumors, z.B. Keimzelltumor und Mammakarzinom

Die Prognose ist mit einer medianen Überlebenszeit von 3–6 Monaten und einer 1-Jahres-Überlebensrate um 10% schlecht. Einzelne Patienten überleben 5 Jahre rezidivfrei. Insbesondere bei spät im Verlauf einer Tumorerkrankung isoliert auftretenden Hirnmetastasen sollte daher eher aggressiv behandelt werden. Mittels einer rekursiven Partitionsanalyse der Radiation Therapy Oncology Group (RTOG) der USA wurden nach einfachen prognostischen Kriterien 3 **Prognoseklassen** definiert, die auch dazu dienen, Daten aus verschiedenen Publikationen miteinander zu vergleichen (▶ Tab. 77.1) (Gaspar et al. 1997).

Aufgrund neuerer Daten (Andrews et al. 2004) und der Schwierigkeit, festzulegen, ob die systemische Erkrankung kontrolliert ist, wurde 2008 ein neuer Score, ein **Graded Prognostic Assessment (GPA)**, vorgeschlagen (▶ Tab. 77.2) (Sperduto et al. 2008) und 2010 durch Primärtumor-spezifische Indices ergänzt (Sperduto et al. 2010). Für den Score der ▶ Tab. 77.2 betrugen die medianen Überlebenszeiten:
- GPA 0–1: 2,6 Monate
- GPA 1,5–2,5: 3,8 Monate
- GPA 3: 6,9 Monate
- GPA 3,5–4,0: 11,0 Monate

Spinale Metastasen

Solide spinale Metastasen können mit fallender Häufigkeit 1. extradural, 2. intradural-extramedullär oder 3. intramedullär wachsen. Ihre Häufigkeit korreliert mit der Häufigkeit der Primärtumoren und steigt mit dem Lebensalter an. Insgesamt sind Wirbelkörpermetastasen bei etwa 5% aller Patienten mit Tumorerkrankungen autoptisch und bei etwa 2% klinisch nachweisbar. Häufigste Primärtumoren bei extraduralen Metastasen sind Bronchialkarzinome und Mammakarzinome in der Brustwirbelsäule und Prostatakarzinome in der Lendenwirbelsäule.

Klinisch führen progrediente Rückenschmerzen sowie Symptome und Zeichen des progredienten Querschnittsyndroms. Die Prognose bezüglich der neurologischen Funktion hängt wesentlich von der Dauer des Defizits und von den Interventionsmöglichkeiten (s.u.) ab. Die Prognose bezüglich der Überlebenszeit wird wesentlich durch die systemischen und ggf. zerebralen Tumormanifestationen bestimmt.

Meningeosis neoplastica

Die Meningeosis neoplastica beschreibt die diffuse metastatische Ausbreitung von Tumorzellen im Subarachnoidalraum. Einige Patienten entwickeln vorwiegend solide leptomeningeale Metastasen, andere eine diffuse Aussaat nicht adhärenter Zellen im Subarachnoidalraum. Oft liegt

Tab. 77.1 Prognoseklassen (RTOG-RPA).

RPA-Klasse	Definition	Mediane Überlebenszeit nach Ganzhirnbestrahlung (Monate)
I	Karnofsky-Index ≥ 70, Alter < 65 Jahre, systemische Erkrankung kontrolliert	7,1
II	alle anderen	4,2
III	Karnofsky-Index < 70	2,3

Tab. 77.2 Prognoseklassen (GPA).

Merkmal	Score		
	0	0,5	1
Alter	> 60	50–59	<50
Karnofsky-Index	< 70	70–80	90–100
Zahl der Metastasen	> 3	2–3	1
extrakranielle Metastasen	ja		nein

eine Kombination beider Wachstumsmuster vor. Die häufigsten Primärtumoren sind Mammakarzinome, Bronchialkarzinome, maligne Melanome sowie Lymphome und Leukämien. Die Meningeosis neoplastica kommt auch bei primären Hirntumoren vor, insbesondere Germinomen, Medulloblastomen und primitiven neurektodermalen Tumoren, im Verlauf auch bei Ependymomen und seltener bei malignen Gliomen. Die Häufigkeit der Meningeosis neoplastica bei malignen Erkrankungen liegt im Verlauf bei etwa 10%. Sie ist Ausdruck der systemischen Disseminierung eines Tumorleidens, tritt meist in späteren Phasen der Erkrankung auf und weist bei den meisten soliden Tumoren auf eine infauste Prognose hin. Bei der Hälfte der Patienten werden zusätzlich solide Hirnmetastasen nachgewiesen. Zwei Drittel der Patienten haben zudem extrazerebrale Metastasen. Bei Keimzelltumoren des Zentralnervensystems, vor allem bei Germinomen, und bei Medulloblastomen ist eine Tumorzellaussaat im Liquor oft zum Zeitpunkt der Erstdiagnose bereits vorhanden. Hier ist sie nicht als Zeichen der infausten Prognose zu werten, sondern es wird ein der Grunderkrankung entsprechender kurativer Therapieansatz verfolgt.

Klinisch im Vordergrund stehen Übelkeit und Erbrechen, Kopf-, Nacken- und Rückenschmerzen, Zeichen des erhöhten intrakraniellen Drucks, in der Regel aufgrund eines malresorptiven Hydrozephalus, Hirnnervenparesen und neurologische Störungen aufgrund spinaler Läsionen wie radikuläre Schmerzen, Sensibilitätsstörungen und Paresen oder Blasen- und Mastdarmstörungen. Ohne Behandlung liegt die mediane Überlebenszeit bei soliden Tumoren bei 6–8 Wochen, bei lymphohämatopoietischen Tumorerkrankungen ist sie länger. Die Therapie, meist in Form kombinierter medikamentöser Tumortherapie und Strahlentherapie, verlängert das mediane Überleben auf 2–8 Monate. Das 1-Jahres-Überleben beträgt 5–25%. Patienten mit Mammakarzinomen und lymphohämatopoietischen Neoplasien sprechen besser auf die Therapie an als Patienten mit Bronchialkarzinomen und malignen Melanomen. Zwei Drittel der Patienten, deren Meningeosis neoplastica spezifisch behandelt wird, sterben nicht an den Folgen der Meningeose, sondern an systemischer Tumorprogression. Als potenzielle negative prognostische Faktoren für die Überlebenszeit sind niedriger Karnofsky-Index, Hirnnervenparesen, hohes Alter, niedrige Glukose und hohes Protein im Liquor identifiziert worden (Herrlinger et al. 2004, Chamberlain 2005, Jaeckle 2006).

Klassifikation

Die über die oben genannte Einteilung hinausgehende Klassifikation der Metastasen ist pathologisch definiert, gemäß der Pathologie der Primärtumoren.

■ Diagnostik

Untersuchungen bei Hirnmetastasen

▶ **Notwendige Untersuchungen:**
- klinisch-neurologische Untersuchung mit besonderem Augenmerk auf Zeichen erhöhten intrakraniellen Drucks
- allgemeinkörperliche Untersuchung mit Blick auf extrazerebrale Tumormanifestationen, insbesondere bei unbekanntem Primärtumor
- MRT des Gehirns mit Gadolinium (Computertomografie nur bei Kontraindikationen für die MRT)
- ggf. histologische Diagnosesicherung (stereotaktische Biopsie oder offene Operation), da es sich auch bei bekannter Tumorerkrankung bei singulären zerebralen Raumforderungen in bis zu 10% der Fälle nicht um Metastasen, sondern andere Läsionen (Meningeom, Gliom, Entzündung) handelt. Von dieser Empfehlung kann u.U. bei multiplen zerebralen Metastasen mit charakteristischem bildgebendem Befund und bekanntem Primärtumor abgewichen werden. Differenzialdiagnostisch sind multiple Abszesse abzugrenzen. Bei singulären oder solitären Metastasen wird die Indikation zur histologischen Diagnosesicherung vom Intervall seit der Diagnose des Primärtumors abhängig gemacht: Je länger die Diagnose zurückliegt, desto eher soll die Diagnose der Hirnmetastase histologisch gesichert werden.

▶ **Im Einzelfall erforderliche Untersuchungen:**
- Primärtumorsuche bei unbekanntem Primärtumor (Thoraxaufnahme, Mammografie, Abdomensonografie, Stuhluntersuchung auf okkultes Blut, ggf. CT von Thorax, Abdomen und Becken, ggf. Fluorodeoxyglukose-(FDG-)Positronenemissionstomografie [PET]) (Mavrakis et al. 2005)
- MRT der Neuroachse bei klinischen Hinweisen auf spinale Läsionen oder Meningeosis neoplastica
- Liquoruntersuchung bei Verdacht auf Meningeosis neoplastica, insbesondere bei Diskrepanz zwischen Metastasenlokalisation und klinischen Befunden, sofern dies mit Blick auf Hirndruck und eventuelle spinale Metastasen vertretbar ist
- Aminosäure-PET, falls durch CT und MRT einschließlich Spektroskopie eine Unterscheidung zwischen Rezidiv bzw. Progression einer bekannten Metastase und Strahlennekrose nicht möglich ist, vor allem nach Radiochirurgie (Belohlavek et al. 2003)

Neuropathologische Diagnostik

Das operativ entnommene Tumorgewebe wird in üblicher Weise asserviert, wobei es sehr wichtig ist, dass repräsentative Anteile vitalen Tumorgewebes zur histologischen Untersuchung gelangen. In der Regel ist die Fixierung in 4% gepuffertem Formalin adäquat und ausreichend. Wenn möglich, sollte zusätzlich natives, tiefgefrorenes Tumorgewebe für eventuelle molekularbiologische

Zusatzuntersuchungen asserviert werden. Die routinemäßige **pathologisch-anatomische Untersuchung** wird lichtmikroskopisch nach Formalinfixierung und Paraffineinbettung des Gewebes anhand von mit Hämatoxilin und Eosin (H&E) gefärbten Schnittpräparaten durchgeführt. Zum Nachweis einer Schleimbildung, z. B. bei Adenokarzinommetastasen, oder Glykogenspeicherung, z. B. bei klarzelligen Karzinommetastasen, dienen zusätzliche histochemische Färbungen wie Alzianblau und PAS. Weitere Spezialfärbungen, wie z. B. Versilberungstechniken zur Darstellung von Retikulinfasern, Melanin-Färbungen oder die Giemsa-Färbung, sind unter anderem bei der Diagnostik von Sarkommetastasen, malignen Melanomen und malignen Lymphomen wichtig.

Bei Metastasen mit unbekanntem Primärtumor können **immunhistochemische Analysen** von Differenzierungsmarkern wertvolle Informationen zur Art und Lokalisation des Primärtumors liefern (Felsberg u. Reifenberger 2000, Becher et al. 2006). So können Karzinommetastasen histologisch und immunhistochemisch in aller Regel von metastatischen Sarkomen, malignen Melanomen, malignen Lymphomen und malignen hirneigenen Tumoren abgegrenzt werden. Die epitheliale Natur einer Metastase lässt sich durch eine immunhistochemische Untersuchung mit Antikörpern gegen Gesamtzytokeratin (KL-1, MNF116, Lu-5) belegen. Die Bestimmung der Expression spezifischer Zytokeratinsubtypen erbringt zusätzliche Informationen bezüglich des Karzinomtyps, z. B. Adenokarzinom versus Plattenepithelkarzinom, und kann in bestimmten Fällen auch direkte Rückschlüsse auf den zugrunde liegenden Primärtumor erlauben (Becher et al. 2006). Zum Nachweis einer neuroendokrinen Differenzierung stehen Antikörper gegen Chromogranin A, Synaptophysin und CD56 (NCAM) zur Verfügung. Ein Großteil der Bronchialkarzinome, insbesondere die überwiegende Mehrheit der Adenokarzinome und der kleinzelligen Karzinome, sind positiv für den Thyroid Transcription Factor (TTF) 1. Metastasierende Prostatakarzinome können mit Antikörpern gegen das Prostata-spezifische-Antigen nachgewiesen werden, Schilddrüsenkarzinome über einen Nachweis von Thyreoglobulin und TTF-1. Bei der Identifizierung von Mammakarzinommetastasen ist der Östrogenrezeptor- und Progesteronrezeptor-Nachweis von Nutzen. Ein diagnostisch wertvoller Marker für die nur sehr selten im Zentralnervensystem vorkommenden Leberzellkarzinommetastasen ist das Antigen Hep-Par-1. Metastasen von kolorektalen Adenokarzinomen exprimieren in der Regel den Marker Cdx2, während Metastasen hellzelliger Nierenzellkarzinome neben Zytokeratin 8 und Vimentin typischerweise auch CD10 positiv sind. Für die Differenzialdiagnose metastatischer Absiedlungen maligner Keimzelltumoren stehen verschiedene Keimzellmarker, darunter unter anderem α-Fetoprotein (AFP), Plazenta-spezifische alkalische Phosphatase (PLAP), Oct4 und humanes Choriongonadotropin (β-HCG), zur Verfügung. Die Diagnose eines malignen Melanoms lässt sich auch bei amelanotischen Tumoren immunhistochemisch mithilfe von weitgehend spezifischen Melanommarkern (HMB45, Melan A) absichern. Melanommetastasen exprimieren zusätzlich konstant Vimentin und Protein S-100, aber keine Zytokeratine. Die im Vergleich zu Karzinom- und Melanommetastasen selteneren zerebralen Sarkommetastasen exprimieren Vimentin als wesentliches Intermediärfilamentprotein und können gegebenenfalls durch den immunhistochemischen Nachweis verschiedener Differenzierungsmarker, unter anderem Desmin, MyoD1, glattmuskuläres Aktin, CD31, CD34, S100, und MIC2 weitergehend klassifiziert werden. Das Proliferationsverhalten von Metastasen lässt sich immunhistochemisch mit einem paraffingängigen Antikörper gegen das Proliferations-assoziierte Antigen Ki-67 (MIB-1) bestimmen. Trotz dieser vielfältigen Möglichkeiten wird man in manchen Fällen über eine histologisch-deskriptive Diagnose der Metastase (Adenokarzinom, Plattenepithelkarzinom, solides Karzinom, hellzelliges Karzinom, kleinzelliges Karzinom, entdifferenziertes Karzinom) nicht hinauskommen. Bei bestimmten Metastasen kann zur weiteren Therapieplanung eine Bestimmung prädiktiver molekularer Marker durchgeführt werden, darunter z. B. die Expression von HER2/neu bei Mammakarzinommetastasen oder der Nachweis von Mutationen des EGFR (Epidermal Growth Factor Receptor) bei Metastasen nicht kleinzelliger Bronchialkarzinome.

Die definitive **Diagnose einer Meningeosis neoplastica** erfolgt durch den zytologischen Nachweis von Tumorzellen im Liquorsediment. Die Untersuchung einer hinreichend hohen Menge an Liquor (≥ 10 ml) und die unverzügliche Aufarbeitung des Liquors sind wichtig. Standardmäßig werden die Liquorsedimente nach Pappenheim zur zytopathologischen Analyse gefärbt. Weitere zytochemische und immunzytochemische Verfahren einschließlich der Durchflusszytometrie und ggf. molekulargenetische PCR-Analysen erweitern die Sensitivität der Liquordiagnostik bei spezifischen Fragestellungen, vor allem bei lymphohämatopoietischen Erkrankungen (Hegde et al. 2005). Nicht selten ist eine Wiederholung der Liquorpunktion notwendig, um die Diagnose zu sichern. Nach 2 negativen Liquoruntersuchungen mit adäquater zytologischer Aufarbeitung ist der diagnostische Wert weiterer Liquoruntersuchungen gering. Sehr selten kann eine leptomeningeale Biopsie erforderlich sein, wenn Zweifel an der Diagnose einer leptomeningealen Tumoraussaat bestehen, wenn eine entzündliche Erkrankung differenzialdiagnostisch möglich erscheint und wenn wiederholte Lumbalpunktionen keine Klärung erbracht haben.

Untersuchungen bei spinalen Metastasen

▶ **Notwendige Untersuchungen:**
- klinisch-neurologische Untersuchung mit besonderem Augenmerk auf fokale segmentale Defizite und Querschnittsymptome
- allgemeinkörperliche und internistische Untersuchung mit Blick auf extrazerebrale Tumormanifestationen

- Magnetresonanztomografie (MRT) der Neuroachse ohne und mit Kontrastmittel
- Spiral-CT im Knochenfenster, um das Ausmaß der Knochendestruktion zu beurteilen
- eventuell Liquoruntersuchung mit Druckmessung (→ Meningeosis neoplastica)

▶ **Im Einzelfall erforderliche Untersuchungen:**
- **bei Verdacht auf Keimzelltumor:** Bestimmung von Tumormarkern wie α-Fetoprotein (AFP) und humanem β-Choriongonadotropin (βhCG) im Blut und Liquor
- **bei Verdacht auf Prostatakarzinom:** Bestimmung von Prostata-spezifischem Antigen (PSA) im Blut

Untersuchungen bei Meningeosis neoplastica

▶ **Notwendige Untersuchungen:**
- klinisch-neurologische Untersuchung mit besonderem Augenmerk auf Zeichen erhöhten intrakraniellen Drucks und Hirnnervenparesen
- allgemeinkörperliche und internistische Untersuchung mit Blick auf extrazerebrale Tumormanifestationen
- (vor allem T1-gewichtete) Magnetresonanztomografie (MRT) der Neuroachse (ohne und) mit Kontrastmittel
- Liquoruntersuchung mit Druckmessung, Zellzahlbestimmung, Zytologie (auch bei normaler Zellzahl), und Bestimmung von Albumin oder Gesamtprotein, IgG, IgG-Index, Glukose und Laktat

▶ **Im Einzelfall erforderliche Untersuchungen:**
- **bei Verdacht auf Meningeosis neoplastica und initial negativer Liquorzytologie:** wiederholte Liquoruntersuchungen unter Zuhilfenahme spezifischer immunzytochemischer Färbungen, einschließlich Durchflusszytometrie zum Nachweis spezifischer Tumormarker oder Oberflächenmoleküle vor allem bei Lymphomen und Leukämien (Hegde et al. 2005, Bromberg et al. 2007) und Fluoreszenz-in-situ-Hybridisierung (FISH) zum Nachweis chromosaler Aberrationen (Van Oostenbrugge et al. 2000). Diese Techniken sind vor allem bei niedriger Zellzahl methodisch anspruchsvoll und Speziallabors vorbehalten.
- **bei Verdacht auf Keimzelltumor:** Bestimmung von Tumormarkern wie α-Fetoprotein (AFP) und humanem β-Choriongonadotropin (βhCG) im Blut und Liquor
- **bei Verdacht auf Liquorzirkulationsstörung und geplanter intraventrikulärer Chemotherapie:** Liquorraumszintigrafie mit ^{111}Indium-DTPA oder ^{99}Technetium-DTPA, um ggf. durch fokale Strahlentherapie die Liquorpassage wiederherzustellen (selten praktiziert)

■ Therapie

Therapie von Hirnmetastasen

Allgemeine Empfehlungen zur Therapie

Das mediane Überleben nach Diagnosestellung beträgt 1 Monat ohne Therapie und 2 Monate bei symptomatischer Behandlung mit Steroiden. Die wesentlichen Therapiemodalitäten umfassen Resektion, Radiochirurgie, fraktionierte Strahlentherapie, meist in Form der Ganzhirnbestrahlung, und medikamentöse Tumortherapie. Bei der Beurteilung des Effekts lokaler Therapien in klinischen Studien ist zu beachten, dass die mediane Überlebenszeit nicht nur durch die Wirksamkeit der Behandlung der Hirnmetastasen beeinflusst wird. Mehr als die Hälfte der Patienten verstirbt nicht an den Hirnmetastasen, sondern an den Folgen der systemischen Tumorprogression (Soffietti et al. 2006). Bei Patienten mit ungünstigen prognostischen Faktoren und entsprechend kurzer Lebenserwartung ist es gerechtfertigt, die Therapie auf supportive Maßnahmen zu beschränken.

Operation

Die Operation hat einen sicheren Stellenwert in der Therapie von Hirnmetastasen (Kalkanis et al. 2010). Das mediane Überleben verbessert sich bei Resektion singulärer Metastasen und nachfolgender Ganzhirnbestrahlung um 6–9 Monate gegenüber alleiniger Bestrahlung. Bei symptomatischen großen Metastasen ist die palliative Wirkung der Resektion von Bedeutung. 2 von 3 randomisierten Studien kamen zu dem Schluss, dass die Resektion singulärer oder solitärer Metastasen, gefolgt von einer Ganzhirnbestrahlung, der alleinigen Ganzhirnbestrahlung bezüglich der Überlebenszeit überlegen ist (Patchell et al. 1990, Vecht et al. 1993). Die dritte Studie belegte den Wert der Operation nicht (Mintz et al. 1996). Diese Diskrepanz ist aber durch spätere Operationen im Strahlentherapiearm und ein insgesamt prognostisch ungünstiges Patientenkollektiv zu erklären. Zahlreiche retrospektive Analysen sprechen ebenfalls für die Resektion singulärer oder solitärer Metastasen (Rades et al. 2008). Andererseits lässt sich die lokale Kontrolle der Metastasierung im Gehirn verbessern, wenn an die Operation die Ganzhirnbestrahlung angeschlossen wird (s.u.) (Patchell et al. 1998, Kocher et al. 2010).

Bei folgenden klinischen Konstellationen sollte somit die Operation in Betracht gezogen werden (Hart et al. 2004):
- singuläre oder solitäre Metastase
- guter Allgemeinzustand
- geringe neurologische Defizite
- keine oder stabile (> 3 Monate) extrakranielle Tumormanifestationen
- strahlenresistenter Tumor
- unbekannter Primärtumor

- neuroradiologisch nicht sicher als Metastase einzuordnende Läsion
- operativ gut zugängliche Läsion
- raumfordernde Metastase (Durchmesser > 3 cm)
- kein hohes Risiko schwerer neurologischer Defizite durch die Operation

Auch bei Patienten mit 2 oder 3 Metastasen kann die Operation indiziert sein, wenn die Läsionen gut zugänglich sind und andere der oben angeführten Kriterien erfüllt sind. Oft wird auch die Resektion einer großen Metastase mit der Radiochirurgie kleinerer Läsionen kombiniert. Bei Patienten mit kleinzelligem Bronchialkarzinom, Germinom oder Lymphom sollte kein Versuch der Resektion unternommen werden, weil diese Tumoren in der Regel strahlen- und chemosensitiv sind und zu disseminierter Aussaat neigen. Bei einzelnen Patienten kommt auch eine Rezidivoperation infrage (s.u.).

Radiochirurgie

Die perkutane stereotaktische Applikation einzelner hoher Strahlendosen (Radiochirurgie) mittels Linearbeschleuniger oder Gamma-Knife ist eine Standardtherapie bei der Behandlung von Hirnmetastasen (Linskey et al. 2010, Suh 2010). Durch geeignete Immobilisierungsmaßnahmen kann eine Präzision von unter 1 mm erreicht werden. Die hohe Strahlendosis führt zu einer vollständigen Devitalisierung des Tumorgewebes, während das umgebende gesunde Gewebe insbesondere bei kleinen Metastasen durch den steilen Dosisabfall zur Peripherie sehr gut geschont werden kann. Die Radiochirurgie ist eine Alternative zur neurochirurgischen Resektion und wirkt sowohl bei radiosensitiven als auch bei radioresistenten Tumoren (Fuentes et al. 2006). Die maximal tolerierte Dosis bei Einzeitbestrahlung ist volumenabhängig und liegt bei 24 Gy, 18 Gy und 15 Gy bei Läsionen mit einer Größe von jeweils weniger als 20 mm, 21–30 mm und 31–40 mm (Shaw et al. 2000). Die Radiochirurgie wird derzeit meist als primäre Behandlung einzelner oder multipler Läsionen mit einem Durchmesser bis zu 30 mm bzw. einem Volumen bis zu 15 ml oder als Rezidivbehandlung bei Patienten eingesetzt, die ein Rezidiv in einer zuvor konventionell bestrahlten Region zeigen (s.u.). Die lokalen Kontrollraten liegen im Bereich von 73–94 %.

Bei folgenden klinischen Konstellationen sollte somit die Radiochirurgie in Betracht gezogen werden:
- singuläre oder solitäre zerebrale Metastase
- Oligometastasierung (multiple, 2–4 Hirnmetastasen < 2,5 cm)
- keine oder stabile (> 3 Monate) extrakranielle Tumormanifestationen
- kleine, tief gelegene Läsionen
- operativ nicht gut zugängliche Läsionen, z. B. im Hirnstamm
- geringer raumfordernder Effekt der Metastase (Durchmesser < 3 cm)
- Rezidivmetastase nach Ganzhirnbestrahlung oder nach Operation
- guter Allgemeinzustand
- internistische Komorbidität

Neuere Kohortenstudien weisen auf eine Gleichwertigkeit von Radiochirurgie und neurochirurgischer Resektion hin (Garell et al. 1999, Schoggl et al. 2000, O'Neill et al. 2003). Hinreichend große vergleichende Studien zwischen Operation und Radiochirurgie wurden bisher nicht publiziert. Die Entscheidung für ein chirurgisches oder ein radiochirurgisches Vorgehen hängt von klinischen Gegebenheiten ab. Vorteile einer Resektion sind vor allem die histologische Diagnosesicherung und die rasche Besserung klinischer Symptome, die auf einem Masseneffekt beruhen. Die Chirurgie ist allerdings auf Läsionen begrenzt, die einer Resektion ohne schwerwiegende Funktionseinschränkungen durch die Operation zugänglich sind. Vorteile der Radiochirurgie sind kurzer Krankenhausaufenthalt und Fehlen operativer Morbidität und Mortalität. Die Radiochirurgie kann in jeder Lokalisation und dadurch auch bei funktionell nicht resektablen Herden eingesetzt werden. Sie hat daher besonders bei kleinen, tief gelegenen Läsionen Vorteile. Die Radiochirurgie ist vermutlich die Therapie der Wahl für Metastasen des Hirnstamms (Yen et al. 2006, Hussain et al. 2007). Sie ist wenig invasiv und kann deshalb auch bei internistischer Komorbidität und ohne Mortalitätsrisiko durchgeführt werden. Das größte Risiko der Radiochirurgie ist das Auftreten einer klinisch symptomatischen Radionekrose, das nach 2 Jahren bis zu 11 % beträgt.

Eine wegen schlechter Rekrutierung frühzeitig abgebrochene randomisierte Studie zum Vergleich von Operation gefolgt von Ganzhirnbestrahlung versus Radiochirurgie allein bei singulären Metastasen ergab keinen Hinweis auf Unterschiede in der lokalen Kontrolle oder der Überlebenszeit, während distante Hirnmetastasen in der allein radiochirurgisch behandelten Gruppe häufiger waren (Muacevic et al. 2008).

Ein randomisierter Vergleich von Radiochirurgie plus Ganzhirnbestrahlung mit Ganzhirnbestrahlung allein zeigte, dass das Ansprechen auf die Ganzhirnbestrahlung bei multiplen Hirnmetastasen kürzer andauerte und dass die lokale Kontrolle bei zusätzlicher Radiochirurgie besser war (Kondziolka et al. 1999). Zudem erwies sich ein radiochirurgischer Boost im Anschluss an die Ganzhirnbestrahlung bei Patienten mit singulären Metastasen als wirksam im Sinne der Verlängerung der Überlebenszeit (Andrews et al. 2004, Patil et al. 2008).

Fraktionierte Strahlentherapie

Die fraktionierte Strahlentherapie in Form der Ganzhirnbestrahlung ist traditionell die wichtigste therapeutische Maßnahme bei Hirnmetastasen. Sie wird beim Nachweis multipler Hirnmetastasen als alleinige Primärtherapie oder adjuvant nach lokaler Therapie (Resektion, Radiochirurgie) oder – beim kleinzelligen Bronchialkarzinom – prophylaktisch ohne Nachweis der Hirnmetastasierung eingesetzt.

Primäre Ganzhirnbestrahlung

Die alleinige Ganzhirnbestrahlung ist für Patienten mit multiplen zerebralen Metastasen die wichtigste therapeutische Maßnahme. Sie ist auch als Standardtherapie bei Patienten mit 1–4 zerebralen Metastasen anzusehen, die z. B. aufgrund negativer Prognosekriterien nicht für eine Operation oder Radiochirurgie infrage kommen. Die Ganzhirnbestrahlung verbessert in diesen klinischen Konstellationen die mediane Überlebenszeit von 2 Monaten bei rein supportiver Therapie auf 3–6 Monate. Sie führt bei über 70 % der Patienten zu einer Verbesserung der neurologischen Symptomatik und der Lebensqualität. Die Strahlensensitivität der Hirnmetastasen entspricht der des Primärtumors. Das zu bestrahlende Volumen umfasst das Ganzhirn unter Einschluss der Schädelbasis mit den basalen Zisternen und erfolgt in der Regel über lateral opponierende Stehfelder. Die resultierende Feldform wird als „Helmfeld" bezeichnet. Der Einschluss von HWK 1–2 ist in dieser Situation nicht notwendig. Auf die Schonung von Augen und Pharynx muss geachtet werden. Durch eine CT-gestützte, dreidimensionale Bestrahlungsplanung werden eine sichere Zielvolumenerfassung und homogene Dosisverteilung gewährleistet. Die Bestrahlung mit 30–36 Gy in 3-Gy-Einzelfraktionen bei 5 Fraktionen pro Woche ist ein verbreitetes Verfahren. Andere Fraktionierungsschemata haben sich dieser Therapie gegenüber nicht als überlegen erwiesen (Tsao et al. 2006, Gaspar et al. 2010). Höhere Einzelfraktionen sind wegen des Risikos der Neurotoxizität nicht zu empfehlen. Falls mehrere günstige prognostische Faktoren vorliegen (s.o.), sollte die Behandlung mit 36–44 Gy (5 × 2-Gy-Fraktionen pro Woche) erfolgen, mit dem Ziel, die neurologische Remissionszeit zu verlängern und neurotoxische Spätfolgen der Strahlentherapie zu vermeiden.

Kriterien für die primäre Strahlentherapie in Form der Ganzhirnbestrahlung sind somit:
- multiple Hirnmetastasen, insbesondere bei weniger Chemotherapie-sensitiven Tumoren
- 1–4 Hirnmetastasen, die nicht für Operation oder Radiochirurgie infrage kommen
- solitäre und singuläre Metastasen bei inoperabler Lokalisation oder allgemeiner Inoperabilität oder progredienten extrazerebralen Metastasen, ggf. in Kombination mit der Radiochirurgie
- Lebenserwartung > 3 Monate
- in Kombination mit Chemotherapie bei kleinzelligem Bronchialkarzinom, Keimzelltumoren und lymphohämatopoietische Neoplasien

Der Stellenwert radiosensibilisierender Substanzen wie Efaproxiral, Motexafingadolinium oder Misonidazol in Kombination mit der Ganzhirnbestrahlung ist nicht gesichert (Mehta et al. 2003, Mehta et al. 2009, Suh et al. 2006).

Adjuvante Ganzhirnbestrahlung

Da der Nachweis einer singulären Hirnmetastase die grundsätzliche Fähigkeit eines Tumors zur Metastasierung in das Gehirn belegt, müssen weitere mikroskopische, bildgebend nicht nachweisbare Läsionen im Gehirn befürchtet werden. Mit dieser Rationale etablierte sich die Ganzhirnbestrahlung auch als adjuvante Standardtherapie bei Patienten mit zerebralen Metastasen nach zuvor erfolgter lokaler Therapie. Sie verbessert gegenüber alleiniger Operation (Patchell et al. 1998) oder alleiniger Radiochirurgie (Aoyama et al. 2006) die lokale Tumorkontrolle im Gehirn, ohne das mediane Überleben zu beeinflussen. Eine Behandlung mit niedrigeren Einzeldosen (s.o.) kommt auch in der adjuvanten Konstellation nach Resektion oder Radiochirurgie einzelner Metastasen in einigen Zentren zum Einsatz. Die Indikation zur Strahlentherapie nach Komplettresektion oder Radiochirurgie singulärer und solitärer Metastasen ist umstritten, da bei langen Überlebenszeiten das Risiko für neurotoxische Schäden steigt und es denkbar ist, dass der Aufschub der Ganzhirnbestrahlung bis zum Rezidiv Vorteile sowohl bezüglich der Überlebenszeit als auch der therapieassoziierten Morbidität hat (Chang et al. 2009). Die EORTC-Studie 22952-26001 untersuchte randomisiert den Stellenwert der Ganzhirnbestrahlung als konsolidierende Therapie nach Operation oder Radiochirurgie von 1–3 Hirnmetastasen. Bestrahlte Patienten zeigten weniger häufig intrakranielle Rezidive und starben seltener an den Hirnmetastasen, aber es gab keinen Einfluss auf die Zeit bis zum Verlust der Unabhängigkeit oder auf das Gesamtüberleben (Kocher et al. 2010). Die Praxis, im Rahmen der Primärtherapie grundsätzlich eine Ganzhirnbestrahlung an Operation oder Radiochirurgie anzuschließen, wird deshalb zunehmend in Frage gestellt.

Prophylaktische Ganzhirnbestrahlung

Bei Patienten mit kleinzelligen Bronchialkarzinomen, die auf die primäre Chemotherapie ansprechen, ist die Ganzhirnbestrahlung in biologischen Dosierungen von 25–40 Gy im Rahmen eines kurativen Therapieansatzes als prophylaktische Maßnahme indiziert. Diese Therapie reduziert die Inzidenz späterer Hirnmetastasen und verlängert die Überlebenszeit (Slotman et al. 2007). Für das nicht kleinzellige Bronchialkarzinom wurde in einer randomisierten Studie durch eine prophylaktische Ganzhirnbestrahlung eine Reduktion des Risikos für eine zerebrale Metastasierung nachgewiesen, nicht aber eine Verbesserung der Überlebenszeit (Pöttgen et al. 2007, Gore et al. 2011). Eine größere randomisierte Studie konnte durch die prophylaktische Ganzhirnbestrahlung weder einen Vorteil bezüglich des Gesamtüberlebens noch bezüglich des krankheitsfreien Überlebens nachweisen. Sie kann daher nicht generell empfohlen werden. Somit ist die prophylaktische Ganzhirnbestrahlung indiziert bei
- allen Patienten mit kleinzelligem Bronchialkarzinom im Stadium „limited disease" und „extensive disease",

bei denen durch die primäre Chemotherapie eine Remission erzielt wurde.

Medikamentöse Tumortherapie

Die medikamentöse Tumortherapie spielt in der Behandlung von Hirnmetastasen mit Ausnahme von kleinzelligem Bronchialkarzinom, Keimzelltumoren und malignen Lymphomen eine untergeordnete Rolle, weil viele zerebral metastasierende Tumoren oft primär gegenüber medikamentöser Tumortherapie resistent sind, wie Nierenzellkarzinome, gastrointestinale Tumoren und maligne Melanome. Grundsätzlich werden die gleichen Protokolle eingesetzt wie bei der Behandlung anderer Organmetastasen desselben Primärtumors. Die medikamentöse Tumortherapie kann in der Primärtherapie in Kombination mit der Strahlentherapie oder als alleinige Therapiemodalität eingesetzt werden (Mehta et al. 2010). Medikamentöse Tumortherapie, gefolgt von Strahlentherapie oder allein, wird jedoch meist im Rahmen von Studien evaluiert. Außerhalb kontrollierter Studien wird die medikamentöse Tumortherapie primär bei sensitiven Tumoren wie kleinzelligem Bronchialkarzinom, Keimzelltumoren und malignen Lymphomen, bei anderen Tumoren eher bei Progression nach Strahlentherapie eingesetzt (Peacock u. Lesser 2006) (s.u.). Viele, vor allem ältere Studien differenzierten nicht zwischen Hirnmetastasen verschiedener Primärtumoren.

Die kombinierte Radiochemotherapie mit **Temozolomid** führte in einer randomisierten Studie bei 52 Patienten mit verschiedenen Primärtumoren zu einer deutlichen Erhöhung der Ansprechrate von 67% mit alleiniger Strahlentherapie auf 96% sowie zu einer Verbesserung des Neurostatus, allerdings ohne signifikanten Einfluss auf die mediane Überlebenszeit (Antonadou et al. 2002). Diese ungewöhnlich hohen Remissionsraten wurden in weiteren Studien nicht bestätigt. Bei malignen Melanomen zeigte sich in einer ähnlichen Studie bezüglich einiger Endpunkte wie Tod durch die Hirnmetastase ein Vorteil der kombiniert behandelten Patienten (Verger et al. 2005). Weder **Carboplatin** bei nicht kleinzelligen Bronchialkarzinomen (Guerrieri et al. 2004) noch **Topotecan** bei Bronchialkarzinomen (Hedde et al. 2007, Neuhaus et al. 2009) noch **Nitrosoharnstoffe** (Ushio et al. 1991) bei Bronchialkarzinomen führten bei Kombination mit Ganzhirnbestrahlung zu einer Verlängerung der Überlebenszeit. In einer kleinen randomisierten Studie war die Kombination aus **Fotemustin** und Ganzhirnbestrahlung gegenüber Fotemustin bezüglich der hirnspezifischen progressionsfreien Überlebenszeit überlegen (Mornex et al. 2003). Zusammengefasst wurden viele randomisierte Studien der Kombination aus Strahlentherapie und medikamentöser Tumortherapie wegen schlechter Rekrutierung abgebrochen (Verger et al. 2003, Guerrieri et al. 2004, Neuhaus et al. 2009) und es wurden in keiner Studie Effekte auf die Überlebenszeit nachgewiesen. Eine randomisierte Studie bei NSCLC fand keinen Unterschied bei Variation der Abfolge von medikamentöser Tumortherapie und Strahlentherapie (Lee et al. 2008).

Die Ansprechrate bei der alleinigen medikamentösen Tumortherapie von Hirnmetastasen entspricht grundsätzlich der Ansprechrate bei anderen Organmetastasen und liegt beim Mammakarzinom bei bis zu 50%. Für das kleinzellige Bronchialkarzinom wurde allerdings in einer Serie ein deutlich geringeres Ansprechen der zerebralen Metastasen von 27% gegenüber 73% im Vergleich zu systemischen Metastasen berichtet (Seute et al. 2006), allerdings mit einem aus heutiger Sicht suboptimalen platinfreien Chemotherapieprotokoll. Ein Drittel der Patientinnen mit HER2+-positiven Mammakarzinomen entwickelt nach Behandlung mit **Trastuzumab**, einem Antikörper gegen einen der epidermalen Wachstumsfaktorrezeptoren (EGF-R2)/HER2, Hirnmetastasen, vermutlich weil diese Tumoren präferenziell in das Gehirn metastasieren und dort durch die Blut-Hirn-Schranke vor der Wirkung von Trastuzumab geschützt sind. Die bisherigen Versuche, diese trotz Trastuzumab-Therapie aufgetretenen Hirnmetastasen mit dem EGFR/HER2-Inhibitor **Lapatinib** zu kontrollieren, waren eher enttäuschend, mit einer objektiven Ansprechrate von 6% (Lin et al. 2009). Durch eine Kombination mit **Capecitabin** lassen sich diese Ergebnisse möglicherweise verbessern (Metro et al. 2011). Auch der Stellenwert von EGFR-Inhibitoren auf Basis der Tyrosinkinaseinhibition wie **Gefitinib** beim nicht kleinzelligen Bronchialkarzinom ist bisher nicht klar definiert (Shimato et al. 2006).

Patienten mit Hirnmetastasierung beim Keimzelltumor des Hodens können kurativ behandelt werden, vor allem wenn die Hirnmetastasierung bereits bei Diagnosestellung vorliegt. Durch platinhaltige Chemotherapie plus Bestrahlung sind mehr als 50% der Patienten heilbar, beim Auftreten von Hirnmetastasen im Rezidiv ist die Prognose allerdings deutlich schlechter. In dieser Situation kann eine Hochdosischemotherapie mit Stammzelltransplantation in Betracht gezogen werden (Kollmannsberger et al. 2000).

Patienten mit zentralnervösem Befall systemischer Lymphome, deren Prognose unter Strahlentherapie oder intrathekaler Chemotherapie allein sehr ungünstig ist, haben durch eine intensive Chemotherapie mit hirngängigen Substanzen einschließlich der Hochdosischemotherapie mit Stammzelltransplantation die Chance auf eine Langzeitkontrolle und möglicherweise sogar Heilung (Fischer et al. 2011).

Im Unterschied zu den hirneigenen Tumoren war man bei der Erprobung antiangiogener Substanzen bei Patienten mit Hirnmetastasen wegen der mutmaßlichen Blutungsgefahr sehr zurückhaltend. Es zeigt sich aber, dass z.B. der VEGF-Antikörper **Bevacizumab** bei diesen Patienten gut eingesetzt werden kann: Nur bei einem von 85 Patienten trat eine Blutung auf (Akerley et al. 2008).

Metastasenbehandlung bei Progression oder Rezidiv nach Primärtherapie

Die Therapie zerebraler Metastasen bei Progression oder Rezidiv nach Primärtherapie wird individualisiert geplant und hängt wesentlich vom Allgemeinzustand und von der bereits erfolgten Primärtherapie ab. Gemäß den oben skizzierten Kriterien kann die erneute Resektion infrage kommen, typischerweise bei metachronen solitären Metastasen radioresistenter Tumoren (Nierenzellkarzinome, gastrointestinale Tumoren). Ebenso ist eine Resektion dann sinnvoll, wenn sich nach Radiochirurgie eine langfristig persistierende oder sogar wachsende, hochgradig ödemogene Läsion findet, die dann in der Regel eine Strahlennekrose mit aktivem Tumor darstellt. Nur durch eine Operation kann eine dauerhafte Steroidpflichtigkeit vermieden werden.

Erfolgte zuvor keine Ganzhirnbestrahlung, so sollte diese in Betracht gezogen werden, insbesondere bei multiplen Metastasen. Bei wenigen umschriebenen Läsionen kann, auch alternativ zur Operation bei einzelnen Läsionen und auch nach bereits erfolgter Ganzhirnbestrahlung, die Radiochirurgie zum Einsatz kommen. Je nach Primärtumor und bereits verabreichter lokaler und systemischer Therapie kann eine medikamentöse Tumortherapie durchgeführt werden, insbesondere bei chemosensitiveren Tumoren (Ammirati et al. 2010).

Therapie von spinalen Metastasen

Operation

Bei spinalen Metastasen sollte immer die Indikation zur operativen Dekompression geprüft werden (George et al. 2008). Dies gilt vor allem bei rascher Zunahme neurologischer Defizite und bei gegenüber Strahlentherapie und medikamentöser Tumortherapie resistenten Tumoren. Eine komplette Querschnittsymptomatik sollte möglichst schnell operativ entlastet werden. Nach 24 Stunden sind die neurologischen Ausfälle in der Regel nicht mehr reversibel. Die Operation richtet sich nach der Lage der Metastase. Eine Laminektomie bringt im Notfall eine rasche Entlastung, sollte jedoch auf den Befall von Wirbelbögen und Dornfortsatz beschränkt bleiben, da bei ausgedehnterem Tumorbefall die Gefahr einer ungenügenden Entlastung und der Instabilität droht. Bei einer Wirbelkörpermetastasierung sind Wirbelkörperersatz und Stabilisierungsoperationen zu diskutieren. Die Indikationen richten sich nach dem Metastasierungsstatus, dem Karnofsky Perfomance Score, dem Operationsrisiko unter Berücksichtigung eventueller Gerinnungsstörungen und der Progredienz des Tumorleidens. Die Überlegenheit der Operation gefolgt von Strahlentherapie gegenüber der alleinigen Strahlentherapie hinsichtlich Wiedererlangung und Dauer der Gehfähigkeit wurde bei Patienten mit Rückenmarkkompression mit hoher Signifikanz und Evidenz belegt (Patchell et al. 2005). Intradurale extramedulläre Metastasen sollten bei ausgeprägter Kompression des Myelons operativ entfernt werden. Bei starker Verwachsung mit den nervalen Strukturen kann ein Rest belassen werden, der dann nachbestrahlt wird. Die operative Exstirpation intramedullärer Metastasen ist möglich, sollte jedoch auf Notfälle mit foudroyant verlaufender Querschnittsymptomatik beschränkt bleiben.

Eine neue Methode der Schmerzbehandlung bei metastatisch befallenen Wirbelkörpern ohne oder mit geringem retrovertebralem Weichteiltumor stellt die **Vertebroplastie** dar (Hentschel et al. 2005). Hierbei handelt es sich um eine minimal-invasive, perkutane Einbringung von Knochenzement über eine dicklumige Hohlnadel in den Wirbelkörper. Über die deutliche Wärmeentwicklung während des Aushärtens des Zements ist auch eine antineoplastische Wirkung denkbar, wenn dies auch nicht das primäre Behandlungsziel darstellt. Die Erfolgsquote bezüglich der Schmerzbesserung beträgt ca. 80 % und die Mobilität der Patienten wird in ca. 50 % verbessert (Shimony et al. 2004). Die Vertebroplastie kann nach oder zusammen mit einer Strahlentherapie angewandt werden (Jang u. Lee 2005).

Strahlentherapie

Bei drohenden oder akut aufgetretenen neurologischen Funktionseinschränkungen durch Metastasen und fehlender Operationsindikation ist die alleinige Strahlentherapie indiziert, die bei akuter Symptomatik innerhalb von 24 Stunden beginnen sollte. Eine Bestrahlung ossärer Metastasen im Bereich der Wirbelsäule ist bei Schmerzen und Beeinträchtigung der Stabilität indiziert. Die Indikation für eine Bestrahlung besteht zudem nach operativer Intervention zur Vermeidung eines lokalen Rezidivs und der Lockerung des Osteosynthesematerials sowie mit dem Ziel einer Rekalzifikation, für die eine lokale Tumorkontrolle Voraussetzung ist. Das Zielvolumen schließt in der Regel den oder die befallenen Wirbelkörper sowie je einen nicht betroffenen Wirbelkörper kranial und kaudal der Läsion ein sowie, falls vorhanden, den Weichteilanteil der Metastase. Wird die Strahlentherapie nach einem operativen Eingriff durchgeführt, ist das Stabilisierungsmaterial in das Zielvolumen mit einzubeziehen, weil intraoperativ eine Tumorzellverschleppung nicht auszuschließen ist.

Die angewandten Fraktionierungsschemata wie auch die Gesamtdosis variieren erheblich und liegen bezüglich der Einzeldosen zwischen 2 und 8 Gy und der Gesamtdosen zwischen 8 Gy und 50 Gy. Die am häufigsten angewandte Dosierung beträgt 30–36 Gy in einer Fraktionierung von 5 × 3 Gy/Woche bzw. 40–50 Gy zu 5 × 2 Gy/Woche. In der Regel werden bei Patienten mit schlechter Prognose hohe Einzeldosen und kurze Therapieschemata gewählt, bei längerer Lebenserwartung niedrigere Einzeldosen und längere Gesamtdauer. Die besseren Effekte insbesondere bezüglich der Rekalzifizierung von Knochenmetastasen und der Tumorkontrolle werden bei protrahierten Behandlungsschemata erreicht. Die Rationale eines hypofraktionierten Vorgehens z. B. mit 1–2 × 8 Gy bei Patienten in schlechtem Allgemeinzustand und geringer Lebenserwartung ist die rasche Wirkung insbesondere bezüglich der Analgesie. Eine randomisierte Studie zur Strahlentherapie spinaler Metastasen ergab bezüglich kurzfristiger Gehfähigkeit und Verträglichkeit keinen Unterschied zwischen je 8 Gy an 2 Tagen und einem protrahierten Regime von 3 × 5 Gy, gefolgt von nochmals 5 × 3 Gy (split course). Nach Strahlentherapie wurden 35 % der Patienten wieder gehfähig, eine Schmerzreduktion wurde bei 57 % der Patienten erreicht (Maranzano et al. 2005). Bei fehlender Instabilität, Fraktur oder Myelonkompression erreichte auch die alleinige Strahlentherapie eine mittlere lokale Kontrollrate von 77 % (Gerszten et al. 2009).

Die Verfügbarkeit neuer Technologien erlaubt zunehmend den Einsatz radiochirurgischer Methoden und weiterer Methoden wie intensitätsmodulierter Strahlentherapie oder Tomotherapie zur Ausblendung des Rückenmarkes mit der Möglichkeit der Dosissteigerung im Bereich der Metastasen oder der Re-Bestrahlung. In einer großen Studie an 400 Patienten, bei der 70 % der Patienten vorbestrahlt waren, wurde mittels Radiochirurgie bei einer mittleren Nachbeobachtungszeit von 21 Monaten bei 85 % der Patienten eine dauerhafte Schmerzreduktion und bei 90 % eine lokale Tumorkontrolle erreicht (Gerszten et al. 2007). Randomisierte Studien zur Radiochirurgie fehlen bisher.

Bei ossärer Metastasierung der Wirbelsäule reduziert die Strahlentherapie besonders gut Schmerzen. Daher ist die alleinige Strahlentherapie weiterhin die Standardbehandlung in palliativer Intention von Patienten in schlechtem Allgemeinzustand mit fortgeschrittener Tumorerkrankung oder schwerwiegenden Nebendiagnosen und begrenzter Lebenserwartung. Bei 54-83 % dieser Patienten kann eine Besserung der Schmerzen erreicht werden (Klimo et al. 2005). Die Strahlentherapie hat in dieser Indikation kaum kurzfristig auftretende schwerwiegende Nebenwirkungen.

Medikamentöse Tumortherapie

Die Indikation zur medikamentösen Tumortherapie orientiert sich an der Histologie des Primärtumors und folgt den Überlegungen zur Behandlung solider leptomeningealer Metastasen (s.u.).

Therapie bei Meningeosis neoplastica

Allgemeine Empfehlungen zur Therapie

Die meisten hier formulierten Empfehlungen für die Meningeosis neoplastica beruhen nicht auf prospektiven randomisierten Studien, sondern auf klinischer Erfahrung. Die Behandlung ist mit wenigen Ausnahmen palliativ. Deshalb ist die Abwägung von angestrebtem Nutzen durch die Behandlung – Lebenszeitverlängerung, Linderung neurologischer Symptome und von Schmerzen – und zu erwartender, therapieassoziierter Toxizität von besonderer Bedeutung. Die Wahl der Therapie sollte sich am Muster der durch MRT und Liquoruntersuchung nachgewiesenen leptomeningealen Tumorausbreitung (knotig solide versus diffus und nicht adhärent, d.h. vorwiegend flächenhaftes Wachstum und abgelöste Zellen und Zellverbände im Liquor) sowie am Vorhandensein oder Fehlen zusätzlicher solider zerebraler und systemischer Metastasen orientieren. Häufig liegt eine Kombination knotig soliden und diffus nicht adhärenten Tumorwachstums vor, die eine entsprechende Kombination der Therapiestrategien erforderlich macht.

Strahlentherapie

Die Bestrahlung des Gehirns und der zerebralen Liquorräume bei der Meningeosis neoplastica wird in Form eines **Helmfelds** durchgeführt. Das zu bestrahlende Volumen umfasst das Gehirn unter Einschluss der Lamina cribrosa, der Schädelbasis mit den basalen Zisternen sowie die Halswirbelkörper 1 und 2. Fokale spinale Läsionen werden mit einem kraniokaudalen Sicherheitsabstand von einer Wirbelkörperhöhe bestrahlt. Die „Ganzhirnbestrahlung" (Helmfeldbestrahlung) wird z. B. in 3-Gy-Fraktionen bis zu einer Gesamtdosis von 30–36 Gy verabreicht. Bei Patienten mit günstigen prognostischen Faktoren können niedrigere Einzelfraktionen (2 Gy) bis zu einer Gesamtdosis von 40 Gy zum Einsatz kommen. Fokale spinale Läsionen werden mit einem kraniokaudalen Sicherheitsabstand von einer Wirbelkörperhöhe in einer Fraktionierung von 5 x 2-3 Gy/Woche bis zu einer Gesamtdosis von 30–36 Gy behandelt. Die Neuroachsenbestrahlung (Liquorraumbestrahlung) wird in der Regel nur bei Patienten mit leptomeningealer Aussaat primärer Hirntumoren eingesetzt. Auf parallele systemische Chemotherapie wird bei der Neuroachsenbestrahlung meist, auf parallele intrathekale Chemotherapie immer verzichtet.

Kontrollierte Studien zur Wirksamkeit der Strahlentherapie bei Meningeosis neoplastica fehlen. Bei den Studien zur intrathekalen Chemotherapie (s.u.) wurde die Strahlentherapie individualisiert verabreicht und in ihrer Auswirkung auf das Therapieergebnis nicht systematisch erfasst.

Systemische medikamentöse Tumortherapie

Solide leptomeningeale Metastasen mit Anschluss an die Blutzirkulation sprechen nicht schlechter auf eine systemische Therapie an als andere, extrazerebrale Metastasen. Die systemische Chemotherapie bei der Meningeosis neoplastica wurde bisher kaum in größeren Studien untersucht (Bokstein et al. 1998, Glantz et al. 1998) und nicht systematisch mit einer intrathekalen bzw. intraventrikulären Chemotherapie verglichen. Die systemische medikamentöse Tumortherapie gemäß den Richtlinien für den jeweiligen Primärtumor ist entsprechend dem Behandlungspfad (siehe dort) vermutlich eine sinnvolle

Therapieoption, insbesondere bei malignen Lymphomen. Vor allem bei Patientinnen mit Mammakarzinom, die systemisch chemotherapiert werden, ist der Wert einer zusätzlichen intrathekalen Chemotherapie umstritten (Boogerd et al. 1991, Boogerd et al. 2004). Vermutlich hängt die Wirksamkeit der systemischen Chemotherapie bei Meningeosis neoplastica wesentlich von der Blut-Liquor-Schrankengängigkeit der Pharmaka ab. Dementsprechend wurden vielversprechende Ergebnisse mit systemischer Hochdosis-Methotrexat-Therapie berichtet (Glantz et al. 1998), die aber einer unabhängigen Bestätigung bedürfen. Eine hormonantagonistische Therapie kann bei einzelnen Patienten mit Mamma- und Prostatakarzinom auch zur Regression einer Meningeosis neoplastica führen.

Intrathekale Chemotherapie

Die intrathekale Chemotherapie sollte nach Möglichkeit über ein intraventrikuläres Ommaya-Reservoir und nicht über wiederholte Lumbalpunktionen erfolgen. Für die intrathekale Chemotherapie sind in Deutschland **Methotrexat (MTX), Ara-C** und **Thiotriethylenephosphoramid (Thiotepa)** zugelassen. Die Therapie sollte über ein intraventrikuläres Reservoir zweimal wöchentlich durchgeführt werden. Die Dosierungen betragen 12–15 mg für MTX, 40 mg für Ara-C und 10 mg für Thiotepa. MTX gilt als Mittel der Wahl. Zur Prävention systemischer Wirkungen von MTX wird oral Folinsäure, 15 mg, alle 6 h für 48 h, erstmals 6 h nach der MTX-Injektion, verabreicht (Leukovorin rescue). Alternativ kommen Ara-C (eher bei lymphohämatopoietischen Erkrankungen) und Thiotepa (eher bei soliden Tumoren) infrage. Keines der Medikamente war in einer kontrollierten Studie einem anderen überlegen (Grossman et al. 1993).

Eine liposomale **Depotform von Ara-C (DepoCyte)**, die in kontrollierten Studien Vorteile gegenüber konventioneller Ara-C-Therapie bei hämatologischen Neoplasien gezeigt hat und mit MTX bei Meningeosen solider Tumoren zumindest gleichwertig war (Glantz et al. 1999a, Glantz et al. 1999b), ist in Deutschland, Österreich und der Schweiz für die Behandlung der Meningeosis lymphomatosa zugelassen. DepoCyte weist den Vorteil auf, dass mit dieser liposomalen Formulierung ausreichende zytotoxische Liquorkonzentrationen von Ara-C für mindestens 14 Tage nach einmaliger lumbaler Gabe von 50 mg erzielt werden können und deshalb vermutlich auf die Anlage eines ventrikulären Reservoirs verzichtet werden kann (Phuphanich et al. 2007, Glantz et al. 2010). Vermutlich sind aufgrund einer wesentlich homogeneren Verteilung mittels dieser retardierten Form nach lumbaler Applikation auch effektivere ventrikuläre Konzentrationen zu erzielen. Bisher wurden unter DepoCyte keine Leukenzephalopathien berichtet. Ob damit DepoCyte simultan zur Strahlentherapie verabreicht werden kann, ohne das Risiko einer synergistischen Neurotoxizität deutlich zu erhöhen wie bei MTX und Strahlentherapie, ist derzeit noch unklar. In Kombination mit hochdosierter systemischer MTX- und Ara-C-Therapie wurde bei Patienten mit akuter lymphatischer Leukämie über unerwartet hohe Neurotoxizität berichtet (Jabbour et al. 2007). Zur Verhinderung der am häufigsten unter DepoCyte berichteten Nebenwirkung, einer chemischen Arachnoiditis, wird empfohlen, prophylaktisch ab dem Tag der intrathekalen Gabe für 3–5 Tage Dexamethason (12 mg/d) per os zu verabreichen.

Kombinierte intrathekale Chemotherapie ist nicht indiziert (Giannone et al. 1986, Hitchins et al. 1987, Stewart et al. 1987). Weitere Pharmaka, die derzeit für die intrathekale Anwendung evaluiert werden, aber (noch) nicht zugelassen sind, sind **Mafosfamid** (Blaney et al. 2005), **Topotecan** (Gammon et al. 2006) und **Etoposid** (Chamberlain et al. 2006).

Die Leukozytenwerte sollten vor Beginn der intrathekalen Chemotherapie über 3000/ml und die Thrombozytenwerte über 100.000/ml liegen. Bei der MTX-Therapie sollte das Serumkreatinin unter 1,5 mg/dl liegen. Sind diese Bedingungen nicht erfüllt, so muss die Therapie engmaschiger überwacht werden. Die Applikation der für die intrathekale Behandlung zugelassenen Zytostatika erfolgt in der vom Hersteller gelieferten Trägerlösung unter sterilen Bedingungen, ohne Zusatz von Steroiden oder liquoranalogen Lösungen. Individuelle Dosisanpassungen, z. B. in Abhängigkeit von der Körperoberfläche, sind bei Erwachsenen nicht erforderlich.

Wenn die Therapiestrategie eine Strahlentherapie des Zerebrums vorsieht, wird in der Regel 3 Wochen lang zweimal pro Woche die intrathekale Chemotherapie verabreicht, bevor die Helmfeldbestrahlung beginnt. Die Fortführung der intrathekalen Chemotherapie während der Strahlentherapie ist mit einmaligen wöchentlichen Applikationen vertretbar, wird aber nur empfohlen, wenn der Liquor bis zum Beginn der Strahlentherapie durch die bis dahin erfolgte intrathekale Chemotherapie nicht saniert wurde. Am Tag der intrathekalen Zytostatikagabe wird die Strahlentherapie meist pausiert. Höherfrequente Gaben sind mit einem erhöhten Risiko für neurotoxische Nebenwirkungen verbunden. Die Fortführung der intrathekalen Chemotherapie *nach* der Strahlentherapie des Zerebrums wird individualisiert geplant.

▶ **Verlauf der intrathekalen Chemotherapie.** Mit der primären intrathekalen Chemotherapie wird eine Liquorsanierung innerhalb von 2 Wochen angestrebt. Der Abbruch oder die Umstellung der Therapie sind indiziert, wenn der Liquorbefund kontinuierlich schlechter wird (Anstieg von Zellzahl, Eiweiß und Laktat) oder wenn eine deutliche, auf die Meningeosis neoplastica zu beziehende klinische Verschlechterung eintritt. Dann empfiehlt sich umgehend die Helmfeldbestrahlung, ggf. kombiniert mit fokaler spinaler Bestrahlung. Die Beendigung der intrathekalen Chemotherapie ist sinnvoll, wenn in zwei aufeinander folgenden Liquorpunktionen zuvor nachgewiesene Tumorzellen nicht mehr nachweisbar sind. Eine Erhaltungschemotherapie wird wegen der kumulativen Toxizität in der Regel nicht empfohlen.

Die Liquorsanierung ist theoretisch der beste Parameter zur Beurteilung der Wirksamkeit der intrathekalen Chemotherapie, weil klinische Befundänderungen durch viele andere Faktoren moduliert werden. Der Nachweis neoplastischer Zellen kann aber aufwendig sein und gelingt nicht immer. Zudem kann es auch nach erfolgter Liquorsanierung kurzfristig zu Rezidiven kommen, vermutlich weil die Tumorzellbelastung des Liquors nicht immer die Tumorlast im meningealen Kompartiment widerspiegelt. Deshalb sollte die intrathekale Chemotherapie gelegentlich auch allein nach klinischen Kriterien ausgesetzt oder wieder aufgenommen werden. Auch eine Verschlechterung des Liquorbefundes sollte nicht in jedem Fall zum Abbruch der Therapie führen, wenn klinisch Zeichen der Progredienz fehlen.

Im Rezidivfall sollte zunächst das Zytostatikum eingesetzt werden, mit dem zuvor eine Liquorsanierung erzielt wurde. Gelegentlich zeigt sich eine klinische Progredienz ohne Progredienz des Liquorbefundes. Auch diese Patienten sollten eine zweite Serie intrathekaler Chemotherapie erhalten.

Supportive Therapie

Hirnmetastasen

Die wichtigsten symptomatischen Behandlungsziele bei Patienten mit Hirnmetastasen sind die Kontrolle des erhöhten intrakraniellen Drucks durch **Kortikosteroide** (Ryken et al. 2010) sowie die Kontrolle symptomatischer epileptischer Anfälle durch Antikonvulsiva (Mikkelsen et al. 2010). Falls keine Operation geplant ist und kein ausgeprägter Hirndruck besteht, sollten Kortikosteroide zunächst in moderater Dosis (120–240 mg/d Hydrocortison-Äquivalent, entsprechend ca. 4–8 mg Dexamethason oder 25–50 mg Prednisolon; nach der Regel *so viel wie nötig, so wenig wie möglich*) eingesetzt, bei Bedarf gesteigert und bei erfolgreicher Behandlung ausschleichend wieder abgesetzt werden (Vecht et al. 1994). Die Tagesdosis von Dexamethason oder Prednisolon kann durch einmalige tägliche Gabe verabreicht werden.

Patienten mit symptomatischen epileptischen Krampfanfällen sollten mit **Antikonvulsiva** behandelt werden, oft für die gesamte Überlebenszeit, die meist nur Monate beträgt. Bei Anfallsfreiheit über mehrere Monate und Kontrolle der Metastasen durch die Therapie kann das Antikonvulsivum ausschleichend abgesetzt werden, sofern keine besondere Gefährdung der Patienten durch Krampfanfälle vorliegt, z. B. multiple Knochenmetastasen. Eine prophylaktische Antikonvulsivagabe wird oft durchgeführt, wenn ein neurochirurgischer Eingriff geplant ist. Der Stellenwert dieser Maßnahme ist nicht durch adäquate Studienergebnisse gesichert. Da Krampfanfälle bei erhöhtem intrakraniellen Druck lebensgefährlich sein können, kann die prophylaktische Behandlung mit Antikonvulsiva jedoch während der ersten Wochen der Strahlentherapie z. B. bei Patienten mit multiplen großen Metastasen in Betracht gezogen werden. Die generelle Behandlung aller Patienten mit Hirnmetastasen mit Antikonvulsiva wird jedoch nicht empfohlen. Phenytoin, Valproinsäure und Carbamazepin sind bezüglich der Kontrolle zerebralorganischer Anfälle bei Hirntumorpatienten vermutlich gleichwertig. Bei Carbamazepin fehlt eine intravenöse Darreichungsform. Alle genannten Pharmaka, vor allem Phenytoin, haben den Nachteil von Interaktionen mit anderen Pharmaka, z. B. während der medikamentösen Tumortherapie. Neuere Antikonvulsiva wie Gabapentin, Levetiracetam und Lamotrigin finden deshalb in der Behandlung symptomatischer Epilepsien bei Hirntumorpatienten zunehmend Verwendung (Vecht u. van Breemen 2006). Präterminale Patienten können auch mit Benzodiazepinen behandelt werden, die oral, intravenös oder rektal verabreicht werden können.

Zur Prävention und Behandlung Therapie-assoziierter Leukenzephalopathie und neurokognitiver Defizite liegen nur wenige Daten vor. Auch bei Patienten, die sich einer Ganzhirnbestrahlung unterziehen, stehen die tumorbedingten Störungen gegenüber unerwünschten Therapiefolgen deutlich im Vordergrund (Aoyama et al. 2007, Li et al. 2007). Späte Neurotoxizität gewinnt jedoch zunehmend bei Tumorentitäten wie Keimzelltumoren und malignen Lymphomen an Bedeutung, bei denen häufiger Langzeitüberleben erreicht wird. Der Nachweis eines protektiven Effekts der hyperbaren Sauerstofftherapie steht aus (Ohguri et al. 2007).

Meningeosis neoplastica

Auch die meisten Patienten mit Meningeosis neoplastica profitieren klinisch von **Steroiden** in niedrigen Dosierungen, z. B. Dexamethason, 2 × 2 mg/d, auch wenn keine Strahlentherapie erfolgt. Bei fehlendem klinischem Ansprechen auf diese Dosierungen erfolgt eine Dosissteigerung. Die Anlage eines **Shunts** bei Patienten mit Liquorzirkulationsstörung kann in der Terminalphase zu einer deutlichen Linderung der Symptome führen, mit sehr geringem Risiko einer Tumorzelldissemination (Omuro et al. 2005). Eine prophylaktische Behandlung mit **Antikonvulsiva** ist nicht indiziert, auch nicht nach Anlage eines Reservoirs für die intrathekale Chemotherapie. Nach dem ersten Krampfanfall wird jedoch eine Behandlung mit retardiertem Valproat oder neueren Antikonvulsiva, die weniger Pharmakainteraktionen zeigen, über mindestens 3 Monate empfohlen.

■ Nachsorge

MRT- oder CT-Untersuchungen erfolgen individualisiert nach Klinik oder alle 3 Monate. Die Indikation zur Steroid- und Antikonvulsivabehandlung wird regelmäßig geprüft. Nach Strahlentherapie des Gehirns muss auf Zeichen der hypophysären Insuffizienz geachtet werden. Regelmäßige endokrinologische Kontrolluntersuchungen sind indiziert.

Eine eindeutige Aufgabenverteilung zwischen den einzelnen Fachdisziplinen sowie die Definition des zentralen Ansprechpartners für Patienten und Angehörige im weiteren Verlauf der Erkrankung sind empfehlenswert. Der Bedarf für Rehabilitation, psychoonkologische Betreuung und Hilfsmittel sollte möglichst früh geprüft werden. Der Schweregrad der Erkrankung erfordert in der Regel eine psychosoziale und ggf. neuropsychologische und psychiatrische Diagnostik bei Diagnosestellung sowie bei Veränderung im Verlauf. Bei Feststellung behandlungsbedürftiger psychischer Komorbidität ist eine qualifizierte und angemessene psychotherapeutische und ggf. medikamentöse anxiolytische und antidepressive Behandlung indiziert.

Während und vor allem nach Abschluss der tumorspezifischen Therapie ist die Indikation zu einer Rehabilitation zu prüfen. Art und Ausmaß der Rehabilitationsmaßnahmen hängen nicht nur vom neurologischen Zustand, sondern auch von Alter und Lebenssituation des Patienten und dem zu erwartenden biologischen Verhalten des Tumors ab. Je nach Rehabilitationsbedürftigkeit kommt eine stationäre, teilstationäre oder ambulante Rehabilitation im Anschluss an die Primärbehandlung infrage. Dabei stehen zunächst Rehabilitationsmaßnahmen im Vordergrund, die auf die Verbesserung der neurologischen und neuropsychologischen Defizite abzielen.

■ Besonderheiten für die Schweiz und Österreich

In den meisten österreichischen Zentren wird zur Verringerung der Gefahr potenzieller neurotoxischer Nebenwirkungen der Ganzhirnbestrahlung in Einzelfraktionen von 2 Gy und 40 Gy Gesamtdosis gegenüber dem Regime 30 Gy in 3-Gy-Einzelfraktionen der Vorzug gegeben.

Die radiochirurgische Behandlung von Hirnmetastasen wird in der Schweiz grundsätzlich nur für Linearbeschleuniger vergütet, während für die Gamma-Knife-Behandlung ein gesonderter Antrag zu stellen ist.

In Österreich sind für die intrathekale Therapie folgende Chemotherapeutika zugelassen:
- Methotrexat (MTX): Meningeosis neoplastica hämatologischer und solider Neoplasien
- Ara-C (Alexan): Meningeosis neoplastica hämatologischer Neoplasien
- liposomale Depotform von Ara-C (DepoCyte): Menigeosis lymphomatosa

In der Schweiz sind für die intrathekale Therapie folgende Chemotherapeutika zugelassen:
- Methotrexat (MTX): Meningeosis neoplastica hämatologischer und solider Neoplasien
- Ara-C (Alexan): Meningeosis neoplastica hämatologischer Neoplasien
- liposomale Depotform von Ara-C (DepoCyte): Menigeosis neoplastica

■ Versorgungskoordination

Die therapeutische Strategie für Patienten mit Hirnmetastasen, spinalen Metastasen und Meningeosis neoplastica sollte grundsätzlich von der ersten therapeutischen Maßnahme an interdisziplinär festgelegt werden, wann immer möglich im Rahmen eines Tumor-Boards. Im Rahmen der Definition des individuellen Diagnose- und Therapiekonzeptes wird auch geplant, welche Maßnahmen stationär und ambulant sowie im Rahmen der hausärztlichen Betreuung erfolgen können. Im Idealfall erfolgt die Betreuung gemeinschaftlich durch eine Spezialsprechstunde am Zentrum sowie hausärztlich in enger Abstimmung.

■ Redaktionskomitee

Prof. Dr. M. Kocher, Radioonkologie, Köln
PD Dr. A. Korfel, Internistische Onkologie, Berlin
Prof. Dr. A. Merlo, Neurochirurgie, Bern
Prof. Dr. F. Payer, Neurologie, Graz
Prof. Dr. G. Reifenberger, Neuropathologie, Düsseldorf
Prof. Dr. G. Schackert, Neurochirurgie, Dresden
Prof. Dr. U. Schlegel, Neurologie, Bochum
Prof. Dr. M. Warmuth-Metz, Neuroradiologie, Würzburg
Prof. Dr. M. Weller, Neurologie, Zürich
Prof. Dr. M. Westphal, Neurochirurgie, Hamburg
Prof. Dr. W. Wick, Neuroonkologie, Heidelberg
PD Dr. A. Wittig, Radioonkologie, Marburg

Federführend: Prof. Dr. Michael Weller, Klinik für Neurologie, Universitätsspital Zürich, Frauenklinikstrasse 26, CH-8091 Zürich, Tel.: 0041 44 255 5500
E-Mail: michael.weller@usz.ch

Entwicklungsstufe der Leitlinie: S2k

■ Literatur

Akerley WL, Langer CJ, Oh Y et al. Acceptable safety of bevacizumab therapy in patients with brain metastases due to non-small-cell lung cancer. J Clin Oncol 2008; 26 (15S): 8043

Ammirati M, Cobbs CS, Linskey ME et al. The role of retreatment in the management of recurrent/progressive brain metastases: a systematic review and evidence-based clinical practice guideline. J Neuro-Oncol 2010; 96: 85–96

Andrews DW, Scott CB, Sperduto PW et al. Whole brain radiation therapy with or without stereotactic radiosurgery boost for patients with one to three brain metastases: phase III results of the RTOG 9508 randomised trial. Lancet 2004; 363: 1665–1672

Antonadou D, Paraskevaidis M, Sarris G et al. Phase II randomized trial of temozolomide and concurrent radiotherapy in patients with brain metastases. J Clin Oncol 2002; 20: 3644–3650

Aoyama H, Shirato H, Tago M et al. Stereotactic radiosurgery plus whole-brain radiation therapy vs stereotactic radiosurgrey alone for treatment of brain metastases: a randomised controlled trial. J Am Med Ass 2006; 295: 2483–2491

Aoyama H, Tago M, Kato N et al. Neurocognitive function of patients with brain metastasis who received either whole brain radiotherapy plus stereotactic radiosurgery or radiosurgery alone. Int J Radiat Oncol Biol Phys 2007; 68: 1388–1395

Becher MW, Abel TW, Thompson RC et al. Immunohistochemical analysis of metastatic neoplasms of the central nervous system. J Neuropathol Exp Neurol 2006; 65: 935–944

Belohlavek O, Simonova G, Kantorova I et al. Brain metastases after stereotactic radiosurgery using the Leksell gamma knife: can FDG PET help to differentiate radionecrosis from tumour progression? Eur J Nucl Med 2003; 30: 96–100

Blaney S, Balis FM, Berg S et al. Intrathecal mafosfamide: a preclinical pharmacology and phase I trial. J Clin Oncol 2005; 23: 1555–1563

Bokstein F, Lossos A, Siegal T. Leptomeningeal metastases from solid tumors: a comparison of two prospective series treated with and without intra-cerebrospinal fluid chemotherapy. Cancer 1998; 82: 1756–1763

Boogerd W, Hart AAM, Sande JJ et al. Meningeal carcinomatosis in breast cancer: prognostic factors and influence of treatment. Cancer 1991; 67: 1685–1695

Boogerd W, van den Bent MJ, Koehler PJ et al. The relevance of intraventricular chemotherapy for leptomeningeal metastasis in breast cancer: a randomised study. Eur J Cancer 2004; 40: 2726–2733

Bromberg JE, Breems DA, Kraan J et al. CSF flow cytometry greatly improves diagnostic accuracy in CNS hematologic malignancies. Neurology 2007; 68: 1674–1679

Chamberlain MC. Neoplastic meningitis. J Clin Oncol 2005; 23: 3605–3613

Chamberlain MC. Phase II trial of intracerebrospinal fluid etoposide in the treatment of neoplastic meningitis. Cancer 2006; 106: 2021–2027

Chang EL, Wefel JS, Hess KR et al. Neurocognition in patients with brain metastases treated with radiosurgery or radiosurgery plus whole-brain irradiation: a randomised controlled trial. Lancet Oncol 2009; 10: 1037–1044

Felsberg J, Reifenberger G. Neuropathologie und molekulare Grundlagen von Metastasen im zentralen Nervensystem. Onkologe 2000; 6: 919–929

Fischer F, Haenel M, Moehle R et al. Systemic and intrathecal chemotherapy followed by high-dose chemotherapy with autologous stem cell transplantation (HD-ASCT) for CNS relapse of aggressive lymphomas: A potentially curative approach? J Clin Oncol 2011; Suppl.: 8005

Fuentes R, Bonfill X, Exposito J. Surgery versus radiosurgery for patients with a solitary brain metastasis from non-small cell lung cancer. Cochrane Database Syst Rev 2006; 1: CD 004840

Gammon DC, Bhatt MS, Tran L et al. Intrathecal topotecan in adult patients with neoplastic meningitis. Am J Health Syst Pharm 2006; 63: 2083–2086

Garell PC, Hitchon PW, Wen BC et al. Stereotactic radiosurgery versus microsurgical resection for the initial treatment of metastatic cancer to the brain. J Radiosurg 1999; 2: 1–5

Gaspar LE, Mehta MP, Patchell RA et al. The role of whole brain radiation therapy in the management of newly diagnosed brain metastases: a systematic review and evidence-based clinical practice guideline. J Neuro-Oncol 2010; 96: 17–32

Gaspar L, Scott C, Rotman M et al. Recursive partitioning analysis (RPA) of prognostic factors in three Radiation Therapy Oncology Group (RTOG) brain metastases trials. Int J Radiat Oncol Biol Phys 1997; 37: 745–751

Gavrilovic IT, Posner JB. Brain metastases: epidemiology and pathophysiology. J Neurooncol 2005; 75: 5–14

George R, Jeba J, Ramkumar G et al. Interventions for the treatment of metastatic extradural spinal cord compression in adults. Cochrane Database Syst Rev 2008; 4: CD006716

Gerszten PC, Burton SA, Ozhasoglu C et al. Radiosurgery for spinal metastases: clinical experience in 500 cases from a single institution. Spine 2007; 32: 193–199

Gerszten PC, Mendel E, Yamada Y. Radiotherapy and radiosurgery for metastatic spine disease: what are the options, indications, and outcomes? Spine 2009; 34: S78–S92

Giannone L, Greco FA, Hainsworth JD. Combination intraventricular chemotherapy for meningeal neoplasia. J Clin Oncol 1986; 4: 68–73

Glantz MJ, Cole BF, Recht L et al. High-dose intravenous methotrexate for patients with nonleukemic cancer: is intrathecal chemotherapy necessary? J Clin Oncol 1998; 16: 1561–1567

Glantz MJ, Jaeckle KA, Chamberlain MC et al. A randomized controlled trial comparing intrathecal sustained-release cytarabine (DepoCyt) to intrathecal methotrexate in patients with neoplastic meningitis from solid tumors. Clin Cancer Res 1999a; 5: 3394–3402

Glantz MJ, Jaeckle KA, Chamberlain MC et al. Randomized trial of a slow-release versus a standard formulation of cytarabine for the intrathecal treatment of lymphomatous meningitis. J Clin Oncol 1999b; 17: 3110–3116

Glantz MJ, Van Horn A, Fisher R et al. Route of intracerebrospinal fluid chemotherapy administration and efficacy of therapy in neoplastic meningitis. Cancer 2010; 116: 1947–1952

Gore EM, Bae K, Wong SJ et al. Phase III comparison of prophylactic cranial irradiation versus observation in patients with locally advanced non-small-cell lung cancer: primary analysis of radiation therapy oncology group study RTOG 0214. J Clin Oncol 2011; 29: 272–278

Grossman SA, Finkelstein DM, Ruckdeschel JC et al. Randomized prospective comparison of intraventricular methotrexate and thiotepa in patients with previously untreated neoplastic meningitis. J Clin Oncol 1993; 11: 561–569

Guerrieri M, Wong K, Ryan G et al. A randomised phase III study of palliative radiation with concomitant carboplatin for brain metastases from non-small cell carcinoma of the lung. Lung Cancer 2004; 46: 107–111

Hart MG, Grant R, Walker M et al. Surgical resection and whole brain radiation therapy versus whole brain radiation therapy alone for single brain metastases. Cochrane Database Syst Rev 2004; 4: CD 003292

Hedde JP, Neuhaus T, Schüller H et al. A phase I/II trial of topotecan and radiation therapy for brain metastases in patients with solid tumors. Int J Radiat Oncol Biol Phys 2007; 68: 839–844

Hegde U, Filie A, Little RF et al. High incidence of occult leptomeningeal disease detected by flow cytometry in newly diagnosed aggressive B-cell lymphomas at risk for central nervous system involvement: the role of flow cytometry versus cytology. Blood 2005; 105: 496–502

Hentschel SJ, Burton AW, Fourney DR et al. Percutaneous vertebroplasty and kyphoplasty performed at a cancer center: refuting proposed contraindications. J Neurosurg Spine 2005; 2: 436–440

Herrlinger U, Förschler H, Küker W et al. Leptomeningeal metastasis: survival and prognostic factors in 155 patients. J Neurol Sci 2004; 223: 167–178

Hitchins RN, Bell DR, Woods RL et al. A prospective randomized trial of single-agent versus combination chemotherapy in meningeal carcinomatosis. J Clin Oncol 1987; 5: 1655–1662

Hussain A, Brown PD, Stafford SL et al. Stereotactic radiosurgery for brainstem metastases: survival, tumor control, and patient outcomes. Int J Radiat Oncol Biol Phys 2007; 67: 521–524

Jabbour E, O'Brien S, Kantarjian H et al. Neurologic complications associated with intrathecal liposomal cytarabine given prophylactically in combination with high-dose methotrexate and cytarabine to patients with acute lymphocytic leukaemia. Blood 2007; 109: 3214–3218

Jaeckle K. Neoplastic meningitis from systemic malignancies: diagnosis, prognosis and treatment. Semin Oncol 2006; 33: 312–323

Jang JS, Lee SH. Efficacy of percutaneous vertebroplasty combined with radiotherapy in osteolytic metastatic spinal tumors. J Neurosurg Spine 2005; 2: 243–248

Kalkanis SN, Kondziolka D, Gaspar LE et al. The role of surgical resection in the management of newly diagnosed brain metastases: a systematic review and evidence-based clinical practice guideline. J Neuro-Oncol 2010; 96: 33–43

Klimo P, Thompson CJ, Kestle JRW et al. A metaanalsis of surgery versus conventional radiotherapy for the treatment of metastatic spinal epidural disease. Neuro-Oncology 2005; 7: 64–76

Kocher M, Soffietti R, Abacioglu U et al., for the EORTC Radiation Oncology and Brain Tumor Groups. Adjuvant whole brain radiotherapy versus observation after radiosurgery or surgical resection of 1-3 cerebral metastases. results of the EORTC 22952-26001 study. J Clin Oncol 2011; 29: 134–141

Kollmannsberger C, Nichols C, Bamberg M et al. First-line high-dose chemotherapy +/- radiation therapy in patients with metastatic germ-cell cancer and brain metastases. Ann Oncol 2000; 11: 553–559

Kondziolka D, Patel A, Lunsford LD et al. Stereotactic radiosurgery plus whole brain radiotherapy versus radiotherapy alone for patients with multiple brain metastases. Int J Radiat Oncol Biol Phys 1999; 45: 427–434

Lee DH, Han JY, Kim HT et al. Primary chemotherapy for newly diagnosed nonsmall cell lung cancer patients with synchronous brain metastases compared with whole-brain radiotherapy administered first: result of a randomized pilot study. Cancer 2008; 113: 143–149

Li J, Bentzen SM, Renschler M et al. Regression after whole-brain radiation therapy for brain metastases correlates with survival and improved neurocognitive function. J Clin Oncol 2007; 25: 1260–1266

Lin NU, Dieras V, Paul D et al. Multicenter phase II study of lapatinib in patients with brain metastases from HER2-positive breast cancer. Clin Cancer Res 2009; 15: 1452–1459

Linskey ME, Andrews DW, Asher AL et al. The role of stereotactic radiosurgery in the management of patients with newly diagnosed brain metastases: a systematic review and evidence-based clinical practice guideline. J Neuro-Oncol 2010; 96: 45–68

Maranzano E, Bellavita R, Rossi R et al. Short-course versus split-course radiotherapy in metastaticspinal cord compression. Results of a phase III, randomized, multicenter trial. J Clin Oncol 2005; 23: 3358–3365

Mavrakis AN, Halpern EF, Barker FG 2nd et al. Diagnostic evaluation of patients with a brain mass as the presenting manifestation of cancer. Neurology 2005; 65: 908–911

Mehta MP, Paleologos NA, Mikkelsen T et al. The role of chemotherapy in the management of newly diagnosed brain metastases: a systematic review and evidence-based clinical practice guideline. J Neuro-Oncol 2010; 96: 71–83

Mehta MP, Rodrigus P, Terhaard CH et al. Survival and neurologic outcomes in a randomized trial of motexafin gadolinium and whole-brain radiation therapy in brain metastases. J Clin Oncol 2003; 21: 2529–2536

Mehta MP, Shapiro WR, Phan SC et al. Motexafin gadolinium combined with prompt whole brain radiotherapy prolongs time to neurologic progression in non-small-cell lung cancer patients with brain metastases: results of a phase III trial. Int J Radiat Oncol Biol Phys 2009; 73: 1069–1076

Metro G, Foglietta J, Russillo M et al. Clinical outcome of patients with brain metastases from HER2-positive breast cancer treated with lapatinib and capecitabine. Ann Oncol 2011; 22: 625–630

Mikkelsen T, Paleologos NA, Robinson PD et al. The role of prophylactic anticonvulsants in the management of brain metastases: a systematic review and evidence-based clinical practice guideline. J Neuro-Oncol 2010; 96: 97–102

Mintz AH, Kestle J, Rathbone MP et al. A randomized trial to assess the efficacy of surgery in addition to radiotherapy in patients with a single cerebral metastasis. Cancer 1996; 78: 1470–1476

Mornex F, Thomas L, Mohr P et al. A prospective randomized multicentre phase III trial of fotemustine plus whole brain irradiation versus fotemustine alone in cerebral metastases of malignant melanoma. Melanoma Res 2003; 13: 97–103

Muacevic A, Wowra B, Siefert A et al. Microsurgery plus whole brain irradiation versus Gamma Knife surgery alone for treatment of single metastases to the brain: a randomized controlled multicentre phase III trial. J Neuro-Oncol 2008; 87: 299–307

Neuhaus T, Ko Y, Muller RP et al. A phase III trial of topotecan and whole brain radiation therapy for patients with CNS-metastases due to lung cancer. Br J Cancer 2009; 100: 291–297

Ohguri T, Imada H, Kiyotaka K et al. Effect of prophylactic hyperbaric oxygen treatment for radiation-induced brain injury after stereotactic radiosurgery of brain metastases. Int J Radiat Oncol Biol Phys 2007; 67: 248–255

Omuro AMP, Lallana EC, Bilsky MH et al. Ventriculoperitoneal shunt in patients with leptomeningeal metastasis. Neurology 2005; 64: 1625–1627

O'Neill BP, Iturria NJ, Link MJ et al. A comparison of surgical resection and stereotactic radiosurgery in the treatment of solitary brain metastases. Int J Radiat Oncol Biol Phys 2003; 55: 1169–1176

Patchell RA, Tibbs PA, Regine WF et al. Postoperative radiotherapy in the treatment of single metastases to the brain. A randomized trial. J Am Med Ass 1998; 280: 1485–1489

Patchell RA, Tibbs PA, Walsh JW et al. A randomized trial of surgery in the treatment of single metastases to the brain. N Engl J Med 1990; 322: 494–500

Patchell RA, Tibbs PA, Regine WF et al. Direct decompressive surgical resection in the treatment of spinal cord compression caused by metastatic cancer. A randomized trial. Lancet 2005; 366: 643–648

Patil CG, Pricola K, Garg SK et al. Whole brain radiation therapy (WBRT) alone versus WBRT and radiosurgery for the treatment of brain metastases. Cochrane Database Syst Rev 2010; 6: CD006121

Peacock KH, Lesser GJ. Current therapeutic approaches in patients with brain metastases. Curr Treat Options Oncol 2006; 7: 479–489

Phuphanich S, Maria B, Braeckman R, et al. A pharmacokinetic study of intra-CSF administered encapsulated cytarabine (DepoCyt) for the treatment of neoplastic meningitis in patients with leukemia, lymphoma, or solid tumors as part of a phase III study. J Neurooncol 2007; 81: 201–208

Pöttgen P, Eberhardt W, Grannass A et al. Prophylactic cranial irradiation in operable stage IIIA non–small cell lung cancer treated with neoadjuvant chemoradiotherapy: results from a German multicenter randomized trial. J Clin Oncol 2007; 25: 4987–4992

Rades D, Kieckebusch S, Haatanen T et al. Surgical resection followed by whole brain radiotherapy versus whole brain radiotherapy alone for single brain metastasis. Int J Radiat Oncol Biol Phys 2008; 70: 1319–1324

Ryken TC, McDermott M, Robinson PD et al. The role of steroids in the management of brain metastases: a systematic review and evidence-based clinical practice guideline. J Neuro-Oncol 2010; 96: 103–114

Schoggl A, Kitz K, Reddy M et al. Defining the role of stereotactic radiosurgery versus microsurgery in the treatment of single brain metastases. Acta Neurochir 2000; 142: 621–626

Seute T, Leffers P, Wilmink JT et al. Response of asymptomatic brain metastases from small-cell lung cancer to systemic first-line chemotherapy. J Clin Oncol 2006; 24: 2079–2083

Shaw EG, Scott C, Souhami L et al. Single dose radiosurgical treatment of recurrent previously irradiated primary brain tumors and brain metastases: final report of RTOG protocol 90-05. Int J Radiat Oncol Biol Phys 2000; 47: 291–298

Shimato S, Mitsudomi T, Kosaka T et al. EGFR mutations in patients with brain metastases from lung cancer: association with the efficacy of gefitinib. Neuro-Oncology 2006; 8: 137–144

Shimony JS, Gilula LA, Zeller AJ et al. Percutaneous vertebroplasty for malignant compression fractures with epidural involvement. Radiology 2004; 232: 846–853

Slotman B, Faivre-Finn C, Kramer G et al., EORTC Radiation Oncology Group and Lung Cancer Group. Prophylactic cranial irradiation in extensive small-cell lung cancer. N Engl J Med 2007; 357: 664–672

Soffietti R, Cornu P, Delattre JY et al. EFNS guidelines on diagnosis and treatment of brain metastases: report of an EFNS task force. Eur J Neurol 2006; 13: 674–681

Sperduto PW, Berkey B, Gaspar LE et al. A new prognostic index and comparison to three other indices for patients with brain metastases: an analysis of 1,960 patients in the RTOG database. Int J Radiat Oncol Biol Phys 2008; 70: 510–514

Sperduto PW, Chao ST, Sneed PK et al. Diagnosis-specific prognostic factors, indexes, and treatment outcomes for patients with newly diagnosed brain metastases: a multiinstitutional analysis of 4,259 patients. Int J Radiat Oncol Biol Phys 2010; 77: 655–661

Stewart DJ, Maroun JA, Hugenholtz H et al. Combined intraommaya methotrexate, cytosine arabinoside, hydrocortisone and thiotepa for meningeal involvement by malignancies. J Neuro-Oncol 1987; 5: 315–322

Suh JH, Stea B, Nabid A et al. Phase III study of efaproxiral as an adjunct to whole-brain radiation therapy for brain metastases. J Clin Oncol 2006; 24: 106–114

Suh JH. Stereotactic radiosurgery for the management of brain metastases. N Engl J Med 2010; 362: 1119–1127

Tsao MN, Lloyd N, Wong R et al. Whole brain radiotherapy for the treatment of multiple brain metastases. Cochrane Database Syst Rev 2006; 3: CD 003689

Ushio Y, Arita N, Hayakawa T et al. Chemotherapy of brain metastases from lung carcinoma: a controlled randomized study. Neurosurgery 1991; 28: 201–205

Van Oostenbrugge RJ, Hopman AH, Arends JW et al. Treatment of leptomeningeal metastases evaluated by interphase cytogenetics. J Clin Oncol 2000; 18: 2053–2058

Vecht CJ, Haaxma-Reiche H, Noordijk EM et al. Treatment of single brain metastasis: radiotherapy alone or combined with neurosurgery? Ann Neurol 1993; 33: 583–590

Vecht CJ, Hovestadt A, Verbiest HBC et al. Dose-effect relationship of dexamethasone on Karnofsky performance in metastatic brain tumors: a randomized study of doses of 4, 8, and 16 mg per day. Neurology 1994; 44: 675–680

Vecht CJ, van Breemen M. Optimizing therapy of seizures in patients with brain tumors. Neurology 2006; 67 (Suppl. 4): 10–13

Verger E, Gil M, Yaya R et al. Temozolomide and concomitant whole brain radiotherapy in patients with brain metastases: a phase II randomized trial. Int J Rad Oncol Biol Phys 2005; 61: 185–191

Yen CP, Sheehan J, Patterson G et al. Gamma knife surgery for metastatic brain stem tumors. J Neurosurg 2006; 105: 213–219

Metastasen und Meningeosis neoplastica

Clinical Pathway – Hirnmetastasen

Basisprogramm
▶ klinische Untersuchung
▶ Hirndruckzeichen
▶ extrazerebrale Tumormanifestationen
▶ MRT Schädel mit KM
▶ CT Schädel mit KM bei Kontraindikationen gegen MRT
▶ CT Schädelbasis bei Frage nach Knocheninfiltration
▶ Liquoruntersuchung
	○ multiple Metastasen und
	○ bekannter Primärtumor und
	○ unzweifelhafter bildmorphologischer Befund
		▶ histologische Diagnosesicherung oft verzichtbar		○ Argumente für Operation:
				  ○ singuläre oder solitäre Metastase
				  ○ guter Allgemeinzustand
				  ○ geringe neurologische Defizite
				  ○ keine oder stabile (> 3 Monate) extrakranielle Tumormanifestationen
				  ○ unbekannter Primärtumor
				  ○ neuroradiologisch nicht sicher als Metastase einzuordnende Läsion
				  ○ operativ gut zugängliche Läsion
				  ○ raumfordernde Metastase (> 3 cm)
				  ○ kein hohes Risiko schwerer neurologischer Defizite durch die Operation
					supportive Therapie
					▶ Steroide, z.B. Dexamethason 4–8 mg/d („so viel wie nötig, so wenig wie möglich")
					▶ ggf. Antikonvulsiva
					▶ primäre prophylaktische antikonvulsive Therapie bei erhöhtem intrakraniellem Druck und multiplen Knochenmetastasen
					
					Nachsorge
					▶ MRT (CCT bei Kontraindikationen) alle 3 Monate oder nach Klinik
					▶ Überprüfung der Indikation zur Steroidtherapie
					▶ Überprüfung der Indikation zur Behandlung mit Antikonvulsiva
					▶ endokrinologische Untersuchung bei Hinweis auf Hypophyseninsuffizienz

	○ singuläre oder solitäre Metastase	▶ histologische Diagnosesicherung (Biopsie oder offene OP) vor allem, wenn die Diagnose des Primärtumors länger zurück liegt (> 4 Jahre)		○ Argumente für die fraktionierte Strahlentherapie:
				  ○ multiple Hirnmetastasen
				  ○ 1–4 Metastasen, die nicht für Operation oder Radiochirurgie infrage kommen
				  ○ kontrovers: adjuvant nach Resektion einzelner Metastasen
				  ○ progrediente extrazerebrale Tumormanifestationen, insbesondere bei weniger chemotherapieempfindlichen Tumoren (wahrscheinliche Lebenserwartung > 3 Monate)
				  ○ bei kleinzelligem Bronchialkarzinom als Teil des multimodalen Therapiekonzeptes und prophylaktisch
				  ○ bei Keimzelltumoren als Teil des multimodalen Therapiekonzeptes	

	○ Primärtumor unbekannt	▶ Primärtumorsuche:
		▶ Röntgen Thorax
		▶ Mammografie
		▶ Abdomensonografie mit Darstellung der Nieren
		▶ Stuhluntersuchung auf okkultes Blut
		▶ ggf. CT Thorax, Abdomen und Becken
		▶ alternativ FDG-PET als primäre Diagnostik
			▶ interdisziplinäre Therapieentscheidung	○ Argumente für die Radiochirurgie:
				  ○ singuläre oder solitäre Metastase (< 3 cm Durchmesser)
				  ○ Oligometastasierung (2–4 Läsionen, < 2,5 cm Durchmesser)
				  ○ keine oder stabile (3 Monate) extrakranielle Tumormanifestation
				  ○ Rezidiv in vorher bestrahltem Feld
				  ○ kleine, tief gelegene Läsionen
				  ○ Hirnstamm-Metastasen	

	○ Verdacht auf Meningeosis neoplastica oder
	○ Diskrepanz zwischen Metastasenlokalisation und klinischen Befunden oder
	○ Hinweise auf spinale Läsionen
		▶ MRT der Neuroachse
		▶ Liquoruntersuchung
				○ Argumente für die Chemotherapie:
				  ○ Chemotherapie-Sensitivität des Primärtumors, insbesondere bei progredienter systemischer Metastasierung
				  ○ Progression nach Strahlentherapie
				  ○ primäre Therapie bei lymphohämatopoetischen Neoplasien
				  ○ bei kleinzelligem Bronchialkarzinom und Keimzelltumoren als Teil des multimodalen Therapiekonzeptes	

Verdacht auf Progression oder Rezidiv nach Primärtherapie	○ CT oder MRT	▶ Progression/Rezidiv eindeutig			

		○ nach CT/MRT keine eindeutige Unterscheidung zwischen Rezidiv/Progression und Strahlennekrose	▶ Aminosäure PET	▶ interdisziplinäre Therapieentscheidung	○ Argumente für die erneute Resektion:
					  ○ solitäre Metastase
					  ○ radioresistenter Tumor (Nierenzellkarzinom, gastrointestinaler Tumor)
					○ Argumente für die Bestrahlung:
					  ○ bisher unbestrahlte Patienten
					  ○ multiple Metastasen
					○ Argumente für Radiochirurgie:
					  ○ wenige (2–4) umschriebene Metastasen
					  ○ Z.n. Ganzhirnbestrahlung
					○ Argumente für Chemotherapie:
					  ○ sinnvolle Option gemäß Primärtumor verfügbar

Metastasen und Meningeosis neoplastica

Clinical Pathway – Spinale Metastasen

Basisprogramm
- neurologische Untersuchung:
  - fokale segmentale Defizite?
  - Querschnittsymptome?
- allgemein körperliche Untersuchung: extrazerebrale Tumormanifestationen?
- MRT der Neuroachse ohne und mit Kontrastmittel
- Liquoruntersuchung:
  - Druckmessung
  - Zytologie
  - Immunzytologie
  - Albumin oder Gesamtprotein
  - IgG, IgG-Index
  - Glukose
  - Laktat

Indikation zur Operation

○ Indikation zur notfallmäßigen Operation:
- rasch progredientes, nicht länger als 24 h bestehendes komplettes Querschnittsyndrom

○ dringliche OP-Indikation:
- Zunahme neurologischer Defizite

○ elektive OP-Indikation:
- Strahlen- und Chemotherapie resistenter Primärtumor
- fehlende Ausfälle

interdisziplinäre OP-Entscheidung unter Berücksichtigung von:
- Metastasierungsstatus
- Karnofsky-Score
- Operationsrisiko
- Geschwindigkeit der Progredienz des Tumorleidens

Lokalisation
○ Metastasen von Wirbelbögen und Dornfortsatz → Laminektomie bei Kompressionssyndrom

○ Wirbelkörpermetastasen → Wirbelkörperersatz, Stabilisierungsoperationen, Vertebroplastie bei Frakturgefährdung oder neurologischen Ausfällen

○ intradurale, extramedulläre Metastasen → Resektion soweit möglich

○ medulläre Metastasen → nur bei foudroyant verlaufender Querschnittsymptomatik

Weiterbehandlung je nach Primärtumor:
- Strahlentherapie (auch zur Schmerztherapie)
- Chemotherapie

Clinical Pathway – Meningeosis neoplastica

Basisprogramm
- klinische Untersuchung
  - Hirndruck-Zeichen
  - Hirnnervenausfälle
  - Segmentale Defizite
  - Extrazerebrale Tumormanifestationen
- MRT der Neuroachse
- Liquoruntersuchung:
  - Druckmessung
  - Zytologie
  - Albumin oder Protein
  - IgG, IgG-Index
  - Glucose
  - Laktat

○ Liquordiagnostik unergiebig:
- wiederholte Liquoruntersuchungen
- Immunzytochemie
- Durchflusszytometrie
- Fluoreszenz-in-situ-Hybridisierung (FISH)

○ V.a. Keimzelltumoren:
- Bestimmung von α-Fetoprotein (AFP) und β-Choriongonadotropin (βhCG) im Liquor

Diagnose Meningeosis neoplastica

○ knotig-solide Tumorabsiedlung

systemische Metastasen	solide Hirnmetastasen	Therapie
○ nein	○ nein	fokale Strahlentherapie (+ systemische Chemotherapie)
○ nein	○ ja	Helmfeldbestrahlung + fokale spinale Bestrahlung (+ systemische Chemotherapie)
○ ja	○ nein	systemische Chemotherapie (+ lokale spinale Strahlentherapie)
○ ja	○ ja	systemische Chemotherapie + Helmfeldbestrahlung + lokale spinale Strahlentherapie

○ diffuse/nicht adhärente Tumorabsiedlung

systemische Metastasen	solide Hirnmetastasen	Therapie
○ nein	○ nein	intrathekale Chemotherapie
○ nein	○ ja	intrathekale Chemotherapie + Helmfeldbestrahlung
○ ja	○ nein	systemische Chemotherapie (+ intrathekale Chemotherapie)
○ ja	○ ja	systemische Chemotherapie + Helmfeldbestrahlung (+ intrathekale Chemotherapie)

supportive Therapie
- Dexamethason 2 × 2 mg

Nachsorge
- MRT (cCT bei Kontraindikation) alle 3 Monate oder nach Klinik
- Überprüfung der Indikation zur Steroidtherapie
- Überprüfung der Indikation zur Behandlung mit Antikonvulsiva
- Endokrinologische Untersuchung bei Zeichen der Hypophyseninsuffizienz

78 Primäre ZNS-Lymphome (PZNSL)

Was gibt es Neues?

- Die weltweit größte und bisher einzige randomisierte Phase-III-Studie zum Vergleich einer alleinigen Chemotherapie mit einer kombinierten Chemo-/Strahlentherapie in der Erstlinientherapie der PZNSL zeigte zwar eine Verlängerung des progressionsfreien Überlebens nach Kombinationstherapie, aber keinen signifikanten Unterschied im Gesamtüberleben zwischen den beiden Therapiearmen (Thiel et al. 2010).
- Die Kombination von Cytarabin (Ara-C) mit Methotrexat (MTX) war in einer randomisierten multizentrischen Phase-II-Studie wirksamer als MTX allein, wobei jedoch MTX mit 3,5 g/m^2 KOF nur alle 3 Wochen als Monotherapie unterdosiert war und so nur bei 18 % der Patienten eine komplette Remission bewirkte im Vergleich zu 46 % unter der Kombination (Ferreri et al. 2009).
- Die Langzeitbeobachtung von Patienten, die im Rahmen einer Phase-II-Studie eine (kombinierte systemische und intraventrikuläre) Polychemotherapie erhielten, zeigte für die bis 60-Jährigen eine Überlebensfraktion von mehr als 50 % nach über 8 Jahren medianer Beobachtungszeit bei unbeeinträchtigter kognitiver Funktion und guter Lebensqualität (Jürgens et al. 2010).

Die wichtigsten Empfehlungen auf einen Blick

- Die Diagnosesicherung erfolgt in der Regel durch eine stereotaktische Biopsie; eine operative Resektion ist nicht sinnvoll.
- Die Diagnostik muss eine augenärztliche Untersuchung inklusive Spaltlampenuntersuchung, ein Staging zum Ausschluss eines systemischen Lymphoms und einen HIV-Test umfassen.
- Außerhalb von Therapiestudien soll in der Erstlinientherapie auf die Ganzhirnbestrahlung verzichtet werden, da sie das Gesamtüberleben nicht verlängert, aber mit neurotoxischen Spätfolgen assoziiert ist. Im Rezidiv sind Strahlentherapie oder Rezidivchemotherapieprotokolle indiziert, z. B. eine Hochdosistherapie bei jüngeren Patienten. Kann eine Chemotherapie nicht durchgeführt werden, empfiehlt sich die alleinige Bestrahlung unter palliativem Therapieansatz.
- Welche Chemotherapie bei PZNSL am wirksamsten und gleichzeitig am wenigsten toxisch ist, wird derzeit in klinischen Studien untersucht. Daher wird der Einschluss von Patienten in Therapiestudien empfohlen.
- Können oder wollen Patienten nicht in Studien eingeschlossen werden, ist der Einschluss von systemisch appliziertem MTX in einer Einzeldosis von mindestens 1,5 g/m^2 KOF („Hochdosis-MTX") über 6 Zyklen in den Therapieplan sinnvoll, wobei die Kombination mit anderen Zytostatika, z. B. mit Ara-C oder Ifosfamid, die Ansprechraten erhöht bei allerdings höherer Toxizität.

■ Definition und Klassifikation

Begriffsdefinition

Primäre ZNS-Lymphome (PZNSL) sind extranodale Lymphome, die bei Diagnosestellung auf das Gehirnparenchym, die Meningen und/oder das Rückenmark beschränkt sind. In ca. 10 % der Fälle sind die Augen in Form einer Glaskörper- oder Uveainfiltration betroffen.

Klassifikation

PZNSL entsprechen in mehr als 95 % der Fälle einem hochmalignen B-Zell-Non-Hodgkin-Lymphom vom diffusgroßzelligen Typ. Es kann eine Assoziation mit einem angeborenen oder erworbenen Immundefekt bestehen.

PZNSL machen ca. 2–5 % aller primären intrakraniellen Tumoren aus mit einem Häufigkeitsgipfel im 5.–7. Lebensjahrzehnt. Die Inzidenz bei Patienten mit HIV-Infektion ist durch die Einführung der hochaktiven antiretroviralen Therapie drastisch zurückgegangen. Die mediane Überlebenszeit ohne Therapie beträgt 1–2 Monate und mit der Gabe von Kortikosteroiden allein 2–3 Monate.

Klinisch zeigen mehr als 50 % der Patienten ein hirnorganisches Psychosyndrom, seltener sind fokale neurologische Symptome, Anfälle und Hirnnervensymptome. Die Kernspintomografie ist die sensitivste Nachweismethode der in der Regel intensiv Kontrastmittel aufnehmenden, oft periventrikulär lokalisierten uni- oder multilokulären Raumforderungen. Der Liquor zeigt eine Beteiligung bei nicht mehr als 10–20 % der Patienten, auch wenn immunzytologische oder molekulargenetische Untersuchungen benutzt werden (Fischer et al. 2008).

Diagnostik

- klinisch-neurologische Untersuchung mit besonderem Augenmerk auf Zeichen erhöhten intrakraniellen Drucks
- Magnetresonanztomografie des Gehirns ohne und mit Gadolinium
- Liquordiagnostik inklusive einer Liquorzytologie, auch bei normaler Zellzahl. Ergänzend wird eine Durchflusszytometrie mit Antikörpern gegen B-Zell-, T-Zell-Oberflächenantigene und gegen membranständige Kappa/Lambda-Leichtketten empfohlen, insbesondere wenn die Zellzahl erhöht ist. Bei erhöhtem intrakraniellem Druck ist die Lumbalpunktion kontraindiziert.
- augenärztliche Untersuchung inklusive Spaltlampenuntersuchung
- systemisches Staging mit
  - CT des Thorax und Abdomens
  - Knochenmarkdiagnostik (Zytologie, Histologie und Immunphänotypisierung)
  - Ultraschall und Palpation der Hoden
  - Palpation der peripheren Lymphknoten
- HIV-Test
- Grundsätzlich muss eine histologische Diagnosesicherung, vorzugsweise mittels stereotaktischer Biopsie, durchgeführt werden. Vor Entnahme der Gewebeprobe muss die Gabe von Steroiden, wenn möglich, vermieden werden, da diese die histologische Diagnose eines Lymphoms erschwert oder verhindert. Die Biopsie ist nach Rückbildung zerebraler Läsionen unter Steroiden nicht aussichtsreich und sollte erst bei erneuter Progredienz nach Möglichkeit ohne Steroide durchgeführt werden. Steroide sind vor der Diagnosesicherung nur zulässig, wenn mit einer Osmotherapie allein eine Hirndrucksymptomatik nicht beherrscht werden kann. Nur in Ausnahmefällen kann die Diagnose allein aus dem Liquor oder – bei Nachweis eines Glaskörperbefalls/subretinaler Infiltrate – aus Glaskörperaspirat/chorioretinaler Biopsie allein gestellt werden.

Erst bei Ausschluss eines systemischen Lymphoms (okulärer Befall gilt als ZNS-Befall) durch dieses Staging wird die Diagnose eines PZNSL gestellt.

Therapie

Typisch, aber nicht spezifisch für PZNSL ist eine Remission der zerebralen Läsionen nach Gabe von Steroiden in ca. 40% der Fälle. Diese Remissionen dauern in der Regel nur wenige Wochen oder Monate, können aber in Ausnahmefällen mehrere Jahre anhalten.

Der Versuch einer neurochirurgischen Exstirpation eines zerebralen Lymphoms ist nicht indiziert.

Alleinige Chemotherapie

Zahlreiche unizentrische und oligozentrische Serien belegen die Wirksamkeit einer alleinigen Chemotherapie bei PZNSL. In der NOA-03-Studie wurde die Wirksamkeit einer systemischen Monotherapie mit MTX in einer Einzeldosis von 8 g/m² KOF über mehrere Zyklen untersucht. Die Gesamtremissionsrate lag bei nur 35%, sodass die Studie nach 37 evaluierbaren Patienten vorzeitig abgebrochen wurde. Die 2-Jahres-Überlebensfraktion lag bei 51% (Herrlinger et al. 2005). Eine oligozentrische Studie zur Überprüfung der Wirksamkeit einer kombinierten systemischen und intraventrikulären Polychemotherapie ergab bei 65 evaluierbaren Patienten eine Gesamtremissionsrate von 71% und eine mediane Überlebenszeit von 50 Monaten (Pels et al. 2003) und zeigte nach mehr als 8 Jahren medianer Beobachtungszeit für die bis 60-Jährigen eine Überlebensfraktion von über 50% bei unbeeinträchtigter kognitiver Funktion und guter Lebensqualität (Juergens et al. 2010). Diese Ergebnisse konnten ohne intraventrikuläre Therapie nicht reproduziert werden (Pels et al. 2009). In einer randomisierten Phase-II-Studie wurde bei 79 Patienten MTX 3,5 g/m² allein oder in Kombination mit Ara-C 2 × 2 g/m² über 2 Tage alle 3 Wochen verglichen, wobei in beiden Armen die konsolidierende Ganzhirnbestrahlung erfolgte. Die Zugabe von Ara-C resultierte in einer signifikant besseren Rate kompletter Remissionen von 46% gegenüber ungewöhnlich niedrigen 18% mit MTX allein (p = 0,006), die wahrscheinlich auf die unzureichende Dichte der MTX-Gaben zurückzuführen sind; auch das progressionsfreie 3-Jahres-Überleben war mit der Kombination signifikant höher (46% vs. 32%, p = 0,07) (Ferreri et al. 2009).

Aus der Gesamtheit der Daten zur alleinigen Chemotherapie der PZNSL lässt sich folgern:
- Chemotherapieprotokolle, die bei hochmalignen systemischen Non-Hodgkin-Lymphomen wirksam sind, sind bei PZNSL ineffektiv.
- Das wirksamste Chemotherapeutikum bei PZNSL ist MTX, mindestens 1,5 g/m² KOF pro Einzeldosis, wobei die höchsten Serumspiegel mit einer Infusion über 4 Stunden erreicht werden.
- MTX allein ist für eine dauerhafte Tumorkontrolle meist nicht ausreichend.
- Die Kombination von MTX mit anderen Zytostatika ist wirksamer als die Monotherapie mit MTX (Ferreri et al. 2002, Ferreri et al. 2009, Juergens et al 2010).

Konventionelle Strahlentherapie

Bei ca. 80% der Patienten mit PZNSL lässt sich durch eine alleinige Bestrahlung mit 40–60 Gy eine komplette Tumorremission erreichen. Die Strahlentherapie ist jedoch nicht kurativ, da Rezidive bei mehr als 90% der Patienten auftreten und in ca. 80% der Fälle lokoregional die bestrahlte Region betreffen (Nelson 1999). Die mediane Überlebenszeit nach alleiniger Strahlentherapie beträgt 12–18 Monate und ist für über 60-jährige Patienten noch kürzer. Diese Ergebnisse können weder durch eine Modifikation der Strahlentherapie (Ganzhirnbestrahlung mit lokalem Boost, Bestrahlung der gesamten Neuroachse) noch durch eine Dosiserhöhung über 50 Gy Ganzhirnbestrahlung verbessert werden. Die Ganzhirnbestrahlung eines PZNSL wird in Form eines Helmfelds unter Einschluss der Schädelbasis und der Halswirbelkörper 1 und 2 durchgeführt. Neurotoxische Folgeschäden betreffen mindestens 10 % aller Patienten (Nelson 1999).

Obwohl die alleinige Strahlentherapie nicht randomisiert mit einer alleinigen Chemotherapie oder mit einer Kombination von Chemotherapie und Strahlentherapie verglichen wurde, ist sie nicht als Therapie der ersten Wahl nach Diagnose eines PZNSL bei immunkompetenten Patienten anzusehen. Die alleinige Strahlentherapie erreicht unter palliativen Gesichtspunkten auch bei immuninkompetenten Patienten eine Verbesserung des Karnofsky-Index bzw. eine Besserung der Symptome zwischen 20 und 40 % bei einer Gesamtansprechrate bis 60 % nach Dosierungen zwischen 30 und 36 Gy in konventioneller Fraktionierung (Corn et al. 1997).

Chemotherapie plus Strahlentherapie

Um die Behandlungsergebnisse der alleinigen Strahlentherapie zu verbessern, wurde in zahlreichen, teils unizentrisch, teils multizentrisch untersuchten Behandlungskonzepten eine Kombination aus Strahlentherapie und Chemotherapie durchgeführt. Die Kombination einer MTX-basierten Chemotherapie mit einer Strahlentherapie ist allerdings häufiger mit neurotoxischen Spätfolgen verbunden als die Chemotherapie allein (Omuro et al. 2005, Correa et al. 2007). Daher wurde in der bisher größten Therapiestudie zu PZNSL überprüft, ob auf die Ganzhirnbestrahlung in der Erstlinientherapie verzichtet werden kann (Thiel et al. 2010). In die multizentrische Phase-III-Studie (Studienleitung Charité Berlin und Universitätsklinikum Tübingen) wurden in Deutschland 551 Patienten eingeschlossen, die mit einer systemischen MTX-Therapie mit 4 g/m^2 an Tag 1 (ursprünglich als Monotherapie, seit August 2006 kombiniert mit Ifosfamid 1,5 g/m^2 an den Tagen 3–5) über 6 Zyklen alle 2 Wochen behandelt werden sollten. Nach einer Vollremission sollte randomisiert eine sofortige adjuvante Schädelbestrahlung mit 45 Gy (in 30 Fraktionen à 1,5 Gy) mit einer Schädelbestrahlung erst im Rezidiv verglichen werden. Für alle Patienten ohne Vollremission nach der MTX-basierten Therapie sollte randomisiert zwischen der Strahlentherapie und einer Zweitlinien-Chemotherapie mit Ara-C verglichen werden. Von den 551 Patienten konnten 411 auf der Intent-to-treat-(ITT-)Basis und 318 auf der Per-Protocol-(PP-)Basis ausgewertet werden. Zwar verfehlte die Studie ihr prädefiniertes Ziel, die Nichtunterlegenheit bei Verzicht auf Strahlentherapie statistisch zu beweisen, es zeigte sich jedoch kein signifikanter Unterschied zwischen den beiden Armen in Bezug auf das Gesamtüberleben, weder für die ITT- noch für die PP-Population. Es fanden sich lediglich Unterschiede im progressionsfreien Überleben zugunsten der sofort bestrahlten Patienten, die in einigen Subpopulationen signifikant waren (Thiel et al. 2010).

Hochdosistherapie

Eine prospektive Studie unter Leitung der Medizinischen Klinik I der Universität Freiburg kombinierte für 30 Patienten bis zum 65. Lebensjahr eine sequenzielle Chemotherapie mit MTX, dann Cytarabin/Thiotepa, gefolgt von einer Hochdosistherapie mit Thiotepa und BCNU sowie autologer Stammzell-Transplantation mit einer abschließenden Ganzhirnbestrahlung. Von diesen 30 Patienten durchliefen 21 die gesamte Therapie. Diese 21 Patienten zeigten alle eine komplette Remission, die 5-Jahres-Überlebensrate betrug für die Intent-to-treat-Patienten 69 % (Illerhaus et al. 2006). In einer abgeschlossenen multizentrischen Studie mit diesem Freiburger Protokoll erfolgte eine im Vergleich zur Vorläuferstudie eskalierte Chemotherapie; die anschließende Ganzhirnbestrahlung wurde nur bei ungenügendem Ansprechen auf die Chemotherapie durchgeführt. In einer Nachfolgestudie wird nach einer randomsisierten Induktionschemotherapie zwischen einer Konsoldierung mittels Hochdosischemotherapie nach dem Freiburger Protokoll und einer Ganzhirnbestrahlung verglichen.

Immuntherapie

Der CD20-Antikörper Rituximab wird zwar bereits in zahlreichen klinischen Studien zum PZNSL eingesetzt, führt in Einzelfällen auch als Monotherapie zur Remission nach MTX-Versagen (Batchelor et al. 2011), sein Stellenwert ist jedoch noch nicht definiert und wird derzeit in einer prospektiven, multizentrischen, randomisierten Phase-II-Studie eines holländischen-australisch-neuseeländischen Konsortiums evaluiert. Die Liquorspiegel nach systemischer Gabe erreichen maximal 4,4 % des korrespondierenden Serumspiegels (Shah et al. 2007), dabei ist offen, welche Parenchymspiegel nach systemischer Applikation von Rituximab erreicht und für eine ausreichende Wirkung benötigt werden. Andere Antikörperbasierte Therapien, z. B. die intrathekale Applikation von Rituximab oder die systemische Therapie mit an ^{90}Yttrium gekoppeltes Ibritumomab, sind experimentell.

■ Praktisches Vorgehen

Bei klinischem und radiologischem Verdacht auf ein PZNSL ist das Vorgehen weitgehend standardisiert (siehe Clinical Pathway, S. 965):
- Vermeiden einer Steroidgabe, sofern möglich
- Diagnosesicherung durch stereotaktische Biopsie, nur in Ausnahmefällen durch Liquoruntersuchung oder Vitrektomie/Glaskörperaspiration/chorioretinaler Biopsie (s.o.)

Primäre ZNS-Lymphome (PZNSL)

- augenärztliche Untersuchung inklusive Spaltlampenuntersuchung
- Liquoruntersuchung
- HIV-Test
- danach, wenn erforderlich, Steroidgabe
- Ausschluss eines systemischen Lymphoms mit ZNS-Beteiligung mithilfe des CTs von Thorax und Abdomen sowie Knochenmarkpunktion (Abrey et al. 2005) und Ultraschall des Hodens
- Einleitung der Therapie ohne Verzögerung, da ein PZNSL sehr rasch wachsen kann
- Ein durch die Tumorerkrankung niedriger Karnofsky-Index (< 50) ist kein Grund zur Therapiezurückhaltung, wenn keine anderen Einschränkungen vorliegen.
- Da die Frage, welche Therapie bei PZNSL am wirksamsten und gleichzeitig am wenigsten toxisch ist, zurzeit nicht beantwortet werden kann, wird der Einschluss von Patienten in eine der auf ▶ S.963 angeführten Therapiestudien empfohlen.
- Können oder wollen Patienten nicht in Studien eingeschlossen werden, ist der Einschluss von systemisch appliziertem MTX (in einer Einzeldosis von mindestens 1,5 g/m^2 KOF über 6 Zyklen alle 2 Wochen) und von Dexamethason (z.B. 3 × 8 mg/d über 10 Tage während des 1. Therapiezyklus) in den Therapieplan sinnvoll.

■ Besondere Behandlungssituationen

HIV-Infektion

Die Inzidenz von PZNSL bei HIV ist durch die Einführung der hochaktiven antiretroviralen Therapie drastisch zurückgegangen: Eine kürzlich durchgeführte systematische Erhebung in auf die Betreuung von HIV-Patienten spezialisierten deutschen Arztpraxen und Klinikambulanzen ergab lediglich einen (!) Fall eines PZNSL in einem Zeitraum von 2001 bis 2007 (Hensel et al. 2011). Die Spontanprognose und die therapeutischen Erfolge sind bei PZNSL im Rahmen der HIV-Infektion schlechter als bei immunkompetenten Patienten. Bei Patienten mit AIDS ist in der Regel die Ganzhirnbestrahlung (z.B. mit 10 × 3 Gy) die Therapie der Wahl. Bei schwer immundefizienten Patienten mit AIDS-definierenden Erkrankungen muss damit gerechnet werden, dass ein Teil bereits unter dieser Therapie verstirbt. Ist noch keine oder nur eine unzureichende antiretrovirale Therapie eingeleitet, wird die Initiierung bzw. die Optimierung einer hochaktiven antiretroviralen Therapie empfohlen (DNAÄ 2002). Bei HIV-positiven Patienten ohne opportunistische Infektion, in gutem klinischem Zustand und mit einer CD4-Zellzahl von > 200/mm^3 ist eine Hochdosis-MTX-Therapie zu erwägen. Nur einzelne Patienten profitieren von dieser Therapie. Bei Schwerstkranken ist die Beschränkung auf rein palliative Maßnahmen vertretbar.

PZNSL bei über 75-Jährigen

Die Datenlage für diese Altersgruppe ist dürftig, da dieses Lebensalter in den meisten publizierten Studien ein Ausschlusskriterium war. Bei normaler Nierenfunktion ist eine Therapie mit MTX (in einer Einzeldosis von mindestens 1,5 g/m^2 KOF über 6 Zyklen alle 2 Wochen) durchführbar (Jahnke et al. 2005a); eine MTX-basierte Chemotherapie wird, wenn möglich, empfohlen. Andere Chemotherapieprotokolle (z.B. Procarbazin, CCNU und Vincristin) oder Temozolomid allein können im Einzelfall versucht werden. Allgemein gültige Therapieempfehlungen können nicht gegeben werden. Eine Strahlentherapie ist möglich, wird in der Regel jedoch nur wenige Monate überlebt und führt möglicherweise bei langem Überleben zu einer relevanten Neurotoxizität. Bei älteren Patienten, bei denen eine Chemotherapie nicht durchführbar ist, kann ein palliatives Strahlentherapiekonzept in moderater Dosierung zwischen 30 und 36 Gy in konventioneller Fraktionierung erwogen werden, wie dies bei immunsupprimierten Patienten und bei Patienten nach Versagen einer Chemotherapie eingesetzt wurde (Corn et al. 1997, Nguyen et al. 2005).

Okulärer Befall

Bei gleichzeitiger zerebraler und okulärer Lymphom-Manifestation wird eine MTX-basierte systemische Chemotherapie empfohlen. Daten aus einer prospektiven unizentrischen Serie sprechen für eine sehr gute Wirksamkeit von Ifosfamid und Trofosfamid (Jahnke et al 2005b). Ist durch eine Chemotherapie keine komplette Remission zu erzielen, wird eine Bestrahlung der Orbita beidseits mit einer Gesamtdosis von 30 (bis 45 Gy) in konventioneller Fraktionierung mit 1,8 Gy pro Fraktion empfohlen, wobei das Zielvolumen Glaskörper, Retina und Uvea umfasst. Zur Schonung von Linse und Schlemmschem Kanal wird nach Applikation von 30 Gy die Ausblockung der vorderen Augenkammer empfohlen. Bei einem isolierten okulären Befall kann zunächst eine lokale Therapie wie okuläre Bestrahlung oder intraokuläre Chemotherapie mit MTX durchgeführt und die systemische Therapie aufgeschoben werden. In einer retrospektiven Studie war dieses Vorgehen mit keiner Verschlechterung der Langzeitergebnisse im Vergleich zur systemischen Behandlung verbunden (Grimm et al 2007). Daten aus einer kleinen prospektiven unizentrischen Serie sprechen für eine sehr gute Wirksamkeit von Ifosfamid und Trofosfamid (Jahnke et al 2005b).

Therapie im Rezidiv

Eine verbindliche Empfehlung zur Rezidivtherapie ist nicht möglich. Sicher ist, dass die Patienten insgesamt von einer Rezidivtherapie profitieren. Die Wahl der Strategie hängt wesentlich von der Primärtherapie ab. Ein langes Zeitintervall bis zum Eintritt des Rezidivs ist prognostisch günstig. Eine erneute Hochdosis-MTX-Therapie ist insbesondere nach einem langen rezidivfreien Intervall häufig effektiv (Plotkin et al. 2004). Wurde primär eine Strahlentherapie durchgeführt, muss bei Einsatz von Hochdosis-MTX im Rezidiv mit einem erhöhten Neurotoxizitätsrisiko gerechnet werden. Bei ausschließlich chemotherapierten Patienten ist in der Rezidivsituation eine Ganzhirnbestrahlung zwischen 28 und 36 Gy bei einer Einzeldosis von 1,5 Gy möglich (Nguyen et al. 2005). Bei jungen Patienten (< 65 Jahre) mit gutem Allgemeinzustand ist eine Hochdosis-Chemotherapie mit nachfolgender Transfusion autologer hämatopoetischer Stammzellen zu erwägen (Soussain et al. 2008). Remissionsraten von 25–50 % wurden mit einer Temozolomid-Monotherapie (Reni et al. 2007), mit Temozolomid in Kombination mit dem humanisierten Anti-CD20-Antikörper Rituximab (Enting et al. 2004) oder mit einer Topotecan-Monotherapie (Fischer et al. 2004) mitgeteilt.

■ Nachsorge

Bei Beurteilung des Kernspintomogramms nach Abschluss der Therapie sprechen Läsionen in der Primärtumorlokalisation oder in einer Region chirurgischer Manipulation, die wenige Millimeter groß sind und fakultativ Kontrastmittel aufnehmen, *nicht* gegen eine komplette Remission (Abrey et al. 2005). Kernspintomogramm des Schädels und neurologische Untersuchung sollen in den ersten beiden Jahren nach Abschluss der Therapie alle 3 Monate, dann 3 Jahre lang alle 6 Monate und schließlich jährlich durchgeführt werden. Liquordiagnostik, augenärztliche Untersuchung sowie andere Untersuchungen sollten nur abhängig vom klinischen Verdacht erfolgen. Zur Einschätzung potenzieller neurotoxischer Spätfolgen sollte die neurologische Untersuchung jeweils auch einen Mini Mental State Test oder besser ausführliche standardisierte neuropsychologische Testungen umfassen (Abrey et al. 2005). Trotz der heute insgesamt deutlich besseren Chancen auf eine komplette Remission oder sogar Heilung weist ein Teil der Patienten nach der tumorspezifischen Therapie neurologische Defizite, kognitive Funktionsstörungen, seltener fokale neurologische Symptome, Fatigue und/oder psychiatrische Auffälligkeiten wie z. B. eine reaktive Depression auf. Andere Patienten zeigen auch heute noch ein Therapieversagen. Die hiermit verbundenen Beeinträchtigungen müssen im Rahmen der Nachsorge durch stationäre oder ambulante Rehabilitationsmaßnahmen, durch ambulante Hilfsmittelversorgung, durch eine psychoonkologische Therapie und im Bedarfsfalle durch die Einleitung von Palliativpflege aufgefangen und adäquat behandelt werden.

■ Redaktionskomitee

Prof. Dr. Martina Deckert, Institut für Neuropathologie, Universitätsklinik Köln
Prof. Dr. Jürgen Finke, Hämatologie Onkologie, Medizinische Universitätsklinik Freiburg
Prof. Dr. Ulrich Herrlinger, Neurologische Universitätsklinik Bonn
PD Dr. Gerald Illerhaus, Hämatologie Onkologie, Medizinische Universitätsklinik Freiburg
PD Dr. Agnieszka Korfel, Hämatologie und Onkologie, Charité Berlin, CBF
Prof. Dr. Rolf Kortmann, Klinik für Strahlentherapie der Universitätsklinik Leipzig
PD Dr. Stefan Oberndorfer, Neurologie und LBI-Neuroonkologie, KFJ-Wien
PD Dr. Hendrik Pels, Neurologische Klinik, Krankenhaus der Barmherzigen Brüder Regensburg
Prof. Dr. Ulrich Roelcke, Neurologische Klinik, Kantonsspital Aarau
Prof. Dr. Gabriele Schackert, Klinik für Neurochirurgie der Universitätsklinik Dresden
Prof. Dr. Uwe Schlegel, Klinik für Neurologie, Knappschaftskrankenhaus, Ruhr-Universität Bochum
Prof. Dr. med. Ingo G. H. Schmidt-Wolf, Medizinische Klinik und Poliklinik III, Universitätsklinikum Bonn
Prof. Dr. Eckhard Thiel, Hämatologie und Onkologie, Charité Berlin, CBF
Prof. Dr. Monika Warmuth-Metz, Institut für Neuroradiologie, Universitätsklinik Würzburg
Prof. Dr. M. Weller, Klinik für Neurologie, Universitätsspital Zürich

Federführend für die DGN und für die NOA: Prof. Dr. Uwe Schlegel, Ruhr-Universität Bochum, Knappschaftskrankenhaus, In der Schornau 23–25, 44892 Bochum, Tel:. 49 234/2993700, Fax 49 234/2993719
E-Mail: uwe.schlegel@kk-bochum.de

Federführend für die AIO und für die DGHO: Prof. Dr. med. Eckhard Thiel, Medizinische Klinik III, FU Berlin, Hindenburgdamm 30, 12200 Berlin, Tel.: 49 30/84452337, Fax: 49 30/84454468
E-Mail: eckhard.thiel@charite.de

Entwicklungsstufe der Leitlinie: S1

■ Anhang: Therapiestudien in Deutschland

Primärtherapie

- Randomisierte Phase-II-Studie der kooperativen Freiburger Studiengruppe mit der IELSG (International Extranodal Lymphoma Study Group) zur Hinzunahme von Rituximab und Thiotepa zusätzlich zu MTX und Ara-C in der Induktionstherapie, gefolgt von – entsprechend einer zweiten Randomisierung – einer Hochdosistherapie mit BCNU und Thiotepa und autologer Stammzelltransplantation oder einer Ganzhirnbestrahlung. Patienten bis 70 Jahre (65–70 Jahre nur in gutem Allgemeinzustand). www.zns-lymphome.de

- Randomisierte Phase-II-Studie der G-PCNSL-SG und NOA zur Chemoimmunotherapie mit MTX, Ifosfamid und Rituximab, gefolgt von einer Hochdosis-Chemotherapie mit autologer Stammzelltransplantation versus konventionelle systemische und intraventrikuläre Polychemotherapie. Patienten bis 70 Jahre (65–70 Jahre nur in gutem Allgemeinzustand). Geplanter Beginn der Rekrutierung 01.2012. http://haema-cbf.charite.de/forschung/klinische_studien/haematologische_erkrankungen/zns_lymphom_studie/
- Randomisierte Phase-III-Studie zum Vergleich der konsolidierenden Hochdosis-Chemotherapie nach dem Freiburger Protokoll in der ersten Linie versus einer konventionellen konsolidierenden Chemotherapie (MATRix-Trial). Patienten bis 70 Jahre (65–70 Jahre nur in gutem Allgemeinzustand). Geplanter Beginn der Rekrutierung 1. Quartal 2012. www.zns-lymphome.de
- PRIMAIN Studie der Freiburger Studiengruppe für *ältere Patienten*: Einarmige Phase-II-Studie zur Therapie mit MTX, Procarbacin, Lomustin und Rituximab und Erhaltungstherapie mit Procarbacin. www.zns-lymphome.de

Rezidivtherapie/refraktäre PZNSL

- Freiburger Protokoll für refraktäre/rezidivierte ZNS-NHL: einarmige Phase-II-Studie – sequenzielle Hochdosis-Chemotherapie mit autologer peripherer Blutstammzelltransplantation. Patienten bis 65 Jahre. www.zns-lymphome.de
- Therapie- und Pharmakokinetikstudie von Temsirolimus bei refraktärem oder rezidiviertem primärem ZNS Lymphom (PZNSL). Kontakt über die Studienzentrale der G-PCNSL-SG, Medizinische Klinik III, Charité Campus Benjamin Franklin, Tel./Fax: 030-8445-4096/-2896

Andere

- Nicht interventionelle, prospektive Registerstudie zur Behandlungspraxis des primären intraokulären Lymphoms in der klinischen Routine (PIOL-R). Kontakt über die Homepage des Kompetenznetzes Maligne Lymphome www.lymphome.de

■ Literatur

Abrey LE, Batchelor TT, Ferreri AJM et al. Report of an international workshop to standardize baseline evaluation and response criteria for primary CNS lymphoma. J Clin Oncol 2005; 23: 5034–5043

Batchelor TT, Grossman SA, Mikkelsen T et al. Rituximab montherapy for patients with recurrent primary CNS lymphoma. Neurology 2011; 76: 929–930

Corn BW, Donahue BR, Rosenstock JG et al. Palliation of AIDS-related primary lymphoma of the brain: observations from a multi-institutional database. Int J Radiat Oncol Biol Phys 1997; 38: 601–605

Correa DD, Maron L, Harder H et al. Cognitive functions in primary central nervous system lymphoma: literature review and assessment guidelines. Ann Oncol 2007; 18: 1145–1151

Deutsche Neuro-Aids Arbeitsgemeinschaft (DNAA). Aktuelle Diagnostik und Therapie opportunistischer Hirnerkrankungen bei AIDS. Dtsch Med Wschr 2002; 127: 1479–1485

Enting RH, Demopoulos A, DeAngelis LM et al. Salvage therapy for primary CNS lymphoma with a combination of rituximab and temozolomide. Neurology 2004; 63: 901–903

Ferreri AJ, Reni M, Foppoli M et al. High-dose cytarabine plus high-dose methotrexate versus high-dose methotrexate alone in patients with primary CNS lymphoma: a randomised phase 2 trial. Lancet 2009; 374: 1512–1520

Ferreri AJ, Reni M, Pasini F et al. A multicenter study of treatment of primary CNS lymphoma. Neurology 2002; 58: 1513–1520

Fischer L, Martus P, Weller M et al. Meningeal dissemination in primary CNS lymphoma: prospective evaluation of 282 patients. Neurology 2008; 71: 1102–1108

Fischer L, Thiel E, Klasen HA et al. Response of relapsed or refractory primary CNS lymphoma (PCNSL) to topotecan. Neurology 2004; 62: 1885–1887

Grimm SA, Pulido JS, Jahnke K et al. Primary intraocular lymphoma: an International Primary Central Nervous System Lymphoma Collaborative Group Report. Ann Oncol 2007; 18: 1851–1855

Hensel M, Goetzenich A, Lutz T et al. HIV und Krebs in Deutschland. Dtsch Arztebl Int 2011; 107: 117–122

Herrlinger U, Küker W, Uhl M et al. NOA-03 multicenter trial of high-dose methotrexate therapy in primary CNS lymphoma: final report. Ann Neurol 2005; 57: 843–847

Illerhaus G, Marks R, Ihorst G et al. High-dose chemotherapy with autologous stem-cell transplantation and hyperfractionated radiotherapy as first-line treatment of primary CNS lymphoma. J Clin Oncol 2006; 24: 3865–3870

Jahnke K, Korfel A, Martus P et al. High-dose methotrexate toxicity in elderly patients with primary central nervous system lymphoma. Ann Oncol 2005a; 16: 445–449

Jahnke K, Wagner T, Bechrakis NE et al. Pharmacokinetics and efficacy of ifosfamide or trofosfamide in patients with intraocular lymphoma. Ann Oncol 2005b; 16: 1974–1978

Juergens A, Pels H, Rogowski S et al. Long-term survival with favorable cognitive outcome after chemotherapy in primary central nervous system lymphoma. Ann Neurol 2010; 67: 182–189

Nelson DF. Radiotherapy in the treatment of primary central nervous system lymphoma (PCNSL). J Neuro-Oncol 1999; 43: 241–247

Nguyen PL, Chakravarti A, Finkelstein DM et al. Results of whole-brain radiation as salvage of methotrexate failure for immunocompetent patients with primary CNS lymphoma. J Clin Oncol 2005; 23: 1507–1513

Omuro AMP, Llana EC, Bilsky MH et al. Ventriculoperitoneal shunt in patients with leptomeningeal metastasis. Neurology 2005; 64: 1625–1627

Pels H, Juergens A, Glasmacher A et al. Early relapses in primary CNS lymphoma after response to polychemotherapy without intraventricular treatment: results of a phase II study. J Neurooncol 2009; 91: 299–305

Pels H, Schmidt-Wolf IG, Glasmacher A et al. Primary central nervous system lymphoma: results of a pilot and phase II study of systemic and intraventricular chemotherapy with deferred radiotherapy. J Clin Oncol 2003; 21: 4489–4495

Plotkin SR, Betensky RA, Hochberg FH et al. Treatment of relapsed central nervous system lymphoma with high-dose methotrexate. Clin Cancer Res 2004; 10: 5643–5646

Reni M, Zaja F, Mason W et al. Temozolomide as salvage treatment in primary brain lymphomas. Br J Cancer 2007; 26: 864–867

Shah GD, Yahalom J, Correa DD et al. Combined immunochemotherapy with reduced whole-brain radiotherapy for newly diagnosed primary CNS lymphoma. J Clin Oncol 2007; 25: 4730–4735

Soussain C, Hoang-Xuan K, Taillandier L et al. Intensive chemotherapy followed by hematopoietic stem-cell rescue for refractory and recurrent primary CNS and intraocular lymphoma. J Clin Oncol 2008; 26: 2512–2518

Thiel E, Korfel A, Martus P et al. High-dose methotrexate with or without whole brain radiotherapy for primary CNS lymphoma (G-PCNSL-SG-1): a phase 3, randomised, non-inferiority trial. Lancet Oncol 2010; 11: 1036–1047

Primäre ZNS-Lymphome (PZNSL)

Clinical Pathway – Zerebrale Lymphome

Diagnostik

MR-tomografischer Verdacht auf ZNS-Lymphom

Gezielte klinische Untersuchung:
- Lymphknoten
- Hirndruckzeichen

Basisdiagnostik:
- MRT des Schädels mit Kontrastmittel
- Liquordiagnostik, wenn Zellzahl erhöht mit Durchflusszytometrie mit Antikörpern gegen B-Zell-, T-Zell-Oberflächenantigene und gegen membranständige Kappa-/Lambda-Leichtketten
- augenärztliche Untersuchung inklusive Spaltlampenuntersuchung
- HIV-Test

Möglichst keine Steroide geben

○ Parenchymatöse Raumforderung ohne anamnestische Hinweise auf ein systemisches Lymphom	▶ Stereotaktische Biopsie → ▶ Staging: CT Thorax und Abdomen; Palpation und Ultraschall Hoden; Knochenmarkpunktion mit Zytologie und Histologie; Palpation periphere Lymphknoten → ○ kein systemisches Lymphom = **Primäres ZNS-Lymphom (PZNSL)** / ○ systemisches Lymphom = ZNS-Befall bei systemischem Lymphom (hier nicht weiter behandelt)
○ primäre leptomeningeale Aussaat	

Therapie

Primäres ZNS-Lymphom (PZNSL)

- Gabe von Steroiden nur wenn erforderlich (Hirndruck)
- Behandlung im Rahmen von Therapiestudien
- falls Studienteilnahme nicht möglich/nicht erwünscht: Chemotherapie unter Einschluss von Methotrexat systemisch ≥ 1,5 g/m² KOF über 6 Zyklen + 3 × 8 mg Dexamethason oral über 10 Tage während des ersten Zyklus. Die zusätzliche Gabe von hochdosiertem Cytarabin und/oder von Ifosfamid verstärkt wahrscheinlich die Wirksamkeit, aber auch die Toxizität der Therapie
- Nachsorge:
  - Kernspintomogramm
  - neurologische Untersuchung
  - bei klinischem Verdacht Liquordiagnostik und augenärztliche Untersuchung
  - alle 3 Monate während der ersten 2 Jahre, danach halbjährlich, nach 5 Jahren jährlich

○ HIV +	○ bisher keine antiretrovirale Therapie	▶ hochaktive antiretrovirale Therapie (HAART) + Ganzhirnbestrahlung
	○ keine opportunistischen Infektionen + ○ guter Allgemeinzustand + ○ CD4-Zellzahl > 200/mm³	▶ Methotrexat-Hochdosistherapie
	○ Schwerstkranke	▶ palliative Therapie
○ okulärer Befall (Therapie ohne Evidenzbasis!)		▶ Primärtherapie wie bei PZNSL; ▶ Rezidivtherapie: Bestrahlung der Orbita bds. mit 30–45 Gy (1,8 Gy pro Fraktion), Zielvolumen Glaskörper, Retina und Uvea bei isoliertem okulärem Befall ggf. Ifosfamid oder Trofosfamid oder okuläre Bestrahlung (wie oben)
○ Rezidiv (keine Evidenzbasis)	○ bisherige Therapie: Chemotherapie	▶ Ganzhirnbestrahlung mit z.B. 20 × 2 Gy oder Temozolomid
		○ Patienten > 65 Jahre oder in schlechtem Allgemeinzustand: ▶ Hochdosis-Chemotherapie mit nachfolgender Transfusion autologer hämatopoetischer Stammzellen
		○ Patienten < 65 Jahre in gutem Allgemeinzustand
	○ bisherige Therapie: Bestrahlung oder Bestrahlung + Chemotherapie	▶ Chemotherapie, Möglichkeiten: Temozolomid; Hochdosis-MTX-Therapie

79 Paraneoplastische neurologische Syndrome

Was gibt es Neues?

- Europäische Registerdaten aus dem PNS Euronet (http://www.pnseuronet.org/) geben erstmals einen umfassenden Überblick über die Prävalenz der verschiedenen klinischen paraneoplastischen neurologischen Syndrome und Antikörper in Europa (Giometto et al. 2010).
- Europäische Richtlinien für die Durchführung der Tumorsuche bei paraneoplastischen neurologischen Syndromen empfehlen ein abgestuftes Vorgehen je nach wahrscheinlicher Tumorlokalisation (Titulaer et al. 2010).
- Beim Lambert-Eaton-Myasthenie-Syndrom (LEMS) reichen 2 Jahre Follow-up ohne Tumornachweis zum Ausschluss einer paraneoplastischen Genese aus (Titulaer et al. 2008).
- SOX-1-Ak unterscheiden mit einer Spezifität von 95 % und einer Sensitivität von 67 % zwischen einem paraneoplastischen LEMS bei kleinzelligem Bronchialkarzinom (SCLC) und einem idiopathischen LEMS (Titulaer et al. 2009).
- Neue klinische und elektrophysiologische diagnostische Kriterien für die paraneoplastische sensorische Neuronopathie wurden veröffentlicht (Camdessanché et al. 2009).
- Neue therapierelevante Untergruppen der limbischen Enzephalitis (NMDA-R-Ak, GABA(b)-R-Ak, AMPA-R-Ak und VGKC-Komplex-Ak: LGI1-Ak, CASPR2-Ak, Contactin-2-Ak) mit fakultativ paraneoplastischer Genese wurden charakterisiert, diese werden in der Leitlinie der DGN „Immunvermittelte Erkrankungen der grauen ZNS-Substanz sowie Neurosarkoidose" beschrieben.

Die wichtigsten Empfehlungen auf einen Blick

- Paraneoplastische neurologische Syndrome (PNS) sollen nach den derzeitigen Diagnosekriterien in gesicherte und mögliche paraneoplastische Syndrome eingeteilt werden.
- Relevante Differenzialdiagnosen sollen ausgeschlossen werden.
- Die Bestimmung der paraneoplastischen Antikörper soll in einem in der Diagnostik erfahrenen Labor erfolgen und auf 2 unabhängigen Labormethoden (Immunoblot bzw. Line-Assay und Immunhistochemie) beruhen. Bei Verdacht auf ein PNS sollte auf alle bekannten und etablierten gut charakterisierten Antikörper und möglichst auch auf Anti-Tr untersucht werden.
- Die Art der paraneoplastischen Antikörper leitet die Tumorsuche, die Assoziation mit dem klinischen Syndrom ist geringer.
- Die Tumorsuche erfolgt abgestuft nach vermuteter Tumorlokalisation. Das Ganzkörper-FDG-PET-CT ist nicht Bestandteil der Primärdiagnostik der PNS, kann aber in der sekundären oder tertiären Diagnostik sinnvoll sein. Das Ganzkörper-FDG-PET-CT ist beim Nachweis von nicht metastasierten Hauttumoren und differenzierten Teratomen wenig sensitiv.
- Die Therapie besteht in erster Linie in der Tumortherapie.
- Obwohl kontrollierte Studien zur Wirksamkeit einer Immunsuppression fehlen, erfolgt bei fehlendem Tumornachweis meist eine Immunsuppression. Zusätzlich zu einer systemischen Tumortherapie (= Chemotherapie) kann eine Immunsuppression unter individuellen Gesichtspunkten sinnvoll sein.
- Die Immunsuppression sollte nach individueller Wirksamkeit und Verträglichkeit mit üblichen Substanzen oder Verfahren erfolgen. Eine Überlegenheit einzelner Substanzen ist nicht gesichert, üblicherweise beinhaltet das Therapieregime Cyclophosphamid. Ausnahmen hierzu stellen das LEMS (IVIg), das Stiff-Person-Syndrom (s. Leitlinie Stiff-Person-Syndrom) und die Enzephalitiden mit Antikörpern gegen neuronale Oberflächenantigene und GAD dar (NMDA-R-Ak, GABA(b)-R-Ak, AMPA-R-Ak und VGKC-Komplex-Ak; Leitlinie der DGN „Immunvermittelte Erkrankungen der grauen ZNS-Substanz sowie Neurosarkoidose") dar.
- Symptomatische Therapien können hilfreich sein und sollten bei jedem PNS erwogen werden.
- Laut Expertenmeinung sollte bei fehlendem Tumornachweis bei gesichertem PNS nach 3–6 Monaten und dann halbjährlich für mindestens 4 Jahre eine Tumorsuche mit den geeigneten Verfahren durchgeführt werden (Titulaer et al. 2010). Ausnahme: LEMS 2 Jahre (Titulaer et al. 2008).
- Paraneoplastische Antikörper (meist niedrigtitrig) treten auch bei Patienten mit Tumoren ohne neurologische Symptome auf und sind dann nicht Ausdruck eines PNS.

Paraneoplastische neurologische Syndrome

■ Einführung

Inhalte dieser Leitlinie sind Aussagen zu Diagnostik und Therapie von paraneoplastischen neurologischen Syndromen (PNS). Durch die Empfehlungen soll die Qualität der Behandlung und Betreuung von Erkrankten verbessert und die Anwendung sinnvoller Verfahren in der Diagnostik gestärkt werden. Die Leitlinie ist aufgrund der hohen Versorgungsrelevanz durch den schwerwiegenden Verlauf sinnvoll und notwendig. Die interdisziplinäre Abstimmung mit den in der Behandlung beteiligten onkologischen Fachgesellschaften und der nuklearmedizinischen Fachgesellschaft ist notwendig und wird in dieser Leitlinie umgesetzt.

■ Definition und Klassifikation

Begriffsdefinition

Als PNS werden alle Komplikationen von Tumorerkrankungen bezeichnet, die nicht durch den Tumor selbst, Metastasen, vaskuläre, infektiöse, metabolische oder therapiebedingte Ursachen ausgelöst sind. Die häufigere Gruppe der nicht immunvermittelten, nicht neurologischen paraneoplastischen Erkrankungen (z.B. SIADH, paraendokrine Hormonsekretion, Koagulopathien) wird nicht in dieser Leitlinie beschrieben. Bei immunvermittelten PNS kann jede Ebene des Nervensystems, vom zentralen über das periphere Nervensystem, die neuromuskuläre Endplatte bis zum Muskel betroffen sein. Auch polytope Verteilungsmuster sind möglich. Die häufigsten ursächlichen Tumoren sind:
- Bronchialkarzinom
- Thymom
- Mammakarzinom
- Ovarialkarzinom
- Ovarialteratom
- Testistumoren
- Lymphome
- Hauttumoren (Merkel-Zell-Karzinome)

Klassifikation

PNS werden nach den Diagnosekriterien einer Expertengruppe in gesicherte und mögliche paraneoplastische Syndrome eingeteilt (Graus et al. 2004).

Europäische Registerdaten aus dem PNS Euronet (http://www.pnseuronet.org/) geben einen umfassenden Überblick über die Prävalenz der verschiedenen klinischen paraneoplastischen neurologischen Syndrome und Antikörper in Europa (▶ Tab. 79.1 und ▶ Tab. 79.2).

■ Diagnostik

PNS stellen meist eine diagnostische Herausforderung dar. Die Art der paraneoplastischen Antikörper leitet die Tumorsuche (▶ Tab. 79.1). Bei Verdacht auf ein PNS sind insbesondere die Antikörper-negativen Fälle oft schwierig zu diagnostizieren. Hier helfen am ehesten der subakute Krankheitsbeginn und der meist progrediente Verlauf. Einige klinische Syndrome sind sehr spezifisch für das Vorliegen einer paraneoplastischen Genese und werden als „klassische" PNS bezeichnet (▶ Tab. 79.3).

Chronische, nur gering progrediente Syndrome sind selten paraneoplastischer Ursache, PNS treten eher subakut oder akut (Tage bis Wochen), meist chronisch-progredient und selten schubförmig auf.

Klinische Untersuchung

Eine Übersicht über das diagnostische Vorgehen bei Verdacht auf ein PNS gibt ▶ Tab. 79.4. Notwendig ist eine umfassende Differenzialdiagnostik (▶ Tab. 79.5).

▶ **MRT:** Bei PNS existieren keine spezifischen Auffälligkeiten in der MRT-Bildgebung der Neuroaxis. Zum Ausschluss von Differenzialdiagnosen ist jedoch insbesondere die MRT-Darstellung des Gehirns und Rückenmarks notwendig. Ein unauffälliges kranielles MRT schließt ein PNS nicht aus. Besonders bei den neuronalen Oberflächen-Antikörpern sind negative Befunde nicht selten (45%) (Dalmau et al. 2008).

▶ **Liquoranalyse:** Die Liquoruntersuchung ist sensitiver (93%), jedoch unspezifisch (Psimaras et al. 2010). Der Liquor ist meist entzündlich verändert (1. häufig geringe lymphozytäre Pleozytosen und/oder 2. oligoklonale Banden, teils nur 3. Eiweißerhöhung; in 90% ist mindestens 1 von 3 Befunden pathologisch). Die lymphozytäre Pleozytose nimmt mit zunehmender Dauer der Erkrankung ab (50% während der ersten 3 Monate, 30% danach), während die Schrankenstörung zunimmt. Bei 7% ist der Liquor unauffällig (Psimaras et al. 2010).

▶ **Weitere Untersuchungen:** Die weiteren paraklinischen Untersuchungen hängen vom betroffenen System ab (EEG bei limbischen Enzephalitiden, VEP bei Optikusneuritiden, EMG/NLG bei peripheren Syndromen, Elektroretinogramm/optische Kohärenztomografie [OCT] bei Retinopathien).

Besteht der klinische Verdacht auf ein PNS und sind relevante Differenzialdiagnosen weitgehend ausgeschlossen, sollte eine weiterführende Diagnostik erfolgen.

Antikörper-Nachweis

Bei 80% der Patienten mit gesichertem PNS lassen sich hochspezifische Antikörper (Ak) nachweisen (Giometto et al. 2010). In den meisten Fällen genügt die Einsendung von Serum, bei limbischen Enzephalitiden und bei Stiff-

Paraneoplastische neurologische Syndrome

Tab. 79.1 Klinisch-neurologische Syndrome mit den jeweils sinnvollen Antikörper-Tests und häufigsten Tumoren (Giometto et al. 2010).

Syndrom und Häufigkeit*	Paraneoplastisch in	Sinnvolle Antikörper (S = Serum, L = Liquor)	Primäre Tumorsuche
limbische Enzephalitis 10%	20%	• paraneoplastische Ak (S): Hu, Ma/Ta, CRMP5/-CV2, Ri, Amphiphysin • Oberflächen-Ak (S + L): NMDA-R, VGKC**, GABA-R, AMPA-R • intrazelluläre, nicht paraneoplastische Ak (S + L): GAD	SCLC Keimzelltumor (Hoden/Ovar) Thymom Mammakarzinom Lymphom Prostatakarzinom
Enzephalomyelitis und Hirnstammenzephalitis 11%	10%	• paraneoplastische Ak (S): Hu, CRMP5/CV2, Amphiphysin, Ma/Ta	SCLC Thymom Mammakarzinom Keimzelltumor (Hoden/Ovar) Merkel-Zell-Karzinome (Haut) Lymphom
subakute Kleinhirndegeneration 25%	50%	• paraneoplastische Ak (S): Hu, Yo, CRMP5/CV2, Ma/Ta, Ri, Tr, Amphiphysin, PCA-2, ANNA-3, Zic4 • Oberflächen-Ak (S+L): VGCC	SCLC Mammakarzinom Keimzelltumor (Hoden/Ovar) Thymom Lymphom
Opsoklonus/Myoklonus (Kind)	50%	• paraneoplastische Ak (S): vereinzelt Hu	Neuroblastom
Opsoklonus/Myoklonus (Erwachsener) 2%	20%	• paraneoplastische Ak (S): Ri, Hu, Ma/Ta • Oberflächen-Ak (S + L): NMDA-R	Mammakarzinom SCLC Keimzelltumor (Hoden/Ovar)
sensomotorische Neuro-/Radikulopathie 16%	10%	• paraneoplastische Ak (S): Hu, Amphiphysin, CRMP5/CV2, Ma/Ta, SOX1	SCLC Thymom Lymphom
subakute sensorische Neuronopathie 25%	20%	• paraneoplastische Ak (S): Hu, Amphiphysin, CRMP5/CV2, Ma/Ta	SCLC Thymom Lymphom Mammakarzinom Keimzelltumor (Hoden/Ovar)
autonome Neuropathie 5%	2–30%	• paraneoplastische Ak (S): Hu • Oberflächen-Ak (S): ganglionäre AchR	SCLC Thymom Lymphom Blasenkarzinom, Mammakarzinom, Prostatakarzinom, Rektumkarzinom
LEMS 5%	60%	• paraneoplastische Ak (S): SOX-1 • Oberflächen-Ak (S): VGCC	SCLC
Myasthenia gravis	15%	• paraneoplastische Ak (S): Titin • Oberflächen-Ak (S): AchR, MUSK	Thymom

Tab. 79.1 Fortsetzung.

Syndrom und Häufigkeit*	Paraneoplastisch in	Sinnvolle Antikörper (S = Serum, L = Liquor)	Primäre Tumorsuche
Retinopathie 1%	5%	• paraneoplastische Ak (S): Hu, CRMP5/CV2, Recoverin	SCLC Thymom Melanom
Stiff-Person-Syndrom 1%	5%	• paraneoplastische Ak (S): Amphiphysin • intrazelluläre, nicht paraneoplastische Ak (S + L): GAD	Mammakarzinom SCLC
Dermatomyositis 2%	30%	• intrazelluläre, nicht paraneoplastische Ak (S): Jo1, Mi2, SRP	Ovarialkarzinom Lungenkarzinom Pankreaskarzinom, weitere

* Häufigkeit bezogen auf alle paraneoplastischen Erkrankungen im europäischen Register. Klinische Syndrome kommen in 10% der paraneoplastischen Fälle kombiniert vor, daher ist die Gesamtprävalenz > 100%.
** Antikörper gegen VGKC-Komplex (u.a. LGI1, CASPR2, Contactin-2)
Paraneoplastische Ak = Antikörper gegen intrazelluläre Antigene, Oberflächen-Ak = Antikörper gegen neuronale Oberflächenantigene
AMPA = α-Amino-3-Hydroxy-5-Methyl-4-Isoxazol-Propionsäure, ANNA = antinukleäre neuronale Antikörper, CASPR2 = Contactin-associated Protein 2 (spannungsabhängiges Kaliumkanal-assoziiertes Protein), GABA = Gamma-Aminobuttersäure, GAD = Glutaminsäure-Decarboxylase, LEMS = Lambert-Eaton-Myasthenie-Syndrom, LGI1 = Leucin-rich, Glioma Inactivated 1 (spannungsabhängiges Kaliumkanal-assoziiertes Protein), NMDA-R = N-Methyl-D-Aspartat-Rezeptor, SCLC = kleinzelliges Bronchialkarzinom, SOX-1 = Sry-like High Mobility Group Box-Protein 1, VGCC = Voltage-Gated Calcium Channel (spannungsabhängiger Kalziumkanal), VGKC = Voltage-Gated Potassium Channel (spannungsabhängiger Kaliumkanal)

Person-Syndrom sollte ein Liquor und Serum-Pärchen eingesandt werden. Der Versand von Liquor und abzentrifugiertem Serum kann bei Raumtemperatur, die mehrtägige Lagerung bei 4°C erfolgen. Die Bestimmung der paraneoplastischen Antikörper soll in einem in der Diagnostik erfahrenen Labor erfolgen und auf zwei unabhängigen Labormethoden (Immunoblot bzw. Line-Assay und Immunhistochemie für paraneoplastische Antikörper, Immunfluoreszenz/-histochemie und zellbasierte Assays für Oberflächen-Ak) beruhen.

Der Nachweis eines gut charakterisierten, paraneoplastischen Ak (▶ Tab. 79.2) zusammen mit einer typischen oder atypischen klinischen Symptomatik beweist nach Ansicht eines Konsensuspapiers (Graus et al. 2004) ein PNS und damit das Vorliegen eines – möglicherweise nur noch nicht nachweisbaren – Tumors. Die teilcharakterisierten paraneoplastischen Antikörper sind als hinweisend auf das Vorliegen eines Tumors zu interpretieren. Relevant sind insbesondere Anti-Tr (Briani et al. 2011) und Anti-SOX-1 (Sabater et al. 2008). Finden sich keine gut charakterisierten paraneoplastischen Antikörper, kann bei Koinzidenz mit einem Tumor innerhalb von 2 bzw. 5 Jahren ein wahrscheinliches oder gesichertes PNS diagnostiziert werden (▶ Abb. 79.1). Diese Klassifikation basiert auf Expertenmeinung (Graus et al. 2004).

Einzelne PNS wie z.B. das Lambert-Eaton-Myasthenie-Syndrom (LEMS) kommen auch häufig idiopathisch (40%) vor und stellen damit eine fakultativ paraneoplastische Erkrankung dar (Titulaer et al. 2008). Gleiches gilt für die autonome Neuropathie mit Nachweis hochtitriger, ganglionärer AchR-Ak (30% paraneoplastisch) (McKeon et al. 2009). Nur in einem Teil der Fälle paraneoplastisch bedingt sind die neu beschriebenen Untergruppen der limbischen Enzephalitis durch Antikörper gegen neuronale Oberflächenantigene (▶ Tab. 79.2). Unbedingt beachtet werden muss, dass paraneoplastische onkoneurale Antikörper auch bei Patienten mit Tumoren ohne PNS – meist in niedrigerer Konzentration – nachgewiesen werden können, beispielsweise bei 29% der Patienten mit einem kleinzelligen Bronchialkarzinom (Monstad et al. 2009). In diesem Fall liegt kein PNS vor.

Tumorsuche

Die Tumorsuche bei gesicherten PNS sollte abgestuft erfolgen (▶ Tab. 79.6). Die FDG-PET oder FDG-PET/CT bietet bei unauffälliger Primärdiagnostik eine zusätzliche Sensitivität (20–40%) bei hoher Spezifität (85%) (Hadjivassiliou et al. 2009). Dies gilt jedoch nicht für Mammakarzinome, nicht metastasierte Hauttumoren oder differenzierte Teratome.

■ Therapie

Therapeutischer Nihilismus aufgrund „schlechter Prognose" ist bei PNS nicht gerechtfertigt. Einzelne klinische Syndrome sind besser reversibel als allgemein angenommen, z.B. limbische Enzephalitis (Gultekin et al. 2000, Bataller et al. 2007), sensorische Neuronopathie/Enzephalomyelitis (Sillevis Smitt et al. 2002), paraneoplastische zerebelläre Degeneration (Shams'ili et al. 2003). Die suf-

Paraneoplastische neurologische Syndrome

Tab. 79.2 Klinisch relevante Antikörper-Reaktivitäten (Giometto et al. 2010).

Name (Synonym) und Prävalenz*	Antigen	Klinisches Syndrom	Häufigste Tumoren
Gut charakterisierte, paraneoplastische Antikörper (intrazelluläre Antigene) Assoziation mit einem Tumor in > 95 %			
Anti-Hu (ANNA-1) ca. 40 %	Hu-Proteine	Enzephalomyelitis, limbische Enzephalitis, Kleinhirndegeneration, Hirnstammenzephalitis, Epilepsia partialis continua, sensorische Neuronopathie, sensomotorische Neuropathie, autonome Neuropathie (chronisch gastrointestinale Pseudoobstruktion)	Lungenkarzinom (85 %), insbesondere SCLC; außerdem Neuroblastom, Prostatakarzinom, Merkel-Zell-Karzinom
Anti-Yo (PCA-1) ca. 15 %	cdr2, cdr62	paraneoplastische Kleinhirndegeneration, W > M	Ovarialkarzinom, Mammakarzinom, Uteruskarzinom
Anti-CV2 (CRMP5) ca. 5 %	CRMP5	Enzephalomyelitis, Polyneuropathie, Optikusneuritis, limbische Enzephalitis, Kleinhirndegeneration, Chorea	SCLC, Thymom
Anti-Ma1** ca. 5 %	Ma-Proteine	Rhombenzephalitis, limbische Enzephalitis, Neuropathie	Mammakarzinom, Lungenkarzinom
Anti-Ta/Ma2** ca. 5 %	Ma-Proteine	limbische Enzephalitis, Rhombenzephalitis, M >> F	Keimzelltumor
Anti-Ri (ANNA-2) ca. 5 %	NOVA	Opsoklonus-Myoklonus-Syndrom, Rhombenzephalitis, Kleinhirndegeneration, Myelitiden	Mammakarzinom, Ovarialkarzinom, SCLC
Anti-Amphiphysin ca. 5 %	Amphiphysin	Stiff-Person-Syndrom, limbische Enzephalitis, Rhombenzephalitis, Kleinhirndegeneration, Polyneuropathien	Mammakarzinom, SCLC
Anti-Recoverin	Recoverin	Retinopathie	Lungenkarzinom
Teilcharakterisierte paraneoplastische Antikörper prädiktiver Wert bezüglich Paraneoplasie unklar			
Anti-Tr (PCA-Tr) ca. 2 %	MAZ-Protein (6)	Kleinhirndegeneration	Hodgkin-Lymphom, Non-Hodgkin-Lymphom
Anti-Zic4	Zic1-4-Proteine	Kleinhirndegeneration	SCLC
Anti-SOX-1 (AGNA)	SOX-1	Sensitivität 67 %, Spezifität 95 % bezüglich Vorliegen eines SCLC bei nachgewiesenem LEMS	SCLC, Bronchialkarzinoid
PCA-2	280 kD	Enzephalitis, Lambert-Eaton-Myasthenie-Syndrom, Neuropathie	SCLC
ANNA-3	170 kD	Neuropathie, Kleinhirndegeneration, limbische Enzephalitis	SCLC
antiganglionäre AchR-Ak	ganglionäre AchR (α3)	autonome Neuropathie (Sensitivität 50 %, Spezifität bei hohem Titer über 1 nmol/l > 90 %), nur in 30 % paraneoplastische Ursache	SCLC, Thymom, Lymphom, Blasenkarzinom, Mammakarzinom, Prostatakarzinom, Rektumkarzinom
Fakultativ paraneoplastische Antikörper (Antikörper die mit oder ohne Tumor auftreten, neuronale Oberflächenantigene)			
Anti-NMDA-R	NMDA-R NR1a	limbische Enzephalitis (W >> M), Gedächtnisstörungen, Bewegungsstörung, Katatonie, psychiatrische Symptomatik	20–50 % Ovarialteratom, selten männlicher Keimzelltumor
Anti-VGKC	VGKC-Komplex (u.a. Kv1, LGI1, CASPR2)	limbische Enzephalitis (M > W), Hyponatriämie, Neuromyotonie, Morvan-Syndrom, REM-Schlaf-Verhaltensstörungen	SCLC, Thymom
Anti-AMPA-R	GluR1 GluR2	limbische Enzephalitis (W >> M), atypische Psychose, häufige Rezidive	SCLC, Mammakarzinom, Thymom

Tab. 79.2 Fortsetzung.

Name (Synonym) und Prävalenz*	Antigen	Klinisches Syndrom	Häufigste Tumoren
Fakultativ paraneoplastische Antikörper (Antikörper die mit oder ohne Tumor auftreten, neuronale Oberflächenantigene)			
Anti-GABA$_B$-R	GABA$_B$	limbische Enzephalitis, häufig Anfälle; koinzident oft GAD-Ak	SCLC, Thymom, neuroendokrine Tumoren

* Prävalenz bezogen auf alle paraneoplastischen Syndrome im europäischen Register
** Prävalenz bezogen auf Anti-Ma und Anti-Ma2/Ta zusammen
W = Frauen, M = Männer
AMPA = α-Amino-3-Hydroxy-5-Methyl-4-Isoxazol-Propionsäure, AGNA = antigliale nukleäre Antikörper, ANNA = antinukleäre neuronale Antikörper, NMDA-R = N-Methyl-D-Aspartat-Rezeptor, SCLC = kleinzelliges Bronchialkarzinom, SOX-1 = Sry-like High Mobility Group Box-Protein 1, VGKC = Voltage-Gated Potassium Channel (spannungsabhängiger Kaliumkanal)

Tab. 79.3 „Klassische" paraneoplastische neurologische Syndrome (Graus et al. 2004).

Klassische PNS

a. **Zentrales Nervensystem**
   Enzephalomyelitis
   limbische Enzephalitis
   subakute Kleinhirndegeneration
   Opsoklonus-Myoklonus-Syndrom
b. **Peripheres Nervensystem**
   subakute sensorische Neuronopathie
   chronische intestinale Pseudoobstruktion
c. **Neuromuskuläre Synapse und Muskel**
   Lambert-Eaton-Myasthenie-Syndrom
   Dermatomyositis

Tab. 79.4 Diagnostik bei Verdacht auf ein paraneoplastisches Syndrom.

Untersuchungen bei Verdacht auf PNS

a. **Liquor**
   Pleozytose?
   Proteinerhöhung?
   oligoklonale Banden?
b. **Antikörper in Serum und Liquor** (s. ▶ Tab. 79.2)
c. **Tumorsuche**
   1. Tumor bekannt
      ○ Suche nach Metastasen: Bildgebung, Biopsie etc.
      ○ Suche nach nicht metastatischen, nicht paraneoplastischen Komplikationen (vaskulär, infektiös, metabolisch, therapiebedingt)
   2. Tumor noch nicht bekannt
      ○ Suche nach Tumor (s. ▶ Tab. 79.6)

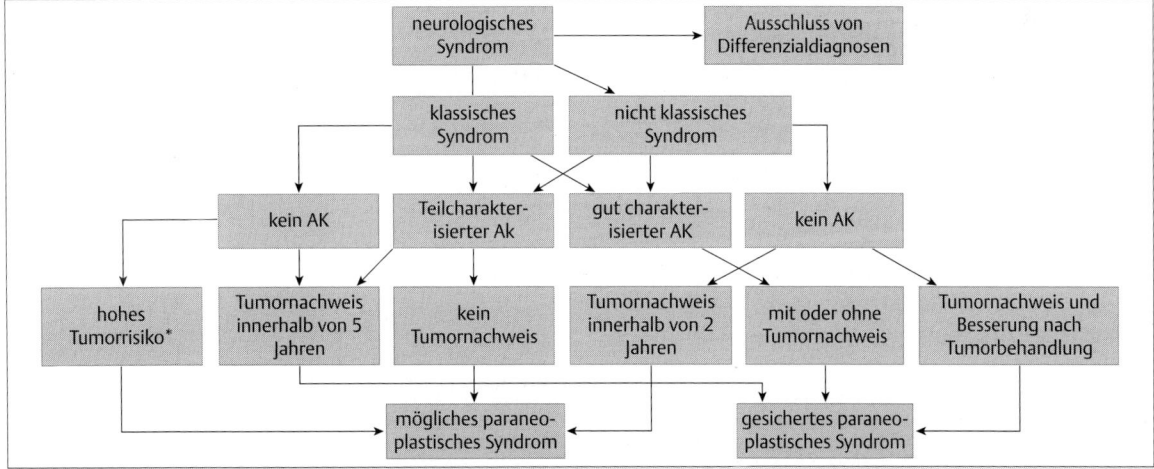

Abb. 79.1 Diagnostisches Vorgehen bei Verdacht auf ein paraneoplastisches neurologisches Syndrom. * = erhöhtes Tumorrisiko: Alter über 40 Jahre, kein Ansprechen auf Immuntherapie, Nikotingebrauch. Gut charakterisierter/teilcharakterisierter Antikörper siehe ▶ Tab. 79.2.

fiziente Tumorbehandlung ist mit einer Besserung oder Stabilisierung der Erkrankung selbst bei Anti-Hu-assoziierten Enzephalomyelitiden korreliert (Graus et al. 2001, Sillevis Smitt et al. 2002).

Die Therapie von PNS gliedert sich in die Tumorbehandlung, die Immunsuppression bei fehlendem Tumornachweis und symptomatische Therapien.

Tab. 79.5 Differenzialdiagnosen paraneoplastischer Syndrome.

Klinisches Syndrom	Differenzialdiagnosen
Limbische Enzephalitis (LE)	infektiöse Enzephalitis, v.a. HSV, VZV, HHV6 bei Immunsuppression, Lues, CJD, HIV/PML, WNV, Lupus erythematodes, Sjögren-Syndrom, Hashimoto-Enzephalopathie, Gliom, Wernicke-Korsakoff-Syndrom
Rhombenzephalitis	infektiöse Enzephalitis, v.a. Listerien, Toxoplasmose, basale Meningitis, TBC, Morbus Whipple, Miller-Fisher-Syndrom, Bickerstaff-Syndrom, Myasthenia gravis, Morbus Behçet, Gliom
Opsoklonus-Myoklonus-Syndrom	Opsoklonus: u.a. HIV, Hepatitis C, WNV, Morbus Whipple, Borreliose, postinfektiös (Mykoplasmen, Salmonellen, Streptokokken), medikamentös (v.a. Lithium und Trizyklika) Myoklonien: physiologisch, hereditär, sporadisch, Epilepsie-Syndrome, Enzephalopathien, CJD, neurodegenerative Erkrankungen, glutensensitive Enteropathie, Lance-Adams-Syndrom post anoxisch
Myelitis	infektiös, parainfektiös, MS, NMO, spinale Durafistel, Syringomyelie, Tethered-Cord-Syndrom, Spinalis-anterior-Syndrom
subakute Kleinhirndegeneration	Alkohol, medikamentös (Lithium, Antikonvulsiva, 5-FU, Cytosin, Arabinosid), Mangel an Vitamin B_1, B_{12}, Folsäure, Vitamin E, Antikörper-assoziiert (GAD, Anti-Ca [Jarius et al. 2010], Homer-3, mGluR1), infektiös (VZV, EBV, Lues, Morbus Whipple), CJD*, meningeale Siderose, MSA-C, hereditär
Retino-/Optikopathie	vaskulär, Neuritis N. optici, LHON, medikamentös, Tabak-Alkohol-Amblyopie
subakute sensorische Neuronopathie	Diabetes mellitus, CIDP, MGUS, Anti-MAG-Neuropathie, Sjögren-Syndrom, Zöliakie, Kryoglobulinämie, medikamentös/toxisch (Cisplatin), Hypervitaminosis B_6, Vitamin-B_{12}-Mangel, HIV
autonome Neuropathie	Diabetes mellitus, GBS, CIDP, Sjögren-Syndrom, Porphyrie, MSA-A, Mitochondriopathie
Motoneuronerkrankung	multifokale motorische Neuropathie, ALS, bulbospinale Muskelatrophie Kennedy, primäre Lateralsklerose
Neuromyotonie	Krampi, Krampus-Faszikulations-Syndrom, radiogene Plexusaffektion, Myotonie, Morvan-Syndrom
Stiff-Person-Syndrom	Myotonie, Neuropathien (Areflexie), PERM
Lambert-Eaton-Myasthenie-Syndrom	Myasthenia gravis, episodische Ataxie Typ 2, Botulismus
Poly-/Dermatomyositis	Myopathie (z.B. durch Steroide), IBM, immunmediierte nekrotisierende Myopathien

* bei paraneoplastischer Kleinhirndegeneration Protein 14-3-3 in 14% falsch-positiv
5-FU = 5-Fluoruracil, ALS = amyotrophe Lateralsklerose, CIDP = chronisch inflammatorische demyelinisierende Polyneuropathie, CJD = Creutzfeld Jakob Disease, EBV = Ebstein-Barr-Virus, GBS = Guillain-Barré-Syndrom, HIV = humanes Immundefizienzsyndrom-Virus; IBM = Einschlusskörpermyositis; JC/HIV = progressive multifokale Leukenzephalopathie bei HIV, LEMS = Lambert-Eaton-Myasthenie-Syndrom, LHON = Lebersche hereditäre Optikusneuropathie, MAG = Myelin-assoziiertes Glykoprotein, MGUS = monoklonale Gammopathie unklarer Signifikanz, MSA = Multisystematrophie, NMO = Neuromyelitis optica, PERM = progressive Enzephalomyelitis mit Rigidität und Myoklonien, TBC = Tuberkulose, VZV = Varizella-Zoster-Virus, WNV = West-Nile-Virus

Tumorbehandlung

Die therapeutische Wirksamkeit einer Tumorbehandlung lässt sich pathogenetisch mit der Entfernung der onkoneuralen Antigenquelle erklären. Die Evidenz der klinischen Wirksamkeit einer suffizienten Tumorbehandlung leitet sich aus großen retrospektiven Fallserien (Graus et al. 2001) oder großen Registerdaten (Candler et al. 2004) ab. Eine Tumorbehandlung ist mit einer Odds Ratio von 4,56 (95%-Konfidenzintervall 1,62–12,86) mit einer Stabilisierung oder Besserung einer paraneoplastischen Enzephalomyelitis mit Anti-Hu-Antikörpern korreliert (Graus et al. 2001). Randomisierte klinische Studien sind aufgrund der Seltenheit dieser Erkrankungen nicht zu erwarten.

Die sinnvolle Diagnostik zur Tumorsuche beschreibt ▶ Tab. 79.6. Die wahrscheinlichste Tumorlokalisation kann mittels des klinischen Syndroms (▶ Tab. 79.1), der nachgewiesenen Antikörper (▶ Tab. 79.2) und weiterer Patientencharakteristika (Alter, Nikotinanamnese) eingegrenzt werden. Bei negativen Befunden in der primären bzw. sekundären Diagnostik kann ein FDG-PET optimalerweise mit koregistriertem CT durchgeführt werden, da es einen Zugewinn an Sensitivität darstellt (Basu et al. 2008, Hadjivassiliou et al. 2009, Titulaer et al. 2010). Bei suspektem FDG-PET-Befund ist eine rasche bioptische Sicherung unbedingt notwendig. Erfahrungsgemäß wird in Biopsien von FDG-anreichernden, suspekten Läsionen oft nur eine floride Entzündung ohne Malignitätszeichen

Paraneoplastische neurologische Syndrome

Tab. 79.6 Abgestufte Tumordiagnostik in Abhängigkeit von der vermuteten Lokalisation für ausgewählte Tumoren. Sensitivität in Klammern, soweit bekannt.

Tumor	Primäre Diagnostik	Sekundäre	Tertiäre	Siehe auch separate Leitlinien (AWMF-Registernummer)
Bronchialkarzinom	CT-Thorax (80–85%) MRT Thorax	FDG-PET oder FDP-PET/CT	Bronchoskopie/endobronchialer Ultraschall und ggf. Feinnadelpunktion bei suspekter Bildgebung, ggf. Mediastinoskopie	S3 – Prävention, Diagnostik, Therapie und Nachsorge des Lungenkarzinoms (020-007)
Thymom	CT-Thorax (75–90%) MRT Thorax	FDG-PET oder FDP-PET/CT		
Mammakarzinom	Mammografie (80%) Ultraschall	Mamma-MRT		S3 – Diagnostik, Therapie und Nachsorge des Mammakarzinoms der Frau (032-045OL)
Ovarialkarzinom	transvaginaler Ultraschall (69–90%) + CA-125	CT Becken/Abdomen	FDG-PET oder FDG-PET/CT	S2K – Diagnostik und Therapie maligner Ovarialtumoren (032-035)
Ovarialteratom	transvaginaler Ultraschall (69–90%)	MRT (93–98%)	CT Thorax (extrapelvische Teratome)	
Testistumoren	Ultraschall (72%) + β-HCG, AFP	CT Becken/Abdomen (76%) MRT Abdomen	ggf. FDG-PET oder FDG-PET/CT (maligne Teratome)	
Lymphome	CT Thorax/Abdomen Ultraschall	FDG-PET oder FDG-PET/CT		
Hauttumoren (Merkel-Zell-Karzinom)	dermatologische Untersuchung, ggf. Biopsie			

nachgewiesen. Im entsprechenden Kontext sollte dies nicht davon abhalten, eine erneute bioptische Sicherung anzustreben.

Die Tumortherapie sollte eng mit den Onkologen abgestimmt werden, derzeit gibt es keine abweichenden Empfehlungen für die Tumorbehandlung onkologischer Patienten mit oder ohne PNS. Welcher Art die Tumorbehandlung (Operation, systemische Tumortherapie, Radiatio) ist, hängt primär vom Tumortyp und nicht vom PNS ab.

Bei fehlendem Tumornachweis sollte basierend auf den europäischen Leitlinien (Titulaer et al. 2010) initial nach 3–6 Monaten für mindestens 4 Jahre eine Tumorsuche mit den geeigneten Verfahren durchgeführt werden. Diese Empfehlungen basieren auf Expertenmeinungen. Eine Studie zeigt, dass beim LEMS eine 2-jährige Nachbeobachtungszeit ausreicht (Titulaer et al. 2008).

Immuntherapie

Obwohl die Wirksamkeit einer Immunsuppression in diesem Kontext nicht evidenzbasiert ist, werden die meisten Patienten mit einem PNS immunmodulierend bzw. immunsuppressiv behandelt. Dies beruht auf der pathophysiologischen Annahme, dass eine früh einsetzende Immuntherapie den neuronalen Untergang vermeiden oder zumindest bremsen kann. Eine Behandlung sollte daher so rasch wie möglich erfolgen. Ob eine Immunsuppression das Tumorwachstum beschleunigt, ist nicht abschließend erforscht. Hierüber sollte eine Aufklärung erfolgen. Bezüglich der Art der Immunmodulation gibt es keine Daten aus kontrollierten Studien, sie beruhen auf retrospektiven Fallserien (Graus et al. 2001, Sillevis Smitt et al. 2002) und kleinen unkontrollierten Studien (Keime-Guibert et al. 2000, Shams'ili et al. 2006). Beim LEMS kann eine Behandlung mit IVIg versucht werden (Keogh et al. 2011).

Immuntherapien und Dosierungen sowie Dosisintervalle sind in ▶ Tab. 79.7 aufgeführt. Sensorische Neuronopathien, sensomotorische Neuropathien und autonome Neuropathien sowie zentralnervöse PNS werden pragmatisch mit Steroidstößen (5 × 1 g Methylprednisolon i.v.) mit oraler Fortsetzung (1 mg/kg KG Prednisolonäquivalent) und individuellem Ausschleichschema behandelt. Nach 2 Wochen ohne Besserung oder Stabilisierung eines zuvor progredienten Syndroms ist bei zentralnervösen Syndromen eine Behandlung mit Cyclophosphamid üblich. Meist erfolgt eine intravenöse Stoßtherapie mit 750–1000 mg/m² Körperoberfläche (in Einzelfällen bis 2000 mg/m²) alle 3–4 Wochen unter Blasenschutz mit Mesna (20%

Paraneoplastische neurologische Syndrome

Tab. 79.7 Immunsuppressive Substanzen und Verfahren bei PNS.

Substanz/Verfahren	Dosierung	Laboruntersuchungen, Vorsorge	Wichtige unerwünschte Wirkungen
Methylprednisolon (Keime-Guibert el al. 2000)	1000–2000 mg/d oder 20–40 mg/kg KG/d i.v. für 3–5 Tage	Protonenpumpenhemmer (Magenschutz) bei Immobilisation Thromboseprophylaxe	Schlafstörungen, Stimmungswandel, Sehstörungen, Dyspepsie, Bluthochdruck, Blutzuckerentgleisung, aseptische Osteonekrose
Prednisolon	initial 1 mg/kg KG/d langsame, individuelle Dosisreduktion bei Ansprechen längerfristige Behandlung mit 0,1 mg/kg KG/d	immer Vitamin D, Kalzium jährliche Knochendichtemessung (ggf. Bisphosphonate) Protonenpumpenhemmer (Magenschutz)	kurzfristig: Schlafstörungen, Stimmungswandel, Akne, Gewichtszunahme, Sehstörungen, Dyspepsie längerfristig: Magenulzeration, Osteoporose, proximale Myopathie, Flüssigkeitsretention, Gewichtszunahme, Diabetes mellitus, Bluthochdruck, Infektionsrisiko, Katarakt, Hautveränderungen, aseptische Osteonekrose
intravenöse Immunglobuline (Keogh et al. 2011, Uchuya et al. 1996)	2 g/kg KG als Induktionsdosis über 3–5 Tage, dann 0,5–1 g/kg KG (über 1–3 Tage) alle 4–5 Wochen als Erhaltungstherapie keine bekannten präparatespezifischen Unterschiede	vor Erstgabe Ausschluss eines IgA-Mangels	allergische Reaktionen, Kopfschmerzen, vereinzelt sterile Meningitis Sorbit kann als Bestandteil verschiedener Immunglobulin-Präparate eine eingeschränkte Nierenfunktion vorübergehend verschlechtern
Plasmapherese oder Protein-A-Immunadsorption (Cher et al. 1995)	5 Zyklen einer Plasmaseparation über zentralen Venenkatheter (ggf. über großlumigen peripheren Venenkatheter) gegen Albumin oder Frischplasma	Monitoring, CRP (< 20), Leukozyten (< 12.000/µl), Fibrinogen (> 1 g/l) kein Fieber reizloser Katheter Patientencompliance	Katheteranlage, Blutung, Sepsis Cave: Änderung von Antikonvulsivaspiegeln
Rituximab (Shams'ili et al. 2006)	Rituximab 375 mg/m² Körperoberfläche 1 × pro Monat für insgesamt 4 Monate oder 1000 mg Rituximab jeweils an Tag 1 und an Tag 15 Wiederholung individuell, nach 12 Monaten oder bei Wiederanstieg der CD19-Zellen in der Durchflusszytometrie	Monitorüberwachung während der Infusion Vorbereitung mit 1000 mg Paracetamol i.v., 2 mg Clemastin i.v., 50 mg Ranitidin i.v., 100 mg Prednisolon i.v. B-Zellen-Bestimmung nach 3 Monaten	Cave: Exantheme, Verschlechterung vorbestehender Herzbeschwerden und Bronchospasmus Weitere Nebenwirkungen sind Fieber (50 %), Schüttelfrost, Rigor, Übelkeit Kopfschmerz, Halsirritationen und Blutdruckabfall (10 %)
Cyclophosphamid (Keime-Guibert et al. 2000, Stark et al. 1995)	maximale Kumulativdosis 30 g (–50 g) Induktion: Tag 1: 750 mg/m² i.v. alle 4 Wochen wiederholen Dosissteigerung auf 900, dann 1000 mg/m² bis Leukozytennadir < 4000/µl (Blutbildkontrollen Tag 8, 10 und 12) Dosisreduktion um 125 mg/m² bei Leukozyten < 3000/µl Aussetzen der Therapie bei Leukozyten < 1500/µl Dosissteigerung bis max. 1,0 g/m² in Ausnahmefällen 2,0 g/m² verteilt über 2 Tage Dosisreduktion bei Krea-Cl < 30 ml/min oder Alter > 65 Jahre um 30 % bei Erstgabe, dann Anpassung nach Nadir Behandlung bis zum Erreichen einer Remission, mindestens jedoch 6 Monate	Nadir an Tag 12–16 Blutbild, Leberfunktion, Entzündungswerte sowie Urinanalyse (wöchentlich im 1. Monat und danach monatlich) engmaschige Leukozytenkontrolle bei GFR 10–30 ml/min	Übelkeit, Erbrechen, Diarrhö, Fatigue, Zystitis, Hämaturie, Knochenmarksuppression, Urothelkarzinom

der Cyclophosphamid-Dosis nach 0, 4 und 8 Stunden) und Antiemetika, z.B. Ondansetron (4–8 mg langsam i.v. vor Cyclophosphamid und dann bei Bedarf) oder Granisetron (3 mg) (Stark et al. 1995). Alle Immunsuppressiva sollten nur von in der Anwendung erfahrenen Ärzten gegeben werden. Bei isolierten peripheren neurologischen Manifestationen können therapeutisch IVIg (2 g/kg KG verteilt über 5 Tage) oder eine Plasmapherese eingesetzt werden. In Einzelfällen wurden IVIg auch mit Erfolg bei Hirnstamm- und Kleinhirnmanifestationen angewandt (Uchuya et al. 1996). Auch für die Wirksamkeit einer Protein-A-Immunadsorption gibt es schwache Hinweise aus Kasuistiken (Cher et al. 1995). Zu monoklonalen Antikörpertherapien existieren einzelne Kasuistiken und eine unkontrollierte Studie. Als Alternative zu Cyclophosphamid kann Rituximab entweder mit 375 mg/m^2 Körperoberfläche monatlich über 4 Monate (Shams'ili et al. 2006) oder 1000 mg absolut an Tag 1 und Tag 15 analog zum Vorgehen bei Neuromyelitis optica (Cree et al. 2005) erwogen werden; ein Vorteil eines dieser Regime ist nicht belegt. Obwohl in diesem Kontext nicht evidenzbasiert, sollte bei längerfristiger Immunsuppression zur Vermeidung von steroidalen Nebenwirkungen zusätzlich zu oder anstatt von Steroiden mit Steroid sparenden Agenzien behandelt werden. Verwendet werden meist MTX (10–15 mg/Woche s.c.), Azathioprin (2,5 mg/kg KG), Mycophenolat Mofetil 2 g/d p.o. oder Ciclosporin A (nach Talspiegel). Eine Ausnahme zu diesen Empfehlungen bilden antikörpervermittelte zentralnervöse Erkrankungen (siehe DGN-Leitlinie „Immunvermittelte Erkrankungen der grauen ZNS-Substanz sowie Neurosarkoidose") und das Stiff-Person-Syndrom (siehe Leitlinie „Stiff-Person-Syndrom").

Im Rahmen einer systemischen Tumorbehandlung (= Chemotherapie) ist eine zusätzliche Immunsuppression mit weiteren Agenzien aus pathophysiologischen Überlegungen meist nicht sinnvoll. Nach individuellen Gesichtspunkten können IVIg und Steroide insbesondere bei peripheren Syndromen wirksam sein. Bei isolierter Radiatio oder Operation von Tumoren kann eine adjuvante Immunsuppression sinnvoll sein. Für die Wirksamkeit von im Rahmen alternativer oder komplementärer Therapieansätze verwendeter Immunstimulanzien existieren keine Daten, aus pathophysiologischen Gründen ist von deren Einsatz abzuraten.

Optionen für die symptomatische Therapie

In Abhängigkeit vom neurologischen Syndrom steht eine Vielzahl symptomatischer Therapiemaßnahmen zur Verfügung (▶ Tab. 79.8). So sollten neurophysiologisch basierte Physiotherapie, neuropsychologische und ergotherapeutische Behandlungen in Abhängigkeit von der Symptomatik verordnet werden. Spezialisierte neurologische Rehabilitation sollte initiiert werden, sobald die akutmedizinische Behandlung dies zulässt. Sofern es sich um ein inkurables Leiden handelt, sollte frühzeitig eine palliativmedizinische Expertise mit einbezogen werden.

■ Versorgungskoordination

Die Versorgung von Patienten mit PNS erfordert eine enge Verzahnung ambulanter und stationärer Bereiche. Aufgrund der Komplexität der Diagnostik erfolgen die Erstdiagnostik und Therapieinitiierung stationär.

■ Redaktionskomitee

▶ **Für die Deutsche Gesellschaft für Neurologie (DGN), für Österreich und die Schweiz:**
Prof. Dr. F. Blaes, Klinik für Neurologie, Kreiskrankenhaus Gummersbach und Justus-Liebig-Universität Gießen
Prof. Dr. W. Grisold, Klinik für Neurologie, Ludwig-Boltzmann-Institut für Neuroonkologie, Wien
Dr. F. Leypoldt, Klinik und Poliklinik für Neurologie, Universität Hamburg
Prof. Dr. S. Rauer, Klinik für Neurologie, Universität Freiburg
Prof. Dr. U. Roelcke, Kantonsspital Aarau
Prof. Dr. R. Voltz, Klinik für Palliativmedizin, Universität Köln
PD Dr. Klaus-Peter Wandinger, Institut für Neuroimmunologie und klinische MS-Forschung, Universität Hamburg
Prof. Dr. M. Weller, Klinik für Neurologie, Universität Zürich, Schweiz

▶ **Für die Deutsche Krebsgesellschaft (DKG):**
Prof. Dr. S. Grabbe, Arbeitsgemeinschaft Dermatologische Onkologie, Deutsche Krebsgesellschaft, Johannes Gutenberg-Universität Mainz
Dr. J. Hübner, Sprecherin der Arbeitsgemeinschaft Prävention und integrative Medizin in der Onkologie (PRiO) Deutsche Krebsgesellschaft, Klinikum der J.W. Goethe-Universität Frankfurt
Prof. Dr. U.R. Kleeberg, Sprecher der Arbeitsgemeinschaft Palliativmedizin (APM), Deutsche Krebsgesellschaft, Hämatologisch-onkologische Praxis Altona (HOPA), Hamburg
Prof. Dr. S. Krege, Stellvertr. Sprecherin der Arbeitsgemeinschaft urologische Onkologie, Deutsche Krebsgesellschaft, Krefeld
PD Dr. S. Singer, Sprecherin Arbeitsgemeinschaft für Psychoonkologie, Deutsche Krebsgesellschaft, Abt. Medizinische Psychologie und Medizinische Soziologie, Universitätsklinikum Leipzig
Prof. Dr. W. Stummer, Arbeitsgemeinschaft Neuroonkologie (NOA), Deutsche Krebsgesellschaft, Klinik und Poliklinik für Neurochirurgie, Universitätsklinik Münster

▶ **Für die Deutsche Gesellschaft für Nuklearmedizin (DGN):**
Prof. Dr. M. Schreckenberger, Deutsche Gesellschaft für Nuklearmedizin, Klinik für Nuklearmedizin, Johannes-Gutenberg-Universität Mainz

Paraneoplastische neurologische Syndrome

Tab. 79.8 Symptomatische Therapie paraneoplastischer neurologischer Syndrome.

Syndrom/Symptom	Therapieoption (Tagesdosis)
Lambert-Eaton-Myasthenie-Syndrom Zielsymptom: myasthene Symptomatik	3,4-Diaminopyridin (bis 60 mg) Pyridostigmin (bis 300 mg)
Opsoklonus Zielsymptom: Blickstabilisierung	Clonazepam (3 × 0,5–2 mg) Propranolol (3 × 40–80 mg)
Myoklonus Zielsymptom: Myoklonien	Trihexyphenidyl (3 × 1–35 mg) Clonazepam (3 × 0,5–2 mg) Benzatropin (3 × 1–3 mg) Valproinsäure (2 × 300 mg bis 3 × 1200 mg)
sensible Neuropathie Zielsymptome: Dysästhesien/Schmerzen	Carbamazepin (bis 3 × 400 mg) Pregabalin (75–600 mg) Gabapentin (100–3600 mg) Amitriptylin (bis 75 mg)
limbische Enzephalitis Zielsymptome: Anfälle; Psychose; Depression	Antiepileptika (in üblichen Dosierungen) Antidepressiva (in üblichen Dosierungen) Neuroleptika (in üblichen Dosierungen)
Neuromyotonie Zielsymptom: Muskelsteifigkeit	Carbamazepin (in üblichen Dosierungen) Phenytoin (in üblichen Dosierungen)
autonome Neuropathie Zielsymptome: orthostatische Dysregulation; Herzrhythmusstörungen	Kompressionsstrümpfe Fludrocortison (0,1–0,3 mg) Herzschrittmacher

▶ **Für die Deutsche Gesellschaft für Hämatologie und Onkologie:**
Prof. Dr. B. Wörmann, Deutsche Gesellschaft für Hämatologie und Onkologie, Berlin

Federführend: Dr. Frank Leypoldt, Klinik und Poliklinik für Neurologie, Universität Hamburg
E-Mail: F.Leypoldt@uke.de

Entwicklungsstufe der Leitlinie: S1 mit intradisziplinärer Abstimmung

■ Literatur

Basu S, Alavi A. Role of FDG-PET in the clinical management of paraneoplastic neurological syndrome: detection of the underlying malignancy and the brain PET-MRI correlates. Mol Imaging Biol 2008; 10: 131–137

Bataller L, Kleopa KA, Wu GF et al. Autoimmune limbic encephalitis in 39 patients: immunophenotypes and outcomes. J Neurol Neurosurg Psychiatry 2007; 78: 381–385

Bataller L, Wade DF, Graus F et al. The MAZ protein is an autoantigen of Hodgkin's disease and paraneoplastic cerebellar dysfunction. Ann Neurol 2003; 53: 123–127

Briani C, Vitaliani R, Grisold W et al., PNS Euronetwork. Spectrum of paraneoplastic disease associated with lymphoma. Neurology 2011; 76: 705–710

Camdessanché JP, Jousserand G, Ferraud K et al. The pattern and diagnostic criteria of sensory neuronopathy: a case-control study. Brain 2009; 132: 1723–1733

Candler PM, Hart PE, Barnett M et al. A follow up study of patients with paraneoplastic neurological disease in the United Kingdom. J Neurol Neurosurg Psychiatry 2004; 75: 1411–1415

Cher LM, Hochberg FH, Teruya J et al. Therapy for paraneoplastic neurologic syndromes in six patients with protein A column immunoadsorption. Cancer 1995; 75: 1678–1683

Cree BA, Lamb S, Morgan K et al. An open label study of the effects of rituximab in neuromyelitis optica. Neurology 2005; 64: 1270–2

Dalmau J, Gleichman AJ, Hughes EG et al. Anti-NMDA-receptor encephalitis: case series and analysis of the effects of antibodies. Lancet Neurol 2008; 7: 1091–1098

Giometto B, Grisold W, Vitaliani R et al., PNS Euronetwork. Paraneoplastic neurologic syndrome in the PNS Euronetwork database: a European study from 20 centers. Arch Neurol 2010; 67: 330–335

Graus F, Delattre JY, Antoine JC et al. Recommended diagnostic criteria for paraneoplastic neurological syndromes. J Neurol Neurosurg Psychiatry 2004; 75: 1135–1140

Graus F, Keime-Guibert F, Rene R et al. Anti-Hu-associated paraneoplastic encephalomyelitis: analysis of 200 patients. Brain 2001; 124: 1138–1148

Gultekin SH, Rosenfeld MR, Voltz R et al. Paraneoplastic limbic encephalitis: tumor association, neurological symptoms, and immunological findings in 50 patients. Brain 2000; 123: 1481–1494

Hadjivassiliou M, Alder S, Van Beek E et al. PET scan in clinically suspected paraneoplastic neurological syndromes: a 6-year prospective study in a regional neuroscience unit. Acta Neurol Scand 2009; 119: 186–193

Jarius S, Wandinger KP, Horn S et al. A new Purkinje cell antibody (anti-Ca) associated with subacute cerebellar ataxia: immunological characterization. J. Neuroinflamm 2010; 7: 21

Keime-Guibert F, Graus F, Fleury A et al. Treatment of paraneoplastic neurological syndromes with antineuronal antibodies (anti-Hu, anti-Yo) with a combination of immunoglobulins, cyclophosphamide, and methylprednisolone. J Neurol Neurosurg Psychiatry 2000; 68: 479–482

Keogh M, Sedehizadeh S, Maddison P. Treatment for Lambert-Eaton myasthenic syndrome. Cochrane Database Syst Rev 2011; 2: CD003279

McKeon A, Lennon VA, Lachance DH et al. Ganglionic acetylcholine receptor autoantibody: oncological, neurological, and serological accompaniments. Arch Neurol 2009; 66: 735–741

Monstad SE, Knudsen A, Salvesen HB et al. Onconeural antibodies in sera from patients with various types of tumours. Cancer Immunol Immunother 2009; 58: 1795–1800

Psimaras D, Carpentier A, Rossi C. CSF study in paraneoplastic syndromes. J Neurol Neurosurg Psychiatry 2010; 81: 42–45

Sabater L, Titulaer M, Saiz A et al. SOX1 antibodies are markers of paraneoplastic Lambert-Eaton myasthenic syndrome. Neurology 2008; 70: 924–928

Shams'ili S, de Beukelaar J, Gratama JW et al. An uncontrolled trial of rituximab for antibody associated paraneoplastic neurological syndromes. J Neurol 2006; 253: 16–20

Shams'ili S, Grefkens J, de Leeuw B et al. Paraneoplastic cerebellar degeneration associated with antineuronal antibodies: analysis of 50 patients. Brain 2003; 126: 1409–1418

Sillevis Smitt P, Grefkens J, De Leeuw B et al. Survival and outcome in 73 anti-Hu positive patients with paraneoplastic encephalomyelitis/sensory neuronopathy. J Neurol 2002; 249: 745–753

Stark E, Wurster U, Patzold U et al. Immunological and clinical response to immunosuppressive treatment in paraneoplastic cerebellar degeneration. Arch Neurol 1995; 52: 814–818

Titulaer MJ, Klooster R, Potman M et al. SOX antibodies in small-cell lung cancer and Lambert-Eaton myasthenic syndrome: frequency and relation with survival. J Clin Oncol 2009; 27: 4260–4267

Titulaer MJ, Soffietti R, Dalmau J et al. Screening for tumours in paraneoplastic syndromes: report of an EFNS Task Force. Eur J Neurol 2010; 18: 19–e3

Titulaer MJ, Wirtz PW, Willems LN et al. Screening for small-cell lung cancer: a follow-up study of patients with Lambert-Eaton myasthenic syndrome. J Clin Oncol 2008; 26: 4276–4281

Uchuya M, Graus F, Vega F et al. Intravenous immunoglobulin treatment in paraneoplastic neurological syndromes with antineuronal autoantibodies. J Neurol Neurosurg Psychiatry 1996; 60: 388–392

Verschiedenes

80 Leukodystrophien im Erwachsenenalter

Was gibt es Neues?

- Die ursächlichen Gene für mehrere autosomal-rezessive Leukodystrophien wurden gefunden.
- Miglustat ist für die Behandlung der Niemann-Pick-Krankheit Typ C zugelassen.

Die wichtigsten Empfehlungen auf einen Blick

- Klinische Leitsymptome einer Leukodystrophie im Erwachsenenalter sind hirnorganische Psychosyndrome (Verhaltens- und Wesensänderungen, Psychose), kognitive Störungen (Demenz), Ataxie, Dystonie und Spastik, häufig kombiniert mit Neuropathie und Mitbeteiligung weiterer Organe (Leber, Nebenniere, Augen, Knochen, Haut).
- Hinweisend auf die Diagnose ist die MRT mit meist charakteristischen Marklagerläsionen. Fehlende Signalanhebungen im Marklager schließen eine Leukodystrophie jedoch nicht aus.
- Die definitive Diagnosestellung gelingt in der Mehrzahl der Fälle über die biochemische Bestimmung der zugrunde liegenden metabolischen Störung und/oder den molekulargenetischen Nachweis von Mutationen in bekannten Leukodystrophie-Genen.
- Die Therapie ist vorwiegend symptomatisch bzw. supportiv.
- Für einzelne Leukodystrophien stehen Substratreduktions- oder Enzymersatztherapien zur Verfügung.
- Eine Vorstellung der Patienten in spezialisierten Zentren wird empfohlen, z. B. um Fragen von nicht standardmäßig eingesetzten Therapien wie der hämatopoetischen Stammzelltransplantation zu erwägen.

■ Einführung

Leukodystrophien sind genetisch determinierte, in der Regel progrediente Erkrankungen, die vorrangig das Myelin des zentralen Nervensystems betreffen. Es handelt sich dabei um eine sehr heterogene Gruppe von Erkrankungen mit variablem pathogenetischem Hintergrund, klinischem Verlauf und paraklinischem Befundmuster. Sie treten meist im Kindes- und Jugendalter auf. Die selteneren adulten Verlaufsformen sind noch wenig bekannt. Hierdurch kommt es zu Verzögerungen in der Diagnosestellung, vielfältigen nicht zielführenden Untersuchungen und frustranen individuellen Therapieversuchen.

■ Definition und Klassifikation

Begriffsdefinition

Die Leukodystrophien sind eine ätiologisch heterogene Gruppe von Krankheiten, deren Leitsymptom eine metabolische oder genetisch bedingte Störung des Myelins ist. Charakteristisch ist eine Störung der Myelinisierung des ZNS. Die Zahl der Leukodystrophien wird auf über 40 geschätzt.

Klassifikation

Die Leukodystrophien können in Leukodystrophien mit bekanntem und ohne bekannten Stoffwechseldefekt eingeteilt werden. Neben den primären Leukodystrophien sind vielfältige Erkrankungen mit sekundärem Befall des ZNS-Myelins (Leukenzephalopathien) bekannt (s. Differenzialdiagnostik, ▶ S. 981), bei denen wiederum zwischen solchen mit bekanntem und ohne bekannten Stoffwechseldefekt unterschieden werden kann.

■ Diagnostik

Leitsymptome für Leukodystrophien im Erwachsenenalter sind:
- organische Psychosyndrome und Psychosen
- kognitiver Abbau und Demenzentwicklung
- chronisch progrediente spastisch-ataktische Syndrome
- vorwiegend demyelinisierende sensomotorische Neuropathie
- Mitbeteiligung anderer Organsysteme, z. B. Hepatosplenomegalie, Nebennierenrindeninsuffizienz
- selten: extrapyramidalmotorische Störungen und Epilepsie
- Signalveränderung der weißen Substanz im MRT (nicht obligat)

Allgemeine Diagnostik

Wesentliche Hinweise auf eine zugrunde liegende Leukodystrophie ergeben sich aus folgenden Untersuchungen (Baumann u. Turpin 2000, Wenger et al. 2003, Schiffmann u. van der Knaap 2004, Vanderver 2005):

▶ **Anamnese und Krankheitsverlauf:** Entwicklungsstörung, Verlust erworbener Fähigkeiten, progredienter Erkrankungsverlauf, positive Familienanamnese

▶ **Körperliche Untersuchung:** progrediente spastisch-ataktische Syndrome, Neuropathie, hirnorganische Psychosyndrome (s.o.), extrazerebrale Manifestationen (z.B. Hepatosplenomegalie, adrenale Dysfunktion)

▶ **Bildgebung:** Methode der Wahl zur Darstellung von Schädigungen der weißen Substanz ist die **zerebrale MRT**. Für die meisten Leukodystrophien sind recht charakteristische Schädigungsmuster beschrieben (▶ Tab. 80.1). Eine Mustererkennung, wie sie in ▶ Tab. 80.2 zusammengestellt ist, hat sich bei der diagnostischen Einordnung von MRT-Auffälligkeiten bewährt (Schiffmann u. van der Knaap 2009). Ergänzende **spinale MRT**-Untersuchungen sind bei bestimmten Fragestellungen sinnvoll (z.B. Atrophie bei Adrenomyeloneuropathie, langstreckige T2W-Signalanhebungen bei LSBL). Die **MR-Spektroskopie** kann durch Untersuchung von metabolischen Parametern wie Laktat, Cholin und Kreatin weitergehende Hinweise auf Stoffwechselveränderungen geben.

Differenzialdiagnostik

Differenzialdiagnostisch müssen Leukenzephalopathien mit Affektion des Myelins des ZNS aufgrund anderer, sekundärer Ursachen durch die in Klammern angeführten Untersuchungen bei entsprechendem klinischem Verdacht ausgeschlossen werden:

- vaskulär, z.B. vaskuläre Enzephalopathie
- entzündlich, z.B. MS (Liquor)
- neurodegenerativ, z.B. fragiles X assoziiertes Tremor-Ataxie-Syndrom, FXTAS (Genetik)
- tumorös
- toxisch
- metabolisch:
  ○ Mitochondriopathien (Liquorlaktat, Molekulargenetik, Muskelbiopsie)
  ○ Amino- und Organoazidurien (Amino- und organische Säuren im Urin)
  ○ Störungen im Harnstoffzyklus (Ammoniak)
  ○ Vitamin-B_{12}-Mangel
  ○ Kupferstoffwechselstörungen (Coeruloplasmin im Serum, Kupferausscheidung im Sammelurin)
  ○ Speicherkrankheiten

Diagnosesicherung

Biochemische und genetische Diagnostik stellen in der Regel sich ergänzende Befunde dar, die methodisch bedingte Fehldiagnosen z.B. durch Pseudodefizienzen auf der einen Seite und Fehlbeurteilung von Sequenzabweichungen auf der anderen Seite vermeiden helfen. Wo möglich, sollte ein biochemischer Befund durch eine genetische Diagnostik bestätigt werden und umgekehrt.

Biochemische Untersuchungen

Für viele Leukodystrophien kann der zugrunde liegende metabolische Defekt durch gezielte biochemische Untersuchungen nachgewiesen werden; diese sind in ▶ Tab. 80.3 aufgeführt.

Genetische Diagnostik

Eine genetische Diagnostik ist für die Mehrzahl der Leukodystrophien verfügbar (▶ Tab. 80.3). Sie kann bei konkretem Verdacht bereits in der primären Diagnostik eingesetzt werden und ist für die Bestimmung von Anlageträgern und die genetische Beratung der Familien erforderlich. Für folgende Leukodystrophien ist eine Diagnosesicherung nur genetisch möglich:

- Morbus Alexander (GFAP-Gen)
- Pelizaeus-Merzbacher-Erkrankung (PLP-Gen)
- Vanishing White Matter Disease (EIF2B1-5-Gene)
- zystische Leukoenzephalopathie mit Megalenzephalus (MLC1-Gen)

Die meisten Leukodystrophien werden autosomal-rezessiv vererbt. Autosomal-dominant vererbt werden die autosomal-dominante Leukodystrophie mit Duplikation im Lamin-B1-Gen und der Morbus Alexander, bei dem der dominante Charakter allerdings oft durch das Auftreten von Neumutationen maskiert wird. X-chromosomal vererbte Leukodystrophien sind die Adrenoleukodystrophie/Adrenomyeloneuropathie (ALD/AMN) und die Pelizaeus-Merzbacher-Erkrankung. Diese betreffen klassischerweise (hemizygote) Männer, aber auch heterozygote Überträgerinnen können erkranken, wenn die Inaktivierung des zweiten X-Chromosoms in anfälligen Geweben ungünstig ausfällt (Lyonisationseffekt).

Auch der Morbus Fabry wird X-chromosomal vererbt. Er wird durch eine Defizienz der α-Galaktosidase verursacht. Häufige Manifestationen der Erkrankung scheinen ein monosymptomatischer Schlaganfall und die phänotypische Kopie eines MS-MRTs zu sein (Rolfs et al. 2005, Sims et al. 2009). Da er auch das Bild einer Leukenzephalopathie verursachen kann, selten aber wie eine primäre Leukodystrophie imponiert, wird er in diese Leitlinie einbezogen.

■ Therapie

Symptomatische Therapie

Viele Symptome von Leukodystrophien sind einer symptomatischen Therapie mit z.B. Antiepileptika, Antispastika, Spasmolytika oder Botulinum-Toxin gemäß den entsprechenden Leitlinien zugänglich. Wesentlicher Therapiebestandteil für alle Leukodystrophien sind die verschiedenen Formen der Physiotherapie insbesondere Krankengymnastik, Ergotherapie und Logopädie. Daneben kommt sozialmedizinischen Aspekten wie Förderung durch Werkstätten und Hilfsmittelversorgung eine entscheidende Bedeutung zu (Sevin et al. 2007).

Tab. 80.1 Leitsymptome und radiologische Befunde der häufigsten Leukodystrophien des Erwachsenenalters und der wichtigsten Differenzialdiagnosen (mod. nach Kohler 2010, Weber u. Kohler 2010).

Erkrankung	Leitsymptome	Radiologische Befunde
Leukodystrophien und Differenzialdiagnosen mit bekanntem Stoffwechseldefekt		
X-chromosomale Adrenoleukodystrophie (X-ALD) • Adrenomyeloneuropathie (AMN) • adulte zerebrale Form (ACER)	AMN: spastische Paraparese, PNP, querschnittsartige sensible Störungen, neurogene Blasenstörungen, sexuelle Funktionsstörungen ACER: Psychose, demenzielles Syndrom, später: neurologische Störungen wie bei AMN, Bulbärsyndrom, Erblindung Nebennierenunterfunktion (50–70%)	AMN: Initial bei > 50% normales cMRT, bilateralere Pyramidenbahnläsionen, in 50% zusätzlich flächig-konfluierende Demyelinisierung bevorzugt parietookzipital, im sMRT thorakal betonte Spinalmarkatrophie ACER: Demyelinisierung des Splenium corporis callosum und der angrenzenden parietookzipitalen weißen Substanz (80%) oder des Genu corporis callosum und der angrenzenden frontalen weißen Substanz (20%), randständiges KM-Enhancement
metachromatische Leukodystrophie	Psychose, demenzielles Syndrome, spastische Paraparese, Ataxie, PNP, später Epilepsie, bulbäre Symptome	symmetrische periventrikuläre, parietookzipital und frontal betonte T2-Signalanhebung, radiäre Streifung, keine Kontrastmittelaufnahme, Corpus callosum früh betroffen, U-Fasern spät betroffen, später sekundäre Atrophie
Globoidzell-Leukodystrophie (Morbus Krabbe)	sehr heterogen, Kombination zentraler Symptome (Paraspastik, Ataxie, Dystonie) und PNP, später bulbäre Symptome, Epilepsie	anfangs Normalbefunde möglich, später T2-Signalanhebung in den Pyramidenbahnen (z.T. isoliert), Stammganglien, Capsula interna, Corona radiata, Corpus callosum, symmetrisch parietookzipital, Zerebellum (besonders Ncl. dentatus)
Gangliosidose (GM1, GM2)	extrapyramidalmotorische Störungen, besonders faziale Dystonie, Dysarthrie, Demenz SCA oder ALS-ähnliche Symptomatik bei GM2, selten Ophthalmoplegie, sensorische PNP	bei adulten Verlaufsformen zerebellär betonte Hirnatrophie im Vordergrund, bei frühem Beginn T2-Signalanhebung im Ncl. caudatus und Putamen, T2-Absenkung im Globus pallidus, bilateral, flaue T2-Signalanhebung im Marklager
Niemann-Pick-Krankheit Typ C	Psychose, Demenz, vertikale Blickparese, Ataxie, Dysarthrie, Dystonie, Hepatosplenomegalie	initial häufig unauffällig, später frontal betonte kortikale und zerebelläre Atrophie, dünnes Corpus callosum
Fukosidose	mentale Retardierung, Epilepsie, Tetraspastik, Hepatosplenomegalie, Skelettveränderungen, Angiokeratome, vergröberte Gesichtszüge	generalisierte diffuse Signalanhebung der Marklager einschließlich U-Fasern und Capsula interna in T1 und T2 (Hypomyelinisierung), später auch Demyelinisierung (T1↓, T2↑), Signalabsenkung in T2 im Thalamus, Globus pallidus und Substantia nigra, globale Atrophie, in der MRS abnorme Peaks bei 3,8–3,9 ppm und 1,2 ppm
Morbus Gaucher	Demenz, Epilepsie, Myoklonien, supranukleäre Blickparese, Ataxie, Spastik	unauffälliges MRT oder globale Hirnatrophie
Mannosidose (α, β)	mentale Retardierung, Psychosen, Immunschwäche, Skelettdeformitäten (weniger bei Beginn nach dem 10. Lebensjahr), Schwerhörigkeit	parietookzipital betonte T2-Signalanhebung im zerebralen Marklager, zerebelläre Atrophie, Brachyzephalie, Kalottenverdickung
Mukolipidose Typ IV	langsam progrediente spastische Tetraparese, Demenz, okuläre Symptome (Hornhauttrübung, Retinadegeneration)	Atrophie des Corpus callosum, T1-Signalanhebung im Marklager, T2*-Signalabsenkung (Ferritinablagerungen) in den Stammganglien, später Hirnatrophie, inklusive Zerebellum
Sialurie (Salla Disease)	Demenz, Dysarthrie, progrediente Paraspastik (meist seit Kindheit), Athetose, Nystagmus	Hypomyelinisierung, Atrophie (global, intern betont, Corpus callosum), in der MRS N-Acetylaspartat erhöht

Leukodystrophien im Erwachsenenalter

Tab. 80.1 Fortsetzung.

Erkrankung	Leitsymptome	Radiologische Befunde
Leukodystrophien und Differenzialdiagnosen mit bekanntem Stoffwechseldefekt		
Sjögren-Larsson-Syndrom	spastische Paraparese, mentale Retardierung, Ichthyose	periventrikuläre und pyramidale T2-Signalanhebung, in der MRS Lipid-Peak bei 1,3 ppm
Morbus Refsum	Retinitis pigmentosa, sensorineurale Schwerhörigkeit, Ataxie, Polyneuropathie, Nephropathie	oft normales MRT, Signalveränderungen der tiefen weißen Substanz und im Hirnstamm beschrieben
zerebrotendinöse Xanthomatose (CTX)	Ataxie, demenzielle Syndrome, Katarakt, Xanthome an der Achillessehne, Durchfälle	T2-Signalanhebungen im Zerebellum (besonders Ncl. dentatus) und in den Pedunculi cerebelli, Kalzifikationen
Morbus Fabry	ischämische Hirninfarkte, Demenz, neuropathischer Schmerz, Hypohydrose, Angiokeratome, Cornea verticillata, Kardiomyopathie, Nephropathie	T1-Signalanhebung und T2*-Signalabsenkung im Pulvinar thalami, multifokale Signalveränderungen konsistent mit lakunär ischämischen, selten hämorrhagischen Läsionen unterschiedlichen Alters bzw. dem Bild einer atypischen MS mit konfluierenden Signalstörungen
Organoazidopathien	wenig spezifisch: Blickparesen, demenzielle Syndrome, Ataxie, Spastik, Epilepsie	diffuse T2-Signalanhebung der Marklager einschließlich U-Fasern (besonders L-2-Hydroxy-Glutarazidurie) und Basalganglien
Hyperhomocysteinämien	Psychosen und passagere hirnorganische Psychosyndrome, demenzielle Syndrome, spastische Paraparese, Polyneuropathie, Schlaganfall	periventrikulär flächige T2-Signalanhebung mit posteriorer Betonung, Infarktmuster, auch multifokale Läsionen (Differenzialdiagnose MS), spinale T2-Signalanhebung (Seiten- und Hinterstränge)
Leukodystrophien und Differenzialdiagnosen ohne bekannten Stoffwechseldefekt		
Vanishing White Matter Disease (VWMD)	häufig Symptombeginn nach Bagatelltrauma: Psychosyndrome, Psychosen, epileptische Anfälle, später Demenz und zunehmende neurologische Symptome wie Ataxie und Spastik, Ovariendysfunktion	ausgedehnte T2-Signalanhebungen der zerebralen Marklager beidseits, zystische Degeneration (FLAIR,PD), streifiges Muster in FLAIR-Sequenzen, geschwollene, später atrophische Gyri, U-Fasern anfangs erhalten, Basalganglien und Hirnstamm weniger betroffen
autosomal-dominante Leukodystrophie mit adultem Beginn (ADLD)	initial häufig autonome Störungen (Blasen-, Mastdarmstörungen, sexuelle Funktionsstörung, Orthostase, Schweißsekretionsstörungen), Ataxie, extrapyramidalmotorische Bewegungsstörungen, später kognitive Störungen	multifokal fleckige „MS-ähnliche", aber auch flächig konfluierende T2-Signalanhebung der Marklager, im Hirnstamm (Bahnen), in den Kleinhirnstielen und im Spinalmark, sekundäre spinale Atrophie
Adult-onset Leukoencephalopathy with Neuroaxonal Spheroids • Hereditary Diffuse Leukoencephalopathy with Spheroids (HDLS) • Familial Pigmentary Orthochromatic Leukodystrophy (POLD)	demenzielle Syndrome, affektive Störungen und Psychosen, später Gangataxie, Inkontinenz, Spastik, extrapyramidalmotorische Symptome und Epilepsie	multifokal-konfluierende, frontal und in der Zentralregion betonte Marklagerläsionen, später T2-Signalanhebung im Bereich der Pyramidenbahnen beidseits (Capsula interna, Hirnstamm), Atrophie des Caput nucleus caudatus und Zerebellums
Leukencephalopathy with Brainstem and Spinal Cord Involvement and Elevated Lactate (LBSL)	langsam progrediente, beinbetonte spastische Tetraparese, Epilepsie, später leichte kognitive Störungen schubartige Verschlechterungen (bei Bagatelltraumen) möglich, leichte Polyneuropathie	teils flächige, teils multilokulär fleckige T2-Signalanhebungen im zerebralen und zerebellären Marklager, Corpus callosum und Hirnstamm, Signalanhebungen der langen Rückenmarksbahnen (spinale Bildgebung!) und Trigeminusfasern im Hirnstamm, Laktatnachweis spektroskopisch

Tab. 80.1 Fortsetung.

Erkrankung	Leitsymptome	Radiologische Befunde
Leukodystrophien und Differenzialdiagnosen ohne bekannten Stoffwechseldefekt		
megalenzephale zystische Leukenzephalopathie (MLC)	Makrozephalie, langsam progrediente zerebelläre Ataxie, Epilepsie, später extrapyramidale Bewegungsstörungen, Dysarthrie, Dysphagie, Kognition lange Zeit gut erhalten	diffus flächige T2-Signalanhebungen der Marklager, Marklagerschwellung, später subkortikale Atrophie mit starker Erweiterung der Ventrikel, subkortikale Zystenbildung anterior und temporal betont, Hirnrinde und Basalganglien sind unauffällig, gelegentlich geringe Hirnstammveränderungen (Pyramidenbahnen, Zerebellum)
Morbus Alexander	progrediente spastische Paresen, Pseudobulbärparalyse, Gaumensegel-Myoklonus	T2-Signalanhebung der Marklager (frontal betont) und im Hirnstamm bei frühen Formen periventrikulärer T2-signalarmer Randsaum, Kontrastmittelanreicherungen periventrikulär ependymal, in Basalganglien (fleckig), Ncl. dentatus, Thalamus und Hirnstamm späte Formen oft vorwiegend Hirnstammbeteiligung
Morbus Canavan	Demenz, Epilepsie, Sehverlust, Spastik	T2-Signalanhebungen besonders in den Basalganglien in der klassischen frühen Form globale Signalveränderung der weißen Substanz in der MRS N-Acetylaspartat-(NAA-)Peak erhöht
neuronale Zeroidlipofuszinose (Morbus Batten)	Demenz, Retinitis pigmentosa, Epilepsie, Myoklonien, Parkinsonismus	zerebrale und/oder zerebelläre Atrophie, milde T2-Hyperintenität des tiefen Marklagers
adulte Polyglukosankörperchen-Erkrankung (APBD)	Polyneuropathie, Spastik, Blasenstörungen, später kognitive Störungen, Ataxie	T2-Signalanhebungen im periventrikulären Marklager (U-Fasern und Corpus callosum anfangs nicht betroffen), Zerebellum und Hirnstamm, später sekundäre spinale und zerebrale Atrophie
zerebral autosomal-dominante Arteriopathie mit subkortikalen Infarkten und Leukenzephalopathie (CADASIL)	schlaganfallähnliche Ereignisse, affektive Störungen, subkortikale Demenz, akute (reversible) Bewusstseinsstörungen, Migräne-Anamnese	multifokale, fleckig-konfluierende T2-Signalhebungen im subkortikalen Marklager mit temporaler Betonung, in Basalganglien, Capsula externa und Hirnstamm, lakunäre Defekte in T1 und FLAIR, Mikroblutungen in T2*, kleinfleckige Diffusionsstörungen

Enzymersatztherapie

▶ **Morbus Fabry:** Die Enzymersatztherapie mit α-Galaktosidase A 0,2 mg/kg bzw. 1,0 mg/kg Körpergewicht i.v. alle 14 Tage führt zu einer Besserung neuropathischer Schmerzen, der Kardiomyopathie und der Nierenfunktion (Schiffmann u. Koop 2001, Hughes et al. 2008); inwieweit Schlaganfallrezidive verhindert werden, ist derzeit noch unklar. Die Kosten einer Enzymersatztherapie sind sehr hoch. Die Therapie sollte nur in ausgewiesenen und erfahrenen Zentren unter Monitoring des Erkrankungsverlaufs erfolgen.

▶ **Morbus Gaucher:** Eine Enzymersatztherapie mit Glukozerebrosidase i.v. steht zur Verfügung. Wegen der eingeschränkten Blut-Hirn-Schrankengängigkeit ist die Wirksamkeit beim Morbus Gaucher auf die nicht neuronopathische Form beschränkt. Hochdosistherapieansätze befinden sich für die adulte neuropathische Form in Erprobung. Bei der rasch progredienten infantilen neuropathischen Verlaufsform ist hinsichtlich der zerebralen Situation nicht mit einer Besserung zu rechnen. Die Kosten einer Enzymersatztherapie sind sehr hoch. Die Therapie sollte nur in ausgewiesenen und erfahrenen Zentren unter Monitoring des Erkrankungsverlaufs erfolgen.

Tab. 80.2 Typische MRT-Muster bei Leukodystrophien und verwandten Erkrankungen im Erwachsenenalter (mod. nach Schiffmann u. van der Knaap 2004). Muster, die besonders im Kindes- und Jugendalter charakteristisch sind, sind kursiv angegeben.

Prädominanz der T2 Hyperintensitäten							
konfluierend							multifokal
frontal	parietookzipital	periventrikulär	subkortikal	diffus zerebral	zerebellär + mittlerer Kleinhirnstiel	Hirnstamm	
Morbus Alexander	Morbus Krabbe	MLD	L-2-Hydroxy-glutarazidurie	megalenzephale zystische Leukenzephalopathie (MLC)	CTX	LBSL	CADASIL
MLD	X-ALD	Morbus Krabbe	Kearns-Sayre-Syndrom	Vanishing White Matter Disease (VWMD)	Morbus Alexander	Morbus Wilson	Mitochondriopathien
X-ALD		Sjögren-Larsson-Syndrom	Morbus Canavan	Mitochondriopathien	LBSL	Morbus Alexander	Morbus Fabry
Adult-onset Leukoencephalopathy with Neuroaxonal Spheroids		adulte Polyglukosankörperchen-Erkrankung	Störungen des Harnstoffzyklus	Endstadium aller Erkrankungen der weißen Substanz	FXTAS	Leigh-Syndrom	neuroaxonale Leukodystrophie mit Sphäroiden
		LBSL	Propionazidämie		autosomal-dominante Leukodystrophie mit adultem Beginn (ADLD)	autosomal-dominante Leukodystrophie mit adultem Beginn (ADLD)	L-2-Hydroxy-Glutarazidurie
						adulte Polyglukosankörperchen-Erkrankung	Mukopolysaccharidosen
		neuronale Zeroidlipofuszinose (Morbus Batten)					Galaktosämie

CADASIL = zerebrale autosomal-dominante Arteriopathie mit subkortikalen Infarkten und Leukenzephalopathie, CTX = zerebrotendinöse Xanthomatose, FXTAS = fragiles X-assoziiertes Tremor-Ataxie-Syndrom, LBSL = Leukencephalopathy with Brainstem and Spinal Cord Involvement and Elevated Lactate, MLD = metachromatische Leukodystrophie, X-ALD = X-chromosomale Adrenoleukodystrophie

Tab. 80.3 Genetische und biochemische Befunde bei den häufigsten Leukodystrophien des Erwachsenenalters und den wichtigsten Differenzialdiagnosen (mod. nach Kohler 2010, Weber u. Kohler 2010).

Erkrankung	Genetik	Biochemie, Labor
Leukodystrophien und Differenzialdiagnosen mit bekanntem Stoffwechseldefekt		
X-chromosomale Adrenoleukodystrophie (X-ALD) • Adrenomyeloneuropathie • adulte zerebrale ALD	ABCD1	Very Long Chain Fatty Acids (VLCFA) (S, F)
metachromatische Leukodystrophie	ARSA	Arylsulfatase A (E, F) Sulfatide (U)
Globoidzell-Leukodystrophie (Morbus Krabbe)	GALC	β-Galaktosidase (E, F)
GM1-Gangliosidose (Typ III)	GLB1	β-Galaktosidase (E, S, F)
GM2-Gangliosidose (Typ Tay-Sachs und Sandhoff)	HEXA, HEXB	Hexosamidase A, B (E, S, F)
Niemann-Pick-Krankheit Typ C	NPC1, NPC2	Filipintest (F)
Morbus Gaucher	GBA	Glukozerebrosidase (E, F)
Fukosidose	FUCA1	α-L-Fukosidase
α-Mannosidose β-Mannosidose	MAN2B1 MANBA	α/β-Mannosidase (L, F)
Mukolipidose Typ IV	MCOLN1	erhöhte Gastrin-Spiegel (S), erniedrigtes Eisen (50%) (S)
Sialurie (Salla Disease)	SLC17A5	N-Acetylneuraminsäure (S, F, L)
Sjögren-Larsson-Syndrom	FALDH	FALDH (F), Leukotrien B4 (U)
Morbus Refsum	PEX7, PHYH	Phytansäure (S)
zerebrotendinöse Xanthomatose (CTX)	CYP27A1	Cholestanol erhöht (S)
Morbus Fabry	GALA	α-Galaktosidase A (E, S, F)
Organoazidopathien (Glutarazidurie Typ I, L-2-OH-Glutarazidurie, 3-Methylglutacon-Azidurie, 3-HMG-CoA-Lyase-Mangel)	GCDH DURANIN AUH HMGCL	organische Säuren (U, S)
Hyperhomocysteinämien	CBS MTHFR u.a.	Homocystein, Methionin, Methylmalonsäure (S, U)
Leukodystrophien und Differenzialdiagnosen ohne bekannten Stoffwechseldefekt		
Vanishing White Matter Disease (VWMD)	EIF2B1-5	erhöhte Glycinwerte (L)
autosomal dominante Leukodystrophie mit adultem Beginn (ADLD)	LMNB1	nicht bekannt
Adult-onset Leukoencephalopathy with Neuroaxonal Spheroids • Hereditary Diffuse Leukoencephalopathy with Spheroids (HDLS) • Familial Pigmentary Orthochromatic Leukodystrophy (POLD)	CSF1R	Pathologie: diffuse Leukodystrophie mit axonalen Spheroiden (HDLS), Gliose und pigmentierte Makrophagen (POLD)
Leukencephalopathy with Brainstem and Spinal Cord Involvement and Elevated Lactate (LBSL)	DARS2	Laktat inkonsistent erhöht (S, L), mitochondrialer Aspartyl-tRNA-Synthetase-2-Mangel
megalenzephale zystische Leukenzephalopathie (MLC)	MLC1	nicht bekannt
Pelizaeus-Merzbacher-Erkrankung	PLP	nicht bekannt

Tab. 80.3 Fortsetzung.

Erkrankung	Genetik	Biochemie, Labor
Leukodystrophien und Differenzialdiagnosen ohne bekannten Stoffwechseldefekt		
Morbus Alexander	GFAP	nicht bekannt
Morbus Canavan	ASPA	nicht bekannt
neuronale Zeroidlipofuszinose (Morbus Batten) autosomal-dominante Variante mit adultem Beginn	CLN3 DNAJC5	unspezifisch: Lymphozytenvakuolen im Blutausstrich
adulte Polyglukosankörperchen-Erkrankung (APBD)	GBE, Chr. 3p14	Glucogen Branching Enzyme (E, F) Nerven, axilläre Hautbiopsie
zerebral autosomal-dominante Arteriopathie mit subkortikalen Infarkten und Leukenzephalopathie (CADASIL)	NOTCH3	osmophile Granula in der Basalmembran der Arteriolen (Elektronenmikroskopie, Hautbiopsie)

E = EDTA-Blut, F = Fibroblasten, L = Liquor cerebrospinalis, S = Serum, U = Urin

Substitutions-, Substratrestriktions- und Enzyminhibitionstherapie

▶ **Cerebrotendinosis xanthomatosa:** Chenodeoxycholsäure (CDCA) kann zu einer Normalisierung des Stoffwechsels, Stabilisierung des Krankheitsbildes und partiellen Rückbildung der Symptome führen (Berginer et al. 1984).

▶ **Morbus Refsum:** phytansäurearme Diät, Plasma-Separationsverfahren (LDL-Apherese/Kaskadenfiltration) bei diätrefraktären Patienten.

▶ **ALD/AMN:** Eine C26:0-arme Diät in Kombination mit den kürzerkettigen, einfach ungesättigten Fettsäuren Glycerol-Trioleat und Glycerol-Trierucat (in 4:1 Mischung als Lorenzo's Öl) führt über eine Blockade der endogenen De-novo-Synthese zu einer Normalisierung der ansonsten pathologisch erhöhten gesättigten überlangkettigen Fettsäuren im Serum und zu verlangsamter Krankheitsprogression bei AMN (Moser et al. 1999, Moser et al. 2007).

▶ **Niemann-Pick-Krankheit Typ C:** Miglustat inhibiert über die Glykosphingolipidsynthase die Glykosphingolipidsynthese und gelangt als kleiner Iminozucker über die Blut-Hirn-Schranke. In einer kontrollierten Studie konnten die Sakkadengeschwindigkeit als Progressionsmarker der Erkrankung sowie weitere Parameter signifikant gegenüber einer supportiven Therapie verbessert werden (Patterson et al. 2007). Inwieweit diese Therapie zu einer positiven Beeinflussung der Gesamtprognose beiträgt, ist unklar. Die Kosten einer Enzymersatztherapie sind sehr hoch. Die Therapie sollte nur in ausgewiesenen und erfahrenen Zentren unter Monitoring des Erkrankungsverlaufs erfolgen.

Hämatopoetische Stammzelltransplantation (HSZT)

Die Therapie zielt einerseits darauf ab, über die Einwanderung von Enzym-kompetenten Stammzellen in das Gehirn eine Normalisierung des Stoffwechsels zu erzielen sowie andererseits die Hemmung entzündlicher Demyelinisierungen zu induzieren. Potenzielle Indikationen für eine HSZT sind:

- zerebrale Formen der X-chromosomalen Adrenoleukodystrophie im sehr frühen klinischen Stadium (Peters et al. 2004, Mahmood et al. 2007, Moser u. Mahmood 2007)
- metachromatische Leukodystrophie: Einzelberichte zeigen eine Stabilisierung bei juvenilen Verlaufsformen der Erkrankung, wenn die Transplantation früh im Verlauf vorgenommen wird (Krivit 2004). Bei adulten MLD-Patienten besteht bisher nur geringe Erfahrung mit der HSZT (de Hosson et al. 2011).
- Morbus Krabbe: Eine Transplantation im präklinischen Stadium kann zu einer Verzögerung (eventuell auch Vermeidung) des Krankheitsausbruchs und Verbesserung des Krankheitsverlaufs führen (Escolar et al 2005). Erfahrungen mit adulten Verlaufsformen bestehen nicht.
- GM2-Gangliosidose: Positive Einzelberichte zur HSZT früh im Krankheitsverlauf liegen vor. Erfahrungen mit HSZT bei adulten Verlaufsformen bestehen nicht.

■ Versorgungskoordination

Die Diagnostik und Therapie von adulten Leukodystrophiepatienten bedarf aufgrund der Komplexität der klinischen Symptomatik dieser in der Regel multisystemischen Erkrankungen und der Beteiligung vieler Organsysteme, die oft eine Koordination mehrerer Fachdisziplinen erfordert, meist einer stationären Behandlung. Die Betreuung sollte auch im ambulanten Rahmen von spezialisierten Einrichtungen mit entsprechender Erfahrung koordiniert werden.

Redaktionskomitee

PD Dr. Sylvia Bösch, Neurologische Klinik, Universitätsklinikum Innsbruck
Prof. Dr. Ingeborg Krägeloh-Mann, Neuropädiatrie, Universität Tübingen
Wolfgang Köhler, Fachkrankenhaus Hubertusburg, Wermsdorf
Prof. Dr. Arndt Rolfs, Neurologische Klinik, Universität Rostock
Prof. Dr. Ludger Schöls, Neurologische Klinik, Universität Tübingen
Prof. Dr. Maja Steinlin, Neuropädiatrie, Inselspital Bern

Federführend: Prof. Dr. Ludger Schöls, Neurologische Klinik und Hertie-Institut für Klinische Hirnforschung, Universität Tübingen, Hoppe-Seyler-Straße 3, 72076 Tübringen E-Mail: Ludger.Schoels@uni-tuebingen.de

Entwicklungsstufe der Leitlinie: S1

Literatur

Baumann N, Turpin JC. Adult-onset leukodystrophies. J Neurol 2000; 247: 751–759

Berginer VM, Salen G, Shefer S. Long-term treatment of cerebrotendinous xanthomatosis with chenodeoxycholic acid. N Engl J Med 1984; 311: 1649–1652

de Hosson LD, van de Warrenburg BP, Preijers FW et al. Adult metachromatic leukodystrophy treated by allo-SCT and a review of the literature. Bone Marrow Transplant 2011; 46: 1071–1076

Escolar ML, Poe MD, Provenzale JM et al. Transplantation of umbilical-cord blood in babies with infantile Krabbe's disease. N Engl J Med 2005; 352: 2069–2081

Hughes DA, Elliott PM, Shah J et al. Effects of enzyme replacement therapy on the cardiomyopathy of Anderson-Fabry disease: a randomised, double-blind, placebo-controlled clinical trial of agalsidase alfa. Heart 2008; 94: 153–158

Kohler W. Leukodystrophies with late disease onset: an update. Curr Opin Neurol 2010; 23: 234–241

Krivit W. Allogeneic stem cell transplantation for the treatment of lysosomal and peroxisomal metabolic diseases. Springer Semin Immunopathol 2004; 26: 119–132

Mahmood A, Raymond GV, Dubey P et al. Survival analysis of haematopoietic cell transplantation for childhood cerebral X-linked adrenoleukodystrophy: a comparison study. Lancet Neurol 2007; 6: 687–692

Moser AB, Kreiter N, Bezman L et al. Plasma very long chain fatty acids in 3,000 peroxisome disease patients and 29,000 controls. Ann Neurol 1999; 45: 100–110

Moser HW, Mahmood A. New insights about hematopoietic stem cell transplantation in adrenoleukodystrophy. Arch Neurol 2007; 64: 631–632

Moser HW, Moser AB, Hollandsworth K et al. „Lorenzo's oil" therapy for X-linked adrenoleukodystrophy: rationale and current assessment of efficacy. J Mol Neurosci 2007; 33: 105–113

Patterson MC, Vecchio D, Prady H et al. Miglustat for treatment of Niemann-Pick C disease: a randomised controlled study. Lancet Neurol 2007; 6: 765–772

Peters C, Charnas LR, Tan Y et al. Cerebral X-linked adrenoleukodystrophy: the international hematopoietic cell transplantation experience from 1982 to 1999. Blood 2004; 104: 881–888

Rolfs A, Bottcher T, Zschiesche M et al. Prevalence of Fabry disease in patients with cryptogenic stroke: a prospective study. Lancet 2005; 366: 1794–1796

Schiffmann R, Kopp JB, Austin HA, 3rd et al. Enzyme replacement therapy in Fabry disease: a randomized controlled trial. J Am Med Ass 2001; 285: 2743–2749

Schiffmann R, van der Knaap MS. The latest on leukodystrophies. Curr Opin Neurol 2004; 17: 187–192

Schiffmann R, van der Knaap MS. Invited article: an MRI-based approach to the diagnosis of white matter disorders. Neurology 2009 24; 72: 750–759

Sevin C, Aubourg P, Cartier N. Enzyme, cell and gene-based therapies for metachromatic leukodystrophy. J Inherit Metab Dis 2007; 30: 175–183

Sims K, Politei J, Banikazemi M et al. Stroke in Fabry disease frequently occurs before diagnosis and in the absence of other clinical events: natural history data from the Fabry Registry. Stroke 2009; 40: 788–794

Vanderver A. Tools for diagnosis of leukodystrophies and other disorders presenting with white matter disease. Curr Neurol Neurosci Rep 2005; 5: 110–118

Weber T, Kohler W. Entmarkungserkrankungen. Nervenarzt 2010; 81: 471–496

Wenger DA, Coppola S, Liu SL. Insights into the diagnosis and treatment of lysosomal storage diseases. Arch Neurol 2003; 60: 322–328

81 Hypoxische Enzephalopathie (HE)

Was gibt es Neues?

2008 veröffentlichte die American Heart Association eine Übersicht zum post-cardiac arrest syndrome und zur hypoxischen Enzephalopathie (HE) in einem Konsensuspapier (Neumar et al. 2008).

2010 wurden von der American Heart Association 14 Veröffentlichungen herausgegeben, die viele Aspekte der Reanimation und damit auch der HE abhandeln und internationale Leitlinien darstellen (AHA/ILCOR 2010).

Danach gibt es derzeit keinen einfachen Prognosealgorithmus für Patienten, die mit therapeutischer Hypothermie (TH) behandelt wurden. In den ersten 24 Stunden nach Reanimation vermag keine klinische oder technische Testung zuverlässig eine schlechte Prognose vorauszusagen, speziell kein Einzelparameter (s.u.).

Die wichtigsten Empfehlungen auf einen Blick

Prognoseabschätzung
- Es gibt keine neurologischen Zeichen oder Untersuchungsergebnisse, die eine schlechte Prognose in den ersten 24 Stunden nach Reanimation sicher anzeigen, insbesondere nicht unter oder nach therapeutischer Hypothermie (TH).
- Ohne Medikamenteneffekte und therapeutische Hypothermie zeigt das posthypoxisch tiefe Koma mit bis zum Tag 3 anhaltend erloschenen Lichtreaktionen der Pupillen- und Kornealreflexen die schlechte Prognose an.
- Der komplett erloschene okulozephale Reflex nach 24 Stunden und ein GCS-Motor-Punktwert unter 3 (d.h. ausgefallene Motorik oder Strecksynergismen) nach 72 Stunden sind weniger verlässlich. Andere klinische Zeichen, einschließlich des Myoklonus, sind nach erfolgter TH zur frühen Prognoseaussage ungeeignet.
- Die Höhe der NSE-Werte im Serum ist mit dem Ausmaß der Hirnschädigung korreliert. Derzeit können keine sicheren oberen Grenzwerte definiert werden, bis zu denen eine Erholung noch möglich ist. Die NSE kann daher nur sinnvoll als ein Parameter unter mehreren zur Prognostizierung verwendet werden.
- Der Nachweis des beidseitigen SEP-Verlustes innerhalb der Tage 2–3 nach Beginn einer hypoxischen Enzephalopathie spricht unter der Bedingung ausreichender Erfahrung mit der Methode ohne TH für eine schlechte Prognose. Nach vorangegangener TH ist diese Sicherheit allein aufgrund des kompletten SEP-Ausfalls innerhalb von 3 Tagen nicht gegeben.
- Die Zeitintervalle für die Prognosestellung nach TH müssen verlängert und sowohl die klinischen wie technischen Untersuchungen mit Vorsicht gewichtet werden.

In erster Linie ist auf Kongruenz der Untersuchungsergebnisse und Ausschluss von Störfaktoren (z. B. Medikationsüberhang) zu achten. Die Konstellation „Ausfall der Lichtreaktionen und der Kornealreflexe oder Motor GCS < 3 kombiniert mit einem Ausfall bei der N 20 im Medianus-SSEP oder einem reaktiven EEG nach 3 Tagen" ist als deutlicher Hinweis auf eine schlechte Prognose zu werten.

Therapeutische Hypothermie (TH)
- Patienten nach globaler zerebraler Ischämie sollten für die ersten 24 Stunden mit milder Hypothermie (32–34 °C) behandelt werden. Hiermit kann eine deutlich bessere Prognose erreicht werden.

Indikationen für einen internen Cardioverter Defibrillator (ICD)
- Eine überlebte Reanimation infolge von Kammertachykardie/Kammerflimmern stellt nach zerebraler Restitution bei Fehlen einer reversiblen Ursache eine ICD-Indikation dar.

Laienreanimation, Reanimationsparadigmen
- Der ungeübte Laie soll sich auf eine effektive Herzmassage konzentrieren.
- Ein einheitliches Kompressions-Beatmungs-Verhältnis von 30:2 wird präklinisch vom geübten Helfer beim Erwachsenen wie bei Kindern verwendet. Die Kompressionsfrequenz beträgt 100/min.
- Die frühe Defibrillation bei Kammertachykardie/Kammerflimmern wird empfohlen.

■ Einführung

Die Zahl der primär erfolgreich reanimierten Patienten nimmt durch verstärkte Anstrengungen zur weiteren Verbreitung des Wissens der Laienreanimation und verbesserte präklinische Maßnahmen zu. Zusätzlich ist mit der systemischen Hypothermie eine therapeutische Option vorhanden. Die Prognoseabschätzung von Patienten mit hypoxischer Enzephalopathie wird weiter ein wesentlicher Bestandteil der Therapiesteuerung sein. In den USA rechnet man mit ca. 180.000–450.000 Todesfällen pro Jahr durch Herz-Kreislauf-Stillstände, in der europä-

Hypoxische Enzephalopathie (HE)

ischen Gemeinschaft kommt es jährlich zu rund 400.000 Reanimationen mit rund 270.000 Todesfällen (Chugh 2010, Kong et al. 2011). Bei einer Inzidenz von ca. 1:1000 pro Jahr kann man in Deutschland also von rund 80.000 HE-Patienten jährlich ausgehen.

■ Definition und Klassifikation

Begriffsdefinition

Bei der hypoxischen Enzephalopathie handelt es sich um eine globale zerebrale Ischämie. Hierbei ist die HE Teil des sog. Postreanimationssyndroms, zu dem zusätzlich der Postreanimations-Herzschaden, die systemischen Ischämie- und Reperfusionsfolgen und die zugrunde liegende und zur Reanimation führende Pathologie zu zählen sind (Neumar et al. 2008).

Patienten nach Herz-Kreislauf-Stillstand können primär gleich wieder erwachen (d.h. unmittelbar nach der hypoxischen Episode), sekundär erwachen (nach einer Phase der längeren Bewusstlosigkeit), bewusstlos bleiben oder aus der Bewusstlosigkeit in das Stadium des „vegetative state" (VS) übergleiten (Augen geöffnet, aber ohne sonstige Wachheitsfunktion wie Erkennen, Blickfolgen oder Reaktivität). Ein Übergangsstadium bei Erholung aus dem VS ist der sogenannte „minimally conscious state" (MCS). Hierbei sind reproduzierbare einfache Reaktionen auf die Umwelt nachweisbar, eine weitere Erholung oder Verbleib auf diesem Funktionsniveau ist möglich. Neben der Veränderung der Wachheit können unterschiedliche neurologische Ausfälle vorliegen, wie Hirnnervenausfälle, Hemiparesen, Tetraparesen, Augenmotilitätsstörungen, Anfallsleiden, Bewegungsstörungen und neuropsychologische Veränderungen, die eine verminderte Gedächtnisleistung, reduzierte Aufmerksamkeit, Konzentration und visuokonstruktive Leistungsfähigkeit bedingen können. So sind viele der wieder erwachten Patienten zwar körperlich weitgehend wiederhergestellt, aber durch neuropsychologische Defekte nicht mehr in der Lage, ihr früheres Leben wieder aufzunehmen. (Der Begriff des PVS [Persistent Vegetative State] sollte vermieden werden, da es Berichte von Patienten gibt, die nach über einem Jahr remittierten. Die früher in der deutschsprachigen Literatur häufiger verwendeten Begriffe wie „apallisches Syndrom im Vollbild" oder „apallisches Syndrom in Remission" haben in der angloamerikanischen Literatur keinen Einzug gefunden. Von der European Taskforce on Disorders of Consciousness wird der zeitlich nicht beschränkte, neutralere Begriff „unresponsive wakefulness syndrome" vorgeschlagen.)

Nach Unterbrechung der Sauerstoffversorgung des Gehirns ist nur noch für 6–8 Sekunden eine neuronale Aktivität möglich, so lange, wie die ATP-Speicher ausreichend Energie für die Neurone bereitstellen (Geocadin et al. 2007). Dieser Befund korreliert mit der klinischen Beobachtung, dass es nach einem Herz-Kreislauf-Stillstand einige Sekunden bis zum Bewusstseinsverlust dauert. Tierexperimentell kommt es bei anhaltender Hypoxie nach ca. 30 Sekunden zum Erlöschen des EEGs. Erste neuropathologisch nachweisbare Nervenzelluntergänge werden nach 3 Minuten beobachtet. Die vollständige globale zerebrale Ischämie führt zu weitreichenden neuropathologischen Zerstörungen nach etwa 10 Minuten (Geocadin et al. 2007) (▶ Abb. 81.1).

Die Mechanismen der Schädigung sind nicht rein global (Neumar et al. 2008). Zwei wesentliche Aspekte sind entscheidend: selektive Vulnerabilität und Apoptose. Daneben spielen Veränderungen des zerebralen Blutflusses (CBF) und sog. No-Reflow-Phänomene in der Mikrozirkulation eine wesentliche Rolle, durch die sich sekundäre Ischämiezeiten verlängern können.

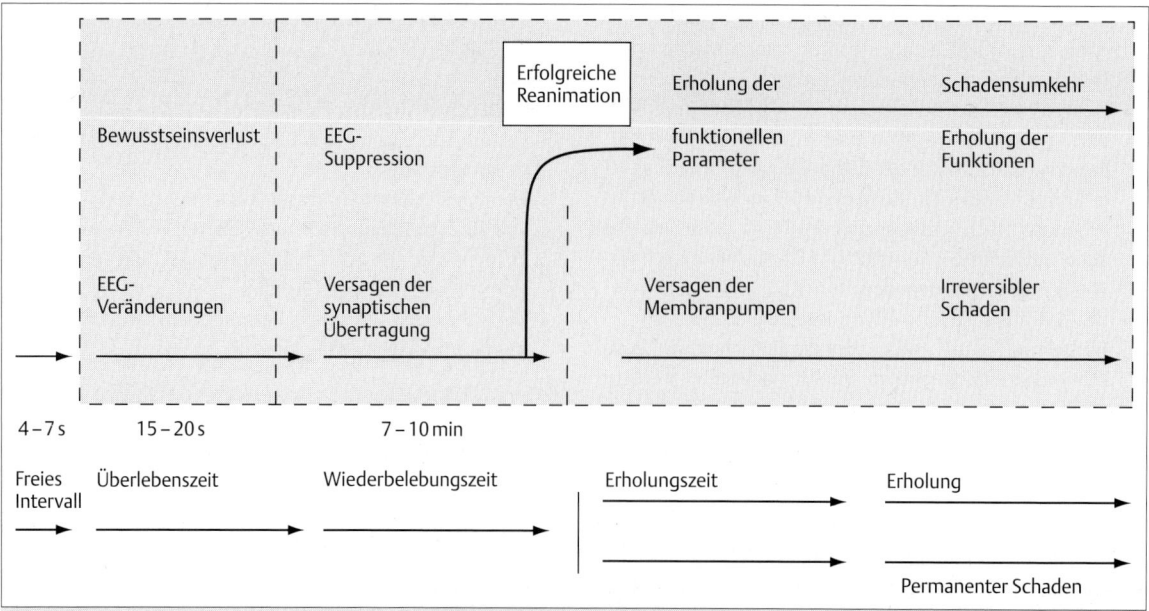

Abb. 81.1 Zusammenhang zwischen der Dauer der globalen Hypoxie und dem Ausmaß der neuronalen Schädigung.

Klassifikation

Man kann 2 verschiedene Gruppen hypoxischer Enzephalopathien unterscheiden:
1. globale Ischämie bei insuffizientem zerebralem Blutfluss (CBF), z. B. bei Herz-Kreislauf-Stillstand oder prolongierter kardiopulmonaler Reanimation
2. primär zerebrale Hypoxie bei erhaltenem CBF (fakultativ mit sekundär reduziertem CBF), z. B. bei Sauerstoffmangel (Status asthmaticus) oder reduzierter Sauerstofftransportkapazität (CO-Intoxikation)

■ Diagnostik

Aufgrund der derzeitigen Praxis der therapeutischen Hypothermie werden viele anerkannte Richtlinien für die Diagnostik und Prognoseabschätzung in den nächsten Jahren neu evaluiert werden und evtl. auch neu bewertet werden müssen.

Für die frühe Prognoseabschätzung und Entscheidungsfindung wären Parameter wünschenswert, die eine infauste Prognose verlässlich anzeigen. Jüngere Studienergebnisse weisen jedoch darauf hin, dass viele ehemals als eindeutig angesehene Prognosemarker doch einen Unschärfebereich haben. Bei der Beurteilung von Ergebnissen von Prognosestudien muss der Effekt von „Self-Fulfilling-Prophecies" beachtet werden. Bei Vorliegen eines mutmaßlich infausten Befundes ist es möglich, dass die betroffenen Patienten nicht mehr unter Ausschöpfung aller intensivmedizinischen Maßnahmen oder auch explizit palliativ behandelt werden und versterben. Das dadurch in einer Studie dokumentierte schlechte Outcome spiegelt jedoch nicht zwangsläufig den alternativen Krankheitsverlauf unter voller intensivmedizinischer und neurorehabilitativer Therapie wider. Ein zweiter wichtiger Punkt in der Beurteilung von Prognosestudien ist die Definition von gutem versus schlechtem Outcome. Viele Studien verwenden die Kategorie „gutes Outcome" für Patienten, die entweder beschwerdefrei oder funktionell unabhängig sind. Aus neueren Studien zur Lebensqualität von schwer betroffenen Patienten wissen wir jedoch mittlerweile, dass auch ein funktionell schwer behinderter Patient eine subjektiv gut empfundene Lebensqualität haben kann (Lule et al. 2009).

Kardiale Diagnostik

Plötzlicher Herztod (sudden cardiac death, SCD)

Die hypoxische Enzephalopathie ist in den meisten Fällen Folge eines „abgewendeten" SCD. Die gebräuchlichste Definition des SCD ist Tod durch einen unerwarteten Kreislaufstillstand, üblicherweise infolge einer Arrhythmie, innerhalb einer Stunde nach Beginn von Symptomen (ACC/AHA/ESC Guidelines Sudden Cardiac Death 2006). Während Hochrisikogruppen für das Auftreten eines SCD klar definiert sind und präventiv mittels Implantation eines internen Cardioverter Defibrillators (ICD) geschützt werden können (z. B. SCD-Überlebende), tritt die Mehrheit aller SCDs bei Menschen ein, die bis zu diesem Zeitpunkt nicht als gefährdet erkannt wurden, d. h. bei „scheinbar Gesunden" (ACC/AHA/ESC Guidelines Sudden Cardiac Death 2006, Goldberger et al. 2008). Risikoprädiktionsparameter jenseits einer höhergradig verminderten Auswurffraktion werden erforscht, um bedrohte Individuen besser definieren zu können. Eine frühe Identifikation des SCD-Risikos ist für Menschen außerhalb definierter Hochrisikogruppen bisher jedoch nicht etabliert (Goldberger et al. 2008, Chugh 2010, Chopra u. Knollmann 2011, Gollob et al. 2011).

Ursachen des SCD

Da die koronare Herzkrankheit (KHK) mit mutmaßlich 75 % die häufigste Ursache des SCD darstellt, sind die konventionellen KHK-Risikofaktoren zugleich auch Risikofaktoren für den SCD. Zweithäufigste SCD-Ursache sind die unterschiedlichen Kardiomyopathie-Formen (CMP). Neben der ischämischen CMP sind dies vor allem dilatative CMP-Formen (genetisch bedingt, postmyokarditisch, hypertensiv u. a.), die genetisch bedingten hypertrophen CMP-Formen, die arrhythmogene rechtsventrikuläre Dysplasie (ARVD), akute Myokarditiden und infiltrative CMP-Formen (z. B. Sarkoidose, Amyloidose). Koronarspasmen können zum SCD führen, ebenso eine symptomatische Aortenstenose. Genetisch bedingte Ionenkanalstörungen sind die häufigsten SCD-Ursachen bei Patienten mit unauffälliger morphologischer kardialer Diagnostik. Hierzu zählen Long-QT-Syndrome (LQTS) mit polymorphen Kammertachykardien, die sog. Torsades-de-pointes-Tachykardien (TdP), das Brugada-Syndrom, das Short-QT-Syndrom, die frühe Repolarisation und die katecholaminerge polymorphe Kammertachykardie (Modi u. Krahn 2011). Es besteht eine hohe Dunkelziffer von Menschen mit angeborener Neigung zu einem LQTS ohne vollständige Ausprägung. Hier kann die Einnahme repolarisationsverlängernder Medikamente zur Auslösung von TdP-Tachykardien mit tödlichem Ausgang führen (siehe hierzu www.torsades.org oder www.qtdrugs.org).

Nach überlebtem Herz-Kreislauf-Stillstand findet sich im Rahmen der stattgehabten Ganzkörper-Ischämie eine variabel ausgeprägte „hypoxische Kardiomyopathie" bzw. Post-Kreislaufstillstand-Myokarddysfunktion im Sinne eines globalen „myocardial stunning" (Neumar et al. 2008). Von einer unmittelbar nach Reanimation echokardiografisch erfassten eingeschränkten Myokardfunktion kann daher nicht auf eine vorbestehende Kardiomyopathie geschlossen werden.

Hypoxische Enzephalopathie (HE)

Mechanismen des SCD

Häufigster SCD-auslösender Herzrhythmus ist das Kammerflimmern in 75–80%, gefolgt von Asystolie/ausgeprägter Bradyarrhythmie und pulsloser elektrischer Aktivität (PEA). Der EKG-erstdokumentierte Rhythmus muss nicht dem auslösenden Rhythmusereignis entsprechen. Kammerflimmern kann nach mehreren Minuten in eine Asystolie münden. Umgekehrt kann z.B. ein drittgradiger AV-Block in Kammerflimmern enden. Fatale Rhythmusereignisse entstehen wahrscheinlich aus der Kombination eines (meist transienten) dynamischen Triggers (wie z.B. Ischämie, körperliche Anstrengung, emotionaler Stress, Elektrolytstörung, neuroendokrine Aktivität, Medikamenteneinfluss) mit einem zugrunde liegenden Substrat (z.B. struktureller Myokardschaden, genetische Ionenkanalvarianten).

Prognoseabschätzung

Persistierende schwere neurologische Defizite (Koma und Hirnstammfunktionsstörungen) zeigen den meist ungünstigen Krankheitsverlauf der hypoxischen Enzephalopathie an (in 70–80% der Fälle Tod oder VS/MCS). Prognostische Aussagen lassen sich aufgrund von Informationen aus klinischen Verlaufsuntersuchungen, elektrophysiologischen und biochemischen Befunden treffen, üblicherweise aus den ersten 3 Krankheitstagen ohne TH und mit TH auch bis zu 7 Tagen (▶ Tab. 81.1).

Grundsätzlich gilt unter der Voraussetzung fehlender Störfaktoren wie Medikation, metabolische Entgleisungen (Hypoglykämie) und TH, dass

- das Ausbleiben jedweder Besserung über den Tag 3 hinaus eine ungünstige Prognose anzeigt,
- die Betrachtung einzelner neurologischer Befunde vor Tag 3 nicht ausreichend prognostisch aussagekräftig ist,

Tab. 81.1 Negative prognostische Indikatoren nach anoxischer Hirnschädigung.

Vor Reanimation	Tag 1	Tag 2	Tag 3	Tag 5–7
• Hyperglykämie • Normo- oder Hyperthermie • verzögerte Reanimation • lange Reanimation (> 30 Minuten)	• ohne Hypothermie-Behandlung	• spontane generalisierte Myoklonien *Cave Interferenz durch Pharmaka!*	**motorischer Status:** • GCS motorisch < 3 oder • keine motorische Reaktion außer Streckreaktionen **Hirnstammreflexe:** • Pupillenreflexe fehlend oder • Kornealreflexe fehlend oder • vestibulookulärer Reflex (VOR) fehlend *Cave Medikamenteneffekte!* Medianus-SEP: N20 beidseits fehlend **EEG:** • Reaktivität fehlend oder • Burst-Suppression-Muster oder • Niederspannungs-EEG (< 20 µV) *Cave Medikamenteneffekte!*	
	• NSE erhöht			
	• mit Hypothermie-Behandlung			**Hirnstammreflexe:** • Pupillenreflexe fehlend oder • Kornealreflex fehlend *Cave Medikamenteneffekte!* • Medianus-SEP: N20 beidseits fehlend **EEG-Reaktivität fehlend:** • Burst-Suppression-Muster oder • Niederspannungs-EEG (< 20 µV) *Cave Medikamenteneffekte!*

- die frühe Besserung des Gesamtbefundes bis zur Normalisierung eine eher günstige Prognose anzeigt.

Nach TH verlängern sich die zur prognostischen Sicherheit notwendigen klinischen Beobachtungszeiträume um einige Tage. Allerdings scheinen weitaus die meisten (s.u.) Patienten, die sich verbessern, mit oder ohne TH innerhalb von 3 Tagen das Bewusstsein wiederzuerlangen (Fugate et al. 2011).

Bedeutung der Umstände der globalen zerebralen Hypoxie/Reanimation

Für keine Variable existieren – vorwiegend wegen einer zu hohen Rate falsch ungünstiger Prognosen und unsicherer Angaben – praktisch nutzbare Grenzwerte, die eine verlässliche Unterscheidung zwischen guter und schlechter Prognose ermöglichen.

Bedeutung klinisch-neurologischer Befunde

Die klinische Untersuchung kann nicht hoch genug eingeschätzt werden und sollte trotz technischer Zusatzuntersuchungen immer Voraussetzung für eine Prognoseeinschätzung sein. Greer et al. (2012) konnten zeigen, dass vor allem die erhaltene Pupillenreaktion ein wichtiger klinischer Parameter ist und höher zu werten ist als der okulozephale Reflex oder die Extremitätenmotorik nach Schmerzreizung.

Im Krankheitsverlauf wird die perakute Phase mit Koma, schlaffem Muskeltonus, Tetraplegie, ausgefallener Pupillen-Lichtreaktion und Hirnstammareflexie von der Phase der beginnenden Stabilisierung unterschieden. Diese wird außer durch die Rückkehr der Hirnstammreflexe von einem Wandel der motorische Befunde charakterisiert (pathologische Streckreaktionen, Beugemuster, ungezielte Abwehr, gezielte Greif- und Abwehrreaktionen). Typisch und stadienunabhängig treten Myoklonien, Krampfanfälle, vegetative Zeichen (Schwitzen, Tachykardie, Hyperthermie, Hypertension) sowie orale Automatismen auf. Auf Analgosedierung (Metaboliten!) ist zu achten, da ansonsten die klinischen Untersuchungen keine Prognoseaussagen gestatten.

Voraussage der schlechten Prognose

▶ **Motorischer Status:** Prospektive klinische Studien (Edgren et al. 1998, Zandbergen et al. 2006) und auch Metaanalysen (Zandbergen et al. 1998) belegten, dass ohne TH der bis zum 3. Tag schlechte motorische Status (GCS motorisch < 3, Streckreaktionen oder keine motorische Reaktion) die schlechte Prognose verlässlich anzeigt (Tod oder apallisch). Solche Befunde sind jedoch zu früheren Untersuchungszeitpunkten mit einer hohen Rate falsch ungünstiger Prognosen belegt. Spätere klinische Besserungen ergeben sich bei ca. 10–20% der Patienten, die mit TH behandelt wurden (Fugate et al. 2010, Rosetti et al. 2010, Samaniego et al. 2011).

▶ **Hirnstammreflexe:** Anhaltend über 24–72 Stunden nach Reanimation ausgefallene Pupillen-Lichtreflexe belegen wahrscheinlich ohne TH eine schlechte Prognose (Edgren et al. 1998, Zandbergen et al. 1998, Zandbergen et al. 2006). Für anhaltend bis Tag 3 nach Reanimation ausgefallene Kornealreflexe und vestibulookuläre Reflexe (VOR) gilt wahrscheinlich ebenfalls eine infauste Prognose (cave: Medikamenteneffekt).

Dagegen erlangen nach erfolgter TH ca. 2–8% der Patienten trotz Einschränkung der Hirnstammreflexe im Zeitfenster von 36–72 Stunden das Bewusstsein wieder (Rossetti et al. 2010).

▶ **Status myoklonischer Anfälle (Status myoclonicus):** Trat diese Symptomatik am Aufnahmetag auf (repetitive spontane generalisierte Myoklonien im Gesicht und in den Extremitäten), war sie stets mit einem infausten Krankheitsverlauf verknüpft (Zandbergen et al. 2006). Da Einzelfallberichte mit guter Erholung vorliegen und pharmakogene Mechanismen stören können (Induktion durch z.B. Propofol bzw. Suppression durch Benzodiazepine, Relaxation), ist die Brauchbarkeit im klinischen Alltag eingeschränkt. Nach erfolgter TH sind Patienten mit guter Erholung trotz Status myoklonischer Anfälle beobachtet worden (Rossetti et al. 2010).

▶ **Status epileptischer Anfälle:** Der Status epileptische Anfälle ist mit und ohne TH ein Indikator, aber kein Beleg für eine schlechte Prognose (Rossetti et al. 2007).

Voraussage der guten Prognose

Derzeit existieren keine randomisierten Studien, die zuverlässige prognostisch günstige Schlussfolgerungen aus klinischen Befunden gestatten.

Prognostisch nicht aussagekräftige Befunde

Fokale sporadische Myoklonien oder einzelne generalisierte epileptische Anfälle im Krankheitsverlauf können nicht als prognostisch schlechtes Zeichen verwertet werden (Zandbergen et al. 2006).

Bedeutung elektrophysiologischer Untersuchungsbefunde

Evozierte Potenziale

Das schlechte Outcome ist in Fällen ohne TH verlässlich im Zeitfenster von 3 Tagen nach hypoxischer Schädigung durch den Nachweis eines beidseits erloschenen kortikalen Primärkomplexes (N20–P25) im SEP vorauszusagen (Zandbergen et al. 1998, Zandbergen et al. 2006). Grundsätzlich scheint die Erholung vormals erloschener SEP möglich (Guérit et al. 1993), aber nicht mit einer relevanten klinischen Besserung verknüpft (Zandbergen et al. 2006). SEP-Untersuchungen bei Hypoxiepatienten nach TH sind nach der überwiegenden Anzahl der vorliegenden monozentrischen (Fugate et al. 2010, Rossetti et al. 2010) und multizentrischen (Zandbergen et al. 2006, Bouwes et al. 2009) prospektiven Studien grundsätzlich nicht anders zu beurteilen (AHA/ILCOR 2010). Wegen einzelner Ausnahmefälle (Leithner et al. 2010) mit einer ab Tag 3 einsetzenden Erholung sowohl der klinischen Befunde als auch des SEP kann dem SEP allein keine prognostisch entscheidende Bedeutung (im Sinne von infaust) innerhalb Tag 3 beigemessen werden. Eine weitere Untersuchung hat auch Fragen bezüglich der technischen Durchführung aufgeworfen, da es bei Stimulation mit nur 1 Hz, aber nicht mit 3 Hz bei einigen wenigen Patienten zu ableitbaren kortikalen Reizantworten kam (Robinson u. Micklesen 2010).

▶ **Prognostisch nicht aussagekräftige Befunde:** Der Umkehrschluss auf die (gute) Prognose bei partiell oder ganz erhaltenem SEP ist nicht zutreffend. Prognostische Rückschlüsse sind bei Patienten mit nur halbseitigen Pathologien des SEP ebenfalls nicht möglich.

Für andere evozierte Potenziale (AEP nach akustischer Reizung, VEP nach Stimulation mit der Blitzbrille) oder die Ableitung mittels später kortikaler Reizantwortkomponenten im SEP (N70, N35) liegen keine relevanten Untersuchungen zur prognostischen Aussagekraft vor.

EEG

Bedeutsam ist das EEG zur Frage eines Status epilepticus in diagnostischer (unter Relaxation während TH) und therapeutischer Hinsicht (Steuerung der antiepileptischen Therapie) (Rossetti et al. 2009).

Die Einordnung der EEG-Befunde nach zerebraler Hypoxie werden durch die hohe Diversität der Befunde, ihren zeitlichen Wandel im Krankheitsverlauf, die Empfindlichkeit der Methode gegenüber Pharmaka und metabolischen Dysregulationen sowie die uneinheitliche EEG-Nomenklatur erschwert. Nach einer prospektiven multizentrische Untersuchung ohne TH von Zandbergen et al. 2006 waren Burst-Suppression- oder Niederspannungs-EEG (< 20 µV) ausnahmslos mit einer ungünstigen Prognose verknüpft (innerhalb von 3 Tagen). Dieser hohen Aussagekraft stand das seltene Auftreten der Befunde entgegen (bei weniger als 15 % der 280 Patienten). Eine prospektiv-monozentrische Untersuchung nach TH bei erwachsenen Patienten ergab, dass das Fehlen einer EEG-Reaktivität auf Außenreize (innerhalb von 72 Stunden) mit einer guten neurologischen Erholung inkompatibel ist. Umgekehrt zeigt ihre Wiedererlangung meist die bevorstehende Erholung an (Rossetti et al. 2010).

Bedeutung biochemischer Untersuchungsbefunde

Die Vorteile dieses Ansatzes liegen in der Unabhängigkeit von den übrigen Behandlungsbedingungen (Intensivstation, Kooperation, Analgosedativa). Als Marker der hypoxischen Schädigung wurden die **Neuronen-spezifische Enolase (NSE)** und das **astrogliale Protein S-100** im Blut bei Patienten mit HE systematisch untersucht. Die Serumspiegel variieren mit dem Abstand der Blutentnahme zur hypoxischen Schädigung, dem Auftreten einer TH, der Schwere der Schädigung und der biochemischen Nachweistechnik, sodass spezielle Grenzwert-Definitionen berücksichtigt werden müssen. Viele monozentrische Untersuchungen sowie eine prospektive multizentrische Studie (Zandbergen et al. 2006) zeigten, dass NSE-Blutspiegelbestimmungen bei Patienten ohne TH das schlechte Behandlungsergebnis voraussagen, sobald ein Cut-off (Zandbergen et al. 2006: 33 µg/l) zwischen Tag 1 und 3 überschritten wird. Im Gegensatz zur S-100-Bestimmung, die falsch prognostisch negative Aussagen in 5 % erbrachte, lieferte die NSE-Untersuchung keine fehlerhaften prognostischen Einschätzungen. Nachteilig für die Anwendung von NSE-Bestimmungen ist die mäßig hohe Prävalenz pathologischer Befunde (Zandbergen et al. 2006: 60 % aller prognostisch schlechten Patienten). Der Umkehrschluss einer guten Prognose bei wenig erhöhtem NSE ist nicht zutreffend. Verfälscht werden (falsch positiv) kann die Untersuchung bei Patienten mit NSE-produzierenden Tumorleiden (z. B. bronchial) und bei Hämolyse. Nach TH sinkt die Verlässlichkeit von NSE-Bestimmungen dramatisch (Fugate et al. 2010). Die AHA Empfehlungen (AHA/ILCOR 2010) sprechen sich gegen den alleinigen Einsatz eines biochemischen Markers zu prognostischen Zwecken aus.

Monitoring von intrakraniellem Druck (ICP) und zerebraler Sauerstoffbilanz

Derzeit gestattet die Datenlage keine Empfehlung zur Prognosefindung aus ICP oder jugular-venösen Sauerstoffmessungen nach erlittener HE.

Bedeutung bildgebender Verfahren

Der prädiktive Wert des Nachweises eines Hirnödems im **cCT** wurde überwiegend retrospektiv und zu unterschiedlichen Zeitpunkten untersucht. Obwohl eine prospektive monozentrische Studie (Fugate et al. 2010) für alle dort an Tag 1–5 nach CPR und TH untersuchten Patienten mit Hirnödem eine schlechte Prognose (22 % von 192 Patienten) nachwies, reicht derzeit ein Hirnödembefund im cCT zur sicheren Voraussage eines schlechten Krankheitsverlaufs nicht aus (unklare Zeitraum-/Befundkriterien). Auch der Läsionsnachweis mittels **MRT** in DWI- und Flair-Technik reicht derzeit nicht zur Voraussage der Prognose aus (Oddo u. Rossetti 2011), obwohl genauere Quantifizierungen (ADC-Absenkung) nach Ergebnissen von Wijman et al. 2009 der Sicherheit der alleinigen klinischen Prognostik bereits ebenbürtig werden. Zur Prognosevoraussage von bildgebenden Untersuchungen liegen damit noch unzureichende Daten vor.

▶ **Kombination verschiedener Verfahren:** Inwieweit die gemeinsame Anwendung mehrerer Verfahren z. B. die diagnostische Sicherheit zu frühen Zeitpunkten auch unter und nach TH erhöht, ist derzeit nicht ausreichend geklärt. Die Arbeit von Wu et al. (2011) zeigt, dass eine aufwendige cCT-Dichtemethode (Dichte des Putamen gegen eine mittlere Ganzhirndichte) kombiniert mit dem GCS am Tag 3 eine Sensitivität von 72% und eine Spezifität von 100% für eine schlechte Prognose hat.

> **Empfehlungen**
>
> **Keine Prognoseabschätzung unter laufender TH**
> Es muss dringend von einer voreiligen Prognoseabschätzung unter laufender TH abgeraten werden. Diese wäre aufgrund der vielfältigen Störeinflüsse (Temperatur, Medikation) auf klinische und apparative Befunde nicht gerechtfertigt. So konnten 6 von 28 Patienten mit initial schlechter Prognose nach TH ein günstiges neurologisches Outcome erreichen (Perman et al. 2012).

▪ Therapie

Allgemeine Empfehlungen zur Therapie

Evidenzbasiert kann lediglich die milde Hypothermie (siehe unten) empfohlen werden.

Reanimationsrichtlinien

Hierzu wird auf die Leitlinien des German Resuscitation Council (http://www.grc-org.de/leitlinien2010) verwiesen (AHA/ILCOR 2010).

Postreanimationsphase

Nach Reanimation ist eine hämodynamische Instabilität üblich. Eine Optimierung der hämodynamischen Situation (Volumenstatus, Inotropika, Vasopressoren), Ventilation und Oxygenierung sowie ggf. eine Nierenersatztherapie sind erforderlich. Zu beachten sind eine relative Nebenniereninsuffizienz sowie Infektanfälligkeit. Jede systemische Hypotension gefährdet die zerebrale Perfusion und verstärkt den neurologischen Schaden. Zwischen einem ungünstigen neurologischen Outcome nach Reanimation und hohen Blutglukosewerten besteht eine strenge Assoziation. Es wird daher empfohlen, die Blutglukosewerte nach Reanimation engmaschig zu kontrollieren und Interventionsgrenzen festzulegen (Neumar et al. 2008).

Therapeutische Hypothermie

Definitionsgemäß wird unter Hypothermie eine Körperkerntemperatur < 36 °C verstanden. Im Allgemeinen wird bei therapeutischer Hypothermie eine milde Form (32–34 °C) praktiziert. Eine TH kann das Missverhältnis zwischen O_2-Angebot und -bedarf in der Phase der postischämischen Hypoperfusion vermindern. Zudem supprimiert eine TH die oben genannten pathophysiologischen Vorgänge (Hossmann et al. 2001).

Indikationen

Nach den Empfehlungen des International Liason Committee on Resuscitation (Nolan et al. 2003) sollen komatöse Patienten mit Spontanatmung nach präklinischem Kammerflimmern schnellstmöglich auf 32–34 °C abgekühlt und diese Temperatur für 12–24 Stunden aufrechterhalten werden. Eine TH ist wahrscheinlich auch nach nicht defibrillationswürdigem präklinischem Kreislaufstillstand oder innerklinischer kardiopulmonaler Reanimation sinnvoll. Da schon eine Infusion von 30 ml/kg einer 4 °C kalten Kochsalzlösung die Körperkerntemperatur um ca. 1,5 Grad senken kann, ist zu erwägen, die Kühlung präklinisch durch den Notarzt zu beginnen.

Die TH sollte Teil eines standardisierten Behandlungsprotokolls für komatöse Überlebende einer Reanimation sein. Klinische Studien und eine Metaanalyse zeigten ein verbessertes Outcome bei Erwachsenen, die nach einer Reanimation komatös blieben und die innerhalb von kurzer Zeit nach Wiedererlangen einer Kreislaufsituation gekühlt wurden. Die Patienten wurden in diesen Studien für 12–34 Stunden in den Bereich von 32–34 °C gekühlt. Es ist nicht völlig klar, welche Patienten besonders von der Therapie profitieren und was die ideale Technik für die Induktion der Hypothermie, die optimale Therapiedauer, Zieltemperatur und Wiederaufwärmungsphase sein soll.

Durchführung

Die praktische TH wird in 3 Phasen unterteilt: die Induktion, die Erhaltungsphase und die Wiederaufwärmung. Die Induktion der therapeutischen Hypothermie kann durch intravenöse, eiskalte Flüssigkeiten (Kochsalz 0,9% oder Ringerlaktat) und/oder externe Kühlpackungen erreicht werden. Durch eine neuromuskuläre Blockade und Sedierung wird Kältezittern verhindert und die Induktion verkürzt. In der Erhaltungsphase muss ein effektives Temperaturmonitoring erfolgen. Dies gelingt am besten mit internen oder externen Kühlgeräten und -systemen. Die intravaskuläre Kühlung erfolgt über einen Katheter nach dem umgekehrten Tauchsiederprinzip. Derzeit ist Konsens, dass die Kühlzeit mindestens 24 Stunden bei 32–34 °C sein sollte (Neumar et al. 2008). Die optimale Rate der Wiedererwärmung ist nicht bekannt, üblicherweise wird mit ca. 0,25–0,5 Grad pro Stunde erwärmt.

Komplikationen

Die wichtigsten Komplikationen der therapeutischen Hypothermie sind Kältezittern, erhöhte, vaskuläre Widerstände und konsekutiv reduzierter Herzauswurf. Arrhythmien können durch die Hypothermie induziert werden, insbesondere Bradykardien. Hypothermie induziert eine Diurese und kann eine begleitende Hypovolämie und damit eine hämodynamische Instabilität verstärken sowie eine Hypophosphatämie, Hypokaliämie, Hypomagnesiämie und Hypokalzämie verursachen. Engmaschige Elektrolytkontrollen und ggf. Substitution sind erforderlich. Die TH reduziert Insulinsensitivität und -sekretion, was zu einer Hyperglykämie führt. Blutplättchen und Gerinnungswerte sollten kontrolliert werden, da eine TH Gerinnungsstörungen und Blutungen auslösen oder verstärken kann. Das Immunsystem wird geschwächt, Infektionen (z. B. Pneumonie) können häufiger auftreten.

Magnesium als natürlicher Kalziumantagonist reduziert das Kältezittern und kann deshalb während des Kühlens gegeben werden; es wirkt außerdem vasodilatatorisch und verbessert die Kühlraten. Da es zusätzlich antiarrhythmische Eigenschaften hat, ist es günstig, Magnesiumsulfat 5 g, zum Beispiel über 5 Stunden in der Periode der Hypothermieinduktion zu geben. Sollte die Hypothermie aus technischen Gründen nicht möglich oder aufgrund von Begleiterkrankungen kontraindiziert sein, sollte zumindest Fieber vermieden werden. Dies tritt häufig in den ersten 48 Stunden nach Reanimation auf. Das Risiko für eine schlechte neurologische Prognose, erhöht sich mit jedem Grad erhöhter Körpertemperatur.

Therapieoptionen zugrunde liegender Erkrankungen

Vordringlich ist zunächst die Therapie der zum Herz-Kreislauf-Stillstand führenden Grunderkrankung. Bei akutem **ST-Hebungs-Myokardinfarkt** stellt dies – bei Verfügbarkeit – die akut-interventionelle Revaskularisation dar. Es muss daher bei fehlender Einschätzbarkeit der zerebralen Situation die Indikationsstellung zur Koronarangiografie und Katheterintervention gestellt werden. Bei Fehlen einer eindeutigen anderen Ursache des Herz-Kreislauf-Stillstandes sollte auch ohne beweisendes EKG von einem akuten Koronarsyndrom als Ursache ausgegangen und die Indikationsstellung zur Koronarangiografie erfolgen (Neumar et al. 2008, AHA/ILCOR Consensus 2010). Pragmatisch sollte im Fall einer noch offenen Prognose die Katheterintervention durchgeführt werden, um bei einer zerebralen Restitution die bestmögliche kardiale Prognoseverbesserung erzielt zu haben.

Bei fehlender rascher Verfügbarkeit einer Möglichkeit zur Koronarangiografie muss individuell über eine (prähospitale) Thrombolysetherapie des ST-Hebungsinfarktes (nicht aber der anderen Formen eines akuten Koronarsyndroms) entschieden werden. Eine prähospitale Thrombolyse ist indiziert bei aus der klinischen Situation hochwahrscheinlicher fulminanter Lungenembolie als Ursache des Kreislaufstillstandes, nicht jedoch bei unklarem, mutmaßlich kardial bedingtem Kreislaufstillstand (Böttiger et al. 2008).

Wichtigste Entscheidung nach Beeinflussung der Grunderkrankung ist die Indikationsstellung zur sekundärpräventiven Implantation eines ICD. Eine erfolgreich überlebte Reanimation infolge einer **Kammertachykardie** oder eines **Kammerflimmerns** stellt bei Fehlen einer reversiblen Ursache eine klare Implantationsindikation dar. Die Implantation eines ICD erfolgt üblicherweise nach eingetretener oder klar absehbarer zerebraler Erholung.

Erfolgreich überlebte Reanimationen infolge **Bradykardie/Asystolie** (z. B. AV-Block III. Grades ohne einsetzenden Ersatzrhythmus) werden mittels konventioneller Schrittmacherimplantation behandelt (siehe hierzu die entsprechenden Leitlinien: ACC/AHA/ESC guidelines for management of patients with ventricular arrhythmias and the prevention of sudden cardiac death 2006, ACC/AHA/HRS 2008 guidelines for device-based therapy of cardiac rhythm abnormalities 2008).

Zukünftige Therapien

Die präischämische Konditionierung nicht zerebraler Areale (Armischämie) könnte eine erfolgreiche Methode bei Patienten mit „geplantem" Zirkulationsstillstand werden, wie z. B. bei einer schweren Herzoperation (Jensen et al. 2011).

■ Empfehlungen zur Prophylaxe der HE

Primärpräventive Ansätze sollten vor allem auf die Erkennung des KHK-Risikokollektivs und entsprechende Therapiemaßnahmen (Lebensstiländerung, Gewichtsnormalisierung, mediterrane Kostform, Nikotinverzicht, prognoserelevante Pharmakotherapie mit Statinen, Antihypertensiva, Antidiabetika, ASS etc.) fokussieren. Bezüglich der Prophylaxe des plötzlichen Herztodes bzw. der hypoxischen Enzephalopathie bei den anderen auslösenden Erkrankungen sei auf entsprechende Leitlinien und Übersichten verwiesen (ACC/AHA/ESC 2006, ACC/AHA/HRS 2008, Modi u. Krahn 2011).

Es können Hochrisiko-Kollektive für den plötzlichen Herztod definiert werden, die durch die primärpräventive ICD-Implantation prognostisch eindeutig profitieren. Für Details siehe ACC/AHA/ESC guidelines for management of patients with ventricular arrhythmias and the prevention of sudden cardiac death 2006 und ACC/AHA/HRS guidelines for device-based therapy of cardiac rhythm abnormalities 2008.

■ Rehabilitation

Die Rehabilitation von Patienten mit HE erfolgt symptomorientiert und analog zur Rehabilitation von Schlaganfall- und Schädel-Hirn-Trauma-Patienten. Eine für diese Indikation spezifische, evidenzbasierte neurologische Rehabilitationsbehandlung existiert nicht.

Prognose von Rehabilitationsergebnissen

Nach wie vor muss von ca. 30–40% Fehldiagnosen ausgegangen werden, das heißt, Patienten mit der Diagnose Vegetative State (VS) sind tatsächlich im Zustand des Minimal Consciousness State (MCS) und zeigen reproduzierbar bewusste Reaktionen auf ihre Umgebung (Schnakers et al. 2009). Die Coma Recovery Scale – Revised (CRS-R) ist ein zwischenzeitlich international etabliertes Messinstrument zur Diagnosestellung und Verlaufsbeurteilung (Maurer-Karattup et al. 2010).

Aktuelle Daten belegen, dass es unter TH auch nach mehr als 12 Monaten noch zu einem Wiedererlangen des Bewusstseins kommen kann (Estraneo et al. 2010). Diese Daten stellen eine feste Zeitgrenze in Frage, ab der ein VS als dauerhaft und irreversibel anzusehen ist.

Eine prospektive Untersuchung an Patienten nach TH zeigt, wie irreführend es sein kann, wenn man die Indikation für das Durchführen einer Rehabilitationsbehandlung vom Vorhandensein bisher als sicher geltender Parameter für eine schlechte Prognose abhängig macht. Bereits 3–6 Monate nach dem Reanimationsereignis hatten 8% der Patienten mit mindestens einem ausgefallenen Hirnnervenreflex und 16% der Patienten mit einem motorischen GCS < 3 ein gutes neurologisches Outcome (Rossetti et al. 2010).

Bei schwer betroffenen Patienten (VS bzw. MCS) sollte versucht werden, auf Seiten der Angehörigen und Betreuern eine realistische Erwartungshaltung herbeizuführen. Das Rehabilitationsziel einer Wiedereingliederung in den bisherigen Beruf wird in dieser Konstellation seltene Ausnahme sein, wohingegen das Ziel einer Kontaktaufnahme und einer Kommunikationsmöglichkeit sowie häuslichen Pflegefähigkeit durchaus realistisch sein kann (Dauch 2003).

Gerade aufgrund der oftmals langwierigen Rehabilitationsverläufe der schwer betroffenen Patienten kann eine erneute, zeitlich begrenzte stationäre Rehabilitation nach ca. 6–12 Monaten („Intervall-Rehabilitation") sinnvoll sein, um das Langzeit-Rehabilitationspotenzial neu zu evaluieren und neue Therapieziele (z. B. Dekanülierung) umzusetzen.

Anders stellt sich die Situation bei Patienten dar, die schon bald nach dem Reanimationsereignis das Bewusstsein wiedererlangen. Bei ca. 42–50% dieser Patienten muss mit kognitiven Defiziten gerechnet werden, trotz TH (Moulaert et al. 2009, Torgersen et al. 2010). Diese treten in den Domänen Gedächtnis, exekutive Funktionen und Aufmerksamkeit in Erscheinung, können jedoch nahezu alle kognitiven Bereiche betreffen. Ein sicherer Zusammenhang zwischen Alter und kognitivem Outcome besteht nicht. Patienten nach überlebtem Herz-Kreislauf-Stillstand können auch im Langzeitverlauf (5 Jahre) trotz der kognitiven Defizite eine nahezu normale (Bunch et al. 2003) oder nur leicht reduzierte (Moulaert et al. 2010) Lebensqualität im Vergleich zur Normalbevölkerung haben.

Rehabilitationsbehandlung

Die bei Verlegung meist gegebene Sedierung sollte ggf. unter EEG-Kontrollen ausgeschlichen und die antiepileptische Medikation auf wenig sedierende Substanzen umgestellt werden. Die Behandlung von postanoxischen Anfällen und Myoklonien erweist sich oft als schwierig, sodass eine Mehrfachmedikation erforderlich ist. Es besteht nur eine relative Indikation zur Behandlung, da die Myoklonien eher Ausdruck der Folgen der HE als Ausdruck deren pathophysiologischer Perpetuierung sind. Typischerweise wird mit Valproat begonnen, es hat sich gegen epileptische Anfälle bewährt. Alternativ und in Kombination kann Piracetam (bis zu hohen Tagesdosen von 20–40 g) gegen Myoklonien und vor allem Levetiracetam eingesetzt werden. Valproat führt bei schweren Hirnläsionen zu unerwünschter Sedierung. Neuere Antikonvulsiva, wie z. B. Lacosamid, können als Add-on-Therapie erfolgreich eingesetzt werden. Grundsätzlich wird nur bei ca. 50% der Patienten ein völliges Sistieren und bei einem weiteren Drittel eine Reduktion der Myoklonien erreicht. Einige Patienten bleiben völlig unbeeinflusst bezüglich der posthypoxischen Myoklonien.

Insbesondere dopaminerg wirksame Substanzen, wie Amantadin und L-Dopa, kommen zum beschleunigten Wiedererlangen des Bewusstseins zum Einsatz, mit der stärksten Evidenz (Grad I) für Amantadin bei Kindern und Jugendlichen. Die Ergebnisse bei erwachsenen Komapatienten waren nicht eindeutig (Meyer et al. 2010). Dennoch ist zur Vigilanzsteigerung in Deutschland (intravenöses) Amantadin das einzig zugelassene Medikament, das wegen prokonvulsiver und proarrhythmischer Wirkung vorsichtig einschleichend – ggf. unter EEG- und EKG-Kontrollen – dosiert werden sollte. Bei der i.v. Anwendung (typische Zieldosis: 200 mg, 2 × täglich) ist auf eine langsame Infusionsgeschwindigkeit (mindestens 3 Stunden Infusionsdauer) sowie eine Dosisanpassung bei Niereninsuffizienz zu achten. Außerdem kommen L-Dopa, Methylphenidat, Modafinil und Antidepressiva mit antriebssteigernder Komponente, z. B. Citalopram und Reboxetin als Off-Label-Therapieversuche in Betracht. Paradoxerweise könnte auch das Schlafmittel Zolpidem in Einzelfällen durch Disinhibition des Thalamus eine stimulierende Wirkung bei Komapatienten haben (Whyte u. Myers 2009).

Auf nicht medikamentöser Ebene wurden auf niedrigem Evidenzniveau Hinweise zur Wirksamkeit von Musiktherapie in Verbindung mit multimodaler Stimulation gefunden. Die Daten bezüglich repetitiver Nervus-medianus-Stimulation waren hingegen widersprüchlich.

Die am häufigsten betroffene Gedächtnisfunktion kann sich wieder bessern; so reduzierten sich bei 68 reanimierten Patienten Gedächtnisstörungen nach einem Jahr in 12% der Fälle (Roine et al. 1993). Sind die Gedächtnisstörungen wegen bilateraler Läsionen schwer, ist das Gedächtnistraining wenig aussichtsreich. Es ist dann besser, auf kompensatorische Strategien wie das systematische Führen eines Gedächtnisbuches auszuweichen (Cicerone et al. 2000). Ein Therapieversuch mit 200–400 mg L-Dopa/Tag konnte die neuropsychologischen Beschwerden leicht bessern (Debette et al. 2002).

Wenn bei erheblicher Tetraspastik die orale antispastische Therapie nicht ausreicht, kann eine Baclofen-Pumpe indiziert sein. Das dann mögliche Absetzen bzw. Reduzieren der hochdosierten oralen Antispastika kann sich günstig auf Vigilanz und Kontaktfähigkeit auswirken.

Entsprechend der Vulnerabilität der Basalganglien zeigen sich gelegentlich Bewegungsstörungen, wie Parkinson-Syndrome, choreatiforme Störungen, Myoklonien oder Dystonien. Diese entwickeln sich häufig erst im Verlauf der Erkrankung, sind nur schwer therapierbar und können einen progredienten Verlauf nehmen (Venkatesan u. Frucht 2006).

Selten (0,1–3 % der Patienten) kann es etwas 1–4 Wochen nach einer vollständigen Erholung zu einer verzögerten posthypoxischen Leukenzephalopathie mit rascher klinischer Verschlechterung mit kognitiven Defiziten, Inkontinenz und extrapyramidalmotorischen Symptomen kommen (Thacker et al. 1995). Im MRT finden sich Läsionen im Bereich von Basalganglien und Substantia nigra. Ätiologie und Therapie sind unklar. In etwa der Hälfte der Fälle kann mit einer erneuten klinischen Besserung gerechnet werden, jedoch kann es sogar zu einem VS kommen.

■ Redaktionskomitee

PD Dr. Andreas Bender, Therapiezentrum Burgau und Klinik für Neurologie, Klinikum der Universität München
Prof. Dr. Gerhard F. Hamann, Neurologische Klinik, Dr. Horst Schmidt Klinik GmbH, Wiesbaden
Prof. Dr. Hans-Christian Hansen, Kliniken für Neurologie und Psychiatrie, Friedrich-Ebert-Krankenhaus GmbH, Neumünster
Prof. Dr. Wolfgang von Scheidt, Herzzentrum Augsburg-Schwaben, Klinikum Augsburg

Für die Schweiz:
Dr. R. Bühler, Neurologische Klinik, Bürgerspital Solothurn

Für Österreich:
Prof. Dr. B. Voller, Medizinische Universitätsklinik Wien

Federführend: Prof. Dr. Gerhard F. Hamann, Neurologische Klinik, Dr. Horst Schmidt Klinik GmbH, Ludwig-Erhard-Straße 100, 65199 Wiesbaden
E-Mail: gerhard.hamann@hsk-wiesbaden.de

Entwicklungsstufe der Leitlinie: S1

■ Literatur

ACC/AHA/ESC 2006 guidelines for management of patients with ventricular arrhythmias and the prevention of sudden cardiac death. Europace 2006; 8: 746–837
ACC/AHA/HRS 2008 guidelines for device-based therapy of cardiac rhythm abnormalities. J Am Coll Cardiol 2008; 51: e1–e62
AHA/ILCOR 2010 international consensus on cardiopulmonary resuscitation and emergency cardiovascular care science with treatment recommendations. Part 1–14. Circulation 2010; 122 (Suppl. 2): S250–S638
Bisschops LL, van Alfen N, Bons S et al. Predictors of poor neurologic outcome in patients after cardiac arrest treated with hypothermia: a retrospective study. Resuscitation 2011; 82: 696–701.
Böttiger BW, Arntz HR, Chamberlain DA et al.; TROICA Trial Investigators. Thrombolysis during resuscitation for out-of-hospital cardiac arrest. N Engl J Med 2008; 359: 2651–2662
Bouwes A, Binnekade JM, Zandstra DF et al. Somatosensory evoked potentials during mild hypothermia after cardiopulmonary resuscitation. Neurology 2009; 73: 1457–1461
Bro-Jeppesen J, Kjaergaard J, Horsted TI et al. The impact of therapeutic hypothermia on neurological function and quality of life after cardiac arrest. Resuscitation 2009; 80: 171–176
Bunch TJ, White RD, Gersh BJ et al. Long-term outcomes of out-of-hospital cardiac arrest after successful early defibrillation. N Engl J Med 2003; 348: 2626–2633
Cicerone KD, Dahlberg C, Kalmar K et al. Evidence-based cognitive rehabilitation: Recommendations for clinical practice. Arch Phys Med Rehabil 2000; 81: 1596–1615
Chopra N, Knollmann BC. Genetics of sudden cardiac death syndromes. Curr Opin Cardiol 2011; 26: 196–203
Chugh SS. Early identification of risk factors for sudden cardiac death. Nat Rev Cardiol 2010; 7: 318–326
Dauch WA. Frührehabilitation nach hypoxischer Enzephalopathie – eine prospektive Observationsstudie über die Vorhersagbarkeit der funktionellen Besserung bei schwerstbetroffenen Patienten. Neurol Rehabil 2003; 9: 28–33
Debette S, Kozlowski O, Steinlin M et al. Levodopa and bromocriptine in hypoxic brain injury. J Neurol 2002; 249: 1678–1682
Edgren E, Hedstrand U, Kelsey S. Assessment of neurological prognosis in comatose survivors of cardiac arrest. BRCT I Study Group. Lancet 1994; 343: 1055–1059
Els T, Kassubek J, Kubalek R. Diffusion-weighted MRI during early global cerebral hypoxia: a predictor for clinical outcome? Acta Neurol Scand 2004; 110: 361–367
Estraneo A, Moretta P, Loreto V et al. Late recovery after traumatic, anoxic, or hemorrhagic long-lasting vegetative state. Neurology 2010; 75: 239–245
Fugate JE, Wijdicks EF, Mandrekar J et al. Predictors of neurologic outcome in hypothermia after cardiac arrest. Ann Neurol 2010; 68: 907–914
Fugate JE, Wijdicks EF, White RD et al. Does therapeutic hypothermia affect time to awakening in cardiac arrest survivors? Neurology 2011; 77: 1346–1350
Geocadin RG, Koenig MA, Stevens RD et al. Intensive care for brain injury after cardiac arrest: therapeutic hypothermia and related neuroprotective strategies. Crit Care Clin 2007; 22: 619–636
Goldberger JJ, Cain ME, Hohnloser SH et al. AHA/ACC/HRS scientific statement on noninvasive risk stratification techniques for identifying patients at risk for sudden cardiac death. Circulation 2008; 118: 1497–1518
Gollob MH, Blier L, Brugada R et al. Recommendations for the use of genetic testing in the clinical evaluation of inherited cardiac arrhythmias associated with sudden cardiac death. Can J Cardiol 2011; 27: 232–245
González-Ibarra FP, Varon J, López-Meza EG. Therapeutic hypothermia: critical review of the molecular mechanisms of action. Front Neurol 2011; 2: Article 4
Greer DM, Yang J, Scripko PD et al. Clinical examination for outcome prediction in nontraumatic coma. Crit Care Med 2012; 40: 1150–1156

Guérit JM, de Tourtchaninoff M, Soveges L et al. The prognostic value of three-modality evoked potentials (TMEPs) in anoxic and traumatic comas. Neurophysiol Clin 1993; 23: 209–226

Gueugniaud PY, Garcia-Darennes F, Gaussorgues P et al. Prognostic significance of early intracranial and cerebral perfusion pressures in post-cardiac arrest anoxic coma. Intensive Care Med 1991; 17: 392–398

Hossmann KA, Oschlies U, Schwindt W et al. Electron microscopic investigation of rat brain after brief cardiac arrest. Acta Neuropath 2001; 101: 101–113

Jensen HA, Loukogeorgakis S, Yannopoulos F et al. Remote ischemic preconditioning protects the brain against injury after hypothermic circulatory arrest. Circulation 2011; 123: 714–721

Kong M, Fonarow GC, Peterson ED et al. Systematic review of the incidence of sudden cardiac death in the United States. J Am Coll Cardiol 2011; 57: 794–801

Leithner C, Ploner CJ, Hasper D et al. Does hypothermia influence the predictive value of bilateral absent N20 after cardiac arrest? Neurology 2010, 74: 965–969

Lim C, Alexander MP, LaFleche G et al. The neurological and cognitive sequelae of cardiac arrest. Neurology 2004; 63: 1774–1778

Lulé D, Zickler C, Häcker S et al. Life can be worth living in locked-in syndrome. Prog Brain Res 2009; 177: 339–351

Maurer-Karattup P, Giacino J, Luther M et al. Diagnostik von Bewusstseinsstörungen anhand der deutschsprachigen Coma Recovery Scale-Revised (CRS-R). Neurol Rehabil 2010; 16: 232–246

Mateen FJ, Josephs KA, Trenerry MR et al. Long-term cognitive outcomes following out-of-hospital cardiac arrest: a population based study. Neurology 2011; 77: 1438–1445

Meyer MJ, Megyesi J, Meythaler J et al. Acute management of acquired brain injury Part III: an evidence-based review of interventions used to promote arousal from coma. Brain Inj 2010; 24: 722–729

Modi S, Krahn AD. Sudden cardiac arrest without overt heart disease. Circulation 2011; 123: 2994–3008

Morris HR, Howard RS, Brown P. Early myoclonic status and outcome after cardiorespiratory arrest. J Neurol Neurosurg Psychiatry 1998; 64: 267–268

Moulaert VR, Verbunt JA, van Heugten CM et al. Cognitive impairments in survivors of out-of-hospital cardiac arrest: a systematic review. Resuscitation 2009; 80: 297–305

Moulaert VR, Wachelder EM, Verbunt JA et al. Determinants of quality of life in survivors of cardiac arrest. J Rehabil Med 2010; 42: 553–558

Neumar RW, Nolan JP, Adrie C et al.; International Liaison Committee on Resuscitation. Consensus statement post-cardiac arrest syndrome. Circulation 2008; 118: 2452–2483

Nolan J, Baskett P. EERC guidelines. Resuscitation 2005; 67 (Suppl. 1): 1–190

Nolan JP, Morley PT, Hoek TL et al. Therapeutic hypothermia after cardiac arrest. An advisory statement by the Advancement Life support Task Force of the International Liaison Committee on Resuscitation. Resuscitation 2003; 57: 231–235

Oddo M, Rossetti AO. Predicting neurological outcome after cardiac arrest. Curr Opin Crit Care 2011; 17: 254–259

Perman SM, Kirkpatrick JN, Reitsma AM et al. Timing of neuroprognostication in postcardiac arrest therapeutic hypothermia. Crit Care Med 2012; 40: 719–724

Pusswald G, Fertl E, Faltl M et al. Neurological rehabilitation of serverely disabled cardiac arrest survivors. Part II. Life situation of patients and families after treatment. Resuscitation 2000; 47: 241–248

Robinson LR, Mickelsen PJ. Does stimulus rate matter when performing somatosensory evoked potentials for coma patients? Neurocrit Care 2010; 12: 69–73

Roine RO, Kajaste S, Kaste M. Neuropsychological sequelae of cardiac arrest. J Am Med Ass 1993; 269: 237–242

Rossetti AO, Logroscino G, Liaudet L et al. Status epilepticus: an independent outcome predictor after cerebral anoxia. Neurology 2007; 69: 255–260

Rossetti AO, Oddo M, Liaudet L et al. Predictors of awakening from postanoxic status epilepticus after therapeutic hypothermia. Neurology 2009; 72: 744–749

Rossetti AO, Oddo M, Logroscino G et al. Prognostication after cardiac arrest and hypothermia: a prospective study. Ann Neurol 2010; 67: 301–307

Samaniego EA, Persoon S, Wijman CA. Prognosis after cardiac arrest and hypothermia: a new paradigm. Curr Neurol Neurosci Rep 2011; 11: 111–119

Schnakers C, Vanhaudenhuyse A, Giacino J et al. Diagnostic accuracy of the vegetative and minimally conscious state: clinical consensus versus standardized neurobehavioral assessment. BMC Neurol 2009; 9: 35

SOS-Kanto Study Group. Cardiopulmonary resuscitation by bystanders with chest compression only: an observational study. Lancet 2007; 369: 920–926

Thacker AK, Asthana AB, Sarkari NB. Delayed post-anoxic encephalopathy. Postgrad Med J. 1995; 71: 373–374

Tiainen M, Roine RO, Pettila V et al. Serum neuron-specific enolase and S-100B protein in cardiac arrest patients treated with hypothermia. Stroke 2003; 34: 2881–2886

Torgersen J, Strand K, Bjelland TW et al. Cognitive dysfunction and health-related quality of life after a cardiac arrest and therapeutic hypothermia. Acta Anaesthesiol Scand 2010; 54: 721–728

Venkatesan A, Frucht S. Movement disorders after resuscitation from cardiac arrest. Neurol Clin 2006; 24: 123–132

Wachelder EM, Moulaert VR, van Heugten C et al. Life after survival: long-term daily functioning and quality of life after an out-of-hospital cardiac arrest. Resuscitation 2009; 80: 517–522

Whyte J, Myers R. ncidence of clinically significant responses to zolpidem among patients with disorders of consciousness: a preliminary placebo controlled trial. Am J Phys Med Rehabil 2009; 88: 410–418

Wijdicks EF, Campeau NG, Miller GM. MR imaging in comatose survivors of cardiac resuscitation. Am J Neuroradiol 2001; 22: 1561–1565

Wijdicks EFM, Hijdra A, Young GB et al. Practice parameter: prediciton of ourcome in comatose survivors after cardiopulmonary resuscitation. Neurology 2006; 67: 203–210

Wijman CA, Mlynash M, Caulfield AF et al. Prognostic value of brain diffusion-weighted imaging after cardiac arrest. Ann Neurol 2009; 65: 394–402

Wu O, Batista LM, Lima FO et al. Predicting clinical outcome in comatose cardiac arrest patients using early noncontrast computed tomography. Stroke 2011; 42: 985–992

Zandbergen EG, de Haan RJ, Stoutenbeek CP et al. Systematic review of early prediction of poor outcome in anoxic ischaemic coma. Lancet 1998; 352: 1808–1812

Zandbergen EG, Hijdra A, Koelman JHTM et al. for the PROPAC study group. Prediction of poor outcome within the first three days of postanoxic coma. Neurology 2006; 66: 62–68

82 Diagnostik und Therapie der erektilen Dysfunktion

Was gibt es Neues?

Diagnostik
- Die erektile Dysfunktion findet bei neurologischen Erkrankungen mehr Beachtung.
- Die Diagnose psychogene Erektionsstörung wird seltener gestellt.
- Seit der Einführung der Phosphodiesterase-5-Hemmer wird häufig vor der Diagnostik ein Therapieversuch durchgeführt.
- Invasive diagnostische Maßnahmen werden nur noch selten eingesetzt.
- Elektrophysiologische Untersuchungen spielen nach wie vor eine geringe Rolle.

Therapie
- Die Phosphodiesterase-5-Hemmer dominieren die Therapie.
- Die drei zugelassenen Phosphodiesterase-5-Hemmer haben vergleichbare Wirkungen und unerwünschte Wirkungen. Vardenafil steht als 10 mg Schmelztablette zur Verfügung. Tadalafil 5 mg steht als tägliche Medikation zur Verfügung.
- MUSE (Medical Urethral System for Erection) und SKAT (Schwellkörperautoinjektionstherapie) haben an Bedeutung verloren.

Die wichtigsten Empfehlungen auf einen Blick

Diagnostik
- Die Diagnostik der erektilen Dysfunktion liegt heute primär in der Hand der Urologen. Der Neurologe wird bei Bedarf konsiliarisch hinzugezogen.
- In vielen Fällen ist eine interdisziplinäre Zusammenarbeit erforderlich.
- Bei der Frage nach einer neurogenen Ursache einer erektilen Dysfunktion sind Anamnese und klinischer Befund in den meisten Fällen ausreichend.
- Das EMG des M. sphincter ani externus kann als Screening-Methode bei der Frage nach einer neurogenen erektilen Dysfunktion angesehen werden.
- Die Neurografie sowie die SSEP des N. pudendus und die penile sympathische Hautantwort werden nur bei gezielten Fragestellungen oder auffälligen Befunden eingesetzt.
- Das sog. EMG des Corpus cavernosum ist obsolet.
- Bildgebende Verfahren werden gezielt aufgrund der klinischen Befunde angefordert.

Therapie
- Die Phosphodiesterase-5-Hemmer (in alphabetischer Reihenfolge) Sildenafil, Tadalafil und Vardenafil sind Therapie der Wahl.
- Andere Therapieoptionen werden eher selten eingesetzt und sind spezialisierten Ärzten vorbehalten.
- Apomorphin und Yohimbin spielen keine Rolle in der Therapie.

■ Einführung

Seit der Einführung der Phosphodiesterase-5-(PDE-5)-Hemmer erfolgt die Therapie häufig unkritisch. Die erektile Dysfunktion stellt eine relevante Symptomatik dar, die adäquat diagnostiziert und therapiert werden sollte.

■ Definition

Die erektile Dysfunktion ist definiert als die fortwährende Unfähigkeit, eine penile Erektion, die für einen befriedigenden Geschlechtsverkehr ausreicht, zu erreichen oder aufrecht zu erhalten (NIH Consensus Conference 1993). Diese Störung sollte für mindestens 6 Monate bestehen. Eine Erektionsstörung kann Lebensqualität und Wohlbefinden des Betroffenen sowie des Lebenspartners deutlich vermindern.

Bedeutung der erektilen Dysfunktion in der Neurologie

Aufgabe der neurologischen bzw. nervenärztlichen Diagnostik ist die Identifikation bzw. der Ausschluss neurogener und/oder psychogener Ursachen der erektilen Dysfunktion (▶ Tab. 82.1). Dies erfolgt zur Diagnostik und Differenzialdiagnostik nach Zuweisung durch den Urologen, aber auch weil eine erektile Dysfunktion bei vielen neurologischen Erkrankungen als Früh- oder Spätsyndrom auftritt und eine häufige unerwünschte Wirkung von Medikamenten der neurologischen Therapie ist.

Epidemiologie

In Deutschland berichteten 96 % der befragten Männer in der Altersgruppe von 30–39 Jahren und 71,3 % in der Altersgruppe von 70–80 Jahren über regelmäßige sexuelle Aktivität (Braun et al. 2000). Hinsichtlich der Prävalenz nimmt die erektile Dysfunktion von 2,3 % in der

Tab. 82.1 Klassifikation erektiler Funktionsstörungen (nach Lizza u. Rosen 1999).

Organisch	Psychogen
• vaskulär	**Generalisierter Typ**
• arteriell	• fehlendes sexuelles Interesse (Libidomangel)
• venös	
• gemischt	• primärer Libidomangel
• neurogen	• altersabhängige Abnahme des sexuellen Interesses
• anatomisch	
• endokrin	• generalisierte Behinderung
	• chronische Störungen der Intimbeziehungen
	Situativer Typ
	• partnerbezogen
	• situationsbezogen
	• konfliktbezogen

Tab. 82.2 Diagnostik bei erektiler Dysfunktion (urologisch/neurologisch).

Diagnostik bei erektiler Dysfunktion

- Anamnese und klinischer Befund
- Sexualanamnese (inklusive Fragebogen, z. B. IIEF)
- klinisch-andrologische Untersuchung
- Laboruntersuchung
- SKAT-Testung (SKIT) oder PDE-5-Hemmer
- Doppler- bzw. Duplex-Sonografie (Peak Flow > 30 cm/s, Resistance-Index > 0,8)
- penile Tumeszenz*
- invasive urologische Diagnostik*
- Arteriografie und Kavernosometrie* (sind erst bei auffälligem Duplexbefund und der Frage einer operativen Therapie indiziert)
- psychologische/psychiatrische Diagnostik
- neurophysiologische Diagnostik

* nur in spezialisierten Praxen oder Kliniken

3. Lebensdekade auf 53,4% in der 7. Lebensdekade zu (Braun et al. 2000). Dies würde mehrere Millionen betroffener Bundesbürger bedeuten. In den USA (Massachusetts Male Aging Study) fand sich bei zufällig ausgewählten 40- bis 70-jährigen Männern eine Prävalenz von 52% für die Gesamtgruppe, mit der Unterteilung in eine erektile Dysfunktion geringer (17,2%), mäßiger (25,2%) oder schwerer (9,6%) Ausprägung (Feldman et al. 1994). Aus Frankreich wird eine Prävalenz von 31,6% der über 40-jährigen Männer berichtet (Guiliano et al. 2002). Ein Therapiewunsch bis zur 6. Lebensdekade besteht bei der Hälfte der Männer (Braun et al. 2000).

■ Diagnostik

Die wichtigsten diagnostischen Maßnahmen aus Sicht der Neurologie sind:
- Anamnese
- Symptomerfassung mit etablierten Fragebögen
- neurologische Untersuchung
- psychiatrische/psychologische Diagnostik
- Gefäßdiagnostik und pharmakologische Provokationstests
- urologische/andrologische Diagnostik (▶ Tab. 82.2)
- bildgebende Verfahren
- neurophysiologische Untersuchungen
  - EMG der Sphinkteren
  - Neurografie
  - evozierte Potenziale

Basisuntersuchungen

Als Basisprogramm müssen bei den Patienten mit einer erektilen Dysfunktion eine spezifische Anamnese und eine komplette neurologische Untersuchung erfolgen. Die **Anamnese** umfasst auch die Sexualanamnese und sollte nicht von falscher Scham beherrscht sein. Psychologische Ursachen und Faktoren sind zu berücksichtigen. Die Partnerin respektive der Partner sollte, falls möglich, ebenfalls befragt werden. Wesentlich ist auch die Frage nach nächtlichen und morgendlichen Spontanerektionen (Cave: Morgendliche Erektionen schließen eine Erektionsstörung nicht aus). Symptomatische Ursachen wie Diabetes mellitus, arterielle Hypertonie, Gefäßerkrankungen etc. sind ebenso wie Vorerkrankungen und Operationen, auslösende Medikamente, Alkohol- und Drogengenuss und neurologische Erkrankungen (Polyneuropathie, Bandscheibenvorfälle, Parkinsonsyndrom, Multiple Sklerose) zu erfragen (Davis-Joseph et al. 1995).

Bei der **klinisch-neurologischen Untersuchung** richtet sich ein besonderes Augenmerk auf weitere Störungen in der Urogenitalregion (Inkontinenz, Abszesse, Traumata), die Sensibilitätsprüfung im Urogenitalbereich sowie den Anal- und Kremasterreflex.

Bei der **körperlichen Untersuchung** dürfen die urogenitale (auch Hoden und Prostata) und anale Inspektion sowie digitale und funktionelle Untersuchungen (Kneifen, Pressen) des Analkanals nicht vergessen werden.

Aus den auffälligen Befunden ergeben sich weiterführende Untersuchungen.

Bei den **Laboranalysen** sind insbesondere die Sexualhormone Testosteron und Prolaktin zu berücksichtigen. Bei pathologischem Testosteronwert sollten auch andere endokrine Systeme (Schilddrüse, Nebenniere) untersucht werden, bevor eine Substitution vorgenommen wird. Folgende Laborparameter sind ebenfalls von Bedeutung:
- Blutzucker (ggf. HbA_{1c})
- Leberenzyme
- Serum-Kreatinin
- Blutbild (Polyglobulie bei Schlafapnoe-Syndrom!)
- Lipiddiagnostik

Wegen der Assoziation von Erektionsstörungen mit sonstigen Erkrankungen des unteren Harntrakts (Rosen et al. 2002) empfehlen wir bei Patienten, die älter als 45 Jahre sind, die zusätzliche PSA-Bestimmung sowie eine urologische Untersuchung.

Als **Fragebogen** wird klinisch bei erektiler Dysfunktion zunehmend der International Index of Erectile Function (IIEF; Rosen et al. 1997) oder die Kurzform (IIEF-5; Rosen et al. 1999) eingesetzt, die sich insbesondere in Pharmakonstudien bewährt haben. Dieser Fragebogen erlaubt eine graduelle Einteilung anhand des Punktescores in keine, leichte, mittelschwere und schwere erektilen Dysfunktion.

Klinisch-andrologische Untersuchung

Die klinisch-andrologische Untersuchung beinhaltet die Palpation des Penis (Indurationen bei Induratio penis plastica), die Palpation des Skrotalinhalts (Hodenatrophie, Hodentumor), den Gesamtkörperstatus (Habitus, Gynäkomastie?) und die rektal-digitale Untersuchung (benigne Prostatahyperplasie, Prostatitis, Prostatakarzinom). Diese Untersuchung erfordert ausreichende Erfahrung auf diesem Gebiet.

Gefäßdiagnostik

Gefäßdiagnostik am Penis sowie neurologische Untersuchungsverfahren zählen zur erweiterten Diagnostik bei erektiler Dysfunktion. Gefäßuntersuchungen der penilen Gefäße sind nur in artifizieller Erektion sinnvoll. Daher bietet sich die Kombination mit dem Schwellkörperinjektionstest an, bei dem eine pharmakologisch provozierte Erektion visuell und palpatorisch klassifiziert wird (eingeteilt in die Stufen E0–E5). Mittel der ersten Wahl zur Erektionsprovokation ist Prostaglandin E1 (Caverject, Viridal). Insbesondere die Farb-Duplexsonografie erlaubt sehr differenzierte Aussagen über die Intaktheit der penilen Arterien sowie indirekt durch Messung der diastolischen Maximalgeschwindigkeiten über die Okklusionsfunktion des Schwellkörpers. Bei Nachweis einer penilen Arteriopathie sollte eine koronare Herzkrankheit ausgeschlossen werden (Lewis u. Jordan 2002).

Bei fehlendem Ansprechen auf die intrakavernöse Injektion vasoaktiver Substanzen kann, wenn auch selten erforderlich, eine Pharmakokavernosometrie und Pharmakokavernosografie zur besseren Beurteilung der venösen Verschlussfunktion des Schwellkörpers angeboten werden. Eine angiografische Untersuchung der Penisgefäße (selektive A.-pudenda-interna-Angiografie) ist nur bei Verdacht auf Gefäßmissbildung oder bei geplanten interventionellen Maßnahmen indiziert, was durch die Weiterentwicklung der Duplexsonografie auf Einzelfälle beschränkt bleibt. Diese Untersuchungen werden meist nur von entsprechend ausgebildeten Urologen/Andrologen ausgeführt.

Ein gutes Ansprechen beim Einsatz auf PDE-5-Hemmer spricht für ein intaktes Gefäßsystem.

Neurologische Zusatzdiagnostik

Mit den neurophysiologischen Untersuchungen sollen somatische Efferenzen und Afferenzen sowie sympathische Nervenfasern, die mit dem N. pudendus zu den Erfolgsorganen des Beckenbodens (Penis, Urethralsphinkter, Analsphinkter) verlaufen, beurteilt werden. Zur Überprüfung der somatischen Efferenz darf das EMG des M. sphincter ani externus mit konzentrischen Nadelelektroden als Screening-Methode angesehen werden (Bartolo et al. 1983, Jost 2004). Spontanaktivität spricht, wie bei einem EMG anderer Muskeln auch, für eine akute, periphere Läsion im motorischen Schenkel des N. pudendus, während der neurogene Umbau der Muskelpotenziale (verlängert, polyphasisch, hochgespannte Muskelaktionspotenziale) für eine chronisch-neurogene Läsion des Analsphinkters spricht.

Bei der Messung der PNTML (Pudendal Nerve Terminal Motor Latency) wird zur Beurteilung der somatomotorischen Bahn des N. pudendus nach digitaler Austastung des Analkanals der motorische Endast des N. pudendus stimuliert und mittels einer weiter distal gelegenen Elektrode über dem externen Analsphinkter abgeleitet (Kiff u. Swash 1984). Die Überprüfung der somatischen Afferenz durch Messung der somatosensorisch evozierten Potenziale des N. pudendus (Opsomer et al. 1986) gibt Aufschluss über die gesamte Strecke der sensiblen Bahnen von penil bis zerebral sowie über Latenzverzögerungen bei peripheren (Diabetes) und zentralnervösen Schädigungen (Multiple Sklerose). Die genannten Methoden beurteilen die schnell leitenden, dickbemarkten Nervenfasern, nicht jedoch die entscheidenden Nervenfasern, die die glatten kavernosalen Muskelzellen und damit die Füllungszustände des Schwellkörpers regulieren. Diese Fasern gehören postganglionär zu den unbemarkten C-Fasern des vegetativen Nervensystems und sind einer direkten neurophysiologischen Untersuchung nicht zugänglich. Lediglich die sympathischen sudomotorischen Nervenfasern der Penishaut können mittels der penilen sympathischen Hautantwort (PSHA) diagnostisch erfasst werden. Zeitweise wurde große Hoffnung durch die Befunde des Corpus-cavernosum-EMG geweckt. Nach dem derzeitigen Stand liefert die Untersuchung aber keine aussagekräftige, reproduzierbare Aussage (Jost 2004).

Bei pathologischem, klinischem oder elektrophysiologischem Befund werden zur Lokalisation von Läsionen auch bildgebende Verfahren (Kernspintomografie) eingesetzt.

Bei komplett unauffälligem körperlichem Untersuchungsbefund sollte eine Kooperation mit einem erfahrenen Sexualtherapeuten gesucht werden, da das erste Ziel der Behandlung immer die Behandlung der Ursache und nicht des Symptoms sein sollte.

Psychiatrische Diagnostik

Sowohl bei normaler als auch bei gestörter Sexualität sind stets psychische, soziale (insbesondere partnerschaftliche) und organische Faktoren miteinander verknüpft. Dies gilt auch für die erektile Dysfunktion. Diese multifaktoriellen Wechselwirkungen erfordern in den meisten Fällen eine interdisziplinäre Diagnostik und Therapie. Besonders deutlich wird dies an der engen Beziehung zwischen depressiven Störungen und erektiler Dysfunktion, die sich gegenseitig bedingen, aufrechterhalten oder verstärken können (beispielsweise beeinflussen viele moderne Antidepressiva die Sexualität negativ).

Bei der Sexualanamnese können folgende Informationen auf eine Psychogenese der erektilen Dysfunktion hinweisen (Buddeberg 1996):
- plötzlicher Beginn (ohne erkennbaren organischen Auslöser)
- vorausgehende belastende Lebensereignisse
- Fluktuationen und Situationsabhängigkeit der Störung (Partnerkontakt versus Masturbation)
- keine körperlichen Risikofaktoren (Potenz beeinflussende Erkrankungen, Medikamente, Alkohol, Drogen)
- Alter unter 50 Jahren
- fortbestehen nächtlicher Spontanerektionen

Die psychischen Ursachen einer erektilen Dysfunktion lassen sich 4 Bereichen zuordnen (Hartmann 2000, Kockott 2002):
- innerpsychische Ängste (psychodynamische Aspekte)
- Lerndefizite (lerntheoretische Aspekte)
- partnerschaftliche Probleme (interpersonelle, paardynamische Aspekte)
- Selbstverstärkungsmechanismus der Versagensangst

■ Therapie

Die wichtigsten therapeutischen Maßnahmen aus Sicht der Neurologie sind:
- Behandlung der Ursache bzw. Vorbeugung, z.B. bei Diabetes
- psychiatrisch-psychologische Therapie, falls entsprechende Genese
- medikamentöse Therapie:
  - PDE-5-Hemmer
  - Yohimbin
  - lokale Pharmakotherapie
- lokale Hilfsmittel
- operative Therapie

Bevor die Therapie beginnt, sollte der Patient über die Ursachen und die therapeutischen Möglichkeiten aufgeklärt werden. Wenn möglich, sollte die Partnerin respektive der Partner einbezogen werden. Die kommentarlose Verordnung einer medikamentösen Therapie ist zu vermeiden. Primäres Ziel muss die ursächliche Therapie sein. Dazu gehört auch die Veränderung des Lebensstils und der Lebensgewohnheiten (Esposito et al. 2004), z.B. Gewichtsreduktion, Reduktion oder Meiden von Nikotin und Alkohol. Erst danach erfolgt die symptomatische Therapie. Durch die guten Erfolge der PDE-5-Hemmer wird diese Reihenfolge in den letzten Jahren bedauerlicherweise missachtet. Die spezifische Therapie bei Testosteronmangel oder bei anatomischen Auffälligkeiten und PSA-Erhöhungen wird üblicherweise vom Urologen durchgeführt.

Bei der medikamentösen Therapie kann zwischen oraler, intraurethraler und intrakavernöser Applikation unterschieden werden (▶ Tab. 82.3). Als Ultima ratio sind operative Methoden zu nennen, deren Erfolgsrate jedoch begrenzt ist. Häufig vergessen wird die nicht organische Therapie.

Psychiatrisch-psychologische Therapie

Psychopharmakologische oder psychotherapeutische Interventionen (Einzel- und Paartherapie) richten sich nach der eruierten Grundproblematik (z.B. Antidepressiva oder kognitive Therapie von Depressionen, bei denen Libido- und Erektionsstörungen Teil eines Symptomkomplexes sein können).

Probleme wie Unwissenheit, sexuelle Fehleinstellungen oder aktuelle Paarkonflikte können häufig durch entlastende oder beratende Gespräche bzw. Vermittlung einer Aussprache des Paares erfolgreich angegangen werden (Buddeberg 1996). Eine gezielte Therapie sollte erfahrenen Sexualtherapeuten überlassen werden.

Organische Therapie

Ist keine Kausaltherapie der erektilen Dysfunktion möglich, stellt die **orale medikamentöse Behandlung** den vom Patienten bevorzugten Therapieweg dar (Braun et al. 2000). Während kausale medikamentöse Therapieoptionen im Sinne des Hormonersatzes (Testosterongabe) oder der Prolaktinsuppression eher eine seltene Therapiemöglichkeit sind, hat die orale Pharmakotherapie der erektilen Dysfunktion in den letzten Jahren durch die Entwicklung neuer, effektiver Substanzen beeindruckende Erfolge gezeigt. Damit ist die Medikation zur Therapie der ersten Wahl bei erektiler Dysfunktion geworden. Man unterscheidet Medikamente mit zentralem von solchen mit peripherem Wirkmechanismus (▶ Tab. 82.4).

Tab. 82.3 Therapie der erektilen Dysfunktion (organisch).

Therapie der erektilen Dysfunktion
• orale Pharmakotherapie (selten kausal bei Hormonstörungen, sonst symptomatisch)
• transurethrale Pharmakotherapie (MUSE)
• intrakavernöse Pharmakotherapie (SKAT)
• Vakuumtherapie
• operative Therapie: Penisprothetik

Phosphodiesterase-5-Hemmer (▶ Tab. 82.5)

Vor der Verordnung der PDE-5-Hemmer sollte eine kardiologische Risikoabklärung erfolgen. Ist der Patient der Low-Risk-Gruppe zuzuordnen, braucht keine kardiologische Abklärung vor einer Medikamentenverordnung vorgenommen zu werden (EAU-Guidelines).

Nach den Empfehlungen des Second Princeton Consensus Conference on Sexual Dysfunction and Cardiac Risk (Kostis et al. 2005, Jackson et al. 2006) sollen Hochrisiko-Patienten keine Behandlung der erektilen Dysfunktion erhalten und sich sexueller Aktivität enthalten, bis sich ihre kardiale Situation stabilisiert hat. Patienten mit mittlerem oder unbestimmtem Risiko sollten sich zunächst einer ausführlichen kardiologischen Untersuchung mit Erhebung der Risikofaktoren, Beurteilung einer eventuellen koronaren Herzkrankheit, ggf. Belastungs-Elektrokardiografie unterziehen, um so eine Zuordnung in die Gruppe mit hohem oder niedrigem Risiko zu ermöglichen und damit zu entscheiden, ob eine Behandlung der erektilen Dysfunktion mit PDE-5-Hemmern erfolgen kann oder nicht (Jackson et al 2006, Mikhail 2006).

Kontraindikationen für die Verordnung der PDE-5-Hemmer sind:
- Therapie mit Nitraten und NO-Donatoren (z. B. Molsidomin)
- sog. „Poppers" (Amylnitrit oder Amylnitrat)
- hohes kardiovaskuläres Risiko
- arterielle Hypertonie > 170/110 mmHg, komplexe antihypertensive Medikation
- Herzinfarkt, Schlaganfall oder Arrhythmien in den letzten 6 Monaten
- obstruktive linksventrikuläre Kardiomyopathie, Aortenstenose
- hypertrophe Kardiomyopathie
- arterielle Hypotonie mit Blutdruckwerten < 90/50 mmHg
- Retinitis pigmentosa
- antihypertensive Medikation, die mit orthostatischer Hypotonie einhergeht
- Medikamente, die die HWZ der PDE-5-Hemmer verlängern
- dekompensierte Leberinsuffizienz, da PDE-5-Hemmer vorwiegend hepatogen eliminiert werden
- alpha-adrenerge Blocker, wie z. B. Doxazosin (4 mg), das bei benigner Prostatahypoplasie verordnet wird, da Alphablocker eine ausgeprägte orthostatische Hypotonie auslösen können, wenn 50 oder 100 mg Sildenafil innerhalb von 4 Stunden nach Einnahme eines alpha-adrenergen Blockers eingenommen wird
- non-arteriitische anteriore ischämische optische Neuropathie (NAION): Diese Patienten sollten keine PDE-5-Hemmer einnehmen und ärztliche Hilfe suchen, wenn sie plötzliche Sehstörungen im Sinne der non-arteriitischen anterioren ischämischen optischen Neuropathie erleiden, die zum permanenten Visusverlust im zeitlichen Zusammenhang mit der Einnahme von PDE-5-Hemmern führen kann.
- Der Hersteller von Sildenafil empfiehlt darüber hinaus die Einnahme des PDE-5-Hemmers zu beenden, wenn es zur plötzlichen Abnahme oder einem Verlust des Hörvermögens im zeitlichen Zusammenhang mit der Einnahme des Medikaments kommen sollte (Rosenberg 2007).

Patienten mit akutem Koronarsyndrom dürfen 24 Stunden nach Einnahme von Sildenafil oder Vardenafil und sogar 48 Stunden nach Einnahme von Tadalafil nicht mit Nitraten behandelt werden (Beckman et al. 2006).

Es besteht kein klarer kausaler Zusammenhang zwischen Todesfällen oder akuten Myokardinfarkten und der Einnahme von Sildenafil (Mikhail 2006). Allerdings ist bereits bei gesunden Männern das Risiko für einen Myokardinfarkt im Zusammenhang mit sexueller Aktivität höher als bei nicht koitaler Aktivität (Montague et al. 2007).

Tab. 82.4 Orale Pharmakotherapie der erektilen Dysfunktion.

Medikamente zur Therapie der erektilen Dysfunktion
Zentraler Mechanismus:
• Yohimbin (Alpha-2-Rezeptor-Antagonist)
• Apomorphin (Dopaminrezeptor-Agonist)
Peripherer Mechanismus:
• Phosphodiesterase-5-Hemmer
– Sildenafil
– Tadalafil
– Vardenafil

Tab. 82.5 Orale Pharmaka zur Therapie der erektilen Dysfunktion im Vergleich.

Substanz	Wirkort	Dosis	HWZ	Wirkdauer	Effektivität	Nebenwirkungen
Sildenafil	peripher	25–100 mg	ca. 4 h	ca. 4 h	bis 80 %	Kopfschmerz, Dyspepsie, Flush
Vardenafil	peripher	10–20 mg	4,4–4,8 h	ca. 4 h	bis 80 %	Kopfschmerz, Dyspepsie, Flush
Tadalafil	peripher	10–20 mg	17,5 h	24–36 h	bis 80 %	Kopfschmerz, Dyspepsie, Flush
Yohimbin	zentral	15–30 mg	ca. 0,6 h	ca. 3 h	ca. 30 %	Zittern, Erregung
Apomorphin	zentral	3 mg	2–3 h	ca. 0,3 h	47 %	Übelkeit, Synkope

Diagnostik und Therapie der erektilen Dysfunktion

Männer mit einem Myokardinfarkt in der Vorgeschichte haben ein 2,9-fach höheres Infarktrisiko bei sexueller Aktivität als bei anderen Aktivitäten (Montague et al. 2007).

▶ **Sildenafil (Viagra):** Sildenafil (25, 50, 100 mg) war der erste zugelassene PDE-5-Hemmer und darf als eines der am besten untersuchten Medikamente angesehen werden (Boolell et al. 1996, Fink et al. 2002, Goldstein et al. 1998). Die Wirkung setzt nach 30–60 Minuten ein, wobei eine sexuelle Stimulation erforderlich ist. Die Initialdosis sollte 25 oder 50 mg betragen, danach erfolgt eine Dosisanpassung. Die Erfolgsraten liegen bei 56 % (25 mg), 77 % (50 mg) bis 84 % (100 mg) bei einer Placeborate von 25 % (Goldstein et al. 1998).

Die Substanz Sildenafil ist mittlerweile auch zur Behandlung der pulmonalen arteriellen Hypertonie zugelassen.

▶ **Vardenafil (Levitra, in Österreich Vivanza):** Vardenafil (5, 10, 20 mg) wird als zehnfach potenter als Sildenafil angesehen (Bischoff u. Schneider 2001, Brock et al. 2002a), weshalb es niedriger dosiert werden kann. Üblicherweise wird mit 10 mg begonnen (Angulo et al. 2001). Der Wirkeintritt stellt sich bei sexueller Stimulation innerhalb von 30 Minuten ein. Die Erfolgsraten liegen bei 66 % (5 mg), 76 % (10 mg) bis 80 % (20 mg) bei einer Placeborate von 30 % (Porst et al. 2001).

Die klinischen Daten zeigen keine höhere Effektivität als bei Sildenafil (Goldstein u. Padma-Nathan 1990, Padma-Nathan et al. 1997, Goldstein et al. 2002, Porst et al. 2003).

Aktuell wurde für Vardenafil eine 10-mg-Schmelztablette eingeführt, die bukkal resorbiert wird und nicht geschluckt werden muss. Sie wird nur als 10-mg-Tablette rezeptiert und soll durch die gute Resorption effektiv wirksam wie die bisherige 20-mg-Tablette sein.

▶ **Tadalafil (Cialis):** Der dritte PDE-5-Hemmer, Tadalafil (10, 20 mg), hat eine sehr lange Halbwertszeit von 17,5 Stunden (Gresser u. Gleiter 2002). Dies verlängert das Wirkfenster der Substanz auf bis zu 36 Stunden (Brock et al. 2002b, Porst et al. 2002). Wegen der längeren HWZ wird diese Substanz auch in letzter Zeit bevorzugt (Derouet et al. 2004). Üblicherweise wird mit 10 mg begonnen. Der Wirkeintritt stellt sich bei sexueller Stimulation innerhalb von 30 Minuten ein (Saenez de Tejada et al. 2001). Die Erfolgsraten liegen bei 67 % (10 mg) bzw. 81 % (20 mg) bei einer Placeborate von 35 % (Brock et al. 2002b). Trotz der längeren HWZ ist die Nebenwirkungsrate der Substanz nicht höher. Wegen der höheren Selektivität für die PDE-5 wird die PDE-6 der Retina nicht mitgehemmt, daher spielt die seltene Nebenwirkung des Blausehens bei Tadalafil keine Rolle. Im Gegensatz zu Sildenafil und Vardenafil wird der Effekt nicht negativ durch fettreiche Mahlzeiten beeinflusst.

Mittlerweile steht Tadalafil 5 mg auch als tägliche Medikation zur Verfügung. Die tägliche Einnahme hat als neue Therapieoption gegenüber der bedarfsgerechten Einnahme auch Eingang in die aktuellen EAU-Leitlinien gefunden. Als Nachteil ist zu werten, dass man über die Kumulation 2–3 Tage braucht, bis die volle Wirkung pharmakologisch erreicht ist. Darauf muss man die Patienten hinweisen.

Die **Nebenwirkungen** der einzelnen Präparate sind vergleichbar. Dies sind vor allem Kopfschmerzen, eine Flush-Symptomatik, verstopfte Nase und Dyspepsie, bei Tadalafil zusätzlich Rückenschmerzen (Young 1999, Brock et al. 2002b, Gresser u. Gleiter 2002).

Die Grenzen der oralen Pharmakotherapie werden in einer Metaanalyse dargestellt, die bisher nur für Sildenafil, nicht für die neuen PDE-5-Hemmer vorliegt (▶ Tab. 82.6). Insbesondere ist ersichtlich, dass die hohen Raten von publizierten Erektionsverbesserungen nicht zwangsläufig

Tab. 82.6 Metaanalyse der Wirksamkeit von Sildenafil bei verschiedenen Krankheitsbildern (n = 6659). Einbezogen wurden nur Studien von mindestens 12 Wochen Dauer, verglichen wurde mit Placebo (Fink et al. 2002).

	> 50 % erfolgreiche Geschlechtsverkehrversuche	> 1 × erfolgreicher Geschlechtsverkehr	Erektionsverbesserung unter der Medikation
gesamt	57 % (vs. 21 %)	83 % (vs. 45 %)	78 % (vs. 25 %)
schwere erektile Dysfunktion	47 % (vs. 11 %)	74 % (vs. 26 %)	67 % (vs. 15 %)
Hypertonus	50 % (vs. 16 %)	75 % (vs. 39 %)	68 % (vs. 21 %)
koronare Herzkrankheit	42 % (vs. 14 %)	69 % (vs. 32 %)	63 % (vs. 20 %)
periphere arterielle Verschlusskrankheit	57 % (vs. 13 %)	88 % (vs. 38 %)	70 % (vs. 14 %)
Querschnitt	53 % (vs. 8 %)	81 % (vs. 26 %)	83 % (vs. 12 %)
psychogen	66 % (vs. 29 %)	91 % (vs. 61 %)	87 % (vs. 38 %)
radikale Prostatektomie	25 % (vs. 3 %)	47 % (vs. 14 %)	48 % (vs. 10 %)
Diabetes mellitus	44 % (vs. 16 %)	70 % (vs. 34 %)	63 % (vs. 19 %)

Guiliano F, Chevret-Measson M, Tsatsaris A et al. Prevalence of erectile dysfunction in France: results of an epidemiological survey of a representative sample of 1004 men. Eur Urol 2002; 42: 382–389

Hartmann U. Psychosomatische Aspekte bei Erektionsstörungen. Dtsch Ärztebl B 2000; 97: 534–538

Heaton JPW, Morales A, Adams MA et al. Recovery of erectile function by the oral administration of apomorphine. Urology 1995; 45: 200–206

Heaton JPW. Apomorphine: an update of clinical trials. Int J Impot Res 2000; 12 (Suppl 4): 67–73

Jackson G, Rosen RC, Kloner RA et al. The second Princeton consensus on sexual dysfunction and cardiac risk: new guidelines for sexual medicine. J Sex Med 2006; 3: 28–36

Jost WH, Hrsg. Neurologie des Beckenbodens – Neurourologie. Bremen: Uni-Med Verlag; 2004

Kostis JB, Jackson G, Rosen R et al. Sexual dysfunction and cardiac risk (the Second Princeton Consensus Conference). Am J Cardiol 2005; 96: 313–321

Kiff ES, Swash M. Normal proximal and delayed distal conduction in the pudendal nerves of patients with idiopathic (neurogenic) faecal incontinence. Br J Surg 1984; 71: 614–616

Kockott G. Diagnostik und Therapie sexueller Funktionsstörungen. In: Hartwich P, Haas S, Hrsg. Sexuelle Störungen und Probleme bei psychisch Kranken. Sternenfels: Verlag Wissenschaft & Praxis; 2002

Lewis R, Jordan G. Surgery for erectile dysfunction. In: Campbells Urology, 8th edition, vol. 2. Philadelphia: Saunders; 2002

Lizza EF, Rosen RC. Definition and classification of erectile dysfunction. Report of the nomenclature committee of the international society of impotence research. Int J Impotence Res 1999; 11: 141–143

Mikhail N. Management of erectile dysfunction by the primarycare physician. Clev Clin J Med 2006; 72: 293–311

Montague DK, Jarow JP, Broderick GA et al. The managementof erectile sysfunction: an update. Baltimore: American Urological Association, Education and Research, Inc.; 2007

Montorsi F, Rigatti P, Carmignani G et al. AMS three-piece inflatable implants for erectile dysfunction: A long-term multi-institutional study in 200 consecutive patients. Eur Urol 2000; 37: 50–55

NIH Consensus Development Panel on Impotence. NIH consensus conference: impotence. J Am Med Ass 1993; 270: 83–90

Opsomer RJ, Guerit JM, Wiese FX. Pudendal cortical somatosensory evoked potentials. J Urol 1986; 135: 1216–1217

Padma-Nathan H, Hellstrom WJ, Kaiser FE et al. Treatment of men with erectile dysfunction with transurethral alprostadil, Medicated Urethral System for Erection (MUSE) Study Group. N Engl J Med 1997; 336: 1–7

Pavone C, Curto F, Anello G et al. Prospective, randomized, crossover comparison of sublingual apomorphine (3 mg) with oral sildenafil (50 mg) for male eretctile dysfunction. J Urol 2004; 172: 2347–2349

Porst H, Huebler D, Padma-Nathan H et al. Tadalafil allows men with erectile dysfunction to have sexual intercourse up to 36 hours postdose. Int J Imp Res 2002; 14 (Suppl. 4): S 60

Porst H, Jacob G, Albrecht S. Sildenafil (Viagra) versus Apomorphin in der Behandlung der erektilen Dysfunktion (ED): Multizentrische, offene, randomisierte, Crossover-Studie. Urologe 2004; A43 (Suppl. 1): S 65

Porst H, Rosen R, Padma-Nathan H et al. The efficacy and tolerability of vardenafil, a new oral, selective phosphodiesterase type 5 inhibitor, in patients with erectile dysfunction: the first at-home clinical trial. Int J Impot Res 2001; 13: 192–199

Porst H, Young JM, Schmidt AC et al. Efficacy and tolerability of vardenafil for erectile dysfunction in patient subgroups. Urology 2003; 62: 519–523

Rampin O, Giuliano F. Brain control of penile erection. World J Urol 2001; 19: 1–8

Rendell MS, Rajfer J, Wicker PA et al. Sildenafil for treatment of erectile dysfunction in men with diabetes – a randomized controlled trial. Sildenafil Diabetes Study Group. J Am Med Ass 1999; 281: 421–426

Rosen RC, Cappelleri JC, Smith MD et al. Development and evaluation of an abridged, 5-item version of the International Index of Erectile Function (IIEF-5) as a diagnostic tool for erectile dysfunction. Int J Impot Res 1999; 11: 319–326

Rosen RC, Leary M, Altwein J et al. LUTS and male sexuality: Findings from the multi-national survey of the aging male (MSAM-7). Int J Imp Res 2002; 14 (Suppl. 3): S 25

Rosen RC, Riley A, Wagner G et al. The international index of erectile function (IIEF): A multidimensional scale for assessment of erectile dysfunction. Urology 1997; 49: 822–830

Rosenberg MT. Diagnosis and management of erectile dysfunction in the primary care setting. Int J Clin Pract 2007; 61: 1198–1208

Saenez de Tejada I, Emmick J, Anglin G et al. The effect of on demand tadalafil (IC 351) treatment of erectile dysfunction in men with diabetes. Eur Urol 2001; 39 (Suppl. 5): 16

Wespes E, Amar E, Hatzichristou D et al. EAU Guidelines on erectile dysfunction: an update. Eur Urol 2006; 49: 806–815

Young J. Sildenafil citrate (Viagra) in the treatment of erectile dysfunction: a 12-week, flexible-dose study to assess efficacy and safety. Int J Pract 1999; 102 (Suppl.): 6–7

83 Diagnostik und Therapie von neurogenen Blasenstörungen

Was gibt es Neues?

Die Injektion von Botulinumtoxin Typ A (BTX) in den Detrusor stellt eine Neuerung bei der Behandlung der Detrusorhyperaktivität dar. Diese Methode schließt eine Lücke zwischen der medikamentösen und der offenen operativen Therapie. BTX kann in Vollnarkose oder Lokalanästhesie zystoskopisch injiziert werden und behält seine Wirkung für durchschnittlich 8–9 Monate bei. Systemische Nebenwirkungen treten so gut wie nicht auf. Die Zulassung ist aktuell auf Patienten mit Rückenmarksverletzungen und Multiple Sklerose beschränkt.

Die wichtigsten Empfehlungen auf einen Blick

Aufgrund der klinischen Symptome sowie der apparativen Zusatzuntersuchungen ist eine Einteilung der neurogenen Blasenstörung in Detrusorhyperaktivität, Detrusor-Sphinkter-Dysynergie, hypokontraktiler Detrusor sowie hypoaktiver Sphinkter sinnvoll.

- Bei einer **Detrusorhyperaktivität** können therapeutisch ein Blasentraining, die pharmakologische Therapie mit einem Antimuskarinikum (Anticholinergikum), die chronische Sakralwurzelstimulation, die intravesikale Botulinumtoxin-Injektion sowie die Blasenaugmentation erfolgreich eingesetzt werden.
- Bei der **Detrusor-Sphinkter-Dyssynergie** kommen therapeutisch ein sauberer Einmalkatheterismus, eine antimuskarinerge (anticholinerge) Therapie, die intravesikale Botulinumtoxin-Injektion, die sakrale Vorderwurzelstimulation, die Sphinkterotomie sowie die Blasenaugmentation in Frage.
- Bei einem **hypokontraktilen Detrusor** sollten ein Therapieversuch mit einer vorübergehenden suprapubischen Harndauerableitung, eine Therapie mit einem Cholinergikum, mit einem Alphablocker, eine chronische Sakralwurzelstimulation sowie ein sauberer Einmalkatheterismus unternommen werden.
- Bei einem **hypoaktiven Sphinkter** kommen Beckenbodentraining, Biofeedbacktraining, Therapie mit Duloxetin, ein artifizielles Sphinktersystem sowie transurethrale Unterspritzung des Sphinkters mit sog. „Bulking Agents" infrage.
- Eine **Nykturie** kann in Abhängigkeit von der Ursache mit Desmopressin oder einem Antimuskarinikum behandelt werden.

■ Einführung

Blasenstörungen sind sehr häufig und oft neurogen bedingt, werden aber meist nur von Urologen behandelt. Neurologen müssen über die diagnostischen und therapeutischen Möglichkeiten informiert sein und diese auch umsetzen.

■ Pathophysiologie

Generell unterscheidet man bei der Harnblasenfunktion eine Füll- oder auch Speicherphase sowie eine Entleerungs- bzw. Miktionsphase. Diese beiden Phasen gehen normalerweise ineinander über und führen zu einer restharnfreien Blasenentleerung (< 50 ml). Während der Füllphase kommt es im Normalfall zu einem ersten Harndrang ab einer Blasenfüllung von ungefähr 150 ml (sehr variabel), der im Verlauf der weiteren Blasenfüllung zurückgeht und kurz vor dem Erreichen der maximalen Blasenkapazität wieder zunimmt. Die Miktion erfolgt daraufhin, indem sich der Blasenhals („innerer Sphinkter") öffnet, der M. sphincter urethrae externus relaxiert und eine parasympathisch gesteuerte Detrusorkontraktion zu einer restharnfreien Blasenentleerung führt.

Dieser Ablauf kann auf mehreren Ebenen gestört bzw. unterbunden und geschädigt werden. Als neurogene Blasenfunktionsstörungen werden alle Blasendysfunktionen bezeichnet, die ein neurologisches Korrelat aufweisen. Entsprechend der Darstellung in ▶ Abb. 83.1 unterscheidet man dabei im Wesentlichen folgende Störungen (adaptiert nach der Madersbacher-Klassifikation; Stöhrer et al. 2003):

- Detrusorhyperaktivität
- Detrusor-Sphinkter-Dyssynergie
- hypokontraktiler Detrusor
- hypoaktiver Sphinkter

Hierbei ist entscheidend, dass alle nervalen Schädigungen unterhalb des sakralen Miktionszentrums (S 2–4) zu einer peripheren, also schlaffen Lähmung führen (hypoaktiver Detrusor oder Sphinkter), während bei Läsionen oberhalb des sakralen Miktionszentrums in der Regel eine spastische Lähmung resultiert (hyperaktiver Detrusor und/oder Sphinkter). So stellt sich z. B. infolge einer traumatischen Querschnittlähmung nach der Phase des

Diagnostik und Therapie von neurogenen Blasenstörungen

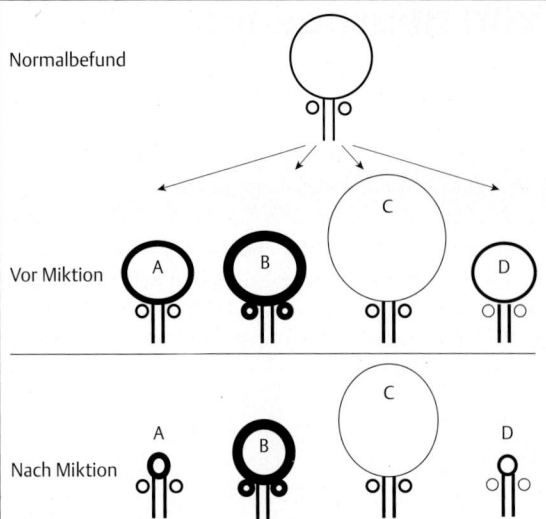

Abb. 83.1 Schematische Darstellung von neurogenen Harnblasenfunktionsstörungen vor und nach Miktion (dicke Kontur: Hyperaktivität, dünne Kontur: Hypoaktivität):
A = Detrusorhyperaktivität: vor Miktion maximale Blasenkapazität häufig verkleinert, nach Miktion wenig bis kein Restharn;
B = Detrusor-Sphinkter-Dyssynergie: maximale Blasenkapazität verkleinert, nach Miktion Restharnbildung;
C = hypokontraktiler Detrusor: maximale Blasenkapazität vergrößert, nach Miktion hoher Restharn (Retention);
D = hypoaktiver Sphinkter: maximale Blasenkapazität häufig verkleinert, nach Miktion kein Restharn.

spinalen Schocks eine Detrusor- und Sphinkterhyperaktivität ein, während bei peripheren Problemen, z.B. Operationen im kleinen Becken oder bei einer Polyneuropathie, ein hypoaktiver Detrusor bzw. Sphinkter zu beobachten ist. Auch Läsionen innerhalb der Pons, in dem das suprasakrale Speicher- und Miktionszentrum lokalisiert ist, können zu Harnblasenstörungen führen. Aufgrund der vielfältigen Funktionen des pontinen Miktionszentrums können alle Formen der neurogenen Blasendysfunktion auftreten.

■ Klinische Symptomatik und Epidemiologie

Die klinische Symptomatik kann bei den verschiedenen zu Grunde liegenden Störungen unterschiedlich ausgeprägt sein:

Detrusorhyperaktivität

▶ **Klinik:** Pollakisurie, Nykturie, häufiges bis ständiges und äußerst unangenehmes Harndranggefühl (Urgency) bis zur Ausbildung einer Dranginkontinenz.

▶ **Epidemiologie:** zentrale degenerative Erkrankungen wie Parkinsonsyndrom (27–80% der Patienten, in Abhängigkeit vom Krankheitsstadium), Multiple Sklerose (50–90% nach längerem Krankheitsverlauf), demenzielle Syndrome (10–90% in Abhängigkeit von Ätiologie und Krankheitsstadium), zerebrovaskuläre Ereignisse (20–50%).

Detrusor-Sphinkter-Dyssynergie

▶ **Klinik:** häufig unterbrochener Harnstrahl und Startschwierigkeiten.

▶ **Epidemiologie:** klassischerweise Folge einer Querschnittlähmung, aber auch bei Patienten mit Multisystematrophie (bis zu 50%) sowie Multipler Sklerose (6–30%), konnatal (ca. 50% der Patienten, z.B. bei Myelomeningozele).

Hypokontraktiler Detrusor

▶ **Klinik:** schwacher Harnstrahl, Restharngefühl, rezidivierende Harnwegsinfektionen.

▶ **Epidemiologie:** Polyneuropathie (20–40%), Bandscheibenprolaps (6–18%), Erkrankungen des kleinen Beckens, Guillain-Barré-Syndrom (30%), CIDP, Multiple Sklerose (bis zu 20%), iatrogen nach Operationen (vor allem nach Rektumresektionen und Hysterektomie bei 10–60%).

Hypoaktiver Sphinkter

▶ **Klinik:** Verlust der reflektorischen Kontraktion des Sphinkters bei Anstieg des abdominellen Drucks (z.B. Husten, Niesen, Tragen schwerer Lasten) mit Urinverlust („Stressinkontinenz").

▶ **Epidemiologie:** selten, z.B. periphere Läsionen.

Bei komplexen neurologischen Erkrankungen können Mischformen aus den oben genannten Störungen entstehen. Insbesondere bei Patienten mit Multipler Sklerose können schlaffe und spastische Störungsmuster unter Umständen gleichzeitig auftreten.

Gerade bei älteren Patienten müssen nicht neurogene Blasenstörungen von den neurogenen Blasenstörungen abgegrenzt werden. Dazu zählen vor allem die subvesikale Obstruktion sowie die Belastungsinkontinenz. Bei Männern führen häufig eine Prostatavergrößerung (benigne Prostatahyperplasie, BPH-Syndrom) und/oder eine Harnröhrenstriktur oder -verengung zu einer sog. subvesikalen Obstruktion und damit zu einer Veränderung der Blasenentleerung. Bei Frauen kann sich analog durch eine Meatusstenose ebenfalls eine subvesikale Obstruktion entwickeln, häufiger kommt es hier jedoch zu einer Urininkontinenz, die in den meisten Fällen durch eine Bindegewebsschwäche, Zelenbildung oder eine hypermobile Urethra entsteht.

■ Diagnostik

Da sich das diagnostische Vorgehen bei den einzelnen Formen der neurogenen Blasenstörung kaum unterscheidet, sollte folgende **diagnostische Kaskade** eingehalten werden:
1. Anamnese
2. neurologische und urologische Untersuchung, ggf. gynäkologische Untersuchung
3. Trink- und Miktionstagebuch über mindestens 2 volle Tage
4. Urinsediment (Mittelstrahl- oder besser Katheterurin, wenn Bakterien und Nitrit positiv testgerechte Antibiose)
5. Restharnmessung (sonografisch oder per Einmalkatheterismus)
6. Harnstrahlmessung (Uroflow)
7. Urethrozystoskopie
8. (Video-)Urodynamik (sog. Blasendruckmessung)
9. Nierensonografie
10. Kreatinin, Harnstoff, evtl. 24-Stunden-Kreatinin-Clearance
11. Lasix- oder Belastungs-Isotopennephrogramm: Ist es bereits zu einem vesikorenalen Reflux gekommen, sind diese Verfahren sinnvoll, um einen Ausgangsbefund zu dokumentieren.

Auf Grundlage dieser diagnostischen Schritte kann in aller Regel eine Diagnose gestellt werden. Differenzialdiagnostisch sind psychiatrische und psychosomatische Erkrankungen abzugrenzen.

Zusätzlich können die folgenden **elektrophysiologischen Untersuchungen** eingesetzt werden, um die Art der neurogenen Störung weiter einzugrenzen:
- Nadelelektromyografie des M. sphincter ani externus: Abklärung einer Läsion im Verlauf des N. pudendus, des Plexus pelvicus, der Wurzeln S 2–S 4 bzw. der Motoneurone im sakralen Miktionszentrum
- transanale motorische Neurografie des N. pudendus: Abklärung einer distalen Läsion des N. pudendus, z.B. bei einem pathologischen EMG des M. sphincter ani externus
- Magnetstimulation des N. pudendus: Abklärung einer N. pudendus-Läsion über die gesamte Nervenlänge möglich
- somatosensorisch evozierte Potenziale des N. pudendus: Abklärung einer Läsion der Afferenzen des N. pudendus
- evozierte Potenziale nach Stimulation am vesikourethralen Übergang
- Bulbokavernosus-Reflex: Abklärung einer Läsion im Verlauf von N. pudendus, Cauda equina, Conus medullaris (Reflexbogen)
- penile sympathische Hautantwort (einzige Untersuchung vegetativer Nervenfasern)

■ Therapie

Allen diagnostischen Schritten und der hieraus resultierenden Therapie ist gemeinsam, dass folgende Ziele anzustreben sind:
- Schutz des oberen Harntrakts
- Verbesserung der Kontinenzsituation
- Verbesserung der Lebensqualität
- Wiederherstellung der Funktion des unteren Harntrakts (in aller Regel nicht oder nur teilweise möglich)
- Beachtung individueller Besonderheiten des Patienten, Kosteneffektivität und Komplikationsmöglichkeiten

▶ Tab. 83.1 und ▶ Tab. 83.2 zeigen die Therapieoptionen im Überblick.

Detrusorhyperaktivität

Vor Planung der unten aufgeführten Therapien müssen nicht neurogene Ursachen wie ein Blasentumor (Makro-/Mikrohämaturie) oder ein BPH-Syndrom (reduzierter Uroflow und/oder Restharn) ausgeschlossen bzw. bei klinischer Relevanz behandelt werden. Allerdings sollten die Patienten darüber aufgeklärt werden, dass sich eine neurogene Blasenüberaktivität trotz optimaler Behandlung der nicht neurogenen Störungen voraussichtlich nicht bessern wird.

Konservative therapeutische Maßnahmen:
- Behandlungsversuch mit einem sog. **Blasentraining**. Hierbei wird der Patient aufgefordert, den Harndrang immer weiter hinauszuzögern, bis sich normale Miktionsvolumina und -frequenzen ergeben. In mehreren Studien zeigte sich eine deutliche Verbesserung der Kontinenz gegenüber Nicht-Intervention (Roe et al. 2000).
- Therapie mit einem **Antimuskarinikum**. Eine solche Therapie sollte mindestens für 4–6 Wochen und bei Therapieversagen mindestens mit zwei unterschiedlichen Präparaten durchgeführt werden. Unter einer antimuskarinergen Therapie sind regelmäßige ultraschallgestütze oder mittels Katheterisierung erfolgende Restharnmessungen durch den Patienten zu empfehlen, da sich ggf. eine Detrusorhypoaktivität entwickeln kann. Bei Beachtung der Kontraindikationen und Nebenwirkungen stellen Antimuskarinika eine wirksame Therapieoption dar (Alhasso et al. 2006). Trospiumchlorid als quartäre und daher nicht Blut-Hirn-Schranken gängige Ammoniumverbindung sowie die M3-selektiven Antimuskarinika werden bei zerebralen Funktionsstörungen bevorzugt eingesetzt.

Diagnostik und Therapie von neurogenen Blasenstörungen

Tab. 83.1 Medikamente zur Behandlung neurogener Blasenstörungen.

Medikamentengruppe	Medikament	Tagesdosis	Nebenwirkungen
Antimuskarinika	Oxybutynin	bis 3 × 5 mg p.o. oder Pflaster	Restharnbildung, Obstipation, Akkommodationsstörung, Mundtrockenheit, Tachykardie, Rhythmusstörungen, Anstieg des Augeninnendrucks, Müdigkeit, Konzentrationsstörungen. Cave: Patienten mit kognitiven Störungen und Psychose
	Propiverin*	bis 3 × 15 mg p.o.	dito
	Tolterodin	bis 2 × 2 mg p.o.	dito
	Trospiumchlorid	bis 3 × 15 mg p.o.	dito; quartäre Ammoniumverbindung, daher schlechtere Passage der Blut-Hirn-Schranke; geringe Inzidenz von zentralnervösen Nebenwirkungen
	Darifenacin	bis 2 × 7,5 mg p.o	dito; selektiver M3-Rezeptor-Antagonist, daher geringere Inzidenz zentralnervöser Nebenwirkungen
	Solifenacin	bis 2 × 5 mg p.o.	dito; selektiver M3-Rezeptor-Antagonist, daher geringere Inzidenz zentralnervöser Nebenwirkungen
Alphablocker	Doxazosin	bis 1 × 2–8 mg p.o.	orthostatische Hypotonie, Herzrhythmusstörungen, Übelkeit, Durchfall, Mundtrockenheit, Schwindel, Benommenheit
	Alfuzosin	bis 3 × 2,5 mg p.o.	dito
	Tamsulosin	bis 1 × 0,4 mg p.o.	dito
	Terazosin	bis 1 × 5–10 mg p.o.	dito
Vasopressin-Analogon	Desmopressin	10–40 µg nasal, 0,1–0,4 mg p.o.	Wasserretention, Gewichtszunahme, Hyponatriämie
Cholinergika	Bethanechol	bis 4 × 25–50 mg p.o.	Dyspnoe, Akkommodationsstörung, Kopfschmerzen, Übelkeit, Hitzegefühl
	Distigminbromid	bis 2 × 5 mg p.o.	Übelkeit, Erbrechen, Miosis

* in der Schweiz nicht erhältlich

Führen konservative Maßnahmen nicht zum Erfolg, stehen im Verlauf folgende **invasive Verfahren** zur Verfügung:

- **Chronische Stimulation der Sakralwurzel S 3:** Voraussetzung für eine solches Verfahren ist ein positives Ansprechen in einer mehrtägigen bis mehrwöchigen Testphase, bei dem überprüft wird, ob sich eine neurogene Detrusorhyperaktivität infolge der durchgeführten Neuromodulation rehabilitieren lässt. In mehreren Studien zeigte sich eine Verbesserung der Symptomatik bei sorgfältig ausgewählten Patienten, doch im Gegensatz zu den nicht neurogenen Blasenfunktionsstörungen liegen bei neurogenen Blasenfunktionsstörungen keine randomisierten Studien vor (Kessler et al. 2010).
- **Botulinumtoxin-(BTX-)Injektionen in den Detrusor:** Folge dieser Therapie ist eine chemische Blasendenervierung (Schurch et al. 2000, 2005). Daher muss gewährleistet sein, dass die Patienten eine saubere Selbstkatheterisierung durchführen können, da anschließend eine willkürliche Blasenentleerung evtl. gar nicht oder nur unzureichend möglich ist. BTX ist bei Querschnittslähmungen und Multipler Sklerose zugelassen. Mit weiteren Zulassungen wird mittelfristig gerechnet.
- **Operative Anlage einer Harnblasenaugmentation** mit Dünndarm oder „nasse Ableitung" über ein **Ileumconduit**. Diese Therapie stellt eine Ultima ratio dar, falls die oben genannten Verfahren nicht zum Erfolg führen sollten. Eine Absenkung des Blasendrucks ist in verschiedenen Studien nachgewiesen worden (Leng et al. 1999, Madersbacher 1999).

Tab. 83.2 Therapieoptionen der neurogenen Blasenstörungen im Überblick.

Therapie

Detrusorhyperaktivität

Blasentraining
Therapie mit Antimuskarinikum
chronische Stimulation der Sakralwurzel S 3
Botulinumtoxin-Injektionen in den Detrusor
Harnblasenaugmentation/Ableitung über Ileumconduit

Detrusor-Sphinkter-Dyssynergie

sauberer Einmalkatheterismus
Therapie mit Antimuskarinikum
Botulinumtoxin-Injektionen
sakrale Vorderwurzelstimulation
komplette Sphinkterotomie
Blasenaugmentation
Ileumconduit-Anlage

Hypokontraktiler Detrusor

suprapubische Dauerableitung
Therapie mit Cholinergikum
Therapie mit Alphablockern
chronische Stimulation der Sakralwurzel S 3
intravesikale Elektrotherapie
sauberer Einmalkatheterismus

Hypoaktiver Sphinkter

Beckenbodentraining
Biofeedbacktraining
Therapie mit Duloxetin
artifizielles Sphinktersystem
Bulking Agents

Nykturie

Desmopressin
Antimuskarinikum

Detrusor-Sphinkter-Dyssynergie

Konservative therapeutische Maßnahmen:

- **Sauberer Einmalkatheterismus:** Die Patienten sollten frühzeitig auf einen sauberen Einmalkatheterismus eingestellt werden (Lapides et al. 1972, Prieto-Fingerhut et al. 1997), wobei sich die Katheterisierungsfrequenz nach der urodynamischen Blasenkapazität richtet. Ein Blaseninnendruck von 40 cmH$_2$O sollte nicht überschritten werden (McGuire et al. 1981), da sich hiernach ein vesikorenaler Reflux ausbilden kann. Ältere Verfahren wie Credé-Handgriff oder Valsalva-Manöver sind als obsolet anzusehen. Restharnbestimmungen sollten durch den Patienten erfolgen.
- **Therapie mit einem Antimuskarinikum:** Häufig sind Antimuskarinika nicht alleine ausreichend, um einer Hochdrucksituation in der Blase sicher vorzubeugen, sondern sollten unterstützend zum Einmalkatheterismus eingesetzt werden (Stone 1995, DasGupta u. Fowler 2003).

Führt eine konservative Therapie nicht zu einer ausreichend druckfreien Blasenfüllung, stehen im Verlauf folgende **invasive Verfahren** zur Verfügung:

- Die **BTX-Detrusorinjektion** ist häufig erfolgversprechend und führt bei bis zu 85% aller Patienten zu einer Zunahme der Blasenkapazität und damit zur Verringerung eines Reflux sowie zu einer Reduktion der Inkontinenzepisoden.
- **Sakrale Vorderwurzelstimulation (SARS)** mit simultaner **sakraler Hinterwurzeldeafferenzierung (SARD):** Nach Durchbrechung des Reflexbogens durch eine SARD kann die Blase ihrer Speicherfunktion wieder nachkommen. Stimulieren die Patienten anschließend über ein Handsteuergerät intradural implantierte Elektroden an den Hinterwurzeln von S 2–S 4 (Brindley-Stimulator), erfolgt eine Detrusorkontraktion mit anschließender Blasenentleerung. Voraussetzung für dieses Verfahren ist eine komplette Querschnittlähmung, die seit mindestens einem, aber möglichst nicht länger als 5 Jahre besteht. Nachteilig an diesem rehabilitativen Verfahren ist, dass Männer ihre Reflexerektion verlieren und u. U. schwere vegetative Dysregulationen unter der Stimulation auftreten können. In Studien wurde eine Verbesserung der Kontinenzsituation beschrieben (van Kerrebroeck et al. 1996, Schurch et al. 1997).
- **Komplette Sphinkterotomie:** Dabei wird der Sphinkter transurethral eingekerbt, um einen Schaden des oberen Harntrakts auf Kosten der kompletten oder nahezu kompletten Inkontinenz zu verhindern. In Studien konnte der Widerstand der Blasenentleerung signifikant reduziert werden (Noll et al. 1995, Reynard et al. 2003). Die männlichen Patienten werden anschließend mit einem Kondomurinal versorgt.
- **Harnblasenaugmentation** (Ileumaugmentation bzw. Autoaugmentation).
- **Ileumconduit-Anlage** als nasse Harnableitung über ein Stoma.

Hypokontraktiler Detrusor

Konservative therapeutische Maßnahmen:

- **Suprapubische Harndauerableitung:** Die Ableitung erfolgt Tag und Nacht über mindestens 12 Wochen. Nach der Harnableitung sollte die Retonisierung des Detrusors mit ausreichender Blasenentleerung beurteilt werden. Kriterien einer erfolgreichen Therapie sind: Restharn unter 100 ml, weniger als 3 Zystitiden pro Jahr, keine Pyelonephritiden.
- **Therapie mit einem Cholinergikum:** Dieses sollte nur unterstützend zur suprapubischen Harnableitung verabreicht werden. Die alleinige Gabe eines Cholinergikums führt zu keinem ausreichenden Ergebnis. Unter Bethanechol wurde eine Verbesserung der Detrusorfunktion beschrieben (Riedl et al. 2000).

Diagnostik und Therapie von neurogenen Blasenstörungen

- **Therapie mit Alphablockern:** Kommt es unter einer Harnableitung nicht zu einer ausreichenden Retonisierung des Detrusors, kann ggf. ein Alphablocker (Öffnung des Blasenhalses) zur weiteren verbesserten Blasenentleerung verabreicht werden. In den durchgeführten Studien zeigt sich eine Verbesserung der Detrusorfunktion (Swierzewski et al. 1994, Yasuda et al. 1996, Yamanishi et al. 1999).

Wenn oben aufgeführte Maßnahmen nicht zum Erfolg führen, stehen im Verlauf folgende **invasive Verfahren** zur Verfügung:

- **Chronische Stimulation der Sakralwurzel S 3:** Dieses Verfahren sollte eingesetzt werden, wenn oben genannte Therapien nicht zum Erfolg führen. Nach positiver Testphase kann mithilfe der Neuromodulation des Spinalnervs S 3 und der damit einhergehenden afferenten Stimulation des pontinen Miktionszentrums ein Miktionsreflex getriggert werden, der eine verstärkte Detrusorkontraktion nach sich zieht.
- **Intravesikale Elektrotherapie** über einen transurethralen oder suprapubischen Katheter.
- **Sauberer Einmalkatheterismus:** Wenn alle oben genannten Verfahren erfolglos sind, sollten die Patienten rechtzeitig auf einen sauberen Einmalkatheterismus eingestellt werden, um im Verlauf rezidivierende Zystitiden mit/ohne refluxive Ureteren und Nephropathien zu vermeiden.

Hypoaktiver Sphinkter

Konservative therapeutische Maßnahmen:

- **Beckenbodentraining** unter qualifizierter physiotherapeutischer Anleitung führt laut Studienlage zu einer Symptomverbesserung (Berghmans et al. 1998).
- **Biofeedbacktraining:** In einzelnen Studien mit geringen Patientenzahlen ist ein Effekt des Biofeedbacktrainings auf die Verbesserung der Inkontinenz nachgewiesen worden (McDowell et al. 1992, Klarskov et al. 1994).
- Die Therapie mit **Duloxetin** zur Steigerung des Sphinktertonus führte in Studien zu einer Verbesserung von leichten bis mittleren Inkontinenzformen (Norton et al. 2002, van Kerrebroeck et al. 2004). Die Wirksamkeit ist allerdings nur bei Patientinnen mit einer Harnbelastungsinkontinenz ausreichend belegt.

Führt eine konservative Therapie nicht zu einer ausreichend druckfreien Blasenfüllung, stehen im Verlauf folgende **invasive Verfahren** zur Verfügung:

- **Artifizielles Sphinktersystem:** Derzeitiger Goldstandard in der Therapie der kompletten Sphinkterinsuffizienz. In einigen Studien zeigte sich auch eine Verbesserung der Drucksituation durch solche Systeme (Fulford et al. 1997, Elliott u. Barrett 1998).
- **„Bulking Agents":** Diese Substanzen (Silikon, Teflon, Fett, Kollagen) werden transurethral unter den Sphinkter gespritzt und führen durch eine „Unterfütterung" des Schließmuskels und eine hierdurch bedingte subvesikale Obstruktion zu einer Verbesserung der Kontinenzsituation (Faerber 1996, Khullar et al. 1997, Elsergany et al. 1998). Dieses Verfahren kann in lokaler Anästhesie durchgeführt und damit auch bei nicht narkosefähigen Patienten angewendet werden. Die relativ hohen Kosten und der zeitlich begrenzte Erfolg führen jedoch dazu, dass diese Methode nicht generell als Primärtherapie empfohlen werden kann.

Nykturie

Basierend auf der Auswertung eines Miktionsprotokolls kann als Ursache einer Nykturie zwischen einer Polyurie (Urinausscheidung > 40 ml/kg KG), einer nächtlichen Polyurie (Ausscheidung von mehr als einem Drittel der 24-Stunden-Urinmenge in der Nacht) und einer verminderten Blasenkapazität unterschieden werden. Nach Ausschluss organischer Pathologien einer Polyurie (z. B. Polydipsie, Diabetes insipidus, Herz-Kreislauf-Erkrankungen, Schlafapnoe, abendliche Diuretikaeinnahmen) stehen folgende therapeutische Möglichkeiten zur Verfügung:

- **Desmopressin-Therapie:** Bei einer nächtlichen Polyurie kann die Desmopressin-Gabe eingesetzt werden (Lose et al. 2003, van Kerrebroeck et al. 2007). Zur Vermeidung einer übermäßigen Flüssigkeitsretention sollte die abendliche Trinkmenge reduziert werden. Blutdruck, Gewicht und Serum-Natrium müssen zu Beginn der Desmopressin-Therapie regelmäßig überwacht werden.
- **Therapie mit einem Antimuskarinikum:** Ein Therapieversuch kann bei einer verminderten Blasenkapazität aufgrund eines hyperaktiven Detrusors begonnen werden (Alhasso et al. 2006).

Enuresis nocturna

Bei der Behandlung der Enuresis nocturna sollte ein Schlafmediziner miteinbezogen werden.

Isolierte Harnretention bei jungen Frauen (Fowler-Syndrom)

Diese isolierte Harnretention infolge einer gestörten Sphinkterrelaxation wird häufig bei jungen Frauen in Kombination mit polyzystischen Ovarien gesehen. Als einziges Therapieverfahren ist die **sakrale Neuromodulation** wirksam (Kavia et al. 2006).

■ Versorgungskoordination

Die initiale Diagnostik und Akuttherapie werden in der Regel ambulant durchgeführt. Im Einzelfall, insbesondere bei invasiver Diagnostik und Therapie, kann eine tagesklinische, respektive stationäre Aufnahme notwendig sein.

■ Redaktionskomitee

Dr. S. Carl, Urologe, Emmendingen
Prof. Dr. C.-A. Haensch, Klinik für Neurologie, Helios Klinikum Wuppertal
Dr. J. Herzog, Klinik für Neurologie, Universitätsklinikum Schleswig-Holstein, Campus Kiel
Prof. Dr. W. H. Jost, Fachbereich Neurologie, Deutsche Klinik für Diagnostik, Wiesbaden
Prof. Dr. K.-P. Jünemann, Klinik für Urologie und Kinderurologie, Universitätsklinikum Schleswig-Holstein, Campus Kiel
PD Dr. Ch. Seif, Urologe, Kiel
W. N. Vance, Klinken Beelitz – Heilstätten

Für die Schweiz:
PD Dr. T. M. Kessler, Neuro-Urologie, Paraplegikerzentrum, Universitätsklinik Balgrist

Für Österreich:
Dr. G. Kiss, Neuro-Urologische Einheit, Universitäts-Klinik für Neurologie, Innsbruck

Federführend: Prof. Dr. med. W. H. Jost, Fachbereich Neurologie, Deutsche Klinik für Diagnostik, Aukammallee 33, 65191 Wiesbaden, Tel.: 0611/577430, Fax: 0611/577311
E-Mail: jost.neuro@dkd-wiesbaden.de

Entwicklungsstufe der Leitlinie: S1

■ Literatur

Alhasso AA, McKinlay J, Patrick K et al. Anticholinergic drugs versus non-drug active therapies for overactive bladder syndrome in adults. Cochrane Database Syst Rev 2006; 4: CD003193
Berghmans LC, Hendriks HJ, Bo K et al. Conservative treatment of stress urinary incontinence in women: a systematic review of randomized clinical trials. Br J Urol 1998; 82: 181–191
DasGupta R, Fowler CJ. Bladder, bowel and sexual dysfunction in multiple sclerosis: management strategies. Drugs 2003; 63: 153–166
Elliott DS, Barrett DM. Mayo Clinic long-term analysis of the functional durability of the AMS 800 artificial urinary sphincter: a review of 323 cases. J Urol 1998; 159: 1206–1208
Elsergany R, Elgamasy AN, Ghoniem GM. Transurethral collagen injection for female stress incontinence. Int Urogynecol J Pelvic Floor Dysfunct 1998; 9: 13–18
Faerber GJ. Endoscopic collagen injection therapy in elderly women with type I stress urinary incontinence. J Urol 1996; 155: 512–514
Fulford SC, Sutton C, Bales G et al. The fate of the "modern" artificial urinary sphincter with a follow-up of more than 10 years. Br J Urol 1997; 79: 713–716
Kavia RB, Datta SN, Dasgupta R et al. Urinary retention in women: its causes and management. Br J Urol Int 2006; 97: 281–287
Kessler TM, La Framboise D, Trelle S et al. Sacral neuromodulation for neurogenic lower urinary tract dysfunction: systematic review and meta-analysis. Eur Urol 2010; 58: 865–874
Khullar V, Cardozo LD, Abbott D et al. GAX collagen in the treatment of urinary incontinence in elderly women: a two year follow up. Br J Obstet Gynaecol 1997; 104: 96–99
Klarskov P, Heely E, Nyholdt I et al. Biofeedback treatment of bladder dysfunction in multiple sclerosis. A randomized trial. Scand J Urol Nephrol Suppl 1994; 157: 61–65
Lapides J, Diokno AC, Silber SJ et al. Clean, intermittent self-catheterization in the treatment of urinary tract disease. J Urol 1972; 107: 458–461
Leng WW, Blalock HJ, Fredriksson WH et al. Enterocystoplasty or detrusor myectomy? Comparison of indications and outcomes for bladder augmentation. J Urol 1999; 161: 758–763
Lose G, Lalos O, Freeman RM et al. Efficacy of desmopressin (Minirin) in the treatment of nocturia: a double-blind placebo-controlled study in women. Am J Obstet Gynecol 2003; 189: 1106–1113
Madersbacher HG. Neurogenic bladder dysfunction. Curr Opin Urol 1999; 9: 303–307
McDowell BJ, Burgio KL, Dombrowski M et al. An interdisciplinary approach to the assessment and behavioral treatment of urinary incontinence in geriatric outpatients. J Am Geriatr Soc 1992; 40: 370–374
McGuire EJ, Woodside JR, Borden TA et al. Prognostic value of urodynamic testing in myelodysplastic patients. J Urol 1981; 126: 205–209
Noll F, Sauerwein D, Stohrer M. Transurethral sphincterotomy in quadriplegic patients: long-term-follow-up. Neurourol Urodyn 1995; 14: 351–358
Norton PA, Zinner NR, Yalcin I et al. Duloxetine versus placebo in the treatment of stress urinary incontinence. Am J Obstet Gynecol 2002; 187: 40–48
Prieto-Fingerhut T, Banovac K, Lynne CM. A study comparing sterile and nonsterile urethral catheterization in patients with spinal cord injury. Rehabil Nurs 1997; 22: 299–302
Reynard JM, Vass J, Sullivan ME et al. Sphincterotomy and the treatment of detrusor-sphincter dyssynergia: current status, future prospects. Spinal Cord 2003; 41: 1–11
Riedl CR, Stephen RL, Daha LK et al. Electromotive administration of intravesical bethanechol and the clinical impact on acontractile detrusor management: introduction of a new test. J Urol 2000; 164: 2108–2111
Roe B, Williams K, Palmer M. Bladder training for urinary incontinence in adults. Cochrane Database Syst Rev 2000; 2: CD001308
Schurch B, de Seze M, Denys P et al. Botulinum toxin type a is a safe and effective treatment for neurogenic urinary incontinence: results of a single treatment, randomized, placebo controlled 6-month study. J Urol 2005; 174: 196–200
Schurch B, Rodic B, Jeanmonod D. Posterior sacral rhizotomy and intradural anterior sacral root stimulation for treatment of the spastic bladder in spinal cord injured patients. J Urol 1997; 157: 610–614
Schurch B, Schmid DM, Stohrer M. Treatment of neurogenic incontinence with botulinum toxin A. N Engl J Med 2000; 342: 665
Stöhrer M, Castro-Diaz D, Chartier-Kastler E et al. EAU guidelines on neurogenic lower urinary tract dysfunction. http://www.uroweb.org/fileadmin/user_upload/Guidelines/neurogenic.pdf. 2003: 1–40
Stone AR. Neurourologic evaluation and urologic management of spinal dysraphism. Neurosurg Clin N Am 1995; 6: 269–277
Swierzewski SJ 3rd, Gormley EA, Belville WD et al. The effect of terazosin on bladder function in the spinal cord injured patient. J Urol 1994; 151: 951–954
van Kerrebroeck P, Abrams P, Lange R et al. Duloxetine versus placebo in the treatment of European and Canadian women with stress urinary incontinence. Bjog 2004; 111: 249–257
van Kerrebroeck P, Rezapour M, Cortesse A et al. Desmopressin in the treatment of nocturia: a double-blind, placebo-controlled study. Eur Urol 2007; 52: 221–229
van Kerrebroeck PE, Koldewijn EL, Rosier PF et al. Results of the treatment of neurogenic bladder dysfunction in spinal cord injury by sacral posterior root rhizotomy and anterior sacral root stimulation. J Urol 1996; 155: 1378–1381
Yamanishi T, Yasuda K, Homma Y et al. A multicenter placebo-controlled, double-blind trial of urapidil, an alpha-blocker, on neurogenic bladder dysfunction. Eur Urol 1999; 35: 45–51
Yasuda K, Yamanishi T, Kawabe K et al. The effect of urapidil on neurogenic bladder: a placebo controlled double-blind study. J Urol 1996; 156: 1125–1130

Diagnostik und Therapie von neurogenen Blasenstörungen

Clinical Pathway – **Neurogene Blasenstörungen**

Basisprogramm	Hinweise / Befunde	Diagnostik	Therapie (1. Stufe)		Therapie (2. Stufe)
Basisprogramm ▲ Anamnese ▲ neurologische und urologische Untersuchung ▲ ggf. gynäkologische Untersuchung ▲ Trink- und Miktionstagebuch über ≥ 2 Tage ▲ Harnstoff, Kreatinin, ggf. Kreatinin-Clearance ▲ Urinsediment ▲ Restharnmessung (sonografisch oder per Einmalkatheterismus)	○ Hinweise auf Detrusor-Hyperaktivität: ○ Pollakisurie, Nykturie, Urgency bis Dranginkontinenz ○ passende Grunderkrankung: ○ Parkinsonsyndrom ○ Multiple Sklerose ○ demenzielle Syndrome ○ zerebrovaskuläre Ereignisse	*im Zweifelsfall:* ▲ Harnstrahlmessung ▲ Restharnbestimmung ▲ Urodynamik	▲ Therapieversuch ex iuvantibus mit Antimuskarinikum danach ▲ Restharnbestimmung	○ Therapieresistenz	▲ Blasentraining ▲ Antimuskarinikum mit regelmäßiger Restharnkontrolle ▲ chronische Stimulation der Sakralwurzel S 3 ▲ Botulinum-Toxin-Injektion in den Detrusor *Ultima ratio:* Harnblasenaugmentation mit Dünndarm
	○ Hinweise auf Detrusor-/Sphinkter-Dyssynergie: ○ häufig unterbrochener Harnstrahl, Startschwierigkeiten ○ passende Grunderkrankung: ○ Querschnittlähmung ○ Multisystematrophie ○ Multiple Sklerose ○ konnatal (z.B. Myelomeningozele)	▲ Harnstrahlmessung (Uroflow) ▲ Restharnbestimmung ▲ Nierensonografie (Aufstau?) ▲ Lasix- oder Belastungs-Isotopennephrogramm ▲ Urodynamik	▲ sauberer Einmalkatheterismus ▲ Antimuskarinikum	○ Therapieresistenz	▲ Botulinum-Toxin-Injektion* ▲ sakrale Vorderwurzelstimulation (SARS) ▲ Sphinkterotomie ▲ Blasenaugmenation ▲ Ileumconduit-Anlage
	○ Hinweise auf hypokontraktilen Detrusor: ○ schwacher Harnstrahl, erhöhter Restharn, rezidivierende Harnwegsinfektionen ○ passende Grunderkrankung: ○ Polyneuropathie, GBS, CIDP ○ Bandscheibenprolaps ○ Erkrankungen des kleinen Beckens ○ Multiple Sklerose ○ Z.n. Rektumresektion/Hysterektomie	▲ Harnstrahlmessung (Uroflow) ▲ Restharnbestimmung ▲ EMG M. sphincter ani externus ▲ transanale motorische Neurografie des N. pudendus ▲ Bulbuskavernosusreflex ▲ Urodynamik	▲ suprapubische Harndauerableitung (≥ 12 Wochen) ▲ Cholinergikum ▲ Alphablocker	○ Therapieresistenz	▲ Sakralwurzel-Stimulation (inkompl. Querschnitt) ▲ intravesikale Elektrotherapie ▲ sauberer Einmalkatheterismus
	○ Hinweise auf hypoaktiven Sphinkter: ○ Urinabgang bei Anstieg des abdominellen Drucks (z.B. Husten, Niesen, Tragen schwerer Lasten) ○ passende Grunderkrankung: ○ periphere Läsionen	▲ EMG M. sphincter ani externus ▲ transanale motorische Neurografie des N. pudendus ▲ Magnetstimulation des N. pudendus ▲ Pudendus-SEP ▲ Urethradruckprofil ▲ Harnstrahlmessung ▲ Urodynamik	▲ Beckenbodentraining ▲ Biofeedback ▲ Duloxetin	○ Therapieresistenz	▲ artifizielles Sphinktersystem ▲ Bulking Agents

* Bisher noch nicht zugelassen (Off-Label-Use)

84 Diagnostische Liquorpunktion

Was gibt es Neues?

Die technischen Bedingungen der Liquorentnahme haben seit der letzten Leitlinienerstellung keine Änderungen erfahren.

Die aktuelle Leitlinie graduiert die potenziellen Nebenwirkungen einer Liquorpunktion in Abhängigkeit von ihrer Auftretenswahrscheinlichkeit.

Die wichtigsten Empfehlungen auf einen Blick

- Vor Durchführung der Lumbalpunktion sind die Indikationen und Kontraindikationen zu prüfen.
- Die Entnahme des Liquors setzt das Einverständnis des einwilligungsfähigen Patienten voraus.
- Die Punktion muss von Ärzten durchgeführt werden, die über entsprechende Erfahrung verfügen, oder unter der Aufsicht eines Erfahrenen erfolgen.
- Die Öffnung der Punktionsnadel sollte so eingestellt werden, dass sie parallel zur Verlaufsrichtung der Durafasern liegt.
- Für die Auswahl der Punktionsnadel können keine verbindlichen Empfehlungen gegeben werden, da widersprüchliche Untersuchungsergebnisse zu den Vorteilen der verschiedenen Nadeln vorliegen bzw. keine Studien unter definierten Bedingungen durchgeführt worden sind.
- Es bestehen Hinweise, dass die Punktion mit einer atraumatischen Nadel mit einer geringeren Inzidenz postpunktioneller Beschwerden verknüpft ist.
- Die Häufigkeit des postpunktionellen Syndroms korreliert invers mit dem Alter und Body-Mass-Index (BMI); es kommt bei Frauen und Patienten mit Kopfschmerzanamnese häufiger vor. In Abhängigkeit von diesen Einflussgrößen empfiehlt sich daher die atraumatische Nadel bei Patienten mit kombinierten Risikofaktoren (weiblich, jüngeres Alter, geringer BMI und positive Kopfschmerzanamnese).

■ Einführung

Die diagnostische Liquorpunktion hat einen wichtigen Stellenwert in der Differenzialdiagnose vieler neurologischer Erkrankungen. Die Indikationsstellung setzt die sorgfältige klinische Untersuchung und eine Nutzen-Risiko-Abwägung voraus. Die Kontraindikationen der Liquorpunktion sind zu beachten und durch geeignete Untersuchungen auszuschließen.

■ Definition und Klassifikation

Begriffsdefinition

Die Liquorpunktion ist die Punktion der subarachnoidal gelegenen Flüssigkeit (Liquor) des Menschen.

Klassifikation

Im Wesentlichen werden Liquorpunktionen in Abhängigkeit von der anatomischen Zugangsstelle klassifiziert in lumbale und subokzipitale Liquorpunktionen. Alle anderen Punktionen erfolgen nur unter besonderen Bedingungen (z. B. im Rahmen von operativen Eingriffen) und sind nicht Teil dieser Leitlinie.

Aspekte, die diese Leitlinie nicht behandelt

- Punktionen im Rahmen anästhesiologischer Eingriffe
- Befundinterpretationen, soweit sie nicht in den technischen Bereich der Durchführung fallen
- differenzialdiagnostische Aspekte
- Versorgungskoordination

■ Aufklärung des Patienten

Die Entnahme des Liquor cerebrospinalis setzt die Einverständniserklärung des einwilligungsfähigen Patienten voraus. Die Aufklärung sollte grundsätzlich schriftlich erfolgen und eine ausreichende Bedenkzeit erlauben. Das Vorgehen unterscheidet sich in Abhängigkeit von der Indikationsstellung zur Punktion und ist außerdem abhängig von der Bewusstseinslage des Patienten. Sofern die gesetzlich vorgesehene Bedenkzeit aus klinischen Gründen nicht eingehalten werden kann, ist dies gesondert zu vermerken. Besteht bei einem nicht einwilligungsfähigen Patienten eine vitale Indikation zur Liquorentnahme, ist dies ebenfalls zu vermerken. Der durchführende Arzt hat in diesem Fall die Indikationsstellung ebenfalls zu dokumentieren. Es sei an dieser Stelle darauf hingewiesen, dass es hinsichtlich der Indikationen der Liquorpunktion landesspezifische Rechtsauffassungen gibt. Wir verweisen auf die aktuelle juristische Rechtsprechung.

Diagnostische Liquorpunktion

Die Aufklärung des Patienten sollte folgende Inhalte umfassen:
- Aufklärung über das Risiko und den Nutzen:
  - nachteilige Folgen bei Nichtdurchführung einer Liquorpunktion abhängig von der jeweiligen Verdachtsdiagnose
  - Aufzeigen alternativer diagnostischer Verfahren
- Erklärung der technischen Durchführung der Punktion:
  - Ablauf der Untersuchung
  - Möglichkeit der Lokalanästhesie. Sollte ein Lokalanästhetikum verwendet werden, ist grundsätzlich auf mögliche Überempfindlichkeitsreaktionen hinzuweisen.
- Hinweise auf mögliche unerwünschte Wirkungen (▶ Tab. 84.1)

Ferner ist darauf hinzuweisen, dass das Auftreten unerwünschter Nebenwirkungen einen stationären Aufenthalt erforderlich machen bzw. eine Verlängerung des stationären Aufenthaltes zur Folge haben kann. Unter bestimmten Bedingungen kann es notwendig werden, eine zweite Punktion (Blut-Patch) durchzuführen; in sehr seltenen Fällen können operative Maßnahmen erforderlich sein, um Komplikationen zu behandeln (z. B. Subduralhämatom).

Bei der Durchführung einer **subokzipitalen Punktion** ist zusätzlich hinzuweisen auf:
- Auftreten einer zentral bedingten Kreislauf- oder Atmungsstörung
- Auftreten einer Subokzipitalblutung bei atypischem Verlauf eines arteriellen Gefäßes (diese Komplikation hat dazu geführt, dass dieser Punktionsweg in der Routine nicht verwendet wird)
- Die Aufklärung über die subokzipitalen Punktion sollte die Alternative anderer Punktionswege beinhalten.

Für die Aufklärung stehen vorgefertigte Aufklärungsbögen zur Verfügung, die kommerziell erhältlich sind.

■ Technische Durchführung der Liquorpunktion

Allgemeines

Die Punktion sollte durch einen erfahrenen Arzt oder unter Aufsicht eines erfahrenen Arztes durchgeführt werden. Die üblichen Maßnahmen zur Desinfektion und Hygiene sind einzuhalten (Robert Koch Institut 1997). Dazu zählen:
- Tragen steriler Handschuhe durch den Punktierenden
- lokale Oberflächendesinfektion der Haut mit mindestens einem vorgeschalteten Reinigungsschritt. Dabei sollte die Haut mit einem sterilen Tupfer abgewischt werden. Die vom Hersteller vorgegebene Einwirkzeit des Desinfektionsmittels ist zu beachten.
- Tragen von Schutzkleidung und -handschuhen durch die assistierende Person

Tab. 84.1 Häufige, seltene und sehr seltene Nebenwirkungen der Liquorpunktion.

Häufige Nebenwirkungen (> 3 %)	Seltene Nebenwirkungen (< 3 %)	Sehr seltene Nebenwirkungen (nur Einzelfälle in der Literatur beschrieben)
- Auftreten eines lokalen Schmerzes an der Einstichstelle - Auftreten eines ausstrahlenden Schmerzes bei Berührung der Nervenwurzel durch die Punktionsnadel - Auftreten von Beschwerden wie Kopfschmerzen, Übelkeit, Erbrechen und Rückenschmerzen, auch Stunden oder Tage nach Durchführung einer Liquorpunktion. Diese Beschwerden können mehrere Tage, selten auch einige Wochen anhalten - Verletzung kleiner Blutgefäße mit der möglichen Komplikation kleiner Blutungen ohne funktionelle Ausfälle	- Auftreten lokaler Entzündungen - Kreislaufreaktionen - Als Folge einer vegetativen Reaktion kann unter Umständen eine Synkope (Bewusstseinsstörung) auftreten	- Auftreten größerer Blutungen bei erworbenen oder angeborenen Störungen der Blutgerinnung - vorübergehende Ausfälle einzelner Hirnnerven, die mit Funktionseinschränkungen verbunden sein können, wie z. B. mit einer Minderung des Hör- oder Sehvermögens - Störungen der Atmung und Kreislauffunktion infolge einer zentralen Einklemmung - Blutungskomplikationen beim Vorliegen anatomischer Varianten (z. B. Gefäßmalformationen) - Auftreten von Entzündungen in der Rückenmarkshaut - Auftreten eines Subduralhämatoms - Provokation bekannter anfallsartiger Störungen (z. B. Migräne, Epilepsie) - Auftreten von Blutungen in die Rückenmarkshäute. Unter Umständen einhergehend mit dauerhaften Schädigungen wie z. B. Taubheitsgefühlen oder Lähmungen

Eine Kontamination der Kanüle ist durch geeignete Maßnahmen zu vermeiden. Dazu zählen:
- Zureichen unter sterilen Bedingungen
- Vermeidung des Kontaktes mit der Kleidung des Patienten oder der Unterlage. Ggf. ist eine sterile Unterlage zu verwenden.

In der Literatur wird die Notwendigkeit des Tragens einer Gesichtsmaske bei der Durchführung einer Liquorpunktion kontrovers beurteilt (Gelfand u. Cook 1996, Schneeberger et al. 1996, Moen 1998, Baer 2000). Prospektive Studien zu dieser Frage sind nicht durchgeführt worden, es finden sich jedoch zahlreiche Fallbeschreibungen iatrogen induzierter Meningitiden in der Literatur. Molekulargenetische Untersuchungen wiesen nach, dass die Infektion durch Keime erfolgte, die sich in der Mundhöhle der durchführenden Ärzte nachwiesen ließen (Veringa et al. 1995).

Die Fallberichte deuten darauf hin, dass die Inzidenz iatrogener Infektionen mit der Injektion von diagnostischen (Myelografie) oder therapeutischen Lösungen (Chemotherapie, Lokalanästhesie) wächst. Unter pathogenetischen Gesichtspunkten wird die Wahrscheinlichkeit außerdem mit dem Vorliegen eines respiratorischen Infekts beim Punktierenden und dem Sprechen bei der Durchführung einer Liquorpunktion in Verbindung gebracht (Baer 2000).

Hieraus ergibt sich die Empfehlung, dass unter folgenden Bedingungen eine Gesichtsmaske getragen werden sollte:
- Vorliegen eines respiratorischen Infektes beim Punktierenden, dem Assistenzpersonal oder dem Patienten
- Injektion von Flüssigkeiten in den Liquorraum, insbesondere bei immunkompromittierten Patienten
- Liquorpunktion unter Ausbildungsbedingungen (begleitet von Erklärungen oder Anweisungen)
- Durchführung weiterer diagnostischer Maßnahmen (z. B. Liquordruckmessung) mit erhöhtem Zeitaufwand

Lokalanästhesie

Die Entscheidung zur lokalen Anästhesie muss individuell getroffen werden. Die Lokalanästhesie sollte mit etwa 2 ml einer 1–2 % Lidocainlösung erfolgen. Die Lokalanästhesie sollte oberflächennah durchgeführt werden, eine Punktion des Spinalkanals ist unbedingt zu vermeiden.

Punktionsnadel

Die Auswahl der Punktionsnadel beeinflusst nach verschiedenen Studien das Auftreten postpunktioneller Komplikationen (Tourtellotte et al. 1972, Dittmann et al. 1988, Lybecker et al. 1990, Halpern u. Preston 1994, Carson u. Serpell 1996, Dieterich u. Perkin 1996).

Das **Risiko postpunktioneller Kopfschmerzen** steigt mit zunehmendem Nadeldurchmesser bei Verwendung konventioneller Nadeln. Die Inzidenz postpunktioneller Kopfschmerzen für verschiedene Nadeldurchmesser wird angegeben mit (Dieterich u. Perkin 1996, Armon u. Evans 2005, Lavi et al. 2006, Popp 2007, Zetterberg et al. 2010):
- 16–19 G: über 70 %
- 20–22 G: 20–40 %
- 24–27 G: 2–12 %

Bei der Auswahl der geeigneten Nadel muss das Risiko postpunktioneller Komplikationen gegen den Nachteil der notwendigen Punktionszeit und die Erfahrung mit den jeweiligen Punktionsnadeln und Punktionstechniken abgewogen werden. Vor diesem Hintergrund stellen Punktionsnadeln mit einem mittleren Durchmesser einen sinnvollen Kompromiss dar (Carson u. Serpell 1996). Punktionsnadeln mit einem kleineren Durchmesser verzögern die Durchführung der Lumbalpunktion und beeinflussen den gemessenen Liquordruck, da durch den geringen Querschnitt die Fließgeschwindigkeit herabgesetzt wird.

Die Studien zur Auswahl der Punktionsnadel (traumatisch – atraumatisch) erbrachten keine übereinstimmenden Ergebnisse für die Frage nach dem Auftreten postpunktioneller Kopfschmerzen bei diagnostischen Lumbalpunktionen (Braune u. Huffmann 1992, Muller et al. 1994, Sharma et al. 1995, Lavi et al. 2006, Popp 2007). Anästhesiologische Studien zeigen eine gewisse Überlegenheit atraumatischer Nadeln (Halpern u. Preston 1994, Flaatten et al. 2000, Strupp et al. 2001).

Das Auftreten postpunktioneller Kopfschmerzen wurde in einer retrospektiven Studie mit dem Alter (Popp 2007) und in einer prospektiven Untersuchung mit dem BMI (Lavi et al. 2006) in Verbindung gebracht.

Systematische Studien zur Auftretenshäufigkeit postpunktioneller Kopfschmerzen bei neurodegenerativen Erkrankungen nach Punktion mit atraumatischen (24 G) Nadeln weisen auf eine niedrigere Inzidenz postpunktioneller Beschwerden und Komplikationen in dieser Subgruppe hin (Peskind et al. 2009, Zetterberg et al. 2010). So fanden Zetterberg und Mitarbeiter (2010) in einer retrospektiven Studie an Patienten mit kognitiven Störungen bei 28 (2,6 %) Patienten milde postpunktionelle Kopfschmerzen und keine weiteren Komplikationen.

Bei Wahl der **Sprotte-Nadel** ist ein Introducer zu verwenden. Dieser ist an der vorgesehenen Stelle zu applizieren. Bei einem Teil der Patienten kann die Lumbalpunktion mit der Sprotte-Nadel allerdings nicht erfolgreich durchgeführt werden, und es muss eine traumatische Nadel gewählt werden (Jager et al. 1993). Ein weiterer Nachteil besteht in der eingeschränkten Möglichkeit, die vorgewählte Punktionsrichtung zu wechseln. Der Bruch und das Abknicken einer Sprotte-Nadel sind beschrieben (Lipov et al. 1994, Yokoyama 1994, Benham 1996). Von besonderer Bedeutung ist dabei der korrekte Gebrauch eines geeigneten Introducers.

Die Autorengruppe spricht sich zurzeit gegen eine verbindliche Empfehlung für die Wahl einer bestimmten Punktionsnadel aus. Grundsätzlich sollte eine atraumatische Nadel bevorzugt werden, da sie im nicht selektionierten Patientengut seltener mit Komplikationen ein-

Diagnostische Liquorpunktion

hergeht. In bestimmten Fällen (ausgeprägte degenerative knöcherne Veränderungen, adipöse Patienten, zeitliche Kriterien) kann nach individuellem Ermessen von dieser Regel abgewichen werden, da zu diesen selektierten Patienten keine aussagekräftigen Studien vorliegen.

Vor dem **Entfernen der Nadel** sollte die Führungsnadel wieder eingeführt werden. Nach Untersuchungen von Strupp et al. (1998), gestützt durch eine Metaanalyse (Straus et al. 2006) senkt die Wiedereinführung der steril zu lagernden Führungsnadel vor dem endgültigen Entfernen der Punktionsnadel (Sprotte) das Risiko eines postpunktionellen Kopfschmerzes.

Die **Nadelöffnung** der traumatischen Punktionsnadel sollte so eingestellt werden, dass sie parallel zum Verlauf der Durafasern gerichtet ist (Mihic 1985, Norris et al. 1989, Tarkkila et al. 1989, Lybecker et al. 1990, Flaaten et al. 1998). Dabei ist die Punktionsnadel so einzustechen, dass eine gedachte plane Ebene auf der angeschrägten Nadelöffnung in kraniokaudaler Richtung verläuft und damit auch parallel zu den in kraniokaudaler Richtung verlaufenden Durafasern. Diese Maßnahme senkt die Inzidenz postpunktioneller Kopfschmerzen um bis zu 50% (Mihic 1985, Norris et al. 1989, Tarkkila et al. 1989, Lybecker et al. 1990, Flaaten et al. 1998).

Sollte die Indikation zu einer **Liquordruckmessung** bestehen, so ist diese der diagnostischen Liquorentnahme voranzustellen. Die Punktion zur Liquordruckmessung ist im Liegen vorzunehmen. Hierbei ist auf Sterilität zu achten. Die Normwerte für den Liquordruck in liegender Position betragen 100–250 mmH$_2$O (2,5 und 97,5 Perzentile) (Whiteley et al. 2006). Der Liquordruck zeigt eine Abhängigkeit vom Body-Mass-Index (BMI) (Whiteley et al. 2006). Pulssynchron treten Pulsationen von 2–5 mm, im Liegen von 4–10 mm auf.

Im Anschluss an eine Liquordruckmessung können beim Erwachsenen zu diagnostischen Zwecken bis zu 15 ml Liquor entnommen werden. Aus liquoranalytischer Sicht sollte die Menge auf 10–15 ml standardisiert sein, da es einen Proteingradienten im entnommenen Liquor gibt (die Proteinkonzentration ist in den ersten entnommenen Fraktion höher als in der letzten entnommenen Fraktion) (Reiber 1994, Teunissen et al. 2009). Die Menge des entnommenen Liquors hat keinen Einfluss auf das Auftreten einer postpunktionellen Kopfschmerzsymptomatik (Kuntz et al. 1992). Die **Liquorentnahme** sollte nach Möglichkeit als 3-Gläser-Probe erfolgen, um artifizielle Blutbeimengungen von pathologischen Blutbeimengungen zu differenzieren.

Punktionsort

Lumbalpunktion

Die Lumbalpunktion wird zwischen dem 3. und 5. Lendenwirbeldornfortsatz durchgeführt. Eine Punktion oberhalb LWK 2/3 sollte aufgrund der anatomischen Gegebenheiten (der Conus medullaris reicht in 94% der Fälle bis LWK 1/2) vermieden werden.

Die Punktion kann im Liegen oder Sitzen erfolgen. Sofern eine Liquordruckmessung vorgesehen ist, sollte sie in liegender Position erfolgen. Bei der Punktion ist nach Möglichkeit eine Kyphosierung der Wirbelsäule in ihrem unteren Abschnitt anzustreben.

Subokzipitale Punktion

Eine Indikation für die subokzipitale Punktion ergibt sich, wenn bei dringender Indikation lumbal kein Liquor gewonnen werden kann oder pathologisch-anatomische Gegebenheiten (z. B. lokaler Abszess) eine Kontraindikation für die lumbale Durchführung darstellen.

Bei der subokzipitalen Punktion werden 2 Zugangswege unterschieden: der zisternale Zugang und der laterale Zugang. Der **zisternale Zugang** (mediale subokzipitale Punktion) kann sowohl in im Liegen als auch im Sitzen erfolgen. Es ist auf eine ausreichende Fixierung des Patienten zu achten. Die Untersuchung sollte von mit der Untersuchungstechnik vertrauten Ärzten unter radiologischer Kontrolle durchgeführt werden. Einzelheiten zu technischen Durchführung sind der Fachliteratur zu entnehmen.

Beim **lateralen Zugang** (laterale Zervikalpunktion), der generell als sicherer subokzipitaler Zugangsweg gesehen wird, sollte ebenfalls unter radiologischer Kontrolle vorgegangen werden. Auch diese Punktion sollte von mit der Methode vertrauten Ärzten durchgeführt werden. Für technische Einzelheiten verweisen wir auf die Fachliteratur.

Ventrikelpunktion

Die Ventrikelpunktion erfolgt im Rahmen eines operativen Eingriffes. Hauptindikationsgebiete sind vor allem therapeutische Maßnahmen und Verlaufsuntersuchungen.

Technische Bedingungen der Probenentnahme und -aufbereitung

Die Liquorentnahme kann bei Raumtemperatur durchgeführt werden. Der Transport des Liquors sollte unmittelbar nach Punktion in ein qualifiziertes Labor erfolgen. Dabei ist zu beachten, dass bei Verdacht auf eine bakterielle Meningitis der zur Anlage einer Liquorkultur bestimmte Teil des Liquors (2–5 ml) bei 37°C aufbewahrt werden muss. Die individuellen Untersuchungsbedingungen müssen lokale Gegebenheiten berücksichtigen und sollten mit den lokalen mikrobiologischen Instituten abgesprochen werden. Dabei sind insbesondere die unmittelbar postpunktionell erforderlichen Probenaufbereitungsschritte zu klären (Anlage aerober/anaerober Kulturen, Aufbewahrungsmodalitäten). Liquorproben, bei denen eine PCR vorgenommen werden soll, sind in einem extra Gefäß aufzufangen.

Die Bestimmung der Zellzahl muss unmittelbar nach der Punktion erfolgen. Hierbei sollte ein Zeitfenster von 2

Stunden nicht überschritten werden, da hiernach bereits autolytische Prozesse eingetreten sein können. Neben der Bestimmung der Zellzahl ist eine differenzielle Beurteilung der Zellen vorzunehmen. Dasselbe gilt für zytologische Untersuchungen mit Frage nach einem neoproliferativen Prozess.

Zur Bestimmung des aktuellen Zustandes der Blut-Hirn-Schranke ist die Bestimmung des Liquor/Serum-Quotienten des Albumins notwendig (Reiber 1994, Reiber et al. 2001a, b). Das Serum-Liquor-Paar sollte zeitnah entnommen werden (Reiber et al. 2003). Als zeitliche Richtgröße empfehlen wir einen maximalen Abstand von 30 Minuten zwischen Liquor- und Serumabnahme.

Bei Verdacht auf einen chronisch entzündlichen Prozess empfiehlt sich die Bestimmung der oligoklonalen Banden. Liquor und Serum sollten simultan entnommen werden und können bis zu einer Woche im Kühlschrank aufbewahrt werden. Zur längeren Lagerung sollten die Proben bei –20 bis –70 °C eingefroren werden. Hierbei muss allerdings damit gerechnet werden, dass in 20 % der Fälle oligoklonale Banden nicht mehr nachweisbar sind (Reiber et al. 2003/persönliche Mitteilung).

Der Nachweis einer intrathekalen Ig-M- oder Ig-A-Synthese kann nicht durch die oligoklonalen Banden geführt werden. Für die Beurteilung empfiehlt sich hier die Analyse anhand des Quotientendiagramms nach Reiber (Reiber 1994, Reiber et al. 2001a, b).

Bei der Bestimmung von Spezialmarkern (z. B. Demenzmarker) sollte vor der Punktion mit einem entsprechend qualifizierten Labor Kontakt aufgenommen werden, um die präanalytische Verfahrensweise zu besprechen.

Weitere Details zu technischen Bedingungen und zur Qualitätskontrolle der Liquoruntersuchungen finden sich in den Leitlinien der European Federation of Neurological Sciences (Deisenhammer et al. 2006) und auf der Webseite der Deutschen Gesellschaft für Liquordiagnostik und klinische Neurochemie: www.dgln.de.

■ Indikationen und Kontraindikationen

Indikationen

Die Indikation zur Lumbalpunktion ergibt sich aus der klinischen Fragestellung. In Abhängigkeit davon sind der Zeitpunkt der Untersuchung und die Auswahl der zu bestimmenden biochemischen Parameter festzulegen. Details des zeitlichen Vorgehens sind nicht Teil dieser Leitlinie. Vor der Durchführung der Lumbalpunktion sind die Kontraindikationen zu prüfen. Beim Vorliegen von Kontraindikationen muss die Indikation in Abwägung des Nutzen-Risiko-Verhältnisses individuell gestellt werden.

Kontraindikationen

Vor der Durchführung der Liquorpunktion sind verschiedene Kontraindikationen auszuschließen.

Entzündungen

Sowohl oberflächliche als auch tiefe Entzündungen der Haut bzw. der Unterhaut, aber auch Entzündungen der Muskulatur im Bereich der Punktionsstelle stellen eine Kontraindikation für die Liquorpunktion dar.

Blutungsneigung

Bei einer therapeutisch induzierten Blutungsneigung ist eine Normalisierung der Gerinnungsparameter vor Durchführung der Liquorpunktion anzustreben. Diese Entscheidung muss individuell unter Abwägung der Vor- und Nachteile einer solchen Maßnahme erfolgen.

Über Blutungskomplikationen bei diagnostischen Liquorpunktionen wurden lediglich Kasuistiken veröffentlicht. Retro- und prospektive anästhesiologische Fallstudien zu Blutungskomplikationen (spinale Hämatome) nach spinalen, respektive epiduralen Anästhesien sowie zum Einfluss von Antikoagulanzien haben teilweise widersprüchliche Daten ergeben (Tyagi u. Bhattacharya 2002, Gogarten 2006). Eine ausführliche Literatur-Übersicht findet sich in der Leitlinie „Rückenmarknahe Regionalanästhesien und Thromboembolieprophylaxe/Antikoagulation" der Deutschen Gesellschaft für Anästhesiologie (Gogarten et al. 2007). Hier finden sich auch Hinweise zum zeitlichen Vorgehen bei einer therapeutischen Punktion unter der Medikation mit gerinnungsbeeinflussenden Medikamenten. Die entsprechenden Angaben sind nach Meinung der Leitlinienkommission als Richtwerte aufzufassen.

Die meisten der zitierten Studien untersuchen den Einfluss gerinnungsbeeinflussender Maßnahmen bei therapeutischen Punktionen, die mit den diagnostischen Punktionen nicht gleichgesetzt werden können. Da kontrollierte Studien zum Blutungsrisiko diagnostischer Punktionen nicht vorliegen, muss die Beurteilung des Nutzen-Risiko-Verhältnisses individuell erfolgen. Der Patient sollte über die im Einzelfall vorliegenden Abwägungskriterien aufgeklärt werden.

Marcumarisierte Patienten sind übergangsweise auf Heparin umzustellen, da dies rascher antagonisiert werden kann. In Notfällen kann eine Normalisierung der Blutgerinnung durch Substitution von Fresh-Frozen-Plasma oder Gerinnungsfaktoren versucht werden. Dies gilt auch für Personen mit einem krankheitsbedingten Mangel an Gerinnungsfaktoren. Der Quick-Wert sollte in diesem Fall mindestens 50 % betragen bzw. der INR-Wert unter 1,8 liegen. In Zweifelsfällen kann die Thrombozytenaggregationszeit apparativ oder die Blutungszeit durch einen Scratch-Test klinisch bestimmt werden.

Gerinnungsstörungen, die sich auf eine Reduktion der Thrombozytenzahl zurückführen lassen, stellen bei Thrombozytenzahlen unter 50.000/µl eine relative und unter 20.000/µl eine absolute Kontraindikation dar. Bei Thrombozytenzahlen unter 20.000/µl sollten vor einer Lumbalpunktion grundsätzlich Thrombozyten substituiert werden. Im Bereich zwischen 20.000 und 50.000/µl ist mit einer erhöhten Komplikationsrate zu rechnen. Individuell ist die Entscheidung für eine Thrombozytensubstitution zu treffen.

Erhöhter Hirndruck

Das Vorliegen eines erhöhten Hirndruckes muss ausgeschlossen sein. Besteht der Verdacht auf einen erhöhten Hirndruck mit Einklemmungsgefahr bei lumbaler Druckentlastung, so muss dieser vor Durchführung der Liquorpunktion ausgeschlossen werden. Als Methode der Wahl gilt hierbei das CCT (alternativ MRT).

Der Nachweis eines fehlenden Papillenödems durch Beurteilung des Augenhintergrundes vor Durchführung der Liquorpunktion ist von eingeschränkter Aussagekraft. Umgekehrt ergibt sich beispielsweise aus dem Nachweis eines Papillenödems beim Pseudotumor cerebri keine Kontraindikation für die Punktion.

■ Behandlung postpunktioneller Komplikationen (s. a. Leitlinie „Diagnostik und Therapie des postpunktionellen und spontanen Liquorunterdruck-Syndroms")

Zur Behandlung postpunktioneller Kopfschmerzen liegen wenige, zur Behandlung weiterer Komplikationen keine systematischen Studien vor.

In einer prospektiv durchgeführten Studie konnte gezeigt werden, dass ein epiduraler Blut-Patch die Dauer und Intensität postpunktioneller Kopfschmerzen deutlich reduzieren kann (Van Kooten et al. 2008). Zur applizierten Blutmenge liegt eine Studie vor, die keinen signifikanten Unterschied zwischen einer Menge von 7,5 ml und 15 ml feststellen konnte (Chen et al. 2007).

Zur medikamentösen Therapie gibt es eine prospektive Studie, die den formalen Kriterien der Leitlinienerstellung genügt. In dieser Studie konnte gezeigt werden, dass die intravenöse Applikation von Theophyllin die Intensität und Dauer postpunktioneller Kopfschmerzen verringern kann (Ergün et al. 2008).

■ Versorgungskoordination

Das Redaktionskomitee ist nach ausführlicher Diskussion zu der Meinung gelangt, dass die Entscheidung über den organisatorischen Rahmen der Punktion (stationär versus ambulant) immer individuell erfolgen muss. Zu den Faktoren, die diese Entscheidung beeinflussen, zählen beispielsweise:
- Akutizität und Schwere des Krankheitsbildes
- Notwendigkeit zeitnaher therapeutischer Interventionen (auch fakultativ!)
- individuelle Disposition des Patienten (Kopfschmerzanamnese, BMI, Alter, Geschlecht, vorbestehender postpunktioneller Kopfschmerz)
- technische Faktoren (zeitnahe Liquoruntersuchung).

Die Entscheidung muss unter ethischen Gesichtspunkten potenzielle Gesundheitsrisiken für den Patienten gegen wirtschaftliche Überlegungen abwägen und berührt damit die Entscheidungsfreiheit ärztlichen Handelns. Aus diesem Grund kann es keine Leitlinienempfehlung zu diesem Punkt geben.

■ Redaktionskomitee

Für die DGN:
PD Dr. Dirk Woitalla Neurologische Universitätsklinik im St.-Josef-Hospital, Ruhr-Universität Bochum
Prof. Dr. Markus Otto, Neurologische Klinik der Universität Ulm (Mitglied des erweiterten Vorstandes der DGL)
Dr. Sebastian von Stuckrad-Barre, Stiftung Deutsche Klinik für Diagnostik GmbH, Wiesbaden

Für Österreich:
Dr. Florian Deisenhammer, Universitätsklinik für Neurologie, Medizinische Universität Innsbruck

Für die Schweiz:
Dr. Robert Bühler, Neurologie Bürgerspital, Solothurn

Federführend: PD Dr. Dirk Woitalla, Neurologische Universitätsklinik im St.-Josef-Hospital, Ruhr-Universität Bochum, Gudrunstraße 56, 44791 Bochum
E-Mail: Dirk.Woitalla@ruhr-uni-bochum.de

Entwicklungsstufe der Leitlinie: S1

■ Literatur

Armon C, Evans RW. Addendum to assessment: Prevention of post-lumbar puncture headaches: report of the Therapeutics and Technology Assessment Subcommittee of the American Academy of Neurology. Neurology 2005; 65: 510–512

Baer ET. Iatrogenic meningitis: the case for face masks. Clin Infect Dis 2000; 31: 519–521

Benham M. Spinal needle damage during routine clinical practice. Anaesthesia 1996; 51: 843–845

Braune HJ, Huffmann GA. A prospective double-blind clinical trial, comparing the sharp Quincke needle (22G) with an «atraumatic» needle (22G) in the induction of post-lumbar puncture headache. Acta Neurol Scand 1992; 86: 50–54

Carson D, Serpell M. Choosing the best needle for diagnostic lumbar puncture. Neurology 1996; 47: 33–37

Chen L, Huang C, Lu C et al. Effective epidural blood patch volumes for postdural puncture headache in Taiwanese women. J Formos Ass 2007; 106: 134–140

Deisenhammer F, Bartos A, Egg R et al.; EFNS Task Force.Guidelines on routine cerebrospinal fluid analysis. Report from an EFNS task force. Eur J Neurol 2006; 13: 913–922

Dieterich M, Perkin GD. Postlumbar puncture headache syndrome. In: Brandt T, Caplan LR, Dichland J, Diener HC, Kennard C, eds. Neurologic

Disorders: Course and Treatment. San Diego, CA: Academic Press; 1996: 59–63

Dittmann M, Schafer HG, Ulrich J et al. Anatomic re-evaluation of lumbar dura mater with regard to postspinal headache. Effect of dural puncture. Anaesthesia 1988; 43: 635–637

Ergün U, Say B, Ozer G et al. Intravenous theophylline decreases postdural puncture headaches. J Clin Neurosci 2008; 15: 1102–1104

Evans RW, Armon C, Frohman EM et al. Assessment: Prevention of post-lumbar puncture headaches: report of the Therapeutics and Technology Assessment Subcommittee of the American Academy of Neurology. Neurology 2000, 55: 909–914

Flaatten H, Felthaus J, Kuwelker M et al. Postural post-dural puncture headache. A prospective randomised study and a meta-analysis comparing two different 0.40 mm O.D. (27G) spinal needles. Acta Anaesthesiol Scand 2000; 44: 643–647

Flaatten H, Thorsen T, Askeland B et al. Puncture technique and postural postdural puncture headache. A randomized, double-blind study comparing transverse and parallel puncture. Acta Anaesthesiol Scand 1998; 42: 1209–1214

Gelfand MS, Cook DM. Streptococcal meningitis as a complication of diagnostic myelography: medicolegal aspects. Clin Infect Dis 1996; 22:130–132

Gogarten W. The influence of new antithrombotic drugs on regional anesthesia. Curr Opin Anaesthesiol 2006; 19: 545–550

Gogarten W, Van Aken VH, Büttner J et al. Leitlinie: Rückenmarknahe Regionalanästhesien und Thromboembolieprophylaxe/Antikoagulation. Anästh Intensivmed 2007; 48: S109–S124

Halpern S, Preston R. Postdural puncture headache and spinal needle design. Metaanalyses. Anesthesiology 1994; 81: 1376–1383

Jager H, Krane M, Schimrigk K. Lumbar puncture – the post-puncture syndrome. Prevention with an "atraumatic" puncture needle, clinical observations [in German]. Schweiz Med Wschr 1993; 123: 1985–1990

Kölmel HW. Liquor-Zytologie. Berlin: Springer; 1978

Kuntz KM, Kokmen E, Stevens JC et al. Post-lumbar puncture headaches: experience in 501 consecutive procedures. Neurology 1992; 42: 1884–1887

Lavi R, Yarnitsky D, Rowe JM et al. Standard vs atraumatic Whitacre needle for diagnostic lumbar puncture: a randomized trial. Neurology 2006; 67: 1492–1494

Lipov EG, Sosis MB, McCarthy RJ et al. Does the design of the Sprotte spinal needle reduce the force needed to deform the tip? J Clin Anesth 1994; 6: 411–413

Lybecker H, Moller JT, May O et al. Incidence and prediction of postdural puncture headache. A prospective study of 1021 spinal anesthesias. Anesth Analg 1990; 70: 389–394

Mihic DN. Postspinal headache and relationship of needle bevel to longitudinal dural fibers. Regional Anesth 1985; 10: 76–81

Moen V. [Meningitis is a rare complication of spinal anesthesia. Good hygiene and face masks are simple preventive measures.] Läkartidningen 1998; 95: 628, 631–632, 635

Muller B, Adelt K, Reichmann H et al. Atraumatic needle reduces the incidence of post-lumbar puncture syndrome. J Neurol 1994; 241: 376–380

Norris MC, Leighton BL, DeSimone CA. Needle bevel direction and headache after inadvertent dural puncture. Anesthesiology 1989; 70: 729–731

Oehmichen M. Cerebrospinal Fluid Cytology. An Introduction and Atlas. Stuttgart: Thieme; 1976

Peskind E, Nordberg A, Darreh-Shori T et al. Safety of lumbar puncture procedures in patients with Alzheimer's disease. Curr Alzheimer Res 2009; 6: 290–292

Popp J. Ambulante Durchführung einer diagnostischen Lumbalpunktion in der Gedächtnissprechstunde: Häufigkeit und Risikofaktoren eines postpunktionellen Syndroms. Nervenarzt 2007; 78: 547–551

Reiber H. Flow rate of cerebrospinal fluid (CSF) – a concept common to normal blood-CSF barrier function and to dysfunction in neurological diseases. J Neurol Sci 1994; 122: 189–203

Reiber H, Otto M, Trendelenburg C et al. Reporting cerebrospinal fluid data: knowledge base and interpretation software. Clin Chem Lab Med 2001a; 39: 324–332

Reiber H, Peter JB. Cerebrospinal fluid analysis: disease-related data patterns and evaluation programs. J Neurol Sci 2001b; 184: 101–122

Reiber H, Thompson EJ, Grimsley G et al. Quality assurance for cerebrospinal fluid protein analysis: international consensus by an Internet-based group discussion. Clin Chem Lab Med 2003; 41: 331–337

Report of the Quality Standards Subcommittee of the American Academy of Neurology. Practice parameters: lumbar puncture. Neurology 1993; 43: 625–627

Robert Koch Institut. Richtlinien zur Krankenhaushygiene und Infektionsprävention. München, Jena: Elsevier, Urban & Fischer; 1997

Schmidt RU. Der Liquor cerebrospinalis. Untersuchungsmethoden und Diagnostik. Band 1 + 2, 2. Aufl. Suttgart, G. Fischer; 1987

Schneeberger PM, Janssen M, Voss A. Alpha-hemolytic streptococci: a major pathogen of iatrogenic meningitis following lumbar puncture. Case reports and a review of the literature. Infection 1996; 24: 29–33

Sharma SK, Gampling DR, Joshi GP et al. Comparison of 26-gauge Atraucan and 25-gauge Whitacre needles: insertion characteristics and complications. Can J Anaesth 1995; 42: 706–710

Straus SE, Thorpe KE, Holroyd-Leduc J. How do I perform a lumbar puncture and analyze the results to diagnose bacterial meningitis? J Am Med Ass 2006; 296: 2012–2022

Strupp M, Brandt T, Muller A. Incidence of post-lumbar puncture syndrome reduced by reinserting the stylet: a randomized prospective study of 600 patients. J Neurol 1998; 245: 589–592

Strupp M, Schueler O, Straube A et al. "Atraumatic" Sprotte needle reduces the incidence of post-lumbar puncture headaches. Neurology 2001; 57: 2310–2312

Tarkkila PJ, Miralles JA, Palomaki EA. The subjective complications and efficiency of the epidural blood patch in the treatment of postdural puncture headache. Reg Anesth 1989; 14: 247–250

Teunissen CE, Petzold A, Bennett JL et al. A consensus protocol for the standardization of cerebrospinal fluid collection and biobanking. Neurology 2009; 73: 1914–1922

Tourtellotte WW, Henderson WG, Tucker RP et al. A randomized, double-blind clinical trial comparing the 22 versus 26 gauge needle in the production of the post-lumbar puncture syndrome in normal individuals. Headache 1972; 12: 73–78

Tyagi A, Bhattacharya A. Central neuraxial blocks and anticoagulation: a review of current trends. Eur J Anaesthesiol 2002; 19: 317–329

Van Kooten F, Oedit R, Bakker SL et al. Epidural blood patch in post dural puncture headache: a randomised, observer-blind, controlled clinical trial. J Neurol Neurosurg Psychiatry 2008; 79: 553–558

Veringa E, van Belkum A, Schellekens H. Iatrogenic meningitis by Streptococcus salivarius following lumbar puncture. J Hosp Infect 1995; 29: 316–318

Whiteley W, Al-Shahi R, Warlow CP et al. CSF opening pressure: reference interval and the effect of body mass index. Neurology 2006; 67: 1690–1691

Yokoyama K. A bent Sprotte needle: a case report [in Japanese]. Masui 1994; 43: 418–420

Zetterberg H, Tullhög K, Hansson O et al. Low incidence of post-lumbar puncture headache in 1,089 consecutive memory clinic patients. Eur Neurol 2010; 63: 326–330

85 Alkoholdelir und Verwirrtheitszustände

Was gibt es Neues?

Seit dem Erscheinen der letzten Auflage haben sich für die Therapie des Alkoholdelirs keine grundlegenden Neuigkeiten ergeben. Randomisierte Studien sind lediglich zum Thema Antikonvulsiva veröffentlicht worden, ohne dass dies die Therapieleitlinien wesentlich beeinflussen würde. Dagegen wurden Metaanalysen in der Cochrane Library publiziert, die das bisherige Vorgehen unterstützen. Clomethiazol ist weiterhin das in Deutschland zumindest in psychiatrischen und neurologischen Einrichtungen am häufigsten verwendete Medikament zur Behandlung des Alkoholdelirs. Benzodiazepine werden vor allem in der intensivmedizinischen Behandlung auf anästhesiologischen und interdisziplinären Stationen verwendet, wobei die Möglichkeit der intravenösen Gabe der entscheidende Vorteil ist. Die vorliegende Leitlinie wurde aktualisiert und auch im Hinblick auf die Gegebenheiten in der Schweiz und Österreich vervollständigt. Clomethiazol und Chlordiazepoxid sind beispielsweise in Österreich nicht zugelassen. Darüber hinaus wird auf Verwirrtheitszustände anderer Genese eingegangen.

Die wichtigsten Empfehlungen auf einen Blick

- Die Diagnose Alkoholdelir setzt eine genaue klinische und ggf. apparative Diagnostik voraus, damit organische Hirnerkrankungen, die ebenso das Bild des deliranten Syndroms bieten, nicht verkannt werden.
- Das unvollständige Delir, das sog. Prädelir (vegetative Symptomatik oder Halluzinationen), ist mit oralen GABA-ergen Substanzen zu behandeln: Clomethiazol, Benzodiazepine. Bei milder Ausprägung ist ein 6-tägiges Regime mit Carbamazepin möglich.
- Beim Vollbild des Delirs sind Benzodiazepine und Clomethiazol, bevorzugt in symptomgetriggerter Dosis (d.h. entweder nach etablierten Skalen wie CIWA-Ar oder anhand von Herzfrequenz, Blutdruck, Tremor), gut wirksam; die Kombination mit einem Neuroleptikum, z. B. Haloperidol, ist zu empfehlen. In therapierefraktären Fällen gibt es erste Erfolge mit Propofol.
- Sehr schwere Verläufe machen eine parenterale Therapie auf der Intensivstation notwendig. Untersucht sind die Kombinationen Diazepam/Haloperidol und Midazolam/Haloperidol. Zusätzlich kann Clonidin gegeben werden.
- Adjuvante Therapie des vollständigen Delirs mit einer adäquaten Flüssigkeitszufuhr (bis 4000 ml unter ZVD-Kontrolle), Magnesium (Magnesiumcitrat oder Magnesiumaspartathydrochlorid 3×100 mg) sowie Vitamin B_1 (initial 100 mg i.v. oder i.m., danach $1-3 \times 100$ mg p.o.).
- Behandlungsversuche des Delirs mit Alkohol sind kontraindiziert.

■ Einführung

Alkoholdelir und akute Verwirrtheitszustände gehören zu den häufigsten Ursachen für eine Krankenhausaufnahme und verlängern die Aufenthaltsdauer im Krankenhaus und auf Intensivstationen. Das Alkoholdelir hat unbehandelt eine hohe Letalität von bis zu 15%. Vor diesem Hintergrund und der Tatsache, dass die Behandlung des Alkoholdelirs und der Verwirrtheitszustände sehr uneinheitlich gehandhabt wird, ist die vorliegende Leitlinie notwendig.

■ Definition und Klassifikation

Begriffsdefinition

Das Alkoholdelir (Synonym: Delirium tremens [DT], Entzugsdelir) ist eine potenziell lebensbedrohliche akute Folge des chronischen Alkoholismus mit psychotischer und neurovegetativer Symptomatik. 3% der Bevölkerung sind alkoholkrank, 5% (3–15%) der Alkoholkranken erleiden Delirien, 12–23% der Delirkranken machen Rezidive durch. Der akute Verwirrtheitszustand wird synonym zum Begriff Delir verwandt und meint dabei vornehmlich delirante Zustände, die nicht durch Alkohol oder Drogen ausgelöst werden. Er tritt sehr häufig postoperativ bei bis zu 30% der Patienten auf Intensivstationen insbesondere bei älteren Menschen auf. Die klinische Symptomatik setzt sich aus psychischen, neurologischen und autonomen Symptomen zusammen. (Die Symptombeschreibung des ICD-10-GM 2005 unter F 10.4 und F 05 ist für den klinischen Gebrauch wenig hilfreich.) Die Kernsymptome des Delirs umfassen vorübergehende Bewusstseinsstörungen und kognitive Defizite. Alle anderen im Folgenden genannten Symptome sind zwar häufig, aber fakultativ.

Alkoholdelir und Verwirrtheitszustände

Symptomgruppe des exogenen Reaktionstyps

- Gedächtnisstörungen, Desorientiertheit und Denkstörungen (oft verworren, vorbeiredend und weitschweifig)
- psychomotorische Unruhe mit Jaktationen der Extremitäten oder des Kopfes und Antriebssteigerung mit Bettflucht, Übererregbarkeit, Schreckhaftigkeit und Schlafstörungen; bei schweren Verläufen Bewusstseinsstörungen, selten Koma
- affektive Störungen mit Heiterkeit oder Angst (Selbst- und Fremdgefährdung!)
- epileptische Anfälle bei 20 %, bevorzugt im anlaufenden Delir („Prädelir")

Symptomgruppe der halluzinatorischen Psychose

- illusionäre Verkennungen mit Beziehung zum Alkohol (Pfleger wäre der Kellner)
- szenisch-optische und taktile Halluzinationen (Würmer, Käfer, kleine Elefanten laufen auf der Haut, häufig haben die Halluzinationen einen Bezug zu Szenen aus dem Alltagsleben des Patienten), seltener akustische (z. B. Marschmusik, Akoasmen) und andere Halluzinationen
- Suggestibilität (Patient liest von einem leeren Blatt ab, trinkt aus dem imaginären Glas, bindet Knoten ohne Faden)
- bisweilen Paranoia und andere Wahnformen

Symptomgruppe der neurovegetativen Entgleisung

- Fieber bis 38,5 °C
- Hypertonie bis 180/110 mmHg (teilweise auch Hypotonie)
- Tachykardie
- bisweilen Hyperventilation
- profuse Hyperhidrose
- grobschlägiger Tremor (8–9 Hz)
- Hyperreflexie, bisweilen Mydriasis

Klassifikation

Das **unvollständige Delir** (sog. „Prädelir", synonym kompliziertes Entzugssyndrom) bietet flüchtige, zumal abendliche Halluzinationen *oder* eine leichte und flüchtige vegetative Symptomatik mit Schreckhaftigkeit, Schlafstörungen, Schwitzen und morgendlichem Tremor, zudem fakultativ epileptische Anfälle vom Grand-mal-Typ.

Das **vollständige Delir** (Delirium tremens) zeigt Symptome des exogenen Reaktionstyps mit Bewusstseins-, affektiven und Orientierungsstörungen, Übererregbarkeit *und* Symptome der halluzinatorischen Psychose (illusionäre Verkennungen, optische und taktile Halluzinationen, Suggestibilität) *und* eine vegetative Entgleisung (Fieber, Hypertonie, Tachykardie, Hyperhidrose, Tremor).

Das **lebensbedrohliche Delir** macht 7 % aller Delirien aus mit der Symptomatik des vollständigen Delirs und ist bestimmt von schweren, vor allem kardialen und pulmonalen Komplikationen, Hyperthermie und schweren quantitativen Bewusstseinsstörungen.

Die **CIWA-Ar** (Clinical Institute Withdrawal Assessment for Alcohol) ist die international geläufigste Skala zur Abbildung der Schwere des Alkoholentzugssyndroms und bildet auch das Delirium tremens als dessen schwerste Verlaufsform ab (Sullivan et al. 1989; http://images2.clinicaltools.com/images/pdf/ciwa-ar.pdf).

■ Diagnostik

Die Diagnose des DT ist eine klinische, sie stützt sich auf Eigen- und Fremdanamnese, die exakte internistische, neurologische und psychiatrische Untersuchung und eine begrenzte Zusatzdiagnostik. Es muss vor allem auf Kofaktoren für die Entwicklung eines nicht alkoholbedingten Delirs geachtet werden (z. B. Einnahme von Psychopharmaka, akuter Eingriff nach Fraktur, Seh- und Hörbehinderung etc.).

▶ **Anamnese:**
- vorausgegangene Entzüge, Delirien?
- manchmal korrekte Angabe des Alkoholkonsums, häufig Dissimulation durch Patient und Angehörige
- Verkehrsdelikte (Führerschein)?
- Lebenssituation (Arbeitslosigkeit), berufliche Alkoholexposition?

▶ **Klinische Untersuchung:**
- delirantes Syndrom (s.o.)
- häufig Zeichen der Mangelernährung und Eksikkose
- häufig Sturz- und Stoßverletzungen
- manchmal noch Foetor alcoholicus
- Zeichen der Leberdysfunktion: Lebervergrößerung, Gerinnungsstörung, Ikterus u.a.
- globale Muskelverschmächtigung und Stammfettsucht, faziale Teleangiektasien
- häufig Polyneuropathie und zerebelläre Ataxie

▶ **Labor:**
- bisweilen noch erhöhte Werte für Blutalkohol
- sehr häufig erhöhte Transaminasen und erhöhtes Bilirubin sowie CDT (Carboanhdyrase defizientes Transferrin)
- im Blutbild häufig erhöhtes MCV, Anämie und Thrombozytopenie
- häufig erhöhte Kreatinkinase (CK) und erhöhtes Myoglobin (z. B. durch Stürze oder toxische Myopathie; cave: Rhabdomyolyse, CK kann aber auch auf stattgehabte Anfälle hinweisen)
- häufig erhöhte Harnsäure und erhöhte Triglyzeride
- häufig erniedrigtes Kalium, Natrium und Magnesium

Alkoholdelir und Verwirrtheitszustände

- häufiger pCO_2-Erniedrigung bzw. respiratorische Alkalose
- bisweilen erhöhte Lipase und Alpha-Amylase
- seltener erhöhte alkalische Phosphatase
- seltener erhöhter Gesamtstickstoff und erhöhtes Kreatinin

▶ **Zusatzdiagnostik:**
- Röntgen-Thorax
- EKG
- Entzündungsparameter

▶ **Im Einzelfall erforderliche Untersuchungen:** Bei initialen Anfällen, neurologischen Herdzeichen, Bewusstseinsstörungen:
- cCT (Trauma? Subdurales Hämatom)
- MRT (Wernicke-Enzephalopathie?)
- Blutkultur, Liquor (Meningoenzephalitis?)
- EEG (nach Anfall, nicht konvulsiver Status epilepticus?)
- Antikörperdiagnostik bei V.a. limbische Enzephalitis (z.B. Anti-Hu, Kalium-Kanal-Antikörper etc.)
- endokrine Diagnostik (Hashimoto-Enzephalopathie? Erhöhtes Parathormon bei primären Hyperparathyreoidismus?)

Im EEG findet sich, wenn überhaupt bei psychomotorischer Unruhe ableitbar, oft eine Verlangsamung der Grundaktivität und im Liquor eine leichte Zellzahlerhöhung. Pathognomonische Laborwertveränderungen oder Befunde in der zerebralen Bildgebung existieren nicht. Nicht selten findet sich allerdings eine infratentoriell betonte globale Atrophie.

Die **Differenzialdiagnose** des Alkoholdelirs und des akuten Verwirrtheitszustandes umfasst Zustände mit „deliranter" Unruhe, produktiv-psychotischen Phänomenen und vegetativer Entgleisung:
- andere Entzugsdelirien (z.B. bei Benzodiazepin- oder Barbituratabhängigkeit)
- andere Intoxikationsdelirien (z.B. bei Kokain-, Stimulanzien-, Cannabis-, Lösungsmittel-, oder Halluzinogenmissbrauch)
- pharmakogene (L-Dopa) und toxische Psychosen, anticholinerges Syndrom
- floride schizophrene Psychose, Manie
- Alkoholfolgeerkrankungen: Wernicke-Korsakow-Syndrom, Alkoholhalluzinose
- Verwirrtheitszustände bei vorbestehender kognitiver Störung oder Demenz
- posttraumatische Durchgangssyndrome (Hirnkontusion, subdurales Hämatom nach initialem Anfall oder Sturz in der Alkoholintoxikation)
- posthypoxische, posthypoglykämische Durchgangssyndrome
- metabolische (hepatische) und endokrine (hyperthyreote) Enzephalopathien
- epileptisches Durchgangssyndrom, nicht konvulsiver Status epilepticus
- septische Enzephalopathie
- Entzündungen des ZNS: bakterielle Meningitis und Enzephalitis
- limbische Enzephalitis (z.B. paraneoplastisch oder autoimmunbedingt)
- dissoziative Zustände

■ Therapie

Allgemeine Empfehlungen zur Therapie

Die Mehrzahl der Alkoholentzüge erfolgt ambulant, zum großen Teil ohne ärztliche Hilfe. Patienten mit ausgeprägten Entzugssymptomen (mindestens ab dem unvollständigen Delir, „Prädelir") sind stationär zu behandeln, ebenso Patienten mit komplizierten Verläufen in der Vorgeschichte (z.B. Entzugsanfälle oder Delirien). Kranke mit einem lebensbedrohlichen Delir (s.o.) gehören auf die Intensivstation. Jeglicher akute Verwirrtheitszustand ist stationär zu behandeln.

Vorgehen bei der Aufnahme

- Kontrolle und Stabilisierung der Vitalfunktionen
- sicherer venöser Zugang, Blutentnahme, ggf. Drogen-Screening aus dem Urin
- internistische und exakte neurologische Untersuchung
- Eigenanamnese – soweit möglich, Fremdanamnese
- Vitamin B_1 50–100 mg i.v., bei Verdacht auf eine Wernicke-Enzephalopathie sogar höhere Dosen bis 3 × 100 mg i.v., erst dann glukosehaltige Infusionslösungen

▶ **Bei besonderer Indikation:** initiale Sedierung

Allgemeine Therapiemaßnahmen

- adäquate Überwachung und Patientensicherung, ggf. richterliche Unterbringung (in Deutschland nach Psych-KG oder Betreuungsgesetz)
- Fixierungszeiträume auf ein Minimum beschränken, technisch sicher durchführen (5-Punkt-Fixierung: Extremitäten, Bauchgurt), Fixierungsprotokoll anfertigen, adäquate Beobachtung des Fixierten ggf. durch eine Sitzwache oder im Überwachungsraum, hochfrequente Kontrolle der Fixierung
- Flüssigkeitszufuhr je nach individuellem Bedarf unter ZVD-Kontrolle
- exakte Bilanzierung, ZVD, Bettwaage hilfreich (inadäquate ADH-Sekretion möglich)
- Zufuhr von Magnesium (100 mg Magnesiumcitrat oder Magnesiumaspartathydrochlorid einmal täglich) und Spurenelementen
- Hypokaliämie häufig, adäquate Kaliumzufuhr
- Hyponatriämie, falls vorhanden, nur langsam ausgleichen wegen Gefahr der zentralen pontinen Myelinolyse (Steigerung des Na-Spiegels maximal um 0,6 mmol/h, Berechnung des Natriumdefizits: Na^+-Defizit = $[135 mmol/l - Na^+_{Ist}] \times 0,3 \times kg\ KG$; Infusion von

2–5%iger NaCl-Lösung unter stündlicher Kontrolle von Natrium)
- ruhige, gut beleuchtete Umgebung wegen Unruhe, Desorientierung und Angst
- Vitamin-B_1-Mangel bei 50% der Alkoholkranken (Gefahr der Wernicke-Enzephalopathie), nach initialer Vitamin-B_1-Gabe i.v. (s.o.) 3 × 50–100 mg/d p.o.

Spezielle Pharmakotherapie

Die Medikation zur Behandlung des Alkoholdelirs und akuten Verwirrtheitszustandes anderer Ätiologie sollte sedieren, ohne die vitalen Schutzreflexe zu beeinträchtigen, die epileptische Krampfschwelle erhöhen, die autonome Überaktivität dämpfen und antipsychotisch wirksam sein, ohne wesentliche Nebenwirkungen zu entwickeln. Da keine Einzelsubstanz alle Anforderungen erfüllt, sind Kombinationstherapien möglich.

Verschiedene Individuen benötigen höchst unterschiedliche Dosen. Die Behandlung des **unvollständigen Delirs** (synonym: Entzugssyndrom) ist mit oralen Gaben von Benzodiazepinen oder Clomethiazol leicht durchzuführen. Letzteres ist bei Patienten mit schweren pulmonalen Erkrankungen vor allem wegen der Hypersekretion nicht anzuwenden. Das **manifeste (vollständige) DT** kann p.o. mit einem Benzodiazepin oder mit Clomethiazol allein behandelt werden. Wir empfehlen die orale Kombinationstherapie einer GABA-ergen Substanz (Benzodiazepin oder Clomethiazol) mit einem Neuroleptikum.

Die Behandlung des unvollständigen Delirs kann alternativ zu Benzodiazepinen oder Clomethiazol auch mit Antikonvulsiva (Carbamazepin) durchgeführt werden,

Tab. 85.1 Pragmatische Behandlung von ausgeprägteren Alkoholentzugssyndrom und Alkoholdelir (adaptiert nach Schuchardt u. Hacke 2000).

I. Ausgeprägteres Alkoholentzugssyndrom (CIWA-Ar>10 Punkte) bis unvollständiges Delir	
klinische Überwachung und Allgemeintherapie sowie Clomethiazol	4 × tägl. 2 Kapseln à 192 mg p.o. (oder 4 × tägl. 10 ml Saft), Reduktion nach Klinik (z. B. 2 Kapseln pro Tag) oder bedarfsadaptierte Gabe nach CIWA-Ar
oder Diazepam	4–6 × tägl. 10 mg p.o., Reduktion um 10% pro Tag oder 3 × 20 mg im Abstand von 2 Stunden als Loading Dose oder bedarfsadaptierte Gabe nach CIWA-Ar
oder Lorazepam oder Clonazepam	4–6 × tägl. 1 mg p.o., Reduktion um 10% pro Tag oder bedarfsadaptierte Gabe nach CIWA-Ar
oder Chlordiazepoxid	4–6 × tägl. 25–50 mg, Reduktion um 20% pro Tag oder 3 × 100 mg im Abstand von 2 Stunden als Loading Dose
II. Vollständiges Delir	
Clomethiazol	4–8 × tägl. 2 Kapseln à 192 mg p.o. (oder jeweils 10 ml Saft), Reduktion nach Klinik, bis zu 24 Kapseln pro 24 Stunden möglich
oder Clomethiazol plus Haloperidol	6–8 (max. 12) × tägl. 2 Kapseln à 192 mg p.o. (oder jeweils 10 ml Saft) 3–6 × tägl. 5–10 mg p.o. oder i.v.
oder Diazepam plus Haloperidol*	6 × tägl. 10 mg p.o. 3–6 × tägl. 5–10 mg p.o. oder i.v.
oder Lorazepam plus Haloperidol	6 × tägl. 1 mg p.o. 3–6 × tägl. 5–10 mg p.o. oder i.v.
III. Lebensbedrohliches Delir (vollständiges Delir, orale Therapie unzureichend)	
Diazepam plus Haloperidol	120–240 mg i.v. pro Tag (kontinuierlich oder als Boli) 3–6 × tägl. 5 (in Ausnahmen 10) mg i.v.
oder Midazolam plus Haloperidol	bis zu 20 mg pro Stunde, nach Wirkung 3–6 × tägl. 5 (in Ausnahmen 10) mg i.v.
fakultativ zusätzlich Clonidin	initial 0,025 mg i.v. pro Stunde, Dosis bei Bedarf erhöhen

* Der Hersteller Janssen-Cilag empfiehlt wegen der QT-Zeit-Verlängerung mittlerweile lediglich eine intramuskuläre Applikation (Beipackzettel); die intravenöse Applikation liegt somit im Ermessen des behandelnden Arztes; ein kontinuierliches EKG-Monitoring ist daher bei i.v. Gabe zu empfehlen.

wobei die Studienergebnisse hinsichtlich einer Gleichwertigkeit oder gar Überlegenheit gegenüber Clomethiazol oder Benzodiazepinen sehr heterogen sind. Eine neuere Metaanalyse von Polycarpou et al. (2005) kommt zu keinem eindeutigen Schluss. Die Wirksamkeit von Benzodiazepine wurde in Metaanalysen, zuletzt von Amato et al. (2010), sehr gut nachgewiesen. Am häufigsten wurden in randomisierten Studien Diazepam, Lorazepam und Chlordiazepoxid untersucht.

Beim sehr schweren, **lebensbedrohlichen Delir** reicht die orale Behandlung nicht aus, eine intravenöse Kombinationstherapie ist sinnvoll. Intravenöses Diazepam oder Midazolam kann mit Haloperidol kombiniert werden. Die parenterale Delirtherapie ist obligatorisch auf der Intensivstation durchzuführen. Supplementär wird Clonidin i.v. eingesetzt, um die sympathikotone Überaktivität zu dämpfen. Therapierefraktäre Delirien können mit Propofol gebessert werden.

Die in ▶ Tab. 85.1 dargestellte Eskalationstherapie des Alkoholdelirs ist aus der täglichen Praxis der Autoren erwachsen. Kontrollierte Studien liegen vor für Benzodiazepine, Clomethiazol, Carbamazepin, Clonidin und die Kombination von Benzodiazepinen mit Neuroleptika. In der Mehrzahl der Studien werden allerdings Patienten allein mit Alkoholentzugssyndromen (vegetativer Entzugssymptomatik/unvollständigem Delir) beschrieben oder es werden solche mit Entzugssyndrom oder manifestem Delir gemischt. Dies ist hinsichtlich der Aussagekraft der Studien zum voll ausgebildeten, manifesten Delir zu berücksichtigen. Deshalb sind alte retrospektive Studien, die sich allein dem Krankheitsbild **vollständigen Delirs** widmen, durchaus noch wertvoll.

Die Wirkung von **Benzodiazepinen** gegen Placebo oder gegen ein Verum wurde in einer Metaanalyse mit 11 Studien und 1286 Patienten beschrieben (Holbrook et al. 1999): Benzodiazepine sind Placebo überlegen und keine andere Substanz einschließlich Betablockern, Carbamazepin und Clonidin ist günstiger. Mayo-Smith kam 1997 in seiner Metaanalyse zu dem Ergebnis, dass Benzodiazepine die Schwere des Entzugs, die Häufigkeit von manifesten Delirien und von epileptischen Anfällen reduzieren. Eine Metaanalyse von Ntais et al. (2005) zeigt ebenfalls eine eindeutige Wirkung der Benzodiazepine, wobei jedoch eine eindeutige Überlegenheit gegenüber anderen Medikamenten nicht nachgewiesen werden konnte. Die aktuellste Metaanalyse von Amato et al. (2010) fasst 64 Studien zusammen. Dabei haben Benzodiazepine eine bessere Wirksamkeit als andere Substanzen wie Antikonvulsiva vor allem in der Kontrolle von Anfällen und in der Vermeidung eines Delirs. Chlordiazepoxid zeigte einen Trend für die beste Wirksamkeit, jedoch war dies gegenüber anderen Benzodiazepinen nicht signifikant. Aus zahlreichen Studien zusammengefasst (Schuchardt u. Hacke 2000), sind die folgenden Punkte bedeutsam: Benzodiazepine sind wegen der Sättigung der GABA-Benzodiazepin-Rezeptoren sicherer als Clomethiazol, in der Monotherapie aber weniger effektiv. Fasst man alle Studien und Metaanalysen zusammen, sind alle Benzodiazepine als äquivalent anzusehen. Lang wirksame Substanzen wie Diazepam und Chlordiazepoxid (in Österreich nicht zugelassen) bieten Vorteile, können jedoch bei alten Menschen und Leberkranken zur Kumulation führen. Dieses Risiko bietet Lorazepam (z. B. Tavor) wegen seiner mittellangen Halbwertszeit und des Abbaus durch Glukuronidierung nicht. Einer streng symptomgetriggerten Dosierung ist der Vorzug vor festen Schemata zu geben (Amato et al. 2010) (z. B. mittels Monitoring anhand CIWA-Ar [http://images2.clinicaltools.com/images/pdf/ciwa-ar.pdf] oder Gabe nach semiquantifizierbaren vegetativen und neurologischen Zielsymptomen, wie z. B. RR und Tremor). Benzodiazepine bieten mit Alkohol (und Clomethiazol) das Risiko der Kumulation und sekundären Abhängigkeit.

Clomethiazol ist als GABA-erge Substanz sedierend, vegetativ stabilisierend, antikonvulsiv und anxiolytisch wirksam, nach Mc Grath (1975) ist es potenter als Benzodiazepine und nach Ritola und Malinen (1981) dem Carbamazepin überlegen. Majundar (1991) betont die Überlegenheit von Clomethiazol gegenüber anderen Substanzen bei frühem Einsatz. Überdosierungen kommen dafür leichter vor. Hauptnebenwirkungen sind Bronchorrhö (kontraindiziert bei Lungenerkrankungen), Atemdepression und Kreislaufhypotonie. Die parenterale Applikationsform ist nicht mehr verfügbar. Auch Clomethiazol ist mit Alkohol und anderen GABA-ergen Substanzen (Benzodiazepine) kumulativ wirksam. Wegen seines Abhängigkeitspotenzials soll es nur stationär verabreicht und vor der Entlassung ausgeschlichen werden (Schuchardt u. Hacke 2000).

Carbamazepin ist beim Entzugssyndrom (unvollständiges Delir) in einem 6-Tage-Schema (▶ Tab. 85.1) nach Ritola und Malinen (1981) wirksam und Phenobarbital und Oxazepam ebenbürtig (Bjorkqvist et al. 1976, Malcolm et al. 1989). Nach einer kleinen randomisierten, einfach blinden Untersuchung von Seifert et al. (2004) mit 37 Patienten im Entzugssyndrom hat es gegenüber Clomethiazol den Vorteil der geringeren kognitiven Beeinträchtigung. Zum Einsatz von Carbamazepin beim voll ausgebildeten Delir liegen keine Studien vor, die Autoren gehen nach eigener Erfahrung hier eher von einer unzureichenden Wirkung aus. Inwieweit Antikonvulsiva insgesamt eine gute Alternative zu Clomethiazol oder Benzodiazepinen darstellen, bleibt nach einer neueren Metaanalysen weiterhin unklar (Polycarpou et al. 2005, Minozzi et al. 2010). Eine retrospektive Analyse zeigte eine bessere Verträglichkeit von Valproinsäure gegenüber Carbamazepin (Eyer et al. 2011). Diese Studie war aber retrospektiv und hatte unzureichend definierte Einschlusskriterien.

Clonidin ist als Alpha-2-Rezeptor-Agonist bei milden Entzugssyndromen p.o. zur Kontrolle von Hypertension und Tachykardie geeignet (Baumgärtner 1988). Clomethiazol ist es aufgrund unzureichender Beeinflussung von Halluzinationen und epileptischen Anfällen dagegen unterlegen (Heuzeroth u. Grünklee 1988). Es eignet sich zur ergänzenden Beeinflussung der vegetativen Entgleisung mit einer Initialdosis von 0,025 mg/h i.v. und Tagesdosen von 0,29–2,37 mg (Fauler u. Verner 1993). Bei geringer Erhöhung der Herzfrequenz oder des Blutdrucks im Rahmen des Delirs können auch Betablocker wie Bisoprolol (2 × 2,5 – 2 × 5 mg) oder Metoprolol (25–200 mg) nach Ausschluss einer relevanten AV-Blockierung sinnvoll sein.

Kombinationstherapien werden seit 1980 empfohlen. Spies et al. (1996) verglichen in einer prospektiven kontrollierten Studie an 156 Patienten die Kombinationen Flunitrazepam/Clonidin vs. Clomethiazol/Haloperidol vs. Flunitrazepam/Haloperidol. Es ließen sich keine signifikanten Unterschiede erkennen. Flunitrazepam/Clonidin dürfte hinsichtlich der Pneumoniehäufigkeit und Beatmungsbedürftigkeit Vorteile bieten, allerdings war die Wirkung auf Halluzinationen schlechter und kardiale Komplikationen kamen vermehrt vor. Dieselbe Arbeitsgruppe wies bei 44 chirurgischen Patienten nach, dass die Kombinationstherapie mit Flunitrazepam plus Clonidin plus (bei Halluzinationen) Haloperidol bedarfsadaptiert mit Boli günstiger ist als die Dauerinfusion mit Flunitrazepam: leichteres Alkoholentzugssyndrom, Medikation niedriger, Pneumonien seltener, Aufenthalt auf der Intensivstation kürzer (Spies et al. 2003).

■ Wahrscheinlich unzureichende oder gefährliche Therapien

Phenytoin ist nicht antidelirant wirksam (Alldredge et al. 1989, Mayo-Smith 1997, Eyer et al. 2011), **Valproat** wurde bisher nur beim Alkoholentzugssyndrom untersucht, beim Delir fehlen prospektive Studien. Über die Wirkung von **Topiramat, Vigabatrin** oder **Gabapentin** beim Delir sind Aussagen noch nicht möglich. Epileptische Anfälle werden nach der Erfahrung der Autoren durch Benzodiazepine und Clomethiazol, im Prädelir mit Carbamazepin, in der Regel ausreichend kontrolliert. Zur Monotherapie sind **Neuroleptika** wegen der Erniedrigung der Krampfschwelle, extrapyramidaler Nebenwirkungen, Verlängerung des Delirs und einer erhöhten Letalität nach Athen et al. (1986) nicht vertretbar. Sie sind nach einer aktuellen Metaanalyse (Mayo-Smith et al. 2004) sedierend-hypnotischen Substanzen wie Benzodiazepinen unterlegen. In der Kombination mit Clomethiazol oder einem Benzodiazepin dürften die negativen Aspekte der Neuroleptika allerdings nicht von Bedeutung sein. Unzureichend ist eine Monotherapie mit Betablockern und Kalziumantagonisten; Paraldehyd und Barbiturate dürften obsolet sein.

Einzelne Mitteilungen liegen vor für Tiaprid, Propofol, Gamma-Hydroxy-Buttersäure, Dexamethason, Nimodipin, Alprazolam, den Benzodiazepinrezeptor-Agonisten Abencarnil sowie für Akupunktur.

■ Versorgungskoordination

Nur 10–20 % aller Delirpatienten bleiben nach dem alkoholbedingten Delir alkoholabstinent. Eine längerfristige Entwöhnung ist immer anzustreben. Der Einsatz einer Anti-Craving-Substanz, z. B. Acamprosat, Disulfiram oder Naltrexon, ist bei glaubhaft zur Abstinenz bereiten Patienten zu erwägen (Schaffer u. Naranjo 1998). Dies sollte aber in einem Gesamtkonzept mit suchtmedizinisch ausgebildeten Psychiatern abgestimmt werden.

■ Besonderheiten in der Schweiz und Österreich

Clomethiazol und Chlordiazepoxid sind in Österreich nicht zugelassen. Die rechtlichen Voraussetzungen für Unterbringungen sind landesspezifisch.

■ Redaktionskomitee

Prof. Dr. Udo Bonnet, LVR-Klinikum Essen, Klinik für Psychiatrie und Psychotherapie & Klinik für abhängiges Verhalten und Suchtmedizin, Universität Duisburg/Essen
Prof. Dr. H.-C. Hansen, Klinik für Neurologie und Psychiatrie, Friedrich-Ebert-Krankenhaus Neumünster
Prof. Dr. M. Maschke, Abteilung für Neurologie und Neurophysiologie, Brüderkrankenhaus Trier
PD Dr. Th. Müller, Universitätsklinik und Poliklinik für Psychiatrie, Bern
PD Dr. B. Pfausler, Universitätsklinik für Neurologie, Innsbruck
Prof. Dr. V. Schuchardt, Neurologische Klinik, Klinikum Lahr

Federführend: Prof. Dr. Matthias Maschke, Abteilung für Neurologie und Neurophysiologie, Brüderkrankenhaus Trier, Nordallee 1, 54292 Trier, Tel.: 0651/208-2741, Fax: 0651/208-2749
E-Mail: m.maschke@bk-trier.de

Entwicklungsstufe der Leitlinie: S1

■ Literatur

Alldredge BK, Lowenstein DH, Simon RP. Placebo-controlled trial of intravenous diphenylhydantoin for short-term treatment of alcohol withdrawal seizures. Am J Med 1989; 87: 645–648
Amato L, Minozzi S, Vecchi S et al. Benzodiazepines for alcohol withdrawal Cochrane Database Syst Rev 2010; 3: CD005063
Athen D. Comparative investigation of clomethiazole and neuroleptic agents in the treatment of alcoholic delirium. Acta Psychiatr Scand 1986; 329 (Suppl.): 167–170
Athen D, Hippius H, Meyendorf R et al. Ein Vergleich der Wirksamkeit von Neuroleptika und Clomethiazol bei der Behandlung des Alkoholdelirs. Nervenarzt 1977; 48: 528–532
Baumgärtner GR. Clonidine vs. chlordiazepoxide in the management of acute alcohol withdrawal: a preliminary report. Southern Med J 1988; 81: 56–60
Bird RD, Makela EH. Alcohol withdrawal: What is the benzodiazepine of choice? Ann Pharmacother 1994; 28: 67–71
Bjorkqvist SE, Isohanni M, Makela R et al. Ambulant treatment of alcohol withdrawal symptoms with carbamazepine: a formal multicentre double-blind comparison with placebo. Acta Psychiatr Scand 1976; 53: 333–342

Bonnet U, Banger M, Leweke FM et al. Treatment of acute alcohol withdrawal with gabapentin: results from a controlled two-center trial. J Clin Psychopharmacol 2003; 23: 514-519

Bonnet U, Lensing M, Specka M et al. Comparison of two oral symptom-triggered pharmacological inpatient treatments of acute alcohol withdrawal: clomethiazole vs. clonazepam. Alcohol and Alcoholism 2011; 46: 68-73

Bonnet U, Schäfer M, Richter C et al. Antikonvulsiva in der Behandlung der Alkoholabhängigkeit. Fortschr Neurol Psychiat 2009; 77: 192-202

Busch H, Frings A. Pharmacotherapy of alcohol-withdrawal syndrome in hospitalized patients. Pharmacopsychiat 1998; 21: 232-237

Chick J. Delirium tremens. Brit Med J 1989; 298: 3-4

De Bellis R, Smith BS, Choi S et al. Management of Delirium tremens. J Intensive Care Med 2005; 20: 164-173

Eyer F, Schreckenberg M, Hecht D et al. Carbamazepine and valproate as adjuncts in the treatment of alcohol withdrawal syndrome: a retrospective cohort study. Alcohol and Alcoholism 2011; 46: 177-184

Fauler J, Verner L. The pharmakokinetics of clonidine in high dosage. Eur J Pharmacol 1993; 45: 165-167

Finzen C, Kruse G. Kombinationstherapie des Alkoholdelirs mit Haloperidol und Clomethiazol. Psychiat Prax 1980; 7: 50-56

Heinz A, Mann K. Neurobiologie der Alkoholabhängigkeit. Dtsch Ärztebl 2001; 98: 2279-2283

Heuzeroth L, Grünklee D. Clonidine – alternative therapy in the treatment of delirium tremens. Med Klin 1988; 83: 783-789

Holbrook AM, Crowther R, Lotter A et al. Meta-analysis of benzodiazepine use in the treatment of acute alcohol withdrawal. Can Med Ass J 1999; 160: 649-655

Koethe D, Juelicher A, Nolden BM et al. Oxcarbazepine-efficacy and tolerability during treatment of alcohol withdrawal: a double-blind, randomized, placebo-controlled multicenter pilot study. Alcohol Clin Exp Res 2007; 31: 1188-1194

Lineaweaver WC, Anderson K, Hing DN. Massive doses of midazolam infusion for delirium tremens without respiratory depression. Crit Care Med 1988; 16: 294-295

Litten RZ., Allen J, Fertig J. Pharmacotherapies for alcohol problems: a review of research with focus on developments since 1991. Alcohol Clin Exp Res 1996; 20: 859-876

Majundar SK. Chlormethiazole: current status in the treatment of the acute ethanol withdrawal syndrome. Drug Alcohol Depend 1991; 3: 201-207

Malcolm R, Ballenger JC, Sturgis ET et al. Double-blind controlled trial comparing carbamazepine to oxacepam treatment of alcohol withdrawal. Am J Psychiat 1989; 146: 617-621

Mayo-Smith MF. Pharmacological management of alcohol withdrawal. J Am Med Ass 1997; 278: 144-151

Mayo-Smith MF, Beecher LH, Fischer TL et al. Management of alcohol withdrawal delirium. An evidence-based practice guideline. Arch Intern Med 2004; 164: 1405-1412

McCowan C, Marik P. Refractory delirium tremens treated with propofol: a case series. Crit Care Med 2000; 28: 1781-1784

Mc Grath SD. A controlled trial of clomethiazole and chlordiazepoxide in the treatment of the acute withdrawal phase of alcoholism. Conference on alcoholism. London: Longman; 1975: 81-90

Minozzi S, Amato L, Vecchi S et al. Anticonvulsants for alcohol withdrawal. Cochrane Database Syst Rev 2010; 3: CD005064

Ntais C, Pakos E, Kyzas P et al. Benzodiazepines for alcohol withdrawal. Cochrane Database Syst Rev 2005: 20: CD005063

Palsson A. The efficacy of early chlormethiazole medication in the prevention of delirium tremens. A retrospective study of the outcome of different drug treatment strategies at the Helsingborg psychiatry clinics, 1975–1980. Acta Psychiatr Scand 2001; Suppl 329: 140-145

Polycarpou A, Papanikolaou P, Ioannidis JP et al. Anticonvulsants for alcohol withdrawal. Cochrane Database Syst Rev 2005; 20: CD005064

Pfitzer F, Schuchardt V, Heitmann R. Die Behandlung schwerer Alkoholdelirien. Nervenarzt 1988; 59: 229-236

Ritola E, Malinen L. A double-blind comparison of carbamazepine and clomethiazole in the treatment of alcohol withdrawal syndrome. Acta Psychiatr Scand 1981; 64: 254-259

Rommelspacher H, Schmidt LG, Helmchen H. Pathobiochemie und Pharmakotherapie des Alkoholentzugssyndroms. Nervenarzt 1991; 62: 649-657

Saitz R, Lawrence S, Friedman MD et al. Alcohol withdrawal: A nationwide survey of inpatient treatment practices. J Gen Intern Med 1995; 10: 479-487

Schaffer A, Naranjo CA. Recommended drug treatment strategies for the alcoholic patient. Drug 1998; 56: 571-585

Schik G, Wedegaertner FR, Liersch J et al. Oxcarbazepine versus carbamazepine in the treatment of alcohol withdrawal. Addict Biol 2005; 10: 283-288

Schuchardt V, Hacke W. Klinik und Therapie alkoholassoziierter neurologischer Störungen. In: Seitz HK, Lieber CS, Simanowski UA, Hrsg. Handbuch Alkohol, Alkoholismus, alkoholbedingte Organschäden. Heidelberg: Johann Ambrosius Barth; 2000

Seifert J, Peter E, Jahn K et al. Treatment of alcohol withdrawal: Chlormethiazole vs. carbamazepine and the effect on memory performance – a pilot study. Addict Biol 2004; 9: 43-51

Sellers EM, Naranjo CA. New strategies for the treatment of alcohol withdrawal. Psychopharmacol Bull 1986; 22: 88-92

Soyka M, Schmidt F, Schmidt P. Efficacy and safety of outpatient alcohol detoxification with a combination of tiapride/carbamazepine: additional evidence. Pharmacopsychiat 2006; 39: 30-34

Spies CD, Dubicz N, Neumann T et al. Therapy of alcohol withdrawal syndrome in intensive care unit patients following trauma: results of a prospective, randomized trial. Crit Care Med 1996; 24: 414-422

Spies CD, Otter HE, Huske B et al. Alcohol withdrawal severity is decreased by symptom-orientated adjusted bolus therapy in the ICU. Intensive Care Med 2003; 29: 2230-2238

Spies CD, Rommelspacher H. Alcohol withdrawal in the surgical patient: prevention and treatment. Anaesth Analg 1999; 88: 946-954

Sullivan JT, Sykora K, Schneidermann J et al. Assessment of alcohol withdrawal: the revised clinical institute withdrawal assessment for alcohol scale (CIWA-Ar). Br J Addict 1989; 84: 1353-1357

Williams D, McBride AJ. The drug treatment of alcohol withdrawal symptoms: a systematic review. Alcohol and Alcoholism 1998; 33: 103-115

Alkoholdelir und Verwirrtheitszustände

Clinical Pathway – Alkoholdelir

Anamnese
- Alkoholkonsum (Cave Dissimulation)
- Fremdanamnese

Untersuchung
- delirantes Syndrom
- Foetor alcoholicus
- Zeichen der Leberdysfunktion
- Muskelverschmächtigung
- Stammfettsucht
- faziale Teleangiektasien

Labor
- Blutbild (hyperchrome Anämie)
- Blutalkohol
- Leberwerte
- NH_3
- Elektrolyte, Kreatinin
- BGA (CO_2-Erniedrigung?)
- ggf. Drogenscreening aus dem Urin

Zusatzdiagnostik
- Röntgen-Thorax
- EKG

bei Zweifel an der Diagnose „Alkoholentzugdelir"
- CT/MRT
- Doppler
- Liquordiagnostik

Basistherapie
- Kontrolle und Stabilisierung der Vitalfunktionen
- venöser Zugang
- Vitamin B1 initial 50–100 mg i.v., dann 50–100 mg/d p.o. + Vitamin B_6
- ggf. Sedierung
- Flüssigkeitszufuhr bis 4000 ml/d unter ZVD-Kontrolle
- Bilanzierung
- Zufuhr von Mg^{2+} und Spurenelementen
- Ausgleich Hypokaliämie
- Ausgleich Hyponatriämie (maximal 0,6 mmol/h)
- ruhige, gut beleuchtete Umgebung
- symptomatische Behandlung von Komplikationen
- ggf. Fixierung, richterliche Unterbringung

▶ spezifische Therapie

○ unvollständiges Delir („Prädelir"):
- halluzinatorische Psychose: Illusionäre Verkennungen, optische und taktile Halluzinationen, Suggestibilität
- oder
- neurovegetative Entgleisung: Fieber, Hypertonie, Tachykardie, Hyperhidrose, Tremor

▶ klinische Überwachung und Allgemeintherapie (bei sehr milden Verläufen)
▶ Clomethiazol: 4 x pro Tag 2 Kapseln à 192 mg p.o., Reduktion nach Klinik
oder
▶ Diazepam: 4–6 x 10 mg p.o. pro Tag, Reduktion um 10% pro Tag oder 3 x 20 mg im Abstand von 2 Stunden als Loading Dose
oder
▶ Lorazepam 4 x 1–3 mg p.o. pro Tag

○ vollständiges Delir:
- exogener Reaktionstyp: Desorientiertheit, Unruhe, Bewusstseinsstörungen, affektive Störungen, epileptische Anfälle
- halluzinatorische Psychose: Illusionäre Verkennungen, optische und taktile Halluzinationen, Suggestibilität
- neurovegetative Entgleisung: Fieber, Hypertonie, Tachykardie, Hyperhidrose, Tremor

▶ Clomethiazol 4–8 x pro Tag 2 Kapseln à 192 mg p.o., Reduktion nach Klinik
oder
▶ Clomethiazol 6–8 (max. 12) x 2 Kapseln à 192 mg p.o. pro Tag
plus
▶ Haloperidol 3–6 x 5–10 mg p.o. oder i.v. pro Tag
oder
▶ Diazepam 6 x 10 mg p.o. pro Tag
plus
▶ Haloperidol 3–6 x 5–10 mg p.o. oder i.v. pro Tag
oder
▶ Lorazepam 6 x 1 mg p.o. pro Tag
plus
▶ Haloperidol 3–6 x 5–10 mg p.o. oder i.v. pro Tag

○ lebensbedrohliches Delir:
- Symptomatik des vollständigen Delirs
- schwere kardiale und pulmonale Komplikationen
- schwere Bewusstseinsstörungen

▶ Diazepam 120–240 mg i.v. pro Tag (kontinuierlich oder als Boli)
plus
▶ Haloperidol 3–6 x 5 (in Ausnahmen 10) mg i.v. pro Tag
oder
▶ Midazolam bis 20 mg pro Stunde, nach Wirkung
plus
▶ Haloperidol 3–6 x 5 (in Ausnahmen 10) mg i.v. pro Tag
▶ Fakultativ zusätzlich Clonidin initial 0,025 mg i.v. pro Stunde, Dosis bei Bedarf erhöhen

---

▶ Überwachung auf Hinweise für Komplikationen

○ Hinweise auf Schädel-Hirn-Trauma oder intrakranielle Blutung:
- initialer Anfall
- Herdzeichen
- Bewusstseinsstörung

▶ cCT

○ Hinweise auf Wernicke-Enzephalopathie:
- Augenmotilitätsstörungen
- Ataxie
- Vigilanzstörung

▶ MRT

○ Hinweise auf Meningoenzephalitis:
- septische Allgemeinerkrankung
- Meningismus

▶ Liquordiagnostik

○ Hinweise auf epileptische Anfälle:
- Anamnese
- unerklärte Vigilanzstörung (nicht konvulsiver Status epilepticus?)

▶ EEG

86 Intrakranieller Druck (ICP)

Was gibt es Neues?

- Je nach Lagerung des Oberkörpers ist von einer individuell unterschiedlichen Reaktion des Blutdrucks und des ICP auszugehen. Grundsätzlich ist die Lagerung individuell zu gestalten. Für die Mehrzahl der Patienten ist die 15°-Lagerung vermutlich günstig. Der Einfluss auf das klinische Ergebnis ist unklar.
- Grundsätzlich kann die frühzeitige subokzipitale Dekompressionsoperation bei Patienten mit raumfordernden Kleinhirninfarkten empfohlen werden. Das klinische Langzeitergebnis bei Patienten mit raumfordernden Kleinhirninfarkten, die mittels subokzipitaler Dekompression behandelt wurden, ist nach den derzeitigen Daten aus unkontrollierten Studien heterogen. Insbesondere Patienten mit zusätzlichen Hirnstamminfarkten scheinen im Verlauf öfter als bisher angenommen unter einer schweren Behinderung zu leiden oder zu versterben. Daher ist die Indikation individuell zu stellen.
- Die Empfehlung der letzten Leitlinie zur Therapie des Schädel-Hirn-Traumas mittels milder Hypothermie konnte durch die Ergebnisse einer großen randomisierten mulitizentrischen Studie nicht gestützt werden. Eine aktualisierte Empfehlung wird nach Abschluss der Eurotherm3235-Studie abzugeben sein.
- Die Empfehlungen der letzten Leitlinie zur Osmotherapie, insbesondere bei ischämischen Schlaganfällen, halten evidenzbasierten Kriterien hinsichtlich des klinisch-neurologischen Ergebnisses nicht stand. Osmotherapeutika können in den meisten Fällen zur Überbrückung akuter ICP-Krisen eingesetzt werden. Eine generelle Empfehlung für den routinemäßigen Einsatz kann nicht gegeben werden, auch kann – abgesehen von hypertoner NaCl-Lösung bei verschiedenen Krankheiten und in Metaanalysen sowie von Mannitol beim Schädel-Hirn-Trauma – kein Nachweis der Überlegenheit eines Osmotherapeutikums gegenüber einem anderen erbracht werden. Auch ist nicht klar, mit welchen Nebenwirkungen ein längerfristiger oder wiederholter Einsatz verbunden ist.
- Die Empfehlung der letzten Leitlinie zur Entlastungstrepanation beim malignen Mediainfarkt muss revidiert werden: Eine Indikationsstellung erst bei Zunahme der klinischen Symptomatik, also eine abwartende Haltung, wird nicht empfohlen, da es erstens keine validierten klinischen Zeichen gibt, die diese Indikationsstellung zulassen, zweitens dieses Vorgehen nicht durch klinische Studien gestützt wird, drittens anhand des klinischen Befunds und der zerebralen Bildgebung mittlerweile sehr früh mit ausreichend hoher Wahrscheinlichkeit ein maligner Verlauf vorhergesagt werden kann und viertens die frühzeitige (prophylaktische) Durchführung (< 48 Stunden nach Symptombeginn) eine nachgewiesen wirksame Maßnahme ist. Eine Altersgrenze (wie zuletzt mit 55 Jahren oder in anderen Empfehlungen mit 60 Jahren angegeben) bei der Therapieentscheidung für oder gegen eine Entlastungstrepanation kann nicht angegeben werden und ist aus klinischen Studien auch nicht ableitbar.
- Die randomisierte DECRA-Studie hat für die Entlastungstrepanation bei schwerem Schädel-Hirn-Trauma und unter konservativer Therapie von therapierefraktär erhöhtem ICP eine erhöhte Mortalität und ein ungünstigeres neurologisches Ergebnis gezeigt, obwohl der ICP gesenkt und die Aufenthaltsdauer auf der Intensivstation verkürzt wird. Die Studie weist aber methodische Mängel auf. Eine Empfehlung ist bis zum Abschluss der europäischen RescueICP-Studie zurückzustellen.
- Patienten mit schwerem Schädel-Hirn-Trauma bedürfen der Analgosedierung, diese ist regelmäßig klinisch zu quantifizieren und zu dokumentieren.
- Ein erhöhter ICP kann nicht generell als Kontraindikation zur Physiotherapie gelten.

Die wichtigsten Empfehlungen auf einen Blick

(siehe auch gesonderte Leitlinien „Subarachnoidalblutung", „Hypoxische Enzephalopathie", „Zerebrale Sinus- und Venenthrombose", „Ambulant erworbene bakterielle (eitrige) Meningoenzephalitis", „Virale Meningoenzephalitis", „Intrazerebrale Blutungen", „Akuttherapie des ischämischen Schlaganfalls" sowie die Leitlinie „Schädel-Hirn-Trauma im Erwachsenenalter" der DGNC, AWMF-Registernummer 008-001)

- Bei der Indikationsstellung zur ICP-Messung sollte beim Schädel-Hirn-Trauma den Empfehlungen der Brain Trauma Foundation (s.u.) gefolgt werden, bei anderen Pathologien, die mit einem erhöhten ICP einhergehen, kann diesen Leitlinien gefolgt werden.
- Bei Patienten mit Krankheiten, die mit einem erhöhten ICP einhergehen und mit respiratorischer Insuffizienz und/oder einem GCS ≤ 8 sollten eine Analgosedierung und maschinelle Beatmung erfolgen, wenn nicht die Gesamtprognose, Begleiterkrankungen, Progression des Krankheitszustandes oder mögliche Komplikationen dagegen sprechen.
- Eine kontrollierte hochnormale arterielle Oxygenierung sollte herbeigeführt werden.
- Normoglykämie soll herbeigeführt werden.

- Ein stabiler und ausgeglichener Elektrolyt- und Wasserhaushalt sollte herbeigeführt werden.
- Normothermie sollte herbeigeführt werden.
- Der venöse Abstrom sollte nicht durch Abknicken des Kopfes behindert werden.
- Wenn möglich, sollte eine Oberkörperhochlagerung angestrebt werden. Die individuell optimale Oberkörperlagerung sollte unter ICP- und CPP-Kontrolle in 0°- (nicht bei Aspirationsgefahr oder Beatmung), 15°- und 30°-Lagerung regelmäßig evaluiert werden.
- Ein ICP < 20–25 mmHg sollte angestrebt werden. Bei Patienten mit Subarachnoidalblutung und noch unversorgtem Aneurysma sollte der ICP nicht aggressiv < 20 mmHg gesenkt werden.
- Ein CPP < 50 mmHg sollte vermieden werden. Zielwerte sind beim raumfordernden ischämischen Schlaganfall > 70 mmHg, bei der intrazerebralen Blutung 50–70 mmHg (wenn möglich > 60 mmHg), bei der Subarachnoidalblutung 60–90 mmHg, bei einem perfusionsrelevanten Vasospasmus 80–120 mmHg, beim Schädel-Hirn-Trauma 50–70 mmHg.
- Bei unklarer Ursache für den Anstieg des intrakraniellen Drucks sollte frühzeitig und im Verlauf eine bildgebende Kontrolle durchgeführt werden, damit z. B. eine operationswürdige Blutung oder ein Liquoraufstau erkannt wird.
- Falls noch nicht vorhanden, sollte eine externe Liquordrainage erwogen werden, sofern sich die Seitenventrikel in der Bildgebung darstellen. Bei Patienten mit Hydrocephalus occlusus oder malresorptivus sollte diese als erste Therapie erfolgen.
- Bei jeder raumfordernden, den ICP deutlich erhöhenden einseitigen supra- oder infratentoriellen Läsion sollte deren operative Entfernung möglichst frühzeitig erfolgen, wenn nicht die Gesamtprognose, Begleiterkrankungen, der Fortschritt des Krankheitszustandes oder mögliche Komplikationen dagegen sprechen. Dies gilt vor allem für gut erreichbare Läsion (z. B. epi-/subdurales Hämatom oder Kleinhirnblutung). Bei nur unter dem Risiko eines zusätzlichen größeren Traumas erreichbaren Lokalisationen (z. B. Hirnstamm, Thalamus) sollte die Indikation zurückhaltend gestellt werden.
- Die Entlastungstrepanation soll bei großen raumfordernden Mediainfarkten prophylaktisch (innerhalb der ersten 48 Stunden nach Symptombeginn) erfolgen. Bei allen anderen Indikationen kann diese erwogen, jedoch nicht grundsätzlich empfohlen werden.
- Bei krisenhaftem ICP-Anstieg sollte entweder eine kurzfristige moderate Hyperventilation ($paCO_2$ 30–35 mmHg, nicht unter 30 mmHg) oder eine Osmotherapie mit Mannitol (20 %, 100–200 ml) oder NaCl (100–250 ml, 7,5–10 %) durchgeführt werden. Bei Versagen von Hyperventilation und Osmotherapie kann eine Therapie mit TRIS-Puffer durchgeführt werden, sollte allerdings nur einmalig angewendet werden.
- Die prophylaktische Osmotherapie bei noch normalem oder nur grenzwertig erhöhtem ICP oder die Gabe nach einem starren Schema kann nicht empfohlen werden.
- Eine prophylaktische Hyperventilation bei noch normalem oder nur grenzwertig erhöhtem ICP oder eine längerfristige Anwendung sollte nicht erfolgen, insbesondere nicht bei zerebraler Ischämie, Vasospasmus bei Subarachnoidalblutung und während der ersten 24 Stunden nach schwerem Schädel-Hirn-Trauma.
- Glukokortikosteroide sollten bei Hirntumoren und Metastasen zur ICP-Senkung, bei der bakteriellen Meningitis im Rahmen der Primärtherapie gegeben werden. Beim Schädel-Hirn-Trauma sowie bei allen anderen Indikationen sollten sie nicht eingesetzt werden.
- Die milde Hypothermie soll nach globaler zerebraler Ischämie für die ersten 24 Stunden eingesetzt werden. Sie sollte beim Schädel-Hirn-Trauma derzeit nicht durchgeführt werden, bei allen anderen Indikationen kann sie als experimentelle Therapie versucht werden, sollte dann allerdings im Rahmen klinischer Studien angewendet werden.
- Die Teilnahme an klinischen Studien soll erfolgen.

■ Einführung

Zahlreiche neurointensivmedizinische Erkrankungen gehen mit einer lebensbedrohlichen Erhöhung des intrakraniellen Drucks (intracranial pressure, ICP) einher. Dazu gehören unter anderem das Schädel-Hirn-Trauma, epidurale Hämatome, subdurale Hämatome, raumfordernde ischämische Schlaganfälle, die intrazerebrale Blutung und die Subarachnoidalblutung, Sinusvenenthrombosen, Meningitiden, Enzephalitiden, die globale zerebrale Hypoxie sowie andere Entitäten wie Intoxikationen und metabolische Störungen.

Derzeit existieren zahlreiche Konzepte, Handlungsanweisungen und Möglichkeiten sowie neue vielversprechende Therapien, die einen erhöhten ICP senken können. Die meisten dieser Therapien sind allerdings unzureichend evaluiert. Außerdem sind verschiedene Fachdisziplinen (Neurologie, Neurochirurgie, Neuroanästhesie u. a.) an der Behandlung dieser Patienten beteiligt, mit teilweise unterschiedlichen Vorstellungen, Erfahrungen, Sichtweisen und Traditionen und daraus folgend unterschiedlichen Behandlungskonzepten.

Zusammengenommen führt dies zu einem heterogenen Muster der ICP-Therapie im deutschsprachigen Raum. Diese Leitlinie soll dazu beitragen, etablierte Konzepte vorzustellen, deren Evidenz darzustellen und Empfehlungen bei verschiedenen Krankheitsbildern zu geben, die von Experten aus den o.g. Fachdisziplinen im Konsens erarbeitet wurden.

Intrakranieller Druck (ICP)

■ Definition und Klassifikation

Der ICP ist der Druck, der innerhalb des Schädels besteht, d.h. den der Schädelinhalt auf die Durahülle ausübt. Er ist definiert als derjenige Druck, der aufgewendet werden muss, um das Heraustreten von Liquor cerebrospinalis über eine Punktionskanüle aus dem Liquorraum in horizontaler Körperlage zu verhindern. Der normale ICP liegt unter 15 mmHg.

■ Diagnostik

Der traditionelle Goldstandard der ICP-Messung (abgeleitet aus Untersuchungen am Schädel-Hirn-Trauma) ist die direkte Manometrie im Seitenventrikel, üblicherweise über einen Drainagekatheter mit internem Druckaufnehmer. Der Ventrikelkatheter erlaubt neben ICP-Messung und Liquordrainage/-analytik unter anderem den Nullpunktabgleich und die Bestimmung der Elastance. Alternativ können intraparenchymatöse Druckmesssysteme benutzt werden. Epidurale Sonden werden nicht empfohlen. Die Messung im Parenchym mit Tipsensor gilt als gleichwertig zur Messung im Seitenventrikel und ist wegen des kleineren Bohrlochs und einer Eindringtiefe von nur 15 mm evtl. weniger traumatisierend als die Ventrikeldrainage. Die anderen Verfahren gelten als weniger geeignet.

■ Therapie

Therapieindikationen

In zahlreichen Studien konnte gezeigt werden, dass ein erhöhter ICP bei verschiedenen Krankheitsbildern mit ungünstigen klinischen Ergebnissen korreliert. Dies hat dazu geführt, dass die Messung des ICP, wenn möglich, bei diesen Krankheitsbildern durchgeführt wird. Allerdings ist daraus keinesfalls der Umkehrschluss zu ziehen, dass die Senkung des ICP und damit auch das hierfür notwendige Monitoring einen positiven Einfluss auf das klinische Ergebnis haben, wie z.B. in der DECRA-Studie gezeigt. Trotz der weit verbreiteten Messung des ICP bei kritisch kranken Patienten existiert keine kontrollierte klinische Studie, die den Nutzen der ICP-Messung für das klinische Ergebnis belegt oder klären konnte, ob sich eine Messung nach evidenzbasierten Kriterien prognostisch günstig auswirkt. Nicht einmal der Nutzen des traditionellen Goldstandards – der Liquordruckmessung – als Basis von Therapieentscheidungen wurde jemals systematisch belegt. Außerdem korrelieren die oben beschriebenen klinischen Zeichen zunehmenden ICP nicht unbedingt mit den Messwerten oder mit den Momentaufnahmen der bildgebenden Verfahren. Die fehlende Evidenz eines klinisch günstigen Effekts gilt umso mehr für die erweiterten Messmethoden und die nicht invasiven Messungen.

Ebenfalls nicht belegt ist, ob eine kontinuierliche Berechnung des zerebralen Perfusionsdrucks (cerebral perfusion pressure, CPP) (= MAP–ICP) besser zur Therapieführung geeignet ist als die Messung des ICP alleine, weil auch hier systematische, prospektive oder randomisierte Untersuchungen fehlen. Einschränkend ist zu beachten, dass der CPP ein Konstrukt ist, keine biologische Variable. In dessen Berechnung geht die Streuung von 2 Messverfahren ein, deren Fehler sich addieren („Fehlerfortpflanzung"). Dasselbe gilt auch für Messwerte, die sich aus den genannten berechnen lassen, wie beispielsweise den Pressure Reactivity Index (PRx).

Eine Metaanalyse der Behandlungsergebnisse von Patienten mit schwerem Schädel-Hirn-Trauma seit 1970 ergab – intervallunabhängig – eine um 12% geringere Mortalität und einen um 6% höheren Anteil guter Ergebnisse, wenn invasives ICP-Monitoring zur Anwendung kam. Eine retrospektive Kohortenstudie kam zu gegenteiligen Ergebnissen.

Dennoch existieren für das schwere Schädel-Hirn-Trauma Empfehlungen für eine ICP-Messung. Diese wurden in den Leitlinien der Brain Trauma Foundation (BTF) folgendermaßen definiert:

1. Bewusstseinsstörung (GCS ≤ 8) mit intrakranieller Pathologie (Hämatom, Kontusion, Ödem) (50%iges Risiko der Entwicklung eines erhöhten ICP) bzw.
2. Bewusstseinsstörung (GCS ≤ 8) mit unauffälligem zerebralem CT, wenn 2 der folgenden Kriterien erfüllt sind: Alter über 40 Jahre, therapierefraktärer systolischer Blutdruck < 90 mmHg und uni- oder bilaterale Beuge- und/oder Strecktendenzen (15%iges Risiko der Entwicklung eines erhöhten ICP).

Für alle weiteren intrakranielle Pathologien (globale Hypoxie, fokale Ischämie, intrazerebrale Blutung, Subarachnoidalblutung, Sinusvenenthrombose, Meningitis, Enzephalitis, metabolische Enzephalopathien etc.) existieren keine entsprechenden Empfehlungen und die Empfehlungen zum Schädel-Hirn-Trauma können auch nicht ohne Weiteres übertragen werden, obwohl auch hier eine intrakranielle Drucksteigerung bei komatösen Patienten mit einem ungünstigen klinischen Ergebnis assoziiert ist. In Ermangelung anderer Empfehlungen kann den Guidelines der Brain Trauma Foundation zum Schädel-Hirn-Trauma gefolgt werden, insbesondere, wenn der Patient kritisch krank ist und/oder wenn die Symptomatik eines erhöhten ICP nicht mehr klinisch beurteilt werden kann.

Die Indikation zur Messung des ICP ist grundsätzlich gegeben bei komatösen Patienten und bei intubierten und sedierten Patienten, die klinisch nicht hinreichend oder nur über Hirnstammreflexe und Abwehrverhalten auf Schmerzreize beurteilbar sind, wenn der Verdacht auf eine vorliegende oder zu erwartende relevante Erhöhung des ICP besteht und dieser gesenkt werden soll. Die ICP-Messung ist die Voraussetzung für den Einsatz ICP-senkender Maßnahmen.

Therapieprinzipien der ICP-Senkung

Allgemeintherapie

Bei der Allgemeintherapie sind die theoretischen, pathophysiologischen Prinzipien der metabolischen „brain protection" zu beachten. Auch wenn deren Nutzen bei ICP-Erhöhungen bisher nicht systematisch evaluiert ist, sprechen pathophysiologische Überlegungen, experimentelle und klinische Befunde sowie Erfahrungen für folgende Therapieprinzipien:
- Eine kontrollierte **hochnormale arterielle Oxygenierung** sollte herbeigeführt werden. Der Stellenwert der normobaren Hyperoxie wird kontrovers beurteilt,
- Eine **Normoglykämie** soll herbeigeführt werden (dies gilt für jede intensivmedizinisch behandelte Erkrankung),
- Ein **stabiler und ausgeglichener Elektrolyt- und Wasserhaushalt** sollte herbeigeführt werden.
- **Normothermie** sollte herbeigeführt werden.
- Der venöse Abstrom sollte nicht durch Abknicken des Kopfes behindert werden.
- Wenn möglich soll zur Pneumonieprophylaxe bei beatmeten Patienten und/oder Patienten mit Aspirationsrisiko eine Oberkörperhochlagerung angestrebt werden.

Die **Lagerung des Oberkörpers** betreffend ist von einer individuell unterschiedlichen Reaktion des Blutdrucks und des ICP auszugehen. Die Oberkörperhochlagerung zur Senkung des erhöhten ICP kann daher nicht generell empfohlen werden, vor allem wenn der CPP als Zielwert für die Behandlung herangezogen wird. Zum einen senkt die Oberkörperhochlagerung nicht in jedem Fall den ICP, zum anderen kann aus hydrostatischen Gründen der MAP (in Bezug auf das Foramen Monroi) fallen, sodass im Ergebnis der CPP sinken kann. Der ICP kann über zerebrale Vasodilatation sogar ansteigen. Das gilt vor allem bei Patienten mit erhaltener Autoregulation der Hirndurchblutung.

Bei Patienten mit erhöhtem intrakraniellem Druck ist die erhöhte Lagerung des Oberkörpers um 15° vermutlich günstig, dies sollte aber nicht standardmäßig, sondern individualisiert und fortschreitend evaluiert angewandt werden. Dazu sollte die Oberkörperlagerung unter ICP- und CPP-Kontrolle in 0° (nicht bei Aspirationsgefahr oder Beatmung), 15° und 30° erfolgen, um den tatsächlichen (positiven oder negativen) Effekt zu erfassen.

Aufrechterhaltung des CPP, ICP-gesteuerte Therapie

Die Aufrechterhaltung eines hinreichend hohen CPP und eines normwertigen ICP ist empfehlenswert. Allerdings ist bislang weder gezeigt worden, ob eine CPP-gesteuerte Therapie einer ICP-gesteuerten Therapie überlegen, unterlegen oder dieser gleichwertig ist, noch welche angestrebte Höhe bzw. welche unteren Grenzwerte für den CPP oder den ICP gelten sollten.

Empfehlungen
Bei **ICP**-gesteuerter Therapie sollte ein Wert von **< 20–25 mmHg** angestrebt werden.

Eine generelle Empfehlung zur Höhe des CPP (optimaler individueller CPP) kann aufgrund fehlender prospektiver Studien nicht gegeben werden. In Anbetracht der schlecht definierten Ausgangsgrößen MAP und ICP (wo und wie kalibriert und gemessen?) und des kombinierten Messfehlers (s.o.) ist diese Betrachtungsweise bereits unter rechnerischen Aspekten fragwürdig. Ein unterer Grenzwert für den CPP ist durch kontrollierte klinische Studien nicht ausreichend belegt. Richtungweisend ist in diesem Kontext die – intakte oder gestörte – Autoregulation der Hirndurchblutung. In kleineren Studien wurde daher der optimale CPP über den Status der zerebralen Autoregulation (intakt vs. gestört) oder gemessen am zerebralen Bedarf definiert. Eine retrospektive Studie an Patienten mit schwerem Schädel-Hirn-Trauma ergab eine bessere Prognose, wenn die Therapieführung auf einen CPP ≥ 60 mmHg abzielte, gegenüber Protokollen, die auf einen CPP ≥ 70 mmHg oder auf einen ICP < 30 mmHg abzielten. Aus den oben genannten pathophysiologischen Überlegungen erscheint der in dieser Studie als Grenzwert angesetzte ICP von 30 mmHg allerdings zu hoch. Aus einigen Untersuchungen gibt es auch Anhaltspunkte dafür, dass ein Ziel-CPP ≥ 60 mmHg nicht notwendigerweise erforderlich ist und niedriger (≥ 50 mmHg) liegen kann. Für einzelne Krankheitsbilder werden auf der Grundlage klinischer Erfahrung recht unterschiedliche Zielwerte angegeben (s.u.).

Empfehlungen
Aufgrund der derzeitigen Datenlage ist zu empfehlen, einen **CPP unter 50 mmHg zu vermeiden**.

Sedierung, Analgesie und Relaxierung

Bei respiratorischer Insuffizienz und/oder einem GCS ≤ 8 werden Analgosedierung und maschinelle Beatmung empfohlen, wenn nicht die Gesamtprognose, Begleiterkrankungen, Progression des Krankheitszustandes oder mögliche Komplikationen dagegen sprechen.

Ziele der neurointensivmedizinischen Analgosedierung sind (Martin et al. 2010):
- Senkung des ICP und Stabilisierung des CPP
- Aufrechterhaltung der Hirndurchblutung und Autoregulation
- Senkung des zerebralen Sauerstoffverbrauchs ($CMRO_2$)
- antikonvulsive Wirkung und „Neuroprotektion"
- gute Steuerbarkeit

Ein induziertes Koma mit 1:1-Burst-Suppression-Muster im EEG reduziert den Hirnstoffwechsel und konsekutiv die Hirndurchblutung (cerebral blood flow, CBF): „Function drives metabolism and metabolism drives flow." Das mit sinkender Hirndurchblutung abnehmende intrakranielle arterielle Blutvolumen senkt den ICP. Patienten mit bereits erniedrigtem zerebralem Sauerstoffverbrauch ($CMRO_2$) profitieren von dieser Maßnahme weniger. Eine darüber hinaus gehende, tiefere Sedierung erhöht die Häufigkeit von Nebenwirkungen (Blutdruckabfall, Pneumonierate, Hepatotoxizität) überproportional. Kontinuierliches EEG-Monitoring ist deshalb möglicherweise sinnvoll. Die Wirksamkeit von **Barbituraten** und von **Propofol** hinsichtlich der Senkung des ICP ist wahrscheinlich gleichwertig. Ein Vorteil der Barbiturate wird in der leichten Temperatursenkung vermutet. Nachteilig sind unter anderem Enzyminduktion und Immunsuppression. Propofol hat den Vorteil besserer Steuerbarkeit infolge kürzerer Halbwertszeit, bei mehrtägigem Einsatz jedoch den Nachteil der Toleranzentwicklung (cave: Die Anwendung von Propofol ist auf 7 Tage beschränkt! Propofolinfusionssyndrom).

Benzodiazepine greifen an Benzodiazepinrezeptoren im ZNS an und verstärken dort endogene GABA-vermittelte Hemmmechanismen. Verwendung zur parenteralen Verabreichung finden unter anderem Midazolam, Flunitrazepam, Lorazepam und Diazepam. Das im angelsächsischen Raum häufig eingesetzte langwirkende Lorazepam ist in Deutschland von nachgeordneter Bedeutung. Diazepam hat hochaktive Metaboliten und ist schlecht steuerbar, Flunitrazepam fällt uneingeschränkt unter das BTM-Gesetz. Für die Ziele der Neurointensivmedizin ist in erster Linie **Midazolam** geeignet:
- In niedriger (50 mg/d) bis mittlerer (200 mg/d) Dosis verstärkt Midazolam die Opiatwirkung auf die absteigende inhibitorische Schmerzbahn.
- An Nebenwirkungen ist das Abhängigkeitspotenzial zu beachten; bei sehr hoher Dosis resultiert „Unsedierbarkeit", im Einzelfall ein „locked-in"-ähnliches Bild.
- Wenn die Sedierung mittels prozessiertem EEG überwacht wird, muss die benzodiazepininduzierte Aktivitätssteigerung im β-Bereich beachtet werden.

Midazolam kann als Bolus oder kontinuierlich verabreicht werden. Dosiert wird individuell nach Wirkung, zumeist in einem Bereich von 2,5–10 mg/h. Ungeachtet der relativ kurzen Eliminationshalbwertszeit von 1–2 Stunden führt die hohe Lipophilie, zumal bei längerer Verabreichung, zu einer erheblichen Kumulation und Wirkungsverlängerung.

Allerdings hat die tiefe Sedierung auch Nachteile. Insbesondere bei Barbituraten konnte gezeigt werden, dass diese unter anderem via Immunsuppression die Infektionsneigung erhöhen und die kardiale Pumpfunktion hemmen.

Die analgetische Komponente der Analgosedierung wird durch **Opioide** oder **Ketamin** abgedeckt. Zur Anwendung kommen Fentanyl, Sufentanil, Alfentanil und – in Deutschland – Piritramid, seltener Remifentanil. Sufentanil bietet hinsichtlich der Rezeptoraffinität theoretische Vorteile, eine ergebnisrelevante Überlegenheit konnte nicht gezeigt werden. Remifentanil ist hinsichtlich Steuerbarkeit und – ausbleibender – Kumulation den Referenzsubstanzen weit überlegen. Zum Einsatz in der Neurointensivmedizin gibt es vielversprechende Erfahrungsberichte. Die Verabreichung ist auf 72 Stunden begrenzt, woraus sich eine Beschränkung auf die Indikationen Kurzzeitanalgesie und Entwöhnung ergibt. Das Hypnoanalgetikum Ketamin – als Racemat oder S-Ketamin – ist nicht zuletzt wegen indirekter Sympathomimetik für die Ziele der Neurointensivmedizin geeignet. Früher gehegte Befürchtungen hinsichtlich ICP- und $CMRO_2$-steigernder Wirkung sind widerlegt. S-Ketamin steigert den ICP nicht, sondern senkt, zumindest bei Kindern, den erhöhten ICP. Ergebnisrelevante „neuroprotektive" Eigenschaften des Ketamins infolge NMDA-Rezeptor-vermittelter antiexzitotoxischer Wirkung sind nicht belegt.

Die Indikation zur Analgosedierung ist – zumindest bei Patienten mit ICP-Erhöhung infolge eines schweren Schädel-Hirn-Traumas – unstritten (Martin et al. 2010). Die Sedierung ist auf einen RSS-Wert (Richmond Agitation Sedation Scale) von −5 auszurichten und täglich mehrfach zu prüfen. Die Analgesie kann mittels Behavioural Pain Scale (BPS) auch bei beatmeten Patienten beurteilt werden, anzustreben ist ein Zielwert von 3.

Die neuromuskuläre Übertragung blockierende Pharmaka werden in der Neurointensivmedizin weder standardmäßig noch langzeitig verabreicht. Mögliche Indikationen sind z.B. die prophylaktische Verabreichung vor eingreifenden Pflegemaßnahmen zur Dämpfung der ICP-Antwort, und die Erleichterung der Adaptation an den Respirator.

Zur Anwendung kommen in erster Linie **Cisatracurium** (Enatiomer des Racemats Atracurium) und **Rocuronium**; beide Relaxanzien sind frei von direkten Wirkungen auf MAP, ICP, CBF oder $CMRO_2$. Cisatracurium zerfällt in unwirksame Endprodukte, woraus eine gute Steuerbarkeit resultiert. Der Metabolit Laudanosin ist zwar grundsätzlich als iktogen anzusehen, die klinisch erreichbaren Konzentrationen liegen jedoch weit unterhalb der Krampfschwelle. Für Rocuronium spricht die Möglichkeit der verzögerungs- und nebenwirkungsfreien Antagonisierung mit dem c-Zyklodextrin Sugammadex.

Liquordrainage

Die Ableitung von ventrikulärem Liquor nach außen ist eine wirksame Maßnahme zur ICP-Senkung, wurde allerdings niemals systematisch oder in randomisierten, kontrollierten Studien evaluiert. Bei Patienten mit Hydrocephalus occlusus oder malresorptivus stellt sie die Primärtherapie dar. Die Ableitung kann bei akuter intrakranieller Drucksteigerung über eine vorübergehende externe Ventrikeldrainage oder, bei Persistenz, längerfristig intern über eine Shunt-Dauerableitung erfolgen. Nur im Fall eines vorübergehenden kommunizierenden Hydrozephalus kann auch über einen lumbalen Katheter Liquor abgelassen und damit der ICP gesenkt werden. Hauptrisiko ist die mit der Verweildauer exponentiell zunehmende und bei sehr langer Liegedauer fast regelhaft eintretende Infektion des Liquorraums. Relative Kontraindikation ist die nicht beherrschte Blutungsneigung.

Operative Entfernung einer akut raumfordernden Läsion

Die ICP-senkende Wirkung dieses Verfahrens ist unmittelbar einleuchtend. Bei jeder raumfordernden, den ICP deutlich erhöhenden einseitigen supra- oder infratentoriellen Läsion (beispielsweise auch bei beidseitigen epi- oder subduralen Hämatomen) ist eine operative Entfernung daher grundsätzlich eine nahe liegende und einzig die Ursache beseitigende Therapie und damit grundsätzlich indiziert, wenn nicht die Gesamtprognose, Begleiterkrankungen, der Fortschritt des Krankheitszustands oder mögliche Komplikationen dagegen sprechen. Für die Operation sprechen zusätzlich eine gut erreichbare Läsion (z. B. epi-/subdurales Hämatom oder Kleinhirnblutung); gegen eine Operation sprechen ein Bulbärhirnsyndrom oder eine chirurgisch nur schwierig oder nur unter dem Risiko eines zusätzlichen größeren Traumas erreichbare Lokalisation (z. B. Hirnstamm, Thalamus). Die Indikation sollte so früh wie möglich gestellt werden. Der Nutzen dieser Eingriffe bei entsprechender Indikation ist kurzfristig einleuchtend und naheliegend, langfristig angelegte randomisierte, kontrollierte Vergleichsstudien sind ethisch problematisch und fehlen weitgehend.

Entlastungstrepanation

Die dekompressive Trepanation hat bei fokalen raumfordernden Hirnläsionen das Ziel, durch Entfernung von Teilen der Schädeldecke, ggf. ergänzt durch Entfernung von Blut, Tumor- oder nekrotischem Gewebe, und durch die Kombination mit einer Dura-Erweiterungsplastik den Druckgradienten nach außen statt nach innen wirken zu lassen. Die Komplikationsraten des operativen Eingriffs sind nicht sicher bekannt, dürften aber in Relation zum zumindest kurzfristigen Nutzen akzeptabel sein. Der günstigste Operationszeitpunkt ist im Einzelfall nicht sicher festzulegen, insbesondere ist unklar, ob prophylaktisch vorgegangen oder zunächst beobachtet werden sollte. Unklar ist auch, welche klinischen oder apparativen Befunde als Indikatoren für eine Operation herangezogen werden sollen. Diesbezüglich gibt es keine eindeutigen bildgebenden, elektrophysiologischen oder klinischen Parameter. Außerdem gibt es keine allgemein anerkannten OP-Richtlinien oder -Techniken, die sich anderen überlegen gezeigt hätten.

Bei großen raumfordernden Mediainfarkten ist die prophylaktische Hemikraniektomie (innerhalb der ersten 48 Stunden nach Symptombeginn) der konservativen ICP-Therapie überlegen, sowohl die langfristige Überlebensrate als auch die Prognose hinsichtlich des Grades der bleibenden Behinderung betreffend. Unklar ist, welche prognostischen Faktoren das klinische Langzeitergebnis bestimmen, das von vollständiger Unabhängigkeit bis vollständiger Pflegebedürftigkeit streut. Dies gilt insbesondere für das Alter der Patienten.

Beim Schädel-Hirn-Trauma ergab die DECRA-Studie, dass eine verzögerte (bei ansonsten therapierefraktär erhöhtem ICP) bifronto-temporo-parietale Kraniektomie zwar den ICP senken und die Liegzeit auf der Intensivstation verkürzen kann, das klinische Ergebnis aber verschlechtert und die Letalität nicht signifikant beeinflusst wird. Die Studie weist aber methodische Mängel auf, daher ist eine Empfehlung bis zum Abschluss der europäischen RescueICP-Studie zurückzustellen.

Für alle Indikationen außer dem raumfordernden Mediainfarkt und dem schweren Schädel-Hirn-Trauma liegt das Evidenzniveau für die Dekompressionskraniotomie erheblich niedriger und die Daten stammen vorwiegend aus retrospektiven und einzelnen prospektiven Fallserien, teilweise auch nur aus Kasuistiken.

Hyperosmolare Therapie

Die Infusion hyperosmolarer Lösungen senkt die Viskosität und bewirkt theoretisch eine Abnahme des Gewebeödems. Diese Wirkung ist an den Aufbau eines osmotischen Gradienten gebunden, der wiederum eine osmotische Barriere wie die Blut-Hirn-Schranke voraussetzt. Diese ist allerdings sowohl funktionell als auch strukturell bei den meisten Erkrankungen, die zu einem Hirnödem führen, eingeschränkt oder gar funktionslos. Der tatsächliche Wirkmechanismus der hyperosmolaren Therapie bleibt damit fraglich. Hyperosmolare Lösungen können auch gesundes Hirngewebe dehydrieren, wegen der dort intakten Blut-Hirn-Schranke sogar in stärkerem Maß als das kranke Gewebe. Im Falle von raumfordernden Infarkten ist dieser Effekt theoretisch besonders ausgeprägt, was in der Summe zwar den ICP senken, gleichzeitig aber zu einer Zunahme der Gewebeverlagerung und damit des Masseneffekts führen würde. Der Effekt der hyperosmolaren Therapie ist nicht nur theoretisch, sondern auch praktisch fraglich, wenn es um das klinische Ergebnis geht.

Da bei gestörter Blut-Hirn-Schranke mit der applizierten Menge auch die intrazelluläre Osmolarität zunimmt, kann gerade im ödematösen Gewebe theoretisch das Ödem zunehmen. Deshalb ist eine prophylaktische Gabe bei noch normalem oder nur grenzwertig erhöhtem ICP oder die Gabe nach einem starren Schema nicht zu empfehlen. Empfohlen werden kann die kurzfristige Bolusgabe (über wenige Minuten) zur Überwindung kurzfristiger Anstiege des ICP, gemäß klinischen Befunden oder ICP-Messwerten titriert – bei insgesamt fraglichem Effekt auf das klinische Ergebnis.

Diese Aussagen beruhen auf theoretischen Überlegungen und gelten grundsätzlich für alle Osmotherapeutika. Klinische Studien, die diese Überlegungen bestätigen, fehlen. So konnte die Akkumulation eines Osmotherapeutikums nach mehrmaliger Gabe nur im Tierexperiment gezeigt werden. Eine (zu) frühzeitige Verabreichung reduziert evtl. auch das therapeutische Potenzial einer Os-

Intrakranieller Druck (ICP)

▶ **Behandlung des erhöhten ICP bei intrazerebralen Blutungen (ICB)** (siehe gesonderte Leitlinie „Intrazerebrale Blutungen", Steiner et al. 2006, Morgenstern et al. 2010):
- Die Aufrechterhaltung des CPP (Zielwert: 50–70 mmHg, wenn möglich > 60 mmHg) wird empfohlen.
- Die Hämatomevakuation kann erwogen werden, die Indikation sollte aber bei Stammganglien- und Thalamusblutungen und vor allem Hirnstammblutungen zurückhaltend gestellt werden.
- Bei intraventrikulären Blutungen mit Liquorzirkulationsstörung und konsekutivem Hydrozephalus sollte abhängig von der Gesamtprognose eine Ventrikeldrainage erfolgen. Um bei infratentoriellen Raumforderungen hierdurch nicht evtl. einen von infratentoriell nach supratentoriell gerichteten Druckgradienten zu aggravieren (Phänomen der Aufwärts-Herniation), sollten anfänglich hochnormale intrakranielle Drücke (ICP 15–20 mmHg) toleriert werden. Eine intraventrikuläre Lysetherapie sollte erwogen werden, ihre Wertigkeit bezüglich des klinischen Ergebnisses ist unklar.
- Bei Kleinhirnblutungen wird in Abhängigkeit von zusätzlichen Pathologien und der Gesamtprognose die frühe operative Entlastung (mit oder ohne zusätzliche Ventrikeldrainage) anhand des GCS-Werts und radiologischer Zeichen sowie des nachfolgenden klinischen Verlaufs empfohlen.
- Die Wertigkeit des Einsatzes von Glukokortikoiden ist unklar, er wird derzeit nicht empfohlen.
- Ein bestimmtes Hämostasemanagement (außer bei Antikoagulanzien-induzierter ICB) und Blutdruckmanagement bei erhöhtem ICP, Osmotherapie (außer kurzfristig bei ICP-Krisen), Hypothermie, Barbiturate und die Dekompressionstrepanation ohne Hämatomausräumung zur ICP-Senkung können aufgrund des fehlenden Nachweises eines Nutzens nur im Rahmen klinischer Studien empfohlen werden.
- Die Teilnahme an klinischen Studien wird empfohlen.

▶ **Behandlung des erhöhten ICP bei globaler zerebraler Ischämie** (siehe gesonderte Leitlinie „Hypoxische Enzephalopathie"):
- Die tatsächliche Inzidenz eines erhöhten ICP und dessen Relevanz bei der globalen zerebralen Ischämie sind nicht bekannt.
- Milde Hypothermie (32–34 °C) über 24 Stunden (nach Kammerflimmern) wird empfohlen, ihr Nutzen bezüglich einer Therapie bei erhöhtem ICP ist unklar.
- Der Einsatz von Glukokortikoiden, Barbituraten und der Hyperventilation wird nicht empfohlen.
- Die Wertigkeit der Osmotherapie ist unklar. Der Einsatz bei ICP-Krisen kann versucht werden.
- Die Teilnahme an klinischen Studien wird empfohlen.

▶ **Behandlung des erhöhten ICP bei Subarachnoidalblutung (SAB)** (siehe gesonderte Leitlinie „Subarachnoidalblutung", Bederson et al. 2009, Diringer et al. 2011):
- Die Senkung des ICP (Zielwert: < 25 mmHg, wenn möglich < 20 mmHg) wird empfohlen, bei Patienten mit noch unversorgtem Aneurysma nicht aggressiv < 20 mmHg.
- Die Aufrechterhaltung des CPP (Zielwert: 60–90 mmHg) wird empfohlen, bei perfusionsrelevantem Vasospasmus wird die Anhebung auf 80–120 mmHg empfohlen.
- Bei Patienten mit einer nicht traumatischen SAB tritt häufig ein Hydrocephlus malresorptivus und/oder Hydrocephalus occlusus – bei gleichzeitiger Blutung im Ventrikelsystem – auf. Falls diese Patienten klinisch unzureichend beurteilbar (GCS ≤ 8) sind, oder bei sekundärer Vigilanzverschlechterung aufgrund eines bildgebend nachgewiesenen Hydrozephalus, sollte frühzeitig eine Liquordrainage zur Messung des ICP und therapeutischen Liquorableitung angelegt werden. Bei ausgeschöpftem Effekt einer Liquordrainage sollte der Patient sediert werden. Hiernach sollten Osmotherapeutika (vorzugsweise Mannit oder NaCl) zum Einsatz kommen. Ist der intrakranielle Druck durch Liquordrainage, Sedierung und Osmotherapie nicht beherrschbar, kann nach Ausschluss eines Hydrocephalus occlusus und nach Ausschluss komprimierter basaler Zisternen eine zusätzliche lumbale Liquordrainage erwogen werden.
- Die Evakuation eines gleichzeitig vorliegenden raumfordenden intraparenchymalen oder subduralen Hämatoms sollte frühzeitig erwogen werden.
- Die induzierte milde Hypothermie befindet sich noch im experimentellen Stadium, kann nicht generell empfohlen werden und sollte nur im Rahmen klinischer Studien durchgeführt werden.
- Bei Patienten mit ausgeprägter perisylvischer Subarachnoidalblutung und/oder ausgeprägtem Hirnödem kann die Entlastungstrepanation erwogen werden. Bei ausgeprägten vasospasmusinduzierten Ischämien sollte die Indikation aufgrund des meist sehr schlechten klinischen Ergebnisses zurückhaltend gestellt werden.
- Die Teilnahme an klinischen Studien wird empfohlen.

▶ **Behandlung des erhöhten ICP bei Schädel-Hirn-Trauma, epiduralen Hämatomen (EDH) und subduralen Hämatomen (SDH)** (siehe gesonderte Leitlinie „Schädel-Hirn-Trauma im Erwachsenenalter" der DGNC, AWMF-Registernummer 008-001, www.braintrauma.org/coma-guidelines/):
- Der ICP sollte bei jedem Patienten mit schwerem Schädel-Hirn-Trauma und intrakranieller Pathologie (Hämatom, Kontusion, Ödem) gemessen werden. Mögliche Ausnahmen: Rasche Vigilanzzunahme und klinische Beurteilbarkeit sind kurzfristig, z. B. nach Ausräumung eines epiduralen Hämatoms, zu erwarten; infauste Prognose.
- Die Aufrechterhaltung des CPP (Zielwert: 50–70 mmHg) wird empfohlen. Die Überlegenheit eines CPP-orientierten vs. ICP-orientierten Protokolls (z. B. „Lund-Konzept") ist nicht belegt.

- Die hochdosierte Barbituratverabreichung („Barbituratkoma") senkt den ICP, verbessert jedoch nicht das Ergebnis. Die EEG-Überwachung der „Komatiefe" stößt auf der Intensivstation auf erhebliche praktische Probleme. Vom generellen Einsatz der Barbiturate wird abgeraten. Tiefe Sedierung („Barbituratkoma") kann bei therapierefraktär erhöhtem ICP jedoch versucht werden.
- Der Nutzen der therapeutischen Liquordrainage ohne Vorliegen einer Liquorzirkulationsstörung ist nicht durch Studien belegt; die Platzierung sollte aufgrund der geringen Komplikationsrate jedoch frühzeitig erwogen werden.
- Die chirurgische Ausräumung/Evakuation bei EDH/SDH wird empfohlen, bei Blutungen > 30 ml (extraaxial) bzw. > 50 ml (intraaxial) möglichst frühzeitig, ansonsten individuell anhand klinischer und radiologischer Zeichen wie Mittellinienverlagerung, Abgrenzbarkeit der basalen Zisternen, neurologischem Status, ICP und klinischem Verlauf.
- Glukokortikoide sollen nicht eingesetzt werden.
- Hyperventilation, besonders als prophylaktische Maßnahme – und dann besonders während der ersten 24 Stunden – ist potenziell schädlich und zu vermeiden. Die kurzfristige Anwendung bei akuten ICP-Krisen ist statthaft.
- Osmotherapie kann nicht generell empfohlen werden, wenn doch durchgeführt, sollte NaCl oder Mannitol der Vorzug gegeben werden. Auch bei sog. „Mannitol-Versagern" kann NaCl den ICP senken.
- Der Stellenwert der milden Hypothermie ist noch zu definieren. Eine prophylaktische milde Hypothermie kann derzeit nicht empfohlen werden. Die milde Hypothermie kann als Behandlungsoption bei Patienten mit therapierefraktärer Erhöhung des ICP zum Einsatz kommen, dann vorzugsweise im Rahmen klinischer Studien.
- Der Stellenwert der frühen Dekompressionstrepanation bei schwerem SHT und ansonsten therapierefraktär erhöhtem ICP ist noch zu definieren. Die späte, d.h. erst bei Vorliegen von Hinweisen auf eine sehr ungünstige Prognose, in Erwägung gezogene Dekompressionstrepanation bei schwerem SHT und ansonsten therapierefraktär erhöhtem ICP wird derzeit nicht empfohlen.
- Die Teilnahme an klinischen Studien wird empfohlen.

▶ **Behandlung des erhöhten ICP bei Hirnvenen- oder Sinusthrombose (siehe gesonderte Leitlinie „Zerebrale Sinus- und Venenthrombose", Saposnik et al. 2011):**
- Erste und wichtigste Maßnahme zur Vermeidung eines erhöhten intrakraniellen Druckes ist die rasch induzierte und ausreichende Antikoagulation. Von der systemischen Thrombolyse wird abgeraten. Eine lokale Thrombolyse (mit Urokinase oder rt-PA) ist nur bei Progredienz der klinischen Symptomatik trotz ausreichender Antikoagulation und nach Ausschluss von Kontraindikationen zu erwägen.
- Die dekompressive Entlastungstrepanation sollte bei unkontrollierbarem ICP und/oder drohender Einklemmung in Erwägung gezogen werden.
- Glukokortikoide sollten nicht eingesetzt werden.
- Die Teilnahme an klinischen Studien wird empfohlen.

▶ **Behandlung des erhöhten ICP bei Enzephalitis/Meningitis (siehe gesonderte Leitlinie „Ambulant erworbene bakterielle [eitrige] Meningoenzephalitis"):**
- Der Einsatz von Glukokortikoiden bei der bakteriellen Meningitis wird empfohlen, der Nutzen bei der viralen Enzephalitis ist unklar.
- Die Anlage einer Ventrikeldrainage bei Vorliegen eines Hydrozephalus wird empfohlen.
- Vom Einsatz der Hypothermie und von Barbituraten wird abgeraten.
- Die dekompressive Entlastungsoperation („Hemikraniektomie") kann in Einzelfällen bei ansonsten unkontrollierbarem ICP in Erwägung gezogen werden.

■ Versorgungskoordination

Die genannten Diagnose- und Therapiemaßnahmen implizieren in aller Regel eine intensivmedizinische Behandlung und gelten daher exklusiv für den stationären Bereich.

■ Redaktionskomitee

PD Dr. Jürgen Bardutzky, Neurologische Klinik, Universitätsklinikum Freiburg
Dr. Raimund Helbok, Universitätsklinik für Neurologie, Universitätsklinikum Innsbruck
PD Dr. Hagen B. Huttner, Klinik für Neurologie, Universität Erlangen-Nürnberg
Prof. Dr. Jan-Peter A. H. Jantzen, DEAA, Klinik für Anaesthesiologie, Intensivmedizin und Schmerztherapie, Klinikum Nordstadt – Klinikum Region Hannover GmbH, Hannover
Dr. Eric Jüttler, MSc, RKV-Universitäts- und Rehabilitationsklinikum Ulm, Neurologische Klinik
PD Dr. Michael Reinert, Universitätsklinik für Neurochirurgie, Inselspital Bern
PD Dr. Oliver Sakowitz, Neurochirurgische Klinik, Universitätsklinikum Heidelberg
PD Dr. Johannes Woitzik, Neurochirurgische Klinik, Charité-Universitätsmedizin Berlin, Campus Virchow-Klinikum, Berlin

Federführend: Dr. Eric Jüttler, MSc, RKV-Universitäts- und Rehabilitationsklinikum Ulm, Neurologische Klinik
Oberer Eselsberg 45, 89081 Ulm
E-Mail: eric.juettler@uni-ulm.de

Entwicklungsstufe der Leitlinie: S1

Intrakranieller Druck (ICP)

■ Literatur

Adams HP jr, del Zoppo G, Alberts MJ et al. Guidelines for the early management of adults with ischemic stroke. Circulation 2007; 115: e478–e534. Erratum in: Circulation 2007; 116: e515

Bederson JB, Connolly ES jr, Batjer HH et al. Guidelines for the management of aneurysmal subarachnoid hemorrhage. Stroke. 2009; 40: 994–1025. Epub 2009 Jan 22. Erratum in: Stroke 2009; 40: e518

Brain Trauma Foundation. Guidelines for the management of severe traumatic brain injury. J Neurotrauma 2007; 24 (Suppl. 1): S1–S106

Diringer MN, Bleck TP, Claude Hemphill J et al. Critical care management of patients following aneurysmal subarachnoid hemorrhage: recommendations from the Neurocritical Care Society's Multidisciplinary Consensus Conference. Neurocrit Care. 2011; 15: 211-240

European Stroke Organisation (ESO) Executive Committee; ESO Writing Committee. Guidelines for management of ischaemic stroke and transient ischaemic attack 2008. Cerebrovasc Dis 2008; 25: 457–507

Martin J, Heymann A, Basell K et al. Evidence and consensus-based German guidelines for the management of analgesia, sedation and delirium in intensive care. GMS German Medical Science 2010; 8: 1–31

Morgenstern LB, Hemphill JC, Anderson C et al. Guidelines for the management of spontaneous intracerebral hemorrhage. Stroke 2010; 41: 2108–2129

Saposnik G, Barinagarrementeria F, Brown RD jr et al. Diagnosis and management of cerebral venous thrombosis. Stroke 2011; 42: 1158–1592

Steiner T, Katse M, Forsting M et al. Recommendations for the management of intracranial haemorrhage – part I: spontaneous intracerebral haemorrhage. Cerebrovasc Dis 2006; 22: 294–316. Erratum in: Cerebrovasc Dis 2006; 22: 461

Rehabilitation

87 Multiprofessionelle neurologische Rehabilitation

Was gibt es Neues?

- Unter Federführung der Deutschen Rentenversicherung wurden von einer Expertenkommission Therapie-Standards zur Rehabilitation von Patienten mit zerebrovaskulären Erkrankungen definiert (Erprobungsphase voraussichtlich bis Ende 2011).
- Fortschritte der Intensivmedizin und die Folgen des DRG-Systems führen dazu, dass der neurologischen Frührehabilitation zunehmend die Funktion einer postakuten Intensivmedizin mit Aufgaben der Prognoseabschätzung und Organisation der Weiterversorgung zukommt.
- Die Deutsche Gesellschaft für Neurorehabilitation (DGNR) verfasste eine S2-Leitlinie zur motorischen Rehabilitation der oberen Extremität nach Schlaganfall (veröffentlicht in Neurologie und Rehabilitation 2009, Heft 2).
- Einer Vereinbarung von Kostenträgern und Leistungserbringern zufolge (Arbeitsgruppe nach § 20 Abs. 2a SGB IX) müssen Einrichtungen neurologischer Rehabilitation bis 30.09.2012 zertifiziert worden sein.

Die wichtigsten Empfehlungen auf einen Blick

- Nach akuter Hirnschädigung ist möglichst frühzeitig, d.h. noch im Akutkrankenhaus, mit rehabilitativen Maßnahmen zu beginnen (Prinzip der Frührehabilitation) und dann, wenn erforderlich, so rasch wie möglich die Verlegung in eine qualifizierte stationäre oder teilstationäre/ambulante Rehabilitationseinrichtung vorzunehmen.
- Planung und Durchführung neurologisch-rehabilitativer Maßnahmen setzen neben der funktionsorientierten klinischen Befunderhebung auch eine umfassende Evaluation (Reha-Assessment) der Alltagsfähigkeiten und Teilhabemöglichkeiten eines Patienten voraus.
- Vor diesem Hintergrund erfordert neurologische Rehabilitation ein interdisziplinäres multiprofessionelles Team unter Leitung bzw. Supervision eines qualifizierten Arztes (Arzt für Neurologie oder Neurochirurgie mit Zusatzqualifikation Rehabilitationswesen bzw. Sozialmedizin, Arzt für physikalische und rehabilitative Medizin mit mehrjähriger Erfahrung im Bereich der neurologischen Rehabilitation).

■ Einführung

Das zum 01.07.2001 in Kraft getretene Neunte Buch des Sozialgesetzbuches (SGB IX, Rehabilitation und Teilhabe behinderter Menschen) formuliert als Ziel der Rehabilitation die Förderung der Selbstbestimmung und der gleichberechtigten Teilhabe behinderter und von Behinderung bedrohter Menschen am Leben der Gesellschaft (die einschlägigen gesetzlichen Regelungen zur Leistungsgruppe medizinische Rehabilitation finden sich in den §§ 26–32; vgl. Marburger 2011). Unter den Stichworten „Reha vor Rente" und „Reha vor Pflege" (§ 8 SGB IX) werden allen von Behinderung betroffenen oder bedrohten Menschen diejenigen Versorgungsmaßnahmen zugesichert, die zur möglichst umfassenden Wiedereingliederung in Familie, Beruf und Gesellschaft erforderlich sind. Da Erkrankungen des zentralen und/oder peripheren Nervensystems oft nicht in eine „restitutio ad integrum" münden und dann mit bleibenden Funktionsdefiziten vergesellschaftet sind, liegt im Bereich der Neurologie ein erheblicher und zunehmender Bedarf an gezielten und fundierten rehabilitativen Behandlungsprogrammen vor. Darüber hinaus dürfen den am 30.03.2006 in Kraft getretenen „Rehabilitations-Richtlinien" (Bundesanzeiger 2006, S. 2219) des Gemeinsamen Bundesausschusses über Leistungen zur medizinischen Rehabilitation zufolge Vertragsärzte der Krankenversicherungen nur dann Rehabilitationsleistungen dieser Kostenträger verordnen, wenn sie dazu qualifiziert sind – und beispielsweise ein adäquates Assessment durchführen können.

Als einer wichtigen Voraussetzung von Prozess- und Ergebnisqualität soll diese Leitlinie insbesondere die Grundzüge der Planung und Evaluation rehabilitativer Maßnahmen darstellen – vor dem Hintergrund der deutschen Sozialgesetzgebung.

■ Definition und Klassifikation

Begriffsdefinition

Der Internationalen Klassifikation der Funktionsfähigkeit, Behinderung und Gesundheit (ICF, s.u.) zufolge stellt Behinderung „das Ergebnis einer Wechselwirkung zwischen einer Erkrankung und den Krankheitsfolgen einerseits und der Persönlichkeit des Erkrankten und dessen sozialen und materiellen Kontexts andererseits" dar (Frommelt u. Lösslein 2010, S. 9). Vor diesem Hintergrund haben Rehabilitationsmaßnahmen das Ziel einer „Wiederherstellung oder Besserung der funktionalen Gesundheit des Rehabilitanden bei bestehender Behinderung oder bedrohter Teilhabe an Lebensbereichen" (Schuntermann 2005, S. 59).

Klassifikation

Die „Klassifikation" von Gesundheitszuständen und Krankheitsfolgen, auf die sich Planung und Durchführung rehabilitativer Maßnahmen stützen, findet sich im Abs. 3.

■ Diagnostik und Assessment

Beschreibung von Gesundheitszuständen und Krankheitsfolgen

Als Voraussetzung für die Einleitung und Durchführung therapeutischer Maßnahmen hat ein interdisziplinär zusammengesetztes Team einen Gesamtrehabilitationsplan (Teilhabeplan nach SGB IX) zu erstellen, der neben medizinischen Faktoren (Grund- bzw. Begleiterkrankungen und dadurch bedingte Funktionseinschränkungen) und dem Profil der neurologischen/neuropsychologischen Defizite auch die noch vorhandenen Fähigkeiten im Alltag („activities of daily life", ADL) und die Teilhabemöglichkeiten eines Patienten beschreibt (Assessment), die Rehabilitationsfähigkeit und -motivation des Patienten bewertet, über- bzw. nachgeordnete Rehabilitationsziele festlegt und die erforderlichen Behandlungsschritte aufeinander abstimmt. Im Verlauf der Behandlung muss regelmäßig das Assessment wiederholt werden, um gegebenenfalls das Therapieprogramm zu modifizieren oder die Rehabilitation zu beenden (Welter u. Schönle 1997, Fries et al. 2007, Frommelt u. Lösslein 2010, Kap. 43).

Als Grundlage einer international einheitlichen Beschreibung der vorhandenen Leistungsressourcen und Partizipationsmöglichkeiten einer Person – Voraussetzung der Formulierung von Rehabilitationszielen – hat die Weltgesundheitsorganisation (WHO) 1980 die Internationale Klassifikation der Schädigungen, Fähigkeitsstörungen und Beeinträchtigungen (International Classification of Impairments, Disabilities and Handicaps, ICIDH) eingeführt, die Krankheitsfolgen auf 3 Ebenen zu charakterisieren erlaubt:
- Schädigungen der Struktur und/oder Einschränkungen der Funktion von Organsystemen („impairments")
- Fähigkeitsstörungen im Bereich alltäglicher Verrichtungen („disabilities")
- Beeinträchtigungen der sozialen Rolle(n) eines betroffenen Menschen („handicaps")

Im Vergleich zu der noch vorwiegend „defizitorientierten" ersten Ausgabe der ICIDH erfolgte durch die 1999 veröffentlichte Revision (International Classification of Impairments, Activities and Participation, ICIDH-2) und dann insbesondere durch die im Mai 2001 von der 54. Vollversammlung der WHO verabschiedete Internationale Klassifikation der Funktionsfähigkeit, Behinderung und Gesundheit (International Classification of Functioning, Disability and Health, ICF) eine erheblich stärkere Gewichtung von Umweltbedingungen und personenbezogener Gegebenheiten wie Alter und Geschlecht im Rahmen der Evaluation eines behinderten Menschen (Schuntermann 2005). Diese jüngste Variante des Versuchs einer einheitlichen Beschreibung von Gesundheitszuständen bzw. Krankheitsfolgen fußt auf einem komplexen Modell der Wechselwirkungen von „Funktionsfähigkeit" („funktionale Gesundheit" eines Menschen) und „Kontextfaktoren" (biopsychosoziales Modell von Gesundheit):
- Der Bereich **„Funktionsfähigkeit"** umfasst die Ebenen „Körperfunktionen und -strukturen", „Aktivitäten", und „Teilhabe an Lebensbereichen" (entsprechen im Wesentlichen den Aspekten „impairments", „disabilities" und „handicaps" der vorausgegangen Fassungen).
- Die Domäne **„Kontextfaktoren"** beinhaltet Umweltfaktoren wie den Zugang zu technischen Produkten oder Dienstleistungen, z. B. öffentlicher Nahverkehr, Lift für Gehbehinderte o. ä., aber auch überfürsorgliche oder überfordernde Angehörige und nicht zuletzt gesellschaftliche Vorurteile gegenüber Behinderten. Zu den personenbezogenen Faktoren sind Alter, Geschlecht, Motivation, aber auch Lebensstil oder Coping-Strategien zu rechnen.

Die Erweiterung um Kontextfaktoren erlaubt der ICF, positive („Förderfaktoren") und negative („Barrieren") Auswirkungen von Umweltgegebenheiten (und personenbezogener Merkmale) auf die „Funktionsfähigkeit" einer Person, d. h. ihren Körper, ihre Alltagsaktivitäten und ihre sozialen Partizipationsmöglichkeiten, zu beschreiben. Wesentliche Grundsätze der ICF haben Eingang in das SGB IX gefunden, unter Berücksichtigung der in Deutschland historisch gewachsenen und anerkannten Besonderheiten (Schuntermann 2005, S. 13).

Untersuchung und Evaluation von Rehabilitanden

Als Bestandteil von Strukturqualität muss eine Einrichtung neurologischer Rehabilitation auf alle im Rahmen ihrer Aufgaben erforderlichen apparativen Untersuchungsmöglichkeiten (Verlaufskontrollen von Grund- bzw. Begleiterkrankungen, Diagnostik akutmedizinischer Komplikationen) zugreifen können, üblicherweise neurophysiologische, neurosonologische und neuroradiologische Verfahren sowie klinisches Labor (Qualitätsrichtlinien der Deutschen Gesellschaft für Neurologische Rehabilitation; www.dgnr.de/Qualitaetsrichtlinien.4525.html).

Parametrische und nicht parametrische Verfahren der Erfassung einzelner (modularer) sensomotorischer, sprachlicher und kognitiver Funktionsdefizite („impairments" im Sinne der ICIDH bzw. „Körperfunktionen und -strukturen" nach ICF) finden sich in den nachfolgenden einschlägigen Kapiteln beschrieben (vgl. auch Frommelt u. Lösslein 2010, Kap. 43).

Die Dimension der „disabilities" (ICIDH) bzw. „activities" (ICF) wird meist über die Evaluation alltäglicher Verrichtungen („activities of daily living", ADL) zu erfassen versucht. Die breiteste Verwendung, auch auf internationaler Ebene, kommt inzwischen dem **Barthel-Index** zu

(Collin 2003). Dieses Instrument, auch in seiner modifizierten Form als Frühreha-Barthel-Index (Schönle 1996), wird in Deutschland meist zur Abgrenzung der einzelnen Rehabilitationsphasen herangezogen und von den Kostenträgern zur Dokumentation des Rehabilitationsverlaufs eingefordert.

Schwieriger gestaltet sich naturgemäß die „Quantifizierung" von „handicaps" (ICIDH) bzw. der Teilhabemöglichkeiten (ICF) eines Rehabilitanden (vgl. Collin 2003). Es liegen inzwischen mehrere Instrumente zur Erfassung von Partizipation vor, die aber noch nicht in den deutschen Sprachraum übertragen wurden, z.B. die „Craig Handicap Assessment and Reporting Technique" oder das „Participation Objective, Participation Subjective" (POPS). Obwohl diese Fragebögen ursprünglich an Patienten mit Querschnittlähmung oder Schädel-Hirn-Trauma entwickelt wurden, lassen sie sich auch auf andere neurologische Störungsbilder anwenden (The Center for Outcome Measurement in Brain Injury, Santa Clara Valley Medical Center, USA; www.tbims.org/combi/). Im deutschsprachigen Raum hat sich die systematische Kodierung rehabilitationsrelevanter Befunde und Daten auf der Grundlage des ICF noch nicht durchgesetzt, mehrere darauf aufbauende Assessmentverfahren werden allerdings zurzeit evaluiert (www.dimdi.de/static/de/klassi/icf/icf-projekte.htm).

▪ Therapie: Allgemeine Empfehlungen

Behandlungsgrundsätze

Mit den „Rahmenempfehlungen" der Bundesarbeitsgemeinschaft für Rehabilitation (BAR) aus dem Jahr 1998 haben die Kostenträger Richtlinien zur Gestaltung der Strukturen und Prozesse stationärer und ambulanter neurologischer Rehabilitation formuliert, die allerdings keine evidenzbasierten Vorgaben darstellen, sondern bewährte bzw. erwünschte klinische Praxis widerspiegeln (BAR 1998/2008). Einer neueren Stellungnahme der BAR zufolge haben sich Rehabilitationsmaßnahmen an folgenden Behandlungsgrundsätzen auszurichten (BAR 2005):

▶ **Ganzheitlichkeit.** Der Gedanke der Ganzheitlichkeit wurde durch das SGB IX in die Rehabilitation eingeführt und für die von Behinderung bedrohten oder betroffenen Menschen als soziales Recht verankert: Über das Erkennen, Behandeln und Heilen einer Krankheit hinaus müssen die Erkrankungsfolgen mit ihren drohenden oder bereits manifesten Beeinträchtigungen der Teilhabe am beruflichen und sozialen Leben berücksichtigt werden. Als Voraussetzung für einen bestmöglichen Rehabilitationserfolg sind deshalb Kontext- und Risikofaktoren der Integration von Patienten (Klienten) in Arbeitswelt und Gesellschaft zu erfassen.

▶ **Finalität.** Unabhängig von der Ursache einer Behinderung (§ 4 SGB IX) sind alle diejenigen Maßnahmen zu ergreifen und von Seiten der Sozialleistungsträger zu finanzieren, durch die sich die festgelegten Rehabilitationsziele erreichen und sichern lassen (Gesichtspunkt der Finalität). Aus dieser Bestimmung heraus folgt für den klinischen Alltag, dass Therapiemaßnahmen dem Ziel einer Verbesserung der beruflichen und sozialen Partizipation zu dienen haben. Der Nachweis des Reha-Erfolges durch die Leistungserbringer, d.h. Therapeuten und Ärzte, muss deshalb auf der Ebene der Teilhabemöglichkeiten und nicht ausschließlich der Funktionsdefizite geführt werden.

▶ **Selbstbestimmung, Teilhabe und Ressourcenorientierung.** Im Rahmen rehabilitativer Maßnahmen kommt der Selbstbestimmung von Behinderung betroffener oder bedrohter Menschen eine besondere Rolle zu, da sie auf ein weitgehend durch „Normalität geprägtes Leben" vorzubereiten sind. Eng verknüpft mit diesem „Normalisierungsanspruch" ist das Leitprinzip „Hilfe zur Selbsthilfe": Die Betroffenen sollen dazu befähigt werden, ihre Teilhabe an allen gesellschaftlichen Bereichen aktiv als „Experten in eigener Sache" zu gestalten. Verantwortung für die eigene Person und für die eigene Gesundheit zu übernehmen, kann auch bedeuten, die eigenen Ressourcen zu nutzen und unter Umständen das eigene gesundheitsbezogene Verhalten zu verändern.

▶ **Komplexität, Individualität und Interdisziplinarität.** Rehabilitation muss den jeweiligen besonderen Bedürfnissen des betroffenen Menschen Rechnung tragen und kann deshalb nicht nach Maßgabe eines standardisierten Verfahrens gestaltet werden. Vor diesem Hintergrund sind die Zielsetzungen der therapeutischen Interventionen im Verlauf der Rehabilitation fortlaufend anzupassen, mithilfe objektivierbare und nach Möglichkeit standardisierter Verfahren zu überprüfen und zu modifizieren. Um einem ganzheitlichen Ansatz gerecht zu werden, bedarf es im Bereich der Rehabilitation einer engen interdisziplinären Zusammenarbeit mehrerer Berufsgruppen, insbesondere um eine integrative Planung therapeutischer Maßnahmen zu gewährleisten (s.u.).

Grundsätzlich lassen sich 4 **Behandlungsziele** neurologischer Rehabilitation voneinander abgrenzen:
- Restitution
- Kompensation
- Adaptation
- Akzeptanz

An der Rückbildung neurologischer Defizite nach einer akuten Hirnschädigung dürften mehrere neurobiologische Prozesse beteiligt sein, die sich über unterschiedliche Zeitfenster erstrecken, so z.B. die Reperfusion einer ischämischen Penumbra, die Rückbildung von Diaschisis-Effekten oder auch die Reorganisation zerebraler Netzwerke sensomotorischer, sprachlicher und kognitiver Leistungen (vgl. die nachfolgenden Kapitel zur Rehabilitation sensomotorischer und kognitiver Leistungen). Zunächst sollte in der Akut- bzw. Postakutphase versucht werden, diese Restitutionsvorgänge durch spezifische therapeutische Maßnahmen zu unterstützen. Wenn sich eine Besserung der Funktionsdefizite nicht einstellt bzw. nicht erwartet werden kann, beispielsweise aufgrund der Ausdehnung und Lokalisation einer Läsion, ist eine Kompensation der Auswirkungen neurologischer Defizite auf Alltagsverrichtungen oder die Teilhabe (Partizipation) am beruflichen bzw. gesellschaftlichen Leben durch den Erwerb von „Ersatzstrategien" anzustreben. Kommt es nicht zur Rückbildung sensomotorischer, sprachlicher oder kognitiver Defizite und lassen sich die daraus folgenden Fähigkeitsstörungen auch nicht durch den Einsatz von Hilfsmitteln kompensieren, sollte versucht werden, Umweltgegebenheiten wie z. B. Wohnung oder Arbeitsplatz umzugestalten oder behindertengerecht anzupassen (Adaptation). Durch die Aneignung von Kompensationsstrategien und eine angemessene Gestaltung des häuslichen Umfeldes kann u.U. eine signifikante Verbesserung der Selbstständigkeit des Patienten in den Verrichtungen des alltäglichen Lebens wie auch seiner sozialen Partizipation erreicht werden, z. B. die Wiedereingliederung in das familiäre Milieu oder die Vermeidung von Pflegebedürftigkeit, obwohl sich der neurologische Befund nicht verbessert hat. Um diese Ziele zu erreichen, müssen die rationale und emotionale Akzeptanz der Behinderung gefördert und entsprechende Bewältigungsstrategien („coping") – den Patienten und Angehörigen – vermittelt werden.

Struktur des neurologischen Reha-Teams

Eine Schädigung bzw. Erkrankung des Zentralnervensystems kann perzeptuelle, motorische, sprachliche, kognitive und motivationale/emotionale Funktionen beeinträchtigen und infolgedessen Vital-, Alltags- und Berufskompetenz kompromittieren (Welter u. Schönle 1997, Frommelt u. Lösslein 2010, Kap. 8).

Aus dieser „Komplexität der Funktions- und Kompetenzstörungen" (Schönle 2005) nach Hirnschädigung resultiert eine vielgestaltige und breit gefächerte Aufgabenstellung neurologisch-rehabilitativer Maßnahmen und im Gegensatz zum Akutkrankenhaus muss der Behandlungsablauf von einem multiprofessionellen therapeutischen Team geplant und durchgeführt werden, das meist ein bis zwei Mal pro Woche zu institutionalisierten Besprechungen und Fallkonferenzen zusammentritt. Auf der Grundlage dieser „teamorientierten Kooperation" sollen zum einen die Entwicklung der Defizite wie auch der Fähigkeitsstörungen eines Patienten dokumentiert, zum zweiten seine Ressourcen fortlaufend evaluiert und zum dritten gegebenenfalls Rehabilitationsprognose und -ziel modifiziert werden, um einen individuell angepassten und stadiengerechten Behandlungsablauf zu ermöglichen. Es hat sich inzwischen gezeigt, dass die konsequente Verwendung der Begrifflichkeit der ICF die Arbeit eines Reha-Teams erleichtert sowie auch zu einer effizienteren Organisation der Behandlungsabläufe und infolgedessen zu einer Zeitersparnis führt (Rentsch u. Bucher 2005).

Die Rehabilitationswissenschaften unterscheiden mehrere Formen „teamorientierter Kooperation" im Rahmen von Fallbesprechungen und -konferenzen (Latella 2000, Wood 2003):

- Das **multidisziplinäre Vorgehen** ist dadurch charakterisiert, dass jeder Teilnehmer sich darauf beschränkt, die Entwicklung des Rehabilitanden – und die daraus resultierenden weiteren Behandlungsschritte – aus der Sicht seines eigenen Fachgebietes darzustellen. Dem Arzt als Teamleiter fällt dann notwendigerweise die Aufgabe zu, die Empfehlungen der einzelnen Therapeuten aufeinander abzustimmen und in einen kohärenten Behandlungsplan zusammenzufügen. Diese nicht nur moderierende, sondern auch integrierende Funktion dürfte mit einer zusätzlichen Arbeitsbelastung einhergehen. (Diese Variante „teamorientierter Kooperation" beschreibt eigentlich, wie „teamorientierte Kooperation" verfehlt wird.)
- Auf der Grundlage eines **„interdisciplinary approach"** werden vor dem Hintergrund der jeweils aktuellen Rehabilitationsziele eines Patienten die einzelnen Therapiesegmente den verschiedenen Ressorts zugeordnet und die Behandlungsschritte über die Bereichsgrenzen hinweg aufeinander abgestimmt. Diese Form der Kooperation wird natürlich vor allem bei domänenübergreifenden Aufgaben wie der Schlucktherapie oder des Feinmotoriktrainings zum Tragen kommen. Da es sich um den ökonomischeren Ansatz handelt und bei knappen therapeutischen Ressourcen gar keine andere Wahl bleibt, bildet diese Form der Interaktion die „Realität" der Fallbesprechungen und -konferenzen sicherlich besser ab als der „multidisciplinary approach".
- In Abhängigkeit von den vorrangigen Fähigkeitsstörungen eines Patienten fungiert beim **transdisziplinären Ansatz** ein Therapeut als „primary therapist or leader", der dann anstelle des Arztes die Behandlungsplanung in die Hand nimmt. Bei Patienten, die beispielsweise (weitgehend) ausschließlich an aphasischen oder anderen kognitiven Defiziten leiden, könnte dann der Sprachtherapeut oder der Neuropsychologe als Teamleiter eingesetzt werden. Dieser Ansatz dürfte insbesondere im Rahmen der teilstationären und ambulanten Rehabilitation von Bedeutung sein.

Die „core members" eines neurologisch-rehabilitativen Teams, das in der Regel von einem Arzt geleitet wird, rekrutieren sich meist aus den Bereichen der Physio-, Ergo- und Sprachtherapie, der Neuropsychologie, der Pflege und der Sozialarbeit. Bei entsprechenden Fragestellungen können auch Vertreter anderer Berufsgruppen aus der jeweiligen Rehabilitationseinrichtung wie Diätassistenten oder Prothetikberater („extended members") in die Besprechungen oder Fallkonferenzen mit einbezogen werden. Schließlich müssen ggf. konsiliarisch niedergelassene Ärzte oder spezielle aushäusige Pflegedienste, z. B. bei Schwierigkeiten der Stomaversorgung, konsultiert werden, die dann aber in der Regel nicht persönlich anwesend sein werden, sondern schriftliche Empfehlungen abgeben. Aufgaben und Behandlungsverfahren der einzelnen Therapiebereiche werden in den nachfolgenden Kapiteln näher beschrieben.

Phasenmodell des Behandlungsablaufs

Um die vorhandenen Versorgungsstrukturen zu erweitern bzw. besser aufeinander abzustimmen, wurde von einer Arbeitsgruppe im Auftrag des Verbandes Deutscher Rentenversicherungsträger (VDR) ein Modell der Behandlungskette neurologischer Erkrankungen entwickelt und 1995 von allen in der Bundesarbeitsgemeinschaft für Rehabilitation (BAR) zusammengeschlossenen Leistungsträgern verabschiedet (BAR 1998/2008), das abhängig von klinischem Befund, Umfang der Pflegebedürftigkeit und Profil der Fähigkeitsstörungen mehrere Rehabilitationsphasen unterscheidet und das auch zunehmend Eingang in die Versorgungsverträge der Rehabilitationseinrichtungen findet (Schupp u. Ackermann 2000) (▶ Tab.87.1).

Die Grenzen zwischen den einzelnen Phasen, meist unter Rückgriff auf ADL-Skalen wie den Barthel-Index definiert, können sich immer noch von Bundesland zu Bundesland unterscheiden. Ein Patient durchläuft nicht notwendigerweise alle Phasen, sondern kann in Abhängigkeit von residualen Fähigkeitsstörungen auf unterschiedlichen Ebenen der Behandlungskette in die Nachsorge überführt werden. Obwohl das Phasenmodell sich am klinischen Verlauf von Patienten mit akuter Hirnschädigung wie Schlaganfall oder Schädel-Hirn-Trauma orientiert, lässt es sich entsprechend modifiziert auch auf andere neurologische Erkrankungen übertragen.

Phase A der Behandlungskette umfasst die meist unter stationären Bedingungen durchgeführte Akutbehandlung auf einer Intensivabteilung, einer Stroke Unit bzw. Schlaganfalleinheit oder Normalstation.

Der **Phase B** sind bewusstlose oder schwer bewusstseinsgetrübte Patienten, z.B. im Rahmen eines apallischen Syndroms, aber auch Patienten mit erheblichen qualitativen Bewusstseinsstörungen bei organischen Wesens- oder Persönlichkeitsveränderungen sowie Patienten mit schwersten Lähmungen (Locked-in-Syndrom, hoher Querschnitt) zuzuordnen. Kooperationsfähigkeit wird nicht vorausgesetzt, sondern stellt ein wesentliches Ziel der Behandlung dar. Intensivmedizinische Interventionen sollten nicht mehr erforderlich sein. Beatmungspflichtigkeit ist kein Ausschlusskriterium, Weaning und Dekanülierung bilden wichtige Therapieziele. In der Phase B werden zunehmend Patienten mit neurologischen Komplikationen nicht neurologischer Grunderkrankungen (z.B. septische Enzephalopathie, Critical-Illness-Neuropathie, hypoxischer Hirnschaden) behandelt. Die Phase B stellt eine Krankenhausbehandlung dar, für die Erbringung der in der OPS 8-552 beschriebenen Leistung ist akutstationärer Behandlungsbedarf Voraussetzung. Dabei kommt der therapeutischen Pflege ein besonderer Stellenwert zu (Arbeitskreis Neurologischer Kliniken in Bayern und Arbeitskreis Neurologischer Kliniken in Thüringen 2007, Himaj et al. 2011).

Rehabilitanden der **Phase C** (weiterführende [postprimäre] Rehabilitation) dürfen keine wesentlichen quantitativen Bewusstseinsstörungen mehr aufweisen, müssen auch von Seiten ihrer Grund- bzw. Begleiterkrankungen her in der Lage sein, an mehreren Therapiemaßnahmen täglich teilzunehmen, benötigen aber noch erhebliche kurativ-medizinische Betreuung und bedürfen in vielen Alltagsverrichtungen pflegerischer Unterstützung und Hilfe. Ziel der Phase C ist die weitgehende Selbstständigkeit des Patienten im Alltag („Rehabilitation vor Pflege").

In Abhängigkeit vom Verlauf erfolgt der Übergang in **Phase D** (Anschlussheilbehandlung), in die ambulante häusliche Nachsorge (**Phase E**) oder in eine Einrichtung der Dauerpflege (**Phase F**).

Die Rehabilitationsziele nach einer erworbenen Hirnschädigung müssen den einzelnen Phasen angepasst werden. Das Ziel einer bestmöglichen selbstbestimmten Teilhabe am Leben der Gesellschaft erfordert zunächst die Wiederherstellung der biologischen bzw. funktionellen Autonomie (▶ Tab.87.1).

Tab.87.1 Anpassung der Reha-Ziele an die Rehabilitationsphase.

Reha-Stufen	Phasenmodell (BAR)	Grad der Autonomie (Selbstbestimmung)	Ziele	Teilhabe
Akutbehandlung Früh-Reha	A B	biologische Autonomie (Vitalfunktionen)	Unabhängigkeit von Maschinen und dauernder Pflege	
postakute stationäre und ambulante Reha	C D	funktionelle Autonomie (ADL: Schlucken, Toilettenfähigkeit Selbstversorgung, Mobilität, Kommunikation)	Unabhängigkeit von Pflege und ständiger funktioneller Hilfestellung	
wohnortnahe stationäre und ambulante Reha	D	soziale Autonomie (soziale Reintegration einschließlich beruflicher Wiedereingliederung)	unabhängige, selbstbestimmte Lebensführung in der sozialen Gemeinschaft	
ambulante Nachsorge	E		Sicherung des Rehabilitationserfolges	

Qualitätssicherung

Das SGB IX schreibt Rehabilitationseinrichtungen ein effizientes Qualitätsmanagement vor (§ 20). Allerdings werden von den einzelnen gesetzlichen Leistungsträgern noch teilweise unterschiedliche Instrumente eingesetzt bzw. erprobt. Es sind 3 Ebenen der Beurteilung von Rehabilitationseinrichtungen zu unterscheiden:
- **Strukturqualität** bewertet insbesondere personelle Ausstattung sowie bauliche und technische Voraussetzungen,
- **Prozessqualität** bezieht sich auf die Durchführung diagnostischer und therapeutischer Maßnahmen und
- **Ergebnisqualität** erfasst schließlich Patienten-bezogene Daten wie die Verhinderung einer Frühberentung oder einer Pflegeheimeinweisung.

Sowohl externe Evaluationsmaßnahmen (externe Qualitätssicherung) als auch interne Kontrollprozeduren (internes Qualitätsmanagement) können dazu dienen, Versorgungsstandards sicherzustellen.

Das 1994 eingeführte und ab 1996 schrittweise umgesetzte Qualitätssicherungsprogramm des VDR stellt den bislang umfassendsten und fundiertesten Ansatz einer externen Qualitätssicherung dar, der auch bei neurologischen Patienten in Kostenträgerschaft der Rentenversicherung zum Tragen kommt. Dieses „5-Punkte-Programm" der Rentenversicherung verlangt bzw. beinhaltet regelmäßige Berichte zur Strukturqualität einer Einrichtung, die Erarbeitung Fallgruppen-spezifischer Mustertherapiepläne auf der Grundlage der Klassifikation therapeutischer Leistungen (KTL), ein Screening von Entlassungsberichten auf der Basis eines Peer-Review-Verfahrens, systematische katamnestische Patientenbefragungen und die Einrichtung von klinikinternen sowie klinikübergreifenden Qualitätszirkeln (weitere Einzelheiten in Welter u. Schönle 1997). Darüber hinaus wurden im Rahmen der Qualitätssicherung der Deutschen Rentenversicherung von einer Expertenkommission Therapiestandards zur Rehabilitation von Patienten mit zerebrovaskulären Erkrankungen entwickelt (insgesamt 17 Module: Bewegungstherapie, Alltagstraining, arbeitsbezogene Therapie, kognitive Therapie etc.), die detaillierte Vorgaben zu Dauer und Häufigkeit der Anwendungen und den Prozentanteil zu behandelnder Rehabilitanden beinhalten (www.deutsche-rentenversicherung.de, Rubrik: Angebote für spezielle Zielgruppen → Sozialmedizin und Forschung → Reha-Qualitätssicherung).

■ Versorgungskoordination

In Abhängigkeit insbesondere von Pflegebedürftigkeit und Umfang funktionaler Defizite werden rehabilitative Maßnahmen im Anschluss an die Behandlung in einem Akutkrankenhaus unter ambulanten, teilstationären oder stationären Bedingungen (Phase B, C oder D) erfolgen können bzw. müssen.

Vor dem Hintergrund des sozialrechtlichen Prinzips, dass diejenige Institution, die für Folgekosten aufzukommen hat, auch die entsprechenden Rehabilitationsmaßnahmen finanzieren muss, hat sich in Deutschland ein „gegliedertes System" der Zuständigkeit und Verantwortung in diesem Bereich entwickelt. Rehabilitationsmaßnahmen der Phasen B und C müssen in der Regel von der gesetzlichen Krankenversicherung (GKV) getragen werden. Demgegenüber steht bei der Phase D, sofern ein Patient sich noch im Erwerbsleben befindet, die gesetzliche Rentenversicherung (GRV) in der Vorleistungspflicht. In Einzelfällen kann auch die GRV eine Behandlung der Phase C übernehmen, allerdings muss diese Möglichkeit der Kostenübernahme von der Rehabilitationseinrichtung selbst geprüft und dann beantragt werden. Wurde die Erstversorgung, wie meist zu erwarten, unter stationären Bedingungen durchgeführt, dann sollten noch vom Akutkrankenhaus die erforderlichen rehabilitativen Maßnahmen veranlasst werden. Auch der Hausarzt kann diese Leistungen beantragen, wenn Rehabilitationsbedürftigkeit und -fähigkeit sowie eine positive Rehabilitationsprognose zu erkennen sind. Bei noch erwerbsfähigen Patienten der Phase C und allen berenteten Personen muss der Antrag an die zuständige GKV weitergeleitet werden. Im Falle einer Maßnahme der Phase D von noch im Arbeitsleben stehenden Rehabilitanden ist der Rentenversicherungsträger einzuschalten, z. B. die Deutsche Rentenversicherung Bund bzw. Regional.

Bei beihilfeberechtigten Beamten und bei privat krankenversicherten (PKV) Patienten sind die entsprechenden Anträge bei der zuständige Beihilfestelle bzw. PKV einzureichen. Neurologische Rehabilitationseinrichtungen der Phase C und D gelten wie fast alle Rehabilitationseinrichtungen im Versicherungsrecht der PKV als „gemischte Anstalten". Kosten für eine stationäre Behandlung analog einer Krankenhausbehandlung werden nur dann übernommen, wenn sie vor Aufnahme des Patienten schriftlich zugesagt wurden.

■ Redaktionskomitee

Prof. Dr. H. Ackermann, M.A., Zentrum für Neurologie, Hertie-Institut für klinische Hirnforschung, Universität Tübingen / Fachkliniken Hohenurach, Bad Urach (DGN)
Dr. S. Beer, Rehabilitationszentrum Valens, Schweiz (SNG, SGNR-SSNR)
Prof. Dr. W. Fries, Praxis für neurologische und neuropsychologische Rehabilitation, München (BDN)
Frau S. George, Deutscher Verband der Ergotherapeuten, Karlsbad / Schön-Klinik München-Schwabing (DVE)
Frau K.-F. Heise, M. Sc., B. Sc. (PT), Klinik und Poliklinik für Neurologie, Universitätsklinikum Eppendorf, Hamburg (ZVK)
Prof. Dr. H. Hummelsheim, Neurologisches Rehabilitationszentrum Leipzig (DGNKN)

Multiprofessionelle neurologische Rehabilitation

Prof. Dr. T. Mokrusch, Hedon-Klinik, Lingen (DGNR)
Frau A. Nebel, M.A., Klinik für Neurologie, Universitätsklinikum Schleswig-Holstein, Campus Kiel (dbl)
Prof. Dr. G. Ransmayr, Abteilung Neurologie und Psychiatrie, Allgemeines Krankenhaus Linz, Österreich (ÖGN, ÖGNR)
Prof. Dr. Dr. P.-W. Schönle, MATERNUS-Klinik Bad Oeynhausen (DGNR)
Prof. Dr. T. Treig, Klinik CAROLINUM, Bad Karlshafen (DGNR)
Prof. Dr. C.-W. Wallesch, BDH-Klinik Elzach: Klinik für neurologische Rehabilitation (DGN)

Federführend: Prof. Dr. Hermann Ackermann, M.A., Zentrum für Neurologie, Universität Tübingen, Hoppe-Seyler-Straße 3, 72076 Tübingen, Tel. 07071/2987529
E-Mail: hermann.ackermann@uni-tuebingen.de

Prof. Dr. Dr. P.-W. Schönle, MATERNUS-Klinik Bad Oeynhausen, Tel. 05731/851007
E-Mail: p.schoenle@gmail.com

Entwicklungsstufe der Leitlinie: S1

■ Literatur

Arbeitskreis Neurologischer Kliniken in Bayern und Arbeitskreis Neurologischer Kliniken in Thüringen, Hrsg. Katalog der therapeutischen Pflege (KtP) in der neurologisch-neurochirurgischen Frührehabilitation (Phase B), 2007 (www.enzensberg.de/index.shtml?ktp)
Bundesarbeitsgemeinschaft für Rehabilitation (BAR), Hrsg. Arbeitshilfe für die Rehabilitation von Schlaganfallpatienten. Schriftenreihe der Bundesarbeitsgemeinschaft für Rehabilitation. Frankfurt/Main; 1998/2008
Bundesarbeitsgemeinschaft für Rehabilitation (BAR), Hrsg. Rehabilitation und Teilhabe: Wegweiser für Ärzte und andere Fachkräfte der Rehabilitation. Köln: Deutscher Ärzte-Verlag; 2005
Bundesarbeitsgemeinschaft für Rehabilitation (BAR), Hrsg. Arbeitshilfe für die Rehabilitation von Schlaganfallpatienten. Schriftenreihe der Bundesarbeitsgemeinschaft für Rehabilitation, Frankfurt/Main; 2008; Heft 4
Cicerone KD, Mott T, Azulay J et al. Community integration and satisfaction with functioning after intensive cognitive rehabilitation for traumatic brain injury. Arch Phys Med Rehabil 2004; 85: 943–950
Collin C. Measurement of disability and handicap. In: Greenwood RJ, Barnes MP, McMillan TM, Ward CD, eds. Handbook of Neurological Rehabilitation, 2nd ed. Hove: Psychology Press; 2003: 51–61
Fries W, Lössl H, Wagenhäuser S. Teilhaben! Neue Konzepte der NeuroRehabilitation – für eine erfolgreiche Rückkehr in Alltag und Beruf. Stuttgart: Thieme; 2007
Frommelt P, Lösslein H, Hrsg. NeuroRehabilitation: Ein Praxisbuch für interdisziplinäre Teams. Berlin: Springer; 2010
Goranson TE, Graves RE, Allison D et al. Community integration following multidisciplinary rehabilitation for traumatic brain injury. Brain Injury 2003; 17: 759–774
Himaj J, Müller E, Fey B et al. Elzacher Konzept und Leistungskatalog der therapeutischen Pflege in der neurologischen Frührehabilitation (Phase B). Rehabilitation 2011; 50: 94–102
Hummelsheim H. Rehabilitation und ambulante Versorgung nach Schlaganfall. In: Wallesch CW, Hrsg. Neurologie. München: Urban & Fischer; 2005: 1161–1170
Inman C. Effectiveness of spinal cord injury rehabilitation. Clin Rehabil 1999; 13 (Suppl. 1): 25–31
Khan F, Turner-Stokes L, Ng L et al. Multidisciplinary rehabilitation for adults with multiple sclerosis. Cochrane Database Syst Rev 2007; 2: CD006036
Latella D. Teamwork in rehabilitation. In: Kumar S, ed. Multidisciplinary Approach to Rehabilitation. Boston: Butterworth-Heinemann; 2000: 27–42
Marburger H. SGB IX: Rehabilitation und Teilhabe behinderter Menschen. Textausgabe mit ausführlicher Kommentierung, 8. Auflage. Regensburg: Walhalla; 2011
Rentsch HP, Bucher P. ICF in der Rehabilitation. Idstein: Schulz-Kirchner; 2005
Rice-Oxley M, Turner-Stokes L. Effectiveness of brain injury rehabilitation. Clin Rehabil 1999; 13 (Suppl. 1): 7–24
Schuntermann MF. Einführung in die ICF: Grundkurs, Übungen, offene Fragen. Landsberg/Lech: Ecomed Medizin; 2005
Schönle PW. Frühe Phasen der neurologischen Rehabilitation: Differentielle Schweregradbeurteilung bei Patienten in der Phase B (Frührehabilitation) und in der Phase C (Frühmobilisation/Postprimäre Rehabilitation) mit Hilfe des Frühreha-Barthel-Index (FRB). Neurologie & Rehabilitation 1996; 1: 21–25
Schönle PW. Rehabilitation und ambulante Versorgung nach Schädel-Hirn-Trauma. In: Wallesch CW, Hrsg. Neurologie. München: Urban & Fischer; 2005: 1171–1179
Schupp W, Ackermann H. Konzept der Behandlungs- und Rehabilitationskette nach Schlaganfall (Neurologisches Phasen-Modell). Z Allgemeinmed 2000; 76: 173–177
Turner-Stokes L, Disler PB, Nair A et al. Multidisciplinary rehabilitation for acquired brain injury in adults of working age. Cochrane Database Syst Rev 2007; 2: CD004170
Welter FL, Schönle PW, Hrsg. Neurologische Rehabilitation. Stuttgart: Gustav Fischer; 1997
Wood RL. The rehabilitation team. In: Greenwood RJ, Barnes MP, McMillan TM, Ward CD, eds. Handbook of Neurological Rehabilitation, 2nd ed. Howe: Psychology Press; 2003: 41–50

88 Rehabilitation von sensomotorischen Störungen

Was gibt es Neues?

- Beim Schlaganfall haben klinische Rückbildungszeichen wie eine aktive Streckung der Hand und Finger oder Abduktion im Schultergelenk der paretischen Extremität einen prognostischen Wert.
- Die Therapie mit forciertem Gebrauch („forced use") ist das wissenschaftlich am besten untersuchte Verfahren der motorischen Rehabilitation. Die Therapie ist der konventionellen Physiotherapie in Bezug auf die Rückbildung motorischer Ausfälle überlegen.
- Patienten, die nach einem Schlaganfall früh mobilisiert werden, erreichen früher eine unabhängige Gehfähigkeit und haben bessere funktionsmotorische Fähigkeiten.
- Bei gehfähigen hemiparetischen Patienten verbessert ein Laufbandtraining die Gehgeschwindigkeit und Ausdauer.
- Ein früher Einsatz von Hilfsmitteln wie Stock oder Sprunggelenksorthesen ist sinnvoll.

Die wichtigsten Empfehlungen auf einen Blick

- Für die Wiederherstellung sensomotorischer Störungen und Wiedereingliederung der Betroffenen ist ein differenziertes Assessment der funktionellen Fähigkeiten zum Erstellen alltags- und berufsrelevanter Therapieziele erforderlich.
- Der forcierte Gebrauch („constraint-induced movement therapy") ist bei Schlaganfallpatienten, die eine motorische Teilfunktion des paretischen Armes aufweisen, wirksam und konventionellen Physiotherapieverfahren überlegen und soll – ggf. in modifizierter Form (z.B. wenige Stunden am Tag Restriktion) – angeboten werden, wenn dies indiziert und organisatorisch umsetzbar ist. Bei hochgradigen Paresen wird das aktive Üben selektiver einfacher Bewegungen empfohlen. Eine nachweislich wirksame Form ist das Arm-Basis-Training, insbesondere wenn früh nach dem Schlaganfall eine Verbesserung der willentlichen Bewegungsfähigkeit in den einzelnen Abschnitten des Armes erreicht werden soll. Bei mittelgradigen bis leichten Paresen wird das aktive Üben komplexerer Handbewegungen empfohlen. Diese Bewegungen können in Abhängigkeit von den Rehabilitationszielen aufgabenspezifisch und/oder alltagsbezogen sein. Als Organisationsform der Behandlung sollte ein mehrwöchiges Zirkeltraining ausreichender Intensität (z.B. 3 Stunden pro Woche für mehrere Wochen) bedacht werden. Eine nachweislich wirksame Form ist auch das Arm-Fähigkeits-Training, insbesondere wenn bei Schlaganfallpatienten mit leichter Parese die Feinmotorik und Geschicklichkeit verbessert werden sollen.
- Eine zur üblichen Therapie zusätzliche Spiegeltherapie kann bei Schlaganfallpatienten mit Armparese durchgeführt werden, wenn eine Verbesserung der motorischen Funktionen insbesondere bei distaler Plegie oder wenn eine Schmerzreduktion bei komplexem regionalem Schmerzsyndrom (CRPS) angestrebt wird.
- Akupunktur ist in der Rehabilitation nach Schlaganfall unwirksam.
- Für bereits selbständig gehfähige Patienten eignet sich das Laufbandtraining, um Ganggeschwindigkeit und Ausdauer zu steigern, ist jedoch einem „aufgabenorientierten" Üben gleicher Intensität nicht überlegen. Gehtraining mit einem elektromechanischen Gangtrainer ist für nicht gehfähige hemiparetische Patienten einer konventionellen Behandlung bezüglich der Verbesserung der Gehfähigkeit überlegen. Bei gehfähigen Patienten ist eine Verbesserung des Gangmusters durch robotergestützte Systeme nicht belegt. Maßnahmen zur Verbesserung der Gehfähigkeit sollten durch ergotherapeutisches Verkehrstraining ergänzt werden, um Mobilität im außerhäuslichen Alltag zu gewährleisten.
- Bei Zielen in Bezug auf die Verbesserung von Aktivitäten des täglichen Lebens („activities of daily living", ADL) soll den Patienten zusätzlich zu motorischem Training auch ADL-bezogene Ergotherapie angeboten werden.
- Aus der derzeitigen Datenlage ist trotz einiger positiver Berichte eine spezifische Pharmakotherapie in der Rehabilitation sensomotorischer Störungen für den breiten klinischen Einsatz nach wie vor nicht zu empfehlen.
- Kardiorespiratorisches Training nach Schlaganfall verbessert die Gehfunktion. Ein zusätzliches Krafttraining bei Schlaganfallpatienten verbessert die Kraftentfaltung in paretischen Muskeln und die Alltagsaktivität. Widerstandstraining verbessert die Kraft, die Ganggeschwindigkeit und das funktionelle Outcome ohne Verstärkung der Spastik.

Definition und Klassifikation

Begriffsdefinition

Rehabilitation bezeichnet hier die Wiederherstellung von sensomotorischen Störungen und der gesellschaftlichen Teilhabe.

Klassifikation

Sensomotorische Störungen gehören zu den häufigen Folgen einer Hirnschädigung, z.B. beim Schlaganfall. Die Hemiparese nach Schlaganfall ist bei Erwachsenen die häufigste Ursache für eine Behinderung. Diese Leitlinie behandelt deswegen vorrangig sensomotorische Störungen nach Schlaganfall.

Plastizität im sensomotorischen System

Unter „Plastizität" im neurowissenschaftlichen Sinne versteht man die Fähigkeit des Zentralnervensystems (ZNS) zur Anpassung an veränderte Umgebungsbedingungen. Für die Rehabilitation bedeutsam sind 2 unterschiedliche Formen der Neuroplastizität: die Anpassungsvorgänge nach Erkrankungen oder Verletzungen, also die sog. läsionsinduzierte Plastizität, und die durch Therapien und Training hervorgerufene trainingsinduzierte Plastizität (Krakauer 2006).

Der Mehrgebrauch einer Extremität oder bestimmter Muskelgruppen führt zu einer Vergrößerung der kortikalen Repräsentation und ist in der Regel auch mit einer Funktionsverbesserung assoziiert (Sterr 2004). Umgekehrt kann auch der verminderte Gebrauch zu einer Abnahme der Repräsentation im Gehirn führen. Nach einer Hirnschädigung greifen läsionsinduzierte sowie trainingsinduzierte Plastizität ineinander. Auf kortikaler und subkortikaler Ebene können zahlreiche Reorganisationsvorgänge beobachtet werden. Der Untergang von Nervenzellen führt zu einer Zunahme der Exzitabilität in der Umgebung der Läsion, bei großen Läsionen auch in homologen Arealen der kontralateralen, nicht geschädigten Hemisphäre. Auf zellulärer Ebene sind tierexperimentell ebenfalls vielfältige, Plastizität vermittelnde Mechanismen bekannt.

Aktive Bewegungen der paretischen Hand in der Frühphase nach Schlaganfall führen zu ausgedehnten Aktivierungen auch nicht primär-motorischer Areale. Der weitere Verlauf korreliert mit der klinischen Entwicklung: Patienten mit guter klinischer Besserung zeigten eine Reduktion (= Normalisierung) der Aktivierungen, bei Patienten mit geringer oder fehlender Besserung bleiben die verstärkten Aktivierungen bestehen. Eine bilaterale Aktivierung des sensomotorischen Kortex korreliert mit einer schlechteren Rückbildung der Symptomatik (Ward u. Frackowiak 2006).

Auch im chronischen Stadium der Erkrankung gibt es eine trainingsinduzierte Plastizität, deren Ausmaß mit der klinischen Verbesserung korreliert (Liepert et al. 2006). Durch TMS können auch „virtuelle Läsionen" gesetzt werden: Die Magnetimpulse interferieren für kurze Zeit mit der physiologischen Hirnaktivität. Mit dieser Technik konnte bei gut erholten Schlaganfallpatienten gezeigt werden, dass der dorsale prämotorische Kortex, der primäre motorische Kortex und der superiore parietale Kortex in der nicht geschädigten Hemisphäre für komplexe motorische Funktionen der ehemals paretischen Hand bedeutsam waren. Es existieren auch Hinweise dafür, dass die kontraläsionelle Hemisphäre einen ungünstigen, hemmenden Einfluss auf die betroffene Hemisphäre ausüben kann und eine Suppression dieser kontraläsionellen Hemmung, z.B. durch niedrigfrequente repetitive TMS, oder eine Stimulation der betroffenen Hemisphäre durch hochfrequente TMS motorische Funktionen verbessern kann (Nowak et al. 2009).

Rückbildung von sensomotorischen Ausfällen

Motorische und sensible Funktionsstörungen, insbesondere Hemiparesen, sind die häufigsten neurologischen Ausfälle nach ZNS-Schädigungen. Sie kommen bei über 80% aller Patienten mit Schlaganfällen und Schädel-Hirn-Verletzungen vor. Über 50% aller Schlaganfallpatienten haben residuale Paresen, insbesondere von Arm und Hand. Beim Erwachsenen ist ein Schlaganfall mit Hemiparese deswegen auch die häufigste Ursache für die Entstehung einer Behinderung. Etwa ein Drittel aller Schlaganfallpatienten bleibt im täglichen Leben auf fremde Hilfe angewiesen, 20% brauchen Hilfe bei der Fortbewegung und 70% bleiben in ihrer Berufs- oder Erwerbsfähigkeit eingeschränkt.

Die meisten Patienten mit **sensomotorischen Störungen** zeigen in den Wochen und Monaten nach einer akuten Erkrankung eine Besserung der neurologischen Ausfälle. Diese Rückbildung ist sehr variabel, aber nur selten wird eine vollständige funktionelle Restitution erreicht. Der Umfang der Rückbildung hängt von vielen Faktoren ab. Größe und Lokalisation der Hirnschädigung sind aber im Hinblick auf die Funktionsrestitution die wichtigsten Prädiktoren. Beim Schlaganfall haben klinische Rückbildungszeichen wie eine aktive Streckung der Hand und Finger oder Abduktion im Schultergelenk der paretischen Extremität einen prognostischen Wert (Stinear 2010). Auch die diffusionsgewichtete MR-Bildgebung kann zur Einschätzung des Rückbildungspotenzials beitragen. Die besten Rückbildungschancen haben Patienten mit kleinen lakunären Infarkten. Patienten mit rein motorischen Ausfällen („pure motor hemiparesis"), intakter Propriozeption und guter kognitiver Funktion haben häufig gute Besserungschancen, auch wenn in der Akutphase des Schlaganfalls eine schwere Hemiparese besteht. Prognostisch ungünstig hingegen sind begleitende neurologische

Ausfälle, vor allem Tiefensensibilitätsstörungen, Aphasien und Neglect. Rezidivierende depressive Episoden sind wichtige Komplikationen im Verlauf nach Schlaganfall und können die funktionelle Rückbildung negativ beeinflussen. Der größte Teil der Rückbildung von neurologischen Ausfällen wird innerhalb der ersten 8–12 Wochen nach einer Schädigung beobachtet. Danach wird die Rückbildungskurve flacher. Gut belegt ist dieser asymptotisch abnehmende Umfang der Funktionsrückbildung vor allem für die Rückbildung von motorischen Ausfällen nach Schlaganfall. Bei schweren Erkrankungen kann der Rückbildungsverlauf jedoch individuell sehr verschieden sein. Häufig zeigen diese Patienten erst nach mehreren Monaten funktionelle Verbesserungen.

Die Rückbildungsfähigkeit von **sensiblen Störungen** ist weniger gut untersucht. Sensible Störungen können ein breites Spektrum von sehr geringen bis zu schweren funktionellen Beeinträchtigungen hervorrufen. Insbesondere Störungen der Tiefensensibilität haben oft erheblichen Auswirkungen auf die motorische Funktionsfähigkeit. Zwischen motorischen und sensiblen Störungen besteht in Bezug auf den funktionellen Einsatz einer Extremität eine enge wechselseitige Beziehung.

■ Assessment in der Rehabilitation sensomotorischer Störungen

Eingebettet in die Internationale Klassifikation der Funktionsfähigkeit, Behinderung und Gesundheit (ICF) soll Rehabilitation die Funktionsfähigkeit bzw. die Defizite in der Funktionsfähigkeit eines Menschen erfassen und verbessern. Die rehabilitationsspezifische Diagnostik zielt darauf, die Folgen von Erkrankungen und Symptomen zu messen und im Verlauf zu dokumentieren. Sie bildet die Grundlage beim Erstellen alltagsrelevanter und ggf. berufsrelevanter Therapieziele sowie bei der Wahl und – falls erforderlich – Anpassung geeigneter therapeutischer Methoden. Dabei steht nicht nur die Schädigung im Mittelpunkt, sondern es soll auch der Einfluss von personenbezogenen (Alter, Geschlecht, Lebensstil, Ausbildung, Beruf etc.) und Umweltfaktoren (materielle, soziale, politische, mentale Umgebung) berücksichtigt werden. „Behinderung" kann sich demnach aus der negativen Wechselwirkung zwischen der Gesundheitsstörung sowie Umweltfaktoren und personenbezogenen Faktoren ergeben.

Basierend auf der klinisch-neurologischen Untersuchung mit Beurteilung der funktionellen Fähigkeiten werden relevante, d.h. behindernde Funktionsstörungen identifiziert, die hinsichtlich ihrer Auswirkungen innerhalb der im Allgemeinen komplexen Gesamtbehinderung gewichtet werden. Anschließend wird der Grad der Störungen standardisiert mit geeigneten Assessment-Skalen quantifiziert. Ausgehend vom Konzept der Internationalen Klassifikation der Funktionsfähigkeit, Behinderung und Gesundheit (ICF) der WHO (2005) werden folgende Assessment-Instrumente inhaltlich gruppiert. Mit einem Stern (*) sind jeweils diejenigen Assessments gekennzeichnet, die besonders empfohlen werden (detaillierte Beschreibung der Skalen z.B. bei Masur et al. 2000):

A: Befunderhebung: ICF-Strukturebene

▶ **Muskellänge:**
- passiver Bewegungsumfang („passive range of motion", pROM)

B: Befunderhebung: ICF-Funktionsebene

▶ **Parese:**
- Kraftmessung (BMRC-Testung, Dynamometer)*
- Kontraktions- und Dekontraktionsgeschwindigkeit
- Dauer der Kraftentwicklung („motor impersistence")

▶ **Spastik:**
- Ashworth-Skala
- modifizierte Ashworth-Skala*
- Tardieu-Skala
- Pendel-Test (nach Wartenberg)

▶ **Posturale Kontrolle:**
- Trunk-Control-Test (nur Rumpfkontrolle)
- Bohannon-Gleichgewichts-Test (posturale Kontrolle im Stehen)
- Functional-Reach-Test (Maß der Körpervorlage)
- Berg Balance Scale (BBS) (posturale Kontrolle bei Bewegungsübergängen vom Aufstehen bis Gehen)
- Posturografie (apparative Erfassung des Schwankungsradius des Schwerelots)

▶ **Motorische Funktionstest (alle Kategorien motorischer Leistungen):**
- Motricity Index* und Trunk-Control-Test*
- Motor Club Assessment (MCA)
- Motor Function Assessment Scale (MFAS)
- Fugl-Meyer Assessment Scale*
- Motor Assessment Scale (MAS)

▶ **Allgemeiner Funktionstest (alle Kategorien neurologischer Funktionsstörungen):**
- National Institutes of Health Stroke Scale

C: Befunderhebung: ICF-Ebene: Aktivität und Partizipation

▶ **Globale Alltagsfähigkeit:**
- Barthel-Index (BI) oder Früreha-Barthel-Index (FBI)
- Assessment of Motor and Process Skills (AMPS)
- Functional Independence Measure (FIM-Skala)
- Canadian Occupational Performance Measure (COPM)

▶ **Befunderhebung spezifisch: posturale Kontrolle:**
- Trunk-Control-Test (nur Rumpfkontrolle)
- Bohannon-Gleichgewichts-Test (posturale Kontrolle im Stehen)
- Functional-Reach-Test (Maß der Körpervorlage)

Rehabilitation von sensomotorischen Störungen

anfall als auch in der späten Phase (nach mehr als einem Jahr nach dem Schlaganfall) zu (Wolf et al. 2006). Sowohl die ursprüngliche Form der Therapie (6 Stunden aktive Therapie pro Tag mit einem Therapeuten und zusätzlich Immobilisierung des betroffenen Armes für 90% der Wachzeit) als auch eine modifizierte weniger intensive Form (z. B. mit 2 Stunden Therapie pro Tag und 5–6-stündiger Immobilisation des nicht betroffenen Armes) können die Armfunktionen und den Gebrauch des Armes im Alltag fördern. Die intensive Form wird typischerweise für 2 Wochen durchgeführt, die weniger intensive Form für bis zu 10 Wochen. Diese modifizierte, weniger intensive Form ist leichter umsetzbar und kann parallel zu anderen Therapieangeboten durchgeführt werden. Berücksichtigt werden sollten jedoch Sicherheitsaspekte (ein genügendes Gleichgewicht muss vorhanden sein). Wenn eine Bewegungsinduktionstherapie angeboten werden kann und der Patient die Voraussetzungen erfüllt, dann soll diese Behandlungsmethode angewendet werden.

Bilaterales Training

Unter bilateralem Training versteht man, dass mit beiden Armen (bilateral) insbesondere gleichzeitig symmetrische Bewegungen bei der Therapie ausgeführt werden. Eine Überlegenheit gegenüber anderen Therapieformen fand sich in einer gemeinsamen Bewertung 18 randomisierter kontrollierter Studien nicht (Coupar et al. 2010). Eine auf Funktions- oder Aktivitätsverbesserung zielende Armrehabilitation soll aktives Trainieren beinhalten, das auch mit bilateralen Übungen gestaltet werden kann.

Schädigungsorientiertes Training („impairment oriented training")

Ziel der Armrehabilitation nach Schlaganfall ist es, die Armaktivität im Alltag wieder zu fördern. Armaktivitäten sind funktionelle Bewegungen, wie z. B. gezieltes Greifen, Benutzen von Werkzeugen und Haushaltsgegenständen oder Schreiben. Eine Schädigung beschreibt, warum der Arm im Alltag nicht mehr so gut einsetzbar ist, also z. B. eine Lähmung oder eine Gefühlsstörung. Das schädigungsorientierte Training möchte die Ursachen für Alltagsbehinderungen des Armes gezielt beheben und die ursprüngliche Funktion des Armes wiederherstellen. Das schädigungsorientierte Training bietet 2 Therapieverfahren: das Arm-Fähigkeits-Training (AFT) für Patienten mit leichter Lähmung (Parese) und das Arm-Basis-Training (ABT) für Patienten mit schwerer Parese.

▸ **Arm-Basis-Training:** Beim Arm-Basis-Training für Patienten mit schweren Lähmungen werden alle Bewegungsmöglichkeiten des Armes (Bewegungen in der Schulter, im Ellenbogen, im Handgelenk und in den Fingern) einzeln und systematisch wiederholend beübt. Damit soll die Bewegungsfähigkeit in den einzelnen Abschnitten des Armes wiederhergestellt werden.

▸ **Arm-Fähigkeits-Training:** Das Arm-Fähigkeits-Training für Patienten mit leichter Armparese möchte die verschiedenen Armfähigkeiten, wie die gezielte Bewegung des Armes, die Fähigkeit, die Hand ruhig halten zu können, die Geschicklichkeit mit den Fingern etc., durch Training verbessern und damit die Geschicklichkeit im Alltag fördern. Verschiedene Formen von „Geschicklichkeit" werden hier also gezielt verbessert.

Arm-Basis-Training und Arm-Fähigkeits-Training haben sich als wirksam bzw. wirksamer im Vergleich zu traditioneller Ergo- bzw. Physiotherapie erwiesen (Platz et al. 2009).

Aufgabenorientiertes Training

Beim aufgabenspezifischen Training werden Bewegungsaufgaben, die im Alltag auch vorkommen, geübt, mit dem Ziel, die funktionellen Fähigkeiten zu verbessern. Eine Idee beim aufgabenorientierten Training ist es, dass durch die Übungssituation mit Objekten, die mit dem Alltag Ähnlichkeiten hat, das Gehirn besonders stimuliert wird. Das Besondere ist hier, dass in der Therapiesituation immer ein Bezug zu Alltagssituationen und -objekten genutzt wird. In einer systematischen Übersichtsarbeit (Cochrane Review) und Metaanalyse über 8 randomisierten, kontrollierten Studien wurde jedoch gefunden, dass ein aufgabenspezifisches Training keinen sicher nachweislichen Effekt auf die Wiederherstellung der Arm- oder Handfunktion hat (French et al. 2010). Das aufgabenorientierte Training ist daher eine Therapieoption. Eine differenzielle Empfehlung kann jedoch nicht gegeben werden.

Spiegeltherapie

Eine andere Form, Hirnareale anzuregen, die für die Bewegung des gelähmten Armes zuständig sind, ist die sogenannte Spiegeltherapie. Der Patient sitzt an einem Tisch. Er legt beide Arme rechts und links von einem Spiegel auf den Tisch. Die Spiegelfläche ist dem gesunden Arm zugewandt. Der Patient kann also Bewegungen mit der gesunden Hand im Spiegel sehen. Dabei entsteht der Eindruck, die Bewegungen würden mit der kranken Hand ausgeführt.

Wenn Spiegeltherapie täglich für eine halbe Stunde über mehrere Wochen durchgeführt wird, kann dies die Erholung des betroffenen Armes insbesondere bei distaler Plegie fördern (Dohle et al. 2009) und Schmerzen im Rahmen eines komplexen regionalen Schmerzsyndroms (CRPS) mindern (Cacchio et al. 2009). Eine zur üblichen Therapie zusätzliche Spiegeltherapie sollte bei Schlaganfallpatienten durchgeführt werden, wenn eine Verbesserung der motorischen Funktionen oder eine Schmerzreduktion (CPRS) angestrebt wird.

Mentales Training (Vorstellung von Bewegungen)

Ähnlich wie bei der Spiegeltherapie, bei der der Patient scheinbar die gelähmte Hand sich bewegen sieht (im Spiegel), gibt es auch die Möglichkeit, dass wir uns die Bewegung des gelähmten Armes vor unserem geistigen Auge vorstellen. Beispielsweise können Patienten sich vorstellen, wie sie den gelähmten Arm bei Alltagsverrichtungen benutzen. Auch das kann die motorische Erholung fördern (Page et al. 2005).

Zusätzlich zur sonstigen motorischen Therapie sollte ein über mehrere Wochen durchgeführtes tägliches mentales Training für 10–30 Minuten mit vorgestelltem Gebrauch des betroffenen Armes im Alltag bei Patienten mit vorhandener Restfunktion der Hand erwogen werden, wenn eine Verbesserung der Armfunktion angestrebt wird.

■ Teilhabe-orientierte Rehabilitation

Die Rehabilitation von sensomotorischen Störungen soll zur optimalen Reintegration in häusliches, soziales und berufliches Leben beitragen (SGB IX). Die Teilhabe an diesen Lebensbereichen wird nicht allein durch die motorische Leistungsfähigkeit beeinflusst, denn Körperfunktionen und -Strukturen, Aktivitäten und Partizipation, Umweltfaktoren und personenbezogene Faktoren stehen in dynamischer Wechselwirkung. Deshalb sind in der motorischen Rehabilitation folgende Empfehlungen zu berücksichtigen:

▶ **Assessment und Evaluation:** Die Patienten sollten direkt bei der Durchführung von Alltagsaktivitäten beobachtet und daraus Rückschlüsse gezogen werden, welche motorischen und mentalen Fertigkeiten im Alltag besonders beeinträchtigt sind. Das individuelle Übungsprogramm sollte dann gezielt auf diese Fertigkeiten zugeschnitten werden, etwa mithilfe des AMPS (Assessment of Motor and Process Skills) (George 2006).

▶ **Zielsetzung:** Therapieziele sollten nicht nur auf Funktions- und Aktivitätenebene beschrieben werden, sondern immer auch auf Teilhabe-Ebene in Form konkreter Alltagsanforderungen, die der Patient in seiner Umwelt (zuhause) bewältigen muss. Geeignet für eine interdisziplinäre Zielformulierung auf allen Ebenen ist die ICF (WHO 2005). Die Alltagsziele sollten gemeinsam mit den Patienten vereinbart werden und aus deren Sicht bedeutsam sein. Sie sollten die Bedingungen zuhause berücksichtigen und regelmäßig selbst evaluiert werden. Zur Formulierung und Evaluation von Alltagszielen ist beispielsweise das COPM (Canadian Occupational Performance Measure) geeignet.

▶ **Therapiemethoden:** Bei Zielen in Bezug auf die Verbesserung von Aktivitäten des täglichen Lebens („activities of daily living", ADL) soll den Patienten zusätzlich zu motorischen Trainings auch ADL-bezogene Ergotherapie angeboten werden (Steultjens et al. 2003, Legg et al. 2007). Allerdings ist noch weitere Forschung in Bezug auf die Frage nötig, welche Maßnahmen und Strategien bei welcher Symptomatik am effektivsten sind. Ergo- und Physiotherapeuten sollten bei Menschen mit Schlaganfall in gleichen Anteilen zum Einsatz kommen, eng zusammenarbeiten und ihre Therapiemaßnahmen auf Alltagsziele ausrichten. Dies erbrachte in einer aktuellen randomisiert kontrollierten Studie signifikant bessere Fortschritte unter anderem beim Gehen und beim Positionswechsel als die (funktionsorientierte) Physiotherapie alleine (Landi et al. 2006). Zur Verbesserung der Mobilität im außerhäuslichen Alltag ist ergotherapeutisches Verkehrstraining zu empfehlen. Nur ein Teil der Patienten, die gehfähig sind, verlassen auch tatsächlich das Haus bzw. können auch komplexe Alltagsaktivitäten wie Einkaufen selbständig meistern. Eine besondere Hemmschwelle für die außerhäusliche Mobilität scheinen zudem Schwierigkeiten bei der Benutzung öffentlicher Verkehrsmittel zu sein (Logan et al. 2004a, Lord et al. 2004). Das Verkehrstraining kann die Mobilität außer Haus wirksam und dauerhaft verbessern, wenn es mehrere Therapieeinheiten umfasst (Logan et al. 2004b). Große Ähnlichkeit zum ergotherapeutischen Verkehrstraining hat die interdisziplinäre alltagsorientierte Therapie (AOT), deren Wirksamkeit allerdings bisher erst in einer kleinen Studie ohne Kontrollgruppe demonstriert wurde (Götze et al. 2005).

▶ **Einbezug von Angehörigen:** Angehörige von Patienten, bei denen zu erwarten ist, dass sie nach dem Klinikaufenthalt zuhause auf Hilfe angewiesen bleiben, sollten in mehreren Therapieeinheiten intensiv geschult werden (Unterstützung der Patienten bei Transfers, beim Gehen und bei weiteren Aktivitäten des täglichen Lebens). Dies hat signifikante Auswirkungen auf die Lebensqualität von Patienten und ihren Angehörigen sowie auf die Folgekosten bei der häuslichen Versorgung von Schlaganfallpatienten (Kalra et al. 2004, Patel et al. 2004).

■ Rehabilitation der Gehfähigkeit

Gehfähige Patienten

Die folgenden Trainings- und Behandlungsmaßnahmen sind überlegen wirksam (van Peppen et al. 2007) und werden für die Rehabilitation bereits gehfähiger Patienten (d.h. gehfähig zumindest mit Stand-by) empfohlen:
- hohe Trainingsintensität
- aufgabenspezifisches Training, d.h., die wieder zu erlernende motorische Aufgabe muss wiederholt geübt werden (z.B. Üben des Gehens auf ebenem Boden; Üben des Aufstehens vom Sitz zum Stand)

Rehabilitation von sensomotorischen Störungen

- kontextspezifisches Training (Üben des Gehens außerhalb von Therapieräumen)
- Training der Standstabilität auf Kraftmessplatten
- funktionelles Krafttraining paretischer Muskeln
- Laufbandtraining (mit und ohne Gewichtsentlastung)

Die positive Wirkung eines funktionellen Krafttrainings wurde auch in einem Review von Pak u. Patten (2008) bestätigt. Hervorgehoben wurde bei dieser Studie insbesondere, dass Widerstandstraining zu einer Verbesserung der Ganggeschwindigkeit führt, *ohne* dass es zu einer Steigerung der Spastik kommt.

Zur weiteren Förderung der Gangrehabilitation ist ein früher Einsatz von Hilfsmitteln wie Stock oder Sprunggelenksorthesen sinnvoll, denn sie verbessern die Gleichgewichtsleistung und vermindern dadurch die Sturzhäufigkeit der Patienten (Cakar et al. 2010). Der Einsatz von Sprunggelenksorthesen ist auch im chronischen Stadium sinnvoll und wird von den Patienten gut toleriert (Hung et al. 2011).

Zwischen Sprunggelenksorthesen und funktioneller Elektrostimulation des N. peronaeus zeigten sich bei außerhäuslich gehfähigen Patienten in den funktionellen Parametern (Ganggeschwindigkeit, Schrittzahl) keine Unterschiede. Hingegen waren die Patienten bezüglich Anstrengung, Gangstabilität, Gangqualität, Komfort und äußerer Erscheinung mit der Elektrostimulation zufriedener (van Swigchem et al. 2011) als mit Orthesen.

Nicht gehfähige Patienten

Diese Patienten sollten möglichst früh mobilisiert werden und das Bett verlassen. In einer kontrollierten Phase-II-Studie erreichten nicht gehfähige Schlaganfallpatienten, die innerhalb von 24 Stunden mobilisiert wurden, doppelt so schnell wieder eine unabhängige Gehfähigkeit wie konventionell behandelte Patienten (Cumming et al. 2011).

Zudem gilt das aufgabenspezifische repetitive Konzept auch im Fall des nicht gehfähigen Patienten. Die Laufbandtherapie (mit/ohne Gewichtsentlastung) zeigte sich im mittel- und langfristigen Verlauf im Vergleich zum Üben des Gehens auf dem Boden in Bezug auf Ganggeschwindigkeit, Ausdauer oder außerhäusliche Gehfähigkeit als nicht überlegen (Moseley et al. 2005, Franceschini et al. 2009). Der Arbeitseinsatz für die Therapeuten, um die paretischen Füße zu setzen oder das Gewicht zu verlagern, ist limitierend. Gangmaschinen, sei es nach dem Exoskeleton- oder Endeffektorprinzip, sind daher eine Alternative, um den Arbeitseinsatz der Therapeuten zu reduzieren. Für die Gesamtheit der in Studien untersuchten Geräte kamen Metaanalysen (Mehrholz et al. 2007, Hesse et al. 2008) zum Ergebnis, dass der Einsatz eines elektromechanischen Gangtrainers in Kombination mit Physiotherapie einer alleinigen Physiotherapie hinsichtlich der Wiederherstellung der Gehfähigkeit gehunfähiger Patienten in der Akutphase überlegen war. Diese Aussage bezog sich auf alle in Studien untersuchten Geräte, ein „Head-to-Head"-Vergleich der verschiedene Geräte erfolgte bis dato nicht. Mithilfe der Geräte können die Patienten aufgrund der geringeren Belastung für die Therapeuten eine höhere Anzahl (mehrere Hundert) an Gangzyklen in einer Einheit üben, sodass die Anzahl der Repetitionen des Gangzyklus zur Wiederherstellung der Gehfähigkeit entscheidend ist (Freivogel et al. 2009). Für bereits gehfähige Patienten erweisen sich die Geräte dagegen als nicht überlegen (Hidler et al. 2009).

■ Pharmakotherapie in der motorischen Rehabilitation

Die dynamischen Prozesse, die an den Plastizitätsvorgängen während der motorischen Funktionserholung beteiligt sind und verschiedene Neurotransmittersysteme einbeziehen, können vor allem über involvierte Rezeptoren medikamentös beeinflusst werden. Die am besten untersuchten Formen der synaptischen Plastizität sind die Langzeit-Potenzierung (LTP) und Langzeit-Depression (LTD), die entweder eine Stärkung oder Schwächung erregender oder auch hemmender Synapsen bewirken. Am Motorkortex entsteht LTP vor allem durch assoziierte, konvergierende Impulse. Da LTP sehr wahrscheinlich motorisches Lernen beeinflusst, sind vor allem LTP modulierende Bedingungen von besonderem Interesse. Viele der bekannten zerebralen Transmittersysteme können tatsächlich LTP beeinflussen. Tierexperimentelle Erkenntnisse der pharmakologischen Beeinflussung der funktionellen Reorganisation konnten bisher allerdings nur teilweise in Untersuchungen an gesunden Probanden und in ganz wenigen Studien an Patienten mit Schlaganfall reproduziert werden. Um den günstigen Einfluss eines Pharmakons auf die motorische Funktionserholung tatsächlich zu erzielen, muss insbesondere im Hinblick auf die geforderte Assoziation oder Konvergenz von Reizen eine ausreichende motorische Aktivität, z. B. intensive Physio- und Ergotherapie, stattfinden.

Amphetamine

Im Tiermodell kann durch Gabe von Amphetaminen eine motorische Funktionserholung induziert werden. Auch in ersten kleineren klinischen Studien gab es vielversprechende Ergebnisse. In größeren Untersuchungen mit adäquater Patientenzahl konnten diese Ergebnisse nur teilweise reproduziert werden. In einer aktualisierten systematischen Cochrane-Übersichtsarbeit wurden 10 Studien eingeschlossen, mit unterschiedlichen Ergebnissen (Martinsson et al. 2007). Immerhin zeigte sich mit Amphetaminen in 6 Studien eine Wirksamkeit auf motorische Funktion und Sprache. Wesentliche Einschränkung des Einsatzes dieser Substanzen sind jedoch potenziell schwere Nebenwirkungen durch Erhöhung des Blutdrucks und der Pulsrate, sodass insgesamt ein breiter klinischer Einsatz nicht zu empfehlen ist.

Fluoxetin, L-Dopa

Eine Alternative zur Anwendung von Amphetaminpräparaten ist möglicherweise die Gabe von Fluoxetin oder von L-Dopa. Mit Fluoxetin konnten in offenen Studien und Fallserien bei Schlaganfallpatienten im chronischen Stadium Verbesserungen gezeigt werden. In einer multizentrischen, doppelt verblindeten Studie an 118 Patienten kam es in der Gruppe mit Einnahme von Fluoxetin verglichen mit Placebo in den ersten 3 Monaten neben einer signifikanten Besserung der Funktion der oberen Extremität auch zu einer Vorbeugung der Depression (Chollet et al. 2011). Ob diese Effekte über längere Zeit anhalten oder nach Absetzen der Medikation erhalten bleiben, ist unbekannt. In einer kleineren placebokontrollierten Doppelblindstudie an 53 Patienten erreichten Patienten, die 3 Wochen mit 100 mg/d L-Dopa behandelten wurden, verbesserte Gehfähigkeit und eine bessere motorische Kompetenz des paretischen Armes (Scheidtmann et al. 2001). In nachfolgenden Studien konnte dieser Effekt jedoch nicht bestätigt werden. Eine allgemeine Empfehlung kann aufgrund dieser Daten noch nicht ausgesprochen werden. Weitere Studien zu dopaminergen und serotoninergen Substanzen erscheinen sinnvoll, insbesondere weil deren Verträglichkeit besser ist als bei Amphetaminen. Geringe Effekte vornehmlich in Studien an Patienten mit Schlaganfall im chronischen Stadium konnten mit Substanzen wie Citalopram und Reboxetin nachgewiesen werden. Cholinerg wirksamen Substanzen (z.B. Donezepil) wird ebenfalls das Potenzial zur positiven Beeinflussung von Regenerationsprozessen zugeschrieben; hierzu gibt es jedoch nur einzelne Fallberichte.

Weitere mögliche Implikationen aus Tierversuchen für die Pharmakotherapie

Mit Substanzen, von denen tierexperimentell bekannt ist, dass sie Plastizitätsvorgänge hemmen, wurden aus plausiblen Gründen keine Studien an Patienten durchgeführt. Dennoch können der Literatur zufolge folgende Faustregeln vorgeschlagen werden:
- Benzodiazepine, Phenytoin und Barbiturate sind zu vermeiden, als neutral werden hier z. B. Carbamazepin, Valproinsäure und Vigabatrin eingestuft.
- Bei der Auswahl antihypertensiver Substanzen sollte, soweit vertretbar, auf α_1- und α_2-Rezeptoragonisten verzichtet werden (z.B. Clonidin, Prazosin und Phenoxybenzamin), zu bevorzugen sind stattdessen Betarezeptorenblocker.
- Neuroleptika sind ungünstig und sollten soweit wie möglich vermieden werden, wobei es bezüglich des plastizitätshemmenden Potenzials der neueren atypischen Neuroleptika wenig Daten gibt.
- Als Antidepressiva sollten statt anticholinerg wirksamer Substanzen wie Trizyklika, die zusätzlich eine deliriogene Potenz besitzen, eher Serotonin-Wiederaufnahmehemmer eingesetzt werden.

■ Akupunktur

Akupunktur wurde immer wieder als zusätzliches therapeutisches Verfahren in der motorischen Rehabilitation diskutiert. Es besteht derzeit allerdings kein ausreichender Nachweis für eine Wirksamkeit von Akupunktur in der motorischen Schlaganfallrehabilitation. Eine Metaanalyse der bis 1999 publizierten Studien berichtete, dass 6 Studien einen positiven Effekt gezeigt hatten, 3 Studien – darunter die 2 methodisch besten – hingegen keinen Effekt nachweisen konnten (Park et al. 2001). Auch eine umfangreiche aktuelle schwedische Studie konnte keine Akupunktur-assoziierten Funktionsbesserungen feststellen (Johansson et al. 2001). Zu dem gleichen negativen Ergebnis kommt auch die Metaanalyse der Cochrane-Arbeitsgruppe (Wu et al. 2006).

■ Sport- und Bewegungstherapie in der Rehabilitation von sensomotorischen Störungen

Bewegungstherapie umfasst Verfahren, die körperliche Bewegung als Intervention einsetzen (Sport- und Bewegungstherapie, Physiotherapie/Krankengymnastik, Elemente der Ergotherapie) mit dem Ziel, im Sinne der ICF die physische Belastbarkeit und Leistungsfähigkeit wiederherzustellen oder zu verbessern (Funktionen), zu körperlich aktiven Lebensstilen hinzuführen sowie zur Beibehaltung und Wiederaufnahme von Berufstätigkeit, Alltagsaktivitäten und sozialen Aktivitäten beizutragen (Aktivitäten, Teilhabe) (Arbeitsgruppe Bewegungstherapie 2009). Als integraler indikationsunabhängiger Therapiebestandteil umfasst sie ein Volumen von fast 60% aller Therapiemaßnahmen in der stationären Rehabilitation (Brüggemann u. Sewöster 2010).

Herz-Kreislauf-Training nach Schlaganfall

Es existiert derzeit ausreichend Evidenz, dass kardiorespiratorisches Training nach Schlaganfall die Gehfunktion verbessern kann. Ein aktualisiertes Cochrane Review, das 24 Studien mit insgesamt 1147 Patienten einschloss, zeigte, dass kardiorespiratorisches Training signifikant die Gehfähigkeit, die Gehstrecke und die Gehgeschwindigkeit von Patienten nach Schlaganfall verbessern kann (Saunders et al. 2009). Langzeittrainingseffekte sind derzeit ebenso wie die Wirkung auf Überleben und Verbesserung von Alltagsaktivitäten jedoch noch nicht abschätzbar.

Krafttraining nach Schlaganfall

Es existiert derzeit moderate Evidenz, dass Krafttraining nach Schlaganfall die Kraft- und Alltagsfunktionen ohne Steigerung der Spastik verbessern kann. Dies konnte in einem systematischen Review gezeigt werden, das 15 Studien mit insgesamt 779 Patienten einschloss (Ada et al. 2006). Langzeittrainingseffekte sowie Effekte unterschiedlicher Krafttrainingsarten sind derzeit noch nicht abschätzbar.

Herz-Kreislauf-Training bei Multipler Sklerose

Aufgrund der geringen Anzahl von Studien und vorherrschender methodischer Mängel liegt noch keine Metaanalyse zu Kraft- oder Ausdauertraining bei MS vor. In Übersichtsarbeiten (Rietberg et al. 2004, Dalgas et al. 2007, Asano et al. 2009) werden durchgängig positive Wirkungen eines Ausdauertrainings auf aerobe Kapazität (VO_{2max}) gezeigt, in einigen Studien auch auf Lungenfunktion, Fatigue, Lebensqualität, Depression und Mobilität. Die Trainingsparameter sind meist unzureichend beschrieben, Dosis-Wirkungs-Analysen liegen nicht vor. Daher kann keine optimale Dosis empfohlen, sondern nur versucht werden, bisher wirksame Interventionen zu charakterisieren. Dies trifft auch auf Studien zum Krafttraining bei MS zu. Bei Patienten mit EDSS ≤ 6,5 hat sich ein Ausdauertraining bei einer Intensität von 50–70 % der VO_{2max} (60–80 % der maximalen Herzfrequenz) und 10–40 Minuten Dauer bei einer Trainingshäufigkeit von 2–3 Einheiten pro Woche über mindestens 8 Wochen als wirksam erwiesen.

Krafttraining bei Multipler Sklerose

In Übersichtsarbeiten (s.o.) werden durchgängig positive Effekte von Kräftigungstraining auf die Muskelkraft der oberen und unteren Extremitäten beschrieben; einige, aber nicht alle Studien zeigen zusätzlich Wirkung auf die Mobilität und Fatigue. Bei Patienten mit EDSS ≤ 6,5 hat sich ein Krafttraining mit 8–15 Wiederholungen bei 1–3 Sätzen, moderater Intensität (Borg RPE 11–14) und 2–3 Trainingseinheiten pro Woche als wirksam erwiesen.

■ Versorgungskoordination

Die Versorgungskoordination wird ausführlich in der S1-Leitlinie „Multiprofessionelle neurologische Rehabilitation" behandelt.

■ Redaktionskomitee

Prof. Dr. Christian Dettmers, Kliniken Schmieder, Eichhornstraße 68, Konstanz
Gabriele Eckhardt, ZVK, Zentralverband der Physiotherapeuten, Haan
Susanna Freivogel, Physiotherapie, Neuhausen
Sabine George, Deutscher Verband der Ergotherapeuten e.V., Karlsbad-Ittersbach
Prof. Dr. Stefan Hesse, Medical Park Berlin, Charité – Universitätsmedizin Berlin
Prof. Dr. Horst Hummelsheim, Neurologisches Rehabilitationszentrum Leipzig
Prof. Dr. Eberhard Koenig Schön Klinik Bad Aibling
Prof. Dr. Joachim Liepert, Kliniken Schmieder Allensbach
Prof. Dr. Jan Mehrholz, Klinik Bararia GmbH Kreischa
Prof. Dr. René Müri, Abteilung für Kognitive und Restorative Neurologie, Universitätsklinik für Neurologie, Inselspital Bern
Prof. Dr. Gereon Nelles, Neurologie, St.-Elisabeth-Krankenhaus Köln
Prof. Dr. Klaus Pfeifer, Institut für Sportwissenschaft und Sport, Friedrich-Alexander-Universität Erlangen-Nürnberg
Prof. Dr. Thomas Platz, BDH-Klinik Greifswald GmbH, Ernst-Moritz-Arndt Universität Greifswald
Dr. Caroline Renner, Neurologisches Rehabilitationszentrum Leipzig
Sybille Roschka, BDH-Klinik Greifswald, Ernst-Moritz-Arndt Universität Greifswald
Dr. Simon Steib, Institut für Sportwissenschaft und Sport, Friedrich-Alexander-Universität Erlangen-Nürnberg
Dr. Alexander Tallner, Institut für Sportwissenschaft und Sport, Friedrich-Alexander-Universität Erlangen-Nürnberg
Prof. Dr. Bernhard Voller, Universitätsklinik für Neurologie, Wien

Federführend: Prof. Dr. Gereon Nelles, Werthmannstraße 1c, 50935 Köln
E-Mail: gereon.nelles@uni-due.de

Entwicklungsstufe der Leitlinie: S2k

■ Literatur

Ada L, Dorsch S, Canning CG. Strengthening interventions increase strength and improve activity after stroke: a systematic review. Aust J Physiother 2006; 52: 241–248

Arbeitsgruppe „Bewegungstherapie". Ziele und Aufgaben der Arbeitsgruppe „Bewegungstherapie " in der Deutschen Gesellschaft für Rehabilitationswissenschaften (DGRW). Rehabilitation 2009; 48: 252–255

Asano M, Dawes D J, Arafah A et al. What does a structured review of the effectiveness of exercise interventions for persons with multiple sclerosis tell us about the challenges of designing trials? Mult Scler 2009; 15: 412–421

Brüggemann S, Sewöster D. Bewegungstherapeutische Versorgung in der medizinischen Rehabilitation der Rentenversicherung. In: Deutsche Rentenversicherung Bund (Hrsg.). Innovation in der Rehabilitation – Kommunikation und Vernetzung. Berlin: DRV-Schriften; 2010: 378–380

Cacchio A, De Blasis E, De BV et al. Mirror therapy in complex regional pain syndrome type 1 of the upper limb in stroke patients. Neurorehabil Neural Repair 2009; 23: 792–799

Cakar E, Durmus O, Tekin L et al. The ankle-foot orthesis improves balance and reduces fall risk of chronic spastic hemiparetic patients. Eur J Phys Rehabil Med. 2010; 46: 363–368

Chollet F, Tardy J, Albucher JF. Fluoxetine for motor recovery after acute ischaemic stroke (FLAME): a randomised placebo-controlled trial. Lancet Neurol 2011; 2: 123–130

Coupar F, Pollock A, van Wijck F et al. Simultaneous bilateral training for improving arm function after stroke. Cochrane Database Syst Rev 2010; 4: CD006432

Cumming TB, Thrift AG, Collier JM et al. Very early mobilization after stroke fast-tracks return to walking: further results from the phase II AVERT randomized controlled trial. Stroke 2011; 42: 153–158

Dalgas U, Stenager E, Ingemann-Hansen T. Multiple sclerosis and physical exercise: recommendations for the application of resistance-, endurance- and combined training. Mult Scler 2007; 14: 35–53

Dohle C, Pullen J, Nakaten A et al. Mirror therapy promotes recovery from severe hemiparesis: a randomized controlled trial. Neurorehabil Neural Repair 2009; 23: 209–217

Franceschini M, Carda S, Agosti M et al., Gruppo Italiano Studio Allevio Carico Ictus. Walking after stroke: what does treadmill training with body weight support add to overground gait training in patients early after stroke? A single-blind, randomized, controlled trial. Stroke 2009; 40: 3079–3085

Freivogel S, Schmalohr D, Mehrholz J. Improved walking ability and reduced therapeutic stress with an electromechanical gait device. J Rehabil Med 2009; 41: 734–739

French B, Thomas L, Leathley M et al. Does repetitive task training improve functional activity after stroke? A Cochrane systematic review and meta-analysis. J Rehabil Med 2010; 42: 9–14

George S. Das AMPS (Assessment of Motor and Process Skills). Ergotherapie & Rehabilitation 2006; 7: 6–12

Götze R, Pössl J, Ziegler W. Überprüfung der Wirksamkeit der Alltagsorientierten Therapie (AOT) bei Patienten mit erworbener Hirnschädigung. Neurol Rehabil 2005; 11: 13–20

Hesse S, Mehrholz J, Werner C. Robot-assisted upper and lower limb rehabilitation after stroke: walking and arm/hand function. Dt Ärztebl Int 2008; 105: 330–336

Hidler J, Nichols D, Pelliccio M et al. Multicenter randomized clinical trial evaluating the effectiveness of the Lokomat in subacute stroke. Neurorehabil Neural Repair 2009; 23: 5–13

Hung JW, Chen PC, Yu MY et al. Long-term effect of an anterior ankle-foot orthosis on functional walking ability of chronic stroke patients. Am J Phys Med Rehabil 2011; 90: 8–16

Johansson B, Haker E, von Arbin M et al., Swedish Collaboration on Sensory Stimulation after Stroke. Acupuncture and transcutaneous nerve stimulation in stroke rehabilitation: a randomized controlled trial. Stroke 2001; 32: 707–713

Kalra L, Evans A, Perez I et al. Training carers of stroke patients: randomized controlled trial. Br Med J 2004; 328: 1099–1101

Krakauer JW. Motor learning: its relevance to stroke recovery and neurorehabilitation. Curr Opin Neurol 2006; 19: 84–90

Kwakkel G, Wagenaar RC, Twisk JW et al. Intensity of leg and arm training after primary middle-cerebral-artery stroke: a randomised trial. Lancet 1999; 354: 191–196

Landi F, Cesari M, Onder G et al. Effects of an occupational therapy program on functional outcomes in older stroke patients. Gerontology 2006; 52: 85–91

Legg L, Drummond A, Leonardi-Bee J et al. Occupational therapy for patients with problems in personal activities of daily living after stroke: systematic review of randomised trials. Br Med J 2007; 335: 922

Liepert J, Haevernick K, Weiller C et al. The surround inhibition determines therapy-induced cortical reorganisation. Neuroimage 2006; 32: 1216–1220

Logan P, Dyas J, Gladman JRF. Using an interview study of transport use by people who have had a stroke to inform rehabilitation. Clin Rehabil 2004a; 18: 703–708

Logan PA, Gladman JRF, Avery A et al. Randomised controlled trial of an occupational therapy intervention to increase outdoor mobility after stroke. Br Med J 2004b; 329: 1372–1374

Lord SE, McPherson K, McNaughton HK et al. Community ambulation after stroke: how important and obtainable is it and what measures appear predictive? Arch Phys Med Rehabil 2004; 85: 234–239

Martinsson L, Hårdemark HG, Eksborg S. Amphetamines for improving recovery after stroke. Cochrane Database Syst Rev 2007; 1: CD002090

Masur H, Hrsg. Skalen und Scores in der Neurologie, 2. Aufl. Stuttgart: Thieme; 2000

Mehrholz J, Werner C, Kugler J et al. Electromechanical-assisted training for walking after stroke. Cochrane Database Syst Rev 2007; 4: CD006185

Moseley AM, Stark A, Cameron ID et al. Treadmill training and body weight support for walking after stroke. Cochrane Database Syst Rev 2005; 4: CD002840

Nowak DA, Grefkes C, Ameli M et al. Interhemispheric competition after stroke: brain stimulation to enhance recovery of function of the affected hand. Neurorehabil Neural Repair 2009; 23: 641–656

Page SJ, Levine P, Leonard AC. Effects of mental practice on affected limb use and function in chronic stroke. Arch Phys Med Rehabil 2005; 86: 399–402

Pak S, Patten C. Strengthening to promote functional recovery poststroke: an evidence-based review. Top Stroke Rehabil 2008; 15: 177–199

Park J, Hopwood V, White AR et al. Effectiveness of acupuncture for stroke: a systematic review. J Neurol 2001; 248: 558–563

Patel A, Knapp M, Evans A et al. Training care givers of stroke patients: economic evaluation. Br Med J 2004; 328: 1102–1107

Platz T, van Kaick S, Mehrholz J et al. Best conventional therapy versus modular impairment-oriented training for arm paresis after stroke: a single-blind, multicenter randomized controlled trial. Neurorehabil Neural Repair 2009; 23: 706–716

Rietberg MB, Brooks D, Uitdehaag BM et al. Exercise therapy for multiple sclerosis. Cochrane Database Syst Rev 2005, 1: 1–26

Saunders DH, Greig CA, Mead GE et al. Physical fitness training for stroke patients. Cochrane Database Syst Rev 2009; 4:CD003316

Scheidtmann K, Fries W, Müller F et al. Effect of levodopa in combination with physiotherapy on functional motor recovery after stroke: a prospective, randomised, double-blind study. Lancet 2001; 358: 787–790

Sirtori V, Corbetta D, Moja L et al. Constraint-induced movement therapy for upper extremities in stroke patients. Cochrane Database Syst Rev 2009; 4: CD004433

Sterr A. Training-based interventions in motor rehabilitation after stroke: theoretical and clinical considerations. Behav Neurol 2004; 15: 55–63

Steultjens EM, Dekker J, Bouter LM et al. Occupational therapy for stroke patients: a systematic review. Stroke 2003; 34: 676–687

Stinear C. Prediction of recovery of motor function after stroke. Lancet Neurol 2010; 9: 1228–1232

van Peppen RP, Kwakkel G, Wood-Dauphinee S et al. The impact of physical therapy on functional outcomes after stroke: what's the evidence? Clin Rehabil 2004; 18: 833–862

van Swigchem R, Vloothuis J, den Boer J et al. Is transcutaneous peroneal stimulation beneficial to patients with chronic stroke using an ankle-foot orthosis? A within-subjects study of patients' satisfaction, walking speed and physical activity level. J Rehabil Med 2010; 42: 117–121

van Vliet PM, Lincoln NB, Foxall A. Comparison of Bobath based and movement science based treatment for stroke: a randomised controlled trial. J Neurol Neurosurg Psychiatry 2005; 76: 503–508

Ward NS, Frackowiak RSJ. The functional anatomy of cerebral reorganisation after focal brain damage. J Physiol (Paris) 2006; 99: 425–236

WHO (World Health Organization). Internationale Klassifikation der Funktionsfähigkeit, Behinderung und Gesundheit (ICF). Stand Oktober 2005. Herausgegeben vom Deutschen Institut für Medizinische Dokumentation und Information, DIMDI. WHO-Kooperationszentrum für das System Internationaler Klassifikationen (www.dimdi.de; 11.01.11)

Wolf SL, Winstein CJ, Miller JP et al. Effect of constraint-induced movement therapy on upper extremity function 3 to 9 months after stroke. The EXCITE Randomized Clinical Trial. J Am Med Ass 2006; 296: 2095–2104

Wu HM, Tang JL, Lin XP et al. Acupuncture for stroke rehabilitation. Cochrane Database Syst Rev 2006; 3: CD004131

89 Therapie des spastischen Syndroms

Was gibt es Neues?

- In der Physiotherapie, Ergotherapie und der physikalischen Therapie der Spastik gibt es Ansätze, die Evidenz der eingesetzten Verfahren durch kontrollierte Studien zu belegen.
- Botulinum-Neurotoxin Typ A (BoNT A) ist nicht nur wirksam bei der Behandlung der fokalen und segmentalen Spastik der oberen Extremität, sondern auch nachgewiesen wirksam in der Behandlung der Spastik der unteren Extremität. Für Behandlungen von Patienten mit Spastik anderer Ätiologie als Schlaganfall und Behandlungen der unteren Extremitäten liegen in Deutschland allerdings noch keine Zulassungen vor.
- Eine kontrollierte Studie bei Schlaganfallpatienten mit fokaler Spastik zeigte im Vergleich zu BoNT A eine signifikant geringere Spastikabnahme bei signifikant mehr systemischen Nebenwirkungen für ein orales Antispastikum (Tizanidin).
- Randomisierte kontrollierte Studien weisen auf eine Wirksamkeit von Sativex bei MS-bedingter Spastik und bei neuropathischem Schmerz hin.

Die wichtigsten Empfehlungen auf einen Blick

- Insgesamt gibt es zunehmende Evidenz dafür, dass eine Kombination verschiedener Interventionen (z. B. Taub'sches Training plus BoNT-A-Behandlung, Krafttraining plus Elektroakupunktur, funktionelle Elektrostimulation plus Orthese oder Tape oder Casting plus BoNT-A-Injektionen) einer isolierten Therapieform vorzuziehen ist und daher angewandt werden sollte. Allerdings fehlen neben kontrollierten Studien mit großer Probandenzahl erste systematische Untersuchungen von Dosis-Effekt-Beziehungen der verschiedenartigen Interventionskombinationen.
- Da das spastische Syndrom in der Regel irreversibel ist, kann es sinnvoll sein, Physiotherapie lebenslang durchzuführen. Es ist daher empfehlenswert, die individuelle Dosierung der einzelnen zur Verfügung stehenden Therapiestrategien und deren Kombination auf der Ebene der Schädigung wie auch auf den Ebenen der Funktionsfähigkeit und der Partizipation zu evaluieren und individuell anzupassen. Ziel ist, mit zunehmender Funktionsverbesserung und Selbständigkeit des Patienten, die Anzahl der physiotherapeutischen Behandlungen längerfristig zu reduzieren (Dietz 2001, Kwakkel 2006). In die häuslichen Übungsbehandlungen sollten Angehörige mit einbezogen werden.
- Die lokale BoNT-A-Therapie ist eine evidenzbasierte Behandlungsform der spastischen Muskeltonuserhöhung und als Behandlung der Wahl bei fokaler, multifokaler und segmentaler Verteilung der Spastizität, z. B. bei Beugespastik der Ellbogen-, Hand- und Fingermuskeln, spastischer Schulteradduktion und -innenrotation, Adduktorenspastik und spastischem Spitzfuß, empfohlen.
- Die orale antispastische Behandlung ist eine Ergänzungstherapie, die besonders bei schwerer generalisierter Spastizität von immobilen Patienten zur Verminderung von Spasmen und zur Pflegeerleichterung indiziert ist.
- Bei Patienten mit schwerer generalisierter Spastik, Tetra- oder Paraspastik, die mit Physiotherapie und oraler antispastischer Therapie nicht ausreichend behandelt werden können, sollte eine intrathekale Baclofen-Dauertherapie Typ A (BoNT A) mittels Pumpen erwogen werden.
- Orthopädisch-chirurgische Verfahren sind bei fixierten spastischen Kontrakturen mit Gelenkfehlstellungen und funktioneller Relevanz indiziert.

■ Einführung

Spastik ist ein häufiges Phänomen nach Schädigungen im zentralen Nervensystem. Es existiert eine Vielzahl von physiotherapeutischen und pharmakologischen Behandlungsansätzen mit unterschiedlich guten Wirksamkeitsnachweisen.

Ziel dieser Leitlinie ist es insbesondere, die verschiedenen Behandlungsansätze darzustellen und hinsichtlich ihrer Indikation und Wirksamkeit zu bewerten. Die Therapierichtlinien sollen zu einer Verbesserung der motorischen Funktionen, zur Erleichterung der Pflege und zur Schmerzlinderung führen.

■ Definition und Klassifikation

Spastik im Sinne dieser Leitlinie wird definiert als gesteigerter, geschwindigkeitsabhängiger Dehnungswiderstand der Skelettmuskulatur, der als Folge einer Läsion deszendierender motorischer Bahnen auftritt und in der Regel mit anderen Symptomen wie Muskelparese, Verlangsamung des Bewegungsablaufes, gesteigerten Muskeleigenreflexen und pathologisch enthemmten Synergismen einhergeht.

In der Spastik-Definition von Lance (1980) wird der gesteigerte Muskeltonus auf eine Übererregbarkeit des spinalen Dehnungsreflexes als eine wesentliche Komponente des „Syndroms des ersten motorischen Neurons"

Therapie des spastischen Syndroms

zurückgeführt. Die spastische Muskeltonuserhöhung ist jedoch nur zu einem geringen Grad auf die gesteigerten Muskeldehnungsreflexe zurückzuführen (O'Dwyer et al. 1996). Auch für die Verlangsamung von Willkürbewegungen von Patienten mit Spastizität spielen weder gesteigerte Muskeleigenreflexe noch tonische Dehnungsreflexe eine wesentliche Rolle (Dietz u. Young 2003). Diese Beobachtung ist von grundsätzlicher Bedeutung für die Therapie der Spastik. So sind Medikamente, die beim Menschen eine Reduktion der Reflexaktivität und des spastischen Muskeltonus herbeiführen, nicht notwendigerweise geeignet, eine Verbesserung der funktionellen Behinderung zu bewirken.

Spastik entsteht als Adaptation an eine Läsion deszendierender motorischer Bahnen (Dietz u. Sinkjaer 2007). Diese plastischen Veränderungen sind vielfältig und betreffen sekundär auch das neuromuskuläre System. Es gibt keinen einzelnen pathogenetischen Faktor, der die Spastik bestimmt. Eine therapierelevante beschreibende Klassifikation der Ausbreitung der Spastik über den Körper (Topik) berücksichtigt das Verteilungsmuster und unterscheidet zwischen einer fokalen, multifokalen, segmentalen, generalisierten Spastik sowie einer Hemispastik (Wissel et al. 2009). Eine fokale Spastik betrifft ein oder zwei eng benachbarte Bewegungssegmente (z. B. spastische Faust und spastische Handgelenksbeugung oder spastische Zehen und Pes equinus), eine segmentale Spastik eine Extremität mit mehreren Bewegungssegmenten (z. B. Pes equinovarus mit spastischer Knie- und Hüftbeugehaltung). Eine Paraspastik würde hierbei als segmentale und eine Tetraspastik als generalisierte Form eingeordnet werden können.

Spastik ist ein häufiges Syndrom, da Schädigungen motorischer Bahnen als Ursache der Spastik bei vielen neurologischen Erkrankungen auftreten können. Häufige Erkrankungen, die mit Spastik einhergehen, sind der Schlaganfall, die Multiple Sklerose, das Schädel-Hirn-Trauma, die hypoxische Hirnschädigung und die Rückenmarksläsion. Höhergradige Lähmungen und das Vorliegen von Sensibilitätsstörungen sind Risikofaktoren für die Entwicklung von Spastik nach Schlaganfall (Urban et al. 2010). Spastikverstärkende Faktoren sind Schmerzen, emotionale Anspannung, Entzündungen/Infekte, Stuhl-/Harndrang, Thrombosen und Frakturen.

■ Diagnostik

Anamnese

Vor der symptomatischen Therapie der Spastik muss sorgfältig nach möglichen kausalen Behandlungsmöglichkeiten gesucht werden. Die große Zahl von Schädigungen des ZNS, die Spastik auslösen können, macht eine eingehende Anamnese notwendig. Die Spastik tritt nach akuten Läsionen des ZNS in der Regel erst mit einer Latenz von Wochen bis Monaten auf.

Untersuchungen

Nach der Anamnese muss eine eingehende **klinisch-neurologische Untersuchung** erfolgen. Es ist zu beachten, dass bei einem inkompletten Querschnittsyndrom die Läsion häufig etliche Segmente oberhalb der klinisch nachweisbaren Lokalisation liegt. Beispielsweise beginnt die zervikale Myelopathie häufig mit einer spastischen Paraparese, in der Regel ohne sensible oder motorische Ausfälle der Arme.

Basierend auf den Ergebnissen der klinischen Untersuchung müssen zunächst **Zusatzuntersuchungen** wie klinisch-neurophysiologische (sensibel und motorisch evozierte Potenziale), bildgebende (Computertomografie, Kernspintomografie) und Laboruntersuchungen einschließlich Lumbalpunktion gezielt veranlasst werden. Ätiologisch unklare, langsam progrediente spastische Syndrome haben gelegentlich genetische Ursachen (hereditäre spastische Spinalparalyse) und können zum Teil molekulargenetisch differenziert werden (Tallaksen et al. 2001). Auch neurodegenerative Prozesse (z. B. primäre Lateralsklerose) und toxische Ursachen (z. B. Neurolathyrismus) müssen ggf. differenzialdiagnostisch bedacht werden.

■ Therapie

Trotz fehlender evidenzbasierter Studienergebnisse, besonders zur Effizienz der verschiedenen physiotherapeutischen Behandlungsverfahren, gibt es einen Konsens über den in ▶ Abb. 89.1 dargestellten Stufenplan der Spastiktherapie.

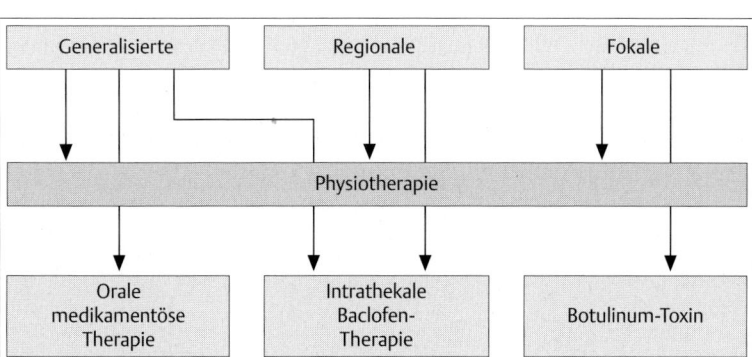

Abb. 89.1 Schema der Stufentherapie der Spastik in Abhängigkeit von Lokalisation, klinischer Ausprägung und sekundären Komplikationen.

Physiotherapie und andere nicht invasive Verfahren

Der Zusammenhang zwischen spastisch erhöhtem Muskeltonus und motorischer Funktion sowie die gegenseitige Beeinflussung von Spastik und anderen sekundären Schädigungen wird kontrovers diskutiert (O'Dwyer et al. 1996). Oftmals liegt zusätzlich zum spastisch erhöhten Muskeltonus eine stark ausgeprägte Muskelschwäche vor (Ada et al. 2003). Obwohl ein kausaler Zusammenhang von Spastik und Schmerzentstehung nach wie vor fraglich ist (Pizzi et al. 2005b), wird ein gemeinsames Auftreten in der Klinik häufig beobachtet. Demzufolge spielt die Linderung von Schmerzen, die infolge von Muskeldysbalancen und biomechanischen Veränderungen von Gelenken entstehen können, eine wichtige Rolle in der physiotherapeutischen Behandlung (Koog et al. 2010).

„Konventionelle" Physiotherapie, einschließlich etablierter Konzepte

Der grundsätzlich positive Effekt einer physiotherapeutischen Intervention mit den Zielen der Anbahnung und Förderung motorischer Funktion und willkürlicher Bewegung auf den Muskeltonus (Ansari u. Naghdi 2007) ist in der Literatur beschrieben. Auch konnte die Überlegenheit dieser Intervention gegenüber einer medikamentösen Spastikbehandlung im Hinblick auf die Nebenwirkungen (Tariq et al. 2005) gezeigt werden.

Dabei spielen unter anderem das Positionieren und das „therapeutische Stehen" (letzteres auch unter Einsatz von Therapiehilfsmitteln) in der täglichen Praxis eine große Rolle. (Eng et al. 2001).

Krafttraining

Die vorhandene Literatur zeigt in unterschiedlichen Krafttrainingsinterventionen, dass eine Erhöhung des spastischen Muskeltonus durch Krafttraining eindeutig auszuschließen ist (Pak u. Patten 2008). Diese Aussage kann jedoch nicht so weit verallgemeinert werden, dass jedwedes Krafttraining für den Betroffenen Spastik reduzierend wirkt. Wesentlich erscheinen die Auswahl der beübten Muskeln, die Ausgangsposition und die Einbettung in ein physiotherapeutisches Gesamtkonzept.

Systematisch repetitives funktionell-motorisches Training

Auch explizit repetitives Training konnte allein und in Kombination mit Botulinum-Toxin-Therapie den spastisch erhöhten Muskeltonus senken (Butefisch et al. 1995, Sun et al. 2010).

Gerätegestützte, robotergestützte Therapie, Laufbandtherapie

Das gerätegestützte Training mit dem Ziel der Verbesserung motorischer Funktion, wie beispielsweise mechanische, halbautomatische und robotergestützte Therapieformen oder Laufbandtherapie, wirkten sich positiv im Sinne einer Spastikreduktion und Verbesserung des passiven Bewegungsausmaßes aus (z.B. Hesse et al. 2003) bzw. hatten keine negativen Auswirkungen auf den Muskeltonus (Hesse et al. 1995).

Weitere Verfahren

Für die Spiegeltherapie und Ultraschall konnten keine Auswirkungen auf die Spastik gefunden werden. (Bio-)Feedback-basierte Therapie zeigt nicht in allen Studien positive Effekte (Intiso et al. 1994, Doğan-Aslan et al. 2012).

Passives Dehnen/Bewegen wird in der klinischen Praxis regelhaft angewandt, doch auch hier sind die Ergebnisse von Untersuchungen uneinheitlich. Ein nicht unerhebliches Verletzungsrisiko ist in Betracht zu ziehen. Eine aktuelle Übersichtsarbeit, die 25 Studien bewertete, fand keinen Hinweis dafür, dass passives Dehnen Spastizität positiv beeinflusst (Katalinic et al. 2010).

Orthesen

Schienen und Orthesen sind häufig eingesetzte Hilfsmittel zur Tonusreduktion. Eine Orthese im klassischen Sinne ist ein von einem Orthopädietechniker hergestelltes Hilfsmittel, während man unter dem Begriff Schiene (immer häufiger wird auch der englische Fachterminus „splint" verwendet) auch durch die Therapeuten selbst angefertigte Hilfsmittel aus schnell aushärtenden, leichtgewichtigen Materialien verstehen kann. Häufig werden die Begriffe erweitert um den „cast" jedoch synonym benutzt.

Bei schweren Formen der Spastik mit bereits bestehender Kontraktur, beispielsweise im Sprunggelenk, ist das serielle Anlegen von Gipsverbänden üblich (Stoeckmann 2001). Eine eindeutige Evidenz für eine Wirksamkeit eines Castings der oberen Extremität fehlt (Lannin et al. 2007) Allerdings werden positive Effekte im Sinne einer Spastikreduktion durch diverse starre, dynamische oder Lycra-Splints im Bereich von Ellbogen und Handgelenk (Gracies et al. 2000, Pizzi et al. 2005a) oder Sprunggelenk und Fuß (Iwata et al. 2003) beschrieben.

Trainingsorthesen für die obere Extremität (z.B. SaeboFlexRR) reduzieren den spastischen Muskeltonus bei verbesserter motorischer Funktion (Hoffman u. Blakey 2011).

Transkutane Elektro- und Magnetstimulation

Mit der transkutanen Elektrostimulation können Nerven (TENS) (Stefanovska et al. 1988) und Muskeln (FES) (Franek et al. 1988) und mittels epiduraler Elektroden die Hinterstränge (Pinter et al. 2000) gereizt werden. Die Datenlage ist inhomogen, da verschiedene Protokolle mit stark variierender Dauer, Intensität und Frequenz in den Untersuchungen zugrunde gelegt wurden, darüber hinaus sind die untersuchten Patientengruppen bisher eher klein (Price u. Pandyan 2008).

Die Verbesserung von motorischer Funktion und Reduktion des spastischen Muskeltonus nach therapeutisch supervidierter funktioneller Elektrostimulation wurde berichtet (Hummelsheim et al. 1997, Yan et al. 2005, Sullivan u. Hedman 2007, Ng u. Hui-Chan 2010, Sabut et al. 2010). Ein positiver Effekt konnte bei täglicher selbständiger Anwendung der FES im häuslichen Umfeld gezeigt werden (Alon et al. 2003). Darüber hinaus gibt es Hinweise auf eine Reduktion von Schmerz und Subluxation des Humeruskopfes sowie Verbesserung der Mobilität im Bereich des Schultergelenkes (Vuagnat u. Chantraine 2003).

Ebenso wurde eine Reduktion der Spastik durch Anwendung von Orthesen mit integrierter funktioneller Elektrostimulation (Weingarden et al. 1998, Ring u. Rosenthal 2005) und Kombination von FES mit Tape-Verbänden beschrieben (Baricich et al. 2008).

Nach repetitiver transkutaner elektrischer Stimulation der Nervenwurzeln im Bereich Th12 und L1 über 5 konsekutive Tage konnte eine Reduktion der Spastik im Bereich der Wadenmuskulatur gezeigt werden (Wang et al. 1998).

Tägliche TENS im Bereich der paretischen oberen Extremität zusätzlich zur regelmäßigen Physiotherapie führte zu einer funktionell-motorischen Verbesserung, jedoch bei unverändertem Grad von Schmerz und Spastik (Sonde et al. 1998, Sonde et al. 2000).

Eine FES der oberen Extremität zeigte in einer nicht kontrollierten Studie eine leichte Verbesserung der Spastik (Hendricks et al. 2001). In anderen Studien wurden keine FES-Effekte auf Spastik gefunden (Johnson 2004, Embrey et al. 2010).

Zur Reduktion des spastischen Muskeltonus wurde in einzelnen Arbeiten auch die repetitive transkutane Magnetstimulation über Muskeln (Struppler et al. 2003) oder von lumbalen Nervenwurzeln (Krause et al. 2004) beschrieben.

Vibration, Akupunktur, Ultraschall etc.

Nach therapeutischer Anwendung von peripherer Muskelvibration konnte in jüngeren Arbeiten eine teilweise anhaltende Spastikreduktion bei gleichzeitiger Funktionsverbesserung gezeigt werden (Noma et al. 2009, Liepert u. Binder 2010, Marconi et al. 2011).

Die Kombination von Elektroakupunktur und spezifischem Krafttraining zeigte ebenfalls eine spastikreduzierende Wirkung und eine Verbesserung motorischer Funktion im Bereich der oberen Extremität (Mukherjee et al. 2007, Liu et al. 2008).

Eine placebokontrollierte Arbeit konnte jedoch keinen Vorteil echter Akupunktur, sondern im Gegenteil eine erhöhte H-Reflexaktivität, bei unverändertem Score in der modifizierten Ashworth-Skala zeigen (Fink et al. 2004).

Transkranielle Stimulation

Verschiedene Protokolle repetitiver transkranieller Magnetstimulation über den primär motorischen Arealen der ipsiläsionellen oder kontraläsionellen Hemisphäre, isoliert oder in Kombination mit aktiver Muskelanspannung oder gezieltem motorischem Training haben in kleinen Gruppen eine kurzfristige Reduktion des spastischen Muskeltonus zeigen können (Izumi et al. 2008, Mally u. Dinya 2008, Kakuda et al. 2011). Ein Effekt konnte allerdings nicht immer nachgewiesen werden (Theilig et al. 2011). Überdies steht der Nachweis von Langzeiteffekten bisher noch aus.

Bewegungstherapie im Wasser

Erste Untersuchungen alternativer Formen der Bewegungstherapie geben Hinweise, dass beispielsweise aktives Training im Wasser positive Effekte auf Spastikreduktion und alltagsrelevante Gehfunktion haben kann (Chon et al. 2009).

Medikamentöse Therapie

Orale antispastische Therapie

Die wichtigsten oral verfügbaren und in Deutschland zugelassenen antispastischen Medikamente sind **Baclofen** (Gamma-Amino-Buttersäure-[GABA-]B-Agonist) und **Tizanidin** (zentraler Alpha$_2$-Agonist), des Weiteren **Benzodiazepine** (GABA-A-Agonisten; insbesondere Tetrazepam), **Dantrolen** (Muskelrelaxation durch Hemmung der Ca-Ionen-Freisetzung im Muskel), **Tolperison** (zentral wirksam durch Blockade des Natrium-Einstroms an Neuronen) und ein aus 2 **Cannabis-Derivaten** (Tetrahydrocannabinol und Cannabidiol) bestehendes oromukosales Spray (Sativex). Letzteres ist ausschließlich für MS-assoziierte Spastik zugelassen (Übersichten bei Noth 1991, Montané et al. 2004, Taricco et al. 2006, Lakhan u. Rowland 2009, Olvey et al. 2010, Wade et al. 2010) (▶ Tab. 89.1).

Zentral wirksame Antispastika bewirken eine Abnahme der Erregbarkeit von spinalen Interneuronen und damit von Motoneuronen. Sie weisen (dosisabhängig) relativ häufig Nebenwirkungen, insbesondere Sedation und Abnahme von Muskelkraft, auf (Corston et al. 1981, Lapierre et al. 1987, Duncan et al. 1976, Stien et al. 1987, Bass et al. 1988). Daher ist in der Regel eine einschleichende Dosierung zu empfehlen. Im Vergleich werden Baclofen stärker kraftmindernde Eigenschaften, Tizanidin vor allem eine Zunahme von Mundtrockenheit und Benommenheit zugeschrieben (Chou et al. 2004, Taricco et al. 2006).

Therapie des spastischen Syndroms

Tab. 89.1 Oral oder mukosal applizierbare Antispastika mit Darreichungsformen und den maximalen täglichen Dosierungen.

Generikum	Handelsname	Darreichungsform	Dosierung
Baclofen (Corston et al. 1981, Bass et al. 1988)	z. B. Lioresal	5, 10 und 25 mg	bis 100 mg/d
Tizanidin (Lapierre et al. 1987)	Sirdalud	2, 4 und 6 mg	bis 36 mg/d
Tetrazepam (Bass et al. 1988)	z. B. Musaril	50 mg	bis 400 mg/d
Tolperison	Mydocalm, Viveo	50 mg (Mydocalm) 150 mg (Viveo)	bis 450 mg/d
Dantrolen	Dantamacrin	25 mg, 50 mg	bis 400 mg/d
Clonazepam	Rivotril, Antelepsin	0,5 mg, 2 mg	bis 6 mg/d
Tetrahydrocannabinol und Cannabidiol	Sativex	2,7 mg Delta-9-THC, 2,5 mg CBD und 40 mg Alkohol in einem Sprühstoß	12 Sprühstöße pro Tag

Antispastika verbessern zwar Spastik auf entsprechenden Skalen (z. B. modified Ashworth Scale); dies ist jedoch in der Regel nicht mit einer Verbesserung von Alltagsaktivitäten verbunden. Besonders dann, wenn die Spastik mit deutlichen Paresen einhergeht, ist die Wirkung dieser Medikamente durch die pharmakologische Verstärkung der Paresen bei mobilen Patienten limitiert. Bei Erkrankungen, bei denen der spastische Muskeltonus bei noch erhaltener aktiver Beweglichkeit stark erhöht ist, kann eine lokale oder orale antispastische Therapie Funktionsverbesserungen bewirken. Immobile Patienten mit generalisierter Spastik profitieren von einer oralen antispastischen Therapie durch Reduktion von Spasmen und Erleichterung der Pflege.

Weitere, für die Behandlung von Spastik allerdings nicht zugelassene Medikamente sind **Gabapentin** (Cutter et al. 2000, positiver Effekt bei MS-assoziierter Spastik) und **L-Dopa** (Eriksson et al. 1996). Bei Memantin besteht kein Hinweis für eine antispastische Wirksamkeit (Mehta et al. 2010).

Bei Patienten mit schwerer Muskelspastik und Unruhezuständen eignen sich Benzodiazepine und Phenothiazine wegen der dabei erwünschten sedierenden Nebenwirkungen. Dantrolen sollte wegen der potenziellen Hepatotoxizität und der Verstärkung der Paresen nur unter strenger Indikationsstellung eingesetzt werden.

Botulinum-Neurotoxin A (BoNT A)

▶ **Behandlung der spastischen Tonus- und Funktionsstörung der oberen Extremität mittels BoNT A:** Zahlreiche kontrollierte Studien und 2 Metaanalysen zeigen eine effektiv Reduktion eines spastischen Muskeltonus und eine Verbesserung der passiven Beweglichkeit von betroffenen Gelenken durch einmalige und wiederholte intramuskuläre Injektionen von BoNT A (AbobotulinumtoxinA/Dysport), OnabotulinumtoxinA (Botox), IncobotulinumtoxinA (Xeomin) in Muskeln der oberen Extremität mit spastisch erhöhtem Muskeltonus im chronischen Stadium nach Schlaganfall. Bei einem Teil der Patienten kann durch BoNT-A-Applikation eine Verbesserung aktiver Funktionen erreicht werden. Um dieses zu erreichen, ist eine Kombination mit einem aktiven Funktionstraining sinnvoll. Auch redressierende Behandlungen sowie funktionelle Elektrostimulationen können den Effekt der BoNT-A-Gabe verstärken. Zur Behandlung fokaler Spastizität ist BoNT A einer oralen antispastischen Medikation sowohl hinsichtlich Wirksamkeit als auch Nebenwirkungen überlegen (van Kujik et al. 2002, Kanovsky et al. 2009, Simpson et al. 2008, Simpson et al. 2009, Kanovsky et al. 2011).

▶ **Behandlung des spastischen Spitzfußes mittels BoNT A:** Für AbobotulinumtoxinA und OnabotulinumtoxinA konnte jeweils mit einer kontrollierten Studie eine effektive Reduktion eines spastischen Muskeltonus im oberen Sprunggelenk durch intramuskuläre Injektionen von BoNT A in die Wadenmuskulatur im chronischen Stadium mit spastisch erhöhtem Muskeltonus nach Schlaganfall gezeigt werden (Pittock et al. 2003, Kaji et al. 2010). Dabei konnten keine signifikanten Verbesserungen von Gangparametern, wohl aber ein verminderter Einsatz von Hilfsmitteln und eine Verbesserung der „Clinical Global Impression Scale" gezeigt werden.

▶ **Behandlung der Hüft- und Kniespastik mittels BoNT A:** AbobotulinumtoxinA und OnabotulinumtoxinA konnten eine Reduzierung des Muskeltonus in der Hüft- und Oberschenkelmuskeln bei spastischer Bewegungsstörung im Hüft- und Kniegelenk im chronischen Stadium der Spastizität unterschiedlicher Ätiologie (Schlaganfall, Schädel-Hirn-Trauma, Multiple Sklerose und andere) erreichen und werden daher zur lokalen Behandlung empfohlen (z. B. Hyman et al. 2000).

▶ **Behandlung von spastikbegleitenden Schmerzen mittels BoNT A:** Eine Minderung von durch Bewegung induzierten spastikassoziierten Schmerzen in spastischen Bewegungssegmenten nach Injektionen von OnabotulinumtoxinA an oberer und unterer Extremität im akuten und chronischen Stadium mit Spastizität wurde an einem Kollektiv von 60 Patienten mit unterschiedlicher Ätiologie der Spastizität dargestellt (Wissel et al. 2000) und in mehreren Fallserien beschrieben. Auch spastikassoziierte Schulterschmerzen lassen sich durch Injektionen von AbobotulinumtoxinA und OnabotulinumtoxinA günstig beeinflussen (Yelnik et al. 2007, Lim et al. 2008).

▶ **Adjuvante Therapie zur BoNT A Behandlung:** In einer kontrollierten Studie bei Patienten mit Multipler Sklerose wurde eine verbesserte Effektivität der BoNT-A-Behandlung der Adduktorenspastik durch den Einsatz von zusätzlicher Physiotherapie gegenüber einer BoNT-A-Injektionsbehandlung ohne begleitende Therapie gezeigt (Giovannelli et al. 2007).

In 2 randomisierten Studien an jeweils kleinen Kollektiven von Patienten nach Schlaganfall konnte gezeigt werden, dass der Effekt von BoNT-A-Injektionen auf Spastik verstärkt werden kann, wenn eine zusätzliche elektrische Muskelstimulation kurz vor und nach der Injektion durchgeführt wird (Hesse et al. 1995, Hesse et al. 1998).

Ein Vergleich der Kombinationen BoNT A und Taping versus BoNT A und Elektrostimulation und Schienenlagerung bei spastischer Parese der Hand in einer offene Untersuchung an 65 Patienten zeigte eine deutlichere Tonusminderung in der Gruppe der mit BoNT A und Taping behandelten Patienten (Carda u. Molteni 2005).

Beim Vergleich zwischen hochdosierter BoNT-A-Therapie allein und der Kombination von niedrigdosierter Therapie mit BoNT A und FES zeigten sich keine Unterschiede in den Ergebnissen der Spastikevaluation (Bayram et al. 2006).

Elastische Tapie-Verbände in Kombination mit Botulinum-Toxin-Injektionen sind nicht wirksamer als die BoNT-A-Behandlung allein (Karadag-Saygi et al. 2010). Die Kombination von Casting und BoNT A scheint der alleinigen Toxinbehandlung überlegen zu sein (Farina et al. 2008).

Die aktuelle Datenlage zur Kombination verschiedener adjuvanter Therapien mit einer BoNT-A-Gabe erlaubt somit keine eindeutige Empfehlung.

▶ **Unerwünschte Wirkungen:** Nebenwirkungen treten unter BoNT A in den empfohlenen Dosisbereichen pro Muskel und Injektionssitzung nicht häufiger auf als unter Placebo (Naumann u. Jancovics 2004). Das Auftreten von neutralisierenden Antikörpern beim wiederholten Einsatz von BoNT A bei erwachsenen Patienten mit Spastizität ist selten (< 1 %; Yablon et al. 2007).

Intrathekale Baclofen-Pumpen

▶ **Indikation:** Die Indikationsstellung zur intrathekalen Baclofen-Behandlung (ITB) sollte erst nach nicht zufriedenstellendem oralem Behandlungsversuch erfolgen, da es bei dieser Behandlung zu Nebenwirkungen, aber auch schwerwiegenderen Komplikationen (ca. 8–10 %) kommen kann (Motta et al. 2007, Stetakarova et al. 2010, Zdolsek et al. 2011). Die intrathekale Behandlung kann bei Erkrankungen erwogen werden, die zu einer klinisch relevanten, d.h. funktionell bedeutenden Beeinträchtigung des Patienten führen (Meythaler et al. 2001). Am besten eignen sich Patienten mit schwerer generalisierter oder multisegmentaler Spastik mit einschießenden Tonussteigerungen, wobei etablierte Kontrakturen nicht beeinflusst werden können. Die Indikationsstellung und Betreuung von Patienten mit intrathekaler Baclofen-Behandlung sollten von einem interdisziplinärem Team erfolgen, welches eine ausgewiesene Kompetenz in diesem Gebiet hat und die Abklärung und Behandlungen von Nebenwirkungen und Komplikationen zu jeder Zeit gewährleisten kann (Parke et al. 1989).

▶ **Abklärung:** Die ITB-Bolustestung (beginnend mit 20–50 bis maximal 100 µg) ist bei Patienten mit schwerer pflegebehindernder Spastik geeignet, die therapeutische Wirksamkeit abzuschätzen. Bei Patienten mit der Frage nach einer funktionellen Verbesserung bei ITB-Applikation sollte eine kontinuierliche Austestung mittels eines getunnelten Spinalkatheters und eines externen Pumpensystems durchgeführt werden. Diese Testungen sollten unter engmaschiger Kontrolle der Vitalparameter erfolgen (typischerweise auf einer Intermediate Care Station), wobei standardisierte funktionelle Messungen und ggf. Videoaufnahmen (Spastikeinschätzung mit Ashworth-Skala, Lagerungsfähigkeit, Steh- oder Gehfähigkeit) den therapeutischen Nutzen und Dauer festhalten sollten. Leichte Nebenwirkungen (▶ Tab. 89.2) treten in der Einstellungsphase nicht selten auf und sind zumeist selbst limitierend. Bei schweren Nebenwirkungen und Komplikationen sind sofortige Maßnahmen zu ergreifen, da sie zu lebensbedrohlichen Zuständen führen können (Specchio et al. 2011).

▶ **Langzeitversorgung:** Die Behandlung der Spastik mittels ITB setzt voraus, dass der Patient in ein Langzeit-Versorgungsprogramm aufgenommen werden kann, was nicht nur die Kontrolle und Füllung der Pumpe regelmäßig gewährleistet, sondern auch eine physio- und ergotherapeutische Behandlung einschließen sollte, um eine optimale Einstellung zu erzielen (Azouvi et al. 1996, Krach et al. 2006, Ward et al. 2009).

Chirurgische Therapieverfahren

Die früher bei schwerer Spastik durchgeführten chirurgischen Verfahren zur Unterbrechung des spinalen Reflexbogens wie Rhizotomie und longitudinale Myelotomie

Tab. 89.2 Leichte und schwere Nebenwirkungen sowie möglicher Komplikationen bei intrathekaler Baclofen-Gabe.

Leichte Nebenwirkungen	Schwere Nebenwirkungen	Komplikationen
Muskelhypotonie, Hyporeflexie	Hypothermie	Katheter-Diskonnektion
Schläfrigkeit Akkommodationsstörung	Verwirrtheitszustände, Halluzination	extradurale Infektion (Pumpe)
Mundtrockenheit, Dysarthrie	Krampfanfälle, Status epilepticus	intradurale Infektion (Katheter, Meningitis)
Übelkeit, Erbrechen-	Atemdepression	Überdosierung (Fehleinstellung der Pumpe)
Kopfschmerzen	Blutdruckabfall, Bradykardie	Unterdosierung (Fehleinstellung der Pumpe)
Schwindelgefühle	Bewusstlosigkeit oder Koma	akuter Baclofen-Entzug (lebensbedrohliche Komplikation!)

sind heute obsolet, da sie häufig nur eine vorübergehende Besserung der Spastik bewirken.

Orthopädisch-chirurgische Eingriffe zur Behandlung von Gelenkkontrakturen werden auch im Erwachsenenalter durchgeführt. Die operative Korrektur eines speziellen Problems, die „Thumb-in-palm"-Deformität, wurde in einem Cochrane Review begutachtet. Die Autoren beschrieben einen von Patienten und Chirurgen festgestellten positiven Effekt, kritisierten aber die hohe Anzahl unterschiedlicher Interventionen und Messparameter, sodass eine konkrete evidenzbasierte Beurteilung dieser Behandlung nicht möglich war (Smeulders et al. 2005).

■ Versorgungskoordination

Die adäquate Behandlung einer Spastik richtet sich nach dem Verteilungsmuster und Schweregrad. In den meisten Fällen sind ambulante Maßnahmen ausreichend, die durch Fachärzte für Neurologie und in der Behandlung neurologischer Patienten erfahrene Therapeuten erbracht werden. In schweren Fällen können stationäre Behandlungen (z.B. intensivierte Rehabilitation, Testung von intrathekalem Baclofen, operative Korrekturen) erforderlich werden.

■ Redaktionskomitee

Prof. Dr. A. Curt, Paraplegikerzentrum, Uniklinik Balgrist, Zürich
Frau K.-F. Heise, MSc Neurophysiotherapy, BSc PT; Uniklinik Eppendorf, Hamburg
Prof. Dr. M. Jöbges, Brandenburg Klinik, Bernau
Prof. Dr. J. Liepert, Neurorehabilitation, Kliniken Schmieder, Allensbach
Prof. Dr. P. Schnider, Landesklinikum Hochegg
Prof. Dr. J. Wissel, orthós Privatpraxen Neurologie, Berlin

Federführend: Prof. Dr. Joachim Liepert, Neurorehabilitation, Kliniken Schmieder, Zum Tafelholz 8, 78476 Allensbach
E-Mail: j.liepert@kliniken-schmieder.de

Entwicklungsstufe der Leitlinie: S1

■ Literatur

Ada L, Canning CG, Low SL. Stroke patients have selective muscle weakness in shortened range. Brain 2003; 126: 724-731
Alon G, Sunnerhagen KS, Geurts A. et al. A home-based, self-administered stimulation program to improve selected hand functions of chronic stroke. NeuroRehabilitation 2003; 18: 215-225
Ansari NN, Adelmanesh F, Naghdi S et al. The effect of physiotherapeutic ultrasound on muscle spasticity in patients with hemiplegia: a pilot study. Electromyogr Clin Neurophysiol 2006: 46: 247-252
Ansari NN, Naghdi S. The effect of Bobath approach on the excitability of the spinal alpha motor neurones in stroke patients with muscle spasticity. Elektromyogr Clin Neurophysiol 2007; 47: 29-36
Azouvi P, Mane M, Thiebaut JB et al. Intrathecal baclofen administration for control of severe spinal spasticity: functional improvement and long-term follow-up. Arch Phys Med Rehabil 1996; 77: 35-39
Baricich A, Carda S, Bertoni M et al. A single-blinded, randomized pilot study of botulinum toxin type A combined with non-pharmacological treatment for spastic foot. J Rehabil Med 2008; 40: 870-872
Bass B, Weinshenker B, Rice GP et al. Tizanidine versus baclofen in the treatment of spasticity in patients with multiple sclerosis. Can J Neurol Sci 1988;15: 15-19
Bayram S, Sivrioglu K, Karli N et al. Low-dose botulinum toxin with short-term electrical stimulation in poststroke spastic drop foot. Am J Phys Med 2006; 85: 75-81
Bes A, Eyssette M, Pierrot-Deseilligny E et al. A multi-centre, double-blind trial of tizanidine, a new antispastic agent, in spasticity associated with hemiplegia. Curr Med Res Opin 1988;10:709-718
Butefisch C, Hummelsheim H, Denzler P et al. Repetitive training of isolated movements improves the outcome of motor rehabilitation of the centrally paretic hand. J Neurol Sci 1995; 130: 59-68
Carda S, Molteni F. Taping versus electrical stimulation after botulinum toxin type A injection for wrist and finger spasticity. A case control study. Clin Rehabil 2005 19: 621-626
Chon SC, Oh DW, Shim JH. Watsu approach for improving spasticity and ambulatory function in hemiparetic patients with stroke. Physiother Res Int. 2009;14: 128-136
Chou R, Peterson K, Helfand M. Comparative efficacy and safety of skeletal muscle relaxants for spasticity and musculoskeletal conditions: a systematic review. J Pain Symptom Manage 2004; 28: 140-175
Corston RN, Johnson F, Godwin-Austen RB. The assessment of drug treatment of spastic gait. J Neurol Neurosurg Psychiatry 1981;44: 1035-1039
Cutter NC, Scott DD, Johnson JC et al. Gabapentin effect on spasticity in multiple sclerosis: a placebo-controlled, randomized trial. Arch Phys Med Rehabil. 2000; 81: 164-169
Dietz V. Syndrom der spastischen Parese. In: Dietz V, Hrsg. Klinik der Rückenmarkschädigung. Stuttgart: Kohlhammer; 2001: 207-216

Dietz V, Sinkjaer T. Spastic movement disorder: impaired reflex function and altered muscle mechanics. Lancet Neurol 2007;6: 725–733

Dietz V, Young RR. The syndrome of spastic paresis. In: Brandt T, Caplan LR, Dichgans J, Diener HC, Kennard C, eds. Neurological Disorders: Course and Treatment. Amsterdam: Academic Press; 2003: 1247–1257

Doğan-Aslan M, Nakipoğlu-Yüzer GF, Doğan A et al. The effect of electromyographic biofeedback treatment in improving upper extremity functioning of patients with hemiplegic stroke. J Stroke Cerebrovasc Dis 2012; 21: 187–192

Duncan GW, Shahani BT, Young RR. An evaluation of baclofen treatment for certain symptoms in patients with spinal cord lesions. Neurology (Minneap) 1976; 24: 441–446

Embrey DG, Holtz SL, Alon G et al. Functional electrical stimulation to dorsiflexors and plantar flexors during gait to improve walking in adults with chronic hemiplegia. Arch Phys Med Rehabil 2010; 91: 687–696

Eng JJ, Levins SM, Townson AF et al. Use of prolonged standing for individuals with spinal cord injuries. Phys Ther 2001; 81: 1392–1399

Eriksson J, Olausson B, Jankowska E. Antispastic effects of L-dopa. Exp Brain Res 1996;111:296–304

Farina S, Migliorini C, Gandolfi M et al. Combined effects of botulinum toxin and casting treatments on lower limb spasticity after stroke. Funct neurol 2008; 23: 87–91

Fink M, Rollnik JD, Bijak M et al. Needle acupuncture in chronic post-stroke leg spasticity. Arch Phys Med Rehabil 2004; 85: 667–672

Franek A, Turczynski B, Opara J. Treatment of spinal spasticity by electrical stimulation. J Biomed Eng 1988; 10: 266–270

Giovannelli M, Borriello G, Castri P et al. Early physiotherapy after injection of botulinum toxin increases the beneficial effects on spasticity in patients with multiple sclerosis. Clin Rehabil 2007; 21: 331–337

Gracies JM, Marosszeky JE, Renton R et al. Short-term effects of dynamic lycra splints on upper limb in hemiplegic patients. Arch Phys Med Rehabil 2000; 81: 1547–1555

Hendricks HT, IJzerman MJ, de Kroon JR et al. Functional electrical stimulation by means of the ‚Ness Handmaster Orthosis' in chronic stroke patients: an exploratory study. Clin Rehabil 2001; 15: 217–220

Hesse S, Jahnke MT, Luecke D et al. Short-term electrical Stimulation enhances the effectiveness of Botulinum toxin in the treatment of lower limb spasticity in hemiparetic patients. Neurosci Lett 1995; 201: 37–40

Hesse S, Reiter F, Konrad M et al. Botulinum toxin type A and short-term electrical stimulation in the treatment of upper limb flexor spasticity after stroke: a randomized, double-blind, placebo-controlled trial. Clin Rehabil 1998;12: 381–388

Hesse S, Bertelt C, Jahnke MT et al. Treadmill training with partial body weight support compared with physiotherapy in nonambulatory hemiparetic patients. Stroke 1995; 26: 976–981

Hesse S, Schulte-Tigges G, Konrad M et al. Robot-assisted arm trainer for the passive and active practice of bilateral forearm and wrist movements in hemiparetic subjects. Arch Phys Med Rehabil 2003; 84: 915–920

Hoffman HB, Blakey GL. New design of dynamic orthoses for neurological conditions. NeuroRehabilitation 2011; 28: 55–61

Hummelsheim H, Maier-Loth ML, Eickhof C. The functional value of electrical muscle stimulation for the rehabilitation of the hand in stroke patients. Scand J Rehabil Med 1997; 29: 3–10

Hyman N, Barnes M, Bhakta B et al. Botulinum toxin (Dysport) treatment of hip adductor spasticity in multiple sclerosis: a prospective, randomised, double blind, placebo controlled, dose ranging study. J Neurol Neurosurg Psychiatry 2000; 68: 707–712

Intiso D, Santilli V, Grasso MG et al. Rehabilitation of walking with electromyographic biofeedback in foot-drop after stroke. Stroke 1994; 25: 1189–1192

Iwata M, Kondo I, Sato Y et al. An ankle-foot orthosis with inhibitor bar: effect on hemiplegic gait. Arch Phys Med Rehabil 2003; 84: 924–927

Izumi SI, Kondo T, Shindo K. Transcranial magnetic stimulation synchronized with maximal movement effort of the hemiplegic hand after stroke: a double-blinded controlled pilot study. J Rehabil Med 2008; 40: 49–54

Johnson C. The effect of combined use of botulinum toxin type A and functional electric stimulation in the treatment of spastic drop foot after stroke: a preliminary investigation. Arch Phys Med Rehabil 2004; 85: 902–909

Kaji R, Osako Y, Suyama K et al. Botulinum toxin type A in post-stroke lower limb spasticity: a multicenter, double-blind, placebo-controlled trial. J Neurol 2010; 257: 1330–1337

Kakuda W, Abo M, Kobayashi K et al. Anti-spastic effect of low-frequency rTMS applied with occupational therapy in post-stroke patients with upper limb hemiparesis. Brain Injury 2011; 25: 496–502

Kanovsky P, Slawek J, Denes Z et al. Efficacy and safety of treatment with incobotulinumtoxinA in post-stroke upper limb spasticity. J Rehabil Med 2011; 43: 486–492

Kanovsky P, Slawek J, Denes Z et al. Efficacy and safety of botulinum neurotoxin NT 201 in poststroke upper limb spasticity. Clin Neuropharmacol. 2009; 32: 259–265

Karadag-Saygi E, Cubukcu-Aydoseli K, Kablan N et al. The role of kinesiotaping combined with botulinum toxin to reduce plantar flexors spasticity after stroke. Top Stroke Rehab 2010; 17: 318–322

Katalinic O, Harvey L, Herbert R et al. Stretch for the treatment and prevention of contractures. Cochrane Database Syst Rev 2010; 9: CD007455

Koog YH, Jin SS, Yoon K et al. Interventions for hemiplegic shoulder pain: systematic review of randomised controlled trials. Disab Rehabil 2010; 32: 282–291

Krach LE, Nettleton A, Klempka B. Satisfaction of individuals treated long-term with continuous infusion of intrathecal baclofen by implanted programmable pump. Pediatr Rehabil 2006; 9: 210–218

Krause P, Edrich T, Straube A. Lumbar repetitive magnetic stimulation reduces spastic tone increase of the lower limbs. Spinal Cord 2004; 42: 67–72

Kwakkel G. Impact of intensity of practice after stroke: issues for consideration. Disabil Rehabil. 2006; 28: 823–830

Lakhan SE, Rowland M. Whole plant cannabis extracts in the treatment of spasticity in multiple sclerosis: a systematic review. BMC Neurol. 2009; 9: 59

Lance JW. The control of muscle tone, reflexes and movement: Robert Wartenberg Lecture. Neurology 1980; 30: 1303–1313

Lannin NA, Novak I, Cusick A. A systematic review of upper extremity casting for children and adults with central nervous system motor disorders. Clin Rehabil 2007; 21: 963–976

Lapierre Y, Bouchard S, Tansey C et al. Treatment of spasticity with tizanidine in multiple sclerosis. Can J Neurol Sci 1987; 14: 513–517

Liepert J, Binder C. Vibration-induced effects in stroke patients with spastic hemiparesis – a pilot study. Restor Neurol Neurosci 2010; 28: 729–735

Lim JY, Koh JH, Paik NJ. Intramuscular botulinum toxin-A reduces hemiplegic shoulder pain: a randomized, double-blind, comparative study versus intraarticular triamcinolone acetonide. Stroke 2008; 39: 126–131

Liu W, Mukherjee M, Sun C et al. Electroacupuncture may help motor recovery in chronic stroke survivors: a pilot study. J Rehabil Res Dev 2008; 45: 587–595

Mälly J, Dinya E. Recovery of motor disability and spasticity in post-stroke after repetitive transcranial magnetic stimulation (rTMS). Brain Res Bull 2008; 76: 388–395

Marconi B, Filippi GM, Koch G et al. Long-term effects on cortical excitability and motor recovery induced by repeated muscle vibration in chronic stroke patients. Neurorehabil Neural Repair 2011; 25: 48–60

Mehta LR, McDermott MP, Goodman AD et al. A randomized trial of memantine as treatment for spasticity in multiple sclerosis. Mult Scler 2010; 16: 248–251

Meythaler JM, Guin-Refroe S, Brunner RC et al. Intrathecal baclofen for spastic hypertonia from stroke. Stroke 2001; 32: 2099–2109

Montané E, Vallano A, Laporte JR. Oral antispastic drugs in nonprogressive neurologic diseases: a systematic review. Neurology. 2004; 63: 1357–1363

Motta F, Buonaguro V, Stignani C. The use of intrathecal baclofen ppump implants in children and adolenscents: safety and complications in 200 consecutive cases. J Neurosurg. 2007; 107 (Suppl. 1): 32–35

Mukherjee M, McPeak LK, Redford JB et al. The effect of electro-acupuncture on spasticity of the wrist joint in chronic stroke survivors. Arch Phys Med Rehabil 2007; 88: 159–166

Naumann M, Jankovic J. Safety of botulinum toxin type A: a systematic review and meta-analysis. Curr Med Res Opin 2004; 20: 981–990

Ng SSM, Hui-Chan CWY. Transcutaneous electrical stimulation on acupoints combined with task-related training to improve motor function and walking performance in an individual 7 years poststroke: a case study. J Neurol Phys Ther 2010; 34: 208–213

Noma T, Matsumoto S, Etoh S et al. Anti-spastic effects of the direct application of vibratory stimuli to the spastic muscles of hemiplegic limbs in post-stroke patients. Brain Injury 2009; 23: 623–631

Noth J. Trends in the pathophysiology and pharmacotherapy of spasticity. J Neurol 1991; 238: 131–139

O'Dwyer NJ, Ada L, Neilson PD. Spasticity and muscle contracture following stroke. Brain 1996; 119: 1737–1749

Olvey EL, Armstrong EP, Grizzle AJ. Contemporary pharmacologic treatments for spasticity of the upper limb after stroke: a systematic review. Clin Ther. 2010; 32: 2282–303

Pak S, Patten C. Strengthening to promote functional recovery poststroke: an evidence-based review. Top Stroke Rehabil 2008; 15: 177–199

Parke B, Penn RD, Savoy SM et al. Functional outcome following delivery of intrathecal baclofen. Arch Phys Med Rehabil. 1989; 70: 30–32

Pinter MM, Gerstenbrand F, Dimitrijevic MR. Epidural electrical stimulation of posterior structures of the human lumbosacral cord: 3. Control of spasticity. Spinal Cord 2000; 38: 524–531

Pittock SJ, Moore AP, Hrdiman O et al. A double-blind randomised placebo-controlled evaluation of three doses of botulinum toxin type A in the treatment of spastic equinovarus deformity after stroke. Cerebrovasc Dis 2003; 15: 289–300

Pizzi A, Carlucci G, Falsini C et al. Application of a volar static splint in poststroke spasticity of the upper limb. Arch Phys Med Rehabil 2005a; 86: 1855–1859

Pizzi A, Carlucci G, Falsini C et al. Evaluation of upper-limb spasticity after stroke: a clinical and neurophysiologic study. Arch Phys Med Rehabil 2005b; 86: 410–415

Price C, Pandyan A. Electrical stimulation for preventing and treating post-stroke shoulder pain. Cochrane Database Syst Rev 2000; 4: CD001698

Ring H, Rosenthal N. Controlled study of neuroprosthetic functional electrical stimulation in sub-acute post-stroke rehabilitation. J Rehabil Med 2005; 37: 32–36

Sabut SK, Sikdar C, Mondal R et al. Restoration of gait and motor recovery by functional electrical stimulation therapy in persons with stroke. Disabil Rehabil 2010; 32: 1594–1603

Simpson DM, Gracies JM, Graham HK et al. Assessment: Botulinum neurotoxin for the treatment of spasticity (an evidence based review). Report of the therapeutics and Technology Assessment Subcommittee of the American Academy of Neurology. Neurology 2008; 70: 1691–1698

Simpson DM, Gracies JM, Yablon SA et al.; BoNT/TZD Study Team: Botulinum neurotoxin versus tizanidine in upper limb spasticity: a placebo-controlled study. J Neurol Neurosurg Psychiatry 2009; 80: 380–385

Smeulders M, Coester A, Kreulen M. Surgical treatment for the thumb-in-palm deformity in patients with cerebral palsy. Cochrane Database Syst Rev 2005; 19; CD004093

Sonde L, Gip C, Fernaeus SE et al. Stimulation with low frequency (1.7 Hz) transcutaneous electric nerve stimulation (low-tens) increases motor function of the post-stroke paretic arm. Scand J Rehabil Med 1998; 30: 95–99

Sonde L, Kalimo H, Fernaeus SE et al. Low TENS treatment on post-stroke paretic arm: a three-year follow-up. Clin Rehabil 2000;14: 14–19

Specchio N, Carotenuto A, Trivisano M et al. Prolonged episode of dystonia and dyskinesia resembling status epilepticus following acute intrathecal baclofen withdrawal. Epilepsy Behav 2011; 21: 321–323

Stefanovska A, Gros N, Vodovnik L et al. Chronic electrical stimulation for the modification of spasticity in hemiplegic patients. Scand J Rehabil Med Suppl 1988; 17: 115–121

Stetkarova I, Yablon SA, Kofler M et al. Procedure- and device-related complications of intrathecal baclofen administration for management of adult muscle hypertonia: a review. Neurorehabil Neural Repair 2010; 24: 609–19

Stien R, Nordal HJ, Oftedal SI et al. The treatment of spasticity in multiple sclerosis: a double-blind clinical trial of a new antispastic drug tizanidine compared with baclofen. Acta Neurol Scand 1987; 75: 190–194

Stoeckmann T. Casting for the person with spasticity. Top Stroke Rehabil 2001; 8: 27–35

Struppler A, Havel P, Muller-Barna P. Facilitation of skilled finger movements by repetitive peripheral magnetic stimulation (RPMS) – a new approach in central paresis. Neurol Rehabil 2003; 18: 69–82

Sullivan JE, Hedman LD. Effects of home-based sensory and motor amplitude electrical stimulation on arm dysfunction in chronic stroke. Clin Rehabil 2007; 21: 142–150

Sun SF, Hsu CW, Sun HP et al. Combined botulinum toxin type A with modified constraint-induced movement therapy for chronic stroke patients with upper extremity spasticity: a randomized controlled study. Neurorehabil Neural Repair 2010; 24: 34–41

Tallaksen C, Dürr A, Brice A. Recent advances in hereditary spastic paraplegia. Curr Opin Neurol 2001; 14: 457–463

Taricco M, Pagliacci MC, Telaro E et al. Pharmacological interventions for spasticity following spinal cord injury: results of a Cochrane systematic review. Eura Medicophys 2006; 42: 5–15

Tariq M, Akhtar N, Ali M et al. Eperisone compared to physiotherapy on muscular tone of stroke patients: a prospective randomized open study. JPMA 2005; 55: 202–204

Theilig S, Podubecka J, Bösl K et al. Functional neuromuscular stimulation to improve severe hand dysfunction after stroke: Does inhibitory rTMS enhance therapeutic efficiency? Exp Neurol 2011; 230: 1–7

Urban PP, Wolf T, Uebele M et al. Occurence and clinical predictors of spasticity after ischemic stroke. Stroke. 2010; 41: 2016–2020

van Kujik AA, Geurts ACH, Beevaart BJW et al. Treatment of upper extremity spastcity in stroke patients by focal neuronal or neuromuscular blockade: a systematic review of the literature. Rehabil Med 2002; 34: 51–61

Vuagnat H, Chantraine A. Shoulder pain in hemiplegia revisited: contribution of functional electrical stimulation and other therapies. J Rehabil Med 2003; 35: 49–54

Wade DT, Collin C, Stott C et al. Meta-analysis of the efficacy and safety of Sativex (nabiximols), on spasticity in people with multiple sclerosis. Mult Scler. 2010; 16: 707–714

Wang RY, Tsai MW, Chan RC. Effects of surface spinal cord stimulation on spasticity and quantitative assessment of muscle tone in hemiplegic patients. Am J Phys Med Rehabil 1988; 77: 282–287

Ward A, Hayden S, Dexter M et al. Continuous intrathecal baclofen for children with spasticity and/or dystonia: Goal attainment and complications associated with treatment. J Paediatr Child Health 2009; 45: 720–726

Weingarden HP, Zeilig G, Heruti R et al. Hybrid functional electrical stimulation orthosis system for the upper limb: effects on spasticity in chronic stable hemiplegia. Am J Phys Med Rehabil 1998; 77: 276–281

Wissel J, Müller J, Dressnandt J et al. Management of spasticity associated pain with botulinum toxin A. J Pain Sympt Manag 2000; 20: 44–49

Wissel J, Ward AB, Erztgaard P et al. European consensus table on the use of botulinum toxin type A in adult spasticity. J Rehabil Med 2009; 41: 13–25

Yablon SA, Brashear A, Gordon MF et al. Formation of neutralizing antibodies in patients receiving botulinum toxin type A for treatment of poststroke spasticity: a pooled-data analysis of three clinical trials. Clin Ther 2007; 29: 683–690

Yan T, Hui-Chan CWY, Li LSW. Functional electrical stimulation improves motor recovery of the lower extremity and walking ability of subjects with first acute stroke: a randomized placebo-controlled trial. Stroke 2005; 36, 80–85

Yelnik AP, Colle FM, Bonan IV et al. Treatment of shoulder pain in spastic hemiplegia by reducing spasticity of the subscapular muscle: a randomized, double blind, placebo controlled study of botulinum toxin A. J Neurol Neurosurg Psychiatry 2007; 78: 845–848

Zdolsek HA, Olesch C, Antolovich G et al. Intrathecal baclofen therapy: benefits and complications. J Intellect Dev Disabil 2011; 36: 207–213

Therapie des spastischen Syndroms

Clinical Pathway – **Therapie des spastischen Syndroms**

Basistherapie: ▲ Physiotherapie und Lagern	**erweiterte physikalische Therapie:** ▲ systematisch repetitives funktionell-motorisches Training ▲ gerätegestützte, robotergestützte Therapie ▲ Laufbandtherapie ▲ Krafttraining ▲ funktionelle Elektrostimulation ▲ Orthesen mit integrierter funktioneller Elektrostimulation ▲ TENS ▲ Muskelvibration ▲ Elektroakupunktur plus spezifisches Krafttraining ▲ Bewegungstherapie im Wasser	○ generalisierte Spastik	▲ orale antispastische Therapie: ▲ Baclofen ▲ Tizanidin ▲ Tetrazepam ▲ Dantrolen ▲ Tolperison ▲ Cannabis-Derivate (nur für MS zugelassen) off-label: ▲ Gabapentin ▲ L-Dopa	○ ungenügender Therapieerfolg oder ○ intolerable Nebenwirkungen oder ○ Verstärkung der Paresen bei mobilen Patienten	▲ intrathekale Baclofen-Therapie
		○ segmentale/fokale Spastik	▲ Schienen und Orthesen ▲ Botulinum-Toxin	○ Kontraktur	▲ serielles Anlegen von Gipsverbänden ▲ orthopädisch-chirurgische Eingriffe

89

90 Neurogene Sprech- und Stimmstörungen (Dysarthrie/Dysarthrophonie)

Was gibt es Neues?

- Dysarthrische Symptome des Morbus Parkinson sprechen auf dopaminerge und non-dopaminerge pharmakologische Behandlungsmaßnahmen weniger verlässlich an als Bewegungsstörungen im Bereich der Extremitäten, auch unter tiefer Hirnstimulation zeigen sich ähnliche differenzielle Therapieeffekte.
- Die im Einzelfall nach tiefer Hirnstimulation bei Parkinson-Patienten zu beobachtende Verschlechterung von Artikulation/Phonation ist am ehesten auf eine Beeinträchtigung benachbarter kortikobulbärer und/oder zerebellothalamischer Bahnen zurückzuführen, unter Umständen muss dann die Stimulationsstärke der Sprechleistung angepasst werden.

Die wichtigsten Empfehlungen auf einen Blick

- Durch intensive logopädische Übungsbehandlungen lässt sich eine signifikante Verbesserung insbesondere der respiratorisch/phonatorischen Defizite des idiopathischen Parkinson-Syndroms erzielen. Die umfangreichste Datenbasis liegt bislang für das „Lee Silverman Voice Treatment" (LSVT) vor.
- Bei spasmodischer Dysphonie – eine fokale Dystonie der Kehlkopfmuskulatur – ist insbesondere bei Vorliegen einer Hyperadduktion der Stimmlippen die laryngeale Applikation von Botulinum-Toxin zu empfehlen.
- Bei Einschränkung der Verständlichkeit im Gefolge einer Veluminsuffizienz nach erworbener Hirnschädigung ist unter definierten Bedingungen die Anpassung einer Gaumensegelprothese sinnvoll.

■ Einführung

Dysarthrien stellen die häufigsten Kommunikationsstörungen im Bereich des neurologischen Fachgebietes dar (▶ Tab. 90.1) und können bei den betroffenen Menschen zu erheblichen Einbußen der Verständlichkeit sprachlicher Äußerungen führen. Durch angemessene therapeutische Interventionen lassen sich diese Beeinträchtigungen in einem alltagsrelevanten Umfang verbessern.

■ Definition und Klassifikation

Begriffsdefinitionen und Differenzialdiagnose

Die Schallereignisse lautsprachlicher Äußerungen gehen aus einem präzise abgestimmten Zusammenspiel von Atmung (Respiration), Stimmgebung (Phonation) und Lautbildung (Artikulation) hervor (Ackermann u. Ziegler

Tab. 90.1 Auftretenshäufigkeit von Dysarthrie-Syndromen (mod. nach Ziegler et al. 1998).

Neurologische Erkrankung	Dysarthrie-Prävalenz
Schädel-Hirn-Traumata (SHT)	30–50 % (schweres SHT)
zerebrovaskuläre Erkrankungen	15–30 % (meist transient)
neurodegenerative Erkrankungen: • Morbus Parkinson • Morbus Huntington • Steele-Richardson-Olszewski-Syndrom • Multisystematrophie (MSA) • Friedreich-Ataxie	 75–90 % 80–90 % 75–100 % bis 100 % bis 100 %
Multiple Sklerose	40–50 %
Amyotrophe Lateralsklerose (ALS)	bis 100 %
Myasthenia gravis	< 10 % (bei oropharyngealen Verlaufsformen deutlich höhere Prävalenzwerte)

Neurogene Sprech- und Stimmstörungen (Dysarthrie/Dysarthrophonie)

2010). Eine Beeinträchtigung der Sprechmotorik im Gefolge von Läsionen bzw. Erkrankungen des zentralen oder peripheren Nervensystems, aber auch der Vokaltraktmuskulatur (Myasthenia gravis, Muskeldystrophie etc.), wird als **Dysarthrie** oder **Dysarthrophonie** bezeichnet. Meist kompromittieren die entsprechenden Funktionsstörungen alle 3 genannten Komponenten des Sprechens. Neben der Bildung von Sprachlauten (Konsonanten, Vokale: segmentale Ebene) sind in der Regel auch die sogenannten suprasegmentalen Merkmale verbaler Äußerungen wie Sprachmelodie und -rhythmus (Prosodie) betroffen. Allerdings können zentralnervöse Erkrankungen auch ausschließlich die Stimmgebung betreffen (neurogene Dysphonie), z.B. die spasmodische Dysphonie oder der essenzielle Stimmtremor. Die spasmodische Dysphonie – eine fokale Dystonie der Kehlkopfmuskulatur – ist unter anderem durch eine raue/gepresste Stimmqualität, Stimmtremor und irregulär auftretende Unterbrechungen der Phonation charakterisiert.

Abgegrenzt werden müssen dysarthrische Defizite von der **Sprechapraxie**, die als eine Beeinträchtigung kognitiver Komponenten der Sprechmotorik-Kontrolle (Planung/ Programmierung von Bewegungsabläufen) eingestuft wird, und von Artikulationsstörungen bei Missbildungen des Mund-Nasen-Rachenraumes wie z.B. Gaumenspalten oder Tumoren (Ackermann u. Ziegler 2010).

Die **Anarthrie/Aphonie** stellt die schwerste Ausprägung der Sprech- und Stimmstörungen bei bilateraler Schädigung des ersten oder zweiten Motoneurons dar (weitgehend vollständige Lähmung der an Artikulation bzw. Phonation beteiligten Muskelgruppen). Davon zu unterscheiden sind die **psychogene Aphonie** und der **akinetische Mutismus**, ein Störungsbild, das bei bilateralen mesenzephalen oder frontalen Funktionsstörungen beobachtet werden kann und eine schwere Antriebsstörung widerspiegeln dürfte.

Im Rahmen einer Dysarthrie können auch gelegentlich Sprechunflüssigkeiten auftreten, die vom Entwicklungsstottern abgegrenzt werden müssen. Das erworbene (neurogene) **Stottern** wurde z.B. bei traumatischen oder ischämischen Hirnläsionen, extrapyramidalen Syndromen und Motoneuronerkrankungen beobachtet.

Neben zerebralen Durchblutungsstörungen ist bei transienten Artikulationsstörungen bzw. Episoden von „speech arrest" auch an iktale oder postiktale Phänomene zu denken.

Im Gefolge rechtshemisphärischer Läsionen wurde immer wieder eine leise, monotone und eventuell beschleunigte Sprechweise beobachtet, die keine Beeinträchtigung der Innervation der Vokaltraktmuskulatur, sondern des stimmlichen „Ausdrucks" emotionalen Erlebens widerspiegeln dürfte (**motorische Aprosodie**).

Klassifikation

Das Klassifikationssystem der Dysarthrien, auf das sich die sprachtherapeutische Diagnostik stützt, orientiert sich an pathophysiologischen Prinzipien (▶ Tab. 90.2).

Aspekte, die diese Leitlinie nicht behandelt

Nicht berücksichtigt werden Sprachentwicklungsstörungen, psychogene und funktionelle Dysphonien, Auffälligkeiten von Artikulation und/oder Phonation bei lokalen Veränderungen des Vokaltrakts (Strukturanomalien, Raumforderungen, Entzündungen) sowie Beeinträchtigungen der Sprechatmung metabolischer oder pulmologischer Ursache.

■ Diagnostik

Als wichtigste Voraussetzungen therapeutischer Maßnahmen bei Patienten mit Dysarthrie müssen das individuelle Profil und der Schweregrad der Sprech-/Stimmstörungen ermittelt sowie das Ausmaß an Behandlungsbedürftigkeit und -fähigkeit festgestellt werden (Ackermann et al. 2010, Ziegler u. Vogel 2010). Neben Anamnese, Beobachtung der am Sprechen beteiligten Bewegungsabläufe und klinischer Untersuchung nichtsprachlicher Leistungen der Vokaltrakt- und Atemmuskulatur steht die detaillierte **auditive Evaluation lautsprachlicher Äußerungen** im Mittelpunkt der sprachtherapeutischen Dysarthrie-Diagnostik, um Art und Umfang der Funktionseinschränkungen von Artikulation, Phonation und Respiration zu erfassen. Unter Umständen wird eine phoniatrische Untersuchung erforderlich. Apparative Zusatzuntersuchungen spielen im Rahmen der sprachtherapeutischen Diagnostik noch keine nennenswerte Rolle.

■ Therapie

Allgemeine Empfehlungen zur Therapie

Die Dysarthrie-Therapie stützt sich auf 4 Säulen: Übungsbehandlungen, Anpassung von Kommunikationshilfen, medikamentöse Maßnahmen und chirurgische Eingriffe. Logopädische Maßnahmen sowie der Umgang mit Kommunikationshilfen setzen ein gewisses Maß an kognitiven Fähigkeiten und Kooperationsbereitschaft voraus. Eine verhaltensbasierte Behandlung ist deshalb bei Patienten mit demenzieller Entwicklung in der Regel nicht sinnvoll.

Übungsbehandlungen

Im Vordergrund der Therapie von Dysarthrien stehen logopädische Übungsbehandlungen, ergänzt unter Umständen durch prothetische Hilfen oder Biofeedback-Techniken. Im Wesentlichen lassen sich 2 Zielsetzungen formulieren:

1. Verbesserung von Sprech- und Stimmstörungen bzw. Unterstützung der Rückbildung sprechmotorischer Defizite durch intensives motorisches Üben

Neurogene Sprech- und Stimmstörungen (Dysarthrie/Dysarthrophonie)

Tab. 90.2 Perzeptuell-auditive Merkmale der wichtigsten Dysarthrie-Syndrome (mod. nach Ziegler u. Vogel 2010; die wichtigsten Kriterien sind hervorgehoben).

Peripher-paretische („schlaffe") Dysarthrie (Läsion des zweites Motoneurons oder des neuromuskulären Übergangs)	
Sprechatmung:	verkürzte Exspirationsdauer
Stimme:	behauchte/raue Stimmqualität, verminderte Lautstärke, **herabgesetzte Stimmlage**
Artikulation:	reduzierte Artikulationsschärfe bei **Vorverlagerung der Zunge** und Hypernasalität („offenes Näseln")
Prosodie:	verlangsamte und monotone Sprechweise
Zentral-paretische („spastische") Dysarthrie (Läsion des ersten Motoneurons)	
Sprechatmung:	verkürzte Exspirationsdauer
Stimme:	**gepresste**/raue **Stimmqualität**, verminderte Lautstärke
Artikulation:	reduzierte Artikulationsschärfe bei **Rückverlagerung der Zunge** und Hypernasalität
Prosodie:	verlangsamte und monotone Sprechweise
Rigid-hypokinetische Dysarthrie (Parkinson-Syndrom)	
Sprechatmung:	verkürzte Exspirationsdauer
Stimme:	behauchte/raue Stimmqualität, verminderte Lautstärke, **erhöhte Stimmlage**
Artikulation:	reduzierte Artikulationsschärfe
Prosodie:	**normales oder beschleunigtes Tempo**, monotone Sprechweise, eventuell Iterationen
Ataktische Dysarthrie (Funktionsstörungen des Kleinhirns, einschließlich afferenter und efferenter zerebellärer Bahnsysteme)	
Sprechatmung:	**inadäquate Atmungsmuster**, z. B. hörbare Einatmung oder inspiratorisches Sprechen
Stimme:	wechselnd gepresst-behaucht-raue Stimmqualität, **Fluktuationen von Tonhöhe und Lautstärke**, gelegentlich „Stimmzittern"
Artikulation:	vorwiegend reduzierte Artikulationsschärfe, teilweise aber auch „explosive", d.h. „überdeutliche" Lautbildung
Prosodie:	verlangsamte, eventuell **„skandierende" Sprechweise** („silbisches Sprechen"), aber auch erhöhte Sprechgeschwindigkeit möglich (durch Laut- und Silbenauslassungen)

2. Vermittlung von Kompensationsstrategien mit dem Ziel einer erhöhten Verständlichkeit lautsprachlicher Äußerungen oder einer Steigerung der Sprechökonomie wie beispielsweise die Verringerung des Sprechtempos oder die bewusstere Kontrolle der Artikulation bei Patienten mit chronischen oder progredienten Defiziten

Gruppenstudien zur Wirksamkeit systematischer Übungsbehandlungen bei neurogenen Sprech- und Stimmstörungen wurden bislang vor allem bei Parkinson-Patienten durchgeführt. Die beiden vorliegenden Cochrane-Reviews (letzte wesentliche Überarbeitung jeweils im Jahre 2001) konnten insgesamt 5 randomisierte kontrollierte Untersuchungen zur Parkinson-Dysarthrie zusammenstellen (Vergleich zweier Therapieverfahren oder Test gegen Placebo bzw. unbehandelte Kontrollgruppe; Deane et al. 2006a, b). Unter diesen Maßnahmen waren eine signifikante Zunahme der Lautstärke sowie eine signifikante Verbesserung der Tonhöhenkontrolle und globaler Dysarthrie-Maße zu beobachten. Allerdings scheinen anhaltende Therapieeffekte ein intensives Behandlungsprogramm über mehrere Wochen hinweg vorauszusetzen. Die meisten Untersuchungen stützen sich auf das „Lee Silverman Voice Treatment" (LSVT). Neben zwei in den beiden genannten Cochrane-Reviews referierten Studien wurden im Verlauf der vergangenen Jahre weitere Arbeiten zum LSVT veröffentlicht (vgl. Ramig et al. 2004). Inzwischen hat dieses Verfahren (4 Sitzungen pro Woche, Dauer insgesamt 4 Wochen, zusätzliche Übungen zuhause), das in erster Linie auf eine Kräftigung der Stimmgebung abzielt, breite Akzeptanz unter Sprachtherapeuten gefunden. Darüber hinaus hat die Academy of Neurologic Communication Disorders and Sciences eine Arbeitsgruppe eingesetzt, um evidenzbasierte Richtlinien der Behandlung von Kommunikationsstörungen bei neurologischen Erkrankungen herauszuarbeiten (www.ancds.org – Menüpunkt: Practice Guidelines). In diesem Rahmen wurden bislang mehrere Bereiche sprachtherapeutischer Interventionen bei Dysarthrie evaluiert, insbesondere

a. die Behandlung velopharyngealer Dysfunktionen (Beeinträchtigung der Gaumensegelmotilität, Veluminsuffizienz),

b. die logopädische Therapie respiratorisch/phonatorischer Probleme wie auch
c. die Beeinflussbarkeit von Lautstärke, Sprechtempo und Prosodie sprachlicher Äußerungen.

Kommunikationshilfen

Bei neurogenen Sprech- und Stimmstörungen wurden bislang folgende Kommunikationshilfen, meist im Rahmen von Einzelfallstudien, erprobt:
- Tastbrett („pacing board") oder Sprachverzögerer („delayed auditory feedback") zur Verlangsamung des Sprechtempos
- Applikation von „weißem Rauschen" über Kopfhörer (Lombard-Effekt) oder Einsatz elektronischer Verstärker, um die Sprechlautstärke zu erhöhen
- Beißblock bei Kieferdystonie oder ataktischen bzw. zentral-paretischen sprechmotorischen Koordinationsstörungen
- Gaumenprothese („palatal augmentation orthesis") zur Auskleidung des Gaumens mit dem Ziel einer Verringerung der lingualen Artikulationsamplitude
- Gaumensegelprothesen („palatal lift") bei Einschränkung der Gaumensegelmotilität (Veluminsuffizienz)
- alternative Kommunikationssysteme wie beispielsweise portable elektronische Schreibmaschinen in Fällen aufgehobener Artikulationsfähigkeit oder unzureichender Verständlichkeit verbaler Äußerungen, z. B. im Spätstadium einer amyotrophen Lateralsklerose

Pharmakotherapie und chirurgische Maßnahmen

Bei einigen Störungsbildern, die mit einer Dysarthrie einhergehen können wie z. B. Myasthenia gravis oder Morbus Parkinson, stehen wirksame pharmakologische Therapieverfahren der Grunderkrankung zur Verfügung. Allerdings liegen diskrepante Daten zum Einfluss sowohl dopaminerger als auch non-dopaminerger Medikamente auf die Sprech- und Stimmstörungen bei der Parkinson-Erkrankung vor, und zusammengefasst scheint die Dysarthrie erheblich weniger verlässlich als andere Bewegungsstörungen auf diese Maßnahmen anzusprechen (Pinto et al. 2004).

Bei den operativen Maßnahmen ist zwischen Verfahren, die mit einer bleibenden umschriebenen Gewebeläsion einhergehen, z. B. Thalamo- oder Pallidotomie, und der tiefen Hirnstimulation (ventrointermediäre Kerngebiete des Thalamus, Globus pallidus internus, Nucleus subthalamicus) zu unterscheiden. Unter Stimulation des Nucleus subthalamicus konnte zwar eine Verbesserung der Kontrolle einzelner Subsysteme des Vokaltraktes wie der Lippenbewegungen beobachtet werden (Pinto et al. 2004), positive Auswirkungen auf die Verständlichkeit lautsprachlicher Äußerungen sind aber eher nicht zu erwarten (Überblick bei Nebel et al. 2010). Bei unausgewogener Einstellung der Stimulationsparameter (Amplitude oder Voltstärke) oder suboptimaler Lage der Elektroden kann es zu einer Beeinträchtigung artikulatorischer und phonatorischer Leistungen kommen (Santens et al. 2003, Wang et al. 2006, Törnquist et al. 2005, Tripoliti et al. 2008), wahrscheinlich bedingt durch eine Funktionsstörung benachbarter kortikobulbärer oder zerebellothalamischer Bahnen (Pinto et al. 2005). Die im weiteren Verlauf einer Parkinson-Erkrankung unter tiefer Hirnstimulation zu beobachtende „Schere" zwischen dem Ausmaß der Beeinträchtigung von Sprech- und Extremitätenmotorik könnte durch progrediente degenerative Veränderungen non-dopaminerger Neurone bedingt sein, die sich durch die angesprochenen invasiven Verfahren nicht beeinflussen lassen (Deuschl et al. 2006).

Eine Reihe tierexperimenteller Befunde deutet darauf hin, dass sich die verhaltensbasierte Behandlung von Paresen im Gefolge einer umschriebenen Hirnschädigung unter Umständen durch begleitende pharmakologische Maßnahmen unterstützen und verstärken lässt. Dieses Therapieprinzip, z. B. der Einsatz von Amphetaminen, wurde vereinzelt auch bei Patienten mit posttraumatischen Artikulationsstörungen angewendet.

Unter der Annahme, dass es sich um eine fokale Dystonie handelt, wird bei der spastischen (spasmodischen) Dysphonie Botulinum-Toxin eingesetzt (Injektion in den M. thyroarytaenoideus). Ein alternatives Behandlungskonzept stellt die unilaterale Resektion des Nervus laryngeus recurrens dar (eine umfassende Evaluation operativer und pharmakologischer Maßnahmen bei spasmodischer Dysphonie durch die Academy of Neurologic Communication Disorders and Sciences findet sich unter www.ancds.org – Menüpunkt: Practice Guidelines). Bei Patienten mit Veluminsuffizienz wurden schließlich sporadisch rekonstruktive Eingriffe oder andere invasive Maßnahmen, z. B. Injektion von Teflon im Bereich der Rachenhinterwand, durchgeführt, um den Abschluss der Mundhöhle bei Gaumensegelhebung zu verbessern.

Spezielle Therapieempfehlungen

Schädel-Hirn-Trauma

Der Schweregrad dysarthrischer Störungen nach Schädel-Hirn-Trauma kann bis hin zur Anarthrie/Aphonie reichen. Im Rahmen der logopädischen Übungsbehandlung wird versucht, ausgehend von den noch vorhandenen Leistungsressourcen systematisch wieder komplexere Fähigkeiten „zu erarbeiten". Kontrollierte Studien zur Wirksamkeit der logopädischen Übungsbehandlung bei posttraumatischer Dysarthrie liegen bislang allerdings nicht vor. Im Falle respiratorisch/phonatorischer Probleme ist der Einsatz von Biofeedback-Verfahren (Kriterien bei Yorkston et al. 2003) und bei Veluminsuffizienz mit konsekutiver Einschränkung der Verständlichkeit die Anpassung einer Gaumensegelprothese zu empfehlen (Technical Report 1, Academy of Neurologic Communication Disorders and Sciences, 09/20/02, www.ancds.org, Menüpunkt Practice Guidelines). Da ein ausreichender velopharyngealer Abschluss eine wesentliche Voraussetzung der Therapie sprechmotorischer Fähigkeiten darstellt, ist die Anpassung einer Gaumensegelprothese so früh wie möglich in Erwägung zu ziehen. Die vorliegenden Untersuchungen zum Einsatz von Amphetamin bei Patienten mit posttraumatischer Dysarthrie führten zu uneinheitlichen Befunden (Schönle u. Ackermann, Teilprojekt II.2, Verbund „Süd-West" des BMBF-Förderschwerpunkts „Neurotraumatologie und Neuropsychologische Rehabilitation", Schlussbericht 1998–2002).

Zerebrovaskuläre Erkrankungen

Unilaterale Durchblutungsstörungen verursachen häufig nur leichte und vorübergehende Sprech- und Stimmstörungen, da die an der Lautbildung beteiligten Muskelgruppen mit Ausnahme des M. genioglossus und der vom Fazialismundast versorgten Muskulatur eine bilaterale kortikobulbäre Innervation aufweisen (Ackermann et al. 2010). Gelegentlich kann es bei rechtsseitigen Mediainfarkten zu prosodischen Veränderungen mit – unter anderem – erhöhtem Sprechtempo und fehlender Tonhöhenvariabilität kommen (motorische Aprosodie, s.o.). Die selteneren beidseitigen Läsionen des Motorkortex und/oder der entsprechenden efferenten Projektionen zu den Hirnstammkernen rufen eine zentral-paretische („spastische") Dysarthrie hervor. Es kommen dann dieselben Therapierichtlinien zur Anwendung wie bei posttraumatischen Dysarthrien vergleichbarer Symptomatik.

Morbus Parkinson

Im Rahmen eines Parkinson-Syndroms stehen zunächst respiratorisch/phonatorische Defizite (Stimmstörungen und prosodische Auffälligkeiten wie monotone, leise Sprechweise) im Vordergrund, und erst im weiteren Verlauf gesellen sich artikulatorische Leistungseinschränkungen hinzu. Zur verhaltensbasierten Therapie der Parkinson-Stimmstörung stehen inzwischen Behandlungsverfahren wie das LSVT zur Verfügung, deren Wirksamkeit durch kontrollierte Studien belegt wurde (s.o.). Durch Kommunikationshilfsmittel lassen sich insbesondere eine Verlangsamung des Sprechtempos, beispielsweise bei Patienten, die unter einem „speech hastening" leiden, wie auch eine Erhöhung der Sprechlautstärke erzielen. Erfahrungsgemäß werden diese Maßnahmen aber nur dann auch außerhalb der Therapiesitzungen eingesetzt, wenn gleichzeitig hochfrequente und alltagsrelevante Übungsbehandlungen – in Zusammenarbeit mit Angehörigen/Pflegepersonal – erfolgen.

Spasmodische Dysphonie

Insbesondere bei Vorliegen einer Hyperadduktion der Stimmlippen ist die Injektion von Botulinum-Toxin in die Stimmlippen zu empfehlen. Operativen Verfahren kommt keine nennenswerte Bedeutung mehr zu. Eine logopädische Übungsbehandlung wird nicht empfohlen.

Andere neurologische Störungsbilder

Zur Rehabilitation der Dysarthrie bei Kleinhirnerkrankungen bzw. Ataxie-Syndromen, Morbus Huntington, Multipler Sklerose und anderen neurologischen Erkrankungen lassen sich noch keine evidenzbasierten Therapieempfehlungen formulieren. Der therapeutische Zugang muss sich an den vorhandenen Einzelfallstudien und an den Prinzipien orientieren, die im Zusammenhang mit vom Profil her vergleichbaren Sprech- und Stimmstörungen anderer Ätiologie entwickelt wurden.

■ Versorgungskoordination

Die Versorgungskoordination, z.B. der Übergang von stationärer in ambulante Behandlung, hängt in der Regel vom Verlauf der begleitenden motorischen und neuropsychologischen Beeinträchtigungen ab.

■ Redaktionskomitee

Prof. Dr. H. Ackermann, M.A., Zentrum für Neurologie, Hertie-Institut für klinische Hirnforschung, Universität Tübingen/Fachkliniken Hohenurach, Bad Urach (DGN)
Frau Prof. Dr. K. Bilda, Fachbereich Sozialwesen/Studienbereich Gesundheit, Fachhochschule Oldenburg/Ostfriesland/Wilhelmshaven, Standort Emden (dbl)
Dr. K. Fheodoroff, Gailtal-Klinik, Hermagor (Österreich) für die Österreichische Gesellschaft für Neurologie (ÖGN), die Österreichische Gesellschaft für Neurorehabilitation (ÖGNR) und die Österreichische Dystonie- und Botulinum-Toxin-Arbeitsgruppe (ÖDBAG)
C. Ledl, M.A., Neurophonetik-Schlucktherapie, Schön Klinik Bad Aibling (dbl)
Frau A. Nebel, M.A., Klinik für Neurologie, Universitätsklinikum Schleswig-Holstein, Campus Kiel (dbl)
Frau Dr. K. Schweikert, REHAB Basel (Schweiz) für die Schweizerische Neurologische Gesellschaft (SNG) und die Schweizerische Gesellschaft für Neurorehabilitation (SGNR-SSNR)
Prof. Dr. T. Treig, Klinik CAROLINUM, Bad Karlshafen (DGNR)
M. Vogel, M.A., Neuropsychologische Abteilung, Städtisches Krankenhaus Bogenhausen, München (GAB)
Prof. Dr. W. Ziegler, Entwicklungsgruppe Klinische Neuropsychologie, Städtisches Krankenhaus Bogenhausen, München (GAB)

Federführend: Prof. Dr. Hermann Ackermann, M.A., Zentrum für Neurologie, Universität Tübingen, Hoppe-Seyler-Straße 3, 72076 Tübingen; Fachkliniken Hohenurach, Immanuel-Kant-Straße 31, 72574 Bad Urach; Tel. 07071/29-87529
E-Mail: hermann.ackermann@uni-tuebingen.de

Entwicklungsstufe der Leitlinie: S1

■ Literatur

Ackermann H, Ziegler W. Brain mechanisms underlying speech motor control. In: Hardcastle WJ, Laver J, Gibbon FE, eds. The Handbook of Phonetic Sciences. 2nd ed. Malden, MA: Wiley-Blackwell; 2010: 202–250

Ackermann H, Hertrich I, Ziegler W. Dysarthria. In: Damico JS, Müller N, Ball MJ, eds. The Handbook of Language and Speech Disorders. Malden, MA: Wiley-Blackwell; 2010: 362–390

Deane KHO, Whurr R, Playford ED et al. Speech and language therapy versus placebo or no intervention for dysarthria in Parkinson's disease. Oxford: The Cochrane Library, 2006 (Update Software)

Deane KHO, Whurr R, Playford ED et al. Speech and language therapy for dysarthria in Parkinson's disease: a comparison of techniques. Oxford: The Cochrane Library; 2006 (Update Software)

Deuschl G, Herzog J, Kleiner-Fisman G et al. Deep brain stimulation: postoperative issues. Mov Disord 2006; 21(Suppl. 14): S219–S237

Nebel A, Volkmann J, Deuschl G. Auswirkungen der tiefen Hirnstimulation bei Morbus Parkinson auf das Sprechen. Literaturüberblick und sprachtherapeutische Konsequenzen. Online-Bulletin „Aphasie und verwandte Gebiete" 2010: 5–20 (www.aphasie.org/index.php?id=424)

Pinto S, Gentil M, Krack P et al. Changes induced by levodopa and subthalamic nucleus stimulation on Parkinsonian speech. Mov Disord 2005; 20: 1507–1515

Pinto S, Ozsancak C, Tripoliti E et al. Treatments for dysarthria in Parkinson's disease. Lancet Neurol 2004; 3: 547–556

Ramig LO, Fox C, Sapir S. Parkinson's disease: Speech and voice disorders and their treatment with the Lee Silverman Voice Treatment. Semin Speech Lang 2004; 25: 169–180

Santens P, De Letter M, Van Borsel J et al. Lateralized effects of subthalamic nucleus stimulation on different aspects of speech in Parkinson's disease. Brain Lang 2003; 87: 253–258

Törnqvist AL, Schalen L, Rehncrona S. Effects of different electrical parameter settings on the intelligibility of speech in patients with Parkinson's disease treated with subthalamic deep brain stimulation. Mov Disord 2005; 20: 416–423

Tripoliti E, Zrinzo L, Martinez-Torres I et al. Effects of contact location and voltage amplitude on speech and movement in bilateral subthalamic nucleus deep brain stimulation. Mov Disord 2008; 23: 2377–2383

Wang EQ, Metman LV, Bakay RA et al. Hemisphere-specific effects of subthalamic nucleus deep brain stimulation on speaking rate and articulatory accuracy of syllable repetitions in Parkinson's disease. J Med Speech-Lang Pathol 2006; 14: 323–334

Yorkston KM, Spencer KA, Duffy JR. Behavioral management of respiratory/phonatory dysfunction from dysarthria: a systematic review of the evidence. J Med Speech-Lang Pathol 2003; 11: xviii–xxxviii

Ziegler W, Vogel M. Dysarthrie: Verstehen – Untersuchen – Handeln. Stuttgart: Thieme; 2010

Ziegler W, Vogel M, Gröne B et al. Dysarthrie: Grundlagen, Diagnostik, Therapie. Stuttgart: Thieme; 1998

91 Neurogene Dysphagien

Was gibt es Neues?

2007 wurden 90 dysphagische Patienten mit einseitigem Großhirninfarkt mittels Videofluoroskopie des Schluckens (VFSS) untersucht: Bei den Erkrankten war die Latenz bis zur Schluckreflextriggerung (SRT) im Vergleich zu 50 gesunden Personen signifikant verlängert, bei 66 % fand sich eine bilaterale Sensibilitätsstörung der Gaumenbögen; das Ausmaß von Aspirationen korrelierte mit diesen beiden Befunden (Power et al. 2007). In der Studie von Oommen et al. (2011) fand sich bei 52 Schlaganfallpatienten (überwiegend einseitige Großhirnläsionen) im Vergleich zu 20 Gesunden ebenfalls eine verzögerte SRT. Eine wichtige Rolle des Schluckkortex scheint also zu sein, eine intakte Sensibilität der Mundhöhle zu garantieren und die orale mit der pharyngealen Phase zeitlich so zu koppeln, dass kein vorzeitiger Übertritt von geschlucktem Material bzw. keine Aspirationen stattfinden.

2008 zeigte eine randomisiert-kontrollierte Studie an 711 flüssigkeitsaspirierenden Patienten mit idiopathischem Parkinson-Syndrom und/oder Demenz mittels VFSS Folgendes: Die meisten Betroffenen profitierten von honigartiger Konsistenz, gefolgt von nektarartiger Konsistenz, während Kopfanteflexion am schlechtesten abschnitt (Logemann et al. 2008). In einer Follow-up-Studie (n = 504) fand sich kein signifikanter Unterschied der Pneumonie-Inzidenz innerhalb von 3 Monaten bezüglich der 3 Interventionen (Robbins et al. 2008). Fazit: Kurzfristig wirksame Interventionen müssen sich längerfristig nicht immer auf relevante Outcome-Variablen positiv auswirken.

Die wichtigsten Empfehlungen auf einen Blick

- Neurogene Dysphagien lassen sich meist durch Eigen-, Fremd- und Familienanamnese sowie spezielle neurologische Untersuchungsbefunde diagnostizieren. Bei ätiologisch unklarer Dysphagie sollte in differenzialdiagnostischer Hinsicht hypothesengesteuert vorgegangen werden.
- Bei Unklarheit bezüglich des Vorliegens einer Dysphagie bzw. von Aspirationen soll zunächst ein standardisiertes Screeningverfahren, danach eine ausführliche klinische Schluckuntersuchung erfolgen.
- Unter den apparativen Diagnoseverfahren ergänzen sich Videofluoroskopie und Endoskopie des Schluckens in ihrer Aussagekraft.
- Amantadin (100 mg/d) kann bei dysphagischen Schlaganfall-Patienten zur Prophylaxe von Aspirationspneumonien im Einzelfall empfohlen werden.
- Optimale Mundhygiene des Patienten und Händedesinfektion der Kontaktpersonen sollen erfolgen, weil sie wahrscheinlich das Pneumonierisiko senken.
- Bei Dysfunktion des oberen Ösophagussphinkters (oÖS) ist eine krikopharyngeale Myotomie (CPM) unter folgenden Voraussetzungen indiziert:
  1. erfolglose funktionell orientierte Schlucktherapie,
  2. radiomanometrischer Nachweis einer Öffnungs- und Relaxationsstörung des oÖS,
  3. suffiziente Hyoid-Larynx-Exkursion,
  4. kein Reflux.

  Die Indikation soll nur in einem interdisziplinären Spezialistenteam gestellt werden. Unter denselben Voraussetzungen kommen alternativ Injektionen von Botulinum-Neurotoxin (BoNT) Typ A in den M. cricopharyngeus infrage; die Datenlage für BoNT ist aber schlechter als für die CPM. Bei beiden Verfahren soll die Schlucktherapie mit dem Ziel einer möglichst optimalen oÖS-Öffnung über einen ausreichend langen Zeitraum weiter fortgeführt werden.
- Bei Patienten, die wegen Aspiration von Nahrung/Flüssigkeit auch nach etwa einer Woche nicht oral ernährt werden können, soll die enterale Ernährung bei längerfristiger Notwendigkeit bevorzugt über eine perkutane endoskopische Gastrostomie (PEG) erfolgen.
- Nasogastrale Sonden (NGS) führen zu keiner Verschlechterung der Dysphagie, weshalb eine Entfernung der NGS während der Schlucktherapie nicht erfolgen soll.
- Bei amyotropher Lateralsklerose soll eine PEG angelegt werden, bevor die forcierte Vitalkapazität < 50 % beträgt.
- Bei Patienten mit geblockter Trachealkanüle sollen solche mit Niederdruck-Cuff bevorzugt werden, da sie trachealwandschonend sind. Bei längerfristiger Trachealkanülenversorgung soll vor Entlassung ein Dilatations- in ein plastisches Tracheostoma umgewandelt werden, da der Kanülenwechsel sonst nicht nur schwierig, sondern auch gefährlich sein kann.
- Es sollen restituierende und kompensatorische Verfahren der funktionell orientierten Schlucktherapie zum Einsatz kommen, deren Wirksamkeit bei bestimmten Störungsmustern nachgewiesen wurde.
- Vor der Entscheidung zur oralen Nahrungs- bzw. Flüssigkeitszufuhr soll mittels Videofluoroskopie oder Endoskopie überprüft werden, bei welcher Konsistenz (z. B. dünn, dick, ultradick) bzw. Applikationsart (Tasse, Löffel) aspirationsfreies Schlucken möglich ist.
- In der Akutphase des Schlaganfalls soll ein Dysphagie-Screening erfolgen und bei dysphagischen Patienten mit einer intensiven Schlucktherapie begonnen werden.
- In der Akutphase des Schlaganfalls soll bei Indikation zur Sondenernährung diese über eine NGS erfolgen; bei absehbarer längerfristiger enteraler Ernährung soll eine PEG-Anlage frühestens nach 2 Wochen erfolgen.

Neurogene Dysphagien

■ Einführung

Bei neurogenen Dysphagien ist die orale und/oder pharyngeale (selten die ösophageale) Phase betroffen. Wichtige Folgen sind: Malnutrition (Body-Mass-Index < 18,5 kg/m², bei älteren Menschen < 20 kg/m²), Dehydratation, Penetration/Aspiration, Aspirationspneumonie, Abhängigkeit von Sondenernährung und/oder von Trachealkanülen, hohe Kosten für das Gesundheitssystem, eingeschränkte Lebensqualität und Tod.

■ Definition und Klassifikation

Begriffsdefinitionen

- **Penetration:** Eintritt von Material (Speichel/Flüssigkeit/Nahrung/Refluat/Kontrastmittel) in den Aditus laryngis, allenfalls bis zum Niveau der Stimmbänder
- **Aspiration:** Eintritt von Material unter die Glottisebene
- **prä-, intra- bzw. postdeglutitiv:** vor, während bzw. nach Triggerung des Schluckreflexes
- **verzögerter Schluckreflex:** Verlängerung der Zeit zwischen Ankunft des Kontrastmittelboluskopfes im Bereich der Gaumenbögen und Beginn der anterior-superioren hyolaryngealen Exkursion (altersabhängige Normwerte!)
- **stumme Aspirationen (silent aspirations):** Aspirationen ohne Husten (meist verursacht durch gestörte laryngeale Sensibilität)
- **krikopharyngeale Dysfunktion (CPD):** Öffnungsstörung des oberen Ösophagussphinkters (oÖS) aufgrund unzureichender muskulärer Relaxation

Klassifikation

Zur Schweregradeinteilung der neurogenen Dysphagien und zu den Störungsmustern siehe Kap. „Screening" (▶ S. 1079) und Kap. „Funktionell orientierte Schlucktherapie" (▶ S. 1082).

■ Diagnostik

Das diagnostische Vorgehen bei ätiologisch unklarer Dysphagie umfasst Eigen- und Familien-Anamnese, klinische sowie apparative Untersuchungen.

Spezielle neurologische Diagnostik

Eigen- und fremdanamnestisch ist unter anderem nach folgenden Zeichen/Symptomen zu fragen:
- häufiges Verschlucken
- Kauschwäche
- verminderte Nahrungs- oder Trinkmengen
- veränderte Haltung beim Schlucken (z.B. Anteflexion des Kopfes)
- „Steckenbleiben von Speichel/Getränken/Speisen in der Kehle"
- Erstickungsanfälle bzw. Husten nach dem Essen/Trinken
- unklare Fieberschübe und/oder Pneumonien (evtl. stumme Aspirationen!)
- unbeabsichtigter Gewichtsverlust

Eine Arzneimittelanamnese ist wichtig, da medikamenteninduzierte Myopathien (Kortison, Statine, Fibrate etc.) mit Dysphagien einhergehen können (Finsterer 2006). Zur speziellen neurologischen Untersuchung siehe Hughes und Wiles (1998) sowie Prosiegel und Weber (2010).

Screening, klinische Schluckuntersuchung und apparative Verfahren

Besteht Unklarheit bezüglich des Vorliegens einer neurogenen Dysphagie bzw. von Aspirationen, soll zunächst ein standardisiertes Screeningverfahren durchgeführt werden, wobei eine Sensitivität und Spezifität von jeweils > 70 % gefordert wird.

Folgende **Screeningverfahren** werden von uns empfohlen:
- In der akuten Schlaganfallphase das durch Pflegepersonen durchführbare Standardized Swallowing Assessment (SSA) bzw. das Gugging Dysphagia Bedside Screening (Trapl et al. 2007) oder der durch Sprachtherapeuten/Logopäden durchzuführende „Daniels-Test" (Daniels et al. 1997) (s. ▶ S. 1084).
- 3-Ounce Water Swallow Test von Suiter und Leder (2008). Positiv ist der Test, wenn Husten, ein Erstickungsanfall oder eine feuchte Stimme auftreten oder der Test abgebrochen werden muss. Wir empfehlen, den Test wegen der großen Wassermenge erst nach vorheriger Austestung geringerer Mengen durchzuführen.

Bei (Verdacht auf) Vorliegen einer Dysphagie soll eine umfassende **klinische Schluckuntersuchung (KSU)** durch Sprachtherapeuten/Logopäden erfolgen (Anamnese, Untersuchung der am Schlucken beteiligten Strukturen einschließlich Hirnnervenstatus, Schluckversuche). Zahlreiche KSU-Protokolle wurden bisher publiziert, es existiert jedoch kein Goldstandard.

Die beiden wichtigsten **apparativen Methoden** zur Erfassung von Ursache, Art und Schweregrad einer neurogenen Dysphagie, zur Erstellung eines Therapieplanes sowie zur Kontrolle der Therapieeffizienz sind die Videofluoroskopie (Videofluoroscopic Swallowing Study, VFSS) und die Videoendoskopie des Schluckens (Flexible Endoscopic Evaluation of Swallowing, FEES) (Übersichten: Wuttge-Hannig u. Hannig 2010, Schröter-Morasch 2010a). Die Videodokumentation erlaubt eine Bild-zu-Bild-Analyse, die Beurteilung durch mehrere Untersucher und ist hilfreich bei der Aufklärung der Patienten/Angehörigen/Pflegepersonen über die notwendigen Therapiemaßnahmen. Der betreuende Therapeut sollte jeweils anwesend sein.

Bei der **Videofluoroskopie (VFSS)** werden Symptome und deren zugrunde liegende Pathophysiologie erfasst (u.a. muskuläre Schwächen/Seitendifferenzen, gestörter Zungenbasis-Rachen-Kontakt, Einschränkung der hyolaryngealen Exkursion oder der Pharynxkontraktion, Öffnungsstörung des oÖS). Außerdem wird die Wirksamkeit verschiedener Konsistenzen, Applikationsarten und von Haltungsänderungen/Schlucktechniken untersucht. Zur Verbesserung der Inter- und Intraraterreliabilität empfiehlt sich ein standardisiertes Untersuchungsprotokoll, wobei unter den publizierten bisher keines validiert ist. Zur Schweregradeinteilung von Penetrationen bzw. Aspirationen ist die Penetrations-Aspirations-Skala (PAS) von Rosenbek et al. (1996) (▶ Tab. 91.1) zu empfehlen. Im Falle eines Aspirationsverdachts ist statt Bariumsulfat das isoosmolare Kontrastmittel Iotrolan zu empfehlen, da auch bei erheblicher Aspiration keine pulmonalen Probleme auftreten (Gmeinwieser et al. 1988).

Die **Videoendoskopie (FEES)** wird transnasal mit dem flexiblen Endoskop durchgeführt (Langmore et al. 1988, Warnecke et al. 2009), erlaubt die direkte Beobachtung prä- und postdeglutitiver Vorgänge (intradeglutitiv wird die Sicht versperrt; „white out") und soll in standardisierter Vorgehensweise erfolgen:
- Ruhebeobachtung (Speichel, Morphologie, Spontanbewegungen etc.)
- Funktionsprüfungen ohne Nahrung (Phonation, Speichelschluck, Reinigungsfunktionen etc.)
- Funktionsprüfungen mit Nahrung (verschiedene Bolusvolumina und -konsistenzen)
- Überprüfung von Schlucktechniken und Reinigungsmanövern

Tab. 91.1 Penetrations-Aspirations-Skala (PAS) von Rosenbek et al. (1996).

Grad	Charakteristika
1	keine Penetration
2	laryngeale Penetration oberhalb der Stimmlippen, vollständige Entfernung aus den Luftwegen
3	laryngeale Penetration oberhalb der Stimmlippen, keine Entfernung aus den Luftwegen
4	laryngeale Penetration bis zu den Stimmlippen, vollständige Entfernung aus den Luftwegen
5	laryngeale Penetration bis zu den Stimmlippen, keine Entfernung aus den Luftwegen
6	Aspiration, Entfernung in den Larynx oder aus den Luftwegen
7	Aspiration, trotz Anstrengung keine Entfernung aus der Trachea
8	Aspiration, keine Anstrengung zur Entfernung feststellbar

Die PAS-Differenzierung zwischen Aspiration und Penetration ist mittels FEES ebenso reliabel wie mittels VFSS; Penetrationen können mit der FEES, das Aspirationsausmaß mit der VFSS besser beurteilt werden (Colodny 2002).

VFSS und FEES ergänzen sich aufgrund jeweiliger Vorteile:
- **FEES:** portabel; meist auch bei motorisch oder kognitiv schwer betroffenen, unkooperativen Patienten als Bedside-Methode (auch auf Intensivstationen) einsetzbar; Speichel und jedwede Art von Nahrung visualisierbar; beliebig oft wiederholbar (keine Strahlenbelastung); bei der Beurteilung von Residuen und Penetrationen der VFSS überlegen.
- **VFSS:** alle Schluckphasen beurteilbar; auch intradeglutitiv aussagekräftig; bei der Einschätzung des Aspirationsausmaßes (Ausnahme: Speichel!) der FEES überlegen.

■ Therapie

Allgemeine Empfehlungen zur Therapie

Therapeutische Interventionen bei neurogenen Dysphagien sollten in einem interdisziplinären Team abgesprochen und koordiniert werden; sie setzen eine entsprechende Expertise voraus. Es können pharmakologische, chirurgische und schlucktherapeutische Maßnahmen zum Einsatz kommen.

Pharmakotherapie und chirurgische Interventionen

Im Vordergrund steht die Therapie der Grunderkrankung. Beim IPS sprechen Dysphagien allerdings nur schlecht auf dopaminerge Medikamente an, die tiefe Hirnstimulation ist unwirksam.

Pharmakotherapie

Was die **Prophylaxe von Aspirationspneumonien** betrifft, so wurden in einer randomisierten Studie von 163 Schlaganfall-Patienten 80 mit Amantadin (100 mg/d) behandelt und mit 83 unbehandelten Kontrollen nach 3 Jahren verglichen (Nakagawa et al. 1999). In der mit Amantadin behandelten Gruppe traten signifikant weniger Pneumonien auf als bei den Kontrollen. Daher kann Amantadin bei Schlaganfall-Patienten mit Dysphagie im Einzelfall empfohlen werden. Schlechte hygienische Verhältnisse im oralen Bereich erhöhen die Auftretenswahrscheinlichkeit von Aspirationspneumonien (Langmore et al. 1998). Optimale Mundhygiene des Patienten und Händedesinfektion der Kontaktpersonen scheinen das Pneumonierisiko zu senken (Yamaya et al. 2001) und sollen daher durchgeführt werden.

Aufgrund der guten Erfolge beim idiopathischen Schluckauf empfehlen wir auch beim schweren **sympto-**

matischen Singultus die Kombination aus Domperidon, Baclofen und einem Protonenpumpenhemmer. Gabapentin kann alleine oder im Sinne einer Add-on-Therapie ebenfalls wirksam sein; alternativ können Antipsychotika wie z. B. Promethazin eingesetzt werden (Übersichten: Petroianu et al. 1997, Petroianu et al. 2000, Becker 2010). **Reflux** sollte mit Protonenpumpenhemmern behandelt werden, unter anderem, weil er eine Dysphagie verstärken kann. Da ausgeprägte **Sialorrhö** in der Regel gut auf Anticholinergika anspricht, empfehlen wir 72 Stunden wirkendes transkutanes Scopolamin-Pflaster oder Medikamente mit anticholinergen (Neben-)Wirkungen als Therapieversuch über wenige Tage, der bei guter Verträglichkeit fortgesetzt werden kann. Alternativ können Injektionen von Botulinum-Neurotoxin (BoNT) in die Parotiden, evtl. zusätzlich in die Submandibulardrüsen, erfolgen (beste Datenlage für Patienten mit IPS und ALS; Stone u. O'Leary 2009); zu Nebenwirkungen siehe Hagenah et al. (2005). Bei ausgeprägter **Xerostomie** sind Pilocarpinhydrochlorid-Tabletten wirksam, sofern noch eine Restspeichelproduktion vorliegt (Haddad u. Karimi 2002).

Botulinum-Neurotoxin

Bei **krikopharyngealer Dysfunktion (CPD)** wurden BoNT-A-Injektionen in den M. cricopharyngeus – transkutan oder endoskopisch – durchgeführt (Übersicht: Chiu et al. 2004). Alfonsi et al. (2010) berichteten an der bisher größten Population (34 Patienten mit verschiedenen neurologischen Erkrankungen) über eine „Erfolgsquote" von 50 %. Für die Indikation von BoNT-Injektionen bei CPD gelten dieselben Voraussetzungen wie für die krikopharyngeale Myotomie (CPM), die Datenlage ist aber schlechter. Mögliche Nebenwirkungen sind insbesondere die Verstärkung der neurogenen Dysphagie und Stimmbandparesen. Die Öffnung des oÖS setzt eine intakte Sphinkterrelaxation und eine Aufweitung des am Krikoid inserierenden M. cricopharyngeus voraus. Letztere wird einerseits durch eine suffiziente anterior-superiore hyolaryngeale Exkursion, andererseits durch einen ausreichend hohen Anschluckdruck bewirkt (Kelly 2000, Mason et al. 1998). Öffnungsstörungen des oÖS sind meist (sekundäre) Folge einer eingeschränkten hyolaryngealen Exkursion bzw. eines geringen Anschluckdrucks. Eine CPD als (primäre) Folge einer Relaxationsstörung des oÖS ist seltener, am häufigsten bei Hirnstammläsionen, bei IPS sowie bei Myositiden (Williams et al. 2002, Oh et al. 2007).

Krikopharyngeale Myotomie (CPM)

Wann bei **CPD** eine externe CPM indiziert ist, wird bis heute mangels entsprechender randomisiert-kontrollierter Studien (RCT) kontrovers diskutiert (Singh u. Hamdy 2005). Es liegen aber die Ergebnisse zahlreicher großer Fallstudien vor. So profitierten etwa in der Studie von Mason et al. (1998) 77 % der 31 operierten Patienten vom Eingriff. Warum Patienten mit Myositis besonders häufig gut ansprechen, ist bislang unklar (Oh et al. 2007). Eine CPM ist nach derzeitigem Kenntnisstand bei folgenden Voraussetzungen indiziert (Übersichten: Kelly 2000, Carrau u. Murry 2000, Kos et al. 2010):

- erfolglose und ausreichend lange durchgeführte funktionelle Schlucktherapie (vor allem Shaker-Übung bzw. Mendelsohn-Manöver und/oder Masako-Übung; siehe Kap. „Funktionell orientierte Schlucktherapie", ▶ S. 1082)
- radiomanometrischer Nachweis einer Öffnungs- *und* Relaxationsstörung des oÖS
- mittels VFSS nachgewiesene suffiziente hyolaryngeale Exkursion
- kein therapierefraktärer Reflux

Die schwierige Indikationsstellung zur CPM soll nur im interdisziplinären Spezialistenteam erfolgen. Sowohl nach CPM als auch nach BoNT-Injektion in den M. cricopharyngeus ist eine Schlucktherapie bis zum Erreichen einer optimalen oÖS-Öffnung fortzuführen.

Enterale Ernährung

Patienten, die wegen Aspiration von Nahrung/Flüssigkeit auch nach etwa einer Woche nicht oral ernährt werden können, sollten eine enterale Ernährungstherapie erhalten. Sonden stellen die Nahrungs- und/oder Flüssigkeitszufuhr sicher, können aber Pneumonien nicht verhindern. Wegen der Nachteile einer **nasogastralen Sonde (NGS)** – unter anderem Irritation der Schleimhäute, Behinderung der Nasenatmung/Nasennebenhöhleninfektionen – besteht bei einer längerfristigen enteralen Ernährung (> 28 Tage) die Indikation zur **PEG-Anlage**. Eine NGS führt zu keiner Verschlechterung der Dysphagie (Dziewas et al. 2008), weshalb die Entfernung einer NGS während der Schlucktherapie nicht erfolgen soll. Bei Patienten mit amyotropher Lateralsklerose soll die PEG-Anlage erfolgen, bevor die forcierte Vitalkapazität < 50 % beträgt, da sonst die Mortalitäts- und Morbiditätsrate ansteigt (Miller et al. 1999). Zu speziellen Fragen der enteralen Ernährung über PEG bzw. spezieller Ernährungsprobleme geriatrischer Patienten empfehlen wir die entsprechenden ESPEN-Guidelines (Löser et al. 2005, Volkert et al. 2006).

Tracheotomie

Liegt neben der Aspiration von Nahrung und Flüssigkeit auch eine relevante Aspiration von Speichel vor, muss eine Dilatationstracheotomie bzw. eine plastisch angelegte Tracheotomie mit Einsetzen einer geblockten Trachealkanüle (TK) erwogen werden. Ist mit einer längerfristigen TK-Versorgung zu rechnen, soll bei stationären Patienten vor Entlassung ein Dilatations- in ein plastisches Tracheostoma umgewandelt werden, da der TK-Wechsel sonst nicht nur schwierig, sondern auch gefährlich sein kann. Eine geblockte TK (Cuff-Druck: 20–25 mmHg) kann ein Eindringen von Aspirat in die tiefen Luftwege vermindern, allerdings nie ganz verhindern (Winklmaier et al.

2006). Wir empfehlen TK mit Niederdruck-Cuff, da sie trachealwandschonend sind. Im intensivmedizinischen Setting wurde nachgewiesen, dass TK mit subglottischer Absaugvorrichtung die Beatmungsdauer und die Inzidenz beatmungsassoziierter Pneumonien reduzieren (Übersicht: Dezfulian et al. 2005); dies trifft wahrscheinlich auch für das Reha-Setting zu. Zur Abschätzung des Aspirationsrisikos bei Tracheotomierten sollte der modifizierte Evan's Blue Dye Test verwendet werden, bei dem mit blauer Lebensmittelfarbe gefärbte Substanzen geschluckt werden sollen (Donzelli et al. 2001).

Richtlinien zum optimalen Zeitpunkt eines TK-Wechsels gibt es bisher nicht. Wir empfehlen, eine TK je nach Sekret- und Borkenbildung zu wechseln: TK ohne Innenseele in der Regel wöchentlich, mit Innenseele in der Regel 2–4-wöchig. Um die Indikation für eine bestimmte TK zu stellen, ist eine Kenntnis der zahlreichen Modelle erforderlich (Hess 2005, Schlaegel 2009, Schröter-Morasch 2010b). Eine passagere Dekanülierung im Rahmen der Therapie hat keine Vorteile (Donzelli et al. 2005, Terk et al. 2007). Daher soll bei der Schluckendoskopie die Kanüle nicht entfernt werden, es sei denn, man will transstomatal endoskopieren. Frühzeitig sollte durch kurzzeitiges Entblocken und Verschließen der TK-Öffnung die Mund-Nasen-Atmung beübt werden. Bei zunehmender Verringerung der Speichelaspiration werden die Entblockungszeiten schrittweise gesteigert. Wird die Entblockung über 24–48 Stunden ohne tracheales Absaugen bzw. ohne pulmonale Komplikationen toleriert und liegen eine sichere Mund-Nasen-Atmung sowie ein effizienter Hustenstoß vor, kann unter pulsoximetrischem Monitoring (besonders nachts) in der Regel die Dekanülierung erfolgen (der genannte Zeitraum kann in Abhängigkeit von der individuellen Konstellation sowohl unter- als auch überschritten werden). Dilatativ angelegte Tracheostomata verschließen sich meist spontan. Plastisch angelegte Tracheostomata werden für ca. 10–14 Tage abgeklebt, um eine Verkleinerung abzuwarten. Danach erfolgt in der Regel ein chirurgischer Verschluss. Zu Details über Tracheotomien und TK siehe Hess (2005) und Schröter-Morasch (2010b).

Funktionell orientierte Schlucktherapie

Die funktionell orientierte Schlucktherapie fällt in den Zuständigkeitsbereich speziell ausgebildeter Sprachtherapeuten/Logopäden. Die Komplexität neurogener Dysphagien und ihre vielfältigen Störungsursachen erfordern eine enge Kooperation zwischen verschiedenen ärztlichen und therapeutischen Fachdisziplinen. Bei Patienten mit guter Rückbildung von Dysphagien nach einseitigen Großhirninfarkten findet eine Vergrößerung des Repräsentationsareals des Schluckkortex der intakten Hemisphäre statt, was durch elektrische Pharynxstimulation oder repetitive transkranielle Magnetstimulation (TMS) beschleunigt werden kann (Übersicht: Barritt u. Smithard 2009).

Wirksamkeit

Ziel der funktionell orientierten Schlucktherapie ist es, die in der Einleitung genannten Folgen neurogener Dysphagien zu minimieren. Zur **Outcome-Messung** empfehlen wir spezielle ADL-Skalen, z.B. den Bogenhausener Dysphagie-Score (BODS) (Bartolome 2010) oder die Schluckbeeinträchtigungsskala (SBS) (Prosiegel et al. 2002). Zusätzlich können Surrogatparameter der VFSS bzw. der FEES sinnvoll sein. Ein speziell für Schluckgestörte entwickelter Lebensqualitätsfragebogen – SWAL-QOL/SWAL-CARE (McHorney et al. 2002) – ist ebenfalls verfügbar und wird in zunehmendem Maße als (zusätzliches) Outcome-Instrument verwendet.

Neben einer RCT zur Wirksamkeit der Schlucktherapie in der akuten Schlaganfallphase (Carnaby et al. 2006) und 2 RCTs zur Wirkung verschiedener Konsistenzen bzw. der Kopfanteflexion bei flüssigkeitsaspirierenden Patienten mit IPS und/oder Demenz (siehe Abschnitt „Was gibt es Neues") ist der Wirksamkeitsnachweis durch RCTs bislang nur für *ein* Verfahren der Schlucktherapie (Kopfhebe-Übungen) erbracht worden (▶ Tab. 91.2). Allerdings werden zurzeit mehrere RCTs zur Wirksamkeit spezieller Schlucktherapieverfahren durchgeführt (www.clinicaltrials.gov). Einige Beobachtungsstudien zeigten, dass es nach abgelaufener Spontanremission (> 6 Monate) zu signifikanten Veränderungen durch Schlucktherapie kommt (Neumann et al. 1995, Prosiegel et al. 2002).

Methoden

Restituierende Verfahren umfassen das Bewegungstraining von am Schlucken beteiligten Muskeln. Darüber hinaus soll durch Training bestimmter Teilfunktionen das Gelingen kompensatorischer Schlucktechniken gewährleistet werden (▶ Tab. 91.2).

Kompensatorische Verfahren umfassen Modifikationen des Schluckvorgangs durch Haltungsänderungen oder Schlucktechniken. Ziel ist es, trotz bestehender Funktionseinbußen das Schlucken zu verbessern (▶ Tab. 91.3).

Adaptive Verfahren umfassen die diätetische Anpassung sowie spezielle Ess- und Trinkhilfen. An 190 dysphagischen Patienten wurde eine Studie zur Konsistenzanpassung der Nahrung (dünnflüssig, dick, ultradick) und zur Art der Darreichungsform (Löffel, Tasse) durchgeführt (Kuhlemeier et al. 2001). Es zeigte sich, dass mithilfe der VFSS in 95 % eine Konsistenz oder Applikationsform gefunden werden kann, mit der aspirationsfreies Schlucken möglich ist. Wir empfehlen deshalb, vor der Entscheidung über eine orale Nahrungs- bzw. Flüssigkeitszufuhr mittels VFSS oder FEES zu überprüfen, bei welcher Konsistenz bzw. Applikationsart aspirationsfreies Schlucken möglich ist.

Neurogene Dysphagien

Tab. 91.2 Restituierende Verfahren.

Art der Störung	Art des Verfahrens	Ziel	Studien zur Wirksamkeit
Dysfunktion des oberen Ösophagussphinkters	Kopf-Hebeübungen im Liegen (head-rising exercises, Shaker-Übungen)	durch Kräftigungstraining der suprahyoidalen Muskulatur Verbesserung der hyolaryngealen Anteriorbewegung und dadurch der Öffnung des oberen Ösophagussphinkters	Shaker et al. 2002 (RCT), Mepani et al. 2009
gestörte Pharynxkontraktion	Masako-Übung (tongue-holding exercises): Zungenspitze wird während des Schluckens zwischen den Zähnen festgehalten	Verstärkung der Pharynxkontraktion und dadurch verbesserter Zungenbasis-Rachenabschluss	Fujiu und Logemann 1996
oropharyngeale Dysphagie bei Patienten mit Morbus Parkinson	Lee-Silverman-Voice-Treatment (LSVT)	Verbesserung der Stimmparameter und (als Nebeneffekt?) der Dysphagie	Sharkawi et al. 2002
verzögerte Schluckreflex-Auslösung	taktil-thermale Stimulation der Gaumenbögen: Bestreichen der vorderen Gaumenbögen mit eisgekühltem Stab (evtl. zusätzlich Geschmacksreiz)	Schluckreflex-Auslösung	Sciortino et al. 2003, Regan et al. 2010: nur Kurzzeiteffekte; über Langzeiteffekte nichts bekannt
Dysphagie nach Schlaganfall	isometrische Zungenkraftübungen	Verbesserung von Zungenkraft und -volumen sowie anderer Schluckparameter	Robbins et al. 2007

Tab. 91.3 Kompensatorische Verfahren.

Art der Störung	Art des Verfahrens	Ziel	Studien zur Wirksamkeit
verzögerte Auslösung des Schluckreflexes und/oder reduzierte orale Boluskontrolle	Kopfneigung nach vorne (chin tuck)	Vermeidung einer prä- oder intradeglutitiven Aspiration	Shanahan et al. 1993
einseitige Pharynxparese	Kopfdrehung zur paretischen Pharynxseite	Abtransport des Bolus über die gesunde Seite, da die betroffene Rachenhälfte komprimiert wird	Logemann et al. 1989, Tsukamoto 2000
gestörte pharyngeale Kontraktion, reduzierter Zungenbasis-Rachenabschluss	kräftiges Schlucken (effortful swallow)	Verbesserung der Schubkraft der Zunge und des Intrabolusdruckes und damit des Bolustransports	Lazarus et al. 2002, Huckabee et al. 2005, Steele und Huckabee 2007
prä- oder/und intradeglutitive Aspiration (unvollständiger Glottisschluss/ungenügender Verschluss des Aditus laryngis; verzögerter Schluckreflex)	supraglottisches Schlucken (SGS): bewusstes Atemanhalten unmittelbar vor und während des Schluckens, dann kurzes Husten super-supraglottisches Schlucken (SSGS): zusätzlich Atem fest anhalten/leicht pressen	Stimmlippenschluss und Reinigung des Kehlkopfeingangs durch SSGS zusätzlicher Taschenfaltenschluss und Kippen der Aryknorpel mit noch besserem Schutz vor Aspirationen als durch SGS	Ohmae et al. 1996, Hirst et al. 1998
Dysfunktion des oberen Ösophagussphinkters (und meist assoziierte postdeglutitive Aspiration)	Mendelsohn-Manöver: vor/während des Schluckens wird der Kehlkopf wenige Sekunden willkürlich in einer angehobenen Position gehalten (dabei drückt die Zunge gegen das Gaumendach)	zeitliche Verlängerung der Larynxelevation und Verbesserung der Öffnung des oberen Ösophagussphinkters	Bryant 1991, Kahrilas et al. 1991, Crary et al. 2004

Interventionen beim akuten Schlaganfall

Dysphagien treten in der Akutphase des Schlaganfalls bei über 60%, Aspirationen in über 20% der Patienten auf (Mann et al. 2000). Innerhalb von ca. 2 Wochen versterben etwa 25% der dysphagischen Schlaganfallpatienten, weitere 25% erholen sich in der gleichen Zeit spontan (Cochrane-Übersicht: Bath et al. 2002). Die Häufigkeit von Aspirationspneumonien in der akuten Schlaganfallphase kann durch ein **systematisches Screening** von 5,4% auf 2,4% reduziert werden (Hinchey et al. 2005). Ein Screening sollte innerhalb der ersten 72 Stunden erfolgen. Hierfür empfehlen wir das für die Durchführung von Pflegepersonen entwickelte Standardized Swallowing Assessment (SSA; Sensitivität 97%, Spezifität 90%) (Perry 2001a, 2001b). Alternativ kann von Pflegepersonen das Gugging Dysphagia Bedside Screening durchgeführt werden (Trapl et al. 2007) (Sensitivität 100%, Spezifität 69%). Beim durch Sprachtherapeuten/Logopäden durchzuführenden „Daniels-Test" (Goldstandard: VFSS) ist eine Aspiration wahrscheinlich (Sensitivität 92,3%, Spezifität 66,7%), wenn 2 der folgenden 6 Variablen positiv sind: Dysarthrie, Dysphonie, abgeschwächter/fehlender Würgreflex, vermindertes willkürliches Husten, Husten oder Stimmänderung (Phonation von /a:/) innerhalb einer Minute nach Wasserschluck (je 2 × 5 ml, 10 ml und 20 ml aus Tasse oder mit Strohhalm in sitzender Position; Abbruch des Wassertests, wenn Husten oder Stimmänderung unmittelbar nach einem Wasserschluck auftreten) (Daniels et al. 1997): Testbezeichnug „2 aus 6".

Eine RCT an 306 dysphagischen Schlaganfallpatienten zeigte, dass bereits in der Akutphase des Schlaganfalls mit Schlucktherapie (3–5-mal werktäglich pro Woche) begonnen werden soll (Carnaby et al. 2006). Bei Notwendigkeit einer enteralen Ernährung in der akuten Schlaganfallphase soll primär eine NGS gelegt werden; bei absehbarer längerfristiger enteraler Ernährung (> 28 Tage) soll eine PEG-Anlage bei nicht bewusstlosen/nicht beatmeten Patienten frühestens nach 2 Wochen erfolgen. Eine frühere Anlage geht mit einem signifikant schlechteren Outcome (Tod oder schwere Behinderung nach 6 Monaten) einher (Dennis et al. and the FOOD Trial Collaboration 2005). Zu speziellen Fragen der enteralen Ernährung bei Patienten mit Schlaganfall siehe die entsprechende Leitlinie „Enterale Ernährung bei Patienten mit Schlaganfall" (AWMF-Register-Nr.073/017; www.awmf.org/leitlinien).

■ Versorgungssituation

In schweren Fällen (z.B. bei mit geblockten TK versorgten oder beaufsichtigungspflichtigen Patienten) muss eine stationäre (Früh-)Rehabilitation erfolgen. Neben störungsspezifischer Therapie sollen Patienten dabei entsprechend ihrer Kooperationsfähigkeit ein individuell angepasstes Eigenübungsprogramm mehrmals täglich selbstständig durchführen. Auch (zusätzliche) Gruppentherapien und/oder die Anleitung von Angehörigen als Co-Therapeuten sollen erfolgen. Bei positivem Behandlungsverlauf kann die Therapie mit geringerer Frequenz fortgesetzt werden. Stehen die Aufrechterhaltung der erreichten Leistungen bzw. die Überprüfung der Transferleistungen auf die Alltagssituation im Mittelpunkt, kann sich die Behandlung auf eine Stunde pro Woche reduzieren. Gegebenenfalls ist nach einer Therapiepause eine (teil-)stationäre Wiederaufnahme zur erneuten Statuserhebung und intensiven Schlucktherapie sinnvoll („Intervalltherapie").

Auch bei leichteren neurogenen Dysphagien muss oft eine (teil-)stationäre Rehabilitation durchgeführt werden, da in Deutschland vielerorts niedergelassene Sprachtherapeuten/Logopäden (noch) eine mangelnde Expertise besitzen, was wirksame Verfahren der Schlucktherapie betrifft.

Im Akutbereich – z.B. auf Stroke Units – wird die Bedeutung eines frühen Screenings und evtl. Schlucktherapiebeginns zunehmend erkannt und umgesetzt (s. ▶ S. 1082).

■ Redaktionskomitee

Für die DGN:
Dr. M. Prosiegel, Abteilung für Neurologie, m&i Fachklinik Bad Heilbrunn
Prof. Dr. A. Riecker, Klinik und Poliklinik, Universität Ulm

Für die DGNKN:
Dr. M. Prosiegel, Bad Heilbrunn

Für die DGNR:
Christian Ledl, Schön Klinik, Bad Aibling
Dr. M. Prosiegel, Bad Heilbrunn
Dr. W. Schlaegel, Schluckzentrum, Therapiezentrum Burgau

Für den Deutschen Bundesverband der akademischen Sprachtherapeuten (dbs):
Dr. G. Bartolome, Kompetenznetz Dysphagie, Klinikum Bogenhausen, Städtisches Klinikum München GmbH

Für den Deutschen Bundesverband für Logopädie (dbl):
U. Witte, MSLT, Institut für Logopädie, Universitätsspital Basel

Für die Deutsche Gesellschaft für Phoniatrie und Pädaudiologie (DGPP):
Dr. H. Schröter-Morasch, Entwicklungsgruppe Klinische Neuropsychologie, Klinikum Bogenhausen, Städtisches Klinikum München GmbH

Für die Deutsche Schlaganfall-Gesellschaft (DSG):
Prof. Dr. R. Dziewas, Klinik und Poliklink für Neurologie, Universitätsklinikum Münster
PD Dr. G. Ickenstein, Klinik für Neurologie & Stroke Unit, HELIOS Klinikum Aue

Für die Deutsche Gesellschaft für Verdauung und Stoffwechsel (DGVS):
Prof. Dr. H. Allescher, Zentrum Innere Medizin, Klinikum Garmisch-Partenkirchen

Für die Deutsche Gesellschaft für Allgemein- und Viszeralchirurgie (DGAV):
Prof. Dr. K. Ott, Klinik für Allgemein-, Viszeral- und Transplantationschirurgie, Universitätsklinik Heidelberg

Für die Deutsche Gesellschaft für Radiologie (DGR):
Dr. W. Flatz, Institut für Klinische Radiologie, Klinikum der Universität München (LMU), Standort Großhadern

Für die Deutsche Gesellschaft für Endoskopie-Assistenzpersonal (DEGEA), European Society of Gastroenterology and Endoscopy Nurses and Associates (ESGENA):
U. Beilenhoff, Endoskopiefachkrankenschwester, Ulm

Für Österreich:
Dr. K. Fheodoroff (ÖGN, ÖGNR, ÖDBAG), Gailtal-Klinik, Hermagor,
U. Saltuari (ÖGNR), Akut Neuro Reha, Hochzirl

Für die Schweiz:
Dr. K. Schweikert, Schluckzentrum REHAB Basel

Federführend: Dr. med. Mario Prosiegel, Abt. für Neurologie, m&i Fachklinik Bad Heilbrunn, Wörnerweg 30, 83670 Bad Heilbrunn
E-Mail: mario.prosiegel@fachklinik-bad-heilbrunn.de, prosiegel@t-online.de

Entwicklungsstufe der Leitlinie: S1

■ Literatur

Alfonsi E, Merlo IM, Ponzio M et al. An electrophysiological approach to the diagnosis of neurogenic dysphagia: implications for botulinum toxin treatment. J Neurol Neurosurg Psychiatry 2010; 81: 54–60

Barritt AW, Smithard DG. Role of cerebral cortex plasticity in the recovery of swallowing function following dysphagic stroke. Dysphagia 2009; 24: 83–90

Bartolome G. Grundlagen der funktionellen Dysphagietherapie (FDT). In: Bartolome G, Schröter-Morasch H, Hrsg. Schluckstörungen – Diagnostik und Rehabilitation. München, Jena: Urban & Fischer; 2010: 245–370

Bath PMW, Bath FJ, Smithard DG. Interventions for dysphagia in acute stroke (Cochrane Review). In: The Cochrane Library, Issue 4, 2002. Oxford: Update Software

Becker DE. Nausea, vomiting, and hiccups: a review of mechanisms and treatment. Anesth Prog 2010; 57: 150–156

Bryant M. Biofeedback in the treatment of a selected dysphagic patient. Dysphagia 1991; 6: 140–144

Carnaby G, Hankey GJ, Pizzi J. Behavioural intervention for dysphagia in acute stroke: a randomised controlled trial. Lancet Neurol 2006; 5: 31–37

Carrau RL, Murry T. Evaluation and management of adult dysphagia and aspiration. Curr Opin Otolaryngol Head Neck Surg 2000; 8: 489–496

Chiu MJ, Chang YC, Hsiao TY. Prolonged effect of botulinum toxin injection in the treatment of cricopharyngeal dysphagia: case report and literature review. Dysphagia 2004; 19: 52–57

Colodny N. Interjudge and intrajudge reliabilities in fiberoptic endoscopic evaluation of swallowing (fees) using the penetration-aspiration scale: a replication study. Dysphagia 2002; 17: 308–315

Crary MA, Carnaby Mann GD, Groher ME et al. Functional benefits of dysphagia therapy using adjunctive sEMG biofeedback. Dysphagia 2004; 19: 160–164

Crary MA, Mann GD, Groher ME. Initial psychometric assessment of a functional oral intake scale for dysphagia in stroke patients. Arch Phys Med Rehabil 2005; 86: 1516–1520

Daniels SK, McAdam CP, Brailey K et al. Clinical assessment of swallowing and prediction of dysphagia severity. Am J Speech Lang Pathol 1997; 6: 17–24

Dennis MS, Lewis SC, Warlow C and the FOOD Trial Collaboration. Effect of timing and method of enteral tube feeding for dysphagic stroke patients (FOOD): a multicentre randomised controlled trial. Lancet 2005; 365: 764–772

Dezfulian C, Shojania K, Collard HR et al. Subglottic secretion drainage for preventing ventilator-associated pneumonia: a meta-analysis. Am J Med 2005; 118: 11–18

Donzelli J, Brady S, Wesling M et al. Simultaneous modified Evans blue dye procedure and video nasal endoscopic evaluation of the swallow. Laryngoscope 2001; 111: 1746–1750

Donzelli J, Brady S, Wesling M et al. Effects of the removal of the tracheotomy tube on swallowing during the fiberoptic endoscopic exam of the swallow (FEES). Dysphagia 2005; 20: 283–289

Dziewas R, Warnecke T, Hamacher C et al. Do nasogastric tubes worsen dysphagia in patients with acute stroke? BMC Neurol 2008; 8: 28

Finsterer J. Medikamenteninduzierte Myopathien. Nervenarzt 2006; 77: 682–693

Fujiu M, Logemann JA. Effect of a tongue-holding maneuver on posterior wall movement during deglutition. Am J Speech Lang Pathol 1996; 5: 23–30

Gmeinwieser J, Golder W, Lehner K et al. X-ray diagnosis of the upper gastrointestinal tract at risk for aspiration using a non-ionic iso-osmolar contrast medium. Röntgenpraxis 1988; 41: 361–366

Haddad P, Karimi M. A randomized, double-blind, placebo-controlled trial of concomitant pilocarpine with head and neck irradiation for prevention of radiation-induced xerostomia. Radiother Oncol 2002; 64: 29

Hagenah J, Kahl KG, Steinlechner S et al. Die Behandlung der Sialorrhö mit Botulinum-Toxin. Nervenarzt 2005; 76: 418–425

Hess DR. Tracheostomy tubes and related appliances. Respir Care 2005; 50: 497–510

Hinchey JA, Shephard T, Furie K et al. Formal dysphagia screening protocols prevent pneumonia. Stroke 2005; 36: 1972–1976

Hirst LJ, Sama A, Carding PM et al. Is a 'safe swallow' really safe? Int J Lang Commun Disord 1998; 33 (Suppl.): 279–280

Huckabee ML, Butler SG, Barclay M et al. Submental surface electromyographic measurement and pharyngeal pressures during normal and effortful swallowing. Arch Phys Med Rehabil 2005; 86: 2144–2149

Hughes TAT, Wiles CM. Neurogenic dysphagia: the role of the neurologist. J Neurol Neurosurg Psychiatry 1998; 64: 569–572

Hwang CH, Choi KH, Ko YS et al. Pre-emptive swallowing stimulation in long-term intubated patients. Clin Rehabil 2007; 21: 41–46

Kahrilas PJ, Logemann JA, Krugler C et al. Volitional augmentation of upper esophageal sphincter opening during swallowing. Am J Physiol 1991; 260: G450–G456

Kelly JH. Management of upper esophageal sphincter disorders: indications and complications of myotomy. Am J Med 2000; 108 (Suppl. 4a): 43S–46 S

Kos MP, David EF, Klinkenberg-Knol EC et al. Long-term results of external upper esophageal sphincter myotomy for oropharyngeal Dysphagia. Dysphagia 2010; 25: 169–176

Kuhlemeier KV, Palmer JB, Rosenberg D. Effect of liquid bolus consistency and delivery method on aspiration and pharyngeal retention in dysphagia patients. Dysphagia 2001; 16: 119–122

Lagalla G, Millevolte M, Capecci M et al. Long-lasting benefits of botulinum toxin type B in Parkinson's disease-related drooling. J Neurol 2009; 256: 563–667

Langmore SE, Schatz K, Olsen N. Fiberoptic endoscopic examination of swallowing safety: a new procedure. Dysphagia 1988; 2: 216–219

Langmore SE, Terpenning MS, Schork A et al. Predictors of aspiration pneumonia: how important is dysphagia? Dysphagia 1998; 13: 69–81

Lazarus C, Logemann JA, Song CW et al. Effects of voluntary maneuvers on tongue base function for swallowing. Folia Phoniatr Logop 2002; 54: 171–176

Lim SHB, Lieu PK, Phua SY et al. Accuracy of bedside clinical methods compared with fiberoptic endoscopic examination of swallowing (FEES) in determining the risk of aspiration in acute stroke patients. Dysphagia 2001; 16: 1–6

Löser C, Aschl G, Hébuterne X et al. ESPEN guidelines on artificial enteral nutrition – Percutaneous endoscopic gastrostomy (PEG). Clin Nutr 2005; 24: 848–861

Logemann JA. Evaluation and Treatment of Swallowing Disorders. Texas: Austin; 1998

Logemann JA, Kahrilas PJ, Kobara M et al. The benefit of head rotation on pharyngoesophageal dysphagia. Arch Phys Med Rehabil 1989; 70: 767–771

Logemann JA, Gensler G, Robbins J et al. A randomized study of three interventions for aspiration of thin liquids in patients with dementia or Parkinson's disease. J Speech Lang Hear Res 2008; 51: 173–183

Mann G, Hankey GJ, Cameron D. Swallowing disorders following acute stroke: prevalence and diagnostic accuracy. Cerebrovasc Dis 2000; 10: 380–386

Mason RJ, Bremner CG, DeMeester TR et al. Pharyngeal swallowing disorders: selection for and outcome after myotomy. Ann Surg 1998; 228: 598–608

McHorney CA, Robbins J, Lomax K et al. The SWAL-QOL and SWAL-CARE outcomes tool for oropharyngeal dysphagia in adults: III. Documentation of reliability and validity. Dysphagia 2002; 17: 97–114

Mepani R, Antonik S, Massey B, et al. Augmentation of deglutitive thyrohyoid muscle shortening by the shaker exercise. Dysphagia 2009; 24: 26–31

Miller RG, Rosenberg JA, Gelinas DF et al. Practice parameter: the care of the patient with amyotrophic lateral sclerosis (an evidence-based review): report of the Quality Standards Subcommittee of the American Academy of Neurology: ALS Practice Parameters Task Force. Neurology 1999; 52: 1311–1323

Nakagawa T, Wada H, Sekizawa K et al. Amantadine and pneumonia. Lancet 1999; 353: 1157

Neumann S, Bartolome G, Buchholz D et al. Swallowing therapy of neurologic patients: correlation of outcome with pretreatment variables and therapeutic methods. Dysphagia 1995; 10: 1–5

Oh TH, Brumfield KA, Hoskin TL et al. Dysphagia in inflammatory myopathy: clinical characteristics, treatment strategies, and outcome in 62 patients. Mayo Clin Proc 2007; 82: 441–447

Ohmae Y, Logemann JA, Hanson DG et al. Effects of two breath-holding maneuvers on oropharyngeal swallow. Ann Otol Rhinol Laryngol 1996; 105: 123–131

Oommen ER, Kim Y, McCullough G. Stage transition and laryngeal closure in poststroke patients with dysphagia. Dysphagia 2011; 26: 318–323

Perry L. Screening swallowing function of patients with acute stroke. Part one: Identification, implementation and initial evaluation of a screening tool for use by nurses. J Clin Nurs 2001a; 10: 463–473

Perry L. Screening swallowing function of patients with acute stroke. Part two: Detailed evaluation of the tool used by nurses. J Clin Nurs 2001b; 10: 474–481

Petroianu G, Hein G, Petroianu A et al. Idiopathic chronic hiccup: combination therapy with cisapride, omeprazole, and baclofen. Clin Ther 1997; 19: 1031–1038

Petroianu G, Hein G, Stegmeier-Petroianu A et al. Gabapentin „add-on therapy" for idiopathic chronic hiccup (ICH). J Clin Gastroenterol 2000; 30: 321–324

Power ML, Hamdy S, Singh S et al. Deglutitive laryngeal closure in stroke patients. J Neurol Neurosurg Psychiatry 2007; 78: 141–156

Prosiegel M, Heintze M, Wagner-Sonntag E et al. Schluckstörungen bei neurologischen Patienten: Eine prospektive Studie zu Diagnostik, Störungsmustern, Therapie und Outcome. Nervenarzt 2002; 73: 364–370

Prosiegel M, Weber S. Dysphagie. Heidelberg: Springer; 2010

Regan J, Walshe M, Tobin WO. Immediate effects of thermal-tactile stimulation on timing of swallow in idiopathic Parkinson's disease. Dysphagia 2010; 25: 207–215

Robbins J, Gensler G, Hind J et al. Comparison of 2 interventions for liquid aspiration on pneumonia incidence: a randomized trial. Ann Intern Med 2008; 148: 509–518

Robbins J, Kays SA, Gangnon RE et al. The effects of lingual exercise in stroke patients with dysphagia. Arch Phys Med Rehabil 2007; 88: 150–158

Rosenbek JC., Robbins JA, Roecker EB et al. A penetration-aspiration scale. Dysphagia 1996; 11: 93–98

Schlaegel W. Das Trachealkanülenmanagement in der neurologischen Rehabilitation. Neuro Rehabil 2009; 15: 171–177

Schröter-Morasch H. Klinische Untersuchung des Oropharynx und videoendoskopische Untersuchung der Schluckfunktion. In: Bartolome G, Schröter-Morasch H, Hrsg. Schluckstörungen – Diagnostik und Rehabilitation. München, Jena: Urban & Fischer; 2010a:173–208

Schröter-Morasch H. Medizinische Basisversorgung von Patienten mit Schluckstörungen – Trachealkanülen – Sondenernährung. In: Bartolome G, Schröter-Morasch H, Hrsg. Schluckstörungen – Diagnostik und Rehabilitation. München, Jena: Urban & Fischer; 2010b: 209–244

Sciortino K, Liss JM, Case JL et al. Effects of mechanical, cold, gustatory, and combined stimulation to the human anterior faucial pillars. Dysphagia 2003; 18: 16–26

Shaker R, Easterling C, Kern M et al. Rehabilitation of swallowing by exercise in tube-fed patients with pharyngeal dysphagia secondary to abnormal UES opening. Gastroenterology 2002; 122: 1314–1321

Shanahan TK, Logemann JA, Rademaker et al. Chin-down posture effect on aspiration in dysphagic stroke patients. Arch Phys Med Rehabil 1993; 74: 736–739

Sharkawi AE, Ramig L, Logemann JA et al. Swallowing and voice effects of Lee Silverman Voice Treatment (LSVT®): a pilot study. J Neurol Neurosurg Psychiatry 2002; 72: 31–36

Singh S, Hamdy S. The upper oesophageal sphincter. Neurogastroenterol Motil 2005; 17 (Suppl. 1): 3–12

Steele CM, Huckabee ML. The influence of orolingual pressure on the timing of pharyngeal pressure events. Dysphagia 2007; 22: 30–36

Stone CA, O'Leary N. Systematic review of the effectiveness of botulinum toxin or radiotherapy for sialorrhea in patients with amyotrophic lateral sclerosis. J Pain Symptom Manage 2009; 37: 246–258

Suiter DM, Leder SB. Clinical utility of the 3-ounce water swallow test. Dysphagia 2008; 23: 244–250

Terk AR, Leder SB, Burrell MI. Hyoid bone and laryngeal movement dependent upon presence of a tracheotomy tube. Dysphagia 2007; 22: 89–93

Trapl M, Enderle P, Nowotny M et al. Dysphagia bedside screening for acute-stroke patients: the Gugging Swallowing Screen. Stroke 2007; 38: 2948–2952

Tsukamoto Y. CT study of closure of the hemipharynx with head rotation in a case of lateral medullary syndrome. Dysphagia 2000; 15: 17–18

Volkert D, Berner YN, Berry E et al. ESPEN Guidelines on enteral nutrition: Geriatrics. Clin Nutr 2006; 25: 330–360

Warnecke T, Ringelstein EB, Dziewas R. Neurologische endoskopische Dysphagiediagnostik –Untersuchungstechnik, Einsatzmöglichkeiten und typische Befunde. Klin Neurophysiol 2009; 40: 194–203

Williams RBH, Wallace KL, Ali GN et al. Biomechanics of failed deglutitive upper esophageal sphincter relaxation in neurogenic dysphagia. Am J Physiol Gastrointest Liver Physiol 2002; 283: G16–G26

Winklmaier U, Wüst K, Schiller S et al. Leakage of fluid in different types of tracheal tubes. Dysphagia 2006; 21: 237–242

Wuttge-Hannig A, Hannig C. Radiologische Funktionsdiagnostik von Schluckstörungen bei neurologischen krankheitsbildern und bei therapierten onkologischen Kopf-Hals-Erkrankungen. In: Bartolome G, Schröter-Morasch H, Hrsg. Schluckstörungen – Diagnostik und Rehabilitation. München, Jena: Urban & Fischer; 2010: 99–154

Yamaya M, Yanai M, Ohrui T et al. Interventions to prevent pneumonia among older adults. J Am Geriatr Soc 2001; 49: 85–90

92 Rehabilitation aphasischer Störungen nach Schlaganfall

Was gibt es Neues?

- Die SpeechBITE-Datenbank (www.speechbite.com) listet bis einschließlich 2010 insgesamt 29 randomisierte Kontrollgruppenstudien.
- Neue Bildgebungsstudien beschäftigen sich mit dem prognostischen Wert von Läsions- und kortikalen Aktivierungsparametern und den neuronalen Korrelaten wirksamer Sprachtherapie.
- In einer randomisierten Vergleichsgruppenstudie fanden sich keine unterschiedlichen Effekte kognitiv-linguistischer und kommunikativer Therapieansätze (de Jong-Hagelstein et al. 2011).
- Studien zur pharmakologischen Unterstützung von Sprachtherapie ergaben positive Effekte für Donepezil und Memantin in der chronischen Phase nach Schlaganfall.
- Erste Proof-of-Principle-Studien konnten Verbesserungen der Lernleistung durch anodale transkranielle Gleichstromstimulation belegen.

Die wichtigsten Empfehlungen auf einen Blick

- Systematische Sprachtherapie soll bereits in der frühen Phase der Spontanerholung beginnen.
- Sprachtherapie soll bei Vorliegen behandlungsbedürftiger Kommunikationsstörungen möglichst täglich stattfinden. Nachweisbar wirksam ist die Sprachtherapie bei einer Intensität von mindestens 5–10 Stunden pro Woche.
- Je nach den individuellen Rehabilitationszielen und der Dynamik der erreichbaren Verbesserungen sind intensive Intervallbehandlungen auch mehr als 12 Monate nach dem Schlaganfall zu empfehlen.
- In den späteren Verlaufsphasen ist es sinnvoll, den Transfer der erworbenen sprachlichen Fähigkeiten und die Anpassung an spezifische Alltagsanforderungen sowie die Aufrechterhaltung der wiedergewonnenen Sprachfähigkeiten weiterhin therapeutisch zu unterstützen.

■ Definition und Klassifikation

Definition

Aphasien sind erworbene Sprachstörungen infolge von Erkrankungen des zentralen Nervensystems. Die Störungen betreffen – wenn auch meist mit unterschiedlicher Gewichtung – alle expressiven und rezeptiven sprachlichen Fähigkeiten, also Sprechen und Schreiben ebenso wie auditives Verstehen und Lesen.

Klassifikation

Die Aphasien werden nach den 4 Standardsyndromen der globalen, Wernicke-, Broca- und amnestischen Aphasie klassifiziert. Daneben gibt es die Nichtstandard-Syndrome der Leitungs- und der transkortikalen Aphasien (Huber et al. 2006).

■ Klinik

Ätiologie und Lokalisation

Rund 80 % aller Aphasien sind Folge eines Schlaganfalls. Andere Auslöser sind Hirntumoren, Schädel-Hirn-Traumen, entzündliche Erkrankungen des Gehirns, hypoxische Schädigungen oder Hirnabbauprozesse (primär-progrediente Aphasie). Intermittierende oder dauerhafte aphasische Störungen können auch bei einem Anfallsleiden auftreten.

Aphasien werden durch Läsionen einer oder mehrerer Komponenten des Sprachnetzwerks verursacht, das bei mehr als 90 % der Menschen in der linken Großhirnhemisphäre liegt. Sprachrelevante Areale umfassen in erster Linie die perisylvische Kortexregion einschließlich der Inselrinde, vermutlich aber auch subkortikale Strukturen (Basalganglien, Thalamus) der dominanten Hemisphäre (Huber u. Ziegler 2009).

Häufigkeit

Etwa 30 % aller Patienten mit erstmaligem Schlaganfall sind initial aphasisch, mit einer Inzidenzrate von 43 pro 100.000 Einwohner (Engelter et al. 2006). In einer retrospektiven Untersuchung von mehr als 6.000 Patienten mit erstmaligem Infarkt waren 26 % initial aphasisch (Croquelois u. Bogousslavsky 2011). Die Prävalenz zerebrovaskulär bedingter Aphasien in Deutschland wird auf ca. 70.000 geschätzt, die jährliche Inzidenz neu auftretender behandlungsbedürftiger Aphasien nach Schlaganfall auf rund 25.000 (Huber et al. 2006).

Verlauf und Prognose

Unter den initial aphasischen Patienten haben 44 % der nach 6 Monaten noch Überlebenden keine Aphasie mehr (Pedersen et al. 1995). Bei etwa einem Drittel der Patienten mit anfänglicher Aphasie normalisieren sich die Sprachfunktionen in den ersten 4 Wochen weitgehend, danach flacht die Kurve der Spontanrückbildung zunehmend ab (Willmes u. Poeck 1984, Laska et al. 2001). In einer englischen Kohortenstudie an unausgewählten konsekutiven Schlaganfallpatienten litten ein Jahr nach Entlassung noch 19 % unter Kommunikationsstörungen (Dijkerman et al. 1996).

Zu den wichtigsten Prädiktoren für eine Besserung der aphasischen Symptomatik zählt der anfängliche Schweregrad der Aphasie. Patienten mit initial nur leichten Sprachdefiziten haben eine gute Chance auf vollständige Erholung (Laska et al. 2001), jedoch ist auch bei anfänglich schweren Aphasien ein günstiger Verlauf möglich (Lazar et al. 2008, Lazar et al. 2010). Für die Vorhersage des therapeutischen Potenzials aphasischer Patienten spielen neben linguistischen Faktoren auch andere kognitive Leistungen eine Rolle (Goldenberg et al. 1994, Breitenstein et al. 2009, Lambon Ralph et al. 2010). Das Bildungsniveau hat keinen Einfluss auf das Verbesserungspotenzial (Connor et al. 2001).

Weitere Prädiktoren lassen sich mit bildgebenden Verfahren unmittelbar nach Schlaganfall gewinnen. Ischämisch bedingte Läsionen im Versorgungsgebiet der linken mittleren Hirnarterie, die ein Volumen von 100 cm³ überschreiten, gelten als negativer prognostischer Parameter (Heiss et al. 1993). Funktionelle Aktivierungsmuster 2 Wochen nach Schlaganfall ergaben (unter Einbeziehung des individuellen Alters und des sprachlichen Leistungsniveaus in der subakuten Phase) eine zu 86 % korrekte Vorhersage der sprachlichen Leistungen nach 6 Monaten Krankheitsdauer (Saur et al. 2010).

Das Lernpotenzial chronisch aphasischer Patienten hängt unter anderem von der Integrität des Hippokampus der sprachdominanten Hemisphäre und seiner umgebenden Marklagerstrukturen ab (Meinzer et al. 2010; vgl. auch Goldenberg u. Spatt 1994). Richter et al. (2008) fanden bei Patienten mit chronischen Aphasien hohe Korrelationen zwischen Aktivierungen des rechten inferiorfrontalen Gyrus und der rechten Inselrinde bei sprachlichen Aufgaben und dem Erfolg einer anschließenden zweiwöchigen Sprachtherapie.

■ Diagnostik

Die Bestimmung des Schweregrads in der Akutphase nach Schlaganfall hat einen großen Anteil in der Abschätzung der Prognose (s. o.). Anhaltspunkte dafür liefern der **Token-Test** (Huber et al. 1983) und der **Aachener Aphasie-Bedside-Test (AABT)** (Biniek 1993).

In der postakuten Phase können psychometrisch abgesicherte Aussagen zum Schweregrad der Störung in den verschiedenen sprachlichen Modalitäten durch den **Aachener Aphasie-Test (AAT)** ermittelt werden (Huber et al. 1983). In einem weiteren Schritt können durch modellorientierte Untersuchungsverfahren die der Aphasie zugrunde liegenden linguistischen Defizite und die erhaltenen Kompensationspotenziale analysiert werden (De Bleser et al. 2004).

Die Auswirkungen einer Aphasie auf die expressiven Kommunikationsfähigkeiten eines Patienten können mit dem **Amsterdam-Nijmegen-Everyday-Language-Test (ANELT)** orientierend geprüft werden (Blomert u. Buslach 1994, Blomert et al. 1995). Eine Publikation zur Normierung der deutschsprachigen Version dieses Tests ist derzeit in Vorbereitung.

■ Therapie

Reorganisationsmechanismen

Der Reorganisationsprozess bei Aphasie nach Schlaganfall schließt neuronale Netzwerke beider Hemisphären ein. Therapeutisch induzierte Leistungsverbesserungen korrelierten in einigen Bildgebungsstudien mit zunehmender Aktivierung periläsioneller Sprachareale und extrasylvischer Areale der **dominanten Hemisphäre** (z. B. Leger et al. 2002, Meinzer u. Breitenstein 2008, Fridriksson 2010). Dieser Mechanismus scheint vor allem für Patienten mit leichten Aphasien nach umschriebenen Läsionen und in einer relativ späten Erholungsphase eine Rolle zu spielen. Homologe **rechtshemisphärische Areale** scheinen dagegen für die Erholung vor allem von Patienten mit schweren Aphasien bei ausgedehnten Läsionen und in einer früheren postakuten Phase bedeutsam zu sein (z. B. Crinion u. Price 2005, Winhuisen et al. 2005, Karbe et al. 1998, Richter et al. 2008). Vermehrte rechtshemisphärische Hirnaktivierung bei Aphasie nach Schlaganfall wird von einigen Autoren aber auch als Zeichen einer maladaptiven transkallosalen Disinhibition interpretiert und eher mit einer Minderung der Restitution sprachlicher Fähigkeiten als mit einer Funktionserholung in Verbindung gebracht (Naeser et al. 2005, Crinion u. Price 2005, Weiduschat et al. 2011; siehe aber Raboyeau et al. 2008).

In einer Verlaufsstudie innerhalb des ersten Jahres nach einem Schlaganfall konnten mit fMRT-Bildgebung 3 Phasen der Reorganisation unterschieden werden:
- eine **frühe Phase** (0–4 Tage nach Infarkt) mit deutlich reduzierter Aktivierung nicht geschädigter linkshemisphärischer Sprachareale,
- eine **postakute Phase** (ca. 2 Wochen nach Infarkt), in der eine mit den Leistungsverbesserungen korrelierte Hochregulierung neuronaler Aktivierung in homologen (vor allem anterioren) Sprachrealen der rechten Hemisphäre stattfindet, und
- eine „**Konsolidierungsphase**" (4–12 Monate nach Infarkt), in der weitere sprachliche Verbesserungen mit einem Rückgang rechtshemisphärischer Aktivierung und mit einer zunehmenden Aktivierung der intakten linkshemisphärischen Sprachareale korreliert sind (Saur et al. 2006).

Die Bildgebungsstudien zu den neuronalen Korrelaten sprachlicher Restitution wurden in mehreren Übersichtsarbeiten zusammengefasst (Rijntjes 2006, Crosson et al. 2007, Meinzer u. Breitenstein 2008, Lazar u. Antoniello 2008, Raymer et al. 2008).

Wirksamkeitsstudien

Sprachtherapie

▶ **Allgemeine Effektivitätsnachweise.** Die Speech Pathology Database for Brain Impairment Treatment Efficacy (SpeechBITE; www.speechbite.com) listet für den Zeitraum bis einschließlich 2010 insgesamt 20 randomisierte Kontrollgruppenstudien (ohne die Studien, in denen pharmakologische oder stimulierende Verfahren untersucht wurden). Die Qualität dieser Studien wurde nach dem PEDro-System bewertet (www.pedro.fhs.usyd.edu.au), das auf 10 Qualitätskriterien (darunter die 9 Items der Delphi-Kriteriumsliste) beruht (Togher et al. 2009). Dabei erreichten 10/20 Studien mindestens 5/10 Punkte (Mittelwert 4,6). In der gleichen Datenbank sind 19 nicht randomisierte Kontrollgruppenstudien (mittlerer PEDro-Score = 2,4) sowie 62 klinische Gruppenstudien und mehr als 240 Einzelfallstudien dokumentiert. Eine 2007 durchgeführte Metaanalyse dieser Datenbasis kam zu dem Ergebnis einer mittleren Qualität der Methodologie von klinischen Studien zur Aphasietherapie, vergleichbar mit der Qualität der Therapiestudien auf anderen Feldern der neurologischen Rehabilitation (Togher et al. 2009).

Eine 2009 von der Cochrane Collaboration recherchierte Metaanalyse von 30 randomisierten Kontrollgruppenstudien (n = 1840 Fälle) ergab Hinweise auf die Wirksamkeit der Aphasietherapie (Kelly et al. 2010). Die Cochrane-Studie berichtet ferner über konsistente Evidenz für eine Überlegenheit „intensiver" gegenüber „konventioneller" Sprachtherapie. Ein Vergleich zwischen Studien, in denen Sprachtherapie von „trainierten und supervidierten Freiwilligen" vs. von professionellen Sprachtherapeuten angeboten wurde, ergab nach dieser Metaanalyse keine Unterschiede, wobei es sich in den dabei berücksichtigten Studien allerdings um solche mit niederfrequenter Therapie handelte (Kelly et al. 2010).

In mehreren kontrollierten klinischen Studien mit größeren Fallzahlen konnte die Effektivität der Aphasietherapie statistisch gegenüber Spontanremission oder gegenüber unspezifischen Interventionsmaßnahmen abgesichert werden (Hagen 1973, Wertz et al. 1986, Poeck et al. 1989). In einer multizentrischen Untersuchung von 130 Patienten, die Sprachtherapie erhalten hatten, wurden bei ca. 60% auch nach mehr als einem Jahr noch Verbesserungen festgestellt (Holland et al. 1996). Dem stehen allerdings auch Studien gegenüber, die keinen signifikanten Wirksamkeitsnachweis für die Aphasietherapie erbrachten (vgl. Salter et al. 2010; zur Diskussion siehe Wallesch u. Johannsen-Horbach 2010).

▶ **Effektivität spezifischer Therapieansätze.** In einigen randomisierten Kontrollgruppenstudien mit kleineren Fallzahlen wurde die Wirksamkeit der **Constraint Induced Aphasia Therapy (CIAT)** nachgewiesen, eines Verfahrens, das auf hoher Therapieintensität und einer forcierten Beschränkung der Patienten auf mündlich-verbale Ausdrucksmittel beruht (Pulvermüller et al. 2001, Meinzer et al. 2005). Metaanalysen von Cherney et al. (2008) und von Balardin u. Miotto (2009) bescheinigen dem Verfahren mittlere Evidenz. Der Effekt der CIAT beruht vermutlich weniger auf der spezifischen therapeutischen Vorgehensweise als vielmehr auf der hohen Therapieintensität (Maher et al. 2006, Barthel et al. 2008).

In 2 randomisierten Kontrollgruppenstudien wurden verschiedene spezifische Therapieansätze in ihrer Wirksamkeit systematisch verglichen. Doesborgh et al. (2004) verglichen einen **semantischen** mit einem **phonologischen** Therapieansatz 3–5 Monate post-onset (40–60 Stunden Einzeltherapie, 1,5–3 Stunden pro Woche). Der Amsterdam-Nijmegen Everyday Language Test (ANELT) zeigte keine unterschiedlichen Effekte für die beiden Behandlungsansätze. Dagegen zeigten Tests der semantischen und phonologischen Verarbeitungsleistungen jeweils spezifische Effekte der semantischen bzw. phonologischen Interventionsmethode.

De Jong-Hagelstein et al. (2011) verglichen in der Subakutphase einen **sprachsystematischen** (semantische und/oder phonologische Therapie) mit einem **kommunikativen** Behandlungsansatz. Die Behandlungsintensität betrug mindestens 2 Stunden pro Woche über einen Zeitraum von 6 Monaten. Ein Gruppenvergleich nach 3 und nach 6 Monaten mit dem Amsterdam-Nijmegen Everyday Language Test (ANELT) ergab keine Unterschiede zwischen den beiden Interventionen. Bei einer Prüfung semantischer und phonologischer Verarbeitungsleistungen zeigte die sprachsystematisch behandelte Gruppe signifikant stärkere Effekte als die kommunikativ behandelte, was auf spezifische Wirksamkeitsmechanismen hinweist.

Zur **Therapie der Sprechapraxie**, eines häufigen sprechmotorischen Begleitsymptoms aphasischer Störungen, liegen Leitlinienempfehlungen (Wambaugh et al. 2006) und systematische Übersichtsarbeiten vor (z. B. Ziegler et al. 2010).

Evidenz für differenzialtherapeutische Effekte lässt sich auch aus verschiedenen nicht randomisierten kontrollierten Studien ableiten (z. B. Springer et al. 2000, Carlomagno et al. 2001). Ein Schwerpunkt jüngerer klinischer Studien liegt auf der **Behandlung von Wortabrufstörungen** (z. B. Best et al. 2008, Meinzer et al. 2010, Meinzer et al. 2011, zu einer Metaanalyse vgl. Wisenburn u. Mahoney 2009). In Übersichtsarbeiten wurde aus diesen Studien wiederholt ein positiver Wirksamkeitsnachweis für die Aphasietherapie auch in der chronischen Phase abgeleitet (Holland et al. 1996, Robey 1998, Cicerone et al. 2000). Sie gelten darüber hinaus als Begründung für die weitere Planung von Proof-of-Principle-Studien für spezifische Behandlungsverfahren in der Aphasietherapie (Wallesch u. Johannsen-Horbach 2010).

▶ **Gruppentherapie.** Positive Effekte auf Kommunikationsfähigkeit und Befindlichkeit wurden für Sprachtherapien im Gruppen-Setting beschrieben (Wertz 1981, Elman u. Bernstein-Ellis 1999, Ross et al. 2006, Simmons-Mackie u. Damico 2009).

▶ **Computergestützte Therapie.** Computergestützte Methoden der Übungsbehandlung leisten einen wirksamen Beitrag zur Erhöhung der Übungsfrequenz (z. B. Meinzer et al. 2010, Leemann et al. 2011). Systematische vergleichende Therapiestudien zu den Vorteilen solcher Anwendungen liegen allerdings nicht vor. Elektronische Therapiehilfen und computergestützte Therapieprogramme können auch in der häuslichen Selbsttherapie eingesetzt werden (Schroeder et al. 2007). Nobis-Bosch et al. (2011) wiesen in einer randomisierten Cross-over-Studie nach, dass sich durch Verwendung einer elektronischen Lernhilfe im supervidierten häuslichen Training sowohl linguistische als auch kommunikative Fähigkeiten verbessern.

▶ **Aphasietherapie bei bilingualen Patienten.** Nach Übersichtsarbeiten von Kohnert (2009) und Faroqi-Shah et al. (2010) weisen die wenigen publizierten Studien (45 Patienten in 14 Studien) auf eine Wirksamkeit der Aphasietherapie in der Zweitsprache und oft auch auf einen Transfer auf die nicht behandelte Sprache hin (vgl. Edmonds u. Kiran 2006).

▶ **Faktoren, die die Wirksamkeit der Sprachtherapie beeinflussen.** Ein wesentlicher Faktor, der die Wirksamkeit der Sprachtherapie beeinflusst, ist die **Therapieintensität**. Bhogal et al. (2003) konnten nachweisen, dass diejenigen RCT-Studien, die keinen Wirksamkeitsnachweis erbringen konnten, ausnahmslos durch eine sehr geringe Intensität charakterisiert waren (im Mittel 2 Stunden pro Woche über ca. 23 Wochen), während die Studien mit positivem Wirksamkeitsnachweis eine Therapiefrequenz von durchschnittlich mehr als 8 Stunden pro Woche über 8–12 Wochen aufwiesen. Einen Zusammenhang zwischen Therapiefrequenz und Wirksamkeit

zeigten auch Basso et al. (1979) und Denes et al. (1996). Cherney et al. (2008) leiten aus einer Metaanalyse neuerer Studien mittlere Evidenz für einen Einfluss des Faktors Intensität ab. Allerdings gibt es keine randomisierten kontrollierten Studien, die diesen Effekt auf der höchsten Evidenzstufe belegen (vgl. Bakheit et al. 2007, Marshall 2008, Bhogal et al. 2008).

Ein zweiter empirisch untersuchter Einflussfaktor ist der **Zeitpunkt**, zu dem mit der Therapie begonnen wird. Nach den Ergebnissen einer Metaanalyse von 55 klinischen Studien (Robey 1998) kann mit einer bereits in der Akutphase beginnenden und hinreichend intensiven Therapie der durch Spontanremission erwartbare Effekt nahezu verdoppelt werden, während bei einem späteren Therapiebeginn geringere Zuwächse erzielt werden.

Pharmakologische Therapie

Die Wirksamkeit pharmakologischer Interventionen bei Aphasie nach Schlaganfall wurde in verschiedenen Übersichtsarbeiten bewertet (Shisler et al. 2000, Klein u. Albert 2004, de Boissezon et al. 2007, Pulvermüller u. Berthier 2008, Greener et al. 2001).

▶ **Piracetam.** In einer Cochrane Metaanalyse pharmakologischer Studien (recherchiert 2001) kamen Greener et al. zu dem Schluss, dass Piracetam die Wirksamkeit von Sprachtherapie fördern kann. In einer Doppelblindstudie (Huber et al. 1997) zeigten 24 Patienten mit chronischer Aphasie, die im Rahmen einer 6-wöchigen intensiven Übungsbehandlung Piracetam erhalten hatten (4,8 g/d), deutlichere Verbesserungen als 26 weitere Patienten, die ein vergleichbares Trainingsprogramm unter Placebo absolviert hatten. Dieser Effekt wurde in verschiedenen Kontrollgruppenstudien repliziert (z. B. Kessler et al. 2000, Szelies et al. 2001). Dauerhafte Piracetam-Gaben (4,8 g/d über einen Zeitraum von 6 Monaten) führen *ohne* adjuvante Sprachtherapie dagegen nicht zu nennenswerten Verbesserungen sprachlicher Leistungen (Güngör et al. 2011).

▶ **Donepezil.** Eine randomisierte, placebokontrollierte Doppelblindstudie an 26 Patienten mit chronischer Aphasie zeigte, dass adjuvante Gaben von Donepezil (10 mg/d über 12 Wochen) die Wirksamkeit einer Standard-Aphasietherapie (durchschnittlich 2 Stunden pro Woche) signifikant erhöht (Berthier et al. 2006). Allerdings kam es bei 6 Patienten der Donepezil-Gruppe während der Aufdosierungsphase zu Nebenwirkungen (Reizbarkeit, Schlafstörungen), und bei 2 der 13 Patienten traten während der Behandlung und nach Absetzen der Medikation wiederholt epileptische Anfälle auf. Nach der Washout-Phase glichen sich die sprachlichen Leistungen der Donepezil-Gruppe an die der Placebogruppe an.

▶ **Memantin.** In einer randomisierten, placebokontrollierten Doppelblindstudie prüften Berthier et al. (2009) die Wirksamkeit einer adjuvanten Memantin-Therapie

(20 mg/d, plus „constraint-induced aphasia therapy", 3 h/d) im Vergleich zur Placebo-Kontrollgruppe sowie zu einer therapiefreien Phase mit Medikation und einer Therapiephase ohne Medikation. Während der kombinierten Medikations-/Therapiephase zeigten die Patienten der Experimentalgruppe (n = 14) signifikant stärkere Therapieeffekte als die Placebogruppe (n = 13). Ein Medikationseffekt zeigte sich auch bereits nach Medikation *ohne* Sprachtherapie.

▶ **Bromocriptin.** In 2 randomisierten open-label Studien zur Wirksamkeit einer Bromocriptin-Monotherapie bei Patienten mit unflüssigen Aphasien ergaben sich keine signifikanten sprachlichen Verbesserungen der Verum- im Vergleich zur Placebo-Gruppe (Gupta et al. 1995, Ashtary et al. 2006). Allerdings scheint Bromocriptin bei Patienten mit antriebsbedingten Redeflussstörungen zu einer Steigerung des Redeflusses beizutragen (z. B. Albert et al. 1988, Raymer et al. 2001).

▶ **Levodopa.** Eine neuere RCT-Studie untersuchte in der subakuten Phase nach Schlaganfall die Wirksamkeit adjuvanter Gaben von Levodopa (100 mg/d, 30 Minuten vor der Sprachtherapie; 15 ×45 Minuten Therapie über 3 Wochen; Seniow et al. 2009). Die Levodopa-Gruppe (n = 20) zeigte signifikant stärkere Therapieeffekte im Vergleich zu einer Placebogruppe (n = 19), wobei der Medikationseffekt ausschließlich bei den Patienten mit Läsionen frontaler Sprachareale auftrat. Da sich die Levodopa- und die Placebogruppe jedoch in der Ausgangsleistung *vor* der Behandlung unterschieden, kann ein Einfluss des initialen Schweregrads der Aphasie auf die beobachteten Effekte nicht ausgeschlossen werden.

Leemann et al. (2010) untersuchten in einer doppelt verblindeten, placebokontrollierten Cross-over-Studie die Effekte adjuvanter Gaben von 100 mg/d Levodopa auf die Wirksamkeit eines 2-wöchigen Benenntrainings (5 Stunden pro Woche zusätzlich zu einer 5-stündigen Standardtherapie). Bei einer Stichprobengröße von 12 Patienten, 2–9 Wochen nach Schlaganfall, zeigte sich kein signifikanter Levodopa-Effekt.

▶ **Amphetamin.** Walker-Batson et al. (2001) untersuchten die Wirksamkeit einer Gabe von 10 mg Dextro-Amphetamin 30 Minuten vor einer einstündigen Sprachtherapie, bei 10 Behandlungen innerhalb von 5 Wochen. In einer randomisierten Doppelblind- Kontrollgruppenstudie zeigten 12 Patienten, die D-Amphetamin erhalten hatten, signifikant stärkere Verbesserungen als eine Placebo-Kontrollgruppe von 9 Patienten. Diese Veränderungen traten jedoch vornehmlich erst nach Absetzen des D-Amphetamins auf.

Stimulationsstudien

▶ **Transkranielle Magnetstimulation (TMS).** Erste Versuche mit repetitiver TMS der zum Broca-Areal homologen Region der rechten Hemisphäre (1 Hz, 20 Minuten täglich, 10 Sitzungen in 2 Wochen) ergaben für Patienten mit chronischer Aphasie signifikante und anhaltende Verbesserungen der Benennleistung (Naeser et al. 2005, Martin et al. 2009). Diese Ergebnisse sind wegen der geringen Fallzahl und wegen des Fehlens einer Kontrollintervention (Scheinstimulation) als vorläufig zu werten (vgl. auch Hamilton et al. 2011).

Weiduschat et al. (2011) führten eine randomisierte Kontrollgruppenstudie durch, in der 10 aphasische Patienten in der postakuten Phase nach Schlaganfall unmittelbar vor jeder Therapiesitzung (45 Minuten Sprachtherapie) 1-Hz-repetitive TMS über der zum Broca-Areal homologen Region der rechten Hemisphäre (TMS-Gruppe, n = 6) oder über dem Vertex (Sham-Gruppe, n = 4) erhielten. Die Intervention umfasste 8–10 Sitzungen über einen Zeitraum von 2 Wochen, die Therapeuten waren gegenüber der Stimulation (TMS/Sham) verblindet. Die TMS-Gruppe zeigte im Vergleich zur Sham-Gruppe nach Beendigung der Intervention signifikant stärkere Verbesserungen des AAT-Gesamtscores.

▶ **Transkranielle Gleichstromstimulation (tDCS).** In einer randomisierten Cross-over-Studie von Baker et al. (2010) erhielten 10 Patienten mit chronischen Aphasien eine anodale transkranielle Gleichstromstimulation (atDCS) während eines computergestützten Benenntrainings (5 Tage, 20 Minuten täglich). An weiteren 5 Tagen wurde bei sonst gleichen Bedingungen unter Scheinstimulation geübt. Stimuliert wurde über strukturell erhaltenen Kortexarealen der *linken* Hemisphäre. Unter atDCS-Stimulation wurden signifikant stärkere Übungseffekte erzielt als unter Scheinstimulation, außerdem traten Generalisierungseffekte auf. Der Effekt hielt auch eine Woche nach Therapieende noch an.

In einer randomisierten Doppelblindstudie (Cross-over-Design) verglichen Flöel et al. (2011) die Effekte von anodaler und kathodaler tDCS mit einer Sham-Bedingung. Die Stimulation erfolgte jeweils für 20 Minuten zu Beginn einer einstündigen Benenntherapie über Blöcke von insgesamt jeweils 6 Therapiestunden an 3 Tagen. In dieser Studie wurde über dem *rechten temporoparietalen Kortex* stimuliert. Die 12 Patienten dieser Studie profitierten signifikant stärker von der anodalen als von der Scheinstimulation. Die Effekte hielten auch 2 Wochen nach Therapieende noch an.

In beiden Studien waren die durch Stimulation erzielten additiven Lernzuwächse relativ gering (im Mittel um ca. 2 korrekt benannte Objekte in 5 × 20 Minuten bzw. 6 × 60 Minuten Trainingszeit), was an einem Deckeneffekt durch die hohe Übungsfrequenz des Benenntrainings liegen könnte. Es bleibt offen, über welchen Arealen (links periläsionell oder rechts temporoparietal) stimuliert werden soll.

Computergestützte alternative Kommunikationsmittel

Der Einsatz elektronischer Hilfen im Alltag ist vor allem für Patienten mit schweren expressiven Störungen indiziert (Van de Sandt-Koenderman et al. 2007, Hough u. Johnson 2009). Wegen des raschen Wandels der technologischen Möglichkeiten sind ältere Studien nur noch beschränkt aussagefähig. Nach Nicholas et al. (2011) können aphasische Patienten den Umgang mit alternativen elektronischen Kommunikationsmitteln nur erlernen, wenn sie über ausreichende exekutive Fähigkeiten und über ausreichendes semantisches Wissen verfügen.

Alternative Therapien

Die Wirksamkeit alternativer Therapiemethoden (Akupunktur, Hypnose, Entspannung) ist nicht belegt (Laures u. Shisler 2004).

■ Versorgungskoordination

Infrastruktur

Die Therapie der Aphasien wird je nach klinischen und/oder psychosozialen Gegebenheiten ambulant, teilstationär oder stationär durchgeführt. Die gesetzlichen Voraussetzungen finden sich im Sozialgesetzbuch (SGB V, insbesondere § 27 und § 39). Für die Aphasiebehandlung ist eine logopädische oder eine besondere klinisch-linguistische oder sprachheilpädagogische Berufsqualifikation erforderlich. Die Standards dieser Qualifikation werden durch Fachgesellschaften (Deutscher Bundesverband für Logopädie dbl, Berufsverband Klinische Linguistik BKL, Deutscher Bundesverband der akademischen Sprachtherapeuten dbs, Deutscher Bundesverband Klinischer Sprechwissenschaftler DBKS) überprüft und zertifiziert.

Da zentrale Störungen der Sprachverarbeitung meist zusammen mit anderen neuropsychologischen und neurologischen Störungen auftreten, sind Diagnostik und Therapieplanung im Kontext eines neuropsychologischen Gesamtkonzeptes der Rehabilitation zu sehen. In einer Studie zur Wirksamkeit eines additiven Aufmerksamkeitstrainings ergaben sich zwar keine zusätzlichen Effekte, jedoch zeigten Patienten, die sich unter kombinierter Therapie in ihren Aufmerksamkeitsleistungen gut verbesserten, parallel dazu auch einen größeren Zuwachs in den sprachlichen Leistungen (Graf et al. 2011).

Verlauf und Intensität der Behandlung

In den ersten Wochen nach Schlaganfall ist intensive Sprachtherapie nötig, um die Rückbildung zu unterstützen, Automatismen und Fehlkompensationen zu hemmen, den Leidensdruck des Patienten zu mildern und Adaptationsprozesse zu steuern. Sofern der Allgemeinzustand der Patienten dies zulässt und eine hinreichende Fähigkeit zur Fokussierung der Aufmerksamkeit vorliegt, sollte möglichst frühzeitig eine sprachliche Aktivierung erfolgen (Robey 1998).

In der Phase zwischen einem und ca. 6 Monaten nach Insult sollte bei lernfähigen Patienten mit schweren bis mittelgradigen Störungen die Aphasiebehandlung ambulant wenigstens dreimal wöchentlich je 60 Minuten lang durchgeführt werden (Bauer et al. 2002), ggf. unterstützt durch Materialien zum häuslichen Eigentraining. Bei Durchführung einer stationären Maßnahme sollten jedem Patienten zumindest werktäglich 60 Minuten Einzel- und möglichst zusätzlich Gruppentherapie angeboten werden. Durch PC-gestützte Verfahren und telemedizinische Angebote lässt sich eine Erhöhung der Therapieintensität und Trainingsfrequenz erzielen.

In den aktuellen Therapiestandards der Deutschen Rentenversicherung (DRV) wurde für Schlaganfall-Patienten der Rehabilitationsphase D in mindestens 40 % aller Fälle Sprach- oder Kommunikationstherapie im Umfang von mindestens 2,5 Stunden pro Woche festgelegt und bei mindestens 10 % dieser Patientengruppe („besonderer Bedarf") eine Therapiefrequenz von mindestens 5 Stunden pro Woche über einen Zeitraum von 6 Wochen (Deutsche Rentenversicherung 2011).

Über den weiteren Behandlungsbedarf und -umfang entscheiden die individuellen Zielsetzungen und das Lernpotenzial des Patienten. Gegebenenfalls ist auch nach mehr als 12 Monaten eine Wiederholung stationärer Intensivtherapie (6–8 Wochen mit möglichst täglichen Therapiestunden) notwendig. Derzeit ist es aber schwierig, dafür eine Kostenübernahme zu erhalten (Rijntjes et al. 2010).

Beratung und Angehörigenarbeit

Einem guten familiären und sozialen Rückhalt wird ein positiver Einfluss auf die Rehabilitation von Schlaganfallpatienten zugeschrieben (Herrmann et al. 1989, Hemsley u. Code 1996). Daher gehört Angehörigenarbeit zum Gesamtkonzept der Sprachrehabilitation (Bongartz 1998). Besondere Anforderungen an die Beratung ergeben sich bei der Vorbereitung und Begleitung einer Wiedereingliederung in den Beruf (Schlenck u. Schupp 1993). Für eine ausgewählte Patientengruppe besteht am Berufsförderungswerk Nürnberg das Angebot einer berufsvorbereitenden Rehabilitationsmaßnahme für Aphasiker (IBRA; Fassmann et al. 2009).

Selbsthilfe

In jeder Phase der Behandlung sollten Patienten und Angehörige auf Selbsthilfegruppen und die Selbsthilfeverbände hingewiesen und die Integration in eine Selbsthilfegruppe ggf. unterstützt werden. Auch kann das weitere Üben mit computergestützten Therapieprogrammen zu Hause und/oder in der Selbsthilfegruppe sinnvoll sein (Nobis-Bosch et al. 2011).

Selbsthilfeverband der Aphasiker, Kontaktadresse:
Bundesverband für die Rehabilitation der Aphasiker e. V.
Wenzelstraße 19
97084 Würzburg
Tel.: 0931/250130-0
Fax: 0931/250130-39
E-Mail: info@aphasiker.de
Internet: www.aphasiker.de

Federführend: Prof. Dr. rer. nat. Wolfram Ziegler, EKN, Klinik für Neuropsychologie, Städt. Klinikum München GmbH. Dachauer Straße 164, 80992 München. Tel. 0 89/15 77 47 4, Fax 0 89/15 67 81
E-Mail: wolfram.ziegler@extern.lrz-muenchen.de

Entwicklungsstufe der Leitlinie: S1

■ Redaktionskomitee

Prof. Dr. med. Hermann Ackermann, Abteilung für Neurologie der Universität Tübingen und Fachkliniken Hohenurach, Bad Urach (für die Deutsche Gesellschaft für Neurologische Rehabilitation, DGNR)

Dagmar Amslinger, Bundesverband für die Rehabilitation der Aphasiker e. V.

Prof. Annette Baumgärtner, PhD, Hochschule Fresenius, Standort Hamburg (für die Gesellschaft für Aphasieforschung und -behandlung, GAB)

PD Dr. Caterina Breitenstein, Klinik und Poliklinik für Neurologie, Universität Münster (für die Gesellschaft für Aphasieforschung und -behandlung, GAB)

Prof. Dr. Georg Goldenberg, Klinik für Neuropsychologie, Klinikum Bogenhausen, Städtisches Klinikum München

Prof. Dr. Walter Huber, Lehr- und Forschungsgebiet Neurolinguistik, Neurologische Klinik, RWTH Aachen (für die Deutsche Gesellschaft für Neurotraumatologie und Klinische Neuropsychologie, DGNKN)

Dr. Wilfried Schupp, Abteilung Neurologie und Neuropsychologie, Fachklinik Herzogenaurach (für die Deutsche Gesellschaft für Neurologische Rehabilitation, DGNR)

Claudia Sedlmeier, Fachklinik Enzensberg, Füssen, Abteilung für Sprachtherapie (für den Deutschen Bundesverband für Logopädie, dbl)

Dr. Luise Springer (†), Studiengang Lehr- und Forschungslogopädie, Med. und Phil. Fakultät der RWTH Aachen

Prof. Dr. Claus Wallesch, BDH-Klinik Elzach GmbH (für die Deutsche Gesellschaft für Neurologie, DGN)

Prof. Dr. Klaus Willmes-von Hinckeldey, Lehr- und Forschungsgebiet Neuropsychologie, Neurologische Klinik, RWTH Aachen

Prof. Dr. Wolfram Ziegler, Entwicklungsgruppe Klinische Neuropsychologie, Klinik für Neuropsychologie, Städt. Klinikum München

Für Österreich:
Doz. Dr. Josef Spatt, Neurologisches Rehabilitationszentrum Rosenhügel, Wien

Für die Schweiz:
Prof. Dr. Jean-Marie Annoni, Chaire de Neurologie, Université de Fribourg (Suisse); Präsident der Aphasie Suisse

■ Literatur

Albert ML, Bachmann DL, Morgan A et al. Pharmacotherapy for aphasia. Neurology 1988; 38: 877–879

Aphasie Suisse. Guidelines zur Behandlung von Aphasien. Schweiz Ärzteztg 2005; 86: 2290–2297

Ashtary F, Janghorbani M, Chitsaz A et al. A randomized, double-blind trial of bromocriptine efficacy in nonfluent aphasia after stroke. Neurology 2006; 66: 914–916

Baker JM, Rorden C, Fridriksson J. Using transcranial direct-current stimulation to treat stroke patients with aphasia. Stroke 2010; 41: 1229–1236

Bakheit AMO, Shaw S, Barrett L et al. A prospective, randomized, parallel group, controlled study of the effect of intensity of speech and language therapy on early recovery from poststroke aphasia. Clin Rehabil 2007; 21: 885–894

Balardin JB, Miotto EC. A review of constraint-induced therapy applied to aphasia rehabilitation in stroke patients. Dement Neuropsychol 2009; 3: 275–282

Barthel G, Meinzer M, Djundja D et al. Intensive language therapy in chronic phasia: Which aspects contribute most? Aphasiology 2008; 22: 408–421

Basso A, Capitani E, Vignolo LA. Influence of rehabilitation on language skills in aphasic patients. A controlled study. Archs Neurol 1979; 36: 190–196

Bauer A, de Langen-Müller U, Glindemann R et al. Qualitätskriterien und Standards für die Therapie von Patienten mit erworbenen neurogenen Störungen der Sprache (Aphasie) und des Sprechens (Dysarthrie): Leitlinien 2001. Akt Neurol 2002; 29: 63–75

Berthier ML, Green C, Higueras C et al. A randomized, placebo-controlled study of donepezil in poststroke aphasia. Neurology 2006; 67: 1687–1689

Berthier ML, Green C, Lara JP et al. Memantine and constraint-induced aphasia therapy in chronic poststroke aphasia. Ann Neurol 2009; 65: 577–585

Best W, Greenwood A, Grassly J et al. Bridging the gap: can impairment-based therapy for anomia have an impact at the psycho-social level? Int J Lang Commun Disord 2008; 43: 390–407

Bhogal SK, Foley N, Teasell R et al. Response to letter by Marshall. Stroke 2008; 39: e49

Bhogal SK, Teasell R, Speechley M. Intensity of aphasia therapy, impact on recovery. Stroke 2003; 34: 987–993

Biniek R. Akute Aphasien. Stuttgart: Thieme; 1993

Blomert L, Buslach DC. Funktionelle Aphasiediagnostik mit dem Amsterdam-Nijmegen Everyday Language Test (ANELT). Forum Logopädie 1994; 2: 3–6

Blomert L, Koster Ch, Kean M-L. Handleiding ANTAT: Amsterdam-Nijmegen Test voor Alledaagse Taalvaardigheden. Lisse: Swets u. Zeitlinger; 1995

Bongartz R. Kommunikationstherapie mit Aphasikern und Angehörigen. Grundlagen – Methoden – Materialien. Stuttgart: Thieme; 1998

Breitenstein C, Kramer K, Meinzer M et al. Intensives Sprachtraining bei Aphasie. Einfluss kognitiver Faktoren. Nervenarzt 2009; 80: 149–150

Cappa SF, Benke T, Clarke S et al. E0uropean Federation of Neurological Societies. EFNS guidelines on cognitive rehabilitation: report of an EFNS task force. Eur J Neurol 2003; 10: 11–23

Carlomagno S, Pandolfi M, Labruna L et al. Recovery from moderate aphasia in the first year poststroke: effect of type of therapy. Arch Phys Med Rehabil 2001; 82: 1073–1080

Cherney LR, Patterson JP, Raymer A et al. Evidence-based systematic review: effects of intensity of treatment and constraint-induced language therapy for individuals with stroke-induced aphasia. J Speech Lang Hear Res 2008; 51: 1282–1299

Cicerone KD, Dahlberg C, Kalmar K et al. Evidence-based cognitive rehabilitation: recommendations for clinical practice. Arch Phys Med Rehabil 2000; 81: 1596–1615

Connor LT, Obler LK, Tocco M et al. Effect of socioeconomic status on aphasia severity and recovery. Brain Lang 2001; 78: 254–257

Crinion J, Price CJ. Right anterior superior temporal activation predicts auditory sentence comprehension following aphasic stroke. Brain 2005; 128: 2858–2871

Croquelois A, Bogousslavsky J. Stroke aphasia: 1,500 consecutive cases. Cerebrovasc Dis 2011; 31: 392–399

Crosson B, McGregor K, Gopinath KS et al. Functional MRI of language in aphasia: a review of the literature and the methodological challenges. Neuropsychol Rev 2007; 17: 157–177

De Bleser R, Cholewa J, Stadie N et al. LeMo – Lexikon modellorientiert. Einzelfalldiagnostik bei Aphasie, Dyslexie und Dysgraphie. München: Elsevier; 2004

de Boissezon X, Peran P, de Boysson C et al. Pharmacotherapy of aphasia: Myth or reality? Brain Lang 2007; 102: 114–125

de Jong-Hagelstein M, van de Sandt-Koenderman WM, Prins ND et al. Efficacy of early cognitive-linguistic treatment and communicative treatment in aphasia after stroke: a randomised controlled trial (RATS-2). J Neurol Neurosurg Psychiatry 2011; 82: 399–404

Denes G, Perazzolo C, Piani A et al. Intensive versus regular speech therapy in global aphasia: a controlled study. Aphasiology 1996; 10: 385–394

Deutsche Rentenversicherung Bund. Reha-Therapiestandards Schlaganfall. Broschüre. Berlin: Deutsche Rentenversicherung; 2011

Dijkerman HC, Wood VA, Hewer RL. Long term outcome after discharge from a stroke rehabilitation unit. JR Coll Physicians Lond 1996; 30: 538–546

Doesborgh SJC, van de Sandt-Koenderman MW, Dippel DW et al. Effects of semantic treatment on verbal communication and linguistic processing in aphasia after stroke: a randomized controlled trial. Stroke 2004; 35: 141–146

Edmonds LA, Kiran S. Effect of semantic naming treatment on crosslinguistic generalization in bilingual aphasia. J Speech Lang Hear Res 2006; 49: 729–748

Elman RJ, Bernstein-Ellis E. The efficacy of group communication treatment in adults with chronic aphasia. J Speech Lang Hear Res 1999; 42: 411–419

Engelter ST, Gostynski M, Papa S et al. Epidemiology of aphasia attributable to first ischemic stroke: incidence, severity, fluency, etiology, and thrombolysis. Stroke 2006; 37: 1379–1384

Faroqi-Shah Y, Frymark T, Mullen R et al. Effect of treatment for bilingual individuals with aphasia: a systematic review of the evidence. J Neurolinguist 2010; 23: 319–341

Fassmann H, Staab E, Hüttlinger S. Integrative berufliche Rehabilitation für Personen mit Aphasie (IBRA) – Konzept und Ergebnisse der Evaluation einer neuen Therapieleistung. DRV-Schriften, 2009; Band 83: 220–221

Flöel A, Meinzer M, Kirstein R et al. Short-term anomia training and electrical brain stimulation. Stroke 2011; 42: 2065–2067

Fridriksson J. Preservation and modulation of specific left hemisphere regions is vital for treated recovery from anomia in stroke. J Neurosci 2010; 30: 1158–1164

Fridriksson J, Richardson JD, Baker JM et al. Transcranial direct current stimulation improves naming reaction time in fluent aphasia: a double-blind, sham-controlled study. Stroke 2011; 42: 819–821

Goldenberg G, Dettmers H, Grothe C et al. Influence of linguistic and non-linguistic capacities on spontaneous recovery of aphasia and on success of language therapy. Aphasiology 1994; 8: 443–456

Goldenberg G, Spatt J. Influence of size and site of cerebral lesions on spontaneous recovery of aphasia and on success of language therapy. Brain Lang 1994; 47: 684–698

Graf J, Kulke H, Sous-Kulke C et al. Auswirkungen eines Aufmerksamkeitstrainings auf die aphasische Symptomatik bei Schlaganfallpatienten. Zschr Neuropsychol 2011; 22: 21–32

Greener J, Enderby P, Whurr R. Pharmacological treatment for aphasia following stroke (review). Cochrane Database Syst Rev 2001; (4): CD000424

Güngör L, Terzi M, Onar MK. Does long term use of piracetam improve speech disturbances due to ischemic cerebrovascular diseases? Brain Lang 2011; 117: 23–27

Gupta SR, Mlcoch AG, Scolaro C et al. Bromocriptine treatment of nonfluent aphasia. Neurology 1995; 45: 2170–2173

Hagen C. Communication abilities in hemiplegia: effect of speech therapy. Arch Phys Med Rehabil 1973; 54: 454–463

Hamilton RH, Chrysikou EG, Coslett B. Mechanisms of aphasia recovery after stroke and the role of noninvasive brain stimulation. Brain Lang 2011; 118: 40–50

Heiss WD, Kessler J, Karbe H et al. Cerebral glucose metabolism as a predictor of recovery from aphasia in ischemic stroke. Arch Neurol 1993; 50: 958–964

Hemsley G, Code C. Interactions between recovery in aphasia, emotional and psychosocial factors in subjects with aphasia, their significant others and speech pathologists. Disabil Rehabil 1996; 18: 567–584

Herrmann M, Koch U, Johannsen-Horbach H et al. Communicative skills in chronic and severe nonfluent aphasia. Brain Lang 1989; 37: 339–352

Holland AL, Fromm DS, Deruyter F et al. Treatment efficacy: aphasia. J Speech Hear Res 1996; 39: 227–236

Hough M, Johnson RK. Use of ACC to enhance linguistic communication skills in an adult with chronic severe aphasia. Aphasiology 2009; 23: 965–976

Huber W, Poeck K, Springer L. Klinik und Rehabilitation der Aphasie. Stuttgart: Thieme; 2006

Huber W, Poeck K, Weniger D et al. Aachener Aphasie-Test (AAT). Göttingen: Hogrefe; 1983

Huber W, Willmes K, Poeck K et al. Piracetam as an adjuvant to language therapy for aphasia: A randomized double-blind placebo-controlled pilot study. Arch Phys Med Rehabil 1997; 78: 245–250

Huber W, Ziegler W. Störungen von Sprache und Sprechen. In: Sturm W, Herrmann M, Münte TF, Hrsg. Lehrbuch der klinischen Neuropsychologie. Heidelberg: Spektrum Akademischer Verlag; 2009: 558–608

Karbe H, Herholz K, Halber M et al. Collateral inhibition of transcallosal activity facilitates functional brain asymmetry. J Cereb Blood Flow Metab 1998; 18: 1157–1161

Karbe H, Kessler J, Herholz K et al. Long-term prognosis of poststroke aphasia studied with positron emission tomography. Arch Neurol 1995; 52: 186–190

Kelly H, Brady MC, Enderby P. Speech and language therapy for aphasia following stroke. Cochrane Database Syst Rev 2010; (5): CD000425

Kessler J, Thiel A, Karbe H et al. Piracetam improves activated blood flow and facilitates rehabilitation of poststroke aphasic patients. Stroke 2000; 31: 2112–2116

Klein RB, Albert ML. Can drug therapies improve language functions of individuals with aphasia? A review of the evidence. Semin Speech Lang 2004; 25: 193–204

Kohnert K. Cross-language generalization following treatment in bilingual speakers with aphasia: a review. Semin Speech Lang 2009; 30: 174–186

Lambon Ralph MA, Snell C, Fillingham JK et al. Predicting the outcome of anomia therapy for people with aphasia post CVA: both language and cognitive status are key predictors. Neuropsychol Rehabil 2010; 20: 289–305

Laska AC, Hellblom A, Murray V et al. Aphasia in acute stroke and relation to outcome. J Intern Med 2001; 249: 413–422

Laures JS, Shisler RJ. Complementary and alternative medical approaches to treating adult neurogenic communication disorders: a review. Disabil Rehabil 2004; 26: 315–325

Lazar RM, Antoniello D. Variability in recovery from aphasia. Curr Neurol Neurosci Rep 2008; 8: 497–502

Lazar RM, Minzer B, Antoniello D et al. Improvement in aphasia scores after stroke is well predicted by initial severity. Stroke 2010; 41: 1485–1488

Lazar RM, Speizer AE, Festa JR et al. Variability in language recovery after first-time stroke. J Neurol Neurosurg Psychiatry 2008; 79: 530–534

Leemann B, Laganaro M, Chetelat-Mabillard D et al. Crossover trial of subacute computerized aphasia therapy for anomia with the addition of either levodopa or placebo. Neurorehabil Neural Repair 2011; 25: 43–47

Leger A, Demonet JF, Aithamon B et al. Neural substrates of spoken language rehabilitation in an aphasic patient: an fMRI study. Neuroimage 2002; 17: 174–183

Maher LM, Kendall D, Swearengin JA et al. A pilot study of use-dependent learning in the context of Constraint Induced Language Therapy. J Int Neuropsychol Soc 2006; 12: 843–852

Marshall RC. The impact of intensity of aphasia therapy on recovery. Stroke 2008; 39: e48

Martin PI, Naeser MA, Ho M et al. Overt naming fMRI pre- and post-TMS: Two nonfluent aphasia patients, with and without improved naming post-TMS. Brain Lang 2009; 111: 20–35

Meinzer M, Breitenstein C. Functional imaging studies of treatment-induced recovery in aphasia. Aphasiology 2008; 22: 1251–1268

Meinzer M, Breitenstein C, Westerhoff U et al. Motor cortex preactivation by standing facilitates word retrieval in aphasia. Neurorehabil Neural Repair 2011; 25: 178–187

Meinzer M, Djundja D, Barthel G et al. Long-term stability of improved language functions in chronic aphasia after constraint-induced aphasia therapy. Stroke 2005; 36: 1462–1466

Meinzer M, Mohammadi S, Kugel H et al. Integrity of the hippocampus and surrounding white matter is correlated with language training success in aphasia. Neuroimage 2010; 53: 283–290

Menke R, Meinzer M, Kugel H et al. Imaging short- and long-term training success in chronic aphasia. BMC Neurosci 2009; 10: 118

Naeser MA, Martin PI, Nicholas M et al. Improved picture naming in chronic aphasia after TMS to part of right Broca's area: an open-protocol study. Brain Lang 2005; 93: 95–105

Nicholas M, Sinotte MP, Helm-Estabrooks N. C-speak aphasia alternative communication program for people with severe aphasia: Importance of executive functioning and semantic knowledge. Neuropsychol Rehabil 2011; 21: 322–366

Nobis-Bosch R, Springer L, Radermacher I et al. Supervised home training of dialogue skills in chronic aphasia: a randomized parallel group study. J Speech Lang Hear Res 2011; 54: 1118–1136

Pedersen PM, Jorgensen HS, Nakayama H et al. Aphasia in acute stroke: incidence, determinants, and recovery. Ann Neurol 1995; 38: 659–666

Poeck K, Huber W, Willmes K. Outcome of intensive language treatment in aphasia. J Speech Hear Dis 1989; 54: 471–479

Pulvermüller F, Berthier ML. Aphasia therapy on a neuroscience basis. Aphasiology 2008; 22: 563–599

Pulvermüller F, Neininger B, Elbert T et al. Constraint-induced therapy of chronic aphasia after stroke. Stroke 2001; 32: 1621–1626

Raboyeau G, De B, X, Marie N et al. Right hemisphere activation in recovery from aphasia: lesion effect or function recruitment? Neurology 2008; 70: 290–298

Raymer AM, Bandy D, Adair JC et al. Effects of bromocriptine in a patient with crossed nonfluent aphasia: a case report. Arch Phys Med Rehabil 2001; 82: 139–144

Raymer AM, Beeson P, Holland A et al. Translational research in aphasia: from neuroscience to neurorehabilitation. J Speech Lang Hear Res 2008; 51: S259–S275

Richter M, Miltner WH, Straube T. Association between therapy outcome and right-hemisperic activation in chronic aphasia. Brain 2008; 131: 1391–1401

Rijntjes M. Mechanisms of recovery in stroke patients with hemiparesis or aphasia: new insights, old questions and the meaning of therapies. Curr Opin Neurol 2006; 19: 76–83

Rijntjes M, Hamzei F, Liepert J. Neurologische Rehabilitation von Hemiparese und Aphasie: ein Plädoyer für multizentrische, randomisierte und kontrollierte Studien. Neurol Rehabil 2010; 16: 194–200

Robey RR. A meta-analysis of clinical outcomes in the treatment of aphasia. J Speech Lang Hear Res 1998; 41: 172–187

Ross A, Winslow I, Marchant P. Evaluation of communication, life participation and psychological well-being in chronic aphasia: the influence of group intervention. Aphasiology 2006; 20: 427–448

Salter K, Teasell R, Bhogal S et al. Aphasia. In: Teasell R, Foley N, Salter K et al. Evidence-based review of stroke rehabilitation. Executive summary, 13th ed. Toronto: Canadian Stroke Network; 2010

Saur D, Lange R, Baumgaertner A et al. Dynamics of language reorganization after stroke. Brain 2006; 129: 1371–1384

Saur D, Ronneberger O, Kummerer D et al. Early functional magnetic resonance imaging activations predict language outcome after stroke. Brain 2010; 133: 1252–1264

Schlenck KJ, Schupp W. Möglichkeiten und Grenzen der beruflichen Rehabilitation aphasischer Patienten. In: Verband Deutscher Rentenversicherer, Hrsg. Aktuelle Trends in der Rehabilitation. DRV-Schriften Bd. 2, Frankfurt/Main; 1993

Schroeder C, Schupp W, Seewald B et al. Computer aided therapy – evaluation of assignment criteria. Intern J Rehabil Res 2007; 30: 289–295

Schupp W, De Wit L, Jenni W et al. on behalf of the CERISE-Team. Inpatient stroke rehabilitation in 4 European rehabilitation centres – do we all have the same patients? Experiences from the CERISE project. Neurol Rehabil 2004; 10: S 43

Seniow J, Litwin M, Lesniak M. The relationship between non-linguistic cognitive deficits and language recovery in patients with aphasia. J Neurol Sci 2009; 283: 91–94

Shisler RJ, Baylis GC, Frank EM. Pharmacological approaches to the treatment and prevention of aphasia. Aphasiology 2000; 14: 1163–1186

Simmons-Mackie N, Damico JS. Engagement in group therapy for aphasia. Semin Speech Lang 2009; 30: 18–26

Springer L, Huber W, Schlenck KJ et al. Agrammatism: deficit or compensation? Consequences for aphasia therapy. Neuropsych Rehabil 2000; 10: 279–309

Szelies B, Mielke R, Kessler J et al. Restitution of alpha-topography by piracetam in post-stroke aphasia. Int J Clin Pharmacol Ther 2001; 39: 152–157

Togher L, Schultz R, Tate R et al. The methodological quality of aphasia therapy research: an investigation of group studies using the PsycBITE evidence-based practice database. Aphasiology 2009; 23: 694–706

Van de Sandt-Koenderman WME, Wiegers J, Wielaert SM et al. High-tech AAC and severe aphasia: candidacy for TouchSpeak (TS). Aphasiology 2007; 21: 459–474

Walker-Batson D, Curtis S, Natarajan R et al. A double-blind, placebo-controlled study of the use of amphetamine in the treatment of aphasia. Stroke 2001; 32: 2093–2098

Wallesch CW, Johannsen-Horbach H. Aphasietherapie – Wirksamkeit und Evidenzbasierung. Akt Neurol 2010; 37: 279–281

Wambaugh JL, Duffy JR, McNeil MR et al. Treatment guidelines for acquired apraxia of speech: A synthesis and evaluation of the evidence. J Med Speech-Lang Pathol 2006; 14: 15–33

Weiduschat N, Thiel A, Rubi-Fessen I et al. Effects of repetitive transcranial magnetic stimulation in aphasic stroke: a randomized controlled pilot study. Stroke 2011; 42: 409–415

Wertz RT. Veterans administration cooperative study on aphasia: a comparison of individual and group treatment. J Speech Hear Res 1981; 24: 580–594

Wertz RT, Weiss DG, Aten JL et al. Comparison of clinic, home, and deferred language treatment for aphasia. Arch Neurol 1986; 43: 653–658

Willmes K Poeck, K. Ergebnisse einer multizentrischen Untersuchung über die Spontanprognose von Aphasien vaskulärer Ätiologie. Nervenarzt 1984; 55: 62–71

Winhuisen L, Thiel A, Schumacher B et al. Role of the contralateral inferior frontal gyrus in recovery of language function in poststroke aphasia: a combined repetitive transcranial magnetic stimulation and positron emission tomography study. Stroke 2005; 36: 1759–1763

Wisenburn B, Mahoney K. A meta-analysis of word-finding treatments for aphasia. Aphasiology 2009; 23: 1338–1352

You DS, Kim D-Y, Chun MH et al. Cathodal transcranial direct current stimulation of the right Wernicke's area improves comprehension in subacute stroke patients. Brain Lang 2011; 119: 1–5

Ziegler W, Aichert I, Staiger A. Syllable- and rhythm-based approaches in the treatment of apraxia of speech. Perspectives on Neurophysiology and Neurogenic Speech and Language Disorders 2010; 20: 59–66

93 Diagnostik und Therapie von Aufmerksamkeitsstörungen bei neurologischen Erkrankungen

Was gibt es Neues?

Auch aktuelle evidenzbasierte Studien und Metaanalysen belegen die Wirksamkeit eines spezifischen Trainings einzelner Aufmerksamkeitskomponenten nach vorgeschalteter differenzierter Diagnostik. Eindeutige Wirksamkeitsnachweise bestehen allerdings nur für die postakute Phase nach Hirnschädigung.

Die wichtigsten Empfehlungen auf einen Blick

Diagnostik
- Jede Untersuchung bei Verdacht auf Aufmerksamkeitsstörungen sollte mindestens je ein Verfahren zur Aufmerksamkeitsintensität und zur Selektivität umfassen. Rechtshemisphärische, insbesondere parietale Schädigungen sollten immer (auch bei klinisch nicht auffälligem Neglect) zu einer Untersuchung der räumlichen Ausrichtung der Aufmerksamkeit führen. In den letzten Jahren haben sich insbesondere computergestützte Verfahren etabliert, die neben einer Fehleranalyse auch zeitabhängige Aufmerksamkeitsparameter genau und zuverlässig messen können.
- Die Verhaltensbeobachtung und Exploration des Patienten ist auch bei Aufmerksamkeitsstörungen ein wichtiger Bestandteil der neuropsychologischen Untersuchung. Mithilfe von Schätzskalen und Fragebögen wird versucht, diese Verhaltensbeobachtung bei Aufmerksamkeitsstörungen zu systematisieren.

Therapie
- Bei der Therapie von Aufmerksamkeitsstörungen hat sich auch in neuesten Therapiestudien bestätigt, dass die Therapie spezifisch auf das jeweilige Defizit zugeschnitten sein muss. Insbesondere bei Störungen elementarer Aufmerksamkeitsfunktionen (Alertness, Vigilanz) kann es bei Anwendung zu komplexer Therapieprogramme zu Leistungsverschlechterungen kommen. Bewährt haben sich computergestützte Therapieverfahren, die spezifische Aufmerksamkeitsleistungen in alltagsähnlichen Situationen trainieren. Eine Einbeziehung des Therapeuten zur Überwachung des Trainingsfortschritts mit Rückmeldung an den Patienten und zum Einüben bestimmter Strategien sollte erfolgen. Eine ausreichende Anzahl und eine hohe zeitliche Dichte von Therapiesitzungen sind notwendig, um positive Ergebnisse zu erzielen.
- Diese überwiegend die Restitution fördernden Verfahren können und sollten durch andere Maßnahmen wie z. B. Hilfen bei der Organisation des Alltags, aber auch durch Einbeziehung und Neuorganisation des Patientenumfelds ergänzt werden.

■ Definition und Klassifikation

Begriffsdefinition

Aufmerksamkeitsfunktionen sind keine alleinstehenden Leistungen, sondern an vielfältigen Prozessen der Wahrnehmung, des Gedächtnisses, des Planens und Handelns, an der Sprachproduktion und -rezeption, an der Orientierung im Raum und an der Problemlösung beteiligt. Insofern stellen Aufmerksamkeitsfunktionen Basisleistungen dar, die für nahezu jede praktische oder intellektuelle Tätigkeit erforderlich sind. Sie sind dadurch allerdings sowohl konzeptuell wie funktionell nur schwer gegenüber anderen kognitiven Funktionen abgrenzbar.

Nach psychologischen und neuropsychologischen Aufmerksamkeitstheorien lassen sich mindestens 5 **Aufmerksamkeitskomponenten** unterscheiden (Sturm 2009):

- Aufmerksamkeitsaktivierung (Alertness)
- längerfristige Aufmerksamkeitszuwendung (Daueraufmerksamkeit, Vigilanz)
- räumliche Ausrichtung des Aufmerksamkeitsfokus
- selektive oder fokussierte Aufmerksamkeit
- geteilte Aufmerksamkeit, Aufmerksamkeitsflexibilität, Wechsel des Aufmerksamkeitsfokus

Nach van Zomeren und Brouwer (1994) stellen **Selektivität** und **Intensität** grundlegende **Aufmerksamkeitsdimensionen** dar. Versucht man, eine Taxonomie von Aufmerksamkeit zu erstellen, so würden die ersten beiden oben genannten Aufmerksamkeitsfunktionen „Alertness" und „längerfristige Aufmerksamkeitszuwendung" Intensitätsaspekte, die „selektive" und die „fokussierte" sowie die „geteilte" Aufmerksamkeit dagegen Selektivitätsaspekte repräsentieren. Die räumliche Ausrichtung der Aufmerksamkeit stellt eine zusätzliche, eigenständige Dimension dar. Posner und Raichle (1994) sowie Fernan-

dez-Duque und Posner (2001) unterscheiden 3 **Aufmerksamkeitsnetzwerke**:
- Orienting (entspricht dem Netzwerk der räumlichen Aufmerksamkeitsausrichtung)
- Vigilance (entspricht der Intensitäts-Dimension)
- Executive Attention (entspricht der Selektivitäts-Dimension)

Andere Aufmerksamkeitstheorien unterscheiden auch zwischen **automatischen** und **kontrollierten** Verarbeitungsprozessen oder betonen die Zielgerichtetheit und kognitive Steuerung aufmerksamkeitsgeleiteter Handlungen, sodass diese Aufmerksamkeitsaspekte bei der Diagnostik und Therapie berücksichtigt werden sollten.

Klassifikation

Neben Störungen des Gedächtnisses und exekutiver Funktionen gehören Aufmerksamkeitsstörungen zu den häufigsten Funktionsbeeinträchtigungen nach Hirnschädigungen unterschiedlichster Ätiologie und Lokalisation und sind oft auch bei psychiatrischen Erkrankungen (Schizophrenie, Depression, ADHS) zu beobachten. Patienten können bei Vorliegen schwerwiegender Aufmerksamkeitsprobleme oft nicht von der Rehabilitation profitieren, selbst wenn andere kognitive Funktionen relativ unbeeinträchtigt sind (Ben-Yishay et al. 1987, Hjaltason et al. 1996, Samuelsson et al. 1998). Hyndman et. al (2008) fanden allerdings keinen eindeutigen Zusammenhang zwischen initialen Aufmerksamkeitsdefiziten und Outcome nach 12 Monaten. Demgegenüber berichteten Robertson und Mitarbeiter (1995, 1997), dass sogar die Rückbildung motorischer Störungen durch Aufmerksamkeitsstörungen des Patienten beeinflusst werden kann. Aufmerksamkeit scheint außerdem ein wichtiger Langzeit-Prädiktor für die Fahrtauglichkeit nach Hirnschädigung zu sein (Lundquist et al. 2008). Der Untersuchung und Rehabilitation von Aufmerksamkeitsfunktionen kommt daher eine zentrale Bedeutung zu.

■ Neurologische Erkrankungen, die häufig von Aufmerksamkeitsstörungen begleitet werden

Zerebrovaskuläre Erkrankungen

Nach Läsionen im Hirnstammanteil der Formatio reticularis (Mesulam 1985) und nach Schlaganfällen insbesondere im Bereich der mittleren Hirnarterie (A. cerebri media) der rechten Hirnhemisphäre können sowohl Störungen der Aufmerksamkeitsaktivierung als auch der Vigilanz und der längerfristigen Aufmerksamkeitszuwendung auftreten (Posner et al. 1987).

Während das retikuläre System des Hirnstamms die „noradrenerge Quelle" der Aufmerksamkeitsaktivierung ist (Stuss u. Benson 1984), steuert das frontothalamische „Gating-System" über dopaminerge Bahnen (z.B. Nitsche et al. 2010) die selektive und gerichtete Zuordnung dieser Aufmerksamkeitsaktivierung. Läsionen dieses Systems führen zu einer eingeschränkten Selektivität für externe Stimuli und zu erhöhter Ablenkbarkeit, d.h. zu Störungen der Aufmerksamkeitsfokussierung.

Läsionen insbesondere frontaler Anteile der linken Hirnhälfte ziehen ebenfalls Beeinträchtigungen der Aufmerksamkeitsselektivität speziell in Situationen nach sich, in denen schnelle Entscheidungen zwischen relevanten und irrelevanten Aspekten einer Aufgabe getroffen werden müssen (Dee u. van Allen 1973, Sturm u. Büssing 1986).

Störungen der räumlichen Aufmerksamkeit können ebenfalls selektiv durch lokalisierte Hirnschädigungen beeinträchtigt werden. Schädigungen des posterioren Parietallappens scheinen insbesondere zu Störungen des Lösens („disengage") der Aufmerksamkeit von einem Reiz zu führen, wenn die Aufmerksamkeit zu einem Zielreiz in der Raumhälfte gegenüber der Läsionsseite verschoben werden soll (Posner et al. 1984). Hier ist auch eine Ursache für einen Halbseiten-Neglect nach parietalen Läsionen zu sehen (siehe Leitlinie „Rehabilitation bei Störungen der Raumkognition"). Störungen der Aufmerksamkeitsteilung scheinen besonders häufig nach frontalen vaskulären Schädigungen aufzutreten (Rousseaux et al. 1996).

Schädel-Hirn-Trauma

Zusammen mit Gedächtnisstörungen stellen Aufmerksamkeitsbeeinträchtigungen das häufigste neuropsychologische Defizit nach einem Schädel-Hirn-Trauma (SHT) dar. Der konsistenteste Befund nach SHT ist eine allgemeine, unspezifische Verlangsamung der Informationsverarbeitung. Die Ursache dieser Funktionsstörungen nach SHT bleibt jedoch weitgehend unklar. Als pathologisches Korrelat der Schädigung infolge vor allem rotationaler Beschleunigung des Gehirns werden unter anderem „diffuse axonale Schädigungen" diskutiert bzw. ein Hypometabolismus in präfrontalen und zingulären Hirnarealen (Fontaine et al. 1999).

Multiple Sklerose

Kognitive Verlangsamung und erhöhte Reaktionsvariabilität bei zu Beginn der Erkrankung häufig noch erhaltener Leistungsgüte sind weit verbreitete Defizite bei Patienten mit Multipler Sklerose, sodass Tests mit Reaktionszeiterfassung bei dieser Erkrankung von besonderer Bedeutung sind. Diese Verlangsamung ist offensichtlich von den einzelnen Unterfunktionen der Aufmerksamkeitsleistung relativ unabhängig. Als neuronale Grundlage werden eine diffus lokalisierte axonale Schädigung und Demyelinisierung angenommen, deren Pendant, ein generell erhöhtes Ausmaß an Hirnatrophie, auch nachgewiesen werden konnte (z.B. Lazeron et al. 2006).

Neurodegenerative Erkrankungen

Bereits im frühen Stadium der Alzheimer-Demenz (AD) sind oft Aufmerksamkeitsstörungen zu beobachten. Sie scheinen häufig zwar erst nach Gedächtnisstörungen, aber noch vor Beeinträchtigungen von Sprache und räumlichen Leistungen aufzutreten (Perry et al. 2000). Andere Befunde weisen auf eine relative Aufrechterhaltung der kognitiven Kontrolle der Aufmerksamkeitsaktivierung und visuell-räumlichen Aufmerksamkeit, aber auf frühe Störungen der selektiven Aufmerksamkeit hin. Im Verlauf der Erkrankung nehmen auch Störungen der inhibitorischen Kontrolle zu.

Bei der Demenz vom Lewy-Körperchen Typ sind fluktuierende Aufmerksamkeitsleistungen und Defizite in der visuo-räumlichen Aufmerksamkeit ein zentrales diagnostisches Kriterium. Neuere Studien (Calderon et al. 2005) fanden, dass die Patienten sogar in nahezu allen Aufmerksamkeitsfunktionen (Daueraufmerksamkeit, selektive Aufmerksamkeit, geteilte Aufmerksamkeit) signifikant schlechtere Ergebnisse als AD-Patienten aufweisen.

Patienten mit Morbus Parkinson oder Chorea Huntington zeigen in der Regel keine Defizite bei der phasischen Alertness und bei Vigilanz-Aufgaben, wohingegen Patienten mit progressiver supranukleärer Paralyse (Steele-Richardson-Olszewski-Syndrom) unter derartigen Störungen leiden.

Störungen der Aufmerksamkeitsteilung scheinen ein generelles Problem demenzieller Erkrankungen in späteren Erkrankungsstadien zu sein.

Aspekte, die diese Leitlinie nicht behandelt

Aufmerksamkeitsstörungen sind auch bei vielen psychiatrischen Krankheitsbildern wie beispielsweise Schizophrenie (Heinrichs u. Zakzanis 1998, Jones et al. 2001, Lussier u. Stip 2001) und bei Depression (z. B. Farrin et al. 2003) zu beobachten.

Bei Kindern treten Aufmerksamkeitsdefizite insbesondere im Zusammenhang mit ADHS auf (Konrad u. Herpertz-Dahlmann 2004).

■ Diagnostik

Die Diagnose von Aufmerksamkeitsstörungen setzt den Einsatz entsprechend spezifischer und sensibler Testverfahren voraus. Durch die vielfältigen Facetten der Aufmerksamkeitsstörungen und aufgrund der Tatsache, dass die Aufmerksamkeitsbeeinträchtigungen meist mit anderen Defiziten, z. B. Wahrnehmungsstörungen, Störungen des Gedächtnisses oder Sprachstörungen, konfundiert sind, sind häufig differenzialdiagnostische Abgrenzungen notwendig.

Die eingehende diagnostische Untersuchung der unterschiedlichen Aufmerksamkeitsfunktionen ist Aufgabe des qualifizierten Neuropsychologen, da nur eine genaue Kenntnis der psychologischen und neuropsychologischen Theorien und der Paradigmen, die den Untersuchungsverfahren zugrunde liegen, sowie der funktionellen Netzwerke, die die Aufmerksamkeitsleistungen kontrollieren, eine kompetente Diagnoseerstellung gewährleisten.

▶ Abb. 93.1 zeigt in einem Flussdiagramm die allgemeine Vorgehensweise bei der neuropsychologischen Diagnostik inklusive der Ableitung von Therapiezielen aus den Untersuchungsbefunden.

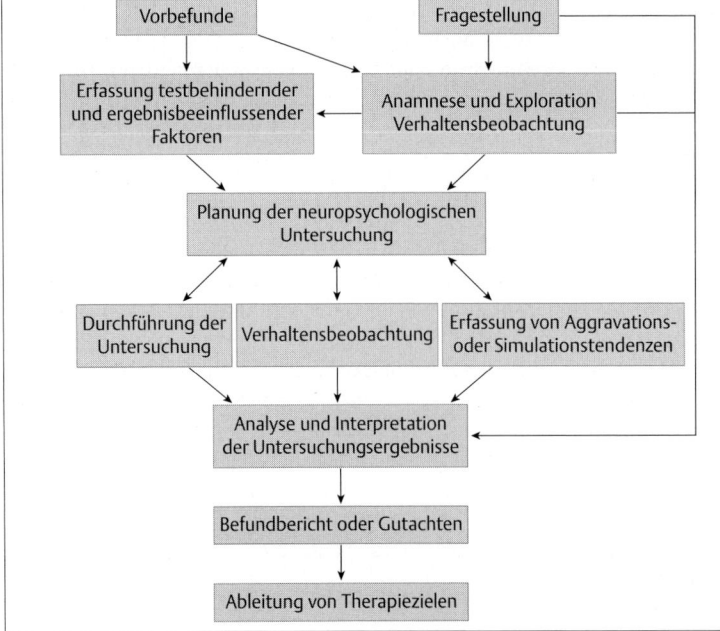

Abb. 93.1 Vorgehensweise bei der neuropsychologischen Diagnostik von Aufmerksamkeitsstörungen (Quelle: Sturm W. Aufmerksamkeitsstörungen. Göttingen: Hogrefe; 2005).

Allgemeine Empfehlungen

Der eingehenden diagnostischen Untersuchung der verschiedenen Aufmerksamkeitsfunktionen kommt in der klinischen Neuropsychologie eine besondere Bedeutung zu. Testpsychologisch sollte bei jeder Untersuchung bei Verdacht auf Aufmerksamkeitsstörungen mindestens je ein Verfahren zur Aufmerksamkeitsintensität (z. B. Alertness-Test, ggf. je einmal am Anfang und am Ende der Untersuchung zur Erfassung von Ermüdungstendenzen und Belastbarkeitsstörungen, s.u.) und zur Selektivität (z. B. Untersuchung der Aufmerksamkeitsteilung mit separater Beurteilung der einzelnen Aufgabenkomponenten) Anwendung finden. Rechtshemisphärische, insbesondere parietale Schädigungen sollten immer (auch bei klinisch nicht auffälligem Neglect) zu einer Untersuchung der räumlichen Ausrichtung der Aufmerksamkeit führen (Expertenempfehlung Arbeitskreis Aufmerksamkeit und Gedächtnis der GNP: Evidenzklasse IV, für Neglect; siehe auch Leitlinie „Rehabilitation bei Störungen der Raumkognition"). Insbesondere bei neuropsychologischen Gutachten sollte jede dieser Aufmerksamkeitsfunktionen berücksichtigt werden.

Da die Qualität von Aufmerksamkeitsleistungen oft in besonders hohem Maße von der Geschwindigkeit der Aufgabenverarbeitung abhängt, haben sich in den letzten Jahren insbesondere computergestützte Verfahren etabliert, die neben einer Fehleranalyse auch diese zeitabhängigen Aufmerksamkeitsparameter genau und zuverlässig messen können.

Insbesondere bei der Untersuchung basaler Aufmerksamkeitsfunktionen (Alertness, Daueraufmerksamkeit) kommt der Zeitmessung eine hohe Relevanz zu. Sowohl rasche als auch richtige Reaktionen sind wichtige Parameter für eine gute Leistung bei der selektiven Aufmerksamkeit. Zeigen Patienten allerdings schon bei einfachen Reaktionsaufgaben deutlich verlangsamte Reaktionszeiten, sind Reaktionsbeeinträchtigungen bei komplexeren Aufmerksamkeitstests (z. B. selektive, fokussierte, geteilte Aufmerksamkeit) eher als Störung der „Alertness" zu interpretieren. Hier ist dann in erster Linie die Fehlerzahl zur Beurteilung der Selektivität relevant.

Aufgrund der einfachen Aufgabenstruktur (und dem damit verbundenen geringen externen Arousal-beeinflussenden Anreiz durch die Aufgabenschwierigkeit s.o.) sind einfache Reaktionsaufgaben (Tests zur Messung der „intrinsischen", d.h. selbstgesteuerten Alertness) besonders gut zur Untersuchung von Ermüdungseffekten geeignet (Dreisbach u. Haider 2008). Dies geschieht, indem entsprechende Untersuchungsverfahren einmal zu Beginn und einmal am Ende einer kompletten neuropsychologischen Untersuchung (d.h. nach einer mehrstündigen kognitiven Belastung) vorgegeben werden. Erste Ergebnisse bei Patienten mit Fatigue-Syndrom bei Multipler Sklerose zeigen, dass wiederholte einfache Reaktionszeitmessungen sich als sensitiv für eine Quantifizierung der Ermüdbarkeit der Patienten erwiesen haben (Meissner et al. 2009a, b).

Die Verhaltensbeobachtung und Exploration des Patienten ist ein wichtiger Bestandteil jeder neuropsychologischen Untersuchung. Mithilfe von Schätzskalen und Fragebögen wird versucht, diese Verhaltensbeobachtung bei Aufmerksamkeitsstörungen zu systematisieren. So erlaubt der „Fragebogen erlebter Defizite der Aufmerksamkeit" (FEDA) (Zimmermann et al. 1991) Fragen zu den Bereichen „Ablenkbarkeit und Verlangsamung bei geistigen Prozessen", „Ermüdung und Verlangsamung bei praktischen Tätigkeiten" sowie zum „Antrieb" (Sturm 2005). Wichtige Erkenntnisse liefern auch Verhaltensbeobachtungen in komplexeren Alltagssituationen, beispielsweise im Haushalt, im Straßenverkehr und am Arbeitsplatz.

Klinische Symptome von Aufmerksamkeitsstörungen, bei denen Patienten einer ausführlichen Diagnostik unterzogen werden sollten

Typische Klagen von Patienten mit vermuteten Aufmerksamkeitsdefiziten beziehen sich auf Konzentrationsstörungen, Benommenheit, rasche Ermüdbarkeit, Intoleranz gegenüber Geräuschen und die Unfähigkeit, mehrere Dinge gleichzeitig zu tun.

Stehen erhöhte Ermüdbarkeit und verringerte Belastbarkeit im Vordergrund, lassen sich Alertness- oder Daueraufmerksamkeitsprobleme vermuten. Eine erhöhte Ablenkbarkeit kann als Anzeichen einer Störung der Aufmerksamkeitsfokussierung gelten.

Ein zentraler Aspekt komplexer Aufmerksamkeitsleistungen ist die Vorstellung einer beschränkten Kapazität. Dieses Konzept einer beschränkten Aufmerksamkeitskapazität hat einen klaren Bezug zu dem klinisch relevanten Aspekt der geteilten Aufmerksamkeit. Viele Patienten klagen über Schwierigkeiten in Situationen, in denen mehrere Dinge gleichzeitig von ihnen verlangt werden. Eine reduzierte Aufmerksamkeitskapazität erhält dadurch noch eine zusätzliche Bedeutung, dass ein Patient unter Umständen Leistungen, die er früher automatisch ausführen konnte wie Gehen oder Sprechen, nur noch kontrolliert, d.h. unter erhöhten Aufmerksamkeitsanforderungen ausführen kann. Eine reduzierte Aufmerksamkeitskapazität beschränkt somit auch seine Möglichkeiten zur Kompensation eines Defizits.

Störungen des Loslösens („disengage") der räumlichen Aufmerksamkeit von einem einmal eingenommenen Aufmerksamkeitsfokus können eine Ursache für einen Halbseiten-Neglect nach parietalen Läsionen sein. Neglect-Symptome sind auch oft mit Störungen der Alertness oder Daueraufmerksamkeit assoziiert (Robertson et al. 1995, siehe auch Leitlinie „Rehabilitation bei Störungen der Raumkognition").

Diagnostik und Therapie von Aufmerksamkeitsstörungen bei neurologischen Erkrankungen

Aufmerksamkeitsdiagnostik bei Fahreignungsuntersuchungen

Der Untersuchung von Aufmerksamkeitsfunktionen kommt neben der Erfassung spezifischer verkehrsbezogener Leistungen eine besondere Bedeutung zu. Eine Untersuchung der Fahreignung hirngeschädigter Patienten sollte sich an den Begutachtungs-Leitlinien des Gemeinsamen Beirats für Verkehrsmedizin, herausgegeben vom Bundesministerium für Verkehr (Lewrenz 2000) sowie an den Empfehlungen zu „Testverfahren zur psychometrischen Leistungsprüfung der Fahreignung" (Berichte der Bundesanstalt für Straßenwesen, Heft M 203, Poschadel et al. 2009) orientieren. Auf rechtliche Probleme bei der Fahreignungsuntersuchung hirngeschädigter Patienten gehen Mönning et al. (1997) ein.

Bei einer Untersuchung der Fahrtauglichkeit aphasischer Patienten (Hartje et al. 1991) sind es eher komplexere Aufmerksamkeitsleistungen, in denen sich die Patienten mit bestandener bzw. nicht bestandener Fahrprobe unterscheiden. Zum Standard einer neuropsychologischen Untersuchung zur Fahreignung sollten daher sowohl Untersuchungsverfahren zur Erfassung der elementaren Reaktionsgeschwindigkeit als auch Tests zur selektiven und insbesondere zur geteilten Aufmerksamkeit gehören. Diese Verfahren werden in der Regel durch spezifische, fahreignungsbezogene Testverfahren (z. B. tachistoskopischer Verkehrsauffassungstest [TAVT]: Wiener Testsystem; siehe auch Kubitzki 1994) und Verfahren zur visuellen Suche (z. B. Linienverfolgungstest [LVT]: Wiener Testsystem; Untertest „Visuelles Scanning" aus der TAP) ergänzt. Da die Patienten oft ihre eigenen Fahrleistungen nicht realistisch einschätzen können, ist heute eine zusätzlich zur neuropsychologischen Untersuchung durchgeführte praktische Fahrprobe die Regel. Auch Patienten mit relativ schlechten Testergebnissen können oft aufgrund langjähriger Fahrpraxis und Erfahrungen gewisse Aufmerksamkeitsdefizite in der praktischen Fahrsituation kompensieren.

■ Therapie

Neuropsychologische, prozessorientierte Therapieansätze

Da Aufmerksamkeit in verschiedene Komponenten unterteilt werden kann und weil diese Komponenten infolge distinkter Hirnschädigungen im individuellen Fall in jeweils unterschiedlicher Weise beeinträchtigt sein können, gehen die meisten neuropsychologischen Therapieansätze davon aus, dass Aufmerksamkeitsfunktionen durch gezielte Therapie einer bestimmten Aufmerksamkeitskomponente verbessert werden können.

In den letzten Jahren gab es eine Anzahl von **Metaanalysen** zur Effizienz der Aufmerksamkeitstherapie. Der hier vorliegenden Leitlinienempfehlung liegen die Analysen von Park und Ingles (2001), Cicerone et al. (2005, 2011), Cappa et al. (EFNS Guidelines on Cognitive Rehabilitation: Report of the EFNS Task Force 2003) sowie Reviews von Sohlberg (2005), Michel und Mateer (2006), Rohling et al. (2009) sowie Zoccolotti et al. (2011) zugrunde. Ergänzend wurden Studien hinzugezogen, die mindestens einen Evidenzgrad von III (gut durchgeführte, nicht randomisierte Studien gemäß Empfehlungsklassen nach AHCPR 1993 [Das Leitlinien-Manual von AWMF und ÄZQ, S. 43]) haben.

Während Park und Ingles (2001) eher an spezifische Aufgaben gebundene Verbesserungen beschreiben und fehlende Generalisierung bemängeln, unterstreichen die Analysen von Cicerone et al. (2005, 2011) die Wirksamkeit von Aufmerksamkeitstherapie in der postakuten (ca. 3. Woche bis 6 Monate; Stephan u. Breer 2009) und chronischen (> 6 Monate) Phase bei Schädel-Hirn-Trauma und Schlaganfall. In 2 Klasse-I-Studien (Tiersky et al. 2005, Westerberg et al. 2007) verbesserten sich Aufmerksamkeit und andere kognitive Funktionen nach Computertraining über eine gesteigerte Arbeitsgedächtnisleistung. In mehreren Klasse-III-Studien (Coelho 2005, Sinotte u. Coelho 2007, Murray et al. 2006) konnte auch eine positive Auswirkung von Aufmerksamkeitstherapie auf Alltagsleistungen gezeigt werden: Bei Aphasiepatienten kam es zu einer Verbesserung der Leseleistung nach Attention-Process-Training (Solberg u. Mateer 1987) und zu gesteigertem auditivem Sprachverständnis. Weitere Studien belegen die Wirksamkeit des Attention-Process-Trainings bei SHT-Patienten und eine Verbesserung exekutiver Aufmerksamkeitsfunktionen oder sprachlicher Arbeitsgedächtnisleistungen nach Arbeitsgedächtnistraining (Pero et al. 2006, Serino et al. 2007, Vallat et al. 2005).

Auch die EFNS-Task-Force (Cappa et al. 2003) kommt zu einer positiven Bewertung der Aufmerksamkeitstherapie in der postakuten und chronischen Phase und weist gleichzeitig darauf hin, dass für die akute Phase (bis zur 3. Woche nach dem Ereignis) keine eindeutigen Ergebnisse vorliegen (s.u.). Eine Übersicht über die Ergebnisse kontrollierter Studien der Evidenzklassen I–III findet sich in ▶ Tab. 93.1.

Eine metaanalytische Aufarbeitung (Rohling et al. 2009) der ersten Analysen von Cicerone et al. (2000, 2002) ergab für Aufmerksamkeitstherapieansätze mittlere, signifikante Effektstärken mit ES zwischen .34 und .38. Die besten Ergebnisse zeigten domainspezifische Therapieansätze, d.h. auf die spezifischen Defizite zugeschnittene Therapien.

Tab. 93.1 Übersicht über kontrollierte Studien zur Therapie von Aufmerksamkeitsstörungen nach Hirnschädigungen unterschiedlicher Ätiologie im akuten oder postakuten Stadium, Evidenzgrade I–III. Die Effektstärken der Klasse-I- und -II-Studien liegen zwischen .35 und .38 (mittlere Effektstärke; Rohling et al. 2009).

Autoren	Jahr	Studientyp	Teilnehmer	Intervention	Kontrolle	Hauptergebnis	Evidenzgrad
Barker-Collo et al.	2009	randomisierte, einseitig verblindete, prospektive Studie mit 2 Studienarmen (n = 78)	Patienten mit Aufmerksamkeitsdefiziten nach Schlaganfall	Attention-Process-Training (APT) plus Standardtherapie	„Standardtherapie"	APT führte im Vergleich zur Standardtherapie zu signifikant besseren Ergebnissen bei primären Outcome-Variablen	I
Couillet et al.	2010	randomisierte prospektive Studie mit Crossover-Design bei 2 Studienarmen (n = 12)	Patienten mit Aufmerksamkeitsteilungsproblemen nach schwerem Schädel-Hirn-Trauma	Training geteilte Aufmerksamkeit – unspezifisches Training,	unspezifisches Training – Training geteilte Aufmerksamkeit	Das spezifische Training führte in beiden Teilgruppen zu signifikant besseren Leistungen bei einer Dual-Task-Aufgabe und in der aufmerksamkeitsteilungs-bezogenen Selbsteinschätzung der Patienten	I
DeGutis u. van Fleet	2010	randomisierte Studie mit 2 Studienarmen (n = 24)	chronische Neglect-Patienten mit Störungen räumlicher und nicht räumlicher Aufmerksamkeitskomponenten	TAPAT (Training tonischer und phasischer Alertness)	Wartegruppe	TAPAT führte zu einer signifikanten Verbesserung in beiden Aufmerksamkeitsbereichen	I
Engelberts et al.	2002	randomisierte Studie mit 3 Studienarmen (n = 50)	Epilepsiepatienten mit Aufmerksamkeits- und Gedächtnisdefiziten	a) Computertraining (AIXTENT – geteilte Aufmerksamkeit) b) Kompensationstraining	Wartegruppe ohne Training	Sowohl das AIXTENT- als auch das Kompensationstraining verbesserte die Aufmerksamkeits- und Gedächtnisleistungen sowohl im Test als auch in der Alltagsbewertung kognitiver Defizite im Vergleich mit der Wartegruppe	I
Fasotti et al.	2000	randomisierte Studie mit 2 Studienarmen (n = 22)	SHT-Patienten mit verlangsamter Informationsverarbeitung	Time Pressure Management (TPM)	Konzentrationstraining	TPM führte zu einer signifikant deutlicheren Verbesserung von Aufmerksamkeits- und Gedächtnisfunktionen	I
Novack et al.	1996	randomisierte Studie mit 2 Studienarmen (n = 44)	Patienten mit Störungen spezifischer Aufmerksamkeitsfunktionen nach akuten Schädel-Hirn-Traumen	fokussiertes (spezifisches) Training bestimmter Aufmerksamkeitsleistungen	unstrukturiertes, allgemeines Training	Beide Methoden führten zu vergleichbaren Verbesserungen, die wahrscheinlich spontanremissionsbedingt waren	I
Sohlberg et al.	2000	Verbesserung von Aufmerksamkeits- und Gedächtnisfunktionen, Crossover-Design mit randomisierter Reihenfolgezuteilung (n = 14)	Patienten mit Störungen von Aufmerksamkeitsfunktionen nach Schädel-Hirn-Trauma	Attention-Process-Training (APT)	„brain injury education and support"	APT führte sowohl in Tests als auch in der Selbsteinschätzung zu signifikant deutlicheren Verbesserungen	I

Tab. 93.1 Fortsetzung.

Autoren	Jahr	Studientyp	Teilnehmer	Intervention	Kontrolle	Hauptergebnis	Evidenzgrad
Tiersky et al.	2005	einseitig verblindete randomisierte Studie (n = 19)	Patienten mit Aufmerksamkeitsstörungen nach leichtem SHT	Therapiegruppe (APT + kognitiv-behaviorale Psychotherapie)	Baseline-Phase, Wartegruppe mit anschließender Therapie	Die Therapiegruppe zeigte sowohl emotionale Verbesserungen als auch Verbesserungen der auditiven Aufmerksamkeitsteilung	I
Westerberg et al.	2007	randomisierte Studie mit 2 Studienarmen (n = 18)	Patienten mit Arbeitsgedächtnis- und Aufmerksamkeitsdefiziten nach Schlaganfall	Trainingsgruppe (Arbeitsgedächtnistraining)	Gruppe ohne Training (nur Tests)	Die Trainingsgruppe verbesserte sich signifikant in nicht trainierten Arbeitsgedächtnis- und Aufmerksamkeitstests, d.h., es gab einen Generalisierungseffekt des Trainings	I
Whyte et al.	2004	randomisierte, doppelblinde, placebokontrollierte Studie (n = 34)	SHT-Patienten mit Aufmerksamkeitsdefiziten	Methylphenidat	Placebo	Methylphenidat verbessert die Vigilanz und Verarbeitungsgeschwindigkeit	I
Cicerone	2002	nicht randomisierte Vergleichsstudie mit jeweils 4 behandelten und 4 gematchten Patienten ohne Behandlung	Mildes SHT	„Working Attention"-Training mit „n-back"- und dual-task"-Aufgaben	keine Behandlung	Die behandelten Patienten zeigten Verbesserungen in Aufmerksamkeitstests und in Rating-Skalen zu Aufmerksamkeitsfunktionen	II
Flavia et al.	2010	Nichtrandomisierte Vergleichsstudie mit jeweils 10 behandelten und 10 unbehandelten Patienten	MS-Patienten mit defizitären Ergebnissen beim PASAT und beim Wisconsin Card Sorting Test	Training „Geteilte Aufmerksamkeit und „Plan a Day" (RehaCom)	keine Behandlung	Die behandelten (ausschließlich weiblichen) Patienten zeigten signifikante Verbesserungen in PASAT und WCST sowie in einer Depressionsskala	II
Plohmann et al.	1998	nicht randomisiertes Cross-over-Design mit 2 jeweils zeitversetzten Behandlungsansätzen (n = 22)	MS-Patienten mit Aufmerksamkeitsdefiziten	spezifisches (auf ein spezifisches Aufmerksamkeitsdefizit bezogenes) Aufmerksamkeitstraining (AIXTENT)	unspezifisches computergestütztes Aufmerksamkeitstraining	signifikante Therapieeffekte bei störungsspezifischem Training	II
Ponsford et al.	1988	Multiple-Baseline-Across-Cases-Studie (n = 10)	Verbesserung der Verarbeitungsgeschwindigkeit bei akuten und postakuten SHT-Patienten	3 Phasen: a) Baseline mit unterschiedlicher Länge b) Geschwindigkeitstraining c) zusätzliches Feedback und „Aufmunterung"		In allen Phasen zeigte sich ein allmählicher Leistungszuwachs; nach Korrektur um Spontanremissionseffekte kein spezifischer Therapie-Effekt	II

Tab. 93.1 Fortsetzung.

Autoren	Jahr	Studientyp	Teilnehmer	Intervention	Kontrolle	Hauptergebnis	Evidenzgrad
Serino et al.	2007	nicht randomisierte Vergleichsstudie: 9 Patienten wurden nacheinander zuerst mit einem Kontroll- und danach mit einem Arbeitsgedächtnistraining behandelt	Patienten mit Störungen der „zentralen Exekutive" nach SHT	Arbeitsgedächtnistraining	Kontrolltraining	Nur das Arbeitsgedächtnistraining führte zu einer Verbesserung bei Tests, die der zentralen Exekutive zuzuordnen sind, und zu einer Verbesserung von Alltagsfunktionen	II
Stablum et al.	2000	nicht randomisierte Vergleichsstudie (10 Patienten nach SHT, 9 Patienten mit Aneurysma der vorderen Verbindungsarterie); unbehandelte Kontrollgruppe (n = 10) Vergleich der beiden Gruppen vor, nach und 3 Monate nach Beendigung der Therapie	Störungen von Dual-Task-Leistungen bei SHT-Patienten und Patienten mit Aneurysma der ACA	Behandlung mit Doppelaufgaben-Paradigma	unbehandelte Kontrollgruppe	Für beide Behandlungsgruppen zeigte sich im Vergleich zur Kontrollgruppe eine Verbesserung bei Doppelaufgaben, die über 3 Monate stabil blieb	II
Stablum et al.	2007	nicht randomisierte Vergleichsstudie (10 SHT-Patienten und 10 Kontrollpatienten mit SHT, 8 Patienten mit leichtem SHT und 18 Gesunde)	Patienten nach SHT mit erhöhten „Shift-Costs" bei Aufgabenwechsel	SHT-Patienten wurden mit einem Task-Shift-Paradigma behandelt	unbehandelte Kontrollgruppen	Das Paradigma führte bei den behandelten Patienten zu einer über 4 Monate stabilen Reduktion der „Task-Shift-Costs"	II
Sturm et al.	1991	nicht randomisiertes Cross-over-Design mit Trainings- und Wartezeiten (n = 35) Fragestellung: Generalisierung der Effekte eines Reaktionstrainings auf trainingsähnliche oder unähnliche Funktionen	akute und postakute Schlaganfallpatienten mit Aufmerksamkeitsproblemen	Trainingsmethode: apparative Reaktionszeitaufgaben mit steigendem Komplexitätsgrad	Wartegruppe	signifikant stärkere Leistungsverbesserung während der Trainingsphasen vor allem bei Aufgaben zur selektiven Aufmerksamkeit und zum Wahrnehmungstempo	II
Sturm et al.	2003	multizentrische europaweite Studie mit Cross-over-Design (n = 33)	postakute SHT-Patienten mit Aufmerksamkeitsdefiziten	spezifisches (auf ein spezifisches Aufmerksamkeitsdefizit bezogenes) Aufmerksamkeitstraining (AIXTENT) 14 Tage Training à 45 Minuten	unspezifisches computergestütztes Aufmerksamkeitstraining	Bei störungsspezifischem Training ergaben sich signifikante Therapieeffekte Unspezifisches Training führte z.T. zu Leistungsverschlechterungen	II

Tab. 93.1 Fortsetzung.

Autoren	Jahr	Studientyp	Teilnehmer	Intervention	Kontrolle	Hauptergebnis	Evidenzgrad
Thimm et al.	2009	nicht randomisierte Studie mit 2 Vergleichsgruppen (je n = 7) mit initial vergleichbarer Neglect-Symptomatik Untersuchung der Auswirkung verschiedener Neglect-Therapieansätze auf der Verhaltens- und neurobiologischen Ebene im Vergleich zu einer Baseline-Phase	Neglect-Patienten nach Schlaganfall	Alertness-Training vs. Baseline-Phase	optokinetische Stimulation (OKS-Training) vs. Baseline-Phase	Im Vergleich zur Baseline führten beide Therapieansätze zu einer signifikanten Reduktion des Neglects, aber zu unterschiedlichen zerebralen Reorganisationsmustern; nach 4 Wochen partielle Rückbildung der Therapieeffekte	II
Coelho	2005	Einzelfallstudie mit Baseline- und Therapiephase Wirkung des Attention-Process-Training auf Lesefunktionen bei Aphasie	Aphasiepatient	Behandlung mit Attention-Process-Training		Während des APT verbesserte sich die Leseleistung im Gegensatz zur Baseline-Phase kontinuierlich	III
Hauke et al.	2011	Einzelfallstudie mit mehrjähriger Baseline-Phase, kontinuierlicher Verlaufskontrolle während der Therapie sowie Follow-up-Untersuchungen nach 4 Wochen und 6 Monaten	Patientin mit langjährigem Alertness-Defizit nach Hirnstammenzephalitis	CogniPlus-Training „Alert"		Bei über Jahre hinweg stabilem Alertness-Defizit zeigte sich während der Therapie eine kontinuierliche Alertness-Verbesserung bis in den Normalbereich und Stabilität auch über 6 Monate hinweg. Auch im Alltag deutliche „Fatigue"-Reduktion mit Wiederaufnahme der vollen beruflichen Tätigkeit	III
Murray et al.	2006	Einzelfallstudie mit Multiple-Baseline-Design	Aphasiepatient	Attention-Process-Training II (APT-II)		APT-II führte zu Verbesserungen bei untrainierten Aufmerksamkeitsaufgaben und beim Sprachverständnis, aber nicht zu generellen Verbesserungen von Alltagsfunktionen	III
Palmese u. Raskin	2000	multiple Einzelfallstudie mit 2 sukzessiven Therapiebedingungen (n = 3)	3 SHT-Patienten	10 Wochen APT-II	6–7 Wochen nicht aufmerksamkeitsbezogenes Training im Anschluss an das APT	Alle Patienten zeigten Verbesserungen nach APT-II, die auch 4 Wochen nach Beendigung der Therapie noch nachzuweisen waren	III

Tab. 93.1 Fortsetzung.

Autoren	Jahr	Studientyp	Teilnehmer	Intervention	Kontrolle	Hauptergebnis	Evidenzgrad
Pero et al.	2006	multiple Einzelfallstudie mit Vor- und Nachtest verschiedener Aufmerksamkeitsfunktionen (Testbatterie zur Aufmerksamkeitsprüfung, TAP) sowie Untersuchungen im Trainingsverlauf	Patienten nach SHT	Therapie von Aufmerksamkeitsfunktionen mit Attention-Process-Training (APT)		Beide Patienten zeigten Verbesserungen bei Selektivitäts-, aber nicht bei Intensitätsaspekten der Aufmerksamkeit	III
Sinotte u. Coelho	2007	Erweiterung der Fallstudie mit Therapie- und Baseline-Phase von Coelho (2005) um 2 weitere Patienten: Wirkung des Attention-Process-Trainings auf Lesefunktionen bei Aphasie	Aphasiepatienten	APT	Baseline-Phase	Auch bei diesen Patienten kam es während des APT zu einer kontinuierlichen Verbesserung der Leseleistung im Vergleich zur Baseline-Phase	III
Sturm et al.	2004	multiple Einzelfallstudie mit 2 Therapiemethoden: Wirkung eines Alertness- vs. eines Gedächtnis-Trainings bei je 4 Patienten auf Alertness-Leistungen und auf die funktionelle Reorganisation in Abhängigkeit vom Trainingserfolg (PET-Studie)	2 × 4 Patienten mit Alertness-Defiziten nach rechtshemisphärischem Insult	Alertness-Training (AIXTENT-Alertness; 14 Tage täglich 45 Minuten)	Gedächtnistraining (Rehacom; 14 Tage täglich 45 Minuten)	3 der 4 mit dem AIXTENT-Training behandelten Patienten verbesserten ihre Alertness-Leistung, die Patienten mit Gedächtnistraining zeigten keinen Effekt. Eine funktionelle Reorganisation von Alertness-Netzwerken war nur bei den Patienten mit Trainingserfolg nachzuweisen	III
Thimm et al.	2005	multiple Einzelfallstudie (n = 7). Untersuchung der Auswirkung eines Alertness-Trainings auf Neglect-Symptome auf der Verhaltens- und neurobiologischen Ebene im Vergleich zu einer Baseline-Phase und im Follow-up nach 4 Wochen	chronische Neglect-Patienten nach Schlaganfall	Alertness-Training (AIXTENT)		Im Vergleich zur Baseline führte das Alertness-Training zu einer signifikanten Reduktion des Neglects und zu cerebraler Reorganisation; nach 4 Wochen partielle Rückbildung der Therapieeffekte	III
Vallat et al.	2005	Einzelfallstudie mit Baseline und Prä-post-Test	Schlaganfallpatient	Working-Memory-Training		Nach der Therapie zeigten sich Verbesserungen in Arbeitsgedächtnistests und in Alltagssituationen	III

Zoccolotti et al. (2011) listen 2 Klasse-I-Studien (Sohlberg et al. 2000, Tiersky et al. 2005), 6 Klasse-II-Untersuchungen (Stablum et al. 2000, Cicerone 2002, Sturm et al. 2003, Boman et al. 2004, Serino et al. 2007, Stablum et al. 2007) und 3 Studien der Klasse III (Palmese et al. 2000, Sturm et al. 2004, Pero et al. 2006). Nahezu alle Studien beziehen sich auf die Therapie von Aufmerksamkeitsstörungen nach Schädel-Hirn-Trauma. 5 dieser Studien (2 Klasse-I-, 1 Klasse-II-, 1 Klasse-III-Studie) nutzten das Attention-Process-Training (APT; Sohlberg u. Mateer 1987) als Therapiemethode, 2 Studien (1 Klasse-II-, 1 Klasse-III-Studie) das computergestützte Trainingsprogramm AIXTENT (Sturm et al. 1997), das ein individuell gezieltes Training spezifischer Aufmerksamkeitsfunktionen vorsieht. Alle anderen Studien bezogen sich auf die Verbesserung einzelner Aufmerksamkeitsfunktionen (Alertness, geteilte Aufmerksamkeit, Aufgabenwechsel, Arbeitsgedächtnis). Die Autoren geben eine **Empfehlung der Stärke A für computergestützte Trainingsbatterien, die spezifische Aufmerksamkeitsfunktionen ansprechen.** Aufmerksamkeitsfunktionen können hiernach schon alleine durch computergestützte Trainingsprogramme ohne zusätzliche Vermittlung kognitiver Strategien verbessert werden. Die Notwendigkeit sorgfältiger diagnostischer Vorbereitung der Intervention wird betont, da insbesondere Störungen der Aufmerksamkeitsintensität nur durch für diesen Bereich spezifische Programme (Alertness, Vigilanz) erfolgreich behandelt werden können. Die Autoren erwähnen aber auch einige Einschränkungen der Ergebnisse ihrer Metaanalyse. So gab es nur bei 4 Studien eine Überprüfung der Langzeitstabilität (Follow-up) und einige eher unspezifische Verbesserungen nach der Therapie.

Therapieeffizienz in der postakuten und chronischen Phase

Bei der Therapie von Aufmerksamkeitsstörungen ist eine sorgfältige Diagnostik Voraussetzung, da sich in mehreren Studien gezeigt hat, dass die Therapie spezifisch auf das jeweilige Defizit zugeschnitten sein muss (Rohling et al. 2009, Zoccolotti et al. 2011).

Bewährt haben sich (computergestützte) Therapieverfahren, die spezifische Aufmerksamkeitsleistungen in alltagsähnlichen Situationen trainieren. Der Wirksamkeitsnachweis für diesen Therapieansatz wurde sowohl für vaskuläre als auch für traumatische Hirnschädigungen in der postakuten Phase (Sohlberg et al. 2000, Sturm et al. 2003, Barker-Collo et al. 2009) und für MS-Patienten sowie bei Epilepsie erbracht (Plohmann 1997, Engelberts et al. 2002, Flavia et al. 2010). Evaluierte computergestützte Therapieverfahren sind das **Attention-Process-Training (APT)** (Palmese et al. 2000, Sohlberg et al. 2000, Boman et al. 2004, Tiersky et al. 2005, Pero et al. 2006, Barker-Collo et al. 2009) und das deutschsprachige **AIXTENT** (jetzt CogniPlus) (Engelberts et al. 2002, Sturm et al. 2003, Sturm et al. 2004). Beide können laut Metaanalyse von Zoccolotti et al. der Empfehlungsklasse A zugeordnet werden.

Nach der Studie von Flavia et al. (2010) kann das Modul „Geteilte Aufmerksamkeit" aus RehaCom in Kombination mit einem Training exekutiver Funktionen bei MS-Patienten Funktionsverbesserungen bewirken.

Auch Studien zur gezielten Therapie einzelner Aufmerksamkeitsfunktionen zeigen positive Ergebnisse. So konnten Couillet et al. (2010) in einer randomisierten Studie zeigen, dass ein adaptives spezifisches Training der geteilten Aufmerksamkeit die Leistung bei Dual-Task-Aufgaben und auch die entsprechende Selbsteinschätzung der Patienten signifikant deutlicher verbessert als ein allgemeines, unspezifisches Training. Eine Einzelfallstudie (Hauke et al. 2011) zeigt, dass Alertness-Defizite auch nach vielen Jahren noch effizient, alltagsrelevant und zeitlich stabil mit einem spezifischen computergestützten Training behandelt werden können.

DeGutis und Mitarbeiter (2010) untersuchten in einer randomisierten Studie an Neglect-Patienten im Vergleich mit einer Wartegruppe die Wirkung eines kombinierten computergestützten Trainings tonischer und phasischer Alertness (TAPAT) auf Störungen räumlicher und nicht-räumlicher Aufmerksamkeit. TAPAT zeigte eine signifikante Wirkung für beide Aufmerksamkeitsbereiche.

Bei Patienten nach Schädel-Hirn-Trauma und bei Epilepsie ist auch eine Kompensationstherapie erfolgreich, die den Patienten hilft, ihre verlangsamte Informationsverarbeitung und den „Information-Overload" auszugleichen (Fasotti et al. 2000, Engelberts et al. 2002). Für die Epilepsiepatienten war die Kompensationstherapie sogar wirksamer als die Therapie mit Übungen am PC.

Bei Alertness- und Vigilanz-Defiziten lassen sich auch nach schweren Beeinträchtigungen Verbesserungen bis in den überdurchschnittlich guten Leistungsbereich erzielen (Sturm et al. 2004, Hauke et al. 2011). Bei Störungen dieser Aufmerksamkeitsfunktionen (Alertness, Vigilanz) kann es bei Anwendung zu komplexer Therapieprogramme aber auch zu Leistungsverschlechterungen kommen. Dies hat sich sowohl für Patienten nach Schädel-Hirn-Trauma als auch für Patienten nach Schlaganfall jeweils in der postakuten Phase gezeigt (Sturm et al. 2003).

Die Evaluation der Effizienz der verschiedenen Therapieansätze erfolgte meist mithilfe psychometrischer, trainingsunähnlicher Aufgaben, welche die in der Therapie angesprochenen Aufmerksamkeitsfunktionen in anderen als den bei der Therapie verwendeten Aufgabenstellungen untersuchten. Hierdurch wurde eine Generalisierung auf trainingsunabhängige Aufmerksamkeitssituationen erreicht. In einigen Studien wurden auch alltagsbezogene Selbsteinschätzungen bestimmter Aufmerksamkeitsleistungen, meist mithilfe von Schätzskalen, verwendet (Sohlberg et al. 2000, Couillet et al. 2010, Hauke et al. 2011).

Therapieeffizienz in der akuten Phase

Ältere Studien zur Effizienz von Aufmerksamkeitstherapie in der akuten Phase nach Schlaganfall oder SHT führten zu widersprüchlichen Ergebnissen. Während Sturm et al. (1991) nach Schlaganfall in der Akutphase zumindest bei einigen Aufgaben über Spontanremission hinausgehende Effekte eines Reaktionstrainings (insbesondere bei Wahrnehmungstempo und selektiver Aufmerksamkeit) fanden, konnten Novack et al. (1996) sowie Ponsford und Kinsella (1988) bei SHT-Patienten keine über Spontanremission und Übungseffekte hinausgehenden Effekte verschiedener Therapieansätze nachweisen. Neuere Untersuchungen liegen für die Akutphase nicht vor.

Therapieeffizienz in Alltagssituationen

Untersuchungen der Effizienz von Aufmerksamkeitstherapieansätzen in Alltagssituationen stehen oft großen messtheoretischen Problemen gegenüber. Globale Einschätzungen des wiedererlangten beruflichen Status oder der Fähigkeit zu unabhängigem Leben sind meist zu undifferenziert, um einen möglichen Zusammenhang mit der Therapie zu erfassen. Die Ergebnisse von Fragebögen und standardisierten Interviews sind angesichts der oft verminderten Einsichtsfähigkeit und Selbstwahrnehmung der Patienten und der Subjektivität dieses Evaluations-Mediums oft nicht weniger problematisch. Experimentell gut unterscheidbare Aufmerksamkeitsbereiche lassen sich außerdem selten auch in Alltagssituationen exakt differenzieren. Dennoch kommen einige Studien zu der Aussage, dass eine Therapie von Aufmerksamkeitsfunktionen sich auf Alltagsfunktionen positiv auswirkt. Mazer et al. (2003) berichteten über verbesserte Fahrfähigkeit nach einem Training der Aufmerksamkeit und perzeptiver Fertigkeiten. In der bereits oben erwähnten Studie von Hauke et al. (2011) zeigten sich nach einem computergestützten Alertness-Training in einem Fragebogen zu erlebten Aufmerksamkeitsdefiziten signifikante Verbesserungen (geringere Ermüdbarkeit und mentale sowie physische Verlangsamung). Zudem berichtete die Patientin über deutliche Verbesserungen in ihrem Arbeitsalltag.

In mehreren Studien konnte auch eine positive Auswirkung der Aufmerksamkeitstherapie auf Sprachleistungen gezeigt werden: Nach Attention-Process-Training kam es bei Aphasiepatienten zu einer Verbesserung der Leseleistung und zu gesteigertem auditivem Sprachverständnis (Coelho 2005, Murray et al. 2006, Sinotte u. Coelho 2007). Diese Studien entsprechen alle der Evidenzklasse III.

Neurophysiologische Veränderungen nach Aufmerksamkeitstherapie

Einige Studien konnten mit der Aufmerksamkeitstherapie assoziierte neurophysiologische Veränderungen in aufmerksamkeitsrelevanten zerebralen Netzwerken aufzeigen. Ein direkter Hinweis auf zerebrale Restitutionsprozesse in Form einer teilweisen Restitution des rechtshemisphärischen funktionellen Netzwerks, das sich bei Gesunden als relevant für die intrinsische Alertness-Kontrolle erwiesen hat, konnte von Sturm et al. (2004) in einer longitudinalen PET-Aktivierungsstudie an Patienten mit Alertness-Defiziten nach rechtshemisphärischer vaskulärer Schädigung gefunden werden.

Ein Alertness-Training bei Neglect-Patienten mit Störungen der räumlichen Aufmerksamkeit scheint neben einer Verbesserung der Neglect-Symptomatik sowohl Teile des rechtshemisphärischen Alertness-Netzwerks wie auch parietale Areale, die in die räumliche Ausrichtung der Aufmerksamkeit involviert sind, zu (ko-)aktivieren. Allerdings zeigten sich 4 Wochen nach Beendigung der Therapie wieder eine Verschlechterung der Neglect-Symptomatik und eine Rückbildung der vorher erreichten Reaktivierung (Thimm et al. 2005). Unterschiedliche Therapieansätze (Alertness- vs. optokinetisches Training) führten bei vergleichbaren Ergebnissen auf der Verhaltensebene in Abhängigkeit von der Art der Therapie zu unterschiedlichen Reorganisationsmustern (Thimm et al. 2009).

Empfehlungen

Aus den oben genannten Studien und aus den klinischen Erfahrungen mit Patienten, die unter Aufmerksamkeitsstörungen leiden, ergibt sich eine Reihe von Hinweisen, die auch im Sinne einer „good clinical practice" formuliert werden können:

- Bei der Therapie von Aufmerksamkeitsstörungen ist eine sorgfältige Diagnostik Voraussetzung, da sich in mehreren Therapiestudien gezeigt hat, dass die Therapie spezifisch auf das jeweilige Defizit zugeschnitten sein muss. Insbesondere bei Störungen elementarer Aufmerksamkeitsfunktionen (Alertness, Vigilanz) kann es bei Anwendung zu komplexer Therapieprogramme zu Leistungsverschlechterungen kommen. Bewährt haben sich computergestützte Therapieverfahren, die spezifische Aufmerksamkeitsleistungen in alltagsähnlichen Situationen trainieren (evaluiert wurden das Attention-Process-Training [APT], das AIXTENT-Training und das Alertness-Training aus dem CogniPlus-Trainingsprogramm sowie das RehaCom-Training der Geteilten Aufmerksamkeit bei MS-Patienten).
- Die Therapie sollte ein Training in verschiedenen sensorischen Modalitäten und verschiedenen Komplexitätsstufen umfassen. Eine Einbeziehung des Therapeuten zur Überwachung des Trainingsfortschritts mit Rückmeldung an den Patienten und zum Einüben bestimmter Strategien wird empfohlen. Alle Effizienzstudien basieren auf einer hohen Anzahl (mindestens 14 ca. einstündige Therapieanwendungen) und einer hohen zeitlichen Dichte (5 × wöchentlich) von Therapiesitzungen. Einige wenige und zeitlich weit auseinanderliegende Sitzungen bewirken in der Regel kaum etwas (Choi u. Medalia 2005).
- Die übenden, die Restitution anregenden Verfahren können und sollten durch andere Maßnahmen wie z. B. lerntheoretisch fundierte Methoden, durch Hilfen bei der Organisation des Alltags, aber auch durch Einbeziehung und Neuorganisation des Patientenumfelds (Kompensationsverfahren) ergänzt werden. Hierzu kann die Neugestaltung von Arbeitsplatz und häuslichem Umfeld gehören, die einerseits „reizarm" zur Vermeidung

von Ablenkungen, andererseits z. B. durch farbliche Markierung des eigentlichen Arbeitsbereichs helfen, die Aufmerksamkeit besser zu fokussieren. Angehörige und Kollegen, die als Ko-Therapeuten mit einbezogen werden können, sollten über die Einschränkungen der Aufmerksamkeitskapazität eines Patienten informiert werden und so selbst eine Reizüberflutung vermeiden. Dies kann durch bestimmte Regeln bei der Kommunikation, durch überschaubare Aufgabengestaltung, reduziertes Anforderungstempo und durch strikte Einhaltung von Pausenzeiten unterstützt werden.

Pharmakologische Therapieansätze bei Aufmerksamkeitsdefizit nach SHT

Eine pharmakologische Modulation oder sogar ein Enhancement bei Aufmerksamkeitsstörungen ist möglich, da Aufmerksamkeitsfunktionen von verschiedenen Neurotransmitter-Systemen abhängig sind (Rockstroh 1993). Gerade in der Diagnostik- und Gutachtensituation ist darüber hinaus zu beachten, dass sich eine Vielzahl von Medikamenten negativ auf Aufmerksamkeitsfunktionen auswirken oder auswirken kann. Hierzu gehören Psychopharmaka, Sedativa, Antiepileptika, Anticholinergika, Analgetika, Muskelrelaxanzien und viele andere. Ein neuropsychologisches Gutachten, das nicht auf die aktuelle Medikation eingeht, wird für unvollständig gehalten.

Eine Metaanalyse und Leitlinie für pharmakologische Therapie neuropsychologischer Defizite nach Schädel-Hirn-Trauma wurde von der Neurobehavioral Guidelines Working Group der US NeuroTrauma Foundation (Warden et al. 2006) vorgelegt. Die Leitlinie gibt folgende Empfehlungen:

- **Phenytoin** sollte in der Postakutphase nach schwerem SHT nur bei strenger Indikation gegeben werden, da Hinweise für eine Verschlechterung kognitiver Funktionen nach einem Monat, allerdings nicht mehr nach 12 Monaten vorliegen (Dikmen et al. 1991).
- **Methylphenidat** (0,25–0,30 mg/kg 2 × täglich) wird zur Verbesserung von Aufmerksamkeitsfunktionen empfohlen. Die stärkste Evidenz liegt für Verarbeitungsgeschwindigkeit (Willmott u. Ponsford 2009), Daueraufmerksamkeit (sustained attention) und Vigilanz vor (Whyte et al. 2004). Es handelt sich um eine Off-label-Behandlung. Als nachteilig sind die kardiovaskulären Nebenwirkungen zu erwähnen.
- **Donepezil** verbessert Aufmerksamkeitsfunktionen bei Patienten nach mäßigem bis schwerem SHT im subakuten und chronischen Stadium, unter anderem hinsichtlich der Daueraufmerksamkeit (Zhang et al. 2004). Es handelt sich um eine Off-label-Behandlung.
- Als Optionen nennt die Leitlinie den Einsatz von **Amantadin** und/oder **L-Dopa** zur Verbesserung von Aufmerksamkeit und Konzentration nach mäßigem bis schwerem SHT (nur Fallserien), die Gabe von **Dextroamphetamin** bei Leistungsschwankungen in aufmerksamkeitsabhängigen und Arbeitsgedächtnis fordernden Aufgaben (nur Fallserien) sowie die Gabe von **Physostigmin** zur Verbesserung von Aufmerksamkeitsfunktionen in der subakuten und chronischen Phase nach mäßigem bis schwerem SHT (Levin et al. 1968). Es handelt sich um Off-label-Behandlungen.

Neben SHT sowie kognitiven Defiziten bei Aufmerksamkeits-Hyperaktivitätssysndrom und Psychosen, die hier nicht referiert werden sollen, liegen kontrollierte randomisierte Studien für einzelne weitere Ätiologien und Aufmerksamkeitsfunktionen vor:

- Bei Patienten mit Lernstörungen nach überlebtem Malignom in der Kindheit (akute lymphatische Leukämie, Hirntumoren) verbessert **Methylphenidat** Aufmerksamkeitsmaße, kognitive Flexibilität und Bearbeitungsgeschwindigkeit im Stroop-Test (Conklin et al. 2007).
- **Rivastigmin** wirkt sich bei Parkinson-Demenz positiv auf die Funktionen Fokussierung und Aufrechterhaltung von Aufmerksamkeit sowie auf die Verarbeitungsgeschwindigkeit aus (Wesnes et al. 2005).
- **Modafinil** verbessert die gerichtete Aufmerksamkeit bei MS-Patienten mit Fatigue (Lange et al. 2009) und bei SHT-Patienten mit Tagesschläfrigkeit (Kaiser et al. 2010). Es handelt sich um eine Off-label-Behandlung.
- **Rasagilin** führte bei Parkinson-Patienten ohne Demenz zu Verbesserungen von Arbeitsgedächtnis, semantischer Flüssigkeit und einem Aufmerksamkeits-Score (Hanagasi et al. 2011).
- Für eine positive Wirkung von **Coffein** auf Aufmerksamkeitsfunktionen bei Schichtarbeitern liegt ein Cochrane Review vor (Ker et al. 2010).

■ Versorgungskoordination: Behandlung kognitiver Störungen in multidisziplinärem und integriertem Kontext

Bei vielen Patienten stellt die in dieser Leitlinie behandelte kognitive Störung nur einen Teilaspekt der multiplen Folgen der Hirnschädigung dar. Die Patienten erfahren dann eine multidisziplinäre Behandlung (Ergotherapie, Logopädie, Medizin, Neuropsychologie und Physiotherapie). Eine randomisierte kontrollierte Studie bei MS-Patienten zeigt, dass eine solche multidisziplinäre Behandlung, in der die Neuropsychologie ein Element darstellt, effektiv die multiplen Folgen der Hirnschädigung lindert, und zwar sowohl im motorischen wie im kognitiven Bereich (Khan et al. 2008).

Bei chronischen Patienten kann die in dieser Leitlinie behandelte kognitive Störung assoziiert sein mit einer reduzierten Lebensqualität bzw. andauernden Problemen in der Krankheitsbewältigung. In einer Studie zu Patienten mit chronischem Schädel-Hirn-Trauma und komplexen neuropsychologischen Störungen konnte gezeigt werden, dass die Kombination von kognitiven, psychotherapeutischen und beratenden Interventionen das Ausmaß der psychosozialen Integration erhöht (Cicerone et al. 2004).

■ Redaktionskomitee

Sabine George (DVE), Deutscher Verband der Ergotherapeuten e.V., Karlsbad
Priv.-Doz. Dr. Hans-Jürgen von Giesen (BDN, BVDN, BV-ANR), Krankenhaus Maria-Hilf GmbH, Krefeld
Prof. Dr. Helmut Hildebrandt (DGNR + GNP), Klinikum Bremen-Ost, Zentrum für Neurologie, und Universität Oldenburg, Institut für Psychologie, Oldenburg
Priv.-Doz. Dr. Thomas Nyffeler (SNG), Neurologische Klinik, Inselspital Bern
Univ.-Doz. Dr. Josef Spatt (ÖGN), Neurologisches Rehabilitationszentrum Rosenhügel, Wien
Prof. Dr. Walter Sturm (GNP), Neurologische Klinik, Klinische Neuropsychologie, Universitätsklinikum der RWTH Aachen, Aachen
Dr. Karin Schoof-Tams (GNP), Neurologische Klinik Westend, Bad Wildungen
Prof. Dr. Claus-Werner Wallesch (DGN), BDH-Klinik, Elzach

Federführend: Prof. Dr. Walter Sturm (GNP), Neurologische Klinik, Klinische Neuropsychologie, Universitätsklinikum der RWTH Aachen, Pauwelsstraße 30, 52074 Aachen
E-Mail: sturm@neuropsych.rwth-aachen.de

Entwicklungsstufe der Leitlinie: S2e

■ Literatur

Die in der Literaturrecherche gefundenen Studien zur Aufmerksamkeitstherapie wurden nach den in ▶ Tab. 93.2 gelisteten Kriterien den Evidenzhärtegraden zugeordnet. Eine Evidenzgraduierung für diagnostische Verfahren trifft aufgrund des Standes der Literatur nicht zu.

Tab. 93.2 Evidenz-Härtegrade zur Bewertung von Studien nach ÄZQ (Das Leitlinien-Manual von AWMF und ÄZQ, S. 41).

Härtegrad	Evidenz aufgrund von
Ia	Metaanalysen randomisierter, kontrollierter Studien
Ib	mindestens einer randomisierten, kontrollierten Studie
II	mindestens einer gut angelegten kontrollierten Studie ohne Randomisation oder mindestens einer anderen Art von gut angelegten, quasiexperimentellen Studien
III	gut angelegten, nicht experimentellen, deskriptiven Studien, wie z.B. Vergleichsstudien, Korrelationsstudien und Fallkontrollstudien
IV	Berichten der Expertenausschüsse oder Expertenmeinungen und/oder klinischen Erfahrungen anerkannter Autoritäten

Evidenzgrad I

Barker-Collo SL, Feigin VL, Lawes CM et al. Reducing attention deficits after stroke using attention process training: a randomized controlled trial. Stroke 2009; 40: 3293–3298
Couillet J, Soury S, Lebornec G et al. Rehabilitation of divided attention after severe traumatic brain injury: a randomized trial. Neuropsychol Rehabil 2010; 20: 321–339
DeGutis JM, van Vleet TM. Tonic and phasic alertness training: a novel behavioral therapy to improve spatial and non-spatial attention in patients with hemispatial neglect. Front Hum Neurosci 2010; 4: 1–17
Engelberts NH, Klein M, Ader HJ et al. The effectiveness of cognitive rehabilitation for attention deficits in focal seizures: a randomized controlled study. Epilepsia 2002; 43: 587–595
Fasotti L, Kovacs F, Eling PATM et al. Time pressure management as a compensatory strategy training after closed head injury. Neuropsychol Rehabil 2000; 10: 47–65
Novack TA, Caldwel, SG, Duke LW et al. Focused versus unstructured intervention for attention deflcits after traumatic brain injury. Head Trauma Rehab 1996; 11: 52–60
Sohlberg MM, McLaughlin K, Pavese A et al. Evaluation of attention process training and brain injury education in persons with acquired brain injury. J Clin Exp Neuropsychol 2000; 22: 656–676
Tiersky, LA, Anselmi V, Johnston MV et al. A trial of neuropsychological rehabilitation in mild-spectrum traumatic brain injury. Arch Phys Med Rehabil 2005; 86: 1565–1574
Westerberg H, Jacobaeus H, Hirvikoski T et al. Computerized working memory training after stroke – a pilot study. Brain Inj 2007; 21: 21–29
Whyte J, Hart T, Schuster K et al. The effects of methylphenidate on attentional function after traumatic brain injury. A randomized placebo-controlled trial. Am J Phys Med Rehab 1997; 76: 440–450

Evidenzgrad II

Boman IL, Lindstedt M, Hemmingsson H et al. Cognitive training in home environment. Brain Inj 2004; 18: 985–995
Cicerone KD. Remediation of "working attention" in mild traumatic brain injury. Brain Inj 2002; 16:185–195
Flavia M, Stampatori C, Zanotti D et al. Efficacy and specificity of intensive cognitive rehabilitation of attention and executive functions in multiple sclerosis. J, Neuol Sci 2010; 288: 101–105
Plohmann AM, Kappos L, Ammann W et al. Computer assisted retraining of attentional impairments in patients with multiple sclerosis. J Neurol Neurosurg Psychiatry 1998; 64: 455–462
Ponsford JL, Kinsella G. Evaluation of a remedial programme for attentional deficits following closed head injury. J Clin Exp Neuropsychol 1988; 10: 693–708
Serino A, Ciaramelli E, Santantonio AD et al. A pilot study of rehabilitation of central executive deficits after traumatic brain injury. Brain Inj 2007; 21: 11–19
Stablum F, Umilta C, Mazzoldi M et al. Rehabilitation of executive deficits in closed head injury and anterior communicatiing artery aneurysm patients. Psychol Res 2000; 63: 265–278
Stablum F, Umilta C, Mogentale C et al. Rehabilitation of endogenous task shift processes in closed head injury patients. Neuropsychol Rehabil 2007; 17: 1–33
Sturm W, Fimm B, Cantagallo A et al. Specific computerised attention training in stroke and traumatic brain-injured patients. A European multicenter efficacy study. Z Neuropsychol 2003; 14: 283–292
Sturm W, Willmes K. Efficacy of a reaction training on various attentional and cognitive functions in stroke patients. Neuropsychol Rehabil 1991; 1: 259–280
Thimm M, Fink GR, Küst J et al. Recovery from hemineglect: differential neurobiological effects of optokinetic stimulation and alertness training. Cortex 2009; 45: 850–862

Evidenzgrad III

Coelho CA. Direct attention training as a treatment for reading impairment in mild aphasia. Aphasiology 2005; 19 :275–283

Hauke J, Fimm B, Sturm W. Efficacy of alertness training in a case of brainstem encephalitis: clinical and theoretical implications. Neuropsychol Rehabil 2011; 2: 164–182

Murray LL, Keeton RJ, Karcher L. Treating attention in mild aphasia: evaluation of attention process training-II. J Comm Disord 2006; 39: 37–61

Palmese CA, Raskin S. The rehabilitation of attention in individuals with mild traumatic brain injury, using the APT-II programme. Brain Inj 2000; 14: 535–548

Pero S, Incocia C, Caracciolo B et al. Rehabilitation of attention in two patients with traumatic brain injury by means of "attention process training". Brain Inj 2006; 20: 1207–1219

Sinotte MP, Coelho CA. Attention training for reading impairment in mild aphasia: a follow-up study. NeuroRehabilitation 2007; 22: 303–310

Sturm W, Longoni F, Weis S et al. Functional reorganisation in patients with right hemisphere stroke after training of alertness: a longitudinal PET and fMRI study in eight cases. Neuropsychologia 2004; 42: 434–450

Thimm M, Fink GR, Küst J et al. Impact of alertness-training on spatial neglect: a behavioural and fMRI study. Neuropsychologia 2005; 44: 1230–1246

Vallat C, Azouvi P, Hardisson H et al. Rehabilitation of verbal working memory after left hemisphere stroke. Brain Inj 2005; 19: 1157–1164

Ergänzende Literatur

Ben-Yishay Y, Piasetzky BB, Rattok J. A systematic method for ameliorating disorders in basic attention. In: Meier RJ, Benton AC, Diller L, eds. Neuropsychological Rehabilitation. Edinburgh: Churchill-Livingstone;1987

Calderon J, Perry RJ, Erzinclioglu SW et al. Perception, attention and working memory are disproportionally impaired in dementia with Lewy bodies compared with Alzheimer's disease. J Neurol Neurosurg Psychiatry 2001; 70: 157–164

Cappa SF, Benke T, Clarke S et al. EFNS Guidelines on cognitive rehabilitation: report of an EFNS Task Force. Eur J Neurol 2003; 10: 11–23

Choi J, Medalia A. Factors associated with a positive response to cognitive remediation in a community psychiatric sample. Psychiat Serv 2005; 56: 602–604

Cicerone K, Dahlberg C, Malec JF et al. Evidence-based cognitive rehabilitation: updated review of the literature from 1998 through 2002. Arch Phys Med Rehabil 2005; 86: 1681–1692

Cicerone K, Langenbahn DM, Braden C et al. Evidence-based cognitive rehabilitation: updated review of the literature from 2003 through 2008. Arch Phys Med Rehabil 2011; 92: 519–529

Cicerone KD, Mott T, Azulay J et al. Community integration and satisfaction with functioning after intensive cognitive rehabilitation for traumatic brain injury. Arch Phys Med Rehabil 2004; 85: 943–950

Conklin HM, Khan RB, Reddick WE et al. Acute neurocognitive response to methylphenidate among survivors of childhood cancer: a randomized, double blind, cross-over trial. J Ped Psychol 2007; 32: 1127–1139

Dee HL, van Allen MW. Speed of decision-making processes in patients with unilateral cerebral disease. Arch Neurol 1973; 28: 163–166

Dikmen SS, Temkin NR, Miller B et al. Neurobehavioral effects of phenytoin prophylaxis of posttraumatic seizures. J Am Med Ass 1991; 265: 1271–1277

Dreisbach G, Haider H. That's what task sets are for: shielding against irrelevant information. Psychol Res 2008; 72: 355–361

Farrin L, Hull L, Unwin C et al. Effects of depressed mood on objective and subjective measures of attention. J Neuropsychiat Clin Neurosci 2003; 15: 98–104

Fernandez-Duque D, Posner M. Brain imaging of attentional networks in normal and pathological states. J Clin Exp Neuropsychol 2001; 23: 74–93

Fontaine A, Azouvi P, Remy P et al. Functional anatomy of neuropsychological deficits after severe traumatic brain injury. Neurology 1999; 53: 1963–1968

Hanagasi HA, Gurvit H, Unsalan P et al. The effects of rasagiline on cognitive deficits in Parkinson's disease patients without dementia:

a randomized, double-blind, placebo-controlled, multicenter study. Mov Disord 2011; 26: 1851–1858

Hartje W, Pach R, Willmes K et al. Fahreignung hirngeschädigter Patienten. Z Neuropsych 1991; 2: 100–114

Hartlage S, Alloy LB, Vasquez C et al. Automatic and effortful processing in depression. Psychol Bull 1993; 113: 247–278

Heinrichs RW, Zakzanis KK. Neurocognitive deficit in schizophrenia: a quantitative review of the evidence. Neuropsychology 1998; 12: 426–445

Hjaltason H, Tegner R, Tham K et al. Sustained attention and awareness of disability in chronic neglect. Neuropsychologia 1996; 34: 1229–1223

Hyndman D, Pickering RM, Ashburn A. The influence of attention deficits on functional recovery post stroke during the first 12 months after discharge from hospital. J Neurol Neurosurg Psychiat 2008; 79: 656–663

Jones LA, Cardno AG, Sanders RD et al. Sustained and selective attention as measures of genetic liability to schizophrenia. Schizophrenia Res 2001; 48: 263–272

Kaiser PR, Valko PO, Werth E et al. Modafinil ameliorates excessive daytime sleepiness after traumatic brain injury. Neurology 2010; 75: 1780–1785

Ker K, Edwards PJ, Felix LM et al. Caffeine for the prevention of injuries and errors in shift workers. Cochrane Database Syst Rev 2010; 12: CD008508

Khan F, Pallant JF, Brand C et al. Effectiveness of rehabilitation intervention in persons with multiple sclerosis: a randomised controlled trial. J Neurol Neurosurg Psychiatry 2008; 79: 1230–1235

Konrad K, Herpertz-Dahlmann B. Neuropsychologie der Aufmerksamkeitsdefizit-Hyperaktivitäts-Störung. In Lautenbacher S, Gauggel S, Hrsg. Neuropsychologie psychischer Störungen. Berlin: Springer; 2004

Kubitzki J. Die visuelle Wahrnehmung in der Fahreignungsdiagnostik. Münster: Waxmann; 1994

Lange R, Volkmer M, Heesen C et al. Modafinil effects in multiple sclerosis patients with fatigue. J Neurol 2009; 256: 645–650

Lazeron RH, de Sonneville LM, Scheltens P et al. Cognitive slowing in multiple sclerosis is strongly associated with brain volume reduction. Multiple Sclerosis 2006; 12: 760–768

Levin HS, Peters BH, Kalisky Z et al. Effects of oral physostigmine and lecithin on memory and attention in closed head-injured patients. Centr Nerv Syst Trauma 1968; 3: 333–342

Lewrenz H. Krankheit und Kraftverkehr. Begutachtungs-Leitlinien des Gemeinsamen Beirats für Verkehrsmedizin beim Bundesministerium für Verkehr und beim Bundesministerium für Gesundheit. Bonn: Bundesministerium für Verkehr; 2000

Lundqvist A, Alinder J, Rönnberg J. Factors influencing driving 10 years after brain injury. Brain Inj 2008; 22: 295–304

Lussier I, Stip E. Memory and attention deficits in drug naive patients with schizophrenia. Schizophrenia Res 2001; 48: 45–55

Majer M, Ising M, Künzel H et al. Impaired divided attention predicts delayed response and risk to relapse in subjects with depressive disorders. Psychol Med 2004; 34: 1453–1463

Mazer BL, Sofer S, Korner-Bitensky N et al. Effectiveness of a visual attention retraining program on the driving performance of clients with stroke. Arch Phys Med Rehab 2003; 84: 541–550

Meissner H, Pfitzner A, Zettl UK et al. Fatigue in multiple sclerosis: correlation to intensity of attention during inpatient rehabilitation. Multiple Sclerosis 2009a; 15 (Suppl. 2): 226

Meissner H, Pfitzner A, Zettl UK et al. Fatigue bei Multipler Sklerose und Korrelation zur Aufmerksamkeitsintensität im Verlauf einer stationären Rehabilitationsbehandlung. Aktuelle Neurologie 2009b; 36 (Suppl. 2): 120

Mesulam MM. Attention, confusional states, and neglect. In: Mesulam MM, ed. Principals of Behavioral Neurology. Philadelphia: Davis; 1985: 125–168

Michel JA, Mateer CA. Attention rehabilitation following stroke anmd traumatic brain injury. A review. Eur Medicophys 2006; 42: 59–67

Mönning M, Sabel O, Hartje W. Rechtliche Hintergründe der Fahreignungsdiagnostik. Z Neuropsychol 1997; 8: 62–71

Nitsche MA, Monte-Silva K, Kuo MF et al. Dopaminergic impact on cortical excitability in humans. Rev Neurosci 2010; 21: 289–298

Park NW, Ingles JL. Effectiveness of attention rehabilitation after an acquired brain injury: A meta-analysis. Neuropsychol 2001; 15: 199–210

Perry RJ, Watson P, Hodges R. The nature and staging of attentional dysfunction in early (minimal and mild) Alzheimer's disease: Relationships to episodic and semantic memory impairments. Neuropsychologia 2000; 38: 252–271

Poschadel S, Falkenstein M, Pappachan P et al. Testverfahren zur psychometrischen Leistungsprüfung der Fahreignung. Mensch und Sicherheit, Heft M 203. Bergisch-Gladbach: Bundesanstalt für Straßenwesen; 2009

Posner MI, Inhoff AW, Friedrich FJ. Isolating attentional systems: a cognitive-anatomical analysis. Psychobiol 1987; 15: 107–121

Posner MI, Raichle ME. Bilder des Geistes. Heidelberg: Spektrum; 1994

Posner MI, Walther JA, Friedrich FJ et al. Effects of parietal lobe injury on covert orienting. J Neurosci 1984; 4: 1863–1874

Robertson IH, Ridgeway V, Greenfield E et al. Motor recovery after stroke depends on intact sustained attention: a 2-year follow-up study. Neuropsychology 1997; 11: 290–295

Robertson IH, Tegnér R, Tham K et al. Sustained attention training for unilateral neglect: theoretical and rehabilitation implications. J Clin Exp Neuropsychol 1995; 17: 416–430

Rockstroh S. Neurochemische Grundlagen der Aufmerksamkeit. Z Neuropsych 1993; 4: 44–53

Rohling ML, Faust ME, Beverly B et al. Effectiveness of cognitive rehabilitation following acquired brain injury: a metaanalytic re-examination of Cicerone et al.'s (2000, 2005) systematic reviews. Neuropsychology 2009; 23: 20–39

Rousseaux M, Godefroy O, Cabaret M et al. Analyse et évolution des déficits cognitifs après rupture des anéurysmes de l'artère communicante antérieure. Rev Neurol 1996; 152: 517–527

Samuelsson H, Hjelmquist E, Jensen C et al. Non-lateralized attentional deficits: an important component behind persisting visuospatial neglect? J Clin Exp Neuropsychol 1998; 20: 73–88

Sohlberg MM. Can disabilities resulting from attentional impairments be treated effectively? In: Halligan PW, Wade DT, eds. Effectiveness of Rehabilitation of Cognitive Deficits. Oxford: Oxford University Press; 2005: 91–102

Sohlberg MM, Mateer CA. Effectiveness of an attention-training program. J Clin Exp Neuropsychol 1987; 9: 117–130

Stephan KM, Breer G. Wert der zerebralen Bildgebung nach ischämischem Hirninfarkt für die Rehabilitation. Neurol Rehabil 2009; 15: 143–160

Sturm W. Aufmerksamkeitsstörungen. Göttingen: Hogrefe; 2005

Sturm W. Aufmerksamkeitsstörungen. In: Sturm W, Herrmann M, Münte TF, Hrsg. Lehrbuch der Klinischen Neuropsychologie. 2. Aufl. Heidelberg: Spektrum; 2009: 421–443

Sturm W, Büssing A. Einfluß der Aufgabenkomplexität auf hirnorganische Reaktionsbeeinträchtigungen – Hirnschädigungs- oder Patienteneffekt? Eur Archs Psychiat Neurol Sci 1986; 235: 214–220

Sturm W, Longoni F, Weis S et al. Functional reorganisation in patients with right hemisphere stroke after training of alertness: a longitudinal PET and fMRI study in eight cases. Neuropsychologia 2004; 42: 434–450

Sturm W, Willmes K, Orgass B et al. Do specific attention deficits need specific training? Neuropsychol Rehabil 1997; 6: 81–103

Stuss DT, Benson DF. Neuropsychological studies of the frontal lobes. Psychological Bull 1984; 95: 3–28

Van Zomeren AH, Brouwer WH. Clinical Neuropsychology of Attention. New York: Oxford University Press; 1994

Warden DL, Gordon B, McAllister TW et al.; Neurobehavioral Guidelines Working Group. Guidelines for the pharmacologic treatment of neurobehavioral sequelae of traumatic brain injury. J Neurotr 2006; 23:1468–1501

Wesnes KA, McKeith I, Edgar C et al. Benefits of rivastigmine on attention in dementia associated with Parkinson disease. Neurology 2005; 65: 1654–1656

Whyte J, Hart T, Schuster K et al. The effects of methylphenidate on attentional function after traumatic brain injury. A randomized placebo-controlled trial. Am J Phys Med Rehab 1997; 76: 440–450

Willmott C, Ponsford J. Efficacy of methylphenidate in the rehabilitation of attention following traumatic brai injury: a randomized, crossover, double blind, placebo-controlled inpatient trial. J Neurol Neurosurg Psychiat 2009; 80: 552–557

Zhang L, Plotkin RC, Wang G et al. Cholinergic augmentation with donepezil enhances recovery in short-term memory and sustained attention after traumatic brain injury. Arch Phys Med Rehab 2004; 85: 1050–1055

Zimmermann P, Messner C, Poser U et al. Ein Fragebogen erlebter Defizite der Aufmerksamkeit (FEDA). Universität Freiburg: Unveröffentlichtes Manuskript 1991

Zoccolotti P, Cantagallo A, De Luca M et al. Selective and integrated rehabilitation programs for disturbances of visual/spatial attention and executive function after brain damage: a neuropsychological evidence-based review. Eur J Phys Rehabil Med 2011; 47: 123–147

Verhaltensbeobachtung erhoben werden. Eine umfassende Übersicht über neuropsychologische Testverfahren und Fragebögen mit ihren Einsatzgebieten und Testgütekriterien findet sich bei Schellig et al. (2009).

▶ **Orientierung (insbesondere bei schwer betroffenen Patienten)**
- örtlich-geografische Orientierung
- zeitlich-kalendarische Orientierung
- situative Orientierung
- Orientierung zur Person

▶ **Kurzzeit-Arbeitsgedächtnis**
- kurzfristiges Halten und mentales Manipulieren verbaler und figuraler Informationen (z. B. Zahlen- oder Blockspannen aus der Wechsler Memory Scale-Revised, WMS-R, WMS-III)

▶ **Langzeitgedächtnis (Lern- und Behaltensleistung, Neugedächtnis)**
- unmittelbare Reproduktion expliziter verbaler und figuraler Informationen, die im Umfang die Aufnahmekapazität des Kurzzeitgedächtnisses übersteigen (z. B. Wiedergabe eines Textes oder geometrischer Figuren, z. B. Subtests „Logisches Gedächtnis" und „Visuelle Reproduktion" aus der WMS-R; Text und Stadtplan aus dem „Visuellen und verbalen Merkfähigkeitstest", VVM)
- verzögerte Wiedergabe der unmittelbar reproduzierten Informationen nach einem Intervall von 20–30 Minuten (z. B. Subtests Logisches Gedächtnis II und Visuelle Reproduktion II aus der WMS-R), nach Möglichkeit auch nach 24 Stunden (z. B. Text und Stadtplan aus dem VVM)
- Durchführung eines Lernparadigmas (z. B. Lernen einer Wortliste) zur Untersuchung des Lernzuwachses mit Wiederholung sowie Darstellung proaktiver und retroaktiver Interferenzeffekte (z. B. California Verbal Learning Test, CVLT; Auditiv Verbaler Lerntest, AVLT)
- Überprüfung verschiedener Abrufmodalitäten (freier Abruf, Abruf mit Hinweisreizen, Wiedererkennen z. B. entsprechende Parameter des CVLT)

▶ **Altgedächtnis (retrograde Amnesie)**
- im Rahmen des Anamnesegespräches durch Arzt oder Psychologen zu erfragen; differenzierte Untersuchung nur bei Anhalt für Einschränkungen
- Wiedergabe von autobiografischen und öffentlichen semantischen und episodischen Informationen aus verschiedenen Lebensabschnitten (z. B. Autobiografisches Gedächtnisinventar, AGI)
- subjektiv relevantes domänenspezifisches Wissen (z. B. berufliches Fachwissen)

Die vorliegenden standardisierten Verfahren, eignen sich zur Differenzierung von biografischen und semantischen Altgedächtnisstörungen. Zur Eingrenzung des zeitlichen Umfangs der retrograden Amnesie sind sie oft nicht geeignet, da in der Regel die letzten zurückliegenden Jahre vorrangig betroffen sind und es hierzu keine publizierten Vergleichsdaten (z. B. zum Wissen über öffentliche Ereignisse) gibt. Die Erinnerung an relevante biografische Ereignisse aus verschiedenen Lebensepochen des Patienten sollte daher am besten mithilfe der Angehörigen untersucht werden.

Weiterführende Diagnostik

Zusätzlich je nach Fragestellung und Beschwerden zu untersuchende Gedächtnisfunktionen:
- Paarassoziationslernen (z. B. aus der WMS-R)
- prospektives Gedächtnis (zeit- oder situationsgerechte Erinnerung einer zu erledigenden Aufgabe, z. B. Subtests aus dem Rivermead Behavioural Memory Test, RBMT)
- inzidentelles Lernen (Abfrage von Informationen, bei denen der Patient zuvor keine Lerninstruktion erhalten hat, z. B. Subtest aus dem Nürnberger Altersinventar)
- nichtdeklaratives Gedächtnis (Priming, prozedurales Lernen)

Weitere Untersuchungsfragen

Um die Gedächtnisleistungen in verschiedenen Tests angemessen interpretieren und Therapieansätze ableiten zu können, sind darüber hinaus folgende Gesichtspunkte einzubeziehen:
- Informationen aus der medizinischen Anamese sowie der Bildgebung über Art und Ausmaß der Hirnschädigung
- relevante andere kognitive Defizite (z. B. Wahrnehmung, Sprache, Aufmerksamkeit, Exekutivfunktionen)
- Störungswahrnehmung des Patienten (Awareness) und seine subjektive Prioritätensetzung
- affektive oder Verhaltensstörungen (z. B. Depression, Antrieb, perseveratorisches Verhalten, Konfabulationen)
- andere Aspekte, die die Funktionsfähigkeit beeinflussen können (z. B. Schmerzen, Fatigue, Schlaf, Medikamente)
- Alltagsanforderungen und Alltagsleistungen des Patienten zur Abschätzung der funktionellen Relevanz der Störung
- vorhandene Ressourcen, sozialer Hintergrund (berufliche Situation, sozialrechtlicher Status, familiäre Einbettung)
- bisher eingesetzte Kompensationsstrategien und die Erfahrungen damit

Besondere Empfehlungen für einzelne Störungsbilder

Akutes Schädel-Hirn-Trauma

Obwohl der Dauer der posttraumatischen Amnesie (PTA) sowohl bei leichtem als auch bei schwerem Schädel-Hirn-Trauma eine wichtige prognostische Rolle zugesprochen wird, gibt es bislang kein akzeptiertes standardisiertes Verfahren zu ihrer Erfassung. Eine gegebene zeitliche und örtlich-geografische Orientierung ist nicht gleichbedeutend mit dem Ende der PTA. Drake et al. (2006) empfehlen die Erweiterung der Glasgow-Coma-Scale (Glasgow Coma Scale-Extended, GCS-E; Nell et al. 2000). Dabei werden für unterschiedliche Dauern der Amnesie (meist überprüft über das erste Ereignis nach dem Unfall, das der Patient angeben kann) Skalenwerte vergeben (▶ Tab. 94.1). Auch die Überprüfung der verzögerten Lernleistung für 3 Worte hat sich als Indikator für die Dauer der PTA bewährt (Andriessen et al. 2009). Die posttraumatische Amnesie sollte auf der Akutstation engmaschig und wiederholt erhoben werden, da Erhebungen im Nachhinein, z. B. bei Verlegung in die Rehabilitationsklinik, oft zu groben Verfälschungen führen.

Multiple Sklerose

Bei der Multiplen Sklerose ist wegen der Progredienz des Verlaufes vor allem auf die Wiederholbarkeit der Untersuchungen zu achten. Eine Experten-Kommission hat daher 2 Batterien mit zum Teil überschneidenden Verfahren als besonders empfehlenswert erarbeitet (Langdon 2011):
- Die Brief Repeatable Battery of Neuropsychological Tests (BRB-N; Boringa et al. 2001) enthält den Selective Reminding Test (SRT), 10/36 Spatial Recall Test, Symbol Digit Modalities Test, Paced Auditory Serial Addition Test (PASAT) sowie den List Generation Test.
- Außerdem hat die Cognitive Function Study Group of National Multiple Sclerosis Society ebenfalls eine Testbatterie festgelegt: Minimal Assessment of Cognitive Function in MS (MACFIMS; Benedict et al. 2002). In dieser Batterie sind enthalten: Paced Auditory Serial Addition Test (PASAT), Symbol Digit Modalities Test, California Verbal Learning Test (CVLT), Brief Visuospatial Memory Test, Delis-Kaplan Executive Function Scale Sorting Test, Judgment of Line Orientation Test und Controlled Oral Word-Association Test (COWAT).

Beschwerdevalidierung

Da fast alle psychometrischen Testleistungen von der Motivation und Mitarbeit der zu Untersuchenden abhängen, ist die Frage der ausreichenden Anstrengung im Rahmen der Diagnostik in den letzten Jahren zunehmend in den Aufmerksamkeitsfokus gerückt. Immer dann, wenn das Ausmaß der Beeinträchtigung für den Patienten mit finanziellen Anreizen verbunden ist (z. B. Berentung, Unfallversicherungsentschädigung etc.), sollte daher bei entsprechender Beeinträchtigung in Testverfahren die Validität der Befunde und die Anstrengungsbereitschaft mit standardisierten Verfahren überprüft werden. Einige Autoren empfehlen sogar, bei jeglicher psychometrischen Untersuchung ein standardisiertes Validierungsinstrument mit einzusetzen (z. B. Merten 2011). Eine sorgfältige Darstellung zur Durchführung und Interpretation von Beschwerdevalidierungsverfahren sowie eine Übersicht über geeignete Verfahren finden sich bei Merten (2011). Am häufigsten eingesetzt werden der Word Memory Test (Green 2003) sowie der Rey 15 Items Test (Reznek 2005). Im deutschen Sprachraum hat sich darüber hinaus die Testbatterie zur Forensischen Neuropsychologie (TBFN; Heubrock u. Petermann 2000) etabliert. Auch die Forced Choice Recognition Form des CVLT wurde zur Beschwerdevalidierung entwickelt (Moore u. Donders 2004). Die Beurteilung der Validität der Testleistung sollte jedoch nicht allein auf Basis dieser Verfahren eingeschätzt werden. Da diese Tests naturgemäß sehr einfach sind, ist mit einem „Bestehen" dieser Aufgaben eine hinreichende Anstrengungsbereitschaft bei anspruchsvolleren Aufgaben

Tab. 94.1 Amnesie-Skala zur Quantifizierung der posttraumatischen Amnesie (Nell et al. 2000).

Score	Definition	Erläuterung
7	keine Amnesie	Patient kann sich an das Ereignis erinnern, kann sich z. B. erinnern gestürzt zu sein, wie er aufgekommen ist etc.
6	Amnesie von weniger als 30 Minuten	Patient erlangt das Bewusstsein, während er noch im Rettungsfahrzeug oder am Unfallort ist
5	Amnesie von 30 Minuten bis 3 Stunden	Patient kann sich erinnern, wie er in den Krankenwagen gelegt wurde, erinnert sich an den Weg zum Krankenhaus, erinnert sich, wie er in der Notfallaufnahme ankam etc.
4	Amnesie von 3–24 Stunden	Wenn die erste Erinnerung, die vom Patienten erfragt werden kann, ein Ereignis bei oder nach der Krankenhausaufnahme ist
3	Amnesie von 1–7 Tagen	
2	Amnesie von 8–30 Tagen	
1	Amnesie von 31–90 Tagen	
0	Amnesie < 3 Monate	
X	nicht durchführbar	z. B. Patient kann sprechen, antwortet aber inkohärent und unverständlich; kann nicht sprechen, da bewusstlos, intubiert, Gesichtsfrakturen o. ä.

noch nicht gewährleistet. Darüber hinaus können sich Patienten im Internet über diese Verfahren informieren und sich in den Testsituationen entsprechend gezielt auf diese Verfahren vorbereiten. Die Verhaltensbeobachtung während, vor und nach der Untersuchung sowie Diskrepanzen und Widersprüchlichkeiten im Testprofil oder zwischen Testleistung und Alltagsverhalten sind daher für die Einschätzung der Testvalidität mindestens ebenso wichtig. Zur Einschätzung können die sogenannten Slick-Kriterien herangezogen werden (Slick et al. 2004).

■ Therapie

Die Therapiezielstellung sowie die auszuwählenden Therapiemethoden richten sich nach der Schwere der Gedächtnisstörung, danach, ob weitere kognitive Funktionen beeinträchtigt sind, sowie nach dem Ausmaß der Krankheitseinsicht (Awareness) bezüglich der eigenen Störung. Darüber hinaus spielen die individuellen Alltagsanforderungen eine wesentliche Rolle.

▶ Abb. 94.1 gibt einen Überblick über die Entscheidungsalgorithmen zur Auswahl geeigneter Therapieverfahren.

Neuropsychologische Therapieansätze

Vermittlung von Lernstrategien

Ein intensives Training zur Vermittlung von Lernstrategien (z. B. bildhafter Vorstellungen [mental imagery], semantische Kategorisierungsstrategien, Elaborationsstrategien) kann bei Patienten mit leichten bis mittelschweren Gedächtnisstörungen die Gedächtnisleistungen verbessern. Dies wurde für verschiedene Patientengruppen in 8 randomisiert kontrollierten Klasse-I-Studien bei Schädel-Hirn-Trauma-Patienten (Salazar et al. 2000), Schlaganfallpatienten, Patienten mit Multipler Sklerose (Chiaravalloti et al. 2005, Hildebrandt et al. 2007b), gemischten Patientengruppen (Hildebrandt et al. 2006, Kaschel et al. 2002) sowie in systematischen Reviews bzw. Metaanalysen (Rees et al. 2007, O'Brien et al. 2008, Rohling et al. 2009, Cicerone et al. 2011) nachgewiesen (▶ Tab. 94.2). Die Evidenz wird zusätzlich erhärtet durch 8 Klasse-II- und 5 Klasse-III-Studien. Rees et al. (2007) und Cicerone et al. (2011) sehen aktuell keine Evidenz für die Vermittlung von Lernstrategien an schwer betroffene Patienten. Zwar konnte ein Cochrane Review von Nair und Lincoln (2007) für Schlaganfallpatienten aufgrund unzureichender Studienlage keine hinreichende Evidenz für eine Verbesserung der Gedächtnisleistungen nachweisen. Dies ist jedoch vor allem auf die strengen Auswahlkriterien für einbezogene Studien zurückzuführen und darauf, dass alle Studien, die nach September 2006 publiziert wurden, nicht in dem Review enthalten sind. Ein Großteil der Therapiestudien wurde mit gemischten Patientenkollektiven durchgeführt, ohne dass die Ergebnisse ätiologiespezifisch ausgewertet wurden, damit wurden sie jedoch in den Cochrane Review nicht einbezogen. Dies ist jedoch kein Anlass, an der Wirksamkeit der Verfahren, die für andere Patientengruppen gezeigt wurde, für Schlaganfallpatienten zu zweifeln.

Bezüglich möglicher Erfolgsparameter findet sich ein deutlicher Zusammenhang zwischen der Anzahl der Trainingssitzungen und dem Therapieerfolg (Hux et al. 2000, Hildebrandt et al. 2007a). Auch wenn eindeutige Befunde zur genauen Häufigkeit und Intensität noch fehlen, gilt es als gute klinische Praxis, die Therapie über mindestens 10 Sitzungen und 2–5-mal wöchentlich stattfinden zu lassen.

Das eingesetzte Strategietraining sollte gedächtnisspezifisch sein (Rohling et al. 2000, Spahn et al. 2010), eine sichere Überlegenheit einer Lernstrategie gegenüber einer anderen konnte jedoch nicht nachgewiesen werden (Tam u. Man 2004, Hildebrandt et al. 2006, Hildebrandt et al. 2007a; Spahn et al. 2010). Auch wird die Therapie einzeln, in der Gruppe oder PC-gestützt angeboten, ohne dass bislang Effizienzunterschiede nachgewiesen wären. Einflussvariablen wie Alter und Zeit seit der Hirnschädigung sind häufig mit der Ätiologie konfundiert (junge Schädel-Hirn-Trauma-Patienten werden eher im chronischen Stadium, ältere Schlaganfallpatienten eher postakut behandelt) (Rohling et al. 2009). Eindeutig können jedoch auch im chronischen Stadium Behandlungserfolge nachgewiesen werden (Cicerone et al. 2011) und trotz der Progredienz der Erkrankung bei MS durch die Vermittlung von Lernstrategien verbesserte Gedächtnisleistungen nachgewiesen werden (O'Brien et al. 2008).

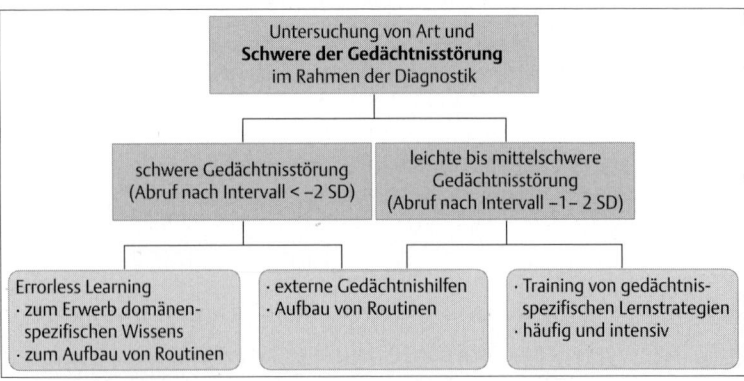

Abb. 94.1 Flussdiagramm zur Auswahl geeigneter Therapiestrategien.

Externe Gedächtnishilfen

Der Einsatz externer Gedächtnishilfen sollte stets wichtiger Bestandteil der Therapie zur Kompensation von Gedächtnisstörungen sein. Alle Studien, in denen externe Gedächtnishilfen untersucht wurden, zeigten eine verbesserte Aufgabenbearbeitung (Sohlberg et al. 2007; 3 systematische Reviews, 2 randomisiert-kontrollierte Studien, 3 Klasse-II-Studien und 12 Klasse-III-Studien) (▶ Tab. 94.2). Auch hier sollte der Einsatz jedoch nach Schweregrad der Gedächtnisstörung und dem Vorliegen anderer kognitiver und Verhaltensdefizite (insbesondere Exekutivfunktionen und Antrieb) unterschieden werden. Bei leicht betroffenen Patienten, sollte die Therapie darauf abzielen, Gedächtnishilfen selbstständig auch zur Planung des Alltags sowie von Terminen und Erledigungen einzusetzen. Bei schwerer betroffene Patienten gilt es, in der Therapie zu trainieren, auf Gedächtnishilfen, die andere für sie führen (z. B. die Angehörigen), adäquat zu reagieren (Wilson et al. 2001, Sohlberg et al. 2007).

In der überwiegenden Zahl der Studien wird der Effekt der Gedächtnishilfe im Sinne einer kognitiven Prothese nur während der Verwendung der Gedächtnishilfe untersucht. Während einige Arbeiten zeigen konnten, dass durch die Gedächtnishilfe Alltagsroutinen etabliert werden, die auch nach Absetzen des Gerätes erhalten blieben (Wilson et al. 2001, Kirsch et al. 2004), war dies in anderen Studien (Fish et al. 2008) nicht der Fall.

Es können keine klaren Empfehlungen hinsichtlich der Art der Gedächtnishilfe gegeben werden (klassisches Gedächtnisbuch vs. Smartphone). Die Auswahl richtet sich daher nach den persönlichen Vorlieben und Vorerfahrungen des Patienten. Ergebnisse früherer Studien, dass die Bedienung kommerziell verfügbarer elektronischer Gedächtnishilfen für schwerer beeinträchtigte Patienten aufgrund der Komplexität der Bedienoberfläche kaum erlernbar sei (Evans et al. 2003), können angesichts der Entwicklung von immer anwenderfreundlicheren Geräten auf dem Mobilfunkmarkt heute eher in Frage gestellt werden. Auch können viele Patienten heutzutage auf Erfahrungen vor der Hirnschädigung zurückgreifen, sodass Geräte eingesetzt werden können, deren Nutzung den Patienten bereits vertraut ist. Dies hat sich in den letzten 10 Jahren merklich geändert, sytematische neuere Studien hierzu fehlen allerdings.

Nicht alle Studien beschreiben, ob und wie ein Training für die Anpassung der Gedächtnishilfe erfolgte. In aller Regel sollte jedoch eine individuelle Anpassung an die Alltagsanforderungen der Patienten erfolgen und dabei sorgfältig festgelegt werden, für welche Aufgaben und zu welchen Zeiten im Verlauf des Tages die Gedächtnishilfe genutzt werden soll. Zum Aufbau von Routinen bietet es sich an, die regelmäßige Nutzung der Gedächtnishilfe an die Mahlzeiten zu koppeln. Im Einzelfall kann ein intensives und individuelles Training erforderlich sein, um die Nutzung an den Alltag der Patienten anzupassen (Sohlberg et al. 2007). Den Patienten den Einsatz nur zu empfehlen, reicht häufig nicht aus, insbesondere wenn sie bereits negative Erfahrungen mit Gedächtnishilfen gemacht haben. In diesem Fall sollte genau analysiert werden, woran der Einsatz der Gedächtnishilfe gescheitert ist, um darauf die Anwendung und die weitere Therapie abstimmen zu können.

Eine Studie fand einen Zusammenhang zwischen dem Einsatz elektronischer Gedächtnishilfen in der Therapie und der Erfahrung mit solchen Geräten bei den Therapeuten (Hart et al. 2003). Daher empfiehlt es sich, dass Therapeuten offen für Entwicklungen im Bereich elektronischer Gedächtnishilfen sind und Kliniken ein Budget für die Anschaffung derartiger Geräte zur Verfügung stellen, damit Patienten deren Einsatz ausprobieren können.

Vermittlung domänenspezifischen Wissens mit fehlerfreiem Lernen (Errorless Learning)

Eine quantitative Metaanalyse von Kessels und de Haan (2003) sowie eine Klasse-I-Studie (Dou et al. 2006) weisen die Wirksamkeit von fehlerfreiem Lernen zur Vermittlung domänenspezifischen Wissens bei schwer amnestischen Patienten nach. Die Evidenz wird weiter erhärtet durch ein weiteres systematisches Review (Clare u. Jones 2008) sowie eine Klasse-II- und 6 Klasse-III-Studien. Dabei kann es sich sowohl um persönlich relevante Informationen (z. B. die Namen der Pfleger) als auch um Fertigkeiten wie die Handhabung einer elektronischen Gedächtnishilfe handeln. Ob ein Transfer der Kenntnisse auf andere Aufgaben möglich ist oder eine allgemeine Verbesserung der Gedächtnisleistung erzielt werden kann, ist hingegen eher fraglich (Cicerone et al. 2011). Fehler werden beim Lernen vermieden, indem den Patienten die richtige Antwort zunächst vorgegeben und sie in folgenden Lerndurchgängen mit immer weniger Abrufhilfen dargeboten wird (Backward Chaining bzw. Vanishing Cues). Weitere Möglichkeiten sind das langsame Vergrößern der Abrufintervalle (Spaced Retrieval) oder die Vorgabe einer Checkliste für einen Handlungsablauf. Möglicherweise kann der Effekt der Methode durch Förderung mentaler Anstrengung (z. B. durch Vorgabe eindeutiger semantischer Abrufhilfen statt der richtigen Antwort) gesteigert werden. Unklar ist, ob auch leichter beeinträchtigte Patienten von der Methode profitieren (Clare u. Jones 2008). Auch scheint das Vorliegen schwerer Störungen der Exekutivfunktionen die Wirksamkeit einzuschränken (Pitel et al. 2006).

Tab. 94.2 Übersicht über kontrollierte Studien in den Jahren 2000–2011 zur Therapie von Gedächtnisstörungen nach Hirnschädigungen unterschiedlicher Ätiologie im akuten oder postakuten Stadium, Evidenzgrade I–III.

Autoren	Jahr	Fragestellung	Methode	Ergebnis	Evidenzgrad
Cicerone et al.	2011	Übersicht über die Evidenzbasierung verschiedener Studien zu kognitiver Rehabilitation (2003–2008)	systematisches Review (einschließlich früherer Reviews basiert der Überblick auf 370 Interventionsstudien, einschließlich 65 Klasse-I-Studien)	Bezüglich des Gedächtnisses finden die Autoren substanzielle Evidenz für eine Wirksamkeit kognitiver Rehabilitation	Ia
Clare u. Jones	2008	Übersicht über Studien zu Errorless Learning in der Rehabilitation von Gedächtnisstörungen	systematisches Review mit 16 Studien	Errorless Learning ist für bestimmte Patientengruppen und bestimmte Aufgaben effektiv; genaue Rahmenbedingungen sind jedoch noch ungeklärt, da es auch widersprüchliche Ergebnisse gibt	Ia
Kessels u. DeHaan	2003	Metaanalyse zur Wirksamkeit von Errorless Learning und zur Methode der Vanishing Cues	Metaanalyse mit 27 Studien; davon 13 ohne Kontrollbedingungen oder Single Case, daher nicht in Metaanalyse eingeschlossen	Eine große und signifikante Effektstärke ergibt sich für Errorless Learning, aber nicht für Vanishing Cues	Ia
Nair u. Lincoln	2007	Effektivität der Gedächtnisrehabilitation nach Schlaganfall	systematisches Review nach den Methoden der Cochrane Database	Von 188 gefundenen Studien erfüllten nur 2 Studien mit insgesamt 18 Versuchspersonen die strengen Einschlusskriterien der Recherche. Auf dieser geringen Datenbasis waren signifikante Effekte nicht nachweisbar	Ia
O'Brien et al.	2008	Überblick über Evidenzbasierung kognitiver Rehabilitation bei MS-Patienten	systematisches Review mit 16 Studien	Die Untersuchungen zur kognitiven Rehabilitation sind noch in den Anfängen und aufgrund methodischer Mängel sind noch keine klaren Aussagen möglich	Ia
Rees et al.	2007	Überblick über Studien zur kognitiven Rehabilitation nach SHT	systematisches Review mit 65 Studien, davon 30 Studien zu Gedächtnisrehabilitation	Starke Evidenz, dass externe Gedächtnishilfen zur Kompensation effektiv sind; starke Evidenz, dass Lernstrategien bei Patienten mit leichten Gedächtnisstörungen eine gute Wirksamkeit haben, nicht jedoch bei schweren Gedächtnisstörungen	Ia
Rohling et al.	2009	Metaanalyse zur Re-Evaluation der Studien aus den systematischen Reviews von Cicerone et al. 2000 und 2005 zur Evidenzbasierung kognitiver Rehabilitation nach SHT	Metaanalyse mit 103 Studien zu unterschiedlichen Domänen der kognitiven Rehabilitation	Die Effektstärken waren von 4 signifikanten Moderatorvariablen abhängig: Domäne, Ätiologie, Zeit seit der Hirnschädigung, Alter der Patienten. Bezüglich der Verbesserung von Gedächtnisleistungen zeigten sich widersprüchliche Ergebnisse	Ia
Sohlberg et al.	2007	Evidenzbasierung des Einsatzes externer Gedächtnishilfen zur Kompensation organisch bedingter Gedächtnisstörungen	systematisches Review mit 19 Studien zu externen Gedächtnishilfen	Externe Gedächtnishilfen werden als Practice Guideline empfohlen. Zur Erreichung des Grades als Praxis-Standard fehlen klare Ergebnisse zu Art der Gedächtnishilfen, Art des Trainings und Art der Outcome-Variablen	Ia

Tab. 94.2 Fortsetzung.

Autoren	Jahr	Fragestellung	Methode	Ergebnis	Evidenzgrad
Bourgeois et al.	2007	Wirksamkeit eines Trainings mit Errorless Learning auf Basis von Spaced Retrieval, das per Telefon vermittelt wird, im Vergleich zu „didaktischen Instruktionen" auf Alltagsgedächtnisleistungen	RCT mit 38 SHT-Patienten; 2 persönliche Ziele trainiert mit Errorless Learning auf Basis von Spaced Retrieval über Telefonkontakte. Outcome-Variablen: Anzahl berichteter Gedächtnisprobleme im Alltag, Lebensqualität	Mithilfe des Spaced Retrieval Trainings konnten signifikant mehr persönliche Ziele erreicht werden, sowohl unmittelbar als auch 1 Monat nach dem Training. Kein Effekt auf die Lebensqualität	Ib
Chiaravalloti et al.	2005	Untersuchung der Wirksamkeit von Gedächtnistrainingsstrategien bei MS-Patienten	RCT mit 29 MS-Patienten; Experimentalgruppe: Story Memory Technique vs. Gedächtnisübungen	Effekte zeigten sich bei der Stratifizierung nach Schwere der Gedächtnisstörungen: Patienten mit mittelschweren Gedächtnisproblemen erreichten eine signifikante Verbesserung bei der neuropsychologischen Untersuchung der Lernfähigkeit, leicht beeinträchtigten Patienten nur eine geringe Verbesserung. Patienten der Trainings-, aber nicht der Kontrollgruppe berichteten subjektive Verbesserungen des Gedächtnisses	Ib
Dou et al.	2006	Überprüfung der Wirksamkeit einer computergestützten Darbietung zum Einsatz von Errorless Learning bei Patienten mit SHT	37 SHT-Patienten, Prä-post-Test, quasi-experimentelles Design, randomisierte Zuweisung: computergestütztes Gedächtnistraining oder therapeutengestütztes Gedächtnistraining, unbehandelte Kontrollen; Dauer 1 Monat	Beide Trainingsgruppen zeigten bessere Leistungen in der „Neurobehavioural Cognitive Status Examination (NCST)" sowie im RBMT gegenüber den Kontrollen. Die Trainingsbedingungen unterschieden sich nicht	Ib
Fish et al.	2008	Untersuchung differenzieller Effekte eines Paging-Systems bei Patienten nach SHT vs. Schlaganfall-Patienten	36 Patienten, randomisierte Studie mit Cross-over-Design; Einsatz eines Paging-Systems	Im Vergleich zur Baseline zeigten die Patienten bessere Gedächtnisleistungen, ähnlich wie SHT-Patienten. Ohne Pager-System sank die Leistung auf Baseline-Niveau; Exekutivfunktionsstörungen hatten vor allem einen Einfluss auf die Dauer des Behandlungsergebnisses	Ib
GaGehring et al.	2009	Wirksamkeit kognitiver Rehabilitation bei Patienten mit niedriggradigem anaplastischem Gliomen	RCT mit 140 Gliom-Patienten; Interventionsgruppe vs. Warte-Kontrolle; computergestütztes Aufmerksamkeitstraining sowie Kompensationsstrategien für Aufmerksamkeit, Gedächtnis und Exekutivfunktionen	Outcome-Variablen wurden erhoben mit neuropsychologischer Testbatterie sowie Selbsteinschätzungsfragebögen. Unmittelbar nach dem Training zeigten sich signifikante Verbesserungen in der subjektiven Leistungseinschätzung, aber nicht in der psychometrischen Testung. Nach 6 Monaten fanden sich in der Trainingsgruppe signifikant bessere Ergebnisse in Tests zu Aufmerksamkeit und verbalem Gedächtnis; weniger Fatigue	Ib

Tab. 94.2 Fortsetzung.

Autoren	Jahr	Fragestellung	Methode	Ergebnis	Evidenzgrad
Hildebrandt et al.	2006	Wirksamkeit von Gedächtnisstrategien bei einer gemischten Gruppe gedächtnisgestörter Patienten	62 Patienten unterschiedlicher Ätiologie (SHT, Schlaganfall) in 3 Gruppen: Kontrollgruppe mit niedrig dosiertem Gedächtnistraining (n = 16, 7 Sitzungen), prozessorientierte Gedächtnisgruppe (n = 24, 20 Sitzungen), Gruppe mit Vermittlung von Kompensationsstrategien (n = 22, 20 Sitzungen)	Die Behandlungsgruppen verbesserten sich bezüglich des verbalen und prospektiven Gedächtnisses. Nur die Prozess-orientierte Gedächtnisgruppe zeigte signifikante Effekte im Vergleich zur Kontrollgruppe und auch tendenziell bessere Leistungen als die Strategiegruppe	Ib
Hildebrandt, Clausing et al.	2007	Untersuchung von Dosiseffekten bei der Rehabilitation hirngeschädigter Patienten mit leichten bis mittelschweren Gedächtnisstörungen	155 Patienten mit gemischter Ätiologie (v.a. Schlaganfall); Zusammenfassung von 4 Studien mit insgesamt 2 unbehandelten Kontrollgruppen, 3 Gruppen mit verschiedenen Gedächtnisstrategien sowie 4 Gruppen, in denen spezifische Enkodierungsprozesse trainiert wurden	Die Trainingseffekte hingen von der Anzahl der Therapiesitzungen ab. Unterhalb einer Schwelle von ca. 7 Sitzungen ließ sich kein Effekt nachweisen. Das Training generalisierte auf verschiedene Gedächtnis-, aber nicht auf Aufmerksamkeitsleistungen. Schlussfolgerungen: 1. Gedächtnisrehabilitation ist effektiv 2. Erfolg ist dosisabhängig 3. Es kann keine spezifische Strategieempfehlung gegeben werden	Ib
Hildebrandt, Lanz et al.	2007	Wirksamkeit von kognitivem Training bei MS-Patienten	RCT mit 42 MS-Patienten; hausbasiertes kognitives Training von Gedächtnis und Arbeitsgedächtnisleistungen über 4 Wochen vs. unbehandelte Kontrollgruppe	Es war kein Effekt auf neurologischen Status, Lebensqualität oder Fatigue festzustellen. Die Behandlungsgruppe zeigte jedoch bessere Leistungen bei verbalem Lernen und Arbeitsgedächtnis	Ib
Kaschel et al.	2002	Wirksamkeit einer visuellen Imaginationsstrategie	RCT mit 21 Patienten (gemischte Ätiologie); Imaginationstraining (n = 9) vs. Standardbehandlung (n = 12). 4 Wochen Baseline, 10 Wochen Training mit 30 Sitzungen	Imaginationstraining verbesserte signifikant die verzögerte Abrufleistung für verbales Material; berichtete Alltagsprobleme wurden reduziert; Ergebnisse waren noch nach 3 Monaten nachweisbar	Ib
Lincon et al.	2002	Wirksamkeit kognitiver Intervention bei MS-Patienten	RCT mit 240 MS-Patienten; 3 Gruppen: 1. unbehandelte Kontrollen, 2. Testung mit differenzierter Rückmeldung an das Personal, 3. differenzierte Rückmeldung + komplexes Training (Psychoedukation, Tagebücher, Notizen)	Bei der Untersuchung 4 und 8 Monate nach Trainingsende zeigten sich wenig signifikante Effekte; nachweisbare Effekte fielen für die Kontrollgruppe positiver aus. Die Studie konnte keine Wirksamkeit der Intervention nachweisen	Ib
Salazar et al.	2000	Wirksamkeit kognitiver Rehabilitation nach SHT	RCT mit 120 SHT-Patienten (Soldaten); intensives, standardisiertes 8-Wochen-Programm in der Klinik (n = 67) oder reduziertes Hausprogramm mit wöchentlichen Anrufen (n = 53)	Nach 1 Jahr zeigten sich keine signifikanten Unterschiede hinsichtlich der Anzahl der Patienten in bezahlter Arbeit, der Wehrfähigkeit sowie hinsichtlich kognitiver, Verhaltens- oder Lebensqualitätmaße. Post-hoc-Analysen zeigten, dass Patienten mit Bewusstlosigkeit > 1 h vom stationären Programm mehr profitierten	Ib

Diagnostik und Therapie von Gedächtnisstörungen

Tab. 94.2 Fortsetzung.

Autoren	Jahr	Fragestellung	Methode	Ergebnis	Evidenzgrad
Solari et al.	2004	Wirksamkeit eines computergestützten Trainings von Aufmerksamkeit und Gedächtnis bei MS-Patienten	RCT mit 82 MS-Patienten; Training von Gedächtnis und Aufmerksamkeit (visuokonstruktive und visuomotorische Aufgaben am PC) vs. Kontrollgruppe; 16 Sitzungen über 8 Wochen	Die Gruppen unterschieden sich nicht hinsichtlich ihrer Verbesserung in kognitiven Tests, Lebensqualität oder Depression. Die Studie unterstützt nicht die Spezifität des Trainings	Ib
Tesar et al.	2005	Wirksamkeit kognitiver Rehabilitation bei MS-Patienten	RCT mit 19 MS-Patienten; kognitives Rehabilitationsprogramm (12 Sitzungen) vs. unbehandelte Kontrollen	Es zeigten sich signifikante Verbesserungen der Exekutivfunktionen (CKV) und räumlich-konstruktiven Fähigkeiten (HAWIE-R), jedoch keine Effekte auf die Fatigue. Innerhalb der Trainingsgruppe zeigte sich allerdings eine Verbesserung der Fatigue über die Zeit. Auch bezüglich Gedächtnis zeigten sich Verbesserungen innerhalb der Trainingsgruppe, aber nicht im Vergleich zu den Kontrollen	Ib
Van Hout et al.	2008	psychosoziale und kognitive Rehabilitation bei Patienten mit toxischer Enzephalopathie	RCT mit 95 Patienten; 8 Sitzungen Verhaltenstherapie zur Krankheitsbewältigung sowie 8 Sitzungen Strategietraining zur Kompensation von Gedächtnisproblemen; Untersuchung der kumulativen Effekte beider Behandlungen im Vergleich zur Wartegruppe	Es kam zu Verbesserungen im Gedächtnistest sowie der subjektiven Beschwerden über Gedächtnisprobleme, aber nicht in anderen Fragebögen. Im Follow-up waren die Effekte nicht mehr nachweisbar. Die Autoren diskutieren die Rolle von Booster-Sessions zur Aufrechterhaltung von Therapieeffekten. Motivation ist ein wichtiger Erfolgsparameter	Ib
Wilson et al.	2005	Wirksamkeit eines Paging-Systems bei Patienten nach SHT	63 SHT-Patienten, randomisiertes Crossover-Design (Baseline – Treatment – Baseline), Gruppe A: Paging-System, Gruppe B: Wartegruppe; Training für individuelle Alltagsaufgaben	Der Pager reduzierte signifikant die Alltagsgedächtnisprobleme im Vergleich zur Baseline sowie zur Wartegruppe	Ib
Brenk et al.	2008	Wirkung eines kurzfristigen kognitiven Trainings auf die geistige Leistungsfähigkeit und Stimmung von MS-Patienten	27 MS-Patienten, 6 Wochen kognitives Training zu Hause; Vergleich mit 14 gesunden Kontrollen	Durch das Training konnten die Leistungen in visuokonstruktiven Leistungen sowie im visuellen Gedächtnis signifikant verbessert werden. Depressivität und Lebensqualität verbesserten sich unmittelbar sowie 6 Monate nach dem Training	II
Cicerone et al.	2004	Untersuchung der Wirksamkeit intensiver kognitiver Rehabilitation auf die soziale Integration und die Lebenszufriedenheit	nicht randomisierte Kontrollgruppenstudie mit 56 SHT-Patienten; intensives kognitives Rehabilitationsprogramm (n = 27) verglichen mit Standardrehabilitation (n = 29); jeweils 4 Monate	Beide Gruppen zeigten Verbesserungen hinsichtlich der sozialen Integration (Community Integration Questionnaire, CIQ) mit signifikant stärkeren Effekten in der Intensiv-Trainingsgruppe. Diese Patienten hatten eine doppelt so hohe Wahrscheinlichkeit für Verbesserungen im Fragebogen. Patienten mit Verbesserungen im CIQ zeigten auch eher Verbesserungen in kognitiven Tests	II

Tab. 94.2 Fortsetzung.

Autoren	Jahr	Fragestellung	Methode	Ergebnis	Evidenzgrad
Hart et al.	2002	Evaluation eines „Voice Organizers" in der Gedächtnisrehabilitation	prospektiver intraindividueller Vergleich bei 10 SHT-Patienten; Outcome-Variable war das Gedächtnis für individuelle Therapieziele, von denen ein zufällig ausgewählter Teil in die Therapie einbezogen wurde, der andere nicht; 3-mal am Tag hörten die Patienten auf einem Voice-Recorder ihre Therapieziele an und wurden so an diese erinnert	Nach einer Woche erinnerten sich die Patienten besser an die Therapieziele, die sie wiederholt vorgespielt bekamen, und hatten für diese auch eine bessere Awareness	II
Hux et al.	2000	Einfluss der Trainingsfrequenz auf das Gesichter-Namen-Lernen	7 Patienten; Gesichter-Namen-Training in 3 unterschiedlichen Intensitäten: 1x täglich, 2x wöchentlich, 5x täglich	1x täglich und 2x wöchentlich gehaltene Trainingssitzungen waren effektiver als 5x täglich durchgeführte. Mnemotechniken und Imaginationstechniken zeigten bei 4 von 7 Patienten eine Wirkung	II
Spahn et al.	2010	Vergleich eines spezifischen und eines unspezifischen kognitiven Training	RCT mit 27 Patienten mit gemischter Ätiologie (Schlaganfall, SHT etc.); PC-gestütztes Story Recall Training vs. Strategietraining für Gedächtnis im Alltag; in beiden Gruppen jeweils 12–15 Sitzungen und zusätzlich Standard-Rehabilitationsprogramm	Beide Gruppen verbesserten sich in Gedächtnis-, aber nicht in Aufmerksamkeitstests. Es bestand kein Unterschied hinsichtlich der Trainingsbedingung	II
Tailby u. Haslam	2003	Untersuchung verschiedener Varianten von Errorless Learning	Errorless Learning mit vs. ohne Elaboration und Selbstgenerierung wurde verglichen bei Patienten mit leichten, mittelschweren und schweren Gedächtnisstörungen	Errorless Learning mit Elaboration und Selbstgenerierung zeigte bessere Ergebnisse als Standard Errorless Learning.	II
Tam u. Man	2004	Evaluation eines computerassistierten Gedächtnishilfesystems bei Patienten mit Amnesie nach SHT	Prä-post-Test, quasi-experimentelles Design mit 26 SHT-Patienten, zufällig 4 Gruppen zugewiesen: 1. self-paced, 2. mit Feedback, 3. mit persönlicher Zuwendung, 4. mit visueller Darbietung	Alle 4 Gruppen verbesserten sich im Vergleich zur Kontrollgruppe, aber untereinander fand sich kein signifikanter Unterschied. Nur die Gruppe mit Feedback, zeigte zusätzlich eine Verbesserung hinsichtlich Selbstwirksamkeit	II
Thickpenny-Davis u. Barker-Collo	2007	Evaluation einer Gedächtnisgruppe bei SHT- und Schlaganfall-Patienten	10 SHT- und 2 Schlaganfall-Patienten; Kontroll-Gruppen-Design (Wartegruppe) mit Prä-post- und Follow-up-Untersuchung; Gedächtnisrehabilitation (8 Sitzungen)	Durch Gedächtnisrehabilitation konnte das Wissen über und der Einsatz von Gedächtnisstrategien verbessert werden. Es zeigten sich positive Effekte auf verzögerten Wortabruf und visuelles Gedächtnis; die Effekte waren signifikant im Vergleich zur Wartekontrollgruppe sowie zum Befund im Follow-up nach einem Monat	II

Diagnostik und Therapie von Gedächtnisstörungen

Tab. 94.2 Fortsetzung.

Autoren	Jahr	Fragestellung	Methode	Ergebnis	Evidenzgrad
Wilson et al.	2001	Untersuchung eines Paging-Systems	143 Patienten (gemischte Ätiologie SHT und Schlaganfall); randomisiertes Cross-over-Design: Baseline – Training (nach 2 Wochen bzw. 7 Wochen Wartezeit) – 14 Wochen post Baseline	Mehr als 80 % derjenigen, die an der 16-wöchigen Studie teilnahmen, zeigten bessere Alltagsleistungen in den von ihnen ausgewählten Aufgaben bei Einsatz der Pagers im Vergleich zur Baseline. Viele zeigten die Leistungen auch noch 7 Wochen nach Rückgabe des Pagers	II
Basso et al.	2006	Generierungseffekt bei MS-Patienten	22 MS-Patienten mit mittelschweren bis schweren Gedächtnisproblemen; Vergleich von 2 Enkodierungsformen (selbstgeneriert vs. diktiert) hinsichtlich der Auswirkung auf Alltagsgedächtnisleistungen (Namen, Termine)	MS-Patienten erinnerten mehr Informationen und Aufgaben, wenn sie diese selbst generierten; dies galt auch für die Patienten mit schweren Gedächtnisproblemen	III
Berquist et al.	2008	Einsatz einer Internet-basierten kognitiven Rehabilitation bei SHT-Patienten	10 SHT-Patienten; Internet-basiertes kognitives Training; Training mit Kalendernutzung	Alle Teilnehmer, auch solche mit schweren Gedächtnisstörungen, konnten die Nutzung des Systems erlernen, nur 2 Patienten verpassten eine Sitzung	II
Boman et al.	2010	Einsatz elektronischer Gedächtnishilfen in einer intelligenten Wohnumgebung	14 SHT-Patienten trainierten 5 Tage lang in einem Appartement mit intelligenter Wohnumgebung die Nutzung von elektronischen Gedächtnishilfen	Die Geräte registrierten, wie häufig Vergessen auftrat. Kühlschrank und Herd wurden am häufigsten vergessen. Die Anzahl ausgelöster Alarme korrelierte nicht mit dem RBMT-Score	III
Boman et al.	2004	kognitives Training in der Wohnumgebung	10 Patienten, Prä-post-Follow-up-Design, kognitives Training 3× wöchentlich über 3 Wochen	Positive Effekte zeigten sich bezüglich Aufmerksamkeit und Gedächtnis sowie dem Einsatz von Lernstrategien, nicht aber bezüglich Aktivitäten oder Partizipation	II
Burke et al.	2001	Talking lights als Gedächtnishilfen zum Einhalten von Therapieplänen	Einsatz einer elektronischen Gedächtnishilfe, um die Patienten in einer akuten Rehabilitationseinrichtung an die Einhaltung ihres Therapieplanes zu erinnern	Mit dem Gerät konnte die Anzahl notwendiger Erinnerungen durch das Personal um mehr als 50 % reduziert werden, die Anzahl der Therapiesitzungen, die ohne menschliche Erinnerung eingehalten werden konnten, stieg von 7 auf 44 %	III
Campbell et al.	2007	Einzelfallstudie zum Einsatz von Errorless Learning mit Unterstützung der Pflegeperson	1 Patient mit schwerem SHT; Multiple-Baseline-Single-Case-Design: ABA; Outcome-Variable: Häufigkeit von Alltagsgedächtnisproblemen	Errorless Learning, das von der Pflegeperson unter Anleitung durch eine Therapeutin durchgeführt wurde, konnte signifikant die Anzahl der Gedächtnisprobleme im Alltag reduzieren. Die Verbesserung war 3 Monate nach Intervention noch nachweisbar	III
Dayus u. van den Broek	2000	Selbstinstruktionstraining zur Reduktion phantastischer Konfabulationen	1 Patient mit schweren Gedächtnisstörungen nach Subarachnoidalblutung; Selbstmonitoring-Programm, um Konfabulationen zu reduzieren	Das Selbst-Monitoring-Training konnte die Konfabulationen reduzieren. Dies war auch 3 Monate nach Trainingsende nachweisbar und generalisierte auf andere Alltagsaktivitäten	III

Tab. 94.2 Fortsetzung,

Autoren	Jahr	Fragestellung	Methode	Ergebnis	Evidenzgrad
Ehlhardt et al.	2005	Wirksamkeit einer Instruktionssequenz, um eine Handlungssequenz zu erlernen	4 Patienten; Multiple-Baseline across Participants Design; Training einer E-Mail-Aufgabe bestehend aus 7 Schritten mit dem Instruktionspaket TEACH-M	Alle 4 Patienten lernten die trainierten E-Mail-Schritte. Der Behandlungserfolg war auch nach 30 Tagen noch nachweisbar	III
Fleming et al.	2005	Einsatz eines Kompensationstrainings bei SHT-Patienten	3 SHT-Patienten; Prä-post-Design; 3 Monate Follow-up per Telefon; 8 Wochen Training mit 1–2 Sitzungen pro Woche; Einsatz individualisierter Kompensationsstrategien und Verbesserung der Awareness	Alle Patienten zeigten Verbesserungen hinsichtlich prospektivem Gedächtnis und lernten Kalendernutzung	III
Gentry et al.	2008	elektronische Gedächtnishilfen bei Patienten mit schweren Gedächtnisstörungen nach SHT	23 SHT-Patienten; 8-wöchiges Training der Verwendung eines elektronischen Kalenders	Im COPM wurde eine signifikante Verbesserung in der Selbsteinschätzung nachgewiesen. Der Einsatz der elektronischen Gedächtnishilfen verbesserte die Leistung in verschiedenen Alltagsleistungen	III
Gupta et al.	2003	kognitives Training bei Epilepsie	Prä-post-Design mit Multiple Baseline; kognitives Training für spezifische Funktionen, stützende Gespräche sowie Atementspannung; regelmäßige Hausübungsaufgaben wurden parallel durchgeführt. Training über 6 Wochen	Es zeigte sich eine Verbesserung der kognitiven Leistungen über die Trainingssitzungen. Die Hausübungsaufgaben schienen diesen Effekt zu verstärken	III
Kessels et al.	2007	Errorless vs. Errorful Learning beim Wegelernen von Korsakow-Patienten	10 Patienten mit Korsakow-Syndrom; jeweils ein Weg wurde mithilfe von Errorless Learning bzw. Trial and Error Learning trainiert (4 Sitzungen)	Es zeigte sich ein signifikanter Lerneffekt für Trial and Error-Bedingung für die Wege, aber kein signifikanter Unterschied zwischen den Trainingsbedingungen. Die Leistung in der holländischen Version des CVLT korrelierte signifikant mit dem Vorteil der Trial and Error-Bedingung. Errorless Learning zeigte keinerlei Vorteil	III
Kim et al.	2000	Langzeiteffekte elektronischer Gedächtnishilfen bei ambulanten SHT-Patienten	12 Patienten; Einsatz elektronischer Kalender; Follow-up über 2 Monate bis 4 Jahre durch Anruf, um die Art der Nutzung zu dokumentieren	9 Patienten fanden den mobilen Computer hilfreich; 7 davon nutzten das Gerät nach Studienende weiter	III
Kirsch et al.	2004	Web-basierte elektronische Gedächtnishilfen bei SHT-Patienten	2 SHT-Patienten; elektronische Gedächtnishilfe (ATC) wird eingesetzt für eine Navigationsaufgabe (Studie 1) bzw. als Alarm für Erinnerungen (Studie 2)	Studie 1: Mit dem ATC konnten Navigationsfehler reduziert werden. Nach Absetzen des ATC blieb die Leistung besser als in der Baseline. In Studie 2 konnten ebenfalls Fehler reduziert werden, ohne ATC blieben sie jedoch erhalten, wenngleich ein gewisses Lernen angenommen wurde	III

Tab. 94.2 Fortsetzung,

Autoren	Jahr	Fragestellung	Methode	Ergebnis	Evidenzgrad
Kissels et al.	2002	elektronische Gedächtnishilfen bei amnestischen Alkoholikern	2 amnestische Alkoholiker; Überblick über elektronische Gedächtnishilfen	Die Patienten können mithilfe von Errorless Learning die Nutzung des Gerätes erlernen und reduzieren mit dessen Hilfe Alltagsgedächtnisprobleme	III
Komatsu et al.	2000	Einsatz von Errorless Learning zum Gesichter-Namen-Lernen bei Patienten mit Korsakow-Syndrom	4 Patienten mit Korsakow-Syndrom; Trainingssitzungen mit verschiedenen Bedingungen von Errorless Learning	Die Wiedergabeleistung verbesserte sich kontinuierlich über 4 Sitzungen. Der Lernerfolg war abhängig von der Anzahl der Fehler. Die Methoden „Paarassoziationen" und „Vanishing Cues" führten zu besseren Lernerfolgen als die Methode „Ziel-Selektion" bzw. „Anfangsbuchstaben". Der Effort-Effekt war gering. Experiment 2 untersuchte den Einfluss von Vanishing Cues. Auch hier zeigte sich ein Lernfortschritt über die Sitzungen	III
Manasse et al.	2005	Lernen von Gesichter-Namen-Assoziationen bei SHT-Patienten	5 SHT-Patienten; sequenzieller Behandlungsansatz: zuerst Gesichter-Namen-Training (Imagination + Foto), dann Realitätstraining (Abrufhilfen durch Namenwiederholung, den Anfangsbuchstaben oder Imagery)	Der Abruf der Namen verbesserte sich unabhängig von der Abrufhilfe. Im Training wurden 6 Namen trainiert. 4 der 5 Patienten nutzten 2 oder mehr Namen spontan und konnten mindestens 3 Namen auf Nachfrage nennen	III
McKerracher et al.	2005	Vergleich von 2 Gedächtnisbuchformaten bei einem SHT-Patienten	1 SHT-Patient; ABAB Single Case Experimental Design, Vergleich zweier Gedächtnisbuchformate	Der Patient zeigte bessere prospektive Gedächtnisleistungen mit dem angepassten Gedächtnisbuch. Die Autoren betonen die Bedeutung individueller Anpassung der Gedächtnishilfen sowie des dazu durchgeführten Trainings	III
Melton u. Bourgeois	2005	Training von Strategien und Fakten mittels Spaced Retrieval über das Telefon bei SHT-Patienten	7 SHT-Patienten; Training von Gedächtnishilfen; Spaced Retrieval für 3 persönliche Ziele	In durchschnittlich 5 Trainingssitzungen von je 30 Minuten konnten die angestrebten Ziele erreicht und in den Alltag transferiert werden. Nach 1 Monat konnten noch 94,4 % Zielerreichung nachgewiesen werden. Die Strategie wurde dabei nach einem Monat noch in 77,7 % der Fälle eingesetzt. Die Therapie am Telefon wird als Möglichkeit für solche Patienten empfohlen, die anderweitig keinen Zugang haben	III
Pitel et al.	2006	Errorless Learning bei 2 Patienten mit Gedächtnis- und Exekutivfunktionsstörungen	2 SHT-Patienten; Einsatz von Errorless Learning, um relevantes Wissen über die Therapeuten sowie die Prozedur zur Bedienung einer elektronischen Gedächtnishilfe zu lernen	Bei dem Patienten mit leichten exekutiven Defiziten konnten mittels Errorless Learning sowohl semantische als auch prozedurale Informationen vermittelt werden. Lagen schwere exekutive Defizite zusätzlich zu den Gedächtnisdefiziten vor, war der Lernfortschritt deutlich geringer	III

Neurologie, Liebigstraße 16, 04103 Leipzig
E-Mail: angelika.thoene@medizin.uni-leipzig.de

Entwicklungsstufe der Leitlinie: S2e

■ Literatur

Die in der Literaturrecherche gefundenen Studien wurden nach den in ▶ Tab. 94.3 gelisteten Kriterien den Evidenzhärtegraden zugeordnet. Eine Evidenzgraduierung für diagnostische Verfahren trifft aufgrund des Standes der Literatur nicht zu.

Evidenzgrad Ia

Cicerone KD, Langenbahn DM, Braden C et al. Evidence-based cognitive rehabilitation: updated review of the literature from 2003 through 2008. Arch Phys Med Rehabil 2011; 92: 519–530

Clare L, Jones RS. Errorless learning in the rehabilitation of memory impairment: a critical review. Neuropsychol Rev 2008; 18: 1–23

Kessels RP, de Haan EH. Implicit learning in memory rehabilitation: a meta-analysis on errorless learning and vanishing cues methods. J Clin Exp Neuropsychol 2003; 25: 805–814

Nair RD, Lincoln NB. Cognitive rehabilitation for memory deficits following stroke. Cochrane Database Syst Rev 2007: CD002293

O'Brien AR, Chiaravalloti N, Goverover Y et al. Evidenced-based cognitive rehabilitation for persons with multiple sclerosis: a review of the literature. Archives of physical medicine and rehabilitation 2008; 89: 761–769

Rees L, Marshall S, Hartridge C et al. Cognitive interventions post acquired brain injury. Brain Inj 2007; 21: 161–200

Rohling ML, Faust ME, Beverly B et al. Effectiveness of cognitive rehabilitation following acquired brain injury: a meta-analytic re-examination of Cicerone et al.'s (2000, 2005) systematic reviews. Neuropsychology 2009; 23: 20–39

Sohlberg MM, Kennedy M, Avery J et al. Evidence-based practice for the use of external aids as a memory compensation technique. J Med Speech-Lang Pathol 2007; 15: x–li

Evidenzgrad Ib

Bourgeois MS, Lenius K, Turkstra L et al. The effects of cognitive teletherapy on reported everyday memory behaviours of persons with chronic traumatic brain injury. Brain Inj 2007; 21: 1245–1257

Chiaravalloti ND, DeLuca J, Moore NB et al. Treating learning impairments improves memory performance in multiple sclerosis: a randomized clinical trial. Mult Scler 2005; 11: 58–68

Dou ZL, Man DWK, Ou HN et al. Computerized errorless learning-based memory rehabilitation for Chinese patients with brain injury: a preliminary quasi-experimental clinical design study. Brain Injury 2006; 20: 219–225

Fish J, Manly T, Emslie H et al. Compensatory strategies for acquired disorders of memory and planning: differential effects of a paging system for patients with brain injury of traumatic versus cerebrovascular aetiology. J Neurol Neurosurg Psychiatry 2008; 79: 930–935

GaGehring K, Sitskoorn MM, Gundy CM et al. Cognitive rehabilitation in patients with gliomas: a randomized, controlled trial. J Clin Oncol 2009; 27: 3712–3722

Hildebrandt H, Bussmann-Mork B, Schwendemann G. Group therapy for memory impaired patients: a partial remediation is possible. J Neurol 2006; 253: 512–519

Hildebrandt H, Clausing A, Janssen H et al. Rehabilitation of weak to moderate memory impairments – the amount of treatment sessions is important, but which specific treatment helps more and why? Neurol Rehabil 2007a; 13: 135–145

Hildebrandt H, Lanz M, Hahn HK et al. Cognitive training in MS: effects and relation to brain atrophy. Restor Neurol Neurosci 2007b; 25: 33–43

Kaschel R, Della Sala S, Cantagallo A et al. Imagery mnemonics for the rehabilitation of memory: a randomised group controlled trial. Neuropsychol Rehabil 2002; 12: 127–153

Lincoln NB, Dent A, Harding J et al. Evaluation of cognitive assessment and cognitive intervention for people with multiple sclerosis. J Neurol Neurosurg Psychiatry 2002; 72: 93–98

Salazar AM, Warden DL, Schwab K et al. Cognitive rehabilitation for traumatic brain injury: a randomized trial. Defense and Veterans Head Injury Program (DVHIP) Study Group. J Am Med Ass 2000; 283: 3075–3081

Solari A, Motta A, Mendozzi L et al. Computer-aided retraining of memory and attention in people with multiple sclerosis: a randomized, double-blind controlled trial. J Neurol Sci 2004; 222: 99–104

Tesar N, Bandion, K, Baumackl U. Efficacy of a neuropsychological training porgram for patients with multiple sclerosis – a ranodmized controlled trial. Wien Klin Wschr 2005; 117: 747–754

Van Hout MSE, Wekking EM, Berg IJ et al. Psychosocial and cognitive rehabilitation fo patients with solvent induced chronic toxis encephalopathy: a randomised controlled study. Psychother Psychosom 2008; 77: 289–297

Wilson BA, Emslie H, Quirk K et al. A randomized control trial to evaluate a paging system for people with traumatic brain injury. Brain Inj 2005; 19: 891–894

Evidenzgrad II

Brenk A, Laun K, Haase CG. Short-term cognitive training improves mental efficiency and mood in patients with multiple sclerosis. Eur Neurol 2008; 60: 304–309

Cicerone KD, Mott T, Azulay J et al. Community integration and satisfaction with functioning after intensive cognitive rehabilitation for traumatic brain injury. Arch Phys Med Rehabil 2004; 85: 943–950

Hart T, Hawkey K, Whyte J. Use of a portable voice organizer to remember therapy goals in traumatic brain injury rehabilitation: a within-subjects trial. J Head Trauma Rehabil 2002; 17: 556–570

Hux K, Manasse N, Wright S et al. Effect of training frequency on face-name recall by adults with traumatic brain injury. Brain Inj 2000; 14: 907–920

Spahn V, Kulke H, Kunz M et al. Is the neuropsychological treatment of memory specific or unspecific? Comparing treatment effects on memory and attention. Z Neuropsychol 2010; 21: 239–246

Tab. 94.3 Evidenz-Härtegrade zur Bewertung von Studien nach ÄZQ (Das Leitlinien-Manual von AWMF und ÄZQ, S. 41)

Härtegrad	Evidenz aufgrund von
Ia	Metaanalysen randomisierter, kontrollierter Studien
Ib	mindestens einer randomisierten, kontrollierten Studie
II	mindestens einer gut angelegten kontrollierten Studie ohne Randomisation oder mindestens einer anderen Art von gut angelegten, quasiexperimentellen Studien
III	gut angelegten, nicht experimentellen, deskriptiven Studien, wie z. B. Vergleichsstudien, Korrelationsstudien und Fallkontrollstudien
IV	Berichten der Expertenausschüsse oder Expertenmeinungen und/oder klinischen Erfahrungen anerkannter Autoritäten

Tailby R, Haslam C. An investigation of errorless learning in memory-impaired patients: improving the technique and clarifying theory. Neuropsychologia 2003; 41: 1230–1240

Tam SF, Man WK. Evaluating computer-assisted memory retraining programmes for people with post-head injury amnesia. Brain Inj 2004; 18: 461–470

Thickpenny-Davis KL, Barker-Collo SL. Evaluation of a structured group format memory rehabilitation program for adults flowing brain injury. J Head Trauma Rehab 2007; 22: 303–313

Wilson BA, Emslie HC, Quirk K et al. Reducing everyday memory and planning problems by means of a paging system: a randomised control crossover study. J Neurol Neurosurg Psychiatry 2001; 70: 477–482

Evidenzgrad III

Basso MR, Lowery N, Ghormley C et al. Self-generated learning in people with multiple sclerosis. J Int Neuropsychol Soc 2006; 12: 640–648

Berquist T, Gehl C, Lepore S et al. Internet-based cognitive rehabilitaiton in individuals with acquired brain injury: a pilot feasibility study. Brain Inj 2008; 22: 891–897

Boman IL, Lindberg Stenvall C, Hemmingsson H et al. A training apartment with a set of electronic memory aids for patients with cognitive problems. Scand J Occup Ther 2010; 17: 140–148

Boman IL, Lindstedt M, Hemmingsson H et al. Cognitive training in home environment. Brain Inj 2004; 18: 985–995

Burke DT, Leeb SB, Hinman RT et al. Using talking lights to assist brain-injured patients with daily inpatient therapeutic schedule. J Head Trauma Rehab 2001; 16: 284–291

Campbell L, Wilson FC, Mc Cann J et al. Single case experimental design study of carer facilitated errorless learning in a patient with severe memory impairment following TBI. Neurorehabilitation 2007; 33: 325

Dayus B, Van den Broek M. Treatment of stable delusional confabulations using self-monitoring training. Neuropsychol Rehabil 2000; 10: 415–427

Ehlhardt LA, Sohlberg MM, Glang A et al. TEACH-M: a pilot study evaluating an instructional sequence for persons with impaired memory and executive functions. Brain Inj 2005; 19: 569–583

Fleming JM, Shum D, Stron J et al. Prospective memory rehabilitation for adults with traumatic brain injury: a compensatory training porgram. Brain Inj 2005; 19: 1–10

Gentry T, Wallace J, Kvarfordt C et al. Personal digital assistants as cognitive aids for individuals with severe traumatic brain injury: a community-based trial. Brain Inj 2008; 22: 19–24

Gupta A, Naorem T. Cognitive retraining in epilepsy. Brain Inj 2003; 17: 161–174

Kessels RPC, van Loon E, Wester AJ. Route learning in amnesia: a comparison of trial-and-error and errorless learning in patients with the Korsakoff syndrome. Clin Rehabil 2007; 21: 905–911

Kim HJ, Burke, DT, Dopwds MM, Boone K et al. Electronic memory aids for outpatient brain injury: Follow-up findings. Brain Inj 2000; 14: 187–196

Kirsch NL, Shenton M, Spril E et al. Web-based assistive technology interventions for cognitive impairments after traumtic brain injury: a selective review and two case studies. Rehabil Psych 2004; 49: 200–204

Kissels A, Simonis-Gaillard U, Bobring KH. Elektronische Gedächtnishilfen bei amnestischen Alkoholikern. Praxis Klin Verhaltensmed Rehabil 2002; 60: 306–368

Komatsu S, Mimura M, Kato M et al. Errorless and effortful processing involved in the learning of face-name assoication by patients with alcoholic Korsakoff's syndrome. Neuropsychol Rehabil 2000; 10: 113–132

Manasse NJ, Hux K, Snell J. Teaching face-name associations to survivors of traumatic brain injury: a sequential treatment approach. Brain Inj 2005; 19: 633–641

McKerracher G, Powll T, Oyebode J. A single case experimental design comparing two memory notebook formats for a man with memory problems caused by traumatic brain injury. Neuropsychol Rehabil 2005; 15: 115–128

Melton AK, Bourgeois MS. Training compensatory memory strategies via the telephone for persons with TBI. Aphisology 2005; 19: 353–364

Pitel AL, Beaunieux H, Lebaron N et al. Two case studies in the application of errorless learining techniques in memory impaired patients with additional executive deficits. Brain Inj 2006; 20: 1099–1100

Quemada JI, Munoz Céspedes JM, Ezkerra J et al. Outcome of memory rehabilitation of traumtaic brain injury assessed by neuropsychologic tests and questionnaires. J Head Trauma Rehab 2003; 18: 532–540

Riley G, Sortiriou D, Jaspal, S. Which is more effective in promoting implicit and explicit memory: The method of vanishing cues or errorless learning without fading? Neuropsychol Rehabil 2004; 14: 257–283

Stapleton S, Adams M, Atterton L. A mobile phone as a memory aid for individuals with traumatic brain injury: a preliminary investigation. Brain Inj 2007; 21: 401–411

Van den Broek M, Downes J, Johnson Z et al. Evaluation of an electronic memory aid in the neuropsychological rehabilitation of prospective memory deficits. Brain Inj 2000; 14: 455–462

Wade TK, Troy JC. Mobile phones as a new memory aid: a preliminary investigation using case studies. Brain Inj 2000; 14: 455–462

Wright P, Rogers N, Hall C et al. Comparison of pocket-computer memory aids for people with brain injury. Brain Inj 2001; 15: 787–800

Yasuda K, Misu T, Beckman B et al. Use of an IC recorder as a voice output memory aid for patients with prospective memory impairment. Neuropsychol Rehabil 2002; 12: 1155–1156

Yip BCB, Man DWK. Virtual reality (VR)-based community living skills training for people with acquired brain injury: A pilot study. Brain Inj 2009; 23: 1017–1026

Ergänzende Literatur

Andriessen TM, de Jong B, Jacobs B et al. Sensitivity and specificity of the 3-item memory test in the assessment of post traumatic amnesia. Brain Inj 2009; 23: 345–352

Beblo T, Lautenbacher S. Neuropsychologie der Depressionen. In: Flor H, Gauggel S, Lautenbacher S, Niemann H, Thöne-Otto AIT, Hrsg. Fortschritte der Neuropsychologie, Band 6. Göttingen: Hogrefe; 2006

Benedict RH, Fischer JS, Archibald CJ et al. Minimal neuropsychological assessment of MS patients: a consensus approach. Clin Neuropsychol. 2002; 16: 381–397

Boringa JB, Lazeron RH, Reuling IE et al. The brief repeatable battery of neuropsychological tests: normative values allow application in multiple sclerosis clinical practice. Mult Scler 2001; 7: 263–267

Brebion G, Bressan RA, Pilowsky LS et al. Depression, avolition, and attention disorders in patients with schizophrenia: associations with verbal memory efficiency. J Neuropsychiatry Clin Neurosci 2009; 21: 206–215

Cardenas DD, McLean A Jr, Farrell-Roberts L et al. Oral physostigmine and impaired memory in adults with brain injury. Brain Inj 1994; 8: 579–587

Chiaravalloti ND, DeLuca J. Cognitive impairment in multiple sclerosis. Lancet Neurol 2008; 7: 1139–1151

Drake AI, McDonald EC, Magnus NE et al. Utility of Glasgow Coma Scale-Extended in symptom prediction following mild traumatic brain injury. Brain Inj 2006; 20: 469–475

Evans JJ, Wilson BA, Needham P et al. Who makes good use of memory aids? Results of a survey of people with acquired brain injury. J Int Neuropsychol Soc 2003; 9: 925–935

Evans JJ, Wilson BA, Schuri U et al. A comparison of 'errorless' and 'trial-and-error' learning methods for teaching individuals with acquired memory deficits. Neuropsychol Rehabil 2000; 10: 67–101

Fioravanti M, Yanagi M. Cytidinediphosphocholine (CDP-choline) for cogntive and behavioural disturbances associated with chronic cerebral disorders in the elderly. Cochrane Database Syst Rev 2005; 2: CD000269

Gravius A, Pietraszek M, Dekundy A et al. Metabotropic glutamate receptors as therapeutic targets for cognitive disorders. Curr Top Med Chem 2010; 10: 187–206

Green P, Green's Word Memory Test. User's Manual. Edmonton: Green's Publishing 2003

Gualtieri CT, Evans RW. Stimulant treatment for the neurobehavioural sequelae of traumatic brain injury. Brain Inj 1988; 2: 273–290

Hart T, O'Neil-Pirozzi T, Morita C. Clinican expectations for portable electronic devices as cognitive-behavioural orthoses in traumatic brian injury rehabilitation. Brain Inj 2003; 17: 401–411

Heubrock D, Petermann F. TBFN. Testbatterie zur Forensischen Neuropsychologie. Pearson: 2000

Hokkanen L, Launes J. Cognitive outcome in acute sporadic encephalitis. Neuropsychol Rev 2000; 10: 151–167

Kent GP, Schefft BK, Howe SR et al. The effects of duration of intractable epilepsy on memory function. Epilepsy Behav 2006; 9: 469–477

Kern RS, Green MF, Marder SR. The NIMH MATRICS Initiative: Development of a consensus cognitive battery. Progr Neurother Neuropsychopharmacol 2007; 2: 173–186

Khan F, Pallant JF, Brand C et al. Effectiveness of rehabilitation intervention in persons with multiple sclerosis: a randomised controlled trial. J Neurol Neurosurg Psychiatry 2008; 79: 1230–1235

Kopelman MD. Organic retrograde amnesia. Cortex 2002a; 38: 655–659

Kopelman MD. Disorders of memory. Brain 2002b; 125: 2152–2190

Krupp LB, Christodoulou C, Melville P et al. Donepezil improved memory in multiple sclerosis in a randomized clinical trial. Neurology 2004; 63: 1579–1585

Langdon DW. Cognition in multiple sclerosis. Curr Opin Neurol. 2011; 24: 244–249

Malykh AG, Sadaie MR. Piracetam and piracetam-like drugs: from basic science to novel clinical applications to CNS disorders. Drugs 2010; 70: 287–231

Mayer H. Neuropsychologie der Epilepsie. In: Flor H, Gauggel S, Lautenbacher S, Niemann H, Thöne-Otto A, Hrsg. Fortschritte der Neuropsychologie, Band 9. Göttingen: Hogrefe; 2011

Merten T. Beschwerdenvalidierung bei der Begutachtung kognitiver und psychischer Störungen. Fortschr Neurol Psychiatr 2011; 79: 102–116

Moore BA, Donders J. Predictors of invalid neuropsychological test performance after traumatic brain injury. Brain Inj 2004; 18: 975–984

Nakada T, Kwee IL, Fujii Y et al. High-field, T2 reversed MRI of the hippocampus in transient global amnesia. Neurology. 2005; 64: 1170–1174

Nell V, Yates DW, Kruger J. An extended Glasgow Coma Scale (GCS-E) with enhanced sensitivity to mild brain injury. Arch Phys Med Rehabil 2000; 81: 614–617

Neurobehavioral Guidelines Working Group, Warden DL, Gordon B, McAllister TW et al. Guidelines for the pharmacologic treatment of neurobehavioral sequelae of traumatic brain injury. J Neurotrauma 2006; 23: 1468–1501

Ranjeva JP, Audoin B, Au Duong MV et. al. Structural and functional surrogates of cognitive impairment at the very early stage of multiple sclerosis. J Neurol Sci 2006; 245: 161–167

Reznek L. The Rey 15-item memory test for malingering: a meta-analysis. Brain Inj 2005; 19: 539–543

Scheid R, von Cramon DY. Clinical findings in the chronic phase of traumatic brain injury: data from 12 years' experience in the Cognitive Neurology Outpatient Clinic at the University of Leipzig. Dtsch Ärztebl Int 2010; 107: 199–205

Schelling D, Drechsler R, Heinemann D et al. Handbuch neuropsychologischer Testverfahren. Aufmerksamkeit, Gedächtnis und exekutive Funktionen. Göttingen: Hogrefe; 2009

Scheurich A, Brokate B. Neuropsychologie der Alkoholabhängigkeit. In: Flor H, Gauggel S, Lautenbacher S, Niemann H, Thöne-Otto A, Hrsg. Fortschritte der Neuropsychologie, Band 9. Göttingen: Hogrefe; 2009

Silver JM, Koumaras B, Chen M et al. Effects of rivastigmine on cognitive function in patients with traumatic brain injury. Neurology 2006; 67: 748–755

Simioni S, Ruffieux C, Bruggimann L et al. Cognition, mood and fatigue in patients in the early stage of multiple sclerosis. Swiss Med Wkly 2007; 137: 496–501

Slick DJ, Tan JE, Strauss EH et al. Detecting malingering: a survey of experts' practices. Arch Clin Neuropsychol 2004; 19: 465–473

Staniloiu A, Markowitsch HJ, Brand M. Psychogenic amnesia – a malady of the constricted self. Conscious Cogn 2010; 19: 778–801

Stefan H, Pauli E. Cognition and epilepsies. Nervenarzt 2008; 79 (Suppl. 2): 77–91

Stone WS, Hsi X. Declarative memory deficits and schizophrenia: Problems and prospects. Neurobiol Learn Mem 2011; 96: 544–552

Thöne-Otto AIT. Gedächtnisstörungen. In: Sturm W, Herrmann M, Münte TF, Hrsg. Lehrbuch der klinischen Neuropsychologie. 2. Auflage. Heidelberg: Spektrum Akademischer Verlag; 2009

Thöne-Otto AIT. Evidenzbasierte Verfahren in der neuropsychologischen Rehabilitation: Therapie von Gedächtnisstörungen. Neuro Rehabil 2010; 16: 63–74

Thornton K. Improvement/rehabilitation of memory functioning with neurotherapy/QEEG biofeedback. J Head Trauma Rehabil 2000; 15: 1285–1296

Wilson BA, Glisky EL. Memory rehabilitation: Integrating theory and practice. New York: The Guilford Press; 2009

Zhang L, Plotkin RC, Wang G et al. Cholinergic augmentation with donepezil enhances recovery in short-term memory and sustained attention after traumatic brain injury. Arch Phys Med Rehabil 2004; 85: 1050–1055

95 Diagnostik und Therapie von exekutiven Dysfunktionen bei neurologischen Erkrankungen

Was gibt es Neues?

Grundsätzlich hat sich die methodische Qualität der Studien in den letzten 10 Jahren deutlich verbessert. Hinzugekommen sind Evaluationsstudien von integrativen Therapieansätzen, bei denen beispielsweise Methoden des Verhaltensmanagements mit kognitiv übenden Verfahren kombiniert werden. Intensiv untersucht wurden Effekte von Arbeitsgedächtnistrainingsverfahren, von Problemlöseverfahren und Zielmanagement-Trainingsverfahren.

Die wichtigsten Empfehlungen auf einen Blick

Diagnostik
- Bei Erkrankungen, die zu einer Schädigung des präfrontalen und orbitofrontalen Kortex oder subkortikaler Strukturen (insbesondere des Nucleus caudatus oder Thalamus) führen, treten exekutive Funktionsstörungen gehäuft auf.
- Jede Untersuchung bei Verdacht auf exekutive Dysfunktionen sollte mindestens je ein Verfahren zum Arbeitsgedächtnis, zum Monitoring, zur kognitiven Flüssigkeit und Flexibilität sowie zum planerischen und problemlösenden Denken umfassen.
- Die Verhaltensbeobachtung des Patienten und die umfassende Befragung der Angehörigen sind bei exekutiven Dysfunktionen zentrale Bestandteile der neuropsychologischen Untersuchung. Wertvolle Informationen liefern Eigen- und Fremdanamnese bzw. der Einsatz von Selbst- und Fremdbeurteilungsskalen.

Therapie
- Bei der Therapie von exekutiven Dysfunktionen ist eine sorgfältige Diagnostik Voraussetzung, da aufgrund der Verschiedenartigkeit der Symptome die Therapie spezifisch auf das jeweilige Defizit zugeschnitten sein muss.
- Exekutive Dysfunktionen können sich sehr unterschiedlich, teilweise sogar in Form gegensätzlicher Verhaltenstendenzen präsentieren, sodass die Art der Intervention durch die spezifischen Symptome bestimmt wird.
- Bei Patienten, bei denen die kognitiven Defizite im Vordergrund stehen, sollten kognitiv übende Verfahren eingesetzt werden. Diese können in Einzel- oder Gruppensitzungen oder am PC durchgeführt werden. Begleitend sollen Lösungsstrategien erarbeitet und etabliert werden. Eine therapeutische Supervision ist notwendig, um strukturierend und motivierend eingreifen zu können.
- Für Patienten, bei denen Verhaltensauffälligkeiten im Vordergrund stehen, haben sich Verhaltensmanagementansätze als wirkungsvoll erwiesen, insbesondere die Methode des Zielmanagements. Diese Verfahren sind aufgrund der individuell notwendigen Anpassung an die Symptome des Patienten als Einzeltherapie durchzuführen. Alltagsnähe und eine ausreichende zeitliche Dauer sind notwendig, um stabile Effekte zu erzielen.
- Ansätze zur Modifikation und Manipulation der Umwelt sind mittlerweile ebenfalls recht gut evaluiert.
- Kognitiv übende Verfahren können in vielen Fällen erfolgreich mit Methoden des Verhaltensmanagements kombiniert werden.
- Die Einbeziehung der Angehörigen ist bei diesem Störungsbild von besonderer Wichtigkeit.

■ Einführung

Die vorliegende Leitlinie soll zur Verbreitung des Kenntnisstandes über evidenzbasierte Methoden in der Behandlung exekutiver Defizite beitragen und Entscheidungshilfen bei der Versorgung (Diagnostik, Therapie) dysexekutiver Patienten geben. Durch die Empfehlungen soll die Qualität der Behandlung und Betreuung von Erkrankten und Angehörigen verbessert werden (Qualitätssicherung). Die Anwendung wirksamer und hilfreicher Verfahren soll gestärkt werden.

■ Definition und Klassifikation

Begriffsdefinition

Exekutive Funktionen (EF) ist ein aus dem Englischen entliehener Begriff, der in der Regel mit Steuerungs- oder Leitungsfunktionen übersetzt wird. Als exekutive Funktionen werden metakognitive Prozesse bezeichnet, die zum Erreichen eines definierten Zieles die flexible Koordination mehrerer Subprozesse steuern bzw. ohne Vorliegen eines definierten Zieles bei der Zielerarbeitung beteiligt sind. Diese höheren kognitiven Leistungen stellen eine sehr heterogene Gruppe von Prozessen dar. In der Literatur finden sich mannigfaltige Formen der Untergliederung von Komponenten exekutiver Funktionen und

Dysfunktionen auf unterschiedlichem Differenzierungsniveau (z. B. Smith u. Jonides 1999, Müller 2005, Matthes-von Cramon 2006). Zum Teil wird auch anstelle einer Definition eine Aufzählung der dazugehörigen Funktionsbereiche gegeben. Um der Weite des (Ober-)Begriffs gerecht zu werden, ist eine Untergliederung und Operationalisierung notwendig, die unterschiedlich weit ausdifferenziert werden kann. Stuss und Alexander (2007) schlagen z. B. eine Unterteilung der EF in 3 Prozesse vor: 1. energization, 2. task setting und 3. monitoring. Ebenfalls 3 Komponenten unterscheiden Miyake und Mitarbeiter (2000) aufgrund einer Pfadanalyse. Nach Müller et al. (Müller et al. 2004, Müller u. Münte 2008) lassen sich die meisten Schwierigkeiten der Patienten mit dysexekutivem Syndrom durch Störungen a) des Arbeitsgedächtnisses und Monitorings, b) der kognitiven Flexibilität und Flüssigkeit und c) des planerischen und problemlösendes Denkens beschreiben. Mit Symptomen exekutiver Dysfunktion sind häufig Persönlichkeitsveränderungen und Verhaltensauffälligkeiten assoziiert.

Klassifikation

Exekutive Dysfunktionen sind bei verschiedenen Krankheiten beschrieben worden, die im Allgemeinen auf strukturelle oder funktionelle Pathomechanismen des Frontalkortex – aber auch des Parietal- und Temporalkortex – zurückgeführt werden können.

Das dysexekutive Syndrom ist ein Oberbegriff, der die Fehlfunktion verschiedenartiger kognitiver Funktionen beschreibt. Um Unschärfen und Missverständnisse zu vermeiden, sollte er im klinischen Kontext durch Spezifizierungen konkretisiert werden.

Insbesondere für die Erlangung der Selbstständigkeit im Alltag und bei einer beruflichen Wiedereingliederung spielen die Exekutivfunktionen eine zentrale Rolle (Kreutzer et al. 1999, Wehmann et al. 1995, Dawson et al. 2009b).

Neurologische Erkrankungen, die häufig von Störungen der exekutiven Funktionen begleitet werden

Schädel-Hirn-Trauma

Exekutive Dysfunktionen sind häufige Folgen einer traumatischen Hirnschädigung (McDowell et al. 1998). Das Schädel-Hirn-Trauma (SHT) ist gewissermaßen der Prototyp einer Mehrfachläsion des „exekutiven Netzwerks". Unter Umständen führen fokale Gewebeschädigungen zu geringeren funktionellen Auswirkungen als die selbst mit moderner Bildgebung schwierig zu erfassenden diffusen Gewebeschäden (Fontaine et al. 1999). Schädigungsmechanismen sind fokale Kontusion und diffuse axonale Schädigung. Laut Wallesch (2002) zeigen sich nach SHT Störungen der Interferenzkontrolle, der Wortflüssigkeit und der Konzeptbildung in der Postakutphase. Auch in der chronischen Phase werden die eben genannten Störungen sowohl für Patienten mit als auch ohne fokalen frontalen Kontusionsherd berichtet.

Zerebrovaskuläre Schädigungen

Infarkte im Versorgungsgebiet der A. cerebri anterior und der frontalen Äste der A. cerebri media können zu exekutiven Dysfunktionen führen. Ausgeprägte dysexekutive Syndrome treten nach bilateralen Infarkten auf, die im Prinzip eher selten sind, bzw. nach großen Anterior- oder Mediainfarkten.

Im Einzelnen führen Infarkte der A. praefrontalis zu Defiziten in der Handlungsplanung, in der Strategieentwicklung für Problemlösungen sowie zu einer Störung des Arbeitsgedächtnisses (Diehl 2002). Infarkte der A. callosomarginalis resultieren neben einer beinbetonten Hemiparese in Antriebsminderung, Verlangsamung und mangelnder Initiative. Bei unilateralem Infarkt kommt es zu einer Abulie, bei bilateraler Schädigung zu akinetischem Mutismus. Infarkte der A. frontopolaris führen je nach betroffenem Territorium zum mesialfrontalen bzw. orbitalfrontalen Syndrom. Infarkte der A. orbitofrontalis können mangelnde Inhibition und Handlungsanpassung nach sich ziehen. Für eine deutliche klinische Symptomatik ist auch hier eine bilaterale Schädigung notwendig. Über die restlichen Arterien des frontalen Kortex liegen keine eigenständigen Untersuchungen vor.

Nach **Subarachnoidalblutungen** aus einem rupturierten Aneurysma der A. communicans anterior findet sich u.U. eine gestörte Impulskontrolle, die auf die begleitende Hirnblutung oder eine sekundäre Ischämie bei Gefäßspasmen zurückgeführt werden kann. Viele Patienten zeigen mangelnde Fehlerkontrolle und fehlende Krankheitseinsicht. Die Patienten können nicht mehr aus ihren Fehlern lernen, was ein berufliches und soziales Scheitern nach sich ziehen kann (Bechara et al. 2003). Darüber hinaus erscheinen diese Patienten häufig distanzgemindert, taktlos, sexuell enthemmt, oft auch cholerisch und aggressiv.

Auch wenn keine direkte Schädigung des Frontalhirns vorliegt, können aufgrund einer Störung frontosubkortikaler Verschaltungen exekutive Funktionsstörungen auftreten. Insbesondere die Basalganglien bilden integrative Netzwerke mit dem präfrontalen Kortex, die an der Vermittlung exekutiver Kontroll- und Steuerungsfunktionen beteiligt sind (Alexander et al. 1990, Taylor u. Saint-Cyr 1995). Für das Zerebellum wird Entsprechendes diskutiert (Schmahmann 2004, Schweizer et al. 2008).

Extrapyramidale Erkrankungen

Patienten mit **Morbus Parkinson** (MP) zeigen häufig Defizite in der Wortflüssigkeit, bei Entscheidungsprozessen, in der kognitiven Flexibilität und beim planerischen Denken. Entsprechende Defizite treten bei der Erstdiagnose des MP bereits mit einer Häufigkeit von 18 % auf, wie eine gemeindebasierte Studie gezeigt hat (Foltynie et al. 2004). Als gesichert gilt, dass Patienten bei Wortflüssigkeitsaufgaben mit alternierenden Bedingungen („set shifting") Defizite zeigen (Downes et al. 1993). MP-Patienten zeigen deutliche Einschränkungen im Wisconsin Card Sorting Test (WCST), da sie nicht in der Lage sind, effiziente Strategien zu bilden. Dabei zeigen sie auch die typische „knowing-doing-dissociation". Hinsichtlich der Defizite in der formallexikalischen und der semantischen Wortflüssigkeit sind die in der Literatur berichteten Befunde inkonsistent (van Spaendonck et al. 1996).

Patienten mit **progressiver supranukleärer Lähmung** (PSP; auch Steele-Richardson-Olszewski-Syndrom) weisen ein ähnliches exekutives Störungsprofil mit Schwerpunkt auf dem planerischen Denken, im Set-Shifting und im nonverbalen Arbeitsgedächtnis auf. Patienten mit **kortikobasaler Degeneration** (CBD) zeigen ein ähnliches Profil exekutiver Dysfunktion wie PSP-Patienten, wobei zusätzlich auch eine Apraxie und das Alien-Limb-Syndrom auftreten können. Auch Patienten mit **Multisystematrophie** (MSA) können, allerdings deutlich seltener, ähnliche exekutive Beeinträchtigungen aufweisen (je nach MSA-Typ).

Bei **Chorea-Huntington-Patienten** werden kognitive Ausfälle und Beeinträchtigungen beschrieben, die denen präfrontaler Läsionen (Müller et al. 2002), z. B. mit Defiziten im planerischen Denken (Montoya et al. 2006), ähneln.

Entzündliche Erkrankungen

Bei Patienten mit **Multipler Sklerose** (MS) finden sich exekutive Defizite verschiedener Komponenten (Mattioli et al. 2010, O'Brien et al. 2008). Foong et al. (1997) konnten Defizite im räumlichen Arbeitsgedächtnis und in der Stroop-Aufgabe nachweisen. In vielen Studien ist besonders das planerische Denken betroffen. So fanden z. B. Arnett et al. (1997) Defizite im Turm-von-Hanoi und d'Esposito (1996) im Wisconsin Card Sorting Test (WCST). Bezüglich der Defizite in der semantischen und formallexikalischen Wortflüssigkeit existieren uneinheitliche Ergebnisse (Hildebrandt et al. 2003, Wachowius et al. 2005).

Auch nach **Meningoenzephalitiden** kann es in Abhängigkeit von den betroffenen Hirnarealen zu exekutiven Dysfunktionen kommen. Dies gilt vor allem für die Herpes-Enzephalitis.

Aspekte, die die Leitlinie nicht behandelt

Weiterhin finden sich Störungen der Exekutivfunktionen auch bei vielen psychiatrischen Krankheitsbildern, wie beispielsweise der Schizophrenie (Shad et al. 2006, Quee et al. 2011, Hu et al. 2011) (hier sei auf die S3-Leitlinie Schizophrenie verwiesen, AWMF 038-009), dem Korsakoff-Syndrom und langjährigem Alkoholabusus (Hildebrandt et al. 2004) oder dem Gilles-de-la-Tourette-Syndrom (Müller et al. 2003, Eddy et al. 2009), die an dieser Stelle nicht behandelt werden. Exekutive Defizite im Rahmen von demenziellen Prozessen einschließlich Mild Cognitive Impairment (MCI) sind nicht eingeschlossen; hier sei auf die S3-Leitlinie Demenz (AWMF 053-021) verwiesen.

Ausgeschlossen sind ebenfalls exekutive Defizite im Rahmen von Entwicklungsstörungen sowie bei hirngeschädigten Kindern. Die Leitlinie macht weiterhin keine Aussagen zu pharmakotherapeutischen Behandlungs-Ansätzen, von denen nicht ausreichend viele in entsprechender Qualität vorliegen.

■ Diagnostik

Da die verschiedenen Teilaspekte der EF bei Patienten unterschiedlich gestört sein können („fractionated") (Burgess 1997, Stuss 2006) und häufig auch Persönlichkeitsveränderungen und Veränderungen in der Motivation resultieren, weisen Patienten mit dysexekutivem Syndrom ein breites und heterogenes kognitives Störungsmuster auf (Eslinger u. Geder 2000, Stuss u. Alexander 2007). Diese Tatsache macht den Einsatz mehrerer neuropsychologischer Testverfahren (Kopp et al. 2008), möglichst in Kombination mit Verhaltensbeobachtung, Informationen von Angehörigen und dem Einsatz von Fragebögen, notwendig (Mattes-von Cramon 2006). Die eingesetzten Testverfahren sollten folgende Komponenten der Exekutivfunktionen erfassen:

1. Arbeitsgedächtnis
2. Monitoring (Überwachung ablaufender Prozesse)
3. Planen und Durchführen komplexer Handlungen
4. problemlösendes Denken
5. kognitive Flüssigkeit und Flexibilität
6. Selbstbewusstheit (Self-Awareness)

Statt vieler einzelner Testverfahren kommen zum Teil auch Testbatterien wie z. B. das Behavioral Assessment of the Dysexecutive Syndrome (BADS), der Frontallappen-Score (FLS) und das Delis-Kaplan Executive Function Systems (D-KEFS) zum Einsatz. Darüber hinaus enthält die ebenfalls englischsprachige Cambridge Neuropsychological Test Automated Battery (CANTAB) mehrere Untertests, die Exekutivfunktionen, Arbeitsgedächtnis und planerisches Denken erfassen. Für schwer beeinträchtigte Patienten gibt es alternativ das Burgauer Bedside Screening (Peschke 2000). Die alleinige Durchführung des BADS ist jedoch nicht ausreichend, da das BADS keinen Untertest zur Erfassung von Arbeitsgedächtnisfunktionen vorhält und die anderen genannten Batterien zum Teil nur leichtere, d.h. wenig sensitivere Teilaufgaben für die genannten Aspekte der EF enthalten.

Bei der Interpretation der testpsychologischen Ergebnisse sollte berücksichtigt werden, dass die Testsituation jeweils sehr stark strukturiert ist, somit das selbst initiierte Handeln und das Priorisieren von Handlungsoptionen als wesentliche exekutive Funktion nicht getestet wird (Burgess et al. 2006). Einige Patienten mit unauffälligen Testergebnissen zeigen daher im unstrukturierten Alltag große Defizite. Dem versuchen Lamberts et al. (2010) mit der Konzeption des Secretarial Task als realitätsnahem und ökologisch validem Test, in dem beispielsweise selbstständig zwischen Aufgaben gewechselt werden muss, Rechnung zu tragen (vgl. Dawson et al. 2009a). Im deutschsprachigen Raum sind 2 Testverfahren zur Erfassung der Planungsfähigkeit im Alltag „Handlungsorganisation und Tagesplanung (HOTAP)" und „Organisation und Planung eines Ausflugs (O-P-A)" neu erschienen, die ebenfalls den Anspruch haben, ökologisch valide Aufgaben zu präsentieren.

Darüber hinaus sollten alle zur Verfügung stehenden Informationsquellen genutzt werden. Die systematische Verhaltensbeobachtung in Alltag, Testsituation und Therapie spielt dabei eine besondere Rolle. Bei einer Beschränkung der Auswertung auf den reinen Testwert gingen ansonsten wertvolle Informationen verloren. Um die individuellen Fähigkeiten und Grenzen eines Patienten auszuloten, kann es im Einzelfall sinnvoll sein, über die standardisierte Testdurchführung hinaus in einem zweiten Anlauf gestufte Hilfen zu geben. Dieses Vorgehen liefert oft wichtige Informationen, setzt aber klinische Erfahrung und neuropsychologische Kompetenz voraus.

Eine weiterführende neuropsychologische Diagnostik sollte erfolgen, wenn Patienten die Fähigkeit verloren haben, in neuen unerwarteten Situationen adäquat zu reagieren, oder inflexibles, stereotypes und situationsinadäquates Verhalten sowie Perseverationen zeigen. Darüber hinaus sollten Patienten genauer untersucht werden, die auffällig interesselos und gleichgültig wirken, nicht mehr abschätzen können, mithilfe welcher Teilschritte ein übergeordnetes Ziel erreicht werden kann, oder die bereits eingeschlagene Handlungsmuster aufgrund eingetretener Veränderungen nicht modifizieren können. Ihnen fehlt häufig die Fähigkeit zum „multi-tasking".

Ein typisches Verhaltensmuster von Patienten mit exekutiver Dysfunktion ist ein Missachten von Aufgabeninstruktionen („rule-breaking"). Weiterhin fallen diese Patienten häufig durch eine Dissoziation vom Wissen über erforderliches Verhalten und der Fähigkeit, dieses tatsächlich umzusetzen („knowing-doing-dissociation"), auf. Ebenso zeigen sie häufig unorganisiertes und wenig zielgerichtetes Verhalten und eine mangelnde Antizipation. Patienten mit exekutiven Dysfunktionen haben nicht selten eine Anosognosie und zeigen trotz offensichtlicher Schwierigkeiten im Alltag wenig oder keine Krankheitseinsicht.

Basisdiagnostik

Der eingehenden diagnostischen Untersuchung der EF als zentrale Steuerungsfunktion kommt insbesondere im Hinblick auf die berufliche Wiedereingliederung und Selbstständigkeit im Alltag eine besondere Bedeutung zu. Bei geplanter Wiederaufnahme einer Berufstätigkeit und bei neuropsychologischen Gutachten sollten bei entsprechenden Hinweisen alle Komponenten der Exekutivfunktionen untersucht werden. Grundsätzlich sollte jede Untersuchung auf exekutive Dysfunktion mindestens je ein Verfahren zum Arbeitsgedächtnis und Monitoring (z. B. Untertest Arbeitsgedächtnis aus der Testbatterie zur Aufmerksamkeitsprüfung [TAP], Stroop-Test oder Trail Making Test [TMT]), zum planerischen und problemlösenden Denken (z. B. Wisconsin Card Sorting Test [WCST], Tower of London [TOL], Standardisierte Linksche Probe [SLP] oder Handlungsorganisation und Tagesplanung [HOTAP]) und zur kognitiven Flexibilität und Flüssigkeit (z. B. Regensburger Wortflüssigkeitstest [RWT] oder Ruff Figural Fluency Test [RFFT]) sowie ein Verfahren zur Erfassung der Handlungsflexibilität (z. B. Untertest Reaktionswechsel aus der TAP) umfassen.

Sofern die Verhaltensbeobachtung Hinweise auf Verhaltensauffälligkeiten, emotionale oder soziale Störungen liefert, sollten entsprechende Fragebögen wie die deutsche Übersetzung der Neurobehavioral Rating Scale (NBRS), der Fragebogen zur Erfassung von Aggressionsfaktoren (FAF) oder die Apathie-Evaluationsskala hinzugezogen werden. Die Auswahl der einzelnen Fragebögen sollte auf der Verhaltensbeobachtung und den Informationen des Angehörigengesprächs basieren.

Daneben werden in der Praxis Testverfahren hinzugezogen, deren Konzeption die Erfassung anderer kognitiver Funktionsbereiche vorsieht, bei deren Lösung aber exekutive Funktionen eine wichtige Rolle spielen. Zu nennen wären hier insbesondere die Zahlenspanne rückwärts und der Mosaiktest (MT) aus dem Wechsler-Intelligenztest für Erwachsene (WIE). Diese Verfahren sind jedoch nicht gemäß ihrer vorgegebenen Normierung zu bewerten (z. B. beim MT Bearbeitung ohne Zeitlimit), stattdessen liefert hier die Verhaltensbeobachtung wertvolle Hinweise. Häufig sind für die Differenzialdiagnostik noch weitere Verfahren hinzuzuziehen. Alternativ oder ergänzend können Testbatterien genutzt werden. Weiterhin ist hier der „Faux pas Test" zu nennen (Stone et al. 1998), der die Fähigkeit erfasst, soziale Situationen zu verstehen und sich in andere Personen hineinzuversetzen und ihre Intention zu verstehen (vgl. Lee et al. 2010). Bisher liegen jedoch keine deutschen Normdaten vor.

Die Validität psychometrischer Befunde sollte stets durch die Verhaltensbeobachtung, eine kritische Betrachtung der Konsistenz des Störungsprofils über verschiedene Verfahren sowie ggf. durch gezielte Beschwerdevalidierungsverfahren geprüft werden (Merten 2011). Eine umfassende Übersicht über neuropsychologische Testverfahren und Fragebögen mit ihren Einsatzgebieten und Testgütekriterien findet sich bei Schellig et al. (2009).

Weiterführende Diagnostik

Bei der Erfassung von Exekutivfunktionen kommt der Selbst- und Fremdanamnese eine besondere Bedeutung zu. Etwaige Diskrepanzen zwischen Selbst- und Fremdeinschätzung lassen sich durch Fragebögen erfassen, die diese gegenüberstellen. Im deutschsprachigen Raum sind der Fragebogen zum dysexekutiven Syndrom (DEX) aus der BADS oder die Marburger Kompetenz-Skala (MKS) verbreitet. Im englischsprachigen Raum sind weitere Skalen im Einsatz: das Behavior Rating Inventory of Executive Functions (BRIEF), das Frontal Behavior Inventory (FBI), die Frontal Systems Behavior Scale (FrSBe), die Iowa Rating Scales of Personality Change (IRSPC) und das Neuropsychiatric Inventory (NPI). Das BRIEF und die FrSBe gelten als valide und ausreichend normiert. Zusätzlich kann eine alltagsbezogene Verhaltensbeobachtung durch Ergotherapeuten sinnvoll sein.

Da Patienten mit dysexekutivem Syndrom häufig über eine reduzierte Introspektionsfähigkeit bzw. mangelndes Störungsbewusstsein (Awareness) verfügen, kommt den Informationen von Angehörigen oder anderen Bezugspersonen eine besondere Rolle zu. Die Schilderung konkreter Anforderungen im Beruf, bei Hobbys und des sozialen Hintergrundes liefert wichtige Informationen. Auf dieser Basis kann die Einschätzung erfolgen, in welchem Umfang Eigeninitiative, Flexibilität sowie eigenständiges Planen und Problemlösen im prämorbiden Vergleich defizitär sind. Außerdem sollten Methoden der Verhaltensanalyse, ein zentrales Element der Verhaltenstherapie, im diagnostischen Prozess eingesetzt werden.

Diagnostik exekutiver Dysfunktionen bei Fahreignungsuntersuchungen

Exekutive Dysfunktionen sollten in der Fahreignungsdiagnostik besondere Beachtung finden, insbesondere bei Patienten mit mangelndem Störungsbewusstsein. Darüber hinaus sollten neben den Reaktionszeiten besonders die Fehlreaktionen und Auslassungen berücksichtigt werden (Schale u. Küst 2009). Eine Testbatterie, die exekutive Funktionen explizit im Hinblick auf die Fahreignung untersucht, existiert derzeit nicht. Es sollten jedoch Testverfahren eingesetzt werden, bei denen die Teilfunktionen Flexibilität, Zeiteinteilung, Kategorisierung, Arbeitsgedächtnis und Planungsfähigkeit untersucht werden (Golz et al. 2004).

Weitere Untersuchungsfragen

Um die exekutiven Funktionen in verschiedenen Tests angemessen interpretieren und Therapieansätze ableiten zu können, sind darüber hinaus folgende Gesichtspunkte zu berücksichtigen:
- andere relevante kognitive Defizite (z. B. Wahrnehmung, Sprache, Aufmerksamkeit, Gedächtnis)
- Störungswahrnehmung des Patienten (Awareness)
- affektive oder Verhaltensstörungen (z. B. Depression, Antriebsminderung, perseveratorisches Verhalten)
- andere Aspekte, die die Funktionsfähigkeit beeinflussen können (z. B. Schmerzen, Fatigue, Medikamente)
- Alltagsanforderungen und Alltagsleistungen des Patienten zur Abschätzung der funktionellen Relevanz der Störung
- vorhandene Ressourcen, sozialer Hintergrund (berufliche Situation, sozialrechtlicher Status, familiäre Einbettung)

■ Therapie

Allgemeine Empfehlungen zur Therapie

Die Therapiezielstellung sowie die auszuwählenden Therapiemethoden richten sich nach Art und Schwere der exekutiven Dysfunktion und danach, ob weitere kognitive Funktionen beeinträchtigt sind, sowie nach dem Ausmaß der Krankheitseinsicht (Awareness) bezüglich der eigenen Störung. Daraus folgt die Notwendigkeit unterschiedlicher Interventionsformen und Therapieansätze, die sich entweder auf die Veränderung des Verhaltens oder auf eine Verbesserung der kognitiven Defizite konzentrieren. Zudem spielen die individuellen Alltagsanforderungen eine wesentliche Rolle.

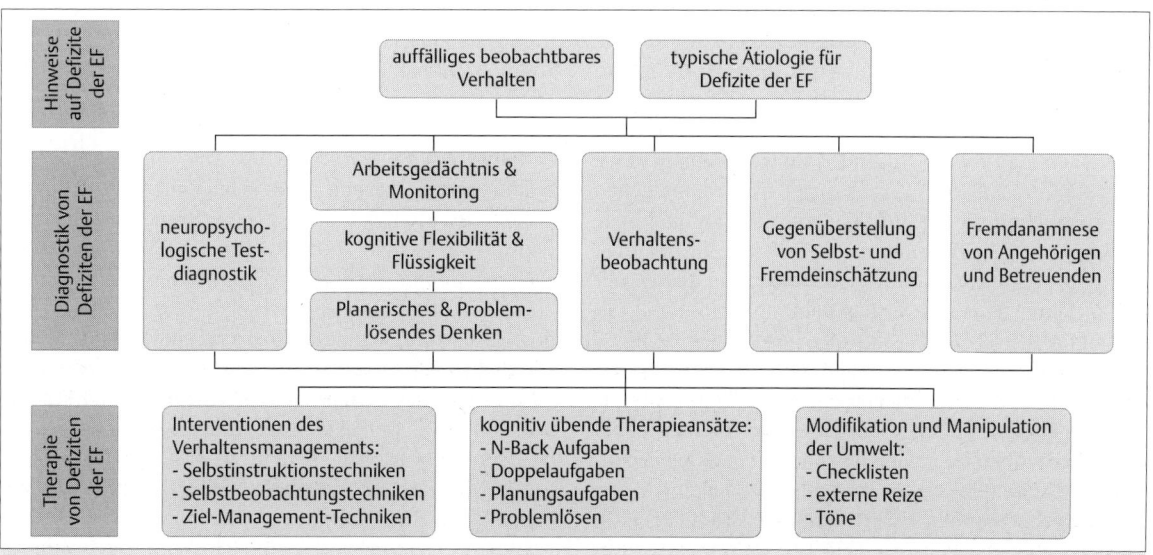

Abb. 95.1 Flussdiagramm zur Darstellung der Diagnostik und Therapieoptionen bei Defiziten der exekutiven Funktionen (EF).

Die Therapieansätze können in 3 methodisch unterschiedliche Therapieansätze untergliedert werden:
- kognitive, übende Therapieansätze,
- solche, bei denen das Verhaltensmanagement das zentrale Moment ist, und
- solche, bei denen die Manipulation und Modifikation der Umwelt im Vordergrund stehen.

▶ Abb. 95.1 zeigt in einem Flussdiagramm die allgemeine Vorgehensweise bei der neuropsychologischen Diagnostik und der Therapie.

Spezielle Therapieansätze

Kognitive Therapieansätze

Bei den kognitiven Therapieansätzen spielt die Verbesserung der Problemlösefähigkeit, der kognitiven Flüssigkeit und Flexibilität sowie der Arbeitsgedächtnisleistung eine zentrale Rolle. Sie sind besonders für Patienten mit kognitiven Defiziten bei nur geringen Verhaltensauffälligkeiten geeignet. Bei diesen Therapieansätzen ist die Art der Intervention gut strukturierbar und sie sind sowohl in Gruppen- als auch Einzelsitzungen durchführbar. Beispielsweise werden Patienten Techniken vermittelt, komplexe Probleme in handhabbare Schritte zu untergliedern und sukzessive eine Lösung zu finden.

Für kognitive Therapieansätze können 7 Klasse-Ib-Studien (z.B. Rath et al. 2003, Man et al. 2006, Westerberg et al. 2007), mehrere Klasse-II-Studien (z.B. Miotto et al. 2009, Constantinidou et al. 2007) und mehrere Klasse-III-Studien (z.B. Marshall et al. 2004, Walker et al. 2005, Schweizer et al. 2008) identifiziert werden. Als wirksam haben sich das Training mit Dual-Task-Aufgaben (Stablum et al. 2000), das Arbeitsgedächtnistraining (Vallat et al. 2005, Lundquist et al. 2010) und das Problemlösetraining (Rath et al. 2003, Fong et al. 2009) erwiesen. Eine größere Anzahl von Studien untersuchte kognitive Therapieprogramme, die mehrere Funktionsbereiche trainierten (Ehlhardt et al. 2005, Vogt et al. 2008). Der Einsatz von kombinierten Programmen soll bei SHT-Patienten erfolgen, da die meisten Studien an dieser Patientengruppe durchgeführt wurden. Ebenfalls sollten diese kombinierten Programme bei Patienten mit einem Aneurysma, mit zerebrovaskulären Erkrankungen, mit entzündlichen Erkrankungen und mit Tumoren zum Einsatz kommen. Sammer et al. (2006) konnten die Wirksamkeit kognitiver Therapie bei Parkinson Patienten nachweisen. Dabei sollten Verfahren zur Verbesserung der Problemlösefähigkeit und der Arbeitsgedächtnisleistung eingesetzt werden.

Die vorliegenden Studien über die Effektivität kognitiver Therapieansätze erreichen ein hohes Evidenzniveau. Isolierte kognitive Defizite, wie Arbeitsgedächtnisstörungen oder Defizite im planerischen Denken, sollen repetitiv übend unter Einsatz von Strategien behandelt werden.

Evaluierte computergestützte und im Handel erhältliche Therapieverfahren liegen zur Behandlung exekutiver Dysfunktion bisher nicht vor.

Verhaltensmanagement

Die Therapieansätze des Verhaltensmanagements umfassen den Einsatz von Selbstinstruktionstechniken, Selbstbeobachtungstechniken (Self-monitoring) und Ziel-Management-Techniken. Dies erfordert ein individuell abgestimmtes Vorgehen sowie eine intensive und hochfrequente Therapeut-Patient-Interaktion. Während die aus der Verhaltenstherapie adaptierten Selbstbeobachtungs- und Selbstinstruktionstechniken besonders geeignet sind für Patienten mit Verhaltensauffälligkeiten, eignen sich die Ziel-Management-Techniken sowohl für Patienten mit kognitiven Defiziten als auch für solche mit Verhaltensdefiziten.

Eine größere Anzahl an Studien zur Behandlung von Exekutivfunktionsstörungen untersucht Therapieansätze des Verhaltensmanagements. Es liegen 3 Klasse-Ib-Studien (Fasotti et al. 2000, Goverover et al. 2007, Fong et al. 2009), 2 Klasse-II-Studien (Levine et al. 2007, Levine et al. 2011) sowie einige Klasse-III-Studien vor. Erwiesen wurde die Wirksamkeit von Selbstinstruktionstechniken (z.B. Cheng u. Man 2006), von Selbstbeobachtungstechniken (Self-monitoring) und Selbstbewusstheit (z.B. Goverover et al. 2007). Ebenfalls wirksam ist die Technik des Ziel-Managements (z.B. Levine et al. 2000, Levine et al. 2007, Levine et al. 2011). Die Wirksamkeit bei SHT-Patienten wurde in zahlreichen Studien nachgewiesen. Einzelne Studien belegen die Wirksamkeit für Patienten nach Apoplex, entzündlichen Erkrankungen, mit Zustand nach Subarachnoidalblutung oder nach intrazerebralen Blutungen.

Verhaltensmanagement-Therapieansätze erfordern ein aufwendiges und individuell abgestimmtes Vorgehen sowie eine intensive und hochfrequente Therapeut-Patient-Interaktion. Aufgrund der vorliegenden Studien soll das Ziel-Management-Training oder Self-Awareness-Training eingesetzt werden. Neben der Evidenzlage spricht auch die Tatsache dafür, dass sie problemlos in den Alltag übertragbar sind. Die Evidenzlage ist mittlerweile als befriedigend anzusehen; der Einsatz von Ziel-Management-Training soll empfohlen werden.

Manipulation oder Modifikation der Umwelt

Systematische Therapieansätze, bei denen eine Manipulation oder Modifikation der Umwelt im Zentrum steht, wurden für schwer beeinträchtigten Patienten entwickelt, bei denen weder eine kognitive Verbesserung noch eine Verhaltensänderung erwartet wird, sondern eine bessere Bewältigung des Alltags und eine gewisse Selbstständigkeit erzielt werden soll.

Es liegen mittlerweile mehrere Gruppenstudien (Wilson et al. 2005, Fish et al. 2008) und Einzelfallstudien vor (z.B. Manly et al. 2002, Fish et al. 2008), die ihre Wirksamkeit belegen (für Patienten mit SHT, Subarachnoidalblutung und Hirninfarkt).

Durch den Einsatz von Therapieansätzen zur Manipulation oder Modifikation der Umwelt wird die Wahrscheinlichkeit erhöht, dass Handlungen initiiert oder beendet werden und somit die alltägliche Routine erfolgreich bewältigt wird.

Darüber hinaus belegt eine Studie den positiven Einfluss von Physiotherapie auf die Leistung der Exekutivfunktionen bei älteren Parkinson-Patienten (Tanaka et al. 2009).

Für die Akutphase der Erkrankung liegen keine sicheren Studienergebnisse vor. Allerdings gibt es eine gewisse Evidenz für die Effektivität von gezielter Therapie bei Apraxie (van Heugen et al. 1998).

▶ Tab. 95.1 fasst die Therapieansätze zur Behandlung exekutiver Dysfunktion und die Evidenzklassen der vorliegenden Studien zusammen.

Rahmenbedingungen und Angehörige

- Eine gut strukturierte, ablenkungsarme Umgebung führt zu einer Entlastung. Für diese Patientengruppe ist ein regelmäßiger, strukturierter Tagesablauf mit sich wiederholenden Routinen und Ritualen sehr wichtig. Hilfreich im Alltag können Checklisten sein, die es den Betroffenen ermöglichen, ihre eigene Leistung zu kontrollieren. Darüber hinaus sollten Handlungsabläufe etabliert werden, bei denen das Ende eines Teilschrittes den nächsten Teilschritt anstößt.
- Die übenden Verfahren können bei vielen Patienten durch andere Maßnahmen, wie z.B. adaptierte verhaltenstherapeutische Methoden, durch Hilfen bei der Organisation des Alltags, aber auch durch Einbeziehung und Neuorganisation des Patientenumfelds ergänzt werden.
- Angehörige und Kollegen, die als Ko-Therapeuten mit einbezogen werden können, sollten über die kognitiven Einschränkungen und Verhaltensauffälligkeiten insbesondere bei schwer beeinträchtigten Patienten ausführlich informiert werden, um Unverständnis und Überforderung zu vermeiden. Dies sollte durch bestimmte Regeln bei der Kommunikation, durch klar strukturierte Aufgabengestaltung und durch strikte Einhaltung von Pausenzeiten unterstützt werden.

■ Versorgungskoordination: Behandlung kognitiver Störungen in multidisziplinärem und integriertem Kontext

Bei vielen Patienten stellt die in dieser Leitlinie behandelte kognitive Störung nur einen Teilaspekt der multiplen Folgen der Hirnschädigung dar. Die Patienten erfahren dann eine multidisziplinäre Behandlung (Physiotherapie, Ergotherapie, Logopädie und Neuropsychologie). Eine randomisierte kontrollierte Studie für MS-Patienten zeigt, dass eine solche multidisziplinäre Behandlung, in der die Neuropsychologie ein Element darstellt, effektiv die multiplen Folgen der Hirnschädigung lindert und zwar sowohl im motorischen wie im kognitiven Bereich (Khan et al. 2008).

Bei chronischen Patienten kann die in dieser Leitlinie behandelte kognitive Störung assoziiert sein mit einer reduzierten Lebensqualität bzw. andauernden Problemen in der Krankheitsbewältigung. In einer Studie zu Patienten mit chronischem Schädel-Hirn-Trauma und komplexen neuropsychologischen Störungen konnte gezeigt werden, dass die Kombination von kognitiven, psychotherapeutischen und beratenden Interventionen das Ausmaß der psychosozialen Integration erhöht (Cicerone et al. 2004).

Bei diesen Studien lässt sich aber nicht feststellen, welche Behandlungskomponenten im Einzelnen zu der Verbesserung geführt haben.

■ Redaktionskomitee

Dr. Thomas Benke (ÖGN), Medizinische Universitätsklinik für Neurologie, Innsbruck
PD Dr. Stephan Bohlhalter (SNG), Luzerner Kantonsspital
Prof. Dr. P. Frommelt (DGNR), Asklepios-Klinik Schaufling
Sabine George (DVE), Deutscher Verband der Ergotherapeuten e.V., Karlsbad
Prof. Dr. Helmut Hildebrandt (DGNR + GNP), Klinikum Bremen-Ost, Zentrum für Neurologie, und Institut für Psychologie, Universität Oldenburg
Prof. Dr. Thomas F. Münte (DGN), Universitätsklinikum Schleswig-Holstein, Klinik für Neurologie, Lübeck
PD Dr. Karsten Schwerdtfeger (DGNC), Klinik für Neurochirurgie, Universitätsklinikum Homburg/Saar
Dr. Karin Schoof-Tams (GNP), Neurologische Klinik Westend, Bad Wildungen
Prof. Dr. Dr. Paul Walter Schönle (DGNR), Maternusklinik, Bad Oeynhausen

Tab. 95.1 Darstellung einzelner Therapieansätze zur Behandlung exekutiver Dysfunktion und die Evidenzklassen der vorliegenden Studien.

Therapieansätze bei exekutiver Dysfunktion	Studien mit entsprechenden Evidenzklassen
planerisches Denken	Ib
Problemlösetraining	Ib, Ib, Ib, IIa, IIa, III, III,
Kategorisierungstraining	IIa, III
Arbeitsgedächtnis	Ib, IIa, IIb, IIb, III, III,
Shifting-Prozesse	IIa
kombiniertes kognitives Training	Ib, Ib, Ib, Ib, IIa, IIa, IIa, IIa, IIb, III, III, III, III
Ziel-Management-Training	Ib, Ib, Ib, IIa, III, III,
Self-Awareness-Training	Ib, Ib, III, III, III, III, III, III
Einsatz externer Reize	Ib, IIa, IIa, IIb, III, III,

Dr. Angelika Thöne-Otto (GNP), Medizinische Fakultät, Universität Leipzig
PD Dr. Hans-Jürgen von Giesen (BV ANR, BDN und BVDN), Alexianer Krefeld GmbH
Prof. Dr. Claus-Werner Wallesch (DGN), BDH-Klinik, Elzach

Federführend: Prof. Dr. Sandra-Verena Müller (GNP und DGNKN), Ostfalia Hochschule für angewandte Wissenschaften, Fakultät Soziale Arbeit, Salzdahlumer Straße 46/48
38302 Wolfenbüttel, Tel. 05331/939-37270
E-Mail: s-v.mueller@ostfalia.de

Entwicklungsstufe der Leitlinie: S2e

■ Literatur

Die in der Literaturrecherche gefundenen Studien wurden nach den in ▶ Tab. 95.2 gelisteten Kriterien den Evidenzhärtegraden zugeordnet.

Tab. 95.2 Evidenz-Härtegrade zur Bewertung von Studien nach ÄZQ (Das Leitlinien-Manual von AWMF und ÄZQ, S. 41).

Härtegrad	Evidenz aufgrund von
Ia	Metaanalysen randomisierter, kontrollierter Studien
Ib	mindestens einer randomisierten, kontrollierten Studie
II	mindestens einer gut angelegten kontrollierten Studie ohne Randomisation oder mindestens einer anderen Art von gut angelegten, quasiexperimentellen Studien
III	gut angelegten, nicht experimentellen, deskriptiven Studien, wie z. B. Vergleichsstudien, Korrelationsstudien und Fallkontrollstudien
IV	Berichten der Expertenausschüsse oder Expertenmeinungen und/oder klinischen Erfahrungen anerkannter Autoritäten

Evidenzgrad Ia

Boelen DH, Spikman JM, Fasotti L. Rehabilitation of executive disorders after brain injury: are interventions effective? J Neuropsychol 2011; 5: 73–113

Cappa SF, Benke T, Clarke S et al.; European Federation of Neurological Societies. EFNS guidelines on cognitive rehabilitation: report of an EFNS task force. Eur J Neurol 2003; 10: 11–23

Cicerone KD, Langenbahn DM, Braden C et al. Evidence-based cognitive rehabilitation: updated review of the literature from 2003 through 2008. Arch Phys Med Rehabil 2011; 92: 519–530

O'Brien AR, Chiaravalloti N, Goverover Y et al. Evidenced-based cognitive rehabilitation for persons with multiple sclerosis: a review of the literature. Arch Phys Med Rehabil 2008; 89: 761–769

Rees L, Marshall S, Hartridge C et al.; Erabi Group. Cognitive interventions post acquired brain injury. Brain Inj 2007; 21: 161–200

Rohling ML, Faust ME, Beverly B et al. Effectiveness of cognitive rehabilitation following acquired brain injury: a meta-analytic re-examination of Cicerone et al.'s (2000, 2005) systematic reviews. Neuropsychology 2009; 23: 20–39

Evidenzgrad Ib

Cheng SK, Man DW. Management of impaired self-awareness in persons with traumatic brain injury. Brain Inj 2006; 20: 621–628

Fasotti L, Kovacs F, Eling PATM et al. Time pressure management as a compensatory strategy training after closed head injury. Neuropsychol Rehabil 2000; 10: 47–65

Fong KN, Howie DR. Effects of an explicit problem-solving skills training program using a metacomponential approach for outpatients with acquired brain injury. Am J Occup Ther 2009; 63: 525–534

Fish J, Manly T, Emslie H et al. Compensatory strategies for acquired disorders of memory and planning: differential effects of a paging system for patients with brain injury of traumatic versus cerebrovascular aetiology. J Neurol Neurosurg Psychiatry 2008; 79: 930–935

Goverover Y, Johnston MV, Toglia J et al. Treatment to improve self-awareness in persons with acquired brain injury. Brain Inj 2007; 21: 913–923

Hewitt J, Evans JJ, Dritschel B. Theory driven rehabilitation of executive functioning: improving planning skills in people with traumatic brain injury through the use of an autobiographical episodic memory cueing procedure. Neuropsychologia 2006; 44: 1468–1474

Lincoln NB, Dent A, Harding J et al. Evaluation of cognitive assessment and cognitive intervention for people with multiple sclerosis. J Neurol Neurosurg Psychiatry 2002; 72 : 93–98

Man DW, Soong WY, Tam SF et al. Development and evaluation of a pictorial-based analogical problem-solving programme for people with traumatic brain injury. Brain Inj 2006; 20: 981–990

Mattioli F, Stampatori C, Zanotti D et al. Efficacy and specificity of intensive cognitive rehabilitation of attention and executive functions in multiple sclerosis. J Neurol Sci 2010; 288: 101–105

Ownsworth T, Fleming J, Shum D et al. Comparison of individual, group and combined intervention formats in a randomized controlled trial for facilitating goal attainment and improving psychosocial function following acquired brain injury. J Rehabil Med 2008; 40: 81–88

Rath JF, Simon D, Langenbahn DM et al. Group treatment of problem-solving deficits in outpatients with traumatic brain injury: A randomised outcome study. Neuropsychol Rehabil 2003; 3: 461–488

Spikman JM, Boelen DH, Lamberts KF et al. Effects of a multifaceted treatment program for executive dysfunction after acquired brain injury on indications of executive functioning in daily life. J Int Neuropsychol Soc 2010; 16: 118–129

Tesar N, Bandion, K, Baumackl U. Efficacy of a neuropsychological training program for patients with multiple sclerosis - a randomized controlled trial. Wien Klin Wschr 2005; 117: 747–754

Westerberg H, Jacobaeus H, Hirvikoski T et al. Computerized working memory training after stroke – a pilot study. Brain Inj 2007; 21: 21–29

Evidenzgrad IIa

Constantinidou F, Thomas RD, Robinson L. Benefits of categorization training in patients with traumatic brain injury during post-acute rehabilitation: additional evidence from a randomized controlled trial. J Head Trauma Rehabil 2008; 23: 312–328

Fink F, Rischkau E, Butt M et al. Efficacy of an executive function intervention programme in MS: a placebo-controlled and pseudo-randomized trial. Mult Scler 2010; 16: 1148–1451

Harth S, Münte TF, Müller SV. Kognitive Therapie bei Störungen exekutiver Funktionen – wie wirksam ist diese? Neurol Rehabil 2005; 11: 279–288

Lundquist A, Grundström K, Samuelsson K et al. Computerized training of working memory in a group of patients suffering from acquired brain injury. Brain Inj 2010; 24: 1173–1183

Miotto EC, Evans JJ, de Lucia MC et al. Rehabilitation of executive dysfunction: a controlled trial of an attention and problem solving treatment group. Neuropsychol Rehabil 2009; 19: 517–40

Sammer G, Reuter I, Hullmann K, Kaps M, Vaitl D. Training of executive functions in Parkinson's disease. J Neurol Sci 2006; 248: 115–119

Soong W, Tam SF, Man WK et al. A pilot study on the effectiveness of tele-analogy-based problem-solving training for people with brain injuries. Int J Rehabil Res 2005; 28: 341–347

Stablum F, Umilta C, Mazzoldi M et al. Rehabilitation of endogenous task shift processes in closed head injury patients. Neuropsychol Rehabil 2007; 17: 1–33

Stablum F, Umilta C, Mogentale C et al. Rehabilitation of executive deficits in closed head injury and anterior communicating artery aneurysm patients. Psychol Res 2000; 63: 265–78

Wilson BA, Emslie HC, Quirk K et al. Reducing everyday memory and planning problems by means of a paging system: a randomised control crossover study. J Neurol Neurosurg Psychiatry 2001; 70: 477–482

Wilson BA, Emslie H, Quirk K et al. A randomized control trial to evaluate a paging system for people with traumatic brain injury. Brain Inj 2005; 19: 891–894

Evidenzgrad IIb

Cicerone KD. Remediation of "working attention" in mild traumatic brain injury. Brain Inj 2002; 16: 185–195

Levine B, Schweizer TA, O'Connor C et al. Rehabilitation of executive functioning in patients with frontal lobe brain damage with goal management training. Front Hum Neurosci 2011; 5: 9

Levine B, Stuss DT, Winocur G et al. Cognitive rehabilitation in the elderly: effects on strategic behaviour in relation to goal management. J Int Neuropsychol Soc 2007; 13: 143–152

Manly T, Hawkins K, Evans J et al. Rehabilitation of executive function: facilitation of effective goal management on complex tasks using periodic auditory alerts. Neuropsychologia 2002; 40: 271–281

Serino A, Ciaramelli E, Santantonio AD et al. A pilot study for rehabilitation of central executive deficits after traumatic brain injury. Brain Inj 2007; 21: 11–19

Vogt A, Kappos L, Stöcklin M et al. BrainStim – Wirksamkeit eines neu entwickelten kognitiven Trainingsprogramms bei MS. Neuro Rehabil 2008; 14: 93–101

Evidenzgrad III

Birnboim S, Miller A. Cognitive rehabilitation for multiple sclerosis patients with executive dysfunction. J Cognit Rehabil 2004; 10: 11–18

Constantinidou F, Thomas RD, Scharp VL et al. Effects of categorization training in patients with TBI during postacute rehabilitation: preliminary findings. J Head Trauma Rehabil 2005; 20: 143–157

Duval J, Coyette F, Seron X. Rehabilitation of the central executive component of working memory: a re-organisation approach applied to a single case. Neuropsychol Rehabil 2008; 18: 430–460

Ehlhardt LA, Sohlberg MM, Glang A et al. TEACH-M: a pilot study evaluating an instructional sequence for persons with impaired memory and executive functions. Brain Inj 2005; 19: 569–583

Emslie H, Wilson BA, Quirk K et al. Using a paging system in the rehabilitation of encephalitic patients. Neuropsychol Rehabil 2007; 17: 567–581

Fish J, Manly T, Wilson BA. Long-term compensatory treatment of organizational deficits in a patient with bilateral frontal lobe damage. J Int Neuropsychol Soc 2008; 14: 154–163

Fleming JM, Lucas SE, Lightbody S. Using occupation to facilitate self-awareness in people who have acquired brain injury: a pilot study. Can J Occup Ther 2006; 73: 44–55

Gauggel S, Billino J. The effects of goal setting on the arithmetic performance of brain-damaged patients. Arch Clin Neuropsychol 2002; 17: 283–294

Gauggel S, Hoop M, Werner K. Assigned versus self-set goals and their impact on the performance of brain-damaged patients. J Clin Exp Neuropsychol. 2002; 24: 1070–1080

Knight C, Rutterford NA, Alderman N et al. Is accurate self-monitoring necessary for people with acquired neurological problems to benefit from the use of differential reinforcement methods? Brain Inj 2002; 16: 75–87

Levine B, Robertson IH, Clare L et al. Rehabilitation of executive functioning: an experimental-clinical validation of goal management training. J Int Neuropsychol Soc 2000; 6: 299–312

Man DW, Soong WY, Tam SF et al. A randomized clinical trial study on the effectiveness of a tele-analogy-based problem-solving programme for people with acquired brain injury (ABI). Neurorehabilitation 2006; 21: 205–217

Marshall RC, Karow CM, Morelli CA et al. Effects of interactive strategy modeling training on problem-solving by persons with traumatic brain injury. Aphasiology 2004; 18: 650–673

Noé E, Ferri J, Caballero MC et al. Self-awareness after acquired brain injury-predictors and rehabilitation. J Neurol 2005; 252: 168–175

Ownsworth T, Fleming J, Desbois J et al. A metacognitive contextual intervention to enhance error awareness and functional outcome following traumatic brain injury: a single-case experimental design. J Int Neuropsychol Soc 2006; 12: 54–63

Ownsworth TL, McFarland K, Young RMD. Self-awareness and psychosocial functioning following acquired brain injury: An evaluation of a group support programme. J Neuropsychol Rehabil 2000; 10: 465–484

Satish U, Streufert S, Eslinger PJ. Simulation-based executive cognitive assessment and rehabilitation after traumatic frontal lobe injury: a case report. Disabil Rehabil 2008; 30: 468–478

Schweizer TA, Levine B, Rewilak D et al. Rehabilitation of executive functioning after focal damage to the cerebellum. Neurorehabil Neural Repair 2008; 22: 72–77

Tanaka K, Quadros AC jr, Santos RF et al. Benefits of physical exercise on executive functions in older people with Parkinson's disease. Brain Cogn 2009; 69: 435–441

Vallat-Azouvi C, Pradat-Diehl P, Azouvi P. Rehabilitation of the central executive of working memory after severe traumatic brain injury: two single-case studies. Brain Inj 2009; 23: 585–594

Vallat C, Azouvi P, Hardisson H et al. Rehabilitation of verbal working memory after left hemisphere stroke. Brain Inj 2005; 19: 1157–1164

Walker AJ, Nott MT, Doyle M et al. Effectiveness of a group anger management programme after severe traumatic brain injury. Brain Inj 2010; 24: 517–524

Walker AJ, Onus M, Doyle M et al. Cognitive rehabilitation after severe traumatic brain injury: a pilot programme of goal planning and outdoor adventure course participation. Brain Inj 2005; 19: 1237–1241

Winkens I, Van Heugten CM, Wade DT et al. Training patients in time pressure management, a cognitive strategy for mental slowness. Clin Rehabil 2009; 23: 79–90

Ergänzende Literatur

Alexander GE, Crutcher MD, DeLong MR. Basal ganglia-thalamocortical circuits: parallel substrates for motor, oculomotor, "prefrontal" and "limbic" functions. Prog Brain Res 1990; 85: 119–46

Arnett PA, Rao SM, Grafman J et al. Executive functions in multiple sclerosis: an analysis of temporal ordering, semantic encoding, and planning abilities. Neuropsychology 1997; 11: 535–44

Bechara A, Damasio H, Damasio AR. Role of the amygdala in decision-making. Ann N Y Acad Sci 2003; 985: 356–369

Boelen DH, Spikman JM, Fasotti L. Rehabilitation of executive disorders after brain injury: are interventions effective? J Neuropsychol 2011; 5: 73–113

Brokate B, Hildebrandt H, Eling P et al. Frontal lobe dysfunctions in Korsakoff's syndrome and chronic alcoholism: Continuity or discontinuity? Neuropsychology 2003; 17: 420–428

Burgess PW. Theory and methodology in executive function research. In: Rabbitt P, ed. Methodology of Frontal and Executive Function. Hove: Psychology Press; 1997: 81–116

Burgess PW, Alderman N, Forbes C et al. The case for the development and use of "ecologically valid" measures of executive function in experimental and clinical neuropsychology. J Int Neuropsychol Soc 2006; 12: 194–209

Cicerone KD, Langenbahn DM, Braden C et al. Evidence-based cognitive rehabilitation: updated review of the literature from 2003 through 2008. Arch Phys Med Rehabil 2011; 92: 519–530

Cicerone KD, Mott T, Azulay J et al. Community integration and satisfaction with functioning after intensive cognitive rehabilitation for traumatic brain injury. Arch Phys Med Rehabil. 2004; 85: 943–950

Dawson DR, Anderson ND, Burgess P et al. Further development of the Multiple Errands Test: standardized scoring, reliability, and ecological validity for the Baycrest version. Arch Phys Med Rehabil 2009a; 90: 41–51

Dawson DR, Gaya A, Hunt A et al. Using the cognitive orientation to occupational performance (CO-OP) with adults with executive dysfunction following traumatic brain injury. Can J Occup Ther 2009b; 76: 115–127

D'Esposito M. Working memory in multiple sclerosis: evidence from a dual-task paradigm. Neuropsychology 1996; 10: 51–56

Diehl RR. Vaskuläre Erkrankungen des Frontalhirns. In: Förstl H, Hrsg. Frontalhirn. Berlin: Springer; 2002: 145–159

Downes JJ, Sharp HM, Costall BM et al. Alternating fluency in Parkinson's disease. Brain 1993; 116: 887–902

Eddy CM, Rizzo R, Cavanna AE. Neuropsychological aspects of Tourette syndrome: a review. J Psychosom Res 2009; 67 : 503–513

Eslinger PJ, Geder L. Behavioral and emotional changes after focal frontal lobe damage. In: J Bogousslavsky, JL Cummings, eds. Behavior and Mood Disorders in Focal Brain Lesions. Cambridge: University Press; 2000: 217–260

Ettlin TM, Kischka U, Beckson M et al. The frontal lobe score, part I: construction of a mental status of frontal systems. Clin Rehabil 2000; 14: 260–271

Foltynie T, Brayne CE, Robbins TW et al. The cognitive ability of an incident cohort of Parkinson's patients in the UK. The CamPaIGN Study. Brain 2004; 127: 550–560

Fontaine A, Azouvi P, Remy P et al. Functional anatomy of neuropsychological deficits after severe traumatic brain injury. Neurology 1999; 53: 1963–1968

Foong J, Rozewicz L, Quaghebeur G et al. Executive function in multiple sclerosis. The role of frontal lobe pathology. Brain 1997; 120: 15–26

Golz D, Huchler A, Küst J. Beurteilung der Fahreignung. Z Neuropsychol 2004; 15: 157–168

Hildebrandt H, Brokate B, Eling P et al. Response shifting and inhibition, but not working memory, are impaired after long-term heavy alcohol consumption. Neuropsychology 2004; 18: 203–211

Hildebrandt H, Brokate B, Lanz M et al. Exekutivfunktionsleistungen bei Patienten mit Multipler Sklerose. Akt Neurol 2003; 30: 118–126

Hu M, Chen J, Li L et al. Semantic fluency and executive functions as candidate endophenotypes for the early diagnosis of schizophrenia in Han Chinese. Neurosci Lett 2011; 502: 173–177

Jahn T. Neuropsychologische Diagnostik. In: Wallesch CW, Förstl H, Hrsg. Demenzen. Berlin: Springer; 2005: 91–104

Kennedy MR, Coelho C, Turkstra L et al. Intervention for executive functions after traumatic brain injury: a systematic review, meta-analysis and clinical recommendations. Neuropsychol Rehabil 2008; 18: 257–299

Khan F, Pallant J, Brand C et al. Effectiveness of rehabilitation intervention in persons with multiple sclerosis: a randomised controlled trial. J Neurol Neurosurg Psychiatry 2008; 79: 1230–1235

Kreutzer J, Sander AM, Witol AD. Das unterstützte Beschäftigungsmodell: Berufliche Reintegration nach traumatischer Hirnschädigung. In: Frommelt P, Grötzbach H, Hrsg. Neurorehabilitation. Berlin: Blackwell Wissenschaftsverlag; 1999: 609–622

Kopp B, Tabeling S, Moschner C et al. Kognitive Hirnleistungen des präfrontalen Kortex. Neurowissenschaft und Klinik. Nervenarzt 2008; 79: 143–152

Lamberts KF, Evans JJ, Spikman JM. A real-life, ecologically valid test of executive functioning: The executive secretarial task. J Clin Exp Neuropsychol 2010; 32: 56–65

Lee TM, Ip AK, Wang K et al. Faux pas deficits in people with medial frontal lesions as related to impaired understanding of a speaker's mental state. Neuropsychologia 2010; 48: 1670–1676

Liscić RM, Kogoj A. Social behaviour vs. psychiatric features of frontotemporal dementia – clinical report of two cases. Psychiatr Danub 2010; 22: 179–182

Mattes-von Cramon G. Exekutive Dysfunktion. In: Karnath HO, Hartje W, Ziegler W, Hrsg. Kognitive Neurologie. Stuttgart: Thieme; 2006

Mattioli F, Stampatori C, Bellomi F et al. Neuropsychological rehabilitation in adult multiple sclerosis. Neuro Sci 2010; 31: 271–274

McDowell S, Whyte J, D'Esposito M. Differential effect of a dopamineric antagonist on prefrontal function in traumatic brain injury patients. Brain 1998; 121: 1155–1564

Merten T. Beschwerdenvalidierung bei der Begutachtung kognitiver und psychischer Störungen. Fortschr Neurol Psychiatr 2011; 79: 102–116

Miller BL, Cummings JL. The Human Frontal Lobes. East Sussex: Guilford Press; 2007

Miyake A, Friedman N, Emerson M et al. The unity and diversity of executive functions and their contributions to complex "frontal lobe" tasks: A latent variable analysis. Cognitive Psychology 2000; 41: 49–100

Montoya A, Price BH, Menear M et al. Brain imaging and cognitive dysfunctions in Huntington's disease. J Psychiatr Neurosci 2006; 31: 21–29

Müller SV. Diagnostik und Therapie von exekutiven Dysfunktionen. In: Diener C et al., Hrsg. Leitlinien für Diagnostik und Therapie in der Neurologie, 4. Aufl. Stuttgart: Thieme; 2008

Müller SV, Harth S, Hildebrandt H et al. Evidenzbasierte Therapie bei Störungen exekutiver Dysfunktion. Fortschr Neurol Psychiatr 2005; 73: 1–9

Müller SV, Hildebrandt H, Münte TF. Kognitive Therapie bei Störungen der Exekutivfunktionen – ein Therapiemanual. Göttingen: Hogrefe; 2004

Müller SV, Johannes S, Wieringa B et al. Disturbed monitoring and response inhibition in patients with Gilles de la Tourette Syndrome. Behav Neurol 2003; 14: 29–37

Müller SV, Jung A, Preinfalk J et al. Disturbance of "extrinsic alertness" in Huntington's disease. J Clin Exp Neuropsyc 2002; 24: 517–526

Müller SV, Münte TF. Dysexekutives Syndrom. In: Hermann M, Gauggel S, Hrsg. Handbuch der Bio- und Neuropsychologie. Göttingen: Hogrefe; 2008: 494–503

O'Brien AR, Chiaravalloti ND, Goverover Y et al. Evidenced-based cognitive rehabilitation for persons with multiple sclerosis: a review of the literature. Arch Phys Med Rehabil 2008; 89: 761–769

Peschke V. Handanweisung. Burgauer Exekutive Test. Burgau: Psydat; 2000

Quee PJ, Eling PA, van der Heijden FM et al. Working memory in schizophrenia: a systematic study of specific modalities and processes. Psychiatry Res 2011; 185: 54–59

Schale A, Küst J. Fahreignung nach Hirnschädigung. In: Sturm W, Münte TF, Herrmann M, Hrsg. Lehrbuch der klinischen Neuropsychologie. Heidelberg: Springer; 2009: 341–351

Schelling D, Drechsler R, Heinemann D et al. Handbuch neuropsychologischer Testverfahren. Aufmerksamkeit, Gedächtnis und exekutive Funktionen. Göttingen: Hogrefe; 2009

Schmahmann DJ. Disorders of the cerebellum: ataxia, dysmetria of thought, and the cerebellar cognitive affective syndrome. J Neuropsych Clin Neurosci 2004; 16: 367–378

Shad MU, Tamminga CA, Cullum M et al. Insight and frontal cortical function in schizophrenia: a review. Schizophrenia Res 2006; 86: 54–70

Smith EE, Jonides J. Storage and executive processes in the frontal lobes. Science 1999; 283: 1657–1661

Stone VE, Baron-Cohen S, Knight RT. Frontal lobe contributions to theory of mind. J Cogn Neurosci 1998: 10: 640–656

Stuss DT. Frontal lobes and attention: Processes and networks, fractionation and integration. J Int Neuropsych Soc 2006; 12: 261–271

Stuss DT, Alexander MP. Is there a dysexecutive syndrome? Philos Trans R Soc Lond B Biol Sci 2007; 362: 901–915

Taylor AE, Saint-Cyr JA. The neuropsychology of Parkinson's disease. Brain and Cognition 1995; 28: 218–296

van Heugten CM, Dekker J, Deelman BG et al. Outcome of strategy training in stroke patients with apraxia: a phase II study. Clin Rehabil 1998: 12: 294–303

van Spaendonck KP, Berger HJ, Horstink MW et al. Executive functions and disease characteristics in Parkinson's disease. Neuropsychologia 1996; 34: 617–626

Wachowius U, Talley M, Silver N et al. Cognitive impairment in primary and secondary progressive multiple sclerosis. J Clin Exp Neuropsychol 2005; 27: 65–77

Wallesch CW. Frontalhirnsyndrome nach Schädelhirntrauma. In: Förstl H, Hrsg. Frontalhirn. Berlin: Springer; 2002: 315–335

Wehmann PH, West MD, Kregel J et al. Return to work for persons with severe traumatic brain injury: A data-based approach to program development. J Head Trauma Rehab 1995; 10: 27–39

96 Rehabilitation bei Störungen der Raumkognition

Was gibt es Neues?

Gegenwärtig mangelt es noch an randomisierten und kontrollierten Studien zur Behandlung von Störungen der Raumverarbeitung. Lediglich bei der Behandlung des Neglects wurde für einige der vorgeschlagenen Therapieverfahren bereits ein hoher Evidenzgrad erreicht. Trotzdem bieten gut durchgeführte und dokumentierte Einzelfall- oder Kleingruppen-Therapiestudien hilfreiche und valide Hinweise zur Behandlung auch anderer Störungen der Raumkognition.

Die wichtigsten Empfehlungen auf einen Blick

Zur Behandlung des Neglects – die Hauptsymptomatik einer Schädigung der rechten Hemisphäre – werden 1. aktives Explorieren und Orientieren zur kontralateralen Seite, 2. Nackenmuskelvibration und/oder 3. langsame Folgebewegungen zur kontralateralen Seite empfohlen.

■ Definition und Klassifikation

Begriffsdefinition

Unter räumlicher Orientierung werden die Fähigkeiten zur Orientierung, Exploration und Handlung im Raum zusammengefasst. Räumliche Orientierung beinhaltet elementare Funktionen wie z. B. die visuelle und auditorische Lokalisation, Informationen über die eigene Körperposition (mithilfe von Propriozeption und Efferenzkopie) bzw. den eigenen Standort im Raum, räumliches Wissen, räumliche Aufmerksamkeit, den Abgleich räumlicher Koordinaten aus verschiedenen Sinnessystemen, sowie die Verwendung aktuell wahrgenommener oder gespeicherter räumlicher Informationen zu konstruktiven Zwecken (z. B. Zeichnen, Bauen). Störungen der genannten Fähigkeiten finden sich typischerweise nach okzipitoparietaler und temporoparietaler bzw. posterior parietaler Schädigung, wobei die Häufigkeit des Auftretens nach einer rechtshemisphärischen Läsion größer ist als nach einer linkshemisphärischen Schädigung.

Klassifikation

- Störungen der Raumwahrnehmung und visuokonstruktiven Leistungen
- Balint-Syndrom
- Neglect
- Pusher-Syndrom

96.1 Störungen der Raumwahrnehmung und visuokonstruktiven Leistungen

■ Klinik

Störungen der **visuellen Lokalisation** manifestieren sich in Form ungenauer okulomotorischer (Sakkaden, Fixationen) und manueller Operationen (Zeige- bzw. Greifbewegungen). Die Folge sind Schwierigkeiten bei praktisch allen visuell gesteuerten Aktivitäten, weil die Fixation, das Greifen nach Objekten, aber auch das Lesen, Schreiben und visuokonstruktive Tätigkeiten die genaue Lokalisation voraussetzen.

Systematische Verkippungen bzw. Verschiebungen der **visuellen vertikalen und horizontalen Raumachsen** zur Gegenseite wurden besonders nach rechtsseitiger posteriorer Hirnschädigung beschrieben. Abweichungen der visuellen Vertikalen können vermutlich infolge einer Unterbrechung von afferenten visuellen, vestibulären und somatosensorischen Informationen auch nach Thalamusinfarkt und bei Multipler Sklerose auftreten.

Verschiebungen der **subjektiven Geradeausrichtung** (subjektive Mitte) treten meist gemeinsam mit einer Hemianopsie oder visuellem Neglect auf und sind bei Patienten mit okzipitaler und okzipitoparietaler bzw. temporoparietaler Hirnschädigung beschrieben worden.

Die (monokuläre und binokuläre) **Tiefenwahrnehmung** kann ebenfalls nach ein- und beidseitiger posteriorer Hirnschädigung gestört sein, wobei unilaterale Läsionen in der Regel geringere Defizite verursachen. Typische Folgen sind Unsicherheiten beim Greifen und beim Treppensteigen. Störungen der binokulären Tiefenwahrnehmung (Stereopsis) scheinen häufiger aufzutreten, wobei zu berücksichtigen ist, dass auch die Herabsetzung der

Sehschärfe bzw. der räumlichen Kontrastauflösung und okulomotorische Störungen (Vergenz, Fusion, Akkommodation) die Stereopsis sekundär beeinträchtigen können. Patienten mit einer gestörten Tiefenwahrnehmung haben Schwierigkeiten, Entfernungen und Abstände zuverlässig einzuschätzen; manchmal führt dies zu einer Über- bzw. Unterschätzung der Größe von Objekten (Makropsie, Mikropsie).

Patienten mit einer gestörten **visuellen Orientierung** im zweidimensionalen Raum verlieren sich sehr häufig auf einer komplexen Reizvorlage (z. B. Szene oder Textseite). Das okulomotorische Abtasten solcher Reizvorlagen ist durch die fehlende Übereinstimmung des Blickbewegungsmusters mit der räumlichen Struktur der Vorlage gekennzeichnet. Die Beeinträchtigung der visuellen Orientierung und Navigation im dreidimensionalen Raum, in bekannter oder neuer Umgebung oder auf Landkarten wird auf den Verlust räumlichen bzw. geografischen Wissens zurückgeführt und dementsprechend als Topographagnosie bzw. Umweltagnosie bezeichnet. Patienten mit dieser räumlich-kognitiven Störung haben Schwierigkeiten, sich in (früher) vertrauter Umgebung zurechtzufinden, neue Wege zu lernen oder sich auf Landkarten zu orientieren. Ursache für diese Störungen sind temporoparietale und temporookzipitale Läsionen vor allem der rechten Hemisphäre, die häufig auch den hinteren Gyrus hippocampalis betreffen.

Unter dem Begriff „**visuokonstruktive Störungen**" werden Beeinträchtigungen der Fähigkeiten zusammengefasst, zwei- oder dreidimensionale Formen und Gegenstände nach Vorlage (Kopie) oder aus dem Gedächtnis zu konstruieren, d. h. zu zeichnen oder zu bauen. Typischerweise haben Patienten Schwierigkeiten bei der manuellen Konstruktion von Länge, Größe und Orientierung von Formen oder Formelementen, bei räumlichen Beziehungen von Formelementen innerhalb einer Figur oder eines räumlichen Bezugssystems und bei der Dreidimensionalität von Formen und Objekten. Visuokonstruktive Störungen finden sich häufiger nach rechts- als nach linksparietaler Schädigung; assoziierte neuropsychologische Störungen können das sog. Balint-Syndrom oder der visuelle Neglect sein. Eine Beeinträchtigung visuokonstruktiver Fähigkeiten ist auch nach Infarkten im Bereich der rechten Basalganglien, nach kallosalen Infarkten, bei bakterieller Meningitis, wie auch bei neurodegenerativen Erkrankungen wie dem Morbus Huntington, in frühen Stadien der Demenz vom Alzheimer-Typ sowie der Lewy-Körperchen-Demenz beschrieben worden.

■ Diagnostik

Die Untersuchung der visuellen Raumwahrnehmung sollte die Lokalisation, die Längen- und Distanzschätzung, die visuellen Hauptraumachsen sowie mentale Operationen (z. B. räumliche Rotation) umfassen. Dafür stehen verschiedene standardisierte Testverfahren zur Verfügung (Übersicht bei Kerkhoff 2006). Für die Erfassung von Störungen der Positionswahrnehmung bzw. der visuell-räumlichen Orientierung auf Vorlagen eignen sich Durchstreichtests sowie z. B. die VOSP (Visual Object and Space Perception Battery) (Warrington u. James 1992). Zur differenzialdiagnostischen Abgrenzung sollten zusätzlich die elementaren Sehfunktionen (z. B. Gesichtsfeld, Sehschärfe, Kontrastsehen) sowie Fusion und Akkommodation untersucht werden.

Visuokonstruktive Störungen lassen sich mithilfe von Zeichenaufgaben und von Konstruktionsaufgaben (z. B. dem Mosaik-Test des Wechsler-Intelligenztests für Erwachsene, WIE) valide erfassen; dabei werden sowohl zwei- als auch dreidimensionale Vorlagen verwendet (Übersicht bei Kerkhoff 2006). Zur differenzialdiagnostischen Abgrenzung sollte neben den elementaren visuellen und okulomotorischen Funktionen die visuelle Raumwahrnehmung untersucht werden.

■ Therapie

Programme zur Behandlung beinhalten typischerweise Übungen zur visuellen Lokalisation von Reizen, zur Distanzschätzung, zur Einstellung der visuellen vertikalen und horizontalen Raumachsen, zur Linienorientierung, zur Halbierung von Linien und zur Konstruktion von Mustern aus Einzelteilen (z. B. Würfel beim Mosaiktest, Tangrambausteine; Kerkhoff 2006). Nach solchen Übungen finden sich aufgabenspezifische, alltagsrelevante Verbesserungen (z. B. im Ablesen der Uhrzeit, räumliche Anordnung beim Schreiben) sowie in Leistungen des täglichen Lebens (Keller u. Kohenof 1997). Bei Patienten mit bilateralen parietalen Läsionen kann der Alltagstransfer allerdings eingeschränkt sein (Langdon u. Thompson 2000). In einer Einzelfallstudie an einer Patientin mit einem Verlust praktisch aller visuell-räumlicher Leistungen nach einer bilateralen posterioren Hirnschädigung fand sich nach intensivem Training der visuellen Lokalisation (Fixation, Greifen) und der visuellen Orientierung auch eine deutliche Verbesserung der Alltagsleistungen. Diese Verbesserungen der Alltagsleistungen waren von einer deutlichen Zunahme der Genauigkeit visuell gesteuerter Blick- und Greifbewegungen begleitet. Lesen war jedoch weiterhin nicht möglich bzw. auf das zufällige Identifizieren einzelner Buchstaben beschränkt (Zihl 2011).

Systematische perzeptive und konstruktive Übungen können visuokonstruktive Defizite und die damit verbundenen Alltagsprobleme reduzieren. Grundsätzlich sollte sichergestellt werden, dass das Training visuoperzeptiver und visuokonstruktiver Fertigkeiten auf den Alltag abgestimmt ist. Dazu gehören unter anderem das Navigieren im Raum und das Greifen nach und Hantieren mit Gegenständen (z. B. Münzen in einen Automaten werfen, die Bankkarte in den Automaten stecken, Griff nach Büchern im Regal, Einhängen des Filters in der Kaffeemaschine usw.) sowie das Zeichnen und Schreiben. Falls erforderlich, sollte dafür eine aufgabenorientierte ergotherapeutische und/oder neuropsychologische Behandlung durchgeführt werden. Ergänzend sollten schwer betroffene Patienten vor allem in der Frühphase ein Selbsthilfetraining erhalten.

96.2 Balint-Syndrom

■ Klinik

Patienten mit Balint-Syndrom weisen eine Einschränkung des Aufmerksamkeitsfeldes (und damit auch des Wahrnehmungsfeldes) auf; sie können Objekte nur einzeln oder nur teilweise erfassen. Sie haben Schwierigkeiten, ihre Augen intentional (zu einem Objekt) zu bewegen (sog. okuläre/okulomotorische Apraxie oder psychische Blicklähmung). Außerdem können sie ihre Extremitäten (z. B. Hände) nicht unter visueller Kontrolle intentional steuern (sog. optische oder visuomotorische Ataxie). Die Raumwahrnehmung, die Raumrepräsentation und das räumliche (Arbeits-)Gedächtnis sind gestört; die subjektive visuelle und taktile Vertikale ist (meist nach links) verschoben. Zusätzlich zur visuellen kann auch die auditorische Lokalisation gestört sein. Lesen, Schreiben und visuokonstruktive Leistungen sind meist sekundär beeinträchtigt. Die Beeinträchtigung der Simultanwahrnehmung kann auch ohne die übrigen Symptome vorhanden sein; sie betrifft dann die gleichzeitige Wahrnehmung mehrerer Objekte im Raum oder mehrerer Einzelteile (Merkmale) desselben Objekts. Das Balint-Syndrom tritt typischerweise nach einer bilateralen parietookzipitalen Schädigung auf, wobei das okzipitofrontale und parietofrontale Marklager zumeist mit betroffen ist. Es wurde aber auch nach bilateraler posteriorer kortikaler Atrophie und im Rahmen der Demenz vom Alzheimer-Typ sowie bei kortikobasaler Degeneration beschrieben.

■ Diagnostik

Die diagnostische Untersuchung von Patienten mit Balint-Syndrom umfasst die Feststellung der Ausdehnung des Aufmerksamkeits- bzw. Wahrnehmungsfeldes und der Simultanwahrnehmung im erhaltenen Aufmerksamkeitsfeld, der visuell-räumlichen Funktionen, der visuell gesteuerten Blickmotorik (Sakkaden, Folgebewegungen) und des visuell gesteuerten Zeigens und Greifens. Zusätzlich sollten das Lesen, Schreiben und Zeichnen untersucht werden. Schließlich bilden systematische Beobachtungen des Alltagsverhaltens (z. B. Essen, Raumnavigation) eine weitere wichtige Informationsquelle. Leichtere Formen des Balint-Syndroms werden unter Umständen nur in kritischen Tests zur Simultanwahrnehmung in beiden Halbfeldern manifest (Zihl 2006).

■ Therapie

Intensive verbale Hilfen und die systematische Vermittlung geeigneter Verarbeitungsstrategien können zur Milderung des Balint-Syndroms führen (Perez et al. 1996). Bei Patienten mit ausgeprägtem Balint-Syndrom ist in der Regel ein sehr intensives Training der visuell gesteuerten okulomotorischen und handmotorischen Aktivitäten wichtig, da diese implizit dazu beitragen, das Aufmerksamkeits- und damit das Wahrnehmungsfeld zu vergrößern. Die Verbesserungen wirken sich vor allem in vertrauten Alltagsbedingungen und in gewohnter Umgebung aus. Daher bietet die ambulante, wohnortnahe Rehabilitation den idealen Rahmen, um diese Defizite zu trainieren. Im Gegensatz dazu scheinen sich komplexe visuell-kognitive Leistungen, wie z. B. das Lesen und die Orientierung in einer neuen oder sehr komplexen Umgebung, nicht oder nur geringfügig zu bessern (Zihl 2011). Für eine gezielte Verbesserung der Alltagsleistungen muss frühzeitig geklärt werden, welche Aktivitäten der Patient in seinem individuellen Alltag benötigt und unter welchen Umweltbedingungen er sie normalerweise durchführt. Dafür ist in der Regel eine aufgabenorientierte neuropsychologische und/oder ergotherapeutische Befundaufnahme und Behandlung in der häuslichen Umgebung erforderlich.

96.3 Neglect

■ Klinik

Im akuten Stadium der Symptomatik sind die Augen und der Kopf des Patienten deutlich zur Seite der Hirnläsion, d.h. zumeist zu seiner rechten Seite, orientiert. Beim Suchen von Gegenständen ist die Aktivität der Kranken, die visuelle und taktile Exploration, deutlich zur Seite der Läsion verschoben. Die Störung tritt typischerweise (aber nicht ausschließlich) nach Schädigungen der rechten, nicht sprachdominanten Hemisphäre auf und betrifft dann die linke Seite. Innerhalb der rechten Hemisphäre verursachen Läsionen einen Neglect, die den oberen und mittleren Temporallappen, den inferioren parietalen Kortex oder den inferioren frontalen Kortex betreffen. Darüber hinaus können auch subkortikale Schädigungen im Bereich der Basalganglien oder des Thalamus der rechten Hemisphäre durch Minderperfusion der o.g. kortikalen Areale einen Neglect hervorrufen.

■ Diagnostik

Die spontane Deviation der Neglect-Patienten zur ipsiläsionalen Seite lässt sich bereits auf dem initial angefertigten CT oder MRT feststellen; die Augenstellung in der Orbita weicht bei Neglect-Patienten charakteristischerweise zur Seite der Hirnschädigung ab (Becker u. Karnath 2010). Darüber hinaus sollten neben den typischen Auffälligkeiten im spontanen Verhalten der Patienten (Kopf und Blick sind spontan zur ipsiläsionalen Seite gerichtet, stereotype Zuwendungsreaktion zur ipsiläsionalen Seite, Ausführung von Suchbewegungen mit den Augen und Händen stets nur auf der ipsiläsionalen Seite) vor allem Such- und Durchstreichaufgaben (Letter-Cancellation-Test, Bells-Test) zur Diagnose eines Neglects eingesetzt werden (Ferber u. Karnath 2001). Patienten mit Neglect lassen je nach dem Schweregrad und dem Stadium der Erkrankung einen mehr oder weniger großen Teil der Zeichen auf der kontralateralen Seite solcher Suchfelder unberücksichtigt; die Berechnung des Schwerpunktes der in dem Suchfeld markierten Reize (Center of Cancellation, CoC) stellt ein sensibles und robustes Maß für die Schwere des Neglects dar (Rorden u. Karnath 2010). Der Behavioural-Inattention-Test (deutsche Bearbeitung von Fels u. Geissner 1996) sowie die Testbatterie zur Aufmerksamkeitsprüfung (Zimmermann u. Fimm 2007) bieten weitere, gegenüber den Bedside-Verfahren jedoch aufwendigere Diagnosemöglichkeiten. Eine einfache, in der deutschen Version allerdings noch nicht validierte Variante zur Bestimmung von Vorhandensein und Ausprägung eines Neglects bei alltagsrelevanten Tätigkeiten bietet die Catherine Bergego Scale (Azouvi et al. 2003).

Zur Abgrenzung eines Neglects von einer Hemianopsie kann genutzt werden, dass sich der Neglect durch Darbietung von Hinweisreizen („cueing") für kurze Zeit ganz oder zumindest teilweise aufheben lässt. Im Gegensatz zur Hemianopsie lässt sich so z. B. mit der eindringlichen und anhaltenden verbalen Instruktion, sich auf die vernachlässigte Seite zu konzentrieren, das Nicht-Reagieren auf im linken Gesichtshalbfeld dargebotene Reize kurzzeitig überwinden. Darüber hinaus sind alle Manipulationen hilfreich, die die Komplexität einer Aufgabe betreffen, da eine Hemianopsie dadurch nicht, ein Neglect dagegen deutlich beeinflusst wird (Behrmann et al. 2004).

■ Therapie

Aktives Explorieren und Orientieren zur kontralateralen Seite

Diese Behandlungsstrategie zielt darauf ab, mit den Patienten Übungen durchzuführen, die ein vermehrtes und aktives Hinwenden zur vernachlässigten kontraläsionalen Seite verlangen (Pizzamiglio et al. 1992, Antonucci et al. 1995, Kerkhoff 1998). Dabei werden das visuelle und taktile Explorieren verbessert und kompensatorische Suchstrategien eingeübt, was zu anhaltenden Verbesserungen führt. Das Übungsmaterial wird z. B. durch einen Beamer auf große Flächen projiziert. Die Kranken werden angehalten, kontralateral lokalisierte Ziele durch systematisches Absuchen der Szene aufzufinden. Entsprechend zielen Strategien in der Physio- und Ergotherapie bei der Behandlung kontralateraler Paresen darauf ab, die Patienten wiederholt aufzufordern, sich ihrer gelähmten Seite zuzuwenden und diese zu bewegen.

Nackenmuskelvibration

Wird bei einem Explorationstraining zusätzlich die hintere, linksseitige Nackenmuskulatur vibriert, können bis zu 25 % bessere Leistungen als mit der alleinigen Durchführung des Explorationstrainings erzielt werden (Schindler et al. 2002). Auch durch die alleinige Anwendung der Nackenmuskelvibration ohne begleitendes Explorationstraining kann die kontralaterale Vernachlässigung signifikant und anhaltend verbessert werden (Johannsen et al. 2003). Durch neue, direkt auf die posteriore Halsmuskulatur adaptierbare Geräte ist es mittlerweile möglich, die transkutane Nackenmuskelvibration leicht und ohne weiteren Helfer zu applizieren. Da die Behandlungsmethode nicht auf die Kooperationsfähigkeit des Patienten angewiesen ist, lässt sie sich auch bereits in frühen Phasen der Erkrankung (Stroke Unit, Frührehabilitation) anwenden.

Langsame Folgebewegungen zur kontralateralen Seite

Eine vermehrte Hinwendung zur kontraläsionalen Seite wird auch durch Darbietung großflächiger visueller Muster erzielt, die sich langsam zur vernachlässigten Seite bewegen. Mehrere Studien (Kerkhoff et al. 2006, Schröder et al. 2008, Thimm et al. 2009) berichteten, dass die regelmäßige Anwendung einer solchen visuellen Stimulation mit aktiven Folgebewegungen der Patienten mit Neglect über 1 bzw. 3 Wochen allein oder in Kombination mit einem Explorationstraining zu einer signifikanten Leistungsverbesserung führt, die Wochen anhielt und über den erzielten Effekten des isolierten visuellen Explorationstrainings lag. Andere Autoren konnten dagegen keinen zusätzlichen bzw. anhaltenden therapeutischen Nutzen durch die Anwendung dieser Stimulation in der Neglect-Behandlung nachweisen (Pizzamiglio et al. 2004). Ein möglicher Grund für den Unterschied könnte in der Art der Ausführung der Folgebewegungen auf Seiten der Patienten liegen.

In der Erprobung befindliche Maßnahmen

▶ **Prismenadaptation:** Als hilfreich könnte sich auch der Einsatz von Prismengläsern erweisen. Rossetti et al. (1998) ließen Neglect-Patienten 2–5 Minuten lang Zeigebewegungen auf visuelle Ziele im linken oder rechten Außenraum ausführen, während sie Prismengläser trugen, die eine optische Abweichung von 10° zur rechten Seite bewirkten. Einige Studien beobachteten, dass die regelmäßige Anwendung einer solchen Prismenadaptation über 2 bzw. 4 Wochen zu einer signifikanten und anhaltenden Verbesserung der Neglect-Symptomatik führt (Frassinetti et al. 2002, Serino et al. 2006, Dimova et al. 2009). Dagegen berichteten Morris et al. (2004) wie auch Rousseaux et al. (2006), dass Neglect-Symptome wie die gestörte Fähigkeit zur Exploration der kontraläsionalen Raumseite oder die kontralaterale Vernachlässigungen beim Kopieren und Lesen durch das Tragen von Prismengläsern nicht beeinflusst werden konnten. Während diese Studien die Prismenadaptation nur kurzzeitig anwendeten, führten Hauer und Quirbach (2007) eine 2-wöchige, regelmäßige Therapie mittels Prismenadaptation durch. Auch sie fanden keinen Beleg für die Wirksamkeit der Prismenadaptationstherapie.

▶ **Medikamentöse Behandlung:** Ungeklärt ist bislang auch, ob eine medikamentöse Behandlung zur Besserung der Neglect-Symptomatik beitragen kann. Die positiven Erfahrungen mit der Gabe von Dopaminagonisten oder noradrenergen Agonisten beruhen bislang auf Einzelfallberichten bzw. kleinen Einzelfallserien (Fleet et al. 1987, Hurford et al. 1998, Mukand et al. 2001, Malhotra et al. 2006). Darüber hinaus wurden bei Gabe von Dopaminagonisten auch Verschlechterungen der Neglect-Symptomatik beobachtet (Grujic et al. 1998).

96.4 Pusher-Syndrom

■ Klinik

Schlaganfallpatienten mit Pusher-Syndrom drücken sich beim Aufrichten vom Liegen in den Sitz mit den nicht paretischen Extremitäten mit aller Kraft zur gelähmten Seite. Dem Versuch, die schräge Körperhaltung passiv durch Aufrichten des Körpers zu korrigieren, wird massiver Widerstand entgegengesetzt, weil die Kranken das Gefühl haben, zur nicht gelähmten Seite zu fallen. Das Pusher-Syndrom beruht auf einer fehlerhaften Wahrnehmung der eigenen Körperorientierung im Raum, die typischerweise durch eine Blutung im linken oder im rechten posterioren Thalamus hervorgerufen wird. Mit geschlossenen Augen empfinden Pusher-Patienten ihren Körper als „aufrecht" orientiert, wenn er objektiv ca. 20° zur Läsionsseite gekippt ist.

■ Diagnostik

Die Diagnose des Pusher-Syndroms beruht auf den folgenden Befunden:
- der spontan eingenommenen, zur gelähmten Seite hin geneigten Körperlängsachse,
- der Vergrößerung der Schubkraft durch Abspreizen und Strecken der nicht gelähmten Extremitäten und
- dem Auftreten von heftigem Widerstand bei passiver Korrektur der schrägen Körperposition.

Darüber hinaus zeigen Patienten mit Pusher-Symptomatik beim Sitz an der Bettkante ohne Bodenkontakt eine gegenüber der Rumpfachse ipsiversive Verkippung des Unterschenkels ihres nicht gelähmten Beines (Johannsen et al. 2006). Ein brauchbares Hilfsmittel zur Diagnostik der Pusher-Symptomatik stellt die klinische Skala für Contraversive Pusher-Symptomatik (SCP) dar (Karnath et al. 2000).

■ Therapie

Die Behandlung des Pusher-Syndroms sollte in einer vertikalen Position stattfinden, in der die Problematik der Patienten zum Tragen kommt, also im Sitzen oder Stehen und Gehen. Das visuelle Feedback-Training (VFT) (Broetz u. Karnath 2005) beruht auf der Beobachtung, dass das Verarbeiten visueller und vestibulärer Informationen zum Erkennen der Orientierung der umgebenden visuellen Welt bei den Patienten mit Pusher-Syndrom ungestört ist. Obgleich die Patienten eine fehlerhafte Wahrnehmung der eigenen Körperorientierung im Raum aufweisen, verarbeiten sie visuelle und vestibuläre Informationen nahezu normal. Daher zielt das VFT darauf ab, dass die Patienten nacheinander lernen, das gestörte Gefühl für die aufrechte Körperposition zu erkennen, den Raum und den eigenen Körper visuell zu explorieren und sich mithilfe eigener Bewegungen vertikal auszurichten und diese Position beizubehalten, wenn gleichzeitig andere Aktivitäten ausgeführt werden (Broetz et al. 2004). Das VFT sollte bereits in der Frührehabilitationsphase Anwendung finden.

■ Redaktionskomitee

Prof. Dr. T. Benke, Universitätsklinik für Neurologie, Innsbruck
D. Brötz (ZVK), Institut für Medizinische Psychologie und Verhaltensneurobiologie, Universität Tübingen
S. George (DVE), Deutscher Verband der Ergotherapeuten e.V., Karlsbad
Prof. Dr. H. Hildebrandt (DGNR), Zentrum für Neurologie, Klinikum Bremen-Ost, und Institut für Psychologie, Universität Oldenburg
Prof. Dr. Dr. H.-O. Karnath (DGN), Zentrum für Neurologie, Universität Tübingen
Prof. Dr. G. Kerkhoff (GNP), Universität des Saarlandes, Fachrichtung Psychologie, Klinische Neuropsychologie, Saarbrücken
Prof. Dr. R. Müri, Neurologische Universitätsklinik, Neuropsychologische Rehabilitation, Inselspital Bern
PD Dr. H.-J. von Giesen (BDN und BV ANR), Neurologische Klinik, Alexianer Krefeld GmbH, Krankenhaus Maria-Hilf, Krefeld
Prof. Dr. K. Wessel (DGN), Neurologisch-Psychiatrische Klinik, Städtisches Klinikum Braunschweig
Prof. Dr. J. Zihl, Ludwig-Maximilians-Universität München und Max-Planck-Institut für Psychiatrie, München

Federführend: Prof. Dr. Dr. H.-O. Karnath (DGN), Zentrum für Neurologie, Universität Tübingen, Hoppe-Seyler-Straße 3, 72076 Tübingen, Fax: 07071/29-4489
E-Mail: Karnath@uni-tuebingen.de

Prof. Dr. J. Zihl, Ludwig-Maximilians-Universität München, Department Psychologie – Neuropsychologie, Leopoldstraße 13, 80802 München, und Max-Planck-Institut für Psychiatrie, Arbeitsgruppe Neuropsychologie, Kraepelinstraße 10, 80804 München
E-Mail: zihl@psy.lmu.de

Entwicklungsstufe der Leitlinie: S1

■ Literatur

Antonucci G, Guariglia C, Judica A et al. Effectiveness of neglect rehabilitation in a randomized group study. J Clin Exp Neuropsychol 1995; 17: 383–389

Azouvi P, Olivier S, De Montety G et al. Behavioural assessment of unilateral neglect: study of the psychometric properties of the Catherine Bergego Scale. Arch Phys Med Rehabil 2003; 84: 51–57

Becker E, Karnath HO. Neuroimaging of eye position reveals spatial neglect. Brain 2010; 133: 909–914

Behrmann M, Ebert P, Black SE. Hemispatial neglect and visual search: a large scale analysis. Cortex 2004; 40: 247–264

Broetz D, Johannsen L, Karnath HO. Time course of 'pusher syndrome' under visual feedback treatment. Physiother Res Intern 2004; 9: 138–143

Broetz D, Karnath HO. New aspects for the physiotherapy of pushing behaviour. NeuroRehab 2005; 20: 133–138

Dimova V, Förtsch J, Klos T et al. Eine Therapiestudie zur Behandlung des visuellen Neglekts mittels Prismenadaptation. Z Neuropsychol 2009; 20: 271–284

Fels M, Geissner E. Neglect-Test NET. Ein Verfahren zur Erfassung visueller Neglectphänomene. Göttingen: Hogrefe; 1996

Ferber S, Karnath HO. How to assess spatial neglect – line bisection or cancellation tasks? J Clin Exp Neuropsychol 2001; 23: 599–607

Fleet WS, Valenstein E, Watson RT et al. Dopamine agonist therapy for neglect in humans. Neurology 1987; 37: 1765–1770

Frassinetti F, Angeli V, Meneghello F et al. Long-lasting amelioration of visuospatial neglect by prism adaptation. Brain 2002; 125: 608–623

Grujic Z, Mapstone M, Gitelman DR et al. Dopamine agonists reorient visual exploration away from the neglected hemispace. Neurology 1998; 51: 1395–1398

Hauer B, Quirbach A. Unilateraler Neglect – Prismenadaptation als ökonomische und effektive Therapie? Z Neuropsychol 2007; 18: 171–181

Hurford P, Stringer AY, Jann B. Neuropharmacologic treatment of hemineglect: a case report comparing bromocriptine and methylphenidate. Arch Phys Med Rehabil 1998; 79: 346–349

Johannsen L, Ackermann H, Karnath HO. Lasting amelioration of spatial neglect by treatment with neck muscle vibration even without concurrent training. J Rehab Med 2003; 35: 249–253

Johannsen L, Broetz D, Karnath HO. Leg orientation as a clinical sign for pusher syndrome. BMC Neurology 2006; 6: 30

Karnath HO, Ferber S, Dichgans J. The origin of contraversive pushing: evidence for a second graviceptive system in humans. Neurology 2000; 55: 1298–1304

Keller M, Kohenof M. Die Effektivität neuropsychologischer Rehabilitation nach rechtshemisphärischem Insult. Ein Vergleich zweier Therapiemethoden unter besonderer Berücksichtigung der Valenser L-Form. Neurol Rehab 1997; 3: 41–47

Kerkhoff G. Rehabilitation of visuospatial cognition and visual exploration in neglect: a cross-over study. Restor Neurol Neurosci 1998; 12: 27–40

Kerkhoff G. Visuelle und akustische Störungen der Raumorientierung. In: Karnath HO, Hartje W, Ziegler W, Hrsg. Kognitive Neurologie. Stuttgart: Thieme; 2006: 126–140

Kerkhoff G, Keller I, Ritter V et al. Repetitive optokinetic stimulation induces lasting recovery from visual neglect. Restor Neurol Neurosci 2006; 24: 357–369

Langdon DW, Thompson AJ. Relation of impairment to everyday competence in visual disorientation syndrome: evidence from a single case study. Arch Phys Med Rehab 2000; 81: 686–691

Malhotra A, Parton AD, Greenwood R et al. Noradrenergic modulation of space exploration in visual neglect. Ann Neurol 2006; 59: 186–190

Morris AP, Kritikos A, Berberovic N et al. Prism adaptation and spatial attention: a study of visual search in normals and patients with unilateral neglect. Cortex 2004; 40: 703–721

Mukand JA, Guilmette TJ, Allen DG et al. Dopaminergic therapy with carbidopa L-dopa for left neglect after stroke: a case series. Arch Phys Med Rehab 2001; 82: 1279–1282

Perez FM, Tunkel RS, Lachmann EA et al. Balint's syndrome arising from bilateral posterior cortical atrophy or infarction – rehabilitation strategies and their limitation. Disab Rehab 1996; 18: 300–304

Pizzamiglio L, Antonucci G, Judica A et al. Cognitive rehabilitation of the hemineglect disorder in chronic patients with unilateral right brain damage. J Clin Exp Neuropsychol 1992; 14: 901–923

Pizzamiglio L, Fasotti L, Jehkonen M et al. The use of optokinetic stimulation in rehabilitation of the hemineglect disorder. Cortex 2004; 40: 441–450

Rorden C, Karnath HO. A simple measure of neglect severity. Neuropsychologia 2010; 48: 2758–2763

Rossetti Y, Rode G, Pisella L et al. Prism adaptation to a rightward optical deviation rehabilitates left hemispatial neglect. Nature 1998; 395: 166–169

Rousseaux M, Bernati T, Saj A et al. Ineffectiveness of prism adaptation on spatial neglect signs. Stroke 2006; 37: 542–543

Schindler I, Kerkhoff G, Karnath HO et al. Neck muscle vibration induces lasting recovery in spatial neglect. J Neurol Neurosurg Psychiat 2002; 73: 412–419

Schröder A, Wist ER, Hömberg V. TENS and optokinetic stimulation in neglect therapy after cerebrovascular accident: a randomized controlled study. Eur J Neurol 2008; 15: 922–927

Serino A, Angeli V, Frassinetti F et al. Mechanisms underlying neglect recovery after prism adaptation. Neuropsychologia 2006; 44: 1068–1078

Thimm M, Fink GR, Küst J et al. Recovery from hemineglect: differential neurobiological effects of optokinetic stimulation and alertness training. Cortex 2009; 45: 850–862

Warrington E, James M. Testbatterie für visuelle Objekt- und Raumwahrnehmung. Übersetzt von K. Beckers u. A. Canavan. Bury St. Edmunds: Thames Valley Test Company; 1992

Zihl J. Zerebrale Sehstörungen. In: Karnath HO, Hartje W, Ziegler W, Hrsg. Kognitive Neurologie. Stuttgart: Thieme; 2006: 1–18

Zihl J. Rehabilitation of visual disorders after brain injury. 2nd ed. Hove (UK): Psychology Press; 2011

Zimmermann P, Fimm B. Testbatterie zur Aufmerksamkeitsprüfung (TAP), Version 2.1. Herzogenrath: Psytest; 2007

97 Technische Hilfsmittel

Was gibt es Neues?

- Individuell angefertigte Orthesen aus „Scotch Cast" sind eine intermediäre und schnelle Lösung in der Klinik; entsprechende Teams sind einzurichten.
- Keine zögerliche Verordnung von Orthesen oder Stöcken, eine Verschlechterung des Gangmusters ist gemäß ganganalytischen Untersuchungen nicht zu befürchten.
- Schulterorthesen mit Schulterkappe, Oberarm- und Unterarmmanschette finden zunehmend Verwendung in der Therapie der schmerzhaften Schulter nach Schlaganfall.
- Kommunikationshilfen mit schrift- oder bildgestützter Eingabe und Sprachausgabe unterstützen die alltägliche Kommunikation bei Dysarthrie, Sprechapraxie und Aphasie.

Die wichtigsten Empfehlungen auf einen Blick

Allgemeine Empfehlungen
- Die am häufigsten verordneten Hilfsmittel für hemiparetische Patienten dienen der Förderung der Mobilität (z. B. Rollstühle, Stöcke, Orthesen), der Kompetenz im Bad (z. B. Haltegriffe), in der Toilette (z. B. Toilettensitzerhöhung) und im Haushalt (z. B. Nagelbrett).
- Wichtig ist, rechtzeitig an die Hilfsmittelversorgung zu denken und den Patienten die Hilfsmittel in der Klinik bereits ausprobieren zu lassen.
- Ein in der Neurorehabilitation tätiger Arzt sollte sich Kompetenz in Fragen der Hilfsmittelversorgung aneignen; wichtig dabei ist die Einordnung der verschiedenen auf dem Markt angebotenen Hilfsmittel nach funktionellen Gesichtspunkten.
- Hilfsmittel dienen nicht nur der Kompensation von Defiziten, sondern sie sollen dem Patienten auch die Möglichkeit bieten, möglichst früh selbstständig aktiv zu üben.
- Der Arzt sollte sich im Verlauf der Rehabilitation immer wieder fragen, ob der Patient das verordnete Hilfsmittel noch benötigt; keine unnötige Abhängigkeit schaffen.

Spezielle Empfehlungen
- Bei hemiparetischen Patienten mit Schulterschmerz an die Möglichkeit der Versorgung mit einer Schulterorthese denken.
- Rollstühle müssen passen wie ein Schuh, es gibt keine Standardversorgung.
- Stöcke frühzeitig verordnen, der Patient muss sich sicher fühlen, die Art und Höhe des Stocks haben keinen Einfluss auf das Gangmuster. Der Patient geht mit einem Stock, gleich welcher Höhe oder Art, „schlechter" als ohne Stock.
- Tragen der richtigen Schuhe (auch im Hause), um Stürze zu vermeiden.
- Sprunggelenkorthesen nach funktionellen Gesichtspunkten beurteilen, wesentliche Kriterien sind das Ausmaß des Dorsiflexions- und Plantarflexionsstopps, die Minderung einer Inversionsfehlstellung und kosmetische Überlegungen. Hauptindikationen sind ein Hängenbleiben mit dem Fuß (Plantarflexionsstopp), die übermäßige Vorverlagerung der Tibia in der Standbeinphase (Dorsiflexionsstopp) und die Inversionsfehlstellung.
- Individuell angefertigte Orthesen aus „Scotch Cast" sind eine intermediäre und schnelle Lösung in der Klinik; entsprechende Teams sind einzurichten.
- Mit Orthesen des Sprunggelenks gehen Patienten sicherer und qualitativ besser, eine Spastik wird nicht provoziert. Daher ist bei berechtigter Indikation keine zögerliche Verordnung angezeigt.
- Eine orthetische Versorgung des Kniegelenks, sei es zur Minderung einer Hyperextension oder einer übermäßigen Flexion in der Standbeinphase, hat sich noch nicht durchgesetzt.
- Hilfsmittel für Bad, Toilette und Haushalt sind am besten im Rahmen eines Hausbesuchs gemeinsam mit dem Patienten und seinen Angehörigen klären; Checklisten für den Hausbesuch verwenden.
- Die Verordnung von Kommunikationshilfen ersetzt keine sprachtherapeutische Intervention. Die Kommunikationshilfe muss von beruflich qualifizierten Fachleuten individuell an den Patienten angepasst und der Umgang trainiert werden. Dies sollte unter Einbindung von Angehörigen im Rahmen eines Kommunikationstrainings geschehen.

■ Einführung

Hilfsmittel wie Rollstühle, Orthesen, Gehstöcke, Hilfen für das Bad, die Toilette und im Haushalt sowie Kommunikationshilfen usw. sind integraler Bestandteil der neurologischen Rehabilitation. Sie können dazu beitragen, Behinderten oder von Behinderung bedrohten Menschen die Teilnahme am Leben in der Gesellschaft zu ermöglichen oder zu sichern oder sie soweit wie möglich unabhängig von der Pflege machen (vgl. SGB IX § 55).

Hilfsmittel umfassen Produkte, die im Einzelfall notwendig sind, um
1. „einer drohenden Behinderung vorzubeugen,
2. den Erfolg der Heilbehandlung zu sichern oder
3. eine Behinderung bei der Befriedigung von Grundbedürfnissen des täglichen Lebens auszugleichen, soweit sie nicht allgemeine Gebrauchsgegenstände des täglichen Lebens sind" (SGB IX § 31, Abs. 1).

Als rechtliche Grundlagen für die Verordnung von Hilfsmitteln für gesetzlich versicherte Patienten dienen die Sozialgesetzbücher mit ihren entsprechenden Paragraphen:
- SGB V (gesetzliche Krankenversicherung) § 33 Hilfsmittel, § 128 Hilfsmittelverzeichnis
- SGB VII (gesetzliche Unfallversicherung) § 31 Hilfsmittel
- SGB XI (gesetzliche Pflegeversicherung) § 40 Pflegehilfsmittel und technische Hilfen
- SGB IX (Rehabilitation und Teilhabe behinderter Menschen)
- KHV (Kommunikationshilfenverordnung)
- BGG (Behindertengleichstellungsgesetz)

sowie die Hilfsmittelrichtlinien des Bundesausschusses der Ärzte und Krankenkassen.

■ Spezielle Versorgungsleitlinien

Rollstühle

Der Rollstuhl ist ein **Fortbewegungsmittel** und nicht eine Sitzgelegenheit für den ganzen Tag, ein nicht angepasster Rollstuhl ist nicht nur nicht hilfreich, sondern behindert den Patienten zusätzlich. Es gibt keinen „Durchschnittspatienten", daher kann es auch keinen Rollstuhl geben, der für alle Patienten passend ist. Angehörige und das soziale Umfeld sind in die individuelle Versorgung mit einzubeziehen. So sollte z. B. eine pannensichere Bereifung aus Soft-Vollgummi gewählt werden, wenn die Angehörigen die Reifen des Rollstuhls nicht regelmäßig aufpumpen und ggf. warten können, oder höhenverstellbare Schiebegriffe, wenn der betreuende Angehörige sehr groß ist oder mehrere Angehörige unterschiedlicher Körpergröße regelmäßig den Rollstuhl schieben. Auch sind besondere Engpässe in der Wohnung (z. B. eine schmale Tür zur Toilette oder zum Badezimmer) bei der Festlegung der Gesamtbreite des Rollstuhls zu berücksichtigen. Für Aktivitäten außerhalb der Wohnung können Umrüstungen bzw. Anbauten für den Rollstuhl (z. B. Elektrozusatzantrieb, Kraftverstärker, Treppenlifter) erforderlich werden, die nur bei ausgewählten Modellen oder auch nur bei bestimmten Sitzbreiten oder Ausstattungsvariationen möglich sind.

Rollstuhlmaße

Im Prinzip muss ein Rollstuhl passen „wie ein Schuh", das heißt, er darf weder zu klein noch zu groß sein. Leider werden die Rollstühle für Hemiparetiker oft zu groß bemessen in der irrigen Meinung, dass dies nicht so wichtig sei, die Fortbewegung nicht behindert werde oder es sogar bequemer sei für die Patienten. Aber genau das Gegenteil ist der Fall!

▶ **Sitzbreite:** Eine ausreichende Sitzbreite muss dem Patienten ein bequemes Sitzen ohne Drücken der Seitenteile ermöglichen. Andererseits wird das Antreiben der Greifreifen umso schwerer, je größer der Abstand zwischen benötigter Sitzfläche und Greifreifen ist, die Arme also abgespreizt werden müssen. Empfohlen wird daher, die geringst mögliche Sitzbreite für den jeweiligen Patienten wählen.

▶ **Sitztiefe:** Empfohlen wird eine Sitztiefe, die eine gute Oberschenkelauflage und einen guten Bodenkontakt der gesamten Fußsohle bei angelehntem Oberkörper ermöglicht, sodass der Patient mit dem nicht betroffenen Bein mittrippeln kann. Meist wird aber eine zu große Sitztiefe gewählt. Der Patient muss dann, um den Boden nicht nur mit den Zehenspitzen zu erreichen, als Kompensation auf dem Sitz nach vorne rutschen.

▶ **Sitzhöhe:** Auch die Sitzhöhe muss so gewählt werden, dass das nicht betroffene Bein zum Mittrippeln guten Bodenkontakt hat. Eine zu hohe oder aber auch zu niedrige Sitzhöhe erschwert ebenso wie eine zu große Sitztiefe das Fahren und führt zum kompensatorischen Nach-vorne-Rutschen des Patienten. Die Sitzkissenhöhe und das vom Patienten normalerweise getragene Schuhwerk sind natürlich zu berücksichtigen.

▶ **Rückenhöhe:** Empfohlen wird eine Rückenbespannung, die unter dem Schulterblatt endet, um die notwendige Bewegungsfreiheit für den Arm zum Antreiben des Greifreifens zu ermöglichen. Eine zu hohe Rückenlehne behindert, ohne größeren Sitzkomfort zu bieten.

▶ **Seitenteilhöhe:** Sehr oft vernachlässigt wird die Seitenteilhöhe, obwohl eine falsche Höhe für Beschwerden im Schulterbereich, Rumpf und in den Armen verantwortlich sein kann. Zu hohe Seitenteile (weitaus häufiger!) erschweren das Antreiben des Greifreifens und führen häufig zu unphysiologischen Haltungen durch Verdrehen und Schrägneigen des Oberkörpers. Zu niedrige Seitenteile (auch in Verbindung mit einem Therapietisch) ermöglichen keine entspannte Lagerung des paretischen Armes.

Mindestausstattung des Rollstuhls

Für hemiparetische Patienten sind bestimmte Mindestausstattungen zur sicheren und effizienten Nutzung des Rollstuhls erforderlich. Der Rahmen muss einen senkrechten vorderen Abschluss haben und darf auch nicht V-förmig nach innen zulaufen, um Mittrippeln und sichere Transfers zu ermöglichen. Da hemiparetische Patienten den Rollstuhl bei Barrieren wie Bordsteinkanten nicht selbstständig ankippen können, sind Schiebegriffe und Ankippbügel für die Begleitperson notwendig. Die Beinstützen müssen zwei getrennte Fußplatten – möglichst mit getrenntem Wadenband – haben. Außerdem müssen sie zur Seite schwenkbar und komplett abnehmbar sein, um beim seitlichen Transfer keine Verletzungs- oder Sturzgefahr für den Patienten und eine eventuelle Hilfsperson zu bieten. Das Entriegeln und das Abnehmen bzw. Wiederanbringen einer Beinstütze sollte der Patient selbstständig mit der nicht betroffenen Hand durchführen können. Die Beinstütze für das nicht betroffene Bein sollte nur dann am Rollstuhl befestigt werden, wenn der Patient eine längere Strecke geschoben wird, weil sie sonst beim Mittrippeln stört. Auch die Seitenteile müssen abnehmbar sein. Als sehr praktisch haben sich Seitenteile erwiesen, die zusätzlich nach hinten schwenkbar sind. So ist ein sicherer seitlicher Transfer gewährleistet und der Patient kann das Seitenteil einfacher wieder einsetzen. Für die meisten Patienten sind lange Armlehnen günstig. Da die Sitzfläche von Rollstühlen aus einer dünnen und festen Nylonbespannung besteht, ist ein Sitzkissen erforderlich, um Scheuerstellen an der Unterseite der Oberschenkel durch die Vorderkante der Sitzbespannung zu vermeiden und eine großflächige Druckverteilung zu erzielen. Meist ist ein flaches Schaumstoffkissen mit Bezug ausreichend, das mit Klettbändern am Sitz befestigt wird und zum Falten des Rollstuhls einfach entfernt werden kann. Fertig gepolsterte Sitzflächen sind weniger geeignet, da die Vorderkante meist nicht ausreichend mit Polsterung versehen ist und der Sitz beim Falten des Rollstuhls stark beansprucht wird und schneller verschleißt.

Sinnvolle Ausstattungsvarianten des Rollstuhls

Leichtmetallrollstühle aus Aluminium sind gegenüber Standardrollstühlen um mehrere Kilogramm leichter, somit beweglicher und bieten Transportvorteile, z. B. im Auto. Diese Indikation im Hilfsmittelverzeichnis gilt auch, wenn nicht der Patient, sondern Angehörige Transportaufgaben übernehmen. Ein Aktivrollstuhl (d.h. ein Leichtgewichtstuhl, der auf die Maße und Fähigkeiten den Patienten abgestimmt ist) wird dann eingesetzt, wenn die Einstell-/Anpassungsmöglichkeiten eines Standardrollstuhls nicht ausreichen. Dies ist z. B. bei kleinen, zierlichen Patientinnen, aber auch bei sehr großen Patienten mit entsprechender Beinlänge oft der Fall. Um einen Rollstuhl leichter verladen zu können, ist es günstig, wenn die Hinterräder mittels Steckachsen abnehmbar sind. Steckachsen gehören inzwischen bei vielen Rollstühlen schon zur Grundausstattung.

Einige Patienten benötigen in den verschiedenen Bereichen der Wirbelsäule unterschiedlich starke Unterstützung. Mittels mehrerer Klettverschlüsse kann die anpassbare Rückenbespannung variiert werden, um so ein ermüdungs- und schmerzfreies Sitzen zu ermöglichen. Höhenverstellbare Schiebegriffe sind bei Größenunterschieden von Patient (und damit Rollstuhl) und Begleitperson angezeigt. Bei Subluxation der paretischen Schulter oder Schulter-Arm-Syndrom, aber auch bei Vernachlässigung des betroffenen Armes wegen eines Neglects ist ein Therapietisch zur Lagerung des Armes wichtig (richtige Seitenteilhöhe!). Nicht jeder Hemiparese-Patient sollte aber routinemäßig einen Tisch bekommen, da der Tisch vom Patienten oft nur schwer selbstständig aufgesteckt und wieder entfernt werden kann. Bei Versorgung mit Therapietisch müssen die Bremshebel verlängert werden, damit der Patient die Bremsen weiterhin selbstständig auf beiden Seiten bedienen kann. Für den seitlichen Transfer muss die Verlängerung abnehm- oder wegklappbar sein. Zum Schutz der paretischen Hand ist z. B. bei Neglect-Patienten manchmal ein Speichenschutz sinnvoll, um ein unbeabsichtigtes Abrutschen der Hand in die Speichen zu verhindern. Kann der Patient kurze Strecken mit einem Handstock zurücklegen, sollte er den Handstock am Rollstuhl mitführen können (Stockhalterung). Wird der Patient im Rollstuhl transportiert (über eine Treppe mit oder ohne Treppenlifter, mit einem Behindertentransport – „Telebus"), ist die Sicherung des Patienten im Rollstuhl mit einem Sicherheitsgurt erforderlich. Viele Patienten bevorzugen dabei einen separaten Gurt, der nicht ständig am Rollstuhl verbleibt.

Meist unnötige Ausstattungsvarianten

Ein Einhandantrieb ist nur dann sinnvoll, wenn der Patient nicht das nicht betroffene Bein (z. B. bei Zustand nach Amputation) einsetzen kann. Bessere Alternative ist in diesem Fall jedoch ein elektrischer Zusatzantrieb oder ein E-Rollstuhl. Eine Einhandbremse bietet Patienten mit einer schweren brachiofazialen Hemiparese zwar einen leichteren Bedienkomfort, ist jedoch kritisch zu hinterfragen, wenn ein Patient den Rollstuhl auf beiden Seiten, ggf. mithilfe einer Bremshebelverlängerung, anbremsen kann. Die beidseitige Lösung mindert das Risiko des sog. „learned non-use" und fördert die Wahrnehmung der betroffenen Seite. Trommelbremsen sind nur bei sehr bergigem Gelände für die Begleitperson erforderlich. Höhenverstellbare Beinstützen zur Hochlagerung der Beine sind meist wenig effektiv. Besser ist eine Hochlagerung der Beine in liegender Position oder die Lagerung der Beine auf der Sitzfläche eines Stuhls o. ä. Eine Verstellung der Rückenlehne nach hinten ermöglicht keine ausreichende Oberkörperentlastung und damit Entspannung. Für eine Ruhephase ist der Transfer ins Bett besser.

Der Einsatz des Sicherheitsrades als Kippschutz ist sorgfältig abzuwägen. Zwar kann so ein Kippen des Rollstuhls nach hinten verhindert werden (z. B. durch Sichfallen-Lassen beim Hinsetzen), andererseits besteht die Gefahr, dass der Rollstuhl bei Bodenunebenheiten oder niedrigen Kanten mit dem Sicherheitsrad aufsetzt und hängen bleibt.

Tab. 97.1 Empfehlungen für den Einsatz spezifischer Hilfsmittel.

Hilfsmittel	Quelle	Patientengruppe	Was wurde untersucht?	Ergebnisse	Handlungsempfehlung
Gehilfen (Stöcke)	Tyson u. Asburn 1994	Schlaganfall, chronisch	Einfluss verschiedener Stockmodelle und -höhen auf die Gangqualität und -geschwindigkeit	Es fand sich kein Unterschied zwischen den verschiedenen Modellen. Die Höhe des Hilfsmittels hatte keinen Einfluss auf die Gangqualität und -Geschwindigkeit	kann
Schulterorthesen	Zorowitz et al. 1995	Schlaganfall, subakut	Einfluss verschiedener Schulterorthesenmodelle zur Behandlung einer Subluxation	Alle getesteten Modelle verbesserten die vertikale Symmetrie. Nur eine Vollschulterorthese verbesserte die Position des Humeruskopfes. Alle anderen Modelle hatten keinen Einfluss auf die Humeruskopfstellung	sollte
Schulterorthesen	Hesse et al. 2008	Schlaganfall, subakut	Einfluss einer Vollschulterorthese (OmoNeurexa) auf Schultersubluxation	Die Orthese konnte die Subluxation verbessern und hatte einen positiven Einfluss auf die Gangsicherheit	sollte
Orthese der oberen Extremität	Hesse et al. 2011	tetra- und hemiparetische Patienten	Anwendbarkeit von kleinen Magneten zur Unterstützung der paretischen Hand	Hochparetische Patienten konnten das magnetische Besteck nutzen; ästhetischer als Handschlaufe	kann
Orthesen der unteren Extremität	Hesse et al. 1996	Schlaganfall, subakut	dynamische Sprunggelenkorthese (SGO, Valenser Schiene)	Mit SGO gingen die Patienten sicherer und schneller als nur mit Schuhen oder barfuß	soll
Orthesen der unteren Extremität	Hesse et al. 1999	Schlaganfall, subakut	Einfluss einer dynamischen SGO (Valenser Schiene) auf die Gangqualität	Das Tragen der SGO verbesserte die Gangqualität, d.h. bessere initaler Fersenkontakt, bessere Tibiavorverlagerung, zeitlich bessere Aktivierung der Unterschenkelmuskulatur	soll
Orthesen der unteren Extremität	de Witt et al. 2004	Schlaganfall, chronisch	Einfluss einer SGO bei Patienten, die mindestens 6 Monate eine SGO getragen hatten	Patienten gingen mit SGO schneller, ausdauernder und sicherer als ohne SGO	soll
Orthesen der unteren Extremität	Pohl u. Mehrholz 1981	Schlaganfall, subakut	Einfluss einer individuell angepassten Light-Cast-SGO	Patienten gingen mit SGO sicherer und schneller	soll
Orthesen der unteren Extremität	Milkenberg u. Reid	Paraparetiker	Einfluss von Knie-Fuß-Orthesen (KAFO)	Patienten gingen mit KAFO sicherer, ausdauernder und schneller	sollte
Orthesen der unteren Extremität	Bernardi et al. 1995	Paraparetiker	Einfluss einer reziproken KAFO auf die energetische Güte	Patienten mit KAFO wiesen eine besseren energetische Güte auf als ohne	sollte
Kommunikation	Van de Sandt-Koenderman 2011	Schlaganfall, subakut und chronisch	Computersoftware zur Verbesserung der Aphasie	Verschiedene Computerprogramme sind sicher und beliebt in der Anwendung und können helfen, die Sprachfunktion zu verbessern	sollte

Technische Hilfsmittel

Tab. 97.1 Fortsetzung

Hilfsmittel	Quelle	Patientengruppe	Was wurde untersucht?	Ergebnisse	Handlungs-empfehlung
Kommuni-kation	Rossini 2009	Schlaganfall	Anwendbarkeit von „Brain-Machine-Interfaces"	Brain-Machine-Interfaces könnten in der Zukunft eine Option zur Verbesserung der Kommunikation sein	kann
Protektoren	Sawka et al. 2007	geriatrische Patienten	Effekte von Hüftprotektoren	Das Tragen von Hüftprotektoren konnte die Komplikation einer Femurfraktur minimieren	kann

Ungeeignete Ausstattungsvariante

Die sogenannte Hemiplegiker-Armlehne ist ungeeignet, da der betroffene Arm in einer unveränderbaren Position gelagert wird und somit vom Patienten nicht in Handlungen z. B. als Haltehand einbezogen werden kann, bzw. bei spastischen Paresen die betroffene Extremität nicht in/auf der Armlehne verbleibt. Bei Neglect-Patienten wird die Vernachlässigung des Armes durch die Positionierung am Rande des Blickfeldes noch verstärkt.

Gehhilfen

Sie dienen der Verbreiterung der Unterstützungsfläche, beispielhaft genannt seien Unterarmgehstützen, 4-Punkt-Gehstützen, Stöcke (am besten mit anatomischen Griff), Rollatoren und Deltagehräder. Für Hemiparese-Patienten wird immer wieder diskutiert, dass der Gebrauch von einseitigen Gehstützen auf der nicht betroffenen Seite ein asymmetrisches Gangmuster mit Rumpfseitneigung fördert. Als Konsequenz werden Hirtenstäbe (Griff in Brusthöhe), eine hohe Einstellung von Gehstöcken (Referenz ist der Trochanter major) oder deren Nichtgebrauch empfohlen. Dagegen spricht die größere Sturzgefahr. Auch konnten ganganalytische Studien keinen Einfluss der Art oder der Höhe der Gehstütze auf die Gangsymmetrie, Rumpfkinematik und das Aktivierungsmuster verschiedener Bein- und Rumpfmuskeln nachweisen (Tyson u. Ashburn 1994) (▶ Tab. 97.1). Unabhängig von der Art und Höhe mindern Stöcke im Vergleich zum Gehen ohne Stock die Gewichtsübernahme um ca. 15 %, die Aktivitäten ausgewählter Beinmuskeln unterscheiden sich nicht mit Ausnahme des M. glutaeus medius, dessen Aktivität der Gebrauch des Stockes mit der nicht betroffenen Hand mindert. Die Gangsymmetrie und die Rumpfkinematik sind unverändert.

Bei älteren Patienten mit zusätzlichen Gangstörungen (z. B. PNP, Ataxien usw.) haben sich Rollatoren und Deltagehräder (in verschieden Ausführungen mit z. B. zusätzlicher Sitzgelegenheit und Einkaufskorb) bewährt, wobei das Greifen mit der paretischen Hand ggf. durch eine Griffverdickung erleichtert werden kann. Der vierrädrige Rollator bietet bei größerer Unterstützungsfläche mehr Sicherheit als das dreirädrige Deltagehrad, das andererseits wendiger ist.

Orthesen für die obere Extremität

In der Therapie des Schulter-Hand-Syndroms hemiparetischen Patienten empfehlen sich Orthesen, die aus einer Schulterkappe, einer Oberarm-, einer Unterarmmanschette und miteinander verbindenden Zügel bestehen. (Zorowitz et al. 1995; ▶ Tab. 97.1). Die Orthesen zielen auf eine Repositionierung des Humeruskopfes, außerdem können sie die Gangstabilität hemiparetischer Patienten sichern helfen. Bei längerem Gebrauch ist die Förderung einer Beugespastik zu beachten. Neuere Modelle versuchen daher, den Arm aus dem typischen Muster heraus in eine Extensions- und Supinationsstellung des Unterarms zu führen (Hesse et al. 2008; ▶ Tab. 97.1).

Kleine Magnete mit einer Tragkraft bis zu 1,2 kg können die paretische Hand, z. B. von tetraparetischen Patienten, unterstützen, sodass sie ferromagnetisches Besteck halten können. Dies ist eine Alternative zur Handschlaufe, die die Patienten nicht selten als wenig ästhetisch empfinden (Hesse et al. 2011; ▶ Tab. 97.1).

Orthesen für die untere Extremität

Sprunggelenkorthesen

Hauptindikationen sind ein Hängenbleiben mit dem Fuß in der Schwungbeinphase, eine unkontrollierte Vorverlagerung der Tibia in der Standbeinphase und eine Inversionsfehlstellung des Fußes.

Unabhängig vom Typus der jeweiligen Orthese gelten folgende Überlegungen, deren Berücksichtigung eine für den Patienten geeignete Versorgung gestattet (▶ Tab. 97.1):

- Wie groß ist der Plantarflexionsstopp (zu prüfen als mechanischer Widerstand in Richtung Plantarflexion)? Sein Ausmaß ist relevant für die Sicherung der Bodenfreiheit in der Schwungbeinphase. Zu beachten ist, dass ein übermäßiger Plantarflexionsstopp eine Knieflexion in der initialen Standbeinphase begünstigt, weswegen er gerade so groß sein soll, dass der Patient nicht im Schwung hängen bleibt.
- Wie groß ist der Dorsiflexionsstopp? Sein Ausmaß ist relevant für die Vorverlagerung der Tibia (und damit des Körperschwerpunktes) in der Standbeinphase. Zu beachten ist, dass ein übermäßiger Dorsiflexionsstopp

eine Kniehyperextension und eine verkürzte Schrittlänge begünstigt.
- Inwieweit verhindert die Orthese eine Supination bzw. Pronation im unteren Sprunggelenk? Dessen Sicherung ist vor allem bei Patienten mit einer spastischen Equinovarusfehlstellung von Bedeutung und hängt vorwiegend davon ab, inwieweit die Ferse bzw. das Sprunggelenk umfasst sind und ggf. diagonale Zügel (z. B. vom äußeren Fußrand zum Malleolus medialis bei Supinationsneigung) zusätzlich angebracht werden können.
- Weitere Kriterien sind kosmetische Aspekte, das Gewicht und inwieweit der Patient die Orthese selber an- und ablegen kann.

Jedes Modell sollte anhand dieser Kriterien beurteilt werden; die Leitlinien möchten keinem speziellen Modell den Vorzug geben. Beispielhaft werden hier zwei in Deutschland gängige Orthesenmodelle – der Heidelberger Winkel (HW) und die Valenser Schiene (VS) – besprochen sowie das Prinzip der dynamischen Orthesen vorgestellt.

Der **Heidelberger Winkel** besteht aus einer relativ starren, durchgängigen Einlegesohle aus Leder und einem dorsalen 2 cm breiten Metallbügel, der in Wadenhöhe mit einer Manschette abschließt. Er verhindert lediglich ein Hängenbleiben mit dem Fuß im Schwung (Minderung der Plantarflexion), wohingegen eine Inversionsfehlstellung nicht und die Vorverlagerung der Tibia in der Standbeinphase (Minderung der Dorsiflexion) nur gering verhindert werden. Das Hilfsmittel wird im Schuh getragen, sodass die Schuhe eine Nummer größer gewählt werden sollten. Druckstellen treten vorwiegend im Fersenbereich auf.

Bei der **Valenser Schiene** wird ein medial getragener Metallbügel mithilfe eines ca. 3 cm breiten, rechtwinklig abgehenden Sohlenplättchens von außen in eine an der Schuhsohle befestigte Hülse eingesteckt. Die Fixierung erfolgt durch 2 Ledermanschetten, die eine im Knöchel-, die andere im Wadenbereich. Der VS besitzt ein Gelenk, das sich in Höhe der anatomischen Gelenkachse befinden soll. Das Gelenk bietet einen präzisen Stopp in Richtung Plantarflexion und Dorsiflexion. Das Bewegungsausmaß kann allerdings nicht von außen verstellt werden, mögliche Änderungen sind dem Orthopädiemechaniker vorbehalten. Der Widerstand in Richtung Plantarflexion wird außerdem durch eine Rückholfeder unterstützt, deren Zug mittels einer Schraube von außen eingestellt werden kann. Die VS eignet sich somit für Schlaganfallpatienten mit mäßig bis starker Equinovarusfehlstellung. Selbst ein ausgeprägter spastischer Spitzfuß mit starkem Inversionszug kann noch korrigiert werden. Zusätzlich wird die passive Dorsiflexion kontrolliert, sodass eine geordnete Gewichtsvorverlagerung ermöglicht wird. Die Orthese kann von den allermeisten Patienten ohne Hilfe an- und abgelegt werden, wobei der Schuh nicht ausgezogen werden muss. So kann der Patient problemlos zwischen Gebrauch (z. B. für draußen) und Nichtgebrauch (z. B. in der Wohnung) wechseln.

Für beide Modelle empfehlen sich als Schuhwerk feste Rahmenhalbschuhe mit Ledersohle und Gummiabsätzen. Die Ledersohle erlaubt es, bei angestrebter minimaler Bodenfreiheit ggf. ohne großen Widerstand gering über den Boden schleifen zu können. Der Absatz mindert im Falle eines Vorfußkontaktes die mit dem anschließenden vollen Sohlenkontakt verbundene rasche Dehnung der Plantarflexoren und trägt einer eventuellen Sehnenverkürzung (langjähriger Gebrauch von Schuhen mit Absätzen) Rechnung. Bei Zehenverkrampfung (im Rahmen der Extensorsynergie) bietet sich eine retrokapitale Abstützung im Fußbett an.

Individuell angefertigte Orthesen bestehen aus Scotch-Cast als intermediäre (Pohl u. Mehrholz 2006) oder aus Kunststoff als dauerhafte Lösung. Die Sohle ist dem natürlichen Fußbett angepasst (mit Unterstützung vor allem subtalar bzw. im Bereich der Metatarsalia IV und V), die Orthese endet supramalleolär, Klettverschlüsse verhindern ein Herausrutschen des Fußes. In Kunststoffschienen können Gelenke mit einem definierten Plantar- oder Dorsiflexionsstopp eingebaut werden. Die Orthesen werden in den Schuhen getragen, sind schnell anzuziehen und sehr leicht. Aufgrund der Härte des verwandten Materials kann es zu Druckstellen kommen. Ganganalytische Untersuchungen hemiparetischer Patienten mit und ohne Orthese unterstützen die folgenden Aussagen:
- Patienten gehen mit einer Orthese signifikant schneller, sicherer und effizienter, das heißt, das Sturzrisiko ist gemindert und die Patienten verbrauchen weniger Energie pro zurückgelegter Wegstrecke (Hesse et al. 1996, de Wit et al. 2004, Pohl u. Mehrholz 2006).
- Im Fall einer Inversionsfehlstellung mit Risiko des Supinationstraumas gehen die Patienten mit Schiene symmetrischer, belasten das paretische Bein mehr, treten besser auf und rollen länger ab (Hesse et al. 1996).
- Die Orthese führt zu keiner Tonuszunahme der Spastik, im Gegenteil: Die Spastik der Plantarflexoren ist bei angelegter Schiene gemäß dem dynamischen EMG der Wadenmuskulatur geringer (Hesse et al. 1999).
- Die Orthese mindert die Aktivität des M. tibialis anterior, was bei längerem Gebrauch eine Inaktivitätsatrophie des Muskels begünstigen könnte (Hesse et al. 1999).
- Die Orthese bewirkt eine geschwindigkeitsunabhängige Fazilitation des M. quadriceps, die es wiederum dem Patienten erlaubt, mehr Gewicht auf das paretische Bein in der Standbeinphase zu übernehmen (Hesse et al. 1999).

Knie- und mehrgelenkige Beinorthesen

Knieorthesen bieten sich bei Knieinstabilität mit paresebedingtem Kollaps bzw. einer Kniehyperextension im Mittstand (entweder paresebedingt oder als Folge der Extensorspastik) an. Therapeuten wenden häufig ein, dass die Orthese es dem Patienten erschwere, die muskuläre Kniesicherung zu erlernen; ggf. sind diese Bedenken ge-

Technische Hilfsmittel

gen einen im Einzelfall sehr wohl zu erzielenden funktionellen Gewinn abzuwägen. Beim Sitz der Orthese ist immer darauf zu achten, dass die Orthese nicht verrutscht bzw. sich verdreht, sodass die Höhe der Gelenkachse nicht mit der anatomischen übereinstimmt (▶ Tab. 97.1).

Bei querschnittgelähmten Patienten werden zur Wiederherstellung der Stehfähigkeit und des Gehens im Durchschwunggang **Schienenschellenapparate** verordnet. Sie umfassen eine Sohle mit Hülse zur Sicherung des Sprung- und Kniegelenks in 90 bzw. 180 Grad mit Entriegelungsmechanismus für das Kniegelenk, Ende wahlweise im Bereich des oberen Oberschenkeldrittels, Sitzpelotte oder Beckengurt. Vor einer definitiven Versorgung mit den teuren Orthesen sollte ein probatorisches Anlegen von dorsalen Gipsschalen erfolgen, auch zur Einschätzung des möglichen funktionellen Gewinns und der Bereitschaft des Patienten, die Orthese längerfristig zu tragen. Denn erfahrungsgemäß benutzen nur wenige Patienten mit einer Läsionshöhe oberhalb Th10 die Hülsenapparate ein Jahr nach Versorgung (Milkenberg u. Reid 1981). Eine neue Alternative sind **Gangorthesen** (RGO, Sohle, Hülse mit Beckengurt), die bei Gewichtsverlagerung zum Standbein hin das gegenseitige Bein über einen Baudenzug mittels Hüftflexion nach vorne schwingen. Dadurch kann der Patient statt im Durchschwunggang „reziprok gehen", wobei der Energieaufwand und somit die Anstrengung für den Patienten geringer ist als mit einem konventionellen Hülsenapparat (Bernardi et al. 1995) Die Mehrzahl der Patienten kann damit frei stehen. Nachteile sind die hohen Kosten und eine geringe langfristige Gebrauchshäufigkeit (< 25% 2 Jahre nach Versorgung).

Adaptationshilfen

Transferhilfen

Für einen sicheren sog. tiefen Transfer, z.B. vom Rollstuhl ins Bett bzw. umgekehrt, bieten sich Rutschbretter in verschiedenen Formen an, die die Lücke zwischen Bett und Rollstuhl schließen und über die der Patient rutschen kann. Für den besseren Transfer in und aus dem Auto gibt es sogenannte Drehkissen, die auf den Sitz im Auto gelegt werden. Sie erlauben eine gleichzeitige Drehung des Rumpfes und der von einer Hilfsperson unterstützten Füße.

Hilfen zum Anziehen

Bei Patienten mit geringer Rumpfstabilität kann ein Strumpfanzieher zum Anziehen von Strümpfen oder ggf. auch Strumpfhosen sinnvoll sein. Je nach Stehfähigkeit des Patienten ist bei der Wohnraumbegehung darauf zu achten, dass dort, wo der Patient sich zuhause anzieht, Möglichkeiten zum Festhalten/Anlehnen bestehen oder geschaffen werden.

Hilfen im Bad

Zur Erleichterung des Badewannenein- und -ausstiegs dienen Badewannenlifter, ggf. mit Drehscheibe und Rückenlehne. Bei weniger schwer betroffenen Patienten hilft ein Badebrett mit Griff auf der nicht betroffenen Seite. Ebenfalls nützlich sind eine Antirutschmatte und ein oder mehrere Haltegriffe (Länge ca. 30 cm) an der Wand. Für die Dusche empfiehlt sich ein Duschschemel mit oder ohne Hygieneausschnitt, am besten ohne Rollen zu Erhöhung der Sicherheit; ideal sind ein schwenkbarer Duschsitz mit Montage an der Wand und ein Haltegriff (Länge 30–50 cm) auf der nicht betroffenen Seite.

Hilfen in der Toilette

Für hemiparetische Patienten, die innerhalb der Wohnung bereits wieder gehfähig sind, empfiehlt sich eine Toilettensitzerhöhung ohne Armlehne, um die Rumpfaufrichtung zu fördern, bei paraparetischen Patienten dagegen ein Schwenkstützgriff, ggf. mit zusätzlichem Griff an der Wand; der Toilettenpapierhalter kann am Schwenkstützgriff montiert werden. Letztere Variante ist in der Regel auch für hemiparetische Patienten zu empfehlen, die auch zum Toilettengang noch auf den Rollstuhl angewiesen sind.

Hilfen im Haushalt

Für hemiparetische Patienten ist die Verordnung eines Nagelbretts und einer Antirutschfolie zur Lagerung des betroffenen Armes angezeigt. Bei funktioneller Einhändigkeit bietet der Fachhandel eine Vielzahl von Hilfsmitteln an (wie z.B. Kartoffelschäler, elektrischer Dosenöffner, Flaschenöffner, Bügelschere etc.). Zu beachten ist, dass deren Kosten von der Krankenkasse jedoch in der Regel nicht oder nur anteilig übernommen werden. Gleiches gilt auch für die vom Handel angebotene höhenverstellbare, rollstuhlgerechte Küche. Für den Essbereich haben sich Schnabeltassen, Tellerranderhöhungen, Griffadaptionen (Verdickung bzw. Schienung) bewährt. Auch Greifzangen o.ä. können für Personen, die sich nicht sicher bücken können, ein Hilfe sein. Für Patienten, die mit einem Computer arbeiten möchten, bietet der Fachhandel Großtasten-Tasturen an.

Erhöhung der Sicherheit im Haushalt

Zur Minderung der Sturzgefahr des Patienten hat es sich bewährt, Türschwellen und Teppichläufer zu entfernen, Lichtschalter sollten auf erreichbarer Höhe montiert sein. Fenster und Heizungskörper sollte der Patient ggf. nach Modifikation selbstständig betätigen können, wobei sich kommerziell angebotene Aufsätze nur bedingt bewährt haben. Möbel sind so umzustellen, dass bei Rollstuhlpflichtigkeit Platz geschaffen wird, wohingegen bei sturzgefährdeten, gehfähigen Patienten die Möbel eher eng zu stellen sind. Zur Sicherung des Transfers hat sich eine

Sitzerhöhung des Lieblingssessels (z. B. mit einem Kissen) bewährt. Die Betthöhe ist an die Rollstuhlhöhe anzupassen, die Matratze sollte nicht zu weich sein. Griffe oder Galgen sind bei sicherem Transfer nach Möglichkeit zu vermeiden. Telefon, Lichtquelle und Kleidung sollten für den Patienten in erreichbarer Nähe sein, vor allem für den nächtlichen Toilettengang haben sich ein Toilettenstuhl ohne Rollen oder eine Urinflasche mit Halterung bewährt.

Kommunikationshilfen

Kommunikationshilfen mit schrift- oder bildgestützter Eingabe und Sprachausgabe dienen der Unterstützung bei der alltäglichen Kommunikation bei Dysarthrie, Sprechapraxie und Aphasie. Zu den Kommunikationshilfen gehören nichttechnische und technische Hilfen, behinderungsgerechte Software für Kommunikationsgeräte sowie Signalanlagen für Gehörlose. Bei der Auswahl und Anpassung von Kommunikationshilfen sind klinischer Verlauf und neuropsychologische Begleitsymptome unbedingt zu berücksichtigen. Liegen keine Störungen der Schriftsprache vor, werden technische Hilfen mit Schrifteingabe und Sprachausgabe empfohlen (z. B. bei Dysarthrien oder schwerer Sprechapraxie) (▶ Tab. 97.1).

Bei bestehenden oder im Krankheitsverlauf auftretenden motorischen Beeinträchtigungen sind zudem Anpassungen z. B. in Form von Fingerführrastern oder Scanning zur Bedienung des Hilfsmittels notwendig. Beim Scanning werden nacheinander Wahlmöglichkeiten vorgegeben, die über eine vereinbarte Reaktion (z. B. Tastendruck) bestätigt werden.

Bei Beeinträchtigungen der Schriftsprache z. B. aufgrund von Aphasien sind Geräte mit reiner Schriftspracheingabe ungeeignet, da bei Text-to-Speech-Systemen Paragraphien nicht korrigiert werden. Hier haben sich Kommunikationshilfen mit kombinierter Symbol- und Schrifteingabe bewährt (Van de Sandt-Koenderman 2004, Päßler 2005). Sinnvoll ist zudem eine Schriftausgabefunktion zur Unterstützung des Sprachverständnisses. Bei Hemiparesen ist darauf zu achten, dass das Hilfsmittel einhändig zu gebrauchen ist.

Sind technische Hilfen z. B. aufgrund deutlicher Visus- oder neuropsychologischer Beeinträchtigungen nicht nutzbar, sollten Kommunikationstafeln oder -bücher mit Sprachausgabegeräten (z. B. B.A.Bar) kombiniert werden. Die Symbole und/oder Schriftzeichen werden auf diese Weise mit einer Sprachausgabe unterlegt. Sinnvoll ist dieses Vorgehen außerdem zur Unterstützung von Patienten mit zusätzlichen neuropsychologischen Defiziten.

Bei Sprechapraxien sind Kombinationen von Schrifteingabe und Sprachausgabe sowie im Einzelfall auch der Einsatz von Anlauthilfen zur Stimulation von Lautsprache indiziert.

Die individuelle Anpassung der Kommunikationshilfe an die Bedürfnisse und Fähigkeiten des Patienten sollte unbedingt im Rahmen der sprachtherapeutischen Behandlung in ein Kommunikationstraining sowie die Angehörigenberatung integriert werden, um eine optimale Partizipation an Aktivitäten des täglichen Lebens zu gewährleisten (weiterführende Literatur zur unterstützten Kommunikation bei neurogenen Sprach-/Sprechstörungen bei Beukelman et al. 2007).

Adaptionshilfen für die Kommunikation

Zur Unterstützung der Kommunikation sind außerdem Schreibhilfen (u.a. Führungsschablonen für Tastaturen, spezielle Tastaturadaptionen), Lesehilfen z. B. in Form von Blattwendegeräten sowie Bedienungssensoren zur Umfeldkontrolle relevant. Diese dienen z. B. Patienten mit Tetraplegien oder einem durch Schlaganfall bedingten hohen Querschnitt als Hilfsmittel, um auf diese Weise „selbstbestimmtes Leben" (vgl. SGB IX § 57) zu ermöglichen. Zur Wiederherstellung/Verbesserung des handschriftlichen Schreibens ist eine Vielzahl verschiedener Adaptationen für Stifte auf dem Markt. Der Nutzen solcher Schreibhilfen ist im Einzelfall jedoch sehr unterschiedlich; daher sollte die Eignung im Einzelfall vor der Anschaffung unbedingt in der Ergotherapie erprobt werden.

Denkbar sind weiterhin Bedienelemente zur Steuerung von elektronischen Geräten (z. B. TV, Radio) zum Ein- und Ausschalten von Licht, Öffnen und Schließen von Türen und Fenstern oder Ansteuerungshilfen für elektronische Kommunikationsgeräte. Bedienungssensoren sind in der Regel an den Patienten anpassbar, wenn dieser willkürliche Bewegungen von Gliedmaßen, Augen, Mund oder eine bewusste Lenkung des Luftstroms (pusten, saugen) ausführen kann.

Neue Möglichkeiten könnte das **Brain-Computer-Interface** (BCI) bieten. Grundlage dafür ist das sog. Bereitschaftspotenzial, d.h. eine der tatsächlichen Bewegung vorausgehende bioelektrische Hirnaktivität. Diese Potenziale werden mittels eines kontinuierlichen EEGs (transkraniell oder subdural) abgeleitet und die gemessene Hirnaktivitäten als elektrische Impulse an einen Computer übertragen, der diese kortikalen Signale in konkrete Befehle z. B. zur Steuerung einer Orthese, Prothese oder eines Sprach-Output-Tools überträgt. Das BCI-System fördert die neuronale Plastizität und wendet wiederum das Erlernte in der Ausführung an. Erste vielversprechende Versuche wurden bereits an Patienten mit hohem Querschnittssyndrom oder ALS durchgeführt (Rossini 2009).

■ Weitere Hilfsmittel

Pflegebett

Das Pflegebett, ggf. mit Anti-Dekubitus-Matratze und Inkontinenzunterlage, erleichtert die Pflege schwer betroffener Patienten zu Hause.

Lagerungshilfsmittel

Verschiedene Kissenmodelle, Felle und Schaumstoffkeile bzw. -rollen dienen der antispastischen und/oder Anti-Dekubitus-Lagerung im Bett oder Rollstuhl.

Kipptisch, Stehpult und Stehrollstuhl zwecks Vertikalisation

Nicht selbstständig stehfähige Patienten können in vielerlei Hinsicht von einer Stehmöglichkeit zu Hause profitieren. Vorteile sind unter anderem eine Kontraktur-, Dekubitus-, Thrombose- und Pneumonieprophylaxe, ein Kreislauftraining, eine Anregung vegetativer Funktionen und psychologische Gründe. Erster Schritt ist die Verordnung eines Stehpults für zu Hause, dessen Handhabung Therapeuten und Angehörige übernehmen. Toleriert der Patient die Vertikalisation nicht von Beginn an, kann sogar über die vorübergehende Verordnung eines Kipptisches in Absprache mit der Krankenkasse und bei Zusicherung einer mindestens 3-mal wöchentlichen Therapie nachgedacht werden. Andernfalls ist eine relevante Verbesserung der Kreislaufsituation nicht zu erwarten. Ist der Patient z. B. nach spinalem Trauma aktiv und kann sich selbst transferieren, so ist im weiteren Verlauf die Verordnung eines Stehrollstuhls zu überdenken.

Inkontinenzhilfen

Einlagen, Windeln, Katheter (transurethral als Verweil- oder Einmalkatheter, suprapubisch), Beutel und Kondomurinale sind in Absprache mit der Pflege zu verordnen. Fäkalkollektoren eigenen sich nur für bettpflichtige Patienten, die nicht in den Sitz mobilisiert werden. Analtampons als Lösung für in den Sitz mobilisierte Patienten müssen nach 2–3 Stunden dringend entfernt werden. Die Angehörigen sind entsprechend zu instruieren.

Hüftprotektoren

Oberste Priorität hat die Verbesserung der Gehfähigkeit und -sicherheit, auch unter Einsatz von Orthesen des Sprung- und Kniegelenks, Stöcken, Rollatoren oder Deltagehrädern (s.o.). Liegt unverändert eine hohe Sturzgefahr vor, so mindert die Verordnung von Hüftprotektoren das Risiko der Schenkelhalsfraktur (Kannus u. Parkkari 2006, Sawaka et al. 2007), vor allem bei gleichzeitigem Vorliegen einer Osteoporose. Die Compliance im Alltag ist ein Problem.

Gewichte

Bei Extremitätenataxie wird der Versuch von Gewichtsmanschetten (50–200 g für die obere Extremität und 100–500 g für die untere Extremität) empfohlen. Bei Rumpfataxie sind ein hoher Gehwagen, Rollator, ggf. möglichst bodennah bepackt mit Sandsäcken, auszutesten. Auch Gewichtswesten (Taucherbedarf) sind eine Option.

■ Versorgungskoordination

- Die Versorgung mit Hilfsmitteln soll medizinisch ausreichend, zweckmäßig und wirtschaftlich sein. Von gleichartig wirkenden Hilfsmitteln ist im Rahmen der Indikationsstellung das nach Art und Umfang dem Gebot der Wirtschaftlichkeit entsprechende zu verordnen.
- Soviel Unterstützung wie nötig, aber so wenig wie möglich. Neben den Funktionseinschränkungen des Patienten, die ausgeglichen werden sollen, sind die verbliebenen Fähigkeiten zu berücksichtigen.
- Rechtzeitig vor der Entlassung mit der Hilfsmittelversorgung z. B. von Pflegehilfsmitteln beginnen.
- Vor einer Verordnung sollten Patienten das jeweilige Hilfsmittel ausprobieren können (eigenes kleines Hilfsmittel-Depot in der Klinik oder Leihgeräte von ortsansässigen Firmen). Bei Bedarf sollte der Umgang mit einem Hilfsmittel durch Patient und/oder betreuende Angehörige geübt werden.
- Betreuende Angehörige in die Hilfsmittelversorgung einbeziehen.
- Im Zweifelsfall einen Hausbesuch zusammen mit dem Patienten, seinen Angehörigen und den Therapeuten oder der Hilfsmittelfirma durchführen. Bewährt hat sich das Anlegen eines standardisierten Protokolls (siehe Anlage Checkliste für die Wohnungsbegehung) mit konkreter Aufgabenverteilung (wer kümmert sich um was?).
- Kostenbewusstsein signalisieren. Wichtig ist zu klären, ob der Patient das Hilfsmittel tatsächlich im Alltag nutzen wird, und warum ein teureres statt eines preiswerteren Hilfsmittels verordnet wird.

■ Redaktionskomitee

Prof. Christian Enzinger (ÖGNR), Abt. für Neurologie, Medizinische Universität Graz
Sabine George, Deutscher Verband der Ergotherapeuten, Karlsbad-Ittersbach
Prof. Dr. Stefan Hesse (DGNR), Medical Park Berlin, Abt. für Neurologische Rehabilitation Charité – Universitätsmedizin Berlin
Stefanie van Kaick (ZVK), Pflegewissenschaft und -Management, Katholische Fachschule Mainz
Prof. Jürg Kesselring (SGNR), Rehabilitationszentrum Klinik Valens
Daniela Päßler-van Rey (Deutscher Bundesverband für Logopädie e.V.), Universitätsklinikum der RWTH Aachen
Dr. Jochen Quintern (DGNKN), Medical Park Loipl, Fachklinik für Neurologie, Bischofswiesen
Cordula Werner, Medical Park Berlin, Abt. für Neurologische Rehabilitation Charité – Universitätsmedizin Berlin

Federführend: Prof. Dr. Stefan Hesse (DGNR), Medical Park Berlin, Abt. für Neurologische Rehabilitation Charité – Universitätsmedizin Berlin, An der Mühle 2–9, 13507 Berlin
E-Mail: s.hesse@medicalpark.de

Entwicklungsstufe der Leitlinie: S1

97.1 Anhang: Checkliste für die Wohnungsbegehung

Außerhalb der Wohnung

- Auto aus- und einsteigen
- Parkmöglichkeit und -Beschaffenheit
- Wegstrecke
- Aufgang zum Haus (Geländer, Stufen, Bodenbelag)
- Lage der Wohnung (Einkaufszentrum, Praxis, Fahrstuhl)
- Kontaktperson (Nachbarn, Hausmeister, Verwandte)
- Briefkasten
- Garten (Stolperfallen, Geländer, Bodenbeschaffenheit)

Wohnung – allgemein

Sinnvoll ist die Anfertigung einer Skizze.
Für alle Räume gilt abzuklären:
- Bodenbeläge (alle Teppichläufer entfernen – Stolpergefahr, hochflorige Teppiche vermeiden)
- Breite der Türen (rollstuhlgerecht)
- Türschwellen entfernen (mit Vermieter abklären, wird von der Krankenkasse nicht übernommen)
- vorhandene Stufen (Rampe)
- Treppen (Treppenlifter)
- Bedienung von Heizkörpern und Lichtschaltern
- Gangbreite
- scharfe und gefährliche Ecken und Kanten
- Sicherungskasten erreichbar
- Fensterhöhe (Erreich- und Bedienbarkeit des Fenstergriffs bzw. Rolläden, Jalousien)
- Haustür/Schloss leicht zu öffnen/schließen
- Klingel- und Sprechanlage vorhanden und gut erreichbar?
- Sind Möbel/Regale etc. gut erreichbar und fest montiert?
- Lichtverhältnisse (auch nachts)/Beleuchtungsmöglichkeit

Bad/Toilette

- Bodenbelag (Teppichläufer)
- rollstuhlgerecht/Wegstrecke
- Transfermöglichkeiten
- Badewanne (Badebrett, Badewannenlifter, Haltegriff, Rutschfolie)
- Dusche (Rutschfolie, Duschklappsitz bzw. Hocker, Haltegriff)
- Temperaturregler bei Durchlauferhitzer (bei Sensibilitätsstörungen)
- Armaturen einhändig bedienbar
- Waschbecken (ist alles erreichbar: Schrank, Pflegebedarf, Wasserhahn?)
- Hocker, Schemel zur Sicherheit
- Spiegelhöhe
- Steckdosen
- Toilette freistehend/erreichbar, Spülung (Hilfsmittel: Toilettensitzerhöhung ohne Armlehnen, Sicherheitsgriff auf nicht betroffener Seite)
- alle nicht festmontierten Regale entfernen (Sicherheit)

Küche (Skizze anfertigen)

- Art der Küche (unterfahrbar, höhenverstellbar)
- Bedienung von Kühlschrank, Herd, Waschmaschine, Gefrierschrank, Spülmaschine
- alle wichtigen Geräte ausprobieren bzw. öffnen lassen (Geschirr aus dem Schrank holen, Herd bedienen, Wasser aufsetzen und Kessel leeren, Wasserhahn bedienen)
- evt. Abklemmen von elektrischen Geräten erforderlich oder ggf. auch Zeitschaltuhr für den Herd
- Transportmöglichkeiten
- Temperaturregler
- Abstellflächen (Arbeitsflächen vorhanden)
- häufig benötigte Teile in erreichbare Höhe stellen
- Sitzgelegenheit/Essplatz

Schlafzimmer

- Lichtquelle und Telefon am Bett
- Betthöhe, evtl. Pflegebett
- Notrufanlage neben dem Bett empfehlenswert
- Bettposition
- nächtlicher Toilettengang (Toilettenstuhl ohne Rollen, Urinflasche mit Halterung)
- Lagerung (Matratze, Lagerungsmaterial vorhanden)
- Schränke erreichbar (häufig benötigte Kleider in greifbarer Nähe)
- ggf. Möglichkeiten zum Festhalten beim Anziehen (Hose hochziehen)

Wohnzimmer

- Sitzen am Tisch möglich
- evtl. festes Sitzkissen als Erhöhung im „Lieblingssessel"
- Bedienung TV/Radio
- Schränke

Balkon/Terrasse

- Türbreite
- Schwelle
- Sitzgelegenheit
- Geländer

Sonstiges

- „Mobiler Mittagstisch"
- Notfallpiepser
- Sozialdienst/-station
- Erreich- und Bedienbarkeit des Telefons

Technische Hilfsmittel

▶ **Eventuell:**
- Behindertenführer
- Selbsthilfegruppe
- rollende Werkstatt
- ambulante Therapien
- Freizeitgestaltung

■ Literatur

Bauer A, de Langen-Müller U, Glindemann R et al. Qualitätskriterien und Standards für die Therapie von Patienten mit erworbenen neurogenen Störungen der Sprache (Aphasie) und des Sprechens (Dysarthrie): Leitlinien 2001. Akt Neurol 2002; 29, 63–75

Bernardi M, Canale I, Felici F et al. Ergonomy of paraplegic patients working with a reciprocing gait orthosis. Paraplegia 1995; 33: 458–463

Bestmann A, Lingnau ML, Staats M et al. Phasenspezifische Hilfsmittelversorgung in der neurologischen Rehabilitation. Rehabilitation 2001; 40: 1–6

Beukelman DR, Fager S, Ball L et al. AAC for adults with acquired neurological conditions: a review. Augment Altern Commun 2007; 23: 230–242

de Wit DC, Buurke JH, Nijlant JM et al. The effect of an ankle-foot orthosis on walking ability in chronic stroke patients: a randomized controlled trial. Clin Rehabil 2004; 18: 550–557

Hesse S, Bardeleben A, Grunden J et al. Vorstellung einer neuen Schulterorthese zur Behandlung der schmerzhaften Schulter von hochparetischen Patienten in der Frührehabilitation. Neurologie & Rehabilitation 2008; 14: 89–92

Hesse S, Bardeleben A, Werner C. Kleine Magnete unterstützen die paretische Hand beim Essen. Praxis Ergotherapie 2011; 24: 209–211

Hesse S, Lücke D, Jahnke MT et al. Gait function in spastic hemiparetic patients walking bearfoot, with firm shoes, and with an ankle-foot orthosis. Int J Rehab Res 1996; 19: 133–141

Hesse S, Werner C, Konrad M et al. Non-velocity-related effects of a rigid double-stopped ankle-foot orthosis on gait and lower limb muscle activity of hemiparetic subjects with an equinovarus deformity. Stroke 1999; 30: 1855–1861

Kannus P, Parkkari J. Prevention of hip fracture with hip protectors. Age Ageing 2006; 35 (Suppl. 2): ii51–ii54

Milkenberg R, Reid S. Spinal cord lesions and lower extremity bracing: an overview and follow-up study. Paraplegia 1981; 19: 379–385

Päßler D. UK und Aphasie – Neue Wege der Verständigung durch elektronische Kommunikationshilfen. In: Boenisch J, Otto K, Hrsg. Leben im Dialog. Unterstützte Kommunikation über die gesamte Lebensspanne. Karlsruhe: Von Loeper Verlag; 2005

Pohl M, Mehrholz J. Immediate effects of an individually designed functional ankle-foot orthosis on stance and gait in hemiparetic patients. Clin Rehabil 2006; 20: 324–330

Rossini PM. Implications of brain plasticity to brain-machine interfaces operations a potential paradox? Int Rev Neurobiol 2009; 86: 81–90

Sawka AM, Boulos P, Beattie K et al. Hip protectors decrease hip fracture risk in elderly nursing home residents: a Bayesian meta-analysis. J Clin Epidemiol 2007; 60: 336–344

Tyson SF, Ashburn A. The influence of walking aids on hemiplegic gait. Physiother Theory Pract 1994; 10: 77–86

Van de Sandt-Koenderman, M. High-tech AAC and aphasia: Widening horizons? Aphasiology 2004; 18: 245–263

Zorowitz RD, Idank D, Ikai T et al. Shoulder subluxation after stroke: a comparison of four supports. Arch Phys Med Rehabil 1995; 76: 763–771

Sachregister

A

Aachener Aphasie-Bedside-Test (AABT) 1090
Aachener Aphasie-Test (AAT) 1090
Abduzensparese 652
Abetalipoproteinämie 266
- Therapie 268

Absence-Epilepsie des Schulalters 28, 30
Abszess, epiduraler 505
- operatives Vorgehen 508

Abszess, zerebraler. Siehe Hirnabszess
Acrodermatitis chronica atrophicans 515
Adaptationshilfen 1158
Adenoviren 546
Adrenoleukodystrophie, X-chromosomale
- biochemischer Befund 988
- genetischer Befund 988
- Leitsymptome 984
- MRT-Befunde 984, 987
- Stammzelltransplantation 989
- Therapie mit Lorenzo's Öl 989
- Vererbung 983

Adrenomyeloneuropathie
- biochemischer Befund 988
- genetischer Befund 988
- Leitsymptome 984
- MRT-Befunde 984
- Therapie mit Lorenzo's Öl 989
- Vererbung 983

Adult-onset Leukoencephalopathy with Neuroaxonal Spheroids
- biochemischer Befund 988
- genetischer Befund 988
- Leitsymptome 985
- MRT-Befunde 985, 987

AIXTENT-Computertraining 1103, 1108
Akathisie, Neuroleptikainduzierte 98
akinetische Krise 144
Aktigrafie 115
- bei RLS 96

Aktionstremor 191
Akustikusneurinom 628
Alertness 1098, 1101, 1108, 1109
Alexanian-Schema 598
Alkoholdelir 1026
- Diagnostik 1027
  ○ CIWA-Ar 1027
- Differenzialdiagnose 1028
- Klassifikation 1027
- lebensbedrohliches 1027
  ○ Therapie 1029, 1030
- Letalität 1026
- Symptomatik 1026
- Therapie 1028
- unvollständiges (Prädelir) 1027
  ○ Therapie 1029
- vollständiges (Delirium tremens) 1027
  ○ Therapie 1029

Allelverluste 928
Allodynie 767, 769
Alpha-Glukosidase-Mangel 800
ALS. Siehe amyotrophe Lateralsklerose
Altgedächtnis 1115
Alzheimer-Demenz
- Therapie 220

Ammoniak 822
Amnesie 1114
- anterograde 1114
- posttraumatische 1118
- retrograde 1114
- transiente globale 1116

Amnesie, anterograde 74
Amnesie, retrograde 74
Amnesie-Skala 1119

Amnesie, transiente globale 74
- Assoziation mit
  ○ Ischämie 75
  ○ Migräne 75
  ○ paradoxen Hirnembolien 76
  ○ psychischen Faktoren 76
  ○ venöser Kongestion 76
- auslösende Ereignisse 75
- Dauer 74
- Definition 74
- Diagnostik 76
  ○ 99mTc-SPECT 78
  ○ cCT 77
  ○ cMRT 77
  ○ Doppler-/Farbduplexsonografie 77
  ○ DWI-Läsionen im Hippokampus 74, 75, 77
  ○ EEG 77
  ○ neuropsychologische Tests 77
  ○ PET 78
- Differenzialdiagnose 78
- Epidemiologie 75
- Inzidenz 75
- Klinik 74
- Pathophysiologie 75
- Prognose 76
- Prophylaxe 78
- Screening-Tests 77
- Symptome 76
- Therapie 78

amnestische Episode, siehe Amnesie, transiente globale
AMPAR-Antikörper 478
Amsterdam-Nijmegen-Everyday-Language-Test (ANELT) 1090
Amyloidangiopathie 244, 248
Amyloidmyopathie 828
Amyloidpolyneuropathie 581, 584
amyotrophe Lateralsklerose 254, 829
- Begriffsdefinition 254

- Diagnostik 255
  ○ El Escorial-Kriterien 256
  ○ genetische Testung 256
  ○ obligate Untersuchungen 256
  ○ weiterführende Untersuchungen 256
- Katabolismus 259
- Klassifikation 254
- Pathophysiologie 255
- Therapie 257
  ○ Heimbeatmung 254, 257
  ○ Krankengymnastik und Ergotherapie 257
  ○ PEG 254, 259
  ○ Pneumonieprophylaxe 258
  ○ symptomatische Therapie
    – Angststörungen 260
    – Depression 259
    – Dysarthrie 259
    – Dyspnoe 258
    – emotionale Labilität 260
    – Hypersalivation 258
    – Laryngospasmen 258
    – Muskelkrämpfe 260
    – respiratorische Insuffizienz 257
    – Schluckstörungen 259
    – Schmerzen 260
    – Spastik 260
  ○ Thromboseprophylaxe 259

Analgosedierung 1037
Anarthrie 1075
Andersen-Tawil-Syndrom 813
Aneurysmaausschaltung 363
Aneurysmaruptur 360, 362
Aneurysmen, asymptomatische additionale 356

Sachregister

Aneurysmen, asymptomatische intrakranielle 356
Aneurysmen, symptomatische intradurale 356
Aneurysmen, unrupturierte intrakranielle 356
- Diagnostik 357
  - CT-Angiografie 357
  - MR-Arteriografie 357
  - MR-Tomografie 357
- Klassifikation 356
- Outcome nach Clipping 357
- Outcome nach Coiling 357
- primärprophylaktische Ausschaltung 357
- Risikofaktoren 358
- Risikoprädiktoren 357
- Rupturwahrscheinlichkeit 357, 358
- Screening-Methoden 357
- Therapie 357
  - Clipping 357
  - Coiling 357
Angiitis des ZNS, primäre 406
- Definition 406
- Diagnostik 407
  - Angiografie 407
  - Biopsie 408
  - Diagnosekriterien 408
  - klinische Untersuchung 407
  - MRT 407
  - Serum- und Liquoranalyse 407
- Differenzialdiagnose 408, 409
- Leitsymptome 406
- Medium-Vessel-Variante 406
- Small-Vessel-Variante 406
- Therapie 409
Anterior-Cord-Syndrom 881
Antikonvulsiva 34, 35
Antiepileptika 34, 35
Antiepileptika, generische 36
Antihistidinyl-tRNA-Synthetase 863

Antikörper
- intrazelluläre, nicht paraneoplastische 970
- Oberflächenantikörper 970
- paraneoplastische 968, 969, 970, 971, 972
Antikörper-Index 546
Anti-MAG-Neuropathie 578
Antimyotonika 812, 816
Anti-NMDAR-Enzephalitis 479
Antiphospholipid-Antikörper-Syndrom 303
antiretrovirale Medikamente 560
Antispastika 1068
Antivertiginosa 637, 639
antivirale Substanzen 547
Aphasie
- alternative Therapien 1094
- Ätiologie 1089
- computergestützte Therapie 1092
- Constraint Induced Aphasia Therapy (CIAT) 1091
- Definition 1089
- Diagnostik 1090
  - Aachener Aphasie-Bedside-Test (AABT) 1090
  - Aachener Aphasie-Test (AAT) 1090
  - Amsterdam-Nijmegen-Everyday-Language-Test (AN-ELT) 1090
  - Token-Test 1090
- Gruppentherapie 1092
- Häufigkeit 1090
- Klassifikation 1089
- Lokalisation 1089
- medikamentöse Therapie 1092
- Prognose 1090
- Rehabilitation 1089
- Reorganisationsmechanismen 1090
- Schweregradbestimmung 1090
- Selbsthilfegruppen 1094

- Spontanrückbildung 1090
- Sprachtherapie 1089, 1091
  - Effektivitätsnachweise 1091
  - Intensität 1089, 1092, 1094
  - Qualifikation 1094
  - Zeitpunkt 1092
- transkranielle Gleichstromstimulation (tDCS) 1089, 1093
- transkranielle Magnetstimulation (TMS) 1093
Aphonie 1075
Apnoe-Hypopnoe-Index 108
Apomorphin-Test 127
Aprosodie, motorische 1075, 1078
Aquaporin-4-Antikörper 430, 460, 461
Arbeitsgedächtnis 1115
Arbeitsversuch, ischämischer 822
Armrehabilitation 1057
Arteriitis temporalis 411
- ACR-Kriterien 413
- Definition 411
- Diagnostik 413
  - Biopsie 414
  - Duplexsonografie 413
  - FDG-PET 414
  - MRT 413
- Epidemiologie 411
- Klinik 413
- Therapie 414
  - Supportivmaßnahmen 414
arteriovenöse Fisteln. Siehe Gefäßmalformationen
ASCO-Klassifikation 295
Aspiration 1080, 1081, 1082, 1083, 1085, 1086
- Schweregrad 1082
Aspirationspneumonie 1086
- Prophylaxe 1082
astrogliales Protein S-100 996
Astrozytom, anaplastisches 925, 932
- Bildgebung 932
- Chemotherapie 932

- Primärtherapie 929
- Prognosefaktoren 932
- Rezidivtherapie 924, 929, 933
- Standardtherapie 924, 932
- Überlebensraten 928
Astrozytom, diffuses 925, 931
- Bildgebung 931
- Chemotherapie 932
- Primärtherapie 929
- Prognosefaktoren 931
- Rezidivtherapie 929, 932
- stereotaktische Serienbiopsie 931
- Strahlentherapie 931
- Überlebensraten 928
Astrozytom, pilomyxoides 931
Astrozytom, pilozytisches 925, 931
- Operation 931
- Strahlentherapie 931
- Überlebensraten 928
Ataxie 264
- autosomal-dominante Ataxien 265, 267
- autosomal-rezessive Ataxien 265
- Begleitsymptome 268
- Begriffsdefinition 264
- Diagnostik 264, 265
- episodische Ataxien 267, 271
  - Definition 271
  - Diagnostik 271
  - Therapie 271
- erworbene Ataxien 265, 267
- Klassifikation 264, 265
- Physiotherapie 264, 269
- Prävalenz 264
- spinozerebelläre Ataxien 267, 270
  - Definition 270
  - Diagnostik 270
  - Therapie 270
- sporadische Ataxien 267
  - Diagnostik 268
- sporadische degenerative Ataxien 265, 271
  - Definition 271
  - Diagnostik 271

Sachregister

- ◦ Therapie 272
- Therapie 267
- X-chromosomal vererbte Ataxien 265

Ataxie Charlevoix-Saguenay 266

Ataxie mit okulomotorischer Apraxie Typ 1 266, 269
- Definition 269
- Diagnostik 269
- Therapie 269

Ataxie mit okulomotorischer Apraxie Typ 2 266, 269
- Definition 269
- Diagnostik 269
- Therapie 269

Ataxie mit Polymerase-γ-Mutationen 266, 270
- Definition 270
- Diagnostik 270
- Therapie 270

Ataxie mit primärem Vitamin-E-Mangel 266
- Therapie 268

Ataxie-Teleangiektasie 265, 269
- Definition 269
- Diagnostik 269
- Therapie 269

Atmungsstörung, schlafbezogene 108
- bei amyotropher Lateralsklerose 108, 110
- bei Enzephalitis 111
- bei Epilepsie 112
- bei Hirntumoren 111
- bei Multipler Sklerose 111
- bei Multisystematrophie 110
- bei Myasthenia gravis 111
- bei Neuropathie 110
- bei Parkinson-Syndrom 110
- bei Poliomyelitis 110
- bei restless-Legs-Syndrom 112
- Definition 109
- Diagnostik 109
- Epidemiologie 109
- Klassifikation 109
- nach Schlaganfall 108, 111
- Symptome 109
- Therapie 110
  - ◦ BilevelPAP 110
  - ◦ nasale CPAP 108, 110
  - ◦ Ober- und Unterkieferschienen 110
  - ◦ operative Maßnahmen 110

Atmungsstörung, zentrale 109

Attention-Process-Training 1102, 1103, 1108

Aufmerksamkeit
- Dimensionen 1098
- Komponenten 1098
- Netzwerke 1099

Aufmerksamkeitsfeld, eingeschränktes 1148

Aufmerksamkeitsstörungen 1098
- Begriffsdefinition 1098
- bei Chorea Huntington 1100
- bei Demenz 1100
- bei Morbus Parkinson 1100
- bei Multipler Sklerose 1099
- bei progressiver supranukleärer Paralyse 1100
- Diagnostik 1098, 1100
  - ◦ Fragebogen erlebter Defizite der Aufmerksamkeit (FEDA) 1101
  - ◦ Reaktionszeit 1101
  - ◦ Untersuchung der Aufmerksamkeitsintensität 1101
  - ◦ Untersuchung der Aufmerksamkeitsselektivität 1101
  - ◦ Untersuchung der räumlichen Ausrichtung der Aufmerksamkeit 1101
  - ◦ Verhaltensbeobachtung 1101
- Fahreignungsuntersuchung 1102
- klinische Symptome 1101
- nach Schädel-Hirn-Trauma 1099
- nach Schlaganfall 1099
- neurophysiologische Veränderungen nach Therapie 1109
- Therapie 1098, 1102
  - ◦ AIXTENT-Computertraining 1103, 1108
  - ◦ Attention-Process-Training (APT) 1102, 1103, 1108
  - ◦ CogniPlus-Computertraining 1106, 1108
  - ◦ neuropsychologische Ansätze 1102
  - ◦ Task-Shift-Paradigma 1105
  - ◦ Time Pressure Management (TPM) 1103
  - ◦ Trainingsintensität 1109
  - ◦ Training tonischer und phasischer Alertness (TAPAT) 1103, 1108
  - ◦ Working-Memory-Training 1107
- Therapie in der akuten Phase 1108
- Therapie in der postakuten und chronischen Phase 1108

Aufwach-Grand-mal-Epilepsie 30

Augenmotilitätsstörungen 650
- Begriffsdefinition 650
- bei extrapyramidalen Erkrankungen 650, 653, 655
  - ◦ Chorea Huntington 653, 655
  - ◦ Parkinson-Syndrom 653, 655
- Blickparesen 650, 652, 655
  - ◦ Eineinhalb-Syndrom 652
  - ◦ globale horizontale Parese 652
  - ◦ internukleäre Ophthalmoplegie 652
  - ◦ Locked-in-Syndrom 652
  - ◦ sakkadische horizontale 652
- Diagnostik 650
- kortikale und subkortikale Augenmotilitätsstörungen 650, 653, 656
- Myokymie des M. obliquus superior 650, 655, 656
- paretischer Strabismus 650, 652, 655
- Sakkaden 655, 656
  - ◦ Ocular Flutter 650, 655, 656
  - ◦ Opsoklonus 650, 655, 656
  - ◦ Square Wave Jerks 655, 656
- Spontannystagmus 653, 656
- Therapie 655
- zerebelläre blickmotorische Syndrome 653

Augenmuskelparesen 651, 652

Augmentation 90, 103

Autoantikörper 476, 477, 478

Autoantikörper-definierte Erkrankungen
- Diagnostik 476
- Therapie 483
  - ◦ i.v. Immunglobuline 483
  - ◦ Langzeitsteroide 483
  - ◦ Plasmapherese 483
  - ◦ Steroidpulse 483

B

Babesiose des ZNS 488, 490

Bacteroides fragilis 499

Balint-Syndrom 653, 1148
- Diagnostik 1148
- Klinik 1148
- Therapie 1148

Bandscheibenvorfall 910

Bannwarth-Syndrom 515

Barthel-Index 1047

Bartonellose 488, 489

Basilaristhrombose 294, 298

Basilarisverschluss 313

Becker'sche Muskeldystrophie 825

Bedside-Tests 768

Sachregister

Behavioural-Inattention-Test 1149
Behçet-Syndrom 421
- Definition 421
- Diagnosekriterien 422
- Epidemiologie 421
- Klinik 421
- Neuro-Behçet 422
- Therapie 422

Beinbewegungen, periodische 90, 92
Beinschmerz 912
Bell's Palsy. Siehe Fazialisparese
Bells-Test 1149
Benzodiazepine
- bei Alkoholdelir 1026, 1030

Beschleunigungstrauma der Halswirbelsäule 889
- biomechanische Analyse 890
- Diagnostik 891
- Klassifikation 891
- Krankschreibung 894
- Nervenschädigungen 890
- Pathophysiologie 890
- Risikopatienten 893
- Schweregradbestimmung 891
  ○ nach Keidel 892
  ○ nach Quebec Task Force 891
- Symptome 890
- Therapie 893
  ○ aktive Mobilisierung 894
  ○ Analgesie 893
  ○ Muskelrelaxanzien 894
  ○ Psychoedukation 894
- Verlaufsbeurteilung 893
- Verletzungsmechanismus 890

Beta-Amyloid-1-42 218
Bewegungsdrang 90, 92
Bewegungsstörungen, choreatische 164
Bewusstseinsverlust, kurzzeitiger 59
BilevelPAP 110
Blasenfunktionsstörungen
- bei Parkinson-Syndromen 149

Blasenstörungen bei MS 457
Blasenstörungen, neurogene 1011
- Detrusorhyperaktivität 1011, 1012
- Detrusorhypokontraktilität 1011, 1012
- Detrusor-Sphinkter-Dysynergie 1011, 1012
- Diagnostik 1013
- Epidemiologie 1012
- klinische Symptomatik 1012
- Pathophysiologie 1011
- Sphinkterhypoaktivität 1011, 1012
- Therapie 1013

Blepharospasmus 176
Blickparesen 650, 652, 655
Blut-Patch 1020, 1024
Blutpatch, epiduraler 753
Blutungen, intrazerebrale 380
- Abbruch der Behandlung 390
- Begriffsdefinition 381
- Diagnostik 381
- Hirndrucküberwachung 385
- ICP-Senkung 1042
- Klassifikation 381
- Mortalität 381
- präventive Gabe von Antiepileptika 389
- Sekundärprophylaxe mit Antihypertonika 380, 392
- Sekundärprophylaxe mit Antithrombotika 392
- Therapie 381
  ○ Antiaggreganzien 383
  ○ Blutdrucksenkung 380, 382
  ○ externe Ventrikeldrainage 380, 384
  ○ Fiebersenkung 380, 387
  ○ Gerinnung normalisieren 383
  ○ Hämatomevakuation bei infratentorieller Blutung 384

  ○ Hämatomevakuation bei supratentorieller Blutung 380, 383
  ○ Hämatomevakuation bei zerebellärer Blutung 380
  ○ hämostatische Akuttherapie 383
  ○ Hirndrucksenkung 380, 385
    – Barbiturate 387
    – hypertone Kochsalzlösung 386
    – Hyperventilation 386
    – Hypothermie 387
    – Kraniotomie 387
    – Lagerung 386
    – Shunt, Liquordrainage 386
  ○ Kortikosteroide 390
  ○ rekombinanter Faktor VIIa 380, 383
- Thromboseprophylaxe 380, 388

Blutung, intrazerebrale 296
- Erstdiagnostik 299
  ○ cCT 299
  ○ DSA 299
  ○ MRT 299
  ○ Sonografie 299

Blutung, perimesenzephale 300
Bogenhausener Dysphagie-Score (BODS) 1084
Borrelia afzelii 513
Borrelia bavarensis 513
Borrelia burgdorferi 555
Borrelia burgdorferi sensu lato 513
Borrelia burgdorferi sensu stricto 513
Borrelia garinii 513
Borrelia spielmanii 513
Borreliose. Siehe Neuroborreliose
Botulismus 536
- Begriffsdefinition 536
- chronischer 536
- Diagnostik 538
  ○ anaerobe Kultur 538
  ○ Tests 539
  ○ Toxinnachweis 538

  – ELISA 538
  – Massenspektrometrie 538
  – Maus-Inokulationstest 538
  – Real-Time-PCR 538
- Differenzialdiagnose 538, 539
- Epidemiologie 536
- Erreger 536
- Hauptsymptome 536
- iatrogener 538
- Inkubationszeit 537
- intestinaler bei Erwachsenen 536, 537
- Inzidenz 536
- Klassifikation 536
- Klinik 537
- Magnesium 540
- Meldepflicht 536
- Nahrungsmittelbotulismus 536, 537
- Neugeborenenbotulismus 536, 537
- Pathophysiologie 537
- Symptomatik 538
- Therapie 538
  ○ Antibiose 539
  ○ Antitoxin 540
  ○ Einläufe 540
  ○ Magenspülung 539
  ○ supportive Maßnahmen 539
- Wundbotulismus 536, 537

Botulismusausbruch 540
BRAF-Punktmutationen 928
Brain-Computer-Interface 1159
Brandt-Daroff-Übungen 639
Brody-Myopathie 828
Brown-Séquard-Syndrom 881
Brucella 488
Brucellose des ZNS 488, 489
Bulking Agents 1016

C

Calpainopathie 821
Canyon-Blocker 542
Capsaicin-Pflaster

Sachregister

- bei neuropathischen Schmerzen 773, 777, 782
- Capsaicin-Salbe
  - bei neuropathischen Schmerzen 777, 782
- Carnitin-Palmitoyl-Transferase-Mangel 821, 824
- Carnitin-Stoffwechselstörung 820, 824
- CASPR2-Antikörper 478
- Catherine Bergego Scale 1149
- CCR5-Inhibitoren 565
- Chagas-Erkrankung 490
- Charcot-Marie-Tooth-Neuropathie (CMT) 578, 584, 586
- Chemotherapie, intrathekale 953
- Chorea 163
  - Aufklärungsrichtlinien 166
  - Begriffsdefinition 164
  - Diagnostik 164
    - molekulargenetische Untersuchung 163, 165
    - notwendige Untersuchungen 165
    - Positronen-Emissionstomografie 165
    - Schwermetallbestimmung 165
    - weiterführende Untersuchungen 165
  - Differenzialdiagnose 164
  - Hilfsmittel 169
  - hochkalorische Ernährung 169
  - Klassifikation 164
  - Neuroprotektion 166
  - Präimplantations-Diagnostik (PID) 166
  - pränatale Diagnostik 166
  - psychosoziale Betreuung 169
  - Selbsthilfegruppen 169
  - Stammzellenimplantation 166
  - Teilnahme an klinischen Studien 170
  - Therapie 166
    - Behandlung der Demenz 169
    - Behandlung der Dystonie 168
    - Behandlung der Hyperkinesen 167
    - Behandlung der Inkontinenz 169
    - Behandlung der Rigidität 169
    - Behandlung von Angst, Unruhe 168
    - Behandlung von Depressionen 168
    - Behandlung von Psychosen 169
    - Behandlung von Reizbarkeit, Aggressivität 168
    - Behandlung zwangsartiger Störungen 168
    - Pharmakotherapie 166
    - tiefe Hirnstimulation 169
  - Ursachen 164
    - autoimmun und paraneoplastisch bedingte Symptome 164
    - endokrine Ursachen 165
    - Infektionen 164
    - Läsionen der Basalganglien 165
    - Medikamente und Drogen 165
    - metabolische Ursachen 165
    - toxische Ursachen 165
- Chorea Huntington
  - Augenmotilitätsstörungen 653, 655
- Churg-Strauss-Syndrom 420
  - ACR-Kriterien 421
  - ANCA-negative Variante 420, 421
  - ANCA-positive Variante 420, 421
  - Definition 420
  - Diagnostik 411, 420
  - Epidemiologie 420
  - Five Factor Score 416
  - Klinik 420
  - Therapie 421
- CIDP 579, 586
  - Therapie 592, 594
    - Dauerbehandlung 597
    - Erstbehandlung 594
    - Glukokortikosteroide 595, 597
    - Plasmapherese 595, 598
    - Stammzellentransplantation 597
    - Steroid-Pulstherapie 592
- Ciguatera-Intoxikation 829
- CIMT (Constraint-induced movement therapy 1057
- CIWA-Ar 1027, 1029
- CK-Erhöhung 820, 821, 827, 828
- CK-Erhöhungen
  - bei Epilepsie 33
- CK-Wert 821
- Claudicatio caudae equinae 911
- Clipping 363
- Clusterkopfschmerz 683, 684
  - autonome Symptome 684
  - Diagnostik 684
  - Epidemiologie 684
  - Klinik 684
  - Prophylaxe 685
  - Therapie 685
    - Attackenkupierung 685
    - Blockade des N. occipitalis major 686
    - Kortikoide 683
    - Off-Label-Problematik 686
    - operative Verfahren 686
    - Sauerstoffinhalation 683, 685
    - Stimulation des N. occipitalis major 683, 686
    - Tiefenhirnstimulation 683, 686
- CMT 578, 584, 586
- CNS-escape-Phänomen 560
- Cogan-Lid-Twitch-Test 839
- Cogan-Syndrom 644
- CogniPlus-Computertraining 1108
- Coilembolisation 374
- Coiling 363
- Constraint Induced Aphasia Therapy (CIAT) 1091
- Cord Sign 399
- Coxiellose 488, 489
- Coxsackieviren 546
- CPAP 110
- CPEO, CPEOplus 280
- CPP 1036
  - Zielwert 1035, 1037
- Crampi. Siehe Muskelkrampf
- Crampus-Faszikulations-Syndrom 809
- Creutzfeldt-Jakob-Krankheit 570
  - Begriffsdefinition 570
  - Charakteristika der Subtypen 571
  - Diagnostik 573
    - Liquoruntersuchung 574
    - Mutationen 574
    - Prionprotein-Gen (PRNP) 570
    - Proteine 14-3-3 570
    - Sharp-Wave-Komplexe im EEG 573
    - Signalalterationen im MRT 573
  - Epidemiologie 570
  - genetische/familiäre CJK 572
  - Hygienemaßnahmen 573
  - iatrogene CJK 572
  - Klassifikation 572
  - medikamentöse Therapie 574
  - Meldepflicht 570
  - sporadische CJK 572
    - Diagnosekriterien 574
    - Inzidenz 572
    - Klinik 572
    - molekulare Subtypen 571, 572
  - Variante der CJK (vCJK) 573
    - Diagnosekriterien 575
    - Klinik 572
- Critical-Illness-Polyneuropathie (CIP) 581
- CRPS. Siehe Schmerzsyndrome, komplexe regionale

Sachregister

Cryptococcus-neoformans-Meningoenzephalitis 564
CT-Venografie 399
Curschmann-Steinert-Erkrankung 825
Cu/Zn-SOD-Mutation 255, 256
Cytochrom-c-Oxidase-(COX-)negative Fasern 276

D

Daniels-Test 1081, 1086
Dauerkopfschmerz, neu aufgetretener 721
Delirium tremens 1026, 1027
- Therapie 1029

Dementia paralytica 524
Demenz
- Angehörigentraining 230
- bei Parkinson-Syndromen 147
  - Diagnosekriterien 149
  - Symptomcluster 148
- Definition nach ICD-10 214
- Diagnosealgorithmus 215
- Diagnostik 214
  - Anamnese 216
  - Apolipoprotein-E-Genotyp 218
  - Aufklärung 216
  - Bildgebung (cCT und cMRT) 219
  - Blutuntersuchung 217
  - EEG 219
  - Einwilligungsfähigkeit 215
  - Fahrtauglichkeit 216
  - klinische Untersuchung 216
  - kognitiver Kurztest 217
  - Liquoruntersuchung 218
  - MMST 217
  - molekulargenetische Untersuchung 220
  - Neurodegenerationsmarker 218
  - neuropsychologische Tests 217
  - nuklearmedizinische Verfahren 219
  - Schweregradeinteilung 217
  - Sonografie 220
- Differenzialdiagnose zwischen degenerativer und vaskulärer Demenz 219
- Klassifikation 214
- Prävention 231
- psychosoziale Interventionen
  - Ergotherapie 229
  - kognitive Verfahren 229
  - künstlerische Therapie 229
  - sensorische Verfahren 230
- Risikofaktoren 231
- Therapie 220
- Therapiealgorithmus 221
- Therapie der Alzheimer-Demenz 220
- Therapie der Demenz bei Parkinson-Syndrom 226
- Therapie der Depression 227
- Therapie der frontotemporalen Demenz 226
- Therapie der gemischten Demenz 226
- Therapie der Lewy-Körperchen-Demenz 226
- Therapie der vaskulären Demenz 225
- Therapie des Delirs 227
- Therapie von Agitation und Aggressivität 227
- Therapie von Halluzinationen und Wahn 228
- Therapie von Schlafstörungen 229
- Therapie von Verhaltenssymptomen 222, 226
  - Antidepressiva 227
  - Antipsychotika 227
  - Benzodiazepine 227

Demenz, Mixed Dementia 245
Demenz, nach Schlaganfall 244
Demenz, subkortikale 244
Demenz, vaskuläre 225, 243
- Ätiologie 243, 247
- Definition 243
- Diagnosekriterien 243
- Diagnostik 244
  - 5-Minuten Test 245
  - bildgebende Befunde 247
  - CT 246
  - EEG 248
  - genetische Testung 248
  - klinische Untersuchung 245
  - Laboruntersuchungen 248
  - MRT 243, 246
  - neuropsychologische Untersuchung 245
  - Sonografie 248
- Neurorehabilitation 250
- Prävalenz 243
- Sekundärprävention 249
- Symptome 244
- Therapie 243, 249

Demenz vom Lewy-Körper-Typ 147, 155
- Diagnosekriterien 155
- medikamentöse Therapie 155, 156

Denervierung, autonome 580
Depression
- bei Parkinson-Syndromen 146

Dermatomyositis 801, 803, 823. Siehe Myositis
Desmoteplase 314
Detrusorhyperaktivität 1011, 1012
- Epidemiologie 1012
- klinische Symptomatik 1012
- Therapie 1013, 1015
  - Blasentraining 1013
  - Harnblasenaugmentation 1014
  - Ileumconduit 1014
  - Stimulation der Sakralwurzel S 3 1014

Detrusorhypokontraktilität 1011, 1012
- Epidemiologie 1012
- klinische Symptomatik 1012
- Therapie 1015
  - Harndauerableitung 1015
  - intravesikale Elektrotherapie 1016
  - sauberer Einmalkatheterismus 1016
  - Stimulation der Sakralwurzel S 3 1016

Detrusor-Sphinkter-Dyssynergie 1011, 1012
- Epidemiologie 1012
- klinische Symptomatik 1012
- Therapie 1015
  - Antimuskarinikum 1015
  - Harnblasenaugmentation 1015
  - Ileumconduit 1015
  - SARD 1015
  - SARS 1015
  - sauberer Einmalkatheterismus 1015
  - Sphinkterotomie 1015

Deutsches Netzwerk für mitochondriale Erkrankungen (mitoNET) 275
dHMN 587
Diskushernie 885, 911
Dissektion hirnversorgender Arterien 348
- Akuttherapie 348, 351
- Diagnostik 348, 350
  - axiale Schnittbilddiagnostik des Halses 350
  - CT-Angiografie 350
  - DSA 350
  - kontrastmittelgestützte MR-Angiografie 350
  - Sonografie 350
- extradurale
  - Ätiologie 350
  - Inzidenz 349
  - Rezidivrisiko 348, 351

Sachregister

- ○ Sekundärprävention 351
- Insultrisiko 349
- intradurale 349
  - ○ Ätiologie 350
  - ○ Inzidenz 349
  - ○ Sekundärprävention 352
- Sekundärprävention 348, 349, 351
  - ○ Dauer 349
- Therapie 351
  - ○ Antikoagulation 349, 351
  - ○ dekompressive Kraniektomie 352
  - ○ induzierte Hypertension 349, 352
  - ○ Stent 352
  - ○ Thrombolyse 351
  - ○ Thrombozytenaggregationshemmer 349, 351
- Verlaufskontrolle 351

DN4 771
dopaminerges Dysregulationssyndrom 146
Downbeat-Nystagmus 636, 650, 654, 656
D-Penicillamin-Belastungstest 202
Druck, intrakranieller
- bei Hirnblutung 380, 385
- Maßnahmen zur Senkung 385
  - ○ Barbiturate 387
  - ○ Hyperventilation 386
  - ○ Hypothermie 387
  - ○ Kraniotomie 387
  - ○ Oberkörper-/Kopfhochlage 386
  - ○ osmotische Therapie 386
  - ○ Shunt-Anlage, Liquordrainage 386
- Schwellenwert für Drucksenkung 385

Duchenne'sche Muskeldystrophie 825
Dysarthrie 1074
- bei Morbus Parkinson 1074, 1076, 1078
- Definition 1075
- Diagnostik 1075
- Klassifikation 1075
- Prävalenz 1074
- Therapie 1075
  - ○ chirurgische Maßnahmen 1077
  - ○ Gaumenprothese („palatal augmentation orthesis") 1077
  - ○ Gaumensegelprothesen („palatal lift") 1077
  - ○ Kommunikationshilfen 1077
  - ○ Lee Silverman Voice Treatment 1074, 1076
  - ○ logopädische Übungsbehandlung 1075
  - ○ Pharmakotherapie 1077
    – Amphetamin 1077, 1078
    – Botulinum-Toxin 1077
  - ○ Sprachverzögerer („delayed auditory feedback") 1077
  - ○ Tastbrett („pacing board") 1077
  - ○ tiefe Hirnstimulation 1077
  - ○ weißes Rauschen 1077

Dysarthrie, ataktische 1076
Dysarthrie, peripher-paretische 1076
Dysarthrie, posttraumatische 1077
Dysarthrie, rigid-hypokinetische 1076
Dysarthrie, zentral-paretische 1076, 1078
Dysarthrophonie 1074
- Definition 1075

Dysästhesie 769
Dysferlinopathien 821
Dyskinesien 142
Dysphagie 1080
- Anamnese 1081
- Diagnostik 1081
  - ○ 3-Ounce Water Swallow Test 1081
  - ○ Daniels-Test 1081
  - ○ Gugging Dysphagia Bedside Screening 1081
  - ○ Schluckuntersuchung 1081
  - ○ Standardized Swallowing Assessment (SSA) 1081
  - ○ Videoendoskopie (FEES) 1082
  - ○ Videofluoroskopie (VFSS) 1082
- Konsistenzanpassung der Nahrung 1084
- nasogastrale Sonde 1080, 1083
- PEG-Anlage 1083
- Prophylaxe von Aspirationspneumonien 1082
- Rehabilitation 1086
- Screeningverfahren 1081
- Symptome 1081
- Therapie 1082
  - ○ enterale Ernährung 1083
  - ○ krikopharyngeale Myotomie 1083
  - ○ Pharmakotherapie 1082
  - ○ Schlucktherapie 1084
  - ○ Tracheotomie 1083
- Tracheakanüle 1080, 1083
- Tracheostoma 1083

Dysphonie, neurogene 1075
Dysphonie, spasmodische 1074, 1075, 1077, 1078
dystone Krise 177
Dystonie 171
- Begriffsdefinition 171
- Diagnostik 172
  - ○ Anamnese 172
  - ○ klinischer Befund 172
  - ○ Molekulargenetik 172
  - ○ Untersuchungen 173
- Erbgang 172
- idiopathische Torsionsdystonie 172
- Klassifikation 171
- Myoklonus-Dystonie 172
- Therapie 172
  - ○ Antiepileptika 175
  - ○ Benzodiazepine 175
  - ○ periphere Denervierung 175
  - ○ stereotaktische Eingriffe 175
  - ○ tiefe Hirnstimulation 171, 176

Dystonie, fokale
- Therapie 171, 176

Dystonie, generalisierte
- Therapie 171, 177

Dystrophie
- myotone 800, 804, 806

Dystrophie, myotone 823, 825
Dystrophien, myotone 812
- Beatmungspflichtigkeit 817
- Diagnostik 814
- Klassifikation 813
- Narkose 817
- operative Therapie 817
- Pharmakotherapie 815
- Physiotherapie 817

Dystrophin-Gen 800, 806
Dystrophinopathie 800, 806, 821, 823

E

Echolalie 181
Echopraxie 181
Echoviren 546
Edrophonium-Test 839
Eineinhalb-Syndrom 652
Einschlusskörpermyositis 801, 803, 823. Siehe Myositis
Eisensucrose
- bei RLS 103, 104

Elektromyografie
- bei Myalgie 822
- bei Polyneuropathie 582, 583
- bei RLS 95

Elektroneurografie
- bei RLS 95

El Escorial-Kriterien 256
Empty Triangle Sign 399
Empyem, subdurales 505
- operatives Vorgehen 508

Enterovirus-Meningoenzephalitis 547

Sachregister

Entlastungstrepanation 1034, 1039
Entmarkungskrankheit 746
Entrainment 196
Entzugsdelir 1026
Entzugskopfschmerz 733
Enzephalomyelitis 970
Enzephalomyelitis, akute disseminierte 463
- Definition 463
- Diagnostik 463
- Therapie 463

Enzephalopathie, hypoxische 991
- abgewendeter plötzlicher Herztod 993
- Ausmaß der neuronalen Schädigung 992
- Begriffsdefinition 992
- Diagnostik 993
- ICD-Indikation 991
- Klassifikation 993
- Minimally Conscious State 992
- Prognoseabschätzung 991, 993, 994
  - astrogliales Protein S-100 996
  - bildgebende Untersuchungen 996
  - EEG 996
  - epileptische Anfälle 995
  - evozierte Potenziale 995
  - Hirnstammreflexe 995
  - klinisch-neurologische Befunde 995
  - motorischer Status 995
  - Myoklonien 995
  - Neuronen-spezifische Enolase 996
- Prophylaxe bei Risikopatienten 998
- Rehabilitation 998
  - Abschätzung der Ergebnisse 999
  - Behandlungsoptionen 999
  - Gedächtnistraining 999
- Therapie 997
  - Bclofen-Pumpe 1000
  - Hypothermie 991, 997
  - in der Postreanimationsphase 997
  - Musiktherapie 999
  - nach Bradykardie/Asystolie 998
  - nach Kammerflimmern 998
  - nach Myokardinfarkt 998
- Vegetative State 992

Enzephalopathie, übertragbare spongiforme. Siehe Creutzfeldt-Jakob-Krankheit

Epilepsie
- Absetzen von Medikamenten 41
- alternative Verfahren 41
- Ätiologie 29
- Begriffsdefinition 29
- bei älteren Patienten 36
- bei Frauen 37
- bei kognitiv eingeschränkten Patienten 37
- Berufstätigkeit 42
- Diagnostik 31
  - Augenstellung 31, 32
  - cCT 32
  - EEG 33
  - Kreatinkinase 33
  - Laboruntersuchungen 33
  - MRT 32, 33
- Differenzialdiagnose 31, 32
- Epidemiologie 29
- erster Anfall 28
- Ersttherapie 34
- Fahrtauglichkeit 42
- Gedächtnisstörungen 1116
- im Erwachsenenalter 28
- Klassifikation 28, 29, 31
  - akute symptomatische Anfälle 31
  - epileptische Spasmen 30
  - fokale Anfälle 30
  - generalisierte Anfälle 30
  - generalisierte Epilepsien 30
  - idiopathische Epilepsien 31
  - idiopathische fokale Epilepsien 30
  - kryptogene Epilepsien 31
  - lokalisationsbezogene (fokale, partielle) Anfälle 30
  - primär generalisierte Anfälle 30
  - sekundär generalisierte (fokal eingeleitete) Anfälle 30
  - symptomatische Epilepsien 31
  - symptomatische (kryptogene) fokale Epilepsien 31
- Kontrazeption 37
- medikamentöse Anfallskontrolle 34, 35
- operative Therapie 38, 39
  - palliative Verfahren 40
  - resektive Verfahren 38
- Pharmakoresistenz 28, 39, 40
- Rezidive 41
- Schwangerschaft 37
- Stimulationsverfahren 40
  - tiefe Hirnstimulation 28, 41
  - Vagus-Nerv-Stimulation 28, 40
- Sudden Unexpected Death in Epilepsy 41
- Umsetzen auf ein zweites Medikament 36

Epilepsie, kavernomassoziierte 368
episodische Ataxie Typ 2
- Therapie 636, 647
Epley-Manöver 637, 641
Epstein-Barr-Virus 546, 547
Epstein-Barr-Virus-Enzephalitis 550
erektile Dysfunktion 1002
- bei Parkinson-Syndromen 150
- Definition 1002
- Diagnostik 1002, 1003
  - Basisuntersuchungen 1003
  - EMG 1004
  - Gefäßuntersuchung 1004
  - IIEF 1004
  - klinisch-andrologische Untersuchung 1004
  - Laboranalysen 1003
  - PNTML 1004
  - psychiatrische Untersuchung 1005
- Epidemiologie 1002
- Therapie 1002, 1005
  - Apomorphin 1006, 1008
  - lokale Elektrotherapie 1008
  - MUSE 1002, 1008
  - PDE-5-Hemmer 1002, 1006
    - Sildenafil 1006, 1007
    - Tadalafil 1006, 1007
    - Vardenafil 1006, 1007
  - Penisprothesenimplantation 1008
  - psychiatrisch-psychologische Behandlung 1005
  - Schwellkörperautoinjektionstherapie (SKAT) 1002, 1008
  - Vakuumpumpen 1008

erektilen Dysfunktion
- bei MS 459
Errorless Learning 1121
Erythema migrans 514
Evan's Blue Dye Test 1084
exekutive Dysfunktionen 1135
- Auslöser
  - Chorea Huntington 1137
  - Infarkt der A. callosomarginalis 1136
  - Infarkt der A. cerebri anterior oder media 1136
  - Infarkt der A. frontopolaris 1136
  - Infarkt der A. orbitofrontalis 1136

Sachregister

- ○ Infarkt der A. praefrontalis 1136
- ○ kortikobasale Degeneration 1137
- ○ Meningoenzephalitiden 1137
- ○ Morbus Parkinson 1136
- ○ Multiple Sklerose 1137
- ○ Multisystematrophie 1137
- ○ progressive supranukleäre Lähmung 1137
- ○ Schädel-Hirn-Trauma 1136
- ○ Subarachnoidalblutung 1136
- ○ zerebrovaskuläre Schädigungen 1136
- Begriffsdefinition 1135
- Diagnostik 1135, 1137
  - ○ Basisdiagnostik 1138
  - ○ Flussdiagramm 1139
  - ○ Fragebögen 1138
  - ○ Fremdanamnese 1138
  - ○ neuropsychologische Untersuchung 1138
  - ○ Testbatterien 1137
  - ○ Verhaltensbeobachtung 1138
  - ○ Verhaltensmuster 1138
- Fahreignungsuntersuchungen 1139
- Therapie 1135, 1139
  - ○ kognitive Ansätze 1140
  - ○ Manipulation oder Modifikation der Umwelt 1140
  - ○ Rahmenbedingungen 1141
  - ○ Verhaltensmanagement 1140

Expanded Disability Status Scale (EDSS) 433
Exposure and Response Prevention Training 180, 182

F

Face-Arm-Speech-Test (FAST) 308
Faces Symbol Test (FST) 457
Fahreignung
- Untersuchung auf exekutive Dysfunktionen 1139

Fahreignungsuntersuchung 1102
- Linienverfolgungstest (LVT) 1102
- tachistoskopischer Verkehrsauffassungstest (TAVT) 1102

Fahrtauglichkeit
- bei Demenz 216
- bei Epilepsie 42
- bei Synkopen 69

Familial British Dementia 248
Fatigue
- bei MS 456

Fazialisparese 515
Fazialisparese, idiopathische 658
- Diagnostik 659
  - ○ Blinkreflex 660
  - ○ EMG 660
  - ○ klinische Untersuchung 659
  - ○ Laboruntersuchungen 660
  - ○ Magnetstimulation 660
  - ○ Muskelsummenaktionspotenzial 660
- Differenzialdiagnose 658
- Klinik 658
- Prävalenz 658
- Prognose 660
- Schweregradbeurteilung 659
- Therapie 664
  - ○ Akupunktur 664
  - ○ Lidloading 665
  - ○ mikrochirurgische Rekonstruktion 666
  - ○ Nervendekompression 665
  - ○ physikalische Therapie 665

faziobrachiale dystone Anfälle 479
fazioskapulohumeroperoneales Syndrom 802
Fettsäurestoffwechselstörung 824
Fibrinkleber 753
Fibromyalgie-Syndrom 826
Fibrosen
- unter Dopaminagonisten 131

Flexible Endoscopic Evaluation of Swallowing (FEES) 1081
Flüssigembolisat 374
Fowler-Syndrom 1016
fragiles X-assoziiertes Tremor-/Ataxie-Syndrom 267, 270
- Definition 270
- Diagnostik 270
- Therapie 271

Freezing 141, 142
Friedreich-Ataxie 264, 265, 269
- Definition 269
- Diagnostik 269
- Therapie 269

Frühsommer-Meningoenzephalitis. Siehe FSME
FSME 554
- Diagnostik 555
  - ○ Antikörper gegen das FSME-Virus 555
  - ○ Blutanalyse 555
  - ○ FSME-RNA-Nachweis 555
  - ○ Liquoranalyse 555
  - ○ MRT 555
- Differenzialdiagnose 556
- Epidemiologie 554
- Erkrankungsrisiko 554
- Erreger 554
- Fieberverlauf 555
- Leitsymptome 555
- Manifestationsrate 555
- Meldepflicht 558
- meningitische Verlaufsform 555
- Meningoenzephalitis 555
- Meningoenzephalomyelitis 555
- Post-Expositionsprophylaxe 557
- Prodromalphase 555
- Prognose 556
- Prophylaxe 556
- Schutzmaßnahmen 557
- Therapie 556

FSME-Impfstoffe 554, 557
FSME-Impfung 554, 556
- Auffrischimpfung 556
- Empfehlungen in der Schweiz 556
- Empfehlungen in Deutschland 556
- Empfehlungen in Österreich 556
- Grundimmunisierung 556
- Impfreaktionen 557
- Impfversagen 557
- Komplikationen 557
- Kontraindikationen 557

FSME-Risikogebiete
- Definition 554
- in Deutschland 554

FSME-Verbreitungsgebiete in der Schweiz 554
FSME-Verbreitungsgebiete in Österreich 554
FSME-Viren
- Durchseuchungsrate 554
- Übertragung 554

FSME-Virus 546
Fukosidose
- biochemischer Befund 988
- genetischer Befund 988
- Leitsymptome 984
- MRT-Befunde 984

Fusionshemmer 565
FUS-Mutation 255, 256

G

GABABR-Antikörper 478
GAD-Antikörper 478, 484
α-Galaktosidase 986
Gamma-Knife
- bei Hirnmetastasen 948
- bei Trigeminusneuralgie 746

Gangliosidose
- biochemischer Befund 988
- genetischer Befund 988

Sachregister

- Leitsymptome 984
- MRT-Befunde 984
- Stammzelltransplantation 989

Gangorthesen 1158
Ganzhirnbestrahlung 948
Garin-Bujadoux-Bannwarth-Syndrom 515
Gedächtnishilfen 1121
Gedächtnisstörungen 1114
- Begriffsdefinition 1114
- Diagnostik 1114, 1116
  - Altgedächtnis 1118
  - Amnesie-Skala 1119
  - Basisuntersuchung 1117
  - bei Multipler Sklerose 1119
  - bei Schädel-Hirn-Trauma 1118
  - Beschwerdevalidierung 1119
  - Kurzzeit-Arbeitsgedächtnis 1118
  - Langzeitgedächtnis 1118
  - Orientierung 1118
  - Screening 1117
  - weiterführende Untersuchungen 1118
- klinische Symptome 1117
- Therapie 1114, 1120
  - Algorithmus 1120
  - Errorless Learning 1114, 1121
  - externe Gedächtnishilfen 1121
  - Lernstrategien 1114, 1120
  - Pharmakotherapie 1131
- Ursachen 1115
  - Alkoholmissbrauch 1116
  - Epilepsie 1116
  - Herpes-simplex-Enzephalitis 1116
  - Morbus Alzheimer 1116
  - Morbus Parkinson 1116
  - Multiple Sklerose 1116
  - Schädel-Hirn-Trauma 1115
  - zerebrovaskuläre Erkrankungen 1115

Gedächtnissysteme 1115
Gefäßmalformationen, zerebrale 368
- arteriovenöse Malformationen 368
  - Begriffsdefinition 369
  - Blutungsrisiko 373
  - chirurgischer Prognoseindex 369
  - Diagnostik 371
    - CT 371
    - DSA 371
    - MRT 371
  - Klassifikation 369
  - Symptomatik 369, 371
  - Therapie 373
    - Embolisation 374
    - konservative Therapie 373
    - Radiochirurgie 375
    - Resektion 375
    - Teilembolisation 374
  - Diagnosealgorithmus 371
- durale arteriovenöse Fisteln 368
  - Begriffsdefinition 369
  - Diagnostik 372
    - CT 372
    - DSA 372
    - MRT 372
  - Klassifikation 370
  - Symptomatik 372
  - Therapie 375
    - Embolisation 376
    - konservative Therapie 376
    - operative Fistelausschaltung 376
    - Radiochirurgie 376
- Kavernome 368, 369
  - Begriffsdefinition 369
  - Diagnostik 372
    - CT 372
    - ECoG 373
    - EEG 372
    - MRT 372
  - epileptogene 373
  - Klassifikation 370

  - postoperatives Outcome 368
  - Symptomatik 372
  - Therapie 376
    - konservative Therapie 376
    - Radiochirurgie 377
    - Resektion 376

Gefäß-Nerven-Kontakt 741, 745
Gehtraining 1059
Gendiagnostikgesetz 163, 166
Gerstmann-Sträussler-Scheinker-Syndrom (GSS) 572
Gesichtsschmerz, anhaltender idiopathischer 677
- Definition 677
- Diagnostik
  - apparative Untersuchungen 678
- Differenzialdiagnose 678, 679
- Epidemiologie 677, 678
- IHS-Kriterien 677
- Symptomatik 677
- Therapie 680
  - Entspannungstraining 677
  - Hypnose 677, 680
  - invasive Maßnahmen 680
  - TENS 681
  - Verhaltenstherapie 680, 681
- Ursachen 678

GKS-Pulstherapie 435
- Dosierung 436
- Nebenwirkungen 436
- Wirkung 435

Glasgow Coma Scale-Extended 1119
Gliafaserprotein (GFAP) 927
Gliedergürtelsyndrom 802, 806
Glioblastom 925, 934
- Bildgebung 934
- Chemotherapie
  - BCNU 935
  - Nitrosoharnstoffe 934
  - Temozolomid 934
- Operation 934

- Primärtherapie 929
- Rezidivtherapie 925, 929, 935
- Standardtherapie 925
- Strahlentherapie 934
- Überlebensraten 928

Gliomatosis cerebri 925, 935
- Chemotherapie 936
- Diagnostik 935
- Operation 936
- Strahlentherapie 936

Gliome 924
- Biomarker 924
- Definition 925
- Diagnostik 925
  - 1p/19q-Status 928
  - Allelverluste 928
  - Aminosäure-PET 926
  - Anamnese 925
  - Biopsie 926, 927
  - BRAF-Punktmutationen 928
  - CT 925
  - EEG 926
  - Gradierung 927
  - IDH-1-Mutationen 928
  - immunhistochemische Marke 927
  - klinische Untersuchung 925
  - Liquoruntersuchung 926
  - MET- und FET-PET 930
  - MGMT-Status 928
  - MRT 925
  - Zytologie 927
- Früherkennung und Prävention 925
- Inzidenz 925
- Klassifikation 925
- Nachsorge 937
- palliative Maßnahmen 937
- präoperative antikonvulsive Behandlung 927
- präoperative antiödematöse Behandlung 926
- psychosoziale Betreuung 937
- Rehabilitation 937
- Rezidivtherapie 929

Sachregister

- supportive Therapie 936
  - Antikonvulsiva 936
  - Hirndrucktherapie 936
  - Kortikosteroide 937
  - Thromboembolieprophylaxe 936
- Therapie 929
  - Chemotherapie 930
  - Chemotherapieprotokolle 930
  - intraoperative Tumorlokalistaion 929
  - offene Operation 929
  - stereotaktische Biopsie 929
  - Strahlentherapie 929
- Überlebensraten 928
- WHO-Grad-III-Tumoren 924, 925
  - anaplastisches Astrozytom 932
  - anaplastisches Oligoastrozytom 933
  - anaplastisches Oligodendrogliom 933
- WHO-Grad-II-Tumoren 924, 925
  - diffuses Astrozytom 931
  - Oligoastrozytom 932
  - Oligodendrogliom 932
- WHO-Grad-I-Tumoren 925
  - pilozytisches Astrozytom 931
- WHO-Grad-IV-Tumoren 925
  - Glioblastom 934

Gliome des Hirnstamms 925, 936
Gliome, spinale 925, 936
Globoidzell-Leukodystrophie 984, 988
Glukozerebrosidase 986
Glutamatdecarboxylase 874, 875
Glutarazidurie
- biochemischer Befund 988
- genetischer Befund 988
- Leitsymptome 985
- MRT-Befunde 985, 987

Glykogenose 801, 824, 825
GlyR-Antikörper 478
Granulomatose, eosinophile mit Polyangiitis. Siehe Churg-Strauss-Syndrom
Granulomatose mit Polyangiitis (Wegenersche Granulomatose) 416
- ACR-Kriterien 417
- Definition 416
- Diagnostik 417
  - Bildgebung 417
  - Biopsie 417
  - Laboruntersuchungen 417
- Diagnostik 411
- Epidemiologie 416
- Klinik 417
- Therapie 417
  - Plasmapherese 419
  - Remissionserhaltung 420
  - Remissionsinduktion 417

Graphospasmus 177
Gufoni-Manöver 636, 643
Gugging Dysphagia Bedside Screening 1081, 1086
Guillain-Barré-Syndrom
- Polyneuropathie 579, 581
- Therapie 592, 593
  - Beatmung 593
  - Glukokortikosteroide 592, 593
  - IVIG 593, 594
  - Plasmapherese 593, 594

H

HAART (hochaktive antiretrovirale Kombinationstherapie) 565
- Nebenwirkungen und Interaktionen 565

Habit Reversal Training 180, 182
Haemophilus influenzae 495, 499
Haemophilus-influenzae-Meningitis 494, 500
Haemophilus influenzae Typ B (Hib) 495
Halluzinationen, hypnagoge/hypnopompe 82, 83, 84
- Therapie 86

Halswirbelsäule, degenerative Veränderungen 904
Halswirbelsäulendistorsion 889
Haltetremor 188, 191
Hämatomevakuation bei infratentorieller Blutung 384
Hämatomevakuation bei supratentorieller Blutung 383
hämorrhagisches Fieber 544
- Erreger 544
- Symptome 544

Handtremor 190
- dystoner 194

Hantaan-Viren 547
Hantavirus 547
Hashimoto-Enzephalopathie 476, 479
Heidelberger Winkel 1157
Helmfeld 949, 952
Hemicrania continua 683, 687, 721, 727
- Differenzialdiagnose 728
- IHS-Kriterien 727
- Klinik 727
- Pathophysiologie 728
- Prävalenz 727
- Therapie 728

Hemikranie, paroxysmale 687
- Epidemiologie 687
- Klinik 687
- Prophylaxe 685
- Therapie 685, 687

Heparin-induzierte Thrombozytopenie (HIT) 402
Heparin, niedermolekulares
- bei zerebraler Sinus-/Venenthrombose 401

Heparin, unfraktioniertes
- bei zerebraler Sinus-/Venenthrombose 401

Herpes-simiae-Virus 547

Herpes-simplex-Virus 546, 547
Herpes-simplex-Virus-Enzephalitis 542, 548
- Diagnostik 548
- Symptomatik 548
- Therapie 549

Herpes-zoster-Radikuloneuritis 766
Herz-Kreislauf-Stillstand 992
Hess-Schirm-Test 651
Hilfsmittel 1152
- Adaptationshilfen 1158
- Checkliste für die Wohnungsbegehung 1161
- Gehhilfen 1156
- Hilfen im Bad 1158
- Hilfen im Haushalt 1158
- Hilfen in der Toilette 1158
- Hilfen zum Anziehen 1158
- Hüftprotektoren 1160
- Inkontinenzhilfen 1160
- Kommunikationshilfen 1159
- Orthesen für die obere Extremität 1156
- Orthesen für die untere Extremität 1156
- Pflegebett 1159
- rechtliche Grundlagen für die Verordnung 1153
- Rollstühle 1153
- Stehpult 1160
- Transferhilfen 1158

Hirnabszess 505
- antikonvulsive Prophylaxe 510
- bakterielle Erreger 507
- Definition 505
- Diagnostik 506
  - cCT 505, 506
  - cMRT 505, 506
  - C-reaktives Protein 506
  - diffusionsgewichtete MRT 505, 506
  - Diffusions-Tensor-Bildgebung 505, 506

1171

Sachregister

- Erregernachweis 505, 506
- Fokussuche 506
- Liquoranalytik 506
- Protonen-MR-Spektroskopie 505, 506
- Erregerspektrum 507
- Inzidenz 507
- Klinik 505
- Prognose 510
- Risikofaktoren 506
- Stadien der Abszessentwicklung 506
- Therapie 505, 507
  - Abszessaspiration 507
  - Abszessexzision 508
  - Antibiotika 508
  - empirische Antibiotikagabe 505, 509
  - hyperbarer Sauerstoff 509
  - konservatives Vorgehen 507
  - Kortikosteroide 505, 509
  - offene Abszessevakuation 508
  - Osmotherapeutika 509

Hirnblutung. Siehe Blutungen, intrazerebrale
Hirndruck. Siehe Druck, intrakranieller; Siehe ICP
Hirndrucktherapie 403
Hirnmetastasen 943
- Begriffsdefinition 943
- Diagnostik 945
  - FDG-PET 945
  - Histologie 945
  - immunhistochemische Analysen 946
  - MRT 945
  - pathologisch-anatomische Untersuchung 946
  - Tumormarker 946
- Inzidenz 943
- Nachsorge 954
- Prognose 944
- Prognoseklassen der RTOG 944
- Prognoseklassen nach GPA 944
- prophylaktische Ganzhirnbestrahlung 949
- supportive Therapie 954
  - Antikonvulsiva 954
  - Kortikosteroide 954
- Symptomatik 944
- Therapie 947
  - Ganzhirnbestrahlung 943, 948
    - adjuvante 949
    - primäre 949
  - Pharmakotherapie 950
  - Radiochirurgie 943, 948
  - Resektion 947

Hirnmetastasen, singuläre 944
Hirnmetastasen, solitäre 944
Hirnödem 316
- dekompressive Kraniektomie 317
- Osmotherapie 317

Hirnstammenzephalitis 970
Hirnstammkompression 316
Hirnvenenthrombose. Siehe zerebrale Sinus-/Venenthrombose
- ICP-Senkung 1043

HIV-1-assoziierte neurologische Erkrankungen 560
- asymptomatisches HIV-assoziiertes neuropsychologisches Defizit 561
- HIV-1-assoziierte Demenz 560
  - Definition 561
  - Diagnosekriterien 561
  - Diagnostik 563
  - Therapie 565
  - Vorstufen 561
- HIV-1-assoziierte Myelopathie
  - Definition 561
  - Diagnostik 563
  - Therapie 566
- HIV-1-assoziierte Myopathien
  - Definition 562
  - Diagnostik 563
  - Therapie 566
- HIV-1-assoziierte Neuropathien
  - Diagnostik 563
  - Therapie 566
  - Verlaufsformen 562
- HIV-assoziiertes, mildes neurokognitives Defizit 561
- Immunrekonstitutionssyndrom
  - Definition 562
  - Diagnostik 564
  - Therapie 567
- opportunistische zerebrale Infektionen
  - Diagnostik 564
    - cCT 564
    - cMRT 564
    - Liquorpunktion 564
    - PCR 564
    - Serologie 564
  - Erreger 562
  - Therapie 566
- primär zerebrales Lymphom 562
  - Diagnostik 564
  - Therapie 567

HMG-CoA-Reduktase-Hemmer 827
HNPP 581, 584, 586
Hochvoltstimulation 583
Holmes-Tremor 195
Holo-Transcobalamin 578
House-Brackmann-Skala 659
HSAN 581, 587
HSN 587
Hüftprotektoren 1160
humanes Herpesvirus 546
humanes Immundefizienzvirus 546
Huntingtin-Gen 165
Huntington-Erkrankung. Siehe Chorea
Hydrozephalus
- Liquordrainage 1038
- nach Subarachnoidalblutung 360, 362, 363

Hypalgesie 769
Hypästhesie 769
Hyperalgesie 767, 769
Hyperhomocysteinämie
- biochemischer Befund 988
- genetischer Befund 988
- Leitsymptome 985
- MRT-Befunde 985

Hyperkinesen, choreatische 164
Hypersomnie 82
Hypertension, intrakranielle idiopathische 757
- Ätiologie 757
- Definition 757
- Diagnostik 757
  - B-Bild-Echografie 758
  - CT-Venografie 758
  - DSA 758
  - klinische Untersuchungen 758
  - Lumbalpunktion 758
  - MRT 758
  - MRV 758
  - optische Kohäranztomografie 758
- diagnostische Kriterien 757
- Leitsymptome 758
- Therapie 757, 759
  - Adipositas-Chirurgie 757, 760
  - Gewichtsreduktion 757, 759
  - Liquorableitung 757, 759
  - Lumbalpunktion 759
  - Optikusscheidenfensterung 757, 760
- Ursachenabklärung 758

Hypocretinmangel 82
Hypothermie 1034, 1041
Hypothermie, therapeutische 991, 997
- Durchführung 997
- Indikationen 997
- Komplikationen 997

Hypoxämiesyndrom 109
Hypoxie, zerebrale 991, 992, 993. Siehe auch Enzephalopathie, hypoxische

I

Ice-on-Eyes-Test 839
ICP 1034
- Definition 1036
- Indikation zur Messung 1034, 1036
- Messung 1036
- Zielwert 1035

ICP-Senkung 1037
- Allgemeintherapie 1037
- Analgosedierung 1034, 1037
  - Barbiturate 1038
  - Benzodiazepine 1038
  - Ketamin 1038
  - Opioide 1038
  - Propofol 1038
- bei Enzephalitis/Meningitis 1043
- bei globaler zerebraler Ischämie 1042
- bei Hirnvenen- oder Sinusthrombose 1043
- bei intrazerebralen Blutungen 1042
- beim raumfordernden ischämischen Schlaganfall 1041
- bei Schädel-Hirn-Trauma 1042
- bei Subarachnoidalblutung 1042
- Dekompressionsoperation 1034
- Entlastungstrepanation 1034, 1035, 1039
- Glukokortikosteroide 1035, 1040
- Hyperventilation 1035, 1040
- Hypothermie 1034, 1035, 1041
- Liquordrainage 1035, 1038
- Oberkörperhochlagerung 1035, 1037
- Osmotherapie 1034, 1035, 1039, 1040
- Relaxierung 1038
- TRIS-Puffer 1035, 1041
- Zielwert 1037

Idebenone
- bei mitochondrialen Erkrankungen 279

IDH-1-Mutationen 924, 927, 928
IgM-Paraprotein 598
IHS-Kriterien
- chronischer Kopfschmerz vom Spannungstyp 724
- episodischer Kopfschmerz vom Spannungstyp 724
- Hemicrania continua 727
- Kopfschmerz, neu aufgetretener täglicher 729

Immunrekonstitutionssyndrom 562
- Diagnostik 564
- Therapie 567

immunvermittelte Enzephalopathie 479
- Diagnosekriterien 479

immunvermittelte Erkrankungen der grauen ZNS-Substanz 476
- Autoantikörper-definierte Erkrankungen 476
- Klassifikation 476
- Rasmussen-Enzephalitis 476
- Therapie 483

Immunvermittelte Erkrankungen der grauen ZNS-Substanz 476
immunvermittelte Neuropathie. Siehe Neuropathie, immunvermittelte
implantierbarer Loop-Rekorder (ILR) 58, 64, 65
Impulskontrollstörungen
- unter Dopaminagonisten 132, 146

Inching-Technik 617
Influenzavirus 546
Inkontinenzhilfen 1160
Insomnie 115
- Auswirkungen 115
- Begriffsdefinition 116
- bei Demenz 115, 116
- bei Kopfschmerz 116
- bei Multipler Sklerose 116
- bei Parkinson-Erkrankungen 115, 116
- bei Substanzmissbrauch 117
- Diagnostik 118
  - Aktigrafie 115
  - Polysomnografie 115, 118
  - Tagebücher 118
- Einflussfaktoren 115
- Klassifikation 116
- nach Schädel-Hirn-Trauma 116
- nach Schlaganfall 115, 116
- Prädiktoren 115
- Prävalenz 116
- Risiken 118
- Therapie 118
  - Antidepressiva 115, 116, 119
  - Antihistaminika 119
  - Benzodiazepine 116, 119
  - Hypnotika 115
  - Neuroleptika 116, 119
  - pflanzliche Präparate 119
  - Verhaltenstherapie 115, 118

Insomnie, letale familiäre 572
Insomnie, primäre 117
Insomnie, sekundäre 117
Integrase-Inhibitoren 565
Intentionstremor 194
Interferone
- Schwangerschaft 464

International Classification of Functioning, Disability and Health (ICF) 1047
International Classification of Impairments, Disabilities and Handicaps (ICIDH) 1047
International RLS Severity Scale (IRLS) 96
intrakranieller Druck. Siehe ICP
intravenöse Immunglobuline (IVIg)
- bei MS 439

Ionenkanalmyopathie 800, 801, 804
IRIS 562. Siehe Immunrekonstitutionssyndrom
IRIS (inflammatorisches Immunrekonstitutionssyndrom) 446
IRLS. Siehe International RLS Severity Scale
Ischämie, globale 993
Ischämie, zerebrale 295
- ICP-Senkung 1042

Isoenzym CK-MM 821
Isofluran
- beim Status epilepticus 53

ITpA-Index 526
IVIg. Siehe intravenöse Immunglobuline
Ixodes ricinus 514, 554

J

Japanese Orthopaedic Association (JOA) Scoring System 898
Japanische Enzephalitis B 543
Jarisch-Herxheimer-Reaktion 527
JC-Virus 546, 550
JC-Virus-Antikörper 446
JC-Virus-Infektion
- Diagnostik 564
- Therapie 567

K

Kaliumkanal-Erkrankung 271
Kalziumkanal-Erkrankung 271
Kanalolithiasis 622, 625, 636, 643
- Therapie 636, 637

Karotisaneurysmen, symptomatische intrakavernöse 356
Karotissinusmassage 65
Karpaltunnelsyndrom 608
- Definition 608
- Diagnostik 609
  - bildgebende Untersuchung 610
  - klinische Untersuchung 609
  - Nadel-Elektromyografie 610
  - neurografische Untersuchung 609
- Differenzialdiagnose 609
- Epidemiologie 608
- Operationsindikation 611
- Pathogenese 609
- Symptomatik 608
- Therapie 610

Sachregister

- endoskopische Spaltung des Retinaculum flexorum 611
- Methyprednisolon-Injektion 610
- offene OP mit Durchtrennung des Retinaculum flexorum 611
- Schienung 610
• Ursachen 608
• Verlauf 608
Kataplexie 82, 83, 84
• Therapie 86
Katzen-Kratzkrankheit-Lymphadenopathie 488, 489
Kavernom 368, 369
• Begriffsdefinition 369
• Diagnostik 372
  - CT 372
  - ECoG 373
  - EEG 372
  - MRT 372
• epileptogenes 373
• Klassifikation 370
• postoperatives Outcome 368
• Symptomatik 372
• Therapie 376
  - konservative Therapie 376
  - Radiochirurgie 377
  - Resektion 376
Kayser-Fleischer-Kornealring 202
Kearns-Sayre-Syndrom
• MRT-Befunde 987
Kearns-Sayre-Syndrom (KSS) 281
Kennedy-Syndrom 256, 259
Kipptischtest 64
Klebsiella 499
Kleinhirndegeneration
• alkoholische 267, 272
  - Definition 272
  - Diagnostik 272
  - Therapie 272
• paraneoplastische 267, 272
  - Definition 272
  - Diagnostik 272
  - Therapie 273
Kleinhirndegeneration, subakute 970, 974
Knieorthesen 1157

Koaktivierungszeichen 196
1p/19q-Kodeletion 924, 928
Kohlehydratstoffwechselstörung 822, 824
Kommunikationshilfen 1159
• Brain-Computer-Interface 1159
Kopfschmerz bei Medikamentenübergebrauch 721, 733
• Definition 733
• Diagnostik 735
• IHS-Kriterien 734
• Klassifikation 733
• Klinik 734
• Prävalenz 734
• Prophylaxe 733, 736
• psychologisches Entstehungsmodell 737
• Risikofaktoren 734
• Rückfälle 738
• Therapie 735
  - Behandlung der Entzugserscheinungen 735
  - Medikamentenentzug 733, 735
    – ambulant 735
    – stationär 735
    – tagesklinisch 735
  - praktisches Vorgehen 736
  - Verhaltenstherapie 737
    – Indikationen 737
    – Interventionsbausteine 738
Kopfschmerzen
• Diagnostik 670
  - Algesiometrie 670, 672
  - allgemeine Untersuchung 671
  - Angio-MR 672
  - apparative Zusatzuntersuchungen 670, 671
  - Blinkreflex 670
  - cCT 672
  - DAS 672
  - Doppler-/Duplexsonografie 670, 672
  - Doppler-Sonografie 672
  - EEG 670, 672

  - EMG 670, 672
  - EVOPs 670, 672
  - Indikationen der zerebralen Bildgebung 670
  - Kernspintomografie 670, 671, 672
  - Laborwerte 672
  - Liquorpunktion 670, 672
  - NLG 670
  - Röntgen 672
  - Sensitivität der apparativen Diagnostik 672
Kopfschmerzen, chronische 721
• Definition 722
• Diagnostik 722
• Differenzialdiagnose 723
• IHS-Klassifikation 721
• Prävalenz 722
Kopfschmerzen, postpunktionelle 1021, 1024
Kopfschmerzen, trigeminoautonome 683
• Definition 683
• Therapie 685
Kopfschmerz, neu aufgetretener täglicher 728
• Differenzialdiagnose 729
• IHS-Kriterien 729
• Klinik 728
• medikamentöse Therapie 729
• Pathophysiologie 729
• Prävalenz 728
Kopfschmerz, primärer 671
Kopfschmerz, sekundärer 671
Kopfschmerz vom Spannungstyp, chronischer 721, 724
• Akupunktur 725
• Biofeedback 725
• Entspannungsübungen 725
• IHS-Kriterien 724
• Klinik 724
• Langzeittherapie 721
• medikamentöse Prophylaxe 726
• medikamentöse Therapie 725

• nicht medikamentöse Maßnahmen 725
• Opiate 727
• Pathophysiologie 724
• Physiotherapie 725
• Prävalenz 724
• Prophylaxe 725, 726
• Schwangerschaft 727
• Stressbewältigungstraining 721, 727
• trizyklische Antidepressiva 726
Kopfschmerz vom Spannungstyp, episodischer 721, 722
• IHS-Kriterien 724
• Klinik 722
• medikamentöse Therapie 723
• Prävalenz 723
• Prophylaxe 724
Kopftremor 191
• dystoner 194
Koprolalie 181
Kopropraxie 181
Korsakow-Syndrom 1116
kortikobasale Degeneration 154
• Diagnosekriterien 154
• medikamentöse Therapie 154
• Zeichen im MRT 127
Kraniektomie 403
Kraniektomie, dekompressive 317
Kreatinkinase
• bei Epilepsie 33
Kreatinkinase (CK) 820, 821
• bei Myopathie 800, 802
Kreatin-Monohydrat
• bei mitochondrialen Erkrankungen 280
Kreuzschmerz 912
krikopharyngeale Dysfunktion (CPD) 1081
• krikopharyngeale Myotomie 1083
krikopharyngeale Myotomie (CPM) 1080, 1083
Kryptokokkenmeningitis
• Diagnostik 564
• Therapie 567
Kryptokokkose
• Diagnostik 564
Kubitaltunnelsyndrom 615, 616, 618

Sachregister

Kupfermangel-Myeloneuropathie 885
Kupferstoffwechselstörung 200
Kupulolithiasis 622, 625, 643
- Therapie 636

Kuru 572
Kurzzeitgedächtnis 1115
- Tests 1118

L

L3-Radikulopathie 912
L4-Syndrom 912
L5-Syndrom 912
Lagerungsschwindel, benigner peripherer paroxysmaler 622, 624
- aBPPV 625
- apparative Diagnostik 625
- beidseitiger 624
- Differenzialdiagnose 624
- hBPPV 624, 625
- klinisches Bild 624
- körperliche Untersuchung 624
- pBPPV 624
- Therapie 636, 637
- Therapie des aBPPV 643
- Therapie des hBPPV
  ○ Epley-Manöver 643
  ○ Gufoni-Manöver 643
- Therapie des pBPPV 637, 643
  ○ Epley-Manöver 637
  ○ Semont-Manöver 639

Lähmungen, periodische. Siehe Paralysen, periodische
Laienreanimation 991
Laktat 822
Lambert-Eaton-Myasthenie-Syndrom 968, 970, 974, 978
Lambert-Eaton-Syndrom 832, 841
- Formen
  ○ autoimmunes LEMS 852
  ○ paraneoplastisches LEMS 852, 853
- Therapie 852

Langzeitgedächtnis 1115
- Tests 1118

LANSS 771
Large-Fiber-Neuropathie 580
Larva migrans visceralis 489
Laser-evozierte Potenziale 770
LCM-Virus 546
L-Dopa-Test 92, 96, 127
Leber-Optikus-Neuropathie, hereditäre (LHON) 275, 282
Lee Silverman Voice Treatment 1076
Lee-Silverman-Voice-Treatment (LSVT) 1085
Lee Silverman Voice Treatment (LSVT) BIG 124, 135
Lee Silverman Voice Treatment (LSVT) LOUD 136
Leigh-Syndrom 283, 987
Leitungsblock 582
Lennox-Gastaut-Syndrom 30
Lernstrategien 1120
Letter-Cancellation-Test 1149
Leucine-rich Glioma Inactivated Protein 1 (LGI1) 476
Leukencephalopathy with Brainstem and Spinal Cord Involvement and Elevated Lactate (LBSL)
- biochemischer Befund 988
- genetischer Befund 988
- Leitsymptome 985
- MRT-Befunde 985, 987

Leukenzephalopathie, megalenzephale zystische
- genetischer Befund 988
- Leitsymptome 986
- MRT-Befunde 986, 987

Leukenzephalopathie, posthypoxische 1000
Leukodystrophie 982
- Begriffsdefinition 982
- Diagnostik 982
  ○ biochemische Untersuchungen 983
  ○ genetische Untersuchungen 983
  ○ MRT 982, 983
  ○ MRT-Muster 987
  ○ radiologische Befunde 984
- Differenzialdiagnostik 983
- Klassifikation 982
- Leitsymptome 982, 984
- Therapie 983
  ○ Enzymersatz 986
  ○ Stammzelltransplantation 989
  ○ Substratreduktion 989
  ○ symptomatische Therapie 983

Leukodystrophie, autosomal-dominante
- genetischer Befund 988
- Leitsymptome 985
- MRT-Befunde 985, 987
- Vererbung 983

Leukodystrophie, metachromatische
- biochemischer Befund 988
- genetischer Befund 988
- Leitsymptome 984
- MRT-Befunde 984, 987
- Stammzelltransplantation 989

Lewy-Körperchen-Demenz
- Diagnostik
  ○ FP-CIT-SPECT 219
- Therapie 226

LGI1-Antikörper 478
LHON 282
Lidloading 665
limbische Enzephalitis 476, 477, 968, 970, 974, 978
- Diagnosekriterien 479

Lipidmyopathie 801, 803
Liquor 1019
Liquordruck 1022
Liquordruckmessung 1022
Liquorentnahme 1022
Liquorkultur 1022
Liquorleck 750, 751

Liquorprobe 1022
Liquorproteine
- bei Normaldruckhydrozephalus 238

Liquorpunktion, diagnostische 1019
- Aufklärung des Patienten 1019
- bei Gerinnungsstörungen 1023
- Blutungskomplikationen 1023
- Desinfektion und Hygiene 1020
- Durchführung 1020
- Gesichtsmaske 1021
- iatrogene Infektionen 1021
- Indikationen 1023
- Kontraindikationen 1023
- lateraler Zugang 1022
- Liquordruckmessung 1022
- Lokalanästhesie 1021
- Lumbalpunktion 1022
- Nadeldurchmesser 1021
- Nebenwirkungen 1020
- oligoklonale Banden 1023
- postpunktionelle Kopfschmerzen 1021, 1024
- Probenaufbereitung 1022
- Probenentnahme 1022
- Punktionsnadel 1021
- Punktionsort 1022
- Sprotte-Nadel 1021
- subokzipitale Punktion 1020, 1022
- Ventrikelpunktion 1022
- zisternaler Zugang 1022

Liquorüberdruck-Syndrom 753
Liquorunterdruck-Syndrom 750
- Diagnostik
  ○ CT-Myelografie 752
  ○ Liquoröffnungsdruck 752
  ○ MRT 752

1175

Sachregister

- ○ Radioisotopen-Zisternografie 752
- Klassifikation 750
- Therapie 752
  - ○ Blutpatch, epiduraler 753
  - ○ chirurgische Sanierung 753
  - ○ Coffein 752, 753
  - ○ Fibrinkleber 753

Liquorunterdruck-Syndrom, postpunktionelles 750
- Definition 750
- Einflussfaktoren 751
- Prophylaxe 754
- Spontanremission 751
- Symptome 751
- Therapie 752

Liquorunterdruck-Syndrom, spontanes 750
- Symptome 751
- Therapie 752
- Ursachen 751

Listeria monocytogenes 495, 499
Locked-in-Syndrom 652
LoGa-Klassifikation 768, 774
Lorenzo's Öl 989
Lues liquorpositiva tarda 524
Lumbago 910
Lumbalpunktion 1022
Lupus erythematodes, systemischer 423
- Definition 423
- Diagnostik 423
  - ○ Bildgebung 423
  - ○ Laboruntersuchungen 423
- Epidemiologie 423
- Klinik 423
- Therapie 423

Lyme-Arthritis 515
Lyme-Borreliose. Siehe Neuroborreliose
Lymphome des ZNS, primäre 961
- Begriffsdefinition 961
- bei HIV-Infektion 964
- bei okulärem Befall 964
- bei über 75-Jährigen 964
- Diagnosesicherung 961

- Diagnostik 961, 962
  - ○ Biopsie 962
  - ○ Liquoruntersuchung 962
  - ○ MRT 962
- Klassifikation 961
- Nachsorge 965
- Prävalenz 961
- Staging 962
- Therapie 962
  - ○ alleinige Chemotherapie 962
  - ○ Ara-C 962, 963
  - ○ Chemo- plus Strahlentherapie 963
  - ○ Erstlinientherapie 961
  - ○ kombinierte Chemotherapie 962
  - ○ konventionelle Strahlentherapie 962
  - ○ Rezidivtherapie 961, 964
- Therapiestudien in Deutschland 965
- Überlebenszeit 961

Lymphom, primär zerebrales 562
- Diagnostik 564
- Therapie 567

M

Makro-CK 822
Malaria, zerebrale 488, 490
Mannosidose
- biochemischer Befund 988
- genetischer Befund 988
- Leitsymptome 984
- MRT-Befunde 984

Marinesco-Sjögren-Syndrom 267
Masako-Übung 1083
Masernvirus 546
McArdle-Syndrom 824
MELAS-Syndrom 281
Mendelsohn-Manöver 1083, 1085
Meningeosis neoplastica 943
- Begriffsdefinition 944
- Diagnostik 947
  - ○ Liquorraumszintigrafie 947

- ○ Liquoruntersuchung 946, 947
- Inzidenz 945
- Prognose 945
- supportive Therapie 954
  - ○ Antikonvulsiva 954
  - ○ Kortikosteroide 954
- Symptomatik 945
- Therapie 943, 952
  - ○ Ganzhirnbestrahlung 952
  - ○ intrathekale Chemotherapie 953
  - ○ systemische Chemotherapie 952

Meningitis, aseptische (virale) 543
- Erreger 544
- Symptome 544

Meningoenzephalitis
- ICP-Senkung 1043

Meningoenzephalitis, atypische erregerbedingte 488
- antimikrobielle Chemotherapie 489
- Symptome 489
- Untersuchungen 489

Meningoenzephalitis, bakterielle (eitrige) 494
- Antibiotikatherapie 497
  - ○ Beginn 497
  - ○ bei bekanntem Erreger 499
  - ○ Dauer 498
  - ○ Dosierung 500
  - ○ ohne Erregernachweis 494, 498
- Antikoagulation septischer Sinus-/Venenthrombosen 499
- bildgebende Untersuchungen 496
- Blutanalyse 495
- Diagnostik 495
- Erreger 495
- Erregernachweis im Liquor 495
- hirndrucksenkende Maßnahmen 494, 499
- Komplikationen
  - ○ extrakranielle 497
  - ○ zerebrale 496
- Leitsymptome 494
- Letalität 497
- Liquoranalyse 495

- Liquordrainage 499
- Liquorpunktion 497
- Meldepflicht 501
- Nachweis von Meningokokken-DNA 495
- Therapie 497
- Verlauf 496

Meningoenzephalitis, virale 542
- bei Immundefizienz 543
- Diagnostik 543
  - ○ Blutuntersuchungen 544
  - ○ EEG 545
  - ○ Erregernachweis 545, 546
  - ○ Liquoruntersuchungen 544
  - ○ MRT 545
  - ○ Stufenschema 544
- Erreger 542, 544
- Inzidenz 543
- Klassifikation 543
- Symptome 544
- Therapie 545
  - ○ antivirale Substanzen 548
  - ○ Kosten 548

Meningokokken-Meningitis 494, 500
- Chemoprophylaxe 501
- Impfung 501

Meningoradikuloneuritis 515
MERRF 282
Metastasen, spinale 944
- Diagnostik 946
- Therapie 951
  - ○ Operation 951
  - ○ Strahlentherapie 951
  - ○ Vertebroplastie 951

Metastasen, zerebrale. Siehe Hirnmetastasen
MGMT-Promoter-Methylierung 924, 928
Migräne 690
- Akuttherapie 690, 691
  - ○ Akupunktur 699
  - ○ Analgetika 690, 695, 697
  - ○ Antiemetika 694, 695
  - ○ Coffein 696, 697

Sachregister

- Ergotamine (Mutterkornalkaloide) 690, 694
- Opioide 698
- Triptane 690, 691, 692
- Akuttherapie bei Kindern 698
- Akuttherapie des Status migraenosus 699
- Akuttherapie in der Schwangerschaft 699
- Diagnostik 691
- interventionelle Verfahren
  - PFO-Verschluss 705
- neuromodulierende Verfahren
  - Neurostimulation, invasive 705
  - Neurostimulation, nicht invasive 706
    - tDCS 706
    - TENS 706
    - TMS 706
- Notfalltherapie 698
- Prävalenz 691
- Prophylaxe 690, 699
  - Akupunktur 706
  - Analgetika 702
  - Antidepressiva 701
  - Antikonvulsiva 690, 700
  - Ausdauersport 707
  - Betablocker 690, 700
  - Homöopathie 706
- Prophylaxe bei Kindern 704
- Prophylaxe der menstruellen Migräne 704
- Prophylaxe der Migräne-Aura 704
- Prophylaxe in der Schwangerschaft 704
- Prophylaxe komorbider Störungen 704
  - Angststörung 704
  - Depression 704
  - Epilepsie 704
  - vaskuläre erkrankungen 704
- psychologische Behandlung 707
  - Biofeedback 708
  - Entspannungsverfahren 708
  - kognitive Verhaltenstherapie 708
- Recurrence 691, 692
- Symptome 690

Migräne, vestibuläre 622, 631
- Diagnostik 632
- klinisches Bild 631
- Therapie 636

Mild Cognitive Impairment, MCI 231

Minimally Conscious State 992

Mini-Mental-Status-Test (MMST) 217

mitochondriale Erkrankungen 275
- Begriffsdefinition 275
- Diagnostik 277
  - Basisuntersuchungen 277
  - DNA-Analyse 278
  - histologische Zeichen 276
  - Muskelbiopsie 275, 278
  - Zusatzuntersuchungen 278
- Klassifikation 276
- körperliches Training 275, 278
- medikamentöse Therapie 279
- mtDNA-Mutationen 276
- nukleäre Mutationen 277
- Pränataldiagnostik 275, 277
- Prävalenz 276
- symptomatische Therapie 278
- Syndrome
  - Coenzym-Q10-Defizienz 286
  - CPEO (chronisch-progressive externe Opthalmoplegie) 280
  - KSS (Kearns-Sayre-Syndrom) 281
  - LOHN (hereditäre Leber-Optikus-Neuropathie) 282
  - MDS (mitochondriale DNA-Depletionssysndrome) 285

  - MELAS (mitochondriale Enzephalomyopathie, Laktatazidose und schlaganfallähnliche Episoden) 281
  - MERFF (Myoklonusepilepsie mit RRF 282
  - MM (mitochondriale Myopathie) 285
  - MNGIE (mitochondriale neurogastrointestinale Enzephalomyopathie) 284
  - NARP (Neuropathie, Ataxie und Retinitis pigmentosa) 283

mitochondriale Myopathie (MM) 285

mitochondriale neurogastrointestinale Enzephalomyopathie (MNGIE) 284

Mitochondriopathie
- MRT-Befunde 987

Mixed Dementia 245
Mixed Pain 765
MMN 581, 585, 586
MNGIE 284
MOCA-Test 1117
molekulargenetische Untersuchung 166
Mollaret-Meningitis 550
monoklonale Antikörper
- bei MS 450

Mononeuropathia multiplex 578, 581

Montreal Cognitive Assessment (MoCA) 217

Morbus Alexander
- genetischer Befund 989
- Leitsymptome 986
- MRT-Befunde 986, 987
- Vererbung 983

Morbus Batten
- genetischer Befund 989
- Leitsymptome 986
- MRT-Befunde 986, 987

Morbus Canavan
- genetischer Befund 989
- Leitsymptome 986

- MRT-Befunde 986, 987

Morbus Fabry
- biochemischer Befund 988
- Enzymersatztherapie 986
- genetischer Befund 988
- Leitsymptome 985
- MRT-Befunde 985, 987
- Vererbung 983

Morbus Gaucher
- biochemischer Befund 988
- Enzymersatztherapie 986
- genetischer Befund 988
- Leitsymptome 984
- MRT-Befunde 984

Morbus Krabbe
- biochemischer Befund 988
- genetischer Befund 988
- Leitsymptome 984
- MRT-Befunde 984, 987
- Stammzelltransplantation 989

Morbus Menière 622, 630
- Diagnostik 630
- klinisches Bild 630
- Therapie 636, 645
  - Attackenbehandlung 646
  - prophylaktische Behandlung 646
- Therapie der Turmakinschen Otolithenkrise 646

Morbus Parkinson. Siehe Parkinson-Syndrome
- Dysarthrie 1074, 1076, 1078
- Dysphagie 1080, 1085
- Lee Silverman Voice Treatment 1074, 1076

Morbus Pompe 800, 803
Morbus Refsum 266
- biochemischer Befund 988
- genetischer Befund 988
- Leitsymptome 985
- MRT-Befunde 985

Sachregister

- Therapie 268, 989
- Morbus Sudeck. Siehe Schmerzsyndrome, komplexe regionale
- Morbus Tarui 824
- Morbus Wilson 200
  - Begriffsdefinition 200
  - Diagnose-Algorithmus 203
  - Diagnosekriterien 203
  - Diagnostik 202
    - Bildgebung 205
    - DPA-Belastungstest 202
    - Elektrophysiologie 205
    - Kayser-Fleischer-Kornealring 202
    - Laborbefunde 202
    - molekulargenetische Tests 204
    - Radiokupfertest 203
    - Scoring 203
  - Familien-Screening 200, 204
  - Lebertransplantation 200, 208
  - MRT-Befunde 987
  - Notfalltherapie 207
  - Pathogenese 200
  - Symptome 201
  - Therapie 204
  - Therapie-Algorithmus 204
  - Therapiekontrolle 205
  - Verlaufskontrolle 200
  - Verlaufstypen 202
- Motoneuronerkrankungen 254
- MR-Venografie 399
- mtDNA 276
- mtDNA-Depletionssyndrome (MDS) 285
- mtDNA-Mutationen 276
- Mukolipidose
  - biochemischer Befund 988
  - genetischer Befund 988
  - Leitsymptome 984
  - MRT-Befunde 984
- Multiple Sclerosis Functional Composite Scale (MSFC) 433
- Multiple Sklerose 430
  - Begriffsdefinition 430
  - Besonderheiten post partum 465
- Diagnosekriterien 432
- Diagnostik
  - evozierte Potenziale 433
  - Laboruntersuchungen 434
  - Liquoruntersuchung 433
  - MRT 432, 433
  - notwendige Untersuchungen 433
  - optische Kohärenztomografie 434
- Epidemiologie 431
- Fertilität 464
- Frühsymptome 430
- Gedächtnisstörungen 1119
- Herz-Kreislauf-Training 1062
- Kinderwunsch 463
- Krafttraining 1062
- prognostische Zeichen 432
- Schwangerschaft 430, 463
- symptomatische Therapie 453
  - Ataxie und Tremor 455
  - Blasenstörungen 457
  - Fatigue 456
  - kognitive Störungen 457
  - multimodale stationäre Rehabilitation 453
  - sexuelle Dysfunktion 459
  - Spastik 454
  - Tiefenhirnstimulation 455
- Therapie 435
- Trigeminusneuralgie 746
- Verlaufsformen 430
  - KIS 430
  - PPMS 430
    - Kriterien 432
  - RRMS 430
  - SPMS 430
- Verlaufsuntersuchungen 434
- Multiple Sleep Latency Test 83
- Multiplex-Ligation-Probe-Amplifikation 800, 806

Multisystematrophie 151
- Diagnosekriterien 151
  - obligate 152
  - supportive 152
- medikamentöse Therapie 151
- Zeichen im MRT 127

MUSE
- bei erektiler Dysfunktion 1002, 1008

Muskelbiopsie 800
- Aufbereitung 824
- bei Myalgie 820, 823

Muskeldystrophie 800, 825
- fazioskapulohumerale 800, 804, 806
- Gliedergürteldystrophie 804
- Hauptmann-Thannhauser-Muskeldystrophie 800, 806
- okulopharyngeale 800, 804, 806
- progressive 801
- Typ Duchenne/Becker 804

Muskelkrampf 809
- Auslöser 809
- Begriffsdefinition 809
- Diagnostik 810
- Differenzialdiagnose 810
- in der Schwangerschaft 810
- Klassifikation 809
  - gewöhnlicher Muskelkrampf 809
  - symptomatischer Muskelkrampf 809
- Therapie 810
- während Dialyse 810

Muskelkrämpfe 821, 825
Muskelschmerzen. Siehe Myalgie; Siehe Myalgie
Muskelschwäche 802
muskelspezifische Tyrosinkinase 833
Muskeltrophik 802
Mutterkornalkaloide
- bei Migräne 694

Myalgie 820
- Definition 820
- Diagnostik 820
  - Anamnese 820
  - Bestimmung des CK-Wertes 821
  - bildgebende Untersuchung 823
  - Elektromyografie 822
  - klinische Untersuchung 820
  - laborchemische Untersuchungen 821
  - molekulargenetische Untersuchungen 823
  - Muskelbiopsie 820, 823
- Differenzialdiagnostik 823
- durch Pharmaka/Toxine ausgelöste 827
- Statin-assoziierte 820, 828

myasthene Krise 836, 849
Myasthenia gravis 832
- Definition 833
- Diagnostik 838
  - Anamnese 838
  - Autoantikörper-Bestimmung 839
  - bildgebende Untersuchungen 840
  - Cogan-Lid-Twitch-Test 839
  - differenzialdiagnostische Abklärung 840
  - Edrophonium-Test 839
  - Elektrophysiologie 838
  - Ice-on-Eyes-Test 839
  - klinische Untersuchung 838
  - Neostigmin-Test 839
  - Pyridostigmin-Test 839
- Differenzialdiagnosen 841
- Epidemiologie 833
- Formen
  - Anti-MuSK-AK-assoziierte MG 833, 835
  - autoimmune MG 833
  - doppelt seronegative MG 834
  - early onset MG 834, 835

Sachregister

- generalisierte MG 833
- late onset MG 835, 836
- myasthene Krise 836
- neonatale MG 836
- okuläre MG 833, 835
- paraneoplastische MG 851
- seronegative MG 833, 835
- Thymom-assoziierte MG 835, 836
- Impfungen 852
- Klassifikation 833, 834, 835
- Medikamente, die eine MG verschlechtern können 836, 837
- Pathophysiologie 836
- Therapie 840, 842
  - Cholinesterase-Inhibitoren 832, 842, 844, 845
  - Immunadsorption 832, 850
  - Immunsuppressiva 832, 842, 843, 845
  - intensivmedizinische Maßnahmen 849
  - IVIG 832, 849
  - monoklonale Antikörper 849
  - Plasmapherese 832, 850
  - Stufenschema 844
  - Thymektomie 833, 851

Mycoplasma-spp.-Infektionen des ZNS 488, 489
Myelitis, NMO-assoziierte 461
Myelonödem 897
Myelopathie, zervikale spondylotische 897
- Definition 897
- Diagnostik 898
  - EMG 900
  - MRT der HWS 898
  - Myelografie 900
  - SSEP 900
- Differenzialdiagnose 900
- JOA-Score 898

- klinisches Bild 898
- Pathophysiologie 897
- Symptome 898
- Therapie 900
  - konservative 901
  - medikamentöse 901
  - operative Dekompression 901

Mykobakterien 488
Mykobakterien-Infektion
- Diagnostik 564

Mykobaktreien-Infektion
- Therapie 567

Myoadenylatdeaminase-Mangel 803, 825
myofasziales Schmerzsyndrom 826
Myoklonie, posthypoxische 50
Myoklonus 978
Myoklonus-Dystonie 172
Myoklonusepilepsie mit RRF (MERRF) 282
Myokymie des M. obliquus superior 650, 655, 656
Myopathie
- Critical-Illness-Myopathie 801
- degenerative 825
- Diagnostik 800
  - Anamnese 801
  - CT 803
  - EKG 803
  - Elektromyografie 803
  - klinische Untersuchung 802
  - Laboruntersuchungen 802
    - Autoantikörper 803
    - CK 802
  - molekulargenetische Untersuchungen 806
  - MRT 803
  - Muskelbiopsie 804
  - Sonografie 803
  - Vitalkapazität 804
  - Western-Blot 806
- distale 804
- endokrine 801, 804, 825
- entzündliche 823, 824
- erworbene 801
- Gendefekte 800
- hereditäre 801

- kongenitale 801, 804
- metabolische 800, 801, 804, 823, 825
- mitochondriale 801, 804
- proximale myotone 825
- Statin-induzierte 820, 828
- toxische 801, 804, 827

Myositis 801
- Ätiopathogenese 863
- Dermatomyositis 823
- Dfferenzialdiagnosen 863
- Diagnostik 863
  - Muskelbiopsie 865
  - Muskel-MRT 859, 865
  - Myositis-assoziierte Antikörper 863, 864, 865
  - Myositis-spezifische Antikörper 863, 864
  - Schlüsselsymptome 863
- Einschlusskörpermyositis 823
- Epidemiologie 861
- Erreger-assoziierte 823, 824
- Formen
  - Dermatomyositis 860
    - klinische Charakteristika 862
    - Therapie 860, 865, 866
  - nekrotisierende Myopathie 859, 860
    - klinische Charakteristika 862
    - Therapie 860, 866
  - Polymyositis 860
    - klinische Charakteristika 862
    - Therapie 860, 865, 866
  - sporadische Einschlusskörpermyositis 860
    - klinische Charakteristika 862
    - Therapie 860, 868
- immunogene 800, 804, 823, 824
- interstitielle 823
- Klassifikation 860

- Langzeittherapie 867
- Polymyositis 823
- Prognose 861
- Therapie 860, 865
  - Immunsuppressiva 866
  - IVIG 859, 866, 867
  - körperliches Training 869
  - Kortikosteroide 865

myotone Dystrophien. Siehe Dystrophien, myotone
Myotonia congenita 825
Myotonia congenita Becker 813, 817
Myotonia fluctuans 813
Myotonia permanens 813
Myotonie 825
Myotonien, Acetazolamid-empfindliche 813
Myotonien, kaliumsensitive 812, 813
- Diagnostik 815
Myotonien, nicht dystrophe 812
- Klassifikation 813

N

Nackenmuskelvibration bei Neglect 1149
Narkolepsie 82
- Definition 82
- Diagnostik 83
  - Fragebögen 83
  - HLA-Klasse-Typisierung 84
  - MSLT 83, 84
  - Polysomnografie 83, 84
- Differenzialdiagnosen 84
- Epidemiologie 83
- HLA-Assoziation 83
- Pathophysiologie 83
- Symptome 83
- Therapie 85
NARP 283
Neglect 1148
- Diagnostik 1148
  - Behavioural-Inattention-Test 1149
  - Bells-Test 1149
  - Catherine Bergego Scale 1149
  - Letter-Cancellation-Test 1149

1179

Sachregister

- Klinik 1148
- Therapie 1149
  - Folgebewegungen zur kontralateralen Seite 1149
  - medikamentöse Behandlung 1150
  - Nackenmuskelvibration 1149
  - Orientieren zur kontralateralen Seite 1149
  - Prismenadaptation 1149

Neisseria meningitidis 495, 499

Nematoden-bedingte Meningitis 488, 490

Neostigmin-Test 839

Neugedächtnis 1115

Neuritis vestibularis 622, 625
- apparative Diagnostik 626
- Differenzialdiagnose 627
- klinisches Bild 625
- klinisch-neurologische Untersuchung 626
- Therapie 636, 643
  - vestibuläres Training 644
- vestibulär evozierte myogene Potenziale (VEMP) 627

Neuroborreliose 513
- Antibiotikatherapie, 519
- Diagnosekriterien 518
- Diagnostik 513, 517
  - Antikörper 517
  - Erregernachweis aus Blut 517
  - Erregernachweis aus Liquor 517
  - intrathekale Antikörpersynthese 517
  - Serodiagnostik 513, 517
  - Untersuchungen 518
- Epidemiologie 513
  - Prävalenz 513
  - Zeckendurchseuchungsrate 514
- Infektionsweg 514
- klinisches Bild 514
  - chronische Erkrankungen 515
  - Erythema migrans 514
  - Frühmanifestationen 515
  - typische Symptome 516
- Post-Lyme-Disease-Syndrome 516
- Prophylaxe 520
- Referenzzentrum für Borrelien 517
- Verlauf 516
- Vorgehen nach Zeckenstich 514

Neurografie
- bei Polyneuropathie 582, 583

Neurolues bei HIV-Infektion
- Therapie 567

Neuromyelitis optica 460
- Aquaporin-4-Antikörper 430
- Definition 460
- Diagnosekriterien 460
- Diagnostik 460
- Epidemiologie 460
- Therapie 461

Neuromyotonie 828, 978

Neuronen-spezifische Enolase (NSE) 996

Neuronopathie, paraneoplastische 968

Neuronopathie, subakute sensorische 970, 974

Neuropathie
- Anti-MAG-Neuropathie 578
- CMT 578, 584
- distale hereditäre motorische (dHMN) 587
- hereditäre 584
- hereditäre mit Neigung zu Druckparesen (HNPP) 581, 584, 586
- hereditäre sensibel-autonome (HSAN) 581, 587
- hereditäre sensible (HSN) 587
- Large-Fiber-Neuropathie 580
- multifokale motorische (MMN) 581, 585, 586
- nicht systemische vaskulitische 578
- Small-Fiber-Neuropathie 578, 580, 581, 588

Neuropathie, autonome 970, 974, 978

Neuropathie, immunvermittelte 592
- chronische inflammatorische demyelinisierende Polyneuropathie (CIDP) 594
- Guillain-Barré-Syndrom (GBS) 593
- multifokale motorische Neuropathie (MMN) 600
- paraproteinämische Neuropathie 598
- vaskulitische Neuropathie (NSVN) 601

Neuropathie, multifokale motorische
- Therapie 592, 600

Neuropathie, paraproteinämische
- Therapie 592, 598

Neuropathie, vaskulitische
- Therapie 593, 601

neuropathische nozizeptive Schmerzen (Mixed Pain) 765

neuropathische Schmerzen 763, 773
- Begriffsdefinition 763
- Chronifizierung 768
- Definition 773
- Diagnose-Algorithmus 765
- Diagnostik 763, 766
  - Anamnese 767
  - Bedside-Tests 768
  - evozierte Potenziale 770
  - Fragebögen 771
  - Hautbiopsie 770
  - LoGa-Klassifikation 768
  - Lokalisierung des Schmerzes 768
  - Quantifizierung der Schmerzstärke 767
  - quantitativ sensorische Testung 768
- Graduierung 765
- Klassifikation 764, 765, 774
- Pharmakotherapie 773, 775
- physikalische Therapie 783
- Prävalenz 764
- Psychotherapie 783
- somatosensorische Symptome 763
- Symptomatik 767
  - Negativsymptome 769, 774
  - Positivsymptome 769, 774
- Syndrome 766
- Therapieziele 774

Neuroplastizität 1054

Neurosarkoidose 476, 481
- Diagnostik 483
- klinisches Bild 482
- Therapie 485
  - Bestrahlung 486
  - Immunsuppression 485

Neurosyphilis 523
- Diagnosekriterien 523, 525
- Diagnostik 525
  - FTA-Abs-Test 525
  - ItpA-Index 526
  - ItpA-Test 525
  - Liquoruntersuchung 525, 526
  - Serum-Rapid-Plasma-Reagin-(RPR-)Test 525
  - TPHA-AI 525, 526
  - TPHA-Test 525
- Differenzialdiagnose 526
- Epidemiologie 524
- Erreger 523
- Jarisch-Herxheimer-Reaktion 527
- Manifestationsformen
  - asymptomatische Neurosyphilis 523
  - gummöse Neurosyphilis 524
  - meningovaskuläre Neurosyphilis 524
  - paralytische Neurosyphilis 524
  - tabische Neurosyphilis 524
- Therapie 523, 526
- Therapiekontrolle 527

Neurozystizerkose 488, 490

Sachregister

Niemann-Pick-Krankheit Typ C
- biochemischer Befund 988
- genetischer Befund 988
- Leitsymptome 984
- MRT-Befunde 984
- Therapie mit Miglustat 982, 989

Nipah-Virus 546
NMDAR-Antikörper 478
NMDA-Rezeptor-Antagonist 224
Non-Ergot-Dopaminagonisten 131, 139
- Äqivalenzdosen 140
- Nebenwirkungen 136

Normaldruckhydrozephalus 233
- Begriffsdefinition 234
- Diagnostik 234
  - hämodynamische Tests 238
  - Isotopenzisternografie 238
  - kraniale Computertomografie 235
  - kraniale Kernspintomografie 235
  - Liquorablassversuch 236
  - Liquordauerableitung 237
  - Liquordrainage 233
  - Liquorinfusionstests 237
  - Liquorlangzeitdruckmessung 237
  - Liquoröffnungsdruck 236
  - Liquorproteinbestimmung 238
  - Liquorpunktion 233, 236
  - PET 238
  - Procedere 236
  - SPECT 238
  - Spinal-Tap-Test 233
- Epidemiologie 234
- Klassifikation 234
- Komorbidität
  - mit Morbus Alzheimer 234
  - mit Morbus Parkinson 235
- Operationserfolg 238
- Pathophysiologie 234
- Prädiktoren für das Ergebnis der Shunt-Operation 238
- Response nach Liquordauerableitung 237
- Response nach Liquorpunktion 236
- Response nach Shunt-Operation 233, 235, 236
- Shunt-Nachsorge 239
- Symptome 233, 234
  - Demenz 235
  - Gangstörung 234
  - Harninkontinenz 235
  - Ruhetremor 235
  - Stuhlinkontinenz 235
- Therapie 238
  - Liquorpunktion 238
  - Shunt-Operation 238
- Ventilöffnungsdruck nach Shunt-Operation 239

NPQ 771
NPSI 771
Nukleotomie 919
Nykturie 1011
- Therapie 1015, 1016

Nystagmus 624, 625, 626, 630, 650
- Downbeat-Nystagmus 650, 654, 656
- erworbener horizontaler Spontannystagmus 653, 656
- erworbener Pendelnystagmus 650, 654, 656
- infantiler/kongenitaler Nystagmus 650, 654, 656
- optokinetischer Nystagmus 651
- periodisch alternierender Nystagmus 650, 654, 656
- provozierter Nystagmus 651
- Seesaw-Nystagmus 650, 654, 656
- Upbeat-Nystagmus 650, 654, 656

Nystagmus-Kompensation 644

O

Obstipation
- bei Parkinson-Syndromen 150

Ocular Flutter 650, 655, 656
Off-Dystonien 143
Okulomotoriusparese 652
okulopharyngeales Syndrom 802
Oligoastrozytom 925, 932
- Primärtherapie 929
- Rezidivtherapie 929
- Therapie 932

Oligoastrozytom, anaplastisches 925, 933
- Chemotherapie 933
- Rezidivtherapie 933
- Strahlentherapie 933

Oligodendroastrozytom, anaplastisches
- Primärtherapie 929
- Rezidivtherapie 929

Oligodendrogliom 925, 932
- Primärtherapie 929
- Rezidivtherapie 929
- Therapie 932
- Überlebensraten 928

Oligodendrogliom, anaplastisches 925, 933
- Chemotherapie 933
- Primärtherapie 929
- Rezidivtherapie 929, 933
- Strahlentherapie 933
- Überlebensraten 928

On-Off-Fluktuationen 141
Ophthalmoplegie, chronisch-progressive externe (CPEO) 280
Ophthalmoplegie, internukleäre 652
Opisthotonus 530
Opsoklonus 650, 655, 656, 978
Opsoklonus-Myoklonus-Syndrom 970, 974
Optikusneuritis, NMO-assoziierte 460
Optikusscheidenfensterung 757, 760
Optikusscheidenhydrops 758
optische Kohärenztomografie (OCT) 434

Orientierung, räumliche 1146
Orthesen
- für die obere Extremität 1156
- für die untere Extremität 1156
  - Gangorthesen 1158
  - Heidelberger Winkel 1157
  - Knieorthesen 1157
  - Schienenschellenapparate 1158
  - Sprunggelenkorthesen 1156
  - Valenser Schiene 1157
- Scotch-Cast 1157

orthostatische Hypotension 60
- Diagnostik 62, 66
- Therapie 58, 67
  - physikalische Maßnahmen 68
  - Verhaltensregeln 67

orthostatische Hypotonie
- bei Parkinson-Syndromen 149

Osmotherapie , 1034, 1035, 317
Ösophagussphinkterdysfunktion 1080, 1081, 1085
Oszillopsie 628
3-Ounce Water Swallow Test 1081
Overlap-Syndrom 801, 803
oxidative Phosphorylierung (OXPHOS) 275

P

Paced Auditory Serial Addition Test (PASAT) 433, 457
painDETECT 771
Palilalie 181
Pallhypästhesie 769
PANDAS 180
Pandysautonomie 581
Panenzephalitis 550
Papillenödem 757, 759
Parainfluenza-Viren 546
Paralysen, periodische 812, 813
Paralysen, periodische hyperkaliämische 812

Sachregister

- Diagnostik 815
- Pharmakotherapie 816
- Verhaltensmaßnahmen 817

Paralysen, periodische hypokaliämische 812
- Diagnostik 815
- Pharmakotherapie 816
- Physiotherapie 817
- Verhaltensmaßnahmen 817

Paralyse, progressive 524
Paramyotonia congenita 825
Paramyotonie 812, 813
- Diagnostik 815

paraneoplastische neurologische Syndrome 968
- Begriffsdefinition 969
- Diagnose-Algorithmus 973
- Diagnostik 969
  - Antikörper 969, 970, 972
  - Liquoranalyse 969
  - MRT 969
  - Tumorsuche 970, 971
- Differenzialdiagnosen 974
- klassische PNS 973
- Prävalenz 969, 970
- symptomatische Therapie 977
- Therapie 971
  - Immunsuppression 968, 975
  - Tumorbehandlung 974

Paraplegie 881
Paraspastik 1065
Parästhesie 769
Parkinson-Krankheit mit Demenz (PKD) 147
- Diagnosekriterien 149
- Symptomcluster 148

Parkinson's Disease Sleep Scale (PDSS) 115
Parkinson-Syndrom
- Augenmotilitätsstörungen 653, 655

Parkinson-Syndrome 124
- Begleitsymptome 125
- Begriffsdefinition 125
- Diagnostik 125
  - Algorithmus 125

- Apomorphin-Test 127
- autonome Testung 129
- Hirnparenchymsonografie 128
- Kipptischprovokation 129
- klinisch-neurologische Untersuchung 126
- Kolontransitzeit 129
- L-Dopa-Test 127
- Long-Latency-Reflexe 129
- MRT 127
- olfaktorische Testung 129
- Polysomnografie 129
- SPECT und PET 128
- Staging 127
- Tremormessung 129
- urodynamische Untersuchung 129
- Verlaufsuntersuchungen 127
- Differenzialdiagnosen 125
- Erhaltungstherapie
  - Dopaminagonisten-Monotherapie 140
  - Kombinationstherapie 140
  - L-Dopa-Monotherapie 139
- Kardinalsymptome 125
- Klassifikation 125
- Prävalenz 125
- Therapie 129
  - tiefe Hirnstimulation 124
- Therapie bei Dyskinesien 142
  - biphasische Dyskinesien 143
  - Off-Dystonien 143
  - Peak-Dose- und Plateau-Dyskinesien 143
- Therapie bei Punding 146
- Therapie der akinetischen Krise 144
- Therapie der Demenz 147

- Therapie der Depression 146
- Therapie der erektilen Dysfunktion 150
- Therapie der orthostatischen Hypotonie 149
- Therapie der Sialorrhö 150
- Therapie der Wirkungsfluktuationen 141
- Therapie des dopaminergen Dysregulationssyndroms 146
- Therapie des Tremors 143
- Therapieeinleitung 136
- Therapie medikamentös induzierter Psychosen 145
- Therapie von Blasenfunktionsstörungen 149
- Therapie von gastrointestinalen Störungen 150
- Therapie von Impulskontrollstörungen 146
- Therapie von Schlafstörungen 150
- Therapieziele 129
- Wirkungsfluktuationen
  - Freezing 141, 142
  - On-Off 141
  - Wearing-off-/End-of-Dose-Akinese 141

PDE-5-Hemmer
- bei erektiler Dysfunktion 1002
- Kontraindikationen 1006
- Nebenwirkungen 1007

PEG-Interferon-α 548
Pelizaeus-Merzbacher-Erkrankung
- genetischer Befund 988
- Vererbung 983

Pendelnystagmus 650, 654, 656
Penetration, laryngeale 1082

Penetrations-Aspirations-Skala (PAS) 1082
Penisprothesenimplantation 1008
Periodic Limb Movement Disorder (PLMD) 89, 93
Periodic Limb Movement Index (PLMI) 93
Periodic Limb Movement (PLM) 90
Periodic Limb Movements (PLM) 93
PERM 480, 874
Pflegebett 1159
Phantomschmerzen 766
Pharmakoresistenz
- bei Epilepsie 28, 39, 40

Pharynxparese 1085
Pinprick-Hyperalgesie 91
PLM. Siehe Periodic Limb Movement
PLMD. Siehe Periodic Limb Movement Disorder
PLMI. Siehe Periodic Limb Movement Index
PLMS 89, 90, 92, 93, 96
PLMS-Index 93
PLMW 89, 90, 92, 93
plötzlicher Herztod 993
PML (progressive multifokale Leukenzephalopathie) 446
Pneumokokken-Meningitis 494, 499
- Letalität 494

POEMS-Syndrom 598
Poliovirus 546
Polyangiitis, mikroskopische 411, 415, 421
Polyarteriitis nodosa 415
- ACR-Kriterien 416
- Definition 415
- Diagnostik 411, 416
  - Angiografie 416
  - Laboruntersuchungen 416
- Epidemiologie 415
- Five Factor Score 416
- Klinik 415
- Therapie 416

Polyetheretherketon (PEEK) 907
Polyglukosankörperchen-Erkrankung
- biochemischer Befund 989

Sachregister

- genetischer Befund 989
- Leitsymptome 986
- MRT-Befunde 986, 987

Polymethylmethacrylat (PMMA) 907

Polymyalgia rheumatica 826
- Diagnosekriterien 826

Polymyositis 801, 803, 823. Siehe Myositis

Polyneuritis, chronische. Siehe CIPD

Polyneuropathie 766, 770
- alkoholische 580, 588
- axonale 581, 582
- bei Amyloidose 581, 584
- bei Guillain-Barré-Syndrom 581
- bei Porphyrie 581
- beiThiaminmangel 580
- bei Vitamin-B12-Mangel 580
- chronisch inflammatorische demyelinisierende (CIDP) 579, 585, 586
- Critical-Illness-PNP 581
- Definiton 578
- demyelinisierende 581, 582
- diabetische 580, 581, 588
- Diagnostik 578
  - Anamnese 579
  - Elektromyografie 582, 583
  - genetische Untersuchungen 584
  - klinische Untersuchung 579
  - Laboruntersuchungen 584
  - Liquor-Untersuchungen 586
  - Nervenbiopsie 588
  - Neurografie 582, 583
  - neurologische Untersuchung 580
  - neurophysiologische Untersuchung 581
  - Stanzbiopsie der Haut 588
  - Thermotestung 584
- Manifestationstypen 580
  - asymmetrische 581
  - distal symmetrische 578
  - distal-symmetrische 580
- Medikamenten-induzierte 579
- Mononeuropathia multiplex 578, 581
- Polyradikuloneuropathien 578
- Schwerpunkt-PNP 581
- Symptome 579
  - autonome Störungen 579, 580
  - motorische Störungen 579, 580
  - Sensibilitätsstörungen 579, 580
  - Störungen bei Hirnnervenbeteiligung 580

polyradikuläre Prozesse 905

Polyradikuloneuropathien 578

Polysomnografie 115
- bei RLS 93, 95

Posterior-Cord-Syndrom 881

Post-Lyme-Disease-Syndrome 516

Postpoliomyelitis-Syndrom 829

Post-Pump-Chorea 165

posturales Tachykardiesyndrom (POTS) 60
- Diagnostik 62, 66
- Therapie 58, 68

Posturografie 628

postzosterische Neuralgie 766, 770

Prädelir 1026, 1027
- Therapie 1029

Präsynkope 59

Praziquantel 488

primäre Lateralsklerose (PLS) 254

Prionerkrankungen. Siehe Creutzfeldt-Jakob-Krankheit

progressive multifokale Leukenzephalopathie 550

progressive Muskelatrophie (PMA) 254

progressive supranukleäre Blickparese 153
- Diagnosekriterien 153
  - obligate 153
  - supportive 153
- medikamentöse Therapie 153
- Zeichen im MRT 127

Propionazidämie 987

Prosodie 1075

Proteasehemmer 565

Protein S 100 927

Proteus 499

Pro-Urokinase 313

Pseudomonas aeruginosa 499

pseudoradikuläre Syndrome 911

Pseudosklerose Westphal 200

Pseudotumor cerebri 757

PSP-Parkinson-Syndrom 153

psychosoziale Interventionen 229, 230

Punding 146

Punktionsnadel 1021

Pure Akinesia with Gait Freezing 153

Purinstoffwechselstörung 822, 824

Pusher-Syndrom 1150
- Diagnostik 1150
  - Skala für Contraversive Pusher-Symptomatik (SCP) 1150
- Klinik 1150
- Therapie 1150
  - visuelles Feedback-Training (VFT) 1150

Q

QTF-Grade 891

quantitativ sensorische Testung 768

Querschnittlähmung 880
- Ausfälle 881
- Begriffsdefinition 881
- Diagnostik 881
  - Abklärung einer akuten traumatischen Rückenmarkschädigung 881, 882
  - Abklärung einer nicht traumatischen Rückenmarkschädigung 881, 882
  - apparative Untersuchungen 883
  - klinische Untersuchungen 882
  - spezifische Untersuchungen
    - bei infektiöser Myelitis 883
    - bei metabolisch bedingten Myelopathien 883
    - bei nicht erregerbedingter Myelitis 883
    - bei Rückenmarkkompression 883
    - bei traumatischer Rückenmarkläsion 883
    - bei vaskulär bedingten Myelopathien 883
- Inzidenz 880
- Klassifikation 881
- Komplikationen 885
  - autonome Dysreflexie 886
  - Dekubitus 886
  - Gelenkkontrakturen 886
  - Harnwegsinfekte 885
  - heterotope Ossifikation 886
  - Spastik 886
  - Syringomyelie 886
- Lagerung 880, 884
- Rehabilitation 886
- Therapie 884
  - Akutbehandlung 884
  - Beatmung 884
  - Blasendrainage 884
  - Methylprednisolon 880, 885
  - spezifische Akutbehandlung
    - bei akuter traumatischer Rük-

Sachregister

kenmarkschädigung 884
- bei bakterieller Myelitis 885
- bei immunologisch bedingten Myelopathien 885
- bei Rückenmarkkompression 885
- bei spinaler Raumforderung 885
- bei Spinalis-anterior-Syndrom 885
- bei Spondylitis 885
- bei systemischem Lupus erythematodes 885
- bei viraler Myelitis 885
○ Thromboembolieprophylaxe 880, 884
• Ursachen 880
Querschnittmyelitis, idiopathische 883

R

Rabiesvirus 546
Radikulopathie, lumbale 910
• Diagnostik 912
  ○ bildegbende Untersuchungen 913
  ○ klinische Untersuchung 912
  ○ Laboruntersuchungen 913
  ○ Nadelmyografie 914
  ○ neurophysiologische Untersuchungen 914
  ○ Red-Flag-Symptome 913
• Differenzialdiagnose 911
• Epidemiologie 910
• Pathogenese 911
• Symptome 912
• Therapie 914
  ○ Elektrotherapie 915
  ○ Massage 915
  ○ Operation 918
  - Laminektomie 919
  - Mirkrodiskektomie 919
  - offene Sequesterentfernung 919
  - perkutane endoskopische Nukleotomie 919
  - perkutane Laserdiskektomie 919
  ○ Pharmakotherapie 917
  ○ physikalische Maßnahmen 915
  ○ Physiotherapie 915
  ○ Rückenschule 915
  ○ spinale Manipulationen 915
  ○ Verhaltenstherapie 916
Radikulopathie, zervikale 904
• chronische Veränderungen 905
• Definition 904
• Diagnostik 905
  ○ CT 905
  ○ EMG aus den Kennmuskeln 905
  ○ Laboruntersuchung 905
  ○ MRT 905
  ○ Neurografie 905
  ○ Punktion 905
  ○ Röntgen 905
  ○ Serologie 905
• Differenzialdiagnose 905
  ○ Karpaltunnelsyndrom 905
  ○ neuralgische Myatrophie 905
  ○ Plexusläsionen 905
  ○ pseudoradikuläre Beschwerden 905
• Klassifikation 904
• Patientenschulung 906
• Symptome 904
  ○ motorische Ausfälle 904
  ○ Muskelatrophien 904
  ○ Schmerzen 904
  ○ Sensibilitätsstörungen 904
• Therapie 906
  ○ allgemeine Empfehlungen 906
  ○ konservatives Vorgehen 906
  - Halskrause 906
  - Immobilisation 906
  - Mobilisation 906
  - physikalische Maßnahmen 906
  - Physiotherapie 906
  - Traktionsbehandlung 906
  ○ medikamentöse Therapie 906
  - Analgetika 906
  - Antibiotika 906
  - CT-gesteuerte Steroidapplikation 906
  - Muskelrelaxanzien 906
  - nicht steroidale Antiphlogistika 906
  - Opioide 906
  ○ operative Verfahren 906
  - Arthroplastik 907
  - Diskektomie 907
  - endoskopische Verfahren 907
  - Foraminotomie 907
  - Indikationen 907
  - Sequesterektomie 907
  - Spondylodese (Fusion) 907
• Therapie chronischer Schmerzen 906
• Ursachen 904
  ○ Bandscheibenvorfall 904
  ○ Einengungen der Foramina intervertebralia 904
  ○ Osteochondrose 904
  ○ Raumforderungen 904
  ○ Spondylarthrose 904
  ○ Spondylolisthese 904
  ○ Unkovertebralgelenkarthrose 904
Radiokupfertest 203

ragged red Fasern (RRF) 276
Rasmussen-Enzephalitis 476
• Diagnose-Algorithmus 482
• Therapie 485
  ○ Hemisphärektomie 485
  ○ Immunsuppression 485
Raumkognition, gestörte 1146
• Begriffsdefinition 1146
• Diagnostik 1147
• Klinik 1146
• Therapie 1147
Reanimationsparadigmen 991
Rehabilitation
• der Gehfähigkeit 1059
• der oberen Extremität 1057
• neurologische 1056
• Pharmakotherapie 1060
• Teilhabe-orientierte 1059
• von sensomotorischen Störungen 1053
Rehabilitation, neurologische
• SGB IX 1048
REM-Schlaf-Verhaltensstörung
• bei Parkinson-Syndromen 150
Restless-Legs-Diagnose-Index (RLS-DI) 93, 94
Restless-Legs-Syndrom 89
• Aktigrafie 96
• Augmentation 90, 103
• Bewegungsdrang 90, 91
• Definition 90
• Diagnose 89
• Diagnosekriterien, essenzielle 91, 92
• Diagnostik 91
• Eisenmangel 97, 98
• Eisensubstitution 89, 95
• Elektromyografie 95
• Elektroneurografie 95
• Familienanamnese, positive 91, 92

Sachregister

- Ferritinwert 95, 97, 98
- genetische Risikovarianten 89, 91
- Immobilisationstests 96
- Komorbiditäten 89, 97, 98
- Laboruntersuchungen 95
- L-Dopa-Test 92, 96
- Medikamente als Auslöser 98
- Neuropathien 97
- Parästhesien 90, 92
- Parkinson-Krankheit 98
- Pathophysiologie 91
- Pinprick-Hyperalgesie 91
- Polysomnografie 95
- Prävalenz 90
- Schlafstörungen 92
- Schwangerschaft 98
- Schweregradskala 93
- Selbsthilfegruppen 104
- Therapie 99, 100

Rhabdomyolyse 820, 827
Richardson's Syndrom 153
Rickettsien-Fleckfieber 489
Rickettsiose 488, 489
Riesenzellarteriitis. Siehe Arteriitis temporalis
Rippling Muscle Disease 828
Risus sardonicus 530
RLS. Siehe Restless-Legs-Syndrom
RLS-DI. Siehe Restless-Legs-Diagnose-Index
RLS mimics 92
Rollstühle 1153
- Ausstattungsvarianten 1154
- Maße 1153
- Mindestausstattung 1153

Rötelnvirus 546
Rückenschmerzen 910
- Epidemiologie 910

Ruhetremor 188, 191

S

S1-Radikulopathie 912

Sakkaden 651
Salla Disease 984, 988
SAOA (sporadic adult onset ataxia of unknown aetiology) 267
Schädel-Hirn-Trauma
- Gedächtnisstörungen 1115, 1118
- ICP-Messung 1036
- ICP-Senkung 1042
- Therapie der Dysarthrie 1077
- Veluminsuffizienz 1077

Schellong-Test 61
Schienenschellenapparate 1158
Schlaf-Apnoe-Syndrom, obstruktives. Siehe Atmungsstörung, schlafbezogene
schlafbezogene Atmungsstörung. Siehe Atmungsstörung, schlafbezogene
Schlafkrankheit 488, 490
Schlaflähmung 84
- Therapie 86

Schlafstörungen
- bei Parkinson-Syndromen 150

Schlaganfall
- Aphasie 1089
- Aspirationspneumonie 1086
- Assessment-Verfahren 1055, 1056
- bleibende Behinderungen 1054
- Dysphagie 1085, 1086
- Insomie 115
- Pusher-Syndrom 1150
- Rehabilitation 1053
  - ADL-bezogene Ergotherapie 1053, 1059
  - Arm-Basis-Training 1058
  - Arm-Fähigkeits-Training 1058
  - bilaterales Training 1058
  - CIMT (Constraint-induced movement therapy 1057
  - forcierter Gebrauch 1053, 1057
  - Gehtraining 1053, 1059
  - Herz-Kreislauf-Training 1061
  - Krafttraining 1061
  - mentales Training 1059
  - Spiegeltherapie 1053, 1058
- Rückbildungszeichen 1054

Schlaganfall, akuter
- ätiologische Abklärung 302
- Diagnostik 294
  - Antikörpernachweis 303
  - Biomarker 303
  - Blutungsausschluss 294
  - Doppler-/Duplexsonografie 302
  - Echokardiografie 302
  - Gefäßdarstellung 294
  - Gerinnungsstatus 294, 297, 300
  - Laboruntersuchungen 297
- genetische Disposition 304
- Monitoring 301
  - Blutdruck 301
  - Blutzucker 301
  - EKG 301
  - Körpertemperatur 301
  - Lipidprofil 301
  - Verlaufsbildgebung 301
- Prähospitalphase 296
- Primärdiagnostik 296
- Ursachen 295

Schlaganfall, hämorrhagischer 295
Schlaganfall, ischämischer 295, 307
- Basistherapie 310
  - Blutdrucksenkung 311
  - Blutzuckernormalisierung 312
  - Elektrolyt- und Flüssigkeitszufuhr 312
  - Fiebersenkung 312
  - Intubation 310
  - kardiale Behandlung 310
  - Katecholamine 312
  - Oxygenierung 310
  - Volumenersatz 312
- Begriffsdefinition 307
- Definition 326
- Diagnostik 309
  - cCT 307, 309
  - EKG 309
  - Laboruntersuchungen 309
  - MR-Angiografie 309
  - MRT 307, 309
  - Pulsoxymetrie 309
- Erstdiagnostik 297
  - cCT 298
  - Gefäßdarstellung 298
  - ICB-Ausschluss 298
  - MRT 298
- Hemikranektomie 307
- Hypothermie 317
- ICP-Senkung 1041
- Klassifikation 307
- Komplikationen 314
  - Arrhythmien 314
  - Dekubitus 315
  - Dysphagie 314
  - epileptische Anfälle 316
  - erhöhter intrakranieller Druck 316
  - Hernwegsinfekt 315
  - Hirnödem 316
  - Lungenembolie 315
  - Pneumonie 314
  - tiefe Beinvenenthrombose 315
- Mortalität 309
- Organisation der Behandlung 308
- Rekanalisation 312
  - Pro-Urokinase i.a. 313
  - rtPA i.v. 307, 313
  - Thrombektomie 313
- Sekundärprophylaxe 324
  - Antiarrhythmika bei Vorhofflimmern 325, 341
  - Antikoagulation bei Vorhofflimmern 325, 337
  - Blutdrucksenkung 326, 342

Sachregister

- Zielwerte 326, 343
- Zielwerte bei Diabetikern 326, 343
  - Lipidsenker 325, 334
  - Thrombozytenaggregationshemmer 324, 326
- Sekundärprophylaxe mit ASS 307
- Thromboseprophylaxe 315
- Zeitvorgaben für die Behandlung 309

Schlaganfall-Skala 296
Schlaganfallversorgungskette 308
Schluckbeeinträchtigungsskala (SBS) 1084
Schluckreflex 1081
Schluckstörungen
- bei Parkinson-Syndromen 150

Schlucktherapie 1084
- adaptative Verfahren 1084
- kompensatorische Verfahren 1084, 1085
- Outcome-Messung 1084
- restituierende Verfahren 1084, 1085

Schluckuntersuchung 1081
Schmerzen, neuropathische. Siehe neuropathische Schmerzen
Schmerzfragebögen 771
Schmerzintensität 767
Schmerzsyndrome, komplexe regionale 786
- Begriffsdefinition 787
- Diagnose-Algorithmus 788
- Diagnosekriterien 787
- Diagnostik 787
  - Kernspintomografie 788
  - Knochenszintigrafie 788
  - Konochenszintigrafie 786
  - Röntgen 788
  - Temperaturmessung 786, 788
- Klassifikation 787
- Prognose 786

- Therapie 786, 788, 790
  - elektrische Stimulation des Rückenmarks (SCS) 786, 790, 793
  - Ergotherapie 792
  - Grenzstrangblockaden 790
  - Motor Learning 792
  - Physiotherapie 786, 792
  - Psychotherapie 792
  - Spiegeltherapie 792
- Therapie-Algorithmus 789
- Therapie bei Kindern 793

Schmerzsyndrome, zentrale 766, 771
Schreibtremor 194
Schulterorthesen 1156
Schwangerschaft
- bei Epilepsie 37

Schwankschwindel, phobischer 622, 632
- Diagnostik 633
- Differenzialdiagnose 633
- klinisches Bild 632
- Therapie 637, 647

Schwerpunktpolyneuropathie 581
Schwindel
- Diagnose 622
  - kalorische Testung 626
  - Kopfimpulstest 626
  - Posturografie 628
  - subjektive visuelle Vertikale (SVV) 622
  - Testung des vestibulookulären Reflexes (VOR) 628
  - Unterscheidungskriterien 622
  - vestibuläre Untersuchungen 627
- Klassifikation 623
- Prävalenz 623, 637
- Syndrome
  - benigner peripherer paroxysmaler Lagerungsschwindel (BPPV) 622, 624, 636, 637
  - bilaterale Vestibulopathie 622, 628, 636

  - CANVAS 622, 628
  - Morbus Menière 622, 630, 636, 645
  - Neuritis vestibularis 622, 625, 636, 643
  - phobischer Schwankschwindel 622, 632, 637, 647
  - vestibuläre Migräne 622, 631, 636
  - Vestibularisparoxysmie 622, 629, 636, 646
- Therapie 636, 637
  - medikamentöse 638, 640
  - operative 638
  - physikalisch-medizinische 638
  - psychologisch-psychotherapeutische 638

Schwindel, peripherer 623
Schwindel, somatoformer 623
- Therapie 647

Schwindel, zentraler 622, 623
Scotch-Cast 1157
Seesaw-Nystagmus 650, 654, 656
Segawa-Syndrom 172
Selbstkatheterismus 458
Selective Reminding Test (SRT) 457
Semont-Manöver 639, 642
sensomotorische Störungen 1053
- Assessment 1055
  - ICF-Ebene: Aktivität und Partizipation 1055
  - ICF-Funktionsebene 1055
  - ICF-Strukturebene 1055
- Klassifikation 1054
- Rückbildungsverlauf 1054

Sequesterotomie 919
sexuelle Dysfunktion
- bei MS 459

SGB IX 1046, 1048

SGTKA. Siehe Status generalisierter tonisch-klonischer Anfälle; Siehe Status generalisierter tonisch-klonischer Anfälle
Shaker-Übung 1083
Sicca-Symptomatik 424
Sicca-Syndrom 411
Signal Recognition Particle 800, 803
Singultus
- medikamentöse Therapie 1083

Sinusthrombose. Siehe zerebrale Sinus-/Venenthrombose
Sjögren-Larsson-Syndrom
- biochemischer Befund 988
- genetischer Befund 988
- Leitsymptome 985
- MRT-Befunde 985, 987

Sjögren-Syndrom 424
- Diagnostik 424
- Klinik 424
- Therapie 424

Slow-Virus-Infektion des ZNS 544, 550
- Erreger 544
- Verlauf 544

Small-Fiber-Neuropathie 578, 580, 581, 588
Snoezelen 230
Sorbit 1040
Spannungskopfschmerz. Siehe Kopfschmerz vom Spannungstyp
spastisches Syndrom 1064
- Definition 1064
- Diagnostik 1065
- gerätegestütztes Training 1066
- Stufentherapie 1065
- Therapie 1065
  - Antispastika 1068
  - chirurgische Verfahren 1069
  - Krafttraining 1066
  - Physiotherapie 1064, 1066

SpeechBITE-Datenbank 1089, 1091

Sachregister

Sphinkterhypoaktivität 1011, 1012
- Epidemiologie 1012
- klinische Symptomatik 1012
- Therapie 1015, 1016
  - artifizielles Sphinktersystem 1016
  - Beckenbodentraining 1016
  - Biofeedback 1016
  - Bulking Agents 1016

Spiegeltherapie 1058
Spike-Wave-Aktivität 33
Spinalis-anterior-Syndrom 881
Spinal-Tap-Test
- bei Normaldruckhydrozephalus 233

Spirochäten 488
Spondylodiszitis 905
Spontannystagmus 653, 656
Sport- und Bewegungstherapie 1061
Sprachtherapie
- bei Aphasie 1089, 1091

Sprachzentrum 1089
Spreading Depression 75
Sprechapraxie 1075
Sprech- und Stimmstörungen 1074
Sprotte-Nadel 1021
Square Wave Jerks 655, 656
SREAT 476, 479
- Diagnosekriterien 480

Standardized Swallowing Assessment (SSA) 1081, 1086
Staphylokokken, Methicillin-empfindliche 499
Staphylokokken, Methicillin-resistente 499
Statine 820, 827
Status epilepticus 48
- Begriffsdefinition 48
- Dauer 48
- Diagnostik 50
- Differenzialdiagnosen 50
- Gefäßverweilkatheter 52
- Initialtherapie durch Laien 51
- Intrahospitalphase 51
- Klassifikation 49
- Prähospitalphase 51
- Stadien 49
- Therapie 51
  - anästhetische Antikonvulsiva 53
  - Antikonvulsiva 51
  - Epilepsiechirurgie 54
  - Hirnstimulation 54
  - Hypothermie 54
  - Immunmodulation 54

Status epilepticus, Absence-Status 49, 54
Status epilepticus, etablierter 49, 52
Status epilepticus, fokaler konvulsiver und nonkonvulsiver 49, 54
Status epilepticus, initialer 49, 52
Status epilepticus, refraktärer 49, 53
Status epilepticus, „subtle" Status 49, 53
Status generalisierter tonisch-klonischer Anfälle (SGTKA) 48, 49
- Antikonvulsiva in der Intrahospitalphase 52
- Antikonvulsiva in der Prähospitalphase 51

Status spasmodicus 876
Stauungspapille 757
Stavudin 565
Stiff-Man-Syndrom 874
- Ätiologie 874
- Begriffsdefinition 874
- Diagnostik 875
  - Autoantikörper 874, 875
  - EMG 875
- Differenzialdiagnosen 875
- Klinik 874
- Prognose 874
- Selbsthilfegruppe 877
- Symptome 874
- Therapie 876
  - Antikonvulsiva 876
  - Antispastika 876

Stiff-Person-Syndrom 828, 971, 974
Stimmtremor 191, 194
- dystoner 194

Stimmtremor, essenzieller 1075

Stiripentol
- bei Epilepsie 35

Stottern 1075
Strabismus, paretischer 650, 652, 655
Streptococcus agalactiae 495, 499
Streptococcus pneumoniae 495, 499
Stroke Unit 307, 308
- Zertifizierung 308

Stumpfschmerzen 766
Subarachnoidalblutung 296, 360
- Aneurysma-Screening 361, 364
- Definition 361
- Diagnostik 361
  - cCt 362
  - cCT 300
  - DSA 300
  - Katheter-Panangiografie 362
  - Lumbalpunktion 362
  - MRT 300, 362
- ICP-Senkung 1042
- Inzidenz 361
- Klassifikation 361
- Kontrolluntersuchungen 360, 361, 364
- Letalität 361
- Monitoring 360, 362
- Pathophysiologie 362
- Prävention 364
- Schweregradbestimmung 362
- Symptome 362
- Therapie 362
  - Ballondilatation 364
  - Basismaßnahmen 360, 363
  - Blutdruckeinstellung 360
  - Clipping 360, 363
  - Coiling 360, 363
  - Liquorableitung 360
  - Magnesiumsulfat 363
  - Nimodipin 360, 363
  - Shunt 360
  - Volumenmanagement 360, 364
- Thromboseprophylaxe 360, 364

Subarachnoidalblutung, kortikale 361

Subarachnoidalblutung, perimesenzephale 361
Subokzipitalpunktion 1022
SUDEP (Sudden Unexpected Death in Epilepsy) 41
Sulcus-ulnaris-Syndrom 615
SUNCT-Syndrom 687
- Epidemiologie 687
- Klinik 687
- Prophylaxe 685
- Therapie 685, 688

SWAL-QOL/SWAL-CARE 1084
Symbol Digit Modalities Test (SDMT) 457
Synkopen 58
- Begriffsdefinition 59
- Diagnose-Algorithmus 61
- Diagnostik 58, 60
  - Anamnese 61
  - Schellong-Test 61
- Differenzialdiagnose 62, 63
- Fahrtauglichkeit 69
- kardiale Synkopen 59
  - Diagnostik 62
    - Echokardiografie 64
    - EKG-Monitoring 63
    - elektrophysiologische Untersuchung 64
    - Ergometrie 64
  - Therapie 59, 69
- kardiovaskuläre Synkopen 60
  - Diagnostik 62
- Klassifikation 59
- konvulsive Synkopen 59
- neurogene orthostatische Hypotension 60
  - Diagnostik 62, 66
  - Therapie 58, 67
- posturales Tachykardiesndrom 60
  - Diagnostik 62, 66
  - Therapie 58
- Reflexsynkopen 60
  - Diagnostik 62, 64

1187

Sachregister

- – implantierbarer Loop-Rekorder (ILR) 65
- – Karotissinusmassage 65
- – Kipptischtest 64
- ○ Therapie 58
- • rhythmogene Synkopen 59
  - ○ Diagnostik 62
  - ○ EKG-Auffälligkeiten 63
- • Risikostratifizierung 61
- • Symptomatik 59
- • Therapie 58, 66
- • vasovagale Synkopen 60
  - ○ Diagnostik 62, 64
    - – implantierbarer Loop-Rekorder (ILR) 65
    - – Karotissinusmassage 65
    - – Kipptischtest 64
  - ○ Therapie 58, 66
    - – Herzschrittmacher 67
    - – physikalische Maßnahmen 67
- Syphilis. Siehe auch Neurosyphilis
  - • Infektiosität 525
  - • Inzidenz 524
  - • Meldepflicht 524
  - • Spontanverlauf 525
- Syphilis cerebrospinalis 524
- syphilitische Gummen 524

T

- Tabes dorsalis 524
- Tagesschläfrigkeit 84
  - • Therapie 86
- Takayasu-Arteriitis 414
  - • ACR-Kriterien 414
  - • Definition 414
  - • Diagnostik 414
    - ○ Bildgebung 415
    - ○ Laboruntersuchungen 415
  - • Epidemiologie 414
  - • EULAR-Kriterien 415
  - • Therapie 415
- Tau 218
- Taubheitsgefühl 767
- TDP-43-Mutationen 255, 256
- Tenecteplase 314
- Tetanus 530
  - • aktive Immunisierung 532
  - • Behandlungsdauer 534
  - • Definition 530
  - • Diagnostik 531
    - ○ Antitetanus-Toxoid-IgG-Nachweis 531
    - ○ Elektromyografie 531
    - ○ Toxinnachweis 531
  - • Differenzialdiagnose 531, 532
  - • Epidemiologie 531
  - • Erreger 530
  - • generalisierter 530
  - • Klassifikation 530
  - • Klinik 530
  - • Kontrolle der Nierenfunktion 534
  - • Leitsymptome 530
  - • Letalität 531
  - • lokaler 530
  - • neonataler 530
  - • Risiko 531
  - • Stadieneinteilung 531
  - • Therapie 531
    - ○ Antibiotika 532
    - ○ Atemwegsmanagement 533
    - ○ Behandlung der Spasmen 533
    - ○ Behandlung der vegetativen Symptome 533
    - ○ Neutralisierung des Toxins 532
    - ○ Tracheo(s)tomie 533
  - • zephaler 530
- Tetanus-Immunglobulin 532
- Tetanus-Immunisations-Status 532
- Tetanus-Toxin 531
- Tetanus-Toxoid 532
- Tetraplegie 881
- Tetraspastik 1065
- Tg-Antikörper 477
- Thermhypästhesie 769
- Thrombektomie 313
- Thrombolyse
  - • bei älteren Patienten 313
- Desmoteplase i.v. 314
- Indikationen 313
- Kontraindikationen 313
- Outcome 313
- Pro-Urokinase i.a. 313
- rtPA i.v. 307, 313
- Tenecteplase i.v. 314
- Zeitfenster 307
- Thrombose zerebraler Gefäße
  - • Erstdiagnostik 300
    - ○ Bildgebung 300
    - ○ Gerinnungsstatus 300
- Thymektomie 851
- Thymom 833, 851
  - • Staging 851
- Thymustumoren, Klassifikation 838
- Tics 180
  - • assoziiert mit Streptokokken-Infekt (PANDAS) 180
  - • Begriffsdefinition 181
  - • Diagnostik 181
  - • Feststellung einer (Schwer-)Behinderung 180
  - • Klassifikation nach ICD 10 181
  - • Prävalenz 181
  - • Therapie 181
- Tics, motorische 181
- Tics, primäre 181
- Tics, sekundäre 181
- Tics, vokale 181
- tiefe Hirnstimulation
  - • bei Epilepsie 28, 41
  - • bei Parkinson-Symptomen 134
  - • bei Tremor 186, 190, 192
- Tinnitus 629, 630
- TLOC (Transient Loss of Consciousness 59
- Token-Test 1090
- Tollwut 542, 543
- Tomotherapie 952
- Torticollis spasmodicus 177
- Tourette-Syndrom 180
  - • Kennzeichen 181
  - • Prävalenz 181
  - • Selbsthilfegruppen 182
- Toxoplasma gondii 488
- Toxoplasma-gondii-Infektion
  - • Diagnostik 564
  - • Therapie 566
- TPO-Antikörper 477
- transitorische ischämische Attacke 296, 326
- transitorisch ischämischen Attacke
  - • Definition 308
- transkranielle Gleichstromstimulation (tDCS)
  - • bei Aphasie 1093
- transkranielle Magnetstimulation (TMS)
  - • bei Aphasie 1093
- Tremor 186
  - • aufgabenspezifischer Tremor 194
    - ○ Schreibtremor 194
    - ○ Stimmtremor 194
    - ○ Therapie 186, 194
  - • Begriffsdefinition 187
  - • bei Parkinson-Syndromen 143, 191
    - ○ Definition 191
    - ○ Diagnostik 192
    - ○ Einteilung 191
    - ○ Therapie 186, 192
    - ○ Therapiealgorithmus 193
  - • bei peripherer Neuropathie 186, 196
    - ○ Definition 196
    - ○ Therapie 196
  - • dystoner Tremor 186, 194
    - ○ Definition 194
    - ○ Therapie 194
  - • essenzieller Tremor 188
    - ○ Diagnosekriterien 189
    - ○ Diagnostik 189
    - ○ Differenzialdiagnose 189
    - ○ Klinik 188
    - ○ LINGO1-Gen 186
    - ○ Prävalenz 188
    - ○ Therapie 186
      - – tiefe Hirnstimulation (VIM) 190
    - ○ Therapiealgorithmus 191
    - ○ Therapie des Handtremors 190
    - ○ Therapie des Kopftremors 191

Sachregister

- Therapie des Stimmtremors 191
- Gaumensegeltremor 186, 195
  - Definition 195
  - Therapie 196
- Holmes-Tremor 186, 195
  - Definition 195
  - Therapie 195
- Intentionstremor 194
- Klassifikation 187
- medikamentös induzierter Tremor 187, 188
  - Therapie 188
- orthostatischer Tremor 186, 193
  - Definition 193
  - Therapie 193
- Prävalanz 187
- psychogener Tremor 186, 196
  - Definition 196
  - Diagnostik 196
  - Therapie 197
- tardiver Tremor 188
- thalamischer Tremor 195
  - Definition 195
  - Therapie 195
- verstärkter physiologischer Tremor 187
  - Diagnostik 187
  - Frequenz 187
  - Therapie mit Betablockern 188
  - Ursachen 187
- zerebellärer Tremor 186, 194
  - Definition 194
  - Therapie 195

Tremor-Ataxie-Syndrom, fragiles X-assoziiertes
- MRT-Befunde 987

Trigeminusneuralgie 741
- Akuttherapie 743
- Begriffsdefinition 741
- bei Multipler Sklerose 746
- Diagnostik 742
- Klassifikation 741
- medikamentöse Therapie 743
- operative Therapie 741, 745
  - Ballonkompression 745
  - Glyzerinrhizolyse 745
  - mikrovaskuläre Dekompression 745, 746
  - radiochirurgische Behandlung 746
  - Thermokoagulation 745, 746
- Prophylaxe 743
- Therapie 742

Trigeminusneuralgie, klassische 741
- IHS-Kriterien 742

Trigeminusneuralgie, symptomatische 741
- IHS-Kriterien 742

Trismus 530
TRIS-Puffer 1035, 1041
Trochlearisparese 652
Trypanosoma brucei gambiense 488, 490
Trypanosoma brucei rhodesiense 488, 490
Trypanosoma cruzi 490
Trypanosomenschanker 489
Trypanosomiasis 488
Trypanosomiasis, amerikanische 490
Tuberkulose des ZNS
- Therapie 567

Tumarkinsche Otolithenkrise 646
Tumormarker 946

U

Ulcus durum 525
Ulnarisneuropathie am Ellenbogen 615
- Definition 615
- Diagnostik 616
  - Elektromyografie 617
  - klinische Untersuchung 616
  - MRT 618
  - Neurografie 617
  - Röntgen 617
  - Sonografie 617
- Differenzialdiagnose 616
- OP-Indikation 618
- Pathogenese 615
- Symptome 615
- Therapie 618
  - Dekompression ohne Vorverlagerung 618
  - konservative Behandlung 618
  - Transposition des N. ulnaris 618

Ulnarisrinnensyndrom 615, 618
Ulnarisspätlähmung 615, 616
Upbeat-Nystagmus 636, 650, 654, 656
Urokinase
- bei zerebraler Sinus-/Venenthrombose 398, 403

V

Vagus-Nerv-Stimulation
- bei Epilepsie 28, 40

Valenser Schiene 1157
Vanishing White Matter Disease
- biochemischer Befund 988
- genetischer Befund 988
- Leitsymptome 985
- MRT-Befunde 985, 987

Varicella-Zoster-Virus 546, 547
Varizellen-Enzephalitis 549
Vascular Cognitive Impairment (VCI) 243, 244
Vaskulitis 406
- Definition von Krankheitsaktivität 418
- Definition von Krankheitsstadien 418
- Remissionserhaltung bei ANCA-assoziierten Formen 420
- Remissionsinduktion bei ANCA-assoziierten Formen 419

Vaskulitis, kryoglobulinämische 406, 416
Vaskulitis, systemische mit ZNS-Beteiligung 410
- Diagnostik 411
  - Bildgebung 411
  - Serum- und Liquoranalyse 411
- Differenzialdiagnose 410
- Einteilung 410
- Formen
  - Arteriitis temporalis 411
  - Behçet-Syndrom 421
  - Churg-Strauss-Syndrom 420
  - Granulomatose mit Polyangiitis (Wegenersche Granulomatose) 416
  - Lupus erythematodes 423
  - mikroskopische Polyangiitis 421
  - Polyarteriitis nodosa 415
  - Sjögren-Syndrom 424
  - Takayasu-Arteriitis 414

Vaskulitis, zerebrale 406
- primäre Angiitis des ZNS 406
- Stufendiagnostik 412

Vasokonstriktionssyndrom, reversibles 408
Vegetative State 992
Veluminsuffizienz 1074, 1077
- Gaumensegelprothese 1077
- Tefloninjektion 1077

Venografie 399
Ventrikelpunktion 1022
Vertebroplastie 951
Vertigo. Siehe Schwindel
Verwirrtheitszustände 1026
vestibulär evozierte myogene Potenziale (VEMP) 627
Vestibularisparoxysmie 622, 629
- apparative Diagnostik 629
- Differenzialdiagnose 629
- klinisches Bild 629
- klinische Untersuchung 629
- Therapie 636, 646

vestibulookulärer Reflex 651

Sachregister

Vestibulopathie, bilaterale 622, 628
- apparative Diagnostik 628
- klinisches Bild 628
- klinische Untersuchung 628
- Therapie 636
  - Gleichgewichtstraining 645

VGKC-Komplex-Antikörper 478

Videofluoroscopic Swallowing Study (VFSS) 1081

Virchow-Robinsche Räume 247

Virusinfektionen des ZNS 542
- Stufendiagnostik 546

Visual Object and Space Perception Battery (VOSP) 1147

visuelles Feedback-Training (VFT) 1150

visuelle Störungen der Raumwahrnehmung 1146

visuokonstruktive Störungen 1146
- Diagnostik 1147
- Klinik 1147
- Therapie 1147

Visusminderung 757, 759

Vitamin-B12-Mangel 578

Vitamin-B12-Mangel-Polyneuropathie 580

Vitamin-K-Antagonisten
- bei zerebraler Sinus-/Venenthrombose 402

W

Wahrnehmungsfeld, eingeschränktes 1148

Warm-up-Phänomen 813

Wearing-off-/End-of-Dose-Akinese 141

Wegenersche Granulomatose. Siehe Granulomatose mit Polyangiitis

West-Nil-Enzephalitis 543

West-Syndrom 30

Whipple-Erkrankung des ZNS 488, 489

White Matter Lesions (WML) 247

Wilson-Protein 200

Wirbelkörperfraktur 884

Wortabrufstörungen 1092

Wurzelausfallsyndrom, zervikales 904

Wurzelkompressionssyndrom, zervikales 904

Wurzelreizsyndrom, zervikales 904

X

Xanthomatose, zerebrotendinöse
- biochemischer Befund 988
- genetischer Befund 988
- Leitsymptome 985
- MRT-Befunde 985, 987
- Therapie mit Chenodeoxycholsäure 989

Xerostomie
- medikamentöse Therapie 1083

Z

Zeckenstich 514, 554

zerebraler Perfusionsdruck. Siehe CPP

zerebrale Sinus-/Venenthrombose 398
- Begriffsdefinition 399
- Diagnostik 399
  - CT 399
  - D-Dimere 398
  - digitale Subtraktionsangiografie 400
  - MRT 399
- epileptische Anfälle 402
- Klassifikation 399
- Rezidivprophylaxe 402
- Therapie 400
  - allgemeine Empfehlungen 400
  - Antikoagulation 400
  - Antikonvulsiva 402
  - Hirndruckbehandlung 399, 403
  - Kraniektomie 398, 399, 403
  - Thrombektomie 398
  - Thrombolyse 398, 403
- Ursachen 400

zerebrotendinöse Xanthomatose 266
- Therapie 268

Zeroidlipofuszinose
- genetischer Befund 989
- Leitsymptome 986
- MRT-Befunde 986, 987

Zervikobrachialgie 904

Zinksalze
- bei Morbus Wilson 204, 205, 206

ZNS-Lymphome. Siehe Lymphome

Zoster-Enzephalitis 549
- Aciclovir-Therapie 549
- Foscarnet-Therapie 549

Zoster ophthalmicus 549

Zytomegalievirus 546, 547

Zytomegalievirus-Infektion 549
- Diagnostik 564
- Foscarnet-Therapie 549
- Therapie 567